Dermatologie
et infections sexuellement
transmissibles   6ᵉ édition

Chez le même éditeur

Dermatologie – De la clinique à la microscopie, par B. Cribier, M. Battistella, 2015, 464 pages.

Dermatologie infectieuse, par M. Mokni, N. Dupin, P. Del Giudice, 2014, 360 pages.

Lupus érythémateux, par D. Lipsker, J. Sibilia, 2013, 316 pages.

Atlas de dermoscopie, par R.-P. Braun, L. Thomas, 2013, 224 pages.

Maladies cutanées, par T. Habif, traduction G. Lorette, 2012, 660 pages.

Chirurgie dermatologique, par J.-M. Amici, J.-Y. Bailly, M. Beylot-Barry, D. Egasse, L. Thomas, 2012, 400 pages.

Guide de l'examen clinique et du diagnostic en dermatologie, par D. Lipsker, 2010, 304 pages.

Dermatologie pédiatrique, par S. Bayliss Mallory, A. Bree, P. Chern, G. Lorette, 2007, 372 pages.

Jean-Hilaire **Saurat**
Dan **Lipsker**
Luc **Thomas**
Luca **Borradori**
Jean-Marie **Lachapelle**

Dermatologie
et infections sexuellement transmissibles

6ᵉ édition

Elsevier Masson

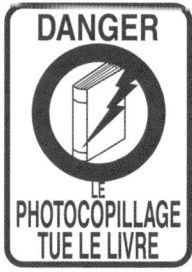

Ce logo a pour objet d'alerter le lecteur sur la menace que représente pour l'avenir de l'écrit, tout particulièrement dans le domaine universitaire, le développement massif du «photo-copillage». Cette pratique qui s'est généralisée, notamment dans les établissements d'enseignement, provoque une baisse brutale des achats de livres, au point que la possibilité même pour les auteurs de créer des œuvres nouvelles et de les faire éditer correctement est aujourd'hui menacée.
Nous rappelons donc que la reproduction et la vente sans autorisation, ainsi que le recel, sont passibles de poursuites. Les demandes d'autorisation de photocopier doivent être adressées à l'éditeur ou au Centre français d'exploitation du droit de copie : 20, rue des Grands-Augustins, 75006 Paris. Tél. 01 44 07 47 70.

Dessins réalisés par Anne-Christel Rolling

Tous droits de traduction, d'adaptation et de reproduction par tous procédés, réservés pour tous pays.
Toute reproduction ou représentation intégrale ou partielle, par quelque procédé que ce soit, des pages publiées dans le présent ouvrage, faite sans l'autorisation de l'éditeur est illicite et constitue une contrefaçon. Seules sont autorisées, d'une part, les reproductions strictement réservées à l'usage privé du copiste et non destinées à une utilisation collective et, d'autre part, les courtes citations justifiées par le caractère scientifique ou d'information de l'œuvre dans laquelle elles sont incorporées (art. L. 122-4, L. 122-5 et L. 335-2 du Code de la propriété intellectuelle).

© 2017, Elsevier Masson SAS. Tous droits réservés
ISBN : 978-2-294-74649-9
e-ISBN : 978-2-294-74882-0

Elsevier Masson SAS, 65, rue Camille-Desmoulins, 92442 Issy-les-Moulineaux cedex
www.elsevier-masson.fr

Auteurs

Ont coordonné cet ouvrage

Luca Borradori, Professeur en Dermatologie, Berne, luca.borradori@insel.ch.

Jean-Marie Lachapelle, Professeur en Dermatologie, Bruxelles, jean-marie.Lachapelle@uclouvain.be.

Dan Lipsker, Professeur en Dermatologie, Strasbourg, dan.lipsker@chru-strasbourg.fr.

Jean-Hilaire Saurat, Professeur en Dermatologie, Genève, jean.saurat@unige.ch.

Luc Thomas, Professeur en Dermatologie, Lyon, luc.thomas@chu-lyon.fr.

Ont collaboré à cet ouvrage

Claire Abasq, Dermatologiste, Brest, claire.abasq@chu-brest.fr.

Ivana Abdo Morales, Dermatologiste, Tours.

Paula Aguilera, Dermatologiste, Barcelone, paguile@clinic.ub.es.

Laurence Allanore, Dermatologiste, Créteil.

Jean-Michel Amici, Dermatologiste, Bordeaux, jmamici@gmail.com.

Mona Amini-Adle, Dermatologiste, Lyon, mona.amini-adl@chu-lyon.fr.

Franck Antonicelli, Professeur en Immunologie, Reims, franck.antonicelli@univ-reims.fr.

Selim Aractingi, Professeur en Dermatologie, Paris.

Jean-Philippe Arnault, Dermatolo-Oncologiste, Amiens, arnault.jean-philippe@chu-amiens.fr.

François Aubin, Professeur en Dermatologie, Besançon.

Hervé Bachelez, Professeur en Dermatologie, Paris.

Claude Bachmeyer, Dermatologiste, Paris, claude.bachmeyer@aphp.fr.

Martine Bagot, Professeur en Dermatologie, Paris, martine.bagot@aphp.fr.

Xavier Balguerie, Dermatologiste, Rouen, xavier.balguerie@chu-rouen.fr.

Brigitte Balme, Dermatopathologiste et Dermatologiste, Lyon, brigitte.balme@chu-lyon.fr.

Robert Baran, Professeur en Dermatologie, Cannes.

Sébastien Barbarot, Dermatologiste, Nantes, sebastien.barbarot@chu-nantes.fr.

Stéphane Barete, Dermatologiste, Paris, stephane.barete@aphp.fr.

Maxime Battistella, Dermatologiste et Pathologiste, Paris, maxime.battistella@aphp.fr.

Jean-Claude Beani, Professeur en Dermatologie, Grenoble, jeanclaudebeani@gmail.com.

Christophe Bédane, Professeur en Dermatologie, Limoges, christophe.bedane@chu-limoges.fr.

Lilia Bekel, Dermatologiste, Paris, lilia.bekel@aphp.fr.

Helmut Beltraminelli, Dermatologiste, Berne.

Benoît Ben Said, Dermatologiste, Lyon, benoit.ben-said@chu-lyon.fr.

Philippe Berbis, Professeur en Dermatologie, Marseille.

Philippe Bernard, Professeur en Dermatologie, Reims, pbernard@chu-reims.fr.

Didier Bessis, Professeur en Dermatologie, Montpellier, d-bessis@chu-montpellier.fr.

Christine Bezombes, Chargée de recherche Inserm, Toulouse.

Thomas Bieber, Professeur en Dermatologie et Allergologie, Bonn.

Christine Bodemer, Professeur en Dermatologie, Dermatopédiatre, Paris, christine.bodemer@aphp.fr.

Amélie Boespflug, Dermatologiste, Lyon, amelieboes@gmail.com.

Cécile Bolac, Dermatologiste, La Rochelle, cecile.bolac@ch-larochelle.fr.

Franck Boralevi, Professeur en Dermatologie, Bordeaux, franck.boralevi@chu-bordeaux.fr.

Jean-David Bouaziz, Professeur en Dermatologie, Paris, jean-david.bouaziz@aphp.fr.

Nathalie Boulanger, Maître de conférences des Universités en Microbiologie, Strasbourg, nboulanger@unistra.fr.

Touda Bounfour, Dermatologiste, Paris, touda.bounfour@aphp.fr.

Ralph Braun, Dermatologiste, Zurich.

Anne-Claire Bursztejn, Maître de conférences des Universités en Dermatologie, Vandœuvre-les-Nancy.

Anne-Marie Calza, Dermatopédiatre, Genève, amcalza@skinpulse.ch.

Éric Caumes, Professeur de Maladies Infectieuses et Tropicales – Dermatologiste, Paris, eric.caumes@aphp.fr.

Auteurs

Julie Charles, Professeur en Dermatologie, Grenoble, JCharles@chu-grenoble.fr.
Christian Chartier, Dermatologiste, Strasbourg, chartier.docteur@wanadoo.fr.
Christine Chiaverini, Dermatologiste, Nice, chiaverini.c@chu-nice.fr.
Olivier Chosidow, Professeur en Dermatologie, Créteil, olivier.ch.osidow@aphp.fr.
Pierre Cougoul, Médecin Généraliste, Toulouse., cougoul.pierre@iuct-oncopole.fr.
Pierre Couppié, Professeur en Dermatologie, Cayenne, pierre.couppie@ch-cayenne.fr.
Bernard Cribier, Professeur en Dermatologie, Strasbourg, bernard.cribier@chru-strasbourg.fr.
Béatrice Crickx, Professeur en Dermatologie, Paris.
Jean-François Cuny, Dermatologiste, Ars Laquenexy, jf.cuny@chr-metz-thionville.fr.
Ali Dadban, Dermatologiste, Amiens, dadban.ali@chu-amiens.fr.
Stéphane Dalle, Professeur en Dermatologie, Lyon.
Anne d'Hombres, Oncologue-Radiothérapeute, Lyon, anne.dhombres@chu-lyon.fr.
Michel D'Incan, Professeur en Dermatologie, Clermont-Ferrand.
Pierre A. de Viragh, Dermatologiste, Zurich, Pierre.deViragh@hin.ch.
Sébastien Debarbieux, Dermatologiste, Lyon.
Pascal Del Giudice, Dermatologiste et Infectiologue, Fréjus.
Emmanuel Delaporte, Professeur en Dermatologie, Lille, emmanuel.delaporte@chru-lille.fr.
Franck Delesalle, Dermatologiste, Lille, Marcq-en-Baroeul.
Christian Derancourt, Dermatologiste-Méthodologiste, Fort de France.
Olivier Dereure, Professeur en Dermatologie, Montpellier, o-dereure@chu-montpellier.fr.
Vincent Descamps, Professeur en Dermatologie, Paris, vincent.descamps@aphp.fr.
Anne Dompmartin, Dermatologiste et Professeur en Télémédecine, Caen, anne.dompmartin@gmail.com.
Brigitte Dréno, Professeur en Dermatologie, Nantes, brigitte.dreno@wanadoo.fr.
Nicolas Dupin, Professeur en Dermatologie, Paris, nicolas.dupin@aphp.fr.
Anne-Sophie Dupond, Dermatologiste, Montbéliard, anne-sophie.dupond@hnfc.fr.
Salima El Chehadeh, Généticienne clinicienne, Strasbourg.
Lara El Hayderi, Dermatologiste, Liège, lelhayderi@chu.ug.ac.be.
François Engel, Dermatologiste, Strasbourg.
Laurence Feldmeyer, Dermatologiste, Berne, laurence.feldmeyer@insel.ch.
Béatrice Flageul, Dermatologiste, Paris, beatrice.flageul@aphp.fr.
Lionel Fontao, Docteur en Biologie, Genève, lionel.fontao@hcuge.ch.
Sébastien Fouéré, Dermatologiste, Paris, sebastien.fouere@aphp.fr.
Camille Francès, Professeur en Dermatologie, Paris, camille.fr.ances@aphp.fr.
Frédéric Franck, Dermatopathologiste, Clermont-Ferrand, d.frederic.franck@gmail.com.
Lars E. French, Professeur en Dermatologie, Zurich.
Caroline Gaudy-Marqueste, Dermatologiste, Marseille.
Sophie Goettmann, Dermatologiste, Paris.
Florent Grange, Professeur en Dermatologie, Reims.
Jean-Jacques Grob, Professeur en Dermatologie, Marseille.
Édouard Grosshans, Professeur en Dermatologie, Strasbourg.
Bernard Guillot, Professeur en Dermatologie, Montpellier, b-guillot@chu-montpellier.fr.
Smail Hadj-Rabia, Professeur en Dermatologie, Paris, smail.hadj@inserm.fr.
Bruno Halioua, Dermatologiste, Paris, haliouab@yahoo.fr.
Yves Hansmann, Professeur en Infectiologie, Strasbourg.
Rudolph Happle, Professeur en Dermatologie, Freiburg im Breisgau, rudolf.happle@uniklinik-freiburg.de.
Muriel Hello, Dermatologiste, Nantes, muriel.hello@wanadoo.fr.
Raoul Herbrecht, Professeur en Hématologie, Strasbourg, raoul.herbrecht@chru-strasbourg.fr.
Günther Hofbauer, Immunologiste-Allergologiste, Wetzikon.
Daniel Hohl, Professeur en Dermatologie, Lausanne, daniel.hohl@chuv.ch.
Thomas Hubiche, Professeur en Dermatologie, Fréjus.
Saskia Ingen-Housz-Oro, Dermatologiste, Créteil, saskia.oro@aphp.fr.
Michel Janier, Professeur en Dermatolo-Vénéréologie, Paris.
Benoît Jaulhac, Professeur en Biologie médicale, Strasbourg, jaulhac@unistra.fr.

Auteurs

Pascal Joly, Professeur en Dermatologie, Rouen, pascal.joly@chu-rouen.fr.
Thomas Jouary, Dermatologiste, Pau, thomas.jouary@ch-pau.fr.
Denis Jullien, Professeur en Dermatologie, Lyon, denis.jullien@chu-lyon.fr.
Jean Kanitakis, Dermatopathologiste et Dermatologiste, Lyon.
Gürkan Kaya, Professeur en Dermatologie, Genève, gkaya@hcuge.ch.
Maria Polina Konstantinou, Dermatologiste, Toulouse, konstantinou.mp@chu-toulouse.fr.
Jean-Philippe Lacour, Professeur en Dermatologie, Nice, lacour@unice.fr.
Emmanuel Laffitte, Dermatologiste, Privat docent à la faculté de Médecine, Genève, emmanuel.laffitte@hcuge.ch.
Claire Laresche, Dermatologiste, Montbéliard.
François Lassau, Dermatologiste, Paris, francois.lassau@gmail.com.
Frédérique-Anne Le Gal, Dermatologiste, Genève.
Christine Léauté-Labrèze, Dermatologiste, Bordeaux, christine.labreze@chu-bordeaux.fr.
Bénédicte Lebrun-Vignes, Dermatologiste Pharmacologue, Paris, benedicte.lebrun-vignes@aphp.fr.
Marie-Thérèse Leccia, Professeur en Dermatologie, Grenoble, mtleccia@chu-grenoble.fr.
Stéphanie Leclerc-Mercier, Dermatologiste et Dermatopathologiste, Paris, stephanie.leclerc@aphp.fr.
Cédric Lenormand, Maître de conférences des Universités en Dermatologie, Strasbourg, cedric.lenormand@chru-strasbourg.fr.
Jean-Pierre Lepoittevin, Professeur en Chimie, Strasbourg, jplepoit@unistra.fr.
Laurent Machet, Professeur en Dermatologie, Tours.
Ludovic Martin, Professeur en Dermatologie, Angers.
Annabel Maruani, Professeur en Dermatologie et Vénéréologie, Tours, annabel.maruani@univ-tours.fr.
José Mascaro, Professeur en Dermatologie, Barcelone.
Isabelle Masouyé, Dermatologiste et Dermatopathologiste, Genève.
Christine Mateus, Dermatologiste-Oncologiste, Villejuif, christine.mateus@gustaveroussy.fr.
Guerrino Meneguzzi, Directeur de recherche Inserm, émérite, Nice.
Laurent Meunier, Professeur en Dermatologie, Nîmes, laurent.meunier@umontpellier.fr.
Nicolas Meyer, Professeur en Dermatologie, Toulouse.
Laurent Misery, Professeur en Dermatologie, Brest, laurent.misery@chu-brest.fr.
Philippe Modiano, Professeur en Dermatologie, Lille, modiano.philippe@ghicl.net.
Mourad Mokni, Professeur en Dermatologie, Tunis, mourad.mokni@rns.tn.
Jean-Jacques Morand, Professeur en Dermatologie, Toulon.
Stéphane Mouret, Docteur en Biologie, Grenoble, smouret1@chu-grenoble.fr.
Alexander Navarini, Professeur en Dermatologie, Zürich, alexander.navarini@usz.ch.
Christelle Nicol, Dermatologiste, Séné. dr.nicol.christelle@orange.fr.
Jean-François Nicolas, Dermatologiste, Professeur en Immunologie, Lyon, jean-francois.nicolas@chu-lyon.fr.
Arjen F. Nikkels, Professeur en Dermatologie et Vénéréologie, Liège, dermatologie@ulg.ac.be.
Audrey Nosbaum, Maître de conférences des Universités en Dermatologie, Lyon, audrey.nosbaum@chu-lyon.fr.
Dominique Parent, Professeur en Dermatologie, Bruxelles.
Laurent Parmentier, Dermatologiste-Vénéréologue, Sierre.
Thierry Passeron, Professeur en Dermatologie et Chef d'équipe Inserm, Nice, passeron.t@chu-nice.fr.
Carle Paul, Professeur en Dermatologie, Toulouse, paul.c@chu-toulouse.fr.
Michael Pepper, Médecin chercheur (génome humain cellules-souches), Pretoria, michael.pepper@up.ac.za.
Marie Perier-Muzet, Dermatologiste, Lyon.
Delphine Perruchoud, Dermatologiste, Berne.,
Antoine Petit, Dermatologiste, Paris, antoine.petit@aphp.fr.
Alice Phan, Maître de conférences des Universités en Dermatologie, Lyon, alice.phan@chu-lyon.fr.
Gérald Piérard, Professeur en Dermatologie, Liège, gerald.pierard@ulg.ac.be.
Claudine Piérard-Franchimont, Dermatologiste, Professeur adjoint, Liège, claudine.franchimont@ulg.ac.be.
Pierre-André Piletta, Dermatologiste, Genève.
Nicolas Poulalhon, Dermatologiste, Lyon, nicolas.poulalhon@chu-lyon.fr.
Pauline Pralong, Dermatologiste et Allergologue, Grenoble.
Ève Puzenat, Dermatologiste, Besançon.
Gaëlle Quéreux, Professeur en Dermatologie, Nantes.
Albert-Adrien Ramelet, Dermatologiste et Angiologiste, Berne, aar@ramelet-dr.ch.

Auteurs

Marie-Aleth Richard, Professeur en Dermatologie, Marseille.

Caroline Robert, Professeur en Dermatologie, Villejuif, caroline.robert@gustaveroussy.fr.

Sandra Ronger-Savlé, Dermatologiste, Lyon.

Franco Rongioletti, Professeur en Dermatologie, Cagliari, franco.rongioletti@me.com.

Barbara Roth-Mall, Dermatologiste, Colmar.

Michel Rybojad, Dermatologiste, Paris, mrybojad@orange.fr.

Denis Salomon, Dermatologiste, Genève.

Mahtab Samini, Dermatologiste, Maître de Conférences des Universités, Tours, mahtab.samimi@univ-tours.fr.

Émilie Sbidian, Maître de Conférences des Universités en Dermatologie-Thérapeutique, Créteil.

Jean-Luc Schmutz, Professeur en Dermatologie et Vénéréologie, Nancy, jl.schmutz@chru-nancy.fr.

Pierre Schneider, Dermatologiste, Paris.

Yannis Scrivener, Dermatologiste, Strasbourg, jean-nicolas.scrivener@chru-strasbourg.fr.

Julien Seneschal, Professeur en Dermatologie, Bordeaux, julien.seneschal@chu-bordeaux.fr.

Vincent Sibaud, Oncodermatologiste, Toulouse, sibaud.vincent@iuct-oncopole.fr.

André M. Skaria, Mohs Surgeon, Dermatologiste, Lecturer, Vevey/Bern.

Olivier Sorg, Biochimiste, Genève, olivier.sorg@unige.ch.

Nadem Soufir, Dermatologiste, Professeur en Génétique, Paris, nadem.soufir@aphp.fr.

Boutros Soutou, Dermatologiste, Beyrouth, boutros.soutou@usj.edu.lb.

Eli Sprecher, Professeur en Dermatologie, Tel Aviv, elisp@tlvmc.gov.il.

Jean-François Stalder, Professeur en Dermatologie, Nantes, jfstalder@mac.com.

Delphine Staumont-Sallé, Professeur en Dermatologie, Lille, delphine.salle@chru-lille.fr.

Alain Taïeb, Professeur en Dermatologie, Bordeaux, alain.taieb@chu-bordeaux.fr.

Nazli Tassoudji, Dermatologiste, Liège, nazlitassoudji@skynet.be.

Audrey Tesnière, Dermatologiste et Professeur en Télémédecine, Caen, anne.dompmartin@gmail.com.

Julie Timsit, Dermatologiste, Paris, julie.timsit@aphp.fr

Raoul Triller, Dermatologiste, Paris, rtriller@orange.fr.

François Truchetet, Dermatologiste, Thionville, f.truchetet@chr-metz-thionville.fr.

Loïc Vaillant, Professeur en Dermatologie, Tours, loic.vaillant@univ-tours.fr.

Charles Velter, Dermatologiste, Strasbourg, charles.velter@gmail.com.

Axel Villani, Dermatologiste, Lyon, axel.villani@chu-lyon.fr.

Marc Vocanson, Chercheur, Lyon, marc.vocanson@inserm.fr.

Pierre Wolkenstein, Professeur en Dermatologie, Créteil.

Paul Young, Dermatologiste, Rouen.

Giovanna Zambruno, Dermatologiste, Rome, giovanna.zambruno@gmail.com.

Ouidad Zehou, Dermatologiste, Créteil.

Avaient collaboré aux éditions précédentes

Pierre Agache, Professeur en Dermatologie, Besançon.
Pierre Amblard, Professeur en Dermatologie, Grenoble.
Christophe Antille, Docteur en Médecine, Genève.
Élise Arbona, Dermatologiste, Lyon.
Pierre-Henri Asch, Dermatologiste, Strasbourg.
Marie-Françoise Avril, Professeur en Dermatologie, Paris.
Nicole Basset-Seguin, Professeur en Dermatologie, Paris.
Jacques Bazex, Professeur en Dermatologie, Toulouse.
Stéphane Belaich, Professeur en Dermatologie, Paris.
Frédéric Bérard, Professeur en Immunologie, Lyon.
Claire Beylot, Professeur en Dermatologie, Pessac.
Marie Beylot-Barry, Professeur en Dermatologie, Pessac.
Alain Bezzola, Dermatologiste, Genève.
Annouk Bisdorff-Bresson, Radiologiste interventionnel, Paris.
Peggy Boeckler, Dermatologiste, Strasbourg.
Jean-Jacques Bonerandi, Professeur en Dermatologie, Marseille.
Dominique Bonneau, Docteur en Médecine, Angers.
Jean-Marie Bonnetblanc, Professeur en Dermatologie, Limoges.
Annie Bonnevalle, Dermatologiste, Lille.
Marie-Claude Boullié, Dermatologiste, Rouen.
Gunter Burg, Professeur en Dermatologie, Zurich.
Olivier Carpentier, Dermatologiste, Lille.
Christian Chartier, Dermatologiste, Strasbourg.
Pierre Chavaz, Dermatologiste, Genève.
Jacqueline Chevrant-Breton, Professeur en Dermatologie, Rennes.
Alain Claudy, Professeur en Dermatologie, Lyon.
Philippe Courville, Dermatologiste, Rouen.
Jean-François Cuny, Dermatologiste, Metz.
Michel de la Brassinne, Professeur en Dermatologie, Liège.
Michèle Delaunay, Dermatologiste, Bordeaux.
Jean-Paul Denoeux, Professeur en Dermatologie, Amiens.
Liliane Didierjean[†], Docteur en Biologie, Genève.
Marie-Sylvie Doutre, Professeur en Dermatologie, Pessac.
Louis Dubertret, Professeur en Dermatologie, Paris.
Ariane Dubost-Brama, Dermatologiste, Lille.
François Durupt, Dermatologiste, Lyon.
Odile Enjolras, Dermatologiste, Paris.
Éric Estève, Dermatologiste, Orléans.
Michel Faure, Professeur en Dermatologie, Lyon.
Bécima Fazaa, Dermatologiste, Tunis.
Marc Geniaux, Professeur en Dermatologie, Bordeaux.
Jean-Jacques Guilhou, Professeur en Dermatologie, Montpellier.
Jean-Claude Guillaume, Dermatologiste, Colmar.
Gérard Guillet, Professeur en Dermatologie, Poitiers.
Monika Harms, Dermatologiste, Genève.
Conrad Hauser, Professeur en Allergologie, Genève.
Ernest Heid, Professeur en Dermatologie, Strasbourg.
Rémy Heller, Bactériologiste, Strasbourg.
Anca Hennino, Docteur en Biologie, Lyon.

Sylvie Hesse, Dermatologiste, Marseille.
Philippe Humbert, Professeur en Dermatologie, Besançon.
Peter H. Itin, Professeur en Dermatologie, Bâle.
Ridha Kamoun, Professeur en Dermatologie, Tunis.
Delphine Kerob, Dermatologiste, Boulogne.
Marie-Christine Koeppel, Dermatologiste, Marseille.
Marguerite Krasovec, Dermatologiste, Zürich.
Joaquim Krischer, Dermatologiste, Genève.
Stéphane Kuenzli, Docteur en Médecine, Genève.
Daniel Lambert, Professeur en Dermatologie, Dijon.
Charles-Marie Lapière[†], Professeur en Dermatologie, Liège.
Paul Laugier[†], Professeur en Dermatologie, Genève.
René Laurent, Professeur en Dermatologie, Besançon.
Philippe Lauret, Professeur en Dermatologie, Rouen.
Dominique Lehucher-Ceyrac, Dermatologiste, Paris.
Françoise Lemarchand-Venencie, Dermatologiste, Paris.
Dominique Leroy, Professeur en Dermatologie, Caen.
Catherine Lok, Professeur en Dermatologie, Amiens.
Gérard Lorette, Professeur en Dermatologie, Tours.
Jean Maleville, Professeur en Dermatologie, Bordeaux.
Guerrino Meneguzzi, Docteur en Biologie, Nice.
Philippe Modiano, Professeur en Dermatologie, Lille.
Patrice Morel, Professeur en Dermatologie, Paris.
Georges Moulin, Professeur en Dermatologie, Lyon.
Philippe Musette, Professeur en Dermatologie, Rouen.
Jean-Marie Naeyaert[†], Professeur en Dermatologie, Gand.
Fatima Oria-Yassir, Dermatologiste, Lyon.
Jean-Paul Ortonne, Professeur en Dermatologie, Nice.
Renato Panizzon, Professeur en Dermatologie, Lausanne.
Marc Pechère, Dermatologiste, Genève.
Jean-Claude Pechère[†], Professeur en Microbiologie, Genève.
Yves Piémont[†], Professeur en Microbiologie, Strasbourg.
Frédéric Piette, Professeur en Dermatologie, Lille.
Vincent Piguet, Professeur en Médecine, Genève.
Crista Prins, Dermatologiste, Genève.
Anne Pruskowski, Dermatologiste, Créteil.
Pascale Quatresooz, Dermatologiste, Liège.
Jean Revuz, Professeur en Dermatologie, Créteil.
Mohamed Ridha Gharbi, Professeur en Dermatologie, Tunis.
Jean-François Risse, Professeur en Dermatologie, Poitiers.
Anne-Laure Rival-Tringali, Dermatologiste, Lyon.
Rik Roelandts, Professeur en Dermatologie, Louvain.
Sonia Roten, Dermatologiste, Vevey.
Guy Rotteleur, Dermatologiste, Lille.
Jean-Claude Roujeau, Professeur en Dermatologie, Créteil.
Théo Rufli, Professeur en Dermatologie, Bâle.
Philippe Saiag, Professeur en Dermatologie, Boulogne.
Bruno Sassolas, Dermatologiste, Brest.
Michèle Saurat, Psychanalyste et Psychosomaticienne, Genève.

Avaient collaboré aux éditions précédentes

Nathalie A. Schaub, Dermatologiste, Bâle.
Catherine Schmied, Allergologue, La-Chaux-de-Fonds.
Edmond Schmied, Dermatologiste, La-Chaux-de-Fonds.
Pierre Souteyrand, Professeur en Dermatologie, Clermont-Ferrand.
Jean-François Stalder, Professeur en Dermatologie, Nantes.
Dominique Tennstedt, Professeur en Dermatologie, Bruxelles.
Anne-Marie Thielen, Docteur en Médecine, Genève.
Pierre Thomas, Professeur en Dermatologie, Lille.
Roland Tomb, Professeur en Dermatologie, Beyrouth.

Christian Tran, Docteur en Pharmacie, Genève.
Christophe Tschanz, Dermatologiste, Genève.
Pierre Vabres, Professeur en Dermatologie, Dijon.
Pierre-Yves Venencie, Dermatologiste, Paris.
Jean-Luc Verret, Professeur en Dermatologie, Angers.
Manuelle Viguier, Dermatologiste, Paris.
Valérie Viseux, Dermatologiste, Amiens.
Jacques Zeller, Dermatologiste, Créteil.

Avant-propos à la 6ᵉ édition

Cette 6ᵉ édition paraît 30 ans après la première, et 8 ans après la 5ᵉ.

Comment cet ouvrage, qui a pu s'imposer comme la référence de Dermatologie en langue française, va-t-il désormais se situer dans le monde devenu sans limites de la communication par internet ? L'accès à l'information universelle est, par essence, déstructurant. La pensée qui navigue sur le net a besoin d'un « port d'attache ». C'est là le rôle d'un certain type de livre. Et cette 6ᵉ édition vise à continuer de remplir cette fonction.

C'est donc une édition de l'adaptation au progrès.

L'adaptation, parce que le volume des connaissances a explosé en 8 ans. Et surtout parce que la qualité et la pertinence clinique de ces connaissances nouvelles ont redistribué les cartes dans la nosologie et le traitement de nombreuses dermatoses. Ainsi, et pour la première fois, il a été nécessaire de modifier de façon significative la classification des maladies de la peau. Ce que nous revendiquions dès 1986, comme « une organisation originale compacte du monde complexe des maladies de la peau », et reconnu jusqu'alors comme le véhicule d'une pertinence didactique, est donc adapté, dans cette 6ᵉ édition, aux évolutions conceptuelles nées de la médecine moléculaire.

L'adaptation, grâce à un renforcement de l'équipe éditoriale de coordination avec l'intégration de Luca Borradori, et une implication impressionnante de Dan Lipsker et Luc Thomas. Et l'enthousiasme intact de Jean-Marie Lachapelle.

L'adaptation, grâce au renouvellement de la grande majorité des auteurs de chapitres, tous choisis parmi les plus experts des Francophones de naissance ou de cœur, et dont on se plaît à saluer l'effort bénévole et la qualité de la contribution.

L'adaptation grâce à un nouveau système d'aide à la lecture : les points clés, théoriques ou pratiques sont désormais indiqués en italique au fil du texte, s'ajoutant aux encadrés, mises en exergue, tableaux et figures.

L'adaptation grâce à la mise à disposition des lecteurs du contenu intégral sous forme de livre électronique sur une plateforme innovante et multi-supports.

Cette 6ᵉ édition est aussi une édition de la continuité. Celles et ceux qui ont étudié dans de précédentes éditions puis, dans leur pratique au cours des années, ont gardé la dernière à portée de la main (qui doit être robuste…), se retrouveront dans cette 6ᵉ. Car malgré le déferlement des nouveautés complexes, nous avons veillé à la simplicité didactique de l'ouvrage. Qu'il soit donc permis, dans ce contexte de continuité et de simplicité, de garder ici la conclusion de l'avant-propos des précédentes éditions : cette nouvelle édition est « conçue pour être, dans un environnement nouveau, mais comme les précédentes, l'alliée du dermatologiste praticien, le compagnon de l'interne en formation, et aussi une fenêtre ouverte sur les maladies de la peau pour l'interniste, l'allergologue et le pédiatre ».

J.-H. Saurat
Août 2016

Remerciements

Les coordonnateurs de la présente édition expriment leur profonde reconnaissance aux Prs Grosshans et Laugier pour leur précieux travail sur cet ouvrage depuis sa création en 1986, Ils sont à l'origine de la structure de nombreux chapitres et ont su initier la rigueur qui caractérise encore aujourd'hui le propos.

Nous remercions Claire Guilabert pour son exceptionnelle administration éditoriale.

Sommaire

1	La démarche diagnostique en dermatologie	1
2	Maladies infectieuses	49
3	Infections sexuellement transmissibles	159
4	Dermatoses par agents physiques	185
5	Eczémas, dermatite atopique, érythrodermies	237
6	Réactions cutanées médicamenteuses	287
7	Maladies héréditaires de la jonction dermo-épidermique et troubles de la différenciation épidermique	307
8	Génodermatoses et malformations	377
9	Troubles de la pigmentation cutanée	403
10	Dermatoses des états auto-inflammatoires et auto-immuns	441
11	Dermatoses par infiltrats cellulaires lympho-mono-myélocytaires	549
12	Tumeurs de la peau	625
13	Tissu conjonctif et dermatoses de surcharge	713
14	Maladies des vaisseaux	751
15	Maladies des annexes	827
16	Pathologie des muqueuses	889
17	Dermatologie topographique	927
18	Dermatoses des âges de la vie	983
19	Manifestations cutanées des maladies internes	1017
20	Prurit et prurigos	1075
21	Peau et psyché	1091
22	Principes thérapeutiques	1101

Table des matières

Auteurs	V
Avaient collaboré aux éditions précédentes	IX
Avant-propos à la 6ᵉ édition	XI
Remerciements	XII
Sommaire	XIII
Liste des abréviations	XXXIII

1 La démarche diagnostique en dermatologie 1
Coordinateur : D. Lipsker

1-1 L'examen clinique – Terminologie dermatologique et lésions élémentaires 3
J.-H. Saurat, D. Lipsker

Anamnèse 3
   Modalités évolutives de l'éruption 3
   Environnement 3
Examen physique 3
   Où observer ? 3
   Comment observer ? 3
   Comment analyser ce que l'on voit ? 4
   Comment reconnaître les lésions élémentaires ? 5
   Lésions intriquées et évolution des lésions 10
   Importance et limites de l'examen morphologique 10

1-2 Algorithme pour le diagnostic clinique 11
D. Lipsker

Démarche diagnostique 11
   Existe-t-il une distribution remarquable des lésions ? 11
   Existe-t-il un arrangement lésionnel particulier ? 11
   Est-ce que l'épaisseur et la consistance de la peau sont normales ? 13
   Est-ce que la lésion est palpable ? 13
   Est-ce que le contenu de la lésion est solide ou liquide ? 13
   Existe-t-il une altération de la surface cutanée ? 13
   Est-ce que plusieurs lésions élémentaires coexistent ? 13
Orientations diagnostiques en fonction de la nature des lésions 13
   Macule 13
   Lésions de contenu liquidien 15
   Lésions palpables solides 16
   Érosion et ulcération 16
   Nécrose 19
   Atrophie et sclérose 19
   Lésions intriquées 20

1-3 Dermatopathologie 23
B. Cribier, M. Battistella

Corrélation anatomoclinique 23
Techniques de prélèvement biopsique 24
Lésions élémentaires histologiques de la peau 25
Conclusion 29

1-4 Examens complémentaires 30

Examens microscopiques extemporanés de prélèvements superficiels 30
M. Battistella
   Examens anatomopathologiques extemporanés 30
   Examens extemporanés microbiologiques et parasitologiques 30
Techniques d'immunohistologie 31
J. Kanitakis
   Dermatoses bulleuses auto-immunes 31
   Épidermolyses bulleuses génétiques (EB) 32
   Connectivites 32
   Tumeurs cutanées 32
   Maladies infectieuses 34
   Dermatoses inflammatoires 34
   Maladies métaboliques 34
   Maladies génétiques 34
Microscopie électronique 34
P. Schneider
Immunosérologie 35
L. Fontao, L. Parmentier, L. Borradori
   Technique d'immunofluorescence indirecte 36
   Technique d'immunofluorescence sur peau séparée 36
   Technique d'immunoempreinte (*Western blot, immunoblot*) 36
   Enzyme-Linked Immunosorbent Assay (ELISA) 37
Techniques de biologie moléculaire et de cytogénétique utilisées en dermatologie 37
M. Battistella
   Principe de base 37
   En pratique 37
   Applications potentielles 38
Dermoscopie et imagerie cutanée 39
R. Braun, L. Thomas
   Photographie numérique 39
   Dermoscopie 39
   Autres types d'imagerie cutanée 45

2 Maladies infectieuses 49
Coordinateur : D. Lipsker

2-1 Viroses à expression cutanée 51

Papillomes viraux 51
A. Phan
   Biologie des papillomavirus humains 51
   Épidémiologie des papillomes viraux humains 52
   Aspects cliniques communs 53
   Formes et situations cliniques particulières 53
   Diagnostic 58
   Prévention 58
   Traitement 59
Groupe des herpès-virus 61
L. el Hayderi, A.F. Nikkels
   Herpès simplex virus de types 1 et 2 61
   Virus zona-varicelle 69
   Virus d'Epstein-Barr 73
   Cytomégalovirus 75
   Herpès-virus de type 6 76
   Herpès-virus de type 7 76
   Herpès-virus de type 8 77
Autres viroses 77
N. Nikkels-Tassoudji, A.F. Nikkels
   Parvovirus B19 77
   Virus des hépatites 78
   Poxvirus : molluscums contagiosums 81
   Parapoxvirus 81
   Virus coxsackies 82
   Paréchovirus de type 3 83
   Rougeole 83
   Rubéole 84
   Arbovirus 84
   Filovirus 85
   Polyomavirus 85
   HTLV-1 86

Table des matières

Éruptions paravirales — 86
- Le concept d'éruption paravirale : clarification terminologique — 86
  J.-H. Saurat, D. Lipsker
- Acrodermatite papuleuse infantile (syndrome de Gianotti-Crosti) — 87
  D. Lipsker
- Syndrome papulopurpurique « en gants et chaussettes » — 88
  D. Lipsker
- Pityriasis rosé de Gibert — 88
  D. Lipsker
- Exanthème périflexural asymétrique de l'enfant (*Asymmetric Periflexural Exanthem of Childhood*, APEC) — 90
  D. Lipsker
- Pseudo-angiomatose éruptive — 91
  D. Lipsker
- Exanthème maculeux et réticulé prurigineux de l'adulte — 91
  D. Lipsker

2-2 Dermatoses microbiennes — 92

- Microbiote cutané humain normal et mécanismes de défense contre l'infection — 92
  N. Boulanger, B. Jaulhac, D. Lipsker
  - Microbiote cutané humain — 92
  - Mécanismes de défense contre l'infection — 94
- Infections bactériennes communes — 96
  T. Hubiche, P. del Giudice
  - Pyodermites primitives — 97
  - Dermo-hypodermites bactériennes — 100
  - Complications des pyodermites primitives — 103
  - Peau et infections bactériennes systémiques — 105
- Bartonelloses — 106
  Y. Hansmann
  - Maladie de Carrion — 106
  - Manifestations cliniques dues à *B. quintana* — 107
  - Manifestations cliniques dues à *B. henselae* — 107
- Borrélioses — 109
  D. Lipsker
  - Historique de la maladie : le concept de borréliose européenne — 109
  - Vecteurs, bactéries et épidémiologie — 109
  - Histoire naturelle de la maladie — 110
  - Manifestations dermatologiques — 110
  - Manifestations extradermatologiques — 112
  - Prévention et traitement — 112
  - Fièvres récurrentes — 113
- Rickettsioses — 115
  D. Lipsker, P. Berbis
  - Rickettsioses du groupe boutonneux — 116
  - Autres rickettsioses — 116
  - Rickettsioses du groupe typhus — 117
- Tuberculose et mycobactérioses atypiques — 117
  D. Lipsker, M. Mokni
  - Tuberculose cutanée — 117
  - Mycobactérioses atypiques — 122
  - Syndrome de restauration immune — 124
- Lèpre — 124
  B. Flageul
  - Épidémiologie — 124
  - Classification — 125
  - Clinique — 126
  - États réactionnels — 128
  - Examens paracliniques — 128
  - Diagnostic différentiel dermatologique — 129
  - Traitement — 129
- Tréponématoses non vénériennes exotiques — 131
  M. Mokni, E. Heid
  - Pian — 132
  - Syphilis endémique, ou bejel — 132
  - Pinta, ou caraté — 132
  - Diagnostic — 132
  - Traitement — 132

2-3 Mycoses — 134
G.E. Piérard, C. Piérard-Franchimont

- Généralités — 134
  - Trois groupes — 134
  - Mise en évidence — 134
  - Traitements — 135
- Dermatophytoses — 135
  - Teignes du cuir chevelu — 135
  - Dermatophytoses de la peau glabre — 137
  - Dermatophytoses unguéales — 138
  - Maladie dermatophytique — 138
- Candidoses — 139
  - Intertrigos candidosiques — 139
  - Candidoses buccodigestives — 139
  - Candidoses génitales — 139
  - Onyxis et périonyxis candidosiques — 140
  - Candidose mucocutanée chronique — 140
  - Folliculites candidosiques — 140
  - Septicémies à *Candida* — 141
  - Traitement des candidoses — 141
- Malassézioses (pityrosporoses) — 141
  - Pityriasis versicolor — 141
  - Folliculites à *Malassezia* — 141
  - Dermatite séborrhéique — 142
- Autres mycoses — 142
  - Cryptococcose — 142
  - Trichosporonose — 142
  - Dermatomycoses à Dématiées — 142
  - Eumycétomes — 143
  - Mycoses à champignons dimorphes — 143
  - Hyalohyphomycoses — 145
  - Mucormycoses, phycomycoses — 145
  - Lobomycose — 146

2-4 Parasites et arthropodes — 147

- Gale acarienne humaine — 147
  O. Chosidow
  - Épidémiologie — 147
  - Clinique — 147
  - Diagnostic — 148
  - Évolution, complications — 149
  - Traitement — 149
- Pédiculoses, phtiriases — 150
  O. Chosidow
  - Pédiculose du cuir chevelu — 150
  - Pédiculose corporelle — 150
  - Phtiriase — 150
  - Traitement — 150
- Lésions cutanées dues aux arthropodes, piqûres d'insectes — 151
  J.-J. Morand
  - Aspects cliniques — 151
  - Traitement et prévention — 153
- Parasitoses cutanées tropicales — 154
  J.-J. Morand
  - Syndrome de *larva migrans* — 154
  - Myiase furonculeuse — 155
  - Tungose — 155
  - Prurigo parasitaire tropical — 155
  - Éléphantiasis — 156
  - Dracunculose — 156
  - Trypanosomiase africaine — 156
- Leishmanioses cutanées — 156
  P. Couppié
  - Généralités, parasitologie — 156
  - Clinique — 157
  - Diagnostic — 158
  - Traitement — 158

3 Infections sexuellement transmissibles — 159
Coordinateur : L. Thomas

3-1 Épidémiologie des infections sexuellement transmissibles — 161
C. Chartier

- Gonococcies — 161
- Syphilis — 161
- Chlamydiases urogénitales — 162
- Lymphogranulomatose vénérienne — 162
- Hépatites virales — 162
- Condylomes — 162
- Herpès génital — 162

3-2 Gonococcie et infections génitales basses non gonococciques — 163
M. Janier, S. Fouéré, F. Lassau

- Gonococcie — 163
  - Aspects cliniques et diagnostic — 163
  - Traitement — 164
- Infections génitales à *Chlamydia trachomatis* — 164
  - Aspects cliniques et diagnostic — 164
  - Traitement — 165
- Autres infections génitales basses (urétrites, vaginites et cervicovaginites) — 165
  - Infection à mycoplasmes — 165
  - Trichomonase — 165
  - Candidose génitale — 165
  - Vaginose bactérienne — 166
  - Autres infections — 166

3-3 Syphilis — 167
N. Dupin

- Modes de contamination — 167
- Histoire naturelle et clinique de la syphilis de l'adulte — 167
- Diagnostic biologique — 169
- Prise en charge et traitement — 171

3-4 Infections sexuellement transmissibles rares — 173
B. Halioua

- Chancre mou — 173
  - Clinique — 173
  - Diagnostic — 173
  - Traitement — 173
- Lymphogranulomatose vénérienne ou lymphogranulomatose inguinale subaiguë vénérienne ou maladie de Nicolas-Favre — 173
  - Clinique — 174
  - Diagnostic — 174
  - Traitement — 174
- Granulome inguinal ou donovanose — 174
  - Clinique — 174
  - Diagnostic — 174
  - Traitement — 175

3-5 Infection par les virus de l'immunodéficience humaine (VIH) – Syndrome d'immunodéficience acquise (sida) — 176
J. Timsit, M. Janier

- Infection à VIH — 176
  - Historique — 176
  - Physiopathologie — 176
  - Épidémiologie — 176
  - Histoire naturelle de l'infection à VIH — 177
- Manifestations cutanées de l'infection par le VIH — 179
  - Maladie de Kaposi — 179
  - Lymphomes — 179
  - Manifestations cutanées des infections opportunistes majeures — 179
  - Infections opportunistes mineures — 180
- Syphilis et autres IST — 181
- Autres signes cutanés — 181
- Examens complémentaires — 182
  - Diagnostic spécifique — 182
  - Autres examens — 182
- Traitement — 183

4 Dermatoses par agents physiques — 185
Coordinateur : L. Thomas

4-1 Peau et soleil — 187

- Généralités — 187
  J. Charles, S. Mouret, J.-C. Beani, M.-T. Leccia
  - Rayonnement solaire — 187
  - Réactions photochimiques et effets cellulaires des UV — 187
  - Effets biologiques des radiations solaires sur la peau — 189
- Classification des photodermatoses — 190
  J. Charles, S. Mouret, J.-C. Beani, M.-T. Leccia
  - Dermatoses liées à une déficience de la protection cutanée naturelle — 190
  - Dermatoses aggravées ou révélées par le soleil — 191
  - Dermatoses par photosensibilisation — 192
- Diagnostic — 192
  J. Charles, S. Mouret, J.-C. Beani, M.-T. Leccia
  - Diagnostic positif — 192
  - Diagnostic étiologique — 192
- Dermatoses par photosensibilisation — 193
  P. Pralong, J. Charles, S. Mouret, J.-C. Beani, M.-T. Leccia
  - Photosensibilisations exogènes — 193
  - Photosensibilisations endogènes — 198
- Lucites idiopathiques — 198
  F. Delesalle
  - Lucite estivale bénigne — 199
  - Lucite polymorphe — 200
  - Prurigos actiniques — 200
  - Éruption printanière des oreilles — 201
  - Hydroa vacciniforme — 201
  - Dermatite actinique chronique — 202
  - Urticaire solaire — 202
- Photoprotection et traitement des photodermatoses — 203
  J.-L. Schmutz
  - Photoprotection — 203
  - Traitement des photodermatoses — 206

4-2 Porphyries — 209
J.M. Mascaró, P. Aguilera

- Physiopathologie — 209
- Porphyries aiguës — 211
  - Porphyrie aiguë intermittente — 211
  - Porphyrie par déficit en ALA-déhydratase — 211
- Porphyries cutanées — 211
  - Porphyrie cutanée tardive — 211
  - Protoporphyrie érythropoïétique — 213
  - Coproporphyrie érythropoïétique — 214
  - Porphyrie érythropoïétique congénitale ou maladie de Günther — 214
- Porphyries mixtes — 215
  - Porphyrie variegata — 215
  - Coproporphyrie héréditaire — 215
- Porphyries « atypiques » — 215
  - Porphyries symptomatiques — 215
  - Porphyrie duale — 216
  - Porphyries homozygotes — 216
  - Formes atypiques de la maladie de Günther — 216

4-3 Peau et froid — 217
C. Velter

- Entités anatomocliniques — 217

Table des matières

	Perturbations biologiques et froid	223
	Cryofibrinogène	225
	Autres protéines	225
	Signification des perturbations biologiques	225

4-4 Autres dermatoses par agents physiques — 227

Dermatoses mécaniques — 227
A. Tesnière, A. Dompmartin

- Callosités — 227
- Papules piézogéniques des pieds — 227
- Irritation mécanique des moignons d'amputation — 227
- Acanthome fissuré rétro-auriculaire — 227
- Dermatites des violonistes — 228
- Dermatite lichénoïde de friction — 228
- Mélanose de friction — 228
- Pseudo-chromidrose — 228
- Mamelon du joggeur — 228
- Dermatite palmaire juvénile des piscines — 228
- Phlyctènes — 228
- Escarre de décubitus — 228

Brûlures — 230
A. Tesnière, A. Dompmartin

- Aspects cliniques et facteurs de pronostic — 230
- Traitement — 230
- Séquelles — 231
- Transformation maligne — 231
- Dermite des chaufferettes — 231

Radiodermites — 232
A. Tesnière, A. Dompmartin

- Étiopathogénie — 232
- Aspects cliniques — 232
- Diagnostic — 233
- Traitement — 233

Effets cutanés indésirables liés au masque de ventilation en pression positive continue nocturne (CPAP) — 234
J.-M. Lachapelle

- Syndrome des apnées obstructives du sommeil — 234
- Ventilation en pression continue nocturne — 234
- Effets indésirables cutanés liés au port du masque anti-apnées (CPAP) — 234

5 Eczémas, dermatite atopique, érythrodermies — 237

Coordinateurs : L. Thomas et J.-M. Lachapelle

5-1 Eczémas — 239

Généralités : le syndrome eczéma — 239

- Introduction — 239
  J.-M. Lachapelle
- Définition du terme eczéma — 239
  J.-M. Lachapelle
- Aspects cliniques communs au syndrome eczéma — 239
  J.-M. Lachapelle
- Histopathologie des eczémas — 240
  J.-M. Lachapelle
- Signes associés — 240
  J.-M. Lachapelle
- Classification — 240
  J.-M. Lachapelle
- Principes de traitement — 241
  J.-H. Saurat, J.-M. Lachapelle

Eczémas de contact — 242

- Introduction — 242
  J.-M. Lachapelle
- Immunologie comparative des dermatites d'irritation et de contact allergiques — 243
  A. Nosbaum, M. Vocanson, J.-F. Nicolas
- Bases moléculaires de l'eczéma de contact — 246
  J.-P. Lepoittevin
- Épidémiologie — 247
  J.-M. Lachapelle
- Aspects cliniques — 248
  J.-M. Lachapelle
- Principaux allergènes de contact — 253
  J.-M. Lachapelle
- Diagnostic — 254
  J.-M. Lachapelle
- Traitement — 257
  J.-M. Lachapelle
- Dermatite d'irritation : diagnostic différentiel par rapport à l'eczéma de contact — 258
  J.-M. Lachapelle

Eczémas « systémiques » — 259
J.-M. Lachapelle

- Quelques définitions — 259
- Aspects cliniques — 260
- Physiopathologie — 260

Dermatites de contact aux protéines — 260
J.-M. Lachapelle

- Étiopathogénie — 260
- Clinique — 260

Autres eczémas — 261

- Définitions et limites — 261
  J.-M. Lachapelle, J.-H. Saurat
- Eczéma nummulaire — 262
  J.-M. Lachapelle
- Dysidrose et eczéma dysidrosique — 263
  J.-M. Lachapelle
- Eczéma dit « microbien » — 266
  J.-M. Lachapelle
- Eczéma de stase — 267
  J.-M. Lachapelle
- Eczéma craquelé — 268
  J.-M. Lachapelle
- Eczémas nutritionnels (métaboliques) — 268
  J.-M. Lachapelle
- Dissémination secondaire d'un eczéma — 269
  J.-M. Lachapelle

5-2 Dermatite atopique — 270
T. Bieber

- Définition et épidémiologie — 270
- Histologie — 270
- Évolution — 270
- Physiopathologie : concept actuel — 271
- Aspects cliniques et diagnostics différentiels — 274
- Complications — 276
- Prise en charge diagnostique et thérapeutique — 277
- Prévention — 279
- Perspective : dermatite atopique et médecine personnalisée — 280

5-3 Érythrodermies — 282
J.-M. Lachapelle

- Définition et considérations générales — 282
- Syndrome érythrodermique — 282
- Formes étiologiques — 283
- Traitement — 285

6 Réactions cutanées médicamenteuses — 287

Coordinateur : L. Borradori

6-1 Réactions cutanées aux médicaments — 289
B. Lebrun-Vignes, P. Wolkenstein, O. Chosidow

- Physiopathologie — 289
- Diagnostic — 291
- Clinique des réactions médicamenteuses — 292
- Traitement — 297

6-2	**Érythème polymorphe et syndrome de Stevens-Johnson** L. Feldmeyer, J.-H. Saurat, L.-E. French	**299**
	Définitions	299
	Signes élémentaires	299
	Nosologie	300
	Diagnostic	301
	Évolution, pronostic	301
	Étiologie	301
	Pathogénie	302
	Traitement	302
6-3	**Nécrolyse épidermique toxique (syndrome de Lyell)** L. Feldmeyer, L.-E. French	**303**
	Définition	303
	Nosologie	303
	Clinique	303
	Évolution	304
	Diagnostic	304
	Étiologie	304
	Physiopathologie	305
	Prise en charge et traitement	305

7 Maladies héréditaires de la jonction dermo-épidermique et troubles de la différenciation épidermique 307

Coordinateur : L. Borradori

7-1	**Physiopathologie des systèmes de cohésion – Mécanismes de formation des bulles** G. Zambruno, L. Fontao, L. Parmentier, L. Borradori	**309**
	Systèmes de cohésion	309
	Mécanisme de formation et types de bulles	313
	Diagnostic d'une éruption bulleuse	315
7-2	**Épidermolyses bulleuses héréditaires** C. Chiaverini, G. Meneguzzi, J.-P. Lacour	**318**
	Classification	318
	Diagnostic différentiel	323
	Stratégie diagnostique	323
	Traitement	324
	Perspectives	324
	Conseil génétique	325
7-3	**Physiopathologie de la kératinisation** D. Hohl, L. Borradori, S. Leclerc-Mercier	**326**
	Organisation de l'épiderme – Stades morphologiques de la différenciation du kératinocyte	326
	Structures de la différenciation du kératinocyte, aspects biochimiques et moléculaires	327
	Régulation de la prolifération et de la différenciation épidermique	333
7-4	**Ichtyoses** D. Hohl	**336**
	Ichtyoses héréditaires	336
	Définition	336
	Principaux types d'ichtyose héréditaires	336
	Diagnostic	341
	Traitement	344
	Ichtyoses acquises	345
7-5	**Troubles intrinsèques de l'adhésion interkératinocytaire**	**346**
	Maladie de Darier J.-L. Schmutz, L. Borradori	346
	Terrain, pathogénie	346

	Clinique	346
	Évolution et complications	347
	Diagnostic	347
	Diagnostic différentiel	347
	Traitement	347
	Dermatose acantholytique familiale de Hailey-Hailey E. Laffitte, E. Sprecher, L. Borradori	348
	Terrain, pathogénie	348
	Aspect clinique	348
	Diagnostic	348
	Traitement	349
	Dermatose acantholytique transitoire de Grover E. Laffitte, E. Sprecher, L. Borradori	349
	Aspect clinique	349
	Diagnostic	349
	Pathogénie, évolution	349
	Traitement	349
7-6	**Kératodermies palmoplantaires**	**351**
	Kératodermies palmoplantaires génétiques S. Hadj-Rabia	351
	Définitions	351
	Classification clinique	351
	Traitement	355
	Kératodermies palmoplantaires acquises J.-F. Cuny, F. Truchetet	355
	Kératodermies induites par des facteurs mécaniques	356
	Kératodermies d'origine médicamenteuse	356
	Eczéma chronique des mains (ECM)	356
	Kératodermie aquagénique palmoplantaire acquise (pseudo-kératodermie aquagénique acquise)	356
	Autres kératodermies palmoplantaires	356
	Traitement	357
7-7	**Nævus (ou hamartomes) épidermiques** C. Lenormand, R. Happle, D. Lipsker	**358**
	Définition	358
	Aspects anatomocliniques	358
	Manifestations associées : nævus épidermiques syndromiques	361
	Conduite à tenir	362
7-8	**Autres hyperkératoses**	**363**
	Porokératoses F. Truchetet, J.-F. Cuny	363
	Stuccokératose F. Truchetet, J.-F. Cuny	365
	Hyperkératose lenticulaire persistante (maladie de Flegel) F. Truchetet, J.-F. Cuny	365
	Maladie de Kyrle (*hyperkeratosis follicularis et parafollicularis in cutem penetrans*) F. Truchetet, J.-F. Cuny	365
	Acrokératose verruciforme de Hopf F. Truchetet, J.-F. Cuny	366
	Papillomatose confluente et réticulée de Gougerot et Carteaud F. Truchetet, J.-F. Cuny	366
	Kératoses pilaires F. Truchetet, E. Sprecher, J.-F. Cuny	367
7-9	**Dysplasies ectodermiques** S. Hadj-Rabia, C. Bodemer	**369**
	Formes pures	369
	Formes syndromiques	370
	Autres formes de dysplasies ectodermiques	371
7-10	***Incontinentia pigmenti*** C. Bodemer, S. Hadj-Rabia	**372**
	Manifestations cliniques	372
	Examens complémentaires	374
	Génétique	374
	Frontières nosologiques	374
	Diagnostic différentiel	375

Table des matières

8 Génodermatoses et malformations — 377
Coordinateur : D. Lipsker

8-1 Bases génétiques des dermatoses, pathologie moléculaire et médecine de précision : une courte introduction — 379
D. Lipsker

8-2 Notions d'embryologie, de génétique et de mosaïcisme cutané — 380
R. Happle
- Traces de l'embryogenèse sur la peau — 380
- Notions génétiques générales — 382
- Différentes formes du mosaïcisme cellulaire — 382

8-3 Diagnostic anténatal en dermatologie — 385
A.-C. Bursztejn, S. El Chehadeh
- Législation — 385
- Conseil génétique — 385
  - Diagnostic clinique de certitude — 385
  - Détermination du mode de transmission — 385
- Diagnostic prénatal par étude de l'ADN fœtal — 386
  - Indications — 386
  - Modalités pratiques — 386
  - Méthodes de diagnostic — 387
- Diagnostic préimplantatoire — 387
- Autres situations de diagnostic prénatal — 387
  - Alternatives à l'étude de l'ADN — 387
  - Diagnostic prénatal sur signes d'appel échographiques — 387

8-4 Neurofibromatoses — 389
L. Allanore, O. Zehou, E. Sbidian, P. Wolkenstein
- Neurofibromatose 1 (maladie de von Recklinghausen) — 389
  - Critères diagnostiques — 389
  - Complications — 391
  - Prise en charge — 391
  - Conseil génétique au cours de la NF1 — 391
- Autres neurofibromatoses — 391
  - Neurofibromatose 2 et schwannomatoses — 391
  - Neurofibromatoses segmentaires (anciennement NF5) — 391
  - Autres formes rares de neurofibromatoses — 392
- Diagnostic différentiel — 392
  - Syndrome Protée — 392
  - Autres diagnostics différentiels — 392

8-5 Sclérose tubéreuse de Bourneville — 393
L. Allanore, P. Wolkenstein
- Critères diagnostiques — 393
- Signes cliniques — 393
- Enquête diagnostique — 395
- Prise en charge — 395

8-6 Néoplasies endocriniennes multiples et phacomatoses pigmentovasculaires — 396
L. Allanore, P. Wolkenstein
- Néoplasies endocriniennes multiples — 396
  - Syndrome de Gorlin ou NEM2B — 396
  - Syndrome de Wermer ou NEM1 — 396
  - Autres néoplasies endocriniennes multiples — 396
  - Complexe de Carney — 396
- Phacomatoses pigmentovasculaires — 397
  - Phacomatoses pigmentovasculaires simples — 397
  - Phacomatoses pigmentovasculaires complexes — 397

8-7 Malformations cutanées et hétérotopies — 398
C. Bodemer
- Malformations branchiales — 398
- Malformations dysraphiques — 398
- Malformations des membres — 399
- Aplasies cutanées congénitales — 399
- Tumeurs bénignes et kystes épithéliaux de caractère hétérotopique — 399
- Malformations fonctionnelles — 400

9 Troubles de la pigmentation cutanée — 403
Coordinateur : L. Thomas

9-1 Physiologie du système pigmentaire — 405
T. Passeron
- Couleur normale de la peau — 405
- Principales différences ethniques — 405
- Mélanocytogenèse — 405
- Mélanogenèse — 406
- Biogenèse des mélanosomes — 406
- Transport des mélanosomes — 406
- Transfert kératinocytaire — 407
- Signalisation intracellulaire — 407
- Les mélanines et leurs rôles — 408
- Régulation de la mélanogenèse — 409
- Pathogénie des troubles pigmentaires — 411

9-2 Hypomélanoses — 413
- Hypomélanoses d'origine génétique — 413
  S. Hadj-Rabia, L. Bekel
  - Hypomélanoses diffuses — 413
  - Hypomélanoses circonscrites — 415
- Vitiligo — 416
  A. Taïeb, J. Seneschal
  - Physiopathologie — 416
  - Clinique — 416
  - Diagnostic positif — 416
  - Évolution — 417
  - Associations pathologiques — 417
  - Traitement — 417
  - Conclusion — 419
- Autres hypomélanoses acquises — 419
  X. Balguerie
  - Hypomélanoses acquises localisées — 419
  - Hypomélanoses acquises diffuses isolées — 421

9-3 Hypermélanoses — 422
- Hypermélanoses mélaniques génétiques — 422
  N. Soufir
  - Hyperpigmentations « physiologiques » et lésions élémentaires — 422
  - Formes héréditaires monogéniques d'hyperpigmentations cutanées — 423
- Hyperpigmentations mélaniques acquises — 425
  A. Petit
  - Démarche diagnostique — 425
  - Hyperpigmentations diffuses secondaires à une pathologie générale — 426
  - Hyperpigmentations « dermatologiques » — 427
  - Hyperpigmentations de cause externe — 430
  - Traitements des hyperpigmentations mélaniques — 431
- Hyperpigmentations d'origine non mélanocytaire — 432
  B. Ben Said
  - Hyperpigmentation par présence dans le derme de substances exogènes — 432
  - Excès de pigment d'origine endogène au niveau cutané — 433
  - Hyperpigmentations d'origine hématique — 434

9-4 Autres aspects de la pigmentation cutanée humaine — 435
- Particularités des peaux génétiquement pigmentées — 435
  J.-J. Morand
- Tatouages volontaires décoratifs — 436
  N. Kluger
  - Épidémiologie — 436

Aspects psychologiques et psychiatriques	436
Méthodes	437
Complications dermatologiques	437
Complications extracutanées	439
Méthodes de détatouage	439

10 Dermatoses des états auto-inflammatoires et auto-immuns   441
Coordinateur : D. Lipsker

10-1 Approche nosologique des maladies inflammatoires   443
D. Lipsker

10-2 Urticaires   447
F. Engel, D. Lipsker

Physiopathologie	447
Aspects cliniques	448
Étiologie	449
Diagnostic et traitement	454

10-3 Hypodermites   457

Physiopathologie et nosologie   457
I. Masouyé, J.-H. Saurat

Anatomophysiologie de l'hypoderme	457
Pathologie de l'hypoderme	457

Clinique, diagnostic et traitement des inflammations de l'hypoderme   460
D. Lipsker

Érythème noueux	460
Panniculites	461
Vasculites nodulaires	464
Vasculites systémiques	464
Thrombophlébites nodulaires	464
Vasculites nodulaires type érythème induré de Bazin	464

10-4 Signes cutanés du lupus érythémateux   466
D. Lipsker, J.-H. Saurat

Classification des signes cutanés du lupus érythémateux	467
Signes « spécifiques »	467
Signes indicateurs de thrombose	467
Signes non spécifiques	467
Lupus érythémateux (cutané) chronique	467
Aspects cliniques	468
Diagnostic	468
Pronostic, évolution	469
Physiopathologie	469
Traitement	469
Lupus érythémateux cutané subaigu	470
Aspects cliniques	470
Diagnostic	470
Pronostic, évolution	471
Physiopathologie	471
Traitement	471
Lupus érythémateux cutané aigu – Autres manifestations dermatologiques au cours du lupus érythémateux systémique	471
Aspects anatomocliniques	471
Diagnostic	473
Pronostic, évolution	474
Physiopathologie	474
Traitement	474
Lupus érythémateux cutané indéterminé	475
Lupus érythémateux dermique	475
Lupus érythémateux hypodermique : lupus érythémateux profond (panniculite lupique)	475
Autres aspects	475
Syndromes de chevauchement	475
Lupus et grossesse	476
Lupus érythémateux néonatal	476
Lupus érythémateux des déficits en complément et autres formes monogéniques	476
Anticorps antiphospholipides	477
Lupus érythémateux et ultraviolets	477
Lupus érythémateux cutané et médicaments	477

10-5 Dermatomyosite   479
J.-D. Bouaziz, T. Bounfour, M. Rybojad

Aspects cliniques	479
Diagnostic	481
Formes cliniques	482
Évolution et pronostic	483
Pathogénie	483
Traitement	483

10-6 Sclérodermies systémiques   486
E. Puzenat, C. Laresche, A.-S. Dupond, F. Aubin, D. Lipsker

Épidémiologie	486
Pathogénie	486
Atteintes tégumentaires	487
Atteintes extratégumentaires	489
Formes cliniques, pronostic, évolution	490
Diagnostic positif	491
Diagnostics différentiels	492
Traitement	493

10-7 Morphées   496
E. Puzenat, C. Laresche, A.-S. Dupond, F. Aubin, D. Lipsker

Définitions et nosologie	496
Aspects cliniques	496
Manifestations systémiques des morphées et associations	498
Diagnostic, conduite à tenir	498
Physiopathologie et facteurs de risque	499
Traitements	499

10-8 Lichen scléroatrophique   500
J.-D. Bouaziz, J.-H. Saurat

Signes cliniques	500
Diagnostic	500
Pronostic, évolution	500
Étiopathogénie	501
Traitement	501

10-9 Lichen plan et dermatoses lichénoïdes   503
C. Lenormand, D. Lipsker, J.-H. Saurat

Lichen plan idiopathique	503
Aspects cliniques	503
Diagnostic	505
Évolution	505
Étiopathogénie	505
Autres dermatoses lichénoïdes	507
Éruptions lichénoïdes induites par un corps chimique	507
Maladie du greffon contre l'hôte	507
Dermatoses lichénoïdes idiopathiques	507

10-10 Pemphigus   509
P. Joly, L. Borradori

Pemphigus auto-immuns	509
Pemphigus vulgaire	509
Pemphigus végétant	513
Pemphigus superficiels	513
Pemphigus herpétiforme	515
Dermatoses avec anticorps IgA antimembrane cytoplasmique kératinocytaire et pemphigus à IgA	515
Spongiose à éosinophiles	515
Pemphigus induits par des médicaments	516
Pemphigus paranéoplasique (syndrome multiorganes auto-immun paranéoplasique)	516
Aspects cliniques	516
Diagnostic	516

Table des matières

Histologie et études immunopathologiques		517
Diagnostic différentiel		517
Pronostic et traitement		517

10-11 Maladies bulleuses sous-épidermiques acquises auto-immunes — 518

Pemphigoïde bulleuse — 518
L. Borradori, P. Bernard, P. Joly

- Aspect clinique — 518
- Pathogénie — 519
- Diagnostic — 520
- Traitement — 521

Pemphigoïde des muqueuses — 522
C. Bédane, L. Borradori, P. Bernard

- Aspect clinique — 522
- Diagnostic — 523
- Traitement — 523

Pemphigoïde gravidique (ou *herpes gestationis*) — 523
H. Beltraminelli, L. Borradori

- Aspect clinique — 524
- Diagnostic — 524
- Pathogénie — 524
- Traitement — 524

Dermatite herpétiforme — 525
S. Ingen-Housz-Oro, L. Borradori

- Aspect clinique — 525
- Pathogénie — 525
- Diagnostic — 525
- Évolution — 526
- Autres maladies dysimmunitaires et prolifératives — 526
- Traitement et suivi — 526

Dermatose à IgA linéaires — 527
L. Borradori, P. Bernard

- Aspect clinique — 527
- Diagnostic — 527
- Associations — 528
- Traitement — 528

Dermatoses à IgM linéaires — 528
L. Borradori, P. Bernard

Épidermolyse bulleuse acquise — 528
P. Bernard, L. Borradori

- Signes cliniques — 528
- Diagnostic — 529
- Traitement — 529

10-12 Maladie de Behçet — 530
D. Bessis

- Signes cliniques — 530
- Diagnostic — 531
- Pronostic, évolution — 531
- Étiopathogénie — 531
- Traitement — 532

10-13 Psoriasis — 533
D. Jullien, A. Villani

- Épidémiologie — 533
- Génétique — 533
- Phénotypes cutanés — 534
- Histoire naturelle de la maladie — 536
- Atteintes systémiques associées, comorbidités — 537
- Histopathologie et immunohistochimie — 538
- Immunopathologie — 539
- Traitements — 540

10-14 Pityriasis rubra pilaire — 545
L. Machet

- Clinique — 545
- Histopathologie — 546
- Étiopathogénie — 546
- Diagnostic — 546
- Traitement — 546

11 Dermatoses par infiltrats cellulaires lympho-mono-myélocytaires — 549
Coordinateur : L. Thomas

11-1 Infiltrats lymphocytaires, lymphomes et pseudo-lymphomes — 551

Le concept des infiltrats lymphocytaires : clarification terminologique — 551
D. Lipsker, L. Thomas, J.-H. Saurat

Définition et nosologie des lymphomes cutanés — 552
M. Bagot

- Notions de biologie des lymphocytes — 552
- Classification des lymphomes cutanés — 553

Diagnostic des lymphomes cutanés primitifs — 554
M. D'Incan, F. Franck

- Diagnostic positif — 554
- Diagnostic différentiel — 555
- Diagnostic d'extension — 555

Mycosis fongoïde et formes apparentées — 557
M. D'Incan

- Clinique — 557
- Examens paracliniques — 559
- Diagnostic différentiel — 560
- Évolution et pronostic — 561
- Pathogénie — 561

Lymphomes T érythrodermiques — 561
M. D'Incan

- Concept de lymphomes T érythrodermiques — 561
- Clinique — 562
- Examens paracliniques — 562
- Diagnostic différentiel — 563
- Évolution — 563

Autres lymphomes T cutanés — 563
F. Grange

- Lymphoproliférations T cutanées CD30+ — 563
- Lymphomes T rares — 565

Tumeurs à cellules dendritiques plasmocytoïdes blastiques — 566
F. Grange

Lymphomes cutanés B — 567
S. Dalle, B. Balme, L. Thomas

Pseudo-lymphomes cutanés — 569
M. D'Incan, F. Franck

- Définition — 569
- Classification anatomoclinique — 569
- Conduite du diagnostic — 572

Pityriasis lichénoïde — 573
O. Dereure

- Épidémiologie — 573
- Aspects cliniques — 573
- Diagnostic — 574
- Diagnostic différentiel — 574
- Pathogénie — 574
- Traitement — 575

11-2 Histiocytoses — 576
M. Perier-Muzet

Histiocytoses langerhansiennes — 576

- Hypothèses pathogéniques et épidémiologie d'une maladie tumorale et inflammatoire myéloïde — 576
- Physiopathologie — 577
- Formes cliniques et pronostic — 577
- Diagnostics différentiels dermatologiques — 578
- Histopathologie et critères diagnostiques — 579
- Bilan d'extension — 579
- Traitement — 579

Histiocytoses non langerhansiennes — 579

- Xanthogranulome juvénile (XGJ) — 579

Xanthome papuleux	580
Histiocytose éruptive généralisée	580
Histiocytose céphalique bénigne	580
Histiocytome progressif nodulaire	580
Histiocytose mucineuse héréditaire progressive	581
Xanthogranulome nécrobiotique	581
Réticulohistiocytose multicentrique (RHM)	581
Maladie de Rosai-Dorfman (histiocytose sinusale)	582
Xanthoma disseminatum (de Montgomery)	582
Maladie d'Erdheim-Chester	583
Histiocytoses à cellules indéterminées	583
Histiocytoses malignes	583

11-3 Mastocytoses — 585
S. Dalle, S. Barete

Mastocytes et mastocytoses	585
Manifestations cliniques	586
Diagnostic et pronostic	588
Traitement	589

11-4 Dermatoses neutrophiliques — 591

Concept de dermatoses neutrophiliques — 591
J.-H. Saurat, D. Lipsker

Définition	591
Corrélations anatomocliniques	591
Limites et intérêt du concept de dermatose neutrophilique	592

Pustuloses amicrobiennes — 593
A. Navarini, L. Borradori, J.-H. Saurat

Définition, classification	593
Pustuloses amicrobiennes généralisées	594
Pustuloses amicrobiennes localisées	597

Dermatose aiguë fébrile neutrophilique, syndrome de Sweet — 601
V. Descamps, J.-H. Saurat

Aspects cliniques	601
Signes paracliniques	602
Critères de diagnostic et diagnostic différentiel	602
Associations	603
Étiopathogénie	603
Traitement	603

Pyoderma gangrenosum — 603
P. Modiano, J.-H. Saurat

Aspects cliniques	603
Diagnostic positif et différentiel	604
Diagnostic étiologique	605
Traitement	605

11-5 Dermatoses éosinophiliques — 606
D. Staumont-Sallé, E. Delaporte

Le polynucléaire éosinophile — 606

Morphologie et structure	606
Chimiotactisme des éosinophiles	606
Fonctions des éosinophiles	606

Dermatoses et éosinophiles — 606

Concept de dermatoses éosinophiliques	606
Syndrome de Wells (cellulite à éosinophiles)	607
Folliculites pustuleuses à éosinophiles, pustuloses éosinophiliques stériles	608
Syndrome de Gleich (angiœdème cyclique avec éosinophilie)	609
Vasculite nécrosante à éosinophiles	609
Syndromes hyperéosinophiliques	610

11-6 Granulomes cutanés non infectieux — 612
B. Crickx

Granulomes à corps étrangers — 612

Généralités	612
Corps étrangers exogènes	612
Corps étrangers endogènes	614

Sarcoïdose — 615

Aspects cliniques	615
Examens complémentaires	616
Étiopathogénie	617
Diagnostic	617
Évolution, pronostic et traitement	618

Autres granulomes cutanés aseptiques — 618

Lupus miliaire disséminé de la face	618
Dermatite granulomateuse périorale juvénile	618
Macrochéilite granulomateuse de Miescher	618
Granulomatoses des déficits immunitaires congénitaux	618
Réactions granulomateuses diverses	618

Granulomes cutanés palissadiques — 619

Granulome annulaire	619
Nécrobiose lipoïdique (maladie d'Oppenheim-Urbach)	620
Nodosités associées aux maladies rhumatismales	622
Dermatite granulomateuse interstitielle	622

12 Tumeurs de la peau — 625
Coordinateur : L. Thomas

12-1 Hamartome ou nævus : clarification terminologique — 627
Y. Scrivener, R. Happle, L. Thomas, D. Lipsker

Définition d'un hamartome	627
Définition d'un nævus	627

12-2 Tumeurs épithéliales bénignes — 629
Y. Scrivener

Tumeurs épidermiques bénignes — 629

Kératoses séborrhéiques	629
Acanthome à cellules claires	630
Acanthome à grandes cellules	630
Acanthomes acantholytiques ou épidermolytiques	630

Tumeurs pilaires et sébacées bénignes — 630

Tumeurs reproduisant toutes les structures du follicule pilosébacé	630
Tumeurs et kystes dérivant de l'épithélium infundibulaire	631
Tumeurs et kystes dérivant du segment tricholemmal isthmique	632
Tumeurs issues de la matrice pilaire : pilomatricome	633
Tumeurs indifférenciées d'origine pilaire	633
Tumeurs bénignes et kystes de la glande sébacée	635

Tumeurs sudorales bénignes — 637

Tumeurs et kystes eccrines	637
Tumeurs apocrines bénignes	639

Kystes cutanés kératinisants — 639

12-3 Cancérogenèse cutanée épithéliale — 640
G. Hofbauer

Définition de la transformation	640
Gènes et cancer	640
Transformation des kératinocytes	641
Anomalies génétiques des carcinomes spino- et basocellulaires	641

12-4 Précancéroses épithéliales, maladie de Bowen — 644
M. Amini-Adle, L. Thomas

Kératoses — 644

Kératoses suite à l'exposition à des irradiations	644
Exposition à des cancérigènes	649
Kératoses sur ulcérations et cicatrices chroniques – Kératoses réactionnelles à une dermatose inflammatoire chronique	650
Kératoses virales	651
Autres kératoses iatrogènes	651

Maladie de Bowen cutanée — 651

Épidémiologie descriptive	651
Étiologie	651
Clinique	651
Histopathologie	652
Diagnostic différentiel	652
Pronostic	652
Traitement	653

Table des matières

12-5 Carcinomes basocellulaires — 654
B. Guillot
- Épidémiologie descriptive — 654
- Étiologie et biologie — 654
- Aspects cliniques — 655
- Histopathologie — 657
- Évolution — 657
- Pronostic — 658
- Diagnostic différentiel — 658
- Traitement — 658

12-6 Carcinomes épidermoïdes cutanés — 661
- Carcinomes spinocellulaires (épidermoïdes cutanés) — 661
  C. Mateus, C. Robert
  - Épidémiologie — 661
  - Facteurs de risque — 661
  - Clinique — 662
  - Histopathologie — 664
  - Pronostic — 665
  - Classification — 665
  - Diagnostic différentiel — 666
  - Indications thérapeutiques — 666
  - Surveillance — 667
  - Prévention — 667
- Kératoacanthome — 669
  Y. Scrivener
  - Clinique — 669
  - Histologie — 669
  - Formes cliniques — 670
  - Étiopathogénie — 670
  - Traitement — 670

12-7 Carcinomes annexiels — 671
B. Cribier, M. Battistella
- Carcinomes sudoraux eccrines — 671
  - Porome eccrine malin, ou porocarcinome eccrine — 671
  - Carcinome annexiel microkystique — 671
  - Hidradénocarcinome — 671
  - Autres carcinomes sudoraux — 672
- Carcinomes sudoraux apocrines — 672
- Carcinomes annexiels pilaires — 672
- Carcinomes sébacés — 673

12-8 Maladie de Paget — 674
B. Cribier
- Maladie de Paget mammaire — 674
- Maladie de Paget extra-mammaire — 674

12-9 Nævus (mélanocytaires) — 676
M.-A. Richard, J.-J. Grob
- Définition — 676
- Classification — 676
- Aspects cliniques — 676
- Diagnostic différentiel — 680
- Aspects histologiques — 680
- Aspects dermoscopiques — 680
- Histogenèse — 682
- Épidémiologie et génétique — 682
- Nævus et mélanome — 683
- Exérèse — 684

12-10 Mélanomes cutanés — 686
J.-J. Grob, C. Gaudy-Marqueste
- Épidémiologie et génétique — 686
- Histogenèse et classification anatomoclinique — 687
- Vers une classification moléculaire des mélanomes — 689
- Dépistage — 689
- Diagnostic — 692
- Évaluation du pronostic — 693
- Surveillance — 695
- Formes particulières — 695
- Prévention — 696
- Prise en charge — 697

12-11 Autres tumeurs cutanées — 700
J. Kanitakis
- Tumeurs fibreuses — 700
  - Molluscum pendulum — 700
  - Histiocytofibrome (ou dermatofibrome) — 700
  - Autres fibromes — 701
  - Chéloïdes — 701
  - Fibromatoses — 702
  - Sarcomes cutanés — 702
  - Fibroxanthome atypique — 702
  - Dermatofibrosarcome protubérant de Darier-Ferrand (DFSP) — 703
  - Hamartomes conjonctifs — 703
- Tumeurs adipeuses — 703
  - Lipome solitaire — 703
  - Lipomes multiples et lipomatoses — 704
  - Lipomatoses symétriques — 704
  - Hétérotopies graisseuses — 704
  - Lipodystrophies — 705
  - Liposarcomes — 705
- Tumeurs musculaires — 705
  - Léiomyomes — 705
  - Rhabdomyome et rhabdomyosarcome — 706
  - Léiomyosarcomes — 706
- Tumeurs nerveuses — 706
  - Neuromes — 706
  - Schwannomes (ou neurilemmomes) — 706
  - Tumeurs nerveuses malignes — 707

12-12 Carcinome neuroendocrine cutané primitif — 708
T. Jouary
- Épidémiologie — 708
- Facteurs de risque — 708
- Clinique — 708
- Origine – Histologie – Immunohistochimie — 708
- Virus *Merkel Cell Poliomavirus* — 709
- Associations morbides — 709
- Bilan initial et classification — 709
- Évolution – Facteurs pronostiques — 709
- Traitement — 709

12-13 Métastases cutanées — 711
F.-A. Le Gal
- Aspects cliniques — 711
- Éléments d'orientation clinique — 712
- Éléments d'orientation histopathologique — 712
- Chez l'enfant — 712
- Pronostic et prise en charge — 712

13 Tissu conjonctif et dermatoses de surcharge — 713
Coordinateurs : L. Borradori et J.-M. Lachapelle

13-1 Mucinoses — 715
G. Kaya, F. Rongioletti
- Mucinoses dermiques — 715
  - Lichen myxœdémateux (mucinose papuleuse) — 715
  - Mucinose érythémateuse réticulée (REM syndrome) — 716
  - Mucinoses dysthyroïdiennes — 717
  - Sclérœdème (*scleroedema adultorum* de Buschke) — 718
  - Autres mucinoses cutanées — 718
- Mucinose folliculaire — 719
  - Mucinose folliculaire de Pinkus — 719
  - Mucinose folliculaire ortiée — 720

13-2 Amyloses cutanées — 721
F. Rongioletti, S. Ronger-Savlé, M. Perier-Muzet
- Substance amyloïde et amyloses — 721
- Examen histologique et ultramicroscopique — 722
- Amyloses diffuses — 722
- Amyloses exclusivement cutanées — 724

13-3	**Surcharges lipidiques, xanthomes et xanthomatoses**	**726**		14-2	**Angiomes et malformations vasculaires**	**756**

13-3 Surcharges lipidiques, xanthomes et xanthomatoses — **726**
F. Rongioletti, S. Ronger-Savlé, M. Perier-Muzet

- Xanthomes — 726
- Xanthomisation — 728
- Autres maladies par surcharge lipidique — 728

13-4 Autres surcharges — **729**
F. Rongioletti, S. Ronger-Savlé, M. Perier-Muzet

- Hyalinose cutanéomuqueuse — 729
- Mucopolysaccharidoses — 730
- Tophus goutteux — 731

13-5 Calcinoses et ossifications cutanées — **732**
F. Rongioletti, L. Meunier

- Calcinoses cutanées — 732
  - Définition — 732
  - Diagnostic — 732
  - Classification — 732
  - Traitement — 734
- Ossifications cutanées — 734
  - Définition — 734
  - Aspects cliniques — 734

13-6 Troubles héréditaires du tissu conjonctif — **736**

- Éléments de biologie — 736
  F. Antonicelli, F. Rongioletti
  - Architecture du derme et de l'hypoderme — 736
  - Cellules du tissu conjonctif dermique — 736
  - Produits de synthèse des cellules du derme — 736
- Maladies du tissu conjonctif — 737
  - Altérations des fibres de collagène — 738
    F. Rongioletti, E. Sprecher
  - Maladies des fibres élastiques — 741
    F. Rongioletti, E. Sprecher, L. Borradori, L. Martin
  - Altérations des protéoglycosaminoglycanes — 744
    F. Rongioletti

13-7 Anétodermies — **746**
F. Rongioletti

- Clinique — 746
- Diagnostic différentiel — 746
- Histopathologie — 746
- Pathogénie — 746
- Traitement — 746

13-8 Vergetures — **748**
F. Rongioletti, B. Roth-Mall

- Clinique — 748
- Histopathologie — 748
- Facteurs étiologiques — 748
- Traitement — 749

14 Maladies des vaisseaux — **751**
Coordinateur : D. Lipsker

14-1 Éléments de biologie vasculaire — **753**

- Anatomie et histologie des vaisseaux cutanés — 753
  D. Lipsker
  - Artères — 753
  - Capillaires dermiques — 753
  - Veinules postcapillaires — 753
  - Lymphatiques — 753
  - Unité microvasculaire dermique — 754
  - Corrélations histotopographiques des lésions vasculaires cutanées — 754
- Éléments d'angiogenèse cutanée — 754
  M.S. Pepper, J.-H. Saurat
  - Formation des vaisseaux sanguins et lymphatiques — 754
  - Mécanismes régulateurs — 754

14-2 Angiomes et malformations vasculaires — **756**
A. Maruani, I. Abdo Morales

- Hémangiome infantile — 756
  - Pathogénie — 756
  - Formes cliniques — 757
  - Diagnostic : explorations complémentaires — 758
  - Indications thérapeutiques — 759
- Malformations vasculaires — 759
  - « Malformations vasculaires » à flux lent — 760
  - « Malformations vasculaires » à flux rapide (artérioveineuses) — 761
  - Angiodysplasies complexes disséminées ou systématisées — 762

14-3 Autres tumeurs et hyperplasies vasculaires — **765**
A. Boespflug, B. Balme, S. Dalle, L. Thomas

- Hyperplasies vasculaires — 766
- Tumeurs bénignes à différenciation endothéliale — 769
- Tumeurs bénignes à différenciation périvasculaire — 771
- Tumeurs malignes — 771
  - Tumeurs de bas grade — 771
  - Tumeurs de haut grade — 772

14-4 Maladie de Kaposi — **774**
N. Dupin

- Différents types épidémiologiques — 774
- Physiopathologie — 774
- Aspects cliniques et paracliniques — 775
- Traitement — 777

14-5 Malformations lymphatiques (lymphangiomes) — **781**
J.-P. Arnault, A. Dadban

- Classification — 781
- Épidémiologie — 781
- Physiopathologie — 781
- Diagnostic et formes cliniques — 781
- Examens complémentaires — 782
- Complications — 782
- Diagnostic différentiel — 782
- Traitement — 782

14-6 Télangiectasies — **784**
M. Hello, C. Nicol, S. Barbarot

- Types cliniques, physiopathologie — 784
- Étiologie — 785
- Traitement — 789

14-7 Angiokératomes — **790**
I. Masouyé, J.-H. Saurat

- Séméiologie — 790
- Types cliniques et étiologiques — 790

14-8 Purpuras et vasculites — **793**

- Purpuras — 793
  B. Crickx
  - Définitions — 793
  - Étiologie — 793
- Vasculites — 795
  - Physiopathologie — 795
    B. Crickx
  - Anatomopathologie — 796
    B. Crickx
  - Syndrome clinique commun — 796
    B. Crickx
  - Classification — 797
    B. Crickx
  - Vasculites des petits vaisseaux — 797
    B. Crickx
  - Vasculite des moyens vaisseaux : groupe de la périartérite noueuse — 800
    B. Crickx
  - Signes cutanés des vasculites des gros vaisseaux — 802
    J.-H. Saurat

14-9 Livedos — **804**
J.-H. Saurat, D. Lipsker

Table des matières

	Aspects cliniques	804
	Pathogénie	805
	Diagnostic	805
	Étiologie	805

14-10 Manifestations cutanées des altérations vasculaires et neurologiques des membres inférieurs — 809
A.-A. Ramelet

- Atteinte de la paroi artérielle — 809
  - Classification fonctionnelle — 809
  - Situations cliniques — 810
  - Attitude thérapeutique — 810
- Atteinte de la paroi veineuse — 811
  - Varices et leurs complications — 811
  - Manifestations cutanées réversibles de l'insuffisance veineuse — 811
  - Troubles trophiques liés à l'insuffisance veineuse chronique — 812
  - Traitement de l'ulcère de jambe veineux — 813
- Atteinte lymphatique — 815
  - Classification des lymphœdèmes — 815
  - Clinique, complications — 815
  - Diagnostic — 815
  - Diagnostic différentiel — 815
  - Investigations — 815
  - Traitement — 816
- Troubles neurologiques, mal perforant plantaire — 817
  - Aspects cliniques et diagnostiques — 817
  - Aspects étiologiques — 817
  - Bilan et traitement — 817

14-11 Phlébologie — 819
A.-A. Ramelet

- Épidémiologie — 819
- Anatomie et physiopathologie — 819
- Thrombophlébite superficielle et thrombose veineuse profonde — 820
- Maladie veineuse chronique — 821
- Traitements en phlébologie — 824
- Conclusion — 825

15 Maladies des annexes — 827
Coordinateur : L. Thomas

15-1 Maladies de l'appareil unguéal — 829
R. Baran, S. Goettmann, L. Thomas

- L'appareil unguéal normal — 829
  - Anatomie — 829
  - Physiologie — 829
  - Physiopathologie — 830
  - Histologie — 830
  - Biologie — 830
- L'ongle pathologique — 830
  - Anomalies mineures — 830
  - Atteinte unguéale des dermatoses — 830
  - Chromonychies (colorations pathologiques de l'ongle) — 835
  - Infections mycosiques (onychomycoses) et bactériennes — 838
  - Toxicité des traitements systémiques anticancéreux sur l'appareil unguéal — 841
  - Anomalies unguéales d'origine traumatique — 842
  - Verrues — 843
  - Affections relevant de la chirurgie unguéale — 844
  - Ongle incarné — 845
- Quelques définitions sémiologiques — 847

15-2 Maladies des poils, des cheveux et du cuir chevelu — 850
P.-A. de Viragh

- Éléments de biologie pilaire — 850
- Examen des cheveux et du cuir chevelu — 850
- Maladies non alopéciantes — 851
  - Anomalies de la couleur des cheveux — 851
  - Dysplasies pilaires non alopéciantes — 851
- Alopécies et hypotrichoses de la petite enfance — 852
  - Sans dysplasies pilaires — 853
  - Avec dysplasies pilaires — 854
- Alopécies acquises — 855
  - Pelade — 856
  - Autres alopécies non cicatricielles circonscrites — 857
  - Alopécie androgénétique — 858
  - Alopécies diffuses non cicatricielles — 860
  - Alopécies cicatricielles — 860
- Maladies du cuir chevelu — 863
- Maladies des poils, hypertrichoses et hirsutisme — 864
  - Hypertrichose — 864
  - Hirsutisme — 865
- Anomalies diverses — 866

15-3 Pathologie non tumorale des glandes sudorales — 867
A. Petit

- Pathologie des glandes apocrines — 867
  - Bromhidrose axillaire apocrine — 867
  - Chromhidrose apocrine — 867
  - Maladie de Fox-Fordyce — 867
  - Hidrosadénite aiguë — 867
  - Hidrosadénite suppurée (maladie de Verneuil, *acne inversa*) — 868
- Pathologie des glandes eccrines — 869
  - Anhidroses — 869
  - Hyperhidroses — 869
  - Chromhidroses eccrines — 871
  - Bromhidroses eccrines — 871
  - Traitement des hyperhidroses et des bromhidroses — 871
  - Kératodermie aquagénique transitoire — 872
  - Rétentions sudorales — 872
  - Pathologie inflammatoire des glandes sudorales eccrines — 873

15-4 Maladies des glandes sébacées – Acné — 875
B. Dréno, J.-H. Saurat

- Glandes sébacées — 875
  - Anatomie et histologie — 875
  - Physiologie — 875
- Acné — 875
  - Définition – Classification — 875
  - Diagnostic différentiel — 880
  - Complications — 881
  - Physiopathologie — 881
  - Facteurs étiologiques — 883
  - Traitement — 884
  - Échecs et séquelles — 886

16 Pathologie des muqueuses — 889
Coordinateur : L. Borradori

16-1 Muqueuse buccale — 891
L. Vaillant, M. Samimi

- Muqueuse buccale normale — 891
  - Cavité buccale, anatomie — 891
  - Muqueuse buccale — 891
  - Particularités anatomiques — 892
- Affections des lèvres — 893
  - Malformations — 893
  - Kyste mucoïde et pseudo-kyste mucoïde (mucocèle) — 893
  - Chéilites allergiques — 893
  - Chéilites actiniques — 893
  - Hyperkératoses des lèvres — 894
  - Fissure chronique des lèvres — 894
  - Chéilite factice « exfoliatrice » — 894
  - Chéilites glandulaires — 894
  - Macrochéilites granulomateuses — 894
- Affections muqueuses d'origine dentaire ou prothétique — 895

Gingivite tartrique	895
Fistules dentaires	895
Stomatites sous-prothétiques	895
Actinomycose cervicofaciale	895
Candidoses	896
Candidose aiguë (muguet)	896
Candidoses chroniques	896
Lésions blanches	896
Définition, séméiologie	896
Types et étiologie	896
Ulcérations	898
Aphtes buccaux	898
Autres ulcérations buccales	899
Affections bulleuses	899
Pemphigus	899
Pemphigoïde des muqueuses, pemphigoïde bulleuse, dermatite herpétiforme	899
Érythème polymorphe, syndrome de Stevens-Johnson et nécrolyse épidermique toxique	900
Angine bulleuse hémorragique	900
Épidermolyses bulleuses congénitales	900
Tumeurs et pseudo-tumeurs	900
Carcinomes	900
Tumeurs bénignes	901
Pseudo-tumeurs	901
Pigmentations et dépigmentations	902
Lésions pigmentées uniques	902
Lésions pigmentées multiples	903
Pigmentations diffuses	903
Dépigmentations	903
Maladies de système	903
Syndrome de Gougerot-Sjögren (syndrome sec)	903
Autres maladies	903

16-2 Muqueuses génitales féminines — 905
D. Parent

Comment aborder l'examen des muqueuses génitales féminines	905
Signes fonctionnels	905
Symptômes objectifs	905
Facteurs topographiques	905
Prise en charge	905
Infections sexuellement transmissibles	905
Herpès génital	906
Infections à papillomavirus	906
Dermatoses vulvaires	908
Lichen scléreux	908
Lichen, lichen érosif, vaginite desquamative	910
Psoriasis	910
Eczéma de contact allergique	911
Autres dermatoses vulvaires	911
Manifestations vulvaires des maladies inflammatoires chroniques de l'intestin (MICI)	912
Vulvovaginites	912
Trichomonase	912
Vulvovaginite mycosique	912
Vaginose bactérienne	912
Douleurs vulvaires secondaires	912
Vulvodynie essentielle	914
Définition et classification	914
Histoire naturelle et clinique	914
Pathogénie	914
Diagnostic	914
Traitement	914

16-3 Muqueuse génitale masculine et verge — 916
N. Dupin, E. Grosshans

Localisations balanopréputiales des dermatoses communes	916
Variantes morphologiques normales	916
Dermatoses communes	916
Infections balanopréputiales	917
BCGite du gland	917
Balanite candidosique	918
Balanoposthite à *Trichomonas*	918
Balanite érosive circinée de Berdal et Bataille	918
Affections malignes et prémalignes	918
Érythroplasie de Queyrat	918
Balanite pseudo-épithéliomateuse kératosique et micacée	918
Carcinome spinocellulaire primitif	919
Autres tumeurs génitales	919
Maladies cutanées spécifiques du pénis	919
Dynamique balanopréputiale et circoncision	919
Mélanose (lentiginose) du pénis	919
Balanite (balanoposthite) à plasmocytes de Zoon	920
Lymphangite sclérosante (plastique) de la verge	920
Maladie de La Peyronie	921
Canaux et kystes dysembryoplasiques du raphé	921
Lymphœdème pénoscrotal	921

16-4 Yeux et paupières — 922
P. Bernard

Pathologie des paupières	922
Ectropion	922
Hyperpigmentation mélanique palpébrale	922
Dépigmentation	922
Pathologies tumorales des annexes palpébrales	922
Pathologies inflammatoires des annexes palpébrales et pathologie ciliaire	923
Eczéma des paupières	923
Maladies de surcharge	923
Œdème palpébral	923
Lésions vasculaires et lésions hémorragiques	924
Blépharochalazie	924
Tumeurs des paupières	924
Pathologie de l'œil	924
Atteintes conjonctivales prédominantes	924
Atteinte cornéenne	925
Atteinte du cristallin, cataractes syndermatotiques	925
Sclère	926
Iris, choroïde et rétine	926
Œil et médicaments dermatologiques	926

17 Dermatologie topographique — 927
Coordinateurs : L. Borradori et J.-M. Lachapelle

17-1 Intérêts et limites de l'approche topographique — 929
J.-H. Saurat, L. Borradori

17-2 Dermatoses faciales — 930
B. Cribier

Généralités, anatomie et physiologie	930
Rosacée	930
Contexte et épidémiologie	931
Clinique	931
Formes cliniques particulières	932
Évolution et complications	932
Diagnostic différentiel	932
Physiopathologie	933
Traitement	934
Dermatite séborrhéique	935
Clinique	935
Formes cliniques particulières	936
Diagnostic différentiel	936
Physiopathologie	936
Traitement	937
Autres dermatoses faciales	937
Granulome facial de Lever	938

Table des matières

Granulome malin centrofacial – Lymphome NK/T cutané
« type nasal » 938
Ulcérations faciales neurotrophiques 938

17-3 Dermatoses de l'oreille externe 939
J.-M. Lachapelle, J.-H. Saurat

Anatomie et physiologie 939
Lésions d'aspect tumoral 939
Lésions spécifiques de la région 939
Localisations auriculaires des tumeurs
et pseudo-tumeurs cutanées 941
Lésions d'aspect inflammatoire 942
Atteinte du pavillon et du lobule 942
Atteinte rétro-auriculaire 943
Atteinte du conduit auditif externe : otite externe 943

17-4 Dermatoses des plis axillaires et inguinaux 944
J.-M. Lachapelle

Intertrigos 944
Étiologies 944
Attitude pratique 944
Principes de traitement 945
Dermatoses affectant classiquement les plis axillaires
et/ou inguinaux 945
Hyperhidrose axillaire 945
Érythrasma 946
Trichobactériose axillaire 946
Dermatite d'irritation et eczéma de contact :
particularités axillaires 946
Dermatite séborrhéique et psoriasis : particularités axillaires 946
Parakératose granulaire 946
Dermatite granulomateuse interstitielle 946
Pseudo-phlébite de Mondor 947
Maladie de Dowling-Degos 947
Acanthosis nigricans bénigne acquis 947
Transmission sexuelle des SARM communautaires 947

17-5 Pathologie cutanée des régions anorectale et interfessière 948
J.-M. Lachapelle

Examen proctologique 948
Affections anorectales et interfessières communes 948

17-6 Dermatoses de l'ombilic 952
J.-M. Lachapelle

Rappel anatomique et ses implications 952
Tumeurs et pseudo-tumeurs ombilicales spécifiques 952
Omphalites primairement non infectieuses 953
Omphalites infectieuses 953
Autres lésions 953
Pathologie ombilicale du nouveau-né 953

17-7 Dermatoses du scrotum 955
J.-M. Lachapelle

Angiokératome du scrotum (Fordyce) 955
Lymphorrhée scrotale 955
Grosse bourse 955
Lymphœdème scrotal 956
Œdème scrotal aigu idiopathique de l'enfant 956
Signe de Bryant, signe du « scrotum bleu » 956
Gangrène de Fournier 956
Déficits nutritionnels 956
Calcinose idiopathique du scrotum 956
Xanthome verruciforme 957
Hypertrichose scrotale isolée 957
Prurit chronique du scrotum 957
Eczéma lichénifié du scrotum 957
Maladie de Paget extra-mammaire 957
Carcinome spinocellulaire du scrotum 957

17-8 Dermatoses des seins 958
J.-M. Lachapelle, L. Borradori

Rappel anatomique et ses implications 958

Malformations 958
Affections dermatologiques des seins 959

17-9 Pathologie cutanée spécifique de la main et du pied 963
J.-M. Lachapelle, L. Borradori

Pathologie de la main 963
Manifestations vasculaires 963
Infections 964
Troubles trophiques, malformations 965
Nécroses d'origine exogène 966
Dermatites des mains : aspects particuliers 966
Tumeurs et pseudo-tumeurs bénignes 967
Troubles cutanéo-rhumatologiques 968
Dermatoses diverses 968
Pathologie du pied 969
Manifestations vasculaires 969
Manifestations neurologiques 969
Infections 970
Autres dermatoses 970
Tumeurs et pseudo-tumeurs 971
Syndrome douloureux régional complexe
(algodystrophie, maladie de Sudeck) 972

17-10 Dermatoses figurées 974

Concept des dermatoses figurées 974
J.-H. Saurat
Le concept et ses limites 974
Principaux aspects figurés 974
Dermatoses linéaires 974
J.-F. Cuny, E. Sprecher, F. Truchetet
Lignes de la peau 975
Dermatoses inflammatoires acquises,
exclusivement blaschkolinéaires 976
Dermatoses annulaires 977
J.-H. Saurat, D. Lipsker
Concept d'érythème et de dermatoses annulaires 977
Dermatoses annulaires « en pratique » 979
Mécanismes de l'« annularité » 980

18 Dermatoses des âges de la vie 983
Coordinateur : L. Borradori

18-1 Dermatoses néonatales 985
F. Boralevi, A. Taïeb, C. Léauté-Labrèze

Principes généraux de dermatologie néonatale 985
Situations courantes 986
Variantes physiologiques 986
Dermatoses bénignes transitoires 986
Principales situations à risque et urgences 986
Éruptions bulleuses néonatales 986
Aplasies, hypoplasies, érosions 987
Pustuloses 989
Candidoses cutanées 989
Érythrodermies et troubles de la kératinisation 989
Purpuras et gangrènes 990
Angiomes ou anomalies vasculaires 990
Tumeurs et nodules 991
Hypodermites et panniculites néonatales 991
Ombilic et cordon ombilical 992
Dermatoses iatrogènes 992
Principes thérapeutiques 992

18-2 Éruptions du siège chez le nourrisson (érythèmes fessiers) 994
A.-M. Calza, J.-F. Stalder

Atteinte primitive des convexités 994
Atteinte primitive des plis 995
Traitement : un protocole de traitement commun 995
Affections du siège témoins d'une maladie générale 995

18-3 Dermatoses de la grossesse — 998
B. Soutou, S. Aractingi

- Modifications physiologiques de la peau — 998
- Dermatoses spécifiques de la grossesse — 1000
- Infections cutanées intercurrentes — 1002
- Grossesse et dermatoses préexistantes — 1002
- Dermatoses et risques pour l'enfant — 1003
- Risques des médicaments prescrits pendant la grossesse — 1004

18-4 Vieillissement cutané — 1005
O. Sorg, G. Kaya, J.-H. Saurat

- Le concept de dermatoporose — 1005
- Physiopathologie — 1005
  - Types de vieillissement cutané — 1005
  - Mécanismes biologiques — 1005
  - Vieillissement et inflammation : concept de *l'inflammageing* — 1008
- Aspects cliniques du vieillissement cutané — 1009
  - Aspects généraux — 1009
  - Aspects particuliers — 1010
  - Manifestations cliniques de la dermatoporose — 1011
  - Classification des dermatoporoses — 1012
- Ménopause et peau — 1012
  - *Flushes* — 1012
  - Kératodermie climatérique — 1012
- Syndromes de sénescence précoce — 1012
  - Acrogeria (Gottron) — 1012
  - Progeria de l'enfant (Hutchinson-Gilford) — 1012
  - Progeria de l'adulte (Werner) — 1013
  - Autres syndromes — 1013
- Traitement et prévention du vieillissement cutané — 1013
  - Prévention — 1013
  - Traitements — 1013

19 Manifestations cutanées des maladies internes — 1017
Coordinateur : D. Lipsker

19-1 Glandes endocrines — 1019
C. Francès

- Hypophyse — 1019
  - Acromégalie — 1019
  - Adénomes à prolactine — 1019
  - Insuffisance hypophysaire — 1019
- Surrénales — 1019
  - Hypercorticisme ou Syndrome de Cushing — 1020
  - Maladie d'Addison — 1020
  - Phéochromocytome — 1020
- Thyroïde — 1021
  - Hypothyroïdie — 1021
  - Hyperthyroïdie — 1021
- Parathyroïdes — 1021
  - Hyperparathyroïdie — 1021
  - Hypoparathyroïdie — 1022
  - Pseudo-hypoparathyroïdie — 1022
- Hormones sexuelles — 1022
  - Hyperandrogénie — 1022
  - Hypoandrie — 1022
  - Hyperœstrogénie — 1022
- Atteintes multiples du système endocrine — 1022
  - Néoplasies endocriniennes multiples — 1022
  - Polyendocrinopathies auto-immunes — 1022
  - Syndrome POEMS — 1022
- Diabète — 1023
  - Effets du diabète sur la peau — 1023
  - Complications dermatologiques du diabète — 1024
  - Dermatoses associées au diabète — 1025
  - Dermatoses liées aux traitements du diabète — 1025

19-2 Maladies métaboliques — 1026
M. Rybojad

- Classification — 1027
- Démarche diagnostique — 1027
- Maladies du métabolisme lipidique — 1027
- Maladie des acides aminés et des peptides — 1027
- Autres maladies métaboliques — 1029
- Maladies peroxysomales — 1029
- Désordres mitochondriaux — 1030
- Maladies lysosomales — 1030
- Maladies hématologiques — 1030
- Biopsie de peau et diagnostic — 1031

19-3 Maladies de la nutrition — 1032
M. Rybojad

- Carences globales et désordres alimentaires — 1032
- Troubles vitaminiques — 1033
- Carences et excès en oligoéléments — 1035

19-4 Affections du tube digestif — 1036
E. Delaporte

- Maladies inflammatoires cryptogénétiques de l'intestin (MICI) — 1036
  - Dermatoses réactionnelles — 1036
  - Lésions granulomateuses spécifiques de la maladie de Crohn — 1036
  - Manifestations carentielles — 1037
  - Autres manifestations — 1037
- Infections bactériennes du tube digestif — 1038
  - Yersinioses et salmonelloses — 1038
  - Maladie de Whipple — 1038
  - Infections à *Helicobacter pylori* — 1038
- Syndrome de malabsorption — 1038
- Manifestations cutanées des polyposes digestives et des prédispositions génétiques aux cancers digestifs — 1038
  - Syndrome de Gardner — 1038
  - Syndrome de Peutz-Jeghers-Touraine — 1039
  - Syndrome de Cowden — 1039
  - Syndrome de Cronkhite-Canada — 1039
  - Fibrofolliculomes et syndrome de Birt-Hogg-Dubé — 1039
  - Syndrome de Muir-Torre — 1039
  - Syndrome de Howel-Evans — 1039
- Maladies à expression cutanée et digestive — 1039
  - Maladie de Degos ou papulose atrophiante maligne — 1039
  - Pseudo-xanthome élastique — 1040
  - Maladie de Rendu-Osler — 1040
  - Syndrome du blue *rubber bleb naevus* — 1040

19-5 Maladies hépatobiliaires et pancréatiques — 1041
S. Barete

- Hépatites virales — 1041
- Cirrhose hépatique commune alcoolique — 1041
- Cirrhoses métaboliques — 1042
- Cirrhoses biliaires — 1042
- Pancréas exocrine — 1043
- Pancréas endocrine — 1043

19-6 Maladies ostéoarticulaires — 1044
C. Francès

- Rhumatismes inflammatoires — 1044
  - Polyarthrite rhumatoïde — 1044
  - Maladie de Still — 1044
  - Polychondrite atrophiante (PCA) — 1045
  - Autres rhumatismes inflammatoires — 1046
- Rhumatismes infectieux — 1047
  - Rhumatisme articulaire aigu — 1047
  - Septicémies — 1047
  - Autres rhumatismes infectieux — 1047

19-7 Système hématopoïétique — 1048
S. Aractingi, C. Bachmeyer

- Lésions cutanées spécifiques — 1048

Table des matières

Lésions cutanées satellites	1049
Manifestations cutanées secondaires aux traitements des hémopathies	1051
Infections cutanées chez les patients ayant une hémopathie maligne	1052

19-8 Déficits immunitaires — 1053
C. Bodemer

Déficits immunitaires primitifs	1053
Déficits immunitaires acquis	1056

19-9 Affections rénales — 1057
C. Francès

Maladies rares cutanéorénales	1057
Manifestations cutanées de l'insuffisance rénale	1058

19-10 Maladies du système nerveux — 1061
C. Abasq-Thomas, L. Misery

Atteinte cérébrale	1062
Atteinte médullaire	1062
Neuropathies sensitives et sensitivomotrices	1062
Neuropathies des petites fibres	1063
Atteintes du système nerveux autonome	1063
Intérêt des biopsies cutanées	1063

19-11 Affections cardiopulmonaires — 1065
C. Francès

Insuffisance cardiaque droite	1065
Endocardites subaiguës	1065
Myxomes cardiaques	1065
Coronaropathies	1065
Hippocratisme digital et ostéoarthropathie hypertrophiante pneumique	1066
Syndrome des ongles jaunes	1066

19-12 Principaux syndromes paranéoplasiques dermatologiques — 1068
N. Poulalhon, L. Thomas

Définition	1068
Classification	1068
Acrokératose paranéoplasique de Bazex	1069
Acanthosis nigricans paranéoplasique	1070
Pachydermatoglyphie (*tripe palms*)	1070
Papillomatose cutanée floride	1070
Hyperkératose palmaire filiforme acquise	1070
Pachydermopériostose (ostéoarthropathie hypertrophiante, hippocratisme digital, *cutis verticis gyrata*)	1070
Érythème nécrolytique migrateur (syndrome du glucagonome)	1071
Erythema gyratum repens (syndrome de Gammel)	1071
Pemphigus paranéoplasique	1072
Hypertrichose lanugineuse acquise	1072
Signe de Leser-Trélat	1072
Ichtyose acquise	1072
Pityriasis rotunda	1072
Dermatomyosite	1073
Prurit *sine materia*	1073
Syndrome carcinoïde	1073
Thrombophlébites migrantes superficielles (phlébites de Trousseau)	1073
Syndromes paranéoplasiques cutanés au cours des hémopathies	1073
Autres dermatoses paranéoplasiques facultatives	1073

20 Prurit et prurigos — 1075
Coordinateur : L. Borradori

20-1 Prurit — 1077
L. Misery

Physiopathologie	1077
Neurophysiologie	1077
Clinique	1078
Causes des prurits diffus	1079
Traitements symptomatiques	1081
Prurits localisés	1081

20-2 Prurit anogénital — 1083
L. Misery

Prurit anal	1083
Causes dermatologiques	1083
Causes proctologiques et intestinales	1084
Prurit anal essentiel et prurit psychogène	1084
Traitement	1084
Prurit génital masculin	1084
Prurit vulvaire	1084
Causes de prurit vulvaire	1084
Traitement	1085

20-3 Prurigos — 1086
L. Misery

Signification du terme « prurigo »	1086
Types de prurigos	1086
Pathogénie	1087
Prise en charge	1088

21 Peau et psyché — 1091
Coordinateur : L. Thomas

21-1 Manifestations psychocutanées — 1093
P. Young

Classification	1093
Expression cutanée de désordres psychiatriques	1093
Troubles obsessionnels-compulsifs (TOC) et apparentés	1094
Troubles à symptomatologie somatique	1095
Syndromes cutanéomuqueux douloureux chroniques	1097
Conclusion	1098

21-2 Psychotropes — 1099
L. Misery

Anxiolytiques	1099
Antidépresseurs	1099
Neuroleptiques	1099
Normothymiques	1100
Prescription	1100

22 Principes thérapeutiques — 1101
Coordinateurs : D. Lipsker et L. Thomas

22-1 Médicaments topiques — 1103
C. Lenormand, D. Lipsker

Principes généraux	1103
Corticoïdes locaux	1104
Propriétées pharmacologiques	1104
Principes actifs et formulations disponibles	1104
Indications et contre-indications	1105
Effets indésirables	1105
Modalités de prescription	1105
Autres anti-inflammatoires	1106
Immunosuppresseurs	1106
Mécanisme d'action	1106
Effets indésirables	1106
Indications et contre-indications	1106
Mode d'utilisation	1107
Facteurs de croissance et cytokines	1107
Vasodilatateurs et vasoconstricteurs	1107
« Kératolytiques » (ou exfoliants)	1108
Propriétés pharmacologiques	1108
Acide salicylique	1108

Acides α-hydroxycarboxyliques (acides lactique, glycolique, mandélique, benzylique, etc.) ... 1108
Urée ... 1108
Rétinoïdes topiques ... 1108
Rétinoïdes topiques ... 1108
Principes actifs et formulations disponibles ... 1108
Propriétés pharmacologiques ... 1108
Indications, modalités de traitement ... 1108
Effets indésirables ... 1109
Vitamine D3 et ses dérivés ... 1109
Biosynthèse et propriétés pharmacologiques ... 1109
Principes actifs et formulations disponibles ... 1109
Indications et effets indésirables ... 1109
Cytostatiques et antinéoplasiques ... 1110
Dioxyanthranol (anthraline ou dithranol ou cignoline) ... 1110
Goudrons ... 1110
5-fluoro-uracile ... 1110
Chlorméthine ... 1110
Carmustine ... 1110
Podophyllotoxine ... 1111
Miltéfosine ... 1111
Acide azélaïque ... 1111
Ingénol mébutate ... 1111
Méthyle aminolévulinate et acide 5-aminolévulinique ... 1111
Inhibiteurs de mTOR : sirolimus et évérolimus ... 1111
Anti-infectieux ... 1111
Antiseptiques ... 1111
Antibiotiques locaux ... 1112
Antifongiques ... 1112
Antiviraux topiques ... 1113
Antiparasitaires ... 1113
Anesthésiques locaux ... 1114
Association lidocaïne-prilocaïne ... 1114
Lidocaïne ... 1114
Médicaments préventifs ... 1114
Émollients ... 1115
Injections intralésionnelles ... 1115

22-2 Effets systémiques des médicaments topiques ... 1116
C. Lenormand, D. Lipsker, J.-H. Saurat

Absorption transcutanée et toxicité systémique ... 1116
Effets systémiques de nature allergique ... 1116
Effets systémiques de nature pharmacologique et toxique ... 1117
Cas particulier de la femme enceinte ... 1117

22-3 Biologie de la cicatrisation et traitement des plaies cutanées ... 1119
D. Salomon

Biologie de la cicatrisation cutanée ... 1119
Cicatrisation cutanée pathologique ... 1120
Principes des traitements des plaies ... 1121
Quel pansement pour quelle plaie ? ... 1122

22-4 Traitements physiques ... 1124
Radiothérapie ... 1124
A. d'Hombres, L. Thomas

Principes généraux ... 1124
Technique ... 1124
Principales applications ... 1125
Traitements par rayons ultraviolets ... 1126
J.-C. Beani

Matériel ... 1126
Méthodes ... 1126
Mécanismes d'action ... 1127
Effets secondaires, recommandations et mesures de protection individuelles ... 1127
Indications de la PUVAthérapie et des photothérapies UVB et UVA1 ... 1129
Conclusion ... 1131
Photothérapie dynamique ... 1132
C. Bédane, D. Salomon

Principe ... 1132
Indications ... 1132
Effets indésirables ... 1133
Photochimiothérapie extracorporelle ... 1133
B. Cribier

Description de la technique et modalités ... 1133
Indications ... 1134
Cryothérapie – Cryochirurgie ... 1134
R. Triller

Mécanismes d'action ... 1134
Technique ... 1134
Contrôles ... 1135
Indications ... 1135
Courants électriques ... 1136
L. Thomas

Courant alternatif (bistouri électrique) ... 1136
Électrosection ... 1136
Électrocoagulation ... 1136
Courant continu, ou galvanique : ionophorèse ... 1136

22-5 Lasers en dermatologie ... 1138
D. Perruchoud, M. Adatto

Aspects physiques et biologiques ... 1138
Caractéristiques des lasers ... 1138
Interactions avec les tissus ... 1138
Principaux lasers utilisés en dermatologie ... 1138
Lampes pulsées (IPL et OPL) ... 1139
Lasers vasculaires ... 1139
Lasers « pigmentaires » ... 1140
Lasers ablatifs ... 1140
Lasers épilatoires ... 1141
Perspectives, indications nouvelles ... 1141
Biodistribution de diverses substances, dont médicamenteuses (*drug delivery*) ... 1141
Acné ... 1142
Lasers excimères 308 nm (et lampes excimères) ... 1142
Radiofréquences ... 1142

22-6 Médicaments systémiques des dermatoses ... 1143
Pharmacocinétique et biodisponibilité cutanée des médicaments administrés par voie générale ... 1143
P. Berbis, J.-H. Saurat

Importance du problème ... 1143
Accès aux structures cutanées ... 1143
Méthodes d'études ... 1143
Applications pratiques ... 1144
Antiandrogènes ... 1145
G. Quéreux

Acétate de cyprotérone ... 1145
Finastéride ... 1146
Autres molécules antiandrogènes ... 1146
Antifongiques systémiques ... 1147
R. Herbrecht, M. Mokni

Polyènes ... 1147
Azolés ... 1149
Échinocandines ... 1149
Autres antifongiques ... 1150
Antipaludéens de synthèse ... 1150
C. Francès, J.-H. Saurat

Structure ... 1150
Mode d'action ... 1150
Métabolisme ... 1150
Indications ... 1150
Effets indésirables ... 1150
Précautions avant traitement ... 1151
Formes commercialisées et posologie ... 1151
Antiviraux ... 1152
O. Chosidow, E. Caumes

Antiherpétiques ... 1152

Table des matières

Traitements des infections à papillomavirus humains	1153
Antirétroviraux	1153
Antihépatites virales	1153
Perspectives : vaccinations prophylactiques	1154
Biothérapies	**1154**
Définitions et contexte	1154
J.-H. Saurat	
Cytokines et anticytokines	1154
H. Bachelez	
Inhibiteurs de cytokines	1156
H. Bachelez	
Anticorps monoclonaux	1158
C. Bezombes, V. Sibaud	
Inhibiteurs de kinases	1164
S. Dalle, L. Thomas	
Immunoglobulines humaines polyvalentes	1165
C. Bolac, C. Derancourt	
Effets indésirables des biothérapies	1167
V. Sibaud	
Caroténoïdes, canthaxanthine, bêtacarotène	**1182**
O. Sorg, J.-H. Saurat	
Mode d'action	1182
Métabolisme	1182
Indications	1182
Effets indésirables	1183
Formes commercialisées, posologie	1183
Ciclosporine et analogues	**1183**
C. Paul, M.-P. Konstantinou	
Pharmacologie	1183
Indications thérapeutiques en dermatologie	1183
Effets indésirables	1184
Modalités pratiques d'utilisation	1185
Colchicine	**1186**
S. Debarbieux, P.-A. Piletta, J.-H. Saurat	
Modes d'action	1186
Pharmacologie	1187
Indications	1187
Effets indésirables, contre-indications et interactions médicamenteuses	1187
Formes commercialisées, posologie	1187
Cyclines	**1187**
G. Quéreux	
Mode d'action et pharmacologie	1187
Indications et posologie	1187
Contre-indications et effets indésirables	1188
Modalités pratiques d'utilisation	1188
Cytostatiques anticancéreux	**1188**
Chimiothérapies cytostatiques	1188
S. Debarbieux, L. Thomas	
Toxicité cutanéomuqueuse des chimiothérapies cytostatiques	1191
L. Thomas, S. Debarbieux	
Dapsone (sulfones)	**1192**
S. Debarbieux	
Modes d'action	1192
Pharmacologie	1192
Indications	1192
Effets indésirables, contre-indications et interactions médicamenteuses	1193
Formes commercialisées, posologie	1193
Méthotrexate	**1193**
N. Poulalhon, D. Lipsker, J.-H. Saurat	
Mode d'action	1193
Indications dermatologiques	1194
Posologie et modalités pratiques	1194
Effets indésirables	1195
Utilisation en dermatologie pédiatrique	1196
Formes commerciales	1196
Métronidazole	**1196**
B. Cribier	
Mode d'action	1196
Indications et posologie	1196
Effets indésirables	1196
Formes commercialisées	1196
Rétinoïdes	**1196**
O. Sorg, J.-H. Saurat	
Mécanismes d'action	1197
Molécules utilisées en dermatologie	1197
Indications et molécules disponibles	1197
Effets indésirables, contre-indications et interactions	1200
Thalidomide et dérivés	**1201**
E. Laffitte	
Thalidomide	1201
Dérivés du thalidomide	1202
22-7 Principes de dermatologie chirurgicale	**1203**
A.M. Skaria, D. Salomon, J.-M. Amici, L. Thomas	
Équipement et organisation des soins en chirurgie dermatologique	1203
Conduite d'une intervention chirurgicale	1206
Accompagnement cicatriciel et gestion des complications	1213
Conclusion	1214
Index	**1215**

Liste des abréviations

3TC	Lamivudine
5-FU	5-fluoro-uracile
AAD	*American Academy of Dermatology*
AAN	Anticorps antinucléaire
ABCD	*Albinism, Black lock, Cell migration and Deafness*
ABNOM	*Acquired Bilateral Naevus of Ota-like Melanosis*
ABQA	Acide benzoquinone acétique
ABV	Adriamycine, bléomycine et vincristine
Ac	Anticorps
ACM	Anticorps monoclonal
ACR	*American College of Rheumatology*
ACTG	*AIDS Clinical Trials Groups*
ACTH	*Adenocorticotropin Hormone*
ACV	Aciclovir
AD	Autosomique dominant
ADA2	*Adenosine Deaminase 2*
ADAMTS	*A Disintegrin and A Metalloproteinase with Thrombospondin Motifs*
ADCC	*Antibody-Dependent Cellular Cytotoxicity*
ADCP	*Antibody-Dependent Cellular Phagocytosis*
ADN	Acide désoxyribonucléique
ADNc	ADN complémentaire
ADULT	Acro-dermato-unguéo-lacrymol-dentaire
AE	Acrodermatite entéropathique
AEC	Ankyloblépharon, dysplasie ectodermique, fente labiopalatine
AEP	*Atopic Eruption of Pregnancy*
AESOP	*Adenopathy and Extensive Skin patch Overlying a Plasmacytoma*
AFA	Formol + acide acétique + alcool
Afssaps	Agence française de sécurité sanitaire des produits de santé
AGE	Acide gras essentiel
AGT	Alanine-glyoxylate-aminotransférase
AHA	α-hydroxyacide
AHG	Acide homogentisique
AHR	*Aryl Hydrocarbon Receptor*
AIN	*Anal Intraepithelial Neoplasia*
AINS	Anti-inflammatoire non stéroïdien
AIRE	*Autoimmune Regulator*
AJCC	*American Joint Commission for Cancer*
ALA	Acide δ-aminolévulinique
ALA-D	ALA-déhydratase
ALA-S	ALA-synthétase
ALAT	Alanine-aminotransférase
ALG	Anomalie lymphatique généralisée
ALK	*Anaplastic Lymphoma Kinase*
ALM	*Acral Lentiginous Melanoma*
AMM	Autorisation de mise sur le marché
AMPc	Adénosine monophosphate cyclique
AMV	Acidurie mévalonique
AN	*Acanthosis nigricans*
ANCA	*Anti-Neutrophil Cytoplasmic Antibodies*
ANSM	Agence nationale de sécurité du médicament et des produits de santé
AOC	Albinisme oculocutané
AP	*Activator Protein*
APACHE	*Acral Pseudolymphomatous Angiokeratoma of Children*
APC	*Adenomatous Polyposis Coli*
APEC	*Asymmetric Periflexural Exanthem of Childhood*
APECED	*Autoimmune Polyendocrinopathy with Candidiasis and Ectodermal Dystrophy*
APLAID	*Autoinflammation and Phospholipase Cγ2-associated Antibody deficiency and Immune Dysregulation*
Apo	Apolipoprotéine
APP	*Amyloid Precursor Protein*
APS	Antipaludéen de synthèse
APUD	*Amine Precursor Uptake and Decarboxylation*
AQP	Aquaporine
AR	Autosomique récessif
ARA	*American Rheumatism Association*
ARN	Acide ribonucléique
ARNm	ARN messager
ASAT	Aspartate-aminotransférase
ASLO	Antistreptolysine O
ASM	Autoanticorps spécifiques des myopathies
AT	Ataxie-télangiectasie
ATLL	*Adult T-cell Leukemia/Lymphoma*
ATM	*Ataxia Telangiectasia Mutated*
ATP	Adénosine triphosphate
ATU	Autorisation temporaire d'utilisation
AVC	Accident vasculaire cérébral
AVK	Antivitamine K
AZT	Zidovudine
BB	Forme borderline borderline (lèpre)
BBS	Besnier-Boeck-Schaumann
BCG	Bacille de Calmette-Guérin
BCNU	1,3-bis (2-chloroéthyl)-1-nitrosurée : carmustine
BCR	Récepteur des lymphocytes B
bFGF	*basic Fibroblast Growth Factor*
BH	Bcille de Hansen
BHA	β-hydroxyacide
BK	Bacille de Koch
BL	Forme borderline lépromateuse (lèpre)
BLAISE	*Blaschko Linear Acquired Inflammatory Skin Eruption*
BLOC	*Biogenesis of Lysosome-related Organelles Complex*
BMP	*Bone Morphogenetic Protein*
BOS	Buschke-Ollendorff Syndrome
BSA	*Body Surface Area*
BSLE	*Begnin Sun Light Eruption*
BT	Forme borderline tuberculoïde (lèpre)
C3G	Céphalosporine de 3ᵉ génération
CA	*Cancer Antigen*

Liste des abréviations

CAA	Chromatographie des acides aminés
CADASIL	*Cerebral Autosomal Dominant Arteriopathy with Subcortical Infarcts and Leukoencephalopathy*
CADM	*Clinically Amyopathic Dermatomyositis antibody*
CAE	Conduit auditif externe
CAM	*Cell Adhesion Molecule*
c-ANCA	ANCA cytoplasmique
CANDLE	*Chronic Atypical Neutrophilic Dermatosis with Lipoatrophy and Elevated temperature*
CAO	Chromatographie des acides organiques
CAP	*Craniosynostosis, Anal anomalies, Porokeratosis*
cARV	Combinaison antirétrovirale
CASH	Couleurs, architecture, symétrie, homogénéité
CASPAR	*Classification criteria for Psoriatic Arthritis*
CAVOP	Cycophosphamide/adriamycine/vindésine/vincristine/prednisone
CBC	Carcinome basocellulaire
CBPC	Carcinome bronchique à petites cellules
CbS	Cystathionine-bêtasynthase
CCAM	Classification commune des actes médicaux
CCMC	Candidose cutanéomuqueuse chronique
CCNU	Chloroéthyl cyclohexyl nitroso-urée : lomustine
CD	*Cluster of Differentiation*
CDAG	Centre de dépistage anonyme et gratuit
CDC	*Center for Disease Control*
CE	Carcinome épidermoïde
CEC	Carcinome épidermoïde cutané
CGH	*Comparative Genomic Hybridization*
CGI	*Clinical Global Impression*
CGRP	*Calcitonin Gene-Related Peptide*
CHILD	*Congenital Hemidysplasia, Ichthyosiform nevus, Limb Defects*
CHOP	Cyclophosphamide/doxorubicine/vincristine/prednisone
CI	Complexe immun
CIDDIST	Centre d'information, de dépistage et de diagnostic des IST
CIE	Commission internationale d'éclairage
CINCA	*Chronic, Infantile, Neurological, Cutaneous and Articular*
CIRC	Centre international de recherche sur le cancer
CIVD	Coagulation intravasculaire disséminée
CK	Cytokératine
CKD-EPI	*Chronic Kidney Disease – Epidemiology Collaboration*
CLA	*Cutaneous Lymphocyte associated Antigen*
CLO	Clofazimine
CLOVES	*Congenital Lipomatous Overgroth Vascular malformation and Epidermal naevi Syndrome*
CLR	*C-Type Lectin Receptor*
CM	Carcinome à cellules de Merkel
CMH	Complexe majeur d'histocompatibilité
CMI	Concentration minimale inhibitrice
CMTC	*Cutis Marmorata Telangiectatica Congenita*
CMV	Cytomégalovirus
CNC	*Carney Complex*
CNIL	Commission informatique et liberté
COLIPA	Comité de liaison de la parfumerie
COPS	*Calcinosis, Osteoma, Poikiloderma, Skeletal abnormalities*
COX	Cyclo-oxygénase
Coxib	Inhibiteur spécifique de la cyclo-oxygénase 2
CP	Coefficient de protection
CPAP	*Continuous Positive Airway Pressure*
CPDPN	Centre pluridisciplinaire de diagnostic prénatal
CPH	Coproporphyrie héréditaire
CPK	Créatine-phosphokinase
CRABP	*Cellular Retinoic Acid Binding Protein*
CRAT	Centre de référence sur les agents tératogènes
CRBP	*Cellular Retinol Binding Protein*
CRE	*Cyclic adenosine monophosphate Responsive Element*
CREB	*CRE Binding*
CREST	Calcinose, Raynaud, atteinte œsophagienne, sclérodactylie, télangiectasie
CRH-R	*Corticotrophin Releasing Hormone Receptor*
CRP	*C Reactive Protein*
CTACK	*Cutaneous T Cell-Attracting Chemokine*
CTGF	*Connective Tissue Growth Factor*
CTL	*Cytotoxic T-Lymphocyte*
CTLA-4	*CTL-associated Antigen 4*
CVP	Cyclophosphamide/vincristine/prednisone
CYP	Cytochrome P450
d4T	Stavudine
DA	Dermatite atopique
DAC	Dermatite allergique de contact
DADA2	Déficit en adénosine-désaminase 2
DAMP	*Danger Associated Molecular Patterns*
DASI	*Dyshidrotic eczema Area and Severity Index*
DBAI	Dermatose bulleuse auto-immune
DC	Dyskératose congénitale
DCP	Diphencyprone
DCT	Dopachrome-tautomérase
DDD	Diarrhée, démence, dermatite
ddI	Didanosine
DDS	4,4'-diaminodiphénylsulfone : dapsone
DDS-NOH	Hydroxylamine de dapsone
DEA	Dysplasie ectodermique anhidrotique
DEBONEL	*Dermacentor – Borne necrosis – Eschar – Lymphadenopathy*
DEBRA	*Dystrophic Epidermolysis Bullosa Research Association*
DEH	Dysplasie ectodermique hypohidrotique
DEM	Dose érythémale minimale
DF	Dysplasie fibreuse
DFSP	*Dermatofibrosarcoma Protuberans*
DH	Dermatite herpétiforme
DHB	Dermo-hypodermite bactérienne
DHEA	Déhydroépiandrostérone
DHEAS	DHEA sulfatée
DHPG	Dihydroxypropoxyméthylguanine : ganciclovir
DHR	Dihydrorhodamine
DHT	Dihydrotestostérone
DI	Déficit immunitaire
DIC	Dermatite irritante de contact
DICS	Déficit immunitaire combiné sévère

Liste des abréviations

DICV	Déficit immunitaire combiné variable	EBJ-LO	Épidermolyse bulleuse jonctionnelle *Late Onset*
DIN	*Deutsche Industrie Normen*	EBNA	*Epstein-Barr Nuclear Antigen*
DIP	Déficit immunitaire primitif	EBS	Épidermolyse bulleuse simple
DIRA	*Deficiency of the Interleukin 1 Receptor Antagonist*	EBS-DM	Épidermolyse bulleuse simple avec dystrophie musculaire
DITRA	*Deficiency of the Interleukin 36 Receptor Antagonist*	EBV	Epstein-Barr virus
DKK1	Dickkopf 1	ECCA	Échelle d'évaluation clinique des cicatrices d'acné
DLCO	*Carbon Monoxide Diffusing Capacity*	ECM	*Extracellular Matrix Protein*
DLQI	*Dermatology Life Quality Index*	ECP	*Eosinophil Cationic Protein*
DMSO	Diméthyl sulfoxyde	EDAR	*Ectodysplasin A Receptor*
DNID	Diabète non insulinodépendant	EDN	*Endothelin*
DNU	Dermatose neutrophilique urticarienne	EDN	*Eosinophil-Derived Neurotoxin*
DOCK8	*Dedicator Of Cytokinesis 8*	EDNRB	*Endothelin Receptor B*
dopa	Di-hydroxyphénylalanine	EE	Éthinylestradiol
DP	Desmoplakine	EEC	*Ectrodactyly, Ectodermal dysplasia, Clefting*
DPG	Dermatose polymorphe gravidique	EECDRG	*European Environmental and Contact Dermatitis Research Group*
DPN	Diagnostic prénatal	EED	*Erythema Elevatum Diutinum*
DPNI	Diagnostic prénatal non invasif	EFR	Épreuves fonctionnelles respiratoires
DPP®	*Dual Path Platform*	EGF	*Epidermal Growth Factor*
DRESS	*Drug Reaction with Eosinophilia and Systemic Signs*	EGFR	*EGF Receptor*
Dsc	Desmocolline	EGFRI	*EGF Receptor Inhibitor*
Dsg	Desmogléine	EIA	*Enzyme Immunoassay*
DSH	Dyschromatose symétrique héréditaire	EIC	Espace intercellulaire épidermique
DSM	*Diagnostic and Statistical Manual of mental disorders*	EKV	Érythrokératodermie variable
DTIC	Dacarbazine	ELISA	*Enzyme-Linked Immunosorbent Assay*
EA	*Early Antigen*	EMA	*Epithelial Membrane Antigen*
EADV	*European Academy of Dermatology and Venereology*	EMG	Électromyogramme
EAS	Épidermolyse aiguë staphylococcique	EMP	Exanthème maculopapuleux
EASI	*Eczema Area Severity Index*	EN	Érythème noueux
EB	Épidermolyse bulleuse	ENL	Érythème noueux lépreux
EBA	Épidermolyse bulleuse acquise	EORTC	*European Organisation for Research and Treatment of Cancer*
EB-AL	Épidermolyse bulleuse acantholytique létale	EP	Érythème polymorphe
EBD	Épidermolyse bulleuse dermolytique ou dystrophique	EPF	Érythème pigmenté fixe
EBDD	Épidermolyse bulleuse dystrophique dominante	EPG	Éruption polymorphe de la grossesse
EBDR	Épidermolyse bulleuse dystrophique récessive	EPILOIA	*Epilepsy, Low Intelligence, Adenoma sebaceum*
EBDR-gen intermed	Épidermolyse bulleuse dystrophique récessive généralisée intermédiaire	EPO	Érythropoïétine
EBDR-gen sev	Épidermolyse bulleuse dystrophique récessive généralisée sévère	EPP	Éruption papuleuse prurigineuse
EBER	*Epstein-Barr Encoded RNA*	EPPER	Éruption polymorphe prurigineuse éosinophilique associée à la radiothérapie
EBH	Épidermolyse bulleuse héréditaire	ERO	Espèce réactive de l'oxygène
EBJ	Épidermolyse bulleuse jonctionnelle	ESCD	*European Society of Contact Dermatitis*
EBJ-AP	Épidermolyse bulleuse jonctionnelle associée à une atrésie du pylore	ESDAP	*European Society for Dermatology and Psychiatry*
EBJ-GAB	Épidermolyse bulleuse jonctionnelle généralisée atrophique bénigne	ET1	Endothéline-1
		ETA	Exfoliatine A
EBJ-gen intermed	Épidermolyse bulleuse jonctionnelle généralisée intermédiaire	ETB	Exfoliatine B
		ETU	Exanthème thoracique unilatéral
		EULAR	*European League Against Rheumatism*
EBJ-gen sev	Épidermolyse bulleuse jonctionnelle généralisée sévère	EV	Épidermolyse verruciforme
		FACE	*Facial Afro-Caribbean childhood Eruption*
		FACIT	*Fibril Associated Collagen with Interrupted Triple helixes*

Liste des abréviations

FAMM	*Familial Atypical Mole and Melanoma*	**HL**	Hystiocytose langerhansienne
FBM	Fièvre boutonneuse méditerranéenne	**HLA**	*Human Leukocyte Antigen*
FBN1	Fibrilline-1	**HLM**	Hématies-leucocytes par minute
FCAS	*Familial Cold Autoinflammatory Syndrome*	**HLP**	Hyperlipoprotéinémie
FDA	*Food and Drug Administration*	**HMGCR**	3-hydroxy-3-méthylglutaryl-coenzyme A-réductase
FGF	*Fibrobast Growth Factor*	**HNL**	Histiocytose non langerhansienne
FGFR	*FGF Receptor*	**HOMA**	*Homeostasis Model Assessment of insulin resistance*
FIGURE	*Facial Idiopathic Granulomas with Regressive Evolution*	**HPI**	Hidradénite plantaire idiopathique
FISH	*Fluorescent In Situ Hybridization*	**HPV**	*Human Papillomavirus*
FLG	Profilagrine	**HSR**	Hypersensibilité retardée
FOP	Fibrodysplasie ossifiante progressive	**HSV**	*Herpes Simplex Virus*
FSN	Fibrose systémique néphrogénique	**HTAP**	Hypertension artérielle pulmonaire
FTA	*Fluorescent Treponemal Antibody*	**HTLV**	*Human T-Lymphotropic Virus*
G6PD	Glucose-6-phosphate-déshydrogénase	**IB**	Index bactériologique
GACI	*Generalized Arterial Calcification of Infancy*	**IC**	Intervalle de confiance
Gb3	Globotriasylcéramide	**ICAM**	*Intercellular Adhesion Molecule*
G-CSF	*Granulocytes Colony-Stimulating Factor*	**ICDRG**	*International Contact Dermatitis Research Group*
GEA	*Global Acne Evaluation*	**IDR**	Intradermoréaction
GERDA	Groupe d'études et de recherches en dermato-allergologie	**IEC**	Inhibiteur de l'enzyme de conversion
GGT	Gamma-glutamyl-transférase	**IEP**	Immunoélectrophorèse
GH	*Growth Hormone*	**IFAP**	*Ichthyosis Follicularis with Alopecia and Photobia*
GIST	*Gastro-Intestinal Stromal Tumor*	**IFD**	Immunofluorescence directe
GM-CSF	*Granulocyte-Macrophage Colony-Stimulating Factor*	**IFI**	Immunofluorescence indirecte
GnRH	*Gonadotropin-Releasing Hormone*	**IFN**	Interféron
gpG	Glycoprotéine G	**IGA**	*Investigator's Global Assessment*
GPT	Greffe de peau totale	**IGF**	*Insulin-like Growth Factor*
GRE	*Glucocorticoids-Responsive Element*	**IGFR**	*IGF Receptor*
GRP	*Gastrin-Releasing Peptide*	**IgIV**	Immunoglobulines humaines polyvalentes intraveineuses
GS	*Griscelli syndrome*	**IHC**	Immunohistochimie
GvH	*Graft versus Host*	**IKK**	*Inhibitor of nuclear factor Kappa-B-Kinase subunit*
GVM	Glomuvenous Malformation	**IL**	Interleukine
HAART	*Highly Active Anti Retoviral Therapy*	**ILVEN**	*Inflammatory Linear Verrucous Epidermal Nevus*
HAI	Hémagglutination indirecte	**IM**	Index morphologique
HAIR-AN	*Hyperandrogenic-Insulin Resistant-Acanthosis Nigricans syndrome*	**IM**	Intramusculaire
HALE	Hyperplasie angiolymphoïde avec éosinophilie	**IMAO**	Inhibiteur de la monoamine-oxydase
HAS	Haute autorité de santé	**IMC**	Immunité à médiation cellulaire
HAT	Hypoxanthine/aminoptérine/thymidine	**INH**	Isoniazide
hBD	β-défensine	**iNOS**	*inducible Nitric Oxyde Synthase*
HB-EGF	*Heparin-Binding Epidermal Growth Factor*	**INR**	*International Normalized Ratio*
HBPM	Héparine de bas poids moléculaire	**IP**	*Incontinentia pigmenti*
HCG	*Human Chorionic Gonadotropin*	**IPEX**	*Immunodysregulation, Polyendocrinopathy, and Enteropathy, X-Linked*
HD	Hémidesmosome	**IPL**	*Intense Pulsed Light*
HDL	*High Density Lipoprotein*	**IPS**	Index de pression systolique
HE	Hématoxyline-éosine	**IRF5**	*Interferon Regulatory Factor 5*
HEK	Hémangioendothéliome kaposiforme	**IRM**	Imagerie par résonance magnétique
HEN	Hidradénite eccrine neutrophilique	**ISRS**	Inhibiteur sélectif de la recapture de la sérotonine
HES	Hématoxyline-éosine-safran	**ISSVA**	*International Society for the Study of Vascular Anomalies*
HEVIL	Hamartome épidermique verruqueux inflammatoire linéaire	**ISSVD**	*International Society for the Study of Vulvar Disease*
HG	Hyperhidrose généralisée	**IST**	Infection sexuellement transmissible
HGF	*Hepatocyte Growth Factor*	**ISTH**	*International Society on Thrombosis and Haemostasis*
HGPRT	Hypoxanthine-guanine phosphoribosyl-transférase	**IV**	Intraveineux
HHV	Herpès humain virus	**IVC**	Insuffisance veineuse chronique
HIDS	*Hyperimmunoglobulin D Syndrome*	**JAK**	*Janus Kinase*
HIG	*Hemangioma Investigator Group*	**JDE**	Jonction dermo-épidermique

Liste des abréviations

KA	Kératose actinique	**MC**	Maladie de Crohn
KCNA5	*Potassium voltage-gated Channel 5*	**MC1R**	*Melanocortin 1 Receptor*
KGF	*Keratinocyte Growth Factor*	**MCP**	*Monocyte Chemotactic Protein*
KID	*Keratitis, Ichthyosis, Deafness*	**MCTD**	*Mixed Connective Tissue Disease*
KLICK	*Keratosis Linearis with Ichthyosis Congenita and sclerosing Keratoderma*	**MCV**	*Merkel Cell Polyomavirus*
		MDA	*Melanoma Differentiation-associated Antigen 5*
KPP	Kératodermie palmoplantaire	**MDRD**	*Modification of Diet in Renal Disease*
KS	Kératose séborrhéique	**ME**	Microscope électronique
KSHV	*Kaposi Sarcoma-associated Herpesvirus*	**MEL**	*Monochromatic Excimer Light*
KTP	Kalium-titanyl-phosphate	**MELTUMP**	*Melanocytic Tumor of Uncertain Malignant Potential*
LAID	Lymphadénopathie angio-immunoblastique avec dysprotéinémie	**MF**	Mycosis fongoïde
LAM	Leucémie aiguë myéloïde	**MGG**	May-Grünwald-Giemsa
LAMB	*Lentigines, Atrial Myxoma, mucocutaneous myxoma, Blue naevi*	**MGUS**	*Monoclonal Gammopathy of Undetermined Significance*
LAT	*Latency-Associated Transcript*	**MHC**	*Major Histocompatibility Complex*
LBS	Liquide de bulle de succion	**MHM**	Maladie héréditaire du métabolisme
LCR	Liquide céphalorachidien	**MI**	Membre inférieur
LDH	Lactate-déshydrogénase	**MICI**	Maladie inflammatoire chronique intestinale
LDL	*Low Density Lipoproteins*	**MIDAS**	*Microphtalmia, Dermal Aplasia, Sclerocornea*
LE	Lupus érythémateux	**MINO**	Minocycline
LEB	Lucite estivale bénigne	**MITF**	*Microphthalmia-associated Transcription Factor*
LEC	Lupus érythémateux (cutané) chronique	**MK**	Maladie de Kaposi
LECD	Lupus érythémateux chronique disséminé	**ML**	Malformation capillaire
LES	Lupus érythémateux systémique	**ML**	Malformation lymphatique
LGV	Lymphogranulomatose vénérienne	**ML**	Mélanonychie longitudinale
LH	*Luteinizing Hormone*	**MLM**	*Mucosal Lentiginous Melanoma*
LL	Forme lépromateuse polaire (lèpre)	**MLS**	*Microphtalmia with Linear Skin defects*
LLC	Leucémie lymphoïde chronique	**MMAE**	*Monomethyl Auristatin E*
LM	*Lentigo Maligna*	**MMP**	Métalloprotéinase
LMC	Leucémie myéloïde chronique	**MMR**	*Mismatch Repair*
LMM	*Lentigo Maligna Melanoma* (mélanome de Dubreuilh)	**MOP**	Méthoxypsoralène
LMP	*Latent Membrane Protein*	**MOR**	*Mu Opioid Receptor*
LNA	*Latent Nuclear Antigen*	**MPA**	Micropolyangéite
LOH	*Loss Of Heterozygosity*	**MPO**	Myéloperoxydase
LoSCAT	*Localized Scleroderma Cutaneous Assessment Tool*	**MS**	*Mass Spectroscometry*
		MSH	*Melanocyte Stimulating Hormone*
LP	Lichen plan	**MSI**	*Microsatellite Instability*
LPI	Lichen plan idiopathique	**mTOR**	*mammalian Target Of Rapamycin*
LSA	Lichen scléroatrophique	**MTX**	Méthotrexate
LT	Lymphocyte T	**MUSE**	*Multilineage-differentiating Stress Enduring*
LTR	*Long Terminal Repeat*	**MV**	Malformation veineuse
LUMBAR	*Lower body hemangioma and other cutaneous defects, Urogenital anomalies, ulceration, Myelopathy, Bony deformities, Anorectal malformations, arterial anomalies and Renal anomalies*	**MVC**	Maladie veineuse chronique
		MVK	Mévalonate-kinase
		NAME	*Naevi, Atrial Myxoma, myxoid neurofibromata, Ephelides*
MADDS	Monoacétyldapsone	**NBCA**	N-butyl cyanoacrylate
MADISH	*Metabolizing Acquired Dioxin Induced Skin Hamartomas*	**NCI**	*National Cancer Institute*
		NEM	Néoplasie endocrine multiple
MAGIC	*Mouth And Genital ulcers with Inflamed Cartilage*	**NERDS**	*Nodules, Eosinophilia, Rheumatism, Dermatitis, Swelling*
mALA	Méthyl ester de l'acide delta-aminolévulinique	**NET**	Nécrolyse épidermique toxique
MALDI-TOF	*Matrix Assisted Laser Desorption/Ionisation Time-Of-Flight*	**NEVADA**	*Nevus Epidermicus Verrucosus with Angiodysplasia and Aneurysms*
MALT	*Mucosa-Associated Lymphoid Tissue*	**NEVIL**	Nævus épidermique verruqueux inflammatoire linéaire
MAV	Malformation artérioveineuse		
MB	Maladie de Bowen	**NF**	Neurofibromatose
MBAIT	*Melanocytic BAP1-Associated Intradermal Tumor*	**NF-κB**	*Nuclear Factor κB*
MBP	*Major Basic Protein*	**NF-AT**	*Nuclear Factor of Activated T-cells*
MBTPS2	*Membrane-Bound Transcription factor Protease Site 2*		

Liste des abréviations

NFJ	Naegeli-Franceschetti-Jadassohn (syndrome de)
NFP	Numération formule plaquettes
NFS	Numération formule sanguine
NGF	Nerve Growth Factor
NIA	Néoplasie anale intraépithéliale
NICH	Non Involuting Congenital Hemangioma
NISCH	Neonatal Ichthyosis-Sclerosing Cholangitis
NK	Natural Killer
NKT	Natural Killer T
NLR	NOD-Like Receptor
NM	Nodular Melanoma
NMF	Natural Moisturizing Factor
NNN	Novy-MacNeal-Nicolle
NO	Monoxyde d'azote
NOMID	Neonatal-Onset Multisystem Inflammatory Disorder
NRG1	Neuregulin-1
NXP	Nuclear Matrix Protein
NYHA	New York Heart Association
OCT	Optical Coherence Tomography
ODC	Ornithine-décarboxylase
OFLO	Ofloxacine
OMIM	Online Mendelian Inheritance in Man
OMS	Organisation mondiale de la santé
OPL	Optimized Pulsed Light
OSE	Oxidation-Specific Epitope
PABA	Para Amino Benzoic Acid
PAF	Platelet-Activating Factor
PAI	Porphyrie aiguë intermittente
PAL	Phosphatase alcaline
PAMP	Pathogen Associated Molecular Patterns
PAN	Périartérite noueuse
p-ANCA	ANCA périnucléaire
PAPA	Pyogenic Arthritis, Pyoderma gangrenosum and Acne
PAPASH	Pyoderma gangrenosum, Acne, Psoriasis, Arthritis and Suppurative Hidradenitis
PAR	Protease-Activated Receptor
PARC	Poikiloderma, Alopecia, Retrognathism, Cleft palate
PAS	Periodic Acid Schiff
PASH	Pyoderma gangrenosum, Acne and Suppurative hidradenitis
PASI	Psoriasis Area and Severity Index
PASS	Pyoderma gangrenosum, Acne conglobata, Suppurative hidradenitis, and axial Spondyloarthritis
PBG	Porphobilinogène
PBH	Ponction-biopsie hépatique
PCA	Polychondrite atrophiante
PCE	Photochimiothérapie extracorporelle
PCR	Polymerase Chain Reaction
PCT	Porphyrie cutanée tardive
PD-1	Programmed Death 1
PDE	Phosphodiestérase
PDF	Produit de dégradation de la fibrine
PDGF	Platelet Derived Growth Factor
PDGFR	PDGF Receptor
PDL	Pulsed Dye Laser
PDT	Photodynamic Therapy
PEAG	Pustulose exanthématique aiguë généralisée
PEAI	Polyendocrinopathie auto-immune
PEC	Porphyrie érythropoïétique congénitale
PEG	Polyéthylène glycol
PELVIS	Perineal hémangioma, External genitalia malformations, Lipomyelomeningocele, Vesicorenal abnormalities, Imperforate anus, Skin tag
PENS	Papular Epidermal Naevus with Skyline basal cell layer
PEP	Polymorphic Eruption of Pregnancy
PES	Pustulose éosinophilique stérile
PFAPA	Periodic Fever, Aphthous stomatitis, Pharyngitis and cervical Adenitis
PG	Pyoderma gangrenosum
PGA	Physician Global Assessement
P-gp	P-glycoprotéine
PHA	Polyhydroxyacide
PHACES	Facial Hemangioma associated with Arterial anomalies, Coarctation of the aorta, and Eye abnormalities
PHE	Porphyrie hépato-érythropoïétique
PHTS	PTEN Hamartoma Tumor Syndrome
PICH	Partially Involuting Congenital Hemangioma
PIF	Prolactine Inhibiting Factor
PILA	Papillary Intralymphatic Angioendothelioma
PIN	Penile Intraepithelial Neoplasia
PKA	Protéine-kinase A
PK-PD	Pharmacokinetics-Pharmacodynamics (corrélation)
PL	Pityriasis lichénoïde
PLACK	Peeling skin, Leukonuchia, Acral punctate keratoses, Cheilitis, Knuckle pads
PLAID	Phospholipase Cγ2–associated Antibody deficiency and Immune Dysregulation
PLEVA	Pityriasis lichénoïde et varioliforme aigu
PlGF	Placental Growth Factor
PM	Poids moléculaire
PMCA	Plasma Membrane Calcium-ATPase
PNDS	Protocole national de soins
PNN	Polynucléaire neutrophile
PNP	Pemphigus paranéoplasique
PNPIII	Peptide aminoterminal du procollagène III
POEMS	Polyneuropathy, Organomegaly, Endocrinopathy, Monoclonal protein and Skin changes
POMC	Pro-opiomélanocortine
PP	Psoriasis en plaques
PPAR	Peroxisome Proliferator-Activated Receptor
PPD	Persistent Pigment Darkening
PPE	Protoporphyrie érythropoïétique
PPG	Psoriasis pustuleux généralisé
PPIX	Protoporphyrine IX
PPP	Papule piézogénique des pieds
PR	Protéinase
PRG	Pityriasis rosé de Gibert
PRL	Prolactine
PRP	Pityriasis rubra pilaire
PRP	Plasma riche en plaquettes
PSA	Prostate Specific Antigen
PsA	Psoriasis arthritique
PTT	Purpura thrombotique thrombocytopénique

Liste des abréviations

PTX	Pentoxifylline		**SAVI**	*Sting-Associated Vasculopathy with onset in Infancy*
PUPPP	*Prurit Urticarial Papules, Plaques Pregnancy*		**SC**	Sous-cutané
PV	Porphyrie variegata		**SCALP**	*Sebaceous nevus syndrome, CNS malformations, Aplasia cutis congenita, Limbal dermoid, and Pigmented nevus*
PVH	Papillomavirus humain			
PVP-I	Polyvinylpyrolidone iodée			
PXE	Pseudo-xanthome élastique		**SCC**	*Squamous Cell Carcinoma*
QPCR	*Quantitative Polymerase Chain Reaction*		**SCF**	*Stem Cell Factor*
RA	*Retinoic Acid*		**SCID**	*Severe Combined Immunodeficiency*
RAA	Rhumatisme articulaire aigu		**SCM**	Sterno-cléido mastoïdien
RAMBA	*Retinoic Acid Metabolism Blocking Agent*		**SCORAD**	*Scoring of Atopic Dermatitis*
RANTES	*Regulated on Activation, Normal T-cell Expressed and Secreted*		**SCORTEN**	*Severity-of-illness Score for Toxic Epidermal Necrolysis*
RAR	Récepteur de l'acide rétinoïque		**ScS**	Sclérodermie systémique
RAVEN	*Rounded And Velvety Epidermal Naevus*		**SDA**	*Strand Displacement Amplification*
RBP	*Retinol Binding Protein*		**SDRA**	Syndrome de détresse respiratoire aiguë
RCC	*Renal Cell Carcinoma*		**SDRIFE**	*Symmetrical Drug Related Intertriginous and Flexural Exanthem*
RCH	Rectocolite hémorragique			
R-CHOP	Rituximab/cyclophosphamide/doxorubicine/vincristine/prednisone		**SED**	*Standard Erythemal Dose*
			SEER	*Surveillance, Epidemiology and End Results database*
RCM	Réaction cutanée médicamenteuse			
RCP	Réunion de concertation pruridisciplinaire		**SEGA**	*Subependimal Giant Cell Astocytoma*
RCUH	Rectocolite ulcérohémorragique		**SENLAT**	*Scalp Eschars and Neck Lymphadenopathy*
REM	*Reticular Erythematous Mucinosis*		**SERCA**	*Sarco-Endoplasmic Reticulum Calcium-ATPase*
RFc	Récepteur spécifique		**SFPD**	Société française de photodermatologie
RGP	*Radial-Growth Phase*		**SGP**	Syndrome de Griscelli-Prunieras
RHC	*Red Hair Color*		**SGS**	Syndrome de Gougerot-Sjögren
RHM	Réticulohistiocytose multicentrique		**SHBG**	*Sex Hormone Binding Protein*
RICH	*Rapidly Involuting Congenital Hemangioma*		**SHE**	Syndrome hyperéosinophilique
RIG-I	*Retinoid acid-Inducible Gene-I*		**SHM**	Syndrome d'hypersensibilité médicamenteuse
RLR	*Retinoid acid-inducible gene-I Like Receptor*		**SHORT**	*Short stature, Hyperextensibility of joints, Ocular depression, Reiger or ocular and dental anomaly, and Teething delay*
RMN	Résonance magnétique nucléaire			
RMP	Rifampicine			
ROAT	*Repeated Open Application Test*		**SHP**	Syndrome d'Hermansky-Pudlak
ROR	Rougeole-oreillons-rubéole (vaccin anti-)		**SHU**	Syndromes hémolytique et urémique
ROS	*Reactive Oxygen Species*		**SIL**	*Squamous Intraepithelial Lesion*
RPMI	*Roswell Park Memorial Institute*		**SL**	Syndrome de Legius
RPR	*Rapid Plasma Reagin*		**SLA**	Syndrome lymphadénopathique
RR	Réaction de réversion (lèpre)		**SLICC**	*Systemic Lupus International Collaborating Clinics*
RSSSPE	*Remitting Seronegative Symmetrical Synovitis with Pitting Edema*		**SMA**	Syndrome de McCune-Albright
			SMAS	Système musculo-aponévrotique superficiel
RTK	Récepteur aux tyrosine-kinases		**SNC**	Système nerveux central
RT-PCR	*Reverse Transcription-Polymerase Chain Reaction*		**SNIC**	Système neuro-immunocutané
RXR	Récepteur X rétinoïde		**SNL**	Syndrome de Noonan avec lentigines
SAA	*Serum Amyloid A protein*		**SOD**	Superoxyde-dismutase
SACRAL	*Spinal dysraphism, Anogenital, Cutaneous, Renal and urologic anomalies, associated with an Angioma of Lumbosacral localization*		**SOLAMEN**	*Segmental Overgrowth, Lipomatosis, Arterioveinous Malformation, Epidermal Nevus*
			SOP	Syndrome des ovaires polykystiques
SAHA	Séborrhée-acné-hirsutisme-alopécie androgénétique		**SPARC**	*Secreted Protein Acid and Rich in Cystein*
SALT	*Skin-Associated Lymphoid Tissue*		**SPF**	*Sun Protection Factor*
SAM	*Severe dermatitis, multiple Allergies and Metabolic wasting*		**SPJ**	Syndrome de Peutz-Jeghers-Touraine
			SPR	Protéine riche en proline
SAP	*Serum Amyloid P*		**SRLE**	*Severe Recurrent Light Eruption*
SAPHO	Synovite, acné, pustulose, hyperostose, ostéite		**SRP**	*Signal Recognition Particle*
SAPL	Syndrome des anticorps antiphospholipides		**SS**	Syndrome de Sweet
SAPLC	Syndrome catastrophique des anticorps antiphospholipides		**SSJ**	Syndrome de Stevens-Johnson
			SSM	*Superficial Spreading Melanoma*
SARM	*S. aureus* résistant à la méthicilline		**SSSS**	*Staphylococcal Scalded Skin Syndrome*
SASKIA	*Segmentally Arranged Seborrheic Keratoses with Impending Atypia*		**STAT**	*Signal Transducer and Activation of Transcription*
			STIR	*Short Tau Inversion Recovery*

Liste des abréviations

STLV	*Simian T Lymphotropic Virus*	TVP	Thrombose veineuse profonde
STR	*Single Tablet Regimen*	UCC	Unité de changement de couleur
SUP	*Selective UV Phototherapy*	UCTD	*Undifferentiated Connective Tissue Disease*
SW	Syndrome de Waardenburg	UDS	*Unscheduled DNA Synthesis*
T	Testostérone	UICC	Union internationale contre le cancer
T4	Tétra-iodothyronine	uPAR	*Urokinase type Plamogen Activator Receptor*
TAAN	Tests d'amplification des acides nucléiques	UPgen	Uroporphyrinogène
TAP	*Transporter-associated with Antigen Processing*	UPgen-D	UPgen-décarboxylase
TARC	*Thymus and Activation Regulated Cytokine*	URR	*Upstream Regulatory Region*
TASP	*Traitement As Prevention*	US	Ultrason
TBMC	*Telangiectatic Metastatic Breast Carcinoma*	UV	Ultraviolet
TCL	Tache café au lait	UVBLE	Ultraviolets B à spectre étroit
TCO	Tomographie en cohérence optique	UVBLS	Ultraviolets B à large spectre
TCR	*T Cell Receptor*	VAC	*Vacuum-Assisted Closure*
TDM	Tomodensitométrie	VCA	*Viral Capsid Antigen*
TEMPI	*Telangiectasias, Erythrocytosis with elevated erythropoietin levels, Monoclonal gammopathy, Perinephric fluid collections, Intrapulmonary shunting*	VCAM	*Vascular Cell Adhesion Molecule*
		VDR	*Vitamine D3 Receptor*
		VDRL	*Venereal Disease Research Laboratory*
TEN	*Toxic Epidermal Necrolysis*	VEGF	*Vascular Endothelial Growth Factor*
TEP	Tomographie par émission de positons	VEMS	Volume expiratoire maximal par seconde
TEPG	Télangiectasie essentielle progressive généralisée	VETF	*Vitiligo European Task Force*
TG	Transglutaminase	VGP	*Vertical-Growth Phase*
TGF	*Transforming Growth Factor*	VHB	Virus de l'hépatite B
TH	Thalidomide	VHC	Virus de l'hépatite C
THA	Trypanosomiase humaine africaine	VIH	Virus de l'immunodéficience humaine
TIA	*T Cell-restricted Intracellular Antigen*	VIN	*Vulvar Intraepithelial Neoplasia*
TIBOLA	*Tick-Borne Lymphadenopathy*	VIP	*Vasoactive Intestinal Peptide*
TIH	Thrombopénie induite par l'héparine	VLDL	*Very Low Density Lipoprotein*
TIMP	*Tissue Inhibitors of Metalloproteinases*	VLP	*Virus Like Particles*
TK	Thymidine-kinase	VRS	Virus respiratoire syncytial
TKI	*Tyrosine Kinase Inhibitor*	VS	Vitesse de sédimentation
TLR	*Toll-Like Receptor*	VZV	Virus varicelle zona
TMA	*Transcription Mediated Amplification*	WASP	*Wiskott Aldrich Syndrome Protein*
TMA	Triméthylaminurie	WHIM	*Warts, Hypogammaglobulinemia, recurrent Infections, Myelocathexis*
TNF	*Tumor Necrosis Factor*		
TNU	Télangiectasie naevoïde unilatérale	WILD	*Warts, Immunodeficiency, Lymphedema, Dysplasia*
TOC	Trouble obsessionnel-compulsif		
TPHA	*Treponema Pallidum Haemagglutination*	XGJ	Xanthogranulome juvénile
TRP	*Tyrosinase-Related Protein*	XGN	Xanthogranulome nécrobiotique
TSH	*Thyroid Stimulating Hormone*	XLAAD	*X-Linked Autoimmunity-Allergic Dysregulation*
TSLP	*Thymic Stromal Lymphopoietin*	XP	*Xeroderma pigmentosum*
TSST1	*Toxic Shock Syndrome Toxin 1*	XPID	*Polyendocrinopathy, Immune Dysfunction, Diarrhea*
TT	Forme tuberculoïde polaire (lèpre)	Yag	*Yttrium-aluminium-garnet*
TTF	*Thyroid Transcription Factor*	ZEBRA	*ZEB Replicating Activator*

1
La démarche diagnostique en dermatologie

Coordinateur : D. Lipsker

1-1	**L'examen clinique – Terminologie dermatologique et lésions élémentaires** .... J.-H. Saurat, D. Lipsker	3
1-2	**Algorithme pour le diagnostic clinique** .... D. Lipsker	11
1-3	**Dermatopathologie** .... B. Cribier, M. Battistella	23
1-4	**Examens complémentaires** .... M. Battistella, J. Kanitakis, P. Schneider, L. Fontao, L. Parmentier, L. Borradori, R. Braun, L. Thomas	30

1-1 L'examen clinique – Terminologie dermatologique et lésions élémentaires

J.-H. Saurat, D. Lipsker

« Connaître ce n'est pas démontrer ni expliquer. C'est accéder à la vision… Cela est dur apprentissage »

Antoine de Saint-Exupéry

L'observation de la peau, des muqueuses et des phanères fait partie de tout examen clinique. Le tégument est souvent le miroir des maladies internes ; la découverte de signes cutanés, facilement accessibles à l'analyse séméiologique et à la biopsie, peut ainsi épargner au malade d'autres explorations coûteuses ou inconfortables. Aussi, que le patient consulte pour un ou des «boutons» ou qu'il vienne pour une symptomatologie impliquant plutôt un organe interne, l'examen dermatologique doit-il être conduit de façon identique.

Anamnèse

L'interrogatoire est un temps essentiel permettant souvent à lui seul de suspecter le diagnostic. Dans nombre d'ouvrages, il est stipulé de débuter l'examen dermatologique par l'inspection des lésions. Toutefois, souvent, il vaut mieux débuter par l'interrogatoire. D'une part, cela permet d'établir une relation de confiance entre le médecin et le malade. D'autre part, cela permet de dégager deux situations : les situations courantes (acné, verrues, etc.) ou les lésions uniques (tumeurs) et les situations plus complexes. Dans le premier cas, il est effectivement utile de passer rapidement à l'examen physique. Dans tous les autres cas, il est préférable de débuter par l'interrogatoire car l'histoire précise de la maladie, les antécédents personnels et familiaux et, parfois même, l'anamnèse systémique seront des informations essentielles voire indispensables pour poser le bon diagnostic. Car il faut garder à l'esprit que pratiquement toutes les maladies peuvent être responsables de manifestations cutanées, qui peuvent parfois les révéler. Cela implique de tenir compte de l'ensemble des antécédents et des autres signes cliniques (données d'interrogatoire et d'examen physique) dans l'élaboration du diagnostic.

Un bon interrogatoire est ainsi indispensable dans toutes les situations complexes où le diagnostic ne s'impose pas d'emblée mais également dans toutes les dermatoses de contact ou allergique pour déterminer l'agent causal.

Parmi les signes fonctionnels, le maître signe est le *prurit* (cf. chapitre 20) ; constant dans certaines dermatoses (eczéma), plus rare (psoriasis) ou absent (lupus érythémateux) dans d'autres, il possède une valeur d'orientation. Les autres signes fonctionnels sont contingents : brûlures, tension, etc.

L'histoire de la maladie cutanée comprend deux éléments.

Modalités évolutives de l'éruption

On cherchera, par l'interrogatoire, à définir :
- *le mode de début* : il peut être localisé (pouvant orienter vers une cause externe) ou diffus, brutal ou progressif ;
- *l'aspect initial des lésions* : les lésions actuelles sont-elles identiques ou différentes de celles qui ont inauguré la maladie ?
- *le mode d'extension de chaque élément* : par exemple une lésion ronde à extension régulièrement centrifuge évoque une dermatophytose ;
- *l'évolution générale de l'éruption* : a-t-elle été permanente ou marquée de phases de rémission et de rechute ?
- *enfin, les traitements appliqués* : il est exceptionnel que le patient n'ait pas, avant toute consultation, appliqué une ou plusieurs pommades, crèmes, lotions, etc. Il est indispensable d'en dresser une liste complète car ces produits ont pu modifier l'aspect de la maladie initiale, ce qui gêne le diagnostic morphologique et risque d'orienter vers des hypothèses erronées.

Environnement

La peau est directement en rapport avec l'environnement. Les maladies cutanées sont dues dans une forte proportion à une agression externe physique (soleil, froid) ou, surtout, chimique. L'interrogatoire recherchera systématiquement ces éléments dans l'entourage professionnel, social, vestimentaire et cosmétique. L'exposition à l'un de ces facteurs est corrélée avec : la modalité évolutive, la topographie, la morphologie de l'éruption, car ces facteurs externes ne sont responsables que d'un nombre limité d'aspects cliniques (exemple : aspect d'eczéma). Le rôle aggravant ou au contraire bénéfique de l'exposition solaire sera toujours précisé. Les facteurs psychologiques sont traités au chapitre 21.

Examen physique

C'est un examen morphologique qui fournit le maximum de renseignements si l'on sait où observer, comment observer, comment classer ce que l'on voit.

Où observer ?

Il faut tout regarder : la peau, les muqueuses, les phanères.

La peau (malade complètement dénudé) sans omettre les plis : grands plis (axillaires, inguinaux, génitaux, sous-mammaires chez la femme obèse et âgée) et petits plis : interorteils, rétro-auriculaires, ombilic ; les paumes et les plantes (on les omet trop souvent et l'on risque de méconnaître le début d'un mélanome acral).

Les muqueuses : *buccale*, en analysant soigneusement la face interne des joues, le palais, le plancher, les gencives, les lèvres, les sillons gingivojugaux, la langue ; et *génitale*.

Les phanères : ongles des pieds et des mains (anomalies de forme, de couleur), cheveux, poils, sourcils.

Comment observer ?

Il faut bien entendu regarder avec un bon éclairage dont on fait varier l'incidence. Mais aussi en s'aidant des manœuvres destinées à mieux analyser la lésion : examen à la *loupe*, grattage doux

La démarche diagnostique en dermatologie

L'examen clinique – Terminologie dermatologique et lésions élémentaires

à la *curette*, ou avec un vaccinostyle pour détacher une croûte, des squames, ou révéler des squames invisibles ; épreuve du verre de montre (*vitropression*) qui chasse le sang de la zone comprimée et permet de juger de l'élément congestif (une lésion purement congestive s'efface à la vitropression) ; examen en lumière de Wood (émission ultraviolette, ou «lumière noire», d'une longueur d'onde d'environ 360 nm) qui provoque une fluorescence caractéristique dans l'érythrasma, certaines dermatophytoses (*cf.* chapitre 2), et permet une analyse des lésions dyschromiques (*cf.* chapitre 9). Sous lumière de Wood, les zones dépigmentées apparaissent plus nettement (utilisée dans le diagnostic de la sclérose tubéreuse de Bourneville, *cf.* chapitre 8) ; les hyperpigmentations épidermiques sont accentuées alors que les hyperpigmentations dermiques ne le sont pas. Enfin, et c'est peut-être là l'élément le plus important, il faut regarder avec attention les lésions les plus jeunes, donc les plus pures, non modifiées par le grattage, le vieillissement, la macération, le suintement, etc. C'est dire qu'il faut rechercher la *lésion élémentaire* caractéristique de la dermatose, celle qui permet le diagnostic, car elle reflète le processus pathologique initial.

Comment analyser ce que l'on voit ?

Il importe de caractériser une éruption d'après trois facteurs : la nature de la lésion élémentaire (tableau 1.1), le groupement de ces lésions élémentaires sur une zone limitée (tableau 1.2) et la topographie.

La lésion élémentaire traduit au plan morphologique le processus lésionnel et permet souvent, par le seul examen clinique, d'en suspecter le mécanisme. On a coutume de distinguer les lésions élémentaires *primitives* (tableau 1.1), qui correspondent assez directement au processus lésionnel initial, des lésions élémentaires *secondaires* qui représentent l'évolution de ce processus initial (p. ex. la coagulation de l'exsudat séreux, hémorragique ou purulent d'une bulle, d'une vésicule ou d'une pustule aboutit à la formation d'une croûte) ou encore traduisent les perturbations de la fonction cutanée secondaires à la lésion initiale (p. ex. la perte d'élasticité de la peau lors de lésions inflammatoires chroniques est responsable de la constitution de fissures lorsque ces lésions sont soumises à un étirement mécanique). L'analyse rétrospective de ces lésions secondaires permet de suspecter la nature de la lésion élémentaire lorsque le patient est examiné tardivement et que celle-ci a disparu.

Le groupement. Les lésions élémentaires peuvent rester isolées, distinctes les unes des autres, se disposer sur un mode linéaire, annulaire, arciforme, etc., ou confluer pour former des plaques (tableau 1.2). Dans ce dernier cas, il faut soigneusement analyser les bords de ces plaques. Sont-ils réguliers, compacts ? Ou

Tableau 1.1 Lésions élémentaires

Lésions élémentaires primitives	
Elles traduisent au plan morphologique le processus lésionnel dont elles permettent de suspecter le mécanisme.	
Macules	Pustules
Papules et nodules	Nouures
Kératoses et végétations	Gommes
Vésicules et bulles	Gangrène

Lésions élémentaires «secondaires»	
Elles représentent souvent l'évolution d'un processus lésionnel initial.	
Squames	Sclérose
Croûtes	Atrophie
Excoriations	Cicatrices
Rhagades, fissures	Poïkilodermie
Ulcérations	Lichénification

Tableau 1.2 Groupement des lésions élémentaires

Définition	Aspect	Exemples
Plaques		
Zones de plusieurs cm ou dizaines de cm où les lésions confluent	À bords nets	Psoriasis
	À bords émiettés	Eczéma
Linéaire		Hamartome épidermique *cf.* chapitre 17
Annulaire		Granulome annulaire
Arciforme		Mycosis fongoïde
Polycyclique		Urticaire
Herpétiforme		Dermatite herpétiforme
Zostériforme		Zona
En cocarde (iris*, en cible)		Érythème polymorphe

* Iris : par allusion à l'écharpe multicolore de la déesse Iris.

Tableau 1.3 Lésions induites par un traumatisme

Signe	Explication	Exemples
Phénomène ou signe de Koebner	Réaction isomorphique de la peau reproduisant après traumatisme la lésion caractéristique de l'affection	Plaques de psoriasis, papules de lichen apparaissant et dessinant exactement la zone traumatisée
Phénomène ou signe de «renbeoK» (l'inverse du phénomène de Koebner)	Réaction isomorphique inverse : une dermatose respecte la zone cutanée déjà lésée par une autre dermatose	Pelade respectant un nævus congénital, un angiome plan ou des zones cutanées couvertes de psoriasis
Mnémodermie de Jacquet	Phénomène de Koebner apparaissant sur peau traumatisée alors que le patient ne présentait encore aucun signe de la maladie	Papules de lichen sur égratignures faites sur la peau bien avant que le sujet ne soit atteint de lichen
Réaction isotopique	Apparition dans le site d'une première affection guérie d'une seconde affection différente	Granulome annulaire ou lymphome sur site de zona
Signe de Nikolsky	Décollement bulleux apparaissant en peau apparemment saine après forte pression de la peau chez les sujets atteints de certaines affections bulleuses par atteinte de la cohésion interkératinocytaire, ou de la cohésion dermo-épidermique	Pemphigus Syndrome de Lyell Épidermolyses bulleuses (*cf.* chapitres 6-3, 7-2 et 10-11)
Lichénification Accentuation du quadrillage de la peau épaissie et brillante	Consécutive à des grattages répétés	Lichénifications circonscrites ou diffuses

La démarche diagnostique en dermatologie

L'examen clinique – Terminologie dermatologique et lésions élémentaires

bien des lésions élémentaires s'isolent-elles comme des îles d'un continent pour réaliser le signe de l'émiettement? Par exemple, dans l'eczéma, les lésions érythématovésiculeuses confluent en plaques, mais quelques vésicules s'émiettent autour de la plaque dont les bords ne sont pas nets. Au contraire, dans le psoriasis, les lésions érythématosquameuses confluent en plaques à bords parfaitement bien limités. Un traumatisme préalable (mécanique, chimique, etc.) semble parfois induire une lésion et lui confère alors un groupement particulier (tableau 1.3). Certaines dermatoses (psoriasis, lichen surtout) ont tendance à se reproduire sur des zones traumatisées, le long d'une strie de grattage, sur une région soumise à des microtraumatismes professionnels etc.

Ce phénomène, dont le mécanisme est inconnu, est dénommé *phénomène isomorphique de Koebner* (tableau 1.3). La plupart des lésions linéaires sont provoquées par des agents exogènes, dont le malade peut avoir connaissance ou non (p. ex. phytophotodermatose).

La topographie. Son analyse révèle la localisation de certaines dermatoses sur des zones électives (poignets pour le lichen, coudes, genoux, sacrum pour le psoriasis), oriente vers la nature étiologique d'une dermatite de contact, ou encore illustre la remarquable symétrie (de nature totalement inconnue) de plusieurs éruptions telles que l'érythème polymorphe, par exemple. La distribution peut parfois suggérer le mécanisme lésionnel (p. ex. photodistribution). Il importe de souligner que, en pratique, ces notions topographiques sont parfois prises en défaut si bien que leur valeur est moindre que celle de la lésion élémentaire, seule illustration indiscutable du processus lésionnel.

Comment reconnaître les lésions élémentaires ?

Il est possible d'identifier les lésions élémentaires en répondant aux trois questions suivantes.

Est-ce que la lésion est palpable ?

Lésion non palpable : macule

Lorsque la lésion n'est pas palpable, il s'agit d'une anomalie exclusivement visible, le plus souvent une modification localisée de la couleur de la peau. Ces lésions s'appellent des *macules* (tableau 1.4). On les distingue en fonction de leur couleur. Les macules rouges méritent une mention particulière. L'*érythème* est une rougeur localisée ou diffuse de la peau, s'effaçant à la vitropression, c'est-à-dire lorsqu'on exerce une pression avec un objet transparent pour chasser le sang des vaisseaux dermiques superficiels. Il peut être permanent, paroxystique, réticulé (*livedo*) et parfois bleuté (*érythrocyanose*). La couleur varie du rose pâle au rouge foncé. L'érythème diffus associe volontiers des lésions planes et des lésions palpables (papules) réalisant ainsi, lorsqu'il est d'apparition brutale, un *exanthème* maculopapuleux (tableau 1.5). Lorsque les lésions qui constituent l'exanthème sont des macules rouges qui ont tendance à confluer tout en respectant des intervalles de peau saine, on

Tableau 1.4 Lésions élémentaires planes : macules

Types et définitions	Mécanisme	Exemples
Macules ou taches : lésions sans relief ni infiltration	Modification de la couleur de la peau	
1. Macules érythémateuses[1], roses ou rouges, s'effacent à la vitropression	Hyperhémie inflammatoire du derme superficiel et moyen	Roséole syphilitique, rougeole, rubéole, éruption médicamenteuse
2. Macules vasculaires[1], s'effacent à la vitropression	Dilatation *permanente* vasculaire dermique ou excès de vaisseaux	a) Acquises : télangiectasies b) Congénitales : angiomes plans
3. Macules purpuriques : ne s'effacent pas à la vitropression	Extravasation de sang dans le derme	Purpura
4. Macules pigmentaires – brunes, accentuées par la lumière de Wood	Accumulation de pigment, le plus souvent mélanique Dans l'épiderme	Taches café au lait Éphélides (taches de rousseur)
– ardoisées, non accentuées par la lumière de Wood	Dans le derme	Érythème pigmenté fixe, séquelles de lichen
5. Macules achromiques	Diminution de la quantité de mélanine épidermique : – totale : achromie – partielle : hypochromie	Vitiligo Macules de la sclérose tubéreuse
6. Macules jaunes	Accumulation de pigment non mélanique	
	Hémorragie et passage par la biligénie	Dermite ocre
	Dépôt de lipides	Xanthomes
	Dégénérescence du collagène ou des fibres élastiques	Pseudo-xanthome élastique

1. *Cf.* tableau 1.5.

Tableau 1.5 Les différents types d'érythèmes

Définition	Mécanisme	Exemples
Érythèmes actifs Morbiliformes : macules rouges mal limitées	Vasodilatation inflammatoire	Rougeole Mononucléose infectieuse
Roséoliformes : macules rosées		Exanthème subit Roséole syphilitique Roséole médicamenteuse
Scarlatiniformes : larges aires rouge sombre		Scarlatine, éruption médicamenteuse, érythème mercuriel
Érythrodermie : rougeur de tout le tégument		Psoriasis érythrodermique, lymphomes, médicaments
Érythèmes passifs	Dilatation passive des capillaires, débit sanguin ralenti	Acrocyanose, érythrocyanose, engelures, lupus pernio, livedo

1-1 La démarche diagnostique en dermatologie

L'examen clinique – Terminologie dermatologique et lésions élémentaires

parle d'exanthème morbilliforme. Lorsqu'il s'agit de lésions de couleur rose bien individualisées mesurant en général moins de 2 cm, on parle de roséole. Lorsqu'il s'agit d'une rougeur intense, diffuse, qui conflue sans laisser d'intervalle de peau saine et qui donne l'impression d'un granité à la palpation, on parle d'exanthème scarlatiniforme. Enfin, un érythème diffus, d'évolution prolongée, grave, touchant plus de 90 % de la surface corporelle, s'accompagnant d'emblée ou très rapidement d'une desquamation, est dénommé une *érythrodermie*.

La *cyanose* correspond à une modification de la couleur de la peau réalisant une teinte bleu violacé, avec abaissement de la température locale, touchant souvent les extrémités et les muqueuses.

Certaines lésions rouges non palpables correspondent à une dilatation permanente des petits vaisseaux du derme superficiel sous la forme de petites lignes sinueuses de quelques millimètres se vidant facilement à la vitropression : il s'agit de *télangiectasies*. La *poïkilodermie* est un syndrome défini par l'association d'une atrophie cutanée, d'une pigmentation réticulée et de télangiectasies.

Une rougeur permanente, ne s'effaçant pas à la vitropression, témoignant d'une hémorragie intracutanée est dénommée *purpura*. Le purpura peut être circonscrit ou étendu et peut passer successivement par différentes teintes allant du rouge au bleu, au vert, au jaune pour laisser persister à sa suite, de façon passagère ou durable, une séquelle brune. On appelle pétéchies des lésions purpuriques limitées de petites dimensions, vibices des stries linéaires purpuriques plus ou moins larges et plus ou moins allongées, ecchymoses des nappes purpuriques étendues à contours plus ou moins irréguliers comportant souvent des teintes variées. Le purpura peut parfois être palpable (papule purpurique).

Parfois, une lésion non palpable peut conserver une couleur normale mais devenir visible du fait d'une transparence inhabituelle de la peau, laissant apparaître les vaisseaux, devenant lisse et prenant un aspect en « papier à cigarette » : il s'agit alors d'une *macule atrophique*. Une macule peut devenir palpable du fait d'une altération de la surface cutanée qui peut lui être associée, comme par exemple les macules chamois du *pityriasis versicolor* qui sont squameuses.

Lésion palpable

Lorsque les lésions sont palpables, il faut déterminer leur contenu (solide ou liquidien), leur taille et leur localisation (derme, hypoderme) (tableau 1.6). Certaines lésions deviennent palpables exclusivement du fait d'une altération de la surface de la peau et elles seront abordées plus loin (*cf. infra*).

Tableau 1.6 Lésions palpables solides : papules, plaques, nodules, tubercules, végétations, kératoses

Types et définitions	Mécanisme	Exemples
Papules : élevures saillantes circonscrites, solides ne contenant pas de liquide. Diamètre < 1 cm		

1. Épidermiques
– non folliculaires
– folliculaires
2. Dermiques
– œdémateuses
– purpuriques
– dysmétaboliques (surcharge)
– cellulaires
	Augmentation circonscrite de la masse épidermique
	
	Hyperplasie périfolliculaire (hyperkératose folliculaire)
	Augmentation circonscrite de la masse du derme par :
	  accumulation séreuse
	– sang et œdème
	– dépôt de substance anormale
	– prolifération cellulaire :
	  – bénigne inflammatoire[1]
	  – maligne
		Verrue plane
		
		Pityriasis rubra pilaire
		
		Urticaire
		Vasculites
		Amylose, mucinose
		
		Syphilis II
		Lymphome, carcinome basocellulaire

3. Dermo-épidermiques	Hyperplasie épidermique et infiltrat dermique	Lichen
Plaques		
Élevures diamètre > 1 cm, plus étendues en surface qu'en hauteur ; peuvent résulter d'une confluence de papules ou apparaître d'emblée	Augmentation de la masse épidermique et/ou dermique par œdème, hyperplasie, infiltrat cellulaire ou dépôt de substance anormale	Syndrome de Sweet, vasculite, érythème polymorphe
Nodules		
Élevures rondes saillantes Diamètre > 1 cm	Augmentation de la masse dermique et/ou hypodermique par prolifération cellulaire : bénigne ou maligne	Fibromes, mélanomes, lymphomes, métastases
Tubercules[2]		
Élevures saillantes, circonscrites, enchâssées dans le derme	Infiltration cellulaire profonde du derme, partiellement détruit	Syphilis III, lupus tuberculeux Lèpre, sarcoïdose
Végétations		
Excroissances papillomateuses, réalisant une élevure circonscrite	Prolifération épidermique et infiltrat cellulaire dermique souvent à polynucléaires	Bromides Pyodermites végétantes
Kératoses		
Lésion sèche, épaisse, en relief sur la peau voisine	Épaississement de la couche cornée	Cor, durillon Kératodermies (palmoplantaires)

1. Souvent associée à une composante œdémateuse.
2. Tous les intermédiaires existent entre tubercules et papules dermiques.

La démarche diagnostique en dermatologie

L'examen clinique – Terminologie dermatologique et lésions élémentaires

Lésion de contenu solide

La *papule* est définie comme une lésion palpable de petite taille (<10 mm), de contenu non liquidien. Il s'agit en général de lésions surélevées dépassant le niveau de la peau adjacente. Vue d'en haut, une papule peut être ronde, ovale, ombiliquée (petite dépression centrale) ou polygonale. Vue de profil, elle peut être plane, en dôme, sessile, pédiculée ou acuminée. La surface peut être lisse, érosive, ulcérée ou nécrotique, recouverte de squames, de croûtes ou de squames-croûtes. Enfin, la distribution peut être folliculaire ou non. Les papules par prolifération ou dépôts épidermiques (p. ex. verrue plane) ont habituellement des limites nettes, alors que les papules dermiques (p. ex. granulome annulaire) sont moins bien limitées.

Le terme de *plaque* est employé pour désigner des lésions en relief plus étendues en surface qu'en hauteur et mesurant plus de 1 cm (p. ex. syndrome de Sweet).

La *lichénification* consiste en un épaississement de la peau avec exagération de ses sillons, qui rend apparent son quadrillage normal. Dans les petits losanges ainsi dessinés se développent des papules plus ou moins saillantes. On note souvent une pigmentation brun jaunâtre ou violine, de petites squames adhérentes et des excoriations. Elle résulte d'un prurit compliqué de grattages répétés.

Le *nodule* est une masse palpable, non liquidienne, mesurant plus de 10 mm. Généralement on entend par nodule une lésion ronde ou hémisphérique (p. ex. carcinome basocellulaire nodulaire). Certains auteurs appellent tout nodule dépassant 20 mm une *tumeur*. Les tumeurs ne possèdent en général pas de caractère inflammatoire et ont tendance à croître. Tout nodule de grande taille (souvent > 5 cm), à extension hypodermique, est dénommé *nouure* (tableau 1.7). Les *gommes* sont des lésions hypodermiques qui se présentent à leur phase de crudité comme une nouure, mais passent ensuite par une phase de ramollissement débutant au centre de la gomme, pour aboutir à l'ulcération avec issue d'un liquide (gommeux) bien particulier (p. ex. gomme syphilitique).

Les *végétations* sont des excroissances d'allure filiforme, digitée ou lobulée, ramifiées en chou-fleur, de consistance molle. La surface de la lésion est formée d'un épiderme aminci et rosé, ou est couverte d'érosions suintantes et d'ulcérations (p. ex. végétation vénérienne, iodide). Elles saignent facilement après un léger traumatisme. Les *verrucosités* sont des végétations dont la surface est recouverte d'un enduit corné, hyperkératosique souvent grisâtre, plus ou moins épais (p. ex. verrue, kératose séborrhéique).

Un *cordon* est une lésion plus facilement palpable que visible et dont la sensation lors de la palpation évoque une corde ou une ficelle (p. ex. thrombose veineuse superficielle ou artérite temporale). Ces lésions sont linéaires et plus ou moins sinueuses. Leur taille est très variable. La reconnaissance aisée de ces cordons justifie qu'ils soient classés parmi les lésions élémentaires. Un *sillon* est un petit tunnel dans la peau qui héberge habituellement un parasite. Il s'agit souvent de lésions millimétriques à peine visibles et/ou palpables.

Une *sclérose* cutanée (*cf. infra*) est une anomalie de la consistance de la peau avant tout palpable, de même que l'œdème.

Enfin, certaines lésions sont palpables parce qu'elles réalisent un affaissement circonscrit de la peau, alors même que la surface cutanée ne semble pas altérée. C'est par exemple le cas lorsque le tissu graisseux hypodermique a été lésé ou lorsque le derme est aminci par un processus inflammatoire. Il n'existe pas de terminologie consacrée pour désigner ces lésions que nous proposons d'appeler *dépression* suivie d'un adjectif permettant de mieux les décrire (superficielle, profonde, en plateau, cryptique, cupuliforme, etc.).

Lésions de contenu liquidien

Lorsqu'il s'agit de lésion de contenu liquidien (il faut percer le toit de la lésion avec un vaccinostyle en cas de doute pour s'assurer du contenu liquidien), les lésions sont distinguées en fonction de l'aspect du liquide qu'elles contiennent et de leur taille. Ainsi, une lésion liquidienne, dont le liquide est clair, mesurant moins de 3 mm est dénommée vésicule et elle est nommée bulle lorsqu'elle dépasse 5 mm (tableau 1.8).

Les *vésicules* sont parfois évidentes, réalisant une lésion translucide qui peut être arrondie (hémisphérique), conique (acuminée) ou avoir une dépression centrale (ombiliquée). Mais elles sont souvent fragiles et passagères, pouvant se rompre en réalisant un suintement, des érosions, des croûtes à bords arrondis, émiettés ou polycycliques.

Tableau 1.7 Lésions élémentaires primitives : nouures, gommes

Définition	Mécanisme	Exemples
Nouures (nodosités)		
Élevures fermes, consistantes, érythémateuses ou de coloration normale	Infiltrat cellulaire dermo-hypodermique septal et/ou lobulaire	Érythème noueux Sarcoïdes hypodermiques
Gommes		
Formations volumineuses, saillantes, dermo-hypodermiques, inflammatoires suppurant et s'ulcérant	Infiltrat cellulaire dermo-hypodermique avec vasculite	Gommes tuberculeuses Syphilis III Sporotrichose

Tableau 1.8 Lésions élémentaires à contenu liquidien clair : vésicules, bulles*

Types et définition	Mécanisme	Exemples
Vésicules (1-2 mm) Soulèvement circonscrit de l'épiderme contenant une sérosité claire		
1. Sur peau saine « comme une goutte de rosée »	Altérations virales des cellules épidermiques	Varicelle, herpès, zona
2. Sur peau érythémateuse	Spongiose épidermique	Eczéma
3. Sous-épidermique	Déhiscence dermo-épidermique	Dermatite herpétiforme
Bulles (1-2 cm) Soulèvement circonscrit de l'épiderme contenant un liquide clair, séropurulent, hémorragique		
1. Sous-épidermique	*Cf.* chapitres 10-10 et 10-11	Pemphigoïde
2. Intra-épidermique	– Superficielle – Profonde	Pemphigus érythémateux Pemphigus profond

* Les phlyctènes sont des bulles particulièrement volumineuses.

1-1 La démarche diagnostique en dermatologie

L'examen clinique – Terminologie dermatologique et lésions élémentaires

On distingue les *bulles* sous-épidermiques, dont le toit est solide et qui peuvent reposer sur une peau normale, érythémateuse ou urticarienne (p. ex. pemphigoïde ou porphyrie cutanée tardive), des bulles épidermiques, fragiles, souvent spontanément rompues, se présentant alors comme une érosion bordée d'une collerette (p. ex. pemphigus). Les bulles peuvent contenir un liquide clair, louche ou hémorragique. En cas de lésion bulleuse très superficielle, sous-cornée, la fragilité de la lésion est extrême, expliquant la présentation habituelle post-bulleuse arrondie et squamocroûteuse (p. ex. impétigo bulleux).

Lorsque le liquide contenu dans la lésion est d'emblée trouble ou purulent on parle de *pustule* (tableau 1.9). Parmi les pustules, on distingue les lésions folliculaires, qui sont acuminées et centrées par un poil (p. ex. folliculite) des lésions non folliculaires, en général plus planes et non acuminées. Ce deuxième type de pustule est habituellement de siège intraépidermique, très superficiel, sous-corné, ne laissant parfois apparaître que des micro-érosions circulaires (p. ex. psoriasis pustuleux).

Tableau 1.9 Lésions élémentaires à contenu liquidien trouble : pustules

Définition	Mécanisme	Exemples
Soulèvement circonscrit de l'épiderme contenant du pus		
1. Folliculaires : acuminées, centrées par un poil	Afflux de polynucléaires dans l'appareil pilosébacé, le plus souvent par infection	Acné, folliculites de la barbe
2. Non folliculaires : souvent planes ou en dôme, d'un blanc laiteux	Afflux de polynucléaires dans l'épiderme, souvent en l'absence d'éléments infectieux	
– sous-cornées		Psoriasis pustuleux
– intra- et sous-épidermiques		Pustulose sous-cornée Vasculites pustuleuses Maladie de Behçet

Est-ce que la surface de la peau est normale ?

Toutes les lésions cutanées peuvent comporter une altération de la surface cutanée (tableaux 1.10 et 1.11). Ces altérations sont alors des adjectifs permettant de mieux décrire les lésions. Ailleurs, une altération de la surface de la peau peut être la seule lésion identifiable, comme par exemple dans les kératodermies palmoplantaires qui sont la conséquence d'un épaississement de la couche cornée de l'épiderme. La description précise des altérations de la surface d'une lésion permet de prévoir une partie des modifications histologiques sous-jacentes. Ces altérations indiquent ce qui se passe dans l'épiderme et dans la couche cornée. Une surface cutanée normale signe l'absence de lésions épidermiques (en dehors des anomalies de la pigmentation), traduisant que le processus pathologique a lieu dans le derme et/ou l'hypoderme. La surface de la peau normale est lisse et le microrelief cutané peut être distingué. Une altération de la surface cutanée se caractérise habituellement par une perte du microrelief et/ou un épaississement localisé de la couche cornée et/ou une desquamation et/ou une impression de rugosité à la palpation et/ou un suintement et/ou une fissuration, une érosion ou une ulcération.

Une *érosion* est une perte de la partie superficielle de la peau (l'épiderme) qui guérit sans laisser de cicatrice. Il s'agit d'une lésion humide, suintante, se recouvrant secondairement d'une croûte, et dont le plancher est recouvert de multiples petits points

Tableau 1.10 Altérations de la surface de la peau : dépôts d'un enduit qui se détachent : squames et croûtes

Définition	Mécanisme/Aspect	Exemples
Squames		
Lamelles de couche cornée qui se détachent de l'épiderme	Troubles de la kératinisation (*cf.* chapitre 7-4)	
1. Furfuracées ou pityriasiformes	« Comme du son sur la peau »	Pityriasis versicolor
2. Micacées ou psoriasiformes	Adhérentes, nacrées et stratifiées	Psoriasis
3. Ichtyosiformes	« Comme des écailles de poisson »	Ichtyoses vulgaires ; liées au sexe
4. En lambeaux	Desquamation de vastes zones, « doigts de gant », etc.	Scarlatine
5. « Eczématiformes »	Aspect et épaisseurs variés associant 1, 2 ; avec souvent croûtes ou composante « humide »	Eczéma
Croûtes		
Concrétions	Coagulation d'un exsudat à la surface de la peau	
– séreuses	Inflammatoire	Eczéma
– purulentes	Pus	Psoriasis pustuleux
– hémorragiques	Sang	Purpura bulleux

Tableau 1.11 Altérations de la surface de la peau : perte de substance et mort tissulaire : excoriations, fissures, ulcérations, gangrène et nécrose

Définition	Mécanisme/Aspect	Exemples
Excoriations		
Érosion Solution de continuité épidermique ; guérit sans cicatrice, laisse une pigmentation transitoire	Après traumatisme, coupure	Lésion de grattage
Fissures, rhagades		
Érosions linéaires épidermiques et dermiques superficielles	Déchirure mécanique de téguments hyperkératosiques ayant perdu leur élasticité	Fissures palmoplantaires
Perlèche	Fissures des commissures labiales	Candidoses, syphilis II, streptococcies, etc.
Ulcérations		
Pertes de substance intéressant le derme profond suivies de cicatrices	Consécutives à la destruction du tégument par atteinte vasculaire et/ou infiltrat cellulaire inflammatoire ou tumoral	Plaies atones des membres inférieurs ; plaies après évacuation de gommes ou tubercules
Gangrène		
Nécrose tissulaire	Hypo- ou avascularisation	Gangrène diabétique (orteils)

La démarche diagnostique en dermatologie

L'examen clinique – Terminologie dermatologique et lésions élémentaires

rouges (0,1 à 0,2 mm) correspondant aux papilles dermiques. Le terme *d'excoriation* est parfois employé pour désigner une érosion secondaire à un traumatisme, le plus souvent le grattage. Une *fissure* est une érosion linéaire millimétrique. Une *ulcération* est une perte de substance cutanée plus profonde qui touche l'épiderme et le derme et qui, si elle guérit, laissera une cicatrice. Les papilles dermiques ne sont plus visibles et l'ulcération peut se recouvrir d'un enduit fibrineux, d'une croûte sérosanglante (une ulcération peut saigner) ou d'une plaque noire (nécrose). La différence entre ces deux lésions repose donc sur la profondeur de la perte de substance. Un *ulcère* est une perte de substance chronique sans tendance à la guérison spontanée. Les ulcérations aux points de pression réalisent les *escarres*. Une *fistule* est un pertuis cutané, de profondeur variable, qui correspond à une communication anormale d'une structure profonde à la surface de la peau. La fistule peut laisser sourdre un liquide clair, louche ou purulent.

Les *squames* se définissent comme des lamelles de cellules cornées à la surface de la peau. Elles sont peu adhérentes et se détachent facilement. Elles sont spontanément visibles ou apparaissent après un grattage à l'aide d'une curette à bord mousse. Il est aussi possible de frotter la peau à l'aide d'un morceau de tissu noir, ce qui les rend apparentes. Il est classique de distinguer :
- des squames scarlatiniformes (ou en lambeaux) : squames en grands lambeaux traduisant une production cornée brutale, intense et transitoire (p. ex. scarlatine) ;
- des squames en collerette : squames fines, adhérente en périphérie, mais non au centre, recouvrant une lésion inflammatoire (p. ex. pityriasis rosé de Gibert) ;
- des squames pityriasiformes (ou furfuracées) : petites squames fines, peu adhérentes, blanchâtres et farineuses. Elles sont typiques du *pityriasis capitis* (pellicules du cuir chevelu), mais elles peuvent se voir dans la plupart des dermatoses érythémato-squameuses communes ;
- des squames ichtyosiformes : grandes squames polygonales comme des écailles de poisson. Les éléments squameux se détachent habituellement d'un tégument très sec ;
- des squames psoriasiformes (ou micacées) : squames blanches, brillantes, lamellaires, argentées, larges et nombreuses. Elles correspondent à une parakératose sur le plan histologique et sont caractéristiques du psoriasis.

Une *kératose* se définit comme un épaississement corné plus large qu'épais. Elle se caractérise sur le plan clinique par des lésions circonscrites ou diffuses très adhérentes et dures à la palpation. La sensation à la palpation est tout à fait particulière, car la kératose donne à la peau une impression de dureté rigide qui s'avère irréductible à la pression du doigt. Au frottement s'ajoute une impression de rugosité. L'exploration à la curette confirme l'impression de dureté ; c'est tout juste si l'on parvient à détacher quelques squames.

Une *corne* est une kératose plus épaisse ou plus haute que large.

Une *croûte* est un dessèchement superficiel d'un exsudat, d'une sécrétion, d'une nécrose ou d'une hémorragie cutanée. Elle donne lieu à une sensation de rugosité à la palpation. Elle adhère plus ou moins aux lésions qu'elle recouvre mais, contrairement aux kératoses, elle peut toujours être détachée à la curette. Il faut toujours faire tomber la croûte pour examiner la lésion qu'elle recouvre (ulcération, tumeur, etc.).

La *gangrène* et la *nécrose* désignent une portion de tissu cutanée non viable qui tend à s'éliminer. Elles se caractérisent par une perte de la sensibilité selon tous les modes, un refroidissement puis secondairement une coloration noire et la formation d'un sillon d'élimination entre les tissus nécrosés et les tissus sains.

Est-ce que la consistance de la peau est normale ?

Certaines lésions sont essentiellement dues à une modification de la consistance de la peau qui devient trop ou pas assez souple (tableau 1.12). Ces lésions sont surtout apparentes à la palpation. L'*atrophie* cutanée se définit par la diminution ou la disparition de tout ou partie des éléments constitutifs de la peau (épiderme, derme, hypoderme ou deux voire trois compartiments). L'atrophie dermo-épidermique se présente comme un amincissement du tégument qui se ride au pincement superficiel, perdant son élasticité, son relief et prenant un aspect lisse et nacré. Les vaisseaux dermiques sont souvent visibles. L'atrophie de l'hypoderme provoque une dépression (cupuliforme) visible sur la surface cutanée.

Tableau 1.12 Altérations de l'épaisseur et/ou de la consistance de la peau : atrophie, poïkilodermie, cicatrices, sclérose

Définition	Mécanisme/Aspect	Exemples
Atrophie		
Amincissement de la peau qui se plisse anormalement ; épidermique et/ou dermo-épidermique avec aspect lisse et nacré ; parfois laisse voir le réseau vasculaire dermique	Altération du tissu conjonctif et/ou du tissu élastique	Maladie de Pick-Herxheimer, lichen scléroatrophique, progeria, acrogeria
Poïkilodermie		
État bigarré de la peau associant : atrophie, troubles pigmentaires, télangiectasies	a) Congénitales	a) Syndrome de Rothmund-Thomson
	b) Acquises	b) Poïkilodermatomyosite, radiodermite chronique
Cicatrices		
Tissu de néoformation		
a) Qui a réparé une perte de substance du derme, ou	a) Postopératoire ou post-traumatique	a) Cicatrices banales
b) Consécutif à un processus inflammatoire profond	b) Destruction du derme	b) Consécutives à gommes, tubercules, acné
		a) et b) Parfois hypertrophiques ou chéloïdiennes
Sclérose		
Induration de la peau, impossible à plisser, effaçant rides et reliefs	Densification du collagène dermique	Sclérodermies localisées ou généralisées, dermatosclérose des membres inférieurs

L'altération ou la disparition du tissu élastique entraîne une perte de l'élasticité de la peau. La peau devient alors lâche et ne retrouve plus son aspect initial après un pincement, mais garde la marque qu'on lui a imprégnée. Il se forme des ridules, des rides voire un authentique *cutis laxa* (relâchement de la peau qui pend et qui ne revient pas sur elle quand on l'étire). Toutes ces lésions correspondent à des plis cutanés permanents dans une topographie où la peau n'est habituellement pas constamment plissée.

Parfois c'est seulement au palper que l'on peut détecter l'atrophie. Ainsi, la palpation de *l'anétodermie* donne au doigt la sensation de pénétrer dans une véritable dépression, alors qu'à l'inspection la peau à cet endroit semble au contraire faire saillie.

La *sclérose* est une augmentation de consistance des éléments constitutifs du derme et, parfois, de l'hypoderme, rendant le glissement des téguments plus difficile. Le tégument est induré et perd sa souplesse normale. La sclérose s'associe souvent à une atrophie cutanée pour donner lieu à un état scléroatrophique. Une cicatrice peut ainsi être atrophique, scléroatrophique ou au contraire hypertrophique.

Lésions intriquées et évolution des lésions

Toutes les lésions précédentes peuvent s'associer et réaliser de vrais syndromes. Ainsi, les macules, les papules et les plaques rouges sont souvent squameuses et réalisent le groupe des affections érythématosquameuses. Les papules peuvent réaliser de nombreuses associations lésionnelles dont la reconnaissance est essentielle : papulovésicule, papulopustule, papule kératosique, papule nécrotique, etc. La sclérose et l'atrophie sont souvent associées (scléroatrophie). Néanmoins, il ne faut pas perdre de vue qu'une même maladie peut se manifester par différentes lésions élémentaires. Ainsi, une dermatose aussi commune que le psoriasis peut être classée, selon les malades, tantôt parmi les lésions papuleuses ou papulosquameuses, tantôt parmi les pustules, tantôt parmi les érythrodermies. De plus, chez le même patient, plusieurs types de lésions peuvent coexister. Enfin, il faut se souvenir que les lésions cutanées peuvent être évolutives et changer. Ainsi, dans la varicelle par exemple, les lésions élémentaires sont vésiculeuses, de distribution cutanéomuqueuse, sans configuration remarquable, évoluant vers l'ombilication et la formation de croûtes.

Importance et limites de l'examen morphologique

La moindre altération cutanée, parce qu'elle est visible et même si elle n'altère pas la physiologie de la peau, alerte le malade et doit être connue du dermatologiste, donc classée et répertoriée dans la nosologie. Il en résulte une extraordinaire diversité de lésions visibles dont la signification pathologique est parfois nulle ou accessoire mais qui doivent être distinguées, lors de l'examen clinique, de signes parfois aussi discrets et qui sont pourtant les symptômes d'une maladie grave. Par exemple, une dilatation vasculaire de type télangiectasie peut permettre de découvrir une sclérodermie, une maladie de Fabry (il s'agit alors d'un angiokératome) ou n'être que le signe sans conséquences de l'altération locale du derme, souvent liée à l'âge.

Le dermatologiste conserve un privilège, presque unique dans la médecine moderne, celui de pouvoir souvent établir un diagnostic sans avoir recours à l'arsenal d'une technologie sophistiquée. Il demande souvent un examen histopathologique ; celui-ci relaie son analyse clinique par un abord microscopique dont la démarche conceptuelle est également morphologique.

Ainsi, l'appréhension des maladies de la peau a-t-elle longtemps reposé sur une nosologie établie à partir de données morphologiques.

Le diagnostic morphologique de dermatose pustuleuse, par exemple, implique, en fait, la discussion de maladies infectieuses et inflammatoires variées qui vont du psoriasis aux entéropathies chroniques et aux maladies à complexes immuns. C'est dire que la reconnaissance d'une lésion élémentaire (son corollaire étant souvent de « mettre une étiquette » sur la dermatose) doit être considérée comme une démarche préalable, indispensable et indiscutable, mais pour autant incomplète. Elle doit être relayée, dans tous les cas où cela apparaît justifié, par une analyse étiologique et physiopathologique qui met en œuvre d'autres concepts et nécessite d'autres explorations.

1-2 Algorithme pour le diagnostic clinique

D. Lipsker

Le diagnostic d'une maladie de la peau peut se faire de deux façons. Le médecin peut reconnaître une maladie qu'il a déjà vue au préalable : il s'agit alors d'un *raisonnement analogique*. Cela suppose de l'expérience et une mémoire visuelle. Ailleurs, l'examinateur recueille tous les signes présents et formule, à partir de ces signes, un ou plusieurs diagnostics différentiels : il s'agit alors d'un *raisonnement analytique*. Cela implique la capacité d'identifier correctement les signes présents (séméiologie) et de pouvoir les intégrer dans un raisonnement diagnostique, donc de connaître les signes des différentes maladies (nosologie). Cette démarche permet de diagnostiquer des maladies sans les avoir vues au préalable. Dans ce chapitre, un algorithme permettant de réaliser une démarche diagnostique analytique est proposé. Un algorithme a des avantages et des inconvénients. Il est particulièrement utile dans deux situations :

– pour le « débutant », un algorithme permet de suivre une démarche diagnostique cohérente et de formuler un diagnostic différentiel, sans aucune expérience préalable, ce qui est particulièrement difficile dans une discipline qui implique une reconnaissance visuelle comme la dermatologie. Cela est tout autant vrai pour d'autres disciplines visuelles comme la radiologie ou l'anatomopathologie ;

– pour le médecin chevronné, le recours à l'algorithme peut être utile lorsqu'il bute sur un diagnostic et qu'il n'arrive pas à formuler un diagnostic différentiel satisfaisant ; dans ce cas, l'utilisation d'un algorithme et la démarche systématique qu'il implique peuvent être utiles pour compenser un oubli ou une erreur d'interprétation.

Toutefois, chaque algorithme possède des limites. La limite essentielle est que le raisonnement diagnostique tient en réalité compte de beaucoup plus d'éléments qu'il n'est possible d'intégrer dans un algorithme. La principale limite pratique de l'utilisation d'un algorithme résulte de sa construction : en effet, un algorithme propose une démarche qui repose sur une suite de questions qui s'enchaînent. De fait, si la réponse à une question est fausse, toute la suite le sera. Il faut donc être particulièrement vigilant dans les embranchements de l'algorithme et ne pas hésiter à les revoir lorsqu'on ne débouche pas sur des diagnostics différentiels cohérents. De même, parfois plusieurs réponses sont possibles – ou on hésite simplement entre deux réponses – et, dans ce cas, il est utile de formuler les diagnostics différentiels qui résultent des deux possibilités. Par ailleurs, il existe évidemment des redondances – inévitables – dans les différentes catégories diagnostiques, car une même maladie peut se manifester par différentes lésions élémentaires. Néanmoins, seule cette redondance permet de proposer un outil utile pour la pratique.

Au bout, il reste toujours une liste de plusieurs maladies parmi lesquelles le clinicien devra choisir. Cette dernière étape du diagnostic ne pourra être franchie que par l'expérience clinique ou le recours à certains examens complémentaires, notamment la biopsie cutanée. C'est au plus tard à cette étape aussi qu'il faut quitter l'algorithme pour recourir au raisonnement clinique qui tient compte non seulement de la lésion cutanée, mais également de l'impression générale et du profil du malade, des données de l'interrogatoire, du terrain (âge, sexe, antécédents, etc.), des autres signes cliniques ainsi que de la séméiologie fine des lésions identifiées. Ce sont ainsi par exemple la fièvre vespérale et les arthralgies qui permettront de rattacher une éruption érythémateuse fugace à une maladie de Still ou c'est la notion de contact de la peau avec un acide qui permettra d'identifier la cause d'une ulcération. Ailleurs, par exemple parmi les lésions palpables, c'est l'aspect blanc porcelainé d'une papule, légèrement déprimée au centre et avec une bordure télangiectasique, qui permettra de reconnaître une maladie de Köhlmeier-Degos, alors que c'est la couleur pourpre d'une papule polygonale, plane, prurigineuse recouverte d'un très fin réseau kératosique blanchâtre qui permettra de poser le diagnostic de lichen.

Quoi qu'il en soit, il est bon de sortir de l'algorithme dès que l'on a acquis une connaissance et une pratique suffisantes. Le raisonnement diagnostique, faisant appel à beaucoup plus d'éléments que les quelques questions de l'algorithme, doit alors reprendre le dessus.

Démarche diagnostique

Avant d'avoir recours à cet algorithme, il est essentiel de connaître les définitions et de savoir reconnaître la distribution, l'arrangement et la nature des différentes lésions élémentaires. Le lecteur est donc invité à lire d'abord le chapitre 1-1 « Terminologie dermatologique et lésions élémentaires ». Après avoir soigneusement analysé la distribution, l'arrangement, la couleur et la nature des lésions élémentaires ainsi que les altérations de la surface cutanée, il convient de répondre à quelques questions simples qui reportent à des orientations diagnostiques différentes. Ces orientations diagnostiques sont soit directement abordées dans ce chapitre, soit dans un autre chapitre de l'ouvrage vers lequel le lecteur est renvoyé. La figure 1.1 illustre cette démarche algorithmique et mentionne les renvois vers les autres chapitres, permettant ainsi d'utiliser cet ouvrage comme une véritable aide au diagnostic. La couleur des lésions tient une place importante dans le raisonnement diagnostique. Aussi, cet algorithme est applicable sur les phototypes 1 à 4/5. Vu la difficulté ou l'impossibilité d'apprécier la couleur des lésions sur une peau très foncée, certaines catégories diagnostiques doivent être confondues dans cette situation.

Existe-t-il une distribution remarquable des lésions ?

La dermatose peut ainsi être localisée, par exemple, exclusivement dans les zones exposées au soleil (face, décolleté, dos des mains et des avant-bras, respect des paupières et du triangle sous-mentonnier, etc.), dans les zones palmoplantaires, dans les plis, aux ongles, au cuir chevelu, sur les muqueuses, etc. Il est alors utile de se reporter à la section correspondante dans les chapitres 4-1 (Peau et soleil), 15-1 (Maladies de l'appareil unguéal), 15-2 (Maladies des poils, du cheveu et du cuir chevelu), 16 (Pathologie des muqueuses) et 17 (Dermatologie topographique).

Existe-t-il un arrangement lésionnel particulier ?

Les lésions peuvent se regrouper de manière remarquable réalisant, par exemple, une dermatose linéaire ou annulaire. Dans ce cas, il est utile de se reporter d'emblée au chapitre 17-10 (Dermatoses figurées).

1-2 La démarche diagnostique en dermatologie

Algorithme pour le diagnostic clinique

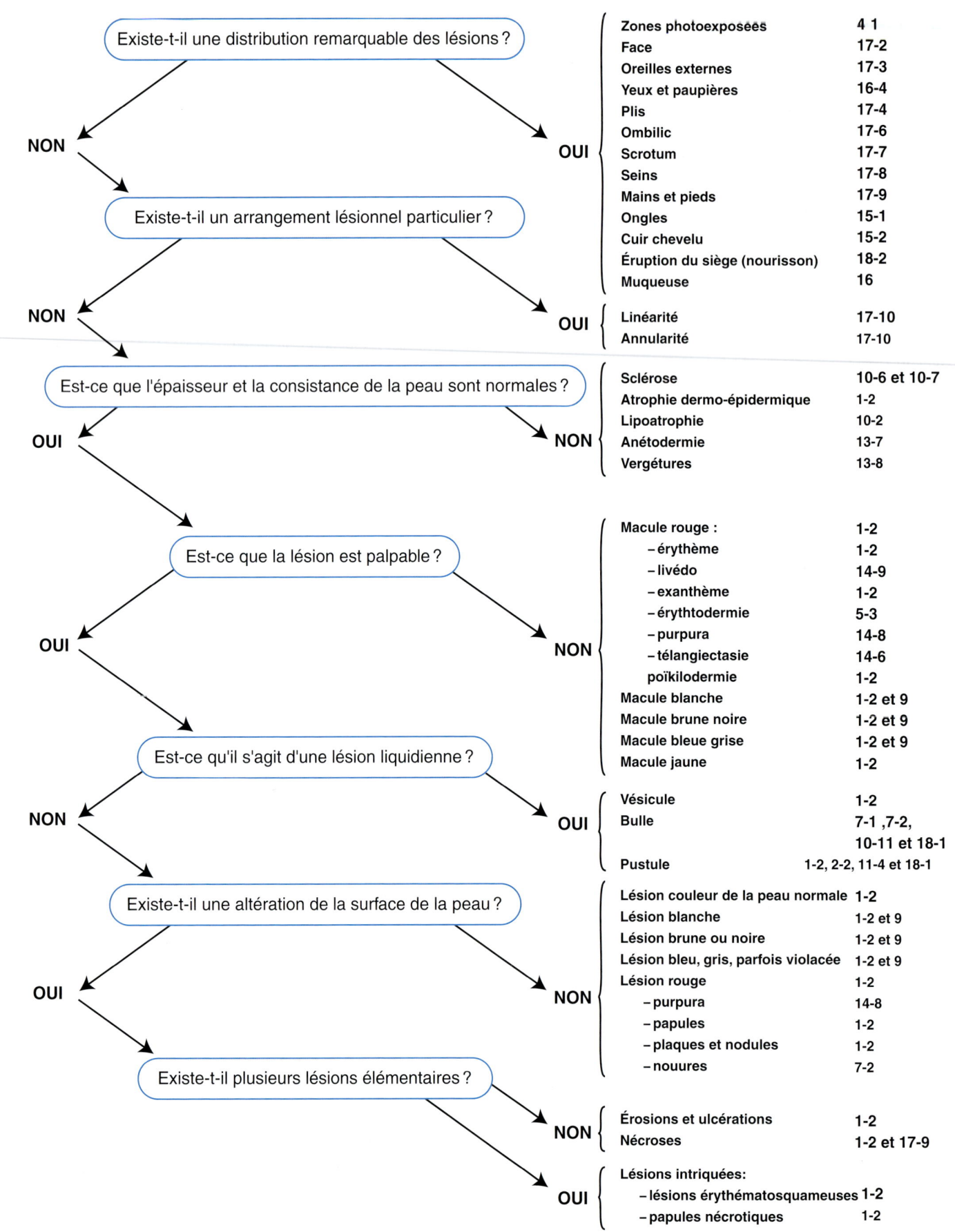

Fig. 1.1 Synopsis du diagnostic clinique par algorithme.

La démarche diagnostique en dermatologie

Algorithme pour le diagnostic clinique

Est-ce que l'épaisseur et la consistance de la peau sont normales ?

L'atrophie cutanée résulte d'un amincissement des éléments constitutifs de la peau alors que la sclérose est la conséquence d'une augmentation de consistance de ces éléments. Les aspects cliniques de la sclérose et de l'atrophie ont été détaillés dans le chapitre 1-1 et leurs causes sont abordées ci-dessous.

En cas d'œdème ou de lymphœdème, le volume d'un membre est anormalement épaissi. Les causes des lymphœdèmes sont décrites dans le chapitre 14-10 (*cf.* tableau 14.18).

Est-ce que la lésion est palpable ?

Si la réponse à cette question est non, il s'agit d'une macule et il convient de se reporter d'emblée au paragraphe correspondant (*cf. infra*). Si la réponse est oui, il convient de répondre à la prochaine question.

Est-ce que le contenu de la lésion est solide ou liquide ?

Pour cela, il faut parfois s'aider d'un vaccinostyle pour percer la lésion afin de vérifier si le contenu est liquidien ou non. S'il est liquidien, il faut se reporter au paragraphe concernant les lésions liquidiennes (*cf. infra*). S'il s'agit d'une lésion solide, il faut répondre à la question suivante.

Existe-t-il une altération de la surface cutanée ?

Les altérations de surface traduisent en général une atteinte épidermique et peuvent survenir sur des lésions primitives préexistantes ou non. Ainsi, il faut toujours préciser dans la description d'une lésion cutanée si sa surface est normale (*cf.* chapitre 1-1).

Ainsi, si la réponse à la question est non (il n'existe pas d'altération de la surface cutanée), la lésion élémentaire est une papule, une plaque, un nodule ou une nouure selon la taille et la profondeur de la lésion. Il faut alors se reporter au paragraphe abordant les lésions solides (*cf. infra*). Si la réponse est oui :

– il peut s'agir exclusivement d'une altération de la surface cutanée : érosion, ulcération, etc. et il faut se reporter au paragraphe correspondant (érosion et ulcération, nécrose) ;
– ou alors l'altération de la surface cutanée peut compliquer une des lésions élémentaires précédemment décrites (p. ex. papule nécrotique, nodule ulcéré, lésion érythématosquameuse) ; ces lésions plus complexes sont abordées dans le paragraphe des lésions intriquées.

Notons que, pour des raisons pratiques, la kératose, la végétation et la verrucosité, qui comportent une altération de la surface de la peau, sont traitées dans le paragraphe des lésions solides.

Est-ce que plusieurs lésions élémentaires coexistent ?

Plusieurs lésions élémentaires peuvent coexister, comme, par exemple, les papulopustules, les papulovésicules, les plaques vésiculeuses, la scléroatrophie ou encore les lésions érythématosquameuses. Certaines de ces lésions intriquées sont abordées ci-dessous, d'autres dans les paragraphes correspondant à l'une des lésions constitutives.

Orientations diagnostiques en fonction de la nature des lésions

Macule

La couleur est l'élément déterminant du diagnostic différentiel des macules. Parmi les macules rouges, on peut distinguer différentes lésions élémentaires : l'érythème, le purpura et les télangiectasies. Les télangiectasies sont parfois associées à une atrophie et une pigmentation réticulée, réalisant alors la poïkilodermie. Lorsqu'un érythème dessine sur la peau des mailles violacées qui délimitent des zones de coloration normale, il est dénommé livedo. Un exanthème est une éruption d'apparition brutale, se généralisant en quelques heures et guérissant en quelques jours. Souvent, il comporte des macules érythémateuses qui peuvent être associées à d'autres lésions élémentaires (papules, plaques, vésicules, purpura, voire nécrose). Les causes des exanthèmes sont nombreuses, principalement les viroses chez l'enfant et les éruptions médicamenteuses chez l'adulte. Cependant, un exanthème maculopapuleux peut également révéler une septicémie à méningocoque ou une lymphadénite angio-immunoblastique. Les principales causes des exanthèmes maculopapuleux sont résumées dans le tableau 1.13. Les causes de l'érythrodermie (chapitre 5-3), des télangiectasies (chapitre 14-6, encadré 14.2), du purpura (chapitre 14-8) et du livedo (chapitre 14-9, encadré 14.7) sont traitées à part.

Tableau 1.13 Diagnostic différentiel d'un exanthème maculopapuleux [1,2]

Catégories diagnostiques	Principales causes
Viroses	Adénovirus
	Arboviroses
	CMV (cytomégalovirus)
	EBV (Epstein-Barr virus)
	Entérovirus (*Echovirus*, coxsackies virus, etc.)
	Hépatite B
	HHV6 (herpès humain virus 6)
	Parechovirus 3 (prédominance palmoplantaire)
	Parvovirus B19
	Primo-infection VIH (virus de l'immunodéficience humaine) (souvent roséole avec signes muqueux)
	Rougeole
	Rubéole
	Virus respiratoire syncytial
Éruptions médicamenteuses [2]	Antibiotiques, anticonvulsivants, etc.
Toxiniques	Angine à *Arcanobacterium haemolyticum*
	Leptospirose
	Scarlatine streptococcique et staphylococcique
	Toxic shock syndrome
	Érythème scarlatiniforme de Besnier et Féréol
Autres	Infections
	Brucellose
	Ehrlichiose/anaplasmose
	Fièvre après morsure de rat
	Fièvre récurrente
	Klebsiella et autres bacilles gram-négatifs
	Méningococcémie chronique et méningite à méningocoques
	Rickettsiose
	Salmonellose
	Syphilis secondaire
	Toxoplasmose
	Typhus
	Lymphadénite angio-immunoblastique
	Maladie de Kawasaki
	Réaction du greffon contre l'hôte
	Syndrome de régénération lymphocytaire

1. Doit notamment être distingué de l'urticaire ; certains classent l'éruption de la maladie de Still et du syndrome de Schnitzler parmi les exanthèmes maculopapuleux : il s'agit cependant d'une éruption urticarienne.
2. Évolution possible vers un DRESS (*Drug Reaction with Eosinophilia and Systemic Signs*) ou une érythrodermie (*cf.* chapitre 5-3) ; phase initiale d'une pustulose aiguë exanthématique.

1-2 La démarche diagnostique en dermatologie

Algorithme pour le diagnostic clinique

Les encadrés 1.1 à 1.5 et le tableau 1.14 illustrent le diagnostic différentiel des macules, en fonction de leur couleur. Le tableau 1.15 illustre les causes des poïkilodermies. Il ne faut jamais perdre de vue que le purpura peut être le premier signe d'une infection grave (méningite, endocardite) ou d'une hémopathie (par thrombopénie ou coagulation intravasculaire disséminée). La poïkilodermie peut révéler – entre autres – un lymphome cutané ou une dermatopolymyosite.

Encadré 1.1

Diagnostic différentiel des macules érythémateuses[1,2]

- Causes externes : frottement, brûlure, coup de soleil
- Érythème acral nécrolytique
- Érythème pigmenté fixe
- Érythème scarlatiniforme de Besnier et Féréol
- Inflammation de contiguïté : maladie inflammatoire primitivement extracutanée sous-jacente (touchant par exemple le fascia, le muscle, l'articulation, l'os, le sinus, etc.) ; exemples : érythème en regard d'une surface articulaire au cours d'une arthrite (goutte +++), d'une fasciite, d'une ethmoïdite, d'un plasmocytome osseux solitaire, etc.
- Inflammation neurogène : érythermalgie, syndrome douloureux régional complexe, etc.
- Maladies granulomateuses : granulome annulaire, dermatite granulomateuse interstitielle
- Maladies infectieuses : érythème migrant, érysipèle, rouget du porc, *Tinea incognita*, trypanosomiase africaine, lèpre
- Maladies inflammatoires : morphée, REM (*Reticular Erythematous Mucinosis*) syndrome
- Mucinose folliculaire (en général squameuse)
- Mycosis fongoïde (en général squameux)
- Phase initiale de certaines dermatoses non infectieuses : pemphigoïde, eczéma, etc.
- Phase initiale d'une maladie infectieuse cutanée : zona, herpès, etc.
- Poussée inflammatoire des maladies systémiques : maladie de Behçet, maladie périodique, syndrome d'hyper-IgD, fièvres hibernales, syndromes hyperéosinophiliques, etc.
- Divers : acrokératose paranéoplasique (dans les formes vasculaires notamment), angiomes, angiosarcome, érythrokératodermie variable
- Sur une muqueuse : *cf.* chapitre 16

1. Diagnostic différentiel des macules érythémateuses : urticaire et les autres lésions élémentaires érythémateuses : plaque, nouure, érosion.
2. *Cf.* aussi érythème de la face, des plis, du siège ainsi que télangiectasie, poïkilodermie, livedo, angiomes, etc.

Encadré 1.2

Diagnostic différentiel des macules blanches*

- Acromélanose alboponctuée
- Albinisme
- Arsénicisme
- Atrophie blanche
- Hamartome achromique
- Hamartome anémique
- Hypomélanose chimique (hydroquinone, dérivé phénolique, etc.)
- Hypomélanose d'Ito (mosaïcisme pigmentaire de type Ito)
- Hypomélanose idiopathique en gouttes
- Hypomélanose maculeuse confluente progressive
- Hypomélanose segmentaire et en goutte avec hypermélanocytose
- Hypopigmentation post-inflammatoire
- Lentiginose blanche
- Lésion en forme de feuille de sorbier (*white leaf shaped macules*) de la sclérose tubéreuse de Bourneville
- Maladies infectieuses : lèpre, pityriasis versicolor achromiant, tréponématose endémique, épidermodysplasie verruciforme
- Maladies inflammatoires histologiquement caractérisées : lichen scléreux, maladie de Degos, morphée et troubles pigmentaires de la sclérodermie systémique, sarcoïdose
- Papulose à cellules claires (parfois maculeuse, le plus souvent papuleuse)
- Piebaldisme et syndrome de Waardenburg
- Pityriasis alba
- Poliose (cheveux)
- Taches de Bier
- Tumeurs : halo nævus et halo mélanome, mycosis fongoïde achromiant, nævus cliniquement atypique achromiant, tumeur de l'infundibulum pilaire
- Vitiligo et syndromes associés (Vogt-Koyanagi-Harada, etc.)
- Leucoplasie des muqueuses : *cf.* chapitre 16

* *Cf.* aussi chapitre 9 (Troubles de la pigmentation cutanée).

Encadré 1.3

Diagnostic différentiel des macules brunes ou noires*

- Nécrose (= diagnostic différentiel)
- Alcaptonurie (ochronose et ochronose acquise à l'hydroquinone)
- Chloasma (mélasma)
- Dermatosis neglecta et terra firme forme dermatosis
- Érythème pigmenté fixe
- Hyperpigmentations généralisées débutantes
- Hyperthyroïdie
- *Incontinentia pigmenti* (phase tardive)
- Ligne de démarcation pigmentaire
- Maladie de Dowling-Degos, de Galli-Galli et acropigmentation de Kitamura
- Maladies granulomateuses : granulome annulaire, nécrobiose lipoïdique
- Maladies infectieuses : dermatophytose nigricante, érythrasma, pityriasis versicolor
- Maladies inflammatoires histologiquement caractérisées : lichen pigmentaire, lupus érythémateux, morphée et sclérodermie (atrophodermie de Pasini et Pierini)
- Maladies de surcharge : amylose maculeuse, lipoprotéinose, maladie de Gaucher et de Niemann-Pick
- Mélanocytoses dermiques (tache mongolique, nævus d'Ota, d'Ito) et nævus bleu en plaque
- Mycosis fongoïde pigmenté
- Notalgie paresthésique
- Papillomatose confluente et réticulée de Gougerot et Carteaud
- Phytophotodermatose (dermite en breloque)
- Pigmentation éruptive idiopathique
- Pigmentation post-inflammatoire
- Éruption médicamenteuse
- Tumeurs et hamartomes : mélanome, nævus, *nævus spilus*, lentigo, kératose séborrhéique, hamartome épidermique linéaire, hamartome de Becker, tache café au lait, etc.
- Urticaire pigmentaire

* *Cf.* aussi chapitre 9 (Troubles de la pigmentation cutanée).

Encadré 1.4

Diagnostic différentiel des macules jaunes

- Amylose
- Caroténodermie
- Élastose solaire (« peau citréine »)
- Grain de Fordyce (muqueux)
- Ictère
- Kératodermie palmoplantaire
- Nécrobiose lipoïdique
- Pseudo-xanthome élastique
- Xanthomes

La démarche diagnostique en dermatologie

1-2
Algorithme pour le diagnostic clinique

Encadré 1.5

Diagnostic différentiel des macules bleues ou grises*
- Dermatose cendrée de Ramirez
- Dyschromatose brachiale acquise
- Érythème héliotrope périorbitaire des dermatopolymyosites
- Hémochromatose
- Lac veineux (notamment lèvre, oreille)
- Mélanodermie post-inflammatoire
- Mélanome métastatique avec mélaninurie
- Mélanose neurocutanée
- Nævus d'Ota et d'Ito et autres mélanocytoses dermiques acquises (des extrémités, du dos, au cours de la NF1 [neurofibromatose de type 1], etc.)
- Ostéome cutané
- Pigmentation métallique (argyrie, coloration bismuthique, hydrargyrie, chrysocyanose)
- Syndrome de Naegeli-Franceschetti-Jadassohn
- Tache mongolique
- Tatouage (plomb, graphite, goudron, charbon, etc.) et injection de sels de fer
- Tréponématose endémique

* *Cf.* aussi chapitre 9 (Troubles de la pigmentation cutanée).

Tableau 1.14 Diagnostic différentiel des macules purpuriques*

Couleur de la macule	Principales causes
Pétéchiale	Bactériémie et septicémie (notamment endocardite bactérienne) Capillarite purpurique et pigmentaire CIVD (coagulation intravasculaire disséminée) (habituellement ecchymotique) Éruption médicamenteuse Histiocytose langerhansienne Paraprotéinémie (notamment cryoglobulinémie) Parvovirose B19 et autres viroses Stase (purpura hydrostatique, notamment aux membres inférieurs) Talon noir
Ecchymotique (avec ou sans pétéchies)	Amylose (primaire) CIVD (causes multiples) et notamment septicémie à méningocoque, pneumocoque, streptocoque, staphylocoque, Gram – Localisation spécifique au cours d'une leucémie myéloïde, d'une hématopoïèse cutanée, d'un syndrome myéloprolifératif, d'une histiocytose langerhansienne, d'un lymphome angiotrope, de métastases de mélanome, d'un angiosarcome, d'une maladie de Kaposi Lymphadénite angio-immunoblastique Purpura mécanique (de Bateman) Purpuras thrombotiques : septiques de type fulminans (associé à une CIVD), nécrose aux AVK (antivitamines K), purpura thrombotique thrombocytopénique, syndromes myéloprolifératifs, etc. *Pyoderma gangrenosum* superficiel hémorragique Scorbut Syndrome de Gardner-Diamond (syndrome des ecchymoses douloureuses) Syndrome d'Ehlers-Danlos (forme vasculaire) Thrombopénie et troubles de l'hémostase primaire Traitement anticoagulant (surdosage, réaction idiosyncrasique et immune) Traumatisme Vasculite (angéites des gros vaisseaux et angéites granulomateuses : PAN [panartérite noueuse], etc.) ; purpura généralement palpable

* *Cf. aussi* chapitre 14-8 ; le purpura palpable est abordé plus loin.

Tableau 1.15 Diagnostic différentiel des lésions poïkilodermiques

Type de poïkilodermie	Principales causes
Héréditaire ou congénitale	Anémie pernicieuse de Fanconi Certaines maladies de surcharge lipidique Paraplégie spastique familiale avec neuropathie et poïkilodermie PARC syndrome (*Poikiloderma, Alopecia, Retrognathism, Cleft palate*) Syndrome d'Imerslund-Grasbeck Syndrome de Clericuzio (poïkilodermie avec neutropénie) Syndrome de Kindler Syndrome de Rothmund-Thomson Syndrome de Weary Syndrome de Werner Syndrome de Zinser-Cole-Engman Syndrome Mendes da Costa Syndrome scléroatrophique de Huriez Xeroderma pigmentosum
Acquise	Amylose maculeuse Dermatomyosite Lichen Lupus érythémateux Mycosis fongoïde Poïkilodermie de Civatte Radiodermite et réponse de la peau à l'exposition chronique au froid ou à la chaleur Réaction chronique du greffon contre l'hôte Sclérodermie (rarement) Traitement par hydroxyurée

Lésions de contenu liquidien

Il s'agit des vésicules, des bulles et des pustules. Dans l'élaboration du diagnostic différentiel, il est utile de regrouper les vésicules et les bulles, car souvent une même maladie peut être à la fois vésiculeuse et bulleuse. Le diagnostic différentiel des maladies plus souvent vésiculeuses est abordé dans l'encadré 1.6, celui des maladies bulleuses dans le chapitre 7-1 (tableaux 7.4 et 7.5). La conduite à tenir devant une éruption bulleuse du nouveau-né est abordée dans le chapitre 18-1 (tableau 18.3). Chez le nouveau-né et le nourrisson, une dermatose bulleuse doit notamment faire discuter une génodermatose bulleuse, une érythrodermie ichtyosiforme congénitale bulleuse et une épidermolyse staphylococcique, alors que chez l'adulte, ce sont les éruptions médicamenteuses et les dermatoses bulleuses auto-immunes que l'on évoquera en priorité. À tout âge, une dermatose vésiculeuse pourra révéler une infection virale (herpès, varicelle, etc.), un eczéma ou une dermatite herpétiforme. Le diagnostic différentiel des pustules est évoqué dans le tableau 1.16.

Le lecteur est également invité à se reporter au tableau 2.12 du chapitre 2-2 (Diagnostic différentiel des folliculites), au tableau 11.12 du chapitre 11-4 (Pustuloses amicrobiennes) et au tableau 18.2 du chapitre 18-1 (Pustules néonatales). Il faut toujours essayer de différencier les pustules septiques, souvent banales, dans le cadre de folliculites ou de l'acné, mais pouvant parfois révéler une septicémie ou une endocardite, des pustules aseptiques. Ces dernières sont l'apanage des maladies neutrophiliques et doivent faire évoquer la possibilité d'un rhumatisme et/ou d'une entéropathie inflammatoire.

1-2 La démarche diagnostique en dermatologie

Algorithme pour le diagnostic clinique

Encadré 1.6

Diagnostic différentiel des maladies vésiculeuses*

Souvent une même maladie peut être vésiculeuse et bulleuse et il est conseillé d'inclure dans le diagnostic différentiel les lésions bulleuses (cf. tableaux 7.4 et 7.5 du chapitre 7-1 et tableau 18.3 du chapitre 18-1).

- Dermatoses auto-immunes
  - Dermatite herpétiforme
  - Dermatose à IgA linéaires
- Dermatoses inflammatoires et états d'hypersensibilité
  - Lichen vésiculobulleux
  - Lupus érythémateux subaigu vésiculeux
  - Pityriasis lichénoïde (habituellement papuleux)
  - Prurigo strophulus
- Divers
  - Hidrocystome (pseudo-vésicule)
  - Incontinentia pigmenti
  - Maladie de Grover
- Eczéma et dysidrose
- Infections
  - Dermatophytose vésiculeuse
  - Gale
  - Viroses : herpès, zona, coxsackies, vaccine
- Tumeurs
  - Mycosis fongoïde vésiculeux

* Ne pas confondre une vésicule avec un molluscum contagiosum, un grain de milium ou un lymphangiome kystique.

Tableau 1.16 Diagnostic différentiel des maladies pustuleuses [1,2]

Type de lésions	Principales causes
Pustule septique, souvent folliculaire	Acné et acné induite (chlore, médicaments, brai, huile minérale)
	Folliculites (bactériennes, fongiques et virales)
	Mycobactériose typique et atypique
	Pustules mycosiques (candidose, trichophytose)
	Pustules virales (herpès, orf, etc.)
	Pyodermites
	Septicémies (gonococcémie chronique, méningococcémie, staphylococcémie, endocardite, etc.)
	Vésicule surinfectée
Pustule aseptique, souvent non folliculaire	Acropustulose infantile
	Déficit en antagoniste du récepteur de l'IL-1 (DIRA)
	Dermatite périorale
	Érythème toxique néonatal
	Folliculite à éosinophiles (ou d'Ofuji)
	Granulome annulaire pustuleux
	Halogénides
	Impétigo herpétiforme
	Maladie de Sneddon-Wilkinson et pemphigus à IgA
	Maladie de Verneuil
	Mélanose néonatale pustuleuse transitoire
	Psoriasis pustuleux et variants monogéniques (DITRA)
	Pustulose éosinophilique néonatale
	Pustulose érosive des jambes et du cuir chevelu
	Pustulose exanthématique aiguë généralisée, localisée et éruptions médicamenteuses pustuleuses (folliculaires et non folliculaires) et exanthème mercuriel
	Pustuloses associées aux maladies systémiques (myélome, syndrome de l'anse borgne, maladie de Crohn, rectocolite hémorragique, maladie de Behçet, pustulose amicrobienne des plis, etc.)
	Pustuloses palmoplantaires (psoriasis, arthrites réactionnelles, acrovésiculopustulose récidivante, dysidrose pustuleuse, etc.)
	Rosacée et pyoderma faciale
	Syndrome myéloprolifératif transitoire du nouveau-né
	Syndrome cutanéo-digestif par mutation *ADAM17*
Alopécie pustuleuse	Acné chéloïdienne
	Cellulite disséquante du cuir chevelu
	Folliculite décalvante
	Pustulose érosive du cuir chevelu
	Teigne

1. Ne pas confondre une pustule avec un grain de millium, une kératose pilaire ou le sudamina.
2. Cf. aussi tableau 2.12 du chapitre 2-2 (Diagnostic différentiel des folliculites), tableau 11.12 du chapitre 11-4 (Pustuloses amicrobiennes) et tableau 18.2 du chapitre 18-1 (Pustules néonatales).

Lésions palpables solides

Tout comme pour les macules, la couleur est un élément déterminant du raisonnement diagnostique dans cette catégorie lésionnelle. À l'exception des nouures, qui ont des causes assez spécifiques abordées dans le chapitre 10-3 (cf. tableau 10.11), les autres lésions solides ont le plus souvent été regroupées car le diagnostic différentiel est souvent commun. Les causes de ces lésions, en fonction de leur couleur, sont illustrées dans les encadrés 1.7 à 1.14.

Les lésions uniques doivent toujours faire discuter en priorité une lésion tumorale, bénigne ou maligne. Une lésion évolutive, hétérogène, irrégulière, asymétrique ou ulcérée doit être considérée comme maligne, en particulier s'il s'agit d'une lésion pigmentée. Un nodule dermique ou plus profond, en particulier s'il est dur, doit faire évoquer la possibilité d'une métastase. Certaines lésions tumorales (cf. chapitre 12) ont un aspect clinique caractéristique (cylindrome, kératose séborrhéique, carcinome basocellulaire nodulaire, etc.). Certaines tumeurs sont douloureuses : spiradénome eccrine, tricholéio- et angioléiomyome, névrome, neurilemmome, tumeur glomique, certains pilomatricomes, papules piézogéniques douloureuses, nodule douloureux de l'oreille. C'est la biopsie qui a le fin mot devant toute tumeur cutanée qui ne peut pas être identifiée cliniquement. Lorsque de multiples lésions sont présentes, il peut également s'agir de tumeurs cutanées ou de kystes (soit de lésions courantes comme les kératoses séborrhéiques ou les nævus, soit dans le cadre d'un syndrome génétique prédisposant au développement de tumeurs cutanées multiples, comme par exemple les trichoépithéliomes, les cylindromes et les spiradénomes eccrines multiples au cours du syndrome de Brooke-Spiegler), mais il faudra également évoquer les maladies inflammatoires, infectieuses, métaboliques et les hémopathies. Les signes classiques de l'inflammation, rougeur, chaleur, œdème et douleur, orientent évidemment vers les maladies inflammatoires et infectieuses. Certaines dermatoses inflammatoires, comme le lichen par exemple, sont parfois suffisamment caractéristiques pour être identifiées cliniquement. La plupart des lésions palpables ont été regroupées, car une même maladie peut à la fois comporter des lésions papuleuses et en plaques (p. ex. syndrome de Sweet) ou débuter par une papule et évoluer vers un nodule (p. ex. carcinome basocellulaire). Les principales causes de nodules et de tumeurs congénitaux sont abordées dans le chapitre 18-1 (tableau 18.3).

Érosion et ulcération

Une érosion arrondie, limitée par une collerette, est généralement post-bulleuse et le diagnostic différentiel se confond avec celui des lésions bulleuses. Ailleurs, les érosions sont souvent de causes mécaniques. Dans le syndrome de Lyell, on peut voir des érosions étendues, suite à la nécrolyse épidermique toxique. L'ulcère de jambe, de cause veineuse, artérielle, mixte, ou par

La démarche diagnostique en dermatologie

1-2 Algorithme pour le diagnostic clinique

Encadré 1.7

Diagnostic différentiel des lésions palpables solides de la même couleur que la peau normale, sans altération de la surface cutanée[1,2]

- Hamartomes et tumeurs
  - Cicatrice (hypertrophique, chéloïde)
  - Fasciite nodulaire
  - Fibromes, hamartomes conjonctifs, sarcomes et autres tumeurs conjonctives
  - Fibroxanthome atypique
  - Kystes (épidermoïde, trichilemmal, dermoïde, etc.)
  - Lipomateuses : lipome, angiolipome, lipodystrophie nodulokystique
  - Mélanocytaires : mélanome achromique, nævus achromique
  - Nerveuses : neurofibrome, neurome et autres tumeurs nerveuses
  - Nodule douloureux de l'oreille
  - Pendulum
  - Rhinophyma
  - Tumeurs épithéliales et annexielles : carcinomes cutanés à leur phase initiale (notamment carcinome basocellulaire), tumeur fibroépithéliale de Pinkus, tumeurs annexielles bénignes et malignes
  - Tumeur glomique
- Infections
  - Molluscum contagiosum
  - Verrues (planes et génitales)
- Maladies de surcharge
  - Amylose papuleuse
  - Lipoïdoprotéinose (palpébrale)
  - Macroglobulinodermie
  - Mucinose acrale
  - Tophus, calcinose et ostéome cutané
- Maladies granulomateuses et systémiques
  - Coussinet des phalanges
  - FACE (*Facial Afro-Caribbean childhood Eruption*)
  - Granulome annulaire
  - Nodule rhumatoïde et granulome palissadique
  - Rhumatisme fibroblastique
  - Sarcoïdose
  - Granulome à corps étranger
  - Granulome éosinophilique
- Divers
  - Maladie de Dupuytren
  - Maladie de Fox Fordyce
  - Papules palmaires (syndrome des hamartomes basocellulaires, maladie de Darier, maladie de Cowden, dépôt d'oxalate, etc.)
  - Papules perlées du gland
  - Tragus accessoire, mamelon surnuméraire

1. Diagnostic différentiel : les autres lésions élémentaires palpables (lésions liquidiennes : vésicule, bulle, pustule ; nouures et gommes : lésions palpables profondes avec extension hypodermiques, elles peuvent initialement évoquer des plaques ou des nodules ; pseudo-papule dépressible ou positionnelle : anétodermie, papule piézogénique ; enfin, croûte et desquamation sont des lésions palpables mais qui ne doivent pas être considérées comme des papules, elles se détachent facilement à la curette).
2. *Cf.* aussi tableau 18.6 du chapitre 18-1 (Nodules et tumeurs congénitaux).

Encadré 1.8

Diagnostic différentiel des lésions palpables solides de la même couleur que la peau normale, à surface altérée[1,2]

- Génodermatoses
  - Épidermodysplasie verruciforme
  - Maladie de Cowden
  - Maladie de Darier
- Hamartomes et tumeurs
  - Angiokératome (habituellement violacé)
  - Cors et callosités
  - Coussinet des phalanges
  - Dermatofibrosarcome
  - Fibrokératome digital
  - Hamartome (nævus) comédonien
  - Hamartome (nævus) épidermique
  - Hamartome (nævus) sébacé
  - Kerinokératose papuleuse
  - PENS (*Papular Epidermal Naevus with Skyline basal cell layer*) syndrome
  - Tumeurs bénignes et malignes épithéliales et annexielles : carcinomes, hidradénome papillifère, kératose actinique, kératose séborrhéique, porokératoses, syringocystadénome, etc.
- Infections
  - Trichodysplasie spinulosique
  - Tuberculose verruqueuse
  - Verrue (vulgaire, en mosaïque, etc.)
- Divers
  - Comédon ouvert et pore dilaté de Winer
  - Dermatoses perforantes (maladie de Kyrle, collagénome perforant, folliculite perforante, élastome perforant serpigineux, pseudo-PXE [pseudo-xanthome élastique] à la D-pénicillamine, etc.)
  - Ichtyose
  - Kératodermies
  - Kératoses acrales (acrokératose verruciforme de Hopf, stuccokératose, hyperkératose lenticulaire persistante de Flegel, acroélastoïdose de Mendes da Costa, maladie de Cowden)
  - Papules de lymphœdème du pied moussu

1. Diagnostic différentiel : les autres lésions élémentaires palpables (lésions liquidiennes : vésicule, bulle, pustule ; nouures et gommes : lésions palpables profondes avec extension hypodermiques, elles peuvent initialement évoquer des plaques ou des nodules ; pseudo-papule dépressible ou positionnelle : anétodermie, papule piézogénique ; enfin, croûte et desquamation sont des lésions palpables mais qui ne doivent pas être considérées comme des papules, elles se détachent facilement à la curette).
2. *Cf.* aussi tableau 18.6 du chapitre 18-1 (Nodules et tumeurs congénitaux).

Encadré 1.9

Diagnostic différentiel des lésions palpables solides de couleur blanche[1,2]

- Acné
- Calcinose cutanée
- Élastorrhexie papuleuse
- Épidermolyse bulleuse dystrophique albo-papuloïde
- Grain de milium et autres kystes épidermoïdes
- Hyperplasie des glandes sébacées (jaune blanc)
- Kératose pilaire
- Lentes (cheveux)
- Lentiginose blanche
- Lichen nitidus
- Molluscum contagiosum
- Papulose blanche (ou à cellules claires ou pagétoïde)
- Syndrome de Hunter
- Tophus
- *White piedra* (cheveux)

1. Diagnostic différentiel : les autres lésions élémentaires palpables (lésions liquidiennes : vésicule, bulle, pustule ; nouures et gommes : lésions palpables profondes avec extension hypodermiques, elles peuvent initialement évoquer des plaques ou des nodules ; pseudo-papule dépressible ou positionnelle : anétodermie, papule piézogénique ; enfin, croûte et desquamation sont des lésions palpables mais qui ne doivent pas être considérées comme des papules, elles se détachent facilement à la curette).
2. *Cf.* aussi tableau 18.6 du chapitre 18-1 (Nodules et tumeurs congénitaux).

1-2 La démarche diagnostique en dermatologie
Algorithme pour le diagnostic clinique

Encadré 1.10

Diagnostic différentiel des lésions palpables solides brunes, noires, bleues ou grises[1,2]
- Acanthosis nigricans
- Acroangiodermatite (pseudo-Kaposi, fistule artérioveineuse)
- Angiokératome (habituellement violacé)
- Angiosarcome
- Black piedra
- Botriomycome
- Carcinomes cutanés et lésions précarcinomateuses (carcinome basocellulaire tatoué, maladie de Bowen pigmentée, kératose actinique pigmentée, porocarcinome eccrine pigmenté, etc.)
- Comédon ouvert et pore dilaté de Wyner
- Dermatofibrosarcome
- *Dermatosis papulosis nigra* (maladie de Castellani)
- Hémangiome (caverneux et verruqueux)
- Hidrocystome
- Hyperplasie angiolymphoïde avec éosinophilie et maladie de Kimura
- Kératose séborrhéique
- Leucémides (notamment LAM [leucémie aiguë myéloïde] 4 et 5 et leucose ou lymphome NK et CD56)
- Lymphome cutané (notamment B)
- Maladie de Kaposi
- Métastase (notamment de mélanome)
- Nævus bleu
- Nævus mucineux
- Papules violines du lichen, du granulome annulaire, des collagénoses
- Papulose bowénoïde
- Pendulum
- Tumeur glomique (et glomangiomatose)
- Tumeurs mélaniques (mélanome, nævus, etc.)
- Urticaire pigmentaire
- Verrue virale pigmentée

1. Diagnostic différentiel : les autres lésions élémentaires palpables (lésions liquidiennes : vésicule, bulle, pustule ; nouures et gommes : lésions palpables profondes avec extension hypodermiques importantes, elles peuvent initialement évoquer des plaques ou des nodules ; pseudo-papule dépressible ou positionnelle : anétodermie, papule piézogénique ; croûte et desquamation sont des lésions palpables mais qui de doivent pas être considérées comme des papules ; elles se détachent facilement à la curette).
2. *Cf.* aussi tableau 18.6 du chapitre 18-1 (Nodules et tumeurs congénitaux).

Encadré 1.11

Diagnostic différentiel des lésions palpables solides jaunes[1,2]
- Amylose (nodulaire, habituellement jaune orange)
- Élastome et élastose (dermique, linéaire focale, etc.)
- Hamartome élastique
- Hamartome sébacé
- Hyalinose cutanéomuqueuse
- Hyperplasie sébacée (jaune blanc)
- Infections : syphilis tertiaire, lupus tuberculeux
- Kérinokératose papuleuse
- Kystes (plus souvent blanc ou couleur de la peau)
- Lésions histiocytaires : histiocytose langerhansienne, syndrome d'Erdheim-Chester, xanthome plan normolipémique, xanthogranulome nécrobiotique, xanthome disséminé, etc.
- Lipogranulomatose (de Farber)
- Mastocytome
- Métaplasie lipidique
- Milium colloïde
- Nécrobiose lipoïdique
- Pseudo-xanthome élastique
- Sarcoïdose
- Tophus
- Xanthelasma
- Xanthoérythrodermie (du mycosis fongoïde)
- Xanthogranulome juvénile
- Xanthomes (éruptif, tendineux, tubéreux)

1. Diagnostic différentiel : les autres lésions élémentaires palpables (lésions liquidiennes : vésicule, bulle, pustule ; nouures et gommes : lésions palpables profondes avec extension hypodermiques importantes, elles peuvent initialement évoquer des plaques ou des nodules ; pseudo-papule dépressible ou positionnelle : anétodermie, papule piézogénique ; croûte et desquamation sont des lésions palpables mais qui de doivent pas être considérées comme des papules ; elles se détachent facilement à la curette).
2. *Cf.* aussi tableau 18.6 du chapitre 18-1 (Nodules et tumeurs congénitaux).

Encadré 1.12

Diagnostic différentiel du purpura palpable[1,2,3]
- Lésions vasculitiques
  - Paraprotéinémie (souvent non palpable)
  - Purpura de Henoch-Schönlein
  - Vasculite leucocytoclasique
  - Bactériémie (plus souvent non palpable)
  - Rickettsies, typhus, etc.
  - Histiocytose langerhansienne
- Lésions non vasculitiques (pseudo-purpura)
  - Angiokératome
  - Botriomycome
  - Maladie de Kaposi
  - Tache rubis

1. Diagnostic différentiel : les autres lésions élémentaires palpables (lésions liquidiennes : vésicule, bulle, pustule ; nouures et gommes : lésions palpables profondes avec extension hypodermiques importantes, elles peuvent initialement évoquer des plaques ou des nodules ; pseudo-papule dépressible ou positionnelle : anétodermie, papule piézogénique ; croûte et desquamation sont des lésions palpables mais qui de doivent pas être considérées comme des papules ; elles se détachent facilement à la curette).
2. *Cf.* aussi tableau 18.6 du chapitre 18-1 (Nodules et tumeurs congénitaux).
3. De nombreuses lésions élémentaires peuvent être secondairement purpurisées, notamment en cas de thrombopénie ou chez les malades sous anticoagulants. Dans ce cas, le purpura a comme seule signification d'indiquer le trouble de l'hémostase.

Encadré 1.13

Diagnostic différentiel des papules rouges non purpuriques[1,2]
- Acné
- Botriomycome
- Brûlure par animal ou végétal marin
- Élastome perforant (conflue en lésions arciformes)
- Engelure
- EPPER (éruption polymorphe prurigineuse éosinophilique associée à la radiothérapie)
- *Erythema elevatum diutinum* (dos des mains)
- Fibroxanthome atypique

La démarche diagnostique en dermatologie

1-2

Algorithme pour le diagnostic clinique

- Folliculite à éosinophiles (habituellement pustuleuses)
- Folliculites à *Malassezia* (habituellement pustuleuses)
- Gale
- Granulome à corps étranger
- Granulome annulaire (conflue le plus souvent en lésions annulaires)
- Granulome glutéal
- Localisation cutanée au cours de septicémie
- Maladie de Grover (souvent papulovésiculeux)
- Maladie de Kaposi
- Maladie de Kikuchi cutanée
- Morsure et piqûre d'insecte
- Nodule douloureux de l'oreille
- Orgelet et chalazion
- Papules de Gottron de la dermatomyosite (dos des mains)
- Papulose lymphomatoïde
- Pityriasis lichénoïde
- Prurigo
- Puce
- Réticulohistiocytose multicentrique (dos des mains)
- Rhumatisme fibroblastique
- Rickettsioses (fièvre méditerranéenne, etc.)
- Rosacée
- Sarcoïdose (souvent annulaire)
- Syndrome et maladie de Gianotti-Crosti
- Syphilis secondaire
- Taches rubis
- Urticaire
- Xanthome éruptif (rose)

1. Diagnostic différentiel : les autres lésions élémentaires palpables (lésions liquidiennes : vésicule, bulle, pustule ; nouures et gommes : lésions palpables profondes avec extension hypodermiques importantes, elles peuvent initialement évoquer des plaques ou des nodules ; pseudo-papule dépressible ou positionnelle : anétodermie, papule piézogénique ; croûte et desquamation sont des lésions palpables mais qui de doivent pas être considérées comme des papules ; elles se détachent facilement à la curette).
2. *Cf.* aussi tableau 18.6 du chapitre 18-1 (Nodules et tumeurs congénitaux).

Encadré 1.14

Diagnostic différentiel des plaques et nodules rouges non purpuriques[1,2]

- Acné (conglobata, pyoderma facial)
- Angioendothéliomatoses
- Arboviroses
- Cellulite de Wells
- Cylindromes
- Dermatose papuleuse de la grossesse
- Dermohypodermite infectieuse
- Engelures
- Érysipèle
- Erythema elevatum diutinum
- Érythème induré de Bazin
- Érythème noueux
- Érythème polymorphe
- Furoncle, anthrax
- Granulome annulaire (profond)
- Granulome facial de Lever
- Hémangiome
- Hidradénite suppurative, cellulite disséquante, maladie de Verneuil
- Hyperplasie angiolymphoïde avec éosinophilie
- Infection à mycobactéries (notamment M. marinum)

- Kyste épidermoïde inflammatoire
- Lucite polymorphe (face)
- Lupus érythémateux
- Lymphomes et leucémies
- Maladie de Jessner-Kanof (face, souvent annulaire, variété dermique du lupus érythémateux)
- Maladie de Kaposi
- Maladie de Still
- Morsure et piqûre d'insectes
- Myiase furonculoïde
- Nodules du NERDS (*Nodules, Eosinophilia, Rheumatism, Dermatitis, Swelling*)
- Nodules rhumatoïdes
- Orf, nodule du trayeur
- Panniculite (de tous types)
- Plaques associées au gadolinium
- Polychondrite atrophiante (zone cartilagineuse)
- Pseudo-lymphome
- Sarcome, angiosarcome
- Sporotrichose
- Syndrome de Sweet et dermatoses neutrophiliques
- Urticaire
- Vasculites (des vaisseaux de taille moyenne et de grande taille et formes granulomateuses), vasculite hypocomplémentémique et œdème aigu hémorragique du nourrisson

1. Diagnostic différentiel : les autres lésions élémentaires palpables (lésions liquidiennes : vésicule, bulle, pustule ; nouures et gommes : lésions palpables profondes avec extension hypodermiques importantes, elles peuvent initialement évoquer des plaques ou des nodules ; pseudo-papule dépressible ou positionnelle : anétodermie, papule piézogénique ; croûte et desquamation sont des lésions palpables mais qui de doivent pas être considérées comme des papules ; elles se détachent facilement à la curette).
2. *Cf.* aussi tableau 18.6 du chapitre 18-1 (Nodules et tumeurs congénitaux).

angiodermite nécrotique, est un des motifs de consultation le plus fréquent pour une ulcération (causes des ulcères de jambe : *cf.* chapitre 14-10, tableau 14.16). Cependant, de nombreuses tumeurs évoluent vers une ulcération (mélanomes, carcinomes, lymphomes) et cette possibilité doit être évoquée devant une ulcération unique de cause inconnue. Certaines ulcérations sont l'expression spécifique d'une maladie, comme au cours du *pyoderma gangrenosum*. De nombreuses maladies infectieuses évoluent vers l'ulcération (ecthyma, par exemple), notamment chez l'immunodéprimé (*ecthyma gangrenosum*, aspergillose, etc.). Les causes des érosions et des ulcérations sont présentées dans le tableau 1.17. Les causes des aplasies cutanées, responsables d'ulcération chez le nouveau-né, sont abordées dans le chapitre 18-1 (encadré 18.3).

Nécrose

Le tableau 1.18 illustre le diagnostic différentiel des nécroses cutanées. L'apparition d'une nécrose est toujours une urgence médicale, car elle peut traduire un processus pathologique mettant en cause le pronostic vital. Les nécroses digitales peuvent compliquer un phénomène de Raynaud (*cf.* chapitre 4.3) et elles sont traitées dans le chapitre 17-9 (tableau 17.12).

Atrophie et sclérose

L'atrophie dermo-épidermique est souvent la conséquence d'une dermatose à évolution atrophiante comme le lymphome T épidermotrope ou le lichen. L'atrophie hypodermique peut être la consé-

1-2 La démarche diagnostique en dermatologie
Algorithme pour le diagnostic clinique

Tableau 1.17 Diagnostic différentiel des érosions et des ulcérations*

Type de lésion	Principales causes
Érosion	AEC syndrome (érosion du scalp) : ankyloblépharon, dysplasie ectodermique, fente labiopalatine
	Candidose (intertrigo, balanite, vulvite)
	Impétigo
	Lésion post-vésiculeuse ou post-bulleuse
	Nécrolyse épidermique toxique
	Pemphigus
	Pemphigus à IgA et syndrome de Sneddon-Wilkinson
	Épidermolyse staphylococcique aiguë
	Syndrome du glucagonome, acrodermatite entéropathique et syndromes apparentés
	Traumatismes et excoriations (par le grattage)
Ulcérations	Aphtes (cavité buccale)
	Aplasie cutanée congénitale
	Cause factice
	Escarre et ulcère de décubitus
	Hémoglobinopathies (notamment drépanocytose)
	Hypoplasie dermique en aires
	Kyste malformatif fistulisé
	Lymphome cutané ulcéré
	Malacoplasie
	Maladie de Crohn cutanée
	Maladies infectieuses
	Actinomycose, nocardiose (fistule)
	Infection sexuellement transmissible (syphilis, chancre mou, donovanose, etc.)
	Infection à herpès virus (chez l'immunodéprimé notamment)
	Infection à mycobactéries (notamment *M. marinum*)
	Infection fongique (blastomycose, sporotrichose, etc.)
	Infection protozoaire (leishmaniose, amibiase, etc.)
	Pyodermites (ecthyma, anthrax, etc.) et autres infections bactériennes (tularémie, bacille du charbon, diphtérie, etc.)
	Ulcérations au cours de septicémies (*ecthyma gangrenosum*, candidose, etc.)
	Morsure de serpent ou d'araignée
	Nodules douloureux de l'oreille
	Panniculite fistulisée (panniculite histiocytaire cytophagique, gomme fistulisée, etc.)
	Papulose lymphomatoïde
	Pyoderma gangrenosum
	Sinus dentaire (fistule)
	Syndrome de Bart
	Traumatismes
	Tumeurs ulcérées (carcinomes spinocellulaires, carcinomes basocellulaires, etc.)
	Ulcération neurotrophique
	Ulcère artériel
	Ulcère hypertensif (angiodermite nécrotique)
	Ulcère veineux
	Ulcères vasculitiques (granulomatose avec polyangéite, artérite temporale, PAN, maladie de Churg-Strauss, etc.)
	Ulcérations des muqueuses : *cf.* chapitre 16

* *Cf.* aussi encadré 18.3 au chapitre 18-1 (Aplasies cutanées) et tableau 14.16 du chapitre 14-10 (Ulcères de jambe).

Encadré 1.15

Diagnostic différentiel de l'atrophie dermo-épidermique*

- Atrophies dermoépidermiques acquises
  - Atrophodermie idiopathique
  - Médicaments (corticothérapie, hydroxyurée)
  - Polyarthrite rhumatoïde
  - Sénile, dans le cadre d'une dermatoporose
- Dermatoses atrophiques
  - Acrodermatite chronique atrophiante
  - Alopécie néoplasique
  - Atrophie blanche
  - Atrophie congénitale (aplasie congénitale, etc.)
  - Atrophie hémifaciale
  - Atrophie maculeuse en confetti
  - Atrophodermie vermiculée
  - Déficit en TAP (*Transporter-associated with Antigen Processing*)
  - Dermatofibrosarcome atrophopigmentaire
  - Dermatomyosite
  - Élastolyse du derme superficiel et/ou moyen
  - Granulome annulaire
  - Granulome élastolytique ou élastophagique
  - Hamartome dermique dendrocytique en médaillon
  - Lichen
  - Lichen scléreux
  - Lupus érythémateux discoïde
  - Lupus tuberculeux
  - Mycosis fongoïde (lymphome chalazodermique et *poikiloderma vasculare atrophicans*)
  - Nécrobiose lipoïdique
  - Poïkilodermie et toutes ses causes
  - Porokératose
  - Sarcoïdose ulcéroatrophique
  - Sclérodermie
  - Séquelles cicatricielles de toutes causes (acné, etc.)
  - Scléroatrophie de Huriez

* Les lipoatrophies sont abordées dans le chapitre 10-2 ; anétodermies maculeuses et vergetures sont respectivement traitées dans les chapitres 13-7 et 13-8.

---

causes des atrophies dermo-épidermiques sont illustrées dans l'encadré 1.15. Les causes des lipoatrophies, des anétodermies et des vergetures figurent respectivement dans les chapitres 10-3 (Hypodermites), 13-7 (Anétodermies maculeuses) et 13-8 (Vergetures).

La sclérose est souvent associée à l'atrophie. Le diagnostic différentiel des scléroses est dominé par la sclérodermie et les états sclérodermiformes. Les différentes maladies responsables d'état scléreux sont discutées dans le chapitre 10-6 (Sclérodermie).

Lésions intriquées

Certaines lésions élémentaires peuvent coexister et réaliser de véritables syndromes. Ceux-ci constituent alors une aide considérable au diagnostic différentiel. Il en est par exemple ainsi des *papules à évolution nécrotique* qui doivent faire évoquer la possibilité d'un lymphome (notamment anaplasique), d'une papulose lymphomatoïde, d'un pityriasis lichénoïde, de

quence d'une lipodystrophie ou d'une panniculite. L'anétodermie a de nombreuses causes et elle peut être secondaire à une dermatose bien caractérisée, ou primitive en apparence et alors souvent associée à un statut dysimmunitaire ou thrombophilique. Les

La démarche diagnostique en dermatologie

1-2 Algorithme pour le diagnostic clinique

Tableau 1.18 Diagnostic différentiel des nécroses*

Mécanisme	Principales causes
Obstruction vasculaire non thrombotique	Angiodermite nécrotique Artérite Calciphylaxie Dissection vasculaire et plaie artérielle directe Embolies (cardiaques, de cristaux de cholestérol, graisseuse) Ergotisme et médicaments (dihydroergotamine + macrolides, vasopresseurs, bléomycine, etc.) Formes vasculaires de l'acrokératose paranéoplasique Hématome compressif Ischémie aiguë Maladie de Buerger Myxome de l'oreillette Phlegmatia coerulea Pseudo-xanthome élastique Vasculite (périartérite noueuse, granulomatose avec polyangéite, vasculite leucocytoclasique nécrosante, etc.)
Thromboses vasculaires	Coagulation intravasculaire disséminée (dans le cadre d'un purpura fulminans méningococcémique, d'une septicémie à Gram–, etc.) Cryoprotéines (cryofibrinémie, agglutinines froides, etc.) Déficit complet en protéine de la coagulation Hémopathies (Vaquez, thrombocytémie, etc.) Nécrose aux anticoagulants Paraprotéinémie (myélome, Waldenström, cryoglobulinémie à fort composant monoclonal, etc.) Purpura thrombotique thrombocytopénique Syndrome (catastrophique) des anticorps antiphospholipides Thalassémie, drépanocytose
Infections	Ecthyma gangreneux Fasciite nécrosante et autres dermohypodermites infectieuses (de Fournier, gangrène gazeuse, etc.) Méningococcémie Divers, notamment chez l'immunodéprimé : zona et varicelle, aspergillose, mucormycose, bacille du charbon, amibiase, noma, diphtérie, syphilis, rickettsioses
Agents physiques	Brûlure (thermique, électrique, chimique, rayons X, etc.) Gelure Traumatisme mécanique
Iatrogène et toxique	Anticoagulants (nécrose coumarinique) Bléomycine Cocaïne/lévamisole Dermatite livedoïde de Nicolau (injection intra-artérielle accidentelle) Ergotisme Extravasation accidentelle de chimiothérapie, de canulation d'artère, etc. Injection intradermique ou hypodermique de produits déconditionnés (p. ex. buprénorphine) Morsure de serpent et d'araignée Propylthio-uracile Saturomètre digital des malades en réanimation Vasoconstricteurs (adrénaline, dopamine, etc.)

* Cf. aussi tableau 17.12 du chapitre 17-9 (Nécroses digitales).

syphilides et de tuberculides papulonécrotiques, d'une maladie de Kikuchi, etc. Les *lésions érythématosquameuses*, dominées par le psoriasis et l'eczéma chronique, constituent également un tel syndrome. Parmi les dermatoses érythématosquameuses, on trouve également des maladies néoplasiques comme le mycosis fongoïde et un syndrome paranéoplasique, l'acrokératose paranéoplasique, pouvant révéler des cancers, surtout ORL. Il est utile de distinguer, pour le diagnostic différentiel, les dermatoses érythématosquameuses excoriées des autres. Cependant, ce critère n'est pas absolu et l'ensemble des maladies présentées dans le tableau 1.19 doit être considéré si le diagnostic différentiel d'une dermatose érythématosquameuse ne paraît pas évident.

Il est impossible de hiérarchiser un tel algorithme, car il faudrait pour cela connaître la prévalence de chacune de ces affections en France ainsi que la prévalence de chacune des lésions élémentaires au cours de ces affections. Pour cette raison, les affections ont été classées par ordre alphabétique à au sein de chacune des catégories diagnostiques présentées dans ce chapitre.

1-2 La démarche diagnostique en dermatologie
Algorithme pour le diagnostic clinique

Tableau 1.19 Diagnostic différentiel des lésions érythématosquameuses

Type de lésions		Principales causes
Lésions non excoriées	Prédominance de papules	Eczéma nummulaire Exanthèmes viraux (desquamation souvent secondaire : rougeole, rubéole, etc.) Histiocytose langerhansienne Impétigo Lichen Maladie de Hailey-Hailey Maladie de Paget (mammaire et extra-mammaire) Pityriasis lichénoïde Pityriasis rosé de Gibert Psoriasis (en goutte) Syndrome du glucagonome, acrodermatite entéropathique et autres dermatoses carentielles Syphilis secondaire
	Prédominance de plaques	Carcinomes cutanés (carcinome basocellulaire superficiel, maladie de Bowen) Dermatophytose (toutes localisations) Hamartome verruqueux linéaire Ichtyose (de tous types) Kératose lichénoïde Lichen striatus Lupus érythémateux Maladie de Darier Mycosis fongoïde (et variantes : maladie de Woringer-Kolopp et de Ketron-Goodman) Parapsoriasis (en petites et en grandes plaques) Pellagre Pityriasis rubra pilaire Psoriasis Saurian papulosis Syndrome de Bazex Syndrome de Fiesinger-Leroy-Reiter Syndromes de photosensibilité et dermatite actinique chronique
Lésions excoriées	Multiples excoriations	Dermatite atopique Dermatite de stase Dermatite herpétiforme Eczéma dysidrosique Erythrodermie Gale La plupart des dermatoses prugineuses (prurit ⇒ grattage ⇒ excoriations) Lichénification (degré d'excoriation variable) Névrodermite
	Peu d'excoriations	Dermatite de contact allergique Dermatite de contact irritative Dermatite périorale Dermatite séborrhéique Dermatose palmaire des piscines Dermatose plantaire juvénile Eczéma craquelé Hamartome épidermique linéaire et verruqueux Lichen striatus Maladie de Darier Maladie de Leiner-Moussous Otite externe Syndromes de photosensibilité et dermatite actinique chronique

En général, il convient donc d'évoquer en priorité les maladies dont le diagnostic est une urgence (un retard à la mise en route du traitement pourrait être préjudiciable) et les maladies graves. Ensuite, il ne faut pas oublier le vieil adage : les maladies fréquentes sont fréquentes et les maladies rares sont rares.

Cet algorithme n'est qu'une aide au diagnostic, permettant notamment au jeune interne d'apercevoir le spectre du diagnostic différentiel dermatologique. Il est évidemment incomplet, car les situations cliniques sont beaucoup plus nombreuses et plus complexes que celles qui peuvent être résumées ici ; cet algorithme devrait néanmoins être un outil de travail utile.

1-3 Dermatopathologie

B. Cribier, M. Battistella

La dermatopathologie (qui a été longtemps appelée histopathologie cutanée) est à la base de la conception moderne, anatomoclinique et physiopathologique, du raisonnement en dermatologie. Il ne s'agit pas d'un acte de laboratoire, mais bien d'un acte médical, reposant sur un processus intellectuel comparable à celui du clinicien qui examine un malade. Si aujourd'hui personne ne conteste l'utilité de la biopsie, il n'en a pas toujours été ainsi. La microscopie ne s'est que progressivement imposée au cours du xxe siècle comme le véritable troisième œil du dermatologue.

Corrélation anatomoclinique

La confrontation permanente – qui n'existe pas dans les autres spécialités médicales – entre la clinique et l'examen dermatopathologique est le fondement de la compréhension des maladies cutanées. Cette idée de confrontation est née avec les grands pionniers de la dermatologie du xxe siècle, tout particulièrement Jean Darier en France et Paul Gerson Unna en Allemagne. L'idéal serait que tout dermatologue soit capable d'analyser ou discuter les images microscopiques de son patient. Si cette double spécialisation est difficilement envisageable de nos jours, une culture de base en microscopie est essentielle à la formation du dermatologue et à son exercice professionnel futur. Plutôt qu'un traité de dermatopathologie, un livre de corrélation anatomoclinique est ce qui est le plus utile à la pratique du dermatologue [1].

Un dialogue nécessaire

Pour une bonne interprétation des prélèvements cutanés biopsiques, le dermatopathologiste doit disposer d'un certain nombre *d'éléments cliniques essentiels*. Sans ces données, un diagnostic pertinent peut être parfois impossible.

La demande accompagnant la biopsie ou l'excision doit comprendre :
– l'âge et le sexe du patient ;
– la localisation du prélèvement ;
– une description sommaire de la lésion ;
– la durée d'évolution si possible ;
– le contexte clinique particulier, s'il y a lieu (p. ex. voyages exotiques récents, déficit immunitaire, etc.) ;
– une ou plusieurs propositions diagnostiques.

En l'absence de renseignement, le risque d'erreur est important, notamment pour les maladies inflammatoires mais aussi pour les tumeurs bénignes ou malignes, surtout mélanocytaires. Il a été démontré que l'analyse brute d'une lésion mélanocytaire sans aucun renseignement clinique est beaucoup moins performante que celle accompagnée de renseignements, la performance diagnostique étant encore augmentée si une photographie clinique est jointe, ou encore mieux clinique et dermoscopique [2].

Dans le cas de *pièces d'excision chirurgicale*, il est très utile de dessiner la pièce et de l'orienter, notamment pour les tumeurs du visage ou encore plus lorsqu'il s'agit d'un prélèvement unguéal. L'orientation peut être indiquée à l'aide d'un fil chirurgical fixé à une extrémité parfaitement identifiable. Pour les pièces complexes, plusieurs fils différents par leur longueur et leur couleur peuvent être aussi utilisés. Le non-respect de ces règles simples peut être la source d'erreurs ayant d'importantes conséquences, quand par exemple l'excision est incomplète.

Les biopsies ou excisions unguéales doivent impérativement être accompagnées d'un schéma montrant l'endroit précis où le trépan ou la biopsie longitudinale ont été effectués. Ceci s'applique à toutes les zones « difficiles » : oreilles, nez, ou zones périorificielles, organes génitaux.

Le pathologiste rédige un *compte rendu*, qui reprend les données d'identification, et tous les éléments cliniques. Suit une description macroscopique (mesure des trois dimensions de la pièce, description de son aspect et éventuellement consistance), puis une description microscopique et une conclusion. Il est important de lire la totalité du compte rendu, dans lequel on peut émettre des hypothèses ou des diagnostics différentiels qui ne sont pas toujours présents dans la conclusion. Dans certains cas, un commentaire explicatif est ajouté après la conclusion, quand le diagnostic est difficile ou rare et doit éventuellement entraîner des investigations complémentaires (p. ex. la découverte d'un fibrofolliculome et la nécessité de rechercher un syndrome de Birt-Hogg et Dubé [3]) ou une excision élargie (p. ex. dans le cas des carcinomes annexiels).

Les erreurs possibles

Il est important de comprendre que la conclusion figurant dans le compte rendu anatomopathologique n'est pas une vérité absolue. Elle doit toujours être replacée dans le contexte clinique et interprétée par le clinicien. Ceci est vrai même pour un diagnostic de mélanome ou de nævus « bénin », qui peuvent être reconsidérés après discussion, notamment sur l'âge ou l'impression clinique. Quand la conclusion de l'examen n'est pas compatible avec les données cliniques, un dialogue doit obligatoirement s'instaurer à l'initiative du dermatologue, de façon à réaliser une véritable confrontation anatomoclinique.

Parmi les causes d'erreurs classiques, on a tout d'abord la situation où le clinicien voit de toute évidence une lésion alors que le pathologiste ne voit rien : il s'agit des classiques « dermatoses invisibles » [4]. À première vue, la structure de la peau est normale sur la biopsie. C'est le cas dans le vitiligo, les mastocytoses ou le pityriasis versicolor quand le pathologiste n'a pas bien examiné la couche cornée. Ceci est vrai aussi dans des affections du tissu conjonctif comme les anétodermies, ou dans le cas de lésions très focales (embolies de cholestérol). Certains éléments techniques peuvent gêner l'interprétation : par exemple, la coupe a été trop latérale sur une biopsie de bonne taille et le pathologiste ne voit rien car la lésion du lichen nitidus est très petite et centrale. Il faut dans ce cas effectuer des coupes complémentaires. Ces exemples montrent l'importance des propositions diagnostiques du clinicien.

La *technique de prélèvement* est évidemment essentielle : les prélèvements de très petite taille, très superficiels ou de mauvaise qualité – pincés, broyés, cadavérisés (oubliés pendant 24 heures ou plus sans avoir été fixés) ou mis dans du sérum physiologique trop longtemps, etc. – sont à l'origine d'artefacts gênants et peuvent rendre le diagnostic aléatoire ou impossible.

À l'inverse, il est des situations où le *pathologiste a raison « contre » le clinicien*. On a ainsi parfois la surprise d'avoir un diagnostic de malignité sur des lésions d'apparence banale. On sait ainsi que 2 à 5 % des prélèvements adressés comme kératose séborrhéique se révèlent être des lésions malignes. Ceci est vrai aussi pour les kystes, d'où l'importance – quasi médicolégale – de faire analyser toutes les pièces après chirurgie.

1-3 La démarche diagnostique en dermatologie

Dermatopathologie

Dans certains cas, il n'y a aucune lésion cutanée et la *biopsie en peau saine* peut montrer des lésions : c'est le cas dans les leishmanioses diffuses du sida, ou dans le pseudo-xanthome élastique. Un phénomène comparable peut se produire en bordure d'une lésion, lorsque le clinicien est sûr d'avoir excisé la totalité d'une tumeur et que le pathologiste répond après de multiples excisions qu'il existe encore des cellules tumorales. C'est ce que l'on observe dans le mélanome de Dubreuilh et la maladie de Paget extra-mammaire par exemple.

Choix de la lésion à biopsier

Les lésions cutanées ont leur vie propre. De ce fait, leur aspect change au cours du temps et il est parfois impossible de les reconnaître au microscope. Certaines lésions extrêmement précoces n'ont pas toujours de traduction microscopique suffisante pour faire un diagnostic. À l'inverse, les lésions anciennes peuvent n'être constituées que de séquelles où le processus initial ne pourra pas être reconnu. On conseille donc d'éviter au maximum les lésions anciennes, fibreuses ou en voie de régression quand il s'agit de *pathologie inflammatoire* ; ceci est particulièrement vrai dans le cadre des vasculites ou des hypodermites. On a intérêt à prendre la lésion la plus représentative, qui constitue la phase d'état de la maladie.

Quand il s'agit de *tumeurs*, la biopsie-exérèse est l'acte le plus satisfaisant, car elle permet de voir l'architecture de la lésion en totalité, argument très important s'agissant d'une tumeur mélanocytaire. De même, le diagnostic de certains carcinomes annexiels repose plus sur des critères d'architecture (asymétrie, extension profonde, petits nodules distants de la masse centrale, etc.) que sur des critères strictement cytologiques, notamment la présence des mitoses. Si l'excision n'est pas possible, on fait une biopsie, si possible dans une zone non ulcérée. La biopsie doit être l'exception dans les tumeurs mélanocytaires, alors qu'elle est acceptable dans la plupart des tumeurs épithéliales. Néanmoins, quand on biopsie, on n'a pas forcément la zone la plus représentative : le résultat obtenu peut ne pas être le diagnostic définitif. On a ainsi montré que la classification des types de carcinomes basocellulaires est souvent prise en défaut entre la biopsie et l'excision chirurgicale qui suit [5]. Certains diagnostics différentiels ne peuvent pas être faits sur une simple biopsie, par exemple tricho-épithéliome desmoplastique *versus* carcinome sudoral sclérosant. De même, l'épaisseur d'un mélanome sur une biopsie ne peut jamais être considérée comme un indice de Breslow fiable.

Techniques de prélèvement biopsique

On doit éviter à tout prix les curetages et les « shave-biopsies » dans le diagnostic d'une tumeur maligne. Il s'agit d'une cause majeure d'erreurs de diagnostic. Il faut toujours préférer la biopsie au bistouri ou au trépan (« punch »-biopsie ou emporte-pièce), sans descendre en dessous de 4 mm en pratique courante. Pour certaines localisations difficiles, on peut admettre un diamètre de 3 mm, mais ceci doit rester l'exception.

Pour les maladies inflammatoires, le diamètre de 4 mm est minimal. Pour toutes les maladies dermiques profondes et hypodermiques, la biopsie au bistouri s'impose le plus souvent car elle seule permet d'avoir des lobules adipeux entiers et évite le phénomène de fragmentation du prélèvement, en particulier la séparation du derme et de l'hypoderme. Le diagnostic des hypodermites étant particulièrement difficile, la biopsie large en fuseau est nécessaire.

La règle « une pièce – un flacon » ne doit en pratique jamais être transgressée ; elle permet l'identification formelle des biopsies ou excisions multiples, qui doivent être numérotées de même que la demande d'examen. L'excision de plusieurs lésions d'aspect vaguement identique n'autorise en aucun cas leur fixation dans un flacon de fixateur unique.

Les biopsies de petite taille doivent être manipulées avec précaution. Il faut veiller à ne pas écraser la pièce avec une pince, et proscrire les pinces à griffe. Les biopsies de la matrice unguéale doivent être manipulées avec précaution, notamment les biopsies longitudinales comprenant la tablette.

Fixation des pièces de biopsie et coloration des coupes

Le prélèvement tissulaire sera placé rapidement dans le fixateur, dont le plus adéquat est la solution de formol tamponné à 10 %, après l'avoir délicatement essuyé sur une compresse. Le formol a quasiment remplacé le liquide de Bouin, excellent fixateur pour l'analyse cytologique, mais qui est plus toxique et dénature les acides nucléiques, empêchant donc tout examen de biologie moléculaire. Le formol facilite la réalisation de certaines colorations et améliore la performance des immunomarquages. Certains laboratoires utilisent le formol additionné d'acide acétique et d'alcool (AFA) pour les biopsies : la morphologie est meilleure qu'avec le formol seul, mais ce fixateur nécessite une adaptation des techniques d'immunohistochimie, notamment pour les marqueurs nucléaires. Il existe des fixateurs dits « universels » qui combinent les performances morphologiques et de conservation : le methacarn et le RCL2 sont parfois utilisés [6]. La réalisation de techniques moléculaires après fixation avec ces derniers est parfois difficile.

Il faut respecter la date de péremption des flacons de fixateurs : les flacons de formol tamponné prêt à l'emploi se conservent en général 2 ans. Le formol est sensible aux variations de température, qui font varier son pH et ainsi la qualité de fixation. Il doit être conservé dans des pièces tempérées. Il est important aussi de respecter un rapport d'environ 10/1 voire 20/1 entre le volume de fixateur et le volume de la pièce à fixer. De grandes pièces placées dans un volume faible ne sont souvent pas fixées correctement et s'avèrent d'examen difficile. La durée de fixation doit être au minimum d'une nuit. Les pièces séjournant pendant de très longues durées dans le formol se conservent, mais s'altèrent sensiblement.

Pour les examens en *immunofluorescence directe* sur coupes histologiques, principalement dans le diagnostic des maladies bulleuses et des vasculites, le milieu dit de Michel peut remplacer la congélation directe à l'azote liquide et permet de faire des coupes à congélation [7]. Cependant, le maintien prolongé en liquide de Michel peut faire perdre de la sensibilité à l'examen en immunofluorescence directe (risque de faux négatif), et le gold-standard reste la congélation directe de la biopsie à l'azote liquide.

Colorations

Les colorations de routine sont l'hématoxyline-éosine (HE) ou l'hématoxyline-éosine-safran : l'hématoxyline colore les noyaux en bleu violet, l'éosine colore les cytoplasmes et la kératine en rose rouge, le safran colore les fibres de collagène en jaune orangé. Pour mettre en évidence des structures particulières, on a souvent recours aux colorations histochimiques dites « spéciales », dont les plus courantes sont :

– l'orcéine pour les fibres élastiques ;
– le trichrome de Masson pour les fibres collagènes ;
– la coloration de Fontana (technique d'argentation) pour la mélanine ;
– la coloration de Perls (au bleu de Prusse) pour l'hémosidérine ;
– le bleu de toluidine et la coloration de Giemsa pour les mastocytes ;
– le rouge Congo, le violet de Paris et la thioflavine T pour l'amylose ;
– la coloration de von Kossa pour le calcium ;
– le PAS (*Periodic Acid Schiff*) pour le glycogène et les membranes basales ;
– le PAS et la coloration de Gomori-Grocott pour les champignons ;

– les colorations de Gram et de Ziehl pour les bactéries et mycobactéries ;
– le bleu alcian ou le bleu Astra pour les mucines.

Biopsies extemporanées et chirurgie micrographique

Il peut être indispensable, dans certaines indications chirurgicales, d'obtenir un résultat dans l'heure qui suit. Il faut alors avoir recours à la technique de l'examen histologique extemporané. Le spécimen est immédiatement congelé dans un cryomicrotome (cryostat) et débité en coupes de 4 à 6 μm. Ces coupes sont ensuite colorées à l'hématoxyline-éosine ou au bleu de toluidine, et immédiatement examinées par le pathologiste. Un tel procédé s'emploie très peu en dermatologie, hormis dans la technique chirurgicale de Mohs (cf. «Chirurgie micrographique» au chapitre 22-7). La préservation tissulaire est habituellement moins bonne qu'après fixation, mais les équipes entraînées arrivent à produire des lames d'une excellente qualité. Dans la chirurgie de Mohs, l'analyse histologique est très différente de la routine, puisqu'on visualise une galette horizontale et pas une pièce coupée verticalement. Ceci nécessite donc un apprentissage spécifique.

Lésions élémentaires histologiques de la peau

La classification des lésions élémentaires selon leur topographie énumère des lésions élémentaires dont la juxtaposition dans une coupe oriente le pathologiste vers le diagnostic qu'il recherche. On les décrit traditionnellement du haut vers le bas, trajet systématique de l'œil du dermatopathologiste.

Lésions élémentaires de l'épiderme

Lésions élémentaires des couches de l'épiderme

L'*acanthose* est un épaississement de l'épiderme, dont on distingue deux variétés :
– l'*acanthose hyperplasique* par multiplication du nombre de couches du *stratum spinosum*. Elle résulte de l'augmentation de l'activité proliférative de l'épiderme, comme dans le psoriasis ou les érythrodermies ;
– l'*acanthose hypertrophique* (fig. 1.2), caractérisée par l'augmentation de taille des kératinocytes sans augmentation de leur nombre. L'hypertrophie kératinocytaire est caractéristique du lichen plan.

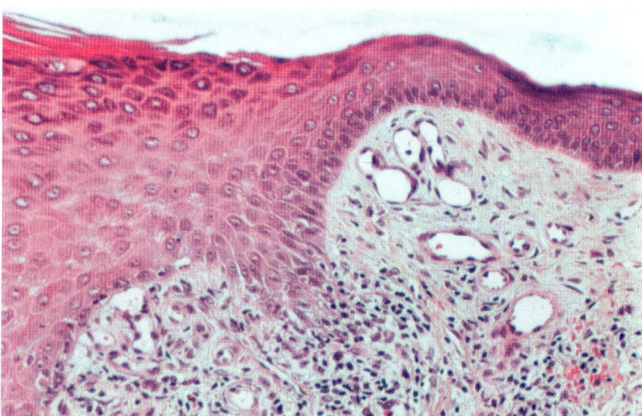

Fig. 1.2 Acanthose hypertrophique : l'épiderme est épaissi par augmentation de taille des kératinocytes ; l'acanthose hypertrophique est associée à une hypergranulose.

L'*atrophie* définit l'amincissement de l'épiderme par diminution du nombre des couches de cellules. Le plus souvent, elle est associée à une hyperkératose.

La *papillomatose* (fig. 1.3) est une accentuation du dessin papillaire se répercutant sur la surface épidermique et reproduisant en l'exagérant l'aspect de l'épiderme des dermatoglyphes.

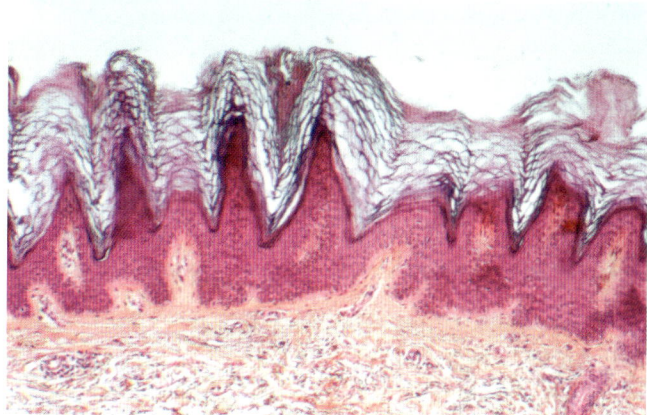

Fig. 1.3 Papillomatose : exagération du dessin papillaire projetant l'épiderme en relief ; elle est associée à une hyperkératose.

L'*hypergranulose* (fig. 1.2), épaississement de la couche granuleuse, est un signe caractéristique du lichen plan ; l'*agranulose* est définie par une disparition de la couche granuleuse, comme dans l'ichtyose vulgaire.

Les *modifications de la couche cornée* sont de trois types :
– l'*hypokératose* est un signe de l'eczéma et des dermatoses par macération ; elle peut être artificielle, par arrachement de la couche cornée. L'hypokératose peut être un tableau clinique particulier, dans les zones palmoplantaires. La couche cornée diminue brutalement d'épaisseur (hypokératose acrale circonscrite) ;
– l'*hyperkératose orthokératosique* est une augmentation de la couche cornée anuclée : elle est compacte dans les lésions mécanogènes ; elle est aérée, «en panier d'osier» dans les verrues planes ; elle est invaginée en bouchons folliculaires (lichen pilaire) ou parafolliculaires (lupus érythémateux chronique) ou en profondes cheminées cornées (kératoses séborrhéiques) ;
– la *parakératose* (fig. 1.4) est caractérisée par la persistance de noyaux dans les cornéocytes d'un *stratum corneum*, généralement épaissi (hyperkératose parakératosique) : elle est segmentaire dans le psoriasis, «en pile d'assiettes» dans le phénomène de la lamelle cornoïde, en «squame-croûte» si les cellules cornées nucléées sont mélangées à des sérosités (eczéma), des cellules inflammatoires et des débris cellulaires comme dans le pityriasis lichénoïde. Il existe une exceptionnelle *parakératose granulaire* par persistance des grains de kératohyaline dans la couche cornée.

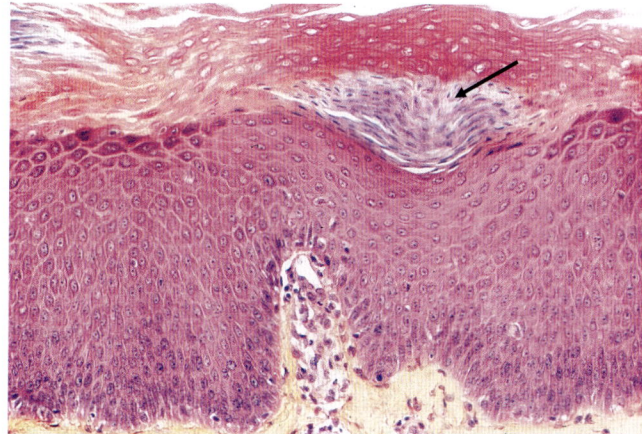

Fig. 1.4 Parakératose : persistance des noyaux kératinocytaires dans la couche cornée (flèche) en regard d'une zone d'interruption de la couche granuleuse.

1-3 La démarche diagnostique en dermatologie

Dermatopathologie

Lésions élémentaires cytologiques

La *dyskératose* (fig. 1.5) désigne des kératinocytes globuleux à cytoplasme éosinophile, précocement kératinisés et généralement apoptotiques. La dyskératose «maligne» est courante dans la maladie de Bowen, les kératoses actiniques et les carcinomes spinocellulaires, où des cellules kératinisées isolées, souvent monstrueuses, ou agglutinées en petits globes cornés, sont présentes dans un épiderme d'architecture remaniée. La dyskératose bénigne est caractérisée par la formation de kératinocytes arrondis et densifiés se séparant nettement des cellules saines, comme dans la maladie de Darier. L'élimination en direction du derme d'une cellule apoptotique est à l'origine de la formation des *corps cytoïdes* que l'on observe dans le lichen plan, les éruptions médicamenteuses ou les poïkilodermies. Ces corps cytoïdes d'origine kératinocytaire sont PAS+ (fig. 1.6) et réagissent avec les anticorps anticytokératine.

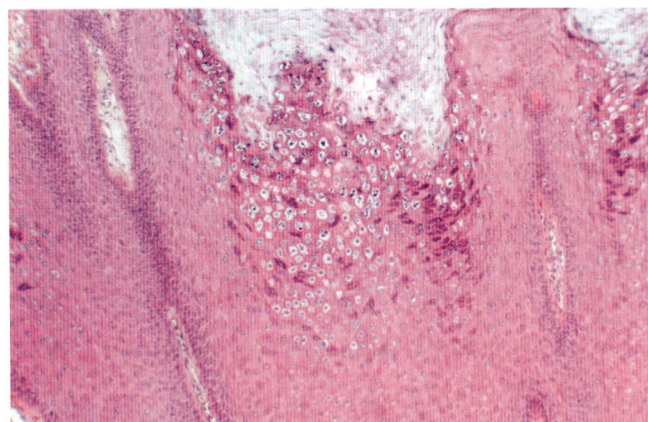

Fig. 1.7 Dégénérescence kératinocytaire par effet cytopathogène viral dû à un papillomavirus humain (HPV).

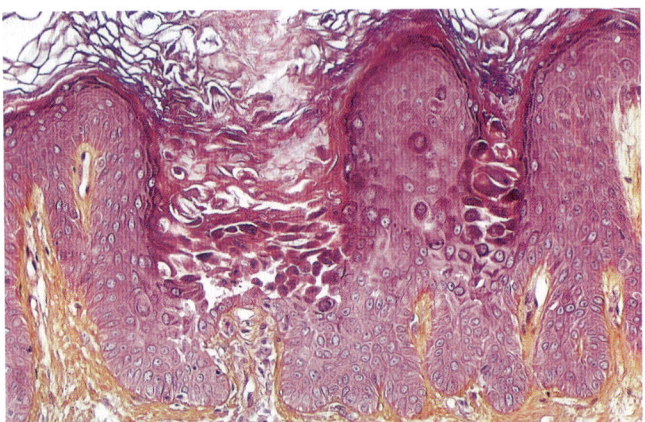

Fig. 1.5 Dyskératose (kératinisation précoce des kératinocytes) et acantholyse.

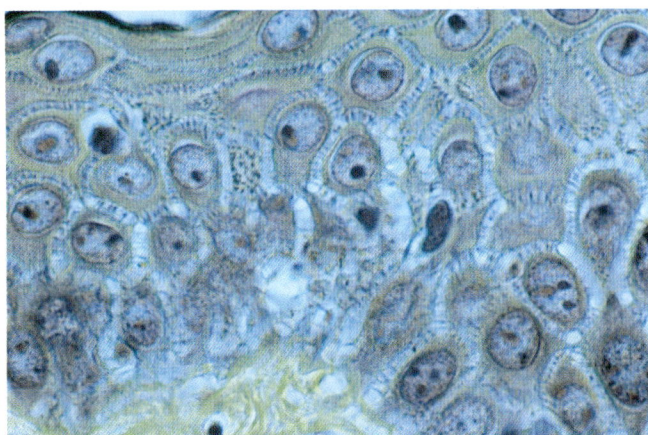

Fig. 1.8 Spongiose : élargissement des espaces intercellulaires de l'épiderme par afflux de liquide (exosérose) et de cellules inflammatoires (exocytose).

L'*exocytose* se définit par la présence de cellules inflammatoires dans l'épiderme, migrant dans et à travers l'épiderme :
– érythrocytes : pityriasis lichénoïde, purpuras pigmentaires progressifs, pityriasis rosé de Gibert, etc. ;
– polynucléaires neutrophiles : psoriasis, dermatophytoses, etc. ;
– polynucléaires éosinophiles : dermatoses bulleuses auto-immunes, etc. (fig. 1.9) ;

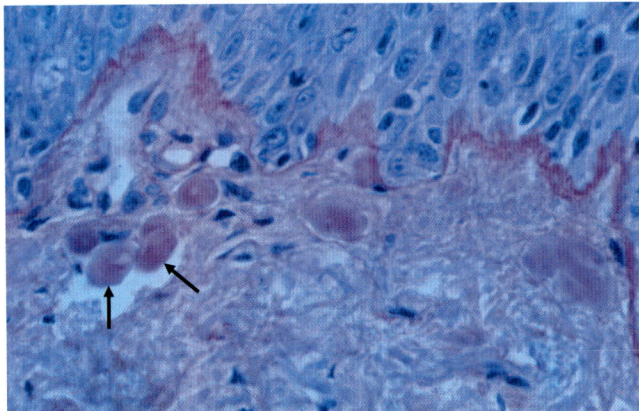

Fig. 1.6 Corps cytoïdes : amas arrondis provenant de cellules épidermiques mortes (coloration au PAS).

Parmi les *effets cytopathogènes viraux* on a une clarification des cellules épidermiques avec agglutination de volumineux grains de kératohyaline lors d'infections à papillomavirus humains (fig. 1.7), et une dégénérescence ballonnisante des kératinocytes lors des infections à herpes virus.

Lésions intercellulaires de l'épiderme

La *spongiose* (fig. 1.8) est une distension des espaces intercellulaires par afflux de liquide interstitiel ou exosérose. Elle est souvent associée à un œdème cytoplasmique. C'est un signe caractéristique de l'eczéma et des dermatites spongiformes (pityriasis rosé de Gibert, parapsoriasis en petites plaques, etc.).

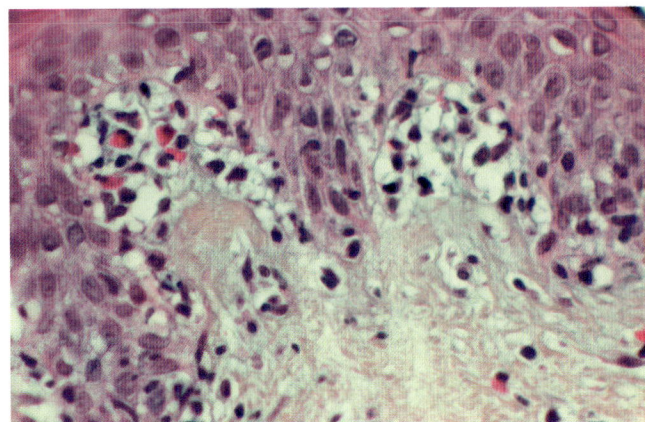

Fig. 1.9 Exocytose de polynucléaires éosinophiles réalisant un aspect de spongiose éosinophilique commune à de nombreuses maladies inflammatoires de l'épiderme (bulloses auto-immunes, éruptions médicamenteuses, gale, etc.).

– lymphocytes : eczéma allergique, éruptions médicamenteuses, etc. ;
– histiocytes et macrophages : histiocytose langerhansienne, etc.

Par tradition, on parle d'*épidermotropisme* et non d'exocytose en cas de migration intraépidermique de cellules tumorales, par exemple de mélanocytes (mélanome) ou de lymphocytes (mycosis fongoïde).

La *vésicule* est une lésion élémentaire cavitaire se formant par confluence de zones spongiotiques ; elle est souvent associée à l'exocytose de cellules mononucléées (lymphocytes ou histiocytes).

La *pustule* associe spongiose et regroupement de polynucléaires neutrophiles ou/et éosinophiles ; les pustules peuvent être spongiformes et multiloculaires, monoloculaires, sous-cornées, ostiales ou porales.

L'*acantholyse* (fig. 1.10), ou perte de la cohésion entre les cellules épidermiques, résulte soit d'une lésion acquise (pemphigus), soit d'une altération héréditaire de l'adhésion interkératinocytaire (dermatose acantholytique familiale). Elle se traduit par la formation de cellules épidermiques, rondes, globuleuses, à noyau hyperchromatique et large, à cytoplasme homogène condensé à sa périphérie. Elle aboutit à la formation de fentes, de vésicules et de bulles intraépidermiques. L'acantholyse et la dyskératose sont souvent associées (*cf.* fig. 1.5).

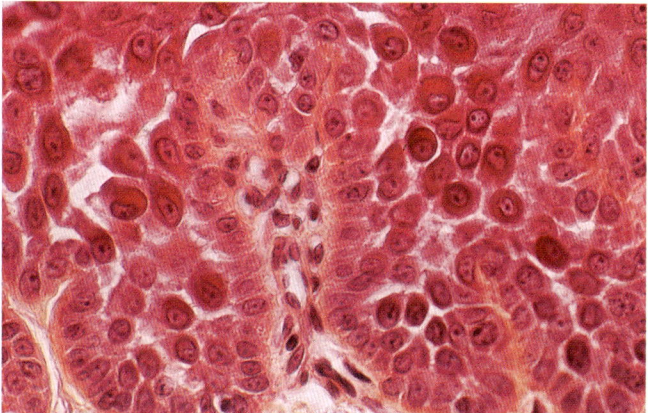

Fig. 1.10 Acantholyse : perte des connexions interkératinocytaires, aspect globuleux et densifié des cellules acantholytiques.

Lésions de la jonction dermo-épidermique

Lésions élémentaires de la membrane basale

Au microscope optique, on peut apprécier les lésions élémentaires suivantes :
– son épaississement (fig. 1.11), par exemple par dépôts d'immunoglobulines (lupus érythémateux), mieux apprécié en coloration au PAS et par l'examen en immunofluorescence directe ;

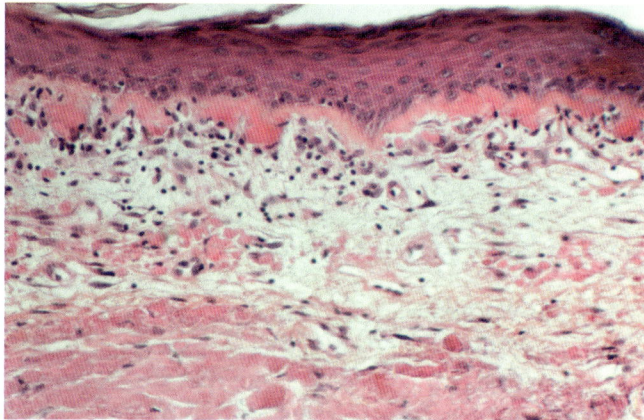

Fig. 1.11 Épaississement de la membrane basale sous la forme d'un épais dépôt hyalin éosinophile sous l'épiderme.

– sa dégénérescence vacuolaire (liquéfaction) se manifestant par de multiples vacuoles de part et d'autre de la membrane basale, souvent associée à de l'exosérose ou une exocytose de cellules inflammatoires (éruption médicamenteuse) ;
– son décollement aboutissant à la formation d'une bulle sous-épidermique (pemphigoïde, épidermolyse bulleuse jonctionnelle) (fig. 1.12) ;
– son interruption par des ruptures segmentaires dues à l'exosérose (eczéma de contact) ou aux dépôts dermiques de corps cytoïdes.

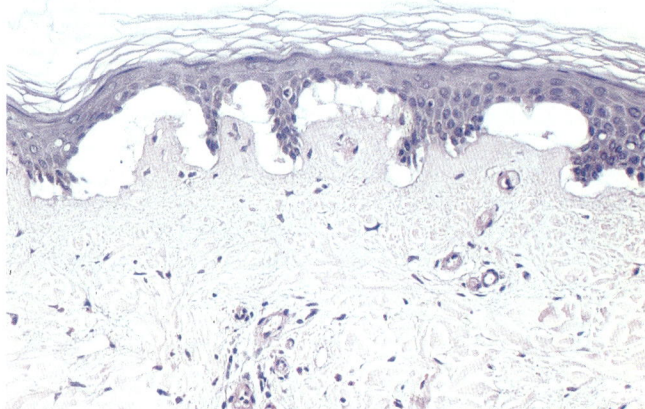

Fig. 1.12 Bulle par clivage de la jonction dermo-épidermique : bulle de succion, clivage dans la *lamina lucida* (coloration au PAS).

Les lésions de la membrane basale sont souvent associées à la disparition de l'alignement palissadique des kératinocytes basaux et à une fuite du pigment mélanique dans le derme superficiel (incontinence pigmentaire).

Pour mieux préciser les lésions élémentaires de la membrane basale épidermique, il est nécessaire d'avoir recours (*cf.* chapitres 7-1 et 10-10) à d'autres techniques : immunofluorescence directe de la «peau clivée» au chlorure de sodium 1 M, immunomarquages, microscopie électronique et immunomicroscopie électronique.

Lésions inflammatoires élémentaires de la jonction dermo-épidermique

On peut distinguer de nombreuses modifications morphologiques de nature inflammatoire du dessin de la jonction dermo-épidermique, qui ont été utilement schématisées dans la méthode des «patterns» d'Ackerman [8]. Les principaux *modèles* inflammatoires (ou *patterns*) sont les suivants (fig. 1.13) :
– le modèle «psoriasique», où le dessin papillaire sinusoïdal est accentué avec un allongement proportionnel des papilles et des crêtes épidermiques ; il y a souvent une exosérose et une exocytose suprapapillaire ;

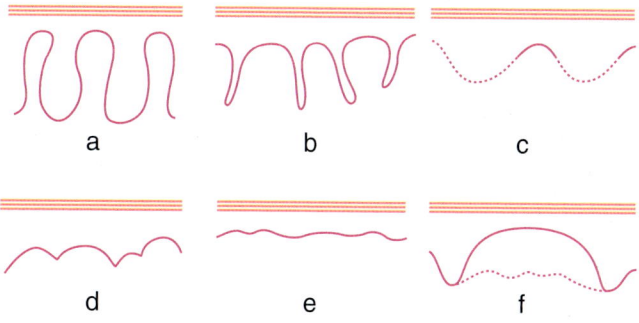

Fig. 1.13 Principaux patrons ou *patterns* des modifications de la jonction dermo-épidermique.

a. Psoriasique. b. Papillaire. c. Spongiotique. d. Lichénoïde. e. Atrophique. f. Bulleux.

- *le modèle «lichénien»*, où le dessin papillaire est inversé avec un tracé en arcs successifs de la jonction dermo-épidermique à la place du dessin sinusoïdal ; la membrane basale est souvent vacuolaire et les corps cytoïdes fréquents ;
- *le modèle «spongiotique»*, où le dessin papillaire est conservé avec un œdème de part et d'autre de la membrane basale, dans les papilles et dans l'épiderme et une exocytose prédominant dans les crêtes épidermiques ;
- *le modèle «papillaire»*, où les crêtes épidermiques sont allongées et effilées et les papilles élargies transversalement par l'œdème et l'accumulation de cellules inflammatoires ; ce modèle est fréquemment observé dans le pityriasis rosé de Gibert. Ce modèle n'existe pas dans les livres d'Ackerman, mais a été utilement individualisé par Édouard Grosshans [9] ;
- *le modèle «atrophique»*, où la jonction est plane, par atrophie de l'épiderme et des papilles dermiques, souvent vacuolaire, infiltrée de cellules inflammatoires, mélangées à des corps cytoïdes et des dépôts pigmentaires si l'atrophie est poïkilodermique ;
- *le modèle «bulleux»*, où la jonction dermo-épidermique est totalement désunie avec ou sans conservation de son dessin papillaire.

Ces divers modèles peuvent être associés entre eux. Ackerman propose toute une série de schémas de ce type, accompagnés d'arbres diagnostiques, dont la complexité est toutefois importante en l'absence d'expérience notable en dermatopathologie.

Lésions élémentaires dermiques et hypodermiques

Il s'agit, en général, de lésions du tissu conjonctif. Les lésions vasculaires et nerveuses sont identiques à celles de la pathologie générale.

Fibres collagènes

L'*atrophie du derme* comporte aussi une atrophie épithéliale avec disparition du dessin papillaire. Le derme est réduit d'épaisseur et les fibres collagènes sont ténues et clairsemées, avec des capillaires béants et des fibroblastes souvent plus nombreux que normalement (fig. 1.14). L'atrophie dermique comporte aussi une hypotrophie des annexes, d'abord pilosébacées, puis sudorales, les muscles pilo-arrecteurs restant le plus longtemps conservés.

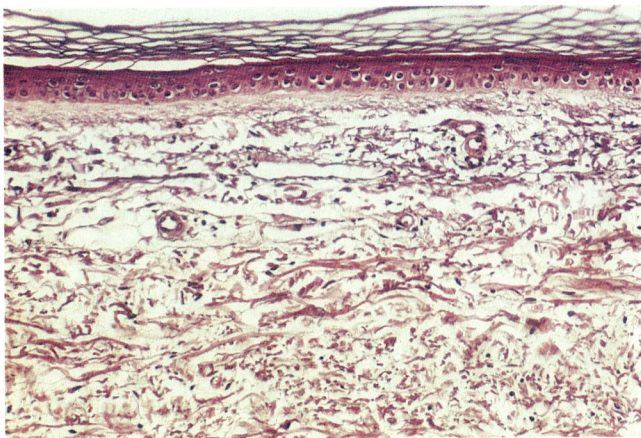

Fig. 1.14 Atrophie cutanée, épidermique et dermique (agrandissement 65 ×).

L'épaississement du derme va souvent de pair avec la *sclérose* (fig. 1.15) ; les fibres collagènes sont épaissies, elles ont tendance à s'horizontaliser ; du collagène néoformé s'appose sur la jonction dermo-hypodermique, incorpore les glandes sudorales et se substitue progressivement au pannicule adipeux. Dans l'épaississement du derme, la substance fondamentale devient d'abord plus apparente, puis dans une seconde phase, les fibres collagènes épaissies se densifient, deviennent hyalines, puis se rétractent en comprimant les annexes restantes. On parle à ce stade de *scléroatrophie*.

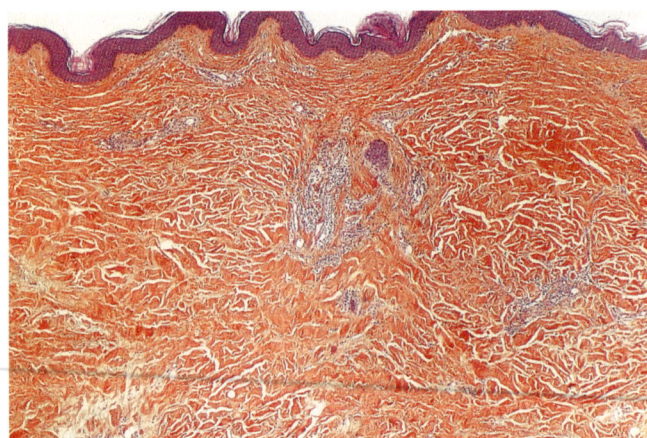

Fig. 1.15 Sclérose cutanée : épaississement du derme et densification des fibres de collagène (grandissement 10 ×).

Fibres élastiques

Des lésions élémentaires remarquables intéressent le *réseau élastique*. En coloration hématoxyline-éosine-safran, les fibres élastiques sont souvent visibles, car elles sont plus éosinophiles que les fibres de collagène. Elles sont particulièrement visibles quand elles sont épaissies. La disparition totale du tissu élastique donne un aspect vide au derme. Pour bien visualiser les fibres élastiques, il faut une coloration à l'orcéine. Avec l'âge, on voit apparaître une *élastose* sénile ou actinique, caractérisée par des dépôts de matériel basophile formant d'épais faisceaux, résultant d'altérations des fibres élastiques, mais probablement aussi du collagène (fig. 1.16). L'*élastolyse* est une disparition quasi totale des fibres élastiques, l'*élastorrhexie* est une fragmentation «en paille hachée» des fibres élastiques isolées, l'*hyperélastose* est une augmentation de la taille et de la densité de ces fibres. Les fibres élastiques de grande taille, épaisses et arborescentes sont comparées à des cornes d'élan.

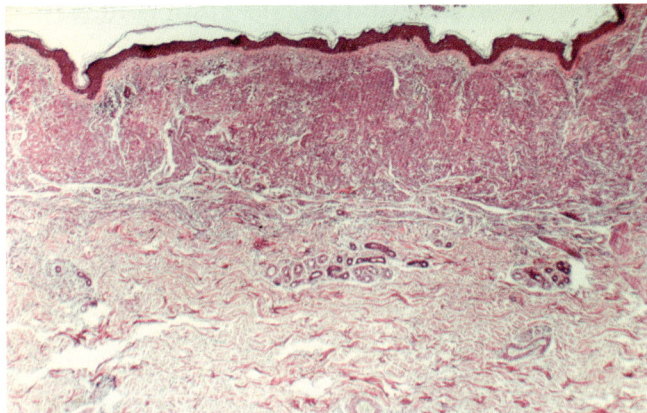

Fig. 1.16 Élastose sénile ou actinique : agglutination et densification des fibres élastiques du tiers superficiel du derme réticulaire, caractéristique du vieillissement solaire, ou héliodermie.

Substance fondamentale

Le derme peut être le siège de nombreuses *surcharges* se constituant par dégénérescence du collagène et de sa substance fondamentale, par surcharge endogène ou plus rarement par thésaurismose dermique de substances exogènes. La mucinose papuleuse et l'amylose cutanée primitive sont des exemples de surcharges dégénératives de la peau ; les calcinoses sont des dépôts d'hydroxyapatite de calcium secondaires à des altérations métaboliques ou tissulaires. L'identification de ces substances est habituellement aisée avec des techniques histochimiques élémentaires. La surcharge graisseuse est un exemple de surcharge métabolique. Elle nécessite pour sa mise en évidence formelle le recours aux coupes à congélation. Les graisses peuvent se déposer en dehors des cellules comme dans la nécrobiose lipoïdique ou en fines gouttelettes dans des cellules histiocytaires qui prennent un aspect spumeux ; dans ce deuxième cas, on parle de xanthomisation.

Il est essentiel de faire des colorations complémentaires notamment pour voir la mucine avec le bleu alcian et le PAS. Pour le dépôt amyloïde, on choisit la thioflavine ou le rouge Congo.

Hypoderme

Selon la définition universellement acceptée, la peau est constituée de l'épiderme et du derme, et il n'est donc pas surprenant de voir qualifier l'hypoderme des Français de «tissu sous-cutané». Le terme d'hypoderme (*hypodermis*) n'apparaît d'ailleurs jamais dans la littérature anglo-saxonne, laquelle ne reconnaît que le *subcutis*. L'hypoderme est apparu au cours de l'évolution comme une couche supplémentaire chez certains mammifères, ayant une fonction majeure dans la thermorégulation, comme les glandes eccrines. Malgré ces définitions restrictives, l'observation microscopique montre que l'hypoderme est un élément anatomique indissociable du derme [10], avec lequel il partage une origine embryologique commune.

Les lésions graisseuses ne sont pas spécifiques du tissu adipeux cutané. La nécrose de la graisse ou cytostéatonécrose se traduit par la présence de flaques de graisse fondue légèrement basophile avec une destruction des adipocytes : la résorption de la graisse ou lipophagie se fait par des histiocytes et des cellules géantes qui entourent la graisse liquéfiée et se chargent de gouttes lipidiques ; ces histiocytes deviennent spumeux. La lipophagie peut cependant survenir sans nécrose graisseuse préalable. L'atrophie du pannicule adipeux se traduit simplement par sa réduction en épaisseur.

Conclusion

Il existe encore de nombreuses lésions élémentaires des annexes, des vaisseaux ou des nerfs qui seront évoquées dans les chapitres de nosographie. Le dermatologue doit au minimum connaître le vocabulaire de base employé dans les comptes rendus qu'il reçoit quotidiennement, faute de quoi la conclusion lui sera seule accessible. Or, en dermatopathologie, notamment inflammatoire, le texte comprend souvent d'importantes informations qui doivent permettre une discussion de la conclusion. Les lésions élémentaires majeures doivent donc constituer le socle des connaissances microscopiques du dermatologue.

RÉFÉRENCES

1. Cribier B. et coll., *Dermatologie : de la clinique à la microscopie*. Elsevier Masson, Paris, 2015.
2. Argenziano G. et coll., *J Am Acad Dermatol*. 2012, *67*, 54
3. Cribier B. et coll., *Ann Dermatol Venereol*. 2014, *141*, 255.
4. Carlotti A., *Ann Dermatol Venereol*. 2009, *136*, 152.
5. Wolberink E.A. et coll., *J Eur Acad Dermatol Venereol*. 2013, *27*, 985.
6. Delfour C. et coll., *J Mol Diagn*. 2006, *8*, 157.
7. Patel A.N. et coll., *Br J Dermatol*. 2013, *169*, 6.
8. Ackerman A.B. et coll., *Histologic diagnosis of inflammatory skin diseases*. Williams & Williams, Baltimore, 1997.
9. Cribier B. et coll., *Encycl Méd Chir Dermatologie*. 2002, 98-085-A10.
10. Marquart-Elabaz C. et coll., *Ann Dermatol Venereol*. 2001, *128*, 1207.

1-4 Examens complémentaires

Examens microscopiques extemporanés de prélèvements superficiels

M. Battistella

Examens anatomopathologiques extemporanés

Cytodiagnostic de Tzanck

Il est utile dans deux situations : les dermatoses bulleuses avec suspicion de pemphigus auto-immun et les dermatoses vésiculeuses supposées d'origine virale. Le cytodiagnostic ne remplace pas la biopsie, mais peut apporter en un temps très court des informations importantes.

Sa technique est simple :
– exciser au bistouri ou aux ciseaux le toit d'une vésicule ou d'une bulle récente ;
– après élimination du contenu, racler le plancher avec la lame du bistouri ou avec une curette ;
– étaler un frottis en couche mince sur une lame porte-objet et sécher à l'air ;
– colorer le frottis par la coloration de May-Grünwald-Giemsa.

L'examen du frottis coloré se fait au microscope photonique à fort grossissement. L'effet cytopathogène des virus du groupe herpès (HSV, VZV) est caractérisé par de volumineux kératinocytes uni- ou multinucléés, avec un noyau en verre dépoli, et parfois une volumineuse inclusion intranucléaire. Dans les dermatoses bulleuses (cf. chapitre 10-11), le frottis est avant tout constitué par des cellules inflammatoires : polynucléaires neutrophiles, éosinophiles, lymphocytes, cellules de Langerhans. De nombreux éosinophiles font évoquer une pemphigoïde. En faveur d'un pemphigus, on recherchera des kératinocytes acantholytiques : cellules arrondies, à gros noyau et à cytoplasme basophile condensé à la périphérie.

Examen histologique extemporané

Il consiste en l'examen au microscope photonique d'une coupe de tissu colorée à l'hémalun-éosine ou au bleu de toluidine, réalisable en moins de 30 min, par congélation du tissu prélevé. Il est utilisé en chirurgie dermatologique pour déterminer rapidement le statut des marges chirurgicales (in sano ou tumoral) lors de l'exérèse de tumeurs cutanées malignes, et notamment au cours de la chirurgie micrographique de Mohs. Dans les suspicions de nécrolyse épidermique toxique (NET) et d'épidermolyse staphylococcique aiguë (SSSS : *Staphylococcal Scalded Skin Syndrome*), où le diagnostic est une urgence, on peut réaliser l'examen extemporané d'un fragment d'épiderme décollé, pour compléter le diagnostic clinique. On prélève un fragment d'épiderme décollé par friction, que l'on garde dans une compresse humide le temps de le placer dans le cryostat pour le congeler et le couper immédiatement. L'analyse histologique de la coupe permet de déterminer le degré de nécrose épidermique. Une nécrose d'une partie ou de la totalité de l'épiderme est en faveur d'une NET. Au contraire, si le matériel prélevé n'est que de la couche cornée, l'examen est en faveur d'un SSSS.

Examens extemporanés microbiologiques et parasitologiques

Recherche de dermatophytes dans les squames et phanères

Elle doit toujours compléter le diagnostic clinique de dermatophytose. La mise en évidence de l'agent causal se fait :
– *par la culture* (par exemple, sur milieu de Sabouraud), laquelle permet une identification précise de l'espèce responsable des lésions, mais requiert un délai de 2 à 3 semaines, voire parfois plus ;
– *par l'examen direct* des squames qui peut se pratiquer par deux méthodes rapides mais qui ne permet pas d'identifier précisément l'espèce de dermatophytes en cause. Il s'agit de *recueillir des squames*, les plus fines possibles, en grattant de préférence la bordure de la lésion avec une lame de bistouri ou une curette mousse. En cas de dermatophytose vésiculeuse, l'examen direct doit porter sur le toit d'une vésicule, décapitée à l'aide d'une lame de bistouri. L'examen direct de cheveux ou de copeaux unguéaux suit les mêmes principes. On dispose les squames au centre d'une lame de verre porte-objet. On recouvre alors les squames avec une solution de KOH à 10 ou 20 % et une lamelle couvre-objet, puis on examine au microscope photonique en diaphragmant aux deux tiers. Les filaments mycéliens apparaissent comme des formations tubulaires, septées et verdâtres à jaunâtres. Les spores et levures sont arrondies ou ovalaires. On peut aussi recouvrir les squames avec une goutte de solution de Na_2S-Blankophor P fluessig (Bayer), puis les examiner au microscope à fluorescence (400-440 nm). Ce fluorochrome est spécifique de la paroi cellulaire des champignons.

Coloration de Gram pour l'identification des gonocoques et des levures

Il s'agit d'une coloration au Lugol, violet de gentiane et fuchsine qui permet l'identification de différents pathogènes selon le type de prélèvement.

Recherche de levures (intertrigos, candidoses mucocutanées, pustules, etc.). Le pus exprimé d'une pustule, ou l'enduit blanchâtre recouvrant une lésion suintante, est récolté avec un coton monté, puis étendu en couche très mince sur une lame de verre porte-objet. Une fois sec, le frottis est coloré avec le violet de gentiane, la solution de Lugol puis la fuchsine, et examiné au microscope photonique à fort grossissement (objectif à immersion). Les spores apparaissent comme des formations arrondies ou ovalaires colorées en rouge grenat. Les bactéries, coques et bâtonnets sont colorés en bleu violet (Gram+) ou fuchsia (Gram−).

Recherche de gonocoques. Elle est indispensable devant toute symptomatologie suspecte (cf. chapitre 3) ou chez les partenaires d'un patient traité pour une gonococcie. Chez l'homme, elle s'effectue au niveau de l'urètre, éventuellement au niveau du canal anorectal ou du pharynx ; chez la femme, on recherchera des gonocoques au niveau de l'urètre, de l'endocol utérin, éventuellement également au niveau du canal anorectal et du pharynx.

La démarche diagnostique en dermatologie

1-4 Examens complémentaires

Les sécrétions mucopurulentes sont recueillies à l'aide d'une anse de platine préalablement stérilisée par la flamme et étalées en frottis mince sur une lame porte-objet. Les gonocoques (*Neisseria gonorrhoeae*) sont des diplocoques Gram– (couleur fuchsia) trouvés essentiellement dans le cytoplasme de polynucléaires neutrophiles.

Examen au fond noir pour l'identification de *Treponema pallidum*

Il reste un moyen diagnostique de la syphilis primaire principalement, mais également secondaire (*cf.* chapitre 3-3).

La lésion est nettoyée à l'alcool ou au sérum physiologique. Elle est ensuite érodée à l'aide d'une languette de bois jusqu'à l'obtention d'une sérosité claire ; les premières gouttelettes qui sourdent sont trop hémorragiques, d'interprétation difficile et, par conséquent, doivent être éliminées. Une goutte de sérosité claire est déposée sur une lame porte-objet, recouverte avec une lamelle couvre-objet et examinée au fort grossissement avec un microscope à fond noir. Les tréponèmes apparaissent comme de fines spirales brillantes, très mobiles, agitées de mouvements continus, avec une angulation à angle aigu. *Treponema pallidum* est parfois difficile à différencier des tréponèmes saprophytes des muqueuses buccales, lesquels sont plus courts, plus trapus et n'ont pas ces mouvements brutaux d'angulation.

Diagnostic de la gale

Ce test simple consiste en l'application d'encre à écrire sur la zone suspecte suivie d'un nettoyage soigneux de la couche cornée à l'alcool-éther. Lorsqu'un sillon est présent, il se remplit d'encre et ne s'efface pas au nettoyage. À l'aide d'une lame de bistouri, on coupe tangentiellement à la surface, sans faire saigner, des copeaux de couche cornée. Ceux-ci sont placés sur une lame dans du sérum physiologique et recouverts d'une lamelle. On observe au microscope à faible grossissement. Le sarcopte est facilement reconnaissable ; s'il n'est pas retrouvé, la présence d'œufs a la même signification diagnostique. L'examen du sillon au dermoscope permet aisément de voir le sarcopte, mais plus difficilement les œufs.

Autres examens microbiologiques

Divers examens peuvent être cités :
– la recherche de *Corynebacterium minutissimum* (*cf.* chapitre 2) dans les squames des lésions d'érythrasma se pratique par une coloration au bleu de toluidine ;
– l'examen au microscope photonique d'une goutte de sécrétion vaginale est pratiqué pour la recherche de *Trichomonas* ;
– pour la mise en évidence de *Chlamydiae*, les frottis urétraux et endocervicaux peuvent être cultivés ou soumis à une PCR (*Polymerase Chain Reaction*). Des anticorps monoclonaux fluorescents dirigés contre les *Chlamydiae* permettent également de détecter rapidement des cellules infectées sur frottis, en utilisant une méthode d'immunofluorescence directe. Dans ce cas, les frottis sont étalés en couche mince sur une lame porte-objet, séchés à l'air pendant 5 à 10 min puis fixés au méthanol ;
– les cultures de liquide de vésicules sont réalisées pour la recherche et le typage de virus du groupe Herpès. Il est également possible d'identifier par immunofluorescence directe les antigènes des virus HSV-1, HSV-2 et VZV directement grâce à des anticorps monoclonaux fluorescents sur des frottis préalablement fixés à l'acétone.

Techniques d'immunohistologie

J. Kanitakis

Les techniques immunohistologiques permettent la détection d'antigènes sur des préparations tissulaires ou cellulaires (coupes de tissus frais ou fixés, frottis cellulaires) à l'aide d'anticorps monoclonaux ou polyclonaux. Elles ont connu leurs premières applications diagnostiques en dermatologie il y a une cinquantaine d'années, lorsqu'ont été découverts, par immunofluorescence directe (IFD), les dépôts d'immunoglobulines et de complément dans la peau au cours des maladies auto-immunes comme le lupus érythémateux et le pemphigus. Ces techniques se sont depuis largement développées grâce à la mise au point de méthodes d'immunomarquage plus performantes (techniques immunoenzymatiques, amplificatrices, de double – voire triple – marquage, de démasquage antigénique), de méthodes (semi)automatiques de réalisation et de quantification des immunomarquages, à la production des anticorps monoclonaux et à leur application à l'échelle ultrastructurale (microscopie électronique, microscopie confocale à balayage laser). Leurs applications diagnostiques, mais aussi pronostiques et thérapeutiques, se sont étendues à des maladies de nature très variée, notamment auto-immune, néoplasique, infectieuse, métabolique et génétique.

Les techniques immunohistologiques occupent aujourd'hui une place primordiale en histopathologie cutanée et sont devenues un complément souvent indispensable de l'examen histologique classique, car elles permettent d'affiner la précision diagnostique obtenue sur des fragments biopsiques utilisés pour l'histologie conventionnelle, même de façon rétrospective ; elles offrent en plus des renseignements pathogénétiques, pronostiques et thérapeutiques [1]. Les principaux groupes de maladies cutanées dont le diagnostic bénéficie de l'apport de l'immunohistologie sont les suivants.

Dermatoses bulleuses auto-immunes

(*cf.* chapitre 10-11)

Les techniques immunohistologiques sont d'une importance fondamentale pour le diagnostic de ces maladies, caractérisées par des dépôts d'autoanticorps (immunoglobulines) et/ou de complément sur des molécules cutanées spécifiques [2-5]. La détection des dépôts se fait habituellement par la technique d'*immunofluorescence directe*, en appliquant des anticorps couplés à des marqueurs fluorescents (p. ex. la fluorescéine) sur des coupes de prélèvements de peau péribulleuse, congelés dans l'azote liquide. Les prélèvements biopsiques peuvent être placés dans un liquide salin spécial (milieu de Michel, *cf. supra* « Techniques de prélèvement biopsique ») pour être envoyés au laboratoire avant d'être congelés, voire dans du sérum physiologique si le temps de transport est court. Des techniques de démasquage antigénique permettent de détecter des dépôts d'immunoglobulines et/ou de complément sur des coupes fixées au formol et incluses en paraffine, permettant de réaliser l'équivalent d'une « IFD » sur du matériel histologique classique, bien que la sensibilité de cette technique soit inférieure à celle obtenue sur coupes congelées [6].

Dans les maladies du groupe *pemphigus*, il existe des dépôts d'immunoglobulines (essentiellement IgG1 et IgG4), associés à des dépôts de C3 dans la grande majorité des cas, sur la surface des kératinocytes épidermiques, réalisant un aspect « en mailles de filet » [7]. Ces anticorps fixés, historiquement dénommés « anticorps antisubstance intercellulaire », sont dirigés contre des antigènes desmosomiaux (essentiellement desmogléines 1 et 3, desmocollines et desmoplakine) [8]. Dans les pemphigus superficiels et le pemphigus paranéoplasique, il s'y associe souvent des dépôts d'immunoglobulines et de C3 à la jonction dermo-épidermique (JDE) [9]. Les pemphigus à IgA contiennent des dépôts d'IgA sur la partie supérieure de l'épiderme [10] (*cf.* chapitre 10-11).

Dans la *dermatite herpétiforme*, l'IFD révèle presque constamment des dépôts microgranulaires d'IgA, associés dans 50 % des cas à des dépôts de C3 (et beaucoup plus rarement d'IgM), au sommet des papilles dermiques [11, 12]. Cet aspect est pathognomonique de la dermatite herpétiforme et a permis de la séparer des autres maladies auto-immunes bulleuses sous-épidermiques, notamment la pemphigoïde bulleuse. Plus rarement, il existe également des dépôts granulaires, fibrillaires ou linéaires d'IgA le long de la JDE, voire des dépôts sur les capillaires dermiques. Les autoanticorps reconnaissent la transglutaminase épidermique (TG2, TG3) [11].

Dans les maladies du groupe de la *pemphigoïde bulleuse* (pemphigoïde bulleuse classique, pemphigoïde des muqueuses, pemphigoïde anti-laminine γ1), l'IFD révèle des dépôts linéaires, fins et continus de C3 et d'IgG (IgG4 et 1) le long de la JDE, rarement associés à des dépôts d'IgA, IgM et/ou IgE [2, 4, 13]. Les antigènes reconnus par les autoanticorps au cours de ces maladies sont variés (BPAG1, BPAG2/coll. XVII, laminine 332 – *cf.* chapitre 10-11) et leur localisation ultrastructurale diffère, mais l'aspect en IFD est le même car l'observation à l'échelle photonique ne permet pas de distinguer les différents étages de la JDE. Dans la pemphigoïde de la grossesse, l'IFD révèle constamment des dépôts linéaires et continus de C3 à la JDE, associés dans environ un tiers des cas à des dépôts d'IgG [14]. La *dermatose à IgA linéaire* a été individualisée grâce à un aspect immunopathologique caractéristique, c'est-à-dire la présence d'un dépôt linéaire et continu d'IgA (isolé ou parfois associé à des dépôts d'IgG, IgM et/ou de C3) le long de la JDE [15]. Les antigènes reconnus sont variés (BPAG2, BPAG1, coll. VII). La « ladinine », considérée par certains auteurs comme l'autoantigène spécifique de cette maladie, est en fait un produit de clivage protéolytique de l'antigène BPAG2.

L'*épidermolyse bulleuse acquise* (EBA) est caractérisée par la présence d'autoanticorps dirigés contre le collagène VII des fibres d'ancrage. L'IFD montre des dépôts linéaires et continus d'IgG souvent associés à du C3 (et plus rarement à de l'IgA ou de l'IgM) le long de la JDE, donc un aspect très similaire à celui de la pemphigoïde bulleuse. Cependant l'observation à fort grossissement montrerait un patron spécifique à l'EBA (dentelé « en u »), contrairement aux maladies du groupe des pemphigoïdes (patron dentelé « en n ») [16].

La technique d'IFD réalisée après *séparation dermo-épidermique du prélèvement biopsique par le NaCl* (qui induit un clivage au niveau de la *lamina lucida* de la JDE) peut permettre de différencier la pemphigoïde bulleuse de l'EBA car, après ce clivage, les anticorps sont observés au plancher du décollement dans le cas de l'EBA et au plafond (ou rarement aussi au plancher) dans le cas de la pemphigoïde bulleuse. Cette technique, dont la fiabilité n'est pas parfaite, est moins utilisée que l'immunofluorescence indirecte sur peau clivée par le NaCl.

L'observation des coupes de peau doublement immunomarquées (par IFD pour les immunoglobulines et par immunomarquage pour les antigènes de la JDE) au microscope confocal à balayage laser permet de localiser précisément les dépôts d'immunoglobulines au sein de la JDE et, partant, le diagnostic différentiel entre pemphigoïde bulleuse, pemphigoïde des muqueuses et EBA [17].

Par ailleurs, l'immunomarquage avec un anticorps anti-collagène IV (reconnaissant la *lamina densa* de la JDA) permet de différencier la pemphigoïde bulleuse (clivage dans la *lamina lucida*, coll. IV au plancher de la bulle) de l'EBA (clivage sous la *lamina densa*, coll. IV au plafond de la bulle). Cette étude peut se faire sur un prélèvement histologique classique d'une bulle récente.

Épidermolyses bulleuses génétiques (EB)

(*cf.* chapitre 7-2)

Les techniques immunohistologiques permettent de reconnaître le site précis du clivage en étudiant la localisation de certains antigènes de la JDE (essentiellement intégrine $\alpha_6\beta_4$, BPAG2, laminine 332, collagènes IV et VII) dont la localisation ultrastructurale est connue [18]. Cette technique (cartographie antigénique ou *immunomapping*) se fait sur un prélèvement de peau préalablement frottée avec une pointe mousse (de façon à induire un clivage microscopique), puis congelé. Par ailleurs, la mutation d'un gène donné conduit à une expression diminuée ou complètement absente de l'antigène correspondant, qui peut être détectée par immunohistochimie, permettant ainsi de définir avec précision le type particulier d'EB (p. ex. laminine 332 dans l'épidermolyse bulleuse jonctionnelle létale, collagène VII dans l'épidermolyse bulleuse dystrophique [récessive], plectine dans l'épidermolyse bulleuse avec dystrophie musculaire). Cette recherche se fait sur des prélèvements congelés de peau cliniquement normale des sujets atteints [19].

Connectivites (*cf.* chapitre 10)

Dans le lupus érythémateux (LE), l'IFD montre des dépôts épais d'immunoglobulines (surtout IgM et IgG) et de C3, à la JDE (bande lupique lésionnelle : *lesional lupus band test*). Cette bande, présente sur des lésions évoluant depuis 2-3 mois, n'est pas absolument spécifique du LE puisqu'elle peut être retrouvée dans d'autres connectivites ; elle est également parfois dans la peau cliniquement normale de certains patients avec LE systémique. La spécificité diagnostique de cette « bande lupique non lésionnelle » est d'autant plus élevée qu'elle est notée en peau non photoexposée et qu'elle associe au moins trois composants (immunoglobulines, complément). La sensibilité de cette bande lupique non lésionnelle est faible (10,5 %), mais sa spécificité élevée (97,8 %) lorsqu'elle contient au moins deux composants. La bande lupique lésionnelle n'est pas indispensable au diagnostic, mais peut le conforter lorsque d'autres examens paracliniques sont ambigus [20, 21]. En plus de la bande lupique, l'IFD peut révéler des corps colloïdes IgG, IgA, IgM et C3-positifs à la JDE, des dépôts d'IgG, IgM et/ou IgA sur les noyaux des kératinocytes, des dépôts d'aspect « poussiéreux » d'IgG sur le cytoplasme et les noyaux des kératinocytes épidermiques, et des dépôts d'Ig et de C3 sur les capillaires dermiques (certains de ces aspects peuvent aussi être observés dans des lésions cutanées de *sclérodermie*, notamment des dépôts nucléolaires sur les kératinocytes). Par ailleurs, les lésions bulleuses de certains cas de LE systémiques montrent en IFD un aspect identique à celui de l'EBA (auto-immunisation contre le collagène VII).

Dans la *dermatomyosite*, l'IFD révèle parfois une bande lupique (IgG, IgM, C3), des corps colloïdes et des dépôts vasculaires de C5b-9 (*cf.* chapitre 10-5) [22].

Tumeurs cutanées

L'utilisation des techniques immunohistologiques dans le diagnostic des tumeurs repose sur le fait que les cellules néoplasiques maintiennent en règle générale l'expression des antigènes de différenciation de la cellule d'origine. La détection de tels antigènes (marqueurs immunohistochimiques) est une façon fiable de démontrer la différenciation d'une population cellulaire tumorale, notamment dans le cas de tumeurs indifférenciées, qui ne présentent pas de caractères morphologiques suffisamment informatifs à l'examen histologique classique. C'est également le cas des métastases cutanées, dont l'origine peut être établie lorsque la tumeur exprime des antigènes spécifiques de tissu (p. ex. PSA [*Protat Specific Antigen*], thyréoglobuline, CDX-2, RCC, uroplakines, etc.) [1, 23-25]. Par ailleurs, les immunomarquages permettent dans certains cas de détecter l'existence de mutations géniques dont la présence conduit à des thérapies ciblées (p. ex. détection par immunohistochimie de mutations de *BRAF* dans les mélanomes et les histiocytoses langerhansiennes, traités par des inhibiteurs de BRAF) [26]. Les marqueurs les plus couramment recherchés pour le diagnostic des tumeurs cutanées primitives sont indiqués dans le tableau 1.20. Ces antigènes peuvent être détectés par des techniques immunoenzymatiques

La démarche diagnostique en dermatologie

1-4 Examens complémentaires

Tableau 1.20 Marqueurs immunohistochimiques fréquemment utilisés pour le diagnostic des tumeurs cutanées

Marqueurs	Tumeurs	Exemples
Kératines épidermiques et pilaires (nombreux polypeptides différents, de haut ou faible PM) p63	Épithéliales	Carcinomes cutanés primitifs (baso- et spinocellulaires, annexiels) et métastatiques, maladie de Paget, carcinome neuroendocrine
BerEP4 (CD326) Antigène carcinoembryonnaire	Épithéliales	Carcinome basocellulaire, tumeurs annexielles
	Sudorales	Hidradénomes, maladie de Paget, adénocarcinomes (primitifs et métastatiques)
Antigène épithélial membranaire (EMA)	Glandulaires (sudorales, sébacées)	Adéno(carcino)mes sudoraux et sébacés, adénocarcinomes métastatiques
Gross Cystic Disease Fluid Protein 15	Sudorales	Adéno(carcino)mes (surtout apocrines), maladie de Paget
CD1a, CD207/langerine	Histiocytoses langerhansiennes	Maladie de Letterer-Siwe, granulome éosinophile
Antigène leucocytaire commun-CD45 Autres antigènes CD (plus de 320)	Lymphoïdes, histiocytaires	Lymphomes, hyperplasies lymphoïdes réactionnelles, histiocytoses
CD117 (c-kit)	Mastocytes, mélanocytes	Mastocytoses, nævus, mélanomes
Desmine, caldesmon, smoothéline	Musculaires	Léiomyo(sarco)mes
Actine musculaire spécifique	Musculaires, myofibroblastiques	Léiomyo(sarco)mes, dermatomyofibrome, hémangiopéricytome, tumeur desmoïde
Facteur von Willebrand (facteur VIII), ERG	Endothéliales	Hémangio(sarco)mes
CD30	Lymphocytaires	Lymphoproliférations CD30 + (papulose lymphomatoïde, lymphome anaplasique à grandes cellules)
CD31	Endothéliales	Angio(sarco)mes, maladie de Kaposi
CD34	Endothéliales Fibroblastiques	Angio(sarco)mes, maladie de Kaposi, dermatofibrosarcome de Darier-Ferrand
Podoplanine (D2-40)	Lymphatiques, sébacées	Lymphangio(sarc)omes, maladie de Kaposi, tumeurs sébacées
HHV8	Endothéliales	Maladie de Kaposi
Facteur XIIIa	Histiocytaires	Dermatofibrome, xanthogranulome juvénile, papule fibreuse du nez
CD68, CD163	Histiocytaires	Dermatofibrome, xantho(granulo)mes
gp100/HMB45	Mélanocytaires	Mélanomes, certains nævus
MART1/Melan-A, tyrosinase	Mélanocytaires	Nævus, mélanomes
Protéine S100	Mélanocytaires	Nævus, mélanomes
	Nerveuses	Neuro(fibro)mes, schwannomes
	Histiocytaires	Histiocytoses langerhansiennes
	Cartilagineuses	Chondro(sarco)mes
	Sudorales	Spiradénome eccrine
	Adipocytaires	Lipome
SOX-10	Mélanocytaires	Mélanomes (y compris desmoplastiques)
Énolase neuronale spécifique Chromogranine Synaptophysine Neurofilaments	Carcinomes neuroendocrines	Carcinomes neuroendocrines primitifs (à cellules de Merkel) et métastatiques

PM : poids moléculaire ; CD : *Cluster of Differentiation*.

(peroxydase) sur des coupes histologiques classiques (fixées au formol), ce qui permet des études rétrospectives.

Une perspective intéressante des immunomarquages concerne la possibilité de prédire le pronostic d'une tumeur, par l'étude de marqueurs de prolifération (MIB1/Ki67, PCNA, pHH3) ou d'oncoprotéines impliquées dans le contrôle du cycle cellulaire (p53), la transformation maligne (ras, myc, p16) ou le développement de métastases (nm23). Cependant, il n'existe pas encore de marqueur universel permettant de différencier de façon certaine les tumeurs malignes de leurs homologues bénins. Dans le cas particulier des proliférations lymphoïdes, les immunomarquages permettent de typer la population cellulaire proliférative à l'aide d'anticorps dirigés contre des antigènes de différenciation. Actuellement plus de 320 antigènes CD (*Cluster of Differentiation*) sont bien caractérisés, permettant de reconnaître différentes sous-populations de lymphocytes (T auxiliaires suppresseurs ou régulateurs, cytotoxiques, lymphocytes B, plasmocytes), les cellules NK (*Natural Killer*), les monocytes/macrophages, les cellules activées, les cellules dendritiques myéloïdes et plasmocytoïdes, etc. (*cf.* chapitre 11). Dans certains cas, les immunomarquages permettent de mettre en évidence le caractère monotypique d'une population lymphocytaire B ; cependant il n'existe pas de marqueur fiable permettant de différencier de façon certaine les lymphomes des hyperplasies lymphoïdes réactionnelles. Les études de biologie moléculaire (réarrangement génique du récepteur T ou de la chaîne lourde des immunoglobulines, pour les proliférations de lymphocytes T et B respectivement) sont un complément nécessaire aux immunomarquages pour le diagnostic des lymphomes.

Maladies infectieuses

La détection immunohistochimique d'antigènes viraux, bactériens ou fongiques sur coupes histologiques permet dans plusieurs cas de confirmer un diagnostic suspecté par l'histologie. Des anticorps spécifiques commercialement disponibles existent contre les virus HSV-1 et 2, CMV, VZV, EBV, HPV et la plupart sont utilisables sur des coupes fixées au formol [25]. La mise en évidence du virus HHV8 dans une tumeur vasculaire cutanée permet de confirmer le diagnostic de maladie de Kaposi. Ces techniques peuvent être également appliquées sur des étalements cellulaires, permettant, par exemple, de confirmer le diagnostic d'herpès en réalisant l'équivalent immunohistochimique du cytodiagnostic de Tzanck. Des anticorps contre les mycobactéries (*M. leprae, M. tuberculosis*), les spirochètes, des levures (*Candida* sp.) et des dermatophytes existent également [27], bien que leur spécificité ne soit pas toujours absolue, ils permettent une détection des micro-organismes correspondants plus sensible et spécifique que celle obtenue par les colorations histochimiques classiques.

Dermatoses inflammatoires

Dans les *vasculites* des petits vaisseaux cutanés, l'IFD révèle dans plus de 80 % des cas des dépôts granuleux de C3, C4, C1q et (dans les lésions récentes) d'IgM et/ou d'IgG et/ou d'IgA sur les veinules post-capillaires du derme. Les dépôts d'IgA sont parfois associés à une atteinte rénale [28].

Dans le *lichen plan* (LP), l'IFD révèle des dépôts épais de fibrinogène à la JDE associés à des dépôts d'immunoglobulines (essentiellement IgM, plus rarement IgA ou IgG) sur les corps colloïdes [29]. Les corps colloïdes ne sont pas spécifiques du LP car ils sont aussi retrouvés dans les éruptions médicamenteuses, la réaction du greffon contre l'hôte et les lupus érythémateux.

Dans le *LP pemphigoïde*, l'IFD montre des dépôts linéaires d'IgG et de C3 à la JDE, comme dans la pemphigoïde bulleuse [30].

Maladies métaboliques

Dans les lésions cutanées de la *porphyrie cutanée tardive*, l'IFD révèle des dépôts épais, hyalins d'immunoglobulines (surtout IgG, un peu moins souvent IgM, Ig, IgA) et de C3 sur les vaisseaux du derme superficiel et moyen, et un peu moins fréquemment le long de la JDE [31]. Les corps colloïdes contiennent des dépôts d'IgM. Un aspect identique est observé dans la pseudo-porphyrie des hémodialysés.

La substance amyloïde retrouvée dans la peau au cours des *amyloses* a une composition chimique variable. Dans l'amylose primitive, celle associée au myélome et l'amylose nodulaire, elle est composée de chaînes légères d'IgG, κ ou λ ; dans les amyloses purement cutanées, la substance amyloïde est constituée de kératine, mais peut absorber des IgG, IgM et du complément, expliquant le marquage occasionnel en IFD [32].

Maladies génétiques

Dans ces maladies, les mutations géniques provoquent une altération (généralement diminution allant jusqu'à l'absence totale) de l'expression de la protéine correspondante, responsable des manifestations cliniques. Cette expression altérée peut être détectée par immunomarquage grâce à des anticorps spécifiques, facilitant ainsi le diagnostic. C'est le cas de l'ichtyose vulgaire (déficit en filaggrine), de l'ichtyose lamellaire (diminution/absence de transglutaminase), du syndrome de Netherton (déficit de la protéine LEKTI) [33], du fœtus Arlequin (déficit du transporteur ABCA12). Il en est de même pour certaines maladies neurodégénératives caractérisées par l'accumulation d'un matériel pathologique dans divers tissus, dont la peau (p. ex. lipofuscinoses, CADASIL) [34].

RÉFÉRENCES

1. Kanitakis J. et coll., *Diagnostic Immunohistochemistry of the Skin*. Chapman & Hall Med., London, 1998.
2. Kneisel A. et coll., *J Dtsch Dermatol Ges.* 2011, *9*, 927.
3. Lemcke S. et coll., *J Cutan Pathol.* 2015 Oct 10.
4. Arbache S. et coll., *An Bras Dermatol.* 2014, *89*, 885.
5. Kanitakis J., *Nouv Dermatol.* 2008, *27*, 13.
6. Villani A. et coll., *Am J Dermatopathol.* 2015 Mar 18.
7. Giurdanella F. et coll., *Br J Dermatol.* 2016 Jan 22.
8. Kitajima Y., *Cell Commun Adhes.* 2014, *21*, 269.
9. Poot A.M. et coll., *Br J Dermatol.* 2015 Nov 11.
10. Toosi S. et coll., *Int J Dermatol.* 2015 Nov 13.
11. Kárpáti S., *Clin Dermatol.* 2012, *30*, 56.
12. Antiga E. et coll., *G Ital Dermatol Venereol.* 2013, *148*, 163.
13. Schmidt E. et coll., *Lancet.* 2013, *381*, 320.
14. Huilaja L. et coll., *Orphanet J Rare Dis.* 2014, *9*, 136.
15. Antiga E. et coll., *Exp Rev Dermatol.* 2009, *4*, 495.
16. Ludwig R., *ISRN Dermatology.* 2013, 812029.
17. Wozniak K. et coll., *Arch Dermatol.* 2003, *139*, 1007.
18. Fine J.D. et coll., *J Am Acad Dermatol.* 2014, *70*, 1103.
19. Rao R. et coll., *Indian J Dermatol Venereol Leprol.* 2012, *78*, 692.
20. Walling H. et coll., *Am J Clin Dermatol.* 2009, *10*, 365.
21. Kontos A. et coll., *J Cutan Pathol.* 2005, *32*, 352.
22. Jones S.A. et coll., *Clin Exp Dermatol.* 1997, *22*, 77.
23. Hoang M. et coll., *Future Oncol.* 2010, *6*, 93.
24. Fuertes L. et coll., *Actas Dermosifiliogr.* 2013, *104*, 99.
25. Fuertes L. et coll., *Actas Dermosifiliogr.* 2013, *104*, 181.
26. Manfredi L. et coll., *Acta Derm Venereol.* 2015 Dec 22.
27. Kanitakis J. et coll., *Am J Dermatopathol.* 2015, *37*, 343.
28. Filosa A. et coll., *G Ital Dermatol Venereol.* 2015, *150*, 183.
29. Buajeeb W. et coll., *J Clin Diagn Res.* 2015, 9, ZC34-7.
30. Sultan A. et coll., *Oral Surg Oral Med Oral Pathol Oral Radiol.* 2015, *120*, 58.
31. Vieira F. et coll., *An Bras Dermatol.* 2010, *85*, 827.
32. Salim T. et coll., *Indian J Dermatol Venereol Leprol.* 2005, *71*, 166.
33. Leclerc-Mercier S. et coll., *Am J Dermatopathol.* 2016, *38*, 83.
34. Ishiko A. et coll., *Acta Neuropathol.* 2006, *112*, 333.

Microscopie électronique

P. Schneider

La microscopie électronique (ME), en dermatologie, a permis de caractériser l'ultrastructure de la peau normale. En pathologie, l'examen de biopsies en ME peut apporter au clinicien des informations dans un certain nombre de situations. L'utilisation en est toutefois limitée à un certain nombre de maladies qui sont caractérisées par un marqueur ultrastructural que l'on ne peut pas mettre en évidence par des techniques moins lourdes, mais avec les progrès de la génétique et de la protéomique, la plupart des indications diagnostiques réelles qui figurent dans l'encadré 1.16 ont aujourd'hui disparu.

> **Encadré 1.16**
>
> **Affections cutanées dont le diagnostic bénéficie de l'examen en microscopie électronique**
> - Épidermolyses bulleuses héréditaires[1]
> - Dermatoses bulleuses auto-immunes[1]
> - Ichtyoses (diagnostic anténatal)[1]
> - Histiocytoses langerhansiennes et non langerhansiennes[2]
> - Maladie de Fabry et autres dermatoses de surcharge[3]
> - Carcinome indifférencié métastatique (mélanome amélanique)[2]
> - Tumeurs malignes à cellules fusiformes (primitives ou métastatiques)[2]
> - Carcinome neuroendocrine[2]
> - Tache café au lait (neurofibromatose)[4]
> - Pigmentation dermique (minocycline)
> - Orf et nodule des trayeurs
>
> 1. Les méthodes immunohistochimiques et de séquençage sont aujourd'hui la règle.
> 2. Les progrès des marqueurs immunohistochimiques ont rendu ces indications largement obsolètes.
> 3. Le diagnostic est généralement effectué à l'aide de la biochimie et de la génétique (*cf.* chapitre 14-7).
> 4. Le recours à la ME ne saurait s'envisager pour ce diagnostic clinique qu'à des fins de recherche.

La ME à transmission avec inclusion en résine époxy est la technique la plus couramment utilisée. En pratique, il faut respecter quelques règles techniques. La biopsie (ou le fragment) représentative de la lésion doit être immédiatement fixée dans un milieu approprié (p. ex. glutaraldéhyde à 3 % en tampon phosphate à 4 °C). Au laboratoire, celle-ci sera divisée en plus petits fragments et la fixation sera poursuivie pendant 2 heures. Puis aura lieu la post-fixation à l'OsO_4, la déshydratation à l'acétone, l'inclusion dans une résine (*Araldite* ou *Epon*) suivie de la polymérisation. Les blocs seront ensuite débités en coupes semi-fines (0,5-1 µm) pour orientation et sélection de la zone à débiter en coupes fines (90 nm environ) qui seront contrastées à l'acétate d'uranyle et au citrate de plomb. La durée de cette technique est d'environ 4 jours.

L'étude ultrastructurale de la jonction dermo-épidermique, par exemple, a conduit à une classification précise des épidermolyses bulleuses héréditaires qui permet un diagnostic anténatal et confère un pronostic dès la naissance de l'enfant (*cf.* chapitre 7-2). Le niveau de clivage, le nombre et l'aspect des hémidesmosomes et des fibrilles d'ancrage permettent de distinguer les EB simples des EB jonctionnelles ou des EB dystrophiques dominantes ou récessives. L'immunocytochimie ultrastructurale utilisant la peroxydase comme marqueur est considérée comme l'examen de référence pour établir avec certitude le diagnostic de pemphigoïde cicatricielle, d'épidermolyse bulleuse acquise, de dermatose à IgA linéaire (*cf.* chapitre 10-11). En effet, elle est la seule à permettre la localisation précise des autoanticorps du patient *in vivo* [1].

Pour les histiocytoses langerhansiennes, le seul critère absolu du diagnostic est la mise en évidence du granule de Birbeck dans plus de 50 % des cellules de l'infiltrat (*cf.* chapitre 11), ou l'étude immunohistochimique par la langerine (CD207). La classification moderne des histiocytoses non langerhansiennes se fait en combinant les caractères histologiques, immunophénotypiques et ultrastructuraux des infiltrats (*cf.* chapitre 11).

Pour les dermatoses de surcharge congénitales, l'examen de la biopsie cutanée en ME est important pour le diagnostic, même en l'absence de signes cutanés. En effet, certaines de ces pathologies ont des images ultrastructurales spécifiques comme la maladie de Krabbe ou la lipogranulomatose de Farber. La maladie de Fabry (*cf.* chapitre 14) partage des images ultrastructurales communes avec d'autres sphingolipidoses (maladie de Niemann-Pick, maladie de Gaucher) (*cf.* chapitre 13), mais l'abondance et la localisation de ces inclusions lipidiques permettent de les distinguer. La ME a alors un intérêt dans le diagnostic précoce de la maladie de Fabry en présence d'angiokératomes diffus ou de points rubis isolés [2]. La mise en évidence en ME d'inclusions lysosomiales lamellaires alternant des bandes claires et des bandes sombres, avec une périodicité de 4 à 6 nm, dans les cellules endothéliales, les péricytes, les cellules musculaires lisses ou dans les cellules des gaines nerveuses est caractéristique. Ces inclusions sont également présentes chez les femmes hétérozygotes asymptomatiques chez lesquelles l'activité de l'α-galactosidase n'est pas forcément abaissée, d'où la valeur de dépistage par l'examen en ME.

Le diagnostic étiologique d'une métastase, qualifiée en microscopie photonique de carcinome indifférencié, peut parfois être fait par l'examen au microscope électronique : la mise en évidence de prémélanosomes permet d'affirmer l'origine mélanocytaire, celle de jonction intercellulaire une tumeur épithéliale, celle de corps de Weibel-Palade une tumeur vasculaire.

De même, une tumeur maligne à cellules fusiformes étudiée au microscope électronique peut révéler son origine : fibroblastique, endothéliale, mélanocytaire amélanique, par exemple. Cependant, grâce aux nombreux anticorps disponibles actuellement pour une utilisation en immunohistochimie, le recours à la ME est devenu exceptionnel dans ces situations.

Le carcinome neuroendocrine (*cf.* chapitre 12) peut se diagnostiquer par un examen en ME, mettant en évidence des granules neurosécrétoires.

Le nodule des trayeurs et l'orf (*cf.* chapitre 2-1) se diagnostiquent aisément par l'examen en ME qui met en évidence la particule virale caractéristique intracellulaire [3].

Le syndrome neurologique CADASIL (*Cerebral Autosomal Dominant Arteriopathy with Subcortical Infarcts and Leukoencephalopathy*), lorsque le test génétique n'est pas disponible, se confirme par une biopsie cutanée étudiée en ME qui montre la présence d'un matériel osmiophile granuleux accolé à la membrane basale et aux péricytes des vaisseaux dermiques, matériel identique à celui retrouvé dans les artérioles cérébrales.

RÉFÉRENCES
1. Prost C. et coll., *Br J Dermatol.* 1984, *110*, 1.
2. Tokuriki A. et coll., *Acta Derm Venereol.* 2013, *93*, 471.
3. Hosamani M. et coll., *Expert Rev Anti Infect Ther.* 2009, *7*, 879.

Immunosérologie

L. Fontao, L. Parmentier, L. Borradori

La recherche d'anticorps (autoanticorps) dirigés contre des protéines du derme ou de l'épiderme et la caractérisation de leur spécificité font appel à différentes méthodes immunologiques. En règle générale, cette recherche s'effectue dans le sérum bien que dans de rares cas, il soit aussi possible de rechercher les autoanticorps dans la sérosité des bulles. En fonction des ressources disponibles et de l'expertise du laboratoire, le dépistage sérologique se fait différemment : certains privilégient la sensibilité au détriment de la spécificité (p. ex. immunofluorescence indirecte) tandis que d'autres utilisent des techniques plus spécifiques, comme les ELISA (*Enzyme-Linked Immunosorbent Assay*). La commercialisation de kits ELISA utilisant comme substrat des protéines recombinantes a considérablement facilité la détection d'autoanticorps circulants, et ce dans des conditions standardisées et reproductibles. La sensibilité et la spécificité de ces kits sont bonnes à excellentes. Plus rarement, la recherche et la caractérisation d'autoanticorps se font par immunoempreinte, dot-blots, ou encore immunoprécipitation.

Technique d'immunofluorescence indirecte

L'objectif est de mettre en évidence *in vitro* la présence d'auto-anticorps circulants. Le sérum à tester est mis en contact avec des substrats exprimant les antigènes cibles. Le choix optimal du substrat est guidé par le diagnostic évoqué par le clinicien. Ainsi, on utilisera préférentiellement des coupes d'œsophage de singe ou de cobaye pour le diagnostic des pemphigus et des coupes de peau humaine normale pour le diagnostic de maladies bulleuses auto-immunes sous-épidermiques, telles que le groupe des pemphigoïdes (pemphigoïde bulleuse, pemphigoïde de la grossesse, pemphigoïde des muqueuses) et l'épidermolyse bulleuse acquise. Récemment, des biochips contenant des coupes congelées provenant de différents tissus et/ou des antigènes purifiés ont également été commercialisés pour le diagnostic concomitant de différentes maladies bulleuses auto-immunes [1] ; toutefois, leur valeur diagnostique reste à confirmer.

Si le sérum à tester contient des autoanticorps dirigés contre des protéines cutanées, ceux-ci vont se fixer au substrat. Une seconde incubation avec des anticorps fluorescents anti-immunoglobulines humaines permet d'identifier et de localiser cette fixation. Cette technique est à la fois qualitative (mise en évidence d'autoanticorps d'isotype IgG, IgA ou IgE) et semi-quantitative ; en réalisant des dilutions successives du sérum, on peut définir le titre des autoanticorps circulants représenté par la dernière dilution à laquelle le sérum est réactif pour le substrat. La variation de ce titre, lorsqu'elle est significative (au moins deux dilutions de différence, par exemple 1/50 à 1/200), reflète parfois l'activité de certaines dermatoses (p. ex. le groupe des pemphigus). La recherche de ces autoanticorps circulants a une valeur diagnostique dans un nombre limité de dermatoses (tableau 1.21) : le groupe des pemphigoïdes, des pemphigus et de l'épidermolyse bulleuse acquise. Cependant, il est possible d'observer des autoanticorps circulants dirigés contre la membrane basale, les cellules basales ou suprabasales, ou contre des antigènes de membrane des kératinocytes chez des sujets ne souffrant d'aucune maladie cutanée, ainsi que dans diverses dermatoses s'accompagnant d'une altération de la jonction dermo-épidermique : brûlures, éruptions médicamenteuses, nécrolyse épidermique toxique, maladie du greffon contre l'hôte et certains cancers cutanés.

Technique d'immunofluorescence sur peau séparée

Il s'agit d'une modification de la technique précédente, où l'on sépare artificiellement le derme et l'épiderme du substrat pour préciser si les autoanticorps du patient se fixent préférentiellement sur le « toit » ou le « plancher » de la bulle ainsi formée. En incubant au préalable de la peau normale dans une solution concentrée de chlorure de sodium (NaCl) pendant 1 à 3 jours, l'épiderme se sépare du derme au niveau de la zone de la *lamina lucida* (*cf.* chapitre 7-1). Les antigènes de la jonction dermo-épidermique sont ainsi plus accessibles, ce qui apporte un gain en termes de sensibilité.

Surtout, on peut distinguer les autoanticorps qui réagissent avec des protéines situées sur le pôle basal des kératinocytes, sur le versant épidermique (réactivité du « toit », comme lors de la pemphigoïde bulleuse), de ceux qui reconnaissent des antigènes sur le versant dermique au-dessous de la *lamina lucida* (réactivité du plancher, comme lors de l'épidermolyse bulleuse acquise). Sur la base de ces différentes réactivités, il est possible de façon rapide et relativement fiable de différencier le groupe des pemphigoïdes de celui de l'épidermolyse bulleuse acquise.

Tableau 1.21 Autoanticorps détectés par immunofluorescence indirecte sur substrats malpighiens

Localisation de la fluorescence	Aspect	Classe d'Ig	Maladie
Zone de la membrane basale (peau normale)	Linéaire	G (A, M, E)	Pemphigoïde bulleuse Pemphigoïde des muqueuses Pemphigoïde de la grossesse[1] Pemphigoïde anti-p200/laminine γ1 Épidermolyse bulleuse acquise
		A	Dermatose à IgA linéaires Pemphigoïde des muqueuses Brûlures[2] Réactions aux médicaments[2] Réaction du greffon contre l'hôte
Zone de la membrane basale, technique « épiderme séparé »[3]	Linéaire Toit de la bulle	G (A, E)	Pemphigoïde bulleuse Pemphigoïde des muqueuses[3]
	Plancher de la bulle	G (A)	Épidermolyse bulleuse acquise Pemphigoïde des muqueuses[3]
Cytoplasme des cellules – basales – suprabasales – de tout l'épiderme	Homogène[4] Homogène[4] Homogène[4]	G G G	Sérum normal Sérum normal Sérum normal
Membranes des kératinocytes	En filet, ou ICS	G	Pemphigus
		A	Pemphigus à IgA
Zone de la membrane basale et/ou membranes des kératinocytes	Linéaires et/ou en filet	G	Pemphigus paranéoplasique[5]
Noyaux des kératinocytes	Homogène Moucheté Annulaire Nucléolaire	G (M)	« Collagénose »[6]

1. Nécessite souvent une technique de fixation du complément (*cf.* chapitre 10-11) ; surtout dépôt de C3.
2. Incidence et taux faibles.
3. Aspect variable : marquage « mixte » du toit et du plancher possible.
4. Il s'agit le plus souvent d'autoanticorps antikératine qui sont presque « naturels ».
5. Dépôts variables. Intérêt de la vessie de rat comme substrat (*cf.* chapitre 10-10).
6. L'épiderme n'est pas un bon substrat.

Technique d'immunoempreinte (*Western blot, immunoblot*)

Cette technique utilise comme substrat non plus une coupe de tissu, mais des extraits protéiques contenant les antigènes cibles. Elle comporte plusieurs étapes :
– préparation de l'extrait protéique, à partir d'épiderme, de derme, de kératinocytes en culture, ou encore de protéines recombinantes purifiées (BP180, BP230, desmogléine 1 et desmogléine 3, etc.) ;
– séparation de ces protéines selon leur poids moléculaire par électrophorèse dans un gel de polyacrylamide ;
– transfert et fixation des protéines sur une membrane de nitrocellulose, futur substrat de la réaction immunologique ;
– première incubation avec le sérum à tester (si le sérum contient des autoanticorps spécifiques, ceux-ci vont se fixer sur leur cible présente sur la membrane) ;
– seconde incubation de la membrane de nitrocellulose avec des anticorps anti-immunoglobulines humaines qui ont été couplés à une enzyme (p. ex. peroxydase ou phosphatase alcaline) ;
– révélation de la double fixation par réaction enzymatique.

Par comparaison à des standards de poids moléculaire connus, il est possible de calculer le poids moléculaire apparent de l'antigène reconnu par les autoanticorps et d'en déduire leur spécificité. L'emploi d'anticorps de contrôle dirigés contre des antigènes bien caractérisés est essentiel pour valider les résultats. L'intérêt de cette technique est double : d'une part, elle permet de caractériser de façon relativement précise la réactivité antigénique des autoanticorps, surtout si des protéines recombinantes ont été utilisées ; d'autre part, il est parfois utile de détecter des autoanticorps qui n'auraient pas été décelés par d'autres méthodes. Néanmoins, certains épitopes conformationnels dénaturés pendant la préparation de l'extrait échappent à cette approche et l'on peut également observer des réactivités non spécifiques.

Enzyme-Linked Immunosorbent Assay (ELISA)

Cette technique est largement utilisée depuis la commercialisation de kits prêts à l'emploi. On utilise des protéines recombinantes purifiées correspondant à un antigène cible ou à un fragment d'antigène (p. ex. domaine extracellulaire des desmogléines 1 et 3, domaine NC16A de BP180, domaines amino- et carboxyterminaux de BP230), immobilisées dans le fond des puits d'une microplaque. Ces antigènes immobilisés sont incubés avec les sérums à tester et des contrôles appropriés. Plusieurs étapes de lavage permettent d'éliminer les protéines sériques non fixées. On ajoute alors des anticorps dirigés contre des IgG humaines (ou, plus rarement, contre des IgA ou IgE), conjuguées comme précédemment à des enzymes. L'adjonction d'un substrat pour l'enzyme résulte en une réaction colorée, qui est ensuite arrêtée et stabilisée. Le dosage se fait par mesure au spectrophotomètre de l'absorbance qui sera proportionnelle à la quantité d'autoanticorps présent dans le sérum.

Ces kits ELISA sont préparés avec des protéines recombinantes correspondant à des fragments contenant les épitopes immunodominants des autoantigènes, ce qui garantit une bonne sensibilité et une grande spécificité. Ils permettent de surcroît la mise en évidence d'autoanticorps réagissant avec épitopes conformationnels. En outre, les résultats sont semi-quantitatifs et le taux d'anticorps reflète dans certains cas la sévérité de la maladie, comme dans le groupe des pemphigus superficiels avec anticorps anti-Dsg1 (cf. chapitres 6-2 et 10-11). Dans la pemphigoïde bulleuse, le kit le plus largement employé pour la détection d'autoanticorps contre la BP180 contient uniquement le domaine NC16A de BP180 et non pas la protéine entière. Par conséquent, cet ELISA a une sensibilité de 70-80 % en utilisant des sérums non sélectionnés. L'utilisation conjointe des deux kits ELISA-BP180 et ELISA-BP230 s'accompagne uniquement d'un gain de sensibilité faible (10 %) et n'est donc pas recommandée pour le dépistage sérologique [2].

RÉFÉRENCES
1. van Beek N. et coll., *Orphanet J Rare Dis*. 2012, 7, 49.
2. Roussel A. et coll., *Arch Dermatol*. 2011, 147, 293.

Techniques de biologie moléculaire et de cytogénétique utilisées en dermatologie

M. Battistella

Les analyses moléculaires prennent une importance sans cesse croissante dans la recherche clinique, le diagnostic, la prédiction d'effet thérapeutique (marqueurs théranostiques), et pour le pronostic en dermatologie. Des altérations de gènes (mutations, délétions, translocations, etc.), une modification de leur expression ou l'existence dans la peau de gènes de micro-organismes sont souvent liées à la pathogénie de dermatoses ou de tumeurs cutanées. Leur détection, par des techniques de biologie moléculaire souvent disponibles actuellement dans des laboratoires de soin (et plus seulement de recherche), est une avancée significative dans la pratique dermatologique, pour le diagnostic et le traitement d'affections cutanées.

Les techniques de biologie moléculaire permettent de mettre en évidence dans un tissu, ici la peau, de séquencer ou de quantifier, soit un fragment d'acide désoxyribonucléique (ADN) qui correspond à un gène (ou un fragment de gène), soit un fragment d'acide ribonucléique messager (ARNm) qui sert à la traduction en protéine d'un gène donné. Les techniques de cytogénétique permettent quant à elles de mettre en évidence des désordres structurels chromosomiques. Elles nécessitent des cellules mises en culture (caryotype) ou sont réalisées sur des coupes tissulaires (hybridation in situ).

Principe de base

Il est simple : chaque gène (et l'ARNm qui lui correspond) est caractérisé par une séquence unique de bases puriques (adénine, guanine) et pyrimidiques (cytosine, uracile, thymine) ; on sait qu'il existe une complémentarité des bases (l'adénine se lie toujours à une thymine, etc.). Donc, il suffit de synthétiser une séquence d'ADN complémentaire (ADNc) du brin d'ADN correspondant au gène X recherché (p. ex. un gène d'un HPV) ou d'un ARNm donné, pour disposer d'un réactif spécifique, dénommé sonde, qui est utilisé comme un hameçon, et qui pourra spécifiquement se lier à l'ADN du gène X ou à l'ARNm que l'on souhaite détecter.

En pratique

La première étape des techniques moléculaires est l'extraction des acides nucléiques (ADN et/ou ARN) de l'échantillon étudié. Pour améliorer la précision des techniques ultérieures et leur spécificité, on peut réaliser au préalable une étape de sélection au sein de l'échantillon : sélection sur des coupes du tissu de la partie d'intérêt (tumeur, épiderme, etc.) par macrodissection ou microdissection laser, tri cellulaire par cytométrie en flux. Cette étape permet par exemple d'analyser spécifiquement l'ADN de cellules tumorales en diminuant la contamination par l'ADN du tissu sain environnant. À partir de ces substrats d'acides nucléiques, diverses techniques peuvent être réalisées (tableau 1.22), selon que l'on souhaite détecter, quantifier ou séquencer un ADN ou un ARNm spécifique, ou l'ensemble de l'ADN ou des ARNm. La sensibilité de toutes ces techniques peut être considérablement augmentée par une étape préliminaire d'amplification des acides nucléiques utilisant la technique de PCR. Cette technique fait usage d'amorces spécifiques d'environ 20 nucléotides et d'un enzyme (une ADN-polymérase thermostable) pour rapidement amplifier, de plusieurs centaines de milliers de fois, une séquence génétique donnée qui se trouve entre les deux amorces.

Dans le contexte du projet du séquençage génome humain, de nouvelles techniques d'analyse moléculaire à haut débit ont été développées. Parmi celles-ci, les puces à ADN, le séquençage NGS tout exome ou tout génome, et le séquençage ARN (RNA-seq) jouent aujourd'hui un rôle prépondérant, tant par leur relative simplicité de mise en œuvre que par leurs nombreux champs d'application. Elles permettent l'analyse simultanée de plusieurs milliers de gènes dans un échantillon biologique sain ou malade, aussi bien au niveau de son génome (ADN) que de son transcriptome (ARN).

L'hybridation génomique comparative (CGH : *Comparative Genomic Hybridization*) permet d'estimer des gains ou des pertes de segments chromosomiques, notamment dans les tumeurs. Son principe repose sur l'hybridation compétitive d'ADN extrait de tumeur et d'un ADN normal de référence marqués par des fluorochromes différents. Le rapport des deux fluorescences le long des chromosomes renseigne ainsi sur le gain ou la perte de régions chromosomiques au sein de l'ADN tumoral par rapport à l'ADN contrôle. Cette technique permet donc de discerner les gains et/ou pertes chromosomiques présents dans une tumeur donnée.

1-4 La démarche diagnostique en dermatologie

Examens complémentaires

Tableau 1.22 Méthodes de biologie moléculaire utilisées en dermatologie

Méthodes	Substrat utilisé	Réactif	Exemples
Southern blot	ADN extrait de spécimens* et soumis à une électrophorèse puis transféré sur nitrocellulose	ADNc marqués au ^{32}P	Peu utilisé actuellement, car nécessite des réactifs radioactifs
PCR (*Polymerase Chain Reaction*)	ADN extrait de spécimens* et soumis à une amplification à l'aide d'amorces spécifiques d'un gène. Quantification du gène par gel d'électrophorèse ou photométrie (amorces fluorescentes)	ADN et amorces nucléotidiques spécifiques marqués ou non	Détection d'ADN spécifique de pathogènes infectieux, oncogènes, mutations ou amplifications géniques. Détection de clonalité (gène du récepteur T-lymphomes T, gènes des Ig-lymphomes B)
Northern blot	ARN extrait de spécimens* et soumis à une électrophorèse puis transféré sur nitrocellulose	ADNc marqué à l'ARNm complémentaire	Détection des ARNm de gènes de : – kératines – cytokines , etc.
Hybridation *in situ*	Coupes de peau humaine	Sonde nucléotidique spécifique marquée	Détection et localisation d'un gène ou d'un virus : – HSV – EBV – HPV – VIH Détection d'anomalies cytogénétiques structurelles (amplification, translocation, fission)
RT-PCR (*Reverse Transcription-Polymerase Chain Reaction*)	ARN extrait de spécimens* et soumis à une *reverse transcription* en ADNc puis amplification à l'aide d'amorces spécifiques d'un ARNm. Quantification de l'ARNm par gel d'électrophorèse ou photométrie (amorces fluorescentes)	ARNm et amorces nucléotidiques spécifiques marqués ou non	Technique très sensible de détection de l'ARNm d'un gène donné
Hybridation génomique comparative (CGH)	ADN extrait de spécimens* et hybridé de manière compétitive avec un ADN normal de référence	Puce contenant l'ADN normal de référence	Détection des gains et perte de segments chromosomiques, notamment dans les tumeurs
Séquençage (Sanger, pyroséquençage, *Next Generation Sequencing*)	ADN total ou ADNc extrait de spécimens*	Amorces spécifiques (séquençage Sanger, pyroséquençage), ou mélanges d'amorces	Détection d'altérations de la séquence d'un gène ou d'un ARNm – mutations somatiques (tumeurs) – mutations constitutionnelles
Puces à ADN	ARN extrait de spécimens* et hybridés à une puce contenant des séquences d'ADN de plusieurs milliers de gènes (5-20 000)	Marquage fluorescent de l'ARN extrait du tissu	Détection du profil d'expression génique (5-20 000 gènes) d'un ou plusieurs spécimens (transcriptome)

* Fragments de tissu, cellules isolées du tissu ou sang, liquides biologiques.

La technique de l'hybridation *in situ* en fluorescence (FISH : *Fluorescent In Situ Hybridization*) est fondée sur la propriété de réassociation spécifique des acides nucléiques. Une sonde dénaturée (ADN simple brin marqué) en solution peut s'hybrider spécifiquement avec sa séquence cible (préparation chromosomique dénaturée) grâce à la complémentarité des bases nucléotidiques. La sonde s'apparie par des liaisons hydrogène établies selon les critères de Watson et Crick. Les hybrides infidèles et les molécules de sonde non hybridées sont éliminés par lavages, puis les hybrides spécifiques sont révélés, en général par immunodétection et enfin l'observation s'effectue grâce à un microscope à épifluorescence. Cette technique est utilisée sur échantillons cellulaires ou sur tissu congelé ou fixé.

Applications potentielles

Elles sont innombrables ; elles dépendent essentiellement de la disponibilité des sondes pour tel ou tel gène (cf. tableau 1.22), et de la connaissance de la séquence nucléotidique du gène recherché.

Les applications actuelles concernent le *diagnostic microbiologique* (bactéries, virus, parasites) – p. ex. caractérisation du type de virus des papillomes humains dans une lésion – (cf. chapitre 2) et le *diagnostic des lymphomes* – p. ex. l'étude du gène du récepteur des lymphocytes T permet de savoir si un infiltrat lymphocytaire est monoclonal ? donc potentiellement malin (cf. chapitre 11). Ces techniques sont également disponibles pour le diagnostic, y compris prénatal (biopsies de peau fœtale ou de villosités choriales), de certaines génodermatoses.

L'efficacité de thérapies ciblées dans les cancers a multiplié ces dernières années la pratique des techniques moléculaires sur échantillons tumoraux. Ainsi, la recherche de mutations tumorales spécifiques est devenue une pratique quotidienne, afin de mettre en place une thérapeutique adaptée à cette mutation. L'exemple le plus représentatif en dermatologie actuellement est la détection de la mutation V600E du gène *BRAF* dans les mélanomes, cible de thérapies ciblées. Les profils génétiques obtenus par la technique des puces à ADN vont permettre la définition de nouvelles sous-classes de pathologies non reconnues par les outils diagnostiques actuels, et l'identification de nouveaux marqueurs de susceptibilité aux maladies, de nouveaux marqueurs pronostiques ou prédictifs d'une réponse au traitement (pharmacogénomique).

Ces différentes techniques permettent aussi de chercher une perte de l'hétérozygotie (LOH) ou une instabilité des microsatellites, permettant de mieux comprendre les mécanismes à l'origine de nombreux cancers.

L'instabilité des microsatellites (MSI : *Microsatellite Instability*) est le reflet d'un défaut du système de réparation des mésappariements entre les bases des 2 brins de l'ADN (*Mismatch Repair*, MMR). Elle se recherche par PCR comparative entre un fragment de tumeur et du tissu sain adjacent. Un microsatellite est une séquence d'ADN formée par la répétition continue de motifs composés de 1 à

4 nucléotides. La transmission génétique de ces séquences suit les lois de Mendel de l'hérédité. Le polymorphisme des microsatellites est un véritable marqueur génétique. Les tumeurs avec instabilité des microsatellites accumulent des mutations dans de nombreux gènes qui comportent dans leurs séquences codantes, et parfois non codantes, des séquences répétées, appelées microsatellites ; ces mutations conduisent à un décalage du cadre de lecture et sont responsables de la synthèse d'une protéine tronquée. Il est également possible de rechercher directement par immunohistochimie l'expression des protéines du système de réparation des mésappariements (MSH2, MLH1, MSH6, PMS2). La perte d'expression de l'une ou plusieurs de ces protéines du MMR, notamment dans les tumeurs sébacées, est fortement évocatrice du syndrome de Muir et Torre, l'expression dermatologique du syndrome de Lynch.

Dermoscopie et imagerie cutanée

R. Braun, L. Thomas

Le rôle de l'imagerie médicale est d'apporter au médecin des informations de nature diagnostique, thérapeutique ou pronostique et d'objectiver l'évolution clinique. Les diverses techniques d'imagerie cutanée ont donc leur place dans la documentation médico-légale, scientifique, l'enseignement et le suivi du malade. L'iconographie a toujours eu une position privilégiée dans l'histoire de la dermatologie en raison de l'accès direct de la vue à l'organe cutané. Certaines techniques, comme l'échographie ou la résonance magnétique nucléaire, sont encore dans un stade expérimental. En revanche, la microscopie confocale a quitté ce stade et est de plus en plus utilisée en routine. Ces techniques permettent d'envisager les résolutions très élevées afin d'avoir une observation détaillée de la peau dont l'épaisseur est de quelques millimètres seulement.

Photographie numérique

La photographie est la technique d'imagerie cutanée la plus simple et la plus utilisée.

Équipement

Pour obtenir des photographies de qualité, un équipement simple mais de bonne qualité est requis. Un boîtier numérique à visée réflexe et un objectif macro (60 ou 105 mm) sont suffisants. Un flash annulaire est utile pour des prises de vues très rapprochées ainsi que pour des images des muqueuses.

Pour le suivi d'un malade dans le temps, la reproductibilité des images est très importante. Pour cela, il est recommandé de travailler avec des prises de vue standards utilisant toujours les mêmes paramètres (p. ex. distance 1:12 pour des vues générales, 1:5 et 1:2 pour des vues plus détaillées) [1, 2].

Des appareils de photographie numérique avec objectif intégré sont meilleur marché que ceux à visée réflexe mais ont une qualité d'image moins bonne et souvent ont une distorsion que l'on peut toutefois contourner en utilisant le zoom et en évitant de photographier en mode grand angle.

Les images sont stockées sous forme d'un fichier numérique dans la mémoire de l'appareil en attendant son transfert vers le disque dur d'un micro-ordinateur. La disponibilité immédiate des images facilite leur utilisation pour des consultations médicales à distance par télémédecine ou le diagnostic assisté par ordinateur.

Stockage et archivage des images numériques

De nombreux logiciels de stockage sont disponibles et la plupart des logiciels de gestion de cabinet médicaux offrent également la possibilité de gestion d'images numériques et les incluent au dossier électronique du patient. La façon la plus simple de stocker les images d'un patient est de créer un répertoire avec le nom du patient et d'y transférer les images du patient. Les images se mettent automatiquement en ordre chronologique. Il existe aussi un logiciel dévolu au classement des photos prises en dermatologie, avec un thesaurus très complet et des fonctions d'archivage et de recherche très élaborées : c'est le logiciel Kitview Dermatology. En France, les fichiers informatiques nominatifs, comme les fichiers de gestion de cabinet, doivent faire l'objet d'une décalaration à la Commission informatique et liberté (CNIL). Le consentement – au minimum oral – des patients doit être obtenu avant la prise de vue, en cas d'usage de publication des images, leur consentement écrit, s'ils sont reconnaissables, est indispensable.

Photographie corporelle totale (*total body imaging*)

Il s'agit de prises de vus standardisées qui visent à faciliter la surveillance des lésions pigmentées chez des personnes à haut risque de développer un mélanome. Lors de la première visite, une cartographie numérique de la surface cutanée est créée dans des modalités hautement reproductibles. Par la suite, on peut comparer la peau du patient avec les prises de vue et identifier des lésions qui se sont modifiées ou qui sont apparues depuis que les images ont été enregistrées. Il existe également des systèmes de photographie corporelle totale automatisés qui détectent eux-mêmes des nouvelles lésions et des lésions qui se sont modifiées de façon significative. Certains systèmes de dermoscopie numérique offrent également cette option.

Dermoscopie

La dermoscopie (connue aussi sous le nom de microscopie par épiluminescence, dermoscopie ou microscopie de surface) est une méthode simple, facile à l'emploi pour le diagnostic précoce du mélanome et le diagnostic différentiel des lésions pigmentées [3]. Les performances diagnostiques ont été étudiées par plusieurs groupes de chercheurs et il s'est révélé que l'utilisation de la dermoscopie augmentait la performance diagnostique de 5 à 30 % comparée à l'examen clinique seul, dépendant du niveau de difficulté des lésions pigmentés et de l'expérience du médecin. Trois méta-analyses concordantes démontrent la supériorité de l'examen dermoscopique par rapport à l'examen à l'œil nu dans le diagnostic positif et différentiel du mélanome, ce qui confère à cette méthode un niveau de preuve de rang A selon la classification de l'Université de Mac Master [4, 5]. Cette technique utilise soit un procédé d'immersion soit des filtres polarisants pour rendre les structures profondes plus visibles, elle permet une inspection des structures dermo-épidermiques et dermiques.

L'utilisation des dermoscopes à main avec des facteurs d'agrandissement de 10 est facile et de nombreuses variantes sont disponibles (*Delta 20, Heine AG, Gamme Dermlite, 3Gen*).

Une documentation photographique peut être réalisée avec un objectif dermoscopique que l'on ajoute à un boîtier standard (*Dermlite foto pro II, Dermlite Foto*). On peut également utiliser des appareils photo numériques avec des supports spéciaux pour la dermoscopie (www.heine.com, www.dermlite.com).

Vu la baisse des prix et les évolutions dans le domaine de l'informatique, des systèmes intégraux de dermoscopie numériques et d'imagerie numérique sont de plus en plus utilisés dans les cabinets. Ils permettent de stocker et de retrouver des images dermoscopiques et numériques de patients et d'assurer un suivi des lésions pigmentées dans le temps [6-9]. La dernière génération de ces systèmes offre également la possibilité d'un diagnostic assisté par ordinateur pour le mélanome [10] ou la possibilité de consulter un expert dans un centre de référence [11-13].

Plusieurs livres de dermoscopie en langue française sont disponibles dans le commerce [14, 15].

Couleurs

Les couleurs jouent un rôle important en dermoscopie. Les couleurs identifiables sont le brun clair, le brun foncé, le noir, le bleu, le gris bleu, le rouge et le blanc. Le chromophore le plus important, dans les lésions pigmentées, est la mélanine. La couleur de la mélanine dépend essentiellement de sa localisation dans la peau : elle paraît noire si localisée dans les couches supérieures de l'épiderme, brune claire ou brune foncée si située plus bas dans l'épiderme, grise à gris bleu dans le derme papillaire et bleue dans le derme réticulaire. La mélanine paraît bleue si elle est localisée dans les structures plus profondes de la peau, car la partie de la lumière visible avec des longueurs d'ondes plus courtes (la partie rouge du spectre visible) est plus dispersée dans la peau que la partie de la lumière visible avec des longueurs d'ondes longues (partie bleu violet du spectre visible). La couleur rouge, liée à l'hémoglobine, est associée à un nombre accru de vaisseaux sanguins ou à des vaisseaux dilatés, des traumatismes ou une néovascularisation. La couleur blanche est due à un processus de régression et/ou de cicatrisation ou de fibrose.

Structures dermoscopiques

Dans ce contexte, nous allons nous fonder sur la nomenclature proposée lors d'une conférence de consensus (Rome 2001) avec quelques exceptions [14, 16].

Réseau pigmenté

Le réseau pigmenté est un réseau en forme de nid-d'abeilles composé de lignes pigmentées et de trous hypopigmentés (fig. 1.17). La base anatomique du réseau pigmenté est de la mélanine située soit dans les kératinocytes soit dans les mélanocytes le long de la jonction dermo-épidermique (fig. 1.18). L'aspect réticulé (réseau) représente les papilles dermiques de l'épiderme. Les trous hypopigmentés du réseau pigmenté correspondent aux sommets des papilles dermiques et des zones épidermiques situées en dessus. Un réseau pigmenté typique, bénin, est uniforme, homogène en couleur, et s'atténue en périphérie. Un réseau pigmenté atypique n'est pas uniforme, avec des mailles élargies et avec des « entre-mailles » élargies et irrégulières. Les lignes sont alors souvent hyperpigmentées et s'arrêtent généralement d'une façon abrupte en périphérie. Si les papilles dermiques sont plus ou moins pigmentées, le réseau pigmenté peut ne pas être visible.

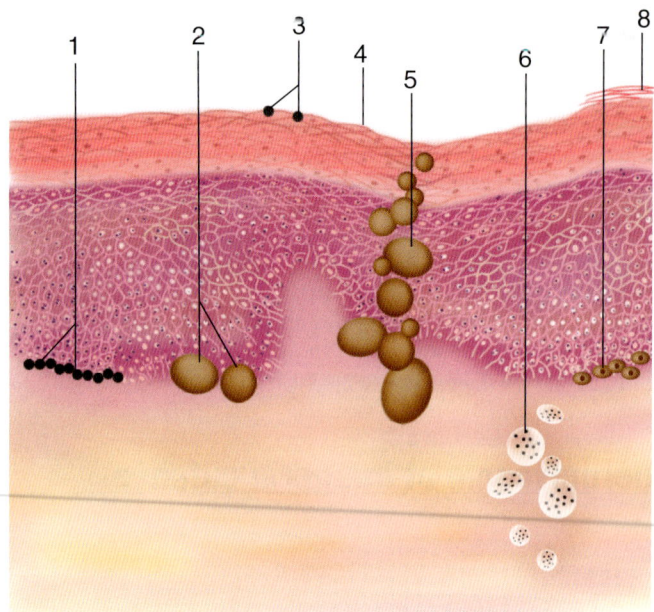

Fig. 1.18 Correspondances anatomo-dermoscopiques des différents critères dermoscopiques.
1. Réseau. 2. Globules. 3. Points noirs. 4. Zone blanche. 5. « Tache d'encre ». 6. Zone gris bleu. 7. Pseudopodes ou « courant radial » 8. « Voile blanc ».

Points

Les points sont des structures très petites (<0,1 mm de diamètre) (fig. 1.17). Ils peuvent être noirs, bruns, gris ou bleu gris. Les points noirs correspondent à des accumulations de pigment. Par analogie avec ce qui a été dit concernant les couleurs, les points bruns représentent des accumulations focales de mélanine à la jonction dermo-épidermique [17, 18], etc. Des granules (points) bleus ou gris bleu correspondent à de la mélanine libre dans les tissus, à des petites particules de mélanine ou à des poussières de mélanine situées dans les mélanophages dans le derme papillaire ou réticulaire.

Globules

Ils sont de structures assez grandes (diamètre >0,1 mm), arrondies ou ovales, symétriques, bien délimitées (fig. 1.19). Ils peuvent être bruns, noirs ou rouges et correspondent à des thèques, des mélanocytes pigmentés et/ou des mélanophages situés à la jonction dermo-épidermique ou au derme papillaire [19] (fig. 1.17).

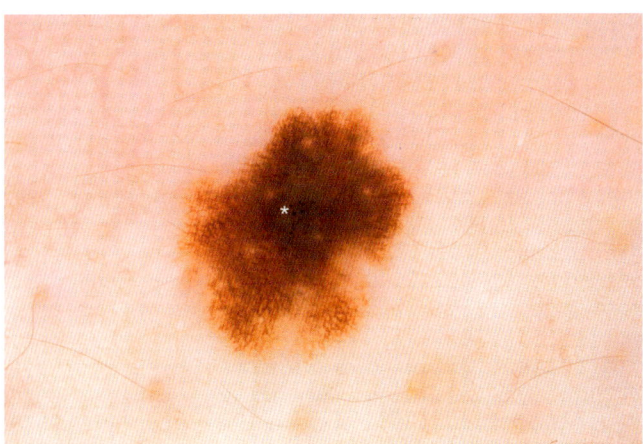

Fig. 1.17 Image dermoscopique d'une lésion pigmentée montrant un réseau pigmenté en périphérie de la lésion ainsi que la présence de plusieurs points noirs au centre (*).

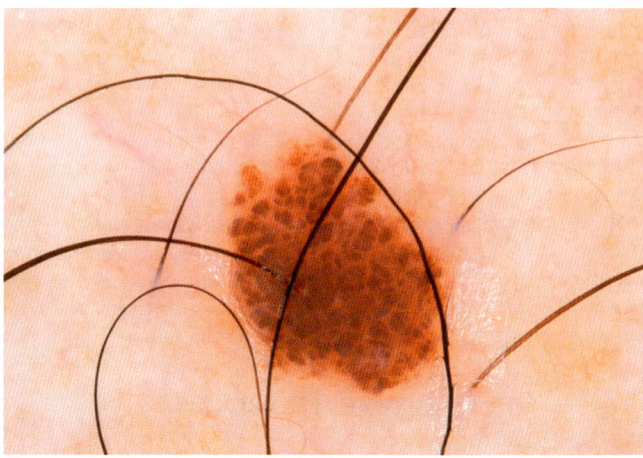

Fig. 1.19 Image dermoscopique d'un nævus composé avec une architecture globulaire.

Les points et les globules peuvent se voir dans des lésions mélanocytaires bénignes et malignes. S'il s'agit de lésions bénignes, ils ont une forme et une taille plutôt homogènes et sont distribués de façon régulière (généralement au centre de la lésion). En cas de mélanome, on observe souvent une variation en taille et en forme et on les retrouve plus souvent en périphérie de la lésion. Des zones où le réseau pigmenté ou les globules ne sont pas visibles sont dénommées zones sans structure [10].

Stries ramifiées

Elles expriment un réseau pigmenté altéré dans lequel le réseau pigmenté est interrompu. Ceci correspond à des restes de papilles dermiques pigmentées et à une fusion entre des thèques de mélanocytes situés au niveau de l'épiderme ou du derme papillaire.

Courant radiaire

Le courant radiaire correspond à l'extension centrifuge du pigment dans la périphérie d'une lésion. Il peut exister d'une façon continue (« rayons de soleil » ou patron étoilé ou *starburst pattern*) ou discontinue. Histologiquement, il représente des thèques jonctionnelles périphériques à la lésion de mélanocytes pigmentés.

Pseudopodes

Ils représentent des extensions ressemblant à des doigts, d'un pigment foncé dans la périphérie d'une lésion (fig. 1.20). Dans certains cas, les pseudopodes ont des bouts élargis en forme de « raquettes de tennis ». Ils doivent être en continuité avec le réseau pigmenté. Ils correspondent à des nids confluents de mélanocytes (fig. 1.18) [20, 21].

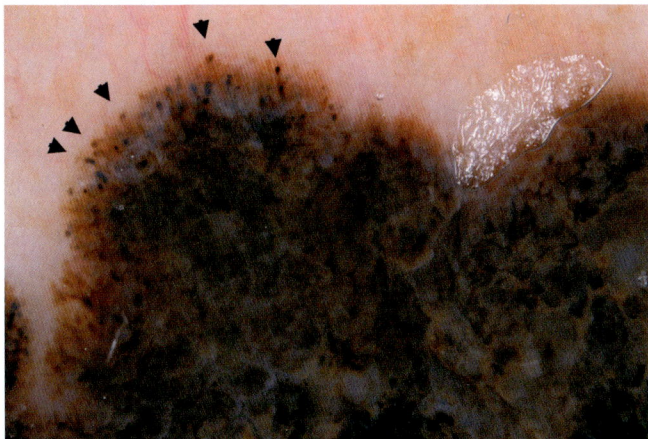

Fig. 1.20 Image dermoscopique de la bordure d'un mélanome de 7 cm de diamètre, montrant la présence de nombreux pseudopodes (têtes de flèches).

Stries

Le mot « stries » peut être utilisé comme synonyme pour le courant radiaire et les pseudopodes car ces structures correspondent toutes les deux à des thèques jonctionnelles confluentes de mélanocytes en périphérie de la lésion. Les stries peuvent être irrégulières si elles sont distribuées d'une façon inhomogène, ce qui se voit régulièrement dans le cadre d'un mélanome. Elles peuvent également être régulières (distribution symétrique et régulière) à travers toute la lésion. Ceci peut être vu dans le nævus de Reed ou de Spitz [22].

« Taches d'encre » ou *blotches*

Une « tache d'encre », ou *blotch,* est une zone sans structure pigmentée avec concentration importante de mélanine localisée au niveau de tout l'épiderme et/ou du derme, cachant ainsi les structures sous-jacentes.

Zones de régression

Des zones de régression apparaissent soit sous la forme d'une dépigmentation cicatricielle, soit sous une forme de granulation poivrée (des granules bleu gris multiples situés en bordure d'une zone hypopigmentée) (fig. 1.21). Histologiquement, les zones de régression montrent la présence d'une fibrose, d'une perte de la pigmentation, d'un épiderme mince, d'un effacement de l'architecture dermo-épidermique et de la présence des granules de mélanine libres dans le derme ou dans les mélanophages dispersés dans le derme papillaire.

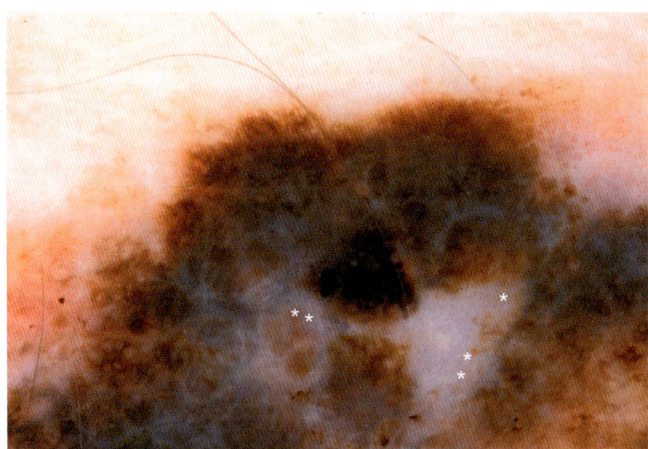

Fig. 1.21 Image dermoscopique d'un mélanome à extension superficielle, qui montre la présence d'une dépigmentation cicatricielle irrégulière avec un aspect « poivré » en périphérie (*).

Voile blanc bleu

Il s'agit d'une pigmentation irrégulière, confluente avec un aspect opaque en superficie (fig. 1.22). La pigmentation n'occupe en règle générale pas toute la lésion. Ceci correspond à la présence de nombreuses cellules pigmentées ou de la mélanine dans le derme associé à une orthokératose (*cf.* fig. 1.18).

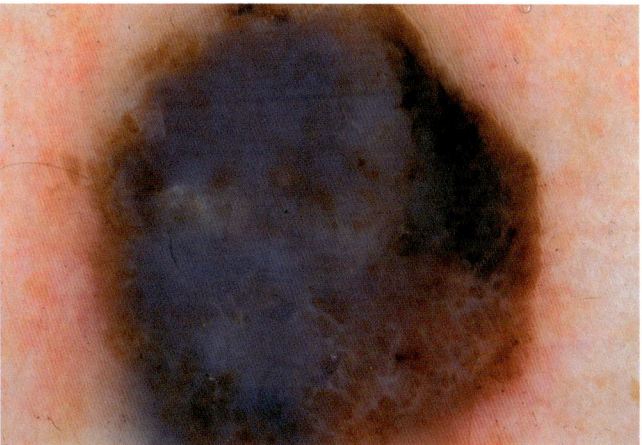

Fig. 1.22 Image dermoscopique d'un mélanome de type inclassable montrant la présence d'un voile blanc bleu qui n'occupe pas toute la lésion.

Architecture vasculaire

Les lésions pigmentées ont très souvent une architecture vasculaire visible à l'examen dermoscopique : on peut donc identifier des vaisseaux en forme de virgule, en forme de tronc d'arbre, de point d'exclamation, d'épingle à cheveux [23-25]. Une architecture vasculaire atypique peut inclure des vaisseaux en forme de points, de structures globulaires rouges qui sont distribuées de façon irrégulière dans la lésion. Une partie de l'architecture vasculaire peut être due à une néovascularisation. Pour évaluer l'architecture vasculaire, le dermoscope doit être posé sur la peau sans exercer trop de pression car sinon les vaisseaux seront comprimés et deviendront invisibles. L'utilisation d'un gel ultrason ou d'un dermoscope non contact en lumière polarisée peut être utile dans cette indication.

Pseudo-kystes cornés

Il s'agit de structures assez grandes, blanchâtres ou jaunâtres, que l'on retrouve très souvent dans les kératoses séborrhéiques (fig. 1.23). Ils correspondent à des cryptes intraépidermiques remplies de kératine [3, 26]. Ils peuvent également être observés dans les nævus congénitaux et dans quelques cas de nævus mélanocytaires papillomateux. Parfois, ces pseudo-kystes cornés peuvent être pigmentés et ressembler à des globules.

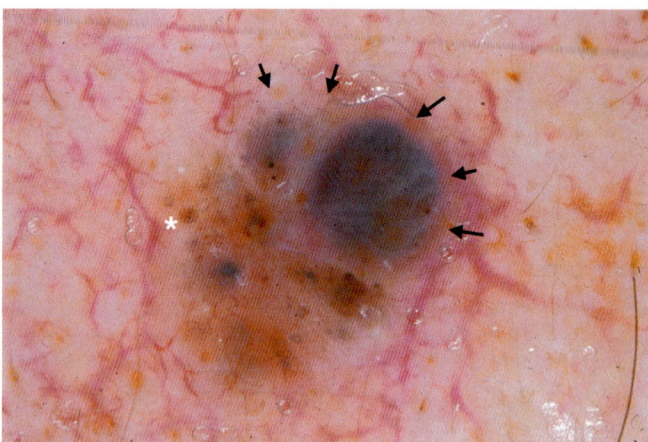

Fig. 1.24 Image dermoscopique d'un carcinome basocellulaire montrant un aspect de feuille d'érable (flèches) et de nids ovoïdes (*).

Nids ovoïdes

Ce sont des structures ovales ou ovoïdes, bien délimitées, confluentes et pigmentées qui sont plus grandes que des globules et qui ne sont pas directement liées à une tumeur pigmentée [27]. En cas d'absence d'un réseau pigmenté, la présence de nids ovoïdes suggère fortement la possibilité de diagnostic d'un carcinome basocellulaire pigmenté.

Globules bleu gris multiples

Il s'agit des structures rondes bien délimitées qui sont, en absence d'un réseau pigmenté, très évocatrices d'un carcinome basocellulaire (fig. 1.24) [27].

Diagnostic différentiel des lésions pigmentées

Il existe de nombreuses publications au sujet du diagnostic différentiel des lésions pigmentées. Les quatre algorithmes qui sont le plus utilisés sont donc la règle ABCD de dermoscopie, l'analyse des patrons, les *seven point checklist* ou l'algorithme CASH. Les membres d'une conférence de consensus récente ont proposé une procédure en deux étapes [10, 16] :

– pour faire la différence entre une lésion mélanocytaire et une lésion non mélanocytaire, l'algorithme suivant a été proposé :

– niveau 1 – critères pour une lésion mélanocytaire : présence d'un réseau pigmenté (fig. 1.17), de globules agrégés (fig. 1.19) ou de stries ramifiées, d'une zone bleue diffuse ou un patron parallèle. En l'absence de ces critères, la lésion doit être considérée comme non mélanocytaire,

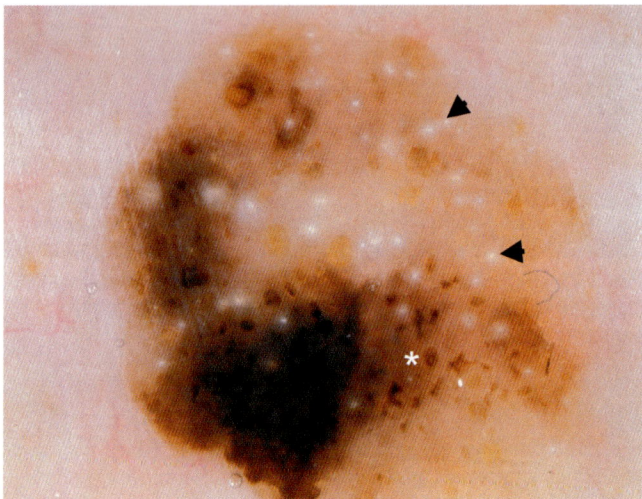

Fig. 1.23 Image dermoscopique d'une kératose séborrhéique montrant la présence de nombreux pseudo-kystes cornés (têtes de flèches) et de pseudo-comédons (*).

Pseudo-comédons

On retrouve des pseudo-comédons surtout dans les kératoses séborrhéiques (fig. 1.23) ou dans quelques rares cas de nævus mélanocytaires papillomateux. Ils correspondent à des invaginations de l'épiderme rempli de kératine.

Fissures

Ce sont des dépressions irrégulières remplies de kératine qui sont fréquemment observées dans les kératoses séborrhéiques [26]. Elles peuvent également être observées dans les nævus congénitaux et dans quelques cas de nævus dermiques.

Structures foliacées

Les structures foliacées représentent plusieurs structures de couleur brune à gris bleu qui, parfois, forment une architecture ressemblant à une feuille d'érable (fig. 1.24). Leur distribution rappelle la forme des doigts de la main. Leur présence suggère le diagnostic d'un carcinome basocellulaire pigmenté.

Structures en forme de roue dentée

Ce sont des projections radiaires bien délimitées de couleur brune à gris brun qui partent toutes d'une structure ronde centrale [27]. Cet aspect morphologique ressemble à une roue dentée et sa présence suggère fortement la possibilité d'un carcinome basocellulaire pigmenté.

– niveau 2 – critères pour une kératose séborrhéique : pseudo-kystes cornés et pseudo-comédons (fig. 1.23), structures ressemblant à des empreintes digitales ou des fissures,

– niveau 3 – critères pour un carcinome basocellulaire : télangiectasies en forme de troncs d'arbre, structures en forme de feuilles d'érable, nids ovoïdes, globules bleu gris multiples, structures en forme de roue dentée, ulcération (fig. 1.24),

– niveau 4 – critères pour une lésion vasculaire : globules rouge bleu (noir) → la lésion doit être considérée comme lésion angiomateuse (hémangiome ou angiokératome),

– niveau 5 – patrons vasculaires de lésion non mélanocytaire : vaisseaux en forme d'épingle à cheveux avec halo blanc, vaisseaux glomérulaires, aspect vasculaire serpigineux, aspect vasculaire en couronne,

– niveau 6 – patrons vasculaires de lésion mélanocytaire : vaisseaux en forme de virgule, vaisseaux pointillés, vaisseaux en tire-bouchon, vaisseaux en forme d'épingle à cheveux, aspect vasculaire polymorphe, aspect rouge laiteux ;

La démarche diagnostique en dermatologie

Examens complémentaires

– niveau 7 – lésions sans structures dermoscopiques spécifiques : si les réponses à toutes les questions précédentes ont été négatives, la lésion doit quand même être considérée comme mélanocytaire. Le cas échéant, on doit donc distinguer s'il s'agit d'une lésion mélanocytaire bénigne, suspecte ou maligne. Pour cela, quatre principales méthodes ont été décrites.

Analyse des patrons

L'analyse des patrons en dermoscopie permet la distinction entre des critères morphologiques de bénignité et de malignité. Elle a été décrite par Pehamberger et repose sur une analyse statistique de plus de 7 000 lésions pigmentées [28]. Plus récemment, une version simplifiée a été publiée : l'*analyse des patrons révisée*.

L'aspect général *des couleurs, de l'architecture, de la symétrie et de l'homogénéité* (*CASH*) est un critère important qui permet de distinguer ces deux groupes [29]. Les mélanomes ont très souvent de multiples couleurs, des perturbations de leur architecture, une asymétrie des patrons et sont très souvent hétérogènes. Le tableau 1.23 montre les patrons typiques du mélanome et du nævus bénin.

Tableau 1.23 Analyse des patrons modifiés

	Lésion mélanocytaire bénigne	Lésion mélanocytaire maligne
Points	Au centre de la lésion ou sur les mailles du réseau pigmenté	Distribution irrégulière surtout si accumulation focale en périphérie
Globules	Taille, forme et couleur homogènes, distribution symétrique soit en périphérie soit au centre ou à travers toute la lésion en forme de pavé	Globules avec distribution irrégulière ayant une couleur rougeâtre, très évocateurs d'un mélanome
Stries	Stries radiaires ou pseudopodes sont distribués d'une façon symétrique et homogène en périphérie	Courant radiaire ou pseudopodes ont une distribution plutôt irrégulière en périphérie
Voile blanc bleu	Localisation centrale	Localisation asymétrique ou diffuse occupant presque la totalité de la lésion
Blotch	Situé au centre de la lésion ou alors il s'agit d'une zone d'hyperpigmentation diffuse s'étendant jusqu'en périphérie de la lésion	Localisation asymétrique ou présence de multiples taches d'encres asymétriques
Réseau pigmenté	Réseau pigmenté typique consistant de lignes (mailles) régulières et de trous (« entre-mailles ») homogènes	Réseau pigmenté atypique non homogène avec des mailles de taille variable, de couleur brun noir ou gris et des « entre-mailles » de taille et de forme variables
Bordure du réseau	Transition progressive en périphérie	Par endroits arrêt abrupt en périphérie

Règle ABCD de dermoscopie [30, 31]

La règle ABCD ou *total dermoscopy score* est illustrée dans le tableau 1.24. Pour l'évaluation de l'asymétrie, la lésion est divisée en quatre segments (deux axes perpendiculaires). Les axes sont orientés de façon à ce que l'on obtienne le moins d'asymétrie. Pour l'asymétrie dans deux axes, une valeur de 2 est obtenue. Pour calculer des scores, la valeur de chaque catégorie de l'ABCD doit être multipliée par un facteur individuel. En additionnant les différents scores pour l'ABC et D, on obtient la valeur du score total qui peut varier de 1 à 8,9. Une lésion avec un score total supérieur à 5,45 doit être considérée comme suspecte de mélanome. Une lésion avec un score total inférieur ou égal à 4,75 peut être considérée comme bénigne. Une lésion avec une valeur de score comprise entre 4,75 et 5,45 doit être considérée comme suspecte et doit être surveillée ou enlevée.

Tableau 1.24 Règle ABCD de dermoscopie selon Stolz et coll. (modifiée)

		Points	Facteur	Sous-score
Asymétrie	Symétrie totale Asymétrie dans 1 axe Asymétrie dans 2 axes	0 1 2	1,3	0-2,6
Bordure	8 segments 1 point pour arrêt abrupt en périphérie par segment *Exception* : paumes et plantes	0-8	0,1	0-0,8
Couleur	1 point pour chaque couleur : – brun clair – brun foncé – noir – rouge – blanc – bleu gris	1-6	0,5	0,5-3,0
Structures (dermoscopiques) différentes	1 point pour chaque structure : – réseau pigmenté – stries ramifiées – points – globules – zones sans structure	1-5	0,5	0,5-2,5
Score total				1,0-8,9

Liste italienne en sept points (*Seven point-check list*) [32]

Argenziano et coll. ont distingué trois critères majeurs et quatre critères mineurs (tableau 1.25). Chaque critère majeur a une valeur de score de 2 points et chaque critère mineur a une valeur de score de 1 point. Un score minimum de 3 est nécessaire pour envisager le diagnostic de mélanome.

Tableau 1.25 Liste italienne de sept points selon Argenziano et coll.

Critères	Score des 7 points
Critères majeurs	
Réseau pigmenté atypique	2
Voile bleu blanc	2
Architecture vasculaire atypique	2
Critères mineurs	
Stries ramifiées	1
Taches d'encre (*blotch*)	1
Globules et points irréguliers	1
Régression	1

Critères dermoscopiques dans les localisations spécifiques

Dermoscopie des bandes pigmentées de l'ongle

Le diagnostic précoce du mélanome de l'appareil unguéal pigmenté est souvent difficile en raison des formes précoces de mélanome malin qui peuvent avoir le même aspect clinique que les nævus de la matrice et que les dépigmentations ethniques ou médicamenteuses. Cliniquement, on observe une bande longitudinale pigmentée (mélanonychies).

L'utilité de l'examen dermoscopique dans l'évaluation des mélanonychies est maintenant bien établie. Il permet d'identifier un certain nombre de critères dermoscopiques qui sont spécifiques et qui permettent de poser le diagnostic non invasif de pigmentation unguéale. En appliquant ces critères, on arrive à distinguer un mélanome malin et une pigmentation bénigne et à mieux sélectionner les cas devant être biopsiés.

Parmi les pigmentations unguéales à bandes grises, on compte les hyperpigmentations épithéliales sans hyperplasie mélanocytaire (lentigos unguéaux, maladie de Laugier-Hunziker, pigmentation ethnique ou médicamenteuse) et les pigmentations dues à une hyperplasie mélanocytaire (nævus, mélanome). Ces dernières se présentent en règle générale par un fond brun de la pigmentation (traduisant l'hyperplasie mélanocytaire au niveau de la matrice).

Bandes grises ou gris jaunâtre. La présence d'une bande grise homogène au niveau de l'ongle parle plutôt en faveur d'une hyperpigmentation épithéliale (lentigos unguéaux, maladie de Laugier-Hunziker, pigmentation ethnique ou médicamenteuse).

Bandes brunes longitudinales régulières. Il s'agit de bandes brunes qui ont une régularité dans l'épaisseur de leur espacement, dans la couleur et dans leur parallélisme. Ceci se voit en règle générale dans les pigmentations bénignes (nævus unguéal).

Bandes brunes longitudinales irrégulières. Elles présentent une irrégularité de la couleur, de l'épaisseur et l'espacement des lignes (fig. 1.25). Souvent on retrouve une rupture du parallélisme. La présence de bandes brunes longitudinales irrégulières parle en faveur d'un mélanome unguéal.

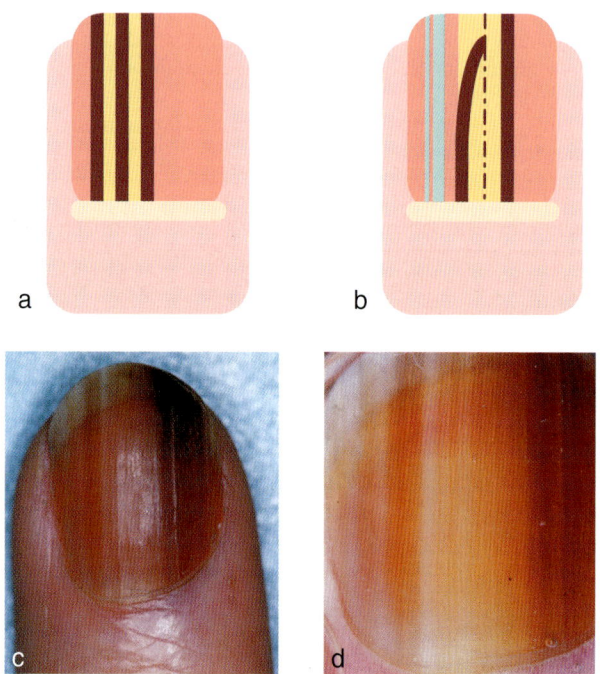

Fig. 1.25 Dermoscopie des bandes pigmentées de l'ongle.
a. Bandes brunes longitudinales régulières. b. Bandes brunes longitudinales irrégulières. c. Mélanome unguéal. d. Image dermoscopique de « c » montrant des bandes brunes longitudinales irrégulières avec irrégularité de la couleur, de l'épaisseur et de l'espacement des lignes, en revanche, sans rupture du parallélisme.

Dermoscopie des lésions acrales

La présentation clinique des lésions pigmentées acrales est totalement différente de celle observée sur le reste du corps, ce qui s'explique essentiellement par la microstructure anatomique différente des paumes et des plantes. Sur la peau palmoplantaire, la surface cutanée est marquée par de profondes structures en relief ordonné : les dermatoglyphes avec constitution de crêtes et de sillons. Les crêtes correspondent schématiquement à des « sommets de montagne » et les sillons aux « vallées » entre ces montagnes.

Il est essentiel de savoir si la pigmentation siège sur ces sillons ou ces crêtes (vallées ou montagnes). Pour permettre un tel repérage de la disposition du pigment en dermoscopie, il faut savoir que les crêtes sont toujours beaucoup plus larges que les sillons et donc que, par exemple, une pigmentation limitée aux crêtes sera une pigmentation en larges bandes séparées par des espaces plus étroits (correspondant aux sillons). En outre, les orifices des canaux sudoripares, toujours situés au sommet des crêtes, sont très faciles à repérer à l'examen dermoscopique sous la forme de petits points blancs.

Naturellement, les particularités décrites ici ne sont observées qu'en dessous (aux pieds) et en arrière (aux mains) de la ligne de Wallace qui constitue la frontière anatomique entre peau à dermatoglyphes et peau de structure anatomique habituelle.

Patrons bénins

Patron parallèle des sillons (**parallel furrow pattern**). Il s'agit d'une pigmentation qui siège dans les sillons et qui épargne les crêtes des dermatoglyphes.

Patron quadrillé en « lattice » (**lattice pattern**). Il s'agit d'une variante du patron parallèle des sillons, qui associe au centre de la lésion une pigmentation parallèle des sillons et des lignes transversales. Ce patron est le seul élément sémiologique dans les nævus de type acral, et notamment dans les nævus composés, mais il peut également être observé dans une minorité de mélanomes. Il faut noter que, dans les nævus, ce patron en lattice est le plus souvent associé avec la zone de la voûte plantaire.

Patron fibrillaire. Ce patron est composé de multiples stries parallèles qui ne respectent plus l'architecture des sillons et des crêtes. Il s'agit de multiples stries parallèles, très fines, qui donnent un aspect fibrillaire à la lésion. On retrouve ce patron surtout dans les nævus de type acral, et notamment dans les nævus jonctionnels. Cet aspect est observé sur les zones soumises à la pression du corps sur la zone d'appui plantaire. On peut l'observer dans des rares cas de mélanome acrolentigineux.

Patrons de mélanome

Patron parallèle des crêtes (**parallel ridge pattern**). La pigmentation suit la crête superficielle et on observe une hypopigmentation des sillons. Ce patron est quasi exclusivement vu dans les mélanomes (98 %). Si l'on constate la présence d'un patron parallèle des crêtes des dermatoglyphes dans un point quelconque de la lésion, on doit considérer le diagnostic de mélanome quels que soient les autres critères dermoscopiques présents. Il est en effet très souvent associé à des zones sans structure ou à des zones de « patron bénin » (cf. supra), il faut donc savoir le rechercher très attentivement, notamment en périphérie de la lésion.

Les hémorragies sous-cornées ont également une disposition parallèle selon les crêtes des dermatoglyphes mais elles sont habituellement reconnaissables à leurs limites périphériques précises et leurs bords nets ainsi qu'à leur coloration homogène.

Pigmentation diffuse hétérochrome. Il s'agit d'une pigmentation en larges à-plats bruns avec des variations de nuances allant du brun clair au brun foncé pouvant aller jusqu'au noir. Cet aspect se trouve essentiellement dans la partie maculaire de la lésion. Il n'existe aucun critère ou structure dermoscopique décelable au sein de cette pigmentation.

Cet aspect n'est jamais observé dans les nævus acraux, mais il est présent dans 93 % des mélanomes. L'observation de ce symptôme, même isolé, doit faire systématiquement évoquer le diagnostic de mélanome.

Autres patrons

Globules périphériques. Si les points et des globules sont régulièrement répartis sur toute la surface de la lésion ou en couronne à la périphérie de la lésion, il s'agit généralement d'une lésion bénigne (nævus globulaire dans le premier cas, nævus en croissance dans le second). Si en revanche les globules sont irréguliers dans leur répartition sur la surface de la lésion et en particulier s'ils sont périphériques (mais sans créer une couronne régulière et symétrique), alors cela évoque davantage un mélanome.

Arrêt abrupt de la pigmentation périphérique. Un arrêt abrupt en périphérie de la pigmentation se voit essentiellement dans les mélanomes de localisation acrale.

Cas particulier : hémorragies sous-cornées. Elles sont très fréquentes après le sport, notamment la course à pied, le tennis ou le squash. La forme la plus classique est donc le « talon noir ». Elles sont également retrouvées chez des patients ayant un traitement anticoagulant ou même après la prise d'aspirine. L'anamnèse est très utile parce que très souvent on retrouve la notion d'un effort physique ou de pratique de sport avec des chaussures non adaptées. En fonction de l'ancienneté de l'hémorragie sous-cornée, la couleur peut être rouge jaunâtre ou rouge noir.

Dermoscopie du visage

Sur le visage, le problème diagnostique principal se pose entre le mélanome de Dubreuilh (lentigo malin ou LMM) et le lentigo actinique. Les conditions anatomiques particulières du visage sont responsables de la distribution du pigment dans la peau et donc de la sémiologie dermoscopique. Sur le visage, les appareils pilosébacés sont plus développés qu'ailleurs et provoquent donc de véritables trous au sein de la pigmentation. Ces trous étant régulièrement espacés, la pigmentation faciale forme donc une réticulation que les enseignants de la dermoscopie ont choisi d'appeler « pseudo-réticulation ». Cette réticulation est composée de mailles qui correspondent à la pigmentation elle-même et d'entre-mailles qui correspondent aux espaces laissés libres de toute pigmentation par les appareils pilosébacés. La seconde particularité anatomique de la peau de la face est la relative absence de festonnement de la jonction dermo-épidermique. Les images de mélanophagie qui donnent un aspect poussiéreux de granularité ou en « grains de poivre » sont plus facilement observées dans cette topographie que dans d'autres et constituent sur le visage, encore plus précocement qu'ailleurs, d'assez bons signes en faveur d'un mélanome. La dernière particularité anatomique du visage, en lien avec la dermoscopie, n'est observée qu'au cours des tumeurs pigmentaires malignes. Celles-ci envahissent progressivement les appareils pilosébacés. On observe donc une sémiologie particulière liée à cet envahissement.

Images annulaires et granulaires

Les images en « grains de poivre » de disposition péri-îlaire sont histologiquement le plus souvent associées à une fuite pigmentaire dermique, soit sous la forme de pigment libre, soit, plus généralement, sous la forme de mélanophages.

Cette fuite pigmentaire dermique n'est pas exclusive au mélanome et elle est également observée dans certaines pathologies bénignes, en particulier les dyskératoses lichénoïdes pigmentées. Toutefois, l'existence de ces images constitue assez souvent un signe précoce de mélanome. Ce symptôme aura autant plus de valeur qu'il n'est pas également réparti sur l'ensemble de la surface de la lésion.

Les images en « grains de poivre » sont non distinguables qu'elles soient liées à un mélanome ou à une dyskératose lichénoïde pigmentée ; leur seule présence doit imposer la biopsie.

Images d'envahissement de l'appareil pilosébacé

Elles sont très spécifiques et très évocatrices de mélanome. Il existe différentes étapes d'invasion de l'appareil pilosébacé qui peuvent être observées successivement, et surtout simultanément au sein d'un mélanome de Dubreuilh.

La première étape de l'envahissement de l'appareil pilosébacé par le mélanome de Dubreuilh pigmenté se traduit par un soulignement irrégulier et asymétrique des limites de la tige pilaire. L'image dessine un « O » dont les contours seraient irréguliers dans leur épaisseur ou un « C ». À un stade plus avancé, des images en « bagues à chaton » sont observées avec zones pigmentées extrêmement asymétriques prédominant sur un segment du cercle de la limite pilaire. On observe parfois enfin des images de « double cercle » liées à l'envahissement distinct des tuniques pilaires.

La deuxième étape observée en dermoscopie de l'envahissement sébacé est la formation de structures losangiques dites « rhomboïdales » qui se disposent de manière progressive autour des orifices pilosébacés. Ces losanges sont souvent irréguliers.

La troisième et ultime étape de l'envahissement dermoscopique des structures pilosébacées par un mélanome de Dubreuilh pigmenté consiste en l'effacement complet de l'orifice pilosébacé. Jusqu'alors celui-ci formait une image claire. Elle est totalement supprimée par la superposition d'une pigmentation noire. Cet aspect, observé au voisinage de structures rhomboïdales dont la zone pilosébacée centrale est encore respectée, donne l'aspect de « follicules manquants » à l'examen dermoscopique.

Autres types d'imagerie cutanée

Échographie cutanée

Dans certains pays comme l'Allemagne, la formation à l'échographie est obligatoire et fait partie de la spécialisation en dermatologie et vénéréologie.

L'ultrason (US) est produit par la vibration provoquée par la déformation d'un quartz. L'échographie, elle, utilise un cristal pour alternativement émettre un signal très bref, puis recevoir le faisceau réfléchi. Quand le cristal émet un ultrason, celui-ci pénètre dans les tissus jusqu'à ce qu'il soit arrêté par une structure, et réfléchi. Il est alors renvoyé en direction de la sonde comme un faisceau lumineux par un miroir. Plus la structure est éloignée, plus il mettra de temps à revenir. Un ordinateur (contenu dans l'appareil) convertit ce temps en distance par rapport à la sonde. Il indique alors par un point sur une ligne où se trouve la structure en question, en tenant compte de la distance calculée [33, 34].

Plus la fréquence est élevée, meilleure est la résolution mais moindre est la pénétration en profondeur (tableau 1.26).

Tableau 1.26 Pénétration selon les fréquences

Fréquence	Profondeur	Structures visualisées
7,5-13 MHz	20-70 mm	Tissus sous-cutanés, structures sous-cutanées (ganglions)
> 20 MHz	Max 8 mm	Épiderme, derme, annexes, tissus sous-cutanés
Écho-Doppler		Angiologie, perfusion tumorale

Les signaux US captés par le transducteur peuvent être visualisés de plusieurs façons.

Échographie en mode A (*Amplitude*)

Il s'agit d'un signal unidimensionnel. L'amplitude du signal est proportionnelle à l'intensité du signal. Le mode A est surtout utilisé en ophtalmologie ou en ORL pour l'examen des sinus. En dermatologie, il est principalement utilisé pour mesurer l'épaisseur cutanée et l'épaisseur tumorale (indice de Breslow) avant une chirurgie.

Échographie en mode B (*Brightness*)

Il s'agit des images bidimensionnelles en additionnant plusieurs signaux A. Pour ceci, le transducteur bouge avec une vitesse constante. On obtient une image « en coupe » du tissu étudié.

Doppler

Il renseigne sur le mouvement d'une structure et traduit cela par un son audible ou une courbe. Il permet, en attribuant une couleur au sens du flux, de visualiser le sang circulant dans les vaisseaux.

Images en échographie

Les images des échographies sont en règle générale monochromes. Quand on voit les couleurs, c'est que l'on utilise soit le Doppler soit le codage couleur. Les couleurs en mode Doppler renseignent sur le sens du flux sanguin. Le plus souvent, c'est rouge quand il se déplace vers la sonde, bleu quand il s'en éloigne et jaune quand il est tourbillonnant.

Les liquides simples, dans lesquels il n'y a pas de particules en suspension, se contentent de laisser traverser les sons. Ils ne se signalent donc pas par des échos. Ils seront noirs sur l'écran avec un renforcement postérieur (tableau 1.27).

Tableau 1.27 Caractéristiques des différentes structures observées à l'ultrason

Structures hypoéchogènes	Structures hyperéchogènes
Liquide (kyste, œdème)	Collagène (fascia, sclérodermie)
Infiltrat cellulaire (tumeur, inflammation)	Calcium (calcinose cutanée, structures osseuses)
Matériel amorphe (élastose actinique)	Corps étrangers

Les liquides avec particules, le sang, le mucus, contiennent de petits échos. Ils apparaîtront donc dans les tons de gris, plus ou moins homogènes.

Les structures solides, l'os par exemple, captent et renvoient beaucoup les échos. Ils n'en laissent passer que très peu. On verra donc une forme blanche avec une ombre derrière.

Autres techniques d'imagerie cutanée

Tomographie en cohérence optique (TCO) ou *Optical Coherence Tomography* (OCT)

Il s'agit d'une technique d'imagerie médicale bien établie qui utilise une onde lumineuse pour capturer des images tridimensionnelles d'un matériau qui diffuse la lumière (p. ex. un tissu biologique), avec une résolution de l'ordre du micromètre (1 μm). La tomographie en cohérence optique repose sur une technique interférométrique à faible cohérence, utilisant habituellement une lumière dans l'infrarouge proche. En effet, l'absorption de lumière des tissus biologiques imagés est limitée dans cette gamme de longueurs d'ondes, ce qui permet de pénétrer jusqu'à environ 2-3 mm.

Résonance magnétique (IRM)

L'IRM est basée sur la résonance magnétique [35]. On applique un champ magnétique autour du patient, les atomes d'hydrogène s'orientent alors dans le sens parallèle ou antiparallèle. Ces protons sont animés d'un spin et d'un mouvement de précession. On soumet ensuite ces protons à une onde de radiofréquence perpendiculaire. On appelle T1 le temps mis par l'aimantation pour regagner 63 % de sa valeur initiale (temps de relaxation longitudinale). Ce mouvement est long. En effet, lors de l'application de l'onde de radiofréquence, l'aimantation est basculée dans le plan transversal. Il faut alors qu'elle revienne dans le plan longitudinal. On appelle T2 le temps pour lequel 63 % du signal a disparu (temps de relaxation transversale). La reconstruction de l'image est obtenue grâce une transformation qui permet de séparer dans le signal la fréquence de précession des différentes aimantations. Un système de codage spatial de ces mesures permet de reconstruire dans un plan de coupe sélectionné une cartographie de ces signaux (RMN). L'IRM est utilisée en dermatologie en particulier dans l'évaluation de l'infiltration en profondeur des tumeurs malignes, dans l'évaluation des dermohypodermites infectieuses (fasciites) et dans le bilan préopératoire des tumeurs unguéales. Les tumeurs glomiques ont en particulier un hypersignal après injection de gadolinium.

Microscopie confocale

La microscopie confocale par réflectance utilise un laser de 830 nm comme source, ce qui permet une bonne pénétration et une bonne résolution. Elle permet une vision horizontale des structures cutanées jusqu'à la jonction dermo-épidermique en variant la profondeur de l'observation. Elle est régulièrement utilisée dans certains centres de dermatologie en particulier en onco-dermatologie et a un très grand potentiel de développement parmi les techniques d'imagerie cutanée. Une société internationale d'étude de la microscopie confocale cutanée a été créée en 2008. Le groupe de travail français de microscopie confocale est également très actif et la nomenclature française a été définie [38]. La microscopie confocale est utilisée pour le diagnostic non invasif des carcinomes basocellulaires *in vivo* et *ex vivo*, le diagnostic des lésions mélanocytaires et le diagnostic différentiel des pathologies inflammatoires.

Diagnostic des carcinomes basocellulaires

La microscopie confocale permet d'identifier des critères histologiques du carcinome basocellulaire *in vivo*. Parmi les critères qui ont été décrits, on compte les silhouettes sombres (*dark silhouettes*), les îlots tumoraux clairs (*bright tumor islands*), les fentes (*clefts*), les cellules dendritiques, etc. Il existe un appareil de microscopie confocale qui permet d'examiner un carcinome basocellulaire excisé (*ex vivo*) similaire à la technique de Mohs pour vérifier si l'excision a été totale.

Diagnostic des mélanomes

La microscopie confocale permet d'identifier des critères spécifiques du mélanome comme l'infiltration pagétoïde, la présence de cellules pagétoïdes, la présence de cellules atypiques ou une perturbation de l'architecture de la jonction dermo épidermique.

La microscopie confocale de fluorescence est en cours de développement et est utlsée dans certains centres, elle permet un examen *ex vivo* des pièces opératoires en dermatologie chirurgicale à l'aide de composants fluorescents marquant les noyaux des cellules pour les rendre plus visibles.

RÉFÉRENCES

1. Slue W.E. Jr., *N Engl J Med.* 1989, *321*, 550.
2. Slue W.E. Jr., *Cutis.* 1993, *51*, 345.
3. Braun R.P. et coll., *Ann Dermatol Vénéréol.* 2002, *129*, 187.
4. Bafounta M.L. et coll., *Arch Dermatol.* 2001, *137*, 1343.
5. Kittler H. et coll., *Lancet Oncol.* 2002, *3*, 159.
6. Braun R.P. et coll., *Melanoma Res.* 1998, *8*, 431.
7. Kittler H. et coll., *J Am Acad Dermatol.* 1999, *40*, 558.
8. Kittler H. et coll., *J Am Acad Dermatol.* 2000, *43*, 467.
9. Kittler H. et coll., *Arch Dermatol.* 2000, *136*, 316.
10. Stolz W. et coll., *Color Atlas of Dermatoscopy*, 2nd ed. Blackwell Wissenschafts-Verlag, Berlin, 2002.
11. Braun R.P. et coll., *J Am Acad Dermatol.* 2000, *42*, 770.
12. Piccolo D. et coll., *Arch Dermatol.* 1999, *135*, 1467.
13. Piccolo D. et coll., *J Telemed Telecare.* 2000, *6*, 132.
14. Braun R.P. et coll., *Atlas de Dermoscopie.* Masson, Paris, 2007.

15. Marghoob A.A. et coll., *Précis de Dermoscopie*. Arnette, Paris, 2007.
16. Soyer H.P. et coll., *Dermoscopy of pigmented skin lesions*. EDRA, Milano, 2001.
17. Guillod J.F. et coll., *J Am Acad Dermatol.* 1997, *36*, 371.
18. Krischer J. et coll., *Dermatology.* 1997, *195*, 108.
19. Braun R.P. et coll., *Melanoma Res.* 2000, *10*, 141.
20. Menzies S.W. et coll., *Arch Dermatol.* 1995, *131*, 436.
21. Menzies S.W. et coll., *An atlas of surface microscopy of pigmented skin lesions*. McGraw-Hill Book Company, Sydney, 1996.
22. Argenziano G. et coll., *Dermoscopy a tutorial*, 1st edn. EDRA, Milano, 2000.
23. Braun R.P. et coll., *Arch Dermatol.* 2003, *139*, 349.
24. Kreusch J. et coll., *Hautarzt.* 1996, *47*, 264.
25. Kreusch J.F., *Clin Dermatol.* 2002, *20*, 248.
26. Braun R.P. et coll., *Clin Dermatol.* 2002, *20*, 270.
27. Menzies S.W. et coll., *Arch Dermatol.* 2000, *136*, 1012.
28. Pehamberger H. et coll., *J Am Acad Dermatol.* 1987, *17*, 571.
29. Braun R.P. et coll., *Clin Dermatol.* 2002, *20*, 236.
30. Nachbar F. et coll., *J Am Acad Dermatol.* 1994, *30*, 551.
31. Stolz W. et coll., *Eur J Dermatol.* 1994, *4*, 521.
32. Argenziano G. et coll., *Arch Dermatol.* 1998, *134*, 1563.
33. Hoffmann K. et coll., *Acta Derm Venereol Suppl (Stockh).* 1991, *164*, 3.
34. Hoffmann K. et coll., *J Dermatol Sci.* 1995, *9*, 103.
35. Zemtsov A. et coll., *Arch Dermatol.* 1993, *129*, 215.
36. Rajadhyaksha M. et coll., *J Invest Dermatol.* 1995, *104*, 946.
37. Rajadhyaksha M. et coll., *J Invest Dermatol.* 1999, *113*, 293.
38. Kanitakis J. et coll., *Ann Dermatol Venereol.* 2013, *140*, 678.

2 Maladies infectieuses

Coordinateur : D. Lipsker

2-1	**Viroses à expression cutanée**...	51
	A. Phan, L. el Hayderi, A.F. Nikkels, N. Nikkels-Tassoudji, J.-H. Saurat, D. Lipsker	
2-2	**Dermatoses microbiennes**...	92
	N. Boulanger, B. Jaulhac, D. Lipsker, T. Hubiche, P. del Giudice, Y. Hansmann, P. Berbis, M. Mokni, B. Flageul, E. Heid	
2-3	**Mycoses**..	134
	G.E. Piérard, C. Piérard-Franchimont	
2-4	**Parasites et arthropodes**...	147
	O. Chosidow, J.-J. Morand, P. Couppié	

2-1 Viroses à expression cutanée

Papillomes viraux

A. Phan

Les papillomes viraux ou verrues comprennent les lésions cutanées et muqueuses causées par des **papillomavirus humains** (**PVH**, ou HPV en anglais) de la famille des *Papovaviridae*. La classification des PVH est fondée sur des degrés d'homologies de séquences nucléotidiques du gène codant pour la protéine capsidique L1. Il existe 5 principaux genres de PVH (*alpha*, *bêta*, *gamma*, *mu* et *nu* papillomavirus), ayant chacun moins de 60 % de similitudes. Au sein d'un même genre, les types de PVH partagent entre 60 et 70 % de similitudes. L'identification d'un nouveau type de PVH se fait après séquençage de l'ensemble de son génome qui doit avoir une différence dans la séquence nucléotidique du gène *L1* de plus de 10 %, puis confirmation par l'*International HPV Reference Center* (*www.hpvcenter.se*) qui lui attribue un numéro. Fin 2015, **205 PVH étaient répertoriés** dans cette base de données.

Les PVH ont un tropisme exclusif pour les épithéliums malpighiens (kératinisés ou non), mais diffèrent par leur tissu cible et sont étroitement associés à des lésions cliniques bien définies (tableau 2.1). Les lésions induites par le PVH sont variées et généralement bénignes, mais certaines peuvent progresser vers des lésions précancéreuses et cancéreuses. Ce rôle oncogène est clairement établi pour le cancer du col de l'utérus. En pratique, on distingue schématiquement les PVH cutanés et muqueux (les PVH cutanés appartiennent principalement au genre *bêta*, alors que les PVH muqueux sont principalement du genre *alpha*) et les PVH « à haut risque » et « à bas risque » oncogène (*cf.* tableau 2.2).

Biologie des papillomavirus humains

Les PVH sont des virus de 55 nm de diamètre, à ADN double brin circulaire d'environ 8 kb, non enveloppés, possédant une capside icosaédrique [1]. Le génome du PVH comprend deux parties, la région E (*Early*, gènes précoces non structuraux)

Tableau 2.1 Lésions cutanéomuqueuses associées aux types de PVH

Lésions cutanées/muqueuses	Types de PVH	Localisation
Myrmécie	1, 63	Plantaire, palmaire
Verrue en mosaïque	2, 4	Plantaire
Verrue vulgaire	*2*, 4, 7, 29, 75*, 76*, 77*	Mains, membres, etc.
Verrue digitée, filiforme	2	Face, cou, cuir chevelu
Verrue des bouchers	2, *7*	Mains
Verrue plane commune	*3*, 10, 26-29, 41	Mains, membres, face
Verrue intermédiaire	*10*, 26*, 27*, 28, 29	Membres
Verrue pigmentée	4, 60, 65	Plantes, membres
Bowen périunguéal	2, *16*, 34	Doigts, périunguéale
Kyste épidermoïde	57, 60, 63	Plantes, paumes
Épidermodysplasie verruciforme bénigne	3, *5*, *8*, 9, 10, 12, 14, 15, 17, 19-25, 36-39, 47, 49	Mains, membres, face, tronc
EV cancers	*5*, *8*, 14, 17, 20, 47	Face, membres
Condylome acuminé, tumeur de Buschke-Löwenstein	*6*, *11*, 40-44, 54, 61,72, 81, 89	Anogénitale
Condylome plan, néoplasie intraépithéliale de bas grade (CIN1, PIN1, VIN1, AIN1)	*6*, *11*, 40, 42, 43, 57, 59, 61, 62, 64, 67, 68, 69, 70, 71	Anogénitale
Papulose bowénoïde	*16*, 55	Anogénitale
Néoplasie intraépithéliale de grade élevé, carcinome *in situ*, maladie de Bowen, carcinome invasif	*16*, *18*, 31, *33*, 35, 39, 45, 51, 52, 56, 58, 66, 69	Anogénitale
Papillome laryngé, conjonctival, buccal	*6*, *11*, 72*, 73*	Muqueuse laryngée, conjonctivale, orale
Hyperplasie épithéliale focale (maladie de Heck)	13, 32	Muqueuse buccale
Cancer laryngé	30, 46	Larynx

EV : épidermodysplasie verruciforme. *En italique* : type de PVH le plus fréquemment détecté.
* Détecté principalement chez des patients immunodéprimés.

et la région L (*Late*, 2 gènes de structures tardifs). Les gènes de la région E (E1 à E7) sont impliqués dans la transcription, la réplication virale et la transformation cellulaire, alors que la région L code pour les protéines (L1 et L2) de la capside virale. Ces régions codantes sont précédées d'une région non codante, la région LCR (*Long Control Region*) aussi appelée URR (*Upstream Regulatory Region*) contenant des séquences d'ADN intervenant dans la régulation de la transcription du génome viral.

Doués d'une grande spécificité pour les épithéliums malpighiens, les PVH infectent les cellules de la couche basale à l'occasion d'une effraction épithéliale. Le cycle viral de réplication est intimement lié au stade de différenciation de la cellule hôte, puisque la réplication virale avec synthèse des protéines de capside ne se fait que dans les kératinocytes bien différenciés des couches granuleuses et épineuses. Les PVH induisent un effet cytopathogène spécifique dont le **koïlocyte** (grande cellule vacuolaire au noyau excentré, contenant les particules virales) *est le meilleur signe morphologique, traduisant une infection permissive productrice de virions*. Les nouvelles particules virales sont libérées lorsque la couche cornée superficielle est éliminée [2].

Si le virus ne se réplique pas, l'ADN viral persiste sous forme d'épisomes dans le noyau cellulaire des couches basales après internalisation et décapsidation du virus (infection latente, portage asymptomatique). Seuls les gènes précoces sont alors exprimés, menant à l'expansion clonale des cellules infectées (acanthose et hyperplasie épithéliale).

Dans certains cas de PVH « à haut risque » oncogène, le cycle est dit abortif et est caractérisé par l'intégration de l'ADN viral au sein du génome cellulaire, étape importante de la transformation néoplasique. Le potentiel oncogénique des PVH muqueux à « haut risque » dépend de l'expression des gènes précoces, qui jouent un rôle dans la transformation et l'immortalisation cellulaire. La protéine E6 inactive la protéine p53, suppresseur de tumeur, et E7 inhibe la protéine du gène de susceptibilité au rétinoblastome pRb qui est un rétrocontrôle négatif du cycle cellulaire. Les mécanismes de carcinogenèse des PVH cutanés sont moins bien connus et impliqueraient plusieurs cofacteurs (UV, immunosuppression, etc.).

La culture *in vitro* des PVH est difficile puisque le cycle viral nécessite la différenciation des cellules épithéliales infectées. Le développement de nouvelles techniques (xénogreffes, culture organotypique) a permis de mettre en évidence des récepteurs cellulaires (protéoglycanes à héparan-sulfate, et notamment le syndecan-1) permettant l'attachement du virus sur la cellule cible [3]. D'autres récepteurs et facteurs cellulaires pourraient être impliqués dans la spécificité tissulaire des PVH.

Épidémiologie des papillomes viraux humains

Prévalence

La fréquence des verrues cutanées est évaluée à 7-10 % de la population générale. Les enfants scolarisés et les adultes jeunes constituent le principal réservoir de virus des verrues vulgaires, avec un pic de fréquence entre 10 et 14 ans.

L'infection génitale à PVH est la plus fréquente des infections sexuellement transmissibles (IST). En fonction des études, la prévalence des verrues génitales varie de 0,13 à 0,20 % dans la population générale, et jusqu'à 5 % en cas d'examen génital systématique [4]. La fréquence du portage de PVH est plus élevée chez les femmes entre 20 et 24 ans [5], puis diminue progressivement avec l'âge, secondairement à la clairance du virus, à l'apparition d'une réponse immune adaptative d'où une faible incidence à un âge plus avancé. Des études dans certaines populations ont montré un 2e pic de prévalence dans la période périménopausique après 55 ans, probablement secondaire à la réactivation d'une infection antérieure latente [6]. Les données chez les hommes sont plus limitées.

Incidence

L'incidence est en augmentation importante dans tous les pays développés. C'est en particulier le cas des infections infracliniques (nécessitant leur révélation par l'acide acétique à 5 % et la colposcopie). *La primo-infection à PVH est très fréquente surtout lors des premiers rapports sexuels*. Le taux de détection par PCR de nouvelles infections à PVH chez les femmes jeunes initialement négatives est estimé à près de 3 % par mois, avec une incidence plus élevée pour les types de PVH à haut risque oncogène [7]. Selon une récente revue de la littérature, l'incidence des verrues anogénitales est estimée entre 160 et 289 cas pour 100 000 habitants/an. Le nombre médian de nouveaux cas est estimé à 137 et 120 pour 100 000 habitants chez les hommes et les femmes respectivement, avec un pic avant 24 ans chez les femmes et entre 25 et 29 ans chez les hommes [4].

Transmission

Les PVH sont ubiquitaires et très résistants aux conditions environnementales. L'inoculation se fait par contact direct ou indirect, à travers une rupture de la barrière épithéliale (microtraumatisme ou abrasion). *L'incubation est longue* et variable, estimée de quelques semaines à plus d'un an.

La transmission sexuelle des condylomes et des PVH à tropisme génital est bien documentée, impliquant le traitement des partenaires sexuels et la recherche d'une autre IST associée. Elle se fait le plus généralement au début de l'activité sexuelle et est le plus souvent totalement asymptomatique. Le risque de contamination après contact sexuel infectant est élevé (l'infectiosité est estimée à 60-70 %). Le délai médian de développement des condylomes chez les hommes après infection par le PVH est estimé à 17 mois, délai raccourci à 6 et 2,9 mois chez les hommes et les femmes, respectivement, en cas d'infection par le PVH 6 ou 11 [8, 9]. Le facteur de risque le plus important d'infection génitale à PVH est le nombre élevé de partenaires sexuels [10]. On détecte, chez les partenaires masculins de femmes ayant une infection à PVH et/ou une néoplasie intraépithéliale cervicale, de l'ADN de PVH dans 50 à 90 % des cas [11], mais la concordance des types n'est en moyenne que de 12 à 33 %, supérieure chez les plus jeunes couples (30-40 %) ou lorsque les types PVH 16 ou 18 sont détectés [12]. Les lésions à PVH représentent la source principale de virus, mais *il est possible que le sperme et la muqueuse urétrale participent au réservoir de virus* [13].

La transmission non sexuelle des PVH à tropisme muqueux repose sur des arguments épidémiologiques et virologiques. La détection par PCR de PVH à tropisme cutané (PVH 2) chez des fillettes de moins de 5 ans et, de façon plus rare, sur des lésions vulvaires chez la femme soulève l'hypothèse d'une *transmission manuportée* par contacts domestiques (auto ou hétérocontamination) [14]. La transmission des verrues cutanées est favorisée par les microtraumatismes et la macération (*fréquentation des piscines et salles de sport*).

La transmission périnatale (ou verticale) peut se faire théoriquement soit *in utero* (infection ascendante ou passage transplacentaire par voie hématogène), ou au cours de l'accouchement par contact direct de la peau et des muqueuses lors du passage dans la filière génitale d'une mère porteuse de PVH génitaux. Les lésions induites peuvent apparaître chez l'enfant plusieurs mois voire années après le contage. La concordance des types de PVH détectés chez le nouveau-né et chez la mère varie de 57 à 69 %, ce qui suggère une possible contamination postnatale de sources variées [15]. En cas d'infection orale (PVH 6 ou 11), elle peut être responsable de la grave mais rare papillomatose laryngée infantile (*cf. infra*).

Maladies infectieuses

2-1 Viroses à expression cutanée

Aspects cliniques communs

Verrues plantaires

Elles sont la plupart du temps localisées sur les zones d'appui (talon, tête des métatarsiens, orteil et avant-pied). Deux variétés anatomocliniques, coexistant exceptionnellement, siègent à la plante des pieds.

Myrmécie. C'est la forme la plus fréquente de verrue plantaire (PVH 1 le plus souvent). Elle se présente sous forme d'une verrue endophytique profonde, douloureuse, généralement unique, ou réduite à quelques unités. Il s'agit d'une lésion discoïde circonscrite par un épais anneau kératosique recouvrant partiellement la région centrale dont la surface kératosique est piquetée de points noirâtres (capillaires thrombosés ou inclusions de poussières) (fig. 2.1a). L'aspect clinique d'une myrmécie suffit au diagnostic mais, en pratique, il faudra éliminer une callosité plantaire douloureuse, une cicatrice fibreuse ou un granulome à corps étranger. La durée d'évolution est très variable (quelques mois à plusieurs années), avec régression spontanée dans 30 à 50 % des cas sur 6 mois.

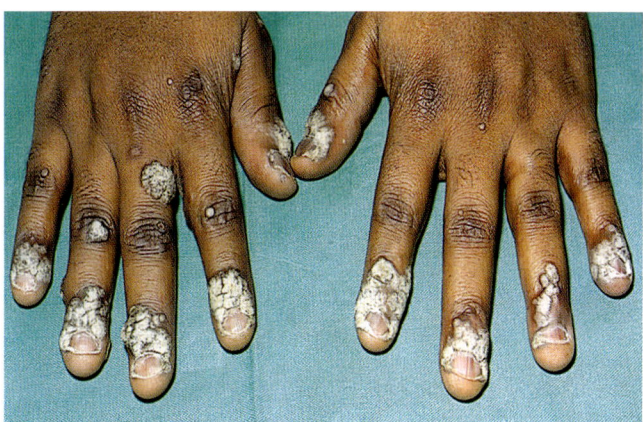

Fig. 2.2 Verrues multiples et périunguéales sans déficit immunitaire patent.

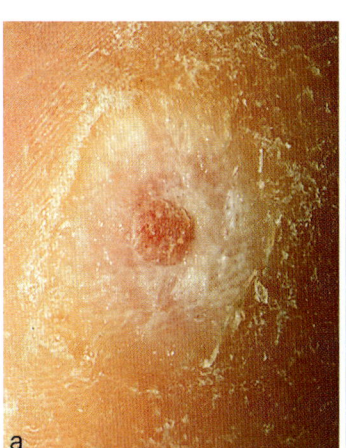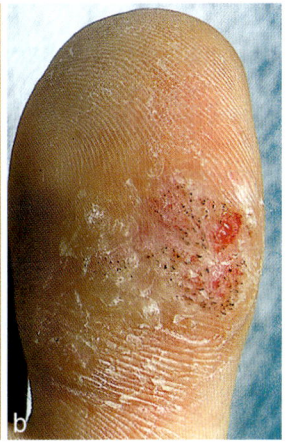

Fig. 2.1 Verrues plantaires.
a. Myrmécie (PVH 1) qui apparaît après application d'acide salicylique sous occlusion. b. Verrues dites en mosaïque (PVH 2), noter les micro-hémorragies après grattage tangentiel au scalpel.

Verrues en mosaïque. Moins fréquentes (26 % des verrues plantaires), ce sont des verrues superficielles (PVH 2 le plus souvent), non douloureuses, souvent multiples et confluentes en plaques kératosique (fig. 2.1b). Ces verrues plantaires ou palmaires superficielles ou en mosaïque ne seront pas confondues avec une kératolyse ponctuée ou une kératodermie circonscrite.

Des régressions spontanées interviennent plus précocement chez l'enfant que chez l'adulte, souvent annoncées par l'apparition d'une pigmentation noirâtre et la disparition de la douleur dans le cas des myrmécies [16, 17].

Verrues vulgaires des mains

Localisées essentiellement sur la face dorsale des mains (fig. 2.2) et des doigts, plus rarement palmaires, les verrues vulgaires communes (PVH 2 le plus souvent, *cf.* tableau 2.1) sont exophytiques ; leur surface hémisphérique ou aplatie est hérissée de saillies villeuses kératosiques, parfois sillonnée de crevasses. Leur nombre est variable, de quelques unités à plusieurs dizaines, parfois confluentes. Les verrues périunguéales et sous-unguéales peuvent donner lieu à des altérations unguéales ; elles sont souvent douloureuses lorsqu'elles sont situées sous le bord libre distal ou latéral, décollant de son lit la tablette unguéale. Elles peuvent être multiples et confluentes autour de l'ongle, favorisées par le mordillement. Les autres localisations sont moins fréquentes. Les verrues vulgaires des mains sont facilement reconnues ; on éliminera une tuberculose verruqueuse d'inoculation, une maladie de Bowen digitale, des angiofibromes périunguéaux de la sclérose tubéreuse, une exostose ou une tumeur sous-unguéale, et devant une lésion isolée de la face une kératose séborrhéique ou un kératoacanthome.

Verrues digitées ou filiformes

Au niveau de la région céphalique (visage, cuir chevelu), les lésions à PVH 2 prennent l'aspect de verrues *filiformes ou multidigitées*, se disposant électivement autour des orifices (demi-muqueuses), ou criblant la région cervicale et barbue des adolescents et adultes jeunes (auto-inoculation par le rasage), souvent associées à des *papules hémisphériques à surface lisse* (lésions débutantes) (*cf.* tableau 2.1).

Verrues planes communes

Elles siègent avec prédilection au visage (front, joue, nez, zone péribuccale), sur le dos des mains et des doigts, sur les bras, genoux et faces antérieures des jambes. Ce sont de petites papules rondes ou polygonales à peine surélevées, de 1 à 5 mm, jaunes ou chamois, à surface lisse ou finement mamelonnée, à disposition souvent linéaire (phénomène de Koebner par auto-inoculation de grattage) ou en nappes confluentes (PVH 3). Plus fréquentes chez les sujets immunodéprimés (PVH 10, 26, 27), elles peuvent devenir plus hyperkératosiques et saillantes, et atteindre une grande taille : elles sont alors dénommées *verrues intermédiaires* (*cf.* tableau 2.1). Elles persistent des mois ou des années mais peuvent involuer en s'entourant de signes inflammatoires, de prurit et d'un halo dépigmenté (fig. 2.3). Une éruption de verrues planes peut simuler un lichen plan, une acrokératose verruciforme de Hopf, les papules verruciformes de la maladie de Darier. S'il s'agit d'une verrucose chronique généralisée, l'histologie et la virologie conduiront au diagnostic d'épidermodysplasie verruciforme (*cf. infra*).

Formes et situations cliniques particulières

Verrues des bouchers

Certaines professions (bouchers, vétérinaires, abatteurs de volaille, poissonniers) comportent un risque épidémiologique plus grand avec une prévalence des verrues des mains très élevée (25 à 50 %).

53

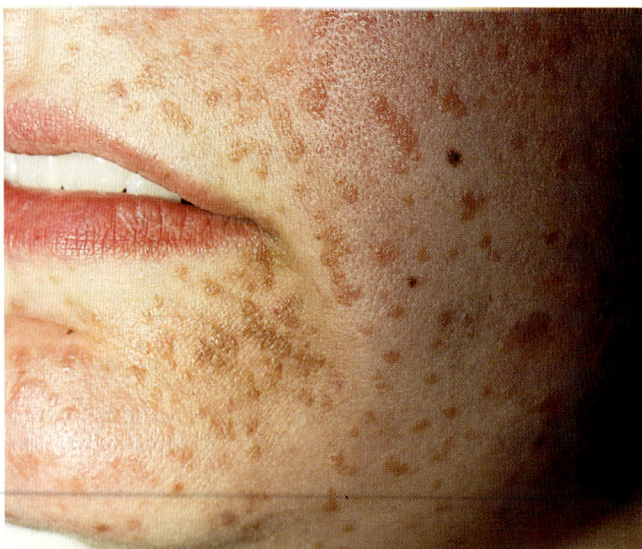

Fig. 2.3 Éruption de verrues planes au décours d'un traitement d'un lymphome hodgkinien.

Chez les professionnels travaillant la viande, **PVH 7** est presque exclusivement trouvé associé à des verrues exophytiques et florides siégeant sur les mains. Cependant, l'origine de PVH 7 n'est pas connue et l'hypothèse d'une transmission d'origine animale n'a encore jamais été prouvée [18]. PVH 7 a également été mis en évidence dans des verrues localisées aux espaces interorteils [19].

Lésions kystiques palmoplantaires

Certains kystes épidermoïdes (palmoplantaire et PVH 60) palmoplantaires se développeraient à partir d'une métaplasie épidermoïde des canaux sudoripares infectés par **PVH 60** [20]. Un cas japonais associé à **PVH 57** a également été décrit [21].

Verrues pigmentées

Elles sont caractérisées par une augmentation des granules de mélanine dans les kératinocytes infectés par **PVH 65, 60 et 4** [22].

Épidermodysplasie verruciforme

Définition et virologie. L'épidermodysplasie verruciforme (EV) ou maladie de Lutz-Lewandowski [23, 24] est une génodermatose rare, le plus souvent autosomique récessive, caractérisée par une sensibilité anormale à l'infection par certains types de PVH. L'infection est disséminée et d'évolution chronique. L'EV est considérée par certains comme une *maladie multifactorielle* faisant intervenir des virus spécifiques, des facteurs génétiques, immunologiques et environnementaux.

L'affection est familiale dans environ 25 % des cas et on trouve une consanguinité chez 10 % des patients. Le criblage du génome de familles consanguines a permis d'identifier *deux loci de susceptibilité* à l'EV et de montrer l'hétérogénéité génétique non allélique de la maladie. Un premier locus (*EV1*) a été identifié sur le chromosome 17q25. Des mutations associées à la maladie affectent deux gènes adjacents dans ce locus *EVER1/TMC6* et *EVER2/TMC8*, qui sont exprimés par les lymphocytes T et B, les cellules NK, les cellules endothéliales, les cellules myéloïdes, et les cellules dendritiques [25-27]. Les gènes *EVER* codent pour des protéines transmembranaires jouant un rôle important dans l'homéostasie du zinc, dont la perte augmente l'expression des gènes viraux pro-oncogéniques E6 et E7 [28]. Fait intéressant, EV1 est situé au sein d'un locus de prédisposition au psoriasis familial ; et l'ADN de PVH 5 et autres PVH de l'EV a été détecté dans des lésions de psoriasis, ce qui soulève l'hypothèse qu'un même gène pourrait prédisposer à l'EV ou au psoriasis [29]. Un second locus (*EV2*) en 2p21-p24 a été identifié à partir d'une famille française [26].

Les malades sont sélectivement infectés par certains types de papillomavirus (cf. tableau 2.1). Au moins 20 β-types de PVH ont été isolés chez ces malades dans le monde à l'heure actuelle, mais le pronostic est lié au potentiel oncogène de certains d'entre eux trouvés avec une plus grande fréquence. **PVH 5 et 8** sont responsables de 90 % des carcinomes dans l'EV. Les types de PVH spécifiques de l'EV ne sont que rarement isolés dans la population générale, en dehors de PVH 3 et de PVH 10, qui sont responsables des verrues planes communes (cf. tableau 2.1).

La plupart des malades ont un déficit de l'immunité cellulaire conduisant à un défaut de reconnaissance des PVH spécifiques de l'EV, et donc à l'incapacité d'éradiquer les lésions induites. Ce déficit immunitaire, génétique ou acquis, est caractérisé par une inhibition de l'activité *Natural Killer* et de l'activité cytotoxique des cellules T. Les UV joueraient un rôle dans le développement de ce déficit immunitaire.

Clinique. Les verrues se développent rapidement dans l'enfance vers l'âge de 5-7 ans. Deux types de lésions cutanées sont hautement caractéristiques de l'affection permettant un diagnostic précoce, avant l'apparition des cancers cutanés. C'est, d'une part, une éruption persistante de papules légèrement squameuses ou kératosiques, à type de verrues planes, isolées, parfois confluentes en plaques plus ou moins psoriasiformes et, d'autre part, des macules érythémateuses, parfois atrophiques pigmentées ou achromiques, finement squameuses, ressemblant au pityriasis versicolor (fig. 2.4). Ces lésions siègent électivement sur le dos des mains, les avant-bras, le visage (notamment le front), les jambes et le tronc. D'autres types de papillomes peuvent s'y associer.

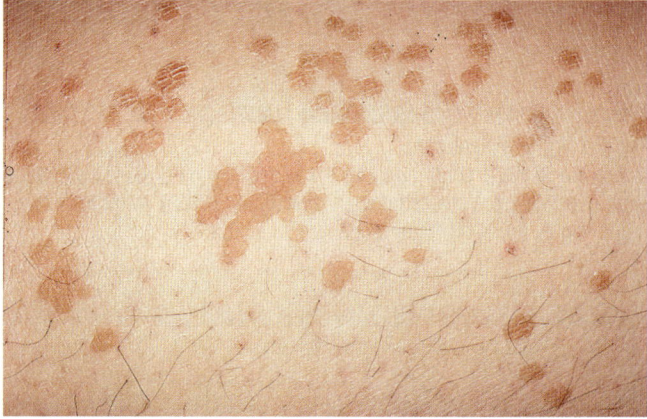

Fig. 2.4 Épidermodysplasie verruciforme : lésions ressemblant au pityriasis versicolor.

Évolution et pronostic. Ils sont dominés par le développement de cancers dans environ 30 à 70 % des cas après l'âge de 30 ans : maladie de Bowen, carcinomes épidermoïdes et basocellulaires, apparaissant avec une plus grande fréquence sur le front et le visage, ce qui renforce le rôle cocarcinogène des UV. L'identification dans les tumeurs primitives, ainsi que dans des métastases ganglionnaires, de multiples copies du génome de PVH 5, 8 et autres types, souligne le rôle des virus dans la transformation cancéreuse des lésions cutanées ; mais, à la différence du cancer du col utérin, considéré comme un autre modèle de carcinogenèse virale à PVH, le génome viral n'est pas intégré à l'ADN cellulaire.

Greffés rénaux. L'EV est certes une affection rare chez l'homme, mais il a été décrit chez des malades immunodéprimés (greffés rénaux) un syndrome cutané ressemblant aux lésions de l'EV non familiale, avec transformation cancéreuse de certaines lésions cutanées virales où sont détectées des copies de génome de PVH 5 [30]. Ces phénocopies de l'EV soulèvent la question de l'étiologie virale des cancers cutanés chez des sujets non EV.

La durée de l'immunodépression augmente considérablement la présence des verrues et des cancers cutanés chez les greffés rénaux [23], mais le rôle étiologique des β-PVH dans le mécanisme carcinogénétique n'est pas clairement établi. Certes, il existe des arguments virologiques sérieux, en particulier la haute prévalence (80 %) de l'ADN de PVH dans les lésions précancéreuses et les carcinomes épidermoïdes des greffés rénaux, porteurs de tumeurs multiples, mais les types de PVH détectés sont multiples sans type oncogène prédominant [31]. Le rôle carcinogénétique des UV est à prendre en considération, car ils pourraient moduler l'expression de certains types de PVH, en plus de leur effet immunosuppresseur local.

Déficits immunitaires primitifs prédisposant aux infections à PVH

La réponse immunitaire joue un rôle essentiel dans le développement et la régression des verrues, comme en témoignent leur fréquence accrue et leur caractère profus et rebelle chez les patients atteints d'un déficit immunitaire primitif ou secondaire. L'hôte réagit à la fois contre le virus et la tumeur qu'il induit en mettant en jeu les mécanismes humoraux et cellulaires. Le rôle des anticorps induits (anticapsidiques et anticellulaires) est mal connu. Le « rejet » des verrues serait surtout lié à une réponse cellulaire dirigée contre le virus et/ou contre les cellules infectées ; le substrat histologique d'une verrue en régression évoque d'ailleurs un mécanisme immunitaire cellulaire.

Le syndrome WHIM (*Warts, Hypogammaglobulinemia, Infections, Myelokathexis*) [32] est un déficit immunitaire primitif rare, autosomique dominant, débutant dans la petite enfance par diverses infections bactériennes récurrentes. Le tableau clinique est hétérogène. Plus de 80 % des patients développent vers l'âge de 30 ans des verrues profuses et récalcitrantes des extrémités et du tronc. Près de 25 % des patients développent des verrues anogénitales, avec un risque accru de dysplasies et de carcinomes PVH-induits. Sur le plan biologique, il existe une neutropénie avec hypogammaglobulinémie modérée, secondaire à une rétention anormale des neutrophiles matures dans la moelle osseuse (myélokathéxis), ainsi qu'une lymphopénie B. Le syndrome WHIM est lié à des mutations « gain de fonction » du gène *CXCR4* (2q21) codant pour un récepteur de chimiokine exprimé à la fois par les cellules hématopoïétiques et non hématopoïétiques. Le mécanisme de susceptibilité aux infections à PVH dans ce syndrome est encore mal connu.

Le syndrome hyper-IgE autosomique récessif est un déficit immunitaire combiné T et B lié à des mutations du gène DOCK8 (*Dedicator Of Cytokinesis 8*). Il partage certaines caractéristiques cliniques avec le syndrome hyper-IgE autosomique dominant (syndrome de Job), comme l'eczéma ou les infections cutanées récurrentes bactériennes, notamment à staphylocoque doré, mais confère une susceptibilité accrue aux infections cutanées virales : herpès virus, molluscum contagiosum et PVH. Les infections à PVH y sont essentiellement cutanées et touchent les extrémités comme le tronc.

La lymphopénie CD4 idiopathique, définie par un taux de lymphocytes T CD4 inférieur à 300/mm³ ou de moins de 20 % à au moins 2 reprises à 6 semaines d'intervalle, sans infection par le VIH ni autre cause bien définie de déficit immunitaire, prédispose aux infections cutanéomuqueuses à PVH (présentes chez près d'un tiers des patients [33]), pouvant se compliquer de dysplasies et de carcinomes.

Les déficits en GATA2, un facteur de transcription impliqué dans la régulation de l'hématopoïèse, de l'angiogenèse et du système lymphatique, sont rattachés à des syndromes avec infections opportunistes, une myélodysplasie ou leucémie. Plus de 75 % des patients ont des infections souvent inaugurales et profuses à PVH, cutanées ou muqueuses, pouvant se compliquer de néoplasies [34]. Un lymphœdème et une surdité sont fréquents, dans le cadre d'un syndrome d'Emberger.

Le syndrome de Netherton (déficit en SPINK-5) confère une susceptibilité aux infections cutanées virales, en particulier à HSV et PVH. L'importante altération de la fonction barrière cutanée dans cette ichtyose joue très probablement un rôle favorisant dans la survenue des infections cutanées aux PVH de type *bêta* [35], mais également aux PVH associés à l'EV, pouvant être responsable de carcinomes.

Le syndrome WILD (*Warts, Immune deficiency, Lymphedema, anogenital Dysplasia*) associe un lymphœdème multisegmentaire asymétrique avec atteinte faciale et conjonctivale, un gonflement génital, des malformations vasculaire du thorax et des verrues. Sa cause n'est pas connue.

PVH et maladie de Bowen périunguéale

Dans la population générale, en particulier chez l'immunocompétent, la détection d'ADN de PVH dans les lésions malignes et précancéreuses de la peau n'excède pas 2 %, mais par PCR, la fréquence de détection est plus élevée et concerne un nombre varié de types de PVH, spécifiques ou non de l'EV [23]. Une forme topographique particulière de la maladie de Bowen cutanée, de localisation périunguéale et/ou palmaire, est associée à la présence de PVH 16 dont le caractère oncogénique et le tropisme génital sont bien connus. Cette localisation extragénitale est singulière et soulève la question de sa transmissibilité digitale et d'une auto-inoculation à partir de lésions génitales préexistantes (*cf.* tableau 2.1) [36].

Verrues anogénitales

Les atteintes muqueuses sont surtout liées aux *alpha*-PVH, et sont le plus souvent asymptomatiques. Près de 50 types de PVH infectent préférentiellement les muqueuses anogénitales [37]. Les condylomes génitaux externes représentent l'infection sexuellement transmissible la plus fréquente. Un nombre élevé de partenaires sexuels est le principal facteur de risque d'infection à PVH, en particulier aux PVH à haut risque oncogène [38, 39]. De même, le nombre élevé de partenaires, en particulier dans les 12 derniers mois, est associé à un risque plus important de développer des condylomes [39]. Malgré leur grande prévalence, la plupart des infections à PVH seront spontanément éliminées, avec un taux de clairance à 1 an chez les femmes estimé de 40 à 70 % selon les populations étudiées, taux plus important chez les jeunes femmes pour les PVH à bas risque, ainsi que chez les hommes (75 % de clairance à 1 an). L'importance des infections génitales persistantes à PVH réside dans leur chronicité, leur transmissibilité et, surtout, dans le risque évolutif des néoplasies intraépithéliales associées et induites par des PVH oncogènes.

Condylomes anogénitaux

Ils sont dus à plusieurs types de PVH (*cf.* tableau 2.1). La grossesse favorise leur développement comme les déficits immunitaires ; ils régressent mais récidivent souvent, ou persistent plusieurs années. Les types PVH 6 et 11 sont responsables de 90 % des verrues anogénitales.

Les condylomes acuminés (crêtes-de-coq) sont des formations charnues, pédiculées, roses ou rouge vif, confluant en masses charnues molles parfois exubérantes. Chez l'homme, elles siègent électivement sur le prépuce, le frein, le sillon balanopréputial et le méat urétral (fig. 2.5), plus rarement le fourreau, le scrotum et l'anus. Chez la femme, elles prédominent à la paroi postérieure du vestibule vaginal et aux lèvres, mais peuvent s'étendre au vagin, à l'urètre, au périnée et au col utérin.

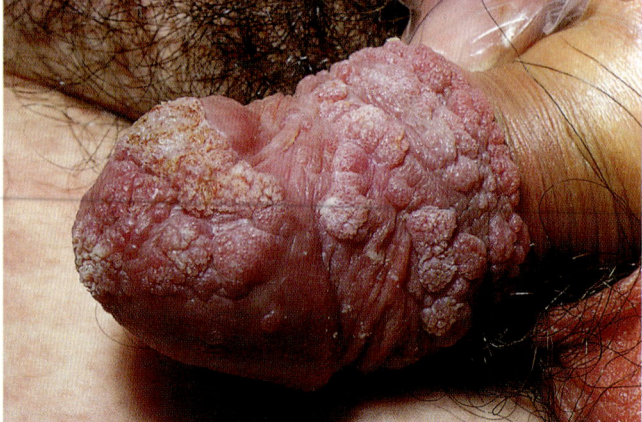

Fig. 2.5 Condylomes acuminés (« crêtes-de-coq »).

D'autres types sont décrits, associés ou non au précédent : lésions papuleuses sessiles multiples (*condylomes papuleux*) et verrues type vulgaire, pigmentées ou kératosiques, siégeant sur la peau génitale et périnéale.

Les condylomes plans sont des lésions discrètes voire infracliniques isolées ou associées aux condylomes acuminés et papuleux et siègent exclusivement sur les muqueuses génitales et/ou les semi-muqueuses. Ce sont des macules rosées ou rouges, parfois invisibles à l'œil nu, nécessitant pour les révéler l'application d'une solution à 5 % d'acide acétique, qui blanchit leur surface en quelques minutes, apparaissant alors bien délimitées sur la muqueuse saine. L'examen au colposcope (ou au péniscope chez l'homme) révèle les ponctuations vasculaires typiques dont l'absence doit faire évoquer une néoplasie intraépithéliale (*cf. infra*), imposant la biopsie.

Le diagnostic des condylomes génitaux présente rarement des difficultés ; on éliminera aisément une hyperplasie des papilles de la couronne du gland, des syphilides végétantes, une maladie de Bowen ; dans ce dernier cas, l'examen histopathologique permettra le diagnostic.

Verrues anogénitales de l'enfant

Elles posent le problème épineux du mode de contamination et de la possibilité de sévices sexuels. Il est estimé que les condylomes périnéaux de l'enfant sont la conséquence d'un **abus sexuel dans 3 à 35 % des cas**. La transmission sexuelle des condylomes anogénitaux de l'enfant est toutefois très discutée. Une transmission périnatale est possible, les lésions induites chez l'enfant pouvant apparaître après plusieurs mois voire années, sans que l'on puisse clairement définir une limite d'âge pour distinguer les différents modes de transmission, bien que la probabilité d'abus sexuel augmente avec l'âge de l'enfant [40]. Ainsi, *la mise en évidence de PVH à tropisme muqueux ne suffit pas à conclure à une transmission vénérienne*. De plus, la détection par PCR de PVH à tropisme cutané (PVH 2) dans une proportion non négligeable de lésions anogénitales pédiatriques suggère une transmission *manuportée* par contacts domestiques (auto ou hétérocontamination) [14].

Tumeur de Buschke-Löwenstein (condylome géant)

Elle débute comme un condylome acuminé du sillon balanopréputial qui évolue de façon extensive, exubérante et surtout infiltrante, simulant un carcinome invasif et destructeur ; mais la tumeur est histologiquement bénigne et ne donne pas de métastase. *On ne trouve pas de particules virales mais des génomes de PVH 6 et PVH 11 (cf. tableau 2.1) ont été mis en évidence dans ces tumeurs*. L'hybridation *in situ* peut aussi montrer la présence de PVH oncogène (16, 18, 33). De telles tumeurs ont été décrites au niveau de la muqueuse génitale féminine et sur la muqueuse anorectale (fig. 2.6). Il s'agit en réalité, avec la papillomatose orale floride et le carcinome cuniculatum, d'une *variété de carcinome verruqueux* bien différencié.

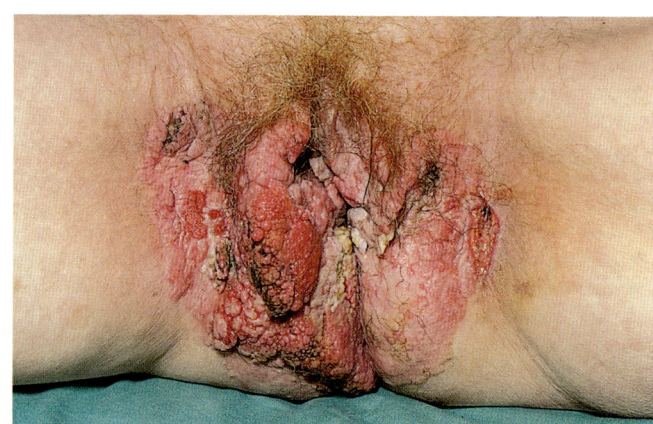

Fig. 2.6 Condylome géant, tumeur de Buschke-Loewenstein. Évolution depuis 20 ans, résistance aux traitements mais absence de métastases, PVH 11.

Condylomes plans du col utérin

Souvent cliniquement inapparentes, elles peuvent être exophytiques ou endophytiques (biopsie cervicale) ; à la colposcopie, ce sont de simples ponctuations blanchâtres, en mosaïque, ou une tache épithéliale anormale. En Europe, PVH 16 et 18 sont responsables respectivement de 21 et 5 % des infections [41]. L'ADN de PVH est isolé dans 99,7 % des cancers invasifs du col de l'utérus [42] dont près de 70 % sont dus dans le monde à deux types de **PVH, 16 et 18**, dans 55 et 15 % des cas, respectivement. Il est actuellement admis qu'une infection par les PVH génitaux dits « à haut risque » est la cause nécessaire mais non suffisante du développement du cancer du col de l'utérus [43, 44]. D'autres facteurs comme la parité (≥ 5 grossesses à terme), l'utilisation prolongée d'une contraception orale (≥ 5 ans), le tabagisme, et les co-infections VIH ou autres IST (*Chlamydia trachomatis*, HSV-2) pourraient agir comme cocarcinogènes [45]. Parmi les types de PVH qui infectent les muqueuses génitales, 15 ont été reconnus comme responsables des cancers du col de l'utérus (tableau 2.2) [46]. Les infections à PVH génitaux sont très fréquentes mais seulement 15 % des femmes présentent une infection persistante, plus fréquente avec les PVH à haut risque qu'avec les PVH à bas risque. Les facteurs influençant la persistance de l'infection virale semblent être liés à l'hôte (statut immunitaire, haplotype du CMH), au virus (génotype à haut risque oncogène, charge virale) et à l'environnement (autres infections sexuellement transmissibles, multiparité, contraception orale, tabagisme) [45]. Les dysplasies légères (CIN 1) sont les manifestations cliniques les plus fréquentes et apparaissent 2 à 6 ans après le début de l'infection, et régressent le plus souvent sans traitement. Les dysplasies sévères (CIN 3) ont un risque important d'évolution vers un cancer du col de l'utérus, 2e rang des cancers chez la femme dans le monde. Ces lésions précancéreuses induites par des virus oncogènes constituent un exemple de carcinogenèse virale chez l'homme.

Tableau 2.2 Potentiel oncogène des PVH anogénitaux [47]

Potentiel carcinogène	PVH	Lésions
Risque faible	6, 11, 40, 42, 43, 44, 54, 61, 72, 81, 89	Condylomes, CIN 1
Risque intermédiaire	26, 53, 66, 67, 70, 73, 82	CIN 2, 3
Risque élevé	16, 18, 31, 33, 35, 39, 45, 51, 52, 56, 58, 59, 68	CIN 2, 3, cancer invasif

La meilleure compréhension des mécanismes de transmission des PVH et de carcinogenèse a permis d'aboutir à la conception d'une vaccination prophylactique (*cf. infra*).

Papulose bowénoïde

Ce terme a été introduit en 1978 [48] pour désigner des lésions papuleuses génitales ressemblant aux condylomes plans, mais avec une histologie de maladie de Bowen. Elle est décrite chez l'adulte jeune (âge moyen 30 ans) sur le pénis et la vulve. Ces lésions sont associées aux PVH à haut risque, en particulier **PVH 16 et 18.**

Clinique. La papulose bowénoïde se présente sous forme de lésions polymorphes papuleuses multifocales, isolées ou confluentes, à surface lisse ou mamelonnée, parfois squameuses ou leucokératosiques, de couleur rose, violacée ou brunâtre, d'évolution spontanément régressive, mais récidivante (fig. 2.7 et 2.8). Les lésions affectent chez la femme la vulve, mais aussi les régions périnéales, périanales et les plis génitocruraux et, chez l'homme, le fourreau ou le gland. Un prurit est parfois présent chez la femme. D'authentiques condylomes acuminés peuvent être associés à ces lésions. Des localisations extra-génitales ont été décrites.

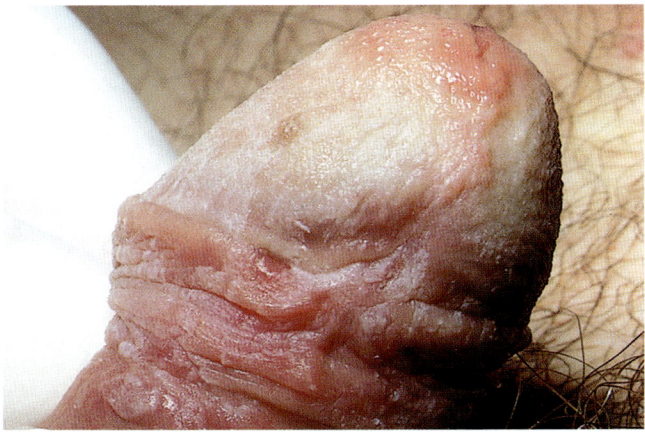

Fig. 2.7 Papulose bowénoïde chez l'homme.

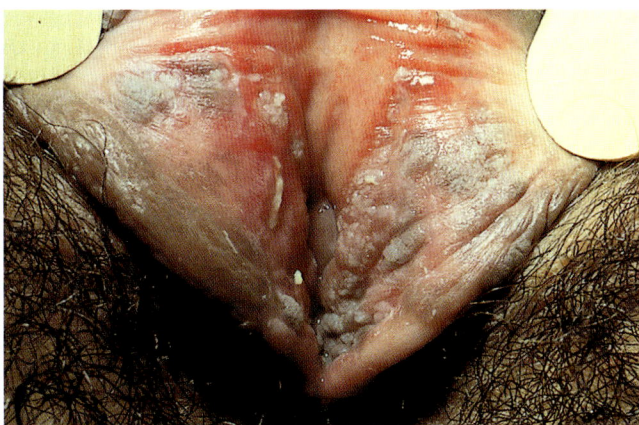

Fig. 2.8 Papulose bowénoïde chez la femme.

Histologie. C'est celle d'un carcinome épidermoïde intraépithélial peu différencié : acanthose proliférative basaloïde, atypies cytonucléaires étagées, mitoses et dyskératose cellulaire.

Nosologie et pronostic

Chez la femme, la papulose bowénoïde s'intègre dans la nomenclature des lésions vulvaires précancéreuses proposée en 1983, incluant aussi la maladie de Bowen : les **néoplasies intraépithéliales vulvaires** ou **VIN** de grades 1, 2 et 3 selon la sévérité de la dysplasie. Des signes d'infection virale sont détectés dans 70 % des cas, et tous les types de PVH identifiés dans les dysplasies et le cancer du col le sont aussi dans les dysplasies et le cancer de la vulve. Ces néoplasies intraépithéliales vulvaires se traduisent cliniquement, à côté de l'aspect de la papulose bowénoïde, par des macules rosées ou rouges sur les petites lèvres ou sur le versant cutané, blanchissant à l'acide acétique, et dont la surface est micropapillaire, avec parfois une ponctuation vasculaire à la colposcopie. Ce sont aussi des lésions leucokératosiques parfois infiltrées, qui de toute façon imposent la biopsie (*cf.* chapitre 16). *Les VIN peuvent régresser spontanément : c'est le cas de la papulose bowénoïde*, mais, le plus souvent, elles sont stables, persistantes, tandis qu'une petite proportion évolue vers un carcinome micro-invasif (6 à 10 % des cas). *Les facteurs de risque de progression* les plus importants sont le caractère sévère et multifocal de la dysplasie et surtout l'âge des patientes (plus de 50 ans, femmes ménopausées).

Chez l'homme, les néoplasies intraépithéliales du pénis (PIN) pourraient être les précurseurs du cancer du pénis, mais cette tumeur est rare en Europe comme aux États-Unis, assez fréquente au Brésil où PVH 16 a été mis en évidence dans 50 % des cas.

Toutes ces données étiologiques et épidémiologiques impliquent de la part du clinicien un *dépistage systématique de ces lésions à risque chez les partenaires*. La présence de lésions virales est ainsi décelée chez 50 à 65 % des partenaires des femmes présentant des lésions cervicales [49]. Bien entendu, un examen gynécologique avec une colposcopie est systématiquement indiqué lorsqu'une lésion viro-induite anogénitale est détectée chez une femme ou son partenaire sexuel.

Atteintes muqueuses hautes

Papillomatose laryngée juvénile

Les lésions siègent électivement sur le larynx, mais peuvent intéresser tout l'arbre respiratoire. Le pronostic vital est engagé en cas d'obstruction respiratoire. Elle touche environ 7 ‰ des enfants nés de mères ayant un antécédent de condylomes vaginaux, principal facteur de risque de papillomatose laryngée de l'enfant [50].

PVH 6 et 11 ont été identifiés à la fois dans les lésions génitales et dans les papillomes laryngés de l'enfant. Le traitement est chirurgical mais les récidives sont fréquentes.

Hyperplasie épithéliale focale (maladie de Heck)

Initialement décrite en 1965 [51] chez les Indiens d'Amérique centrale et d'Amérique du Sud (Brésil, Venezuela), ainsi que chez les Esquimaux d'Alaska (prévalence 7 à 36 %), elle est aujourd'hui observée dans de nombreux pays, mais reste rare [52]. Elle est caractérisée cliniquement par de multiples papules de la muqueuse buccale (lèvre inférieure, muqueuse jugale, langue, et moins fréquemment lèvre supérieure, gencives, palais) de couleur rosée ou opaline, de 1 à 10 mm de diamètre, parfois coalescentes, asymptomatiques (fig. 2.9). L'évolution est chronique et le plus souvent bénigne, avec régression spontanée possible des lésions. La pathogénie est mal connue mais l'affection touche certains groupes ethniques et les cas familiaux suggèrent une prédisposition génétique. Une association avec HLA-DR4 a été mise en évidence [53]. La maladie est associée à deux principaux types de **PVH : 13 et 32** [52, 54] ; des cas isolés ont été rapportés associés à **PVH 1** [55], 11 [56] et 24 [57]. L'histologie montre un épithélium acanthosique avec papillomatose et parakératose ; dans les couches moyennes et supérieures du corps muqueux, on observe des foyers de cellules ballonnisées avec pycnose nucléaire, un effet cytopathogène induit par l'infection virale. De plus en plus de cas sont rapportés chez des patients VIH [58].

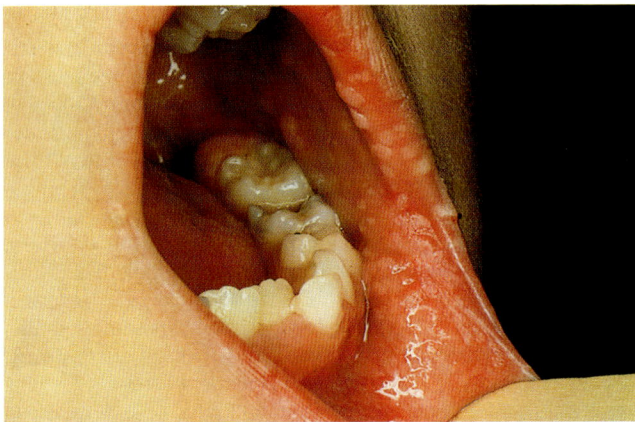

Fig. 2.9 Hyperplasie épithéliale focale (maladie de Heck).

PVH et infection par le VIH

L'infection par le VIH modifie l'épidémiologie et l'évolution des infections anogénitales chez la femme comme chez l'homme [59]. Depuis 1993, le cancer invasif du col est entré dans la définition du sida. De très nombreuses études épidémiologiques et moléculaires ont montré que la prévalence des infections à PVH cervicales et des CIN était augmentée chez les femmes infectées par le VIH, de façon corrélée à la diminution du nombre de lymphocytes CD4. Le risque relatif d'avoir une néoplasie cervicale est multiplié par 4,9 chez les femmes infectées par le VIH. De plus, la maladie cervicale et le cancer invasif sont plus évolutifs, répondant mal au traitement classique et récidivant plus volontiers. Il en est de même pour les néoplasies intraépithéliales anales (AIN) et le cancer du canal anal dans la population masculine homo- et bisexuelle infectée par le VIH, avec une prévalence accrue des infections anales à PVH et des AIN dont la progression est aussi plus rapide, en rapport avec l'immunodépression associée au VIH. Des interactions moléculaires entre VIH et PVH sont suggérées par des observations faites *in vitro*, de transactivation du gène *PVH* par des protéines du VIH. Les infections multiples, par plusieurs types de PVH, sont également plus fréquentes.

Diagnostic

Il est avant tout clinique (éventuellement aidé d'un examen à l'acide acétique à 5 % pour les lésions infracliniques), cytologique ou histologique.

L'examen histologique et ultrastructural permet dans une certaine mesure un diagnostic étiologique car certains types de PVH induisent un effet cytopathogène spécifique [16, 17].

La myrmécie est caractérisée par la présence dans le cytoplasme et le noyau des kératinocytes, d'inclusions éosinophiles, correspondant à la protéine spécifique induite par PVH 1 ; au microscope électronique, ces cellules dites permissives sont très riches en virions intranucléaires.

La verrue à PVH 2 induit des lésions exophytiques moins riches en virions dont l'effet cytopathogène se traduit par des foyers de cellules vacuolisées contenant des grains ronds ou irréguliers de kératohyaline souvent hétérogène.

Les verrues planes induites par PVH 3 sont caractérisées par une acanthose avec papillomatose modérée et une ballonnisation des kératinocytes dont la kératohyaline et les tonofilaments sont refoulés en périphérie par un œdème centrifuge.

Dans l'EV, les lésions bénignes non transformées induites par PVH 5 ou PVH 8 sont hautement caractéristiques ; on observe, depuis les couches suprabasales jusqu'à la couche cornée, des foyers de grandes cellules dysplasiques, au noyau vacuolaire riche en virions, et au cytoplasme clair d'aspect vitreux dépourvu de tonofilaments et contenant des granules ronds de kératohyaline.

Les condylomes acuminés sont caractérisés par une papillomatose et une acanthose considérables ; la présence de foyers de kératinocytes vacuolisés au noyau hyperchromatique traduit un effet cytopathogène dû à PVH 6 ou PVH 11 difficile à différencier d'un aspect vacuolaire normal des muqueuses. La microscopie électronique visualise des virions intranucléaires peu abondants dans 50 % des cas.

Le diagnostic virologique repose sur la détection du génome viral par des méthodes de biologie moléculaire (tableau 2.3). À ce jour, il n'existe pas de système de culture simple, et les méthodes de sérodiagnostic ne sont pas utilisées en raison d'une réponse immunologique inconstante. Les techniques diagnostiques de biologie moléculaire sont nombreuses et parfois complémentaires. Les premières méthodes de diagnostic par hybridation simple *in situ* ou par Southern-blot ne sont pas utilisées en routine par manque de sensibilité, spécificité, ou par mise en œuvre complexe (Southern-blot).

Les méthodes actuelles reposent sur l'hybridation moléculaire en phase liquide entre l'ADN cellulaire et une sonde ARN spécifique (technique de capture d'hybrides), et la PCR (*Polymerase Chain Reaction*). Plusieurs kits d'hybridation moléculaire sont aujourd'hui commercialisés et permettent la détection plus courante des virus à haut risque oncogène. Le test Hybrid Capture II™ (Digene) permet la détection de 18 sous-types de PVH : 5 types à bas risque (6, 11, 42, 43, 44) et 13 types à haut risque oncogène (16, 18, 31, 33, 35, 39, 45, 51, 52, 56, 58, 59, 68). Plus récemment, la PCR en temps réel, plus rapide, permet une détection et une quantification précise (nombre de copies d'ADN) du génome PVH.

Prévention

Mesures prophylactiques simples

Quelques mesures simples prophylactiques peuvent être envisageables pour les verrues cutanées dans les situations à risque, comme le port de sandales autour des piscines et les douches publiques. En ce qui concerne les PVH génitaux, bien qu'il s'agisse

Maladies infectieuses

Viroses à expression cutanée

Tableau 2.3 Diagnostic sérologique et virologique de l'infection à PVH

Méthodes	Commentaires
Détection des antigènes (immunohistochimie ou immunocytochime)	Anticorps spécifiques de groupe mais non spécifiques des types de PVH Marque les lésions riches en virus
Sérologie	Anticorps spécifiques de type, dirigés contre les antigènes précoces E2, E6, E7 et tardifs L1, L2 Intérêt épidémiologique, réponse immunologique inconstante
Hybridation moléculaire Hybridation *in situ*	Sur section de tissus fixés (formol), ou sur frottis Localisation topographique du génome viral Sensibilité faible : 20 à 50 copies d'ADN PVH par cellule (sonde radiomarquée), 350 copies par cellule (sonde non radioactive) Non utilisable pour le dépistage, intérêt dans les études de pathogenèse virale
Southern-blot	Tissu frais, congelé spécificité de type, détection de types normaux Seuil de sensibilité : une copie d'ADN viral par cellule Non utilisable en routine : nécessite des quantités importantes d'ADN viral, mise en œuvre complexe
Hybridation en milieu homogène	Hybridation et immunocapture en phase liquide après extraction de l'ADN, suivie de l'amplification du signal par chimioluminescence Sensibilité proche de la PCR : 1-5 pg/mL d'ADN (120 000 à 600 000 équivalents-génome par mL de prélèvement) Technique rapide, reproductible Résultat qualitatif : présence ou absence de PVH
Polymerase Chain Reaction (PCR)	Hybridation avec des amorces consensus ou génériques spécifiques de régions génomiques conservées parmiles HP, puis amplification génique Suivie ou non d'un typage des PVH par séquençage, sondes immobilisées sur bandelettes ou analyse du produit d'amplification par hybridation sur des puces à ADN Très grande spécificité de type Seuil de sensibilité : une copie d'ADN viral pour 100 000 cellules

d'une infection essentiellement transmise par voie sexuelle, *l'utilisation du préservatif n'aurait qu'une efficacité limitée* [60]. L'intérêt de la *circoncision* comme rôle protecteur de l'infection pénienne à PVH et de cancer du col utérin chez leurs partenaires féminins est également débattu [61, 62].

Vaccination

Des vaccins ont été développés afin de réduire l'incidence du cancer du col de l'utérus induit par certains PVH. À ce jour, seule la vaccination prophylactique a démontré son efficacité en protégeant du développement des lésions associées aux infections par les PVH.

Les vaccins disponibles utilisent comme antigène viral des pseudo-particules virales ou VLP (*Virus Like Particles*), produites par génie génétique suite à l'introduction du gène de capside L1 dans différents vecteurs d'expression eucaryotes permettant la synthèse de l'antigène viral. Ces VLP ont une morphologie proche de celles des virions et sont capables d'induire la production de forts titres d'anticorps neutralisants. Elles sont non infectieuses car dépourvues de génome viral.

Les essais cliniques ont montré leur tolérance, leur immunogénicité, ainsi que leur effet protecteur contre les verrues anogénitales et les néoplasies intra-épithéliales associées aux PVH [63-65]. Leur efficacité est plus importante chez les femmes non infectées, autrement dit, avant le premier rapport sexuel.

Deux vaccins contre le PVH sont disponibles en France depuis 2006 et 2008 :
– un vaccin bivalent contre les PVH de type 16 et 18 : le Cervarix® (GlacoSmithKline) ;
– et un vaccin quadrivalent contre les PVH de type 6, 11, 16 et 18 : le Gardasil® (Sanofi Pasteur MSD).

Pour permettre une meilleure couverture vaccinale, les recommandations vaccinales ont été modifiées en 2014 et l'âge de début de vaccination avancé. Le Haut conseil de la santé publique recommande de vacciner contre le PVH les jeunes filles entre 11 et 14 ans révolus avec un rattrapage possible jusqu'à 19 ans révolus.

Un vaccin nonovalent (contre les PVH 6, 11, 16, 18 mais également 31, 33, 45, 52 et 58) sera bientôt commercialisé [66].

L'arrivée de ces vaccins représente une avancée majeure dans la prévention des lésions de haut grade induites par les PVH et le cancer du col de l'utérus. Cependant, certaines questions restent non résolues comme la durée de protection conférée, l'intérêt d'une vaccination pour les hommes et les immunodéprimés (VIH). Depuis 2011, le Gardasil® est également recommandé aux États-Unis chez les jeunes hommes, de 9 à 26 ans.

Traitement

La régression spontanée habituelle et les résultats souvent incomplets avec fréquentes récidives (environ 30 % quel que soit le traitement, du fait de la persistance du virus dans l'épiderme sain) doivent être expliqués au patient, et pourraient justifier l'abstention thérapeutique des verrues cutanées. L'arrêt d'éventuelles manipulations des lésions est utile pour éviter l'auto- ou l'hétérocontamination. Le principe des multiples traitements proposés est de détruire l'épiderme infecté par des méthodes de destruction chimiques (agents topiques), physiques ou immunologiques. Ces mesures thérapeutiques doivent évidemment être adaptées à l'âge du patient, au type clinique et à la localisation des lésions.

Méthodes de destruction chimique

Kératolytiques. L'acide salicylique est l'agent kératolytique le plus utilisé, dans la vaseline (à 20-30 %) ou un collodion. Il faut insister sur l'importance du décapage si la verrue est hyperkératosique. L'occlusion pour les lésions plantaires augmente la pénétration. Ce traitement est peu adapté pour les localisations anogénitales et le visage. Selon une méta-analyse de 2012 [67], l'acide salicylique semble augmenter les chances de régression des verrues, avec une efficacité plus importante sur les mains que les pieds. D'autres kératolytiques peuvent être utilisés en association ou non : acide lactique, acide mono- et trichloracétique, acide glycolique, etc.

Glutaraldéhyde. Il agit par dessiccation et donne à la verrue une coloration brunâtre. Il est utilisé sous forme de préparation à 10-20 %. Les principaux inconvénients sont les allergies de contact et les nécroses cutanées, rares mais qui doivent faire réserver ce traitement pour des verrues cutanées épaisses.

Podophylline et podophyllotoxine. La podophylline est une résine naturelle extraite de plantes, contenant des agents antimitotiques (blocage des cellules infectées en métaphase par liaison aux microtubules). Elle n'est plus commercialisée en France. Son principe actif, la podophyllotoxine, a une moindre toxicité et est mieux toléré. Cette dernière est surtout utilisée sur les muqueuses où elle est plus efficace que sur les surfaces kératinisées (difficultés de pénétration). L'application d'une solution ou d'un gel contenant la podophyllotoxine à 0,5 % se fait de façon biquotidienne 3 jours consécutifs. Ces substances sont contre-indiquées pendant la grossesse.

5-fluoro-uracile. Antagoniste de la pyrimidine inhibant la synthèse de l'ADN, il est utilisé sur les verrues cutanées et les condylomes. Il existe un risque d'onycholyse en région périunguéale. La tolérance locale est mauvaise.

Bléomycine. En injection intralésionnelle (à l'aiguille, au dermojet ou en multipuncture), elle a été utilisée (hors AMM) avec succès dans le traitement de verrues cutanées [68] et de condylomes récalcitrants [69]. Les verrues cutanées de grandes dimensions et/ou récalcitrantes aux divers traitements peuvent être traitées par des injections intralésionnelles de bléomycine à la dose de 1 à 2 mg par injection, éventuellement répétées après 4 semaines, sans dépasser une dose cumulative de 5 mg. L'adjonction de lidocaïne à 2 % est conseillée en raison du caractère douloureux des injections, en particulier dans la région palmoplantaire ou périunguéale. Il existe un risque de nécrose des extrémités et de phénomène de Raynaud.

Cidofovir. Analogue nucléotidique antiviral, il est disponible sous forme intraveineuse pour le traitement des rétinites à CMV. Son utilisation hors AMM sous forme de préparations locales a été rapportée efficace dans des petites séries pour le traitement des verrues et condylomes résistants [70], au prix souvent d'une mauvaise tolérance locale.

Rétinoïdes locaux. Ils sont surtout utiles pour les verrues planes du visage où la prudence est recommandée du fait du risque de cicatrice. Les rétinoïdes par voie orale sont parfois utiles chez des patients ayant de multiples verrues. Les rétinoïdes ne possèdent pas d'AMM dans ces indications.

Méthodes de destruction physique

La cryothérapie par azote liquide décolle la verrue de son socle conjonctif et représente le traitement de choix des verrues vulgaires. Elle a cependant l'inconvénient d'être douloureuse, surtout pour les verrues palmaires, péri- et sous-unguéales. Des dystrophies unguéales ont été rapportées après traitement de verrues en regard de la matrice unguéale. Elle peut être utilisée dans le traitement des condylomes.

L'électrocoagulation ± excision chirurgicale (curetage) sous anesthésie locale peuvent être proposées pour les myrmécies plantaires qui sont facilement énucléées, les verrues filiformes ou les condylomes acuminés. Il existe cependant un risque cicatriciel.

Le laser à CO_2 peut également être utilisé pour les verrues palmoplantaires et les verrues anogénitales (condylomes exophytiques et condylomes plans du col utérin).

Le laser pulsé à 585 nm entraîne une nécrose ischémique de la lésion en coagulant les vaisseaux sous-jacents.

Photothérapie dynamique. Des études récentes ont montré des résultats significativement supérieurs chez les patients traités par acide 5-aminolévulinique suivi d'illumination comparés au groupe traité par placebo suivi d'illumination [71]. La PDT pourrait être une alternative thérapeutique (hors AMM) intéressante pour les verrues superficielles étendues.

Traitement immunomodulateur

L'imiquimod est un dérivé imidazoquinolinique sans activité antivirale directe, mais qui induit la production locale d'interféron α et autres cytokines pro-inflammatoires antivirales (TNF-α, IL-1, IL-6). Seule la forme topique en crème à 5 % est disponible en France pour le traitement des verrues anogénitales externes de l'adulte, en application 3 fois/semaine, le soir, jusqu'à disparition des lésions et au maximum pendant 16 semaines.

La cimétidine orale est un anti-H2 ayant de faibles propriétés immunomodulatrices, dont l'efficacité n'est pas prouvée.

L'interféron a été essayé (hors AMM) par voie systémique, intralésionnelle ou topique. L'efficacité était très inconstante, au prix d'effets indésirables importants.

La sensibilisation de contact utilise divers allergènes (dinitrochlorobenzène, diphencyprone et dibutylester de l'acide squarique). Son rapport bénéfice/risque fait qu'elle n'est pas utilisée en France.

RÉFÉRENCES

1. Zur Hausen H. et coll., *Annu Rev Microbiol.* 1994, *48*, 427.
2. Doorbar J., *J Clin Virol.* 2005, *32*, 7.
3. Shafti-Keramat S. et coll., *J Virol.* 2003, *77*, 13125.
4. Patel H. et coll., *BMC Infect. Dis.* 2013, *25*, 13.
5. Dunne E.F. et coll., *JAMA.* 2007, *297*, 8, 813.
6. Smith E.M. et coll., *Int J Gynaecol Obstet.* 2004, *87*, 131.
7. Giuliano A.R. et coll., *J Infect Dis.* 2002, *186*, 462.
8. Anic G.M. et coll., *J Infect Dis.* 2011, *204*, 1886.
9. Winer R.L. et coll., *J Infect Dis.* 2005, *191*, 731.
10. Burk R.D. et coll., *J Infect Dis.* 1996, *174*, 679.
11. Schneider A. et coll., *Genitourin Med.* 1993, *69*,165.
12. Strand A. et coll., *Acta Derm Venereol.* 1995, *75*, 312.
13. Schneider A. et coll., *Intervirology.* 1994, *37*, 201.
14. Aguilera-Barrantes I. et coll., *Am J Surg Pathol.* 2007, *31*, 529.
15. Syrjanen S. et coll., *Crit Rev Oral Biol Med.* 2000, *11*, 259.
16. Jablonska S. et coll., *Clin Dermatol.* 1985, *3*, 71.
17. Laurent R. et coll., *Arch Dermatol Res.* 1982, *274*, 101.
18. Keefe M. et coll., *Br J Dermatol.* 1994, *130*, 9.
19. Miyachi T. et coll., *Br J Dermatol.* 2015, *24*, 1.
20. Egawa K. et coll., *Br J Dermatol.* 2005, *152*, 961.
21. Egawa K. et coll., *Br J Dermatol.* 1998, *138*, 510.
22. Egawa K. et coll., *Br J Dermatol.* 1998, *138*, 381.
23. Majewski S. et coll., *J Am Acad Dermatol.* 1997, *36*, 659.
24. Orth G. et coll., *Semin Immunol.* 2006, *18*, 362.
25. Ramoz N. et coll., *J Invest Dermatol.* 1999, *112*, 259.
26. Ramoz N. et coll., *J Invest Dermatol.* 2000, *114*, 1148.
27. Ramoz N. et coll., *Nat Genet.* 2002, *32*, 579.
28. Lazarczyk M. et coll., *Microbiol Mol Mol Rev.* 2009, *73*, 348.
29. Favre M. et coll., *J Invest Dermatol.* 1998, *110*, 311.
30. Lutzner M.A. et coll., *Lancet.* 1983, *2*, 422.
31. Harwood C.A. et coll., *J Med Virol.* 2000, *61*, 289.
32. Kawai T. et coll., *Curr Opin Hematol.* 2009, *16*, 20.
33. Régent A. et coll., *Medicine (Baltimore).* 2014, *93*, 61.
34. Vinh DC. et coll., *Blood.* 2010, *115*, 1519.
35. Guerra L. et coll., *J Dermatol.* 2015, *42*, 786.
36. Forslund O. et coll., *Br J Dermatol.* 1997, *136*, 678.

37. Bzhalava D. et coll., *Virology*. 2013, *58*, 437.
38. Vaccarella S. et coll., *Cancer Epidemiol Biomarkers Prev*. 2006, *15*, 326.
39. Kjaer S.K. et coll., *J Infect Dis*. 2007, *196*, 1447.
40. Sinclair K.A. et coll., *Pediatrics*. 2005, *116*, 815.
41. Clifford G.M. et coll., *Lancet*. 2005, *366*, 991.
42. Snijders P.J. et coll., *J Pathol*. 2006, *208*, 152.
43. Khan M.J. et coll., *J Natl Cancer Inst*. 2005, *97*, 1072.
44. Walboomers J.M. et coll., *J Pathol*. 1999, *189*, 12.
45. Munoz N. et coll., *Vaccine*. 2006, *24*, 1.
46. Munoz N. et coll., *N Engl J Med*. 2003, *348*, 518.
47. Bouvard V. et coll., *Lancet Oncol*. 2009, *10*, 321.
48. Wade T.R. et coll., *Cancer*. 1978, *42*, 1890.
49. Barrasso R. et coll., *N Engl J Med*. 1987, *317*, 916.
50. Silverberg M.J. et coll., *Obstet Gynecol*. 2003, *101*, 645.
51. Archard H.O. et coll., *Heck Oral Surg Oral Med Oral Pathol*. 1965, *20*, 201.
52. Beaudenon S. et coll., *J Invest Dermatol*. 1987, *88*, 130.
53. Garcia-Corona C. et coll., *Arch Dermatol*. 2004, *140*, 1227.
54. Pfister H. et coll., *J Virol*. 1983, *47*, 363.
55. Petzoldt D. et coll., *Arch Dermatol Res*. 1980, *268*, 313.
56. Padayachee A. et coll., *J Oral Pathol Med*. 1991, *20*, 210.
57. Niebrugge B. et coll., *Eur J Dermatol*. 1999, *9*, 477.
58. Vilmer C. et coll., *J Am Acad Dermatol*. 1994, *30*, 497.
59. Palefsky J., *Top HIV Med*. 2007, *15*, 130.
60. Manhart L.E. et coll., *Sex Transm Dis*. 2002, *29*, 725.
61. Castellsague X. et coll., *N Engl J Med*. 2002, *346*, 1105.
62. Van Howe R.S., *J Infect*. 2007, *54*, 490.
63. Joura E.A. et coll., *Lancet*. 2007, *369*,1693.
64. The FUTURE II Study Group, *N Engl J Med*. 2007, *356*, 1915.
65. The FUTURE I/II Study Group, *BMJ*. 2010, *341*, c3493.
66. Joura E.A. et coll., *N Engl J Med*. 2015, *372*, 711.
67. Kwok C.S., *Cochrane Database Syst Rev*. 2012, *12*, 9.
68. Soni P. et coll., *J Cutan Aesthet Surg*. 2011, *4*, 188.
69. Lee J.Y. et coll., *Ann Dermatol*. 2015, *27*, 239.
70. Hengge U.R. et coll., *Sex Transm Infect*. 2000, *76*, 143.
71. Stender I.D. et coll., *Lancet*. 2000, *355*, 963.

Groupe des herpès-virus

L. el Hayderi, A.F. Nikkels

Le groupe des herpès virus humains (HHV) contient actuellement 8 sous-types, classés en fonction des propriétés de réplication virale et de latence : les alphavirus, incluant l'herpès simplex de type 1 (HSV-1) et de type 2 (HSV-2) et le virus de la varicelle et le zona (HHV3), les bêtavirus, comprenant le cytomégalovirus (CMV, HHV5) et les virus herpès humains 6 et 7 (HHV6, HHV7) et les gamma virus incluant le virus d'Epstein-Barr (EBV, HHV4) et le virus herpétique associé au sarcome de Kaposi (HHV8). Vu leur capacité de produire des infections latentes et persistantes, ces herpès virus peuvent être considérés, dans certaines conditions, comme partie du microbiote humain [1]. Les manifestations mucocutanées peuvent être liées à une action directe cytopathique des virus ou à une réaction de type paravirale, d'origine immunologique probable. Des réactivations simultanées entre herpès virus (notamment EBV, CMV, HHV6 et HHV7) et avec d'autres virus (parvovirus B19) ne sont pas rares. Les primo-infections au cours de l'enfance peuvent même altérer l'expression clinique du phénotype atopique, par exemple une primo-infection EBV durant la petite enfance aurait un effet protecteur, en revanche une séroconversion tardive, au cours de l'adolescence, aurait un effet plutôt négatif sur le décours de la dermatite atopique [1].

Herpès simplex virus de types 1 et 2

L'herpès est très fréquent et ses manifestations se résument habituellement à des signes cutanéomuqueux avec une séquence particulière : primo-infection unique, suivie par une latence ganglionnaire (sensitif nerveux), puis par des récurrences plus ou moins fréquentes. Cependant de rares atteintes viscérales peuvent être observées, en particulier chez le patient immunodéprimé.

Le virus responsable est l'herpes simplex virus, virus à ADN bicaténaire de 150 à 200 nm dont il existe deux types, HSV-1 et HSV-2, différenciés par des critères structuraux et épidémiologiques. Ils ont de nombreux antigènes communs et il existe un haut degré d'homologie entre les génomes HSV-1 et 2 [2]. L'espèce humaine est le seul réservoir du virus et la transmission est interhumaine par contact direct. La traditionnelle opposition topographique entre HSV-1 infectant plutôt la partie supérieure du corps et HSV-2 la partie inférieure (herpès génital et herpès du nouveau-né) ne se vérifie plus actuellement, les deux virus pouvant être trouvés quelle que soit la localisation.

Physiopathologie

L'HSV se transmet par contact direct muqueux ou cutanéomuqueux avec un sujet excrétant du virus à l'occasion d'une primo-infection, d'une récurrence clinique ou d'une excrétion virale symptomatique [2-4]. La transmission est favorisée par des altérations du revêtement épithélial. Lors de la primo-infection, le virus pénètre par une brèche cutanéomuqueuse et se multiplie dans les cellules épithéliales, avec formation d'un grand nombre de virions et lyse des cellules infectées. Puis, il disparaît rapidement et, après cheminement *via* la voie axonale dans le nerf sensitif, se localise dans le ganglion nerveux correspondant (ganglion de Gasser pour l'herpès orolabial, ganglion sacré pour l'herpès génital). Cet état de latence est caractérisé par la persistance du génome viral dans certains neurones sous une forme non intégrée au génome cellulaire. Ainsi, le virus herpétique est très peu accessible au système immunitaire et aux diverses thérapeutiques qui n'agissent que sur la réplication. Cependant, au cours de cette phase, on met en évidence dans le noyau d'un petit nombre de neurones des LAT (*Latency-Associated Transcripts*), ceci montrant qu'au moins une fraction de l'ADN viral est exprimée [2, 3, 5].

Sous l'influence de divers facteurs, locaux ou systémiques, comme le stress, la fièvre, les infections intercurrentes, le soleil, les cycles menstruels, un traumatisme local et un état d'immunosuppression, l'état de latence peut être rompu et le virus vient par voie axonale rétrograde recoloniser le territoire cutanéomuqueux où avait eu lieu la primo-infection, y provoquant des lésions plus limitées (récurrences de l'herpès orolabial) ou l'excrétion virale asymptomatique de l'herpès génital. Cette dernière constitue le mode de transmission préférentiel démontré de l'herpès génital et néonatal. Elle a été mise en évidence au niveau des col utérin, vulve, pénis, urètre, région anale et de la cavité buccale. L'excrétion virale asymptomatique sur les muqueuses génitales est de durée variable, d'habituellement plusieurs jours par mois. Elle est plus fréquente dans l'année qui suit la primo-infection, chez les femmes qui ont plus de 12 récurrences/an et dans les 7 jours qui précèdent et suivent une récurrence. Elle peut aussi exister au cours de la grossesse et à l'accouchement où elle constitue un mode de transmission responsable d'herpès néonatal.

Les réponses immunes interviennent à tout moment de l'évolution de l'infection herpétique. Environ 10 jours après la primo-infection, apparaissent des anticorps IgM, puis IgG et IgA. Les IgM disparaissent en 3 mois alors que les IgG persistent, n'empêchant cependant pas les récurrences et les réinfestations. Les glycoprotéines d'enveloppe du virus sont les principaux antigènes induisant la réponse humorale. Ce sont les glycoprotéines G (gpG), gpG1 pour HSV-1 et gpG2 pour HSV-2, qui sont utilisées dans les tests sérologiques spécifiques pour différencier les deux types d'infection virale. La réponse cellulaire impliquant les cellules présentatrices d'antigènes, les lymphocytes T CD4+ et CD8+ et les cellules NK intervient surtout dans la sévérité de l'infection herpétique. Celle-ci est souvent chronique, volontiers disséminée chez les sujets ayant un déficit de l'immunité cellulaire, comme ceux infectés par le VIH.

Aspects cliniques

Primo-infections herpétiques

Environ 90 % des contaminations orolabiales à l'HSV-1 sont complètement asymptomatiques surviennent durant l'enfance. Ainsi, la plupart des adultes sont porteurs d'anticorps anti-HSV-1 sans avoir aucun souvenir de l'herpès initial. En revanche, la primo-infection génitale par HSV-2 est quasi toujours symptomatique, en particulier chez la femme [2,4].

Gingivostomatite herpétique aiguë

Elle ne survient que dans 10 % des primo-infections herpétiques à HSV-1 et touche le plus souvent l'enfant de 6 mois à 3 ans. Elle est particulièrement intense chez les atopiques. Après une incubation de 3 à 6 jours, précédée d'algies, de dysphagie, d'hypersialorrhée, elle apparaît dans un contexte de malaise général avec température dépassant souvent 39 °C. L'examen, difficile chez le petit enfant en raison des douleurs, montre sur les gencives tuméfiées et saignantes et sur la muqueuse buccale des érosions grisâtres, serties d'un liséré rouge, coalescentes en ulcérations polycycliques, couvertes d'un enduit diphtéroïde. Quelques vésicules groupées en bouquet ou déjà croûteuses sont visibles sur les lèvres ou le menton. La progression des lésions de l'arrière de la cavité orale vers l'avant est typique. L'haleine est fétide et l'alimentation impossible. Quasi toujours, il existe des adénopathies cervicales et/ou sous-mandibulaires sensibles. Malgré ces caractères impressionnants, l'évolution est favorable en 10 à 21 jours. Le diagnostic différentiel est parfois difficile avec un syndrome de Stevens-Johnson, une aphtose, une stomatite candidosique ou à virus coxsackie, etc.

Primo-infection herpétique génitale

Elle était classiquement due à HSV-2 mais la proportion d'infections par HSV-1 augmente, surtout chez la jeune femme pour atteindre 60 % [6, 7], du fait de la pratique des rapports orogénitaux, pratique recommandée dans les campagnes antisida. Elle survient en moyenne 7 jours après le rapport infectant et constitue une IST. La transmission est plus souvent homme-femme que femme-homme, en sachant que 90 % des transmissions se feraient lors d'une excrétion virale asymptomatique. Les symptômes sont violents, surtout chez la femme. C'est une vulvovaginite aiguë, extrêmement douloureuse et brutale, accompagnée de fièvre et d'un malaise général. L'efflorescence des vésicules sur la muqueuse vulvaire tuméfiée est éphémère et l'on constate surtout des érosions arrondies, parfois aphtoïdes, s'étendant vers l'anus. Des lésions herpétiques coexistent souvent sur les parois vaginales et le col, mais on ne peut les visualiser car les phénomènes algiques interdisent l'examen gynécologique. Elles débordent fréquemment sur le versant cutané, vers la racine des cuisses, le pubis et les fesses. Les adénopathies inguinales sensibles et douloureuses sont constantes, la rétention d'urine fréquente, l'exacerbation des douleurs par une miction redoutée très pénible. La cicatrisation spontanée requiert 2 à 3 semaines.

Chez l'homme, la primo-infection herpétique génitale est moins intense et souvent confondue avec un herpès génital récurrent (fig. 2.10). Une primo-infection anale n'est également pas différente des récurrences en termes d'intensité et de durée.

Herpès néonatal

Chez le nouveau-né, l'herpès est rare (2,7 pour 100 000 naissances en France), mais potentiellement très grave [8-10]. La transmission du virus peut se faire *in utero*, *per-partum* ou *post-partum*. La transmission *in utero* représente environ 10 % des cas et peut survenir si la mère présente une primo-infection pendant la grossesse, entraînant, en fonction du moment gestationnel, un avortement, un retard de croissance intra-utérin, des atteintes oculaires,

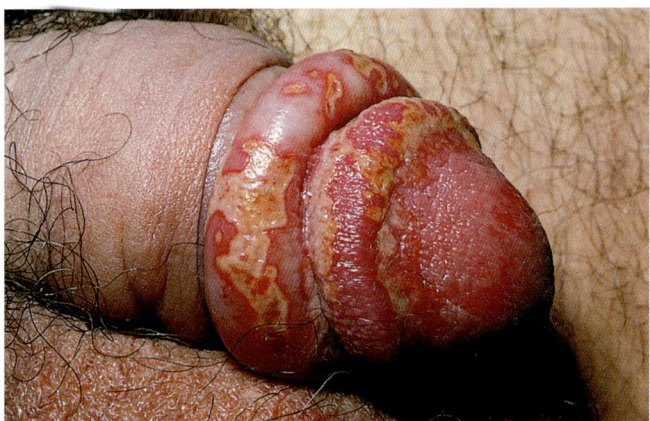

Fig. 2.10 Primo-infection herpétique génitale.

neurologiques, cardiaques, d'où l'importance d'une information et d'une éducation quant à ce risque. Dans 80 % des cas, la transmission se fait en *per-partum*. Le risque de contamination est plus élevé s'il s'agit d'une primo-infection maternelle tardive dans la grossesse, s'il y a rupture prolongée des membranes et mise en place d'électrodes sur le scalp pour le monitoring fœtal. Dans les 10 % des cas restants, la contamination est due à l'entourage, après la naissance *via* un herpès orofacial.

L'herpès néonatal peut se manifester sous trois formes principales : la forme disséminée, la forme neurologique et la forme mucocutanée.

La forme disséminée (10 % des cas) est la forme la plus sévère et se traduit par une atteinte polyviscérale touchant le foie, les surrénales, le rein, le poumon, associée à une encéphalite dans la moitié des cas. Les lésions cutanées sont présentes dans 50 à 80 % des observations. La mortalité est supérieure à 80 % en l'absence de traitement et reste élevée malgré les traitements spécifiques. Le pronostic vital a été amélioré par les antiviraux (31 % de mortalité avec l'aciclovir à 60 mg/kg/j pendant 21 jours *versus* 57 % pour 45 mg/kg/j pendant 21 jours et 61 % pour 30 mg/kg/j pendant 10 jours).

Les formes neurologiques se présentent habituellement comme des méningo-encéphalites, débutant plus tardivement, le plus souvent au cours de la 2e semaine, sont plus fréquentes et de moins mauvais pronostic. Le traitement antiviral a réduit la mortalité à 6 % pour l'aciclovir à 60 mg/kg/j pendant 21 jours (*versus* 20 % pour les doses inférieures) et diminue également les séquelles. Le pronostic vital et fonctionnel (séquelles neurologiques) de l'herpès néonatal est donc réservé malgré les traitements par antiviraux, justifiant le dépistage et la surveillance des femmes présentant des antécédents d'herpès génital [8-11]. Un examen clinique très régulier est indiqué à partir de la 34e semaine d'aménorrhée, un prélèvement virologique étant effectué en cas de lésions suspectes. Plusieurs études montrent l'intérêt d'un traitement par aciclovir *per os* chez les femmes ayant eu des antécédents d'herpès pendant la grossesse pour éviter les récurrences ou l'excrétion virale au moment de l'accouchement et ainsi de diminuer le taux des césariennes [8-11]. Au moment de l'accouchement, l'examen clinique est refait et un prélèvement virologique est systématique. Si celui-ci est positif, l'enfant doit être traité. La décision de pratiquer une césarienne est à prendre en salle de travail. En cas de primo-infection symptomatique de la mère, le traitement est impératif et la césarienne indiquée. En cas de primo-infection herpétique plus d'un mois avant l'accouchement et de récurrence plus de 7 jours avant, la césarienne n'est pas indispensable. Cependant, dans deux tiers des cas, les nouveau-nés infectés par HSV sont nés de mères qui n'avaient pas d'infection herpétique au moment de l'accouchement. Ce sont donc les femmes excrétrices asymptomatiques qui posent problème et elles ne pourraient être dépistées que si l'on faisait des prélèvements systématiques à toutes les parturientes en salle de travail [8-10, 12].

La forme cutanéomuqueuse a un bon pronostic et répond bien au traitement antiviral par aciclovir [8-10].

Infections herpétiques récurrentes

Herpès orolabial

Près de 100 % de la population adulte héberge l'HSV à l'état latent et est donc potentiellement en danger de récurrence virale. Mais quelques sujets seulement (20 % environ), sans doute à la faveur d'une défaillance transitoire de l'immunité cellulaire contrôlant l'état de latence virale, sont victimes de récurrences. Des facteurs déclenchant la réactivation interviennent volontiers : infections générales, soleil, règles, rapports sexuels, stress, médicaments, aliments (épices), traumatismes, etc. [2-4]. La réactivation virale aura lieu au niveau des ganglions nerveux (ganglion de Gasser le plus souvent) puis se transmet *via* la voie axonale jusqu'à la région cutanéomuqueuse où a lieu la réplication. La survenue de lésions cliniques dépend de la quantité de virus, de son type et de la rapidité de la réaction immunitaire de l'hôte dirigée contre le virus. Une sensation de cuisson, des picotements ou du prurit, une plaque érythémateuse précèdent de quelques heures l'apparition de vésicules en tête d'épingle, groupées en bouquet, qui confluent en formant une bulle, puis se rompent laissant place à une érosion suivie d'une croûte qui tombe en quelques jours. L'évolution naturelle est de 1 à 2 semaines. Il persiste parfois une plage érythémateuse ou pigmentée qui s'atténue progressivement. Les signes d'accompagnement sont absents ou minimes (fébricule, petite adénopathie). L'herpès récurrent peut siéger dans diverses localisations mais pour un malade donné la récidive a lieu au même endroit, déterminé par le siège de la primo-infection herpétique. L'herpès labial, à cheval sur la demi-muqueuse et la peau, est parfois plus étendu ; herpès nasal ou narinaire pouvant simuler une folliculite, stomatite herpétique avec ses érosions douloureuses, notamment sur le palais dur. Le nombre d'épisodes récurrents par an varie entre 2 à 3 jusqu'à 15 dans certains cas, et est souvent variable au cours du temps.

Herpès génital récurrent

L'herpès génital récidivant, en constante augmentation, représente actuellement la cause la plus fréquente des ulcérations génitales [7, 13]. Il est plus souvent observé chez les femmes. Les autres facteurs de risque pour l'herpès génital [7, 13] sont l'âge (âge médian de survenue : 25 ans), le bas niveau économique, le nombre de partenaires sexuels, la durée de l'activité sexuelle, l'infection VIH, les antécédents d'IST. D'autres facteurs sont discutés, notamment la séronégativité HSV-1. L'herpès génital est particulièrement récidivant lorsqu'il est dû à HSV-2 (risque de récidive : 0,34/mois), alors que HSV-1 donne moins de récidives (0,08/mois). Les facteurs déclenchants les plus fréquents sont le stress, la fièvre, les rapports et les règles. De plus, l'excrétion virale asymptomatique est très fréquente et existe même en l'absence d'antécédents d'herpès génital connu. L'herpès est donc contagieux même en dehors des récurrences cliniquement visibles. Son impact est majeur sur la qualité de vie [14] au point de vue affectif, sexuel et social car c'est une IST chronique et il n'existe pas de traitement permettant d'éradiquer l'herpès et d'empêcher les récidives. De plus, les risques sont graves pour le nouveau-né en cas de grossesse (*cf.* ci-dessus). L'herpès génital récidivant augmente également le risque des vaginites bactériennes [15].

L'herpès anal, à HSV-1 ou HSV-2, est associé à une rectite, avec douleurs anorectales, pertes anales, constipation réflexe, parfois paresthésies des membres inférieurs et rétention d'urine. Cette symptomatologie importante concerne plus la primo-infection que les récidives. Il se rencontre chez les homosexuels masculins ou chez les femmes ayant des rapports anogénitaux ou oro-anaux.

Infections herpétiques rares

Panaris herpétique. Discret, il évoque une récurrence. Étendu et de topographie parfois radiculaire, il fait discuter le zona. À l'âge adulte, c'est parfois une contamination professionnelle (médecin, infirmière, dentiste) (fig. 2.11). Au doigt, l'herpès est souvent confondu avec un panaris bactérien. Les récidives au même site anatomique doivent évoquer le diagnostic [4]. Les soignants sont à leur tour susceptibles de contaminer leurs patients.

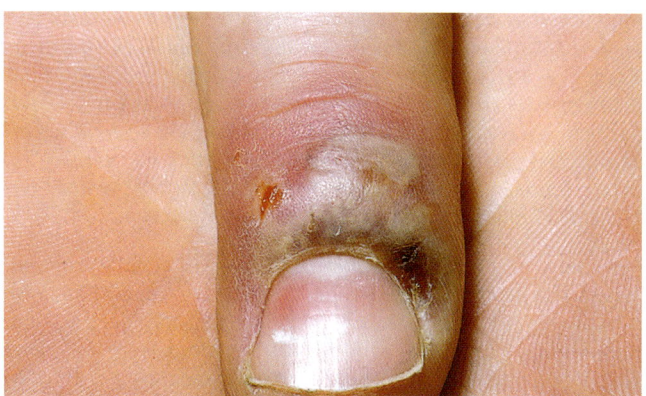

Fig. 2.11 Panaris herpétique.

Kératoconjonctivite oculaire. Il s'agit d'une kératoconjonctivite unilatérale aiguë, avec quelques vésicules sur les paupières œdématiées et une adénopathie prétragienne. Souvent les altérations cornéennes sont superficielles et guérissent rapidement s'il n'y a pas eu de corticothérapie locale intempestive. La kératite herpétique, dont la gravité est liée aux ulcérations répétées de la cornée, peut aboutir à une perte de vision : non pas la kératite épithéliale superficielle dendritique bénigne, mais les formes profondes plus sévères, trophiques et stromales, ou associées à une uvéite.

Herpès gladiatorum. Il s'agit d'une forme diffuse, due à une contamination massive par le virus herpétique du fait des traumatismes et abrasions cutanées dues à la pratique d'un sport de contact (lutte, rugby, football américain) [4, 16]. Aux États-Unis, une importante épidémie, exclusivement à HSV-1, a été décrite chez 60 lutteurs avec des signes généraux marqués. Une atteinte ophtalmologique ou neurologique est possible.

Infections herpétiques systémiques. Chez les patients immunodéprimés (transplantation d'organes, thérapeutiques anticancéreuses, infection VIH, néoplasies, greffe d'organe, greffe de moelle, etc.), des lésions cutanéomuqueuses étendues, nécrotiques ayant tendance à se généraliser peuvent être observées, surtout causées par l'HSV-1, et peuvent s'accompagner d'atteintes viscérales, comme une hépatite fulminante, une méningo-encéphalite, une atteinte pulmonaire, et d'autres atteintes viscérales. Le pronostic de ces infections est très réservé, en particulier en l'absence de lésions cutanées, entraînant un retard de diagnostic et de prise en charge thérapeutique adéquate [17].

Syndrome de Kaposi-Juliusberg. Cette entité, encore appelée *eczema herpeticum*, correspond à l'infection herpétique d'une dermatite atopique préexistante, présentant un déficit de l'immunité cellulaire qui favorise les infections virales et notamment l'herpès. La plupart des syndromes de Kaposi-Juliusberg sont dus à des infections herpétiques récurrentes et plus rarement surviennent lors de la primo-infection herpétique. Il existe une prédisposition

2-1 Maladies infectieuses

Viroses à expression cutanée

génétique à cette infection, en fait, l'inhibition des voies IRF3 et IRF7 de l'immunité innée chez des patients atteints de dermatite atopique avec infection herpétique serait responsable de cette susceptibilité accrue [18]. Chez l'enfant surtout, mais parfois aussi le jeune adulte, des vésiculobulles pustuleuses hémorragiques s'étendent rapidement du visage à l'ensemble du corps, dans un contexte d'altération grave de l'état général, fièvre, arthralgies et myalgies avec parfois complications méningoencéphaliques ou viscérales. L'évolution, autrefois souvent fatale chez le nourrisson, est actuellement favorable grâce aux thérapeutiques antivirales. Parfois, subsistent quelques cicatrices varioliformes. Le risque d'une infection herpétique peut encore être aggravé par l'utilisation des corticostéroïdes et/ou des inhibiteurs de la calcineurine par voie topique [19]. En cas de non-réponse thérapeutique aux antiviraux ou en cas de durée prolongée, le virus VZV peut être en cause. Un immunophénotypage du virus causal sur frottis de Tzanck est une méthode rapide, fiable, sensible et spécifique pour distinguer les HSV du VZV. Un traitement antiviral par aciclovir par voie intraveineuse et une hospitalisation sont souvent nécessaires. Des récurrences de ce syndrome sont décrites. Enfin, plus récemment le coxsackie virus A6 a été incriminé dans des tableaux cliniques proches appelés *eczema coxsackium*.

Infections herpétiques chroniques. Dans les états d'immunodépression acquis (en particulier le VIH) ou congénitaux, les récurrences herpétiques sont plus fréquentes, atypiques et habituellement d'évolution prolongée (des semaines voire des mois) [20]. Ces herpès dits *cutanéomuqueux chroniques* prennent l'aspect d'ulcérations torpides à fond nécrotique dont les bords présentent parfois des vésiculopustules sur lesquels le prélèvement doit porter pour permettre le diagnostic (fig. 2.12 et 2.13). Les lésions peuvent être uniques ou multiples. Le diagnostic clinique est difficile et un prélèvement histologique est le moyen diagnostic de référence car une mise en culture n'est pas toujours aisée. Ces infections sont également souvent associées à une résistance aux antiviraux thymidine-kinase-dépendants, à cause des mutations rendant l'enzyme inopérante voir absente. Si possible, une culture virale peut répondre à ces questions. L'algorithme thérapeutique est présenté plus loin dans le tableau 2.4.

Infections herpétiques lichénoïdes. Chez certains patients, en particulier immunodéficients, les récurrences herpétiques anogénitales peuvent se présenter comme une éruption lichénoïde localisée. Il n'y a pas de lésion vésiculeuse visible sur un plan clinique. Ce type d'infection peut durer 3 à 6 semaines, voire plus. L'infection herpétique est de type peu permissif. La mise en évidence de ce type d'infection herpétique nécessite un prélèvement histologique avec identification immunohistochimique, car les effets cytopathogènes font habituellement défaut. Le traitement repose sur l'utilisation prolongée des antiviraux *per os* [4].

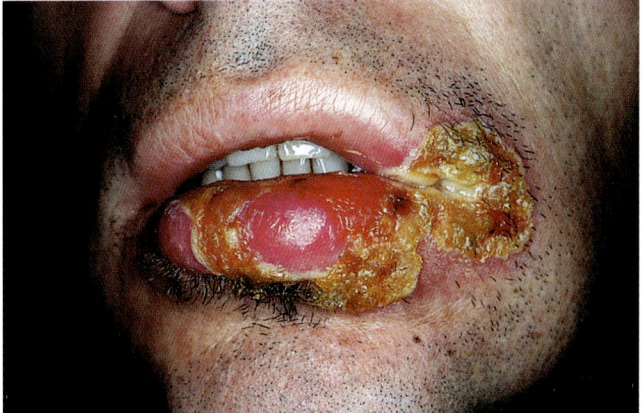

Fig. 2.12 Herpès cutané chronique chez un patient atteint de sida.

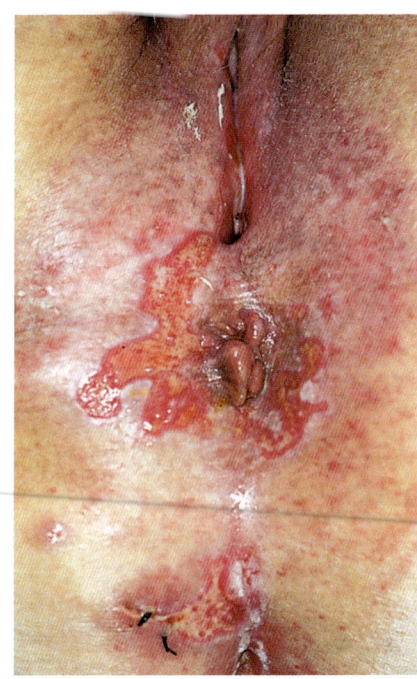

Fig. 2.13 Herpès cutané chronique chez une patiente atteinte de sida.

Réactions granulomateuses herpétiques. Une infection herpétique peut, dans certaines circonstances, conduire à la persistance au niveau du derme superficiel et profond d'antigènes de l'enveloppe glycoprotéique herpétique qui sont très résistants à la dégradation enzymatique. Des réactions granulomateuses peuvent alors se manifester. Dans aucun cas, l'ADN viral n'a été mis en évidence. Le même phénomène peut se rencontrer dans des vasculites granulomateuses du système nerveux central. Le diagnostic repose sur l'examen immun-histologique qui met en évidence des granulomes composés d'un riche infiltrat de cellules macrophagiques/monocytaires Mac 387 et CD68 positives, ainsi que la présence des antigènes de surface de l'HSV-1 ou 2. Sur un plan clinique, ces granulomes peuvent se manifester quelques jours à semaines après la résolution des lésions herpétiques, ressemblant souvent à un granulome annulaire sur un site d'une ancienne éruption herpétique. Le traitement requiert des corticoïdes topiques pendant 1 voire 2 semaines, sans traitement antiviral [4].

Infections herpétiques folliculaires. La folliculite herpétique est une entité plutôt rare, mais qui doit être suspectée devant toute folliculite inflammatoire, vésiculeuse ou pustuleuse, groupée et d'apparition rapide. La région de la barbe est un site préférentiel de ces sycosis herpétiques qui correspondent à une infection de l'épithélium infundibulaire et plus profondément des gaines épithéliales des follicules pilosébacées. Ainsi le diagnostic se fait plus aisément sur une biopsie cutanée qui met en évidence un effet cytopathogène viral des cellules du follicule pilosébacé. Il s'agit habituellement d'infections plus violentes et une alopécie cicatricielle peut être observée par destruction des bulbes lors de l'infection herpétique. Le traitement est identique à celui des infections herpétiques récurrentes [4].

Mastite herpétique. Il s'agit d'une entité rare mais dont la fréquence est vraisemblablement sous-estimée. Elle peut être unilatérale ou parfois bilatérale. L'infection herpétique est souvent ulcérée et touche la région de l'aréole et/ou du mamelon. Une douleur très sévère accompagne classiquement les lésions cutanées. Les facteurs de risque sont l'allaitement, un contact sexuel et l'auto-inoculation.

Viroses à expression cutanée

Glossite médiane herpétique. L'infection herpétique de la langue est habituelle durant la primo-infection. Néanmoins, une glossite n'est quasi jamais observée lors des infections récurrentes chez le patient immunocompétent. La glossite herpétique médiane peut se rencontrer dans le cadre d'une immunodépression. Une importante nécrose tissulaire est la complication la plus redoutée. Un diagnostic différentiel avec une candidose doit être fait, car les prélèvements mettent souvent les *Candida* en évidence, mais il s'agit plutôt d'une colonisation et non d'une infection. Le moyen diagnostique le plus fiable reste la biopsie avec une recherche par immunohistochimie des antigènes herpétiques.

Érythème polymorphe associé à l'herpès. Les récurrences herpétiques orolabiales ou anogénitales sont les causes les plus fréquentes de l'érythème polymorphe récidivant. L'infection herpétique peut précéder ou accompagner l'érythème polymorphe [14]. La sévérité et/ou le nombre important d'épisodes d'érythème polymorphe peut

Tableau 2.4 Traitement des infections à HSV [20, 22, 28, 29]

Clinique		Traitement général antiviral	Traitement local	Autres
Formes cliniques considérées par la conférence de consensus de 2001				
H. orofacial	PIH	*Abstention thérapeutique (formes mineures)* *ACV, voie orale si possible (formes plus sévères)* Adulte et enfant de plus de 6 ans : 200 mg × 5/j 5 à 10 jours Enfant de moins de 6 ans : suspension orale à la même posologie que chez l'adulte *ACV, voie IV si voie orale impossible :* 5 mg/kg/8 h/j Enfant de moins de 3 mois : 250 mg/m² de surface corporelle/8 h/j	Pas d'intérêt des antiviraux locaux	Réhydratation Antalgiques
	Récurrences	*Traitement curatif* ACV : peu d'intérêt à la posologie de 200 mg × 5/j VCV haute dose unique (800 à 1 600 mg) souvent efficace si bonne reconnaissance des prodromes ; autre schéma : VCV 2 000 mg à répéter après 12 h dès les premiers signes (AMM)	Peu d'intérêt des antiviraux locaux, antiseptiques, méthodes physiques (chaleur, laser, irradiations) Dermocorticoïdes en combinaison avec l'ACV, pansements hydrocolloïdes : augmentent la rapidité de la guérison et qualité de vie	
		Traitement préventif ACV (400 mg × 2/j) Rapport bénéfice/coût modeste Utilisé si plus de 6 récurrences/an et/ou si retentissement socioprofessionnel important Effet suspensif à évaluer tous les 6 à 12 mois	Si H. solaire : photoprotecteurs (50+)	Lévamisole et lysine : pas d'efficacité prouvée Information sur l'histoire naturelle de l'H., évaluation des circonstances déclenchantes, prise en charge psychologique et de la douleur
H. génital	PIH et infection initiale non primaire	ACV Voie orale : 200 mg × 5/j 5 à 10 jours Voie IV (formes sévères) : 5 mg/kg/8 h/j VCV : 500 mg × 2/j 10 jours (AMM) FCV 3 × 250 mg/j 5 jours	ACV : pas de preuve d'efficacité	Traitement de la douleur
	Récurrence	*Traitement curatif* ACV 200 mg × 5/j 5 jours ou VCV 1 000 mg/j 10 jours diminuent le délai de guérison de 1 ou 2 jours, mais pas la durée de la douleur. Intérêt aussi pour diminuer la durée de l'excrétion virale et donc le risque de contagion FCV 2 × 125 mg/j 5 jours (2 × 500 mg/j 7 jours si immunodépression)	Antiviraux : pas de preuve d'efficacité	Traitement de la douleur si nécessaire
		Traitement préventif ACV (400 mg 2/jour AMM) ou VCV (500 mg/jour AMM) au long cours s'il y a plus de 6 récurrences par an, diminuent le nombre et l'intensité des récidives et améliorent la qualité de vie. Évaluation tous les 6 à 12 mois FCV 2 × 250 mg/j	Antiviraux : pas de preuve d'efficacité	Information sur l'histoire naturelle de l'H., évaluation des circonstances déclenchantes Préservatif lors des poussées, prise en charge psychologique et de la douleur

Maladies infectieuses

Viruses à expression cutanée

Tableau 2.4 (suite)

Clinique		Traitement général antiviral	Traitement local	Autres
H. néonatal		*Traitement curatif* ACV IV 20 mg/kg/8 h pendant 21 jours pour les formes systémiques et neurologiques et 14 jours pour les formes exclusivement cutanéomuqueuses		
		Traitement présomptif *Idem*, devant une méningite ou méningo-encéphalite d'allure virale (à stopper si l'évolution et les résultats virologiques [culture, PCR] écartent ce diagnostic)	Collyres et pommades ophtalmiques antiviraux : pas de preuve d'efficacité	Accouchement : éviter le contact du nouveau-né avec les lésions herpétiques, pas d'électrodes et de contrôles de pH de scalp Les jours suivants : allaitement contre-indiqué si H. mammaire chez la mère Fiche de conseil pour éviter la contamination par la famille et le personnel soignant Surveillance médicale
		Traitement préventif du nouveau-né si situation à risque chez la mère	ACV : sans intérêt au cours de la grossesse	Césarienne : toujours si lésions d'H. pendant le travail Absence d'H. : – accouchement par voie basse si PIH datant de plus de 1 mois, ou de moins de 1 mois mais qui a été traitée correctement par l'ACV – indication discutée s'il n'y a pas eu de traitement antiviral. Les examens virologiques peuvent aider à la décision
H. femme enceinte	PIH ou infection initiale non primaire	Dans le mois précédant l'accouchement : ACV 200 mg × 5/j *per os* jusqu'à l'accouchement Avant le dernier mois : ACV 200 mg × 5/j pendant 10 jours *per os* De 36 sem. d'aménorrhée jusqu'à l'accouchement, traitement préventif : ACV 400 mg × 3/j pour éviter les récurrences, l'excrétion virale en fin de grossesse et la césarienne		Césarienne : – oui si lésions d'H. au moment du travail – si pas d'H. au moment du travail : • récurrence datant de plus de 7 jours : accouchement par voie basse • récurrence de moins de 7 jours : indication à discuter en s'aidant des examens virologiques Rupture des membranes de plus de 6 heures : césarienne sans intérêt quelle que soit la situation
	Récurrences	*Traitement curatif* Le même qu'en dehors de la grossesse		
		Traitement préventif Possibilité de faire le même traitement préventif qu'après une PIH après la 36ᵉ sem., non systématique		
Formes particulières	Kaposi-Juliusberg	ACV IV chez l'enfant (AMM) 5 mg/kg/8 h		
	Érythème polymorphe récidivant	ACV 400 mg × 2/j *per os* peut prévenir les poussées d'érythème polymorphe (à envisager si l'origine herpétique de l'érythème polymorphe est bien établie et si la fréquence et l'importance des poussées entraînent une gêne importante)		
	H. gladiatorum	Traitement curatif si poussée importante par ACV 200 mg × 5/j pendant 5 jours Prévention : information des sportifs, éviction si H.		
	Prévention de l'H. après dermabrasion mécanique ou laser abrasion	Prophylaxie par VCV 500 mg × 2/j débuté la veille de l'intervention et poursuivi pendant 14 jours (hors AMM)		

Maladies infectieuses

2-1
Viroses à expression cutanée

Tableau 2.4 (suite)

Clinique		Traitement général antiviral	Traitement local	Autres
Formes cliniques non considérées par la conférence de consensus 2001				
Immunodéprimé	En général	*Traitement curatif* ACV IV Adulte : 10 mg/kg/8 h/j Enfant : 250 mg/m² de surface corporelle/8 h/j Doses doublées en cas de formes très sévères (notamment méningo-encéphalite) VCV 2 × 1 000 mg/j si herpes simplex *Traitement préventif* ACV 200 mg × 4/j au long cours pendant la durée de l'immunodépression ou VCV 2 × 500 mg/j ou oravir 2 × 500 mg/j		
	Greffés d'organes (en particulier greffes de moelle)	*Traitement préventif systématique* ACV dès la greffe pour une durée de 2 ou 3 mois IV les 3 premières sem. Adulte : 5 mg/kg/12 h Enfant : 250 mg/m² de surface corporelle/12 h Puis relais *per os* : 200 mg × 4/j		
	Résistance à l'ACV au cours de l'infection VIH	*Traitement alternatif par foscarnet* 60 mg/kg/8 h Si résistance au foscarnet : cidofovir, 5 mg/kg IV × 1/sem.		
	Formes chroniques [16]	1. ACV PO 200 mg × 5/j 1-2 sem. 2. ACV PO 800 mg × 5/j, 1-2 sem. 3. VCV PO 1 000 mg × 3/j ou FCV PO 250-500 mg × 3/j 1-2 sem. 4. Foscarnet IV, cidofovir IV	Antiviraux non TK-dépendants : trifluorothymidine topique 1 %, foscarnet 50 % topique, cidofovir 1-3 % topique et vidarabine 3 % topique	Traitements combinés Imiquimod 5 %, cryochirurgie, excision chirurgicale Thalidomide 100 mg/j

PIH : primo-infection herpétique ; H. : herpès ; ACV : aciclovir ; VCV : valaciclovir ; FCV : famciclovir.

justifier un traitement antiviral oral prophylactique par aciclovir au long cours. La PCR détecte des séquences de génomes herpétiques au sein des lésions cutanées d'érythème polymorphe et des antigènes herpétiques de l'enveloppe virale sont mis en évidence par immunohistochimie, mais on n'observe de particules virales infectantes, ce qui est interprété comme une réaction d'hypersensibilité retardée à ces constituants de l'HSV. Le virus VZV est également mis en évidence dans certains cas.

Autres dermatoses favorisant l'infection herpétique. Outre la dermatite atopique, il existe toute une série de dermatoses qui peuvent favoriser ou faciliter une infection herpétique cutanée étendue (encadré 2.1). En règle générale, on doit suspecter une présence herpétique en cas d'exacerbation inexpliquée de la dermatose sous-jacente ou d'une résistance thérapeutique soudaine. Ces dermatoses prédisposent à l'infection herpétique à cause d'une immunodéficience associée (p. ex. mycosis fongoïde) et/ou des altérations structurelles épidermiques (p. ex. dermatoses acantholytiques) favorisant l'infection herpétique.

Infection herpétique et actes techniques cosméto-esthétiques. L'infection herpétique des zones cutanées traumatisées par des actes cosméto-esthétiques, comme le laser de resurfacing, les peelings profonds, les injections de produits de comblement, dermabrasion, etc. est une complication habituelle [4]. Il est prudent de conseiller un traitement antiviral par aciclovir *per os* en prophylaxie 1 à 2 jours avant tout acte plus agressif jusqu'à la ré-épidermisation complète, en particulier au patient qui souffre d'herpès orolabial récurrent.

Herpès et infection VIH. Les ulcérations anogénitales herpétiques favorisent la contamination par le VIH [21]. Il a également été démontré que le risque d'infection VIH est augmenté chez les sujets dont la sérologie HSV-2 est positive. La conférence de consensus recommande de proposer systématiquement un sérodiagnostic VIH à un patient consultant pour herpès génital [22]. Il faut noter la forte association de l'infection à VIH/HSV-2 à l'homo- ou à la bisexualité.

Herpès et maladie de Behçet. L'HSV-1 est détecté dans certains ulcères de la maladie de Behçet mais son rôle reste encore incertain [23].

Encadré 2.1

Dermatoses favorisant une infection herpétique

- Maladie de Grover
- Maladie de Hailey-Hailey
- Pemphigus vulgaire
- Pemphigus superficiel
- Pemphigoïde bulleuse
- Épidermolyses bulleuses
- Brûlures
- Dermatite atopique
- Lymphomes T de type mycosis fongoïde
- Syndrome de Sézary
- Ichtyose vulgaire

Diagnostic

La clinique est très souvent suffisante pour assurer le diagnostic. Néanmoins, la mise en évidence du virus est nécessaire dans certaines situations en fonction du terrain (femme enceinte, nouveau-né), de la sévérité du tableau clinique (méningo-encéphalite) ou de ses caractères atypiques : aphtoïdes, fissuraires, surinfectés, œdémateux, papulo-érosifs, chez l'immunodéprimé par exemple. L'existence de prodromes douloureux précédant les lésions et le caractère récurrent au même endroit sont des arguments clés complémentaires pour le diagnostic.

L'HSV peut être détecté par des techniques suivantes :
- le *cytodiagnostic de Tzanck*, par frottis sur lame, mettant en évidence l'effet cytopathogène du groupe herpès-virus : œdème cellulaire (dégénérescence ballonnisante de Unna), cellules géantes multinucléées, inclusions intranucléaires. La méthode est simple et rapide (10 minutes) mais d'interprétation difficile avec des risques d'erreur. Elle ne permet pas de distinguer l'HSV des autres herpès-virus ;
- l'*immunocytodiagnostic*, en utilisant des anticorps spécifiques, qui permet une identification rapide, sensible, et hautement spécifique distinguant l'HSV-1, l'HSV-2 et le VZV ;
- l'*histologie*, en utilisant la coloration standard hématoxyline/éosine, qui permet de mettre en évidence une acantholyse épidermique en présence de kératinocytes avec des signes cytopathiques, incluant des inclusions éosinophiles intranucléaires et la formation des cellules géantes syncytiales. Elle est également utile dans les formes atypiques [24] ;
- l'*immunofluorescence/immunohistochimie* avec des anticorps monoclonaux, permettant la distinction entre HSV-1, HSV-2 et VZV, sur des coupes histologiques ;
- la technique **ELISA**, immunomarquage enzymatique des antigènes viraux sur les prélèvements par écouvillonnage ;
- la *culture virale*, technique de référence. Le prélèvement doit être précoce et de bonne qualité, sur un milieu de transport adapté, à +4 °C, apporté dans un délai de 4 heures au laboratoire. Il est ensuite inoculé à des cultures cellulaires sur lesquelles l'effet cytopathogène est observé en moyenne entre 2 et 3 jours, mais parfois plus tard. Les antigènes viraux peuvent être détectés par des tests immunoenzymatiques, par immunofluorescence ou par hybridation *in situ*, permettant d'identifier HSV-1 et HSV-2, avant même l'apparition des signes cytopathiques. La culture est également indispensable pour pouvoir réaliser des tests de susceptibilité aux antiviraux, dans le cas d'une suspicion de résistance thérapeutique aux antiviraux thymidine-kinase(TK)-dépendants ;
- la *détection de l'ADN viral par PCR*, technique spécifique et extrêmement sensible. Elle peut dépister l'excrétion virale asymptomatique, notamment chez la femme enceinte au moment du travail. Réalisée dans le LCR (liquide céphalorachidien), c'est la technique la plus sensible pour le diagnostic d'encéphalite herpétique, notamment chez le nouveau-né ;
- la *sérologie*, qui n'a de valeur que dans la primo-infection, montrant une séroconversion entre le 1er et le 2e prélèvement réalisé 15 jours après. Elle n'est donc pas réalisée en routine, car sans intérêt diagnostique ;
- le *sérodiagnostic spécifique de type* ayant permis des études de séroprévalence qui ont seulement un intérêt épidémiologique pour l'étude de l'herpès génital et de sa propagation. Le sérodiagnostic HSV-1 n'est pas informatif de la fréquence du type 1 au niveau génital en raison de sa forte prévalence dans la localisation orale et la mise en évidence du virus sur ce site est nécessaire pour prouver sa fréquence. Seul le sérodiagnostic HSV-2 a de l'intérêt et montre une forte prévalence des sujets infectés (aux États-Unis, 17,8 % chez les hommes et 25,6 % chez les femmes dans la population générale) [2, 25]. Les infections HSV-2 sont souvent méconnues puisque 40 à 45 % des patients HSV-2 séropositifs seulement ont eu une symptomatologie évocatrice [2, 26] ; 83 % de ces patients ont une excrétion asymptomatique du virus [2, 27]. Néanmoins, il y a très peu de laboratoires qui offrent des tests valables ;
- la *microscopie électronique* peut mettre en évidence la structure des herpesviridae au sein des tissus sans pour autant pouvoir les distinguer entre eux.

Traitement

Commercialisé en France en 1983, l'aciclovir (ACV), nucléoside cyclique ayant une affinité élective pour la thymidine-kinase virale, a apporté un progrès décisif dans le traitement des formes graves de l'herpès. Cette chimiothérapie antivirale spécifique, disponible par voie intraveineuse, orale, topique cutanée et ophtalmologique, a supplanté et pratiquement rendu caduques les autres médications [13, 22, 28]. Malgré 25 ans d'utilisation, les résistances virales démontrées chez les immunocompétents sont exceptionnelles [29].

Le valaciclovir, prodrogue de l'aciclovir, a une biodisponibilité 3 à 5 fois supérieure à celle de l'aciclovir, permet de réduire les prises orales et tend à présent à supplanter l'aciclovir *per os*.

D'autres antiviraux peuvent être utilisés : famciclovir (AMM, mais non commercialisé en France), prodrogue du penciclovir (même mécanisme d'action que l'ACV), foscarnet destiné aux formes résistantes chez l'immunodéprimé, cidofovir pour les formes résistant aussi au foscarnet (*cf.* chapitre 22-6).

La conférence de consensus a défini les modalités thérapeutiques au cours de l'herpès cutanéomuqueux chez l'immunocompétent (manifestations oculaires exclues) résumées dans le tableau 2.4 [22]. L'adjonction d'un traitement topique dans l'herpès cutanéomuqueux n'ayant pas fait la preuve de son efficacité, elle n'est pas conseillée. Outre ces recommandations, il est fortement souhaitable d'informer et d'éduquer le public quant aux risques de contamination, en particulier pour ce qui concerne le risque d'herpès néonatal [30]. Actuellement différents vaccins thérapeutiques sont en cours d'étude pour l'herpès génital, notamment en utilisant des sous-unités des glycoprotéines en association avec un adjuvant, recherchant une diminution du nombre et de l'intensité des épisodes, mais ne sont pas encore disponibles [31].

RÉFÉRENCES

1. Dreyfus D.H., *J Allergy Clin Immunol.* 2013, *132*, 1278.
2. Fatahzadeh M. et coll., *J Am Acad Dermatol.* 2007, *57*, 737.
3. Pereira F.A., *J Am Acad Dermatol.* 1996, *35*, 503.
4. Nikkels A.F. et coll., *Am J Clin Dermatol.* 2002, *3*, 475.
5. Whitley R.J. et coll., *Lancet.* 2001, *357*, 1513.
6. Thompson J., *Virol.* 2001, *75*, 6660.
7. Gupta R. et coll., *Lancet.* 2007, *370*, 2127.
8. Kimberlin D.W. et coll., *Pediatrics.* 2001, *108*, 230.
9. Cantey J.B. et coll., *Pediatr Infect Dis J.* 2013, *32*, 1205.
10. James S.H. et coll., *Clin Perinatol.* 2015, *42*, 47.
11. Lecat M., *Ann Dermatol Vénéréol.* 2002, *129*, 523.
12. Brown Z., *Herpes.* 2004, *11S3*, 175A.
13. Hollier L.M. et coll., *BMJ Clin Evid.* 2011, *pii*, 1603.
14. Routt E. et coll., *J Am Acad Dermatol.* 2014, *71*, e146.
15. Masese L. et coll., *J Infect Dis.* 2014, *209*, 1023.
16. Wilson E.K. et coll., *Clin J Sport Med.* 2015, *25*, e18.
17. Nikkels A.F. et coll., *J Clin Pathol.* 1996, *49*, 243.
18. Bin L. et coll. *J Allergy Clin Immunol.* 2014, *134*, 848.
19. Hashikume H. et coll., *Br J Dermatol.* 2006, *154*, 1204.
20. Wauters O. et coll., *J Am Acad Dermatol.* 2012, *66*, e217.
21. Wald A. et coll., *J Infect Dis.* 2002, *185*, 45.
22. Conférence de consensus (texte long), *Ann Dermatol Vénéréol.* 2002, *129*, 667.
23. Kim do Y., *Genet Res Int.* 2013, *2013*, 638273.
24. Hoyt B. et coll., *Am J Dermatopathol.* 2014, *36*, 609.
25. Wooley P.D. et coll., *Int J STD & AIDS.* 2000, *11*, 379.
27. Wald A. et coll., *N Engl J Med.* 2000, *342*, 844.
28. Le Cleach L. et coll. *Cochrane Database Syst Rev.* 2014, *8*, CD009036.
29. James S.H. et coll., *Curr Opin Virol.* 2014, *8*, 54.
30. Zaid S. et coll., *Ann Dermatol.* 2006, *133*, 749.
31. Belshe R.B. et coll., *N Engl J Med.* 2012, *366*, 34.

Maladies infectieuses

2-1 Viroses à expression cutanée

Virus zona-varicelle

Le virus zona-varicelle (VZV) est l'herpès virus humain de type 3 (HHV3) [1-3]. Il est constitué d'un ADN bicaténaire, une nucléocapside et une enveloppe, contenant des glycoprotéines de surface qui sont importantes pour la reconnaissance immunitaire de la part de l'hôte. Comme les virus HSV-1 et -2, le VZV est épidermo- et neurotrope. L'histoire naturelle du VZV connaît une évolution clinique biphasique, une primo-infection et une récurrence. La varicelle correspond à la primo-infection. La deuxième dissémination hématogène après la contamination respiratoire est responsable de l'éruption. Les anticorps apparaissent le 5e jour, atteignent leur titre maximum le 20e jour et persistent plusieurs décennies. Le VZV se retranche alors dans les cellules neuronales et satellites des ganglions sensitifs, crâniens ou rachidiens. À l'âge adulte, la séroprévalence au VZV atteint 95 à 98 % de la population. Le zona est dû à la réactivation virale au niveau ganglionnaire et conduit à une récurrence dans un dermatome déterminé, en général unilatéral et une seule fois au cours de la vie [1-3]. Une infection latente est également présente au niveau du tube digestif [4].

Varicelle

Maladie de l'enfance et du jeune adulte, très contagieuse, bénigne dans la plupart des cas, elle survient par petites épidémies, en particulier au printemps et en automne.

Aspects cliniques

Varicelle congénitale et néonatale. La varicelle peut être contractée *in utero* lorsque la mère fait une varicelle durant la grossesse (1 grossesse sur 1 000) [5]. La mère est à risque d'une pneumopathie varicelleuse sévère. Avant la 20e semaine de gestation, elle peut être responsable de rares cas de malformations squelettiques, oculaires, neurologiques, appelée syndrome de la varicelle congénitale. Entre 20 et 38 semaines, elle paraît sans gravité, l'enfant pouvant cependant faire un zona dans les mois ou les années après la naissance. En fin de grossesse, il y a à nouveau un facteur de risque pour le nouveau-né, surtout quand elle apparaît entre 8 jours avant et 2 jours après l'accouchement car il n'y a pas d'anticorps protecteurs transmis. On peut alors observer une varicelle néonatale avec une éruption diffuse, ulcéronécrotique ou hémorragique, et une atteinte viscérale, en particulier pulmonaire [5, 6].

Varicelle de l'enfant. (fig. 2.14). C'est la manifestation la plus fréquente de la primo-infection par le VZV. La varicelle est rare avant l'âge de 6 mois à cause de la présence des anticorps maternels. Après une incubation d'environ 14 jours, l'invasion est discrète, brève, avec fébricule et malaise général. Elle est suivie d'une éruption de macules rosées, vite surmontées d'une vésicule en «gouttes de rosée». Le lendemain, le liquide se trouble, la vésicule s'ombilique et dans les 3 jours se dessèche,

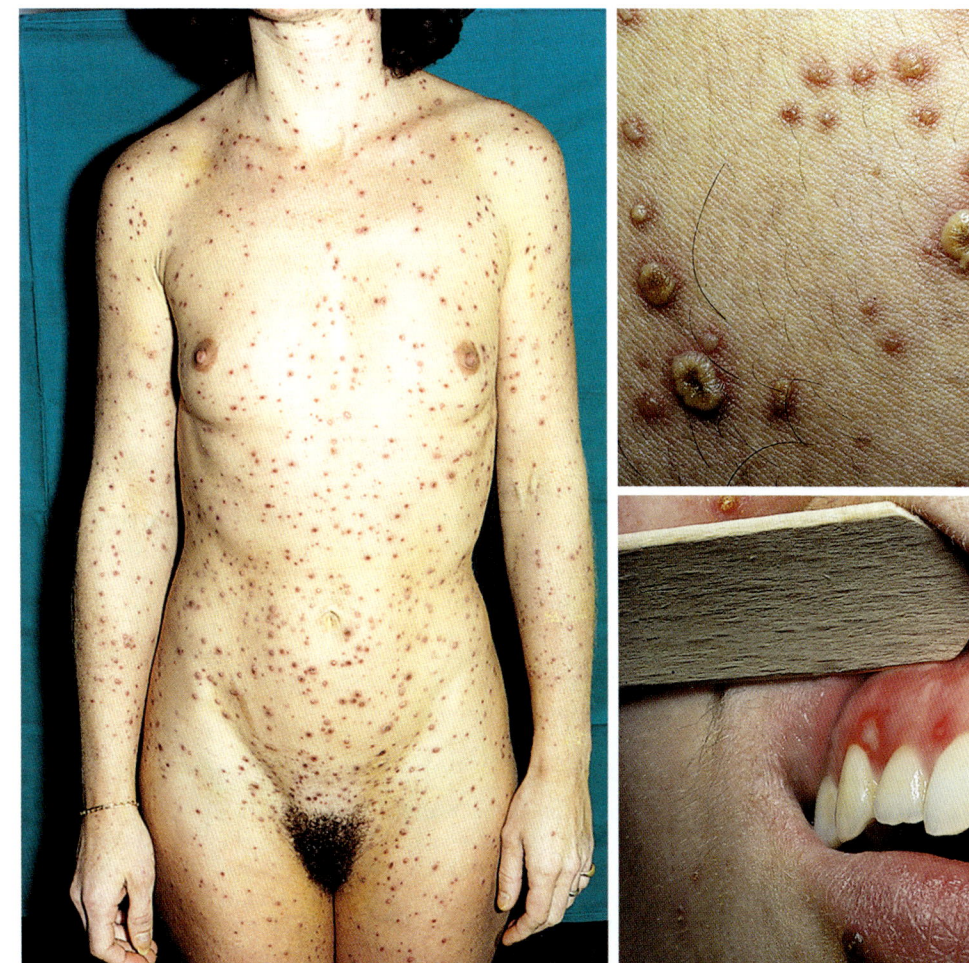

Fig. 2.14 Varicelle.

formant une croûte qui tombe en une semaine, laissant une tache dépigmentée, parfois une cicatrice atrophique surtout s'il y a eu grattage ou surinfection car la phase de dessiccation est très prurigineuse ; des cicatrices anétodermiques, parfois retardées de plusieurs mois, ou chéloïdiennes sont possibles. Les éléments sont généralement nombreux, et typiquement d'âge différent, correspondant aux virémies successives. L'éruption présente souvent une progression céphalocaudale typique et débute sur le cuir chevelu, puis le tronc, puis s'étend aux membres. Les muqueuses buccale et vulvaire sont précocement atteintes de petites érosions arrondies. Il existe des micropolyadénopathies, une splénomégalie modérée et à l'hémogramme une mononucléose transitoire. La guérison survient en une douzaine de jours. Parfois, la varicelle ne se présente qu'avec très peu de lésions cutanées voire même est asymptomatique. Le diagnostic se fait alors sur la séroconversion.

Les complications cutanées de la varicelle de l'enfant sont :
– la surinfection bactérienne par des staphylocoques dorés et streptocoques (le plus souvent impétiginisation, et exceptionnellement dermo-hypodermites nécrosantes, voire épidermolyse staphylococcique aiguë – SSSS) ; la dissémination bactérienne est très rare (septicémie, arthrites) ;
– les cicatrices, anétodermiques, hypo et/ou hyperpigmentées et parfois chéloïdiennes.

Les complications systémiques comprennent des convulsions liées à la fièvre et des manifestations d'ordre neurologique (< 1 000 cas), comme le syndrome de Reye, associant une encéphalopathie mortelle dans 80 % des cas et une stéatose polyviscérale, en particulier hépatique, l'ataxie cérébelleuse aiguë régressive sans séquelle, rarement une encéphalite de pronostic défavorable, les myélites transverses, les polyradiculonévrites, et les méningites. L'administration de l'aspirine doit absolument être évitée afin de prévenir le syndrome de Reye [7].

Varicelle de l'adulte. Chez l'adulte, même immunocompétent, l'éruption est souvent beaucoup plus profuse avec des signes généraux graves. On peut retenir la règle de 25. Au-delà de 25 ans, 25 % des patients présentent une pneumopathie varicelleuse dont 25 % auront besoin d'une ventilation assistée. Cette pneumopathie peut démarrer 1 à 6 jours après le début de l'éruption, avec toux, dyspnée, fièvre, éventuellement hémoptysies ou même détresse respiratoire aiguë. La radiographie pulmonaire montre des opacités micro- ou macronodulaires localisées ou diffuses. Le tabagisme constitue un facteur de risque et de gravité très net [8]. La pneumopathie est responsable de 30 % des décès enregistrés au cours de la varicelle de l'adulte. L'hépatite fulminante est la deuxième complication redoutée. Le décours clinique est sinon identique à celui de l'enfant. Enfin, dans de rares cas, sont rapportés purpura fulminans par coagulation intravasculaire disséminée, myocardite, thrombopénie, glomérulonéphrite.

Varicelle du patient âgé. La varicelle est très rare au grand âge à cause d'un taux de séropositivité très élevé de la population adulte. Elle se présente typiquement sans signes généraux, avec de grandes, mais peu nombreuses, lésions varicelliformes avec une nécrose centrale.

Varicelle de l'immunodéprimé. Les patients immunodéprimés présentent souvent des formes cutanées extensives graves, hémorragiques ou nécrotiques dites « varicelles malignes » avec signes généraux importants et atteintes viscérales multiples [9]. Ce risque de dissémination existe particulièrement chez les sujets traités pour une hémopathie, notamment après auto ou allogreffe, en cas de GvH (*Graft versus Host* : réaction du greffon contre l'hôte), ainsi que chez les transplantés d'organe solide [8]. La corticothérapie générale ou même inhalée chez les asthmatiques a été incriminée comme facteur de risque pour les formes graves et compliquées. Le diagnostic le plus difficile est celui d'une varicelle systémique sans signes cutanés, associé à un taux de mortalité très élevé.

Au cours de l'infection VIH, la varicelle n'est pas particulièrement fréquente mais quand elle survient, elle s'accompagne volontiers de complications viscérales, pulmonaires, hépatiques, etc. Il est possible chez ces sujets d'observer une « seconde » varicelle, due à la réactivation endogène du virus. L'aspect est alors atypique, avec des lésions en petit nombre mais nécrotiques puis ulcérées, d'allure varioliforme.

La dermatite atopique n'est pas associée à des varicelles particulièrement graves. Mais la présence de lésions cutanées préexistantes peut expliquer des formes atypiques, dans leur aspect, leur mode de début, volontiers en région lésionnelle, source parfois de difficultés de diagnostic. La surinfection est plus fréquente chez l'atopique.

Chez le patient immunodéprimé, des varicelles récurrentes peuvent être observées.

Diagnostic

Il est le plus souvent clinique. Chez l'enfant, en début d'éruption, c'est surtout le prurigo strophulus vésiculobulleux et le pityriasis lichénoïde aigu qui peuvent poser des problèmes et plus tard, en cas de surinfection, l'impétigo primitif. En cas de doute, le virus peut être mis en évidence par culture ou, plus rarement, par immunofluorescence ou par immunohistochimie avec des anticorps polyclonaux ou monoclonaux, dans le liquide de vésicule ou sur cytodiagnostic de Tzanck. La PCR est une méthode rapide, spécifique et très sensible permettant de détecter de très faibles quantités d'ADN viral dans les cellules mononucléées du sang périphérique durant la phase virémique et dans le liquide de vésicule. La biopsie cutanée est utile dans les formes atypiques, objectivant l'effet cytopathogène du groupe herpès-virus. La sérologie, trop tardive, n'a que peu d'intérêt pratique. La mise en évidence du virus est quasi similaire à celle des virus HSV (*cf.* plus haut).

Traitement

Le traitement de la varicelle est résumé dans le tableau 2.5 [10, 11].

Les immunoglobulines spécifiques anti-VZV (Varitect®) sont disponibles par l'intermédiaire d'une ATU (autorisation temporaire d'utilisation) nominative dans les 96 heures après contage, à la posologie de 0,2 à 1 mL/kg (5 à 25 UI/kg) dans les situations suivantes : enfants et adultes immunodéprimés, nouveau-nés dont la mère a présenté une varicelle dans les 5 jours avant ou les 2 jours après l'accouchement, prématurés (hors contage maternel) qui doivent rester longtemps à l'hôpital, prématurés avec un âge gestationnel inférieur à 28 semaines ou un poids de naissance inférieur à 1 000 g quel que soit le statut maternel. L'Académie américaine de pédiatrie recommande également l'administration des immunoglobulines anti-VZV chez les femmes enceintes si elles ne sont pas immunisées.

Zona

Il s'agit d'une ganglioradiculite postérieure aiguë, due à la réactivation du VZV resté latent dans les neurones des ganglions nerveux, exceptionnellement secondaire à une nouvelle exposition exogène au virus. Sa fréquence, sa gravité et la sévérité des complications augmentent avec l'âge [12]. Le zona est aussi particulièrement fréquent au cours des hémopathies malignes, des cancers, des déficits immunitaires, notamment le VIH, et des traitements immunosuppresseurs ; l'immunité à médiation cellulaire jouant un rôle important dans la défense antivirale.

Maladies infectieuses

2-1 Viroses à expression cutanée

Tableau 2.5 Traitement de la varicelle

Clinique		Traitement général antiviral	Traitement local	Autres
Varicelle bénigne de l'enfant		Il n'y a pas lieu de prescrire des antiviraux	Une ou deux douches/jour Savon dermatologique non détergent Badigeons de chlorhexidine pour prévenir la surinfection Pommades, crèmes, gel, talc à éviter (favorisent la macération)	Ongles courts et propres Antihistaminiques anti-H1 sédatifs si prurit Antibiotiques adaptés si surinfection En cas de fièvre, *jamais d'aspirine* (risque de syndrome de Reye) Éviction scolaire : jusqu'à ce qu'il n'y ait plus de nouvelles vésicules et que les croûtes soient formées (risque de contagion par voie aérienne les jours qui encadrent le début de l'éruption)
Varicelles graves ou compliquées	Immunodéprimés	ACV : 10 mg/kg/8 h (AMM)		
	Nouveau-né avant toute éruption si la mère a débuté une varicelle 5 jours avant à 2 jours après l'accouchement	ACV : 20 mg/kg/8 h (hors AMM)*		
	Forme grave chez l'enfant de moins de 1 an	ACV : 10 à 20 mg/kg/8 h (hors AMM)		
	Varicelle compliquée (notamment pneumopathie)	ACV : 10 mg/kg/8 h (hors AMM)		
	Femme enceinte avec une varicelle 8-10 jours avant l'accouchement (hors AMM)	ACV : 15 mg/kg/8 h		
	Femme enceinte avant 20 semaines	Action préventive des antiviraux sur la fœtopathie varicelleuse non prouvée (contamination probable par virémie avant l'éruption maternelle)		
Vaccination		Le vaccin est disponible en France depuis 2004. Alors que la vaccination de tous les enfants est préconisée aux États-Unis et au Japon, en France, la conférence de consensus n'est pas favorable à la généralisation de la vaccination (bénignité de la varicelle chez l'enfant, risque de déplacer la varicelle vers l'âge adulte, donc formes plus graves). L'avis du Conseil supérieur d'hygiène publique de France (www.sante.gouv.fr/htm/dossiers/cshpf) retient les indications suivantes, pour cette vaccination qui nécessite 2 injections à 1 mois d'intervalle : – sujets de plus de 18 ans, immunocompétents sans antécédent de varicelle, ayant été en contact avec un sujet ayant une éruption : vaccination à réaliser dans les 3 jours suivant le contact (protection > 90 %). Compte tenu de ce délai, la vérification de la négativité de la sérologie est facultative ; – étudiants sans antécédent de varicelle (vérification préalable de l'absence d'immunité liée à un précédent contact avec le virus par un examen sérologique), à l'entrée en 1re année des études médicales et paramédicales + « rattrapage » pour les personnels soignants séronégatifs en contact avec des immunodéprimés ou en services à risque (néonatalogie, gynéco-obstétrique, etc.) en sachant que la vaccination pouvant induire une lésion cutanée dans 10 % des cas, les sujets vaccinés ne doivent pas être en contact avec des immunodéprimés dans les 10 jours qui suivent la vaccination ; – personnels séronégatifs travaillant en contact avec la petite enfance (crèches) ; – dans les 6 mois précédant une greffe d'organe solide : enfants candidats receveurs sans antécédents de varicelle (ou dont l'histoire est douteuse) et dont la sérologie est négative, avec 2 doses à 1 mois d'intervalle, et en pratiquant une surveillance du taux d'anticorps après la greffe. Contre-indications : femmes enceintes, sujets ayant un déficit immunitaire important.		

ACV, aciclovir ; AMM, autorisation de mise sur le marché.
* Recommandation établie alors que l'accès aux immunoglobulines spécifique anti-VZV était impossible en France et qui mérite d'être révisée (cf. infra).

Aspects cliniques

Zona de l'enfant. Dans l'enfance, le zona n'est pas exceptionnel et ne survient pas forcément au cours d'affections malignes. À part une absence quasi totale de douleurs prodromiques et des douleurs concomitantes à l'éruption cutanée, le décours clinique est identique à celui du patient adulte. Les facteurs de risque sont une varicelle durant les 4 premières années de la vie, en particulier la 1re année, une varicelle paucilésionnelle, une varicelle infraclinique [13]. Toutes ces situations n'induisent pas une réponse immunitaire spécifique suffisante, permettant la réactivation du VZV déjà durant l'enfance.

Zona du patient adulte. Le zona est le plus fréquemment observé au niveau des dermatomes thoraciques (50 % des cas) (fig. 2.15), les zonas cervico-occipital, cervico-sus-claviculaire, cervicobrachial, lomboabdominal, lombofémoral, sacré, lombosciatique,

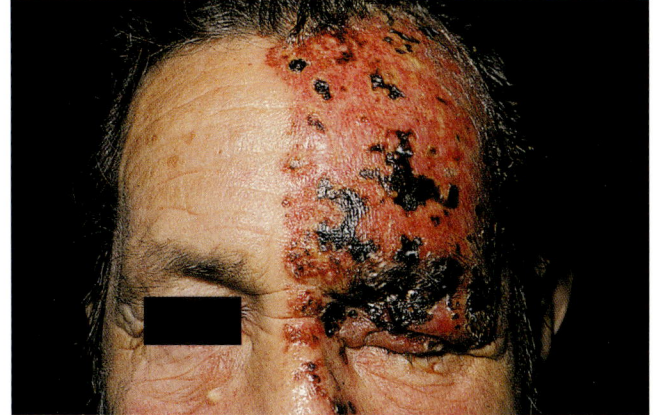

Fig. 2.15 Zona du trijumeau.

et les formes crâniennes sont plus rares. Il débute pendant 3 ou 4 jours, parfois jusqu'à 2 semaines, par des douleurs prodromiques thoraciques radiculaires, unilatérales, à type de brûlure avec syndrome infectieux discret. Puis survient l'éruption unilatérale, en bande, s'arrêtant à la ligne médiane. Des plaques érythémateuses se couvrent en quelques heures de vésicules à liquide clair, groupées en bouquet, confluant parfois en bulles polycycliques. Quelques éléments aberrants peuvent survenir du côté opposé. Après 2 à 3 jours, les vésicules se troublent, se flétrissent puis se dessèchent en croûtelles qui tombent une dizaine de jours plus tard. Il est important de réaliser un examen cutané du corps entier afin de rechercher des lésions satellites varicelliformes, témoignant d'une virémie à VZV précédant et/ou accompagnant le zona, et indiquant un risque accru d'un zona sévère [14].

Le syndrome neurologique associe des douleurs avec accès paroxystiques, modérées chez l'enfant et le jeune mais souvent intolérables, lancinantes chez le sujet âgé, à une hypo- ou anesthésie du territoire atteint. Les troubles sudoraux et vasomoteurs, l'abolition du réflexe pilomoteur sont rares. Il existe souvent une réaction méningée latente. La guérison survient en 2 à 4 semaines. Les cicatrices achromiques avec halo pigmenté et souvent anesthésiques permettent un diagnostic rétrospectif. Les douleurs régressent aussi mais peuvent cependant parfois persister longtemps de façon intense. Le zona confère un effet booster de l'immunité spécifique.

Zona de la femme enceinte. Il ne comporte pas, en principe, de risque fœtal ; quelques cas ont été rapportés chez des nourrissons dont la mère avait présenté une varicelle pendant la grossesse [5].

Zona ophtalmique. La gravité du zona ophtalmique (ganglion de Gasser), chez l'adulte et le vieillard, est liée aux complications oculaires présentes dans 50 à 70 % des cas [15]. L'éruption intéresse un ou plusieurs territoires correspondant aux diverses branches du trijumeau ou nerf ophtalmique de Willis, frontal (paupière supérieure et front), lacrymal (moitié externe de la paupière supérieure, région temporale et conjonctive bulbaire avec larmoiement), nasal externe (racine du nez, angle interne de l'œil et conjonctive), nasal interne (aile du nez, partie antérieure de la cloison avec coryza). Les manifestations oculaires sont à craindre surtout s'il existe une atteinte du nerf nasal interne. L'atteinte cornéenne et l'uvéite antérieure sont les plus fréquentes, mais peuvent également être intéressées paupières, conjonctive, cornée, sclère, épisclère et rétine. Précoces ou tardives, aiguës ou chroniques, les manifestations ophtalmologiques peuvent conduire à la perte fonctionnelle de l'œil.

Zona sine herpete. Rarement, le zona peut se présenter sans lésions cutanées et uniquement se manifester sous forme d'une douleur unilatérale. Le plus souvent il s'agit d'une atteinte du ganglion géniculé, intéressant le nerf de Wrisberg, branche sensitive du nerf facial dont le territoire cutané se réduit à la zone de Ramsay-Hunt (conduit auditif externe, conque de l'oreille). À l'éruption discrète s'associe une vive otalgie, une adénopathie prétragienne, une anesthésie des deux tiers antérieurs de l'hémilangue et, parfois, une paralysie faciale périphérique et des troubles cochléovestibulaires [16]. Le diagnostic se fait sur une suspicion clinique et une augmentation des IgG spécifiques anti-VZV.

Zona du patient immunodéprimé. Le zona est souvent plus grave, avec une atteinte multidermatomique, souvent la présence des lésions satellites [14] en dehors des dermatomes initialement atteints, et parfois une distribution bilatérale. Le risque d'atteinte pulmonaire est élevé (jusqu'à 50 %) ainsi que les autres organes. Chez les patients atteints d'infection par le VIH, le zona est particulièrement fréquent, souvent motif de découverte de la séropositivité. Son aspect clinique est le plus souvent typique mais il est parfois nécrotique ou disséminé, associé à des manifestations systémiques. Il présente fréquemment des lésions cutanées à des stades différents contrairement au zona du patient immunocompétent qui se manifeste typiquement avec des lésions au même stade de développement. Chez un tiers de ces patients, l'infection à VZV entraîne des complications oculaires (rétinite nécrosante) et neurologiques (encéphalite) [15].

Zona récurrent. Contrairement à ce qui est classiquement enseigné, il a été démontré que le taux de récidive du zona est de 6,2 % sur 8 ans chez le patient immunocompétent. Les facteurs de risque seraient les suivants : douleurs post-zostériennes persistantes au-delà de 30 jours, patients immunodéprimés, sexe féminin et toute personne au-delà de 50 ans [17].

Aspects atypiques du zona. Certains zonas sont érythémateux purs, lichénoïdes, verruqueux, granulomateux, folliculaires, hémorragiques, nécrotiques ou impétiginisés. Les lésions verruqueuses sont parfois observées chez le patient HIV et le patient immunodéprimé [18]. Elles sont uniques ou multiples. Les bords sont hyperkératosiques avec une ulcération centrale. Elles peuvent persister durant des semaines, voire des mois, et sont complètement asymptomatiques. Le diagnostic clinique est très déroutant, expliquant le retard diagnostique. La biopsie cutanée montre une hyperplasie épidermique pseudo-épithéliomateuse associée à des très rares signes cytopathiques dans l'épiderme et les annexes. Le diagnostic est confirmé par la mise en évidence des antigènes immédiate précoce du VZV, par des techniques immunohistochimiques ou par PCR détectant l'ADN viral [18]. Le profil phénotypique de l'infection cutanée est similaire à celui de la latence ganglionnaire. On observe souvent une résistance aux antiviraux TK-dépendants par absence ou déficit des TK ou par des formes tronquées, non fonctionnelles. Ainsi, chez ces malades, il est utile d'évaluer in vitro la sensibilité du VZV aux antiviraux sur une culture virale, souvent très difficile à obtenir. L'algorithme thérapeutique est présenté dans le tableau 2.6.

Complications

Douleurs post-zostériennes. Les complications neurologiques sensitives sont les plus fréquentes et les plus redoutées [19]. Leur fréquence augmente avec l'âge. La définition la plus souvent utilisée des douleurs post-zostériennes est celle d'une persistance des douleurs neuropathiques au-delà de 3 mois après la résolution des lésions cutanées. À 1 an, l'incidence est heureusement faible, à cause d'une amélioration progressive spontanée. Ces douleurs peuvent être continues et/ou paroxystiques, souvent intolérables [19]. Elles sont d'autant plus fréquentes que le malade est âgé (très rares avant 40 ans, survenant dans 1 cas sur 2 après 60 ans, 3 cas sur 4 après 70 ans), que les douleurs étaient intenses à la phase initiale, ou qu'il s'agit d'un zona ophtalmique. La méningite lymphocytaire est fréquente, les polyradiculonévrites, les myélites et les encéphalites sont exceptionnelles.

Les séquelles cutanées sont d'autant plus marquées que le sujet est âgé, présente des troubles trophiques avec une peau fine, sèche et dépilée. Des cicatrices anétodermiques hypo ou hyperpigmentés ne sont pas rares, parfois de type chéloïdien, en particulier chez le sujet à peau noire. Les anciens sites d'un zona peuvent également être le siège d'une réponse isotopique.

Des déficits moteurs transitoires et auto-résolutifs sont notés dans environ 1 cas de zona sur 10. Dans les zonas rachidiens, une paralysie radiculaire régressive peut être observée, dans les zonas sacrés, des troubles rétentionnels, urinaires et incontinence rectale, et dans les zonas céphaliques, ophtalmoplégie partielle ou complète régressive, paralysies faciales ou vélopalatines. L'atteinte de plusieurs nerfs crâniens réalise un tableau de polioencéphalite subaiguë.

Tableau 2.6 Traitement du zona

Clinique		Traitement général antiviral	Traitement local	Autres
Immunocompétent	Zona et zona ophtalmique	Valaciclovir 1 g × 3/j pendant 7 jours (AMM) dans les 72 heures Famciclovir 500 mg × 3/j pendant 7 jours (AMM)	Le même que celui de la varicelle	
Immunodéprimé		Aciclovir IV durée minimale 7 à 10 jours (AMM) Adulte : 10 mg/kg/8 h Enfant : 500 mg/m^2/8 h		
Zona ophtalmique		Valaciclovir 1 g × 3/j pendant 7 jours (AMM)	Après avis spécialisé (ophtalmologiste) Corticothérapie locale seulement pour les kératites immunologiques et les uvéites antérieures	Corticothérapie générale : réservée aux rares nécroses rétiniennes aiguës et aux neuropathies optiques ischémiques
Douleurs associées		*Phase aiguë* Douleurs modérées : antalgiques classe II (paracétamol-codéine, paracétamol-dextropropoxyphène) Si insuffisant : morphine (adulte : sulfate, sujet âgé : chlorhydrate) Corticothérapie générale non recommandée par la conférence de consensus, mais son usage est controversé dans la littérature *Algies post-zostériennes* Amitriptyline 75 mg/j (AMM), carbamazépine 400 à 1 200 mg/j (hors AMM) Gabapentine 300 mg/j en augmentation progressive Clinique de la douleur		

D'après [10, 12, 22, 23].

Attaque cérébrale. Il existe un lien étroit entre le risque d'un accident vasculaire cérébral et le zona, à cause d'une présence du VZV dans les artères cérébrales dans lesquelles il peut conduire à des vasculopathies granulomateuses [20].

Diagnostic

Il est fait dès le premier coup d'œil dans la plupart des cas. L'herpès simplex peut quelquefois prêter à discussion quand il est étendu et a une topographie zostériforme. Dans environ 25 % des cas diagnostiqués cliniquement comme un zona céphalique, le diagnostic est erroné et correspond en fait à un HSV zostériforme [21]. La nécrose du scalp de l'artérite de Horton pourrait à son début être confondue avec un zona céphalique. Si nécessaire, le virus peut être mis en évidence à l'examen direct (cytodiagnostic de Tzanck) ou par culture dans le liquide de vésicule, en immunofluorescence, par immunohistochimie, ou par PCR détectant l'ADN viral. La biopsie est utile dans les formes atypiques. La sérologie n'a aucun intérêt (cf. Diagnostic de l'herpès).

Traitement

Les indications thérapeutiques définies par la conférence de consensus et des recommandations internationales sont résumées dans le tableau 2.6 [10, 12, 22, 23].

Un vaccin de type virus vivant atténué contre le zona a été développé et autorisé en Europe (Zostavax®) pour prévenir le zona et les douleurs post-zostériennes [24]. Le Haut conseil de la santé publique (2013) recommande la vaccination contre le zona chez les adultes âgés de 65 à 74 ans révolus avec un schéma vaccinal à une dose. Durant la 1re année suivant l'inscription du vaccin au calendrier vaccinal, les personnes âgées de 75 à 79 ans révolus pourront être vaccinées dans le cadre d'un rattrapage. Le patient sous agents immunosuppresseurs au moment de la vaccination anti-VZV n'a qu'un faible risque accru pour un zona dans les 42 jours post-vaccination mais aucun cas de zona disséminé n'a été observé. La vaccination pourrait donc être faite chez ces patients [25]. Un récent vaccin basé sur une sous-unité VZVgE associé à un adjuvant AS01B a montré une efficacité vaccinale d'environ 97 % [26], très prometteuse.

RÉFÉRENCES

1. Gilden D. et coll., *Handbook Clin Neurol.* 2014, *123*, 265.
2. Weinberg J.M., *J Am Acad Dermatol.* 2007, 57, S130.
3. Weller T.H., *J Inf Dis.* 1996, *174*, S306.
4. Gershon A.A., *Clin Microbiol Rev.* 2013, *26*, 728.
5. Charlier C. et coll., *Presse Med.* 2014, *43*, 665.
6. Harger J.H. et coll., *Obstet Gynecol.* 2002, *100*, 260.
7. Nagel M.A. et coll., *Curr Opin Neurol.* 2014, *27*, 356.
8. Senneville E., *Méd Mal Infect.* 1998, *28*, 791.
9. Rommelaere M. et coll., *Transplant Proc.* 2012, *44*, 2814.
10. Conférence de consensus : prise en charge des infections à VZV, texte long. *Méd Mal Infect.* 1998, *28*, 692.
11. Cohen J. et coll., *BMJ Clin Evid.* 2015, *pii*, 0912.
12. Bader M.S. et coll., *Postgrad Med.* 2013, *125*, 78.
13. Nikkels A.F. et coll., *Ped Dermatol.* 2004, *21*, 18.
14. El Hayderi L. et coll. *Br J Dermatol.* 2015, *172*, 1530.
15. Ghaznawi N. et coll., *Ophthalmology.* 2011, *118*, 2242.
16. Lee H.Y. et coll., *Am J Otolaryngol.* 2012, *33*, 565.
17. Yawn B.P., *Mayo Clin Proc.* 2011, *86*, 88.
18. Wauters O. et coll., *J Am Acad Dermatol.* 2012, *66*, e217.
19. Johnson R.W. et coll., *N Engl J Med.* 2014, *371*, 1526.
20. Nagel M.A. et coll., *Curr Neurol Neurosci Rep.* 2015, *15*, 16.
21. Rübben A. et coll., *Br J Dermatol.* 1997, *137*, 259.
22. Nikkels A.F. et coll., *Am J Clin Dermatol.* 2002, *3*, 591.
23. Kim S.R. et coll., *Expert Opin Pharmacother.* 2014, *15*, 61.
24. Oxman M.N. et coll., *N Engl J Med.* 2005, *352*, 2271.
25. Cheetham T.C. et coll., *Mayo Clin Proc.* 2015, *90*, 865.
26. Lal H. et coll., *N Engl J Med.* 2015, *372*, 2087.

Virus d'Epstein-Barr

Le virus d'Epstein-Barr (EBV) est l'herpès virus humain de type 4 (HHV-4). Il est ubiquitaire et infecte près de 90 % de la population mondiale. La transmission se fait par des gouttelettes de salive et par les sécrétions génitales. La primo-infection est dans la grande majorité des cas asymptomatique. L'infection à EBV nous accompagne durant toute la vie. L'EBV est l'agent étiologique de la mononucléose infectieuse et est aussi associé au lymphome de Burkitt et au carcinome du nasopharynx. Il infecte préférentiellement les lymphocytes B et les cellules épithéliales de l'oropharynx, ce qui explique son mode de transmission [1]. Après avoir pénétré dans la cellule, le virus peut s'y répliquer, entraînant la mort cellulaire et la libération de virions : c'est le cas dans les cellules épithéliales. Les protéines de réplication sont exprimées par la cellule infectée, à savoir les antigènes précoces EA (*Early Antigens*) et tardifs VCA (*Viral Capsid Antigens*). Dans les lymphocytes B, le virus reste en phase de latence. Son ADN n'est pas intégré au génome cellulaire [2]. Au cours de cette phase de latence, deux ARN non codants, EBER (*Epstein-Barr Encoded RNA*) et les protéines de latence membranaires LMP (*Latent Membrane Proteins*) et nucléaires EBNA (*Epstein-Barr Nuclear Antigens*) sont exprimées. Ces protéines transforment les cellules infectées en les immortalisant. Normalement, il existe une régulation de la prolifération EBV-induite des lymphocytes B, assurée par les lymphocytes T cytotoxiques. Le passage entre la latence virale et la réplication est lié à la protéine ZEBRA (*ZEB Replicating Activator*). On assiste à une réplication virale et une expansion clonale B, et ce sont ces réactivations périodiques qui restimulent la réponse T spécifique anti-EBV. En routine, les anticorps anti-VCA (IgM, IgG), anti-EA et anti-EBNA (IgG) sont recherchés dans le sang. Des IgM VCA+ indiquent une infection aiguë, les IgG VCA+ une infection tardive, les IgG EBNA+ une infection tardive, et les IgG EA+ une infection précoce ou une réactivation virale. Chez le patient immunodéficient, l'EBV peut également infecter les cellules T et NK, et alors conduire aux lymphoproliférations malignes à EBV [3]. Le diagnostic histologique d'infection par l'EBV peut se faire par immunohistochimie grâce à des anticorps monoclonaux correspondant aux diverses protéines et surtout par hybridation *in situ* mettant en évidence soit l'ADN viral, soit les transcrits EBER. La PCR est une méthode très sensible, mais qui ne permet pas de localiser l'infection par l'EBV à l'échelon cellulaire [2].

Diverses manifestations dermatologiques sont attribuées au virus EBV [4-6].

Mononucléose à EBV. Elle survient autour de 18 à 25 ans [7]. On note des exanthèmes labiles dans 5 à 10 % des cas survenant entre le 4e et le 15e jour de l'infection, qui disparaissent sans séquelle. Ils sont d'allure morbilliforme, rubéoliforme, plus rarement scarlatiniforme, roséoliforme ou encore urticarienne. L'éruption touche surtout le tronc et les membres supérieurs. Elle s'intègre généralement dans un tableau de mononucléose infectieuse à EBV dont le signe cardinal est l'angine érythématopultacée (pharyngite, tonsillite) ou plus rarement pseudo-membraneuse, associée à une fièvre, des adénopathies douloureuses cervicales, une hépatite anictérique et une splénomégalie. Une asthénie prolongée post-infectieuse est classique, elle peut persister durant des mois. Les complications sont les suivantes : œdème pharyngé, rupture splénique, méningite, encéphalite, purpura thrombocytopénique, anémie hémolytique, myo et péricardite. Le traitement n'est souvent pas nécessaire, dans les cas plus sévères, de l'ibuprofène peut être prescrit. L'aciclovir et le valaciclovir pourraient diminuer la charge virale EBV et réduire la durée et l'intensité des symptômes. Au cours de la grossesse, les mononucléoses à EBV sont rares. Il existe un risque potentiel de passage transplacentaire et de rares observations rapportent des malformations cardiaques et visuelles non spécifiques [8].

Rash à l'ampicilline. En cas d'administration d'ampicilline lors d'une mononucléose infectieuse, le risque d'un rash se situe entre 70 à 100 %. Son aspect est polymorphe, plutôt maculopapuleux, parfois purpurique. Biologiquement, il existe un syndrome mononucléosique volontiers associé à une cytolyse. Les tests épicutanés à l'amoxicilline sont souvent positifs. Cela implique une mise en garde du patient quant à une éventuelle réaction allergique dans le futur. Ce phénomène peut se produire également avec d'autres antibiotiques et au cours d'une mononucléose à CMV.

Syndrome de Gianotti-Crosti ou acrodermatite papuleuse de l'enfance. Il peut s'observer chez l'enfant, associant de la fièvre, une éruption papuleuse ou papulovésiculeuse des faces d'extension des membres, des fesses et du visage, et un énanthème [9]. L'EBV n'est néanmoins pas le seul agent viral responsable.

Ulcères de Lipschütz à EBV. Ils se présentent typiquement sous forme d'ulcérations aiguës douloureuses anogénitales chez des jeunes adultes, accompagnées d'un syndrome grippal. Les mêmes lésions peuvent être observées avec le CMV, l'*influenza* A et B, et les adénovirus. Un traitement local par corticoïdes topiques durant quelques jours est souvent bénéfique.

Hypersensibilité aux piqûres de moustiques. Cette entité peut être liée à l'EBV et est parfois le signe initial d'une mononucléose à EBV, en particulier chez le patient d'origine asiatique.

Leucoplasie orale chevelue de la langue. Elle se présente sous forme de lésions blanchâtres, mal limitées, disposées verticalement, de façon linéaire sur les bords latéraux de la langue, ressemblant à une lichénification verruciforme (*cf.* chapitre 3). Elle est quasi exclusivement observée chez le patient VIH. Elle est chronique et asymptomatique mais peut être stigmatisante pour les patients VIH. Les protéines de réplication virale de l'EBV peuvent y être mises en évidence, témoignant d'une infection lytique. L'hybridation *in situ* est en générale négative pour les ARN EBER mais positive pour EBNA2 et le génome viral est détecté [10]. Ces lésions sont observées chez 15 à 20 % des patients infectés par le VIH mais aussi chez les patients transplantés d'organes et témoignent d'une immunodépression importante. Une biopsie est recommandée afin d'exclure un carcinome épidermoïde sous-jacent. Sous aciclovir, valaciclovir (1 000 mg × 3/j), ou famciclovir (500 mg × 3/j), la régression est inconstante. De bons résultats ont été observés avec le cidofovir en topique, les rétinoïdes topiques. Une cryothérapie ou laser CO_2 peuvent aussi convenir. La restauration immunitaire liée au traitement antirétroviral est également suffisante pour induire une auto-régression dans la plupart des cas.

Maladie de Kikuchi-Fujimoto (lymphadénite histiocytique nécrosante). Il s'agit d'une lymphadénopathie cervicale rare, survenant autour de la trentaine et majoritairement chez la femme (77 %). Un rash cutané aspécifique est présent dans environ 1/3 des cas [11]. Le décours est le plus souvent bénin. Outre l'EBV, l'HHV6, l'HHV8 et le parvovirus B19 peuvent également être détectés [12].

Hydroa vacciniforme. Il présente une lymphoprolifération papulo-vésiculeuse, essentiellement observée en Asie. Une infection latente à EBV a été démontrée au sein des lésions (EBER+) chez certains enfants atteints d'hydroa vacciniforme, mais sa présence n'est pas un facteur pronostique défavorable [13].

Maladie de Behçet. Les malades présentent une charge virale à EBV de la cavité orale nettement plus élevée que les patients témoins [14].

Syndromes lymphoprolifératifs à EBV. Outre le lymphome de Burkitt (EBV ADN : 30 % des cas) [15], l'EBV est associé à certaines lymphoproliférations comme les lymphomes T/NK angiocentriques de type nasal, la maladie de Liebow, la granulomatose lymphomatoïde, le lymphome angioblastique, le syndrome hémophagocytique et les lymphomes B à grandes cellules de l'immunodéprimé [16]. L'EBV est très rarement impliqué dans certains lymphomes à grandes cellules CD30+ du sida [17] ou encore à des lymphoproliférations favorisées par une immunodépression iatrogène (malades transplantés ou sous traitement par méthotrexate ou ciclosporine) [3, 18, 19]. En revanche, dans la majorité des lymphoproliférations cutanées de l'immunocompétent, mycosis fongoïde ou papulose lymphomatoïde notamment, l'EBV ne paraît pas jouer de rôle. Lorsque l'EBV est mis en évidence (par hybridation *in situ*, plus fiable et significative que l'immunohistochimie) dans un lymphome cutané, il faudra rechercher un point de départ extracutané et une immunodépression. À noter que dans les lymphoproliférations, ce sont les protéines de latence qui sont décelables [2] et rarement les protéines de réplication.

Manifestations cutanées rares à EBV. Dans beaucoup d'autres manifestations dermatologiques, on peut noter une primo-infection ou réactivation à EBV comme, entre autres ; urticaire, acrocyanose, vasculite, purpura, par l'intermédiaire d'une cryoglobuline ou d'agglutinines froides, érythème polymorphe, érythème noueux, érythème thoracique unilatéral, érythème annulaire centrifuge, éruptions de type granulome annulaire, pityriasis lichenoïde, urticaire, DRESS, vasculite leucocytoclasique et dermatoses bulleuses. Devant chaque éruption cutanée atypique, il faudrait penser à l'EBV.

L'infection à EBV est également liée à un risque accru de développer des maladies auto-immunes, notamment : dermatomyosite, lupus érythémateux systémique, polyarthrite rhumatoïde, syndrome de Sjögren, myasthénie et sclérose en plaques. Une immunosuppression chez des patients atteints d'une maladie auto-immune augmente le risque de développer des syndromes lymphoprolifératifs à EBV.

RÉFÉRENCES
1. Sitki-Green D. et coll., *J Virol.* 2003, *77*, 1840.
2. Tsuchika S. et coll., *Crit Rev Oncol Hematol.* 2002, *44*, 227.
3. Park S. et coll., *J Dermatol.* 2014, *41*, 29.
4. Di Lernia V. et coll., *Int J Dermatol.* 2013, *52*, 1177.
5. Hall L.D. et coll., *J Am Acad Dermatol.* 2015, *72*, 1.
6. Eminger L.A. et coll., *J Am Acad Dermatol.* 2015, *72*, 21.
7. Ikediobi N. et coll., *Dermatol Clin.* 2002, *20*, 283.
8. Avgil M. et coll., *Reprod Toxicol.* 2006, *21*, 436.
9. Hofmann B. et coll., *Pediatr Dermatol.* 1997, *14*, 273.
10. Walling D.M. et coll., *J Infect Dis.* 2004, *190*, 387.
11. Dumas G. et coll., *Medicine (Baltimore).* 2014, *93*, 372.
12. Rosado F.G. et coll., *Hum Pathol.* 2013, *44*, 255.
13. Miyake T. et coll., *Br J Dermatol.*, 2015, *172*, 56.
14. Seoudi N. et coll., *J Oral Microbiol.* 2015, *7*, 27156.
15. Brady G. et coll., *J Clin Pathol.* 2007, *60*, 1397.
16. Carbone A., *Lancet Oncol.* 2003, *4*, 22.
17. Beylot-Barry M. et coll., *Am J Surg Pathol.* 1999, *23*, 120.
18. Maruani A. et coll., *J Am Acad Dermatol.* 2007, *57*, S69.
19. Kirby B. et coll., *J Am Acad Dermatol.* 2002, *47*, S165.

Cytomégalovirus

Le cytomégalovirus (CMV) est l'herpès virus humain 5 (HHV5). C'est un virus à ADN, présentant la même structure que les autres herpès viridae. La transmission a lieu *via* les sécrétions génitales, l'urine, le sang, le lait maternel et la salive. La primo-infection est souvent asymptomatique (90 % des cas) et le virus persiste ensuite dans les lymphocytes, les macrophages, les cellules endothéliales et les cellules-souches de la moelle osseuse. Il est alors excrété dans les urines, le sperme, la salive, sans symptomatologie clinique. Les déficits de l'immunité cellulaire, hémopathies, transplantations d'organes, traitements immunosuppresseurs ou infection par le VIH, vont favoriser la réactivation du virus avec des manifestations cliniques générales (rétinites, œsophagites, colites, pneumopathies) pouvant être létales. L'infection à CMV entraîne de même des perturbations immunitaires qui favorisent la survenue d'autres infections, et elle a été incriminée dans la survenue de poussées évolutives au cours du lupus érythémateux systémique. La séroconversion est souvent tardive (4 à 7 semaines), et les IgM restent dans 20 % des cas élevés la 1re année. Une augmentation d'un facteur 4 des taux d'IgG indique une réactivation avec infection aiguë. Des anticorps anti-CMV sont présents chez plus de 90 % des individus adultes. Après une dissémination hématogène, les anticorps formés n'empêchent ni la virémie ni l'atteinte des organes cibles.

Le diagnostic est particulièrement difficile à cause de la non-spécificité des signes cutanés, expliquant les retards diagnostiques. Le diagnostic se réalise sur *biopsie cutanée* montrant l'effet cytopathogène caractéristique avec des cellules en « œil d'oiseau » (large inclusion intranucléaire ronde et basophile). On peut aussi isoler le virus après mise en culture à partir des organes cibles, des leucocytes, des excrétats et s'aider de la sérologie. Il est également possible de mettre en évidence dans les tissus infectés les antigènes viraux avec des anticorps monoclonaux et de détecter le génome du CMV par hybridation moléculaire et par PCR.

Les manifestations cutanées de l'infection par le CMV sont rares, polymorphes et souvent peu spécifiques [1].

Mononucléose à CMV. Dans 10 % des cas, la primo-infection conduit à une mononucléose à CMV, avec un rash non spécifique, morbilliforme, maculeux ou maculopapuleux, avec éventuellement composante purpurique, fièvre, malaise, céphalées, pharyngite exsudative, hépatite anictérique, adénopathies cervicales et splénomégalie. Il existe souvent une lymphocytose avec parfois plus de 10 % de lymphocytes atypiques. En cas de traitement par ampicilline, le rash médicamenteux est fréquent, comme au cours de l'infection par l'EBV [2].

Ulcères de Lipschütz à CMV. Il s'agit d'ulcérations cutanées volontiers orales et/ou périorificielles [3], mais surtout anogénitales. Elles surviennent chez les immunodéprimés (infection VIH, patients transplantés ou souffrant d'hémopathies) où elles sont souvent contemporaines d'une atteinte extracutanée. Elles sont fréquemment confondues avec des ulcérations herpétiques et sont habituellement nécrotiques, parfois associées à des éléments verruqueux [4, 5]. L'auto-inoculation des zones périorificielles par les selles, l'urine ou la salive contenant du CMV expliquerait la localisation de ces ulcérations. La biopsie montre sous un épiderme nécrosé une endothélite obstructive avec des inclusions intranucléaires caractéristiques dans les cellules endothéliales. Des biopsies profondes d'ulcérations périnéales ont mis en évidence du CMV au sein des nerfs sensitifs. Cette localisation pourrait expliquer le caractère extrêmement douloureux des ulcérations et constituer un siège de latence du virus pouvant se réactiver chez l'immunodéprimé.

Manifestations cutanées rares à CMV. Comme chez le virus EBV, le CMV peut être associé, mais de façon non spécifique, à une grande variété de dermatoses, en particulier chez le patient immunodéficient : vasculites nécrosantes, papulopustules périfolliculaires, lésions verruciformes, lésions sclérodermiformes, pétéchies de la face, lésions nodulaires de l'oreille, lésions vésiculobulleuses hémorragiques [6], purpura thrombopénique, syndrome de Gianotti-Crosti, éruption papulo-purpurique en gants et chaussettes [7] et érythèmes polymorphes [8].

Infection périnatale à CMV. Un rash aspécifique (exanthème maculopapuleux et vésiculeux) avec ou sans ulcérations périanales du nouveau-né peut s'observer lors d'une primo-infection à CMV maternelle en période périnatale [9].

CMV et grossesse. La sérologie anti-CMV est demandée en cas de signes échographiques tels qu'une hydrocéphalie ou un retard de croissance *in utero*. La transmission d'une infection à CMV existe surtout en cas de primo-infection, en particulier avant la 24e semaine de la grossesse, expose à des complications neurologiques chez le fœtus avec, à la naissance, le tableau de « maladie des inclusions cytomégaliques » et, sur le plan dermatologique, des macules et des papules purpuriques donnant un tableau de *blue berry muffin* [10].

Le traitement des infections cutanées à CMV se discute chez l'immunodéprimé puisque le taux de décès dans les 6 mois est de 85 % [1] du fait d'une extension extracutanée, en particulier digestive. Il fait essentiellement appel au ganciclovir intraveineux voire *per os*.

RÉFÉRENCES
1. Khoshnevis M. et coll., *Dermatol Clin.* 2002, *20*, 291.
2. Kano Y. et coll., *J Dermatol Sci.* 2000, *22*, 196.
3. Kaisar M.O. et coll., *Transpl Infect Dis.* 2008, *10*, 209.
4. Qazi N.A. et coll., *AIDS Read.* 2002, *12*, 452.

5. Choi Y.L. et coll., *Br J Dermatol*. 2006, *155*, 977.
6. Bhawan J. et coll., *J Am Acad Dermatol*. 1984, *11*, 743.
7. Hsieh M.Y. et coll., *Br J Dermatol*. 2004, *151*, 201.
8. Seishima M. et coll., *Dermatology*. 2001, *203*, 299.
9. Revello M.G. et coll., *J Infect Dis*. 2006, *193*, 783.
10. Hancox J.G. et coll., *J Am Acad Dermatol*. 2006, *54*, 536.

Herpès-virus de type 6

Identifié en 1986, les 2 souches d'HHV6A et B sont des virus ubiquitaires proche du CMV (50 % d'homologie) [1]. Il existe une homologie de 90 % entre les 2 souches mais elles se distinguent par des caractéristiques de tropisme cellulaire et de distribution tissulaire. La souche A n'est pas associée à une maladie particulière. La responsabilité de l'HHV6B dans l'exanthème subit a été reconnue en 1988 grâce à son isolement dans des lymphocytes d'enfants atteints et a été confirmée par une séroconversion pour ce virus chez ces enfants. Lors de la phase aiguë de l'infection, l'HHV6B se réplique dans les lymphocytes CD4 puis reste latent dans les monocytes et les macrophages. On peut aussi le trouver dans les hépatocytes et les lymphocytes B. Les réactivations sont associées à de nombreuses manifestations cliniques.

Transmission. Elle se fait principalement par voie salivaire et aérienne, et aussi par voie transplacentaire. Après une primo-infection souvent asymptomatique dans l'enfance (60 % à 90 % des individus ont un sérodiagnostic positif pour l'HHV6), le virus persiste sous forme latente dans les glandes salivaires et bronchiques. La transmission est également possible après greffe d'organes (*cf. infra*) [2].

Diagnostic. Le diagnostic d'infection par HHV6 peut se faire par sérodiagnostic (immunofluorescence ou ELISA), par détection tissulaire à l'aide d'anticorps monoclonaux, par PCR ou hybridation *in situ*.

L'infection par HHV6 peut augmenter l'efficacité de l'infection VIH à cause d'une transactivation de la région LTR du VIH. Il s'agit donc d'un cofacteur pour l'infection et la progression du VIH [3].

Manifestations dermatologiques

Exanthème subit ou roséole infantile ou 6ᵉ maladie. C'est la manifestation dermatologique de la primo-infection à HHV6, touchant l'enfant de 4 mois à 2 ans [1, 2]. L'éruption est peu spécifique mais l'histoire clinique est caractéristique : après une incubation silencieuse d'une dizaine de jours, l'enfant présente brutalement une fièvre élevée (39-40 °C) (98 % des cas) isolée, sans altération de l'état général, pouvant être associée à des adénopathies cervicales (31 %), des œdèmes palpébraux (26 %), une toux (50 %) et se compliquer de convulsions (8 %). Après 2 à 3 jours, la fièvre tombe alors qu'apparaît une éruption maculeuse (30-98 %), rose pâle, prédominant sur le tronc, le cou et le thorax avec ensuite une progression vers les extrémités, contemporaine d'un énanthème maculeux du voile du palais (taches de Nagayami). L'éruption s'efface en 12 à 48 heures et ne nécessite aucun traitement. Du paracétamol peut être donné pour la fièvre, mais aucun traitement antiviral n'est disponible. L'histologie est non spécifique et montre une dermatite lichénoïde lymphohistiocytaire avec quelques kératinocytes nécrotiques et une hyperplasie épidermique modérée. L'anticorps monoclonal WL-5 peut détecter au sein des tissus des antigènes HHV6 associés à la latence.

En cas de contact d'une femme enceinte séronégative avec un enfant ayant un exanthème subit, des avortements spontanés durant le 1ᵉʳ trimestre de la grossesse sont possibles et en fin de grossesse ; des méningo-encéphalites chez le nouveau-né par transmission transplacentaire ont été décrites [4].

Éruptions paravirales. HHV6 est en cause au cours de plusieurs éruptions paravirales (*cf.* « Éruptions paravirales » à la fin du chapitre 2-1) : syndrome DRESS (*Drug Rash Eosinophilia Systemic Signs*) et syndromes d'hypersensibilités médicamenteuses (SHM) [5-7], pityriasis rosé de Gibert [8-10], syndrome papulopurpurique en gants et chaussettes, exanthème thoracique unilatéral (ETU) ou exanthème périflexural asymétrique de l'enfant (APEC). L'urticaire faisant partie de ces éruptions paravirales, certains ont même suggéré de tester la présence d'infection ou de réactivation virale, en particulier HHV6, CMV, EBV, et HSV-1 [11], ce qui revêt un intérêt plus théorique que pratique.

Chez l'immunodéprimé, une réactivation endogène de l'HHV6 (au cours de l'infection VIH notamment) ou une transmission du virus par le greffon après transplantation d'organe [12] peuvent être responsables soit d'exanthèmes fébriles devant lesquels il faudra évoquer ce diagnostic, soit de manifestations systémiques sévères engageant le pronostic vital, telles que des pneumopathies ou surtout des méningo-encéphalites. Dans ce contexte, un traitement par ganciclovir ou foscarnet sera réalisé. Par ailleurs, l'HHV6 pourrait jouer un rôle initiateur de la réaction du greffon contre l'hôte après allogreffe médullaire [13] et également être responsable dans ce contexte d'allogreffe d'éruption faisant discuter une GvH [14].

RÉFÉRENCES

1. De Bolle L. et coll., *Clin Microbiol Rev*. 2005, *18*, 217.
2. Kamble R.T., *Bone Marrow Transplant*. 2007, *40*, 563.
3. Wolz M.M. et coll., *Mayo Clin Proc*. 2012, *87*, 1004.
4. Amoric J.C. et coll., *Ann Dermatol Vénéréol*. 1994, *21*, 824.
5. Chuh A.A. et coll., *Pediatr Dermatol*. 2002, *19*, 492.
6. Suzuki Y. et coll., *Arch Dermatol*. 1998, *134*, 1108.
7. Ahluwalia J. et coll., *Br J Dermatol*. 2015, *172*, 1090.
8. Torelli G. et coll., *Blood*. 1991, *77*, 2251.
9. Drago F. et coll., *Dermatology*. 2015, *230*, 23.
10. Drago F. et coll., *Dermatology*. 2015, *231*, 9.
11. Mareri A. et coll., *PLoS One*. 2013, *8*, e85378.
12. Descamps V. et coll., *J Invest Dermatol*. 2003, *121*, 215.
13. Seeley W.W. et coll., *Neurology*. 2007, *69*, 156.
14. Appleton A.L. et coll., *Bone Marrow Transplant*. 1995, *16*, 777.

Herpès-virus de type 7

Après une infection primaire dans le très jeune âge, non reconnue cliniquement car se manifestant comme un épisode fébrile, il peut se réactiver au cours de déficits immunitaires surtout chez les transplantés où il pourrait agir comme cofacteur de la réactivation d'HHV6 et du CMV [1-3]. Des complications neurologiques sont alors possibles avec des encéphaloradiculomyélites. De telles manifestations ont aussi exceptionnellement été décrites chez l'adulte immunocompétent [4].

Le rôle d'une réactivation de l'HHV7, tout comme l'HHV6, lors du pityriasis rosé de Gibert, est établi [5-9]. Récemment, son rôle dans le lichen plan a été discuté [10], devant la mise en évidence d'une réplication d'HHV7 au sein de cellules dendritiques en peau lésionnelle. L'HHV7 est également mis en évidence au cours de l'ETU [11] (*cf.* « Éruptions paravirales » à la fin du chapitre 2-1).

RÉFÉRENCES

1. Chan P.K., *J Med Virol*. 1997, *53*, 295.
2. Razonable R.R., *Liver Transpl*. 2002, *8*, 651.
3. Boutolleau D. et coll., *J Infect Dis*. 2003, *15*, 179.
4. Ginanneshi F., *Clin Neurol Neurosurg*. 2007, *109*, 272.
5. Watanabe T., *J Invest Dermatol*. 2002, *119*, 797.
6. Brocolo F., *J Invest Dermatol*. 2005, *124*, 1234.
7. Drago F. et coll., *Dermatology*. 2015, *230*, 23.
8. Drago F. et coll., *Dermatology*. 2015, *231*, 9.
9. Wolz M.M. et coll., *Mayo Clin Proc*. 2012, *87*, 1004.
10. De Vries H.J. et coll., *Br J Dermatol*. 2006, *154*, 361.
11. Al Yousef Ali A., *Eur J Dermatol*. 2010, *20*, 230.

Herpès-virus de type 8

L'HHV8 est un virus herpétique de type gamma. Le génome de l'HHV8 exprime des protéines qui inhibent l'apoptose et stimulent l'angiogenèse. Certains homologues viraux aux gènes de régulation humains stimulent également l'angiogenèse, la prolifération des cellules B et une évasion immunitaire [1-3].

Les séquences de ce virus ont été mises en évidence dans des lésions de maladie de Kaposi associée au sida [4]. L'HHV8, autrement nommé KSHV (*Kaposi Sarcoma-associated Herpesvirus*), a une répartition ubiquitaire. Les anticorps anti-HHV8 peuvent être décelés par immunofluorescence indirecte, *immunoblot* ou ELISA. Le virus peut être détecté par PCR ou à l'échelon cellulaire par hybridation *in situ*, microscopie électronique et immunohistochimie (HHV8 *latency-associated nuclear antigen*) [5, 6].

Plus de 95 % des malades atteints de maladie de Kaposi ont des anticorps anti-HHV8, indépendamment de son type et de ses circonstances de survenue : Kaposi chez des malades infectés par le VIH [2, 7] et les transplantés d'organe, ou Kaposi méditerranéennes et endémiques [8]. La prévalence des anticorps anti-HHV8 varie chez les patients infectés par le VIH en fonction du mode de transmission, puisqu'elle est de 30 % chez les homosexuels et de 3 à 5 % dans les autres groupes à risque (hémophiles, transfusés, toxicomanes), suggérant une transmission sexuelle dans cette population, d'autant que le risque de maladie de Kaposi est corrélé au nombre de partenaires sexuels, et à certaines habitudes sexuelles telles que les rapports bucco-anaux [9]. La détection par PCR de séquences génomiques d'HHV8 dans la salive, le sperme et la prostate est en faveur de cette transmission [5]. Par ailleurs, la détection de séquences d'HHV8 dans les lymphocytes circulants des patients VIH-positifs a une valeur pronostique car outre le degré d'immunodépression, elle est corrélée au risque de développer une maladie de Kaposi et au stade clinique de la maladie [5]. Dans la population générale, 1 à 5 % des sujets des pays occidentaux ont un sérodiagnostic positif contre 40 à 80 % dans certaines régions d'Afrique où une transmission autre que sexuelle (*via* la salive notamment) est vraisemblable étant donné l'augmentation de la prévalence entre le petit enfant et le jeune adolescent [7, 9]. Dans ces pays, il n'existe pas de parallélisme entre la fréquence de la séropositivité HHV8 et celle du Kaposi. La présence d'HHV8 apparaît donc comme une condition nécessaire mais non suffisante pour que survienne une maladie de Kaposi [9].

Dans la maladie de Kaposi, où des séquences virales ont été mises en évidence dans les cellules fusiformes par hybridation *in situ* ou microscopie électronique, l'HHV8 est impliqué [8] par un effet oncogène [10], mais aussi par l'induction de dysrégulations cytokiniques locales [8, 11]. Lors du traitement antirétroviral [2, 3], on peut observer une régression ou au contraire une exacerbation de la maladie de Kaposi.

Deux autres pathologies sont indiscutablement associées à l'HHV8 : les *lymphomes B des séreuses* (*primary effusion lymphoma*) et des maladies lymphoprolifératives qui surviennent surtout chez le patient immunodéprimé, en particulier chez les malades infectés par le VIH [4].

La *maladie de Castleman multicentrique* est associée de façon constante à l'HHV8 lorsqu'elle survient au cours de l'infection par le VIH et de manière plus inconstante (50 %) chez les patients séronégatifs pour le VIH [2, 9, 12-14].

En dehors de la maladie de Kaposi, l'HHV8 ne paraît pas jouer un rôle majeur en dermatologie [9, 15, 16], malgré des publications discordantes : tumeurs épithéliales chez les transplantés [14], lymphoproliférations cutanées [17], angiosarcomes [18], pemphigus vulgaris, foliacé ou paranéoplasique en association avec une maladie de Castleman [19].

La présence de virus à l'état latent, détectable par des techniques de PCR très sensibles, ainsi que de possibles contaminations de PCR pourraient expliquer ces discordances.

RÉFÉRENCES

1. Chang Y. et coll., *Science*. 1994, *266*, 1865.
2. Ruocco E. et coll., *Clin Dermatol*. 2013, *31*, 413.
3. Dittmer D.P. et coll., *Curr Opin Virol*. 2013, *3*, 238.
4. Kaplan L.D. et coll., *Hematology Am Soc Hematol. Educ Program*. 2013, *2013*, 103.
5. Hengge U.R. et coll., *Lancet Infect Dis*. 2002, *2*, 281.
6. Radu O. et coll., *Arch Pathol Lab Med*. 2013, *137*, 289.
7. Serraino D. et coll., *Eur J Epidemiol*. 2001, *17*, 871.
8. Mendez J.C. et coll., *Transplantation*. 1999, *67*, 1200.
9. Geraminejad P. et coll., *J Am Acad Dermatol*. 2002, *47*, 641.
10. Lundquist A. et coll., *Blood*. 2003, *101*, 4070.
11. Klouche M. et coll., *AIDS*. 2002, *16*, F9.
12. Oksenhendler E. et coll., *Blood*. 2002, *99*, 2331.
13. Du M.Q. et coll., *J Clin Pathol*. 2007, *60*, 1350.
14. Carbone A. et coll., *Br J Haematol*. 2008, *140*, 13.
15. Lebbe C. et coll., *Arch Dermatol*. 1997, *133*, 111.
16. Wolz M.M. et coll., *Mayo Clin. Proc.* 2012, *87*, 1004.
17. Dupin N. et coll., *Br J Dermatol*. 1997, *136*, 827.
18. Martinez-Escribano J.A., *Br J Dermatol*. 1998, *138*, 546.
19. Cohen S.S. et coll., *J Invest Dermatol*. 1998, *111*, 781.

Autres viroses

N. Nikkels-Tassoudji, A.F. Nikkels

Parvovirus B19

Ce virus sans enveloppe, de petite taille, à ADN monocaténaire, a un tropisme préférentiel pour les précurseurs érythrocytaires. Les adultes ont des anticorps dans 70 à 90 % des cas, témoins d'une infection ancienne, le plus souvent contractée entre 5 et 15 ans, *via* les sécrétions respiratoires. Le virus a pour cible principale les progéniteurs érythroïdes médullaires en se liant au glycosphingolipide globoside Gb4, d'où une mort cellulaire par lyse ou apoptose.

Il est responsable de manifestations diverses : crises érythroblastopéniques aiguës au cours d'anémies hémolytiques chroniques, cytopénies prolongées au cours d'hémopathies ou chez l'immunodéprimé, (où l'ADN viral peut être mis en évidence dans la moelle [1]), glomérulonéphrites, rhumatismes inflammatoires en particulier en cas d'infection chronique [2], des atteintes du système nerveux central (surtout des encéphalites) et périphérique [3] et surtout manifestations cutanées [4].

La plupart des infections par parvovirus B19 sont asymptomatiques. Il n'existe pas de traitement antiviral spécifique ni de vaccin. Des coinfections et co-réactivations avec le virus EBV sont possibles.

Mégalérythème épidémique

Chez l'enfant d'âge scolaire, cette infection aiguë par le parvovirus B19, encore appelée 5e maladie, survient par épidémies hivernales et printanières ou de façon sporadique. Après une incubation de 4 à 15 jours, dans un contexte non ou peu fébrile, avec un état général conservé, et après des prodromes inconstants à type de céphalées, toux, myalgies, diarrhées, nausées ou arthralgies, apparaît l'éruption. Celle-ci évolue typiquement en trois temps : érythème maculopapuleux du visage, donnant un aspect « souffleté » (fig. 2.16), macules rose pâle à contours circinés dessinant en guirlandes « le plus joli des érythèmes » prédominant sur les membres, et évanescence et résurgence de l'érythème favorisées par un exercice physique, un changement de température, un bain, une exposition solaire parfois pendant plusieurs semaines, voire des mois. L'éruption disparaît spontanément après une dizaine à quinzaine de jours, sans desquamation.

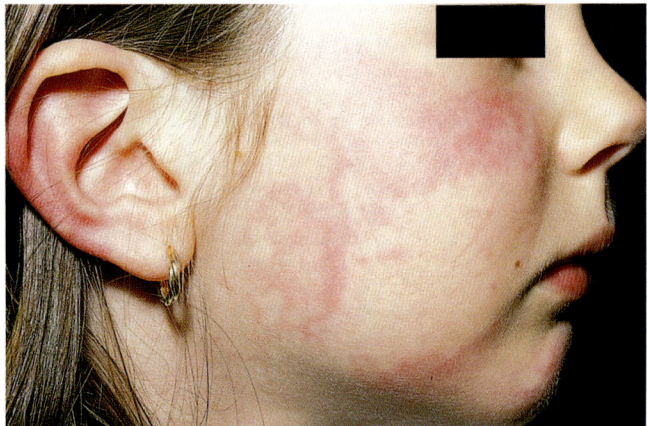

Fig. 2.16 Visage « souffleté » du mégalérythème épidémique.

Chez l'adulte, la primo-infection est souvent responsable de signes généraux importants, d'arthralgies et polyadénopathie au premier plan, alors que l'éruption cutanée est plutôt discrète, voire absente. Le parvovirus B19 peut être la cause d'un prurit ou d'une urticaire avec un syndrome interstitiel pulmonaire, responsable d'une toux sèche [5], plus rarement, d'un purpura, d'une éruption vésiculo-papuleuse ou encore d'une desquamation palmoplantaire. Fatigue, malaise et dépression peuvent persister pendant des semaines après l'infection aiguë.

Le diagnostic peut être confirmé par la mise en évidence d'IgM spécifiques, dont l'apparition peut cependant être retardée, ou par recherche de l'ADN du parvovirus B19 dans le sérum ou le liquide céphalorachidien. Il existe parfois une séroconversion concomitante pour la rubéole pouvant être liée à une réaction croisée.

Autres manifestations

Purpura en « gants et chaussettes ». Le parvovirus B19 en est la principale cause [6], il est abordé dans « Éruptions paravirales » à la fin du chapitre 2-1. En dehors des exanthèmes réticulés et/ou annulaires (45 %) et du purpura en gants en chaussettes (24 %), une éruption périflexurale (28 %) et un purpura palpable (24 %) sont les expressions cutanées les plus communes de la primo-infection à parvovirus B19 [7].

Pityriasis lichénoïde. Vingt-six pour cent des cas présentent de l'ADN du parvovirus B19.

Syndrome du bébé rouge (*red baby syndrome*) [8]. Ce nouveau syndrome s'observe dans 50 % des cas durant la 1re année de la vie et se caractérise par une fièvre aiguë élevée et un érythème généralisé touchant l'entièreté de la peau, qui est gonflée et sensible. Une résolution spontanée survient après 7 à 10 jours avec une desquamation massive. Le diagnostic se fait sur l'aspect clinique évocateur, une apparition des IgM spécifiques du parvovirus B19. L'histologie montre une atteinte vasculaire post-infectieuse.

Lymphadénite de Kikuchi-Fujimoto. Elle peut être liée au parvovirus B19 (*cf.* aussi HHV6).

Vasculites. Plusieurs observations signalent une association entre le parvovirus B19 et des vasculites leucocytoclasiques avec une possible atteinte rénale [9], des cas de purpura de Schönlein-Henoch, de périartérite noueuse [10], de granulomatose avec polyangéite [11] et d'érythèmes noueux.

Connectivites. Une infection à parvovirus peut simuler un lupus érythémateux systémique, ou évoquer l'exacerbation de la maladie au cours d'un lupus connu [4, 12]. Elle peut en effet être responsable d'un érythème malaire, de fièvre, d'arthralgies et de myalgies, avec biologiquement une cytopénie, une hypocomplémentémie, des anticorps antinoyaux et même anti-ADN, ce qui fait que les critères de l'ACR (*American College of Rheumatology*)/SLICC (*Systemic Lupus International Collaborating Clinics*) sont souvent remplis. Cependant, le contexte infectieux oriente le diagnostic. Par ailleurs, d'« authentiques » lupus érythémateux systémiques ont été décrits comme déclenchés par une infection à parvovirus [13].

Au cours de la grossesse

Si la mère contracte au cours de la grossesse une infection à parvovirus, il existe un risque de contamination transplacentaire variant entre 16 et 35 % [14, 15]. Si l'infection a lieu lors du 1er trimestre, elle peut entraîner un avortement spontané. C'est surtout au cours du 2e trimestre de la grossesse qu'existe un risque d'anasarque fœtoplacentaire liée à une érythroblastopénie, avec hémolyse engageant le pronostic fœtal (risque variant entre 1,3 et 9 %). La recherche d'anticorps anti-parvovirus de type IgM est donc nécessaire chez la femme enceinte en cas de contact avec un sujet ayant une parvovirose B19, en sachant que la contagiosité est maximale dans les 7 jours précédant l'éruption. En cas d'infection maternelle récente sérologiquement prouvée, une échographie avec Doppler étudiant la vascularisation fœtale doit être effectuée tous les 15 jours. L'infection peut être confirmée par PCR sur le sang fœtal. Une transfusion anténatale peut être nécessaire en sachant qu'en cas d'atteinte myocardique fœtale liée au parvovirus B19, celle-ci peut être un obstacle à la tolérance des transfusions *in utero*. Enfin, l'existence d'une thrombopénie augmente le risque fœtal.

RÉFÉRENCES
1. Rogo L.D. et coll., *Acta Virol.* 2014, **58**, 199.
2. Lehmann H.W. et coll., *J Clin Virol.* 2002, **25**, 135.
3. Barah F. et coll., *Rev Med Virol.* 2014, **24**, 154.
4. Magro C.M. et coll., *Hum Pathol.* 2000, **31**, 488.
5. Lipsker D. et coll., *Clin Exp Dermatol.* 2006, **31**, 473.
6. Bagot M. et coll., *J Am Acad Dermatol.* 1991, **25**, 341.
7. Mage V. et coll., *J Am Acad Dermatol.* 2015, **71**, 62.
8. Sasidharan C.K. et coll., *Indian J Pediatr.* 2009, **76**, 309.
9. Engel F. et coll., *Ann Dermatol Vénéréol.* 2007, **134**, 160.
10. Viguier M. et coll. *N Engl J Med.* 2001, **344**, 1481.
11. Nikkari S. et coll., *Arthr Rheum.* 1994, **11**, 1707.
12. Pavlovic M. et coll., *Lupus.* 2010, **19**, 783.
13. Seve P. et coll., *Semin Arthritis Rheum.* 2005, **34**, 642.
14. Enders M. et coll., *Prenat Diagn.* 2004, **24**, 513.
15. Morel O., *Gynecol Obstet Fertil.* 2007, **35**, 1095.

Virus des hépatites

Les virus des hépatites A, B et C (hépadnavirus) ont un tropisme hépatique préférentiel, mais ils sont aussi responsables de lésions extrahépatiques, en particulier cutanées [1]. Celles-ci sont, pour la plupart, la conséquence de la réponse immunitaire humorale de l'hôte à l'infection virale, des immuns complexes se déposant dans les organes intéressés. Le virus de l'hépatite E est prévalent dans les pays en voie de développement. Il peut être responsable d'une hépatite grave, fulminante, chez la femme enceinte, avec un pronostic réservé pour la mère et le fœtus. En général, le traitement des manifestations cutanées repose sur une approche classique de ces manifestations (hors cadre d'infection hépatique virale) ainsi que sur un contrôle de la réplication virale par traitement antiviral adéquat.

Virus de l'hépatite A

Des manifestations cutanées sont décrites au cours de l'infection par le virus A (qui est un virus ARN), en particulier au cours de la phase pré-ictérique. Une éruption le plus souvent discrète et fugace, maculopapuleuse, pétéchiale ou urticarienne, associée à des arthralgies, est observée dans environ 10 % des cas [1, 2].

Quelques observations de vasculites (purpura rhumatoïde, vasculite nécrosante) sont aussi rapportées au cours d'hépatite cholestatique ou récidivante.

RÉFÉRENCES
1. Maiga M.Y. et coll., *Gastroentérol Clin Biol.* 1996, *20*, 346.
2. Akhter A. et coll., *Curr Infect Dis Rep.* 2015, *17*, 452.

Virus de l'hépatite B

De nombreuses manifestations cutanées sont rapportées au cours de l'infection par le virus de l'hépatite B (VHB) [1].

Vasculites. Elles sont responsables de différents tableaux cliniques, secondaires à un mécanisme pathogénique commun, le dépôt intravasculaire de complexes immuns contenant des antigènes viraux.

Syndrome prémonitoire de l'hépatite B. La phase préictérique de l'hépatite est souvent marquée par une asthénie, des arthralgies ou même des arthrites et une urticaire. On peut également observer une éruption transitoire, maculeuse ou maculopapuleuse, un purpura pétéchial. Des nodules hypodermiques et un syndrome de Raynaud ont aussi été rapportés. La classique triade de Caroli associe céphalées, urticaire et arthralgie.

Cryoglobulinémies mixtes. Un purpura maculopapuleux, parfois des ulcérations ou des gangrènes distales associés à de la fièvre, des arthralgies, parfois une atteinte rénale, neurologique peuvent être dus à une cryoglobuline de type 2 ou 3, secondaire au VHB mais actuellement le VHC (virus de l'hépatite C) a un rôle prépondérant [2].

Périartérite noueuse. C'est en 1970 qu'a été notée pour la première fois la présence de l'antigène HBs au cours des PAN. De très nombreuses observations ont ensuite confirmé ces faits, cette association étant retrouvée dans 30 à 40 % des cas. Cependant, depuis une dizaine d'années, en raison du développement de la vaccination, la fréquence des PAN associées au VHB diminue nettement, estimée actuellement à environ 8 %. Le traitement repose sur une brève corticothérapie initiale, puis sur des antiviraux associés parfois à des échanges plasmatiques [3].

Acrodermatite papuleuse de Gianotti-Crosti. *Cf. infra* « Éruptions paravirales ».

Autres dermatoses. Le VHB est un des facteurs déclenchants des porphyries cutanées tardives acquises, soit isolé, soit en association avec le VHC [4] ; des anticorps anti-VHB sont souvent notés chez les sujets porteurs de lichen, en particulier muqueux, mais la fréquence de cette association dépend beaucoup de l'origine géographique des patients étudiés, étant surtout concernés ceux du pourtour méditerranéen [5]. De plus, il n'y a généralement pas de preuve de réplication virale. Quelques cas isolés d'éruption des zones photoexposées, de purpura en gants et chaussettes, etc. [6] ont aussi été décrits au cours de l'infection par le VHB.

Vaccination. La vaccination contre l'hépatite B comporte peu d'effets indésirables mais diverses manifestations cutanées ont été décrites : réactions locales (érythème, eczéma, plus rarement nodules), urticaire, rash maculopapuleux, érythème noueux, lichen cutané et/ou muqueux. Plusieurs observations de vasculite à type de purpura rhumatoïde ou de PAN ont également été rapportées ainsi que des poussées de lupus érythémateux. Il est difficile d'avoir la preuve formelle du rôle du vaccin, les seuls arguments étant la chronologie d'une part et l'absence d'autres facteurs déclenchants d'autre part [7].

RÉFÉRENCES
1. Akhter A. et coll., *Curr Infect Dis Rep.* 2015, *17*, 452.
2. Cohen P., *Pathol Biol.* 1999, *47*, 232.
3. Guillevin L. et coll., *Medicine.* 2005, *84*, 213.
4. Navas S. et coll., *Hepatology.* 1995, *21*, 279.
5. Rebora A., *Int. J Dermatol.* 1992, *31*, 392.
6. Guibal F. et coll., *Lance.* 1996, *347*, 473.
7. Cales P., *Gastroentérol Clin Biol.* 2001, *25*, 859.

Virus de l'hépatite C

Virologie

Le VHC est un virus à ARN dont la séquence génomique comporte de nombreuses variations : six génotypes sont actuellement connus, eux-mêmes divisés en sous-types dérivant probablement du même virus ancestral. La distribution de ces génotypes varie selon les pays et le mode de transmission [1, 2]. En France, le type Ib, lié à une contamination transfusionnelle, est le plus répandu. Des mutations au cours de l'infection aiguë permettraient au VHC d'échapper aux défenses immunologiques de l'hôte, facilitant l'évolution vers l'hépatite chronique, bien plus fréquente avec le VHC (50 à 75 %) qu'avec le VHB (2 à 5 %).

Épidémiologie

La prévalence, variable d'un pays à l'autre, est toujours forte. Elle s'étend de 0,5 % au Canada et en Europe du Nord à 2 à 3 % au Japon et 6 % en Afrique. La France et l'Europe de l'Ouest se situent comme les États-Unis entre 0,5 et 2 % au moins pour le bassin méditerranéen [1]. La transmission est parentérale dans 60 à 70 % des cas et actuellement le VHC est responsable de la plupart des hépatites post-transfusionnelles en France et dans les pays occidentaux, avec une incidence plus élevée dans le bassin méditerranéen [3]. Ce risque transfusionnel est cependant en diminution, avec le dépistage systématique des anticorps anti-VHC et le dosage des transaminases, sans être exclu complètement du fait d'une séroconversion tardive, alors que les transaminases sont déjà normalisées. Mais le risque lié à la toxicomanie augmente. La transmission sexuelle est rare, estimée à 3 à 5 %, de même que celle de la mère à l'enfant (3 %). Pour une piqûre par aiguille souillée, le risque serait de 1,5 à 7 % [1]. D'autres modes de contamination sont possibles : acupuncture, coupure chez le coiffeur, etc. Mais chez 30 à 40 % des patients, on ne trouve aucune circonstance favorisante.

Maladie hépatique

Asymptomatique dans 90 % des cas, l'hépatite aiguë passe à la chronicité chez 60 à 80 % des patients, dont 20 à 50 % évolueront vers une cirrhose. La greffe hépatique est alors à discuter, puisque l'on sait qu'un hépatocarcinome surviendra pour 20 % de ces cirrhoses à 5 ans et 50 % à 10 ans.

Diagnostic

Il est actuellement assuré par des tests sérologiques immunoenzymatiques et radio-immunologiques. Des séquences d'ARN viral peuvent être détectées dans le sérum, les cryoprécipités et les tissus par PCR.

Manifestations dermatologiques de l'hépatite chronique à VHC

Elles sont liées à la persistance du VHC dans l'organisme. Un processus immunologique est invoqué dans la plupart des cas, mais la pathogénie reste souvent imprécise.

Cryoglobulinémies mixtes. Chez les malades atteints d'hépatite chronique à VHC, il existe des cryoglobulines mixtes, surtout de type 2, moins souvent de type 3, à un taux faible dans 35 à 55 % des cas, dont 15 à 25 % seulement présentent des signes cliniques de vasculite [4, 5]. Il existe alors une vasculite leucocytoclasique d'intensité et de diffusion variables, depuis des formes légères purement cutanées avec purpura, urticaire, parfois associées à des arthralgies, jusqu'aux formes graves, avec atteintes rénale, neurologique et digestive. Inversement, chez des patients ayant une cryoglobulinémie mixte, des anticorps anti-VHC sont mis en évidence dans 52 à 96 % des cas selon les études et l'origine géographique des patients. Dans le sérum, l'ARN-VHC est présent dans 85 % des cas et plus souvent encore, dans 90 % des cas dans le cryoprécipité. De l'ARN viral a été objectivé aussi dans les lésions cutanées de vasculite [6].

Ces cryoglobulines sont des immuns complexes contenant de l'ARN-VHC et des anticorps anti-VHC. Des facteurs rhumatoïdes sont détectés chez 70 % des patients atteints d'hépatite chronique à VHC et pourraient jouer un rôle pathogénique, ces complexes antigènes anticorps pouvant être liés par des pentamères d'IgM monoclonales (cryoglobulinémies de type II) d'activité rhumatoïde dirigée contre les anticorps anti-VHC. Les cryoglobulinémies mixtes de type III avec un facteur rhumatoïde polyclonal sont plus rares.

Il n'y a pas de liaison avec un génotype de VHC particulier, mais le type Ib serait corrélé avec des formes plus sévères, tant sur le plan systémique qu'hépatique [7]. Une méta-analyse de 19 études publiées entre 1994 et 2001 montre une association hautement significative entre cryoglobuline et cirrhose [8]. La vasculite évolue le plus souvent parallèlement au taux de cryoglobuline et à l'importance de l'atteinte hépatique [9]. L'action des traitements antiviraux est habituellement identique sur la cryoglobuline et l'atteinte du foie. Cependant, il existe des cas discordants, la réponse étant différente au niveau hépatique et pour la cryoglobuline.

Périartérite noueuse. Contrairement aux cryoglobulinémies mixtes, la périartérite noueuse est rare chez les patients atteints d'hépatite chronique à VHC. Cependant, plusieurs publications mentionnent une prévalence notable (5 à 10 %) des marqueurs du VHC dans de courtes séries de malades présentant une PAN [10, 11]. Il semble alors qu'il s'agisse plus volontiers de PAN cutanées [12]. La présence d'anticorps anti-VHC doit être confirmée par la recherche de l'ARN-VHC, car il peut y avoir des sérologies faussement positives au cours de la PAN.

Porphyrie cutanée tardive. Dans la forme sporadique de la porphyrie cutanée tardive (PCT), il existe une forte prévalence des marqueurs du VHC, mais avec des variations importantes selon les pays avec un gradient croissant dans le sens nord-sud, 75 à 95 % en Europe du Sud, aux États-Unis, au Japon, 10 à 20 % dans les pays d'Europe du Nord, avec néanmoins une différence significative par rapport à la population générale. Cette forte prévalence justifie la recherche des marqueurs du VHC chez tous les sujets atteints de PCT sporadique. Cependant, chez les sujets VHC-positifs, VIH-négatifs ou VIH-positifs, une élimination anormale des porphyrines urinaires est exceptionnellement observée [13].

Le VHC paraît donc un facteur déclenchant majeur parmi d'autres (alcool, VIH, médicaments, etc.) chez des sujets prédisposés, mais ne suffit pas à lui seul pour induire une PCT.

Des mutations du gène de l'hémochromatose *HFE*, en particulier C282Y et H63D, pourraient être impliquées dans la PCT où une surcharge en fer est habituelle. Cependant, dans les études réalisées jusqu'à maintenant, le VHC n'est pas associé à une augmentation de fréquence des protéines mutées et serait un facteur de risque indépendant de PCT [14].

Lichen plan. Les rapports lichen/VHC restent encore un sujet de controverse. La prévalence des marqueurs du VHC au cours du lichen, en particulier buccal, est très variable selon les auteurs, leur pays et les techniques sérologiques utilisées. Plusieurs études ne montrent pas d'association significative [15-17] alors que dans d'autres, en particulier en Europe du Sud, il existe une prévalence supérieure à 25 % [18, 19]. Ces disparités ne sont pas liées à un génotype particulier. Inversement, un lichen a été recherché systématiquement chez des sujets présentant une hépatite chronique à VHC. La prévalence est habituellement assez faible mais supérieure à celle de la population générale (1 %). L'interféron obtient des résultats variables : amélioration [20], inefficacité [21], plus souvent aggravation [22].

Prurit. Au cours de l'hépatite chronique, le prurit est fréquent, certainement dû à divers facteurs intriqués [23].

Érythème nécrolytique acral. C'est une entité rare qui est étroitement liée au virus VHC [24]. Elle est caractérisée par des papules et des bulles, érythémateuses et violacées dans les stades précoces. Au cours des stades plus avancés, il existe des plaques bien délimitées, hyperkératosiques avec un anneau périphérique maculaire et érythémateux, une lichénification secondaire et une hyperpigmentation [25, 26]. La pathogenèse reste floue mais une altération métabolique est évoquée. La plupart des cas répondent bien à une supplémentation en zinc [26].

Quelques cas anecdotiques font rapport d'une association entre le VHC et l'urticaire aiguë, l'érythème polymorphe, la sclérodermie, le psoriasis, le purpura thrombocytopénique immunologique [27].

Manifestations dermatologiques liées aux traitements

Anciens traitements. *L'interféron alpha*, en particulier dans sa forme retard (interféron pégylé), *associé ou non à la ribavirine*, est rarement responsable d'un prurit, d'une xérose cutanée, de lésions eczématiformes, de troubles phanériens (chute de cheveux, etc.) [28-30], beaucoup plus rarement de l'apparition d'une sarcoïdose [31]. Ces traitements peuvent aussi induire ou aggraver un psoriasis [32], un vitiligo, un pityriasis rosé, une sarcoïdose cutanée, un érythème annulaire centrifuge et une dermatose bulleuse auto-immune. On observe également des réactions locales au site d'injection : érythème, eczéma, beaucoup plus rarement nécroses. Ces traitements appartiennent toutefois maintenant au passé et il existe de nombreuses nouvelles molécules pour traiter l'infection par le VHC.

Nouveaux traitements. Le *bocéprévir*, le *télaprévir*, le *sofosbuvir*, le *lédipasvir*, le *siméprévir*, l'*ombitasvir*, l'*asunaprévir* et le *daclastavir* peuvent être responsables de nombreux effets indésirables cutanés. Avec le temps, la fréquence et l'aspect des réactions cutanées médicamenteuses (RCM) induites par ces nouveaux traitements seront mieux connus. Le télaprévir, par exemple, induit une éruption eczématiforme prurigineuse peu grave chez jusqu'à 50 % des sujets, mais il a aussi parfois été responsable de RCM graves comme des DRESS et des syndromes de Stevens-Johnson.

RÉFÉRENCES

1. Akhter A. et coll., *Curr Infect Dis Rep*. 2015, *17*, 452.
2. Pawlotsky J.M. et coll., *Arch Dermatol*. 1995, *131*, 1185.
3. Doutre M.S. et coll., *Rev Med Interne*. 1995, *16*, 666.
4. Cacoub P. et coll., *Medicine*. 2000, *79*, 47.
5. Metts J., *FP Essent*. 2014, *427*, 32.
6. Durand J.M. et coll., *Br J Dermatol*. 1993, *128*, 359.
7. Sinico R.A. et coll., *Arthritis Rheum*. 1994, *37*, S427.
8. Kayali Z. et coll., *Hepatology*. 2002, *36*, 978.
9. Saadoun D. et coll., *Hepatology*. 2006, *43*, 1337.
10. Cacoub P. et coll., *Ann Intern Med*. 1992, *116*, 605.
11. Rodrigo D. et coll., *J Med Case Rep* 2012, *6*, 305.
12. Soufir N. et coll., *Ann Dermatol*. 1997, suppl. 1, S3.
13. Cribier B. et coll., *Arch Dermatol*. 1996, *132*, 1448.
14. Egger N.G. et coll., *Dig Dis Sci*. 2002, *47*, 419.
15. Dupin N. et coll., *Arch Dermatol*. 1997, *132*, 1052.
16. Tucker S.C. et coll., *Br J Dermatol*. 1999, *141*, 43.
17. Barbosa N.G. et coll., *Int. J Dermatol*. 2015, *54*, e1.
18. Dupond A.S. et coll., *Ann Dermatol Vénéréol*. 1998, *125*, 676.
19. Mignogna M. D. et coll., *Int. J Dermatol*. 1998, *37*, 57.
20. Doutre M.-S. et coll., *Dermatology*. 1992, *184*, 229.
21. Pawlotsky J.M. et coll., *Br J Dermatol*. 1995, *133*, 666.
22. Protzer U. et coll., *Gastroenterology*. 1993, *104*, 903.
23. Dega H. et coll., *Ann Dermatol Vénéréol*. 1998, *125*, 9.
24. Raphael B.A. et coll., *J Am Acad Dermatol*. 2012, *67*, 962.

25. Geria A.N. et coll., *Cutis.* 2009, *83*, 309.
26. Yost J.M. et coll., *Dermatol Online J.* 2013, *19*, 20709.
27. Halawani M.R. *Saudi Med J.* 2014, *35*, 531.
28. Manton-Hages J.A. et coll., *Acta Derm Venereol.* 2001, *81*, 223.
29. Patrk I. et coll., *Dermatology.* 2014, *228*, 42.
30. Shindo M. et coll., *Case Rep Dermatol.* 2013, *5*, 379.
31. Cogrel O. et coll., *Br J Dermatol.* 2002, *146*, 320.
32. Kim G.W. et coll., *Ann Dermatol.* 2013, *25*, 479.

Poxvirus : molluscums contagiosums

Les molluscums contagiosums sont dus à un virus à ADN du groupe des poxvirus dont deux types MCV1 et MCV2 sont identifiés. Récemment, plusieurs sous-types viraux, différents par des variations minimes du génome viral, ont été mis en évidence [1]. Il n'y a pas de distinction dans l'expression clinique. Les molluscums contagiosums surviennent chez 2 à 8 % des enfants.

Aspects cliniques. Ils se présentent sous forme de papules hémisphériques, translucides ou rosées, de 1 à 5 mm de diamètre, parfois davantage, disposées en semis. Leur ombilication centrale, qui à la pression laisse échapper une matière blanchâtre correspondant aux cellules épidermiques altérées, est très caractéristique (fig. 2.17).

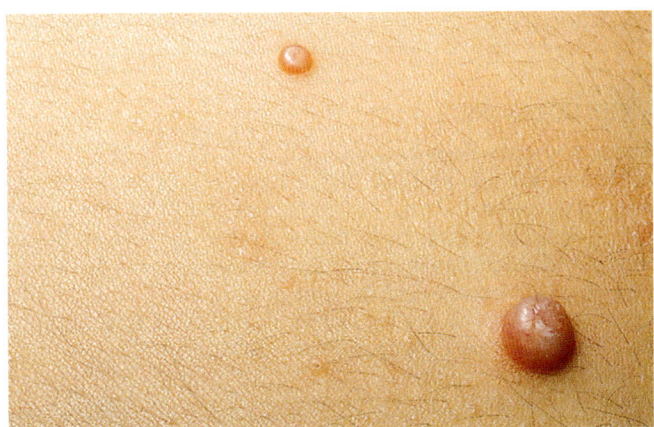

Fig. 2.17 Molluscums contagiosums.

Fréquents chez l'enfant, dus alors à une contamination interhumaine avec risque d'auto-inoculation par grattage, ils peuvent siéger sur l'ensemble du corps mais prédominent dans les plis (coudes, axillaires et inguinaux), le tronc, les membres. La dissémination est souvent importante chez l'enfant atopique, favorisée par le prurit et les anomalies de l'immunité cellulaire. Chez l'adulte, la contamination est le plus souvent sexuelle et ils se localisent essentiellement dans la région génitale [1, 2].

Les molluscums contagiosums sont particulièrement fréquents lorsqu'existe un déficit de l'immunité cellulaire congénital ou acquis. Au cours de l'infection par le VIH, ils sont profus, parfois géants, pouvant atteindre les muqueuses, en particulier oculaires [3]. Au cours de la dermatite atopique, l'apparition éruptive de molluscums contagiosums après applications d'immunomodulateurs topiques comme le tacrolimus et le pimécrolimus a été décrite [3]. Certains enfants font des réactions de type eczématide en présence de molluscums contagiosums [4].

Diagnostic. L'aspect clinique est le plus souvent très évocateur. Parfois, une biopsie est nécessaire : élément solitaire, très volumineux, non ombiliqué, remanié par l'inflammation, ou chez le sujet VIH chez qui des lésions à type de molluscum contagiosum doivent faire éliminer une cryptococcose, une pénicilliose ou une histoplasmose [5]. L'aspect histopathologique est caractéristique avec dans l'épiderme acanthosique, invaginé en lobules piriformes, les cellules infectées, disposées comme des fruits dans une vasque, contiennent un très volumineux corps d'inclusion intracytoplasmique, hyalin, éosinophile puis basophile, corpuscules du molluscum contagiosum, résultant de l'agrégation de particules virales. La preuve de l'origine virale peut être apportée par une technique d'hybridation *in situ* mais elle n'est pas nécessaire [6].

Traitement. Les molluscums contagiosums sont habituellement traités par ablation à la curette, parfois par cryothérapie ou par application de préparation salicylée à 5 %, de KOH à 2,5-10 %, de tazarotène, de phénol liquéfié, de cantharidine, de la trétinoïne ou de podophyllotoxine (*cf.* chapitre 22-6) [7-9]. Souvent, on assiste à une régression spontanée. L'imiquimod a également été utilisé avec succès au rythme de 3 applications hebdomadaires pendant 12 à 16 semaines [10]. Les formes disséminées du sujet VIH sont difficiles à traiter et récidivent malgré les traitements utilisés, électrocoagulation, traitement photodynamique, laser à CO_2 ; dans quelques cas, les lésions ont régressé lors du traitement anti-VIH. Le cidofovir topique peut être utilisé dans le traitement ces formes profuses des sujets immunodéprimés [4]. Il n'y a pas de traitement universellement efficace, il n'existe pas de hiérarchie dans les traitements et le choix dépend souvent de l'expérience avec une modalité thérapeutique ou une autre [11]. Lorsqu'il existe peu de lésions, le curetage est souvent le traitement de choix ; en cas de lésions nombreuses, l'abstention pour attendre la guérison spontanée est souvent la meilleure option chez le jeune enfant.

RÉFÉRENCES

1. Myskowski P.L., *Arch Dermatol.* 1997, *133*, 1039.
2. Epstein W.P., *Sem Dermatol.* 1992, *11*, 184.
3. Schomack M.M. et coll., *Clin Exp Optom.* 2006, *89*, 390.
4. Netchiporouk E. et coll., *Pediatrics.* 2012, *129*, e1072.
5. Blanco P. et coll., *Clin Infect Dis.* 1999, *29*, 683.
6. Thompson C. et coll., *Pathology.* 1990, *22*, 181.
7. Scheinfeld N., *Dermatol Online J.* 2007, *13*, 15.
8. Mathes E.F. et coll., *Pediatr Ann.* 2010, *39*, 124.
9. Can B. et coll., *J Dermatolog Treat.* 2014, *25*, 246.
10. Skinner R.B., *J Am Acad Dermatol.* 2002, *47*, S221.
11. van der Wouden J.C. et coll., *Cochrane Database Syst. Rev.* 2006, *2*, CD004767.

Parapoxvirus

Variole. Due à un poxvirus spécifique de l'homme, le dernier cas remonte à 1977 en Somalie et elle a été déclarée comme éradiquée en 1980 par l'OMS, grâce à la vaccination. Celle-ci n'est donc plus réalisée [1]. Le virus est conservé dans deux laboratoires au monde, aux États-Unis et en Russie et ses séquences ont été publiées. Par le biais des menaces de bioterrorisme, la variole et son virus sont redevenus, depuis les attentats de septembre 2001 aux États-Unis, un sujet d'actualité [2-5]. En effet, le virus de la variole est, parmi d'autres, un des agents infectieux qui pourrait être utilisé comme arme biologique, d'autant qu'il serait assez facilement transmis par aérosols. On pourrait même imaginer, si les bioterroristes disposaient de la technologie pour le faire, que la modification du génome de ces agents infectieux puisse en augmenter la virulence. Des mesures ont donc été prises en France, dans les pays européens et aux États-Unis pour une mise en alerte des médecins et des infectiologues à propos de ce risque, avec une coordination étroite internationale. Aux États-Unis, une vaccination ciblée sur des militaires et des personnels de santé travaillant notamment dans les hôpitaux a été envisagée. De nouveaux agents vaccinaux sont à l'étude [2].

Lorsqu'elle était effectuée, la vaccination pouvait entraîner des complications :

– *vaccine localisée* par auto- ou hétéro-inoculation, sous forme d'une vésiculopustule siégeant habituellement au voisinage du site de la vaccination mais aussi au niveau de l'œil, de la bouche, de la région anogénitale ; la guérison se fait en une quinzaine de jours, laissant une cicatrice dépigmentée et atrophique ;

– *vaccine généralisée, eczéma vaccinatum, vaccine progressive,* souvent fatale, *et encéphalite post-vaccinale,* complications graves survenant notamment chez des malades à haut risque (immunodéprimés, dermatite atopique, brûlures). Le vaccin est contre-indiqué en cas de dermatose érosive, chez la femme enceinte, les sujets atopiques et les sujets présentant un déficit de l'immunité cellulaire.

Variole du singe. Cette zoonose liée au Monkeypox s'observe dans les régions forestières d'Afrique centrale et de l'Ouest. Elle peut être transmise du singe à l'homme, est alors responsable de tableaux cliniques proches de la variole, avec des éruptions papulopustuleuses généralisées, mais les manifestations sont plus atténuées avec une mortalité faible. Les cas humains sont exceptionnels, même si une résurgence a récemment été observée au Congo, favorisée par l'arrêt de la vaccination contre la variole humaine qui était protectrice, ainsi que par la désorganisation sanitaire liée aux conflits armés de la région.

Orf. Cette zoonose est due à un parapoxvirus (parapoxvirus ovis) au tropisme épithélial qui est transmis à l'homme à partir d'animaux malades, ovins et caprins, atteints d'ecthyma contagieux ou dermatose pustuleuse ovine [6, 7]. Après une incubation de 3 à 13 jours, apparaît au site de l'inoculation, le plus souvent la main, une macule érythémateuse se transformant rapidement en une papule. La lésion devient nodulaire, parfois suintante (fig. 2.18) et se couvre d'une croûte qui tombe quelques jours plus tard, sans laisser de cicatrice. Le nombre des lésions varie de 1 à 10. Il existe des formes disséminées chez les immunodéprimés [8].

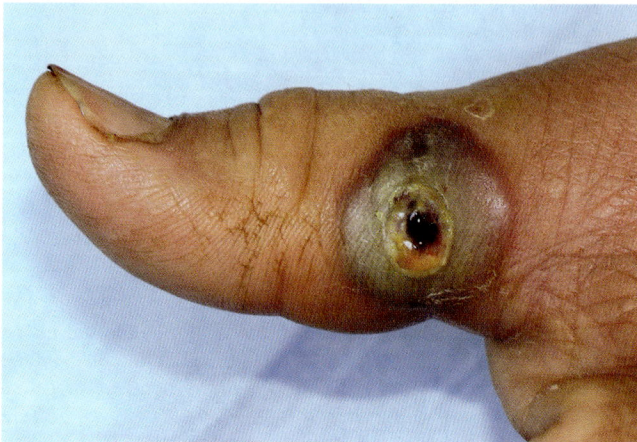

Fig. 2.18 Orf.

Le diagnostic, suspecté par la clinique, peut être étayé par l'histologie qui montre un infiltrat dermique inflammatoire fait parfois de grands lymphocytes atypiques exprimant souvent l'antigène d'activation CD30, et une dégénérescence ballonnisante des cellules épidermiques. Il est confirmé par la microscopie électronique qui révèle la présence du virus dans le cytoplasme des cellules ou par PCR [9]. Il a été montré que le virus de l'Orf produisait un homologue du *Vascular Endothelial Growth Factor* (VEGF) qui, en reconnaissant certains récepteurs du VEGF, serait responsable de la prolifération vasculaire intense qui existe dans le derme [10]. Le sérodiagnostic n'apporte pas d'argument intéressant.

Parfois, des complications peuvent apparaître : érythème polymorphe survenant 7 à 14 jours après Orf [11], surinfection le plus souvent à staphylocoque doré et à streptocoque bêta-hémolytique.

Un traitement n'est pas requis car une autorésolution est de règle. Une surinfection bactérienne peut être évitée par des antiseptiques et/ou antibiotiques. Des soins locaux et éventuellement une antibiothérapie générale peuvent être prescrits en cas de surinfection. Dans des formes profuses ou chez l'immunodéprimé, l'imiquimod a été utilisé avec succès [7]. Chez l'animal, la vaccination peut être réalisée.

Nodule des trayeurs. Il est également dû à un parapoxvirus. La contamination se fait principalement au moment de la traite par contact avec les mamelles de bovins infectés. Les lésions cliniques sont proches de celles de l'Orf, siégeant sur les mains et les doigts et les complications identiques : surinfection bactérienne avec adénopathies satellites et lymphangite, érythème polymorphe. La régression spontanée se fait en 4 semaines environ. Le diagnostic est surtout clinique. La biopsie est peu spécifique, permettant surtout d'éliminer des diagnostics comme un granulome à corps étranger, un botryomycome, une sporotrichose ou une mycobactériose. On peut s'aider de la microscopie électronique, voire de la culture sur cellules bovines.

RÉFÉRENCES

1. Cook G.C., *J R Soc Health.* 1996, *116*, 253.
2. Wiser I. et coll., *Vaccine.* 2007, *25*, 97.
3. Varkey P. et coll., *Mayo Clin Proc.* 2002, *77*, 619.
4. Suarez-Fernandez G., *An R Acad Nac Med (Madr).* 2002, *119*, 77.
5. Carsuzaa F. et coll., *Presse Med.* 2005, *34*, 189.
6. Groves R.W. et coll., *J Am Acad Dermatol.* 1991, *25*, 706.
7. Hosamani M. et coll., *Expert Rev Anti Infect Ther.* 2009, *7*, 879.
8. Lederman E.R. et coll., *Clin Infect Dis.* 2007, *44*, 100.
9. Torfason E.G. et coll., *J Clin Virol.* 2002, *24*, 79.
10. Wise L. et coll., *Virus Res.* 2007, *128*, 115.
11. Moutarda I. et coll., *Ann Dermatol.* 2000, *127*, 397.

Virus coxsackies

Maladie « mains-pieds-bouche » (fig. 2.19). Décrite pour la première fois par Robinson en 1957 à Toronto, puis individualisée sous l'appellation de *hand, foot and mouth disease* [1], elle est très contagieuse par transmission orale et fécale et procède par épidémies estivales, touchant surtout les enfants de moins de 10 ans. Elle est due habituellement au virus coxsackie A16 mais d'autres virus ont été isolés, des coxsackies de différents types (A6) et d'autres entérovirus comme l'entérovirus 71.

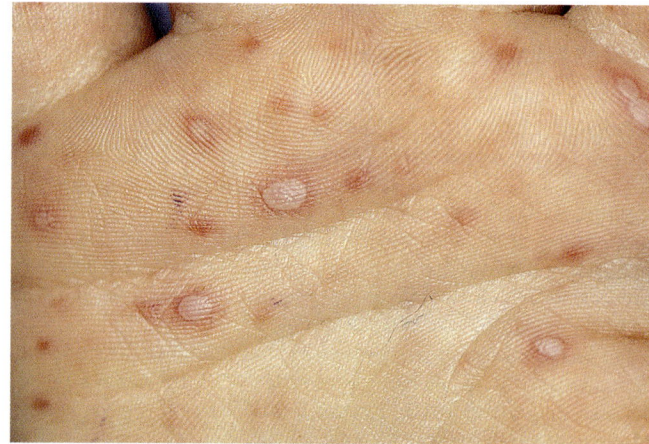

Fig. 2.19 Maladie « mains-pieds-bouche ».

Après une incubation de 3 à 5 jours et une phase prodromique inconstante avec fièvre modérée, malaise général, apparaît l'éruption évocatrice par son aspect et surtout sa topographie : d'abord énanthème de la muqueuse buccale, de localisation antérieure, sous forme de petites vésicules de 1 à 3 mm de diamètre, vite rompues, laissant des érosions grisâtres à liséré rouge, ovalaires, coalescentes ; cette stomatite douloureuse gêne l'alimentation. Puis apparaît l'exanthème aux mains et aux pieds avec des vésicules ovalaires de 2 à 5 mm de diamètre à liquide clair, à toit blanc ou grisâtre, entourées d'une aréole érythémateuse. Ces vésicules se répartissent surtout aux faces dorsales des mains, au bord cubital des paumes, aux régions périunguéales ; elles sont souvent moins nombreuses aux pieds où elles prédominent aussi à la face d'extension. Il n'y a pas de prurit mais une sensation de cuisson. Parfois, l'éruption s'étend davantage, atteignant les fesses, les coudes, les genoux. L'auto-résolution est de règle et souvent une onychomadèse, notamment des mains, est observée, témoignant de l'atteinte unguéale. L'évolution est bénigne dans la majorité des cas, l'éruption disparaissant en une semaine environ.

Actuellement, cette maladie s'observe de plus en plus souvent chez l'adulte, notamment en association avec le coxsackie A6. L'évolution clinique est alors plus prolongée [2]. Des exanthèmes généralisés et atypiques peuvent être observés avec les types A6 et A16. L'atteinte périorale est fortement associée à l'A6 [3], tout comme l'eczema coxsackium qui peut mimer chez l'atopique un *eczema herpeticum*.

Complications. Des atteintes neurologiques et pulmonaires graves ont principalement été décrites en Asie depuis la fin des années 1980 lors d'épidémies avec l'entérovirus 71, avec des myocardites, des pneumopathies interstitielles et des encéphalites conduisant au décès, souvent dans un tableau d'œdème pulmonaire (neurogénique). L'infection est responsable de séquelles neurologiques graves et ces épidémies ont été comparées à la poliomyélite [4-7]. Les décès étaient surtout observés chez des enfants de moins de 5 ans qui avaient une élévation significative du taux des cytokines pro-inflammatoires dont notamment l'IL-6. D'autres formes graves semblent associées à certains sous-types du virus (B3, B4 et C2) [8], et ne sont pas sensibles aux antiviraux connus. Il existe actuellement plusieurs vaccins (EV71) de type virus vivant atténué qui donnent une bonne protection mais ne couvrent pas les cas liés aux coxsackies A16 [9].

Le diagnostic peut être établi par l'isolement du virus dans les vésicules cutanées et/ou sur le pharynx et dans les selles. L'isolement par cultures cellulaires est assez difficile et des techniques de RT-PCR ont été développées à visée diagnostique. On peut également observer l'ascension du taux des anticorps entre deux prélèvements à 10 jours d'intervalle. La biopsie des vésicules montre une dégénérescence ballonnisante des cellules épidermiques évocatrice d'un processus viral mais non spécifique de la maladie.

Le diagnostic différentiel discute surtout l'érythème polymorphe et il est probable qu'avant 1957, la maladie mains-pieds-bouche était confondue avec cette affection. La distinction est plus facile avec la primo-infection herpétique, plus importante et douloureuse, accompagnée d'adénopathies et de lésions cutanées inconstantes et très différentes.

Le pronostic est habituellement bénin et ne justifie que des traitements symptomatiques tels que des bains de bouche avec de l'eau bicarbonatée et de la lidocaïne visqueuse par exemple. L'aciclovir a été essayé dans une petite série pédiatrique, permettant un raccourcissement de l'évolution avec une nette amélioration dans les 24 heures. Le mécanisme d'action ne passe pas par l'inactivation de la thymidine-kinase, absente chez les coxsackies, mais pourrait être dû à une action antivirale liée à l'augmentation de la production d'interféron par le patient [10].

Herpangine. Survenant par petites épidémies saisonnières estivales, l'herpangine due aux coxsackies A1 à 6, 8, 10 et 22, parfois entérovirus B [8], atteint surtout le nourrisson et l'enfant avant 3 ans. Après une incubation moyenne de 4 jours, elle débute brutalement par une poussée fébrile, des céphalées, des myalgies et une dysphagie douloureuse. Sur un érythème diffus du voile du palais et/ou du pharynx, apparaissent des vésicules à contenu clair, de 1 à 2 mm de diamètre, non confluentes, entourées d'une aréole inflammatoire. Elles siègent sur le pilier antérieur des amygdales, la partie postérieure du voile et la luette alors qu'habituellement la langue et la partie antérieure de la cavité buccale sont respectées. L'évolution se fait vers des érosions douloureuses qui disparaissent en moins d'une semaine, comme les autres signes cliniques. Le traitement est symptomatique.

Echovirus. Divers echovirus peuvent être responsables d'éruptions maculopapuleuses et vésiculeuses et être impliqués dans des pseudo-angiomatoses éruptives (*cf. infra*). Ces dernières peuvent également être liées aux virus CMV, EBV et à des morsures d'insectes [11].

RÉFÉRENCES
1. Tindall J. et coll., *Cutis.* 1972, *9*, 457.
2. Downing C. et coll., *J Clin Virol.* 2014, *60*, 381.
3. Hubiche T. et coll., *Pediatr Infect Dis J.* 2014, *33*, e92.
4. Ho M. et coll., *N Engl J Med.* 1999, *341*, 929.
5. Huang C. et coll., *N Engl J Med.* 1999, *341*, 936.
6. Tu P.V. et coll., *Emerg Infect Dis.* 2007, *13*, 1733.
7. Chen K.T. et coll., *Pediatrics.* 2007, *120*, 244.
8. Herrero L.J. et coll., *Arch Virol.* 2003, *148*, 1369.
9. Chong P. et coll., *Clin Infect Dis.* 2015, *60*, 797.
10. Shelley W.B. et coll., *Cutis.* 1996, *57*, 232.
11. Chuh A. et coll., *Infect Dis Rep.* 2012, *4*, e12.

Paréchovirus de type 3

Faisant partie, comme les virus echo et coxsackie de la famille des picornaviridae, virus à ARN, le parechovirus de type 3 est mentionné car il peut être responsable d'une *atteinte dermatologique très caractéristique*. Il est responsable d'un tableau de sepsis grave du nouveau-né ou du nourrisson, avec fièvre élevée, tachypnée et tachycardie, souvent considéré comme une méningite. Il n'y a pas d'élévation marquée de la CRP ni de leucocytose significative. Chez 20 % des enfants, *une éruption érythémateuse ou érythémato-papuleuse apparaît au 3e jour de la fièvre* et *prédomine aux extrémités, paumes et plantes*, permettant de fortement suspecter ce diagnostic cliniquement dans ce contexte. Le diagnostic peut être confirmé par une recherche virale par PCR, habituellement positive dans le sang et le LCR.

Rougeole

Cette affection, due à un paramyxovirus, est encore grave dans les pays en voie de développement [1, 2]. En Europe, elle est habituellement bénigne mais les complications graves ne sont pas exceptionnelles, 100 à 200 cas d'encéphalite post-morbilleuse sont rapportés en France chaque année. De plus, chez l'immunodéprimé (transplanté ou infecté par le VIH), l'infection est volontiers grave avec un risque létal.

Aspects cliniques. Le diagnostic chez l'enfant est souvent facile (fig. 2.20). Elle survient préférentiellement vers 5-6 ans. L'éruption apparaît 14 jours après le contage mais le sujet est contagieux dès le 6e jour après celui-ci et jusqu'à 2 jours après l'éruption. Il faut rechercher les taches de *Koplik*, pathognomoniques de la rougeole, pendant la phase d'invasion : c'est un semis de points blanc bleuâtre, parsemant la muqueuse rouge, localisé à la face interne des joues en regard des prémolaires. À cette phase, il existe un malaise général, des troubles digestifs, un catarrhe oculonasal, une forte fièvre à 38-39 °C. L'éruption apparaît 3 ou 4 jours après, alors que la fièvre culmine et que l'énanthème s'efface. Ce sont des maculopapules confluentes à évolution descendante laissant quelques espaces de peau saine. Les premiers éléments apparaissent sur le visage, à la lisière du cuir chevelu, derrière les oreilles, puis s'étendent sur le cou, le thorax, les membres supérieurs puis inférieurs. Les signes généraux persistent pendant la phase éruptive, puis s'atténuent alors que l'éruption disparaît, remplacée par une fine desquamation. Les formes de plus en plus fréquentes de l'adulte sont responsables d'une altération profonde de l'état général entraînant souvent une hospitalisation. Hépatite et thrombopénie sont alors très fréquentes.

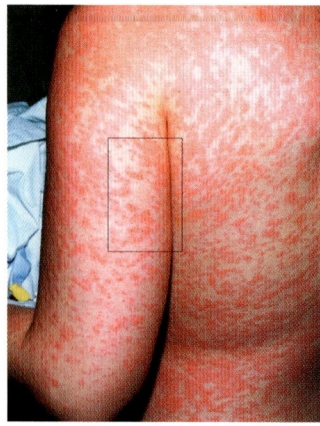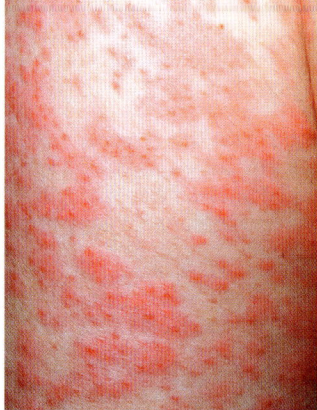

Fig. 2.20 Rougeole.

Liées soit au virus lui-même, soit à une surinfection bactérienne, il existe des complications ORL (otite, laryngite), bronchopulmonaires, neurologiques (encéphalite en fin d'éruption, panencéphalite subaiguë sclérosante mortelle apparaissant quelques années après : 5/1 million de rougeoles), hémorragiques, digestives. Elles sont particulièrement graves en cas de déficit immunitaire ou de dénutrition, notamment de carence en vitamine A.

D'autres manifestations dermatologiques ont été attribuées au virus de la rougeole, telles qu'un syndrome « en gants et chaussettes » associé à une bicytopénie [3].

Vaccination. Elle est souhaitable, ayant largement fait ses preuves, chez tous les enfants de plus d'un an (n'ayant bien sûr pas d'antécédent de rougeole) [1, 2, 4]. L'objectif de l'OMS était de faire disparaître la rougeole, grâce à la vaccination à l'horizon 2010. Cette vaccination est associée en France aux vaccinations antirubéole et oreillons et se pratique entre 12 et 24 mois. Un rappel autour de 6-7 ans est recommandé. S'agissant d'un vaccin vivant atténué, elle est contre-indiquée en cas de déficit immunitaire avéré. L'allergie à l'œuf, même bien documentée, ne constitue pas une contre-indication à la vaccination [2]. Lorsque des immunoglobulines humaines ont été administrées, la vaccination rougeoleuse ne doit être faite que 3 mois plus tard. Il existe quelques effets indésirables secondaires à cette vaccination, tels qu'une réaction vaccinale (fièvre avec rash fugace) dans 10 à 15 % des cas, survenant 5 à 12 jours après le vaccin, des convulsions hyperthermiques, rarement une méningite aseptique [5] ou d'exceptionnels purpuras thrombopéniques [6, 7]. Le risque de panencéphalite subaiguë sclérosante post-vaccination qui avait été discuté semble remis en cause [8]. Il est en tout cas bien moindre que celui de la rougeole naturelle. De même, la relation possible entre cette vaccination et l'autisme, qui avait été évoquée, est actuellement écartée [9]. La résurgence actuelle de la rougeole dans les pays occidentaux, dont la France, chez les enfants et les adultes, est en grande partie liée à une couverture vaccinale insuffisante.

Rubéole

Dans sa forme la plus classique du petit enfant, la rubéole, due à un Togavirus, est de diagnostic facile. Elle survient surtout au printemps. Après une incubation totalement silencieuse d'environ 16 jours, apparaissent une fièvre et des myalgies puis une éruption débutant sur le visage, envahissant l'ensemble du corps en une journée. Elle prédomine sur les pommettes et le menton, puis sur le thorax, l'abdomen, les fesses et la racine des membres, respectant paumes, plantes et cuir chevelu. Ce sont des macules rose pâle, le plus souvent séparées par des espaces de peau saine, parfois confluentes. Les lésions disparaissent en 3 ou 4 jours, suivies d'une fine desquamation furfuracée. Des macules rosées du palais peuvent être observées (taches de Forschheimer). Il existe de façon quasi constante des adénopathies dans différents territoires ganglionnaires, en particulier dans les régions suboccipitales et rétro-auriculaires. Une discrète splénomégalie existe dans un cas sur deux. La numération-formule montre souvent une hyperlymphocytose et une plasmocytose quelques jours après l'éruption. Les formes compliquées sont exceptionnelles (purpura thrombopénique, arthrite, méningo-encéphalite) [1, 10].

Chez l'adolescent et l'adulte, la symptomatologie est parfois plus bruyante : fièvre à 39 °C, éruption rouge vif d'allure scarlatiniforme, atteinte muqueuse fréquente, adénopathies diffuses, arthrites et splénomégalie avec même possible rupture spontanée de la rate. Des complications neurologiques centrales ou périphériques sont rares.

Le diagnostic peut être clinique dans sa forme classique, mais il existe également un grand nombre de rubéoles inapparentes, sans éruption. À l'inverse, le diagnostic de rubéole peut aussi être posé par excès, car de très nombreux virus (coxsackie, echovirus, adénovirus, EBV) sont responsables d'éruptions rubéoliformes. Les examens sérologiques sont donc indispensables pour affirmer le diagnostic de rubéole. Ceci est impératif lorsque l'éruption survient chez la femme enceinte ou dans son entourage : une séroconversion ou une élévation significative du titre des anticorps (d'un facteur 4) détectée par inhibition de l'hémagglutination et/ou immunoenzymologie signe la primo-infection rubéolique que confirme la présence d'IgM.

En cas de grossesse, le diagnostic de rubéole est capital chez la femme enceinte antérieurement séronégative du fait de graves conséquences fœtales, lorsque l'infection survient dans les deux premiers trimestres et en particulier avant la 11e semaine : hypotrophie, microcéphalie avec retard mental, malformations oculaires, auditives et cardiaques. L'infection fœtale *in utero* peut être mise en évidence soit par le sérodiagnostic sur prélèvement sanguin fœtal, soit de façon très précoce par RT-PCR sur les villosités choriales et dans le liquide amniotique [11]. Ce risque explique que l'on propose à l'heure actuelle une interruption thérapeutique de grossesse lorsque l'infection survient pendant le 1er trimestre de la grossesse. Cependant, du fait de la politique de vaccination, la survenue d'une rubéole au cours de la grossesse est devenue rare dans les pays développés [12].

La vaccination est réalisée dans la petite enfance en combinaison avec celle de la rougeole et des oreillons autour de 12 mois et, comme pour la vaccination antirougeole, un rappel autour de l'âge de 6 ans est recommandé [4]. Elle est aussi proposée chez les femmes en âge de procréer séronégatives et est suivie d'une contraception sûre d'au moins 3 mois (même si aucun cas de rubéole congénitale après vaccination n'a été décrit). Le sérodiagnostic spécifique est conseillé au moment de l'examen marital et obligatoire lors de la déclaration de grossesse, même s'il y a eu vaccination dans la petite enfance car au moins 9 % des sujets vaccinés n'ont plus d'anticorps circulants. Si la vaccination est pratiquée chez l'adulte, il existe un risque d'arthrite chronique réactionnelle, s'installant une dizaine de jours après la vaccination et persistant au moins un an [10, 13].

Arbovirus

Ces *arthropod-borne virus* ont en commun leur transmission par des arthropodes, mais correspondent à des familles hétérogènes (*Flaviridae, Togaviridae, Bunyaviridae, Rhabdoviridae, Reoviridae*), s'observant principalement dans les régions tropicales. À l'exception de la dengue et des Hantavirus, il existe un risque de contamination interhumaine secondaire (sang, liquide biologique, voie aérienne).

La dengue est l'arbovirose la plus fréquente au monde, avec 100 millions de cas/an. Il existe au moins 4 types sérologiques différents. L'homme est le seul réservoir et le vecteur est le moustique *Aedes aegypti*. La dengue est observée dans le Sud-Est asiatique, l'Amérique centrale et du Sud, le Pacifique, les Caraïbes, mais du fait des bouleversements climatiques, *Aedes aegypti* remonte dans le Nord et est présent dans le Sud de l'Europe, notamment en Camargue et en Corse.

Comme beaucoup d'arboviroses [14], elle se manifeste par un syndrome algoéruptif brutal, avec une fièvre initiale, des céphalées, notamment rétro-orbitaires et des courbatures musculaires responsables de l'allure «guindée» (*dengere*), puis défervescence vers le 3e-4e jour, suivie d'une reprise de la fièvre accompagnée au 5e-6e jour d'une éruption maculeuse ou maculopapuleuse, à début distal, avec une évolution confluente rouge vif et œdémateuse, prurigineuse, parfois purpurique avec des intervalles de peau saine caractéristiques («îlots blancs dans une mer rouge») [15]. Cette affection est le plus souvent bénigne au prix d'une asthénie prolongée, mais peut être aussi potentiellement grave avec la survenue d'un syndrome hémorragique grave et/ou un choc (par fuite capillaire) engageant le pronostic vital, surtout en cas de recontamination par un virus de la dengue d'un autre sérotype, comme dans d'autres arboviroses telles que la fièvre jaune, la maladie de la forêt de Kyasanur, la fièvre de la vallée du Rift, la fièvre hémorragique de Crimée.

Le Chikungunya est une arbovirose qui était jusqu'en 2005, date de l'épidémie dans l'Océan Indien, limitée au Sud-Est asiatique, l'Afrique centrale et occidentale. Comme celui de la dengue, le virus est transmis par *Aedes albopictus* et est responsable également d'une fièvre algo-éruptive. Les lésions cutanées sont polymorphes : exanthème maculopapuleux, parfois vésiculeux, d'évolution rapidement régressive [16]. Ce sont surtout les douleurs articulaires qui sont au premier plan, du fait du tropisme articulaire de cet alphavirus, et donnent son nom à la maladie, qui signifie «celui qui marche courbé en avant». Ces polyarthralgies inflammatoires mais non destructrices persistent plusieurs semaines après l'épisode aigu.

Certains arbovirus sont responsables d'encéphalites, de méningites, de myélites, de névrites et de polyradiculonévrites, comme le virus West Nile (initialement décrit sur les bords du Nil), dont les oiseaux migrateurs sont le réservoir et des moustiques le vecteur. Ce virus peut être responsable d'un exanthème maculopapuleux roséoliforme et des cas ont été décrits en France [17].

Le virus Zika est un flavivirus réémergent, transmis par moustiques, et est surtout trouvé en Polynésie Française, aux Philippines et en Micronésie. Il provoque une infection virale fébrile aiguë accompagnée d'un exanthème diffus aspécifique [18]. En général, l'évolution est plutôt bénigne, mais des cas plus sévères, notamment de type Guillain-Barré, ont été observés, ainsi que des malformations chez les fœtus. Un testing moléculaire spécifique pan-flavirirus pourrait aider à avoir une idée plus précise sur ce virus.

Avec la multiplication des voyages intercontinentaux, ces maladies tropicales peuvent être observées chez des personnes qui ont séjourné dans des zones à risque. Il faut donc y penser devant un tableau fébrile, **chez des sujets revenant de pays tropicaux**, à côté du diagnostic de paludisme et de salmonellose, surtout s'il existe des signes cutanés [19, 20]. Par ailleurs, la présence de vecteurs comme l'*Aedes aegypti* dans le Sud de la France doit rendre vigilant vis-à-vis d'un risque potentiel de dengue ou de Chikungunya dans ces régions non tropicales.

RÉFÉRENCES

1. Alter S.J. et coll., *Curr Probl Pediatr Adolesc Health Care*. 2015, *45*, 21.
2. Bale J.F., *Handb Clin Neurol*. 2014, *121*, 1345.
3. Perez-Ferriols A. et coll., *J Am Acad Dermatol*. 1994, *30*, 291.
4. Wu J.J., *J Am Acad Dermatol*. 2004, *50*, 495.
5. Ki M. et coll., *Am J Epidemiol*. 2003, *157*, 158.
6. Autret E. *Thérapie*. 1996, *51*, 677.
7. Black C. *Br J Clin Pharmacol*. 2003, *55*, 107.
8. Campbell H. et coll., *Int J Epidemiol*. 2007, *36*, 1334.
9. DeStefano F., *Clin Pharmacol Ther*. 2007, *82*, 756.
10. Lambert N. et coll., *Lancet*. 2015, *pii*, S0140.
11. Tanemura M. et coll., *Am J Obstet Gynecol*. 1996, *174*, 578.
12. Castillo-Solorzano C. et coll., *Emerg Infect Dis*. 2004, *10*, 2017.
13. Geier D.A. et coll., *Clin Exp Rheumatol*. 2002, *20*, 767.
14. Halstead S.B., *Lancet*. 2007, *370*, 1644.
15. Desruelles F. et coll., *Ann Dermatol*. 1997, *124*, 237.
16. Fourcade S. et coll., *Ann Dermatol*. 2006, *133*, 549.
17. Del Guidice P. et coll., *Dermatology*. 2005, *211*, 348.
18. Summers D.J. et coll., *J Travel Med*. 2015, *22*, 338.
19. Durand J.P. et coll., *Med Trop*. 2002, *62*, 291.
20. Barrau K. et coll., *BEH*. 2001, *3*, 9.

Filovirus

La famille des filovirus se compose principalement des virus **Ebola** et **Marburg** [1]. L'espèce Zaire de l'Ebola est responsable de la fièvre hémorragique survenant sous forme d'épidémies chez l'homme avec une mortalité qui atteint 70 %. Le virus peut contaminer l'homme *via* contact direct, avec le sang, les selles ou les vomissures des individus atteints. Une fois qu'il a pénétré l'organisme, le virus infecte les macrophages et les cellules dendritiques, avant une dissémination vers les ganglions lymphatiques, et ensuite le système lymphoïde, les cellules endothéliales, les fibroblastes, les hépatocytes, etc. Ceci conduit *via* un ouragan cytokinique pro-inflammatoire vers des troubles sévères de la coagulation [1]. En effet, les macrophages infectés synthétisent un facteur tissulaire de surface qui induit l'activation de la voie extrinsèque de la coagulation. L'Ebola entraîne également une diminution de l'immunité adaptative avec un arrêt de la formation d'anticorps par apoptose des lymphocytes [1].

Après une incubation qui varie entre 6 à 14 jours, se manifestent d'abord les signes précurseurs avec une fièvre, perte d'appétit, malaise et altération de l'état général [1]. Au niveau de l'extrémité céphalique, du torse et des membres supérieurs apparaît ensuite *une éruption cutanée avec des lésions érythémateuses, non prurigineuses, des pétéchies et des ecchymoses, parfois des bulles* [2, 3]. Simultanément, apparaissent des selles hémorragiques, des nausées, des vomissements et des douleurs abdominales intenses. Le diagnostic peut être fait par biopsie cutanée avec immunohistochimie, microscopie électronique, ELISA et PCR [4]. Aucun traitement causal n'existe à l'heure actuelle et les recherches pour une vaccination sont en phase préclinique.

RÉFÉRENCES

1. Rougeron V. et coll., *J Clin Virol*. 2015, *64*, 111.
2. Blattner C.M. et coll., *Dermatol Online J*. 2015, *21*, 3.
3. Nkoghe D. et coll., *Int J Dermatol*. 2012, *51*, 1037.
4. Zaki S.R. et coll., *J Infect Dis*. 1999, *179*, S36.

Polyomavirus

Les polyomavirus sont des virus à ADN à double brin, non enveloppés, avec un petit génome d'environ 5,2 kb. Environ une douzaine peuvent infecter l'homme et causer des pathologies sévères en cas d'immunodéficience sévère, comme des leucoencéphalites multifocales progressives (JCPyV) et des néphropathies (BKPyV). Les données précises sur les voies d'infection, la transmission et la latence restent encore largement inconnues [1]. Certains polyomavirus sont actuellement indéniablement associés à des pathologies cutanées et possèdent des *tropismes particuliers pour les kératinocytes et les cellules endothéliales*.

Le carcinome à cellules de Merkel, une tumeur neuroendocrine cutanée potentiellement très agressive, est associé au MCPyV et contient des copies du génome viral qui contribuent à la carcinogenèse (*cf.* chapitre 12-12) [1].

La trichodysplasie spinulosique, liée au TSPyV, est une maladie rare, associée à une infection par polyomavirus, découverte en 2010 [2]. Elle ne s'observe que chez le patient immunodéprimé et affecte particulièrement le visage avec des distensions folliculaires et la formation des cônes kératosiques. Accessoirement, les oreilles et le torse peuvent être affectés. L'histologie montre une acanthose de l'épiderme, avec un élargissement des follicules pileux et une hyperprolifération cellulaire. Le virus peut être détecté par immunohistochimie et par PCR. Les lésions disparaissent souvent spontanément lors de la restauration des capacités immunologiques du patient. Sinon, le cidofovir en gel (1 à 3 %), en inhibant l'activité de la polymérase humaine, donne des résultats thérapeutiques favorables. Le valganciclovir par voie orale pourrait constituer une option alternative.

Le sarcome de Kaposi, lié à l'HHV8, est également fréquemment *co-infecté* par différents polyomavirus, dont il faudra encore déterminer le rôle exact [3].

RÉFÉRENCES

1. Santos-Juanes J. et coll., *Br J Dermatol.* 2015, *173,* 42.
2. Kazem S. et coll., *APMIS.* 2013, *121,* 770.
3. Du-Thanh A. et coll., *Br J Dermatol.* 2015, *173,* 1063.

HTLV-1

L'infection par le virus HTLV-1 (*Human T-cell Lymphotrophic Virus type-1*) est associée à la leucémie/lymphome des cellules T de l'adulte (*Adult T-cell Leukemia/Lymphoma* : ATLL) [1-3]. Il y a des signes cutanés dans environ 50 % des cas d'ATLL.

Les manifestations cutanées sont les suivantes ; nodules et tumeurs (35 %), papules multiples (24 %), plaque (24 %), macules (12 %) et érythrodermie (6 %). Le diagnostic se fait par Westernblot et PCR. La « dermatite infectieuse » associée est une dermatose chronique observée chez un bon nombre d'enfants infectés avec le virus HTLV-1 [4]. Sa présence est souvent un facteur pronostique défavorable. L'aspect clinique, eczématiforme et suintant, est très polymorphe et difficile à diagnostiquer [4]. Elle est souvent associée à la présence d'infections réfractaires par *Staphylocoques aureus,* ou streptocoques bêta-hémolytiques de la peau et des vestibules du nez. Les critères diagnostiques sont les suivants :
– « eczéma » du scalp, des aisselles, des plis inguinaux, des oreilles, de la nuque et la région paranasale ;
– écoulement nasal chronique acqueux ;
– pyodermites chroniques récurrentes ;
– début durant l'enfance ;
– séropositivité à l'HTLV-1 [5].

Les patients infectés par l'HTLV-1 sont également plus sujets aux dermatoses suivantes : xérose, dermatite séborrhéique, ichtyose acquise, ainqi qu'aux dermatoses infectieuses et parasitaires [5].

RÉFÉRENCES

1. Bittencourt A.L. et coll., *Acta Oncol.* 2009, *48,* 598.
2. Jawed S. et coll., *J Am Acad Dermatol.* 2014, *70,* e1.
3. Marchetti M.A. et coll., *J Am Acad Dermatol.* 2015, *72,* 293.
4. Hlela C. et coll., *Dermatol Clin.* 2014, *32,* 237.
5. Bittencourt A.L. et coll., *Int J Dermatol.* 2010, *49,* 1099.

Éruptions paravirales

Le concept d'éruption paravirale : clarification terminologique

J.-H. Saurat, D. Lipsker

Le concept d'éruption paravirale répond à un besoin de simplification. En effet, les dermatologues de ces dernières décennies ont décrit des tableaux cliniques caractéristiques, contemporains de primo-infections ou de réactivations virales (tableau 2.7). Initialement ces tableaux ont été attribués à un type de virus (p. ex. le virus de l'hépatite B pour l'acrodermatite papuleuse infantile), donc le concept « un virus/une éruption ».

On sait maintenant que d'autres virus ont été associés à des tableaux cliniques identiques. Aussi le concept d'une réaction cutanée, caractéristique par son aspect clinique et éventuellement histologique, mais que plusieurs virus sont susceptibles d'induire, s'est-il imposé, donc le concept « plusieurs virus pour une éruption ».

Tableau 2.7 Éruptions paravirales

Syndrome clinique	Virus associé principal	Autres virus	Nosologie
Nosologie précédemment non définie			
Acrodermatite papuleuse (Gianotti-Crosti)	Hépatite B	Nombreux	Éruption paravirale
Syndrome en gants et chaussettes	Parvovirus B19	Nombreux	Éruption paravirale
Pityriasis rosé de Gibert	HHV7	HHV6	Éruption paravirale
APEC	Non déterminé	Parvovirus B19, HHV7	Éruption paravirale
Pseudo-angiomatose éruptive	Non déterminé	Parvovirus B19, entérovirus, EBV	Éruption paravirale
Nosologie précédemment définie			
Érythème polymorphe	Herpes simplex	Mal établis/Orf	Maladie bulleuse
Érythème noueux	Aucun	Nombreux	Hypodermite septale
Syndrome de Sweet	Aucun	Nombreux	Dermatose neutrophilique
Pustulose exanthématique aiguë généralisée	Entérovirus	Parvovirus B19	Dermatose neutrophilique
Urticaire	Aucun	Nombreux	Urticaire
Lichen striatus/ blaschkite de l'adulte	Inconnu	Mal établis	Dermatoses blaschkolinéaires
Vasculites	Hépatites	Nombreux	Vasculite
Pityriasis lichénoïdes	Inconnu	Nombreux	Vasculite (lymphocytaire)
Syndrome d'hypersensibilité (DRESS)	HHV6	EBV, CMV	Éruption médicamenteuse

APEC : *Asymmetric Periflexural Exanthem of Childhood.*

Maladies infectieuses

2-1 Viroses à expression cutanée

Dans certains cas, le déclenchement de l'éruption par un ou plusieurs virus n'est que fortement suspecté sans avoir été (pour le moment) démontré (p. ex. pour la pseudo-angiomatose éruptive). Le terme de « paraviral » implique que l'éruption n'est pas due à un effet cytopathogène direct, spécifique du virus (à la différence, par exemple, des lésions intraépidermiques de l'*herpes simplex*) mais plutôt à une réponse de l'hôte à la présence du virus dans la peau, par exemple lors du pityriasis rosé : dans des cellules mononucléées du derme. Ainsi, un même virus pourra induire plusieurs aspects cliniques *selon l'hôte* : par exemple, le parvovirus B19, outre l'aspect du mégalérythème épidémique, spécifique de la primo-infection chez l'enfant, est l'une des causes du syndrome papulopurpurique « en gants et chaussettes ».

Souvent, il semble qu'un médicament puisse induire un syndrome identique, peut-être en induisant la réactivation du virus.

Ce concept d'éruption paravirale s'applique aussi à des entités nosologiques classiques, tels l'érythème polymorphe ou l'urticaire, mais dont on sait qu'elles peuvent, entre autres, être déclenchées par une infection ou une réactivation virale [1]. Nous décrivons ci-dessous les aspects d'éruption paravirale que la nosologie antérieure n'avait pas attribués à un cadre nosologique défini (tableau 2.7).

RÉFÉRENCE
1. Lipsker D. et coll., *Dermatology.* 2005, *211*, 309.

Acrodermatite papuleuse infantile (syndrome de Gianotti-Crosti)

D. Lipsker

Clinique (fig. 2.21)

C'est une éruption monomorphe de l'enfant jeune, durable (plus de 10 jours), décrite en 1955 par deux dermatologistes Italiens, Gianotti et Crosti. Un tableau clinique comparable a plus rarement été décrit chez l'adulte [1].

Comme son nom l'indique, dans la forme la plus typique la lésion élémentaire est une papule plane, érythémateuse ou couleur de la peau, à surface lisse, mesurant 2 à 10 mm de diamètre. Les lésions ne sont pas ou peu confluentes, non ou peu prurigineuses. Les formes atypiques sont papulovésiculeuses, peuvent ressembler à des piqûres d'insectes, être prurigineuses, lichénoïdes ou œdémateuses, voire purpuriques.

La topographie sur la face d'extension des membres, des fesses, de la face et du cou avec respect habituel du tronc est très caractéristique.

Contrairement à la plupart des exanthèmes viraux, les lésions peuvent persister plusieurs semaines, mais elles finissent par disparaître sans traitement.

Causes

L'acrodermatite papuleuse a été initialement rattachée à une infection par le virus B des hépatites, dont la prévalence est particulièrement élevée en Italie. L'hépatite aiguë, anictérique, pouvant persister 2 mois et évoluer vers une hépatite chronique, rapportée dans la description initiale, est inconstante. Cependant, par la suite, de nombreux autres agents infectieux (tableau 2.8) ont pu être rendus responsables d'une éruption tout à fait comparable et certains auteurs appellent « maladie » de Gianotti-Crosti la forme associée au virus B des hépatites et « syndrome » de Gianotti-Crosti les autres situations. Ainsi, l'adéno- et/ou l'hépatosplénomégalie, la fièvre, les arthralgies et la lymphocytose fréquemment présentes sont des signes de l'infection qui déclenche l'éruption sans être nécessaires pour porter le diagnostic d'acrodermatite. Actuellement, la « maladie » de Gianotti-Crosti est exceptionnelle en France et ce sont les « syndromes » associés à une infection par un virus de la famille des *Herpesviridae* et les formes post-vaccinales qui sont les plus fréquentes : vaccination contre l'hépatite B et l'hépatite A, vaccin oral contre la poliomyélite, vaccination par le ROR (rougeole-oreillons-rubéole), vaccination contre la grippe. Elles seraient plus atypiques que la forme

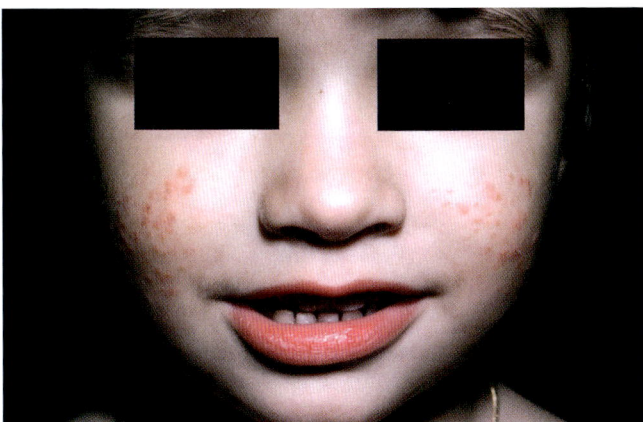
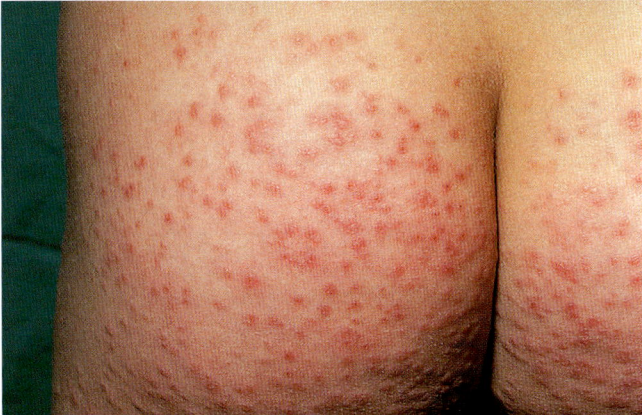
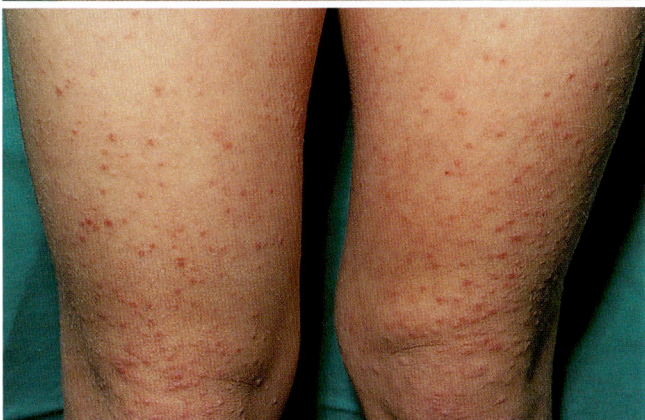

Fig. 2.21 Acrodermatite papuleuse : syndrome de Gianotti-Crosti.

Tableau 2.8 Principaux agents infectieux pouvant déclencher une acrodermatite papuleuse

Vaccins	Virus	Bactéries
Hépatite B	Hépatites A, B et C	Streptocoque β-hémolytique
Hépatite A	EBV	*Mycoplasma pneumoniae*
Poliomyélite	CMV	Mycobactéries atypiques (sujet VIH+)
ROR	HHV6	*Borrelia* sp.
Diphtérie	Coxsackie virus A16, B4, B5	*Bartonella henselae*
Entérovirus	Adénovirus	Méningocoque
Coqueluche	Parvovirus B19	
Grippe	Rotavirus	
	Rubéole	
	VIH-1	
	Orf	

associée au virus B, mais cela est aujourd'hui remis en question car il n'est pas possible de distinguer cliniquement les formes associées au virus B des autres. Les réactivations virales peuvent également déclencher cette éruption [2].

Diagnostic et histopathologie

Le diagnostic est clinique dans les formes typiques [1, 3]. Les principaux diagnostics différentiels sont le prurigo strophulus, le pityriasis lichénoïde, le purpura rhumatoïde, la 5e maladie et l'histiocytose langerhansienne chez l'enfant, l'érythème polymorphe, le lichen, les xanthomes éruptifs, la syphilis secondaire et le granulome annulaire disséminé chez l'adulte.

Dans les formes atypiques, une biopsie est parfois réalisée ; elle peut montrer une inflammation principalement papillaire, assez caractéristique des éruptions paravirales. Souvent, elle ne montre pas de signes spécifiques : un œdème du derme papillaire, de la spongiose, parfois de la parakératose et un infiltrat inflammatoire périvasculaire à cellules mononucléées avec parfois quelques polynucléaires éosinophiles. La présence d'une dermite de l'interface, quelquefois très lichénoïde avec des nécroses kératinocytaires, est possible. En l'absence d'orientation étiologique, un bilan minimal, comportant un hémogramme, le dosage des transaminases et la recherche de l'Ag HBs (ainsi que le sérodiagnostic VIH dans les formes de l'adulte), est suffisant. Aucun traitement n'est nécessaire, mais il faut expliquer aux parents que l'affection peut durer plusieurs semaines.

RÉFÉRENCES

1. Brandt O. et coll., *J Am Acad Dermatol.* 2006, *54*, 136.
2. Chuh A., *Dermatology.* 2004, *208*, 363.
3. Chuh A., *Infect Dis Resp.* 2012, *4*, e12.

Syndrome papulopurpurique « en gants et chaussettes »

D. Lipsker

Il s'agit d'un fin purpura, dont les petits éléments pourraient passer inaperçus sur un fond d'érythème, de topographie très particulière (fig. 2.22), décrit par M. Harms [1] sous cette appellation très imagée ; parfois, l'éruption est atypique, avec une topographie débordant les zones d'élection ou même située exclusivement à distance, dans les plis inguinaux, en caleçon [2]. Il peut aussi exister un énanthème pétéchial ou avec des microlésions aphtoïdes de la muqueuse buccale et un pseudo-signe de Koplick. L'étude histopathologique montre qu'il n'y a pas de vasculite ; il existe un infiltrat dermique périvasculaire principalement lymphocytaire avec une extravasation de globules rouges dans le derme papillaire. Il existe également des altérations épidermiques d'intensité variable avec acanthose, parakératose et, parfois, vacuolisation des kératinocytes basaux. L'infection par le parvovirus B19 était la première cause reconnue à ce syndrome et l'ADN du parvovirus B19 a été mis en évidence par PCR dans le sérum et les biopsies cutanées [3], ainsi que par des méthodes immunohistochimiques dans les cellules endothéliales dermiques [4]. Si le parvovirus B19 est la principale cause du purpura « en gants et chaussettes », ce n'est pas la seule et d'autres virus, comme ceux de la rougeole, de la rubéole, de l'hépatite B, le VIH, l'HHV6, l'HHV7, le cytomégalovirus ainsi que des bactéries (*Arcanobacterim haemolyticum*) et médicaments peuvent être impliqués [4-7].

RÉFÉRENCES

1. Harms M. et coll., *J Am Acad Dermatol.* 1990, *24*, 850.
2. Prins C. et coll., *Ann Dermatol Vénéréol.* 1997, *124*, 193.
3. Grilli R. et coll., *J Am Acad Dermatol.* 1999, *41*, 793.
4. Santoja C. et coll., *Am J Dermatopathol.* 2011, *33*, 790.
5. Velez A. et coll., *Br J Dermatol.* 2001, *145*, 515.
6. Segui N. et coll., *Dermatology.* 2000, *200*, 89.
7. Van Rooijen M.M. et coll., *Hautarzt.* 1999, *50*, 280.

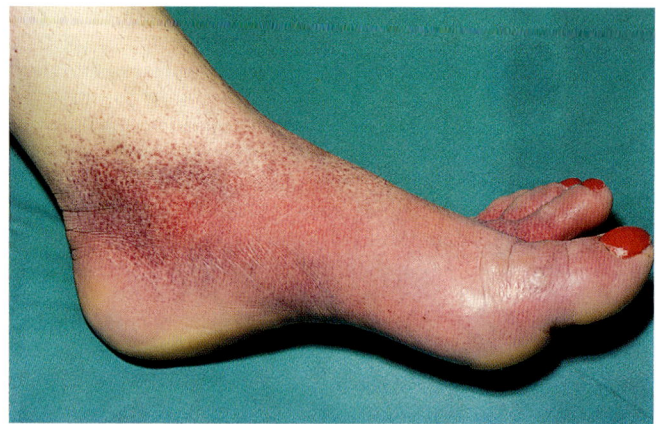

Fig. 2.22 Syndrome papulopurpurique « en gants et chaussettes ».

Pityriasis rosé de Gibert

D. Lipsker

Le pityriasis rosé de Gibert (PRG) est une dermatose bénigne, aiguë (fig. 2.23), décrite en 1860 par Gibert.

Le PRG survient plutôt chez l'enfant ou l'adulte jeune, entre 10 et 35 ans, mais peut se voir aux âges extrêmes de la vie. Il n'y a pas de prédominance de sexe. Si le caractère saisonnier, printanier et automnal, est classique, une recrudescence hivernale est possible [1]. Le PRG est parfois familial ou épidémique, en petites collectivités. Il n'y a pas de facteurs favorisants en dehors d'une atopie et/ou d'une infection récente mentionnées par certains dans près d'un tiers des cas.

Aspects cliniques

Forme classique. Les prodromes sont inconstants, faits d'une sensation de malaise général, de nausées, de perte d'appétit, de température, d'arthralgies, de céphalées.

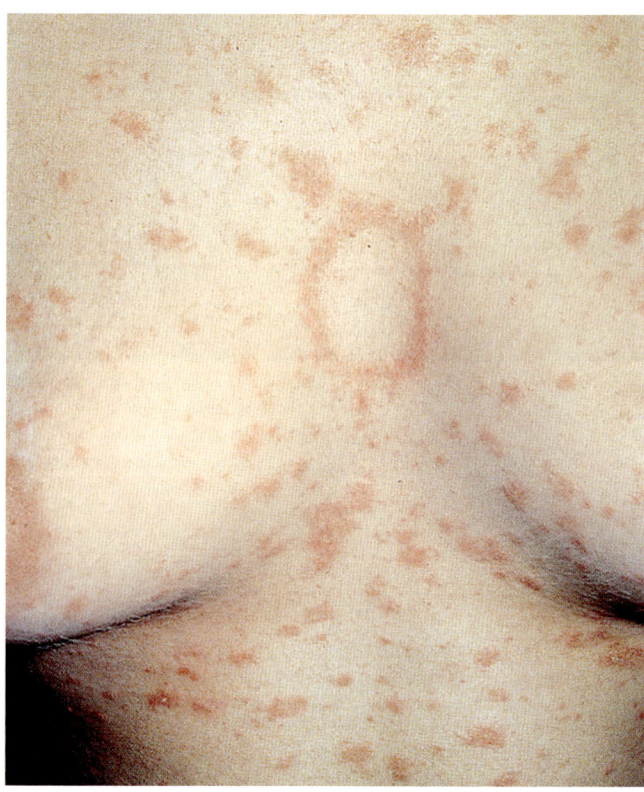

Fig. 2.23 Pityriasis rosé de Gibert.

La plaque initiale (ou plaque héraldique), ou médaillon principal, consiste en une lésion arrondie ou ovalaire, bien limitée, maculopapuleuse, de 2 à 10 cm de diamètre. La bordure est rose vif ; le centre est clair ou brunâtre et fripé ; les deux zones sont séparées par une fine collerette desquamative adhérente par la périphérie et dont le bord libre est tourné vers l'intérieur. La lésion s'accroît lentement de façon centrifuge. Ce médaillon principal siège sur le tronc le plus souvent mais aussi au cou, à la partie proximale des membres (fig. 2.24).

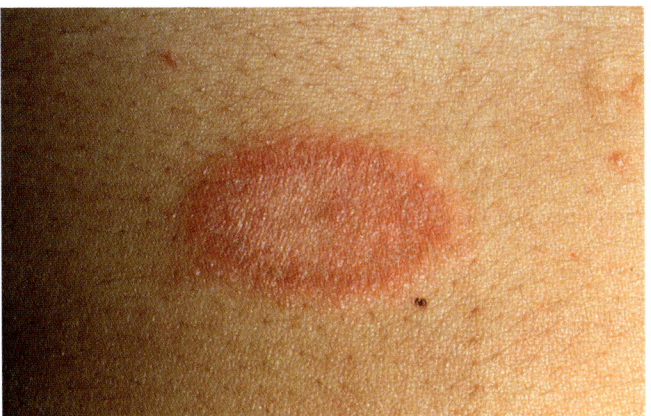

Fig. 2.24 Pityriasis rosé de Gibert – médaillon initial.

L'éruption secondaire apparaît entre 2 et 20 jours après le médaillon principal par vagues successives survenant à quelques jours d'intervalle et ce pendant une dizaine de jours. Deux types d'éléments sont identifiés :
– des petits médaillons identiques au médaillon primaire, le reproduisant en miniature et adoptant une topographie selon les lignes de tension de la peau, donnant un aspect en « arbre de Noël » ou en « baldaquin » (signe du baldaquin de Nicolas et Rousset) ;
– des lésions maculeuses ou légèrement papuleuses, érythémateuses et non squameuses, de petite taille, multiples.

L'éruption souvent symétrique touche le tronc, le cou (mais respecte le visage), les membres dans leur partie proximale. Il n'y a pas de signes fonctionnels. Le prurit d'intensité variable est plus souvent le fait des topiques utilisés et de l'eczématisation que véritablement du PRG. L'état général est conservé.

L'évolution se fait sur 3 à 6 semaines, l'éruption disparaissant sans laisser de traces si ce n'est une hypo- ou une hyperpigmentation transitoire.

Formes atypiques. Elles sont multiples et fréquentes [2].

Formes topographiques. Le médaillon peut être absent ou dans un site passé inaperçu (p. ex. cuir chevelu), double ou multiple, de localisation atypique (scalp, visage, paume des mains, pieds, région génitale), à l'emplacement d'une intradermoréaction, d'une plaie traumatique, d'une piqûre d'insecte. L'éruption secondaire peut être généralisée, profuse ou localisée aux régions cervicocéphaliques, inguinales, axillaires. Elle est parfois, mais de façon exceptionnelle, unilatérale. Elle peut adopter une topographie inversée avec une prédominance périphérique des lésions. Elle peut se localiser en des sites atypiques : face chez l'enfant, ongles donnant un aspect en dé à coudre ou de striations transversales, région palmoplantaire, muqueuse buccale. *Au niveau de la muqueuse buccale*, les lésions sont asymptomatiques et passent volontiers inaperçues. Elles prennent quatre aspects différents : ponctuations purpuriques, macules congestives surmontées d'un enduit grisâtre, anneaux érythémateux, large plaque isolée. Elles accompagnent les formes extensives de PRG touchant surtout la face et le cou.

Formes selon l'aspect de l'éruption. L'éruption peut être paucilésionnelle. Elle revêt quelquefois un aspect pustuleux, papuleux-urticarien ou papulo-folliculaire, lichénoïde, vésiculeux (fréquent chez l'enfant et pouvant simuler une dermatophytose), bulleux, purpurique (aussi fréquent chez l'enfant que chez l'adulte et sans signification pronostique particulière), à type d'érythème polymorphe. Dans la forme à type de *PRG géant*, les lésions sont de grande taille, peu nombreuses, confinées à un territoire, parfois coalescentes, réalisant le pityriasis circiné et marginé de Vidal. Les *formes pigmentogènes* sont favorisées par les expositions solaires ou un traitement par les rayons ultraviolets. Elles sont plus fréquentes chez les sujets noirs, mais aussi dans les formes induites par les médicaments. La dyschromie persiste plusieurs années. Il existe également des formes achromiantes.

Formes évolutives. Le médaillon principal est quelquefois la seule manifestation du PRG. On décrit aussi la survenue quasi simultanée (quelques heures) ou différée (plusieurs mois) du médaillon principal et de l'éruption secondaire. Les formes récidivantes sont rares (2 à 3 % des cas), après une ou plusieurs années, uniques ou multiples. Dans quelques cas, le PRG a une évolution prolongée sur plusieurs mois ; dans ce cas des signes généraux et des lésions muqueuses sont plus fréquents et une réactivation persistante avec une charge virale HHV6/7 plus élevée que d'habitude peut être mise en évidence [3].

Formes compliquées. L'eczématisation et/ou l'impétiginisation des lésions, volontiers dues au prurit, sont les principales complications.

Formes liées au terrain. Chez les sujets immigrants d'Afrique, le PRG prend parfois un caractère floride adénomégalique, un aspect clinique plus atypique (papuleux, folliculaire, lichénoïde) et se caractérise par une atteinte fréquente du cou, du visage, des parties distales des membres et des muqueuses [2]. Les séquelles hyper- ou hypopigmentées sont fréquentes [2].

S'il a classiquement été admis que chez la femme enceinte, le PRG n'a pas de retentissement sur le fœtus, cette notion a été remise en cause. En effet, la réactivation HHV6/7 pourrait être une cause d'avortement et même de mort fœtale [4], surtout lorsqu'elle a lieu au 1er trimestre de la grossesse.

Diagnostic positif

Le bilan biologique est normal. Le sérodiagnostic de la syphilis est négatif. Le diagnostic de PRG est avant tout clinique. L'aspect histopathologique peut être évocateur lorsqu'il montre une inflammation principalement papillaire. Il est identique dans le médaillon principal et l'éruption secondaire. Il est dit classiquement que pour une dermatose qui est cliniquement sèche, l'aspect histologique est celui d'une dermatose spongiotique et souvent vésiculeuse. Cette affirmation est le plus souvent inexacte. Dans la majorité des cas, l'aspect histologique est celui d'une inflammation principalement papillaire (*cf.* chapitre 1-2) : infiltrats lymphocytaires des papilles dermiques avec exocytose par cellules isolées, élargissement des papilles et effilement des crêtes épidermiques. L'examen immunohistochimique [5] met en évidence le caractère lymphocytaire T CD4+ des infiltrats. Les cellules en exocytose ne présentent pas de phénotype prédominant ou, pour certains, une dominance très nette des lymphocytes suppresseurs/cytotoxiques CD8+.

Étiologie

L'hypothèse longtemps considérée comme la plus probable était infectieuse et en particulier *virale* : prodromes, caractère saisonnier, épidémies au sein de petites communautés, identification de particules *virus-like* dans les biopsies cutanées, épisode infectieux précessif des voies aériennes supérieures, faible taux de récurrences sont des arguments indirects. Il aura fallu attendre plusieurs décennies et une controverse de 5 ans pour accepter que la réactivation de l'HHV7 [6] et/ou de l'HHV6 [7, 8] était responsable de la maladie. Le médaillon initial pourrait être le siège de la réactivation de HHV6 ou 7 et la diffusion secondaire de l'éruption le signe d'une dissémination du virus transporté par des lymphocytes CD4 porteurs de molécules d'adhésion à destination cutanée type CLA (hypothèse à vérifier expliquant l'absence habituelle de signes généraux et l'atteinte presque exclusive de la peau). Des éruptions cutanées à type de PRG, d'évolution souvent plus prolongée, ont été décrites après *prise médicamenteuse* (barbituriques, bêtabloquants, benfluorex, clonidine, ergotamine, griséofulvine, imatinib mésylate, inhibiteurs de l'enzyme de conversion [captopril, lisinopril], interféron, isotrétinoïne, kétotifène, lithium, métronidazole, oméprazole, sels d'or, terbinafine) [9], après BCG-thérapie (bacille de Calmette-Guérin) pour cancer de la vessie, après greffe de moelle. Le rôle de ces facteurs dans la réactivation de HHV7 et/ou HHV6 devrait être analysé. Une infection à entérovirus pourrait réaliser un tableau proche du PRG [10], ce qui s'intègre bien dans le concept (*cf. supra*) d'éruption paravirale.

Diagnostic différentiel

Le diagnostic repose sur la clinique et ne requiert aucun examen complémentaire. On ne saurait confondre le PRG avec une dermatophytose, une dermatite séborrhéique pityriasiforme, un eczéma nummulaire ou des eczématides achromiantes, un psoriasis en gouttes ou annulaire.

Devant tout tableau clinique à type de PRG, il importe d'éliminer une syphilis secondaire et une primo-infection VIH.

Traitement

L'abstention thérapeutique est souhaitable. Il importe d'éviter les agents irritants pour la peau et de privilégier les agents émollients. Les dermocorticoïdes plus que les antihistaminiques *per os* sont parfois utiles dans les formes étendues, vésiculeuses et prurigineuses. La corticothérapie générale est peu souhaitable car source d'exacerbation de la maladie.

Les rayons ultraviolets (UVB-thérapie voire PUVAthérapie) proposés par certains pendant 5 à 10 jours donnent des résultats très variables sur le prurit.

L'érythromycine utilisée avec succès par certains [11] semble plus agir par le biais d'une action anti-inflammatoire, alors que l'azithromycine est inefficace [12] ; l'aciclovir *per os* (4 g/j pendant 7 jours) a fait l'objet d'une étude contrôlée en double aveugle montrant une réduction de la durée de l'éruption [13].

RÉFÉRENCES

1. Chuh A. et coll., *Arch Dermatol.* 2005, *141*, 767.
2. Amer A. et coll., *Arch Pediatr Adolesc Med.* 2007, *161*, 503.
3. Drago F. et coll., *Dermatology.* 2015, *230*, 23.
4. Drago F. et coll., *J Am Acad Dermatol.* 2014, *71*, 198.
5. Aiba S. et coll., *Arch Dermatol.* 1985, *121*, 761.
6. Drago F. et coll., *Dermatology.* 1997, *195*, 374.
7. Drago F. et coll., *J Cutan Pathol.* 2002, *29*, 359.
8. Watanabe T. et coll., *J Invest Dermatol.* 2002, *119*, 793.
9. Atzori L. et coll., *Dermatol Online J.* 2006, *12*, 1.
10. Chia J.K. et coll., *Arch Dermatol.* 2006, *142*, 942.
11. Aractingi S. et coll., *Ann Dermatol Vénéréol.* 1998, *125*, 955.
12. Sharma P.K. et coll., *J Am Acad Dermatol.* 2000, *42*, 241.
13. Ganguly S. et coll., *J Clin Diagn Res.* 2014, *8*, YC01-4.

Exanthème périflexural asymétrique de l'enfant (*Asymmetric Periflexural Exanthem of Childhood*, APEC)

D. Lipsker

Clinique

Cet exanthème (fig. 2.25) a été redécouvert dans les années quatre-vingts à partir de cinq observations chez des enfants habitant en Aquitaine [1]. Le pic d'incidence est situé autour de 2 ans mais des observations ont été faites chez l'adulte [2]. Il s'agit d'une dermatose éruptive dont le diagnostic est plus facilement évoqué par la topographie, la distribution, la chronologie que par les lésions élémentaires. Celles-ci sont habituellement érythémateuses, micropapuleuses, scarlatiniformes, mais parfois forment des plaques plus œdémateuses et ortiées, ou eczématiformes. Le siège de début est situé à proximité d'un grand pli, le plus souvent axillaire ou inguinal, mais parfois poplité ou antécubital. À partir de cette atteinte initiale, l'éruption a une évolution centrifuge, le plus souvent bilatérale par rapport au pli, de façon continue ou discontinue. Des aspects purpuriques sont parfois notés, en particulier sous forme de vibices aux plis. L'éruption a tendance à s'étendre de façon ipsilatérale sur un hémicorps, avant une deuxième phase, généralement atténuée, où l'éruption se bilatéralise, vers la fin de la 2e semaine. L'atteinte reste à prédominance périflexurale dans ces atteintes secondaires. Le visage et les régions palmoplantaires sont habituellement respectés. On note fréquemment une adénopathie satellite de la lésion initiale, généralement discrète et non douloureuse. L'énanthème est rare, et les signes fonctionnels limités à un prurit habituellement modéré. Des prodromes sont retrouvés à l'interrogatoire dans plus de la moitié des cas (digestifs, ORL, respiratoires). Une fièvre modérée est souvent associée. La durée totale est habituellement de 3 à 5 semaines. Une desquamation furfuracée peut survenir. Des formes plus trompeuses ont été reconnues à partir des éléments initiaux clés de la description clinique, incluant des atteintes faciales et palmoplantaires, une fièvre élevée, une évolution prolongée (jusqu'à 3 mois) et des rechutes [3, 4]. Les examens biologiques de routine sont non contributifs. L'affection touche des enfants sains, mais a été observée, sans évolution particulière, chez des enfants malades (leucémie). Un enfant avait concomitamment un syndrome de Guillain-Barré [5].

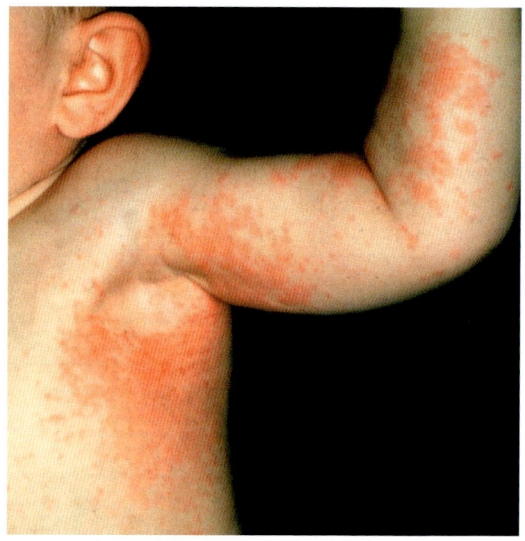

Fig. 2.25 Exanthème périflexural asymétrique de l'enfant (APEC).

Diagnostic différentiel

Au stade initial localisé, une dermatite d'irritation ou de contact vestimentaire peut être évoquée, de même qu'une borréliose en raison de plaques érythémateuses centrifuges. Un exanthème scarlatiniforme peut également être évoqué, en particulier quand l'atteinte initiale est exceptionnellement bilatérale (observations non publiées). À la phase d'état de diffusion hémicorporelle, ou lors de la phase de diffusion controlatérale précoce, il n'y a habituellement pas de difficulté diagnostique. En fin d'éruption, si le prurit persiste, c'est habituellement un diagnostic d'eczéma, surtout de dermatite atopique, qui est évoqué à tort, et éventuellement celui d'éruption médicamenteuse (car un traitement antibiotique a parfois été prescrit).

Histopathologie

Le diagnostic est essentiellement clinique. Dans les observations où une étude histologique a pu être réalisée [4], l'aspect peut être considéré au premier abord de type « dermatite subaiguë non spécifique ». Cependant, l'association d'un infiltrat mononucléé lichénoïde à l'interface dermo-épidermique, associé à une atteinte dermique à prédominance nette périsudorale, comportant une majorité de lymphocytes CD8, est évocateur dans le contexte clinique.

Aspects épidémiologiques et étiologiques

La publication de la première série française en langue anglaise a permis de redécouvrir des observations nord-américaines (Middle West) de la fin des années cinquante [6], tombées depuis dans l'oubli [7]. La maladie avait été également décrite dans les années soixante/soixante-dix mais confondue ou regroupée avec le syndrome de Gianotti-Crosti, au Danemark et en Hongrie. Des observations ont été faites, depuis sa redécouverte, dans tous les continents [6, 7], sauf l'Afrique. En Europe, il semble exister des zones de prévalence plus marquée, avec fluctuations saisonnières. C'est particulièrement le cas en Aquitaine et en Europe centrale (République Tchèque, Hongrie). Une transmission interhumaine n'a pas pu être établie avec certitude. Du fait du début localisé, une maladie d'inoculation a été suspectée initialement. Les données épidémiologiques ne sont pas contributives. Pour la région Aquitaine, il n'a jamais été noté de foyers d'épidémie, mais un état endémique à prédominance printanière et automnale. Des études microbiologiques exhaustives ont été conduites [8, 9], mais elles ne permettent pas pour l'instant de retenir un micro-organisme connu comme agent étiologique. Contrairement au syndrome de Gianotti-Crosti, il n'y a pas de micro-organisme préférentiellement associé, ce qui suggère une cause spécifique à découvrir, probablement virale (données cliniques et histologiques). Un lien avec le pityriasis rosé de Gibert, suggéré par des arguments cliniques et évolutifs, n'a pas pu être prouvé [4]. Plusieurs observations concomitantes à une séroconversion pour le parvovirus B19 ont été rapportées [10] et de façon plus anecdotique HHV7 [11].

Traitement

Les traitements dermocorticoïdes et antibiotiques sont inefficaces. Les antihistaminiques peuvent être proposés pour réduire le prurit, ainsi que les antipyrétiques en cas de fièvre. Il faut surtout rassurer la famille sur l'évolution bénigne. Aucune complication spécifique n'est connue à ce jour.

RÉFÉRENCE

1. Taïeb A. et coll., *Ann Dermatol Vénéréol.* 1986, *113*, 1023.
2. Gutzmer R. et coll., *J Am Acad Dermatol.* 1997, *37*, 484.
3. Taïeb A. et coll., *J Am Acad Dermatol.* 1993, *29*, 391.
4. Coustou D. et coll., *Arch Dermatol.* 1999, *135*, 799.
5. Auvin S. et coll., *Br J Dermatol.* 2004, *150*, 396.
6. Bodemer C. et coll., *J Am Acad Dermatol.* 1992, *27*, 693.
7. Gelmetti C. et coll., *Pediatr Dermatol.* 1994, *11*, 42.
8. McCuaig C. et coll., *J Am Acad Dermatol.* 1996, *34*, 979.
9. Coustou D. et coll., *Pediatr Dermatol.* 2000, *17*, 169.
10. Guimera-Martin-Neda F. et coll., *J Eur Acad Dermato. Venereol.* 2006, *20*, 461.
11. Al Youssef Ali A. et coll., *Eur J Dermatol.* 2010, *20*, 230.

Pseudo-angiomatose éruptive

D. Lipsker

La pseudo-angioamatose éruptive est une entité redécouverte au début des années quatre-vingt-dix [1], décrite initialement chez l'enfant puis chez l'adulte. Elle se caractérise par une éruption de macules et papules angiomateuses, arrondies, mesurant quelques millimètres, généralement entourées d'un halo de vasoconstriction et disparaissant à la vitropression. L'éruption peut toucher la face, le tronc et les extrémités. L'examen histologique montre des capillaires dermiques superficiels dilatés avec des cellules endothéliales « dodues », sans prolifération vasculaire ; la présence de polynucléaires neutrophiles dans les capillaires serait caractéristique pour certains [3]. L'éruption ne s'accompagne habituellement pas d'autres signes. La guérison survient spontanément en une dizaine de jours, mais des formes plus durables sont connues. L'éruption fait souvent suite à un épisode infectieux ORL chez l'enfant, mais habituellement pas chez l'adulte. L'immunosuppression pourrait être un facteur favorisant [2] ainsi que le séjour en collectivités où des petites épidémies sont décrites. L'origine virale est suspectée ; echovirus, parvovirus B19, coxsackies et EBV ont pu être incriminés dans quelques observations, ainsi que la vaccination par le ROR. Un tableau clinique similaire, attribué à des piqûres de moustique (*Culex pipiens pallens*), est connu au Japon sous la dénomination érythème ponctué de Higuchi [4] et a aussi été décrit en Italie.

RÉFÉRENCES

1. Prose N.S. et coll., *J Am Acad Dermatol.* 1993, *29*, 857.
2. Guillot B. et coll., *Ann Dermatol Venereol.* 2005, *132*, 966.
3. Jin S.P. et coll., *J Eur Acad Dermato. Venereol.* 2010, *24*, 163.
4. Ban M. et coll., *Dermatology.* 2004, *208*, 356.

Exanthème maculeux et réticulé prurigineux de l'adulte

D. Lipsker

Cette éruption a été décrite par Drago, Basso et Rebora en 2005 en Italie du Nord [1]. Ils ont observé 29 sujets, âgés de 17 à 56 ans, dont 21 hommes, qui avaient développé, après 3 à 7 jours de fatigue et/ou de syndrome pseudo-grippal, une éruption caractéristique et reconnaissable selon les auteurs. L'éruption est constituée de macules roses ou rouges, disposées symétriquement et de façon réticulée sur le tronc. Il s'y associe constamment quelques papules excoriées. Les lésions peuvent confluer en 2 à 3 jours, en respectant toujours des intervalles de peau saine, et s'étendre aux membres. Une disposition arciforme ou annulaire est possible aux membres inférieurs. La face, les extrémités et les muqueuses sont toujours respectées ; il n'existe pas d'adéno- ni d'hépatosplénomégalie. Au moment de l'extension de l'éruption, les sujets signalent un prurit et une sensation de brûlure avec frissons, mais sans fièvre. L'éruption persiste 20 à 30 jours puis disparaît sans laisser de séquelles. L'éruption est saisonnière et survient au printemps ou en été, ce qui suggère, comme les prodromes et la guérison spontanée, une origine virale. Toutefois, malgré une exploration systématique des malades, le ou les virus en cause ne sont pas encore connus.

RÉFÉRENCE

1. Drago F. et coll., *Br J Dermatol.* 2005, *154*, 735.

2-2 Dermatoses microbiennes

Microbiote cutané humain normal et mécanismes de défense contre l'infection

N. Boulanger, B. Jaulhac, D. Lipsker

Microbiote cutané humain

La vie sur la planète peau

Le **microbiote cutané humain** (ou **microflore de la peau humaine**) est la communauté de micro-organismes qui composent la « flore cutanée ». C'est la partie externe du microbiote de l'organisme humain.

La peau humaine grouille de vie, puisqu'elle accueille jusqu'à 10^7 micro-organismes/cm^2 sur une surface totale de 1,8 m^2 [1], beaucoup moins pourtant que la bouche, le tube digestif ou le vagin. Comme la Terre, la peau est constituée de niches écologiques très diverses, avec des régions comparables à des forêts tropicales (plis axillaires) et d'autres à des déserts (avant-bras, cuisses). D'une niche à l'autre, les espèces microbiennes ne sont pas les mêmes et les densités de population peuvent varier d'un facteur 10 000 selon la température, le pH, le taux d'humidité ou la concentration en sels et en nutriments. Stérile à la naissance, la peau humaine voit sa flore se modifier tout au long de l'existence, sous l'influence du lieu de vie, du mode de vie, de la prise de médicaments utilisés par voie topique ou générale (antibiotiques, immunosuppresseurs), de changements hormonaux liés à l'âge ou de maladies comme le diabète, l'insuffisance rénale ou l'infection par le VIH. Également en fonction du sexe, certaines études décrivent des différences : les bactéries du genre *Propionibacterium* et *Corynebacterium* sont 37 et 80 % plus abondantes respectivement chez l'homme ainsi que la levure *Malassezia*, alors que les femmes présentent 150 % en plus de *Lactobacillus* et d'entérobactéries notamment. L'origine géographique et les aspects culturels semblent influer également sur le microbiote [2].

Il est nécessaire de définir le terme de *microbiote*, qui désigne l'ensemble des micro-organismes vivant dans un environnement spécifique, le *microbiome*, en l'occurrence ici la peau ; il existe d'autres microbiomes, qui hébergent d'autres microbiotes, comme le tube digestif. Le microbiome cutané a longtemps été assimilé à la surface cutanée : en réalité, il doit être étendu au derme et possiblement l'hypoderme. La métagénomique séquence directement à haut débit l'ADN des micro-organismes qui constituent le microbiote. D'ailleurs chez les auteurs anglophones, le microbiome fait référence aux génomes d'un microbiote.

La peau héberge en permanence les constituants chimiques de notre environnement et notamment les cosmétiques utilisés quotidiennement comme en atteste une étude récente de cartographie 3D de la surface cutanée [3].

On distingue la flore résidente et la flore transitoire. La *flore résidente* (ou flore commensale) rassemble divers micro-organismes qui sont bien adaptés à la surface cutanée et qui sont implantés à long terme (tableau 2.9). Cette flore a notamment pour fonction de protéger la peau de la colonisation par des micro-organismes pathogènes. Elle est principalement constituée de bactéries à Gram+ et de levures lipophiles ; les parasites sont plus rares (*Demodex*) ; les virus commencent seulement à être étudiés (bactériophages, polyomavirus, β et γ papillomavirus) [4, 5]. Ces derniers se localisent plus dans les zones humides (fosses nasales, creux poplité, pli inguinal et pli du coude) [6].

Tableau 2.9 Composition de la flore cutanée résidente normale

Micro-organisme	Portage	Niche écologique
Cocci à Gram +		
Staphylococcus coagulase–	+++	Zone sèche
Staphylococcus aureus	++++	Zone humide, narines
Micrococcus	++	Zone sèche
Peptococcus		Zone huileuse, anaérobie
Entérocoques		Zone humide → périnée
Bacilles à Gram +		
Corynebacterium	+++	Zone humide
Propionibacterium	+++	Zone huileuse, anaérobie
Bacilles à Gram (–)		
Acinetobacter	+	Zone humide
Proteus, entérobactéries		Périnée
Champignons		
Malassezia	+++	Zone huileuse
Candida	±	Zone humide
Trichosporon mucoides	±	Zone humide/huileuse
Aspergillus	+	Zone humide → espaces interdigitaux
Epicoccum	+	Zone humide → espaces plantaires
Parasites (acarien)		
Demodex	+	Visage
Virus Bactériophages Polyomavirus Papillomavirus β et γ	+	Zone humide

La *flore transitoire* rassemble des micro-organismes, pathogènes ou non, qui sont arrivés à la surface de notre peau par accident (p. ex. mains souillées) ou par proximité avec un autre écosystème microbien tel que la bouche, l'anus, le nez (zones périorificielles) ou qui se sont greffés sur une lésion cutanée préexistante [7, 8]. Elle est à plus ou moins brève échéance remplacée par la flore résidente.

La flore cutanée occupe des espaces variés. La peau possède des écosystèmes variés, et certaines structures telles que les follicules pileux, les glandes sébacées, eccrines et apocrines vont constituer des niches particulières voire immuno-privilégiées. *La couche cornée* qui est bien oxygénée et exposée au dessèchement, et *le follicule pileux*, une zone riche en sébum mais pauvre en oxygène ont d'abord été identifiés comme des sites essentiels où la flore cutanée se maintient. En effet, les cornéocytes sont secs, pauvres en sources énergétiques propices à la prolifération microbienne. De plus, ils sont constamment éliminés par desquamation. Les micro-organismes doivent donc se réimplanter sur de nouveaux cornéocytes qui seront à leur tour rapidement éliminés. À travers le « toit » cornéocytaire, on trouve deux types d'orifices, les pores cutanés :
– le premier est l'abouchement des glandes sudorales eccrines d'où s'écoule une solution aqueuse procurant humidité, sels minéraux (cuivre, fer, magnésium, zinc, calcium) et acides aminés favorisant la prolifération microbienne, mais aussi agents anti-infectieux tels que des immunoglobulines ;

Maladies infectieuses

2-2
Dermatoses microbiennes

Défenses immunologiques

La peau en tant qu'interface avec le milieu extérieur est en perpétuel contact avec des micro-organismes susceptibles d'être pathogènes. De plus, elle possède une flore commensale, qui joue un rôle essentiel dans l'homéostasie. L'immunité innée, notamment par la sécrétion de peptides antimicrobiens, va jouer un rôle majeur au niveau de la peau. Les cellules résidentes (kératinocytes et fibroblastes) et les cellules immunitaires possèdent des récepteurs de reconnaissance qui leur permettent de détecter les signaux de danger générés par une agression physico-chimique [17] ou par les micro-organismes [18] : les récepteurs de type toll-like (TLR) et les récepteurs lectiniques de type C (CLR) sont membranaires tandis que les récepteurs de type *Retinoid acid-Inducible Gene-I* (RIG-I)-like (RLR) et les récepteurs de type NOD-like (NLR) sont intracellulaires. Chez l'homme, on dénombre actuellement 10 récepteurs Toll, 13 sont présents chez la souris. Les récepteurs NOD font partie du complexe protéique qui constitue l'inflammasome et conduit notamment à la sécrétion de l'IL-18 et de l'IL-1β. L'interaction récepteurs TLR avec les ligands (PAMP = *Pathogen Associated Molecular Patterns* ou DAMP = *Danger Associated Molecular Patterns*) conduit à la sécrétion de peptides antimicrobiens, chimiokines et cytokines. La principale source de peptides antimicrobiens est constituée par les kératinocytes, les fibroblastes, les mastocytes, les neutrophiles et les sébocytes ; en cas d'inflammation, ce sont les leucocytes recrutés qui en seront la source principale. Ces molécules sont pour la plupart des petits peptides cationiques qui vont interagir avec la surface des micro-organismes chargée négativement, induisant notamment la formation de pores ou une déstabilisation de la membrane plasmique qui conduit à la mort cellulaire. Ces peptides ne sont pas qu'antimicrobiens, ils sont également chimiotactiques pour les autres cellules de l'immunité, stimulent l'angiogenèse et le processus de cicatrisation [19]. Ils ont également un fort pouvoir immunomodulateur en interagissant avec les récepteurs Toll, conduisant selon les cas à une activation ou une inhibition de l'inflammation. Les deux principales familles de peptides antimicrobiens cutanés chez l'homme sont les β-défensines et la cathélicidine (LL-37), mais on trouve également des ribonucléotidases (RNases 1, 4, 5 et 7), de la psoriacine et de la dermacidine [19]. Certains de ces peptides antimicrobiens sont présents de façon constitutive, comme la β-défensine de type 1 (hBD-1), en revanche les β-défensines de type 2 (ou hBD-2) et 3 (ou hBD-3) sont sécrétées par les kératinocytes en réponse à une agression ou une inflammation (p. ex. psoriasis) et ont une double action anti-infectieuse. La *cathélicidine* est sécrétée de façon constitutive dans la sueur et de façon inductible par les kératinocytes en réponse à une agression. Elle a un rôle important dans la destruction des pathogènes cutanés, notamment du *Papillomavirus* et de *S. pyogenes*, et exerce une activité synergique avec hBD-2 contre *S. aureus*. Les défensines et la cathélicidine sont sous-exprimées dans les lésions de dermatite atopique, ce qui explique en partie la grande susceptibilité aux infections observées chez les atopiques [18].

L'immunité adaptative tant humorale que cellulaire influence la flore cutanée. Ainsi, la sécrétion d'IgA et d'IgG à la surface de l'épiderme par les glandes eccrines prévient la colonisation et l'infection par certains germes. La présence de ces immunoglobulines expliquerait l'absence de colonisation à l'intérieur des canaux excréteurs des glandes sudoripares. Les éléments de l'immunité cellulaire sont multiples, le pivot en étant les cellules de Langerhans. Un déséquilibre dans l'immunité cellulaire au niveau cutané génère des désordres dermatologiques : une réponse de type Th2 par exemple favorise le développement de la dermatite atopique.

Défenses microbiennes et états pathologiques

Les interactions entre le microbiote et l'hôte sont complexes et souvent dénommées trop simplement symbiotiques. En fait, la situation est plus subtile et peut s'apparenter à trois niveaux d'interaction :
– le *commensalisme* où seul le microbiote profite de la situation ;
– le *mutualisme* où les deux partenaires profitent réciproquement de l'interaction ;
– le *parasitisme* au sens large où le microbiote va provoquer un effet délétère.

Le commensal, suite à un déséquilibre, peut devenir opportuniste et un agent infectieux à proprement parler. Dans le contexte cutané, le mutualisme va être essentiel afin de maintenir l'homéostasie cutanée. Par exemple, les bactéries commensales sécrètent des peptides antimicrobiens (bactériocine) qui contrent l'implantation de bactéries pathogènes [18]. Plus spécifiquement, *S. epidermidis* est susceptible d'activer le récepteur Toll, TLR2, afin de limiter l'inflammation induite par une blessure qui implique le récepteur TLR3 [17]. De même, la levure *Malassezia* sécrète une lipo-oxygénase qui oxyde l'acide oléique en acide azélaïque dont l'activité antimicrobienne envers le *Propionibacterium* est utilisée en thérapeutique.

Globalement, la modification de certains facteurs propres à l'hôte (âge, hormones, médicaments, hygiène, cosmétiques, etc.) peut conduire à une rupture de l'équilibre dans la flore microbienne de la peau : cette rupture est appelée *dysbiose*. Plus particulièrement, le microbiote est associé à différents états pathologiques plus complexes [18, 20].

Exemples d'association du microbiote à des états pathologiques

Acné
Cette inflammation du système folliculo-sébacé a pour origine un excès de sécrétion de sébum. Cet environnement riche en lipides et anaérobie favorise la prolifération de certaines souches de *Propionibacterium acnes*, notamment le sous-type IA. *S. epidermidis* est également rencontré en concentration élevée. Des travaux récents montrent le rôle de la cytokine IL-1β, sécrétée en excès *via* l'inflammasome par les kératinocytes, les sébocytes et les monocytes dans le processus inflammatoire. De plus, *P. acnes* stimulerait également la différenciation des LT CD4+ en Th17 induisant la sécrétion d'IL-17, IL-1β, IL-6 et TGF-β, participant à la chronicité de la maladie [2].

Dermatite atopique
La population lymphocytaire impliquée est caractérisée par la présence de LT CD4+ de type Th2 et la sécrétion d'IL-4, IL-5 et IL-13, avec un infiltrat cellulaire de type mastocytes et éosinophiles. La barrière cutanée est altérée d'une part, notamment au niveau des cornéocytes, suite à une modification du gène de la filaggrine impliquée dans la structuration de la kératine, et d'autre part il existe une baisse de la sécrétion des peptides antimicrobiens. Des variations dans la constitution du microbiote sont observées ayant dans certains cas pour origine l'utilisation excessive de certains antibiotiques : augmentation de certaines bactéries comme *Corynebacterium*, *Streptococcus* et *Propionibacterium* voire de *Malassezia*. Des infections fréquentes à *S. aureus* sont également observées notamment en période de crise, pour plusieurs raisons :
  ▶ l'altération de la couche cornée pourrait exposer des protéines de la matrice extracellulaire servant de récepteurs à *S. aureus*, notamment le fibrinogène ou la fibronectine ;
  ▶ la baisse de sécrétion des peptides antimicrobiens diminue la réponse immunitaire innée contre *S. aureus* ;
  ▶ l'augmentation de l'IL-4 stimule la production du fibrinogène par les fibroblastes, récepteurs de *S. aureus* [2].

2-2 Maladies infectieuses
Dermatoses microbiennes

▶
Psoriasis
Cette pathologie se caractérise par une hyperprolifération des kératinocytes avec une présence élevée de LT CD4+ de type Th1, Th17 et Th22. Une prédisposition génétique associée au complexe majeur d'histocompatibilité de classe I (mutation de l'allèle HLA-C) est observée dans 60 % des psoriasis, soulignant aussi le rôle des LT CD8+ dans la pathogenèse. Le rôle du microbiote dans cette pathologie n'est pour l'instant pas clairement établi. On observe plus de Firmicutes et les Acinetobactéries sont sous-représentées par rapport à la peau normale. Cette pathologie se caractérise également par une forte sécrétion de peptides antimicrobiens qui, à l'opposé de la dermatite atopique, empêche ici la surinfection bactérienne.

Rosacée
Dans cette pathologie touchant 3 % de la population, le fond génétique de la personne et l'âge pourraient jouer un rôle prépondérant, qui modifierait le microbiote cutané. Ce serait alors plus l'acarien *Demodex* qui profiterait de ces changements et se retrouverait en plus grand nombre que les bactéries. De plus, on observe un dysfonctionnement du système immunitaire inné avec notamment une altération de l'expression du récepteur TLR2 et une production anormale de la cathélicidine. L'acarien lui-même pourrait agir à deux niveaux : en activant TLR2 par la chitine de sa cuticule, et par la libération des bactéries de son intestin ; ces deux phénomènes participeraient à l'exacerbation de l'inflammation.

Dermatite séborrhéique
Elle se caractérise par une sécrétion excessive de lipides par les glandes sébacées. La prolifération de la levure *Malassezia* est ici incriminée avec une localisation préférentielle au niveau de la tête. La levure sécrète une lipase qui clive les triglycérides en acides gras irritants induisant une inflammation. Les antifongiques contrôlent en partie l'infection. Le processus initiateur de cette pathologie n'est pas connu à ce jour.

Cancer et microbiote cutané
Ce domaine de recherche commence seulement à être exploré. Par extrapolation avec ce qui est observé au niveau intestinal, la perturbation du microbiote cutané pourrait effectivement conduire à des cancers de la peau, mais cela reste pour l'instant hypothétique.

Microbiome et maladies à transmission vectorielle
L'interface cutanée ayant un rôle clef dans les maladies à transmission vectorielle [21], il est probable que la flore commensale/mutualiste joue également un rôle qu'il reste à identifier :
- ▶ par son métabolome qui pourrait avoir un rôle attractif sur les arthropodes (acariens et insectes) ;
- ▶ par un rôle direct sur l'inflammation cutanée lors de l'inoculation des agents infectieux.

Une étude préliminaire faite sur un modèle murin *germ free* montre que la souris infectée avec *Leishmania major*, parasite responsable de leishmaniose cutanée, est incapable de développer une immunité protectrice. La restauration de la flore cutanée, notamment *S. epidermidis*, stimule la production d'IL-17A par les lymphocytes T régulateurs et d'IL-1α, permettant le développement d'une réponse immunitaire protectrice contre le parasite [22].

Les techniques métagénomiques de séquençage de l'ADNr 16 s pour les bactéries [6] et d'ADN pour les virus [4], les techniques de protéomique par spectrométrie de masse analysant le métabolome du microbiote [3] vont permettre de cartographier et caractériser l'ensemble du microbiote cutané. Ainsi, le rôle de ce microbiote dans différents processus inflammatoires et infectieux devrait pouvoir être élucidé et permettre une meilleure compréhension de la dynamique des interactions. Enfin, compte tenu du rôle du microbiote dans la régulation de nombreuses pathologies, des produits tels que les antibiotiques et certains cosmétiques doivent être reconsidérés dans leurs modalités d'utilisation du fait de leur impact majeur sur la physiologie et l'homéostasie de la peau.

RÉFÉRENCES
1. Grice E.A. et coll., *Nat Rev Microbiol.* 2011, *9*, 244.
2. SanMiguel A. et coll., *Cell Mol Life Sci.* 2015, *72*, 1499.
3. Bouslimani A. et coll., *Proc Natl Acad Sci U S A.* 2015, *112*, E2120.
4. Duerkop B.A. et coll., *Nat Immunol.* 2013, *14*, 654.
5. Foulongne V. et coll., *PLoS One.* 2012, *7*, e38499.
6. Oh J. et coll., *Nature.* 2014, *514*, 59.
7. Larson E.L. et coll., *Am J Infect Control.* 1998, *26*, 513.
8. Gong J.Q. et coll., *Br J Dermatol.* 2006, *155*, 680.
9. Nakatsuji T. et coll., *Nat Commun.* 2013, *4*, 1431.
10. Zhang L.J. et coll., *Science.* 2015, *347*, 67.
11. Argemi X. et coll., *J Clin Microbiol.* 2015, 53, 2030.
12. Braks M.A. et coll. *Parasitol Today.* 1999, 15, 409.
13. Crespo-Erchiga V. et coll., *Curr Opin Infect Dis.* 2006, *19*, 139.
14. Erchiga V.C. et coll., *Curr Opin Infect Dis.* 2002, *15*, 133.
15. Ive F.A., *Br J Dermatol.* 1966, *78*, 219.
16. Ozdemir M.H. et coll., *Forensic Sci Int.* 2003, *135*, 226.
17. Lai Y. et coll., *Nat Med.* 2009, *15*, 1377.
18. Gallo R.L., et coll., *J Invest Dermatol.* 2011, *131*, 1974.
19. Hilchie A.L. et coll., *Nat Chem Biol.* 2013, *9*, 761.
20. Schommer N.N., et coll., *Trends Microbiol.* 2013, *21*, 660.
21. Bernard Q. et coll., *J Invest Dermatol.* 2014, *134*, 1211.
22. Naik S. et coll., *Science.* 2012, *337*, 1115.
23. Freney J. et coll., *Précis de bactériologie clinique.* Eska, Paris, 2007.

Infections bactériennes communes

T. Hubiche, P. del Giudice

Les infections bactériennes communes sont fréquentes et de gravité variable [1, 2]. Il est habituel de les classer en fonction de la *profondeur de l'atteinte et des structures impliquées,* comme le montre la figure 2.27. Certaines bactéries telles *Streptococcus pyogenes* et plus encore de *Staphylococcus aureus* sont associées à la sécrétion de toxines responsables de tableaux cliniques caractéristiques [3-5]. Enfin, la peau peut être la *porte d'entrée* d'infections, ou être impliquée dans des *localisations de septicémies*. On distinguera ainsi des infections primitives superficielles, profondes (tableau 2.11), et les signes dermatologiques des infections systémiques (*cf.* tableau 2.14).

– le second orifice est le follicule pilosébacé d'où émerge un tronc de kératine dure, la tige pilaire.

Les glandes sébacées, abouchées au follicule pileux, déversent des sécrétions riches en lipides et en peptides antimicrobiens. La densité de ces différentes glandes et les caractéristiques qualitatives et quantitatives de leurs sécrétions influencent la flore cutanée. Ainsi, les aisselles qui possèdent également des sécrétions apocrines sont colonisées différemment du canal auditif externe producteur de cérumen ou de la plante de pied riche en glandes sudorales eccrines mais sans follicules pilosébacés. Plus récemment, des études ont mis en évidence la présence de bactéries dans les autres couches de l'*épiderme*, mais également dans *le derme et l'hypoderme* [9]. Les adipocytes sont d'ailleurs en mesure de sécréter des peptides antimicrobiens comme la cathélicidine afin de lutter contre les infections à *S. aureus*; cela pourrait contribuer à expliquer l'inflammation observée chez les sujets obèses [10]. L'expansion de pré-adipocytes semble aussi jouer un rôle dans l'immunité cutanée antimicrobienne.

On peut diviser le revêtement cutané en trois niches écologiques : les régions «sèches», «humides» et «huileuses» (fig. 2.26). Les mains et les zones périorificielles constituent une quatrième zone riche en flore transitoire.

La zone sèche est comparable à un désert froid où les sources énergétiques et l'humidité sont pauvres et la flore peu diversifiée. Les bactéries les plus représentées sont les β proteobacteria, les flavobactériales, les Actinobacteria (genres *Micrococcus* et *Corynebacterium*) et les Firmicutes (*Staphylococcus* à coagulase [–]) qui prospèrent particulièrement dans cet environnement hostile. Leur densité, entre 100 et 1 000 bactéries/cm², est considérée comme faible. Cette zone correspond aux bras et avant-bras, aux cuisses, aux jambes et à l'abdomen.

La zone humide et chaude, riche en sécrétions glandulaires, correspond aux plis (aisselles, périnée, espaces interdigitaux, etc.). Elle accueille une flore variée et dense atteignant plusieurs millions de micro-organismes/cm³. Ce «climat tropical» permet la croissance des bactéries à Gram– telles que des Proteobacteria, mais aussi des bactéries à Gram+ telles que *Corynebacterium* spp. et *Staphylococcus aureus* et aussi des levures.

La zone «huileuse» est riche en glandes sébacées et donc en lipides, favorisant ainsi *Propionibacterium* spp. et *Corynebacterium* (Actinobacteria), des *Staphylococcus* spp. et les levures du genre *Malassezia* spp. La diversité microbienne est intermédiaire entre la zone sèche et la zone humide. Sur le plan anatomique, cette zone correspond au visage, au scalp et au haut du tronc.

Espèces

Flore résidente

Bactéries. Les Actinobactéries représentent 51,8 %, les Firmicutes 24,4 %, les Protéobactéries 16,5 %, les Bacteroidetes 6,3 %. Il s'agit principalement de cocci à Gram+ (*Staphylococcus* à coagulase [–], *Micrococcus spp.*), de bactéries coryneformes (*Corynebacterium* spp., *Propionibacterium* spp.) .

Les staphylocoques à coagulase– (par opposition à *S. aureus*) sont des bactéries regroupant une trentaine d'espèces dont les plus fréquentes sont *S. epidermidis*, *S. hominis*, *S. saprophyticus* et *S. capitis*. *S. epidermidis* est l'espèce prépondérante et produit elle-même des peptides antimicrobiens, similaires à ceux produits par l'hôte. Ces peptides ciblent les bactéries pathogènes comme *Streptococcus pyogenes* mais également *S. aureus* qui est inhibé dans la formation de biofilm. Le pouvoir pathogène des staphylocoques commensaux est très faible. Toutefois, leur importance clinique grandit en milieu hospitalier, notamment parce qu'ils sont doués d'un grand pouvoir d'adhésion sur les matériels étrangers (prothèses articulaires, cathéters vasculaires). Les nouvelles méthodes d'identification des différentes espèces de staphylocoques, notamment par *Matrix Assisted Laser Desorption/Ionisation Time-Of-Flight* (MALDI-TOF) *Mass Spectroscometry* (MS), ont permis de démontrer le pouvoir pathogène de certains de germes, comme *Staphylococcus lugdunensis* [11].

Les Micrococcus *spp.* rassemblent différentes espèces non pathogènes qui ressemblent aux staphylocoques coagulase–.

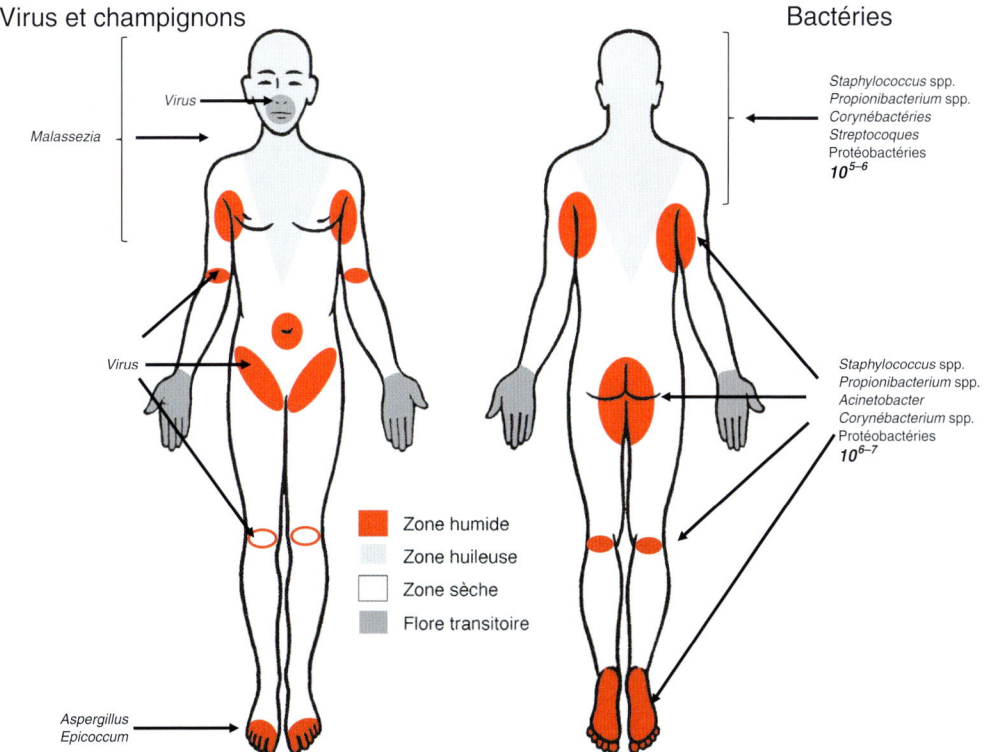

Fig. 2.26 Diversité régionale de la flore cutanée.
Les chiffres indiquent le nombre de bactéries exprimé en unités formant colonie par cm² de surface cutanée.
D'après Précis de bactériologie clinique, 2007, Éditions de Alexandre Lacassagne [6, 23].

Les corynéformes sont des bacilles à Gram + ayant la forme de gros bâtonnets dont les principaux commensaux de la peau sont *Corynebacterium* spp., *Dermabacter* spp., *Brevibacterium* spp. et *Propionibacterium* spp. Les trois premiers genres regroupent diverses espèces qui colonisent la « zone humide » tandis que les *Propionibacterium* (*P. acnes* principalement) sont lipophiles et anaérobies. Pour ces raisons, on les retrouve sur la zone huileuse et dans les espaces périfolliculaires. À noter que *Brevibacterium* spp. produit du méthane-thiol qui est responsable de « l'odeur des pieds » et serait responsable de l'attraction vis-à-vis de certains insectes dont les moustiques [12].

Acinetobacter spp. est la seule bactérie à Gram (−) pouvant appartenir à la flore résidente. On la trouve occasionnellement dans les plis humides.

Champignon

Malassezia spp. (anciennement appelé *Pityrosporum*) regroupe plusieurs espèces de levures lipophiles qui colonisent donc la « zone huileuse ». Certaines espèces font partie de la flore résidente alors que d'autres seraient pathogènes. À titre d'exemple, *M. globosa* est la levure responsable du pityriasis versicolor. Le rôle pathogène du *Malassezia* est établi dans certaines folliculites, mais il reste controversé dans d'autres dermatoses telles que la dermatite séborrhéique et la dermatite atopique. Chez les prématurés et les immunodéprimés recevant une alimentation parentérale, il est responsable de septicémie à point de départ cutané [13, 14].

D'autres levures telles que *Trichosporon* spp. colonisent parfois les plis et le scalp. Ainsi, on a déjà démontré la présence de *Trichosporon* pendant plus de 6 mois sur le cuir chevelu sans signe d'infection [15].

Parasites. *Demodex folliculorum* est le seul parasite de la flore résidente. Il s'agit d'un acarien qui loge dans les orifices pilosébacés du visage d'environ 10 % de la population. Sa prévalence augmente avec l'âge et son rôle est controversé dans la rosacée où sa densité est augmentée [16].

Virus. Leur identification sur la peau est très récente et leur rôle précis reste à définir. La métagénomique qui a servi à les identifier ne cible que les virus à ADN ; les virus à ARN ne sont pas identifiés par cette approche. On distingue les virus se multipliant dans des cellules eucaryotes et ceux se multipliant dans les bactéries (bactériophages). Le caractère bénéfique de ce nouveau virobiote reste à démontrer puisque leur présence sur la peau peut être symbiotique avec les bactéries résidentes ou avoir un caractère pathogène puisque leur réplication dans la cellule hôte induit une réponse immunitaire qui peut être bénéfique ou délétère. C'est le cas par exemple des polyomavirus associés avec les cellules de Merkel et responsables du carcinome neuroendocrine cutané [6].

Flore transitoire

Elle regroupe principalement S. *aureus*, les bacilles à Gram (−) et les champignons du genre *Candida*.

S. aureus colonise 10 à 30 % des individus au niveau du nez et du périnée, mais ne fait pas partie de la flore cutanée résidente habituelle car il adhère difficilement à la surface des cornéocytes en peau saine ; certains considèrent qu'il fait partie de la microflore nasale normale. En revanche, en peau lésée, des sites de fixation comme la fibronectine deviennent accessibles, facilitant l'adhésion puis la colonisation de *S. aureus* qui peut devenir un membre prépondérant de la flore cutanée dans la dermatite atopique. Il est fréquemment trouvé aux mains, qui servent de vecteurs de transmission interhumaine, mais dont il est facilement éliminé par un lavage simple du fait de sa faible adhésion.

Bactéries à Gram− : certaines vivent habituellement dans le tube digestif mais elles peuvent être transitoirement isolées au niveau des mains. Les entérobactéries comme le *Proteus* colonisent le périnée ou, de manière transitoire, les mains. Par ailleurs, les *Pseudomonas* colonisent la peau macérée comme les espaces interdigitaux de personnes travaillant dans l'eau ou les oreilles des nageurs. Les cocci à Gram− du genre *Neisseria* colonisent le tractus respiratoire mais peuvent être déposés transitoirement sur la peau.

Candida spp., un résident du tube digestif, fait plutôt partie de la flore transitoire dans les zones périorificielles. Certains lipides de surface empêchent son adhérence sur les cornéocytes [13]. Chez les immunodéprimés et les diabétiques, il colonise plus facilement la peau.

Mécanismes de défense contre l'infection

La peau possède un assortiment de mécanismes pour contrôler les micro-organismes qui la colonisent et ainsi se protéger de l'infection (tableau 2.10).

Tableau 2.10 Mécanismes de contrôle de l'infection de la peau

Mécanique	Intégrité de la couche cornée
	Renouvellement de la couche cornée
Biochimique	Acidité de la peau, pH
	Triglycérides (sébum, kératinocytes)
	Inhibiteur lipidique (acides gras libres, sphingolipides)
Immunologique	Immunité innée : – récepteurs Toll, NOD et inflammasome – peptides antimicrobiens Immunité adaptative : – immunité humorale – immunité cellulaire
Compétition entre les micro-organismes	Substances sécrétées par les micro-organismes : – enzymes bactériolytiques – lipolyse des lipides de surface en acides gras libres – antibiotique, antifongique et bactériocine

Défenses mécaniques

L'intégrité de la couche cornée est fondamentale. L'empilement de kératinocytes liés par un ciment lipidique forme un rempart qui relègue les micro-organismes principalement à la surface de la couche cornée. La couche cornée étant constamment renouvelée (desquamation, douche, etc.), les micro-organismes doivent se réimplanter constamment sur de nouveaux cornéocytes qui seront eux-mêmes éliminés à brève échéance. À ce rythme, seuls les germes adhérant facilement aux cornéocytes et qui croissent rapidement survivront. Des données récentes montrant la présence d'ADN bactérien dans le derme remettent en cause le caractère totalement imperméable de l'épiderme chez l'homme. Le séquençage à haut débit montre que les Protéobactéries, des bactéries à Gram−, sont les plus représentées au niveau de l'épiderme, du derme, du tissu adipeux et du follicule pileux, puis ce sont les Actinobactéries, dont font partie les corynébactéries, les propionibactéries et les micrococques [9].

Défenses biochimiques

La surface cutanée est recouverte d'une couche lipidique constituée de triglycérides provenant du sébum et des kératinocytes. De nombreux micro-organismes sécrètent des lipases qui clivent les triglycérides en acides gras libres (acide oléique, stéarique ou palmitique). Ces acides gras libres participent à la création d'un « manteau » acide connu pour ses propriétés antimicrobiennes défavorables à *S. aureus* et aux *Streptococcus*. Le pH de la peau, de l'ordre de 5,5, sélectionne la flore résidente. Les zones partiellement occluses (plis) ont un pH neutre, voire légèrement alcalin qui favorise une flore plus dense et variée. Ces lipides de surface sont antibactériens vis-à-vis de certains micro-organismes ou, à l'inverse, ils peuvent être une source énergétique indispensable comme pour *Malassezia* spp.

Maladies infectieuses

Dermatoses microbiennes

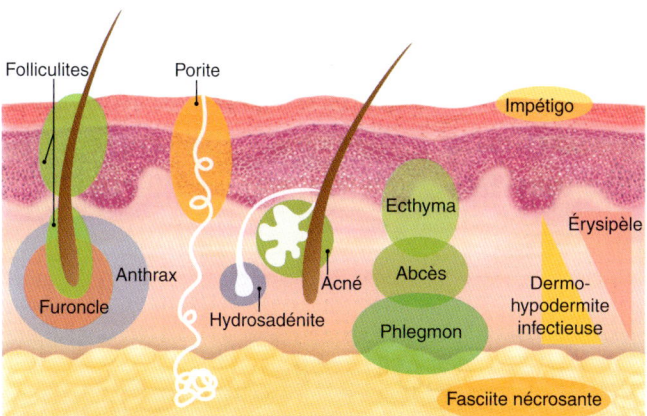

Fig. 2.27 Infections bactériennes de la peau : localisation schématique des différentes maladies.

Tableau 2.11 Principales infections bactériennes cutanées*

	Type clinique	Germe
Infections cutanées primitives	Pyodermites	
	Folliculite, sycosis, furoncle, anthrax, périonyxis, panaris	*S. aureus* (cf. tableau 2.8)
	Impétigo, ecthyma, dactylite, anite, vulvovaginite (enfant)	*S. pyogenes*, *S. aureus*
	Érysipèle	*S. pyogenes* et autres streptocoques des groupes B, C et G
	Dermo-hypodermite, lymphangite	*S. pyogenes*, *S. aureus*, *H. influenzae* (nourrisson)
	Dermo-hypodermites nécrosantes, fasciites nécrosantes	*S. pyogenes*, *C. perfringens*, autres anaérobies
Surinfections bactériennes	Impétiginisation secondaire	*S. pyogenes*, *S. aureus*
	Dermatose chronique, brûlure, perte de substance, escarre, ulcère	*S. aureus*, *Pseudomonas aeruginosa*, *S. pyogenes*, autres germes opportunistes
Entités cliniques particulières	Ecthyma gangreneux	*Pseudomonas aeruginosa*
	Botryomycose	*S. aureus*, *S. pyogenes* ou *P. aeruginosa*
	Érythrasma	*Corynebacterium minutissimum* (cf. chapitre 17)
	Kératolyse plantaire érosive	*Corynebacterium micrococcus* (cf. chapitre 17)
	Trichobactériose axillaire	*Corynebacterium* (cf. chapitre 17)
	Noma, ulcère phagédénique	Synergie bactérienne
	Ulcère de Buruli	*Mycobacterium ulcerans*

* Mycobactéries et spirochétoses exceptées.

Pyodermites primitives

La localisation anatomique principale de l'infection dans les structures cutanées confère aux pyodermites primitives des aspects cliniques et évolutifs particuliers que modifie encore le germe en cause. La figure 2.27 donne l'approximation schématique d'une corrélation anatomoclinique des pyodermites primitives.

Infections folliculaires

S. aureus est responsable de la majorité des inflammations aiguës du follicule pilosébacé. Les infections folliculaires staphylococciques creusantes, notamment les furoncles, sont associées à des *S. aureus* sécréteurs de la toxine de Panton et Valentine [6].

Folliculites et ostiofolliculites primitives à *S. aureus*. Elles se manifestent par des papulopustules inflammatoires centrées par un poil. Le sycosis (ou folliculites staphylococciques de la barbe) est une forme particulière de folliculite d'évolution torpide et récidivante, favorisé et aggravé par le rasage mécanique. Le diagnostic différentiel des folliculites staphylococciques primitives est répertorié dans le tableau 2.12. Dans l'acné juvénile, l'acné conglobata, les hidrosadénites, *S. aureus* ne constitue qu'un microbisme secondaire. En revanche, certaines folliculites récalcitrantes sont dues à des bactéries à Gram– sélectionnées lors des traitements antibiotiques locaux d'acnés pustuleuses (cf. chapitre 15) [7]. *La folliculite à Pseudomonas aeruginosa* [8] est observée parfois sous forme de petites épidémies chez les sujets utilisateurs de bains chauds tourbillonnants (jacuzzi), de piscines contaminées ou encore chez des patients utilisant des combinaisons de plongée contaminées. Elle est faite de grosses pustules enchâssées éparpillées sur le corps.

Tableau 2.12 Diagnostic différentiel des folliculites staphylococciques primitives

Folliculites et pustules infectieuses	Folliculite à *Pseudomonas aeruginosa* (cf. texte) Folliculites et pustules dermatophytosiques en macarons ou en plaques mal limitées de la barbe parfois d'allure très inflammatoire (sycosis dermatophytosiques) chez les sujets en contact avec les bovins. Folliculites torpides à pityrosporon, à dermatophytes, ces derniers observés sur les jambes des femmes s'épilant. Folliculites candidosiques douloureuses, en grain de plomb, du cuir chevelu chez des héroïnomanes utilisant certaines héroïnes. Lésions vésiculopustuleuses et nécrotiques des septicémies subaiguës à gonocoques (cf. chapitre 3) Syphilides papulopustuleuses : elles peuvent être évocatrices par leur arrangement circiné (cf. chapitre 3) Chez le sujet noir, poils incarnés, entraînant une folliculite torpide et récalcitrante de la barbe
Folliculites et pustules non infectieuses	Acné Éruption médicamenteuse d'expression pustuleuse souvent folliculaire (corticoïdes par voie générale, androgènes, actinomycine D, lithium, dérivés halogénés, dont les bromures, donnant volontiers des lésions végétantes, vitamine B12, inhibiteurs des tyrosine-kinases) Dermatoses neutrophiliques (syndrome de Sweet)
Les aphtes cutanés de la maladie de Behçet prennent un aspect de folliculite souvent nécrotique (cf. chapitre 10-12).	

Furoncle. Il peut faire suite à une folliculite : c'est une atteinte inflammatoire périfolliculaire profonde qui commence par une induration chaude et douloureuse, aboutissant en quelques jours à une suppuration éliminant le follicule nécrotique sous forme d'un gros bourbillon jaune (fig. 2.28). Un furoncle peut se compliquer sous la forme d'un abcès primitif, d'une lymphangite, très rarement de bactériémie ou de localisations septiques secondaires et de la rarissime staphylococcie maligne de la face.

Dermatoses microbiennes

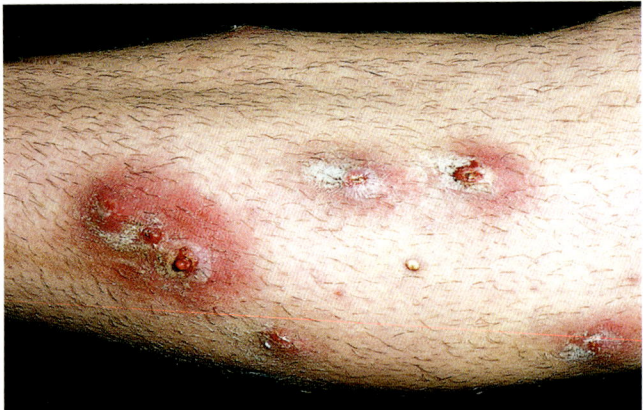

Fig. 2.28 Furoncles multiples et agglomérés (début d'anthrax) chez un coureur cycliste se rasant les jambes.

Anthrax. Agglomérat de furoncles, il peut s'accompagner de fusées purulentes sous-jacentes. Il doit être différencié de la lésion spécifique du *charbon* (*cf. infra*), car en anglais « anthrax » se dit : *carbuncle*, et « charbon » : *anthrax*.

Furonculose. Elle est caractérisée par la répétition de furoncles sur plusieurs mois. On recommande de rechercher un réservoir cutané de *S. aureus* chez le patient, bien que la prise en charge de ce réservoir soit décevante ou difficile. La recherche d'une altération de résistance organique (diabète, déficit immunitaire, carence martiale) est systématique, mais là encore décevante ; en effet il n'existe actuellement aucun facteur favorisant bien caractérisé pour expliquer ces formes chroniques [9].

Les infections folliculaires récidivantes justifient actuellement un prélèvement bactériologique surtout si elles surviennent dans un contexte épidémique. Ce prélèvement aura pour objectif de chercher un *S. aureus* résistant à la méticilline communautaire. Ces SARM, dénommés communautaires car isolés initialement chez des patients sans facteur de risque pour le portage de SARM hospitalier, sécrètent pour la plupart une toxine appelée leucocidine de Panton et Valentine et sont principalement responsables d'infections cutanées à type de furoncles ou d'abcès (fig. 2.29). Ces SARM communautaires ont émergé et ont diffusé de façon épidémique dans la communauté. La prévalence aux États-Unis est de 59 % dans les infections cutanées [10]. En France, la prévalence des SARM communautaire dans les infections cutanées à *S. aureus* reste faible. Néanmoins, la survenue récente en France de plusieurs épisodes d'infections groupées, impliquant le clone USA 300, justifie la vigilance des dermatologues [11, 12].

Infections superficielles non folliculaires

Impétigo

Clinique. C'est la forme la plus superficielle des pyodermites (fig. 2.30). Il prédomine chez l'enfant de moins de 10 ans, surtout en saison estivale dans les milieux d'hygiène précaire. La contagiosité est nette et s'explique notamment par la promiscuité au sein de la cellule familiale ou des communautés d'enfants.

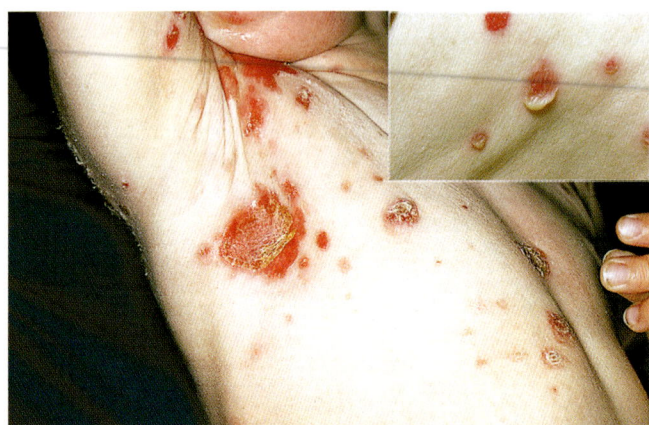

Fig. 2.30 Impétigo ; en cartouche : lésion élémentaire initiale de vésiculopustule sous-cornée.

La lésion initiale est une vésicule superficielle, fragile car de siège sous-corné, remplie de sérosité, de germes et de polynucléaires neutrophiles. Cependant, l'impétigo est le plus souvent diagnostiqué aux stades évolutifs secondaires sous forme de lésions vésiculopustuleuses bien limitées, ultérieurement de suintement d'aspect mélicérique puis croûteux. On note fréquemment un groupement des lésions avec ébauche de guérison centrale conférant un aspect circiné.

Les deux principales bactéries responsables d'impétigo sont le *Streptococcus pyogenes* et le *Staphylococcus aureus*. Il est difficile de distinguer cliniquement impétigo streptococcique et staphylococcique. Classiquement, l'impétigo croûteux périorificiel est dû à des souches de *Streptococcus pyogenes* (*streptocoques A*) d'un sérotype différent des streptocoques responsables des angines. L'impétigo streptococcique serait plus fréquent en zone intertropicale [13, 14].

Le *S. aureus* serait plus fréquemment impliqué en Europe notamment lors des épidémies estivales d'impétigo [15]. Les lésions sont volontiers bulleuses avec un décollement cutané périphérique. Le décollement est lié à la sécrétion par certains *Staphylococcus aureus* des exfoliatines A et/ou B. Les lésions prédominent aux zones périorificielles, au cuir chevelu et aux parties découvertes témoignant d'un fréquent portage narinaire et périnéal, et de la dissémination manuportée avec auto-inoculation de *S. aureus*. Le typage des souches confirme habituellement pour *S. aureus* leur similitude dans les lésions et les zones réservoirs.

L'impétigo bulleux staphylococcique est plus fréquent chez le nouveau-né et le nourrisson [16]. La forme généralisée d'impétigo bulleux peut aboutir au tableau d'épidermolyse staphylococcique.

Diagnostic. Habituellement, l'impétigo ne pose guère de problèmes diagnostiques et la pratique d'examens bactériologiques systématiques n'est pas justifiée, sauf s'il s'agit d'une récidive ou s'il n'y a pas de réponse au traitement, afin d'éliminer une résistance bactérienne.

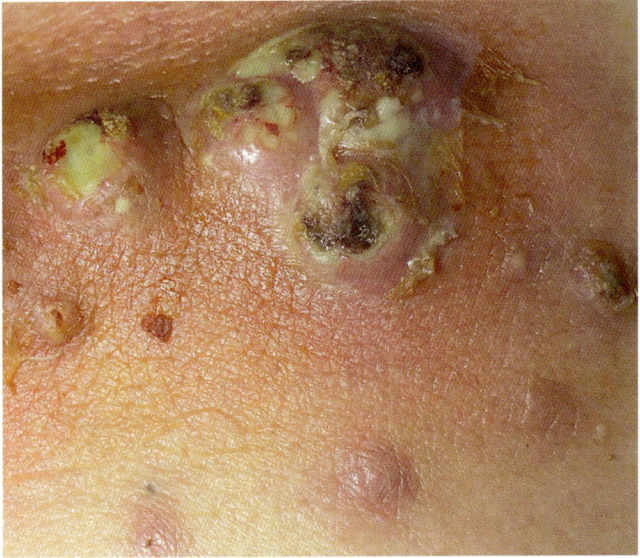

Fig. 2.29 Abcès cutanés à staphylocoques résistants à la méticilline et sécrétant une leucocidine de Panton-Valentine.
De telles lésions nécessitent un geste chirurgical.

Maladies infectieuses

Dermatoses microbiennes

L'impétiginisation, surinfection secondaire d'une dermatose préexistante, est reconnaissable à son plus grand polymorphisme associant aux lésions typiques d'impétigo notamment des excoriations dues au grattage. Cela est habituel pour la gale, la pédiculose, la varicelle, le prurigo strophulus, la dermatite atopique. D'où l'aphorisme : « Chercher ce qui se cache sous un impétigo ». L'impétiginisation banale de la dermatite atopique doit être distinguée de la greffe d'un virus herpétique reconnaissable à la présence de vésicules ombiliquées ou de pustules enchâssées groupées en vastes zones à évolution croûteuse et hémorragique.

Les maladies bulleuses auto-immunes, dermatoses à IgA linéaires et pemphigus superficiel peuvent prendre le masque d'un impétigo traînant.

Il en est de même des pustuloses amicrobiennes du groupe psoriasis et de la pustulose sous-cornée de Sneddon et Wilkinson. Les brûlures, les phytophotodermatoses et l'eczéma nummulaire font également partie des diagnostics différentiels de l'impétigo.

C'est en période néonatale et chez le nourrisson qu'existent le plus d'écueils diagnostiques : l'exceptionnelle syphilis néonatale avec bulles palmoplantaires évolue dans un contexte évocateur. La fragilité cutanée et muqueuse des épidermolyses bulleuses est facilement reconnue bien que les bulles cutanées soient rapidement surinfectées, l'*incontinentia pigmenti* à son stade initial, érythématovésiculobulleux, est très trompeuse mais son diagnostic est suggéré par l'arrangement linéaire des lésions et par l'hyperéosinophilie. Les pustuloses néonatales sont discutées en fonction de leur date d'apparition, des critères cliniques et évolutifs, des prélèvements bactériologiques et mycologiques, ainsi que du cytodiagnostic (*cf.* chapitre 18). La gale profuse du nourrisson, parfois vésiculopustuleuse, se reconnaît aux nodules axillaires et aux sillons palmoplantaires. Les éruptions sudorales communes du nouveau-né et du nourrisson (sudamina) peuvent, en milieu chaud et humide, se surinfecter et aboutir à une miliaire rouge et une périporite.

Autres infections non folliculaires

L'ecthyma est un impétigo creusant, habituellement localisé aux membres inférieurs. Il guérit en laissant des cicatrices dyschromiques mais peut aussi évoluer vers l'ulcération chronique avec synergie microbienne. Ces ulcérations chroniques de jambe à bord calleux peuvent, en l'absence de traitement, durer des années et exceptionnellement dégénérer en carcinome spinocellulaire. Ils sont l'apanage des sujets défavorisés.

L'ecthyma gangreneux, ulcération nécrotique secondaire à une bulle opaline ou hémorragique, est assez caractéristique des affections à *P. aeruginosa*, en particulier des septicémies chez les sujets immunodéprimés ou débilités (principalement les neutropénies acquises ou congénitales) (fig. 2.31). La localisation au siège est particulièrement fréquente, elle peut survenir dans le cadre d'une septicémie à pyocyanique, mais peut également être en rapport avec une contamination locale (contamination par contiguïté d'un foyer intestinal, après une antibiothérapie responsable d'une substitution de flore microbienne ou contamination par l'eau utilisée pour les soins d'hygiène) [16, 17]. Les formes survenant en contexte septicémique ont un pronostic beaucoup plus péjoratif que les autres.

Le charbon est une affection exceptionnelle, due à *B. anthracis*, dont les spores peuvent résister à des conditions extrêmes de température et de sécheresse, ainsi qu'aux antiseptiques [18]. Il est habituellement rencontré en milieu exposé aux déchets animaux (équarrisseurs, bouchers, etc.). Certains cas ont été attribués à des actes de malveillance (envoi postal de bacilles camouflés dans des poudres d'allure anodine). Dans la forme cutanée, le bacille pénètre à travers la peau à l'occasion d'une brèche, même minime, localisée le plus souvent sur les parties découvertes (visage, cou, mains et bras). Après une incubation de 1 à 5 jours, il apparaît au point d'inoculation une vésiculopustule sérohémorragique avec œdème inflammatoire périphérique. À ce tableau clinique s'associent des adénopathies satellites et un prurit. L'évolution se fait vers une escarre noirâtre (fig. 2.32) et, en l'absence de traitement, vers une septicémie charbonneuse de pronostic redoutable. Les prélèvements bactériologiques permettent de confirmer le diagnostic, le bacille étant facile à cultiver et poussant rapidement (moins de 24 heures).

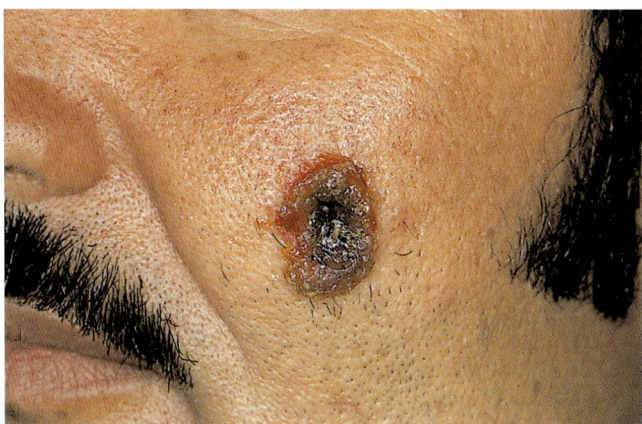

Fig. 2.32 Charbon chez un berger nord-africain.

L'anite streptococcique ou staphylococcique est fréquente chez l'enfant de moins de 10 ans, elle se traduit par une anite érosive douloureuse, prurigineuse, associée à un érythème périanal habituellement bien circonscrit (fig. 2.33). Chez la fille prépubère, elle peut s'accompagner d'une vulvovaginite. Elle est due le plus

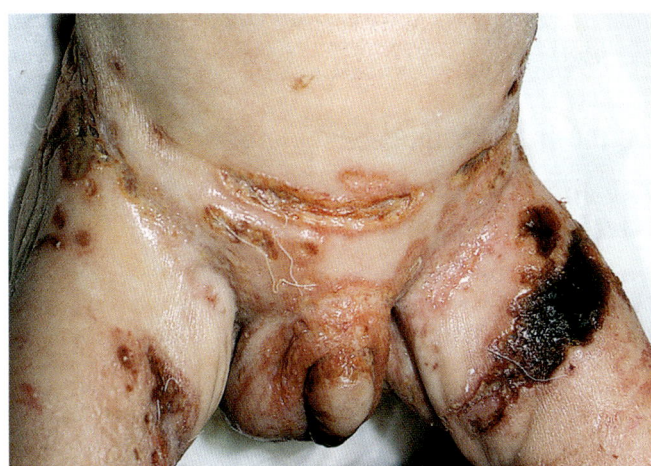

Fig. 2.31 Ecthyma gangreneux chez un enfant immunosupprimé.

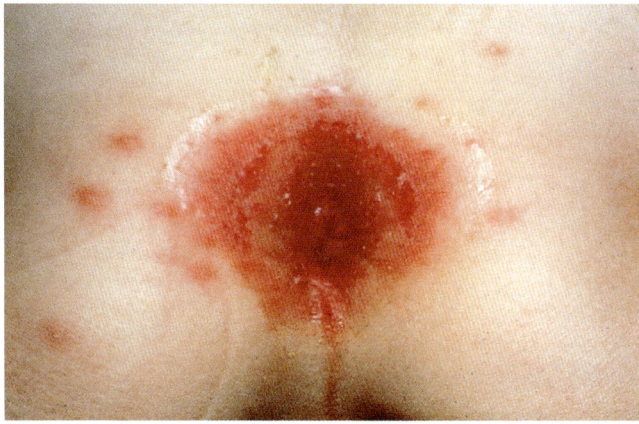

Fig. 2.33 Anite streptococcique.

souvent à S. *pyogenes* du groupe A β-hémolytique, dont les souches semblent spécifiques [19]. En cas de doute, le diagnostic peut être confirmé par un test de diagnostic rapide streptococcique [20]. Quelques cas ont été rapportés avec S. *aureus*.

Les dactylites streptococcique ou staphylococcique concernent surtout l'enfant et l'adolescent, elles se présentent comme une pustule à toit tendu, douloureuse à la face palmaire de la dernière phalange d'un ou plusieurs doigts. Le prélèvement bactériologique isole habituellement soit un S. *pyogenes* β-hémolytique soit un S. *aureus* [21].

Les intertrigos bactériens résultent souvent de la surinfection d'une dermatose préexistante d'origine candidosique ou inflammatoire (psoriasis des plis, maladie de Hailey-Hailey, etc.). On peut trouver un S. *pyogenes* β-hémolytique (*cf*. chapitre 17) [22].

L'érythrasma est une infection primitive par *Corynebacterium minutissimum*, qui réalise une tache de couleur chamois, bien limitée des grands plis ; l'inspection à la lumière de Wood révèle une coloration rouge pourpre caractéristique (*cf*. chapitre 17).

L'intertrigo à pyocyanique (*Pseudomonas aeruginosa*) des pieds survient souvent chez un homme présentant un intertrigo dermatophytosique traité par antiseptiques. Il réalise un intertrigo douloureux, malodorant, œdémateux, inflammatoire avec délabrement cutané caractéristique.

Les pyodermites végétantes, impétigo et ecthyma, sous l'effet de la macération, peuvent prendre un aspect papulo-érosif comme dans les dermites fessières (syphiloïde post-érosive de Sevestre et Jacquet) ou franchement végétant et papillomateux. Le granulome télangiectasique peut en être rapproché, il s'agit d'une petite tumeur globuleuse, inflammatoire, saignant facilement, étranglée à sa base, qui complique habituellement une petite plaie. Son évolution est chronique et sa guérison n'est obtenue que par une destruction soigneuse (*cf*. chapitre 14).

La botryomycose est une affection bactérienne exceptionnelle qu'il vaudrait mieux nommer *bactériose « à grains »*. C'est une suppuration chronique, caractérisée par la formation de grains ressemblant à ceux de l'actinomycose ou des mycétomes, mais constitués de bactéries et non de filaments. Le diagnostic est fait par l'examen histopathologique qui montre les grains caractéristiques et par la culture qui met en évidence S. *aureus*, beaucoup plus rarement S. *pyogenes* ou *P. aeruginosa*, et l'absence de germes habituellement responsables de ce type de suppuration (sporotrichose, nocardiose, mais aussi mycobactériose, pasteurellose).

Les pyodermites « froides » ou granulomes faciaux aseptiques du visage constituent un diagnostic différentiel des pyodermites bactériennes. Elles s'observent sur les parties découvertes des jeunes enfants et en particulier le visage (fig. 2.34). Elles se présentent comme un nodule d'aspect inflammatoire, d'évolution chronique sur plusieurs semaines ou mois. Les deux localisations préférentielles sont les paupières et la joue. L'hypothèse d'une étiologie bactérienne initialement évoquée est aujourd'hui éliminée. Cette entité correspondrait plutôt à une dermatose inflammatoire se rapprochant de la rosacée de l'enfant ou d'une réaction inflammatoire autour d'un résidu embryologique [23].

Traitement des pyodermites primitives

Il repose sur le traitement local, nécessaire et suffisant dans les formes superficielles et localisées, mais associé à un traitement général antibiotique adapté dans les formes invasives et diffuses.

Le traitement local suffit dans les pyodermites superficielles localisées : désinfection et détersion quotidienne des lésions par lavages avec des solutions antiseptiques (chlorhexidine, polyvidone iodée etc.). Les grands bains ont l'avantage de désinfecter tout le tégument et le cuir chevelu ainsi que les gîtes (ombilic, périnée, etc.). Les antibiotiques locaux seront prescrits sur une période courte de 5 à 7 jours. Les lésions doivent être couvertes pour éviter la dissémination de l'infection. La désinfection des gîtes bactériens (fosse nasale, périnée, ombilic chez le nourrisson) doit être réalisée notamment devant une infection récidivante.

Un traitement général antibiotique adapté au germe en cause est nécessaire pour peu que les lésions soient étendues, ou lorsque l'on n'est pas certain que les soins locaux seront appliqués d'une façon correcte. En cas de pyodermite compliquée, il est indispensable, seul ou associé à des mesures symptomatiques, en particulier en cas de choc (*cf*. *infra*).

RÉFÉRENCES

1. Penso-Assathiany D. et coll., *Ann Dermatol Venereol*. 2007, *134*, 23.
2. Murr D. et coll., *Ann Dermatol Venereol*. 2003, *130*, 167.
3. Cribier B. et coll., *Dermatology*. 1992, *185*, 175.
4. Stanley J.R. et coll., *N Engl J Med*. 2006, *355*, 1800.
5. Bisno A.L. et coll., *Lancet Infect Dis*. 2003, *3*, 191.
6. Couppie P. et coll., *Arch Dermatol*. 1994, *130*, 1208.
7. Poli F. et coll., *Ann Dermatol Venereol*. 1988, *115*, 797.
8. El Baze P. et coll., *Ann Dermatol Venereol*. 1991, *118*, 973.
9. Demos M. et coll., *Br J Dermatol*. 2012, *167*, 725.
10. Moran J.G. et coll., *N Engl J Med*. 2006, *355*, 666.
11. Del Giudice P. et coll., *Ann Dermatol Venereol*. 2007, *134*, 317.
12. HCSP, Recommandations sur la prise en charge et la prévention des infections cutanées liées aux SARM Co, 2009.
13. Bowen A.C. et coll., *BMC Infect Dis*. 2014, *14*, 3854.
14. Bowen A.C. et coll., *PLoS One*. 2015, *10*, e0136789.
15. Rørtveit S. et coll., *Br J Dermatol*. 2007, *157*, 100.
16. Cribier B., *Rev Prat*. 1997, *47*, 1438.
17. Versapuech J. et coll., *Rev Med Interne*. 2001, *22*, 877.
18. McGovern T., *Arch Dermatol*. 1999, *135*, 311.
19. Molgielnicki N.P. et coll., *Pediatrics*. 2000, *106*, 276.
20. Clegg H.W. et coll., *Pediatr Infect Dis J*. 2003, *22*, 726.
21. Taïeb A. et coll., *Ann Dermatol Venereol*. 1991, *118*, 729.
22. Honig P.J. et coll., *Pediatrics*. 2003, *112*, 1427.
23. Boralevi F. et coll., *Br J Dermatol*. 2007, *156*, 705.

Dermo-hypodermites bactériennes

Érysipèle et dermo-hypodermites bactériennes non nécrosantes

Définitions et signes cliniques. L'érysipèle (fig. 2.35) est défini par un début brutal et solennel (fièvre, frissons) précédant l'apparition d'une plaque érythémateuse douloureuse, infiltrée, chaude, avec bordure périphérique saillante avec une marche centrifuge, accompagné d'une adénopathie régionale sensible traduisant la participation lymphangitique. Il est classiquement localisé au visage mais les formes des membres inférieurs sont actuellement plus fréquentes. Il est dû au streptocoque A β-hémolytique et plus rarement aux streptocoques des groupes B, C et G [1, 2].

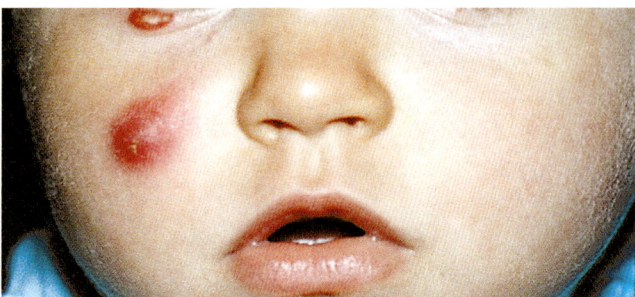

Fig. 2.34 Pyodermites « froides » ou granulomes faciaux aseptiques du visage.

Maladies infectieuses

2-2 Dermatoses microbiennes

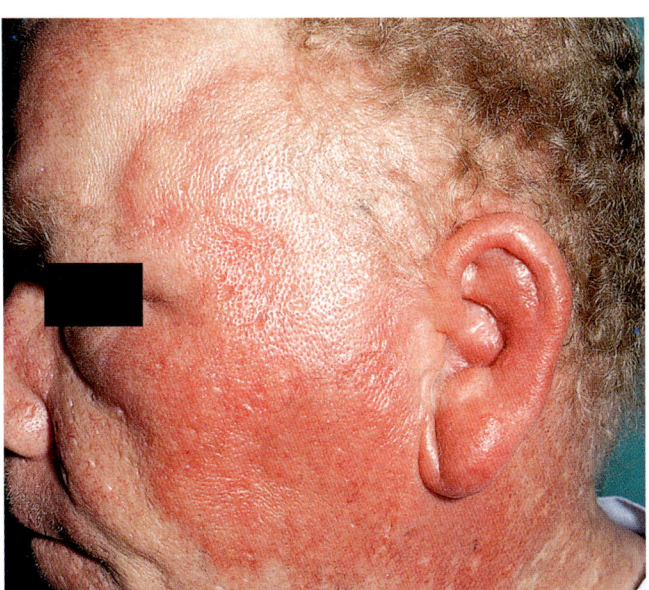

Fig. 2.35 Érysipèle de la face.
Noter la bordure nette en bourrelet.

D'autres agents bactériens sont parfois susceptibles d'entraîner des DHB dont l'aspect clinique est éventuellement difficile à distinguer d'un véritable érysipèle. Selon le contexte d'autres bactéries peuvent être impliquées : *Staphylococcus aureus* chez les toxicomanes injecteurs, *Pasteurella* sp. au cours de morsures (fig. 2.36), etc. Parfois, il s'agit d'une localisation cutanée d'une infection systémique ou de la porte d'entrée de celle-ci (tableau 2.13).

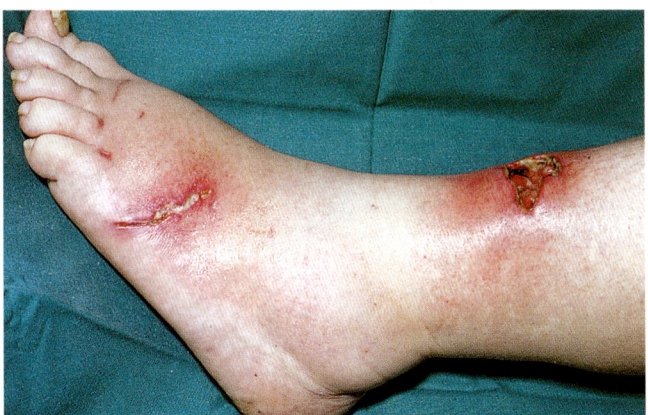

Fig. 2.36 Infection à *Pasteurella multocida* après griffure de chat.

L'*érysipéloïde* (fig. 2.37) réalise une plaque infiltrée rouge violacé à bordure extensive, le plus souvent sur les doigts et la main, après piqûre lors de la manipulation de poissons, ou autres animaux (volaille) inoculant le bacille du rouget du porc (*Erysipelothrix rhusiopathiae*).

Conduite à tenir. Devant un tel tableau, il importe :
– *d'établir le diagnostic* de DHB/érysipèle et ainsi d'éliminer les causes non bactériennes d'œdème inflammatoire. Le diagnostic différentiel des cellulites bactériennes comprend : les thromboses veineuses, le zona au début, le syndrome des compartiments (loge), l'eczéma aigu, les dermo-hypodermites aiguës de stase, la cryptococcose cutanée de l'immunodéprimé, les dermatoses neutrophiliques (syndrome de Sweet, *pyoderma gangrenosum*), les cellulites à éosinophiles, les plaques inflammatoires de la maladie périodique,

Tableau 2.13 Infections rares à porte d'entrée cutanée

Maladie	Germe	Réservoirs
Diphtérie	*Corynebacterium diphteriae*	Homme
Tétanos	*Clostridium tetani*	Tellurique
Mélioïdose	*Pseudomonas pseudomallei*	Tellurique et eau
Charbon	*Bacillus anthracis*	Animaux domestiques
Pasteurellose	*Pasteurella multocida*	Chat, chien
Griffes du chat	*Bartonella henselae*	Chat, plantes ?
Angiomatose bacillaire	*Bartonella henselae* *Bartonella quintana*	Chat
« Capnocytophagoïdose »	*Capnocytophaga canimorsus*	Chien
Érysipéloïde	*Erysipelothrix rhusopathiae*	Porcins, poissons, coquillages
Septicémie à *Streptococcus iniae*	*Streptococcus iniae*	Poissons
Brucellose	*Brucella* (espèce)	Bovins, porcins, caprins
Morve	*Pseudomonas mallei*	Cheval
Tularémie	*Francisella tularensis*	Rongeurs (lièvre), tiques
Leptospirose	*Leptospira* (espèce)	Rat, eau
Peste	*Yersinia pestis*	Rongeurs
Fièvre par morsure de rat	*Streptobacillus bacilliformis*	Rat
Sodoku	*Spirilluim minus*	Rat
Septicémie à *Vibrio vulnificus*	*Vibrio vulnificus*	Eau de mer et fruits de mer crus

les hypodermites nodulaires de jambe, les hématomes disséquants de la dermatoporose et certaines métastases carcinomateuses ;
– *de s'assurer de l'absence de signes de gravité*, signes de choc et douleur importante sont en faveur d'une fasciite nécrosante, en sachant que les DHB peuvent comporter des décollements bullo-hémorragiques (*cf. infra*). L'imagerie médicale en urgence (l'IRM étant meilleure que l'échographie) est utile dans ce bilan mais elle ne doit pas retarder une éventuelle prise en charge chirurgicale ;

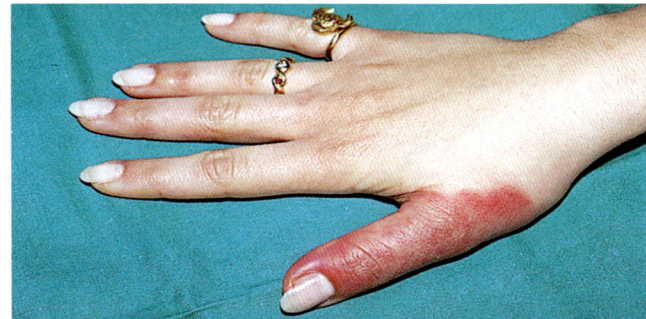

Fig. 2.37 Érysipéloïde après manipulation de poissons.

2-2 Maladies infectieuses
Dermatoses microbiennes

– *de chercher une porte d'entrée*, le plus souvent une fissure minime (espaces interorteils, plis rétro-auriculaires), où il est possible d'identifier le germe ;
– *d'analyser les causes favorisantes* locorégionales, au premier rang desquelles sont les gênes au retour lymphatique : insuffisance veineuse chronique, lymphœdèmes congénitaux, lymphadénectomie et irradiation pour cancer (sein, mélanome), cicatrices d'interventions chirurgicales (prothèse de hanche, saphénectomie et prise de greffon pour pontage coronarien, *lifting*, etc.), surcharge pondérale ;
– *d'essayer d'identifier le germe*. En pratique, cela est souvent impossible car les prélèvements à l'aiguille ou les biopsies à l'emporte-pièce du bord ou du centre des lésions sont peu informatifs et ne sont plus de pratique courante [2]. Les hémocultures et les prélèvements de la porte d'entrée ou de bulles sont le plus souvent également inutiles [2], mais seront systématiquement réalisés si le malade est hospitalisé.

Évolution. La majorité des DHB guérit rapidement sous antibiothérapie. Parfois l'évolution est compliquée d'ulcérations superficielles, d'abcédations gommeuses. Le problème essentiel est celui des *récidives* qui résultent de la persistance de la cause favorisante ; ces récidives finissent par induire des troubles trophiques (lymphœdème) qui aggravent encore les risques de nouvelles poussées ; l'antibiothérapie prophylactique par pénicilline retard est conseillée en cas d'érysipèle récidivant.

Fasciites microbiennes ou nécrosantes et dermo-hypodermites nécrosantes

Étiologie. Les fasciites microbiennes ou nécrosantes ou gangrènes streptococciques s'observent surtout aux membres après une effraction cutanée minime chez les sujets débilités et diabétiques ou comme complication d'une grosse jambe rouge fébrile [1, 2]. Mais elles peuvent survenir chez des sujets sains, contaminés par des souches particulièrement virulentes de streptocoques A sécréteurs de toxines, en particulier les génotypes emm1 et 3, en particulier les sérotypes M1 et M3, après une plaie traumatique, une morsure d'animal ou au décours d'une varicelle. Le rôle aggravant de la prescription d'anti-inflammatoires dans les DHB reste controversé ; néanmoins, il est établi qu'ils n'ont pas leur place dans la prise en charge des infections cutanées. Par ailleurs, ils constituent un facteur de comorbidité justifiant l'hospitalisation d'emblée du patient, leur action anti-inflammatoire ayant pu minorer la réaction locale et ainsi masquer des signes de gravité.

Clinique et conduite à tenir. Le début est brutal, par un aspect de dermo-hypodermite aiguë fébrile avec profonde altération de l'état général et syndrome douloureux intense. Les signes généraux sont ceux du choc toxique streptococcique (*cf. infra*). Les signes locaux sont importants à analyser : au début, il y a un œdème diffus d'un membre qui se couvre de bulles claires puis brunes, avant l'apparition de zones de nécrose. C'est au début qu'il faut distinguer ce tableau de celui d'une DHB, qui répondra à l'antibiothérapie seule, alors que la fasciite impose le débridement chirurgical d'urgence, délabrant mais salvateur (fig. 2.38). Sur le plan clinique, l'irrégularité de l'érythème, la présence de zones purpuriques stellaires ou rétiformes, de zones cutanées pâles ou bleutées au sein de la plaque érythémateuse et surtout de zones hypo- ou anesthésiques sont des signes de gravité indiquant presque toujours une chirurgie rapide. L'échographie et l'IRM peuvent aider à l'appréciation de l'extension de la nécrose aux tissus sous-jacents [2]. La nature streptococcique peut parfois être confirmée par la culture du liquide des bulles et par l'hémoculture, mais une association plurimicrobienne est fréquente [2]. Au stade de nécrose, divers contaminants sont également isolés. À l'examen anatomopathologique, il existe une nécrose sous-cutanée s'étendant le long des fascias avec thrombose et nécrose fibrinoïde des parois vasculaires. La nécrose de coagulation dermoépidermique s'installe secondairement.

Diagnostic différentiel. Il se pose avec les gangrènes proprement dites : gangrène gazeuse à *C. perfringens*, caractérisée par le crépitement et l'odeur particulière, gangrènes à Gram– (*E. coli*, *Proteus*, Klebsielles, *Enterobacter*, *Serratia*) et anaérobies (*Bacteroides*, etc.) observées chez les sujets débilités après traumatisme ou chirurgie, gangrène de Fournier localisée aux

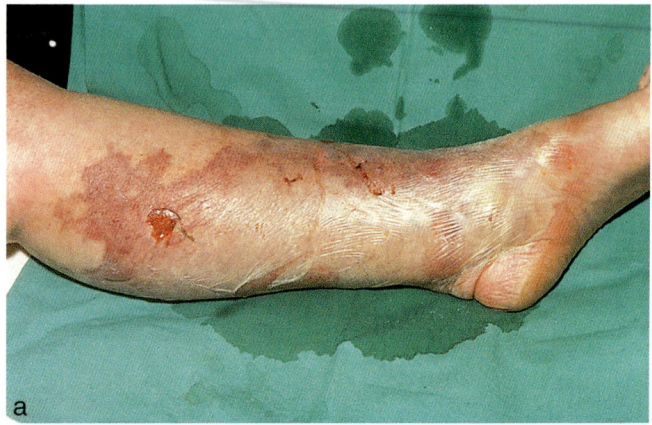
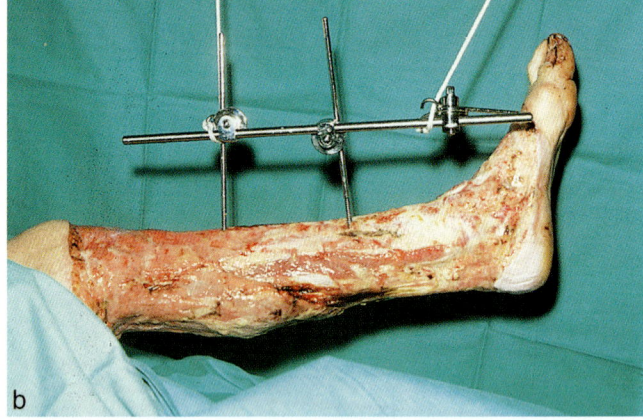
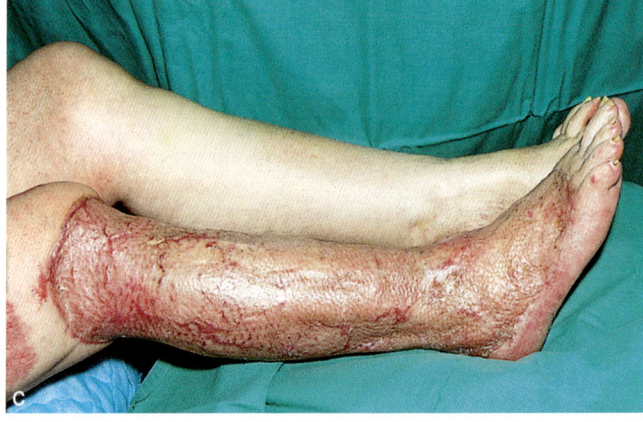

Fig. 2.38 Fasciite nécrosante.
a. Aspect initial. b. Excision délabrante des tissus nécrosés. c. Greffe.

organes génitaux externes, qui associe souvent plusieurs bactéries aérobies et anaérobies (*cf.* chapitre 17), gangrène bactérienne progressive de Brewer et Meleney, associant streptocoques aérobies et anaérobies, *S. aureus* et, parfois, bacilles à Gram–. Survenant après une chirurgie thoracique ou abdominale, elle a une évolution lente et centrifuge.

Traitement des dermo-hypodermites bactériennes non compliquées

Dans l'érysipèle non compliqué, l'amoxicilline est le traitement de référence ; un traitement ambulatoire par antibiothérapie *per os* est également possible en l'absence de signe de gravité (*cf. supra*), de comorbidité (diabète, artérite, cirrhose, déficit immunitaire) ou d'un contexte social défavorable. En cas d'allergie à l'amoxicilline, la pristinamycine ou la clindamycine ou un macrolide peuvent être prescrits. Si le patient a reçu ou reçoit des anti-inflammatoires, il est préférable de les arrêter si ceux-ci ne sont pas indispensables. On n'oubliera pas également de traiter la porte d'entrée, si elle est identifiée.

Au moindre doute, il est préférable de réaliser un écho-Doppler couleur en urgence qui permettra d'affirmer ou d'infirmer la thrombose veineuse profonde et d'adapter le traitement en conséquence. La lutte contre les facteurs favorisants (traitement d'un intertrigo, port d'une compression, etc.) est indiquée pour prévenir les récidives.

RÉFÉRENCES
1. Bernard P. et coll., *Ann Dermatol Venereol.* 1995, *122*, 495.
2. Conférence de consensus : érysipèle et fasciite nécrosante, *Ann Dermatol Venereol.* 2000, *127*, 1118.

Complications des pyodermites primitives

Complications liées à *S. pyogenes*

Complications septiques et immunologiques

L'utilisation d'antibiotiques a considérablement réduit l'incidence des complications suppurées des pyodermites (adénites, etc.). Les complications retardées à médiation immunologique ont également diminué.

La glomérulonéphrite aiguë post-streptococcique est actuellement exceptionnelle dans nos régions, elle survient en règle 3 semaines après l'impétigo. Son incidence dans les pays développés est estimée à 0,3 et 6 cas pour 100 000 habitants, chez l'adulte et chez l'enfant respectivement. Ces incidences sont 4 à 6 fois plus élevées dans les pays en voies de développement [1]. La survenue de glomérulonéphrite post-streptococcique est associée à certains sérotypes de streptocoque [2]. Bien qu'un déterminisme voisin soit probable, on n'observe pas de rhumatisme articulaire aigu dans les suites des streptococcies cutanées. Le même mécanisme hyperimmun pourrait, en fonction des déterminants antigéniques, susciter des réponses pathologiques différentes. Il faut rappeler que la production d'anticorps dirigés contre les enzymes de la paroi streptococcique dépend du site de l'infection. Au cours des affections pharyngées, le taux des ASLO (antistreptolysines O) augmente alors que dans les infections cutanées même graves, cette élévation est inconstante et retardée. Les anti-enzymes streptococciques habituellement dosées ne confèrent aucune protection. Les anticorps dirigés contre les protéines M ont une fonction protectrice limitée au type spécifié par cet antigène et de durée réduite (2 ans en moyenne). En revanche, l'immunité acquise vis-à-vis des toxines staphylococciques, exfoliatines et TSST1 (*Toxic Shock Syndrome Toxin 1*), semble protectrice et durable [3].

Manifestations toxiniques (encadré 2.2)

> **Encadré 2.2**
>
> **Complications des pyodermites**
>
> **Streptococciques**
> *Complications locales*
> – Ecthyma, érysipèle
> – Fasciite, dermo-hypodermite nécrosante
>
> *Complications toxiniques*
> – Glomérulonéphrites aiguës post-streptococciques
> – Choc toxique streptococcique (génotype *emm1* et 3 +++)
> – Scarlatine
> – Érythème périnéal récidivant (toxines érythrogènes)
>
> **Staphylococciques**
> *Complications locales*
> – Staphylococcie maligne de la face
> – Abcès, furoncles dus au *S. aureus* producteurs de la leucocidine de Panton et Valentine
>
> *Complications toxiniques*
> – Impétigo bulleux
> – Épidermolyse staphylococcique aiguë (SSSS) (exfoliatines A et B)
> – Scarlatine staphylococcique (TSST1 et entérotoxines)
> – Choc toxique staphylococcique (TSST1, entérotoxines [SEB ++])

Les exotoxines streptococciques (et staphylococciques, *cf. infra*) peuvent agir comme des superantigènes qui stimulent les lymphocytes T de façon non spécifique entraînant une libération de cytokines en grande quantité. Il en résulte des signes généraux et viscéraux (les chocs toxiques) et un exanthème scarlatiniforme [3]. Les exfoliatines staphylococciques ne sont pas des superantigènes, mais des serines protéases capable de cliver l'épiderme (desmogléine 1) (*cf.* plus loin).

Le syndrome du choc toxique streptococcique [3, 4] associe une fièvre de début brutal avec hypotension ou d'emblée un tableau de choc grave, ainsi que des atteintes viscérales multiples, le plus souvent chez un adulte. Les signes cutanés sont présents dans 60 à 80 % des cas : exanthème scarlatiniforme, maculopapuleux ou purpurique desquamant entre le 6e et le 14e jour. Le foyer infectieux est le plus souvent cutané (fasciite nécrosante, dermo-hypodermite, surinfection bactérienne de varicelle, etc.) ou musculaire. Le streptocoque impliqué sécrète des toxines à effet superantigène qui déclenchent la sécrétion d'un grand nombre de cytokines lymphocytaires (IL-1 et 6, TNF-α). La mortalité est lourde, entre 30 et 60 % selon les séries.

La scarlatine survient chez des enfants de 2 à 10 ans. Elle est due aux toxines érythrogènes A, B et C de streptocoques responsables d'angines, plus rarement d'autres infections (plaies postopératoires, brûlures, surinfections bactériennes de varicelle). Elle comporte *l'énanthème*, critère diagnostique important (pharynx rouge écarlate, langue saburrale qui ensuite desquame de la pointe et des bords pour devenir rouge dépapillée «framboisée») (fig. 2.39) et *l'exanthème*, érythème à renforcement micropapuleux chagriné, parfois purpurique et linéaire (signe de Pastia) qui prédomine dans les grands plis et le périnée (en caleçon), épargne les paumes et les plantes, et le visage sauf les joues (pâleur périorificielle). La desquamation en larges lambeaux et en doigt de gant apparaît en moyenne après une semaine.

L'érythème périnéal récidivant serait d'origine toxinique streptococcique mais peut être également d'origine staphylococcique [3]. Il s'agit d'une éruption érythémato-œdémateuse «érysipélatoïde» des plis inguinaux et interfessiers,

2-2 Maladies infectieuses

Dermatoses microbiennes

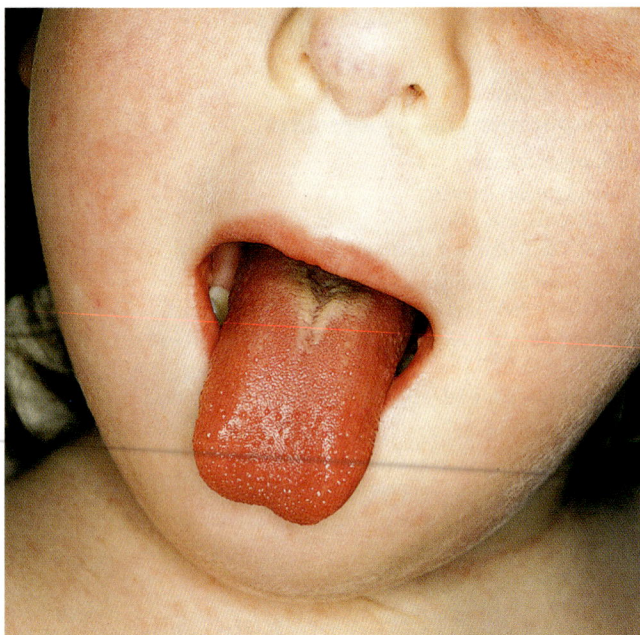

Fig. 2.39 Langue de scarlatine.

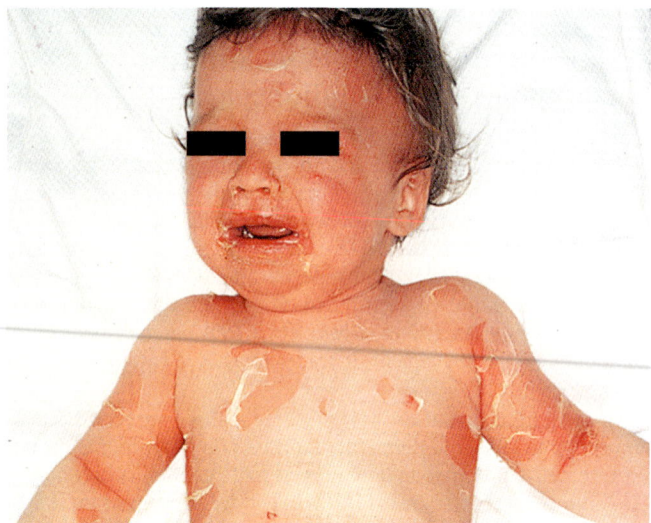

Fig. 2.40 Épidermolyse staphylococcique aiguë.

associée à une atteinte identique palmoplantaire, voire centrofaciale et une langue framboisée, qui est suivie d'une desquamation des extrémités. Il survient chez des enfants ou des adolescents, l'épisode guérit en quelques jours mais récidive jusqu'à une dizaine de fois en plusieurs années. Il ne doit pas être confondu avec la maladie de Kawasaki [5]. Il est proche, sinon identique, de l'érythème scarlatiniforme de Besnier et Féréol.

Complications liées à *S. aureus*

Staphylococcie maligne de la face

La classique *staphylococcie maligne de la face* constituée à partir d'un furoncle manipulé est une urgence, mais elle est exceptionnelle en France ; c'est une septicémie par thrombophlébite suppurée se drainant vers les sinus caverneux. Elle se caractérise par un œdème monstrueux rouge vineux du visage avec frissons, fièvre et altération intense de l'état général.

Complications d'origine toxinique

Elles constituent un groupe original : elles comprennent les staphylococcies exfoliantes (impétigo bulleux et épidermolyse staphylococcique aiguë), la scarlatine staphylococcique et le syndrome du choc staphylococcique.

L'épidermolyse staphylococcique aiguë ou syndrome de Ritter-Lyell [3, 6] atteint les nouveau-nés (dermatite exfoliatrice de Ritter von Rittershain), le nourrisson, le jeune enfant et exceptionnellement l'adulte immunodéprimé ou insuffisant rénal. La maladie survient 3 jours en moyenne après le début d'une infection focale muqueuse (rhinopharyngite, otite, conjonctivite), cutanée (omphalite, impétigo périorificiel, périonyxis, impétiginisation d'une varicelle) ou plus exceptionnellement d'un foyer profond (abcès hypodermique, endocardite).

Des cas ont également été rapportés chez des nouveau-nés après transmission maternofœtale du staphylocoque au cours de l'accouchement [7]. L'enfant devient grognon, fébrile, fatigué. Un exanthème scarlatiniforme, rugueux et douloureux au palper apparaît dans les grands plis, les régions périorificielles, respectant les muqueuses vraies et s'étend rapidement sur tout le revêtement cutané. En quelques heures, des décollements spontanés apparaissent sous la forme de quelques bulles superficielles à toit fripé, mais surtout déchirements par frottement provoqué (signe de Nikolski). Il en résulte de vastes surfaces rouges et suintantes recouvertes de lambeaux épidermiques, d'où l'appellation d'enfant « ébouillanté » en anglais (fig. 2.40). Dans certaines formes, le décollement reste localisé aux zones de frottement.

Sous traitement antibiotique adapté, la guérison est obtenue rapidement, sans séquelle malgré l'importance de la surface cutanée atteinte. Ceci est en rapport avec le caractère superficiel du clivage épidermique qui intéresse la couche granuleuse (*cf.* chapitre 7). Impétigo bulleux et épidermolyse staphylococcique aiguë sont dus à des souches de *S. aureus* produisant des toxines exfoliantes A et B sous le contrôle de gènes extrachromosomiques situés dans des plasmides. La pathologie résulte de l'activité protéolytique des toxines exfoliantes staphylococciques responsables d'un clivage de la desmogléine 1 [8]. Il s'agit de protéines distinctes de la toxine du syndrome dit du choc toxique (*cf. infra*). L'épidermolyse staphylococcique aiguë constitue une entité parfaitement bien individualisée qui ne devrait plus porter l'éponyme de Lyell afin d'éviter des confusions sémantiques et nosologiques. Il faut en effet distinguer de ce syndrome les autres affections aboutissant à l'aspect « ébouillanté » comme le psoriasis pustuleux exanthématique, les pustuloses amicrobiennes exanthématiques et, surtout, le syndrome de Lyell (*Toxic Epidermal Necrolysis*, TEN) (*cf.* chapitre 6-3) pour lequel le clivage se produit à la jonction dermo-épidermique.

Le syndrome du choc toxique staphylococcique a été décrit depuis 1978 initialement chez des enfants [9] puis chez des femmes utilisant des tampons périodiques, mais il survient également lors d'infections cutanées (panaris) ou profondes. Le staphylocoque en cause produit la toxine TSST1 ou plus rarement des entérotoxines, notamment celle du groupe B. Le début est brutal avec fièvre, signes digestifs (vomissements, diarrhée) et état de choc. Une défaillance multiviscérale est à craindre. L'éruption cutanée est de type scarlatiniforme, associée à un œdème palmoplantaire et un énanthème. Une desquamation généralisée est observée entre 10 et 20 jours, avec parfois une alopécie et une onycholyse. Le diagnostic différentiel principal est la maladie de Kawasaki, et les staphylococcies exfoliantes lors desquelles l'état de choc est absent.

La scarlatine staphylococcique correspond à une forme atténuée du choc toxique staphylococcique, l'éruption est scarlatiniforme et desquame sans passer par un stade de décollement cutané [10].

Maladies infectieuses

Dermatoses microbiennes

RÉFÉRENCES
1. Carapetis J.R. et coll., *Lancet Infect Dis.* 2005, *5*, 685.
2. Manders S.M., *J Am Acad Dermatol.* 1998, *39*, 383.
3. Wolf J.E. et coll., *Arch Dermatol.* 1995, *131*, 73.
4. Ducos M.H. et coll., *Ann Dermatol Venereol.* 1993, *120*, 589.
5. Taïeb A., *Ann Dermatol Venereol.* 1986, *113*, 1167.
6. Léauté-Labrèze C. et coll., *Ann Dermatol Venereol.* 1999, *126*, 713.
7. Stanley J.R. et coll., *N Engl J Med.* 2006, *355*, 1800.
8. Hanakawa Y. et coll., *J Clin Invest.* 2002, *110*, 53.
9. Todd J. et coll., *Lancet.* 1978, *2*, 1116.
10. Lina G. et coll., *Clin Infect Dis.* 1997, *25*, 1369.

Thérapeutique

Folliculites
Toilette quotidienne à l'eau et au savon ordinaire ou antiseptique.

Furoncle
- ▶ Désinfection locale et protection par pansement sec pour éviter la dissémination de *S. aureus*.
- ▶ Incision du furoncle si collecté (« fluctuant ») et protection par pansement.

Abcès
Couvrir les lésions, éviter si possible les activités entraînant des contacts cutanés directs avec d'autres personnes (activités sportives, etc.), se laver régulièrement les mains, changer de vêtements et de serviette tous les jours, ne pas partager ses effets personnels (serviette, savon, etc.). Désinfecter les équipements et surfaces de l'environnement potentiellement en contact avec les plaies (baignoire, etc.).

Antibiothérapie
L'intérêt du traitement des furoncles non compliqués par une antibiothérapie locale ou générale n'est pas démontré. Elle est indiquée dans le cas d'infections survenant sur un terrain avec comorbidité ou âge extrême, en cas de localisation exposant à des complications (p. ex. abcès de la face), échec du drainage d'un abcès, présence de signes généraux ou encore dans les formes compliquées (dermo-hypodermites associées).
- ▶ **1re intention :** amoxicilline-acide clavulanique, céphalosporines 1re et 2e générations, pristinamycine pendant 8 à 10 jours.
- ▶ **2e intention :** sulféméthoxazole-triméthoprime, macrolide, acide fusidique, clindamycine.

En cas de furonculose, le traitement des gîtes (narines notamment) par antibiothérapie locale par mupirocine ou acide fusidique (ou chlortétracycline) associé à un savon antiseptique pendant 5 à 7 jours/mois chez les malades ayant un prélèvement positif peut être proposé.

Commentaire
Un prélèvement bactériologique, pour culture et antibiogramme, devra être réalisé pour une furonculose ou des furoncles survenant dans un contexte épidémique en raison de l'émergence de souches de *Staphylococcus aureus* communautaires résistantes à la méticilline.

Impétigo
- ▶ Nettoyage et détersion des croûtes.
- ▶ Protection des lésions, couper les ongles et laver fréquemment les mains.
- ▶ Antibiothérapie locale : acide fusidique ou mupirocine au moins 2 à 3 applications/j, 7 à 8 jours.
- ▶ Antibiothérapie générale *per os* associée aux soins locaux dans les formes diffuses 7 à 10 jours :
  - **1re intention :** amoxicilline-acide clavulanique ou pénicilline M, céphalosporines de 1re et 2e générations, pristinamycine.
  - **2e intention :** macrolide, acide fusidique.
- ▶ Règles d'hygiène (*cf*. Folliculites).

Érysipèle
- ▶ Traitement *per os* ambulatoire si tous les critères sont réunis : pas de signe de gravité, absence de comorbidité, contexte social compatible, observance et évaluation à 72 heures favorable : amoxicilline ou pritinamycine.
- ▶ Sinon, hospitalisation : pénicilline G ou amoxicilline en IV 48-72 heures, puis relais *per os* si l'évolution clinique est favorable. En cas d'allergie, la vancomycine et la clindamycine (faible risque d'allergie chez les sujets allergiques à la pénicilline) sont une alternative.
- ▶ Maintien de l'antibiothérapie pour une durée d'au moins 10 jours après apyrexie.
- ▶ Traitement de la porte d'entrée et compression veineuse si érysipèle du membre inférieur.
- ▶ La prise en charge d'érysipèle récidivant associe le traitement des portes d'entrées (intertrigo, etc.), des facteurs favorisants (lymphœdème, etc.) et une antibioprophylaxie : = benzathine benzylpénicilline 1,2 MUI IM toutes les 2 semaines ou amoxicilline 1 g/j ou pristinamycine 1 g/j en cas d'allergie aux pénicillines.

Peau et infections bactériennes systémiques

Les manifestations cutanées au cours des septicémies peuvent correspondre à différents mécanismes pathogéniques : localisations cutanées septiques, mais aussi troubles vasomoteurs d'un choc septique, action d'une toxine érythrogène ou exfoliante, rôle des complexes immuns circulants, gangrène ischémique par endothélite infectieuse et coagulation intravasculaire disséminée (fig. 2.41).

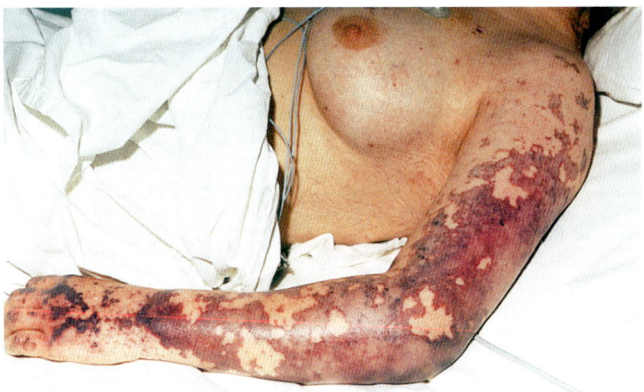

Fig. 2.41 Syndrome de coagulation intravasculaire disséminée.

La porte d'entrée est parfois cutanée : pyodermites, escarres, brûlures profondes, mais aussi secondaire à des manœuvres instrumentales, urologiques, gynécologiques ou de réanimation. Dans ce dernier cas, tous les facteurs de risque sont réunis pour créer une affection grave par germe opportuniste de virulence habituellement peu marquée (Gram–) : porte d'entrée cutanée et veineuse, germes sélectionnés de la flore hospitalière résistants aux antibiotiques, hôte aux défenses compromises par l'affection préexistante, bouleversement de l'écologie microbienne dû à une antibiothérapie antérieure, thérapeutique granulocytopéniante et immunosuppressive.

Les localisations suppurées spécifiques permettent un diagnostic bactériologique à partir des prélèvements cutanés. Cette éventualité rare peut s'observer sous forme de *papulopustules* au cours des bactériémies staphylococciques et plus particulièrement des endocardites aigüe. Les lésions *papulopustuleuses à évolution ecchymotique*, acroméliques et en nombre limité sont rares mais classiques dans les gonococcies disséminées. Au cours des listérioses néonatales, des lésions purpuriques et papulopustuleuses peuvent également être notées. Dans d'autres infections systémiques, méningococcie, salmonelloses, brucelloses, ont été relevées d'exceptionnelles métastases septiques cutanées. Dans les infections à bacilles à Gram–, survenant sur terrain débilité (hémopathies, cancers, traitements immunodépresseurs), *des lésions vésiculobulleuses*, des dermo-hypodermites nécrosantes peuvent être rencontrées. *Pseudomonas aeruginosa* donne le tableau plus spécifique *d'ecthyma gangreneux*, siégeant le plus souvent au périnée ou en région axillaire (cf. fig. 2.31), mais il peut également être responsable de lésions nodulaires chroniques localisées préférentiellement sur les membres inférieurs.

Manifestations non pyodermitiques. Des lésions cutanées variées peuvent s'observer au cours des infections bactériennes systémiques. Certaines ont une valeur diagnostique considérable (*purpura fulminans*, taches rosées, nodosités d'Osler) (tableau 2.14).

Tableau 2.14 Manifestations non pyodermitiques des septicémies

Rash érythémateux/exanthème	Leptospirose, fièvre par morsure de rat, brucellose, méningococcémie chronique, anaplasmose/ehrlichiose (enfant), chocs toxiques streptococcique et staphylococcique et infections à *Arcanobacterium haemolyticum*
Papulonodules, pseudo-érythème noueux	Méningococcémie chronique, leptospirose, infections à Gram– (*P. aeruginosa*)
Taches rosées lenticulaires	Salmonelloses majeures, chlamydiases
Purpura pétéchial	Neisserioses, leptospiroses, endocardites lentes streptococciques, infections à *Capnocytophaga canimorsus* (CIVD)
Purpura gangreneux/pupura rétiforme	Méningococcémie, pneumococcémie, streptococcémies, staphylococcémies et autres infections à Gram–, *Capnocytophaga canimorsus* (CIVD)
Hémorragies en flammèche sous-ungéales, nodosités d'Osler, macules érythémateuses palmoplantaires de Janeway	Endocardite lente (*S. viridans*)

Bartonelloses

Y. Hansmann

Les *Bartonella* sont des bactéries coccobacillaires. Leur pouvoir pathogène est variable selon l'espèce bactérienne et selon l'hôte considéré. L'homme est le seul réservoir connu de *B. bacilliformis* et de *B. quintana*. Les autres espèces de *Bartonella* ont pour réservoir de très nombreux animaux domestiques (en particulier chats et chiens [1]) et sauvages, mais peuvent être pathogènes pour l'homme.

La liste des espèces de *Bartonella* est loin d'être close. Sur une quarantaine d'espèces au total, seize ont été reconnues comme potentiellement pathogènes pour l'homme [2, 3]. Il est probable que d'autres espèces de *Bartonella* seront encore impliquées en pathologie humaine. La spécificité d'hôte est un facteur déterminant dans les manifestations cliniques.

Sur le plan physiopathologique l'ensemble des *Bartonella* possède des points communs : l'inoculation par un arthropode, l'invasion des cellules endothéliales puis la diffusion dans le système circulatoire du fait de leur tropisme érythrocytaire. Les *Bartonella* se caractérisent par leur capacité à persister de façon asymptomatique ou à l'opposé de provoquer des infections selon le type d'interaction avec leur hôte et son système immunitaire [4].

B. bacilliformis est l'espèce ayant le plus grand potentiel de létalité pour l'homme tandis que *B. quintana* et *B. henselae* sont responsables d'un grand éventail de tableaux cliniques, dont la nature dépend en partie du statut immunologique du patient infecté.

B. elizabethae, *B. vinsonii* subsp. *Berkhoffii* et *B. vinsonii* subsp. *arupensis*, *B. alsatica*, *B. clarridgeiae*, *B. washoensis*, *B. mayotimonensis* ont été décrites comme responsables d'exceptionnels cas d'endocardites. *B. grahamii* et *B. elisabethae* ont été isolées de cas de neurorétinite, *B. vinsonii* subsp. *arupensis*, *B. rochalimaea*, *B. tamiae* lors de situations de bactériémie, *B. melophagi* dans un cas de péricardite, *B. ancashi* au cours des *verruga peruana* [2, 3]. *B. clarridgeiae*, qui représente jusqu'à un tiers des isolats obtenus chez les chats, est aussi suspectée d'être responsable de la maladie des griffes du chat. Les *Bartonella* sont habituellement transmises par l'intermédiaire d'arthropodes hématophages ; cependant, lorsqu'elles sont présentes sur les griffes d'animaux (en contact avec les éjections de vecteurs) ou leurs dents (bactériémie avec parodontopathie), elles peuvent être inoculées à l'homme.

Maladie de Carrion [5]

Épidémiologie et pathogénie

La maladie de Carrion est due à *B. bacilliformis*. Cette affection n'existe que dans des zones endémiques d'Amérique du Sud (en Équateur, en Colombie et particulièrement au Pérou). Le vecteur principal est le phlébotome *Lutzomyia verrucarum*. L'homme est le seul réservoir naturel connu de l'infection. Après piqûre de *Lutzomyia verrucarum* infectée, les *Bartonella* pénètrent dans les cellules endothéliales des vaisseaux sanguins où elles prolifèrent et, de là, se disséminent dans tout l'organisme y compris dans les cellules du système monocyto-macrophagique. À la fin de cette période d'incubation d'une durée moyenne de 3 semaines, commence la phase primaire ou phase d'invasion érythrocytaire. Jusqu'à 100 % des globules rouges peuvent être parasités. La phase secondaire de l'infection, ou phase tissulaire, se produit lorsque les bactéries qui avaient envahi les cellules endothéliales capillaires induisent une prolifération de ces cellules, ce qui se traduit cliniquement par des nodules de la peau et des muqueuses dénommés *verrugas*.

Clinique

Phase aiguë ou fièvre de Oroya. Les formes graves, nommées fièvre de Oroya, sont caractérisées par une invasion érythrocytaire. Le début de la maladie est brutal avec une fièvre élevée et une anémie hémolytique infectieuse de survenue rapide. À ce tableau peut s'adjoindre un tuphos. La plupart des décès sont dus à cette forme clinique. Chez les malades qui survivent, les symptômes disparaissent et la guérison survient 2 à 3 semaines plus tard. Les formes bénignes, les plus fréquentes, comportent une fièvre modérée d'une durée de 2 à 7 jours, mais l'anémie est faible ou inexistante.

Phase chronique ou *verruga peruana*. Les malades qui survivent à la phase aiguë de l'infection peuvent développer cette phase tissulaire de l'infection, 1 à 2 mois après l'épisode aigu, avec développement de *verrugas* sur la peau, surtout sur les extrémités et sur la face. Cependant, le plus souvent, les *verrugas* surviennent sans maladie aiguë fébrile préalable et guérissent spontanément après plusieurs mois ou années avec peu ou pas de séquelles.

La guérison de l'une ou l'autre forme clinique de la maladie de Carrion confère une immunité. Notons que l'infection humaine asymptomatique à *B. bacilliformis* est commune chez les sujets vivant en zone d'endémie. Ces personnes représentent le réservoir naturel de *B. bacilliformis*.

Diagnostic et traitement

L'hémoculture réalisée dans des conditions techniques particulières en phase aiguë est presque constamment positive. Les *verrugas* sont pathognomoniques de l'infection à *B. bacilliformis*, mais l'hémoculture réalisée lors de cette forme chronique de la maladie est rarement positive. La forme aiguë de la maladie de Carrion est traitée efficacement par la pénicilline, les cyclines et l'érythromycine, mais en l'absence d'études comparatives récentes, le chloramphénicol reste l'un des traitements de référence. En revanche, l'efficacité des antibiotiques vis-à-vis de la *verruga peruana* est incertaine.

Manifestations cliniques dues à *B. quintana*

Bartonella quintana est responsable de la fièvre des tranchées, qui frappa plus d'un million d'hommes pendant la Première guerre mondiale. Plus récemment *B. quintana* a été identifié comme une des principales causes des endocardites dites « à hémocultures négatives » [6].

Épidémiologie et pathogénie

L'homme est le seul réservoir connu de *B. quintana*. Le pou de corps (*Pediculus humanus* var. *corporis*) est le vecteur de transmission de la maladie. Chez le pou, *B. quintana* se trouve dans les fèces, la salive ou les produits régurgités pendant la phase de piqûre. Ces fèces desséchées demeurent infectieuses pendant plusieurs mois et la bactérie peut pénétrer dans l'organisme à l'occasion des lésions de grattage.

Les sujets infectés par *B. quintana* peuvent rester bactériémiques de façon asymptomatique durant plusieurs années suivant l'infection. La diffusion de la bactérie sur le mode endémique ou épidémique peut survenir dans les populations humaines où existe une infestation à poux dans le contexte de guerres, catastrophes, surpopulation ou mauvaise hygiène. *B. quintana* a ainsi été identifié chez des patients sans domicile fixe n'ayant que peu voire aucun symptôme [7].

Clinique

La période d'incubation de la fièvre des tranchées est en moyenne de 22 jours. Chez la moitié des personnes infectées, survient une poussée fébrile unique de survenue rapide, faisant évoquer une grippe sans signes respiratoires. Plus souvent, la fièvre et les symptômes associés durent environ 5 jours ; ils sont suivis d'une période de rémission de plusieurs jours, puis d'une nouvelle poussée fébrile. De tels épisodes d'exacerbation et de rémission peuvent durer plusieurs mois.

Outre la température élevée (38,5 à 40 °C), la fièvre des tranchées s'accompagne de céphalées, de myalgies, de douleurs ostéoarticulaires et de macules. Les symptômes sont plus graves au cours de l'épisode initial et diminuent avec chaque exacerbation, sauf les douleurs osseuses (particulièrement des tibias) qui ont tendance à augmenter avec chaque exacerbation. L'immunité conférée par la maladie ne dure que 3 à 6 mois.

B. quintana est, avec *Bartonella henselae*, une cause de *l'angiomatose bacillaire* chez des sujets immunodéprimés par le virus de l'immunodéficience humaine. *B. quintana* est aussi la cause de bactériémies fébriles persistantes ou récurrentes ainsi que d'endocardites [8].

Diagnostic et traitement

B. quintana peut être cultivée à partir du sang des malades infectés. Les infections par *B. quintana* et par *B. henselae* peuvent ne pas être différenciées par les tests sérologiques. Des tests d'amplification génique spécifiques permettent de faire le diagnostic d'espèce de *B. quintana* et s'avèrent être le moyen diagnostic privilégié pour les endocardites sur l'analyse de la valve en cas d'intervention chirurgicale.

Les patients atteints de fièvre des tranchées répondent en 1 ou 2 jours à un traitement par des cyclines (2 × 100 mg/j) auxquelles on peut associer la gentamycine [2]. Les malades atteints d'angiomatose bacillaire répondent bien à un traitement par de l'érythromycine, de l'azithromycine ou des cyclines pendant une durée de 3 mois. En cas d'endocardite, le traitement n'est pas consensuel, mais il est classiquement proposé d'associer la ceftriaxone (4 à 6 semaines) à la gentamycine (2 semaines) [9]. Des durées prolongées ont été proposées, en utilisant également d'autres antibiotiques comme la doxycycline ou la rifampicine.

Manifestations cliniques dues à *B. henselae* [10]

Bartonella henselae est responsable de nombreux syndromes : maladie des griffes du chat, syndrome oculoglandulaire de Parinaud, complications neurologiques, rétinite stellaire, angiomatose bacillaire, péliose hépatique, granulomatose hépatique, bactériémie fébrile récurrente et endocardite.

Maladie des griffes du chat

L'agent causal de la maladie des griffes du chat est *Bartonella henselae*.

Épidémiologie et pathogénie. La maladie des griffes du chat survient particulièrement durant les mois d'automne et d'hiver chez les sujets en contact avec les chats. Cette infection confère généralement une protection contre la maladie pour toute la vie.

Les chats âgés de moins d'un an et infestés par des puces sont plus souvent bactériémiques que les autres chats [11]. La transmission de *B. henselae* par l'intermédiaire des puces est très efficace entre chats. Le rôle de ces puces dans la transmission directe à l'homme n'a jamais été mis en évidence. Environ 50 % des chats urbains errants sont porteurs de *Bartonella* appartenant à deux espèces : *B. henselae*, l'agent classiquement reconnu de la maladie des griffes du chat, et *B. clarridgeiae*, peut-être aussi responsable de maladie des griffes du chat humaine [12]. D'autres arthropodes peuvent aussi être vecteurs de *B. henselae*, qui a été mise en évidence dans plusieurs espèces de tiques, en particulier *Ixodes ricinus*, connue pour être vectrice de la borréliose de Lyme en Europe [13].

Chez un sujet immunocompétent, la réponse de l'organisme à l'infection par *B. henselae* est granulomateuse et suppurative. Les bacilles se colorent éventuellement par la coloration argentique de Warthin-Starry. Chez les sujets immunodéprimés, le tableau clinique provoqué par l'infection à *B. henselae* peut être très différent : il s'agit habituellement d'une réponse vasoproliférative (angiomatose bacillaire, péliose bacillaire) ou d'une bactériémie persistante.

Manifestations cliniques. La *maladie des griffes du chat* typique chez un sujet immunocompétent se caractérise par un antécédent de griffure, de morsure ou de contact étroit avec un chat. Il s'agit souvent d'un chaton récemment adopté. Sur le trait de griffure se développe en 3 à 10 jours une petite papule transitoire. Une à 2 semaines après, apparaissent un ou plusieurs ganglions lymphatiques drainant la zone d'inoculation. Ceux-ci augmentent de volume en 2 à 3 semaines pour persister 2 à 3 semaines, puis décroissent en 2 à 3 semaines en moyenne. Chez la moitié des malades, la maladie des griffes du chat ne s'accompagne pas de fièvre.

La maladie des griffes du chat peut se présenter dans 5 à 13 % des cas sous une forme atypique grave, avec adénopathies, fièvre prolongée, arthralgies, myalgies, éruption cutanée, parfois érythème noueux, perte de poids, splénomégalie, voire lésions osseuses. Des lésions hépatiques et/ou spléniques peuvent être détectées par échographie ou par tomodensitométrie. Elle peut se compliquer chez l'enfant d'une encéphalopathie.

Le *syndrome oculoglandulaire de Parinaud* est le plus souvent dû à *B. henselae* et se contracte par inoculation conjonctivale indirecte de la bactérie (aérosol, mains ou objets contaminés) et non par griffure.

L'infection à *Bartonella henselae* peut aussi se traduire par une encéphalopathie ou par une rétinite maculaire stellaire de Leber.

Autres manifestations cliniques dues à *B. henselae*

Angiomatose bacillaire. Il s'agit d'un syndrome vasoprolifératif ressemblant à la *verruga peruana* et qui survient le plus souvent chez les sujets fortement immunodéprimés. Elle se traduit par l'apparition progressive de nombreuses tumeurs vasculaires de la peau mais aussi des tissus mous, du squelette, du cœur, de la moelle osseuse, du système nerveux, du tractus digestif, des ganglions, du foie et de la rate (péliose) (fig. 2.42). Elle s'accompagne de symptômes non spécifiques comme de la fièvre, des frissons, des douleurs abdominales, des nausées, des vomissements et des diarrhées.

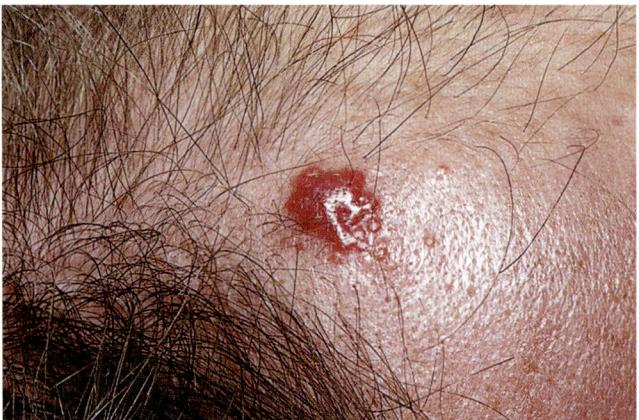

Fig. 2.42 Angiomatose bacillaire chez un malade atteint de sida.

Péliose bacillaire. Elle affecte les organes internes solides comportant des éléments du système monocytomacrophagique. Cette affection est aussi une entité vasoproliférative de taille variable caractérisée par une prolifération au hasard d'espaces kystiques remplis de sang.

Bactériémie fébrile récurrente ou persistante et endocardites. On sait maintenant que l'angiomatose bacillaire, la péliose bacillaire et la bactériémie fébrile persistante ou récurrente sont causées par *B. henselae* et aussi par *B. quintana*. Cependant, chez l'homme ont été décrites des affections analogues dues à d'autres espèces de *Bartonella* [14].

Diagnostic microbiologique

La recherche d'anticorps contre *B. henselae* est la plus fréquemment utilisée pour le diagnostic de maladie des griffes du chat. Des réactions sérologiques croisées peuvent survenir entre *B. henselae* et *B. quintana*. La sérologie manque de sensibilité.

La recherche de *B. henselae* par culture est exceptionnellement couronnée de succès. En revanche, elle peut être positive lors de bactériémie, d'endocardite ou d'angiomatose bacillaire.

Un diagnostic présomptif d'infection à *B. henselae* peut se réaliser sur des tissus colorés par la technique de Warthin-Starry.

Le test le plus sensible et le plus spécifique pour détecter la présence de *B. henselae* est l'amplification génique *in vitro* permettant de détecter de l'ADN de *B. henselae* dans des biopsies tissulaires ou dans des liquides biologiques [15]. Ce test nécessite de réaliser une biopsie des organes atteints, ce qui représente une contrainte par rapport à un simple prélèvement sanguin.

Traitement

Les études thérapeutiques méthodologiquement satisfaisantes sont rares. Il n'existe pas de consensus quant aux antibiotiques à utiliser dans les infections dues à *B. henselae* [2]. L'effet des antibiotiques, quels qu'ils soient, sur le traitement de la maladie des griffes du chat du sujet immunocompétent n'est pas prouvé, alors que leur effet clinique est réel pour le traitement des infections à *B. henselae* des sujets immunodéprimés. Un traitement par azithromycine 500 mg J1 et 250 mg/j J2-J5 peut être tenté chez les sujets avec une maladie des griffes du chat. Au cours des granulomatoses hépatiques, des antibiotiques comme la rifampicine, la gentamycine ou le cotrimoxazole semblent pouvoir raccourcir la durée de la fièvre. Au cours des bactériémies, la gentamycine et la doxycycline sont souvent utilisées, alors que les macrolides (érythromycine et azithromycine) sont plutôt utilisés au cours des angiomatoses bacillaires chez l'immunodéprimé [9].

Les antibiotiques les plus efficaces chez les malades immunodéprimés sont l'érythromycine, la rifampicine et la doxycycline. L'action de la clarithromycine et de l'azithromycine *in vivo* doit encore être évaluée chez ces malades. Ce traitement doit s'étaler sur au moins 6 semaines et doit parfois être prolongé plus longtemps.

RÉFÉRENCES

1. Guptill L., *Vet Microbiol.* 2010, *140*, 347.
2. Angelakis E. et coll., *Int J Antimicrobiol Agents.* 2014, *44*, 16.
3. Breitschwerdt E.B., *ILAR J.* 2014, *55*, 46.
4. Harms A., *Clin Microbiol Rev.* 2012, *25*, 42.
5. Daly J.S. et coll., *J Clin Microbiol.* 1993, *31*, 872.
6. Edouard S., *J Clin Microbiol.* 2015, *53*, 824.
7. Brouqui P., *N Engl J Med.* 1999, 340, 184.
8. Raoult D. et coll., *Ann Intern Med.* 1996, *125*, 646.
9. Prutzky G., *Int J Inf Dis.* 2013, *17*, e811.
10. Bass J. et coll., *Pediatr Infect Dis J.* 1997, *16*, 2 et 163.
11. Chomel B.B. et coll., *J Clin Microbiol.* 1995, *33*, 2445.
12. Heller R. et coll., *J Clin Microbiol.* 1997, *35*, 1327.
13. Kaiser P.O., *Intern J Med Microbiol.* 2011, *301*, 7.
14. Eremeeva M.E. et coll., *N Engl J Med.* 2007, *356*, 23.
15. Hansmann Y. et coll., *J Clin Microbiol.* 2005, *43*, 3800.

Borrélioses

D. Lipsker

Les borrélioses sont des zoonoses liées à une infection par une bactérie du genre *Borrelia*. Il existe plusieurs espèces différentes de *Borrelia* qui peuvent être pathogènes chez l'homme. Le plus souvent, la borréliose est transmise à l'homme par une piqûre de tique. La maladie évolue par une phase précoce, localisée ou disséminée, puis une phase tardive. Elle est responsable d'atteintes systémiques touchant isolément ou simultanément différents organes. Sa gravité est liée aux atteintes cardiaques et neurologiques ainsi qu'aux potentiels lymphomes qui peuvent compliquer l'évolution des borrélioses. Les atteintes articulaires ou oculaires peuvent entraîner une morbidité importante. Le diagnostic des borrélioses repose en grande partie sur la reconnaissance des signes cutanés de la maladie qui seuls sont spécifiques. Seules les manifestations liées à une infection par *Borrelia burgdorferi sensu lato* sont détaillées ici. Les autres espèces de borrélies, comme *B. hermsii*, *B. turicatae*, *B. parkeri*, *B. recurrentis*, *B. miyamotoi* ou *B. hispanica* sont à l'origine d'une fièvre récurrente.

Historique de la maladie : le concept de borréliose européenne

La possibilité de survenue d'un érythème migrant ou de méningoradiculites hyperalgiques après piqûre de tique, suggérant ainsi la transmission d'un agent infectieux, a été soulignée dans la littérature médicale européenne depuis le début du XXe siècle. Les différents aspects dermatologiques, rhumatologiques, neurologiques et cardiologiques de la maladie ont été regroupés en enquêtant sur une épidémie d'arthrites dans la commune de Old Lyme dans l'État du Connecticut aux États-Unis au milieu des années soixante-dix. L'agent infectieux responsable de la maladie aux États-Unis, une borréliose, a été identifié en 1982. Ainsi, la maladie a été successivement dénommée arthrite de Lyme puis maladie de Lyme et enfin borréliose de Lyme. Cependant, la fréquence de certaines manifestations cliniques de la maladie est différente en Europe et aux États-Unis. Ainsi, les arthrites sont plus fréquentes aux États-Unis alors que les neuroborrélioses au contraire sont beaucoup plus courantes en Europe. Au début des années quatre-vingt-dix, de nouvelles espèces pathogènes de *Borrelia* étaient identifiées et l'on s'apercevait rapidement que les espèces habituellement responsables de la maladie en Europe étaient différentes des souches américaines. De fait, le terme de *borréliose européenne* semble plus approprié que borréliose de Lyme pour qualifier les cas observés en Europe, dont les signes sont souvent différents des cas américains et qui sont le plus souvent dus à une autre espèce bactérienne [1].

Vecteurs, bactéries et épidémiologie

Bactéries

On connaît actuellement différentes espèces de *Borrelia* responsables de la maladie chez l'homme. La première espèce pathogène identifiée a été *Borrelia burgdorferi* qui appartient à la famille des Spirochaetacées [2]. Il s'agit d'une bactérie qui possède sept à onze flagelles et un chromosome linéaire de petite taille (inférieur à 1 000 kb). La bactérie possède également une vingtaine de plasmides porteurs de gènes essentiels. Les nouvelles méthodes de typage moléculaire des borrélioses ont permis de montrer une grande hétérogénéité, notamment en Europe, aboutissant à faire éclater le complexe *Borrelia burgdorferi* en différentes espèces, regroupées sous le terme de *Borrelia burgdorferi sensu lato* [3]. Les trois principales espèces sont *Borrelia burgdorferi stricto sensu* qui correspond à la première espèce décrite et qui est l'espèce prédominante, sinon exclusive aux États-Unis, *Borrelia garinii* et *Borrelia afzelii* qui sont les espèces prédominantes en Europe. Si certaines manifestations cliniques comme l'érythème migrant peuvent résulter de l'infection par chacune de ces espèces, les formes neurologiques sont plus particulièrement associées à *Borrelia garinii*, les formes arthritiques à *Borrelia burgdorferi stricto sensu* et l'acrodermatite chronique atrophiante à *Borrelia afzelii*. Cette association entre espèce bactérienne et certaines manifestations cliniques n'est pas absolue, mais elle rend en partie compte de la prédominance géographique de certaines formes cliniques de la maladie. Outre ces trois espèces principales, *Borrelia spielmanii* et *Borrelia bavariensis* (anciennement *Borrelia garinii* ospA sérotype 4) peuvent de manière moins fréquente être responsables de borréliose européenne, tandis que *Borrelia bissetii*, *Borrelia lusitaniae* et *Borrelia valaisiana* ont été isolées de manière très occasionnelle à partir de certains patients sans que leur pouvoir pathogène ne soit reconnu de manière formelle actuellement [4]. D'autres espèces, dont le pouvoir pathogène est encore discuté pour certaines chez l'homme, ont été décrites chez les tiques et les animaux réservoirs : *Borrelia japonica*, *Borrelia andersoni* et *Borrelia lonestari*.

Vecteurs et réservoirs

Les borrélioses sont habituellement transmises à l'homme par une piqûre de tique. Les tiques responsables de la transmission des borrélioses sont *Ixodes ricinus* en Europe, *Ixodes scapularis* (anciennement *Ixodes dammini*) sur la côte est des États-Unis, *Ixodes pacificus* sur la côte ouest et *Ixodes persulcatus* en Asie. Ces tiques peuvent également véhiculer d'autres maladies (encadré 2.3). La biologie de la tique est étroitement liée aux variations saisonnières, ce qui explique que la contamination se fasse surtout du printemps à l'automne, et que ce soient les saisons des manifestations précoces de la maladie. Les grandes zones d'endémie borrélienne sont des régions boisées, car ces tiques sont des espèces forestières exophiles. La tique peut transmettre la maladie à tous ses stades : adulte, larve ou nymphe. L'homme est un hôte accidentel. Les petits mammifères (campagnols, mulots, musaraignes, etc.) sont considérés comme la population réservoir, mais les oiseaux et les mammifères de taille moyenne (lièvres, écureuils, etc.) ainsi que les grands mammifères comme les cervidés jouent également un rôle essentiel dans la bioécologie du vecteur.

Encadré 2.3

Principales maladies infectieuses pouvant être transmises par une piqûre de tique

- Borréliose européenne et borréliose de Lyme
- Autres borrélioses (agent des fièvres récurrentes)
- Rickettsioses
- Anaplasmose (ancienne dénomination : ehrlichiose)
- Bartonelloses
- Tularémie
- Encéphalite à tique (flavivirus neurotrope)
- Babésiose

Épidémiologie

Bien que la maladie prédomine largement dans l'hémisphère nord, il s'agit d'une maladie mondiale, puisque des cas ont été rapportés dans tous les continents. L'incidence de la borréliose européenne est très variable et dépend évidemment de l'environnement (région boisée, présence et taux d'infestation des tiques et des animaux réservoirs). La maladie se voit à tout âge et touche les deux sexes. En Europe, elle prédomine nettement en Europe centrale et en Scandinavie (incidence en Suède : 69/100 000) [5]. L'incidence de la borréliose en France est actuellement en augmentation, estimée à 42/100 000 habitants en 2012 avec des variations régionales importantes : de quasi nulle dans le Sud-Est ou le Nord à plus de 150 cas pour 100 000 habitants dans le Centre (Limousin, 184/100 000) et le nord-est (Alsace, 154/100 000) de la France [6]. La plus forte incidence a été rapportée dans la commune de Nantucket dans le Massachusetts avec 1 198 cas/100 000 habitants en 1994.

Histoire naturelle de la maladie

Initialement, on a divisé la maladie en trois stades par analogie avec la syphilis. Actuellement, on distingue une phase précoce et une phase tardive. La phase précoce peut être localisée ou disséminée. La *phase précoce localisée* correspond à l'érythème migrant (anciennement phase primaire). Il survient quelques jours à quelques semaines après la piqûre de tique. Cependant, 20 à 70 % des sujets ne se souviennent pas d'une piqûre de tique. Plus de 75 % des sujets contaminés (enfants et adultes) font un érythème migrant. La *phase précoce disséminée* (anciennement phase secondaire) se produit après la dissémination hématogène du spirochète et elle correspond à l'érythème migrant multiple et aux manifestations extracutanées rhumatologiques, neurologiques, cardiologiques, oculaires, etc. Les *manifestations tardives* (anciennement phase tertiaire) comprennent l'acrodermatite chronique atrophiante et des signes extracutanés divers, surtout neurologiques et articulaires.

Le passage d'une phase à l'autre n'est pas systématique. La plupart des sujets débutent leur maladie par un érythème migrant, mais cela n'est pas constant et 15 à 25 % des malades inaugurent leur borréliose par une autre manifestation. En l'absence de traitement, un sujet atteint d'érythème migrant peut guérir ou développer les autres signes de la maladie. Quatre-vingts pour cent des sujets contractant un érythème migrant et qui ne sont pas traités développent des manifestations ostéoarticulaires aux États-Unis, beaucoup moins en Europe. Au stade d'érythème migrant, le traitement antibiotique est généralement efficace [7]. Pourtant, l'apparition de manifestations articulaires et neurologiques, de même que la présence de borrélies vivantes, ont été décrites après des traitements antibiotiques bien menés, même si dans l'immense majorité des cas il s'agit alors de recontamination [8], car la maladie n'est pas immunisante.

Manifestations dermatologiques

Il faut distinguer les manifestations dermatologiques certaines, dont l'origine borrélienne a été prouvée, des manifestations possibles où le rôle des borrélies reste toujours discuté.

Manifestations dermatologiques certaines

Érythème migrant

Toutes les espèces de *Borrelia burgdorferi, sensu lato,* peuvent être responsables d'un érythème migrant, mais *Borrelia afzelii* et *Borrelia garinii* sont les espèces prédominantes en France [9]. L'érythème chronique migrateur ou érythème de Lipschütz, plus souvent dénommé simplement érythème migrant, est le signe le plus constant et le plus caractéristique de la borréliose européenne et de la borréliose de Lyme.

Aspects cliniques. *Dans la forme la plus typique*, il s'agit d'une macule érythémateuse de croissance annulaire et centrifuge (fig. 2.43). Elle survient le plus souvent quelques jours, parfois plusieurs semaines après la piqûre de tique à l'endroit de celle-ci. Le centre de la lésion s'éclaircit progressivement et il se forme un anneau maculeux, dont la bordure plus foncée peut parfois être légèrement infiltrée et de taille variable : de quelques centimètres à plus de 30 cm de diamètre. La vitesse d'extension de la lésion est variable, en général de plusieurs millimètres par jour, plus rapide lorsque *Borrelia burgdorferi sensu stricto* ou *Borrelia garinii* sont impliquées qu'avec *Borrelia afzelii*. Le plus souvent la lésion ne génère pas de signes fonctionnels, mais parfois elle peut être prurigineuse, douloureuse ou être responsable d'une hyperesthésie ou d'une dysesthésie [7].

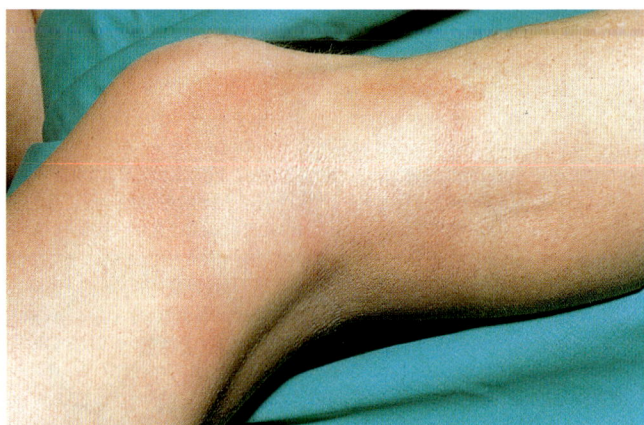

Fig. 2.43 Érythème migrant.

Toutefois, de très nombreuses variantes cliniques ont été décrites [10] : le centre de la lésion ne s'éclaircit pas et il s'agit donc d'une macule érythémateuse centrifuge non annulaire ; plusieurs anneaux concentriques peuvent coexister, conférant un aspect en cocarde ; le centre de la lésion peut être bleuté, induré, vésiculeux, bulleux, ulcéré, purpurique ou nécrotique ; la lésion peut être parsemée de petites papules rouges folliculaires donnant un aspect de kératose folliculaire circonscrite. Des érythèmes migrants de petite taille (< 5 cm) et qui le restent ont rarement été rapportés [11].

Les lésions siègent aux endroits où les tiques se nourrissent préférentiellement : les zones où les habits serrent, comme la ligne d'adhésion des sous-vêtements, les plis, les fesses, les organes génitaux chez l'homme, les seins chez la femme. Chez l'enfant, en revanche, les piqûres de tiques ainsi que les lésions d'érythème migrant siègent plus fréquemment sur la face, le cou et, surtout, les oreilles (20 % de l'ensemble des piqûres de tiques chez l'enfant siègent aux oreilles). Cela expliquerait également, par invasion neurogène rétrograde directe, la prévalence plus élevée des neuroborrélioses chez l'enfant [5].

En Europe, la plupart des malades n'ont pas d'autres signes au moment de l'érythème migrant [7]. Aux États-Unis, un syndrome infectieux est fréquent au moment de l'érythème migrant : fébricule, asthénie, arthralgie, myalgies, raideur de nuque, céphalées, etc. Moins de 10 % des malades ont concomitamment d'autres signes d'infection borrélienne (paralysie faciale, lymphocytome borrélien, etc.).

La résolution de la lésion se fait en quelques jours à plusieurs semaines, même en l'absence de traitement. La lésion peut laisser une séquelle pigmentaire après disparition [7]. Elle disparaît plus rapidement, en quelques jours, après instauration d'une antibiothérapie. Une recrudescence passagère des signes inflammatoires locaux au moment du début du traitement, pouvant correspondre à un phénomène de Jarisch-Herxheimer, peut parfois survenir.

L'érythème migrant multiple (ou secondaire) est exceptionnel en Europe. Quelques jours à quelques semaines après l'installation d'un érythème migrant surviennent une ou plusieurs lésions secondaires. Ces lésions siègent en général à distance de la lésion initiale. Elles sont plus annulaires et de plus petite taille, ont moins tendance à migrer et n'ont jamais d'induration centrale. Elles résultent d'une dissémination hématogène des borrélies. En cas d'érythème migrant multiple, les signes généraux sont plus marqués et plus fréquents.

Diagnostic. Il est clinique et repose sur le caractère centrifuge et lentement progressif de la lésion. La biopsie cutanée peut aider à éliminer d'autres diagnostics en cas de doute. L'histopathologie de l'érythème migrant est peu spécifique, la bordure active correspondant à un infiltrat lymphocytaire périvasculaire superficiel et profond. La présence de plasmocytes au sein de l'infiltrat ainsi qu'un neurotropisme de l'infiltrat doivent faire évoquer au pathologiste la possibilité d'une cause infectieuse, en particulier borrélienne.

Le sérodiagnostic des borrélioses en ELISA n'est pas indiqué car il n'est positif que dans 40 % des cas environ à ce stade [7, 11, 12]. L'identification de *Borrelia* par PCR est positive dans 60 à 80 % des cas, mais elle n'est pratiquée que dans peu de centres. La certitude repose sur la mise en culture d'une biopsie cutanée en bordure de lésion ; cependant, en raison du prix élevé des milieux de culture, très peu de laboratoires pratiquent la recherche de borrélies par culture en routine. Le recours à la spectrométrie de masse pour directement visualiser des protéines spécifiques de *Borrelia* dans les prélèvements cutanés est en cours d'évaluation [13].

Lymphocytome borrélien

Aspects cliniques. Le lymphocytome borrélien (anciennement lymphocytome cutané bénin) est surtout l'apanage des borrélioses européennes et il est rarement rapporté aux États-Unis, probablement parce qu'il est surtout la conséquence d'une infection par *Borrelia afzelii* et *Borrelia garinii*. Il est plus fréquent chez l'enfant que chez l'adulte, puisqu'il survient chez 2 % des adultes et 7 % des enfants atteints de borréliose. On peut distinguer trois formes cliniques de cette hyperplasie lymphoïde réactionnelle bénigne (*cf.* chapitre 11).

La *forme nodulaire* est la plus fréquente ; les nodules sont fermes, indolores ou parfois prurigineux, uniques ou multiples, rouges ou bruns. Ils siègent principalement sur le visage, le lobule de l'oreille (fig. 2.44), le tronc notamment l'aréole du sein et, parfois, les régions génitales. Une adénopathie satellite lui est souvent associée. Il survient quelques semaines à quelques mois après la piqûre de tique. Sans manifestations générales, les lésions augmentent progressivement pendant 2 à 3 mois, persistent ou disparaissent lentement sans séquelles mais peuvent récidiver.

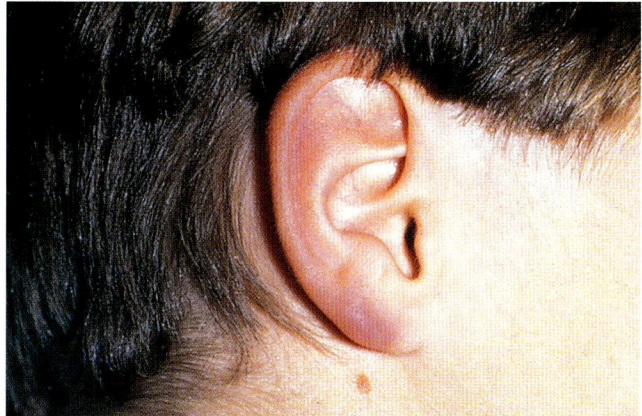

Fig. 2.44 Lymphocytome borrélien du lobule de l'oreille.

La *forme multinodulaire* éruptive est faite d'un semis disséminé de petites papules de couleur brune ou rougeâtre, plus pâles que dans la forme précédente, réparties sur tout le tégument.

La forme la plus rare est constituée de *lésions planes érythémateuses* infiltrées, surtout l'apanage de l'enfant.

Diagnostic. Il est clinique et sérologique dans les localisations typiques de l'enfant, anatomoclinique et sérologique ailleurs. L'identification des borrélies par PCR et/ou culture est ici extrêmement intéressante, notamment pour faire le diagnostic différentiel avec un lymphome B cutané. Cela est d'autant plus vrai que le sérodiagnostic peut être négatif [14, 15]. L'histologie montre, séparé de l'épiderme par un collagène normal, un infiltrat dense de petits lymphocytes et de lymphoblastes groupés en amas avec centre germinatif. Parfois, seuls les examens immunohistologiques avec des anticorps monoclonaux permettent de mettre en évidence les structures folliculaires caractéristiques de l'affection ; autour des agrégats centraux de cellules B existe une zone corticale de cellules T. La totalité de l'infiltrat est envahie de macrophages. Le diagnostic différentiel histologique doit se faire avec le lupus érythémateux dermique ainsi que les lymphomes B, notamment le lymphome folliculaire et le lymphome de la zone marginale (*cf.* chapitres 10 et 11). Dans environ 5 % des cas, le lymphocytome borrélien simule un lymphome B à grandes cellules et l'examen histopathologique n'est pas discriminant [16]. En zone endémique notamment, il faut donc adopter une attitude pragmatique et systématiquement envisager ce diagnostic devant tout lymphome B cutané, surtout lorsqu'il siège dans les zones bastions du lymphocytome borrélien. La notion d'une piqûre préalable de tique, récente ou ancienne, l'association à un érythème migrant facilitent le diagnostic, qui est confirmé par la sérologie. Le sérodiagnostic est en effet habituellement positif à ce stade de la borréliose ; cependant, d'authentiques cas de lymphocytomes borréliens séronégatifs, prouvés par culture, ont été rapportés [14]. Enfin, la réponse en 4 à 6 semaines au traitement d'épreuve constitue un argument diagnostique supplémentaire.

Acrodermatite chronique atrophiante

L'acrodermatite chronique atrophiante ou maladie de Pick-Herxheimer est la manifestation dermatologique des phases tardives des borrélioses. Elle débute plusieurs mois à plusieurs années après l'infection. L'acrodermatite chronique atrophiante est l'apanage quasi exclusif des borrélioses européennes. Elle est surtout due à *Borrelia afzelii,* bien que *Borrelia garinii* et *Borrelia burgdorferi stricto sensu* puissent également être en cause [17].

Aspects cliniques. Le début est insidieux : modification de la consistance des téguments, œdèmes, plaques infiltrées isolées, nodules ou infiltration inflammatoire élastique ou empâtée des extrémités (mains, pieds, genoux, fesses) de coloration rose clair ou bleutée (fig. 2.45).

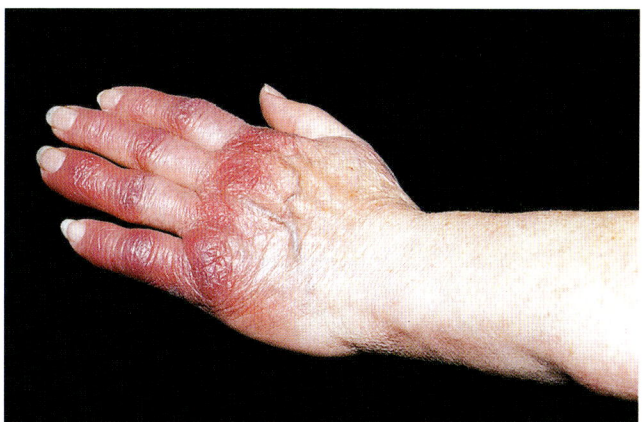

Fig. 2.45 Acrodermatite chronique atrophiante.

Puis apparaissent, lentement et progressivement, les manifestations qui caractérisent la période d'état : *une atrophie dermo-épidermique* siégeant principalement aux extrémités, pouvant atteindre les membres inférieurs jusqu'aux crêtes iliaques, les membres supérieurs et, plus rarement, la totalité du tégument ; l'atteinte isolée d'un membre est fréquente, mais les lésions peuvent aussi se développer symétriquement. La peau est finement plissée, l'épiderme paraît fané, comme du papier à cigarettes froissé, avec un aspect brillant comme du collodion desséché. Cette atrophie s'accompagne d'une transparence épidermique avec visibilité anormale du réseau veineux superficiel et d'une *coloration très spéciale rose violacé* avec reflets bleutés cyanotiques ou rouge brunâtre (érythromélie). L'atrophie s'accentuant, la peau, qui a perdu son élasticité et garde le pli à la palpation, devient trop lâche pour les régions qu'elle recouvre ; le sujet paraît flotter dans un vêtement trop large.

En outre, on note souvent, précédant l'atrophie, des *lésions indurées, fibreuses*, qui engainent comme une guêtre les régions sus-malléolaires et forment aux avant-bras une bandelette cubitale qui s'étend de l'olécrâne à l'apophyse styloïde.

Des manifestations générales peuvent exister : fatigabilité, sensibilité au froid, neuropathies périphériques, atteinte articulaire ou cardiaque.

Il existe un syndrome inflammatoire discret : VS (vitesse de sédimentation) accélérée, hypergammaglobulinémie et, parfois, cryoglobulinémie. Le sérodiagnostic des borrélioses est fortement positif en IgG en cas d'acrodermatite chronique atrophiante.

Diagnostic. Il repose sur la clinique et le sérodiagnostic éventuellement aidés par la biopsie. L'histologie n'est pas spécifique mais évocatrice : au stade initial, elle montre un infiltrat dermique lymphoplasmocytaire en bande et autour des capillaires dilatés, séparé de l'épiderme aminci par une bande de collagène sain, ainsi qu'une altération précoce de l'élastine. Au stade atrophique, l'épiderme très aminci, avec une basale rectiligne, recouvre un derme altéré : collagène horizontalisé, élastine détruite ou fragmentée avec infiltrats lymphoplasmocytaires discrets mais persistants et disparition des follicules pilosébacés. Il existe des formes pouvant mimer un granulome annulaire et d'autres qui sont très lichénoïdes : dans ces cas atypiques, c'est la présence isolée de plasmocytes dans le derme profond qui doit attirer l'attention et orienter le pathologiste vers la possibilité d'une borréliose. Si la mise en évidence de la *Borrelia* dans les lésions par coloration spéciale, PCR ou mieux par culture apporte la certitude diagnostique, elle est rarement réalisée en pratique.

Traitement. Il est efficace au stade inflammatoire infiltratif, mais l'atrophie, lorsque présente, est irréversible. La survenue d'un *lymphome cutané* d'immunophénotype B et exceptionnellement T peut compliquer l'évolution des acrodermatites chroniques atrophiantes et par extension celle des infections chroniques à *Borrelia*. Il s'agit d'immunocytome, de lymphome de la zone marginale, de lymphome B à grandes cellules ou de lymphome folliculaire. La recherche d'une infection borrélienne dans les lymphomes B primitivement cutanés est de fait toujours indiquée, d'autant plus qu'une guérison sous antibiothérapie est parfois possible.

Manifestations dermatologiques rares et manifestations dont le lien avec une infection à *Borrelia* reste discuté

Certaines manifestations sont parfois associées aux borrélioses mais leur survenue est trop rare pour établir un vrai lien épidémiologique : éruptions maculopapuleuses, urticaires, syndrome de Gianotti et Crosti ou érythème noueux survenant au cours ou décours d'une infection récente à *Borrelia*. Néanmoins, il s'agit de réactions non spécifiques, qui ne sont d'aucune aide pour le diagnostic de la borréliose. Ces réactions peuvent être d'authentiques manifestations d'hypersensibilité aux borrélies, aux antibiotiques ou alors survenir de manière fortuite. Pour d'autres manifestations, l'origine borrélienne stipulée sur des études de séroprévalence n'a jamais été confirmée : granulome annulaire, fasciite de Shulman, atrophie hémifaciale de Parry et Romberg, maladie de Jessner-Kanof et arthrites réactionnelles. L'infection par *Borrelia burgdorferi* a pu exceptionnellement entraîner un tableau d'anétodermie éruptive, régressif après antibiothérapie [18]. La véritable discussion au cours des dernières années concerne le rôle des borrélies dans la survenue des *morphées*, des *dermatites granulomateuses interstitielles* et des *lichens scléreux*. En effet, depuis le milieu des années quatre-vingt, la responsabilité des *Borrelia* dans la survenue de ces dermatoses a été de nombreuses fois affirmée puis infirmée. Une partie du moins de cette controverse pourrait résulter de concepts nosologiques différents. Il se pourrait en effet que certaines acrodermatites chroniques atrophiantes aient été confondues avec, ou considérées comme, des morphées ou des lichens scléreux car les tableaux anatomocliniques peuvent être proches. La plupart des études européennes et américaines éliminent un lien entre l'infection à *Borrelia* et les morphées ou le lichen scléreux. Il semble néanmoins que certaines espèces de borrélies, en particulier *Borrelia afzelii* et *Borrelia garinii*, puissent être responsables de morphées et de lichen scléreux en Allemagne et au Japon [1, 19]. Nous avons observé à plusieurs reprises des malades qui ont développé un granulome annulaire ou une morphée à l'endroit d'un érythème migrant (prouvé par culture et/ou PCR) traité. Des lésions secondaires distantes peuvent aussi apparaître. La nouvelle recherche de borrélies par culture et/ou PCR est constamment négative et les traitements d'épreuve inefficaces. Aussi sommes-nous arrivés à la conviction que certains cas de granulome annulaire et de morphée sont des complications immunologiques post-infectieuses de borrélioses correctement traitées pouvant survenir avec certaines souches chez des individus génétiquement prédisposés. Les morphées «post-Lyme» décrites par nos collègues allemands confortent cette hypothèse [20].

Manifestations extradermatologiques

Les principales manifestations cliniques de la borréliose sont résumées dans le tableau 2.15. En Europe, les manifestations neurologiques sont plus fréquentes que les manifestations articulaires, l'inverse étant vrai en Amérique du Nord [21, 22]. Il s'agit surtout de méningoradiculite, de paralysie faciale, de monoarthrites ou d'oligoarthrites des grandes articulations qui évoluent par poussées récurrentes brèves. L'apparition brutale d'un bloc auriculoventriculaire de haut degré chez un sujet sans cardiopathie préalable doit également faire évoquer le diagnostic en zone d'endémie. Les manifestations oculaires des borrélioses sont multiples : paralysies oculomotrices, conjonctivite, kératite, uvéite, rétinite, etc. En l'absence des signes cutanés spécifiques, le diagnostic des atteintes extradermatologiques repose sur les critères européens (tableau 2.15) de la maladie [23]. Enfin, nous n'aborderons le sujet hautement controversé des manifestations subjectives attribuées à une hypothétique infection chronique par *Borrelia burgdorferi* que pour mentionner que certains patients atteints de formes habituelles de borréliose cutanée ou extra-cutanée peuvent garder de tels symptômes subjectifs (fatigue, douleurs ostéomusculaires, troubles cognitifs, etc.) malgré un traitement antibiotique bien conduit, alors même que ce dernier était efficace sur les signes objectifs de la maladie. Le terme de «syndrome post-borréliose de Lyme» est alors employé, et les traitements antibiotiques prolongés proposés par certains ne semblent pas bénéficier de manière claire aux malades, tout en comportant des risques notables [24].

Prévention et traitement

Prévention

Le port d'habits couvrants et éventuellement l'utilisation de répulsifs en cas de promenades en zones boisées en région d'endémie sont des mesures simples à mettre en application [25]. Le retrait rapide des tiques après piqûre est essentiel.

En effet, la piqûre est indolore et le risque de transmission des borrélioses augmente avec la durée de contact de la tique avec son hôte, devenant important lorsque ce délai dépasse 48 heures. De fait, l'inspection systématique de tout le tégument après chaque potentielle exposition en zone d'endémie (randonnée, promenade, etc.) et l'extraction rapide de la tique permettent de réduire le risque de transmission de la maladie. Il existe de nombreuses manières d'extraire les tiques. L'utilisation d'un tire-tic, disponible en pharmacie, initialement destiné à usage vétérinaire, est simple et efficace. On peut également attraper la tique par une pince et effectuer des mouvements de rotation alternatifs tout en la soulevant hors de la peau. En revanche, il faut éviter de l'étouffer en la couvrant de

Maladies infectieuses

Dermatoses microbiennes

Tableau 2.15 Critères européens du diagnostic de borréliose [23]

Entité	Définition clinique	Examens biologiques nécessaires	Examens biologiques et éléments cliniques facultatifs
Érythème migrant	Macule érythémateuse ou violacée (diamètre ≥ 5 cm)[1] d'extension centrifuge, avec ou sans éclaircissement central. Bordure nette, souvent plus foncée, peu ou pas surélevée.	Aucun.	Détection de *Borrelia burgdorferi* s.l. par culture et/ou PCR à partir d'une biopsie cutanée.
Lymphocytome borrélien (rare)	Nodule ou plaque violacée indolore, généralement sur le lobe de l'oreille, l'hélix, le mamelon ou le scrotum. Plus fréquent chez l'enfant (notamment sur l'oreille).	Séroconversion[2], ou sérologie positive. Examen histologique pour les cas ambigus.	Examen histologique. Détection de *Borrelia burgdorferi* s.l. par culture et/ou PCR à partir d'une biopsie cutanée. EM récent ou concomitant.
Acrodermatite chronique atrophiante	Plaques érythémateuses ou violacées d'évolution chronique, sur les surfaces d'extension des extrémités. Empâtement œdémateux initial puis évolution atrophique. Possible induration cutanée et/ou nodules fibreux en regard des surfaces osseuses.	Sérologie positive, avec titres élevés d'IgG spécifiques.	Examen histologique. Détection de *Borrelia burgdorferi* s.l. par culture et/ou PCR à partir d'une biopsie cutanée.
Neuroborréliose	Chez l'adulte : principalement méningo-radiculite, méningite ; rarement encéphalite, myélite ; très rarement vasculite cérébrale. Chez l'enfant : principalement méningite et paralysie faciale.	Lymphocytose du LCR et présence d'une synthèse intrathécale d'immunoglobulines spécifiques[3].	Détection de *Borrelia burgdorferi* s.l. par culture et/ou PCR à partir du LCR. Synthèse intrathécale d'IgM totales, et/ou d'IgG et/ou d'IgA. Sérologie positive. EM récent ou concomitant.
Arthrite borrélienne	Arthrites récurrentes ou chroniques d'une ou de plusieurs grandes articulations, en ayant exclu les autres causes possibles.	Sérologie positive avec généralement titres élevés d'IgG spécifiques.	Analyse du liquide synovial. Détection de *Borrelia burgdorferi* s.l. par culture et/ou PCR à partir de liquide ou tissu synovial.
Cardite borrélienne (rare)	Survenue aiguë de troubles de la conduction (BAV I-III), de troubles du rythme, parfois de myocardite ou de pancardite, en ayant exclu les autres causes possibles.	Sérologie positive.	Détection de *Borrelia burgdorferi* s.l. par culture et/ou PCR à partir d'une biopsie endomyocardique. EM et/ou troubles neurologiques concomitants.
Manifestations oculaires (rares)	Conjonctivite, uvéite, papillite, épisclérite, kératite.	Sérologie positive.	Autres manifestations récentes ou concomitantes de borréliose de Lyme. Détection de *Borrelia burgdorferi* s.l. par culture et/ou PCR à partir de liquides oculaires.

EM : érythème migrant ; LCR : liquide céphalorachidien ; BAV : bloc atrioventriculaire.
1. Si diamètre <5 cm, la notion d'une piqûre de tique et d'une éruption d'extension centrifuge sur le site de la piqûre ayant débuté plus de 2 jours après est nécessaire.
2. En règle, les sérologies initiales et de suivi doivent être testées en parallèle pour éviter toute variation intrinsèque à la technique.
3. Dans les cas les plus précoces la synthèse intrathécale d'Ig spécifiques peut être encore absente.

substance toxique ou occlusive (vaseline, éther, etc.). En cas de difficulté, elle peut être facilement extraite par une excision au trépan (*punch*) de 4 mm.

Il existait un vaccin efficace aux États-Unis, mais qui a été retiré du commerce. Du fait de la bien plus grande diversité d'espèces en Europe, on ne peut pas extrapoler que ce vaccin, utilisant une protéine de surface de *Borrelia* (OspA), aurait également été efficace en Europe. L'infection naturelle à *Borrelia* n'est pas immunisante et un sujet peut ainsi faire plusieurs érythèmes migrants par exemple.

L'antibioprophylaxie n'est pas indiquée après une piqûre de tique en France [12]. Une explication au malade est suffisante, insistant notamment sur l'érythème migrant qui survient le plus souvent à l'endroit de la piqûre de tique qui doit donc être surveillé. De même, la pratique d'un sérodiagnostic après piqûre de tique est inutile et coûteuse [12].

Traitement

Toutes les manifestations cutanées des borrélioses peuvent être traitées par la doxycycline ou l'amoxicilline, qui restent les antibiotiques de référence. Les schémas simples suivants : doxycycline 2 × 100 mg/j ou amoxicilline 3 × 1 g/j pendant 2 à 3 semaines pour l'érythème migrant et le lymphocytome borrélien et pendant un mois pour l'acrodermatite chronique atrophiante, sont efficaces.

L'amoxicilline est le premier choix chez l'enfant de moins de 10 ans à cause des problèmes dentaires avec les tétracyclines. Un traitement plus court de l'érythème migrant, par doxycycline pendant 10 jours ou par azithromycine (1 g le 1er jour puis 500 mg pendant 4 jours) est possible, mais ce traitement confère une moins bonne protection contre les manifestations tardives de la borréliose et ces schémas n'ont donc pas été retenus au cours de la conférence de consensus sur la borréliose de Lyme. Les traitements actuellement recommandés par l'*European Concerted Action on Lyme Borreliosis* (http://www.eucalb.com) sont résumés dans le tableau 2.16. La ceftriaxone intraveineuse ou intramusculaire, qui est le traitement de référence des formes graves de la maladie, notamment des formes neurologiques, est peu utilisée pour le traitement des manifestations dermatologiques, à l'exception, parfois, des acrodermatites chroniques atrophiantes. Elle n'est pas plus efficace dans les formes précoces de la maladie en l'absence d'atteinte neurologique objective, mais elle coûte plus cher que le traitement par doxycycline [26].

Fièvres récurrentes

À côté de *Borrelia burgdorferi*, *sensu lato*, d'autres espèces de borrélies, comme *B. hermsii*, *B. turicatae*, *B. parkeri*, *B. recurrentis*, *B. persica*, *B. miyamotoi* ou *B. hispanica* sont à l'origine d'une fièvre récurrente. Les fièvres récurrentes sont exceptionnelles en

Dermatoses microbiennes

Tableau 2.16 Antibiothérapie des différentes manifestations de borréliose en Europe

Manifestation clinique	Voie	Molécules utilisables avec posologies adultes (*enfants*)	Durée	Commentaires
Phase précoce localisée				
Érythème migrant	PO	Doxycycline[1] : 2 × 100 mg/j *4 mg/kg/j en 2 prises*[4] Amoxicilline : 3 × 500-1 000 mg/j *25-50 mg/kg/j en 3 prises*[4] Céfuroxime axétil : 2 × 500 mg/j *30-40 mg/kg/j en 2 prises*[4] Phénoxyméthylpénicilline : 3 × 1 MUI/j *0,1-0,15 MUI/j en 3 prises*[4] Azithromycine[2] : 2 × 500 mg/j (J1) puis 500 mg/j (J2 à J5) *20 mg/kg (J1) puis 10 mg/kg (J2 à J5)*[4]	14 jours (10-21 jours), sauf[2]	Traitement de 10 jours aussi efficace. Si choix de l'azithromycine : augmentation de la durée de traitement à 10 jours recommandée par la Conférence de consensus française de 2006
Phase précoce disséminée				
Neuroborréliose précoce (méningite ou radiculite, atteinte des paires crâniennes) Érythème migrant multiple	PO	Doxycycline[1] : 2 × 100 mg/j ou 200 mg/j	21 jours (14-30 jours)	Traitement oral recommandé pour les atteintes des paires crâniennes isolées, durée de 14 jours recommandée aux États-Unis Privilégier traitement parentéral pour les patients hospitalisés
	IV	Ceftriaxone[3] : 2 g/j *50-100 mg/kg/j*[4] Phénoxyméthylpénicilline : 20 MUI/j en 6 injections *0,25-0,5 MUI/j en 6 injections*[4]	14 jours (10-30 jours)	
Lymphocytome borrélien	PO	Idem érythème migrant	14 jours (10-21 jours)	
Arthrite borrélienne Cardite borrélienne	PO	Doxycycline[1] : 2 × 100 mg/j *4 mg/kg/j en 2 prises*[4] Amoxicilline : 3 × 500 mg/j *25-50 mg/kg/j en 3 prises*[4]	21 jours (14-30 jours)	Aux États-Unis : 28 jours recommandés pour le traitement de l'arthrite, 14 jours pour celui de la cardite Privilégier traitement parentéral en cas d'hospitalisation, d'arthrite récidivant après traitement PO
	IV	Ceftriaxone[3] : 2 g/j *50-100 mg/kg/j*[4]		
Phase tardive				
Acrodermatite chronique atrophiante	PO	Idem arthrite borrélienne et atteintes cardiaques	21 jours (14-30 jours)	Traitement de 28 jours possiblement plus efficace, pas d'étude comparative avec durées plus courtes
Neuroborrélioses tardive (manifestations centrales ou périphériques)	IV	Ceftriaxone[3] : 2 g/j *50-100 mg/kg/j*[4] Phénoxyméthylpénicilline : 20 MUI/j en 6 injections *0,25-0,5 MUI/j en 6 injections*[4]	14-30 jours	

PO : *per os* ; IV : intraveineuse ; MUI : million d'unités internationales.
1. Traitement contre-indiqué chez les enfants de moins de 8 ans, les femmes enceintes ou allaitantes.
2. Traitement alternatif, à privilégier en cas d'impossibilité d'utiliser les autres molécules recommandées.
3. Autres céphalosporines de 3e génération aussi efficaces (p. ex. céfotaxime 6 g/j en 3 injections IV, 150-200 mg/kg/j chez l'enfant).
4. Sans dépasser la dose utilisée chez les adultes.

France et il s'agit le plus souvent de maladie d'importation. Elles se manifestent par des accès de fièvre intermittente, souvent élevée, avec frissons, céphalées, arthralgies, myalgies, parfois déficits neurologiques et altération de l'état général durant quelques jours, se répétant toutes les semaines pendant 4 à 5 semaines. Au fur et à mesure, les crises diminuent en durée et en intensité. Au moment de la défervescence thermique de la première poussée fébrile, un exanthème maculopapuleux ou purpurique peut être présent. C'est à ce moment également, lorsque la fièvre chute brutalement, que surviennent des sueurs profuses et, parfois, une hypothermie et une hypotension, pouvant entraîner un état de choc qui fait toute la gravité des fièvres récurrentes. Le diagnostic peut être posé au moment d'une crise par l'examen du frottis sanguin montrant les borrélies. Le traitement repose sur les tétracyclines.

RÉFÉRENCES

1. Lipsker D., *Med Mal Infect.* 2007, *37*, 740.
2. Burgdorfer W. et coll., *Science.* 1982, *216*, 1317.
3. Baranton G. et coll., *Bull Acad Natl Med.* 1992, *176*, 1075.
4. Stanek G. et coll., *Clin Microbiol Infect.* 2011, *17*, 487.
5. Berglund J. et coll., *N Engl J Med.* 1995, *333*, 1319.
6. Vandenesch A. et coll., *Euro Surveill.* 2014, *19*, 20883.
7. Lipsker D. et coll., *Br J Dermatol.* 2002, *146*, 872.
8. Nadelman R.B. et coll., *N Engl J Med.* 2012, *367*, 1883.
9. Antoni-Bach N. et coll., *Ann Dermatol Venereol.* 2002, *129*, 15.
10. Asbrink E. et coll., *Acta Derm Venereol (Stockh).* 1985, *65*, 43.
11. Weber K. et coll., *Dermatology.* 2006, *212*, 113.
12. SPILF, Conférence de consensus. Borréliose de Lyme : démarche diagnostique, thérapeutique et préventive. Paris, 2006.
13. Schnell G. et coll., *Mol Cell Proteomics.* 2015, *14*, 1254.
14. Lenormand C. et coll., *Br J Dermatol.* 2009, *161*, 174.
15. Maraspin V. et coll., *Wien Klin Wochenschr.* 2002, *114*, 515.
16. Colli C. et coll., *J Cutan Pathol.* 2004, *31*, 232.
17. Picken R.N. et coll., *J Invest Dermatol.* 1998, *110*, 211.
18. Bauer J. et coll., *J Am Acad Dermatol.* 2003, *48S*, 86.
19. Moreno C. et coll., *J Am Acad Dermatol.* 2003, *48*, 376.
20. Prinz J.C. et coll., *J Am Acad Dermatol.* 2009, *60*, 248.
21. Lipsker D., *Eur J Clin Microbiol Infect Dis.* 2001, *20*, 225.
22. Steere A.C., *N Engl J Med.* 2001, *345*, 115.

23. Stanek G. et coll., *Clin Microbiol Infect Dis.* 2011, *17*, 69.
24. Klempner MS., *Am J Med.* 2013, *126*, 665.
25. Boulanger N., *Ann Dermatol Venereol.* 2015, *126*, 665.
26. Dattwyler R.J. et coll., *N Engl J Med.* 1997, *337*, 289.

Rickettsioses

D. Lipsker, P. Berbis

On classe sous le terme de rickettsioses des affections dues à l'inoculation chez l'homme de bactéries à Gram– intracellulaires strictes, du genre *Rickettsia (R)* et *Orientia (O)* par des vecteurs divers (tiques, poux, puces, acariens) ; les tiques transmettent la plupart des rickettsioses, à l'exception de *R. felis* (puce du chat), *R. prowazekii* (pou) et de *R. akari* et *O. tsutsugamushi* (acariens).

On compte aujourd'hui une trentaine d'espèces de rickettsies. Les signes classiques : fièvre, céphalées, myalgies intenses sont quasi constants mais non spécifiques ; l'éruption et surtout l'escarre d'inoculation (*cf. infra*) sont plus caractéristiques, mais pas présentes dans toutes les formes.

Les nouvelles méthodes diagnostiques notamment par PCR ont par ailleurs remis en cause la séparation entre formes éruptives (*spotted*) et non éruptives (*spotless*), car certaines espèces de rickettsies peuvent induire les deux tableaux cliniques (p. ex. *R. felis*).

Une approche diagnostique selon des critères cliniques et épidémiologiques a été proposée [1]. Même si elle n'est pas absolue, elle permet une orientation diagnostique. Ainsi, on peut séparer :

- rickettsioses généralement sans escarre d'inoculation :
  - éruption centripète, début aux extrémités : *R. rickettsi* (fièvres pourprées des montagnes rocheuses, Amérique),
  - éruption centrifuge, début sur le tronc : *R. typhi* (typhus murin, distribution mondiale, mais surtout dans les régions tropicales et subtropicales), *R. prowazekii* (typhus épidémique, distribution mondiale) ;
- rickettsioses avec généralement une (ou plusieurs) escarre d'inoculation :
  - exanthème maculopapuleux ou purpurique : le prototype en est la fièvre boutonneuse méditerranéenne due à *R. conorii*, mais de nombreuses autres rickettsies, de distribution géographique variable, peuvent déclencher un tableau proche : *R. felis, R. massiliae, R. sibirica* subsp. *mongolitimonae, R. parkeri, R. sibirica* subsp. *sibirica, R. heilongjiangensis, R. japonica, R. honei, R. aeschlimannii, O. tsutsugamushi*. Plusieurs exemples sont détaillés dans le tableau 2.17,
  - éruption (papulo)vésiculeuse : *R. akari* (ubiquitaire), *R. africae* (Afrique), *R. australis* (Océanie),
  - associés à une adénopathie régionale : *R. slovaca* (Europe), *R. raoultii* (Europe),
  - associés à une lymphangite : *R. sibirica* subsp. *mongolitimonae* (Europe, Afrique) ; plus rarement et de façon moins marquée : *R. africae* et *R. heilongjiangensis* ;
- autres : les tableaux cliniques associés à l'infection avec *R. helvetica, R. monacensis* et *R. tamurae* ne sont pas encore bien définis.

Le diagnostic formel repose sur une recherche de rickettsies dans le sang ou la peau par PCR, ou une séroconversion (donc un sérodiagnostic répété après 2 à 4 semaines). Le traitement de toutes

Tableau 2.17 Principales fièvres boutonneuses causées par des rickettsies

Fièvre boutonneuse	Bactérie	Tique	Distribution géographique	Exanthème	Escarres[1]
African tick bite fever	R. africae	Amblyomma	Afrique sub-saharienne	Rare[2]	Oui, multiples
Astrakan spotted fever	R. conorii caspia	Rhipicephalus	Mer Caspienne	Oui	Non
Japanese spotted fever	R. japonica	Ixodes Rhipicephalus Dermacentor	Japon	Oui	Oui (90 %)
Israeli spotted fever	R. conorii	Rhipicephalus	Israël	Oui	Rare
Fièvre boutonneuse méditerranéenne	R. conorii	Rhipicephalus	Pourtour méditerranéen	Oui	Oui (70 %)
Queensland tick typhus	R. australis	Ixodes	Australie	Oui	Oui (50 %)
Fièvre pourprée des montagnes rocheuses	R. rickettsi	Dermacentor/Ixodes	États-Unis, Brésil, Amérique centrale	Oui	Rare
Siberian tick typhus	R. sibirica	Dermacentor	Russie, Mongolie, Chine	Oui	Oui
Flea rickettsiosis	R. felis	Puce du chat	Mondiale	Variable	Variable
Infection à R. parkeri	R. parkeri	Amblyomma	Amériques	Oui	Oui
Far eastern spotted fever	R. heilongjiangensis	Dermacentor, Haemaphysalis	Sibérie, Chine, Japon	Oui	Oui
Flinders island spotted fever, Thai tick typhus	R. honei	Haemaphysalis Ixodex Bothriocroton	Océanie, Thaïlande	Oui	Oui (25 %)
Infection à R. aeschlimannii	R. aeschlimannii	Hyalomma Rhipicephalus	Afrique, Europe	Oui	Oui
Infection à R. massiliae	R. massiliae	Rhipicephalus Dermatocentor	Europe, Afrique	Oui	Oui

R : *Rickettsia*.
1. L'escarre d'inoculation n'est jamais présente dans 100 % des cas.
2. Éruption papulovésiculeuse ou roséole si présente.

les rickettsioses repose sur la doxycycline (2 × 100 mg/j pendant 7 jours ; 2 × 2,2 mg/kg chez l'enfant de plus de 8 ans et de moins de 45 kg). Chez l'enfant de moins de 8 ans, il est possible d'utiliser l'azithromycine (dose unique 10 mg/kg) ou la clarithromycine (2 × 7,5 mg/kg/j, 3 jours).

Rickettsioses du groupe boutonneux

Elles relèvent de plusieurs rickettsies dont le nom varie en fonction du site géographique (tableau 2.17). La plus fréquente en France est la *fièvre boutonneuse méditerranéenne* (*FBM*) qui sera la forme de description. L'incidence sur le pourtour du littoral méditerranéen a été évaluée à 50/100 000 habitants/an. Due à *Rickettsia conorii*, elle est transmise par une piqûre de la tique brune du chien, *Rhipicephalus sanguineus*. La transmission se fait par les sécrétions salivaires de la tique. Cette transmission nécessite un attachement de la tique d'au moins 6 heures. La contamination peut avoir lieu en dehors des zones d'endémie (importation des tiques par un chien ayant séjourné en zone d'endémie). Plusieurs autres fièvres boutonneuses sont actuellement décrites à travers le monde (tableau 2.17) et la pratique de plus en plus fréquente des voyages rend leur connaissance nécessaire.

Son caractère saisonnier est net : 80 à 95 % des cas sont observés entre le début de l'été et le milieu de l'automne. Bénigne dans la plupart des cas, des formes graves, voire mortelles, peuvent s'observer sur certains terrains (immunodéprimés, sujets âgés, diabète, hépatopathie, déficit en glucose-6-phosphatase-déshydrogénase).

Aspects cliniques. Après une incubation de 4 à 10 jours suivant la piqûre de tique (qui peut passer inaperçue), l'affection débute brutalement par une fièvre élevée (> 39 °C) accompagnée de myalgies, d'arthralgies, de céphalées.

L'exanthème caractéristique survient 2 à 4 jours après le début de la fièvre. Il s'agit d'une éruption érythémateuse maculopapuleuse atteignant le tronc, les membres, les paumes et les plantes, épargnant relativement la face. Les maculopapules sont parfois purpuriques, surtout aux membres inférieurs, la survenue d'un purpura étant un signe de gravité (*cf. infra*). L'atteinte muqueuse est plus rare (conjonctivite). Rarement vésiculeuse, cette présentation de l'exanthème peut induire en erreur.

L'examen attentif découvre *l'escarre caractéristique* (tache noire, fig. 2.46) au point d'inoculation : parties découvertes, plis de flexion, scrotum, cuir chevelu, région rétro-auriculaire.

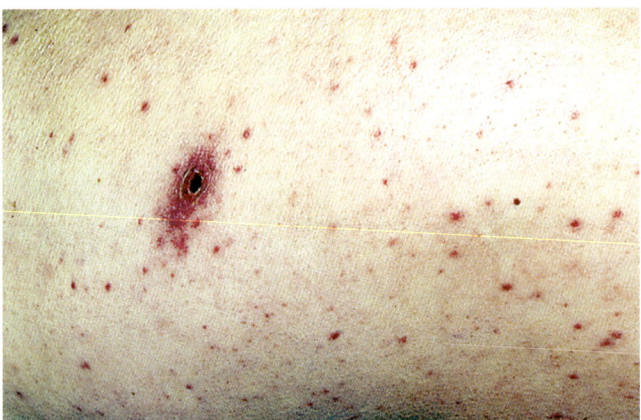

Fig. 2.46 Fièvre boutonneuse méditerranéenne. Noter l'escarre au point d'inoculation.

Des adénopathies sensibles, parfois volumineuses, peuvent être observées. Des signes généraux accompagnent l'éruption, variables dans leur association et dans leur gravité : manifestations neurologiques (syndrome confusionnel, comitialité, signes méningés, atteinte du nerf acoustique, du nerf optique), cardiaques (myocardite), digestives (hépatite, ulcérations muqueuses), hématologiques (thrombocytopénie), rénales.

Les formes graves sont évaluées à 6 % des cas. La mortalité, dans ces formes, est de 30 à 50 % des cas. Le pronostic dépend du terrain et de la rapidité de mise en œuvre du traitement.

L'*African tick bite fever* [2] peut être observée en Europe en raison des voyages de plus en plus fréquents. Elle est due à *R. africae*, transmise par des tiques de genre *Amblyomma* qui attaquent l'homme groupées, expliquant les escarres multiples. La période d'incubation varie entre 1 et 2 semaines. Cette rickettsiose est caractérisée par la rareté et surtout la discrétion de l'exanthème, volontiers vésiculeux (pouvant ressembler à une folliculite) ou roséoliforme, qu'il faut donc attentivement rechercher, et en revanche par la fréquence d'adénopathies et/ou d'une lymphangite sur le territoire de drainage des piqûres de tiques. L'évolution d'ensemble est généralement peu sévère, bien que des arthrites réactionnelles, des myalgies, une asthénie, une cytolyse (40 % des cas) et une thrombopénie aient été rapportées. Rarement, une neuropathie subaiguë et/ou une myocardite peuvent compliquer l'infection [2, 3].

Diagnostic. Le diagnostic différentiel doit écarter une syphilis secondaire ou une éruption médicamenteuse.

La confirmation diagnostique repose sur la sérologie (technique de micro-immunofluorescence, titre supérieur à 1/128), mais il ne faut pas l'attendre pour instituer le traitement. Le taux de positivité est de 50 % à J7, 70 % à J10, 100 % à J15. L'analyse en *Western-blot* serait plus précoce et plus spécifique.

Les techniques de mise en évidence des rickettsies par PCR sur biopsie de l'escarre primitive sont possibles, de même que des techniques d'isolement direct sur plasma centrifugé.

Traitement. Il fait appel aux cyclines (doxycycline, minocycline) à la dose de 200 mg/j.

Autres rickettsioses

Rickettsialpox. Cette affection, causée par *R. akari*, est transmise par la piqûre d'un ectoparasite de la souris domestique. Cette rickettsiose est décrite aux États-Unis (New York), en Ukraine, en Corée, en Slovénie [4]. Il s'agit d'une affection aiguë, qui se manifeste par un exanthème papulovésiculeux, survenant généralement 1 jour après les signes généraux (fièvre, céphalées, myalgies, arthralgies). Les signes cliniques apparaissent 7 à 10 jours après la morsure par l'acarien. Il faut rechercher attentivement la papule sur le site d'inoculation, qui devient secondairement vésiculeuse puis croûteuse ; une adénite régionale peut être présente. Le traitement repose sur la doxycycline.

TIBOLA (*Tick-Borne Lymphadenopathy*). Initialement décrite en Hongrie, cette affection due à *Rickettsia slovaca* ou *Rickettsia raoultii* a également été rapportée en France [5]. Cette même entité a aussi été dénommée : *Dermacentor – Borne necrosis – Eschar – Lymphadenopathy* (DEBONEL) et *Scalp Eschars and Neck Lymphadenopathy* (SENLAT).

L'affection touche principalement les enfants et survient après un délai médian de 7 jours après la piqûre de tique (*Dermacentor*). Elle se manifeste par une lésion croûteuse du cuir chevelu, parfois entourée d'un érythème, survenant à l'endroit de la piqûre de tique et évoluant chez environ un quart des sujets vers une alopécie cicatricielle [5]. Elle est caractérisée par l'association à des adénopathies régionales cervicales et/ou occipitales. Les signes généraux sont rares et l'évolution spontanée favorable, à l'exception parfois d'une asthénie persistante. La tularémie et les bartonelloses peuvent réaliser un tableau clinique similaire.

Rickettsiose associée à une lymphangite (*lymphangitis-associated rickettsiosis*) [6]. La lymphangite est l'apanage de l'infection avec *R. sibirica* subsp. *mongolitimonae* (Europe, notamment en France, Afrique). Présente dans 50 % des cas environ, il s'agit d'un cordon érythémateux de lymphangite s'étendant de l'escarre d'inoculation (généralement unique, parfois multiple) vers le premier relais ganglionnaire. Un exanthème maculopapuleux pouvant toucher paumes et plantes est présent dans 70 % des cas. La plupart des cas sont bénins ; choc septique et vascularite rétinienne sont rares. Plus rarement et de façon moins marquée, une lymphangite peut survenir en cas d'infection avec *R. africae* et *R. heilongjiangensis*.

Rickettsioses du groupe typhus

Typhus épidémique

Le typhus est une rickettsiose due à *Rickettsia prowazekii*, transmise par le pou de corps [7]. Son incidence actuelle est faible. Après une incubation de 7 jours, l'affection débute brutalement par une fièvre à 40 °C associée à un état confusionnel. L'exanthème apparaît 3 à 5 jours après. L'éruption est maculopapuleuse, rosée, touchant le tronc et les membres. Elle évolue vers une phase purpurique alors que le tableau neurologique se complète. Le diagnostic est confirmé par la sérologie. Un traitement par doxycycline ou minocycline (200 mg/j) améliore rapidement les symptômes. Chez certains individus non traités, après amélioration initiale, la bactérie peut rester latente dans l'organisme et se réactiver, parfois après des années, en donnant lieu à une bactériémie généralement moins sévère que l'infection initiale (maladie de Brill-Zinsser).

Typhus murin

Induit par *Rickettsia typhi*, transmis par la puce du rat, il se manifeste par une fièvre, des céphalées et un rash maculeux très discret. L'évolution est généralement bénigne, mais des formes graves ont été observées. Le traitement fait appel à la doxycycline.

Scrub typhus

Dû à *Orientia tsutsugamushi*, il est endémique en Asie du Sud-Est et transmis par l'acarien des rongeurs. La lésion initiale est une papule escarroïde au lieu d'inoculation. L'exanthème maculopapuleux, à évolution centrifuge, est inconstant (30 %) et retardé (7e jour) et le tableau se résume souvent à un syndrome pseudo-grippal. Les formes graves voire mortelles sont la conséquence des atteintes cardiaque, pulmonaire (pneumonie interstitielle, SDRA [syndrome de détresse respiratoire aiguë]), rénale et neurologique [8]. La présence d'une conjonctivite non suppurative et/ou d'une hypoacousie est très évocatrice du diagnostic de ce type de rickettsiose. Le délai d'incubation est plus long que celui des autres rickettsioses et peut atteindre jusqu'à 18 à 21 jours. Le diagnostic repose sur la sérologie (immunofluorescence indirecte) et le traitement sur la doxycycline.

Fièvre Q

L'analyse phylogénétique de l'ARN 16 S de *Coxiella burnetii* exclut cette bactérie, responsable de la fièvre Q, de l'ordre des rickettsies [1], mais il est traditionnel de décrire cette affection dans le chapitre des rickettsies. La transmission de l'agent infectieux se fait par voie aéroportée, le réservoir étant en règle générale des animaux ongulés (chèvre, mouton). La fièvre Q a une répartition ubiquitaire dans le monde [7].

Les formes aiguës se manifestent le plus souvent par une fièvre isolée, durant 1 à 3 semaines, accompagnée dans certains cas d'une pneumopathie interstitielle, d'un amaigrissement et d'une profonde asthénie. Un exanthème maculopapuleux tronculaire s'observe dans 25 % des cas. Une panniculite granulomateuse avec un signe histopathologique du beignet (inflammation annulaire autour d'un espace optiquement vide) a été rapportée.

Des complications neurologiques (méningoencéphalites), cardiaques (myocardites, péricardites) et hépatiques peuvent survenir.

Les formes chroniques sont principalement caractérisées par des tableaux d'endocardites à hémocultures négatives. Le diagnostic est sérologique (technique de micro-immunofluorescence ou de fixation du complément).

Le traitement est difficile, du fait de la résistance de *Coxiella burnetii*. Il fait appel à la doxycycline ou aux quinolones, voire à la rifampicine (3 semaines dans les formes aiguës, plusieurs mois, voire années, dans les formes chroniques [9]).

> ## Conseils aux voyageurs qui se rendent dans des zones d'endémie
> - Éviter le contact avec les chiens.
> - Porter des vêtements protecteurs imprégnés d'acaricides.
> - Vérifier régulièrement la présence de tiques dans les vêtements et sur la peau et le cas échéant les retirer au plus vite.
> - Utiliser des repellents.
> - Consulter au plus vite en cas de fièvre éruptive ou de syndrome grippal.

RÉFÉRENCES
1. Faccini-Martinez A.A. et coll., *Int J Infect Dis*. 2014, *28*, 126.
2. Roch N. et coll., *Clin Infect Dis*. 2008, *47*, e28.
3. Jensenius M. et coll., *Scand J Infect Dis*. 2006, *38*, 114.
4. Brettman L.R. et coll., *Medicine*. 1981, *60*, 363.
5. Lipsker D. coll., *Clin Exp Dermatol*. 2008, *33*, 518.
6. Foissac M. et coll. *Ann Dermatol Venereol*. 2013, *140*, 521.
7. Bechah Y. et coll., *Lancet Infect Dis*. 2008, *8*, 417.
8. Peter J.V. et coll., *World J Crit Care Med*. 2015, *4*, 244.
9. Barten D.G. et coll., *BMC Infect Dis*. 2013, *13*, 413.

Tuberculose et mycobactérioses atypiques

D. Lipsker, M. Mokni

Les mycobactéries ont en commun une paroi exceptionnellement riche en lipides. Cette caractéristique explique leur résistance aux acides, à de nombreux antiseptiques et à certains antibiotiques ainsi que la difficulté à les colorer, par exemple par le Gram. Les lipides étant peu immunogènes, l'immunité humorale a moins de prise sur ces bacilles acido-alcoolorésistants. On distingue les mycobactéries du complexe tuberculeux des mycobactéries atypiques regroupant une quarantaine d'espèces provenant de l'environnement. *M. leprae* (lèpre) constitue un troisième groupe à part.

Tuberculose cutanée

L'agent pathogène le plus fréquent est *Mycobaterium tuberculosis* ou bacille de Koch (BK) qui appartient à la classe des *Schizomycetes*, à l'ordre des *Actinomycetales*, famille des *Mycobacteriaceae* et genre *Mycobacterium*.

Plus rarement, *Mycobaterium bovis*, considéré comme zoonotique et moins pathogène ou le vaccin avec le bacille de Calmette et Guerin (*BCG, M. bovis atténué*) peuvent être responsables de la maladie. Enfin en Afrique, *Mycobacterium africanum* fut identifié avec une pathogénicité similaire au BK. Le bacille tuberculeux est un bacille de croissance lente (division toutes les 20 heures) avec un taux élevé de mutants résistants aux antibiotiques.

Épidémiologie

La tuberculose sévit dans les régions déshéritées du globe mais aussi dans les pays occidentaux, chez les immigrés, les personnes VIH+ et les personnes âgées. Depuis une vingtaine d'années, il existe une recrudescence de la tuberculose pulmonaire avec des formes multirésistantes (à la rifampicine et à l'isoniazide) qui posent de réels problèmes thérapeutiques. En France, le taux de tuberculose est stable depuis le milieu des années 1990, mais avec des variations géographiques et démographiques importantes. Les taux les plus importants s'observent chez les sujets SDF (sans domicile fixe) et ceux venant de pays à forte incidence : Afrique, Asie (sauf Japon), Amériques centrale et Sud, Europe centrale et de l'Est (hors Union européenne), pays de l'ancienne Union soviétique. Il est en effet estimé que dans les premières années en France, le taux d'incidence reste équivalent à celui de la population d'origine. *Les cas de tuberculose cutanée* semblent augmenter dans les régions où la prévalence de l'infection par le VIH et des formes de tuberculose multirésistante est élevée [1].

L'infection *primaire* survient par inhalation, par ingestion ou plus rarement par inoculation cutanée du bacille tuberculeux chez des individus qui n'ont pas eu de contact préalable avec la tuberculose.

L'infection *secondaire* est due à une dissémination ou à une réinfection avec le bacille tuberculeux.

La nosologie et l'étiologie des tuberculides, considérées parfois comme des manifestations hyperimmunes dues au relargage d'antigènes par un foyer tuberculeux interne souvent occulte, restent débattues.

Le polymorphisme de la tuberculose (tableau 2.18) s'explique par le degré de virulence de la souche infectante, du mode de propagation de l'infection et de l'immunité de l'hôte [1]. Comme dans la lèpre, il y a un concept de spectre dans la tuberculose cutanée allant du pôle de bonne immunité représenté par le lupus tuberculeux avec une immunité cellulaire active et un taux normal d'immunoglobulines, vers le pôle de faible immunité représenté par les gommes et miliaires tuberculeuses avec une faible réaction immunitaire cellulaire et une forte réponse humorale.

Diagnostic biologique

Il a bénéficié de l'amélioration des techniques de culture et des tests de sensibilité aux traitements. **Les nouveaux systèmes de culture** comme Bactec® (milieu liquide) ont l'avantage d'être plus rapides que le milieu traditionnel de Löwenstein-Jensen, ils permettent également l'identification précise de la mycobactérie et la détermination de sa sensibilité aux antibiotiques par les nouveaux tests moléculaires.

Les difficultés inhérentes au **test cutané à la tuberculine** ont suscité, depuis une dizaine d'années, un vif intérêt pour le développement de **tests in vitro *de l'exploration de l'immunité cellulaire***.

Plusieurs tests sont commercialisés ou en développement dans plusieurs pays. Ils mesurent la production d'interféron gamma par les cellules T circulantes, en réponse à des

Tableau 2.18 Formes cliniques de tuberculose cutanée

Lésion	Atteinte	Circonstance	Aspect	Examen	Histologie
Chancre tuberculeux	I	Inoculation locale	Ulcération indolore	Ziehl/culture + Mantoux +	Inflammation puis granulomes avec caséum
Lupus tuberculeux	I/II	Extension directe *vs* lympho-hématogène	Extension centrifuge, placard serpigineux, jaune violacé, squameux, atrophie	Ziehl –, Mantoux + Culture/PCR ±	Hyperplasie épidermique, granulomes dermiques
Tuberculose verruqueuse	II	Auto-inoculation	Mains, plaque kératosique, bords irréguliers, cicatrisation dystrophique	Ziehl/culture ± Mantoux +	Hyperkératose, acanthose, granulomes dermiques
Scrofuloderme	II	Extension d'un foyer de voisinage	Nodule érythématoviolacé, indolore mobile puis adhérent avec suppuration	Ziehl/culture + Mantoux +	Bordure : granulomes avec caséum, fibrose
Gommes	II	Dissémination hématogène	Nodules sous-cutanés fermes, érythématoviolacés s'ulcérant	Ziehl/culture + Mantoux +	Abcès avec caséum, fibrose granulomateuse
Miliaire	I, II	Dissémination hématogène massive	Papules diffuses, puis vésicules et croûtes	Ziehl/culture + Mantoux –	Destruction vasculaire, infiltrat inflammatoire
Tuberculose orificielle	II	Auto-inoculation à partir d'un foyer primaire	Nodules puis ulcérations douloureuses, abcès, fistules	Ziehl/culture + Mantoux +	Inflammation peu spécifique, rares granulomes
Érythème induré de Bazin	T	Au décours d'une tuberculose chronique	Nodules sous-cutanés froids, bleu rouge, parfois ulcérés des membres inférieurs	Ziehl/culture – Mantoux + PCR ±	Vasculite des vaisseaux hypodermiques avec panniculite
Érythème noueux	T	Au décours d'une tuberculose	Nouures douloureuses	Ziehl/culture – Mantoux +	Hypodermite septale
T. papulonécrotique	T	Au décours d'une tuberculose	Papules dermiques puis pustules nécrotiques avec cicatrices atrophiques varioliformes	Ziehl/culture – Mantoux + PCR ±	Vasculite leucocytoclasique, nécrose dermoépidermique
Lichen scrofulosorum	T	Associé à tuberculose ganglionnaire ou osseuse	Papules lichénoïdes groupées en plaques, périfolliculaire, jaune ou rouge brun	Ziehl/culture – Mantoux +	Granulomes tuberculoïdes superficiels périfolliculaires

I = primaire ; II = secondaire ; T = tuberculide.

antigènes de *M. tuberculosis* en utilisant les techniques ELISA (QuantiFERON-TB®, Cellestis Limited) ou ELISPOT (T-SPOTTB®, Oxford Immunotec).

Le diagnostic de l'infection tuberculeuse latente a aussi gagné en sensibilité, spécificité et valeur prédictive positive, grâce à ces tests, qui tendent à remplacer – sauf pour les jeunes enfants – le test tuberculinique. Ces tests ont toutefois des limites qu'il est important de connaître, en particulier pour ce qui est de la distinction entre tuberculose active et latente, et de l'exclusion du diagnostic de tuberculose.

Tuberculose cutanée primitive

Le chancre tuberculeux [2] est rare ; il est dû à l'inoculation cutanéomuqueuse directe de bacilles tuberculeux chez un individu non immun. Souvent situé sur les zones exposées aux traumatismes, il atteint surtout l'enfant. Plusieurs circonstances d'inoculation sont décrites dont l'utilisation d'aiguilles mal stérilisées, de tatouages ou de percement d'oreilles. Des lésions orales peuvent être secondaires à l'ingestion de lait non pasteurisé contaminé par *M. bovis*. Des lésions génitales sont rapportées après circoncision rituelle ou par voie vénérienne avec un partenaire atteint de tuberculose urogénitale. L'incubation est de 15 jours.

Aspect. C'est très rapidement une ulcération indolore d'un diamètre de 0,5 cm au site d'inoculation pouvant atteindre ensuite plusieurs centimètres. Les bords sont irréguliers et décollés. La base non indurée est de coloration rouge rosé, le fond de l'ulcération est sanieux, parfois croûteux. Progressivement, la base s'infiltre et peut devenir pierreuse. Une inoculation plus profonde peut se traduire par un abcès. Une adénopathie régionale se développe rapidement, formant ainsi le complexe primaire ; d'abord dure, cette adénopathie évolue vers le ramollissement et la fistulisation avec écoulement de pus bacillifère. D'évolution favorable sous traitement, le chancre peut se compliquer exceptionnellement d'un érythème noueux, d'une miliaire, d'une méningite ou d'une ostéomyélite.

Diagnostic. Le contexte, la découverte du bacille dans la lésion et/ou la biopsie, le virage du test tuberculinique permettent le diagnostic ; on élimine ainsi les ulcérations néoplasiques, mycosiques, syphilitiques, tularémiques, à mycobactéries atypiques ou à leishmanies.

Tuberculoses cutanées secondaires

Elles sont dues à une extension de voisinage, à une réinoculation ou à une dissémination hématogène à partir du foyer tuberculeux actif ou latent.

La tuberculose orificielle (ou ulcère tuberculeux) résulte de l'extension à la peau ou aux muqueuses, souvent par auto-inoculation, d'une infection pulmonaire, intestinale ou urogénitale. Elle atteint de manière prépondérante la bouche (langue, palais, gencive), la région périanale, le méat urinaire et la vulve.

Aspect. À une infiltration rouge succède rapidement une ulcération de 1 à 2 cm, à bords taillés à pic, irrégulière, inflammatoire et douloureuse, à fond sanieux, sans tendance à la guérison.

Diagnostic. Le caractère douloureux, le siège et la notion de tuberculose viscérale évoquent le diagnostic qui est confirmé par l'examen direct, l'histologie (granulome tuberculoïde profond sous-jacent à une réaction inflammatoire non spécifique) et la culture. C'est le diagnostic de l'atteinte cutanée secondaire qui conduit parfois à la découverte de la tuberculose viscérale jusque-là ignorée.

La tuberculose verruqueuse est due à une réinoculation cutanée, suite à un contact accidentel ou professionnel (médecins, vétérinaires, bouchers) ou à une auto-inoculation chez un sujet tuberculeux avéré.

Aspect. Souvent unique, la lésion débute par un petit nodule dur corné, évoluant en une plaque hyperkératosique dure, à contours irréguliers dont le centre s'affaisse progressivement et devient croûteux avec un bord inflammatoire. Elle est surtout localisée sur le dos des mains, aux membres inférieurs et aux fesses. Une adénopathie peut être perçue.

Diagnostic. Le contexte et le Mantoux orientent le diagnostic. La biopsie montre une hyperplasie épidermique pseudo-épithéliomateuse avec un infiltrat inflammatoire venant au contact de l'épiderme et des granulomes tuberculoïdes typiques en profondeur ; la coloration de Ziehl est souvent négative. Le diagnostic différentiel comprend des mycoses profondes, la leishmaniose, les halogénides, les pyodermites végétantes, la syphilis tertiaire, le lichen verruqueux et les lichénifications verruqueuses.

Le scrofuloderme (écrouelles) est le prototype de l'atteinte cutanée par contiguïté d'une tuberculose ganglionnaire, ostéoarticulaire ou plus rarement épidydimaire [2, 3].

Aspect. La peau devient rouge puis s'effondre, créant une ulcération nécrotique à bords déchiquetés et à fond granulomateux avec des trajets fistuleux émettant un matériel jaunâtre épais. L'évolution se fait lentement vers la cicatrisation et la fibrose, au prix de brides rétractiles et chéloïdiennes. Parfois multiples, elles se localisent plutôt dans les régions parotidiennes, supraclaviculaires ou sur les faces latérales du cou.

Diagnostic. La localisation, la nature de la lésion sous-jacente et la mise en évidence du bacille permettent le diagnostic ; on élimine ainsi une gomme mycosique ou syphilitique et une hidrosadénite.

La tuberculose gommeuse ou abcès tuberculeux métastatique (fig. 2.47) résulte d'une dissémination hématogène du bacille, à partir d'un foyer pulmonaire ou viscéral. Elle touche principalement les enfants malnutris.

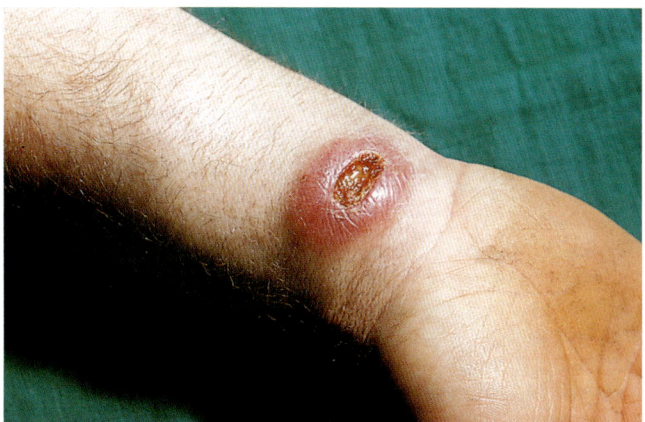

Fig. 2.47 Tuberculose gommeuse.

Aspect. Plusieurs nodules hypodermiques vont se développer aux extrémités et sur le tronc, puis se ramollir et fistuliser à la peau et/ou aux muqueuses, mimant des scrofulodermes.

Diagnostic. L'examen direct positif, l'histologie de granulomes tuberculoïdes en marge d'une réaction inflammatoire nécrotique et la culture confirment le diagnostic et éliminent des gommes syphilitiques, streptococciques, une mycose profonde ou une hidrosadénite.

La tuberculose miliaire touche les enfants miséreux ou les immunodéprimés. Elle est la conséquence d'une invasion, par voie hématogène, de la peau lors de la primo-infection ou à partir d'une infection pulmonaire ou viscérale grave expliquant l'altération importante de l'état général.

Aspect. L'éruption prédomine sur le tronc, mais est disséminée sur tout le tégument. Polymorphe, elle débute par de petites papules qui deviennent pustuleuses, purpuriques, nécrotiques ou lichénoïdes.

Diagnostic. Le contexte est évocateur et la culture positive mais le Mantoux est souvent négatif. La biopsie tardive montre une structure tuberculoïde riche en bacilles.

La tuberculose congénitale. L'inoculation *in utero* se fait par passage transplacentaire du bacille ou par ingestion et/ou aspiration fœtales de liquide amniotique infecté. L'éruption néonatale correspond à une miliaire fébrile, avec hépatomégalie et état général altéré. Le diagnostic se fonde sur l'anamnèse et la découverte du bacille.

Le lupus tuberculeux (fig. 2.48) est une forme de tuberculose cutanée paucibacillaire où l'existence d'un foyer infectieux profond actif, ganglionnaire ou viscéral, est très inconstante. Il peut s'agir d'une réactivation d'un foyer cutané latent, constitué anciennement par voie hématogène chez un malade tuberculeux.

Aspect. Principalement localisée à la tête et au cou, la lésion débute par une lésion saillante et molle, jaunâtre ou rougeâtre, le lupome qui évolue lentement en une plaque rouge violacé à bords irréguliers et polycycliques, de surface kératosique, pouvant atteindre de grandes dimensions, mais dont le centre s'affaisse et devient cicatriciel alors que les bords progressent. La vitropression révèle une coloration jaunâtre « gelée de pomme » en périphérie de la lésion. L'extension aux orifices aboutit à des mutilations, des atrésies et des ectropions. L'évolution est lente et indéfinie en l'absence de traitement. Un carcinome spinocellulaire peut compliquer tardivement la lésion.

L'immunité du sujet et la virulence du bacille déterminent plusieurs aspects cliniques : pseudo-tumoral (*L. tumidus*), ulcéromutilant (*L. vorax*), papulonodulaire, post-exanthématique (*L. miliaire*), sur cicatrice de vaccination par le BCG, d'aspect psoriasiforme (bécégite lupique). L'infection par *Mycobacterium fortuitum* ou *Mycobacterium avium intracellulare* peut parfois réaliser un aspect clinique de lupus tuberculeux, dont le traitement repose sur d'autres drogues [4, 5].

Diagnostic. La lente évolution, l'histologie d'un granulome tuberculoïde sous un épiderme aminci ou hyperplasique, sans nécrose ni bacilles, sont suggestives. Le Mantoux, parfois la culture et la PCR sont positifs mais toutes les recherches microbiologiques peuvent être négatives [6]. L'utilité de la dermoscopie reste à valider, elle montre une combinaison de télangiectasies sur un fond jaune ou doré avec des stries réticulées blanchâtres [7]. Le diagnostic différentiel comporte surtout la sarcoïdose, une leishmaniose lupoïde, une lèpre, une mycose profonde, une syphilis tertiaire ou un carcinome cutané.

Lésions cutanées dues au bacille de Calmette et Guerin (BCG, *M. bovis* atténué). Ces complications liées au BCG utilisé comme vaccin ou dans *des protocoles d'immunothérapie des cancers* sont résumées dans le tableau 2.19. Il convient de contrôler la sérologie VIH avant de vacciner un adulte en raison du risque de BCGite généralisée. Depuis que les modalités de vaccination contre la tuberculose ont changé en France et que la vaccination par multipuncture par le Monovax® a été remplacée par un vaccin injectable, le BCG SSI®, *les observations de BCGite se sont multipliées*. Pour éviter ces complications, il est important de respecter les modalités de vaccination : injection strictement intradermique dans la région deltoïdienne du bras.

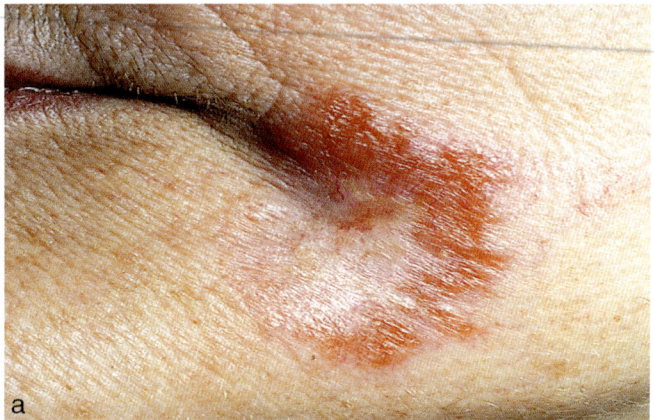

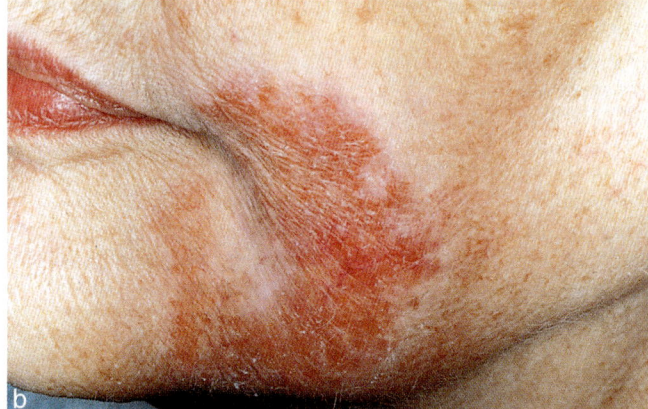

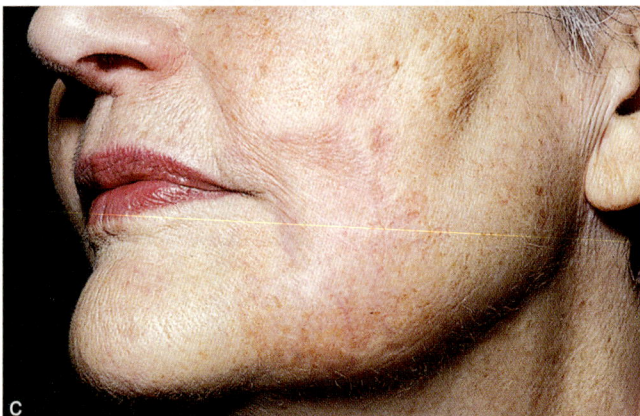

Fig. 2.48 Lupus tuberculeux.
a. Lupus vulgaire. b. Évolution sur 15 ans. c. Guérison après preuve diagnostique par PCR et culture puis traitement antituberculeux.

Maladies infectieuses

Dermatoses microbiennes

Tableau 2.19 Complications cutanées du BCG

Non spécifiques	Spécifiques
Allergiques :	Abcès
– urticaire	Adénite
– rash	Lupus vulgaire
– eczéma	« Tuberculose » verruqueuse
Érythème polymorphe	« Tuberculose » gommeuse
Érythème noueux	BCGite : ganglion, os, viscère
Tumeurs :	BCGite disséminée (immunodéficience)
– kyste épidermoïde, chéloïde	« Tuberculides » papuleuses
– carcinome basocellulaire	Lichen scrofulosorum, érythème induré
– T. de Darier et Ferrand	

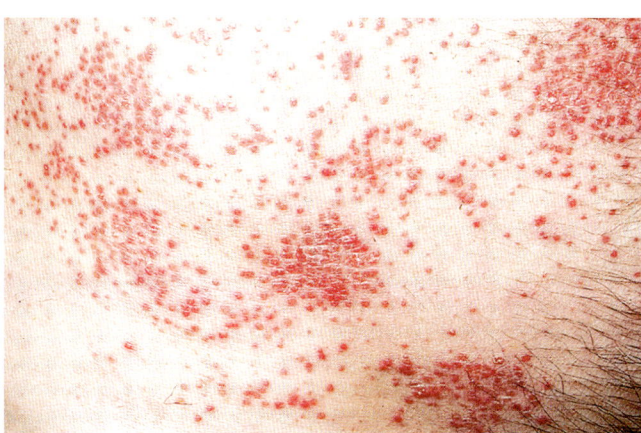

Fig. 2.49 Lichen scrofulosorum révélateur d'une tuberculose viscérale active.

Dans les formes localisées, sans retentissement général, il est possible d'attendre la guérison spontanée, survenant en quelques mois, ou de proposer l'excision chirurgicale. Ailleurs, c'est l'isoniazide (300 mg/j) pendant 3 mois qui est efficace. En cas de sepsis généralisé ou d'atteinte viscérale, il faut avoir recours à la trithérapie suivante : isoniazide (300 mg/j), rifampicine (600 mg/j) et éthambutol (1 200 mg/j).

Tuberculides

Sujettes à controverse, elles seraient des réactions hyperimmunes liées au relargage d'antigènes par un foyer tuberculeux interne souvent méconnu [8]. La culture du bacille tuberculeux dans la lésion est négative [9], mais la démonstration de la présence d'ADN mycobactérien par amplification génique est parfois possible [8] et s'avère donc un outil précieux permettant de confirmer un diagnostic difficile. L'origine tuberculeuse est suggérée par le Mantoux positif, mais la guérison sous antituberculeux est inconstante. L'érythème noueux de la primo-infection est discuté au chapitre des hypodermites (cf. chapitre 10-3).

Érythème induré de Bazin. Il atteint surtout les femmes ayant des antécédents parfois méconnus de tuberculose et des troubles trophiques des membres inférieurs. Il est décrit avec les hypodermites (cf. chapitre 10-3). L'affection n'est pas spécifique de la tuberculose et la culture est négative [10] ; la PCR permet parfois de mettre en évidence l'ADN mycobactérien dans les lésions [11].

Tuberculides papulonécrotiques. Ce sont des papulopustules à évolution nécrotique avec une croûte brunâtre adhérente puis un centre blanchâtre déprimé sur une infiltration sous-jacente dure, violacée, de la grosseur d'un gros grain de plomb. Les lésions sont distribuées symétriquement sur la face externe des membres, les doigts, la face et les oreilles. La guérison se fait spontanément en quelques semaines laissant des cicatrices déprimées et pigmentées à leur pourtour, mais parfois les lésions peuvent évoluer par poussées pendant des mois ou des années. L'histologie n'est pas spécifique, montrant une inflammation périfolliculaire et vasculaire, sans granulome tuberculoïde typique. De l'ADN de bacille tuberculeux a été mis en évidence dans les lésions par PCR [8].

Lichen scrofulosorum. Rare, il est constitué de nappes de petites papules miliaires acuminées, rugueuses de couleur rouge pâle ou jaunâtre, groupées en corymbes ou en anneaux, localisées préférentiellement sur le tronc [3, 12]. Les lésions évoluent par poussées pendant des mois voire des années. À l'histologie, des granulomes sans nécrose caséeuse, riches en cellules épithélioïdes, évoquant plus une sarcoïdose micronodulaire qu'une tuberculose, sont disposés dans le derme superficiel et autour des annexes pilaires (fig. 2.49).

Tuberculides faciales (lupus miliaire disséminé de la face). Elles sont discutées au chapitre 11 ; leur rapport avec la tuberculose n'est plus admis actuellement.

Traitement des tuberculoses cutanées

La plupart des tuberculoses cutanées justifient une **antibiothérapie combinée** comme celle préconisée dans la tuberculose pulmonaire [13]. L'association classique chez l'adulte comporte 10 mg/kg/j de rifampicine avec 5 mg/kg/j d'isoniazide pendant 6 à 12 mois auxquels sont adjoints 15 à 30 mg/kg/j de pyrazinamide et 15 à 25 mg/kg/j d'éthambutol durant les 2 premiers mois de traitement. Le choix de ces molécules est à adapter en fonction du profil de résistance de la souche isolée. Une surveillance hépatique (rifampicine, isoniazide, pyrazinamide), rénale (pyrazinamide, pyrazinamide), sanguine (rifampicine, éthambutol) et un dosage régulier de l'uricémie (pyrazinamide, éthambutol) sont de rigueur. La neurotoxicité du pyrazinamide, de l'éthambutol (oculaire) et de l'isoniazide (prévenue par 50 mg/j de vitamine B6) est à connaître.

On dispose depuis quelques années de **médicaments combinés** dans un même comprimé ou gélule, ce qui améliore l'observance et diminue le risque de résistances par traitements incomplets. Les médicaments combinés les plus utilisés sont le RHZE (rifampicine 150 mg + isoniazide 75 mg + pyrazinamide 400 mg + éthambutol 275 mg), le RH (rifampicine 150 mg + isoniazide 75 mg) et le RHE (rifampicine 150 mg + isoniazide 75 mg + éthambutol 275 mg).

Historiquement, certaines tuberculoses cutanées comme le lupus tuberculeux par exemple ont été traitées par isoniazide seul. Si cette attitude se comprend pour les BCGites (isoniazide 5 mg/kg/j pendant 6 mois), l'émergence de résistance, en particulier lors d'une monothérapie, fait que certains auteurs favorisent d'emblée une polychimiothérapie face à toute tuberculose cutanée avec un suivi conjoint entre dermatologue et pneumologue. Les schémas de traitement précis des tuberculides restent encore à préciser.

Depuis 1985 se pose le problème de **BK chimiorésistants** à un seul antituberculeux (isoniazide) ou à plusieurs. Dans ces situations, plusieurs antibiotiques sans AMM pour cette indication ont été testés pour se substituer aux antibiotiques classiques : quinolones (ofloxacine, ciprofloxacine, voire sparfloxacine), aminosides (kanamycine, amikacine), ansamycines, éthionamide et éthionamide.

L'utilisation de plus en plus importante des biothérapies dans les maladies inflammatoires pose un problème vis-à-vis de la tuberculose, surtout dans les pays à forte endémicité. Toutes les biothérapies, et surtout les anticorps anti-TNF-α, peuvent provoquer une réactivation d'une infection tuberculeuse. Chez les patients asymptomatiques, si l'IDR (intradermoréaction) à la tuberculine est supérieure à 5 mm et la radiographie de thorax est normale, une **chimioprophylaxie** à l'isoniazide 5 à 10 mg/kg avec un maximum de 300 mg/j, doit être instituée pendant 6 mois (9 mois en cas de VIH/sida). En cas de lésions suspectes ou séquellaires à la radiographie de thorax, un traitement spécifique doit être institué. La biothérapie devra être débutée 2 mois après l'institution de la chimioprophylaxie ou du traitement spécifique.

Mycobactérioses atypiques

Les mycobactéries atypiques d'importance médicale regroupent une quinzaine d'espèces *provenant de l'environnement* (eau, sol, plantes, animaux) dont certaines ont une distribution planétaire alors que d'autres sont confinées à certains écosystèmes (tropiques) [14]. Elles sont peu pathogènes et *ne sont pas source de contamination interhumaine*. Leur importance clinique a pris un essor avec la pandémie VIH. Les principales espèces d'intérêt médical sont répertoriées dans le tableau 2.20.

Diagnostic microbiologique

Culture. Le diagnostic microbiologique doit être réalisé dans un laboratoire spécialisé qu'il est important de prévenir, car certains germes nécessitent une température de culture plus basse (*M. marinum, ulcerans, chelonae*). La culture peut être très difficile et certaines espèces n'ont été découvertes que grâce à la biologie moléculaire.

La classification est fondée sur la vitesse de croissance et la production de pigments et elle ne tient pas compte de nombreuses espèces récemment décrites. Une identification d'espèce doit être faite dans tous les cas, un antibiogramme n'étant préconisé que pour certaines espèces ou dans certaines situations cliniques d'échec thérapeutique. En outre, il est important de noter que la sensibilité *in vitro* de nombreuses mycobactéries atypiques n'est pas corrélée à l'efficacité clinique, et que les données d'antibiogramme sont donc à interpréter avec prudence. Ces bactéries étant des saprophytes ubiquitaires, leur mise en évidence par culture doit être confrontée à la clinique avant de conclure à leur responsabilité dans une affection donnée [14].

PCR. Il existe actuellement des techniques de *Polymerase Chain Reaction* (PCR) permettant une identification d'espèce plus rapide qu'avec les techniques de culture standards.

Spectrométrie de masse. MALDI-TOF®, qui est une technique rapide, peu coûteuse et prometteuse, a permis récemment l'identification au niveau de l'espèce de 93,8 % des 178 mycobactéries étudiées [15].

Tests sanguins. Les tests mesurant la sécrétion d'interféron par les lymphocytes T en réponse à des antigènes tuberculeux (type QuantiFERON®) peuvent être **positifs** dans les infections à

Tableau 2.20 Mycobactérioses atypiques en pathologie humaine

Espèces	Cutanée et tissu mou	Disséminée	Pulmonaire	Lymphadénopathie	Traitements [11] seuls ou en combinaison selon l'espèce (en italique le traitement de référence)
Chelonae spp. *abscessus*	Typique				*Débridement, clarithromycine (2 × 500 mg/j 6 mois)*, amikacine, céfoxitine, clofazimine, cefmétazole
Avium intracellulare	Rare	Typique*	Typique	Possible (enfants)	*Clarithromicine (2 × 500 mg/j) + éthambutol (25 mg/kg 2 mois puis 15 mg/kg) + rifampicine (600 mg/j) jusqu'à négativation culture + 1 an*, azithromycine, streptomycine, amikacine, clofazimine
Chelonae spp. *cheloneae*	Typique	Rare			*Débridement, clarithromycine (2 × 500 mg/j 6 mois)*, amikacine, azithromycine, tobramycine, imipénem ; résistant à la céfoxitine et aux fluoroquinolones
Fortuitum	Typique	Rare	Rare		*Débridement si possible, amikacine + céfoxitine + probénécide 2 à 6 semaines, puis triméthoprime-sulfaméthoxazole ou doxycycline 2 à 6 mois*, ciprofloxacine, imipénem ; résistant à tous les antituberculeux classiques
Genavense		Typique*		Rare	*Au moins deux drogues parmi : clarithromicine, éthambutol, rifampicine, rifabutine, amikacine, clofazimine*
Gordonae	Rare	Rare			Pas de traitement de référence établi ; débridement, rifampicine, éthambutol, kanamycine, ciprofloxacine ; résistant à l'isoniazide
Haemophilum	Typique	Typique*			Pas de traitement de référence établi ; clarithromycine, rifabutine, ciprofloxacine
Kansasii	Rare	Rare*	Typique	Rare	*Rifampicine (600 mg/j) + isoniazide (300 mg) + éthambutol (25 mg/kg 2 mois puis 15 mg/kg) pendant 18 mois*, clarithromicine, sulfamides, résistant au pyrazinamide
Marinum	Typique	Rare			*Excision chirurgicale, clarithromycine (2 × 500 mg/j) ou minocycline (100 à 200 mg/j) ou doxycycline (100 à 200 mg/j) ou triméthoprime-sulfaméthoxazole (2 × 160/800 mg/j) ou rifampicine-éthambutol pendant 3 mois*, résistant à l'isoniazide et au pyrazinamide
Scrofulaceum		Rare	Rare	Typique	*Excision* ; chimiothérapie rarement indiquée ; clarithromycine, clofazimine, éthambutol
Simiae		Rare*	Rare		Pas de traitement de référence établi, traiter comme *M. avium*
Szulgai	Typique		Rare		Rifampicine, isoniazide, éthambutol
Ulcerans	Typique				*Débridement, rifampicine + amikacine (2 × 7,5 mg/kg/j IM) ou éthambutol + triméthoprime-sulfaméthoxazole (2 × 160/800 mg/j) 4 à 6 semaines*, ou rifampicine et streptomycine, clofazimine, traitements généralement peu efficaces
Xenopi		Rare	Rare		Pas de traitement de référence établi ; macrolides, rifampicine, rifabutine, éthambutol, streptomycine, clarithromycine

* Chez la personne VIH +.

M. marinum ou *M. kansasii*, phylogénétiquement proches de *M. tuberculosis*, et sont ordinairement **négatifs** dans les infections à *M. avium, chelonae, abscessus*. Cependant, ces tests sont encore en cours d'évaluation dans les mycobactérioses atypiques, et ils ne sauraient donc être proposés comme outil diagnostique.

Aspects cliniques

Données générales

Les mycobactéries atypiques sont essentiellement impliquées dans des atteintes cutanées et des tissus mous (ténosynovites notamment), des adénites, des atteintes pulmonaires et des formes disséminées chez la personne immunosupprimée [16, 17]. La possibilité d'une infection à mycobactéries atypiques *doit systématiquement être évoquée devant une éruption cutanée non caractérisée chez l'immunodéprimé.*

L'inoculation à la peau se fait à l'occasion d'une effraction cutanée accidentelle ou iatrogène (injection, relissage au laser CO_2, chirurgie, mésothérapie, tatouage, etc.), ou *secondairement* par voies lymphatique et hématogène. On peut d'ailleurs relever que l'inoculation de mycobactéries atypiques à haut degré de résistance à l'alcool (utilisé pour désinfecter les aiguilles) est devenue une complication de l'acupuncture en Extrême-Orient.

Les lésions élémentaires rencontrées sont polymorphes : nodules, papules, plaques, pustules, abcès, ulcères, plus ou moins profonds. Ces lésions peuvent être uniques ou multiples, localisées à un membre ou disséminées. Dans la plupart des cas, l'aspect clinique observé n'est pas spécifique d'espèce, à l'exception de *M. marinum* et *M. ulcerans*. Le rôle potentiel des mycobactéries atypiques dans certaines manifestations cutanées originales mérite d'être connu par les dermatologues : *éruptions pustuleuses diffuses* [18], *furonculoses* après bains bouillonnants [19], *prurigo nodulaire* [20], etc.

Le traitement est difficile et fait appel à une antibiothérapie souvent combinée (tableau 2.20) et parfois à l'exérèse des lésions accessibles.

Mycobactéries atypiques prévalentes en dermatologie

Les mycobactéries le plus souvent incriminées en dermatologie sont *Mycobacterium marinum*, responsable du granulome des piscines *Mycobacterium ulcerans*, responsable de l'ulcère de Buruli, ainsi que *M. fortuitum, M. chelonae, M. abscessus* chez les sujets immunodéprimés.

Mycobacterium marinum. Le plus fréquemment impliqué dans les mycobactérioses cutanées, il est responsable du granulome des piscines et de la maladie des aquariums. L'inoculation suite à un traumatisme souvent minime est généralement située en regard d'un relief osseux (coudes, genoux, mains, pieds ou visage). L'incubation moyenne est de 3 semaines et l'infection ne confère pas d'immunité. Les lésions initialement papuleuses et indolentes évoluent en nodules inflammatoires ou en plaques squameuses pouvant s'ulcérer. Une disposition sporotrichoïde (fig. 2.50) est possible le long d'un trajet lymphatique, sans atteinte du relais ganglionnaire. L'atteinte cutanée peut s'accompagner de ténosynovites ou d'arthrites. Ainsi, jusqu'à 30 % des sujets infectés présentent une atteinte des structures profondes [21]. L'examen direct est souvent négatif. L'histoire clinique combinée à l'histologie et à la culture pose le diagnostic. Différentes antibiothérapies (combinaison de rifampine 300 à 600 mg/j et d'éthambutol 900-1500 mg/j ; monothérapie de clarithromcine 2 × 500 mg/j, ou de cotrimoxazole = triméthoprime/sulfaméthoxazole [TM/SMZ] 2 × 160/800 mg/j, ou de minocycline 100 à 200 mg/j, ou de doxycycline 100 à 200 mg/j) de 6 semaines ou plus accélèrent une guérison qui peut être spontanée. L'excision chirurgicale est un bon traitement en cas de lésion initiale de petite taille.

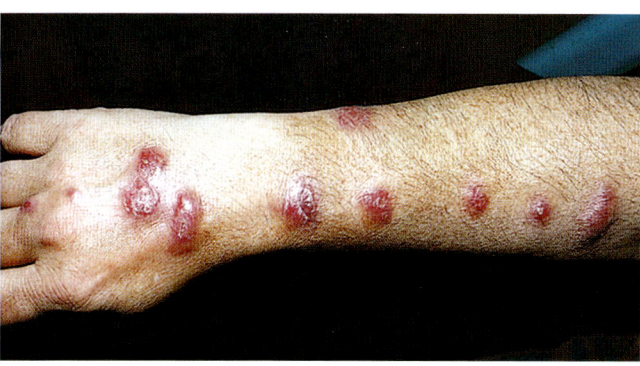

Fig. 2.50 Infection à *Mycobacterium marinum*. Disposition le long des trajets lymphatiques, dite sporotrichoïde.

Mycobacterium ulcerans. L'infection à *M. ulcerans*, qui est l'infection mycobactérienne la plus fréquente chez l'immunocompétent après la tuberculose et la lèpre, reste une énigme épidémiologique. Il est l'agent de l'ulcère de Buruli (Ouganda) ou de Bairnsdale (Australie) caractérisé par l'extension parfois inexorable d'ulcérations profondes. Les cas surviennent dans des régions intertropicales précises (Ouganda, République du Congo, Côte d'Ivoire, Australie, Asie du Sud-Est, Amérique du Sud, etc.) surtout chez des enfants marchant pieds nus dans de hautes herbes à proximité de certains cours d'eau. *M. ulcerans* est la seule mycobactérie connue qui sécrète une toxine induisant une nécrose de la graisse hypodermique. La lésion débute par un nodule ou une cellulite (jambe, avant-bras, tronc) évoluant rapidement en un vaste ulcère nécrotique. La caractéristique de cet ulcère réside dans l'aspect décollé des bords. Ces ulcères géants, indolents tant qu'ils ne sont pas surinfectés, sont associés à des complications ostéoarticulaires mutilantes. Le diagnostic repose sur des éléments cliniques, épidémiologiques et histologiques avec, au stade initial, une nécrose du pannicule adipeux associé à un grand nombre de bacilles et au stade tardif des granulomes tuberculoïdes. La culture de *M. ulcerans* est difficile, nécessitant parfois des examens de biologie moléculaire pour confirmer le diagnostic microbiologique. Le traitement combine une excision chirurgicale avec greffe, notamment dans les régions articulaires, à une antibiothérapie dont l'efficacité est variable. Récemment, l'utilisation des antibiotiques a connu un regain d'intérêt comme traitement primaire. L'OMS recommande une cure de 8 semaines de rifampicine par voie orale et de streptomycine en intramusculaire. La thermothérapie est parfois utilisée comme traitement adjuvant.

Mycobacterium fortuitum. C'est une des causes fréquentes de mycobactériose atypique cutanée après *M. marinum*, souvent d'origine iatrogène comme dans la mésothérapie [9]. Un cas pédiatrique sur biopsie à l'emporte-pièce est décrit, ainsi qu'une infection après relissage des paupières au laser CO_2. Les lésions sont polymorphes : papulonodulaires, ulcérations, dispositions sporotrichoïdes, cellulites voire tableau clinique de lupus tuberculeux [4]. Des atteintes cornéennes et ganglionnaires ont été signalées. Cette mycobactérie a été incriminée dans un tableau de furonculose chronique à évolution cicatricielle des jambes après bains de pieds bouillonnants chez 110 clients d'un salon de manucure aux États-Unis [19].

Mycobacterium chelonae. C'est une mycobactérie dite à croissance rapide, responsable d'abcès d'origine traumatique ou iatrogène prenant parfois une disposition sporotrichoïde. Des formes cutanées disséminées, graves, sont rapportées chez les sujets immunodéprimés.

Mycobacterium abscessus. Classée dans les mycobactéries à croissance rapide (environ 5 jours), elle est ubiquitaire, peu pathogène et rarement responsable d'abcès d'origine iatrogène. Une épidémie de 71 cas à partir de lidocaïne contaminée et une autre épidémie chez 32 malades après acuponcture chez le même praticien sont rapportées dans la littérature [22, 23]. Des formes disséminées avec des abcès métastatiques sont décrites chez des hémodialysés et des immunosupprimés.

Mycobacterium avium intracellulare. L'inoculation cutanée peut provoquer un nodule inflammatoire, un abcès ou une adénite. Des cas de lupus tuberculeux sont rapportés [4] et du génome de cette bactérie a été trouvé dans des lésions de sarcoïdose. C'est la principale mycobactériose disséminée liée au VIH ; elle est rarement associée à des lésions cutanées pouvant prendre l'aspect de molluscums contagiosums [24], de pustules varioliformes disséminées [18], voire peut-être même de prurigo nodulaire [20].

Mycobacterium haemophilum. Difficile à cultiver, il est responsable d'ulcères, de nodules, de pustules, d'abcès et d'atteinte disséminée [25]. Des cas d'ostéomyélites sont décrits.

Mycobacterium kansasii. Il est plus connu pour ses atteintes pulmonaires. Les formes cutanées (nodulaires, papulopustuleuses, ulcérées, cellulitiques, sporotrichoïdes) sont rares. Un aspect de type tuberculide papulonécrotique a été rapporté.

Autres espèces. De nombreuses espèces sont impliquées dans des formes disséminées, chez des personnes immunosupprimées, se manifestant par de la fièvre, des diarrhées, une polyadénopathie, une hépatosplénomégalie et plus rarement une atteinte pulmonaire. Les atteintes cutanées sont exceptionnelles pour *M. celatum*, *M. genavense*, *M. malmoense*, *M. scrofulaceum*, *M. simiae*, *M. xenopi*. *M. gordonae* est souvent considéré comme un simple contaminant des cultures mais peut être responsable de nodules inflammatoires chroniques. *M. szulgai* a un tropisme plutôt pulmonaire mais a été rapporté dans des fasciites et des bursites de l'olécrâne.

Syndrome de restauration immune

Décrit en 1998 chez des sujets traités par antiprotéases (indinavir) à un stade avancé de l'infection par le VIH [26], ce syndrome traduit la **restauration d'une immunité cellulaire contre des agents infectieux présents**, notamment des mycobactéries, mais jusque-là cliniquement latents. Il apparaît *dans les semaines qui suivent l'introduction* d'un traitement efficace par antiprotéases.

Le spectre clinique de ce syndrome est très large et il peut par exemple déclencher des inflammations du segment postérieur de l'œil mettant en cause l'antigène du cytomégalovirus chez des malades ayant eu une rétinite à CMV ou provoquer l'expression clinique de maladies dysimmunitaires jusque-là quiescentes, comme la sarcoïdose ou la maladie de Basedow.

De nombreuses manifestations dermatologiques liées à la restitution immune ont été décrites : intolérance aux tatouages, réactivation de zona, herpès chronique, verrues persistantes, ulcérations cutanées multiples à CMV, aggravation de maladie de Kaposi, folliculites à éosinophiles, folliculites « de la reconstitution immunitaire », sarcoïdose, éruption de granulomes à corps étranger, acné, vitiligo, etc.

Cependant, sa gravité est surtout liée aux infections mycobactériennes jusque-là non connues chez des malades profondément immunodéprimés sans prophylaxie contre les infections mycobactériennes. Il survient aussi bien en cas de tuberculose qu'avec les mycobactérioses atypiques, notamment *Mycobacterium avium intracellulare* et *Mycobacterium haemophilum* [27]. La restauration d'une immunité cellulaire antimycobactérienne se traduit cliniquement par l'apparition d'une *fièvre* et de *nouures douloureuses* évoluant vers l'ulcération, avec parfois une *lymphadénite* et des *œdèmes inflammatoires des extrémités* dans les semaines après instauration du traitement par antirétroviraux [28]. Les lésions régressent spontanément en quelques jours ou semaines ; l'importance des signes généraux impose parfois une corticothérapie par voie générale, spectaculairement efficace [24].

RÉFÉRENCES

1. Barbagallo J. et coll., *Am J Clin Dermatol.* 2002, *3*, 319.
2. Zouhair K. et coll., *Int. J Infect Dis.* 2007, *11*, 209.
3. Vashisht P. et coll., *J Eur Acad Dermatol Venereol.* 2007, *21*, 40.
4. Lin Y.C. et coll., *Br J Dermatol.* 2002, *147*, 170.
5. Kullavanijava P. et coll., *Br J Dermatol.* 1997, *136*, 264.
6. Lipsker D. et coll., *Dermatology.* 2005, *211*, 9.
7. Micali G. et coll., *J Am Acad Dermatol.* 2011, *64*, 1135.
8. Degitz K. et coll., *Lancet.* 1993, *341*, 239.
9. Friedel J. et coll., *Ann Dermatol Venereol.* 1987, *114*, 845.
10. Cribier B. et coll., *Ann Dermatol Venereol.* 1990, *117*, 937.
11. Seckin D. et coll., *Br J Dermatol.* 1997, *137*, 1011.
12. Thami G.P. et coll., *Pediatr Dermatol.* 2002, *19*, 122.
13. Gilbert D.N. et coll., *The Sanford guide to antimicrobial therapy.* 37th ed., 2007.
14. Zumla A. et coll., *Curr Opin Pulm Med.* 2002, *8*, 166.
15. Balada-Llasat J.M. et coll., *J Clin Microbiol.* 2013, *51*, 2875.
16. Dodiuk-Gad R. et coll., *J Am Acad Dermatol.* 2007, *57*, 413.
17. Bartralot R. et coll., *Br J Dermatol.* 2005, *152*, 727.
18. Bachelez H. et coll., *Br J Dermatol.* 1996, *134*, 801.
19. Winthrop K.L., *N Engl J Med.* 2002, *346*, 1366.
20. Mattila J.O., *J Am Acad Dermatol.* 1996, *34*, 224.
21. Aubry A. et coll., *Arch Intern Med.* 2002, *162*, 1746.
22. Rodriguez G. et coll., *Br J Dermatol.* 1997, *137*, 214.
23. Tang P. et coll., *J Cutan Med Surg.* 2006, *10*, 166.
24. Mohr C. et coll., *Hautartz.* 1996, *47*, 634.
25. Geisler W.M. et coll., *Arch Dermatol.* 2002, *138*, 229.
26. Race E.M. et coll., *Lancet.* 1998, *351*, 252.
27. Phillips P. et coll., *Clin Infect Dis.* 2005, *41*, 1483.
28. Maccari F. et coll., *Ann Dermatol Venereol.* 2001, *128*, 1028.

Lèpre

B. Flageul

Épidémiologie

Incidence

En 2013, selon l'Organisation mondiale de la santé (OMS), 216 000 nouveaux cas de lèpre ont été détectés au niveau mondial. Depuis 2008, ce nombre reste relativement stable entre 220 000 et 250 000 cas [1]. Parmi les pays les plus concernés figurent le Brésil, l'Inde, Madagascar, le Népal, l'Angola. Dans la zone « Europe » de l'OMS (50 pays), la situation est inconnue. Il persiste des foyers de la maladie localisés au Portugal, en Espagne, en Sicile et en Grèce. Quelques cas non autochtones sont rapportés en Angleterre, en Allemagne, en Italie et en Suisse. En France, où des enquêtes nationales sont régulièrement réalisées depuis une trentaine d'années, une vingtaine de nouveaux cas, tous non autochtones, sont annuellement détectés en Métropole et plus d'une soixantaine de nouveaux cas autochtones dans les départements d'Outre-Mer, en particulier à Mayotte (Comores) et en Guyane [2].

Bacille et mode de transmission

La lèpre est une infection chronique classiquement due à *Mycobacterium leprae* (*M. leprae*) ou bacille de Hansen (BH), bacille acido-alcoolorésistant dont le génome est connu et dont les particularités sont d'une part son tropisme pour la peau et les cellules nerveuses périphériques (cellules de Schwann) et d'autre part l'impossibilité, jusqu'à présent, de le cultiver *in vitro* [2]. Jusqu'en 2008, *M. leprae* était considéré comme le seul agent responsable de la maladie. *M. lepromatosis* a été découvert au Mexique chez des patients atteints d'une forme particulière de la maladie, observée presque exclusivement en Amérique du Sud et principalement au Mexique, appelée lèpre lépromateuse diffuse de Lucio Latapi. Les

Maladies infectieuses

Dermatoses microbiennes

deux espèces, très proches génomiquement, seraient issues d'un ancêtre commun. *M. lepromatosis*, comme *M. leprae*, n'est pas cultivable *in vitro* et sa présence n'a été confirmée qu'au Mexique [3].

Le principal réservoir de bacilles est humain et limité aux sujets lépromateux multibacillaires non traités. Cependant, des formes lépromateuses de lèpre «naturelle» ont été observées chez des singes et des tatous sauvages. Ces derniers seraient à l'origine de contamination humaine dans le sud des États-Unis, en particulier en Louisiane [4].

Chez les sujets lépromateux, la source de BH est avant tout les sécrétions nasales. Les lésions cutanées ne sont pas contaminantes à l'exception et, potentiellement, des lésions cutanées des patients lépromateux non traités, lorsqu'elles sont ulcérées, ce qui est exceptionnel. De nombreux bacilles peuvent être trouvés dans les selles et le lait maternel de patients lépromateux, ce qui les fait considérer comme des sources potentielles de BH, mais cela n'a jamais été prouvé.

Le mode de transmission du BH reste encore mal connu. Les études expérimentales chez l'animal ont permis de montrer que la voie la plus probable de pénétration du bacille serait les voies aériennes supérieures, dans des conditions idéales de température et d'humidité et qu'elle serait favorisée par l'existence d'altérations de la muqueuse. Il n'a pas pu être obtenu de contamination par voie pulmonaire ni par voie gastro-intestinale ou percutanée. Cependant, chez l'homme, des contaminations accidentelles par blessures cutanées (tatouage, bistouris, etc.) ont été rapportées. La transmission *in utero*, responsable d'une contamination transplacentaire, semble possible chez l'homme, uniquement lorsque les mères sont atteintes de la forme lépromateuse multibacillaire de la maladie. Une cinquantaine de cas de lèpre survenant chez des nourrissons avant l'âge de 18 mois ont été rapportés mais il est possible que ce mode de contamination soit considérablement sous-estimé.

Après un contact avec *M. leprae*, plus de 90 % des sujets l'éliminent sans aucune manifestation clinique. Seuls les patients ayant une réponse immunitaire cellulaire (IMC) déficiente vis-à-vis du BH développeront la maladie après une *période d'incubation longue*, de 3 à 5 ans dans les formes tuberculoïdes et de 7 à 10 ans dans les formes lépromateuses. Des délais plus courts (6 mois) ou plus longs (20 ans) ont été rapportés. Il existe deux niveaux de contrôle génétique de la susceptibilité à la maladie : d'une part une prédisposition génétique intrinsèque à contracter la lèpre («lèpre *per se*»), liée entre autres à des variants des gènes *PARK2*, *PACRG* et *LTA* (lymphotoxine alpha) [5] et d'autre part, parmi la minorité de sujets qui développeront la maladie, une prédisposition à une des formes cliniques, tuberculoïde ou lépromateuse, de la maladie ainsi qu'aux différents états réactionnels. Celle-ci serait contrôlée par plusieurs gènes dont les gènes *HLA*, des *Toll-like receptors* et du TNF-α. La génétique de la lèpre est ainsi devenue très complexe avec plus de 20 gènes cruciaux impliqués [5].

Classification

En raison du tropisme particulier du BH, les atteintes cliniques sont avant tout cutanées et neurologiques. Cependant, et particulièrement sur le plan cutané, il existe un grand polymorphisme clinique qui fait de la lèpre une maladie à spectre, caractéristique majeure de cette affection. Ce polymorphisme est directement dépendant du statut immunitaire du patient et en particulier des capacités de son IMC à le défendre vis-à-vis de *M. leprae*. À un pôle du spectre, se situent les formes tuberculoïdes. Associées à une bonne IMC spécifique anti-*M. leprae*, elles se caractérisent par un nombre limité de lésions et une charge bacillaire détectable nulle ou faible. À l'autre pôle, les formes lépromateuses sont considérées comme anergiques vis-à-vis du BH. Elles se traduisent par des lésions multiples et une charge bacillaire forte. Les formes lépromateuses, qui représentent selon les continents 30 à 40 % des cas, sont les seules formes contagieuses de la maladie. En raison de ce polymorphisme, de nombreuses classifications ont été proposées. Les plus utilisées sont la classification de Ridley et Jopling et la classification de l'OMS.

Classification de Ridley et Jopling [6, 7]

Proposée en 1966, elle reste la classification la plus largement utilisée dans les pays développés. Elle repose sur des critères cliniques, histologiques, bactériologiques et immunologiques et elle distingue cinq formes au sein du *spectre de la maladie* (tableau 2.21).

Tableau 2.21 Classification de Ridley et Jopling [6]

Critères	Tuberculoïde polaire (TT)	Borderline tuberculoïde (BT)	Borderline borderline (BB)	Borderline lépromateuse (BL)	Lépromateuse polaire (LL)
Atteinte cutanée	1 lésion à limite nette, anesthésique	2 à 10 lésions hypo- ou anesthésiques bien limitées, asymétriques	10 ou plus lésions annulaires mal limitées, peu ou pas hypoesthésiques, asymétriques	Nombreuses (> 10) lésions annulaires et à type de lépromes, normoesthésiques, bilatérales et symétriques	Nombreux lépromes (50 à 100 ou plus), normoesthésiques, bilatéraux et symétriques
Atteinte nerveuse	0 ou 1 nerf atteint	Atteinte asymétrique de 1 ou 2 nerfs	Atteinte bilatérale et symétrique de plusieurs nerfs	Atteinte bilatérale et symétrique de plusieurs nerfs	Atteinte bilatérale et symétrique de plusieurs nerfs
Index bactériologique (présence de *M. leprae* dans le suc dermique)	0	1-2 +	2-4 +	4-5 +	4-6 +
Histologie	Infiltrat lymphoépithélioïde sous-épidermique et profond Ziehl –	Infiltrat lymphoépithélioïde respectant la zone sous-épidermique Ziehl + ou –	Infiltrat épithélioïde pauvre en lymphocytes Ziehl ++	Infiltrat virchowien pauvre en lymphocytes Ziehl +++	Infiltrat virchowien et très rares lymphocytes Ziehl ++++
Réaction de Mitsuda (IMC vis-à-vis de *M. leprae*)	+++	++	–	–	–
Réactions de type 1	–	+	++	++	–
Réactions de type 2	–	–	–	+	++

Index bactériologique de Ridley : 0 = absence de BH ; 1 + = 1 à 10 BH/100 champs ; 2 + = 1 à 10 BH/10 champs ; 3 + = 1 à 10 BH/champ ; 4 + = 10 à 100 BH/champ ; 5 + = 100 à 1 000 BH/champ ; 6 + = plus de 1 000 BH/champ.
La réaction de Mitsuda n'a pas de valeur diagnostique. Elle constitue une aide à la classification des patients. La lépromine nécessaire à sa réalisation étant difficilement disponible, elle n'est que rarement réalisable.

Forme tuberculoïde polaire (TT). À un pôle du spectre, elle est caractérisée par une bonne réponse de l'individu vis-à-vis du BH. Cette bonne réponse se traduit par une atteinte limitée à une lésion cutanée, l'absence de bacilles détectables dans les lésions cutanées, l'existence d'un granulome lymphoépithélioïde en histologie et une intradermoréaction à la lépromine (réaction de Mitsuda) positive.

Forme lépromateuse polaire (LL). À l'autre pôle, elle traduit une incapacité totale et définitive de réponse immunitaire vis-à-vis du BH responsable de la multiplication et de la dissémination du bacille dans l'organisme. Les lésions cutanées et neurologiques sont multiples, la charge bacillaire élevée, l'histologie montre un infiltrat de macrophages spumeux (cellules de Virchow) contenant de très nombreux bacilles, la réaction de Mitsuda est négative.

Formes intermédiaires ou borderline. Entre ces deux pôles, dont le statut immunitaire vis-à-vis du BH est stable, il existe des formes dites *borderline*, ou intermédiaires, dans lesquelles les capacités de réponse immunitaire anti-*M. leprae* peuvent se modifier spontanément ou sous l'influence de différents facteurs dont le traitement antibacillaire. Selon que prédominent les caractéristiques cliniques, bactériologiques et histologiques de lèpre tuberculoïde ou de lèpre lépromateuse, on distingue la forme *borderline tuberculoïde* (BT), la forme *borderline lépromateuse* (BL) et la forme *borderline borderline* (BB).

Forme indéterminée. Cette sixième forme, rarement observée, est assimilée à une primo-infection qui peut guérir spontanément ou évoluer vers une des autres formes.

États réactionnels. Ils correspondent à des complications immunologiques aiguës pouvant survenir au cours de l'évolution de la maladie Encore appelés réactions, ils sont de deux types. Les *réactions de type 1* traduisent une modification de l'IMC vis-à-vis de *M. leprae*. Elles surviennent chez les patients borderline BL, BB et BT. La *réaction de réversion* correspond à un renforcement de l'IMC avec un déplacement vers le pôle tuberculoïde. La diminution de l'IMC avec un glissement vers le pôle lépromateux correspond à une *réaction de dégradation*. Les *réactions de type 2* correspondent aux *érythèmes noueux (ENL)*. Ils surviennent dans les formes lépromateuses polaires et borderline lépromateuses. Ils correspondent à une maladie à immuns complexes ou phénomène d'Arthus. Ils ne s'accompagnent d'aucune modification de l'IMC vis-à-vis du BH.

Classification OMS [8, 9]

La classification de Ridley et Jopling reposant sur des critères souvent difficiles à obtenir dans les conditions de terrain, l'OMS propose l'utilisation d'une *classification bactériologique* (1988) et/ou d'une *classification clinique* (1995) qui distinguent deux groupes de patients : le groupe *paucibacillaire (PB)* et le groupe *multibacillaire (MB)*.

La classification bactériologique définit :
– les patients *PB* comme : patients à charge bacillaire nulle (index bactériologique [IB] = 0 = absence de BH détectable dans le suc dermique) ;
– les patients *MB* comme : patients à IB positif (1 + à 6 +).

La classification clinique définit :
– les patients *PB* à lésion unique comme : patients ayant 1 seule lésion hypo- ou anesthésique sans atteinte nerveuse ;
– les patients *PB* comme : patients ayant 2 à moins de 5 lésions (maculeuses ou infiltrées ou nodules), hypo- ou anesthésiques, à disposition asymétrique avec un seul nerf atteint ;
– les patients *MB* comme : patients ayant plus de 5 lésions, plus ou moins hypoesthésiques, à disposition plus symétrique, avec atteinte de plusieurs nerfs.

> La classification bactériologique a pour inconvénient la nécessité de réalisation des prélèvements cutanés et d'une fiabilité de lecture des frottis, ce qui n'est souvent pas possible sur le terrain. La classification clinique a l'avantage d'être simple et reproductible. Cependant, elle impose que tous les critères soient respectés. Et il n'est malheureusement pas rare sur le terrain que seul le nombre des lésions soit retenu, ce qui expose à des erreurs non seulement de classification mais également de diagnostic [10, 11]. C'est pourquoi, actuellement l'OMS propose de l'utiliser sans exclure la classification bactériologique.

La correspondance entre les classifications OMS et la classification de Ridley et Jopling est la suivante :
– le groupe *PB* inclut 75 % des formes tuberculoïdes (100 % des formes TT et 75 % des formes BT) ;
– le groupe *MB* inclut 25 % des formes tuberculoïdes BT et 100 % des formes lépromateuses BB, BL et LL.

Clinique

Le diagnostic de lèpre est généralement évoqué devant des lésions cutanées et névritiques, plus rarement devant des atteintes névritiques isolées (*lèpre nerveuse pure*) et exceptionnellement devant des atteintes d'autres organes (œil, os, etc.). Une description clinique détaillée n'existe que dans la classification de Ridley et Jopling [6, 7].

Manifestations cutanées

Lèpre tuberculoïde (formes TT et BT). Les lésions tuberculoïdes sont peu nombreuses, généralement moins de 10, disposées de façon asymétrique sur le tégument, sans localisation préférentielle. Elles sont de grande taille, supérieure à 5 cm jusqu'à plus de 15-20 cm de diamètre, avec une limite nette par rapport à la peau saine avoisinante. Elles peuvent être maculeuses ou infiltrées (fig. 2.51).

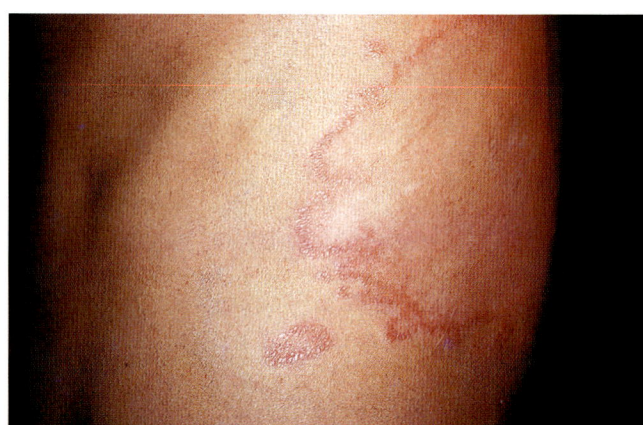

Fig. 2.51 Lèpre tuberculoïde TT.

Les lésions maculeuses sont hypochromiques, planes. Leur surface peut être normale ou discrètement sèche.

Les lésions infiltrées, succédant ou non à des lésions maculeuses, sont des lésions en relief, hypochromiques et/ou érythémateuses, à surface lisse ou sèche. Elles peuvent être infiltrées en totalité, constituant une plaque à limite nettement découpée par rapport à la peau saine, ou infiltrées seulement en bordure, prenant un aspect annulaire avec un centre d'aspect parfois normal et une bordure surélevée bien découpée.

Qu'elles soient maculeuses ou infiltrées, les lésions tuberculoïdes sont toujours *hypo- ou anesthésiques* à un, deux ou aux trois modes de sensibilité (toucher, chaleur, douleur).

Dans la forme TT, il n'existe qu'une seule lésion cutanée, maculeuse ou infiltrée en totalité ou en bordure (lésion annulaire).

Dans la forme BT, les lésions sont un peu plus nombreuses (2 à 10), de grande taille, maculeuses ou infiltrées et alors volontiers annulaires et sont disposées de façon asymétrique.

Lèpre lépromateuse (formes BB, BL, LL) (fig. 2.52). Les lésions lépromateuses sont très nombreuses, classiquement plus de 20 pouvant aller jusqu'au-delà de 100 lésions. Elles ont une disposition bilatérale et symétrique. Les lésions lépromateuses peuvent également être maculeuses ou infiltrées.

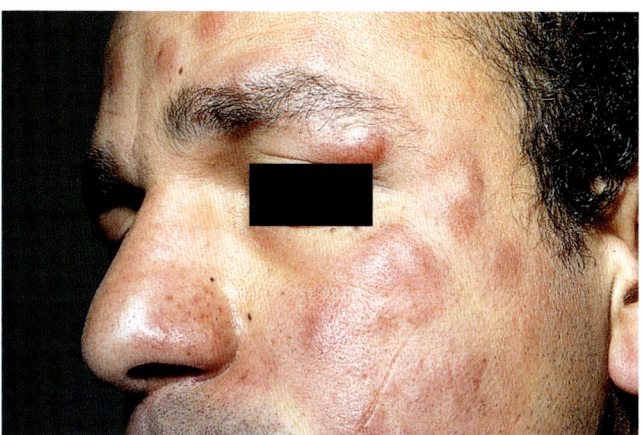

Fig. 2.52 Lèpre lépromateuse BL.

Les lésions maculeuses sont des lésions planes, de petite taille, de 0,5 à 2 cm de diamètre, plus ou moins discrètement hypochromiques sur peau pigmentée et de teinte érythémato-cuivrée sur peau caucasienne, à limites floues par rapport à la peau saine avoisinante, leur surface est normale.

Les lésions infiltrées résultent de l'infiltration des lésions maculeuses. Cette infiltration peut être globale et les lésions ont alors l'aspect de papules ou de papulonodules dénommés «lépromes», de petite taille, 0,5 à 2 cm de diamètre, de teinte érythémateuse plus ou moins hypochromique. L'infiltration peut parfois se faire en bordure des lésions maculeuses, réalisant alors des lésions annulaires dont la bordure est large (1 à 3 cm) et mal limitée par rapport à la peau saine avoisinante. Ces lésions annulaires sont de plus grande taille celles à type de lépromes et peuvent atteindre 5 à 8 cm de diamètre.

En l'absence de traitement, les lésions lépromateuses particulièrement à type de lépromes peuvent confluer et être responsables d'une infiltration diffuse donnant le classique faciès léonin du visage, un aspect boudiné du lobule des oreilles, des doigts et des orteils. Cette infiltration peut provoquer une chute de la queue des sourcils et exceptionnellement des cils; en revanche, la lèpre lépromateuse n'est pas alopéciante sur le cuir chevelu.

Qu'elles soient maculeuses ou infiltrées, les lésions lépromateuses ne sont *pas hypoesthésiques.*

Dans la forme BB, les lésions sont strictement annulaires en nombre variant de 10 à 20, de taille intermédiaire de 5 à 10 cm, à bordure floue.

Dans la forme BL, les lésions sont à la fois de type léprome et de type annulaire.

Dans la forme LL, les lésions sont exclusivement à type de macules et/ou de lépromes. Elles sont très nombreuses, supérieures à 50, disposées de façon bilatérale et symétrique. Une infiltration du lobule des oreilles, des doigts et des orteils ainsi qu'une alopécie de la queue des sourcils sont habituelles.

La *lèpre histoïde de Wade* est une forme rare de lèpre lépromateuse extrêmement bacillaire d'aspect clinique (papulonodules «fibreux» parfois ulcérés, nodules hypodermiques fermes et indolores, etc.) et histologique (histiocytes fusiformes) particuliers.

La *lèpre diffuse de Lucio-Latapi,* ou *lepra bonita,* est une lèpre lépromateuse vue surtout en Amérique du Sud caractérisée initialement par une infiltration d'emblée diffuse de l'ensemble du tégument, donnant un aspect de «bonne santé».

Lèpre indéterminée. Cette forme qui correspondrait à la forme de début de la maladie ou à une sorte de primo-infection passe souvent inaperçue en raison de la discrétion de ses signes. De diagnostic difficile, elle se présente sous l'aspect d'une lésion discrètement hypochromique, souvent arrondie de 2 à 5 cm de diamètre, à limites floues, sans troubles de la sensibilité. Elle peut guérir spontanément ou évoluer vers une forme tuberculoïde ou une forme lépromateuse.

Manifestations neurologiques [12]

Hypertrophie nerveuse. Le signe majeur de l'atteinte neurologique, quasi pathognomonique de la maladie, est l'hypertrophie des nerfs périphériques. Les nerfs intéressés sont le nerf cubital au coude, le nerf médian au poignet, le nerf radial à la face dorsale du poignet, le nerf sciatique poplité externe au genou, le nerf tibial postérieur à la face interne de la cheville et le plexus cervical superficiel au cou. Cette hypertrophie nerveuse peut être asymptomatique ou douloureuse spontanément ou à la pression.

Déficit sensitivomoteur. Le deuxième signe neurologique de l'atteinte des nerfs périphériques est l'existence d'un déficit sensitif et/ou moteur dans les territoires correspondant aux nerfs précédemment cités. Les conséquences de ces atteintes sensitivomotrices font toute la gravité de la maladie à long terme.

En effet, les troubles sensitifs des mains et des pieds, à type d'hypo- ou d'anesthésie, sont responsables de brûlures ou de blessures accidentelles non perçues par le patient, occasionnant des plaies dont la surinfection peut être à l'origine d'infections osseuses sous-jacentes conduisant à des amputations et à la survenue d'ulcérations chroniques, «maux perforants» palmaires ou plantaires.

Les troubles moteurs à type de paralysie sont responsables d'amyotrophie et de déformation des doigts et des orteils réalisant les classiques aspects dits en «mains de singe» et de déformation des pieds avec orteils «en marteau». L'atteinte du nerf sciatique poplité externe entraîne un *steppage* du pied avec impossibilité de relever celui-ci et gêne à la marche.

Dans les formes tuberculoïdes (TT, BT), l'atteinte névritique intéresse un ou quelques nerfs de façon asymétrique, elle est généralement sévère en raison de l'existence au niveau des nerfs d'un granulome épithélioïde responsable d'une nécrose des cellules nerveuses.

Dans les formes lépromateuses (BB, BL, LL), l'atteinte névritique est généralement multiple, bilatérale et symétrique. Elle reste assez longtemps silencieuse à type d'hypertrophie et les déficits sensitivomoteurs sont généralement occasionnés par la survenue d'états réactionnels (*cf.* ci-dessous).

La forme neurologique pure, rare (10-15 % des cas), observée surtout en Inde, se traduit par une atteinte d'un ou plusieurs nerfs. Elle peut être tuberculoïde ou lépromateuse. Son diagnostic est difficile, nécessitant la recherche de BH dans le suc dermique et souvent la réalisation d'une biopsie nerveuse.

Autres manifestations [7]

La lèpre tuberculoïde est presque exclusivement cutanée et/ou nerveuse. En revanche, dans la lèpre lépromateuse, d'autres organes peuvent être atteints. En particulier, une atteinte ORL (nez, larynx, pharynx), une atteinte oculaire (gros nerfs cornéens, kératite, uvéite, etc.), une atteinte osseuse (atteinte spécifique des mains et des pieds) sont d'autant plus fréquemment observées que la maladie est évoluée.

États réactionnels [7]

Ces complications aiguës ou subaiguës d'origine immunologique peuvent survenir spontanément ou sous traitement, plus rarement avant traitement. On en distingue deux types : les réactions de type 1 comprenant la réaction de réversion (RR) et la réaction de dégradation, et les réactions de type 2 : érythème noueux lépreux et phénomène de Lucio. Elles nécessitent un traitement spécifique.

Réactions de type 1

La réaction de réversion, ou réaction réverse ou *up-grading reaction*, assimilée à une réaction d'hypersensibilité retardée provoquant un renforcement de l'IMC vis-à-vis du BH et un déplacement vers le pôle tuberculoïde, ne s'observe que chez les patients borderline BT, BB ou BL. Elle peut parfois survenir spontanément (10 %), mais elle apparaît plus fréquemment au cours des 6 (formes BT, BB) à 24 (formes BL) premiers mois de traitement. Depuis l'application des traitements de courte durée, on a également noté de fréquentes RR dites «tardives», survenant quelques mois ou années après arrêt du traitement antibacillaire.

Cliniquement, la RR se traduit par l'apparition brutale, sans signes généraux, d'un œdème et d'une turgescence des lésions préexistantes qui parfois peuvent s'ulcérer ainsi que généralement une aggravation ou la survenue d'une hypo- ou d'une anesthésie des lésions. L'atteinte nerveuse fait toute sa gravité, réalisant un tableau de névrite aiguë ou subaiguë, hypertrophique, douloureuse et surtout déficitaire. Une paralysie et/ou une anesthésie totale dans les territoires intéressés peuvent s'installer en quelques heures ou jours et leur réversibilité dépend de la rapidité de traitement de la poussée.

La réaction de dégradation, ou *down-grading reaction*, résulte d'un déplacement vers le pôle lépromateux lié habituellement à l'absence de traitement. Rarement observée par le clinicien, elle se traduit par une augmentation du nombre et de la taille des lésions qui prennent un aspect de plus en plus lépromateux polaire.

Réactions de type 2

L'érythème noueux lépreux (ENL) est assimilé à un phénomène d'Arthus ou maladie à immuns complexes. Il ne s'accompagne d'aucune modification de l'immunité cellulaire vis-à-vis du BH et ne s'observe que chez les patients lépromateux BL et surtout LL, avant ou sous traitement.

L'ENL survient par poussées aiguës volontiers récidivantes. Brutalement dans un contexte de fièvre et d'altération de l'état général apparaissent, en n'importe quelle région du corps, des nodules dermo-hypodermiques chauds, douloureux, indépendants des lésions spécifiques lépromateuses. Ces nodules disparaissent en quelques jours sans cicatrice, tandis que d'autres apparaissent. Associé à ces nodules, il existe généralement un tableau de névrite aiguë douloureuse mais peu déficitaire. D'autres manifestations systémiques peuvent se voir, telles qu'adénopathies, arthrites, iridocyclite, orchiépidydimite et glomérulonéphrite.

La gravité des ENL résulte avant tout de leur répétition qui peut entraîner une névrite déficitaire, une infertilité, une gynécomastie, une insuffisance rénale par amylose ou une cécité.

Le phénomène de Lucio est une forme sévère de réaction de type 2 avec vasculite cutanée et systémique nécrosante survenant au cours de la lèpre diffuse de Lucio-Latapi.

Examens paracliniques

Bactériologie

La recherche de BH se fait dans le suc dermique prélevé au lobule des oreilles et des lésions cutanées. *Le classique prélèvement du mucus nasal n'est plus recommandé par l'OMS en raison des difficultés techniques de réalisation*. Il peut éventuellement être remplacé par le mouchage nasal de faible rendement. Le comptage des BH, réalisé après coloration de Ziehl-Neelsen, permet de déterminer l'*index morphologique* et l'*index bactériologique*.

Index morphologique (IM). Morphologiquement en microscopie optique, les BH se présentent sous deux formes : les formes homogènes, ou viables, en bâtonnets entiers, et les formes granuleuses en bâtonnets fragmentés. L'IM se définit comme le pourcentage de formes homogènes vues sur 100 BH.

Index bactériologique (IB). Il correspond au nombre de BH vus par champ examiné sans tenir compte de leur morphologie. Il s'exprime selon l'échelle logarithmique de Ridley : (−) = absence de BH ; 1 + = 1 à 10 BH/100 champs ; 2 + = 1 à 10 BH/10 champs ; 3 + = 1 à 10 BH/champ ; 4 + = 10 à 100 BH/champ ; 5 + = 100 à 1 000 BH/champ ; 6 + = + de 1 000 BH/champ.

Dans les formes tuberculoïdes (TT/BT), l'IM est négatif et l'IB est inférieur à 2 +. Dans les formes lépromateuses (BB, BL, LL), l'IM est + et l'IB est supérieur à 2 +, l'IM et l'IB sont d'autant plus élevés que le patient est proche du pôle lépromateux.

Les techniques de PCR permettent la détection des BH et d'éventuelle résistance médicamenteuse. L'aide de la PCR au diagnostic de lèpre est modeste car le taux de positivité dans les formes tuberculoïdes abacillaires ou paucibacillaires (formes TT et BT) est nul ou très bas (< 10-20 %) et dans les formes lépromateuses, la coloration de Zielh sur les biopsies ou les frottis est toujours positive. Elle n'est donc pas indispensable au diagnostic [13]. La recherche de résistances médicamenteuses est utile essentiellement en cas de rechute des formes lépromateuses multibacillaires. Elles sont associées à des mutations génomiques sur le gène *rpoB* pour la rifampicine, sur le gène *gyrA* pour les quinolones et sur le gène *fol1* pour la dapsone [14]. Il n'y a pas de mutation connue pour le lamprène pour lequel les cas de résistance sont rarissimes et douteux.

Anatomopathologie

L'examen histologique est indispensable à la classification de Ridley et Jopling, il permet en outre de faire le diagnostic des cas difficiles.

Dans les formes tuberculoïdes, il existe dans le derme un infiltrat épithélioïde à disposition périannexielle et surtout *périnerveuse*, fait de cellules histiocytaires épithélioïdes et/ou géantes et de lymphocytes souvent disposés en couronne. Les filets nerveux cutanés et les glandes sudorales sont infiltrés et, parfois, complètement détruits par l'infiltrat. La coloration de Zielh-Neelsen ne montre pas ou que de rares BH.

Dans les formes lépromateuses, l'infiltrat, très pauvre en lymphocytes, est constitué de cellules histiocytaires vacuolisées ou spumeuses, dites cellules de Virchow. L'infiltrat à disposition périannexielle et périnerveuse pénètre les filets nerveux qui sont épaissis, sans les détruire. La coloration de Zielh-Neelsen montre des BH en nombre variable, isolés ou groupés en amas (globi).

Dans la forme indéterminée, il existe un très discret infiltrat lymphohistiocytaire à disposition grossièrement périsudorale et périnerveuse. Cet aspect est souvent peu spécifique. La coloration de Ziehl est généralement négative.

Immunologie

L'intradermoréaction à la lépromine n'est plus réalisable actuellement en routine, en raison de l'indisponibilité de la lépromine. Quoi qu'il en soit, la *réaction de Mitsuda* n'avait pas de valeur diagnostique, elle permettait seulement de préciser le degré d'immunité cellulaire du patient vis-à-vis de *M. leprae*. Elle se lisait entre 21 et 28 jours et se traduisait par une papule érythémateuse dont la taille variait selon le degré de réponse. Histologiquement, elle correspondait à un granulome épithélioïde. Elle était positive dans les formes TT et BT, négative dans les formes BB, BL et LL. Elle se positivait lors des réactions de réversion mais elle restait négative au cours des ENL.

Une contamination par *M. leprae* induit une réponse humorale avec production d'anticorps non protecteurs à un taux d'autant plus élevé que la charge bacillaire est importante. Différents antigènes de *M. leprae* ont été isolés, malheureusement malgré l'utilisation de nouvelles techniques sérologiques (ELISA) et de cibles antigéniques variées, il n'est toujours pas possible d'utiliser la sérologie en routine comme moyen diagnostique, car les tests actuels ne sont pas assez sensibles et en particulier ne permettent pas de dépister les patients en phase d'incubation.

Diagnostic différentiel dermatologique

En théorie, un grand nombre de dermatoses peuvent être discutées devant les lésions cutanées de maladie de Hansen. En raison de l'impact, en particulier psychologique, de la maladie, il est nécessaire d'être certain du diagnostic. Pour cela, devant des lésions cutanées évocatrices, il faut systématiquement rechercher une atteinte neurologique clinique et surtout ne pas hésiter à recourir aux examens paracliniques.

Devant des lésions de type tuberculoïde, on discutera devant des macules hypochromiques avant tout des eczématides hypochromiantes, une hypopigmentation post-inflammatoire, une sarcoïdose hypopigmentée, un mycosis fongoïde hypochromique et, plus rarement, un nævus hypochromique ou un vitiligo. Devant des lésions infiltrées, on discutera principalement un granulome annulaire, une dermatophytose ou une sarcoïdose, plus rarement un psoriasis, un lichen, un lupus érythémateux, un lupus tuberculeux, une leishmaniose. En fait, devant ce type de lésions, le diagnostic de maladie de Hansen pourra rapidement être confirmé devant l'existence de *troubles de la sensibilité* des lésions (hypo- ou anesthésie) : *la lèpre est la seule dermatose s'accompagnant de tels troubles*. Les autres examens paracliniques ne seraient donc pas en théorie indispensables, mais en réalité ils permettent de confirmer le diagnostic et de classer plus précisément les patients.

Devant des lésions de type lépromateux, peuvent être discutés, devant des lésions maculeuses : surtout des eczématides hypochromiantes, une sarcoïdose hypochromique, un mycosis fongoïde hypochromique, une hypopigmentation post-inflammatoire et plus rarement un vitiligo, une syphilis secondaire, un pityriasis versicolor. Devant des lésions infiltrées, peuvent être discutées : une sarcoïdose, une syphilis, une maladie de Kaposi, une hématodermie et plus rarement, une onchocercose, une histoplasmose cutanée, une leishmaniose. Dans ces circonstances, en raison de l'absence habituelle de troubles de la sensibilité au niveau des lésions cutanées, *l'histologie et la bactériologie sont indispensables pour confirmer le diagnostic de lèpre.*

Traitement

Traitements antibacillaires

Médicaments antibacillaires classiques [15, 16]

Rifampicine (RMP). Bactéricide vis-à-vis de *M. leprae*, elle est prescrite à la dose de 10 à 20 mg/kg/j (posologie moyenne chez l'adulte : 600 mg/j). Ses effets indésirables sont rares, d'ordre allergique à type de syndrome pseudo-grippal, anémie, thrombopénie, neutropénie, glomérulonéphrite.

Dapsone (DDS). Bactériostatique vis-à-vis du BH, elle est prescrite à la dose de 1 à 2 mg/kg/j (posologie moyenne chez l'adulte : 100 mg/j). Ses effets indésirables sont hématologiques : anémie, surtout anémie hémolytique aiguë en cas de déficit en G6PD (glucose-6-phosphate-déshydrogénase), leucopénie voire agranulocytose ; hépatiques : hépatite cytolytique ; allergiques : syndrome d'hypersensibilité, ou *DDS syndrome*. Dans des pathologies autres que la lèpre, et généralement à des posologies supérieures à 100 mg/j, il a été rapporté des cas de polynévrite sensitivomotrice.

Clofazimine (CLO). Bactériostatique vis-à-vis du BH, la clofazimine est prescrite habituellement à la dose de 1 à 2 mg/kg/j (posologie moyenne chez l'adulte = 100 mg/j). Ses effets indésirables sont une pigmentation violacée et une sécheresse de la peau parfois mal tolérées par les patients. Des troubles digestifs parfois sévères (pseudo-rectocolite hémorragique) peuvent se voir mais pour des posologies supérieures à 100 mg/j.

Autres antibacillaires

D'autres antibiotiques ont une activité antibacillaire certaine cependant inférieure à celle de la RMP [16, 17].

Quinolones. En pratique, seule l'ofloxacine (OFLO) est utilisée dans la lèpre à une posologie moyenne de 400 mg/j en 2 prises. La moxifloxacine, dont l'activité antibacillaire serait plus forte que celle de l'ofloxacine, est toujours à l'essai chez l'homme en association à d'autres antibacillaires dont la rifapentine (dérivé de la rifampicine), également puissant antibacillaire actuellement non commercialisé [9].

Cyclines. La minocycline (MINO) à la dose de 100 mg/j est la seule cycline à avoir une activité antibacillaire.

Macrolides. La clarithromycine et l'azithromycine sont actives sur *M. leprae* mais en pratique, seule la clarithromycine est utilisée à la dose de 500 mg/j.

Il est important de rappeler que *les quinolones et la minocycline* sont *contre-indiquées chez la femme enceinte et l'enfant* et qu'elles ont des effets indésirables parfois sévères (quinolones : accidents de photosensibilité, tendinites voire rupture tendineuse ; minocycline : photosensibilité, syndrome d'hypersensibilité particulièrement fréquent chez les sujets noirs, lupus induit).

Modalités du traitement antibacillaire

La recommandation faite en 1982 par l'OMS d'utilisation systématique d'une polychimiothérapie (PCT) de durée limitée devant contenir de la rifampicine est toujours d'actualité. Il est important de préciser *qu'actuellement encore selon les recommandations de l'OMS, hormis l'existence de contre-indication à la prise de l'un des trois antibacillaires classiques, aucun des autres antibacillaires ne doit être prescrit en première intention* sauf dans les formes PB à lésion unique (*cf.* ci-dessous).

PCT-OMS. Proposée pour les pays d'endémie [9, 15, 17], elle consiste en :

– *forme PB à lésion unique* = RMP : 600 mg + OFLO : 400 mg en 2 prises + MINO : 100 mg (ROM) en une prise ;
– *forme PB* = RMP : 600 mg/1 fois + DDS : 100 mg/j pendant 6 mois ;
– *forme MB* = RMP : 600 mg et CLO : 300 mg 1 fois/mois + DDS : 100 mg/j + CLO : 50 mg/j pendant 12 à 24 mois.

Depuis 2005, la PCT-OMS est totalement autoadministrée. La recommandation de supervision de la prise mensuelle de 600 mg de RMP et de 300 mg de clofazimine 300 mg a été supprimée.
Le groupe PB à lésion unique qui inclut les patients ayant une seule lésion hypochromique ou érythémateuse, hypoesthésique ou anesthésique sans atteinte nerveuse, a été individualisé par l'OMS en 1998. Le traitement proposé (sauf chez la femme enceinte et l'enfant de moins de 8 ans) est un traitement minute par ROM, association de RMP, OFLO et MINO. Ce traitement est moins efficace que le traitement par 6 mois de RMP/DDS [18]. Par ailleurs, peut-être en raison des excès de diagnostic de lèpre PB à lésion unique ou de prescription de ROM ou du manque de données sur le délai dans lequel devait survenir la guérison avant de considérer qu'il existe une rechute ou une insuffisance de traitement, l'OMS recommande qu'il ne soit proposé qu'avec une surveillance et dans les centres spécialisés.
Chez les patients PB, environ 10 % des patients sont cliniquement guéris à l'arrêt du traitement et 40 % à 1 an. Le risque de rechute serait de 0 à 2,5 % à 4 ans [18].
Chez les patients MB, 45 à 60 % des patients sont bactériologiquement négativés. L'amélioration se poursuit après traitement dans la majorité des cas. La proposition de réduire la durée initiale du traitement des MB de 24 à 12 mois n'est pas acceptée par tous les praticiens, car ce groupe inclus des patients à charge bacillaire très variable (1 à 6 +) et si selon l'OMS, le risque global de rechute après 24 mois de PCT est faible (0,3 %), des fréquences de rechute de 7 à 20 % ont été rapportées [19]. Elles atteignent même 13 à 39 % des patients à charge bacillaire de départ égale ou supérieure à 4 + [20]. En pratique, dans les centres spécialisés, l'évaluation de la charge bacillaire au départ et à 12 mois est systématique et si à 12 mois elle reste élevée (> 2 +), 12 mois de PCT supplémentaires sont proposés. Par ailleurs, aucune donnée n'est actuellement disponible sur le risque de rechute après 12 mois de PCT [21].

PCT quotidienne. Dans les pays développés, il est habituel de classer les patients selon la classification de Ridley et Jopling, et de proposer un traitement quotidien en une prise le matin, consistant en [7, 22] :
– *formes tuberculoïdes TT et BT* = RMP : 600 mg + DDS : 100 mg ou CLO : 100 mg jusqu'à guérison clinique (6 à 18 mois) ou au minimum 6 mois pour les formes TT et BT (soit 6 à 18 mois) ;
– *formes lépromateuses BB, BL et LL* = RMP 600 mg + DDS : 100 mg + CLO : 100 mg jusqu'à négativation de l'IB ou au minimum obtention d'une charge bacillaire inférieure à 1 + (1-10 BH/100 champs) (soit 2 à 5 ans).

Dans les formes TT/BT, le choix entre DDS et CLO est guidé par l'existence ou non d'une atteinte neurologique. La CLO accélérerait la récupération neurologique et aurait une action préventive sur la survenue des névrites. Les effets indésirables de la CLO sont en outre moins « stigmatisants » dans les pays tempérés et l'association RMP-CLO ne nécessite aucune surveillance biologique.
La durée des traitements n'est pas fixe. La guérison clinique chez les tuberculoïdes et la négativation ou la réduction à moins de 1 + de l'IB chez les lépromateux offrent le maximum de garantie de guérison définitive comme en témoigne l'absence de cas de rechute dans la littérature [7, 22]. Ce point est important à considérer dans les pays non ou très faiblement endémiques en termes d'épidémiologie.

Traitements des états réactionnels
[7, 8, 15, 17]

Lorsqu'ils apparaissent sous traitement antibacillaire, celui-ci doit être impérativement maintenu.

Réactions de type 1

La réaction de réversion est une urgence médicale et parfois chirurgicale. Une *corticothérapie générale* doit être prescrite le plus rapidement possible à la dose de 0,5 à 1 mg/kg/j. Lorsque les signes de déficit neurologique ne régressent pas à cette posologie en une quinzaine de jours, une *neurolyse* destinée à décomprimer les nerfs doit être pratiquée. Après sédation des signes, la corticothérapie est lentement diminuée (au minimum en 6 mois au total). Dans les cas de RR *a minima*, les *anti-inflammatoires non stéroïdiens* (acide acétylsalicylique, 1 à 2 g/j) peuvent être utilisés.

La réaction de dégradation impose une mise sous traitement antibacillaire.

Réactions de type 2

Érythème noueux lépreux.

Traitement de la poussée aiguë. Le médicament de choix de l'ENL est le *thalidomide (TH)*. Ce médicament connu pour sa tératogénicité n'est pas commercialisé en officine et il est rarement disponible en pays d'endémie. Son indication doit être strictement discutée chez la femme en âge de procréer même sous contraception, en raison en particulier de la diminution d'activité des œstroprogestatifs lors de la prise de rifampicine. Par ailleurs, il a été montré, dans des pathologies autres que la maladie de Hansen, que le thalidomide utilisé de façon prolongée et à haute dose entraîne des polynévrites sensitivomotrices inconstamment réversibles à l'arrêt. Dans l'ENL, sa posologie habituelle est de 400 mg/j en dose d'attaque avec diminution rapide, dès l'arrêt de la poussée de 100 mg/j jusqu'à 100 mg/semaine, puis plus lente de 25 à 50 mg tous les 15 jours. La *pentoxifylline LP 400* (PTX) diminue, comme le *TH*, la production de TNF-α. Prescrite à la dose de 1 200 à 1 600 mg/j, elle constitue une très bonne alternative au *TH*, mais son action est moins rapide (21 jours) [23]. La *corticothérapie générale* (0,5 à 1 mg/kg/j) est efficace dans des délais comparables à ceux de la PTX, mais elle expose à une fréquente corticodépendance. Dans les ENL modérés peuvent être utilisés : les anti-inflammatoires non stéroïdiens (acide acétylsalicylique : 2 à 3 g/j) ; les antipaludéens de synthèse (chloroquine : 200 mg/j, hydroxychloroquine : 400 mg/j), la colchicine (1 à 2 mg/j). Dans les ENL sévères ou corticodépendants, la ciclosporine A, le méthotrexate, l'azathioprine, le mycophénolate mofétil et l'infliximab ainsi que des plasmaphérèses et des échanges plasmatiques ont été essayés avec plus ou moins de succès dans quelques cas.

Traitement de fond. La *clofazimine* a une action préventive sur la survenue et les récidives des poussées d'ENL. Cette action connue depuis longtemps a été confirmée par la diminution de la fréquence des ENL chez les lépromateux depuis l'introduction de la PCT dont elle est un des composants (< 5 % sous PCT *versus* 30 % sous dapsone seule). En revanche, les ENL observés sous PCT sont généralement sévères et nécessitent des posologies plus fortes de 200 voire 300 mg/j de façon transitoire (maximum 6 mois).

Phénomène de Lucio. Son traitement est difficile, impliquant le thalidomide à forte dose (400-500 mg) associé à la corticothérapie générale et à la correction des désordres hydroélectrolytiques.

Traitement des troubles neurotrophiques

Les déformations osseuses et les paralysies sont généralement accessibles à la chirurgie correctrice lorsqu'elles sont prises en charge précocement. Les maux perforants plantaires nécessitent des soins locaux quotidiens et le recours aux orthèses (semelles, chaussures, etc.).

Une chimioprophylaxie et/ou une immunoprophylaxie seraient souhaitables en pays d'endémie et particulièrement pour les sujets contacts de patients lépromateux chez lesquels le risque de développer la maladie est multiplié par 10 par rapport au reste de la population.

Chimiopropylaxie [18, 24]. Il n'existe pas actuellement de consensus sur les modalités de la chimioprophylaxie et aucune n'est recommandée.

La *DDS*, à la dose de 50 mg 2 fois/semaine chez l'enfant, aurait une action protectrice de 50 %. Mais cette action ne serait observée que lorsqu'elle est prescrite de façon prolongée (2-3 ans). Par ailleurs, actuellement on considère que près de 20 % des souches de BH sont résistantes primaires à la DDS. Elle est de ce fait déconseillée.

La prise unique de *RMP* à la dose de 25 mg/kg aurait un effet protecteur de 60 % à 2 ans mais qui ne semble pas se maintenir à 3-4 ans.

La prise unique de *ROM* ne semble pas être plus efficace que la prise de RMP seule et elle est nettement plus onéreuse.

Vaccination [18]. Les essais de vaccination par le BCG ou par le BCG associé à *M. leprae* tué ont montré un effet protecteur de 50-60 % durant 9 ans. Cependant cet effet s'est exercé vis-à-vis des formes paucibacillaires mais pas vis-à-vis des formes multibacillaires lépromateuses contagieuses dont l'incidence est restée la même.

> L'association d'une chimioprophylaxie par une seule dose de RMP et une vaccination par le BCG semble prometteuse, les effets protecteurs des deux semblant s'additionner [25].

RÉFÉRENCES

1. WHO. *WER*. 2014, *89*, 389.
2. Bret S. et coll., *Ann Dermatol Venereol.* 2013, *140*, 347.
3. Singh P. et coll., *Proc Natl Acad Sci U S A.* 2015, *112*, 4459.
4. Truman R.W. et coll., *N Engl J Med.* 2011, *364*, 1626.
5. Sauer M.E.D. et coll., *Clin Dermatol.* 2015, *33*, 99.
6. Ridley D.S. et coll., *Int J Lepr.* 1966, *34*, 255.
7. Flageul B., *EMC Dermatologie.* 2010, 98-370-A-10.
8. WHO Study Group. Chemotherapy of leprosy for control programmes. *WHO Technical Report Series n° 847*, Geneva, 1994.
9. WHO Expert Committee on Leprosy. Seventh Report. *WHO Technical Report Series n° 874*, Geneva, 1998.
10. Keita S. et coll., *Ann Dermatol Venereol.* 2003, *130*, 184.
11. Tiendrebeogo A. et coll., *Ann Dermatol Venereol.* 2008, *135*, 645.
12. Flageul B. *Rev Neurol.* 2012, *168*, 960.
13. Martinez A.N. et coll., *PLoS Negl Trop Dis.* 2014, *8*, 2655.
14. Sekar B. et coll., *Lepr Rev.* 2011, *82*, 36.
15. WHO Action Programme for Elimination of Leprosy. A guide to eliminating leprosy as a public health problem. *WHO/LEP/98.1*, Geneva, 1998.
16. WHO Model Prescribing Information. Drugs used in leprosy. *WHO/DMP/DS/98.1*, Geneva, 1998.
17. WHO Leprosy Elimination Group. Guide to eliminate leprosy as a public health problem. *WHO/CDS/CPE/CEE/2000.4*, Geneva, 2000.
18. Smith W.C.S. et coll., *Clinical Evidence.* 2010, *06*, 915.
19. Report of the International Leprosy Association Technical Forum, 25–28 February, 2002. Paris, France. *Lepr Rev.* 2002, *73*, Suplt June.
20. Gelber R.H. et coll., *Int J Lepr.* 2004, *72*, 493.
21. Goto M. et coll., *Nihon Hansenbyo Gakkai Zasshi.* 2013, *82*, 143.
22. Moschella S.L., *J Am Acad Dermatol.* 2004, *51*, 417.
23. Sales A.M. et coll. *J Med Biol Res.* 200, *40*, 243.
24. Reveiz L. et coll., *Rev Panam Salud Publica/Pan Am J Public Health.* 2009, *26*, 341.
25. Richardus R.A. et coll., *BMC Infect Dis.* 2013, *13*, 456.

Tréponématoses non vénériennes exotiques

M. Mokni, E. Heid

Il s'agit d'un groupe de maladies incluant le pian, la syphilis endémique et la pinta. Elles sont dues à des tréponèmes que l'on ne peut distinguer morphologiquement et sérologiquement de *Treponema pallidum*, responsable de la syphilis vénérienne (tableau 2.22). Elles évoluent en plusieurs phases chronologiques comme la syphilis vénérienne (*cf.* chapitre 4). Ces tréponématoses ont cependant des caractéristiques les distinguant de cette dernière (tableau 2.23).

Tableau 2.22 Tréponématoses non vénériennes exotiques

	Agent responsable	Répartition géographique	Clinique phase récente	Lésions tardives	Diagnostic et traitement
Pian	T. pertenue	Régions forestières chaudes, humides (Afrique centrale, Caraïbes, Indonésie Papouasie)	Chancre + (maman-pian) Pianomes et pianides Périostites Pian crabe	Périostites engainantes (tibia en lame de sabre), gommes osseuses, voile palais, pyramide nasale, intégrité du SNC et de l'appareil cardiovasculaire	Mise en évidence du tréponème, sérologie (TPHA, VDRL) Extencilline 0,6 à 1,2 MU 1 injection ou azithromycine 30 mg/kg sans dépasser 2 g
Syphilis endémique (bejel)	T. endemicum	Régions chaudes et sèches (Sahel, désert arabique)	Pas de chancre Plaques muqueuses	*Idem*	*Idem*
Pinta (caraté)	T. carateum	Régions forestières (Amérique centrale, tribus indiennes isolées, bassin amazonien et Cordillère des Andes)	Chancre résultant contact cutané, lésions disséminées inflammatoires	Lésions pintoïdes dyschromiques tardives	*Idem*

Tableau 2.23 Différences entre les tréponématoses exotiques et la syphilis vénérienne

	Syphilis vénérienne	Tréponématoses exotiques
Transmission sexuelle	Oui	Non
Transmission *in utero*	Oui	Non
Localisation géographique	Non	Oui
Localisation viscérale		
– aortique	Oui	Non
– système nerveux central	Oui	Non
– osseuses	Oui	Oui (sauf pinta)
Séropositivité isolée	Oui	Oui (le plus souvent)

Pian [1-3]

Le tréponème responsable est *Treponema pertenue*. La maladie survient dans les régions chaudes et humides du globe (Amérique du Sud et centrale, îles du Pacifique, Antilles, forêt équatoriale africaine, Indonésie, etc.). Durant les années 2010-2013, 256 343 cas de pian ont été rapportés à l'OMS de 13 pays endémiques, 84 % d'entre eux proviennent de 3 pays seulement : Papouasie-Nouvelle-Guinée, île Solomon et Ghana [4].

C'est la plus spectaculaire des tréponématoses endémiques, elle touche les enfants avec un maximum entre 6 et 10 ans.

La contamination se fait par contact direct de lésions cutanées d'un sujet malade avec une effraction cutanée et d'une personne non infectée. Le chancre se développe souvent sur une lésion traumatique ou infectieuse siégeant sur une région découverte. Il survient 10 à 90 jours après l'inoculation du tréponème et aboutit à une lésion croûteuse ou creusante avec une surface framboisée (maman-pian). Ce chancre n'est ni infiltré, ni douloureux. La guérison survient de façon spontanée en l'espace de quelques mois.

La phase secondaire survient quelques semaines après la maman-pian avec parfois une efflorescence de lésions au voisinage du chancre. L'éruption cutanée est caractéristique : les *pianomes* sont des lésions en relief, hémisphériques, croûteuses ou couleur chair, disséminées ou localisées dans les régions périorificielles. Ces lésions ont parfois été comparées à des framboises (*framboesa*). Les *pianides* sont des lésions infiltrées, parfois arciformes, moins exsudatives. Au niveau des régions palmoplantaires, les lésions secondaires sont fissuraires, hyperkératosiques, douloureuses (pian crabe). L'éruption cutanée peut s'accompagner d'ostéopériostites de localisations diverses, la polydactylite digitale étant évocatrice. La durée des lésions de cette période secondaire va de quelques mois à 5 ans avec des périodes de rémission.

La phase tardive peut comporter des lésions de kératodermie, des nodosités gommeuses juxta-articulaires, des atteintes osseuses (tibia en lame de sabre), une périostite obstructive de l'os nasal (goundou) ou des gommes centrofaciales à évolution mutilante (gangosa). Les manifestations viscérales sont exceptionnelles. L'existence de leucokératodermies pintoïdes au cours du pian est discutée ; elle est admise par les spécialistes de langue française [5].

Syphilis endémique, ou bejel [2, 6]

Elle est due à *T. endemicum*. Elle survient surtout dans les régions arides du globe (Sahel, péninsule arabique) et touche les enfants avec une prédilection entre 2 et 6 ans. Il n'y a aucun argument pour une transmission vénérienne, la transmission est interhumaine directe ou par l'intermédiaire de verres. Une résurgence de nouveaux cas de bejel a été répertoriée au Mali en 2006 (14,5 %) dans le village de Touba où une école coranique accueillait des enfants provenant de tout le Mali [7].

Il s'agit de la plus discrète des tréponématoses endémiques avec des localisations muqueuses qui constituent les symptômes essentiels. Le chancre n'est pas exprimé cliniquement et la maladie se manifeste le plus souvent par des plaques muqueuses de la bouche avec chéilite angulaire (perlèche) et des régions génitales et périanales. Elles sont identiques à celles de la syphilis vénérienne. Des localisations cutanées disséminées peuvent être observées à la phase récente ainsi que des ostéopériostites. Les lésions récentes ont une évolution de l'ordre d'un an, c'est-à-dire moins longue que celle du pian. Les lésions tardives sont identiques à celles du pian.

Pinta, ou caraté [2, 3, 6]

Elle reste localisée à l'Amérique centrale et du Sud et touche les populations rurales vivant dans des régions isolées, d'accès difficile. Elle prédomine chez les enfants et est considérée comme la moins agressive des tréponématoses endémiques sans atteinte viscérale tardive.

La transmission résulte probablement du contact interhumain direct de peau à peau, notamment de mère à enfant.

La lésion primaire survient sur le site d'inoculation après une incubation de 7 jours à 2 mois, sous la forme d'une papule rouge ou d'une plaque infiltrée à extension centrifuge pouvant atteindre 10 cm de diamètre. Elle siège sur des régions exposées ; elle n'est pas douloureuse et ne s'accompagne pas d'adénopathie satellite.

Les lésions secondaires sont disséminées sous la forme de plaques souvent de grande taille, rouges, psoriasiformes, polycycliques au début, sombres et violacées à la phase tardive.

La phase tardive de la pinta est caractéristique avec des lésions dépigmentées, pintoïdes, simulant le vitiligo et siégeant sur les zones osseuses [8].

Diagnostic

Il repose sur la mise en évidence de l'agent pathogène à l'examen direct (microscope à fond noir) ou par des techniques d'imprégnation argentique sur des biopsies cutanées (infiltrat périvasculaire à plasmocytes avec un épidermotropisme à polynucléaires dans le pian).

Un test rapide de dépistage DPP® (*Dual Path Platform*) de la syphilis sur empreinte de sang total récemment mis au point s'avère d'une sensibilité suffisante pour la détection du pian [9].

Les techniques moléculaires (amplification génique-PCR) permettront dans un avenir proche de distinguer les diverses tréponématoses [10].

Les réactions sérologiques (TPHA : *Treponema Pallidum Haemagglutination* et VDRL : *Venereal Disease Research Laboratory*) sont positives mais ne permettent pas la distinction avec la syphilis vénérienne congénitale ou acquise, ou entre les tréponématoses endémiques. Dans les régions endémiques, la séroprévalence peut être élevée (80 % dans certaines populations de la forêt équatoriale africaine, 50 % dans les régions reculées touchées par la pinta au Panama) et le risque majeur est d'attribuer à une tréponématose endémique des manifestations cliniques qui lui sont étrangères.

La découverte d'une sérologie tréponémique positive est une éventualité fréquente pour les migrants en provenance des régions endémiques. Il est le plus souvent impossible de trancher entre une tréponématose endémique et une syphilis vénérienne en se basant sur les données de l'anamnèse. L'étendue du bilan avec en particulier la recherche d'une atteinte du système nerveux central par la ponction lombaire n'a pas fait l'objet d'un consensus.

Traitement

Le traitement de tréponématoses non vénériennes reposait uniquement sur la pénicilline. Des campagnes de masse datant des années cinquante avaient réduit de façon considérable leur incidence sans cependant parvenir à les éradiquer. Le traitement et la prévention ayant été négligés, on assiste à l'heure actuelle à une recrudescence. Pour le pian, les régions forestières centrafricaines sont un foyer persistant. La syphilis endémique persiste dans les populations nomades sahéliennes et de la péninsule arabique.

Le traitement consiste dans l'injection unique de benzathine-pénicilline à raison de 0,6 MU pour les enfants de moins de 10 ans, 1,2 MU pour les enfants entre 10 et 15 ans et 2,4 MU chez l'adulte. Une 2e injection est conseillée dans les formes tardives (comme dans la syphilis).

En 2012, suite à la démonstration de la non-infériorité de l'azithromycine en dose unique par rapport à la benzathine benzyl-pénicilline, l'OMS a formulé de nouvelles recommandations d'éradication du pian en 2020 (Stratégie Morges) [11]. Elles consistent en un traitement de masse de toute la population exposée avec une seule dose d'azithromycine (30 mg/kg avec une dose maximale de 2 g) et un suivi tous les 6 mois pour détecter les nouveaux cas actifs et les sujets contacts. Cette stratégie a été essayée dans l'île Lihir de la Papouasie-Nouvelle-Guinée et elle a permis une réduction de la prévalence de pian actif de 2,4 à 0,3 % un an après traitement [12].

D'autres médicaments tels que l'érythromycine et la doxycycline ont été proposés comme traitements potentiels. Ils doivent être réservés aux situations particulières telles que l'allergie à la pénicilline ou une contre-indication à l'azithromycine.

Une réactivation d'une tréponématose non vénérienne latente lors d'infections par le virus de l'immunodéficience humaine n'a pas été signalée à ce jour. L'existence d'une immunité à l'égard de la syphilis vénérienne, conférée par les tréponématoses endémiques, n'a jamais été prouvée.

RÉFÉRENCES

1. Engelkens H.J.H. et coll., *Int J Dermatol.* 1991, *30*, 77.
2. Koff A.M. et coll., *J Am Acad Dermatol.* 1993, *29*, 519.
3. Antal G.M. et coll., *Microbes Infect.* 2002, *4*, 83.
4. Mitjà O. et coll., *Lancet Glob Health.* 2015, *3*, e324.
5. Basset A., *Médecine d'Afrique Noire.* 1984, *31*, 533.
6. Engelkens H.J.H. et coll., *Int J Dermatol.* 1991, *30*, 231.
7. Keita S. et coll., *Ann Dermatol Venereol.* 2007, *134*, 72S.
8. Fuchs J. et coll., *Cutis.* 1993, *51*, 425.
9. Ayove T. et coll., *Lancet Glob Health.* 2014, *2*, e415.
10. Morand J.J. et coll., *Med Trop.* 2006, *66*, 15.
11. WHO, *Wkly Epidemiol Rec.* 2012, *87*, 189.
12. Mitjà O. et coll., *N Engl J Med.* 2015, *372*, 703.

2-3 Mycoses

G.E. Piérard, C. Piérard-Franchimont

Généralités

Les mycoses cutanées font partie des infections superficielles, semi-profondes ou profondes, causées par des champignons microscopiques. Vivant sur ou dans des organismes, la plupart de ces champignons restent inoffensifs. Seuls quelques champignons se comportent en pathogènes vrais, tandis que d'autres sont opportunistes, profitant d'une défaillance de la résistance immunologique, de troubles métaboliques (diabète) ou d'influences médicamenteuses (antibiothérapie, corticothérapie, etc.). Une dizaine de ces classes de champignons est responsable de la vaste majorité des mycoses cutanées (tableau 2.24).

Trois groupes

Cet ensemble de micro-organismes est classé en trois grands groupes : les dermatophytes, les levures et les moisissures non dermatophytiques. Cette distinction est importante, tant du point de vue épidémiologique que pour la thérapeutique, car les antimycosiques ne sont pas tous également actifs contre les trois groupes de champignons précités.

Les dermatophytes sont des champignons filamenteux qui se reproduisent par des arthroconidies (spores). Ils sont dits kératinophiles car ils se développent préférentiellement dans la couche cornée et les phanères.

Les levures sont principalement représentées par le genre *Candida* et par le genre *Malassezia* anciennement dénommé *Pityrosporum*. Elles ont une forme arrondie et se reproduisent par bourgeonnement ou forment des pseudo-filaments. Les *Candida* ont une affinité pour les muqueuses, la peau et les phanères. Il convient également de citer *Cryptococcus neoformans* et *Trichosporon asahii* parmi les agents responsables des levuroses cutanées.

Les moisissures non dermatophytiques ne sont que très rarement impliquées seules dans une infection de la couche cornée. Certaines sont en revanche retrouvées dans des infections mixtes et sont responsables d'onychomycoses et de mycoses invasives profondes (*Alternaria*, *Aspergillus*, *Fusarium*, etc.).

Mise en évidence

Le diagnostic d'une dermatomycose peut être établi à plusieurs niveaux : le diagnostic clinique, l'examen microscopique direct, la culture microbiologique, la dermatopathologie et le typage moléculaire.

Dans les atteintes superficielles de la peau, les champignons sont mis en évidence sur des *squames récoltées par grattage* à la curette. Dans les atteintes profondes, une biopsie incisionnelle est requise bien que, parfois, la récolte de matériel suppuratif au niveau d'une fistule puisse être suffisante.

Examen direct. Le clinicien a accès à la topographie des lésions sur le corps ainsi qu'à la sémiologie de chaque lésion, et peut choisir sur laquelle faire le prélèvement. Avant d'être examiné au microscope, ce matériel doit être rendu transparent par l'action de la potasse caustique (KOH diluée de 10 à 40 %) ou par celle du sulfure de sodium à 10 % en solution hydro-alcoolique. On peut aussi recouvrir les squames avec une goutte de solution

Tableau 2.24 Mycoses cutanéomuqueuses

Type de mycose	Principales manifestations cutanéomuqueuses
Dermatophytoses	Teignes, intertrigos, lésions circinées, onychopathies
Candidoses	Intertrigos, stomatites, vulvites, balanites, périonyxis
Pityrosporoses	Pityriasis versicolor, pustules, dermite séborrhéique
Cryptococcose	Papulonodules type molluscum contagiosum
Trichosporonose	Piedra blanche, intertrigos, lésions nodulaires (forme invasive)
Géotrichose	Intertrigos, stomatites
Dermatomycoses à Dématiées	
– chromomycoses	Lésions verruqueuses, éléphantiasis
– phaeohyphomycoses	Tinea nigra, piedra noire, nodules, pseudo-kystes
Eumycétomes	Pied de Madura
Mycoses à champignons dimorphes	
– blastomycose	Nodules végétants ulcérés
– histoplasmose américaine	Ulcération bien limitée du palais ou de la langue, papules
– histoplasmose africaine	Ulcérations torpides fistules, lésions ostéoarticulaires
– coccidioïdomycose	Plaques papillomateuses ou abcédées, panniculites
– paracoccidioïdomycose	Nodules et abcès
– pénicilliose	Papulonodules type molluscum contagiosum
– sporotrichose	Nodule ulcéré, gomme sur trajet lymphatique
Hyalohyphomycoses	
– aspergillose	Nodules inflammatoires qui peuvent s'ulcérer
– fusariose	Cellulite ulcérée
Mucormycoses/phycomycoses	
– mucormycoses	Cellulite
– entomophthoromycoses	Cellulite nodulaire froide et du visage
– rhinosporidiose	Polypes, épistaxis
Lobomycose	Lésions chéloïdiennes

fluorochrome (Na₂S-*Blankophor P fluessig*, Bayer) puis avec une lamelle couvre-objet, en les écrasant légèrement, puis examiner au microscope à fluorescence (400-440 nm). Ce fluorochrome spécifique de la paroi cellulaire des champignons rend la recherche aisée. D'autres prélèvements, collectés sur pastilles transparentes auto-adhésives ou par la méthode de la *biopsie de surface au cyanoacrylate*, bénéficient de colorations histochimiques simples (bleu de toluidine – fuchsine basique, fluorochromes, etc.) sans traitement préalable de l'échantillon [1]. *Ces éléments suffisent parfois à établir un diagnostic orientant un traitement efficace* (pityriasis versicolor, muguet, intertrigo, etc.).

Culture. Elle vise à confirmer ou établir par la culture la nature du champignon, en particulier son genre (dermatophyte, levure, moisissure non dermatophytique) et son espèce (*Microsporum*, *Trichophyton*, *Candida*, *Malassezia*, etc.). Le matériel prélevé est ensemencé sur un milieu de culture, en particulier celui de Sabouraud (glucose, peptone, gélose et eau). Les colonies se développent en quelques jours à *quelques semaines* et sont identifiées par leurs aspects macroscopique et microscopique. Après la confirmation de la présence d'un champignon et son identification, le praticien est à même de choisir judicieusement la thérapeutique, de préconiser des mesures prophylactiques et d'orienter son enquête épidémiologique.

Histopathologie. La recherche d'un champignon sur coupe histologique se pratique après coloration au PAS ou au Gomori-Grocott. Des fluorochromes (*Fungiqual*, *Calcofluor*) les révèlent également au microscope à fluorescence. L'immunohistochimie utilisant des anticorps plus ou moins spécifiques est également très utile pour affiner le diagnostic.

Typage moléculaire. L'étage ultime au niveau diagnostique est parfois recherché dans une identification moléculaire de la nature d'un champignon [2-5]. Il s'agit d'identifier par PCR ou d'autres méthodes moléculaires la nature précise de l'agent fongique. Un certain degré d'incertitude peut cependant persister, aboutissant à la notion d'un «complexe fongique». Tel est le cas pour le complexe *Trichophyton mentagrophytes* regroupant des espèces d'origines différentes.

Traitements

Le traitement des mycoses cutanées a bénéficié de considérables progrès, avec la découverte des azolés puis des allylamines [1]. Ces médicaments sont utilisés par voie topique et systémique ; ils sont détaillés chapitre 22. D'une façon générale, le traitement des mycoses cutanéomuqueuses comporte trois mesures : éviction des circonstances de la contamination, de la colonisation ou de la prolifération mycosique, traitement local (topique) et, mesure discutée dans chaque cas en fonction du type de mycose et de sa localisation, traitement systémique.

RÉFÉRENCES
1. Piérard G.E. et coll., *Scientific World Journal.* 2014, *462634*, 2014.
2. Wakasa A. et coll., *J Dermatol.* 2010, *37*, 431.
3. Rodrigues A.M. et coll., *BMC Infect Dis.* 2014, *23*, 219.
4. Hryncewicz-Gwozdz A. et coll., *Mycoses.* 2011, *54*, e726.
5. Hubka V. et coll., *Mycologia.* 2015, *107*, 169.

Dermatophytoses

Les agents pathogènes en sont les dermatophytes (tableau 2.25).

Sur le plan taxonomique, ils se répartissent en trois genres dénommés *Trichophyton* (T), *Epidermophyton* (E) et *Microsporum* (M), qui se distinguent principalement par la forme des macroconidies qu'ils développent en culture.

Tableau 2.25 Dermatophytes

Anthropophiles	
M. audouini, M. langeroni	Teignes
T. tonsurans, T. violaceum,	Teignes
T. soudanense	Teignes, favus
T. schönleinii	Intertrigos inguinaux et plantaires,
T. rubrum	dermatophytose circinée, ongles, ubiquitaire
E. floccosum	Intertrigos inguinaux
T. interdigitale	Intertrigos plantaires
T. mentagrophytes var. *interdigitale*	Intertrigos plantaires, ongles
T. concentricum	Tokelau
Zoophiles	
M. canis, M. persicolor	Teignes, dermatophytose circinée
T. mentagrophytes, T. ochraceum	Teignes inflammatoires, sycosis, kérion, paumes
Géophiles	
M. gypseum, M. cookei	Teignes (parfois sycosis)

T : *Trichophyton* ; E : *Epidermophyton* ; M : *Microsporum*.

Sur le plan épidémiologique, on distingue les dermatophytes à caractère *anthropophile* qui sont responsables de contaminations interhumaines, ceux qui sont *zoophiles* et que l'on peut contracter d'un animal colonisé ou infecté, et les *géophiles* dont le réservoir est la terre, mais dont l'animal est souvent le vecteur. Cette distinction est importante car une infection par un dermatophyte zoophile nécessite la prise en charge thérapeutique de l'animal atteint si l'on veut éliminer une recontamination. En cas d'infection géophile, il faut éviter tout contact avec le sol incriminé ou avec les animaux qui le fréquentent. Pour les dermatophytes anthropophiles, la contagion est soit directe par contact avec un individu infecté, soit indirecte par l'intermédiaire de propagules présentes dans les vêtements et les chaussures. Les principales sources d'infection sont cependant les tapis de sport et le sol des douches, des piscines et des vestiaires collectifs. En règle générale, les dermatophytes zoophiles et géophiles, peu adaptés à la peau humaine, y provoquent des réactions plus inflammatoires que les espèces anthropophiles.

Sur le plan clinique, les dermatophytes induisent des lésions du cuir chevelu (les teignes), de la peau glabre (corps, visage, plis et régions palmoplantaires), des ongles.

Teignes du cuir chevelu

De l'infection du cheveu et du cuir chevelu, résultent une cassure des cheveux et donc des zones alopéciques squameuses. Apanage non exclusif des enfants, les aspects cliniques sont variables selon l'espèce pathogène impliquée.

Teignes microsporiques (fig. 2.53)

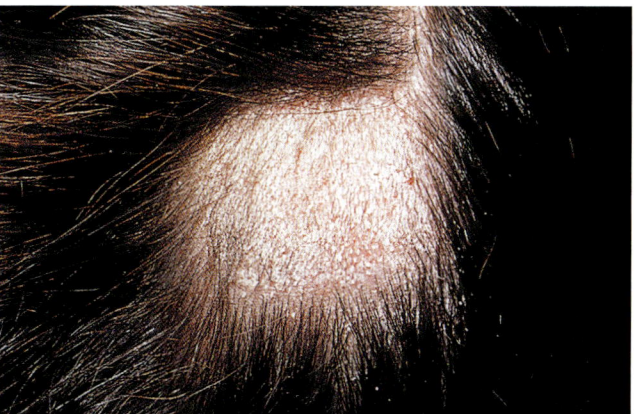

Fig. 2.53 Teigne microsporique.

Les agents en sont *Microsporum audouini*, *M. langeroni* (anthropophiles), *M. canis*, *M. persicolor* (zoophiles), *M. gypseum* et *M. cookei* (géophiles). Ce sont les enfants, spécialement en âge scolaire, qui en sont atteints. Contagieuse, la teigne microsporique provoque des épidémies étendues, en particulier lorsqu'elle est due à *M. audouini* ou familiales (*M. canis*). Elle guérit spontanément à la puberté, à de rares exceptions près. Elle se présente sous forme d'aires érythématosquameuses uniques ou en petit nombre, pouvant atteindre quelques centimètres de diamètre, sur lesquels tous les cheveux sont cassés à 2 ou 3 mm de leur émergence. La hampe pilaire résiduelle est entourée d'une gaine pulvérulente blanchâtre, correspondant à des amas compacts de spores.

À l'examen en lumière de Wood, ce matériel émet une fluorescence verte. L'examen microscopique révèle que les cheveux sont engainés de spores et infiltrés de quelques filaments (parasitisme ecto-endothrix). Les cultures permettent l'identification de l'espèce. Le diagnostic différentiel se fait avec les teignes trichophytiques, le favus et avec toute affection inflammatoire du cuir chevelu.

Teignes trichophytiques

Les agents les plus fréquents en sont *Trichophyton tonsurans*, *T. violaceum*, *T. soudanense*, tous anthropophiles. La teigne trichophytique atteint les enfants en âge scolaire. Elle guérit souvent à la puberté, avec quelques exceptions correspondant à la trichophytie chronique de l'adulte. Elle se présente sous la forme de petites zones grisâtres, de 1 à 2 cm de diamètre, de forme irrégulière, renfermant des cheveux fragiles, se cassant à leur émergence. Ils peuvent ainsi apparaître sous l'aspect d'un point noir implanté dans l'orifice folliculaire. Quelques cheveux non parasités persistent au sein des plages alopéciques.

L'examen sous la lumière de Wood est négatif. L'examen microscopique des cheveux cassés révèle un parasitisme endothrix caractérisé par la présence de très nombreuses spores intrapilaires disposées en chaînettes. Les cheveux atteints ne sont pas engainés de spores. La culture est indispensable à l'identification de l'espèce. Le diagnostic différentiel doit se faire avec la teigne microsporique, le favus, ainsi qu'avec toute affection inflammatoire et/ou squameuse du cuir chevelu.

Favus (teigne favique)

Le favus dû à *Trichophyton schönleinii* est éradiqué en Europe. La contamination interhumaine, souvent familiale, survient habituellement dans l'enfance. Le caractère contagieux ne se manifeste que dans des conditions particulières de promiscuité, d'hygiène défectueuse ou de sous-alimentation (« teigne de la misère »). La puberté n'entraîne pas la guérison. L'évolution est chronique et aboutit à une alopécie cicatricielle. Localisé d'abord au cuir chevelu, le favus peut s'étendre et provoquer des lésions cutanées et unguéales. La lésion caractéristique est le godet favique, petite cupule de 0,5 à 1,5 cm de diamètre, jaune soufre, périfolliculaire, pouvant confluer avec les godets voisins. Les cheveux deviennent mats et se cassent à quelques centimètres de leur émergence.

La lumière de Wood révèle une faible fluorescence verdâtre. Dans de rares cas, des formes cliniques atypiques peuvent se présenter. On distingue alors les types pityroïde, impétigoïde et papyroïde de l'affection. L'examen microscopique révèle que les godets sont constitués par un peloton de filaments mycéliens. Les cheveux contiennent un réseau complexe de canaux aérés habités de quelques filaments et d'arthroconidies rectangulaires de type endothrix. La présence de godets permet un diagnostic différentiel, généralement facile, avec les autres affections du cuir chevelu, qu'elles soient mycosiques ou non. La dermatophytie causée par *T. quinckeanum* est celle qui ressemble le plus au favus.

Teignes suppurées (kérion de Celse, sycosis mycosique)

Les agents responsables les plus fréquents en sont des dermatophytes zoophiles (*T. mentagrophytes*, *T. ochraceum*, plus rarement *M. canis*) ou parfois géophiles (*M. gypseum*). Les enfants et les hommes sont atteints plus souvent que les femmes et l'affection prédomine en milieu rural. La contamination se fait généralement à partir d'animaux domestiques (bovidés, chats, chiens, cobayes, etc.), mais parfois une contagion inter-humaine directe ou indirecte est possible. Chez l'enfant, c'est le cuir chevelu qui est atteint, alors que chez l'adulte, la barbe et les régions particulièrement velues peuvent également être touchées (fig. 2.54). Le début se fait par une ou plusieurs plaques érythématosquameuses, arrondies et prurigineuses. Trois à 5 jours plus tard, les plaques bien limitées se tuméfient et se couvrent de pustules folliculaires qui se rompent et donnent issue à un pus jaunâtre. La plupart des cheveux ou des poils s'éliminent spontanément. Des adénopathies satellites douloureuses peuvent apparaître, ainsi qu'une fièvre modérée, des céphalées, des courbatures et des arthralgies. L'évolution spontanée se fait vers la guérison parfois marquée d'une cicatrice alopécique. Le parasitisme est à la fois endo- et ectothrix. Des mycides (réactions inflammatoires à distance) généralement lichénoïdes ne sont pas rares, surtout chez les enfants.

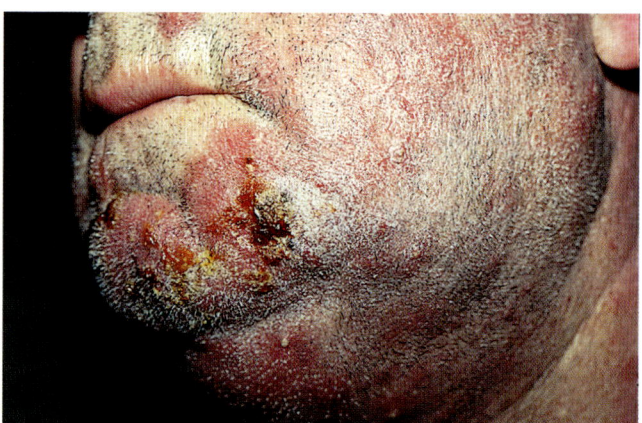

Fig. 2.54 Sycosis mycosique de la barbe à *T. mentagrophytes*.

Dermatophytoses granulomateuses suppuratives

Elles réalisent des papules folliculaires kératosiques ou des nodosités au niveau des jambes chez des femmes qui s'épilent. Elles peuvent aussi atteindre les poils pubiens, même chez la femme. C'est un équivalent de teigne suppurée, ou de trichophytie granulomateuse secondaire à la rupture de follicules pileux infectés. *T. rubrum* est le plus souvent impliqué, mais d'autres dermatophytes tels que *M. canis* peuvent en être exceptionnellement responsables.

Traitement des teignes du cuir chevelu

Qu'il s'agisse de teignes tondantes, suppurées ou faviques, les mycoses du cuir chevelu exigent un traitement oral qui sera prolongé quelques mois selon la nature du champignon et l'évolution de l'affection. La griséofulvine administrée pendant 1 à 2 mois à la dose de 15 à 25 mg/kg/j est un traitement de choix [1]. La terbinafine (250 mg/j) en traitement continu et l'itraconazole en thérapie pulsée (2 × 200 mg/j) d'une semaine/mois sont efficaces bien que le temps nécessaire à l'éradication complète du champignon reste relativement long. Le fluconazole peut aussi être efficace. Les teignes dues à *M. canis* sont parmi les plus difficiles à traiter. Un traitement local par des imidazolés, sous forme de shampooing ou de crème, peut être un complément du traitement général, mais n'en est pas un substitut.

Dermatophytoses de la peau glabre

Près d'une trentaine de dermatophytes, qu'ils soient zoophiles, anthropophiles ou géophiles, peuvent être responsables de dermatophytoses de la peau glabre. *M. canis* et *T. rubrum* sont les agents les plus fréquemment responsables des lésions.

Dermatophytose circinée

Affection fréquente, touchant des individus de tout âge, encore improprement nommée «herpès circiné», elle se traduit par des lésions qui débutent par une macule érythémateuse, prurigineuse, à centre squameux, à bord vésiculopapuleux et à extension centrifuge, parfois en cocarde (fig. 2.55). La confluence de plusieurs lésions donne naissance à des éléments polycycliques. Les poils et les duvets recouvrant les zones lésées peuvent être parasités. Au cours de l'évolution, le centre de la lésion a tendance à pâlir et peut prendre une teinte bistre. L'examen microscopique des squames révèle la présence de filaments mycéliens et, parfois, des arthroconidies.

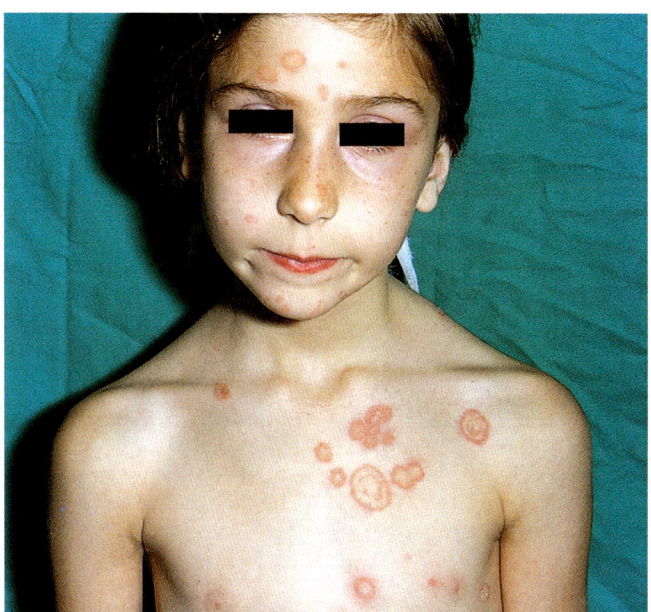

Fig. 2.55 Dermatophytose circinée.

Le diagnostic différentiel se fait avec un eczéma nummulaire, plus érythémateux, vésiculosuintant sur toute sa surface et sans évolution centrifuge. Il faut également éliminer la possibilité d'une eczématide, d'un pityriasis rosé de Gibert ou d'un psoriasis (*cf.* chapitre 17). Les infections dermatophytiques sont malencontreusement parfois confondues avec d'autres dermatoses. ***Si une corticothérapie topique est instaurée,*** par paresse ou incompétence, l'aspect clinique peut s'en trouver bouleversé, perdant la plupart des signes sémiologiques typiques. **C'est la *tinea incognita*** qui s'installe alors avec des stades successifs d'extension de l'infection et de rémission apparente. Des lésions papulopustuleuses, des nodules et des plaques érythémateuses peuvent ainsi s'étendre tant que le diagnostic correct et le traitement adéquat ne sont pas rétablis.

Granulome de Majocchi

Il s'agit de l'extension dermique d'une dermatophytose épidermique, responsable d'un abcès où la coloration spéciale par le PAS permet de mettre en évidence des filaments mycéliens. Les malades ont des papules, des nodules et des plaques, parfois squameuses, parfois folliculaires. *T. rubrum* est l'agent causal le plus fréquent et cette affection survient principalement chez les sujets immunodéprimés, après application d'immunosuppresseurs topiques, stéroïdiens ou non, et parfois après occlusion ou traumatismes répétés (p. ex. rasage). Un traitement systémique est toujours indiqué.

Tokelau (*tinea imbricata*)

Le Tokelau est provoqué par *Trichophyton concentricum*. Il n'existe que dans certaines îles du Pacifique, quelques cas sporadiques mis à part, en particulier en Asie du Sud-Est et en Amérique du Sud. L'affection à transmission interhumaine touche les deux sexes à tout âge; elle envahit progressivement tout le tégument sous forme de grandes cocardes constituées de cercles concentriques de squames écailleuses et blanchâtres. Les cheveux ne sont jamais atteints. Le prurit est variable.

Dermatophytoses des grands plis

Ce sont les dermatophytes anthropophiles (*T. rubrum, E. floccosum, T. interdigitale*) qui en sont les agents les plus fréquents [2-4]. Ces trois espèces vont se partager les diverses zones du tégument. *E. floccosum* affecte surtout les plis de l'aine et *T. interdigitale* quitte difficilement l'avant-pied. *T. rubrum* concurrence les deux premiers dans leurs territoires de prédilection.

La dermatophytose des plis inguinaux est l'eczéma marginé de Hebra; il atteint les hommes beaucoup plus souvent que les femmes ou les enfants. La contamination peut se faire par contact interhumain direct ou indirect, par le partage de vêtements ou de linge de toilette. Souvent cependant, il résulte d'une auto-inoculation à partir d'une mycose des pieds. Parfois unilatérales, mais plus souvent symétriques, les lésions débutent sur la face interne des cuisses par une ou plusieurs macules érythématosquameuses, vésiculeuses en bordure, qui confluent pour donner une lésion circinée, s'étendant à partir du pli inguinal sur la cuisse et débordant parfois dans le pli interfessier (fig. 2.56). Progressivement, le centre pâlit et devient bistre, alors que la bordure active garde un caractère inflammatoire et exsudatif. Des lésions satellites peuvent se développer autour de la lésion principale. Prurigineuses, les lésions subissent fréquemment des variations spontanées à type d'améliorations hivernales et d'exacerbations estivales. Le diagnostic différentiel se fait avec les autres affections de localisation inguinocrurale : les examens microscopiques et mycologiques permettent de trancher.

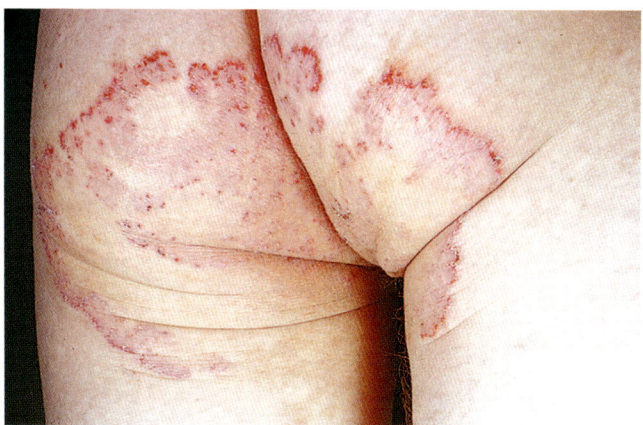

Fig. 2.56 Dermatophytose des grands plis périnéaux à *T. rubrum*.

Dermatophytoses des mains et des pieds

Les dermatophytes anthropophiles le plus souvent isolés sont *T. rubrum, T. mentagrophytes* var. *interdigitale* et *E. floccosum*. Exceptionnelles chez l'enfant, les dermatophytoses palmoplantaires sont plus fréquentes chez l'homme que chez la femme.

Aspects cliniques. Les pieds sont plus souvent atteints que les mains (*pied d'athlète*). Les lésions plantaires sont favorisées par des troubles circulatoires et le port de chaussures imperméables. Le prurit, parfois violent, est exacerbé par la transpiration et le contact de l'eau. Le patient accuse parfois seulement une sensation de brûlure. Ce sont les plis interdigitaux (en particulier le quatrième) (fig. 2.57) et sous-digitaux qui sont le siège le plus fréquent de l'infection, avec extension à la voûte plantaire. La face dorsale et les bords latéraux sont moins fréquemment touchés. Les lésions débutent soit par un intertrigo exsudatif, ou simplement squameux, souvent avec rhagades au fond des plis entre et sous les orteils, soit par une plaque érythémovésiculeuse plantaire, parfois bulleuse, pouvant s'étendre pour confluer avec d'autres plaques et, parfois, occuper toute la surface plantaire. Selon l'épaisseur de la couche cornée, les vésicules sont plus ou moins visibles. Elles sèchent ou s'érodent, laissant à nu une surface rouge entourée d'une collerette cornée. Il en existe deux formes cliniques, dénommées dysidrosique et hyperkératosique. Dans la forme hyperkératosique, une xérose érythémateuse peut s'étendre sur toute la sole plantaire et les bords latéraux du pied, réalisant une topographie *en mocassin*. Ailleurs, elle peut réaliser un aspect de kératodermie farineuse. Aux mains, l'atteinte hyperkératosique prédomine sur une paume, réalisant parfois le tableau du syndrome « deux pieds – une main ».

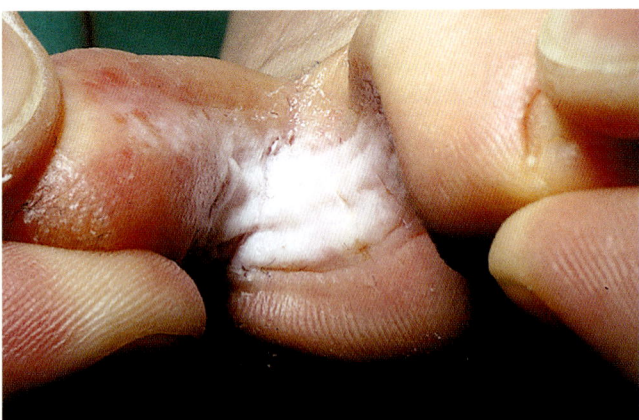

Fig. 2.57 Intertrigo dermatophytique du quatrième espace.

Diagnostic différentiel. Il s'établit avec une dysidrose non mycosique, avec un intertrigo bactérien et, dans le type hyperkératosique, avec un psoriasis. Certaines mycoses du pied, ressemblant cliniquement à une dermatophytose, sont en fait dues aux moisissures *Scytalidium dimidiatum* et *S. hyalinum*. D'autres moisissures, levures et bactéries, peuvent se retrouver comme agents co-infectants dans des pieds d'athlète. Même si leur présence ne prouve pas un caractère pathogène primitif, elles peuvent participer, en tant que micro-organismes ayant franchi la barrière cutanée, au développement et à l'exacerbation des phénomènes inflammatoires. Elles interviennent donc dans la pathogénie complexe et dans la morbidité du pied d'athlète.

Traitement des dermatophytoses superficielles

Les imidazolés, triazolés et allylamines sont les classes d'antifongiques les plus utilisées pour le traitement topique ou oral des dermatophytoses superficielles. La ciclopiroxolamine topique est également efficace dans cette indication (*cf.* chapitre 22).

Les applications topiques doivent être généreuses et dépasser de 2 à 3 cm les limites cliniques des lésions. Pour les mycoses des grands plis et des pieds, des mesures non pharmacologiques d'hygiène ont une importance capitale. Chez les individus à risque et en cas de récidives fréquentes, l'usage d'une poudre antifongique peut être bénéfique à titre prophylactique.

Les antifongiques oraux sont indiqués pour les atteintes plurifocales, étendues, chroniques ou récidivantes. Le fluconazole, l'itraconazole et la terbinafine ont fait preuve d'une efficacité remarquable [1] alors que leurs effets indésirables sont très souvent mineurs et réversibles (*cf.* chapitre 22).

Dermatophytoses unguéales

Les onychomycoses à dermatophytes sont dues à quelques champignons, en particulier *T. rubrum* et *T. mentagrophytes* var. *interdigitale*, alors que d'autres pathogènes tels que *T. violaceum*, *T. schönleinii*, *E. floccosum* et *M. canis* ne sont que très rarement impliqués [5].

Aspects cliniques. L'onychomycose dermatophytique débute sur le bord libre ou les bords latéraux de l'ongle par une tache blanchâtre qui s'étale progressivement. La lame unguéale perd sa transparence et son brillant et, peu à peu, elle devient polychrome. Elle se soulève par épaississement du lit unguéal et devient friable avec une surface irrégulière et striée. L'ongle peut être réduit à quelques débris et se détacher de son lit. Une autre forme d'onychomycose à dermatophyte se présente sous l'aspect d'une leuconychie superficielle à départ proximal. Elle est un marqueur du sida.

Diagnostic différentiel. Il se fait avec les autres onychomycoses et des affections inflammatoires telles un psoriasis, une pelade ou un lichen plan (*cf.* chapitre 15-1). Les examens mycologique et histologique sont souvent indispensables pour assurer un diagnostic de certitude. Les filaments mycéliens et les arthroconidies sont localisés à divers niveaux de la lame unguéale et de l'hyperkératose sous-unguéale.

Traitement. Il est détaillé chapitre 15-1. Il fait appel à la prise orale d'itraconazole, de terbinafine ou de fluconazole. Une thérapie pulsée est préconisée pendant 2 à 6 mois selon l'antifongique et la vitesse de croissance de l'ongle. Les traitements topiques ont une efficacité toute relative. Les récidives sont fréquentes et probablement dues à la persistance d'arthroconidies dans l'ongle qui ne sont que modestement affectées par les antifongiques, même les plus modernes [3]. Aucun d'eux ne tue rapidement toutes les structures fongiques *in vivo*.

Maladie dermatophytique

Chez des patients génétiquement prédisposés, notamment par un déficit en CARD9 [6], des lésions dermatophytiques peuvent passer à la chronicité et se compliquer de lésions nodulaires profondes et surtout invasives.

Quelques dermatophytes sont responsables de la maladie. Il s'agit de *T. rubrum*, *T. schönleinii*, *T. violaceum*, *T. verrucosum*, *T. mentagrophytes* et *T. tonsurans*. Les nodules, de quelques millimètres à plusieurs centimètres de diamètre, confluent en vastes plaques, se ramollissent et peuvent évoluer vers la nécrose, l'ulcération ou la fistulisation. Les adénopathies dermatophytiques régionales sont fréquentes. L'extension progressive aux organes internes (foie, rate, cerveau, os) grève le pronostic. L'évolution peut se faire vers la mort. Un effet transitoire a été rapporté pour le kétoconazole 400 mg/j, l'itraconazole 200 à 400 mg/j et la terbinafine 250 à 500 mg/j. Cependant, aucun traitement antifongique n'a fait réellement preuve d'une efficacité curative.

RÉFÉRENCES

1. Borgers M. et coll., *Curr Drug Targets*. 2005, *6*, 849.
2. Garcia-Romero M.T. et coll., *J Invest Dermatol*. 2015, *135*, 655.
3. Kobylak N. et coll., *Acta Biochim Pol*. 2015, *62*, 119.
4. Mochizuki T. et coll., *J Dermatol*. 2015, 42, 232.
5. Rosen T. et coll., *J Drugs Dermatol.*, 2015, *14*, 223.
6. Lanternier F. et coll., *N Engl J Med*. 2013, *369*, 1704.

Candidoses

Les candidoses sont provoquées par des levures du genre *Candida* et, en premier lieu, *C. albicans*, les autres espèces (*C. tropicalis*, *C. krusei*, etc.) étant plus rarement impliquées. *C. albicans* est un endosaprophyte du tube digestif, alors que les autres espèces sont des saprophytes du milieu externe. Les différentes espèces de *Candida* se distinguent en particulier par leurs capacités à former des biofilms [1]. Dans certaines conditions physiologiques (grossesse), pathologiques (diabète) ou iatrogènes (traitement par des hormones, en particulier des corticoïdes, par des antibiotiques ou des immunodépresseurs), les *Candida* peuvent devenir pathogènes et provoquer des manifestations cutanées et muqueuses diverses, plus rarement des septicémies et des lésions viscérales. La mise en évidence des levures dans le matériel pathologique est nécessaire à un diagnostic de certitude. Les cultures voient se développer en 24 à 48 heures des colonies crémeuses, à partir desquelles un diagnostic d'espèce peut être fait par divers examens du ressort du laboratoire spécialisé. La biologie moléculaire est un outil précieux pour l'identification précise des levures *Candida* [2].

Intertrigos candidosiques

Outre les facteurs généraux cités plus haut, les intertrigos candidosiques sont favorisés par l'obésité, la macération et le manque d'hygiène. Ils se localisent aux creux axillaires, aux plis sous-mammaires, inguinaux, inter- et sous-fessiers, interdigitaux des mains et plus fréquemment des pieds. Le plus souvent, il est le fait d'une auto-inoculation à partir d'un réservoir digestif, ou parfois vaginal. L'évolution est chronique et facilement récidivante.

Au début, l'éruption est érythématopustuleuse (fig. 2.58). Elle devient rapidement suintante, formant un érythème rouge sombre non ou peu infiltré, à bord festonné, bien limité, marqué par une

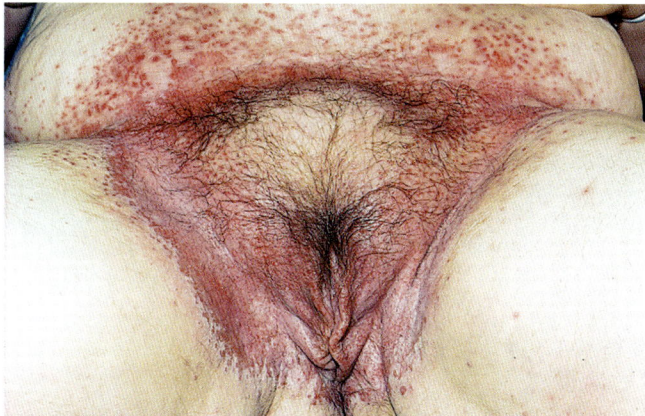

Fig. 2.58 Intertrigo candidosique chez une diabétique.

collerette cornée blanchâtre avec un émiettement périphérique caractéristique. Le fond du pli est fréquemment le siège d'une rhagade recouverte d'un enduit blanchâtre dégageant une odeur fétide. Des pustules satellites se développent en périphérie. Prurit et sensation de brûlure sont d'intensité variable. Dans les localisations inguinales, une extension aux organes génitaux est fréquente.

Le diagnostic différentiel doit être fait avec un intertrigo bactérien souvent plus franchement suintant, une dermatophytose dont seule la bordure est active, un érythrasma beaucoup moins inflammatoire, un psoriasis inversé et une dermatite séborrhéique (cf. chapitre 17).

Candidoses buccodigestives

Elles peuvent atteindre tous les segments de l'appareil digestif. Elles sont généralement la **conséquence du passage à la pathogénicité** de l'endosaprophyte *C. albicans*.

La perlèche se localise aux commissures labiales et touche avec prédilection les patients édentés. Elle débute par de petites lésions blanchâtres, qui deviennent érythématosquameuses et, parfois, croûteuses. L'enlèvement des squames et des croûtes met à nu une surface rouge, légèrement hémorragique parfois marquée d'une rhagade douloureuse. La lésion peut être associée à une chéilite et/ou à une stomatite. Elle peut déborder également sur la peau voisine. Prurit et douleur sont d'intensité variable. Les examens mycologique, bactériologique et sérologique permettent le diagnostic différentiel avec les perlèches streptococcique, syphilitique et nutritionnelle (cf. chapitre 16).

La chéilite se marque par un érythème, un œdème et une desquamation des lèvres s'accompagnant d'une sensation de tension, de brûlure et de picotements. Des rhagades douloureuses peuvent se développer. La mise en évidence de *Candida* à l'examen mycologique ne doit pas faire oublier qu'une surinfection levurique peut se développer sur une chéilite chimique, actinique, voire sur un carcinome. Un examen histologique et un traitement d'épreuve antilevurique sont ici indispensables.

La stomatite (le muguet) (fig. 2.59) atteint l'ensemble ou une partie de la cavité buccale (joues, langue, palais, gencives, etc.). Elle débute par un érythème diffus de la muqueuse, qui devient lisse, brillante et douloureuse. La langue peut se dépapiller. Quelques jours plus tard apparaissent de petits dépôts blanchâtres d'aspect grumeleux ou crémeux. Ils sont adhérents à leur base érythémateuse, qui s'érode et saigne facilement lors de petits traumatismes. Les patients accusent une sécheresse de la bouche, s'accompagnant d'un goût métallique, de soif et d'une sensation de brûlure. Gênant parfois la succion chez l'enfant, la mastication et la déglutition, la stomatite candidosique peut devenir chronique et, parfois, être à l'origine d'une dissémination. *La culture n'est que peu contributive à elle seule car la bouche est l'habitat normal de* C. albicans *dans sa forme levurique saprophyte*.

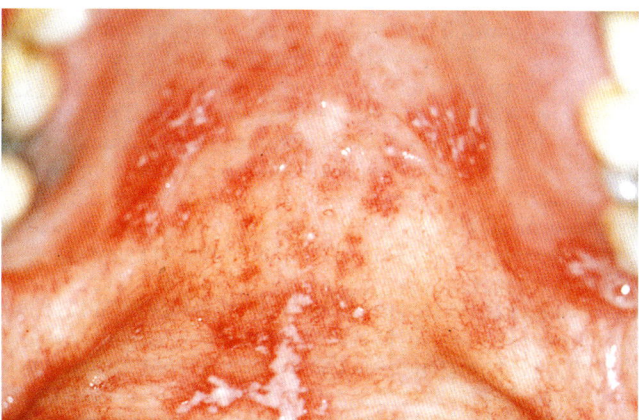

Fig. 2.59 Stomatite candidosique ou muguet.

Formes chroniques. Les aspects cliniques des candidoses chroniques peuvent être variés et trompeurs : leucokératose lisse ou verruqueuse, érythémato-atrophique, ulcérations. Il n'est pas toujours simple de les différencier de la *surinfection candidosique d'une lésion préexistante* comme une leucoplasie ou un lichen. L'examen histologique permet de faire le diagnostic différentiel avec les affections inflammatoires ou tumorales de la muqueuse buccale (cf. chapitre 16-1). Parfois seul le traitement d'épreuve permet de trancher.

Candidoses génitales

On les rencontre surtout chez les adultes ou par extension d'une dermite fessière chez l'enfant.

La vulvovaginite candidosique déborde fréquemment sur la face cutanée des grandes lèvres, sur les plis inguinaux, le périnée et le pli interfessier, pour former des lésions de contour irrégulier, bordées par une collerette blanchâtre. La muqueuse est rouge, macérée et parsemée de vésiculopustules qui, une fois rompues, forment de petites érosions souvent recouvertes de dépôts blanchâtres grumeleux. Une cervicite érosive peut l'accompagner. Une leucorrhée généralement abondante s'installe. Les patientes accusent un prurit et des douleurs à type de brûlure entraînant une dyspareunie. Les examens bactériologique, virologique et mycologique permettent de la distinguer des vulvovaginites d'autres étiologies (gonocoque, herpès, trichomonas, etc.).

Une urétrite complique près de 20 % des vulvovaginites. Elle se traduit par une dysurie et une pollakiurie. Chez l'homme, elle est souvent de nature vénérienne. Elle est fréquente chez les diabétiques. Elle se localise habituellement à l'urètre antérieur, se traduit par une rougeur du méat, avec prurit et picotements, et par un écoulement purulent d'importance variable, de couleur blanc verdâtre. Les examens microbiologique et mycologique permettent de la distinguer des urétrites dues à d'autres germes (gonocoques, *Chlamydiae*, *Trichomonas*, etc.).

Les balanites et balanoposthites résultent de l'ensemencement du gland et du prépuce à l'occasion d'un rapport sexuel contaminant ou à partir d'une candidose urétrale ou digestive. Le début se marque par l'apparition sur le gland et/ou le sillon balanopréputial de lésions érythématovésiculeuses ou pustuleuses, dont le toit se rompt précocement. Les érosions ainsi formées peuvent confluer en zones lisses, se recouvrant parfois de squames. Les lésions gagnent souvent le feuillet interne du prépuce, qui devient rouge, œdématié et douloureux. Ensuite les lésions se recouvrent d'un enduit blanchâtre, crémeux ou grumeleux. La tuméfaction de l'anneau préputial antérieur peut conduire à un phimosis. L'affection à un stade chronique est caractérisée par de petites aires rouges, lisses, entourées d'une collerette cornée et, parfois, recouvertes de fines squames. Prurit et brûlure sont variables en intensité. Les lésions peuvent s'étendre au fourreau de la verge, au scrotum, au périnée ainsi qu'aux plis inguinaux et interfessier. La clinique, complétée par des examens microbiologiques, sérologiques, mycologique et, parfois, histologique, permet de reconnaître une balanoposthite candidosique d'une balanite érosive, d'une syphilis secondaire, d'un herpès génital, d'une dermite de contact ou, éventuellement, d'une balanite plasmocytaire de Zoon, voire d'un carcinome intraépithélial de type érythroplasie de Queyrat.

La candidose génitofessière infantile [3] atteint les enfants en bas âge et est généralement la complication d'une candidose digestive. Elle peut se greffer sur une dermite fessière d'origine non infectieuse. Elle se traduit par l'apparition de vésicules et pustules sur un fond érythémateux, souvent localisées à leur début dans la région périanale où les lésions sont confluentes. Celles-ci s'étendent ensuite à toute la région génito-fessière où elles apparaissent érythémateuses et bordées par une collerette circinée. Des *Candida* ont pu être isolés dans certains cas de granulome glutéal infantile (*cf.* chapitre 18).

Onyxis et périonyxis candidosiques

Favorisés par l'humidité, ils sont particulièrement fréquents dans certaines professions (ménagère, artisan pâtissier, ouvrier de conserverie, etc.). La contamination se fait le plus souvent à partir d'un réservoir chez l'individu lui-même.

Aux mains, le début se marque fréquemment par une paronychie : les replis sus- et périunguéaux se tuméfient, la peau devient érythémateuse, brillante, tendue, puis desquame. La pression sur le bourrelet inflammatoire peut faire sourdre une gouttelette de pus contenant des levures. La douleur, continue ou intermittente, est exacerbée par toute pression mécanique et souvent par le contact de l'eau. L'onyxis secondaire à une paronychie débute par la partie proximale ou latérale de l'ongle. Il se traduit par de petites taches jaunes ou verdâtres, des sillons transversaux, occasionnellement par de petites dépressions. La lame unguéale s'opacifie progressivement, devient molle et friable, se détache progressivement de son lit et, parfois, s'élimine spontanément.

Aux pieds, et plus exceptionnellement aux mains, l'onyxis est souvent primaire. Il commence sur le bord libre ou les bords latéraux de la lame, qui devient friable, blanchâtre, verdâtre ou même franchement noire. L'ongle s'épaissit avant de se désagréger en sa partie ventrale, entraînant une onycholyse.

Les examens histologique, mycologique, bactériologique et sérologique permettent de reconnaître la paronychie candidosique des périonyxis bactériens ou syphilitiques. De même, ce sont les examens de laboratoire qui permettent de reconnaître l'onyxis candidosique de toutes les autres atteintes de la lame unguéale (à dermatophytes, à moisissures, psoriasique, lichénienne, peladique, etc.) (*cf.* chapitre 15).

Candidose mucocutanée chronique

Il s'agit d'infections chroniques, cutanées et muqueuses, qui surviennent chez des patients atteints d'un déficit immunitaire. Parfois, l'infection à *Candida*, souvent associée à d'autres infections à germes opportunistes, témoigne d'un déficit profond, primitif ou secondaire, des fonctions immunitaires cellulaires, comme au cours de l'infection évoluée par le VIH ou au cours des déficits immunitaires combinés sévères. Dans des cas exceptionnels, le déficit immunitaire semble spécifique pour le *Candida*. Il comporte des lésions hypertrophiques et papillomateuses labiales, buccales, cutanées et unguéales qui traduisent, d'une part, une forte réaction épithéliale (fig. 2.60) et, d'autre part, la pénétration des levures dans l'épiderme et le derme avec constitution de granulomes. Ce syndrome est parfois associé à certaines endocrinopathies (hypoparathyroïdisme, insuffisance surrénalienne dans le cadre du syndrome APECED : *Autoimmune Polyendocrinopathy-Candidiasis-Ectodermal Dystrophy*), à une hypothyroïdie, à un thymome, à une hyposidérémie, etc. Outre la mutation du gène *AIRE* responsable de l'APECED, des mutations activatrices *STAT1*, des déficits en *CARD9* ou *STAT3* peuvent être révélées par un tableau de candidose mucocutanée chronique. L'IL-17 joue un rôle clé dans l'immunité mucocutanée contre *Candida* ; des déficits en IL-17RA ou IL-17 F expliquent un certain nombre de ces tableaux [4].

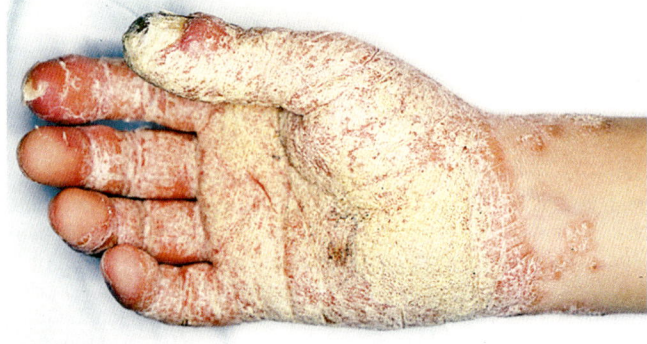

Fig. 2.60 Lésions papillomateuses et verruqueuses de la candidose mucocutanée chronique.

Folliculites candidosiques

Elles sont particulièrement associées à l'héroïnomanie et sont le reflet d'une septicémie. L'atteinte oculaire concomitante est relativement fréquente, mais d'autres localisations internes sont possibles.

Septicémies à *Candida*

Des septicémies à *Candida* peuvent rarement être révélées par des lésions cutanées chez les sujets neutropéniques. Il s'agit de papules ou de nodules fermes, roses ou rouges, de 5 à 10 mm, parfois à centre pâle, uniques ou multiples. En cas de thrombopénie, les lésions deviennent purpuriques. Ce sont surtout *Candida tropicalis* et *Candida albicans* qui provoquent ces lésions. À l'examen histopathologique, les *Candida* peuvent être mis en évidence dans le derme, à la différence des candidoses cutanéomuqueuses où les germes sont dans la couche cornée. Il s'agit d'une urgence thérapeutique avec un mauvais pronostic, notamment en raison du terrain d'immunodépression profonde sur lequel surviennent ces septicémies.

Traitement des candidoses

Candidoses cutanéomuqueuses. Les traitements topiques à base de nystatine, d'amphotéricine B, de ciclopiroxolamine, de terbinafine ou d'imidazolés sont efficaces. Les nouveau-nés, les enfants en bas âge et les vieillards en mauvais état général atteints de muguet sont traités par des badigeonnages répétés plusieurs fois par jour avec une solution de nystatine (100 000 U/mL) ou d'amphotéricine B (100 mg/mL) jusqu'à guérison clinique et mycologique.

Candidoses génitales. Il est essentiel de dépister les causes prédisposantes. Localement, la nystatine et les dérivés imidazolés, en particulier le miconazole [2], sont les plus actifs. L'itraconazole, le fluconazole, le voriconazole ou le posaconazole *per os* peuvent leur être substitués [1]. Les formes orales de nystatine et d'amphotéricine B ne s'adressent qu'aux candidoses digestives, car elles ne sont pas résorbées. Au cours des candidoses vulvovaginales récidivantes, le fluconazole est parfois préconisé selon le schéma 150 mg 1 fois/semaine, pendant 6 mois, après une dose de charge de 2 × 150 mg/j 3 jours.

Ongles. Un traitement *per os* par un triazolé (itraconazole, fluconazole) est actif dans toutes les formes cliniques de candidose décrites ci-dessus. L'indication principale réside dans les candidoses des ongles, où cette classe médicamenteuse peut être considérée actuellement comme indispensable (100 mg/j, 14 jours). Cependant, en France ces médicaments n'ont pas l'AMM dans cette indication et il faudra donc avoir recours à la terbinafine ou au kétoconazole.

RÉFÉRENCES
1. Muadcheingka T. et coll., *Arch Oral Biol.* 2015, *60*, 894.
2. Than L.T. et coll., *Jundishapur J Microbiol.* 2014, *8*, e14940.
3. Spraker M.K. et coll., *Cutis.* 2006, *77*, 113.
4. Lanternier F. et coll., *Current Opin Pediatr.* 2013, *25*, 736.

Malassézioses (pityrosporoses)

Pityriasis versicolor

Cette affection, très fréquente dans les deux sexes, prédomine chez les jeunes adultes. Elle est due à des levures du genre *Malassezia* qui prennent une forme filamenteuse [1, 2]. La levure étant un *saprophyte fréquent de la peau*, surtout séborrhéique, il n'est pas facile d'étudier son expression pathogène opportuniste [3-5]. L'affection paraît peu contagieuse et les cas conjugaux sont rares. Certains facteurs, tels que la peau moite ou les affections chroniques débilitantes, paraissent jouer un rôle favorisant important. L'évolution est généralement chronique.

Les lésions débutent par de petites macules périfolliculaires finement squameuses, s'étendant en périphérie et pouvant confluer entre elles pour former des macules ou des plaques à peine surélevées étendues. Leur couleur varie du jaune au brun, avec un érythème inconstant et discret (fig. 2.61). Sur les peaux pigmentées par le soleil, les macules deviennent souvent hypochromiques (pityriasis versicolor achromiant). Le grattage à la curette mousse fait se détacher des squames en lambeaux superficiels (signe du copeau).

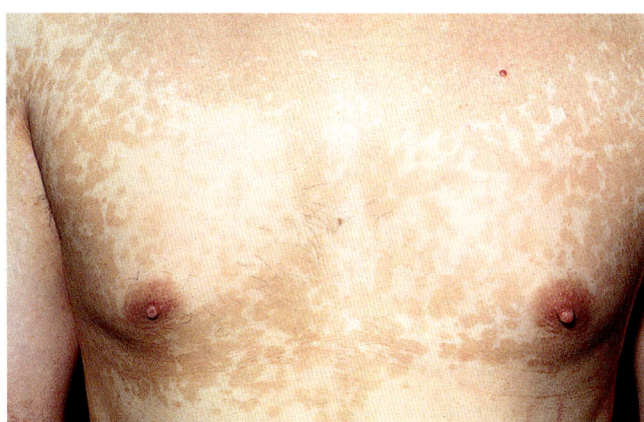

Fig. 2.61 Pityriasis versicolor.

Les lésions prédominent sur le tronc et à la racine des membres supérieurs, mais peuvent occasionnellement se rencontrer sur la tête, le cou et les membres. De plus, *Malassezia* peut être présent sur les zones cliniquement indemnes où il émet une *fluorescence verte en lumière de Wood*. Cet examen permet de distinguer le pityriasis versicolor d'un érythrasma qui est caractérisé par une fluorescence rouge brique. Le diagnostic différentiel doit également évoquer le pityriasis rosé de Gibert dont les médaillons sont érythémato-squameux et ovalaires, et la dermatite séborrhéique médiothoracique qui est plus squameuse que le pityriasis versicolor. Quant aux lésions achromiques, on ne les confondra ni avec un vitiligo, dont les éléments sont lisses et de topographie différente, ni avec un pityriasis alba, dont les lésions squameuses sont mal limitées.

Au microscope, les squames sont parasitées par de courts filaments mycéliens et de petits amas de levures ovalaires. En culture sur milieu de Dixon ou de Sabouraud recouvert d'huile, les colonies de *Malassezia* se développent en 4 à 5 jours à 28 °C.

Pour le traitement du pityriasis versicolor, on donne aujourd'hui la préférence aux dérivés imidazolés, sous forme de spray, de crème ou de shampooing, que l'on applique *pendant 3 semaines*. Le sulfure de sélénium est également efficace. Le kétoconazole et l'itraconazole sont très actifs *per os*. Le traitement doit être poursuivi jusqu'à guérison clinique et mycologique, examen à la lampe de Wood compris. Les récidives après traitement sont fréquentes.

Folliculites à *Malassezia*

L'affection se présente sous l'aspect de multiples petites papules folliculaires, souvent prurigineuses. Quelques pustules peuvent être parfois présentes. Il existe généralement des facteurs extérieurs qui déclenchent l'affection. Un environnement chaud et humide, un alitement prolongé, un traitement par corticostéroïdes ou des préparations topiques occlusives sont des éléments favorisant les lésions. Sans traitement, même après la disparition des circonstances à l'origine des lésions, celles-ci peuvent persister pendant des mois, voire des années. La levure *Malassezia* peut être mise en évidence en petits amas à l'intérieur de l'infundibulum pilaire. La présence de levures du genre *Malassezia* a été notée dans les éruptions pustuleuses acnéiformes du nouveau-né («pustulose céphalique à *Malassezia*»).

Dermatite séborrhéique

Par définition, un état pelliculaire consiste en une desquamation non inflammatoire du cuir chevelu. La dermatite séborrhéique s'en distingue par la présence d'un érythème et par une extension de la maladie en dehors du cuir chevelu. Ces deux conditions, état pelliculaire et dermatite séborrhéique, forment vraisemblablement une seule entité d'origine multifactorielle, dans laquelle *Malassezia* sp. joue apparemment un rôle central, responsable d'une réaction inflammatoire conduisant aux altérations épidermiques (*cf.* chapitre 17). L'utilisation de produits antifongiques topiques voire par voie orale est discutée au chapitre 17-2 [6].

RÉFÉRENCES
1. Ashbee H.R., *Med Mycol.* 2007, *45*, 287.
2. Prohic A. et coll., *Mycoses.* 2007, *50*, 58.
3. Jagielski T. et coll., *BMC Dermatol.* 2014, *14*, 3.
4. Harada K. et coll., *J Dermatol.* 2015, *42*, 250.
5. Velegraki A. et coll., *PLoS Pathog.* 2015, *11*, e1004523.
6. Piérard G.E. et coll., *Dermatology.* 2007, *214*, 162.

Autres mycoses

Elles sont moins fréquentes que les précédentes en Europe occidentale et elles sont souvent citées parmi les dermatoses tropicales [1]. Cependant, avec la fréquence des immunosuppressions (sida, greffés d'organes) et la globalisation des voyages, l'émergence d'une nouvelle pathologie mycologique se dessine, dont les signes cutanés sont souvent décisifs pour le diagnostic [2]. L'atteinte cutanée peut être primitive ou, souvent, résulter d'une dissémination avec fongémie.

Cryptococcose

Elle est due à *Cryptococcus neoformans*, levure saprophyte présente dans l'environnement (sol, fiente de pigeons), qui se développe chez l'homme à l'occasion d'un déficit immunitaire [3]. L'inoculation se fait par voie transcutanée ou pulmonaire. Les formes disséminées survenant chez les patients immunodéprimés (sida, immunosuppression iatrogène) évoluent souvent vers la mort.

À côté des lésions internes, dont les plus importantes touchent les poumons et le système nerveux central, la cryptococcose se manifeste par des lésions cutanées dans 10 % des cas et muqueuses dans 3 %. Uniques ou multiples, les lésions cutanées peuvent être intradermiques ou plus profondes, réalisant des *nodules ulcérés*, des *papulopustules acnéiformes*, des papules en dôme ressemblant au molluscum contagiosum. Elles sont généralement secondaires à un foyer interne. Seule la mise en évidence de *Cryptococcus* (prélèvement, culture, histologie) permet d'affirmer le diagnostic. L'amphotéricine B et les triazolés représentent la base de la thérapeutique actuelle. Parmi les nouveaux agents actifs, il faut citer le posaconazole et le ravuconazole [4].

Trichosporonose

Trichosporon asahii est l'agent le plus souvent impliqué dans les trichosporonoses. Il est aussi responsable d'intertrigos, de lésions abcédées de la peau, de fongémie, d'atteintes viscérales diverses et d'endophtalmies, principalement chez les individus neutropéniques et, plus rarement, dans le cadre d'autres immunodéficiences. Saprophyte du sol, il est un élément mineur de la flore cutanée normale. Il peut être collecté en plus grande abondance dans la région génitale des individus à l'hygiène défaillante et chez certains patients immunodéficients. *T. capitatum* est une espèce apparentée beaucoup plus rarement impliquée en pathologie.

Piedra blanche. Il s'agit d'une affection observée au niveau des cheveux, de la moustache et de la barbe, plus rarement sur les poils des aisselles, du pubis, des sourcils et des cils. L'infection se traduit par l'apparition, sur les cheveux ou les poils, d'une à plusieurs petites nodosités de couleur blanchâtre à brune et de consistance plutôt molle. Les nodules mesurent environ 0,5 mm de diamètre et la longueur varie de 1 à 4 mm. L'infection est asymptomatique et peut passer inaperçue.

Trichosporonose invasive. Les lésions cutanées sont de deux types : isolées sous l'aspect d'un nodule abcédé ou multiples, papuleuses, papulocroûteuses ou purpuriques, signant une fongémie. Dans le cas d'une septicémie, les lésions parenchymateuses peuvent concerner de nombreux organes. Parmi eux, les poumons, les reins, le myocarde, le foie, la rate et la moelle osseuse sont des cibles privilégiées. *Trichosporon* envahit et oblitère les vaisseaux entraînant des infarcissements nodulaires. D'autres présentations pathologiques existent avec formation de granulomes et d'abcès. La trichosporonose disséminée s'avère souvent fatale. Des succès thérapeutiques ont été rapportés avec le saperconazole (200 mg/j) associé à l'amphotéricine B (0,1 à 1 mg/kg/j).

Dermatomycoses à Dématiées

Les moisissures du groupe des Dématiées sont caractérisées par la présence de mélanine dans les cellules fongiques en culture. Plusieurs pathologies cutanées résultent de leur caractère pathogène facultatif.

Chromomycose

La chromomycose, encore dénommée chromoblastomycose, est une affection chronique granulomateuse due à des Dématiées qui sont également responsables de phaeohyphomycoses et de certains mycétomes. Les agents pathogènes les plus fréquents de la chromomycose sont *Fonsecaea pedrosoi, F. compactum, Phialophora verrucosa, Cladosporium carrionii* et *Rhinocladiella aquaspersa*. Bien que la chromomycose puisse survenir partout dans le monde, la maladie touche le plus souvent des hommes en région rurale subtropicale.

L'affection atteint souvent les membres inférieurs où une papule se développe dans le mois suivant un traumatisme mineur. Les membres supérieurs sont également des cibles privilégiées. L'aspect peut être celui d'une cicatrice, d'une plaque squameuse, psoriasiforme, ou d'un nodule tumoral. Dans les cas les plus sévères, la lésion initiale s'érode et devient par la suite végétante et verruqueuse pour s'étendre au fil des ans, en vastes plaques pouvant couvrir la plus grande partie du membre. Des lésions satellites surviennent parfois par auto-inoculation. Un éléphantiasis par dissémination lymphatique et une atteinte musculaire, articulaire ou osseuse par contiguïté peuvent survenir secondairement. En de rares occasions, un essaimage hématogène a été rapporté. Le diagnostic est établi par la culture et la mise en évidence au microscope de corps fumagoïdes (cellules sclérotiques) de couleur brune.

L'exérèse chirurgicale est indiquée lorsque la lésion est accessible par cette approche. La cryothérapie itérative ou, à l'opposé, le traitement par la chaleur peuvent s'avérer très utiles. La réponse aux antifongiques dépend de la nature du champignon. L'efficacité de la combinaison de l'itraconazole 200 mg/j et de la flucytosine s'avère la meilleure avec un taux de guérison voisin de 50 %. La terbinafine a également été utilisée avec succès.

Phaeohyphomycoses semi-profondes et profondes

Les phaeohyphomycoses sont dues à des Dématiées qui se développent dans les tissus en prenant des aspects levuriformes et filamenteux. Ces infections surviennent partout dans le monde, mais plus particulièrement sous les climats chauds. Un grand nombre de champignons peuvent en être responsables. Les plus fréquents sont *Exophiala jeanselmei*, *Wangiella dermatitidis*, *Alternaria* sp., *Cladosporium* sp., *Curvularia* sp., *Phialophora* sp., *Aureobasidium*, *Dactylaria* et *Drechslera*.

Le kyste phaeohyphomycotique résulte de l'implantation accidentelle du champignon dans la peau, souvent par une écharde de bois. La lésion reste unique, bien encapsulée et asymptomatique. La phaeohyphomycose disséminée est une infection débutant dans les poumons et se généralisant par la suite au cerveau, à la peau et à divers autres organes. Cependant, certaines phaeohyphomycoses cutanées non enkystées sont primaires. La plus classique est l'alternariose survenant chez des individus immunodéprimés. Les lésions sont nodulaires, ou ressemblent à une cellulite granulomateuse ou purulente.

Le kyste phaeohyphomycosique devrait être excisé chirurgicalement. Les traitements médicamenteux sont identiques à ceux de la chromomycose. Ils s'avèrent décevants dans les formes disséminées des phaeohyphomycoses.

Phaeohyphomycoses superficielles

Certaines phaeohyphomycoses sont superficielles et portent les noms de piedra noire, *tinea nigra* et kératite phaeohyphomycotique. Certaines onychomycoses rares dues à *Scytalidium* sp. entrent dans ce cadre.

La piedra noire est caractérisée par des nodules brun noir de 1 à 2 mm de diamètre, très durs et adhérents aux cheveux. L'agent en cause est un champignon noir filamenteux, *Piedraia hortai*. L'affection sévit dans des régions tropicales où elle reste peu contagieuse.

La *tinea nigra* est une infection de la peau glabre, observée le plus souvent aux paumes. Les lésions se manifestent par une ou plusieurs taches, planes, brunes ou noires, pouvant confluer en macules polycycliques. L'infection se limite à la couche cornée. Elle est asymptomatique. Deux champignons noirs filamenteux, *Exophiala werneckii* et *Cladosporium castellanii*, sont à l'origine de cette pathologie, rencontrée sur les cinq continents, surtout dans les régions tropicales et subtropicales.

Eumycétomes

Les eumycétomes, dénommés également mycétomes eumycosiques ou *pied de Madura*, sont des tuméfactions inflammatoires, subaiguës ou chroniques, correspondant à une infection de la peau et des tissus sous-cutanés par des champignons du groupe des Maduromycètes (*Madurella*, *Pseudallescheria*, *Cephalosporium*, *Petriellidium*, *Leptosphaeria*, *Aspergillus*, *Phialophora*, *Neotestudina*, *Curvularia*, *Exophiala*, *Fusarium*, etc.). Les mycétomes représentent une affection dont la zone d'endémie principale se situe dans les régions tropicales et subtropicales sèches et semi-désertiques.

Les lésions consistent en une tuméfaction présentant quelques fistules libérant un matériel sérosanglant contenant des granules (fig. 2.62). Ceux-ci correspondent à des colonies d'agents infectieux. La contamination se fait au travers de la peau suite à un traumatisme par divers végétaux épineux. L'incubation dure de quelques semaines à plusieurs années. La plupart des mycétomes se localisent aux pieds, réalisant le tableau du pied de Madura. La main et d'autres sites cutanés peuvent cependant être atteints. Les nodules se développent dans les tissus mous et envahissent lentement par contiguïté les autres tissus, y compris les os. Ils disséminent rarement le long des trajets lymphatiques et dans les ganglions. Le diagnostic différentiel principal des eumycétomes se pose avec les actinomycétomes, la maladie de Kaposi, des métastases, la lèpre et la tuberculose.

Le traitement antifongique doit être poursuivi plusieurs mois, le plus souvent associé à l'exérèse chirurgicale la moins invalidante possible.

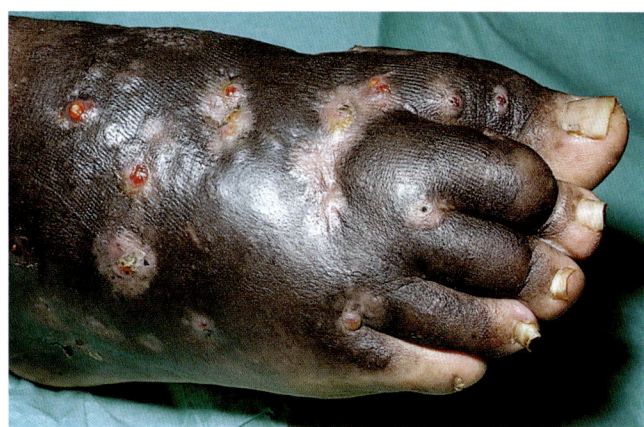

Fig. 2.62 Mycétome eumycosique ou pied de Madura.

Mycoses à champignons dimorphes

Le dimorphisme fongique est défini par une morphologie différente à l'état parasitaire de ce qu'elle est à l'état saprophytique. Ces champignons adoptent une forme levure à l'état parasitaire (± 37 °C) alors qu'ils sont filamenteux en culture (20-25 °C) sur milieu de Sabouraud. Le groupe des mycoses à champignons dimorphes comporte la blastomycose, la coccidioïdomycose, les histoplasmoses, la paracoccidioïdomycose, la pénicilliose et la sporotrichose.

Blastomycose

La blastomycose dite nord-américaine, encore nommée maladie de Gilchrist, est une affection chronique, granulomateuse et suppurative, due à *Blastomyces dermatitidis*. Elle est particulièrement endémique dans certaines régions du continent américain.

Les lésions caractéristiques siègent aux poumons suite à l'inhalation de spores contenues dans le sol. Des lésions cutanées peuvent survenir par dissémination secondaire et plus rarement par inoculation directe. Elles se présentent sous l'aspect d'une papule abcédée voire de nodules végétants et croûteux bordés d'une lisière en relief.

Le diagnostic repose sur la culture et l'examen microscopique mettant en évidence une levure sphérique, de 3 à 25 µm de diamètre, à paroi épaisse et double. Celle-ci peut présenter un bourgeonnement unique à base large.

Le traitement de choix repose sur l'itraconazole à une dose de 200 à 400 mg/j. L'amphotéricine B, si elle est bien tolérée à la dose test de 1 mg IV en 30 à 60 minutes, peut être administrée à une dose de 0,25 à 1 mg/kg/j, en ne dépassant pas 50 mg/j.

Coccidioïdomycose

La coccidioïdomycose, aussi dénommée *Valley fever*, est une affection due à *Coccidioides immitis*. La maladie sévit dans les régions désertiques de l'Amérique du Nord et du Sud.

Le site d'inoculation est le plus souvent pulmonaire et rarement cutané. La peau peut être atteinte sous forme de lésions polymorphes à type de folliculites, de nodules ou de larges plaques papillomateuses ou abcédées. Le diagnostic différentiel doit évoquer une tuberculose ou d'autres mycoses profondes. Cette affection doit être suspectée également devant toute augmentation anormale du volume d'une cicatrice. Le diagnostic différentiel doit être alors établi avec une sarcoïdose ou une sporotrichose. La survenue d'un érythème noueux ou d'un érythème polymorphe n'est pas rare et signe la présence d'une défense immunitaire bénéfique.

L'examen histologique met en évidence de grandes sphérules de 20 à 80 µm de diamètre renfermant de nombreuses endospores de 1 à 4 µm de diamètre, présentes dans les lésions granulomateuses, le pus des abcès ou le matériel d'expectoration.

Histoplasmose américaine

L'histoplasmose, parfois dite «américaine», est due à *Histoplasma capsulatum* var. *capsulatum*. On peut la trouver partout dans le monde, mais elle est particulièrement endémique dans certaines régions intertropicales et au sud des États-Unis. La maladie est contractée par l'inhalation de spores présentes dans le sol souillé de déjections d'oiseaux ou de chauves-souris contaminées. Elle touche des individus de tout âge. L'histoplasmose est considérée comme un marqueur du sida.

L'atteinte cutanéomuqueuse de l'histoplasmose chronique disséminée est granulomateuse, verruqueuse ou ulcérative. Elle peut prendre l'aspect d'une perlèche, d'une gingivite ou d'une ulcération bien limitée du palais ou de la langue. Des lésions cutanéomuqueuses végétantes peuvent également survenir de manière très tardive, parfois 20 ans après une primo-infection silencieuse.

La culture est utile, bien que la différence avec l'histoplasmose africaine par *H. duboisii* ne soit pas possible. L'examen histologique met en évidence des champignons unicellulaires de petite taille (1 à 3 µm de diamètre), soit en amas extracellulaires, soit dans des macrophages mononucléés. Ces éléments doivent être distingués des leishmanies, des toxoplasmes et du *Pneumocystis jirovecii*.

L'itraconazole apparaît être la thérapie de choix à la dose de 100 à 200 mg/j jusqu'à disparition des lésions, puis à 100 mg/j pour terminer 6 mois de traitement.

Histoplasmose africaine

L'histoplasmose africaine à grandes levures est due à *Histoplasma capsulatum* var. *duboisii*. Elle est présente dans les régions chaudes et humides de l'Afrique du Centre-Ouest. Les lésions cutanées, qui sont les plus fréquentes, prédominent au niveau du thorax et de la face. Elles se présentent sous forme de papules hémisphériques, lenticulaires ou ombiliquées, de nodules, d'abcès, d'ulcérations torpides ou de cicatrices avec fistules.

Les lésions ostéoarticulaires ressemblent beaucoup aux atteintes de la tuberculose. On retrouve des gommes et des abcès principalement au niveau des poignets, des genoux, des maxillaires, du crâne, du sternum et des vertèbres. Ces dernières lésions ressemblent à un mal de Pott.

La culture permet d'isoler *H. capsulatum* sans distinguer les variétés *duboisii* (histoplasmose africaine) et *capsulatum* (histoplasmose américaine). En revanche, l'examen histologique de ces champignons dans les tissus infectés permet de les distinguer. *H. duboisii* est plus grand (8 à 15 µm de diamètre) et a souvent un seul bourgeonnement latéral formant une «double cellule». Ce champignon se retrouve au sein de cellules géantes multinucléées.

L'amphotéricine B est efficace à une dose totale de 2 à 4 g administrée en 4 mois. Le kétoconazole et l'itraconazole (200 mg/j) ont également prouvé leur efficacité.

Paracoccidioïdomycose

La paracoccidioïdomycose, ou blastomycose sud-américaine, est causée par *Paracoccidioides brasiliensis*. Elle est endémique dans la plupart des pays d'Amérique latine.

La lésion est habituellement pulmonaire où elle peut rester silencieuse. Les premières manifestations cliniques résultent de la dissémination du champignon dans l'organisme, en particulier au niveau de la muqueuse orale ou pharyngée, de la peau et des ganglions. Les muqueuses sont infiltrées par des plaques blanc jaunâtre parsemées de points hémorragiques qui s'ulcèrent. L'atteinte cutanée est plus fréquente sur la face et le tronc que sur les autres territoires. Elle est polymorphe avec des papules isolées ou groupées, des nodules et des abcès. Les ganglions régionaux sont atteints, augmentent de volume et peuvent devenir suppuratifs. Le système nerveux central, le foie et la rate peuvent être également concernés par la maladie qui devient chronique et évolue vers une issue fatale en quelques mois ou années. Les cellules fongiques sphériques sont très grandes (10 à 60 µm) et multibourgeonnantes.

L'iodure de potassium, le kétoconazole et l'itraconazole sont des thérapies de choix.

Pénicilliose

La pénicilliose à *Penicillium marneffei* est une affection rare, originaire du Sud-Est asiatique. Elle est considérée comme un marqueur du sida. Le sol pourrait être le réservoir de ce champignon.

À partir d'un site d'inoculation pulmonaire, la maladie s'étend à divers organes et peut provoquer des foyers ostéolytiques et une splénomégalie. Les lésions cutanées sont polymorphes. Elles peuvent se présenter sous la forme de pustules, d'ulcères chroniques ou de papules multiples, acnéiformes, ou évoquant l'aspect de molluscum contagiosum (fig. 2.63).

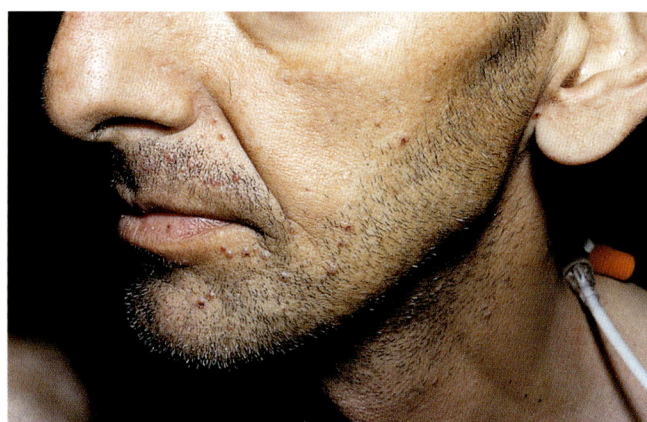

Fig. 2.63 Pénicilliose à *Penicillium marneffei*.

L'affection réagit relativement bien à une cure d'amphotéricine B, pour une dose totale de 40 mg/kg. L'itraconazole, 200 mg/j *per os*, s'avère cependant plus efficace et devrait être le traitement de première ligne.

Sporotrichose

La sporotrichose est due à *Sporothrix schenckii*. Elle existe partout dans le monde, mais est endémique dans certaines régions rurales des zones subtropicales et tropicales. La contamination se fait par voie cutanée à la suite d'un traumatisme et d'un contact avec des animaux ou des végétaux porteurs de spores. La maladie touche principalement certains milieux professionnels comme les cultivateurs, les bûcherons, les vétérinaires et les mineurs.

Trois types de sporotrichose sont individualisés : la sporotrichose cutanée isolée, la forme cutanéolymphatique et la forme disséminée. Après une période d'incubation de quelques jours à environ 3 semaines, un chancre d'inoculation apparaît. La lésion initiale peut rester unique et prendre un aspect verruqueux ou de pyodermite chronique. Elle peut aussi ressembler à un botryomycome. Dans la forme évolutive la plus fréquente, de type cutanéolymphatique, des nodules (gommes) secondaires se développent en direction centripète le long de trajets lymphatiques. Une adénite est possible. D'autres variantes existent et, parmi elles, l'augmentation anormale de volume d'une cicatrice. La forme disséminée est rare et se manifeste par le développement d'abcès sous-cutanés et de lésions viscérales et osseuses.

Le diagnostic est facilement obtenu par la culture. Les lésions cutanées répondent en général bien à l'iodure de potassium, mais des doses élevées et un traitement prolongé sont nécessaires, avec leur cortège d'effets indésirables. L'itraconazole a été utilisé avec succès à une dose de 100 à 400 mg/j et représente donc la médication de choix. Les nouvelles générations d'antifongiques peuvent être également envisagées [2].

Hyalohyphomycoses

Les hyalohyphomycoses sont dues à des champignons filamenteux non dermatophytiques et non pigmentés. L'aspergillose et la fusariose sont les deux hyalohyphomycoses cutanées les plus représentatives.

Aspergillose

Si l'aspergillose cutanée secondaire a été longtemps considérée comme rarissime, sa prévalence augmente avec le développement des infections opportunistes chez les immunodéprimés. En particulier, la plupart des infections cutanées à *A. fumigatus* surviennent chez des patients neutropéniques ou comme complication d'un traitement immunosuppresseur prolongé, notamment chez les sujets transplantés d'organes.

Tout le revêtement cutané et les muqueuses peuvent être atteints. Il s'agit le plus souvent de nodules inflammatoires qui peuvent s'ulcérer. Des maculopapules et des pustules ont été occasionnellement rapportées. Chez les individus sévèrement immunodéprimés, le caractère inflammatoire des lésions peut être absent.

L'atteinte aspergillaire primaire de la peau fait suite à des inoculations accidentelles, iatrogènes par cathétérisme ou par plaie chirurgicale, voire par pansement occlusif. Les lésions sont le plus souvent uniques, bien qu'une atteinte multifocale uniquement cutanée soit possible. Un traitement par itraconazole à la dose de 200 à 400 mg/j peut être proposé avec succès dans les aspergilloses [5]. Le voriconazole, le posaconazole, le ravuconazole et la caspofungine sont les nouveaux venus dans cet armamentum thérapeutique [4].

Fusariose

Les *Fusarium* sont des micro-organismes du sol qui peuvent s'avérer ou devenir des agents opportunistes infectant des ulcères ou des brûlures. Ils sont responsables de kératites, d'onychomycoses et, de manière exceptionnelle, de granulomes localisés. Parfois encore, ils sont isolés d'eumycétomes (*cf. supra*). Chez le patient immunodéprimé ou en aplasie médullaire, une infection profonde ou disséminée peut survenir. Les pathogènes principaux sont *F. oxysporum*, *F. solani* et *F. moniliforme*.

La présentation clinique est variable selon qu'il s'agit d'une atteinte primaire de la peau ou d'une dissémination avec fongémie. Les lésions primaires consistent en un empâtement érythémateux, douloureux qui modifie l'aspect antérieur d'une brûlure, d'un ulcère chronique ou d'une autre plaie. Les localisations secondaires à une forme systémique se manifestent par des infarcissements et des abcès multiples de la peau et de viscères comme les reins, les poumons, la rate et le cerveau. La mortalité reste élevée en raison de la combinaison des dégâts causés par la mycose et l'état préalable souvent débilité du patient. Le voriconazole et le pramiconazole sont actifs contre les *Fusarium* [4].

Mucormycoses, phycomycoses

Ce groupe de maladies est le reflet d'infections par des Zygomycètes-Phycomycètes. Il comporte les mucormycoses, les entomophthoromycoses et la rhinosporidiose. Le terme de mucormycose remplace actuellement celui de zygomycose, utilisé comme synonyme.

Mucormycoses

Les mucormycoses sont des infections opportunistes cosmopolites dues aux Mucorales. *Rhizopus* sp., particulièrement *R. oryzae* et *R. microsporus* var. *rhizopodiformis*, sont les agents le plus souvent responsables des mucormycoses. D'autres sont également parfois identifiés : *Absidia, Mucor, Rhizomucor, Saksenaea, Mortierella, Cunninghamella, Syncephalastrum*, etc.

Plusieurs présentations cliniques existent, dont la forme rhino-orbito-cérébrale est la plus classique. Elle touche préférentiellement les diabétiques en acidose et les patients traités pour une hémopathie maligne. Des atteintes bronchopulmonaires, intestinales et rénales sont également possibles. La mucormycose cutanée primaire se déclare chez des diabétiques, au niveau de brûlures et en cas d'effraction cutanée couverte d'un pansement contaminé. Il s'agit le plus souvent de *R. oryzae*. Chez les dialysés rénaux et les patients atteints d'hémochromatose, l'emploi de déféroxamine s'avère être un facteur favorisant l'apparition et l'extension de la maladie. Il favorise en effet le développement de *Rhizopus*, le plus souvent de type *microsporus* et, en outre, il antagonise l'activité de l'amphotéricine B.

La culture est le meilleur moyen d'identifier le champignon. L'examen histologique révèle des hyphes pléomorphes, d'une largeur variable de 5 à 25 µm et à paroi mince. Elles forment des embranchements orthogonaux, ont une tendance à envahir les vaisseaux, à induire des thromboses et à disséminer des embols fongiques dans d'autres organes.

L'amphotéricine B est la seule médication qui soit douée d'une activité dans les mucormycoses.

Entomophthoromycoses

Les entomophthoromycoses sont des infections typiquement tropicales dues à des entomophthorales qui sont surtout des champignons parasites d'insectes. Parmi ces entomophthorales, les genres *Basidiobolus* et *Entomophthora* contiennent chacun une espèce pathogène pour l'homme et respectivement responsable de la basidiobolomycose et de la conidiobolomycose.

Basidiobolomycose. Cette affection est due à *Basidiobolus haptosporus*, moisissure saprophyte des déjections des lézards et des batraciens contaminés en mangeant des insectes infectés. La maladie touche les jeunes ruraux et se traduit par des tuméfactions dermo-hypodermiques fermes, très nettement circonscrites, généralement froides et indolores, devenant chaudes et douloureuses lors des poussées. Ces tuméfactions intéressent électivement les membres et le bas du tronc. L'évolution est chronique et la guérison spontanée est fréquente au prix de cicatrices scléroatrophiques importantes. La chirurgie a une place de choix pour les lésions de petite taille. L'association d'iodure de potassium et de cotrimoxazole en 2 prises quotidiennes de 14 mg/kg apporte souvent une amélioration clinique ou une guérison. Le kétoconazole et l'itraconazole sont également très efficaces.

Conidiobolomycose. La conidiobolomycose, ou rhinophycomycose, est une affection due à *Conidiobolus coronatus* qui est un saprophyte de la végétation en décomposition. Elle se retrouve principalement dans des pays tropicaux humides. L'infection débute par une atteinte de la muqueuse nasale et se manifeste par une obstruction narinaire. Par la suite, l'extension de la maladie se limite aux tissus cutanéomuqueux du nez, au pharynx, aux joues, aux sourcils et à la lèvre supérieure. L'issue peut être fatale par dysphagie et obstruction laryngée. Les examens histologiques révèlent un aspect identique à celui de la basidiobolomycose. La culture permet l'identification de *C. coronatus*.

Rhinosporidiose

La rhinosporidiose est une affection due à *Rhinosporidium seeberi*. Elle sévit en région subtropicale et tropicale, principalement dans le sous-continent indien. La transmission se fait probablement par le milieu aquatique. Les lésions siègent le plus souvent au niveau du nez, du palais ou du nasopharynx. Les conjonctives, les lèvres, les oreilles, le visage, les organes génitaux, le rectum sont plus rarement atteints. La présentation clinique est celle de polypes mous, de couleur rose à pourpre, pédonculés, papillomateux ou verruqueux, saignant facilement. Des épistaxis et une dyspnée d'occlusion sont fréquemment rapportées. L'examen histologique met en évidence de larges sporanges dont le diamètre varie entre 0,3 et 3 mm. Ces cellules fongiques renferment de multiples endospores de 6 à 7 µm de diamètre. Ce parasite ne peut être cultivé. Le diagnostic différentiel doit évoquer des condylomes viraux et des verrues virales.

Lobomycose

La lobomycose, encore nommée blastomycose chéloïdienne, est une affection rare, rencontrée en Amérique centrale et du Sud, causée par *Loboa loboi*. Cette affection est purement cutanée, chronique et indolente. Elle débute par une papule qui peut évoluer lentement pour prendre un aspect nodulaire chéloïdien, de couleur variable. La tête et les membres sont les sites de prédilection. La lésion initiale est suivie d'autres qui se développent à distance, probablement par dissémination lymphatique. Des adénopathies locorégionales sont cependant peu fréquentes. Le diagnostic est histologique, car les méthodes de culture s'avèrent classiquement inopérantes. Les éléments fongiques sont très nombreux dans le granulome histiocytaire intradermique. Ils se présentent sous un aspect arrondi à paroi épaisse, et forment des chaînettes où les cellules fongiques de 1 à 12 µm de diamètre sont unies par des ponts très étroits. Les antifongiques sont classiquement inefficaces. Seule la chirurgie est curative lorsqu'elle peut être menée sur des lésions limitées en taille et en extension.

RÉFÉRENCES

1. Lupi O. et coll., *J Am Acad Dermatol.* 2005, *53*, 931.
2. Gonzalez Santiago T.M. et coll., *J Am Acad Dermatol.* 2014, *71*, 293.
3. Henn A. et coll., *Scand J Infect Dis.* 2014, *46*, 231.
4. Petrikkos G. et coll., *Int J Antimicrob Agents.* 2007, *30*, 108.
5. Piérard G.E. et coll., *Exog Dermatol.* 2004, *3*, 144.

2-4 Parasites et arthropodes

Gale acarienne humaine

O. Chosidow

Épidémiologie

Maladie ectoparasitaire due à un acarien *Sarcoptes scabiei*, la gale est transmise dans l'immense majorité des cas par contact interhumain direct [1]. En effet, le sarcopte responsable est un parasite humain obligatoire, sa durée de survie en dehors de l'homme est brève, de l'ordre de 1 à 2 jours. L'acarien femelle adulte a une bonne mobilité pour des températures de 25 à 30 °C ; en dessous de 20 °C, il est immobile et meurt rapidement ; au-dessus de 55 °C, il est tué en quelques minutes. Sa taille est de l'ordre de 0,4 mm de long, il n'est en général pas visible à l'œil nu. La transmission interhumaine nécessite donc des contacts intimes, prolongés (« peau à peau », relations sexuelles, contacts parents-enfants, etc.). La gale est considérée comme une maladie sexuellement transmissible. En raison de la fragilité de l'acarien en dehors de son hôte humain, la contamination indirecte par la literie ou les vêtements infestés est une éventualité beaucoup plus rare. Le contact infestant résulte habituellement de la transmission d'un acarien adulte femelle fécondé, la contamination par des formes parasitaires immatures est très rare. La durée du cycle parasitaire est de l'ordre de 20 jours avec une mortalité parasitaire importante ; la population de femelles adultes logées dans des sillons de la couche cornée est faible et comporte entre 5 et 10 individus.

Il existe à la fois des cas sporadiques et des épidémies survenant en particulier dans des foyers de personnes âgées souvent grabataires. Ces dernières peuvent être atteintes de gales hyperkératosiques ou profuses très contagieuses pour le personnel soignant et les autres pensionnaires des foyers.

Dans les pays en développement, la gale constitue un problème de santé publique à la fois en raison du caractère épidémique et des complications rénales de l'impétigo. À ce titre, en 2014, la gale a été ajoutée par l'OMS à la liste des maladies tropicales négligées [2].

En dehors de l'acarien étroitement adapté à l'homme (*Sarcoptes scabiei* var. *hominis*), il existe de nombreuses *espèces adaptées à l'animal* d'appartement (chat, chien) et d'élevage (porc). La transmission de ces gales acariennes à l'homme est possible mais exceptionnelle en raison de l'adaptation étroite de chaque variété à son hôte. En cas de contamination, les manifestations cliniques sont fugaces, caractérisées par un prurit avec des lésions de grattage et une guérison spontanée en l'espace de quelques jours (*cf. infra*). Les diverses variétés de sarcoptes sont morphologiquement très proches et l'on a émis récemment l'hypothèse que les animaux constituent en réalité le réservoir de parasites et que certaines variétés animales étaient capables de se réadapter à l'homme.

Clinique

La période d'incubation dure en moyenne 3 semaines en cas de primo-infestation, elle est beaucoup plus brève, de l'ordre de 1 à 3 jours en cas de réinfestation [1].

La gale se caractérise par un signe subjectif important : le prurit. Celui-ci, au début, peut être localisé aux régions interdigitales, aux fesses. Le plus souvent, il s'agit d'un prurit généralisé à recrudescence nocturne et épargnant le visage. L'interrogatoire permet d'établir le caractère conjugal ou familial du prurit.

L'éruption de la gale a une topographie évocatrice et s'accompagne d'un signe spécifique à rechercher soigneusement : le sillon scabieux (fig. 2.64).

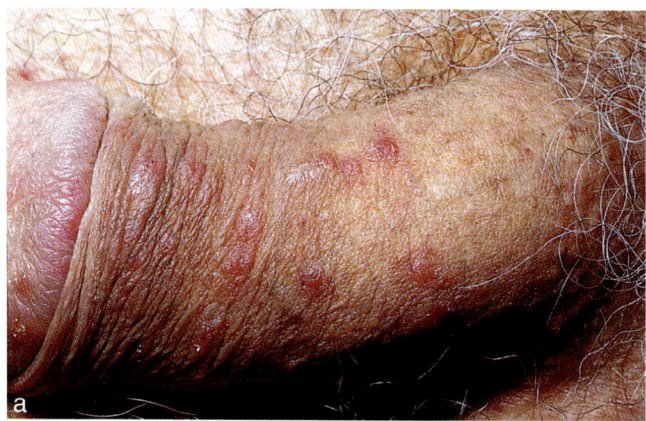
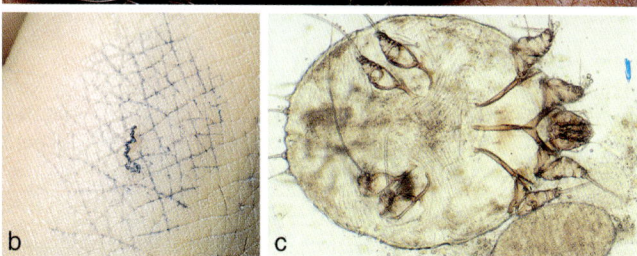

Fig. 2.64 Gale acarienne.
a. Lésions papuleuses et sillon sur le fourreau de la verge. b. Test à l'encre révélant le sillon scabieux. c. *Sarcoptes scabiei* var. *hominis* ; acarien femelle à côté de son œuf.

Aspects typiques

Le sillon scabieux est une petite lésion sinueuse, filiforme de quelques millimètres de long. Il correspond au trajet de l'acarien femelle dans la couche cornée de l'épiderme ; le sillon s'observe surtout aux régions interdigitales des mains et sur les faces antérieures des poignets ; il est plus facile à voir chez les sujets à hygiène très défectueuse, car il peut être souligné par la crasse. À l'une des extrémités du sillon, on peut parfois voir une discrète surélévation de la taille d'une tête d'épingle, c'est l'éminence acarienne. Elle correspond à la position de la femelle adulte. Le reste du sillon est occupé par les œufs pondus.

Les vésicules perlées sont de petites élevures miliaires, translucides reposant sur une base érythémateuse et siégeant volontiers dans les espaces interdigitaux. Leur signification n'est pas claire, elles n'hébergent pas de formes adultes ni immatures d'acariens. Les signes aspécifiques de la gale peuvent être importants et égarer le diagnostic ; il s'agit de lésions de grattage en stries linéaires, de lésions excoriées, de lésions surinfectées et croûteuses (« tout impétigo de l'adulte est une gale jusqu'à preuve du contraire ») réalisant un ensemble assez polymorphe.

La **topographie** de l'éruption est évocatrice. Les lésions touchent, en effet, les espaces interdigitaux des mains, la face antérieure des poignets, les coudes, l'emmanchure antérieure, la région ombilicale, le sommet de la courbure des fesses, la face interne des cuisses. Le visage et le cou sont en règle épargnés, le dos est souvent moins atteint que les autres régions du corps. Le cuir chevelu peut être touché, expliquant qu'il faut le traiter systématiquement lorsqu'on utilise un produit scabicide local.

Chez l'homme, un autre signe fondamental est le chancre scabieux. Il s'agit de lésions papuleuses, parfois excoriées, très prurigineuses siégeant dans la région génitale (verge, scrotum).

Chez la femme, le prurit bilatéral du mamelon et de l'aréole mammaire avec lésions excoriées ou croûteuses est un signe évocateur.

Formes cliniques

Gale des « gens propres ». Les signes spécifiques sont très discrets, la surinfection souvent absente. L'anamnèse, l'existence de chancres scabieux seront des éléments précieux d'orientation.

Gale du nourrisson. Elle se caractérise, en plus de signes déjà mentionnés, par l'existence d'une éruption vésiculopustuleuse palmoplantaire et des sillons de même localisation. L'atteinte du visage est possible. L'éruption est parfois très importante au voisinage du creux axillaire avec présence de lésions papulonodulaires réalisant des nodules scabieux. Une étude a pu notamment montrer un délai diagnostique long (supérieur à 2 mois), un prurit dans moins de 50 % des cas [3].

Gale profuse. Elle est caractérisée par la spécificité floride et étendu de l'éruption cutanée, par sa survenue chez des sujets immunodéprimés, en particulier par le VIH, et un nombre important de parasites. Le prurit est présent, le cuir chevelu peut être touché [1]. Une corticothérapie locale ou générale est souvent en cause.

Gale hyperkératosique généralisée. Il s'agit de gales caractérisées par l'absence possible de prurit et une prolifération parasitaire extraordinaire. Du point de vue clinique, le tableau est celui d'une érythrodermie hyperkératosique avec onyxis. Elles sont très contagieuses et responsables d'épidémies dans les hôpitaux ou les collectivités de personnes âgées.

Gale hyperkératosique localisée. Elle touche le cuir chevelu, les ongles, la plante des pieds. Souvent méconnue, elle peut persister après traitement d'une gale ordinaire et être à l'origine de rechutes. Elle est également favorisée par l'immunodépression, parfois purement locale (p. ex. dermocorticoïdes pour une dermite séborrhéique du cuir chevelu).

Gale bulleuse. Elle est exceptionnelle et simule la pemphigoïde.

Diagnostic

Diagnostic positif

Il est habituellement facile et repose sur :
– *la notion d'un prurit* à recrudescence nocturne, épargnant le visage, et l'existence d'une atteinte familiale ou conjugale ;
– *la topographie caractéristique* de l'éruption et la mise en évidence de *sillons* ;
– *la mise en évidence de l'acarien.* Sa recherche devrait être systématique, même si la sensibilité de l'examen est moyenne (la sensibilité est opérateur-dépendante et augmente en multipliant les sites de prélèvements). La dermoscopie permet d'orienter le prélèvement parasitologique et d'en améliorer ainsi sa sensibilité (fig. 2.65) (*cf.* chapitre 1). La microscopie confocale, d'utilisation encore limitée, donne des images remarquables [4].

Fig. 2.65 Image dermoscopique de gale.

La biologie n'est pas spécifique. On pourra noter l'existence d'une discrète éosinophilie sanguine.

Diagnostic différentiel

La pédiculose corporelle a une éruption clinique et topographique différente (*cf. infra*) et le parasite est facilement trouvé dans les vêtements.

Les gales acariennes animales, dues à des variétés de *Sarcoptes scabiei* d'origine animale, donnent le plus souvent une dermatose prurigineuse transitoire sans sillons caractéristiques. Le diagnostic repose sur la découverte de l'acarien responsable chez l'animal, il en existe environ 40 variétés, chacune étroitement adaptée à son hôte [3]. Des acariens appartenant à des familles différentes (*Cheyletiella parasitovorax* et *yasguri*, *Notoedres canis*) provoquent chez les chats et les chiens une dermatose desquamative, dorsolombaire pour *Cheyletiella* et des lésions croûteuses des oreilles et des pattes pour *Notoedres*. La pullulation parasitaire est importante chez l'animal et les acariens transmis à l'homme sont responsables de prurits localisés ou généralisés pouvant être durables en l'absence de traitement de l'animal [3]. D'autres acariens, parasites des poules ou des pigeons (*Dermanyssus gallinae*), du serpent (*Ophyonyssus natricus*), de la farine (*Tyrophagus putrescenciae*, *Glyciphagus destructor*), sont plus rarement en cause et leur identification nécessite un entomologiste averti.

La gale onchocerquienne avec son prurit féroce et ses lésions de grattage sera évoquée devant un sujet originaire d'un pays d'endémie, sur la découverte de nodules hypodermiques et de microfilaires dermiques.

L'acropustulose infantile (*cf.* chapitres 11 et 18), survenant surtout chez les enfants noirs ou asiatiques, correspond dans certains

Maladies infectieuses

Parasites et arthropodes

Poux de tête. Les insecticides constituent encore le traitement de référence : malathion ou dérivé des pyrèthres (perméthrine, etc.). Le lindane n'est plus disponible dans de nombreux pays d'Europe. Les lotions doivent être privilégiées par rapport aux shampoings (concentration insuffisante de produits insecticides, favorisent la résistance, etc.). Les sprays sont formellement contre-indiqués (pronostic vital mis en jeu) en cas d'asthme ou d'antécédents de bronchite dyspnéisante. Une deuxième application d'insecticide est systématique entre J7 et J12 pour tuer les lentes écloses dans l'intervalle (mauvaise action lenticide des insecticides).

La résistance aux insecticides a été documentée en France dès le début des années 1990 (existe également aux États-Unis, Royaume-Uni, Israël, Argentine, Australie, etc.) [5]. Elle concerne tous les insecticides. En ce qui concerne les dérivés des pyrèthres, elle est liée à des mutations qui entraînent une résistance à son action neurotoxique [6]. La résistance génétique n'est pas toujours synonyme de résistance clinique [7] qui être suspectée en cas de présence de poux vivants dès le lendemain de l'application. Il faut alors de changer de classe pharmacologique (p. ex. malathion en remplacement d'un dérivé des pyrèthres). Il existe des cas où les poux sont résistants à tous les insecticides.

Des méthodes alternatives ont été développées. L'ivermectine orale à la dose de 400 µg/kg répétée à J7 est supérieure à 2 applications de malathion chez des sujets suspects de résistance aux insecticides [8] ; il s'agit cependant d'un traitement hors AMM. Le triméthoprime-sulfaméthoxazole sur 3 jours devrait être formellement contre-indiqué en raison d'un mauvais rapport bénéfice/risque. La technique de peignage humide avec démêlant (*bug busting*) est largement utilisée au Royaume-Uni mais n'a peut-être pas l'efficacité aussi importante que celle revendiquée par certains auteurs. Les techniques d'asphyxie ou de déshydratation des poux (lotion à la diméticone, huiles de coco, huiles essentielles, etc.) constituent des alternatives largement utilisées en pratique mais dont l'efficacité mériterait d'être évaluée par des essais thérapeutiques non critiquables [9]. Aux États-Unis, d'autres molécules sont disponibles dont l'ivermectine locale mais le taux d'efficacité après une seule application et le risque d'émergence de résistances en modulent l'intérêt [10, 11].

La décontamination des draps, bonnets ou autres vêtements lavables nécessite un lavage à 50 °C pour être certain de tuer poux et lentes. Un insecticide du commerce ou un sac occlus peut être utilisé en alternative.

Poux de corps. Ils nécessitent la désinfection des vêtements et de la literie. On peut utiliser soit le poudrage avec un insecticide adapté laissé en contact 12 heures dans un sac en plastique, soit un lavage à une température d'au moins 50 °C.

Phtiriase. Elle peut être traitée par le rasage qui élimine les lentes, associé à un antiparasitaire d'usage local (malathion ou pyréthrine). Si le rasage n'a pas été fait, il est prudent de répéter le traitement 8 jours après. Il existe différentes méthodes pour traiter la phtiriase ciliaire : ablation mécanique des lentes et des adultes, vaseline simple (par étouffement), perméthrine à 1 % ; l'ivermectine orale a même été proposée dans quelques cas.

RÉFÉRENCES

1. Chosidow O., *Lancet.* 2000, *355*, 819.
2. Bouvresse S. et coll., *Comp Immunol Microbiol Infect Dis.* 2011, *34*, 475.
3. Brouqui P. et coll., *NEJM.* 1999, *340*, 184.
4. Dholakia S. et coll., *Sex Transmis Dis.* 2014, *41*, 388.
5. Chosidow O. et coll., *Lancet.* 1994, *344*, 1724.
6. Yoon K.S. et coll., *Arch Dermatol.* 2003, *139*, 994.
7. Bouvresse S. et coll., *JAAD.* 2012, *67*, 1143.
8. Chosidow O. et coll., *N Engl J Med.* 2010, 896.
9. Do-Pham G. et coll., *J Invest Dermatol.* 2014, *134*, 628.
10. Pariser D. et coll., *N Engl J Med.* 2012, *367*, 1687.
11. Chosidow O. et coll., *N Engl J Med.* 2012, *367*, 1750.

Lésions cutanées dues aux arthropodes, piqûres d'insectes

J.-J. Morand

Aspects cliniques

Piqûres

Toute piqûre d'arthropode (insecte ou acarien) peut entraîner, aux points de ponction, l'apparition d'une papule érythémateuse parfois centrée par un point hémorragique. Ces réactions locales résultent de l'injection de substances irritantes contenues dans la salive ; elles peuvent également traduire l'existence d'une sensibilisation allergique aux composants antigéniques de la salive pouvant s'exprimer par une réaction urticarienne œdémateuse immédiate et surtout par une réaction d'hypersensibilité retardée de type prurigo, notamment prurigo aigu dit « strophulus ». Il survient surtout chez les jeunes enfants et se manifeste par des lésions érythémateuses et papuleuses ou des lésions papulo-vésiculeuses, voire bulleuses au niveau des jambes. Elles sont toujours très prurigineuses et s'accompagnent de suintement et d'excoriations dues au grattage. La topographie du prurigo est ubiquitaire et dépend des habitudes de l'arthropode piqueur (*cf.* chapitre 20-3). Les réactions importantes sont plus fréquentes chez l'atopique, en cas d'hémopathie lymphoïde et lors d'immunodépression notamment lors d'infection par le VIH. Les principales complications sont représentées par la surinfection des lésions (impétigo, dermo-hypodermite bactérienne, etc.) mais la gravité de ces piqûres relève surtout du caractère potentiellement vectoriel de l'insecte (tableau 2.26).

Thérapeutique : poux de tête

1re intention
Lotion au pyrèthre ou au malathion (durée et quantité selon les recommandations).

2e intention
En cas de suspicion de résistance aux insecticides (présence de poux vivants à J1), changer de classe pharmacologique (p. ex. passer d'un dérivé des pyrèthres au malathion ou réciproquement).

Alternatives
Techniques mécaniques ou chimiques (lotion à la diméticone, *bug busting*, etc.).

Commentaire
En raison de foyers de résistance, les stratégies thérapeutiques de prise en charge de la pédiculose, notamment en collectivité, devraient être adaptées à la nature de cette résistance. L'ivermectine orale est hors AMM et ne pourrait être envisagée qu'en dernier recours après consultation médicale et échec constaté de toutes les possibilités thérapeutiques.

2-4 Maladies infectieuses

Parasites et arthropodes

Tableau 2.26 Caractéristiques des piqûres d'arthropodes et maladies transmises

Arthropodes vecteurs	Type de piqûre	Maladie transmise
Moustiques : femelles hématophages		
Anopheles	Crépuscule et nuit Peu douloureuse	Paludisme Filarioses lymphatiques
Aedes, *Culex*, *Mansonia*	Diurne ou nocturne Douloureuse	Arboviroses Filarioses lymphatiques
Phlébotomes : femelles hématophages		
Phlebotomus	Crépuscule Douloureuse	Leishmanioses Arboviroses Bartonellose
Simulie : femelle hématophage		
Simulium	Diurne Douloureuse secondairement	Onchocercose
Taon : femelle hématophage		
Chrysops	Diurne Très douloureuse	Filariose Loa Loa Tularémie
Mouche Tsé-Tsé : mâle et femelle hématophages		
Glossina	Diurne Chancre d'inoculation	Trypanosomiase africaine
Réduve : mâle et femelle hématophages		
Triatoma	Nocturne Peu douloureuse	Trypanosomiase américaine
Tiques		
Rhipicephalus sanguineus Divers	Fièvre boutonneuse méditerranéenne (*Rickettsia conori*) Fièvre Q Fièvres à tiques de l'Ancien Monde Fièvre pourprée du Nouveau Monde	
Ixodes (*ricinus*, *dammini*) et Autres	Borréliose de Lyme (*Borrelia burgdorferi*) Arboviroses, babébiose, anaplasmose (ehrlichiose), tularémie	
Thrombiculidés		
Thrombicula akamushi	Typhus des broussailles (*Rickettsia tsutsugamushi*)	
Puces		
Xenopsylla cheopis	Typhus murin (*Rickettsia mooseri*)	
X. cheopis, *Pulex irritans*	Peste	
Poux		
Divers	Bartonelloses/rickettsioses (typhus exanthématique, fièvre des tranchées)	

Piqûres de moustiques. Elles se situent généralement sur les régions découvertes ; la douleur n'est pas systématique lors de la piqûre et est fonction du type de moustique ; le prurit survient avec un délai et une intensité variables, fonction également de la variété d'insecte, du quantum de salive injectée, de la topographie et du terrain immunitaire du sujet piqué. Les anophèles piquent principalement le soir et durant la nuit et sont les agents vecteurs du paludisme, première cause de mortalité d'origine infectieuse dans le monde. Les aedes, les culex piquent surtout le jour et peuvent transmettre de nombreuses infections (arboviroses, filarioses lymphatiques, etc.).

Piqûres d'acariens. Il s'agit plus d'une migration intraépidermique que de piqûres. La gale humaine ou scabiose due à *Sarcoptes scabiei* est la plus fréquente, se caractérise par une transmission interhumaine, une topographie et une symptomatologie assez évocatrices. Mais il existe

Maladies infectieuses

Parasites et arthropodes

d'autres types d'acariens pouvant infester l'homme : il s'agit de **gales animales** (chien, chat, rongeurs, oiseaux notamment à *Cheyletiella parasitovorax, yazsgui, blakei* **ou dites végétales** (contaminant le foin, la paille, les céréales) ou bien domiciliaires [1]. On décrit de véritables épidémies humaines aux **acariens du pigeon** (*Dermanyssus gallinae*) lors de rassemblements populaires au contact de grandes populations de volatiles parasités. On ne retrouve pas la topographie aux organes génitaux ou aux espaces interdigitaux, typique de gale humaine. Les sarcoptes sont plus difficilement visibles au dermoscope car plus petits. La symptomatologie n'a pas de spécificité et les malades sont parfois qualifiés de parasitophobes, d'où l'importance d'une enquête entomologique soigneuse notamment au domicile des patients. Des éruptions interprétées tantôt comme une lymphangite, tantôt comme une dermatose rampante, ont récemment été rapportées aux **piqûres d'un acarien parasite des coléoptères du bois *Pyemotes ventricosus*** dans le sud de la France [2] : elles se traduisent par de petites plaques se prolongeant par un érythème linéaire (signe de la comète). Les **aoûtats**, larves hexapodes hématophages de *Trombicula autumnalis*, provoquent durant l'été ou à l'automne un prurigo localisé aux plis et aux points de striction des vêtements.

Piqûres de tiques. Elles passent le plus souvent inaperçues car elles sont généralement indolores et ne génèrent pas de prurit, ce qui explique le délai avant que la tique, une fois gorgée de sang, ne soit découverte. En France, elles sont susceptibles de transmettre la fièvre boutonneuse méditerranéenne (*Rickettsia conori*) qui se traduit typiquement par une escarre d'inoculation, lésion indolore recouverte d'une croûte noirâtre adhérente, comportant parfois une note purpurique périphérique ou un tracé lymphangitique. La tique *Ixodes ricinus* est responsable de l'inoculation des borrélioses, notamment de la maladie de Lyme (*Borrelia burgdorferi*) (*cf.* chapitre 2-2). La piqûre par la tique molle *Argas reflexus* peut entraîner une réaction anaphylactique grave.

Piqûres de puces. Elles se manifestent par des lésions papuleuses ou papulovésiculeuses siégeant sur les régions couvertes avec souvent un groupement linéaire des lésions. La puce de l'homme (*Pulex irritans*) est moins souvent en cause que les puces du chat, du chien, des poules (*Ctenocephalides canis*, *felix*, *gallinae*). Les puces sont vectrices de nombreuses maladies dont la peste.

Piqûres de punaises. Elles surviennent surtout la nuit sur les parties découvertes du corps. *Cimex lectularius* (rencontrés dans les régions tempérées et subtropicales) et *Cimex hemipterus* (en région tropicale), ou punaises de lit, sont des hématophages nocturnes dont la salive contient un anticoagulant et un anesthésique, ce qui rend leur piqûre initialement indolore. Les lésions cutanées ont typiquement une disposition linéaire avec un aspect urticarien centré par un point hémorragique pouvant évoluer vers des papules voire des bulles, régressant en quelques semaines en laissant parfois des séquelles pigmentaires. Il existe un prurit féroce qui est matinal et s'améliore dans la journée. La notion d'un changement de lieu de couchage, la découverte de déjections à l'odeur désagréable sur le matelas permettent d'évoquer l'infestation [3].

Piqûres par triatome. Elles sont à l'origine de la trypanosomiase américaine ou maladie de Chagas due à *Trypanosoma cruzi*. L'infection est généralement contractée dans l'enfance. La phase aiguë est rarement symptomatique mais peut être révélée par un œdème bi-palpébral unilatéral, le signe de Romana, quasi pathognomonique en zone endémique (du Mexique à l'Argentine en passant par la Guyane française). Un tiers des patients infectés développeront une maladie chronique affectant principalement le myocarde et le tractus digestif. Des cas d'importation sont aujourd'hui décrits en Europe.

Lésions secondaires aux piqûres

Lésions secondaires à des substances vésicantes contenues dans l'hémolymphe. Rare en France, parfois « épidémique » sous les tropiques, cette dermatite vésiculobulleuse parfois nécrotique, douloureuse, résulte de l'écrasement de l'arthropode sur la peau (*cantharides, paederus*) [4]. On l'évoque sur l'aspect figuré des lésions et la sensation de brûlure persistante.

Lésions secondaires à des substances toxiques sécrétées par les écailles ou les poils. La dermite des chenilles processionnaires ou la papillonite en Guyane se traduisent initialement par une éruption eczématiforme prédominant aux régions exposées, peuvent comporter une réaction œdémateuse surtout faciale et une atteinte muqueuse parfois sévère à type de conjonctivite ; secondairement elles peuvent se compliquer d'une lichénification ou d'un prurigo persistant [5].

Lésions dues à des substances toxiques émises par les glandes anales ou coxales. Ces substances sont parfois projetées à distance par les araignées et provoquent des dermites irritatives. Les fèces des blattes constituent des allergènes puissants aéroportés pouvant induire un eczéma ou plus rarement une urticaire.

Lésions dues à des piqûres venimeuses. Il s'agit des piqûres d'abeilles, de guêpes ou de frelons donnant des accidents locaux douloureux et œdémateux et, en cas de piqûres multiples, une toxicité générale. Il existe des sensibilisations anaphylactiques à ces venins, responsables d'accidents graves et de morts subites. Les piqûres de scorpions (arachnides) sont rares en France et sont le fait de *Buthus occitanus* ; l'envenimation se limite à une douleur parfois intense ; il n'y a pas d'œdème locorégional ni de nécrose ou des signes généraux contrairement aux piqûres de chactoïdes.

Lésions dues aux morsures venimeuses. En France, ce sont principalement les araignées (arachnides) qui sont en cause ; la veuve noire à treize points (*Latrodectus mactans*) est responsable des envenimations les plus graves mais elles demeurent exceptionnelles [6] ; les morsures multiples de *Segestria florentina* sont bien plus fréquentes et se traduisent par des macules érythématopurpuriques douloureuses disposées linéairement et d'évolution parfois nécrotique. On décrit depuis quelques années des réactions à type de *pyoderma gangrenosum* notamment après morsure de Loxosceles y compris en France [7].

Lésions dues à un parasitisme de l'arthropode ou de sa larve. Il s'agit des myiases, de la tungose ou puce chique (*cf. infra*).

Traitement et prévention

Le traitement des réactions cutanées eczématiformes aux piqûres ou morsures d'arthropodes n'est pas spécifique et comporte des émollients, des dermocorticoïdes et des antihistaminiques volontiers sédatifs lors de prurit insomniant. Le prurigo aux acariens peut parfois bénéficier d'un traitement complémentaire par ivermectine selon les mêmes modalités que la scabiose. Lors d'envenimation par les arthropodes sévissant en France métropolitaine, il n'existe pas de sérum antivenimeux en raison de son habituelle bénignité. Lors de piqûre par une abeille, le dard doit être extrait précocement afin d'éviter les contractions résiduelles de la glande à venin se purgeant dans l'aiguillon ancré. En cas d'anaphylaxie aux hyménoptères, les mesures d'urgence habituelles doivent être mises en œuvre : assurer la ventilation du malade, conserver la volémie et sans délai, réaliser une injection d'adrénaline par voie intraveineuse, intramusculaire ou intratrachéale. Les phénomènes douloureux locaux peuvent être atténués en appliquant très vite une source de chaleur au voisinage du site de piqûre. Le traitement est surtout préventif par désensibilisation spécifique. Lors de piqûre de tique, celle-ci ne doit être ni écrasée ni étouffée car elle peut alors libérer une grande quantité de salive et de neurotoxine. Il faut utiliser un tire-tique. La prévention est fondamentale et comporte la désinsectisation domiciliaire, l'utilisation lors d'infestation massive par les moustiques nocturnes de moustiquaires imprégnées de pyréthrinoïdes, enfin la protection vestimentaire et les répulsifs [8].

RÉFÉRENCES
1. Ken K.M. et coll., *Semin Cutan Med Surg.* 2014, *33*, 110.
2. Del Giudice P. et coll., *Br J Dermatol.* 2007, *157*, 824.
3. Levy Bencheton A. et coll., *Ann Dermatol Vénéréol.* 2010, *137*, 53.
4. Couppie P. et coll., *Ann Dermatol Vénéréol.* 1992, *119*, 191.
5. Ducombs G. et coll., *Ann Dermatol Vénéréol.* 1983, *110*, 809.
6. De Haro L. et coll., *Presse Méd.* 1994, *23*, 1121.
7. Pernet C. et coll., *Ann Dermatol Venereol.* 2010, *137*, 808.
8. Morand J.J. et coll., *EMC Dermatologie.* 2010, 98-400-A-10.

Parasitoses cutanées tropicales

J.-J. Morand

De nombreuses parasitoses tropicales se manifestent par une symptomatologie cutanée et concernent aussi bien l'autochtone et le migrant que le voyageur [1] selon une fréquence variable, fonction du risque d'exposition. La consultation dermatologique révélatrice de parasitose au retour des tropiques est souvent motivée par un prurit notamment lié aux dermatoses rampantes (*larva migrans, larva currens*, loase, gnathostomose, myiases rampantes, etc.) et le prurigo (onchocercose, bilharziose) [2, 3]. Ailleurs, il s'agit d'un syndrome œdémateux qui peut être très localisé (myiases furonculoïdes, tungose, dracunculose), récurrent (loase, onchocercose, gnathostomose) ou devenir chronique (filarioses lymphatiques). L'urticaire (ou plus rarement l'exanthème) fait évoquer l'origine parasitaire (helminthiase) lorsqu'elle s'associe à des manifestations systémiques d'hypersensibilité dont la fièvre et s'accompagne d'hyperéosinophilie, témoignant de la migration larvaire. Les parasitoses cosmopolites (scabiose, trichinose, toxocarose, cysticercose, etc.) sont également plus fréquentes dans ces régions du fait des faibles conditions d'hygiène et des prises de risque alimentaire ou comportemental [4], mais seuls les agents pathogènes plus spécifiquement tropicaux et à fort tropisme cutané sont abordés ici.

Syndrome de *larva migrans* (tableau 2.27)

Une dermatose rampante fait d'emblée suspecter une migration larvaire. La plus fréquente est la *larva migrans cutanée (larbisch, creeping disease)* due le plus souvent aux ankylostomes du chien en impasse parasitaire. La topographie plantaire (fig. 2.67) ou sur les régions du corps au contact du sable des plages des Antilles, d'Afrique de l'Ouest et d'Asie de l'Est, la présence de sillons serpigineux fins et peu mobiles, l'eczématisation avec éruption vésiculobulleuse, sont caractéristiques. Il existe des formes profuses trompeuses à type de pseudo-folliculites. La prévention de ces parasitoses consiste à interposer une natte entre le sable et la peau et à séjourner en bord de plage, l'eau de mer éliminant les larves strongyloïdes déposées dans le sable. Les sillons de la *larva currens* dus aux anguillules humaines ou animales prédominent aux lombes et aux fesses, sont plus trapus et surtout fugaces, simulant volontiers une urticaire (le risque étant bien entendu de prescrire à tort une corticothérapie générale, potentiellement fatale du fait du développement facilité d'une anguillulose généralisée notamment cérébrale dite maligne).

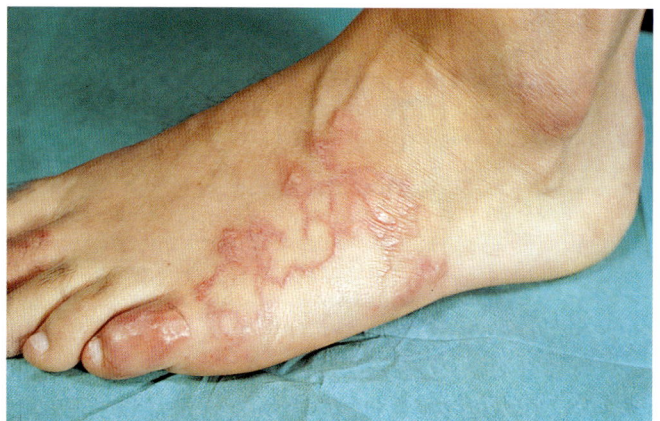

Fig. 2.67 *Larva migrans* cutanée.

Tableau 2.27 Caractéristiques de la larva migrans et de la larva currens

	Larva migrans	*Larva currens*
Agent responsable	*Ancylostoma caninum* (chien), *A. ceylanicum* (chat) *A. braziliensis* (humain)	*Strongyloides stercoralis* (humain) *S. fulleboni* (singe) *S. myopotomi* (ragondin)
Origine	Larve issue des fèces principalement de chiens parasités errants sur les plages tropicales, pénétrant la peau	Larve issue des fèces d'animaux ou d'hommes parasités (Asie > Afrique > Amérique) ou ré-infestation endogène intestinale ou périanale
Sillons	Fins et longs (10 cm × 5 mm) Progression lente (quelques cm/j) Permanents ; disparition en quelques semaines Localisation sur les zones au contact du sable de la plage (plantes > fesses > tronc) Eczématisation, impétiginisation fréquentes	Épais, courts (5 cm × 20 mm) Progression rapide (10 cm/h) Fugaces (quelques heures + récurrences) Périnée > fesses > cuisses > lombes, abdomen Volontiers associés à une symptomatologie digestive et à un syndrome immunoallergique
Diagnostic	Clinique	Parasitologie des selles (méthode de concentration de Baerman), éosinophilie fluctuante ± sérologie
Évolution	Guérison spontanée (sauf si larva migrans viscérale) Ivermectine 200 µg/kg en une prise unique ou albendazole 400 mg/j 3 jours	Risque d'anguillulose maligne chez l'immunodéprimé. Albendazole avec 2e cure à 3 semaines ou ivermectine

Maladies infectieuses

Parasites et arthropodes

2-4

cas à une gale ou la complique. La recherche d'acariens doit être systématique.

Les autres causes de prurit métaboliques (cholestase, insuffisance rénale, etc.) sont plus ou moins facilement identifiées (*cf.* chapitre 20).

Évolution, complications

La guérison spontanée est exceptionnelle, les complications sont surtout des surinfections à type d'impétigo. Des glomérulonéphrites post-streptococciques sont observées dans des zones d'endémie (p. ex. îles Fidji).

Prurit post-scabieux. Après un traitement efficace et bien conduit, le prurit disparaît le plus souvent en quelques jours. Parfois, il persiste plus longtemps mais il doit s'atténuer spontanément en l'espace de 2 à 4 semaines. Au-delà de ce délai, il faut sérieusement envisager la possibilité d'une réinfestation et mettre en œuvre les moyens de mise en évidence de l'acarien. L'acarophobie (illusion d'ectoparasitose) se manifeste par un prurit sans lésions spécifiques (*cf.* chapitre 21).

Nodules post-scabieux. Il s'agit de lésions papulonodulaires rouges ou cuivrées, prurigineuses, pouvant persister plusieurs semaines ou mois après un traitement efficace. Ces lésions siègent parfois au voisinage des aisselles chez l'enfant et succèdent à des nodules scabieux ; chez l'adulte, elles sont ubiquitaires. Les nodules post-scabieux sont des réactions inflammatoires à prédominance lymphocytaire et éosinophilique qui ne contiennent pas de parasites vivants. Ils s'affaissent progressivement et finissent par disparaître.

Traitement

Il concerne les sujets atteints de gale et l'entourage familial [1]. Il doit être administré systématiquement à 2 reprises (J7-J14) en raison du mauvais effet ovicide des antiscabieux. Un traitement local doit être impérativement appliqué sur la totalité de la surface corporelle, y compris le cuir chevelu, en respectant le visage.

La perméthrine à 5 % crème en tube de 30 g, désormais disponible en France (remboursée par la sécurité sociale) est appliquée la nuit chez l'enfant de plus de 12 ans et chez l'adulte. Chez l'enfant plus petit, la posologie est adaptée à l'âge : 15 g (soit 1/2 tube) entre 6 et 12 ans, 7,5 g entre 1 et 5 ans, 3,75 g entre 2 mois et 1 an [5]. L'esdépalléthrine, dont l'efficacité pourrait être plus faible que celle de la perméthrine, peut être utilisée chez le nouveau-né et le nourrisson. Le *benzoate de benzyle* à 10 % est à nouveau disponible en France dans sa forme commerciale. Le *lindane* n'est plus commercialisé en France.

Le *clofénotane* (DDT) à 6 % doit être évité en raison de sa rémanence dans l'environnement.

Le *crotamiton* à 10 % est parfois conseillé pour les nodules scabieux ou post-scabieux.

En raison de ses contraintes (application sur toute la surface du tégument, irritation, difficultés de réalisation d'un traitement parfois collectif, observance, etc.), l'idéal serait de disposer d'un acaricide par voie systémique, efficace et non toxique. Ainsi, l'*ivermectine*, qui avait été utilisée avec succès chez les sujets infectés par le VIH et chez qui les traitements classiques avaient échoué [1, 4], a obtenu l'AMM en France pour le traitement de la gale. Les recommandations actuelles plaident pour une posologie de 200 µg/kg en une prise unique (1 cp. de 3 mg/15 kg de poids) pendant un repas, à répéter 7 à 14 jours plus tard. Ce produit peut être administré chez l'enfant qui pèse plus de 15 kg, mais il doit être évité, par absence de données suffisantes, chez la femme enceinte, en tout cas au 1er trimestre de grossesse. Deux essais thérapeutiques convergents (de grade B) font suggérer que le traitement doit être répété 14 jours après la 1re prise (mauvais effet ovicide du produit) [1].

En cas de gale hyperkératosique, 2 à 3 cures à 15 jours d'intervalle sont parfois nécessaires, dans tous les cas associées au traitement local et aux mesures d'isolement et de décontamination.

La propagation de la gale par l'intermédiaire de vêtements contaminés, de bracelets, montres, etc. reste une éventualité assez rare sauf en milieu institutionnel en cas de gales profuses/hyperkératosiques ou méconnues. Les situations épidémiologiques sont assez difficiles à maîtriser et l'on recommande le lavage à une température supérieure à 50 °C pour la désinfection des draps, couvertures, matelas, oreillers, etc. Si les vêtements ne sont pas lavables, le linge peut être imprégné par les préparations acaricides ou rester dans un sac occlus pendant au moins 3 jours.

La présence d'une surinfection cutanée ne doit pas faire retarder la mise en œuvre du traitement antiscabieux. L'indication d'une antibiothérapie doit être large comme dans les impétigos disséminés.

Le prurit post-scabieux, la dermite irritative après application d'un antiscabieux local cèdent généralement aux bains émollients (amidon, huiles de bain grasses).

Il est également conseillé de remettre un document écrit précisant les modalités pratiques du traitement.

Le cas d'une gale survenant en institution (maison de retraite notamment) pose toujours des problèmes. Il n'existe aucun protocole validé. Le point fondamental est de mettre en place une cellule de crise (dermatologues, hygiénistes, épidémiologistes, parasitologues, personnels soignants, etc.) afin d'évaluer la gravité de l'épidémie, d'établir les recommandations et de constituer la référence vers laquelle vont converger les informations.

Le cas index doit être isolé, notamment si la gale est grave (gale profuse, gale hyperkératosique). Les sujets contacts doivent être systématiquement traités et incluent les pensionnaires, le personnel soignant et leur famille. La définition des autres cercles de traitement est prise en fonction des cas [6]. Afin de pouvoir traiter le plus de personnes possible dans un temps limité, l'ivermectine orale répétée à 7-14 jours d'intervalle est recommandée. L'adjonction d'un traitement local est faite en pratique dans les formes graves de gale. Les mesures de décontamination doivent être systématiquement appliquées. La surveillance épidémiologique et parasitologique est indispensable.

Thérapeutique

Gale classique
1re intention : ivermectine orale 200 µg/kg en 1 prise unique ou 1 application de perméthrine, répétée à J7-J14.

Gale profuse ou hyperkératosique
1re intention : association ivermectine orale (plusieurs doses répétées) et de perméthrine à 5 %.
La prise en charge et la décontamination (fondamentale) sont au mieux réalisées en service spécialisé.

Gale en institution
Mise en place d'une cellule de crise. Identification du cas index. Traitement des sujets contacts (pensionnaires, personnels, famille). *Cf.* texte.

RÉFÉRENCES

1. Chosidow O., *N Engl J Med*. 2006, *354*, 1718.
2. Engelman D. et coll., *PLoS NTD*. 2013, *7*, e2167.
3. Boralevi F. et coll., *Pediatrics*. 2014, *133*, e910.
4. Perrot J.L. et coll., *Ann Dermatol Venereol*. 2012, *139*, 502.
5. Currie B.J. et coll., *N Engl J Med*. 2010, *362*, 717.
6. www.hcsp.fr.

Pédiculoses, phtiriases

O. Chosidow

Pédiculose du cuir chevelu

Cette pédiculose, due à *Pediculus humanus* var. *capitis*, est extrêmement fréquente [1]. Elle touche avec prédilection les enfants d'âge scolaire (pic vers 8-10 ans). À la période initiale, elle se manifeste en général par un prurit du cuir chevelu, soit diffus, soit plus souvent localisé aux régions rétro-auriculaires et occipitales. Celui-ci peut s'étendre vers la nuque et la partie haute du dos réalisant le prurit en pèlerine. Ce prurit est à l'origine de lésions de grattage excoriées, d'impétiginisation plus ou moins importante du cuir chevelu et d'adénopathies cervicales postérieures surtout chez l'enfant.

La population parasitaire adulte n'est pas très importante, comprenant de 5 à 10 individus hématophages stricts. La durée de vie d'un adulte est de l'ordre de 30 jours, la femelle pond jusqu'à 300 œufs (lentes) par jour qui sont collés le long des cheveux [1].

Le diagnostic de certitude repose sur la découverte de poux vivants (l'aide d'un peigne spécifique est utile). Seules les lentes situées à moins de 1,3 cm de l'émergence du cheveu sont considérées comme viables. En France, il n'a pas été montré de portage de *Bartonella quintana* (*cf. infra*) par des poux de tête (enfants d'écoles parisiennes) [2]. Les gaines coulissantes péripilaires sont à distinguer des lentes. Le cuir chevelu peut de façon exceptionnelle être infesté par des poux de livres (*Liposcelis mendax*).

La transmission est en général interhumaine directe (contact de tête à tête), beaucoup plus rarement par des objets de toilette (peigne) ou des bonnets. La durée du cycle parasitaire est de l'ordre de 20 jours.

Pédiculose corporelle

Elle est due à un ectoparasite très voisin, *Pediculus humanus* var. *corporis* [1]. Cette ectoparasitose est beaucoup plus rare et, dans les pays occidentaux, s'observe surtout chez les sujets à hygiène défectueuse vivant dans des conditions précaires (patients sans domicile fixe, etc.). Elle se manifeste par un prurit surtout localisé aux régions couvertes et plus particulièrement aux emmanchures postérieures, à la région scapulaire et lombaire. Ce prurit s'accompagne de lésions de grattage, de surinfections. En cas d'infestation chronique, on peut observer un mélange de lésions excoriées récentes, de lésions hyperpigmentées et de séquelles cicatricielles dépigmentées. Cette «leucomélanodermie des vagabonds» est très évocatrice.

Les poux adultes sont hématophages mais ne se déplacent sur la peau que pour leur repas ; ils sont réfugiés dans les vêtements et la ponte des œufs s'effectue sur les fibres textiles surtout au niveau des coutures. Le pou du corps est le vecteur de la fièvre des tranchées (*Bartonella quintana*), du typhus épidémique (*Rickettsia prowazekii*) et de la fièvre récurrente cosmopolite (*Borrelia recurrentis*), observées dans des conditions de vie extrêmes (guerres, camps de réfugiés, prisons, etc.) [3]. Dans les pays occidentaux, une fièvre des tranchées «urbaine» a été décrite chez les sujets sans domicile fixe ayant une intoxication alcoolique majeure et est associée à un risque d'endocardite. Le diagnostic de pédiculose corporelle se fait par la découverte des poux dans les vêtements et sur le corps.

Phtiriase

Il s'agit d'une ectoparasitose due à *Pthirus pubis* [1]. La localisation préférentielle du parasite se fait au niveau de la pilosité génitale ; l'adulte vit accroché à l'émergence du poil hors de l'ostium folliculaire et se présente à l'examen comme une petite masse grise ou brunâtre au niveau des orifices pileux. Les œufs sont accrochés sur les tiges pilaires (fig. 2.66). La phtiriase dans sa localisation pubienne est considérée comme une maladie sexuellement transmissible. En effet, l'adulte est casanier et peu mobile et il faut donc un contact intime pour assurer la propagation d'une personne à une autre. Des contaminations indirectes par les serviettes, la literie sont toutefois possibles. Cette parasitose peut s'étendre à la pilosité de la poitrine chez l'homme, aux aisselles, aux cils et aux sourcils, poils des oreilles, du nez. L'atteinte du cuir chevelu est rarissime. La prévalence serait actuellement très faible, en raison de la mode de l'épilation pubienne [4].

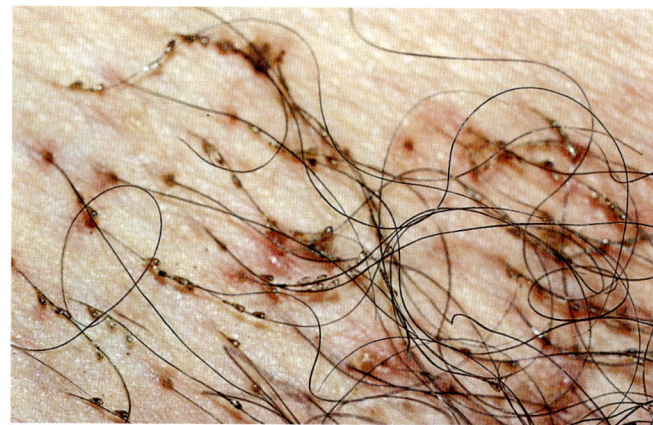

Fig. 2.66 Phtiriase pubienne : morpions et lentes.

Les manifestations cliniques se résument à un prurit plus ou moins important, quelques papules roses excoriées aux points de piqûre. Les curieuses taches ardoisées de l'abdomen de pathogénie inconnue sont d'observation exceptionnelle de nos jours. En cas de localisation ciliaire, on peut observer une conjonctivite et une blépharite. La contamination des nourrissons semble être d'origine maternelle ; chez l'enfant, l'existence d'une blépharite parasitaire doit faire rechercher des sévices sexuels [1]. Le diagnostic n'est pas toujours facile et en cas de prurit pubien, il importe d'examiner soigneusement les poils et les émergences pilaires.

Traitement

Il est indispensable d'examiner l'entourage familial et scolaire afin de prendre les mesures thérapeutiques et épidémiologiques indispensables. Seuls les sujets chez qui une pédiculose active est diagnostiquée (présence de poux vivants) sont traités.

La *loase* peut se révéler également par la migration sous-cutanée ou sous-conjonctivale de la filaire adulte (*Loa loa*) sous forme d'un sillon unique, long et fin (10 cm × 1 cm) de déplacement rapide (1 cm/min). Elle résulte de la piqûre douloureuse diurne d'un taon Chrysops en forêt équatoriale de l'Afrique de l'Ouest ; l'incubation est longue, de plusieurs mois. La loase est plus souvent révélée par un œdème élastique, peu inflammatoire, prurigineux, fugace et récidivant, circonscrit à l'avant-bras, plus rarement à la jambe (œdème de Calabar). Le traitement par ivermectine doit être prudent car il y a risque d'encéphalite immunoallergique si la microfilarémie est élevée. D'autres parasitoses peuvent comporter ce type de syndrome migratoire mais il s'agit plus souvent de plaque inflammatoire (gnathostomose), de nodules (dirofilariose de diagnostic volontiers histologique et d'épidémiologie cosmopolite), de lésions furonculoïdes (myiase rampante). La *gnathostomose* comporte ainsi typiquement un œdème segmentaire d'un membre, inflammatoire, prurigineux ou douloureux, migratoire, d'évolution spontanément régressive en une semaine mais récurent. Il existe un risque de *larva migrans* viscérale. La contamination résulte de l'ingestion de plats traditionnels mal cuits (poissons, grenouilles, poulets). La parasitose est rencontrée en Thaïlande, au Japon et en Chine. L'histologie révèle une panniculite à éosinophile, il existe une sérologie spécifique [5]. Les *myiases rampantes* se traduisent plutôt par des papulonodules prurigineux se déplaçant de quelques centimètres par jour en dessinant une ligne tortueuse volontiers ecchymotique. En dermoscopie, on peut deviner les épines chitineuses de ces asticots, larves de mouches *Gasterophilus*.

Myiase furonculeuse

Les myiases furonculeuses (ou furonculoïdes) résultent de la pénétration active d'asticots (larves de mouches) dans la peau. Les œufs de *Cordylobia anthropophaga* (ver de Cayor, *african tumbu fly*) en Afrique sont déposés sur la peau (où ils éclosent rapidement), soit par les mouches elles-mêmes, soit au contact du sol contaminé, soit par l'intermédiaire du linge exposé à la ponte, ce qui explique la fréquente localisation au niveau des zones de pression, ceinture ou bretelle de soutien-gorge ; la prophylaxie consiste à repasser le linge ou à le faire sécher à l'abri des mouches. Les œufs de *Dermatobia hominis* (ver macaque, *human bot fly*) en Amérique sont transportés par l'intermédiaire d'un autre arthropode. La pénétration et le développement s'accompagnent en 4 à 5 jours d'une tuméfaction inflammatoire évoquant un furoncle (fig. 2.68) d'où émerge l'extrémité caudale de l'asticot contenant les orifices respiratoires ou plaques stigmatiques. Les myiases africaines peuvent s'extraire spontanément de la peau (le diagnostic se faisant parfois par présomption devant des lésions furonculeuses) contrairement aux myiases américaines qui comportent un système de crochets les ancrant dans le tissu sous-cutané. Les formes profuses peuvent justifier l'utilisation de l'ivermectine afin de faciliter l'extraction chirurgicale [6].

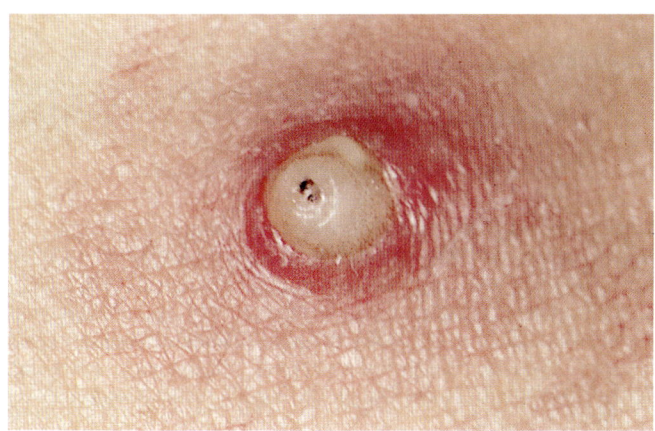

Fig. 2.68 Myiase furonculeuse.

Tungose

La tungose est l'infestation cutanée par un insecte de petite taille (1 mm) hématophage ou puce-chique *Tunga penetrans* (originaire du Nouveau Monde, transportée au XVe siècle en Afrique et en Asie). La contamination se fait lors de contact prolongé avec le sol hébergeant les femelles, en Amérique intertropicale, en Afrique et à Madagascar. La pénétration épidermique habituellement plantaire s'accompagne de prurit ; en quelques jours on observe le développement d'un ou de plusieurs nodules blanchâtres centrés par un point noir (correspondant à l'orifice de ponte). Le traitement consiste à extraire ceux-ci sans les rompre à l'aide d'un vaccinostyle. Dans les formes profuses, un traitement préalable par ivermectine est utile ; la surinfection notamment streptococcique n'est pas rare et impose une antibiothérapie générale.

Prurigo parasitaire tropical

Le prurigo est un motif fréquent de consultation chez le voyageur au retour des tropiques ou chez le migrant [2]. Il est parfois aisé de le relier à des piqûres d'arthropodes, notamment à une scabiose ou à un terrain atopique, mais il importe d'envisager toutes les étiologies aussi bien cosmopolites qu'exotiques et notamment de savoir dépister des parasitoses plus rares. En effet en zone d'endémie, il faut éliminer la « gale filarienne » et la « gale bilharzienne » [7].

La première ou *onchocercose* s'observe plutôt chez le migrant, originaire d'un foyer tropical où prolifèrent les simulies qui transmettent le parasite *Onchocerca volvulus*. Elle comporte initialement un prurit évoluant par poussées, prédominant à la ceinture pelvienne, à la face postéroexterne des membres supérieurs et au dos. Secondairement apparaissent des plaques lichénifiées en « peau de crocodile » typiquement rétrotrochantériens, lombofessiers ou à la face externe des bras, des papulopustules croûteuses impétiginisées par le grattage, une dyschromie hétérogène en « peau de léopard » puis des onchocercomes ou nodules durs indolores où gîtent les filaires adultes (à prédominance tronculaire en regard des saillies osseuses dans la forme africaine, de siège cervicocéphalique dans la forme américaine). La longue période d'incubation silencieuse, la présence d'une atteinte oculaire (kératoconjonctivite aboutissant à une cécité qui fait la gravité de la maladie) facilitent l'évocation du diagnostic, motivant une biopsie cutanée exsangue à la recherche de microfilaires, une biopsie d'onchocercome. Les sérologies (par méthodes diverses : hémagglutination indirecte HAI, immunoélectrophorèse IEP, immunofluorescence IFI, électrosynérèse, ELISA et *Western-blot*) sont d'interprétation complexe en raison du polymorphisme antigénique parasitaire, de la multiplicité des réponses immunes de l'hôte et de la fréquence des réactions croisées sérologiques. Le traitement actuel repose sur l'ivermectine.

La seconde ou *bilharziose* (ou shistosomiase) peut concerner plus facilement le voyageur. La dermatite cercarienne qui correspond à la pénétration des furcocercaires lors du bain infestant passe parfois inaperçue. Après un cycle complexe durant quelques semaines, le malade présente un tableau immunoallergique fébrile pseudo-grippal comportant un prurit diffus et des lésions urticariennes avec hyperéosinophilie. Il y a ensuite focalisation viscérale (digestive, urologique, hépatique selon l'espèce de schistosome) ; on peut alors observer des localisations cutanées à type de papulonodule périnéal typiquement vulvaire ou de prurigo dit « en éclaboussures ». Le diagnostic est posé sur l'histologie objectivant un granulome centré sur le parasite, la sérologie et la découverte des bilharzies dans les selles ou les urines. L'examen parasitologique des selles est souvent négatif : il importe de le répéter à quelques jours d'intervalle, et d'utiliser des techniques de concentration (méthode de Baermann et de Blagg-Schloegel). La biopsie rectale permet parfois un diagnostic plus précoce de bilharziose.

Éléphantiasis

Les filaires lymphatiques *Wuchereria bancrofti* et *Brugia malayi* induisent par leur localisation élective dans les lymphatiques, des épisodes répétés, initialement fugaces et régressifs, de lymphangites aiguës inflammatoires et douloureuses des membres (se singularisant par leur caractère centrifuge à partir de la racine du membre) puis, en raison du blocage du système lymphatique, un lymphœdème chronique, déclive, indolore, concernant le plus fréquemment le membre inférieur et le scrotum. Progressivement se développe un éléphantiasis : la peau devient épaisse, rugueuse, papillomateuse. Le caractère monstrueux de certains tableaux a rendu cette maladie tropicale tristement célèbre. Le traitement en est particulièrement difficile : soit lymphangiectomie superficielle totale consistant à faire l'exérèse du tissu cellulaire sous-cutané et de l'aponévrose avec conservation de la peau, ce qui implique un état satisfaisant de celle-ci (éléphantiasis glabre), soit exérèse totale suivie de greffe recouvrant les fascias, s'appliquant à l'éléphantiasis verruqueux. À ce stade l'éosinophilie est souvent mineure et les microfilaires indétectables. La recherche des microfilaires sanguicoles se fera à midi pour la filariose à *W. bancrofti* var. *pacifica*, et à minuit pour les autres filarioses lymphatiques. Pour améliorer la sensibilité, on peut réaliser une leucoconcentration et une filtration préalables. La détection de l'antigène Og4C3 par ELISA peut être réalisée également en cas de suspicion de filariose à *W. bancrofti*.

Dracunculose

La dracunculose due à *Dracunculus medinensis*, appelée à tort « filaire » de Médine, est en voie d'éradication ; elle demeure présente essentiellement au Soudan, au Nigeria et au Ghana. Le cycle naturel dure environ un an chez l'homme, hôte définitif préférentiel du parasite. Le ver femelle adulte, arrivé à maturité, migre à la peau et crée une ulcération cutanée généralement au niveau de la cheville. Au contact de l'eau, le ver expulse ses embryons puis meurt. L'hôte intermédiaire est un crustacé d'eau douce, le cyclops. L'homme s'infecte en buvant l'eau d'un puits ou d'une mare contaminée par les cyclops porteurs de larves. L'émergence du ver à la peau est douloureuse surtout à la voûte plantaire ; elle est précédée par un prurit, un léger œdème (où l'on devine parfois un cordon induré pelotonné correspondant au ver long de 50 à 80 cm !) puis une phlyctène suivie d'une ulcération de 5 à 10 mm de diamètre au fond de laquelle on aperçoit le parasite. Le site de prédilection est la malléole externe. Le risque de surinfection (érysipèle, abcès sous-cutanés, tétanos) est important *a fortiori* du fait des tentatives d'extraction inappropriées dans de mauvaises conditions d'hygiène. Le traitement traditionnel consiste à enrouler très progressivement le ver sur un bâtonnet ; l'extraction chirurgicale n'est pas plus efficace.

Trypanosomiase africaine

La trypanosomose humaine africaine (THA) ou « maladie du sommeil » est réémergente dans des zones d'endémie généralement bien limitées en Afrique équatoriale avec quelques cas importés en France. La forme africaine de l'Ouest à *Trypanosoma gambiense* (transmis par une glossine ou mouche *Tsé Tsé*) concerne les autochtones, contrairement à la THA à *T. rhodesiense* qui peut toucher le voyageur. Les manifestations cutanées peuvent parfois révéler la maladie : le trypanome, correspondant à la piqûre d'inoculation et se traduisant par une plaque érythémateuse d'évolution parfois pigmentée, indolore et non prurigineuse, est rarement visible ; il est suivi d'une phase lymphatico-sanguine puis plus tardivement d'une invasion chronique du système nerveux central pour la forme de l'Ouest africain, d'une atteinte aiguë (macules érythémateuses ou trypanides, myocardite et hépatite fébrile) pour la forme de l'Est. La révélation d'une trypanosomiase africaine par un prurit diffus est exceptionnelle, mais il faut y penser chez le touriste, au retour d'un safari en Afrique de l'Est, devant la découverte d'une hyper-IgM et d'une plasmocytose.

RÉFÉRENCES

1. Caumes E. et coll., *Clin Infect Dis.* 1995, *20*, 542.
2. Carsuzaa F. et coll., *Méd Trop.* 1998, *58*, 231.
3. Darie H., *Ann Dermatol Vénéréol.* 2002, *129*, 1183.
4. Morand J.J. et coll., *Méd Trop.* 2001, *61*, 117.
5. Del Giudice P. et coll., *Ann Dermatol Venereol.* 2005, *132*, 983.
6. Clyti E. et coll., *Int J Dermatol.* 2007, *46*, 52.
7. Morand J.J. et coll., *Ann Dermatol Venereol.* 2006, *133*, 925.

Leishmanioses cutanées

P. Couppié

Généralités, parasitologie

Il s'agit de maladies parasitaires à tropisme cutané, liées à l'inoculation de leishmanies par des piqûres de phlébotome [1-3]. Les leishmanioses cutanées sont présentes dans plus de 70 pays. Quatre-vingt-dix pour cent des nouveaux cas annuels (1,5 million) se répartissent dans 7 pays : Afghanistan, Algérie, Brésil, Pakistan, Pérou, Arabie Saoudite et Syrie [1].

Classification des leishmanioses [1]

Leishmanioses viscérales. Elles sont provoquées par *Leishmania donovani* en Asie ou par *L. infantum* dans le bassin méditerranéen, au Moyen-Orient et dans le Nouveau Monde. Elles peuvent comporter des lésions cutanées (leishmaniose post-kala-azar). *L. infantum* donne tantôt des lésions viscérales, tantôt des formes cutanées.

Leishmanioses cutanées localisées. Elles sont provoquées dans l'Ancien Monde par *L. major*, *L. tropica*, *L. aethiopica*, *L. killicki* et certains sous-types dermotropes de *L. infantum*. La forme ulcérée dite « humide » (ou bouton d'Orient) est la plus fréquente. Les formes nodulaires ou en plaque dites formes « sèches » seraient plus fréquentes avec *L. tropica*. Dans le Nouveau Monde, les espèces en cause sont : *L. braziliensis*, *L. panamensis*, *L. peruviana*, *L. guyanensis*, *L. lainsoni*, *L. colombiensis*, *L. amazonensis*, *L. mexicana*, *L. pifanoi*, *L. venezuelensis* et *L. garnhami*. La diffusion lymphatique est assez fréquente et la tendance à la guérison spontanée plus longue.

Leishmanioses cutanéomuqueuses. Aussi appelée espundia [4], il s'agit d'une forme grave avec atteinte mutilante du massif centro-facial due à *L. braziliensis* et dans une moindre mesure à *L. guyanensis* et *L. panamensis*. Cette forme peut être précédée par une forme cutanée localisée (70 % des cas) de siège ubiquitaire. Elle survient dans un délai de 2 à 10 ans après la lésion cutanée avec atteinte initiale élective du cartilage nasal distal et extension locorégionale secondaire. Les lésions du massif facial sont soit ulcérées et destructrices, soit végétantes et granulomateuses.

Leishmanioses cutanées diffuses. Ces formes pseudo-lépromateuses sont la conséquence d'une anergie totale vis-à-vis de quelques espèces dont *L. aethiopica*, *L. mexicana*, *L. amazonensis* et *L. pifanoi*. Elles se caractérisent par des nodules qui vont progressivement en plusieurs dizaines d'années atteindre tout le corps. Il n'y a pas d'atteinte nerveuse, ni d'atteinte viscérale. L'échec thérapeutique est la règle dans cette forme anergique.

Pathogénie

Le vecteur des leishmanioses est un moucheron de la famille des phlebotominae avec le genre *Phlebotomus* dans l'Ancien Monde et le genre *Lutzomya* dans le Nouveau Monde. Le phlébotome (mouche des sables) femelle est surtout actif à la tombée de la nuit ; il pique dans les habitations ou à l'air libre. La plus grande part des leishmanioses cutanées, à l'exception de *L. tropica*, possèdent un réservoir animal et l'homme est en quelque sorte un hôte accidentel. Lors de la piqûre de phlébotome, est inoculée la leishmanie à un stade flagellé (prosmastiggote) qui envahit les macrophages dermiques en perdant le flagelle pour se transformer en un stade sans flagelle (amastigote). Celui-ci se multiplie à l'intérieur des macrophages dermiques, est libéré lors de sa mort pour coloniser d'autres macrophages. C'est le stade amastigote qui est visualisé par l'examen direct. La transmission interhumaine directe des leishmanioses cutanées est rarissime.

Clinique

Le diagnostic de leishmaniose cutanée est à envisager de façon systématique devant toute lésion cutanée chronique en zone d'endémie ou chez les voyageurs en provenance de ces zones [1, 3]. La notion de piqûre d'insecte sur le site où siège la lésion suspecte est le plus souvent impossible à affirmer. Parfois, en cas d'incubation courte, on note une évolution continue entre la piqûre avec des réactions inflammatoires aiguës et l'apparition d'une lésion chronique suspecte. Le plus souvent cependant, la période d'incubation est longue (3 semaines à 3 mois, voire davantage).

Bouton d'Orient (fig. 2.69)

Dû à *L. major*, il se manifeste par l'apparition sur une région découverte (visage, membres) d'une lésion papuleuse, rouge, indolore, secondairement croûteuse. D'apparence anodine, cette lésion résistera aux traitements antiseptiques locaux pour constituer à la phase d'état une lésion papulonodulaire, infiltrée, recouverte par une croûte adhérente. L'ensemble a été comparé à un cône tronqué. L'ablation de la croûte hérissée de prolongements sur sa face dermique met en évidence une ulcération anfractueuse avec des débris nécrotiques. La lésion est peu douloureuse sauf en cas de surinfection bactérienne qui est inhabituelle. La réaction ganglionnaire satellite est absente ou discrète. En l'absence de traitement, l'évolution est chronique, la lésion s'affaisse progressivement en laissant une cicatrice plus ou moins inesthétique dans un délai de quelques mois pouvant aller jusqu'à 2 ans. Le nombre de lésions cutanées est le plus souvent faible mais des lésions multiples résultant de piqûres simultanées sont possibles. Au voisinage de la lésion croûteuse principale, dans un rayon de 1 à 2 cm, on peut parfois noter l'apparition de lésions papuleuses qui correspondent à des débuts de dissémination lymphangitique.

Formes cliniques [1, 3]

Formes sporotrichoïdes. Elles résultent de la dissémination par voie lymphatique des leishmanies et donnent naissance à des nodules et/ou ulcérations sur le trajet de drainage lymphatique. Le diagnostic différentiel devra se faire avec la mycobactériose atypique, la tuberculose et la sporotrichose. Elles ont été décrites avec *L. major*, *L. tropica*, *L. panamensis*, *L. guyanensis*.

Formes cutanées du bouton d'Orient. Il était classique autrefois de distinguer le bouton d'Orient à forme humide, dû à *L. major*, des formes sèches dues à *L. tropica* dont le réservoir est plutôt

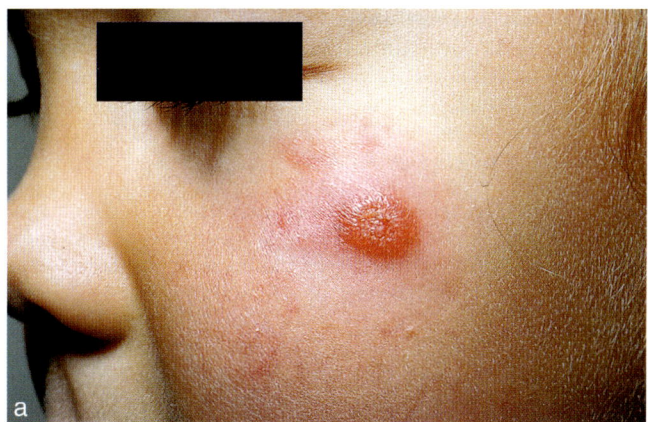
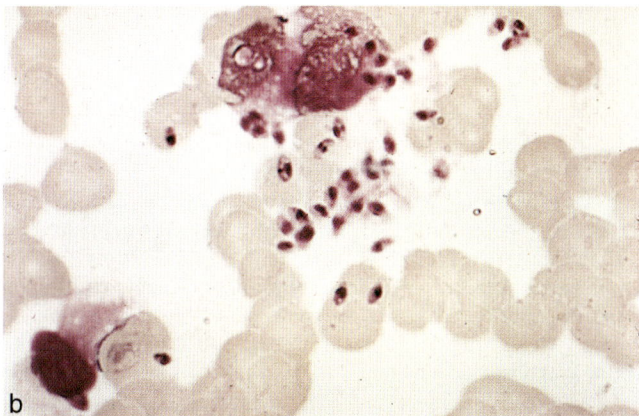

Fig. 2.69 Leishmaniose cutanée.
a. Bouton d'Orient. b. Corps de Leishman autour d'un macrophage éclaté.

humain. Cette distinction n'a pas été confirmée, du moins dans les épidémies récentes. Toutes les variétés séméiologiques sont possibles : formes ulcéreuses, croûteuses, végétantes, inflammatoires, lupoïdes, etc. *L. infantum* peut être responsable de leishmanioses purement cutanées dans le sud de la France.

Formes récidivantes. Une petite proportion de leishmanioses cutanées se caractérise par la réapparition de lésions cutanées actives en bordure d'une cicatrice antérieure. La réactivation peut survenir dans un délai de quelques mois à 15 ans et l'évolution sera chronique. *L. tropica* est en cause pour les foyers de l'Ancien Monde et *L. braziliensis* et *L. gyanensis* pour le Nouveau Monde. Il existe également des formes chroniques sans tendance à la guérison après une évolution de plus de 2 ans.

Leishmanioses cutanées du Nouveau Monde. Leur séméiologie est identique à celle du classique bouton d'Orient. Des appellations diverses existent selon les régions : ulcère du chiclero au Mexique, pian-bois en Guyane, uta au Pérou. L'atteinte du pavillon de l'oreille (*L. mexicana*) peut avoir une évolution mutilante. En Guyane, des adénopathies loco-régionales et/ou des lymphangites froides sont présentes chez 30 % des patients.

Leishmanioses cutanées post-kala-azar [5]. Il s'agit de leishmanioses dermiques survenant dans les suites de leishmanioses viscérales en Afrique de l'Est et en Inde. L'éruption est micropapuleuse, discrète, avec une guérison spontanée en Afrique, plus polymorphe avec macules hypopigmentéee ou multinodulaire d'évolution chronique dans les formes indiennes.

Leishmanioses cutanées disséminées [6]. Cette forme doit être distinguée de la forme diffuse. Elle se caractérise par l'apparition, dans les semaines qui suivent une forme cutanée localisée, de multiples lésions papulonodulaires à l'ensemble du corps. Une atteinte muqueuse est possible. Elle a été décrite pour *L. braziliensis*, *L. amazonensis* et *L. guyanensis*.

Leishmanioses cutanées associées au VIH [7, 8]. L'immunodépression induite par le VIH favorise le développement de leishmanioses viscérales. La découverte de corps de Leishman dans les macrophages dermiques est une constatation banale dans ce contexte. L'infection par le VIH peut également entraîner des récidives locales de leishmanioses cutanées considérées comme guéries ou parfois des disséminations cutanéomuqueuses avec des variétés qui ne sont pas réputées pour posséder ce pouvoir pathogène (*L. major*, *L. infantum*, etc.).

Diagnostic

Il est évoqué à partir des caractéristiques cliniques de la lésion, de la notion de séjour en pays d'endémie et de la résistance aux traitements antiseptiques ou antibiotiques [1, 2].

Il sera confirmé par le frottis avec coloration selon May-Grünwald-Giemsa (MGG), frottis réalisé par écrasement d'un fragment de tissu prélevé en périphérie de l'ulcération. Les leishmanies sont mises en évidence en position intracytoplasmique dans les cellules histiocytaires ou à l'état libre (fig. 2.69b). La richesse en leishmanies étant variable, un frottis négatif n'élimine pas le diagnostic de leishmaniose.

La biopsie cutanée met en évidence une hyperplasie pseudo-épithéliomateuse de l'épiderme surmontant un granulome inflammatoire polymorphe au sein duquel la coexistence de cellules épithélioïdes et de plasmocytes est évocatrice. La coloration de MGG permet, sauf en cas de granulome très tuberculoïde, de mettre en évidence les corps de Leishman.

L'intradermoréaction de Monténégro n'a guère d'intérêt pour le diagnostic, mais permet de juger des réactions immunitaires de l'hôte. La culture sur milieu NNN (Novy-MacNeal-Nicolle) ou RPMI (*Roswell Park Memorial Institute*) permet la confirmation de cas douteux. L'identification précise de l'espèce en cause est importante à déterminer si le contexte épidémiologique ne permet pas d'incriminer une espèce précisément, particulièrement dans les zones à risque de leishmaniose cutanéomuqueuse. Cette détermination est réalisée à l'aide de techniques de type PCR à partir d'une biopsie des lésions cutanées ou muqueuses [9].

Traitement

Les leishmanioses sont classées parmi les maladies tropicales négligées notamment parce que la recherche dans le domaine thérapeutique y est peu développée : peu de molécules nouvelles, études comparatives peu nombreuses et parfois contradictoires.

En pratique, le choix du traitement de 1re intention dépend principalement de 4 facteurs : l'espèce de leishmanie en cause car la sensibilité aux médications est variable selon les souches, la forme clinique (formes cutanées localisées ou formes cutanéomuqueuses, nombre et localisation des lésions, présence de lymphangite ou d'adénopathie), l'existence d'une immunodépression associée (infection par le VIH) et l'accessibilité à tout ou partie des traitements préconisés selon le lieu où l'on exerce.

Un groupe de spécialistes français de la leishmaniose a publié en 2011 des recommandations thérapeutiques basées sur les études publiées dans la littérature médicale [10].

Seuls les dérivés de l'antimoine ont une efficacité documentée par voie systémique sur toutes les formes cliniques de leishmaniose. La posologie d'antimoine recommandée est de 20 mg/kg/j (correspondant à 75 mg/kg/j d'antimoniate de méglumine) en une injection IM ou IV pendant 20 jours pour la forme localisée et pendant 28 jours en association avec la pentoxyfilline pour la forme cutanéomuqueuse. La pentamidine est utilisée dans les formes cutanées localisées à *L. guyanensis* et *L. panamensis* sous forme de cures courtes à 4 mg/kg IM tous les 2 jours pendant 6 à 8 jours ou en injection IM unique de 7 mg/kg [2, 11, 12]. L'amphotéricine B notamment dans sa forme liposomale est efficace dans les formes cutanées localisées, dans les formes cutanéomuqueuses et dans les formes viscérales. Des essais concernant l'itraconazole, le fluconazole, et la miltéfosine ont abouti à des résultats variables selon les espèces. La miltéfosine semble particulièrement intéressante mais n'est disponible qu'en ATU comme traitement de 2e intention et est par ailleurs formellement contre-indiquée chez la femme enceinte.

Les traitements locaux font appel aux dérivés de l'antimoine par voie intralésionnelle (1 à 2 mL par lésion 1 à 2 fois/semaine pendant 3 à 6 semaines) au mieux associés à la cryothérapie, éventuellement à la thermothérapie ou à la paromomycine [2]. Les indications des traitements locaux sont les leishmanioses cutanées localisées sans atteinte lymphatique, cartilagineuse, périarticulaire ou périorificielle et les leishmanioses qui ne relèvent pas du foyer américain. Toutes les autres formes relèvent d'un traitement général.

Le traitement idéal, lors de séjours en zone endémique, serait préventif (moustiquaire, topiques antimoustiques). Il n'existe pas de vaccin efficace mais l'infection est immunisante en l'absence de déficit immunitaire cellulaire.

Thérapeutique : leishmaniose cutanée localisée

1re intention
- Abstention thérapeutique (si *L. major*)
- Antimoniate de méglumine intralésionnel + cryothérapie (si *L. major* ou *L. tropica*)
- Antimoniate de méglumine IM ou IV pendant 20 jours (possible pour toutes espèces)
- Iséthionate de pentamidine (si *L. guyanensis*) : 1 à 4 injections IM ou IV

2e intention
- Amphotéricine B liposomale IV (possible pour toutes espèces)
- Fluconazole *per os* pendant 42 jours (si *L. major*)
- Miltéfosine *per os* pendant 28 jours (possible pour toutes espèces)
- Paromomycine en application locale 20 à 30 jours (si *L. major* ou *L. tropica*)

RÉFÉRENCES

1. Dedet J.P., *Les leishmanioses*. Universités francophones. Ellipses, Paris, 1999, 1.
2. Ben Salah A. et coll., *N Engl J Med*. 2013, *386*, 524.
3. Grevelink S.A. et coll., *J Am Acad Dermatol*. 1996, *34*, 257.
4. Sangueza O.P. et coll., *J Am Acad Dermatol*. 1993, *28*, 927.
5. Ramesh V. et coll., *Int J Dermatol*. 1995, *34*, 85.
6. Turetz M.L. et coll., *J Infect Dis*. 2002, *186*, 1829.
7. Dedet J.P. et coll., *Presse Méd*. 1995, *24*, 1036.
8. Couppié P. et coll., *Br J Dermatol*. 2004, *151*, 1165.
9. Scope A. et coll., *J Am Acad Dermatol*. 2003, *49*, 672.
10. Buffet P.A. et coll., *Presse Med*. 2011, *40*, 173.
11. Buffet P.A. et coll., *Bull Soc Pathol Exot*. 2003, *96*, 383.
12. Roussel M. et coll., *Ann Trop Med Parasitol*. 2006, *100*, 307.

3

Infections sexuellement transmissibles

Coordinateur : L. Thomas

3-1	Épidémiologie des infections sexuellement transmissibles .... C. Chartier	161
3-2	Gonococcie et infections génitales basses non gonococciques. .... M. Janier, S. Fouéré, F. Lassau	163
3-3	Syphilis .... N. Dupin	167
3-4	Infections sexuellement transmissibles rares .... B. Halioua	173
3-5	Infection par les virus de l'immunodéficience humaine (VIH) – Syndrome d'immunodéficience acquise (sida) .... J. Timsit, M. Janier	176

3-1 Épidémiologie des infections sexuellement transmissibles

C. Chartier

Nous ne disposons pas de données exhaustives quant à l'épidémiologie des infections sexuellement transmissibles [1]. Effectivement les modalités de surveillance ne sont pas performantes. En France, la déclaration obligatoire de certaines IST a malencontreusement été abandonnée en 2000, juste au moment où l'on observait une remontée significative de leur incidence… On peut utiliser les données des CIDDIST (Centre d'Information, de dépistage et de diagnostic des IST) qui sont fiables mais correspondent à un recrutement particulier du fait du caractère gratuit des consultations (jeunes, étudiants, public précarisé). Par ailleurs, ces structures ont disparu de certains départements au cours des années 1990, lorsque les IST étaient devenues rares… Il existe également des réseaux de surveillance nationaux des laboratoires d'analyse médicale (RENAGO, RENACHLA, etc.) et des réseaux de médecins sentinelles (RésIST : réseau des IST), mais ces réseaux fonctionnent sur la base du volontariat. Enfin la plupart des IST sont vues en médecine libérale et il n'y a aucun moyen de transmettre les données épidémiologiques. En revanche, il existe une déclaration obligatoire des cas de sida (mise en place rapidement au début de l'épidémie) et la France s'est pourvue d'un registre de déclaration de la séropositivité VIH depuis 2003.

La situation est différente selon les pays. Aux États-Unis, le CDC centralise de nombreuses données. Les pays scandinaves ont également des recueils assez complets. Les pays en voie de développement, en particulier l'Afrique, diffusent des données correspondant à des études parcellaires qui concernent surtout l'infection VIH. Enfin la communication officielle de certains régimes politiques (les pays d'Europe de l'Est, la Chine, etc.) signale qu'il n'y a aucune IST.

Il est cependant possible de décrire les grandes tendances épidémiologiques des IST. Ces infections étaient très fréquentes jusqu'au début des années 1980 : la mise à disposition de la contraception œstroprogestative (1967) et la libéralisation des pratiques sexuelles des années 1970 expliquent parfaitement cette explosion des IST. Au cours des années 1980, on assiste à une chute spectaculaire des IST, en raison de l'épidémie de VIH/sida : les comportements sexuels changent avec une certaine «stabilité affective» et les rapports sont protégés. Depuis la fin des années 1990, on assiste à un retour des IST que l'on peut expliquer par la conjonction de différents facteurs : l'arrivée des trithérapies qui a dédramatisé l'infection par le VIH, la lassitude d'une sexualité protégée (le *relapse* ou relâchement de la prévention), les rapports buccogénitaux, rarement protégés, qui transmettent très facilement les IST (alors que la transmission du VIH par le sexe oral est beaucoup plus exceptionnelle), les mouvements de populations, en particulier les populations de l'Est qui s'installent en Europe occidentale.

Enfin, il faut signaler la reprise des comportements à risque dans la communauté homosexuelle. Différentes enquêtes «presse gay» confirment ces données : augmentation du nombre des rapports sexuels avec des partenaires occasionnels anonymes, utilisation moins fréquente du préservatif lors des pénétrations anales. Cette prise de risque est plus importante chez des homosexuels séropositifs pour le VIH. Différentes explications sont possibles : mauvaise information chez les jeunes homosexuels, lassitude chez les moins jeunes, sexe sur Internet, prise de drogues (en particulier par voie intraveineuse, ajoutant un facteur de risque supplémentaire pour le VIH : pratique du slam), d'alcool, efficacité des trithérapies, confiance dans les trithérapies prophylactiques post-exposition sexuelle, voire possible envie de s'exposer au VIH (*barebacking*), etc. Mais il s'agit aussi d'un retour à une situation antérieure dans une population qui est en meilleure forme physique et psychique. La PrEP (prophylaxie pré-exposition du VIH) et le TasP (traitement du VIH comme prévention) vont inévitablement s'accompagner d'une moindre utilisation du préservatif et augmenter le risque d'IST.

Gonococcies

Jusqu'au début des années 1980, les populations à risque étaient les prostituées et les homosexuels masculins. On note une chute brutale de l'incidence des gonococcies depuis 1983-1984 dans tous les pays occidentaux [2]. Cette chute est liée aux modifications des comportements sexuels et à l'augmentation de l'utilisation des préservatifs. Parallèlement, on note une augmentation de souches productrices de pénicillinase et résistantes aux fluoroquinolones. Ces données bactériologiques n'ont pas enrayé la décroissance des gonococcies. *La gonococcie pharyngée* constitue un réservoir important pour la dissémination de l'infection gonococcique [3, 4]. Elle est le plus souvent asymptomatique ; le diagnostic bactériologique est difficile (l'examen direct ne permet pas de différencier le gonocoque, le méningocoque et les *Neisseria saprophytes*) ; sur le plan thérapeutique, seule la ceftriaxone a une efficacité prouvée [5, 6]. On constate depuis 1998 une recrudescence de la gonococcie dont l'incidence reste faible par rapport à celle notée dans les années 1980. L'infection touche les homosexuels masculins, parfois séropositifs pour le VIH. Le sexe oral est le principal mode de transmission.

Syphilis

Elle est devenue rare après la Seconde guerre mondiale en raison de la mise à disposition de la pénicilline (1943). Par la suite, l'épidémie ressemble à celle de la gonococcie avec une augmentation des cas jusqu'au début des années 1980, puis une chute brutale des nouveaux cas avec l'épidémie de VIH/sida et la modification des comportements sexuels. La déclaration de la syphilis était obligatoire en France jusqu'en juin 2000. À partir de 2001, on observe une augmentation des cas de syphilis précoce [7, 8]. Dans ce contexte, l'Institut de veille sanitaire a mis en place un réseau de sites volontaires de notification des nouveaux cas. Ce dispositif confirme une véritable épidémie parisienne, la situation étant plus nuancée en Province. Après une baisse en Île-de-France et une stabilité dans les autres régions courant 2004-2005, une recrudescence de la syphilis s'amorce en 2006. Depuis on assiste à *une véritable épidémie qui prédomine chez les homosexuels masculins* mais qui reste variable d'une région française à une autre. Il s'agit essentiellement de syphilis secondaire, plus rarement de syphilis primaire et de syphilis sérologique précoce. Ce sont surtout des hommes et la plupart des patients sont homosexuels ou bisexuels, séropositifs pour le VIH dans plus de la moitié des cas [9]. Dans près de 50 % des cas, la contamination est due à une fellation non protégée. Cette épidémie homosexuelle de syphilis est à l'origine d'une campagne de sensibilisation dans les lieux communautaires gays. Dans ce contexte, le dépistage de la syphilis est proposé dans les centres de dépistage anonyme et gratuit (CDAG).

Aux États-Unis, la situation est beaucoup plus contrastée. Le profil national ressemble à la situation française, mais dans certaines métropoles, la syphilis n'avait pas disparu et avait même progressé. Cela concerne surtout des populations économiquement faibles, dans un contexte de prostitution et de commerce du crack. À l'Est, une augmentation importante des cas de syphilis a lieu depuis la chute des régimes communistes en Russie, en République tchèque, en Roumanie et en Bulgarie [10]. Il existe également une augmentation des cas en Chine [11] et l'incidence de la syphilis est élevée en Afrique [12].

Chlamydiases urogénitales

L'épidémiologie de l'infection à *Chlamydia trachomatis* est plus difficile à évaluer. On dispose de moins de données ; par ailleurs, de nombreux patients sont asymptomatiques et ne sont pas identifiés. Le diagnostic des infections hautes est difficile et repose sur la sérologie d'interprétation parfois délicate. Les complications viscérales sont prises en charge par d'autres spécialistes : gynécologues, urologues. Ces différents éléments créent un contexte difficile à cerner.

La prévalence de l'infection à *Chlamydia trachomatis* augmente chez les plus jeunes dans les pays occidentaux. Le diagnostic se fait actuellement par examen urinaire (recherche de *Chlamydia trachomatis* par PCR dans les urines). Cet examen non traumatisant est dorénavant proposé dans de nombreux centres de dépistage des IST. Pour cette raison, on dispose des données de différentes séries : présence de *Chlamydia trachomatis* chez 1 à 2 % des sujets britanniques de 16 à 44 ans [13], chez 6 % des femmes et 2 % des hommes dans une série concernant des étudiants allemands [14]. L'infection à *Chlamydia trachomatis* est plus fréquente chez la femme et l'on estime que c'est la plus fréquente des IST dans les pays industrialisés.

Lymphogranulomatose vénérienne

La lymphogranulomatose vénérienne ou maladie de Nicolas et Favre avait totalement disparu. En mars 2003, une épidémie débute à Rotterdam qui s'étend en Europe occidentale, surtout en France et en Belgique. Cette épidémie concerne des homosexuels, le plus souvent séropositifs pour le VIH. Il s'agit d'une forme particulière avec rectite aiguë mucopurulente. Il existe quelques centaines de cas, la plupart vue par les gastroentérologues [8].

Hépatites virales

L'incidence de l'hépatite B, dont la transmission est souvent sexuelle, continue d'augmenter dans certaines régions malgré la mise à disposition d'un vaccin efficace. L'hépatite C est le plus souvent considérée comme n'étant pas une IST. Cependant, plusieurs épidémies d'hépatite C aiguë ont été signalées chez les homosexuels ayant des pratiques extrêmes (*fist-fucking*, pratiques sadomasochistes) [15]. Le dépistage de l'hépatite C est volontiers proposé dans les centres de dépistage des IST.

Condylomes

Il n'existe pas de données épidémiologiques fiables concernant les condylomes. Ce sont les IST les plus fréquentes dans les pays industrialisés. Les facteurs de risque sont les suivants : nombre élevé de partenaires sexuels, âge précoce des premiers rapports, antécédents d'IST. La circoncision aurait un rôle protecteur. L'épidémiologie reste complexe car il existe d'autres modes de transmission : manuportage, contact avec des objets contaminés. On admet souvent que l'incidence des condylomes augmente, que la majorité des patients ont moins de 20 ans, que le taux d'infection infraclinique serait de 15 % [16] et que le portage asymptomatique est proche de 100 %.

Herpès génital

Il est également difficile d'avoir des informations précises sur l'épidémiologie de l'herpès génital. Les patients ne consultent pas toujours pour cette pathologie qui comporte des récurrences et il y a beaucoup d'automédication. Les prélèvements locaux sont rarement effectués. La seule donnée fiable est l'augmentation constante de la prévalence des anticorps anti-HSV-2 [17]. La prédominance féminine est signalée dans toutes les études [18]. On note également l'augmentation du virus HSV-1 dans l'herpès génital.

On ne dispose pas de données épidémiologiques fiables sur le chancre mou et la donovanose, maladies qui n'ont pas disparu, mais qui sont devenues exceptionnelles dans la majorité des centres de dépistage des IST en France et en Europe du Nord. De nombreuses données épidémiologiques sont disponibles sur le site de l'institut de veille sanitaire.

RÉFÉRENCES

1. Cribier B., *Ann Dermatol Vénéréol.* 1997, *124*, 221.
2. Cribier B., *Genitourin Med.* 1994, *70*, 273.
3. Lassau F. et coll., *Int J STD AIDS.* 2001, *12*, 94.
4. Berglund T. et coll., *Sex Transm Dis.* 2001, *28*, 111.
5. Martin I.M. et coll., *Lancet.* 2000, *355*, 623.
6. Do A.N. et coll., *AIDS.* 2001, *15*, 1149.
7. Dupin N. et coll., *Ann Dermatol Vénéréol.* 2002, *129*, 849.
8. Herida M. et coll., *Med Mal Inf.* 2005, *35*, 281.
9. Couturier E. et coll., *Euro Surveill.* 2004, *9*, 8.
10. Borisenko K.K., *Int J STD AIDS.* 1999, *10*, 665.
11. Chen X.S. et coll., *Sex Transm Dis.* 2000, *27*, 138.
12. Singh A.E. et coll., *Clin Microbiol Rev.* 1999, *12*, 187.
13. Fenton K.A. et coll., *Lancet.* 2001, *358*, 1851.
14. Stock C. et coll., *Eur J Epidemiol.* 2001, *17*, 385.
15. Ghosn S. et coll., *HIV Medicine.* 2004, *5*, 303.
16. Castellsague X. et coll., *N Engl J Med.* 2002, *346*, 1105.
17. Kinghorn G.R. et coll., *J Int Med Res.* 1994, *22*, 14A.
18. Nilsen A. et coll., *Acta Obstet Gynecol Scand.* 2000, *79*, 693.

3-2 Gonococcie et infections génitales basses non gonococciques

M. Janier, S. Fouéré, F. Lassau

Gonococcie

La gonococcie (ou infection par le gonocoque, *Neisseria gonorrhoeae*) est plus rare dans les pays développés depuis le milieu des années 1990 mais reste fréquente dans les pays en développement. On note depuis le début du XXIe siècle une recrudescence certaine des gonococcies chez les homosexuels masculins, souvent séropositifs pour le VIH, la moitié d'entre elles acquises par fellation [1].

L'incidence de la gonococcie varie entre 10 et 20 cas pour 100 000 habitants/an dans les pays développés.

Aspects cliniques et diagnostic

Infections gonococciques masculines non compliquées (fig. 3.1) [2, 3]. C'est l'urétrite gonococcique qui survient après une incubation courte de l'ordre de 1 à 6 jours. Elle est caractérisée, dans les cas les plus typiques, par un écoulement urétral purulent, jaune verdâtre (blennorragie gonococcique) accompagné de signes fonctionnels plus ou moins intenses (douleurs de la classique « chaude pisse »). L'urétrite gonococcique peut aussi être moins intense avec un discret écoulement urétral peu purulent. Des symptômes urétraux isolés, à type de brûlures mictionnelles, prurit canalaire, dysurie sans écoulement, sont exceptionnels, de même que le portage asymptomatique.

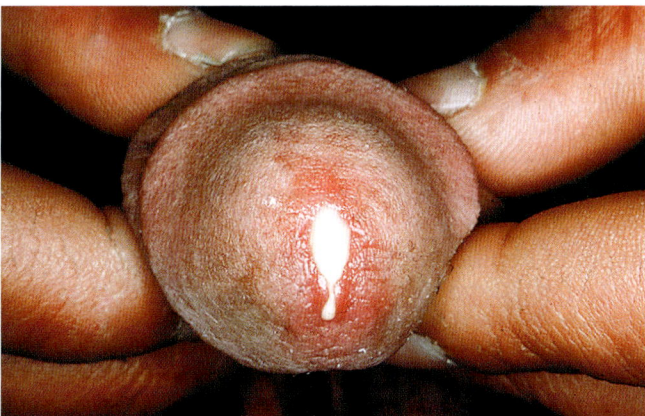

Fig. 3.1 Gonococcie : écoulement urétral purulent.

Chez les homosexuels masculins, les localisations pharyngées [4] (en règle asymptomatiques) et anorectales (anorectite aiguë ou simple portage) sont fréquentes.

Le diagnostic bactériologique est facile. Il repose sur l'examen direct du frottis de l'écoulement étalé sur lame et coloré au bleu de méthylène ou au Gram. Sa sensibilité est proche de 100 %. Seule la présence de diplocoques intracellulaires (Gram–) apporte la quasi-certitude du diagnostic. La culture sur gélose au sang chauffé (« chocolat ») (milieu de Thayer-Martin) est l'examen de référence (résultats en 24 à 48 heures). La culture n'est pas indispensable au diagnostic d'urétrite gonococcique dans la grande majorité des cas mais elle a un intérêt de surveillance épidémiologique. Elle permet d'étudier la sensibilité du gonocoque aux antibiotiques et la recherche d'une pénicillinase. Les tests d'amplification des acides nucléiques (TAAN) et en particulier les PCR ne sont pas encore à la nomenclature mais sont déjà utilisés (1er jet d'urine) en raison de leur grande sensibilité. De plus, ils ont de meilleures performances que la culture sur le pharynx et l'anus.

Un traitement rapide à ce stade permet d'éviter l'évolution vers des complications (orchiépididymite, prostatite).

Complications des urétrites gonococciques masculines. L'orchiépididymite est la complication principale. Elle est devenue rare. Il s'agit d'une orchiépididymite aiguë avec douleurs scrotales unilatérales, induration de l'épidyme, augmentation de la chaleur locale et fièvre.

Les autres complications sont plus rares : prostatite, atteinte des vésicules séminales, des glandes de Littre ou de Cowper.

Infections gonococciques féminines non compliquées [5]. La gonococcie féminine est responsable d'une cervicovaginite. Celle-ci est typiquement purulente et hémorragique. En fait, de nombreuses infections gonococciques féminines sont moins symptomatiques : simples leucorrhées, discrète cervicite. Il existe aussi des femmes porteuses saines sans le moindre symptôme.

Le diagnostic microbiologique des gonococcies féminines est plus difficile que chez l'homme car l'examen direct des sécrétions cervicales ou cervicovaginales est rendu difficile par la richesse de la flore cervicovaginale normale. Ainsi, la sensibilité de l'examen direct dépasse rarement 20 à 30 %. Les cultures au col sont donc indispensables. La recherche de gonocoque doit être faite dans quatre sites : le col utérin, l'urètre (il existe des urétrites gonococciques féminines sans cervicovaginite), le pharynx (une gonococcie pharyngée est associée à une gonococcie génitale chez environ 20 % des malades) et, enfin, l'anus (une gonococcie anorectale est associée à 10 à 20 % des gonococcies génitales). Les TAAN (col, autoprélèvement vulvovaginal, et surtout pharynx et anus) ont une meilleure sensibilité que la culture.

Complications des gonococcies féminines. La complication majeure est l'atteinte haute ou salpingite pouvant évoluer vers une pelvipéritonite. Les salpingites gonococciques sont fébriles, douloureuses et peuvent être bilatérales. L'atteinte tubaire est responsable d'une obstruction conduisant à la stérilité et/ou favorisant ultérieurement les grossesses extra-utérines. Parmi les autres complications des gonococcies féminines, citons la bartholinite et l'atteinte des glandes de Skene.

Ophtalmies gonococciques. L'ophtalmie gonococcique uni- ou bilatérale peut être due au manuportage du gonocoque à partir d'un foyer génital chez un adulte. Mais, il s'agit surtout d'ophtalmies gonococciques néonatales dues à la contamination de l'enfant au moment de l'accouchement. Cette complication redoutable pouvant conduire à la cécité est prévenue systématiquement par l'instillation intraoculaire de nitrate d'argent (manœuvre de Crédé) ou de pommade antibiotique.

Septicémies gonococciques (fig. 3.2). La septicémie gonococcique, ou septicémie gonococcique subaiguë, est devenue rare. Elle touche classiquement l'adulte jeune ou la femme infectés par le gonocoque mais non traités en raison du caractère asymptomatique ou peu symptomatique de l'infection. Le tableau clinique associe une fièvre variable avec des arthralgies, des douleurs, des ténosynovites et des signes cutanés à type de pustules lenticulaires entourées d'un halo érythémateux siégeant aux extrémités et dans les régions para-articulaires, fugaces et toujours en petit nombre.

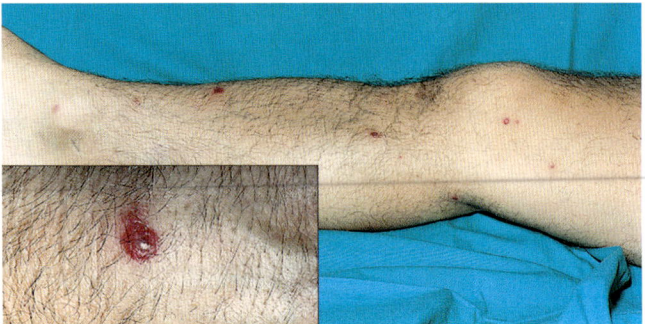

Fig. 3.2 Septicémie gonococcique subaiguë : papulopustules caractéristiques.
En cartouche, gros plan sur une lésion.

Après 3 à 4 jours survient, en règle générale, la phase arthritique, soit une polyarthrite (30 %) ou une oligoarthrite (40 %) asymétrique, touchant surtout les poignets, les genoux, les chevilles, les doigts, et s'accompagnant souvent de ténosynovites. Dans 30 % des cas, il s'agit d'une monoarthrite du poignet ou du genou. Les signes inflammatoires locaux sont marqués mais les épanchements articulaires sont peu abondants. Le liquide articulaire est inflammatoire (polynucléaires neutrophiles). D'autres localisations ont été décrites : splénomégalie, hépatite, myocardite, méningite et endocardite.

Le diagnostic de septicémie gonococcique est bactériologique : découverte de *Neisseria gonorrhoeae* extra- et surtout intracellulaires à l'examen direct ou par cultures sur milieu de Thayer-Martin. Les sérodiagnostics gonococciques n'ont aucun intérêt.

En fait, l'isolement du gonocoque dans les hémocultures, les lésions cutanées ou le liquide articulaire ne dépasse pas 50 % des cas. Il est donc capital de rechercher le gonocoque directement dans toutes les portes d'entrée (organes génitaux, pharynx et anus).

Traitement

Le traitement des gonococcies doit être efficace à plus de 95 %, si possible administrable en une prise unique, par voie orale; il doit être bien toléré et peu coûteux [3, 6, 7]. Or, la sensibilité du gonocoque aux antibiotiques varie en permanence dans le temps et selon les lieux. Le traitement doit donc être réactualisé régulièrement. En France, en 2014, 10 à 15 % des gonocoques sont des *Neisseria gonorrhoeae* producteurs de pénicillinase, 50 à 60 % sont hautement résistants aux tétracyclines et plus de 50 % sont résistants aux fluoroquinolones. La fréquence des gonococcies pharyngées chez les femmes et les homosexuels intervient dans le choix de l'antibiotique qui doit avoir une bonne diffusion dans le pharynx [8].

Infections non compliquées. Le traitement peut être identique dans les formes masculines ou féminines [3, 6, 7, 9] :
– ceftriaxone une injection unique IM de 500 mg. Antibiotique de choix à la fois sur les gonocoques sécréteurs et non sécréteurs de pénicillinase, il est aussi actif en cas de gonococcie pharyngée et sa tolérance est excellente. Quelques souches de *Neisseria gonorrhoeae* résistantes aux céphalosporines de 3e génération (C3G) ont été décrites, imposant une surveillance épidémiologique et bactériologique renforcée (avec nécessité de confirmer par culture les PCR gonocoque positives) et l'abandon des C3G orales ;
– ce n'est qu'en cas d'allergie aux bêtalactamines que l'on peut utiliser sous couvert d'un prélèvement bactériologique avec culture et antibiogramme, contrôle du pharynx et vérification de la guérison clinique et bactériologique à J7 : spectinomycine, une injection IM de 2 g. L'efficacité de ce traitement est un peu moindre que celle des précédents, mais à un coût moins élevé. Ce traitement est inefficace dans les gonococcies pharyngées. Il doit donc être évité chez les femmes et les homosexuels masculins.

Du fait de la fréquence des co-infections par *Chlamydia trachomatis* (20 à 30 %), un traitement antichlamydien doit être systématiquement adjoint au traitement « minute » antigonococcique.

Infections compliquées [3, 6, 7]
– Orchiépididymites : traitement antigonococcique + tétracyclines pendant une semaine.
– Salpingites : traitement par ceftriaxone 500 mg IM, tétracycline et métronidazole, tous les jours, jusqu'à l'apyrexie, poursuivi encore pendant 48 heures, puis traitement par tétracycline et métronidazole pendant 15 jours.
– Conjonctivites gonococciques chez l'adulte : ceftriaxone 1 g IM en dose unique.
– Septicémies gonococciques : ceftriaxone 1 g IM ou IV par jour jusqu'à l'apyrexie, puis encore pendant 48 heures.
– Ophtalmies néonatales : ceftriaxone 25 à 50 mg/kg IM ou IV en dose unique (ne pas dépasser 125 mg).

L'existence d'une infection gonococcique génitale chez un enfant doit, a priori, faire suspecter un abus sexuel.

Les partenaires sexuels doivent être systématiquement recherchés et traités.

Infections génitales à *Chlamydia trachomatis*

Chlamydia trachomatis est une bactérie intracellulaire obligatoire dont les sérotypes D à K sont responsables d'urétrites masculines à transmission sexuelle et de cervicovaginites [8, 10]. *Chlamydia trachomatis* est, actuellement, la bactérie le plus souvent responsable d'urétrites non gonococciques (20 à 50 % des cas). C'est aussi la principale cause des cervicovaginites. La maladie de Nicolas et Favre est due aux sérotypes L1, L2 ou L3 de *Chlamydia trachomatis*.

Aspects cliniques et diagnostic

Aspects généraux. L'incubation est variable, dure quelques jours à quelques mois, en moyenne 10 à 15 jours. Le portage asymptomatique est fréquent (plus de 90 % chez la femme) et atteint 10 % dans les populations les plus à risque (adolescents et adultes jeunes des deux sexes).

Dans la moitié des cas, l'infection est totalement asymptomatique. Lorsqu'il existe des symptômes, il s'agit, le plus souvent, chez l'homme, d'une urétrite avec écoulement transparent modéré ou de symptômes urétraux sans écoulement. Chez la femme, il s'agit de leucorrhées avec existence d'une cervicite à l'examen au spéculum.

Chlamydia trachomatis est l'agent pathogène majeur des voies génitales basses puisque cette bactérie est actuellement responsable de la majorité des cas d'orchiépididymite du sujet jeune et la première cause de salpingite chez la femme jeune, de stérilité tubaire et de grossesse extra-utérine. Le portage fréquemment asymptomatique de la bactérie explique la fréquence de ces complications hautes qui évoluent le plus souvent à bas bruit et sont dépistées tardivement.

Urétrites masculines [2, 10-12]. La recherche de *Chlamydia trachomatis* par culture sur des milieux spéciaux (cellules HeLa ou cellules McCoy) est remplacée par des techniques plus sensibles (TAAN). Elle peut se faire sur un prélèvement endo-urétral mais aussi, de manière moins traumatisante, dans le 1er jet d'urines où sa sensibilité est excellente [10, 13]. D'autres techniques d'amplification sont également utilisables (LCR, TMA, SDA[1]). Les sérodiagnostics de *Chlamydia trachomatis* n'ont aucun intérêt dans les infections génitales basses du fait de leur manque de spécificité et de sensibilité.

Cervicovaginites. Le prélèvement doit être fait au col utérin par la même technique que celle décrite précédemment (PCR au col). Le prélèvement doit aussi être fait à l'urètre (environ 20 % des femmes infectées n'ont pas de *Chlamydia trachomatis* au col). La PCR sur un autoprélèvement vulvovaginal peut remplacer le prélèvement urétral. La PCR par écouvillonnage vulvovaginal est la technique de choix chez les femmes asymptomatiques.

Dans les deux sexes. *Chlamydia trachomatis* peut être mis en évidence par les TAAN dans le pharynx (toujours asymptomatique) et le rectum (possibilité d'anorectite).

Complications des infections génitales masculines. L'orchiépididymite est une complication non rare. Les prélèvements doivent être réalisés dans l'urètre et/ou le 1er jet d'urine. Le sérodiagnostic de *Chlamydia trachomatis* a, ici, un intérêt dans la mesure où les titres d'anticorps sont en règle très élevés. La prostatite à *Chlamydia trachomatis* est exceptionnelle.

Complications génitales hautes des infections féminines. Il s'agit de la salpingite qui est le plus souvent une salpingite subaiguë évoluant à bas bruit avec peu de fièvre, des règles douloureuses, de vagues douleurs abdominales. Une salpingite non traitée conduit immanquablement à la stérilité tubaire. Il existe aussi un risque de grossesse extra-utérine. Des pelvipéritonites et des périhépatites (syndrome de Fitz-Hugh-Curtis) sont possibles. Dans ces infections hautes, le sérodiagnostic de *Chlamydia trachomatis* a un intérêt, montrant des titres élevés d'anticorps.

Autres complications. Deux complications sont propres au nouveau-né, survenant après l'accouchement d'une femme infectée par *Chlamydia trachomatis* et non traitée. Il s'agit de l'ophtalmie néonatale et de la pneumonie néonatale à *Chlamydia trachomatis*.

Traitement

Le traitement de référence des infections génitales basses à *Chlamydia trachomatis* est représenté par les tétracyclines : tétracycline-base 500 mg × 4/j ou doxycycline 100 mg × 2/j [10, 14].

La durée du traitement des infections non compliquées à *Chlamydia trachomatis* est de 7 jours. Il n'y a pas de bénéfice à administrer un traitement plus long.

Chez la femme, il faut être certain qu'il n'existe pas de complications hautes. Un examen clinique et gynécologique complet est donc particulièrement important.

Aucune résistance de *Chlamydia trachomatis* aux tétracyclines n'a été décrite même si certaines souches peuvent avoir une sensibilité diminuée. Des échecs cliniques sont possibles, par mauvaise observance du traitement ou recontamination, peut-être aussi par mauvaise biodisponibilité de l'antibiotique dans certains sites anatomiques.

Une prise orale unique d'azithromycine est aussi efficace qu'une semaine de tétracyclines. Ce macrolide à demi-vie très longue a une tolérance excellente (rares troubles digestifs). L'azithromycine est utilisable chez la femme enceinte et chez l'enfant. Il n'y a pas d'intérêt à utiliser des fluoroquinolones qui sont moins efficaces que les tétracyclines.

Le traitement des infections compliquées fait appel aux tétracyclines mais avec des durées prolongées : 14 jours au moins pour la doxycycline dans la salpingite en association avec d'autres antibiotiques – 10 à 15 jours pour les orchiépididymites –, 10 à 15 jours pour l'érythromycine dans les ophtalmies et pneumonies néonatales à *Chlamydia trachomatis*, 21 jours dans la lymphogranulomatose vénérienne (LGV/maladie de Nicolas-Favre)

Autres infections génitales basses (urétrites, vaginites et cervicovaginites)

Infection à mycoplasmes

Les mycoplasmes sont des micro-organismes saprophytes des voies génitales masculines et féminines. Ils ne sont pathogènes que dans certaines circonstances [15].

Chez l'homme, *Mycoplasma hominis* n'est pas pathogène. *Ureaplasma urealyticum* peut être responsable d'urétrites masculines ainsi que *Mycoplasma genitalium*, mycoplasme de découverte plus récente. Les mycoplasmes sont mis en évidence dans le prélèvement urétral ou dans le 1er jet d'urines, en cultures sur milieux spéciaux, et pour *Mycoplasma genitalium* par une technique de PCR [16]. Le traitement des infections à mycoplasmes est mal codifié [17].

Chez la femme, *Ureaplasma urealyticum* n'est pas pathogène. *Mycoplasma hominis* ne semble pathogène que dans la période du *post-partum* (fièvres puerpérales et endométrites). La présence de *Mycoplasma hominis* traduit le plus souvent un déséquilibre de la flore vaginale, en particulier en association avec une vaginose bactérienne. Des taux de *Mycoplasma hominis* supérieurs à 104 UCC (unités de changement de couleur) sont requis pour considérer le résultat comme anormal. Enfin, le pouvoir pathogène de *Mycoplasma genitalium* chez la femme est discuté [18]. Signalons que les sérodiagnostics des mycoplasmes n'ont aucun intérêt.

Trichomonase

Trichomonas vaginalis est un parasite protozoaire, flagellé, transmis quasi exclusivement par les relations sexuelles [19]. Il est responsable d'urétrites, le plus souvent, subaiguës, de balanoposthites et de vaginites ou cervicovaginites. Le diagnostic repose sur l'examen direct à l'état frais (parasite mobile), les cultures sur milieux spéciaux (*Roiron* ou *Kupferberg*) et les TAAN. Le traitement des infections à *Trichomonas* repose sur les nitro-imidazolés (métronidazole) 2 g en une prise unique [20].

Candidose génitale

Candida albicans est responsable de balanites. Il n'est pas responsable d'urétrite. Chez la femme, les candidoses génitales sont fréquentes : vulvites érythémateuses prurigineuses associées à des leucorrhées blanchâtres et adhérentes, sans atteinte du col. Il s'agit d'un déséquilibre de flore à pH trop acide, rencontré, par exemple, lors de la prise d'antibiotiques. Les candidoses récidivantes représentent une réelle difficulté thérapeutique avec nécessité de traitement séquentiel (imidazolés locaux en ovules plus traitement des organes génitaux externes). Il ne s'agit pas d'une IST [21].

---

1. LCR : *Ligase Chain Reaction* ; TMA: *Transcription Mediated Amplification* ; SDA: *Strand Displacement Amplification*.

Vaginose bactérienne

La vaginose bactérienne traduit aussi un déséquilibre de flore mais à pH trop alcalin entraînant la prolifération d'anaérobies et de diverses bactéries, en particulier de *Gardnerella vaginalis*. Elle se traduit par des leucorrhées abondantes et nauséabondes, un test à la potasse positif, un pH trop alcalin et l'existence de *clue-cells* (cellules indicatrices) à l'examen direct.

Le traitement de la vaginose bactérienne repose sur les nitro-imidazolés (métronidazole) 1 g *per os* par jour pendant une semaine. Les récidives sont fréquentes. La vaginose bactérienne n'est pas, non plus, une IST [21].

Autres infections [13, 22]

Le caractère pathogène de bactéries telles que *Haemophilus influenzae*, *Haemophilus para-influenzae* et les streptocoques est difficile à affirmer, aussi bien chez l'homme que chez la femme.

Dans certaines circonstances, l'absence de toute autre cause, le caractère pur de la culture, le nombre de colonies incitent parfois au traitement, qui doit être le plus spécifique possible afin d'en évaluer l'efficacité. La présence de ces bactéries, surtout chez la femme, ne doit cependant pas masquer un micro-organisme pathogène majeur tel que *Chlamydia trachomatis*.

RÉFÉRENCES

1. Herida M. et coll., *Med Mal Infect*. 2005, *35*, 281.
2. Bowie W.R. et coll., *Sex Transm Dis*. 1978, *5*, 39.
3. Halioua B. et coll., *Ann Dermatol Venereol*. 2006, *133*, 2S11.
4. Janier M. et coll., *Sex Transm Infect*. 2003, *79*, 345.
5. Janier M., *Med Mal Infect*. 1990, *20*, 600.
6. CDC, *Morbid Mortal Wkly Rep*. 1993, *42*.
7. Janier M., *Concours Med*. 1997, *119*, 525.
8. Lassau F. et coll., *Int J STD AIDS*. 2001, *12*, 94.
9. Bignell C. et coll., *Int J STD AIDS*. 2013, *24*, 85.
10. Dupin N. et coll., *Ann Dermatol Venereol*. 2006, 133, 2S13.
11. Janier M. et coll., *Sex Transm Dis*. 1995, *22*, 244.
12. Janier M., *Ann Dermatol Vénéréol*. 1996, *123*, 349.
13. Bianchi A. et coll., *Sex Transm Dis*. 1994, *21*, 196.
14. Workowski K.A. et coll., *MMWR Recomm Rep*. 2015, *64*, 1.
15. Taylor-Robinson D. et coll., *N Engl J Med*. 1980, *302*, 1003.
16. Taylor-Robinson D. et coll., *Clin Infect Dis*. 1993, *17*, S66.
17. Alcaraz I. et coll., *Ann Dermatol Venereol*. 2006, *133*, 2S17.
18. Casin I. et coll., *Sex Transm Dis*. 2002, *29*, 353.
19. Krieger J.N., *Ann Intern Med*. 1993, *118*, 844.
20. Alcaraz I. et coll., *Ann Dermatol Venereol*. 2006, *133*, 2S15.
21. Vexiau-Robert D., *Ann Dermatol Venereol*. 2006, *133*, 2S47.
22. Casin I., *Genitourin Med*. 1988, *64*, 185.

3-3 Syphilis

N. Dupin

La syphilis est une maladie infectieuse due à *Treponema pallidum*, sexuellement transmise et contagieuse.

La sensibilité de la bactérie à divers antibiotiques, pris éventuellement pour tout autre chose, et notamment à la pénicilline, explique la diminution considérable de son incidence depuis 50 ans, la bénignité des formes précoces et l'extrême rareté des formes graves tardives.

Depuis les années 2000 et l'introduction des combinaisons antirétrovirales pour traiter le virus de l'immunodéficience humaine, on assiste à une recrudescence de la syphilis dans les pays industrialisés d'Europe de l'Ouest et aux États-Unis. Cette épidémie touche principalement les hommes homo- ou bisexuels dont près de la moitié sont infectés par le VIH.

Modes de contamination

La transmission sexuelle est évidemment la plus fréquente. Elle suppose le contact intime de deux muqueuses dont l'une est infectée. Les pratiques sexuelles expliquent qu'un chancre puisse être localisé ailleurs que sur les organes génitaux externes, par exemple sur la lèvre ou dans la région anale, cervico-utérine ou vaginale. Les lésions génitales et muqueuses sont les plus contagieuses, car elles sont le plus souvent érodées, amenant à la surface les tréponèmes contenus dans l'épithélium et le chorion. En revanche, les lésions cutanées sont habituellement très peu contagieuses car elles sont recouvertes d'un épiderme intact, non érodé.

La transmission maternofœtale se fait durant la grossesse par passage transplacentaire du tréponème à partir du 4e-5e mois de la grossesse. Cela justifie le dépistage systématique et le traitement de toute syphilis active, dans le 1er trimestre de la grossesse. L'éventualité d'une contamination du nourrisson lors de l'accouchement à partir d'un chancre génital maternel est possible.

La contamination professionnelle n'a d'existence qu'historique et n'est envisageable que si l'examen (ou l'autopsie !) du sujet syphilitique se fait à main nue !

Les contaminations accidentelles (« verre du bistro », « cuvette des toilettes ») sont plus que douteuses, le tréponème mourant en quelques minutes à l'air libre.

Histoire naturelle et clinique de la syphilis de l'adulte

À la terminologie française classique de syphilis primaire, secondaire, latente ou sérologique et tertiaire, s'est substituée progressivement dans la littérature la terminologie anglo-saxonne de syphilis récente et de syphilis tardive, la syphilis récente regroupant la syphilis primosecondaire et latente de moins d'un an, et la syphilis tardive regroupant la syphilis latente depuis plus d'un an et la syphilis tertiaire. Cette terminologie simplificatrice ne nous paraît pas avoir d'avantages substantiels sur la terminologie française et c'est donc cette dernière que nous utiliserons. Il est par ailleurs très difficile de dater une syphilis latente.

Syphilis primaire

Le chancre (fig. 3.3) apparaît après 3 semaines environ (10 à 90 jours) d'incubation silencieuse au point d'inoculation du tréponème. Il est contagieux car il fourmille de tréponèmes. C'est une exulcération ou une ulcération génitale (la nuance est subtile) de 5 à 15 mm de diamètre en moyenne, unique plus souvent que multiple, dont le seul caractère séméiologique vraiment évocateur est l'induration. Elle se traduit par l'impossibilité de plisser entre deux doigts la surface de l'ulcération qui ne fait qu'un bloc avec l'induration sous-jacente. Ceci apparaît d'autant plus surprenant que la surface de la lésion est propre. En général, le chancre est indolore. Il n'existe aucun critère qui soit spécifique du chancre syphilitique, et en pratique une syphilis doit systématiquement être évoquée devant toute érosion ou ulcération muqueuse. Le chancre atteint son développement maximum (1 à 2 cm) en 1 à 2 semaines, puis régresse spontanément. Au début de la roséole, il a disparu ou presque complètement disparu.

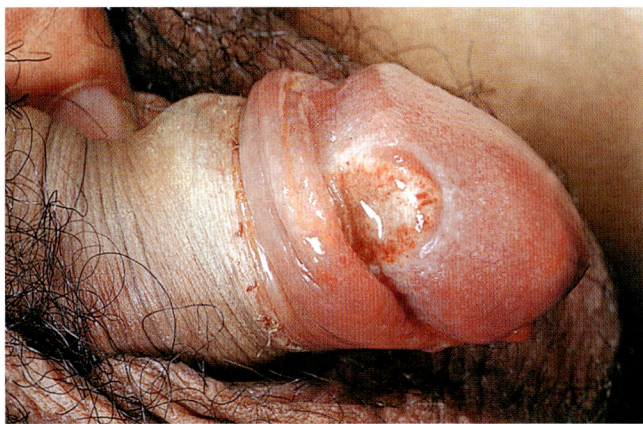

Fig. 3.3 Chancre syphilitique.

La réaction ganglionnaire, contemporaine du chancre, est modeste en cas de chancre génital ou anal, masquée en cas de chancre rectal, cervico-utérin ou vaginal, très intense en cas de chancre labial ou lingual. Elle régresse aussi spontanément. Il faut être fin clinicien pour distinguer, au sein des adénopathies inguinales banales, la ou plutôt les adénopathies spécifiques de la syphilis, un peu grosses et sensibles, si bien décrites par nos prédécesseurs (« préfet de l'aine »). Au stade où le diagnostic sérologique est facile, ces nuances nous paraissent de peu d'importance. En revanche, il faut insister sur le fait qu'une adénopathie volumineuse et très inflammatoire évoque beaucoup plus un chancre mou ou une lymphogranulomatose vénérienne qu'une syphilis.

Syphilis secondaire

Elle est marquée spontanément par plusieurs éruptions cutanéomuqueuses entrecoupées de phases asymptomatiques de quelques semaines ou mois, ceci sur une durée de 2 ans en moyenne. À ces «floraisons» s'associent des signes généraux et viscéraux d'intensité variable, qui témoignent de la diffusion systémique du tréponème.

Roséole syphilitique. Ses macules (taches) érythémateuses, de 5 à 15 mm de diamètre, disséminées sur le tronc, sont souvent pâles et passent volontiers inaperçues. Elles peuvent aussi être confondues avec celles d'une éruption médicamenteuse, d'une virose ou d'une «intoxication alimentaire». L'absence de signe fonctionnel et la régression spontanée de l'éruption expliquent la relative rareté du diagnostic à ce stade. L'éruption dure 7 à 10 jours.

Syphilides papuleuses secondaires (fig. 3.4). Elles siègent aussi bien sur le visage que sur le tronc et les membres et sont au nombre de quelques unités à plus d'une centaine. Il est classique d'en souligner le polymorphisme et donc leur difficulté diagnostique. En fait, celui-ci est facilité par certaines caractéristiques de l'éruption : sous la squame, la croûte, l'ulcération, la nécrose, on trouve toujours la lésion élémentaire qui est une papule. Les éruptions papuleuses sont, contrairement à ce que l'on pense, peu nombreuses, et la seule constatation de papules évoque systématiquement une syphilis. La fameuse collerette de Biett, fine desquamation circulaire périlésionnelle, n'est ni constante, ni spécifique.

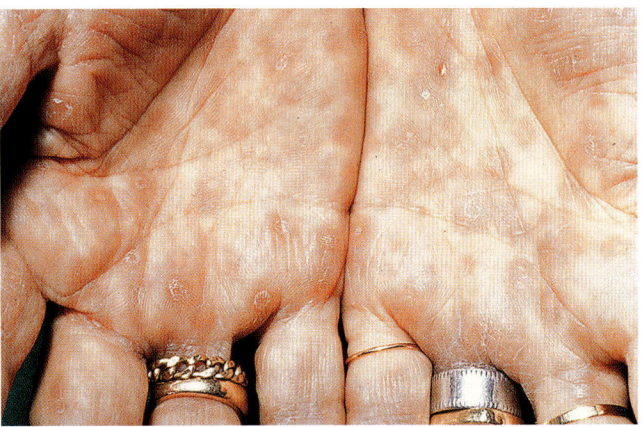

Fig. 3.4 Syphilides papuleuses palmaires de la phase secondaire, avec collerette de Biett.

Les sillons nasogéniens et mentonniers sont fréquemment atteints, donnant un faux aspect d'éruption acnéiforme. Les syphilides palmoplantaires ne sont pas papuleuses mais infiltrées. Elles siègent électivement à cheval sur les plis palmaires. Leur aspect et leur topographie suffisent à porter le diagnostic. Elles font seulement discuter, chez les sujets à peau noire, les taches hyperpigmentées physiologiques des plantes. Elles sont inconstantes et souvent modestes, alors même que l'éruption tronculaire et des membres est profuse. Leur absence n'élimine donc pas le diagnostic de syphilis secondaire. Leur présence est extrêmement évocatrice.

Les syphilides génitales et périnéales sont, en général, multiples, papulo-érosives, souvent macérées (fig. 3.5). Elles sont très contagieuses. La découverte de tréponèmes par examen direct du frottis, obtenu par grattage de leur surface, est facile, alors que cet examen est négatif lorsque l'on prélève des papules non érodées.

Toutes ces lésions sont parfaitement indolentes.

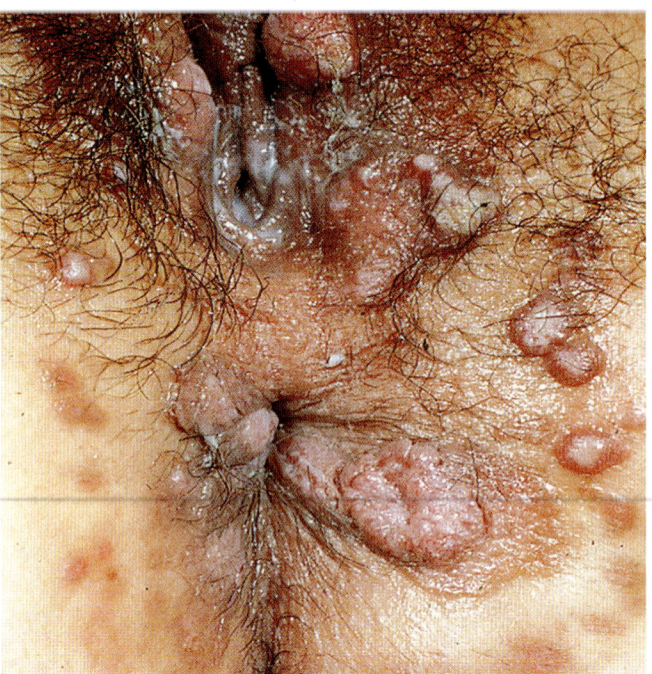

Fig. 3.5 Syphilides papulo-érosives génitales de la phase secondaire.

Autres symptômes généraux et cutanéo-phanériens. Les syphilides papuleuses secondaires témoignent de la dissémination de l'infection et peuvent donc s'accompagner de signes généraux, parfois graves : fièvre pouvant atteindre 39-39,5 °C, céphalées, syndrome méningé, polyarthralgies, douleurs lancinantes «osseuses», altération plus ou moins profonde de l'état général, hépatite mixte (cytolytique et cholestatique), syndrome mononucléosique, syndrome néphrotique avec glomérulonéphrite extramembraneuse, etc., autant de signes trompeurs. Pour le spécialiste, le faciès des patients est pourtant d'emblée évocateur : le sujet a un aspect fatigué, avec un regard sans vivacité et un teint pâle. Une fausse perlèche (papule commissurale fendue en deux et non simple fissure sans relief du fond du pli), des lésions d'allure séborrhéique des sillons nasogéniens et quelques papules acnéiformes du menton achèveraient de caractériser l'éruption, au même titre qu'une dépapillation en aires de la langue (plaques fauchées), qu'une dépilation des sourcils, qu'une alopécie «en clairière» récente faite de plusieurs aires incomplètement déglabrées sur un cuir chevelu intact.

À côté des signes généraux qui ne modifient pas vraiment la prise en charge du patient syphilitique, il faut signaler les manifestations neurologiques précoces témoignant d'une atteinte radiculaire ou méningoradiculaire comprenant, notamment, l'atteinte ophtalmologique (uvéite antérieure, postérieure, rétinite, névrite optique, papillite) et l'atteinte ORL (paralysie faciale, atteinte cochléovestibulaire responsable d'acouphènes, de baisse de l'audition ou de sensations vertigineuses). Ces manifestations imposent l'exploration systématique du liquide céphalorachidien et modifient la prise en charge thérapeutique car elles témoignent d'une invasion symptomatique du système nerveux et relèvent du même traitement que la neurosyphilis tardive.

Syphilis tertiaire

Elle est marquée par des complications cutanées (gommes), nerveuses (tabès, paralysie générale, etc.), cardiaques (insuffisance aortique, anévrisme aortique, etc.), aujourd'hui exceptionnelles et accessibles au traitement pénicilliné. Si les tableaux neurologiques de paralysie générale ou de tabès sont devenus exceptionnels, la principale manifestation de la neurosyphilis est représentée par la syphilis vasculaire cérébrale se caractérisant par des accidents vasculaires à répétition sans territoire de prédilection responsables de syndromes neurologiques déficitaires régressifs.

La recherche clinique des principaux symptômes de la syphilis tertiaire est obligatoire au cours de toute syphilis latente sérologique (fig. 3.6). Les principaux symptômes à rechercher sont :
– des gommes cutanées ou muqueuses ;
– un signe d'Argyll-Robertson : abolition du réflexe photomoteur avec conservation du réflexe d'accommodation-convergence ;
– une abolition des réflexes ostéotendineux des membres inférieurs ;
– des troubles de la sensibilité profonde (sens de position des orteils et sensibilité au diapason) ;
– un souffle diastolique d'insuffisance aortique ;
– un élargissement de la pression artérielle différentielle avec baisse de la pression diastolique.

À ces gestes simples, on peut ajouter la pratique systématique d'une radiographie de thorax ou mieux d'une échographie cardiaque transthoracique à la recherche d'un anévrisme aortique.

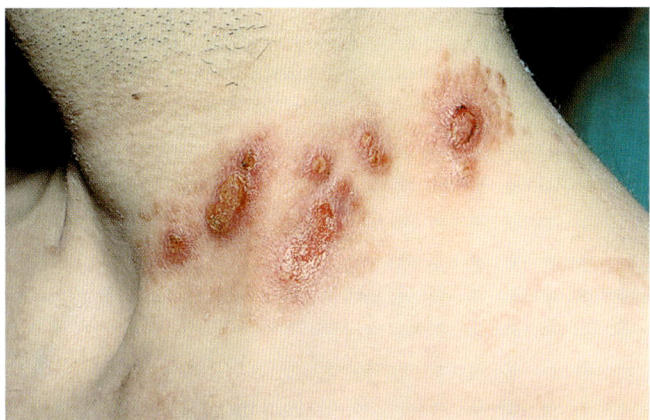

Fig. 3.6 Syphilis tertiaire : tubercules groupés en formations circinées et ulcérées.

Syphilis congénitale

Elle résulte de la contamination fœtale, lorsque la syphilis active de la mère n'est pas reconnue ou insuffisamment ou trop tardivement traitée.

En cas d'infestation massive, l'avortement spontané peut conduire à l'expulsion d'un fœtus mort, macéré, malformé. Plus souvent, l'enfant développe dans les jours ou semaines qui suivent sa naissance une symptomatologie polymorphe associant plus ou moins : des lésions cutanées (*cf.* chapitres 18-1 et 18-2) (rhagades des commissures labiales, lésions papuleuses du tronc, bulles palmoplantaires), des lésions muqueuses (coryza purulent, érosions buccales) et des lésions viscérales (hépatosplénomégalie avec ictère, néphrite, convulsions, décollement épiphysaire des os longs, ostéochondrite, périostite).

À partir de la 7e année, la syphilis congénitale tardive se traduit là encore par des lésions polymorphes : dystrophies osseuses (tibia en lame de sabre), malformation des incisives (dents de Hutchinson), kératite, surdité, hydarthrose des genoux, gommes, etc.

Le sérodiagnostic est positif et le titre du VDRL est généralement élevé (au moins 4 fois le titre maternel), le FTA IgM n'offre pas toute garantie. Dans les premières semaines de la vie, il peut être difficile de différencier une séropositivité par simple transfert d'anticorps de la mère d'une séropositivité par synthèse propre d'anticorps.

La recherche de séquence ADN de tréponèmes par PCR sur échantillons divers (sang du cordon, cordon, placenta, liquide amniotique, prélèvements néonatals dont écouvillons nasaux, LCR) est utile pour le diagnostic tout comme la réalisation d'une recherche de tréponèmes par immunohistochimie sur le cordon ou le placenta.

Diagnostic biologique

Tous les efforts pour cultiver *T. pallidum* sont restés vains. Le diagnostic de syphilis ne peut donc se faire que par la mise en évidence du tréponème lui-même au microscope à fond noir ou, indirectement, par la mise en évidence des anticorps spécifiques. Ajoutons que sur une biopsie cutanée faite à l'occasion de l'enquête étiologique d'une éruption cutanéomuqueuse, l'anatomopathologiste peut évoquer une syphilis secondaire par la présence dans l'infiltrat dermique de nombreux plasmocytes. La recherche de *T. pallidum* peut également être faite sur les biopsies cutanées soit par une technique d'immunohistochimie utilisant un anticorps mono- ou polyclonal dirigé contre une protéine de *T. pallidum*, soit par PCR qui peut également être faite à partir d'un écouvillonnage d'un chancre ou d'une lésion muqueuse érosive de syphilis secondaire.

Examen au microscope à fond noir

Syphilis primaire. L'examen au microscope à fond noir du frottis obtenu par raclage du fond du chancre d'inoculation garde toute sa valeur, surtout dans les premiers jours du chancre (avant le 5e-10e jour), c'est-à-dire à la phase présérologique. Lorsque le chancre est génital ou anal, il n'y a d'erreur que par défaut, l'examen pouvant être faussement négatif du fait d'un technicien manquant d'expérience pour reconnaître les tréponèmes depuis que la syphilis est devenue rare ou, surtout, de soins locaux, voire généraux (antisepsie ou antibiothérapie aveugle) ayant modifié l'aspect lésionnel et fait disparaître les tréponèmes. La bactérie est reconnue sur sa taille, sa forme hélicoïdale et sa mobilité.

La présence de spirochètes saprophytes de la muqueuse buccale rend l'examen au microscope à fond noir quasiment ininterprétable lorsque le chancre prélevé est buccal.

La recherche du tréponème par ponction ganglionnaire n'a plus de raison d'être réalisée depuis que le sérodiagnostic est bien standardisé.

Syphilis secondaire. La recherche de tréponèmes par examen au microscope à fond noir sur les lésions cutanéomuqueuses de la syphilis secondaire n'a de chance d'être positive que si les lésions sont érodées. C'est dire que seules les syphilides érosives génitales peuvent être positives au microscope à fond noir. Heureusement, à ce stade, le sérodiagnostic est toujours très franchement positif.

Immunofluorescence directe

Ce test pratiqué sur tissu ou exsudat nécessite un équipement plus lourd et est moins utilisé.

Diagnostic sérologique

Le diagnostic sérologique de la syphilis est aujourd'hui bien standardisé, peu coûteux et fiable. Dans l'immense majorité des cas, l'association d'un test spécifique (TPHA) et d'un test non spécifique (VDRL) est suffisante pour affirmer ou infirmer un diagnostic de syphilis (tableau 3.1).

Syphilis

Tableau 3.1 Interprétation schématique de la sérologie TPHA-VDRL

Réactions	Malades n'ayant pas vécu en zone d'endémie de tréponématose non vénérienne	Malades ayant vécu en zone d'endémie de tréponématose non vénérienne
TPHA 0 VDRL 0	Soit absence de syphilis Soit syphilis dans les 5-10 premiers jours du chancre Soit syphilis traitée précocement et guérie	Idem Plus absence d'antécédent de tréponématose non vénérienne
TPHA 0 VDRL +++	Sérologie tréponémique faussement positive faisant rechercher une maladie dysimmunitaire type LES ou syndrome des anticorps antiphospholipides	Idem
TPHA +++ VDRL – ou ± (titre faible d'anticorps)	Soit syphilis primaire avec apparition dissociée des premiers anticorps Soit syphilis tardive (tertiaire) non traitée Soit syphilis guérie traitée tardivement	Idem Plus séquelle sérologique d'une tréponématose non vénérienne ancienne
TPHA +++ VDRL +++ (titre élevé d'anticorps)	Syphilis active non traitée ou en cours de traitement	Idem Plus tréponématose non vénérienne active

Treponema pallidum Haemagglutination Assay. Ce test recherche dans le sérum du malade des anticorps dirigés contre les tréponèmes pathogènes. La réaction est donc spécifique des tréponématoses. Elle ne permet pas en revanche de différencier les anticorps dirigés contre les différents tréponèmes pathogènes : *Treponema pallidum* de la syphilis, *Treponema pertenue* du pian, *Treponema endemicum* du béjel, *Treponema carateum* de la pinta. Il n'existe aucun test sérologique permettant de différencier les anticorps de la syphilis de ceux des tréponématoses endémiques non vénériennes.

Le TPHA met en présence le sérum du malade avec un ultrasonat de tréponèmes préalablement fixés sur des hématies de mouton. En présence d'anticorps, il se forme des complexes qui entraînent l'agglutination des hématies. La réaction, entièrement standardisée, se fait sur des plaques de microtitration et la lecture a lieu après 4-5 heures, à l'œil nu. En l'absence d'anticorps, les hématies sédimentent passivement au fond des cupules. La réaction est négative (0). En présence d'anticorps, les hématies sont agglutinées-dispersées. La réaction est positive de + à +++ en fonction de l'importance de l'agglutination-dispersion. La lecture laisse donc place à une certaine subjectivité, ++ pouvant être +++ pour un autre technicien et inversement. Cela signifie que la différence d'une + en plus ou en moins, à deux examens successifs, même dans le même laboratoire, n'a aucune signification. Le TPHA qualitatif est positif ou négatif.

Le TPHA quantitatif est pratiqué dans de nombreux laboratoires. Son but avoué est d'obtenir une quantification (titre) des anticorps, qui serait un témoin d'évolutivité de la maladie. Personnellement, nous ne tenons jamais compte du titre du TPHA pour deux raisons essentielles :
– il n'est un bon marqueur ni de l'évolutivité de la maladie, ni de la réponse au traitement ;
– il varie, et de façon importante, d'un examen à l'autre pour un même malade.

Nous pensons donc que seul le TPHA qualitatif est intéressant par sa positivité ou sa négativité.

Le TPHA se positive autour du 8e-10e jour du chancre. Il atteint rapidement +++ et, en l'absence de traitement, restera à +++ jusqu'à la fin de la vie. Il est donc à +++ durant les syphilis secondaire, sérologique et tertiaire.

Après un traitement bien conduit, le TPHA ne se négative, et encore inconstamment, que si celui-ci a été institué dans l'année qui suit le chancre d'inoculation. Au-delà de ce délai, le TPHA restera positif.

Méthodes immunoenzymatiques. Ce sont des tests sérologiques de type ELISA (*Enzyme-Linked Immunosorbent Assay*) qui entrent dans le cadre plus général des EIA (*Enzyme Immunoassay*). Ces techniques automatisées vont progressivement remplacer le TPHA.

> Ainsi, en France, il est dorénavant recommandé, pour le dépistage, de pratiquer un test de type ELISA et non plus les 2 tests TPHA et VDRL. En cas de positivité, l'ELISA doit être confirmé par un test non tréponémique.

Venereal Disease Research Laboratory. Ce test recherche dans le sérum des malades des anticorps anticardiolipides. L'antigène cardiolipidique utilisé comme cible est présent dans tous les tréponèmes pathogènes, mais aussi dans de nombreuses cellules animales ou végétales. *Le VDRL n'est donc pas une réaction spécifique des tréponématoses.* Sa positivité ne signifie pas nécessairement tréponématose, ancienne ou actuelle. Elle s'observe au cours de maladies dysimmunitaires, notamment au cours du lupus et du syndrome des anticorps antiphospholipides. C'est le classique « faux BW » (la réaction de Bordet Wassermann est aujourd'hui abandonnée) ou sérodiagnostic de la syphilis faussement positif, qui a longtemps été l'un des critères diagnostiques du lupus érythémateux systémique pour l'*American Rheumatism Association* (ARA).

Le VDRL met en présence le sérum du malade avec un antigène cardiolipidique commercialisé, préalablement fixé sur des cristaux de cholestérol. En présence d'anticorps, il se forme des complexes qui agglutinent les cristaux de cholestérol. La réaction, entièrement standardisée, se fait sur plaques et la lecture a lieu presque immédiatement au microscope ordinaire. En présence d'anticorps, les cristaux de cholestérol forment des agrégats plus ou moins gros ; c'est la taille de ces agrégats qui définit la positivité qui va de + à +++. Là encore, une différence d'une + n'a aucune signification car elle est subjective. En l'absence d'agrégat des cristaux de cholestérol, la réaction est négative (0).

En cas de positivité, il est indispensable de reprendre la technique en diluant le sérum du patient à raison de 2 (1/2, 1/4, 1/8, etc.). On obtient ainsi un VDRL quantitatif. Le titre d'anticorps est l'inverse de la dernière dilution positive. Du fait de la relative subjectivité de la lecture, un écart de positivité d'une seule dilution n'est pas significatif. Ainsi, si l'on part d'un titre d'anticorps de 64 U, il faut, pour parler d'augmentation du titre, un taux minimum de 256 U et pour parler de diminution significative du titre, un taux maximum de 16 U.

Le VDRL se positive en moyenne 8 à 10 jours après l'apparition du chancre. Le titre augmente ensuite rapidement pour atteindre, durant la phase secondaire, un plateau, variable selon les malades et le type de répondeur, situé entre 256 et 1 024 U (en moyenne). Spontanément, le VDRL reste donc très positif durant toute la phase secondaire. Par la suite, toujours spontanément, le titre du VDRL va baisser au fil des années, tout au long de la phase de syphilis sérologique. Dix à 15 ans après la phase primaire, quand apparaît (inconstamment) la syphilis tertiaire, le VDRL peut être faiblement positif, voire douteux.

La surveillance biologique de l'efficacité du traitement se fait sur le VDRL quantitatif. On considère que le traitement est efficace quand le titre du VDRL, 3 mois après le traitement, est divisé par 4, et divisé par 16 six mois après le traitement. Inversement, une recontamination syphilitique peut être diagnostiquée non seulement sur la clinique, mais aussi sur la remontée significative du VDRL quantitatif (titre multiplié au moins par 4).

RPR, ou *Rapid Plasma Reagin.* Également non spécifique des tréponématoses, il est moins utilisé que le VDRL.

Le *Fluorescent Treponemal Antibody* (FTA) et le test de Nelson ne sont plus utilisés.

Prise en charge et traitement

Même si de nombreux antibiotiques sont actifs sur *Treponema pallidum*, seuls sont utilisables la pénicilline et les cyclines. **Les pénicillines retard parentérales** constituent le traitement de 1re intention, quel que soit le stade de la syphilis. Ces dernières années ont été marquées par des *difficultés d'approvisionnement de pénicilline retard du fait de ruptures de stock dans plusieurs pays européen*s alors qu'il s'agit du traitement recommandé par les sociétés savantes et les revues récentes de la littérature car ce traitement par la benzathine benzyl pénicilline offre une couverture thérapeutique dans 92 % des cas.

Les **cyclines** ne sont justifiées qu'en cas d'allergie bien documentée à la pénicilline. Chez la femme enceinte, supposée allergique à la pénicilline, des tests allergologiques aux antigènes de la pénicilline, puis éventuellement une désensibilisation (augmentation standardisée et très progressive des doses), paraissent supérieurs à l'utilisation de ***l'érythromycine*** qui passe mal la barrière placentaire. ***L'azithromycine*** ne peut être proposée du fait d'une proportion élevée de souches résistantes.

Syphilis précoce (syphilis primaire, secondaire et latente de moins d'un an). Elle doit être traitée par une injection IM unique de 2,4 millions d'unités (MU) de benzathine benzyl pénicilline. En cas d'allergie à la pénicilline, on propose la doxycycline 100 mg × 2/jour pendant 14 jours. Afin de diminuer la douleur lors de l'injection, on recommande l'adjonction de 2 mL de lidocaïne.

Un contrôle sérologique est conseillé à 3 mois, 6 mois, 1 an et 2 ans. Le VDRL quantitatif, ou un autre test non tréponémique, est adapté au suivi de la sérologie. Le titre des anticorps doit être divisé par 4 (2 dilutions) à 6 mois. Le VDRL doit être négatif un an après le traitement d'une syphilis primaire et 2 ans après le traitement d'une syphilis secondaire. Si cette décroissance ou négativation n'est pas observée, un échec thérapeutique doit être envisagé et le patient retraité selon les modalités de la syphilis asymptomatique tardive. Une recontamination est diagnostiquée en cas d'une multiplication par 4 du dernier titre du VDRL. Cet examen doit être fait dans le même laboratoire. Le phénomène de Jarish-Herxheimer est fréquent en cas de syphilis active. Il se traduit dans les 24 heures qui suivent la 1re injection de pénicilline par une fièvre, des arthromyalgies et, parfois, une exacerbation des signes cutanés. Le patient doit en être prévenu. La prise de paracétamol suffit.

Syphilis asymptomatique tardive (plus d'un an d'évolution). Elle doit être traitée par 3 injections de benzathine benzyl pénicilline (2,4 MU) à une semaine d'intervalle.

Sujets contacts. Dans tous les cas, ils doivent être examinés ; s'ils sont symptomatiques, ils doivent être traités en fonction du stade de leur syphilis. Un traitement de type syphilis précoce doit être proposé chez les contacts asymptomatiques mais exposés au risque dans les 3 mois précédents.

Syphilis tertiaire. La benzathine pénicilline doit être utilisée en cas de *gomme syphilitique* et, pour les auteurs anglo-saxons, en cas de *syphilis cardiovasculaire.* Dans ce dernier cas, la prévention de la réaction d'Herxheimer peut justifier une pénicillinothérapie progressivement croissante, éventuellement sous corticothérapie générale.

Neurosyphilis. Le traitement de la neurosyphilis reste l'objet de nombreuses controverses. Celles-ci sont nourries par la méconnaissance de la concentration de pénicilline certainement tréponémicide dans le liquide céphalorachidien. La ponction lombaire doit être systématique en cas de suspicion clinique de neurosyphilis et, pour certains auteurs, en cas de syphilis latente tardive. Les meilleurs arguments biologiques pour une syphilis neurologique sont la conjonction d'une hypercellularité, d'une protéinorachie et d'un VDRL positif dans le liquide céphalorachidien. La normalité du liquide paraît pouvoir éliminer une neurosyphilis asymptomatique. Récemment, l'usage de la benzathine pénicilline a été critiqué dans le traitement de la neurosyphilis, et de nombreux auteurs proposent d'utiliser, pendant 10 à 15 jours, la pénicilline G cristalline aqueuse, 3 à 4 MU par voie intraveineuse toutes les 4 heures pour une dose quotidienne de 18 à 24 MU. Un suivi clinique et biologique est obligatoire.

Syphilis de la femme enceinte. Elle doit être traitée par la pénicilline selon les modalités adaptées au stade de la syphilis. Une prévention systématique de la réaction d'Herxheimer peut être proposée en cas de syphilis récente floride en administrant 0,3 à 0,5 mg/kg/j d'équivalent prednisone à débuter la veille de l'injection et à poursuivre pendant les 3 jours qui suivent l'injection. Un traitement correct avant la 10e semaine de grossesse ou, au plus tard, avant la 18e, prévient une infection fœtale. Les cyclines sont dans tous les cas interdites. L'érythromycine n'offre pas toutes garanties. Une syphilis congénitale est possible quand la mère a été traitée par érythromycine durant la grossesse. Dans ce cas, le nouveau-né doit, à la naissance, être systématiquement traité par la pénicilline. De nombreux auteurs préfèrent remettre en cause le diagnostic d'allergie à la pénicilline et proposent une désensibilisation par des doses progressivement croissantes de pénicilline, sous surveillance médicale rigoureuse, et selon un schéma bien établi [1]. Après traitement, le VDRL quantitatif sera répété tous les mois jusqu'à l'accouchement et une échographie fœtale sera pratiquée tous les mois à partir du 3e trimestre. Une non-division par 4 du titre du VDRL, 3 mois après traitement, sera interprétée comme un échec thérapeutique et la femme à nouveau traitée.

Syphilis congénitale. Le diagnostic de syphilis congénitale chez un nouveau-né asymptomatique doit être systématiquement évoqué dans les conditions suivantes :
– syphilis maternelle traitée après la 20e semaine de grossesse ;
– syphilis maternelle traitée par un autre antibiotique que la pénicilline ;
– séropositivité dans le sang du nouveau-né non négativée à 6 mois ;
– titre du VDRL sérique multiplié par 4 à deux contrôles à 3 mois d'intervalle.

Dans l'un ou l'autre de ces cas, une radiographie du squelette et une ponction lombaire doivent être pratiquées. En cas de normalité, une simple surveillance est justifiée. En cas d'anomalie du LCR (VDRL positif notamment) et *a fortiori* en cas de suspicion clinique de syphilis congénitale, le traitement doit être instauré sans retard : utilisation par voie parentérale de pénicilline G cristalline aqueuse, 50 000 U par kg de poids et par jour (en 2 injections) pendant un minimum de 10 jours. Aucun autre antibiotique ne doit être utilisé pour le traitement de la syphilis congénitale. Le sérodiagnostic doit être contrôlé dans le sang à 1, 2, 4, 6 et 12 mois (ou jusqu'à négativation) et dans le LCR tous les 6 mois jusqu'à négativation.

Syphilis

Syphilis et VIH. Si des syphilis atypiques ont pu être rapportées chez des patients infectés par le VIH, les données récentes plaident pour une présentation clinique sans particularités de la syphilis précoce chez ces patients. On peut juste signaler la présence plus fréquente de chancres de grande taille ou de chancres multiples au cours de la syphilis primaire et une plus grande fréquence de syphilis secondaire avec persistance du chancre (syphilis primosecondaire). Il n'y a pas de différence en termes de réponses sérologiques entre les patients infectés par le VIH et les patients non infectés. La plupart des recommandations s'accordent sur l'absence de nécessité de pratiquer une ponction lombaire chez les patients VIH+ ayant une syphilis précoce. En l'absence de stigmates cliniques et/ou biologiques de neurosyphilis, les schémas thérapeutiques traditionnels restent indiqués dans la mesure où une surveillance clinique et biologique (VDRL quantitatif) est possible. Des données récentes montrent qu'il n'y a pas d'intérêt de faire plus d'une injection de benzathine benzyl pénicilline. Inversement, le moindre doute de neurosyphilis et/ou l'impossibilité d'une ponction lombaire et/ou l'impossibilité d'un suivi régulier exigent un traitement beaucoup plus lourd, de type syphilis neurologique [2, 3]. En cas d'allergie à la pénicilline chez un patient VIH+ ayant une syphilis précoce, nous recommandons la désensibilisation car l'effet thérapeutique des cyclines n'est pas bien validé chez les sujets infectés par le VIH.

RÉFÉRENCES

1. Ziaya P.R. et coll., *JAMA*. 1986, *256*, 2561.
2. Tramont E.C., *N Engl J Med.* 1987, *316*, 1600.
3. *MMWR*. 2002, *51*, RR-6.

3-4 Infections sexuellement transmissibles rares

B. Halioua

Chancre mou

Le chancre mou est une ulcération génitale due à *Haemophilus ducreyi*, bacille Gram négatif. C'est une infection sexuellement transmissible endémique en Afrique subsaharienne et en Amérique du Sud. Il a été rapporté des petites épidémies en France, aux Pays-Bas, au Groënland et aux États-Unis. Le chancre mou est un cofacteur de transmission de l'infection VIH [1].

Clinique

Après une incubation courte (3 à 7 jours), il survient une papule qui se transforme rapidement en une ulcération supérieure à 1 cm classiquement décrite comme douloureuse, profonde, à fond sale et purulent, avec des bords nets, surélevés, avec un double liseré jaune sur la partie interne et rouge sur la partie externe de l'ulcération (fig. 3.7). La lésion qui est le plus souvent localisée sur le fourreau de la verge ou le scrotum chez l'homme et sur la vulve chez la femme est infiltrée, mais non indurée comme dans la syphilis. Elle peut siéger au niveau périnéal chez les femmes et les hommes homosexuels. Les ulcérations peuvent être multiples.

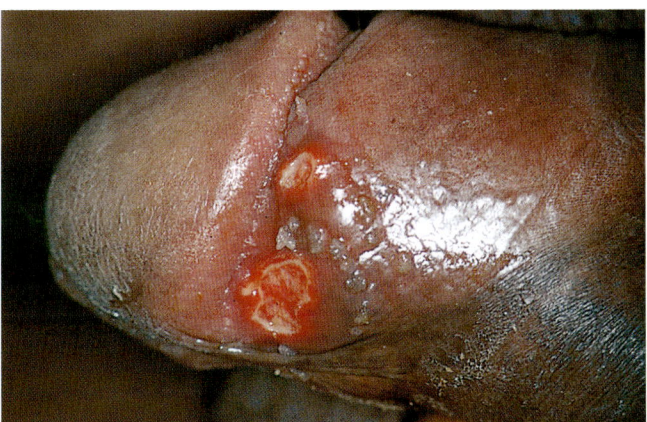

Fig. 3.7 Chancre mou.
Noter le double liseré fibrinopurulent et érythémateux.

En l'absence de traitement précoce, apparaît 5 à 10 jours après le début de l'ulcération **une adénopathie satellite inguinale** (dans un cas sur deux) généralement unilatérale, très inflammatoire, évoluant vers la fistulisation à la peau en un seul pertuis avec émission de pus.

Diagnostic

Le diagnostic microbiologique du chancre mou est particulièrement difficile et nécessite un laboratoire expérimenté.

La coloration au bleu de méthylène ou au May-Grünwald-Giemsa de prélèvements recueillis après grattage à la curette des bords de la lésion nettoyée avec une compresse sèche ou obtenus par aspiration de pus du bubon met en évidence des bacilles bipolaires à Gram négatif, courts voire coccobacillaires, de coloration bipolaire groupés en courtes ou longues chaînettes typiquement en «bancs» ou «chaînes de bicyclette» en intra ou extracellulaire. Le pus du bubon est le plus souvent amicrobien.

La culture sur milieux gélosés riches, type chocolat Polyvitex® additionné de 5 à 10 % de sérum de veau fœtal ou milieu Columbia enrichi de sang de lapin, *est la technique de référence*

La PCR qui n'est pas disponible en routine courante est plus sensible que la culture [2].

Il n'existe pas de sérologie pour l'*Haemophilus ducreyi*.

Traitement

Le traitement repose sur l'administration d'**azithromycine** (1 g en une seule dose) [3] ou de **ceftriaxone** (250 mg IM en une seule dose). L'azithromycine et la ceftriaxone qui ont l'avantage d'être efficaces en traitement minute sont recommandées chez des patients pour lesquels un suivi clinique est possible.

Les autres options thérapeutiques sont l'administration de *ciprofloxacine* (1 g/j en 2 prises pendant 3 jours) ou d'*érythromycine* (2 g/j pendant 7 jours) [3]. L'association triméthoprime-sulfaméthoxazole ne doit plus être utilisée en raison de la fréquence des résistances à cet antibiotique.

Chez la femme enceinte ou allaitante et chez les enfants, le traitement privilégié est l'érythromycine ou la ceftriaxone. Il n'existe pas de données sur la tolérance et l'efficacité de l'azithromycine chez la femme enceinte [4].

L'efficacité thérapeutique est évaluée sur l'évolution de l'ulcération qui arrête son extension en 3 jours et qui évolue vers une cicatrisation complète en 5 à 10 jours. L'ulcération est traitée par des applications locales d'antiseptique liquide incolore et non allergisant.

La ponction itérative du contenu du bubon est indispensable pour soulager le patient. L'incision pour drainage ou l'exérèse des ganglions est inutile. Il convient d'examiner et de traiter les partenaires sexuels des 10 jours précédant l'apparition des symptômes.

RÉFÉRENCES
1. Cameron D.W. et coll., *Lancet*. 1989, *2*, 403.
2. Caumes E. et coll., *Ann Dermatol Venereol*. 2006, *133*, 2S31.
3. Kemp M. et coll., *Int J STD AIDS*. 2011, *22*, 241.
4. Donders G.G., *Drugs*. 2000, *59*, 477.

Lymphogranulomatose vénérienne ou lymphogranulomatose inguinale subaiguë vénérienne ou maladie de Nicolas-Favre

La lymphogranulomatose vénérienne (LGV) est due aux sérotypes L1, L2 ou L3 de *Chlamydia trachomatis*. C'est une IST endémique en zone tropicale ou subtropicale, notamment en Afrique de l'Ouest, aux Caraïbes, en Amérique du Sud et en Asie du Sud-Est.

Des cas sporadiques ont été observés depuis les années 1960 dans les pays industrialisés en Europe, en Amérique du Nord et en Australie chez des touristes venant des zones d'endémie. Il a été rapporté en 2003 les premiers cas de LGV chez des homosexuels masculins d'abord à Rotterdam [1], puis dans la plupart des glandes villes des pays occidentaux. Il convient d'insister sur le fait que les *porteurs asymptomatiques* constituent un réservoir probablement important de la LGV.

Clinique

Après une incubation variant de 3 à 30 jours [2], la LGV évolue en trois phases successives qui ne sont pas toujours retrouvées :
– **la phase primaire** se manifeste par la survenue d'une papule, d'une pustule évoluant vers des *ulcérations indolores*, non indurées, fugaces, passant souvent inaperçues. Les lésions siègent sur les organes génitaux externes : sur la verge, sur le vagin, parfois au col, et même dans la cavité buccale. Dans les formes rectales, la LGV se manifeste par la survenue d'une anorectite avec des troubles du transit, des ténesmes, une hémorragie rectale, une douleur, une proctite et une ulcération génitale ;
– **la phase secondaire** se traduit par la survenue de *lymphadénopathies superficielles, douloureuses et inflammatoires* à localisation le plus souvent unilatérale inguinale et/ou fémorale 10 à 30 jours après la survenue de la lésion génitale. Ces adénopathies peuvent se *fistuliser* spontanément en plusieurs pertuis, *en pomme d'arrosoir*. Il est associé une altération de l'état général avec une fièvre, des frissons, des céphalées et une anorexie ;
– **la phase tertiaire** décrite sous le nom de syndrome génito-anorectal se traduit chez la femme par la survenue d'un esthiomène chronique de la vulve qui associait des fistules vésicovaginales, un éléphantiasis de la vulve et souvent un rétrécissement rectal en raison d'un envahissement progressif des tissus périnéaux à partir de la lésion primaire.

Diagnostic

Le diagnostic microbiologique repose sur la mise en évidence de *Chlamydia trachomatis* par culture cellulaire (cellules Mac Coy ou HeLa 229) ou par amplification génique (PCR) [3] sur des prélèvements au niveau de l'ulcération génitale ou de pus recueilli par ponction ganglionnaire, ou lors d'un écouvillonnage ou d'une biopsie rectale en cas d'anorectite.

Le sérotypage est réalisé dans des centres de référence : le sous-type L2 est le plus souvent responsable d'épidémies de LGV anorectales chez les homosexuels [4].

La sérologie apporte des arguments diagnostiques indirects du fait d'un titre élevé d'anticorps en cas de titre supérieur à 1 : 256.

Traitement

La LGV doit être traitée en première intention par les cyclines : **doxycycline** 100 mg 2 fois/j *per os* pendant 3 semaines. Peuvent être administrés en 2e intention l'érythromycine à la posologie de 2 g/j en 4 prises pendant 3 semaines ou l'**azithromycine** 1 g/semaine pendant 3 semaines. Il est nécessaire de réaliser un suivi clinique jusqu'à guérison des symptômes.

La régression des adénopathies est lente et il est difficile d'apprécier l'efficacité du traitement. La baisse du titre des anticorps n'est pas assez rapide pour servir de critère de guérison. La ponction évacuatrice du bubon, éventuellement répétée, prévient la fistulisation. *L'incision chirurgicale de l'adénopathie est contre-indiquée*.

Les abcès collectés (en urgence) ou complications tardives (brides rectales, fistules rectovaginales, etc.) constituent des indications chirurgicales.

La femme enceinte sera traitée soit par érythromycine (2 g/j), soit par azithromycine (1 g/semaine). Il est important de réaliser un examen clinique et biologique des partenaires sexuels des 30 jours précédents.

RÉFÉRENCES
1. Götz H.M. et coll., *Ned Tijdschr Geneeskd*. 2004, *148*, 441.
2. Clinical Effectiveness Group, *Sex Transm Inf*. 1999, *75*, S40.
3. Sturm P.D. et coll., *J Microbiol*. 2005, *43*, 2973.
4. Halioua B. et coll., *Eur J Dermatol*. 2006, *16*, 177.

Granulome inguinal ou donovanose

C'est une infection sexuellement transmissible due à *Klebsiella granulomatis* (anciennement *Calymmatobacterium granulomatis*) qui sont des bactéries intramacrophagiques, ovoïdes ou en bâtonnets à Gram négatif. Cette affection à localisation sexuelle, inguinale, périanale et parfois buccale, sévit à l'état endémique dans la zone tropicale et subtropicale en Afrique du Sud, dans le sud-est de l'Inde, en Papouasie Nouvelle Guinée, aux Caraïbes, en Amérique du Sud, en Asie du Sud-Est et en Australie centrale. Il existe de rares cas sporadiques en France, le plus souvent importés.

Clinique

La période d'incubation varie de 9 à 50 jours [1]. Le granulome inguinal se manifeste par la survenue d'une ulcération rouge vive, parfois initialement papuleuse, non indurée, indolore, à fond propre, à surface granulomateuse, surélevée en plateau avec des bords, « en margelle de puits », le plus souvent sans adénopathie locorégionale palpable, en l'absence d'infection surajoutée (fig. 3.8). Unique ou multiple, elle siège sur le pubis, le pénis ou la vulve, mais aussi dans les plis inguinaux et la région périnéale, exceptionnellement le cou. Les lésions sont très vascularisées, saignant au moindre contact. La lésion peut s'étendre, devenir ulcéro-végétante, hypertrophique, nécrosante, voire mutilante, pouvant induire un pseudo-éléphantiasis ; il n'y a aucune tendance à la guérison spontanée, l'évolution pouvant durer plusieurs années, entraînant de vastes délabrements.

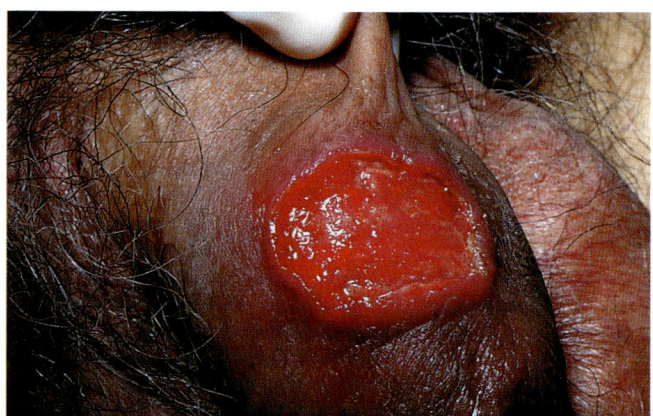

Fig. 3.8 Donovanose.

Il a été rapporté des rares formes extragénitales généralisées avec des lésions ostéoarticulaires, hépatiques, voire pulmonaires [2].

Diagnostic

Il repose sur la mise en évidence des corps de Donovan dans les histiocytes sur des frottis recueillis par grattage sous anesthésie locale à la lame de bistouri ou biopsie après coloration au May-Grünwald-Giemsa. La culture et la PCR sont réservées aux laboratoires spécialisés.

Infections sexuellement transmissibles

Infections sexuellement transmissibles rares

Le diagnostic est confirmé par la présence de corps de Donovan intramonocytaires à l'examen bactériologique direct. La culture et, *a fortiori*, la PCR sont réservées aux laboratoires spécialisés.

Traitement

Le traitement de 1re intention repose sur l'administration d'*azithromycine* selon plusieurs modalités (1 g *per os*/semaine pendant 4 semaines, 1 g *per os*/semaine jusqu'à guérison complète, 500 mg/j pendant 1 semaine) [3, 4]. Le traitement par azithromycine a l'avantage d'être efficace sur d'autres IST telles que la syphilis et le chancre mou. D'autres options thérapeutiques ont été proposées : doxycycline 100 mg × 2/j pendant 3 semaines, ciprofloxacine 750 mg × 2/j pendant 3 semaines, érythromycine 500 mg × 4/j pendant 3 semaines, sulfaméthoxazole/triméthoprime 160 mg/800 mg × 2/j pendant 3 semaines) [5]. Il doit être réalisé une surveillance prolongée en raison du risque toujours possible de rechute jusqu'à 18 mois après la guérison apparente.

Il est important de réaliser un examen clinique et biologique des partenaires sexuels des 40 jours précédents.

Thérapeutique

Chancre mou
- **1re intention :** azithromycine (1 g en une seule dose), ceftriaxone (250 mg IM en une seule dose).
- **2e intention :** ciprofloxacine (1 g/j, en 2 prises, pendant 3 jours), ou érythromycine (2 g/j pendant 7 jours).
- **Alternatives :** chez la femme enceinte ou allaitante et chez les enfants, le traitement privilégié est l'érythromycine ou la ceftriaxone.

Lymphogranulomatose vénérienne
- **1re intention :** doxycycline 100 mg × 2/j *per os* pendant 3 semaines.
- **2e intention :** érythromycine 2 g/j en 4 prises pendant 3 semaines ou azithromycine 1 g/semaine pendant 3 semaines.
- **Alternatives :** chez la femme enceinte : érythromycine 2 g par jour en 4 prises ou azithromycine (1 g/semaine) pendant 3 semaines.

Granulome inguinal
- **1re intention :** azithromycine (1 g/semaine pendant 4 semaines, 500 mg/j pendant 1 semaine, en traitement minute avec une prise unique de 1 g).
- **2e intention :** érythromycine (2 g/j en 4 prises quotidiennes) pendant une durée minimale de 21 jours, ou doxycycline 100 mg × 2/j pendant 3 semaines, ou ciprofloxacine 750 mg × 2/j pendant 3 semaines ou érythromycine 500 × 2/j pendant 3 semaines ou sulfaméthoxazole/triméthoprime 160 mg/800 mg × 2/j pendant 3 semaines.

RÉFÉRENCES

1. Rosen T. et coll., *J Am Acad Dermatol.* 1984, *11*, 433.
2. Fletcher H.M. et coll., *West Indian Med J.* 2002, *51*, 194.
3. O'Farrell N., *Int J STD AIDS.* 2010, *21*, 609.
4. Clyti E. et coll., *Ann Dermatol Venereol.* 2004, *131*, 461.
5. Basta-Juzbasic A. et coll., *Clin Dermatol.* 2014, *32*, 290.

3-5 Infection par les virus de l'immunodéficience humaine (VIH) – Syndrome d'immunodéficience acquise (sida)

J. Timsit, M. Janier

Le sida est un ensemble de manifestations infectieuses et/ou tumorales, secondaires à une immunodépression cellulaire profonde, elle-même en rapport avec l'atteinte des lymphocytes T auxiliaires par un rétrovirus (le virus de l'immunodéficience humaine ou VIH). Même si, faute d'un dépistage assez précoce, on voit encore des patients à ce stade de la maladie, ces complications de l'infection VIH sont devenues rares. Elles n'en doivent pas moins être connues et être l'occasion de dépister l'infection par le VIH.

Infection à VIH

Historique

Les premiers cas de sida ont été rapportés aux États-Unis, en 1981, chez des homosexuels masculins et des héroïnomanes de Californie et de New York city [1]. D'autres cas ont ensuite été décrits chez des hémophiles transfusés par des fractions plasmatiques de facteur VIII, chez des Haïtiens vivant aux États-Unis, chez des malades transfusés, chez des enfants nés de mère ayant un sida, enfin chez les partenairess sexuels masculins et féminins de sujets atteints. Le foyer africain fut identifié en 1983 en Afrique orientale (Kenya, Congo, Rwanda, Burundi) avec une transmission hétérosexuelle de la maladie.

L'origine virale du syndrome fut découverte presque simultanément par L. Montagnier, à Paris, et par R. Gallo, à Washington, en 1983 [2]. Le virus identifié a été baptisé VIH ou HIV (*Human Immunodeficiency Virus*) par la communauté scientifique internationale, en 1986 [3]. L'extension du syndrome s'est faite à partir des foyers africain et américain vers tous les pays, d'abord dans des populations à risque (homosexuels, héroïnomanes), puis par voie hétérosexuelle. En 1986, un second virus, VIH-2, fut identifié en Afrique occidentale (Guinée). Ce virus, responsable des mêmes manifestations cliniques que le VIH-1, est proche du virus simien STLV-III (*Simian T Lymphotropic Virus*) [4].

Physiopathologie

Le VIH est un rétrovirus du groupe des lentivirus, virus à ARN s'intégrant dans le génome de la cellule cible par une enzyme (transcriptase réverse). Cette intégration est définitive et la cellule infectée produit des virions infectant les autres cellules. La capacité du virus à infecter une cellule, ou tropisme cellulaire, a permis de distinguer plusieurs types : les virus à tropisme T (comme lymphocyte T) et les virus à tropisme M (comme macrophage) ; ces derniers prédominent au début de l'infection et sont progressivement remplacés par des virus à tropisme T. Tous les types infectent les cellules cibles principales qui sont les lymphocytes T *helper* (auxiliaires) d'immunophénotype CD4+. La molécule CD4 est le récepteur membranaire qui permet la fixation du virus par sa glycoprotéine gp120. D'autres cellules peuvent aussi être infectées, les macrophages constituent un véritable réservoir de virus, cellules de Langerhans et autres cellules dendritiques, cellules nerveuses, certains lymphocytes B en culture [5]. Des corécepteurs sont nécessaires à l'entrée du virus dans la cellule, ce sont des récepteurs de chimiokines (CXCR4 pour virus à tropisme T dits X4, CCR5 pour virus à tropisme M et T dits R5). La résistance de certains sujets à l'infection par le virus VIH a été associée à des phénotypes particuliers de CCR5 ou de ligands pour CXCR4 [6].

La destruction des lymphocytes CD4+ provoque une immunodépression cellulaire responsable des infections opportunistes (essentiellement à micro-organismes intracellulaires) (tableau 3.2) et de certaines néoplasies [7]. Le VIH a été parfaitement identifié. Son génome se compose de trois fragments : GAG (codant la synthèse des protéines du *core* viral p25, p24, p18, etc.), POL (codant la transcriptase réverse) et ENV (codant les glycoprotéines d'enveloppe gp4l, gp110 ou 120, etc.). Le VIH est cultivable *in vitro* par inoculation sur cultures de lymphocytes T humains. Il n'existe pas de véritable modèle animal en dehors du chimpanzé qui développe une infection asymptomatique.

Épidémiologie

Le VIH a été détecté dans le sang, les ganglions lymphatiques, la moelle osseuse, le sperme, la salive, les sécrétions vaginales, le lait, les larmes, le système nerveux, la peau, soit intracellulaire (lymphocytes, macrophages), soit à l'état libre (plasma). La transmission peut se faire par transfusion ou don d'organe, par voie transplacentaire et surtout par voie sexuelle aussi bien lors des rapports hétérosexuels qu'homosexuels (risque maximum pour les deux partenaires lors de la sodomie, transmission homme-femme plus fréquente que dans le sens femme-homme). Un seul contact suffit pour être infecté. La multiplicité des expositions augmente le risque. Les autres modes de transmission (salive, piqûre septique) sont exceptionnels.

Fin 2013, on recensait environ 35 millions de personnes infectées par le VIH (dont 25 millions en Afrique) et plus de 2,4 millions de nouvelles infections. Seulement 12,9 millions de personnes infectées reçoivent un traitement antirétroviral. En 2013, 1,5 million de patients sont morts du sida ; 40 millions en sont morts depuis le début de l'épidémie. Si l'épidémie s'est un peu stabilisée dans certains pays africains, la séroprévalence atteint 10 % dans certaines villes et l'épidémie a progressé rapidement en Asie et en Europe orientale.

En France et dans tous les pays riches, l'utilisation des trithérapies a considérablement modifié l'épidémiologie de l'infection VIH avec de moins en moins de sida (environ 1 000/an, la moitié ignorant leur séropositivité au moment du diagnostic), pour un total de plus de 55 000 cas de sida depuis le début de l'épidémie.

Infections sexuellement transmissibles 3-5
Infection par les virus de l'immunodéficience humaine (VIH) – Syndrome d'immunodéficience acquise (sida)

Tableau 3.2 Infections opportunistes

Infections opportunistes		Micro-organisme responsable	Fréquence et conditions d'apparition	Manifestations cliniques habituelles	Moyens du diagnostic	Prophylaxie primaire
Parasitoses	Pneumocystose	*Pneumocystis jiroveci*	< 200 CD4	Pneumonie interstitielle bilatérale Hypoxémie ↑ LDH	Lavage alvéolaire	Cotrimoxazole ou aérosols de pentamidine ou dapsone
	Toxoplasmose	*Toxoplasma gondii*	< 200 CD4	Abcès cérébral (aphasie, hémiplégie, épilepsie)	Tomodensitométrie ou IRM cérébrale	Cotrimoxazole ou dapsone pyriméthamine ou pyriméthamine seule
	Cryptosporidiose	*Cryptosporidium parvum*	< 150 CD4	Diarrhée	Examen parasitologique des selles	0
	Microsporidiose	*Enterocytozoon bieneusi*	< 50 CD4	Diarrhée Cholangite sclérosante	Examen parasitologique des selles	0
	Isosporose	*Isospora belli*	< 100 CD4	Diarrhée	Examen parasitologique des selles	0
Mycoses	Cryptococcose	*Cryptococcus neoformans*	< 100 CD4	Méningite Nodules cutanés Atteinte pulmonaire	Identification du champignon (encre de Chine, Sabouraud, LCR, peau)	Fluconazole? Éviter les pigeons
	Candidose	*Candida albicans*	Fréquent	Atteinte œsophagienne Atteinte buccale	Fibroscopie œsophagienne clinique	0
	Histoplasmose	*Histoplasma capsulatum*	Rare en Europe	Atteinte disséminée	Identification du champignon	0
	Coccidioïdomycose	*Coccidioides immitis*	Rare en Europe	Atteinte disséminée	Identification du champignon	0
Viroses	Cytomégalovirus	Virus herpès CMV	< 50 CD4	Rétinite Colite	Endoscopie Fond d'œil, culture	Ganciclovir *per os*
	Herpès chronique	HSV-1 et 2	Fréquent	Herpès cutanéomuqueux Ulcération chronique (> 1 mois)	Clinique Culture PCR	0
	Zona-varicelle	Herpes-Varicella-Zoster	Fréquent	Zona Varicelle chronique	Clinique ± culture PCR	0
	Leucoplasie orale chevelue	Epstein-Barr virus	< 300 CD4	Leucoplasie linguale	Clinique	0
	Maladie de Kaposi	HHV8	*Cf.* chapitre 14-4	*Cf.* chapitre 14-4	*Cf.* chapitre 14-4	*Cf.* chapitre 14-4
	Molluscum contagiosum	Poxvirus	< 200 CD4	Molluscum	Clinique ± histologie	0
	Leucoencéphalite multifocale progressive	Papovavirus	< 100 CD4	Encéphalite	CT ou IRM cérébral Biopsie cérébrale PCR	0
Inf. à bactéries	Salmonellose	*Salmonella* diverses	Taux de CD4 indifférent	Septicémie Diarrhées aqueuses	Hémocultures Culture des selles	0
	Angiomatose bacillaire	*Bartonella henselae* et *quintana*	< 200 CD4	Fièvre Nodules cutanés Péliose hépatique	Identification de la bactérie (sang, tissus) cultures PCR	0
Mycobactéries	Tuberculose	*Mycobacterium tuberculosis*	Taux de CD4 indifférent	Pulmonaire Ganglionnaire Atteinte disséminée	Cultures, PCR (sang, tissus)	0
	Mycobactériose disséminée	*Mycobacterium avium* = nombreuses espèces	< 100 CD4	Atteinte disséminée	Cultures, PCR (sang, tissus)	Rifabutine Clarithromycine Azithromycine

L'infection VIH est depuis janvier 2003 à déclaration obligatoire. Au total environ 100 000 personnes seraient, en France, infectées par le VIH ; 6 200 nouvelles infections ont été dépistées en 2013 (43 % d'homosexuels masculins, et 40 % de patients originaires d'Afrique subsaharienne) [8].

Histoire naturelle de l'infection à VIH

Primo-infection à VIH [9]. Elle survient dans le mois qui suit l'exposition et est symptomatique dans plus de 50 % des cas avec diverses manifestations cliniques (fièvre, arthralgies, pharyngite, adénopathies périphériques) associées à une thrombopénie et/ou à un syndrome mononucléosique.

Les signes cutanéomuqueux sont fréquents (fig. 3.9) : il s'agit d'une éruption non prurigineuse faite de maculopapules bien isolées les unes des autres, siégeant à la face antérieure du thorax, parfois aux paumes et aux plantes, ce qui peut évoquer une syphilis secondaire, une virose, une éruption médicamenteuse, un pityriasis rosé de Gibert, un érythème polymorphe [10]. Des érosions aphtoïdes douloureuses buccales et génitales sont possibles.

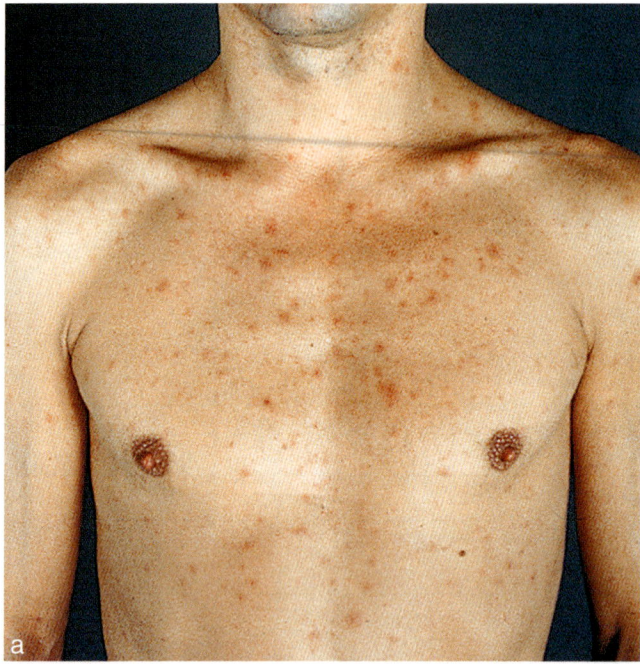
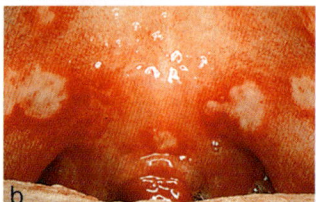 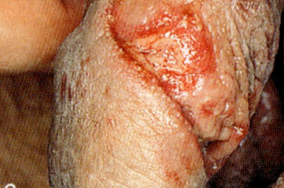

Fig. 3.9 Primo-infection par le VIH.
a. Éruption papuleuse du thorax. b. Érosions aphtoïdes du palais. c. Érosions du pénis.

Le diagnostic repose sur la confrontation des examens virologiques et sérologiques. Les nouveaux tests ELISA de dépistage peuvent *être positifs dès le 10ᵉ jour de la contamination* sur leur fraction antigénémique et doivent être confirmés par la mesure de la charge virale (PCR) et le Western-blot.

Sujets séropositifs asymptomatiques. Ils représentent la majorité des patients, n'ayant aucun signe clinique ou des manifestations mineures (asthénie, sueurs nocturnes). Ces patients ont une immunité plus ou moins altérée (baisse plus ou moins importante des CD4 sans traitement) ; cette phase peut durer plusieurs années.

Syndrome lymphadénopathique (SLA). Il est défini par la présence d'adénopathies superficielles persistant plus de 3 mois dans au moins deux aires ganglionnaires extra-inguinales. Les aires cervicales postérieures et axillaires sont principalement touchées. La biopsie ganglionnaire mettrait en évidence une hyperplasie folliculaire, interfolliculaire et vasculaire. Une hyperplasie lymphoïde diffuse (pharynx, splénomégalie) est possible. Les signes généraux sont absents ou discrets. Cette phase pendant laquelle l'immunité est plus ou moins altérée succède, en règle générale, à la primo-infection et n'a pas de signification péjorative par rapport au stade asymptomatique.

Sida. Il est défini par des critères précis établis par le *Center of Diseases Control* d'Atlanta [11]. C'est la forme terminale de l'infection avec une survie de quelques mois à 2 ans en l'absence de traitement antirétroviral. Il s'agit soit d'infections opportunistes, soit de néoplasies (lymphomes) (encadré 3.1). L'immunité cellulaire de ces malades est alors profondément altérée.

> **Encadré 3.1**
>
> **Définition du sida (CDC 1993) – Adultes et adolescents (catégorie C)**
>
> 1. Candidose œsophagienne, bronchique, trachéale ou pulmonaire
> 2. Coccidioïdomycose disséminée ou extrapulmonaire
> 3. Cryptococcose extrapulmonaire
> 4. Cryptosporidiose intestinale chronique (plus d'un mois)
> 5. Infection à cytomégalovirus rétinienne ou viscérale (de localisation autre qu'hépatique, splénique ou ganglionnaire)
> 6. Herpès : ulcération cutanée ou muqueuse chronique (plus d'un mois) ou atteinte œsophagienne, bronchique ou pulmonaire
> 7. Histoplasmose disséminée ou extrapulmonaire
> 8. Isosporose intestinale chronique (plus d'un mois)
> 9. Leucoencéphalite multifocale progressive
> 10. Infections à *Mycobacterium avium* ou *Mycobacterium kansasii* ou autres mycobactéries non tuberculeuses, disséminées ou extrapulmonaires
> 11. Pneumonie à *Pneumocystis jiroveci*
> 12. Septicémie récidivante à salmonelles
> 13. Toxoplasmose cérébrale
> 14. Tuberculose pulmonaire ou extrapulmonaire
> 15. Pneumonies récidivantes (souvent à pneumocoques ou à *Haemophilus*)
> 16. Maladie de Kaposi
> 17. Lymphome cérébral primitif
> 18. Lymphome immunoblastique (ou équivalent)
> 19. Lymphome de Burkitt (ou équivalent)
> 20. Cancer invasif du col
> 21. Encéphalopathie due au VIH
> 22. Syndrome cachectique du VIH (perte de poids > 10% du poids de base + diarrhée chronique > 30 jours ou asthénie chronique ou fièvre inexpliquée > 30 jours)

Autres manifestations cliniques. Elles ont été décrites chez les séropositifs VIH : purpura thrombopénique périphérique, neuropathie périphérique, divers signes cutanés. Ces manifestations cliniques, quoique mineures, traduisent souvent une immunodépression déjà avancée (encadré 3.2).

Classification internationale. Celle qui est utilisée actuellement différencie trois groupes cliniques de patients VIH+ (tableau 3.3) :

– groupe A : stade non compliqué de l'infection par le VIH ;

– groupe B : ensemble des patients ayant des manifestations cliniques mineures non comprises dans la liste des critères C du sida ;

– groupe C : ensemble des patients répondant à la définition du sida.

> **Encadré 3.2**
>
> **Manifestations cliniques secondaires (catégorie B)**
> 1. Angiomatose bacillaire
> 2. Candidose buccale
> 3. Candidose vulvovaginale persistante, récidivante ou résistante au traitement
> 4. Leucoplasie orale chevelue
> 5. Listériose
> 6. Zona (multidermatomes ou récidivant)
> 7. Maladie pelvienne inflammatoire, salpingite (surtout si abcès tubo-ovariens)
> 8. Purpura thrombopénique idiopathique
> 9. Neuropathie périphérique
> 10. Signes constitutionnels : fièvre > 38,5 °C ou diarrhée > un mois, ou perte de poids > 10 % du poids de base
> 11. Dysplasie cervicale (modérée ou sévère), cancer *in situ* du col utérin

Tableau 3.3 Classification des stades de l'infection par le VIH (1993)

		Catégorie clinique		
		A	B	C
Catégories lymphocytes T CD4+	1	A1	B1	C1
	2	A2	B2	C2
	3	A3	B3	C3

Catégorie clinique
A : asymptomatique, primo-infection par le VIH, syndrome lymphadénopathique
B : symptomatique non A non C (*cf.* encadré 3.2, catégorie B)
C : sida (*cf.* encadré 3.1, catégorie C)

Catégorie lymphocytes T CD4 +
1 : > 500/mm³
2 : 200-499/mm³
3 : < 200/mm³

Définition du sida
En France : C (C1-C2-C3)
Aux États-Unis : C (C1-C2-C3) et 3 (A3-B3-C3)

Manifestations cutanées de l'infection par le VIH

Maladie de Kaposi

Elle touche essentiellement les homosexuels [12]. Elle peut survenir à un stade quelconque de l'infection VIH (en moyenne, 100 à 200 CD4/mm³). Elle est devenue rare avec l'utilisation des trithérapies qui empêchent sa survenue en prévenant l'immunodépression et qui font en règle régresser les tumeurs (sans même adjonction de chimiothérapies) lorsque la maladie de Kaposi (MK) est inaugurale.

Le tableau clinique est identique à celui de la MK classique avec cependant une plus grande diffusion des lésions cutanées, une atteinte viscérale plus fréquente et une plus grande évolutivité. Sa physiopathologie fait intervenir la sécrétion par les lymphocytes T infectés par le VIH de substances solubles stimulant l'angiogenèse [12] et un virus du groupe herpès (HHV8) [13]. Elle est décrite en détail au chapitre 14-4.

Lymphomes

Même si l'épidémiologie des lymphomes a changé avec les progrès thérapeutiques, ils restent une complication majeure de l'infection VIH et la seconde cause de mortalité par cancer de ces patients. L'incidence a diminué de 6,2/1 000 patients-années en 1997 à 1,2/1 000 en 2011 en France.

Ce sont majoritairement des *lymphomes non hodgkiniens* (60 %) [14]. Il s'agit de lymphomes de haut grade de malignité (Burkitt ou non-Burkitt, immunoblastique, diffus à grandes cellules), d'immunophénotype B ou indifférencié, d'évolution rapide. Les lésions cutanées décrites sont des papulonodules. Le diagnostic est aisé sur la biopsie cutanée. Nombre de ces lymphomes B sont dus à une *réactivation du virus d'Epstein-Barr*. Les lymphomes cérébraux sont devenus rares.

Quarante pour cent sont des *lymphomes hodgkiniens*, dont l'incidence ne s'est pas modifiée depuis le début de l'épidémie. Ce sont majoritairement des formes disséminées, histologiquement à cellularité mixte ou avec déplétion lymphocytaire.

La maladie de Castleman multicentrique a une présentation proche des lymphomes, elle se voit surtout chez les patients très immunodéprimés et est due au virus HHV8.

Quant à l'érythrodermie CD8 elle constitue un tableau original avec photosensibilité et prolifération T CD8 cutanée oligoclonale [15].

Manifestations cutanées des infections opportunistes majeures

Elles ne se voient plus, dans les pays riches, que chez des patients non suivis, non traités ou en cas d'échappement thérapeutique (échec virologique).

Ce sont *les herpès cutanéomuqueux chroniques* (de plus d'un mois d'évolution) en particulier périnéaux très délabrants, parfois résistants à l'aciclovir (15-30 mg/kg/j). Le risque d'émergence de souches HSV résistantes à l'aciclovir est de l'ordre de 5 % et reste stable. Une forme particulière se voit encore, même après normalisation des CD4 : les *herpès hypertrophiques*, *pseudotumoraux*, comportant peu de virus et une importante réaction plasmocytaire.

Les herpès disséminés sont rares. On peut en rapprocher *les zonas disséminés* et les *varicelles graves*.

Les localisations cutanées *des cryptococcoses* (*Cryptococcus neoformans*) sont très polymorphes (nodules ulcérés, lésions acnéiformes, lésions simulant des *molluscums contagiosums*) (fig. 3.10) et surviennent au cours des cryptococcoses disséminées (système nerveux, poumon, etc.). Le diagnostic repose sur l'étude histologique et mycologique des biopsies cutanées. Le traitement fait de plus en plus appel au fluconazole, d'administration plus aisée que l'amphotéricine B.

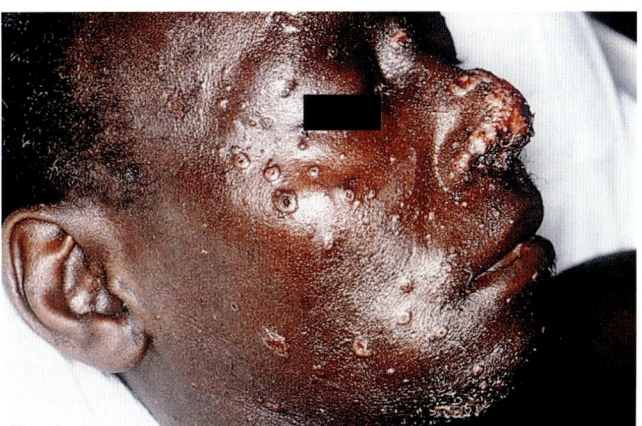

Fig. 3.10 Cryptococcose lors d'un sida : aspect à type de *molluscum contagiosum*.

Les localisations cutanées de *l'histoplasmose disséminée* (*Histoplasma capsulatum*), surtout vues en Amérique du Nord, sont pustuleuses ou papulonécrotiques ; celles de l'infection à *Penicillium marneffei* sont vues en Asie ; celles de l'infection à *Emmonsia species*, décrites en 2013, en Afrique du Sud.

Enfin, les localisations cutanées des infections disséminées à cytomégalovirus, *M. avium* et *P. jiroveci* sont exceptionnelles.

Ces infections opportunistes majeures correspondent à des sidas avérés avec profonde immunodépression. Leur pronostic est redoutable. Le traitement d'attaque doit être complété par une prophylaxie des rechutes (encadré 3.3) tant que l'immunodépression n'est pas corrigée.

Encadré 3.3

Manifestations cutanées de l'infection par le VIH

- Rash de la primo-infection par le VIH
- Maladie de Kaposi
- Lymphomes B, maladie de Hodgkin, lymphomes T
- Infections opportunistes majeures
  - herpès chronique, herpès disséminé
  - zona chronique ou disséminé
  - cryptococcose
  - histoplasmose
  - rarement *M. avium, P. jiroveci*, CMV
- Infections opportunistes mineures
  - candidose buccale
  - zona, varicelle
  - leucoplasie linguale chevelue
  - angiomatose bacillaire
  - tuberculose
  - infections à *Mycobacterium haemophilum*
  - molluscum contagiosum
  - infections à papillomavirus
  - herpès récidivant
  - folliculites, impétigos
  - dermatophytoses
  - infections à *Penicillium marneffei*
  - gale
- Syphilis et IST
- Autres
  - dermatite séborrhéique
  - psoriasis et syndrome de Reiter
  - éruptions médicamenteuses
  - prurit, prurigo
  - xérose, ichtyose
  - vasculites
  - photosensibilité, porphyrie cutanée tardive
  - éruptions lichénoïdes
  - pseudo-phlébites hyperalgiques
  - purpura thrombopénique
  - granulomes annulaires, folliculites à éosinophiles, syndrome des ongles jaunes, pityriasis rubra pilaire, aphtes, hypertrichose ciliaire acquise, syndrome des doigts rouges, etc.

Infections opportunistes mineures

De très nombreuses dermatoses ont été décrites chez les patients séropositifs pour le VIH [16]. Il s'agit souvent d'infections opportunistes mineures favorisées par l'immunodépression même à un stade précoce de l'évolution. On les citera ci-dessous ; le lecteur en trouvera une description détaillée aux chapitres correspondants. Sous trithérapie, la plupart de ces manifestations sont devenues rares (en particulier celles qui traduisent une immunodépression déjà avancée telles que le muguet, la leucoplasie orale chevelue, les molluscums contagiosums profus) [17-19]. Lorsqu'elles surviennent, elles sont en règle inaugurales chez des patients non suivis, ignorant leur séropositivité. Les trithérapies retardent très efficacement la survenue du sida mais ne restaurent pas une immunité complètement normale ; les patients dont la survie est prolongée ont alors un risque accru, comme les greffés d'organe, d'infections à papillomavirus et de cancers liés à ces virus.

Muguet. Il est de mauvais pronostic (taux moyen de CD4 < 200/mm^3) [16] ; 60 % des patients développant un sida dans les 3 mois [20]. De nombreux malades ont en fait déjà une candidose œsophagienne (et donc déjà un sida) lors de l'installation du muguet. En revanche, les candidoses disséminées viscérales sont exceptionnelles. Le traitement par antifongiques locaux (imidazolés, nystatine, amphotéricine B) doit souvent être complété par un traitement général (kétoconazole ou fluconazole).

Zona. C'est une manifestation très fréquente de l'infection VIH pouvant survenir à tous les stades (taux moyen de CD4 500/mm^3), pouvant être révélatrice mais aussi survenir dans le cadre d'un syndrome de restauration immunitaire [16, 21]. La présentation est le plus souvent celle d'un zona classique non compliqué. Plus rarement, chez des patients très immunodéprimés on peut voir des zonas étagés ou disséminés, voire chroniques. Les récidives sont fréquentes. L'aciclovir (50-70 mg/kg/j oral ou 30 mg/kg/j IV) est le traitement recommandé chez les sujets immunodéprimés. Chez les patients ayant un zona non compliqué et peu immunodéprimés, on peut utiliser le valaciclovir (3 g/j 7 jours). Des varicelles graves ont aussi été observées chez des séropositifs VIH n'ayant jamais fait d'infection préalable au virus varicelle-zona.

Leucoplasie linguale chevelue. (*cf.* chapitre 16-1) (fig. 3.11). Elle est due au virus Epstein-Barr et consiste en des lésions blanchâtres filiformes irrégulières des bords latéraux de la langue. L'association dans les lésions de *Candida albicans* et de papillomavirus est contingente. Sa fréquence au cours de l'infection VIH est diversement appréciée. Elle traduit une immunodépression déjà avancée (taux moyen de CD4 300/mm^3) [16] avec un mauvais pronostic (48 % de sida à 16 mois sans traitement) [22]. La leucoplasie linguale chevelue est très spécifique de l'infection VIH+, bien que d'exceptionnels cas aient été décrits chez des immunodéprimés non VIH. Le tabac est un facteur aggravant. Plus que l'aciclovir (1 200 mg/j) c'est le contrôle de la charge virale et la restauration immunitaire qui permettent la guérison.

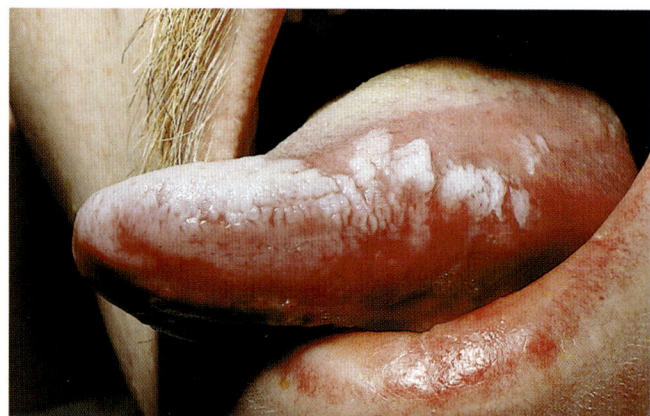

Fig. 3.11 Leucoplasie linguale chevelue.
Les lésions blanches sont adhérentes, l'abaisse-langue ne les arrache pas, contrairement aux lésions de candidose.

Angiomatose bacillaire. Elle est due à *Bartonella henselae* ou *Bartonella quintana* (*cf.* chapitre 2) avec dissémination septicémique (lésions cutanées à type de botriomycomes ou kaposiformes). Elle est rare et traduit une immunodépression grave [23].

Tuberculose. Si la tuberculose est une infection très fréquente chez les séropositifs VIH, les localisations cutanées sont rares (scrofulodermes). Citons aussi les localisations cutanées des infections à *Mycobacterium haemophilum*.

Molluscums contagiosums profus. Fréquents, ils traduisent une immunodépression grave (CD4 <200/mm³ en moyenne) [16]. Le cidofovir topique peut être intéressant.

Infections à papillomavirus. Verrues profuses, verrues orales et verrues génitales ont été rapportées, souvent récidivantes et répondant mal aux traitements y compris à l'imiquimod. Leur incidence, prévalence et sévérité sont augmentées. Les cancers du col sont plus fréquents (risque × 8 [24]) et sont classés A ou B dans la classification du CDC. Les dysplasies et cancers anaux sont de plus en plus fréquents avec la prolongation de la vie et l'immunodépression chronique même modérée. D'ailleurs, les infections à papillomavirus ont peu été influencées par les trithérapies [25].

Herpès récidivants. Ils semblent plus fréquents chez les séropositifs VIH. Ils sont traités par valaciclovir en traitement court des crises ou en traitement suppresseur en cas de récurrences fréquentes (à des doses en général doubles de celles utilisées pour les sujets non immunodéprimés).

Folliculites. Elles sont fréquentes, souvent banales, quelquefois très rebelles aux traitements. Des folliculites à staphylocoques dorés (parfois résistants à la méthicilline) et à *Demodex folliculorum* ont été rapportées mais aussi des impétigos et des poussées d'acné. Les folliculites dites à éosinophiles du sida d'étiologie inconnue sont parfois sensibles au tacrolimus topique [26].

Dermatophytoses. Elles sont très fréquentes, dues principalement à *T. rubrum* et à *E. floccosum* (intertrigos interdigitoplantaires, onychomycoses, rarement dermatophytoses profuses). Les ongles blancs dermatophytiques ne se voient presque plus avec les trithérapies.

Gale. Des cas de gale hyperkératosique ont été publiés.

Syphilis et autres IST

Une épidémie de syphilis est apparue en 2000 dans les pays occidentaux, touchant essentiellement des homosexuels, dont environ la moitié sont séropositifs pour le VIH. La transmission se fait par le sexe oral dans la moitié des cas. Cette épidémie de syphilis due à de nouvelles prises de risque chez les homosexuels s'est accompagnée d'une recrudescence des gonococcies, de la réémergence de la lymphogranulomatose « vénérienne » de Nicolas et Favre sous l'aspect d'anorectites aiguës et de cas de transmission sexuelle d'hépatites C aiguës. Rappelons par ailleurs que les IST en général, particulièrement les ulcérations génitales, favorisent la transmission et l'acquisition du VIH.

Chez le patient infecté par le VIH, la présentation clinique de la syphilis est globalement classique et les observations de syphilis atypiques sont anecdotiques. L'atteinte neurologique n'est pas plus fréquente au cours de la syphilis précoce, la ponction lombaire n'étant indiquée qu'en cas de signes neurologiques ou oculaires patents [27, 28]. En revanche dans les syphilis tardives, beaucoup recommandent une ponction lombaire systématique, particulièrement si les CD4 sont inférieurs à 350/mm³ [28]. Les sérologies syphilitiques ont quelques particularités : faux VDRL plus nombreux, plus de phénomènes de zone, séroréversion plus fréquente des tests tréponémiques mais l'évolution du VDRL après traitement est, dans la plupart des études, régulière, permettant une surveillance habituelle des titres d'anticorps [29]. Le traitement est le même que chez le patient non infecté par le VIH mais les cyclines ne sont pas recommandées comme alternative à la pénicilline.

Autres signes cutanés

On les citera ci-dessous ; le lecteur en trouvera une description détaillée aux chapitres correspondants.

Dermatite séborrhéique. Très fréquente (10 à 80 % des malades), sans évolution parallèle à l'immunodépression, elle se présente comme une dermatite séborrhéique banale, quelquefois profuse [30]. Sa fréquence a beaucoup diminué avec les trithérapies. Le kétoconazole local et les dermocorticoïdes (avec prudence) sont, en règle générale, efficaces.

Psoriasis. Des cas de psoriasis très graves, érythrodermiques et de syndromes de synovio-occulo-génital ont été observés. Dans tous les cas, l'immunodépression était profonde et le pronostic catastrophique [31]. Les traitements sont difficiles, en raison du risque de favoriser une maladie de Kaposi sous PUVAthérapie et de la mauvaise tolérance des rétinoïdes.

Éruptions médicamenteuses. Les éruptions médicamenteuses au cotrimoxazole (utilisé à fortes doses dans le traitement des pneumocystoses) surviennent dans plus de 50 % des cas (contre environ 10 % chez les sujets VIH séronégatifs, traités par les mêmes doses de cet antibiotique) [32]. Il s'agit, en règle, d'exanthèmes maculopapuleux apparaissant vers le 8e-10e jour du traitement, éventuellement accompagnés de fièvre, de cytopénie et de cytolyse hépatique. La plupart régressent spontanément même si l'on poursuit le traitement. Exceptionnellement, l'évolution peut se faire vers un syndrome de Stevens-Johnson ou de Lyell. Le mécanisme est mal connu (rôle d'infections virales concomitantes par CMV ou EBV) (*cf.* chapitre 6) [33].

Prurit, prurigo. Des prurits inexpliqués, peut-être dus à une hypersensibilité aux piqûres d'insecte, des prurigos ont été décrits essentiellement chez les Africains. Certains sont améliorés par la PUVAthérapie ou le thalidomide [34].

Xérose, ichtyose, eczéma. Ils sont fréquents, survenant au stade terminal de la maladie mais peuvent persister même après remontée des CD4.

Pigmentations. Mélanodermie et pigmentations unguéales et muqueuses s'observent souvent à un stade tardif de la maladie.

Autres. De très nombreuses autres manifestations cutanées parfois anecdotiques ont été rapportées (*cf.* encadré 3.3) [35]. Les plus importantes sont les aphtoses, la porphyrie cutanée tardive (en règle générale, associée à une hépatite virale C ou B), les granulomes annulaires. Les plus originales sont l'hypertrichose ciliaire acquise [36] et le syndrome des doigts rouges [37].

Effets secondaires des médicaments antirétroviraux. Les éruptions médicamenteuses sont possibles avec tous les antirétroviraux. Le DRESS syndrome avec l'abacavir est devenu exceptionnel depuis la généralisation du dépistage du HLA B2701, les toxidermies à la névirapine (Stevens-Johnson et Lyell) sont plus fréquentes chez les patients ayant un nombre élevé de CD4. Les lipodystrophies observées chez les patients traités au long cours par trithérapie au début des années 2000 (lipoatrophie faciale

Infections sexuellement transmissibles

Infection par les virus de l'immunodéficience humaine (VIH) – Syndrome d'immunodéficience acquise (sida)

et des membres, lipohypertrophie abdominale) semblent moins fréquentes avec les nouvelles molécules et le traitement plus précoce des patients. Citons également la mélanonychie longitudinale (zidovudine), les paronychies des gros orteils (indinavir), les alopécies (indinavir), la xérose (indinavir) [38].

Syndrome de restauration immunitaire. La reconstitution immunitaire sous trithérapie peut s'accompagner de rechutes de zona, d'uvéite, d'abcès mycobactériens, de folliculite, de sarcoïdose voire de gynécomastie [39].

Cancers cutanés. L'incidence des carcinomes spinocellulaires et des carcinomes neuroendocrines (à cellules de Merkel) est augmentée ainsi que la sévérité des mélanomes et des basocellulaires.

Examens complémentaires

Diagnostic spécifique

Il se fait par la confrontation des examens sérologiques et virologiques (fig. 3.12) [40].

Le dépistage repose sur la mise en évidence couplée des anticorps anti-VIH-1 et 2 et de l'antigénémie p24 grâce aux nouveaux tests ELISA dits «combinés» de 4e génération. Ces techniques ELISA immunoenzymatiques sont automatisables et donnent des résultats reproductibles et rapides. Ils ont une très bonne spécificité vis-à-vis des souches virale en circulation. Grâce à la fraction antigénique, ils peuvent se positiver dès 12 à 15 jours après la contamination. Les anticorps apparaissant secondairement dans le mois suivant la contamination. La phase silencieuse pendant laquelle aucun test n'est positif s'en trouve raccourcie. De rares faux positifs sont possibles.

Un ELISA positif doit être confirmé par un *Western-blot* (technique immunoenzymatique permettant la détection d'anticorps contre les différentes protéines virales après migration sur un gel de polyacrylamide) qui doit être fait sur le premier sérum. Un nouvel ELISA sur un second prélèvement est obligatoire pour confirmer définitivement ce premier diagnostic. Les patients infectés par le VIH-2 sont dépistés par les ELISA de 4e génération et le Western-blot détermine le type viral.

La mesure de la charge virale plasmatique est systématique et couplée aux examens sérologiques. Elle se fait par PCR, le résultat est exprimé en copies d'ARN/mL. La virémie est maximale lors de la primo-infection et aux stades terminaux de l'infection. Elle est surtout variable d'un patient à l'autre. La mesure de l'antigénémie p24 par technique immunoenzymatique est moins sensible et n'est pratiquement plus utilisée.

Le génotype qui recherche les mutations de résistance du virus aux diverses classes thérapeutiques est systématique lors du premier bilan. Il permet aussi de déterminer le sous-type viral et son tropisme (R5 ou X4).

Autres examens

Examens immunologiques. De très nombreuses anomalies ont été décrites avant l'ère thérapeutique actuelle. Elles étaient liées à la progression de la maladie : anergie cutanée, diminution de la prolifération lymphoblastique aux mitogènes et aux antigènes spécifiques, mauvaise réponse des anticorps (portant surtout sur la classe IgM) aux antigènes, hypergammaglobulinémie polyclonale, présence de complexes immuns circulants, présence d'autoanticorps, augmentation de la β2-microglobuline plasmatique.

L'examen majeur est la numération des lymphocytes CD4 et CD8 associé à la surveillance du rapport CD4/CD8. Il fait partie du bilan initial et semestriel de tous les patients suivis. La baisse des CD4 a longtemps été un facteur déterminant de la décision thérapeutique. Aujourd'hui, quasiment tous les malades sont traités et la mesure des CD4 et du CD4/CD8 détermine la qualité du contrôle de la maladie et de la restauration immunitaire.

Divers. La cytopénie est fréquente, surtout dans les stades évolués : anémie, thrombopénie, neutropénie, lymphopénie, de mécanisme complexe (central et périphérique), gênant les thérapeutiques. Ont également été décrits : syndrome inflammatoire biologique, hypocholestérolémie, augmentation du facteur VIII de Willebrand et de l'enzyme de conversion plasmatique. Le bilan

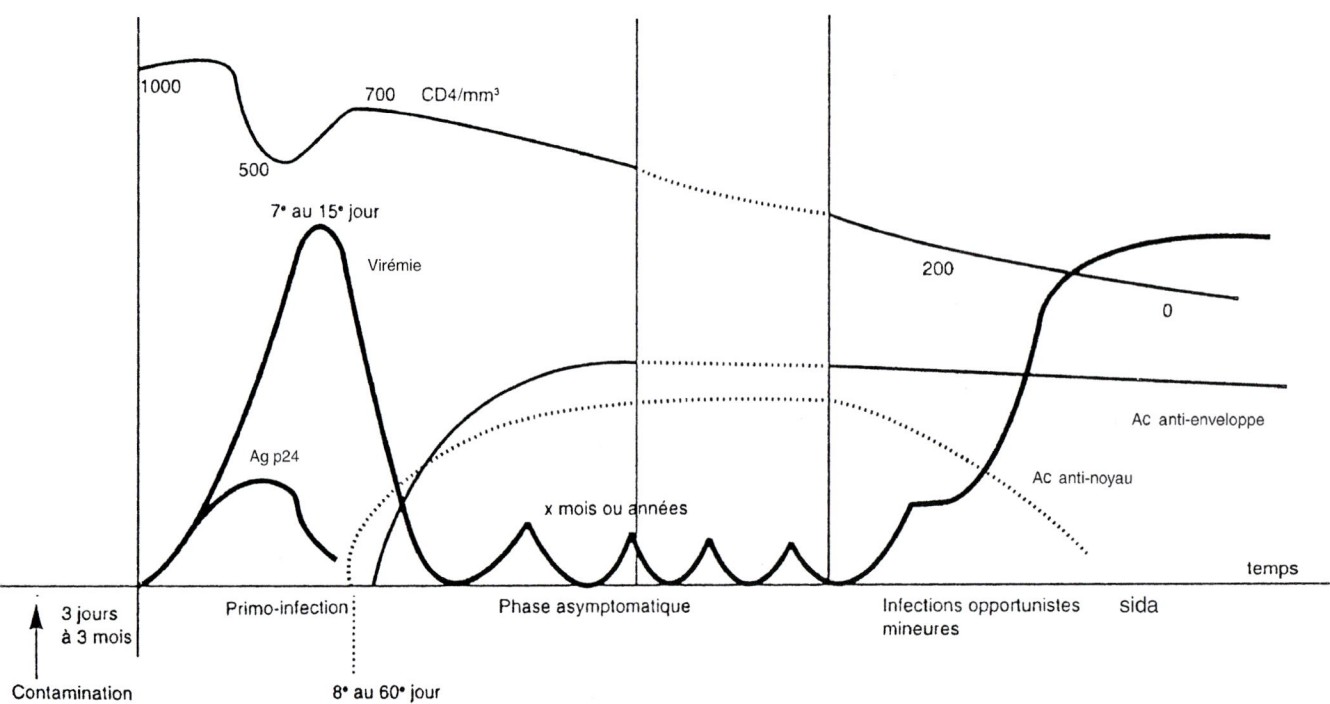

Fig. 3.12 Évolution de la sérologie et de la virémie de l'immunodépression (taux de CD4) lors de l'infection par le VIH.

doit, en outre, être orienté selon la symptomatologie (infections opportunistes, maladie de Kaposi, etc.). Sous antiprotéases, une hypercholestérolémie et une hypertriglycéridémie, voire une insulinorésistance sont fréquentes.

Traitement

Traitement symptomatique. C'est le traitement des infections opportunistes, de la maladie de Kaposi, des lymphomes. Leur efficacité est variable selon l'affection mais il est toujours facilité par la mise sous trithérapie et la correction de l'immunodépression.

Traitement antirétroviral. Il est en constante évolution. Cinq classes de médicaments sont aujourd'hui disponibles.

Les inhibiteurs nucléosidiques ou nucléotidiques de la transcriptase réverse (zidovudine-AZT, didanosine-ddI, lamivudine-3TC, stavudine-d4T, abacavir -ABC, ténofovir -TF, emtricitabine FTC) restent une classe indispensable. On utilise aujourd'hui essentiellement l'abacavir, le ténofovir, la lamivudine et l'emtricitabine. Ils sont la base de presque toutes les trithérapies.

Ils sont appariés (ABC + 3TC ou TF + FTC) et associés soit aux antiprotéases (principalement darunavir, et atazanavir boostés par le ritonavir) soit aux inhibiteurs non nucléosidiques de la transcriptase réverse (névirapine, éfavirenz, rilpivirine ou étravirine), et plus récemment, aux anti-intégrases (raltégravir, elvitégravir ou dolutégravir).

Les anti-CCR5 (maraviroc) ont des indications spécifiques et ne sont efficaces que sur les virus R5.

Ces molécules sont associées entre elles pour réduire le nombre de comprimés, dans l'idéal sous forme de STR (*Single Tablet Regimen*) : une seule prise, un seul comprimé par jour.

Ces nouvelles trithérapies sont beaucoup mieux tolérées et très puissantes. Elles permettent de négativer la charge virale et d'augmenter notablement la survie des patients. L'objectif est d'obtenir l'indétectabilité de la charge virale plasmatique au seuil de 20 ou 50 copies, garant d'une restauration immunitaire de qualité et durable.

Toutes les molécules ne sont pas actives sur le VIH-2 et certaines doivent être évitées chez la femme enceinte. [41].

Aujourd'hui, il est recommandé d'instaurer un traitement antirétroviral chez toute personne vivant avec le VIH, quel que soit le nombre de CD4, même au-delà de 500/mm^3. Le bénéfice est *individuel* à la fois clinique (mortalité, réduction des comorbidités, amélioration de l'espérance de vie) et immunologique, et «populationnel» en réduisant le risque de transmission du fait de la très faible charge virale (TASP = *Traitement As Prevention*) [41].

Prévention. Elle est capitale : contrôle des dons de sang et d'organes, modifications des comportements sexuels nécessitant une information de la population et, en particulier, des jeunes (limitation du nombre de partenaires, utilisation de préservatifs), informations des toxicomanes, etc.

RÉFÉRENCES

1. Friedman-Kien A.E. et coll., *Morbid Mortal Weekly Rep.* 1981, *30*, 305.
2. Fauci A.S. et coll., *Ann Intern Med.* 1985, *102*, 800.
3. Coffin J. et coll., *Nature.* 1986, *32*, 10.
4. Clavel F. et coll., *N Engl J Med.* 1987, *316*, 1180.
5. Ho D.D. et coll., *N Engl J Med.* 1987, *317*, 278.
6. Winkler C. et coll., *Science.* 1998, *279*, 389.
7. Seligmann M. et coll., *Ann Intern Med.* 1987, *107*, 234.
8. Cazein F., et coll., *Bull Épidémiol Hebd.* 2014, *32-33*, 534.
9. Cohen M.S. et coll., *N Engl J Med.* 2011, *364*, 1943.
10. Cooper D.A. et coll., *Lancet.* 1985, *1*, 537.
11. *Bull Epidémiol Hebd.* 1993, *11*.
12. Janier M. et coll., *Ann Dermatol Vénéréol.* 1987, *114*, 185.
13. Moore P.S. et coll., *J Virol.* 1996, *70*, 549.
14. Hleyhel M. et coll., *Clin Infect Dis.* 2013, *57*, 1638.
15. Janier M. et coll., *Ann Intern Med.* 1989, 110, 738.
16. Reynaud-Mendel B. et coll., *Dermatology.* 1996, *192*, 325.
17. Hengge U.R. et coll., *AIDS.* 2000, *14*, 1069.
18. Maurer T. et coll., *Clin Infect Dis.* 2004, *38*, 579.
19. Itin P., *Dermatology.* 2005, *210*, 128.
20. Klein R.S. et coll., *Dermatology.* 1999, *198*, 362.
21. Melbye M. et coll., *Lancet.* 1987, *1*, 728.
22. Duvic M. et coll., *Lancet.* 1987, *2*, 627.
23. Jaffe H.S. et coll., *Br J Dermatol.* 2002, *47*, 40.
24. Clifford G.M. et coll., *J Natl Cancer Inst.* 2005, *16*, 425.
25. Piketty C. et coll., *Sex Transm Dis.* 2004, *31*, 96.
26. Toutous-Trellu L. et coll., *Arch Dermatol.* 2005, *141*, 1203.
27. Janier M. et coll., *Ann Dermatol Vénéréol.* 2006, *133*, 2S19.
28. Janier M. et coll., *Ann Dermatol Venereol.* 2006, *133*, S24.
29. Janier M. et coll., *Dermatology.* 1999, *198*, 362.
30. Mathes B.M. et coll., *J Am Acad Dermatol.* 1985, *13*, 947.
31. Duvic M. et coll., *Lancet.* 1987, *2*, 627.
32. Jaffe H.S. et coll., *Lancet.* 1983, *2*, 1109.
33. Eliaszewicz M. et coll., *J Am Acad Dermatol.* 2002, *47*, 40.
34. Maurer T. et coll., *Arch Dermatol.* 2004, *140*, 845.
35. Janier M. et coll., *Encycl Med Chir.* 20, 8-050-D20.
36. Janier M. et coll., *Ann Dermatol Vénéréol.* 1987, *114*, 1490.
37. Péchere M. et coll., *Lancet.* 1996, *348*, 196.
38. Ward H.A. et coll., *J Am Acad Dermatol.* 2002, *46*, 284.
39. Del Giudice P. et coll., *Ann Dermatol Vénéréol.* 2001, *128*, 998.
40. Arrêté du 28 mai 2010 fixant les conditions de réalisation du diagnostic biologique de l'infection VIH : JO 9 juin 2010.
41. Morlat P. et coll., Prise en charge médicale des personnes vivant avec le VIH. Actualisation 2014 du rapport 2013 www.cns.sante.fr.

4

Dermatoses par agents physiques

Coordinateur : L. Thomas

4-1	**Peau et soleil**...	187
	J. Charles, S. Mouret, J.-C. Beani, M.-T. Leccia, P. Pralong, F. Delesalle, J.-L. Schmutz	
4-2	**Porphyries**...	209
	J.M. Mascaró, P. Aguilera	
4-3	**Peau et froid**..	217
	C. Velter	
4-4	**Autres dermatoses par agents physiques**.................................	227
	A. Tesnière, A. Dompmartin, J.-M. Lachapelle	

4-1 Peau et soleil

Généralités

J. Charles, S. Mouret, J.-C. Beani, M.-T. Leccia

Rayonnement solaire

Spectre solaire. Le soleil, siège d'explosions thermonucléaires continuelles, émet des rayonnements électromagnétiques ou photons, habituellement caractérisés par leur longueur d'onde [1-3]. Du fait de la filtration atmosphérique, le spectre solaire au sol ne comporte que les radiations de longueur d'onde comprises entre 290 et 3 000 nm, c'est-à-dire une partie des ultraviolets, les *UVB* (290-320 nm, arrêtés par le verre à vitre) et les *UVA* (320-400 nm), aujourd'hui subdivisés en UVA$_2$ (320-340 nm) et en UVA$_1$ (340-400 nm) (les *UVC* sont arrêtés par l'ozone atmosphérique), la lumière *visible* (400-780 nm) et une partie de *l'infrarouge* (780-3 000 nm).

Qualité du rayonnement. Elle n'est pas une constante et varie selon l'altitude (la quantité d'UVB est supérieure de 20 % à 1 500 m par rapport au bord de la mer), la latitude, la saison, l'heure de la journée, l'humidité et la pollution atmosphérique. Sous nos latitudes, le spectre est particulièrement riche en UVB entre 11 et 14 h à l'heure solaire et pendant l'ensoleillement maximal en juillet mais la quantité d'UVA reçue est très largement supérieure à celle d'UVB tant en termes de flux (2,5 à 6,5 W/cm^2 contre 0,02 à 0,06 W/cm^2 d'UVB) qu'en termes de dose, puisque les UVA sont présents pratiquement du lever au coucher du soleil. Aussi peut-on admettre que lors d'une exposition solaire sur une plage française, pendant une journée, on reçoit 100 fois plus d'UVA que d'UVB.

Ensoleillement effectivement reçu par l'individu. Il n'est pas seulement le fait de ce rayonnement direct ; en effet s'y ajoutent :
– *les radiations diffusées* par le ciel, phénomènes de réflexion et dispersion dépendant de la longueur d'onde du photon et de la taille des particules en suspension dans l'atmosphère ; ainsi en atmosphère nuageuse, les altocumulus laissent passer peu d'UV, à l'inverse, les cirrus en laissent passer presque autant qu'un ciel clair ;
– *le rayonnement réfléchi* par le sol : réflexion qui atteint 82 % pour la neige ; 17 % pour le sable ; 5 % pour l'eau ; 3 % pour l'herbe, rendant, par exemple, toute relative la protection procurée par un parasol sur une plage de sable clair.

Réactions photochimiques et effets cellulaires des UV [4]

Réactions photochimiques

La réaction photochimique primaire est représentée par l'absorption des photons par certaines molécules de la matière, dénommées chromophores [5]. Cette absorption photonique conduit, par modification des états énergétiques de l'atome ou de la molécule, à des états atomiques excités (on parle d'états singulet ou triplet) relativement instables et/ou à l'apparition de radicaux libres. Ces derniers se caractérisent comme des atomes comportant un électron non apparié sur leur orbitale externe.

La désactivation des états excités, constituant la réaction photochimique secondaire, se fait par des voies variées : émission thermique, émission de rayonnement de fluorescence ou phosphorescence et surtout transfert d'énergie ou de charge à des molécules du milieu environnant. Dans ce dernier cas, les interactions avec l'oxygène moléculaire sont biologiquement très importantes. L'oxygène prend une forme activée, oxygène singulet ou anion superoxyde, à l'origine de réactions en chaîne catalysées en particulier par le fer, avec formation de radical hydroxyle, de peroxyde d'hydrogène et de peroxydes organiques. Ces espèces réactives de l'oxygène (ERO), communément nommées par abus de langage « radicaux libres », sont particulièrement agressives pour certains composants cellulaires.

On distingue dès lors, d'une part, les réactions photochimiques directes où, après l'absorption photonique, le chromophore est modifié dans sa structure, avec formation de photoproduits stables, ou création de liaisons stables avec d'autres molécules et, d'autre part, les réactions de photosensibilisation où le chromophore, alors dénommé photosensibilisant, ne sert que de transmetteur d'énergie ou de charge vers les molécules voisines et sera restitué en bout de chaîne pour un nouveau cycle réactif.

On identifie trois principales classes de réactions photosensibilisées : les photo-oxydations par les radicaux, les photo-oxydations par l'oxygène singulet et les photoréactions n'impliquant pas l'oxygène. Les deux premières, nécessitant des interventions variées de l'oxygène moléculaire, sont regroupées sous le terme de réactions photodynamiques et qualifient respectivement les types I et II.

Chromophores normaux de la peau et réactions photochimiques dans la peau

La peau normale comporte un certain nombre de chromophores initiant les conséquences biologiques de l'exposition aux UV :
– l'ADN : les dommages portent essentiellement sur les pyrimidines (thymine et cytosine) avec formation de dimères par liaison cyclobutane entre deux pyrimidines adjacentes sur le même brin d'ADN conduisant éventuellement à une mutation ;
– l'acide urocanique : produit dans la sueur à partir de l'histidine, il subit une photo-isomérisation *trans* vers *cis* qui modifie ses fonctions biologiques ;
– les protéines ;
– les mélanines et kératines : par leurs capacités d'absorption, de réflexion et de diffraction des photons, elles jouent un rôle essentiel dans la photoprotection naturelle ;
– des photosensibilisateurs endogènes tels que les riboflavines, les flavines, les bilirubines, la phaéomélanine et les porphyrines, à l'origine de la production d'ERO.

Effets directs et indirects des UV. Les UVB, photons les plus énergétiques, ont une action délétère directe sur l'ADN, l'acide urocanique et certaines protéines ; ils sont aussi à l'origine d'un fort stress oxydant. Les UVA sont essentiellement à l'origine de réactions de photosensibilisation, *via* les photosensibilisateurs endogènes « normaux » et leur action délétère relève donc du stress oxydant. Cependant, il a été récemment démontré que, par un mécanisme photochimique direct [6], les principaux dommages liés aux UVA au niveau de l'ADN ne sont pas des dommages oxydants mais, comme avec les UVB, la formation de dimères cyclobutane de pyrimidine [7].

Les espèces réactives de l'oxygène (ERO), tout particulièrement le peroxyde d'hydrogène, l'anion superoxyde et le radical hydroxyle, sont de puissants agresseurs des structures biologiques et ont pour cibles [8] :
– les lipides insaturés des membranes cellulaires avec induction du phénomène de peroxydation lipidique dont les conséquences

sont des ruptures de membranes, l'inactivation de récepteurs membranaires, la libération d'aldéhydes (tels que le malondialdéhyde) cytotoxiques et mutagéniques, la libération de médiateurs de l'inflammation à partir de l'acide arachidonique ;
– l'ADN avec trois types de dommages oxydatifs : rupture de chaînes, liaison protéine-nucléobase, oxydation de bases ; les conséquences de cette agression du matériel génétique se quantifient en termes de mutation, d'altération de la transmission du message génétique, de perturbations des synthèses protéiques ;
– les protéines riches en soufre avec, par exemple, oxydation d'aminoacides, comme le tryptophane, l'histidine, la cystéine et la méthionine, modifiant leur structure et donc leur activité fonctionnelle.

La peau dispose de systèmes antioxydants endogènes représentés par des substances variées (vitamine C, bêtacarotène, glutathion, oligoéléments tels que le zinc ou le sélénium), ainsi que des enzymes, telles que les superoxyde-dismutases et la thiorédoxine-réductase, qui transforment l'anion superoxyde en peroxyde d'hydrogène, ainsi que la catalase et les peroxydases qui transforment le peroxyde d'hydrogène en eau. Les dégâts cellulaires apparaissent quand ces systèmes sont dépassés par une production massive d'ERO modifiant de manière majeure le potentiel d'oxydation-réduction intracellulaire.

Ces systèmes complètent l'action des mélanines, des kératines et des systèmes enzymatiques de réparation des dommages de l'ADN pour constituer la photoprotection naturelle limitant l'agressivité des UV sur les cibles biologiques de la peau.

Ainsi, il apparaît aujourd'hui, en grande partie par le biais des ERO entre autres responsables de cytotoxicité et mutagénicité, que les UVA ont une action aussi délétère que les UVB. Des travaux récents démontrent également l'implication du rayonnement infrarouge dans les dégâts oxydatifs induits par l'exposition solaire [9].

Effets cellulaires des UV

Les études *in vitro* sur cultures cellulaires ont montré que les réactions photochimiques directes ou photosensibilisées induisent des effets biologiques sur les diverses cellules cutanées.

Kératinocytes. Sous l'action des UV, ils subissent des modifications morphologiques et fonctionnelles leur conférant en culture des caractéristiques de cellules tumorales, leur faisant sécréter des molécules d'adhésion, telles que l'ICAM-1, et des cytokines variées, telles qu'IL-1, contra-IL-1, IL-6, IL-10, TNF-α, GM-CSF, etc., modulant l'activité du système immunologique cutané, ou encore synthétiser des prostaglandines variées à action inflammatoire et immunomodulatrice.

Mélanocytes. Pour ces cellules, la réponse aux UVB est phototype-dépendante [10].
– *Pour les mélanocytes de phototype foncé*, elle se caractérise par une prolifération réduite, une apoptose et différenciation élevée (dendriticité cellulaire) associée à une mélanogenèse augmentée.
– *Pour les mélanocytes de phototype clair*, elle se caractérise par une prolifération accrue, un état de différenciation moins avancé et une mélanogenèse non activée.

Les molécules sécrétées (α-MSH, KGF, etc.) par les kératinocytes exposés aux UV agissent également de manière indirecte sur la mélanogenèse et le transfert des mélanosomes vers les kératinocytes. Enfin une étude récente [11] démontrant l'effet bystander provoqué par les UVA (induction d'une signalisation oxydative intracellulaire sur les cellules non exposées) met en évidence l'importance de *considérer la réponse cellulaire aux UV des mélanocytes au sein de l'unité épidermique* de mélanisation (environ 1 mélanocyte pour 36 kératinocytes) de par leur forte susceptibilité à ce flux intercellulaire d'ERO.

Cellules de Langerhans. Ce sont les principales cellules présentatrices d'antigènes présentes au niveau de l'épiderme. Leur fonctionnalité est modulée soit par action directe des UV, soit *via* les cytokines produites *in situ* par les kératinocytes et elles conduisent à un phénomène d'immunosuppression.

Fibroblastes. Diminution de la synthèse du collagène, augmentation de l'activité enzymatique collagénasique, associées à l'altération directe du collagène formé, contribuent à altérer la matrice extracellulaire dermique. L'action des UV est directe sur le fibroblaste mais aussi indirecte par le biais des cytokines libérées par les kératinocytes, première cible cellulaire des UV.

Globalement, et en simplifiant à l'extrême, ces effets peuvent être regroupés en deux grands processus biologiques :
– des modifications du cycle cellulaire avec orientation de la cellule vers la mort (nécrose ou apoptose) ou la prolifération ;
– et de profondes modifications des activités métaboliques (activation d'enzymes, sécrétion de cytokines, de molécules d'adhésion, de facteurs de croissance, de neuromédiateurs, etc.).

À l'échelle d'un tissu comme la peau, organe directement soumis aux facteurs environnementaux, ces actions cellulaires UV-induites conduisent à des effets biologiques variés, parfois bénéfiques, mais le plus souvent délétères ; elles peuvent aussi être à l'origine d'un effet thérapeutique sur une peau pathologique.

Chromophores anormaux de la peau et photosensibilisation

La présence de photosensibilisants anormaux dans la peau, qu'ils soient d'origine endogène par accumulation de métabolites photoactifs du fait d'un déficit enzymatique génétique, ou bien exogènes (cosmétiques, végétaux, médicaments topiques et systémiques), amplifie le potentiel des réactions photochimiques précédemment détaillées et caractérise la photosensibilisation. Cet état se définit comme un processus qui rend la peau sensible à la lumière *via* une substance absorbant la lumière qui induit des effets spécifiques dans la peau, effets qui ne pourraient se produire en son absence.

Les réactions photodynamiques occupent ici une place de choix en induisant la production massive d'ERO dont nous venons de détailler la nocivité cellulaire.

Certains dommages peuvent aussi résulter de la formation de liaisons stables entre les états excités du photosensibilisant et un constituant cellulaire ou bien de la création de photoproduits stables toxiques pour la cellule ou même pour l'organisme.

Les conséquences biologiques de ces dommages cellulaires produits par la photosensibilisation sont, à court terme, une cytotoxicité mais également à long terme des risques de mutagénicité pouvant déboucher sur la cancérogenèse.

Au sein d'un tissu complexe comme la peau, différents contingents cellulaires sont concernés par tous ces phénomènes. La conséquence la plus habituelle de la photosensibilisation est, en dehors de la nécrose cellulaire, une réaction inflammatoire aiguë ou retardée. Le résultat biologique est donc le plus souvent délétère et il est qualifié du terme de *phototoxicité*. Il est cependant parfois thérapeutique comme au cours de la PUVAthérapie, associant prise orale ou application topique d'un puissant photosensibilisant, un psoralène, et une exposition aux longueurs d'onde UVA-activatrices, ou encore au cours de la photothérapie dynamique à l'acide δ-aminolévulinique.

Le chromophore peut enfin, après excitation photonique, se lier à une protéine tissulaire, ce qui va le rendre stable et lui conférer une fonction d'haptène. Ce dernier est alors reconnu et mémorisé par le système immunitaire cutané et tout va, dès lors, se dérouler selon le schéma de la réaction d'hypersensibilité retardée cellulaire de type IV ; l'haptène est pris en charge par les cellules de Langerhans qui le conditionnent pour le présenter aux lymphocytes T (*cf.* chapitre 5), selon le schéma reconnu pour l'eczéma de contact, c'est le phénomène de la *photoallergie*. Insistons sur le fait que, contrairement à la réaction de contact simple, la création de l'allergène nécessite ici l'intervention fondamentale de la lumière.

Effets biologiques des radiations solaires sur la peau

Ils sont la conséquence des réactions photochimiques primaires et secondaires déclenchées par les chromophores normaux de la peau. Ces réactions cutanées «normales», survenant chez tout individu pour peu que l'exposition soit suffisante, s'échelonnent dans le temps. On les divise en fonction du délai nécessaire à leur apparition.

Phénomènes précoces

Ils sont en général bienfaisants.

L'action calorique est due aux infrarouges qui provoquent une vasodilatation intense se traduisant par un érythème immédiat et une élévation de la température cutanée. Par mécanisme réflexe, la sécrétion sudorale assure la thermorégulation. En cas de surexposition, la saturation des possibilités de thermorégulation conduit au coup de chaleur (enfant, vieillard).

L'action antirachitique est due à la transformation épidermique du 7-déhydrocholestérol en cholécalciférol sous l'effet des UVB, ensuite hydrolysé par le foie et le rein pour donner la vitamine D active. L'exposition des seules zones habituellement découvertes 10 à 15 minutes, 2 à 3 fois par semaine l'été, suffit à assurer les besoins en vitamine D.

La pigmentation immédiate ou phénomène de Meirowsky, de teinte terne, apparaît quelques minutes après l'exposition et ne dure que quelques heures; elle est due aux UVA qui provoquent une photo-oxydation des précurseurs de la mélanine et une augmentation du transfert et de la dispersion des mélanosomes dans les kératinocytes. Son rôle reste inconnu.

L'action antidépressive a été établie sur des constatations cliniques et des essais thérapeutiques en psychiatrie. Son mécanisme paraît être lié à l'interaction lumineuse sur la sécrétion de mélatonine hypophysaire (co-sécrétée avec les endorphines), comme en attestent les dosages effectués chez les sujets atteints du syndrome dépressif saisonnier. Il s'agit en fait d'une stimulation lumineuse oculaire et non d'une véritable action cutanée, par ailleurs les longueurs d'onde efficaces se situent plutôt dans le visible et non dans l'UV.

Phénomènes retardés

Coup de soleil, ou érythème actinique. Il survient quelques heures après une exposition intense et se manifeste par une rougeur du tégument associée ou non à des bulles selon l'intensité de l'exposition et l'efficacité de la photoprotection naturelle de l'individu. L'efficacité érythémale maximale est dévolue aux UVB et une dose d'UVA 1 000 fois supérieure est nécessaire pour déclencher un érythème de même intensité. Cependant, lors des expositions naturelles type bain de soleil, la dose d'UVA reçue est 100 fois supérieure à celle d'UVB et, ainsi, dans de telles conditions on admet que l'effet érythémal est dû pour 80 % aux UVB et 20 % aux UVA. Son mécanisme reste obscur [12] ; il paraît être lié tant à une agression des cellules épidermiques avec libération de médiateurs de l'inflammation (prostaglandines) par action directe des UV (B) et aussi secondaire à la génération d'ERO (UVA et B) qu'à une agression des cellules vasculaires dermiques elles-mêmes par des processus identiques.

Sur le plan histologique, le coup de soleil se caractérise, outre la vasodilatation dermique, par la présence dans l'épiderme de cellules caractéristiques dites photodyskératosiques (ou *sunburn cells*), reconnues par leur cytoplasme hyalinisé, éosinophile, contenant de nombreuses vacuoles et leur noyau hyperchromatique et pycnotique. Elles correspondent à des cellules en apoptose et illustrent l'intensité et la complexité de l'agression tant directe que médiée par les ERO du matériel génétique cellulaire après une exposition solaire brutale.

Pigmentation retardée (bronzage). Elle débute 2 jours après l'exposition et atteint son maximum au bout de 3 semaines. Il s'agit d'une véritable néosynthèse des mélanines avec stimulation de tous les processus du système pigmentaire. Son spectre d'action se superpose grossièrement à celui de l'érythème. Le rôle de la pigmentation dans la photoprotection naturelle est évident et le rôle photoprotecteur revient surtout à un type particulier de mélanine, l'eumélanine (prédominante chez le brun) ; à l'inverse, la phaéomélanine (prédominante chez le roux) et certains précurseurs de la synthèse mélanique ont un haut potentiel générateur d'ERO. Par ailleurs, la synthèse mélanique elle-même nécessite l'intervention des ERO, ce qui suppose qu'elles aient été générées, et bien sûr ces ERO produites occasionnent aussi leurs effets cellulaires délétères. Des études ont également montré que des résidus de dimères de pyrimidines pourraient participer au déclenchement de ce phénomène [13] ; il faut, donc, d'abord que ces dimères apparaissent, témoignage d'une agression directe de l'ADN qui survient dès les faibles expositions sans apparition d'un érythème.

> Ainsi, l'acquisition d'un bronzage apparaît aujourd'hui comme le résultat d'une agression cellulaire puisqu'il n'apporte qu'une photoprotection modeste (facteur 2 à 3) contre les dommages de l'ADN et contre l'érythème lorsqu'il est induit par les UVB et, pire encore, aucune photoprotection lorsqu'il s'agit des UVA [14, 15].

Hyperplasie épidermique. Après une inhibition initiale apparaît une exacerbation mitotique kératinocytaire conduisant finalement à un épaississement de la couche cornée.

Effets sur le système immunitaire. La *photo-immunosuppression* [16] a été très bien étudiée chez la souris, elle est à la fois locale et systémique et marquée par une tolérance photo-induite spécifique d'antigène et une absence de rejet de tumeurs greffées [17]. Elle relève d'une altération UV-induite de l'activité fonctionnelle des cellules de Langerhans et de la libération de cytokines immunosuppressives tels l'IL-10, le TNF-α, par les kératinocytes et les cellules de Langerhans. Elle a été bien étudiée avec les UVB mais est aussi retrouvée avec la PUVA où il semble que les réactions photodynamiques jouent un rôle majeur.

Chez l'homme il est apparu que les UV modulent l'expression d'une multitude de molécules qui interviennent dans la réponse immunitaire cutanée et en particulier dans le fonctionnement du tissu lymphoïde associé à la peau (SALT) [18]. Des arguments convaincants lient également déficience du système immunitaire et carcinomes : la fréquence des carcinomes est accrue très significativement en zone photo-exposée chez les sujets immunodéprimés et il existe une corrélation directe dans le XP (*xeroderma pigmentosum*) entre diminution des réactions d'hypersensibilité de contact et gravité de l'affection.

Si cette action immunologique des UV a certainement un rôle important dans la photocarcinogenèse, à l'inverse, *elle explique certainement en grande partie les effets thérapeutiques des UV*.

Effets à long terme

L'action du soleil sur la peau est cumulative. L'apparition des effets chroniques dépend de deux facteurs : la dose totale de photons reçue et la qualité de photoprotection naturelle de l'individu.

Héliodermie. Les aspects cliniques du vieillissement photo-induit ou héliodermie sont bien connus et se voient au niveau des zones les plus photo-exposées. Ils sont différents selon le phototype des patients avec pour les peaux claires une prédominance de troubles vasculaires (télangiectasies, couperose) et pigmentaires (macules actiniques, lentigines) alors que pour les peaux foncées prédominent les aspects liés à l'élastose dermique : peau épaisse, rugueuse, de couleur jaunâtre (dite citrine) avec pores dilatés et pseudo-comédons, marquée de rides profondes. Les aspects classiques d'élastoïdose à kystes et comédons de Favre et Racouchot, de nuque rhomboïdale et d'*erythrosis interfollicularis coli* peuvent être observés (*cf.* chapitre 18-4). Sur le plan architectural, au niveau de l'épiderme, il existe des atypies cytologiques des kératinocytes et des mélanocytes allant jusqu'à la dysplasie, ainsi qu'une diminution du nombre des cellules de Langerhans. Au niveau du derme, la lésion fondamentale est l'élastose solaire dermique. Elle correspond à une accumulation d'un tissu élastique dystrophique s'exprimant sous forme de mottes jaunâtres. Il existe également une dégénérescence basophile de collagène, une accumulation de glycosaminoglycanes, des modifications des fibroblastes (plus nombreux, à activité métabolique élevée), de nombreux mastocytes dégranulés, des altérations de la microvascularisation. Dans l'étroite bande sous-épidermique, on retrouve les altérations du tissu élastique dues à l'âge avec disparition des fibres oxytalanes puis élanines (*cf.* chapitre 18-4).

Il est actuellement établi que le stress oxydatif, lié au déséquilibre entre une production excessive d'ERO et la diminution des systèmes antioxydants induit à la fois par les UVA et les UVB, apparaît comme le facteur déterminant des altérations de la matrice extracellulaire et des perturbations qui touchent les voies de signalisation et les facteurs de transcription qui contrôlent le fonctionnement cellulaire à l'origine du vieillissement cutané photo-induit. Les données actuelles soulignent la place centrale du facteur AP1 qui contrôle la production des métalloprotéinases matricielles (MMP) et de leurs inhibiteurs (TIMP). L'exposition chronique aux ultraviolets déplacerait cet équilibre vers une dégradation excessive conduisant à une perte du contenu en collagène et à l'accumulation d'élastine dystrophique dans le derme. Ces modifications de la matrice extracellulaire agiraient par rétrocontrôle négatif sur le fonctionnement des fibroblastes, aboutissant à des anomalies de synthèse de ces protéines [19].

Les infrarouges et probablement le visible sont également des facteurs importants du vieillissement cutané photo-induit [9].

Photocarcinogenèse (*cf.* chapitre 12-2) [20, 21]. Le rôle des photons dans la genèse des carcinomes cutanés est clairement établi sur des arguments cliniques et épidémiologiques : siège des lésions sur les zones cutanées les plus insolées, fréquence chez les sujets vivant au grand air, fréquence doublée tous les 3°45' quand on se déplace vers l'Équateur, chez les sujets de même phototype.

Les notions sur le spectre de la cancérogenèse sont établies de longue date [22]. Si les spectres de l'érythème et de la cancérogenèse sont grossièrement superposables dans l'UVB, pour l'UVA il en va différemment : les UVA$_1$ sont peu érythématogènes, *mais leur effet tumorigène est 10 fois plus important que leur effet érythémal*; le rapport efficacité/dose UVA-UVB n'est donc plus de 1 000 pour la carcinogenèse mais de 100 ; or il faut rappeler que lors d'une exposition à la plage, on reçoit 100 fois plus d'UVA que d'UVB. La participation relative des UVA dans la photocarcinogenèse pourrait être de 40 %.

> Le rôle des UVA doit donc être très sérieusement pris en compte en termes de photocarcinogenèse, et plus particulièrement lors d'expositions artificielles pour lesquelles il a été récemment démontré que le risque de développer un mélanome est augmenté de 75 % pour les utilisateurs d'appareils de bronzage artificiel ayant débuté avant l'âge de 30 ans, ce qui a conduit le Centre international de recherche sur le cancer (CIRC) à classer la totalité du spectre solaire UV ainsi que les cabines de bronzage artificiel comme cancérogènes pour l'homme (groupe 1) en juillet 2009 [23].

Les mécanismes de la photocarcinogenèse restent mal élucidés. Participent à ces diverses étapes : les altérations photo-induites de l'ADN directes ou indirectes, *via* les ERO, induisant des mutations (surtout au niveau des gènes suppresseurs de tumeurs, en particulier *p53*), l'activation de l'ornithine-décarboxylase (ODC) qui a une action de promotion et progression, la peroxydation lipidique induisant la génération d'aldéhydes mutagènes altérant les récepteurs membranaires et libérant des médiateurs solubles modifiant complètement la biologie cellulaire, et enfin la photo-immunosuppression qui va empêcher le rejet des cellules initiées et indirectement intervenir dans la promotion et la progression.

Il est à noter la place centrale jouée par les ERO qui interviennent à toutes les phases par leur action sur l'ADN, la peroxydation lipidique, l'activation de l'ODC et la photo-immunosuppression.

Classification des photodermatoses

J. Charles, S. Mouret, J.-C. Beani, M.-T. Leccia

Les photodermatoses sont toutes les maladies cutanées dans la genèse desquelles le soleil intervient (encadré 4.1).

Encadré 4.1

Classification des photodermatoses

Dermatoses liées à une déficience de la protection cutanée naturelle
- Albinisme
- *Xeroderma pigmentosum*

Dermatoses aggravées ou révélées par le soleil*
- Lupus érythémateux systémique et chronique
- Dermatomyosite
- *Herpes simplex*
- Lichen plan actinique
- Granulome annulaire actinique
- Rosacée
- Maladie de Darier
- Melasma
- Porokératose actinique
- Certaines dermatites atopiques
- Syndrome de Bloom
- Syndrome de Cockayne
- Syndrome de Rothmund-Thomson

Dermatoses par photosensibilisation (photodermatoses ou lucites)
Chromophore connu
- endogène, lucites par troubles du métabolisme
- exogène, arrivant à la peau :
  - par voie interne (médicaments)
  - par application locale (topiques, cosmétiques, végétaux)

Chromophores non identifiables dans l'état actuel des connaissances
- Lucites idiopathiques

* Non exhaustif.

Dermatoses liées à une déficience de la protection cutanée naturelle

Albinisme. *Cf.* chapitre 9.

***Xeroderma pigmentosum* (XP)** (fig. 4.1) C'est une affection héréditaire rare (moins de 3 000 cas recensés dans le monde), dont la transmission se réalise suivant un mode autosomique récessif (favorisée par la consanguinité, 31 % des cas). Il se caractérise par une sensibilité pathologique aux ultraviolets, liée à un déficit des systèmes enzymatiques d'excision-réparation de nucléotides (NER) [24]. Elle se manifeste par la survenue précoce des lésions actiniques : dans les premiers jours de la vie, on note des lésions vésiculobulleuses des zones découvertes, particulièrement de la face, puis peu à peu apparaît un état poïkilodermique, enfin en moyenne vers l'âge de 8 ans, surviennent les premiers carcinomes basocellulaires ou épidermoïdes qui vont rapidement se multiplier et conférer un pronostic redoutable à l'affection. Le risque de développer un carcinome est 4 800 fois supérieur à celui d'un individu sain et 2 000 fois supérieur dans le cas du mélanome. À ces manifestations cutanées peuvent s'associer une atteinte oculaire (photophobie), une déficience immunitaire et pour 20 à 30 % des cas des troubles neurologiques.

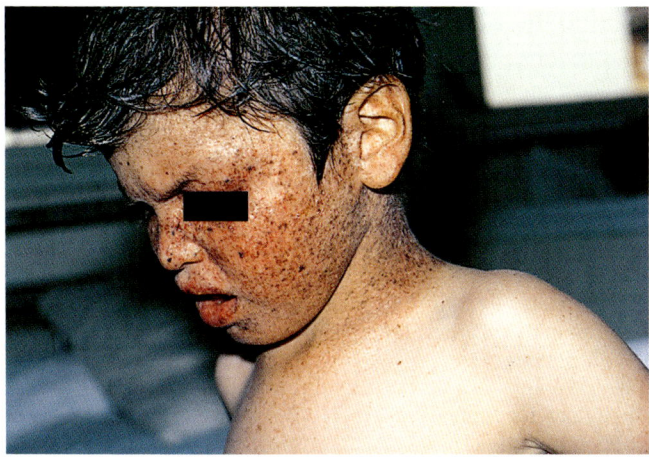

Fig. 4.1 *Xeroderma pigmentosum* : noter le respect des zones couvertes.

Les patients XP peuvent être divisés en deux sous-familles : les XP classiques qui correspondent aux sept groupes génétiques de complémentation initiaux (A-G) et les XP variants correspondant à une forme variante dite «xérodermoïde pigmentée» ou plus communément appelé XP-V. *Cette forme variante se révèle chez le sujet plus âgé* par une photophobie, une photosensibilité cutanée moins importante et une apparition plus tardive des néoplasies cutanées par comparaison aux formes XP classiques. À l'inverse de la voie classique pour laquelle chaque groupe de complémentation correspond à l'altération d'une étape de la NER, la forme XPV possède une NER fonctionnelle et l'anomalie porte sur la synthèse translésionnelle avec une mutation au niveau de la polymérase η [25]. Chaque groupe de complémentation correspond à un gène situé sur un chromosome différent [25].

La confirmation du diagnostic clinique de la maladie repose sur un test fonctionnel, le test UDS (*Unscheduled DNA Synthesis*) qui est réalisé en laboratoire et dont le but est de mesurer les capacités de réparation de l'ADN à partir de cellules issues de patients XP, test également utilisé lors du diagnostic prénatal de XP [26]. C'est à partir de la mesure de l'UDS et des techniques de fusion cellulaire que les différents groupes de complémentation XP et XPV ont été identifiés. L'atteinte clinique varie considérablement selon le groupe de complémentation.

À ce déficit de réparation de l'ADN, s'ajoute un déficit en catalase (enzyme antioxydante) qui paraît jouer un rôle important puisque la trichothiodystrophie ne s'accompagne pas de cancers cutanés alors qu'on y retrouve le même déficit de réparation de l'ADN. Retenir ce diagnostic impose une instauration immédiate d'une photoprotection stricte et doit faire discuter un traitement préventif par rétinoïdes systémiques (*cf.* chapitre 22-6) car aucun traitement curatif du syndrome XP n'existe actuellement.

Dermatoses aggravées ou révélées par le soleil

Le soleil ne joue ici qu'un rôle d'irritant primaire. La photosensibilité ne constitue qu'un élément noyé au milieu d'un riche tableau séméiologique indépendant de l'action du soleil : lupus érythémateux systémique et chronique, dermatomyosite (*cf.* chapitre 10-5), herpès récurrent, lichen plan actinique, granulome annulaire actinique, rosacée, maladie de Darier, melasma, porokératose actinique, certaines dermatites atopiques, etc.

Dans ce cadre figurent les dysplasies congénitales avec photosensibilité. Ce sont des maladies exceptionnelles parmi lesquelles sont classiquement individualisées trois génodermatoses autosomiques récessives au sein des *poïkilodermies congénitales* [27, 28].

Le syndrome de Bloom [29] est caractérisé par un nanisme intra-utérin, une petite stature, un érythème télangiectasique du visage apparaissant dans les premières semaines de la vie, et une photosensibilité qui aggrave les signes cutanés primitifs, mais s'atténue avec l'âge. Des taches café au lait sont retrouvées dans la moitié des cas environ. Ce syndrome est aussi associé à une immunodéficience avec susceptibilité importante aux infections et un risque élevé de développer des cancers multiples (150 à 300 fois supérieur à celui de la population générale). Cette affection génétique rare de transmission autosomique récessive implique une mutation au niveau du gène *BLM* codant pour l'ADN-hélicase RecQL3 et se caractérise par une instabilité chromosomique importante causée par une fréquence élevée d'échanges des chromatides sœurs, d'aberrations chromosomiques et de réarrangements. Le pronostic est dominé par le risque d'apparition précoce d'une hémopathie maligne en accord avec un lien possible entre ce syndrome et l'anémie de Fanconi pour lesquels des complexes protéiques communs (BRAFT, FANCM), impliqués dans le processus de réparation de l'ADN, interviendraient.

Le syndrome de Cockayne [28] est une maladie génétique à caractère autosomique récessif qui se caractérise par une atteinte multisystémique avec retard de croissance staturo-pondéral et cachexie, des troubles neurologiques et une grande sensibilité au soleil. L'affection débute vers 6 mois, pour être caractéristique vers 2 ans avec une dysmorphie dite en faciès de «souris Mickey» (microcéphalie, nez fin, oreilles larges et énophtalmie). L'évolution est fatale à brève échéance. Il existe chez ces sujets une grande sensibilité des cellules aux radiations ultraviolettes, qui est associée à une anomalie au niveau de la voie de la NER couplée à la transcription pour laquelle deux groupes de complémentation ont été identifiés, CSA (ERCC8) et CSB (ERCC6). Contrairement à ce qui est observé avec le *xeroderma pigmentosum*, aucune augmentation de l'incidence des cancers n'est observée pour ce syndrome. Celui-ci peut être combiné au *xeroderma pigmentosum* ; dans ces formes combinées, les patients sont très sévèrement atteints et leur espérance de vie est fortement diminuée.

Le syndrome de Rothmund-Thomson (fig. 4.2) est une maladie rare à caractère autosomique récessif attribué à une mutation au niveau du gène de l'hélicase RECQL4. Cette affection se manifeste par l'apparition vers l'âge de 3 mois d'un érythème télangiectasique avec atrophie des joues et du front. Secondairement, l'éruption s'étend à l'ensemble du visage, au cou, aux membres supérieurs, aux cuisses et aux fesses et prend un caractère poïkilodermique. La cataracte est fréquente, les signes associés discrets. La photosensibilité est habituelle, mais s'atténue avec l'âge ; l'exposition solaire peut provoquer l'apparition de bulles et favorise l'extension de la dermatose. Un vieillissement prématuré et une prédisposition aux cancers (risque augmenté d'ostéosarcomes pendant l'enfance et de cancers cutanés plus tardivement) sont également associés à ce syndrome. Malgré l'ensemble de ces signes cliniques, l'espérance de vie des patients atteints par cette affection n'est pas modifiée et leur survie après un ostéosarcome est similaire à celle de la population générale [30, 31].

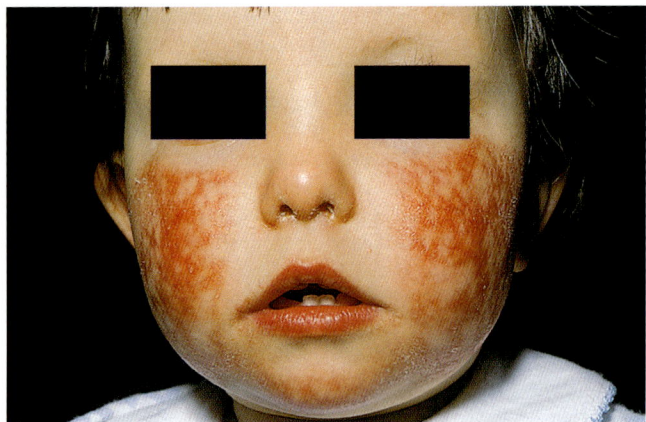

Fig. 4.2 Syndrome de Rothmund-Thomson.

Dermatoses par photosensibilisation

Elles représentent le véritable groupe des photodermatoses ou lucites, et sont décrites dans les chapitres suivants.

Lorsque des chromophores anormaux sont identifiables, il s'agit du cadre nosologique des *photosensibilisations au sens strict*; les chromophores peuvent alors être d'origine *endogène* (lucites par troubles du métabolisme), ou d'origine *exogène*, arrivant à la peau par voie interne (médicaments) ou après application locale (topiques, cosmétiques, végétaux).

À l'inverse, lorsque les molécules photosensibilisantes ne sont pas identifiables dans l'état actuel des connaissances, on parle de *lucite idiopathique*.

Diagnostic

J. Charles, S. Mouret, J.-C. Beani, M.-T. Leccia

Diagnostic positif

Il sera établi, le plus souvent, sans difficulté particulière par la constatation de deux éléments séméiologiques.

Le rôle de la lumière dans le déclenchement de l'éruption est retrouvé à l'interrogatoire. Il faudra cependant savoir éviter les pièges que peuvent constituer le rôle possible du rayonnement réfléchi sans exposition directe, la diffusion lumineuse à travers les nuages, l'exposition à des sources lumineuses artificielles professionnelles ou domestiques (soudure à l'arc, lampe de Wood, etc.), la transmission des UVA par le verre d'une vitre expliquant un déclenchement possible derrière une baie vitrée ou un pare-brise, par exemple. À l'inverse, le patient peut à tort imputer le déclenchement à l'exposition lumineuse alors que le soleil par son action calorique n'a eu qu'un rôle irritatif majorant un prurit d'autre origine.

L'atteinte des parties découvertes est notée à l'examen clinique ou établie par un bon interrogatoire. La limitation précise par les vêtements est le meilleur signe. Au niveau du visage, les lésions prédominent au front, aux pommettes, au nez, à la nuque, avec respect relatif des orbites, des régions sous-narinaires et sous-mentonnières, des paupières, des plis de la mimique, du sillon rétro-auriculaire et de la lisière du cuir chevelu. De même, les atteintes du poignet et du dos du pied (avec respectivement respect de la zone d'ombre de la montre et des chaussures) ainsi que du décolleté sont évocatrices. À noter qu'une extension secondaire aux parties couvertes est possible mais toujours avec une prédominance lésionnelle aux parties découvertes.

Seront ainsi facilement éliminées les dermatoses liées à la chaleur, les dermatoses aggravées ou révélées par le soleil (*cf.* encadré 4.1) à cause du cortège de signes qui les accompagnent, ainsi que les dermatites de contact du visage, les dermatites infectieuses du visage (érysipèle, staphylococcie maligne).

En fait, le diagnostic différentiel le plus délicat est l'eczéma aéroporté car les circonstances de survenue sont identiques et l'éruption peut concerner toutes les parties découvertes; une grande attention dans l'analyse séméiologique et dans l'interrogatoire permet de sortir de ce piège (*cf.* chapitre 5).

Diagnostic étiologique

Plus délicat est de préciser le mécanisme de la lucite, de manière à appliquer un traitement adapté. Cette démarche étiologique repose sur les éléments suivants.

Interrogatoire

Il devra clairement établir l'âge du début, le caractère familial ou non de l'affection et les conditions précises de déclenchement. Il précisera l'aspect séméiologique des signes fonctionnels, le délai d'apparition de l'éruption après la fin des expositions, la durée de l'éruption, le caractère récidivant et/ou saisonnier, l'évolution lors de la répétition des expositions le même été et au fil des ans. Surtout, l'usage d'une substance réputée photosensibilisante sera recherché d'une manière véritablement « policière » (prises médicamenteuses, topiques appliqués avant l'éruption, etc.).

Examen clinique

Il permet de réunir un certain nombre des éléments précédents mais, souvent, les malades consultent en dehors des poussées. Il faut donc inciter le patient à prendre des photographies des lésions au moment de l'éruption pour aider à orienter le diagnostic.

Exploration photobiologique

Son apport est irremplaçable dans cette enquête. Elle nécessite un matériel adapté et coûteux comportant des sources lumineuses variées (simulateur solaire, source UVA haute pression, tubes fluorescents UVA), des photomètres adaptés aux sources, des sensitomètres pour délivrer des doses lumineuses selon une progression arithmétique ou géométrique. Elle doit être réalisée systématiquement et complètement devant toute éruption cutanée évoquant une photodermatose. Elle comprend plusieurs étapes successives [32, 33].

Dose érythémale minimale. La détermination de la sensibilité actinique du sujet aux UVB repose sur le calcul de la dose érythémale minimale (DEM), c'est-à-dire de la plus petite dose capable d'induire un érythème couvrant toute la surface d'irradiation à la 24e heure. C'est le test de Saidman.

Reproduction expérimentale des lésions. Elle repose sur l'utilisation de la lumière seule ou en présence d'un photosensibilisant :
– *avec la lumière seule, ou phototest*, consistant à administrer une forte dose lumineuse en 3 fois. La lecture s'effectue un quart d'heure, 72 heures plus tard, et de manière retardée 15 à 20 jours après le test. Le phototest est dit positif s'il y a reproduction clinique et histologique de la lésion spontanément présentée par le patient. Le choix du lieu de testage dépend de la photodermatose suspectée, par exemple la zone habituellement concernée dans une lucite polymorphe et plutôt une zone ordinairement couverte dans l'urticaire solaire. La dose lumineuse administrée dépend aussi de l'affection à reproduire.

Le phototest doit toujours être réalisé de manière itérative en fractionnant les doses totales à administrer de manière à éviter les réactions phototoxiques aiguës. Il est réalisé en UVA et en UVB, parfois en lumière visible ou monochromatique pour préciser le spectre d'action de la photodermatose au mieux. Enfin, il est habituellement localisé avec une irradiation sur une surface de 20 à 25 cm, mais certaines photodermatoses comme la lucite estivale bénigne ne sont reproduites qu'avec une irradiation corporelle totale en utilisant les cabines de photothérapie UVA et UVB ;

– avec la lumière et en présence d'un photosensibilisant topique ou photoépidermotest [34, 35]. Une triple série d'épidermotests est appliquée ; la première sert de témoin non irradié, la deuxième est irradiée à la 24e heure avec une dose d'UVA de 5 J (des doses supérieures ne reproduisant que des réactions phototoxiques sans intérêt diagnostique) délivrée avec des tubes UVA fluorescents de type PUVA plutôt qu'avec une source haute pression ; la troisième est irradiée également à la 24e heure avec une dose d'UVB égale à ½ DEM. La lecture est effectuée à la 72e heure, selon la cotation habituelle des tests épicutanés, en comparant les séries irradiées au témoin. Les produits testés sont choisis en fonction des données de l'interrogatoire, complétées par une batterie standard [36]. Le photoépidermotest est positif s'il y a reproduction clinique et histologique d'une réaction photoallergique ; une simple réaction phototoxique ne témoigne que du pouvoir photoactif du produit étudié sans permettre de conclure sur la réactivité pathologique du patient testé. La fiabilité des photoépidermotests est intéressante pour les photoallergies de contact ; en revanche, elle est aléatoire pour les photoallergies médicamenteuses systémiques. Des variantes du photoépidermotest (photoépidermotest scarifié, photo-intradermoréaction, photoprick-test [37]) ont pour but d'améliorer la rentabilité diagnostique dans les photoallergies systémiques ;

– avec la lumière et en présence d'un photosensibilisant systémique : le phototest systémique. Il consiste à faire ingérer au patient le médicament suspecté et à réaliser des irradiations localisées en UVB à ½ DEM et en UVA à 5 J à intervalles réguliers après la prise. Le déclenchement d'une réaction confirme l'imputabilité des médicaments. La réalisation et la pertinence de ce test restent suspendues à la connaissance de la pharmacocinétique du médicament. Il est peu réalisé en pratique.

Bilan métabolique

Il est demandé en fonction des éléments d'orientation précédents et permet de confirmer le trouble métabolique à l'origine d'une photosensibilisation endogène. On demande en pratique un dosage des *porphyrines urinaires et érythrocytaires* en cas de suspicion de porphyrie, des épreuves de charge avec analyse de l'élimination des métabolites du *L-tryptophane*, du ressort de laboratoires hautement spécialisés, dans le cas d'anomalie du métabolisme du tryptophane.

Biopsie cutanée

Elle est utile pour confirmer la positivité d'un phototest ou d'un photoépidermotest dans les cas cliniquement douteux [38].

RÉFÉRENCES

1. Diffey B.L. et coll., *Photodermatol.* 1984, *1*, 30.
2. Farr P. et coll., *Photochem Photobiol.* 1986, *44*, 501.
3. Van der Leun J.C., *J Photochem Photobiol B : biol.* 1996, *35*, 237.
4. Beani J.C., in : Société française de photodermatologie, ed., *Photodermatologie, photobiologie cutanée, photoprotection et photothérapie.* Arnette, Paris, 2003, 13.
5. Laustriat G., *Biochimie.* 1986, *68*, 771.
6. Mouret S. et coll., *Org Biomol Chem.* 2010, *8*, 1706.
7. Mouret S. et coll., *Proc Natl Acad Sci USA.* 2006, *103*, 13765.
8. Darr D. et coll., *J Invest Dermatol.* 1994, *102*, 671.
9. Grether-Beck S., *Photobiol Photochem.* 2015, *91*, 248.
10. Lopez S. et coll., *Photodermatol Photoimmunol Photomed.* 2015, *31*, 149.
11. Redmond R.W. et coll., *J Invest Dermatol.* 2014, *134*, 1083.
12. Leccia M.T., in : Société française de photodermatologie, ed., *Photodermatologie, photobiologie cutanée, photoprotection et photothérapie.* Arnette, Paris, 2003, 23.
13. Eller M.S. et coll., *Nature.* 1994, *372*, 413.
14. Miyamura Y. et coll., *Pigment Cell Melanoma Res.* 2010, *24*, 136.
15. Coelho S.G. et coll., *Pigment Cell Melanoma Res.* 2014, *28*, 210.
16. Meunier L., in : Société française de photodermatologie, ed., *Photodermatologie, photobiologie cutanée, photoprotection et photothérapie.* Arnette, Paris, 2003, 43.
17. Kripke M.L., *Photobiol Photochem.* 1990, *52*, 919.
18. Sigmundsdottir H. et coll., *Br J Dermatol.* 2003, *148*, 996.
19. Varani J. et coll., *J Invest Dermatol.* 1998, *3*, 57.
20. De Gruijl F. et coll., *J Photochem Photobiol B.* 2001, *635*, 28.
21. Mukhtar H., *Photodermatol Photoimmunol Photomed.* 1999, *15*, 91.
22. De Gruijl F.R. et coll., *Cancer Res.* 1993, *53*, 53.
23. El Ghissassi F. et coll., *Lancet Oncol.* 2009, *10*, 751.
24. Zghal M. et coll., *Xeroderma Pigmentosum. EMC.* 2006, 98-660-A-10.
25. Stary A. et coll., *Biochimie.* 2002, *84*, 49.
26. Sarasin A. et coll., *Br J Dermatol.* 1992, 127, 485.
27. Bender M.M. et coll., *Pediatr Dermatol.* 2003, *20*, 538.
28. Spivak G. et coll., *Mut Res.* 2015, *776*, 24.
29. Arora H. et coll., *Int J Dermatol.* 2014, *53*, 798.
30. Wang L.I. et coll., *Am Am J Med Genet.* 2001, *102*, 11.
31. Larissa L. et coll., *Orphanet J Rare Dis.* 2010, *5*, 2.
32. Beani J.C., *Ann Dermatol Vénéréol.* 1987, *114*, 123.
33. Murphy G.M., *Photodermatol Photoimmunol Photomed.* 2004, *20*,305.
34. Batchelor R.J. et coll., *Contact Dermatitis.* 2006, 54, 75.
35. Bryden A.M. et coll., *Br J Dermatol.* 2006, *155*, 737.
36. Gonçalo M. et coll., *Contact Dermatitis.* 2013, *68*, 239.
37. Bourrain J.L. et coll.,*Photodermatol Photoimmunol Photomed.* 1997, *13*, 159.
38. Bonvalet D. et coll., *Ann Dermatol Vénéréol.* 1986, *113*, 1205.

Dermatoses par photosensibilisation

P. Pralong, J. Charles, S. Mouret, J.-C. Beani, M.-T. Leccia

Photosensibilisations exogènes [1-3]

Pour le déclenchement d'une réaction de photosensibilisation exogène, trois étapes sont nécessaires :
– le photosensibilisant doit atteindre les cellules viables de la peau ;
– la lumière, de longueur d'onde appropriée, doit pénétrer dans la peau suffisamment profondément pour rencontrer le photosensibilisant ;
– les photons lumineux doivent enfin interagir au niveau moléculaire avec le photosensibilisant.

De fait, la photosensibilisation peut être modulée par le photosensibilisant lui-même qui intervient par son spectre d'absorption, son mode de pénétration intracutanée et son affinité éventuelle pour certaines cellules cutanées. La pénétration d'un produit appliqué par voie topique est conditionnée par les possibilités d'absorption transcutanée et donc en grande partie par le véhicule ; de même, la teneur intracutanée de composés administrés par voie systémique dépend de la cinétique individuelle d'absorption et de la métabolisation digestive ainsi que de la distribution intratissulaire du médicament. Par ailleurs, une molécule non photosensibilisante peut induire des accidents de photosensibilisation après absorption digestive par la création d'un métabolite lui-même photosensibilisant.

La réponse clinique est également conditionnée par l'affinité élective du photosensibilisant pour un type cellulaire : une réaction inflammatoire sera produite en cas de concentration élective dans les kératinocytes, les mastocytes ou les cellules endothéliales ; au contraire, une réaction pigmentogène sera observée si l'affinité est prédominante pour les mélanocytes.

4-1 Dermatoses par agents physiques

Peau et soleil

Les moyens de photoprotection naturelle de l'individu, constitués par les kératines et les mélanines, influencent aussi la réaction en limitant de manière sélective la pénétration du rayonnement ; seule une faible partie des UVB atteint le derme alors que l'épiderme est quasi transparent aux UVA. Les possibilités de réactions photochimiques sont ainsi modulées par l'exclusion (par la filtration cutanée) de certaines longueurs d'onde du spectre d'absorption *in vitro* du chromophore. Ceci explique que la plupart des photosensibilisations médicamenteuses ont un spectre d'action *in vivo* dans l'UVA et qu'il peut exister une différence importante entre le spectre d'action *in vivo* et le spectre d'absorption photonique maximal *in vitro* d'un médicament.

Agents incriminés

De très nombreuses molécules sont photosensibilisantes ; elles se retrouvent dans des substances aussi variées que les produits d'usage local (cosmétiques, antisolaires [4]), des végétaux ou des médicaments, ce qui explique la diversité des modes de photosensibilisation. Dans les tableaux 4.1 et 4.2, sont rapportés les principaux photosensibilisants, sans précision du mécanisme de photosensibilisation, car la plupart d'entre eux peuvent être responsables tant de réactions photoallergiques que phototoxiques, en sachant que la liste s'allonge de jour en jour, en particulier pour les agents médicamenteux.

Le tableau 4.1 reprend, regroupés par disciplines d'utilisation, les médicaments systémiques ou topiques le plus souvent rapportés comme photosensibilisants.

Certaines familles de médicaments sont plus souvent retrouvées : les anti-inflammatoires non stéroïdiens, les cyclines, les quinolones, les phénothiazines, les normolipémiants et à un moindre degré les sulfamides.

Un essai de quantification de risque est proposé en affectant chaque médicament incriminé d'un nombre de croix croissant avec le risque. Il est à noter que, pour une même classe thérapeutique, le risque peut être différent : cas des tétracyclines parmi lesquelles la déméclocycline (qui n'est plus commercialisée en France) et la doxycycline sont de puissants photosensibilisants alors que la minocycline ou la méthocycline montrent un potentiel inférieur. Il en est de même avec les fluoroquinolones pour lesquelles il a été établi une hiérarchie de risque : fléroxacine > > lomélfoxacine, péfloxacine > > ciprofloxacine > énoxacine, norfloxacine, ofloxacine [10].

Cette notion de fréquence de risque d'accident est, cependant, à considérer de façon relative car elle est déterminée à partir de tests *in vitro* pour les phototoxicités, de publications ponctuelles et de résultats de tests systématiques avec une batterie standard. Elle est aussi le reflet du succès d'un médicament car, à potentiel photosensibilisant égal, une molécule très fréquemment prescrite sera plus souvent responsable d'accidents.

Tableau 4.1 Principaux médicaments photosensibilisants

Les + quantifient le risque relatif au sein de ce groupe.	
Analgésiques	Diflunisal +
Anti-inflammatoires [4-8]	Acide tiaprofénique +++, diclofénac ++, fenbufène ++, flurbiprofène ++, ibuprofène ++, kétoprofène +++, naproxène +++, piroxicam +++, sulindac +, ténoxicam +, tiaprofène ++
Antibiotiques [9, 10]	Acide nalidixique +++, acide oxolinique ++, acide pipémidique ++, ciprofloxacine +++, doxycycline +++, énoxacine ++, fluméquine ++, loméfloxacine +++, lymécycline ++, métacycline ++, minocycline ++, norfloxacine ++, ofloxacine ++, oxytétracycline +++, péfloxacine +++, rosoxacine ++, sparfloxacine +++, sulfadiazine ++, sulfafurazole ++, sulfaguanidine ++, sulfaméthoxazole ++, triméthoprime +
Antiviraux	Aciclovir + [11], ribavirine +
Antituberculeux, antilépreux	Dapsone ++, isoniazide ++ [12], pyrazinamide +++
Antifongiques	Flucytosine ++, griséofulvine ++, voriconazole ++++ [13, 14]
Cardiologie [15-19]	Amiodarone +++, captopril +, chlortalidone ++, disopyramide +, énalapril +, furosémide ++, hydrochlorothiazide ++, hydroquinidine +, nifédipine +, rilménidine +, quinidine +, sartans [20], triamtérène ++, vérapamil +, xipamide ++
Dermatologie [21-23]	5-méthoxypsoralène ++++, 8-méthoxypsoralène ++++, bithionol ++, bleu de méthylène (méthylthionine) +, éosine +, fentichlor ++, hexachlorophène ++, isotrétinoïne +++, peroxyde de benzoyle +, tétrachlorosalicylanilide ++, trétinoïne +, tribromosalicylanilide ++, triclosan ++
Endocrinologie	Carbutamide ++, chlorpropamide ++, glibenclamide (glyburide) ++, glibornuride ++, glicazide ++, glipizide ++, tolbutamide ++
Immunoallergologie [24, 25]	Diphénhydramine +, doxylamine ++, prométhazine +++
Métabolisme [26, 27]	Bézafibrate +, clofibrate +, cyclamate de sodium +, cyproheptadine +, fénofibrate ++, statines ++
Oncologie	5-fluoro-uracile +++, actinomycine D +, amsacrine +++, bléomycine +, busulfan +, cyclophosphamide +, dacarbazine +, flutamide + [28], méthotrexate +++, procarbazine +, vinblastine +, anti-EGFR [29], BRAF-inhibiteur (vémurafénib +++, dabraféninb +) [30, 31]
Parasitologie	Quinine +
Neuropsychiatrie [32-34]	Acépromazine ++, acéprométazine ++, alimémazine (triméprazine) ++, alprazolam ++, amitriptyline +, amoxapine +, amantadine +, carbamazépine ++ chlordiazépoxide ++, chlorprométhazine ++, chlorpromazine +++, clomipramine ++, cyamémazine ++, désipramine +, doxépine +, fluphénazine ++, halopéridol ++, imipramine ++, lévoméprazine ++, maprotiline +, niaprazine ++, nortriptyline +, perphénazine ++, pipérazine ++, pipotiazine ++, propériciazine ++, thiopropérazine ++, thioridazine ++, trazodone +, trifluopérazine ++
Rhumatologie	D-pénicillamine +++, pyritinol +, Neuriplège® [35]
Divers	Aciclovir +, benzocaïne +, benzydamine +, bismuth +, fluorescéine +, hématoporphyrine ++++, sulfasalazine ++, tioprine +++, pirfénidone + [36]

Dermatoses par agents physiques

4-1
Peau et soleil

Tableau 4.2 Principaux photosensibilisants non médicamenteux

Cosmétiques	Baume du Pérou Colorants des rouges (éosine, fluorescéine, rose de Bengale) +++ Formaldéhyde + Furocoumarines et huiles essentielles (bergamote, cèdre, citron vert, lavande, vanille) +++ Mousse de chêne (*oak moss absolute*) ++ Musk ambrette ++++ [37] Quinine et PPD (produits capillaires) +
Filtres solaires [38, 39]	Eusolex 232 (acide phénylbenzimidazole sulfonique) + Eusolex 6300 3- (4-méthylbenzidylène camphre) ± Parsol MCX (octylméthoxycinnamate) ++ PABA (Acide para-aminobenzoïque) ++ Escalol 507 (octyldiméthyl para-aminobenzoate) ++ Eusolex 4360 (oxybenzone) +++ Eusolex 8020 (4-isopropyldibenzoylméthane) + Euxolex 8021 (isopropyldibenzoylméthane + méthylbenzylidène camphre) ++ Parsol 1789 (butylméthoxydibenzoylméthane) + Octocrylène + [40]
Photosensibilisants professionnels	Anthraquinone (teinturerie, pâte à papier) Bryozoaires (algues marines, huiles de coupe) Azapérone (produits vétérinaires) Diaminodiphénylméthane (durcisseurs, produits anticorrosion, insecticides) Dinitrotoluène (explosifs) Éthylènediamine (huiles de coupe) Folpet : pesticides [41] Glyphosate (désherbant) Goudrons : acridine, anthracène, benzopyrène, naphtalène, phénanthrène (industrie) Mancozeb®, Daconil®, fentichlor : fongicides Métaux : cobalt, chrome, nickel, cadmium (industrie, bâtiment) [42] Olaquindox (produits vétérinaires) [43] Quindoxine (alimentation du bétail) Résines époxy (fabrication de verres, colles) Thio-urée (accélérateur de vulcanisation, antioxydant, diazo.) Trichloréthylène
Photosensibilisants végétaux	Furocoumarines (apiacés) Frullania (bryophyte) Lactones sequiterpéniques (astéracées) [44] Oak moss absolute (lichens) Primin *Wood mix* (épicéa, bouleau, teck)

Aspects anatomocliniques

Seules les réactions aiguës apparaissant au cours de la photosensibilisation médicamenteuse sont aujourd'hui clairement décrites. Les réactions tardives qui pourraient naître des phénomènes mutagènes induits n'ont à ce jour fait l'objet que d'exceptionnelles études expérimentales mais aucune en clinique humaine.

La phototoxicité, ne faisant intervenir que des réactions photochimiques, apparaît en théorie chez tout individu sans prédisposition particulière et dès la première exposition. Il suffit, en effet, qu'une quantité suffisante de lumière rencontre une quantité suffisante de médicament pour déclencher la réaction.

À l'inverse, la photoallergie nécessite la mise en jeu du système immunitaire du sujet (hypersensibilité retardée allergique de type IV selon la classification de Gell et Coombs [45], *cf.* aussi chapitre 6-1) ; une phase initiale de sensibilisation (imprévisible et cliniquement asymptomatique) est nécessaire et la réaction pathologique ne surviendra que lors de la deuxième rencontre du photosensibilisant et de la longueur d'onde adéquate dans la peau du sujet sensibilisé.

Réactions phototoxiques

Elles surviennent chez tous les individus, sans prédisposition particulière, à condition que la substance photosensibilisante soit à concentration suffisante et que le rayonnement soit à dose suffisante [1, 46]. La dépendance à la dose explique par exemple pourquoi les accidents de phototoxicité sont rares pour les cyclines à dose antiacnéique, et fréquentes à dose antipaludéenne [47]. Elle apparaît dès la première exposition, sans période réfractaire, dans un délai de quelques heures après l'exposition, et l'intensité de la réaction sera toujours la même pour des conditions de déclenchement identiques. *Elle est strictement localisée aux régions exposées et/ou aux régions où a été appliqué le photosensibilisant (délimitations nettes comme un coup le soleil).*

L'aspect habituel est celui d'un coup de soleil intense (érythème, œdème, parfois bulles). Il sera suivi d'une pigmentation plus ou moins durable. L'évolution est habituellement rapidement favorable au prix parfois d'une certaine photosensibilité pendant les mois qui suivent l'accident aigu dans les réactions intenses et étendues (fig. 4.3).

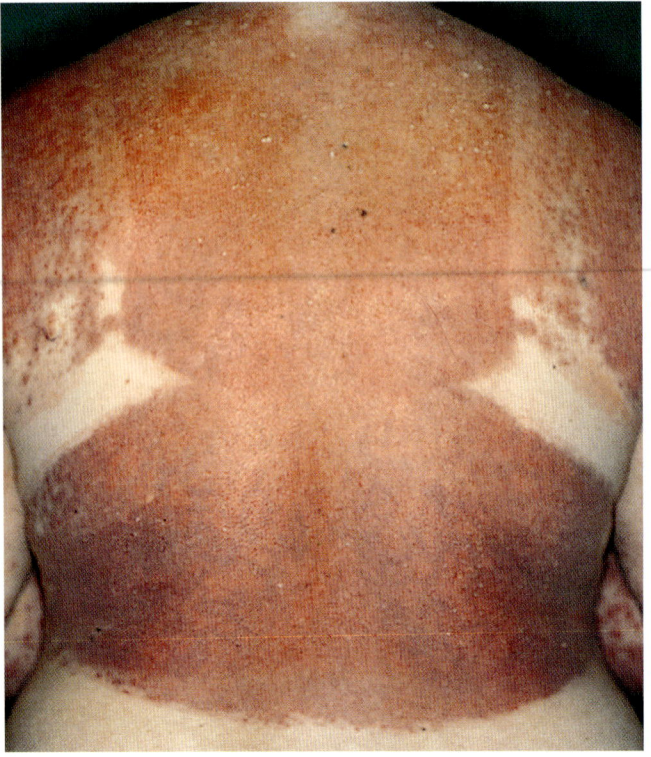

Fig. 4.3 Réaction phototoxique médicamenteuse (amitriptyline).

La dermite des prés, prototype des photophytodermatoses, survient classiquement chez des sujets qui, après un bain de rivière, sont assis ou allongés sur l'herbe, par temps ensoleillé (association soleil, humidité, contact avec des végétaux). Après quelques heures, apparaît une éruption érythématovésiculeuse ou bulleuse généralement linéaire, reproduisant classiquement le dessin d'une herbe ou d'une feuille. Un aspect voisin, mais localisé aux membres supérieurs, se retrouve dans les photophytodermatoses professionnelles (maraîchers, jardiniers, ouvriers chargés du tri ou du conditionnement des céleris, figues, angéliques, carottes, etc.) (fig. 4.4).

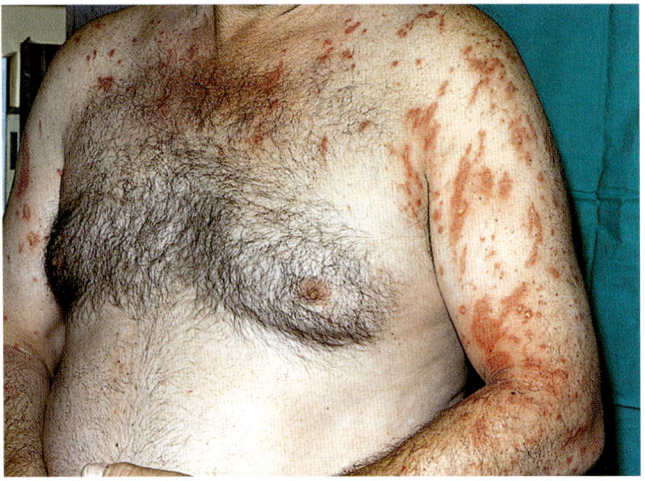

Fig. 4.4 Dermatite des prés ou photophytodermatose.

La dermatite pigmentaire en breloque avec une pigmentation en coulée tenace alors que l'accident érythémateux aigu est modeste ne se rencontre pratiquement jamais avec les médicaments sauf avec les dérivés des psoralènes utilisés sans précaution sous forme de solution (*Méladinine®*) ; les parfums sont le plus souvent en cause.

La photo-onycholyse réalise un décollement plus ou moins complet du bord distal de l'ongle ; elle se rencontre essentiellement avec les tétracyclines, mais a également été décrite avec le bénoxaprofène ainsi qu'avec d'autres AINS.

L'aspect de pseudo-porphyrie est une éruption bulleuse dont les expressions cliniques et histologiques miment étroitement l'aspect de la porphyrie cutanée tardive. Les patients développent ainsi des bulles et ont une fragilité cutanée accrue après exposition à de petites doses de lumière ; la photodermatose disparaît souvent très lentement après l'arrêt du médicament. Cet aspect se rencontre avec l'acide nalidixique, le furosémide, les tétracyclines, le naproxène, l'amiodarone.

Les dyschromies se déclinent ainsi :
– chez les patients prenant de manière chronique de la *chlorpromazine*, l'exposition régulière à une source naturelle ou artificielle d'UVA produit une dyschromie gris bleuté correspondant en partie à la formation d'un complexe entre la mélanine et un photoproduit de la chlorpromazine ;
– *l'amiodarone* provoque une coloration brune ou bleue sur les zones photoexposées, due à la formation de composés amiodarone-lipoprotéines sous l'effet de la lumière ;
– dans *l'argyrie*, le dépôt cutané d'argent intéresse l'ensemble de la peau, cependant l'expression sous forme d'une coloration bleuté métallisé est surtout nette sur les parties découvertes et sur la lunule unguéale ; on pense que sous l'effet de l'exposition lumineuse les composés argentiques subiraient une conversion photochimique identique à celle apparaissant lors de l'exposition d'un film photographique.

La phototoxicité des quinolones de 2e et 3e générations se manifeste par une réaction caractérisée par son intensité avec des réactions phlycténulaires et d'importants phénomènes douloureux cutanés ainsi que par sa pérennité avec persistance de lésions et douleurs cutanées plusieurs semaines après l'accident aigu ; lui succède une pigmentation persistante parfois associée à des lésions vitiligineuses.

La photoréactivation, phénomène très particulier, initialement décrite avec le méthotrexate, a été rapportée avec des antibiotiques (céfazoline, gentamycine, pipéracilline, tobramycine, ciprofloxacine) et tout récemment avec les taxanes [48]. Il s'agit d'un érythème intense qui va survenir quelques heures après l'injection du produit sans exposition solaire, siégeant sur des zones cutanées qui avaient été antérieurement exposées au soleil avec ou sans coup de soleil.

Réactions photoallergiques [2]

Aspects typiques

Chronologie. Elles surviennent après un temps de latence plus ou moins long après contact local ou systémique avec le photoallergène (5 à 21 jours en cas de primocontact, 24 heures en cas de contact ultérieur). Le déclenchement est indépendant tant de la dose des produits ingérés ou appliqués sur la peau que des rayonnements lumineux reçus.

Dermatoses par agents physiques

4-1 Peau et soleil

Tableau clinique. L'aspect le plus typique est celui d'un *eczéma aigu* reproduisant les caractères cliniques et évolutifs habituels de tous les eczémas. Il est à noter que contrairement à la phototoxicité, *les lésions peuvent déborder parfois largement les zones exposées*.

Mécanismes. La photoallergie met en jeu l'immunité innée et adaptative *via* des mécanismes d'hypersensibilité immunologique de type IV suivant la classification de Gell et Coombs (*cf.* aussi chapitre 6-1). Il s'agit d'un phénomène immunitaire imprévisible et irréversible, persistant toute la vie. Des photosensibilisations croisées ont été décrites, soit au sein d'une même famille médicamenteuse, soit entre médicaments et photoallergènes de contact (exemple de la photosensibilisation croisée entre kétoprofène, benzophénone 3 et octocrylène [40]).

Histologie. À l'inverse de la phototoxicité, dans la réaction photoallergique, les lésions épidermiques sont peu marquées avec parfois une discrète exosérose et exocytose ; le fait histologique marquant est la présence d'un infiltrat lymphocytaire dermique à prédominance périvasculaire, d'autant plus dense que l'évolution est prolongée.

Évolution habituelle. Une réaction photoallergique est prolongée avec persistance de lésions longtemps après l'accident aigu malgré la suppression des expositions et de la prise médicamenteuse. Le pire en la matière est une évolution vers le tableau de dermatite actinique chronique (*cf.* ci-dessous).

Autres aspects

Éruptions lichénoïdes [49, 50]. Elles se présentent sous forme de papules violines, strictement localisées sur les parties découvertes avec une image histologique de lichen plan. Cet aspect a pu être décrit avec la déméthylchlortétracycline, l'hydrochlorothiazide, la quinine, la quinidine, la chloroquine et l'hydroxychloroquine.

Lésions urticariennes ou à type d'érythème polymorphe. Elles ont également été rapportées ainsi que des syndromes d'hypersensibilité [51].

Eczéma photoaggravé. Il s'agit de patients atteints d'une sensibilisation de contact connue qui secondairement se complique d'accidents de nature photoallergique marqués par une exacerbation ou une persistance des lésions sur les parties photoexposées alors même que les lésions initiales liées au contact sensibilisant ont disparu. Ce type d'accidents a été rapporté avec les phénothiazines, les antiseptiques dérivés des salicylanilides halogénés.

Dermatite actinique chronique

Encore appelée photosensibilisation rémanente, elle est détaillée plus loin, dans les lucites idiopathiques et dans le chapitre 11-1. Elle survient essentiellement chez les sujets de plus de 50 ans, de sexe masculin [52, 53]. Parmi leurs antécédents, on retrouve souvent une dermatose chronique ou des antécédents d'eczéma de contact chronique aux végétaux (oléorésines de chrysanthèmes ou autres plantes de la famille des astéracées).

L'éruption siège aux parties découvertes mais s'étend progressivement dans un second temps aux parties couvertes : l'aspect est alors celui de plaques eczémateuses, très prurigineuses qui, au fil de la répétition des poussées, deviennent papuleuses, lichénoïdes et infiltrées. Le prurit est si féroce qu'il a pu conduire dans certains cas au suicide.

Coexistent des adénopathies non spécifiques, des plaques leucomélanodermiques, un purpura, une dystrophie unguéale. Le stade ultime qualifié de pseudo-lymphome actinique peut dans certaines observations être suivi d'une évolution vers un véritable lymphome (*cf.* chapitre 11-1).

Le diagnostic repose sur trois critères : la clinique précédemment décrite, l'image histologique et l'effondrement de la DEM à l'exploration photobiologique. Sur le plan plan histologique, l'infiltrat lymphocytaire est périvasculaire et très dense. L'apparition d'un épidermotropisme caractérise l'évolution en pseudo-lymphome actinique.

Diagnostic de photosensibilisation exogène [54]

La photosensibilisation exogène est toujours la première hypothèse à évoquer devant une éruption photo-induite. Elle le sera d'autant plus que la dermatose a été d'installation brutale alors même que la tolérance solaire avait été jusque-là sans problème.

La découverte de l'usage d'un photosensibilisant est l'argument décisif ; sa recherche doit, de fait, être véritablement exhaustive.

L'exploration photobiologique [1] confirmera définitivement le diagnostic. Elle doit toujours être réalisée de manière complète et standardisée quel que soit le niveau de suspicion étiologique acquis par la clinique devant une éruption évocatrice de photodermatose.

Dans les réactions phototoxiques, elle permet essentiellement d'éliminer une lucite idiopathique. En effet, seul est parfois retrouvé un abaissement de la DEM UVB (test de Saidman positif) au décours de l'éruption phototoxique si la prise médicamenteuse se poursuit et, éventuellement, le phototest en UVA peut reproduire une réaction phototoxique si la prise médicamenteuse est maintenue à dose suffisante. Le photoépidermotest reproduit une réaction phototoxique sans valeur diagnostique.

Dans la photoallergie, l'exploration photobiologique devrait permettre à la fois de confirmer définitivement l'hypothèse de la photoallergie, d'imputer formellement le photosensibilisant par la positivité du photoépidermotest et/ou du phototest systémique et d'éliminer une autre photodermatose, essentiellement les lucites idiopathiques, pour lesquelles les résultats d'exploration sont assez spécifiques. Un autre intérêt des photoépidermotests est la recherche de sensibilisation croisée.

Le résultat et la fiabilité des photoépidermotests méritent cependant d'être discutés :
– un photoépidermotest est considéré comme positif quand la réaction reproduite est de type photoallergique, c'est-à-dire eczémateuse au plan clinique et/ou histologique ; la simple réaction phototoxique ne témoigne que du pouvoir photoréactif du produit testé, sans renseigner sur une éventuelle photoréactivité anormale du patient et donc sur l'imputabilité de la molécule dans l'accident présent ;
– la fiabilité du photoépidermotest est satisfaisante dans le cas de photosensibilisation exogène de contact, tout à fait aléatoire dans la photoallergie systémique.

Le phototest systémique, *a priori* test de choix dans les photoallergies médicamenteuses, a malheureusement une fiabilité directement dépendante de la pharmacocinétique cutanée du médicament.

Dans le cas d'un eczéma photoaggravé, le diagnostic repose à la fois sur les résultats des tests épicutanés et des photoépidermotests. L'interprétation est délicate et parfois sujette à caution car la positivité du photoépidermotest ne consiste qu'en une majoration de la positivité déjà présente pour le test épicutané.

197

Dans la dermatite actinique chronique, la photosensibilisation anormale, voire extrême, constitue le troisième critère du diagnostic avec la clinique et l'histologie. La DEM est effondrée et ce de manière quasi proportionnelle à l'intensité évolutive. Le phototest itératif polychromatique localisé est positif avec un débord des limites du cache et une persistance prolongée. Le phototest UVA, voire le test en lumière visible, peuvent également être positifs. Les résultats des photoépidermotests sont en revanche variés. La positivité isolée de l'un d'eux atteste en effet du syndrome de photosensibilité rémanente. Au stade évolué, les photoépidermotests sont, au contraire, souvent positifs avec plusieurs allergènes ; de même, de multiples tests épicutanés sont positifs (chromates, lanoline, goudrons, colophane voire oléorésine de chrysanthème, astéracées). Ces résultats témoignent de la haute réactivité cutanée et font perdre de la valeur aux explorations (photo-) allergologiques dans l'imputabilité d'un allergène particulier.

Traitements

Ils sont détaillés à la fin du chapitre 4-1.

Photosensibilisations endogènes

Elles concernent deux troubles métaboliques principaux caractérisés par l'accumulation dans la peau de produits photoactifs à l'origine de réactions phototoxiques souvent révélatrices de l'affection.

Porphyries

Elles font l'objet du chapitre 4-2.

Troubles du métabolisme du tryptophane (érythème pellagroïde)

Ils aboutissent à une carence en acide nicotinique (vitamine PP) avec accumulation de chromophores anormaux encore mal identifiés. Ils se rencontrent chez les dénutris, les éthyliques par carence d'apport ou trouble du métabolisme hépatique du tryptophane, par carence en vitamine du groupe B (coenzyme de nombreuses étapes de la chaîne de synthèse de la vitamine PP), au cours de syndromes de malabsorption intestinale, après prise de médicaments comme l'isoniazide, qui entre en compétition avec la vitamine B6 [55], au cours de tumeurs carcinoïdes du fait d'une déviation du tryptophane vers la voie de la sérotonine [56] ou, enfin, au cours des troubles congénitaux du métabolisme du tryptophane comme dans la maladie d'Hartnup.

Le tableau est habituellement celui de l'érythème pellagroïde, se traduisant par des poussées de photosensibilité, aboutissant à un érythème sombre avec atrophie de la peau qui devient hyperpigmentée et couverte de squames grises. L'association à ces signes cutanés de troubles neurologiques et digestifs constitue la pellagre, exceptionnelle dans les pays développés et liée à une carence polyvitaminique.

RÉFÉRENCES

1. Beani J.C., *Encycl Méd Chir* Paris. 2001.
2. Deleo V.A., Photoalergy, in : Lim H.W. et coll., eds., *Clinical Photomedicine*. Mercel Dekker, New York, 1993, 227.
3. Gould J.W. et coll., *J Am Acad Dermatol*. 1995, *33*, 551.
4. Cirne de Castro J.L. et coll., *Contact Dermatitis*. 1991, *24*, 187.
5. Leroy D. et coll., *Photodermatol Photoimmunol Photomed*. 1997, *13*, 93.
6. Le Corre Y. et coll., *Ann Dermatol Vénéréol*. 1992, *119*, 932.
7. Durieu C. et coll., *Ann Dermatol Vénéréol*. 2001, *128*, 1020.
8. Kowalzick L. et coll., *Contact Dermatitis*. 2006, *54*, 348.
9. Shea C.R. et coll., *J Invest Dermatol*. 1993, *101*, 329.
10. Ferguson J. et coll., *J Antimicrob Chemother*. 1997, *40*, 93.
11. Rodriguez-Serna M. et coll., *Contact Dermatitis*. 1999, *41*, 54.
12. Lee A.Y. et coll., *Photodermatol Photoimmunol Photomed*. 1998, *14*, 77.
13. Auffret N. et coll., *Ann Dermatol Venereol*. 2006, *133*, 330.
14. McCarthy K.L. et coll., *Clin Infect Dis*. 2007, *44*, 55.
15. Guzzo C. et coll., *Photodermatol Photoimmunol Photomed*. 1990, *7*, 166.
16. Rodriguez Granados M.T. et coll., *J Eur Acad Dermatol Venereol*. 2004, *18*, 389.
17. Marquart-Elbaz C. et coll., *Br J Dermatol*. 2002, *147*, 617.
18. Cooper S.M. et coll., *Clin Exp Dermatol*. 2003, *28*, 588.
19. Ramirez A. et coll., *Contact Dermatitis*. 2007, *56*, 118.
20. Viola E. et coll., *Drug Saf*. 2015, *38*, 889.
21. Takashima A. et coll., *Br J Dermatol*. 1991, *124*, 37.
22. Boulitrop-Morvan C. et coll., *Photodermatol Photoimmunol Photomed*. 1993, *9*, 154.
23. Rivara G. et coll., *Photodermatol Photoimmunol Photomed*. 1991, *8*, 225.
24. Loesch C. et coll., *Nouv Dermatol*. 1992, *11*, 368.
25. Yamada S. et coll., *Contact Dermatitis*. 1998, *38*, 282.
26. Leroy D. et coll., *Photodermatol Photoimmunol Photomed*. 1990, *7*,136.
27. Marguery M.C. et coll., *Arch Dermatol*. 2006, *142*, 1082.
28. Moraillon I. et coll., *Photodermatol Photoimmunol Photomed*. 1991, *8*, 264.
29. Luu M. et coll., *Photodermatol Photoimmunol Photomed*. 2007, *23*, 42.
30. Woods J.A. et coll., *J Photochem Photobiol B*, 2015, *151*, 233.
31. Gabeff R. et coll., *Eur. J. Dermatol.*, 2015, *25*, 452.
32. Szczurko C. et coll., *Nouv Dermatol*. 1992, *11*, 377.
33. Ljunggren B. et coll., *Contact Dermatitis*. 1991, *24*, 259.
34. Narurkar V. et coll., *Arch Dermatol*. 1993, *129*, 474.
35. Ferracin C. et coll., *Ann Dermatol Vénéréol*. 1997, *124*, 232.
36. Tsuruta A. et coll., *J Dermatol*. 2015, *42*, 1.
37. Leroy D. et coll., *Photodermatol*. 1989, *6*, 137.
38. Journe F. et coll., *Acta Derm. Venereol. (Stockh)*. 1999, *79*, 211.
39. Bryden A.M. et coll., *Br J Dermatol*. 2006, *155*,737.
40. de Groot A.C. et coll., *Contact Dermatitis*. 2014, *70*, 193.
41. Mark K.A., *Arch Dermatol*. 1999, *135*, 67.
42. Manciet J.R. et coll., *Contact Dermatitis*. 1995, *33*, 282.
43. Lonceint J. et coll., *Ann Dermatol Vénéréol*. 2001, *128*, 46.
44. Gordon L.A. et coll., *Australas J Dermatol*. 1999, *40*, 123.
45. Gruchalla R.S., *J Allergy Clin Immunol*. 2003, *111*, S548.
46. Epstein J.H., *Sem Cutan Med Surg*. 1999, *18*, 274.
47. Layton A.M. et coll., *Clin Exp Dermatol*. 1993, *18*, 425.
48. Ee H.L. et coll., *Dermatology*. 2003, *207*, 196.
49. Dogra S. et coll., *Br J Dermatol*. 2003, *148*, 609.
50. Johnston G.A., *Clin Exp Dermatol*. 2002, *27*, 670.
51. Bouyssou-Gauthier M.L. et coll., *Dermatology*. 1999, *198*, 388.
52. Hawk J.L., *Photodermatol Photoimmunol Photomed*. 2004, *20*, 312.
53. Dawe R.S. et coll., *Dermatol Ther*. 2003, *16*, 45.
54. Beani J.C., *Rev Med Int*. 1995, *16*, 337.
55. Stadler R., *Hautarzt*. 1982, *33*, 5, 276.
56. Sohier J. et coll., *Ann Dermatol Vénéréol*. 1979, *106*, 491.

Lucites idiopathiques

F. Delesalle

Cette dénomination regroupe les éruptions des parties découvertes directement en rapport avec l'ensoleillement. Leur mécanisme est de type photoallergique mais l'agent photosensibilisant est encore inconnu. En dehors de l'urticaire solaire de mécanisme immédiat, les lucites idiopathiques correspondent à une hypersensibilité retardée de type IV dirigée contre divers néoantigènes induits par les UV.

La réaction est liée à l'expression anormale de gènes pro-inflammatoires de cytokines (IL-1, IL-8), de TNF-α et de molécules d'adhésion (ICAM-1). Ceci induit le développement d'un infiltrat inflammatoire périvasculaire de lymphocytes T auxiliaires plus ou moins dense selon le tableau clinique. L'identification récente d'une liaison forte entre le prurigo actinique et certains sous-types HLA explique la répartition géographique et le caractère parfois familial.

L'individualisation des différentes variétés cliniques repose sur des critères cliniques (aspect des lésions, topographie, conditions d'ensoleillement, délai d'apparition, évolution, etc.), photobiologiques (DEM, phototest) et génétiques (typage HLA).

Dans le tableau 4.3 sont repris les principaux critères cliniques permettant d'orienter le diagnostic vers tel ou tel type de lucite idiopathique.

Dermatoses par agents physiques

4-1
Peau et soleil

Tableau 4.3 Les lucites idiopathiques : critères cliniques

Critères	Lucite estivale bénigne	Lucite polymorphe	Prurigos actiniques	Dermatite actinique chronique	Urticaire solaire	Hydroa vacciniforme	Éruption printanière juvénile
Sexe	Féminin	Les deux	Féminin	Masculin	Féminin	Masculin	Masculin
Âge	25-30 ans	Variable	Enfant	> 50 ans	20-50 ans	Enfant	Adolescent
Saison	Été	Printemps	Toute l'année, prédomine l'été	Toute l'année	Été	Été	Printemps
Conditions d'exposition	Intense	Faible	Moyenne	Minime	Faible	Moyenne	Moyenne
Délai d'apparition	12 heures	24 à 48 heures	24 à 48 heures	24 à 48 heures	Quelques minutes	24 à 48 heures	24 à 48 heures
Lésion élémentaire	Papulovésicule	Papulovésicule	Prurigo	Nappe papuleuse	Urticaire	Vésicule	Vésicule
Topographie	Décolleté Zones découvertes en été	Visage	Zones exposées (lèvre inférieure) Extension zones couvertes	Zones exposées Extension aux zones couvertes	Zones couvertes Découvertes en été	Visage	Bord libre de l'hélix
Prurit	++	+	++	++	++	±	±
Évolution en cours de saison	Régression	Persistance	Stable	Persistance	Amélioration	Régression avec cicatrices	Régression rapide
Évolution à long terme	Récidivante	Récidivante	Amélioration à la puberté	Permanente	Récidivante	Récidivante jusqu'à la puberté	Récidive possible

Lucite estivale bénigne

Elle survient essentiellement chez la femme (80 %) surtout entre 20 et 35 ans, indépendamment du phototype, mais peut s'observer chez l'enfant. C'est la plus fréquente et la plus banale des lucites qui n'a pourtant été individualisée sur le plan nosologique que récemment [1, 2].

Nosologie. Cette lucite estivale bénigne (LEB) ou *Begnin Sun Light Eruption* (BSLE), *également* identifiée par Elpern [3] sous le terme de *papulovesicular light eruption*, n'est pas acceptée par tous les auteurs [4, 5] qui la considèrent comme une forme bénigne de la lucite polymorphe. La détermination d'un score de sévérité [6] essentiellement corrélé à la durée d'évolution et au nombre d'irradiations nécessaires pour reproduire les lésions en zone non atteinte mais surtout en zone atteinte ne permet pas de dissocier statistiquement les deux formes mais témoigne de la dualité clinique des formes bénignes (LEB) et des formes sévères que nous proposons d'appeler *Severe Recurrent Light Eruption* (SRLE) [7] pour éviter la confusion terminologique entre lucite polymorphe et *polymorphous light eruption*.

Clinique. L'éruption apparaît moins de 12 heures après une exposition *relativement intense*, type bain de soleil en été. Elle est monomorphe pour chaque patient mais très variable d'un patient à l'autre, faite de petites papules, parfois de vésicules, groupées en placards prédominant au décolleté (fig. 4.5), étendue aux épaules, au versant exposé des membres, au dos des mains et des pieds, mais *respectant curieusement la face (86 %)*. Elle s'associe à un prurit intense gênant le sommeil. En l'absence de nouvelles expositions, l'éruption et le prurit s'atténuent en une dizaine de jours. L'intensité de l'éruption diminue avec les nouvelles expositions et elle disparaît avec le développement du bronzage. Cependant, elle est volontiers récidivante chaque année, sous une forme plus ou moins intense.

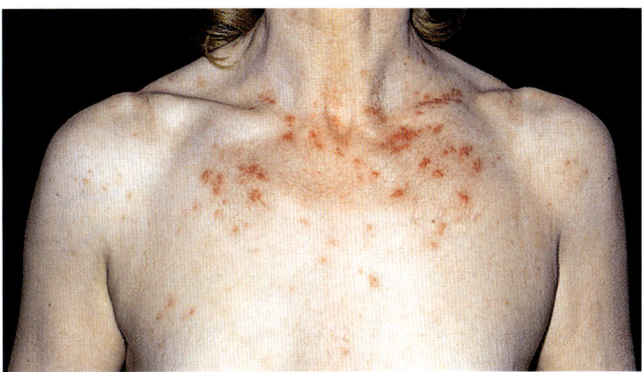

Fig. 4.5 Lucite estivale bénigne.

La *variété hivernale* survient aux sports d'hiver et se manifeste par une éruption papulo-œdémateuse en plaques du visage (lucite hivernale bénigne).

Histologie. Elle n'est pas spécifique : œdème du derme superficiel et infiltrat inflammatoire lymphocytaire périvasculaire.

Exploration photobiologique. Elle n'est indiquée qu'en cas de doute avec une lucite polymorphe. La dose érythémale minimale est normale. Le phototest polychromatique itératif est négatif, à la différence de la lucite polymorphe. Les lésions sont reproductibles par l'irradiation répétée en cabine (0,2 J/cm^2 d'UVB et 4 J/cm^2 d'UVA) ou par l'irradiation à forte dose d'UVA$_1$ correspondant à 2 heures d'exposition au soleil (30 à 50 J/cm^2) d'une zone limitée habituellement atteinte comme le décolleté. Le spectre d'action se situe dans les UVA.

Traitements. Ils sont détaillés à la fin de ce chapitre.

Lucite polymorphe

Nosologie. Le cadre nosologique des lucites polymorphes est mal défini car certains auteurs regroupent sous cette appellation commode plusieurs maladies (lucite estivale bénigne, prurigo actinique, lucite polymorphe proprement dite, *cf.* ci-dessus). De notre point de vue, cette appellation doit être réservée à une *lucite récurrente sévère* dont l'expression morphologique peut être variée, mais dont les critères anamnestiques évolutifs, histologiques et photobiologiques communs justifient le regroupement [7].

Clinique. Elle peut débuter à tout âge, y compris dans l'enfance, sans prédominance de sexe, de phototype ou de race, bien que plus fréquente en Europe du Nord où la notion d'antécédents personnels ou familiaux d'atopie est parfois retrouvée. L'association entre lucite polymorphe et tabagisme féminin a été évoquée mais demande confirmation [8]. Le lupus est souvent associé à la lucite polymorphe, mais celle-ci ne prédispose pas au lupus [9, 10]. L'éruption survient au printemps, dès les premiers rayons de soleil, dans les conditions d'exposition de la vie courante, par beau temps ou ciel couvert, voire au travers des vitres. La durée de l'exposition déclenchante varie d'un quart d'heure à quelques heures, mais le délai d'apparition de l'éruption est habituellement retardé de 12 à 24 heures.

L'éruption atteint le visage (fig. 4.6) et siège aux zones les plus exposées, en particulier le front, l'arête nasale, les pommettes, le menton, avec respect du triangle sous-mentonnier, la nuque et plus spécifiquement la région rétroauriculaire, mais aussi la face d'extension des membres, le dos des mains ou des pieds. Elle peut s'étendre aux zones couvertes, mais prédomine toujours aux zones découvertes.

Sur le plan morphologique, on distingue plusieurs formes cliniques : forme papuleuse pseudo-lichénienne, en plaques pseudo-lupiques, pseudo-urticarienne, à type d'érythème polymorphe, d'eczéma, de prurigo, de piqûres d'insectes ou hémorragique [11]. Ces différentes variétés peuvent s'associer au cours de l'évolution mais un type séméiologique prédomine toujours. Ces variantes morphologiques ne justifient pas leur individualisation. Quant au prurit, il est constant, ce qui explique l'existence de lésions de grattage et de lichénification.

L'évolution immédiate se fait vers la résolution en quelques jours avec la suppression des expositions. Mais toute nouvelle exposition entraîne habituellement une récidive, la sensibilité se prolongeant pendant toute la période ensoleillée. La maladie est chronique, récidivant chaque année pendant une dizaine d'années avec tendance à l'aggravation.

Histologie. Elle n'est pas spécifique, mais l'ensemble réalise une image assez caractéristique. Spongiose, acanthose et parakératose résument les altérations épidermiques. L'œdème sous-épidermique et l'infiltrat lymphocytaire dense périvasculaire du derme superficiel et moyen se retrouvent dans toutes les variétés cliniques. L'immunofluorescence cutanée directe et la recherche d'anticorps antinucléaires sont négatives, ce qui élimine le lupus érythémateux.

Exploration photobiologique. Elle est nécessaire au diagnostic : la dose érythémale minimale est variable et ne constitue pas un critère. Le *phototest polychromatique itératif* est un critère diagnostique lorsqu'il reproduit les lésions (70 % des cas) : une zone non atteinte du dos ou du bras de 25 cm^2 est irradiée 3 jours de suite avec une dose équivalente à 3 DEM. Entre 3 et 6 jours plus tard, on constate sur la zone irradiée l'apparition de lésions identiques aux lésions spontanées : érythème persistant, eczéma ou éruption papulo-érythémateuse [12]. *Le phototest est plus souvent positif sur les zones atteintes lors de l'exposition naturelle.*

Le *phototest itératif en UVA* reproduit plus rarement les lésions. La négativité habituelle des *photopatch-tests* aux photoallergènes courants permet d'éliminer les photoallergies rémanentes.

Traitements. Ils sont détaillés à la fin de ce chapitre.

Prurigos actiniques

Autrefois rattaché au cadre général des lucites polymorphes, le prurigo actinique est une entité différente sur le plan clinique, histologique, épidémiologique, immunologique et génétique.

Prurigo actinique des Amérindiens (fig. 4.7). C'est une photodermatose idiopathique fréquente dans les populations indiennes du Canada, chez les Indiens Chimila des hauts plateaux de Colombie et dans les populations métisses du Mexique. Souvent familial (parfois étiqueté lucite polymorphe héréditaire), il est plus fréquent chez les filles (70 %), et dans les populations défavorisées. Il débute avant l'âge de 10 ans et persiste à l'âge adulte. L'éruption associe des lésions eczémateuses et de prurigo prédominant aux parties découvertes et en été mais pouvant s'étendre aux parties couvertes et persister en hiver. L'association à une chéilite de la lèvre inférieure (85 %) parfois isolée [13], une alopécie de la queue du sourcil, une conjonctivite (45 %) la différencient de la lucite polymorphe [14]. L'aspect histologique au niveau des lèvres est particulier avec présence d'ulcérations (50 %) soulignés d'un infiltrat de lymphocytes T avec groupements folliculaires (80 %) et de lymphocyte B [15]. Il existe une corrélation significative avec certains groupes HLA : HLA A24 chez les Indiens Cree, HLA CW4 chez les Indiens Chimila et HLA DR4 DRB1*0407 chez les métis mexicains et une population colombienne métissée avec les Indiens ChibCha [16]. Enfin, le thalidomide s'avère efficace [17].

Prurigo actinique caucasien. Il est différent sur le plan clinique et épidémiologique [18]. Il est beaucoup plus rare et ne semble ni familial ni lié aux conditions socio-économiques. Il s'associe à l'atopie dans 10 à 40 % des cas et touche électivement l'enfant (80 % avant 10 ans), en particulier les filles. Le tableau associe des placards eczématisés et lichénifiés, des lésions de prurigo, laissant des cicatrices punctiformes. L'atteinte de la partie distale du nez et la

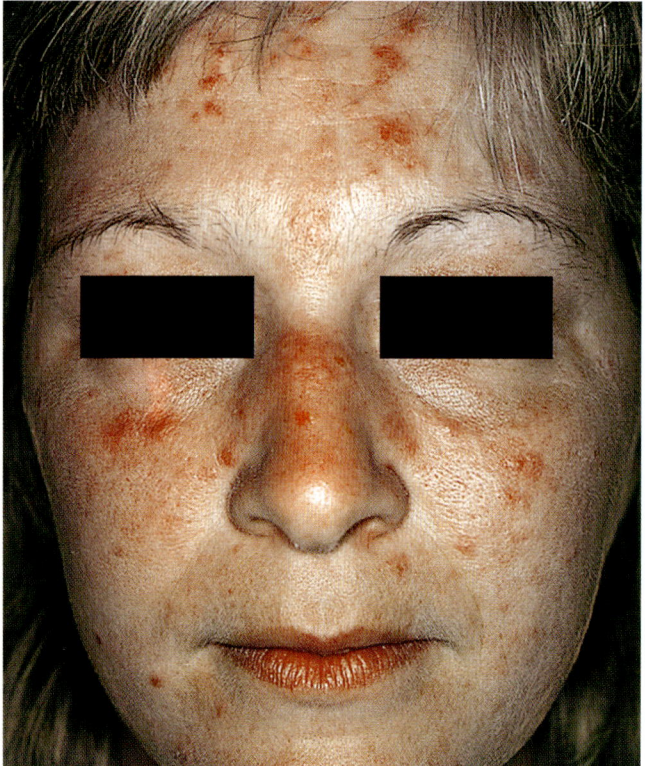

Fig. 4.6 Lucite polymorphe.

Dermatoses par agents physiques

4-1 Peau et soleil

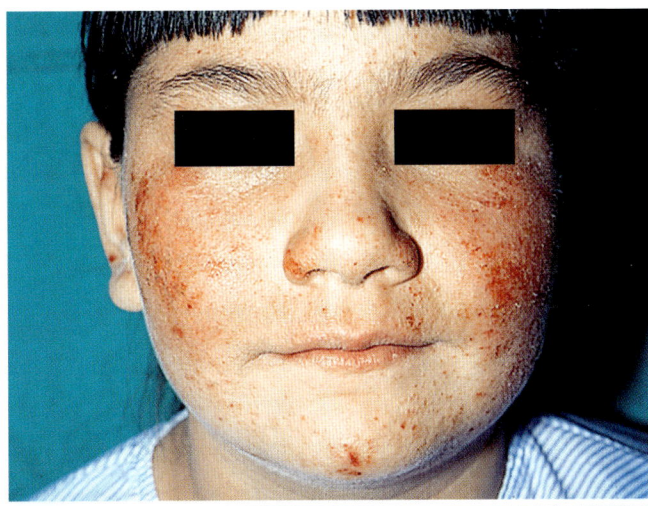

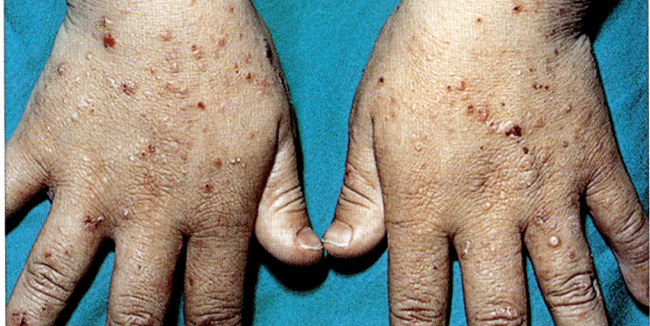

Fig. 4.7 Prurigo actinique des Amérindiens.

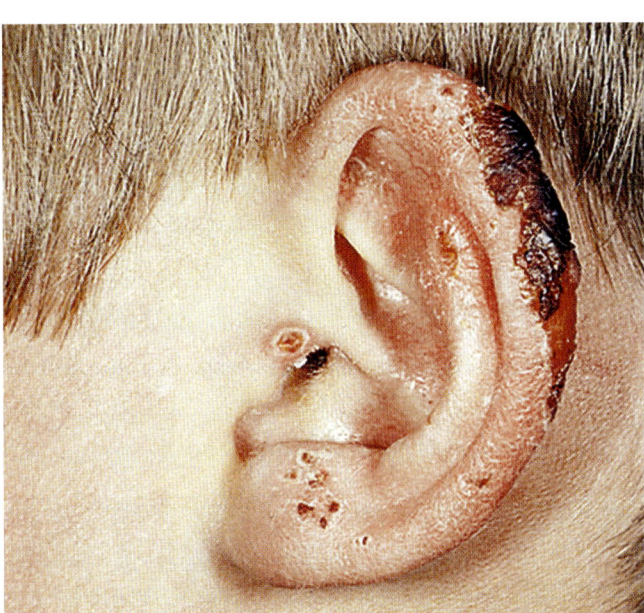

Fig. 4.8 Éruption printanière des oreilles.

chéilite sont caractéristiques. Il n'y a pas d'alopécie de la queue du sourcil. L'éruption prédomine aux parties découvertes en été, mais s'étend aux zones couvertes et persiste l'hiver, ce qui fait douter du rôle de la lumière. L'amélioration à l'adolescence est fréquente.

Le phototest polychromatique reproduit les lésions, ainsi que le phototest UVA. L'histologie est comparable à celle de la lucite polymorphe. Les lésions de prurigo sont identiques à celles du prurigo non actinique. Le diagnostic différentiel se pose avec la dermatite atopique photosensible, d'autant plus que l'atopie est fréquemment associée.

L'appartenance à un groupe HLA particulier est un élément diagnostique. La majorité des patients sont HLA DR4. Surtout, il existe une corrélation très significative (77 %) avec le sous-type B1*0407, très rare dans la population caucasienne, ce qui suggère la possibilité d'un terrain génétique particulier [19]. Les 8 cas de prurigo actinique retrouvés sur 129 cas de lucites idiopathiques de l'enfant recensés en France s'avèrent tous originaires du nord, tous atopiques, et tous porteurs du sous-type HLA DRB1*0407 [20]. Ce sous-type, étroitement lié aux récepteurs des lymphocytes T, fait du prurigo actinique un exemple de pathologie induite exprimée en fonction du terrain.

Traitements. Ils sont détaillés à la fin de ce chapitre.

Éruption printanière des oreilles

Bien que rarement rapportée, elle n'est pas exceptionnelle et parfois épidémique [21]. Elle atteint surtout les garçons de 5 à 12 ans, ou les jeunes adultes, aux oreilles larges voire décollées, et non protégées par les cheveux (coupe de cheveux courte) [22]. Elle apparaît après une exposition par temps froid et ensoleillé au début du printemps. Les lésions se localisent au bord libre de l'hélix (fig. 4.8). Il s'agit de papules œdémateuses, puis vésiculeuses, et secondairement croûteuses, qui disparaissent spontanément en 15 jours sans cicatrice. L'affection ne récidive pas au cours de l'été, mais peut récidiver chaque printemps pendant quelques années. L'exploration photobiologique est négative car le froid est déterminant. Une protection vestimentaire des oreilles évite les récidives. La lucite polymorphe et l'hydroa vacciniforme peuvent être localisés aux oreilles et certains cas d'éruptions printanières des oreilles s'associent à des lésions du dos des mains (forme bipolaire) faisant discuter l'autonomie de l'affection [23]. Néanmoins, les formes strictement localisées et les conditions très particulières de l'exposition justifient son individualisation.

Hydroa vacciniforme

Clinique. Décrit par Bazin en 1862, l'hydroa vacciniforme est une affection rare qui débute dans l'enfance, en règle générale avant 10 ans, et disparaît spontanément à l'adolescence. Après une exposition importante en été, apparaît en quelques heures une sensation de tiraillement puis de brûlure. En moins de 24 heures se développe une éruption vésiculeuse des zones les plus exposées : pommettes, dos du nez, pavillon des oreilles, dos des mains et avant-bras. Le cuir chevelu et les lèvres peuvent être atteints. Les vésicules s'ombiliquent, deviennent confluentes, parfois hémorragiques et secondairement croûteuses (fig. 4.9). En quelques semaines, la croûte se détache, laissant une cicatrice résiduelle d'aspect varioliforme. L'affection récidive chaque été jusqu'à la puberté au prix de cicatrices parfois importantes [24]. L'hydroa vacciniforme semble parfois associé à une infection latente à EBV (présence d'ADN viral au sein des lésions cutanées) [25]. Certains patients atteints de formes sévères, avec éventuels signes systémiques (asthénie, fébricule) et s'aggravant au cours des années, ont développé des hémopathies

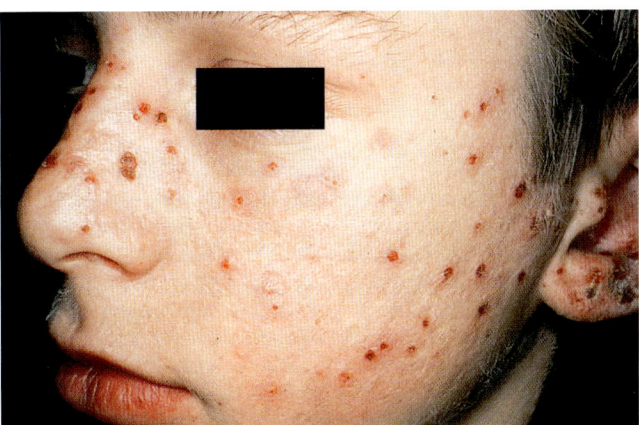

Fig. 4.9 Hydroa vacciniforme.

lymphoprolifératives dépendantes de l'EBV [26]. Une surveillance rapprochée est donc justifiée.

Histologie. À côté du classique infiltrat lymphocytaire périvasculaire, elle montre la vésicule initiale intraépidermique associée à une nécrose des kératinocytes et des lésions de vasculite.

Exploration photobiologique. Seul le phototest UVA est positif à condition d'utiliser de fortes doses d'UVA (30 à 50 J/cm^2) répétées à 48 heures d'intervalle. Il reproduit les vésicules ombiliquées avec cicatrice résiduelle [27]. Le spectre d'action s'étend de 320 à 390 nm. Des anomalies du métabolisme du tryptophane ainsi qu'un déficit en vitamine B6 ont été signalés mais la correction des troubles métaboliques ne corrige pas la photosensibilité [28].

Traitement. Ils sont détaillés à la fin de ce chapitre.

Dermatite actinique chronique

Nosologie. La dermatite actinique chronique est un syndrome rassemblant plusieurs photodermatoses décrites séparément : la photosensibilité persistante (*persistent light reaction*), l'eczéma photosensible (*photosensitive eczema*), l'actinoréticulose (*actinic reticuloid*) [29]. Ces affections surviennent chez l'homme après 50 ans, et ont en commun l'existence d'une *photosensibilité chronique* dont le spectre d'action se situe dans les UVB, les UVA, voire le visible. Il s'y associe de nombreuses allergies de contact, en particulier aux végétaux [30]. Certains la considèrent comme une forme évoluée de photoallergie de contact mais la suppression de l'agent supposé responsable ne modifie pas l'évolution. Elle appartient au cadre des lucites idiopathiques répondant au mécanisme général d'hypersensibilité retardée à un néoantigène UV-induit.

Clinique. L'éruption prédomine aux parties découvertes (visage, nuque, dos des mains) et survient en période ensoleillée. Il s'agit d'un érythème prurigineux, évoluant secondairement vers un tableau d'eczéma lichénifié, avec épaississement cutané et accentuation des rides du visage (fig. 4.10). L'évolution est chronique, persistant toute l'année et s'étend aux zones couvertes mais prédomine aux zones découvertes. Elle réalise, dans les formes sévères, un tableau d'érythrodermie. On observe fréquemment des lésions leucomélanodermiques des parties découvertes, ainsi que des lésions purpuriques et des dystrophies unguéales.

Histologie. Elle fait discuter un pseudo-lymphome. À côté des lésions épidermiques de type eczémateux, on retrouve un infiltrat lymphocytaire en bande sous-épidermique séparé de l'épiderme par une couche de derme intact. L'infiltrat est groupé en nodules périvasculaires ou périannexiels. On y retrouve des anomalies nucléocytoplasmiques, ainsi que des mitoses. L'aspect des cellules est proche de celui des petites cellules de Sézary. Cependant, la prédominance de lymphocytes suppresseurs et un rapport CD4/CD8 diminué éliminent le lymphome T cutané (*cf.* chapitre 11-1).

Exploration photobiologique. La *DEM est effondrée* et seule cette affection donne une telle anomalie. Le phototest polychromatique est positif, que la dose soit administrée en une seule fois ou de façon itérative, témoignant d'une très grande photosensibilité. Le test aux UVA est souvent positif car le spectre d'action est très étendu, des UVB au visible, ce qui explique la photosensibilité à travers le verre à vitre et à l'éclairage fluorescent. Les *photopatch-tests* sont souvent positifs ainsi que les tests épicutanés à un ou plusieurs allergènes ou photoallergènes de contact : plantes de la famille des composées, lichens, salicylanides halogénés (aujourd'hui retirés du commerce), benzophénones utilisées dans les filtres solaires, médicaments (phénothiazines, thiazidiques, sulfamides), etc. Dans de nombreux

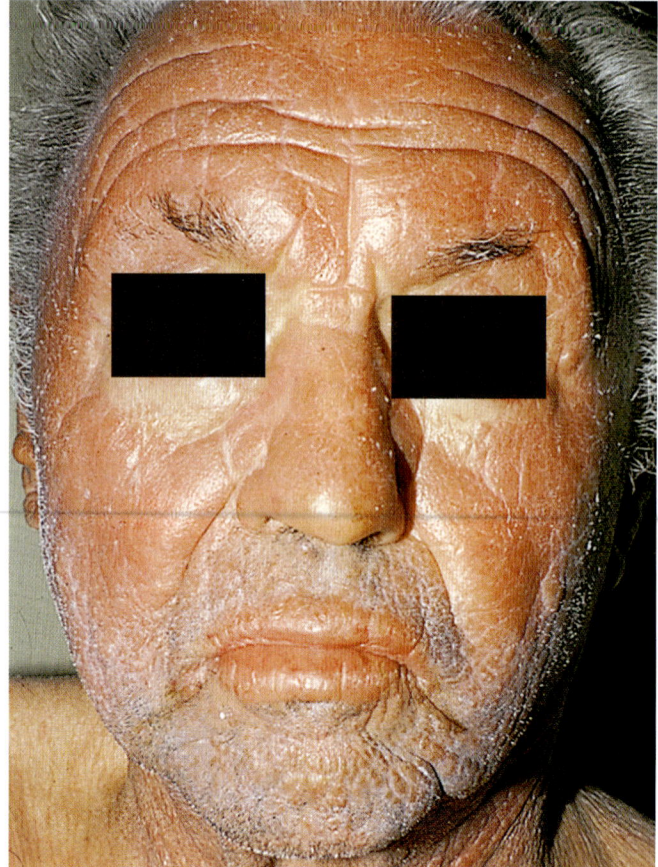

Fig. 4.10 Dermatite actinique chronique.

cas, on retrouve des *patch-tests* positifs aux lactones sesquiterpéniques [30].

Évolution. En pratique, l'imputabilité de la photoallergie est difficile à établir, il n'y a pas toujours de pertinence des tests et l'éviction de l'allergène ne modifie pas l'évolution. Les poussées récidivent à la moindre exposition et les lésions finissent par s'étendre à la totalité du tégument. La survenue de lymphome a été rapportée dans quelques cas ; cependant, il semble que ce risque ne soit pas plus élevé que celui de la population en général (*cf.* chapitre 11-1) [31].

Traitements. Ils sont détaillés à la fin de ce chapitre.

Urticaire solaire

C'est une variété d'urticaire physique déclenchée par les UVB, les UVA et/ou le visible. Elle survient électivement chez la femme entre 20 et 40 ans, et siège aux parties habituellement couvertes, mais découvertes pendant les vacances. Elle est rare chez l'enfant.

Clinique. Le diagnostic est facile dès l'interrogatoire : après 15 minutes d'exposition, survient une éruption érythématopapuleuse urticarienne, associée à des sensations de brûlures et de paresthésies ou un prurit. Lorsque l'exposition est importante, les lésions sont profuses, associées à des céphalées, des vertiges, voire une sensation de malaise. L'éruption peut s'étendre aux zones couvertes par des vêtements légers. Dès que le malade se met à l'ombre, l'urticaire disparaît rapidement en quelques heures. Il existe une période réfractaire pendant laquelle l'urticaire ne se reproduit plus, même en cas d'exposition, ce qui explique la tolérance solaire induite pas

Dermatoses par agents physiques

4-1 Peau et soleil

les expositions successives pendant l'été. Cependant, cette tolérance reste éphémère, gênant la vie en plein air en été. L'évolution est chronique pendant plusieurs années mais la sensibilité finit par disparaître spontanément.

Exploration photobiologique. Faite au simulateur solaire, elle reproduit en quelques minutes les lésions, ce qui permet de confirmer le diagnostic. L'étude en monochromatique permet de déterminer les longueurs d'ondes déclenchantes et la dose urticante minimale en vue de l'induction artificielle d'une tolérance. Le spectre d'action est souvent très étendu, situé surtout dans les UVA, le visible et, parfois, les UVB. Les urticaires solaires sont classées selon le spectre déclenchant dépendant du néoantigène. Elles correspondent à un mécanisme d'hypersensibilité immédiate de type I médié par les IgE, responsable de la dégranulation des mastocytes et des polynucléaires basophiles, ce qui explique la positivité du test de transfert passif direct et indirect. Elles doivent être différenciées de l'urticaire à la chaleur déclenchée par les infrarouges et non les UV. Certaines réactions urticariennes sont observées au cours de la protoporphyrie érythropoïétique mais le dosage des protoporphyrines redresse le diagnostic.

Traitements. Ils sont détaillés ci-après.

RÉFÉRENCES

1. Thomas P. et coll., *Lyon Méditerranée Médical*. 1982, *18*, 6837.
2. Thomas P. et coll., in : Thomas P. et coll., eds., *Photodermatologie et photothérapie*. Masson, Paris, 1988, 49.
3. Elpern D.J. et coll., *Arch Dermatol*. 1985, *121*, 1286.
4. Hawk J., *J Cosmet Dermatol*. 2004, *3*, 173.
5. Leroy D. et coll., *Ann Dermatol Vénéréol*. 2002, *129*, 855.
6. Palmer R.A. et coll., *Br J Dermatol*. 2004, *155*, 482.
7. Thomas P., *Int J Immunopathology Pharmacology Dermatol*. 2002, *13*, 329.
8. Mentens G. et coll., *Photodermatol Photoimmunol Photomed*. 2006, *22*, 87.
9. Nyberg F. et coll., *Br J Dermatol*. 1997, *136*, 217.
10. Hasan T. et coll., *Arch Dermatol*. 1998, *134*, 1081.
11. Rima C. et coll., *Photodermatol Photoimmunol Photomed*. 2006, *22*, 166.
12. Holzle E. et coll., *Photodermatology*. 1987, *4*, 109.
13. Vega Memije M. et coll., *Oral Surg Oral Med Oral Path*. 2002, *94*, 83.
14. Hojyo M.T. et coll., *Int J Dermatol*. 1994, *33*, 147.
15. Guavera E. et coll., *Dermatol Rev Mex*. 1997, *41*, 223.
16. Suarez A. et coll., *Photodermatol Photoimmunol Photomed*. 2006, *22*, 55.
17. Londono F., *Int J Dermatol*. 1973, *5*, 326.
18. Lane P.R. et coll., *J Am Acad Dermatol*. 1992, *26*, 683.
19. Menage H.P. et coll., *J Invest Dermatol*. 1996, *106*, 362.
20. Batard M.L. et coll., *Br J Dermatol*. 2001, *144*, 194.
21. Requena L. et coll., *Arch Dermatol*. 1990, *29*, 284.
22. Lava S.A.G. et coll., *Br J Dermatol*. 2013, *168*, 1066.
23. Berth-Jones J. et coll., *Br J Dermatol*. 1991, *124*, 375.
24. Sonnex T.S. et coll., *Br J Dermatol*. 1988, *118*, 101.
25. Iwatsuki K. et coll., *Br J Dermatol*. 1999, *140*, 715.
26. Iwatsuki K. et coll., *Arch Dermatol*. 2006, *142*, 587.
27. Halasz C.L.G. et coll., *J Am Acad Dermatol*. 1983, *8*, 171.
28. Rotteleur G. et coll., *Ann Pediatr*. 1980, *27*, 441.
29. Ive F.A. et coll., *Br J Dermatol*. 1969, *81*, 469.
30. Roelandts R., *J Am Acad Dermatol*. 1993, 28, 240.
31. Bilsland D. et coll., *Br J Dermatol*. 1994, *131*, 209.

Photoprotection et traitement des photodermatoses

J.-L. Schmutz

Photoprotection

Bases physiques de la photoprotection

L'éclairement moyen, ou constante solaire, est de $1,367$ kW/m^2. Il varie au sol en fonction du carré de la distance terre-soleil. Compte tenu de l'inclinaison de l'axe des pôles, l'éclairement au sol est fonction du cosinus de l'angle du soleil par rapport à la verticale (angle zénithal), qui varie avec l'heure et la latitude. De même, l'épaisseur d'air traversé (*air mass*) par le rayonnement varie en fonction du cosinus de l'angle zénithal. Ainsi, à 60°, l'épaisseur traversée est double. En pratique, le rayonnement UV est maximum entre 11 et 13 h solaires, soit 13 et 15 h en heure d'été. Il diminue avec la latitude et augmente en altitude ($+4$ % tous les 400 m). Par temps brumeux, la diffusion est identique pour toutes les longueurs d'onde. Par ciel clair, la diffusion varie en fonction inverse de la longueur d'onde ; aussi le bleu est beaucoup plus diffusé et il y a proportionnellement plus d'UVA en fin de journée qu'à midi. Enfin, le rayonnement solaire est diffusé par les nuages et l'atmosphère. Le taux de rayonnement rétrodiffusé (albédo) est de 75 à 95 % pour la neige, de 20 à 85 % pour les nuages, 15 à 45 % pour le sable, 3 à 5 % pour l'herbe et 5 à 10 % pour l'eau.

Le rôle de filtre de l'atmosphère est assuré par l'ozone qui existe en très petite quantité, puisque ramenée à la pression atmosphérique du niveau de la mer, la couche d'ozone ne ferait pas plus de 3 mm d'épaisseur. Elle se situe essentiellement entre 20 et 25 km d'altitude. L'influence des vents d'altitude qui brassent l'atmosphère explique le phénomène des trous d'ozone qui est aggravé par la pollution (nitrite d'azote des avions supersoniques, fréons des réfrigérateurs et anciennes bombes aérosol).

S'il est possible de calculer théoriquement la dose reçue, celle-ci varie beaucoup avec les mouvements de masse d'air et la pollution, ce qui rend ces résultats aléatoires. Il faut mesurer le rayonnement global direct et réfléchi en temps réel (index UV) qui, corrélé aux capacités de photoprotection de l'individu et à ses activités, permettra de choisir une protection complémentaire adaptée [1].

L'énergie solaire atteignant le sol est d'environ 140 mJ/cm^2 se répartissant pour 50 % dans l'infrarouge, 40 % dans le visible et seulement 10 % dans l'UV dont 8 % d'UVA (4,6 mW/cm^2) et 2 % d'UVB (0,2 mW/cm^2).

La *dose érythémale minimale* correspondant à une peau claire est de 20 mJ/cm^2. On considère comme ensoleillement *moyen* une dose de 5 DEM/j (La Baule, le 21 juin). Une dose de 10 DEM/j (Toulon, le 21 juin) correspond à un ensoleillement *intense* alors qu'un ensoleillement *extrême* (Agadir, le 21 juin, ou la haute montagne en France) atteint la dose de 20 DEM/j. L'*index UV* diffusé dans certains bulletins météorologiques exprime l'intensité du rayonnement. Il correspond à l'efficacité érythémale du rayonnement reçu à un instant donné. Sa valeur en J/m^2 étant très faible, elle est affectée d'un coefficient arbitraire permettant de l'exprimer selon une échelle de 1 à 15 plus adaptée au grand public.

La *Standard Erythemal Dose ou SED* (100 J$_{\text{eff}}$/m^2) est une grandeur physique indépendante du phototype permettant d'exprimer de façon universelle une dose d'UV en termes d'effet érythémal pour les études épidémiologiques sur les effets chroniques des UV naturels et artificiels.

Photoprotection naturelle

En dehors de la pilosité, réduite chez l'homme à la chevelure, la peau se protège du rayonnement par un épaississement progressif de la couche cornée qui réfléchit, diffracte et absorbe le rayonnement, et par l'installation progressive d'une pigmentation mélanique. Elle diffracte le rayonnement en fonction de la longueur d'onde et de la taille des mélanosomes, absorbe les UV et les IR en dissipant l'énergie sous forme de chaleur et capte les radicaux libres formés lors de la réaction. C'est le cas de l'eumélanine (mélanine noire) qui est relativement efficace, contrairement à la phaéomélanine (mélanine rouge des sujets roux) qui produit plus de radicaux libres qu'elle n'en absorbe. La pigmentation constitutionnelle, génétiquement déterminée (couleur de la peau) et la pigmentation facultative (bronzage) protègent contre l'érythème photo-induit. Par comparaison à une peau claire, la dose érythémale minimale pour une peau mate est 3 à 5 fois plus élevée en moyenne, et 30 fois plus pour la peau noire.

La classification en phototypes de peau de Fitzpatrick [2], destinée à faciliter le choix de la dose initiale et de la progression en PUVAthérapie, est fondée sur le seul interrogatoire des réactions cutanées après les premières expositions estivales sans protection (érythème à 24 heures et pigmentation au 7e jour). S'il n'y a pas d'ambiguïté entre le type I (brûle toujours et ne bronze jamais) et le type IV (ne brûle jamais et bronze toujours), la distinction entre les types II et III est plus difficile. En outre, l'évaluation par questionnaire est subjective et variable et il n'y a pas de bonne corrélation avec la DEM. La réponse pigmentogène à un stimulus UV sans référence à la sensibilité érythémale est mieux corrélée à la carnation. Deux groupes sont identifiés : mélano-compromis (types I et II) pour lesquels l'efficacité érythémale entre 325 et 400 nm est supérieure à l'efficacité pigmentogène, et mélano-compétents (types III et IV) pour lesquels l'efficacité pigmentogène entre 325 et 400 nm est supérieure à l'efficacité érythémale. Ceci permet d'évaluer le risque solaire à un niveau III pour les phototypes roux, II pour les phototypes clairs, et I pour les phototypes foncés (tableau 4.4). Les conditions d'ensoleillement permettent de situer le risque au niveau I pour un ensoleillement moyen (index UV 3 à 4), II pour un ensoleillement intense (index UV 5 à 6), III pour un ensoleillement extrême (index UV 7 à 10). L'adéquation des résultats de la mesure de la réflectance cutanée aux valeurs de la DEM [3, 4] et à la carnation permet d'utiliser cette méthode pour l'évaluation du risque solaire (tableau 4.4). Le risque global est la somme des risques liés à la sensibilité individuelle et aux conditions d'ensoleillement. Il s'étend du niveau I à VI sur l'*échelle de risque*, ce qui correspond au niveau de protection nécessaire (tableau 4.5). On distingue les risques négligeable (I), faible (II), moyen (III), élevé (IV), très élevé (V) et majeur (VI).

Tableau 4.4 Échelle de risque

Ensoleillement	Phototype		
	Roux (III)	Clair (II)	Foncé (I)
Moyen (I)	IV	III	II
Intense (II)	V	IV	III
Extrême (III)	VI	V	IV

Le niveau du risque global (I à VI) est la somme du risque lié au phototype (III à I) et du risque lié à l'ensoleillement (I à III).

Tableau 4.5 Prescription d'une catégorie d'antisolaire selon l'échelle de risque

Niveau	Risque	Catégorie	CP
I et II	Faible	Protection faible	6 à 10
III	Moyen	Protection moyenne	15 à 25
IV	Élevé	Haute protection	30 à 50
V et VI	Élevé	Haute protection	50 +

CP : coefficient de protection.

Photoprotection externe

Photoprotection vestimentaire

Les chapeaux à larges bords protègent les oreilles, le nez, le front et complètent la protection des cheveux. Les vêtements constituent un moyen de protection sûr et efficace. Le coefficient de transmission varie en fonction de la nature des textiles et de la densité de tissage : 1 571 pour le jean *blue denim*, 25 à 280 selon le tissage et le coloris pour la soie, 60 environ pour le polyester, l'acrylique et le coton, 26 pour la viscose et 16 pour la laine. Le coefficient de protection est le produit du coefficient de transmission par la courbe d'efficacité érythémale de la CIE (Commission internationale d'éclairage). Il peut être mesuré comme pour les antisolaires (rapport de la DEM avec et sans interposition du vêtement). En pratique, une protection d'au moins 30 avec le produit fini est exigée pour obtenir le label *UV protective clothing*. Les vêtements de couleur sombre protègent deux fois plus que les couleurs claires qui sont, elles, plus efficaces contre les infrarouges. Les tissus mouillés deviennent facilement transparents aux UV [5]. La protection contre les kératoses actiniques et les carcinomes épidermoïdes reproduits expérimentalement chez la souris en interposant un vêtement de CP supérieur à 30 *versus* un vêtement d'été léger est vérifiée [6]. L'adjonction d'un filtre solaire (Tinosorb® ou dioxyde de titane) au détergent utilisé pour le lavage, de même que la teinture augmentent fortement la protection.

Photoprotection active et passive

Le bronzage acquis progressivement serait en théorie la meilleure solution mais il assure surtout une protection contre les UVB et n'empêche pas le vieillissement cutané ni le développement de cancer cutané comme le démontre l'élévation significative du risque de mélanome chez les adeptes du bronzage UVA car son efficacité est limitée. De plus, les sujets se croyant protégés, il permet une surexposition. L'utilisation d'accélérateurs du bronzage (5-méthoxypsoralène) [2] comporte un risque mutagène reconnu et un risque carcinogène démontré expérimentalement incompatible avec les règles d'innocuité exigées des cosmétiques d'usage grand public. L'*induction chimique de la pigmentation* est possible par activation de la tyrosinase par le diacétylglycérol ou l'application de dimères de thymine, et l'application de T4 endonucléase V encapsulée dans des liposomes diminue le nombre de kératoses actiniques et de carcinomes basocellulaires dans le *xeroderma pigmentosum* [7]. La *supplémentation par un mélange d'antioxydants* par voie orale ou locale comme le glutathion, le sélénium, les vitamines C ou E, les chélateurs du fer ou le bêtacarotène pourrait paraître logique mais leur efficacité chez l'homme n'est pas démontrée. Plusieurs études épidémiologiques sont en faveur d'un relatif effet bénéfique sur la photocarcinogenèse des régimes riches en flavonoïdes et en acides gras polyinsaturés oméga-3.

L'usage de photoprotecteurs externes absorbant ou diffractant le rayonnement reste nécessaire pour éviter le coup de soleil aux UVB lors des premières expositions, prévenir les effets chroniques des expositions répétées et protéger les malades de la lumière. Pourtant, l'utilisation régulière d'antisolaires depuis 20 ans dans le cadre de campagnes de prévention, en particulier en Australie, semble plutôt augmenter le risque de cancer que le diminuer [8]. Ceci s'explique par le fait que l'usage des antisolaires est un marqueur de l'exposition au soleil et témoigne d'une plus grande sensibilité. De plus, une forte protection contre les UVB inducteurs du coup de soleil sans protection équivalente contre les UVA permet une surexposition relative aux UVA reconnus comme coresponsables des cancers dus au soleil. Seule une protection équivalente en UVB et en UVA pourrait permettre de diminuer le risque de cancers [9].

Classification des filtres antisolaires [9, 10]

Sur le plan chimique. On distingue deux types de photoprotecteurs : les filtres chimiques, molécules organiques qui absorbent spécifiquement certaines longueurs d'onde par l'intermédiaire d'un cycle benzénique présent dans leur structure, et les poudres minérales qui réfléchissent et diffractent le rayonnement indépendamment de la longueur d'onde.

Les filtres organiques appartiennent à plusieurs familles (PABA : *Para Amino Benzoic Acid* et esters de PABA, benzophénones, cinnamates, salicylates, anthranilates, benzylidène camphre, dibenzoylméthane, etc.). On distingue les filtres à bande étroite absorbant les UVB et les filtres à large bande absorbant les UVB et une partie des UVA comme les benzophénones et le dibenzoyl méthane. Le Mexoryl SX®

Dermatoses par agents physiques

Peau et soleil

et le Mexoryl XL® absorbent les UVB et les UVA2. Le Tinosorb M® associe l'action d'un écran réfléchissant la lumière et d'un filtre l'absorbant, ce qui couvre largement les UVB et l'ensemble des UVA. Une trentaine de molécules sont agréées CEE dans des limites de concentration réglementée. Les agents minéraux sont des particules de taille voisine du micron qui agissent par réflexion (dioxyde de titane et oxyde de zinc). Ils sont souvent associés aux filtres organiques pour étendre la protection au-delà de 370 nm et dans le visible. Ils étaient mal acceptés sur le plan cosmétique en raison de l'aspect blanchâtre plus ou moins compensé par l'addition d'oxyde de fer. L'utilisation récente de poudre micronisée de 10 à 50 nm, à une concentration de 5 %, améliore l'acceptabilité cosmétique et étend la protection jusqu'aux UVB. Ceci permet de réaliser des écrans sans filtre organique utilisables en cas d'allergie aux filtres organiques. Le problème essentiel est le maintien de la dispersion des particules qui ont tendance à s'agréger, ce qui nécessite une maîtrise de la formulation. Des antioxydants (tocophérol, vitamine C, flavophérol, sélénium) sont parfois incorporés pour revendiquer une photoprotection supplémentaire, argumentée *in vitro* mais qui reste à démontrer *in vivo*.

Sur le plan galénique. Les différents ingrédients sont introduits selon leur caractéristique de solubilité dans des phases aqueuses H/E, ou huileuses E/H, dont les propriétés de stabilité, de résistance à l'eau ou à la sueur, sont sélectionnées en fonction de la présentation souhaitée pour la zone d'application (stick, lait) et le type de peau (crème, gel, etc.).

Sur le plan commercial. Il s'agit de produits classés en quatre catégories (faible, moyenne, haute et très haute protection) avec des caractéristiques de protection (*cf. infra*) et d'utilisation précisées par les recommandations de janvier 2006 et 2007 de l'Afssaps (mentions d'avertissement, règles d'utilisation rappelées clairement sur les boîtes) [11].

Sur le plan dermatologique. Il faut distinguer les sujets sains des malades de la lumière. Chez le sujet sain, les photoprotecteurs doivent être choisis en fonction du risque, on les distingue en quatre catégories (*cf.* tableau 4.5) : produits de faible protection (6 à 10) pour le risque faible (I et II), produits de protection moyenne (CP de 15 à 25) pour le risque moyen (III), produits de haute protection (CP de 30 à 50) pour le risque élevé (IV), produits de très haute protection (50 +) pour le risque très élevé (V). Pour les sujets malades de la lumière et les conditions extrêmes (haute montagne), on utilisera les produits de très haute protection en complément de la protection vestimentaire (> 30) si l'exposition ne peut être évitée.

Critères de choix d'un antisolaire

Spectre d'absorption. Il peut se situer dans les UVB et les UVA courts et/ou UVA longs, qu'il s'agisse d'un mélange de filtres organiques, de filtres organiques et de poudre, ou seulement d'un mélange de poudres micronisées.

Coefficient de protection. Sa méthode de détermination doit être conforme aux normes (FDA, DIN, SFPD, COLIPA[1]) choisies en fonction du marché américain ou européen. On détermine le SPF (*Sun Protection Factor*) par l'induction d'un érythème, au moyen d'un simulateur solaire. La détermination du coefficient de protection s'effectue en laboratoire sur des volontaires sains. Les conditions expérimentales sont précises : 2 mg/cm^2, progression géométrique des doses de 1, 15, lecture de la DEM à 24 heures en comparant peau protégée/peau non protégée. La moyenne des rapports de la DEM avec et sans protection déterminée chez une vingtaine de sujets définit le coefficient de protection et l'écart type. La détermination du coefficient de protection contre les UVA utilise la pigmentation immédiate induite par les UVA à dose croissante avec une lecture à 4 ou 8 heures déterminant la PPD (*Persistent Pigment Darkening*).

Rapport du coefficient de protection UVB/UVA. Il ne doit pas être trop élevé car la suppression de l'érythème UVB permet une surexposition relative aux UVA, potentiellement carcinogène, et n'empêche pas l'effet immunosuppresseur qui survient à dose subérythémale. Depuis novembre 2006, les coefficients les plus élevés sont appelés 50 + pour éviter leur surenchère. Les recommandations de l'Afssaps de janvier 2007 ont abouti à la suppression de l'appellation « écran total », très trompeuse pour le public. Ces recommandations introduisent officiellement la notion de longueur d'onde critique (λ_c 370 nm : ce qui signifie que 90 % du rayonnement absorbé doit être assuré en dessous de λ_c, c'est-à-dire jusque dans l'UVA) et spécifie que la protection UVA doit se rapprocher de la protection UVB avec un rapport SPF/CP UVA inférieur ou égal à 3 (SPF mesuré par la méthode internationale et coefficient de protection UVA mesuré par la méthode PPD).

Durée de la protection. Elle dépend de la photostabilité du filtre et de la substantivité du produit final. Elle est contrôlée en comparant les courbes de transmission du produit appliqué *ex vivo* sur un épiderme, avant et après irradiation et *in vivo* chez le volontaire sain par la méthode du stripping, permettant de prélever le film de surface et de contrôler la persistance sous forme intacte du filtre avant et après irradiation [12, 13]. L'association de plusieurs filtres améliore la photostabilité (dibenzoyle méthane et octocrylène). La substantivité dépend du type d'émulsion, de même que la résistance à l'eau et à la sueur, qui doit être évaluée en comparant le coefficient de protection avant et après immersion dans des conditions standardisées.

L'innocuité est déterminée, après commercialisation, par la pratique de tests épicutanés et de photopatch-tests chez des sujets polysensibilisés. L'allergie de contact ainsi que la photoallergie de contact s'observent plus fréquemment avec l'acide para-aminobenzoïque et, surtout, les benzophénones, du fait de leur usage répandu dans les crèmes de jour, ce qui conduit à une restriction d'emploi. La mise en évidence expérimentalement d'effets œstrogéniques, des cinnamates et du benzylidène camphre soulève le problème de l'innocuité.

Prescription d'un antisolaire chez le sujet sain [9, 10]

L'excellente protection obtenue contre le coup de soleil ne doit pas cautionner une exposition prolongée au soleil, car la protection contre les risques de cancer est moindre que celle contre l'érythème. Selon certaines études épidémiologiques cas-témoins, le risque de mélanome pourrait même être corrélé avec la consommation d'écran solaire. Il faut respecter certaines règles :
– renoncer au bronzage pour les sujets roux à peau claire. Ils ne développeront qu'un semis d'éphélides n'assurant qu'une faible protection ;
– éviter de s'exposer entre 11 et 14 h (heure solaire) lorsque l'irradiation UVB est maximale ;
– éviter la position immobile type « bain de soleil » ;
– pour les sujets blonds à peau claire, s'exposer progressivement au début en augmentant de 15 minutes chaque jour le temps d'exposition sans protection et appliquer un antisolaire le reste de la journée ;
– ne pas utiliser de produits photosensibilisants (médicaments, topiques, cosmétiques, parfums, etc.) ;
– privilégier la protection vestimentaire et utiliser les antisolaires pour les zones découvertes en cas d'exposition intense et non pour prolonger l'exposition en vue du bronzage.

Le choix d'une classe d'antisolaire se fait en fonction du risque lié au phototype et à l'importance de l'exposition (*cf.* tableaux 4.4 et 4.5). La durée de l'exposition (croisière, randonnée, etc.), les zones à protéger (visage, zones habituellement couvertes), le type de peau (sèche ou grasse) sont également déterminants.

---

1. Respectivement : *Food an Drug Administration, Deutsch Industrie Normen*, Société française de photodermatologie, Comité de liaison de la parfumerie.

Pour se protéger contre le vieillissement cutané et le risque de cancer, une protection aussi élevée que possible contre les UVA, régulièrement renouvelée, est nécessaire.

Chez l'enfant, la photoprotection doit être rigoureuse car la dose lumineuse reçue est très importante à cette période et c'est un moment crucial pour l'induction des mélanomes comme des carcinomes basocellulaires. Cette protection doit être avant tout vestimentaire, et complétée par les antisolaires. C'est aussi l'âge de l'éducation solaire.

Traitement des photodermatoses
Méthodes

Photoprotection externe. La *protection vestimentaire* est bien sûr nécessaire dans tous les cas. Pour être efficaces, les textiles doivent être de tissage serré car les UV et la lumière visible traversent les vêtements fins, ce qui peut déclencher l'éruption à travers certains vêtements légers. L'usage de film plastique pour l'habitation et la voiture est utile dans les formes sévères afin de limiter l'exposition dans la vie courante.

L'application de *photoprotecteurs externes* de haute ou très haute protection est nécessaire mais son efficacité est moindre que contre le coup de soleil. Pour être efficace, un antisolaire doit avoir un spectre d'absorption ou de réflexion adapté au spectre d'action de la maladie qui n'est pas celui du coup de soleil. Il faut enfin que l'antisolaire ait un coefficient d'absorption suffisamment élevé pour éviter ou retarder l'éruption et qu'il soit utilisé de façon régulière et répétée, ce qui constitue une contrainte. Il existe peu d'études contrôlées concernant leur efficacité, essentiellement des études (*indoor*) réalisées à l'intérieur. Le principe consiste à reproduire par simulation solaire l'éruption et à apprécier l'efficacité préventive de l'application de l'antisolaire. Les études (*outdoor*) réalisées à l'extérieur sont plus difficiles à apprécier car il existe de grandes variations d'ensoleillement et le produit est étalé en quantité variable selon les sujets, ce qui constitue un biais pour apprécier l'efficacité réelle. Tout ceci implique la nécessité d'associer une photoprotection par voie interne à la photoprotection externe et l'éviction solaire relative.

Photoprotection interne. La photoprotection interne fait appel à des molécules très diverses allant des vitamines aux immunosuppresseurs. Souvent, leur mécanisme d'action est mal connu.

Les antipaludéens de synthèse (APS) sont utilisés depuis longtemps dans les lucites idiopathiques, mais les études contrôlées sur leur efficacité sont récentes. Les médicaments disponibles *appartenant à la famille des quatre aminoquinoléines* sont le sulfate de chloroquine (300 mg/j) et l'hydroxychloroquine (400 à 600 mg/j), prescrits 10 à 15 jours avant les expositions et pendant la durée de la photosensibilité ou de l'exposition. *En cas de prescription prolongée, ils sont stockés dans la peau et l'œil.* Ils n'ont qu'un effet limité sur la DEM par liaison avec la mélanine, insuffisant pour expliquer leur action qui serait surtout due à un effet anti-inflammatoire (stabilisation des membranes lysosomiales, inhibition de la synthèse des prostaglandines, etc.) et immunosuppresseur par intercalation entre les bases de l'ADN. Ils sont contre-indiqués chez la femme enceinte et dans le psoriasis qu'ils peuvent aggraver. Les effets indésirables surviennent essentiellement dans les prescriptions au long cours (troubles digestifs, pigmentation cutanée, agranulocytose, etc.). Les complications oculaires (dépôt cornéen réversible, rétinopathie irréversible) nécessitent un bilan ophtalmologique initial et une surveillance ophtalmologique pendant le traitement pour une prescription de plus de 3 mois. La surveillance est effectuée par un électrorétinogramme ou un électro-oculogramme annuel en cas de traitements répétés.

Les caroténoïdes, photoprotecteurs naturels du règne végétal, sont des inhibiteurs de la photo-oxydation de l'oxygène. En absorbant l'énergie libérée lors de la désactivation de l'oxygène singulet, ils empêchent la formation de radicaux libres. En thérapeutique, on utilise essentiellement le bêtacarotène, précurseur de la vitamine A, en gélules à 30 mg, prescrit à la dose d'une gélule pour 10 kg à prendre au cours du repas (liposoluble). Après un mois de traitement d'attaque, une imprégnation suffisante permet de réduire la posologie de moitié et autorise l'exposition progressive. Ils semblent non toxiques aux doses thérapeutiques, leurs effets indésirables se limitant à une accumulation cutanée responsable d'une coloration utilisée par certains comme finalité esthétique, mais aussi oculaire sous forme de dépôts rétiniens en paillettes d'or asymptomatiques, qui justifient une surveillance ophtalmologique en cas de traitement prolongé. La dose totale à ne pas dépasser est de 15 g. L'hypervitaminose A est quasiment inexistante en raison d'une autorégulation efficace. L'association aux APS est contre-indiquée en raison du cumul de risques oculaires.

D'autres traitements ont été proposés de manière plus ponctuelle :
– le *nicotinamide* ou *vitamine PP*, utilisé depuis longtemps dans les lucites idiopathiques. Son emploi repose sur l'hypothèse non prouvée d'une anomalie du métabolisme du tryptophane dans les lucites. On l'utilise à la dose de 6 gélules de 500 mg/j 15 jours avant l'exposition et pendant la période de photosensibilité ou d'exposition ;
– l'*acide para-aminobenzoïque*, à la dose de 2 à 3 g/j 15 jours avant l'exposition et pendant la période de photosensibilité ainsi que les associations d'antiradicalaires (bêtacarotène, vitamine E, vitamine C et sélénium) ont été préconisés ;
– le *thalidomide*, utilisé dans le prurigo actinique mais le risque tératogène et surtout les complications neurologiques sont des facteurs de limitation dans son emploi et nécessitent une surveillance médicale plus soutenue ;
– la *pentoxyfylline* au long cours, qui a permis d'améliorer ou d'obtenir une rémission complète du prurigo actinique amérindien ;
– l'*azathioprine*, utilisée à la dose de 1 à 2,5 mg/kg/j en fonction de l'activité de la thiopurine méthyl-transférase sous réserve d'une surveillance hématologique hebdomadaire puis bimensuelle dans la dermatite actinique chronique ;
– la *ciclosporine A*, utilisée dans la prévention de certaines lucites polymorphes réfractaires, à la dose de 3 à 4 mg/kg/j à débuter 1 semaine avant l'exposition.

Photothérapie. Le mécanisme d'action repose sur l'augmentation des défenses naturelles (pigmentation et épaisseur cutanée) mais surtout sur les effets immunosuppresseurs.

PUVAthérapie. Elle est utilisée à titre préventif et pour maintenir l'effet suspensif pendant la période de photosensibilité ou d'exposition. La phase d'induction doit être très progressive pour ne pas déclencher l'éruption. Le rythme des séances est de 3/semaine, pour un total de 15 à 20 séances avec une dose initiale de 0,5 à 1,5 J/cm². La progression des doses est de 0,5 J/cm² toutes les deux séances. Le traitement d'entretien est fonction des possibilités d'exposition naturelle pour maintenir la tolérance acquise. Les effets indésirables sont surtout le prurit de l'éruption en cas de surdosage. Cette éventualité nécessite un ajustement des doses et, parfois, l'association à une corticothérapie locale voire générale (cortico-PUVAthérapie).

Photothérapie UVB. Les lampes à large spectre (TL12 Philips et UV21 Sylvania) sont actuellement remplacées par les lampes TL01 à spectre étroit centré à 311 nm. Le protocole est débuté 1 mois avant les premières expositions comme pour la PUVA. Le rythme des séances est de 3/semaine pour un total de 15 à 20 séances ; la dose initiale est de 30 % de la DEM (environ 100 à 200 mJ/cm²) avec une progression des doses par séance de 15 % [14]. Un traitement d'entretien est également nécessaire. La photothérapie TL01 présente moins d'effets indésirables et moins de contraintes (pas de prise médicamenteuse ni de protection oculaire hors séance) que la PUVA.

Indications

Lucite estivale bénigne. Elle est d'intensité modérée et de durée courte, ce qui justifie en 1re intention une exposition programmée et une photoprotection externe utilisant des antisolaires de coefficient élevé en UVB et en UVA (50 +). Son efficacité prouvée dans des conditions strictes d'exposition [13, 15] est moindre en pratique, compte tenu de la contrainte. L'incorporation d'antioxydants est plus efficace [16]. Un traitement préventif avant le départ est souvent nécessaire. Les caroténoïdes ont été évalués dans une étude ouverte qui permet d'observer 37 % d'absence d'éruption et 29 % d'amélioration [17]. L'hydroxychloroquine dans les études ouvertes s'avère efficace dans 60 % des cas [18]. Dans une étude contrôlée à la dose de 3 comprimés/j (600 mg) pendant 20 jours en commençant 7 jours avant l'exposition, l'hydroxychloroquine ne prévient pas l'apparition de l'éruption mais réduit l'importance et la durée de la poussée [19]. Dans ces conditions d'utilisation, le risque oculaire est quasi inexistant. L'acide para-aminobenzoïque a donné 50 % de bons résultats dans des études ouvertes non confirmés dans les études contre placebo. Les antiradicalaires par voie orale n'ont fait l'objet d'aucune étude contrôlée. La PUVAthérapie est très efficace [20], comme la photothérapie TL01, avec moins de contrainte [21]. En pratique, si la photoprotection et les expositions programmées ne suffisent pas, le traitement de 1re intention reste l'association des antisolaires aux APS en traitement préventif et pendant le séjour. La photothérapie TL01 ou la PUVA sont utilisées en 2e intention en cas d'échec.

Lucite polymorphe. La photoprotection externe est nécessaire mais insuffisante. Les produits anti-UVB sont inefficaces lorsque le spectre se situe dans les UVA. Les antipaludéens de synthèse [22] réduisent l'éruption et le prurit *mais ne préviennent pas l'éruption*. Ils peuvent être prescrits au long cours à la dose quotidienne de 3 puis 2 comprimés pendant toute la saison ensoleillée en commençant dès le printemps. L'hydroxychloroquine s'avère plus efficace que la chloroquine dans une étude contrôlée récente [23]. Un contrôle ophtalmologique annuel est nécessaire compte tenu des prescriptions répétées. Les caroténoïdes sont modérément efficaces (entre 30 et 60 %) mais supérieurs au placebo [24]. L'efficacité du nicotinamide (vitamine PP) retrouvée dans 59 % des cas dans une étude ouverte n'est pas confirmée dans une étude portant sur la réalisation de phototests avant et après prise de vitamine PP [25]. La photothérapie est la méthode la plus efficace [14] mais nécessite un traitement d'entretien pour maintenir la tolérance acquise. L'augmentation de la durée d'exposition sans éruption est le meilleur critère d'efficacité. La PUVA, à raison de 3 séances/semaine pendant 6 semaines avec une dose d'attaque de 30 % de la dose phototoxique et une progression de 10 % par séance pour limiter le risque de poussées donne 80 % de rémission complète contre 70 % pour la photothérapie TL01, plus commode d'utilisation. Les UVA seuls à forte dose sont également efficaces. La protection acquise nécessite un traitement d'entretien si l'exposition naturelle ne le permet pas. Une corticothérapie locale voire générale de courte durée permet de limiter l'éruption en cas de surdosage et de poursuivre le traitement. Dans les formes réfractaires, la ciclosporine peut être utilisée une semaine avant l'exposition pour prévenir l'éruption [26].

Dermatite actinique chronique. L'utilisation de photoprotecteurs externes, même de niveau très élevé, est illusoire, tant la photosensibilité est importante. Il faut appliquer une couche épaisse de filtre d'au moins 2 mg/cm^2 régulièrement renouvelée, ce qui favorise le développement d'allergies chez ces sujets polysensibilisés. Il faut préférer les écrans minéraux, ne contenant pas de filtre chimique [27]. La photoprotection vestimentaire est nécessaire. Dans certains cas, la mise en chambre noire est nécessaire pour réduire l'éruption mais celle-ci ne peut être que temporaire avant l'instauration prudente de la photothérapie qui reste l'indication principale. La PUVAthérapie utilisée seule ou associée à une corticothérapie locale ou générale (cortico-PUVAthérapie) doit être débutée en hospitalisation [28]. Elle doit être précédée d'une détermination de la dose phototoxique minimale. La dose initiale est fonction de la photosensibilité (0,25 J/cm^2 d'UVA en général). La progression des doses doit être prudente (0,25 J/cm^2 toutes les 2 séances jusqu'à 3 J/cm^2, puis 0,5 J/cm^2, jusqu'à 6 J/cm^2). Le rythme des séances est de 3/semaine. Les corticoïdes locaux appliqués immédiatement après la séance améliorent la tolérance mais une corticothérapie générale transitoire de 0,5 à 1 mg/kg est parfois nécessaire jusqu'à l'acquisition d'une tolérance suffisante [29]. En cas de très grande photosensibilité, elle est débutée avant la PUVA. Sous traitement, la DEM reste abaissée malgré l'amélioration clinique. La dose déclenchante du phototest itératif est mieux corrélée à l'amélioration clinique et constitue un critère d'efficacité La photothérapie UVB, à large spectre ou TL01, est moins efficace que la PUVAthérapie.

L'azathioprine est le seul immunosuppresseur à avoir fait la preuve d'une efficacité durable dans des études contrôlées [30]. Elle est utilisée à la dose de 2,5 mg/kg/j, pendant des périodes prolongées supérieures à 6 mois, jusqu'à rémission. Un traitement séquentiel semble aussi efficace qu'un traitement plus prolongé. Le risque de complication hématologique est faible. Un contrôle de la numération-formule est nécessaire 1 semaine après le début du traitement et toutes les 6 semaines. Le risque de néoplasie secondaire à cette dose est faible. La ciclosporine [31, 32] à faible dose (1,5 à 2,5 mg/kg) permet une rémission rapide des lésions mais la récidive est de règle à l'arrêt. Sous surveillance biologique et clinique, elle est bien tolérée. Elle a été proposée en association avec la PUVA, ce qui est discutable compte tenu du cumul des effets indésirables carcinogènes. Le tacrolimus topique à 0,1 % en application biquotidienne est une option intéressante mais l'espacement des applications s'accompagne d'une récidive imposant des traitements prolongés [33].

Urticaire solaire. Elle est particulièrement invalidante. L'éviction solaire est en pratique difficilement réalisable. Un essai de traitement par les caroténoïdes peut être tenté car ce traitement est parfois efficace et peu contraignant. En cas d'échec, on peut essayer les antihistaminiques non sédatifs qui nécessitent souvent des doses relativement élevées ; la terfénadine, retirée du marché pour ses accidents cardiaques, s'était révélée efficace [34]. L'astémizole et la cétirizine sont également efficaces. Pour les formes résistantes à ces thérapeutiques, l'acquisition d'une tolérance est la meilleure solution, la peau préalablement irradiée devenant réfractaire à une nouvelle éruption pendant 24 à 48 heures. On peut utiliser la photothérapie UVB ou UVA selon le spectre déclenchant. La meilleure solution semble être la PUVAthérapie. Elle doit être débutée à faible dose avec une augmentation très progressive des doses et de la surface exposée adaptée à chaque cas particulier. Une désensibilisation contraignante aux UVA peut être nécessaire en cas de très grande photosensibilité [35]. Les immunoglobulines polyvalentes peuvent être efficaces pour diminuer la photosensibilité au début du traitement [36]. Un traitement d'entretien par les UVA seuls est possible. Les immunoglobulines polyvalentes peuvent également être utilisées en monothérapie avec obtention d'une réponse complète dans 20 à 71 % des cas [37]. La plasmaphérèse ou la photophérèse extracorporelle peuvent être tentées, tout en sachant qu'il s'agit de traitements très contraignants [38]. La ciclosporine est une option qui peut être essayée avant de débuter la PUVAthérapie [39, 40]. Il en est de même de l'omalizumab [41].

Hydroa vacciniforme. Il n'existe pas d'étude contrôlée sur le traitement de cette lucite exceptionnelle. La photoprotection externe est rarement suffisante. La vitamine B6 peut être utilisée en cas de troubles métaboliques [42]. La PUVAthérapie est efficace et peut être utilisée chez l'enfant dans les formes sévères pour limiter le risque de cicatrice car le traitement sera limité dans le temps compte tenu de l'amélioration spontanée à la puberté. La photothérapie TL01 semble également efficace avec moins de risques [14].

Prurigos actiniques. Dans la variété amérindienne, le thalidomide a été utilisé avec succès car les antipaludéens de synthèse et les caroténoïdes sont peu efficaces [43]. La photothérapie TL01 est également bénéfique. Dans la variété caucasienne, le thalidomide est efficace [44], de même que la photothérapie TL01 mais la durée d'évolution prolongée à l'âge adulte limite ses indications aux formes sévères. Récemment, le bénéfice de la pentoxyfilline a été rapporté [45].

RÉFÉRENCES

1. Bocquet J.L., *Objectif Peau.* 1997, *5*, 161.
2. Fitzpatrick T.B., *Nouv Derm.* 1992, *11*, 589.
3. Thomas P. et coll., *Nouv Derm.* 1987, *6*, 220.
4. Beani J.C. et coll., *Arch Dermatol Res.* 1982, *274*, 195.
5. Berne B. et coll., *Acta Dermatol Vénéréol.* 1980, *60*, 459.
6. Wang S.Q. et coll., *J Am Acad Dermatol.* 2001, *44*, 767.
7. Yarosh D. et coll., *Lancet.* 2001, *357*, 926.
8. Authier P., *Arch Dermatol.* 1998, *134*, 509.
9. Thomas P. et coll., *EMC*, 2001, 50-200 B10.
10. Thomas P. et coll., eds., *Photodermatologie et photothérapie.* Masson, Paris, 1988.
11. Afssaps, Recommandation européenne – Mise à jour portant sur les conditions d'étiquetage des produits de protection solaire, janvier 2007.
12. Marginean-Lazard G. et coll., *Int J Cosmetic Sci.* 1997, *19*, 87.
13. Diffey B.L. et coll., *Eur J Dermatol.* 1997, *7*, 226.
14. Collins P. et coll., *Br J Dermatol.* 1995, *132*, 956.
15. Moyal D. et coll., *Dermatol.* 1992, *11*, 349.
16. Jeanmougin M. et coll., *Ann Dermatol Vénéréol.* 2006, *133*, 425.
17. Jeanmougin M., *Nouv Dermatol.* 1988, *7*, 290.
18. Monpoint S. et coll., *Nouv Dermatol.* 1998, *7*, 287.
19. Rotteleur G. et coll., *Recherche Dermatol.* 1988, *1*, 157.
20. Leonard F. et coll., *Photodermatol Photoimmunol Photomed.* 1991, *8*, 95.
21. Journe F. et coll., *Nouv Dermatol.* 1994, *13*, 348.
22. Murphy G.M. et coll., *Br J Dermatol.* 1987, *116*, 379.
23. Pareek A. et coll., *Indian J Dermatol Venereol Leprol.* 2008, *74*, 18.
24. Corbett M.F. et coll., *Br J Dermatol.* 1982, *107*, 571.
25. Ortel B. et coll., *Br J Dermatol.* 1988, *118*, 669.
26. Lasa O. et coll., *J Eur Acad Dermatol Venereol.* 2004, *18*, 747.
27. Greaves K. et coll., *Clin Exp Dermatol.* 1992, *17*, 94.
28. Holzle E. et coll., *Arch Dermatol Res.* 1980, *269*, 87.
29. Machet L. et coll., *Ann Dermatol Vénéréol.* 1992, *119*, 737.
30. Murphy G.M. et coll., *Br J Dermatol.* 1989, *121*, 639.
31. Grandlund H. et coll., *Eur J Dermatol.* 1992, *2*, 237.
32. Gardeazabal J. et coll., *J Am Acad Dermatol.* 1992, *27*, 838.
33. Alquier-Bouffard A. et coll., *Ann Dermatol Venereol.* 2007, *134*, 555.
34. Manciet J.R. et coll., *Nouv Dermatol.* 1992, 11, 312.
35. Pont M. et coll., *Ann Dermatol Venereol.* 2000, *127*, 296.
36. Darras S. et coll., *Ann Dermatol Vénéréol.* 2004, *131*, 65.
37. Edström D.W. et coll., *Photodermatol Photoimmunol Photomed.* 1997, *13*, 61.
37. Aubin F. et coll., *J Am Acad Dermatol.* 2014, *7*, 948.
38. Mang R. et coll., *Photodermatol Photoimmunol Photomed.* 2012, *18*, 196.
39. Edström D.W. et coll., *Photodermatol Photoimmunol Photomed.* 1997, *13*, 61.
40. Hurabielle C. et coll., *Acta Derm Venereol.* 2015, *95*, 1030.
41. Baliu-Pique C. et coll., *J Eur Acad Dermatol Venereol.* 2016, *30*, 704.
42. Rotteleur G. et coll., *Ann Pediatr.* 1980, *27*, 441.
43. Lovell C.R. et coll., *Br J Dermatol.* 1983, *108*, 467.
44. Batard M.L. et coll., *Br J Dermatol.* 2001, *144*, 194.
45. Torres-Alvarez B. et coll., *Dermatology.* 2004, *208*, 198.

Porphyries aiguës

Il existe deux processus avec manifestations aiguës et sans symptômes cutanés : la porphyrie aiguë intermittente et celle par déficit en ALA-déhydratase.

Porphyrie aiguë intermittente

Dénommée aussi porphyrie suédoise de par sa fréquence dans les pays nordiques, elle se transmet en hérédité autosomique dominante et est plus fréquente chez la femme. Divers agents peuvent déclencher les crises aiguës (comme l'alcool et certains médicaments tels que barbituriques, anesthésiques, sulfamides, griséofulvine, antipaludéens de synthèse, phénylbutazone ainsi que des facteurs hormonaux – cycle menstruel, administration d'œstrogènes –, les infections, les régimes amaigrissants ou le jeûne prolongé).

Clinique. Elle se caractérise par des crises aiguës sans manifestations cutanées à l'exception d'épisodes de vasodilatation et de vasoconstriction de la peau et d'hyperhidrose. Les crises aiguës comportent des manifestations viscéro-abdominales et neuropsychiques.

Le syndrome abdominal est caractérisé par des douleurs coliques accompagnées de constipation et de vomissements (triade de Günther). Le tableau prend l'aspect d'un abdomen aigu pseudo-appendiculaire, avec leucocytose mais sans défense ni contracture musculaire de la paroi.

Le syndrome neurologique peut être très polymorphe. Il comprend des polynévrites avec des paralysies périphériques et des nerfs crâniens, des convulsions et, parfois, une complication grave : la paralysie respiratoire.

Le syndrome psychique peut être très variable, depuis un simple changement de caractère jusqu'aux crises démentielles (syndrome de Korsakoff, delirium tremens, confusion et état comateux).

Diagnostic de laboratoire. Il est fondé sur la présence dans les urines de grandes quantités de précurseurs des porphyrines, surtout PBG (porphobilinogène) mais aussi ALA (acide δ-aminolévulinique). Lors de l'émission, les urines sont claires et non fluorescentes, puis elles deviennent foncées par oxydation et transformation non enzymatique des précurseurs en porphyrines.

Défaut métabolique. Une diminution de l'activité de la PBG-déaminase est à l'origine d'une moindre formation de UPgen (uroporphyrinogène) aux dépens du PBG avec accumulation de ce dernier. D'autre part, par un mécanisme de rétrocontrôle, il existe une augmentation de l'activité de l'ALA-S (ALA-synthétase) avec formation accrue de précurseurs.

Traitement. Il convient d'éviter l'alcool et les médicaments qui peuvent déclencher les crises aiguës. On fait appel aux perfusions de sérum glucosé et à l'infusion d'hématine.

Porphyrie par déficit en ALA-déhydratase

Il s'agit d'une forme de porphyrie aiguë de connaissance plus récente, dont la transmission se fait en hérédité autosomique récessive [3]. La clinique est identique à celle de la porphyrie aiguë intermittente. Pendant les poussées, on trouve des quantités élevées d'ALA et moins importantes de PBG dans les urines qui, lors de l'émission, sont claires et non fluorescentes. Il existe un déficit de ALA-D (ALA-déhydratase), l'enzyme qui catalyse la transformation de l'ALA en PBG, dont l'activité est réduite à 1 % de la normale.

Porphyries cutanées

Elles se caractérisent par la richesse des manifestations dermatologiques, de deux types bien distincts [2] :
– le syndrome érythémato-œdématopurpurique, d'allure aiguë, qui caractérise la protoporphyrie érythropoïétique et qui est une manifestation de photosensibilité ;
– le syndrome bulleux et érosif, d'allure subaiguë ou chronique, qui est propre à toutes les autres porphyries et qui est une manifestation d'hyperfragilité cutanée.

Porphyrie cutanée tardive

C'est la forme de porphyrie qui a le plus d'intérêt pour le dermatologiste du fait de sa fréquence et de la richesse des manifestations cutanées. Elle se voit surtout chez l'homme, souvent éthylique, à partir de la quarantaine.

On reconnaît aujourd'hui quatre types de porphyrie cutanée tardive :

– la PCT I correspond à la variété symptomatique, sans terrain héréditaire ; dans cette forme le défaut enzymatique, le déficit d'uroporphyrinogène-décarboxylase (UPgen-D), est uniquement exprimé par l'hépatocyte ; près de 80 % des cas de PCT appartiennent à ce type ;
– la PCT II est une forme familiale où le déficit d'UPgen-D est aussi présent dans les hématies ; moins de 20 % des cas de PCT correspondent à cette variété ;
– la PCT III est une forme familiale mais, tout comme dans la PCT I, le défaut enzymatique n'est présent que dans l'hépatocyte ; c'est le plus rare des trois types (moins de 5 % des cas de PCT) ;
– la PCT IV ou porphyrie toxique est rare et déclenchée par certains agents (comme l'hexachlorobenzène).

Même dans les variétés avec terrain génétique, les facteurs déclenchants (alcool, certains médicaments, virus de l'hépatite C) jouent un rôle important. La PCT peut survenir chez des patients VIH-positifs [4] ; elle est alors, en règle générale, associée à une hépatite virale C ou B, laquelle joue un rôle plus important que le VIH.

Clinique. Les signes cutanés sont dominés par les manifestations de fragilité cutanée avec des bulles séreuses ou hémorragiques et des érosions, en zone photoexposée, notamment sur les dos des mains, après des traumatismes minimes (fig. 4.12). Il existe aussi parfois une « bullose » actinique, avec des bulles claires qui apparaissent après exposition à la lumière solaire sur les parties découvertes, visage et dos des mains en particulier. Les bulles sont suivies d'érosions superficielles et de cicatrices avec des grains de milium.

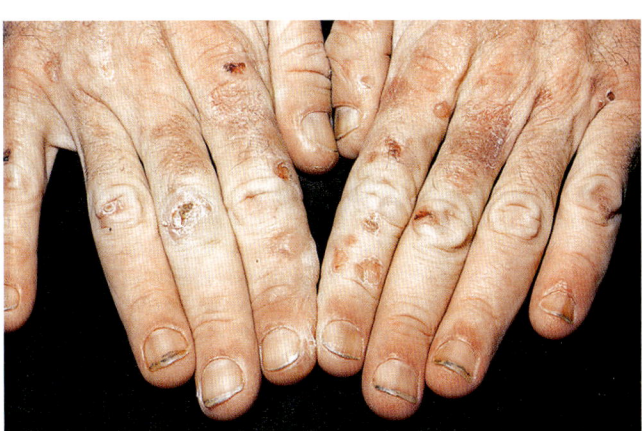

Fig. 4.12 Porphyrie cutanée tardive.

Mais la PCT donne lieu à d'autres manifestations cutanées tout aussi caractéristiques [5]. C'est ainsi que ces sujets présentent une hypertrichose importante avec des duvets longs, épais et noirs situés surtout en région malaire. Les malades ont par ailleurs un tableau de dermatose actinique chronique, avec vieillissement prématuré de la peau : pigmentation brunâtre diffuse, nuque rhomboïdale, élastose diffuse et élastéidose à kystes et comédons du visage (Favre et Racouchot).

Dans environ un tiers des cas, apparaissent tardivement des lésions sclérodermiformes du visage, du cou, du décolleté, du tronc et du cuir chevelu. Dans la région préauriculaire, elles se compliquent souvent de calcinose et les microlithes s'éliminent à travers des ulcères atones qui ne cicatrisent qu'après totale élimination des dépôts calcaires. Le signe initial de l'atteinte du cuir chevelu est une alopécie qui commence par le bord d'implantation des cheveux.

Les malades atteints de PCT de type I (forme symptomatique) présentent par ailleurs des manifestations extracutanées dont la plus importante est, sans doute, l'atteinte hépatique, constante et progressive, de l'hépatite chronique à la cirrhose et l'hépatocarcinome ; les facteurs de risque pour le développement de ce dernier sont le sexe masculin, l'âge au-delà de 50 ans, la longue évolution de la porphyrie et la cirrhose hépatique [6].

Diagnostic de laboratoire. Les urines des malades atteints de PCT sont habituellement très foncées, couleur bière brune et intensément fluorescentes en lumière de Wood, car elles contiennent des taux très élevés de porphyrines. L'étude qualitative de l'excrétion montre une prédominance d'uroporphyrine suivie par la porphyrine heptacarboxylique et la coproporphyrine.

Dans les selles, la présence d'isocoproporphyrine est très caractéristique ; on ne la trouve pas dans les autres porphyries à l'exception de la porphyrie hépato-érythropoïétique qui est la forme homozygote (ou double hétérozygote) du même défaut enzymatique.

De plus, les examens mettent en évidence l'importante altération hépatique (transaminases élevées et altérations d'autres enzymes et épreuves de fonction hépatique), et habituellement une hypersidérémie et élévation de la ferritine. Il n'est pas rare qu'il existe une hyperglycémie associée.

Histologie. La bulle du syndrome d'hyperfragilité cutanée est sous-épidermique. Le décollement se fait dans le tissu conjonctif sous-épithélial. Dans le plancher, le corps papillaire garde le relief des papilles dermiques qui apparaissent « en dents de scie ». Il n'y a pas de réaction inflammatoire, si ce n'est minime.

L'association d'une bulle sous-épidermique et d'une élastose doit faire évoquer une PCT. L'immunofluorescence directe révèle d'épais dépôts linéaires d'IgG4, d'IgM, de C3, au niveau de la jonction dermo-épidermique et (fait important pour la distinguer d'une pemphigoïde bulleuse ou d'une épidermolyse bulleuse acquise) en épais manchons autour des vaisseaux dermiques superficiels.

Sur le plan hépatique, le tableau microscopique se caractérise par son polymorphisme. Il associe des lésions dégénératives des hépatocytes, de la stéatose, des infiltrats inflammatoires à cellules rondes, de la fibrose et de l'hémosidérose. On peut trouver des cristaux d'uroporphyrine dans le cytoplasme des hépatocytes. Le degré de l'altération hépatique est d'intensité variable, de l'hépatite chronique à la cirrhose et l'hépatocarcinome [6].

Défaut métabolique. C'est une diminution de l'activité de l'UPgen-D à 50 % des valeurs normales. D'abord ce défaut avait été trouvé uniquement dans les formes familiales de PCT, mais par la suite on a pu vérifier qu'il existe aussi dans les formes non familiales. La différence siégerait dans l'étendue du défaut : limité aux hépatocytes dans la forme sporadique (PCT I), atteignant d'autres lignées cellulaires, telles les hématies, dans la plus fréquente des formes héréditaires (PCT II).

La cause de l'hypersidérémie chez les malades n'est pas totalement éclaircie. On avait cru qu'elle était due à la teneur en fer du vin, chez des sujets habituellement alcooliques. Par la suite, il a été observé que les sujets atteints de PCT I sont souvent porteurs homozygotes, hétérozygotes ou doubles hétérozygotes, de certaines mutations de l'hémochromatose [7, 8]. En particulier dans les pays de l'Europe du Nord a été trouvée l'association avec le gène *C282Y* de cette maladie, alors que dans le Sud du continent, elle serait plutôt liée au génotype H63D. La présence, en état homo- ou hétérozygote, de l'hémochromatose, tout comme l'infection par certains virus (VHC, VIH et, exceptionnellement, d'autres tels que le VHB ou le cytomégalovirus), seraient à l'origine de la plupart de cas de PCT I chez des sujets prédisposés au défaut enzymatique de l'UPgen-D.

Diagnostic différentiel. La PCT doit se différencier des dermatoses bulleuses et, surtout, de l'épidermolyse bulleuse acquise et du lupus érythémateux à forme bulleuse qui se caractérisent par un syndrome d'hyperfragilité voisin de celui de la PCT mais, habituellement, donnent lieu à des lésions localisées aux jambes et aux pieds, absentes dans cette dernière. L'histologie de la bulle est semblable à celle de la PCT ; mais les malades ne présentent ni hypertrichose ni élastose faciale et les porphyrines urinaires sont normales (*cf.* chapitre 10-11).

Pseudo-porphyries. L'acide nalidixique, ainsi que d'autres substances comme les fluoroquinolones (péfloxacine), peuvent déterminer un tableau de réaction phototoxique bulleuse cliniquement et histologiquement semblable à la PCT. D'autres médicaments peuvent aussi occasionner une réaction similaire (le furosémide, l'amiodarone, les tétracyclines, le naproxène, la ciclosporine A). L'utilisation prolongée de lits UVA peut entraîner un tableau clinique analogue à celui de la PCT sans anomalie des porphyrines [9]. On a décrit une pseudo-porphyrie des dialysés (*cf. infra*). Dans toutes ces réactions médicamenteuses, le dosage des porphyrines et de l'UPgen-D est normal.

Porphyries mixtes (porphyrie variegata et coproporphyrie héréditaire). Elles peuvent donner lieu à des lésions cutanées identiques à celles de la PCT : c'est pourquoi il faut effectuer le dosage des porphyrines dans l'urine et les selles, ce qui permet d'établir le diagnostic différentiel.

Enfin, il ne faut pas confondre les *lésions sclérodermiformes* qui apparaissent, en général tardivement, chez un tiers des malades atteints de PCT avec les sclérodermies véritables ; elles siègent surtout au tronc, cou, joues, cuir chevelu et ne sont pas précédées de phase inflammatoire (*cf.* chapitre 10-6).

Traitement. Il faut d'abord proscrire l'alcool ainsi que toutes les substances hépatotoxiques et établir un régime équilibré en calories, riche en protéines et phospholipides, pauvre en cholestérol, avec suffisamment d'hydrates de carbone. Il faut conseiller une photoprotection en tenant compte du fait que les filtres solaires habituels ne sont pas utiles car ils protègent surtout des UVB mais peu des radiations de plus grande longueur d'onde (*cf. infra* « Traitement » dans « Protoporphyrie érythropoïétique »). Par ailleurs, on dispose de différentes thérapeutiques [10].

La saignée est une méthode utilisée depuis longtemps avec des résultats satisfaisants. On extrait 300-500 cm^3 de sang par semaine jusqu'à 2-4 L au total, en contrôlant les constantes sanguines. La diminution des porphyrines urinaires est suivie d'une amélioration clinique au bout de quelques semaines, qui peut être assez persistante si le malade ne reçoit plus de substances hépatotoxiques, en particulier de l'alcool. On ne connaît pas le mode d'action de ce traitement bien qu'il normalise l'hypersidérémie de ces malades et l'on sait que le fer diminue l'activité de l'uroporphyrinogène-décarboxylase, l'enzyme déficiente dans la PCT. Par analogie, on a utilisé le mésilate de déféroxamine par voie intraveineuse mais, bien qu'utile, cette thérapeutique semble moins efficace que les saignées. À cette même fin on a aussi proposé l'érythrocytaphérèse [11], ainsi que l'association érythropoïétine (EPO) et saignées. Notons enfin que des études relativement récentes ont montré que les porteurs homozygotes des mutations responsables de l'hémochromatose familiale ne répondent pas au traitement par la chloroquine alors qu'ils répondent aux phlébotomies [12-14].

L'administration de chloroquine est une thérapeutique très utile. De faibles doses telles que 100 mg 2 fois/semaine (155 mg de diphosphate de chloroquine = 100 mg chloroquine base) permettent un résultat semblable à celui de doses plus élevées, sans effets indésirables. Chez l'enfant atteint de porphyrie cutanée familiale, la dose est de 3 mg/kg/semaine. Ce traitement se poursuit pendant 6 mois et permet d'obtenir une amélioration clinique et biologique persistante. La chloroquine agirait par la formation d'un complexe uroporphyrine-chloroquine qui détruirait sélectivement les hépatocytes qui synthétisent les porphyrines en quantité anormale.

Lorsque le malade présente une hyperglycémie ou une hépatopathie, celles-ci doivent être soignées tout en évitant les médicaments hépatotoxiques, tels que les hypoglycémiants oraux et les diurétiques.

Lorsqu'existe une hépatite C chronique, les nouveaux antiviraux (télaprévir, bocéprévir, sofosbuvir) obtiennent des taux de guérison de l'infection plus élevés que le classique interféron alpha et permettent ainsi de contrôler aussi la porphyrie induite [15].

Protoporphyrie érythropoïétique

Pendant longtemps, on a cru que cette maladie se transmettait selon le mode héréditaire autosomique dominant [16]. En fait, moins de 10 % des sujets porteurs de l'altération génétique responsable de la maladie développent des manifestations cliniques, ce qui montrerait une très basse pénétrance [17]. D'autre part, il y a des cas récessifs chez lesquels l'atteinte hépatique serait la plus grave [18]. En fait, l'hérédité est complexe car pour développer la PPE on doit hériter le défaut d'un parent biochimiquement anormal bien qu'asymptomatique en même temps qu'un variant de la ferrochélatase (présente dans 10 % de la population) avec expression réduite du gène [17, 19]. Il existe aussi de rares formes récessives de PPE (4 % des cas) soit chez les doubles hétérozygotes, soit dues à une activité accrue de l'ALAS2 liée à X, qui ont aussi un risque plus élevé d'atteinte hépatique grave [20].

Clinique. Les manifestations apparaissent dès l'enfance et se caractérisent par un *syndrome de photosensibilité* qui peut aussi être déclenché par la lumière artificielle ou par le soleil à travers la vitre de fenêtre, car la réaction n'est pas due aux UVB mais à des rayons plus longs (UVA et même lumière visible). Il s'agit de lésions de brûlure cutanée, trop intense par rapport au temps d'exposition à la lumière. Elles sont limitées aux parties découvertes où l'on observe des éléments érythémato-œdématopurpuriques (fig. 4.13) accompagnés ou précédés par des manifestations subjectives, comme des *sensations de brûlure ou de prurit intense* (tableau clinique de réaction phototoxique) [21]. Lorsque l'exposition a été plus prolongée, les lésions peuvent être vésiculobulleuses, accompagnées de fièvre, d'altération de l'état général, d'insomnie. Les jours suivant une exposition à la lumière, le malade devient plus photosensible, c'est pourquoi il doit rester dans l'obscurité les jours qui précèdent une petite intervention chirurgicale (comme chez le dentiste) à réaliser sous une source de lumière puissante.

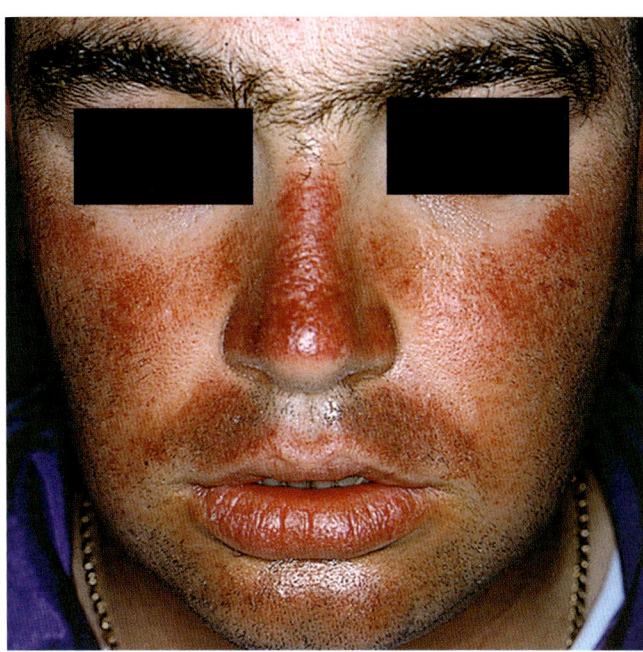

Fig. 4.13 Protoporphyrie érythropoïétique.

À la suite des épisodes aigus, *des lésions chroniques persistantes* se constituent : épaississement de la peau exposée à la lumière qui devient jaunâtre avec des plis profonds. On voit aussi des cicatrices varioliformes sur les joues, des sillons horizontaux à cheval sur le nez, des plis radiés péribuccaux et une accentuation de ceux du dos des articulations métacarpophalangiennes et interphalangiennes.

En dehors de ce tableau cutané, la PPE peut occasionner une **atteinte hépatobiliaire** avec des calculs de protoporphyrine et une hépatopathie qui peut aboutir à la cirrhose nécessitant une transplantation hépatique ; c'est pourquoi on avait proposé, pour la PPE, le terme, aujourd'hui non utilisé, de *protoporphyrie hépato-érythropoïétique*. Il est possible de soupçonner la gravité de l'atteinte hépatique par des données analytiques (soudaine élévation de la protoporphyrine dans le plasma, associée à sa disparition dans les selles et présence de porphyrines dans l'urine, bien que pas de type proto car celle-ci n'est pas hydrosoluble) et par des manifestations cliniques, comme la soudaine aggravation de la photosensibilité.

Exceptionnellement, il existe un tableau associant une **kérato-dermie palmoplantaire** de développement saisonnier sans atteinte hépatique [22, 23].

Diagnostic de laboratoire. Il existe une augmentation de la PP aussi bien dans les hématies que dans les selles (*cf.* tableau 4.6). L'examen microscopique d'un frottis de sang frais en lumière ultraviolette longue (400-410 nm) révèle une fluorescence éphémère des hématies ; la fluorescence est de courte durée parce que la protoporphyrine s'oxyde et devient oxyporphyrine qui n'est pas fluorescente. Comme la protoporphyrine n'est pas hydrosoluble, elle ne s'élimine pas par l'urine.

L'histologie cutanée montre des dépôts hyalins homogènes, intensément PAS-positifs, autour des capillaires du derme papillaire. L'immunofluorescence directe permet d'observer des dépôts non spécifiques d'IgG4, d'IgM et de C3 en épais manchons autour des vaisseaux dermiques.

Dans la protoporphyrie érythropoïétique, l'atteinte hépatique apparaît dans 5 à 10 % des cas et, au microscope, on peut trouver des cristaux de protoporphyrine, biréfringents en lumière polarisée et présentant aussi une fluorescence rouge transitoire en lumière ultraviolette.

Défaut métabolique. Il existe une diminution de l'activité de la ferrochélatase, enzyme qui intervient dans la formation de l'hème aux dépens de la protoporphyrine.

Diagnostic différentiel. La PPE doit se différencier des réactions phototoxiques en général, de l'hydroa vacciniforme, de l'éruption polymorphe à la lumière, de l'urticaire solaire, de l'eczéma atopique photosensible, parfois du lupus érythémateux, exceptionnellement du *xeroderma pigmentosum*.

Il est utile de rechercher la fluorescence des hématies en lumière de Wood, absente dans toutes ces entités, mais qui peut donner un faux résultat négatif dans la PPE si l'on ne tient pas compte du fait qu'elle est éphémère et ne dure que quelques secondes. Le dosage de la protoporphyrine dans les hématies est de même très important pour reconnaître la PPE.

D'autre part les manifestations cutanées des formes de PPE évoluant depuis longtemps, avec épaississement de la peau du visage et du dos des mains, sont presque identiques aussi bien sur le plan clinique qu'histopathologique à celles de lipoprotéinose (*cf.* chapitre 13) ; cependant cette dernière ne s'accompagne pas de photosensibilité, donne lieu à une dysphonie par atteinte des cordes vocales et n'est pas associée à une altération des porphyrines.

Traitement. La mesure la plus importante est la **photoprotection**, mais celle-ci doit répondre aux critères requis pour une photoprotection extrême. En effet, les filtres solaires habituels ne sont pas efficaces car ils ne protègent en général que vis-à-vis des UVB (290-320 nm) mais peu vis-à-vis des UVA impliqués (400-410 nm), ni des radiations de plus grande longueur d'onde. De nombreuses formulations ont été élaborées au cours des dernières années, associant souvent plusieurs molécules. À titre d'exemple, on peut utiliser des filtres contenant de la dihydroxyacétone à 3 % associée à la naphtoquinone à 0,035 % en solution hydroalcoolique, ou d'autres molécules comme la sulisobenzone à 10 % ou le dibenzoylméthane à 3 %, en association ou non avec des filtres physiques (oxyde de zinc, dioxyde de titane).

Le bêtacarotène par voie orale agit aussi comme photoprotecteur ; la dose de 120 à 180 mg/j pour un adulte ou de 15 à 90 mg/j pour un enfant (la carotinémie doit se maintenir au-dessus de 400 µg/dL, entre 600 et 800 µg/dL) permet que la plupart de ces malades aient une vie pratiquement normale. Ce médicament produit une coloration jaunâtre de la peau, surtout du visage et des régions palmoplantaires (*cf.* chapitre 22-6).

D'autres traitements ont été proposés, tels que la **cholestyramine** à la dose de 4 g, 3 à 4 fois/j, et l'acide chénodésoxycholique (15 mg/kg/j) pour favoriser l'excrétion de la protoporphyrine, ainsi que l'hématine pour freiner la moelle osseuse. Le fer par voie orale, la cystéine (500 mg 2 fois/j), la pyridoxine ont aussi été utilisés par divers auteurs mais leur action est contestée. Le PUVA et les UVB à faibles doses peuvent être également utiles chez ces malades comme inducteurs de l'écran de mélanine naturel. *Les antihistaminiques* de nouvelle génération peuvent réduire l'intensité des symptômes subjectifs. Il faut, enfin, signaler que la *transplantation hépatique* peut améliorer les manifestations cutanées et rétablir les chiffres de protoporphyrines dans les hématies dans la PPE associée à une cirrhose hépatique [24].

L'introduction du traitement par **alfamélanotide**, analogue synthétique de l'alpha-MSH) sous forme d'implants sous-cutanés de 3 mois de durée d'action, représente une nouveauté et une véritable avancée en permettant d'augmenter la tolérance de ces patients aux UV et à lumière visible [25].

Coproporphyrie érythropoïétique

On a décrit quelques cas d'une maladie cliniquement semblable à la protoporphyrie érythropoïétique mais où l'on trouverait en même temps de la coproporphyrine et de la protoporphyrine dans les hématies. Seule l'étude de nouveaux cas permettra de déterminer s'il s'agit vraiment d'un processus avec identité propre ou d'une variété de protoporphyrie érythropoïétique.

Porphyrie érythropoïétique congénitale ou maladie de Günther

C'est une forme très rare de porphyrie qui se transmet en récessivité. Elle est plus fréquente en Inde.

Clinique. Le début se fait dès l'enfance : les parents constatent que l'urine du bébé est rouge. Bientôt apparaît un tableau de photosensibilité et d'hyperfragilité cutanée, avec des bulles occasionnées par le soleil et les traumatismes. Ces bulles sont à l'origine de cicatrices qui, peu à peu, donneront lieu à des mutilations du visage (du nez, de la bouche) et des mains. Apparaissent aussi une hypertrichose des extrémités, et une hyperpigmentation avec état sclérodermiforme des zones exposées. À l'âge adulte, les mutilations sont très importantes et les mains sont transformées en moignons.

Un symptôme très caractéristique est l'érythrodontie, coloration rouge sombre des dents de la première dentition par dépôt de porphyrines dans l'émail et la dentine (aussi bien les dents que les os se chargent de porphyrines à cause de l'affinité du phosphate calcique pour celles-ci). En lumière de Wood, les dents présentent une intense fluorescence rouge [26].

La maladie s'accompagne d'anémie hémolytique avec splénomégalie progressive. Au niveau de l'œil apparaît une scléromalacie perforante, avec un ulcère du limbe sclérocornéen qui laisse voir par transparence la couleur foncée de la choroïde sous-jacente.

Diagnostic de laboratoire. Les urines contiennent une quantité anormalement élevée de porphyrines, isomères I. Mais il existe aussi des isomères I (uroporphyrine I et coproporphyrine I) dans les hématies et dans les érythroblastes de la moelle, avec fluorescence persistante en lumière de Wood, car les isomères I sont stables.

Défaut métabolique. Il existe un défaut de l'UPgen-III-cosynthétase, ce qui détermine la formation d'isomères I. Pour maintenir la synthèse de l'hème, il existe une activation de l'ALA-S par un mécanisme de rétrocontrôle, ce qui est à l'origine de la synthèse élevée de porphyrines. Chez les malades atteints de PEC le ALAS2 agit comme gène modificateur ; c'est pourquoi des mutations qui activent ce gène sont à l'origine d'un phénotype plus grave [27].

On a décrit aussi des cas de PEC avec activité normale de l'URO-S à cause de mutations ponctuelles du gène *GATA-1* (Xp11.23). *GATA-1* est un facteur de transcription régulateur de l'expression de l'URO-S [28]. Enfin il existe des cas ponctuels de PEC avec début à l'âge adulte et associées à un syndrome myélodysplasique [29].

Diagnostic différentiel. Chez l'enfant, la PEC doit être différenciée de l'hydroa vacciniforme (où le dosage des porphyrines est normal), des formes familiales précoces de la PCT et de la porphyrie hépato-érythropoïétique ; dans ces dernières, il n'y a pas d'érythrodontie ni d'anémie hémolytique et, d'autre part, il n'y a pas la typique fluorescence en lumière de Wood des hématies du sang circulant et des érythroblastes de la moelle osseuse.

Enfin, les variétés dermolytiques, cicatricielles, de l'épidermolyse bulleuse héréditaire, qui occasionnent des altérations des doigts des mains semblables à celles de la PEC, ne présentent pas non plus d'érythrodontie, d'anémie hémolytique ni d'altération des porphyrines.

Traitement. Dans certains cas, le *bêtacarotène* peut améliorer la photosensibilité. En général, il faut établir une *photoprotection* avec des vêtements et des filtres capables d'arrêter les radiations de la bande de Soret (400-410 nm) et, dans la mesure du possible, éviter l'exposition au soleil et d'autres sources de lumière qui peuvent être nuisibles pour eux (fluorescents blancs et noirs). De même, il est important d'assurer une protection des mains pour éviter les petits traumatismes quotidiens répétés (l'utilisation continue de gants est conseillée chez ces malades) lesquels, à longue échéance, sont les responsables des grandes mutilations qui transforment les mains en moignons.

L'hypertransfusion (transfusions répétées fréquentes) peut diminuer l'hyperproduction de porphyrines par un «freinage» de la moelle osseuse. On a aussi utilisé l'hématine, l'EPO et l'hydroxyurée. Le charbon par voie orale peut également être utile pour interférer dans la circulation entérohépatique des porphyrines et réduire rapidement les porphyrines plasmatiques [30]; cette méthode, qui doit se compléter de l'administration parentérale d'acide folique, de vitamines B12 et D, a comme inconvénient la dose élevée de charbon (60 g 3 fois/j pour un adulte, et 3 fois moins pour un enfant de 20 kg) qui rend le traitement peu acceptable à long terme. Nous utilisons un granulé recouvert par une substance résistante à la salive (il est donc insipide et ne tache pas la langue lorsqu'on l'avale avec un peu d'eau) qui contient 6 g de charbon végétal et 0,5 g de méthylcellulose par cuillerée; cette dernière substance corrige la constipation que le charbon occasionne.

La splénectomie peut jouer un rôle favorable dans l'anémie hémolytique.

La greffe de moelle osseuse a été pratiquée avec succès pour corriger le défaut enzymatique [31]. D'autre part, on a aussi utilisé la greffe de cellules-souches hématopoïétiques de donneurs non apparentés. Ces procédés ouvrent un large horizon dans le traitement correctif du défaut enzymatique de ces malades [32].

Parmi les autres traitements utiles, les agents utilisés pour prévenir l'ostéoporose comme les bisphosphonates (pamidroate sodique) peuvent jouer un rôle important pour protéger de l'acro-ostéodystrophie. La transplantation hépatique a pu être utilisée dans quelques cas avec succès.

Porphyries mixtes

On appelle ainsi les formes de porphyrie qui peuvent présenter soit des symptômes aigus, soit des symptômes cutanés.

Porphyrie variegata

La porphyrie variegata, dénommée aussi porphyrie mixte ou protocoproporphyrie, est une maladie qui se transmet en dominance. Elle est fréquente en Afrique du Sud où l'on estime que parmi la population blanche, 1 sujet sur 300 serait porteur du gène.

Clinique. Elle se caractérise par l'alternance, chez le même sujet ou bien chez des membres différents d'une famille, de crises aiguës absolument superposables à celles de la porphyrie aiguë intermittente et de manifestations cutanées semblables à celles de la PCT (d'où le terme «mixte») [33]. Cependant, il existe des variations selon les pays; 70 % des cas sud-africains de porphyrie variegata présentent une symptomatologie cutanée très intense et chez 50 % le tableau cutané reste isolé. En revanche, en Europe et aux États-Unis, le processus comporte des manifestations cutanées moins fréquentes et plus discrètes. Le diagnostic entre porphyrie variegata et porphyrie aiguë intermittente ou coproporphyrie héréditaire, d'un côté, ou de variegata et PCT de l'autre, peut parfois être difficile.

Diagnostic de laboratoire. Lors de la crise aiguë existe une élévation des porphyrines (uroporphyrine et coproporphyrine) mais surtout de PBG et ALA, tout comme dans la porphyrie aiguë intermittente. Lors de la phase cutanée, on observe une élimination accrue d'uroporphyrine et coproporphyrine dans l'urine et une grande quantité de protoporphyrine et de coproporphyrine dans les selles (c'est l'absence d'isocoproporphyrine et la présence d'une grande quantité de protoporphyrine dans les selles qui permettent de différencier la porphyrie variegata et la PCT).

Défaut métabolique. L'enzyme déficitaire est la PPgen-oxydase. Mais il existerait aussi une dépression de l'ALA-synthétase, laquelle serait à l'origine de la crise aiguë.

Coproporphyrie héréditaire

Clinique. La coproporphyrie héréditaire se manifeste par un tableau clinique semblable à celui de la porphyrie aiguë intermittente. Elle peut aussi rarement occasionner des manifestations cutanées avec un syndrome d'hyperfragilité cutanée analogue à celui de la PCT.

Diagnostic de laboratoire. Le fait caractéristique est l'élimination de grandes quantités de coproporphyrine III par l'urine. Lors des crises aiguës, on trouve aussi des chiffres élevés de PBG et d'ALA.

Défaut métabolique. Il existe une diminution de l'activité de la coproporphyrinogène-oxydase.

Porphyries «atypiques»

Nous appelons génériquement porphyries «atypiques» les maladies par altération du métabolisme des porphyrines qui diffèrent des formes classiques que nous avons décrites. On peut considérer: les porphyries symptomatiques proprement dites, la porphyrie duale, les porphyries homozygotes, les formes atypiques de maladie de Günther.

Porphyries symptomatiques

Elles sont acquises et il n'existe pas de défaut héréditaire. Parmi celles-ci, il faut signaler les formes suivantes.

Porphyrie toxique (porphyrie par intoxication par hexachlorobenzène, porphyrie turque). On a observé des milliers de cas entre 1956 et 1961, en Turquie, où l'on avait utilisé l'hexachlorobenzène comme fongicide incorporé au blé. Les enfants allaités par des femmes ayant ingéré le toxique présentèrent une grande mortalité. Le tableau comportait une photosensibilité et une hypertrichose intense («face de singe»). Une étude des malades 20 ans plus tard montrait toujours des séquelles du processus [34].

Porphyrie par hépatome. Bien que rare, il faut signaler la possibilité qu'une tumeur hépatique synthétise une grande quantité de porphyrines alors que le reste du foie est normal. L'ablation chirurgicale de la tumeur aboutit à la guérison.

Porphyrie des malades avec insuffisance rénale chronique (porphyrie des hémodialysés). Chez les hémodialysés par insuffisance rénale chronique, on a décrit une dermatose bulleuse semblable cliniquement et histologiquement à la PCT [35].

En réalité ce tableau correspond à des processus divers. Certains cas sont des réactions médicamenteuses comme nous l'avons signalé dans le diagnostic différentiel de la PCT (pseudo-porphyrie médicamenteuse). Dans d'autres cas, la pseudo-porphyrie peut être due à l'inefficacité de l'hémodialyse pour éliminer les porphyrines du plasma (cela déterminerait une hyperporphyrinémie sans défaut enzymatique). Enfin, il existe des cas de PCT véritable avec augmentation de l'uroporphyrine et de la porphyrine heptacarboxylique dans l'urine, de l'isocoproporphyrine dans les selles, et défaut de l'UPgen-D, tout comme dans la PCT familiale.

Porphyrie duale

On a décrit, en Afrique du Sud, l'association de porphyrie variegata et PCT chez les mêmes malades [36]. Ils étaient atteints de porphyrie variegata en phase cutanée et sans crises aiguës depuis longtemps. On peut identifier les deux processus par l'excrétion, en même temps, de porphyrines comme dans les deux maladies (dans les urines : uroporphyrine, 7COOH, et coproporphyrine comme dans la PCT ; dans les selles : isocoproporphyrine comme dans la PCT et protoporphyrine, coproporphyrine comme dans la porphyrie variegata).

D'autres formes de porphyrie duale ont été décrites par la suite (association de porphyrie aiguë intermittente et coproporphyrie héréditaire, de porphyrie variegata et coproporphyrie héréditaire, de porphyrie variegata et porphyrie aiguë intermittente, de porphyrie cutanée tardive et porphyrie aiguë intermittente, de coproporphyrie héréditaire et porphyrie érythropoïétique congénitale).

Porphyries homozygotes

Ce sont celles où le malade a une double charge héréditaire du défaut enzymatique venant en même temps du père et de la mère (il a donc un double allèle du gène porteur). Le défaut enzymatique est donc beaucoup plus intense et l'activité de l'enzyme affectée est en dessous de 10 % de la normale ; le tableau clinique peut être aussi plus grave. Jusqu'à présent, on a décrit six formes de porphyries homozygotes : la PAI homozygote, la PV homozygote, la PPE homozygote, deux variétés de CPH et la forme homozygote de la PCT connue sous le nom de porphyrie hépato-érythropoïétique.

La **porphyrie hépato-érythropoïétique** commence dès l'enfance avec photosensibilité et hyperfragilité cutanée, ce qui provoque des bulles et des mutilations progressives [5]. Le tableau est très semblable à celui de la porphyrie de Günther mais sans érythrodontie ni anémie hémolytique. En revanche, sur le plan de l'élimination des porphyrines et du défaut métabolique, elle ressemble à la PCT : uroporphyrine, 7COOH dans l'urine, isocoproporphyrine dans les selles et défaut de l'uroporphyrinogène-décarboxylase. Ce défaut est cependant bien plus intense que dans la PCT. L'activité de l'uroporphyrinogène-décarboxylase est à 50 % de la normale dans la PCT et en dessous de 10 % de la normale dans la porphyrie hépato-érythropoïétique ; c'est pourquoi on a pensé qu'elle représenterait la forme homozygote de la PCT familiale, ce qui a été confirmé par la suite [37, 38].

Dans les familles avec un enfant atteint d'une porphyrie homozygote ou double hétérozygote grave (PEC, PHE), il est possible de faire un diagnostic prénatal en cas de nouvelle grossesse [39]. Pour ces formes sévères, les études de thérapie génique semblent très encourageantes [40].

Formes atypiques de la maladie de Günther

Quelques cas de porphyries érythropoïétiques congénitales sans érythrodontie et sans atteinte de la moelle osseuse ont été décrits. Ils ont pu être diagnostiqués comme formes atypiques de la porphyrie érythropoïétique congénitale grâce à la présence de grandes quantités d'isomères I, pathognomoniques de cette maladie.

Bien que toutes ces formes atypiques soient en réalité peu fréquentes, elles ont un grand intérêt. Elles nous permettent en effet de comprendre que des cas échappent aux classifications habituelles. L'étendue de la nature du défaut enzymatique, la sévérité des mutations ou des délétions responsables de l'altération de l'enzyme, l'existence de formes homozygotes ou de doubles hétérozygotes, ainsi que l'association à d'autres altérations, permettent d'expliquer les formes atypiques où, outre le facteur génétique, l'environnement et d'autres éléments (génotype + phénotype) jouent certainement un rôle important. C'est ainsi que deux de nos malades, non apparentés mais génétiquement semblables, ont présenté une évolution totalement différente : l'un avec des graves mutilations, l'autre sans presque aucune manifestation clinique [41].

RÉFÉRENCES

1. Lim H.W. et coll., *J Clin Invest*. 1984, *74*, 1976.
2. Poh-Fitzpatrick M.B., ed., *Clinics in Dermatalogy*. Lippincott, Philadelphie, 1985, *3*, 41.
3. Doss M. et coll., *Klin Wochenschr*. 1979, *57*, 1123.
4. Mouly F. et coll., *Presse Med*. 1996, *25*, 1541.
5. Mascaro J.M. et coll., in : *Seminars in Dermatology*, Grune Stratton, Orlando, 1986, *5*, 115.
6. Lim H.W. et coll., *Dermatol Clin*. 1995, *13*, 135.
7. De Villiers J.N. et coll., *Hum Mol Genet*. 1999, *8*, 1517.
8. Bulaj Z.J. et coll., *Blood*. 2000, 95, 1565.
9. Murphy G. et coll., *Br J Derm*. 1989, *120*, 555.
10. Bickers D.R. et coll., in : *Seminars in Dermatology*, Grune Stratton, Orlando, 1986, *5*, 186.
11. Zoller W.G. et coll., *Klin Wochenschr*. 1988, *66*, 404.
12. Stölzel U. et coll., *Arch Dermatol*. 2003, *139*, 309.
13. Mascaró J.M. et coll., *Arch Dermatol* 2003, *139*, 379.
14. Toll A. et coll., *Acta Derm Venereol* 2006, *86*, 279.
15. Aguilera P. et coll., *Br J Dermatol*. 2014, *171*, 1595.
16. Poh-Fitzpatrick M.B., in : *Seminars in Dermatology*, Grune Stratton, Orlando, 1986, *5*, 99.
17. Went L.N. et coll., *Ann Hum Genet*. 1984, *48*, 105.
18. Sarkany R.P.E. et coll., *Lancet*. 1994, *343*, 1394.
19. Gouya L. et coll., *Blood*. 1999, *6*, 2105.
20. Whatley S.D. et coll., *Br J Dermatol*. 2010, *162*, 642.
21. Todd D.J., *Br J Dermatol*. 1994, *131*, 751.
22. Holme S.A. et coll., *J Invest Dermatol*. 2009, *129*, 599.
23. Minder E.I. et coll. *J Eur Acad Dermatol Venereol*. 2010, *24*, 1349.
24. Samuel D. et coll., *Gastroenterol*. 1988, *95*, 816.
25. Luger T.A. et coll., *J Invest Dermatol*. 2015, *135*, 929.
26. Nordman Y. et coll., in : *Seminars in Dermatology*, Grune Stratton, Orlando, 1986, *5*, 106.
27. To-Figueras J. et coll., *Blood*. 2011, *118*, 1443.
28. Philips J.D. et coll., *Blood*. 2007, *109*, 2618.
29. Sarkany R.P.E. et coll., *J Invest Dermatol* 2011, *131*, 1172.
30. Pimstone N.R. et coll., *N Engl J Med*. 1987, *316*, 390.
31. Thomas C. et coll., *J Pediatr*. 1996, *129*, 453.
32. Martínez Peinado C. et coll., *Pediatr Dermatol*. 2013, *30*, 484.
33. Day R.S., in : *Seminars in Dermatology*, Grune Stratton, Orlando, 1986, *5*, 138.
34. Cripps D.J. et coll., *Arch Dermatol*. 1980, *116*, 46.
35. Day R.S. et coll., *Nephron*. 1980, *26*, 90.
36. Day R.S. et coll., *N Engl J Med*. 1982, *307*, 36.
37. Elder G.H. et coll. *Lancet*. 1981, *I*, 916.
38. Roberts A.G. et coll., *J Investigative Dermatol*. 1995, *104*, 500.
39. Ged C. et coll., *Prenat Diag*. 1996, *16*, 83.
40. Fontanellas A. et coll., *Blood*. 1999, *94*, 465.
41. To-Figueras J. et coll., *Blood Cells Mol Dis*. 2007, *38*, 242.

4-3 Peau et froid

C. Velter

La peau est l'interface entre l'organisme et l'environnement qui permet d'assurer une homéostasie en cas de variation thermique. La régulation thermique corporelle se fait dans l'hypothalamus postérieur : en cas d'exposition au froid, l'hypothalamus est stimulé, entraînant une vasoconstriction des artérioles périphériques cutanées, ce qui oriente le flux sanguin vers le système veineux profond. Ainsi, la déperdition de chaleur est moindre du fait de la graisse sous-cutanée qui sert d'isolant entre le sang et le milieu extérieur, mais ce, aux dépens de la peau. C'est en 1930 que Sir Lewis a décrit le phénomène de vasodilatation induite par le froid qui permet de protéger la peau de la nécrose. Ce phénomène survient en fait dans un deuxième temps, après la vasoconstriction initiale, par réouverture des shunts artérioveineux périphériques [1].

La réponse de la peau au froid se fait donc en trois phases : la première est une vasoconstriction massive entraînant une chute brutale de la température cutanée, la deuxième est une remontée lente et cyclique de la température par le phénomène de Lewis, et la troisième une rechute de la température cutanée si l'exposition au froid se prolonge et si la température centrale s'abaisse trop.

Entités anatomocliniques

On distinguera les réactions normales à des températures extrêmes basses (qui surviennent chez tout individu exposé à des conditions extrêmes) et les réactions anormales au froid (encadré 4.6).

Encadré 4.6

Dermatoses au froid (cryopathies)
1. Réactions normales au froid
2. Réactions normales à un froid intense
   - Gelure
   - Pied d'immersion
3. Réactions anormales au froid
   - Engelure
   - Acrocyanose
   - Érythrocyanose
   - Livedo réticulé
   - Phénomène de Raynaud
   - Urticaire au froid
   - Lucite hivernale bénigne
   - Panniculite au froid
   - Sclérème néonatal et cytostéatonécrose du nouveau-né
4. Perturbations biologiques
   - Cryoglobulines
   - Cryofibrinogène
   - Agglutinines froides
   - Hémolysines

Réactions normales au froid

Nombreux sont les sujets, sains ou présentant des dermatoses parfois banales, qui souffrent du froid : état de sécheresse des convexités du visage ou des mains, avec fissurations (eczéma craquelé des joues des enfants ou chéilite fissuraire), souvent accompagnés de démangeaisons discrètes (*pruritus hiemalis*), rosacée, kératose pilaire, etc.

Le traitement doit être simple. Il est inutile d'appliquer des corticoïdes topiques ; l'emploi de savons de toilette moins abrasifs bien rincés, et l'application d'émollients contenant ou non de l'urée, surtout après le bain, sur la peau encore humide, sont suffisants. Les sticks ou crèmes émollients seront utilisés sur les lèvres.

Réactions cutanées normales à un froid extrême

Les événements histologiques qui se succèdent après une gelure ou une exposition au froid sans gelure sont dans l'ordre :
- vasoconstriction artérielle et artériolaire ;
- vasodilatation excessive veinulaire et capillaire ;
- fuite endothéliale accrue ;
- stase sanguine ;
- développement de shunts artérioveineux ;
- nécrose vasculaire segmentaire ;
- et, enfin, thrombose massive.

Au niveau cellulaire, le refroidissement lent entraîne la formation de cristaux de glace extracellulaires provoquant une déshydratation cellulaire par augmentation de la pression osmotique. Lors du réchauffement, la décongélation des cristaux provoque une réentrée d'eau dans la cellule responsable d'un œdème intracellulaire. Les cellules endothéliales également endommagées laissent fuir les fluides dans les espaces interstitiels. Le degré d'atteinte cellulaire ne dépend pas seulement de la température minimale atteinte mais aussi de la rapidité de constitution de l'hypothermie. Lors d'un refroidissement rapide (p. ex. au cours d'une cryothérapie), la formation des cristaux est aussi intracellulaire, avec constitution de dégâts cellulaires plus importants. Lors du réchauffement lent, les cristaux intracellulaires continuent à s'agrandir et sont donc plus nocifs pour la cellule. Ainsi, plus les cycles refroidissement/réchauffement se répètent, plus grands sont les dégâts. Le liquide des bulles de gelures est riche en prostaglandines qui contribuent à la vasoconstriction, à l'agrégation plaquettaire, à l'adhésion leucocytaire et ainsi à l'atteinte tissulaire. Chaque cellule a sa propre susceptibilité au froid : les mélanocytes y sont très sensibles, ce qui explique l'hypopigmentation après cryothérapie, les axones nerveux sont également fragiles au froid ; l'os et le cartilage y sont en revanche résistants.

Gelures

La gelure survient lorsque les tissus se congèlent, donc lors d'une exposition prolongée à une température inférieure à 0 °C. Autrefois l'apanage des soldats, elle s'observe de nos jours le plus souvent en haute montagne à l'occasion des activités sportives ou lors d'une exposition à un froid intense ou en ville, chez les sans-abri.

Clinique. Les gelures siègent surtout aux extrémités (doigts, orteils, nez, oreilles). Au départ, apparaissent un érythème, une lividité et une sensation de froid douloureuse (« onglée ») ; l'anesthésie succède ensuite à cette sensation douloureuse et la zone atteinte devient blanche et froide. Si la gelure est superficielle, les tissus profonds sont préservés et restent souples ; si elle est plus profonde, les tissus profonds durcissent. Un à deux jours après le réchauffement, se forment de larges bulles, puis en 5 à 10 jours une escarre. Les altérations vasculaires et des nerfs sympathiques (lorsqu'elles n'aboutissent pas à la perte tissulaire) sont responsables de séquelles durables : paresthésies, hyperhidrose, hypersensibilité au froid, ischémie tissulaire.

4-3 Dermatoses par agents physiques

Peau et froid

Facteurs favorisants. La survenue des gelures est facilitée par le vent, l'humidité, l'altitude, les vêtements trop serrés, l'immobilité, le contact avec le métal froid (p. ex. des armes pour les militaires) et l'application d'émollients sur la face et les oreilles [2]. Il existe aussi des facteurs favorisants intrinsèques tels que les âges extrêmes, le tabagisme, l'alcoolisme, les maladies vasculaires périphériques, les neuropathies, la maladie de Raynaud, les troubles psychiatriques, des antécédents de gelures, et la peau fortement pigmentée. La sévérité des lésions dépend plus de la durée d'exposition que de la température absolue.

Histologie. Elle varie selon les différents niveaux de gravité : œdème dermique, thrombose vasculaire, atteinte des fibres nerveuses (*cf. supra*).

Traitement. Il repose avant tout sur les mesures préventives et l'éviction des facteurs déclenchants dans la mesure du possible. Les mesures populaires consistant à frotter les zones atteintes avec de la neige sont contre-indiquées car elles ne font qu'augmenter l'exposition au froid et aggravent la nécrose. La prévention consiste en une bonne protection vestimentaire contre le froid, mais il est souvent difficile de se protéger le visage. L'application d'émollients sur le visage est un facteur de risque de gelure [2]. Une fois la gelure présente, le traitement doit être rapide afin d'éviter la moindre perte tissulaire. En premier lieu, il convient de rechercher des signes généraux et de s'assurer que le sujet n'est pas en hypothermie (<35 °C). Puis, le réchauffement des parties atteintes doit être fait par des bains chauds de 37 à 39 °C additionnés d'un antiseptique doux pendant 20 à 60 minutes jusqu'à ce que les extrémités se recolorent et que les tissus soient souples [3]. L'utilisation d'antalgiques puissants est alors souvent nécessaire (notamment avec un AINS ou un antalgique du palier III).

En réalité, c'est *l'extension de la décoloration bleu gris après réchauffement initial* permet de classer assez simplement et de façon assez précise les malades et de séparer deux situations :
– la peau est normale après réchauffement ou la décoloration *ne dépasse pas la phalange distale* : le pronostic est bon, le malade peut être pris en charge en ambulatoire ;
– la décoloration après réchauffement initial *dépasse la phalange distale* : une prise en charge hospitalière spécialisée est nécessaire.

L'administration immédiate d'aspirine à dose antiagrégante et d'ibuprofène 800 mg *per os* (pour bloquer la production de prostaglandines et de thromboxane) est formellement recommandée ; certains préconisent, à la place de l'ibuprofène, du buflomédil 400 mg IV en 1 heure ou 10 mg de nifédipine *per os*. L'aspirine et l'ibuprofène sont habituellement poursuivis 8 jours.

Les mesures associées comprennent des soins locaux, une hydratation et surtout un traitement antalgique adapté. Une antibiothérapie probabiliste pourra être discutée. Le statut antitétanique doit être vérifié.

La réalisation d'une *scintigraphie osseuse* précoce, dans les premiers jours, donnera un élément pronostique et guidera la suite des traitements [4] ; il existe en effet une corrélation étroite entre la limite de la fixation du technétium et le niveau d'amputation secondaire. L'IRM est aussi une bonne alternative pour évaluer les nécroses tissulaires et guider la chirurgie. L'objectif, quel que soit le stade, doit être au maximum conservateur et fonctionnel.

L'utilisation d'héparine de bas poids moléculaire, d'ilomédine dans les stades 3 et 4, parfois associée à une thrombolyse par activateur du plasminogène recombinant (stade 4) permet de diminuer de manière significative le taux *d'amputation*. Ce geste radical ne sera proposé qu'après scintigraphie osseuse ou, à défaut, pas avant 4 semaines d'évolution, après avoir précisé radiologiquement l'extension des tissus nécrosés.

Lésions dues au froid non congelant

Ces lésions surviennent chez tous les individus soumis à des conditions bien différentes de celles des gelures : exposition prolongée à des températures supérieures à 0 °C, associée à une humidité et souvent à l'immobilité et à la station debout.

Clinique. *Le pied des tranchées* a été décrit en 1916 et se déroule en trois phases :
– érythème initial, œdème et tension ;
– suivis 24 heures plus tard de paresthésies, majoration de l'œdème, insensibilité et, parfois, survenue de bulles ;
– progressivement évolution vers la gangrène en l'absence de traitement.

Le *pied d'immersion* a été décrit en 1942 et se déroule en quatre phases : exposition, pré-hyperhémie, hyperhémie, post-hyperhémie. Cette entité clinique ressemble en fait au pied des tranchées. Le pied d'immersion tropical décrit durant la Seconde guerre mondiale survient après une exposition à une chaleur humide et le rôle du froid dans sa pathogénie n'est pas clair. Les séquelles du pied d'immersion et du pied des tranchées sont l'hypersensibilité au froid et l'hyperhidrose qui peuvent persister des années. Le pronostic est néanmoins bien meilleur que celui des gelures.

Facteurs favorisants. Ce sont les mêmes que pour les gelures.

Traitement. La prévention de ces lésions est fondamentale en évitant les chaussures trop serrées. Le traitement symptomatique s'appuie sur du repos, des antalgiques et selon le cas une antibiothérapie ou une chirurgie conservatrice [5].

Réactions anormales au froid

Engelures

Ce sont des lésions inflammatoires localisées provoquées par une exposition continue à un froid supérieur au point de congélation.

Clinique (fig. 4.14). Les engelures atteignent surtout les enfants et les jeunes adolescentes aux premiers froids humides de l'automne et de l'hiver. Elles touchent de façon symétrique les extrémités, en particulier les doigts et les orteils, mais aussi les talons, les jambes, le nez ou encore les oreilles. Le début est aigu sous forme d'une ou plusieurs lésions maculopapuleuses, érythémateuses, œdémateuses de taille variable. Les lésions s'infiltrent en quelques heures et réalisent des tuméfactions violacées lisses qui évoluent dans les cas graves vers une ulcération. Les lésions sont souvent douloureuses, brûlantes ou prurigineuses mais peuvent aussi être asymptomatiques. Elles se résorbent en 2-3 semaines mais récidivent au cours de l'hiver et ne guérissent que l'été. Des poussées analogues se répètent chaque hiver avec une guérison spontanée et

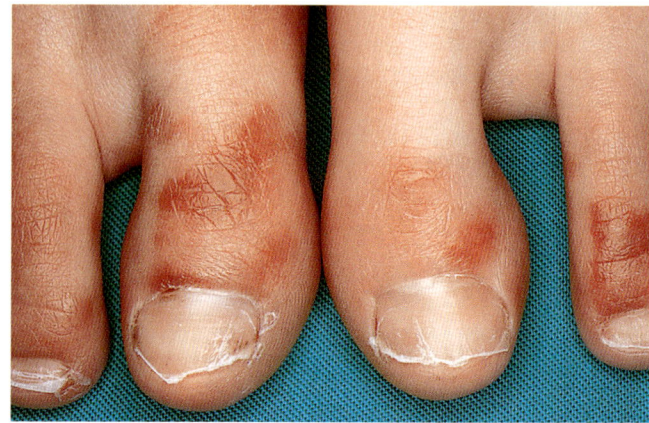

Fig. 4.14 Engelures.

définitive au bout de quelques années. Les complications sont la surinfection, la fissuration et l'ulcération.

Facteurs favorisants et contextes cliniques. Ce sont le terrain familial, la profession, l'humidité, la protection vestimentaire insuffisante, et les contextes cliniques suivants : anorexie mentale, dénutrition, lupus érythémateux, syndrome des anticorps anticardiolipides et leucémie myélomonocytaire chronique [6]. Des tableaux proches ont été rapportés après port prolongé de Moon Boots® : les engelures, parfois unilatérales, succèdent à un pied humide et froid. Dans 80 % des cas, les engelures surviennent chez des sujets sensibles au froid avec phénomène de Raynaud et/ou acrocyanose [7].

Histologie. Elle est rarement faite mais permet d'observer un œdème important du derme papillaire, accompagné d'un infiltrat lymphocytaire périvasculaire, parfois dense, qui peut s'étendre en profondeur le long des conduits sudoraux. L'épiderme est le siège d'une spongiose et de nécroses kératinocytaires. On peut également observer des microthromboses vasculaires. L'histologie ne permet pas de trancher entre engelures idiopathiques et «lupus-engelures», mais la présence d'une dermite vacuolisante de l'interface oriente vers le dernier diagnostic alors que l'intensité de l'infiltrat périsudoral plaide pour des gelures.

Diagnostic différentiel. Les engelures peuvent être associées aux connectivites, dont le lupus érythémateux, elles sont alors appelées «lupus-engelures». La sémiologie étant similaire, il convient de rechercher des critères cliniques et paracliniques orientant vers le diagnostic de «lupus-engelures» : sexe féminin, chronicité des lésions au-delà de la saison froide, lupus discoïde, autres signes de maladie lupique, présence d'anomalies immunologiques sanguines (Ac antinucléaires, baisse du complément, C anti-ADN, leuco et/ou lymphopénie, hypergammaglobulinémie, Ac antiantigènes nucléaires solubles, cryoglobulinémie). Jusqu'à 20 % des patients ayant des «lupus-engelures» développent un lupus érythémateux systémique [8]. Une surveillance clinicobiologique des patients est, ainsi, nécessaire à long terme [9]. Des cas de «lupus-engelures» ont été décrits après un traitement par anti-TNF-α. Les autres diagnostics différentiels des engelures sont un lupus pernio-sarcoïdosique, une maladie de Buerger chez l'homme jeune fumeur, des embolies de cristaux de cholestérol après 50 ans sur un terrain polyvasculaire. Les engelures peuvent compliquer une hémopathie telle qu'une leucémie myélomonocytaire chronique, un syndrome myéloprolifératif ou révéler une crise blastique d'une leucémie myéloïde chronique [10]. Il convient aussi de différencier les engelures des panniculites *a frigore* observées à la face externe des cuisses survenant lors des activités sportives (équitation, moto) ou lors des sports d'hiver en cas de mauvaise isolation thermique vestimentaire ou de vêtements trop serrés. Chez le nourrisson, les engelures peuvent contribuer au diagnostic du syndrome d'Aicardi-Goutières.

Traitement. La prévention des engelures est essentielle au moyen du sevrage tabagique, d'une protection vestimentaire, du chauffage des habitations et de la lutte contre l'humidité. Le traitement médicamenteux fait avant tout appel aux inhibiteurs calciques. La nifédipine 10 mg 3 fois/j est le seul médicament ayant fait preuve de son efficacité dans les engelures sévères récurrentes mais sa prescription est limitée aux cas rebelles en raison de ses effets indésirables (céphalées, bouffées vasomotrices, œdème des membres inférieurs) [11]. Certains proposent des cures d'UVB au début de l'hiver, à titre prophylactique. Le calcium et la vitaminothérapie A et/ou D3 n'ont jamais fait la preuve de leur efficacité. La guérison survient habituellement en 1 semaine pour les lésions des mains et en 3 semaines pour les lésions des pieds.

Acrocyanose

C'est une coloration bleu violacé des extrémités et, parfois, du visage et des pieds, permanente et indolore, accentuée par le froid ou un changement transitoire de température l'été. Elle survient classiquement dans un contexte familial, atteignant principalement les jeunes filles pubères ou les femmes d'âge moyen, souvent maigres et/ou anorexiques, ou au cours de la pratique de professions exposées (station debout au froid). L'acrocyanose est idiopathique ou secondaire : il convient de réaliser un bilan biologique pour éliminer une pathologie générale sous-jacente (sclérodermie, lupus érythémateux, syndrome des antiphospholipides, cryoglobulinémie, maladie des agglutinines froides, syndrome myéloprolifératif, etc.) ou une anomalie locale en cas d'unilatéralité (angiodysplasie, algodystrophie) (encadré 4.7). L'apparition d'une acrocyanose à un âge adulte doit faire rechercher une étiologie secondaire. Une étiologie médicamenteuse doit aussi être recherchée en cas d'apparition récente.

Encadré 4.7

Causes d'une acrocyanose secondaire
- Iatrogène, éthylisme, toxicomanie
- Auto-immune : connectivites, SAPL, paraprotéines
- Tumorale
- Neurologique
- Psychiatrique : troubles du comportement alimentaire, schizophrénie

---

Clinique. L'atteinte des mains, des chevilles et des pieds se présente sous la forme d'un érythème bleu violacé, moucheté, persistant et indolore disparaissant à la vitropression, s'accompagnant souvent d'une hyperhidrose, de kératose pilaire et d'une infiltration des extrémités. La couleur vire au rouge vif lors des expositions au froid. L'évolution est chronique, émaillée d'exacerbations pendant l'hiver. Ces sujets sont particulièrement prédisposés aux engelures. Il n'y a pas de trouble trophique ni d'ulcération.

Physiopathologie. L'affection relèverait d'une dilatation du secteur veineux des anses capillaires, visibles à la capillaroscopie, et responsable de la cyanose et de la stase, entraînant l'ouverture des anastomoses artérioveineuses.

Histologie. La biopsie pulpaire, rarement indiquée dans cette pathologie, permet d'observer un nombre élevé d'anastomoses avec stase sanguine et anévrisme des anses capillaires. Le flux sanguin est redistribué au plexus veineux sous-papillaire et l'augmentation de l'adhésion plaquettaire a été notée chez de nombreux patients [1].

Diagnostic différentiel. On élimine, pour les mains, l'érythème palmaire transitoire des cirrhoses et des rhumatismes de l'enfant ainsi que l'érythème palmaire familial, stable au froid, dû à une dysplasie des anses capillaires. Le syndrome de Raynaud est écarté devant l'absence de phase syncopale ou d'épisodes paroxystiques.

Traitement. Il n'existe pas de traitement efficace. Il faut tout d'abord rassurer le patient et son entourage sur le pronostic bénin de cet acrosyndrome. On peut conseiller une protection vestimentaire adéquate, d'éviter les traumatismes locaux et le stress, de diminuer la prise de caféine, de nicotine et l'application de corps gras. Les contraceptifs oraux ne sont pas contre-indiqués, mais il faut arrêter les médicaments suspects. On peut traiter une éventuelle hyperhidrose associée par ionophorèse. En cas de gêne fonctionnelle, psychique ou professionnelle, on peut tenter les drogues vasoactives telles que les inhibiteurs calciques (nifédipine : 10 mg, 3 fois/j), les alphabloquants (prazozine : 2 comprimés à

1 mg/j) en vérifiant les contre-indications et précautions d'emploi de ces substances, en précisant que c'est hors AMM.

Érythrocyanose

C'est une coloration cyanotique qui survient dans des régions riches en graisse sous-cutanée, comme sur les cuisses et les fesses des adolescentes et des femmes. L'érythrocyanose est nettement aggravée par le froid et survient surtout l'hiver.

Clinique. Sur un fond violacé, se détache, lors d'une exposition au froid, un érythème violacé folliculaire en pointillés, associé à une kératose pilaire, des télangiectasies. Chez les femmes atteintes d'érythrocyanose grave, on peut observer l'apparition aux jambes de nodules à type d'engelures. Le plus souvent, l'affection s'atténue spontanément à l'âge adulte mais, dans les cas d'évolution prolongée, l'œdème et l'épaississement fibreux des téguments peuvent être définitifs.

Diagnostic différentiel. On doit éliminer les hypodermites chroniques, d'ailleurs favorisées par l'érythrocyanose, la sarcoïdose, une mycobactériose et les exceptionnelles formes de borréliose cutanée érythrocyanotiques, etc.

Traitement. Il est décevant et repose sur la prévention *via* des mesures simples comme la protection vestimentaire contre le froid, le port de bas de contention ou l'activité physique. La perte de poids est suivie d'amélioration. Les traitements hormonaux ne sont indiqués qu'en cas de pathologie endocrinienne. Les ultraviolets peuvent parfois apporter un certain bénéfice, tout comme les vasodilatateurs, type inhibiteurs calciques.

Livedo réticulé

Le terme de livedo désigne un érythème, généralement violacé, qui dessine un réseau en mailles (*cf.* aussi chapitre 14-9). Il correspond à une vasodilatation du réseau veineux ou capillaire secondaire à une diminution de la vascularisation artériolaire. Cette anomalie artériolaire est secondaire à différents mécanismes : modification du tonus vasculaire, hyperviscosité sanguine, thrombose ou embolie artériolaire, artériolopathie dégénérative ou inflammatoire. Il est habituel de distinguer deux types de livedo : réticulé ou ramifié. Le livedo réticulé dessine sur la peau une cyanose en mailles fines et régulières qui se referment toujours sur elles-mêmes, dites mailles de filet, donnant au tégument un aspect marbré. Déclenché ou aggravé par le froid et l'orthostatisme, il est indolore, non infiltré ou atrophique, et il s'efface lors du réchauffement, de la vitropression ou de la surélévation. L'équivalent chez l'enfant est la *cutis marmorata*, ou livedo physiologique du nouveau-né, réaction physiologique transitoire au froid présente chez environ 50 % des enfants sains (*cf.* chapitre 14-9) [1]. Le plus souvent, le livedo réticulé est une entité clinique sans aucune conséquence, on parle de livedo primitif. Il faut néanmoins savoir reconnaître les livedos réticulés secondaires qui vont s'associer à des pathologies systémiques (*cf.* encadré 14.7) [12]. Au contraire, le livedo ramifié (*racemosa*) est constitué de grandes mailles irrégulières, ouvertes, asymétriques et souvent suspendues. Il est le plus souvent secondaire et implique toujours un bilan et un suivi (*cf.* chapitre 14-9).

Phénomène de Raynaud

Fréquent chez la femme de 15 à 40 ans, le phénomène de Raynaud est un trouble vasomoteur ischémique, paroxystique et réversible des extrémités. Il est déclenché par le froid, l'émotion ou l'humidité. Il est d'usage de distinguer le phénomène de Raynaud primitif, idiopathique appelé maladie de Raynaud, du phénomène de Raynaud secondaire, signe d'une affection générale ou locale [13]. Sa prévalence est estimée en France entre 5 et 6 % de l'ensemble de la population adulte. Il prédomine chez la femme (5/1) où 85 % des phénomènes de Raynaud sont primitifs et 15 % secondaires [14].

Clinique (fig. 4.15). Le diagnostic du phénomène de Raynaud est purement clinique. Il se déroule classiquement en trois phases qui sont probablement la traduction clinique de la succession vasospasme, veinostase puis hyperhémie réactionnelle :
- une première *phase syncopale* ou blanche, obligatoire, à début brutal avec pâleur bilatérale des doigts, qui sont froids et insensibles ;
- suivie en quelques minutes par une *phase asphyxique* ou bleue, avec cyanose douloureuse ;
- une troisième *phase hyperhémique* ou rouge.

Les pouls sont toujours normaux. Des formes incomplètes (phase syncopale ou asphyxique isolée), ou *a minima* (sensation de doigt mort), ou déclenchées par une émotion, peuvent rendre le diagnostic moins aisé. Il se distingue de l'acrocyanose par le caractère paroxystique de l'atteinte. C'est néanmoins le plus souvent un diagnostic facile d'interrogatoire.

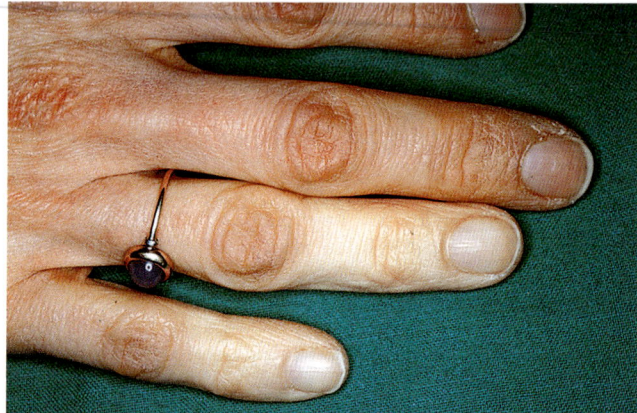

Fig. 4.15 Phénomène de Raynaud : phase syncopale.
Noter la pâleur des phalanges distales des 4e et 5e doigts.

Étiologie. Les critères de diagnostic de la *maladie de Raynaud* idiopathique deviennent de plus en plus stricts : elle ne doit être retenue que lorsque l'enquête clinique, biologique, radiologique et capillaroscopique se révèle normale à plusieurs reprises (encadré 4.8).

Encadré 4.8

Critères diagnostiques de la maladie de Raynaud
- Femme jeune, antécédents familiaux
- Évolution paroxystique depuis au moins 2 ans
- Déclenchée par le froid, les émotions
- Atteinte bilatérale et symétrique
- Absence de troubles trophiques
- Pouls perçus en toute position
- Capillaroscopie normale
- Absence d'auto-immunité
- Exclusion de toute autre cause : traumatiques, médicamenteuses, toxiques, etc.

La surveillance devra être axée tout particulièrement sur le dépistage d'une collagénose débutante, à type essentiellement de sclérodermie systémique qui peut se démasquer plusieurs années plus tard, ainsi que sur la recherche de maladies chirurgicalement curables, beaucoup plus rares. L'apparition de troubles trophiques à type d'ulcérations pulpaires voire de gangrènes, de dystrophies unguéales ou d'une ostéoporose, une asymétrie de l'atteinte, un âge de début plus tardif ou une atteinte d'autres territoires (nez, oreilles, langue, menton) orientent d'emblée vers un *phénomène de Raynaud* secondaire, dont les nombreuses étiologies sont citées dans le tableau 4.7 [1]. Un bilan étiologique doit rechercher des facteurs déclenchants, dont une prise médicamenteuse ou toxique. Le bilan paraclinique comportera : capillaroscopie périunguéale, NFS (numération formule sanguine), protidogramme, facteur rhumatoïde, facteurs antinucléaires, et plus particulièrement anticorps anticentromères dans la sclérodermie systémique localisée (ex-syndrome CREST : calcinose, maladie de Raynaud, troubles moteurs œsophagiens, sclérodactylie, télangiectasie), et anticorps anti-Scl70 dans les sclérodermies systémiques diffuses, recherche d'une cryoglobulinémie, d'agglutinines froides, radiographie de thorax et radiographie des mains doivent également être pratiquées.

Tableau 4.7 Causes du phénomène de Raynaud

Collagénoses	(*cf.* texte ; 50 % des cas)
Causes iatrogènes	Bêtabloquants (toutes les spécialités semblent en cause)
	Accidents d'ergotisme notamment l'association dihydroergotamine-oléandomycine
	Chimiothérapie, en particulier la bléomycine
	Ciclosporine
	Clonidine, bromocriptine
	Méthysergide
	Interféron α
	Arsenic
Causes professionnelles	Intoxications par métaux lourds, par chlorure de vinyle (acro-ostéolyse des décroûteurs d'autoclaves)
	Microtraumatismes : outils vibrants (tronçonneuse, marteau-piqueur), dactylographie, pianistes
Causes neurogéniques et/ou artérielles	Thromboangéite oblitérante (maladie de Buerger), embolie artérielle
	Pathologie du défilé costoclaviculaire (faire manœuvres posturales)
	Syndrome du canal carpien
	Syndrome algoneurodystrophique
	Fibrodysplasie
Causes endocriniennes	Hypothyroïdies
	Acromégalie
Divers	Cryoprotéine, polyglobulie, macroglobinémie
	Néoplasiques : tumeurs solides, myélomes
	Fibromyalgie
	Anorexie mentale
	Syndrome d'Aicardi-Goutières

Les collagénoses sont à l'origine d'environ 50 % des phénomènes de Raynaud, surtout la sclérodermie systémique, plus rarement le LES, la PAN, la dermatomyosite, le syndrome de Sharp, le syndrome de Gougerot-Sjögren. Dans la sclérodermie, le phénomène de Raynaud peut précéder les autres signes de plusieurs années. La capillaroscopie périunguéale montre un nombre diminué de capillaires, des mégacapillaires et des exsudats caractéristiques. Lorsque la capillaroscopie est normale, le diagnostic de sclérodermie peut être exclu et on s'oriente alors plus vers un phénomène de Raynaud primitif. Dans les autres collagénoses, le phénomène de Raynaud est habituellement associé à d'autres stigmates clinicobiologiques.

En cas de phénomène de Raynaud unilatéral, il faut rechercher des lésions traumatiques (vibrations, anévrismes traumatiques de l'artère cubitale), la pathologie du défilé (explorations radiologiques *dynamiques*) ou artérielles (facteurs mécaniques ou inflammatoires tels que des vasculites ou thromboangéites oblitérantes).

Physiopathologie. Elle est mal comprise encore de nos jours, il semblerait qu'une hypersensibilité de la paroi vasculaire à des agents vasoconstricteurs, tels que les catécholamines ou la sérotonine, puisse être en cause. Cette hypersensibilité peut être constitutionnelle dans le phénomène de Raynaud idiopathique, ou favorisée par les altérations de la microcirculation dans les phénomènes de Raynaud secondaires aux connectivites.

Traitement. Le traitement est d'abord symptomatique. Des mesures sont indispensables et doivent être préconisées à tous les patients souffrant d'un phénomène de Raynaud, qu'il soit primaire ou secondaire : arrêt du tabac et des toxiques, protection contre le froid des extrémités par des vêtements chauds et amples, protection vis-à-vis des traumatismes locaux, contre-indication aux dérivés de l'ergot de seigle, aux bêtabloquants et aux vasoconstricteurs nasaux.

La contraception œstroprogestative n'est pas contre-indiquée. Lorsque les mesures précédentes sont insuffisantes ou en cas de troubles trophiques, un traitement médicamenteux est indiqué. Il comprend de nombreuses molécules dont les plus efficaces sont les inhibiteurs calciques : nifédipine, à la dose de 10 mg 3 fois/j, ou le diltiazem, ou enfin la nicardipin*e* [15]. Ces médicaments seront prescrits l'hiver en l'absence de bloc auriculoventriculaire et on préférera la nifédipine et la nicardipine au diltiazem chez la femme en âge de procréer. La prazosine (vasodilatateur α_1-bloquant) a également fait la preuve de son efficacité.

La nitroglycérine en pommade (qu'il est prudent de diluer à 50 % dans la vaseline pour diminuer le risque de céphalées) a aussi montré son efficacité qui serait corrélée au passage systémique de la molécule avec en contrepartie des effets indésirables tels que céphalées ou vertiges. Les prostaglandines par voie parentérale de type ilomédine sont réservées au traitement de phénomènes de Raynaud très sévères, en réalité généralement secondaires [16].

De nombreux autres traitements sont potentiellement efficaces tels que les antagonistes du récepteur à l'endothéline (bosentan 125 mg × 2/j) chez les malades sclérodermiques, les inhibiteurs des phosphodiestérases (sildénafil ou tadalafil), les inhibiteurs de la recapture de la sérotonine (*fluoxétine* 20 mg/j), les antagonistes des récepteurs de l'angiotensine II (losartan 50 mg/j), avec des résultats intéressants mais chez peu de patients traités [14, 17]. L'huile de poisson ne serait active que dans les phénomènes de Raynaud primitifs. Les autres traitements proposés sont la méthyldopa, la réserpine, la guanéthidine, l'atorvastatine, le stanozolol, la griséofulvine, la sympathectomie, le captopril, les plasmaphérèses, etc. mais il n'existe pas d'argument bien convaincant pour utiliser ces traitements.

Urticaire au froid (*cf. aussi* chapitre 10.2)

Il s'agit d'une urticaire physique qui se manifeste par l'apparition d'urticaire et/ou d'angiœdème après une exposition au froid sous ses différentes formes : vent, bains de mer, boissons glacées, simple écart de température. C'est la forme la plus fréquente (15 %) des urticaires physiques [18]. Sa connaissance est importante car elle présente un risque, parfois vital, notamment dans la pratique des sports aquatiques.

Clinique. L'urticaire au froid se manifeste par l'apparition d'une triade érythème – œdème – prurit touchant les zones exposées au froid. Ces manifestations cèdent en 2 à 3 heures après suppression de l'agent physique responsable. Touchant typiquement les mains, les avant-bras, le visage, les lésions peuvent apparaître sur l'ensemble du tégument sous forme de plaques érythémateuses, œdémateuses et prurigineuses. Des épisodes d'angiœdème avec œdème des lèvres, de la langue et dyspnée peuvent survenir simultanément à l'urticaire ou isolément lorsque le patient ingère des boissons ou des aliments glacés. Les manifestations digestives à type de douleurs abdominales, diarrhées, vomissements ou ulcères duodénaux, ne sont pas rares, de même que des troubles nerveux

4-3 Dermatoses par agents physiques
Peau et froid

centraux (céphalées, vertiges, désorientation). De véritables *chocs avec hypotension*, tachycardie voire arrêt cardiorespiratoire, ont été décrits chez des patients pratiquant des sports aquatiques.

Test diagnostique. Le test au glaçon permet dans la grande majorité des cas de porter le diagnostic. Il s'effectue en appliquant sur la face antérieure de l'avant-bras un glaçon pendant 10 à 20 minutes. Le résultat est positif si une plaque urticarienne apparaît en regard du test (fig. 4.16). Cependant, la prudence est de mise car ce test peut être négatif en cas d'urticaire au froid familiale ou d'urticaire au froid atypique. Dans tous les cas, un sevrage en antihistaminiques est nécessaire pour ne pas perturber la réponse au test. Par ailleurs, plus la réponse obtenue au test est rapide, plus les risques d'hypotension et/ou de choc au cours d'une exposition au froid sont importants. Le test d'immersion permet de déterminer à quelle température l'urticaire se déclenche et constitue un élément pronostique (*cf.* chapitre 10-2).

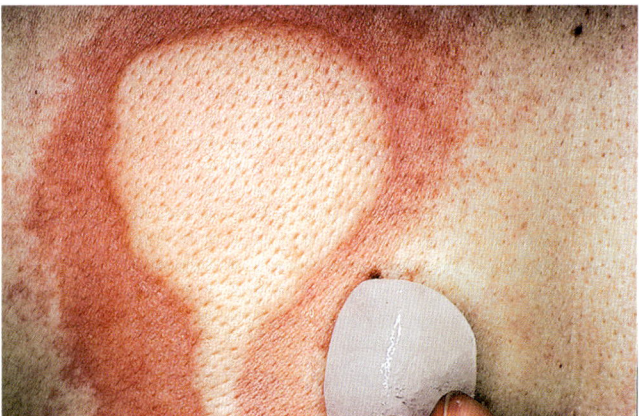

Fig. 4.16 Urticaire au froid : test au glaçon.

Physiopathologie. Elle reste obscure même si le rôle de la dégranulation du mastocyte cutané a été démontré. L'innervation cutanée semble également jouer un rôle important puisque des urticaires au froid localisées ont été rapportées avec une réponse au froid différente en fonction de la localisation des tests effectués. Plus récemment, des autoanticorps de type IgM ou IgG anti-IgE ont été mis en évidence dans le sang périphérique ainsi que le PAF, le *neutrophil chemotactic factor*, l'*eosinophilic chemotactis factor*, le PF4 et les leucotriènes E4 mais sans caractère de spécificité. De même, des déficits en α1-antichymotrypsine ou en inhibiteur de la C1-estérase ont été retrouvés.

Classification

Urticaire au froid primaire ou idiopathique. Soixante-douze à 96 % des urticaires au froid sont idiopathiques. L'urticaire idiopathique touche aussi bien les hommes que les femmes et est diagnostiquée en moyenne entre 18 et 25 ans. Elle peut être associée à d'autres types d'urticaires physiques. La disparition de la sensibilité au froid survient en quelques mois à quelques années.

Urticaire au froid secondaire. Devant toute urticaire au froid, il faut rechercher une étiologie. La cryoglobulinémie reste la cause la plus connue même si elle ne représente que 0,5 % des urticaires au froid, avec un ratio de 3 femmes pour 1 homme et survenant en moyenne vers 50 ans. Les agglutinines froides, la présence d'un cryofibrinogène, les hémolysines froides ont également été rapportées comme causes possibles d'urticaires au froid. Les pathologies infectieuses représentent la deuxième grande étiologie (mononucléose infectieuse, syphilis, rubéole, varicelle, infections à VRS [virus respiratoire syncytial], à mycoplasme et à pneumocoque, hépatites virales, infections sinusiennes, dentaires, urinaires ou génitales). Certains médicaments (pénicilline, griséofulvine, contraceptifs oraux) ont été mis en cause ; l'association vasculite leucocytoclasique et urticaire au froid a été rapportée ; enfin, les associations urticaire au froid et tumeurs, macroglobulinémie, thyroïdite auto-immune, hypothyroïdie, piqûre d'insecte, stress, allergie alimentaire ont été également été signalées.

Urticaire au froid atypique. Ce sont des formes polymorphes qui ont une réponse négative ou inappropriée au test au glaçon. Elles représentent 16 à 20 % des urticaires au froid non familiales. Une étiologie est rarement retrouvée. Leur physiopathologie est obscure. On décrit dans ce cadre l'urticaire au froid systémique (urticaire généralisée ou localisée apparaissant après une exposition à un froid modéré avec test au glaçon négatif), le *dermographisme au froid* (dermographisme sur peau préalablement refroidie), l'urticaire *cholinergique induite par le froid* (urticaire généralisée au cours d'un exercice physique au froid, test au glaçon négatif), l'urticaire *retardée au froid* (test au glaçon positif 12 à 48 heures plus tard), l'urticaire au froid *localisée réflexe* (le test au glaçon provoque une lésion urticarienne localisée à distance).

Urticaire familiale au froid. C'est une forme d'urticaire d'expression retardée (test au glaçon négatif ou se positivant au bout de 9 à 18 heures), se transmettant sur le mode autosomique dominant [18]. Une urticaire familiale au froid doit faire évoquer les maladies auto-inflammatoires ou syndromes périodiques associés à la cryopyrine, liées aux mutations du gène *NLRP3*, anciennement appelé *CIAS1*, situé sur le chromosome 1. Les mutations touchant *NLRP3* activent la voie des cryopyrines aboutissant à la synthèse d'IL-1β de façon permanente, au lieu d'une production en réaction à une infection. Les patients atteints de cette mutation ont des symptômes variés survenant dès l'enfance. En effet, 1 à 2 heures après l'exposition à un froid (ventilé surtout) apparaissent une éruption urticarienne (une dermatose neutrophilique urticarienne le plus souvent), un syndrome inflammatoire clinicobiologique avec notamment douleurs articulaires, céphalées, atteinte oculaire (conjonctivite), soif et transpiration. L'urticaire familiale au froid en est la forme la moins sévère, le syndrome de Muckle Wells et le CINCA/NOMID (syndrome chronique infantile neurologique cutané et articulaire/*Neonatal Onset Multisystemic Inflammatory Disease*) sont de pronostics plus réservés [19]. Le syndrome PLAID (*PLCG2-associated Antibody deficiency and Immune Dysregulation*) est un syndrome auto-inflammatoire lié à une mutation du gène *PLCG2* associant urticaire au froid depuis l'enfance, infections bactériennes récurrentes, auto-immunité et éruption cutanée granulomateuse [20].

Traitement. Il repose sur la *prévention* dans la vie de tous les jours, au cours des loisirs et en cas d'intervention chirurgicale. Les activités aquatiques doivent être interdites si le test au glaçon se positive en moins de 3 minutes. Dans les autres cas, les baignades devront se faire sous stricte surveillance avec de l'adrénaline auto-injectable à portée de main. Les sports d'hiver sont également à éviter ainsi que les boissons et aliments glacés. Les antihistaminiques H1 sont le traitement de référence. On prescrira en 1re intention des antihistaminiques de nouvelle génération tels que la cétirizine dont la posologie, classiquement d'un comprimé par jour, est à adapter à la réponse clinique et au contrôle de la réponse du test au glaçon dans le cas particulier de l'urticaire au froid idiopathique. La doxépine est un antidépresseur tricyclique possédant des propriétés antihistaminiques H1 et H2 pouvant être utilisé dans le traitement de l'urticaire au froid. Le kétotifène a été prescrit dans l'urticaire au froid idiopathique avec de bons résultats. Dans les formes avec déficit en α1-antitrypsine ou familiales, le doxantrazole et le stanozolol ont été proposés. Le traitement des poussées de syndromes auto-inflammatoires liés au gène *NLRP3* repose sur les inhibiteurs du récepteur de l'IL-1 [19]. Enfin, dans tous les cas, les corticoïdes sont le plus souvent inefficaces.

Lucite hivernale bénigne

Elle a été individualisée chez des sujets porteurs d'une lucite estivale bénigne qui se plaignaient d'une éruption du visage apparaissant aux sports d'hiver [21]. L'affection prédomine dans le sexe féminin (61 à 79 %), et débute en moyenne à 20 ans, avec une fréquence relativement élevée avant l'âge de 15 ans. Le terrain atopique est fréquent (22 à 47 %), de même que l'association à une lucite estivale bénigne (22 à 25 %).

Clinique. La dermatose apparaît dans un délai de 3 à 12 heures après une exposition importante et brutale sous le soleil brillant au-dessus de 1 300 m par temps froid en hiver ou au printemps. Le sujet se plaint de sensations de picotements, de tension et de brûlure plus que de prurit. L'éruption siège sur les pommettes, les joues, le nez, plus rarement le front, les tempes ou les lobes d'oreilles. Elle est constituée de papulo-plaques érythémato-œdémateuses parfois vésiculeuses mais non suintantes. L'aspect inflammatoire et œdémateux peut réaliser un tableau pseudo-urticarien ou un pseudo-œdème de Quincke avec œdèmes palpébraux importants. L'éruption disparaît spontanément en quelques jours après mise à l'ombre et peut récidiver dans des circonstances photoclimatologiques identiques. L'exploration photobiologique est négative. Devant un tel tableau, il faut éliminer une protoporphyrie érythropoïétique et une photodermatose printanière juvénile qui se localise exclusivement aux oreilles.

Traitement. Le traitement préventif est différent selon que le patient est vu longtemps avant le départ en vacances ou quelques jours seulement avant. Dans le premier cas, il repose sur une irradiation UVA ou UVB débutée 3 à 4 semaines avant le départ, avec des doses progressivement croissantes pour un total d'environ 12 séances. Dans le deuxième cas, on peut proposer des antipaludéens de synthèse débutés 7 jours avant le départ et poursuivis ensuite 15 jours. En cas d'échec des traitements précédents, on peut proposer des antioxydants un mois avant le départ et pendant toute la durée du séjour, du type bêtacarotène ou vitamine PP.

Panniculite au froid (cf. chapitre 10-3)

Le premier cas de panniculite au froid a été décrit en 1902 par Hochsinger chez un enfant souffrant d'un érythème induré et tendu de la région sous-mentonnière après une exposition au froid. Depuis, de nombreux cas chez les enfants mais également chez l'adulte ont été décrits (cf. fig. 10.7) [22].

Clinique. Quelques heures à quelques jours après une exposition au froid, apparaissent des nodules sous-cutanés érythémateux ou violacés qui peuvent être indolores, prurigineux ou sensibles, et régressent en 2 semaines spontanément. Parfois, ils confluent sous forme de plaques infiltrées dermo-hypodermiques indurées. Chez l'enfant, le siège de prédilection est la joue et les lésions surviennent soit par temps froid, soit après contact avec des glaces ou des liquides froids. Chez l'adulte, la panniculite survient préférentiellement chez la femme à la partie supéroexterne des cuisses au cours d'activités prolongées dans des vêtements serrés et mal isolés. Enfin, il a été rapporté une localisation scrotale chez des garçons prépubères.

Physiopathologie. Elle est inconnue ; il s'agit d'une sorte d'engelure profonde. Chez l'adulte, on retrouve volontiers un terrain vasomoteur.

Histologie. Des biopsies cutanées réalisées après application de glaçons révèlent un infiltrat dermique lymphohistiocytaire périvasculaire après 24 heures, puis, après 48 à 72 heures, une panniculite lobulaire à prédominance lymphocytaire sans atteinte vasculaire. Quelques adipocytes peuvent se détacher pour former des espaces kystiques. La réaction régresse complètement en 2 semaines.

Traitement. Au prix d'une meilleure protection contre le froid, la guérison survient spontanément en quelques semaines sans cicatrice ni séquelle, exceptées parfois une hyperpigmentation ou une desquamation temporaire. Certains auteurs rapportent une efficacité spectaculaire des cyclines [23]. La tétracycline aurait ainsi un effet curatif à la posologie de 250 mg 4 fois/j et préventif à la dose de 250 mg 2 fois/j, mais elle est contre-indiquée chez l'enfant de moins de 8 ans.

Sclérème néonatal et cytostéatonécrose du nouveau-né

Ce sont deux pathologies distinctes qui concernent le tissu graisseux sous-cutané des nouveau-nés (cf. chapitres 10-3 et 18-1) [1].

Physiopathologie. La graisse des enfants diffère de celle des adultes par sa plus grande proportion d'acides gras saturés (palmitique) dont le point de fusion est plus élevé et qui cristallisent donc aussi à température plus haute. Une hypothermie, même passagère, peut ainsi entraîner la cristallisation des graisses hypodermiques du nouveau-né. La prématurité et l'immaturité des systèmes enzymatiques induisent une relative incapacité à désaturer les acides gras, aggravant ainsi le déséquilibre. Le sepsis, la déshydratation, le refroidissement et d'autres stress peuvent aussi inhiber le système enzymatique. Ainsi, les enfants, et en particulier les prématurés et les enfants malades, sont plus susceptibles à ces pathologies.

Clinique

Le sclérème néonatal est une pathologie rare caractérisée par une induration diffuse, rapidement progressive de la peau et des tissus sous-cutanés, débutant aux fesses et au tronc et épargnant paumes et plantes, le plus souvent au cours de la 1re semaine de vie. Cinquante pour cent de ces enfants sont prématurés et les autres sont soit infectés, soit avec un terrain particulier. La mortalité est élevée. Le rôle du froid n'est pas clair mais des lésions similaires ont été décrites après exposition au froid. Le traitement est d'abord celui de la cause ; les corticoïdes par voie générale sont controversés. Des succès thérapeutiques ont été décrits avec les échanges transfusionnels.

La cytostéatonécrose du nouveau-né est caractérisée par des nodules rouge violacé plus ou moins bien limités présents dès la naissance chez des enfants qui ont subi fréquemment un accouchement compliqué avec une hypoxie mineure, un traumatisme et surtout une hypothermie. Les lésions siègent avec prédilection sur des zones de convexité telles que le dos, les cuisses et les joues. Ces lésions sont souvent inquiétantes cliniquement et donc biopsiées avec comme hypothèses des métastases de neuroblastomes ou de localisations cutanées de leucémies congénitales. Dans la majorité des cas, ces lésions sont limitées et bénignes, il n'y a pas de fièvre, et l'état général est conservé, mais quelques cas ont été associés à une hypercalcémie pouvant conduire à des complications cardiaques, neurologiques, rénales, voire au décès. Il faut donc transitoirement éviter une supplémentation en vitamine D. L'examen histologique, lorsqu'il est pratiqué, met en évidence une panniculite lobulaire à prédominance histiocytaire sans atteinte vasculaire où l'on retrouve une réaction granulomateuse associée et surtout, à la phase aiguë, des cristaux d'acides gras à l'intérieur des adipocytes. L'évolution est spontanément régressive le plus souvent sans séquelle en 1 à 6 mois. Certaines plaques peuvent se calcifier ou exceptionnellement évoluer vers une nécrose caséeuse ou une surinfection.

Perturbations biologiques et froid

Des protéines cryorévélées accompagnent parfois des dermatoses dont le déclenchement par le froid est en fait très inconstant. Leur signification est confuse mais leur présence doit néanmoins toujours être recherchée car elles peuvent révéler une pathologie sous-jacente parfois sévère.

Cryoglobulinémies

Ce sont des immunoglobulines sériques ayant les caractéristiques de la cryoprécipitation *in vitro* : elles précipitent à 4 °C et se dissolvent lors du réchauffement du tube contenant le sérum.

Classification

Les cryoglobulines ont été classées en trois groupes (tableau 4.8) [24-26].

Tableau 4.8 Classification des cryoglobulinémies

Type	Composition	Associations
I	Immunoglobuline monoclonale pure	Myélome, maladie de Waldenström, macroglobulinémie, lymphome
II	Immunoglobulines monoclonales et polyclonales	Surtout infections à virus « lents » (hépatites chroniques), connectivites, notamment syndrome de Sjögren, et syndromes lymphoprolifératifs.
III	Immunoglobulines polyclonales, sans composante monoclonale	Infections, maladies inflammatoires chroniques

Le type I, ou simple monoclonal, donne un cryoprécipité ne contenant qu'un type d'immunoglobuline monoclonale (IgM le plus souvent, puis IgG, et plus rarement IgA et chaînes légères) à un taux habituellement supérieur à 5 g/L. Il constitue environ 10 à 15 % des cryoglobulinémies et est retrouvé chez des patients atteints de *proliférations malignes des lymphocytes B.*

Le type II, ou mixte, est constitué d'un composant monoclonal et d'un composant polyclonal ; l'immunoglobuline monoclonale est le plus souvent IgM et IgG, l'IgM ayant une activité anticorps contre l'IgG polyclonale (facteur rhumatoïde). L'IgM a le plus fréquemment une chaîne légère k, du sous-groupe IIIb et une chaîne lourde du sous-groupe VH1. Rarement, les cryoglobulines du groupe II sont IgG-IgG ou IgA-IgG. Elles représentent environ 50 à 60 % des cryoglobulinémies et sont rencontrées chez des patients atteints de *pathologies lymphoprolifératives, auto-immunes, néoplasiques et infectieuses (le plus souvent virus de l'hépatite C).*

Le type III, ou mixte polyclonal, donne un précipité qui ne contient aucun constituant monoclonal. La cryoglobuline est composée d'IgM et d'IgG, plus rarement d'IgM, d'IgG et d'IgA, parfois d'IgM seules polyclonales. Il représente 25 à 30 % des cryoglobulinémies et peut survenir en association avec des maladies *auto-immunes chroniques,* des infections chroniques (*hépatite C*), des syndromes inflammatoires comme une hépatite chronique.

La présence d'une cryoglobuline dans le sérum de sujets sains varie d'un laboratoire à un autre, et ce paramètre doit être apprécié avant toute interprétation d'une cryoglobulinémie. Le taux de cryoglobuline est très variable, de 0,01 à 50 g/L, et il est habituel de constater une absence de parallélisme entre l'importance des signes cliniques et la quantité de cryoglobuline présente dans le sérum. Il n'existe pas, non plus, de lien net entre la gravité des signes et la température de précipitation. La température maximale de cryoprécipitation peut varier de 10 à 37 °C.

Clinique

Les signes cliniques sont inconstants. Environ 50 % des cryoglobulinémies monoclonales et 15 % des cryoglobulinémies de type III sont symptomatiques. Les cryoglobulines doivent être recherchées devant des signes cutanés, qui sont les plus fréquents et les plus évocateurs. Les lésions peuvent être consécutives à des dépôts de complexes immuns circulants avec une vasculite atteignant préférentiellement la peau (et le rein), au cours des cryoglobulinémies de type II ; ou alors, elles sont secondaires à une précipitation intravasculaire des cryoglobulines induite par le froid se compliquant d'une obstruction des vaisseaux essentiellement de petit calibre et donc de phénomènes ischémiques au cours des cryoglobulinémies monoclonales de type I.

Purpura vasculaire infiltré. Papuleux, parfois associé à un érythème ou à des nodules dermiques, à tendance plus ou moins nécrotique, il évolue par poussées, déclenchées par l'orthostatisme, plus rarement par le froid. Il prédomine aux membres inférieurs mais peut s'étendre à la partie basse de l'abdomen, plus rarement aux membres supérieurs. Histologiquement, il s'agit d'une vasculite leucocytoclasique des petits vaisseaux, parfois particulière par la présence de dépôts hyalins intravasculaires avec, en immunofluorescence, un dépôt d'immunoglobulines dont la composition est celle du cryoprécipité. Il est l'apanage des cryoglobulinémies mixtes de type II.

Purpura rétiforme et nécroses des extrémités, voire ulcères de jambe très douloureux (*cf.* chapitre 17). Ils caractérisent les cryoglobulinémies monoclonales de type I et sont la conséquence d'une microangiopathie thrombosante, surtout lorsqu'il s'agit de cryoglobulinémie monoclonale d'isotype IgG [24].

Troubles vasomoteurs tels qu'un phénomène de Raynaud, un livedo réticulé ou une cyanose des extrémités, une urticaire déclenchée par le froid, des engelures, des lésions bulleuses ou vésiculeuses.

Les manifestations cutanées graves, avec nécrose, accompagnent le plus souvent les cryoglobulinémies de type I, voire II avec un fort composant monoclonal, de titre élevé pouvant atteindre les 30 g/L. Ceci entraîne une hyperviscosité et des thrombus vasculaires qui expliquent les signes cutanés. Des signes cutanés plus discrets évoquent en général une cryoglobulinémie de type III.

Autres atteintes. Elles peuvent révéler une cryoglobulinémie :
– l'*atteinte articulaire* (70 % des cas) est satellite du purpura et se présente sous forme d'arthralgies, plus rarement d'arthrites des genoux, des mains et des chevilles souvent œdématiées ;
– une *neuropathie périphérique* est observée dans 7 à 15 % des cas de cryoglobulinémie mixte : neuropathie sensitivomotrice des membres inférieurs à prédominance distale, symétrique, d'évolution subaiguë. Parfois, il s'agit d'une mono- ou d'une multinévrite ;
– l'*atteinte rénale* est souvent tardive : parfois, il s'agit d'un syndrome néphritique aigu, rarement d'une oligoanurie pouvant mettre en jeu le pronostic vital si la cryoglobulinémie est massive. Dans 20 % des observations, il existe un syndrome néphrotique et l'hypertension artérielle est fréquente (85 % des cas). Dans la majorité des cas, l'atteinte rénale complique une cryoglobulinémie de type II et réalise une glomérulonéphrite membranoproliférative avec typiquement de nombreux dépôts PAS-positifs intraluminaux.

Biologie

L'hypocomplémentémie est le symptôme associé le plus important retrouvé dans les cryoglobulinémies de type II surtout : abaissement profond et durable du complément hémolytique total et du C4, parfois du C1q alors que le C3 est habituellement normal. La recherche de facteurs rhumatoïdes est habituellement positive dans les cryoglobulinémies mixtes comportant une IgM.

Dermatoses par agents physiques

4-3 Peau et froid

Maladies associées

Les pathologies sous-jacentes à rechercher sont les suivantes.

Hémopathies lymphoïdes (maladie de Waldenström, maladie chronique des agglutinines froides, LLC : leucémie lymphoïde chronique, lymphadénopathies angio-immunoblastiques, certains LNH : lymphomes non hodgkiniens), surtout en cas de cryoglobulinémie de type I mais aussi de type II.

Affections auto-immunes (lupus systémique, syndrome de Gougerot-Sjögren, polyarthrite rhumatoïde, PAN, polymyosite).

Maladies infectieuses. De nombreuses infections, bactériennes, parasitaires ou virales peuvent s'accompagner d'une cryoglobuline, souvent transitoire. Il en est ainsi dans certaines néphropathies post-streptococciques, la syphilis, la lèpre lépromateuse et surtout l'endocardite subaiguë. Plus récemment, l'attention a été attirée sur la fréquence de l'*hépatite C* au cours des cryoglobulinémies mixtes de type II ou III. Suivant les techniques utilisées (ELISA de 1re ou de 2e génération, PCR), 50 à 90 % des cryoglobulinémies mixtes sont associées à une infection par ce virus [27]. L'atteinte hépatique biologique est inconstante. Les cryoglobulinémies de type II comportent le même marqueur du facteur rhumatoïde, l'idiotype WA. L'association d'acide ribonucléique du VHC avec des cryoglobulinémies « essentielles » de type II et avec des cryoglobulinémies dues à une macroglobulinémie de Waldenström suggère que l'infection par ce virus pourrait être le facteur déclenchant de la production de facteur rhumatoïde dans ces deux conditions. Lorsqu'il y a une infection par le virus de l'hépatite C, les signes dermatologiques sont volontiers plus sévères que dans les autres cryoglobulinémies.

Cryoglobulinémies essentielles. Les cryoglobulines sont dites essentielles en l'absence de pathologie associée. Leur fréquence a beaucoup diminué depuis la description de l'association entre une infection par le virus de l'hépatite C et une cryoglobulinémie mixte. Le plus souvent mixtes, les cryoglobulinémies essentielles surviennent principalement chez la femme autour de la cinquantaine. Leur évolution est généralement bénigne avec des poussées de purpura et d'œdèmes des membres inférieurs [28].

Traitement

C'est essentiellement celui de la maladie associée, notamment lorsqu'il existe un syndrome lymphoprolifératif, une infection ou une maladie auto-immune. Aucun traitement n'est en général institué lorsque les manifestations cutanées et articulaires sont modérées, d'évolution chronique. En revanche, en cas de manifestation sévère cutanée, rénale ou neurologique, un traitement est nécessaire. Les cryoglobulinémies mixtes sont le plus souvent associées au virus de l'hépatite C, dont le nouveau traitement recommandé, depuis peu, est l'association du peg-interféron α-2a et de la ribavirine à un inhibiteur de la polymérase NS5B, analogue de nucléotides, le sofosbuvir [29]. La réponse au traitement est d'ailleurs corrélée à la réponse virologique, même si des cryoglobulinémies symptomatiques apparaissant sous sofosbuvir ont déjà été rapportées. Le rituximab a montré de bons résultats dans les cryoglobulinémies mixtes, associées au VHC ou essentielles, même en monothérapie [30] ; plasmaphérèse et cyclophosphamide, associés à une corticothérapie, sont réservés aux formes réfractaires ou gravissimes. Dans les cryoglobulinémies monoclonales de type I, le rituximab n'est généralement pas efficace et le traitement repose sur les échanges plasmatiques et le traitement du clone lymphoplasmocytaire à l'origine de la synthèse de la cryoglobuline : agents alkylants, immunomodulateurs, bortézomib.

Cryofibrinogène

On retrouve parfois dans le *plasma* isolé, après incubation à 4 °C pendant 24 heures *in vitro*, un précipité constitué de fibrinogène. Il s'agit d'une anomalie biologique relativement fréquente mais qui s'exprime rarement cliniquement. La présence d'un cryofibrinogène peut être idiopathique ou secondaire à une néoplasie (prostate, hémopathies), une infection aiguë, des maladies thromboemboliques ou une maladie inflammatoire (connectivites, néphropathie à IgA).

Les signes cliniques associent un phénomène de Raynaud, un purpura ou encore un livedo réticulé [31]. Une nécrose cutanée peut se développer et aboutir à des ulcérations distales ou une gangrène nécessitant un traitement chirurgical [31]. La prise en charge repose sur le traitement de l'affection causale et la protection des zones exposées au froid. Le stanozolol, un stéroïde anabolisant, avec des propriétés fibrinolytiques, a montré quelques succès.

Autres protéines

Plusieurs protéines précipitantes au froid *in vitro* peuvent être détectées dans le plasma (mais pas dans le sérum) de la population normale.

Agglutinines froides. Ce sont surtout des IgM antiérythrocytaires parfois monoclonales qui provoqueraient l'agglutination des globules rouges dans les vaisseaux dermiques lors de l'exposition au froid. Elles sont présentes à des titres bas chez 95 % des sujets sains. Elles augmentent dans plusieurs pathologies : infections virales, trypanosomiase, lymphomes, lupus érythémateux, anémies hémolytiques. Les signes cliniques lorsqu'il s'agit de formes monoclonales sont voisins de ceux des cryoglobulines de type I et II : phénomène de Raynaud, acrocyanose, gangrènes ; et ils sont absents le plus souvent dans les formes polyclonales post-infectieuses (mycoplasmes, parvovirus B19). Il convient d'éviter les expositions au froid ; les corticoïdes et les anticoagulants ont été utiles dans quelques cas [32].

Hémolysines. Elles semblent responsables d'une hémolyse intra-vasculaire aiguë déclenchée par le froid. L'hémolyse au froid est typiquement associée à la syphilis, mais les hémolysines froides peuvent survenir en son absence et parfois être associées à une réaction de Wasserman faussement positive. Les symptômes apparaissent lors du réchauffement et comprennent une hémoglobinurie, de la fièvre et des signes systémiques. Une urticaire au froid et un phénomène de Raynaud peuvent être observés. Le traitement est le plus souvent décevant sauf en cas d'étiologie syphilitique.

Signification des perturbations biologiques

Il serait simple pour l'esprit d'avoir la démonstration que le froid déclenche dans le sang circulant, chez le sujet vivant, la cryoprécipitation de l'agglutination des globules rouges ou l'hémolyse. En fait, il n'est pas établi que le froid déclenche ces modifications *in vivo*. Il est, par exemple, impossible d'imaginer qu'un malade, dont le cryoprécipitat requiert *in vitro* plusieurs jours à 4 °C pour apparaître, puisse voir expliquer ses lésions au froid par une cryoprécipitation, lorsque, par exemple, le phénomène de Raynaud survient 5 minutes après que le sujet est passé d'une pièce chauffée à 18 °C à une cave où la température n'est que de 5 à 6 °C.

RÉFÉRENCES

1. Page E.H. et coll., *J Am Acad Dermatol*. 1988, *18*, 1003.
2. Lehmuskallio E. et coll., *BMJ*, 1995, *31*, 1661.
3. McIntosh S.E. et coll., *Wild Environ Med*. 2011, *22*, 156.
4. Cauchy E. et coll., *J Hand Surg*. 2000, *5*, 969.
5. Revuz J., *Ann Dermatol Vénéréol*. 1992, *119*, 455.
6. Lutz V. et coll., *Br J Dermatol*. 2010, *163*, 645.

7. Lazareth I., *Encycl Med Chir (Paris), Dermatologie*, 1998, 1-0520.
8. Hedrich C.M. et coll., *Clin Rheumatol.* 2008, *27*, 949.
9. Viguier M. et coll., *Medicine.* 2001, *80*, 180.
10. Yazawa H. et coll., *J Am Acad Dermatol.* 2004, *50*, S42.
11. Dowd P.M. et coll., *Br Med J.* 1986, *293*, 923.
12. Gibbs M.B., *J Am Acad Dermatol.* 2005, *52*, 1009.
13. Planchon B. et coll., *Angiology.* 1994, *45*, 677.
14. Gayraud M., *Joint Bone Spine.* 2007, *74*, e1.
15. Ennis H. et coll., *Cochrane Database Syst Rev.* 2014, 1, CD002069.
16. Lazareth I., *Ann Dermatol Vénéréol.* 1987, *114*, 1035.
17. García de la Peña Lefebvre P. et coll., *Rheumatol Int.* 2015, *35*, 1447.
18. Mathelier-Fusade P. et coll., *Ann Dermatol Vénéréol.* 1994, *121*, 429.
19. Stankovic K., *Joint Bone Spine.* 2007, *74*, 544.
20. Ombrello M.J. et coll., *N Engl J Med.* 2012, *366*, 330.
21. Jeamougin M. et coll., *Nouv Dermatol.* 1991, *410*, 381.
22. Amblard P. et coll., *Ann Dermatol Vénéréol.* 1988, *115*, 873.
23. Aroni K. et coll., *J Dermatol.* 1998, *25*, 677.
24. Harel S., *Br J Haematol.* 2015, *168*, 671.
25. Brouet J.C. et coll., *Am J Med.* 1974, *57*, 775.
26. Tedeschi A., *Blood Reviews.* 2007, *21*, 183.
27. Gumber S.C. et coll., *Ann Intern Med.* 1995, *123*, 615.
28. Dupin N. et coll., *Arch Dermatol.* 1995, *131*, 1124.
29. Dammacco F. et coll., *N Engl J Med.* 2013, *369*, 1035.
30. Visentini M. et coll., *Autoimmun Rev.* 2015, *14*, 889.
31. Jantunen E. et coll., *J Intern Med.* 1993, *234*, 331.
32. Läuchli S. et coll., *Dermatology.* 2001, *202*, 356.

4-4 Autres dermatoses par agents physiques

Dermatoses mécaniques

A. Tesnière, A. Dompmartin

La peau constitue un organe de protection particulièrement bien adapté aux agressions de tous types et, en particulier, aux traumatismes. Elle peut réagir à ceux-ci de différentes façons en fonction de l'intensité ou de la répétition des chocs, en fonction aussi des zones cutanées intéressées et de facteurs individuels. Les aspects cliniques résultant de traumatismes mécaniques sont en fait relativement peu nombreux. Le frottement chronique de la peau peut induire une réponse hyperplasique de l'épiderme, et il se produit alors un épaississement dont l'aspect est soit une hyperkératose circonscrite ou callosité (frottement focal), soit une zone lichénifiée (frottement plus diffus). Parfois, l'intégrité épidermique est rompue et une bulle se produit (bulle de friction). Lorsque des ruptures vasculaires surviennent, les microhémorragies qui en résultent réalisent un aspect de pigmentation focale (pseudo-chromidrose). Ailleurs, l'irritation du frottement chronique induit une dysfonction mélanocytaire dont résultent les pigmentations de friction. Enfin, la pression prolongée des plans cutanés ou des plans osseux aboutit à des troubles de la vascularisation responsables de nécrose (escarre de décubitus).

Callosités

Les callosités, encore nommées durillons ou hyperkératoses réactionnelles, peuvent se développer sur toutes les zones exposées à des frottements répétés de faible intensité. On décrit les formes suivantes.

Callosités professionnelles, religieuses et sportives. Elles siègent sur les mains, plus rarement sur les genoux, parfois disposées en bandes palmaires, qui doivent être distinguées de toutes les kératodermies familiales. Elles doivent, dans certains cas, être respectées car elles peuvent constituer un avantage (gymnastes, sports de raquette, aviron), en évitant la survenue de bulles douloureuses [1]. Les *nodules des prieurs* [2], induits par des pratiques religieuses, sont observés sur le front, les coudes et les genoux des musulmans. Les *nodules des surfers* [3] apparaissent après de nombreuses heures de contact continu avec la planche et siègent en regard des proéminences tibiales antérieures. Les *Garrod's pads* sont des callosités observées essentiellement sur les articulations interphalangiennes des joueurs d'instruments à corde [4].

Callosités orthopédiques [5-8]. Elles siègent uniquement au niveau des pieds ; elles sont d'une extrême fréquence et peuvent répondre à deux descriptions.

Les cors sont des formations hyperkératosiques en forme de cône renversé dont le sommet correspond à une petite surface osseuse, siège d'un frottement permanent [9]. Ils correspondent à un épaississement réactionnel du stratum cornéum. Les cors apparaissent le plus souvent sur la **face dorsale** des articulations interphalangiennes, rarement sur la face plantaire du gros orteil. Sous la dénomination d'« œil-de-perdrix », on décrit un cor des espaces interdigitaux, la macération propre à cette région entraînant un aspect trompeur [9]. Sous les ongles, le cor peut être confondu avec la réaction d'hyperkératose de l'exostose sous-unguéale.

Les durillons, à l'inverse des cors, siègent surtout sur la **face plantaire ou latérale** des pieds et se présentent comme des zones d'hyperkératose plus ou moins épaisses, arrondies ou linéaires, douloureuses à la marche [9]. Ils sont, comme les cors, la résultante du *conflit chaussure-pied*, les déformations osseuse et articulaire modifiant progressivement les points d'appui. Le diagnostic différentiel avec des verrues plantaires se pose parfois : à la surface des durillons, *les empreintes plantaires (dermatoglyphes) sont habituellement bien conservées*, ce qui n'est pas le cas à la surface des verrues. Contrairement aux durillons, les verrues présentent un piqueté de points noirâtres qui est bien visible lorsque l'hyperkératose superficielle a été décapée au préalable. Les durillons et les verrues sont douloureux. En cas de durillon, on provoque une douleur surtout par la pression directe. En cas de verrue, c'est plutôt le pincement qui déclenche la douleur.

Traitement. Qu'il s'agisse des cors ou des durillons, il doit commencer par un port de chaussures adapté qui limitera toute friction ou compression anormales. *En effet, il faut d'abord traiter le trouble mécanique avant de traiter l'hyperkératose.* La confection d'orthèses en élastomère de silicone moulées et façonnées directement sur la peau permet de corriger les troubles mécaniques. La rééducation sert à lutter contre les enraidissements et les rétractions tendineuses. En cas d'échec, on fera appel au traitement chirurgical qui modifiera les appuis par différentes ostéotomies. Des conseils d'hygiène sont toujours nécessaires car sous l'hyperkératose, peut exister une bursite inflammatoire qui risque de se surinfecter et se fistuliser surtout sur un terrain fragilisé (artérite, diabète, neuropathie).

Papules piézogéniques des pieds

Il s'agit de petites hernies du tissu graisseux à travers les travées conjonctives du derme réticulaire [10]. Elles siègent sur les bords latéraux et postérieurs des talons et sont parfois douloureuses lors de la marche (*cf.* fig. 17.33). Elles s'observent électivement chez les athlètes pratiquant des sports d'endurance comme le marathon mais également en cas d'altération des fibres collagènes comme dans le syndrome d'Ehlers-Danlos.

Irritation mécanique des moignons d'amputation

Elle peut déterminer des manifestations cliniques variées telles que phlyctènes, bursites à répétition, kératoses douloureuses et surtout plaies torpides par ischémie de compression [11-13]. Elles nécessitent la mise au repos avec suppression momentanée de l'appareillage.

Acanthome fissuré rétro-auriculaire

Cette tumeur bénigne peu fréquente d'origine traumatique est due au frottement des montures de lunettes mal adaptées [14]. Elle siège presque exclusivement au niveau des sillons rétro-auriculaires, très exceptionnellement sur la crête nasale. Il s'agit d'une tumeur ferme, un peu rosée, remarquable par la présence d'une fissure qui semble la séparer en deux (*cf.* fig. 17.18). La douleur est fréquente. L'examen anatomopathologique permet de constater, en plus d'une acanthose importante, une hyperkératose orthokératosique, un œdème du derme superficiel et, parfois, une hypertrophie des nerfs. Le traitement consiste à remplacer les montures de lunettes.

Dermatites des violonistes

Cette dermatite, encore dénommée acné mécanique des violonistes, ou «cou de Fiddler», n'est pas exceptionnelle [4]. Elle siège électivement sur le cou en regard de l'angle postérieur et inférieur de la mâchoire, beaucoup plus rarement sur la branche inférieure du maxillaire gauche ou sur la région sternoclaviculaire. Elle se manifeste, après un premier stade d'érythème, par un placard lichénifié favorisé par la friction, parsemé de lésions folliculaires et de cicatrices résultant des contraintes de cisaillement et d'occlusion. Des antécédents d'acné sont souvent retrouvés. Le traitement par cyclines au long cours permet une amélioration transitoire ; seule l'exérèse chirurgicale des lésions est efficace. Pour éviter les récidives, il faut réduire le frottement entre le violon et la peau en interposant un coussinet bien ajusté. Des atteintes similaires ont été décrites au niveau des genoux et de la poitrine chez les violoncellistes.

Par analogie avec les instruments à corde, la pratique d'instruments à cuivres et bois peut provoquer des dermites de contact siégeant sur le menton et les lèvres («chéilite du clarinettiste») par phénomène de macération et d'occlusion. Les patchs tests sont souvent négatifs.

Dermatite lichénoïde de friction

Les frictions répétées de certaines zones cutanées particulièrement exposées aux frottements comme les coudes et les genoux peuvent déterminer des papules lichénoïdes rassemblées en placards. Cette dermatite peut se voir chez l'enfant surtout l'été : c'est la dermatite des toboggans [15]. Chez l'adulte, dans le cadre de la vie professionnelle, on observe principalement des placards de lichénification et d'hyperkératose des genoux. Ils représentent des épaississements réactionnels de la peau, sont de taille variée, de coloration grisâtre, rose ou franchement pigmentée, aux limites bien dessinées. Les zones d'épaississement kératosique sont parfois distribuées en stries parallèles. Les professions habituellement concernées sont celles du bâtiment, en particulier les carreleurs et les ardoisiers. L'utilisation de rameurs de musculation et plus particulièrement la friction du banc en métal peut entraîner des lésions identiques à la partie supérieure de la fente fessière [16].

Mélanose de friction

Une mélanose, distincte de l'amyloïdose maculeuse, a été observée en regard des clavicules, des omoplates et des vertèbres de sujets jeunes qui avaient l'habitude de se frictionner le corps avec une serviette en nylon, ou des tampons à récurer en carex (pratiqué chez les Mexicains) [17]. La pigmentation, qui serait due à l'irritation mécanique et répétée par la serviette, régresse quelques mois après l'arrêt du geste frictionnel.

Pseudo-chromidrose

Le terme de pseudo-chromidrose est consacré par l'usage, mais devrait être remplacé par celui d'hématomes intracornés, terme proposé lors de la révision de la terminologie dermatologique. Il s'agit d'une affection relativement fréquente chez les jeunes sportifs, surtout ceux qui pratiquent leurs activités sur des surfaces de jeux dures, d'où la plus grande fréquence de cette dermatose chez les joueurs de tennis ou de basket que chez les footballeurs. Le même type de lésion peut être observé sur les paumes des haltérophiles, des joueurs de golf, de tennis ou chez les alpinistes. L'attention est attirée par l'apparition sans aucune douleur d'un piqueté noir, disposé en ligne ou en taches arrondies siégeant électivement sur les talons (cf. fig. 17.32), plus rarement à la face plantaire des orteils. Il s'agit de dépôts de pigments sanguins dans la couche hyperkératosique secondaires aux microhématomes traumatiques. Le diagnostic peut se poser avec un mélanome. Après l'arrêt de toute activité sportive, l'évolution est spontanément régressive [18]. Sur les mains, la pratique intensive des jeux vidéo peut entraîner une forme particulière de purpura et pigmentation appelée «*playstation purpura*» [19], trompeuse en dermoscopie puisque présentant un patron parallèle des crêtes comme le mélanome acrolentigineux.

Mamelon du joggeur

Le mamelon du joggeur [20], rapporté d'abord chez les femmes qui participaient sans soutien-gorge au marathon, se manifeste par des érosions douloureuses des aréoles des mamelons. Actuellement, cette atteinte est plus souvent observée chez les hommes, notamment les *guitaristes* [4]. Cette érosion des mamelons, bilatérale et symétrique, peut entraîner des ulcérations susceptibles de se surinfecter. La meilleure prévention repose sur l'application de vaseline ou d'une bande de sparadrap au niveau des mamelons. Le port de vêtements ayant une texture douce, par exemple en soie ou en fibre semi-synthétique, est également conseillé.

Dermatite palmaire juvénile des piscines

Cette entité particulière s'observe après fréquentation intensive, prolongée et quotidienne des piscines. Elle est caractérisée par des lésions érythémateuses bilatérales des zones convexes des faces palmaires des mains et des doigts liées à la friction répétée sur les rebords cimentés des piscines [21].

Phlyctènes

Les bulles de friction surviennent après des traumatismes très localisés et rapidement répétés dans le temps [22]. Le résultat en est un décollement intraépidermique formant une bulle à contenu clair ou hémorragique. Les sièges les plus fréquents sont les pieds et les mains. Pour le traitement, on conseille d'aspirer le liquide d'une façon stérile tout en laissant en place le toit de la bulle. La répétition de phlyctènes survenues sans grands traumatismes apparents doit faire évoquer la possibilité d'une épidermolyse bulleuse congénitale méconnue, ou d'une forme acquise.

Escarre de décubitus

Par définition, l'escarre de décubitus est une ulcération profonde, indolore et d'évolution chronique siégeant électivement sur une zone de pression au contact d'une surface osseuse. Elle survient surtout chez les sujets âgés immobilisés en décubitus par une maladie ou un traumatisme. Elle peut aussi atteindre les sujets plus jeunes comme certains *paraplégiques* ou ceux qui ont subi une *réanimation prolongée*.

Aspect clinique

Les escarres sont divisées en quatre stades [23]. Il est important de considérer les quatre stades comme quatre manifestations de l'escarre, et non comme quatre phases qui se suivent nécessairement. Chez certains patients, une escarre peut commencer par une phlyctène ou par une plaie superficielle, voire une lésion en profondeur (p. ex. une plaque nécrotique noire au talon).

Stade 1 : rougeur ne disparaissant pas à la pression. Il se manifeste par une rougeur (couleur rose ou violine cyanique) qui ne disparaît pas à la pression, et ce en l'absence de lésion cutanée. Ce stade peut s'accompagner d'une décoloration de la peau, de chaleur, d'un œdème ou d'une induration du tissu.

Stade 2 : phlyctène ou phlyctène ouverte. C'est une altération superficielle de la peau au niveau de l'épiderme et/ou du derme. L'ulcère est superficiel. Cliniquement, ce stade est caractérisé par une phlyctène, éventuellement ouverte (érosion).

Stade 3 : escarre superficielle. C'est une atteinte de la peau avec dommage ou nécrose de l'épiderme et du derme, dommage qui peut toucher jusqu'aux fascias sous-jacents mais qui n'atteint pas les tissus situés plus en profondeur. Cliniquement, ce stade se manifeste par un cratère, avec ou sans atteinte des tissus environnants.

Stade 4 : escarre en profondeur. Il se caractérise par une atteinte importante, nécrose tissulaire et/ou détérioration, des muscles, du tissu osseux ou des tissus sous-jacents avec ou sans dommage du derme et de l'épiderme. À ce stade, une détérioration du tissu peut se produire, ainsi que des lésions en forme de sinus.

À noter : les lésions dues à l'humidité et les escarres sont souvent confondues. Un contact prolongé de la peau avec l'urine, les fèces, la transpiration ou l'humidité d'une plaie s'accompagne souvent d'une dermite irritative. L'effet corrosif de l'urine peut ramollir la peau. Une rougeur apparaît et les tissus épidermiques superficiels sont détruits.

Étiopathogénie. Ce sont les troubles de la sensibilité qui sont déterminants. Le malade, qui ne ressent plus la sensation d'inconfort du décubitus prolongé, ne mobilise plus spontanément les points d'appui : siège, talons, hanches, etc. La pression continue entre surface osseuse et tégument qui en résulte va déterminer une stase vasculaire et la constitution rapide d'une ischémie de la région intéressée, d'où nécrose et sphacèles. À ce facteur primordial de *pression prolongée et non contrôlée* s'ajoutent les facteurs de *troubles métaboliques et de dénutrition* fréquents chez les sujets âgés.

Traitement

Mesures générales de prévention. Leur mise en place commence dès l'identification des facteurs de risque. Elle s'applique à tout patient dont l'état cutané est intact mais estimé à risque et vise à éviter la survenue de nouvelles escarres chez les patients déjà porteurs d'escarre. Elle concerne l'ensemble des professionnels de santé en contact avec le patient.

Identifier les facteurs de risque au moyen du jugement clinique (grade C) associé à l'utilisation d'une échelle validée d'identification des facteurs de risque (grade B). Les soignants doivent être entraînés à la reconnaissance des facteurs de risque et formés à l'utilisation d'une échelle d'identification du risque (échelle de Braden, de Waterloo, etc.).

Diminuer la pression en évitant les appuis prolongés par la mobilisation, la mise au fauteuil, la verticalisation et la reprise de la marche précoces. Des changements de position doivent être planifiés toutes les 2 à 3 heures, voire à une fréquence plus élevée (grade B), et les phénomènes de cisaillement et de frottement doivent être évités par une installation et une manutention adéquates du patient. Le décubitus latéral oblique à 30° par rapport au plan du lit est à privilégier car il réduit le risque d'escarre trochantérienne (grade C).

Utiliser des supports (matelas, surmatelas, coussins de siège) **adaptés** au patient et à son environnement y compris sur les tables de blocs opératoires (grade B), les lits de salles de surveillance post-interventionnelle et en postopératoire.

Observer régulièrement l'état cutané et les zones à risque (au moins quotidiennement, à chaque changement de position et lors des soins d'hygiène) afin de détecter précocement une altération cutanée (grade C). L'observation cutanée doit être associée à une palpation de la peau à la recherche d'une induration ou d'une chaleur, en particulier pour les peaux pigmentées.

Maintenir l'hygiène de la peau et éviter la macération par une toilette quotidienne et renouvelée si nécessaire. Le massage et la friction des zones à risque sont à proscrire (grade B) puisqu'ils diminuent le débit microcirculatoire moyen (grade C).

Assurer un équilibre nutritionnel en évaluant quantitativement les prises alimentaires (grade C). L'utilité d'une prise en charge nutritionnelle spécifique a été insuffisamment évaluée [24].

Traitement curatif. Le traitement de l'escarre est à la fois local et général, prenant en compte la personne et la plaie. Le succès du traitement est conditionné par une prise en charge pluridisciplinaire, l'adhésion des soignants à un protocole de soins et la participation active du patient et de son entourage. La possibilité de suppression du facteur d'hyperpression (alitement temporaire) ou pas (grabatisation définitive) constitue bien sûr l'élément pronostique prédominant.

Principes de nettoyage de la plaie et de son pourtour. Utiliser du sérum physiologique ou eau savon et rinçage ; il n'y a pas d'indication à l'utilisation d'antiseptiques. La plaie ne doit pas être asséchée.

Traitement de la phlyctène. Évacuer le contenu et maintenir le toit de la phlyctène, recouvrir avec un pansement hydrocellulaire ou un pansement gras.

Traitement de l'escarre constituée. La détersion est nécessaire sur les plaies nécrotiques et/ou fibrineuses. Elle peut être mécanique (en évitant saignement et douleur) ou aidée par un pansement tel qu'hydrofibre, alginates ou hydrogel (grade B).

Recouvrement de la plaie par un pansement pour maintenir un milieu local favorisant le processus de cicatrisation spontanée. Aucun élément dérivé de l'étude de la littérature ne permet de préconiser un pansement plutôt qu'un autre. Le choix du pansement s'appuie en particulier sur l'aspect de la plaie (sèche, exsudative, hémorragique, malodorante), sa couleur (échelle colorielle) [24].

Traitement de l'escarre infectée. L'infection est à distinguer de la colonisation bactérienne, qui est quasi constante dans les plaies chroniques. Elle est utile à la cicatrisation et doit être contrôlée par un nettoyage et une détersion soigneux des tissus nécrotiques.

Traitement chirurgical. La chirurgie est nécessaire en cas de nécrose tissulaire importante, d'exposition des axes vasculonerveux, des tendons ou des capsules articulaires, d'exposition de l'os et d'infection. Elle est contre-indiquée chez le sujet âgé porteur d'escarres plurifactorielles ainsi qu'en l'absence de mise en place ou d'efficacité des mesures de prévention des récidives. La correction orthopédique des surfaces osseuses, les interventions chirurgicales, greffes ou lambeaux cutanés ou musculocutanés, sont discutés en fonction de l'état général et de la verticalisation possible et rapide. En effet, il faut toujours garder à l'esprit qu'une cicatrice reste une zone de fragilité.

Technique de pression négative. Elle exerce une dépression sur les plaies creusantes permettant d'accélérer le bourgeonnement intracavitaire. Cette technique est largement utilisée pour faire bourgeonner les escarres mais n'a pas d'action sur l'épidermisation superficielle. Elle ne doit pas être utilisée en cas d'ostéite. Elle se heurte au risque de léser la peau périlésionnelle en appliquant les pansements occlusifs changés régulièrement tous les 3 jours.

RÉFÉRENCES

1. Metelitsa A. et coll., *Int J Dermatol.* 2004, *43*, 113.
2. Gupta D. et coll., *Indian J Dermatol.* 2015, *60*, 3.
3. Zoltan T.B. et coll., *Am Fam Physician.* 2005, *71*, 2313.
4. Gambichler T. et coll., *BMC Dermatol.* 2004, *4*, 3
5. Tlougan B.E. et coll., *Sports Med.* 2011, *41*, 967.
6. De Luca J.F. et coll., *Sports Med Auckl NZ.* 2012, *42*, 399.
7. Kurvin L. et coll., *MMW Fortschr Med.* 2007, *149*, 31.

8. Hermanns-Lê T. et coll., *Rev Med Liege*. 2006, *61*, 545.
9. Freeman D.B., *Am Fam Physician*. 2002, *65*, 2277.
10. Tennstedt D. et coll., in : Leemrijse T et coll., La pathologie du pied et de la cheville. Elsevier, Paris, 2009.
11. Visscher M.O. et coll., *Arch Dermatol Res*. 2011, *303*, 117.
12. Karakozis S. et coll., *Am Surg*. 2001, *67*, 495.
13. Almassi F. et coll., *Pak J Biol Sci*. 2009, *12*, 1381.
14. Thomas M.R. et coll., *J Laryngol Otol*. 1991, *105*, 301.
15. Evans M.R. et coll., *Commun Dis Public Health PHLS*. 2003, *6*, 18.
16. Sardana K. et coll., *Indian J Dermatol*. 2015, *60*, 66.
17. Magaña-García M. et coll., *Int J Dermatol*. 1989, *28*, 119.
18. Bazex A. et coll., *Ther Umsch Rev Thérapeutique*. 1978, *35*, 904.
19. Robertson S.J. et coll., *Australas J Dermatol*. 2010, *51*, 220.
20. Itin P. et coll., *Schweiz Med Wochenschr*. 1986, *116*, 1189.
21. Lacour J.P., *Ann Dermatol Venereol*. 1995, *122*, 695.
22. Zhong W. et coll., *Cutan Ocul Toxicol*. 2006, *25*, 23.
23. Defloor T. et coll., *J Wound Ostomy Continence Nurs*. 2005, *32*, 302.
24. Prévention éducation recherche soins escarres et coll., *Prévention et traitement des escarres de l'adulte et du sujet âgé*, 2001.

Brûlures

A. Tesnière, A. Dompmartin

Une brûlure est une destruction du revêtement cutané quelle qu'en soit la cause. Seules les brûlures limitées, peu profondes, concernent le dermatologue. Il est donc essentiel d'apprécier les éléments pronostiques d'une brûlure afin de pouvoir diriger les patients le plus rapidement possible vers un service spécialisé. Trois éléments pronostiques sont essentiels : la surface brûlée, la profondeur et l'âge du patient. De plus, certaines localisations comme les paupières, la bouche et les doigts nécessitent des traitements spécifiques en raison des risques de complications. Enfin, le dermatologue est aussi amené à prendre en charge les séquelles de brûlures et l'érythème *ab igne* (dermite des chaufferettes).

Aspects cliniques et facteurs de pronostic [1-4]

Étendue de la brûlure

Elle peut être évaluée rapidement grâce à la « règle des neuf » de Wallace. La tête représente 9 % de la surface corporelle, chacun des bras représente 9 %, chaque jambe 18 %, le dos et l'avant du torse 18 % chacun, la région génitale et la paume des mains environ 1 %. Seules les zones, dites « désépithélialisées », c'est-à-dire ayant perdu la couche la plus superficielle de la peau, doivent être comptées dans le calcul. Les zones simplement « rouges » (érythème) n'entrent pas dans le calcul de la surface. Pour apprécier les petites surfaces, la méthode de la paume de la main est un complément très utile : la surface de la paume de la main et des doigts représente 1 %. Dans les centres spécialisés, on utilise des tables plus précises.

Profondeur de la brûlure

L'appréciation reste subjective et peut faire parfois objet de désaccord entre médecins. Le niveau peut évoluer avec le temps, faisant nécessiter parfois une réappréciation une ou deux journées plus tard. La classification en degré repose essentiellement sur l'aspect des lésions. Certaines techniques existent pour essayer de quantifier plus précisément le niveau, telles que l'imagerie par laser Doppler, l'imagerie infrarouge ou la vidéomicroscopie. Ces techniques restent cependant expérimentales.

On distingue classiquement trois degrés d'atteinte :
– *premier degré* (ou brûlure superficielle) : elle atteint histologiquement le *stratum corneum* mais peut s'étendre à tout l'épiderme en excluant la membrane basale. Cliniquement, il s'agit d'un érythème douloureux, non phlycténulaire, qui guérit en quelques jours sans séquelles ;
– *deuxième degré* : les lésions s'étendent à la totalité de l'épiderme et à une partie plus ou moins importante du derme. On distingue le deuxième degré superficiel, qui se caractérise cliniquement par la présence de phlyctènes et d'une douleur très vive au moindre contact ; cette hyperesthésie est capitale pour le diagnostic. Dans le deuxième degré profond, la brûlure atteint largement les couches profondes du derme ;
– *troisième degré* : elle entraîne une destruction totale du revêtement cutané. Aucune reconstruction spontanée n'est possible. La peau est de couleur variable allant de la couleur blanche ou brune jusqu'au noir cartonné. La plupart du temps, ces lésions sont indolores.

Il est donc important de distinguer les brûlures superficielles (premier degré et deuxième degré superficiel) des brûlures profondes (deuxième degré profond et troisième degré). C'est la préservation partielle ou totale des cellules régénératrices épidermiques qui fait la différence entre une brûlure superficielle et une brûlure profonde. Si elles sont préservées, la lésion cicatrisera spontanément ; sinon, il faudra greffer avec des risques de séquelles. L'examen clinique précis et répété avec étude de la sensibilité et de la circulation capillaire (changement de couleur et recoloration) est donc indispensable.

Âge physiologique

L'âge du malade et son état général avant la brûlure sont très importants. Une tare peut décompenser et aggraver le pronostic vital.

Facteurs étiologiques

Brûlures thermiques. Ce sont les plus fréquentes et représentent en moyenne 90 % des brûlures. Parmi celles-ci, on distingue les brûlures par contact solide ou liquide (braises, eau bouillante, huile chaude, etc.). Elles sont souvent étendues et peu profondes. Elles sont secondaires au contact avec le poêle bouillant, la vapeur ou l'air chaud et, parfois, les flammes. Les brûlures par flammes sont dues soit aux hydrocarbures enflammés (pétrole, essence, alcool à brûler, barbecue, etc.), soit à l'explosion de gaz ou de vapeur d'essence. Elles sont en général profondes ou en mosaïque profondes et superficielles. Les brûlures par le soleil sont souvent étendues et superficielles. Les brûlures lors des photothérapies ou après utilisation intempestive de psoralènes pour bronzage artificiel sont également superficielles.

Brûlures chimiques. Celles dues à un acide sont souvent de moyenne profondeur si l'on a pris la précaution de laver la lésion précocement. Les brûlures par une base sont d'emblée profondes, évolutives et plus graves.

Brûlures électriques. Elles sont toujours très profondes. La sévérité des brûlures électriques dépend du voltage, de l'épaisseur, de l'humidité de la peau et de la durée du contact. Les brûlures liées à un voltage élevé de plus de 1 000 V entraînent des destructions tissulaires étendues. Une prise en charge chirurgicale est nécessaire. Les brûlures liées à des appareils de bas voltage, le plus souvent domestiques, sont moins importantes mais pénètrent plus profondément le long des vaisseaux et des nerfs. Les brûlures par des défibrillateurs cardiaques peuvent produire des ulcères nécrotiques. Les brûlures secondaires aux éclairs ou à la foudre donnent des lésions linéaires ou arborescentes, érythémateuses avec parfois une atteinte cardiaque, musculaire ou neurologique.

Brûlures liées aux radiations d'un four à micro-ondes. Le rayonnement est de longueur d'onde courte, de fréquence élevée et non ionisant ; il génère de la chaleur par son action sur les molécules d'eau. Quelques secondes d'exposition peuvent entraîner des paresthésies mais lorsque l'exposition est plus longue, la *destruction nécessite parfois une amputation*. Il faut noter que lorsque l'énergie délivrée par le four à micro-ondes est suffisante pour brûler la peau, les muscles ou les viscères, le tissu cellulaire graisseux sous-cutané est en général préservé. Cela paraît être spécifique de ce type de rayonnement.

Traitement

Brûlures graves. Le grand brûlé sera toujours hospitalisé en centre spécialisé. Les brûlures graves impliquent un des paramètres suivants : une atteinte du deuxième degré supérieure à 20 % de la surface corporelle, une atteinte du troisième degré supérieur à 10 % de la surface corporelle, toutes les lésions électriques à haut voltage, les lésions thermiques associées à une atteinte respiratoire, les brûlures graves de la face, des mains, des pieds ou du périnée, les brûlures associées à un polytraumatisme, les brûlures survenant chez des malades ayant de nombreuses comorbidités associées.

Brûlures limitées. Elles seront prises en charge par les dermatologistes.

Antidote. Immédiatement après une brûlure thermique, il est conseillé d'asperger la zone avec de l'*eau froide*, ce qui diminue les dégâts tissulaires. La température de l'eau doit être comprise entre 8 et 25 °C. Pour être efficace, le refroidissement devra être le plus précoce possible et durer *15 à 60 minutes*. Il est également possible de refroidir la peau lésée à l'aide de compresses hydrocolloïdes posées pendant 15 minutes (10 minutes en cas d'âge supérieur à 75 ans) ; ce dispositif est largement utilisé aux urgences pédiatriques. Pour les brûlures chimiques, il faut neutraliser la solution acide ou la solution basique par son antidote ou, à défaut, par une irrigation continue pendant 10 minutes avec de l'eau du robinet. Les lésions par l'acide fluorhydrique, souvent très profondes, doivent être traitées par chélation de l'agent causal par du gluconate de calcium.

Soins locaux. Sous couvert d'antalgiques, ils associent nettoyage avec une solution antiseptique diluée (chlorhexidine, hexamidine, polyvidone iodée) et application de topiques tels que la sulfadiazine argentique. Il est absolument nécessaire de renouveler les pansements de façon quotidienne afin de surveiller l'état local de la brûlure, éliminer les fragments nécrosés dont la présence favorise la pullulation microbienne. Le renouvellement des pansements, lorsqu'il s'agit de brûlures d'une certaine surface, est beaucoup plus facilement effectué dans une baignoire. Les bains sont pratiqués dans une eau à température du corps et permettent l'ablation des pansements de manière indolore. De plus, l'action mécanique du lavage des plaies permet de faire un débridement doux. Les pansements hydrocellulaires ou des hydrogels en plaques (posés après les avoir mis au réfrigérateur) permettent d'obtenir un bourgeonnement. L'utilisation des autogreffes d'épiderme cultivé ou du derme artificiel est réservée aux brûlures étendues.

Séquelles

Les cicatrices de brûlures sont souvent érythémateuses, prurigineuses, hypertrophiques, parfois chéloïdiennes ou dyschromiques. Le traitement de ces séquelles de brûlures est d'abord préventif. Actuellement, il est admis que l'excision-greffe chirurgicale précoce dans les premières 24 à 48 heures, surtout en zones fonctionnelles (main, plis de flexion, région cervicofaciale), permet de diminuer le risque infectieux local et les séquelles fonctionnelles en évitant une prolifération conjonctive. Les autres procédés non chirurgicaux de prévention des cicatrices hypertrophiques comprennent la compression élastique en utilisant des vêtements en tissu élastique spécifiques et les gels de silicone. Depuis quelques années, on utilise de manière plus ou moins empirique des gels de silicone souples en compresses. Les douches filiformes à forte pression (8 à 18 bars) peuvent être pratiquées en milieu thermal dans un établissement spécialisé. Enfin, le traitement curatif des séquelles cicatricielles et des brides est double : traitement chirurgical avec résection nécessitant parfois l'utilisation d'expandeurs cutanés et traitement médical avec douches filiformes, compression élastique et utilisation de pansement de silicone. Certains proposent aussi des corticoïdes de classe 1 en topiques ou en injections intralésionnelles. Le lipofilling autologue est une procédure émergente pour la correction des cicatrices, notamment du visage. Elle consiste en l'injection de tissu adipeux recueilli à partir de graisse sous-cutanée et traitée selon la procédure dite « Coleman ». Il est probable que les cellules-souches mésenchymateuses et de nombreux facteurs de croissance contenus dans le lipoaspirat contribuent au remodelage cicatriciel [5]. Enfin, l'utilisation du laser de dioxyde de carbone (CO_2 hyperpulse), par effet de photothermolyse fractionnée, a montré une amélioration significative de l'aspect des cicatrices, leur souplesse, leur étanchéité, la douleur neuropathique et le prurit associés [6].

Transformation maligne

La plupart des transformations malignes des cicatrices de brûlures sont d'origine épithéliale mais des mélanomes et des sarcomes ont été décrits. Le délai d'apparition correspond le plus souvent à plusieurs années après la brûlure initiale. Le risque de développement d'une néoplasie sur cicatrice de brûlure est inconnu ; il est plus élevé lorsque la brûlure cicatrise lentement ou s'ulcère de façon répétée. Cliniquement, elle se présente comme une ulcération torpide, une lésion nodulaire indurée ou infiltrée. La plupart des carcinomes développés sur cicatrice de brûlure sont des carcinomes spinocellulaires encore appelés « ulcères de Marjolin » et se distinguent des autres carcinomes spinocellulaires par leur agressivité, leur risque de récidive et de métastases ganglionnaires. Les plis de flexion des membres sont électivement atteints. Le mécanisme de la carcinogenèse des brûlures n'est pas connu. Il est probable que lorsque le carcinome survient sur zone photoexposée dans un délai court par rapport à la brûlure, celle-ci joue le rôle de promoteur. Lorsque la période de latence est plus longue, l'agression de la brûlure ou les ulcérations répétées peuvent agir comme promoteur. Il est aussi possible que localement, il y ait un dysfonctionnement immunitaire favorisant le développement de tumeurs malignes [7]. Enfin, du point de vue médico-légal, le risque de survenue d'une tumeur maligne sur une cicatrice de brûlure, même ancienne, doit toujours être pris en considération.

Dermite des chaufferettes

Cette affection peu fréquente de nos jours, qui atteint presque exclusivement le sexe féminin, apparaît sur les zones de peau exposées de façon prolongée à une source de chaleur telle que cheminée, radiateur électrique ou chaufferette. Son siège le plus fréquent est la face antéro-interne des jambes et des cuisses. Au début, il n'y a qu'un érythème discret disposé en mailles ; après un délai plus ou moins long va s'installer une pigmentation brune en réseau qui pourrait être confondue avec un livedo réticulé (fig. 4.17). L'examen anatomopathologique révèle une augmentation et une dilatation des capillaires dont les parois sont épaissies. Il existe une hyperpigmentation

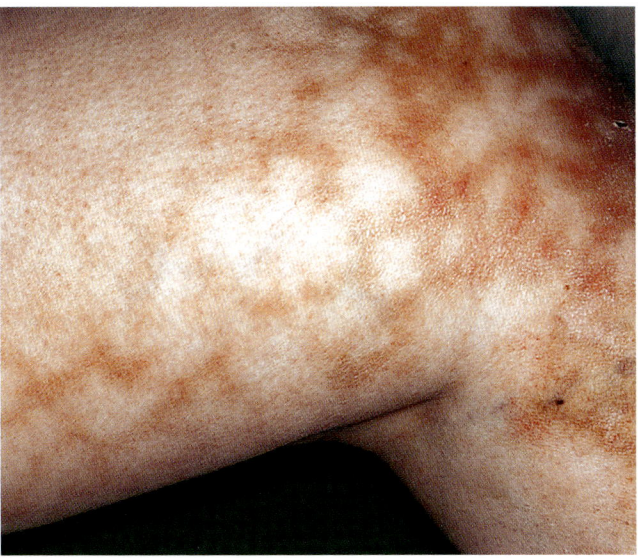

Fig. 4.17 Dermite des chaufferettes.

mélanique de l'épiderme ; on peut trouver accessoirement des pigments ferriques dans le derme. Le traitement se résume en l'éviction de la cause déclenchante, la pigmentation persistant très longtemps. Quelques cas exceptionnels de transformation maligne (carcinomes baso- et spinocellulaires) ont été rapportés [8].

RÉFÉRENCES

1. Enoch S. et coll., *BMJ*. 2009, *338*, b1037.
2. La Hei E.R. et coll., *Burns*. 2006, *32*, 550.
3. Renkielska A. et coll., *Burns*. 2006, *32*, 867.
4. McGill D.J. et coll., *Burns*. 2007, *33*, 833.
5. Pallua N. et coll., *J Plast Reconstr Aesthetic Surg*. 2014, *67*, 1033.
6. Levi B. et coll., *J Burn Care Res*. 2016, *37*, 106.
7. Saaiq M. et coll., *World J Clin Cases*. 2014, *2*, 507.
8. Li K. Barankin B. et coll., *J Cutan Med Surg*. 2011, *15*, 347.

Radiodermites

A. Tesnière, A. Dompmartin

Une exposition aux rayonnements ionisants entraîne des excitations et ionisations des tissus irradiés. Secondairement, il y a destruction tissulaire. Le terme de radiodermite regroupe toutes les lésions qui affectent le tégument, secondaires à une semblable exposition. Considérées autrefois comme un risque majeur de la radiothérapie conventionnelle, elles sont devenues plus rares et moins sévères, suite au développement des accélérateurs de haute et moyenne énergies à partir des années 1970 [1].

Les rayons X font partie du spectre électromagnétique. Ils ont une longueur d'onde plus courte et donc une énergie plus grande et plus pénétrante que les UV. Des radiations ionisantes de plusieurs types sont utilisées en thérapeutique. On distingue d'abord les rayons γ produits par la désintégration de substances radioactives soit naturelles comme le radium, soit après transformation comme le cobalt ou l'iridium radioactifs. Les rayons α sont des particules issues du noyau de l'hélium. Les rayons β sont des électrons produits à partir d'isotopes radioactifs comme le strontium radioactif [2]. Les rayons Grenz [3] sont des rayons X de faible énergie proches des radiations non ionisantes. L'essentiel de leur absorption se fait dans le premier millimètre supérieur de la peau. L'énergie absorbée ou dose s'exprime en gray (Gy). Un Gy = 1 J/kg. La gravité de l'irradiation dépend non seulement de la dose mais aussi de l'étendue du tissu exposé. En effet, une dose de 2 Gy au niveau de l'avant-bras déclenche un érythème. La même dose sur l'ensemble du corps peut déclencher une réaction générale avec atteinte hématologique. Enfin, l'irradiation peut être étalée dans le temps ou massive d'emblée.

Étiopathogénie

Les cellules différenciées du corps muqueux de Malpighi et de la couche cornée sont radiorésistantes [4]. En revanche, les cellules-souches en voie de multiplication de la couche basale sont lésées par les radiations ionisantes. Il en résulte une destruction d'un pourcentage plus ou moins important de cellules-souches basales qui ne produisent plus de cellules capables de se différencier. En revanche, les cellules qui débutaient leur différenciation au moment de l'irradiation achèveront complètement leur cycle avec migration superficielle. Les lésions cliniques surviennent donc après la desquamation des cellules kératinisées et la différenciation des cellules non altérées. Les radiolésions sont donc cliniquement décelables 15 à 20 jours après l'irradiation. Ce phénomène est différent de celui provoqué par une irradiation par ultraviolets qui atteint aussi les cellules différenciées entraînant des lésions plus précoces.

Les malades présentant certains désordres génétiques avec trouble de la réparation de l'ADN ont une radiosensibilité importante : *xeroderma pigmentosum*, ataxie-télangiectasie, syndrome de Gardner, anémie de Fanconi, syndrome de Bloom. De même, les traitements arsenicaux, l'usage des inhibiteurs de BRAF, les expositions solaires répétées et la photothérapie augmentent la radiosensibilité. Certaines localisations comme les creux axillaires, les sillons sous-mammaires et le périnée sont des zones plus sensibles.

Aspects cliniques [4, 5]

Les lésions aiguës induites par les radiations ionisantes prédominent sur les tissus à renouvellement rapide (donc l'épiderme pour la peau). Elles surviennent dans les jours ou les semaines suivant le début de l'irradiation. Elles sont liées à la dose totale, mais aussi aux doses unitaires administrées, et sont maximales pour une même dose cumulée lorsque le fractionnement est faible (fortes doses unitaires). La nature (photons, électrons) et l'énergie nominale du faisceau incident interviennent également.

Les radicaux libres produits dans les kératinocytes irradiés altèrent l'ADN et provoquent inflammation, vasodilatation, œdème, arrêt de croissance cellulaire, responsables de la radiodermite aiguë puis à terme une fibrose du derme et un amincissement de l'épiderme qui caractérisent la radiodermite chronique.

Radiodermites aiguës. Elles sont précoces et suivant leur intensité, on les classe en quatre grades comme les brûlures auxquelles on peut les rattacher par leur séméiologie.

Grade I : érythème. C'est la première manifestation ; il apparaît à partir du 9e jour, parfois plus tardivement suivant les doses reçues, la fréquence des séances et le siège des irradiations. Il est souvent accompagné de sensations de cuisson et d'œdème. Cet érythème disparaît en une huitaine de jours après avoir desquamé. Une pigmentation résiduelle peut apparaître.

Grade II : érythème et œdème d'intensité moyenne, plaques exsudatives limitées au site d'irradiation.

Grade III : radiodermite exsudative. Elle succède habituellement à l'érythème lorsque l'irradiation est poursuivie au-delà de 40 Gy. Elle se manifeste par des phlyctènes dont la rupture va laisser à nu le derme qui est suintant. La réparation va être longue, plusieurs mois dans certains cas, et se faire au prix d'une cicatrice pigmentée souvent atrophique avec une alopécie définitive quand la zone irradiée est une zone pileuse.

Grade IV : radionécrose aiguë. Elle témoigne toujours d'un surdosage ; elle réalise rapidement une ulcération très douloureuse pouvant mettre à nu les plans osseux. La cicatrisation spontanée est difficilement obtenue, le passage à la radiodermite chronique pouvant se faire sans transition. Elle est actuellement exceptionnelle.

Certains facteurs peuvent favoriser et aggraver la radiodermite [6] :
– une chimiothérapie concomitante cytostatique (sels de platine, anthracyclines, actinomycine) qui majore la toxicité aiguë ;
– l'émergence des thérapies ciblées et notamment des inhibiteurs du récepteur de l'*Epidermal Growth Factor* (EGFR) qui provoquent une radiodermite de séméiologie particulière, avec exsudat inflammatoire et formations de croûtes [7] ;
– certaines zones comme les plis, à peau fine (régions axillaires, sous-mammaires et périnéales), plus à risque ;
– l'altération préalable de l'intégrité du revêtement cutané irradié ;
– l'âge élevé, l'immunodépression (diabète, VIH), le tabagisme, la dénutrition, facteurs intrinsèques qu'il faut prendre en compte.

Radiodermites chroniques. Les délais d'apparition sont très variables. Dans certains cas, elles suivent sans délai une radiodermite aiguë. Dans d'autres cas, elles sont d'apparition tardive, parfois même très tardive avec un intervalle libre de plusieurs années ou plusieurs dizaines d'années entre l'apparition de la radiodermite et l'irradiation. Elles résultent d'une déplétion tardive et progressive des cellules à renouvellement faible, capables de se diviser un petit nombre de fois. Sur le plan physiopathologique, on observe une production chronique de TGF-β qui stimule les fibroblastes avec une production excessive de matrice extracellulaire responsable d'une fibrose [8]. Plusieurs aspects cliniques sont décrits.

Radiodystrophie. Elle est constituée par un ensemble de lésions cutanées : une atrophie avec une peau amincie et sèche du fait de la disparition des sécrétions sudorales et sébacées, des dyschromies associant des zones d'hyper- et d'hypopigmentation, des télangiectasies souvent très développées, une sclérose dermique, plus ou moins profonde, adhérente, donnant à la palpation une sensation d'induration, et responsable dans certains cas de compressions vasculaires ou nerveuses ; d'autres manifestations à type de pseudo-comédons ont été observées sur le dos.

Un aspect particulier est réalisé par les *radiodystrophies professionnelles des mains secondaires* à des irradiations répétées de faibles doses : le tégument des doigts est desséché, crevassé et kératosique ; les ongles sont d'abord fendillés, cassants, puis peuvent disparaître [9, 10].

L'examen anatomopathologique de la radiodystrophie chronique révèle une atrophie du corps muqueux avec dyskératose. Le derme est souvent hyalinisé. On peut constater une atteinte des fibres élastiques mais ce sont surtout les atteintes vasculaires qui ont un caractère plus spécifique ; il existe une vasculite oblitérante qui explique la fréquence des ulcérations.

Radionécrose tardive. Elle peut être favorisée par des traumatismes répétés ou par des expositions solaires prolongées. Elle est plus fréquente au niveau de certaines zones où les plans osseux ou cartilagineux sont proches du tégument (cuir chevelu, oreilles, région sacrée, etc.). L'ulcération se constitue plus ou moins rapidement. La douleur peut être intense, permanente, ou faire totalement défaut. La cicatrisation spontanée n'est pas habituelle.

Complication des coronaroplasties et des actes de neuroradiologie interventionnelle [11]. La survenue de radiodermites chroniques du *dos et de la région axillaire* après coronaroplastie a été observée dans de nombreux pays ; il s'agit presque toujours de cas ayant subi des manœuvres difficiles et prolongées exposant à une dose élevée de radiation. Il n'y a pas toujours de radiodermite aiguë, les lésions apparaissent entre 3 et 30 mois voire plus après l'exposition. Il s'agit de zones quadrangulaires bien limitées de plusieurs centimètres de côté, siège au minimum d'une radiodystrophie, au maximum d'une ulcération de type radionécrose tardive (fig. 4.18), qui peut nécessiter une excision-greffe.

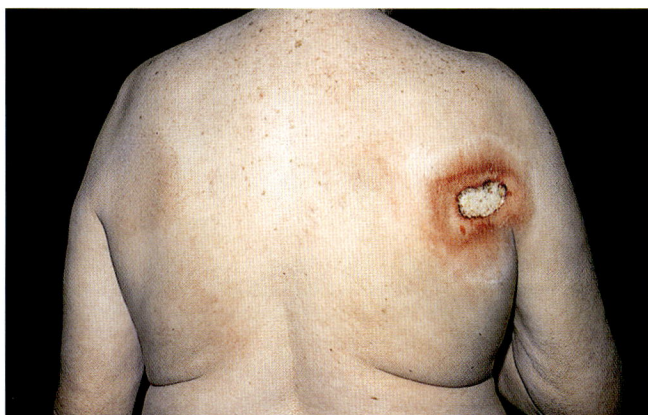

Fig. 4.18 Radiodermite après coronaroplastie.

Cancérisation. Elle surviendrait dans au moins 25 % des cas de radiodermite chronique, pourcentage qui pour certains auteurs serait beaucoup plus élevé. Le risque de développer un cancer n'est pas obligatoirement associé à des signes cutanés de radiodermite. Tous les types de rayonnements, y compris les rayons Grenz, comportent des risques de cancérisation [12]. Le délai entre l'irradiation cutanée et la survenue de cancers est souvent très important, parfois supérieur à 25 ans. La dose cumulative est un facteur majeur dans la survenue de cancers radio-induits. Il s'agit essentiellement de carcinomes baso- et spinocellulaires. Pour les doses faibles les carcinomes basocellulaires sont plus fréquents. La survenue de *tumeurs fibroépithéliales de Pinkus* dans la région vertébrolombaire après irradiation n'est pas une simple coïncidence [13, 14]. Le diagnostic clinique de dégénérescence d'une radiodermite chronique est délicat et justifie des examens anatomopathologiques répétés.

Dermatoses sur zones de radiothérapie. Certaines dermatoses peuvent s'aggraver ou survenir *de novo* sur des zones radiothérapées en épargnant la peau non irradiée. Chez un malade présentant un vitiligo connu, des lésions de vitiligo sont survenues sur les zones irradiées pour une maladie de Hodgkin [15]. Une pemphigoïde bulleuse peut apparaître sur une zone radiothérapée pour cancer du sein [16].

Diagnostic

Il est le plus souvent aisé, le malade ayant la notion d'une exposition antérieure à des rayons. Les seules difficultés résident dans les délais parfois très prolongés entre l'apparition des lésions et les dates de la radiothérapie qui ont pu être oubliées, surtout quand il s'agit de rayons prescrits pour des affections non cancéreuses comme les verrues plantaires ou les angiomes.

Le diagnostic différentiel pose en général peu de problèmes. Une sclérodystrophie tardive peut faire discuter la possibilité d'une sclérodermie en plaques. En cas de radionécrose, la possibilité d'une ulcération d'origine vasculaire ou bactérienne doit être évoquée.

Traitement

La prophylaxie des radiodermites est essentielle. Actuellement, la dosimétrie et la meilleure connaissance des effets des radiations sur les téguments limitent les risques des radiodermites. En dermatologie, les indications de la radiothérapie sont actuellement beaucoup moins larges qu'autrefois compte tenu des progrès de la chirurgie, des techniques d'anesthésie et de la cryothérapie. L'irradiation des carcinomes cutanés doit être réservée aux tumeurs non accessibles aux autres traitements à cause du terrain ou de la taille de la lésion. Néanmoins, les dermatologistes restent confrontés aux radiodermites survenant dans le contexte de l'irradiation de cancers viscéraux. Tout sujet traité par radiothérapie doit être informé de l'importance d'utiliser des dermo-nettoyants doux et surtout de proscrire les topiques irritants ou renfermant des parfums, de l'alcool, du phénol ou du menthol. Une protection solaire de la zone irradiée est indispensable.

Le traitement curatif des radiodermites aiguës précoces repose sur l'utilisation d'émollients. En 2013, aucune étude n'a démontré de façon objective la supériorité d'un traitement préventif ou curatif. La plupart des études publiées sont essentiellement des enquêtes de pratique. Celles-ci montrent une grande diversité des moyens utilisés. Cette absence de consensus résulte de l'absence d'étude contrôlée ou suffisamment informative. Seule AMM obtenue, la trolamine, pour les radiodermites érythémateuses, ne repose pas sur des études contrôlées [5]. Le sucralfate semble être intéressant car il retarde l'apparition de l'érythème grâce à ses propriétés anti-inflammatoires [17]. Les dermocorticoïdes de niveau 3 ou 4 sont indiqués dans les formes exsudatives à condition de ne pas les prescrire pendant trop longtemps pour éviter d'aggraver une atrophie cutanée. Des antalgiques sont souvent nécessaires.

Le traitement curatif des radiodermites chroniques repose essentiellement sur la chirurgie plastique ; les difficultés chirurgicales sont liées à la mauvaise vascularisation des zones irradiées. Toutes les techniques chirurgicales sont applicables, de la greffe au lambeau libre. Le principe de base est une excision correcte de toute la zone radiodystrophique. Celle-ci doit passer en tissu sain, à distance des zones d'endartérite et de fibrose, qui engainent les vaisseaux. L'exérèse simple suivie de suture n'est possible que dans des formes très localisées. L'exérèse-greffe conduit souvent à une cicatrisation fragile. Le traitement de choix repose sur des lambeaux (notamment de type musculocutané comme le lambeau de grand dorsal), permettant le recouvrement de la zone excisée par des tissus normalement vascularisés. Différents types de lambeaux ont été utilisés et validés par de grandes séries non comparatives. Leur choix dépend du siège et de l'étendue de la radiodermite et fait appel à l'expérience du chirurgien. L'expansion cutanée offre une nouvelle dimension en apportant des lambeaux locaux ou à distance cutanés ou musculocutanés. Les télangiectasies peuvent être traitées par électrocoagulation ou laser vasculaire, en particulier laser colorant pulsé, mais les bénéfices de ces traitements à long terme n'ont pas été évalués. Si des bourgeons charnus apparaissent, il convient de les exciser, en procédant à un examen anatomopathologique systématique. L'utilisation de la superoxyde-dismutase SOD (non commercialisée actuellement) en crème liposomale ou en injection intramusculaire est la seule substance ayant fait la preuve de son efficacité dans le traitement de la fibrose radio-induite [18]. Plus récemment, le lipofilling, ou lipostructure, a montré son intérêt dans la prise en charge des radiodermites chroniques, en améliorant la trophicité cutanée, notamment par stimulation de la synthèse de collagène de type I par les fibroblastes (modèles murins). Cette technique est notamment utilisée dans les cancers du sein, pour réparation du tissu sous cutané en vue d'une implantation mammaire [19].

RÉFÉRENCES

1. Mole B., *Presse Med*. 1987, *16*, 1802.
2. Wunderle K. et coll., *Semin Intervent Radiol*. 2015, *32*, 156.
3. Lidén S., *Photodermatol*. 1985, *2*, 337.
4. Hymes S.R. et coll., *J Am Acad Dermatol*. 2006, *54*, 28.
5. Peter R.U. et coll., *Mil Med*. 2002, *167*, 110.
6. Porock D. et coll., *Oncol Nurs Forum*. 1998, *25*, 1019.
7. Bonner J.A. et coll., *Lancet Oncol*. 2010, *11*, 21.
8. Ginot A. et coll., *Cancer Radiother*. 2010, *14*, 379.
9. Damilakis J. et coll., *Eur J Radiol*. 1995, *21*, 72.
10. Mornex F. et coll., *Rev Prat*. 1995, *45*, 19.
11. D'incan M. et coll., *Ann Dermatol Venereol*. 2002, *129*, 703.
12. Guillaume J.C., *Ann Dermatol Venereol*. 1991, *118*, 969.
13. Colomb D. et coll., *Ann Dermatol Venereol*. 1979, *106*, 875.
14. Colomb D. et coll., *Ann Dermatol Venereol*. 1985, *112*, 13.
15. Pajonk F. et coll., *Strahlenther Onkol*. 2002, *178*, 159.
16. Leconte-Boulard C. et coll., *Ann Dermatol Venereol*. 2000, *127*, 70.
17. Bonnafoux-Clavère A. et coll., *Ann Dermatol Venereol*. 2001, *128*, 947.
18. Delanian S. et coll., *Radiother Oncol*. 1994, *32*, 12.
19. Sarfati I. et coll., *Ann Chir Plast Esthet*. 2013, *58*, 35.

Effets cutanés indésirables liés au masque de ventilation en pression positive continue nocturne (CPAP)

J.-M. Lachapelle

Syndrome des apnées obstructives du sommeil

Longtemps méconnu, le syndrome des apnées obstructives du sommeil (SAOS) est considéré aujourd'hui comme une pathologie importante et fait l'objet d'un nombre considérable de publications.
– Sa physiopathologie est bien définie : épisodes répétitifs de collapsus partiel ou complet du pharynx survenant au cours du sommeil. Ce collapsus se produit en regard du voile du palais. Au cours de l'inspiration, la perméabilité du pharynx est normalement maintenue par la contraction des muscles dilatateurs du pharynx. Le collapsus va apparaître lors d'un déséquilibre entre la force générée par la contraction de ces muscles dilatateurs et la pression négative inspiratoire qui tend à collaber le pharynx [1].
– Le tableau clinique associe quatre symptômes principaux : des symptômes nocturnes avec un sommeil agité, une nycturie, des ronflements sonores entrecoupés d'arrêts respiratoires, et des symptômes diurnes à type de somnolence excessive [1].
– Le diagnostic de certitude est assuré par la polysomnographie [1].
– Les complications les plus fréquentes sont d'ordre cardiovasculaire : hypertension artérielle, insuffisance coronarienne, insuffisance ventriculaire gauche, troubles du rythme.
– Les comorbidités sont nombreuses : obésité, syndrome métabolique, diabète de type 2, etc. [2].

Ventilation en pression continue nocturne

Le traitement de référence du SAOS est la ventilation en pression positive continue [3] nocturne, dont l'appellation la plus usitée est CPAP (*Continuous Positive Airway Pressure*).

Celle-ci fait appel à un masque posé sur le nez qui insuffle de l'air sous pression positive à chaque respiration (*cf.* fig. 4.19b). L'appareil doit être parfaitement adapté à chaque patient individuellement. Plusieurs effets indésirables cutanés peuvent lui être imputés, mais n'ont été que très occasionnellement rapportés dans la littérature.

Effets indésirables cutanés liés au port du masque anti-apnées (CPAP)

Lipoatrophies frontales

Certaines CPAP sont caractérisées par deux appuis arrondis au niveau du front qui sont responsables d'une contention hétérogène. De ce fait, surtout chez les sujets qui portent cet appareillage durant plusieurs heures chaque nuit, peuvent apparaître de véritables lipoatrophies. Il existe peut-être une certaine analogie avec la lipoatrophie semi-circulaire des cuisses [4].

Dans la région frontale et au cuir chevelu, en fait dans toute la région céphalique recouvrant les os de la boîte crânienne, le tissu adipeux est réparti en deux couches bien distinctes :
– l'hypoderme entre le derme et l'aponévrose épicrânienne (la «galea» lame fibreuse qui recouvre le crâne, entre les muscles frontaux en avant et les muscles occipitaux en arrière), une couche étroitement cloisonnée en lobules ;
– une fine couche de tissu graisseux sous la galea, entre cette aponévrose et le périoste. C'est aux dépens de cette seconde couche de graisse que se forment les «lipomes sous-aponévrotiques frontaux».

Cette seconde couche est trop mince pour subir de façon visible les effets compressifs du masque.

Les nouveaux harnais avec une lame souple horizontale continue dont l'appui se répartit sur toute la largeur du front sont la solution idéale pour éviter cet effet secondaire disgracieux qui s'annule progressivement en quelques semaines.

Ulcérations cutanées de l'ensellure nasale

Le port du masque (CPAP) s'accompagnait parfois d'une complication sévère : une ulcération de la peau au niveau de l'ensellure nasale (fig. 4.19a). La peau y est très fine et la pression du masque sur le cartilage sous-jacent en est responsable. L'ulcère était parfois spectaculaire et mimait dans certains cas une tumeur maligne nécessitant une intervention de chirurgie plastique [5].

Diverses mesures de prévention ont été prises pour éviter cet effet indésirable, en particulier des prothèses en Silastic® ; celles-ci ont deux composants : une pâte en silicone et un agent durcisseur catalytique qui sont mélangés pour donner un composé malléable appliqué directement sur la peau. En durcissant, celui-ci forme un coussinet flexible qui s'adapte à l'anatomie individuelle du nez d'une part et au masque nasal d'autre part, avec des résultats excellents [6].

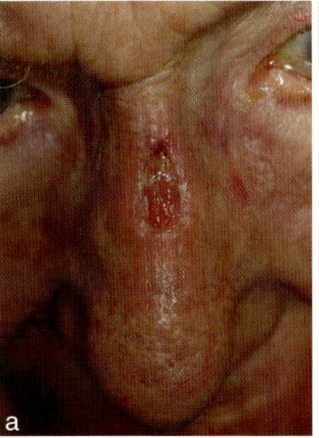 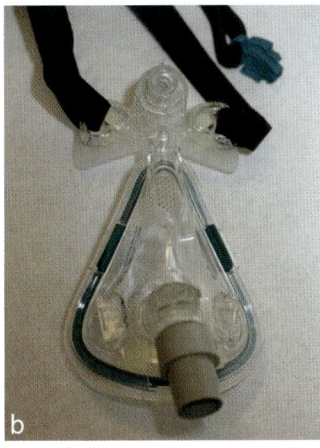

Fig. 4.19 a. Escarre de pression liée au port d'un masque de traitement de l'apnée du sommeil. b. Masque responsable avec zone d'appui nasal inadaptée.

Dermatites d'irritation

De nombreuses personnes âgées bénéficiant de la CPAP présentent une xérose du visage, consécutive au photovieillissement du tégument. La lanière de contention et le masque lui-même en mousse siliconée provoquent une discrète abrasion qui se traduit par un rash souvent prurigineux [7].

Le diagnostic différentiel avec l'eczéma de contact est clarifié par la réalisation extensive de tests épicutanés qui se révèlent tous négatifs dans la dermatite d'irritation (cf. infra).

Eczémas de contact allergiques

Lors de la commercialisation des premiers CPAP, les lanières du masque faisaient appel à du *caoutchouc néoprène* afin d'assurer, de par leur élasticité, une adaptabilité adéquate pour chaque patient. Le néoprène contient des thio-urées, dont le pouvoir allergénique est bien connu. Des eczémas de contact allergiques ont été rapportés, authentifiés par les tests épicutanés : les allergènes responsables étaient des thio-urées : diéthylthio-urée (1 % vaseline) [8, 9], et la dialkylthio-urée (1 % vaseline). Les tests à la dibutylthio-urée (1 % vaseline) et à la diphénylthio-urée (1 % vaseline) se sont toujours révélés négatifs (ainsi que des morceaux de tissu). Les publications ont été peu nombreuses, mais la plupart d'entre elles n'ont sans doute pas été rapportées dans la littérature scientifique. Pour pallier ces inconvénients, les producteurs ont proposé le remplacement du néoprène par du polyuréthane, avec une couche extérieure en nylon et Spandex® [2] avec une bonne résolution du problème. Cette approche est un exemple type réussi de « matériovigilance ».

Il importe aussi de noter que de nombreux patients utilisent des produits de soins du visage (antiseptiques, agents de nettoyage) qui peuvent contenir des allergènes [1, 2] de telle sorte qu'en cas de suspicion d'un eczéma de contact allergique, il est vivement conseillé de procéder à une série extensive de tests épicutanés (cf. chapitre 5-1).

Dermatite séborrhéique

C'est *l'effet indésirable le plus fréquent* rencontré lors du port de la CPAP. Sa clinique et son étiopathogénie complexes sont détaillées in extenso chapitre 17-2.

Le rôle permissif du sébum et la présence de *Malassezia* sp. sont généralement considérés comme les deux facteurs indissociables qui génèrent son apparition. Les frictions répétées des lanières de fixation de la CPAP ainsi que le masque lui-même en matière plastique et en mousse de silicone jouent un rôle favorisant à l'instar d'autres contacts avec des matériaux solides (p. ex. *spectacle-frame acanthoma*) [10].

L'aspect clinique est très caractéristique : plaques érythémateuses recouvertes de squames non adhérentes, furfuracées, grasses affectant une distribution topographique aisément identifiable : sillons nasolabiaux avec une extension asymétrique sur les joues, sillons horizontaux de la glabelle au fond des rides typiques de certains sujets âgés (photovieillissement) [11]. Par ailleurs, il faut rappeler qu'au visage, le diagnostic différentiel entre dermatite séborrhéique et sébopsoriasis et particulièrement difficile, même à l'examen anatomopathologique, excepté lorsqu'il existe des lésions typiques de psoriasis en d'autres endroits du tégument ; l'existence d'un phénomène de Koebner n'est néanmoins pas citée dans la littérature.

La coexistence d'une dermatite séborrhéique et d'une rosacée est loin d'être exceptionnelle.

Blépharoconjonctivites

Deux effets indésirables peuvent affecter les paupières et les conjonctives :

– d'une part, certains sujets se plaignent le matin d'une « sécheresse des yeux », non œdémateuse. Il s'agit très certainement d'une dermatite d'irritation aéroportée, provoquée par l'air expiré par le masque (flux vertical d'air expiré). Les paupières collent, rendues adhérentes par les sécrétions croûteuses qui s'accumulent à leur bord libre ;

– d'autre part, une complication beaucoup plus affligeante peut s'observer au réveil et s'atténuer progressivement au cours de la journée. Il s'agit d'un *œdème palpébral* parfois très marqué. Il faut incriminer :

– les modifications de l'écoulement veineux de la face en rapport avec les globes oculaires et les paupières pendant le sommeil profond, ici favorisé par le recours à la CPAP,

– la compression des voies d'écoulement veineux par le masque lui-même. Pour plus d'explication (cf. infra : syndrome du Morbihan).

Rosacée et syndrome du Morbihan

Certains patients atteints de rosacée peuvent présenter une complication très particulière lors du port de la CPAP. La lanière de contention située sous la paupière entraîne une *compression veineuse* au niveau de la joue et un œdème persistant, solide, induré qui prend le signe du godet. Il est décrit sous le nom de *syndrome du Morbihan* (du nom de la région française d'où provenaient les premiers cas décrits dans par l'école de Robert Degos). Les articles anglo-saxons l'ont toujours considéré comme un lymphœdème [12], mais c'est une interprétation erronée [13]. Les travaux de Cribier ont permis de démontrer que son origine est veineuse, utilisant différents marquages immunohistochimiques [13, 14]. En effet, l'écoulement veineux de la face (joue et front) est antigravidique, c'est-à-dire contre la pesanteur, par les veines faciales en direction des sinus caverneux, contribuant ainsi à l'homéothermie cérébrale.

L'œdème des paupières inférieures (cf. supra) relève d'une même étiologie mais la laxité des tissus se traduit par un œdème mollasse, très différent cliniquement du syndrome du Morbihan.

Xérostomie

Elle n'est pas rare dans le cadre du traitement par la CPAP, lorsqu'il existe un enchifrènement des fosses nasales, entraînant une obstruction partielle du passage de l'air inspiré par les narines. Pendant son sommeil, le patient inspire alors par la bouche.

RÉFÉRENCES
1. Pépin J.L. et coll., *Médec Mal Métabol*. 2008, *2*, 92.
2. Cass A.R. et coll., *Fam Med*. 2013, *45*, 492.

3. Basner R.C., *N Engl J Med.* 2007, *12*, 1751.
4. Hérane M.I. et coll., *J Dermatol.* 2007, *34*, 390.
5. Urenay O.M. et coll., *Europ J Dermatol.* 2013, *23*, 555.
6. Meecham D.J. et coll., *Thorax.* 1994, *49*, 811.
7. Egesi A. et coll., *Cutis.* 2012, *90*, 125.
8. Reynaerts A. et coll., *Contact Dermatitis.* 1998, *39*, 204.
9. Genillier-Foin N. et coll., *Nouv Dermatol.* 2003, *22*, 139.
10. Flagothier C. et coll., *Ann Dermatol Vénéréol.* 2006, *33*, 577.
11. Grosshans E. et coll., *Ann Dermatol Vénéréol.* 1987, *114*, 335.
12. Nagasaka T. et coll., *Clin Exp Dermatol.* 2008, *33*, 764.
13. Perrigouard C. et coll., *Ann Dermatol Venereol.* 2013, *140*, 21.
14. Cribier B., *JEADV.* 2013, *27*, 1336.

5

Eczémas, dermatite atopique, érythrodermies

Coordinateurs : L. Thomas et J.-M. Lachapelle

5-1	**Eczémas**	239
	J.-M. Lachapelle, J.-H. Saurat, A. Nosbaum, M. Vocanson, J.-F. Nicolas,	
	J.-P. Lepoittevin	
5-2	**Dermatite atopique**	270
	T. Bieber	
5-3	**Érythrodermies**	282
	J.-M. Lachapelle	

5-1 Eczémas

Généralités : le syndrome eczéma

Introduction

J.-M. Lachapelle

« *La multiplicité des causes de l'eczéma nous oblige à le considérer non comme une maladie mais comme un syndrome.* » Cette phrase de Sézary reste d'actualité 80 ans plus tard [1]. C'est pourquoi les caractéristiques du « syndrome eczéma » seront tout d'abord étudiées.

Parmi les termes utilisés en dermatologie, celui d'eczéma correspond en effet parfaitement à la définition d'un syndrome : réunion d'un groupe de symptômes (et de signes) qui se reproduisent en même temps dans un certain nombre de maladies.

Les connaissances acquises au cours des dernières années permettent d'affirmer que, sur le plan physiopathologique, les eczémas sont l'expression clinique de processus immunitaires plus ou moins complexes selon les cas.

Les progrès immunologiques récents acquis en la matière permettent d'affirmer que des interactions cellulaires modulées avec production de cytokines très diversifiées peuvent conduire – *in fine* – à l'apparition de lésions d'eczéma cliniquement et histologiquement assez similaires.

Notons enfin que si la « nouvelle orthographe » permet l'usage d'*exéma*, nous conserverons ici *eczéma*.

Définition du terme eczéma

J.-M. Lachapelle

Elle est anatomoclinique. Enraciné depuis des siècles dans le langage populaire, le mot « eczéma » qui dérive d'un verbe grec signifiant « sortir en bouillonnant » n'a pas été défini de manière univoque par les différentes écoles dermatologiques au cours des cent dernières années. Ce manque d'unanimité a poussé certains auteurs [2] à « *plaider son abolition du lexique de la dermatologie* », en préconisant son remplacement par le mot « dermatite ». Nous ne partageons pas cette opinion : le terme « eczéma » dans l'état actuel de nos connaissances a une signification précise si on lui accorde une *définition anatomoclinique* [3]. Les écoles dermatologiques francophones y sont particulièrement attachées bien qu'une évolution existe en la matière.

Cliniquement, au début, il y a un *érythème*, parfois un *œdème*, puis surviennent des *vésicules* qui se rompent le plus souvent, laissant de petites *exulcérations* qui *suintent*, puis se recouvrent de *croûtes*. Plus tard, survient la *desquamation* et, souvent, en cas de chronicité, la *lichénification*.

Les lésions eczémateuses se traduisent donc par une série d'aspects objectifs dissemblables, qui se succèdent les uns aux autres. À sa période d'état, l'éruption est constituée par une production ininterrompue de vésicules qui apparaissent d'une façon irrégulière, les unes après les autres, et dont chacune évolue individuellement. Il en résulte qu'à un même moment on voit coexister les diverses lésions élémentaires que nous venons d'énumérer.

Celles-ci sont tantôt réparties d'une façon diffuse, tantôt groupées en placards à contours le plus souvent irréguliers et émiettés, plus rarement bien circonscrits. La dermatose est prurigineuse. Elle évolue généralement par poussées. Dans plusieurs variétés d'eczéma, les récidives sont habituelles.

Histologiquement, c'est une lésion inflammatoire de la peau, qui se caractérise, dans l'épiderme, par de l'œdème (spongiose) et de la vésiculation spongiotique, accessoirement par de l'acanthose et de la parakératose. Il s'y ajoute des lésions contingentes du derme [1].

Définition, nosologie et physiopathologie. Cette définition est l'expression de la résultante morphologique commune à *plusieurs mécanismes physiopathologiques* vraisemblablement différents.

Une telle définition permet aussi de comprendre l'évolution actuelle du vocabulaire dermatologique : on parle d'*eczéma de contact* puisque cette affection possède à l'état pur tous les caractères anatomocliniques de l'eczéma. Par ailleurs, on préfère aujourd'hui le terme de *dermatite atopique* à celui d'eczéma constitutionnel puisque, dans cette maladie, outre les lésions eczémateuses proprement dites, existent d'autres signes cliniques comme la xérose, des réactions urticariennes ou vasomotrices particulières. Dans le langage des patients, le terme d'eczéma atopique reste le plus souvent utilisé.

Aspects cliniques communs au syndrome eczéma [4]

J.-M. Lachapelle

Eczéma aigu

L'eczéma aigu est une dermatose d'apparition habituellement soudaine. Il est en général prurigineux et se caractérise par des placards érythémateux, souvent infiltrés, œdémateux, à bords émiettés et mal délimités. Sur ce socle érythémateux, plus ou moins induré, apparaissent en nombre variable des lésions élémentaires caractéristiques de l'eczéma, c'est-à-dire des vésicules claires de la taille d'une tête d'allumette (fig. 5.1). Les vésicules sont tantôt nettement isolées les unes des autres, tantôt rapprochées au point de confluer en de petites bulles (*eczéma vésiculobulleux*). Parfois, l'eczéma est caractérisé par la présence de bulles volumineuses translucides (*eczéma bulleux*). Il s'accompagne de temps à autre d'un œdème très important, notamment en certaines régions comme aux paupières, au scrotum, à la verge, aux chevilles, aux paumes et aux plantes.

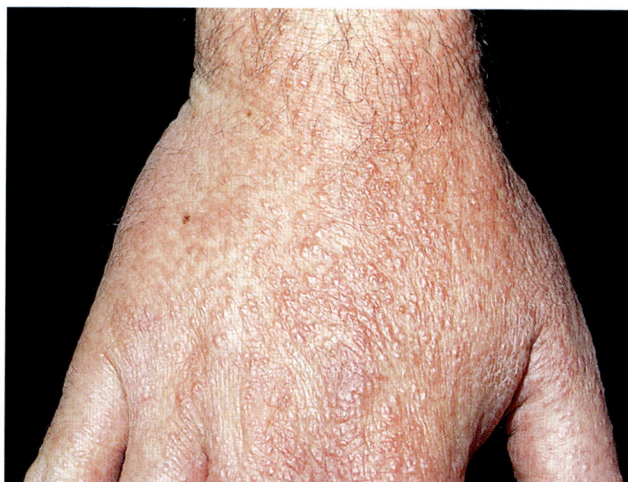

Fig. 5.1 Séméiologie de l'eczéma aigu.

L'image qui vient d'être décrite n'est pas systématiquement observée : certains eczémas aigus sont discrets, caractérisés par du prurit, de l'érythème et une légère infiltration papuleuse. La vésiculation est très limitée et il faut la rechercher minutieusement à la loupe, en particulier en bordure des lésions.

Parfois, l'eczéma vésiculeux ou vésiculobulleux peut évoluer vers l'assèchement progressif sans apparition de suintement. D'autres fois, les vésicules se rompent et laissent sourdre une sérosité plus ou moins abondante : on parle alors d'*eczéma suintant*. Le liquide de suintement est transparent ou légèrement jaunâtre. Lorsqu'on éponge soigneusement la surface suintante, on s'aperçoit qu'elle est criblée de petites exulcérations arrondies ou punctiformes : ce sont les *puits de Devergie*. C'est par ces puits que s'écoule de façon incessante la sérosité. Les érosions confluent parfois en de vastes nappes dénudées.

L'appellation « eczéma subaigu » est un peu artificielle : elle exprime l'évolution d'un eczéma aigu vers un assèchement progressif ; les placards érythémateux sont recouverts de croûtelles et de squames.

Eczéma chronique

C'est un *eczéma sec*, formé de placards érythématosquameux, mal délimités, habituellement prurigineux. Les squames sont parfois très fines, furfuracées, poussiéreuses ; dans d'autres cas, la desquamation est plus intense, les squames plus épaisses et de plus grande taille. Les nappes d'eczéma sont parcourues par des *stries de grattage*. L'épiderme se craquelle et desquame de manière continue (fig. 5.2).

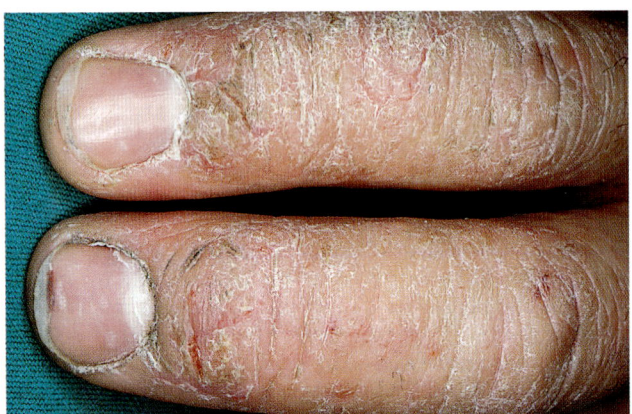

Fig. 5.2 Séméiologie de l'eczéma chronique.

Eczéma lichénifié

C'est un eczéma de longue durée ; comme le prurit subsiste indéfiniment en pareil cas, la peau est soumise à un grattage incessant. Le tableau clinique qui en résulte est caractérisé par des placards assez bien circonscrits, de couleur rose ou rouge foncé, ou encore légèrement violacée. Le tégument est épaissi, infiltré, sillonné par un quadrillage de stries blanchâtres. Sur ce fond lichénifié, apparaissent parfois des vésicules groupées qui correspondent à des phases évolutives, plus aiguës de l'eczéma.

Eczéma infecté (impétiginisé)

Les lésions peuvent s'infecter : on emploie parfois le terme d'eczéma impétiginisé (infection staphylococcique le plus souvent). Le suintement perd son caractère séreux : il devient louche, puis purulent. Les placards d'eczéma se recouvrent de croûtes épaisses, jaunâtres. Dans certains de ces cas, l'eczéma s'accompagne d'adénopathies douloureuses dans le territoire lymphatique afférent, parfois de poussées fébriles. De temps à autre, l'infection est tellement marquée qu'elle masque l'eczéma sous-jacent. L'infection herpétique est décrite au chapitre 2-1.

Histopathologie des eczémas [3]

J.-M. Lachapelle

Eczéma aigu

Dans l'épiderme, la lésion histologique la plus constante est la *spongiose* qui résulte d'un œdème intercellulaire (exosérose) d'intensité variable, écartant les kératinocytes les uns des autres. Les ponts intercellulaires sont fortement étirés. La spongiose est surtout marquée dans les couches les plus inférieures de l'épiderme. Une accumulation plus importante de liquide aboutit à la formation de vésicules (vésicules spongiotiques). Les bulles spongiotiques résultent de la coalescence des vésicules. Il existe une migration de cellules inflammatoires, essentiellement des lymphocytes, plus accessoirement des polynucléaires neutrophiles et des éosinophiles qui s'accumulent dans les vésicules spongiotiques (exocytose) (cf. fig. 1.8). La fixation par le formol permet d'observer une migration transépidermique plus ou moins importante d'érythrocytes. Les puits eczématiques de Devergie, consécutifs à la rupture des vésicules spongiotiques, apparaissent comme des perforations de l'épiderme. Au-dessus des papilles dermiques mises à nu, existe un véritable puits intraépidermique dans lequel flottent des débris cellulaires et par lequel s'écoule la sérosité issue du derme papillaire.

Le derme superficiel est le siège d'un œdème important. Les capillaires lymphatiques sont souvent dilatés. Il existe un important infiltrat inflammatoire autour des capillaires du derme superficiel et moyen. Les cellules de l'infiltrat migrent des espaces périvasculaires vers l'épiderme.

Eczéma chronique

Les différents caractères histopathologiques s'atténuent. Parfois même, certains d'entre eux font défaut dans un prélèvement donné. Spongiose et vésiculation sont réduites : la couche cornée de l'épiderme est habituellement épaissie, parakératosique, avec ici et là présence d'une croûtelle qui correspond à une ancienne vésicule. Dans le derme, l'infiltrat et l'œdème sont habituellement plus discrets.

Parfois, existent en outre, au niveau de l'épiderme, des signes histologiques correspondant à la lichénification. La lésion prend une allure presque psoriasiforme : hyperplasie épidermique, crêtes épidermiques allongées et épaissies, le plus souvent de taille variable, acanthose, hyperkératose focale.

De tels « chevauchements » lésionnels s'observent surtout dans les biopsies prélevées aux paumes et aux plantes, ce qui implique un avis nuancé dans l'expression des protocoles anatomopathologiques.

Il faut remarquer enfin que dans des lésions secondaires d'eczéma de contact allergique, peuvent apparaître des signes qui évoquent l'érythème polymorphe (œdème marqué du derme papillaire, corps cytoïdes [de Civatte] traduisant l'apoptose kératinocytaire [cf. fig. 1.6], lymphocytes satellites des cellules basales, etc.).

Signes associés

J.-M. Lachapelle

Il n'existe pas de marqueurs (signes cliniques ou biologiques) spécifiques du « syndrome eczéma » en dehors des aspects anatomocliniques décrits ci-dessus. En pratique, on doit savoir qu'un eczéma étendu peut être responsable d'une fièvre modérée, qu'un eczéma qui persiste peut expliquer des adénopathies superficielles même en l'absence d'infection. Une éosinophilie sanguine parfois importante ($>1\,000/cm^3$) peut accompagner un eczéma quelle qu'en soit la cause, mais elle n'a aucune valeur étiologique spécifique. En particulier, elle n'est aucunement significative d'une réaction eczémateuse consécutive à la prise d'un médicament.

Classification

J.-M. Lachapelle

Il est commode de ranger les eczémas en deux catégories : ceux qui relèvent exclusivement de facteurs environnementaux sans interférence marquée de facteurs internes (eczémas exogènes) et ceux qui sont l'expression cutanée de processus internes, propres à l'individu, parfois mal élucidés (eczémas endogènes). Dans cette manière simplifiée d'exprimer les faits (tableau 5.1, ultérieurement complété par le tableau 5.8), transparaît une certaine inadéquation liée à nos connaissances physiopathologiques fragmentaires par rapport aux situations cliniques vécues au quotidien. Si les eczémas exogènes semblent correspondre à un cadre bien défini, de nombreux eczémas dits endogènes sont modulés par l'environnement, dont le rôle semble de plus en plus évident à la lumière des études récentes. Il en est ainsi tout particulièrement de la dermatite atopique, de la dysidrose et de l'eczéma dysidrosique, de l'eczéma craquelé et dans une moindre mesure de l'eczéma nummulaire. Les influences exogènes (contact direct avec des allergènes) se précisent de plus en plus dans la dermatite atopique.

Tableau 5.1 Classification simplifiée des principales variétés d'eczémas*

Eczémas d'origine « exogène »	Eczémas de contact allergiques*, dans toutes ses variantes regroupées dans le concept du « syndrome de l'eczéma de contact » Dermatites (eczémas) d'irritation
	Dermatites de contact aux protéines*
Eczémas d'origine « endogène » (plus ou moins modulés par les facteurs d'environnement)	Dermatite atopique*
	Autres variétés d'eczéma* – Eczéma nummulaire – Dysidrose et eczéma dysidrosique – Eczéma dit « microbien » – Eczéma de stase – Eczéma craquelé (astéatotique) – Eczémas nutritionnels – Dissémination secondaire d'un eczéma – Dermatite séborrhéique (*cf.* chapitre 17)

* *Cf.* aussi tableau 5.8.

Devant toute réaction eczémateuse, le clinicien doit apprécier la part respective des facteurs exogènes et endogènes, parfois intriqués de façon complexe dans un cas déterminé [5].

Il faut remarquer que les dermatites (eczémas) d'irritation ont été réintégrées dans ce tableau, contrairement aux éditions précédentes, tenant ainsi en compte les avancées récentes en matière physiopathologique.

RÉFÉRENCES
1. Sézary A., *In : Nouvelle pratique dermatologique.*, Darier J. et coll., Masson, Paris, 1936, V, 36.
2. Ackerman A.B. et coll., *Arch Dermatol Res.* 1982, 272, 407.
3. Lachapelle J.M. et coll., *In : Contact Dermatitis*, 5th ed. Johansen J.D. et coll., Springer, Berlin, 2011, 9, 167.
4. Veien N.K., *In : Contact Dermatitis*, 5th ed. Johansen J.D. et coll., Springer, Berlin, 2011, 15, 255.
5. Veien N.K. et coll., *Contact Dermatitis*. 2008, 58, 330.

Principes de traitement

J.-H. Saurat, J.-M. Lachapelle

De manière idéale, le traitement d'un eczéma est d'ordre étiologique lorsque l'agent responsable du processus déclenchant est cerné par le clinicien, mais comme il ressort des pages ultérieures, en dépit d'une enquête parfois minutieuse, la cause de l'eczéma reste imprécise et le seul recours est la mise en œuvre d'un traitement symptomatique adapté. Lorsque la cause est identifiée et accessible au traitement spécifique (*cf.* paragraphes correspondants), le traitement symptomatique doit également être mis en œuvre de manière parallèle.

L'eczéma étant une réaction inflammatoire, il est logique de la traiter par un anti-inflammatoire ; la lésion étant accessible, il est tout aussi logique d'appliquer l'anti-inflammatoire directement sur celle-ci. On conçoit dès lors que les corticoïdes topiques aient révolutionné le traitement de l'eczéma. Pour autant, le traitement symptomatique d'un eczéma ne se résume pas à la prescription d'un corticostéroïde topique quelconque mais relève d'une stratégie complexe et évolutive dans laquelle les principes thérapeutiques antérieurs à l'ère des corticostéroïdes gardent leur place :
– *la stratégie est complexe* parce qu'elle doit tenir compte du siège, du type, de la cause de l'eczéma et donc de sa guérison probable au décours du traitement symptomatique ou au contraire du risque de rebond dès l'arrêt de l'anti-inflammatoire ;
– *la stratégie est évolutive* car le traitement doit être régulièrement adapté en fonction du développement chronologique des phases de la réaction inflammatoire (eczéma aigu, évolution, eczéma chronique), du processus de réparation, de l'acceptabilité du traitement et des conditions socioprofessionnelles du sujet.

Traitement local

Il a pour but de réduire la réaction inflammatoire, de permettre la réparation de l'épiderme, de calmer le prurit et d'éviter les rebonds. Il dépend du stade, du type et du siège de l'eczéma.

Eczéma aigu

Cette phase étant souvent caractérisée par l'existence d'un suintement important, on a coutume de dire qu'il faut « assécher ». Cette affirmation implique impérativement à ce stade la non-utilisation d'un corps gras occlusif.

L'attitude classique est de prescrire :
– *des lotions aqueuses légèrement antiseptiques* (chlorhexidine, nitrate d'argent à 0,5 %, permanganate de potassium à 1/20 000, les deux dernières ayant l'inconvénient de tacher), appliquées sous forme de compresses humides. Depuis leur introduction progressive dans de nombreux pays européens, l'évaluation de leur intérêt et de leur efficacité s'affine peu à peu, tout particulièrement dans le cadre de la dermatite atopique, parallèlement et/ou alternativement à l'emploi des corticostéroïdes ;
– une « *pâte à l'eau* » qui, par ses vertus astringentes et absorbantes, contribue à tarir le suintement tout en protégeant l'épiderme érodé. La réalité de ses effets pharmacologiques n'a toutefois pas été démontrée. Elle s'apparente davantage à un « pansement absorbant » ;
– *les corticostéroïdes topiques* qui dès ce stade ne sont pas proscrits ; on doit cependant choisir des crèmes hydrophiles que l'on appliquera une fois par jour après la lotion aqueuse antiseptique. La phase de traitement d'attaque dure en principe 4 à 5 jours ; sa durée est modulée en fonction de l'évolution.

Au stade de phase de réparation d'un eczéma aigu, il convient de respecter la réparation naturelle qui succède à la phase inflammatoire aiguë. On peut poursuivre l'application de la lotion antiseptique et commencer le sevrage des corticoïdes (1 jour/2, puis 1 jour/3) et les remplacer par une base neutre ; il existe dans le commerce les excipients de certains corticoïdes, que l'on pourra utiliser à cette fin. Ceci permet un sevrage progressif sur une dizaine de jours. Lorsque le corticoïde est définitivement arrêté, le patient peut continuer, surtout pour des raisons psychologiques de confort, à appliquer la base neutre.

Eczéma chronique

Le principe est ici de contrôler la réaction inflammatoire chronique et de réduire l'hyperplasie épidermique réactionnelle ; ceci implique un traitement initial plus actif (corticoïdes de niveau plus élevé et utilisés plus longtemps), ainsi qu'une période de sevrage plus prudente et prolongée.

Le traitement d'attaque est identique à celui de l'eczéma aigu (lotion antiseptique) mais l'excipient du corticoïde peut être plus gras (ceci n'est plus une nécessité absolue avec les corticostéroïdes puissants dont les formes crème sont aussi adaptées à ces situations que les pommades). Le sevrage sera plus progressif ; il conviendra d'utiliser le corticoïde topique quotidiennement pendant au moins une semaine puis de maintenir une application 1 jour/2 jusqu'au contrôle complet ; ultérieurement une période de 15 jours de traitement alterné 1 jour/3 est souvent nécessaire pour obtenir un résultat durable. C'est pendant cette période de sevrage en traitement alterné que l'on peut utiliser soit l'excipient du corticoïde (plusieurs firmes se sont à cet égard spécialisées dans l'élaboration de formulations magistrales, soit une préparation au goudron ou à l'ichtyol (cf. chapitre 22) qui aident à consolider la rémission. Le recours aux immunosuppresseurs topiques (analogues de la ciclosporine : tacrolimus et pimécrolimus, cf. chapitre 22) peut couvrir un créneau thérapeutique dans certaines variétés d'eczéma, mais l'évaluation de leur intérêt et de leur efficacité (notamment par rapport aux corticostéroïdes) doit s'affirmer au fur et à mesure de leur mise sur le marché dans les différents pays européens.

Pièges et cas particuliers

Siège de l'eczéma. Il implique souvent de modifier légèrement le schéma ci-dessus. Au visage, sur les organes génitaux et dans les plis (surtout chez l'enfant), l'usage de corticoïdes doit être très prudent et se limiter à des produits de niveau anti-inflammatoire faible. Aux paumes et aux plantes, la pénétration médiocre des topiques justifie parfois le recours à un traitement occlusif voire à des traitements systémiques.

Étendue de l'eczéma. Dès lors que la surface traitée dépasse 30 % de la surface corporelle, des effets systémiques des traitements topiques sont à prendre en considération (cf. chapitre 22) et incitent à une prudence particulière.

Problème de l'infection. La plupart des eczémas sont finalement colonisés par des bactéries. Il est improbable que les lotions antiseptiques utilisées (cf. paragraphe précédent) suffisent à contrôler ces infections. C'est pourquoi certains ont prôné l'utilisation systématique d'antibiotiques topiques ; si l'acide fusidique et la mupirocine offrent de bonnes garanties en matière de sensibilisation allergique, leur utilisation doit être gérée en considérant des périodes d'emploi limitées dans le temps (dermatite atopique et certains eczémas dits microbiens) afin de ne pas entraîner de résistances (SARM [*S. aureus* résistant à la méthicilline] communautaires en particulier). Il convient de noter l'intérêt de la povidone iodée aqueuse à 10 % qui n'entraîne pas de résistance bactérienne (sauf rares exceptions) [1] et qui, de plus, est peu allergisante [2]. On peut noter toutefois que la réparation de la barrière cutanée (y compris par un dermocorticoïde !) contribue très largement au contrôle de ces phénomènes de surinfection de l'eczéma.

Eczéma qui ne répond pas au traitement. Il s'agit là d'une situation particulièrement complexe qui expose à des erreurs thérapeutiques en chaîne. D'une façon schématique, on doit voir dans cette résistance quatre causes possibles et y remédier au plus vite :

– *l'absence de réponse est due au traitement topique* : choix d'un corticoïde de niveau insuffisant, allergie à l'un des constituants du traitement topique (antiseptique, conservateur, voire corticoïde lui-même…). Il convient de noter en particulier que l'existence d'une réaction allergique de contact à un corticostéroïde topique est souvent méconnue des praticiens. Il n'est pas rare que ceux-ci n'évoquent pas cette possibilité et procèdent à un prélèvement biopsique : on observe alors au microscope une image d'eczéma « décapité », c'est-à-dire ne présentant qu'une spongiose épidermique minimale. Il faut alors modifier l'ensemble du traitement après une pause de quelques jours où l'on utilise uniquement du sérum physiologique ou une autre lotion antiseptique ;

– *l'absence de réponse est due à un élément surajouté*, en premier lieu une infection : il est en effet difficile, devant un eczéma chronique et suintant, de faire la part de l'inflammation allergique et de l'infection. Il importe ici de faire des prélèvements pour identifier le germe prédominant et choisir l'antibiotique adapté, que l'on pourra administrer par voie locale ou générale selon l'étendue de la dermatose ;

– *l'absence de réponse est due au caractère rebelle de l'eczéma* : il est rare que les corticoïdes topiques puissants actuels ne parviennent pas à contrôler un eczéma. Si tel est le cas, il convient de rechercher la persistance de l'exposition au facteur sensibilisant qui entretient l'inflammation et interdit tout sevrage stéroïdien. C'est par exemple le cas des eczémas chroniques aux métaux, aux implants de prothèse, etc. Ces cas justifient des mesures particulières d'éviction lorsque le sensibilisant est identifié, ainsi que des traitements plus complexes (PUVAthérapie, traitements immunosuppresseurs par voie générale) qui ne sont décidés qu'après une évaluation critique de la situation ;

– *l'absence de réponse résulte d'une erreur de diagnostic*. Plusieurs dermatoses inflammatoires peuvent prendre, au début de leur évolution, un aspect clinique (et même histologique) proche de celui d'un eczéma : la pemphigoïde bulleuse (cf. chapitre 10-11), les lymphomes épidermotropes, voire certaines dermatomycoses (cf. chapitre 2-3), pour ne citer que les situations les plus fréquentes. L'analyse séméiologique fine et les examens complémentaires spécifiques permettent (cf. chapitre 2-3), de redresser ces erreurs.

Traitement général

Antihistaminiques anti-H1. Ils sont souvent administrés pour calmer le prurit ; hormis dans la dermatite atopique, il n'existe pas à notre connaissance d'étude contrôlée indiquant qu'ils soient utiles.

Antibiotiques. Ils ne sont indiqués que lorsqu'il existe une infection caractérisée et que la dermatose est trop étendue pour que cette infection soit contrôlable par un topique. Le cas de la dermatite atopique est encore particulier en raison de la colonisation habituelle par le staphylocoque doré.

Corticoïdes. La décision de traiter un eczéma par une corticothérapie générale est lourde de conséquences. On ne peut la prendre que dans des cas très particuliers et lorsqu'on prévoit un sevrage rapide possible et sans rebond (p. ex. eczéma très aigu du visage ou des mains ; on utilise alors 0,5 mg/kg/j de prednisone pendant 3 jours avec un sevrage en une semaine). On ne traite pas un eczéma chronique par de petites doses de stéroïdes au long cours. Cela expose à toutes les complications de la corticothérapie et à des rebonds lors de l'arrêt. Dans des cas exceptionnels d'eczéma étendu, la technique des bolus ou *pulses* de méthylprednisolone a pu être utilisée en milieu hospitalier pour débloquer une situation inextricable.

PUVAthérapie et ultraviolets. Ces méthodes sont utilisées soit pour des eczémas palmoplantaires (irradiation locale), soit pour des eczémas chroniques étendus. Elles représentent un appoint très utile pour permettre le sevrage des corticoïdes topiques et consolider une rémission. Elles sont décrites au chapitre 22.

Immunosuppresseurs. Leur recours doit être réservé à des situations bien particulières car, en dépit du caractère très invalidant de certains eczémas chroniques généralisés, les complications potentielles des immunosuppresseurs sont parfois inacceptables dans une maladie qui ne met pas en jeu le pronostic vital. La place occupée par la ciclosporine dans le traitement de la dermatite atopique est bien définie [3, 4] ; son emploi peut se justifier pour certaines variétés d'eczéma dans lesquelles la gestion du problème est complexe. Les thérapies ciblées, qui sont aujourd'hui disponibles pour certaines situations (dont la dermatite atopique) sont abordées avec chaque entité.

RÉFÉRENCES
1. McLure A.R. et coll., *J Hosp Infect*. 1992, *21*, 191.
2. Lachapelle J.M., *Contact Dermatitis*. 2005, *52*, 9.
3. Schmitt J. et coll., *J Eur Acad Dermatol Venereol*. 2007, *21*, 606.
4. Van der Schaft J. et coll., *Br J Dermatol*. 2015, *172*, 1621.

Eczémas de contact

Introduction

J.-M. Lachapelle

Avant d'aborder la clinique, une remarque sémantique. Le terme d'*eczéma de contact* est préféré à celui d'*eczéma de contact aller-*

gique, pour être en conformité avec les recommandations relatives à la terminologie dermatologique en langue française, eczéma impliquant allergie [1], alors que dans les traités anglo-saxons, on parle d'*allergic contact dermatitis* pour établir la distinction avec *irritant contact dermatitis*. Ceci est aujourd'hui aligné (fig. 5.3) par l'emploi des termes de *dermatites irritantes de contact* (DIC) et *dermatites allergiques de contact* (DAC).

L'étude de la physiopathologie de l'eczéma de contact comporte l'analyse de trois facteurs, étroitement intriqués :
– l'induction d'une réaction immunitaire par l'application épicutanée d'un corps chimique et les lésions tissulaires qui résultent de cette réaction : c'est l'*immunopathologie* de l'eczéma de contact ;
– les processus physicochimiques qui conduisent à la formation de l'antigène : ce sont les *bases moléculaires* de l'eczéma de contact ;
– les raisons pour lesquelles seuls certains sujets développent un eczéma de contact : il s'agit de l'*épidémiologie et de la génétique* de l'eczéma de contact, étroitement liées à la régulation de la réaction immunitaire.

RÉFÉRENCE
1. Revuz J. et coll., *Ann Dermatol Vénéréol.* 1994, *21*, 207.

Immunologie comparative des dermatites d'irritation et de contact allergiques

A. Nosbaum, M. Vocanson, J.-F. Nicolas

Les dermatites de contact encore appelées eczémas de contact sont des maladies inflammatoires cutanées fréquentes qui surviennent au site de contact avec des molécules chimiques non protéiques (xénobiotiques). Les dermatites de contact ont une évolution chronique et leur prise en charge est limitée par l'absence de méthodes diagnostiques fiables et reproductibles et par l'absence de traitement curatif, hormis l'éviction des xénobiotiques. Les dermatites de contact sont *la première cause de dermatoses professionnelles* [1].

Les dermatites de contact comportent deux grandes entités : les dermatites irritantes et allergiques qui ont des caractéristiques permettant de les différencier dans leur forme typique [2, 3]. Cependant DIC et DAC peuvent être très proches sur le plan clinique, histologique et moléculaire.

Les mécanismes à l'origine des lésions sont différents dans les deux types de dermatite, du moins dans les étapes d'initiation de l'inflammation cutanée (fig. 5.3).

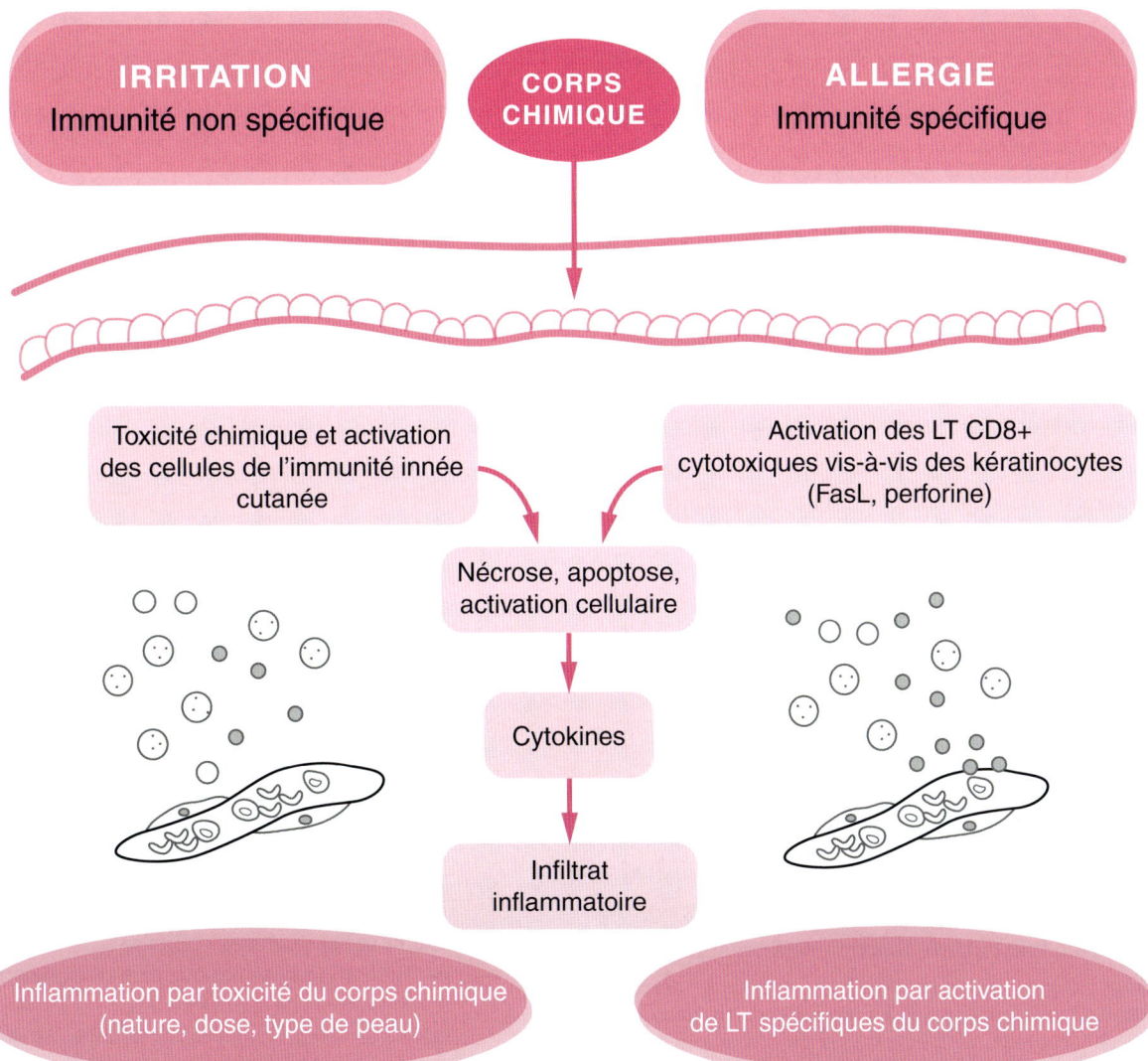

Fig. 5.3 Mécanismes des dermatites irritantes (DIC) et allergiques de contact (DAC).
DIC et DAC sont induites par contact cutané avec des corps chimiques. Les étapes précoces sont différentes puisque le corps chimique est pro-inflammatoire par «toxicité» directe sur les cellules cutanées dans la DIC alors que le corps chimique active des lymphocytes T (LT) spécifiques qui déclenchent une réaction inflammatoire dans la DAC. Les étapes tardives donnant lieu à la lésion d'eczéma sont en revanche très proches et impliquent des cytokines, chimiokines, des phénomènes d'apoptose et de nécrose cellulaire et le recrutement d'un infiltrat inflammatoire polymorphe. Ceci explique que les lésions de DAC et de DIC puissent être confondues cliniquement et histologiquement.

5-1 Eczémas, dermatite atopique, érythrodermies

Eczémas

Les DIC sont des principalement dues à la toxicité des corps chimiques sur les cellules cutanées qui induisent une *inflammation par activation de l'immunité innée*.

Les DAC, au contraire, correspondent à une *réponse immunitaire adaptative* de type hypersensibilité retardée et l'inflammation qui est induite est secondaire à l'activation dans la peau des lymphocytes T (LT) spécifiques du corps chimique.

Ainsi, DIC et DAC diffèrent immunologiquement, ce qui permet de proposer de nouvelles méthodes pour le diagnostic des DAC ainsi que de nouveaux outils pour différencier les deux types de dermatoses inflammatoires.

La nouvelle classification des maladies allergiques propose de définir les deux entités comme des hypersensibilités retardées (HSR) puisqu'elles se développent plusieurs heures après le contact avec le corps chimique, soit allergique, cas de la DAC, soit non allergique, cas de la DIC.

Physiopathologie de l'irritation et de l'allergie cutanée

Les deux types d'eczéma impliquent les cellules de l'immunité mais la DIC est secondaire à l'activation de l'immunité *innée* alors que la DAC est le résultat de l'activation de l'immunité *adaptative* et de l'induction de LT spécifiques effecteurs pro-inflammatoires.

Irritation cutanée : mise en jeu de l'immunité innée

La pénétration d'un corps chimique à travers les différentes couches de la peau, notamment l'épiderme et le derme, entraîne la libération d'un grand nombre de cytokines et de chimiokines par différents types cellulaires. Les kératinocytes représentent 95 % des cellules de l'épiderme et appartenant à l'immunité innée, sont *les principales et les premières cellules sécrétrices de cytokines lors d'un stimulus épicutané* [4]. L'initiation de l'inflammation semble principalement liée à l'IL-1α et au TNF-α, et aux dérivés de l'acide arachidonique. En effet, l'IL-1α et le TNF-α vont permettre le recrutement secondaire de leucocytes sur le site cutané altéré. Il se déroule ainsi une cascade de production de médiateurs inflammatoires qui finalement induit des modifications histologiques puis cliniques d'eczéma (fig. 5.3).

Allergie cutanée : mise en jeu de l'immunité spécifique

Les lésions de DAC sont dues à l'activation dans la peau, au site du contact avec l'haptène, de LT spécifiques, appartenant à l'immunité spécifique, qui ont été induits lors de précédents contacts (fig. 5.4) [2]. Les LT spécifiques sont activés par les cellules cutanées leur présentant l'haptène sur les molécules HLA de classes I et II. Les LT activés produisent des cytokines de type 1 (IFN-γ, IL-2, IL-17) et sont cytotoxiques. Ils activent et détruisent par apoptose les cellules cutanées, ce qui induit une inflammation qui va recruter de nouvelles cellules dans la peau et aboutir à la lésion d'eczéma. Les connaissances sur les mécanismes des DAC viennent avant tout des modèles précliniques chez la souris qui montrent un rôle effecteur pro-inflammatoire aux LT CD8 + cytotoxiques alors que les LT CD4 + contiennent la population régulatrice anti-inflammatoire [5-7].

Intensité de l'allergie cutanée fonction de l'irritation

– *L'induction d'une réponse immunitaire spécifique nécessite l'activation de l'immunité innée*. La séparation irritation/allergie est très conceptuelle, de même que la dichotomie immunité innée/immunité spécifique. En pratique, les deux types d'immunité sont très souvent associés et intimement liés. C'est ainsi que l'induction d'une immunité spécifique de bonne qualité nécessite l'activation de l'immunité innée dont le résultat principal est la maturation des cellules dendritiques en cellules présentatrices d'antigènes.

– *L'irritation cutanée fait le lit de l'allergie*. Dans les eczémas, il est classique de dire que la DIC fait le lit de la DAC, sur la base d'observations classiques que les patients porteurs de DIC se sensibilisent aux produits manipulés plus fréquemment que les patients ne présentant pas d'irritation cutanée [8]. Cette hypothèse a été confirmée récemment par des résultats expérimentaux montrant que l'intensité de la réponse de DAC à un haptène est proportionnelle à l'irritation cutanée induite par contact avec cet haptène lors de la sensibilisation [9, 10].

Comment différencier irritation et allergie cutanée ?

Compte tenu des similitudes parfois très poussées entre irritation et allergie au niveau clinique, histologique, cellulaire et moléculaire, la seule possibilité de différencier formellement les deux types d'inflammation est de se baser sur les différences physiopathologiques.

Le diagnostic de DAC (allergie) repose sur deux méthodes différentes :
1. les tests cutanés dont la positivité est pour beaucoup synonyme d'allergie de contact [2] ;
2. les tests immunologiques mettant en évidence l'existence de LT spécifiques d'allergène de contact dans la peau ou le sang des patients.

Les tests cutanés permettent le diagnostic de DAC. Ceci n'est pas tout à fait vrai, du moins pour ceux qui sont les plus utilisés, à savoir les patch-tests.

Les patch-tests (épicutanés) consistent à appliquer sur la peau du dos sous occlusion pendant 24 à 48 heures les corps chimiques à tester. Bien que les concentrations des produits chimiques dans les patchs soient standardisées et théoriquement non irritantes, les réactions d'irritation sont fréquentes. La pose concomitante aux patch-tests d'allergènes d'un ou de plusieurs patchs permet de détecter des patients à la peau particulièrement irritable et représente donc un témoin positif.

Les tests d'usage sont les tests ouverts simples ou répétés (*Open-tests* ou *Repeated Open Application Tests* – ROAT). Ils consistent en l'application répétée 2 fois/j pendant 10 jours de l'allergène sur la peau des faces internes des avant-bras. Le patient allergique développera en quelques jours un eczéma au site d'application répétée. *Les tests d'usage sont les seuls tests dont la pertinence est excellente*. Les réactions d'irritation sont très limitées par rapport aux patch-tests mais elles seraient pour certains moins sensibles que ces derniers.

Différenciation irritation/allergie

Elle peut donc se faire au niveau clinique :
- ▶ par l'utilisation systématique d'un contrôle positif d'irritation lors de la pose de tests ;
- ▶ lors d'une réaction difficile à interpréter ou de tests irritants positifs :
  – par la pose de nouveaux patch-tests pendant 24 heures seulement (voire 12 heures en cas de réaction initiale forte) ;
  – par la pratique de ROAT.

Eczémas, dermatite atopique, érythrodermies

5-1 Eczémas

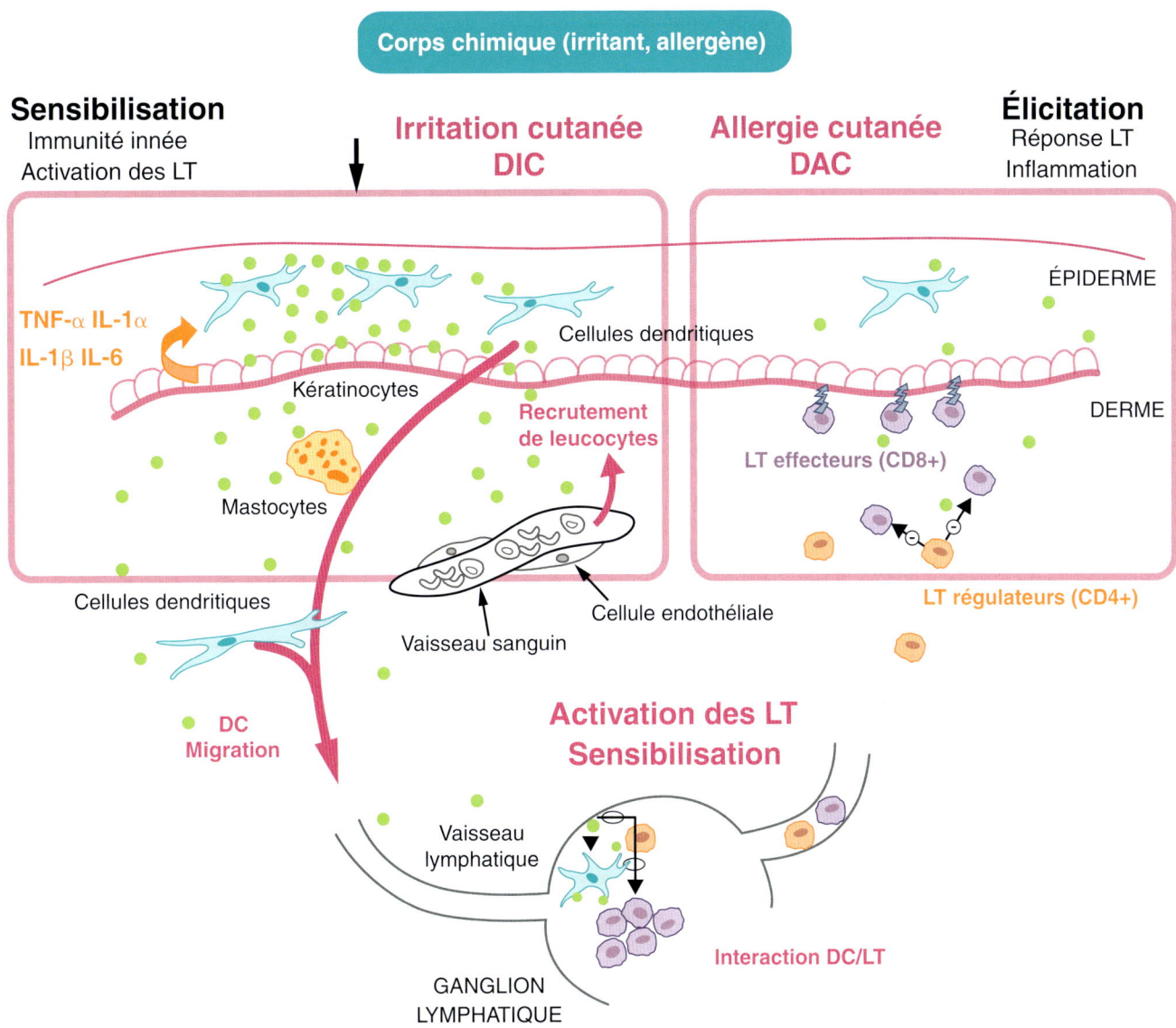

Fig. 5.4 Physiopathologie de la dermatite allergique de contact (DAC) : l'activation de l'immunité innée est nécessaire à son développement.
Phase de sensibilisation. Les corps chimiques en contact avec la peau et capables de franchir la couche cornée (*étape 1*) activent l'immunité innée et induisent une inflammation/irritation qui peut être visible ou non mais qui est nécessaire au recrutement de leucocytes et à l'activation des cellules dendritiques (DC) résidentes et recrutées. Les haptènes cutanés sont pris en charge par les cellules dendritiques qui migrent dans le ganglion drainant (*étape 2*) où elles présentent les peptides antigéniques aux lymphocytes T (LT) spécifiques CD8+ et CD4+ doués respectivement de fonction effectrice et régulatrice (*étape 3*). Les clones de LT spécifiques activés quittent le ganglion et recirculent entre le sang, les tissus et les organes lymphoïdes secondaires (*étape 4*).
Phase d'expression de l'eczéma. Lors des contacts ultérieurs avec le même haptène (*étape 5*), la pénétration de celui-ci induit une irritation cutanée qui permet le recrutement des LT effecteurs qui sont activés par présentation de peptides sur les molécules de CMH de classes I et II des cellules cutanées (*étape 6*). Les travaux expérimentaux montrent que les LT effecteurs des eczémas sont des CD8+ cytotoxiques producteurs de cytokines inflammatoires de type 1 et/ou de type 2, responsables de l'apoptose des kératinocytes. Les LT CD4+ contrôlent l'expansion des LT CD8+ dans les organes lymphoïdes.

Tests immunologiques

Ils ont pour but de rechercher la présence de LT spécifiques d'allergènes de contact dans la peau et/ou le sang des patients permettant le diagnostic de DAC chez un patient porteur d'un eczéma et manipulant ce produit.

Présence de LT spécifiques d'allergène dans la peau à partir d'une biopsie cutanée punch de lésions de DAC ou de tests épicutanés. La démonstration simple de la présence de LT dans une biopsie d'eczéma par immunohistochimie n'est en aucun cas pathognomonique de DAC. En effet, toute réaction inflammatoire s'accompagne du recrutement d'un infiltrat polymorphe dans lequel il existe un pourcentage plus ou moins important de LT. Il faut démontrer que ces LT sont spécifiques d'un haptène manipulé par le patient. *Ces approches sont encore du domaine de la recherche* :
– démonstration d'une *réponse oligoclonale des LT* infiltrant la lésion par *analyse moléculaire du répertoire des LT* et *analyse fonctionnelle (spécifique d'antigène) des LT* infiltrant la lésion *par culture cellulaire et expansion des leucocytes à partir d'une biopsie* ;
– analyse par *biologie moléculaire (Q-PCR) de cytokines* dont la production est *restreinte aux LT*. Cette technique rapide, facile, est actuellement du domaine de la recherche, mais elle pourra facilement être transférée aux laboratoires hospitaliers dans les années à venir.

5-1 Eczémas, dermatite atopique, érythrodermies

Eczémas

Présence de LT spécifiques d'allergène dans le sang des patients. Les progrès de l'immunologie ont permis le développement de méthodes de détection des LT spécifiques d'antigènes au niveau du sang. Parmi l'ensemble des méthodes possibles utilisant la radioactivité (tests de transformation lymphocytaire), la cytométrie de flux (multimères), les techniques moléculaires (répertoire des LT), *la méthode ELISPOT* est celle qui a le plus facilement été transférée des laboratoires de recherche aux laboratoires de biologie de routine. La technique repose sur la détection de LT spécifiques produisant une cytokine d'intérêt suite à l'activation par l'antigène. L'ELISPOT IFNg est particulièrement utilisé en raison de la *restriction de production* de la cytokine IFN-γ à la population des LT.

Dans le domaine de l'allergologie, la technique ELISPOT permet le diagnostic d'allergie aux médicaments chez des patients qui ont développé des toxidermies bénignes ou sévères et qui ont des LT circulants spécifiques de médicaments [11, 12]. Les allergènes de contact étant, comme les médicaments, des haptènes, il apparaît tout à fait possible de pouvoir développer un *test immunobiologique de DAC par ELISPOT*. Il existe un prérequis au développement de tels tests, celui de connaître précisément le *phénotype des LT effecteurs des DAC et le panel de cytokines produites*. Les travaux fondamentaux doivent donc être poursuivis pour définir pour chaque groupe d'haptène (forts, modérés et faibles) le type de LT effecteur et les cytokines qui lui sont associés [13-15].

RÉFÉRENCES
1. Coenraads P.J. et coll., *Eur J Dermatol.* 2007, *17*, 564.
2. Saint-Mezard P. et coll., *Eur J Dermatol.* 2004, *14*, 284.
3. Fyhrquist-Vanni N. et coll., *Dermatol Clin.* 2007, *25*, 613.
4. de Jongh C.M. et coll., *Exp Dermatol.* 2007, *16*, 1032.
5. Vocanson M. et coll., *Rev Fr Allergol Immuno.Clin.* 2007, *47*, 314.
6. Vocanson M. et coll., *J Allergy Clin Immunol.* 2010, *126*, 280.
7. Cavani A.T., *Curr Opin Allergy Clin Immunol.* 2008, *8*, 294.
8. Basketter M. et coll., *Skin Pharmacol Physiol.* 2008, *21*, 191.
9. Bonneville M. et coll., *J Invest Dermatol.* 2007, *127*, 1430.
10. Rozières A. et coll., *Curr Opin Allergy Clin Immunol.* 2009, *9*, 305.
11. Beeler A. et coll., *J Allergy Clin Immunol.* 2006, *117*, 455.
12. Vocanson M. et coll., *J Invest Dermatol.* 2006, *126*, 815.
13. Larson E. et coll., *Am J Infect Control.* 2006, *34*, 627.
14. Cortial A. et coll., *Nanomedicine.* 2015, *2*, 14.
15. Vocanson M. et coll., *J Expert Rev Dermatol.* 2013, *8*, 395.

Bases moléculaires de l'eczéma de contact

J.-P. Lepoittevin

Interactions entre haptènes et protéines porteuses

La première étape, lors du processus d'induction ou de révélation d'une allergie de contact, est l'interaction entre l'haptène, une petite molécule de faible poids moléculaire, et une macromolécule biologique, en l'occurrence une protéine. Il est aujourd'hui couramment admis que cette interaction fait intervenir, dans la très grande majorité des cas, la formation d'une *liaison covalente stable* entre l'haptène et certains acides aminés de la protéine porteuse [1]. Ceci implique que l'haptène possède des caractéristiques physicochimiques (lipophilie et volume moléculaire) lui permettant de pénétrer dans l'épiderme et de réactivité chimique (densité électronique) lui permettant de former des liaisons chimiques avec les chaînes latérales des acides aminés [1].

Les liaisons covalentes sont des interactions fortes, généralement irréversibles, qui se forment entre des atomes particulièrement riches en électrons ou nucléophiles, et des atomes pauvres en électrons ou électrophiles. Les chaînes latérales des acides aminés portant de nombreux sites nucléophiles, elles peuvent réagir avec des molécules ou haptènes comportant un ou plusieurs sites électrophiles (fig. 5.5 et 5.6).

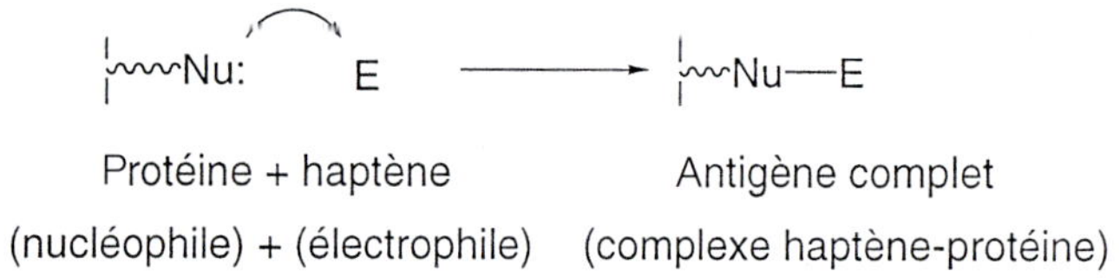

Fig. 5.5 Formation d'une liaison covalente entre un centre nucléophile de protéine et un centre électrophile d'haptène.

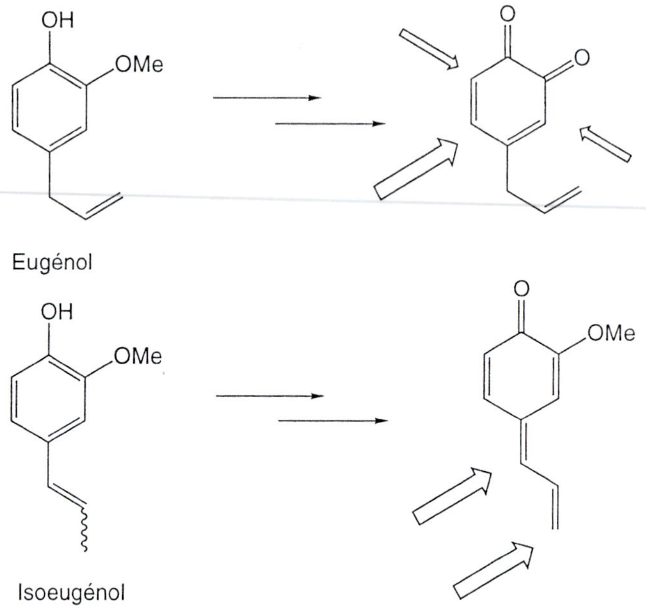

Fig. 5.6 Métabolisation chez la souris des prohaptènes eugénol en haptènes réactifs.
Les flèches indiquent les centres électrophiles.

La nature du ou des acides aminés qui vont être modifiés par l'haptène va dépendre des caractéristiques physicochimiques de ce dernier. Ainsi, des études récentes ont montré que les alcanes sulfonates de méthyle, qui sont des agents méthylants lipophiles et de forts sensibilisants, modifient presque exclusivement les résidus histidine et méthionine des protéines [2], alors que les α-méthylène-γ-butyrolactones, principaux allergènes des plantes de la famille des *Asteraceae*, modifient principalement les résidus lysine [3]. L'influence que pourrait avoir cette sélectivité sur le pouvoir sensibilisant n'est pas encore comprise.

Il est à noter que certaines molécules ne deviennent réactives que lors du métabolisme cutané et sont considérées, de ce fait, comme des prohaptènes. Ainsi, l'eugénol et l'isoeugénol, deux molécules souvent présentes dans des extraits de plantes et des parfums, vont être métabolisés suivant deux voies enzymatiques différentes [4] mais conduisant à chaque fois à la formation de centres électrophiles (fig. 5.6).

Bases moléculaires de la reconnaissance des haptènes par les récepteurs T : allergies croisées

Les interactions peptides hapténisés – récepteurs T jouent un rôle pivot dans le mécanisme de l'allergie de contact. C'est en effet lors de cette étape que l'information antigénique va être utilisée par le système immunitaire pour sélectionner et activer les sous-populations de lymphocytes T spécifiques de l'antigène. De la précision de ce processus vont dépendre en grande partie la nature et la sélectivité de la réaction d'allergie [5]. Dans un certain nombre de cas, le manque relatif de sélectivité de ces interactions peptides hapténisés-récepteurs T va permettre d'activer les clones sélectionnés par une molécule (sensibilisant) par une autre molécule de structure voisine (élicitant). Ce phénomène, connu sous le terme de réponse en *allergie croisée*, est particulièrement important lors de sensibilisations à des substances médicamenteuses car le patient devra éviter tout contact ultérieur avec le sensibilisant primaire mais également avec les molécules de la même famille susceptibles de déclencher une réaction en allergie croisée.

Les molécules, qui donnent lieu à des réactions en allergie croisée, appartiennent en général à la même famille chimique (c'est ce qui est généralement connu sous le terme *d'allergies de groupe*) mais doivent également présenter une forte similitude dans leurs volumes et densités électroniques. C'est en effet le volume électronique et les zones de plus ou moins fortes densités électroniques qui vont être reconnus par les récepteurs des lymphocytes T. Ceci a été bien illustré dans les allergies aux corticostéroïdes [6], où il a pu être montré que les réactions en allergie croisée (fig. 5.7) dépendaient principalement de la nature des substituants sur le cycle D de la molécule [7].

Les réactions en allergie croisée sont à distinguer des *cosensibilisations* qui résultent de la sensibilisation simultanée ou quasi simultanée à plusieurs molécules de structures très différentes. La cosensibilisation conduit à la sélection de plusieurs clones de lymphocytes T, chaque clone étant spécifique de l'une des molécules impliquées dans la cosensibilisation. Il s'agit donc de la superposition de plusieurs réactions immunitaires spécifiques d'haptènes.

RÉFÉRENCES

1. Lepoittevin J.P. et coll., eds., *Allergic Contact Dermatitis : The molecular basis*. Springer, Berlin, 1997.
2. Lepoittevin J.P. et coll., *Tetrahedron Letters*. 1992, *33*, 3875.
3. Franot C. et coll., *Bioorg Med Chem*. 1993, *1*, 389.
4. Bertrand F. et coll., *Chem Res Toxicol*. 1997, *10*, 335.
5. Lepoittevin J.P. et coll., *Eur J Dermatol*. 1997, *7*, 151.
6. Coopman S. et coll., *Br J Dermatol*. 1989, *121*, 27.
7. Lepoittevin J.P. et coll., *Arch Dermatol*. 1995, *131*, 31.

Épidémiologie

J.-M. Lachapelle

En dermatoallergologie de contact, depuis des décennies, de nombreuses études relatives à la «fréquence» des eczémas de contact ont fait l'objet d'innombrables publications. Ces études étaient très approximatives, comme l'ont souligné les groupes de travail allemands [1, 2], en raison principalement de biais de sélection :
– le choix des populations, limitées aux patients consultant des centres spécialisés de dermato-allergologie ;
– une globalisation non discriminatoire des réactions d'irritation et d'allergie des eczémas de contact.

La prévalence de l'«eczéma des mains», pris au sens large du terme, se situerait aux environs de 2 % [3], mais la part stricte à réserver à l'allergie de contact dans de telles statistiques est – selon nous – moins bien connue.

Les connaissances épidémiologiques les plus solidement établies concernent vraisemblablement la prévalence de *l'allergie de contact au nickel* dans la population féminine adulte. Celle-ci est de l'ordre de 10 % au Danemark [4] ou en Finlande [5]. Ces résultats ont trouvé une confirmation certaine dans des études stratifiées sur une tranche de population déterminée [6] ou dans des enquêtes réalisées chez des jumeaux [7].

Ces dernières années ont vu s'édifier une méthodologie très stricte de recherche épidémiologique en matière d'eczéma de contact et/ou de dermatite d'irritation. Les critères d'inclusion des populations bien codifiés et l'analyse statistique des résultats permettent d'éviter les «biais» des études antérieures.

Des chapitres de livres et divers articles, parfaitement documentés tant sur les outils technologiques d'investigation que sur l'analyse des résultats, offrent un panorama plus exact de la prévalence des principaux allergènes dans diverses populations [8-10].

L'importance de facteurs génétiques dans le développement d'un eczéma de contact est vraisemblable. Dans les années 1980, plusieurs études portant sur les gènes HLA n'ont pas permis d'isoler un profil caractéristique [10]. La recherche dans le domaine génétique a progressé récemment : le polymorphisme du TNF 308/GA constitue probablement un risque accru de développer un eczéma de contact allergique [11] ; le polymorphisme de l'IL-16-295 cc, lorsqu'il est surreprésenté chez des individus polysensibilisés, augmente le risque de développer un eczéma de contact allergique [12] ; le phénotype et le génotype d'un acétylateur rapide de la N-acétyl transférase 2 augmentent vraisemblablement la susceptibilité de développer un eczéma de contact allergique [13].

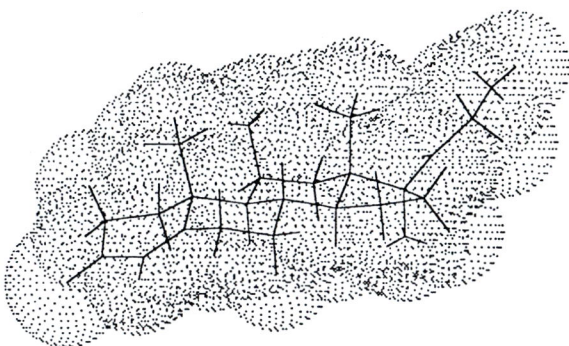
Hydrocortisone

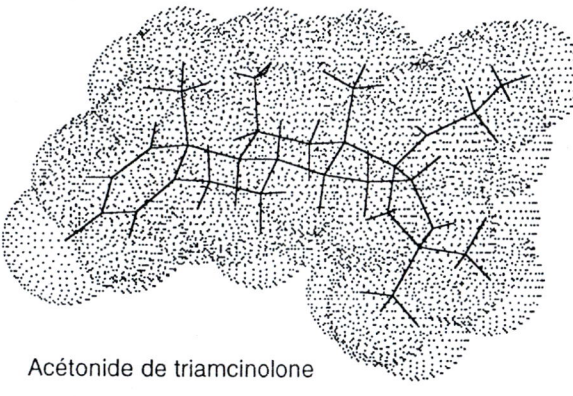
Acétonide de triamcinolone

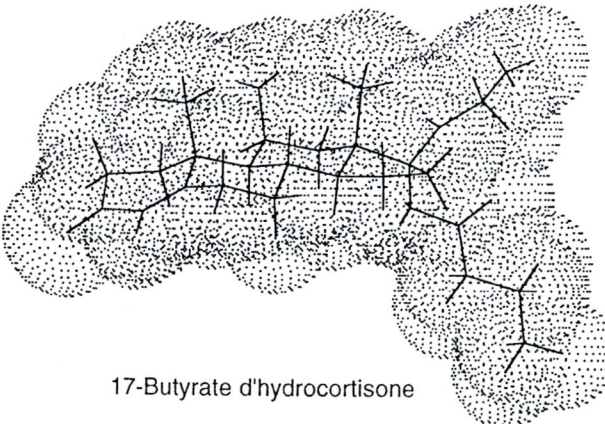
17-Butyrate d'hydrocortisone

Fig. 5.7 Volume électronique de l'hydrocortisone, de l'acétonide de triamcinolone et du 17-butyrate d'hydrocortisone.

RÉFÉRENCES

1. Uter W. et coll., *Contact Dermatitis*. 2004, *51*, 47.
2. Uter W. et coll., *J Clin Epidemiol*. 2004, *57*, 627.
3. Agrup G., *Acta Dermatol Venereol*. 1969, *49*, 61.
4. Menné T., *Dermatosen in Beruf und Umwelt*. 1978, *26*, 123.
5. Peltonen E., *Contact Dermatitis*. 1979, *5*, 27.

6. Menné T. et coll., *Acta Dermatol Venereol*. 1982, *62*, 35.
7. Menné T. et coll., *Contact Dermatitis*. 1983, *9*, 289.
8. Thyssen J.P. et coll., *N Engl J Med*. 2009, *360*, 2257.
9. Coenraads P.J. et coll., in : Johansen J.D. et coll., eds., *Contact Dermatitis*, 5th ed. Springer, Berlin, 2011, *11*, 193.
10. Diepgen T.L. et coll., in : Rustemeyer T. et coll., eds., *Kanerva's Textbook of Occupational Dermatolopgy*, 2nd ed. Springer-Verlag, Berlin, 2012, *8*, 51.
11. Young C.N. et coll., *J Invest Dermatol*. 2008, *128*, 2606.
12. Reich K. et coll., *Br J Dermatol*. 2003, *148*, 1237.
13. Najim R.A. et coll., *Ann Saoudi Med*. 2005, *25*, 473.

Aspects cliniques

J.-M. Lachapelle

Caractères cliniques généraux

Aspect

Dans l'immense majorité des cas, l'eczéma de contact offre l'image d'un eczéma classique. Toutes les variantes cliniques de l'eczéma peuvent se rencontrer : eczéma aigu érythémato-œdémateux, vésiculeux, vésiculobulleux suintant, eczéma subaigu, eczéma chronique parfois lichénifié. Les eczémas de contact présentent donc une image théoriquement univoque. Néanmoins, l'aspect clinique peut être dénaturé, par exemple après application d'une corticothérapie locale, lorsque le clinicien n'a pas évoqué le diagnostic potentiel d'une allergie de contact. L'eczéma peut alors évoluer à bas bruit, avec des poussées aiguës intermittentes.

L'expression clinique d'un eczéma de contact peut présenter quelques variantes, rares, qu'il importe de ne pas méconnaître.

Eczémas de contact purpuriques. L'eczéma a une composante purpurique importante, surtout aux membres inférieurs et en particulier aux chevilles (p. ex. eczéma de contact aux anti-inflammatoires non stéroïdiens, ou aux allergènes vestimentaires). L'intensité du purpura peut être telle qu'elle masque les caractères cliniques de l'eczéma. Il s'agit en fait d'une expression clinique, aux endroits déclives, d'une composante histopathologique que l'on retrouve de manière constante dans les biopsies cutanées de tests épicutanés allergiques positifs, fixées au formol : l'extravasation intra-épidermique d'érythrocytes qui s'insinuent entre les kératinocytes. Récemment cette variante purpurique a été signalée pour les inhibiteurs des kinases utilisés en oncologie [1].

Eczémas de contact pigmentés. Cette variante d'eczéma de contact s'accompagne d'une pigmentation mélanique importante, apparente dès la phase aiguë de l'éruption et qui persiste longtemps après sa guérison. Elle est très fréquente au Japon, où elle a été érigée en véritable entité clinique [2], mais aussi en Chine et dans les pays du Sud-Est asiatique. Elle ne s'observe que rarement dans les pays européens. Divers allergènes semblent pouvoir être impliqués (colorants azoïques dispersés [3], caoutchoucs). Il existe parfois un chevauchement avec l'eczéma de contact lichénoïde et on parle alors de dermatite pigmentée lichénoïde [1].

Eczémas de contact lichénoïdes. Très rarement, certains eczémas de contact évoluent progressivement vers une dermatite lichénoïde qui cliniquement développe les caractéristiques d'un lichen plan ou d'une éruption lichénoïde médicamenteuse. Cette image clinique est confirmée par l'examen anatomopathologique. Cette variante survient plus fréquemment avec certains allergènes déterminés, sans qu'une explication ne puisse être apportée concernant ce lien particulier. On peut citer par exemple la paraphénylènediamine présente dans les tatouages au henné [4], le Parthenium [5], les produits de développement couleur en photographie.

L'exemple le plus classique et le mieux documenté est l'eczéma de contact lichénoïde buccal lié à une allergie aux amalgames mercuriels (stomatite de contact lichénoïde). L'image clinique est celle d'un lichen plan buccal, parfois érosif [6]. Les chromates et le cobalt ont aussi été incriminés [7], et plus récemment le nickel et le palladium [8].

Eczémas de contact lymphomatoïdes. Dans ces observations, les aspects tant cliniques qu'histopathologiques suggèrent un rapprochement avec le mycosis fongoïde : plaques érythémateuses infiltrées et aspect caractéristique de l'infiltrat (image de lymphome T). Au fur et à mesure que de nouvelles observations sont publiées, cette variante anatomoclinique apparaît de plus en plus comme un aspect particulier d'eczéma de contact, disparaissant progressivement lors de l'éviction de l'allergène (*cf.* chapitre 11) [5]. Plusieurs allergènes ont été incriminés : le nickel, le cobalt, l'or, l'éthylènediamine, et très récemment le Kathon CG® [9] et la méthylisothiazolinone [10].

Topographie

Il se développe sur les territoires cutanés en contact direct avec l'allergène (tableau 5.2). Lorsqu'il s'agit d'un premier contact avec l'agent responsable, il n'apparaît en général que 5 à 7 jours après le début du contact, parfois plus tardivement (sauf s'il ne s'agit pas en réalité d'un premier contact, par le biais d'une sensibilisation croisée par exemple). Ultérieurement, chaque contact avec l'allergène entraîne la réapparition beaucoup plus rapide des lésions, c'est-à-dire après 24 à 48 heures (phase de révélation d'une réaction immunologique de type retardé, c'est-à-dire à médiation cellulaire).

Dans la plupart des cas, il s'étend au-delà du territoire strict d'application de la substance allergisante. Il s'agit d'une dissémination régionale, de proximité, par diffusion de l'allergène par voie lymphatique. Dans d'autres cas, sa topographie correspond de manière précise à la zone de mise en contact avec l'allergène lorsqu'il est consécutif à l'utilisation de produits adhésifs, en contact étroit avec le tégument comme le sparadrap, ou qu'il résulte d'une coulée sur la peau d'un liquide allergisant dont l'évaporation est rapide (eau de toilette).

Certains eczémas de contact ont une localisation aberrante, à première vue tout au moins. À titre d'exemple, citons l'eczéma au vernis à ongles qui se localise volontiers aux paupières. Les ongles ne sont évidemment pas lésés car ce sont des structures kératinisées peu perméables à la pénétration des allergènes. Le périonyx n'est qu'occasionnellement atteint mais, d'autre part, les personnes ont volontiers l'habitude de se frotter les yeux avec les ongles, et il est bien connu que la pénétration des allergènes est assez aisée aux paupières, en raison de leurs caractéristiques anatomiques et physiologiques. Il est classique de définir ces eczémas de contact comme des «eczémas manuportés» (par autotransfert).

Une variété très particulière est l'eczéma de contact (par hétérotransfert) provoqué par le conjoint (*connubial dermatitis*). Celui-ci, épargné de tout eczéma, induit chez son (sa) partenaire un eczéma de contact à des produits cosmétiques [11].

Les éruptions secondaires (ou éruptions de type «ide») représentent une particularité des eczémas de contact. En plus de l'éruption primaire siégeant à l'endroit de contact avec l'agent allergisant, on observe des plaques prurigineuses, érythémateuses, plus ou moins étendues, parfois discrètement infiltrées, symétriques, à distance de la lésion primaire. Les plaques érythémateuses sont quelquefois persillées de vésicules punctiformes. L'interprétation physiopathologique de ces éruptions secondaires est la suivante : on admet qu'il s'agit de lésions à signification immunologique apparaissant en des endroits où les

Eczémas, dermatite atopique, érythrodermies

5-1 Eczémas

Tableau 5.2 Principales causes d'eczéma de contact selon la localisation

Topographie de l'eczéma	Causes les plus fréquentes
Cuir chevelu	Teintures capillaires, produits de permanente, shampooings, « restructurants » du cuir chevelu, parfums
Visage (en général)	Cosmétiques, topiques médicamenteux, masques, allergènes aéroportés, photoallergènes, allergènes d'origine conjugale
Lèvres	Bâtons à lèvres, topiques médicamenteux, aliments et boissons, tabac, produits de dentisterie, dentifrices, instruments de musique, etc.
Régions périoculaires	Collyres, solution d'entretien des lentilles de contact, cosmétiques du pourtour des yeux, topiques médicamenteux, vernis à ongles (manuporté), allergènes aéroportés
Oreilles	Produits incriminés dans les eczémas de contact du cuir chevelu, boucles d'oreilles, parfums, prothèses auriculaires diverses, gouttes otiques
Cou	Produits incriminés dans les eczémas de contact du cuir chevelu, cosmétiques, parfums, textiles, accessoires vestimentaires, instruments de musique, allergènes aéroportés, photoallergènes
Tronc	Allergènes vestimentaires, topiques médicamenteux, allergènes d'origine conjugale, accessoires vestimentaires métalliques (nickel)
Aisselles	Déodorants, parfums, dépilatoires, allergènes vestimentaires, topiques médicamenteux
Organes génitaux	Topiques médicamenteux, cosmétiques, parfums, préservatifs, lubrifiants
Région périanale	Topiques médicamenteux, papiers de toilette humides
Mains	Allergènes professionnels ou des loisirs, topiques médicamenteux, allergènes des cosmétiques à usage unguéal (vernis, ongles artificiels, etc.), gants, crèmes barrière
Cuisses, genoux et jambes	Topiques médicamenteux (avec mention particulière de l'ulcère de jambe), dépilatoires, bottes, allergènes vestimentaires (vêtements à usage sportif), orthèses et prothèses
Pieds	Chaussures, topiques médicamenteux

protagonistes du conflit allergique sont mis en présence, vraisemblablement à la suite de la pénétration massive de l'allergène dans l'organisme, et à sa présence ultérieure privilégiée en certains endroits du tégument (élimination par la sueur ? Diffusion dans les tissus cutanés irrités par des frictions ?).

Ces éruptions secondaires ont fait l'objet de nombreuses publications qui illustrent la diversité de leur symptomatologie [12] :
- placards érythémateux infiltrés, parfois de grande taille, le plus souvent (mais non obligatoirement) symétriques, parsemés ou non de vésicules ;
- semis de petites vésicules isolées, à contenu clair, entourées ou non d'un discret halo érythémateux ;
- éruption de papules et de plaques d'allure vaguement urticarienne ;
- lésions à type d'érythème polymorphe, formant de véritables cocardes. Dans les observations où un prélèvement biopsique a été réalisé, certaines lésions révèlent une image histopathologique d'érythème polymorphe (érythème polymorphe vrai) tandis que d'autres ont une allure de dermatite spongiotique (érythème polymorphe-like). Des allergènes très divers peuvent être responsables de ce type d'éruption, mais les plus fréquemment cités sont des allergènes végétaux, en particulier les dalbergiones [12].

Caractères cliniques particuliers selon la localisation

L'eczéma de contact du cuir chevelu est en général sec, érythématosquameux, vivement prurigineux. Lorsqu'il s'estompe après cessation du contact allergisant, il est parfois suivi par une desquamation importante du cuir chevelu, « pityriasique », et éventuellement par une alopécie transitoire, par modification du cycle pilaire d'un certain nombre de cheveux (précipitation de la phase anagène vers la phase télogène). Très souvent, les eczémas de contact du cuir chevelu débordent sa lisière et s'étendent au front, à la région rétro-auriculaire, à la nuque. Ceci est particulièrement vrai dans le cas des eczémas de contact à la paraphénylènediamine des teintures capillaires : l'eczéma envahit même les paupières qui sont le siège d'un œdème important, parfois monstrueux. L'allergie de contact au minoxidil, non exceptionnelle, offre une gamme variée de signes cliniques : du simple prurit (qui peut induire le clinicien en erreur) jusqu'à l'eczéma suintant.

Les eczémas de contact du visage sont fréquents et sont souvent florides, infiltrés, vésiculeux et assez souvent suintants (fig. 5.8). Les allergènes responsables sont soit appliqués directement sur la peau comme des topiques médicamenteux ou des produits cosmétiques, soit véhiculés par voie aérienne comme certains allergènes professionnels (eczémas de contact aéroportés). Il faut signaler également que le visage est un des sièges de prédilection des réactions photoallergiques (*cf.* chapitre 4-1).

Aux paupières (fig. 5.9), l'eczéma de contact entraîne fréquemment l'apparition d'œdème. L'atteinte simultanée de la conjonctive et de la paupière traduit souvent le rôle d'un allergène appliqué

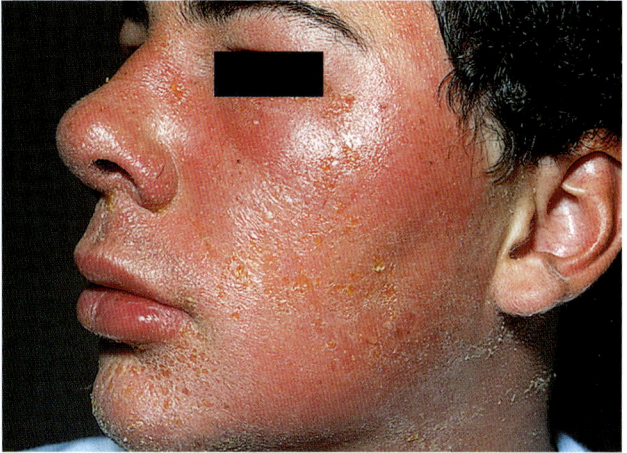

Fig. 5.8 Eczéma de contact aiguë à une lotion cosmétique.

Eczémas

dans l'œil (collyre), tandis que l'atteinte isolée de la paupière s'explique davantage par l'application de substances allergisantes sur le tégument.

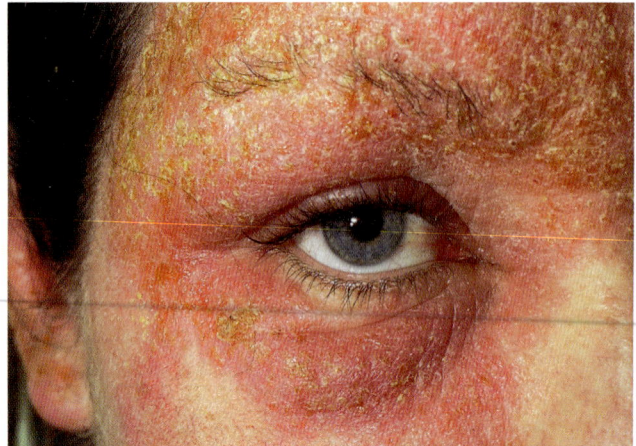

Fig. 5.9 Eczéma de contact par exposition chronique à l'allergène chez une patiente dont les tests épicutanés étaient positifs pour : paraphénylènediamine (+++), bronopol (+++), 4-aminoazobenzole (++), disperse orange (++).

Aux lobules d'oreille, consécutif à une intolérance au métal (nickel) des boucles d'oreille, il se présente soit comme un eczéma sec, discrètement érythématosquameux, soit comme une dermatose vésiculeuse très suintante, évoluant vers l'exulcération et la surinfection microbienne (fig. 5.10).

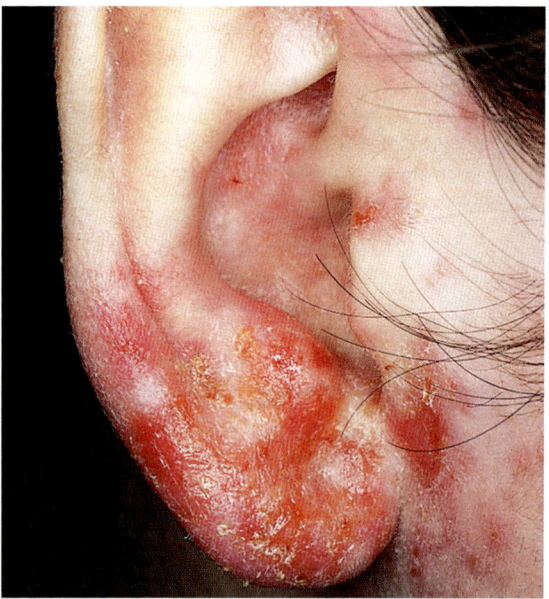

Fig. 5.10 Eczéma de contact allergique au nickel d'une boucle d'oreille.

Aux lèvres, la chéilite de contact allergique est une lésion sèche, érythématosquameuse, parfois crevassée et surinfectée. Plus rarement, elle s'accompagne d'œdème, en particulier à la lèvre inférieure. L'affection est prurigineuse, ou se manifeste par des douleurs plus ou moins cuisantes. Un tic de léchage, notamment chez l'enfant, induit une chéilite avec périchéilite, parfois simplement irritative (*cf.* chapitres 16 et 21) mais parfois compliquée d'un eczéma de contact.

La stomatite de contact allergique est assez exceptionnelle. Elle se traduit par l'apparition de placards rouges, vernissés, plus ou moins œdémateux en différents endroits de la muqueuse buccale. Paradoxalement, les manifestations cliniques peuvent être assez discrètes dans la cavité buccale et s'extérioriser en débordant sur les lèvres, comme on peut le voir dans les réactions allergiques de contact au mercure des amalgames dentaires par exemple. Une des caractéristiques de la stomatite de contact est de prendre une allure lichénoïde, en particulier lors d'une allergie à un mercuriel [6], posant dès lors le problème d'un diagnostic différentiel avec un lichen plan buccal (*cf.* chapitre 16).

L'eczéma de contact des mains offre quelques caractères cliniques particuliers directement liés à la topographie des lésions.

Au dos des mains (sa localisation la plus fréquente), l'eczéma est vésiculeux et suintant à la phase aiguë, tandis qu'il devient sec et squameux à la phase chronique. Dans ce dernier cas, il s'accompagne d'une « onychose » tout à fait caractéristique qui est un stigmate du caractère chronique de la dermatose comme chez les maçons : les ongles sont dystrophiques ; ils présentent des stries irrégulières plus ou moins parallèles au bord libre de l'ongle, parfois noirâtres par incrustations répétées de salissures.

À la paume des mains, l'eczéma est d'un diagnostic difficile car il peut donner le change pour une dermatite d'étiologie tout à fait différente. Tant à la face palmaire des doigts qu'à la paume proprement dite, l'eczéma de contact allergique peut se manifester comme une dermatite érythématovésiculeuse ou vésiculeuse pure, prurigineuse, ressemblant à un eczéma dysidrosiforme (*cf. infra*).

Chez d'autres patients, les lésions sont chroniques et se caractérisent par des placards prurigineux, érythématosquameux, avec aspect furfuracé ou plus largement desquamatif en surface, similaires aux lésions rencontrées dans les dermatites d'irritation ou certains eczémas secs hyperkératosiques des paumes, sans relation avec une réaction allergique de contact.

Plus rarement, mais non exceptionnellement, on peut manifester une hésitation clinique, au premier regard, par rapport à un psoriasis palmaire.

Parfois enfin, l'eczéma de contact allergique se limite aux pulpes digitales (*pulpite* de contact allergique), comme la dermite aux bulbes de tulipes, si commune autrefois aux Pays-Bas, la dermite à l'ail chez les cuisiniers ou dans les eczémas aux anesthésiques locaux ou aux résines acryliques en dentisterie. Les pulpes digitales sont rêches et finement crevassées ; les empreintes digitales ont disparu ; le toucher donne une impression de peau sèche qui « accroche » au moindre contact. Le prurit peut faire place à une douleur plus ou moins cuisante lorsque les crevasses deviennent plus profondes et sanguinolentes. La pulpite allergique de contact ne se distingue en rien dès lors d'autres variétés de pulpites d'étiologies diverses (encadré 5.1). À titre indicatif, l'équivalent du terme « pulpite » dans la littérature anglo-saxonne est *fingertip dermatitis*.

Encadré 5.1

Causes des pulpites sèches

– Eczéma de contact (*cf.* tableau 5.2)
– Dermatite d'irritation
– Dermatite de contact aux protéines
– Psoriasis
– Dermatite atopique
– Pulpite « résiduelle » après guérison d'un eczéma de contact
– Pulpite d'origine indéterminée

L'eczéma de contact des pieds atteint avec une fréquence plus grande le dos que la plante. S'il est chronique et s'il siège à l'avant-pied, il s'accompagne d'une atteinte chronique des ongles, «onychose» comme à la main. À la plante du pied, l'eczéma a parfois un aspect clinique de diagnostic difficile : lésions érythémato-squameuses, sèches et crevassées comparables à celles de la paume de la main.

Il pose un problème de diagnostic différentiel délicat avec la dermatose plantaire juvénile (*atopic winter feet, forefoot eczema, dermatitis plantaris sicca*; pulpite sèche de l'avant-pied). Cette affection [13], qui siège en général au tiers antérieur de la plante, toujours bilatérale et souvent symétrique, est caractérisée par la triade : érythème, hyperkératose, fissures. La peau prend souvent un aspect brillant, collodionné (fig. 5.11). Affection de l'enfance (apparition rare avant 1 an, pic d'intensité entre 3 et 6 ans, disparition spontanée au seuil de l'adolescence), elle se caractérise souvent, mais pas toujours, par des aggravations hivernales et serait peut-être plus fréquente chez les atopiques. Diverses hypothèses pathogéniques ont été proposées, mais non vérifiées. On peut supposer qu'il s'agit d'une dermatose d'origine multifactorielle, dont l'image histopathologique (hyperplasie épidermique avec alternance d'ortho- et para-kératose et spongiose des ostiums sudoripares) ne reproduit jamais celle d'un eczéma. Son traitement, relativement décevant, fait appel à des onguents contenant ou non un corticostéroïde faible. Le port de deux paires de chaussettes superposées – en coton – a été conseillé.

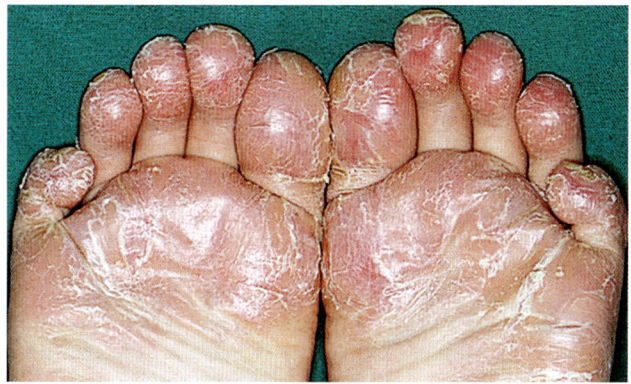

Fig. 5.11 Dermatose plantaire juvénile.

Autour des ulcères de jambe, l'eczéma de contact (souvent provoqué par la lanoline et la néomycine) est le plus souvent aigu et suintant. Il est fréquemment le siège d'une infection. Il est généralement méconnu et confondu avec une banale dermatite microbienne. Il en est de même pour l'eczéma de contact autour des *stomies* (iléostomie, colostomie, etc.).

Aux organes génitaux, l'eczéma de contact provoque d'importants œdèmes tant chez l'homme (scrotum, fourreau de la verge), que chez la femme (grandes lèvres). L'eczéma est en général aigu, très prurigineux, parfois vésiculeux et suintant, parfois sec.

RÉFÉRENCES
1. Kränke B. et coll., *J Dtsch Dermatol Ges.* 2015, *13*, 1073.
2. Nakayama H., in : Johansen J.D. et coll., eds., *Contact Dermatitis*, 5th ed. Springer, Berlin, 2011, *19*, 377.
3. Malinauskiene L. et coll., *Contact Dermatitis*. 2012, *68*, 65.
4. Schultz E. et coll., *Int J Dermatol.* 2002, *41*, 301.
5. Verma K.K. et coll., *Contact Dermatitis*. 2002, *46*, 286.
6. Lynch M. et coll., *Dermatitis*, 2015, *26*, 89.
7. Sockanathan S. et coll., *Contact Dermatitis*. 2003, *48*, 342.
8. Muris J. et coll., *Contact Dermatitis*. 2015, *72*, 286.
9. Knackstedt T.J. et coll., *Contact Dermatitis*. 2015, *72*, 65.
10. Van Steenkiste E. et coll., *Contact Dermatitis*. 2015, *72*, 237.
11. Mc Fadden J., in : Lachapelle J.M. et coll., eds., *Patch Testing Tips. Recommendations from the ICDRG*. Springer, Berlin, 2014, *10*, 115.
12. Lachapelle J.M., in : Lachapelle J.M. et coll., eds., *Patch Testing Tips. Recommendations from the ICDRG*. Springer, Berlin, 2014, *2*, 14.
13. Tennstedt D., in : Irvine AD et coll., eds., *Harper's Textbook of Pediatric Dermatology, 2nd ed.* Blackwell, Oxford, 2006, *21*, 349.

Eczémas de contact aéroportés

Les eczémas de contact aéroportés ont acquis une renommée considérable dans le domaine des eczémas de contact, depuis une trentaine d'années. L'efflorescence des publications qui lui ont été consacrées en est le témoin et la diversité des allergènes incriminés est considérable, tant dans le monde professionnel qu'extraprofessionnel. Elles sont le reflet des nuisances liées à notre environnement, qui ne cessent de se diversifier. Des revues d'ensemble récentes documentent de manière détaillée cette réalité [1-3].

Les symptômes cliniques sont ceux d'un eczéma de contact classique. Les lésions eczémateuses sont symétriques dans la plupart des cas. Elles sont soit aiguës, soit chroniques selon les circonstances de survenue des lésions : nature et/ou concentration des allergènes, fréquence des contacts aéroportés.

La localisation des lésions est assez caractéristique. Les régions du corps exposées à l'air sont prioritairement atteintes : le visage, le cou, le décolleté, les mains, les poignets, les avant-bras et, pour les femmes, parfois aussi les jambes. Au visage, les lésions affectent avec prédilection les paupières qui sont parfois monstrueusement tuméfiées, les conjonctives (prurit, injection conjonctivale, larmoiement, photophobie), les régions rétro-auriculaires et sous-maxillaires. Dans certains cas, seules les paupières supérieures et les conjonctives sont atteintes, là où se collectent et pénètrent plus aisément dans l'épiderme les allergènes volatils ou véhiculés par des particules de poussière.

Les régions couvertes ne sont pas systématiquement épargnées. En cas de particules solides s'insinuant sous les vêtements, l'eczéma de contact aéroporté atteint principalement les plis de flexion (aisselles, plis des coudes, creux poplités, cous-de-pied), là où se dissolvent vraisemblablement les allergènes, en raison d'une transpiration accrue.

L'eczéma de contact aéroporté à un allergène déterminé ne survient pas toujours isolément. Il s'accompagne volontiers d'un *eczéma de contact «direct» des mains*. Deux exemples illustrent ce propos : l'eczéma aux chromates du ciment, à la fois direct et aéroporté, en particulier dans les cimenteries, là où le ciment est sec et pulvérulent, et l'eczéma aux résines époxy, en particulier dans les industries où les quantités de matériel allergisant sont importantes. Il faut aussi insister sur le fait qu'en milieu rural, les eczémas de contact aéroportés sont également très fréquents : allergènes végétaux, pesticides.

Le diagnostic repose essentiellement sur l'examen clinique, confronté à l'anamnèse et à la détection des allergènes responsables par tests épicutanés. Les allergènes responsables sont extrêmement nombreux. Cette mise au point est évidemment indispensable car, au seul examen clinique, le diagnostic différentiel peut offrir des difficultés, surtout en ce qui concerne les eczémas aéroportés du visage. D'une part, des dermatites d'irritation aéroportée du visage [3] peuvent présenter une image clinique très similaire avec tuméfaction importante des paupières, et il est souvent difficile de faire la part entre irritation et allergie (*cf. infra*). D'autre part, il importe d'évoquer les réactions de photosensibilisation allergique, non aéroportée (tableau 5.3). Celles-ci s'étendent aux régions exposées à la lumière (ou aux radiations artificielles) mais respectent des territoires relativement protégés des radiations comme les paupières, le triangle sous-mentonnier, les sillons rétro-auriculaires.

Tableau 5.3 Eczémas de contact aéroportés et eczémas de contact photoallergiques

Critères	Eczémas de contact aéroportés	Eczémas de contact photoallergiques
Aspect clinique des lésions	Eczéma suintant, sec, ou lichénifié	
Topographie d'ensemble	Parties découvertes du tégument (avec débordement discret sur les régions couvertes)	
Régions du visage et du cou soumises à un moindre ensoleillement (paupières supérieures, triangle sous-mentonnier, région rétro-auriculaire)	Atteintes de la même manière que les régions avoisinantes (et parfois davantage par accumulation préférentielle des particules allergéniques dans ces régions)	Relativement épargnées par rapport aux régions avoisinantes
Tests épicutanés simples	Positifs à (aux) l'allergène(s) responsable(s) de l'eczéma aéroporté	Négatifs
Photopatch-tests	Négatifs. *N.B.* Les tests épicutanés positifs peuvent être (ou non) photo-amplifiés par l'exposition aux rayons UV	Positifs au(x) photoallergènes(s) responsable(s) de la réaction photoallergique de contact
Évolution	Disparaissent en général dans les jours ou les semaines qui suivent la cessation du contact avec l'agent responsable. Pas d'évolution vers une dermatite actinique chronique	Disparaissent en général dans les jours ou les semaines qui suivent la cessation du contact avec l'agent responsable. Évolution possible vers une dermatite actinique chronique

RÉFÉRENCES

1. Santos R. et coll., *Contact Dermatitis*. 2007, *57*, 353.
2. Swinnen I. et coll., *Contact Dermatitis*. 2013, *68*, 232.
3. Lachapelle J.M., *in* : Lachapelle J.M. et coll., eds., *Patch Testing Tips. Recommendations from the ICDRG*. Springer, Berlin, 2014, *9*, 101.

Eczémas de contact photoallergiques

Certaines réactions nécessitent pour se produire l'action conjointe d'une substance chimique et de radiations solaires (ou artificielles, essentiellement celles d'une longueur d'onde ≥ 320 nm).

Les réactions photoallergiques de contact sont facilement suspectées en raison de leur localisation élective aux régions découvertes du tégument : dos des mains et des avant-bras, visage et cou jusqu'aux limites du décolleté. Au visage, les régions relativement protégées des rayons solaires sont indemnes ou comparativement moins atteintes, par exemple une zone vaguement losangique située sous le menton, une bande allongée derrière le pavillon de l'oreille, parfois les régions orbitaires.

Les lésions prennent l'allure d'un véritable eczéma de contact, aigu ou chronique [1] : leurs limites sont le plus souvent effritées et on peut retrouver quelques vésicules isolées, « aberrantes », à quelque distance des placards eczémateux. En outre, les lésions peuvent s'étendre au-delà des territoires exposés au soleil. Elles apparaissent en général dans les 24 heures qui suivent l'exposition solaire. Parfois, les quantités d'énergie lumineuse nécessaires à l'apparition des lésions sont infimes (*cf.* chapitre 4).

Une des complications traditionnelles des eczémas de photosensibilisation allergique est la persistance d'une sensibilité anormale prolongée à la lumière en dépit de la suppression apparente de tout contact avec l'agent photosensibilisant. Les sujets affligés d'une telle réaction prolongée sont appelés des « réacteurs persistants à la lumière » (dermatite actinique chronique ; *cf.* chapitre 4). De telles réactions prolongées ont été signalées par exemple après sensibilisation allergique de contact aux phénothiazines [2, 3].

En termes de diagnostic différentiel, les eczémas de contact photoallergiques doivent être distingués des réactions phototoxiques de contact qui sont nettement moins fréquentes et qui correspondent à des agents chimiques dont les propriétés phototoxiques sont bien définies, comme les fucocoumarines (psoralènes) ou certains goudrons rencontrés en milieu industriel (p. ex. créosote) [1].

Les réactions phototoxiques qui apparaissent sur les parties découvertes sont vivement érythémateuses, parfois infiltrées et s'accompagnent d'une impression de tension douloureuse. Leurs limites sont toujours nettes, comme « coupées au couteau ».

RÉFÉRENCES

1. Gonçalo M., *in* : Johansen J.D. et coll., eds., *Contact Dermatitis*, 5th ed. Springer, Berlin, 2011, *18*, 361.
2. Hawk J., *Photoderm Photoimmunol Phoomed*. 2004, *20*, 312.
3. Béani J., *Ann Dermatol Vénéréol*. 2009, *136*, 76.

Eczémas de contact chez l'enfant

Les eczémas de contact peuvent apparaître à tout âge de la vie. Durant ces dernières années, une attention toute particulière s'est portée sur les eczémas de contact survenant chez l'enfant et de nombreuses publications ont été consacrées à cette question.

D'une manière générale on peut dire que :

– l'eczéma de contact chez l'enfant n'offre pas de caractères cliniques particuliers par rapport à l'eczéma de contact chez l'adulte [1] ;

– le contexte environnemental est évidemment différent chez l'enfant, ce qui se traduit par un « profil allergologique particulier », les allergènes rencontrés dans cette tranche d'âge étant nettement plus limités que chez l'adulte ;

– partant de cette constatation, une polémique a vu le jour dans les groupes de dermatoallergologie de contact, relative au fait de savoir s'il convenait d'appliquer des séries de tests adaptées aux enfants différentes de celles utilisées chez l'adulte [2]. À l'heure actuelle, la plupart des auteurs admettent qu'il n'y a pas lieu de procéder à un tel distinguo [3].

RÉFÉRENCES

1. Goossens A. et coll., *in* : *Progrès en Dermato-Allergologie*, Toulouse, 2006, John Libbey Eurotext, Montrouge, 2006, 1.
2. Vigan M., *in* : *Progrès en Dermato-Allergologie*, Toulouse, 2006, John Libbey Eurotext, Montrouge, 2006, 15.
3. Morren M.A. et coll., *in* : Johansen J.D. et coll., eds., *Contact Dermatitis*, 5th ed. Springer, Berlin, 2011, *48*, 937.

Intrication entre eczéma de contact et autres dermatoses

Dans les paragraphes qui précèdent, l'eczéma de contact est présenté comme une entité bien définie, résultant à l'état pur de la réaction d'un tégument au départ sain à l'application d'un allergène de contact. Cette vision cartésienne doit être modulée, car elle ne tient pas compte des observations cliniques vécues au quotidien. Très souvent en effet, l'eczéma de contact n'est qu'une complication d'une dermatose inflammatoire préexistante. Dans certains cas, il résulte d'ailleurs de l'application de traitements locaux visant à éradiquer la dermatose préexistante. Dans ces conditions, l'éviction de l'allergène supprime l'eczéma de contact « surajouté » mais ne résout pas les problèmes sous-jacents. Les observations les plus classiques concernent notamment la dermatite atopique, l'eczéma nummulaire et surtout les eczémas des mains.

L'eczéma des mains résulte très souvent de la conjonction de facteurs exogènes (dermatite d'irritation, eczéma de contact) et de facteurs endogènes (dysidrose, dermatite atopique, dermatite hyperkératosique palmaire ; etc.). Il représente à cet égard un véritable défi pour le clinicien, tant au point de vue diagnostique que thérapeutique [1].

RÉFÉRENCE
1. Lachapelle J.M., in : Alikhan A. et coll., eds., *Textbook of Hand Eczema*. Springer, Berlin, 2014, *3*, 25.

Principaux allergènes de contact

J.-M. Lachapelle

Les allergènes de contact sont extrêmement nombreux et leur présence dans l'environnement a subi des fluctuations au cours des dernières années. Certains ont perdu de leur importance en raison des limitations d'emploi imposées (les mercuriels en sont le meilleur exemple, mais aussi le méthyldibromoglutaronitrile, agent conservateur, aujourd'hui frappé d'interdiction d'utilisation), tandis que d'autres prennent une importance grandissante comme les *isothiazolinones*, agents conservateurs devenus ubiquitaires.

La dermato-allergologie de contact est ainsi en perpétuel renouvellement et le maintien des connaissances en la matière doit faire appel à différentes sources, comme les ouvrages spécialisés [1, 2], les comptes rendus de cours annuels comme ceux organisés par le GERDA (Groupe d'études et de recherches en dermato-allergologie) [3], les réunions du REVIDAL-GERDA à Paris, et surtout la consultation de deux périodiques exclusivement consacrés à ces problèmes : *Contact Dermatitis* et *Dermatitis* (anciennement *American Journal of Contact Dermatitis*).

Dans le contexte de ce traité de dermatologie générale, des limitations s'imposaient et seules quelques considérations majeures sont détaillées ci-après. À titre d'exemple, nous évoquons les principales sources d'exposition à des allergènes fréquemment rencontrés dans l'environnement (tableau 5.4).

Les topiques médicamenteux peuvent être allergisants, soit par leurs principes actifs, soit par des constituants de leurs excipients. Parmi les antibiotiques à usage local, seule la néomycine reste un problème majeur, mais elle est de moins en moins utilisée en Europe. Elle est fréquemment associée à la bacitracine, considérée comme un allergène important aux États-Unis, contrairement aux observations des pays européens. Le fusidate de sodium et la mupirocine, qui dominent le marché actuellement, sont très peu allergisants.

Certains *anti-inflammatoires non stéroïdiens* sont de grands pourvoyeurs d'eczéma de contact, en particulier le kétoprofène et le diclofénac (allergènes et photoallergènes), contrairement à l'ibuprofène et à l'acide niflumique qui sont rarement incriminés.

Les *corticostéroïdes topiques* sont responsables de manière significative d'eczémas de contact. Leur potentiel allergénique est parfois sous-estimé, car ils ne provoquent que rarement des eczémas spectaculaires. En fait, on peut suspecter l'allergie à un corticostéroïde lorsque ce dernier, prescrit pour combattre une dermatose inflammatoire (p. ex. dermatite atopique, eczéma nummulaire, etc.) n'atténue en rien la symptomatologie de cette dernière, contrairement aux attentes du clinicien. Le pivalate de tixocortol, le budésonide et le 17-butyrate d'hydrocortisone sont les trois marqueurs de base utilisés pour les tests épicutanés [4-6].

À l'opposé, les *inhibiteurs de la calcineurine* (pimécrolimus, tacrolimus) ne sont pas allergéniques.

Les eczémas de contact aux *antiseptiques* s'observent principalement avec l'hexamidine, plus rarement avec la chlorhexidine (celle-ci également responsable d'urticaires immunologiques et même de

Tableau 5.4 Principales sources de contact des allergènes les plus fréquemment rencontrés dans l'environnement

Chromates	Ciments, peintures, cuirs tannés au chrome, certaines eaux de Javel, huiles industrielles, soudure autogène, opérations de chromage L'adjonction de sulfate de fer dans les ciments a réduit la fréquence des allergies aux chromates
Nickel	Bijoux, boucles d'oreille, accessoires vestimentaires métalliques, bracelets de montre, pièces de monnaie, clés, matériel d'ostéosynthèse, nickelage, métallurgie, peintures
Cobalt	Ciments, porcelaines, peintures, objets nickelés, aciers trempés, matériel d'ostéosynthèse Il existe une cosensibilisation possible entre le cobalt et les sels de chrome d'une part, le cobalt et le nickel d'autre part
Formaldéhyde	Considéré comme allergène ubiquitaire Papiers, peintures, encres d'imprimerie, textiles, fourrures, teintures, matières plastiques, colles Néoprène, agriculture, industrie alimentaire, photographie, tannage des cuirs, traitement du bois, produits cosmétiques, antiperspirants, déodorants, shampooings, vernis à ongle, fongicides, insecticides, bactéricides, dialyse rénale, plâtres orthopédiques, alcool dénaturé
Paraphénylènediamine	Teintures capillaires, teintures textiles, teintures de cuir, certains hennés
Baume du Pérou	Cosmétiques, brillantines, lotions capillaires, parfums, chocolat, boissons, tabacs, peintures, topiques médicamenteux, dentisterie
Thiuram-mix, Mercapto-mix, IPPD (N-isopropyl-N'phénylparaphénylène-diamine)	Additifs lors des processus de la vulcanisation du caoutchouc L'IPPD peut être présente dans des caoutchoucs qui ne sont pas de couleur noire, thio-urées
Résine butylphénol-formaldéhyde paratertiaire	Colles du type *Néoprène* pour le cuir (chaussures notamment), colles pour le bricolage
Colophane	Sparadraps, cosmétiques, caoutchoucs, colles *Néoprène*, vernis, encaustiques
Cl + me-isothiazolinone (Kathon CG®)	Agent conservateur de produits cosmétiques, d'huiles solubles, de divers produits industriels, de papiers
Néomycine (sulfate de –)	Antibiotique à large spectre utilisé dans des crèmes, des poudres, des onguents, des collyres, des solutions otiques
Lanoline (alcools de la –)	Utilisée comme base d'onguent dans des produits cosmétiques et pharmaceutiques
Résine époxy	Présente dans de nombreux processus de plastification. Les oligomères sont de PM (poids moléculaire) 340 Da et plus (plus élevé est le PM, moindre est le pouvoir allergénique)
Fragrance mix 1 et Fragrance mix 2	Marqueurs de l'allergie aux parfums, présents dans la batterie standard. Ils n'ont qu'une valeur purement indicative, car ils ne couvrent qu'un nombre restreint d'allergies aux parfums

chocs anaphylactiques) [7]. La *povidone iodée* est, contrairement à certaines idées reçues, un allergène peu fréquent [8].

Certains *anesthésiques locaux* (en particulier la benzocaïne) et les antihistaminiques du groupe des phénothiazines sont aussi incriminés.

Dans le cadre des soins, les *sparadraps* sont vecteurs d'allergies (colophane, acrylates plus rarement) ainsi que les *pansements hydrocolloïdes* (allergènes divers dont colophane).

Les *antimycosiques locaux* ne sont qu'exceptionnellement incriminés (imidazolés et terbinafine).

Les produits cosmétiques sont indéniablement une source majeure d'eczémas de contact allergiques. Les allergènes appartiennent à deux grandes catégories :
– *les parfums* qui constituent un problème majeur. L'obligation d'un étiquetage mentionnant la présence de 26 allergènes répertoriés par les groupes de dermato-allergologie a été instaurée par l'Union européenne. Les marqueurs de base d'une allergie aux parfums, repris dans la batterie européenne standard (baume du Pérou, Fragrance mix 1 et Fragrance mix 2) [9] ne couvrent pas la panoplie des allergènes et doivent être complétés de manière indispensable par des tests complémentaires ;
– *les conservateurs*. Nombre d'entre eux ont un potentiel allergénique marqué. Si le Kathon CG® (Cl + me-isothiazilinone) a tenu la vedette dans les dernières années, son importance a décru, face aux législations, réduisant la concentration autorisée. Mais la méthylisothiazolinone a pris le relais et de nombreuses publications lui sont consacrées [10, 11]. C'est le conservateur phare de ces dernières années « qui met du combustible sur le feu » [12]. Il est omniprésent, dans les produits cosmétiques, les détergents et de nombreux produits ménagers, mais aussi comme conservateur dans de nombreux produits industriels, comme les huiles solubles. Il semble indispensable de le tester de manière systématique chez tous les patients soumis aux tests. D'autres isothiazolinones sont aussi mentionnées [12].

Les trois métaux qui dominent le tableau allergologique sont les chromates, le nickel et le cobalt (*cf.* tableau 5.4). Le nickel est l'allergène le plus fréquent dans la population, avec une nette prédominance chez les femmes (8 à 10 % des femmes adultes seraient allergiques selon les séries publiées). La « Directive européenne nickel », imposant un largage limité de nickel par les alliages qui en contiennent, a permis de réduire la prévalence des eczémas de contact [13]. Le palladium et l'or sont également allergéniques, mais dans une bien moindre mesure.

Les caoutchoucs occupent une place importante, outre les urticaires immunologiques de contact liées aux protéines du latex naturel, aujourd'hui moins présentes en raison de diverses mesures de prévention (*cf.* chapitre 10-2). Les eczémas de contact sont liés à divers additifs présents dans les différentes étapes de la vulcanisation. Les principaux groupes d'allergènes comprennent le mercaptobenzothiazole, les thiurames, l'IPPD (*cf.* tableau 5.4), les thio-urées (allergiques et photoallergéniques) et la 1-3 phényl-guanidine [14].

Les matières plastiques représentent un problème complexe. Interviennent les résines époxy et leurs durcisseurs, la résine para-tertiaire butylphénolformaldéhyde (*cf.* tableau 5.4), les résines acryliques et méthacryliques. Les thio-urées sont également présentes dans certains plastiques.

Des colorants variés sont de pleine actualité : paraphénylènediamine et molécules apparentées, colorants azoïques dispersés, surtout vestimentaires (p. ex. Disperse Bleu 106, Disperse Bleu 124, etc.) (fig. 5.12).

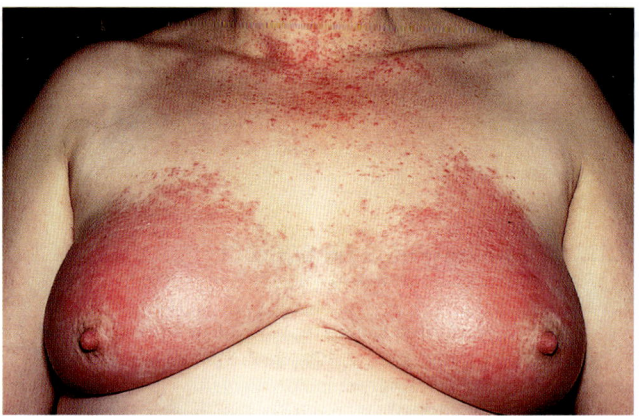

Fig. 5.12 Eczéma de contact allergique à un composant vestimentaire.

Les huiles solubles industrielles contiennent en général de nombreux conservateurs. Néanmoins, elles génèrent le plus souvent des dermatites d'irritation, mais les allergies de contact sont, elles aussi, classiquement rapportées.

De nombreux végétaux sont sous toutes les latitudes des sources importantes d'eczémas de contact allergiques, d'une grande diversité tant topographique que morphologique. À simple titre d'exemples dans ce florilège, citons : la primine (primevère), lactones sesquiterpéniques (Frullania, nombreuses composées, chrysanthèmes, Parthenium, etc.) [15]. Le poison ivy, inconnu en Europe (sauf dans les parcs botaniques) est responsable aux États-Unis de vraies épidémies d'eczéma de contact. De même, de nombreux bois exotiques sont allergisants.

Les photoallergènes ont toujours défrayé la chronique par l'évolutivité dans le temps des molécules concernées. À l'heure actuelle, pour les photopatch-tests (*cf. infra*), les anti-inflammatoires non stéroïdiens (p. ex. le kétoprofène) [16] est la vedette à l'instar de nombreux filtres et écrans solaires (comme l'octocrylène [17]). Bien d'autres ont disparu.

RÉFÉRENCES

1. Johansen J.D. et coll., eds., *Contact Dermatitis*, 5th ed. Springer, Berlin, 2011.
2. Lachapelle J.M. et coll., eds., *Patch Testing and Prick Testing. A Practical Guide*, 3rd ed. Official Publication of the ICDRG, Springer, Berlin, 2012.
3. *Progrès en Dermato-Allergologie* (Comptes rendus annuels du Cours du Gerda), John-Libbey Eurotext, Montrouge.
4. Baeck M. et coll., *Allergy*. 2009, 64, 978.
5. Baeck M. et coll., *Allergy*. 2011, 66, 1367.
6. Baeck M. et coll., *Eur J Drrmatol*. 2010, 20, 102.
7. Aalto-Korte K. et coll., *Contact Dermatitis*. 2006, 55, 173.
8. Lachapelle J.M., *Contact Dermatitis*. 2005, 52, 9.
9. Andersen K.E. et coll., in : Johansen J.D. et coll., *Contact Dermatitis*, 5th ed. Springer, Berlin, 2011, 31, 545.
10. Aerts O. et coll., *Contact Dermatitis*. 2015, 73, 142.
11. Hosteing S. et coll., *Contact Drmatitis*. 2014, 70, 262.
12. Fischer Friis U. et coll., *Contact Dermatitis*. 2014, 71, 65.
13. Lidén C. et coll., *Contact Dermatitis*. 2008, 59, 31.
14. Bruze M. et coll., *Contact Dermatitis*. 1994, 31, 125.
15. Paulsen E. et coll., *Contact Dermatitis*. 1993, 29, 6.
16. Devleeschouwer V. et coll., *Contact Dermatitis*. 2008, 58, 159.
17. Avenel-Audran M. et coll., *Arch Dermatol*. 2010, 146, 753.

Diagnostic

J.-M. Lachapelle

Tests allergologiques épicutanés

Le diagnostic étiologique d'un eczéma de contact allergique est exclusivement basé, pour le clinicien, sur des tests *in vivo* et, dans ce contexte, le test épicutané (« patch-test ») reste l'étalon d'or de la méthode [1], mais est loin de résoudre tous les problèmes et il s'accompagne dès lors de tests complémentaires (*cf. infra*).

5-1
Eczémas, dermatite atopique, érythrodermies
Eczémas

Matériel et méthodes

Les substances à tester sont dispersées pour la plupart d'entre elles dans de la vaseline blanche à une concentration déterminée (inférieure au seuil d'irritation clinique dans les conditions de réalisation du test). Elles sont appliquées sur la peau à l'aide d'un matériel pour tests sur lequel elles sont préalablement déposées. Ce matériel vise à établir une occlusion parfaite sur la peau : certains sont des chambres en matière plastique (*van der Bend Square Chamber, IQ Square Chamber Chemotechnique*) comportant une pastille qui sert de support à la substance à tester, et un sparadrap adhésif. La *Finn Chamber* a été popularisée sur le marché : il s'agit d'une chambre en aluminium de 8 mm de diamètre que l'on remplit aux trois quarts de la substance à tester et qui est maintenue sur le tégument par du sparadrap hypoallergénique.

Certains allergènes présentent une incompatibilité avec la vaseline, qui entraînerait une dégradation, et sont alors dilués dans l'eau (p. ex. formaldéhyde, méthylisothiazolinone) et plus rarement dans l'éthanol (butyrate d'hydrocortisone). Dans ce cas, le fond des chambres est alors doté d'un filtre en papier.

Les divers tests sont appliqués sur la partie haute du dos et laissés en place pendant 48 heures. On procède à deux lectures : la première à la 48e heure et la deuxième à la 96e heure. Lorsque, pour des raisons pratiques, on ne peut assurer qu'une seule lecture, il est conseillé, après enlèvement des tests à la 48e heure, de procéder à cette lecture à la 72e heure. Une pratique optimale des tests consiste à effectuer en outre une lecture au 7e jour qui s'avère utile dans le cas de certains allergènes, comme les corticostéroïdes, pour lesquels la positivité des tests peut n'apparaître que tardivement.

Les résultats des tests sont exprimés selon les critères proposés par l'ICDRG (*International Contact Dermatitis Research Group*) (tableau 5.5).

Tableau 5.5 Interprétation des tests épicutanés selon l'ICDRG

Réaction négative	–
Réaction douteuse : érythème discret	+?
Réaction faiblement positive : érythème et infiltration discrète avec petites élevures papuleuses	+
Réaction fortement positive : érythème, infiltration marquée et/ou vésicules	++
Réaction violemment positive : érythème intense, infiltration, vésicules coalescentes aboutissant à la bulle	+++
Phénomène d'irritation, quel qu'il soit	IR
Non testé	NT

La lecture des tests est délicate, même pour un œil averti :
– d'une part, en cas de réaction douteuse ou même faiblement positive, il est conseillé aujourd'hui de répéter les tests à l'occasion d'une consultation ultérieure et/ou de les compléter par des tests additionnels, y compris des ROAT tests (*Repeated Open Application Test*) (*cf. infra*) ;
– d'autre part, il importe de préciser dans chaque cas individuel la pertinence ou la non-pertinence de la positivité (et/ou de la négativité) du test par rapport à l'histoire clinique.

La pertinence d'un test épicutané positif est très difficile à établir : on parle de *pertinence actuelle* si le test positif permet d'expliquer un eczéma de contact allergique récent. On utilise le terme de *pertinence ancienne* si le test positif révèle une allergie de contact ancienne bien précise, sans relation avec les événements allergiques actuels. L'affinement d'une pertinence peut être assuré par la répétition des tests épicutanés, ainsi que par des corrélations anamnestiques minutieuses [2, 3].

Nous avons proposé une *échelle de scores* [3] pour la pertinence actuelle des tests, scores qu'il est utile de noter sur le dossier des sujets testés, pour permettre un suivi médical, particulièrement utile en matière d'expertise médicolégale (PA0 : pertinence non repérée ; PA1 : pertinence douteuse ; PA2 : pertinence possible ; PA3 : pertinence vraisemblable).

Stratégie

Batterie standard européenne d'épidermotests. Certaines substances sont testées systématiquement chez tous les sujets qui consultent pour un problème présumé de dermatoallergologie de contact : ce sont les allergènes de la batterie européenne standard de l'ESCD (*European Society of Contact Dermatitis*) et de l'EECDRG (*European Environmental and Contact Dermatitis Research Group*) dans sa version actualisée 2015 (tableau 5.6). Elle diffère d'autres séries standardisées proposées dans d'autres pays du monde, comme les États-Unis, le Japon, la Chine, l'Australie qui sont adaptées à un environnement différent du nôtre.

Remarques à propos de la batterie standard. Depuis 2009, date de parution de la 5e édition de notre traité, elle a subi quelques modifications mais, à sa lecture, il apparaît qu'elle suit méthodiquement la liste des « allergènes les plus fréquemment rencontrés dans l'environnement » (*cf. supra*). Néanmoins, elle appelle quelques remarques :
– tout d'abord, elle fait appel à de nombreux « mixes » dont la validité a été attestée par des études multicentriques [1]. Cette approche permet d'éviter de multiplier la présence d'allergènes individuels ;
– deux allergènes font preuve de leur désuétude : le clioquinol et le méthyldibromoglutaronitrile. Un certain immobilisme que nous actons avec déception ;
– la concentration du formaldéhyde a été portée à 2 % pour éviter de faux négatifs [4, 5] ;
– une même adaptation de concentration a été préconisée pour la méthylchloroisothiazoline/méthylisothiazolinone (Kathon CG®) c'est-à-dire 200 ppm dans l'eau [6] ;
– la méthylisothiazolinone est entrée de plein droit dans la série standard [7, 8], également à 200 ppm dans l'eau ;
– l'introduction du « Textile dye mix » est très importante, vu son actualité. Il contient cinq colorants dispersés, dont les classiques Disperse Bleu 106 et 124 [9].

Ajouts à la batterie standard. Initiative française, organisée par le GERDA et orchestrée par Michel Castelain [10], ce travail collégial a permis de dégager, en fonction de leur fréquence, les tests les plus intéressants à ajouter dans une optique d'extension de la batterie européenne standard : l'Amerchol L101 (autre marqueur de la vaseline), le dialkylthio-urée-mix et l'imidazolidinylurée.

True Test®. Introduit par Fischer et Maibach, c'est un système de test commercialisé aujourd'hui par la firme Smart Practice, Phoenix, Arizona et fabriqué dans une de ses filiales au Danemark. Il est le fruit d'une technologie sophistiquée ; les allergènes sont dispersés de manière très homogène dans un gel spécialement approprié et adapté à chacun d'eux, individuellement. Il est beaucoup utilisé dans certains pays (Danemark et Allemagne en particulier) en raison de sa facilité et de sa rapidité d'emploi. Les résultats comparatifs par rapport à la méthode conventionnelle sont le plus souvent concordants, mais parfois discordants [11]. Le nombre d'allergènes est aussi limité (panels 1, 2 et 3) [12]… Au vu de cette limitation, il n'est pas utilisé en France à l'heure actuelle.

Batteries additionnelles. Il existe de nombreuses batteries additionnelles, préparées par des firmes spécialisées. Parmi ces séries,

Tableau 5.6 Batterie européenne standard des tests épicutanés (selon l'ESCD et l'EECDRG)

Les substances de la batterie standard dont la liste est reprise ici sont dispersées dans la vaseline blanche (sauf indication contraire). Elles sont exprimées en %.
Deux sources d'approvisionnement :
– la firme Smart Practice contrôlant actuellement les tests Trolab et Brial
– la firme Chemotechnique, distribuée en France par les laboratoires Destaing

1. Bichromate de potassium	0,5
2. Sulfate de néomycine	20
3. Thiuram Mix	1
4. Paraphénylènediamine (base libre)	1
5. Chlorure de cobalt ($CoCl_2, 6H_2O$)	1
6. Benzocaïne	5
7. Formaldéhyde (dans l'eau)	2
8. Colophane	20
9. Clioquinol	5
10. Baume du Pérou (*Myroxylon pereirae*)	25
11. IPPD	0,1
12. Lanoline (alcools de)	30
13. Mercapto mix	2
14. Résine époxy	1
15. Paraben mix	12
16. Résine butylphénol-formaldéhyde paratertiaire (BPF)	1
17. Fragrance mix 1 (mélange de parfums)	8
18. Lactone mix (mélange de lactones sesquiterpéniques)	0,1
19. Quaternium 15 ou chlorure de *cis*-1- (3-chloroallyl) 3,5,7-triaza-1-azonia-adamantane	1
20. Sulfate de nickel ($NiSO_4, 6H_2O$)	5
21. Méthylchloroisothiazolinone et méthylisothiazolinone (dans l'eau)	0,02
22. Mercaptobenzothiazole (MBT)	2
23. Primine	0,01
24. Budésonide	0,01
25. Pivalate de tixocortol	0,1
26. Méthyldibromoglutaronitrile	0,5
27. Fragrance mix II (mélange de parfums)	14
28. Methylbenzoisothiazolinone (dans l'eau)	0,2
29. Textile dye mix	6,6

il convient de citer les plus classiques : les caoutchoucs (allergènes additionnels à ceux de la batterie standard), les colles et matières plastiques, les acrylates et méthacrylates, les isocyanates, les allergènes de la coiffure, de la boulangerie-pâtisserie, les pesticides, etc.

Dans chaque cas particulier, de nombreuses substances sont ajoutées, afin de mieux cerner l'agent responsable.

Enfin, en cas de suspicion d'un eczéma par photosensibilisation allergique de contact (*cf.* chapitre 4-1), il importe de procéder à une mise au point par *photopatch tests*. Les différents photoallergènes sont posés en deux séries sur la peau du dos. À la 24ᵉ heure, une série est enlevée et le tégument correspondant à l'application de cette série est irradié par des rayons UVA (à raison de 5 J/cm^2). Une source de PUVA (avec dosimétrie adéquate) peut convenir parfaitement. Si le sujet, dans des épreuves préliminaires, développe un érythème pour une dose d'UVA inférieure à 10 J/cm^2, la dose utilisée lors du *photopatch test* est égale à la moitié de la dose érythémateuse minimale chez le patient ; 48 heures après l'irradiation, on procède à la lecture des résultats, tant de la série après irradiation, que de la série sans irradiation.

Stratégie à adopter en présence d'une suspicion d'allergie à un produit nouveau

Tests complémentaires

Lorsqu'un doute s'installe sur la lecture (et *a fortiori* sur la pertinence) d'un test épicutané traditionnel (sous occlusion), des tests complémentaires sont venus étoffer la mise au point.

S'il s'agit d'un produit liquide ou semi-liquide, les tests suivants sont à l'ordre du jour :
– le test ouvert avec le produit incriminable (sans occlusion). Il s'applique par exemple aux parfums ;
– le test semi-ouvert (ou semi-occlusif) qui consiste à appliquer à l'aide d'un coton-tige une petite quantité du produit (1 à 2 µL) sur une surface cutanée de 1 cm^2. Après complète évaporation du liquide (l'excès de liquide peut être enlevé à l'aide d'un papier-filtre), le site du test entièrement sec est couvert par un sparadrap acrylique. La lecture de test est similaire à celle adoptée pour le test épicutané traditionnel [13].

Test ouvert de provocation itérative

Avec 2 applications quotidiennes du produit fini sur la face de flexion de l'avant-bras du patient pendant 7 jours successifs, c'est une épreuve intéressante qui complète la mise au point, tout en se rapprochant idéalement des circonstances d'application du produit dans la réalité.

Introduit par Hannuksela [14, 15], sous le nom de ROAT test, il a fait l'objet de nombreuses publications récentes. Ses modalités d'emploi se sont diversifiées, relatives en particulier au site et au nombre d'applications [16]. Il est considéré aujourd'hui comme un moyen d'investigation indispensable, en prolongement du test épicutané.

Tests épicutanés à des produits solides

De nombreux patients, suspectant un eczéma de contact à un produit solide « fini », apportent à la consultation divers matériaux (gants, chaussures, matériel de sport, orthèses etc..). Le dermatologiste, confronté à cette situation, est amené à découper de petits morceaux de ces divers matériaux et à les appliquer directement sur la peau (recto et verso). Utilisant cette approche, il n'est pas rare que les tests soient positifs. Mais cette technique élémentaire ne permet pas de cerner l'allergène responsable.

Dans cette optique, l'équipe de Magnus Bruze, à Malmö (Suède), a développé des procédés d'extraction, qui comportent plusieurs étapes, faisant appel à des bains d'ultrasons et d'analyse chromatographique. Cette approche remarquable représente un pas en avant en dermato-allergologie de contact [17].

RÉFÉRENCES

1. Lachapelle J.M. et coll., *in* : Lachapelle J.M. et coll., eds., *Patch Testing and Prick Testing*, 3ʳᵈ ed. Springer, Berlin, 2012, 3, 35.
2. Ale I. *in* : Lachapelle J.M. et coll., eds., *Patch Testing Tips. Recommendations from the ICDRG*. Springer, Berlin, 2014, 4, 37.

3. Lachapelle J.M., *Contact Dermatitis*. 1997, *36*, 39.
4. de Groot A.C. et coll., *Contact Dermatitis*. 2009, *61*, 63.
5. de Groot A.C. et coll., *Contact Dermatitis*. 2010, *62*, 127.
6. Bruze M. et coll., *Contact Dermatitis*. 2014, *71*, 35.
7. Gonçalo M. et coll., *Contact Dermatitis*. 2013, *68*, 257.
8. Castanedo-Tardana M. et coll., *Dermatitis*. 2013, *24*, 2.
9. Isaksson M. et coll., *Contact Dermatitis*. 2015, *73*, 15.
10. Castelain M. et coll., in : *Progrès en Dermato-Allergologie*, Bruxelles 2015, John Libbey Eurotext, Montrouge, 2015, 275.
11. Lazarov A. et coll., *Contact Dermatitis*. 2007, *56*, 140.
12. Lachapelle J.M. et coll., in : Lachapelle J.M. et coll., eds., *Patch Testing and Prick Testing, 3rd ed.* Springer, Berlin, 2012, *6*, 103.
13. Goossens A.E., in : Lachapelle J.M. et coll., eds., *Patch Testing Tips. Recommendations from the ICDRG*. Springer, Berlin, 2014, *11*, 123.
14. Hannuksela M. et coll., *Contact Dermatitis*. 1986, *14*, 221.
15. Hannuksela M., *Am J Contact Dermatitis*. 1991, *2*, 102.
16. Johansen J.D. et coll., in : Johansen J.D. et coll., eds., *Contact Dermatitis, 5th ed.* Springer, Berlin, 2011, *14*, 244.
17. Bruze M. in : Lachapelle J.M. et coll., eds., *Patch Testing Tips. Recommendations from the ICDRG*. Springer, Berlin, 2014, *12*, 129.

Traitement

J.-M. Lachapelle

L'approche thérapeutique d'un eczéma de contact est éminemment fonction des circonstances ; dans certains cas, il peut être un événement fortuit (p. ex. contact occasionnel avec un médicament topique allergisant). Après établissement d'un diagnostic étiologique, la solution apportée est aisée. Dans d'autres cas, le contact avec l'allergène responsable est répété, parfois inévitable, comme dans certaines circonstances professionnelles. La stratégie thérapeutique s'avère beaucoup plus complexe, et comporte de nombreuses facettes. On peut donc admettre – comme postulat de départ – que le traitement doit être adapté à chaque patient individuellement ; en d'autres termes, il s'agit d'une approche holistique dont les diverses composantes, exposées ci-après, ont leur pertinence ou non selon les circonstances, qu'il convient de cerner de manière ponctuelle. Le management de l'eczéma de contact comporte à la fois traitement et prévention [1].

Retentissement physique, psychologique et socioprofessionnel de la maladie

Le retentissement physique et psychologique d'un eczéma de contact est considérable. Le prurit étant féroce, l'affection doit être considérée comme une urgence dermatologique lors de la phase aiguë et nécessite une prise en charge rapide visant à soulager le plus rapidement possible le patient.

À la phase aiguë, le retentissement physique est lié à la fois au prurit et à l'importance des lésions. Le retentissement psychologique est d'autant plus important que l'affection est d'apparition soudaine et spectaculaire dans son expression clinique surtout lorsqu'elle apparaît au visage.

À la phase chronique, la prise en charge thérapeutique doit également être adéquatement menée afin d'éviter que ne s'installe le découragement.

De plus, les conséquences socioprofessionnelles peuvent être tellement importantes en cas d'eczéma de contact d'origine professionnelle, qu'il est indispensable d'effectuer une déclaration à la Caisse primaire d'assurance-maladie, pour les salariés du régime général, ou à la Caisse agricole pour les sujets qui en dépendent. Cette déclaration doit être faite en triple exemplaire (par le malade, par l'employeur, par le médecin). Différents tableaux de maladies professionnelles peuvent être consultés en cas de « *lésions eczématiformes récidivantes après nouvelle exposition aux risques ou confirmés par un test épicutané positif au produit manipulé* ». Après expertise, le médecin de la Caisse primaire d'assurance-maladie doit veiller soit à un changement de poste au sein du milieu professionnel, soit à un reclassement. Il faut reconnaître que cette possibilité est souvent plus théorique que pratique. Le risque de perte d'emploi est très important.

Dans ce cas, comme de nombreux patients sont amenés à poursuivre leur profession ou à rester en contact avec l'allergène, les mesures de prévention individuelle ou collective occupent une place primordiale afin de réduire à un strict minimum le contact avec le (ou les) allergène(s) mis en cause.

Au niveau européen, la législation est loin d'être homogène. Si des règles d'uniformisation sont envisagées, elles n'ont pas encore trouvé leur pleine application et varient d'un pays à l'autre. Un panorama général de la situation actuelle a fait l'objet d'une publication d'ensemble très documentée [2].

Éviction

Il s'agit de la phase essentielle et incontournable de la thérapeutique de la dermatite allergique de contact. L'éviction de l'allergène n'est évidemment possible qu'en cas d'identification de ce dernier. Tout traitement à visée symptomatique est voué à un échec plus ou moins complet si les mesures d'éviction ne sont pas prises. Selon l'allergène, l'éviction peut être aisée ou, *a contrario*, difficilement réalisable. En effet, l'allergène peut être ubiquitaire (p. ex. nickel). Les allergènes de la vie professionnelle en sont un autre exemple. En cas d'éviction hypothétique, les mesures de prévention individuelle et collective prennent toute leur importance [3, 4].

En fonction de la détection du (ou des) allergène(s) en cause et, surtout, de leur pertinence dans l'éclosion de l'affection, il est essentiel de documenter le patient sur les diverses sources et expositions auxquelles il pourrait être confronté. La remise de feuillets spécifiques relatifs aux sources et usages des allergènes peut être utile à condition de les commenter au patient en fonction du mode de présentation de son eczéma ainsi que des diverses circonstances dans lesquelles il pourrait être amené à les rencontrer [3].

Mesures thérapeutiques symptomatiques

Contrairement à la dermatite atopique ou au psoriasis, affections pour lesquelles s'édifient des schémas thérapeutiques issus de la « médecine basée sur les preuves », une telle approche n'existe pas pour l'eczéma de contact. Le traitement symptomatique, indissociable de l'éviction des allergènes, s'adapte « selon des règles d'expérience » à chaque cas individuel, en tenant compte de l'hétérogénéité des situations rencontrées.

En cas d'eczéma très aigu et généralisé, il peut être souhaitable de faire appel à une corticothérapie par voie générale (p. ex. prednisolone 15 mg/j pendant 3 jours, puis 10 mg/j pendant 3 jours, puis 5 mg/j pendant 3 jours et ensuite arrêt du traitement) pour accélérer la régression de l'affection.

Le traitement local a une importance capitale : il doit être adapté à chaque phase de l'eczéma et repose essentiellement sur la corticothérapie. On choisira le corticoïde topique et son excipient en fonction du stade de l'eczéma, de sa localisation et de sa cause présumée. En effet, un corticoïde topique peut contenir une substance responsable de l'eczéma du patient, le corticoïde lui-même ou l'un des excipients, comme les parabens. Les règles d'utilisation de la corticothérapie locale seront respectées, notamment celle du sevrage progressif.

Dans des cas particuliers (eczémas très suintants, eczéma du visage), certains souhaitent encore ne pas utiliser d'emblée la corticothérapie locale, lui préférant l'application de compresses humides ou des brumisations d'eau minérale suivie de l'application d'une pâte à l'eau.

Le recours aux immunosuppresseurs topiques (tacrolimus, pimécrolimus) pourrait représenter une alternative intéressante. À l'heure actuelle, il n'existe aucun essai randomisé dans le cadre de l'eczéma de contact à l'opposé de la dermatite atopique [5].

La ciclosporine est efficace dans le contrôle d'eczémas de contact professionnels des mains, en dépit du maintien des contacts avec l'allergène responsable [6], mais en raison de ses effets secondaires potentiels, elle doit être réservée à des cas exceptionnels pour des périodes limitées de temps. D'autres immunosuppresseurs systémiques ont été cités [7].

Une analyse critique de la littérature permet d'affirmer qu'il n'existe pas de procédé de *désensibilisation* qui ait fait la preuve de son efficacité en matière d'eczéma de contact allergique. Des essais *d'immunotolérance* à certains haptènes ont donné des résultats encourageants chez l'animal.

La *PUVAthérapie* a été utilisée soit en bains généraux, soit en bains locaux (en particulier aux mains), en se basant sur le fait qu'elle modifie certaines propriétés fonctionnelles des cellules présentatrices d'antigènes. Elle serait efficace – de manière transitoire – sur l'eczéma des mains [7]. D'autres études semblent nécessaires pour se forger une opinion définitive en ce domaine.

Prévention

La prévention des eczémas de contact comporte toute une série de mesures, particulièrement importantes en dermatologie professionnelle. Elle relève d'une stratégie multidisciplinaire, incluant des mesures de prévention primaire, secondaire et tertiaire [1] :
– la prévention primaire porte sur la phase d'induction de l'eczéma ;
– la prévention secondaire porte sur la phase de révélation ;
– la prévention tertiaire concerne l'eczéma de contact déjà présent cliniquement avec tous les aléas qu'il entraîne pour la qualité de vie du sujet.

À titre d'exemple sont rassemblées dans l'encadré 5.2 les principales mesures à adopter pour assurer une prévention primaire des eczémas de contact professionnels.

Encadré 5.2

Prévention primaire des eczémas de contact professionnels

1. Utilisation des haptènes à potentiel allergénique élevé en circuit totalement fermé
2. Automatisation des postes de travail à haut risque allergénique, lorsque le processus de fabrication l'y autorise
3. Substitution de produits chimiques à pouvoir hapténique élevé par d'autres produits à pouvoir faible ou nul. Cette mesure s'applique par exemple au choix des biocides
4. Réduction de la teneur en haptènes dans les produits industriels (p. ex. addition de sulfate de fer au ciment pour réduire la quantité de sels de chrome libres)
5. Détermination de la pollution de l'air et en fonction des résultats, application de mesures visant à réduire ou à supprimer la teneur en aéroallergènes : encapsulation de produits allergisants (p. ex. pesticides), addition de produits d'antivolatilité (p. ex. au persulfate d'ammonium dans les salons de coiffure), ventilation efficace
6. Supervision médicotechnique de chaque poste de travail et mise en œuvre d'initiatives en vue d'une connaissance chimique précise des produits finis
7. Étiquetage de la composition chimique des produits à usage industriel, agricole, hospitalier, domestique, etc.
8. Utilisation de vêtements de protection (avec référence spéciale pour les gants)
9. Utilisation de crèmes et/ou de gels « barrière » (?, car leur efficacité est limitée dans un certain nombre de cas)
10. Éducation médicotechnique des travailleurs par affiches, sessions d'enseignement pour les personnes à risque, séminaires consacrés à la prévention des dermatoses professionnelles et à la protection cutanée
11. Conseils médicaux des adolescents et de leur famille dans l'orientation professionnelle (principalement chez les sujets atopiques et/ou psoriasiques)

Deux points méritent de retenir l'attention :
– le port de gants adéquats peut éviter ou réduire considérablement la symptomatologie d'un eczéma de contact [3] ;
– les crèmes de protection (crèmes barrière) ne sont que d'une utilité très relative, variable selon les circonstances [3]. Elles sont plus efficaces dans la prévention des dermatites d'irritation.

Note additionnelle

Pour compléter toutes ces informations très diversifiées dans le cadre plus spécifique de la prise en charge *des eczémas des mains*, plusieurs chapitres du récent traité *Textbook of Hand Eczema* offrent une aide précieuse. Le lecteur intéressé pourra trouver la réponse la plus adéquate afin de résoudre le problème particulier auquel il doit faire face dans chaque cas individuel [8].

RÉFÉRENCES

1. Lachapelle J.M. et coll., *in* : Frosch P.J.et coll., eds., *Contact Dermatitis*, 4th ed. Springer, Berlin, 2006, *44*, 831.
2. Frosch P.J. et coll., *in* : Johansen J.B. et coll., eds., *Contact Dermatitis*, 5th ed. Springer, Berlin, 2011, *53*, 875.
3. Wulfhorst B. et coll., *in* : Johansen J.B. et coll., eds., *Contact Dermatitis*, 5th ed. Springer, Berlin, 2011, *50*, 985.
4. Thyssen J.P. et coll., *in* : Johansen J.B. et coll., eds., *Contact Dermatitis*, 5th ed. Springer, Berlin, 2011, *51*, 1017.
5. Schmitt J. et coll., *J Eur Acad Dermatol Venereol.* 2007, *21*, 606.
6. Queille-Roussel C. et coll., *Contact Dermatitis*. 2000, *42*, 349.
7. Antonov D. et coll., *in* : Johansen J.B. et coll., eds., *Contact Dermatitis*, 5th ed. Springer, Berlin, 2011, *49*, 963.
8. Alikhan A. et coll., eds., *Textbook of Hand Eczema*. Springer, Berlin, 2014.

Dermatite d'irritation : diagnostic différentiel par rapport à l'eczéma de contact

J.-M. Lachapelle

La dermatite d'irritation de contact (DIC), très fréquente, doit toujours être évoquée dans le cadre du diagnostic différentiel de l'eczéma de contact ou dermatite allergique de contact (DAC). Ce problème diagnostique est fréquemment à l'ordre du jour non seulement à la consultation des dermatoses professionnelles, mais aussi en dermatologie générale. Étant donné la diversité des symptômes observés, on parle parfois du « syndrome de la dermatite d'irritation » [1] (*cf.* aussi *supra* « Immunologie comparative des dermatites d'irritation et de contact allergiques »).

Définition. La dermatite d'irritation est consécutive à l'application sur la peau d'une ou de plusieurs substances irritantes, c'est-à-dire exerçant des effets délétères d'intensité variée sur le tégument (en fonction de nombreux paramètres : pouvoir irritant propre de la substance, durée et fréquence des applications, occlusion ou non-occlusion, site cutané et surface de peau atteinte, etc.).

La vision classique était que la dermatite d'irritation n'avait pas de composante immunologique et était donc exclue *de facto* du cadre des eczémas. Les avancées physiopathologiques en la matière ont beaucoup évolué, et toute irritation implique l'activation de l'immunité innée (*cf. supra*). Dès lors, l'appellation « eczéma d'irritation » n'est donc plus abusive, mais n'est que peu fréquemment utilisée.

Les critères distinctifs entre dermatite d'irritation et eczémas de contact sont repris dans le tableau 5.7.

Dermatite d'irritation aiguë. Elle se caractérise par le développement de macules, de maculopapules et de placards érythémateux ou érythématosquameux limités de manière précise aux régions qui

Tableau 5.7 Critères distinctifs entre eczémas de contact et dermatites d'irritation

Critères	Eczémas de contact	Dermatites d'irritation
Circonstances d'apparition	Les lésions apparaissent 5 à 7 jours après le premier contact avec le produit chimique responsable (24 à 48 heures en cas de nouveau contact)	Les lésions apparaissent dans les premières heures qui suivent le contact avec le produit chimique responsable
Prurit	Présent : souvent intense	Présent ou absent
Sensations de brûlure	Le plus souvent absentes	Présentes et d'intensité variable
Limites des lésions	Les lésions cutanées s'étendent en général au-delà du territoire cutané mis au contact de l'allergène ; elles ont le plus souvent des limites « effritées » imprécises	Les lésions sont circonscrites au territoire d'application des produits irritants. Elles ont dans la plupart des cas des limites nettes, parfois « taillées au couteau »
Caractères cliniques des lésions	Lésions soit érythématovésiculeuses et/ou suintantes (eczéma aigu), soit érythématosquameuses (eczéma sec)	Lésions sèches, érythématosquameuses ; très rarement vésiculeuses ou suintantes
Éruptions à distance (éruptions secondaires ; éruption « ide »)	Présentes ou absentes	Absentes
Tests épicutanés	Positifs pour les allergènes responsables	Négatifs. Des tests positifs de nature irritative peuvent exister (faux positifs)
Histopathologie des lésions cutanées	Dermatite spongiforme	Signes d'altération caustique de l'épiderme : nécrose cellulaire, acantholyse chimique des kératinocytes, bulles intraépidermiques. Plus rarement, dermatite spongiforme

ont été en contact direct avec le produit irritant ; ils ne s'étendent pas à distance (sauf très exceptionnellement), contrairement à l'eczéma de contact. Les lésions sont parfois prurigineuses, parfois douloureuses, quelquefois subjectivement asymptomatiques. Certains placards de peau irritée sont infiltrés ou lichénifiés par le grattage. D'autres sont « persillés » d'un semis de vésicules qui, en confluant, peuvent même former des bulles (le stade de brûlure chimique du premier degré est ainsi atteint), et plus rarement de pustules, habituellement mais non exclusivement, folliculaires.

À titre d'exemple, il faut citer les dermatites d'irritation provoquées par des médicaments topiques : rétinoïdes, analogues de la vitamine D3, 1,8-dioxyanthranol, imiquimod, mébutate d'ingénol. En milieu professionnel, des dermatites d'irritation aiguë sont consécutives à des contacts (parfois fortuits) avec des acides, des alcalis, des antiseptiques, des détergents trop concentrés, des solvants organiques et une grande variété d'autres produits chimiques.

Dermatite d'irritation chronique. Elle est consécutive à des agressions répétées cumulatives par des irritants moins agressifs, comme des détergents. Elle s'observe principalement aux mains et est en relation avec l'activité professionnelle ou de loisirs.

Aux mains, elle résulte parfois de l'agression conjointe des produits irritants et de facteurs mécaniques comme des frictions répétées. Dans la littérature, on retrouve régulièrement divers termes comme : dermite d'usure, dermite des ménagères, dermite traumitérative [2].

Les symptômes cliniques sont bien définis :
- rugosité excessive de la peau, accompagnée d'une fine desquamation au dos de la main ainsi qu'aux avant-bras ;
- disparition par usure des empreintes digitales à la pulpe des doigts ;
- présence de crevasses, parfois profondes et très douloureuses, principalement à la pulpe des doigts et à la paume des mains.

À côté des facteurs exogènes : irritants chimiques et microtraumatismes, interviennent des facteurs endogènes qui expliquent une susceptibilité individuelle différente. Parmi ces facteurs, le terrain atopique peut jouer un rôle important dans l'apparition et la plus grande sévérité des symptômes, à risque irritant équivalent [3].

Un piège à éviter dans le diagnostic différentiel est l'existence des *mechanic's hands* du syndrome des anticorps antisynthétases (cf. chapitre 17-9) qui, sans que n'existe d'agression exogène frictionnelle et/ou chimique, peut mimer une dermite d'usure et/ou une pulpite kératosique et fissuraire [4].

Traitement. Le traitement des dermatites d'irritation aiguë fait appel, outre l'éviction des irritants, à des corticostéroïdes topiques très ou moyennement puissants, pour réduire rapidement la composante inflammatoire. Dans les cas des dermatites d'irritation chronique, outre l'éviction, le traitement alterne corticoïdes topiques faibles et émollients non irritants. Lorsque l'irritation est jugulée, le volet préventif comporte le port de gants adaptés à chaque situation particulière mais celui-ci peut s'avérer délicat par des problèmes de ductilité manuelle. L'intérêt de l'utilisation des « crèmes barrière » reste très controversé. En revanche, l'emploi de crèmes émollientes en fin d'exposition aux irritants est considéré aujourd'hui comme très important [5].

RÉFÉRENCES

1. Van der Valk P.G.H. et coll., eds., *The irritant contact dermatitis syndrome*. CRC Press, Boca Raton, 1994.
2. Lachapelle J.M. et coll., eds., *Précis de dermatologie professionnelle et de l'environnement*. Masson, Paris, 1992.
3. Chew A.L. et coll., eds., *Irritant Dermatitis*. Springer, Berlin, 2006.
4. Bachmeyer C. et coll., *Br J Dermatol*. 2007, *156*, 192.
5. Lachapelle J.M.et coll., in : Frosch P.J. et coll., eds., *Contact Dermatitis*, 4th ed. Springer, Berlin, 2006, 44, 831.

Eczémas « systémiques »

J.-M. Lachapelle

Quelques définitions

Par définition, ce terme regroupe des réactions eczémateuses dues à des allergènes introduits dans l'organisme par voie systémique (ingestion, injection, implantation, etc.) chez des sujets préalablement sensibilisés à ces allergènes par contact externe, c'est-à-dire par absorption transcutanée antérieure [1].

Au point de vue historique, les premiers cas ont été rapportés par Fisher sous le nom de *systemic contact dermatitis*. Ce terme est largement adopté dans la littérature anglo-saxonne, bien qu'il apparaisse inadéquat puisqu'en l'occurrence le déclenchement de la réaction ne comporte plus de « contact » avec le tégument. Hjorth a décrit la même entité sous le nom imagé de *baboon syndrome* (syndrome babouin). Cette appellation étrange, purement descriptive, fait référence à des patients qui développent préférentiellement l'éruption dans la région fessière et aux plis inguinaux. Elle est aussi peu adéquate, car elle ne tient compte que d'une topographie limitative, mais elle apparaît encore dans certaines publications. Nous avons proposé la dénomination : « réactivation systémique d'un eczéma de contact » qui semble de loin la plus appropriée [2].

Aspects cliniques

Les aspects cliniques de l'eczéma systémique sont très variés et parfois intriqués :
– *placards bilatéraux et symétriques* du corps, faits d'eczéma bien délimités, rouge sombre, infiltrés, habituellement non vésiculeux, prurigineux. Initialement décrits dans les régions génitale et fessière, ils peuvent affecter bien d'autres régions comme les plis de flexion des coudes, des aisselles, du cou ou encore les paupières, etc. ;
– *poussées dysidrosiformes, affectant symétriquement les paumes des mains* et les espaces interdigitaux. Les vésicules sont entourées d'un halo érythémateux. L'éruption est vivement prurigineuse ;
– *éruptions maculopapuleuses généralisées*, faites de petits éléments isolés ou confluents. Plus rarement, développement de vascularites papuleuses ou purpuriques, prurigineuses, souvent excoriées ;
– exceptionnellement, apparition de **symptômes généraux** tels que malaises, nausées, céphalées, etc. [1].

Cette entité doit bien être distinguée du SDRIFE (*Symmetrical Drug Related Intertriginous and Flexural Exanthem*) qui représente une variété de toxidermie médicamenteuse décrite par l'équipe d'Andreas Bircher, à Bâle [3], dont les critères diagnostiques sont les suivants :
– exposition à une médication administrée par voie systémique, soit lors de la première prise, soit lors d'une prise répétée (*mais avec exclusion des allergènes de contact*) ;
– cliniquement, apparition d'un érythème nettement délimité de la région fessière et périanale et/ou des régions inguinales/périgénitales ;
– envahissement d'au moins une autre région intertrigineuse (p. ex. plis axillaires) ;
– symétrie des zones atteintes ;
– absence de symptômes généraux [2].

Physiopathologie

Le développement d'une « réactivation systémique d'un eczéma de contact » s'observe principalement, mais non exclusivement, avec des médicaments. Le processus physiopathologique qui y conduit comporte deux étapes :
– première étape : un premier épisode d'eczéma de contact dû à un allergène (allergène 1) est survenu antérieurement (des semaines ou des mois auparavant). Le patient peut en avoir perdu le souvenir. Une anamnèse serrée doit être engagée ;
– deuxième étape : dans certains cas la substance (allergène 1) est introduite par voie systémique (ingestion, inhalation, injection) et son emploi s'accompagne d'un rash plus ou moins généralisé, habituellement selon une topographie symétrique. La molécule peut être l'allergène lui-même (allergène 1). Dans d'autres cas, il s'agit d'une autre substance (molécule 2) et deux voies d'explication sont alors possibles :
  – la molécule 2 est apparentée chimiquement à la molécule 1. Les deux sont allergisantes et il existe une allergie croisée. La molécule 2 peut alors être considérée comme l'allergène 2,
  – une autre possibilité est que les molécules 1 et 2 ne sont pas allergéniques comme telles, mais les deux sont transformées en une autre molécule commune (métabolite). Cette dernière est responsable des épisodes 1 et 2 et représente le véritable allergène.

La survenue d'« eczémas systémiques » consécutive à la pose **d'implants métalliques** (orthopédiques en particulier) est un sujet qui a fait débat depuis des années. Il semble que de telles réactions peuvent exister, mais qu'elles sont rares et que certains cas décrits sous le nom de réactions « érysipéloïdes » en réaction à des prothèses orthopédiques sont en fait de réels érysipèles [4, 5].

RÉFÉRENCES
1. Veien N.K. et coll., *in :* Johansen J.D. et coll., eds., *Contact Dermatitis*, 5th ed. Springer, Berlin, 2011, 17, 347.
2. Lachapelle J.M. *in :* Lachapelle J.M. et coll., eds., *Patch Testing/Prick Testing. A Practical Guide*, 3rd ed. Springer, Berlin, 2012, 2, 19.
3. Hausermann P. et coll., *Contact Dermatitis*. 2004, 51, 297.
4. Gawkrodger D.J., *Br J Dermatol*. 2003, 148, 108.
5. Durupt F. et coll., *Dermatology*. 2006, 212, 216.

Dermatites de contact aux protéines

J.-M. Lachapelle

Les dermatites de contact aux protéines constituent un sujet de grande actualité qui a fait l'objet de nombreuses publications récentes. Par définition, elles représentent une entité complexe, décrite initialement par Hjorth et Roed-Petersen [1]. Elles sont liées à la pénétration à travers une peau intacte ou préalablement irritée de *substances protéiques de poids moléculaire élevé* exprimé en kilodaltons (ainsi que d'enzymes, comme l'α-amylase employée en boulangerie).

Étiopathogénie

La pathogénie des dermatites de contact aux protéines est complexe ; on peut sans doute démembrer les observations de la manière suivante :
– dans certains cas, la peau préalablement irritée (p. ex. par des détergents) présente une *perméabilité accrue aux protéines*. Certaines d'entre elles, douées de propriétés protéolytiques (particulièrement mais non exclusivement les enzymes), amplifient la dermatite d'irritation initiale, entraînant l'apparition de lésions plus florides, sans qu'un mécanisme immunologique n'intervienne. On pourrait parler d'une « dermatite de contact d'irritation aux protéines » ;
– dans d'autres cas, sans doute beaucoup plus nombreux, les protéines induisent une *réaction immunologique, différente de celle de l'eczéma de contact aux haptènes de faible poids moléculaire*. Cette réaction se rapprocherait de celle observée dans la dermatite atopique. Effectivement, la « dermatite de contact immunologique aux protéines » s'observe plus fréquemment chez les sujets atopiques que chez les non atopiques. Selon certains auteurs [7], elle s'inscrirait ainsi dans le cadre de la « *dermatite atopique extrinsèque (exogène)* », mais cette approche nouvelle mérite confirmation.

Les protéines responsables sont d'origine végétale ou animale, ce qui explique leur fréquence dans les milieux de la *restauration*. Un très grand nombre d'aliments manipulés lors des activités ménagères ont été incriminés [5]. La survenue de l'affection chez les vétérinaires est liée au liquide amniotique. Les protéines du *latex* sont essentiellement responsables d'une urticaire de contact immunologique à l'état pur. Dans des cas plus rares, l'urticaire s'accompagne néanmoins de réactions d'allure eczémateuse [5]. Une revue exhaustive des dermatites de contact en milieu professionnel a fait l'objet d'une publication récente [6].

Clinique

Ses manifestations cliniques habituelles sont celles d'une dermatite des mains et/ou des avant-bras, récurrente, évoquant soit l'eczéma de contact, soit la dermatite d'irritation chronique.

Cependant, l'érythème, les lésions urticariennes *a minima* (et parfois des microvésicules) qui surviennent *dans l'heure qui suit le contact* sont des signes cliniques complémentaires de grande valeur indicative. Ce sont en fait des manifestations d'urticaire de contact qui peuvent passer inaperçus, en cas d'anamnèse incomplète.

Plusieurs variantes cliniques sont observées [2, 3] :
– image de dermatite chronique des mains et/ou des avant-bras, présentant des caractères communs avec la dermatite d'irritation ou l'eczéma de contact ;
– symptômes d'urticaire fugace, partiellement occultés par la présence de la dermatite ;
– pulpite à topographie de préhension (c'est-à-dire atteignant le pouce, l'index, le médius de l'une ou des deux mains). C'est une pulpite prurigineuse ;
– paronychie chronique. Le périonyx est gonflé, douloureux ou prurigineux, fortement érythémateux. Les protéines s'insinuent sous le repli unguéal, ce qui explique cette topographie particulière [4].

Le diagnostic fait appel à la technique des prick-tests. Ceux-ci sont réalisés soit avec des allergènes standardisés (p. ex. Stallergènes®), soit de manière plus habituelle avec les produits apportés par le patient (végétaux, viandes, poissons, etc.) [8].

Le traitement fait appel à des corticoïdes topiques. La prévention joue ici un rôle important : éviction des protéines responsables, port de gants adéquats [9].

RÉFÉRENCES
1. Hjorth N. et coll., *Contact Dermatitis*. 1976, *2*, 28.
2. Amaro C. et coll., *Contact Dermatitis*. 2008, *58*, 67.
3. Levin C. et coll., *Dermatitis*. 2008, *19*, 241.
4. Tosti A. et coll., *J Am Acad Dermatol*. 1992, *27*, 706.
5. Tennstedt D. et coll., in : *Progrès en Dermato-Allergologie*. Paris, 2007, John Libbey Eurotext, Montrouge, 2007, 35.
6. Barbaud A. et coll., *Eur J Dermatol*. 2015, *25*, 527.
7. Hennino A. et coll., in : *Progrès en Dermato-Allergologie*, Paris, 2007, John Libbey Eurotext, Montrouge, 2007, 7.
8. Lachapelle J.M., in : Lachapelle J.M. et coll., eds., *Patch Testing/Prick Testing. A Practical Guide*. Springer, Berlin, 2012, *11*, 149.
9. Mellström G.A. et coll., in : Boman A. et coll., eds., *Protective gloves for occupational use*, 2nd ed., CRC Boca Raton, 2004, 15.

Autres eczémas

Définitions et limites

J.-M. Lachapelle, J.-H. Saurat

L'eczéma de contact dans ses multiples variantes d'une part, et la dermatite atopique d'autre part, ne représentent qu'une partie des éruptions qui appartiennent au groupe des eczémas.

Des critères disparates

Comment caractériser ces nombreux eczémas qui ne sont ni l'expression d'une réaction immunitaire à une substance chimique définie, ni la manifestation de désordres immunitaires complexes qui caractérisent l'atopie ? Le tableau 5.8 regroupe sous la rubrique « Autres variétés d'eczémas » des entités définies par des critères disparates : un aspect clinique particulier (nummulaire, craquelé), une localisation bien définie (dysidrose), une étiologie présumée (microbien, séborrhéique, de stase). En fait, les causes de ces eczémas sont multifactorielles ; le rôle respectif des divers facteurs impliqués dans la genèse de ces divers eczémas reste difficile à démontrer ; leur mécanisme physiopathologique n'a pas été établi de façon claire.

Tableau 5.8 Types d'eczémas

Dénomination	Étiologie*
1. Eczéma de contact	Sensibilisation allergique à des corps chimiques simples : contact direct avec la peau, ingestion, implants
2. Dermatite atopique	Associée à un terrain atopique : multifactorielle
Autres variétés d'eczémas	
3. Nummulaire	Multifactorielle (2, 6, 10, 12, 13, 14, 15)
4. Dysidrosique	Multifactorielle (5, 7, 8, 9, 10, 13, 14, 15)
5. Microbien, mycosique	Réaction inflammatoire (allergique ?) sur bactéries/champignons
6. De stase	Multifactorielle (1, 3, 4, 5, 8, 9)
7. Séborrhéique	Réaction inflammatoire (allergique ?), syndrome de la peau irritable
8. « Craquelé » (astéatotique)	Diminution de lipides de surface. Multifactoriel (2, 4, 5, 7)
9. Nutritionnel	Déficit nutritionnel (2, 5, 6, 7, 9)
10. Dissémination secondaire d'un eczéma (*flare up*)	Multifactorielle (2, 3, 4, 6)
11. Par autosensibilisation	Auto-immunité développée contre des antigènes cutanés (hypothétique)

* Les chiffres indiquent les facteurs étiologiques impliqués dans chaque eczéma multifactoriel ; ils correspondent au numéro de la colonne de gauche « dénomination ». Ce tableau démontre l'inadéquation des classifications actuelles et les chevauchements qu'elles impliquent puisque certaines dénominations tiennent compte d'un aspect clinique alors que d'autres reposent sur un mécanisme physiopathologique.

Une réalité clinique

Ces entités correspondent pourtant à des situations cliniques si caractéristiques qu'il est justifié de continuer à les décrire séparément sans pour autant vouloir contribuer à pérenniser un mode de pensée obsolète. On doit considérer chacune de ces variétés d'eczéma comme des *syndromes*, dont il faut dans chaque cas essayer de trouver la cause.

Une étiopathogénie incertaine

La littérature ancienne abonde de descriptions et de démonstrations sur les causes présumées de ces variétés d'eczémas. Elles ont souvent été formulées à une époque où l'immunologie n'était pas intégrée dans la réflexion clinique. Il n'est pas exclu qu'à l'ère de l'immunologie moléculaire on finisse par démontrer (ou pas !) le bien-fondé de certaines de ces hypothèses. Tel n'est pas encore le cas.

Les connaissances actuelles, extrapolées au domaine de ces eczémas, permettent de concevoir qu'une réaction eczématiforme puisse être due à deux types de mécanismes : d'une part, une réaction allergique à un agent exogène, notamment infectieux, d'autre part, un défaut intrinsèque des processus inflammatoires/immunitaires cutanés. Les progrès concernant les maladies auto-inflammatoires d'une part et le microbiome cutané d'autre part renforcent cette conception, mais les preuves restent à obtenir.

Réaction allergique de contact. Ce mécanisme est bien démontré pour l'eczéma de contact à des corps chimiques simples. À l'eczéma de contact allergique classique, est venue se greffer dans les dernières années la dermatite de contact aux protéines, dont l'identité et l'étiopathogénie s'affirment de jour en jour. Il est tout aussi concevable qu'une telle réaction puisse être induite par des agents infectieux présents sur la peau. Cependant, dans ce dernier cas, la preuve est difficile à obtenir en pratique car l'antigène responsable (p. ex. bactérie, levure, dermatophyte) n'est pas disponible dans la relative pureté moléculaire des sensibilisants chimiques. D'autre part, les méthodes de tests épicutanés avec de tels extraits antigéniques, lorsqu'ils existent, ne sont pas standardisées.

Concept de « réaction secondaire » ou « eczématide ». Il est plus difficile à admettre. Il implique qu'il existe un foyer (bactérien, levurique, trichophytique) à distance et que c'est à partir de ce foyer que naît la réaction allergique qui s'exprime en une zone éloignée. Ce concept n'est pas né de l'imagination des auteurs anciens mais bien d'observations troublantes : la mieux caractérisée est celle d'un foyer trichophytique plantaire qui entretient un eczéma dysidrosique palmaire, lui-même dépourvu de champignons (*cf.* « Dysidrose et eczéma dysidrosique »). Il n'existe actuellement aucune façon de démontrer formellement qu'un eczéma relève bien d'un mécanisme de ce type et tout au plus peut-on obtenir, dans certains cas, un argument de relative probabilité. Le mécanisme physiopathologique de ces réactions secondaires est inconnu ; on peut penser que la zone du tégument qui est atteinte par la réaction eczématiforme héberge des antigènes (mycosiques, bactériens ou levuriques) ou exprime des antigènes (épitopes) communs à cette zone particulière de la peau et à l'agent infectieux.

Inflammation non allergique. Un autre mécanisme ne semble pas avoir suffisamment retenu l'attention. C'est celui de la réaction eczématiforme en l'absence de sensibilisation à un facteur exogène.

En ce qui concerne les formes dites microbiennes, le rôle de toxines bactériennes et de leur activité de superantigènes pourrait être en cause. L'activation de l'immunité innée, un **mécanisme auto-inflammatoire**, a maintenant considérablement élargi le nombre de scénarios possibles (*cf.* chapitre 10-1).

Il est bien démontré que l'épiderme est le siège d'un trafic permanent de lymphocytes qui participent à la surveillance immunitaire. On a vu que la médiation de la réaction eczématiforme de l'eczéma de contact faisait intervenir des lymphocytes. On sait que certaines kératoses actiniques (précancéroses épidermiques) peuvent être le siège d'une poussée eczématiforme que l'on interprète comme une réaction immunitaire déclenchée par les antigènes de cellules épidermiques transformées. Le *phénomène de Meyerson* observé dans les nævus mélanocytaires relèverait d'une étiopathogénie similaire (*cf.* chapitre 12-9). Il est donc concevable qu'une partie des « eczémas » corresponde en fait à une sorte d'**autosensibilisation**. Ce concept a été proposé il y a plus de 20 ans pour expliquer les eczémas chroniques des jambes chez des sujets porteurs d'ulcères de jambe (la souffrance chronique de l'épiderme due à l'hyperpression veineuse serait génératrice de ces néoantigènes) mais n'a jamais été démontré.

Sans faire appel à une telle autosensibilisation, on peut penser que la réaction eczémateuse peut aussi résulter d'un déséquilibre des facteurs qui, d'ordinaire, inhibent et contrôlent la libération par les lymphocytes et les kératinocytes de substances telles que, par exemple, les cytokines. Les progrès de l'immunodermatologie permettent de penser que de telles hypothèses pourraient être soumises à l'analyse expérimentale. Le concept de l'eczéma « non allergique » permettrait de comprendre que des situations aussi éloignées qu'une hyperpression veineuse et un trouble nutritionnel peuvent comporter une éruption eczémateuse.

Eczéma nummulaire

J.-M. Lachapelle

L'eczéma nummulaire (ou eczéma discoïde), est une entité assez homogène sur le plan clinique, mais d'étiopathogénie mal définie multifactorielle. L'adjectif *nummulaire*, du latin *nummulus* : pièce de monnaie, désigne la forme habituelle et plus accessoirement la taille des lésions.

Aspects cliniques

L'eczéma nummulaire se caractérise par l'existence de nombreuses plaques érythémateuses rondes ou ovalaires, bien délimitées et isolées les unes des autres, dont le diamètre varie d'un à plusieurs centimètres (fig. 5.13).

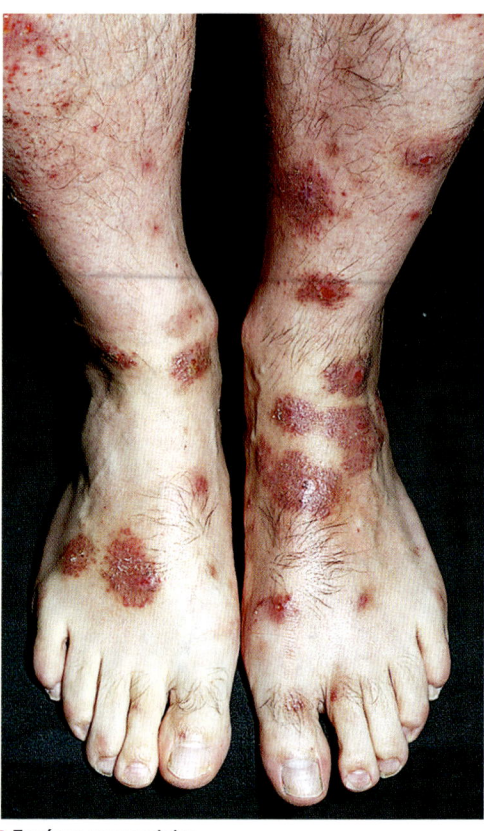

Fig. 5.13 Eczéma nummulaire.

Le plus souvent très nombreuses, elles se situent avec prédilection sur les membres supérieurs et inférieurs (les jambes particulièrement), y compris le dos des mains et des pieds, plus rarement sur le tronc. Ces plaques sont, dans certains cas, curieusement symétriques. Exceptionnellement, elles tendent à confluer. Les plaques sont tantôt persillées de nombreuses vésicules suintantes évoluant vers de petites croûtelles (eczéma nummulaire aigu ou subaigu), tantôt recouvertes de fines squames sèches (eczéma nummulaire chronique). Suintantes ou sèches, les plaques sont le plus souvent uniformes, mais elles affectent parfois une intensité plus marquée aux orifices pilosébacés (eczéma nummulaire à prédominance folliculaire).

Le prurit est généralement (mais non systématiquement) présent. Il s'accompagne de grattage et d'une lichénification secondaire. Il entraîne une dégradation de la qualité de vie des patients.

L'eczéma nummulaire, qui peut évoluer de la variété humide à la variété sèche, ou être sec d'emblée, atteint indifféremment l'adulte et l'enfant et évolue souvent vers une chronicité marquée, tout en affichant une résistance évidente aux thérapeutiques instaurées [1].

Dans l'enfance et plus rarement à l'âge adulte, l'eczéma nummulaire pourrait s'observer *dans le cadre de la dermatite atopique*, dont il ne représenterait qu'une variante clinique. Chez l'enfant, s'il est bien établi que certains cas de dermatite atopique se manifestent exclusivement par un eczéma nummulaire généralisé [2], il existe bien des observations dans lesquelles un contexte d'atopie est totalement absent [3].

L'eczéma nummulaire est classiquement observé au dos de la main chez l'adulte ; son pic de fréquence serait tardif chez l'homme, et beaucoup plus précoce chez la femme.

Une forme particulière est l'eczéma discoïde de la paume de la main, dite « en tablier » (*apron dermatitis*). Elle est caractérisée par une lésion érythématosquameuse partant du bord proximal de deux ou trois doigts et s'étendant sur la paume de manière semi-circulaire [4]. Cette variante, très rebelle au traitement, est aggravée par le contact avec les produits irritants. L'eczéma nummulaire se caractérise sur peau noire par la présence d'une hyperpigmentation intense, qui persiste souvent de façon prolongée.

L'image histologique est celle d'une dermatite spongiforme similaire à celle observée dans l'eczéma de contact allergique.

Diagnostic

Le diagnostic clinique est généralement aisé. Il est actuellement recommandé de procéder à des tests épicutanés, car l'affection peut s'accompagner d'un *eczéma de contact surajouté* (suite à l'application de divers topiques). Il importe de vérifier la pertinence des tests positifs [5]. Cette approche permet de guider la thérapeutique locale ultérieure. Dans de rares cas, certains eczémas de contact (notamment aux chromates ou aux huiles solubles) ou les éruptions secondaires qui les accompagnent pourraient mimer l'image clinique de l'eczéma nummulaire [6-8].

Le diagnostic différentiel se pose parfois avec certaines *dermatophyties atypiques* ou traitées de manière inadéquate. En cas de doute, un examen mycologique et/ou une biopsie s'avèrent indispensables.

Étiopathogénie

Plusieurs publications récentes ont été consacrées à l'étiopathogénie de l'eczéma nummulaire, mais elles laissent des zones d'ombre. Le seul point de consensus est que l'affection est souvent multifactorielle.

La **xérose cutanée** est un facteur important dans son apparition. Plusieurs arguments militent en faveur de cette hypothèse : une prévalence accrue durant l'hiver, dans nos régions tempérées [9] et durant la période sèche dans les zones tropicales ou subtropicales comme la Thaïlande [1]. La xérose, accentuée dans la dermatite atopique, est un argument supplémentaire en faveur de ce facteur préexistant. De même, au dos des mains, l'usage de produits irritants (p. ex. détergents) joue un rôle favorisant. De plus, la prise orale d'isotrétinoïne, génératrice de xérose, peut induire, tant chez l'enfant que chez l'adulte, l'apparition de placards arrondis, secs, évoquant l'eczéma nummulaire. Ils disparaissent spontanément lors de l'arrêt du traitement [10].

À l'opposé, la colonisation des lésions par *Staphylococcus aureus* ne jouerait qu'un rôle négligeable [11].

L'alcoolisme a été considéré depuis de nombreuses années comme un facteur aggravant. Un article récent confirme cette réalité [12].

L'hypothèse selon laquelle une infection à distance (*focal sepsis*) peut jouer un rôle a été très controversée. Un article récent fait néanmoins état d'une telle association (eczéma nummulaire généralisé et infections odontogènes ; guérison après traitement des infections) [13].

Certains font entrer l'eczéma nummulaire dans le cadre des *neuropathies des petites fibres* nerveuses intra-épidermiques, augmentées en nombre et sans doute altérées (*cf.* chapitre 20) [14].

Des eczémas nummulaires généralisés ont été rapportés après la prise de certains médicaments, comme l'interféron et la ribavirine dans le traitement de l'hépatite C [15].

Traitement

Le traitement de l'eczéma nummulaire est essentiellement local et suit les règles du traitement de l'eczéma en général. On fait appel à des corticostéroïdes puissants, plus rarement très puissants. Une surinfection peut justifier l'emploi d'antibiotiques topiques en alternance. En cas de généralisation de l'éruption, une corticothérapie systémique courte à doses dégressives peut s'avérer indispensable. La ciclosporine peut exceptionnellement être utilisée dans l'eczéma nummulaire grave, profus, résistant aux autres traitements, en particulier si on peut l'intégrer dans le cadre d'une dermatite atopique [11].

Les lésions localisées aux mains bénéficient d'une éviction des produits irritants (travaux ménagers et professionnels potentiellement agressifs).

Si certaines habitudes de vie jouent un rôle aggravant (alcoolisme), une prise en charge plus globale des problèmes peut s'avérer bénéfique.

RÉFÉRENCES

1. Poudel R.R. et coll., *J Community Hosp Int Med Perspect*. 2015, *5*, 27909.
2. Jiamton S. et coll., *Asian Pac J Allergy Immunol*. 2013, *31*, 36.
3. De Raeve L.E., in : Harper J. et coll., eds., *Textbook of Pediatric Dermatology*, 2nd ed. Blackwell, Oxford, 2006, *6*, 331.
4. Lachapelle J.M., in : Alikhan A. et coll., eds., *Textbook of Hand Eczema*. Springer, Berlin, 2014, *3*, 25.
5. Boonstra M.B. et coll., *J Eur Acad Dermatol Venereol*. 2015, *29*, 940.
6. Lachapelle J.M. et coll., eds., *Précis de dermatologie professionnelle et de l'environnement*. Masson, Paris, 1992.
7. Johansen J.D. et coll., *Contact Dermatitis*. 2011, *65*, 13.
8. Bonamonte D. et coll., *Dermatitis*. 2012, *23*, 153.
9. Halberg M., *J Emerg Med*. 2012, *43*, 327.
10. Bettoli V. et coll., *J Am Acad Dermatol*. 1987, *16*, 617.
11. Kim W.J. et coll., *Br J Dermatol*. 2013, *168*, 658.
12. Bruno M.C. et coll., *An Bras Dermatol*. 2013, *88*, 368.
13. Tanaka T. et coll., *J Dermatol*. 2009, *36*, 468.
14. Misery L. et coll., *Eur J Dermatol*. 2014, *24*, 147.
15. Shen Y. et coll., *Arch Dermatol*. 2005, *141*, 102.

Dysidrose et eczéma dysidrosique

J.-M. Lachapelle

Par définition, la dysidrose et l'eczéma dysidrosique représentent une variété particulière d'eczéma dans laquelle les vésicules siègent aux faces latérales des doigts et des orteils, ainsi qu'aux paumes des mains et aux plantes des pieds. Ces vésicules ont été invariablement comparées dans les traités de dermatologie à des grains de sagou (cuit), des grains de tapioca, des lentilles, les auteurs se copiant les uns les autres. Le terme de dysidrose a été utilisé pour la première fois par Tilbury-Fox en 1873 et est synonyme du terme « pompholyx » créé par Hutchinson, terme que l'on retrouve le plus souvent dans la littérature anglo-saxonne (cheiropompholyx de χειρ = main et πομφολυξ = bulle et de podopompholyx sur les pieds).

Aspects cliniques

Dans sa variété la plus typique, la dysidrose se caractérise par une poussée de petites vésicules tendues, profondément enchâssées dans l'épiderme et remplies d'un liquide clair. Cette poussée de vésicules s'accompagne en général d'un prurit féroce. Par définition, ces vésicules se développent dans l'épiderme palmoplantaire, c'est-à-dire aux paumes ou aux faces latérales et palmaires des doigts d'une part, aux plantes ou aux *faces latérales* des orteils d'autre part (fig. 5.14) [1-3].

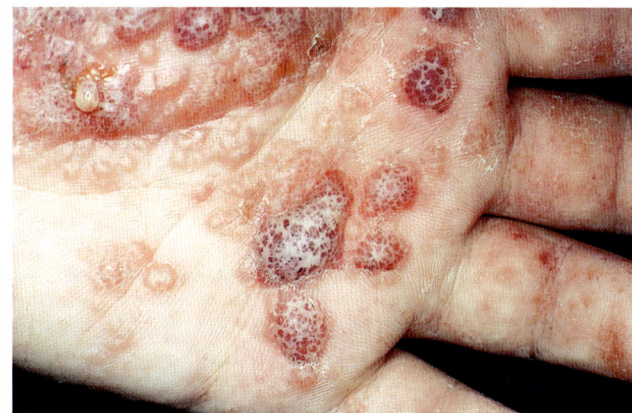

Fig. 5.14 Dysidrose aiguë bullo-hémorragique.

Les vésicules, dans la dysidrose simple, ne s'accompagnent pas de réaction inflammatoire cliniquement manifeste. Dans certains cas, elles se développent sur un fond érythémateux ou érythémato-squameux : on parle alors d'eczéma dysidrosique.

L'évolution des vésicules est variable d'un cas à l'autre. Parfois, les vésicules peuvent rester très discrètes et se dessécher rapidement. Il en résulte de petits placards brun jaunâtre, remplacés ultérieurement par une fine desquamation centrifuge prenant un aspect festonné en collerette et laissant place à un épiderme rosâtre, aminci, d'aspect atrophique très doux au toucher [4].

Dans d'autres cas, les vésicules de départ confluent et prennent l'aspect de bulles souvent multiloculées, qui éclatent et s'érodent en provoquant un suintement (*dysidrose bulleuse*).

Dans certains cas, les vésicules sont hémorragiques ; mais les hémorragies s'observent surtout dans les variétés bulleuses de la dysidrose (*dysidrose hémorragique*) (fig. 5.14).

La constance du prurit et des sensations de brûlures entraîne un grattage incessant ; lorsque la dysidrose devient chronique, elle peut s'infecter. Cette *infection secondaire* conduit à la *dysidrose pustuleuse*. Celle-ci s'accompagne parfois d'une lymphangite, sous la forme d'une traînée linéaire érythémateuse à la face antérieure des avant-bras, remontant plus rarement le long du bras jusqu'à l'aisselle, où existe une adénopathie.

Les formes chroniques s'accompagnent de crevasses profondes et douloureuses. Sur un fond érythématosquameux ou érythémato-croûteux, crevassé, des poussées subintrantes de nouvelles vésicules se renouvellent indéfiniment, transformant les patients en de véritables « handicapés des mains ».

Les formes disséminées sont observées dans de rares cas, la dysidrose est bulleuse d'emblée, envahissant les paumes et les plantes, et se disséminant ensuite en placards eczémateux caractéristiques en d'autres endroits du tégument (dos des doigts, dos des mains, poignets, dos des pieds, chevilles). Il s'agit d'un bon exemple d'une dissémination secondaire d'un eczéma.

En médecine du travail, les patients voient leur éruption s'aggraver si leurs activités comportent un contact avec des produits irritants en milieu humide. L'épreuve d'éviction puis de réexposition s'avère souvent probante.

Étiopathogénie

Dans l'état actuel de nos connaissances, il convient d'interpréter la dysidrose comme un *syndrome réactionnel eczémateux, particulier de l'épiderme palmoplantaire* à divers stimulus (*cf*. tableau 5.8). Des auteurs chinois incriminent l'intervention d'un gène (situé sur le chromosome 18q22.1 – 18q22.3) dans l'apparition d'une forme autosomique dominante de dysidrose [5], ce qui n'a pas été confirmé.

Les études histopathologiques n'ont apporté aucun élément susceptible de faire progresser les connaissances. Il s'agit d'une dermatose spongiforme : la vésiculation spongiotique est en général majeure et l'importance de l'infiltrat inflammatoire est très variable, en bonne concordance avec la clinique, selon qu'existe ou non un fond érythémateux ou érythémato-œdémateux sur lequel se développent les vésicules.

Plusieurs approches étiopathogéniques ont été développées qui permettent de soupçonner, dans un certain nombre de cas de dysidrose, un facteur causal ou tout au moins favorisant, pouvant expliquer l'apparition et/ou l'aggravation :

– *une relation avec l'hyperhidrose* a été avancée à de nombreuses reprises, ce qui explique le terme de dysidrose (parfois orthographié erronément dyshidrose). Des travaux récents épidémiologiques et physiopathologiques semblent indiquer qu'une telle concomitance pourrait exister [6] sans qu'il ne soit réellement possible d'établir une relation de cause à effet ;

– certains cas de dysidrose représentent sans aucun doute une réaction secondaire à l'existence **d'un eczéma de contact, situé à distance**. Il est classique de parler d'une réaction « ide » (chimide de Malten) ;

– *il est traditionnel de considérer que les dysidroses peuvent être des mycides*, c'est-à-dire des éruptions secondaires consécutives à des **infections mycosiques** [7]. C'est pourquoi la recherche d'une mycose interdigitoplantaire (examen mycologique direct et/ou culture) peut s'avérer utile, en cas de dysidrose plantaire. L'association d'une dysidrose et d'une infection bactérienne à distance est beaucoup plus hypothétique ;

– d'autres cas de dysidrose pourraient correspondre à la localisation palmoplantaire de l'« *eczéma de contact systémique* » d'origine *médicamenteuse*. Dans ces cas, la dysidrose n'est qu'exceptionnellement isolée ; elle apparaît concomitamment à des lésions eczémateuses en d'autres endroits du tégument. Dans ce cadre, un article intéressant concerne des patients VIH qui ont développé une poussée de dysidrose sévère après introduction d'une thérapeutique antirétrovirale [8]. Plus récemment, des publications ont fait état de poussées de dysidrose palmoplantaire après des **injections d'immunoglobulines** par voie intraveineuse [9-11]. Cela conduit certains à conseiller un dosage des immunoglobulines G dans les cas non iatrogènes pour dépister leur augmentation endogène transitoire qui serait responsable de la dysidrose [12] ;

– les eczémas dysidrosiques des mains étaient plus fréquents (de manière statistiquement significative) chez des personnes, en particulier des femmes, **allergiques au nickel**. Dans ces cas, *une alimentation riche en nickel* (huîtres, harengs, thé, mayonnaise et légumes cuits dans des ustensiles de cuisine en acier inoxydable) pourrait être responsable d'exacerbation de l'affection [13] ;

– d'autres allergènes présents dans **l'alimentation**, notamment mais non exclusivement les arômes, pourraient avoir une influence sur l'apparition d'une poussée de dysidrose [14] ;

– d'autres *facteurs aggravants* sont évoqués de manière sporadique dans la littérature, comme le café, l'alcool et le tabac.

Une opinion très répandue est que la dysidrose est une manifestation clinique classique de la **dermatite atopique**. Une telle affirmation n'a pas de fondement scientifique. Il est certain que la dysidrose peut apparaître dans le contexte d'une expression clinique localisée à la peau palmoplantaire mais elle ne représente pas une manifestation caractéristique de l'atopie. Un raisonnement similaire peut s'appliquer à l'eczéma nummulaire.

Certaines dysidroses doivent être considérées comme **idiopathiques** : les investigations les plus poussées ne permettent de découvrir aucun facteur responsable [15]. Ces dysidroses sont tantôt récidivantes et saisonnières (poussées de printemps et d'automne), tantôt récidivantes mais non rythmées par les saisons, tantôt subintrantes.

Diagnostic

Le diagnostic positif repose sur des bases cliniques souvent évidentes.

Les tests épicutanés méritent une attention toute spéciale. Ils sont utiles pour exclure un eczéma de contact soit primaire (qui dans de rares cas peut donner le change sur le plan clinique), soit secondaire à une thérapeutique prescrite antérieurement. La relation éventuelle existant entre l'eczéma dysidrosique et un test positif au nickel a récemment amplifié l'intérêt des tests épicutanés dans la dysidrose.

L'examen histopathologique n'a pas d'intérêt diagnostique.

L'origine alimentaire potentielle évoquée précédemment peut justifier la réalisation de *prick tests* et/ou de tests de provocation orale.

Le diagnostic différentiel implique plusieurs possibilités :

– certains *eczémas de contact* évoquent la dysidrose. Néanmoins, la distribution des vésicules et des bulles est souvent irrégulière et asymétrique, contrairement à la dysidrose dont la topographie symétrique est habituelle. L'anamnèse et les tests épicutanés permettent de faire la part des choses [16] ;

– en cas de dysidrose pustuleuse, le diagnostic différentiel peut se poser avec le *psoriasis pustuleux* et, d'une manière plus générale, les *pustuloses palmoplantaires*. En cas de doute, un prélèvement biopsique permet d'orienter le clinicien vers le cadre nosologique adéquat. Dans les pustuloses palmoplantaires, il existe, tant dans l'épiderme que dans le derme, une augmentation de l'IL-8 et de l'IL-17A, contrairement à ce que l'on observe dans la dysidrose [17].

Plus rarement, une *pemphigoïde bulleuse* peut débuter sous forme de pseudo-dysidrose [18, 19] tout comme d'autres maladies bulleuses telles que la dermatite herpétiforme, la dermatose linéaire à IgA voire le pemphigus vulgaire. En cas de suspicion d'un tel diagnostic, l'examen histopathologique et immunopathologique s'avère pathognomonique.

Chez l'enfant, il faut évoquer également la *gale* et l'*acropustulose infantile*.

Traitement

Étant donné l'extrême complexité du syndrome «dysidrose» et la grande variabilité d'évolution de chaque cas individuel, le traitement de cette affection n'a jamais fait l'objet d'une approche scientifiquement cohérente.

L'évaluation clinique de la dysidrose dans les études thérapeutiques prospectives est souvent aléatoire. Pour servir de base plus cohérente à des études contrôlées, un index de sévérité, fondé sur un score cumulatif, a été proposé sous le nom de DASI (*Dyshidrotic Eczema Area and Severity Index*) [20] calqué sur le PASI (*Psoriasis Area and Severity Index*) dans le psoriasis et le SCORAD dans la dermatite atopique. Il ne semble pas avoir été adopté depuis sa publication. En réalité, les fluctuations souvent imprévisibles de l'affection, dans son évolution spontanée, fragilisent l'intérêt de l'emploi de cet outil d'évaluation.

Par ailleurs, les études en double insu sont très peu nombreuses et tombent dans le piège de biais divers. Globalement, la thérapeutique est dès lors dictée par l'«expérience» et le bon sens, des attitudes qui se sont révélées bénéfiques dans un certain nombre de cas.

Traitements topiques. Une mesure indispensable en cas de poussée de dysidrose, qu'elle soit vésiculeuse simple, vésiculobulleuse ou hémorragique, consiste à percer chacune des lésions pour les vider de leur contenu, ce qui diminue considérablement la sensation de tension douloureuse.

Des bains antiseptiques, outre leur vertu désinfectante, gardent leur vocation d'assèchement et de soulagement subjectif. Les solutions les plus utilisées sont l'eau de Dalibour diluée, le permanganate de potassium au 10 000e, la chlorhexidine à 0,02 ou 0,05 %.

La corticothérapie locale a une visée anti-inflammatoire évidente. Elle est instaurée le soir, sous pansement non occlusif. Les crèmes sont préférées aux onguents/pommades. Lors de la phase aiguë, les corticoïdes à activité très forte (classe I) comme le propionate de clobétasol sont recommandés. À la phase régressive, érythématosquameuse, les corticoïdes à activité modérée (classe III) prennent le relais, en crème ou en onguent selon l'état de rugosité du tégument. Les immunomodulateurs topiques, comme le tacrolimus, n'ont pas de réel intérêt, lorsqu'on les compare à la corticothérapie locale [21].

Traitements systémiques

En cas de poussée aiguë. Une *corticothérapie systémique* à doses rapidement dégressives (p. ex. méthylprednisolone 16 mg/j en traitement d'attaque pendant 5 jours, puis 12, 8 et 4 mg pendant des durées similaires de 5 jours) peut être prescrite. L'alternative est l'injection unique IM de 2 mL d'une association de dipropionate et de phosphate disodique de bétaméthasone. En dépit de l'absence d'études contrôlées, cette stratégie thérapeutique est appréciée des patients souffrant de poussées saisonnières de dysidrose idiopathique.

Beaucoup plus controversée est l'attitude de maintenir sous traitement continu cortisoné à faibles doses des patients atteints de dysidrose qui évolue par poussées répétées. Elle ne repose sur aucune publication probante et comporte à l'évidence des effets secondaires non négligeables.

En cas d'infection des lésions accompagnée de traînées lymphangitiques et d'adénopathies, une antibiothérapie systémique vient rapidement à bout de cette complication.

En cas d'association avec une allergie au nickel. Lorsqu'une allergie au nickel a été précisée par un test épicutané et que le test de provocation orale au nickel (idéalement 5,6 mg de nickel-métal *versus* placebo) a entraîné une poussée évidente de dysidrose, deux voies d'approche peuvent se défendre : d'une part l'instauration d'un *régime pauvre en nickel*, très difficile à accepter par le patient et soumis à l'extrême variété de la teneur en nickel de divers aliments, d'autre part un traitement par un *chélateur du nickel*, le disulfirame à raison de 100 à 200 mg/j peut avoir un intérêt. Il a fait l'objet de quelques études dont certaines sont en double insu. Les résultats obtenus sont imprévisibles et ne peuvent être pleinement appréciés qu'après 3 mois de traitement [22]. Les effets indésirables du disulfirame ne sont pas négligeables (fatigue, somnolence, éruptions acnéiformes, réactions psychotiques).

En cas d'association aux produits balsamiques. Des allergènes de produits balsamiques ont été incriminés dans le déclenchement de poussées de dysidrose. En cas de test de provocation orale générateur de dysidrose, des tentatives d'éviction de certains condiments dans l'alimentation peuvent être menées. Cette approche est intéressante ; elle reste trop isolée pour être avalisée de manière définitive.

En cas d'hyperhidrose associée. L'association à une hyperhidrose palmaire ou plantaire permet de conseiller une cure d'ionophorèse à l'eau du robinet d'abord pratiquée à la clinique dermatologique, puis, en un second temps, au domicile du patient [23, 24]. Cette technique peut donc s'étendre à la dysidrose, mais il est impératif de ne recourir à cette technologie que lorsque les lésions de dysidrose se sont amendées. Il est en effet indispensable de n'instaurer une cure d'ionophorèse que sur une peau non lésée. Des injections intradermiques de toxine botulique A constituent une approche thérapeutique d'un grand intérêt [25]. Des études très récentes indiquent toute la valeur d'un traitement par un anticholinergique : l'oxybutinine, tant dans l'hyperhidrose plantaire [26] que dans la dysidrose qui accompagne une hyperhidrose palmoplantaire [26, 27].

En cas de dysidrose récurrente idiopathique. La cohorte des patients atteints de dysidrose récurrente idiopathique est la plus importante en consultation dermatologique. Les thérapeutiques évoquées dans les paragraphes précédents s'avèrent décevantes et d'autres voies d'approche sont dès lors indispensables.

L'une de ces approches est la *photothérapie*. La balnéo-PUVAthérapie offre un intérêt certain. La technique est la suivante : les mains et/ou les pieds sont immergés dans une solution aqueuse de 8-méthoxypsoralène à une concentration de 2,5 à 4,6 mg/L d'eau pendant 15 minutes à 35 °C. L'immersion est immédiatement suivie, après séchage, d'une irradiation par UVA, selon les modalités d'action adoptées en PUVAthérapie conventionnelle. Le nombre de séances et leur fréquence (2 à 3 fois/semaine) sont fonction de la réponse thérapeutique. Plus récemment, l'utilisation des UVA1 s'est également révélée efficace [28].

L'autre approche, beaucoup plus prometteuse, est la prise orale de ciclosporine à raison de 3 mg/kg/j en cure d'attaque. Une dose d'entretien minimale est ultérieurement adaptée à chaque cas particulier. La thérapeutique n'a fait l'objet d'aucune étude probante (*based evidence-studies*), mais des essais ouverts, conduits correctement, ont permis de juger de son efficacité remarquable [29] avec un DLQI (*Dermatology Life Quality Index*) spectaculairement amélioré. La stratégie d'un traitement par ciclosporine obéit aux mêmes lignes de conduite que celles adoptées en matière de psoriasis ou de dermatite atopique, en particulier en termes de cures intermittentes ou prolongées.

Contrôle des facteurs environnementaux responsables de l'aggravation d'une dysidrose

L'éviction de facteurs d'environnement qui s'avèrent responsables de poussées de dysidrose constitue un pilier important dans la prise en charge de l'affection, notamment le tabagisme, l'éthylisme, le stress.

Le contexte professionnel ou des activités ménagères semble primordial. Si les gestes de la vie de tous les jours impliquent des contacts répétitifs avec des produits irritants en milieu aqueux, leur éviction est hautement souhaitable. Les professions à risque d'aggravation d'une dysidrose sont la boulangerie, la boucherie, la métallurgie, le travail en cuisine, les métiers de la restauration, le monde hospitalier ou des soins à domicile et bien d'autres. Le principe général en médecine du travail réside, lorsqu'il est applicable, dans le passage à des activités en milieu sec. Cette règle de conduite est le substrat d'une bonne médecine préventive, qui permet d'atténuer l'incidence des poussées violentes de dysidrose et donne à la stratégie thérapeutique une dimension humaine et sociale.

RÉFÉRENCES

1. Lofgren S.M. et coll., *Dermatitis*. 2006, 17, 165.
2. Wollina V., *Am J Clin Dermatol*. 2010, 11, 306.
3. Veien N.K., *Dermatol Clin*. 2009, 27, 337.
4. Chang Y.V. et coll., *Br J Dermatol*. 2012, 167, 1076.
5. Chen J.J. et coll., *J Invest Dermatol*. 2006, 126, 300.
6. Pitché P. et coll., *Ann Dermatol Vénéréol*. 2006, 133, 139.
7. Borradori L. et coll., *Mycoses*. 1994, 37, 137.
8. Colebunders R. et coll., *Dermatol Online J*. 2005, 11, 31.
9. Gerstenblith M.R. et coll., *J Am Acad Dermatol*. 2012, 66, 312.
10. Shiraishi T. et coll., *Pediatr Dermatol*. 2013, 30, 30.
11. Brazzelli V. et coll., *Int J Immunopath Pharmacol*. 2014, 27, 127.
12. Kurata M. et coll., *Br J Dermatol*. 2016, 174, 677.
13. Veien N.K. et coll., in : Menné T. et coll., eds., *Hand Eczema*, 2nd ed. CRC Press, Boca Raton, 2000, 15, 147.
14. Castelain P.Y., *Ann Dermatol Vénéréol*. 1987, 114, 579.
15. Lachapelle J.M., *Ann Dermatol Vénéréol*. 2006, 133, 43.
16. Jain V.K. et coll., *J Dermatol*. 2004, 31, 188.
17. Kim D.Y. et coll., *J Eur Acad Dermatol Venereol*. 2013, 27, 1559.
18. Veien N.K., *Acta Derm Venereol*. 2010, 90, 4.
19. Lupi F. et coll., *Acta Derm Venereol*. 2010, 90, 80.
20. Vocks E. et coll., *Dermatology*. 1999, 198, 265.
21. Schnopp C. et coll., *J Am Acad Dermatol*. 2002, 46, 73.
22. Sharma A.O., *Indian J Dermatol Venereol Leprol*. 2006, 72, 113.
23. Odia S., *Acta Derm Venereol (Stockh)*. 1996, 76, 472.
24. Hölzle E., *Hautarzt*. 2012, 63, 462.
25. Swartling C. et coll., *J Am Acad Dermatol*. 2002, 47, 667.
26. Wolosker N. et coll., *Int J Dermatol*. 2015, 54, 605.
27. Markantoni V. et coll., *Dermatol Ther*. 2014, 27, 365.
28. Petering H. et coll., *J Am Acad Dermatol*. 2004, 50, 68.
29. Lachapelle J.M. et coll., *Dermatologie Actualité (Bruxelles)*. 2006, 94, 5.

Eczéma dit « microbien »

J.-M. Lachapelle

L'eczéma dit « microbien » est une appellation consacrée par l'usage, qui a fait l'objet de nombreuses controverses [1]. Il regroupe un certain nombre de manifestations eczémateuses, pour lesquelles des bactéries et/ou des produits de leur métabolisme (« toxines ») semblent jouer un rôle, soit initiateur, soit aggravant.

Étiopathogénie

À y bien réfléchir, ce type d'eczéma concerne des réactions dont *la topographie est bien particulière* : les plis, la périphérie d'orifices naturels ou « artificiels » comme les stomies, le pourtour de plaies (ulcère de jambe en particulier). Ces localisations préférentielles favorisent la colonisation par des germes divers, en particulier *Staphylococcus aureus*. L'émergence croissante de SARM communautaires doit être prise en considération dans ce contexte [2-4].

L'étiopathogénie garde donc un caractère spéculatif (*cf.* tableau 5.8) : la relation entre les germes et leurs toxines d'une part, la dermoépidermite d'autre part est vraisemblable, avec intervention de facteurs locaux aggravants : macération, troubles circulatoires, frottements répétés, application de topiques inadéquats. Les études bactériologiques relèvent systématiquement la prépondérance de la flore staphylococcique. Les altérations de la couche cornée peuvent favoriser la colonisation de la peau par les staphylocoques, comme on l'a prouvé dans la dermatite atopique [5], et les modalités d'action des staphylocoques, tant dans la genèse que dans l'aggravation des lésions eczémateuses, sont potentiellement similaires à celles développées dans la dermatite atopique. Ces concepts tout comme l'appellation de « microbien » soulèvent des questions que les recherches en cours sur le *microbiome (microbiote) cutané*, ses variations topographiques (*cf.* chapitre 2-2), et ses relations avec les processus *auto-inflammatoires* permettront peut-être de résoudre.

Aspects cliniques

L'eczéma « microbien » des plis (intertrigo ou dermoépidermite des plis) se présente sous formes de placards érythémato-érosifs, souvent suintants et la plupart du temps symétriques par rapport au fond du pli. Macération et surinfection sont la règle [6]. Les grands plis sont le siège habituel des lésions : creux inguinaux et axillaires, plis sous-mammaires, sillon interfessier, etc. (*cf.* chapitre 17-4).

L'eczéma périorificiel, qui se localise au conduit auditif externe, autour des narines, de l'anus, d'une fistule, prend un aspect érythématosquameux avec formation occasionnelle de petites rhagades. La macération joue un rôle dans l'aggravation de la dermatose. Le pourtour des stomies mérite une mention spéciale, en raison d'un contexte tout à fait particulier. Les réactions eczémateuses y sont fréquentes et semblent correspondre dans la grande majorité des cas à des dermatites d'irritation provoquées :

– d'une part, par des sécrétions (selles liquides en particulier) contenant des enzymes et d'autres produits irritants (cette situation est moins fréquente aujourd'hui grâce à une meilleure adaptation du matériel de stomie) ;

– d'autre part, par la macération (rétention de sueur), liée à l'occlusion inhérente à l'application du matériel de stomie. La péristomite d'irritation favorise en un second temps la colonisation bactérienne [7].

Au pourtour d'un ulcère de jambe, l'eczéma microbien peut apparaître sous forme d'une véritable couronne érythématosuintante, purulente, apparaissant après applications répétées d'un onguent gras favorisant la macération. Cette pathologie reste d'actualité, car certains médecins généralistes ont encore recours à des traitements d'ulcère « traditionnels », en particulier à des onguents contenant des antibiotiques (risque accru en termes de SARM communautaires). L'avènement des pansements modernes (hydrocolloïdes et autres) dans la cure d'un ulcère de jambe semble réduire considérablement l'apparition des eczémas périulcéreux florides.

Diagnostic

Il est essentiellement clinique. Les investigations bactériologiques sont sans objet, puisqu'elles n'apportent aucune aide d'ordre thérapeutique. Le diagnostic différentiel peut se poser aux grands plis ou aux oreilles avec l'eczéma séborrhéique (dans ce dernier cas, les localisations traditionnelles de celui-ci sont habituellement présentes) et éventuellement avec les psoriasis inversés. Autour d'un ulcère de jambe, l'alternative diagnostique est l'eczéma de contact périulcéreux, que l'on met en évidence par la réalisation de tests épicutanés. Celle-ci se révèle très intéressante pour détecter la présence d'un eczéma de contact associé [8]. Un raisonnement analogue peut être avancé dans le cadre de l'eczéma de stase (cf. infra).

Traitement

Il est avant tout local et s'inspire des principes thérapeutiques en vigueur dans tout eczéma. La correction des facteurs favorisants est souhaitable.

Dans certains cas d'eczéma microbien très étendus, une antibiothérapie par voie générale peut être indiquée [5].

RÉFÉRENCES

1. Barrière H. et coll., *Ann Dermatol Vénéréol.* 1980, *107*, 397.
2. Gosbell I.B., *Am J Clin Dermatol.* 2004, *5*, 239.
3. Zetola N. et coll., *Lancet Infect Dis.* 2005, *5*, 275.
4. Witte W., *Euro Surveill.* 2004, *9*, 16.
5. Stalder J.F., *Ann Dermatol Vénéréol.* 1997, *124*, 794.
6. Weissman K. et coll., *Br J Dermatol.* 1982, *107*, 333.
7. Rothstein M.S., *J Am Acad Dermatol.* 1986, *15*, 411.
8. Le Coz C.J. et coll., *Ann Dermatol Venereol.* 1998, *125*, 694.

Eczéma de stase

J.-M. Lachapelle

L'eczéma de stase est secondaire à l'hyperpression veineuse des membres inférieurs [1]. Il semble davantage lié à une perfusion accrue des tissus [2] qu'à une stase proprement dite. L'ancienne dénomination d'*eczéma variqueux* doit être abandonnée parce que l'existence de varices ne constitue pas un facteur constant. Le terme *gravitationnel* est certainement plus adéquat.

Aspects cliniques

L'eczéma, plus fréquent chez le sujet âgé, se présente sous forme de grands placards érythématosuintants ou érythématosquameux, souvent recouverts de petites croûtelles. Les limites des placards sont nettes. Très souvent, une plaque l'emporte nettement par la taille et semble entourée à distance plus ou moins grande de petites plaques satellites.

Les lésions d'eczéma sont habituellement prurigineuses et s'accompagnent de stries de grattage, parfois très marquées.

En cas de varices, des placards d'eczéma sec, érythématosquameux, se localisent le long des trajets variqueux. C'est la forme circonscrite, que l'on distingue habituellement de la forme diffuse, débutant souvent dans la région malléolaire interne (où l'hyperpression veineuse est maximale) et s'étendant en vastes nappes sur toute la jambe [3, 4].

Une forme particulière d'eczéma de stase s'observe également lors d'une atteinte articulaire de la cheville, consécutive au blocage de la « pompe articulaire » [3, 4]. L'aspect est assez typique : nappe érythémateuse mal limitée, souvent parsemée de télangiectasies, très résistante au traitement, dans le cadre d'une ankylose de la cheville.

Histopathologie

Il existe souvent un œdème diffus du derme superficiel et moyen avec présence de nombreux lymphocytes, certains en exocytose. Une prolifération de vaisseaux (capillaires artériels et veineux) est constante. Ils sont dilatés et entourés d'un manchon de fibrine. De nomlbreux polynucléaires neutrophiles sont aussi présents. Ils larguent des médiateurs inflammatoires, des radicaux libres et des protéases. L'épiderme subit des remaniements, mais la vésiculation est rarement présente [5, 6].

Diagnostic

Le diagnostic positif repose sur des bases essentiellement cliniques. L'évaluation globale de la circulation des membres inférieurs est réalisée par des techniques d'exploration actuellement bien codifiées reposant principalement sur l'échographie Doppler [3, 4]. Le diagnostic différentiel se pose avec l'*eczéma craquelé*. L'eczéma de stase se complique très fréquemment d'un *eczéma de contact* consécutif à l'application de crèmes ou d'onguents. Les allergènes les plus fréquemment cités sont la lanoline, les antibiotiques comme la néomycine ou la bacitracine, les corticostéroïdes, les antiseptiques, les anti-inflammatoires non stéroïdiens, comme le kétoprofène, des émollients et des émulsifiants, et plus récemment la colophane ou d'autres allergènes présents dans les pansements hydrocolloïdes [7].

Un problème très particulier suscite la perspicacité du dermatologue. Après une fracture d'une cheville, nécessitant l'*implantation* d'une *prothèse métallique*, un placard eczémateux – en regard de la prothèse – peut apparaître dans le décours de l'intervention (parfois après des semaines), sur fond d'un œdème important et d'augmentation de l'ankylose de la cheville. S'agit-il d'un eczéma de stase ou d'un eczéma de « contact » à un des métaux présents dans la prothèse ? Pour étayer la seconde hypothèse, des auteurs scandinaves ont proposé quatre critères majeurs :

– dermatite (souvent vésiculeuse) à un moment variable après l'intervention ;
– éruption surplombant la zone de l'implant ;
– test positif à un des métaux présents dans la prothèse ;
– disparition complète des lésions après l'enlèvement de l'implant.

Des « guidelines » utiles dans le diagnostic différentiel sont ainsi proposés [8, 9].

D'autre part, un eczéma de stase peut être aggravé par la *prise d'amlodipine* [10].

Étiopathogénie

L'hypothèse avancée à l'heure actuelle [2] est que l'augmentation de la pression veineuse distend le lit capillaire, favorise l'élargissement des pores endothéliaux et permet la libération de molécules de fibrinogène dans le liquide interstitiel avec formation de dépôts de fibrine autour des capillaires et réduction de l'apport d'oxygène et de substances nutritives au tégument (cf. chapitre 4-10). L'œdème et la réaction inflammatoire sont vraisemblablement générateurs de la libération de cytokines par les leucocytes séquestrés dans les tissus. Certaines molécules pourraient entraîner l'apparition d'une dermatite non immunologique (syndrome de la peau excitable) ou immunologique (processus d'autosensibilisation). Microtraumatismes, frictions et grattage sont vraisemblablement des facteurs d'auto-entretien du processus pathologique (cf. tableau 5.8).

Traitement

Les principes généraux de la contention élastique des membres inférieurs sont ici de rigueur. Le traitement local de l'eczéma de stase s'inspire des principes thérapeutiques de l'eczéma. Il faut insister tout particulièrement sur l'importance d'un traitement local hypoallergénique, pour éviter le risque d'apparition d'un eczéma de contact surajouté. En matière de corticothérapie locale, il est conseillé de faire appel à des corticostéroïdes faibles ou moyennement puissants pour éviter l'apparition d'un ulcère de jambe.

RÉFÉRENCES

1. Kidawa A.S. et coll., in : Witkowski J.A. ed., *Clinics in Dermatology.* Lippincott, Philadelphia, 1983, 71.
2. Hopkins N.F.G. et coll., *Br Med J.* 1983, *286*, 333.
3. Ramelet A.A. et coll., eds., *Abrégé de phlébologie,* 4e éd. Masson, Paris, 1999.
4. Ramelet A.A. et coll., eds., *Phlebology. The Guide.* Elsevier, Amsterdam, 1999.
5. Cribier B. et coll., *Dermatologie de la clinique à la microscopie*, Elsevier-Masson, Paris, 2015.
6. Reider N. et coll., in : Bolognia J.L. et coll., eds., *Dermatology*, 3rd ed. Elsevier-Saunders, 2013, *13*, 3.
7. Brandao F.M. et coll., in : Johansen J.D. et coll., eds., *Contact Dermatitis*, 5th ed. Springer, Berlin, 2011, *38*, 729.
8. Basko-Pluska J.L. et coll., *Dermatitis.* 2011, *22*, 65.
9. Schalock P.G. et coll., *Dermatitis.* 2013, *24*, 183.
10. Gosnell A.L. et coll., *J Drugs Dermatol.* 2009, *8*, 135.

Eczéma craquelé

J.-M. Lachapelle

L'eczéma craquelé («eczéma astéatotique») est une variété très particulière d'eczéma, tant par sa morphologie que par son étiopathogénie [1].

Aspects cliniques

Eczéma craquelé des membres inférieurs chez les sujets âgés

Il s'agit de la forme banale de l'eczéma craquelé, très fréquente. L'affection évolue en trois stades successifs :

– la **xérose** cutanée [2]. Celle-ci est consécutive, selon les nombreux articles qui lui ont été consacrés, à des modifications physico-chimiques de la couche cornée chez le patient âgé avec diminution de la teneur en acides gras libres et en céramides provoquant une rugosité et/ou une sécheresse progressive du tégument ;

– sur ce fond xérotique, se développe un **érythème craquelé**, caractérisé par un érythème diffus, parsemé de crevasses linéaires, plus ou moins parallèles, parfois sanguinolentes, dues à des tractions selon une orientation précise ;

– le troisième stade de l'affection est l'**eczéma craquelé**, un terme purement descriptif qui est employé de manière synonymique à celui d'eczéma astéatotique (qui comporte un caractère étiopathogénique) [3]. L'image clinique est assez stéréotypée. Un eczéma sec, squameux ou érythématosquameux envahit de manière diffuse des territoires plus ou moins étendus essentiellement sur les jambes (fig. 5.15), avec une prédilection pour les régions malléolaires. Les crevasses persistent, formant un «dallage irrégulier en pierres plates», selon la profondeur des crevasses. Les lésions sont tantôt asymptomatiques, tantôt prurigineuses, tantôt franchement douloureuses. L'excoriation par grattage des lésions entraîne, en un second temps, l'apparition de placards d'eczéma croûteux et suintant. L'absence de vésicules est un caractère notable. Divers facteurs exogènes pourraient jouer un rôle dans l'apparition ou l'exacerbation du processus pathologique, comme une diminution du taux d'humidité relative de l'air ambiant, et l'abus de détergents (en particulier en période hivernale) [4].

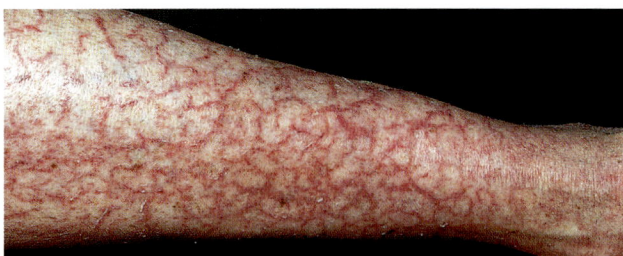

Fig. 5.15 Eczéma craquelé.

Eczéma craquelé généralisé [4]

En dehors du contexte clinique qui vient d'être décrit, l'apparition soudaine d'un eczéma craquelé – de novo – sur des territoires cutanés étendus (en particulier le tronc) mérite une attention toute particulière et des investigations approfondies. Deux circonstances sont à envisager :

– l'eczéma craquelé est le «stigmate» d'un néoplasme profond, malin [5]. Il représente donc un véritable syndrome paranéoplasique. Les cancers évoqués sont divers : estomac, prostate, etc. ;

– plus récemment, l'eczéma craquelé est entré dans le cadre des toxidermies médicamenteuses. Deux médicaments ont été incriminés : le pémétrexed [6], un agent antifolique indiqué dans le traitement du mésothéliome pleural malin ou d'un cancer du poumon à «non petites cellules», et l'erlotinib, inhibiteur d'une tyrosine-kinase [7].

Diagnostic

Le diagnostic positif est purement clinique, tant l'image est caractéristique. Le diagnostic différentiel se pose aux membres inférieurs avec l'eczéma de stase, auquel il peut d'ailleurs être associé.

Traitement

Il répond aux règles générales de la thérapeutique des eczémas. Il comporte néanmoins des mesures particulières qui sont propres à cette variété clinique : correction de la xérose par des bains huileux et des applications répétées d'émollients, correction du taux d'humidité dans l'air ambiant, éviction des vêtements en laine, avec préférence accordée aux vêtements en coton. Dans l'eczéma craquelé généralisé, la détection des facteurs déclenchants et leur traitement sont absolument requis.

RÉFÉRENCES
1. Piérard G.E. et coll., *Dermatology*. 2007, *215*, 3.
2. Norman R.A., *Dermatol Ther*. 2003, *16*, 254.
3. Scarpa A., *Ann Dermatol Venereol*. 2011, *138*, 622.
4. Lachapelle J.M., *Nouvelles Dermatologiques*. 2013, *32*, 111.
5. Hulgol S.C. et coll., *Australas J Dermatol*. 1996, *37*, 161.
6. Frouin E. et coll., *Br J Dermatol*. 2012, *166*, 1359.
7. Chiu M.Y. et coll., *Clin Exp Dermatol*. 2012, *37*, 922.

Eczémas nutritionnels (métaboliques)

J.-M. Lachapelle

Dans les dictionnaires médicaux, la nutrition se définit comme l'ensemble des processus d'assimilation et de désassimilation des aliments dans l'organisme et, secondairement, comme la science qui traite de l'alimentation et des aliments sous tous leurs aspects [1].

Les eczémas nutritionnels (métaboliques) représentent un groupe complexe, disparate, mal défini d'un point de vue étiopathogénique. Les traités classiques n'y consacrent que quelques paragraphes répartis dans divers chapitres.

Quelques publications anciennes ont été consacrées à l'association d'un eczéma à un état de malabsorption intestinale globale, en particulier dans la maladie cœliaque et la sprue tropicale [2, 3]. Une telle hypothèse étiopathogénique peut être suspectée en cas d'eczéma rebelle (sans autre cause apparente), même en l'absence de diarrhée. Les tests de malabsorption doivent être réalisés et, en cas de positivité, il convient de procéder à une biopsie jéjunale [4].

Une déficience en zinc héritée soit de manière autosomique récessive (acrodermatite entéropathique), soit acquise (alcoolisme, anorexie mentale, patients végétaliens) peut s'accompagner de lésions eczémateuses sèches avec desquamation périphérique en collerette, localisées principalement dans la région périanale. Un traitement par sulfate de zinc (220 mg/j) aboutit à une guérison rapide des lésions [5].

D'autres déficiences nutritionnelles peuvent aussi intervenir (protéines et vitamine A en particulier). Des publications toutes récentes font intervenir la chirurgie bariatrique utilisée pour le traitement de l'obésité. Les femmes qui y ont recours peuvent développer, lors d'un allaitement ultérieur, des lésions qui ont le plus souvent l'aspect d'un eczéma astéatotique. Ici encore, existe souvent un déficit en zinc [6, 7].

À côté de ces observations, des travaux ponctuels font état d'eczémas étendus en cas de malnutrition sévère liée à l'alcool (fig. 5.16) [8] ou lors d'une intolérance au lactose, l'affection guérissant lorsqu'un régime sans lactose est instauré [9].

Eczémas, dermatite atopique, érythrodermies

5-1 Eczémas

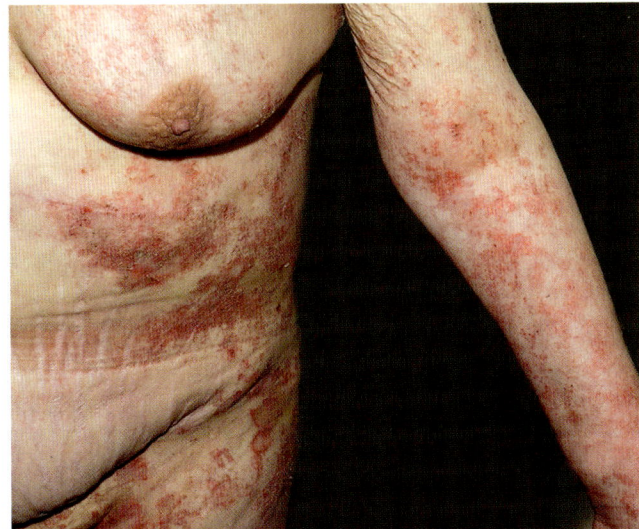

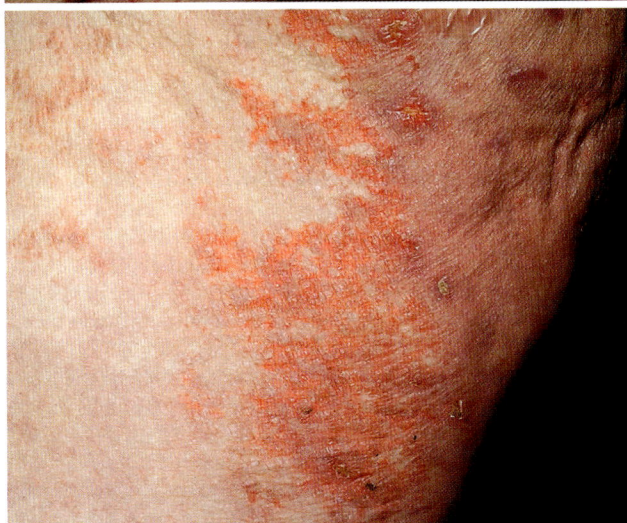

Fig. 5.16 Dermatose nutritionnelle chez une patiente alcoolique.

RÉFÉRENCES
1. Quevauvilliers J., ed., *Dictionnaire médical, 5ᵉ ed*. Masson, Paris, 2007.
2. Badenoch J., *Br Med J*. 1960, *11*, 879.
3. Rook A.J. et coll., *Arch Belges Dermatol*. 1967, *23*, 267.
4. Friedman M. et coll., *Lancet*. 1968, *1*, 521.
5. Fraber P.-J. et coll., *Arch Dermatol*. 1987, *123*, 1699.
6. Boutin D. et coll., *Ann Dermatol Venereol*. 2015, *142*, 99.
7. Monshi B. et coll., *J Dtsch Dermatol Ges*. 2015, *13*, 1147.
8. Rothenberg H.W. et coll., *JEADV*. 1993, *2*, 113.
9. Grimbacher B. et coll., *Int Arch Allergy Immunol*. 1997, *113*, 516.

Dissémination secondaire d'un eczéma

J.-M. Lachapelle

Définition

La dissémination secondaire d'un eczéma est d'observation très courante en clinique dermatologique. Sous cette appellation, on regroupe toutes les situations au cours desquelles un eczéma, limité au départ à un territoire précis du tégument, présente, d'une manière rapide ou lente et progressive, une flambée extensive avec invasion de régions jusqu'alors épargnées.

Ce thème, qui clôture le chapitre consacré aux eczémas, a été abordé ici et là dans les pages qui précèdent. Le but poursuivi dans cette section est de rassembler les différents tableaux cliniques observés au quotidien dans la pratique dermatologique.

Mécanismes

Plusieurs cas de figure peuvent être envisagés, dont certains ont des bases immunologiques assez bien établies, tandis que d'autres relèvent d'une étiopathogénie incomplètement élucidée.

Dissémination d'un eczéma de contact. Il peut s'agir d'une dissémination progressive (de proche en proche) d'un eczéma de contact. Cette éventualité, très banale, est surtout observée lorsque l'haptène de contact n'a pas fait l'objet d'une éviction en dépit de la reconnaissance de son imputabilité dans la genèse de l'eczéma de contact. Dans ces cas, le mécanisme étiopathogénique est clairement défini (syndrome de l'eczéma de contact) [1].

Eczéma par voie systémique. Ainsi après l'existence d'un eczéma de contact à un topique médicamenteux ou non (encore actuelle ou antérieure, c'est-à-dire appartenant à un passé récent ou plus éloigné dans le temps), la prise *per os* du même allergène (ou d'un allergène voisin réagissant par sensibilisation croisée) peut induire une telle dissémination.

Autres. Plusieurs observations de dissémination secondaire ne peuvent trouver semblable explication. Deux hypothèses sont alors envisageables :

– l'une d'entre elles serait d'ordre immunologique, et ferait appel à un *mécanisme d'autosensibilisation*, dans lequel des lymphocytes T activés joueraient un rôle pathogénique. Ces lymphocytes T circulants (augmentés en nombre par rapport à des sujets témoins) reconnaîtraient (de manière erronée) des antigènes cutanés autologues (essentiellement kératinocytaires). Le processus, une fois enclenché, évoluerait vers une aggravation progressive, sous forme de placards eczémateux symétriques, pouvant aller jusqu'à une véritable érythrodermie, lorsque le site primaire de l'eczéma est encore en pleine activité. L'exemple le plus démonstratif est l'eczéma de stase [2-4]. Globalement, cette hypothèse n'a pas été étayée par une argumentation scientifique rigoureuse et son implication mérite donc confirmation ou infirmation ;

– l'autre hypothèse est plus étayée. Elle s'appuie sur un état d'*hyperirritabilité non spécifique du tégument*, ne faisant pas intervenir des facteurs immunologiques spécifiques. L'hyperactivité du tégument serait responsable de l'apparition de lésions eczémateuses plus ou moins généralisées déclenchées par des facteurs environnementaux, comme des molécules diverses agissant par voie exogène (contact direct avec la peau) ou systémique (inhalation, ingestion), et peut-être d'autres facteurs, incluant le stress. Il existe un vaste champ d'investigation expérimentale, nécessaire pour élucider ce problème d'observation quotidienne. À l'heure actuelle, le modèle expérimental le plus prometteur concerne le *syndrome de la peau irritable (excited skin syndrome, angry back)*, bien identifié par Mitchell [5]. Il s'agit d'un phénomène régional qui consiste à observer, en présence d'un test épicutané allergique positif, un état d'hypersensibilité du tégument avoisinant, qui se caractérise par l'apparition de tests voisins positifs, sans signification immunologique (faux positifs). Lorsqu'on réapplique ultérieurement ces différents tests, un par un, ceux-ci donnent une réponse négative, ce qui confirme leur fausse positivité antérieure [6, 7].

RÉFÉRENCES
1. Lachapelle J.M. et coll., eds., *Patch Testing/Prick Testing. A Practical Guide, 3rd ed*. Springer, Berlin, 2012, *2*, 14.
2. Cunningham M.J. et coll., *J Am Acad Dermatol*. 1986, *13*, 1039.
3. Kasteler J.S. et coll., *Arch Dermatol*. 1992, *128*, 795.
4. Gonzales-Amaro R. et coll., *J Am Acad Dermatol*. 1993, *28*, 56.
5. Mitchell J.C., *Contact Dermatitis*. 1975, *1*, 193.
6. Bruynzeel D.P. et coll., *in* : Menné T. et coll., eds., *Exogenous dermatoses : Environmental dermatitis*. CRC Press, Boca Raton, 1991, *10*, 141.
7. Cockayne S.E. et coll., *Contact Dermatitis*. 2000, *43*, 280.

5-2 Dermatite atopique

T. Bieber

Définition et épidémiologie

Le terme de *dermatite atopique* (DA) désigne la pathologie inflammatoire cutanée chronique et/ou récidivante la plus fréquente (prévalence de 10-25 % chez les enfants et 5-8 % chez les adultes selon les pays) [1-3]. La DA a un impact important sur la qualité de la vie des malades et de leurs familles. Ses répercussions socio-économiques sont significatives [4].

L'atopie est un trait héréditaire polygénique très prévalent, dont les diverses manifestations cliniques (dermatite/eczéma atopique, rhinite allergique et asthme) touchent environ un tiers de la population générale. Cette prédisposition héréditaire du système immunitaire *privilégie des réactions d'hypersensibilité médiées par les immunoglobulines E* vis-à-vis d'antigènes communs dans l'alimentation, l'environnement extérieur ou domestique incluant le microbiome. Cependant, le rôle des mécanismes liés à cette prédisposition dans la genèse de la DA reste très discuté et reflète très certainement un certain degré d'hétérogénéité dans la physiopathologie de la maladie [5].

La dermatite atopique dite intrinsèque ou non allergique est une dénomination qui a été proposée pour décrire une forme de la DA dans laquelle on ne retrouve *pas de taux élevés des IgE* [6]. Cette forme représenterait selon les études environ 20 à 30 % des DA mais elle reste très discutée [7]. En effet, de nombreux patients peuvent avoir un taux d'IgE normal (< 100 UI/mL) mais le bilan allergologique détaillé montre une *oligosensibilisation* avec des taux d'IgE spécifiques élevés dirigés contre un spectre très limité d'allergènes [8]. Ces patients ont par ailleurs un phénotype clinique très semblable à celui de la forme extrinsèque classique.

Pour des raisons de définition formelle, requise dans des études cliniques et épidémiologiques (qui cherchent généralement à recruter une population homogène de malades atteints d'une certaine pathologie), on fait souvent appel à une analyse descriptive basée sur des *critères cliniques et anamnestiques*. Pour cela, on utilisera classiquement les critères de Hanifin et Rajka [9] revus, simplifiés et validés par la *UK working party* [10] (encadré 5.3).

> **Encadré 5.3**
>
> **Critères de diagnostic de l'*United-Kingdom working party*** [10]
>
> Critère obligatoire : dermatose prurigineuse ou parents rapportant que l'enfant se gratte ou se frotte, associé à trois ou plus des critères suivants :
> 1. Antécédents personnels de dermatite des plis de flexion (fosses antécubitales, creux poplités, face antérieure des chevilles, cou) et/ou des joues chez les enfants de moins de 10 ans.
> 2. Antécédents personnels d'asthme ou de rhume des foins (ou antécédents de maladie atopique chez un parent au premier degré chez l'enfant de moins de 4 ans).
> 3. Antécédents de peau sèche généralisée au cours de la dernière année.
> 4. Eczéma des grands plis visible ou eczéma des joues, du front et des convexités des membres chez l'enfant au-dessous de 4 ans.
> 5. Début des signes cutanés avant l'âge de 2 ans (critère utilisable chez les plus de 4 ans uniquement).

Il faut cependant noter que dans certaines régions du monde comme en Chine, les dermatologues se référant strictement à ces critères font une distinction nette entre dermatite atopique d'une part et eczéma d'autre part. L'eczéma présente le même phénotype clinique mais ne remplit pas tous les critères requis par les définitions en vigueur, ce qui mène certainement à une sous-représentation de la DA dans ces régions dans les études épidémiologiques globales [11]. Il existe donc un besoin urgent de définir la DA consensuellement dans un contexte de développement médical au niveau international. Sans entrer dans la discussion sémiologique *dermatite* versus *eczéma* (cf. chapitre 5-1) et pour des raisons de simplicité, le terme de dermatite atopique sera préférentiellement utilisé dans ce chapitre.

Histologie

Le mot dermatite est commode pour regrouper des aspects sémiologiques divers, mais qui ont un trait histopathologique commun [12]. Il est rare cependant, compte tenu de la spécificité de la combinaison des critères sémiologiques et anamnestiques, d'avoir à pratiquer une biopsie pour diagnostiquer une DA. Ce geste a plutôt pour but d'éliminer une autre affection telle qu'un lymphome cutané dans les formes de DA tardives.

L'aspect histologique comporte une *atteinte épidermique prédominante* avec un afflux de lymphocytes T (exocytose) qui s'accompagne d'un œdème intercellulaire (spongiose) dans les poussées aiguës réalisant des *vésicules microscopiques*. Ces vésicules sont exceptionnellement visibles macroscopiquement et c'est leur rupture à la surface de la peau qui détermine le caractère suintant et croûteux des lésions, et constitue un excellent milieu de culture pour les contaminants bactériens. Du fait du grattage, l'épiderme s'épaissit (acanthose), donnant lieu cliniquement au phénomène de *lichénification* et devient, chez l'enfant et l'adulte, moins susceptible à un suintement issu de vésicules microscopiques. Dans ce cas, les excoriations peuvent cependant déterminer des *brèches épidermiques* et une exsudation secondaire.

Le derme superficiel comporte un infiltrat mononucléé périvasculaire. La dilatation des capillaires superficiels est responsable de l'érythème et l'extravasation de protéines plasmatiques de l'œdème cutané (papules œdémateuses). De façon plus caractéristique dans la DA que dans des eczémas de contact, des *éosinophiles dégranulés* sont objectivables mais uniquement par immunohistochimie (présence de la *major basic protein*).

Évolution

Âge de début. La DA a toujours été considérée comme une maladie affectant typiquement les enfants. De multiples études épidémiologiques ont confirmé ce fait, *mais la maladie peut débuter au cours de l'adolescence, chez les adultes jeunes* et, comme l'ont montré des études récentes, *même chez des sujets âgés au-delà de 65 ans* (fig. 5.17) [13, 14].

Enfants débutant la dermatite atopique avant l'âge de 6 ans. Alors que l'évolution chez les adultes n'a pas encore vraiment été analysée en détail, on comprend de mieux en mieux l'évolution naturelle de la maladie chez l'enfant. Elle évolue en général en trois phases (fig. 5.17) [1] :

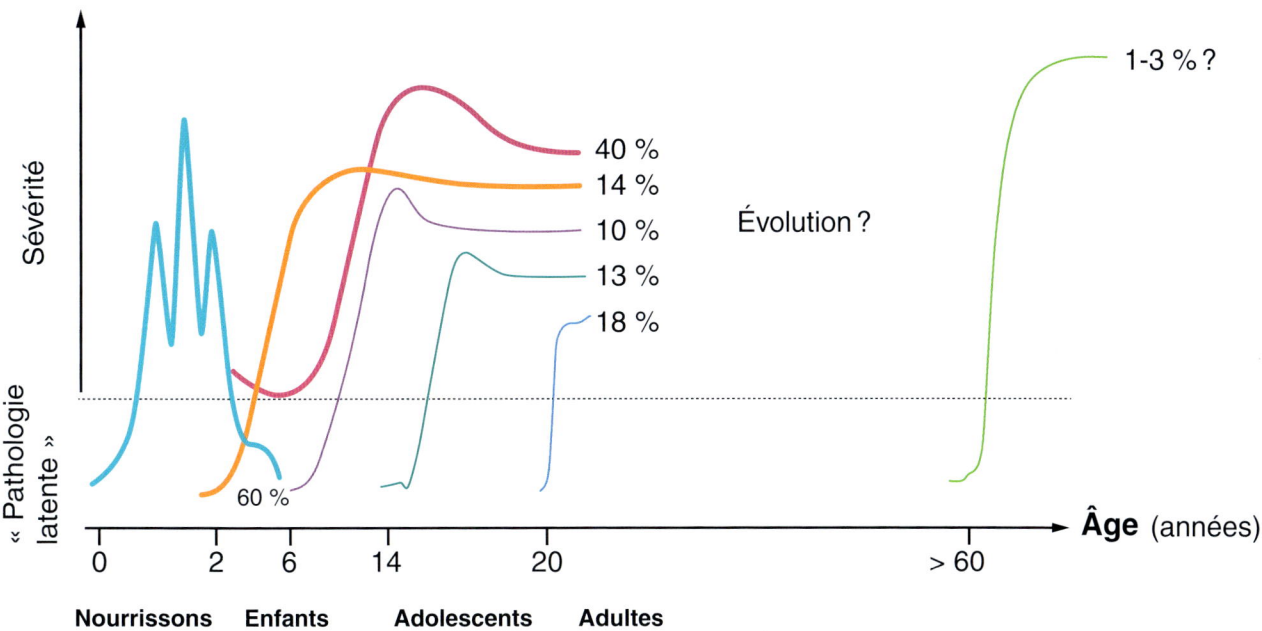

Fig. 5.17 Âge de début et histoire naturelle de la dermatite atopique. Modifié d'après [13] et [63].

– une phase initiale chez le nourrisson dans laquelle on trouvera rarement une sensibilisation à un allergène alimentaire ou environnemental ;
– une deuxième phase caractérisée par l'association à une sensibilisation avec augmentation du taux des IgE ;
– une troisième phase pouvant soit être caractérisée par :
  – une rémission avec ou sans évolution vers une rhinite et/ou un asthme allergique,
  – ou alors une persistance de la DA avec association à une rhinite et/ou asthme allergique. Ce sont les cas classiques de *carrière ou marche atopique*.

Formes précoces. Certains éléments semblent avoir un mauvais pronostic : la gravité pendant l'enfance, des antécédents familiaux de DA [15]. Ces formes sembleraient être à *haut risque d'avoir une évolution plus chronique* et surtout de se compliquer très précocement d'une sensibilisation aux allergènes alimentaires ainsi qu'à une évolution rapide vers un asthme allergique (marche atopique).

Rémission spontanée avant l'âge de 7 ans. De nombreuses études ont rapporté une haute incidence de rémission spontanée avant l'âge de 7 à 10 ans mais pouvant être accompagnée d'une persistance d'une rhinite ou d'un asthme allergique. Cette évolution spontanée est donc bonne dans approximativement 60 à 70 % des cas, les formes persistantes dans l'enfance étant plus localisées. Cependant, la persistance de la DA au-delà de la période infantile est appréciée de façon variable car le paramètre de gravité n'est pas pris en compte dans la plupart des études.

Persistance jusqu'à l'âge adulte. Des études épidémiologiques récentes réalisées aux États-Unis laissent penser que cette persistance jusqu'à l'âge adulte est sous-évaluée et la phase de rémission ne pourrait être que temporaire dans de nombreux cas [16]. En effet, en pratique, de nombreux patients montrant de nouvelles poussées à l'âge adulte rapportent des antécédents de DA au cours de leur enfance.

Pour la pratique : évolution de la dermatite atopique

▶ Pour une DA ayant débuté avant l'âge de 1 an, la probabilité pour qu'à l'âge de 5 à 7 ans la maladie ne pose plus de problème (atteinte infraclinique ou cliniquement insignifiante) est de 50 % mais il existe toujours un risque de récidive plus tardive.
▶ La proportion de persistance après la puberté est de 10 à 15 %.
▶ Pour un nourrisson atteint de DA avec un parent au premier degré ayant des antécédents atopiques, le risque de développer un asthme est d'environ 40 %.
▶ Les formes débutant plus tardivement dans l'enfance sont plus tenaces.
▶ Les formes débutant à l'adolescence ou à l'âge adulte ont un pronostic réservé.
▶ De nombreux patients consultant un médecin du travail pour les dermites des mains sont des atopiques connus ayant eu des problèmes de peau depuis l'enfance [17].

Physiopathologie : concept actuel

La DA est une pathologie polygénique dans laquelle les produits de mutations génétiques interagissent avec des facteurs environnementaux. En raison des progrès constants dans la compréhension de ces mécanismes, les concepts physiopathologiques doivent être constamment adaptés. De plus, la complexité de l'aspect clinique reflète certainement un haut degré de complexité physiopathologique. On peut cependant résumer très schématiquement les grandes lignes des mécanismes tels qu'illustrés figure 5.18. Le caractère chronologique de ce schéma est valable en premier lieu pour les enfants atteints de DA. En ce qui concerne les formes à

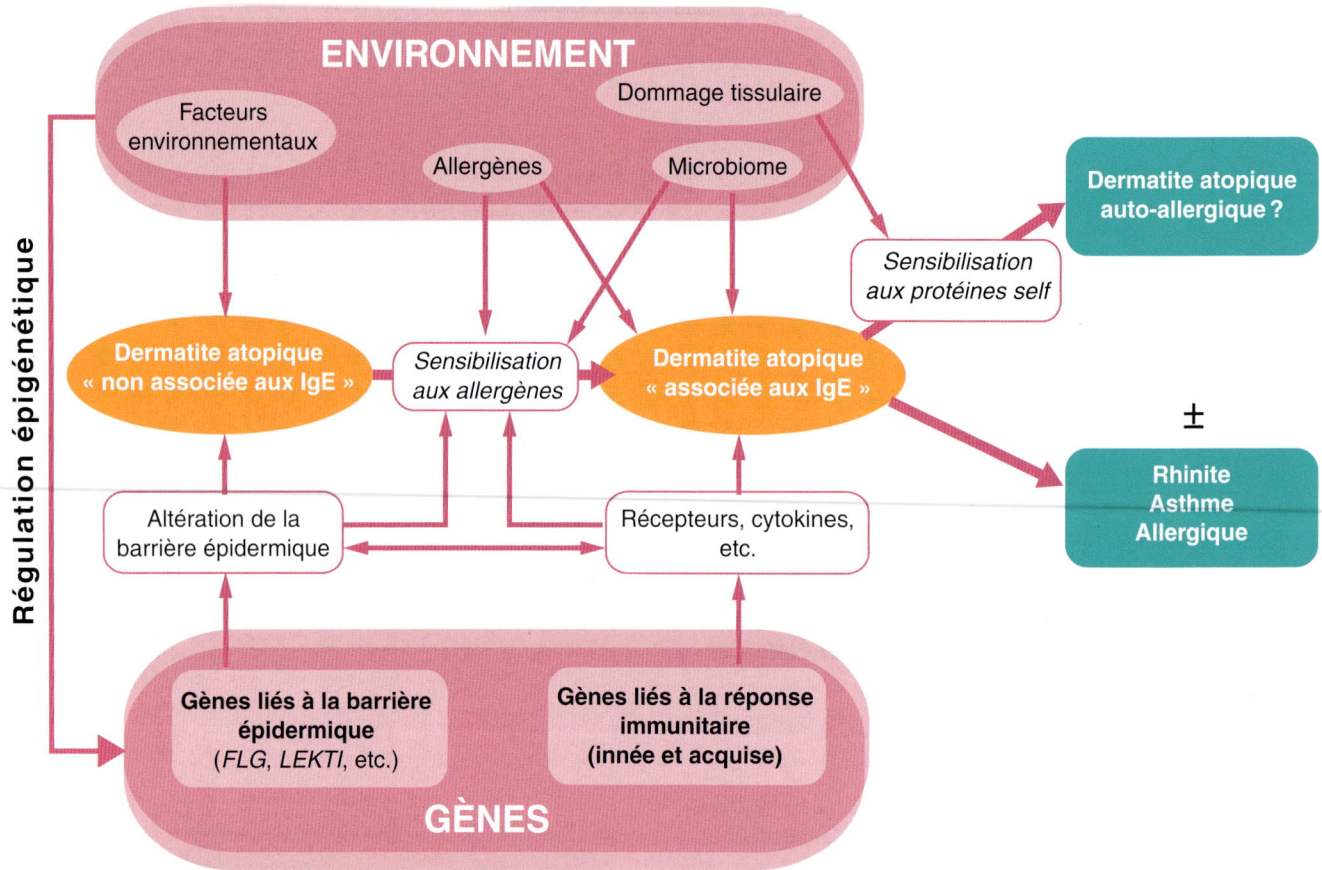

Fig. 5.18 Physiopathologie schématique de la dermatite atopique.
Modifié d'après [1] et [63].

début plus tardif, l'application de ce concept et de ses composantes reste encore à être démontrée.

Génétique de la dermatite atopique

Les facteurs génétiques peuvent être classés en deux grandes familles de gènes :
– les gènes impliqués dans la structure et la régulation de la barrière épidermique ;
– et ceux impliqués dans la régulation de la réponse immunitaire.

Gènes de la barrière épidermique

Filaggrine

On a longtemps suspecté une certaine association entre *l'ichtyose vulgaire* et la dermatite atopique en raison de la xérose cutanée importante que l'on retrouve dans ces deux pathologies. Les études génétiques ont récemment confirmé cette association montrant que 30-50 % des sujets atteints de dermatite atopique dans la population européenne avaient une mutation du gène codant pour la filaggrine, responsable elle-même de cette forme particulière d'ichtyose la plus fréquente dans la population normale [18]. Il faut cependant signaler qu'au moins 10 % de la population européenne porte au moins un allèle avec une mutation de la filaggrine alors que 60 % des porteurs de cette mutation ne vont pas développer de dermatite atopique [19]. Cependant, il semble exister des différences dans la fréquence des localisations particulières de ces mutations entre les populations européennes et asiatiques par exemple [20].

L'étude de ces séquençages complets du gène de la filaggrine dans ces différentes populations et leur signification fonctionnelle devraient apporter des informations plus précises concernant les types de mutation de la filaggrine dans les différentes populations.

Dans la plupart des cas, une diminution de la synthèse de la filaggrine mène à une réduction de la production du *Natural Moisturizing Factor* (NMF) comme produit de dégradation de la filaggrine. Ce manque semble avoir de nombreuses conséquences physiologiques et physiopathologiques pour la fonction normale de la barrière épidermique.

Autres gènes

Le gène classiquement rapporté dans la genèse du syndrome de Netherton, **le gène codant pour l'antiprotéase de LEKTI**, semble également un candidat de premier choix pour expliquer notamment les phénomènes initiaux de la dermatite atopique [21]. En effet, les variantes du gène *LEKTI* sembleraient induire une inflammation non spécifique au niveau cutané qui elle-même favorise le développement d'une réaction immunitaire du type Th2 et, en conséquence, une sensibilisation médiée par les IgE.

De nombreux autres gènes impliqués dans la **structure et la cohésion de l'épithélium épidermique** ont été considérés récemment tels que les protéines des *tight-junctions* appelées Claudin-1 [22].

On considère actuellement qu'il existe très certainement de nombreux autres gènes impliqués dans la **fonction barrière épidermique** qui pourraient être trouvés chez une proportion significative des malades atteints de dermatite atopique aussi bien dans les populations européennes que dans les populations asiatiques ou d'autres continents.

Gènes de la réponse immunitaire

De nombreuses études génétiques ont montré une association avec des gènes impliqués dans la régulation de la réponse immunitaire. Ces gènes candidats incluent notamment ceux codant pour l'**interleukine 4**, la **chaîne alpha du récepteur de l'interleukine 4**, l'**interleukine 13**, la **chimiokine RANTES**, de même que toute une série d'autres cytokines ou récepteurs impliqués dans la réponse immunitaire, dont l'association avec la DA doit être confirmée [23].

Facteurs environnementaux et microbiome

Pour la réalisation d'une maladie génétiquement complexe, le patrimoine génétique ne suffit en règle pas et il faut un ou plusieurs facteurs de provocation exogènes afin de déclencher la maladie.

La DA est une maladie particulièrement sensible à des facteurs environnementaux tels que les *produits appliqués directement sur la peau* (savon, gel de douche, produit de soin quotidien), l'exposition aux *allergènes alimentaires* et aux *aéroallergènes* comme les allergènes de poussière de maison, les pollens ou les *allergènes du monde animal*.

De plus, *l'influence bénéfique des rayons ultraviolets* est très souvent rapportée par les malades.

Les infections microbiennes dues au staphylocoque doré sont particulièrement à l'origine de poussées sévères chez l'enfant. Cependant, on commence à peine à comprendre le rôle majeur de la composition du microbiome cutané et notamment des bactéries commensales pour l'établissement et la restauration d'une peau saine [24, 25]. Bien que classifié comme facteur environnemental, le **microbiome cutané** peut être considéré comme un second génome dont la croissance des éléments pathogènes tel que le *staphylocoque doré* semble pouvoir être à l'origine des poussées inflammatoires [26]. D'autre part, le traumatisme engendré par le grattage en réaction au prurit pourrait être à l'origine d'une accentuation de la réaction inflammatoire.

Le dommage cellulaire occasionné par le grattage pourrait libérer des structures intracellulaires contre lesquelles le système immunitaire développera des IgE spécifiques [27].

Finalement, il faudra aussi considérer l'impact possible des facteurs environnementaux tels que les aliments, les rayons ultraviolets, les xénobiotiques ou autres facteurs exogènes potentiellement capables d'influencer l'expression du patrimoine génétique par le truchement de *mécanisme de régulation épigénétique* [28].

Réponse immunitaire et sensibilisation médiée par les IgE

Phénomènes de sensibilisation

Dominance immunologique de la réponse du type Th2

Du fait de son appartenance à la diathèse atopique, la DA a toujours été considérée comme une pathologie particulière dans laquelle une dominance immunologique de la réponse du type Th2 semble être essentielle dans le déclenchement et l'entretien de la réaction inflammatoire [29].

Un autre dogme important de l'immunologie stipule qu'une réaction immunologique spécifique implique trois acteurs essentiels : des cellules présentatrices de l'antigène, un antigène ou un allergène et des cellules lymphocytaires T spécifiques pour les peptides issus de cet allergène/antigène. *Dans ce scénario, les cytokines du type Th2 telles que l'IL-4 et l'IL-13 ont donc un rôle essentiel* à jouer dans la régulation de la synthèse des IgE.

De plus, les lymphocytes du type Th2, produisant de *l'IL-13*, semblent également responsables du phénomène de prurit occasionné par cette cytokine tout à fait particulière.

Réaction inflammatoire dans la peau apparemment normale

En ce qui concerne l'infiltrat lymphocytaire présent dans les lésions de DA, les techniques d'analyse du transcriptome cutané ont d'une part confirmé la présence de cellules Th2 mais aussi des cellules du type Th22 ainsi que de cellules lymphocytaires innées du type 2. Il faut également noter que ces investigations ont confirmé la présence d'une réaction inflammatoire invisible dans la peau apparemment normale à distance des lésions de DA [30].

> Ces observations étayent le concept selon lequel l'inflammation cutanée dans la DA n'est pas limitée aux lésions visibles mais implique de plus grandes surfaces, avec un impact systémique très probable sur l'ensemble de la réponse immunitaire [31]. Ceci explique aussi une certaine corrélation entre l'importance et la chronicité des lésions dermatologiques d'une part, et l'apparition ainsi que l'extension du profil de sensibilisation IgE observée dans la phase chronique de la maladie notamment chez les enfants d'autre part.

Rôle des allergies

Atopènes

Les antigènes susceptibles de déclencher une hypersensibilité aux IgE sont suffisamment spécifiques du phénomène atopique pour être dénommés atopènes. Ils varient cependant selon les conditions socioculturelles et d'environnement des populations étudiées. Ainsi, le riz est un atopène au Japon et le pollen de bouleau l'est en Scandinavie.

Cependant, certains atopènes sont ubiquitaires dans les zones tempérées, comme **l'allergène majeur de l'acarien** domestique (*Dermatophagoides pteronyssinus*).

Pénétration des atopènes

Elle est possible à travers la peau et les muqueuses, malgré un poids moléculaire élevé, en raison de la perméabilité accrue de la barrière épidermique et d'une activité protéasique intrinsèque de certains allergènes [32, 33]. La peau est facilement pénétrée en raison de prédispositions génétiques et un lien de causalité existe par ce biais entre l'atteinte cutanée et les atteintes muqueuses – asthme et rhinite.

En fonction de la voie de pénétration, on distingue les *aéroallergènes* qui peuvent être inhalés ou agir au contact de la peau, et les *trophallergènes* ingérés, des réactions croisées pouvant survenir entre des atopènes inhalés et ingérés (p. ex. pollen de bouleau et pomme).

Prévalence de la sensibilisation aux atopènes

Dans une population déterminée, les sensibilisations aux atopènes ont une prévalence variable selon l'âge, qui tient sommairement compte du mode, de la chronologie et de la fréquence d'exposition : les trophallergènes sont les plus prévalents chez le nourrisson, puis les aéroallergènes deviennent majoritaires chez l'enfant et l'adulte.

Sensibilisation ou allergie cliniquement pertinente ?

Il convient de distinguer la *sensibilisation* de l'*allergie* cliniquement pertinente.

Prick-tests et une recherche des IgE spécifiques

Une sensibilisation est mise en évidence par un prick-test ou une recherche des IgE spécifiques pour un ou plusieurs allergènes. Cette sensibilisation n'entraîne pas toujours un phénomène d'allergie cliniquement détectable en raison des phénomènes de tolérance apparaissant au fil du temps et qui semblent être médiées par des IgG4 spécifiques. Ceci est bien connu pour certains allergènes alimentaires mais n'est pas la règle pour tous tels que les arachides par exemple.

Atopy patch-tests

Les patch-tests utilisant les aéroallergènes ou les trophallergènes semblent aspécifiques pour détecter les allergènes responsables des poussées de la DA [34-36]. Malheureusement, ces *atopy patch-tests* n'ont pas encore été standardisés et ne font donc pas l'objet d'examens de routine dans les cabinets dermatologiques.

Auto-immunité à IgE

L'apparition d'anticorps IgE dirigés contre les structures épidermiques intracellulaires suggère qu'une certaine forme

Dermatite atopique

d'auto-immunité pourrait jouer un rôle dans la phase chronique de la maladie [37].

Aspects cliniques et diagnostics différentiels

Le phénotype cutané de la DA, bien que très hétérogène, est cependant typique dans la plupart des cas et facilement identifiable [2]. Certains diagnostics différentiels doivent néanmoins dans certains cas être discutés (tableau 5.9).

Tableau 5.9 Diagnostics différentiels de la dermatite atopique selon l'âge

Nourrissons	Enfants et adolescents	Adultes
Dermatite séborrhéique	Impétigo	Eczéma de contact allergique
Syndromes génétiques (cf. encadré 5.4)	Psoriasis	Psoriasis
Gale	Pityriasis rosé	Pityriasis rosé
Psoriasis		Lymphome cutané
Pyodermie		Pityriasis rubra pilaire
Phénylcétonurie		
Ectodermie anhidrotique		
Maladie cœliaque		

Modifié d'après Bussman C. et coll., in : Bolognia J.L. et coll., eds., *Textbook of Dermatology*, 3rd ed. Elsevier-Saunders, 2013.

Dermatite atopique du nourrisson

Aspect clinique

La DA commence communément dans les premiers mois de vie, généralement entre la 6e et la 12e semaine mais parfois dès le 1er mois.

Durant ces premières semaines, la plupart des enfants présentent une atteinte initialement « séborrhéique », comportant des squames tenaces du cuir chevelu souvent jaunâtres et grasses. La xérose cutanée n'est pas toujours cliniquement perceptible et au premier plan.

Les premières lésions inflammatoires se manifestent sur les joues avec un respect caractéristique de la partie médiane, en particulier la pointe du nez (fig. 5.19). Par la suite, on observe des lésions symétriques sur les convexités des membres. Sur le tronc, les lésions s'arrêtent généralement à la zone protégée par les couches-culottes, suggérant un facteur de protection sur l'expression de la maladie. L'atteinte des plis est parfois notée dès cet âge.

Dans la 2e année, la xérose devient plus visible et constante. L'aspect des lésions est variable selon la gravité de la DA et le moment de l'examen (poussées ou rémissions). Les lésions aiguës sont suintantes puis croûteuses, et souvent impétiginisées. Elles sont mal limitées dans la plupart des cas. Cependant, les lésions plus chroniques peuvent prendre un aspect nummulaire (bien limité en pièce de monnaie) au tronc chez le nourrisson, et touchent souvent le mamelon et le dos mais aussi les convexités des mains et des pieds. Des aspects figurés, comportant des éléments circinés à guérison centrale, s'observent plus rarement. Dans les formes mineures, les lésions sont peu inflammatoires et palpables sous forme de rugosité cutanée des convexités.

Les éléments de description les plus utiles pour établir un score lésionnel d'intensité chez le nourrisson sont : l'érythème, l'œdème (papules œdémateuses), les excoriations qui témoignent objectivement du prurit, et le suintement associé aux croûtes qui témoigne de l'acuité des poussées vésiculeuses. Le prurit est souvent net et responsable de troubles du sommeil dès les premiers mois. Le grattage manuel est généralement précédé de mouvements équivalents dès le 2e mois (frottement des joues contre les draps et les vêtements, agitation et trémoussement des membres et du tronc). Les lichénifications ne commencent à apparaître que dans l'enfance, mais parfois plus tôt dans la 2e année chez les enfants noirs ou asiatiques.

Diagnostic différentiel

Il inclut la gale et l'acropustulose infantile, l'histiocytose langerhansienne, la dermatite séborrhéique et le psoriasis, des dermatoses transitoires comme les éruptions sudorales, certains prurigos ectoparasitaires, le syndrome de Gianotti-Crosti à forme papulovésiculeuse, la kératose pilaire, la dermatite de friction, et l'érythème périfléxural asymétrique de l'enfant dans les formes d'évolution prolongée.

Un examen physique complet incluant l'inspection des muqueuses, la palpation des aires ganglionnaires, la palpation abdominale et l'auscultation pulmonaire est impératif pour ne pas porter par excès un diagnostic de DA devant toute dermatose « eczématiforme ».

La notion de chronicité et d'évolution à rechute est importante pour le diagnostic : les formes débutantes sont d'interprétation difficile. En cas de doute, une *biopsie* sera effectuée en particulier pour éliminer une *histiocytose langerhansienne*, affection rare mais souvent diagnostiquée avec retard malgré des lésions cutanées spécifiques.

En cas de point d'appel supplémentaire : infections cutanées et/ou profondes répétées, anomalie de la croissance, purpura, fièvre inexpliquée, des examens complémentaires immunologiques seront nécessaires à la recherche d'une DA ou d'un *tableau eczématiforme révélateur d'un syndrome génétique* impliquant surtout le système immunitaire ou la barrière cutanée (encadré 5.4). Le gène du syndrome de *Wiskott-Aldrich* a été cloné et son produit, WASp, intervient dans la motilité, la polarisation et la prolifération de lymphocytes T et des plaquettes. Les mutations de SPINK5 qui causent à l'état homozygote le *syndrome de Netherton* ont été associées à l'état hétérozygote à la dermatite atopique. Des manifestations eczématiformes ont été décrites au cours d'autres déficits immunitaires primaires (cf. chapitre 19-8).

Dermatite atopique de l'enfant (après 2 ans)

Au-delà de 2 ans, quand il coexiste avec la dermatite atopique, *l'asthme* patent (ou les équivalents asthmatiques, sous forme de toux sèche nocturne, gêne respiratoire avec sifflement expiratoire – *wheezing* – au

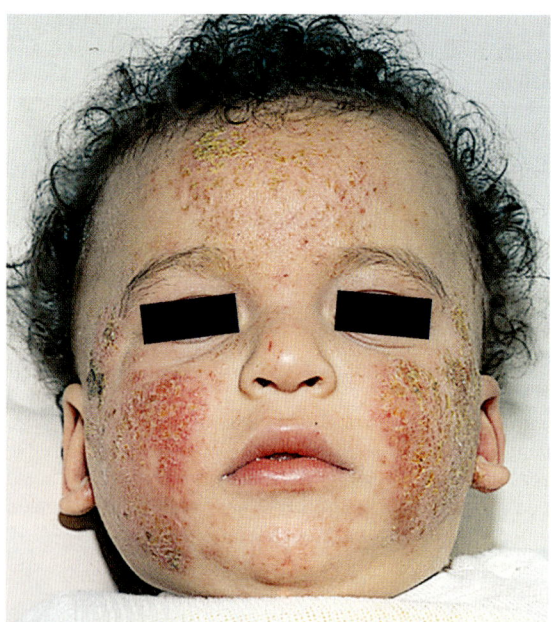

Fig. 5.19 Dermatite atopique du nourrisson.

Eczémas, dermatite atopique, érythrodermies

Dermatite atopique

Encadré 5.4
Syndromes génétiques pouvant être associés à une dermatite atopique

Touchant essentiellement l'épiderme ou ses annexes
- Ichtyose vulgaire AD (cf. chapitre 7-4) – gène *FLG* de la filaggrine
- Dysplasie ectodermique hypohidrotique type Christ-Siemens-Touraine XLR, AR (cf. chapitre 7-9) – gènes *EDA/EDAR/XEDAR/NEMO* impliqués dans une signalisation de type TNF/TNFR/NF-kB pendant le développement cutané

Touchant le système immunitaire (cf. chapitre 19-8)
- Syndrome de Wiskott-Aldrich XLR (thrombopénie associée)
- Déficit sélectif en IgA
- Déficit combiné sévère (SCID) AR
- Syndrome hyper-IgE (Job-Buckley) – gène *STAT3* (forme dominante) : abcès cutanés, cuir chevelu en particulier, infections profondes, faciès grossier, ostéoporose
- Syndrome IPEX (*Immunodysregulation, Polyendocrinopathy and Enteropathy, X-Linked*) XLR – gène *FoxP3* : diarrhée, diabète, pelade, autres maladies auto-immunes par déficit en cellules T régulatrices

Mixtes ou de statut incertain
- Syndrome de Netherton AR – gène *SPINK5* codant une activité antiprotéasique LEKTI présente dans les épithéliums et le thymus (cf. chapitre 15-2)
- Syndrome de Dubowitz AR : retard de croissance et psychomoteur, syndrome dysmorphique facial

La *sécheresse cutanée* (xérose) est un élément plus constant que chez le nourrisson et pose fréquemment le problème d'une ichtyose vulgaire transmise en dominance associée d'après les enquêtes génétiques dans 20 à 50 % des cas des séries européennes. Ce trait est fréquemment retrouvé chez un des parents, associant parfois une kératose pilaire (aspect râpeux noté sur la face externe des bras et des cuisses), un état squameux en petites écailles des jambes, et des paumes sèches avec une accentuation des plis (hyperlinéarité palmaire). L'amélioration de cette xérose est constante en été et nécessite des soins émollients redoublés en hiver.

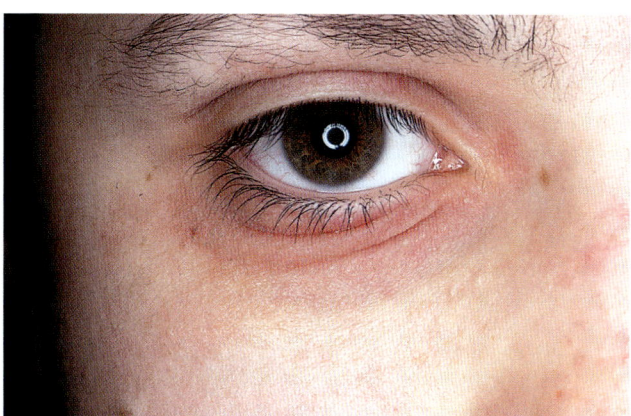

Fig. 5.21 Pli sous-palpébral de Dennie-Morgan.

Aux pieds, l'aspect de pulpite sèche et fissuraire est fréquent chez l'enfant et, parfois, isolé. Au visage et sur les faces d'extension des bras, mais aussi parfois de façon plus diffuse, des eczématides sèches achromiantes (*pityriasis alba*) constituent un motif de consultation esthétique, en particulier après l'été en raison du contraste pigmentaire transitoire. De façon plus fréquente chez l'enfant noir, l'accentuation folliculaire des lésions est marquée en particulier au tronc (dermatite atopique folliculaire ou eczéma périfolliculaire).

D'autres éléments sémiologiques traduisent des altérations fonctionnelles du tégument : *pâleur faciale, dermographisme blanc* (fig. 5.22) (raie blanche de vasoconstriction après grattage), crises de sudation labiles.

froid, à l'effort, au rire ou lors d'épisodes infectieux ORL ou respiratoires) devient souvent plus gênant pour l'enfant que l'eczéma.

Aspect clinique

Les lésions cutanées d'eczéma sont volontiers plus localisées aux plis (cou, coudes, genoux), ou comportent des «zones bastion» (mains et poignets, chevilles, mamelon, rhagades sous-auriculaires). Elles subsistent de façon chronique et, parfois, isolée (fig. 5.20). Des poussées saisonnières sont notées le plus souvent en automne et en hiver. Certains enfants restent handicapés par des poussées plus généralisées qui peuvent revêtir un aspect de prurigo aux membres.

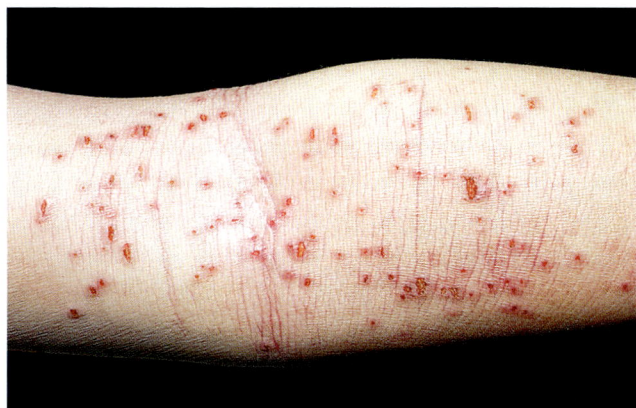

Fig. 5.20 Dermatite atopique de l'enfant : lichénification et excoriations du pli du coude.

Dans les formes graves, une atteinte inversée pour l'âge peut encore toucher les faces d'extension des membres en particulier aux coudes et aux genoux. La lichénification prédomine sur l'érythème et l'œdème.

Les signes mineurs comme la *pigmentation infraorbitaire*, *les plis sous-palpébraux* (signe de Dennie-Morgan) sont plus nets (fig. 5.21).

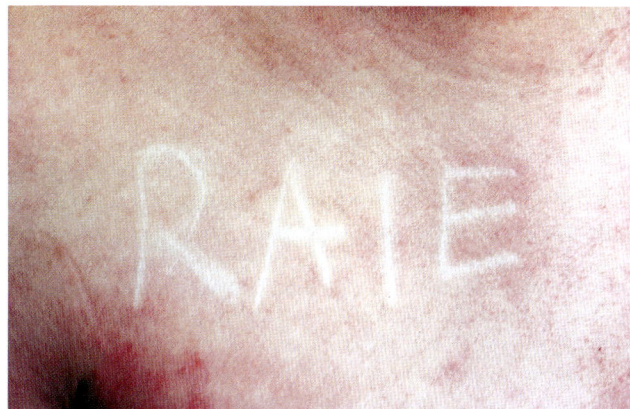

Fig. 5.22 Raie vasomotrice : dermographisme blanc après frottement avec une pointe mousse.

Diagnostic différentiel

Il est d'autant plus restreint que la notion de chronicité avec évolution à rechutes est bien établie. Outre la difficulté déjà notée de distinguer une xérose associée à la DA d'une ichtyose vulgaire dominante, les *formes localisées ou mineures* soulèvent la question de leur rattachement à la DA : dermatite périorale, dermatite plantaire juvénile, dysidrose, chéilite, vulvite, eczéma pénoscrotal.

Le diagnostic d'*eczéma de contact* et, parfois, de *psoriasis* doit être évoqué et les tests allergologiques de contact, éventuellement la biopsie, sont utiles pour faire progresser l'enquête diagnostique. La possibilité d'une intrication avec une autre dermatose doit être soulevée dans certains cas : psoriasis concomitant ou consécutif chez plus de 16 % des patients [6], lichen plan sous forme d'une poussée prurigineuse inhabituelle à différencier d'une lichénification banale, véritable vitiligo qui peut épouser les zones de topographie de la DA.

Dermatite atopique chez l'adolescent et l'adulte

Après une période de rémission, la DA peut manifester une période de recrudescence à l'adolescence, souvent à l'occasion de conflits psychoaffectifs ou de stress.

La DA peut aussi débuter *de novo* à cet âge ou à l'âge adulte (*cf.* fig. 5.17). Hormis la xérose qui sera toujours retrouvée, les lésions inflammatoires seront situées typiquement à la face et au cou (*head and neck dermatitis* souvent associée à une sensibilisation aux levures du genre *Malassezia*) ainsi que dans les plis de flexion des coudes et genoux avec aspect de lichénification dominant. Une dermatite atopique affectant les mains est très fréquemment retrouvée. Des aspects nummulaires accompagnés de prurit intense peuvent coexister et présentent fréquemment des poussées saisonnières (printemps et automne).

Ce début tardif à l'âge adulte, particulièrement chez les patients âgés de plus de 60 ans, doit faire effectuer des examens complémentaires et une biopsie avec étude en immunofluorescence directe, pour éliminer une autre affection notamment un lymphome cutané, une dermatite herpétiforme, une phase initiale d'une pemphigoïde bulleuse, voire un syndrome paranéoplasique.

Une gale, un eczéma de contact ou une réaction à des allergènes ingérés comme le nickel doivent être exclus cliniquement.

Parmi les aspects symptomatiques, les formes graves peuvent se manifester à l'extrême sous un aspect érythrodermique, ou plus communément sous forme de *prurigo lichénifié* (type Besnier) prédominant aux membres.

Complications

Infections

Dans toutes les périodes d'activité de la maladie, les surinfections bactériennes (impétiginisation) seront plus fréquentes chez les enfants et les complications virales chez les adultes. Curieusement, les complications fongiques sont plus rares.

Le staphylocoque doré colonise habituellement la peau de l'atopique aussi bien en peau lésée qu'en zones cliniquement non inflammatoires. On ne sait pas si la colonisation staphylococcique précède ou suit l'apparition de l'eczéma mais elle a un retentissement sur l'entretien de la réaction inflammatoire par des mécanismes immunologiques et non immunologiques. Elle semble secondaire à l'anomalie génétique de la barrière épidermique chez l'atopique accompagnée d'un déficit de la défense immunitaire innée et acquise. En effet, le traitement dermocorticoïde seul permet de diminuer la colonisation staphylococcique [38]. Il a été montré que, contrairement au psoriasis, la production en peau lésée de certains peptides antimicrobiens, actifs contre le staphylocoque doré, était diminuée [39].

Le seuil d'impétiginisation clinique est difficile à apprécier en particulier dans les formes aiguës exsudatives. La présence de lésions vésiculobulleuses inhabituelles fera évoquer le diagnostic de surinfection et prescrire un traitement antiseptique pour éviter une infection systémique. Des complications bactériennes sous-cutanées (ostéomyélites des phalanges distales, bursites olécrâniennes et prétibiales) ont été décrites à titre exceptionnel.

L'herpès (HSV-1 essentiellement) est responsable de poussées aiguës parfois dramatiques nécessitant une hospitalisation. Un déficit en production de cathélicidine et une prédisposition génétique sont en cause [40]. Une modification rapide de l'aspect des lésions et/ou la présence de vésiculopustules varioliformes, en association avec de la fièvre, doivent suggérer cette complication et faire mettre en œuvre un traitement antiviral en urgence, pour éviter un tableau de pustulose varioliforme de Kaposi-Juliusberg (fig. 5.23). Cette complication était autrefois décrite lors de la vaccination antivariolique, et est actuellement d'étiologie herpétique quasi exclusive. Ce tableau peut compliquer une primo-infection typiquement associée à une gingivostomatite, ou bien un herpès récurrent. Des infections herpétiques torpides sur placards lichénifiés ont été signalées.

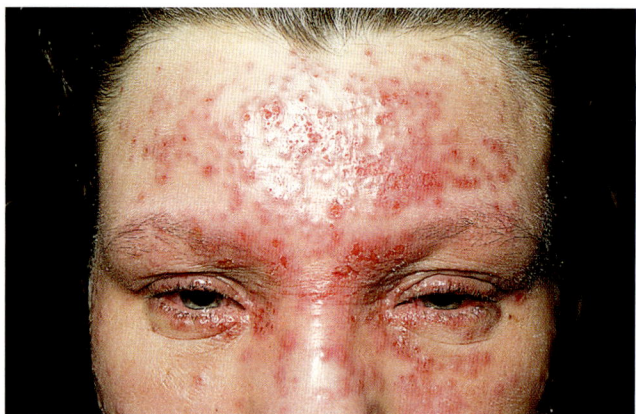

Fig. 5.23 Surinfection herpétique d'une dermatite atopique : début de pustulose varioliforme.

La varicelle n'a pas de gravité particulière, contrairement à certaines idées reçues.

Le molluscum contagiosum est fréquemment disséminé chez l'enfant atteint de DA. Typiquement, il y a une prépondérance sur les lésions de DA témoignant du rôle de l'auto-inoculation par grattage.

Les verrues vulgaires ne semblent pas être plus fréquentes chez les atopiques.

Les infections fongiques sont rarement impliquées dans les surinfections cutanées chez l'enfant. Il a été signalé à titre exceptionnel des dermatophyties rebelles chez l'adulte atopique (syndrome de Jones).

Autres complications

Retard de croissance. Il peut être associé dans les DA sévères. Il impose une surveillance de routine des paramètres auxologiques chez ces enfants. Compte tenu de la prévalence de la DA, il est nécessaire d'éliminer les causes habituelles de retard staturopondéral avant d'attribuer les anomalies à la DA (retard de croissance intra-utérin, déficit en hormone de croissance, maladie cœliaque, mucoviscidose, etc.). Il faut se méfier des faux positifs des tests de dépistage de mucoviscidose chez le nourrisson atopique [41]. Les retards de croissance sans étiologie commune retrouvée se corrigent souvent de façon spectaculaire quand la DA est traitée efficacement, ce qui est en faveur d'un rôle majeur des troubles du sommeil. Le rôle des dermocorticoïdes dans le retard de croissance n'est en revanche pas établi.

Complications ophtalmologiques. La kératoconjonctivite allergique est la plus fréquente ; elle peut être aggravée par le port de lentilles de contact, et nécessite une prise en charge spécialisée. Le kératocône, la cataracte et le détachement rétinien sont beaucoup plus rares et connus dans le contexte de l'atopie et plus particulièrement dans les formes sévères de DA dans certaines populations asiatiques. Le rôle des corticoïdes locaux ou systémiques dans la cataracte atopique est controversé.

Eczémas de contact. À l'inverse du dogme fréquemment propagé, compte tenu du déficit de la barrière épidermique, de l'inflammation latente et de l'importance des soins locaux dans cette affection, il existe un risque important de sensibilisation de contact au long cours contre des haptènes particuliers chez les sujets atopiques [42, 43]. L'eczéma de contact allergique doit donc faire partie du diagnostic différentiel dans certaines poussées atypiques. Il est par conséquent nécessaire d'évoquer cette hypothèse et de tester les patients qui répondent mal aux traitements anti-inflammatoires topiques. Ces données obligent à adopter une attitude préventive dans l'utilisation des topiques potentiellement à risque (conservateurs, parfums, néomycine, etc.), et des métaux, nickel en particulier (percement d'oreilles, bijoux de fantaisie, *piercing* chez l'adolescent). Par ailleurs, l'orientation professionnelle doit tenir compte de ce paramètre pour éviter les eczémas des mains en particulier.

Prise en charge diagnostique et thérapeutique

Principes généraux dans l'information au malade : éducation thérapeutique

Dans une affection chronique comme la dermatite atopique, la demande des malades ou de leurs parents est importante à cerner pour obtenir une adhésion au projet thérapeutique.

Souvent, les familles sont désemparées en raison d'une carence d'informations, de conseils contradictoires ou d'ordonnances complexes et non expliquées. Les perturbations du sommeil – de l'enfant mais aussi de ses parents – et de la vie familiale causées par l'eczéma peuvent créer des difficultés pour un développement harmonieux de la personnalité de l'enfant.

Une information sur la nature de la maladie et son évolution, suivie d'une explication ou mieux d'une démonstration pratique du traitement, ont un effet de dédramatisation salutaire. Les explications doivent être simples et spécifiques sur les divers segments du traitement, et répétés pour les points clés. Des documents de vulgarisation, des projections vidéo peuvent être d'un appoint utile. Il est important de procéder à une évaluation très soigneuse de la prise en charge antérieure et à une analyse structurée de l'histoire de la maladie, car la dimension individuelle du problème, en particulier des facteurs d'aggravation, est essentielle. Les points majeurs sont les suivants.

La dermatite atopique est une affection chronique. Son traitement doit l'être également. Ceci doit être clair dans l'exposé du projet thérapeutique, qui vise à améliorer significativement l'état cutané, ce qui peut être objectivé par des mesures répétées de score au cours du suivi. La «guérison» peut être discutée, mais n'est pas l'objectif proche. L'objectif doit être le contrôle de la maladie en vue d'une amélioration significative de la qualité de la vie du malade et de sa famille.

Les soins locaux sont indispensables. Ils permettent de rétablir la barrière cutanée compromise par le contexte génétique et la réaction inflammatoire. L'exemple du traitement par corticoïdes inhalés d'une affection liée, l'asthme, peut être utilisé pour persuader que ce traitement local est en fait l'équivalent d'un traitement de fond.

Les dermocorticoïdes sont efficaces et non dangereux quand ils sont utilisés judicieusement, sous surveillance médicale. Ils ne favorisent pas l'apparition de l'asthme. Leur utilisation inadéquate ou leur sous-utilisation est la cause majeure de la sensation d'impuissance ou de refus thérapeutique de certaines familles. Les médecins ont leur part de responsabilité dans cette mauvaise utilisation de traitements actifs et dans la corticophobie en général. La nouvelle classe d'immunomodulateurs topiques macrolactames (tacrolimus et pimécrolimus) peut être considérée comme une alternative ou un complément des dermocorticoïdes en particulier pour le visage, le cou et les plis [44-46].

Les alternatives aux traitements locaux associées au contrôle de l'environnement sont limitées et doivent être pesées en fonction de l'observance de cette prise en charge de base. Les traitements généraux, en dehors des antibiotiques et antiviraux, qui sont parfois nécessaires, ne viennent qu'en complément lors des poussées ou en cas d'échec d'un traitement local correctement effectué. Cette notion (échec d'un traitement local correctement effectué) est également décisive pour l'indication des explorations allergologiques qui peuvent avoir pour conséquence de modifier l'environnement ou l'alimentation, à condition que les arguments pour une telle attitude soient médicalement étayés. Dans les formes graves, une hospitalisation reste justifiée pour parfaire l'éducation ou pour réaliser correctement certains tests. Les formes graves de DA, pour lesquelles une approche allergologique est justifiée et un traitement systémique envisageable, doivent être définies dans ce contexte. Des index de gravité ont été établis, et l'on sait que les formes graves de DA représentent environ 5 % de la population affectée par la maladie chez l'enfant de 6-7 ans.

Une information sur les facteurs aggravants doit être donnée. Ces explications et conseils doivent être adaptés aux possibilités de compréhension des interlocuteurs, et un climat d'écoute bienveillante et de confiance doit être entretenu. Le facteur temps est crucial et une consultation prolongée, même complétée par des documents écrits ou audiovisuels, est insuffisante. Il est souhaitable d'avoir la possibilité de vérifier au cours d'une consultation ultérieure si les principes éducatifs ont été intégrés, et l'aide d'infirmières et puéricultrices spécialisées est précieuse. Le soutien psychologique, les encouragements de l'équipe soignante, l'exemple des autres, les résultats obtenus sont des éléments pour poursuivre les efforts. En cas de succès de la prise en charge, une autonomisation et une responsabilisation de la famille ou du patient signent le «transfert de technologie» réussi. Des programmes structurés d'éducation thérapeutique ont montré leur efficacité chez le jeune enfant et chez l'adolescent [47].

Diagnostic allergologique

Si elle est possible, l'exploration allergologique aura tout d'abord pour but *d'identifier les allergènes responsables des poussées* afin de pouvoir instruire de façon très individuelle chaque malade sur les facteurs de provocation qui lui sont propres et qu'il faudrait éviter au cours de la prise en charge.

Certains auteurs doutent que les phénomènes allergiques démontrés au cours de la DA soient pertinents par rapport aux symptômes, et font poser *la question de l'intérêt d'une enquête allergologique* [48]. Il est d'autre part difficile de faire des études contrôlées montrant l'efficacité des mesures d'éviction, et la conviction, parfois quasi religieuse, des uns et des autres provient essentiellement de données d'observation. Les housses antiacariennes ont toutefois fait l'objet d'essais cliniques partiellement probants. Compte tenu de la fréquence de la DA, il est également opportun *de contrôler le coût de ces investigations et mesures préventives*.

Une solution envisageable consiste à conseiller d'éviter l'exposition aux allergènes les plus communs chez les patients atteints de formes mineures ou modérées, sur une base probabiliste et préventive, et de réserver une enquête approfondie aux formes graves ou résistants aux traitements conventionnels bien conduits.

Dermatite atopique

Dans les formes graves de DA, les régimes sévères prescrits à l'aveugle sont rarement efficaces. Pour les aéroallergènes, une *approche probabiliste* est également envisageable, en particulier vis-à-vis des acariens et des animaux domestiques.

La réalisation des tests allergologiques doit être effectuée dans des conditions permettant une interprétation fiable. Les tests épicutanés pour rechercher des réactions retardées sont généralement impraticables sans un traitement préalable permettant d'obtenir une rémission cutanée. Une prise en charge en milieu spécialisé est donc très souhaitable, en particulier pour la prescription et la surveillance des régimes d'éviction alimentaire chez l'enfant, qui nécessitent l'aide d'une diététicienne. Une hospitalisation est parfois nécessaire.

Très schématiquement, on estime actuellement que les *allergènes alimentaires* pourraient jouer un rôle de facteur de provocation dans environ 30 à 50 % des DA chez les enfants mais les IgE spécifiques ne semblent pas avoir de valeur pronostique [49].

À l'inverse, ce type d'allergie ne joue qu'un rôle très mineur dans les formes adultes où les *aéroallergènes* tels que les acariens, les levures [50] ou les pollens jouent un rôle plus dominant [51]. L'opportunité des tests allergologiques sera donc à mesurer selon l'âge du patient.

On reproche aux bilans allergologiques de ne pas conduire, comme pour les manifestations respiratoires de l'atopie, à des *immunothérapies spécifiques, comme la désensibilisation*. Il est toutefois très utile de dépister les sensibilisations de contact pour instaurer des mesures d'éviction ou réorienter professionnellement le patient. D'autre part, les réactions épicutanées retardées aux atopènes constituent un argument solide pour renforcer les mesures d'éviction dans les réactions aux pollens ou aux atopènes domestiques. La désensibilisation reste d'indication très limitée dans la dermatite atopique isolée. Des essais récents probants ont toutefois relancé le débat sur la désensibilisation monospécifique aux acariens chez l'adulte [52, 53].

Les séjours climatiques en altitude peuvent constituer une alternative thérapeutique dans les formes cutanéorespiratoires graves d'atopie chez l'enfant avec sensibilisation aux acariens, quand la maladie retentit sérieusement sur la scolarité.

Cibles thérapeutiques

Les deux cibles principales dans la prise en charge thérapeutique de la DA sont :
– l'amélioration de la barrière cutanée ;
– et la diminution de l'inflammation et du prurit.

Compte tenu du problème bien connu de *l'observance thérapeutique* chez la plupart des malades souffrant de DA ou des parents d'enfants atteints, la prise en charge thérapeutique se doit d'être simple, bien codifiée et ciblant essentiellement les deux composantes mentionnées ci-dessus.

Contrairement à ce qui avait été propagé pendant des années, le but essentiel de la prise en charge moderne de la DA *ne réside pas uniquement dans le traitement des poussées*, mais bien plus dans le *contrôle à long terme, en implémentant une stratégie thérapeutique anti-inflammatoire proactive* [37, 54]. Le but essentiel de cette stratégie sera, après le traitement efficace de la poussée, de réduire l'inflammation chronique sous-jacente au long cours de telle manière qu'elle ne puisse plus être le point de départ de futures poussées de la maladie. Ce type de stratégie thérapeutique proactive peut être réalisé aussi bien avec l'utilisation de dermocorticoïdes qu'avec l'application d'inhibiteurs de la calcineurine topique tels que le pimécrolimus pour les formes plus bénignes ou le tacrolimus pour les formes plus sévères.

Mesure de la sévérité de la dermatite atopique

L'approche thérapeutique de la DA repose essentiellement sur le degré de sévérité de la maladie. Cette façon de procéder a été codifiée dans de nombreuses recommandations (*guidelines*) européennes et internationales [44, 45, 55]. En pratique, le clinicien expérimenté pourra aisément apprécier le degré de sévérité dans la plupart des cas. Cependant, pour des raisons de documentation ou essentiellement dans le cadre d'études épidémiologiques ou d'études cliniques, on sera amené à utiliser un des index de gravité validés de façon internationale pour l'évaluation du degré de sévérité. Il s'agit ici essentiellement du SCORAD (*SCORing of Atopic Dermatitis*) [56] ou de l'EASI (*Eczema Area Severity Index*) [57]. En général, on distinguera les formes mineures (SCORAD entre 0 et 18), les formes modérées (SCORAD entre 18 et 40) et les formes sévères (SCORAD > 40).

Réalisation pratique du traitement

Formes mineures (SCORAD entre 0 et 18)

L'utilisation d'*émollients* visant à restaurer la barrière épidermique sera une partie intégrante de la prise en charge thérapeutique et ils devront être utilisés au long cours, de préférence le matin après la douche. Dans les formes mineures, très souvent, l'application de **dermocorticoïdes** ou **d'inhibiteurs de la calcineurine topiques** une fois par jour (de préférence le soir) sera suffisante pour contrôler les petites poussées.

Formes modérées (SCORAD entre 18 et 40)

L'utilisation d'*émollients* sera toujours préconisée comme traitement de fond (de préférence une fois le matin). **Les poussées** seront au mieux traitées par l'utilisation quotidienne de *dermocorticoïdes* pendant quelques jours avant de passer à **la stratégie proactive** en réduisant l'application à 1 fois tous les 2 jours pendant 2 à 3 semaines, puis 2 fois/semaine à moyen terme. Pour cette dernière phase, l'utilisation *d'inhibiteurs de la calcineurine topiques* (tacrolimus ou pimécrolimus) sera préférée aux corticoïdes en raison de l'absence d'effet atrophogénique.

Les *antihistaminiques* oraux donnés seuls sont habituellement insuffisants pour traiter une poussée de DA. À titre d'appoint, ils peuvent être indiqués pendant quelques jours. Les produits à composante sédative sont jugés généralement plus efficaces. Cependant, il n'existe pas d'étude qui emporte la conviction sur leur efficacité en prescription au long cours. Certains patients atteints de formes graves peuvent devenir dépendants de ces médications. Les risques cardiaques des antihistaminiques (terfénadine, astémizole) ont fait réévaluer la notion d'innocuité qui leur était attachée.

La photothérapie, quand elle est disponible, fait partie de l'arsenal thérapeutique de la DA [58, 59]. La photothérapie UVB à spectre étroit (311 nm) ou la photothérapie combinée UVAB permettent de délivrer des doses faibles avec un bon résultat thérapeutique en 6 semaines de traitement. L'accessibilité à ce type de traitement est un facteur limitant chez des enfants scolarisés pouvant en bénéficier (à partir de 7-8 ans) et chez l'adulte.

Formes sévères (SCORAD > 40)

Très souvent, les formes sévères ne répondront pas bien aux traitements anti-inflammatoires locaux seuls ou combinés aux antihistaminiques à composante sédative. De plus, l'extension des lésions inflammatoires sur une grande partie de la surface corporelle implique l'utilisation d'une grande quantité de corticoïdes topiques avec le risque de résorption des molécules actives.

Outre la *photothérapie* UVB, la PUVAthérapie peut également être utilisée en deuxième choix dans les formes plus sévères ; la thérapie UVA1 à dose forte ou moyenne représente une alternative thérapeutique dans les formes graves de l'adulte.

En cas des poussées sévères, on peut envisager l'utilisation de **corticoïdes systémiques** à raison de 1 mg/kg pendant quelques jours pour couper la poussée en cours. Cependant, un traitement systémique avec des corticoïdes ne devra pas être envisagé à moyen ou au long cours en raison du risque évident de syndrome de Cushing.

Dans les formes sévères, l'utilisation d'**immunosuppresseurs systémiques** doit donc être envisagée après le traitement de la poussée. Le seul médicament ayant une AMM pour cette indication actuellement en Europe est la *ciclosporine A* (dosage initial 4-5 mg/kg avec réduction progressive individuelle, généralement jusqu'à 2 mg/kg pour contrôler la maladie au long cours). Il faut cependant noter que l'utilisation de la ciclosporine en monothérapie n'est très souvent pas suffisante pour contrôler la maladie de façon optimale et que l'utilisation de dermocorticoïdes devra être envisagée de temps à autre par le malade en complément. En cas d'échec du contrôle de la DA avec la ciclosporine, il faudra faire appel à d'autres immunosuppresseurs systémiques tels que l'*azathioprine*, le *méthotrexate*, ou le *mycophénolate mofétil*. Toutes ces prescriptions sont, bien entendu, actuellement hors AMM dans cette indication [60].

Traitement de médecine complémentaire

Les cures thermales sont fréquemment prescrites, en particulier par les généralistes, mais leurs résultats ne sont pas évalués scientifiquement. Pour avoir un impact durable, il est souhaitable qu'elles soient organisées pour améliorer la prise en charge globale des patients, en particulier la qualité des soins externes et l'éducation du patient et de sa famille.

L'homéopathie est volontiers essayée par un certain nombre de nos patients ; toutefois son usage en monothérapie est trop rarement efficace pour qu'un bénéfice puisse lui être imputé avec certitude. La relation thérapeute – malade est probablement plus importante que le médicament dans cette approche comme dans d'autres thérapies dites alternatives (médicales ou non) dans les bénéfices ressentis par le patient.

Les supplémentations en acides gras essentiels par voie orale n'offrent pas de bénéfice évident aux patients.

Les médecines traditionnelles chinoises et en particulier les décoctions d'herbes ont fait l'objet de travaux cliniques montrant leur efficacité chez l'adulte et l'enfant. Cependant, des *effets secondaires très graves* ont été rapportés et l'absence de standardisation des produits est un obstacle pour leur commercialisation.

La psychothérapie peut être associée dans l'approche de formes rebelles de l'adolescent et de l'adulte. Des thérapies mère – enfant ont été aussi proposées pour les formes du jeune enfant. Les diverses techniques incluent les thérapies comportementales, la relaxation, le training autogène, l'hypnose, les psychothérapies de groupe, l'approche psychosomatique.

Prévention

L'atopie est un problème émergent de santé publique, en particulier pour les pays développés. Les coûts directs et indirects liés à la DA et à l'asthme sont importants en raison du nombre des patients et de la chronicité des symptômes. Il est donc important de développer des stratégies à l'échelon de la population et des individus à risque. Les études épidémiologiques n'ont pas permis jusqu'à présent d'identifier avec certitude un ou des *facteurs pouvant faire l'objet d'une prévention* à l'échelle de la population, mais des recommandations générales sur l'habitat, l'alimentation infantile et les facteurs adjuvants qui accroissent de façon non spécifique la réponse IgE comme le tabagisme passif font l'objet d'un certain consensus.

Du fait de la concordance des études génétiques montrant la pertinence de l'anomalie primaire de la barrière cutanée, une *nouvelle stratégie de prévention ciblant la peau semble faire ses preuves*.

Prévention primaire

Elle concerne les enfants à risque *avant toute manifestation clinique*. Il existe des arguments montrant une sensibilisation allergénique *in utero*, qui inciterait à anticiper les tentatives de prévention primaire pendant la grossesse.

À partir des données épidémiologiques actuelles sur l'ensemble des manifestations cliniques de l'atopie, la prévention primaire devrait concerner environ un tiers des nouveau-nés. Cependant, les critères prédictifs cliniques et anamnestiques sont insuffisants : d'une part, dans la population européenne, s'il n'existe aucun antécédent familial, le risque individuel de développer une affection liée à l'atopie est évalué à 10 % ; d'autre part, un nombre significatif des enfants nés dans un groupe à risque ne deviennent pas atopiques.

Des études randomisées récentes ont montré *l'efficacité d'une application systématique d'émollients dès la naissance* dans l'apparition de la DA jusqu'à l'âge de 6 mois chez des enfants à risque recrutés sur la base des antécédents familiaux [61]. Bien que très convaincante, cette approche pourrait grandement profiter d'une meilleure identification des nouveau-nés à haut risque de développer une DA et une carrière/marche atopique (rhinite et asthme allergique).

Une amélioration du dépistage des sujets à risque sur la base de marqueurs biologiques à valeur pronostique est donc nécessaire et pourrait mener à une prévention personnalisée avec le potentiel de réduire le risque de développer une DA et une carrière/marche atopique [62, 63].

Les études épidémiologiques concernant les *expositions précoces aux animaux domestiques* ont donné des résultats contradictoires, probablement en rapport avec la complexité des facteurs à analyser (définition des groupes à risque), mais l'attitude actuelle est plus permissive, la concentration d'allergènes domestiques n'étant pas nettement liée au phénomène de sensibilisation.

L'effet préventif de l'introduction de probiotiques (*Lactobacillus* BB) et de *prébiotiques* chez les femmes enceintes et/ou les nouveau-nés afin de promouvoir une immunomodulation secondaire au microbiome intestinal reste très débattu mais les méta-analyses récentes suggèrent une efficacité [64].

Prévention secondaire (encadré 5.5)

En pratique, le dermatologue intervient rarement dans la prévention primaire, sauf lorsqu'un des parents bénéficie d'un suivi. Il est en première ligne pour mettre en place la prévention secondaire chez les nourrissons atteints de dermatite atopique.

Prévention et diététique. Les informations sur la prévention diététique sont les plus controversées et des biais existent en fonction de conflits d'intérêts. Les efforts de marketing des producteurs de laits maternisés «hypoallergéniques» à base d'hydrolysats partiels de protéines de lait de vache ont brouillé les messages essentiels concernant l'allaitement maternel. Les études publiées avec ce groupe de substituts n'ont pas montré de bénéfice net à court ou à long terme. Les hydrolysats complets de caséine sont coûteux, souvent peu appréciés des nourrissons, et ont montré des effets très modestes sur la diminution de la prévalence de la DA quand ils ont fait l'objet d'études comparatives avec des laits adaptés classiques [65, 66].

L'allaitement maternel garde, malgré des données discordantes, un intérêt préventif sur les sensibilisations alimentaires, et assure une prévention anti-infectieuse démontrée. Son rôle sur la prévention des manifestations respiratoires de l'atopie est très débattu, et il faut souligner que toutes les études auxquelles on se réfère ne prennent pas encore en compte le facteur majeur de prédisposition génétique cutanée. L'impact négatif des mesures d'éviction alimentaire sur la

5-2 Eczémas, dermatite atopique, érythrodermies

Dermatite atopique

> **Encadré 5.5**
>
> **Conseils**
>
> – *Habillement* : éviter les textiles irritants (laine, synthétiques à grosses fibres) en contact direct avec la peau ; préférer coton et lin. Habiller ample et pas trop chaudement pour éviter la transpiration. De nouvelles fibres textiles non irritantes (soie) et anti-infectieuses (textiles argentés) sont proposées.
> – Éviter l'exposition au tabac.
> – Maintenir une température fraîche dans la chambre à coucher. Ne pas trop couvrir la nuit.
> – *Exercice physique, sports* : pas de restriction en général. Si la transpiration déclenche des poussées, adaptation progressive des efforts. Douche et émollients après la piscine en particulier (irritation des désinfectants chlorés).
> – *Soleil* : pas de restriction spécifique. Exposition progressive avec maintien des soins habituels et crème solaire selon le phototype. Encourager les vacances d'été à la plage ou en altitude.
> – Augmenter les applications d'*émollients* par temps froid et sec.
> – *Se méfier des surinfections herpétiques* : avertir de consulter rapidement en cas de poussée aiguë d'aspect inhabituel, éviter le contact avec des sujets porteurs d'herpès cliniquement actif.
> – *Vacciner normalement en peau non atteinte*, y compris les sujets allergiques à l'œuf (*cf.* texte).
> – Trophallergènes
>   – Prévention pour enfant à risque : allaitement maternel prolongé (4 mois si possible) et diversification précoce.
>   – Régime libre en général, sauf indication contraire du fait d'une enquête allergologique spécialisée.
> – Aéroallergènes *d'intérieur* :
>   – Acariens : mesures de routine
>   – contrôler l'humidité par une ventilation efficace de l'habitation. Bien aérer même en hiver ;
>   – éviter les tapis et moquettes dans les chambres ;
>   – dépoussiérer régulièrement à l'éponge humide ;
>   – passer l'aspirateur (avec filtre adéquat) une fois par semaine sur le sol et les meubles tapissiers ;
>   – éviter les peluches dans le berceau ou le lit, sauf modèles antiacariens lavables ;
>   – lavage des draps à température > 55 °C tous les 10 jours.
>   – Acariens : sujets à haut risque et mesures maximales
>   – housses de matelas et d'oreiller en GoreTex® ou équivalent ;
>   – traitement acaricide à intervalles réguliers selon produit ; efficace surtout sur tapis et moquettes.
>   – Animaux à fourrure : sujet actuellement en débat ; éviter néanmoins leur introduction à titre préventif. À titre curatif, être ferme sur les mesures d'éviction.
> – *Pollens* : fermer les fenêtres en période pollinique maximale les jours secs et chauds et éviter les activités extérieures. Aérer la nuit et le matin tôt ou par temps pluvieux. Éviter les situations à risque (tonte de pelouse). Douche après exposition. Filtre à pollen dans la voiture. Animaux et vêtements peuvent vectoriser les pollens.

qualité de vie des mères allaitantes et la nécessité d'une supervision diététique adéquate sont des facteurs très limitants au vu des maigres bénéfices escomptés.

Le rôle favorable de la diversification alimentaire précoce a été sous-estimé dans la prévention des allergies alimentaires. En effet, des études récentes ont démontré un effet positif concernant l'exposition précoce aux arachides et la diminution significative de l'allergie à ces allergènes aux États-Unis. D'autre part, l'introduction précoce de produits laitiers favorisant la synthèse de butyrates par le *microbiome intestinal* semble également une voie de prévention intéressante [67].

Ces nouvelles approches constituent donc un bouleversement significatif dans les futures stratégies de prévention dans l'allergie alimentaire mais leur effet dans la DA et le développement de la carrière/marche atopique reste encore à confirmer.

Prévention aéroallergénique. Il existe une précession démontrée des sensibilisations IgE-dépendantes alimentaires par rapport aux sensibilisations aéroallergéniques et leur rôle de marqueur ou d'inducteur (pour l'œuf de poule en particulier) de réactions aux aéroallergènes est discuté.

Les aéroallergènes domestiques comme les acariens contribuent aux symptômes cutanés en tant qu'allergènes de contact, ainsi que le démontrent les tests épicutanés chez les très jeunes enfants. Ces données suggèrent que la DA du nourrisson est, pour une proportion importante de cas, un véritable syndrome de pénétration cutanée aéroallergénique, en raison d'une barrière cutanée plus permissive dans les premiers mois de vie [68].

La priorité de la prévention primaire et secondaire devrait donc être les aéroallergènes d'intérieur (acariens, animaux à fourrure), en raison à la fois du temps passé à l'intérieur par les enfants et de la fréquence et de la gravité des manifestations allergiques respiratoires secondaires. Cependant, cette prévention aéroallergénique d'intérieur devrait idéalement s'associer à une prévention primaire cutanée visant à limiter les anomalies de barrière de perméabilité cutanée et la pénétration des atopènes.

L'utilisation préventive de housses d'oreiller et de matelas en polyuréthane est efficace pour diminuer l'exposition aux acariens. La stratégie classique pour *réduire la concentration d'acariens au-dessous de 2* μg/g de poussière, bien que bien définie, ne semble pas être confirmée dans des études récentes [69, 70]. Il serait souhaitable de vérifier l'observance par des dosages répétés au domicile (test à la guanine, test ELISA).

Perspective : dermatite atopique et médecine personnalisée

La DA montre un haut degré d'hétérogénéité aussi bien dans le phénotype clinique – divers degrés de sévérité, diversité dans l'évolution de la maladie – qu'au point de vue biologique – diversité des mécanismes mis en évidence ainsi que des gènes identifiés à ce jour [63].

De plus, les réponses au traitement peuvent être extrêmement variables, ce qui suggère fortement la *nécessité d'une stratification du phénotype en différents groupes plus homogènes* pour lesquels on pourrait envisager des mesures différentes en termes de prévention et de traitement.

Ce concept représente la vision actuelle de la médecine personnalisée [71] qui n'a pas encore trouvé son application précise dans le domaine des pathologies inflammatoires chroniques cutanées.

L'identification de groupes plus homogènes de malades souffrant de DA nécessitera la découverte et la validation d'un certain nombre de marqueurs biologiques ayant des caractéristiques diagnostiques, pronostiques, voire prédictives en ce qui concerne la réponse à de nouveaux traitements tels que les biothérapies. Pour atteindre ce but, il faudra collecter les informations phénotypiques et biologiques de grandes cohortes de malades suivies au long cours. La qualité du travail du clinicien en termes de phénotypage et la précision des informations livrées dans les banques de données représente un facteur essentiel pour assurer le succès de cette approche particulière qu'est la médecine personnalisée de la DA. Il est probable que dans le futur on sera amené à utiliser une taxonomie moléculaire pour caractériser des sous-groupes particuliers de la DA pouvant profiter des mesures de prévention ou thérapeutiques plus spécifiques et personnalisées [63, 72].

Thérapeutique

Dans tous les cas
- Éducation thérapeutique, application d'émollients, huile de bain, éviction éventuelle des allergènes alimentaires ou environnementaux (seulement quand ils sont clairement identifiés)
- Évaluation de la compliance (surtout en cas d'inefficacité)
- Antiseptiques voire antibiotiques en cas de surinfection

Forme mineure ou transitoire
- 1re ligne : dermocorticoïdes pour les poussées aiguës
- 2e ligne et traitement de maintenance : inhibiteurs de calcineurine topiques

Forme intermédiaire ou multirécidivante
- 1re ligne : dermocorticoïdes pour les poussées aiguës
- 2e ligne et traitement de maintenance : inhibiteurs de calcineurine topiques, anti-H1 sédatifs (doxépine, hydroxyzine), photothérapie (TL01, UVA1), prise en charge psychologique, séjours climatiques en altitude

Forme sévère ou persistante
Hospitalisation, immunosuppresseurs systémiques (régime bref de corticothérapie systémique, ciclosporine A, azathioprine, méthotrexate, mycophénolate mofétil, UVA1)

Modifié d'après [44] et [45].

RÉFÉRENCES

1. Bieber T., *N Engl J Med.* 2008, *358*, 1483.
2. Weidinger S. et coll., *Lancet.* 2016, *387*, 1109.
3. Flohr C. et coll., *Allergy.* 2014, *69*, 3.
4. Zuberbier T. et coll., *Allergy.* 2014, *69*, 1275.
5. Mansouri Y. et coll., *J Clin Med.* 2015, *4*, 858.
6. Tokura Y., *J Dermatol Sci.* 2010, *58*, 1.
7. Novak N. et coll., *J Invest Dermatol.* 2002, *119*, 870.
8. Novak N. et coll., *J Allergy Clin Immunol.* 2003, *112*, 215.
9. Hanifin J. et coll., *Acta Derm Venereol.* 1980, *92*, 44.
10. Williams H.C. et coll., *Br J Dermatol.* 1994, *131*, 397.
11. Asher M.I. et coll., *Lancet.* 2006, *368*, 733
12. Mihm M.C. Jr. et coll., *J Invest Dermatol.* 1976, *67*, 305.
13. Garmhausen D. et coll., *Allergy.* 2013, *68*, 498.
14. Tanei R., *Inflamm Allergy Drug Targets.* 2009, *8*, 398.
15. Wen H.J. et coll., *Pediatr Allergy Immunol.* 2015, *26*, 272.
16. Margolis J.S. et coll., *JAMA Dermatol.* 2014, *150*, 593.
17. Mortz C.G., et coll., *Br J Dermatol.* 2014, *171*, 313.
18. Palmer C.N. et coll., *Nat Genet.* 2006, *38*, 441.
19. Irvine A.D. et coll., *N Engl J Med.* 2011, *365*, 1315.
20. Hsu C.K. et coll., *Br J Dermatol.* 2009, *161*, 448.
21. Walley A.J. et coll., *Nat Genet.* 2001, *29*, 175.
22. De Benedetto A. et coll., *J Allergy Clin Immunol.* 2011, *127*, 773.
23. Barnes K.C., *J Allergy Clin Immunol.* 2010, *125*, 16.
24. Kong H.H. et coll., *J Invest Dermatol.* 2012, *132*, 933.
25. Williams M.R. et coll., *Curr Allergy Asthma Rep.* 2015, *15*, 65.
26. Kong H.H. et coll., *Genome Res.* 2012, *22*, 850.
27. Tang T.S. et coll., *J Allergy Clin Immunol.* 2012, *129*, 1209.
28. Liang Y. et coll., *Clin Rev Allergy Immunol.* 2015 Sep 18.
29. Leung D.Y., et coll., *Mol Genet Metab.* 1998, *63*, 157.
30. Suarez-Farinas M. et coll., *J Allergy Clin Immunol.* 2011, *127*, 954.
31. Ewald D.A. et coll., *BMC Med Genomics.* 2015, *8*, 60.
32. Dai X. et coll., *J Allergy Clin Immunol.* 2011, *127*, 806.
33. Kato T. et coll., *Allergy.* 2009, *64*, 1366.
34. Jamora M.J. et coll., *Am J Contact Dermat.* 2001, *12*, 67.
35. Kekki O.M. et coll., *Allergy.* 1997, *52*, 755.
36. Turjanmaa K. et coll., *Allergy.* 2006, *61*, 1377.
37. Tang T.S. et coll., *J Allergy Clin Immunol.* 2014, *133*, 1615.
38. Stalder J.F. et coll., *Ann Dermatol Venereol.* 1989, *116*, 341.
39. Nakatsuji T. et coll., *J Invest Dermatol.* 2012, *132*, 887.
40. Leung D.Y., *Antiviral Res.* 2013, *98*, 153.
41. Brand P.L. et coll., *Lancet.* 1996, *348*, 932.
42. Correa da Rosa J. et coll., *J Allergy Clin Immunol.* 2015, *135*, 712.
43. Clemmensen K.K. et coll., *Contact Dermatitis* 2014, *71*, 75.
44. Ring J. et coll., *J Eur Acad Dermatol Venereol.* 2012, *26*, 1176.
45. Ring J et coll., *J Eur Acad Dermatol Venereol.* 2012, *26*, 1045.
46. McCollum A.D. et coll., *Pediatr Dermatol.* 2010, *27*, 425.
47. Ahrens B. et coll., *Pediatr Allergy Immunol.* 2015, *26*, 190.
48. Hanifin J.M., *J Invest Dermatol.* 2009, *129*, 320.
49. Spergel J.M. et coll., *Pediatrics.* 2015, *136*, e1530.
50. Kekki O.M. et coll., *Pediatr Allergy Immunol.* 2013, *24*, 244.
51. Folster-Holst R. et coll., *Clin Cosmet Investig Dermatol.* 2015, *8*, 539.
52. Jutel M. et coll., *J Allergy Clin Immunol.* 2015, *136*, 556.
53. Werfel T. et coll., *Allergy.* 2006, *61*, 202.
54. Wollenberg A. et coll., *Allergy.* 2009, *64*, 276.
55. Mohan G.C. et coll., *JAMA Dermatol.* 2015, *151*, 1009.
56. Consensus Report of the European Task Force on Atopic Dermatitis. *Dermatology.* 1993, *186*, 23.
57. Schram M.E. et coll., *Allergy.* 2012, *67*, 99.
58. Patrizi A. et coll., *Clin Cosmet Investig Dermatol.* 2015, *8*, 511.
59. Garritsen F.M. et coll., *Br J Dermatol.* 2014, *170*, 501.
60. Bieber T. et coll., *Allergy.* 2015, *70*, 6.
61. Simpson E.L. et coll., *J Allergy Clin Immunol.* 2014, *134*, 818.
62. Bieber T. et coll., *Allergy.* 2012, *67*, 969.
63. Bieber T., in : Bieber T. et coll., eds., *Personalized treatment options in dermatology.* Springer, 2015.
64. Panduru M. et coll., *J Eur Acad Dermatol Venereol.* 2015, *29*, 232.
65. von Berg A., *Nestle Nutr Workshop Ser Pediatr Program.* 2009, *64*, 239.
66. Heratizadeh A. et coll., *Curr Allergy Asthma Rep.* 2011, *11*, 284.
67. Nylund L. et coll., *Allergy.* 2015, *70*, 241.
68. Boralevi F. et coll., *Allergy.* 2008, *63*, 205.
69. Nankervis H. et coll., *Cochrane Database Syst Rev.* 2015, *1*, CD008426.
70. Terreehorst I. et coll., *Allergy.* 2005, *60*, 888.
71. Bieber T., in : Bieber T. et coll., eds., *Personalized treatment options in dermatology.* Springer, 2015.
72. Bieber T., *Allergy.* 2012, *67*, 1475.

5-3 Érythrodermies

J.-M. Lachapelle

Définition et considérations générales

Le terme «érythrodermie» fut introduit en 1868 par Hebra pour désigner une entité particulière dont il fit une description clinique très détaillée. Aujourd'hui encore, c'est sur cette base clinique que s'établit le diagnostic.

Les trois caractéristiques de l'affection sont bien définies :
- éruption érythématosquameuse généralisée (plus de 90 % de la surface corporelle). La dénomination anglo-saxonne tient compte de la présence des squames et est donc plus adaptée : *exfoliative erythroderma* ou *exfoliative dermatitis* ;
- retentissement rapide sur l'état général, consécutif à la réaction inflammatoire cutanée généralisée : perturbations hémodynamiques, thermiques et métaboliques, comme on les observe dans d'autres dermatoses généralisées comme le syndrome de Lyell (*cf.* chapitre 6-3) ;
- caractère prolongé de l'éruption, nonobstant son étiologie, à l'exception toutefois des érythrodermies médicamenteuses, qui disparaissent rapidement à l'arrêt du médicament incriminé.

L'accumulation de ces symptômes et signes variés justifie aussi l'appellation de syndrome érythrodermique.

Les données épidémiologiques sont fondées sur les séries publiées, pour la plupart rétrospectives [1-4]. Elles présentent une certaine concordance. L'incidence est évaluée à 1 ou 2 cas pour 100 000 habitants/an en Europe et aux États-Unis. La prédominance masculine et la survenue après 50 ans sont des données assez constantes.

Il n'existe pas de correspondance précise entre l'aspect clinique d'une érythrodermie et son étiologie : on est donc amené à décrire, d'une part, le syndrome érythrodermique (affirmer l'érythrodermie et évaluer sa gravité), d'autre part, les formes étiologiques.

Syndrome érythrodermique

Étape 1 : affirmer l'érythrodermie

L'examen cutané permet d'affirmer l'érythrodermie (fig. 5.24). Deux lésions élémentaires sont constantes et obligatoires :
- l'*érythème* généralisé, sans espace de peau saine, de couleur rouge, violacée aux points déclives, dont l'intensité est variable dans le temps ;
- *les squames*, plus ou moins précoces, mais qui sont, à un moment quelconque de l'évolution, *contemporaines de l'érythème* : elles peuvent être fines et furfuracées ou former de larges lambeaux, par hyperprolifération kératinocytaire, comme dans le psoriasis et l'eczéma.

Le turnover épidermique est très accéléré.

D'autres lésions sont moins fréquentes, mais impriment à l'éruption un caractère particulier :
- *l'œdème* plus ou moins important, généralisé ou localisé aux membres inférieurs ;
- *les vésicules* parfois seulement perceptibles à la palpation, parfois visibles, avec ou sans suintement ;
- *l'épaississement cutané* dû à l'œdème, à un infiltrat cellulaire du derme ou à la lichénification, donnant à la peau un aspect «à gros plis», ou pachydermie ;

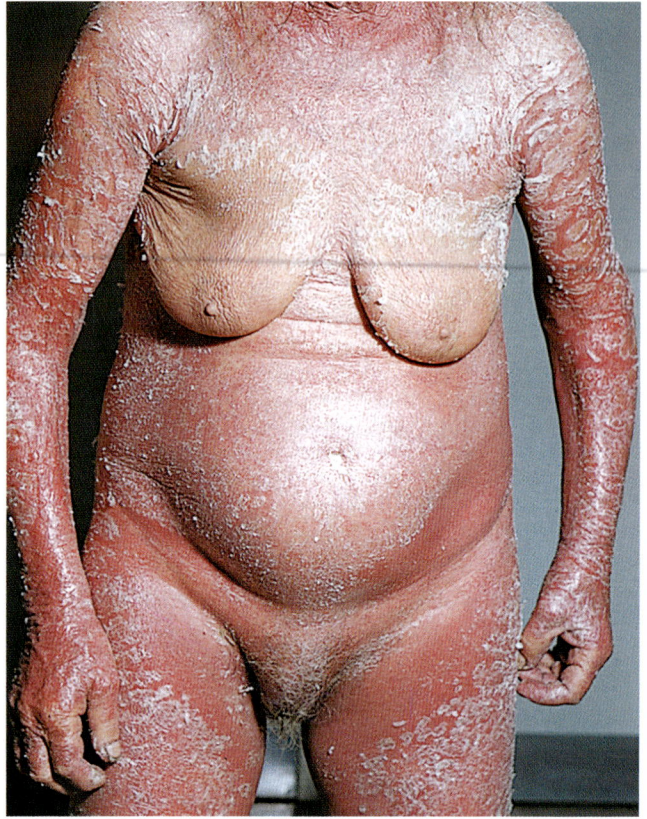

Fig. 5.24 Érythrodermie.

- *la dyschromie*, à type de pigmentation diffuse ou de dépigmentation. Sur peau noire, la gravité d'une érythrodermie risque d'être sous-estimée.

Des particularités régionales sont importantes :
- *le visage* est déformé par l'œdème ou l'infiltration qui effacent les rides, remplacées par des bourrelets épais (faciès «léonin») avec ectropion ;
- *les régions palmoplantaires* associent hyperkératose diffuse, desquamation en lambeaux, en doigt de gant, fissures douloureuses gênant, à la main, l'extension et la flexion des doigts ;
- *l'atteinte des muqueuses* se manifeste par : chéilite, conjonctivite, stomatite ;
- *l'atteinte de phanères* s'observe dans les cas les plus sévères : alopécie, raréfaction des sourcils et des cils. Les ongles sont épaissis, jaunâtres, friables, avec sillons transversaux très accusés. Leur chute totale peut survenir.

Les signes fonctionnels sont au premier plan. Le prurit est variable, tantôt intense, insomniant, à l'origine de lésions de grattage et d'excoriations, tantôt relativement modéré ; mais le prurit n'apporte pas d'orientation étiologique particulière ; la frilosité est constante, s'associant à l'impression de peau «trop étroite» et de limitation des mouvements.

Le retentissement général de l'éruption est aussi important à noter que l'éruption elle-même.

Étape 2 : appréciation de la gravité immédiate

L'érythrodermie, quelle qu'en soit l'étiologie, est toujours une affection sérieuse.

L'appréciation clinique de la gravité repose sur :
– l'intensité de l'éruption et en particulier de son caractère inflammatoire, de la desquamation, du suintement et de l'œdème (déperdition calorique, protéique, hydroélectrolytique) ;
– l'importance du prurit, facteur d'insomnie et d'excoriations, donc de surinfection ;
– l'atteinte de l'état général : asthénie, amaigrissement, signes de déshydratation, hypotension. *La fièvre* peut être élevée, oscillante, pseudo-septique. Elle est liée tantôt à l'inflammation cutanée, tantôt à une dérégulation hypothalamique par des cytokines pyrogènes endogènes. Dans certains cas, à l'inverse, il existe une hypothermie, inapparente cliniquement du fait de la vasodilatation cutanée, due à une déperdition calorique excessive ;
– sur le plan cardiovasculaire, une vasodilatation généralisée et une hyperthermie entraînant une augmentation du débit cardiaque, facteur de décompensation chez les sujets à risque ;
– un examen somatique retrouvant de plus des *adénopathies* très fréquentes, indolores, de consistance élastique qui peuvent être volumineuses surtout dans les régions inguinales et axillaires, même en l'absence d'hémopathie ; une *hépatosplénomégalie* est occasionnellement présente dans les érythrodermies non hématodermiques. Une *gynécomastie*, enfin, a été quelquefois signalée.

Il s'agit d'un syndrome dermatologique grave qui nécessite très souvent une hospitalisation.

Le bilan biologique comprendra au minimum quatre examens :
– *un hémogramme*, qui peut révéler une anémie (12 % des cas), normochrome ou hypochrome et hyposidérémique (malabsorption du fer ou élimination excessive dans la desquamation), rarement mégaloblastique (carence d'absorption en acide folique) ; une leucocytose avec éosinophilie peut s'observer sans être spécifique d'une cause ; de même la présence de cellules de Sézary n'a de valeur diagnostique que si ces cellules sont en nombre suffisant (plus de 100/mm^3 ou plus de 10 % des lymphocytes) ;
– *la vitesse de sédimentation*, le plus souvent accélérée en association aux autres éléments du syndrome inflammatoire, en particulier la CRP ;
– *le protidogramme* à la recherche d'une hypoprotéinémie avec hypoalbuminémie et hyperglobulinémie polyclonale ; cette baisse de l'albumine est due à plusieurs facteurs : pertes cutanées par les squames et les exsudats, fuite des protéines dans le secteur extra-vasculaire, déperdition protéique par entéropathie associée, de mécanisme mal élucidé ;
– *l'ionogramme sanguin* pour apprécier la déshydratation et le retentissement rénal éventuel de l'hypovolémie.

Les complications à redouter sont diverses : la *surinfection* cutanée est quasi constante, surtout staphylococcique, souvent porte d'entrée d'une infection systémique ; certaines sont liées au *décubitus* : escarres, surinfection pulmonaire, thrombose veineuse ; d'autres sont liées à l'*âge* (syndrome dépressif) ou à une cardiopathie : défaillance cardiaque ; les complications *iatrogènes* sont nombreuses : eczématisation, irritation par topiques, complications de la corticothérapie générale ou des immunosuppresseurs, infections nosocomiales. Les formes prolongées exposent tout particulièrement à ces complications et aux conséquences des inflammations chroniques.

Étape 3 : histologique

La biopsie cutanée n'est décisive sur le plan du diagnostic étiologique que dans une minorité de cas bien que la répétition des biopsies puisse parfois améliorer les scores de réussite [5]. Le plus souvent, les signes observés ne sont pas spécifiques, même dans les cas où une dermatose connue préexistait à l'érythrodermie :
– au niveau épidermique, acanthose, hyper- et parakératose variables, spongiose avec tendance à la vésiculation, exocytose modérée ;
– au niveau dermique, infiltrat cellulaire périvasculaire constitué surtout de lymphocytes [6].

Cette évaluation globale sera nuancée lors de la description des différentes formes étiologiques (*cf. infra*). L'étude de clonalité peut se révéler intéressante dans las cas d'hématodermie ; toutefois un résultat négatif n'élimine pas le diagnostic.

La biopsie des ganglions révèle, le plus souvent, l'aspect de «lymphadénite dermatopathique», c'est-à-dire de réaction inflammatoire chronique non spécifique dans laquelle une infiltration histiocytaire remplace le tissu lymphoïde périfolliculaire. Ces histiocytes contiennent des lipides, de la mélanine et du fer. Il existe une polyadénopathie diffuse, réactionnelle ou dermopathique ; le prélèvement d'un ganglion ne se fera qu'en cas d'adénopathies très volumineuses suspectes, le site axillaire sera préféré au site inguinal qui est moins rentable quant à la recherche d'une étiologie.

Formes étiologiques

Érythrodermies acquises de l'adulte

Érythrodermies consécutives à des dermatoses préexistantes non infectieuses

L'érythrodermie représente ici tantôt un épisode inaugural (dermatose d'emblée érythrodermique), tantôt l'aggravation d'une dermatose préexistante souvent à l'occasion d'un phénomène de nature toxique ou infectieuse qui vient se surajouter et qui crée alors une véritable maladie nouvelle. Le diagnostic est possible si persistent des lésions cliniques ou histologiques spécifiques de l'affection initiale. Mais ces signes sont souvent masqués par des phénomènes inflammatoires non spécifiques et peuvent réapparaître au moment de l'amélioration de l'érythrodermie. Les étiologies à envisager sont :
– *les eczémas*. Il s'agit essentiellement soit de la dermatite atopique, soit d'un eczéma systémique. On admet généralement qu'une médication interne ou externe est souvent à l'origine de la généralisation ; si l'histopathologie conventionnelle est de peu d'utilité, les études immunologiques individualisent un chevauchement des sous-types 17 et 22 des cellules T-Helper tant dans les eczémas que dans le psoriasis [7]. L'éosinophilie et le taux élevé d'IgE sont des guides précieux ;
– *le psoriasis*, cause fréquente d'érythrodermie. Celle-ci est rarement inaugurale, quelquefois déclenchée par une infection, mais le plus souvent par une thérapeutique interne (sevrage de corticothérapie, de ciclosporine ou de méthotrexate, bêtabloquants, antipaludéens, anti-inflammatoires non stéroïdiens et autrefois sels d'or, aujourd'hui largement abandonnés). Le dermatologiste dispose de plusieurs pistes pour asseoir le diagnostic : lésions cutanées psoriasiques typiques antérieures, arthrite psoriasique, atteinte évocatrice des ongles (ongles en dé à coudre, onycholyse, périonyxis inflammatoire), et plus rarement langue géographique [8]. *Le psoriasis pustuleux généralisé* peut débuter par une érythrodermie ; les pustules peuvent être fugaces, ou confluer en donnant un aspect de décollement superficiel ;
– *la dermatite séborrhéique* généralisée, plutôt le fait du nourrisson que de l'adulte mais cette éventualité peut s'observer en particulier chez l'immunodéprimé. C'est donc une cause rare d'érythrodermie chez l'adulte (contrairement au nouveau-né et au nourrisson, *cf. infra*). Néanmoins, elle s'observe aujourd'hui de manière plus fréquente, dans le cadre d'une immunosuppression, en particulier chez les sujets VIH+. Aux États-Unis, une attention particulière se focalise sur les jeunes noirs qui constituent un groupe à risque [8] ;

– *le lichen plan* érythrodermique, très rare. Le caractère pigmenté et l'aspect histologique lichénoïde sont ici des signes assez fiables [9] mais le diagnostic différentiel existe avec une dermatite lichénoïde médicamenteuse, lorsque celle-ci évolue en érythrodermie, en particulier chez les sujets atteints du sida [10] ;

– *le pityriasis rubra pilaire*, très rarement incriminé. Il présente des particularités cliniques qui orientent vers le diagnostic : coloration rouge saumoné, papules kératosiques folliculaires sur les genoux, sur les coudes, la face dorsale de doigts, ainsi que des taches claires (îlots de peau saine au sein de l'érythrodermie) ;

– *le pemphigus foliacé* réalise fréquemment un tableau d'érythrodermie exfoliante et suintante. On évoque le diagnostic devant la découverte d'érosions post-bulleuses, voire de bulles non rompues [6]. Il est complété par l'étude histopathologique et la recherche d'anticorps en immunofluorescence [6] (*cf.* chapitre 10-10) ;

– *le pseudo-lymphome actinique* (ou dermatite actinique chronique) qui associe une photosensibilisation rémanente et un infiltrat histologiquement évocateur de lymphome. Il peut aussi se présenter comme une érythrodermie (*cf.* chapitre 11-1).

Érythrodermies médicamenteuses

De nombreux médicaments peuvent être responsables. L'anamnèse et les données de pharmacovigilance permettent dans nombre de cas d'établir des critères d'imputabilité assez solides. Les médicaments les plus classiquement incriminés sont les antiépileptiques, les bêtalactamines, les anti-inflammatoires non stéroïdiens et les hypotenseurs. Des articles récents insistent également sur les tuberculostatiques (surtout chez des patients immunodéprimés), les inhibiteurs de la pompe à protons (oméprazole, lansoprazole et autres) [11] et, très récemment, l'ustékinumab [12] et le mésylate d'imatinib [13]. L'efflorescence des nouvelles biothérapies doit donc nous tenir en éveil. Globalement, on peut dire que le tableau clinique est le plus souvent la simple généralisation, par confluence des lésions, d'une éruption médicamenteuse maculopapuleuse.

Le syndrome d'hypersensibilité médicamenteuse mieux connu sous l'acronyme DRESS comporte d'une part une éruption initialement maculopapuleuse qui peut évoluer secondairement vers une érythrodermie, d'autre part des manifestations générales et hématologiques (éosinophilie, syndrome mononucléosique, infiltrats cutanés à lymphocytes atypiques), des atteintes viscérales (foie, poumon, rein, myocarde) (*cf.* chapitre 6). L'histopathologie met en lumière différents patterns inflammatoires dans une même biopsie. Les lymphocytes cutanés effecteurs comprennent une proportion élevée de lymphocytes T polyclonaux CD8+, granzyme B+ [14]. Les principaux médicaments incriminés sont l'allopurinol, les anti-inflammatoires non stéroïdiens (piroxicam), la carbamazépine, les hydantoïnes, le phénobarbital et la minocycline [15]. Un délai d'introduction de 2 à 8 semaines entre la prise médicamenteuse et le début de l'éruption est évocateur. Certains virus, en particulier du groupe herpès, pourraient jouer le rôle de cofacteurs favorisants [16].

Érythrodermies des hémopathies à localisation cutanée

Les lymphomes T cutanés ne représentent pas le groupe étiologique le plus important numériquement mais ce diagnostic est suspecté devant toute érythrodermie chronique, prurigineuse et infiltrée, résistante aux traitements symptomatiques et qui ne fait pas sa preuve. Dans le lymphome de Sézary, l'érythrodermie constitue le signe cutané prééminent de l'affection. Il s'agit d'une érythrodermie pigmentée, œdémateuse et infiltrée, très prurigineuse (*cf.* chapitre 11). Dans le mycosis fongoïde : l'érythrodermie est rare, soit inaugurale (homme rouge de Hallopeau), soit précédée par une phase plus ou moins longue de maladie plus localisée. Le diagnostic est évoqué sur l'existence de zones « réserves de peau saine » à limites nettes, la présence de zones infiltrées, d'adénopathies volumineuses (*cf.* chapitre 11). Le diagnostic repose sur l'histologie qu'il ne faudra pas hésiter à répéter si le premier examen n'est pas parlant, l'identification de cellules de Sézary dans les infiltrats et/ou le sang circulant (au-dessus de 30 %, le diagnostic est certain, entre 10 et 30 %, il est suspecté, en dessous de 10 %, le taux n'est pas spécifique) [17], l'immunophénotypage des infiltrats cutanés, la mise en évidence d'un réarrangement génique à l'analyse du génotype des cellules T (*cf.* chapitre 11) [18].

D'autres hémopathies peuvent beaucoup plus rarement être en cause : maladie de Hodgkin, lymphome cutané anaplasique primitif à grandes cellules, leucémies et myélodysplasies.

Des lymphocytopénies T CD4+ ont été décrites au cours des érythrodermies et rapprochées de la lymphocytopénie T CD4+ idiopathique (trois critères diagnostiques : un taux de lymphocytes T < 300/mm^3, une sérologie VIH négative, l'absence d'autre immunodéficience pathologique ou médicamenteuse). La lymphocytopénie résulterait ici de la séquestration ou du recrutement des LT CD4+ dans la peau, ce qui expliquerait aussi sa régression lorsque l'érythrodermie s'améliore.

Érythrodermies d'origine infectieuse ou parasitaire

Origine microbienne. La notion classique d'érythrodermie microbienne ne repose pas sur des critères diagnostiques suffisants et peut être abandonnée. Certains érythèmes infectieux scarlatiniformes ou morbilliformes peuvent être suffisamment importants et prolongés pour être qualifiés d'érythrodermiques, mais ils constituent plutôt un diagnostic différentiel. L'épidermolyse staphylococcique aiguë a pu être observée chez l'immunodéprimé ou l'enfant, mais reste très rare chez l'adulte. En revanche, la présence de staphylocoques dorés sur la peau érythrodermique est quasi constante et l'efficacité de l'antibiothérapie antistaphylococcique suggère que le staphylocoque et ses superantigènes puissent être responsables d'une stimulation immune conduisant à l'érythrodermie, ce qui justifierait une recherche systématique de ce germe. Dans les syndromes toxiniques, les superantigènes provoquent une activation polyclonale des lymphocytes T et une production massive de cytokines ; un syndrome toxinique d'origine staphylococcique ou streptococcique avec parfois un *toxic shock syndrome* s'ensuit et s'accompagne d'une érythrodermie. Une étude conclut même au rôle des staphylocoques producteurs d'entérotoxines superantigènes, dans l'aggravation ou l'entretien de la prolifération T ou de l'inflammation, dans les lymphomes T érythrodermiques [19].

Origine fongique. Candidoses érythrodermiques et dermatophytoses généralisées, exceptionnelles, ont aussi été décrites dans un contexte d'immunodépression.

Gale hyperkératosique dite « norvégienne ». Elle peut provoquer une érythrodermie hyperkératosique qui est caractérisée par la présence d'innombrables parasites et par sa survenue sur un terrain débilité : lépreux (cas princeps en Norvège), immunodéprimés et surtout désormais : personnes âgées.

Érythrodermies au cours de viroses. Au cours du sida, l'érythrodermie peut constituer la présentation initiale de la maladie ou se produire comme un événement intercurrent : elle doit alors faire penser à une éruption médicamenteuse, à l'exacerbation d'un psoriasis ou d'une dermatite séborrhéique, à un lymphome T. Les érythrodermies pigmentées observées à un stade avancé de la maladie, associées à une altération importante de l'état général, résistantes aux traitements symptomatiques, sont de déterminisme inconnu à l'heure actuelle.

Des cas d'érythrodermie ont été décrits au cours de la récente épidémie réunionnaise de Chikungunya [20].

Érythrodermies paranéoplasiques

Des cancers viscéraux ont été décrits en association à des érythrodermies sans que la relation de cause à effet soit bien documentée : il s'agit de carcinomes épidermoïdes (poumon, œsophage), d'adénocarcinomes (prostate, thyroïde, sein, ovaire, rectum, vésicule biliaire) [21-23].

Eczémas, dermatite atopique, érythrodermies

5-3
Érythrodermies

Érythrodermies idiopathiques

On parle d'érythrodermies idiopathiques lorsqu'aucun facteur étiologique ne peut être décelé, à l'issue d'une mise au point clinique et biologique exhaustive. Elles représentent selon les études 10 à 46 % des cas. Des caractères particuliers à ces formes idiopathiques ont été mis en exergue : prédominance masculine (rapport homme/femme de 6/1), association à une kératodermie palmoplantaire, longue durée et résistance aux traitements habituels (un tiers seulement de rémissions complètes).

Le message essentiel est de considérer cette appellation comme provisoire et d'assurer un suivi à long terme de tous les patients : un certain nombre d'entre eux évoluent en effet vers la reconnaissance d'un lymphome T épidermotrope (syndrome de Sézary, mycosis fongoïde [24]).

Érythrodermies du nouveau-né et du nourrisson

Ce sont des tableaux rares dont l'étiologie est encore plus délicate à déterminer du fait de la faible spécificité des signes cliniques ou biologiques. On peut schématiquement séparer les dermatoses qui se manifestent avant et après le 3e mois de la vie [25].

Avant le 3e mois

Érythrodermies « congénitales » ou héréditaires. Le nourrisson est affecté à la naissance d'un trouble de la kératinisation qui s'exprime sous la forme d'un «bébé collodion». Il évolue ensuite vers divers syndromes comme l'érythrodermie congénitale ichtyosiforme non bulleuse de transmission récessive autosomique, d'expressivité variable. D'autres syndromes sont décrits : syndrome de Rud, de Sjögren-Larsson, de Netherton, érythrodermies ichtyosiformes congénitales bulleuses transmises en dominance autosomique.

Érythrodermies acquises spécifiques du nourrisson. L'érythème toxique du nouveau-né est rarement érythrodermique (cf. chapitre 18-1). L'érythrodermie desquamative de Leiner-Moussous est devenue exceptionnelle, elle est précédée de lésions de dermatite séborrhéique du cuir chevelu et d'un érythème fessier ; la généralisation se produit en quelques jours. Il n'y a pas d'atteinte de l'état général. Le prurit est discret ou absent. L'évolution est bénigne, sous traitement (cf. chapitre 18-2). L'épidermolyse staphylococcique aiguë est décrite au chapitre 2 [26]. Des érythrodermies surviennent au cours d'affections dont le point commun est la présence d'un déficit immunitaire : maladie de Ommen, déficits immunitaires combinés sévères (SCID), syndrome de Wiskott-Aldrich, sida du nourrisson, déficit en lymphocytes T, trisomie 21, IPEX syndrome, etc. La réalisation d'un bilan immunitaire chez tout nourrisson porteur d'une érythrodermie d'étiologie incertaine s'impose. Un bilan métabolique (biotine, zinc, lactates, pyruvates, CAA : chromatographie des acides aminés, CAO : chromatographie des acides organiques, etc.), une biopsie cutanée avec immunohistochimie ou microscopie électronique, un examen des cheveux en lumière polarisée, des radiographies osseuses, un examen ophtalmologique, des prélèvements pour des études génétiques sont parfois justifiés.

Après le 3e mois

On retrouve chez le nourrisson presque toutes les étiologies des érythrodermies du nouveau-né et de l'adulte. Mais deux d'entre elles méritent d'être distinguées :
– l'érythrodermie de *la dermatite atopique* pour sa fréquence : elle est de loin la plus commune des érythrodermies du nourrisson et du grand enfant ;
– l'histiocytose langerhansienne de Letterer-Siwe pour sa gravité : les lésions prédominent au tronc (aspect papulocroûteux de «cataplasme sinapisé mal essuyé») et au cuir chevelu (aspect de casque séborrhéique). L'ensemble peut ressembler à une érythrodermie de Leiner-Moussous, mais la survenue plus tardive, l'atteinte de l'état général, les adénopathies, l'hépatosplénomégalie sont des signes très évocateurs. Le diagnostic est porté sur la biopsie cutanée.

Traitement

Il doit être à la fois symptomatique et étiologique.

Le traitement étiologique, qui ne sera pas envisagé ici, devra compléter le traitement symptomatique. Ce dernier sera fonction des données du bilan et visera d'une part à *calmer l'inflammation cutanée* par des bains, des émollients et le recours à la corticothérapie locale, d'autre part à corriger ou à prévenir les complications.

Prévention des complications

La gravité de l'érythrodermie est fonction de son étiologie, mais surtout de sa durée, du terrain de survenue. La réanimation est calquée sur celle des grands brûlés ; plusieurs complications doivent être évitées :
– prendre garde aux risques d'hypo et d'hyperthermie ; la perte de chaleur se fait par conduction, radiation et évaporation ; l'absence de vasoconstriction de la peau lésée nuit à l'homéothermie. Il faut veiller à maintenir une température extérieure adéquate, puisqu'il n'y a plus de régulation interne possible ;
– lutter contre l'infection est primordial : les complications infectieuses seraient responsables de plus de 50 % des décès :
  – prévenir l'infection nosocomiale par isolement en chambre individuelle (à préférer à l'unité de réanimation), application d'antiseptiques (efficacité discutée) et restauration de la barrière épidermique par les dermocorticoïdes et les émollients,
  – dépister les colonisations microbiennes par cartes bactériennes (*Count-Tact*),
  – traiter à bon escient : l'antibiothérapie préventive antistaphylococcique prolongée est très discutable du fait du risque de sélection de germes résistants. Il faut réserver l'antibiothérapie aux infections avérées par le tableau clinique et/ou bactériologique (hémocultures) ; l'antibiothérapie locale est encore plus inutile voire dangereuse.

Il faut garder à l'esprit que l'érythrodermie mime un sepsis tant sur le plan clinique (fièvre élevée, frissons, asthénie, malaise, hypotension, etc.) que biologique (anémie, hyperleucocytose, anomalies rénales, hépatiques, syndrome inflammatoire, etc.) ; les hémocultures seront souvent contaminées s'il n'y a pas d'antisepsie locale prolongée préalable au prélèvement. Mais la modification brutale et inexpliquée de la fréquence respiratoire, de la température, des frissons, de la saturation de l'hémoglobine, l'apparition d'une hyperventilation, d'une confusion, d'une oligurie, d'une intolérance aux glucides ou une gastroplégie doivent faire discuter l'antibiothérapie adaptée à la dernière carte bactérienne ;
– prévenir les complications hémodynamiques et la décompensation *cardiaque ou rénale devient prioritaire :* correction de l'hypovolémie réelle et relative, prise en charge de la tachycardie secondaire à l'hyperthermie et la vasodilatation, et prise en charge de l'augmentation du débit cardiaque, traitement de l'insuffisance cardiaque secondaire ; faire baisser la température est aussi utile ;
– maintenir une grande vigilance quant aux équilibres *métabolique, protidique et hydroélectrolytique :* compensation des pertes en utilisant au mieux la voie entérale (au besoin par sonde nasogastrique et nutripompe) et des perfusions complémentaires. Les perfusions continues sont déconseillées sur ces peaux très altérées car elles se compliquent d'infections systémiques. Les apports caloriques et protidiques doivent être augmentés. L'hypoprotidémie aggrave les œdèmes. Le maintien d'une température normale exige une augmentation du métabolisme de base ;
– éviter toutes les complications du décubitus : escarres, occlusion, grabatérisation, pneumopathie, etc. ;
– éviter les complications oculaires.

Corticothérapie

Elle peut être :

– locale : elle a l'avantage de restaurer la barrière épidermique, de calmer le prurit et, par son pouvoir vasoconstricteur cutané, d'améliorer l'hémodynamique ; 20 à 40 g quotidiens de dermocorticoïdes de classe 1 ou 2 sont au moins nécessaires ;

– systémique : elle pourra être utilisée en prenant en compte ses avantages immédiats incontestables (action remarquable sur l'inflammation et par conséquent sur le prurit et sur l'état général) et ses inconvénients classiques auxquels s'ajoute, dans le cas du psoriasis, le risque de rebond à l'arrêt et de pustulisation. Dans le DRESS, en cas d'atteinte viscérale grave, son utilisation ne semble pas controversée.

Autres mesures

Des crèmes émollientes à volonté sont appliquées sur les érythrodermies sèches ; une anticoagulation préventive doit être envisagée en cas d'alitement prolongé.

PUVAthérapie

Elle peut avoir un effet favorable sur les principales dermatoses érythrodermiques. Son utilisation est donc justifiée isolément ou en association à la corticothérapie, ou en relais de celle-ci.

Agents immunosuppresseurs

Méthotrexate, cyclophosphamide, azathioprine, ciclosporine, voire anti-TNF, bexarotène, photochimiothérapie extracorporelle ont aussi pu être utilisés avec des succès variables selon l'étiologie de l'érythrodermie [27].

RÉFÉRENCES

1. Sigurdsson V. et coll., *J Am Acad Dermatol.* 1996, *35*, 53.
2. Sigurdsson V. et coll., *J Am Acad Dermatol.* 2001, *45*, 675.
3. Sehgal V.N. et coll., *Int J Dermatol.* 2004, *43*, 39.
4. Jowker F. et coll., *J Pak Assoc Dermatol.* 2006, *16*, 129.
5. Banerjee S. et coll., *Indian J Dermatol.* 2015, *60*, 549.
6. Cribier B. et coll., *Dermatologie : de la clinique à la microscopie.* Elsevier-Masson, Paris, 2015.
7. Moy A.P. et coll., *JAMA Dermatol.* 2015, *151*, 753.
8. Mistry N. et coll., *Adv Skin Wound Care.* 2015, *28*, 228.
9. Patterson J.W. et coll., *Am J Dermatopathol.* 1991, *13*, 358.
10. Thakur B.K. et coll., *Int J Std Aids.* 2015, *26*, 512.
11. Qiu Z. et coll., *Exp Ther Med.* 2016, *11*, 543.
12. Dao K. et coll., *Rev Med Suisse.* 2016, *12*, 75.
13. Kumar S. et coll., *J Can Res Ther.* 2015, *11*, 993.
14. Ortonne N. et coll., *Br J Dermatol.* 2015, *173*, 50.
15. Roujeau J.C. et coll., *N Engl J Med.* 1994, *331*, 1272.
16. Descamps V. et coll., *Arch Dermatol.* 2001, *137*, 301.
17. Novelli M. et coll., *Am J Clin Pathol.* 2015, *143*, 57.
18. Vonderheid E.C. et coll., *J Am Acad Dermatol.* 2002, *46*, 95.
19. Jackow C.M. et coll., *Blood.* 1997, *89*, 32.
20. Fourcade S. et coll., *Ann Dermat Vénéréol.* 2006, *133*, 549.
21. Harper T.G. et coll., *Am J Gastroenterol.* 1984, *79*, 921.
22. Kameyama H. et coll., *Int J Gastrointest Cancer.* 2005, *35*, 153.
23. Eltawansy S.A. et coll. *J Gastrointest Oncology.* 2015, *6*, E26.
24. Boonk S.E. et coll., *J Cutan Pathol.* 2015, *42*, 604.
25. Larrègue M. et coll., *Ann Dermatol Vénéréol.* 1989, *116*, 931.
26. Kouakou K. et coll., *Case Report Dermatol Med.* 2015, *2015*, 901968.
27. Sigurdsson V. et coll., *J Am Acad Dermatol.* 1996, *35*, 53.

6

Réactions cutanées médicamenteuses

Coordinateur : L. Borradori

6-1	Réactions cutanées aux médicaments B. Lebrun-Vignes, P. Wolkenstein, O. Chosidow	289
6-2	Érythème polymorphe et syndrome de Stevens-Johnson L. Feldmeyer, J.-H. Saurat, L.-E. French	299
6-3	Nécrolyse épidermique toxique (syndrome de Lyell) L. Feldmeyer, L.-E. French	303

6-1 Réactions cutanées aux médicaments

B. Lebrun-Vignes, P. Wolkenstein, O. Chosidow

Physiopathologie

Définition

Les réactions cutanées aux médicaments, encore nommées éruptions médicamenteuses ou toxidermies, désignent les effets indésirables à expression cutanée des xénobiotiques administrés par voie systémique.

Épidémiologie

Les réactions cutanées sont les plus fréquents des effets indésirables des médicaments notifiés aux centres de pharmacovigilance (environ 25 % des notifications spontanées d'accidents médicamenteux). Elles compliqueraient suivant les sources jusqu'à 8 % des traitements hospitaliers [1-3], motiveraient 1,5 % des hospitalisations dans les services de dermatologie français et 1 % des consultations de dermatologie en milieu hospitalo-universitaire [4, 5]. Les effets indésirables rares (1 à 10 patients sur 10 000) ou très rares (moins de 1 patient sur 10 000) d'un nouveau médicament ne sont pas identifiés lors des études précliniques et cliniques qui précèdent son enregistrement et sa commercialisation. L'importance des manifestations cutanées n'apparaît souvent qu'après la mise sur le marché lorsqu'un nombre suffisamment important de malades a été exposé à ce nouveau médicament.

Il existe une prédominance féminine modérée des réactions cutanées aux médicaments, de 1,5 à 2 femmes pour 1 homme, s'expliquant en partie par une consommation plus importante de médicaments par les femmes. La fréquence des éruptions médicamenteuses augmente également chez les sujets âgés.

La plupart des médicaments peuvent être inducteurs d'éruptions médicamenteuses (représentées principalement par des d'exanthème maculopapuleux) chez environ 1 % des patients exposés. À titre d'exemple, l'encadré 6.1 donne une liste non exhaustive de médicaments à risques élevés (>3 %), l'encadré 6.2 une liste de médicaments à faibles risques (<0,5 %) [2, 3, 6-9].

Encadré 6.1

Médicaments usuels à risque élevé (> 3 %) d'éruptions médicamenteuses

– Allopurinol
– Amoxicilline
– Ampicilline
– Carbamazépine
– Isoniazide
– Lamotrigine
– Névirapine
– D-pénicillamine
– Phénytoïne
– Produits de contraste iodés
– Rifampicine
– Sulfadiazine
– Sulfasalazine
– Triméthoprime-sulfaméthoxazole

Encadré 6.2

Médicaments usuels à risque faible (< 0,5 %) d'éruptions médicamenteuses

– Aminophylline
– Aspirine
– Atropine
– Codéine
– Digoxine
– Dinitrate d'isosorbide
– Gentamycine
– Hydroxyde d'aluminium
– Hydroxyde de magnésium
– Insuline
– Méthyldopa
– Morphine
– Paracétamol
– Prednisone
– Prométhazine
– Propranolol
– Sel ferreux
– Spironolactone
– Trinitrate de glycéryl

Pathogénie

Les mécanismes physiopathologiques à l'origine des réactions cutanées aux médicaments sont multiples, ce qui rend compte de la grande variabilité sémiologique observée. On peut en distinguer schématiquement deux grandes catégories : d'une part les *mécanismes immunologiques/immunoallergiques* médiés par les effecteurs cellulaires ou humoraux du système immunitaire, d'autre part les *mécanismes toxiques/pharmacologiques* dans lesquels le médicament exerce directement son effet sur la cible.

Le terme d'hypersensibilité est un terme ambigu car utilisé aussi bien pour des réactions médiées par le système immunitaire que pour des manifestations de mécanisme pharmacologique.

Une classification des réactions médicamenteuses indésirables (de Rawlins et Thompson) est utilisée par certains experts selon qu'il s'agit d'un mécanisme pharmacologique, donc prévisible (réactions de type A), ou d'autres mécanismes (réactions de type B) [10]. Ces réactions de type B sont liées à une prédisposition génétique (p. ex. phénomènes immunologiques, présence d'un défaut enzymatique) et restent par conséquent souvent (encore) difficilement prévisibles.

Conception immunologique

Il est communément admis que la plupart des réactions cutanées aux médicaments sont des réactions immunologiques/immuno-allergiques. Certains médicaments peuvent se comporter en *haptènes* induisant une réponse immunitaire spécifique à la fois cellulaire et humorale. Cela a été particulièrement bien étudié pour les déterminants antigéniques des pénicillines.

Des *clones de lymphocytes T* réagissant directement avec la forme native de la carbamazépine, de bêtalactamines, de la lidocaïne

Réactions cutanées aux médicaments

ou des sulfamides ont été obtenus *in vitro* à partir de lymphocytes du sang ou des lésions de patients ayant eu une éruption médicamenteuse à ces molécules [11].

Il a également été montré que les réactions immunologiques retardées pouvaient résulter d'une *interaction directe* entre le médicament et les molécules du système HLA ou avec les récepteurs des lymphocytes T (TCR), ce mécanisme étant appelé le «*p-i*» *concept* pour *pharmacological interaction with immune receptors* [12].

La classification des réactions cutanées médicamenteuses imunoallergiques repose cependant encore aujourd'hui sur les 4 groupes définis par Gell et Coombs il y a un demi-siècle, et qui correspond à une vision simpliste vis-à-vis de l'immulogie actuelle :
– type I, réaction immédiate, IgE (ou IgG) médiée : urticaire, angiœdème, anaphylaxie ;
– type II, réaction cytotoxique induite par le médicament : pemphigus, purpura lié à une thrombopénie médicamenteuse ;
– type III, complexes immuns : vasculites, maladie sérique ;
– type IV, réaction retardée à médiation cellulaire : exanthème maculopapuleux (EMP), érythème pigmenté fixe (EPF), syndrome de Stevens-Johnson (SSJ) et de Lyell, pustulose exanthématique aiguë généralisée (PEAG). Les réactions de mécanisme immunoallergique sont majoritairement de type IV, retardé. Au sein de ce groupe, une classification en 4 sous-groupes (de IVa à IVd) a été proposée en fonction du profil lymphocytaire, des cytokines et des cellules effectrices impliquées afin de rendre compte des différents tableaux cliniques [13].

Ces différents mécanismes expliquent les délais de survenue après introduction du médicament suspect, variables d'un tableau clinique à l'autre :
– moins d'une *heure* pour l'urticaire/anaphylaxie ;
– 1 à 2 *jours* pour la PEAG ;
– 3 à 5 *jours* pour l'EPF ;
– 10 *jours* en moyenne l'EMP (5 à 21 jours) et le SSJ/Lyell (5 à 28 jours) ;
– 2 à 8 *semaines* pour le syndrome d'hypersensibilité ou DRESS.

D'une manière générale, ce délai est plus court en cas de sensibilisation antérieure, ce qui est particulièrement observé pour l'EPF et la PEAG. Ces délais évoquent donc un phénomène de mémoire immunologique.

L'histopathologie de lésions précoces illustre ces mécanismes. Elle montre l'expression par les kératinocytes des molécules HLA DR et ICAM-1, la présence de lymphocytes T dans les lésions (plutôt CD4+ dans le derme et CD8+ dans l'épiderme) et des images d'apoptose de kératinocytes en contact avec des cellules mononucléées évoquant une cytotoxicité à médiation cellulaire, dont la réalité a été montrée dans divers types de réactions médicamenteuses, allant d'éruptions maculopapuleuses «banales» [11] au syndrome de Lyell [14]. Dans le cas du SSJ/Lyell, les lymphocytes cytotoxiques dont l'activité est modulée par des lymphocytes T régulateurs produisent différentes cytokines (interféron gamma, TNF-α, Fas-ligand) responsables *via* les cellules mononucléées de la production de facteurs tels que le granzyme B et la granulyzine à l'origine de l'apoptose massive des kératinocytes. Les concentrations de granulyzine dans le liquide de bulles sont corrélées à la sévérité du décollement cutané (*cf.* chapitres 6-2 et 6-3) [15].

Mécanismes non immunologiques

De nombreux effets indésirables cutanés ne relèvent pas de mécanismes immunologiques [3], mais de mécanismes pharmacologiques ou toxiques à l'origine de divers effets cutanés classiquement *dose-dépendants et/ou temps-dépendants*. Il peut s'agir de manifestations liées à un effet pharmacologique ou toxique «direct» du médicament sur les cellules de l'épiderme et des annexes (sécheresse cutanée et rétinoïdes, alopécie et cytostatiques, folliculites ou éruption acnéiforme et anti-EGFR, phototoxicité et cyclines) ou d'anomalies de la pigmentation liée soit à l'accumulation (thésaurismose) du médicament dans la peau (amiodarone, quinolones, hydroxychloroquine, minocycline), soit à une modification de la synthèse de mélanine. Appartiennent également à cette catégorie les fréquentes *réactions «anaphylactoïdes» non IgE-médiées* liées à la libération ou à la production de médiateurs tels que l'histamine, la bradykinine ou les leucotriènes. Enfin, des réactions cutanées dites «paradoxales» sont décrites avec certaines biothérapies comme les anti-TNF-α. Ces manifestations concernent des pathologies/lésions cutanées répondant habituellement aux anti-TNF-α (psoriasis) et survenant au cours de traitement par ces mêmes biothérapies.

Autres données physiopathologiques

On a longtemps suspecté que les malades ayant une hypersensibilité aux sulfamides et aux anticomitiaux pourraient avoir des anomalies de leur capacité enzymatique de détoxification des dérivés oxydés «réactifs» de ces médicaments. De telles anomalies métaboliques acquises ont été suspectées pour expliquer la fréquence accrue des éruptions médicamenteuses chez des malades infectés par le virus de l'immunodéficience humaine. Cela n'a pas été confirmé [16].

Facteurs individuels favorisants

HLA. Les travaux génétiques de ces dix dernières années ont permis d'établir un lien entre groupes HLA et certains médicaments dans le ***SSJ/Lyell*** : très forte association au sein de l'ethnie chinoise Han d'une part entre *HLA-B*5801 et allopurinol* [17], d'autre part entre *HLA-B*1502 et carbamazépine* [18]. En Europe, l'étude de ces associations par le groupe RegiSCAR a mis en évidence une association entre *HLA-B*5801 et allopurinol* dans 61 % des cas, à un moindre degré entre *HLA-B*38 et sulfaméthoxazole ou lamotrigine*, *HLA-B*73 et oxicam*, mais aucun lien entre HLA-B*1502 et carbamazépine [19] sauf chez les patients ayant des origines asiatiques. Ces associations, aussi fortes soient-elles, ne suffisent pas à expliquer à elles seules la survenue du SSJ/NET, ni à proposer, en Occident, un dépistage systématique avant l'instauration du traitement. Une prédisposition génétique a également été montrée dans le **DRESS** pour certains médicaments (HLA-B*5701 et abacavir, HLA-B*5801 et allopurinol) [20]. Dans l'exemple de l'*abacavir*, ce lien génétique fort a conduit à l'obligation de *rechercher le statut HLA-B*5701 du patient avant de débuter* le traitement, celui-ci étant contre-indiqué chez les sujets HLA-B*5701 positifs.

Infections virales : virus d'Epstein-Barr, VIH, cytomégalovirus, HHV6. Le lien entre les réactions cutanées immunoallergiques retardées médicamenteuses et certains virus est suspecté depuis de nombreuses années, en particulier pour les EMP et les DRESS [21]. Le risque d'EMP médicamenteux est augmenté sous pénicilline A au cours de la mononucléose infectieuse, allant jusqu'à 80 à 100 % des cas d'après les publications initiales. Cette incidence pourrait avoir été surestimée comme en témoigne une étude pédiatrique ne retrouvant un EMP que dans 33 % des cas [22]. La survenue d'un EMP sous pénicilline au cours d'une primo-infection à EBV ne contre-indique pas la réintroduction ultérieure d'un antibiotique de la famille des bêtalactamines. L'infection par le VIH est un facteur de risque d'EMP médicamenteux identifié dans la littérature, en particulier avec le sulfaméthoxazole. Lorsque des malades atteints du syndrome d'immunodéficience acquise (sida) sont traités par des sulfamides pour une pneumopathie à *Pneumocystis jirovecii*, le taux d'accidents cutanés est beaucoup plus élevé (30 à 60 %) que chez des sujets traités par les mêmes médicaments aux mêmes doses pour la même indication après un immunodéficit thérapeutique (transplantation, etc.). L'infection VIH favorise donc les réactions médicamenteuses indépendamment de l'immunodéficit qu'elle induit. Dans la plupart des cas, il s'agit d'éruptions maculopapuleuses d'évolution bénigne, cédant habituellement en quelques jours et ne nécessitant pas obligatoirement l'interruption du traitement. Ces réactions maculopapuleuses aux sulfamides antibactériens au cours du sida semblent beaucoup moins fréquentes chez des sujets à peau noire, africains ou haïtiens.

Outre ces éruptions maculopapuleuses transitoires, on observe également au cours du sida un nombre accru d'éruptions médicamenteuses d'autres types : urticaire, anaphylaxie, syndromes de Stevens-Johnson et de Lyell/NET. Des éruptions médicamenteuses sont également observées avec une fréquence accrue chez des malades infectés par le VIH sans immunodéficit. Une réaction cutanée à un médicament peut d'ailleurs être révélatrice d'infection par le VIH. Ce risque d'éruption médicamenteuse, initialement décrit avec les sulfamides antibactériens, est retrouvé avec de nombreux autres médicaments : amoxicilline, produits de contraste iodés, antituberculeux et antirétroviraux en particulier abacavir et névirapine. Il a été calculé que le risque d'éruption médicamenteuse était multiplié par 4 à 30 selon les médicaments au cours de l'infection par le VIH.

Associations. Les éruptions médicamenteuses semblent plus fréquentes chez les sujets polymédicamentés.

Atopie. Les malades atopiques ne sont pas plus exposés aux réactions médicamenteuses.

Lymphopathies. Un risque accru d'éruptions médicamenteuses a été noté au cours des leucémies lymphoïdes chroniques et également dans les leucémies non lymphocytaires.

Autres facteurs de risque. Des prédispositions à la survenue de toxidermies sont rapportées dans la littérature, incluant l'immunodépression (traitements immunosuppresseurs, néoplasies) ou les pathologies auto-immunes (lupus systémique, hépatite auto-immune), sans qu'il soit possible d'analyser la part revenant à la pathologie de fond et à son traitement. L'âge ne semble pas être un facteur majeur de variation, les réactions cutanées médicamenteuses observées dans les populations pédiatriques ou gériatriques n'ayant pas de spécificité.

Diagnostic

Imputabilité

L'établissement du lien de causalité entre une manifestation clinique et un médicament est désigné sous le terme d'*imputabilité* [23]. Cette démarche ne peut pas se fonder sur la seule analyse séméiologique des lésions cutanées. En effet en dehors de cas tout à fait exceptionnels (p. ex. l'argyrie), les lésions cutanées induites par les médicaments *n'ont que peu ou pas de spécificité*. Seul l'érythème pigmenté fixe peut être considéré comme de cause certainement médicamenteuse, mais avec un très vaste éventail de médicaments potentiellement responsables. Un exanthème maculopapuleux, une urticaire, un prurit, qui sont les plus fréquents des effets indésirables des médicaments, peuvent avoir de multiples autres causes qu'une ingestion médicamenteuse. Un certain polymorphisme lésionnel, des atypies séméiologiques sont en faveur de l'origine médicamenteuse d'une «éruption» cutanée. Histologiquement, en dehors d'une thésaurismose, il n'y a aucun argument spécifique pour l'étiologie médicamenteuse d'une éruption. Ici encore atypies et polymorphisme sont pris en compte en faveur du diagnostic d'éruption médicamenteuse.

Tests *in vivo* et *in vitro*

Tests *in vitro*. Depuis plusieurs dizaines d'années, des tests biologiques qui permettraient d'affirmer la responsabilité d'un médicament ont été recherchés. Malgré les progrès dans la compréhension physiopathologique des éruptions médicamenteuses, les tests biologiques n'ont pas fait la preuve de leur utilité diagnostique, en dehors de situations bien définies (réactions à IgE). Le test de stimulation lymphocytaire (dit *test de transformation lymphoblastique*), de sensibilité et spécificité trop faibles, pourrait être supplanté par la mesure du relargage de cytokines par les lymphocytes de malades en présence du médicament. Le *test de dégranulation des basophiles* peut aider dans des accidents d'hypersensibilité immédiate mais pas dans l'immense majorité des éruptions médicamenteuses.

Tests *in vivo*. Les tests épicutanés, *prick-tests* et intradermoréactions ont un intérêt diagnostique dans certaines toxidermies et pour certains médicaments mais ils doivent être pratiqués par des équipes entraînées à leur réalisation et à leur interprétation [24]. Une nécessaire standardisation des pratiques est en cours en Europe [25]. Le bilan allergologique peut être réalisé entre 6 semaines et plus de 6 mois (DRESS, SSJ/NET) après l'épisode en l'absence de toute corticothérapie générale ou locale et d'antihistaminiques.

Les tests épicutanés ou patch-tests consistent à poser pendant 48 heures le médicament à tester dilué (eau ou vaseline) sur la peau à l'aide de cupules d'aluminium ou en plastique. La lecture est réalisée 30 minutes, 48 et 96 heures après le décollement du matériel, et à une semaine en cas de négativité. L'exploration d'une photoallergie nécessite une exposition des zones testées à de faibles doses UVA et UVB (photopatch-tests). L'intérêt des patch-tests dépend à la fois du médicament testé et du type de toxidermie. À titre d'exemple, ils peuvent être utiles dans les *exanthèmes maculopapuleux sous bêtalactamines*, dans le *DRESS induit par la carbamazépine ou les inhibiteurs de la pompe à protons*. Ils sont intéressants dans la PEAG et l'EPF, mais sont souvent négatifs dans les SSJ/NET et dans les toxidermies induites par l'allopurinol et la salazopyrine [24].

Les prick tests et intradermo-réactions (IDR) sont réalisés avec le médicament dilué. La lecture se fait à 20 minutes et 24 heures. En cas de négativité, une IDR est réalisée avec des dilutions croissantes de médicament injectées progressivement toutes les 30 minutes sur la face externe du bras sous surveillance médicale. Les lectures se font à 30 minutes, 24 heures et 1 semaine en cas de négativité. Les prick tests et les IDR sont très utiles dans l'exploration des urticaires et angiœdèmes, les IDR peuvent également avoir un intérêt devant un *exanthème maculopapuleux, une érythrodermie* ou une *toxidermie eczématiforme*. Ils sont formellement **contre-indiqués en cas de SSJ/NET et de DRESS** en raison du risque de réactivation de la toxidermie grave.

En cas de positivité des tests, plusieurs molécules de la même classe doivent être testées afin de rechercher les réactions croisées et de proposer une conduite à tenir (possibilités de réintroduction ou contre-indications).

En cas de négativité des tests cutanés, un **test de provocation orale** est possible quand le médicament concerné est indispensable, et en dehors d'une toxidermie sévère (SSJ/NET, DRESS). La balance risque/bénéfice est établie pour chaque patient, le test se déroule en milieu hospitalier avec des doses croissantes de médicaments.

Principes d'imputabilité clinique

En l'absence de critères formels, l'imputabilité est une démarche *probabiliste*. Elle s'appuie sur un faisceau d'arguments en essayant de quantifier le poids respectif de chacun d'entre eux. De très nombreuses méthodes ont été proposées. Toutes reposent en fait sur l'analyse d'un nombre limité de critères.

Le regroupement de ces critères aboutit à évaluer deux probabilités :
– probabilité pour que les manifestations cliniques soient d'origine médicamenteuse plutôt que d'autre origine ;
– choix, parmi les médicaments absorbés par le malade, de celui dont la responsabilité est la plus probable.

Cette dernière partie de la démarche est la plus difficile et la plus lourde de conséquences. Pour le malade, elle va déboucher sur l'éviction de médicaments parfois indispensables. Pour l'industrie pharmaceutique et les organismes publics de pharmacovigilance, l'imputation répétée d'un produit peut conduire à interrompre son développement ou sa mise sur le marché. C'est dire que cette démarche doit être extrêmement rigoureuse, aussi objective et reproductible que possible.

En France, les accidents des médicaments obligatoirement rapportés aux centres de pharmacovigilance sont évalués avec une méthode d'imputabilité officielle [23], actualisée en 2011. Cette méthode consiste à apprécier le lien de causalité possible pour chaque médicament et sépare clairement l'imputabilité intrinsèque et l'imputabilité extrinsèque.

Imputabilité extrinsèque. Elle repose sur la connaissance d'accidents identiques attribués à un médicament donné, fondée sur les publications préalables ou sur l'accumulation des données dans les dossiers de pharmacovigilance.

Imputabilité intrinsèque. Elle concerne le lien de causalité entre l'accident observé et les divers médicaments pris par le malade. Elle repose sur des critères répartis en deux groupes : critères chronologiques et séméiologiques.

Les critères chronologiques varient en fonction du type d'effets indésirables et de la nature du médicament : La constitution d'une frise chronologique est un support important au raisonnement d'imputabilité et à la prise de décision.
– Le premier critère est le *délai* entre le début du traitement et la survenue de la réaction. Les délais suggestifs pour chaque type d'éruptions médicamenteuses sont présentés dans le tableau 6.1. Le délai est incompatible lorsque le médicament a été administré après le début des troubles. Dans la plupart des cas, des délais très larges devront être considérés comme compatibles.
– L'*évolution* après arrêt du médicament est également un critère. L'évolution est *suggestive* lorsque l'éruption médicamenteuse régresse après arrêt du médicament ou, au contraire, lorsque les lésions cutanées s'aggravent avec la poursuite du traitement. L'évolution est *non concluante* lorsque la guérison est obtenue par un traitement symptomatique efficace ou lorsque l'évolution est inconnue. L'évolution est *non suggestive* en cas de persistance ou en d'aggravation des troubles malgré l'arrêt du médicament supposé responsable ou encore en cas de guérison de ces lésions malgré la poursuite du traitement. La validité de ce critère est remise en cause par les observations répétées d'aggravation des lésions dans les jours suivant l'arrêt de tout traitement et par la rémission habituelle de l'éruption malgré la poursuite d'un traitement quand elle est indispensable.
– La *réadministration*, en principe accidentelle, est considérée comme positive en cas de récidive de la même éruption médicamenteuse après reprise du médicament, elle est négative si les lésions ne récidivent pas.

La combinaison des trois critères, délai, évolution, réintroduction, permet selon une table de décision d'aboutir à une *imputabilité chronologique*.

Les critères séméiologiques sont au nombre de quatre : séméiologie de l'accident, facteurs favorisants éventuels, autres étiologies non médicamenteuses, examens complémentaires. La combinaison de ces quatre critères aboutit à une *imputabilité séméiologique*.

Une table de décision conduit à l'imputabilité intrinsèque en croisant les imputabilités chronologiques et séméiologiques. Cette imputabilité intrinsèque est **exclue**, **douteuse**, **plausible**, **vraisemblable** ou **très vraisemblable**. En cas d'imputabilité intrinsèque identique pour plusieurs médicaments, c'est l'imputabilité extrinsèque qui tranche.

Clinique des réactions médicamenteuses

Exanthèmes maculopapuleux

Les exanthèmes dits maculopapuleux (EMP) constituent la forme d'éruption médicamenteuse aiguë la plus fréquente (90 % des cas observés dans une vaste cohorte prospective [2]). Cliniquement, ces exanthèmes sont très variés et très polymorphes. Ils débutent souvent aux coudes, aux genoux et au tronc, et s'étendent progressivement à la majeure partie du corps en 3 à 5 jours (fig. 6.1).

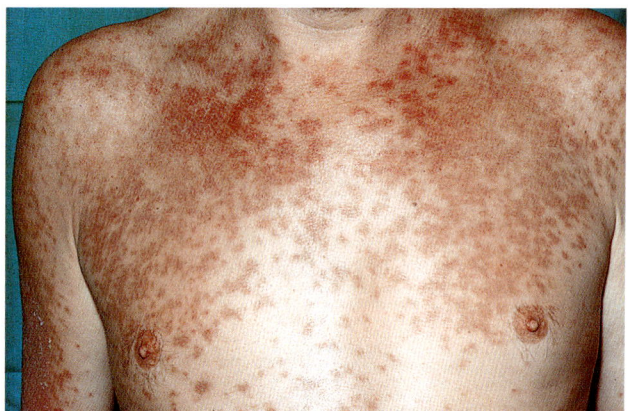

Fig. 6.1 Exanthème maculopapuleux.

Ils sont constitués de lésions maculopapuleuses de taille variable, pouvant confluer en larges placards. Ces exanthèmes, parfois légèrement purpuriques (en particulier aux membres inférieurs), à limites imprécises, peuvent être scarlatiniformes ou morbilliformes. Fièvre et prurit les accompagnent fréquemment. Une hyperéosinophilie peut être présente à l'hémogramme. L'évolution est le plus souvent favorable, en général en moins d'une semaine avec fine desquamation secondaire.

Au cours de ces éruptions, certains *signes de gravité* sont à rechercher systématiquement : sévérité des signes fonctionnels (prurit, brûlures cutanées), étendue des lésions cutanées, survenue de lésions muqueuses, œdème du visage, décollement cutané avec signe de Nikolsky, altération de l'état général, fièvre supérieure à 38,5 °C. De telles manifestations cliniques font craindre que l'EMP soit la phase initiale d'une éruption médicamenteuse grave, syndromes de Lyell ou de Stevens-Johnson, syndrome d'hypersensibilité multisystémique (DRESS), voire érythème pigmenté fixe bulleux généralisé ou dermatose à IgA linéaires extensive qui peuvent mettre en jeu le pronostic vital. Les principaux diagnostics différentiels sont les exanthèmes d'origine virale ou toxinique (streptocoques, staphylocoques).

L'examen histologique cutané est généralement peu contributif avec un infiltrat lymphohistiocytaire périvasculaire minime, et parfois extravasation de globules rouges. Une vacuolisation de la membrane basale, une nécrose kératinocytaire monocellulaire et une exocytose lymphocytaire, la présence d'éosinophiles sont en faveur d'une éruption médicamenteuse.

6-1 Réactions cutanées médicamenteuses
Réactions cutanées aux médicaments

Tableau 6.1 Réactions cutanées médicamenteuses : caractéristiques cliniques et étiologiques

Clinique et étiologie	Exanthèmes maculopapuleux	Urticaire Angiœdème (A)	PEAG	Purpura vasculaire Maladie sérique	Phototoxicité	Photoallergie	EPF	SSJ/NET	Syndrome d'hypersensibilité (DRESS)
Diagnostics différentiels	Virus, toxines, parasites, bactéries, dermatoses inflammatoires	Idiopathique Autres causes Piqûres insectes	Psoriasis pustuleux	Infectieux Auto-immun Hémopathies Cancers	Brûlures solaires Photosensibilité métabolique	Eczéma Lupus érythémateux Photosensibilité idiopathique	NET Érythème polymorphe DIgAL	Épidermolyse Staphylococcique Érythème polymorphe	Viroses Hémopathies
Délai	7-21 jours	Quelques minutes à quelques heures	<48 heures	7-21 jours	Quelques heures après exposition	5-21 jours	Quelques heures	5-28 jours	10-60 jours
Principaux médicaments en cause	Aminopénicillines Antibiotiques Sulfamides AB Anticomitiaux Allopurinol Cytokines Antirétroviraux	Aspirine Pénicilline (A) IEC (A) Produits de contraste iodés Sérums, vaccins Fibrinolytiques Anesthésiques généraux Sérums	Aminopénicillines Pristinamycine Sulfamides Diltiazem Chloroquine/ hydroxychloroquine Terbinafine	Allopurinol Furosémide Iode Thiazidiques Sulfamides Streptokinase Céfaclor Propylthio-uracile Anticorps monoclonaux Antivitamines K	Tétracyclines AINS Quinolones Isoniazide Thiazidiques Amiodarone Phénothiazines Chlorpromazine Sulfonylurées Psoralènes Inhibiteurs de BRAF Vandétanib	Topiques : – prométhazine – hexachlorophène – acide para-aminobenzoïque – salicylanilides halogénés – kétoprofène Systémiques : – phénothiazines – griséofulvine – acide nalidixique – sulfamides – AINS	Barbituriques Sulfamides AB Tétracyclines Paracétamol AINS Antibiotiques Carbocystéine	Sulfamides AB Anticomitiaux Allopurinol Oxicams Névirapine	Anticomitiaux Sulfamides AB Allopurinol
Part des causes médicamenteuses	60-80 % (adulte)	10 %	>90 %	10 %	??	??	100 % (?)	70-80 %	60-80%

A : angiœdème ; AB : antibactérien ; Ac : anticorps ; AINS : anti-inflammatoires non stéroïdiens ; DIgAL: dermatose à IgA linéaires ; EPF : érythème pigmenté fixe ; IEC : inhibiteurs de l'enzyme de conversion ; NET : nécrolyse épidermique toxique ; PEAG : pustulose exanthématique aiguë généralisée ; SSJ : syndrome de Stevens-Johnson.

La plupart des médicaments peuvent induire un EMP chez environ 1 % des patients traités. Pour certaines molécules, le risque d'EMP est supérieur à 3 % : allopurinol, aminopénicillines, céphalosporines, antiépileptiques et sulfamides antibactériens. *Les produits de contraste iodés* sont une cause apparemment plus fréquente et mieux reconnue des EMP voire de toxidermies plus sévères (*cf. infra* « Halogénides »).

Le délai entre l'introduction du médicament et les symptômes est de 2 à 3 jours chez les malades déjà sensibilisés. En l'absence de sensibilisation antérieure, le pic d'apparition est au 9e jour, avec des extrêmes de l'ordre de 7 à 21 jours.

Urticaire et angiœdème

Ces manifestations sont liées à une cause médicamenteuse dans environ 10 % des cas. Les lésions sont dues à une vasodilatation responsable d'un œdème. L'urticaire et l'angiœdème se différencient par la profondeur de l'œdème, dermique dans l'urticaire, dermo-hypodermique dans l'angiœdème. Cliniquement, l'urticaire est une éruption de papules œdémateuses entourées d'un halo érythémateux, prurigineuses, labiles dans le temps et dans l'espace, disparaissant en 24 à 48 heures sans laisser de trace. L'angiœdème est une urticaire profonde touchant plus volontiers les muqueuses, il se présente comme un œdème rosé des paupières, des lèvres, des oreilles et/ou des muqueuses. Il est associé à une sensation de tension parfois douloureuse plus que prurigineuse (*cf.* chapitre 10-2). Des signes généraux, fièvre, arthralgies, troubles digestifs ou neurologiques peuvent accompagner urticaire et angiœdème. Les diagnostics différentiels sont les autres causes d'urticaire aiguë (*cf.* chapitre 10-2). Histologiquement, la biopsie montre une image d'infiltrat mononucléé avec œdème du derme et dilatation des capillaires. Le délai d'apparition, l'évolution et la prise en charge dépendent du mécanisme impliqué.

Réaction immunoallergique de type I (immédiate, anaphylaxie). Ce mécanisme, lié à la présence d'IgE ou d'IgG spécifiques, est impliqué dans 5 % des cas d'urticaire ou d'angiœdème. La réaction survient de quelques minutes à une heure après la prise médicamenteuse et peut se compliquer de choc anaphylactique avec mise en jeu du pronostic vital, secondaire à la libération massive d'histamine : collapsus, hypotension, bronchospasme ou spasme laryngé. L'arrêt et l'éviction définitive du médicament en cause sont indispensables, le risque de réaction anaphylactique mortelle étant important en cas de réintroduction. Lors d'une réaction anaphylactique, le traitement repose en urgence sur l'injection d'adrénaline associée à une injection de corticoïdes systémiques. Les médicaments le plus souvent en cause sont les antibiotiques et tout particulièrement les pénicillines, les curares et autres médicaments utilisés en anesthésiologie, les AINS, le paracétamol, les produits de contraste, les vaccins [25]. Les tests allergologiques cutanés intradermiques (prick test, intradermoréactions) permettent de confirmer l'origine allergique immédiate des manifestations.

Réactions pharmacologiques. Dans 95 % des cas, l'urticaire ou l'angiœdème médicamenteux est d'origine pharmacologique non immunoallergique (« pseudo-allergique » ou anaphylactoïde), la vasodilatation résultant de la libération directe de médiateurs tels que l'histamine, la bradykinine ou de leucotriènes. De nombreux médicaments sont susceptibles de provoquer une histaminolibération par dégranulation des mastocytes comme les morphiniques, les produits de contraste iodés, la vancomycine, les fortes doses intraveineuses de corticoïdes ou les sels de platines. Les anti-inflammatoires non stéroïdiens (AINS), y compris l'aspirine, sont à l'origine d'une accumulation de leucotriènes en inhibant la cyclo-oxygénase.

Les patients atteints d'urticaire chronique sont particulièrement concernés par ces manifestations. Dans ces situations, les réactions sont d'intensité limitée et cèdent à l'arrêt du médicament et/ou sous antihistaminiques. Les manifestations graves avec hypotension ou asphyxie sont exceptionnelles. Dans la grande majorité des cas, il est possible de réintroduire le médicament responsable si nécessaire, sous surveillance clinique et avec quelques précautions : prémédication par antihistaminiques et/ou corticoïdes, ralentissement du débit de perfusion en cas d'administration intraveineuse, etc. Lorsqu'il est difficile d'éliminer cliniquement une réaction immuno-allergique IgE-médiée, des tests cutanés sont indispensables avant de décider d'une éventuelle réintroduction afin de déterminer le mécanisme de la réaction.

Les inhibiteurs de l'enzyme de conversion (IEC), mais aussi les sartans et les glyptines sont susceptibles d'induire une accumulation de bradykinine. Environ 0,2 % des nouveaux utilisateurs d'IEC développeraient un *angiœdème* et l'incidence a été estimée à environ 2 cas pour 1 000 patients/année. La majorité des cas surviennent dans les 3 premiers mois de traitement, mais le risque persiste tout au long du traitement. Le risque serait plus important dans la population noire, chez les femmes et serait plus faible chez le diabétique. Le risque concernerait également tout patient ayant reçu un IEC dans les 6 mois précédents (*cf.* chapitre 10-2). L'éviction définitive du médicament est indispensable en cas d'angiœdème bradykinique en raison du risque de réaction grave voire mortelle. Les angiœdèmes induits par les IEC ne répondent pas aux thérapeutiques utilisées dans les angiœdèmes histaminiques mais répondent aux antagonistes des récepteurs de la bradykinine ou aux concentrés de C1-inhibiteur. Des recommandations concernant leur prise en charge ont été élaborées par un groupe d'experts français (*cf.* chapitre 10-2) [26].

Pustulose exanthématique aiguë généralisée

Elle est caractérisée par la survenue soudaine et habituellement simultanée d'une fièvre élevée, d'une éruption disséminée œdémateuse, rapidement couverte de centaines de pustules non folliculaires superficielles de petite taille (0,3 à 0,5 mm de diamètre) prédominant au tronc et aux grands plis ; un purpura et des cocardes atypiques peuvent être associés. Une hyperleucocytose franche est quasi constante, liée à une hyperpolynucléose neutrophile [27]. Des manifestations systémiques avec atteinte hépatique, rénale, médullaire ou pulmonaire s'observent dans près de 20 % des cas [28], ce qui en fait une toxidermie sévère (exceptionnellement) pouvant exceptionnellement mettre en jeu le pronostic vital ; fièvre et pustules durent de 7 à 10 jours suivies d'une desquamation. L'évolution est généralement favorable en moins de 15 jours.

L'examen histologique cutané montre des pustules intraépidermiques ou sous-cornées accompagnées d'un œdème dermique, d'un infiltrat neutrophilique et/ou éosinophile périvasculaire ou d'un foyer de nécrose kératinocytaire. Le principal diagnostic différentiel est le psoriasis pustuleux (*cf.* chapitre 11-4).

Les médicaments en cause sont principalement les antibiotiques, essentiellement les aminopénicillines, les quinolones, les sulfamides antibactériens et la pristinamycine. Plus rarement, parmi les autres médicaments, le diltiazem, la chloroquine et l'hydroxychloroquine, la terbinafine sont les plus imputés. Le mercure était une cause classique, la pustulose correspondante étant dénommée *érythème mercuriel*.

Le délai entre l'administration du médicament et l'installation de la pustulose est le plus souvent de 1 à 4 jours, voire quelques heures, correspondant vraisemblablement à une sensibilisation préalable volontiers par topique ; plus rarement, le délai est de 2 à 3 semaines, correspondant probablement à une première exposition.

Réaction de photosensibilité

Réactions phototoxiques. Elles sont fréquentes, survenant chez tous les individus sans prédisposition particulière à condition que le médicament photosensibilisant s'accumule dans la peau et que l'irradiation (UVA) soit suffisante [29]. Quelques heures après l'exposition, apparaissent un érythème, un œdème voire des bulles évoluant les jours suivants vers la desquamation et la pigmentation. La réaction perdure si l'irradiation et la prise médicamenteuse persistent. Les médicaments le plus souvent impliqués, par voie systémique ou topique, sont les tétracyclines, les AINS (en particulier le kétoprofène), les quinolones, l'amiodarone, les phénothiazines, la chlorpromazine, la dacarbazine, le 5-fluoro-uracile, le vémurafénib, voriconazole, et les psoralènes et le vandétanib.

La photosensibilité chronique induite par le voriconazole, médicament souvent prescrit sur de longues périodes chez des patients immunodéprimés, conduit à un vieillissement cutané avec héliodermie majeure ainsi qu'à l'apparition de carcinomes épidermoïdes particulièrement agressifs.

Réactions photoallergiques. Elles ne surviennent que chez les sujets préalablement sensibilisés. Elles débordent les zones exposées. L'éruption peut être érythémateuse, œdémateuse, eczématiforme. L'évolution est habituellement favorable après éviction de la molécule photoallergisante. Rarement après un épisode photoallergisant et après élimination du médicament inducteur, certains individus présentent une photosensibilité persistante ou rémanente. Les réactions photoallergiques peuvent être liées soit à l'application d'un topique, soit à une prise médicamenteuse par voie systémique. Les topiques les plus fréquemment impliqués sont le kétoprofène, la prométhazine, l'acide para-aminobenzoïque, les salicylanilides halogénés. Les inducteurs systémiques sont les AINS, les diurétiques thiazidiques, la pyriméthamine, les fluoroquinolones et les sulfamides. Le délai entre l'introduction du médicament et les symptômes est de 5 à 21 jours lors de la première prise. En cas de réadministration, le délai est de l'ordre de 24 heures. Des *photopatch-tests* permettent de confirmer le diagnostic si nécessaire.

Purpura vasculaire médicamenteux

Il est constitué de lésions purpuriques palpables et sensibles. Certaines évoluent vers la nécrose ou la bulle. Des signes systémiques comme une fièvre, un malaise, des myalgies, des arthralgies, un œdème, une dyspnée, des céphalées, des douleurs abdominales ou une neuropathie périphérique peuvent les accompagner. Une atteinte rénale ou hépatique survient occasionnellement. Les vasculites médicamenteuses sont secondaires soit à une réaction d'hypersensibilité de type II (cytotoxique), soit à une réaction de type III avec complexes immuns. Le diagnostic différentiel est celui des vasculites d'autres causes : infection, maladie auto-immune, hémopathie ou cancer. Contrairement aux idées reçues, les médicaments sont une cause peu fréquente des purpuras par vasculite (environ 10 %).

L'histologie cutanée montre une vasculite leucocytoclasique, parfois une vasculite lymphocytaire, ou encore la présence d'éosinophiles. L'immunofluorescence directe met en évidence des dépôts d'immunoglobuline (IgM) et/ou de C3 en regard des vaisseaux dermiques. Des anticorps anticytoplasme des polynucléaires (ANCA) sont présents dans le sérum de façon non exceptionnelle.

Les principaux médicaments imputés sont l'allopurinol, les AINS, les céphalosporines, la cimétidine, le furosémide, les produits de contraste iodés, les hydantoïnes, les pénicillines, la phénylbutazone, les sulfamides antibactériens, le propylthio-uracile, les anti-TNF, les antivitamines K et la minocycline.

Le délai entre l'introduction du médicament et les symptômes est de 7 à 21 jours pour une première prise et de moins de 3 jours pour une réadministration.

Érythème pigmenté fixe

Il est défini comme une éruption récurrente laissant une pigmentation résiduelle [30]. Il débute de manière brutale par un prurit, et des *brûlures* localisées. Puis apparaissent rapidement une ou quelques plaques ovalaires de quelques centimètres de diamètre, érythématoviolacées ou brunes, œdémateuses, parfois vésiculeuses ou bulleuses (fig. 6.2). Les muqueuses (en particulier génitales) peuvent être touchées isolément ou avec des lésions cutanées. Il y a peu ou pas de signe systémique.

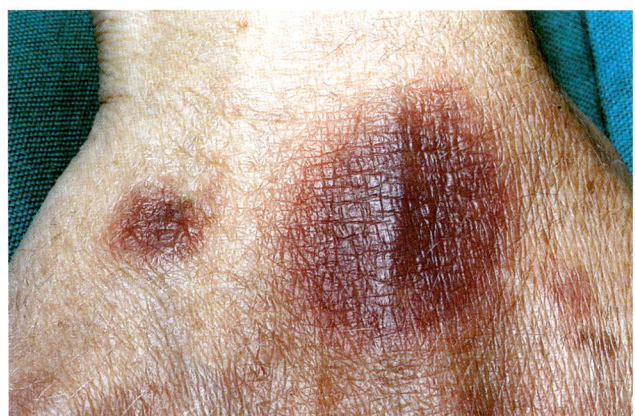

Fig. 6.2 Érythème pigmenté fixe.

L'évolution est favorable en quelques jours avec séquelles pigmentées. Cependant, des *formes non pigmentaires* uniques ou multiples sont également observées. Elles sont associées à un phénotype cutané clair, les formes pigmentées étant la règle chez les patients à peau foncée. Après réintroduction, les récurrences se font aux mêmes endroits, mais d'autres zones peuvent être touchées. Dans les rares cas d'érythème pigmenté fixe bulleux généralisé, le diagnostic peut être difficile avec le syndrome de Lyell/NET. Le pronostic vital peut être mis en jeu, notamment chez le sujet âgé [31].

L'histologie cutanée montre à la phase aiguë une vacuolisation des cellules basales, avec parfois une nécrose kératinocytaire ; une bulle sous-épidermique peut se produire avec œdème dermique et infiltrat lymphohystiocytaire périvasculaire et vasodilatation. Dans les formes récidivantes, l'accumulation de mélanophages dans le derme superficiel permet le diagnostic.

L'érythème pigmenté fixe est « la » dermatose spécifique d'une cause médicamenteuse. Les principaux médicaments identifiés comme pourvoyeurs d'EPF sont le paracétamol, les AINS (en particulier les oxicams), les antibiotiques (bêtalactamines, quinolones, sulfamides, cyclines, macrolides), la carbocistéine. Mais de nombreuses autres familles sont concernées comme les antiépileptiques, les benzodiazépines, les inhibiteurs de la pompe à protons, les antihistaminiques, certains antifongiques (terbinafine, fluconazole).

Le délai de survenue de cette toxidermie est court, de 1 jour à 2 semaines. Ce délai se réduit au fur et à mesure des réintroductions et peut n'être que de quelques heures après la prise du médicament en cause.

Syndrome de Stevens-Johnson et de Lyell

Ils sont décrits aux chapitres 6-2 et 6-3. Les principaux médicaments inducteurs de syndrome de Lyell et de Stevens-Johnson sont les sulfamides antibactériens, l'allopurinol, la carbamazépine, le phénobarbital, la phénytoïne, les AINS de la famille des oxicams [32] et secondairement névirapine, lamotrigine mais aussi sertraline, pantoprazole et tramadol [33].

Le délai entre la prise médicamenteuse et l'apparition de la réaction est compris entre 5 et 28 jours.

DRESS ou syndrome d'hypersensibilité médicamenteuse

Le syndrome d'hypersensibilité médicamenteuse est une forme sévère de toxidermie associant des manifestations cutanées et une atteinte systémique [34].

Le délai d'apparition habituel est plus long que dans les autres réactions cutanées retardées, en moyenne 6-8 semaines après l'introduction du médicament responsable mais des débuts précoces sont possibles, notamment dans les formes de chevauchement PEAG-DRESS.

Le tableau inaugural du DRESS comprend :
– un malaise général et une fièvre une pharyngite, puis apparaissent un œdème du visage ;
– *une polyadénopathie* (adénopathies de plus de 1 cm sur au moins deux sites) ;
– *un exanthème* associant plusieurs types de lésions : urticariennes, maculopapuleuses, parfois purpuriques donc assez peu spécifiques. L'éruption s'étend classiquement à plus de 50 % de la surface corporelle allant jusqu'à l'érythrodermie (>90 % de la surface corporelle). Une *infiltration cutanée*, des *pustules non folliculaires* ou une desquamation sont régulièrement associées, plus rarement des lésions vésiculobulleuses. Une chéilite est fréquente, et une atteinte muqueuse mineure est notée dans la moitié des cas ;
– *une lymphopénie*, fréquente initialement, suivie d'un *syndrome mononucléosique* avec présence de nombreux lymphocytes hyperbasophiles ;
– *une hyperéosinophilie* souvent majeure ;
– *au moins une atteinte viscérale profonde* : *hépatite* cytolytique et/ou cholestatique (80 % des cas), *néphropathie* interstitielle, *pneumopathie* interstitielle. D'autres atteintes viscérales sont possibles : myocardites mettant en jeu le pronostic vital, péricardites, atteintes neurologiques centrales, myosites, thyroïdite, pancréatites, hémophagocytose.

Une réactivation virale est fréquemment observée au cours du DRESS, les virus impliqués sont ceux du groupe Herpès, au premier rang desquels HHV6, HHV7, EBV et CMV.

L'histologie cutanée montre un infiltrat lymphocytaire lichénoïde à prédominance mononucléée TCD8+, parfois dense, voire épidermotrope et avec des atypies cellulaires pouvant alors faire évoquer un diagnostic de pseudo-lymphome (cf. chapitre 11-1). Cet infiltrat est associé à un œdème dermique.

L'évolution du DRESS peut être prolongée de quelques mois à un an, même après arrêt du médicament inducteur, entrecoupée de rémissions et de rechutes cliniques et biologiques, possiblement expliquées par les réactivations virales. L'évolution est fatale dans 5 à 10 % des cas.

Les médicaments le plus souvent suspectés au cours du DRESS sont les antiépileptiques (phénobarbital, carbamazépine, phénytoïne, lamotrigine), la minocycline (désormais d'utilisation restreinte en France), l'allopurinol, la dapsone, certains antirétroviraux (névirapine, abacavir), les sulfamides antibactériens comme la sulfasalazine, la sulfadiazine et le sulfaméthoxazole, les sels d'or, plus rarement les inhibiteurs de la pompe à protons.

Halogénides

Il s'agit de réactions aux dérivés iodés et bromés. Outre des réactions urticariennes, vasculitiques et acnéiformes, brome et iode sont responsables de lésions caractéristiques associant pustules et hyperplasie épidermique : placards et macarons végétants parsemés de croûtes et de suintement (fig. 6.3). Ces lésions sont chroniques et atteignent volontiers les plis. Les halogénides font discuter : pyodermites végétantes, mycoses végétantes, pemphigus végétants. L'étiologie médicamenteuse doit être évoquée. L'histologie est évocatrice et doit faire rechercher une prise inapparente d'iode ou de brome. Les dosages sanguins et urinaires élevés sont un élément du diagnostic. Certains de ces accidents surviennent parfois après exploration radiologique avec *produits de contraste iodés*.

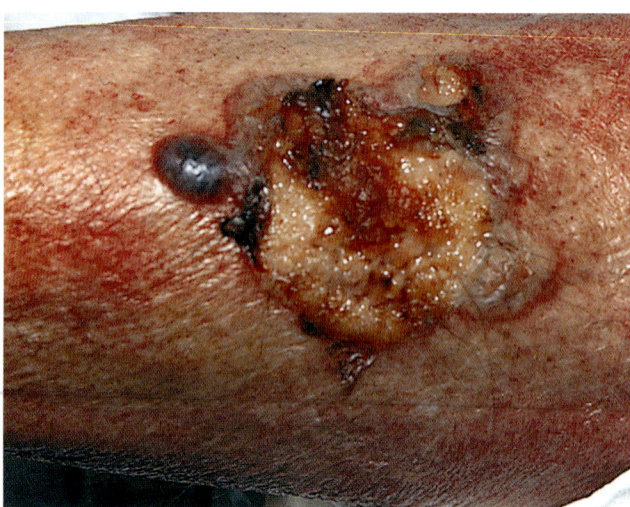

Fig. 6.3 Halogénide : éruption secondaire à une réaction à l'iode d'une urographie.

Nécroses hémorragiques

Elles sont induites par les anticoagulants.

Les coumariniques induisent des plaques inflammatoires qui deviennent ecchymotiques, puis se nécrosent (fig. 6.4) ; elles siègent surtout dans les zones de pannicule adipeux important (cuisses, abdomen) ; elles surviennent en début de traitement et sont dues à une chute rapide du taux de protéine C ou S, chez des patients ayant un déficit congénital ou acquis.

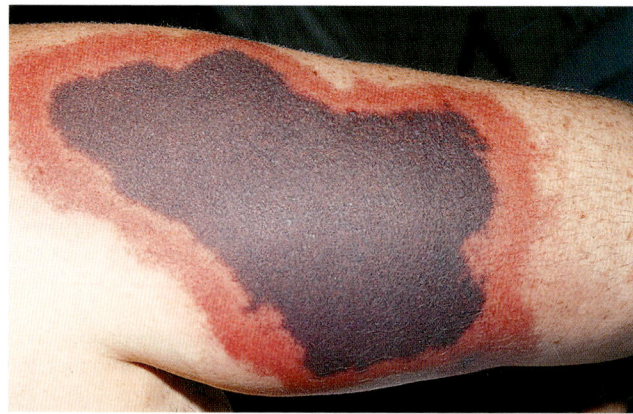

Fig. 6.4 Nécrose hémorragique aux antivitamines K.

Les nécroses à l'héparine succèdent le plus souvent à des injections sous-cutanées (au point d'injection), mais aussi intraveineuses et siègent alors à distance (diagnostic étiologique difficile). Elles s'observent dans 10 à 20 % des *thrombopénies immunoallergiques à l'héparine* (TIH), mais des nécroses cutanées peuvent aussi s'observer en dehors d'une TIH ; il convient d'arrêter l'héparinothérapie sous peine d'accidents thrombotiques viscéraux graves (valeur d'alarme des signes cutanés) et de rechercher des signes biologiques de TIH (Ac anti-PF4, test d'agrégation plaquettaire, test à la sérotonine marquée). Si l'anticoagulation est impérative, des anticoagulants de classe différente (hirudine, héparinoïdes, fondaparinux) sont à utiliser en fonction de la situation clinique.

Éruptions médicamenteuses mimant une autre dermatose

Des éruptions à type d'**érythème annulaire** (cf. chapitre 17-10), ou **pityriasiformes** (cf. chapitre 2-1), ont été décrites. Des éruptions **lichénoïdes** peuvent survenir quelques semaines après le début d'un traitement. Les médicaments responsables sont globalement les mêmes que ceux causant des exanthèmes maculopapuleux.

La **pseudo-porphyrie** mime la porphyrie cutanée tardive (cf. chapitre 4-2). Il s'agit de bulles phototoxiques des extrémités sans anomalie du métabolisme des porphyrines. Les médicaments les plus fréquemment inducteurs de pseudo-porphyrie sont le furosémide, l'acide nalidixique, le naproxène, les cyclines, les sulfamides antidiabétiques et les AINS.

Les **pseudo-lymphomes** suggèrent cliniquement et histologiquement un lymphome cutané. Les médicaments impliqués sont l'aténolol, la phénytoïne, la carbamazépine, les inhibiteurs de l'enzyme de conversion et les sulfamides (cf. chapitre 11-1).

Certaines dermatoses communes peuvent être exacerbées ou induites par un médicament : l'acné, le psoriasis, les porphyries.

Citons ici le *prurit chronique* et les *lésions eczématiformes* qui compliquent les traitements de l'hépatite C, les folliculites liées à l'utilisation des antirécepteurs de l'EGF. Des médicaments peuvent induire pemphigus, pemphigoïde, dermatose à IgA linéaires [35], lupus érythémateux cutanés ou systémiques, dermatomyosites, ou états sclérodermiformes. Ces maladies auto-immunes surviennent après plusieurs semaines voire après des années de traitement. Après arrêt du médicament en cause, la maladie guérit classiquement mais peut aussi s'autonomiser, nécessitant un traitement spécifique.

Traitement

Moyens thérapeutiques

Antihistaminiques anti-H1. Leur intérêt n'est prouvé que dans les urticaires médicamenteuses. En dehors de ce contexte, ils ont au mieux un effet symptomatique sur le prurit.

Corticoïdes. La corticothérapie orale à doses modérées (0,5 à 1 mg/kg/j de prednisone) est souvent utilisée devant une éruption médicamenteuse même si la preuve de son efficacité n'a jamais été apportée et si des éruptions médicamenteuses graves peuvent apparaître chez des patients traités par corticothérapie générale, parfois à très forte dose. *Cependant, dans le DRESS*, en présence de signes de gravité (transaminases > 5 fois la normale, insuffisance rénale organique, pneumopathie, hémophagocytose, atteinte cardiaque, etc.), une corticothérapie générale à 0,5 ou 1 mg/kg/j de prednisone est proposée, avec une décroissance très progressive une fois la rémission observée. Une corticothérapie locale de forte ou très forte puissance est souvent introduite afin d'accélérer la guérison des signes cutanés dans l'EMP ou la PEAG. Dans le DRESS, la corticothérapie locale est d'usage en l'absence de signe de gravité et les essais en cours permettront de mieux situer son rapport efficacité/tolérance.

Désensibilisation. Plusieurs protocoles de désensibilisation ont été utilisés avec succès en matière d'allergie à la pénicilline ou aux sulfamides antibactériens. Ces protocoles reposent sur l'administration initiale, *per os* ou par voie intraveineuse, de doses infinitésimales, doublées à intervalles relativement rapprochés (15 à 20 minutes), pour aboutir à une dose thérapeutique en quelques heures. Ces désensibilisations exposent à des réactions urticariennes ou anaphylactiques pendant leur réalisation et ne doivent donc être réalisées qu'en milieu hospitalier spécialisé. Leur intérêt est indiscutable en cas d'allergie à la pénicilline où la situation est bien codifiée. Les malades alléguant de tels antécédents n'ont des tests cutanés positifs que dans 10 à 20 % des cas. Ces tests ont une haute valeur prédictive puisque 50 à 60 % des malades à tests positifs feront une réaction anaphylactique grave s'ils sont traités ; en revanche, seulement 1 à 4 % des malades à tests négatifs feront une réaction cutanée, le plus souvent bénigne. Ces tests aux pénicillines doivent donc être compris comme un préalable immédiat à un traitement chez des malades nécessitant impérativement cet antibiotique. En cas de test positif, une désensibilisation sera envisagée, seul moyen permettant d'entreprendre un traitement sans risque au moins dans les suites immédiates. Un schéma préconise d'utiliser des suspensions orales de pénicilline V à 1 000, 10 000, 80 000 U/mL. La dose initiale de 100 U est doublée toutes les 15 minutes jusqu'à 400 000 U, puis 200 000 U sont administrées en sous-cutané.

Au cours du sida, des désensibilisations aux sulfamides antibactériens ont été effectuées du fait de l'absence de traitements alternatifs à doses progressives et sous corticoïdes. Des désensibilisations peuvent également être proposées dans les cas de réactions immédiates aux chimiothérapies par des taxanes ou dérivés du platine.

L'induction d'une tolérance est donc possible mais non dénuée de risque, offrant une éventuelle solution à une impasse thérapeutique. L'efficacité n'est cependant pas constante et la réintroduction doit toujours se discuter en fonction du patient, de la gravité de la réaction cutanée médicamenteuse, de la maladie à traiter et des alternatives thérapeutiques possibles.

Stratégie thérapeutique

Arrêt des médicaments suspects. L'administration de tout médicament suspect doit être interrompue. Cette règle est impérative dans les formes graves. Dans les formes banales et si le traitement responsable doit être poursuivi pour des raisons vitales, on voit pratiquement toujours disparaître l'éruption médicamenteuse dans des délais peu différents de son évolution habituelle. Cette situation est fréquente chez les patients atteints de sida à risque important de réactions cutanées. La poursuite du traitement se fait en milieu spécialisé (*treating through hypersensitivity*). L'apparition de lésions muqueuses ou de décollement imposerait l'arrêt immédiat du ou des médicaments en cause.

Place des traitements médicamenteux. Les antihistaminiques, les émollients, la corticothérapie locale peuvent aider en cas de prurit intense. La corticothérapie générale améliore rapidement les manifestations rénales ou pulmonaires graves du syndrome d'hypersensibilité/DRESS mais pourrait favoriser des réactivations virales et des rebonds.

Traitement des éruptions médicamenteuses graves. Les patients atteints d'éruptions médicamenteuses graves engageant le pronostic vital (syndrome de Lyell/NET, DRESS, érythrodermie, etc.) nécessitent l'hospitalisation en milieu spécialisé. Le traitement est essentiellement symptomatique : réanimation hydroélectrolytique, lutte contre les troubles de la thermorégulation, lutte contre l'infection par antisepsie rigoureuse et indications pesées de l'antibiothérapie.

Éviction et réadministration. Les exanthèmes à l'ampicilline lors d'une infection virale à virus d'Epstein-Barr ou à cytomégalovirus résultent de la conjonction virus – médicaments. La réintroduction n'expose donc pas à la récidive, le facteur viral ayant disparu.

Dans la plupart des cas, le médicament imputé peut être remplacé sans inconvénient pour le malade par un autre produit d'une classe chimique différente. L'interdiction du médicament responsable est de rigueur chez le patient ayant fait une éruption médicamenteuse. Dans les formes graves, les associations avec HLA récemment confirmées justifient d'étendre la contre-indication aux personnes apparentées. Les risques de réactions croisées ne sont réels que pour des médicaments chimiquement très proches. Par exemple, une éruption à un sulfamide antibactérien ne justifie d'éviter que les autres sulfamides antibactériens, mais ni les diurétiques ni les antidiabétiques. En dehors de situations très particulières, la réintroduction des médicaments suspects, notamment à titre de test diagnostique, doit être considérée comme éthiquement peu licite.

Prévention des réactions. L'administration conjointe de corticoïdes (50 mg de prednisone *per os*, 13, 7 puis 1 heure avant injection), d'antihistaminiques (diphénhydramine 50 mg *per os*, 1 heure avant injection) et d'alphamimétique (éphédrine 25 mg *per os*, 1 heure avant injection sauf en cas d'angor instable, d'arythmie ou d'HTA) diminue de façon significative les récidives de réactions immédiates non immunoallergiques (anaphylactoïdes) aux *produits de contraste iodés*. Ce type de prémédication peut également éviter les récidives de réactions anaphylactoïdes par exemple aux chimiothérapies anticancéreuses, mais ne permet pas d'éviter les réactions anaphylactiques vraies (IgE-médiées).

Déclaration. En France, tout accident médicamenteux doit être légalement rapporté au système national de pharmacovigilance (Centres régionaux de pharmacovigilance). Cela est particulièrement indispensable pour les accidents graves et pour les médicaments de commercialisation récente, dont les effets indésirables rares n'ont pas pu être tous inventoriés lors des essais cliniques précédant leur mise sur le marché.

RÉFÉRENCES

1. Bigby M. et coll., *JAMA.* 1986, *256*, 3358.
2. Bigby M et coll., *Arch Dermatol.* 2001, *137*, 765.
3. Valeyrie-Alanore L. et coll., *Drug Saf.* 2007, *30*, 1011.
4. Modeste A.B. et coll., *Ann Dermatol Venereol.* 2002, *129*, 1266.
5. Lambert A. et coll., *Ann Dermatol Venereol.* 2006, *133*, 657.
6. Stern R.S., *N Engl J Med* 2012, *366*, 2492.
7. Hunziker T. et coll., *Allergy.* 1997, *52*, 388.
8. Mockenhaupt M. et coll., *J Invest Dermatol.* 2008, *128*, 35.
9. Zürcher K. et coll., eds., *Cutaneous drug reactions. An integral synopsis of today's systemic drugs, 2nd ed.* Karger, Basel, 1992.
10. Rawlins M. et coll., in : Davies D, ed., *Mechanisms of adverse drug reactions. Textbook of adverse drug reactions.* Oxford University Press, New York, 1991, 18.
11. Pichler W.J., *Ann Intern Med.* 2003, *139*, 683.
12. Pichler W.J. et coll., *Int Arch Allergy Immunol.* 2015, *168*, 13.
13. Posadas S.J. et coll., *Clin Exp Allergy.* 2007, *37*, 989.
14. Nassif A. et coll., *J Allergy Clin Immunol.* 2004, *114*, 1209.
15. Chung W.H. et coll., *Nat Med.* 2008, *14*, 1343.
16. Eliaszewicz M. et coll., *J Am Acad Dermatol.* 2002, *47*, 40.
17. Hung S.I. et coll., *Proc Natl Acad Sci U S A.* 2005, *102*, 4134.
18. Chung W.H. et coll., *Nature.* 2004, *428*, 486.
19. Lonjou C. et coll., *Pharmacogenet Genomics.* 2008, *18*, 99.
20. Phillips E.J. et coll., *J Allergy Clin Immunol.* 2011, *127*, S60.
21. Shiohara T. et coll., *Br J Dermatol.* 2007, *156*, 1083.
22. Chovel-Sella A. et coll., *Pediatrics.* 2013, *131*, e1424.
23. Begaud B. et coll., *Thérapie.* 1985, *40*, 111.
24. Bursztejn A.C. et coll., *Ann Dermatol Venereol.* 2010, *137*, 688.
25. Renaudin J.M. et coll., *Allergy.* 2013, *68*, 929.
26. Nosbaum A. et coll., *Rev Med Interne.* 2013, *34*, 209.
27. Sidoroff A. et coll., *Br J Dermatol.* 2007, *157*, 989.
28. Hotz C. et coll., *Br J Dermatol.* 2013, *169*, 1223.
29. Drucker A.M. et coll., *Drug Saf.* 2011, *34*, 821.
30. Valeyrie-Allanore L. et coll., *Ann Dermatol Venereol.* 2015, *142*, 701.
31. Lipowicz S. et coll., *Br J Dermatol* 2013, *168*, 726.
32. Duong T.A. et coll., *Lancet. in press*.
33. Mockenhaupt M. et coll., *J Invest Dermatol.* 2008, *128*, 35.
34. Kardaun S.H. et coll., *Br J Dermatol.* 2013, *169*, 1071.
35. Chanal J. et coll., *Br J Dermatol.* 2013, *169*, 1041.

6-2 Érythème polymorphe et syndrome de Stevens-Johnson

L. Feldmeyer, J.-H. Saurat, L.-E. French

Définitions

Il s'agit de maladies d'hypersensibilité induisant sur la peau et les muqueuses des lésions bulleuses et nécrotiques. Elles sont déclenchées par une infection (surtout virus *herpes simplex* et mycoplasme, mais également de nombreuses autres) ou par une réaction à un médicament. En raison de similitudes cliniques apparentes, on considérait que l'érythème polymorphe (EP), le syndrome de Stevens-Johnson (SSJ) et l'ectodermose pluriorificielle (EPO) étaient des manifestations d'une même maladie. Les données actuelles (tableau 6.2) permettent de les séparer aux plans de la clinique, de l'étiologie et du pronostic [1-3].

Signes élémentaires

Signes cutanés

Cocarde typique. C'est la lésion caractéristique de l'érythème polymorphe. C'est un élément arrondi constitué d'au moins trois zones concentriques à bordures bien définies, chacune pouvant revêtir un aspect différent : papuleux, vésiculeux, purpurique, bulleux (fig. 6.5). Ainsi, une cocarde est le plus fréquemment une lésion papuleuse comportant trois zones : une couronne périphérique érythémateuse et/ou microvésiculeuse, une zone moyenne rouge sombre et œdémateuse, une zone centrale formée d'une grosse vésicule (c'est l'aspect dit *herpes iris*) ; parfois la grosse vésicule centrale devient une véritable bulle que circonscrit un anneau papuleux érythémateux ou cyanotique. Ces aspects reflètent les stades successifs d'un même processus pathologique ; on peut ainsi les observer tous réunis chez un même malade ; au contraire, chez d'autres sujets, les lésions semblent toutes bloquées au même stade et l'éruption est d'un *remarquable monomorphisme*.

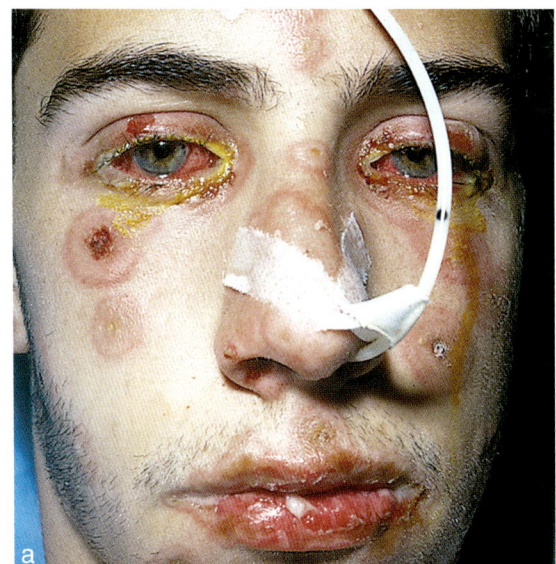
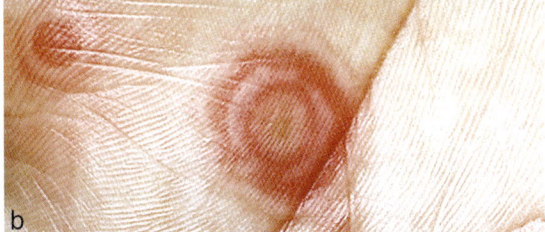

Fig. 6.5 Érythème polymorphe majeur.
a. Lésions oculaires buccales et cutanées. b. Cocardes typiques des paumes chez le même malade.

Tableau 6.2 Nosologie et classification des érythèmes polymorphes et syndromes apparentés[1]

	Type de lésions cutanées	Topographie	Atteinte muqueuse	Signes généraux viscéraux	Évolution en NET	Causes[2]
EP mineur	Cocardes typiques (± cocardes atypiques)	Acrale, visage	Absente ou légère	Absents	Non	Virale (herpès), autres infections
EP majeur	Cocardes typiques (± cocardes atypiques), lésions bulleuses occasionnelles	Acrale, visage	Sévère	Présents (fièvre, arthralgies)	Non	Virale (herpès), mycoplasme, autres infections, rarement médicaments
Syndrome de Stevens-Johnson	Macules évoluant ou non en bulles nécrotiques, cocardes atypiques maculeuses, < 10 % surface corporelle	Tronc, visage (confluence)	Sévère	Présents (fièvre, lymphadénopathie, hépatite, cytopénie)	Possible	Médicaments, occasionnellement mycoplasme
Ectodermose pluriorificielle	Absentes		Légère ou sévère	Possibles	Possible	Virale, médicament

1. Des formes intermédiaires et inclassables sont fréquentes (20 % dans la série de Assier et coll. [1]).
2. Causes les plus fréquentes ; d'autres sont possibles *cf.* tableau 6.3 et texte.

Autres types de lésions cutanées. Elles peuvent accompagner les cocardes ou constituer la part majeure de l'éruption. Il peut s'agir de cocardes atypiques maculeuses ou infiltrées (papuleuses), avec seulement deux zones concentriques et une bordure mal définie, de nappes urticariennes polycycliques, de bulles tendues, voire de nouures. Toutes ces lésions ne sont pas prurigineuses mais plutôt génératrices de sensation de brûlure.

Le caractère discriminant de la présence ou absence d'infiltration est représenté par [1] :
– la *cocarde* qui définit l'érythème polymorphe est une *lésion papuleuse infiltrée* (qu'elle soit typique ou non), ce qui traduit un processus avec œdème et infiltration de cellules inflammatoires ;
– alors que les *lésions arrondies* mais *maculeuses*, parfois purpuriques (fig. 6.6), définissent le syndrome de Stevens-Johnson (tableau 6.2), ce qui traduit un processus plus nécrotique.

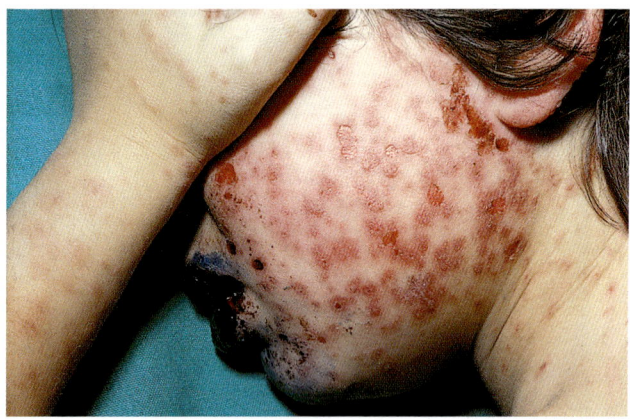

Fig. 6.6 Syndrome de Stevens-Johnson.
Noter que les lésions cutanées ne sont pas des cocardes typiques (comparer avec la fig. 6.5).

Topographie des lésions. Les lésions prédominent sur les extrémités et le visage. Le dos des mains et les avant-bras sont le plus souvent atteints. Le phénomène de Koebner peut être observé avec des lésions survenues dans des zones lésées, comme par des écorchures [4].

Signes muqueux

Ils sont caractéristiques de l'EP majeur et du SSJ mais absents dans l'EP mineur. Il s'agit de lésions vésiculobulleuses qui évoluent rapidement en *érosions douloureuses* sur les muqueuses buccale, génitale et oculaire. Sur les lèvres, ces érosions se couvrent de croûtes ; sur la langue, la face interne des joues, le palais (les gencives sont habituellement respectées), le gland, la vulve, un enduit jaunâtre fibrinoleucocytaire tapisse de vastes érosions polycycliques différentes des aphtes. Les érosions conjonctivopalpébrales, voire cornéennes, imposent le recours immédiat à l'ophtalmologiste. Elles peuvent laisser des séquelles graves.

État général et atteintes viscérales

Fièvre et malaise d'importance variable précèdent et accompagnent l'éruption dans l'EP majeur et le SSJ mais pas dans l'EP mineur. Arthralgies et gonflements articulaires transitoires ont été décrits. L'atteinte pulmonaire (toux, infiltrats pulmonaires à type de pneumonie atypique, pneumothorax) peut représenter la localisation à l'arbre respiratoire du processus d'hypersensibilité ou être le signe d'une infection associée à l'érythème polymorphe. Les atteintes rénale, hépatique et hématologique sont plus rares [5].

Histologie, immunohistologie

Elle est caractéristique mais non spécifique ; elle montre une atteinte de l'épiderme et du derme :
– dans l'épiderme existe au minimum un œdème intercellulaire (spongiose) qui étire verticalement les kératinocytes dont certains sont nécrosés et au maximum des bulles intra- et/ou sous-épidermiques recouvertes d'épiderme nécrosé ;
– dans le derme coexistent un œdème dans la zone de la jonction dermo-épidermique et un infiltrat lymphohistiocytaire situé autour du plexus vasculaire superficiel sans lésions nécrotiques des vaisseaux eux-mêmes [6].

Ces lésions sont associées en proportions variables et suggèrent que l'érythème polymorphe représente une réaction tissulaire dont l'expression histologique va d'une lésion dermique modérée à une nécrose épidermique voisine de celle que l'on observe dans la nécrolyse épidermique toxique (NET, ou syndrome de Lyell) [6].

Par rapport au SSJ, l'inflammation dermique est plus marquée dans l'EP, tandis que la nécrolyse épidermique est plus discrète [7].

L'immunofluorescence directe est négative, ce qui élimine les maladies bulleuses auto-immunes ; dans quelques cas, des dépôts granulaires d'IgM et de C3 sont notés autour de vaisseaux superficiels et à la jonction dermo-épidermique et sont considérés comme secondaires à l'inflammation.

Nosologie

Ces signes, cutanés, muqueux et généraux, peuvent s'associer de façon variable et réaliser des tableaux cliniques assez divers pour avoir suscité, au fil des années et des publications, des dénominations multiples générant une grande confusion. On peut les schématiser en quatre situations (*cf.* tableau 6.2), dont la validité a été prouvée de manière prospective, en comprenant que des formes de passage sont possibles [3].

Érythèmes polymorphes mineurs. Il s'agit de formes de gravité moyenne à prédominance cutanée, avec peu ou pas de signes généraux et une atteinte muqueuse modérée ou absente. Elles touchent généralement l'adulte jeune, et elles sont rares chez l'enfant. Les signes cutanés sont des cocardes (papuleuses et bulleuses) typiques. L'atteinte est symétrique et volontiers à prédominance acrale sur les membres, touchant électivement les zones d'extension des coudes, genoux, poignets, mains. L'atteinte palmoplantaire n'est pas rare. On s'accorde actuellement à considérer ces formes comme des érythèmes polymorphes mineurs. C'est la forme décrite par Hebra [5].

Érythèmes polymorphes majeurs. Il y a les mêmes manifestations cutanées que dans l'EP mineur mais avec atteinte des muqueuses et signes généraux. Il s'agit de formes graves, avec des signes cutanés profus mais dont l'aspect reste celui de *cocardes papuleuses et bulleuses typiques et acrales*.

Syndrome de Stevens-Johnson. Il a été décrit chez l'enfant et comporte une atteinte muqueuse et cutanée profuse, des signes généraux et une atteinte pulmonaire. Les signes cutanés ne sont *pas des cocardes typiques et infiltrées* mais des *lésions planes parfois purpuriques* ; ces lésions sont en fait des nécrolyses épidermiques focales, d'où le *risque d'évolution en NET* qui n'existerait pas dans les EP majeurs ; le SSJ est donc une forme mineure de NET, dont la surface de décollement cutané est inférieure à 10 % [1, 2]. (*cf.* chapitre 6-3).

Ectodermose pluriorificielle. Les signes cutanés y sont habituellement discrets, voire absents ; les signes généraux sont d'intensité variable. Les critères actuels ne permettent pas de distinguer les atteintes muqueuses de type EP majeur de celles de type SSJ, lorsque les signes cutanés sont absents.

Réactions cutanées médicamenteuses

Érythème polymorphe et syndrome de Stevens-Johnson

Diagnostic

Le diagnostic est essentiellement clinique. Des tableaux cliniques voisins peuvent être reproduits par certaines maladies bulleuses auto-immunes (comme le pemphigus paranéoplasique, la dermatose à IgA linéaires induite par des médicaments, la pemphigoïde bulleuse), certaines urticaires ou vasculites cutanées, des dermatoses neutrophiliques, le lupus cutané subaigu, ou encore la maladie de Kawasaki. La distinction est habituellement facile sur la confrontation des signes cliniques, histologiques et immunopathologiques.

Dans les cas avec atteinte muqueuse exclusive, le caractère aigu de l'érythème polymorphe et l'aspect des érosions permettent d'éliminer le pemphigus vulgaire, une pemphigoïde des muqueuses ou encore un lichen érosif ; en cas de doute, une biopsie pour histologie et immunofluorescence s'impose. Les autres érosions aiguës sont parfois difficiles à exclure : aphtes (mais l'aspect des érosions est différent ; *cf.* chapitre 16-1), primo-infection herpétique (cytodiagnostic et immunocytodiagnostic permettent rapidement la distinction) ; les érosions de l'érythème pigmenté fixe sont très voisines d'aspect et souvent seule la présence de lésions cutanées typiques, soit d'érythème polymorphe, soit d'érythème pigmenté fixe, permet la distinction.

Évolution, pronostic

Évolution de l'érythème polymorphe. Dans l'EP, les lésions surviennent abruptement en 24 heures et se développent complètement en 72 heures. Les érythèmes polymorphes et l'ectodermose pluriorificielle évoluent vers la *guérison* spontanée sans séquelles en 2 à 3 semaines dans la forme de gravité moyenne, en 4 à 6 semaines dans les formes graves. Les *formes mortelles* sont exceptionnelles ; elles ont été décrites chez des sujets débilités et dans les cas très graves avec atteinte pulmonaire ; il s'agissait probablement de SSJ évoluant en nécrolyse épidermique toxique.

Les séquelles oculaires représentent le risque majeur des formes pluriorificielles, particulièrement l'EP majeur, qui peuvent entraîner une cécité.

Les « récidives » surviennent dans moins de 5 % des cas, surtout chez l'adulte jeune ; elles sont parfois pluriannuelles, et peuvent retentir gravement sur la vie sociale et l'équilibre psychologique. Il s'agit surtout d'EP mineurs ou de formes avec atteinte muqueuse, notamment buccale, prédominante, plus rarement d'EP majeurs. Ces formes récidivantes sont d'étiologie herpétique patente dans deux cas sur trois (*cf. infra*) [8].

Évolution du SSJ. Elle se fait également dans la majorité des cas, et après arrêt du médicament causal, vers une guérison spontanée en 2 à 3 semaines. Le risque de mortalité du SSJ est cependant supérieur à celui des érythèmes polymorphes, d'une part à cause de la nécrolyse épidermique plus étendue qui le caractérise et d'autre part à cause du risque décrit de progression vers une nécrolyse épidermique toxique (syndrome de Lyell). Les études épidémiologiques rapportent un taux de mortalité situé entre 1 et 5 % pour le SSJ [9].

Étiologie

Il s'agit d'un mode de réaction de la peau et des muqueuses à des agents variés qui agissent vraisemblablement par un mécanisme physiopathologique commun. Le tableau 6.3 regroupe les principaux facteurs étiologiques impliqués ; on conçoit qu'il est impossible de tous les rechercher systématiquement dans chaque cas.

Tableau 6.3 Facteurs associés à la survenue des érythèmes polymorphes et syndromes apparentés[1]

Infections	**Virales** Herpès simplex virus (HSV-1, HSV-2) Vaccination antivariolique, parapoxvirus (Orf), nodules des trayeurs Oreillons, poliomyélite, varicelle Infections à adénovirus, grippe Epstein-Barr virus, cytomégalovirus, hépatite virale Coxsackie B5 Parvovirus B19 VIH
	Bactériennes *Mycoplasma pneumoniae* Psittacose, ornithose, maladie de Nicolas-Favre Maladie des griffes du chat Salmonelloses, tuberculose, choléra Foyers infectieux (« pathologie focale »), streptococcies
	Fongique Histoplasmose, dermatophytes
Produits chimiques	**Médicaments** De nombreux médicaments, mais surtout : AINS, sulfamides, anticonvulsivants, pénicilline, allopurinol (*cf.* chapitre 7.8)
	Exposition au 9-bromo-fluorène et autres toxiques
Agents physiques[2]	Froid, rayons UV (soleil), rayons X
Maladies générales	Lupus érythémateux (syndrome de Rowell)
	Colite ulcéreuse, maladie de Crohn
	Maladie de Behçet, syndrome de Reiter
	Cancers

1. Non exhaustif. La plupart des causes citées correspondant à de courtes séries ou à des cas isolés [5].
2. Ces facteurs précipitent la survenue d'un érythème polymorphe dû à une autre cause, herpès, médicament.

Enquête étiologique. Elle doit donc, selon les circonstances, être raisonnablement orientée vers les facteurs les plus probables et vers ceux dont la découverte serait sanctionnée par une thérapeutique spécifique. Cette enquête est souvent difficile en raison de l'association de plusieurs causes possibles, par exemple une infection à mycoplasme et un traitement par antibiotiques. Parfois, au contraire, aucune cause n'est retrouvée et l'on peut penser qu'il s'agissait alors d'une infection virale que les moyens biologiques utilisés n'ont pas permis de caractériser.

Infection et récurrences herpétiques HSV-1 et 2. C'est le facteur étiologique de l'érythème polymorphe le mieux étudié ; il offre un modèle d'analyse physiopathologique. Dans 71 % des cas d'érythèmes polymorphes récidivants, une récurrence herpétique précède de 3 à 10 jours l'éclosion de la poussée d'érythème polymorphe [8] ; le virus herpétique est cultivé à partir des lésions d'herpès mais non des lésions d'érythème polymorphe. Cependant, des antigènes herpétiques peuvent être objectivés dans les lésions d'érythème polymorphe par immunofluorescence [10] et certains gènes du virus herpétique peuvent être amplifiés à partir de biopsies par PCR, aussi bien des lésions actives que de zones guéries depuis 3 mois [11].

Les données actuelles suggèrent que l'ADN viral est transporté depuis les lésions infectieuses (l'herpès récurrent) jusqu'aux sites cutanés périphériques (siège des lésions d'EP) par des monocytes « taxis » dont des précurseurs des cellules de Langerhans CD34+ qui ne sont pas permissifs à la réplication du virus. L'ADN viral peut ainsi y induire des altérations du cycle cellulaire, une apoptose et aussi stimuler une réaction immune, les deux mécanismes étant responsables de la création des lésions d'EP [11]. Ainsi, l'ADN viral transporté par des précurseurs des cellules de Langerhans CD34+ induit dans la peau le recrutement de T-helper spécifiques du virus qui participent à l'inflammation en libérant de l'IFN-γ [12, 13]. Une autre possibilité réside dans le fait que certains HSV-1 expriment des épitopes croisés avec les tissus de l'hôte, qui sont reconnus par des lymphocytes cytotoxiques [14].

En pratique, le diagnostic de la cause herpétique repose essentiellement sur l'anamnèse de la séquence récurrence herpétique/érythème polymorphe le plus souvent de type mineur, 3 à 10 jours plus tard. Cependant, toutes les récurrences herpétiques chez un même patient ne sont pas forcément suivies d'un EP, et inversement l'EP peut survenir en l'absence de récurrence herpétique cliniquement visible.

Infection à *Mycoplasma pneumoniae*. L'érythème polymorphe compliquerait 2 à 10 % des cas d'infection à mycoplasme chez l'enfant [15] ; s'il s'agit d'EP majeurs et plus rarement de syndrome de Stevens-Johnson, mais aussi de formes mineures voire récurrentes [16]. Le diagnostic d'infection à *Mycoplasma pneumoniae* repose sur l'existence d'une atteinte pulmonaire (mais elle peut manquer), la mise en évidence, par culture, du germe dans l'oropharynx voire dans les lésions cutanées d'érythème polymorphe (plusieurs cas rapportés, tous cités dans [16]), la sérologie spécifique et accessoirement la présence d'agglutinines froides.

Médicaments. Les médicaments induisent des « érythèmes polymorphes atypiques » par leur asymétrie, par l'existence, à côté des cocardes, de nombreuses lésions différentes (nappes urticariennes, plaques érythématopigmentées, etc.) et sont plutôt responsables de syndromes de Stevens-Johnson. Cette classification (*cf.* tableau 6.2) ignore cependant l'existence de formes atypiques « mineures » induites par les médicaments, qui sont des formes de passage avec l'érythème pigmenté fixe multiple (*cf.* chapitre 6-1). Les anti-inflammatoires non stéroïdiens, les sulfamides et les anticonvulsivants sont le plus souvent impliqués. Il est généralement difficile d'attribuer formellement la responsabilité à un médicament ; en effet, le produit peut avoir été prescrit pour la fièvre et les signes rhinopharyngés prodromiques d'une infection. Ces situations sont détaillées au chapitre 6-1.

Autres causes. Les causes citées dans le tableau 6.3 proviennent de listes, reprises d'une revue à l'autre, et fondées sur des cas isolés ou de petites séries, ce qui ne permet pas d'exclure des coïncidences ou l'association d'une autre cause (p. ex. médicament ou herpès) passée inaperçue. La radiothérapie régulièrement citée pourrait n'être que le facteur localisateur d'une cause médicamenteuse [17].

Pathogénie

Il s'agit d'une réaction d'hypersensibilité à médiation immunologique induite par des agents variés chez des sujets vraisemblablement génétiquement prédisposés (association à HLA-DQB1*0301[18], HLA-B62 (B15), HLA-B35 et HLA-DR53 [19], de même qu'à Aw33 et DRw53 [20]). Ces HLA sont différents de ceux rapportés pour le SSJ et la NET.

L'interprétation des données expérimentales actuelles suggère que les lésions résultent d'un processus d'hypersensibilité à médiation cellulaire sans vasculite de type complexes immuns. Dans les SSJ, on observe la prédominance de lymphocytes T CD8+, la présence de perforine, un peptide que les lymphocytes T cytotoxiques et NK libèrent comme arme cytotoxique majeure, enfin une fragmentation de l'ADN des kératinocytes indiquant un processus d'apoptose ; tout ceci montre que la destruction épidermique du SSJ serait la conséquence d'une apoptose kératinocytaire [21]. Ces éléments ne sont pas retrouvés dans les lésions d'EP mineurs, dont le mécanisme lésionnel serait différent [21].

Traitement

Traitement local. Il comporte des topiques antiseptiques sur les lésions bulleuses, érosives et croûteuses ; les lésions oculaires sont confiées à l'ophtalmologiste et les lésions buccales traitées par des bains antiseptiques et anesthésiques.

Traitement général C'est celui de la cause lorsqu'elle est retrouvée (p. ex. mycoplasme). Dans les cas graves avec gêne fonctionnelle intense, l'administration précoce de *corticoïdes par voie générale* (prednisone 0,5 à 1 mg/kg/j *per os*, ou *pulses* intraveineux de 5 mg/kg/j de méthylprednisolone pendant 3 jours) est discutée en l'absence de série contrôlée en raison du risque infectieux potentiellement augmenté [22]. Pour le SSJ, des observations cliniques et quelques études rétrospectives non contrôlées suggèrent un bénéfice potentiel de *perfusions d'immunoglobulines intraveineuses* (1 g/kg/j pendant 3 jours consécutifs) [23]. Ceci doit cependant être confirmé dans de plus grandes séries vu l'évolution favorable fréquente en l'absence de traitement spécifique.

Formes récidivantes. Il s'agit dans la majorité des cas de formes postherpétiques, ce qui justifie, même si la preuve de la cause herpétique n'a pas pu être établie dans le cas particulier, *l'administration prolongée, à titre préventif, de valaciclovir* (au moins 500 mg/j pendant 6 mois). Ceci permet d'induire une cessation des poussées qui se maintient parfois après l'arrêt du traitement [9]. En cas de non-réponse, on peut augmenter la dose à 2 fois 500 mg, ou utiliser un autre antiherpétique (*cf.* chapitres 2 et 22).

Les cas qui résistent aux antiherpétiques ont justifié plusieurs essais thérapeutiques dont aucun n'est constamment efficace et/ou sans danger : antipaludéens de synthèse, azathioprine, prednisolone, thalidomide [24], sulfones, ciclosporine, mycophénolate mofétil, cimétidine, ou PUVAthérapie [25]. Une étude rétrospective sur 48 patients suggère qu'il y a plus de réponses complètes avec le valaciclovir comparé à l'aciclovir et au famciclovir, et que le mycophénolate mofétil est le plus efficace des divers agents immunosuppresseurs [26].

RÉFÉRENCES

1. Assier H. et coll., *Arch Dermatol*. 1995, *131*, 539.
2. Roujeau J.C., *Dermatology*. 1994, *188*, 249.
3. Auquier-Dunant A. et coll., *Arch Dermatol*. 2002, *138*, 1019.
4. Huff J.C. et coll., *Medicine*. 1989, *68*, 133.
5. Huff J.C. et coll., *J Am Acad Dermatol*. 1983, *8*, 763.
6. Bedi T.R. et coll., *Br J Dermatol*. 1976, *95*, 243.
7. Côté B. et coll., *Arch Dermatol*. 1995, *131*, 1268.
8. Schofield J.K. et coll., *Br J Dermatol*. 1993, *128*, 542.
9. French L.E., *Allergol Int*. 2006, *55*, 9.
10. Orton P.W. et coll., *Ann Intern Med*. 1984, *101*, 48.
11. Imafuku S. et coll., *J Invest Dermatol*. 1997, *109*, 550.
12. Kokuba H. et coll., *J Invest Dermatol*. 1999, *113*, 808.
13. Ono F. et coll., *J Invest Dermatol*., 2005, *124*, 1215.
14. Tay Y.K. et coll., *J Am Acad Dermatol*. 1996, *35*, 757.
15. Zhao Z.S. et coll., *Science*. 1998, *279*, 1344.
16. Levy M. et coll., *Clin Pediatr (Phila)*. 1991, *30*, 42.
17. Vern-Gross T.Z. et coll., *Am J Clin Oncol*. 2014, *37*, 506.
18. Khalil I. et coll., *J Invest Dermatol*. 1991, *97*, 697.
19. Schofield J.K. et coll., *Br J Dermatol*. 1994, *131*, 532.
20. Lepage V. et coll., *Tissue Antigens*. 1988, *32*, 170.
21. Inachi S. et coll., *Arch Dermatol*. 1997, *133*, 845.
22. Michaels B., *J Clin Aesthet Dermatol*. 2009, *2*, 51.
23. Hirahara K. et coll., *J Am Acad Dermatol*. 2013, *69*, 496.
24. Cherouati K. et coll., *Ann Dermatol Venerol*. 1996, *123*, 375.
25. Morison W.L. et coll., *Arch Dermatol*. 1997, *133*, 1465.
26. Wetter D.A. et coll., *J Am Acad Dermatol*. 2010, *62*, 45.

6-3 Nécrolyse épidermique toxique (syndrome de Lyell)

L. Feldmeyer, L.-E. French

Définition

La nécrolyse épidermique toxique (NET) est un syndrome cutanéomuqueux grave caractérisé par une mort kératinocytaire apoptotique massive. Il en résulte, sur le plan clinique, une nécrose aiguë de l'épiderme sur toute sa hauteur, la nécrolyse. Cette dernière contribue aux symptômes caractéristiques de la NET : fièvre, douleur cutanée, anxiété et asthénie. Des atteintes viscérales peuvent compliquer le tableau clinique. La NET est surtout observée chez l'adulte, mais elle peut survenir à tout âge. La quasi-totalité des cas est de cause médicamenteuse.

Nosologie

Bien qu'elle ait été décrite en 1956 par A. Lyell sans référence à l'érythème polymorphe, la NET a été originalement incluse dans un spectre regroupant le syndrome de Stevens-Johnson et l'érythème polymorphe majeur ; la sémiologie actuellement reconnue des lésions cutanées et l'évolution clinique justifient de distinguer le SSJ et la NET – qui correspondent vraisemblablement à deux pôles du spectre d'une maladie similaire sur le plan pathogénique – de l'érythème polymorphe (cf. tableau 6.2). Dans l'érythème polymorphe, les lésions cutanées sont à prédominance acrale et forment des cocardes typiques : œdémateuses, en relief avec trois zones concentriques distinctes. L'étiologie est dans la grande majorité des cas infectieuse. Dans le SSJ ainsi que dans la NET, il s'agit plus souvent de macules rouge sombre, parfois purpuriques, à disposition tronculaire et faciale ou diffuse mais à début thoracique antérieur. Dans certains cas, l'aspect de ces macules simule une cocarde – d'où les confusions nosologiques avec l'érythème polymorphe – mais elles sont planes, sans relief [1].

Les malades commençant par un SSJ peuvent évoluer vers une NET : il s'agit d'un spectre d'affections qui partagent la même étiologie – médicamenteuse – et au sein duquel les limites sont arbitraires, définies actuellement par l'*étendue de l'atteinte* cutanée :
– au-dessous de 10 %, il s'agit d'un SSJ ;
– de 10 à 30 %, il s'agit d'une forme intermédiaire ;
– au-dessus de 30 %, il s'agit d'une NET [2].

L'évolution de la maladie est imprévisible ; une forme initialement limitée peut progresser brutalement.

Clinique

Début. L'affection commence souvent par des *manifestations grippales* avec malaise, fièvre, suivies en 1 à 3 jours de *manifestations cutanées, et une atteinte muqueuse* qui est présente dans plus de 90 % des cas et habituellement inaugurale : conjonctivite puis kératite avec ulcération, érosions buccales, nasales et génitales [3].

Lésions cutanées. Elles commencent parfois par un érythème diffus et typiquement *douloureux*, plus souvent par des macules arrondies rouge sombre diffusant plus ou moins rapidement (heures à jours) avec une tendance à coalescer tandis que les décollements apparaissent, réalisant l'aspect typique de *linge mouillé plaqué* sur la peau avec signe de Nikolsky positif mettant à nu le derme rouge sombre suintant (fig. 6.7). Le décollement commence généralement sur la partie supérieure du tronc, puis atteint le cou, le visage, et la partie proximale des membres. Le pourcentage de la surface de nécrolyse doit être évalué soigneusement en raison de son importance pronostique. Les bulles sont fréquentes aux paumes et aux plantes, où l'épiderme est plus épais.

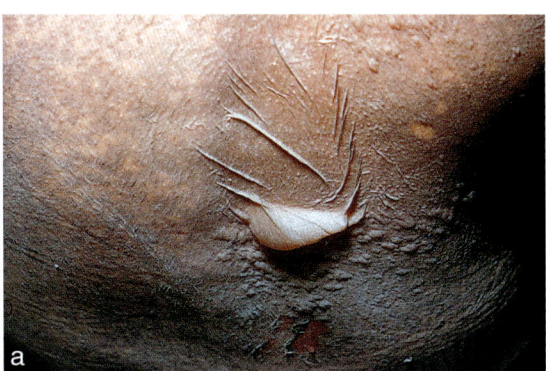
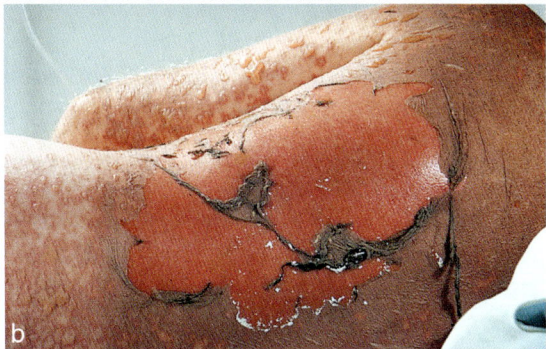

Fig. 6.7 Nécrolyse épidermique toxique ; syndrome de Lyell.
a. Stade initial : noter les bulles et l'aspect en papier de soie mouillée.
b. Stade plus évolué, larges surfaces dénudées.

L'examen histologique, indispensable ne serait-ce que pour des raisons médicolégales, montre la nécrose totale de l'épiderme et un derme siège d'une infiltration lymphocytaire modérée ou minime.

Signes généraux. Fièvre, malaise, gêne due aux douleurs, sont quasi constants. Les désordres hydroélectrolytiques sont rapidement importants, aggravés par la difficulté à s'alimenter du fait des lésions muqueuses ayant précédé les pertes cutanées de plusieurs jours.

Atteintes viscérales. Le pronostic peut être aggravé par des atteintes viscérales :
– *hématologique* avec leucopénie, thrombopénie, anémie d'origine centrale et/ou périphérique, lymphadénopathie ;
– *pulmonaire* secondaire à l'extension du processus de nécrolyse à l'appareil trachéobronchique entraînant un œdème pulmonaire avec syndrome interstitiel et une surinfection de pronostic extrêmement fâcheux.

6-3 Réactions cutanées médicamenteuses

Nécrolyse épidermique toxique (syndrome de Lyell)

Les autres atteintes sont moins redoutables : *hépatique* avec cytolyse habituellement prédominante, *tube digestif* qui est parfois le siège d'une extension de la nécrolyse, *pancréatites*, désordres de la *régulation glycémique* (insulinorésistance) présents dans plus de la moitié des cas, aggravant souvent la déshydratation du fait d'une diurèse osmotique, hypophosphorémie, source de troubles de la conscience.

Évolution

Elle est fatale dans 25-35 % des cas, du fait de l'absence de barrière de défense cutanéomuqueuse avec ses conséquences hydroélectrolytiques et infectieuses [4]. La mortalité résulte en général d'un sepsis, souvent pulmonaire, d'une septicémie généralement due aux germes prédominant sur la peau ou de la décompensation d'une atteinte viscérale préexistante.

Au cours des évolutions favorables, l'épidermisation est rapide en dehors des zones d'appui ou de surinfection, prenant origine dans les annexes cutanées (follicules pileux notamment) et l'épiderme périlésionnel. Elle permet, dans certaines zones, le remplacement de l'épiderme alors que l'ancien, nécrosé, reste en place et n'est pas encore éliminé. La cicatrisation complète se fait dans un délai de 10 à 20 jours (souvent prolongé pour les localisations muqueuses) au prix de cicatrices et dyspigmentations cutanées, effluvium diffus, phimosis, synéchies vaginales et dystrophies unguéales.

Les séquelles oculaires peuvent être minimisées par des soins adaptés mais affectent 35 % des survivants d'une NET [4] : érosions cornéennes, surinfection avec perforation et possibilité de fonte purulente de l'œil, complications dues à la réparation : symblépharon, synéchies conjonctivales, entropion, repousse vicieuse des cils (trichiasis), taie cornéenne. Un syndrome sec séquellaire aggrave la gêne fonctionnelle.

Le pronostic est fonction de l'âge du sujet, de ses antécédents médicaux, de l'existence d'une atteinte viscérale grave (poumon), du nombre de médicaments et de l'étendue du décollement cutané. Un outil pronostique (SCORTEN, pour *Severity-of-illness Score for Toxic Epidermal Necrolysis*) prenant compte de ces paramètres et permettant de calculer un score pronostique au moment de l'admission du malade a été validé (tableau 6.4) [5, 6].

Tableau 6.4 SCORTEN : score de sévérité de la NET

Paramètre clinicobiologique	Score individuel
Âge > 40 ans	Oui = 1, non = 0
Cancer sous-jacent	Oui = 1, non = 0
Tachycardie > 120/min	Oui = 1, non = 0
Surface initiale de décollement cutané > 10 %	Oui = 1, non = 0
Urée sérique > 10 mmol/L	Oui = 1, non = 0
Glycémie > 14 mmol/L	Oui = 1, non = 0
Bicarbonates < 20 mmol/L	Oui = 1, non = 0
SCORTEN (somme des scores individuels)	**Mortalité prédite (%)**
0-1	3,2
2	12,1
3	35,3
4	58,3
>5	90

Diagnostic

Paradoxalement le diagnostic de NET, qui semble évident, est l'objet de nombreuses erreurs, d'où l'importance de *l'histologie d'une biopsie congelée en urgence.* Dans les lésions précoces, des kératinocytes apoptotiques isolés sont observés dans les couches inférieures de l'épiderme, plus tard et au moment où la biopsie est effectuée le plus souvent, l'histologie montre une nécrose de tout l'épiderme et un infiltrat périvasculaire clairsemé. L'immunofluorescence directe, également réalisée en urgence, est négative [3].

Les dermatoses, qui peuvent rassembler à une NET et doivent être éliminées, incluent :

– les *érythèmes polymorphes majeurs*. Dans ces cas, l'examen retrouve des éléments d'aspects variables associés néanmoins à des lésions en cocardes typiques et diagnostiques, alors que l'examen histologique va souvent montrer un infiltrat de l'interface nettement plus important avec peu ou pas de nécrose ;

– *l'épidermolyse staphylococcique aiguë*, dont le tableau clinique est différent. Cette dernière est distinguée sur la base de l'absence de lésions des muqueuses et des résultats des prélèvements bactériologiques. L'analyse histologique montre un décollement très superficiel sous-corné, alors que dans la NET tout l'épiderme est nécrosé (*cf.* chapitre 2) ;

– les *dermatoses bulleuses à IgA linéaires médicamenteuses* (anamnèse, histologie, immunofluorescence directe) ;

– le *pemphigus paranéoplasique* (contexte clinique, histologie, immunofluorescence) ;

– les *réactions aiguës du greffon contre l'hôte* (contexte clinique) ;

– les *érythèmes pigmentés fixes bulleux généralisés* (anamnèse, aspect clinique) ;

– la *pustulose exanthématique aiguë généralisée* (anamnèse, aspect clinique, histologie) (*cf.* chapitre 11) ;

– certaines *érythrodermies desquamatives* (anamnèse, histologie) ;

– les *brûlures* et les *bulles des comas* qui peuvent poser des problèmes si l'interrogatoire est impossible.

Enfin, l'évolution d'un SSJ, constituant une forme limitée de NET (*cf. supra*), est imprévisible : sa progression vers une NET avec une atteinte étendue peut être très rapide.

Étiologie

La NET est rare : 0,4 à 1,2 cas/million d'habitants/an [7]. La prédominance féminine reste vraie si l'on exclut les cas survenant chez des sujets VIH. L'incidence de la NET augmente avec l'âge [7].

Terrain. Il existe des terrains favorables : immunosupprimés, administration simultanée de radiothérapie et antiépileptiques, lupus érythémateux systémique et surtout *sujets infectés par le VIH*, non seulement du fait d'une grande exposition aux sulfamides mais aussi d'une susceptibilité très importante dont le mécanisme reste aujourd'hui obscur. La propension plus marquée dans certaines familles ou pour certains groupes HLA est probablement conditionnée par les défauts du *métabolisme médicamenteux* fréquemment trouvés chez ces malades (acétylation lente, déficit des enzymes de détoxification). Récemment, une incidence accrue de l'allèle HLA-B*5801 a été rapportée chez les Chinois Han atteints de SSJ ou NET induits par l'allopurinol, mais ceci n'est pas confirmé dans des cas européens [8]. De même, une forte association entre l'allèle HLA-B*1502 et le SSJ induit par la carbamazépine, la phénytoïne et la lamotrigine a été rapportée chez les Chinois Han et dans d'autres populations asiatiques [9, 10]. Chez les Caucasiens, une association entre l'HLA DQB1*0601 et le SSJ et ses complications oculaires a été démontrée [11], de même qu'entre HLA-A*3101 et le SSJ-NET induit par la carbamazépine [12].

Médicaments. Le syndrome de Lyell peut être imputé à un médicament dans la majorité des cas. Les médicaments le plus souvent en cause sont les anti-inflammatoires non stéroïdiens (surtout les oxicams), les sulfamides (surtout retard), et les anticonvulsivants : phénobarbital, phénytoïne, carbamazépine, acide valproïque et lamotrigine. Les antibiotiques (sulfonamides, quinolones, aminopénicillines, céphalosporines), les antiviraux (névirapine), l'allopurinol et la chlormézanone sont également responsables de NET. En général, le risque de NET est maximal dans les semaines initiales de traitement. Pour les anticonvulsivants aromatiques, le risque le plus élevé se situe dans les 2 premiers mois de traitement [7].

L'imputation de l'accident à un médicament (cf. chapitre 6-1) est souvent difficile. Les critères d'imputabilité sont essentiellement cliniques, les tests in vitro de prolifération lymphocytaire n'étant pas d'une aide constante. Les patch-tests montrent une sensibilité faible dans la NET et une réexposition n'est pas acceptable en cas de réaction cutanée sévère. C'est essentiellement le délai d'apparition : 7 à 21 jours pour une première prise ou 48 heures dans les très rares cas de récidive qui est déterminant pour apprécier l'imputabilité. L'*imputabilité extrinsèque* (existence d'une référence bibliographique sur un syndrome de Lyell avec le même médicament) est également un argument important. Cette imputation est facile lorsque le médicament a été donné à un sujet en pleine santé – p. ex. prévention de la méningite cérébrospinale par les sulfamides – et, au contraire, très difficile voire impossible en cas de polymédication ou si les médicaments ont été reçus pour les symptômes qui pourraient être les signes initiaux du syndrome de Lyell. Les difficultés de l'anamnèse chez des malades en situation précaire expliquent un trop grand nombre de cas «idiopathiques» ou d'imputations peu crédibles.

Autres. De rares cas ont été attribués à *Mycoplasma pneumoniae* ou à des virus [7].

Physiopathologie

Un mécanisme immunologique est très probable vu le délai standard et celui très raccourci des exceptionnels accidents itératifs. Le rôle joué par les lymphocytes T CD8+ présents dans l'épiderme et par certaines cytokines, en particulier le TNF-α, l'IFN-γ et surtout le système Fas, Fas-ligand inducteur d'apoptose, est certainement important dans la pathogénie de la NET. Il a été montré que le Fas-ligand, une molécule majeure de l'induction de l'apoptose, était exprimé et fonctionnel dans l'épiderme lors du NET et que l'activation des lymphocytes T par le médicament pourrait indirectement conduire à l'apoptose ds kératinocytes par un relais moléculaire impliquant TNF-α, IFN-γ et iNOS (synthase inductible de l'oxyde nitrique) ; ceci indique que la nécrose épidermique implique l'activation de cette voie de mort cellulaire [13, 14]. Le modèle actuel postule qu'après exposition à certains types de médicaments, un individu donné avec des facteurs prédisposants particuliers monte une réponse immunitaire inappropriée spécifique contre ce médicament ou ses métabolites. Les interactions cellulaires et la libération de cytokines résultent en une expression augmentée du Fas-ligand par les kératinocytes, ainsi qu'une expression augmentée et sécrétion de granulysine [15] et annexine A1 [16] par les lymphocytes cytotoxiques (CTL, NKT, NK) et monocytes. Ces molécules induisent une apoptose kératinocytaire massive suivie de nécrose et détachement de l'épiderme. Le lien moléculaire précis entre la prise d'un médicament, chez un individu donné, l'activation inappropriée du système immunitaire, et l'induction finale d'apoptose kératinocytaire par FasL, granulysine et annexine A1 reste encore inconnu à ce jour.

Prise en charge et traitement

La NET est une urgence dermatologique. Sa prise en charge comprend l'identification et l'arrêt rapide du ou des médicaments imputables – ceci ayant démontré un impact sur le pronostic – et le transfert en unité de soins intensifs ou en centre de brûlés [17]. Le bon moment du transfert est celui où l'on est certain du diagnostic de NET, ou de SSJ, celui-ci évoluant de façon imprévisible en NET.

Traitement spécifique. Il n'existe malheureusement pas de traitement spécifique de la NET ayant démontré une efficacité dans des études contrôlées. La corticothérapie, bien que souvent utilisée, est controversée. Plusieurs études ont montré son rôle néfaste sur la survie [18]. Néanmoins, une étude rétrospective portant sur 12 patients a montré que l'utilisation précoce de pulses de dexaméthasone est associée à une réduction de la mortalité [19]. D'autres thérapeutiques spécifiques, plasmaphérèse [20], ciclosporine [21, 22], cyclophosphamide [23], N-acétylcystéine [24], antagonistes du TNF-α [25], ont été utilisées dans de courtes séries ouvertes. Parmi ces dernières, la ciclosporine semble avoir un effet bénéfique en reduisant la mortalité [21, 22]. Le thalidomide a montré un effet néfaste dans une étude contrôlée [26]. Les immunoglobulines intraveineuses humaines (IgIV), qui contiennent des anticorps bloquant la signalisation de l'apoptose *via* le récepteur Fas [13], ont donné des résultats positifs dans quelques séries ouvertes [27, 28]. Bien que pour certains experts l'administration *précoce* d'IgIV (à une dose totale de 3 g/kg répartie sur 3 ou 4 jours) [29] semble pouvoir bloquer le processus à son début, pour autres leur utilisation n'est pas validée [22, 30] ; le problème de la pratique d'études contrôlées dans ce contexte reste ouvert.

Thérapeutiques symptomatiques. À adopter d'urgence, elles peuvent se ranger en trois grandes parties.

Maintien d'un équilibre hydroélectrolytique optimal. Le volume initialement requis est souvent sous-estimé et ce d'autant plus que les lésions muqueuses ont pu durer plusieurs jours avant l'apparition du syndrome cutané. Pratiquement un apport intraveineux de solution physiologique complémenté de chlorure de potassium en fonction de la chimie sanguine est donné en ajustant le volume des perfusions afin d'assurer un débit urinaire de 40-60 mL/heure. Une suralimentation par voie entérale doit être débutée simultanément (sonde nasogastrique généralement nécessaire), et celle-ci doit souvent être associée à une insulinothérapie du fait des troubles fréquents de la glycorégulation.

Prévention de l'infection. Elle repose sur des soins locaux éventuellement aidés d'un lit à air chaud ; la qualité des soins locaux et la compétence de l'équipe infirmière conditionnent pour une bonne part le pronostic fonctionnel et vital. L'antibiothérapie préventive à large spectre n'est pas préconisée, car inefficace, voire dangereuse. Cependant, l'utilisation d'une antibiothérapie adaptée aux germes prédominants sur la peau est nécessaire au cours de l'évolution en présence de signes indirects de sepsis (intolérance glucidique, mauvaise tolérance à la nutrition entérale, variation thermique brutale, confusion, agitation, baisse inexpliquée de la diurèse, etc.) et ne doit pas être retardée exagérément, les chocs septiques étant fréquents et redoutables sur ce terrain.

Divers. Un environnement chaud, une anticoagulation efficace, des tranquillisants et des antalgiques, des antipyrétiques en cas de fièvre, des soins oculaires et des muqueuses (génitale, nasale, oral) minutieux quotidiens complètent cette prise en charge.

RÉFÉRENCES

1. Assier H. et coll., *Arch Dermatol.* 1995, *131*, 539.
2. Bastuji-Garin S. et coll., *Arch Dermatol.* 1993, *129*, 92.
3. Revuz, J.E. et coll., *Semin Cutan Med Surg.* 1996, *15*, 258.
4. Revuz J. et coll., *Arch Dermatol.* 1987, *123*, 1160.
5. Bastuji-Garin S. et coll., *J Invest Dermatol.* 2000, *115*, 149.
6. Trent J.T. et coll., *Arch Dermatol.* 2004, *140*, 890.
7. Roujeau J.C. et coll., *N Engl J Med.* 1995, *333*, 1600.
8. Hung S.I. et coll., *Proc Natl Acad Sci U S A.* 2005, *102*, 4134.
9. Chung W.H. et coll., *Nature.* 2004, *428*, 486.
10. Man C.B. et coll., *Epilepsia.* 2007, *48*, 1015.
11. Power W.J. et coll., *Ophthalmology.* 1996, *103*, 1406.
12. McCormack M. et coll., *N Engl J Med.* 2011, *364*, 1134.
13. Viard I. et coll., *Science.* 1998, *282*, 490.
14. Viard-Leveugle I. et coll., *J Invest Dermatol.* 2013, *133*, 489.

15. Chung W.-H. et coll., *Nat Med.* 2008, *14*, 1343.
16. Saito N. et coll., *Sci Transl Med.* 2014, *6*, 245ra95.
17. Garcia-Doval I. et coll., *Arch Dermatol.* 2000, *136*, 323.
18. Kelemen J.J. et coll., *J Am Coll Surg.* 1995, *180*, 273.
19. Kardaun S.H. et coll., *Acta Derm Venereol.* 2007, *87*, 144.
20. Kamanabroo D. et coll., *Arch. Dermatol.* 1985, *121*, 1548.
21. Kirchhof M.G. et coll., *J Am Acad Dermatol.* 2014, *71*, 941.
22. Valeyrie-Allanore L. et coll., *Br J Dermatol.* 2010, *163*, 847.
23. Heng M.C. et coll., *J Am Acady Dermatol.* 1991, *25*, 778.
24. Redondo P. et coll., *Br J Dermatol.* 1997, *136*, 645.
25. Hunger R.E. et coll., *J Allergy Clin Immunol.* 2005, *116*, 923.
26. Wolkenstein P. et coll., *Lancet.* 1998, *352*, 1586.
27. Prins C. et coll., *Acta Derm Venereol.* 2007, *87*, 206.
28. Feldmeyer L., et coll., *Arch Dermatol.* 2011, *147*, 1440.
29. Barron S.J et coll., *Int J Dermatol.* 2015, *54*, 108.
30. Huang Y.C. et coll., *Br J Dermatol.* 2012, *167*, 424.

7

Maladies héréditaires de la jonction dermo-épidermique et troubles de la différenciation épidermique

Coordinateur : L. Borradori

7-1	Physiopathologie des systèmes de cohésion – Mécanismes de formation des bulles G. Zambruno, L. Fontao, L. Parmentier, L. Borradori	309
7-2	Épidermolyses bulleuses héréditaires C. Chiaverini, G. Meneguzzi, J.-P. Lacour	318
7-3	Physiopathologie de la kératinisation D. Hohl, L. Borradori, S. Leclerc-Mercier	326
7-4	Ichtyoses D. Hohl	336
7-5	Troubles intrinsèques de l'adhésion interkératinocytaire J.-L. Schmutz, L. Borradori, E. Laffitte, E. Sprecher	346
7-6	Kératodermies palmoplantaires S. Hadj-Rabia, J.-F. Cuny, F. Truchetet	351
7-7	Nævus (ou hamartomes) épidermiques C. Lenormand, R. Happle, D. Lipsker	358
7-8	Autres hyperkératoses F. Truchetet, J.-F. Cuny, E. Sprecher	363
7-9	Dysplasies ectodermiques S. Hadj-Rabia, C. Bodemer	369
7-10	*Incontinentia pigmenti* C. Bodemer, S. Hadj-Rabia	372

7-1 Physiopathologie des systèmes de cohésion – Mécanismes de formation des bulles

G. Zambruno, L. Fontao, L. Parmentier, L. Borradori

La formation d'une bulle peut résulter d'un défaut primaire (d'origine génétique) ou secondaire (d'origine immunologique, métabolique, enzymatique ou toxique) des systèmes de cohésion entre le derme et l'épiderme (bulle sous-épidermique) ou entre les kératinocytes (bulle intraépidermique).

Systèmes de cohésion

Cohésion interkératinocytaire

La cohésion interkératinocytaire est fondamentale pour l'organisation et le maintien de l'architecture tissulaire, et donc pour la fonction de l'épiderme. Cette cohésion est assurée de façon prédominante par des complexes multiprotéiques contenant des *protéines d'adhésion* de surface (*Cell Adhesion Molecules*, CAM). Ces protéines sont des molécules transmembranaires, souvent glycosylées, capables d'interagir avec les molécules d'adhésion présentes à la surface des cellules voisines.

Dans l'épiderme ainsi que dans les autres épithéliums, différents types de *jonctions d'adhérence (adherens junctions)* ont été identifiés et caractérisés sur le plan moléculaire. Elles correspondent à des zones d'étroit rapprochement entre les membranes cytoplasmiques de deux cellules adjacentes, liées à des plaques sous-membranaires d'environ 10-30 nm d'épaisseur. Ces complexes constituent un lien entre la surface de la cellule et le cytosquelette ; ils peuvent aussi être impliqués dans la transmission de signaux d'activation intracellulaire. Ils sont ainsi essentiels au maintien de l'intégrité de l'épithélium et à la régulation de nombreux phénomènes biologiques tels que la croissance et la différenciation cellulaire. Ces complexes ne sont pas des structures figées, leur état d'assemblage pouvant être modulé au cours de la différenciation épidermique et des mouvements cellulaires, ou par des signaux intra- ou extracellulaires.

Les principales molécules d'adhésion interkératinocytaire appartiennent à la famille des cadhérines. Ce sont des protéines transmembranaires, dont la fonction d'adhésion nécessite la présence de calcium. En se basant sur les homologies entre leurs séquences protéiques, on en distingue deux classes : les cadhérines desmosomales et les cadhérines classiques. Elles sont concentrées dans des jonctions d'adhésion distinctes : les desmosomes pour les premières et les jonctions adhérentes (*zonula adherens*) pour les secondes [1-4].

Les desmosomes (*maculae adherens*) sont les complexes majeurs de *l'adhésion entre les kératinocytes* (fig. 7.1). En microscopie optique, ils correspondent aux ponts interkératinocytaires particulièrement visibles dans le *stratum spinosum*. En microscopie électronique, ce sont des structures en forme de disque de 0,1 à 2 μm de diamètre, qui sont présentes sur la membrane des kératinocytes mais pas sur celles des mélanocytes ou des cellules de Langerhans (fig. 7.2). Les desmosomes sont constitués de protéines transmembranaires appartenant à la classe des cadhérines desmosomales – les desmogléines et les desmocollines – et de composants cytoplasmiques, tels que la desmoplakine I et II, la plakoglobine et la plakophiline, lesquels forment la plaque desmosomale cytoplasmique (fig. 7.3) (*cf.* chapitre 7-3). Les domaines extracellulaires des desmogléines et des desmocollines sont impliqués dans l'adhésion intercellulaire, tandis que leurs domaines intracellulaires les relient aux

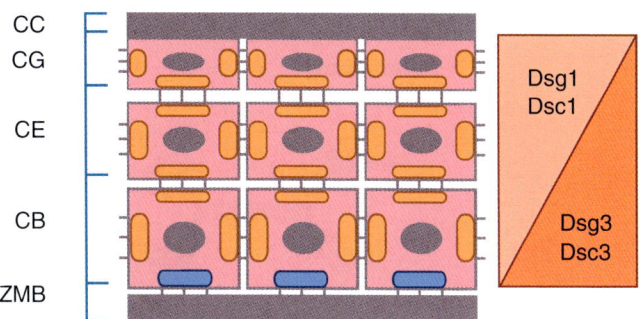

Fig. 7.1 Localisation des desmosomes (rouge) et des hémidesmosomes (bleu) dans l'épiderme.
La distribution des différentes desmogléines (Dsg) et des desmocollines (Dsc) est variable au sein de l'épithélium malpighien.

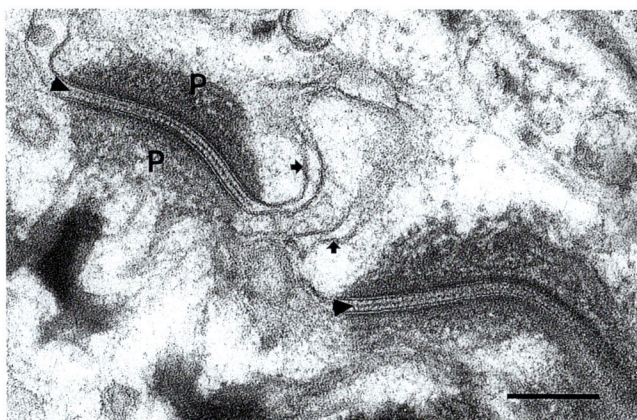

Fig. 7.2 Aspect ultrastructural d'un desmosome.
On reconnaît la membrane cytoplasmique de deux kératinocytes (petites flèches), les plaques desmosomales (P), l'ancrage cellule-cellule est montré par les grosses flèches.

filaments de cytokératines par l'intermédiaire de protéines comme la desmoplakine, la plakoglobine, la plakophiline et d'autres molécules intracellulaires [5]. L'importance des cadhérines desmosomales pour la cohésion interkératinocytaire est soulignée par plusieurs observations cliniques et expérimentales (tableau 7.1). La présence d'autoanticorps dirigés contre la desmogléine 3 et la desmogléine 1, au cours du pemphigus vulgaire, induit la formation de bulles intraépidermiques avec perte de la cohésion interkératinocytaire. Les souris déficientes pour le gène de la desmogléine 3 développent une fragilité et des érosions mucocutanées, dont les aspects cliniques et histopathologiques (acantholyse) sont proches de ceux des malades souffrant de pemphigus vulgaire [3].

Les jonctions adhérentes (*zonulae adherens*) constituent *l'autre système majeur d'adhésion* [1, 4, 6, 7]. Ses complexes sont formés de protéines transmembranaires appartenant à la classe des **cadhérines classiques**, E-cadhérine et P-cadhérine, et à la famille des **nectines**, et de molécules cytoplasmiques, telles que la **plakoglobine, l'α- et la β-caténine et la**

7-1 Maladies héréditaires de la JDE et de la différenciation épidermique

Physiopathologie des systèmes de cohésion – Mécanismes de formation des bulles

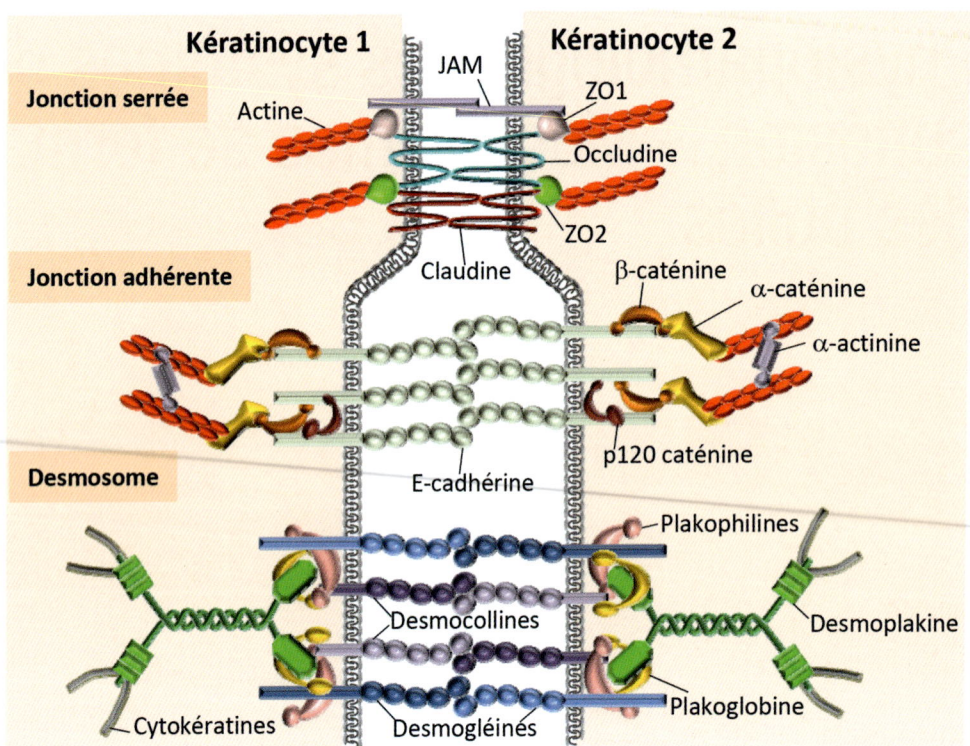

Fig. 7.3 Représentation schématique des jonctions intercellulaires et d'adhésion dans l'épiderme.
L'adhésion intercellulaire est assurée par le domaine extracellulaire des composants transmembranaires : desmogléines, desmocollines au niveau des desmosomes et E-cadhérine dans les jonctions adhérentes. Les desmosomes sont connectés au cytosquelette de cytokératines alors que les jonctions adhérentes et serrées sont liées aux microfilaments d'actine. Les composants plus importants de ces complexes ainsi que leurs interactions moléculaires sont indiqués.
Dessin de L. Fontao.

Tableau 7.1 Constituants des desmosomes (*maculae adherentes*) de l'épiderme humain[1]

Appellation	Poids moléculaire (kDa)	Profil de distribution	Implication
Protéines de la plaque desmosomale			
Desmoplakine 1 (DP1) et desmoplakine 2 (DP2)	250 et 215	Épiderme, follicule pileux	Pemphigus paranéoplasique Érythème polymorphe Kératodermie palmoplantaire Maladie de Carvajal (cardiomyopathie ventriculaire droite arythmogène, kératodermie palmoplantaire, cheveux crépus) Épidermolyse bulleuse simple suprabasale
Plakoglobine	85	Épiderme, follicule pileux	Maladie de Naxos (cardiomyopathie ventriculaire droite arythmogène, kératodermie palmoplantaire, cheveux crépus) Épidermolyse bulleuse simple suprabasale
Plakophiline 1 (*band 6 protein*)	75	Couches suprabasales	Dysplasie ectodermique-syndrome de fragilité cutanée
Envoplakine[2]	210	Couches suprabasales	Pemphigus paranéoplasique
Périplakine[2]	190	Couches suprabasales	Pemphigus paranéoplasique
Protéines transmembranaires			
Desmogléine 1 (Dsg 1)	165	Couches suprabasales	Pemphigus foliacé, pemphigus vulgaire IgA pemphigus Pemphigus paranéoplasique Kératodermie palmoplantaire Syndrome SAM (*Severe dermatitis, multiple Allergies and Metabolic wasting*)
Desmogléine 2 (Dsg 2)	160	Couches basales	Cardiomyopathie
Desmogléine 3 (Dsg 3)	130	Couches basales	Pemphigus vulgaire IgA pemphigus Pemphigus paranéoplasique

Maladies héréditaires de la JDE et de la différenciation épidermique

7-1
Physiopathologie des systèmes de cohésion – Mécanismes de formation des bulles

Tableau 7.1 (suite)

Appellation	Poids moléculaire (kDa)	Profil de distribution	Implication
Desmogléine 4 (Dsg 4)	110	Couches suprabasales Follicules pileux	Hypotrichose héréditaire localisée type 6 Monilethrix Pemphigus vulgaire[3]
Desmocolline 1a, 1b (Dsc 1a, 1b)[4]	110 et 100	Couches suprabasales	Dermatoses avec anticorps IgA antimembrane cytoplasmique kératinocytaire Groupe des pemphigus
Desmocolline 2a, 2b (Dsc 2a, 2b)	105 et 100	Couches basales	Dermatoses avec anticorps IgA antimembrane cytoplasmique kératinocytaire Cardiomyopathie ventriculaire droite arythmogène, kératodermie palmoplantaire, cheveux crépus ; groupe des pemphigues
Desmocolline 3a, 3b (Dsc 3a, 3b)	110 et 100	Couches basales	Hypotrichose héréditaire avec vésicules récidivantes Dermatoses avec anticorps IgA antimembrane cytoplasmique kératinocytaire Groupe des pemphigues
Protéines extracellulaires			
Cornéodesmosine	52 et 56	Couches cornées	Hypotrichose simple, *Peeling skin disease type B*

1. Non exhaustif.
2. Précurseur de l'enveloppe cornée associé à la plaque desmosomale.
3. Dans le pemphigus, les autoanticorps contre la desmogléine 1 ont une réactivité croisée contre la desmogléine 4, cette dernière n'est néanmoins pas impliquée dans la physiopathologie de la maladie.
4. De chaque desmocolline, il existe deux variantes, a et b, résultant d'un épissage alternatif du gène.

vinculine, qui sont reliées au cytosquelette d'actine. Lors du développement embryonnaire, les jonctions adhérentes jouent un rôle essentiel dans la morphogenèse cutanée où elles assurent le maintien de la stratification épidermique. Cela est bien illustré par la mise en évidence de mutations dans des gènes de composants des jonctions adhérentes (comme la p-cadhérine, la nectine-1, ou la nectine-2), qui sont responsables de *dysplasies ectodermiques* et autres manifestations. Une perturbation de ces jonctions entraîne une perte de la polarisation des kératinocytes, ce qui pourrait les rendre aptes à disséminer ou à métastaser. Les cadhérines classiques sont par ailleurs impliquées dans l'adhésion des cellules de Langerhans et des mélanocytes aux kératinocytes.

Les jonctions serrées (*zonula occludens, tight junctions*) sont des complexes d'adhésion distincts impliqués dans la fonction de barrière et de perméabilité sélective (pour des ions et des macromolécules) au niveau de l'espace intercellulaire [6-8]. Un composant majeur des jonctions serrées dans l'épiderme est la **claudine-1**. Son importance est soulignée par l'observation de mutations délétères du gène de la claudine-1 au cours du syndrome NISCH (*Neonatal Ichthyosis-Sclerosing Cholangitis*) qui s'accompagne entre autres d'un trouble de la différenciation épidermique et d'anomalies des cheveux.

Les jonctions communicantes, aussi appelées jonctions *gap* ou jonctions **lacunaires** ou encore jonctions perméables ou macula communicans ou nexus (*gap junctions*), sont un autre type de jonctions (*cf.* chapitre 7-3). Elles jouent un rôle dans les *échanges intercellulaires* d'ions et de molécules hydrophiliques de faible poids moléculaire [6, 7]. Elles sont présentes entre les kératinocytes. Les composés majeurs de ces jonctions sont les **connexines**. Des mutations de ces molécules peuvent être associées à différentes maladies héréditaires avec des troubles de la kératinisation (syndrome KID *keratitis-ichthyosis-deafness, erythrokeratoderma variabilis*, syndrome de Vohwinkel, syndrome de Clouston, dysplasie ectodermique hidrotique, dysplasie oculo-dento-digitale avec kératose palmoplantaire ou/et anomalie des cheveux) et/ou d'autres manifestations systémiques : surdité, neuropathies, cataracte, troubles de la conduction cardiaque, lymphœdème, etc. (*cf.* aussi chapitre 7-3).

Adhérence dermo-épidermique : jonction dermo-épidermique

Elle est sous la dépendance d'une structure macromoléculaire hautement spécialisée à l'interface de l'épiderme et du derme : *la jonction dermo-épidermique* (JDE) [9-12]. Elle est composée de différents types de collagène, de protéoglycanes, de glycoprotéines et de protéines liant le calcium. Ces molécules sont produites de façon prédominante par les kératinocytes. Elles forment des réseaux supramoléculaires très organisés, qui assurent le maintien de la cohésion entre derme et épiderme. Ces protéines interviennent aussi dans la régulation de nombreux phénomènes biologiques au cours de l'embryogenèse, de la croissance et de la différenciation des kératinocytes, ainsi que lors de la cicatrisation [9-12].

Il importe d'analyser la zone de la JDE sous l'angle morphologique, moléculaire et de sa sensibilité aux agressions.

Morphologie de la jonction dermo-épidermique

La microscopie optique ne permet pas d'identifier les différentes structures de la JDE. Elle montre seulement le caractère ondulé, « en montagnes russes », sur une coupe verticale. La reconstruction multidimensionnelle montrerait que le derme est hérissé d'une multitude de sommets (les papilles dermiques) sur lesquels s'emboîte l'épiderme. *Cette organisation non plane augmente considérablement la surface d'adhésion et, ainsi, la solidité de la cohésion dermo-épidermique.* L'analyse des différentes structures de la JDE n'est possible que par microscopie électronique, laquelle permet d'individualiser morphologiquement trois compartiments de l'épiderme vers le derme (fig. 7.4).

Membrane cytoplasmique basale des kératinocytes de la couche basale. Sur le pôle basal de ces cellules, on distingue de nombreuses structures opaques aux électrons de 0,1 à 0,4 µm de diamètre, les hémidesmosomes. Ils comportent une plaque cytoplasmique en contact avec la membrane cellulaire basale. Ces structures assurent d'une part un site d'insertion pour les filaments de cytokératines (les tonofilaments) à la membrane cytoplasmique basale, et d'autre part une liaison avec la lame basale sous-jacente.

Membrane basale, ou lame basale. Elle est constituée par la *lamina lucida* et la *lamina densa*. La *lamina lucida* est une zone de 30 à 50 nm qui paraît vide en microscopie électronique (d'où son nom) ; elle est traversée par des filaments verticaux, les filaments d'ancrage, qui semblent relier les hémidesmosomes à la structure sous-jacente – la *lamina densa* une zone électron-dense de 50 à 80 nm. Néanmoins, l'individualisation d'une *lamina lucida* et d'une *lamina densa* résulte très vraisemblablement d'un artefact technique, la lame basale étant, avec des nouvelles techniques de fixation, plutôt uniforme, amorphe et finement fibrillaire.

7-1 Maladies héréditaires de la JDE et de la différenciation épidermique

Physiopathologie des systèmes de cohésion – Mécanismes de formation des bulles

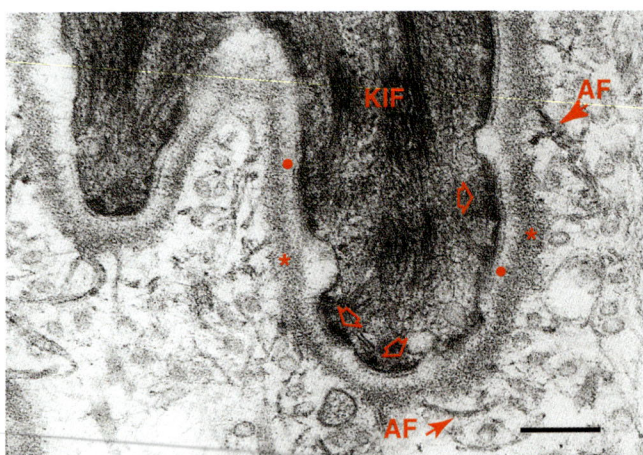

Fig. 7.4 Aspect ultrastructural de la jonction dermo-épidermique et du complexe d'ancrage hémidesmosomal.
On distingue les filaments de cytokératines (KIF) dans le kératinocyte basal, la plaque hémidesmosomale (flèches ouvertes), les filaments d'ancrage (AF), la lame basale avec la *lamina lucida* (points), la *lamina densa* (étoiles) et les fibres de collagènes dans le derme superficiel.

Derme papillaire superficiel avec réseau fibreux dermique. Cette zone se confond avec le collagène du derme superficiel où l'on distingue au moins *trois types de fibres*. Les plus importantes sont les fibres d'ancrage, de 20 à 60 nm de diamètre, dont les extrémités viennent s'insérer sur la *lamina densa*, reliant cette dernière au derme sous-jacent.

Ces différentes structures morphologiques – les filaments de cytokératines, les hémidesmosomes, les filaments et les fibres d'ancrage – forment une unité fonctionnelle, *le complexe d'adhésion*. Ce complexe d'adhésion n'assure pas uniquement la cohésion entre le derme et l'épiderme mais est également impliqué, par l'intermédiaire de l'intégrine $\alpha_6\beta_4$, dans *la transmission de signaux d'activation* régulant la fonction des kératinocytes basaux [9, 10]. En outre, l'assemblage des éléments du complexe d'adhésion est modulable, les hémidesmosomes pouvant être internalisés, comme au cours de la migration cellulaire ou de la réépithélialisation des plaies.

Autre type de structure d'adhésion des kératinocytes : les adhésions focales [9, 10, 13]. Il s'agit de complexes multiprotéiques situés aux pôles ventraux des kératinocytes basaux, au contact avec le substrat, surtout en culture *in vitro*. Ces complexes, constitués de différentes intégrines avec sous-unités β_1 et β_3, et de protéines cytoplasmiques reliées au cytosquelette d'actine – comme les kindlines, la taline, la paxilline, la *focal adhesion kinase*, etc. –, sont, contrairement aux hémidesmosomes, impliqués dans la migration cellulaire et le maintien de l'homéostasie de la jonction épidermique. Le syndrome de Kindler associe une épidermolyse bulleuse néonatale, une photosensibilité et une poïkilodermie d'aggravation progressive : il résulte des mutations dans le gène *KIND1*, codant la kindline-1 [14, 15]. Le défaut génétique d'un autre composant des adhésions focales, la sous-unité $\alpha 3$ des intégrines, se traduit par une forme d'épidermolyse bulleuse associée à un dysfonctionnement multiorganique (poumons, reins).

Constituants biochimiques de la jonction dermo-épidermique

Les études moléculaires et génétiques des dermatoses bulleuses auto-immunes et des génodermatoses ont contribué à la caractérisation des constituants moléculaires de la jonction dermo-épidermique (tableau 7.2), et à une meilleure compréhension de leurs fonctions (fig. 7.5) [16].

Les hémidesmosomes sont des complexes multiprotéiques formés de composants cytoplasmiques et transmembranaires. Les proté-

Tableau 7.2 Constituants biochimiques du complexe d'adhésion hémidesmosomal et de la lame basale[1]

Protéines	Poids moléculaire (kDa)	Localisation	Implication
Cytokératines 5 et 14	58/50	Filaments intermédiaires	Épidermolyse bulleuse simple
BP230, BPAg1-e[2]	230	Plaque hémidesmosomale	Pemphigoïde bulleuse Pemphigoïde gestationnelle Pemphigoïde des muqueuses Épidermolyse bulleuse simple
Plectine[3]	>300	Plaque hémidesmosomale et desmosomale	Épidermolyse bulleuse simple (± dystrophie musculaire, cardiomyopathie, atrésie pylorique, atrophie cérébrale, ophtalmoplégie)
BPAg2, BP180 Collagène type XVII[4]	180	Hémidesmosome, filaments d'ancrage	Pemphigoïde bulleuse, pemphigoïde gestationnelle et pemphigoïde des muqueuses Épidermolyse bulleuse jonctionnelle Dermatose à IgA linéaires
LAD-1[5]	97/120	Filaments d'ancrage	Dermatose à IgA linéaires Pemphigoïde bulleuse
Intégrine $\alpha_6\beta_4$[6]	160 et 200	Hémidesmosome	Épidermolyse bulleuse jonctionnelle (± atrésie pylorique) Pemphigoïde des muqueuses (?)
Laminine-332[7]	400-460	Filaments d'ancrage, lame basale	Pemphigoïde des muqueses Épidermolyse bulleuse jonctionnelle
Laminine-311[8]	>600	Lame basale	Pemphigoïde des muqueuses Éruption de type pemphigoïde (anti-chaîne γ1)
Collagène type IV[9]	550	Lame basale	Éruption de type pemphigoïde avec atteinte rénale (?)
Nidogène	150	Lame basale	
Perlecan	500	Lame basale	

Maladies héréditaires de la JDE et de la différenciation épidermique 7-1
Physiopathologie des systèmes de cohésion – Mécanismes de formation des bulles

Tableau 7.2 (suite)

Protéines	Poids moléculaire (kDa)	Localisation	Implication
ECM-1	60	Lame basale	Protéinose lipoïdique Lichen scléro-atrophique (?)
Collagène type VII[10]	290	Fibres d'ancrage	Épidermolyse bulleuse dystrophique Épidermolyse bulleuse acquise Lupus érythémateux bulleux

1. Non exhaustif.
2. Antigène de la pemphigoïde bulleuse 230, isoforme épithéliale de BPAG1 (BPAG1-e), dont il existe de multiples autres isoformes.
3. Il existe de multiples isoformes de plectine.
4. Antigène de la pemphigoïde bulleuse 180 ou BPAG2. Son domaine extracellulaire est collagénique, d'où l'appellation de collagène type XVII.
5. Antigène de la dermatose à IgA linéaires, correspondant à un produit protéolytique de BPAg2.
6. Hétérodimère composé d'une chaîne α_6 et β_4.
7. Hétérotrimère composé de trois chaînes, α_3, β_3 et γ_2.
8. Hétérotrimère composé de trois chaînes, α_3, β_1 et γ_1.
9. Hétérotrimère composé de deux chaînes α différentes.
10. Homotrimère constitué de trois chaînes α_1.

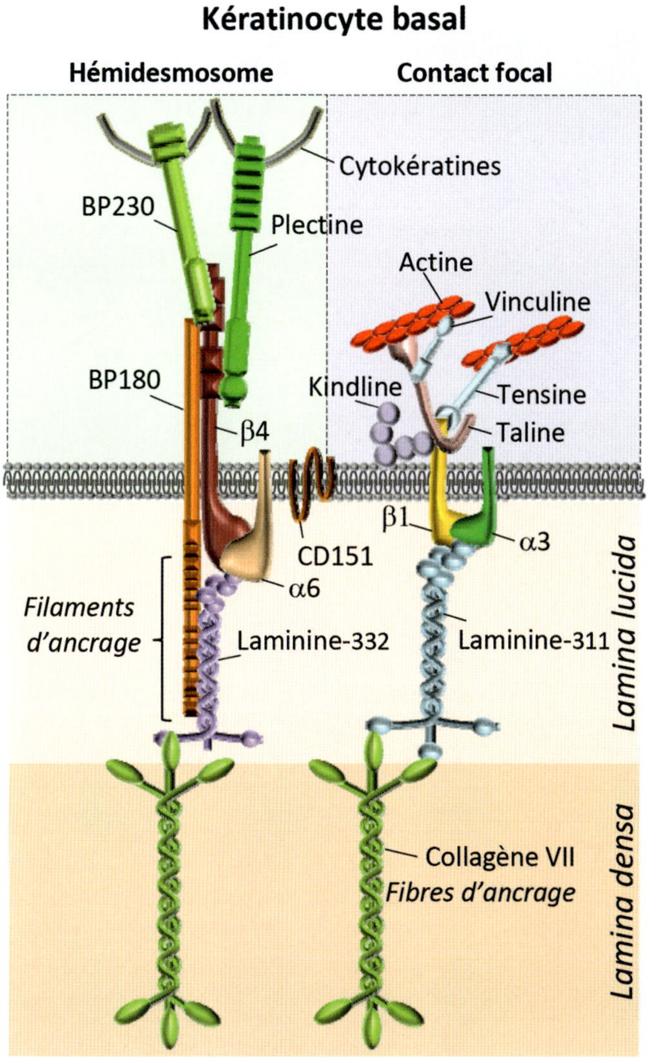

Fig. 7.5 Jonction dermo-épidermique.
Représentation schématique des complexes d'adhésion. Les hémidesmosomes sont connectés au cytosquelette de cytokératines alors que les contacts focaux sont liés aux microfilaments d'actine. Les composants plus importants de ce complexe ainsi que leurs interactions moléculaires sont indiqués.
Dessin de L. Fontao.

ines cytoplasmiques comprennent l'antigène de la pemphigoïde bulleuse 230 (dénommé également antigène de la pemphigoïde bulleuse 1) et la plectine, deux membres de la famille des plakines. Ces molécules sont impliquées dans l'ancrage des filaments de cytokératines à la plaque cytoplasmique des hémidesmosomes.

Les deux composants transmembranaires des hémidesmosomes, l'antigène de la pemphigoïde bulleuse 180 (dénommé également antigène de la pemphigoïde bulleuse 2 – BPAG2 – ou collagène de type XVII) et l'intégrine $\alpha_6\beta_4$, assurent l'interaction des kératinocytes basaux avec les protéines de la lame basale. L'intégrine $\alpha_6\beta_4$ joue un rôle crucial dans l'assemblage des hémidesmosomes. L'inactivation des gènes codant les sous-unités α_6 et β_4 chez les souris se traduit par l'absence d'hémidesmosomes et de vastes décollements de l'épithélium.

L'organisation supramoléculaire de la lame basale dépend de deux réseaux principaux : l'un formé de la laminine-332, de la laminine-311 et d'autres laminines, l'autre formé autour du collagène de type IV. Sur ces deux réseaux, qui servent de support, viennent s'attacher et s'intégrer d'autres constituants comme le perlecan, le nidogène, la fibuline 1 et 2, ainsi que le collagène de type VII, composant principal des fibres d'ancrage. Les interactions de la laminine-332 avec l'intégrine $\alpha_6\beta_4$ sur le versant épidermique et avec le collagène de type VII sur le versant dermique sont essentielles pour la cohésion dermo-épidermique [9-13].

Dans l'ensemble et pour schématiser à l'extrême, on peut dire que la JDE comporte des protéines qui jouent le rôle de «cordes» et d'«amarres», d'autres qui jouent le rôle de «colle». Il est évident qu'un défaut héréditaire de l'expression d'une de ces molécules ou une perturbation de leur fonction par des autoanticorps compromet l'organisation supramoléculaire de la lame basale et donc sa stabilité.

Mécanisme de formation et types de bulles

Plans de clivage naturels

Ils sont au nombre de deux et se situent à l'interface entre trois zones qui diffèrent dans leur architecture, leur extensibilité et élasticité et leur composition biochimique : la couche cornée, les autres couches de l'épiderme, et le derme. Ces plans de clivage sont objectivés lorsqu'on applique des forces mécaniques : la traction latérale (bulle de friction) détache la couche cornée de l'épiderme, l'aspiration sous vide (bulle de succion) détache l'épiderme en totalité, le clivage se situant dans la *lamina lucida*. Les processus pathologiques peuvent localiser les bulles dans ces plans de clivage naturels ou créer de nouvelles zones de fragilité élective (tableau 7.3).

7-1 Maladies héréditaires de la JDE et de la différenciation épidermique

Physiopathologie des systèmes de cohésion – Mécanismes de formation des bulles

Type de bulles

Bien que les causes de formation de bulles soient très nombreuses, elles induisent schématiquement deux types de séparation : intraépidermique ou sous-épidermique (tableau 7.3).

Bulles intraépidermiques

Elles sont associées à trois aspects histologiques : l'acantholyse, la spongiose et la nécrose.

Tableau 7.3 Classification des bulles en fonction du niveau du clivage

	Bulles	Étiologie	Chapitre*
Bulles intraépidermiques	*Clivage sous la couche cornée*		
	Pemphigus érythémateux et foliacé	Auto-immune	10-10
	Pustulose sous-cornée (IgG, IgA)	Inconnue, auto-immune (?)	11-4
	Épidermolyse staphylococcique (syndrome SSS)	Toxines avec activité protéolytique	2-2
	Impétigo bulleux	Toxines avec activité protéolytique	2-2
	Miliaire cristalline	Rétention sudorale	15
	Bulles de friction	Mécanique	4-4
	Clivage dans l'épithélium malpighien		
	Maladie de Hailey-Hailey	Héréditaire	7-5
	Eczéma bulleux – dysidrose	Hypersensibilité	5
	Zona varicelle herpès	Virale	2-1
	Miliaire rouge	Rétention sudorale	15
	Incontinentia pigmenti	Héréditaire	7-10
	Ichtyose épidermolytique	Héréditaire	7-4
	Dermatose neutrophilique intra-épidermique	Auto-immune (?)	11-4
	Piqûres d'insectes	Toxique et/ou Hypersensibilité	2
	Acrodermatite entéropathique	Défaut héréditaire ou acquis en zinc	19
	Bulles des comas toxiques	Inconnue	4
	Brûlures thermiques	Physique	4
	Clivage suprabasal		
	Pemphigus vulgaire et végétant	Auto-immune	10-10
	Pemphigus paranéoplasique	Auto-immune	10-10
	Maladie de Darier	Héréditaire	7-5
	Dermatose acantholytique transitoire	Inconnue	7-5
	Bulles	Étiologie	Chapitre*
	Clivage dans la couche basale		
	Épidermolyse bulleuse simple	Héréditaire	7-2
	Nécrolyse épidermique toxique	Hypersensibilité	6-3
	Érythème polymorphe (type épidermique)	Hypersensibilité	6-2
	Certaines bulloses médicamenteuses	Toxiques	6
	Bulles des comas toxiques	Inconnue	4
Bulles sous-épidermiques	*Clivage dans la lamina lucida (ou jonctionnnel)*		
	Épidermolyse bulleuse jonctionnelle	Héréditaire	7-2
	Groupe des pemphigoïdes	Auto-immune	10-11
	Bulles de succion	Mécanique	4-4
	Lichen plan bulleux	Auto-immune (?)	4, 10-9
	Bulloses des diabétiques, des hémodialysés	Inconnue	19
	Mastocytoses bulleuses	Libération de médiateurs	11-3
	Clivage sous la lamina densa		
	Épidermolyse bulleuse dystrophique	Héréditaire	7-2
	Dermatite herpétiforme	Auto-immune	10–11
	Épidermolyse bulleuse acquise	Auto-immune	10–11
	Porphyrie cutanée tardive	Phototoxique	4
	Érysipèle	Infectieuse	2-2
	Érythème polymorphe (type dermique)	Hypersensibilité	6-2
	Lupus érythémateux bulleux	Auto-immune	10-4
	Lymphangiomes	Malformative	14
	Sclérodermie	Inconnue	10-6
	Lichen scléroatrophique	Inconnue, auto-immune?	10-8
	Amylose bulleuse	Inconnue, surcharge	13-2
	Sweet syndrome, pyoderma gangrenosum	Auto-inflammatoire	11-4

*Le niveau du clivage peut occasionnellement varier en fonction de la maladie.

Bulles acantholytiques. Elles correspondent à une perte de la cohésion interkératinocytaire souvent sans lésion majeure préalable de la cellule. L'acantholyse peut être induite par un mécanisme auto-immun comme lors des pemphigus. Dans ce cas, les autoanticorps IgG se fixent aux molécules d'adhésion situées sur le versant externe de la membrane kératinocytaire et interfèrent directement ou indirectement (par induction de signaux intracellulaires) avec la fonction et la formation des desmosomes ainsi que l'organisation du cytosquelette [1, 3, 17]. L'acantholyse peut aussi résulter d'une anomalie génétique altérant secondairement la fonction du système de cohésion (maladies de Hailey-Hailey, de Darier), d'une transformation néoplasique s'associant à une altération de l'expression de certaines protéines d'adhésion de surface (kératoses actiniques, carcinomes spinocellulaires) ou à des facteurs toxiques exogènes (cantharidine, etc.). L'acantholyse observée dans l'impétigo bulleux et dans l'épidermolyse staphylococcique est due aux propriétés des toxines exfoliatives bactériennes capables de cliver spécifiquement la desmogléine 1. Chacune de ces causes provoquera donc le maximum de l'acantholyse à des niveaux variables dans l'épiderme (tableau 7.3).

Bulles spongiotiques. La spongiose résulte d'un œdème qui distend les espaces intercellulaires. C'est un signe non spécifique d'inflammation épidermique. L'augmentation de la pression hydrostatique au niveau de l'espace intercellulaire serait un facteur important dans la formation de vésicules et de bulles intraépidermiques mais la souffrance des kératinocytes intervient également. La vésiculobulle spongiotique s'observe dans de nombreuses situations : les eczémas, quels que soient leurs types, les infections mycosiques, les inflammations primitives dermiques, ou encore les dermatoses bulleuses auto-immunes intraépidermiques ou sous-épidermiques. Son mécanisme est mieux caractérisé dans le cas de l'eczéma de contact ou de la dermatite atopique et au cours la pemphigoïde bulleuse. Par exemple :
– dans l'eczéma de contact ou atopique, les médiateurs de cellules T comme l'IFN-γ et le FasL induisent un processus apoptotique dans les kératinocytes. La conséquence serait une dégradation précoce de l'E-cadhérine et une altération fonctionnelle des jonctions adhérentes (*zonulae adherens*), mais pas des desmosomes, d'où l'aspect épineux des kératinocytes dans cette forme de spongiose [18, 19] ;
– dans la pemphigoïde bulleuse, la fixation seule du Fab de l'autoanticorps anti-BP180 est capable d'induire directement et indirectement, à travers l'activation du complément par le fragment Fc et du recrutement de cellules inflammatoires (polynucléaires neutro- et éosinophiles, mastocytes), l'apparition d'une bulle. Le relargage secondaire de médiateurs inflammatoires (p. ex. protéases) serait alors à l'origine de la séparation dermo-épidermique [20, 21] ;
– enfin, les vésicules spongiotiques observées dans l'*incontinentia pigmenti*, riches en éosinophiles, résultent de mutations dans le gène *NEMO* (*NF-kB essential modulateur*). Ce gène est impliqué dans la voie de signalisation de NF-kB et ses mutations s'accompagnent d'une perturbation de l'expression d'une multitude de cytokines pro-inflammatoires (IL-1β, TNF-α) [22].

Bulles cytolytiques. Elles sont dues à une nécrose massive des kératinocytes et peuvent résulter d'une agression physique externe, d'un choc thermique, de traumatismes physiques, d'une infection virale (herpès, varicelle/zona) ou de facteurs chimiques (nécrose induite). Dans certaines pathologies, comme la nécrolyse épidermique toxique (syndrome de Lyell), la sécrétion de granulysine par des lymphocytes T cytotoxiques et *natural killers* pourrait être primairement responsable du processus de mort cellulaire. La sécrétion de perforine, du granzyme B ou encore l'activation de Fas-FasL pourraient être également impliquées [23]. Dans certaines maladies caractérisées par une réaction lichénoïde – pemphigus paranéoplasique, maladie du greffon contre l'hôte – des modèles murins suggèrent que les dégâts tissulaires résultent d'une réponse cellulaire par des lymphocytes CD4+ et/ou CD8+ contre des antigènes kératinocytaires [24, 25].

Bulles sous-épidermiques

Avant l'ère de la microscopie électronique, on regroupait sous le terme de bulles sous-épidermiques toutes bulles caractérisées en microscopie optique par un clivage situé sous l'épiderme. Il est aujourd'hui possible d'en distinguer au moins trois groupes.

Bulle intrabasale. Le clivage se produit à travers la cellule basale dont le pôle inférieur peut rester attaché à la lame basale. Ce type

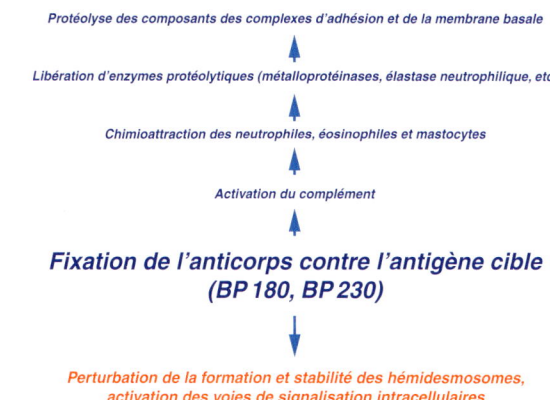

Fig. 7.6 Mécanismes de formation des bulles dans la pemphigoïde bulleuse. La réaction inflammatoire joue un rôle crucial.

correspond donc plutôt à une bulle intraépidermique. Il peut résulter d'une anomalie héréditaire (groupe des épidermolyses bulleuses simples), de phénomènes auto-immuns ou toxiques.

Bulle jonctionnelle. Le clivage se situe au niveau de la *lamina lucida*. La membrane cytoplasmique du kératinocyte basal se situe donc au toit et la *lamina densa* au plancher de la bulle. Ce clivage peut résulter d'une anomalie héréditaire (groupe des épidermolyses bulleuses jonctionnelles) ou d'un phénomène auto-immun impliquant les protéines d'adhésion des kératinocytes basaux ou des molécules de la matrice extracellulaire (p. ex. groupe de la pemphigoïde bulleuse) (fig. 7.6).

Bulle dystrophique ou sous-épidermique vraie. Le clivage se situe sous la *lamina densa*, qui constitue ainsi le plafond de la bulle. Il peut résulter d'une anomalie héréditaire des systèmes d'ancrage de la *lamina densa* au derme (épidermolyse bulleuse dystrophique) ou de leur altération par un phénomène auto-immun (épidermolyse bulleuse acquise), phototoxique (porphyrie cutanée tardive) ou infectieux (érysipèle bulleux).

Diagnostic d'une éruption bulleuse

Formes « bulleuses » de maladies habituellement « non bulleuses »

L'encadré 7.1 dresse la liste des maladies cutanées lors desquelles un décollement bulleux peut survenir. Dans plusieurs de ces situations, la bulle est un événement « accessoire » qui survient lors d'une maladie habituellement non bulleuse dont les signes spécifiques permettent le diagnostic. La connaissance des formes bulleuses de ces maladies (p. ex. lupus érythémateux, lichen scléroatrophique, lichen plan, érysipèle, dermatose neutrophilique, syndrome de Wells, amyloïdose, morphée, mastocytose, etc.) revêt un double intérêt :
– physiopathologique, puisqu'elle permet d'analyser le mécanisme qui, à partir du processus habituellement en cause dans cette maladie « non bulleuse », a pu léser les systèmes de cohésion cutanés et l'architecture tissulaire ;
– pratique, car il importe dans chaque cas d'éliminer une association à une maladie authentiquement bulleuse.

Ceci est d'autant plus vrai lorsqu'il s'agit d'une situation auto-immune en raison de l'association possible entre ces maladies. Il peut donc être nécessaire d'obtenir tous les critères susceptibles de caractériser le type de bulle : clinique, histologique, immunologique, voire électromicroscopique et immuno-électromicroscopique.

Maladies bulleuses : démarche diagnostique

Lorsque l'éruption bulleuse est autonome, le diagnostic repose sur l'analyse de plusieurs éléments.

7-1 Maladies héréditaires de la JDE et de la différenciation épidermique

Physiopathologie des systèmes de cohésion – Mécanismes de formation des bulles

> **Encadré 7.1**
>
> ### Maladies bulleuses : classification nosologique
>
> **Congénitales ou héréditaires**
> - Épidermolyses bulleuses héréditaires (*cf.* chapitre 7-2)
> - Ichtyoses bulleuses (*cf.* chapitre 7-4)
> - *Incontinentia pigmenti* (*cf.* chapitre 7-10)
> - Ichtyose épidermolytique (*cf.* chapitre 7-4)
> - Poïkilodermies congénitales avec bulles (*cf.* chapitre 8)
> - Pemphigus bénin familial, maladie de Hailey-Hailey (*cf.* chapitre 7)
> - Maladie de Darier (*cf.* chapitre 7-5)
> - Herpès et varicelle congénitaux (*cf.* chapitre 2)
>
> **Acquises**
>
> *Auto-immunes* (*cf. chapitre 10*)
> - Pemphigus auto-immuns
> - Pemphigus paranéoplasique
> - Groupe des pemphigoïdes
> - Dermatose à IgA linéaires
> - Dermatite herpétiforme
> - Épidermolyse bulleuse acquise
>
> *« Hypersensibilité »*
> - Érythème polymorphe (*cf.* chapitre 6-2)
> - Nécrolyse épidermique (syndrome de Lyell) (*cf.* chapitre 6-3)
> - Réactions médicamenteuses (autres que l'érythème polymorphe et le syndrome de Lyell) (*cf.* chapitre 6)
> - Prurigo bulleux (*cf.* chapitre 21)
> - Photodermatoses allergiques (*cf.* chapitre 4)
> - Syndrome de Sweet (*cf.* chapitre 11-4)
> - Syndrome de Wells (*cf.* chapitre 11-4)
> - *Exaggerated insect-like bite reaction* (associée à des maladies lymphoprolifératives) (*cf.* chapitre 11)
>
> *Infectieuses*
> - Impétigo bulleux (*cf.* chapitre 2-2)
> - Épidermolyse staphylococcique aiguë (syndrome SSS) (*cf.* chapitre 2-2)
> - Syphilis congénitale (*cf.* chapitre 3)
> - Infections herpétiques, varicelle (*cf.* chapitre 2-1)
> - Infections à entérovirus, comme Coxsackie (syndrome pieds-mains-bouche) (*cf.* chapitre 2-1)
>
> *Par agents physiques et chimiques*
> - Brûlures (*cf.* chapitre 4-4)
> - Agents caustiques (*cf.* chapitre 4)
> - Porphyries (*cf.* chapitre 4-2)
> - Photodermatoses toxiques (*cf.* chapitre 4-1)
> - Eczéma de contact orthoergique (*cf.* chapitre 5-1)
>
> *Immunologique*
> - Eczéma de contact allergique (*cf.* chapitre 5-1)
>
> *Autres*
> - Miliaires sudorales (*cf.* chapitre 15)
> - Bulles des diabétiques (*cf.* chapitre 19)
> - Bulles des hémodialysés (*cf.* chapitre 19)
> - Glucagonome (érythème nécrolytique migrateur) (*cf.* chapitre 19)
> - Dermatose acantholytique transitoire (*cf.* chapitre 7-4)
> - Pustulose sous-cornée (*cf.* chapitre 11-4)
> - Acrodermatite entéropathique (*cf.* chapitre 19)
> - Pathomimie – trouble factice (*cf.* chapitre 21)
> - Bulles lors des comas (*cf.* chapitre 4)
> - Amyloïdose bulleuse (*cf.* chapitre 13-2)
> - Mastocytose (*cf.* chapitre 11-3)
> - Dermatose neutrophilique (*cf.* chapitre 11-4)

Critères cliniques

Anamnèse. Elle est souvent déterminante pour distinguer une bullose congénitale/héréditaire, sachant que certaines d'entre elles ne se manifestent pas toujours dans les premiers mois de la vie (épidermolyse bulleuse simple) et que l'anamnèse familiale fait habituellement défaut dans les formes récessives. Les signes qui ont précédé la poussée bulleuse (longue histoire de prurit dans les dermatites herpétiformes et souvent lors des pemphigoïdes) ou la prise de médicaments sont des éléments cruciaux. Le contexte de survenue peut parfois donner une orientation diagnostique importante ; par exemple l'épidermolyse bulleuse acquise peut survenir lors d'entérocolites inflammatoires et le pemphigus paranéoplasique lors de maladies lymphoprolifératives.

Aspect et distribution de l'éruption. On attache peu de valeur à la taille des bulles ; une dermatite herpétiforme réputée être faite de petites bulles (parfois de vésicules) peut comporter plusieurs grandes bulles (2 à 3 cm de diamètre), alors qu'à l'inverse la pemphigoïde (son appellation sous-entend grosses bulles) peut se présenter sous la forme d'une éruption vésiculeuse ou sans bulles franches. Certains éléments d'éruptions vésiculeuses comme les eczémas ou les viroses à herpèsvirus par exemple peuvent atteindre 1 à 2 cm de diamètre. La taille d'une bulle semble plutôt dépendre de l'intensité du processus lésionnel. En revanche, un arrangement linéaire et selon les lignes de Blaschko des vésicules ou bulles doit faire évoquer une *incontinentia pigmenti* ou une autre maladie génétique avec mosaïcisme. L'atteinte des régions acrales ou des zones de frottement suggère en fonction de l'âge et du contexte une épidermolyse bulleuse héréditaire ou encore une épidermolyse bulleuse acquise ou une porphyrie cutanée. La présence de lésions vésiculeuses groupées, à distribution herpétiforme, doit faire évoquer, outre les infections herpétiques, également des maladies congénitales (épidermolyse bulleuse simple) ou des bulloses auto-immunes. Ces dernières sont parfois aussi caractérisées par la présence de lésions à distribution annulaire. Enfin, une photodistribution doit faire exclure une porphyrie cutanée.

Lésions associées aux bulles. Elles ont une valeur d'orientation indiscutable car elles peuvent renseigner sur le type du processus lésionnel ; par exemple une pemphigoïde comporte presque toujours des plaques érythémateuses inflammatoires alors que dans le pemphigus vulgaire, l'éruption, plus monomorphe, est plus souvent faite de bulles et d'érosions apparaissant en peau saine. L'absence ou l'existence de *lésions des muqueuses*, ainsi que leur type clinique sont des éléments d'orientation essentiels. Lorsque le diagnostic d'une génodermatose est suspecté, la recherche d'une atteinte d'autres organes que la peau (cheveux, yeux, dents, ongles, oreilles, système nerveux ou immunitaire, etc.) est également essentielle pour la classification du cas.

Critères paracliniques

En fait, l'examen clinique ne permet au mieux d'obtenir que des éléments de présomption. Le diagnostic précis d'une maladie bulleuse repose sur des examens paracliniques.

Les prélèvements microbiologiques (bactériologiques et virologiques) sont décisifs pour confirmer une cause infectieuse en fonction de l'anamnèse (notion de contact, épidémie), de la présentation clinique et des facteurs de risque (immunodépression). L'aspect clinique d'un impétigo bulleux ou d'une épidermolyse staphylococcique aiguë est identique à celui d'un pemphigus superficiel. Une surinfection herpétique peut compliquer une maladie bulleuse auto-immune ou héréditaire, en imitant une exacerbation de la maladie sous-jacente.

L'examen cytologique (cytodiagnostic de Tzanck, *cf.* chapitre 1-3) peut être utile devant une érosion buccale mais ne suffit plus à poser un diagnostic même de pemphigus vulgaire.

L'examen histologique permet le plus souvent (*cf. supra*) de distinguer les bulloses sous-épidermiques des formes intraépidermiques. Il est suffisant pour le diagnostic d'érythème polymorphe, voire de pemphigus. Néanmoins, la confrontation avec les résultats des examens immunopathologiques peut être nécessaire : l'examen histologique ne permet pas de distinguer les différentes maladies bulleuses sous-épidermiques auto-immunes ainsi que les différentes formes d'épidermolyses bulleuses héréditaires entre elles.

L'immunopathologie a profondément transformé le diagnostic et la nosologie des maladies bulleuses. Il est indispensable de pratiquer une immunofluorescence directe devant toute maladie bulleuse : celle-ci permettra d'identifier une dermatose bulleuse d'origine auto-immune et d'en préciser le type (intra-épidermique, sous-épidermique) en fonction de la topographie de la fluorescence. L'immunofluorescence directe pratiquée sur peau périlésionnelle clivée par le NaCl prend toute son importance pour préciser la topographie de la cible des autoanticorps et aider au diagnostic des dermatoses bulleuses auto-immunes affectant la jonction dermo-épidermique (*cf.* chapitre 1-3). L'immunofluorescence indirecte, permettant de détecter et/ou quantifier les autoanticorps circulants, est réalisée sur différents substrats (peau humaine normale clivée par le NaCl, œsophage de singe, etc.) : elle apporte un complément d'information important. La technique de cartographie d'antigènes (*antigen mapping*) qui utilise des anticorps dirigés contre différents composants de la jonction dermo-épidermique (BP230, BP180, collagène IV, collagène VII, laminine-332) est très utile et indispensable pour le diagnostic des épidermolyses bulleuses héréditaires. Cette approche permet de repérer le plancher et le toit de la bulle par rapport au niveau de ces antigènes dans la jonction dermo-épidermique et d'identifier un défaut éventuel de l'expression d'une protéine. Les résultats obtenus orientent d'emblée le diagnostic et facilitent la recherche de la mutation causative sous-jacente.

Les examens immunosérologiques permettent tent la caractérisation et la confirmation de la spécificité des autoanticorps circulants, actuellement facilitées par la disponibilité de kits d'ELISA commercialisés faisant appel à protéines recombinantes (desmogléine 3 et desmogléine 1 pour le groupe des pemphigus, antigène BP180 [BPAG2] et BP230 [BPAG1-isoforme épithéliale] pour la pemphigoïde bulleuse, collagène type VII pour l'épidermolyse bulleuse acquise). Les techniques d'immunoempreinte (*Western blot*) et d'immunoprécipitation (*cf.* chapitre 1-3) permettent de détecter des anticorps circulants et de caractériser le poids moléculaire de l'antigène cutané contre lequel sont dirigés ces anticorps. Cela permet parfois de mettre en évidence des réactivités contre des nouveaux antigènes.

La microscopie électronique est très utile pour l'identification du plan du clivage et donc le type d'épidermolyse bulleuse congénitale (point essentiel au plan du pronostic et du conseil génétique). Enfin, la localisation par immuno-électromicroscopie des dépôts d'immunoglobulines et de certains composants du complément *in situ* est très rarement aussi indispensable pour la classification nosologique de certains cas de maladies bulleuses sous-épidermiques auto-immunes sans autoanticorps circulants décelables (problèmes de la pemphigoïde des muqueuses, de l'épidermolyse bulleuse acquise, des dermatoses à IgA linéaires).

Les techniques de biologie moléculaire (recherche de mutations par séquençage direct de l'ADN des patients) revêtent désormais une importance pratique dans le diagnostic anténatal et le conseil génétique des épidermolyses bulleuses héréditaires. L'identification du plan du clivage et la cartographie d'antigènes permettent une recherche ciblée.

L'encadré 7.1 regroupe les principales maladies bulleuses en fonction de leur étiologie. Seules certaines d'entre elles sont communément observées en pratique et l'orientation diagnostique dépend aussi de l'âge du patient (tableau 7.4).

Tableau 7.4 Maladies bulleuses selon l'âge

Âge	Fréquentes	Rares*
Nouveau-né Nourrisson	Impétigo bulleux	Épidermolyses bulleuses héréditaires Porphyries Ichtyose épidermolytique Syphilis Mastocytoses *Incontinentia pigmenti* Nécrolyse épidermique toxique (syndrome de Lyell) Épidermolyse staphylococcique (syndrome SSS) Pemphigus, pemphigoïde Acrodermatite entéropathique Infection herpétique Bulles de succion Brûlures (agents physiques ou chimiques)
Enfant	Impétigo bulleux Prurigo bulleux Herpes simplex/varicelle Érythème polymorphe Phyto-photo-dermatoses	Réactions médicamenteuses Nécrolyse épidermique toxique (syndrome de Lyell) Épidermolyse staphylococcique (syndrome SSS) Pemphigoïde, dermatose à IgA linéaires Dermatite herpétiforme Entérovirus (*Coxsackie*)
Adulte	Érythème polymorphe Réactions médicamenteuses Eczémas bulleux Infections herpétiques, herpès zoster	Porphyrie cutanée tardive Groupe des pemphigoïdes Pemphigus auto-immuns Dermatite herpétiforme Nécrolyse épidermique toxique (syndrome de Lyell) Épidermolyse bulleuse acquise Bullose des diabétiques Dermatite factice
Sujet âgé	Pemphigoïde bulleuse Réactions médicamenteuses Zona	Pemphigoïde des muqueuses Bullose des diabétiques Nécrolyse épidermique (syndrome de Lyell)

* Non exhaustif.

RÉFÉRENCES

1. Getsios S. et coll., *Nat Rev Mol Cell Biol.* 2004, *5*, 271.
2. Harmon R.M. et coll., *Cell Commun Adhes.* 2013, *20*, 171.
3. Koster M.I. et coll., *Cell Commun Adhes.* 2014, *21*, 55.
4. Tariq H. et coll., *Proc Natl Acad Sci U S A.* 2015, *112*, 5395.
5. Bouameur J.E. et coll., *J Invest Dermatol.* 2014, *134*, 885.
6. Lai-Cheong J.E. et coll., *J Invest Dermatol.* 2017, *127*, 2737.
7. O'Neill C.A. et coll., *Exp Dermatol.* 2011, *20*, 88.
8. Kobielak A. et coll., *Cell Commun Adhes.* 2014, *21*, 141.
9. de Pereda J.M. et coll., *Cell Adh Migr.* 2009, *3*, 361.
10. Walko G. et coll., *Cell Tissue Res.* 2015, *360*, 529.
11. Hashmi S. et coll., *Clin Dermatol.* 2011, *29*, 398.
12. Breitkreutz D. et coll., *Biomed Res Int.* 2013, *2013*, 179784.
13. Hopkinson S.B. et coll., *Adv Wound Care.* 2014, *3*, 247.
14. Lai-Cheong J.E. et coll., *J Invest Dermatol.* 2008, *128*, 2156.
15. He Y. et coll., *Am J Pathol.* 2011, *178*, 975.
16. Martin P.E. et coll., *FEBS Lett.* 2014, *588*, 1304.
17. Di Zenzo G. et coll., *Semin Immunopathol.* 2016, *38*, 57.
18. Trautmann A. et coll., *J Invest Dermatol.* 2001, *117*, 972.
19. Rebane A. et coll., *J Allergy Clin Immunol.* 2012, *129*, 1297.
20. Lin L. et coll., *Matrix Biol.* 2012, *31*, 38.
21. Schulze F.S. et coll., *Am J Pathol.* 2014, *184*, 2185.
22. Nenci A. et coll., *Hum Mol Genet.* 2006, *15*, 531.
23. Chung W.H. et coll., *Nat Med.* 2008, *14*, 1343.
24. Takahashi H. et coll., *J Clin Invest.* 2011, *121*, 3677.
25. Hata T. et coll., *J Immunol.* 2013, *191*, 83.

7-2 Épidermolyses bulleuses héréditaires

C. Chiaverini, G. Meneguzzi, J.-P. Lacour

Les épidermolyses bulleuses héréditaires (EBH) sont des génodermatoses rares caractérisées cliniquement par une fragilité épithéliale conduisant à la formation de bulles et d'érosions cutanées (et parfois muqueuses) par clivage entre l'épiderme et le derme. Elles touchent environ un nouveau-né sur 20 000. Leur gravité est très variable, allant d'une gêne mineure à des formes rapidement incompatibles avec la vie en passant par des affections responsables de handicaps très graves par les complications infectieuses, nutritionnelles, cicatricielles et fonctionnelles voire viscérales qu'elles entraînent [1].

Des progrès considérables ont été réalisés ces dernières années dans la compréhension des mécanismes et la connaissance des anomalies moléculaires et génétiques responsables d'un certain nombre de ces EBH. En effet, les mécanismes de la cohésion dermo-épidermique et de sa pathologie sont de mieux en mieux connus : elle est le résultat d'interactions moléculaires complexes entre le cytosquelette des kératinocytes, les hémidesmosomes (HD), les adhésions focales et les molécules d'ancrage dermo-épidermique (cf. chapitre 7-1). Plus récemment, certaines protéines des desmosomes, des jonctions adhérentes ou encore du transport vésiculaire ont été impliquées dans la physiopathologie de certains sous-groupes d'EBH. L'identification des mutations génétiques induisant les différentes formes d'EBH a permis la révision de leur classification, la réalisation d'un diagnostic anténatal précoce et la conception de nouvelles approches thérapeutiques [2, 3].

Classification

La classification des EBH a longtemps reposé sur des critères cliniques. Les études histologiques, puis immunohistologiques et ultrastructurales, ont permis de distinguer trois groupes selon le niveau de clivage dans la peau (fig. 7.7) auquel a été rajoutée une quatrième forme, le syndrome de Kindler (tableau 7.5) :

– les EB *épidermolytiques* ou simples (EBS) sont caractérisées par un clivage intraépidermique ;

– les EB *jonctionnelles* (EBJ) ont un clivage situé à la jonction dermo-épidermique au sein de la membrane basale ;

– les EB *dermolytiques ou dystrophiques* (EBD) ont un clivage situé sous la membrane basale épidermique [1] ;

– le syndrome de Kindler avec un clivage mixte au sein et au-dessus de la membrane basale.

Au sein de chacun de ces trois premiers groupes, il existe plusieurs formes cliniques d'EBH qui se distinguent par l'étendue de l'atteinte, le mode de transmission, les signes associés cutanés ou non, et le gène impliqué.

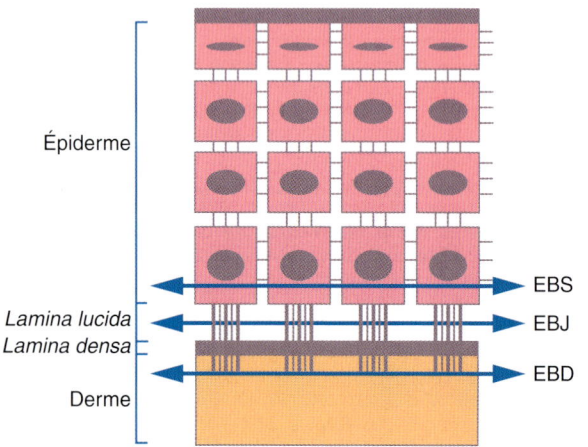

Fig. 7.7 Classification des EBH en trois groupes selon le niveau de clivage dans la peau.

Tableau 7.5 Classification des épidermolyses bulleuses héréditaires

Type d'EB	Sous-type	Forme clinique	Gène(s) (protéine)
EBS	Suprabasale	*Acral peeling skin syndrome*	*TGM5* (transglutaminase 5)
		EBS superficialis	Inconnu
		EBS acantholytique	*DSP* (desmoplakine), *JUP* (plakoglobine)
		Syndromes de fragilité cutanée et :	
		– *Woolly hair syndrome* (EBS-desmoplakine)	*DSP*
		– *Déficit en plakoglobine* (EBS-plakoglobine)	*JUP*
		– *Ectodermal dysplasia syndrome* (EBS-plakophiline)	*PKP1* (plakophiline 1)
	Basale	Localisée (ex-Weber Cockayne)	*KRT5, KRT14* (kératine 5 ou 14)
		Généralisée sévère (ex-Dowling Meara)	
		Généralisée intermédiaire (ex-Koebner)	
		Avec pigmentation mouchetée	
		Migratoire circinée	
		Autosomique récessive (K14)	*KRT14*
		Avec dystrophie musculaire	*PLEC1* (plectine)
		Avec atrésie du pylore	*PLEC1, ITGA6, ITGB4* (chaîne α_6 ou β_4 de l'intégrine $\alpha_6\beta_4$)
		Ogna	*PLEC1*
		Autosomique récessive (BPAG1-e, BP230)	*DST* (dystonine)
		Autosomique récessive exophiline 5 (Slac2-b)	*EXPH5* (exophilines)

Maladies héréditaires de la JDE et de la différenciation épidermique

Épidermolyses bulleuses héréditaires

Tableau 7.5 (suite)

Type d'EB	Sous-type	Forme clinique	Gène(s) (protéine)
EBJ	Généralisée	Sévère (ex-Herlitz)	LAMA3, LAMB3, LAMC2 (chaînes α_3, β_3 et γ_2 de la laminine 332 respectivement)
		Intermédiaire	LAMA3, LAMB3, LAMC2, COL17A (collagène XVII-BP180)
		Avec atrésie du pylore	ITGA6, ITGB4
		À survenue retardée (Late onset)	COL17A
		Avec atteinte respiratoire et rénale	ITGA3 (sous-unité α_3 de l'intégrine $\alpha_3\beta_1$)
	Localisée	Localisée	LAMA3, LAMB3, LAMC2, COL17A, ITGB4
		Inversée	LAMA3, LAMB3, LAMC2
		Avec atteinte oculo-laryngo-cutanée (LOC syndrome)	LAMA3
EBD	Récessive	Généralisée sévère (ex-Hallopeau-Siemens)	COL7A1 (collagène VII)
		Généralisée intermédiaire	
		Inversée	
		Prétibiale	
		Localisée	
		Prurigineuse	
		Avec atteinte transitoire du nourrisson	
		Centripète	
	Dominante	Généralisée	
		Acrale	
		Prétibiale	
		Atteinte unguéale isolée	
		Avec atteinte transitoire du nourrisson	
Kindler	Récessif		KIND1 (kindline 1)

Récemment une nouvelle classification, basée sur les avancées moléculaires, a permis le rattachement de nouvelles pathologies au spectre déjà large des épidermolyses bulleuses et a éliminé tous les noms propres de l'ancienne classification.

Épidermolyses bulleuses simples (ou épidermolytiques)

Les EBS sont les plus fréquentes des EBH. Parmi elles, les formes basales sont largement majoritaires. Elles sont caractérisées par un clivage situé au sein des kératinocytes de l'assise basale de l'épiderme, sans altération de la membrane basale elle-même. Ces génodermatoses sont généralement transmises de façon autosomique dominante. Elles sont compatibles avec une vie normale, mais dans les formes généralisées, l'enfance peut être troublée par l'importance des bulles ou des érosions post-traumatiques. Certaines formes particulièrement sévères peuvent mettre le pronostic vital en jeu en période néonatale du fait de l'importance de la surface atteinte et des risques infectieux. Elles n'ont habituellement pas d'évolution atrophique ou cicatricielle et ne comportent pas de grains de milium. Une fragilité dentaire peut être associée [4]. Récemment un nouveau sous-groupe d'EBS, les *formes suprabasales*, a été ajouté à la classification initiale. Ces pathologies exceptionnelles ont un mode de transmission autosomique récessif et donnent lieu pour la plupart à des tableaux sévères. L'*acral peeling skin disease*, plus fréquent et bénin, fait exception [5].

Aspects cliniques

Formes basales

L'EBS localisée (ex-Weber-Cockayne) est la forme plus commune d'EBS. Elle se caractérise par une éruption bulleuse principalement située sur les régions palmoplantaires se manifestant à l'âge des premiers pas (fig. 7.8), parfois plus tardivement. La marche prolongée, surtout par temps chaud, provoque des bulles de plus ou moins grande taille, le plus souvent de l'avant-pied ou du talon. Les bulles, rarement hémorragiques, évoluent vers la formation d'érosions qui cicatrisent rapidement sans séquelles. Il n'y a généralement pas de manifestation unguéale ou muqueuse. Ces formes, certainement sous-estimées, ont la particularité d'être souvent extrêmement douloureuses et invalidantes au quotidien.

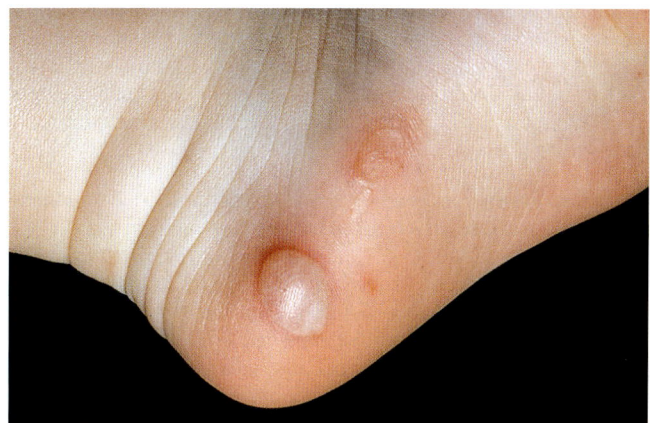

Fig. 7.8 Épidermolyse bulleuse simple.

L'EBS généralisée intermédiaire (ex-Koebner) se manifeste le plus souvent dès la naissance par une éruption bulleuse plus étendue. L'accouchement peut produire des décollements bulleux sur les zones de frottement. La muqueuse buccale peut être atteinte au cours des premiers mois de la vie, nécessitant des précautions d'alimentation. Les zones atteintes vont progressivement se limiter aux mains, pieds, coudes, genoux et siège chez le nourrisson, aux pieds et genoux à l'âge de la marche. Les bulles, claires, de taille variable, sont déclenchées par les chocs et les frottements appuyés, et sont favorisées par la chaleur. Elles guérissent sans laisser de trace, si ce n'est, parfois, des troubles pigmentaires transitoires. Il n'y a pas d'altération unguéale permanente et les dents sont normales. La maladie s'atténue nettement vers la puberté, mais la fragilité cutanée persiste toute la vie.

L'EBS généralisée sévère (ex-forme herpétiforme de Dowling-Meara) est la forme la plus sévère. Les bulles sont présentes dès la naissance et peuvent s'étendre sur la totalité de la surface corporelle. Elles ont une disposition arciforme ou annulaire, d'où le qualificatif d'herpétiforme. Leur déclenchement n'est pas toujours traumatique avec de véritables poussées inflammatoires causées par la chaleur, les poussées dentaires ou les infections cutanées notamment. L'atteinte muqueuse, le plus souvent limitée à la bouche, est quasi constante à la naissance et disparaît souvent pendant l'enfance. Une fragilité dentaire est généralement notée. Une kératodermie palmoplantaire et une onychodystrophie apparaissent ultérieurement de façon inconstante. L'évolution est variable : l'extension importante des lésions peut causer des complications graves (septicémie, dénutrition) en particulier en période néonatale et pendant la petite enfance, mais généralement les lésions s'améliorent progressivement jusqu'à l'âge adulte, sans jamais disparaître toutefois.

Des formes plus rares d'EBS basales ont été décrites : l'EBS *avec pigmentation mouchetée* prédominant aux grands plis et aux membres, avec papules hyperkératosiques palmoplantaires, atrophie cutanée et fragilité dentaire ; l'*EBS migratoire circinée* ou les *EBS à transmission autosomique récessive* en lien avec des mutations dans différents gènes et donnant des tableaux de sévérité variable. Enfin, il existe une forme rarissime d'EBS à transmission autosomique récessive qui s'associe soit à une atteinte musculaire (EBS avec dystrophie musculaire) qui peut ne devenir évidente que dans l'enfance ou à l'âge adulte, soit à une atrésie du pylore (EBS-AP) parfois dépistée sur les échographies anténatales (hydramnios). Une aplasie cutanée multifocale est souvent présente dans cette dernière forme. Une opération chirurgicale de l'atrésie du pylore dans les premiers jours de vie est possible, mais la mortalité reste très élevée.

Formes suprabasales

L'acral peeling skin syndrome a été récemment rattaché aux EBS suprabasales. Il s'agit d'une affection à transmission autosomique récessive qui se caractérise par des érosions palmoplantaires superficielles indolores ou une desquamation des extrémités débutant dans la petite enfance et s'aggravant en période chaude. Il n'y a pas d'atteinte associée, les bulles, superficielles, ne sont quasiment jamais vues [6].

Les autres formes suprabasales sont exceptionnelles. Le **syndrome dysplasie ectodermique – fragilité cutanée** a récemment été rattaché aux EB. Il associe une fragilité cutanée avec érosions superficielles sans bulle, une perlèche fissurée, une alopécie ou hypotrichose, une kératodermie palmoplantaire fissurée et un retard staturo-pondéral. L'**épidermolyse bulleuse acantholytique létale** (EB-AL) se caractérise par un décollement cutané superficiel congénital avec signe de Nikolsky, une atteinte muqueuse, une atrichie, une anonychie et une cardiopathie congénitale aboutissant au décès en quelques jours. Un tableau plus modéré avec ou sans atteinte cardiaque a été décrit en rapport avec des mutations moins sévères des deux gènes impliqués dans l'EB-AL. L'atteinte des cheveux varie alors de l'atrichie aux cheveux laineux.

Aspects microscopiques

L'EBS généralisée sévère est caractérisée histologiquement par un clivage suprabasal, au sein des kératinocytes de l'assise basale de l'épiderme. En microscopie électronique, on observe dans les cellules de la couche basale des agrégats intracytoplasmiques de tonofilaments en mottes, suggérant la responsabilité d'anomalies du cytosquelette dans la pathogénie des EBS. En immunohistochimie, ces amas sont reconnus par des anticorps dirigés contre les kératines basales de l'épiderme. L'EBS généralisée intermédiaire est en revanche associée à des modifications minimes du cytosquelette avec réduction ou condensation des tonofilaments [3].

Les EBS suprabasales se caractérisent par un clivage très superficiel associé à une désorganisation du cytosquelette et de la formation des desmosomes.

Mécanismes moléculaires – Génétique

Les principaux types d'EBS sont secondaires à des mutations touchant l'un des deux gènes des kératines 5 et 14 [2, 4]. Ces kératines sont les constituants principaux des filaments intermédiaires des kératinocytes de l'assise basale. Leur formation résulte de l'appariement d'une kératine de type acide (ou type I ; numérotées de 9 à 19) avec une kératine de type basique (ou type II ; numérotées de 1 à 8). Ces deux familles de kératines sont codées par des gènes localisés sur des chromosomes différents : 17 (q12-21) pour le type I et 12 (q11-13) pour le type II. Le phénotype, et en particulier la gravité des EBS, est conditionné par le siège et la nature (type de la substitution d'un résidu par un autre acide aminé) de l'anomalie moléculaire sur ces kératines : selon ces derniers, les conséquences sont plus ou moins délétères sur l'assemblage des molécules, l'organisation et la dynamique des filaments intermédiaires, bien que d'autres mécanismes puissent être également impliqués (défaut des voies de signalisation, de la mécanotransduction, de la fonction mitochondriale, de la dégradation protéasomique, ou encore de l'association avec les complexes d'adhésion). La majorité sont des mutations faux-sens changeant un acide aminé dans le domaine en bâtonnet de la kératine 5 ou de la kératine 14 (arginine 125 de la kératine 14 ou isoleucine 161 de la kératine 5). Dans une famille atteinte d'EBS, au phénotype moins sévère, une mutation a été localisée sur le gène de la kératine 14 dans une région moins cruciale pour l'assemblage des filaments intermédiaires. D'autres mutations affectant le gène de la kératine 5 ou 14 ont été décrites.

D'autres EBS sont secondaires à des mutations du gène codant pour la plectine, une protéine de liaison des HD entre les filaments intermédiaires et la sous-unité β_4 de l'intégrine $\alpha_6\beta_4$ et BP180. La plectine est également exprimée dans les cellules musculaires. Elle est impliquée dans trois types d'EBS : les EBS-DM à transmission autosomique récessive [6], l'EBS *type Ogna* et une forme d'EB avec atrésie pylorique, souvent létale.

Plus récemment ont été rapportées chez quelques patients des mutations dans le gène *DST* codant pour l'isoforme épithéliale de BPAG1, BPAG1-e (plus fréquemment appelée BP230 ou antigène de la pemphigoïde bulleuse 230) et l'exophiline 5, une protéine impliquée dans le transport vésiculaire intracellulaire.

Dans les formes suprabasales, plusieurs gènes codant pour des protéines impliquées dans les jonctions interkératinocytaires (desmosomes et/ou jonctions adhérentes) ont été impliqués. L'*acral peeling skin syndrome* est dû à des mutations du gène codant pour la transglutaminase 5, une enzyme intervenant dans la formation et l'assemblage de la couche cornée.

Épidermolyses bulleuses jonctionnelles

Les EBJ sont caractérisées par un niveau de clivage survenant au sein de la *lamina lucida* de la jonction dermo-épidermique. Les formes jonctionnelles se divisent en formes localisées et généralisées sévères (ex-EBJ Herlitz) ou intermédiaires (ex-non Herlitz). Très rares, elles sont à transmission autosomique récessive. Elles se caractérisent par des bulles tendues, parfois hémorragiques et un retard de cicatrisation. L'atteinte muqueuse est fréquente, parfois très étendue et sévère. Les ongles sont dystrophiques et il existe très fréquemment une fragilité dentaire due à une dysplasie de l'émail.

Aspects cliniques

L'EBJ généralisée sévère (EBJ-gen sev) (ex-Herlitz) est la forme la plus grave car habituellement létale en quelques semaines ou mois (fig. 7.9). Les premières lésions, constatées dès la naissance sous forme de bulles et d'érosions prédominent sur le tronc, les jambes, le cuir chevelu et le siège. Elles sont parfois peu étendues et faussement rassurantes. L'atteinte unguéale, parfois congénitale est évocatrice avec des ongles décollés dans leur partie distale et des érosions périunguéales chroniques. La cicatrisation est très lente avec apparition d'un tissu de granulation bourgeonnant parfois sans épidermisation. L'extension progressive des lésions cutanées et la persistance de plaies étendues sont responsables de dénutrition, d'anémie et de surinfections. Il y a en général des lésions muqueuses, en particulier buccales et œsophagiennes, gênant l'alimentation, et des manifestations ORL (avec risque d'asphyxie par bulle laryngée), respiratoires, digestives, urinaires et oculaires liées à l'atteinte plus ou moins diffuse et sévère des membranes basales épithéliales. Le pronostic de l'EBJ-H est grave car le décès survient rapidement dans plus de 60 % des cas à cause des pertes métaboliques et des problèmes infectieux, malgré la réanimation néonatale [7].

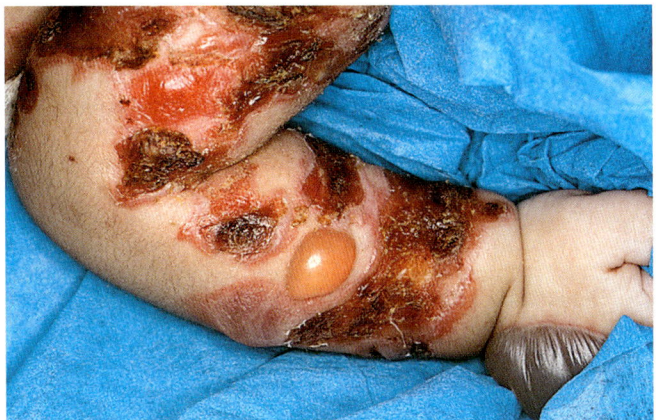

Fig. 7.9 Épidermolyse bulleuse jonctionnelle généralisée sévère.

L'EBJ généralisée intermédiaire (EBJ-gen intermed) (ex-EBJ non H ou mitis) concerne certains enfants atteints d'épidermolyse bulleuse jonctionnelle par mutation d'un des gènes codant pour la laminine 332 qui survivent (fréquence difficile à apprécier, environ 10 %) et peuvent atteindre l'âge adulte. Les tableaux sont de gravité variable. Certains enfants ont des lésions granulomateuses croûteuses et hémorragiques, souvent périorificielles, des dystrophies unguéales et des caries dentaires causées par une mauvaise qualité de l'émail dentaire associées ou non à une atteinte muqueuse.

L'EBJ généralisée atrophique bénigne (EBJ-GAB) a été intégrée à ce groupe et n'existe plus en tant qu'entité propre. Elle est due à des mutations dans le gène codant pour le collagène 17 (fréquemment appelé aussi BP180 ou BPAG2). Elle se manifeste par des bulles sérohémorragiques présentes dès la naissance parfois associées à des aplasies cutanées des extrémités, une fragilité cutanée importante qui a tendance à s'améliorer avec le temps, une atteinte muqueuse fréquente, une onychodystrophie et des anomalies de l'émail dentaire avec des dents jaunes, fragiles et sensibles aux caries. L'alopécie classique dans cette forme toucherait moins de la moitié des patients vers l'adolescence. Des troubles pigmentaires ont été décrits, plutôt à type d'hypopigmentation [8] ainsi qu'une atrophie cutanée et parfois des grains de milium [9].

L'EBJ associée à une atrésie pylorique (EBJ-AP) se caractérise par une fragilité des épithéliums et une atrésie pylorique, parfois associée à une aplasie cutanée congénitale, à des anomalies urinaires et à un retard de développement. On distingue une forme grave, mortelle en quelques mois après la naissance malgré la correction chirurgicale de l'atrésie, et des formes plus légères comparables aux EBJ gen intermed. La grossesse est caractérisée par un hydramnios et un taux élevé d'α-fœtoprotéine [9].

L'EBJ *late onset* (EBJ-LO) apparaît dans l'enfance ou l'adolescence et se manifeste par une dystrophie unguéale, des bulles prédominant aux mains et aux pieds, touchant parfois les genoux et les coudes, d'évolution non cicatricielle. Des lésions buccales sont possibles. Une atrophie cutanée progressive survient par la suite, non limitée aux zones bulleuses, pouvant conduire à la perte des dermatoglyphes et à des contractures digitales. Des caries dentaires sont fréquentes.

L'EBJ avec atteinte respiratoire et rénale (EBJ-RR) est une entité exceptionnelle nouvellement décrite [10].

Enfin il existe des *EBJ localisées* (EBJ loc) avec plusieurs sous-types : EBJ localisée avec atteinte souvent limitée aux tibias sous forme d'ulcères de jambes chroniques, formes inversées (EBJ-inversa) et forme oculo-laryngée et cutanée (LOC syndrome).

Aspects microscopiques

Sur le plan ultrastructural, le clivage se produit au sein de la *lamina lucida*. Il existe dans la plupart des cas des anomalies des HD qui paraissent hypoplasiques et réduits en nombre.

Mécanismes moléculaires – Génétique

Les différentes formes cliniques d'EBJ sont dues à des mutations des gènes codant les différents composants du complexe d'ancrage constitué par les HD et les filaments d'ancrage. L'EBJ est donc une maladie cliniquement et génétiquement hétérogène impliquant la laminine 332, le collagène de type XVII (aussi appelé BP180, BPAG2), l'intégrine $\alpha_6\beta_4$ et l'intégrine $\alpha_3\beta_1$. La distribution tissulaire de la protéine et la nature de la mutation déterminent les différents phénotypes cliniques.

Les EBJ-gen sev sont liées à des mutations portant sur l'un des trois gènes (*LAMA3*, *LAMB3*, *LAMC2*) codant pour les 3 chaînes α_3 (165 kDa), β_3 (140 kDa) et γ_2 (155 kDa) de la laminine 332. Cette glycoprotéine non collagénique d'un poids moléculaire d'environ 400-440 kDa est localisée dans la partie profonde de la *lamina lucida*, au contact de la *lamina densa* et entre dans la composition des filaments d'ancrage des HD. Elle joue un rôle majeur dans l'attachement des kératinocytes à la jonction dermo-épidermique. Les gènes codant pour ces chaînes ont été localisés sur les chromosomes 18p (*LAMA3*) et 1 (*LAMB3* et *LAMC2*) [11]. Chez la plupart des malades atteints d'EBJ-gen sev, l'expression de la laminine 332 dans la peau ou les épithéliums où cette protéine est normalement détectée est absente. L'étude immunohistochimique de cellules en culture montre que l'antigène est synthétisé et sécrété par les kératinocytes normaux, mais qu'il n'est généralement pas décelable dans les cellules provenant de malades atteints d'EBJ-gen sev à cause d'un défaut de synthèse de l'une des chaînes de la laminine 332. Celui-ci est causé par des mutations génétiques homo ou hétérozygotes sur un des gènes codant la laminine 332. En revanche, chez les malades atteints d'EBJ-gen intermed, le tableau clinique moins sévère est associé à des mutations sur un des trois gènes de la laminine 332 permettant la synthèse d'une chaîne mutée mais partiellement fonctionnelle.

D'autres patients sont porteurs de mutations affectant le gène *COL17* responsables d'une expression absente ou aberrante du collagène de type XVII, (BP180, BPAG2), un composant des hémidesmosomes. Cette molécule n'est pas indispensable à la formation des HD et présente une distribution tissulaire restreinte essentiellement à la peau et aux muqueuses oropharyngées. Son absence a des conséquences moins graves que celle de la laminine 332.

Dans les EBJ-AP associées à une atrésie antropylorique, les mutations génétiques intéressent les gènes *ITGA6* et *ITGB4* codant une des sous-unités de l'intégrine $\alpha_6\beta_4$, récepteur cellulaire de la laminine 332. Comme pour son ligand, l'intégrine $\alpha_6\beta_4$ est exprimée dans les épithéliums stratifiés et simples, ce qui explique la formation de lésions bulleuses et d'érosions cutanées et viscérales. Dans les formes non létales cliniquement moins sévères, la maladie est causée par des mutations permettant l'expression d'une intégrine $\alpha_6\beta_4$ altérée, mais encore partiellement fonctionnelle. L'ensemble de ces résultats a permis la mise en place d'un dépistage anténatal rapide à 11 semaines de grossesse, grâce à l'analyse moléculaire de l'ADN génomique purifié à partir de biopsies de villosités choriales.

Les EBJ-RR ont été rapportées à des mutations sur le gène *ITGA3* codant pour la sous-unité α_3 de l'intégrine $\alpha_3\beta_1$ [10].

Épidermolyses bulleuses dystrophiques ou dermolytiques

Les EBD sont caractérisées par un clivage situé sous la *lamina densa*. Elles sont responsables de cicatrices atrophiques avec une peau fine rosée parsemée de grains de milium. Selon leur mode de transmission, dominant ou récessif, elles sont classées en deux groupes (cf. tableau 7.5) [2, 12].

Aspects cliniques

Épidermolyses bulleuses dystrophiques récessives

La forme généralisée sévère (EBDR-gen sev) (ex-Hallopeau-Siemens) est responsable de handicaps majeurs. Elle se manifeste précocement par une éruption bulleuse généralisée mais prédominant aux extrémités des membres, associée à une atteinte muqueuse sévère responsable de complications dentaires, de sténoses buccales, anales et œsophagiennes responsables de malnutrition et de retard de croissance. La cicatrisation des érosions cutanées, lente et anormale, s'accompagne de grains de milium et aboutit à des lésions atrophiques caractéristiques et invalidantes (syndactylies, contractures en flexion des membres) (fig. 7.10). Au cours de l'enfance, la répétition des bulles et des longues périodes de cicatrisation pathologique aboutissent à un handicap important : la marche et les gestes de la vie courante deviennent de plus en plus difficiles. Des érosions anales rendent la défécation douloureuse, une constipation est fréquente. Les complications sont nombreuses ; infectieuses, nutritionnelles avec anémie, retard de croissance, syndrome inflammatoire chronique et risque d'amylose. Le décès survient souvent au cours des 3 premières décennies du fait de ces complications et du risque très élevé de carcinomes spinocellulaires survenant sur les zones de peau et des muqueuses les plus atteintes et extrêmement agressifs.

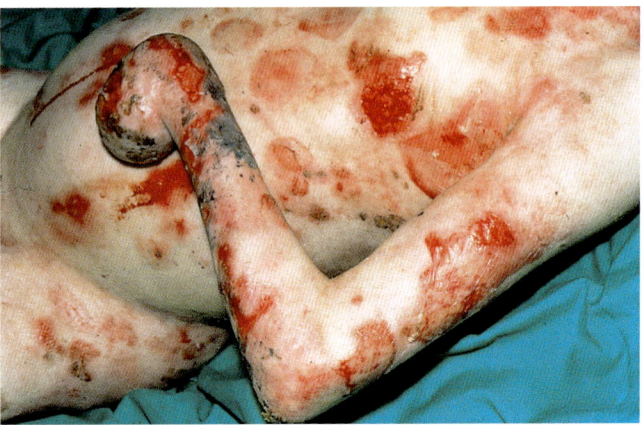

Fig. 7.10 Épidermolyse bulleuse dystrophique récessive généralisée sévère.

La forme généralisée intermédiaire (EBDR-gen intermed) (précédemment désignée *mitis ou non HS*) est l'une des variantes d'EBD récessive qui se distingue de la forme classique par l'absence de déformations graves et un spectre clinique très variable du point de vue de la sévérité et de l'étendue des lésions. Les ulcérations récidivantes sur les membres peuvent être associées au développement de carcinomes spinocellulaires.

L'épidermolyse bulleuse transitoire du nouveau-né se traduit par des bulles de survenue précoce diminuant puis disparaissant progressivement avec l'âge. Il existe des anomalies des fibrilles d'ancrage en microscopie électronique et une accumulation intracellulaire de collagène VII en immunofluorescence indirecte.

De nombreuses autres formes cliniques d'EDBR ont été rapportées dans la littérature : *forme localisée (EBDR loc)* moins sévère, *prétibiale (EBDR-pt)* caractérisée par des lésions bulleuses et cicatricielles apparaissant dans l'enfance sur la face antérieure des jambes et le dos des pieds. Le phénotype est variable avec possibilité de dystrophies unguéales, lésions albopapuloïdes ou lichénoïdes prétibiales, *forme prurigineuse (EBDR pr)* avec des lésions prurigineuses lichénifiées ou lichénoïdes, et *forme inversée (EBDR inv)* où l'atteinte cutanée est absente ou s'améliore progressivement au cours de la vie pour ne toucher ensuite que les grands plis mais où il existe souvent une atteinte muqueuse d'aggravation progressive au premier plan.

Épidermolyses bulleuses dystrophiques dominantes

La forme principale, l'EBDD généralisée (ex-Cockayne-Touraine), est caractérisée par une éruption bulleuse généralisée apparaissant à la naissance ou pendant la prime enfance, épargnant dans la majorité des cas les muqueuses et prédominant aux zones traumatisées (mains, pieds, coudes, genoux). Les dystrophies cicatricielles sont aussi limitées à ces zones et n'ont donc pas la gravité de celles de l'EBDR. Elles sont responsables de peau atrophique en papier à cigarette, plus rarement kératosique, de grains de milium, d'anomalies unguéales dont les plus typiques sont des pachyonychies. Les dents sont normales. La fonction des mains et des pieds n'est pas compromise et la fragilité cutanée s'atténuant avec l'âge, le pronostic global est favorable. Il n'y a pas d'atteinte viscérale extracutanée, en dehors d'une constipation parfois opiniâtre mais très inconstante.

Des formes localisées, prurigineuses, prétibiales, avec atteinte unguéale isolée et acrales, ont également été décrites tout comme **l'épidermolyse bulleuse transitoire du nouveau-né à transmission dominante**.

Aspects microscopiques

Le clivage se localise sous la jonction dermo-épidermique. Dans l'EBDD, l'examen ultrastructural montre une hypoplasie ou une diminution du nombre de fibrilles d'ancrage. Dans l'EBDR, les anomalies ultrastructurales sont identiques à celles des formes dominantes ; elles sont beaucoup plus sévères dans l'EBDR-gen sev.

Génétique

Les EBD sont dues à des mutations touchant le gène *COL7A1* qui code pour le collagène de type VII. Celui-ci est synthétisé et sécrété sous forme d'un monomère, le proα1 (VII), par les kératinocytes basaux des épithéliums squameux stratifiés et par les fibroblastes du mésenchyme sous-jacent. Chaque chaîne du proα1 (de type VII), d'environ 300 kDa, est constituée d'un long domaine collagénique (environ 145 kDa) reliant deux domaines globulaires non collagéniques : le NC-1 (d'une taille approximative de 145 kDa) du côté aminoterminal, et le NC-2 (d'environ 30 kDa) à l'extrémité carboxylique. Une fois sécrétées, trois chaînes identiques s'agencent en homotrimères qui forment ensuite des dimères antiparallèles qui, après clivage protéolytique des domaines NC-2, s'agrègent latéralement et forment les fibrilles d'ancrage. L'interaction du collagène de type VII par l'intermédiaire de son domaine NC-1, avec la laminine 332 et avec le collagène de type IV, assure l'attachement des fibrilles d'ancrage à la membrane basale. En outre, le croisement avec des fibres interstitielles constituées de collagène de types I et III contribue à la formation d'un réseau arrimant les fibrilles d'ancrage au derme superficiel. Un défaut d'expression du collagène VII compromet donc gravement la cohésion derme-épiderme [13].

Le gène *COL7A1* est localisé sur le chromosome 3, en 3p21. D'une longueur d'environ 25 kb, *COL7A1* est constitué de 118 exons. Dans la majorité des cas d'EBDR-gen sev, le collagène de type VII n'est pas détectable en immunofluorescence sur biopsies cutanées. Ces observations concordent avec les anomalies qualitatives et quantitatives des fibrilles d'ancrage observées dans la peau des malades. Les études immunohistologiques soulignent de plus l'hétérogénéité de ce groupe d'affections, puisque dans les autres formes d'EBD, le collagène de type VII est détecté dans la jonction dermo-épidermique à un niveau normal ou parfois seulement diminué. Les études de génétique moléculaire ont défini plusieurs centaines de mutations chez les malades porteurs d'EBD. Ceci a permis d'ébaucher une corrélation génotype-phénotype pour ce groupe de maladies [14].

Dans la plupart des cas, l'EBD récessive généralisée sévère est due à des mutations sur les deux allèles *COL7A1* induisant une absence complète de collagène de type VII et un tableau clinique grave. Dans la forme récessive généralisée intermédiaire, au moins un des allèles porte une mutation (faux-sens ou touchant un site d'épissage), permettant une synthèse réduite de collagène VII fonctionnel et immunoréactif.

Dans les EBDD généralisées, la forme prétibiale et les formes localisées, des mutations faux-sens provoquent la substitution d'un résidu de glycine (Gly) dans la partie collagénique du collagène de type VII (qui est formée par des répétitions du motif Gly-X-Y) par un autre acide aminé. Les polypeptides précurseurs pro-α1 (VII) mutés, produits par l'allèle morbide, s'associent aux chaînes pro-α1 (VII) de type sauvage produites à partir de l'allèle normal pour former des homotrimères. Il en résulte que, statistiquement, sept homotrimères sur huit contiennent au moins une chaîne mutée qui interfère avec la stabilité et/ou la sécrétion de ces complexes. Ceci amène à la formation d'un nombre réduit de fibres d'ancrage et à un effet dominant négatif délétère de la mutation. Les études de génétique moléculaire ont aussi montré qu'une partie des cas sporadiques d'EBDD est due à des mutations *de novo*.

Il a été démontré que des mutations faux-sens n'altèrent pas de manière significative la production de collagène de type VII et, étant récessives, elles contribuent à la manifestation d'un phénotype EBDR seulement à l'état homozygote ou en combinaison avec une autre mutation en *trans* de *Col7A1*. À l'heure actuelle, aucune corrélation n'est établie entre la localisation des substitutions faux-sens et l'effet pathologique qu'elles induisent. Par ailleurs, des mutations touchant les sites d'épissage peuvent être associées aussi bien à des EBD récessives qu'à des EBD dominantes. Ces observations confirment que des altérations structurales des molécules de collagène de type VII sans perte significative de la fonctionnalité des fibres d'ancrage peuvent être tolérées. L'identification des mutations génétiques dans les familles à risque rend possible le diagnostic moléculaire, permet de définir avec précision le mode de transmission de ces affections et surtout d'effectuer un diagnostic anténatal [14].

Autres syndromes avec épidermolyse héréditaire

Syndrome de Kindler

Il associe une photosensibilité avec une fragilité cutanée prédominant aux extrémités, une atrophie cutanée avec une peau qui devient fine, fripée et une poïkilodermie [8, 15]. Une kératodermie palmoplantaire est possible. La fragilité cutanée s'améliore avec l'âge. Une inflammation des muqueuses buccales (gencives surtout) et parfois du tube digestif est présente. Les ongles sont dystrophiques, il n'y a pas d'atteinte dentaire. L'examen en immunofluorescence montre un clivage intraépidermique et jonctionnel. Cette affection à transmission autosomique récessive extrêmement rare est due à des mutations du gène *KIND1* (ou *FERMT1*) codant la kindline-1.

Absence congénitale de peau et syndrome de Bart

Ce tableau a été individualisé par Bart dans une famille qui a ensuite été identifiée comme ayant une EBDD [16]. L'absence congénitale localisée de peau se caractérise par des zones de derme mises à nu, aux limites nettes, touchant souvent, mais non exclusivement, les membres en particuliers inférieurs (genou, face antérieure du tibia et dos du pied). Une collerette d'épiderme décollé est parfois visible en bordure. Ce tableau peut être isolé mais s'associe le plus souvent à une fragilité cutanéomuqueuse d'intensité très variable. *Ce phénotype clinique a été décrit avec tous les types d'EBH* (EBS, EBJ, EBD), quel que soit son mode de transmission et correspond probablement à des érosions mécaniques survenues *in utero* [8] (frottement d'une jambe sur l'autre, succion de la main). La cicatrisation est souvent lente, en quelques semaines et laisse place à une peau souvent atrophique. Une hypotrophie du membre atteint, en particulier le pied, est possible.

Diagnostic différentiel

Chez le nouveau-né, la présence de bulles doit faire discuter de principe une cause *infectieuse* : impétigo bulleux, épidermolyse staphylococcique aiguë néonatale, ou plus rarement un herpès ou une syphilis congénitale (érosions palmoplantaires), une autre cause *génétique* : une *incontinentia pigmenti* ou une ichtyose épidermolytique (ex-érythrodermie ichtyosiforme congénitale bulleuse), une exceptionnelle *mastocytose cutanée diffuse*, une *dermatose bulleuse auto-immune* ou les autres causes d'aplasie cutanée congénitale (syndrome du fœtus papyracée, iatrogénie, syndrome d'Adams Oliver, etc.) (*cf.* aussi chapitre 18-1). La présence d'un syndrome septique chez l'enfant et/ou la mère, d'une dermatose maternelle, de signes associés cutanés ou non, la distribution des lésions et leur évolution sont des éléments d'orientation diagnostique. En cas de besoin, des prélèvements microbiologiques et/ou une biopsie cutanée seront réalisés.

Lorsque la maladie se révèle plus tard, une dermatose bulleuse auto-immune de l'enfant se distingue des EBH par l'examen anatomopathologique et immunopathologique. Le syndrome de Kindler peut simuler initialement une EBD puis lorsque la poïkilodermie domine, les autres causes de poïkilodermie doivent être écartées. L'épidermolyse bulleuse acquise ne pose guère de problème diagnostique avec les EBH sauf dans les formes localisées prétibiales ; l'immunofluorescence directe montre les dépôts d'IgG qui sont toujours absents dans les EBH.

Enfin, il existe des formes paucisymptomatiques et/ou à révélation tardive de diagnostic difficile. L'EBD prurigineuse *(EBDR pr)* simule un prurigo ou un lichen plan hypertrophique ou une mucinose. La présence d'une *dystrophie unguéale* (gros orteil) associée est un élément d'orientation diagnostique, tout comme les antécédents de fragilité cutanée dans l'enfance ou de cicatrices papyracées et/ou grains de milium des zones de frottement. La biopsie cutanée peut montrer un clivage infraclinique de la JDE. Certaines formes d'EBDD se limitent à une dysplasie unguéale avec fragilité cutanée minime pendant l'enfance. Le diagnostic est souvent porté rétrospectivement sur l'atteinte d'un enfant plus touché par exemple.

Stratégie diagnostique

En pratique, la détermination du niveau de clivage est l'étape première et indispensable du diagnostic d'une EBH :
– elle n'est pas réalisable de façon fiable par la microscopie optique mais par étude ultrastructurale. La biopsie doit être faite sur la berge d'une bulle récente de façon à obtenir une amorce de clivage sans séparation complète dermo-épidermique qui pourrait gêner l'interprétation ;
– le niveau de clivage peut aussi être apprécié de façon plus rapide et précise par **cartographie d'antigènes** (*antigen mapping*) (*cf.* chapitre 1-4) : l'utilisation d'anticorps dirigés contre l'antigène de la pemphigoïde bulleuse 180, la kératine 14 et le collagène IV sur coupes de tissue congelés permet de repérer le plancher et le toit de la bulle par rapport au niveau de ces antigènes dans la jonction dermo-épidermique.

Les défauts d'expression de certains antigènes de la jonction dermo-épidermique permettent d'identifier très rapidement un certain nombre d'EBH. C'est également grâce à la *cartographie d'antigènes* par immunofluorescence sur coupes de tissus congelés avec des anticorps spécifiques que ces défauts d'expression de certains antigènes de la jonction dermo-épidermique sont mis en évidence :

– absence ou diminution de l'expression de la plectine ou de la kératine 14 ou de BPAG1-e (antigène de la pemphigoïde bulleuse 230 ou BP230) dans certaines EBS récessives ;
– absence ou diminution de l'expression de la laminine 332 ou de l'intégrine $\alpha_6\beta_4$ ou du collagène XVII/BP180 dans les EBJ ;
– absence ou diminution de l'expression du collagène VII dans les EBD [3].

La recherche de mutations par séquençage direct de l'ADN des patients revêt désormais une importance pratique dans le diagnostic anténatal et le conseil génétique des EBH. L'identification du plan du clivage et la cartographie d'antigènes permettent une recherche ciblée des gènes possiblement mutés. Dans certains cas, la recherche des mutations responsables est la seule façon de déterminer la forme exacte d'EBH. Les nouvelles techniques de séquençage haut débit permettent l'analyse simultanée d'un panel de gènes prédéfinis.

Traitement

Des centres de référence des maladies rares ont été créés sur le territoire français pour faciliter la prise en charge diagnostique et thérapeutique des EBH. Il n'existe actuellement aucun moyen de modifier radicalement l'évolution spontanée des EBH. Les mesures symptomatiques ont donc une importance considérable. Les problèmes les plus graves sont posés par les EBDR et les EBJ, à un moindre degré par l'EBS-DM, qui nécessitent une prise en charge spécifique. Une information détaillée sur la maladie, un soutien matériel et psychologique doivent être apportés aux malades et à leurs parents par les médecins et le personnel infirmier. La prise en charge sociale est également cruciale pour ces familles dont le quotidien est bouleversé par cette pathologie. Un protocole national de soins (PNDS) a récemment été publié par l'HAS sur ce sujet (http://www.has-sante.fr). Enfin, il existe dans nombreux pays des associations d'entraide pour les malades atteints d'EBH et pour les familles concernées (p. ex. DEBRA France [*Dystrophic Epidermolysis Bullosa Research Association*] : http://www.debra.fr).

Traitement local préventif des décollements post-traumatiques

Ces mesures, communes à toutes les EBH, doivent être détaillées et comprises des parents et des soignants. Il faut éviter toute manipulation brutale, utiliser des vêtements amples, en couper les étiquettes et éventuellement mettre les sous-vêtements à l'envers, protéger autour des couches ; les chaussures doivent être larges et souples. L'environnement doit aussi être adapté de façon à limiter au maximum les traumatismes (moquette, rembourrage des coins des meubles, jouets souples, atmosphère non surchauffée). En cas de lésions buccales, les tétines doivent être adaptées, et l'alimentation doit être liquide ou semi-liquide et jamais chaude. À l'âge scolaire, l'activité sportive n'est pas conseillée. L'orientation vers un métier non manuel doit être envisagée tôt. L'éducation thérapeutique des parents est fondamentale.

Traitement médical

Traitement des plaies. Il est indispensable pour prévenir les surinfections et obtenir la meilleure cicatrisation possible. Les soins sont propres mais non stériles. Tout doit être préparé à l'avance. Les soins consistent au retrait des pansements sales, au bain avec savon doux (antiseptique en cas de plaies surinfectées) puis au traitement des bulles et plaies. Les bulles sont nettoyées avec un antiseptique puis transpercées à l'aiguille ou coupées aux ciseaux pour en vider le contenu tout en gardant le toit en place. Les croûtes sont enlevées avec de la vaseline. Différents pansements peuvent être utilisés mais *jamais adhésifs* : pansements non adhésifs siliconés (de type Mepilex®) parfois associés à une interface siliconée (de type Mepitel®, Urgotul®), maintenus en place soit par un tube gaze extensible (p. ex. Tubifast®) soit par des bandes en coton fixées sur elles-mêmes, soit interface seule maintenue par une bande. En cas de bulle purulente, malodorante, croûteuse ou douloureuse, l'utilisation de pommade antibiotique (acide fusidique, sulfadiazine) est recommandée. Des recommandations internationales ont récemment été publiées [17].

Traitement général. En cas de surinfection, le recours à l'antibiothérapie générale est souvent nécessaire. Les antalgiques doivent être utilisés avant les grands pansements. Les EBJ et EBDR se compliquent souvent d'anémie et de dénutrition à compenser par des apports adaptés (fer, protéines, aliments hypercaloriques, vitamines). Les lésions digestives de certaines EBH nécessitent une alimentation liquide et parfois des protecteurs gastriques. Les troubles du transit doivent être traités par des mesures diététiques associées ou non à des laxatifs. La kinésithérapie et les orthèses sont souvent nécessaires dans les EBDR. Le traitement du prurit est difficile. La douleur souvent intense, aiguë et/ou chronique doit être dépistée et prise en charge au plus tôt.

Traitements de fond

Aucun traitement de fond n'est régulièrement efficace dans les EBH, quelle que soit la forme. Toutefois, certains traitements améliorent parfois la symptomatologie. Certains sont classiques, d'autres plus anecdotiques.

La corticothérapie générale courte pourrait améliorer certaines poussées d'EBJ. Ce type de traitement n'est toutefois pas habituellement recommandé au cours des EBH.

La vitamine E à fortes doses a été préconisée dans diverses variétés d'EBH, mais son efficacité est controversée.

La diphénylhydantoïne, un inhibiteur de la collagénase, a été également été proposée puis abandonnée du fait de son efficacité très variable et de sa mauvaise tolérance.

De façon anecdotique, des résultats positifs ont été rapportés avec des inhibiteurs de protéases, les cyclines, la ciclosporine.

Plus récemment l'intérêt de certains antibiotiques, d'anti-inflammatoires topiques, des sartans, de dérivés du thé vert (épigallocathéchine-3-gallate) ou du thym a été avancé mais doit être confirmé dans des études cliniques de plus grande ampleur.

Traitements chirurgicaux

Les sténoses œsophagiennes des EBDR peuvent être traitées par dilatations endoscopiques itératives ou chirurgicalement par transposition colique. Une gastrostomie d'alimentation devient parfois nécessaire. Lorsque les déformations des mains conduisent à l'impotence fonctionnelle, des interventions chirurgicales deviennent nécessaires : réduction des contractures, séparation des syndactylies. Enfin, l'exérèse de carcinomes spinocellulaires doit être large avec greffe de peau si besoin. Toute intervention chirurgicale chez un patient atteint d'EBH, et en particulier d'EBDR, nécessite des précautions anesthésiques et techniques exceptionnelles afin de ne pas provoquer de décollement cutané ou muqueux.

Perspectives

Les voies de recherches actuelles portent sur différentes approches thérapeutiques.

La thérapie pharmacologique lutte contre les conséquences de la mutation du gène qui aggravent la maladie comme l'inflammation. Plusieurs études sur des traitements topiques ou systémiques sont en cours dans diverses formes d'EBH pour diminuer l'intensité de la maladie.

La thérapie protéique consiste à apporter la protéine déficiente par voie locale (injection intradermique) ou générale (perfusion). Dans cette thérapie, des injections régulières de la protéine de substitution sont nécessaires.

La thérapie cellulaire consiste à apporter dans l'organisme des cellules capables de produire la protéine déficiente. L'injection locale de fibroblastes cutanés à partir de donneurs sains fait l'objet de recherches pour le traitement des EBD. Les fibroblastes injectés dans les plaies sont capables de fabriquer du collagène VII. Cependant l'injection de cellules non allocompatibles expose à un risque de rejet des cellules transplantées et un traitement médicamenteux antirejet serait nécessaire. De plus, les injections devraient être répétées car la durée de vie des fibroblastes transplantés est limitée [18, 19]. L'injection locale de cellules-souches est également à l'étude. Ces cellules ont la propriété de se multiplier un grand nombre de fois et de se « spécialiser » en tel ou tel type de cellule selon l'organe où elles sont localisées. L'avantage par rapport à l'injection de fibroblastes sains serait d'avoir moins besoin de renouveler les injections. Ces cellules-souches pourraient provenir soit d'un donneur sain (un traitement médicamenteux associé serait nécessaire pour éviter le risque de rejet), soit de la propre peau du malade, dont il serait possible de « reprogrammer » les cellules pour qu'elles perdent leur spécialisation et se transforment en cellules-souches (cellules-souches induites) et de corriger l'ADN muté. Cette thérapie ne comporterait pas de risque de rejet puisque l'on réinjecterait au malade ses propres cellules.

La thérapie génique consiste à introduire grâce à un vecteur viral inactivé et sécurisé la copie normale du gène responsable de la maladie dans des cellules afin de compenser le manque créé par le gène muté. Des essais avec le gène *COL7A1* et avec celui de la *LAMB3* ont été menés avec succès chez l'animal et dans le cas de la laminine 332 chez l'homme. De nouvelles technologies telles que le saut d'exon (pour outrepasser la mutation) ou l'utilisation de siARN (pour neutraliser la mutation dans les formes dominantes) sont à l'étude.

La greffe de moelle osseuse a été essayée chez certains patients atteints d'EBDR sévère avec des résultats encourageants (amélioration de la symptomatologie) mais aux dépens d'effets secondaires graves (mortalité élevée). Une amélioration des techniques de greffe permettra certainement d'utiliser plus largement cette technique prometteuse [20].

Conseil génétique

Dans les formes à transmission autosomique récessive (EBJ, certaines EBD et rares EBS), le risque pour les parents d'avoir à nouveau un enfant atteint d'une forme récessive d'EBH est de 1 sur 4 (25 %). *Dans les formes à transmission autosomique dominante* (EBS et certaines EBD), une personne atteinte a un risque sur deux de transmettre la maladie à ses enfants à chaque grossesse et quel que soit leur sexe. Si le couple a déjà eu un enfant atteint d'une EBH et si la (les) mutation(s) est (sont) connue(s), il est techniquement possible de réaliser un diagnostic prénatal (DPN) pour les grossesses ultérieures. La recherche chez le fœtus de l'anomalie génétique déjà identifiée chez un autre malade de la famille peut se faire à l'aide d'une choriocentèse (12e semaine d'aménorrhée) ou d'une amniocentèse (16e semaine d'aménorrhée). L'indication d'une interruption médicale de grossesse est discutée au cas par cas.

RÉFÉRENCES

1. Fine J.D. et coll., ed., *Life with epidermolysis bullosa (EB)*. Springer, Wien, NewYork, 2009.
2. Fine J.D. et coll., *J Am Acad Dermatol*. 2014, *70*, 1103.
3. Pohla-Gubo G. et coll., *Dermatol Clin*. 2010, *28*, 201.
4. Sprecher E., *Dermatol Clin*. 2010, *28*, 23.
5. Petrof G. et coll., *Br J Dermatol*. 2012, *166*, 36.
6. Szczecinska W. et coll., *Br J Dermatol*. 2014, *171*, 1206.
7. Laimer M. et coll., *Dermatol Clin*. 2010, *28*, 55.
8. Mellerio J.E., *Dermatol Clin*. 2010, *28*, 267.
9. Yancey K.B. et coll., *Dermatol Clin*. 2010, *28*, 67.
10. Has C. et coll., *N Engl J Med*. 2012, *366*, 1508.
11. Spirito F. et coll., *J Biol Chem*. 2001, *276*, 18828.
12. Bruckner-Tuderman L., *Dermatol Clin*. 2010, *28*, 107.
13. Christiano A.M. et coll., *J Biol Chem*. 1994, *269*, 20256.
14. Dang N. et coll., *Exp Dermatol*. 2008, *7*, 55.
15. Lai-Cheong J.E. et coll., *Dermatol Clin*. 2010, *28*, 119.
16. Chiaverini C. et coll., *Br J Dermatol*. 2014, *170*, 901.
17. El Hachem M. et coll., *Orphanet J Rare Dis*. 2014, *9*, 76.
18. Petrof G. et coll., *Br J Dermatol*. 2013, *169*, 1025.
19. Yan W.F. et coll., *Dermatol Clin*. 2010, *28*, 367.
20. Tolar J. et coll., *Lancet*. 2013, *382*, 1214.

7-3 Physiopathologie de la kératinisation

D. Hohl, L. Borradori, S. Leclerc-Mercier

La différenciation épidermique (kératinisation ou cornification) recouvre les phénomènes moléculaires, biochimiques et morphologiques qui transforment la cellule-souche de l'épiderme en une cellule cornée anucléée ou cornéocyte. Cette différenciation terminale permet la fabrication de structures hautement spécialisées comme la membrane basale, le cytosquelette de filaments intermédiaires de kératine ou la couche cornée. Un des objectifs principaux est d'assurer à l'organisme une barrière cutanée efficace contre l'environnement. Chaque stade de la différenciation épidermique et les structures qui les caractérisent sont susceptibles de présenter des défauts moléculaires pouvant être à l'origine de multiples dermatoses. Ces dernières peuvent s'accompagner également d'une atteinte extra-cutanée en fonction du siège d'expression de la protéine défectueuse.

Au sens large, la différenciation épidermique inclut également la formation des structures annexielles de l'unité pilo-sébacée, des glandes sudoripares et des ongles. En réalité, de multiples molécules sont exprimées, non seulement dans l'épiderme, mais également dans les annexes, expliquant ainsi des dermatoses touchant l'ensemble du tégument et des phanères (dysplasies ectodermiques, cf. chapitre 7-9). La formation de l'épiderme, des structures annexielles et particulièrement celles du follicule pileux peut être comparée à une *mini-embryogenèse continue pendant la vie adulte* expliquant la complexité des voies de signalisation moléculaire qui interviennent.

Durant les dernières décennies, les progrès de la recherche avec le séquençage complet du génome humain, la caractérisation toujours plus détaillée des profils protéiques, ainsi que l'identification de défauts génétiques et moléculaires ont permis une meilleure compréhension de la physiopathologie de multiples dermatoses héréditaires et acquises.

Organisation de l'épiderme – Stades morphologiques de la différenciation du kératinocyte

L'épiderme est un épithélium stratifié constitué de plusieurs couches de kératinocytes. On distingue quatre compartiments (chacun composé d'une ou de plusieurs couches de kératinocytes) qui correspondent à des stades successifs de la différenciation, de la cellule-souche à la cellule terminale ou cornéocyte (fig. 7.11).

La couche basale (*stratum basale*) est le compartiment prolifératif. Elle contient les cellules les moins différenciées qui assurent d'une part la synthèse des protéines responsables des structures d'adhésion au derme (hémidesmosomes et matrice extracellulaire de la membrane basale) et d'autre part le renouvellement de l'épithélium. Ce compartiment prolifératif se compose non seulement des cellules-souches qui sont localisées au fond des crêtes épidermiques ou dans les tiges folliculaires, les protégeant ainsi de divers traumatismes (p. ex. rayons UV), mais aussi des cellules amplificatrices qui se divisent avant l'entrée dans le processus de la différenciation terminale. L'activité mitotique des cellules amplificatrices peut s'étendre dans la couche spineuse dans des conditions pathologiques prolifératives. En pratique, il est morphologiquement impossible de distinguer les cellules-souches et les cellules amplificatrices [1, 2].

La couche épineuse (*stratum spinosum*) se compose de plusieurs couches, cinq à dix selon les régions du corps. Elle représente fonctionnellement un compartiment de maturation caractérisé par la formation des desmosomes.

La couche granuleuse (*stratum granulosum*) représente un compartiment de différenciation terminale caractérisé morphologiquement par des gros grains irréguliers de kératohyaline. Il s'agit biochimiquement de précurseurs de la matrice interfilamenteuse et de l'enveloppe cornée. C'est aussi le compartiment où les noyaux des kératinocytes s'altèrent progressivement, et un compartiment de sécrétion où de nombreux organites cytoplasmiques, les corps lamellaires (kératinosomes) déversent leur contenu lipidique et protéique dans l'espace intercellulaire. Ces protéines incluent des composants des cornéodesmosomes, des protéases et leurs inhibiteurs, importantes pour l'orchestration d'une desquamation physiologique.

La couche cornée (*stratum corneum*) est le compartiment de différenciation finale composée d'un empilement de cellules anucléées ou *cornéocytes*. Schématiquement, deux éléments interviennent dans la constitution d'une couche cornée normale : d'une part les modifications post-traductionnelles des protéines de structure du cornéocyte, y compris la modification des desmosomes en cornéodesmosomes, d'autre part la production d'un film lipidique tapissant les espaces interkératinocytaires.

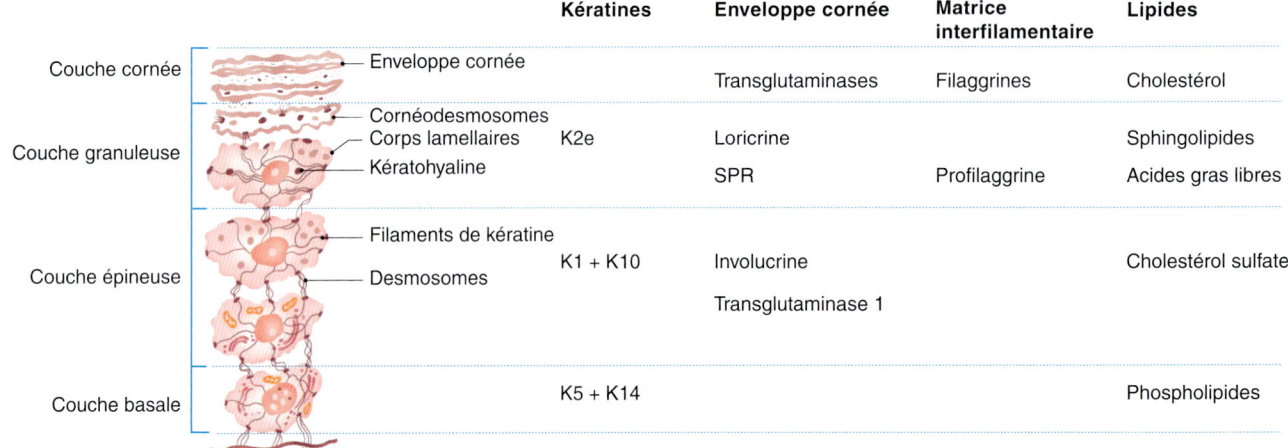

Fig. 7.11 Les stades morphologiques de la différenciation du kératinocyte.

Physiopathologie de la kératinisation

L'unité épidermique de cornification est une notion plus conceptuelle que morphologique chez l'homme. Elle représente une portion d'épiderme *dépendant d'une cellule-souche* située au centre de la base et flanquée de cellules amplificatrices; la différenciation de ces cellules se fait dans un sens vertical, « en colonne », donnant naissance à une pile de cornéocytes [1, 2].

Structures de la différenciation du kératinocyte, aspects biochimiques et moléculaires

La différenciation épidermique, évoluant par stades morphologiques décrits ci-dessus, est liée à l'expression de gènes caractéristiques pour chaque stade. Cette correspondance entre morphologie et biochimie est indiquée sur la figure 7.11. Il est plus simple d'aborder le processus complexe de la biochimie de la différenciation épidermique en considérant les éléments qui constituent les structures majeures. Seules leur synthèse et leur modification post-traductionnelle propres permettent la *constitution du produit fini, c'est-à-dire la couche cornée*.

Cytosquelette du kératinocyte : les kératines

Physiologie

Le cytosquelette des cellules de mammifères est composé de trois *réseaux protéiques filamenteux* : les *microfilaments d'actine* (7 à 9 nm de diamètre), les *microtubules* (25 nm de diamètre) et les *filaments intermédiaires* (10 nm de diamètre). Les filaments intermédiaires constituent une famille multigénique dont au moins 5 types existent [3, 4].

Les filaments intermédiaires prépondérants dans l'épiderme sont les kératines. Elles constituent plus de 50 % de la masse protéique des kératinocytes et jouent un rôle clé dans leur fonction d'absorption de stress mécanique. Néanmoins, les kératines, tout comme les autres filaments intermédiaires (p. ex. desmine ou neurofilaments), ne sont pas uniquement de simples composants structurels. Ils sont des protéines impliquées dans une multitude d'autres fonctions cellulaires telles que mécanotransduction, voies de signalisation, dégradation protéasomique, fonction mitochondriale ou encore régulation de l'expression des gènes [4].

Les filaments intermédiaires ont une structure moléculaire distincte, comportant une unité de base constituée d'un dimère allongé (± 45 nm) et fin (± 3 nm). Ce dernier consiste en un domaine α-hélicoïdal central (*rod*) ayant une structure secondaire bien conservée avec un domaine globulaire aminoterminal (appelé aussi « tête ») et un domaine carboxyterminal (« queue ») (fig. 7.12). Les séquences et les particularités de ces trois domaines ont été utilisées pour la classification des filaments intermédiaires. En général, le domaine central comporte environ 310 acides aminés et est divisé en quatre segments α-hélicoïdaux, 1A, 1B, 2A et 2B, qui sont constitués d'heptades répétées ayant un motif caractéristique. Entre les quatre segments du domaine α-hélicoïdal, il y a interposition des segments de liaison L1, L12 et L2. La localisation de ces segments de liaison est conservée parmi tous les types de filaments intermédiaires. Les parties terminales de ce domaine central désignées comme *helix initiation* et *helix termination peptides* de 26 et 32 résidus respectivement sont très fortement conservées dans tous les filaments intermédiaires. Ces régions terminales sont essentielles pour les interactions entre dimères dans le filament intermédiaire formé. Des mutations touchant ces régions sont particulièrement délétères pour l'organisation dynamique et l'intégrité des filaments intermédiaires, et donc l'homéostasie de la cellule, et sont responsables de maladies génétiques avec manifestations cliniques diverses. Ces dernières varient en fonction de la distribution tissulaire du filament intermédiaire défectueux. Le domaine aminoterminal (« tête ») et le domaine carboxyterminal (« queue ») d'un dimère, qui sont cruciaux dans la formation des tonofilaments et leur compaction, contiennent des séquences importantes pour la spécificité tissulaire et ont des sites de phosphorylation pour des kinases et phosphatases, régulant l'organisation dynamique (assemblage *versus* désassemblage)

des filaments intermédiaires nécessaires lors de multiples processus physiologiques (différenciation, migration, mitose, stress) [3-5].

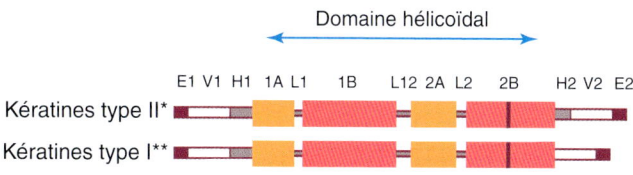

Fig. 7.12 Le cytosquelette du kératinocyte.
Structure secondaire conservée d'une façon précise et de deux domaines globulaires amino- et carboxyterminaux.

Kératines. Elles sont exprimées dans toutes les cellules épithéliales. L'unité de base des cytokératines est un dimère comportant une *kératine acide* de type I et une *kératine basique* de type II. Ces dimères vont former des tétramères hétérodimériques, qui vont par la suite s'assembler par association latérale et alignement longitudinal en protofilaments et filaments intermédiaires. *Chaque cellule des épithéliums exprime au moins deux kératines*, comportant toujours une kératine de type I et une kératine de type II. L'expression des kératines dépend du type de l'épithélium et de son état de différenciation.

La classification des kératines en deux types différents est non seulement justifiée sur la base de leur point isoélectrique différent et de leur hétérodimérisation, mais également parce qu'elles sont codées par *des gènes concentrés sur deux chromosomes différents*. Les gènes de la classe I, *KRT9* à *KRT20*, sont localisés sur le chromosome 17 et les gènes de la classe II, *KRT1* à *KRT8*, sur le chromosome 12 [3, 5].

Les kératinocytes de l'assise basale expriment les kératines K5 et K14 comme produits protéiniques majeurs. La transcription des gènes des kératines KRT5 et KRT14 est strictement restreinte à l'assise basale, alors que leurs produits protéiniques persistent dans les assises suprabasales.

En quittant l'assise basale, les kératinocytes cessent leur activité mitotique et commencent la différenciation terminale par l'induction des kératines K1 et K10. Le réseau filamenteux de celles-ci remplace progressivement celui de K5 et K14, formant des tonofilaments plus épais et un cytosquelette plus dense.

Les kératinocytes des couches épineuses superficielles et granuleuses expriment la kératine K2e.

Variations topographiques (tableau 7.6)

– Les assises suprabasales *palmoplantaires* expriment en plus les kératines K6a, K6b, K9, K16 et K17.
– La gaine *folliculaire externe* forme les kératines K6 et K16 et dans le canal sébacé, il y a une forte expression de la kératine K17.
– Dans les glandes sudoripares, l'expression des kératines est très complexe où l'on retrouve la kératine K1b spécifiquement exprimée.
– Dans les muqueuses orales les assises suprabasales expriment les kératines K4, K6a, K6b, K13 et K17.
– Tandis que dans la cornée (œil), on retrouve les kératines K3 et K12.

> Cette distribution tissulaire particulière des diverses kératines permet de bien comprendre le phénotype clinique distinct résultant d'une « kératinopathie » spécifique, associée donc à un défaut touchant une kératine distincte (tableau 7.12) [3, 5].

Pathologie

Depuis le xixe siècle, on suspectait le rôle d'échafaudage mécanique des tonofilaments. Des études moléculaires récentes confirment

7-3 Maladies héréditaires de la JDE et de la différenciation épidermique

Physiopathologie de la kératinisation

Tableau 7.6 Kératinopathies : pathologies associées à des mutations des gènes codant pour les kératines

Gène	Expression des protéines	Implication
KRT5/KRT14	Épiderme couche basale	Épidermolyse bulleuse épidermolytique (simple)
KRT5	Épiderme couche basale	Maladie de Dowling-Degos
KRT14	Épiderme couche basale	Syndrome de Naegeli-Franceschetti-Jadassohn
KRT1/KRT10	Épiderme couches suprabasales	Ichtyose épidermolytique et nævus verruqueux épidermolytique
KRT1	Épiderme couches suprabasales	KPP non épidermolytique
KRT1	Épiderme couches suprabasales	Syndrome de Curth-Macklin
KRT10	Épiderme couches suprabasales	Ichtyose en confettis
KRT2e	Épiderme couches superficielles	Ichtyose épidermolytique superficielle
KRT9	Épiderme couches suprabasales paume/plante	KPP épidermolytique (Vorner)
KRT4/KRT13	Muqueuse orale	White sponge naevus
KRT6/KRT16/KRT17	Épiderme paume/plante/phanères	Pachyonychie congénitale
KRT3/KRT12	Épithélium cornéen	Dystrophie cornéenne de Meesmann
KRThHb6	Cortex pilaire	Monilethrix

cette hypothèse, car les génodermatoses causées par des mutations des kératines (cf. tableau 7.12) sont associées à une fragilité épidermique. En cas de maladie touchant les couches suprabasales, cette fragilité s'associe à des degrés variables à des troubles de la différenciation avec hyperkératose (cf. chapitre 7-4) [6].

Il existe une corrélation entre le *site de la mutation* d'une part et la *sévérité* du phénotype *clinique* d'autre part. L'épidermolyse bulleuse simple (EBS) en est le meilleur exemple, sa classification clinique dépendant du degré de sévérité. Les mutations dans les séquences au début et à la fin du domaine K14 ont été plus souvent trouvées chez les patients souffrant du phénotype clinique le plus grave (EBS généralisée sévère). En revanche, des mutations dans des segments moins conservés semblent associées aux formes cliniques plus discrètes (EBS généralisée intermédiaire ou localisée) [5].

Structures d'adhésion du kératinocyte

Le maintien de l'architecture tissulaire et de la cohésion intercellulaire de l'épiderme, donc de sa fonction et de son intégrité, est assuré par différents complexes multiprotéiques d'adhésion et jonction, comportant les *desmosomes*, les *jonctions adhérentes*, les *jonctions communicantes (gap junction)* et les *jonctions serrées (tight junction)* ayant des fonctions distinctes et spécifiques au niveau de la membrane cytoplasmique cellulaire des kératinocytes (cf. chapitre 7-1).

Dans ce contexte, la liaison des desmosomes avec les filaments intermédiaires de kératine, qui est assurée par différentes composants desmosomaux cytoplasmiques (comme la desmoplakine, la plakoglobine, la plakophiline) est essentielle pour la fonction d'adhésion et la formation des desmosomes. Toute perturbation de l'association entre les réseaux de cytokératines et les desmosomes affecte critiquement l'architecture cellulaire et sa capacité de résister à différents stress, y compris mécaniques (cf. infra).

La cohésion dermo-épidermique est en revanche assurée de façon prédominante par des complexes multiprotéiques distincts, les hémidesmosomes, au niveau de la membrane cytoplasmique basale des kératinocytes de la couche basale ainsi que par les constituants de la matrice extracellulaire de la membrane basale épidermique (cf. chapitre 7-1). Ensemble, ces éléments forment des structures macromoléculaires hautement spécialisées et fonctionnellement liées à l'interface de l'épiderme et du derme, qui assurent la stabilité de la jonction dermo-épidermique (fig. 7.13) [7, 8].

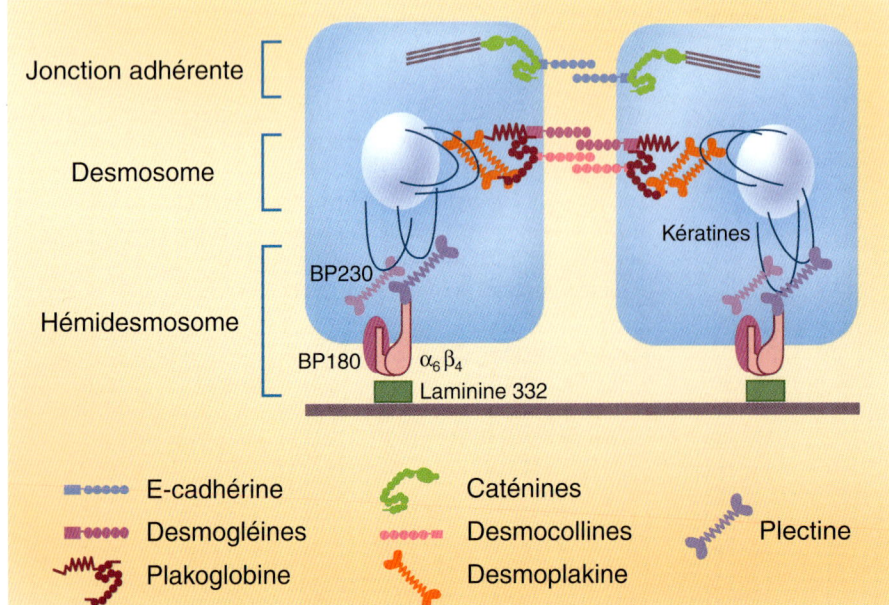

Fig. 7.13 Les structures d'adhésion du kératinocyte. BP180 : collagène type XVII, antigène de la pemphigoïde bulleuse 180, BPAG2 ; BP230 : antigène de la pemphigoïde bulleuse 230, isoforme épithéliale de BPAG1 (BPAG1-e).
D'après [8].

Maladies héréditaires de la JDE et de la différenciation épidermique

7-3
Physiopathologie de la kératinisation

Jonction dermoépidermique : l'hémidesmosome

La morphologie, y compris les aspects ultrastructuraux, de la jonction dermo-épidermique, ses constituants moléculaires ainsi que leur organisation supramoléculaire sont détaillés dans le chapitre 7-1.

Jonctions intercellulaires des kératinocytes

Desmosomes

Ce sont les complexes majeurs de l'adhésion entre les kératinocytes dans les assises suprabasales. Ils ne sont pas seulement essentiels au maintien de l'intégrité de l'épiderme et d'autres épithéliums stratifiés, mais également à la régulation de nombreux phénomènes biologiques tels que la croissance et la différenciation cellulaires.

Physiologie. Comme les hémidesmosomes, les desmosomes possèdent des molécules transmembranaires et des molécules cytoplasmiques constituant une plaque à l'intérieur de la cellule. Les composants transmembranaires des desmosomes comportent différents types de desmocollines (desmocollines 1 et 3) et de desmogléines (desmogléines 1 et 3), protéines appartenant à la famille des cadhérines desmosomales. Leurs domaines extracellulaires au niveau d'un desmosome interagissent avec leurs homologues sur la cellule voisine par un mécanisme d'adhésion homophilique (interaction avec protéines du même type, p. ex. desmogléine – desmogléine) et/ou hétérophilique (desmocolline – desmogléine). Les composants cytoplasmiques des desmosomes incluent la desmoplakine, les plakophilines, la plakoglobine, la plectine, l'envoplakine et la périplakine.

La composition moléculaire des desmosomes est complexe et variable en fonction de la différenciation cellulaire. La desmogléine 3 (l'antigène du pemphigus vulgaire muqueux) (fig. 7.14), la desmocolline 3 et la plakophiline 2 sont exprimées de préférence dans les assises basale et spineuse tandis que la desmogléine 1 (l'antigène du pemphigus foliacé), la desmocolline 1 et plakophiline 1 sont exprimées préférentiellement dans la couche granuleuse. En termes de distribution, la desmogléine 3 et la desmogléine 1 sont toutes deux exprimées dans l'épiderme tandis que l'épithélium des muqueuses orales exprime préférentiellement la desmogléine 3. Cette distribution distincte explique certains phénotypes cliniques (p. ex. pemphigus foliacé associé à des anticorps contre la desmogléine 1 [fig. 7.15], avec uniquement signes cutanés sans atteinte des muqueuses [*cf. infra*]) [8]. En outre, certains composants des desmosomes de l'épiderme sont également exprimés dans d'autres organes, comme le muscle squelettique (p. ex. plectine), le cœur (desmoplakine, plectine, ou plakoglobine) ou le système nerveux (plectine). Cela explique bien l'observation qu'une mutation génétique touchant une de ces protéines peut potentiellement s'accompagner par des manifestations extracutanées complexes [9].

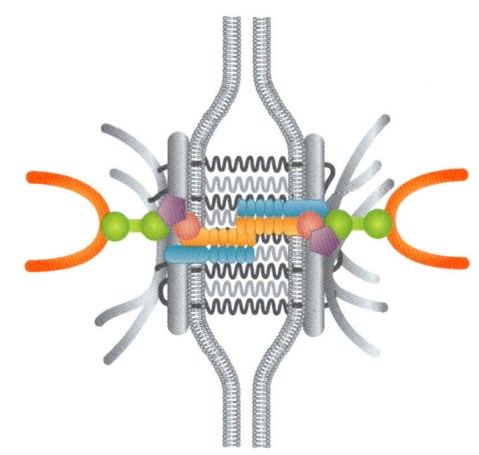

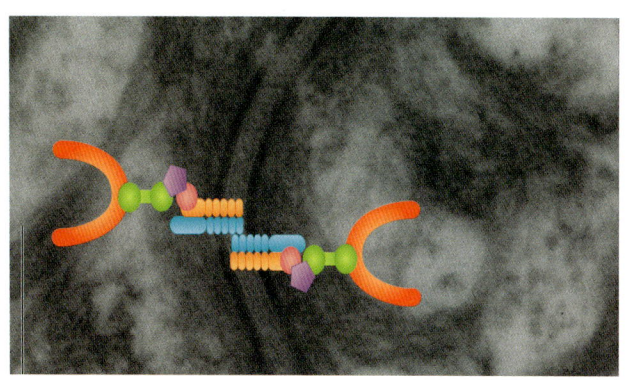

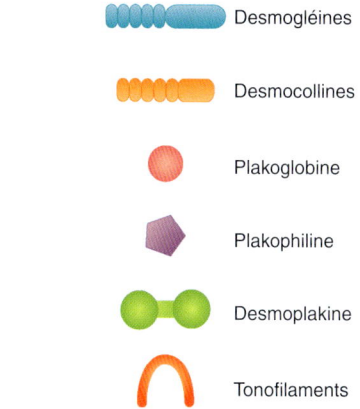

Fig. 7.14 Desmosome : structure d'adhésion interkératinocytaire. D'après [8].

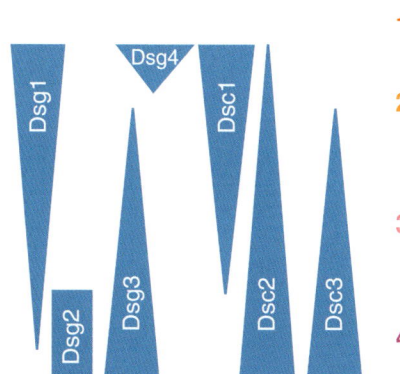

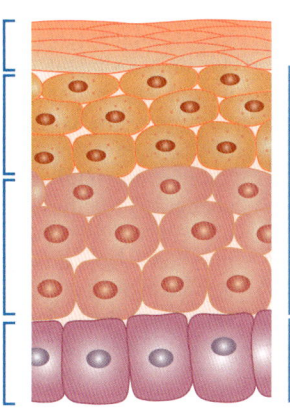

Fig. 7.15 Expression différentielle des composantes protéiques des desmosomes.
1. *Stratum corneum*. 2. *Stratum granulosum*. 3. *Stratum spinosum*. 4. *Stratum basale*.
D'après [8].

329

Pathologie. La fonction physiologique des desmosomes est bien démontrée dans certaines maladies auto-immunes et congénitales. Le groupe des pemphigus auto-immuns est associé à des autoanticorps reconnaissant la partie extracellulaire de la desmogléine 3 et/ou de la desmogléine 1. Ces autoanticorps interfèrent avec la fonction et l'assemblage des desmosomes, en induisant une perte de cohésion entre les kératinocytes (*cf.* chapitre 10) et une acantholyse intraépidermique. Plusieurs maladies héréditaires et génodermatoses sont causées par des mutations des composants des desmosomes [7, 10]. La peau (avec des kératodermies palmoplantaires ou certaines formes d'épidermolyse bulleuse), les poils (avec cheveux laineux ou crépus, hypotrichose) et/ou le cœur (certaines formes de cardiomyopathies ventriculaires arythmogènes) peuvent être touchés (*cf.* chapitre 7-6). Les phénotypes très variés observés, parfois difficiles à comprendre sur le plan phénotypique (atteinte cutanée isolée, atteinte cardiaque isolée, atteinte combinée cardiocutanée), démontrent bien la complexité de la fonction des desmosomes et des interactions moléculaires de leurs composants.

Cornéodesmosomes

Physiologie. Tandis que l'importance des hémidesmosomes et des desmosomes dans l'adhésion des kératinocytes basaux, spineux et granuleux a été reconnue depuis longtemps, l'adhésion dans la couche cornée a été attribuée plutôt aux lipides intercellulaires (modèle de la brique kératinocytaire et du ciment lipidique). Néanmoins, des études récentes montrent bien la présence de desmosomes modifiés par le dépôt de *cornéodesmosine* dans la couche cornée, appelés *cornéodesmosomes*. Ces derniers sont essentiels pour l'adhésion entre les cornéocytes.

Pathologie. Des mutations dominantes négatives du gène de la cornéodesmosine (*CDSN*) sont responsables de *l'hypotrichose simple du cuir chevelu*, phénotype proche de l'hypotrichose localisé sur mutations récessives de la desmogléine 4. Cependant, des mutations récessives du gène codant la *CDSN* expliquent le *peeling skin syndrome* de type 2 [11], soulignant ainsi l'importance de cette molécule pour la cohésion de la couche cornée.

Jonctions communicantes ou *gap*

Les jonctions communicantes (aussi appelées jonctions *gap*, *macula communicans*, nexus, jonctions lacunaires ou jonctions perméables) sont des plaques de canaux intercellulaires groupées entre deux cellules avoisinantes (fig. 7.16). Six polypeptides de *connexines* forment les sous-unités des connexons qui représentent l'hémicanal situé dans la membrane plasmique du kératinocyte. Par contact direct entre les connexons de deux cellules, un canal intercellulaire complet s'établit, permettant de connecter le cytoplasme de cellules avoisinantes. Les membres de la famille des connexines sont caractérisés par quatre domaines transmembranaires hydrophobiques (M1 à M4) qui sont liés par deux boucles extracellulaires et une boucle cytoplasmique. Les régions amino- et carboxyterminales sont localisées sur le côté cytoplasmique. Les jonctions *gap* permettent le transfert rapide d'ions et de molécules messagères secondaires de moins de 1 kDa (ATP, Ca^{2+}, etc.) permettant une réponse coordonnée de groupes cellulaires par stimulation externe. Cette communication intercellulaire est essentielle pour le contrôle de la croissance et de la différenciation ainsi que pour le maintien de l'homéostasie tissulaire. La transmission des signaux par les jonctions *gaps* est modifiée par de nombreuses conditions moléculaires et physiologiques. À ce jour, plus de 14 gènes de connexines ont été décrits et chaque tissu les exprime de façon sélectionnée et spécifique. Dans l'épiderme, les connexines suivantes sont essentielles et leurs mutations entraînent des génodermatoses : Cx26 (*GJB2*), Cx30 (*GJB6*), Cx30.3 (*GJB4*), Cx31 (*GJB3*) et Cx43 (*GJA1*). Leur expression différentielle est complexe, notamment en ce qui concerne la composition des connexons particuliers dans une cellule spécifique (composition hétéromérique ou homomérique, interaction hétérotypique ou homotypique) [12-14].

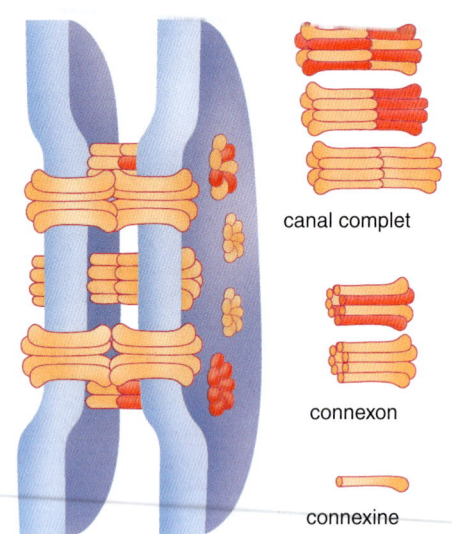

Fig. 7.16 Jonctions *gap* : structure essentielle de communication rapide entre kératinocytes.

Aquaporines

Ce sont des protéines qui s'intègrent dans la membrane cellulaire permettant ainsi la diffusion osmotique de l'eau à travers la membrane plasmatique. Les aquaporines forment des tétramères, mais l'eau passe par un canal établi par chaque monomère contrairement au mode des connexines [15]. Treize membres de la famille des aquaporines (AQP) sont connus, dont les AQP1, 3, 5, 7, 9 et 10 exprimées dans les différentes cellules cutanées. L'AQP3 est la plus abondante dans les kératinocytes.

Canaux TRP

Les canaux TRP (*Transient Receptor Potential channels*) forment une superfamille de 7 classes de récepteurs transmembranaires ionotropiques qui forment des pores à perméabilité cationique d'une grande variété constitués de tétramères. Ces canaux jouent un rôle clé dans la sensation de stimulus physiques (mécanique, thermique froid et chaud) et à certaines substances telles la capsaïcine, le menthol, l'ail, le wasabi ou encore le cannabinol. Les classes TRPC et TRPV sont impliquées dans le transport calcique des kératinocytes et ainsi dans la balance de la prolifération et différenciation de l'épiderme [15].

Jonctions serrées (*tight junctions*)

Les *jonctions serrées* ou *tight* junctions sont responsables de la fonction de barrière des épithéliums simples, notamment pour la séparation des compartiments dans le tube digestif mais également pour la fonction « porte » dans la diffusion paracellulaire. Elles sont composées par des molécules transmembranaires, les claudines et les occludines [16]. Les *jonctions serrées* sont des structures très dynamiques impliquées non seulement dans la séparation mais également dans le transport de liquides à travers l'épithélium digestif. Elles ont aussi une fonction primordiale dans l'épiderme pour le maintien de la fonction barrière d'eau de notre surface corporelle. En effet, les souris déficientes en claudine 1 ne survivent pas au changement entre liquide utérin et atmosphère après l'accouchement et se dessèchent en quelques heures. Ces études remettent en question l'école de la barrière lipidique (*cf. infra*). Cette dernière semble avoir une fonction plus importante dans la résorption des substances lipidiques (crèmes) que dans le maintien de la barrière d'eau nécessaire à la survie dans l'atmosphère terrestre.

Pathologies

Les pathologies associées à des mutations des gènes codant pour les composants des jonctions communicantes, des aquaporines, des canaux TRP ou des jonctions serrées sont résumées dans le tableau 7.7.

Physiopathologie de la kératinisation

Tableau 7.7 Pathologies associées à des mutations des gènes codant pour les jonctions intercellulaires (hors desmosomes, cornéodesmosomes et hémidesmosomes*)

Famille	Appellation – Gène	Implication
Connexines (*gap junctions*)	Cx26/GJB2	Syndrome KID, syndrome de kératodermie palmoplantaire – surdité ; syndrome de nodosités calleuses – leuconychie – surdité – hyperkératose palmoplantaire ; kératodermie mutilante de Vohwinkel ; surdité neurosensorielle non syndromique
	Cx30/GJB6	Dysplasie ectodermique hidrotique ou syndrome de Clouston
	Cx31/GJB3	Érythrokératodermie variable de Mendes da Costa
	Cx30.3/GJB4	Érythrokératodermie variable de Cram-Mevorah
	Cx43/GJA1	Dysplasie oculo-dento-digitale, formes d'érythrokératodermie variable et progressive
Aquaporines	AQP5	Kératodermie palmoplantaire de type Bothian
Canaux TRP	TRPV3	Syndrome de Olmsted
Claudines (*tight junctions*)	CLDN1	NISCH Syndrome

* Pour ces derniers, *cf.* tableau 7.5.

Différenciation terminale

Grains de kératohyaline

Physiologie. Les grains de kératohyaline sont les organites caractéristiques de la couche granuleuse. Leur composante majeure est la *profilaggrine*, une protéine précurseur riche en acides aminés basiques (particulièrement histidine) qui est fortement phosphorylée. La profilaggrine possède une partie N-terminale avec les caractéristiques des protéines S100 liant le calcium (*EF-hands*) et en même temps 10 à 12 unités répétitives (unités de filaggrine). Lors de la différenciation terminale, le précurseur est déphosphorylé et ensuite clivé par des protéases en peptide N-terminal et 10 à 12 molécules de filaggrine. Elles constituent la matrice protéique du cornéocyte permettant l'arrangement des filaments de kératine et favorisant ainsi la formation de ponts disulfures entre les filaments intermédiaires. Le peptide N-terminal de la profilaggrine est importé dans le noyau cellulaire où il semble jouer un rôle dans la transcription. La filaggrine est ensuite dégradée en acides aminés et ses dérivés hygroscopiques contribuent à l'hydratation cutanée. Plusieurs autres molécules, appartenant à la même classe que la profilaggrine, combinant des domaines S100 liant le calcium et des domaines répétitifs, ont été identifiées comme la trichohyaline (exprimée dans les structures pilaires), la répétine (exprimée préférentiellement dans la muqueuse orale) et d'autres protéines telles que l'hornérine, la *filaggrine 2* et la cornuline [17, 18].

Pathologie. L'importance de la différenciation terminale pour l'intégrité de la barrière cutanée est bien illustrée par les conséquences cliniques observées en cas de mutations du gène *FLG* codant la profilaggrine (tableau 7.8) [6, 19].

Enveloppe cornée

Physiologie. Parallèlement à la formation de grains de kératohyaline dans l'assise granuleuse, la membrane plasmique du kératinocyte, constituée de phospholipides, est progressivement remplacée par l'*enveloppe cornée*, une structure spécialisée, dense en microscopie électronique, d'une épaisseur de 8 à 15 nm et très résistante à la solubilisation. L'enveloppe cornée est composée de protéines transversalement liées (*cross-linked*) par intermédiaire des ponts covalents entraînant la formation d'un échafaudage rigide. Ce dernier constitue le *squelette périphérique du cornéocyte*, dont la partie extracellulaire est attachée aux lipides relargués par les *corps lamellaires*, alors que la partie interne est associée aux filaments intermédiaires et à la matrice interfilamenteuse (fig. 7.17). Les liaisons entre les protéines de l'enveloppe cornée comportent des ponts disulfures et des ponts covalents très stables entre des acides aminés de glutamine et de lysine, qui sont catalysés principalement par la *transglutaminase* kératinocytaire [17, 18].

Tableau 7.8 Pathologies associées à des mutations des gènes codant pour les éléments de la différenciation terminale et immunité innée

Compartiment	Appellation – Gène	Implication
Grains de kératohyaline	FLG	Ichtyose vulgaire
Enveloppe cornée	TGM1	Ichtyose congénitale autosomique récessive TGM1
	LOR	Kératodemie palmoplantaire mutilante de Camisa
Corps lamellaires	SNAP29	Syndrome CEDNIK
	ABCA12	Ichtyose arlequin et ichtyose congénitale autosomique récessive de type 3
	EBP	Syndrome de Conradi-Hünermann-Happle (CDPX2)
	FATP4	Ichtyose de la prématurité
	STS	Ichtyose récessive liée à l'X
	ALOX12B ALOXE3 CYP4F22 ICHYN/NIPAL4 PNPLA1, etc.	Ichtyose congénitale autosomique récessive
	ABHD5	Syndrome de Dorfman Chanarin
	ALDH3A2	Syndrome de Sjögren-Larsson
	SPINK5	Syndrome de Comel-Netherton
	ST14	Ichtyose avec hypotrichose
	CDSN	Hypotrichose simple, *peeling skin syndrome*
	CTSC	Syndrome de Papillon-Lefèvre
Prolifération, différenciation et immunité innée	EDA EDAR EDARADD	Dysplasies ectodermiques type hypohidrotiques
	NEMO	*Incontinentia pigmenti*
	PTCH	Syndrome de Gorlin
	CTNNB1	Pilomatricome
	PORCN	Hypoplasie focale dermique ou syndrome de Goltz
	CARD14	Forme familiale de psoriasis vulgaire et de pityriasis rubra pilaire
	IL-36Ra	Forme familiale de psoriasis pustuleux
	STAT3	Syndrome de Job-Buckley
	IL-17RA IL-17 F STAT1	Candidose mucocutanée chronique

331

7-3 Maladies héréditaires de la JDE et de la différenciation épidermique

Physiopathologie de la kératinisation

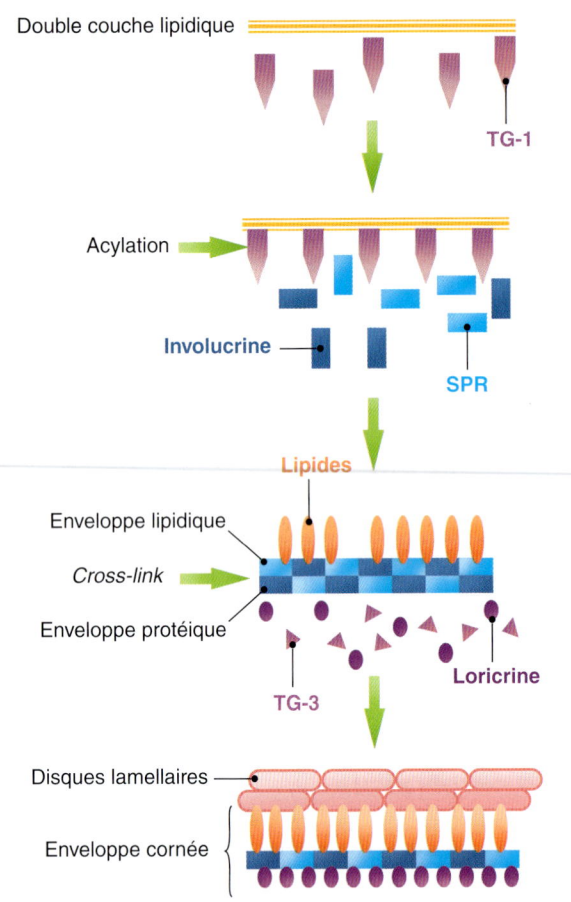

Fig. 7.17 Enveloppe cornée : complexe des filaments intermédiaires et de la matrice interfilamenteuse.
TG : transglutaminase ; SPR : protéines riches en proline.

La formation d'une enveloppe cornée mature se fait en stades séquentiels. Elle inclut l'intégration de plusieurs protéines précurseurs : l'*involucrine*, les *protéines riches en proline* (SPR), plusieurs protéines xp5/LCE, l'*élafine*, la *cystatine* et surtout la *loricrine*, un composant majeur. Enfin, plusieurs protéines ayant d'autres fonctions principales dans le kératinocyte (desmoplakines, desmogléines, desmocollines, envoplakine, périplakine, kératines, annexines, différentes protéines de la famille S100, p. ex. S100A10 et S100A11, etc.) sont également incorporées [17, 18].

Les principales protéines précurseurs de l'enveloppe cornée, l'involucrine, les SPR, les xp5/LCE et la loricrine, possèdent des similarités importantes. Leurs gènes situés sur le chromosome 1q21 comportent deux exons dont le deuxième contient toute la phase de lecture ouverte. Les protéines codées possèdent des régions terminales homologues, riches en glutamine et lysine, impliquées dans le *cross-linkage*. Leurs domaines centraux sont constitués par des séquences itératives répétées, soit riches en glutamine et acide glutaminique pour l'involucrine, soit riches en proline et cystéine pour les SPR et riches en glycine et sérine dans le cas de la loricrine. Ces similarités suggèrent une origine commune évolutive des protéines précurseurs de l'enveloppe cornée [18].

Les *transglutaminases* appartiennent à une famille d'enzymes qui catalysent la formation de ponts intra- et intermoléculaires entre des résidus de glutamine et de lysine, dans de nombreuses réactions physiologiques telles que la coagulation (facteur XIIIa), l'apoptose (transglutaminase cytosolique), la kératinisation (transglutaminase kératinocytaire ou transglutaminase 1 : TG-1), la formation du follicule pilaire (transglutaminase épidermique ou TG-3) ou la fertilisation. Les transglutaminases dépendent d'une activation par le calcium et possèdent un domaine central hautement conservé. Le gène de la transglutaminase kératinocytaire (*TGM1*) comporte 15 exons. Dans l'assise spineuse superficielle, la transglutaminase kératinocytaire est ancrée par liaison lipidique du domaine aminoterminal dans la membrane plasmique où elle établit un échafaudage initial par le dépôt de l'involucrine à partir des plaques internes des desmosomes. Par la suite, cet échafaudage est renforcé par la liaison covalente d'autres précurseurs, tels que les SPR, les xp5, l'élafine, la cystatine et enfin la loricrine. Finalement, même les filaments intermédiaires de kératine qui ont été agrégés par la filaggrine sont « cross-linkés » avec l'enveloppe cornée mature pour renforcer ce nouveau cytosquelette. En parallèle, des lipides relargués par les *corps lamellaires* (*cf. infra*) dans l'espace intercellulaire sont liés de manière covalente au côté extracellulaire de l'enveloppe cornée protéique, établissant ainsi l'échafaudage pour l'arrangement des lamelles lipidiques intercornéocytaires. L'enveloppe cornée est donc une structure bicomposite de protéines et de lipides.

Pathologie. Comme l'enveloppe cornée est une structure invisible au microscope optique, son importance physiologique a été longtemps méconnue. Seules des études durant les 2 dernières décennies ont permis de comprendre sa structure et sa fonction. Actuellement, deux types de défauts moléculaires sont identifiés, résultant en une ichtyose congénitale ou en kératodermie palmoplantaire distincte, respectivement (*cf.* tableau 7.8) [17, 18].

Compartiment sécréteur de l'épiderme : corps lamellaires

Physiologie. Les stades terminaux de la différenciation épidermique sont caractérisés par une importante fonction de sécrétion de lipides, de protéases, d'inhibiteurs de protéases et d'autres peptides bioactifs. La génération de structures lipidiques et le processus de desquamation sont hautement spécialisés et complexes. La formation des structures lipidiques ne se restreint pas au simple dépôt de lipides, mais est associée à d'importantes modifications enzymatiques. Le métabolisme lipidique inclut la synthèse des céramides à partir de sphingomyélines et de glycolipides, la dégradation de lysolécithine en acides gras libres et la synthèse de cholestérol libre à partir de sulfate de cholestérol catalysé par la stéroïde-sulfatase (*cf.* « Ichtyose récessive liée au sexe » chapitre 7-4) [20]. L'épiderme possède aussi un métabolisme particulier d'oxydation des acides gras (acide arachidonique) par des lipoxygénases et une biosynthèse d'eicosanoïdes, de leucotriènes et d'hépoxilines variées mais très spécifiques [21]. Cette voie de synthèse n'est pas entièrement comprise mais inclut l'Ω-hydroxylase, le cytochrome CYP4F22 et l'ichthyine, un récepteur potentiel des hépoxilines (*cf.* chapitre 7-4). Certaines de ces substances lipidiques agissent très probablement comme ligands des facteurs de transcription PPAR (*Peroxisome Proliferator-Activated Receptors*) et RAR (récepteur de l'acide rétinoïque) et sont impliquées dans leurs voies de signalisation [22]. Les lipides sont d'une part liés à la surface extracellulaire de l'enveloppe cornée et d'autre part accumulés dans l'espace intercornéocytaire. Les lipides représentent environ 10 % du poids de l'enveloppe cornée bi-composée et environ 10 % du volume de la couche cornée. Ils sont principalement dérivés des produits sécrétés des *corps lamellaires*[1] qui sont synthétisés dans les couches spineuses superficielles et granuleuses. Ces corps lamellaires correspondent à des structures continues qui s'étendent du réseau trans-Golgi à la surface cellulaire où elles fusionnent avec la membrane plasmique et sécrètent leur contenu. Ainsi, des protéines (enzymes et inhibiteurs) et des lipides (céramides, cholestérol) sont largués dans l'espace intercellulaire à la base de la couche cornée où ils modifient les structures intercellulaires telles que l'enveloppe cornée, les jonctions *gap*, les jonctions *tight*, les jonctions adhérentes et les cornéodesmosomes [23, 24]. La sécrétion de ces lipides est liée à la protéine ABCA12 formant des pompes de lipides spécialisées. ABCA12 appartient à la famille des transporteurs transmembranaires ABC avec des sites cytosoliques de liaison de l'ATP et se situe dans la membrane lipidique des corps lamellaires. Les lipides sont enrichis en *cholestérol, sphingolipides*

---

1. *Syn.* : kératinosomes, corps membranaires, corps d'Odland.

et *acides gras libres*, remplaçant les phospholipides de la membrane plasmique qui sont dégradés. Par liaison covalente du côté hydrophile de lipides de type *céramides* (*cf. infra*) à l'enveloppe cornée protéique, une couche hydrophobe située vers l'espace intercellulaire est établie, sur laquelle des disques lipidiques s'alignent avec leur surface lipophile. Durant ce processus, les disques lipidiques s'agrègent en lamelles ou en feuilles lipidiques intercellulaires en formant une barrière dense intercellulaire (modèle de la brique kératinocytaire et du ciment intercornéocytaire).

L'importance de modèle, comme discuté précédemment, est remise en question et les structures lipidiques semblent moins importantes pour la barrière aqueuse mais le restent pour la résorption des molécules lipidiques et des crèmes. Même l'existence des lamelles lipidiques intercellulaires est aujourd'hui contestée par des résultats de cryomicroscopie sur sections vitrifiées. Ces images montrent que les cadhérines épidermiques et ainsi les cornéodesmosomes sont indispensables à la cohésion de la couche cornée [18, 24]. En effet, des mutations récessives de la cornéodesmosine provoquent une desquamation précoce dans le *peeling skin syndrome* [23]. La transglutaminase 5 semble également impliquée puisque son déficit est responsable du phénotype *acral peeling-skin syndrome*. Enfin, des phénotypes cliniques proches sont observés en cas de mutations des inhibiteurs de protéases calpastatine et cystatine A. Quel que soit l'arrangement exact des composants, la desquamation physiologique résulte d'une part des modifications biochimiques des lipides et d'autre part de la modification et dégradation des jonctions cellulaires (cornéodesmosomes, jonctions *gap*, *tight* et adhérentes). De nombreuses protéines sécrétées interviennent dans ce processus et sont souvent transportées de façon distincte : cornéodesmosines, suprabasine, dermokines, kallikréines 1 et 5 (*stratum corneum tryptic enzyme*), 6 et 7 (*stratum corneum chemotryptic enzyme*), et 14, cathepsines C, D, L et V, matriptase, prostasine, cystatine A et M/E, LEKTI1-3, SKALP/élafine, *secretory leukocyte protein inhibitor*, bléomycine-hydrolase, calpastatine, défensines et cathélicidines [23, 25-27]. Leurs fonctions variées ne cessent de s'accroître et de s'intercaler. Plusieurs enzymes et inhibiteurs sont arrangés en cascade d'activation zymogène et possèdent une balance protéinase – antiprotéinase bien calibrée pour le maintien de l'homéostasie épidermique. Une inhibition des kallikréines 5 et 7 par LEKTI est bien documentée par la similarité des souris déficientes en LEKTI avec un phénotype de maladie de Netherton, et des souris surexprimant la kallikréine 7 dans l'épiderme. La matriptase, une sérine-protéinase trans-membranaire, coupe la prostasine pour l'activer. Les souris déficientes en matriptase ou prostasine présentent une maladie épidermique sévère similaire avec défaut de barrière, dégradation anormale de la profilaggrine et follicules pileux immatures [24]. Enfin, le complexe de la cathélicidine LL-37 avec de l'ADN peut déclencher une réponse auto-immune à partir des cellules dendritiques. Néanmoins, l'activation de LL-37 dépend des kallikréines 5 et 7, qui à leur tour sont inhibées par LEKTI.

De tous ces exemples, il est évident que cet appareil de sécrétion est bien complexe et intimement lié à la réponse immune innée de l'épiderme [23, 28]. Des mutations de la protéine transmembrane 79 (TMEM79), impliquée dans la formation et sécrétion des corps lamellaires, causent une dermatite spontanée chez la souris [23]. L'association bien établie entre certains troubles de la cornification et le développement des pathologies atopiques, tels le *syndrome de Netherton*, le *peeling skin syndrome* et l'*ichtyose vulgaris* [23] confirme le lien entre une différenciation épidermique correcte et l'intégrité de la barrière cutanée avec réponse immunitaire innée et adaptative.

Pathologie. De nombreux défauts moléculaires des corps lamellaires et de leur métabolisme lipidique et protéique associés ont été identifiés (*cf.* tableau 7.8) [6, 18, 22]. Ces défauts surviennent à divers niveaux : exports des lipides du cytoplasme dans les lamelles granulaires, trafic des corps lamellaires et modification des lipides ou protéines.

Régulation de la prolifération et de la différenciation épidermique

Physiologie

L'épiderme est un épithélium en continuel renouvellement à partir de cellules-souches qui passent par un compartiment prolifératif et une phase de maturation, appelée différenciation épidermique [1, 2, 29]. La production de cellules par le compartiment prolifératif situé principalement dans la couche basale doit être en équilibre avec la perte physiologique des cornéocytes de surface (desquamation). Le temps de transit de la cellule basale aux cornéocytes est d'environ 14 jours. La majorité des troubles de la différenciation épidermique est caractérisée par une prolifération accentuée avec une diminution du temps de transit du kératinocyte dans l'épiderme, bien qu'il existe des exemples sans hyperprolifération pour lesquelles la desquamation est anormale (hyperkératose par rétention dans l'ichtyose vulgaire autosomique semi-dominante et l'ichtyose récessive liée à l'X).

Le contrôle de la prolifération épidermique et de la synthèse progressive et ordonnée de chacun des composants de la couche cornée, autrement dit du processus de différenciation du kératinocyte, est sous la dépendance d'une régulation complexe. De multiples facteurs de transcription, récepteurs cellulaires et agents biochimiques interviennent dans cette régulation. Il existe une cascade hiérarchique et bien orchestrée des différents messages d'origine épidermique, dermique ou systémique. De nombreux gènes sont exprimés durant la différenciation épidermique d'une façon coordonnée, ce qui suggère l'existence de facteurs de régulation communs.

Le modèle le plus simple impliquerait des éléments régulateurs, présents dans les gènes et régulés de manière coordonnée, par exemple des éléments communs et divers promoteurs des gènes codant les kératines, connexines, desmoplakines et d'autres protéines jonctionnelles, des protéines précurseurs de l'enveloppe cornée, des transglutaminases et d'autres enzymes du métabolisme lipidique et protéique de la différenciation épidermique tardive. L'expression appropriée de chaque gène semble résulter d'une concertation finement ajustée de plusieurs mécanismes distincts de signalisation.

De nombreuses données existent sur les mécanismes de signalisation induits dans les kératinocytes par les facteurs de croissance, par des cytokines pro-inflammatoires, par des agents biochimiques ou par l'interaction intercellulaire *via* des molécules de surface transmembranaires (p. ex. IL-1, IL-36, TNF-α, EGF, TGF-α et TGF-β, vitamines A et D, *Wingless*, *Sonic Hedgehog* ou *Notch*). Les molécules de traduction des signaux sont connues pour certaines de ces molécules (p. ex. récepteurs IL-1R, TNFR, EGFR, et protéines-kinases IKK, JNK, ERK) et les facteurs nucléaires de transcription (p. ex. NF-kinases IKK, JAK, NRF-2) et leurs éléments de réponse de l'ADN ont été identifiés dans les promoteurs de certains gènes (p. ex. *AP1*, etc.) [17, 30].

Divers échelons de hiérarchie de régulation cellulaire existent pour le développement embryonnaire des structures annexes et le maintien postnatal cyclique de l'unité pilo-sébacée et des glandes sudoripares. Cette hiérarchie repose sur l'apparition consécutive dans la différenciation de cellules-souches embryonnaires en kératinocytes, sur l'apparition temporelle des phénotypes des génodermatoses ou des modèles de souris transgéniques pendant le développement, et sur leur position dans les voies de signalisation cellulaire.

Les maladies qui résultent de leurs défauts appartiennent de préférence aux *classes des syndromes familiaux tumoraux* et des *dysplasies ectodermiques* (*cf.* chapitre 7-9). Ces voies de signalisation incluent, en haut de la hiérarchie, l'*ectodysplasine et son récepteur* – apparentés au TNF-α et son récepteur respectivement, qui évoquent un signal crucial, de condition *sine qua non* pour le développement de toute structure annexielle [21]. En aval de cet échelon, se situent *BMP, porcupine et bêtacaténine* qui donnent des signaux clés pour le développement pilaire et épidermique. *Porcupine*, enzyme importante pour la sécrétion des peptides *wingless* et la bêtacaténine appartiennent à la voie de signalisation *wingless* dans laquelle interviennent aussi les protéines APC, GSK et le facteur de transcription TCF. Enfin, la voie de signalisation *Sonic Hedgehog*, avec les protéines *Patched* ou *Smoothened* et les facteurs de transcription *Gli* sont cruciaux pour le maintien des cellules-souches annexielles et sont impliqués dans la tumorogenèse cutanée (p. ex. Patched ou Smoothened et carcinome basocellulaire, cf. *infra*) [2, 29, 30].

La connaissance des agents intervenant dans la prolifération et dans la différenciation épidermique est importante car ils sont impliqués dans les thérapies ciblées.

Facteurs de croissance et cytokines

L'EGF, le TGF-α et le *keratinocyte growth factor* augmentent la prolifération épidermique. Les taux d'expression du récepteur de l'*EGF* sont accrus dans le psoriasis et l'*EGF* peut induire l'expression des gènes des kératines *KRT6* et *KRT16* connus pour être associés à une hyperprolifération épidermique. L'inactivation de l'EGFR, thérapeutique ou exceptionnellement génétique, induit sur le plan cutané non seulement un arrêt de prolifération avec alopécie, atrophie et érosions, mais également une inflammation pustuleuse massive [31]. Le *keratinocyte growth factor*[2] est synthétisé par les fibroblastes et son récepteur exclusivement exprimé sur les kératinocytes. Il est impliqué dans la réparation tissulaire et protège l'épiderme contre l'effet toxique des radicaux d'oxygène.

Les TGF-β1 et β2 inhibent la prolifération de l'épiderme et, sous certaines conditions, peuvent induire la différenciation épidermique.

L'interleukine 1 (α et β) stockée dans le cytoplasme des kératinocytes est relarguée en cas de lésions épidermiques et stimule la prolifération épidermique. L'IL-1 induit également l'expression des gènes des kératines *KRT6* et *KRT16*.

Le TNF-α est produit et sécrété par le kératinocyte activé par l'IL-1 en réponse aux plaies et infections.

L'interféron γ supprime la prolifération épidermique et augmente l'induction de gènes exprimés durant la différenciation épidermique (p. ex. les SPR ou la transglutaminase kératinocytaire).

Hormones et vitamines

L'acide rétinoïque et des ligands apparentés (rétinoïdes) suppriment la différenciation de l'épiderme *in vitro* et conditionnent de multiples changements dans l'expression des gènes kératinocytaires. Au contraire, les rétinoïdes augmentent *in vivo* l'expression épidermique de la transglutaminase kératinocytaire, de l'involucrine, de la profilaggrine et de la loricrine, mais ne changent pas l'expression des kératines K1, K10 et K14. Les rétinoïdes transmettent leurs effets par l'interaction avec les récepteurs nucléaires – les récepteurs de l'acide rétinoïque α, β et γ (RARα, RARβ, RARγ) et les récepteurs X rétinoïdes α, β et γ (RXRα, RXRβ, RXRγ). Les kératinocytes expriment deux récepteurs nucléaires à taux important, RARγ et RXRα, qui forment des hétérodimères. Le complexe récepteur-rétinoïde provoque l'activation des gènes par interaction avec des éléments de réponse localisés dans les gènes répondants.

Les récepteurs nucléaires PPARα, β/δ et γ agissent dans l'épiderme par des mécanismes très similaires, cependant leurs ligands naturels et cibles moléculaires ne sont pas bien définis.

La vitamine D est un inhibiteur puissant de la prolifération épidermique et stimule la différenciation épidermique. La forme active, la 1,25-dihydroxyvitamine D3, agit par liaison à des récepteurs nucléaires spécifiques. Les récepteurs nucléaires de la vitamine D sont localisés dans les noyaux de tous les kératinocytes. En outre, le récepteur de la vitamine D est induit par des signaux de TLR (*Toll Like Receptor*, activé par des lipides bactériens), et favorise l'immunité innée avec l'induction des cathélicidines (LL-37).

Les glucocorticoïdes augmentent la différenciation épidermique. Comme les rétinoïdes et la vitamine D, ils agissent par l'intermédiaire de récepteurs nucléaires. Ils ont une fonction clé dans la maturation de la barrière épidermique pendant l'embryogenèse (comparable à celle de la maturation pulmonaire qui peut être induite lors de la prématurité).

Calcium

C'est un élément agissant dans la régulation de la différenciation kératinocytaire. Il existe un *gradient calcique* avec des taux élevés dans les couches épidermiques superficielles. En culture, l'augmentation de la concentration calcique permet l'induction de multiples gènes associés à la différenciation épidermique terminale, notamment des kératines K1 et K10, de la profilaggrine et de la loricrine. Certains des effets du calcium sont probablement transmis par la cascade de traduction des signaux par l'intermédiaire de la protéine-kinase C.

Trois classes distinctes de pompes ATPases calciques sont essentielles pour le maintien de l'homéostasie cellulaire épidermique notamment : les ATPases calciques de la *membrane plasmique* (PMCA 1 à 4), les ATPases calciques du *réticulum endoplasmique* (SERCA 1 à 3) et l'ATPase calcique de *l'appareil de Golgi médian* (PMR1). Les pompes SERCA jouent un rôle important dans la transduction du signal calcique avec la génération d'oscillations calciques. Dans les épithéliums non excitables, le mécanisme de signalisation par l'inositol-triphosphate prédomine. Après liaison d'un ligand sur un récepteur de la membrane plasmique (récepteur couplé à une protéine G ou récepteur à activité tyrosine-kinase), l'inositol-triphosphate réagit comme messager secondaire et provoque l'export du calcium du réticulum endoplasmique. Les SERCA transportent activement le calcium au retour du cytosol dans le réticulum endoplasmique en utilisant de l'ATP. Les mutations des pompes calciques ATPases du réticulum endoplasmique dans *la maladie de Darier* et de l'appareil de Golgi dans la *maladie de Hailey-Hailey* démontre leur rôle important dans la maturation post-traductionnelle des molécules d'adhésion des desmosomes et pour la différenciation épidermique [32]. Néanmoins, la dysfonction des deux pompes dans le réticulum endoplasmique et dans le Golgi a des conséquences différentes sur la différenciation de l'épiderme. Les mutations de la pompe ATPase du réticulum endoplasmique produisent à la fois une acantholyse avec défaut de l'adhésion intercellulaire et une dyskératose, c'est-à-dire de l'apoptose, tandis que les mutations de l'ATPase de l'appareil de Golgi dans la maladie de Hailey-Hailey produisent une acantholyse, c'est-à-dire un dysfonctionnement de l'adhésion intercellulaire seul.

Facteurs de transcription

Une variété de facteurs de transcription (AP1, POU, SP1, SP3, STAT, NF-kB, P53, P63, NRF, TCF, GLI, KLF4, GRHL3, YAP/TAZ etc.) est exprimée dans l'épiderme et, parfois, plusieurs membres de la même famille de facteurs sont présents (p. ex. facteurs AP1 ou POU-*domain*). L'expression simultanée de plusieurs membres de la même famille de facteurs de transcription permet une régulation très complexe. Certains de ces facteurs interagissent avec des gènes kératinocytaires spécifiques. La famille la mieux étudiée est celle des facteurs AP1. Plusieurs facteurs de transcription AP1 (les différents facteurs de type JUN, FOS, FRA) sont exprimés dans l'épiderme. Chacun possède une expression spatiale spécifique suggérant un rôle exact dans la régulation de gènes multiples pendant la prolifération et la différenciation épidermique.

---

2. Syn. : *fibroblast growth factor 7*.

Pathologie

Ainsi, il apparaît que la différenciation normale de l'épiderme peut être altérée par des facteurs très divers. Toute anomalie de la prolifération et de la différenciation épidermique aboutit à la formation d'une couche cornée anormale dont l'expression clinique est une desquamation pathologique et dont l'une des conséquences est l'altération de la fonction barrière.

Ces anomalies de la prolifération et de la différenciation épidermique peuvent être primitives, c'est-à-dire causées par des défauts moléculaires des structures épidermiques. À part les défauts des pompes calciques déjà mentionnés ci-dessus, plusieurs troubles primitifs de la régulation de la prolifération ou de la différenciation épidermique ont été définis [30]. Cependant, l'homéostasie épidermique est aussi intimement liée à la régulation de l'immunité innée des épithéliums. Ainsi des données récentes ont irrévocablement établi l'importance des troubles des cytokines sécrétées par les kératinocytes, de leurs récepteurs et de leurs voies de signalisation dans les génodermatoses épidermiques (*cf.* tableau 7.8) [33-35].

L'identification de multiples modèles de souris transgéniques par l'introduction de facteurs de croissance ou de récepteurs correspondants mutés aboutit à des phénotypes d'hypo- ou d'hyperprolifération épidermique avec ou sans inflammation, et suggère l'existence d'autres défauts moléculaires à identifier.

Néanmoins, il semble que dans la majorité des cas, la perturbation de la prolifération et de la différenciation épidermique soit un phénomène secondaire à des anomalies acquises des agents biochimiques comme dans l'hyper- ou l'hypovitaminose A ou à des phénomènes inflammatoires comme dans le psoriasis ou les eczémas. Une meilleure compréhension de la cascade de signaux dans les kératinocytes permettra, dans le futur, une nouvelle approche thérapeutique des troubles de la différenciation épidermique.

RÉFÉRENCES

1. Cotsarelis G., *J Invest Dermatol.* 2006, *126*, 1459.
2. Blanpain C. et coll., *Annu Rev Cell Dev Biol.* 2006, *22*, 339.
3. Herrmann H. et coll., *Annu Rev Biochem.* 2004, *73*, 749.
4. Herrmann H. et coll., *Nat Cell Biol.* 2007, *8*, 562.
5. Toivola D.M. et coll., *Ulster Med J.* 2007, *76*, 72.
6. Oji V. et coll., *J Am Acad Dermatol.* 2010, *63*, 607.
7. Broussard J.A. et coll., *Cell Tissue Res.* 2015, *360*, 501.
8. Green K.J. et coll., *J Invest Dermatol.* 2007, *127*, 2499.
9. Fine J.D. et coll., *J Am Acad Dermatol.* 2014, *70*, 1103.
10. Lai-Cheong J.E. et coll., *J Invest Dermatol.* 2007, *127*, 2713.
11. Oji V. et coll., *Am J Hum Genet.* 2010, *87*, 274.
12. Scott C.A. et coll., *Biochim Biophys Acta.* 2012, *1818*, 1952.
13. Mese G. et coll., *J Invest Dermatol.* 2007, *127*, 2516.
14. Boyden L.M. et coll., *J Invest Dermatol.* 2015, *135*, 1540.
15. Blaydon D.C. et coll., *J Cell Sci.* 2014, *127*, 4343.
16. Feldmeyer L. et coll., *Hum Mutat.* 2006, *27*, 408.
17. Kypriotou M. et coll., *Exp Dermatol.* 2012, *21*, 643.
18. Hohl D., *Exp Dermatol.* 2005, *14*, 777.
19. Sandilands A. et coll., *Nat Genet.* 2007, 39, 650.
20. Ballabio A. et coll., in : Scriver E., ed., *The metabolic and molecular bases of inherited disease. II.* McGraw-Hill, New York, 1995, 2999.
21. Brash A.R. et coll., *Febs J.* 2007, *274*, 3494.
22. Yu Z. et coll., *Lipids.* 2007, *42*, 491.
23. Matsui T. et coll., *Int Immunol.* 2015, *27*, 269.
24. Ishida-Yamamoto A. et coll., *Cell Tissue Res.* 2015, *360*, 477.
25. Zeeuwen P.L., et coll., *Eur J Cell Biol.* 2004, *83*, 761.
26. Blaydon D.C. et coll., *Am J Hum Genet.* 2011, *89*, 564.
27. Lin Z. et coll., *Am J Hum Genet.* 2015, *96*, 440.
28. Lande R. et coll., *Nature.* 2007, *449*, 564.
29. Blanpain C. et coll., *Science.* 2014, *344*, 1242281.
30. Koster M.I. et coll., *Annu Rev Cell Dev Biol.* 2007, *23*, 93.
31. Campbell P. et coll., *J Invest Dermatol.* 2014, *134*, 2570.
32. Foggia L. et coll., *Am J Med Genet C Semin Med Genet.* 2004, *131C*, 20.
33. Fuchs-Telem D. et coll., *Am J Hum Genet.* 2012, 91, 163.
34. Berki D.M. et coll., *J Invest Dermatol.* 2015, *135*, 2964.
35. Puel A. et coll., *Curr Opin Allergy Clin Immunol.* 2012, *12*, 616.

7-4 Ichtyoses

D. Hohl

Ichtyoses héréditaires

Définition

Les ichtyoses sont des maladies héréditaires monogéniques apparaissant durant les premiers mois ou les premières années et persistant toute la vie. Ces anomalies congénitales de la kératinisation forment un groupe hétérogène de maladies caractérisées par l'accumulation de squames avec ou sans hyperprolifération épidermique ou inflammation du derme. Leur classification a donné lieu à de nombreuses discussions nosologiques [1-4]. Ces désaccords sont dus au fort chevauchement clinique entre certaines ichtyoses et leur complexité sur le plan pathogénique et moléculaire (tableau 7.9).

La classification des ichtyoses peut se faire selon différents critères :
– la *date d'apparition* du défaut clinique : à la naissance (ichtyose congénitale) ou au cours des premières années de vie (ichtyose vulgaire) ;
– l'*extension* du défaut clinique : limitée à la peau (ichtyose isolée) ou associée à des atteintes viscérales (ichtyose complexe ou syndrome associé à des ichtyoses) ;
– la *transmission génétique* du défaut : dominante autosomique, récessive autosomique, dominante liée au sexe, ou encore récessive liée au sexe ;
– la *morphologie histologique et ultrastructurale* (p. ex. hyperkératose épidermolytique, agranulose, etc.) ;
– le *mécanisme moléculaire* (p. ex. maladies des kératines – kératinopathies –, déficit en profilaggrine, en stéroïde-sulfatase, en transglutaminase kératinocytaire, etc.).

Principaux types d'ichtyose héréditaires

Ichtyose vulgaire

Génétique. C'est de loin la plus fréquente des ichtyoses. L'ichtyose vulgaire existe en deux formes : la *forme classique* d'une fréquence de 1/400 est causée par l'atteinte des 2 allèles de la profilaggrine. La *forme légère et commune* est due à l'atteinte d'un seul allèle hétérozygote et touche 10 % environ de la population européenne. Cette forme se présente souvent comme une simple « xérose » et se manifeste particulièrement en hiver et en climat sec. Il existe une grande variabilité clinique et morphologique. Cette dernière pourrait être liée à la transmission des divers allèles qui encodent 10, 11 ou 12 unités de filaggrine contenue dans le gène de la profilaggrine.

Tableau 7.9 Signes cliniques et transmission génétique des principales ichtyoses héréditaires

Maladie	Gènes	Incidence	Mode d'hérédité	Date d'apparition	Symptômes cutanés	Symptômes associés
Ichtyose vulgaire	FLG	~ 1/400 (forme bi-allélique) 1/10 (forme hétérozygote)	Autosomique semi-dominant	Première enfance (1re ou 2e année)	Squames fines, grands plis normaux, kératose pilaire, paumes ichtyosiques (*chipped hands*)	Atopie (~ 35-50 %)
Ichtyose récessive liée à l'X	STS	~ 1/2 000 (sexe masculin)	Récessif lié à l'X	Congénitale ou 1er trimestre	Squames polygonales, ichtyose noire, visage, cuir chevelu et grands plis parfois atteints	Opacité cornéenne (~ 50 %) Cryptorchidisme (~ 5 %) Femmes hétérozygotes : jambes ichtyosiques, durée du travail d'accouchement prolongée
Ichtyose lamellaire	TGM1 ABCA12 YP4F22 ICHN	> 1/300 000	Diverses formes autosomiques récessives	Congénitale (souvent bébé collodion)	Hyperkératose avec grandes squames brunes et lamellaires	Ectropion dermatogène Hyperépidermotrophie (ongles, cheveux)
Érythrodermie congénitale ichtyosiforme non bulleuse	ALOX12B ALOXE3 ABDH5	> 1/300 000	Diverses formes autosomiques récessives	Congénitale (parfois bébé collodion)	Érythrodermie avec petites squames fines et blanchâtres	Hyperépidermotrophie (ongles, cheveux)
Ichtyose épidermolytique	KRT10 KRT1	> 1/300 000	Autosomique dominant	Congénitale (aspect de nouveau-né ébouillanté)	Première enfance : érythrodermie avec bulles, vers l'âge de 2 ans : apparition des hyperkératoses et régression des poussées bulleuses	
Ichtyose épidermolytique superficielle	KRT2	rare	Autosomique dominant	Congénitale	Première enfance : bulles, plus tard hyperkératoses discrètes avec « Mauserung »	

Pathogénie. L'ichtyose vulgaire est causée par des mutations semi-dominantes du gène de la profilaggrine (*FLG*). Au niveau biochimique, ces défauts se traduisent en une expression variable de l'ARN et des produits protéiques de la profilaggrine, la composante majeure des granules de kératohyaline [5]. La morphologie qui en résulte est caractérisée par une hyperkératose de rétention avec absence ou diminution de la couche granuleuse [6]. En microscopie électronique, les granules de kératohyaline sont absents ou réduits [7]. Normalement, la profilaggrine est clivée en ses 10, 11 ou 12 unités de filaggrine qui sont responsables pour l'agrégation macromoléculaire des filaments de kératine dans la cellule cornée. La filaggrine est ensuite dégradée en acides aminés et ses dérivés hygroscopiques contribuent à l'hydratation cutanée. L'absence ou la diminution de la filaggrine épidermique se traduisent alors en deux défauts : une altération de la formation des squames protectrices et une pauvre rétention d'eau. De nombreuses mutations de la profilaggrine ont été identifiées dont certaines sont très fréquentes mais varient selon la population ethnique [8, 9]. L'expression normale des autres structures et protéines au même stade de différenciation montre qu'il s'agit d'un défaut isolé de la profilaggrine [10]. D'autre part, il est évident que la haute fréquence des mutations de la FLG fait qu'elle peut modifier les ichtyoses plus rares, y compris l'ichtyose liée au sexe, ce qui explique une certaine hétérogénéité de ces dernières.

Clinique. Elle se manifeste dans la 1re ou la 2e année et persiste toute la vie [6]. Son expression clinique varie des formes minimes (hétérozygotes), surtout localisées à la face d'extension des jambes, à des formes complètes (homozygotes ou hétérozygotes composées) [8]. L'ichtyose vulgaire atteint surtout les faces d'extension des membres de façon symétrique (fig. 7.18). Dans la plupart des cas, il n'existe qu'une légère xérodermie sur le visage avec les lignes des lèvres de Parrot accentuées. Le cuir chevelu est légèrement pityriasique. Si l'atteinte est plus importante, associée à une kératose pilaire, on peut observer une alopécie cicatricielle diffuse (*alopecia ichthyotica*). *Les grands plis sont respectés* : ce signe est un critère clinique important de diagnostic différentiel avec les érythrodermies congénitales ichtyosiformes et l'ichtyose lamellaire. Les paumes sont sèches avec exagération des plis palmaires, contrairement à l'ichtyose récessive liée à l'X où elles sont normales. L'importance de l'atteinte palmaire est un excellent signe clinique prédictif pour distinguer les deux formes d'ichtyose vulgaire causées par l'atteinte d'un ou deux allèles du gène *FLG*. L'ichtyose vulgaire s'aggrave en hiver et s'améliore spontanément en été et dans les climats humides. Une kératose pilaire est souvent associée sur les faces d'extension des bras et des cuisses et sur les fesses. Enfin, il existe une association fréquente de l'ichtyose vulgaire avec différentes formes d'atopie (eczéma atopique ; asthme bronchique ; rhinite allergique), qui est estimée à 35-50 % [9, 11].

Ichtyose récessive liée au sexe

Génétique. La transmission génétique se fait sur le mode récessif lié au sexe (Xp22) [1]. Son incidence dans la population est estimée à 1/2 000 à 1/6 000 [6].

Pathogénie. L'ichtyose liée à l'X montre, comme l'ichtyose vulgaire autosomique dominante, une hyperkératose de rétention mais la couche granuleuse est bien conservée et la kératohyaline est d'aspect normal. Cette ichtyose est provoquée par un déficit en stéroïde-sulfatase (gène *STS*), une des six formes humaines connues de la famille des arylsulfatases. Son gène, résistant à l'inactivation de l'X, est localisé sur le chromosome Xp22.3, codé par 10 exons. La protéine de 63 kDa se localise dans les microsomes et hydrolyse dans l'épiderme le sulfate de cholestérol. La grande majorité des cas d'ichtyose récessive liée au sexe est causée par des délétions inframicroscopiques comprenant le gène complet de la STS (plus de 90 %). Moins de 10 % des patients avec déficience en STS présentent des mutations ponctuelles dans le gène *STS*. De rares patients (1 %) ont des phénotypes complexes, résultant de la présence d'un *syndrome de gène contigu*. Dans ce cas, les délétions concernent des gènes additionnels localisés sur le chromosome Xp22.3, tels que les gènes de l'albinisme oculaire liés à l'X (*OA1*), du syndrome de Kallmann (*KAL*, hypogonadisme hypogonadotrope et anosmie), du syndrome de Rud (*MRX*, hypogonadisme, retard mental et épilepsie) et de la chondrodysplasie ponctuée récessive liée à l'X (*ARSE* ou *CDPX*, *cf.* tableau 7.11) [12].

Le blocage enzymatique cause une accumulation du sulfate de cholestérol. En conséquence, la différenciation de l'épiderme est perturbée sur différents niveaux : le sulfate de cholestérol active la protéine-kinase C comme les esters de phorbol et ainsi induit l'activité transcriptionnelle de l'involucrine et de la transglutaminase 1 par des sites AP-1, le sulfate de cholestérol intervient dans la formation des lamelles lipidiques intercellulaires et enfin, il est un inhibiteur de protéases, ce qui entraîne une rétention des cornéodesmosomes dans la couche cornée. Le test biochimique enzymatique ainsi que des tests moléculaires à type de PCR [12] sont d'une grande utilité diagnostique en clinique pour la différenciation de cas graves d'ichtyose récessive liée à l'X et de formes discrètes d'ichtyose lamellaire.

Clinique. Elle se manifeste à la naissance ou peu après [6]. Cette génodermatose s'exprime de façon complète beaucoup plus fréquemment chez l'homme [1]. Les femmes transmetteuses – porteuses hétérozygotes du gène – ont souvent comme seul symptôme une sécheresse cutanée des jambes. Nombre de ces caractères cliniques sont similaires à ceux de l'ichtyose autosomique dominante. Dans sa forme complète hétérozygote chez l'homme ou homozygote chez la femme, l'ichtyose récessive liée à l'X atteint les membres supérieurs et inférieurs de façon symétrique de même que les faces latérales du visage et du tronc. Les grands plis sont moins respectés que dans l'ichtyose vulgaire (fig. 7.19). En général, les squames sont plus grandes et plus épaisses que dans le type dominant. En revanche, *les paumes sont normales et il n'y a pas de kératose pilaire* [6]. Les formes extensives correspondent à l'«*ichtyose noire*» des anciens auteurs. Ainsi, les malades consultent un médecin le plus souvent pour la gêne occasionnée par leur aspect «sale» et très inesthétique. Parfois, l'ichtyose récessive liée à l'X et l'ichtyose vulgaire sont associées. Dans ces cas, l'ichtyose se présente déjà à la naissance

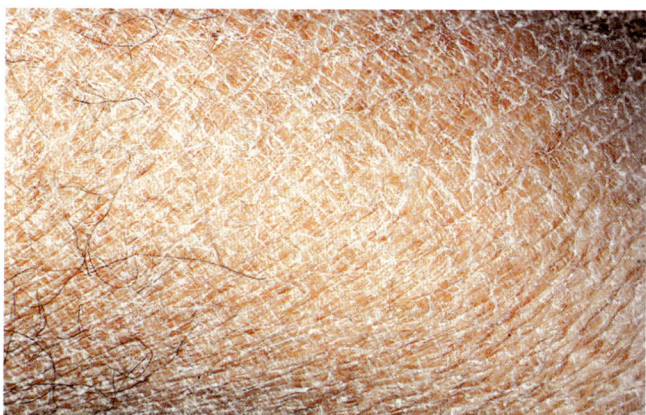

Fig. 7.18 Ichtyose autosomique dominante ou vulgaire.

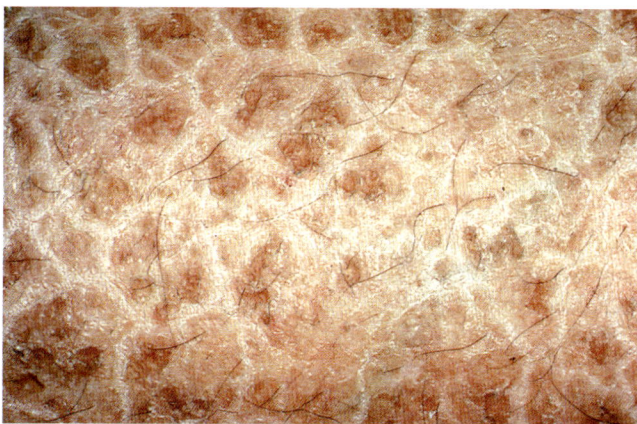

Fig. 7.19 Ichtyose récessive liée au sexe.

sous forme d'ichtyose vulgaire discrète aux squames blanches, fines et peu adhérentes. Plus tard, l'image se prononce en prenant l'aspect d'une ichtyose noire importante.

L'ichtyose récessive liée à l'X est une maladie héréditaire plus grave que l'ichtyose vulgaire. Dans plus d'un tiers des cas, on trouve à la lampe à fente une dystrophie de la lame limitante postérieure de la *cornée* (membrane de Descemet) qui, heureusement, n'a aucun retentissement sur l'acuité visuelle. Il n'existe pas dans l'ichtyose récessive liée à l'X d'association à des maladies atopiques [1, 6].

En raison d'un déficit génétique en stéroïde-sulfatases affectant également le placenta, on note un plus grand nombre de *complications obstétricales chez les mères transmettrices* par la difficulté de l'effacement du col utérin avec accouchements prolongés. L'incidence des *cryptorchidies* est également plus élevée chez les garçons atteints [13]. En cas de phénotype complexe (nystagmus, strabisme, photophobie, hypogonadisme, anosmie, retard mental, épilepsie, calcifications focales du cartilage et hypoplasie nasale ou phalangéale), un possible *syndrome de gène contigu* doit être recherché par analyse cytogénétique et moléculaire avec des marqueurs situés au chromosome Xp22.3.

Ichtyose épidermolytique

Génétique. La transmission de l'ichtyose épidermolytique est autosomique dominante, mais de nombreux cas sporadiques laissent penser qu'il existe un taux élevé de mutations. Son incidence dans la population est estimée à 1/300 000. La transmission du phénotype est liée soit au chromosome 12, soit au chromosome 17 où les gènes des deux classes de kératines sont localisés (*cf. infra*).

Pathogénie. L'image histologique est définie par une *hyperkératose épidermolytique* avec dégénérescence granuleuse des couches suprabasales de l'épiderme due à une condensation périnucléaire des tonofilaments, composés de filaments intermédiaires de kératine [2, 3, 7]. Au niveau moléculaire, des mutations ponctuelles dans les gènes de la kératine 1 (*KRT1*) ou kératine 10 (*KRT10*) ont été identifiées dans la grande majorité des cas [14]. Ces mutations sont localisées normalement dans les régions terminales du domaine α-hélicoïdal central de la protéine. Il existe une corrélation moins frappante entre le site de la mutation d'une part et la gravité et l'extension clinique du phénotype d'autre part, que pour l'épidermolyse bulleuse simple [15]. Les mutations des variantes généralisées graves se trouvent concentrées au début du domaine α-hélicoïdal (1A) de la kératine 10, les variantes à prédominance acrale à la fin du domaine α-hélicoïdal (2B) de la kératine 1 [15].

Clinique. L'aspect clinique varie selon l'âge du malade (fig. 7.20). À la naissance, le nouveau-né semble atteint de brûlures généralisées dans les cas sévères. Peu après s'installe une érythrodermie avec grande tendance à la formation de bulles flasques et de larges décollements, sources d'infections parfois létales. Des cas mitigés, par exemple par des mutations de la kératine 1 (*KRT1*), peuvent imiter par leur atteinte cutanée limitée une épidermolyse bulleuse héréditaire, en particulier pendant la phase néonatale. Entre 2 et 4 ans, les bulles diminuent et une hyperkératose jaune brun et noirâtre diffuse mais inhomogène apparaît. Dans les plis et sur le dos des mains et des pieds, l'hyperkératose prend un aspect « en peau de serpent ». Il existe une importante variabilité clinique de l'ichtyose épidermolytique basée sur les différents types de mutations dans les régions plus ou moins conservées des kératines 1 et 10 (*cf.* ci-dessus et chapitre 7-1). Il existe au moins une variante à *prédominance tronculaire* souvent causée par les mutations de la kératine 10 et une variante à *prédominance acrale* souvent causée par les mutations de la kératine 1 (*cf.* ci-dessus).

En dehors de ces formes généralisées, existe une *forme nævoïde*, représentant une mosaïque génétique dont les porteurs risquent de transmettre des mutations des kératines 1 (*KRT1*) et 10 (*KRT10*) en cas de présence dans la ligne germinale [16]. Dans ce cas, l'enfant sera atteint d'une ichtyose épidermolytique généralisée (*cf.* chapitres 8 et 17).

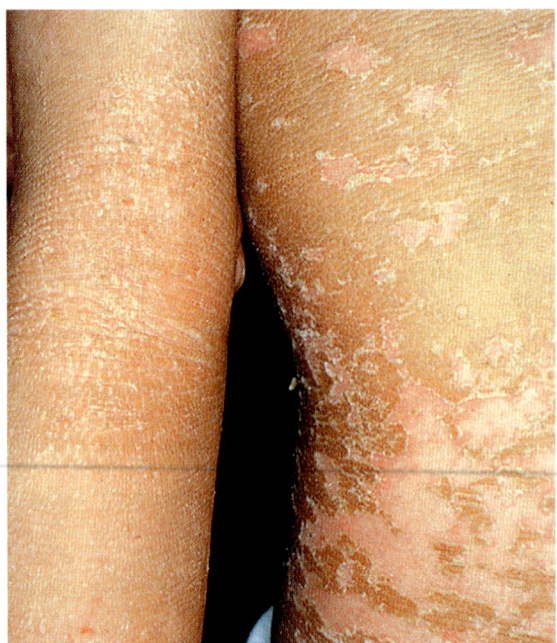

Fig. 7.20 Ichtyose épidermolytique.

Dans les deux cas, le visage est quasiment respecté. Avec l'âge, les bulles spontanées et post-traumatiques disparaissent et l'hyperkératose devient le seul symptôme. Cependant, l'odeur nauséabonde due à la surinfection microbienne persiste toute la vie et rend l'intégration sociale des patients atteints difficile. Ainsi, chez l'adulte, cette ichtyose ressemble de plus en plus à l'érythrodermie congénitale ichtyosiforme non bulleuse ; cependant, elle n'est jamais comme cette dernière associée à d'autres anomalies complexes.

Ichtyose épidermolytique superficielle

Génétique. Sa transmission se fait sur le mode autosomique dominant [13], lié au site chromosomique des gènes de kératine 2e (*KRT2*). La maladie, anciennement dénommée ichtyose bulleuse de Siemens, est rare mais sa fréquence exacte reste à déterminer, car elle a été souvent considérée comme variante de l'ichtyose épidermolytique.

Pathogénie. L'image histologique et ultrastructurale de l'ichtyose épidermolytique superficielle est superposable à celle de l'ichtyose épidermolytique, mais se localise *plus superficiellement* dans la couche granuleuse. Dans cette couche, la kératine 2e constitue un composant majeur du cytosquelette. Les mutations ponctuelles de la kératine 2e se retrouvent particulièrement dans la région carboxyterminale du domaine α-hélicoïdal central [17].

Clinique. L'image clinique est très similaire à celle de l'ichtyose épidermolytique, mais plus discrète (fig. 7.21) [13]. L'érythrodermie est absente ou très limitée et les hyperkératoses sont moins prononcées et localisées aux sites de stress physique, notamment sur les articulations. Selon les auteurs allemands, le phénomène particulier de desquamation exfoliative connue comme *Mauserung* serait spécifique de l'ichtyose épidermolytique superficielle [13]. Néanmoins, nous avons finalement observé ce signe clinique dans des cas d'ichtyose épidermolytique porteurs de mutations des kératines 1 et 10.

Ichtyoses congénitales non bulleuses

Il s'agit d'un groupe d'ichtyoses nosologiques et pathogéniques hétérogènes, principalement de transmission autosomique récessive [18]. L'image clinique est typiquement sèche, sans bulles, et se situe entre les deux extrêmes : l'ichtyose lamellaire et l'érythrodermie congénitale ichtyosiforme non bulleuse. La classification de ce groupe se complique par le fait que les variantes lamellaires cachent parfois sous les squames un phénotype érythémateux qui se révèle pendant le

Maladies héréditaires de la JDE et de la différenciation épidermique

7-4 Ichtyoses

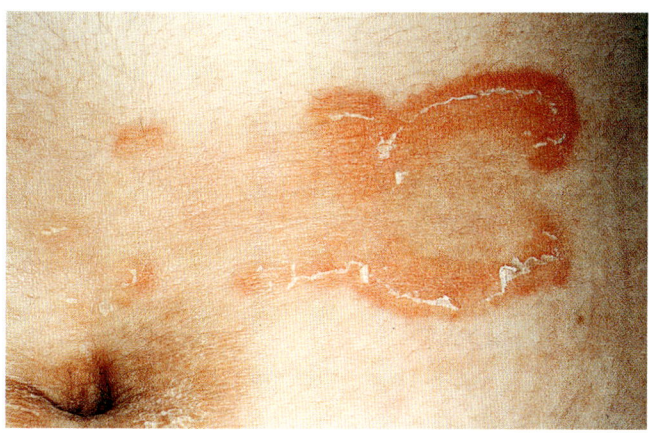

Fig. 7.21 Ichtyose épidermolytique superficielle bulleuse (anciennement appelée ichtyose bulleuse de Siemens).

Clinique. C'est un groupe hétérogène de plusieurs ichtyoses congénitales autosomiques récessives de phénotype sec, sans bulles et lamellaire [13]. La *relation* génotype-phénotype n'est pas encore complètement définie. La plupart des enfants naissent comme *bébé collodion* notamment dans les ichtyoses lamellaires de type 1 (*TGM1*) [19] et 2 (*ABCA12*) [20] (*cf. infra*). Une érythrodermie congénitale est moins fréquente. Elle est typique dans l'ichtyose lamellaire type 3 (*CYP4F22*) [24], et se trouve souvent dans les cas d'ichtyose lamellaire sur mutation d'*ICHYN* [25]. Le phénotype spécifique se développe seulement après quelques semaines de vie [22, 28]. Plus tardivement, l'ichtyose lamellaire (fig. 7.22) est caractérisée par de grandes squames lamellaires, de couleur brun foncé, avec atteinte le plus souvent généralisée et toujours constante au niveau des grands plis. L'atteinte de l'ichtyose peut varier et il existe des variantes mitigées de l'ichtyose lamellaire de type 1 qui ne touchent que le tronc (*spared limbs, trunk only* ou *bathing suit ichthyosis*) [29] ou guérissent presque complètement après la naissance comme bébés collodions (*cf. infra*) [13, 22].

traitement [19]. Ce phénomène est classique dans l'ichtyose lamellaire type 1 et 2, mais semble aussi survenir avec le type 3. Enfin, la sévérité du phénotype clinique varie en fonction de la mutation spécifique, et de son impact sur la fonction de la protéine codée. Ainsi, des mutations de la pompe à lipides ABCA12 peuvent conduire à un kératome malin (ichtyose hystrix létale), une ichtyose lamellaire type 2 [20, 21], des mutations de la transglutaminase TG-1, une ichtyose lamellaire type 1, un bébé collodion à guérison spontanée [19, 22], enfin des mutations de *ABDH5* à un syndrome de Dorfman-Chanarin ou une érythrodermie congénitale ichtyosiforme non bulleuse [23].

Ichtyose lamellaire

Génétique. Les ichtyoses congénitales lamellaires se transmettent principalement sur le mode autosomique récessif. Elles sont caractérisées par une hétérogénéité clinique et moléculaire. La majorité des cas appartient à l'ichtyose lamellaire de type 1 provoquée par des mutations du gène *TGM1* de la transglutaminase 1 [18, 19]. Deux autres types d'ichtyose lamellaire ont été identifiés : le type 2 lié à des mutations du gène *ABCA12* [20] et le type 3 causé par des mutations du gène *CYP4F22* [24]. Cette dernière forme d'ichtyose est caractérisée par une atteinte lamellaire moins sévère sur un fond discrètement érythémateux. Enfin, les mutations du gène *ICHYN* responsables d'un défaut de la protéine ichthyine se présentent par une atteinte lamellaire modérée d'aspect réticulaire [25].

Pathogénie. L'image histologique de l'ichtyose lamellaire est caractérisée par une *hyperkératose de prolifération* [2].
– *Le déficit enzymatique en transglutaminase 1* cause un trouble de la formation de l'enveloppe cornée, défaut se traduisant en ultrastructure par une enveloppe cornée amincie ou absente et des dépôts de cristaux solubles dans les cornéocytes similaires aux cristaux de cholestérol [26]. Sur le plan moléculaire, de nombreuses mutations de la transglutaminase kératinocytaire, soit homozygotes, soit hétérozygotes composées, et situées de façon prédominante dans le domaine central conservé, ont été identifiées [19]. En conséquence de l'absence de l'échafaudage, l'enveloppe lipidique et ainsi les lamelles lipidiques intercellulaires sont perturbées. La pathogénie du reste de ce groupe de maladies est reliée à des altérations des lipides.
– *ABCA12 appartient à la famille ABC des protéines transporteuses transmembranaires* avec des sites cytosoliques de liaison de l'ATP. Il s'agit très probablement d'une *pompe de lipides* puisque son déficit entraîne une malformation des granules lamellaires et une rétention cytoplasmique des glucosylcéramides [20, 21].
– *Les déficits en cytochrome CYP4F22 et en ichthyine* concernent la synthèse des eicosanoïdes et hépoxilines épidermiques [24, 25]. Il est imaginable que ces lipides agissent comme ligands de récepteurs. L'importance de leur biosynthèse correcte pour la différenciation des kératinocytes pourrait être reliée aux voies de signalisation des facteurs de transcriptions PPAR et RAR [27].

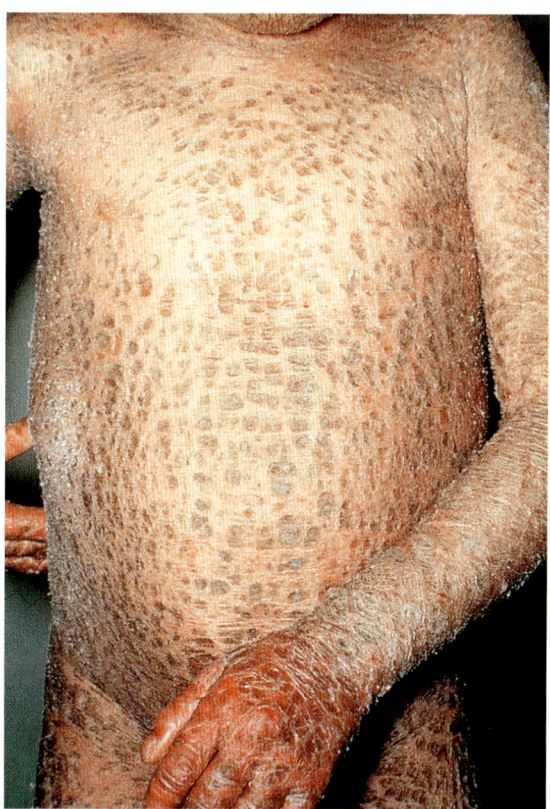

Fig. 7.22 Ichtyose lamellaire.

Par rapport à la gravité de l'ichtyose, le déficit complet de l'ABCA12 (kératome malin, *cf. infra*) [21] est la forme clinique la plus sévère, suivi du déficit en TG-1 [19]. L'ichtyose par mutation d'*ICHYN* présente une atteinte palmoplantaire sévère qui contraste avec son phénotype plutôt modéré sur le reste du tégument [25]. Malgré la prédominance clinique de grandes squames lamellaires, un érythème, parfois révélé seulement lors d'un traitement par rétinoïdes, peut être associé à l'ichtyose lamellaire. L'absence d'érythème ne constitue donc pas un symptôme clé dans la définition de l'ichtyose lamellaire. Les squames sont de grande taille et adhérentes avec tendance aux fissures douloureuses particulièrement à proximité des petites articulations et au niveau palmoplantaire. L'ichtyose lamellaire est fréquemment associée à un ectropion, une hyperkératose palmoplantaire, une alopécie cicatricielle et une hypoplasie du cartilage des oreilles. Les cheveux et les ongles, souvent plus secs et fragiles, montrent une croissance élevée. En revanche, les dents ne subissent aucun changement. L'ichtyose lamellaire représente non seulement un problème esthétique mais pose également potentiellement des problèmes psychologiques avec isolement, dépression ou alcoolisme.

Diagnostic. Seule l'analyse moléculaire permet d'identifier précisément des mutations des gènes *TGM1*, *ABCA12*, *CYP4F22* ou *ICHYN*. Cette donnée est utile dans le cas d'une grossesse ultérieure pour le diagnostic prénatal par ponction des villosités du chorion, dès la 10e semaine de grossesse [30]. L'absence complète de l'ABCA12 et de la TG-1 peut être identifiée par analyse immunohistochimique [19, 21]. Un test biochimique de l'activité de la transglutaminase kératinocytaire permet d'identifier le déficit enzymatique précisément (*in vitro*) et rapidement (*in situ*) [31].

Érythrodermie congénitale ichtyosiforme non bulleuse

Génétique. Il s'agit également d'un groupe hétérogène d'ichtyoses congénitales à transmission autosomique récessive. Plusieurs gènes sont responsables de l'érythrodermie congénitale ichtyosiforme non bulleuse : les gènes *ALOXE3* et *ALOX12B* des lipoxygénases 3 et 12 [32] et le gène *ABDH5* (aussi appelé *CGI58*).

Pathogénie. L'image histologique est caractérisée par une hyperkératose de prolifération moins marquée que dans l'ichtyose lamellaire avec parakératose et discrète inflammation de l'épiderme superficiel avec des vaisseaux dilatés. Le mécanisme biologique de base n'est connu avec sûreté ni pour les lipoxygénases mutées [32], ni pour le produit protéique du gène *ABDH5* (*CGHI58*) codant une estérase/lipase/thioestérase [23]. Cependant, on sait que des inhibiteurs des lipoxygénases causent une xérodermie chez les rongeurs et que l'application topique de la lipoxygénase améliore l'état cutané des rats déficients en acides gras. Pour cette raison, il est probable que l'absence des lipoxygénases entraîne un métabolisme lipidique altéré du kératinocyte, notamment du métabolisme des acides arachidoniques et linoléiques [27]. Pour la protéine codée par *ABDH5*, le mécanisme pathogénique est identique à celui syndrome de Dorfman-Chanarin, connu pour son défaut de stockage des lipides neutres avec atteinte d'autres organes (foie, cerveau ; *cf.* tableau 7.11) puisqu'il est causé par des mutations du même gène. Cela implique que l'érythrodermie congénitale ichtyosiforme non bulleuse liée au 3p21 et le syndrome de Dorfman-Chanarin peuvent être interprétés comme un spectre d'une seule maladie avec deux extrêmes caractérisés d'une part par l'atteinte monosymptomatique cutanée érythrodermique et de l'autre par l'atteinte multisystémique sévère [23].

Clinique. Les enfants naissent souvent avec une érythrodermie congénitale, plus rarement comme *bébé collodions*, et développent leur phénotype spécifique après quelques semaines de vie [32]. L'érythrodermie congénitale ichtyosiforme non bulleuse (fig. 7.23) est caractérisée par une érythrodermie prédominante, foncée. L'atteinte est généralisée et les squames sont plus petites, blanchâtres et moins adhérentes à la peau que dans l'ichtyose lamellaire. L'érythrodermie s'améliore souvent au cours de l'enfance. La desquamation s'étend typiquement sur l'ensemble du corps mais montre fréquemment des squames petites, blanchâtres et peu adhérentes sur le haut du tronc et la tête, tandis que les membres inférieurs peuvent avoir un aspect plus lamellaire en squames plus larges. Les bébés collodions naissent souvent avec un aspect jaunâtre et une éversion des lèvres et des oreilles. L'hyperkératose palmoplantaire ainsi que l'ectropion sont associés, dans la plupart des cas, à l'érythrodermie infantile mais peuvent persister jusqu'à l'âge adulte et comportent le risque de développer une kératite sèche. Comme dans l'ichtyose lamellaire, l'érythrodermie congénitale ichtyosiforme non bulleuse (sèche) peut toucher les phanères (cheveux, paupières, ongles) mais dans une moindre mesure. En revanche, la croissance accrue des poils et des ongles est davantage observée.

Bébé collodion

Il naît souvent prématurément, enrobé dans une enveloppe tendue d'aspect de cellophane rouge jaunâtre, associée à un eclabion, un ectropion et des oreilles généralement hypoplasiques [28]. La peau est luisante, tendue et vernissée comme du collodion desséché. La membrane rigide est responsable d'un syndrome dysmorphique

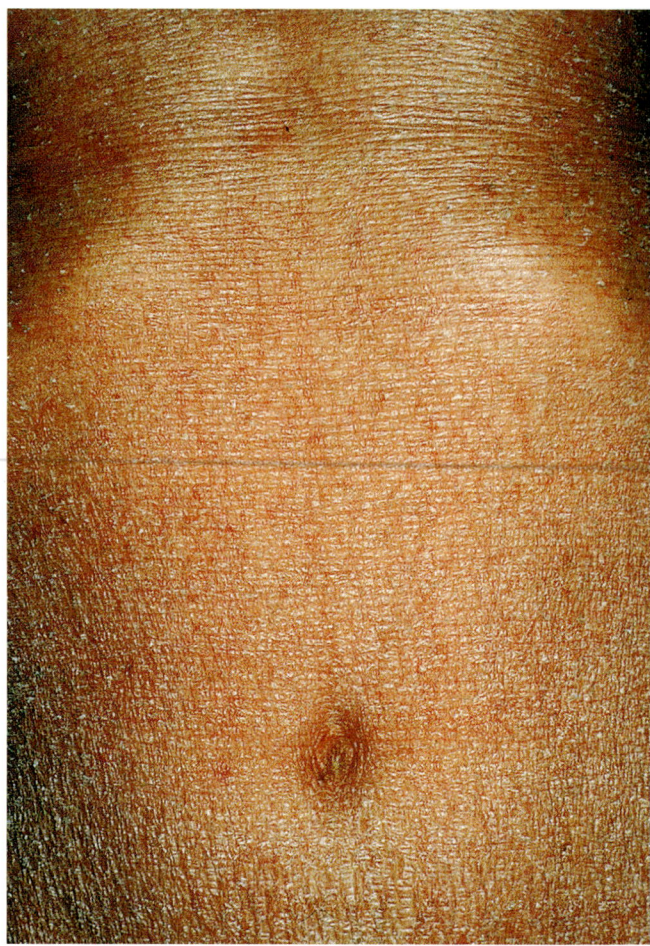

Fig. 7.23 Érythrodermie congénitale ichtyosiforme non bulleuse.

avec ectropion, eclabion, oreilles recroquevillées et doigts fixés en demi-flexion (fig. 7.24). La naissance d'un bébé collodion nécessite l'intervention et la coopération de plusieurs spécialistes (dermatologue, néonatologue, pédiatre, généticien).

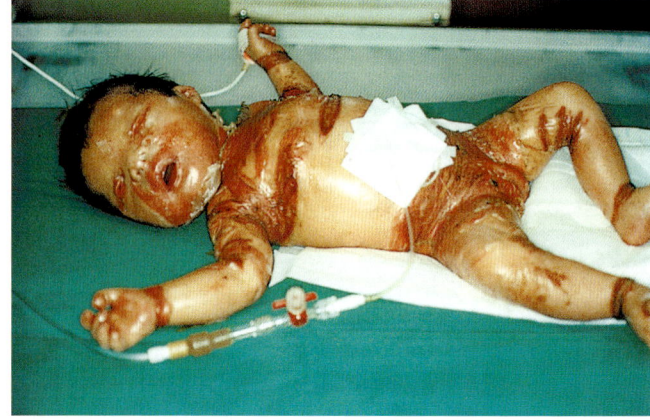

Fig. 7.24 Bébé collodion.

Le bébé collodion est un nouveau-né à haut risque. La prévention des complications métaboliques et infectieuses a permis d'améliorer le pronostic vital. La mortalité, qui était de 33 % en 1976, a diminué significativement [28]. Les principales causes de cette mortalité sont la déshydratation avec hyponatrémie, les infections généralisées, soit par staphylocoques, soit par *Candida*, et les intoxications transcutanées causées par des traitements topiques obsolètes. Pour ces raisons, le bébé collodion représente encore un diagnostic à risques vitaux et nécessite un traitement dans une unité de néonatologie bien équipée. Il faut particulièrement veiller à une bonne hydratation et régulièrement contrôler l'état général pendant les premiers jours de vie. Il faut également éviter les infections et effectuer régulièrement des contrôles microbiologiques par culture de frottis cutanés. Enfin, il convient d'instaurer un traitement topique inerte tel que la vaseline. En cas d'infection cutanée, un traitement systémique est indiqué dès le début de l'infection. Il est déconseillé d'appliquer en prophylaxie des traitements topiques antiseptiques ou antibiotiques systémiques. Ces traitements camouflent l'aspect clinique, n'aidant guère à éviter les conséquences d'une septicémie et peuvent être toxiques.

Au niveau pathogénique, le bébé collodion doit être considéré comme *phénotype clinique*, qui peut refléter différentes entités. La membrane collodionnée est constituée par apposition de lamelles kératosiques réalisant une hyperkératose orthokératosique. Cette structure morphologique est commune à différents mécanismes pathogènes moléculaires qui se révèlent plus tardivement. En fait, la cause d'un bébé collodion n'est constituée qu'après quelques semaines de vie.

L'ichtyose lamellaire (*TGM1, ABCA12, ICHYN*) [19, 21, 25] et l'érythrodermie ichtyosiforme congénitale non bulleuse (*ALOXE3, ALOX12B, ABDH5*) [23, 32] sont à l'origine de la majorité des bébés collodions.

Rarement, le bébé collodion guérit spontanément. Cette variante bénigne suit une transmission autosomique récessive sur mutations particulières avec déficit *a minima* de la transglutaminase 1 soit des lipoxygénases.

Enfin, différentes ichtyoses associées rares peuvent montrer un phénotype de bébé collodion à la naissance [28], telles que l'ichtyose linéaire circonflexe de Comel (syndrome de Netherton) [33], le syndrome de Sjögren-Larsson, la trichothiodystrophie, la kératodermie de la loricrine, les syndromes de Chanarin-Dorfman, NISCH (*Neonatal Ichthyosis, Sclerosing Cholangitis*) [34] et Neu-Laxova, et de façon segmentaire sur les extrémités le syndrome de Conradi-Hünermann (*cf.* tableau 7.11) [35]. Ce dernier phénotype résulte d'un mosaïcisme chromosomique par inactivation de l'X chez la femme. En outre, le syndrome de Conradi-Hünermann est caractérisé à la naissance par un érythème généralisé avec une disposition blaschkoïde de squames, de kératoses folliculaires et, en périphérie, des membres lesdites membranes collodionnées segmentaires. Les kératoses folliculaires et les membranes collodionnées s'améliorent rapidement pendant les premières semaines et mois de vie et font place au développement d'un *atrophoderma* folliculaire. Il en résulte une alopécie cicatricielle particulièrement visible au niveau du cuir chevelu. À ce phénotype cutané, sont associées des anomalies sévères du squelette par chondrodysplasie ponctuée avec des calcifications enchondrales et de la cornée, également à disposition segmentaire.

En conclusion, la liste des maladies rares, qui sont à la base du bébé collodion, est longue. Du fait de la complexité de ces maladies rares qui présentent une multitude de différentes facettes cliniques et pathogéniques, il est évident que différents spécialistes doivent souvent intervenir dans la prise en charge de ces enfants.

Kératome malin ou fœtus arlequin

Génétique. Le kératome malin est le phénotype le plus sévère des ichtyoses congénitales autosomiques récessives. Contrairement aux hypothèses antérieures, il s'agit très probablement d'une maladie liée à un seul gène, l'*ABCA12* [21]. Des mutations moins conséquentes du même gène sont responsables pour l'ichtyose lamellaire de type 2 (*cf. supra*) [20]. Le phénotype sévérissime est dû à la perturbation majeure de la fonction de ce transporteur de lipides ABCA12. Heureusement, le kératome malin est une maladie très rare.

Pathogénie. L'image histologique du fœtus arlequin est caractérisée par une acanthose et une hyperkératose gigantesques. Le signe clé ultrastructural et spécifique pour cette maladie est l'absence de disques lipidiques dans les corps lamellaires d'Odland. Mise à part cette anomalie ultrastructurale, différents résultats biochimiques peu cohérents ont été rapportés. Une absence d'immunomarquage pour l'ABCA12 peut être observée dans certains cas [21].

Clinique. Cette hyperkératose est la plus grave. L'enfant, prématuré et hypotrophe, est recouvert de larges plaques hyperkératosiques séparées par de profondes fissures. Il présente un ectropion et un eclabion très marqués (fig. 7.25). Un autre signe fiable du fœtus arlequin est la malformation grossière des oreilles. La rigidité de la peau hyperkératosique provoque des contractures dermatogènes et entrave la respiration. La maladie est généralement létale, mais certains malades survivent sans traitement, d'autres grâce aux rétinoïdes.

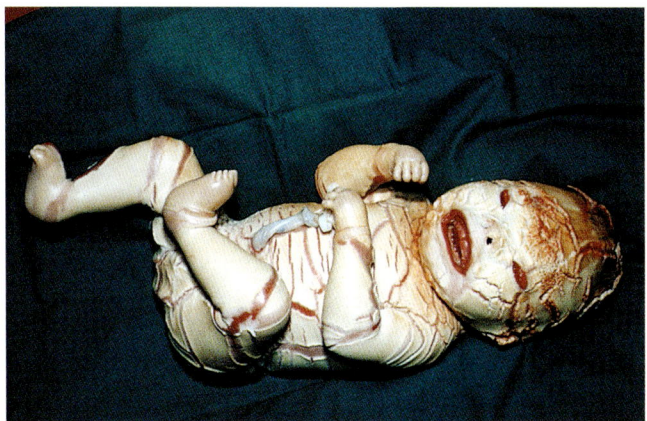

Fig. 7.25 Fœtus arlequin.

Ichtyoses rarissimes, érythrokératodermies et syndromes complexes avec ichtyose

En dehors des principales ichtyoses existent des formes rarissimes d'ichtyose (fig. 7.26), des érythrokératodermies et des syndromes complexes parfois associés à une ichtyose.

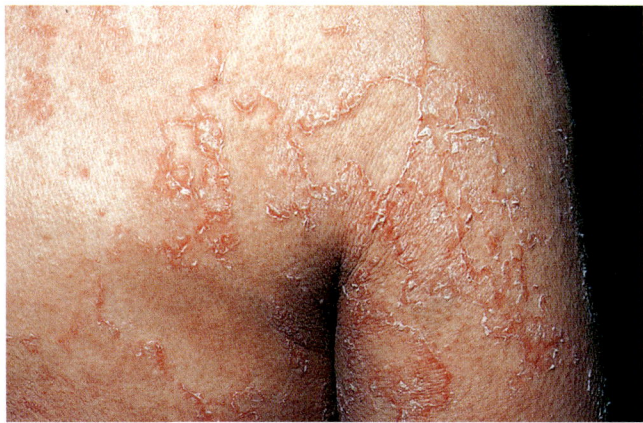

Fig. 7.26 Ichtyose linéaire circonflexe.

Ces maladies héréditaires sont résumées dans les tableaux 7.10 et 7.11.

Diagnostic

De ce qui précède, il est évident que le médecin dispose d'une variété de moyens diagnostiques face à une ichtyose.

7-4 Maladies héréditaires de la JDE et de la différenciation épidermique

Ichtyoses

Tableau 7.10 Ichtyoses rarissimes et érythrokératodermies

Maladie	Mode d'hérédité		Symptômes cutanés	Symptômes associés	Génétique Biologie moléculaire
Ichtyoses hystrix – type Lambert – type Curth-Macklin – type Bäfverstedt – type Rheydt[1]	Autosomique dominant Autosomique dominant Inconnue Autosomique récessif			 Oligophrénie, épilepsie, retard mental Surdité	Inconnue (éventuellement kératines 1 et 10) Parfois kératine 1 (*KRT1*) Inconnue Connexine 26 (*GJB2*)
Ichtyose linéaire circonflexe de Comel ou maladie de Netherton	Autosomique récessif		Érythrodermie congénitale et ichtyose linéaire circonflexe avec squames circinées exfoliatives	Trichorrhexis invaginata, pili torti, symptômes atopiques, déficit immunitaire, retard de croissance, rachitisme	Mutation du *SPINK5* codant LEKTI, inhibiteur des sérine-protéases kallikréine 5, 7 et 14 (dégradation des cornéodesmosomes)
Ichtyose avec hypotrichose	Autosomique récessif		Ichtyose de type vulgaire sans kératose folliculaire	Hypotrichose avec dysplasie pilaire, photophobie, opacités cornéennes	Mutations du gène *ST14* de la sérine-protéase membranaire de type II, matriptase 1 Persistance des cornéodesmosomes
Syndrome KLICK (kératose linéaire. Ichtyose congénitale, kératodermie)	Autosomique récessif		Kératoses linéaires dans les grands plis, kératodermie sclérosante palmoplantaire		Mutations du *POMP* causant une hypergranulose (granules de kératohyaline géante)
Érythrokératodermie	Variable	Autosomique dominant	Plaques érythémateuses variables et plaques hyperkératosiques persistantes		Mutations des connexines 31 (*GJB3*) et 30.3 (*GJB4*)
	Progressive[2]	Autosomique dominant	Érythrokératoses symétriques et progressives		Hétérogène, mutations *GJB2*, *GJB4* et connexine 43 (*GJA1*) Une variante apparentée à KPP de Camisa est causée par des mutations de la loricrine (LOR)
	De Burns et Schnyder[1]	Autosomique dominant	Érythrokératoses persistantes	Surdité, retard mental, dégénérescence cornéenne	Mutations de la connexine 26 (*GJB2*), variante apparentée au syndrome de Vohwinkel classique

1. Syn. : syndrome KID ou HID : *Keratosis, Ichthyosis, Deafness*.
2. Syn. : kératodermie due à des anomalies de la loricrine, syndrome de Vohwinkel-ictyose.

Tableau 7.11 Quelques syndromes complexes avec ichtyose

Syndrome	Mode d'hérédité	Type clinique de l'ichtyose	Symptômes associés	Génétique Biologie moléculaire
Syndrome de Sjögren-Larsson	Autosomique récessif	Érythrodermie ichtyosiforme congénitale non bulleuse	Paralysie spastique, épilepsie, retard mental, dégénérescence de la rétine	Mutations de la déshydrogénase microsomique des aldéhydes gras ALDH3A2 (*FALDH*)
Syndrome (maladie) de Refsum	Autosomique récessif	Ichtyose vulgaire tardive	Polynévrite progressive, rétinite pigmentaire, surdité	Acide phytanique sérique d'origine végétale élevé par mutations de la phytanoyl-CoA-hydroxylase (*PHYH/PAHX*) ou le *PEX7* codant pour le récepteur PTS2 La PAHX contient un signal peroxysomique de type 2 (*PTS2*)
Érythrokératodermie avec ataxie	Autosomique dominante	Plaques kératodermiques symétriques dès la petite enfance, amélioration avec l'âge	Ataxie spinocérébelleuse, nystagmus, dysarthrie, réflexes diminués	Mutation de *elongase 4 of very long FA* (*ELOVL4*)
Syndrome MEDNIK (érythrokératodermie de type Kamouraska)	Autosomique récessif	Plaques érythro-kérato-dermiques généralisées, pachyonychie et kératose des muqueuses	Surdité sensorineurale, neuropathie périphérique, retard mental, psychomoteur et de croissance, diarrhée chronique	Mutation de AP1S1, protéine impliquée dans le trafic vésiculaire, en particuliers des granules lamellaires
Syndrome CEDNIK	Autosomique récessif	Ichtyose de type vulgaire sévère, kératodermie palmoplantaire	Dysgénésie cérébrale avec microcéphalie et neuropathie, discrète surdité sensorineurale	Mutation de SNAP29, protéine de la famille protéique SNARE impliquée dans la fusion de vésicules et des granules lamellaires
Syndrome NISCH	Autosomique récessif	Érythrodermie néonatale, puis de type ichtyose vulgaire	Alopécie cicatricielle et cholangite sclérosante néonatale transitoire, koïlonychie, émail dentaire dysplasique	Mutations de la *CLDN1* avec absence totale de la claudine 1, composante des jonctions serrées Transport transkératinocytaire d'électrolytes et de fluide défectueux

7-4
Maladies héréditaires de la JDE et de la différenciation épidermique
Ichtyoses

Tableau 7.11 (suite)

Syndrome	Mode d'hérédité	Type clinique de l'ichtyose	Symptômes associés	Génétique / Biologie moléculaire
Syndrome de Dorfman-Chanarin	Autosomique récessif	Érythrodermie ichtyosiforme congénitale non bulleuse	Retard de croissance, stéatose nucléaire – hépatomégalie. Vacuolisation lipidique des PNN par stockage de graisses neutres	Vacuoles lipidiques d'origine inconnue et recyclage de l'acylglycérol défectueux causé par des mutations du gène *ABDH5* (*CGI58*) et codant une estérase/lipase/thioestérase impliqué dans la biosynthèse des eicosanoïdes épidermiques
Trichothio-dystrophie (syndrome de Tay)	Autosomique récessif	Souvent bébé collodion, plus tard érythrodermie ichtyosiforme congénitale non bulleuse (grands plis épargnés, kératose palmoplantaire)	Alopécie, dysplasie pilaire (trichoschisis et pseudo-trichorrhexie noueuse), figure de progeria, retard psychomoteur et de croissance, cataracte, cryptorchidie, photosensibilité	Mutations des gènes de la réparation transcriptionnelle de l'ADN (*ERCC2* et *ERCC3*; cf. xeroderma pigmentosum, chapitre 4-1)
Syndromes associés à une chondrodysplasie ponctuée	Dominant lié à l'X (type Conradi-Hünermann)	Érythrodermie congénitale ichtyosiforme non bulleuse avec hyperkératoses folliculaires en lignes, plus tard atrophodermie folliculaire	Chondrodysplasie ponctuée, dysplasies squelettiques et cataractes. Mosaïque asymétrique et variable	Mutations du gène de la stérol-Δ8Δ7-stérol-isomérase, enzyme intermédiaire de la biosynthèse du cholestérol
	Récessif lié à l'X	Identique à l'ichtyose liée à l'X	Correspond au syndrome de gène contigu	Syndrome de gène contigu des arylsulfatases C et E (*STS/ARSC* et *ARSE*, Xp22)
	Autosomique récessif, type rhizomélique 1	Érythrodermie congénitale ichtyosiforme non bulleuse systématisée discrète	Retard mental et psychomoteur sévère, souvent létale avant l'âge de 2 ans	Mutations du gène *PEX7* codant le récepteur de signal peroxysomique de type 2 (PTS2)
Maladie de Gaucher	Autosomique récessif	Bébé collodion et ichtyose de type érythrodermie congénitale ichtyosiforme	Atteintes du SNC diverses avec signes bulbaires et pyramidaux, hépatosplénomégalie, cytopénie, manifestation pulmonaire	Forme sévère de la maladie de Gaucher, mutations de la glucocérébrosidase (*GBA*)
Syndrome de Rud		Syndrome mal défini, correspondant dans la plupart des cas à des syndromes de gène contigu de la stéroïde-sulfatase (cf. supra «Ichtyose liée à l'X»)		

Clinique

L'anamnèse exacte et un examen cutané incluant les phanères et un examen clinique complet sont primordiaux. L'âge de l'apparition des symptômes cutanés permet de distinguer les ichtyoses vulgaires des ichtyoses congénitales. L'absence ou la présence de symptômes associés différencie les ichtyoses isolées des ichtyoses complexes. Un arbre généalogique détaillé permet d'identifier le mode de transmission héréditaire (ichtyose autosomique ou liée à l'X, dominante ou récessive).

L'encadré 7.2 indique le type d'ichtyose correspondant à certains signes cliniques

Encadré 7.2

Signes cliniques évocateurs

Membrane collodionnée
- Ichtyoses congénitales non bulleuses (environ 70-80 % des bébés collodions, incluant le bébé collodion à guérison spontanée)
- Syndrome de Conradi-Hünermann-Happle (segmentale)
- Syndrome de Netherton (occasionnellement)
- Maladie de Gaucher néonatale
- Kératodermie de la loricrine
- Syndrome KID (occasionnellement)
- Trichothiodystrophie (occasionnellement)
- Syndrome de Sjögren-Larsson (rarement)
- Syndrome de Dorfman-Chanarin (rarement)

Érythrodermie (avec/sans squames)
- Syndrome de Netherton
- Ichtyoses congénitales non bulleuses autosomiques récessives
- Syndrome KID
- Syndrome CHIME (Zunich-Kaye)
- Syndrome de Omenn
- Immunodéficience sévère combinée (SCID) avec greffe maternelle
- Syndrome de Hay-Wells (Rapp-Hodgkin, AEC)
- Dysplasie ectodermique hypohidrotique liée à l'X

Kératoses/squames massives constrictives
- Kératome malin
- Syndrome de Neu-Laxova («bonhomme michelin»)

«Vernix» excessif
- Syndrome d'ichtyose prématurée
- Syndrome KID
- Kératome malin

Desquamations fines néonatales ou hyperkératoses minimes
- Ichtyose récessive liée à l'X avec ichtyose vulgaire hétérozygote
- Syndrome de Sjögren-Larsson
- Syndrome de Dorfman-Chanarin
- Trichothiodystrophie

Bulles, érosions ou exfoliation
- Ichtyose épidermolytique
- Ichtyose épidermolytique superficielle
- Ichtyose exfoliative
- *Peeling skin syndrome*

Kératoses ou érythèmes blaschkoïdes
- Syndrome de Conradi-Hünermann-Happle
- Incontinentia pigmenti Bloch-Sulzberger
- ILVEN

7-4 Maladies héréditaires de la JDE et de la différenciation épidermique

Ichtyoses

Tableau 7.12 Résultats des examens de laboratoire dans les ichtyoses héréditaires isolées

Maladie	Histologie	Ultrastructure	Biologie moléculaire
Ichtyose vulgaire	Hyperkératose de rétention : – absence de la couche granuleuse – hyperkératose folliculaire	Couche granuleuse amincie ou absente Kératohyaline poudreuse	Maladie semi-dominante sur mutations du gène *FLG* avec expression variable de la profilaggrine
Ichtyose récessive liée à l'X	Hyperkératose de rétention : couche granuleuse bien développée	Pas de défaut structural	Mutations de la stéroïde-sulfatase (*STS/ARSC*) résultant d'une activité enzymatique abaissée
Ichtyose lamellaire de type 1	Hyperkératose de prolifération	Enveloppe cornée amincie et dépôts de cristaux solubles	Mutations de la transglutaminase 1 causant une activité enzymatique abaissée
Ichtyose lamellaire de type 2	Hyperkératose avec faible prolifération	Corps lamellaires vides ou anomaux	Mutations du transporteur de lipides *ABCA12*
Ichtyose lamellaire de type 3	Hyperkératose avec faible prolifération	Inconnue	Mutations du gène *CY4F22*
Ichtyose lamellaire	Hyperkératose avec faible prolifération	Corps lamellaires anomaux et lamelles lipidiques allongées	Mutations de l'ichthyine (*ICHN/NIPAL4*)
Érythrodermie congénitale ichtyosiforme non bulleuse de type 1	Hyperkératose de prolifération	Vésicules de taille variable avec lamelles membranaires attachées	Mutation des enzymes lipoxygénases-3 et 12 impliquées dans l'oxygénation des acides gras polysaturés
Érythrodermie congénitale ichtyosiforme non bulleuse de type 2	Hyperkératose de prolifération	Inconnue	Forme oligosymptomatique du syndrome de Dorfman-Chanarin avec des mutations du gène *ABDH5/CHI58* (cf. tableau 7.11)
Ichtyose épidermolytique	Hyperkératose épidermolytique dans les couches malpighiennes	Agrégation des tonofilaments	Mutations des kératines 1 et 10 (*KRT1, KRT10*)
Ichtyose épidermolytique superficielle	Hyperkératose épidermolytique dans la couche granuleuse	Agrégation des tonofilaments	Mutations de la kératine 2e (*KRT2*)

Examens de laboratoire

Ils prennent une place toujours plus importante (tableau 7.12).

L'histologie conventionnelle permet d'identifier l'agranulose ou l'hypogranulose de l'ichtyose autosomique dominante, l'hyperkératose épidermolytique de l'érythrodermie congénitale ichtyosiforme bulleuse et de l'ichtyose bulleuse, les vacuoles lipidiques du syndrome de Dorfman-Chanarin et la kératose folliculaire avec calcification dans la couche cornée de l'ichtyose dominante liée à l'X.

La microscopie électronique est utile pour visualiser l'agrégation des filaments intermédiaires de kératine (tonofilaments) dans l'hyperkératose épidermolytique et l'absence de disques lipidiques dans les corps lamellaires dans le kératome malin.

Un trichogramme se fait pour l'investigation d'une ichtyose congénitale et permet d'identifier la *trichorrhexis invaginata* de la maladie de Netherton et, à la lumière polarisée, le poil en « queue de tigre » de la trichothiodystrophie.

Les tests enzymatiques de la stéroïde-sulfatase et de la transglutaminase kératinocytaire permettent de poser le diagnostic d'une ichtyose récessive liée au sexe et d'une ichtyose lamellaire déficitaire en transglutaminase kératinocytaire.

Finalement, des examens moléculaires des différents gènes impliqués dans les ichtyoses permettent de poser un diagnostic très précis mais actuellement coûteux.

Diagnostic prénatal

Le diagnostic biochimique et moléculaire prénatal (cf. chapitre 8-3) de l'ichtyose récessive liée à l'X est possible mais peu raisonnable car la faible expressivité de cette génodermatose ne justifie guère une interruption de grossesse. En revanche, l'ichtyose lamellaire, l'ichtyose épidermolytique, l'ichtyose épidermolytique superficielle et le fœtus arlequin sont des maladies graves. Pour la majorité de ces maladies, il est possible de faire un diagnostic prénatal moléculaire dès la 10-12ᵉ semaine de grossesse par réaction PCR génomique sur matériel des villosités du chorion [30].

Traitement

Le traitement des ichtyoses dépend de leur intensité. Dans les formes légères ou modérées comme l'ichtyose vulgaire de type autosomique dominant et l'ichtyose récessive liée à l'X, on peut se contenter d'un *traitement local* avec pommades ou gels contenant 10 à 12 % d'urée ou 5 à 10 % d'acide lactique. Le traitement topique peut être complété par des bains émollients suivis d'applications de laits hydratants ou de lotions à base d'acide lactique ou de glycérolé d'amidon salicylé. Les préparations à base d'acide salicylique sont contre-indiquées chez le nourrisson et l'enfant (risque d'intoxication salicylée grave). Pour les hyperkératoses localisées, une solution aqueuse de 40 à 60 % de propylène-glycol sous occlusion nocturne peut être très efficace. Elle ne doit pas être utilisée chez le nourrisson et l'enfant car le propylène-glycol absorbé en trop grande quantité est néphrotoxique. De plus, une sensibilisation de contact est possible.

Dans les ichtyoses graves comme l'ichtyose lamellaire et l'ichtyose épidermolytique, le traitement local peut être complété par un *traitement général*. Les rétinoïdes, qui constituent un grand progrès thérapeutique, sont indiqués dans les ichtyoses graves telles que les ichtyoses lamellaires et les érythrodermies congénitales ichtyosiformes.

Actuellement on utilise l'acitrétine. Une dose de 35 mg (0,5 mg/kg) d'acitrétine par jour chez l'adulte améliore nettement la kératinisation pathologique avec un minimum de complications dans l'ichtyose lamellaire. Concernant les ichtyoses épidermolytiques, un dosage plus prudent est conseillé au début en raison du possible déclenchement de poussées bulleuses. Pour la surveillance clinique, biochimique et radiologique de ce traitement à long terme, *cf.* chapitre 22. Une récente acquisition thérapeutique prometteuse est le liarozole à 150 mg/j. Il s'agit d'une nouvelle classe de molécules RAMBA (*Retinoic Acid Metabolism Blocking Agents*) – *cf.* chapitre 22.

Ichtyoses acquises

L'ichtyose acquise montre habituellement une image clinique et histologique proche de l'ichtyose autosomique dominante. Cependant, il existe des variantes qui touchent aussi les grands plis ou sont plus hyperkératosiques. L'ichtyose acquise est souvent associée à un prurit.

L'ichtyose acquise est une maladie rare et symptomatique qui survient très probablement dans le cadre d'une prédisposition héréditaire latente. Elle peut surtout refléter un *syndrome paranéoplasique* qu'il faut rechercher en fonction du contexte clinique (maladie de Hodgkin, autres lymphomes et leucémies, carcinomes pulmonaires et mammaires et autres tumeurs solides, ou encore maladie de Kaposi ou sarcomes – *cf.* chapitre 19-12). Les différentes tumeurs associées comportent fréquemment des métastases hépatiques et, parfois, une stéatorrhée avec une malabsorption de la vitamine A, ce qui explique l'état ichtyosiforme.

L'ichtyose acquise est également observée comme symptôme de *malnutrition*, comme réaction *médicamenteuse* (hypervitaminose A, acide nicotinique, allopurinol, butyrophénone, cimétidine, clofazamine, isoniazide) et dans le cadre de diverses *maladies systémiques* (insuffisance rénale, lupus érythémateux, sarcoïdose, lèpre, sida, hyperparathyroïdie, hypothyroïdie).

La guérison de la maladie de base est ce qui permet de traiter au mieux l'ichtyose acquise. Le traitement topique est identique à celui des ichtyoses héréditaires.

Références

1. Wells R.S. et coll., *Arch Dermatol.* 1965, *92*, 1.
2. Frost P., *J Invest Dermatol.* 1973, *60*, 541.
3. Schnyder U.W., *Schweiz Rundsch Med Prax.* 1986, *75*, 185.
4. Oji V. et coll., *J Am Acad Dermatol.* 2010, *63*, 607.
5. Sybert V.P. et coll., *J Invest Dermatol.* 1985, *84*, 191.
6. Mevorah B. et coll., *Acta Derm Venereol.* 1991, *71*, 431.
7. Anton-Lamprecht I., *J Invest Dermatol.* 1994, *103*, 6S.
8. Smith F.J. et coll., *Nat Genet.* 2006, *38*, 337.
9. Sandilands A. et coll., *Nat Genet.* 2007, *39*, 650.
10. Hohl D., *Am J Dermatopathol.* 1993, *15*, 20.
11. Irvine A.D., *J Invest Dermatol.* 2006, *126*, 1200.
12. Ballabio A. et coll., *in :* Scriver E. ed., *The metabolic and molecular bases of inherited disease. II.* McGraw-Hill, New York, 1995, 2999.
13. Oji V. et coll., *Eur J Dermatol.* 2006, *16*, 349.
14. Rothnagel J.A. et coll., *Science.* 1992, *257*, 1128.
15. Hohl D., *Ann Dermatol Venereol.* 1995, *122*, 162.
16. Paller A.S., *Arch Dermatol.* 2001, *137*, 1236.
17. Rothnagel J.A. et coll., *Nat Genet.* 1994, *7*, 485.
18. Huber M. et coll., *J Invest Dermatol.* 1995, *105*, 653.
19. Huber M. et coll., *Science.* 1995, *267*, 525.
20. Lefevre C. et coll., *Hum Mol Genet.* 2003, *12*, 2369.
21. Akiyama M. et coll., *J Clin Invest.* 2005, *115*, 1777.
22. Frenk E. et coll., *Pediatr Dermatol.* 1992, *9*, 95.
23. Caux F. et coll., *Am J Med Genet A.* 2004, *129*, 214.
24. Lefevre C. et coll., *Hum Mol Genet.* 2006, *15*, 767.
25. Lefevre C. et coll., *Hum Mol Genet.* 2004, *13*, 2473.
26. Kanerva L. et coll., *Am J Dermatopathol.* 1983, *5*, 555.
27. Yu Z. et coll., *Lipids.* 2007, *42*, 491.
28. Larregue M. et coll., *Ann Dermatol Venereol.* 1986, *113*, 773.
29. Petit E. et coll., *Eur J Hum Genet.* 1997, *5*, 218.
30. Schorderet D.F. et coll., *Prenat Diagn.* 1997, *17*, 483.
31. Hohl D. et coll., *J Invest Dermatol.* 1998, *110*, 268.
32. Jobard F. et coll., *Hum Mol Genet.* 2002, *11*, 107.
33. Bitoun E. et coll., *Hum Mol Genet.* 2003, *12*, 2417.
34. Feldmeyer L. et coll., *Hum Mutat.* 2006, *27*, 408.
35. Feldmeyer L. et coll., *Br J Dermatol.* 2006, *154*, 766.

7-5 Troubles intrinsèques de l'adhésion interkératinocytaire

Dans ce chapitre sont regroupées trois maladies qui ont en commun une anomalie de l'adhésion interkératinocytaire. Contrairement aux pemphigus auto-immuns (cf. chapitre 10-10), ou aux lésions toxiques (épidermolyse staphylococcique), où ce sont des facteurs extrinsèques à l'épiderme qui lèsent les systèmes d'adhésion interkératinocytaire, l'anomalie est ici intrinsèque et retentit sur la différenciation épidermique. Dans deux de ces trois maladies, la maladie de Darier et la maladie de Hailey-Hailey, l'anomalie est héréditaire et le gène muté code une pompe, distincte pour chaque maladie, impliquée dans le transport du calcium intracellulaire.

Maladie de Darier

J.-L. Schmutz, L. Borradori

Terrain, pathogénie

Il s'agit d'une maladie familiale de transmission autosomique dominante, de pénétrance plus ou moins complète et d'expressivité variable. Cette variation dans le phénotype se retrouve entre les générations et à l'intérieur de chaque génération. Les deux sexes sont touchés avec une égale fréquence. Les cas isolés ne sont pas rares : un cas sur deux dans une série. La prévalence varie de 1 : 36 000 à 1 : 100 000 [1-3].

Le gène de la maladie a été localisé sur le chromosome 12q23-24.1. Il s'agit du gène *ATP2A2* codant la synthèse de la protéine *Sarco/Endoplasmic Reticulum (ER) Ca^{2+}-ATPase isoform 2* (SERCA 2) qui possède trois isoformes différentes par leur chaîne C-terminale [2-6]. SERCA 2a est exprimée préférentiellement dans le muscle cardiaque, SERCA 2b dans l'épiderme, SERCA 2c au niveau épithélial des lignées cellulaires mésenchymateuses, hématopoïétiques et des monocytes. *SERCA 2 est une pompe à calcium ATPase-dépendante* localisée sur la paroi du réticulum endoplasmique (ER) des kératinocytes. Elle régule les taux intracellulaires de calcium, qui est important dans l'activation de multiples voies de signalisations (comme la protéine-kinase C) et de facteurs de transcription (tel que *Nuclear Factor of Activated T-cells*, NF-AT) ayant un impact sur la prolifération, la différenciation kératinocytaire et le système d'adhésion intercellulaire [3, 6-8].

À ce jour, près de 200 mutations distinctes ont été identifiées comprenant les cas familiaux et sporadiques de maladie de Darier. Approximativement 55 % de ces mutations concernent une simple substitution d'acide aminé, 37 % une translation prématurée terminale et 8 % résultent d'insertion ou de délétion [3-5]. Ces mutations entraînent des apports abaissés de calcium au niveau du réticulum endoplasmique induit par le stress et conduisant à un dysfonctionnement au niveau des processus post-transcriptionnels d'élaboration des protéines au niveau kératinocytaire. Les desmosomes et les jonctions adhérentes ne jouent plus leur rôle. L'expression des cadhérines desmosomales (desmogléine 3 et desmocolline 3) et des desmoplakines est défectueuse au niveau des membranes plasmiques, entraînant une faiblesse des contacts cellules-cellules [3, 5, 6]. Le rôle aggravant de certains facteurs (traumatismes, chaleur ou irradiation) sur l'évolution de la maladie pourrait être expliqué par leurs effets sur différents récepteurs cellulaires, s'accompagnant d'une activation de la phospholipase C ou modifiant les flux calciques transmembranaires interférant davantage avec la régulation du calcium intracellulaire [8].

Clinique

Le début de la maladie peut survenir à tout âge mais, le plus souvent, il se situe entre 6 et 20 ans avec un pic autour de la puberté. Les modifications de la sudation et de l'excrétion sébacée, voire les changements de la flore bactérienne, peuvent jouer un rôle à cette période [1-3].

La lésion élémentaire est une petite *papule kératosique* de 1 à 3 mm de diamètre, de couleur rosée ou brunâtre, se recouvrant d'une croûte brun grisâtre, adhérente, donnant un aspect sale et rugueux (fig. 7.27). Ces papules vont confluer pour former de vastes placards. Une odeur désagréable vient s'ajouter à cet aspect crasseux, posant bien souvent des problèmes sociaux et professionnels.

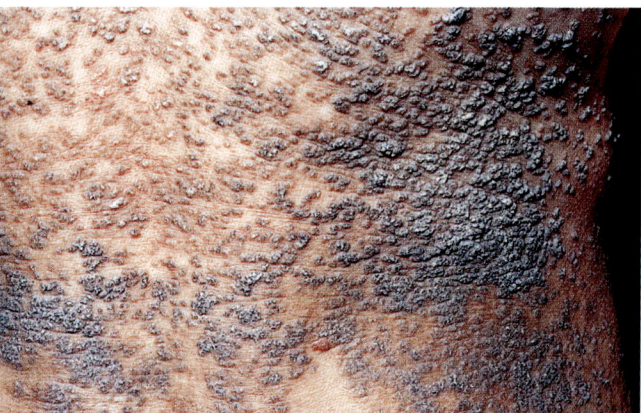

Fig. 7.27 Maladie de Darier, forme profuse, lésions du tronc.

Ces lésions ont une topographie préférentielle : régions séborrhéiques de la face, tempes, cuir chevelu, faces latérales du cou, région médiane du tronc, grands plis quelquefois. Aux extrémités, et tout particulièrement sur le dos des mains, les lésions prennent l'aspect de l'*acrokératose verruciforme de Hopf*.

Dans les régions palmoplantaires, la recherche attentive de *minuscules puits* (*pits*) permet d'affirmer le diagnostic de la maladie. Une *hyperkératose palmoplantaire filiforme* peut être observée ainsi que des macules hémorragiques.

L'onychopathie est aussi évocatrice du diagnostic : ongles larges et striés, bandes longitudinales rouges alternant avec des bandes blanches, encoches du bord libre de l'ongle, hyperkératose sous-unguéale (cf. chapitre 15-1).

L'atteinte des muqueuses, dans 20 % des cas, s'exprime sous la forme de papules plus ou moins ombiliquées, confluentes, de coloration blanchâtre ou rosée, des muqueuses buccales, œsophagienne, anogénitale ou rectale [1, 2, 9]. L'atteinte des glandes salivaires est également possible [10].

Formes cliniques

Des *formes vésiculobulleuses* et des formes *en plaques végétantes* peuvent prêter à confusion avec une maladie de Hailey-Hailey, ou même un pemphigus végétant ou faire craindre une surinfection virale. Des *lésions dyschromiques* peuvent apparaître, notamment un aspect de dépigmentation périfolliculaire ou de papules et de macules blanches.

Des *formes frustes*, à type de kératose pilaire ou se limitant à quelques lésions unguéales, peuvent aussi être observées.

La *forme acrale* est rarement rapportée [11], celle-ci pouvant précéder la forme classique dans environ 15 % des cas ou être la seule manifestation de la maladie. Un aspect hémorragique très particulier peut faire évoquer une épidermolyse bulleuse simple.

Des *formes linéaires ou segmentaires* de maladie de Darier sont présentes dans 10 % des cas et correspondent à des mosaïques [3, 12, 13] (*cf.* chapitre 8). Il s'agit de mutations *de novo* post-zygotique du gène *ATP2A2* survenant précocement lors de l'embryogenèse. On parle alors de *forme segmentaire de type 1*. La *forme segmentaire de type 2* survient en revanche chez un individu ayant une mutation germinale sur un allèle ainsi qu'une mutation post-zygotique survenue pendant l'embryogenèse et inactivant l'autre allèle (perte d'hétérozygotie). Cela explique la survenue plus précoce et plus sévère de lésions suivant une répartition en mosaïque survenant sur un fond généralement moins sévère ou cliniquement normal [13].

Manifestations associées

Elles sont relativement rares [1, 2]. Il s'agit de *troubles neuropsychiatriques*, notamment dépression et syndrome bipolaire, ainsi que retard mental, atrophie cérébrale ou épilepsie. Ont aussi été observés des anomalies génito-urinaires, thyroïdiennes, pulmonaires, de la cornée, une dysplasie vasculaire, ainsi que des kystes osseux.

Il est possible que certaines associations soient fortuites et sans relation directe avec la maladie, mais la protéine codée par *ATP2A2*, SERCA 2 n'est pas exprimée uniquement dans l'épiderme, elle l'est également dans le cerveau et dans le cœur. Dans ces autres organes, une perte de fonction de SERCA 2 pourrait être compensée par une autre pompe à calcium ATP-ase-dépendante [3]. En revanche, il est possible que certains troubles du comportement et troubles dépressifs soient réactionnels et secondaires aux complications cutanées.

Évolution et complications

L'évolution est chronique avec des poussées en été, déclenchées par la chaleur, la sudation et le soleil. Elle peut être aggravée par le carbonate de lithium ou les corticoïdes généraux. Les règles, la grossesse et la ménopause n'ont pas d'influence sauf exceptions : aggravation au moment des menstruations, action bénéfique de la pilule contraceptive. La maladie peut s'améliorer avec l'âge, dans un tiers des cas [1-3], bien que les cas à révélation ou aggravation tardive soient aussi possibles.

Les complications sont principalement les surinfections [1, 2]. Il existe une sensibilité particulière aux infections virales, notamment aux *virus herpétiques HSV-1 ou 2*, pouvant évoluer vers la généralisation sous la forme d'une pustulose varioliforme de Kaposi-Juliusberg pouvant être exceptionnellement fatale. Des infections à *poxvirus* ont aussi été décrites, de même que des surinfections mycosiques (*Trichophyton rubrum*, *Trichophyton tonsurans*) et bactériennes (staphylocoque). Aucun déficit immunitaire spécifique n'a été isolé pour expliquer cette sensibilité particulière. Il pourrait exister un déficit immunitaire local par altération chronique de la barrière épidermique responsable, entre autres, d'anomalies fonctionnelles des cellules de Langerhans [14].

Diagnostic

Il repose sur l'histologie qui montre le syndrome de *dyskératose acantholytique* : des fentes acantholytiques au-dessus de la couche basale sont associées à une maturation anormale de certains kératinocytes (dyskératose), qui s'isolent et forment des « corps ronds ». Ces derniers ont une taille supérieure à celle des autres cellules épidermiques et vont donner en superficie des « grains » au sein de la couche cornée.

En microscopie électronique, les altérations se situent au niveau du complexe desmosome-tonofilament. Il existe une séparation des tonofilaments qui ne sont plus fixés aux desmosomes et se disposent en couronne autour du noyau.

Le diagnostic clinique peut être aidé par la dermoscopie, voire la microscopie confocale qui permet d'individualiser des caractéristiques spécifiques [15].

Les analyses génétiques ne sont pas indiquées car les examens clinico-pathologiques sont suffisants pour le diagnostic. Bien qu'un diagnostic prénatal ne soit presque jamais réalisé, un conseil génétique doit être proposé [1-3].

Diagnostic différentiel

La dermatose acantholytique familiale, ou *maladie de Hailey-Hailey*, principal diagnostic différentiel, débute plus tardivement (*cf. infra*). Les lésions touchent les plis, et les ongles sont habituellement indemnes. Sur le plan histologique, il n'y a pas d'anomalies de maturation cornée des kératinocytes. Les fentes intra-épidermiques sont plus étendues et l'acantholyse suprabasale plus importante. La maladie est également de transmission autosomique dominante et en rapport avec une mutation du gène *ATP2C1* qui est une pompe à calcium localisée au niveau de l'appareil de Golgi.

Le diagnostic est plus difficile avec la *maladie de Grover* (*cf. infra*), dans laquelle on peut trouver les mêmes anomalies anatomopathologiques dans de petits foyers d'acantholyse. Cette maladie apparaît chez l'adulte de plus de 40 ans et se manifeste par une éruption de papules érythémateuses ou papulovésicules isolées, siégeant électivement sur le tronc, le cou et la partie proximale des membres. Dans la majorité des cas, l'éruption est transitoire. La localisation des lésions est habituellement différente de celle de la maladie de Darier et il n'y a pas d'histoire familiale. Il faut noter, cependant, que des anomalies des dermatoglyphes ont été observées de manière identique dans la maladie de Darier et dans la maladie de Grover, mais non dans la maladie de Hailey-Hailey. Certains ont considéré, dans ces conditions, la maladie de Grover comme une forme clinique de maladie de Darier, ce que les recherches en génétique moléculaire n'ont pas confirmé [16].

En présence de lésions vésiculobulleuses et végétantes, le groupe des *pemphigus auto-immuns* est exclu par les examens immunopathologiques négatifs (immunofluorescence directe, immunosérologie).

Les formes linéaires de maladie de Darier peuvent prêter à discussion avec le *nævus (ou hamartome) épidermique acantholytique et dyskératosique* (*cf.* chapitre 7-7). Enfin, devant des lésions solitaires ou isolées, on peut être amené à discuter le *dyskératome verruqueux*.

Traitement

De nombreux malades atteints de formes peu graves ne nécessitent pas de traitement, ou simplement des crèmes émollientes et quelques précautions vis-à-vis du soleil. Pour ceux atteints d'une forme plus grave, des traitements locaux sont indiqués, qu'il s'agisse de crèmes émollientes, kératolytiques, de rétinoïdes topiques (de bons résultats ont été anecdotiquement rapportés avec l'isotrétinoïne, le tazarotène ou l'adapalène [17, 18]), antibiotiques, antiseptiques, voire un essai de traitement par le 5-fluoro-uracile [19] ou, plus récemment, le tacrolimus [20] ou un gel de diclofénac de sodium 3 % [1, 2, 21].

Des antibiotiques généraux sont proposés pour lutter contre les mauvaises odeurs et les surinfections.

Les rétinoïdes par voie générale représentent le meilleur traitement. L'acitrétine est utilisée à la dose initiale de 0,25 mg/kg/j ; ces faibles posologies peuvent se révéler efficaces [1, 2, 22] et permettent une meilleure tolérance ; les doses de 0,5 mg/kg/j sont souvent mal tolérées. Pour éviter les effets secondaires, des traitements séquentiels sont parfois proposés pendant la période estivale. L'isotrétinoïne est conseillée par certains chez la femme jeune. L'alitrétinoïne a donné des résultats contradictoires [23, 24].

La ciclosporine a également été utilisée avec des effets inconstants [1, 2]. Ces traitements sont seulement suspensifs et, malheureusement, la maladie récidive très rapidement à leur arrêt.

Pour les lésions rebelles, on peut utiliser la dermabrasion, l'exérèse chirurgicale, la vaporisation au laser CO_2 ou CO_2 fractionné ou erbium [1, 2, 25]. Les résultats peuvent être bons avec cependant un risque de phénomène de Koebner ou de récidive à long terme. Il paraît souhaitable de détruire complètement les follicules pileux et le collagène périfolliculaire si l'on veut espérer une guérison définitive focale [1, 2]. La photothérapie dynamique a aussi été essayée [2, 26].

Les surinfections herpétiques seront traitées par l'aciclovir, le valaciclovir ou la brivudine en sachant que le traitement de la maladie de Darier par les rétinoïdes n'augmente pas le risque d'infection virale et que, dans la majorité des cas, on constate une amélioration transitoire des lésions après l'épisode de surinfection [1, 2].

RÉFÉRENCES

1. Zeglaoui F. et coll., *J Eur Acad Dermatol Venereol.* 2005, *19*, 114.
2. Sehgal V.N. et coll., *Int J Dermatol.* 2005, *44*, 184.
3. Savignac M. et coll., *Biochim Biophys Acta.* 2011, *1813*, 1111.
4. Sakuntabhai A. et coll., *Nat Genet.* 1999, *21*, 271.
5. Chao S.C. et coll., *Br J Dermatol.* 2002, *146*, 95.
6. Yoneda K. et coll., *J Dermatol.* 2014, *41*, 349.
7. Savignal M. et coll., *J Invest Dermatol.* 2014, *134*, 1961.
8. Bikle D.D. et coll., *J Invest Dermatol.* 2014, *134*, 1506.
9. Frezzini C. et coll., *Oral Surg Oral Med Oral Pathol Oral Radiol Endod.* 2006, *102*, e29.
10. Tegner E. et coll., *Acta Derm Venereol.* 1990, *70*, 451.
11. Saez-De-Ocariz M. et coll., *J Eur Acad Dermatol Venereol.* 2007, *21*, 1292.
12. Fölster-Holst R. et coll., *Br J Dermatol.* 2012, *166*, 464.
13. Sartori-Valinotti J.C. et coll., *Br J Dermatol.* 2015, *173*, 58.
14. Miracco C. et coll., *Mediators Inflamm.* 2010, *2010*, 350304.
15. Lacarrubba F. et coll., *J Am Acad Dermatol.* 2015, *73*, e97.
16. Powell J. et coll., *Br J Dermatol.*, 2000, *143*, 658.
17. Oster-Schmidt C., *Br J Dermatol.* 1999, *141*, 603.
18. English J.C. et coll., *Cutis.* 1999, *63*, 227.
19. Velasco S. et coll., *Ann Dermatol Venereol.* 2006, *133*, 366.
20. Rubegni P. et coll., *J Eur Acad Dermatol Venereol.* 2006, 20, 84.
21. Millan-Parrilla F. et coll., *J Am Acad Dermatol.* 2014, *70*, e89.
22. Van Dooren-Greebe R.J. et coll., *Br J Dermatol.* 1989, *121*, 375.
23. Anuset D. et coll., *J Am Acad Dermatol.* 2014, *71*, e46.
24. Balestri R. et coll., *J Am Acad Dermatol.* 2015, *72*, 363.
25. Kaszewska-Famielec M. et coll., *Dermatol Ther.* 2015, *28*, 254.
26. Van't Westeinde S.L. et coll., *J Eur Acad Dermatol Venereol.* 2006, *20*, 870.

Dermatose acantholytique familiale de Hailey-Hailey[3]

E. Laffitte, E. Sprecher, L. Borradori

Il s'agit d'une génodermatose rare caractérisée par la survenue récurrente de vésiculobulles suivies d'érosions sur le cou, les aisselles et les régions inguinogénitales.

---

3. *Syn.* : maladie de Hailey-Hailey, maladie de Gougerot-Hailey-Hailey, pemphigus bénin familial.

Terrain, pathogénie

Le caractère familial est trouvé dans 70 % des cas ; il correspond à une transmission autosomique dominante. Cette maladie est due à des mutations dans un gène, *ATP2C1*, codant une pompe cationique appelée SPCA1 qui couple l'hydrolyse de l'ATP avec le transport du calcium intracytoplasmique dans l'appareil de Golgi [1, 2]. Ce gène est distinct de celui impliqué dans la maladie de Darier (*ATP2A2*). Le mécanisme exact de l'acantholyse est inconnu. Il résulte probablement d'un défaut de la régulation du taux de calcium intracellulaire impliqué dans l'activation de multiples voies de signalisations (comme la protéine-kinase C par l'intermédiaire du diacylglycérol) et des facteurs de transcription (tels que *Nuclear Factor of Activated T-cells*, NF-AT) influençant secondairement la prolifération, la différenciation kératinocytaire et le système d'adhésion intercellulaire. Le rôle aggravant de certains facteurs (p. ex. traumatismes, chaleur ou irradiation) sur l'évolution de la maladie pourrait être expliqué par leurs effets sur différents récepteurs cellulaires, s'accompagnant par une activation de la phospholipase C ou modifiant les flux calciques transmembranaires interférant davantage avec la régulation du calcium intracellulaire [3].

Aspect clinique

La lésion élémentaire est une petite vésiculobulle sur peau saine ou érythémateuse ; vite rompue, elle laisse une érosion humide qui se recouvre de croûtelles jaunâtres. Les lésions se groupent en placards bien limités qui siègent aux faces latérales du cou, aux aisselles et dans la région inguinogénitale (fig. 7.28). Les placards, surtout inguinaux, sont parcourus de fissures en rhagades parallèles très caractéristiques. Certaines formes comportent des lésions disséminées ; les atteintes muqueuses (bouche, œsophage, vulve) sont exceptionnelles. La maladie débute à l'adolescence ou l'âge adulte, plus rarement dans l'enfance et évolue par poussées estivales et rémissions lors des saisons froides. Elle gêne souvent considérablement la vie sociale des patients ; le retentissement psychologique est marqué.

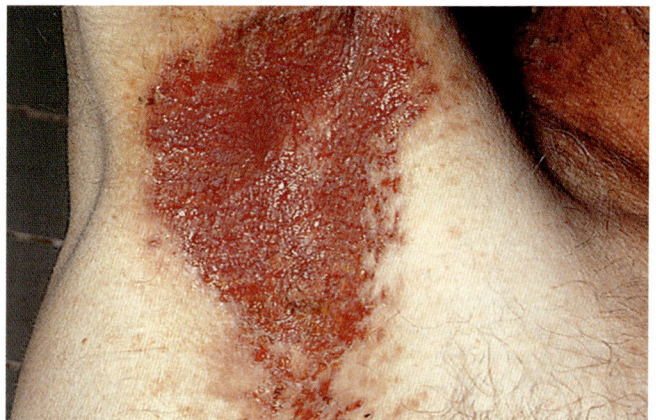

Fig. 7.28 Dermatose acantholytique familiale ou maladie de Hailey-Hailey.

Diagnostic

L'aspect clinique pourrait évoquer un intertrigo bactérien, mycosique ou psoriasique, un pemphigus végétant, une dermite de contact, ou encore une parakératose granuleuse [4], mais le caractère familial, l'évolution récidivante, les rhagades sont évocateurs. L'histologie affirme le diagnostic en montrant un syndrome de dyskératose acantholytique avec un clivage intraépidermique suprabasal avec acantholyse et quelques cellules dyskératosiques (aspect intermédiaire entre celui de la maladie de Darier et celui du pemphigus) (cf. chapitre 1). L'examen d'immunofluorescence directe est négatif.

Traitement

Il s'agit d'une maladie chronique qui évolue par poussée ; de nombreux traitements ont été proposés, mais aucun essai thérapeutique randomisé n'a été réalisé. Les recommandations thérapeutiques reposent donc sur des observations ou de petites études ouvertes, généralement rétrospectives, et sur l'expérience clinique.

La seule approche curative possible est la destruction des zones atteinte selon différentes techniques : excision des régions atteintes suivie de greffe, dermabrasion ou vaporisation par laser ont été également proposées ainsi que thérapie photodynamique [4, 5]. Lorsque ces interventions sont impossibles (ou dans l'attente de celles-ci), le traitement vise à contrôler la surinfection (avec prélèvements, antibiogramme, utilisation de lotion aqueuse d'AgNO$_3$ à 1 %, lotion de clindamycine, imidazolés en cas de *Candida albicans*, éventuellement antibiothérapie orale antistaphylococcique), ainsi qu'à diminuer les traumatismes locaux et la macération.

La prise en charge d'une hyperhidrose associée par des injections locales de *toxine botulinique* voire l'utilisation de *glycopyrolate oral* constitue également une alternative intéressante [6, 7].

Les corticoïdes topiques (crèmes ou lotions de niveau modéré en raison de la localisation intertrigineuse) sont parfois utiles ainsi que le tacrolimus topique [8] pour contrôler l'inflammation locale. Les *aminoglycosides topiques* (à type de gentamycine crème 0,1 %) pourraient avoir un intérêt par la propriété qu'aurait cette classe d'antibiotique à induire un « recodage » permettant la synthèse d'une protéine malgré la présence d'un codon stop prématuré [9].

Contrairement à la maladie de Darier, les rétinoïdes *per os* n'améliorent généralement pas la maladie de Hailey-Hailey, quelques cas rapportent néanmoins l'efficacité prolongée de l'alitrétinoïne [10].

Parmi différents autres traitements systémiques, la doxycycline semble intéressante par ses propriétés anti-inflammatoires et antibactériennes [11].

Comme pour les autres maladies acantholytiques, l'exacerbation de la maladie ou une poussée rebelle au traitement usuel doivent faire écarter une surinfection herpétique.

RÉFÉRENCES
1. Hu Z. et coll., *Nat Genet*. 2000, *24*, 61.
2. Sudbrak R. et coll., *Hum Mol Genet*. 2000, *9*, 1131.
3. Bikle D.D. et coll., *J Invest Dermatol*. 2014, *134*, 1506.
4. Falto-Aizpurua L.A. et coll., *J Eur Acad Dermatol Venereol*. 2015, *29*, 1045.
5. Ruiz-Rodriguez R. et coll., *J Am Acad Dermatol*. 2002, *47*, 740.
6. Koeyers W.J. et coll., *J Dermatolog Treat*. 2008, *19*, 251.
7. Kaniszewska M. et coll., *JAMA Dermatol*. 2015, *151*, 328.
8. Laffitte E. et coll., *Arch Dermatol*. 2004, *140*, 1282.
9. Kellermayer R. et coll., *J Invest Dermatol*. 2006, *126*, 229.
10. Sárdy M. et coll., *Br J Dermatol*. 2014, *170*, 209.
11. Le Saché-de Peufeilhoux L. et coll., *J Eur Acad Dermatol Venereol*. 2014, *28*, 370.

Dermatose acantholytique transitoire de Grover[4]

E. Laffitte, E. Sprecher, L. Borradori

Aspect clinique

Individualisée par Grover en 1970, cette dermatose non auto-immune acantholytique n'est pas rare. La maladie touche surtout les hommes adultes, mais peut aussi atteindre des jeunes enfants.

---
4. *Syn.* : maladie de Grover.

La lésion élémentaire est une petite papule rouge ou violacée, plus rarement une papulovésicule, vite recouverte d'une squame croûte, qui reste isolée ou se groupe en petites plaques (fig. 7.29). Le siège électif est la région thoracique antérieure, le dos et la région lombaire ; un prurit d'intensité variable est fréquemment présent [1, 2].

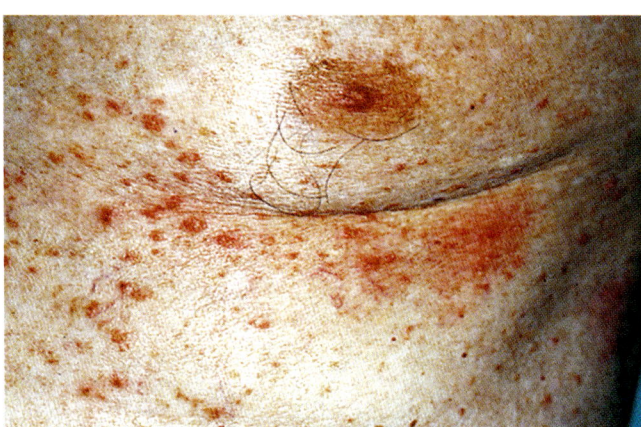

Fig. 7.29 Dermatose acantholytique transitoire ou maladie de Grover.

Diagnostic

L'aspect clinique évoque parfois une maladie bulleuse, un eczéma, mais souvent, chez un sujet âgé, des kératoses séborrhéiques et actiniques irritées ; on peut parfois discuter également la gale, des piqûres d'insecte, les éruptions de type miliaire sudorale, ou encore la dermatite urticarienne de Kossard [3]. Le diagnostic est confirmé sur l'image histologique de dyskératose acantholytique qui reproduit soit celle d'une maladie de Darier, soit celle d'une maladie de Hailey-Hailey, soit même celle d'un pemphigus ; la présence d'une spongiose aide alors souvent à poser le diagnostic. L'immunofluorescence directe est négative.

Pathogénie, évolution

Une anomalie structurelle primaire d'un des composants des desmosomes, du cytosquelette ou d'une protéine régulatrice (enzyme ou pompe cationique à calcium) est possible, et pourrait être décompensée à l'occasion de facteurs déclenchants variés. Les analyses génétiques récentes permettent d'exclure qu'il s'agit d'une forme fruste de maladie de Darier, car elle n'est pas associée à des anomalies du gène de l'ATP2A2 [2]. Dans la majorité des cas, la maladie est transitoire et disparaît définitivement en quelques semaines ou mois, plus rarement des récurrences se produisent pendant plusieurs années (formes dites persistantes), surtout chez les sujets âgés. Une étude rétrospective a suggéré une association significative avec plusieurs dermatoses : eczéma astéatotique, dermatite atopique et eczéma allergique de contact. L'exposition solaire ou la chaleur peuvent induire ou exacerber la maladie ; de nombreuses observations ont été rapportées chez des malades alités, fébriles ou en postopératoire. Des cas induits par des médicaments (récemment les BRAF inhibiteurs vémurafénib et dabrafénib [4]) ont été décrits. Des cas anecdotiques paranéoplasiques ont été observés dans le contexte de tumeurs solides ou de pathologies hématologiques (leucémies myeloïdes, lymphomes).

Traitement

En raison du caractère imprévisible de l'évolution spontanée, il est difficile de juger objectivement de l'effet des multiples traitements proposés seuls ou en association : corticoïdes topiques, émollients, calcipotriol, urée, acide lactique, oxyde de zinc, etc. [1, 2]. Dans les cas très rebelles et persistants, isotrétinoïne, acitrétine, antihistaminiques H1, corticothérapie générale et PUVAthérapie ont été essayés. Tout facteur précipitant (exposition solaire, chaleur, transpiration, topique irritant) doit être évité.

RÉFÉRENCES

1. Maghraoui S. et coll., *Ann Dermatol Vénéréol.* 1995, *122,* 801.
2. Powell J. et coll., *Br J Dermatol.* 2000, *143,* 658.
3. Kossard S. et coll., *Arch Dermatol.* 2006, *142,* 29.
4. Carlos G. et coll., *JAMA Dermatol.* 2015, *151,* 1103.

7-6 Kératodermies palmoplantaires

Kératodermies palmoplantaires génétiques

S. Hadj-Rabia

La kératodermie palmoplantaire (KPP) est définie par un épaississement plus ou moins durable de la couche cornée (hyperkératose histologique) des paumes et des plantes. Sont distinguées les KPP acquises des KPP d'origine génétique. L'origine génétique ne rime pas avec un début congénital [1].

Il existe des régions du monde, probablement du fait d'isolats, où la KPP est plus fréquente : nord de la Suède (fréquence des KPP diffuses : 1 pour 200), Slovénie (8,3 patients sur 100 000). Ailleurs, elle est plus rare (Irlande du Nord, 1/40 000) [2].

L'atteinte des paumes et des plantes est souvent source de douleurs, de difficultés motrices, de surinfections, d'inconfort lié à l'hypersudation. Précoce, la KPP peut retentir sur l'appareil locomoteur et son développement. Le clinicien s'attachera au moins au traitement symptomatique.

Définitions

Pour progresser dans la caractérisation clinique des KPP génétiques, nous utiliserons les termes selon les définitions suivantes :
- *KPP diffuse* : kératodermie de l'ensemble de la surface palmaire et/ou plantaire ;
- *KPP focale* : kératodermie localisée le plus souvent aux points de pression. La distinction des formes nummulaires (ou *areata*), généralement aux plantes, et striée aux paumes n'est pas forcément utile. Notons qu'une forme focale peut évoluer vers une forme diffuse ;
- *KPP ponctuée* : variété morphologique caractérisée par la présence de nombreuses papules kératosiques de 1 à 10 mm. Leur centre est souvent déprimé et marqué par un point noir qui après élimination laisse un petit cratère. Ces lésions parsèment les paumes et les plantes. Avec l'âge, les lésions prennent un aspect calleux ;
- caractère *transgrédient/progrédient* : l'atteinte cutanée peut déborder vers la face dorsale des mains et des pieds en franchissant les lignes de Wallace (caractère transgrédient). Des lésions spécifiques peuvent exister à distance, par exemple sur les coudes ou les genoux (caractère progrédient).

Nous nous limiterons ici aux génodermatoses pour lesquelles la KPP est au premier plan. Nous utiliserons les principaux patrons cliniques des KPP (diffus, focal, ponctué), l'extension de l'atteinte (transgrédience, progrédience) et l'association à des signes extra-cutanés (formes isolées ou syndromiques).

Classification clinique

KPP diffuses

Elles sont résumées dans l'arbre décisionnel (fig. 7.30).

Formes isolées

KPP de Vörner et KPP de Unna-Thost. La distinction entre forme épidermolytique (Vörner, MIM#144200), la plus fréquente, et non épidermolytique (Unna-Thost, MIM#600962) reste débattue. Elle est de moins en moins justifiée sur le plan moléculaire. Leur aspect clinique est similaire : paumes érythémateuses dès les premiers mois de vie puis, autour de l'âge de 3-4 ans, KPP diffuse jaune, bien limitée avec un liséré érythémateux. Elles sont habituellement non transgrédientes. L'hyperhidrose et la surinfection à dermatophytes sont plus fréquentes au cours de la forme de Unna-Thost. L'examen histologique attentif montre une hyperkératose épidermolytique souvent très localisée (KPP de Vörner) ou une hyperkératose orthokératosique (KPP de Unna-Thost). Néanmoins chez un même patient, le caractère épidermolytique, ou non, peut varier en fonction du site de la biopsie. Ces deux formes de KPP sont transmises selon le mode autosomique dominant. Elles résultent d'une mutation hétérozygote dans le gène *KRT6C* codant la kératine 6c (KPP de Unna-Thost) et dans le gène *KRT9* codant la kératine 9 (KPP de Vörner). Des mutations du gène *KRT1* codant la kératine 1 sont rapportées dans les deux formes. La kératine 9 est exprimée exclusivement dans l'épiderme palmoplantaire. Sur ces sites, elle est partenaire de la kératine 1.

KPP de Greither (MIM#133200). C'est une KPP diffuse transgrédiente. Les premières lésions, érythémateuses, apparaissent après l'âge de 2 ans. Elles débordent obligatoirement vers le dos des mains et des pieds. L'épaississement des paumes et des plantes est souvent discret et accompagné d'hyperhidrose. L'extension vers les poignets et les genoux est fréquente. Une atteinte des tendons d'Achille est typique [3]. Une involution après l'âge de 60 ans est rapportée ; elle semble spécifique. La KPP de Greither est transmise selon le mode autosomique dominant. Une mutation hétérozygote du gène *KRT1* est impliquée. Elle illustre l'hétérogénéité clinique des phénotypes associés à des mutations de ce gène. Des mutations de *KRT1* sont également impliquées dans les *ichtyoses kératinopathiques* (*cf.* chapitre 7-4) ; la KPP associée est souvent invalidante.

Mal de Meleda (MIM#248300). Il est caractérisé par une KPP érythémateuse, fissuraire, macérée, malodorante et transgrédiente. L'hyperhidrose est constante. L'atteinte du dos des articulations, une koïlonychie, une hyperkératose sous-unguéale et une surinfection, bactérienne ou virale, sont fréquentes. Des constrictions aïnhumoïdes sont décrites [4]. Le mal de Meleda est transmis selon le mode autosomique récessif et résulte de mutations bialléliques dans le gène *SLURP-1* impliqué en particulier dans l'adhésion cellulaire [5].

KPP de Nagashima (MIM#615598). Elle est diffuse, érythémateuse, transgrédiente, s'étendant vers le dos du pied et des mains et les tendons d'Achille. Elle concerne essentiellement la population japonaise et est caractérisée par une hyperhidrose, une macération et une odeur spécifique. Elle est transmise selon le mode autosomique récessif et résulte de mutations bialléliques du gène *SERPINB7* codant un produit dont la fonction est méconnue dans la peau [6].

Formes syndromiques

L'examen clinique s'attachera à rechercher des signes cliniques associés. Ceux-ci peuvent être dermatologiques (anomalies des cheveux, fragilité cutanée au moindre traumatisme, plaques périorales, sclérodactylie) ou extra-cutanés (trouble de l'audition, atteinte gingivale).

Association à des lésions cutanées

Le syndrome de Olmsted (fig. 7.31) associe KPP d'abord focale puis diffuse mutilante parfois linéaire et des plaques périorificielles érythématosquameuses bien limitées surtout périorales et glutéales.

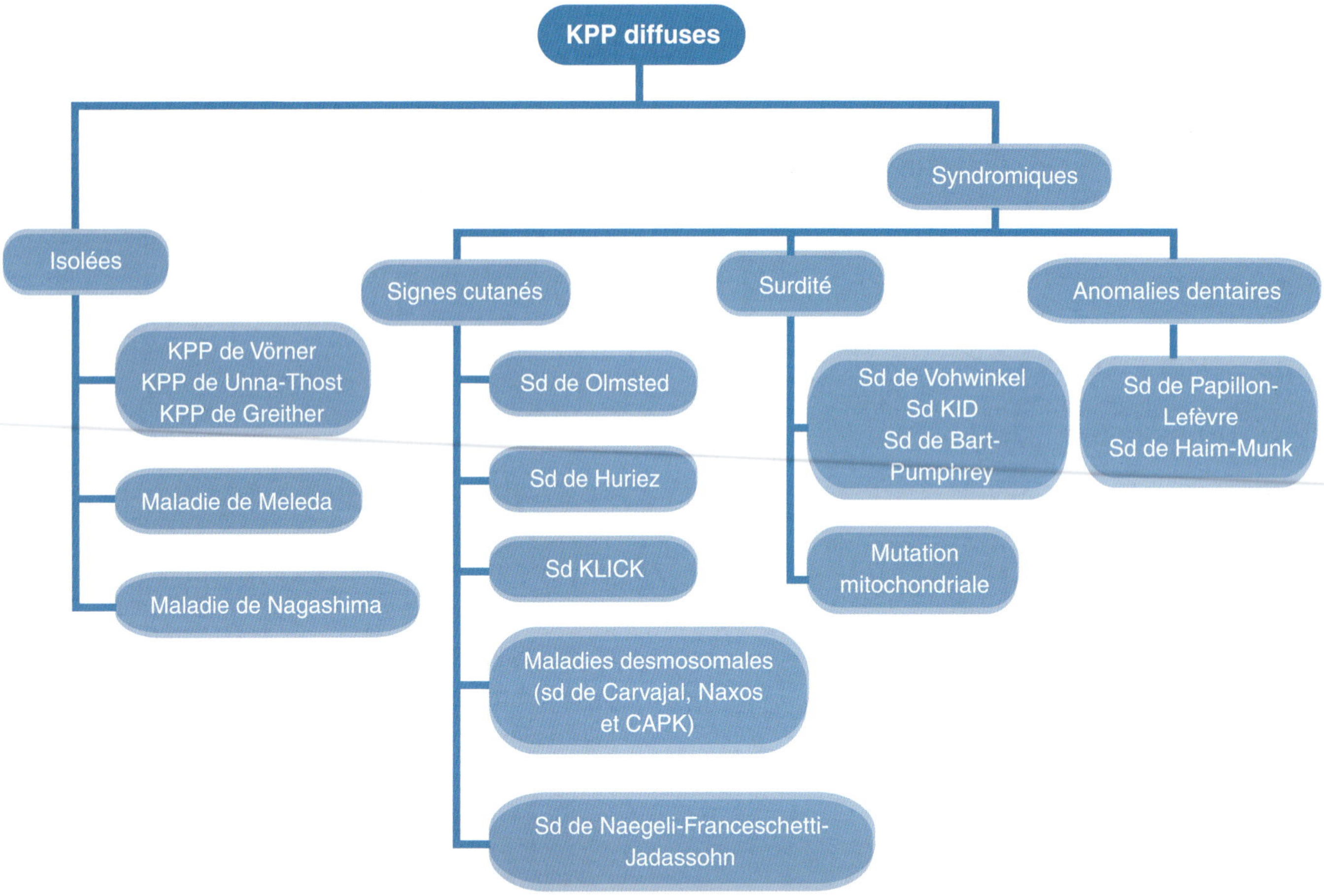

7-6 Maladies héréditaires de la JDE et de la différenciation épidermique

Kératodermies palmoplantaires

```
                          KPP diffuses
            ┌─────────────────┴──────────────────┐
         Isolées                              Syndromiques
                          ┌──────────────┬──────────────┬──────────────┐
                     Signes cutanés    Surdité              Anomalies dentaires
   KPP de Vörner
   KPP de Unna-Thost      Sd de Olmsted    Sd de Vohwinkel      Sd de Papillon-
   KPP de Greither                         Sd KID               Lefèvre
                                           Sd de Bart-          Sd de Haim-Munk
                          Sd de Huriez     Pumphrey

   Maladie de Meleda      Sd KLICK         Mutation
                                           mitochondriale
   Maladie de Nagashima
                          Maladies desmosomales
                          (sd de Carvajal, Naxos
                          et CAPK)

                          Sd de Naegeli-Franceschetti-
                          Jadassohn
```

Fig. 7.30 Arbre diagnostique devant une kératodermie palmoplantaire (KPP) diffuse.
Sd : syndrome ; CAPK : cardiomyopathie, alopécie et KPP ; KID : *Keratitis-Ichthyosis-Deafness* ; KLICK : *Keratosis Linearis with Ichthyosis Congenita and sclerosing Keratoderma*.

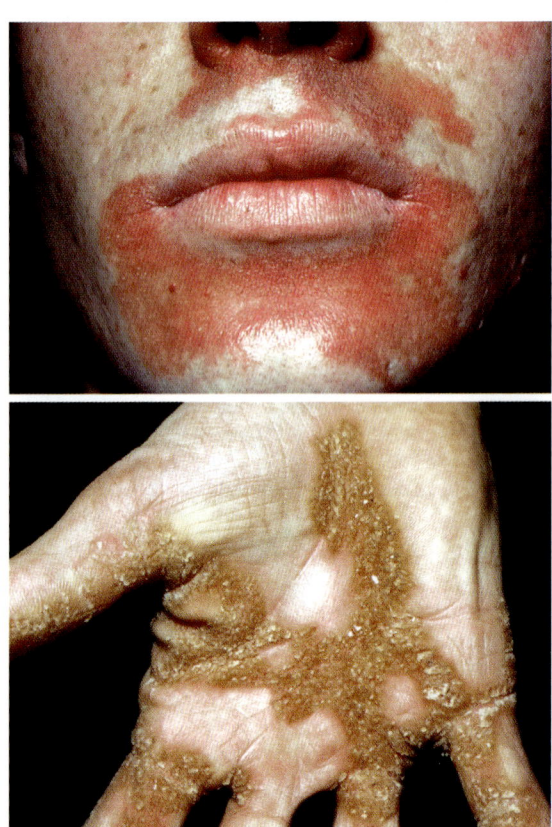

Fig. 7.31 Syndrome de Olmsted.

Une déformation en flexion et une constriction des doigts ne sont pas rares. Ce syndrome est transmis selon le mode autosomique dominant (MIM#614594, mutations du gène *TRPV3*) ou lié au chromosome X (MIM#614594, mutations du gène *MBTPS2*) expliquant la prédominance masculine [7, 8].

Le syndrome de Huriez se présente sous la forme de lésions érythémateuses atrophiques du dos des mains et des pieds. La KPP, souvent discrète, prédomine aux paumes. Puis une sclérodactylie, une atrophie cutanée, des anomalies unguéales apparaissent. Le risque de carcinome épidermoïde est augmenté. Le syndrome de Huriez est transmis selon le mode autosomique dominant (MIM#181600). L'association KPP diffuse et carcinome épidermoïde a également été décrite lors d'une réversion sexuelle (garçons avec caryotype XX, ou hermaphrodisme). Elle est transmise selon le mode autosomique récessif (MIM#610644) et résulte de mutations biallélique du gène *RSPO1*.

Le syndrome KLICK (*Keratosis Linearis with Ichthyosis Congenita and sclerosing Keratoderma*, MIM#601952) associe une ichtyose présente dès la naissance et une KPP, diffuse et transgrédiente, jaunâtre à bords inflammatoires en nid d'abeilles. Des constrictions et un pseudo-aïnhum sont possibles. Les lésions hyperkératosiques linéaires s'étendent aux creux poplités et aux plis de saignée. Des anomalies unguéales sont rapportées. Le syndrome KLICK est transmis selon le mode autosomique récessif et résulte de mutations du gène *POMP* dont le produit participe à l'assemblage du protéasome [9].

Les syndromes de Carvajal (MIM#605676), de Naxos (MIM#601214), et CAPK (Cardiomyopathy with Alopecia and Palmoplantar Keratoderma) sont des maladies desmosomales caractérisées par l'association d'une KPP, d'anomalies des cheveux et d'une cardiomyopathie arythmogène souvent silencieuse. Les syndromes de Naxos et CAPK sont transmis selon le mode autosomique récessif et résultent de mutations bialléliques dans le gène *JUP*, codant la plakoglobine ; la cardiomyopathie prédomine sur le ventricule droit. En revanche, le syndrome de Carvajal peut être transmis selon les modes autosomique dominant ou récessif. Il résulte de mutations dans le gène *DSP* codant la desmoplakine ; la cardiomyopathie prédomine sur le ventricule gauche. Pour le dermatologue, ces syndromes, proches cliniquement, doivent être évoqués devant l'association d'une KPP, focale ou diffuse, précoce, au cours de la 1re année de vie, avec des cheveux épars, laineux ou crépus présents dès la naissance. Cette association est presque toujours annonciatrice d'une cardiomyopathie arythmogène sévère, avec risque de mort subite, justifiant d'un dépistage et d'une surveillance prolongée (échographie cardiaque et ECG). En l'absence de fragilité cutanée, cette même association oriente vers la responsabilité des gènes *DSP*, *JUP* ou *DSC2* codant la desmocolline 2, une autre protéine desmosomale. En revanche, lorsque la KPP et les anomalies des cheveux, s'accompagnent de fragilité cutanée (érosions, plaies superficielles au moindre frottement), la cardiomyopathie n'est pas constante. En effet, dans cette dernière situation, les gènes *DSP*, *JUP* et *PKP1*, peuvent être impliqués. La plakophiline 1, protéine desmosomale codée par le gène *PKP1*, n'est pas exprimée dans le cœur [10]. Enfin, notons qu'une cardiomyopathie arythmogène non syndromique (examen dermatologique normal) peut résulter de mutations dans les gènes *DSC2*, *JUP*, *DSP* ; elle est alors transmise selon le mode autosomique dominant.

Le syndrome de Naegeli-Franceschetti-Jadassohn (MIM#161000) est caractérisé par l'association KPP, souvent diffuse parfois réticulée ailleurs ponctuée, pigmentation cutanée réticulée, adermatoglyphie, défauts de l'émail dentaire et hypohidrose. La pigmentation réticulée semble s'estomper après la puberté et disparaître complètement ensuite. Le syndrome de Naegeli-Franceschetti-Jadassohn est transmis selon le mode autosomique dominant et résulte de mutations du gène *KRT14* codant la kératine 14. Signalons, ici, la KPP, parfois précoce souvent tardive, des *épidermolyses bulleuses épidermolytiques* liées à des mutations hétérozygotes des gènes *KRT14* et *KRT5* codant la kératine 5.

La KPP associée au syndrome de Clouston (MIM#129500, dysplasie ectodermique hidrotique) est liée à des mutations du gène *GBJ6* codant la connexine 30 (*cf*. chapitre 7-9).

Association à une surdité

Le syndrome de Vohwinkel (MIM#124500) est caractérisé par une hyperkératose en nid d'abeilles dans l'enfance qui progressivement deviendra transgrédiente. Les kératoses stellaires des pulpes semblent typiques. Des collets de striction des doigts peuvent aboutir à la chute spontanée des orteils et des doigts dès l'enfance. Les ongles sont généralement préservés. L'association à une surdité de perception permet d'incriminer le gène *GBJ2* codant la connexine 26.

Le syndrome de Bart-Pumphrey (MIM#149200), caractérisé par une surdité profonde, une KPP en nid d'abeilles et un épaississement pulpaire mimant des coussinets (*knuckle pads*), est un variant allélique de la même maladie (impliquant *GPJ2*).

Le syndrome KID (*Kératite-Ichtyose-Deafness*, MIM#148210) en est une autre forme allélique (fig. 7.32). Il s'accompagne aussi de KPP et surdité. Une mutation récurrente dans l'ADN mitochondrial (A7445G) a également été rapportée au cours des associations KPP-surdité ; la KPP prédomine aux plantes.

Notons qu'une ichtyose avec KPP mutilante évoque la responsabilité de mutations hétérozygotes dans le gène *LOR* codant la loricrine. Cette forme est appelée *syndrome de Vohwinkel variant* (MIM#604117) ; elle ne s'accompagne pas de sudité.

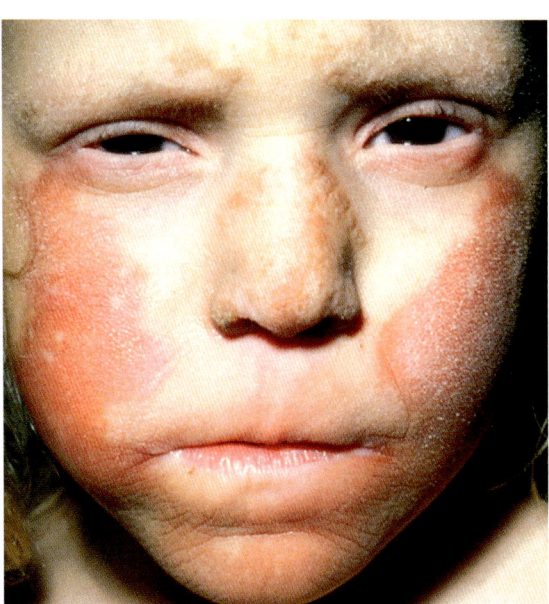
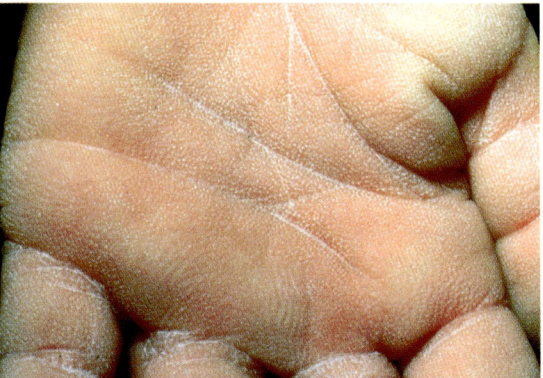

Fig. 7.32 Syndrome KID.

Association à des anomalies dentaires

Le syndrome de Papillon-Lefèvre (MIM#245000) associe KPP, diffuse et transgrédiente, et périodontopathie sévère et destructrice débutant dans l'enfance. Des lésions psoriasiformes des coudes et des genoux sont observées. Des infections systémiques sont rapportées. Le syndrome de Papillon-Lefèvre est transmis selon le mode autosomique récessif. Il résulte de mutations bialléliques du gène *CTSC* codant la cathepsine C. Notons que la cathepsine C urinaire est effondrée chez les patients atteints de syndrome de Papillon-Lefèvre [11].

Le syndrome de Haim-Munk (MIM#245010) est une forme allélique. En plus de la KPP et de la périodontopathie, il associe arachnodactylie, acro-ostéolyse et anomalies unguéales.

KPP focales

Elles sont résumées dans l'arbre décisionnel (fig. 7.33).

Formes isolées

Les formes isolées de KPP focales, qu'elles prennent l'aspect de formes nummulaires ou striées, sont surtout associées à une altération de la qualité de vie : difficultés motrices, douleur, chaussage délicat. Elles sont liées à des mutations hétérozygotes des gènes codant la desmogléine 1 et la desmoplakine, protéines constitutives du desmosome cutané. Gardons à l'esprit l'importance de l'examen des cheveux associé au risque de cardiomyopathie arythmogène sévère. Des mutations hétérozygotes dans les gènes *KRT6C*, *KRT16* (souvent avec des signes mineurs de pachyonychie congénitale), *KRT1* (KPP striée) et *GBJ2* ont été identifiées.

7-6 Maladies héréditaires de la JDE et de la différenciation épidermique

Kératodermies palmoplantaires

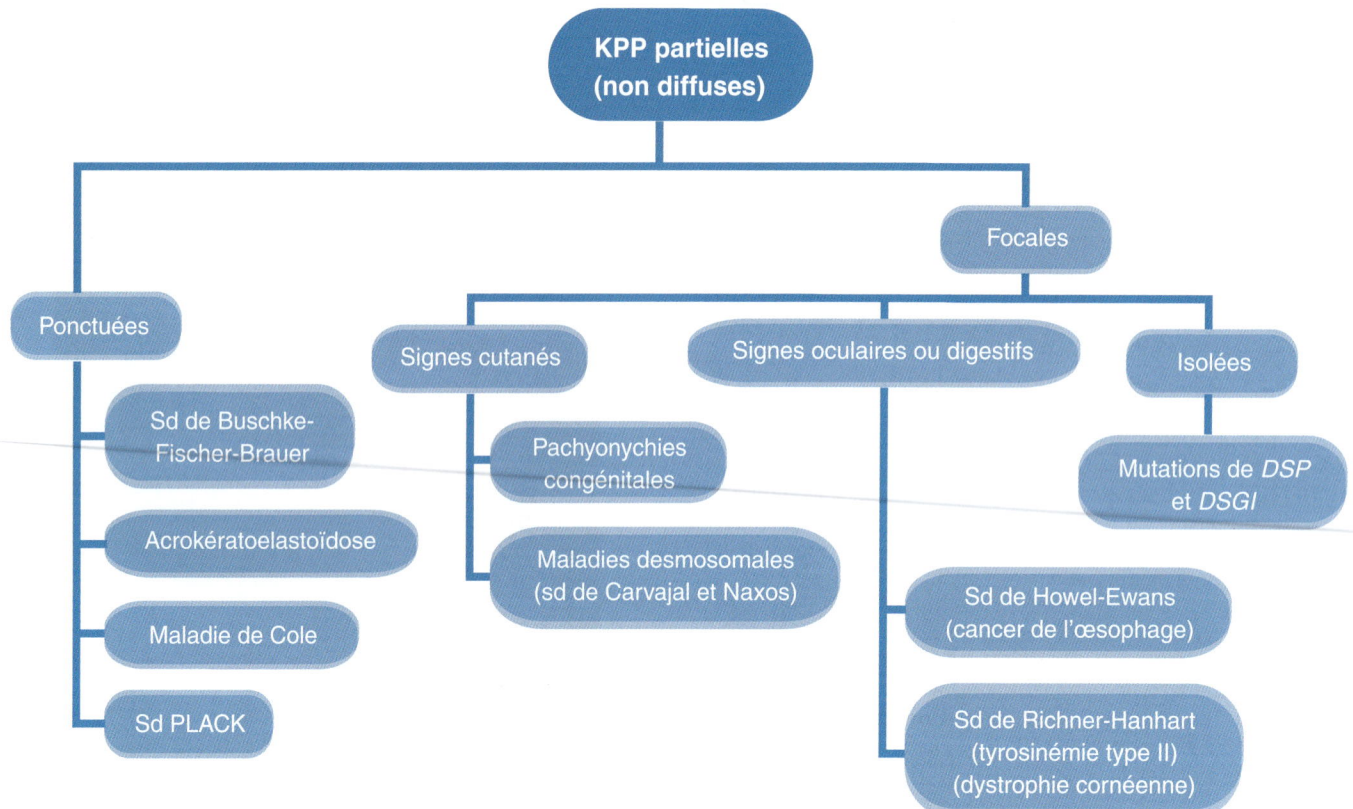

Fig. 7.33 Arbre diagnostique devant une kératodermie palmoplantaire (KPP) partielle, focale ou ponctuée.
Sd : syndrome ; PLACK : *Peeling skin, Leukonuchia, Acral punctate keratoses, Cheilitis, Knuckle pads* (coussinets pulpaires).

Certaines formes, comme le syndrome des callosités douloureuses, n'ont pas encore de substratum moléculaire.

Formes syndromiques

L'examen clinique s'attachera à rechercher des signes cliniques associés. Ceux-ci peuvent être dermatologiques (anomalies des cheveux, fragilité cutanée au moindre traumatisme, anomalies unguéales) ou extra-cutanés (oculaires, digestifs). On distinguera ainsi : *les maladies desmosomales* évoquées plus haut, *les pachyonychies congénitales* et la dysplasie ectodermique par mutations bialléliques du gène *WNT10A* (*cf.* chapitre 7-9).

KPP des pachyonychies congénitales. Elle est plantaire, focale (callosités douloureuses), fissuraire, et peut s'accompagner de bulles. Elle est précoce, dès la petite enfance, et souvent précédée de l'épaississement de l'ongle des gros orteils. Une leucokératose est fréquente. Les pachyonychies congénitales sont transmises selon le mode autosomique dominant et résultent de mutations dans les gènes *KRT6A*, *KRT6B*, *KRT16*, *KRT17*. L'âge d'apparition des différentes manifestations ou la présence d'autres signes (kystes, dents néonatales) orientent l'analyse moléculaire [12, 13].

Association à des signes digestifs. Le *syndrome de Howel-Evans* (MIM#148500) se caractérise par une KPP focale (tylosis) associée à un cancer de l'œsophage au cours de la 5e décennie. Il est transmis selon le mode autosomique dominant et résulte de mutations hétérozygotes dans le gène *RHBDF2* dont le produit participe à la régulation du récepteur à l'EGF (*Epidermal Growth Factor*) [14].

Association à des signes oculaires. Le *syndrome de Richner-Hanhart* (MIM#276600) (fig. 7.34) est une KPP disséminée, en îlots ou striée, associée à une dystrophie de la cornée (kératite en chapelet) et une photophobie. Il est le résultat d'une erreur métabolique congénitale (déficit hépatique en tyrosine-aminotransférase) transmise selon le mode autosomique récessif. L'augmentation de la tyrosinémie, les agrégats de tonofilaments dans le *stratum spinosum* et des inclusions intracytoplasmiques (cristaux de tyrosine) permettent le diagnostic. Un régime alimentaire, sans tyrosine ni phénylalanine, corrige les anomalies oculaires et cutanées et, précoce, évite les manifestations neurologiques et le retard des acquisitions [15].

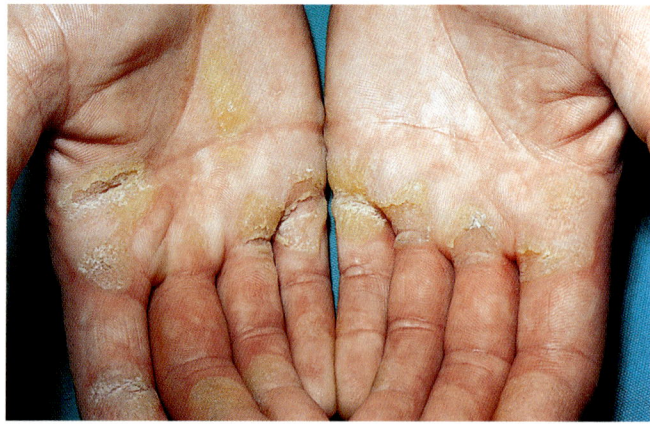

Fig. 7.34 Syndrome de Richner-Hanhart.
Cette kératodermie palmoplantaire est importante à reconnaître car c'est la seule curable par un régime alimentaire sans tyrosine ni phénylalanine.

KPP ponctuées

Ce sont les entités les moins bien caractérisées (*cf.* fig. 7.33). Les lésions apparaissent, le plus souvent, durant l'adolescence. Le mode de transmission est autosomique dominant. L'hétérogénéité génétique permet de distinguer les formes IA (syndrome de Buscke-Fischer-Brauer, MIM#148600), IB (MIM#614936), II (MIM#175860) et III (acrokératoélastoïdose, MIM#101850).

Le syndrome de Buscke-Fischer-Brauer résulte de mutations hétérozygotes dans le gène *AAGAB* dont le produit est impliqué dans le trafic vésiculaire en lien avec l'appareil de Golgi [16].

Les hyperkératose acrale focale et acrokératoélastoïdose sont deux formes de KPP ponctuée, formées de papules disposées en bande sur les mains, les bords des doigts et les mollets. L'histologie montre une hyperkératose acrale focale associée à une fragmentation et une raréfaction typique des fibres élastiques en cas d'acrokératoélastoïdose.

Une maladie de Cole (MIM#615522) liée à des mutations hétérozygotes du gène *ENPP1* est évoquée par l'association KPP ponctuée précoce, macules hypopigmentées diffuses des membres ayant débuté aux extrémités et calcifications tendineuses [17].

Le syndrome PLACK (*Peeling skin*, leuconychie, KPP ponctuée acrale, chéilite et coussinets [*knuckle pads*], MIM#616295) est transmis selon le mode autosomique récessif et résulte de mutations hétérozygotes du gène *CAST* codant la calpastatine, un inhibiteur de la calpaïne, protéase de la protéolyse neutre [18].

Traitement

Pour la plupart des patients, le traitement des KPP reste symptomatique.

Le clinicien s'attachera à surveiller le retentissement de la KPP sur la marche et l'appareil locomoteur. Il recherchera et traitera les fréquentes surinfections mycosiques. Il n'oubliera pas le traitement antalgique et la prévention des strictions (traitement kératolytique puis chirurgical).

Le recours au podologue et à la pierre ponce n'est pas rare. Pour réduire l'épaississement épidermique, les kératolytiques topiques (préparations à l'urée, l'acide salicylique ou l'acide lactique) restent les plus prescrits.

L'étrétinate oral semble plus efficace que l'acitrétine dans le traitement de l'épaississement épidermique. Le calcipotriol est parfois utilisé.

L'injection locale de toxine botulique améliore l'hyperhidrose. Les inhibiteurs de mTOR, en particulier le sirolimus oral ou topique, semblent prometteurs dans le traitement de la KPP des pachyonychies congénitales.

L'injection plantaire de *SiRNA* inhibe la K6A anormale et réduit les callosités de la pachyonychie congénitale. L'injection reste douloureuse et doit être répétée [19, 20].

RÉFÉRENCES
1. Itin P.H., *Clin Dermatol.* 2005, *23*, 15.
2. Miljkovic J., *Wien Klin Wochenschr.* 2006, *118*, 35.
3. Lestringant G.G., *Pediatr Dermatol.* 1997, *14*, 186.
4. Perez C. et coll., *Am J Clin Dermatol.* 2016, *17*, 63.
5. Fischer J. et coll., *Human Mol Genet.* 2001, *10*, 875.
6. Kubo A. et coll., *Am J Hum Genet.* 2013, *93*, 945.
7. Haghighi A. et coll., *J Invest Derm.* 2013, *133*, 571.
8. Duchatelet S. et coll., *JAMA Dermatol.* 2014, *150*, 303.
9. Dahlqvist J. et coll., *Am J Hum Genet.* 2010, *86*, 596.
10. Polivka L. et coll., *J Med Genet.* 2016, *53*, 289.
11. Hamon Y. et coll., *FEBS J.* 2016, *283*, 498.
12. Eliason M.J. et coll., *J Am Acad Dermatol.* 2012, *67*, 680.
13. Shah S. et coll., *JAMA Dermatol.* 2014, *150*, 146.
14. Blaydon D.C. et coll., *Am J Hum Genet.* 2012, *90*, 340.
15. Tallab T.M. et coll., *J Am Acad Dermatol.* 1996, *35*, 857.
16. Giehl K.A. et coll., *Am J Hum Genet.* 2012, *91*, 754.
17. Eytan O. et coll., *Am J Hum Genet.* 2013, *93*, 752.
18. Lin Z. et coll., *Am J Hum Genet.* 2015, *96*, 440.
19. Fogel A.S. et coll., *J Am Acad Dermatol.* 2015, *72*, 879.
20. Chamcheu J.C. et coll., *Exp Dermatol.* 2012, *21*, 481.

Kératodermies palmoplantaires acquises

J.-F. Cuny, F. Truchetet

Une kératodermie palmoplantaire acquise est définie par un épaississement de la peau des paumes et des plantes qui n'est pas héréditaire ; elle est souvent attribuée à une maladie sous-jacente. Il s'agit d'une situation très fréquente en pratique dermatologique quotidienne. Les contraintes mécaniques, les dermatophytoses et la localisation palmoplantaire de dermatoses courantes comme le psoriasis et l'eczéma en sont les causes les plus fréquentes. Pour autant, une kératodermie palmoplantaire peut aussi être le signe révélateur d'une syphilis, d'un syndrome oculo-urétro-synovial ou d'un cancer. Elle peut être isolée ou faire partie d'une maladie à expression plus générale.

Les caractères sémiologiques et histologiques de la kératodermie sont souvent peu spécifiques et ne permettent pas toujours de la rattacher à sa véritable cause (encadré 7.3). Ne seront envisagées ici que les KPP non traitées ailleurs dans cet ouvrage.

Encadré 7.3

Principales kératodermies palmoplantaires acquises
[1, 2]
- Facteurs mécaniques
- Dermatoses infectieuses (*cf.* chapitre 3) : dermatophytose, gale croûteuse, verrue, syphilis, lèpre, tréponématose endémique (pian crabe)
- Dermatoses non infectieuses :
    - eczéma chronique des mains
    - dermatite atopique (*cf.* chapitre 5)
    - dermatite de contact
    - psoriasis (*cf.* chapitre 10-13)
    - lymphome T épidermotrope (*cf.* chapitre 11)
    - *pityriasis rubra pilaire* (*cf.* chapitre 10-14)
    - kératodermie palmoplantaire d'origine génétique (*cf.* supra)
    - syndrome oculo-urétro-synovial (*cf.* chapitre 11)
    - *acanthosis nigricans* (*cf.* chapitre 19)
    - lichen (*cf.* chapitre 10)
    - lupus érythémateux discoïde (*cf.* chapitre 10)
    - pemphigus (*cf.* chapitre 10)
- Autres KPP
    - médicamenteuse
    - climcatérique
    - aquagénique
    - paranéoplasique (*cf.* chapitre 19)
    - avec maladie systémique : hypothyroïdie (*cf.* chapitre 19), lupus érythémateux systémique (*cf.* chapitre 10-4), lymphœdème, troubles circulatoires
    - toxique
    - malnutrition
    - idiopathique

Le diagnostic de KPP repose sur :
– l'interrogatoire minutieux précisant en particulier la date de début, les circonstances d'apparition, les activités manuelles, les prises médicamenteuses et les antécédents familiaux ;
– l'examen clinique analysant avec minutie l'aspect clinique de la kératodermie : aspect diffus, focal ou ponctué, caractère transgrédient (extension au-delà de la ligne de Wallace, dépassant le territoire des paumes et des plantes de façon contiguë ou non), pachydermatoglyphie, etc. ; cependant cette analyse est ici moins

discriminante que pour le diagnostic des kératodermies héréditaires, la plupart des kératodermies acquises étant diffuses ou focales ;
– l'examen dermatologique de l'ensemble de la peau et un examen clinique général, qui sont indispensables.

Kératodermies induites par des facteurs mécaniques

Elles sont exclusivement palmaires et propres à certaines professions manuelles (terrassiers, forgerons, ouvriers agricoles, etc.). La peau palmaire est très épaissie, crevassée, souvent grise ou encrassée, avec un renforcement sous forme d'épaisses callosités aux zones de préhension maximum (en regard des articulations métacarpophalangiennes et des éminences thénar et hypothénar), variables selon la profession exercée.

Le contact avec des *goudrons ou des huiles minérales* accentue souvent l'aspect rugueux et noirâtre de ce type de kératodermie.

Lors de *travaux ménagers* intensifs ou fréquents, l'irritation chronique par des produits détergents, alcalins et abrasifs, est responsable d'une kératodermie palmaire sèche et crevassée avec une prédominance des lésions sur les pulpes des doigts et autour des ongles (pulpite kératosique et fissuraire : «main des ménagères»).

Kératodermies d'origine médicamenteuse

Les états acrokératosiques psoriasiformes induits par les médicaments bêtabloquants sont interprétés soit comme d'authentiques psoriasis kératodermiques induits, soit comme des complications propres aux traitements prolongés, de plus de 12 à 18 mois, par des bêtabloquants. Ces kératodermies à prédominance digitale s'atténuent très lentement après le sevrage médicamenteux, mais récidivent en moins d'un mois si les bêtabloquants sont réintroduits.

D'autres médicaments sont également incriminés dans la survenue de KPP et ceci dans des délais variables après le début du traitement : bléomycine, hydroxyurée, lithium, quinacrine, tégafur, venlafaxine [3], vérapamil.

En fonction du médicament, différents symptômes peuvent être associés à la KPP ou la précéder : érythème, prurit, douleurs palmoplantaires, érythème acral toxique récidivant (chimiothérapie), pigmentation et œdème (bléomycine), pseudo-dermatomyosite des mains (hydroxyurée), folliculite et acné (lithium). Une enquête précise de pharmacovigilance est nécessaire avant d'incriminer le médicament.

Le *syndrome main-pied* des inhibiteurs multicibles (comme le pazopanib, le sorafénib, le sunitinib) [4] est fréquent (48 % des patients sous sorafénib et 36 % sous sunitinib) et survient dès les premières semaines d'utilisation, se caractérisant par des plaques hyperkératosiques, douloureuses, parfois inflammatoires, localisées surtout sur les zones de friction et d'appui. Ce syndrome main-pied peut également survenir avec des inhibiteurs plus sélectifs comme ceux de BRAF (vémurafénib, dabrafénib). L'intérêt d'une prise en charge très précoce, voire préventive, est actuellement bien établi (*cf.* chapitre 17-9).

Eczéma chronique des mains (ECM)

Considéré comme la dermatose des mains la plus fréquente en pratique, il s'agit *d'un syndrome anatomoclinique* dont la cause n'est pas exclusivement allergique ou orthoergique mais *multifactorielle* (fig. 7.35) (*cf.* chapitre 5) [5]. Différents aspects cliniques sont possibles : *en phase aiguë*, prurit intense ou sensation de brûlure ou eczéma sec. Dans les *états chroniques*, la *forme hyperkératosique* des paumes se caractérise par des lésions épaisses, plus ou moins fissuraires, douloureuses, touchant la partie centrale des paumes avec parfois une extension à l'ensemble de la paume. D'autres aspects sont également constatés : *dermite irritative des mains, forme vésiculeuse*, eczéma lichénifié, pulpite prurigineuse, dermite de contact aux protéines. Une altération de différentes protéines de la barrière cutanée dont la filaggrine est actuellement mise en évidence [6].

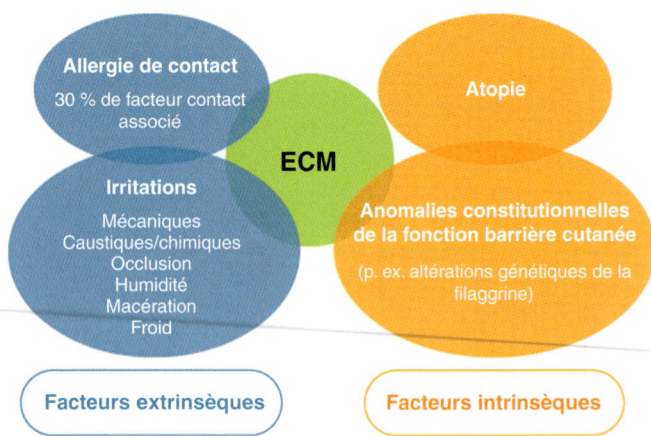

Fig. 7.35 Eczéma chronique des mains (ECM) : maladie multifactorielle [5]. Intrication variable dans le temps de ces facteurs déclenchants ou aggravants chez un même individu expliquant la résistance au traitement et le caractère chronique de l'ECM.

Le traitement [7] repose sur l'éviction du poste de travail (difficile), les soins émollients, la photothérapie (UVB Tl01 ou PUVA), l'utilisation d'acitrétine ; depuis quelques années, l'alitrétinoïne est considérée comme le traitement à proposer si l'ECM persiste malgré un traitement bien conduit par dermocorticoïdes de classe forte ou très forte [8].

L'éducation thérapeutique tient une place importante pour obtenir une amélioration durable.

Kératodermie aquagénique palmoplantaire acquise (pseudo-kératodermie aquagénique acquise)

Survenant le plus souvent chez l'adolescent et chez la femme, il ne s'agit pas d'une authentique KPP car l'aspect de la peau est normal. L'anomalie apparaît lors de l'immersion pendant 3 à 5 minutes des mains dans l'eau («signe de la main dans le seau»). Il apparaît alors des papules blanches, translucides, confluentes avec sensations de brûlures et d'œdème. La symptomatologie disparaît spontanément mais le phénomène peut récidiver pendant des périodes de 2 semaines à 30 ans [9, 10]. Une hyperhidrose est parfois constatée chez ces patients et l'atteinte plantaire est possible.

L'histologie montre une dilatation des ostiums eccrines, parfois une hyperplasie et une métachromasie du *stratum corneum* (acrokératodermie syringiale aquagénique), une augmentation des capillaires autour des glandes eccrines et une surexpression d'aquaporine 5 [10]. Ce phénomène peut être idiopathique mais peut également être associé à une mutation homo- ou hétérozygote du gène *CFTR* de la mucoviscidose et à différentes maladies (atopie, hyperhidrose, prise d'anti-inflammatoires non stéroïdiens COX-2)

Le traitement par application de chlorure d'aluminium peut être bénéfique.

Autres kératodermies palmoplantaires

Kératodermie marginale fissuraire des talons (kératodermie climactérique d'Haxthausen). Elle apparaît le plus souvent chez des femmes en période de ménopause sans antécédent personnel ou familial de dermatose. Une surcharge pondérale et une hypertension artérielle sont souvent constatées. Elle a été rattachée par certains à tort au psoriasis et par d'autres à l'insuffisance œstrogénique de la post-ménopause ; elle a également été rapportée chez des jeunes femmes ayant eu une ovariectomie.

La kératodermie est tout d'abord plantaire, sur les zones de pression et à la périphérie du talon et se manifeste par une hyperkératose importante avec de profondes fissures verticales, douloureuses et un érythème. L'extension est lente, confluente et une atteinte palmaire, touchant tout d'abord la région médiane entre les éminences thénar et hypothénar, s'étendant sur toute la paume est possible.

Le traitement repose sur la perte de poids, l'utilisation de crème émolliente et l'acitrétine. Certains ont obtenu une amélioration avec une œstrogénothérapie locale.

Kératodermie d'origine toxique. Dans l'intoxication chronique à *l'arsenic*, une kératodermie palmoplantaire ponctuée ou diffuse associée à des troubles de la pigmentation peut survenir plusieurs années après l'arrêt de l'intoxication.

Kératodermie par malnutrition. La dénutrition protéinique et vitaminique a été incriminée dans la survenue de KPP.

Kératodermie palmoplantaire acquise idiopathique. C'est un diagnostic fréquemment posé en pratique. Bien que dans certains cas, il relève d'une origine multifactorielle (*cf. supra* « Eczéma chronique des mains [ECM] »), ce diagnostic doit être retenu de façon provisoire : une surveillance clinique régulière s'impose alors car l'apparition de nouveaux éléments permettra parfois de finalement mieux classer la dermatose. En outre, une cause *néoplasique* doit être discutée en fonction du contexte clinique. Elle peut même être observée plusieurs années après l'apparition de la KPP. Une KPP diffuse psoriasiforme peut survenir dans le contexte d'une *acrokératose paranéoplasique de Bazex* (*cf.* chapitre 19). Enfin, une *kératodermie palmaire pachydermatoglyphique* (*tripe-palms*) avec un épaississement des crêtes dermatoglyphiques pulpaires peut également se développer, soit de façon isolée soit en association avec un *acanthosis nigricans*, dans le cadre d'une néoplasie (p. ex. gastrique ou pulmonaire).

Traitement

Quelle que soit la cause, il faut commencer par un traitement symptomatique pour réduire l'hyperkératose qui, par sa fissuration, entraîne une gêne douloureuse à la marche et une difficulté croissante à l'extension des doigts et à l'ouverture des paumes (contractures dites dermatogéniques). On a d'abord recours à des préparations kératolytiques appliquées sous pansement (crèmes à l'urée à 20 ou 30 % ou à l'acide salicylique à 10 ou 20 %) facilitant ensuite le décapage mécanique de couches de corne ramollie. On peut ensuite prendre le relais par des préparations hydratantes et plus faiblement kératolytiques, à base d'urée (10 %) et d'acides alpha-hydroxylés (acide lactique) avant de passer au traitement spécifique selon la cause identifiée.

Parmi les traitements systémiques, la (balnéo) PUVAthérapie ou la photothérapie UVB Tl01 localisées, l'acitrétine et l'alitrétinoïne peuvent être efficaces dans les formes rebelles.

RÉFÉRENCES

1. Patel S. et coll., *Am J Clin Dermatol.* 2007, *8*, 1.
2. Bolling M.C. et coll., *Br J Dermatol.* 2007, *157*, 16.
3. Dalle S. et coll., *Br J Dermatol.* 2006, *154*, 999.
4. Hello M. et coll., *Rev Med Int*. 2012, *33*, 273.
5. Halioua B. et coll., *Ann Dermatol Venereol.* 2010, *137*, 315.
6. Molin S., *Br J Dermatol.* 2015, *172*, 994.
7. Lahfa M., *Ann Dermatol Venereol.* 2014, *141*, S143.
8. Richard M.A., *Ann Dermatol Venereol.* 2010, *137*, S111.
9. Baldwin B.T. et coll., *J Am Acad Dermatol.* 2006, *54*, 899.
10. Rongioletti F. et coll., *Br J Dermatol.* 2012, *167*, 575.

7-7 Nævus (ou hamartomes) épidermiques

C. Lenormand, R. Happle, D. Lipsker

Définition

Dans un souci d'harmonisation avec la terminologie internationale, nous avons choisi de revenir dans cette édition à la dénomination de « nævus épidermique » (plutôt que celle d'hamartomes) pour désigner ces lésions caractérisées par une hyperplasie circonscrite, souvent blaschkolinéaire, de constituants habituels épithéliaux de la peau (kératinocytes épidermiques ou cellules épithéliales annexielles), et supposées refléter un *mosaïcisme génétique cutané d'origine embryonnaire* (*cf.* chapitre 10-1). Sont par définition exclus de ce chapitre les nævus (hamartomes) conjonctifs, pigmentaires, vasculaires ou lipomateux (*cf.* tableau 12.1). *Les déterminants de ce choix terminologique sont argumentés dans le chapitre 12-1.*

On distingue les *nævus épidermiques kératinocytaires*, qui sont à strictement parler les « vrais » nævus épidermiques, des *nævus épidermiques « organoïdes » ou annexiels*, qui se développent aux dépens de l'épithélium des annexes cutanées.

Aspects anatomocliniques

Nævus épidermiques kératinocytaires

Nævus épidermique (kératinocytaire) commun

Clinique. Constaté dès la naissance ou dans la première enfance, il apparaît rarement à l'âge adulte. C'est la forme anatomoclinique la plus fréquente. Il n'a pas de caractère héréditaire et ne constitue le plus souvent qu'un préjudice esthétique, mais peut parfois s'intégrer dans le cadre d'un syndrome génétique complexe (groupe des syndromes du nævus épidermique). On en distingue deux variants cliniques :
– un *nævus épidermique kératinocytaire « velouté »*, qui se présente sous forme de papules ou plaques planes à surface kératosique peu rugueuse à la palpation, le plus souvent confluentes ;
– et un *nævus épidermique kératinocytaire verruqueux*, fait de verrucosités plus ou moins confluentes à surface rugueuse (fig. 7.36).

Ces deux formes, qu'elles soient uniques ou multiples, se disposent en bandes suivant les lignes de Blaschko et s'interrompent donc nettement sur la ligne médiane (d'où le terme ancien de *naevus unius lateris* bien que les lésions puissent être bilatérales). La teinte peut être proche de celle de la peau normale, plus brune ou franchement grisâtre.

Sur le cuir chevelu, l'aspect est lisse, hyperplasique ou atrophique, pseudo-cicatriciel (fig. 7.37).

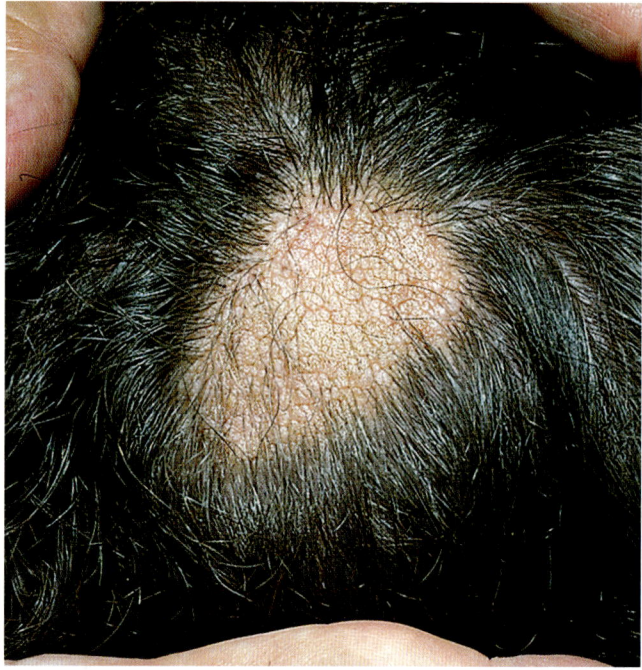

Fig. 7.37 Nævus sébacé (de Jadassohn). *Cf.* aussi chapitre 12.

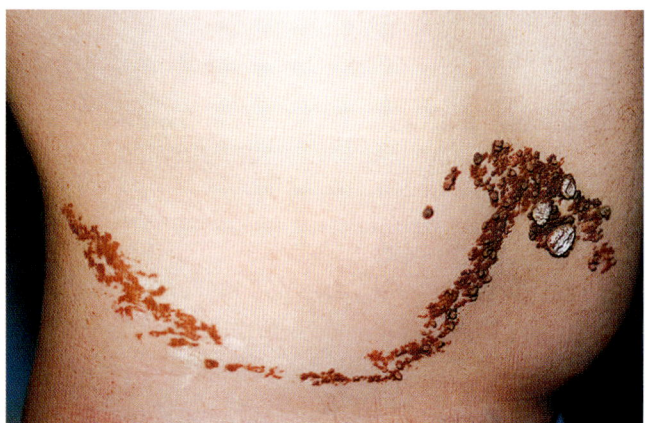

Fig. 7.36 Nævus kératinocytaire verruqueux.

Quand le nævus s'étend aux muqueuses, il prend un aspect blanchâtre papillomateux pouvant simuler des condylomes ou une leucoplasie, mais cette atteinte doit être clairement distinguée de l' « hamartome » muqueux spongieux (*white sponge nevus*) (*cf.* chapitre 16), toujours bilatéral, dont on sait aujourd'hui qu'il n'implique pas un mosaïcisme génétique (et n'est donc pas un nævus), mais correspond à une génodermatose de transmission autosomique dominante due à une mutation germinale du gène codant pour la kératine 4 ou la kératine 13 (*KRT4*, OMIM#193900 ou *KRT13*, OMIM#615785) [1].

Une forme particulière de nævus épidermique kératinocytaire « velouté » de *forme arrondie*, parfois polycyclique, a été décrite sous l'acronyme **RAVEN** (*Round And Velvety Epidermal Nevus*), rappelant cliniquement et histologiquement l'aspect de l'acanthosis nigricans [2]. L'hypothèse séduisante d'une mutation mosaïque A391E du gène *FGFR3* (responsable, lorsque présente de manière germinale, du *syndrome de Crouzon avec acanthosis nigricans*, OMIM#612247) n'a pas été confirmée à ce jour dans cette situation clinique.

Nævus (ou hamartomes) épidermiques

Histologie. L'hyperplasie épidermique se manifeste par une acanthose et une papillomatose, surmontées d'une hyperkératose orthokératosique, sans réaction inflammatoire, impossible à distinguer d'une kératose séborrhéique papillomateuse sans renseignements cliniques.

Génétique. De nombreux travaux ont montré que les nævus kératinocytaires peuvent être dus à des mutations mosaïques des gènes *FGFR3*, *PIK3CA*, *HRAS* et plus rarement *KRAS* [3].

> De manière remarquable, le même spectre de mutations a été identifié au sein de **kératoses séborrhéiques**, qui peuvent donc être considérées comme des nævus kératinocytaires épidermiques acquis résultant d'une mutation post-zygotique tardive, post-embryonnaire [4].
> Une observation exceptionnelle de kératoses séborrhéiques multiples congénitales d'arrangement blaschkolinéaire compliquées dans la septième décennie de carcinomes épidermoïdes cutanés a été rapportée sous le terme de nævus SASKIA (*Segmentally Arranged Seborrheic Keratoses with Impending Atypia*), avec documentation de mutations de *FGFR3* et *PIK3CA* dans certaines lésions non carcinomateuses [5].

Nævus épidermique (kératinocytaire) verruqueux inflammatoire (NEVIL)

Clinique (fig. 7.38). Il se différencie des précédents par l'existence de poussées inflammatoires prurigineuses, son aspect érythémato-squameux très marqué, et sa survenue fréquemment retardée.

Il s'agit de nappes prurigineuses érythématosquameuses, psoriasiformes, verruqueuses, kératosiques, disposées en bandes curvilignes sur le tronc et les membres, où elles suivent les lignes de Blaschko. L'acronyme NEVIL (ou HEVIL), pour nævus (ou hamartome) épidermique verruqueux inflammatoire linéaire, a été proposé. Le NEVIL passe souvent inaperçu à la naissance, ne se révélant que plus tard dans l'enfance. L'évolution par poussées inflammatoires intermittentes avec exacerbation du prurit est caractéristique. L'évolution à long terme se fait vers la stabilisation, sans extension nouvelle, parfois même vers une régression notable de la surface atteinte. *Ceci tend à faire récuser toute chirurgie prématurée.*

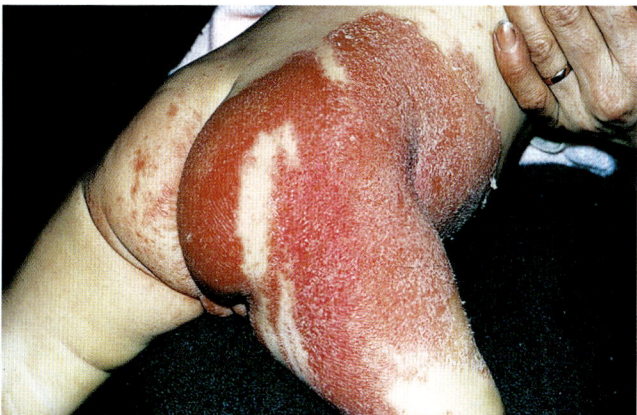

Fig. 7.38 Nævus épidermique (kératinocytaire) verruqueux inflammatoire linéaire, NEVIL.

Histologie. L'aspect microscopique est celui d'une hyperplasie épidermique psoriasiforme, avec alternance de zones d'hyperkératose orthokératosique en regard d'une hypergranulose, et de larges zones d'hyperkératose parakératosique en regard d'une agranulose. On observe dans le derme papillaire une réaction inflammatoire lymphohistiocytaire, diffuse ou périvasculaire d'intensité variable.

Diagnostic. La distinction formelle entre NEVIL et manifestation segmentaire isolée de *psoriasis* est impossible à affirmer de manière formelle tant que le mosaïcisme génétique sous-jacent n'aura pas été identifié [6]. Il se distingue en revanche du *lichen striatus*, plus tardif, plus nettement linéaire, et d'évolution spontanément auto-limitée avec hypochromie résiduelle. Il n'y a pas d'atteinte extra-cutanée associée, ce qui le différencie du *nævus kératinocytaire inflammatoire* observé au cours du syndrome CHILD traité ci-après.

Nævus épidermique (kératinocytaire) épidermolytique

Clinique. Il s'agit d'une forme circonscrite, en mosaïque, de l'ichtyose épidermolytique (OMIM#113800, connue aussi comme érythrodermie congénitale ichtyosiforme bulleuse de Brocq, ou hyperkératose épidermolytique) (*cf.* chapitre 7-4) [7]. À la naissance et chez le nourrisson, les bandes sont inflammatoires, érythémateuses, parfois bulleuses, puis elles deviennent papuleuses, brunâtres, hyperkératosiques, pouvant faire discuter une *incontinentia pigmenti* chez une petite fille. Elles se disposent en tourbillons ou en bandes systématisées selon les lignes de Blaschko. Ce type de nævus épidermique ne s'associe pas à des manifestations extracutanées.

Histologie. L'image caractéristique est celle d'une acanthose avec hyperkératose épidermolytique, c'est-à-dire présence d'une hyperkératose orthokératosique compacte surmontant une zone de dégénération vacuolaire des couches granuleuses et spinocellulaires, avec granulations de forme et taille variable.

Génétique. Il s'agit toujours d'atteintes isolées, sporadiques, sans antécédents familiaux, consécutives à une mutation post-zygotique embryonnaire du gène soit de la kératine 1 (*KRT1*), soit de la kératine 10 (*KRT10*) [8]. On trouve en effet dans les kératinocytes atteints les mêmes mutations hétérozygotes que dans l'ichtyose épidermolytique, *alors qu'elles sont absentes en peau saine*.

Si la mosaïque touche également la lignée germinale, il existe un *risque de transmission d'une forme complète d'ichtyose épidermolytique* à la génération suivante, déjà documentée [7]. Ceci justifie à notre sens la réalisation d'une biopsie cutanée devant une atteinte évocatrice, le diagnostic précis pouvant faire discuter un conseil génétique et imposant au minimum une information éclairée (*cf.* chapitre 8-2).

Autres nævus épidermiques (kératinocytaires) plus rares

Le *nævus kérinokératosique* correspond à une manifestation mosaïque des *kératoses cireuses de l'enfant* (*waxy keratoses of childhood*). Il se manifeste par des papules kératosiques jaunâtres de consistance cireuse, de disposition linéaire, selon une portion de ligne de Blaschko (le plus souvent tronquée), associées ou non à des lésions non segmentaires du même type [9].

Le cas d'un patient atteint d'hyperkératoses filiformes, cornes et pseudo-comédons disposés de manière blaschkolinéaire, a été rapporté sous le nom de *naevus corniculatus*, avec un aspect histologique d'hyperkératose avec acantholyse mais sans dyskératose [10].

Le nævus épidermique du *syndrome PENS* (*Papular Epidermal Nevus with Skyline basal cell layer*) ne suit pas sauf exception les lignes de Blaschko. Il se constitue de petites papules kératosiques polygonales blanchâtres à brunes, congénitales ou d'apparition très précoce, confluant en plaques centimétriques sur le tronc, le visage ou le cou, avec parfois une forme en «virgule». L'aspect histologique serait parfois évocateur par un alignement palissadique des noyaux des kératinocytes basaux donnant un aspect rectiligne en «ligne d'horizon» (*skyline*). Des troubles neurologiques (troubles autistiques, retard psychomoteur, troubles de l'attention ou exceptionnellement épilepsie) peu marqués sont fréquemment associés. Aucune mutation mosaïque n'a pour l'instant été identifiée [11].

7-7 Maladies héréditaires de la JDE et de la différenciation épidermique

Nævus (ou hamartomes) épidermiques

Un nævus kératinocytaire verruqueux particulier par son aspect d'hyperkératose épineuse «hérissée» rappelant une *ichtyose hystrix* a été décrit en association à de multiples malformations vasculaires (anévrismes, malformations artérioveineuses) sous le nom de *syndrome NEVADA* (*Nevus Epidermicus Verrucosus with Angiodysplasia and Aneurysms*), sans caractérisation sur le plan génétique [12].

Enfin, des maladies génétiques de transmission autosomique dominante et d'expression kératinocytaire telles que la *maladie de Darier* (OMIM#124200) ou la *maladie de Hailey-Hailey* (OMIM#169600) peuvent se manifester sous forme segmentaire blaschkolinéaire (soit de type 1 isolée, en général de début tardif, soit de type 2, associée à une atteinte non segmentaire de la maladie, de révélation plus précoce) rappelant cliniquement un nævus épidermique kératinocytaire verruqueux souvent prurigineux et croûteux voire érosif, d'aggravation classique en période estivale, avec un aspect histologique classique de la maladie sous sa forme habituelle (acantholyse suprabasale et dyskératose plus ou moins marquée) [13]. Ces manifestations ont longtemps été décrites sous le terme de *nævus épidermique acantholytique et dyskératosique*.

Nævus épidermiques organoïdes (annexiels)

Nævus sébacé (de Jadassohn)

Clinique. Il correspond à une plaque de surface lisse ou mamelonnée, rosée, jaunâtre ou brun orangé, de configuration plus ou moins linéaire, généralement constatée à la naissance, siégeant *quasi exclusivement sur l'extrémité céphalique*, principalement sur le cuir chevelu. *Lorsque sa surface est minime, le caractère blaschkolinéaire n'apparaît pas et il s'agit d'une plaque ovalaire circonscrite.* De même, les plaques étendues ne sont pas linéaires mais peuvent comporter des espaces réservés de peau saine blaschkolinéaires. Une forme particulière remarquable associant un aspect central de nævus sébacé habituel bordé de part et d'autre par un nævus kératinocytaire velouté a été décrite sous le terme de *naevus marginatus* [14].

Histologie. Lorsqu'une biopsie est réalisée chez l'enfant, on visualise des follicules pilo-sébacés en nombre souvent réduit, de petite taille et de structure anormale. Dans la forme constituée de l'adulte, il existe une hyperplasie des glandes sébacées qui ont généralement des canaux ductaux anormaux, des follicules pileux en nombre réduit de type lanugineux, et parfois des glandes eccrines ou apocrines irrégulières à canaux ductaux dilatés. L'épiderme en surface est souvent acanthosique et papillomateux, tout comme dans un nævus épidermique kératinocytaire. Avec le temps peuvent se développer des *tumeurs bénignes*, en particulier des trichoblastomes ou des syringocystadénomes papillifères. La survenue d'authentiques *tumeurs malignes* (carcinome basocellulaire ou spinocellulaire) est un phénomène exceptionnel, concernant moins de 1 % des nævus sébacés [15].

Génétique. Bien que quelques cas familiaux aient été rapportés, ce type de nævus est le plus souvent sporadique. Les anomalies génétiques en cause ont été bien identifiées : il s'agit *de mutations mosaïques des gènes HRAS et KRAS*, et le nævus sébacé peut donc être compris comme une *RASopathie* à l'état mosaïque hétérozygote [16]. Lorsque la mutation est présente dans d'autres tissus en plus de la peau, d'autres manifestations cliniques peuvent s'associer au nævus sébacé, dans le cadre du syndrome de Schimmelpenning (*cf. infra*).

Nævus de Becker

Clinique. Ce nævus épidermique organoïde ne suit pas les lignes de Blaschko, mais adopte un *arrangement en «échiquier»* avec une distribution fréquente sur la *région scapulaire, pectorale et deltoïdienne*. L'aspect chez l'enfant prépubère et la femme est celui d'une macule hyperpigmentée à contours irréguliers, ne devant pas être confondu avec une tache café au lait segmentaire. Chez le sujet masculin après la puberté, la lésion est le siège d'une *hypertrichose marquée*, en raison d'une sensibilité particulière de la lésion aux androgènes. Une hypoplasie mammaire sous-jacente est classique chez la femme, mais on peut aussi observer de manière plus rare une hypoplasie hypodermique, musculaire voire osseuse, toujours de manière sous-jacente (*syndrome du nævus de Becker*) [17]. De manière occasionnelle, on peut observer des lésions d'acné (papulopustules, comédons) de manière limitée à la peau touchée par le nævus de Becker, en général pendant la puberté.

Histologie. L'aspect associe une acanthose épidermique avec papillomatose, hyperpigmentation de l'assise basale sans hyperplasie mélanocytaire évidente, augmentation inconstante du nombre de follicules pileux souvent de grande taille, et parfois *hyperplasie musculaire lisse* dans le derme rappelant un nævus (hamartome) musculaire lisse.

Génétique. Le nævus de Becker survient de manière sporadique dans l'immense majorité de cas, même si quelques cas familiaux ont été rapportés. Aucune mutation génétique n'a été jusqu'ici identifiée.

Autres nævus épidermiques organoïdes plus rares

Le nævus comédonien se caractérise par des comédons d'arrangement blaschkolinéaire souvent associés à une atrophie cutanée adjacente, et parfois à des kystes épidermoïdes, sans papules inflammatoires ou papulopustules. Des formes syndromiques existent, avec présence d'une cataracte ipsilatérale et parfois des anomalies osseuses et neurologiques [18]. Les mutations génétiques sous-jacentes ne sont pas connues.

Le nævus trichilemmokystique se manifeste par des kystes trichilemmaux multiples d'arrangement blaschkolinéaire, associés à des hyperkératoses filiformes et parfois des comédons. Des anomalies osseuses associées ont parfois été décrites [19]. Les mutations génétiques impliquées ne sont pas connues.

Le nævus acnéiforme décrit par Munro [20] associe des papulopustules inflammatoires et comédons de disposition blaschkolinéaire se révélant à la puberté, sur un fond parfois hypopigmenté, et correspond en fait à une *forme mosaïque du syndrome d'Apert* (OMIM#101200, mutation du gène *FGFR2*).

Le nævus eccrine porokératosique (anciennement *nævus porokératosique ostial eccrine*) se caractérise par des *hyperkératoses filiformes* d'arrangement blaschkolinéaire, avec histologiquement de multiples lamelles cornoïdes surmontant un épiderme acanthosique. Il correspond en fait à une *forme mosaïque du syndrome KID* (kératite, ichtyose, surdité, OMIM#148210, mutation du gène *GJB2*). Des manifestations segmentaires de type 1 et de type 2 ont été identifiées [21].

Le nævus à poils angora se caractérise par des bandes larges suivant les lignes de Blaschko, couvertes de poils non pigmentés lanugineux (comme le pelage angora de nombreux animaux) émergeant d'ostiums folliculaires dilatés. Il peut s'associer à un nævus épidermique discrètement pigmenté et kératosique, probablement kératinocytaire de type velouté, et à des anomalies neurologiques (syndrome du nævus à poils angora ou *syndrome de Schauder*) [22].

Le nævus à cheveux laineux se manifeste précocement par la présence de zones circonscrites non linéaires du cuir chevelu recouvertes de cheveux normalement pigmentés mais inhabituellement fins, bouclés à frisés, brillants. Un nævus épidermique kératinocytaire de type verruqueux peut s'y associer, tout comme des troubles ophtalmologiques. Une *mutation mosaïque G12S de HRAS a* été identifiée dans 2 cas [23], permettant de penser à une *forme mosaïque de syndrome de Costello* (OMIM#218040, où les cheveux peuvent présenter de manière diffuse les anomalies présentes au sein de ce nævus). Il est probable que d'autres gènes puissent être impliqués, comme celui codant pour la kératine 25 (*KRT25*) par exemple.

Manifestations associées : nævus épidermiques syndromiques

Aspects conceptuels

Le démembrement, grâce aux progrès rapides des techniques de biologie moléculaire, des différents gènes responsables des nævus épidermiques permet de concevoir la majorité de ces lésions comme l'expression *de mutations mosaïques cutanées de gènes impliqués dans la prolifération et la différenciation cellulaire*. Si ces lésions existent de manière parfaitement isolée lorsque la mutation n'est présente qu'au sein de cellules cutanées, on comprend facilement l'association possible à des manifestations cliniques variées (malformations, tumeurs extra-cutanées, etc.) dès lors que ces mutations intéressent d'autres tissus. La nature du gène muté et le type de tissu où s'exprime la mutation expliquent l'hétérogénéité clinique des différents *syndromes dits « du nævus épidermique »*. Sur le plan génétique, il s'agit presque toujours d'affections sporadiques, et les rares cas familiaux restent actuellement difficilement compréhensibles, la théorie du phénomène de paradominance [24] n'ayant jusqu'ici jamais pu être démontrée sur le plan moléculaire. Sur le plan clinique, il n'existe pas nécessairement de parallélisme entre l'extension de l'atteinte cutanée et l'importance des manifestations associées.

Syndromes associés à un nævus kératinocytaire commun

Syndrome Protée

Le nævus épidermique y est de type velouté, discret, et passe au deuxième plan derrière les malformations (croissance excessive de différents organes, inégalité de longueur et diamètre des membres, mégalodactylies, lipomatose), et les autres manifestations cutanées (nævus conjonctif plantaire cérébriforme, malformations vasculaires variées). Le syndrome Protée est dû à des mutations mosaïques létales du gène *AKT1* (OMIM#176920) [25].

Syndrome des hamartomes par mutation de *PTEN*

Ce spectre syndromique de maladies autosomiques dominantes par mutation germinale ou mosaïque du gène *PTEN* comporte le *syndrome de Cowden* (OMIM#158350), le *syndrome de Bannayan-Riley-Ruvalcaba* (OMIM#153480) et des syndromes de chevauchement entre ces deux entités. On peut y observer un nævus épidermique reflétant la survenue d'une deuxième mutation de *PTEN* dans l'allèle sauvage au sein de kératinocytes mutés [26]. Il s'agit alors d'un nævus kératinocytaire de type verruqueux souvent très papillomateux, plus épais que le nævus kératinocytaire du *syndrome Protée* lié à *AKT1*. Il peut s'associer à des malformations à type d'hémihypertrophie, de lipomatose, de malformations vasculaires artérioveineuses et lymphatiques. L'acronyme SOLAMEN (*Segmental Overgrowth, Lipomatosis, Arterioveinous Malformation, Epidermal Nevus*) a été suggéré pour désigner ce syndrome [27], mais cet acronyme est synonyme de manifestation segmentaire de type 2 du syndrome des hamartomes par mutation PTEN. On peut rencontrer le même type de nævus épidermique kératinocytaire chez un patient atteint du *syndrome de Cowden*, en plus des manifestations classiques de cette maladie (trichilemmomes multiples, puits palmoplantaires, papules gingivales confluentes pavimenteuses, tumeurs viscérales multiples), dont il matérialise alors une manifestation mosaïque segmentaire de type 2 [28].

Syndrome CLOVES (OMIM #612918)

Il appartient, avec le *syndrome malformation capillaire-mégalencéphalie* (OMIM#602501), au spectre des pathologies d'hypercroissance tissulaire reflétant des mutations mosaïques activatrices du gène *PIK3CA*, de survenue sporadique [29]. Il comporte une mégalencéphalie, un excès de croissance lipomateux ou fibrolipomateux asymétrique du tronc, des malformations vasculaires, des anomalies osseuses, et un nævus épidermique kératinocytaire peu décrit, qui serait de type velouté peu verruqueux, comme dans le *syndrome Protée*.

Syndrome de García-Hafner-Happle

Ce syndrome, aussi appelé *syndrome du nævus épidermique FGFR3*, associe un nævus kératinocytaire de type velouté, peu verruqueux, à des anomalies neurologiques (épilepsie, retard mental) et une dysmorphie faciale, et correspond à une forme mosaïque de la *dysplasie thanatophore de type I* (OMIM#187600) par mutation R248C du gène *FGFR3* [30].

Syndrome CHILD

Décrit par Happle en 1980 [31], le syndrome CHILD (*Congenital Hemidysplasia with Ichthyosiform Nevus and Limb Defects*) peut comporter deux types de nævus épidermiques parfois intriqués : le plus caractéristique est un grand nævus kératinocytaire inflammatoire non linéaire, suivant un patron « latéralisé » en grande nappe sur le côté droit le plus souvent, avec un ptychotropisme notable, et une desquamation jaunâtre cireuse particulière. Il peut toucher les ongles (hyperkératose, périonyxis inflammatoire). Cette atteinte cutanée s'associe à une *hypoplasie des membres* d'étendue variable (phocomélie, ectrodactylie) mais habituellement limitée à un hémicorps. On peut trouver aussi de manière associée, du même côté ou de manière controlatérale, un nævus kératinocytaire suivant authentiquement les lignes de Blaschko, de même sémiologie. L'aspect histologique est celui d'une hyperplasie épidermique psoriasiforme, avec parfois xanthomisation verruqueuse. Le syndrome CHILD touche quasi exclusivement les femmes car il s'agit d'une affection de *transmission dominante liée à l'X*, létale pour les fœtus masculins. Il est dû à des mutations du gène *NSDHL* (OMIM#308050) qui encode une enzyme de la biosynthèse du cholestérol, la 3β-hydroxystéroïde-déshydrogénase [32]. La disposition des lésions reflète le mosaïcisme fonctionnel lié au phénomène d'inactivation du chromosome X (lyonisation) chez la femme.

Syndromes associés à un nævus organoïde

Syndrome du nævus sébacé (de Schimmelpenning-Feuerstein-Mims)

Ce syndrome dû à des *mutations mosaïques de HRAS ou KRAS* comporte un *nævus sébacé* étendu qui touche la région céphalique mais peut s'étendre à distance (*cf.* chapitre 12). Les principales atteintes associées sont cérébrales et oculaires. Il peut aussi exister une asymétrie corporelle, des malformations osseuses (vertébrales, crâniennes) et un rachitisme vitaminorésistant [33]. Les atteintes cérébrales les plus fréquentes sont le retard mental et *l'épilepsie*, principalement à type de spasmes en flexion (*syndrome de West*). Il peut aussi exister un déficit moteur central et à l'imagerie une hémimégalencéphalie, des anomalies de la gyration ou des hétérotopies, généralement homolatérales à l'atteinte cutanée. L'intérêt d'une exploration morphologique systématique en l'absence de point d'appel clinique reste à démontrer. Les atteintes *oculaires* les plus typiques sont les colobomes (palpébraux, iriens) et les choristomes (fibrolipomes) conjonctivaux. Il existe des analogies avec des syndromes malformatifs décrits sous des noms différents : *lipomatose encéphalocraniocutanée, dysplasie oculo-ectodermique de Toriello* [34]. Le syndrome de Schimmelpenning peut s'associer à un grand *nævus spilus* de type papuleux (dans le cadre d'une *phacomatose pigmento-kératosique*) [35], ou à une aplasie cutanée congénitale (*didymose aplasticosébacée*) [36], avec parfois en plus de cette aplasie un grand nævus mélanocytaire congénital et une tumeur dermoïde du limbe cornéen (*syndrome SCALP*) [37].

Autres syndromes associés à des nævus épidermiques

Les anomalies extra-cutanées associées aux autres types rares de nævus épidermiques kératinocytaires ou organoïdes ont été brièvement mentionnées avec leur description ci-avant.

Conduite à tenir

Le dépistage d'éventuelles anomalies associées à un nævus épidermique repose essentiellement sur l'examen clinique, qui doit être particulièrement attentif sur le plan neurosensoriel lorsqu'il existe une atteinte étendue de la région céphalique. La réalisation d'examens complémentaires se fera toujours en fonction des signes d'appel et non de façon systématique. La surveillance ultérieure a pour but de dépister une comitialité ou des troubles de la croissance pouvant justifier d'un traitement. Le risque de néoplasie est mal apprécié. Les modalités de dépistage d'éventuelles tumeurs restent à préciser.

Sur le plan génétique, la plupart des nævus épidermiques s'observent en dehors de tout contexte familial. Toutefois, pour certains types comme le nævus kératinocytaire épidermolytique, il existe *un risque théorique* de donner naissance à des enfants atteints d'une maladie génétique complète, l'ichtyose épidermolytique dans ce cas, si le mosaïcisme est aussi présent au sein de la lignée germinale. L'importance de ce risque est dans l'état actuel de nos connaissances extrêmement difficile à préciser lorsqu'il s'agit d'une femme atteinte, et il n'existe pas de recommandation consensuelle pour le conseil génétique. Dans le cas d'un homme, une recherche de la mutation dans les spermatozoïdes est techniquement réalisable. Une information éclairée des patients doit dans tous les cas être délivrée.

Le traitement médical des nævus épidermiques est le plus souvent décevant : la prescription d'acitrétine est peu efficace. Dans les NEVIL, les différents traitements du psoriasis peuvent être essayés, avec un succès variable (application topique de dermocorticoïdes, de dérivés de la vitamine D, voire traitement par anti-TNF-α). Dans les formes épidermiques communes et sébacées, l'efficacité du 5-fluoro-uracile ou de la trétinoïne topiques [38] est discutée.

Une exception tout à fait remarquable est la réponse spectaculaire du nævus kératinocytaire inflammatoire du syndrome CHILD à une solution topique associant cholestérol 2 % et lovastatine 2 % [39].

La cryothérapie et surtout les lasers de type argon ou CO_2 semblent donner de bons résultats dans le traitement des nævus kératinocytaires en particulier de type velouté peu rugueux [40].

L'hypertrichose du nævus de Becker est accessible à un traitement par laser dépilatoire, tout comme l'hyperpigmentation sous-jacente.

Le traitement chirurgical éventuel, qui n'a d'autre justification que le confort du patient, doit tenir compte du type de lésion : excision tangentielle possible en cas de nævus purement kératinocytaire, excision de l'ensemble de la peau en cas de nævus organoïde.

RÉFÉRENCES

1. Cai W. et coll., *Expert Rev Mol Med.* 2015, *17*, e9.
2. Petit A. et coll., *Ann Dermatol Vénéréol.* 2012, *139*, 183.
3. Hafner C. et coll., *J Med Genet.* 2012, *49*, 249.
4. Hafner C. et coll., *Proc Natl Acad Sci USA.* 2010, *107*, 20780.
5. Livingstone E. et coll., *Br J Dermatol.* 2015, *172*, 1642.
6. Happle R., *Dermatology.* 2006, *212*, 101.
7. Nazzaro V. et coll., *Br J Dermatol.* 1990, *112*, 417.
8. Paller A.S. et coll., *N Engl J Med.* 1994, *331*, 1408.
9. Happle R. et coll., *J Am Acad Dermatol.* 2004, *50*, S84.
10. Happle R. et coll., *Br J Dermatol.* 1990, *122*, 107.
11. Pernet C. et coll., *Ann Dermatol Vénéréol.* 2015, *142*, 41.
12. Happle R., *J Am Acad Dermatol.* 2010, *63*, 25.
13. Fölster-Holst R. et coll., *Br J Dermatol.* 2012, *166*, 464.
14. Groesser L. et coll., *Br J Dermatol.* 2013, *168*, 892.
15. Cribier B. et coll., *J Am Acad Dermatol.* 2000, *42*, 263.
16. Aslam A. et coll., *Clin Exp Dermatol.* 2014, *39*, 1.
17. Happle R. et coll., *Am J Med Genet.* 1997, *31*, 68.
18. Guldbakke K.K et coll., *Clin Exp Dermatol.* 2007, *32*, 488.
19. Tantcheva-Poor I. et coll., *J Am Acad Dermatol.* 2007, *57*, S72.
20. Munro C.S. et coll., *Lancet.* 1998, *352*, 704.
21. Easton J.A. et coll., *J Invest Dermatol.* 2012, *132*, 2184.
22. Boente M.C. et coll., *J Dermatol Case Rep.* 2013, *7*, 49.
23. Levinsohn J.L. et coll., *J Invest Dermatol.* 2014, *134*, 1149.
24. Happle R. et coll., *Br J Dermatol.* 1999, *141*, 377.
25. Cohen M.M. Jr., *Clin Genet.* 2014, *85*, 111.
26. Zhou X.P. et coll., *Hum Mol Genet.* 2000, *9*, 765.
27. Caux F. et coll., *Eur J Hum Genet.* 2007, *15*, 767.
28. Happle R., *Eur J Dermatol.* 2007, *17*, 133.
29. Keppler-Noreuil K.M. et coll., *Am J Med Genet A.* 2015, *167A*, 287.
30. García-Vargas A. et coll., *Am J Med Genet A.* 2008, *146A*, 2275.
31. Happle R. et coll., *Eur J Pediatr.* 1980, *134*, 27.
32. König A. et coll., *Am J Med Genet.* 2000, *90*, 339.
33. K Zutt M. et coll., *Dermatology.* 2003, *207*, 72.
34. Toriello H.V. et coll., *Am J Med Genet.* 1993, *45*, 764.
35. Happle R. et coll., *Am J Med Genet.* 1996, *65*, 363.
36. Happle R. et coll., *Dermatology.* 2001, *202*, 246.
37. Lam J. et coll., *J Am Acad Dermatol.* 2008, *58*, 884.
38. Kim J.J. et coll., *J Am Acad Dermatol.* 2000, *43*, 129.
39. Paller A.S. et coll., *J Invest Dermatol.* 2011, *131*, 2242.
40. Lapidoth M. et coll., *Dermatology.* 2013, *226*, 342.

7-8 Autres hyperkératoses

Porokératoses

F. Truchetet, J.-F. Cuny

Les porokératoses sont un ensemble original de dermatoses acquises ou héréditaires caractérisées par des troubles de la différenciation épidermique probablement dus à *l'expansion de kératinocytes épidermiques anormaux*. Elles sont définies cliniquement par des papules ou des plaques kératosiques entourées par *une bordure caractéristique* et sur le plan histologique par la constatation d'une *fine colonne de cellules parakératosiques appelée lamelle cornoïde* correspondant à la bordure observée cliniquement.

Les porokératoses apparaissent assez souvent chez des *patients immunodéprimés*, notamment greffés d'organe, chez qui elles peuvent évoluer parallèlement au degré d'immunosuppression [1, 2]. Leur pronostic est globalement favorable mais les porokératoses ont en commun le risque de survenue tardive d'une dégénérescence carcinomateuse.

Clinique

La forme classique des porokératoses a été décrite par Mibelli. Ce terme du grec *poros* : pore (sudoral) et *keratosis* : kératose n'est pas exact car les lésions ne sont pas associées aux pores sudoraux.

D'autres formes (au moins 6) plus ou moins proches cliniquement de la porokératose de Mibelli ont par la suite enrichi le spectre clinique des porokératoses avec des formes atypiques. Les trois premières formes sont les plus fréquentes (encadré 7.4).

> **Encadré 7.4**
>
> **Formes cliniques des porokératoses**
> – Porokératose en plaques ou porokératose de Mibelli (MIM 175800)
> – Porokératose actinique disséminée superficielle
> – Porokératose linéaire
> – Porokératose palmoplantaire et disséminée
> – Porokératose superficielle disséminée
> – Porokératose ponctuée palmoplantaire
> – Porokératoses atypiques

La porokératose de Mibelli (OMIM 175800) représente un peu plus du tiers de tous les cas de porokératose (fig. 7.39). Une occurrence familiale a souvent été rapportée, ce qui suggère un mode de transmission autosomique dominant. Elle débute le plus souvent dans l'enfance mais peut apparaître à l'âge adulte sous forme de papules hyperkératosiques qui s'étalent en petits ovales ou anneaux dont le centre est parfois inflammatoire, pseudo-lichénien, ou en éléments verruqueux allongés. L'examen attentif permet de reconnaître les signes élémentaires typiques : à la phase d'état, le centre de chaque lésion est atrophique et pigmenté ; à sa périphérie, il y a un fin bourrelet comportant sur son versant interne une discrète dépression « en chemin de ronde », qui est remplie par une lamelle cornée ; celle-ci est *souvent plus palpable que visible* et confère à chaque lésion un toucher finement râpeux.

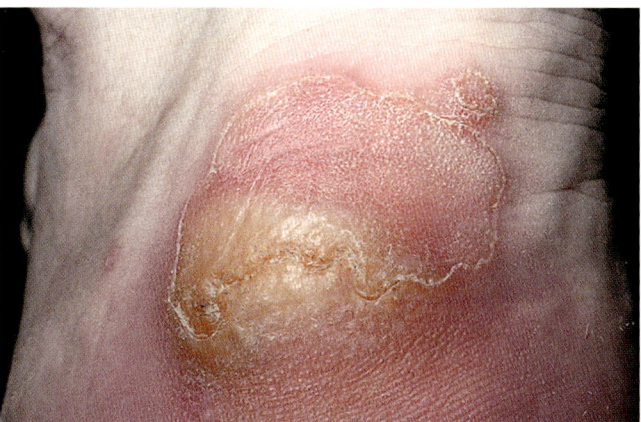

Fig. 7.39 Porokératose de Mibelli.

L'examen dermoscopique montre la lamelle cornoïde jaunâtre, brunâtre ou couleur chair et de nombreux vaisseaux punctiformes, globulaires ou linéaires au centre des plaques. *La microscopie confocale* permet de visualiser la lamelle cornoïde comme une structure claire contenant des noyaux (parakératose) ainsi que la désorganisation de l'épiderme sous-jacent et l'absence de couche granuleuse.

Les lésions de 2 à 20 mm sont juxtaposées ou fusionnent en alignements en un quelconque endroit du corps, même sur les *muqueuses orales*, *génitales*, les régions *palmoplantaires*, le plus souvent cependant sur les membres. Les lésions des doigts peuvent s'étendre à l'appareil unguéal et causer des *ptérygiums*. Des formes cliniques géantes (jusqu'à 20 cm), folliculaires, hyperkératosiques et bulleuses sont décrites. Les lésions sont habituellement asymptomatiques, mais parfois prurigineuses en particulier quand elles siègent dans les plis.

La porokératose actinique disséminée superficielle (OMIM 175900), forme la plus fréquente et le plus souvent dans des pays à *fort ensoleillement*, est caractérisée par l'apparition, surtout sur les *parties découvertes* – faces antérieures des jambes, face d'extension des avant-bras, quelquefois épaules et lèvre inférieure – de nombreuses petites lésions arrondies brunâtres de 2 à 5 mm, cernées par la même fine margelle de kératine (*cf. supra*), plus palpable que visible (fig. 7.40).

Ces lésions apparaissent en été chez des *femmes, pendant la 3e ou la 4e décennie*, parfois plus tardivement (le caractère héréditaire n'est donc pas évident) ayant l'habitude de s'exposer au soleil ; elles semblent s'atténuer en hiver, mais réapparaissent en fait chaque été tout en se multipliant d'année en année. Les lésions de cette forme *actinique sont reproductibles expérimentalement par l'irradiation ultraviolette* [3] et peuvent survenir comme complications de la photochimiothérapie.

Elles sont, plus souvent que les autres formes de porokératose, *le siège de réactions inflammatoires lichénoïdes* identiques à celles que l'on peut observer au contact de taches solaires. Aux jambes et aux avant-bras, de telles réactions lichénoïdes peuvent prêter à confusion avec un lichen. Elles sont prurigineuses dans un tiers des cas.

7-8 Maladies héréditaires de la JDE et de la différenciation épidermique

Autres hyperkératoses

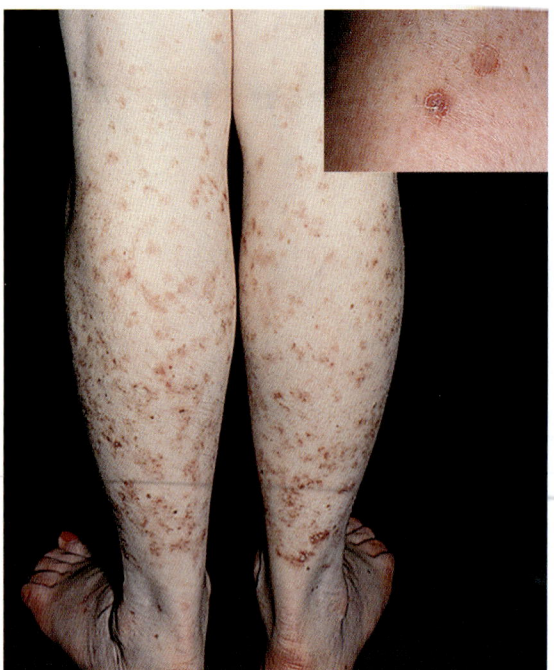

Fig. 7.40 Porokératose actinique disséminée superficielle (en cartouche : détail des lésions).

La porokératose superficielle disséminée est cliniquement superposable à la forme actinique disséminée en dehors de l'âge d'apparition qui est inférieur (5 à 10 ans) [2] et les lésions siègent aussi bien sur les régions photoexposées que non exposées au rayonnement solaire.

La porokératose linéaire débute dans l'enfance comme la porokératose de Mibelli. Les lésions généralement monomélées se disposent selon les lignes de Blaschko, comme dans un *nævus épidermique kératinocytaire verruqueux* (cf. chapitre 7-7). Elles peuvent exceptionnellement être multilinéaires et hémicorporelles. Des lésions annulaires avec la margelle kératosique caractéristique sont plus facilement identifiables en marge de l'axe de la dermatose linéaire, qui est plus souvent kératosique et verruqueuse. *Une atteinte unguéale* est possible avec onychodystrophie variable, une atteinte osseuse est également parfois observée (amincissement osseux). La porokératose linéaire apparaît tôt dans la vie et peut même être congénitale. Elle est parfois sporadique et touche un peu plus souvent les femmes. Elle reflète probablement un mosaïcisme pour un gène responsable de porokératose généralisée. Elle peut coexister avec les porokératoses superficielles disséminées, en raison de mutations post-zygotiques à l'origine d'une perte d'hétérozygotie, constituant ainsi une manifestation de type II segmentaire. Le *nævus eccrine porokératosique* (anciennement *nævus porokératosique ostial eccrine*) se caractérise par des *hyperkératoses filiformes* d'arrangement blaschkolinéaire, avec histologiquement de multiples lamelles cornoïdes surmontant un épiderme acanthosique (cf. chapitre 7-7).

La porokératose palmoplantaire disséminée (OMIM 175850) débute le plus souvent à l'adolescence sur les paumes et les plantes. Elle se caractérise par des papules kératosiques rouge brun de 1-2 mm, bilatérales et symétriques. Elle s'étend par la suite sur d'autres parties du corps avec atteinte des muqueuses et des régions photoexposées ou non (membres, tronc). Il existe une prédominance masculine. Malgré l'existence de cas sporadiques, la majorité des cas sont familiaux.

La porokératose ponctuée palmoplantaire (OMIM 14860) se caractérise par la présence de multiples petites lésions de 1 à 2 mm, kératosiques, filiformes, entourées par une fine bordure surélevée. Elles peuvent simuler des lésions de la nævomatose basocellulaire, de la maladie de Darier, de la kératodermie héréditaire ponctuée (cf. chapitre 7-6). Elle peut être associée aux autres types de porokératose.

Le CAP (*Craniosynostosis, Anal anomalies, Porokeratosis*) (OMIM 603116) est une génodermatose rare dont la caractéristique cutanée est une porokératose se développant dès les premiers mois de la vie sur le visage et les extrémités avec photo-aggravation.

Porokératoses atypiques

D'autres variétés cliniques ont été décrites : porokératose réticulée, porokératose des plis (ou «ptychotrope»), porokératose éruptive prurigineuse, porokératose à type de prurigo nodulaire, porokératose érosive, bulleuse, pustuleuse, hyperkératosique, verruqueuse, ou encore génitale isolée. Une forme solitaire sous forme de plaques ou nodules plus ou moins verruqueux appelée porokératome a été décrite. Elle est caractérisée histologiquement par de multiples lamelles cornoïdes. Cette forme localisée pourrait être due à un mosaïcisme cellulaire.

Unicité des porokératoses

L'assignation d'un malade dans l'une ou l'autre des porokératoses décrites ci-dessus n'est pas toujours facile en raison des *chevauchements* qui existent dans leur présentation clinique. Différentes formes de porokératoses peuvent être présentes chez le même malade, ou chez des membres d'une même famille. Ces associations plaident en faveur de l'unicité des porokératoses.

Histologie

Elle est caractéristique et permet l'identification des formes cliniquement atypiques *si la biopsie a porté sur la bordure kératosique* :
– la «lamelle cornoïde» : sur le versant interne du bourrelet épidermique périphérique, la couche granuleuse comporte une interruption focale nette surmontée d'un long empilement de cellules cornées parakératosiques formant la «lamelle cornoïde» ;
– les kératinocytes du stratum spinosum sous-jacent à la lamelle cornoïde sont *dysplasiques* avec des noyaux curieusement multinucléolés ;
– les kératinocytes basaux sont souvent vacuolisés ;
– le derme superficiel est le siège d'un infiltrat inflammatoire de densité variable constitué essentiellement de lymphocytes CD4. Des polynucléaires éosinophiles sont parfois observés dans le derme papillaire.

La lamelle cornoïde est le trait histologique commun à toutes les formes de porokératose, mais elle n'est pas entièrement spécifique : on peut observer de semblables empilements étroits de cornéocytes parakératosiques dans des nævus épidermiques inflammatoires, dans des kératoses actiniques ou même dans des papillomes viraux, quand il y a une hyperkératose avec de brèves interruptions de la couche des cellules granuleuses.

Terrain et pathogénie

Variation phénotypique d'un désordre génétique commun

La coexistence de différentes variantes cliniques chez le même individu et la survenue d'aspects cliniques variés chez différents membres d'une même famille suggèrent une *variation phénotypique d'un désordre génétique commun*. Celui-ci est hétérogène.

Pour la forme actinique disséminée, plusieurs locus à risques ont été identifiés sur les chromosomes 1, 12, 15, 16 et 18. Des mutations dans le gène *SLC17A9* codant une protéine de transport ainsi que dans le gène *MVK* codant la mévalonate-kinase ont été récemment décrites [4, 5]. La mévalonate-kinase protégerait les kératinocytes de l'apoptose UVA-induite [3, 5] et jouerait un rôle dans la différenciation des kératinocytes induite par le calcium.

Dans la forme ponctuée palmoplantaire de transmission autosomique dominante, des mutations dans le gène *AAGAB* (codant l'*alpha- and gamma-adaptin binding protein p34*) ont été trouvées. Le déficit de la protéine p34 s'accompagne *in vitro* par une hyperprolifération épidermique [6].

Association à différents états d'immunodépression

Plusieurs types de porokératoses sont associées à des *transplantations d'organe* (rein, cœur, poumon, foie), *leucémies, lymphomes, infection VIH* et différentes *maladies inflammatoires* ou *auto-immunes* traités par des *médicaments* immunosuppresseurs ou cytotoxiques. Les porokératoses associées à l'immunosuppression peuvent fluctuer parallèlement au niveau de celle-ci et des guérisons complètes ont été rapportées après arrêt du traitement immunosuppresseur.

Les lésions de porokératose sont très probablement dues à une expansion clonale de kératinocytes épidermiques mutants qui peuvent être héréditaires. Ce clone serait inhibé par des mécanismes immunitaires mais sa survie et son expansion pourraient être déclenchées ou favorisées par différents facteurs : immunodépression, rayonnement ultraviolet.

Évolution

L'évolution spontanée des porokératoses se fait vers une aggravation lente mais progressive par augmentation du nombre et de la taille des lésions. Des régressions spontanées sont possibles mais restent rares.

Les lésions de porokératose peuvent subir une *dégénérescence maligne* le plus souvent en carcinomes épidermoïdes. Ces lésions sont parfois multicentriques. Cette évolution se voit en moyenne dans 7,5 % des cas, sur des lésions anciennes, parfois jusqu'à plus de 30 ans, de grande taille, siégeant sur les membres, ainsi que les lésions de porokératoses linéaires [1].

Les porokératoses sont donc souvent classées dans les dermatoses prémalignes. L'instabilité chromosomique détectée dans des fibroblastes de la peau cliniquement saine ainsi que dans les lymphocytes circulants est en faveur d'une susceptibilité accrue au développement de tumeurs malignes en général.

Traitement

Il n'existe pas d'études contrôlées sur le traitement des porokératoses [1, 2]. Les traitements sont justifiés par le risque de transformation maligne et par l'aspect inesthétique des lésions sur des zones visibles.

Les différentes méthodes interventionnelles proposées sont la chirurgie, la cryothérapie, la photovolatisation au laser (CO_2, Q-switched, ruby), la dermabrasion, la photothérapie dynamique.

Des traitements locaux avec ou sans occlusion ont été proposés (émollients, kératolytiques, 5-fluoro-uracile, dithranol, trétinoïne, calcipotriol, dermocorticoïdes, diclofénac, imiquimod 5 %, mébutate d'ingénol).

L'efficacité des rétinoïdes par voie générale (isotrétinoïne, acitrétine) est inconstante. Des études contrôlées sont nécessaires pour évaluer leur efficacité respective.

Dans la plupart des cas, les lésions ne nécessitent qu'une photoprotection externe dans les formes actiniques disséminées ou des applications de topiques kératolytiques dans les formes très verruqueuses.

Les formes étendues, de même que les porokératoses associées à une immunosuppression thérapeutique, nécessitent une information du malade sur le risque de complications néoplasiques, puis une surveillance régulière.

RÉFÉRENCES
1. Kanitakis J., *Eur J Dermatol.* 2014, *24*, 533.
2. Marque M. et coll., *Ann Dermatol Venereol.* 2012, *139*, 668.
3. D'Errico M. et coll., *Br J Dermatol.* 2004, *150*, 47.
4. Cui H. et coll., *J Med Genet.* 2014, *51*, 699.
5. Zhang S.Q. et coll., *Nat Genet.* 2012, *44*, 1156.
6. Pohler E. et coll., *Nat Genet.* 2012, *44*, 1272.

Stuccokératose

F. Truchetet, J.-F. Cuny

Décrite par Kocsard et Ofner en 1965, elle est constituée de petites élevures kératosiques grisâtres, plates, de 1 à 4 mm de diamètre, posées sur la peau qui se détachent sans saigner d'un coup de curette. Elles prédominent aux extrémités, notamment à la région du tendon d'Achille, chez le sujet âgé. Quand elles sont nombreuses, elles peuvent remonter sur les faces internes des jambes et les faces postéro-internes des avant-bras. Cette entité est très commune. Le diagnostic différentiel est surtout celui de petites *kératoses séborrhéiques des membres, auxquelles elles sont de plus en plus assimilées*.

Sur le plan histologique, il s'agit de lésions épidermiques bien circonscrites caractérisées par une hyperplasie épidermique avec acanthose, papillomatose régulière et hyperkératose orthokératosique « en clochers d'église » ; il n'y a pas d'atypies cellulaires ni d'anomalies qualitatives de la cornification. S'il y a une demande thérapeutique de la part du malade, le traitement fait appel au curetage, à la cryothérapie, à l'électrocoagulation ou à la photovolatisation au laser CO_2.

Hyperkératose lenticulaire persistante (maladie de Flegel)

F. Truchetet, J.-F. Cuny

Affection rare, héréditaire, elle est transmise en dominance autosomique, mais elle apparaît tardivement à partir des 3e et 4e décennies avec une égalité de répartition entre les sexes. Elle consiste en de petites papules de 1 à 5 mm de diamètre, kératosiques rouge brun, arrondies, disséminées sur les tiers inférieurs des jambes et surtout, sur le dos des pieds, exceptionnellement plus étendues. Il n'y a aucun bourrelet périphérique, ce qui permet conjointement avec l'histologie de la distinguer de la *porokératose actinique disséminée* des jambes. L'hyperkératose est difficile à détacher et le curetage des lésions entraîne un petit saignement. Ces lésions sont rarement prurigineuses.

Histologiquement, l'épiderme est atrophique avec perte du relief papillaire. Dans le derme superficiel existe un infiltrat lymphocytaire de phénotypage T à limite inférieure nette, venant en contact de la basale épidermique. Cet aspect lichénoïde est très suggestif de la maladie mais, dans certains cas, l'infiltrat est séparé de l'épiderme par une très mince bande de derme sain.

L'évolution peut se faire exceptionnellement vers un *carcinome épidermoïde*. Le traitement fait appel aux rétinoïdes locaux, aux dérivés topiques de la vitamine D et à la crème au 5-fluoro-uracile.

L'association de l'hyperkératose lenticulaire persistante et de la maladie de Kyrle a été rapportée depuis 1970 [2]. Ces affections très rares pourraient correspondre à une même entité équivalant à différents stades évolutifs d'un même trouble de la kératinisation (*cf. infra*).

Maladie de Kyrle (*hyperkeratosis follicularis et parafollicularis in cutem penetrans*)

F. Truchetet, J.-F. Cuny

Décrite en 1916, elle est caractérisée par un aspect clinique et histologique « d'élimination transépithéliale folliculaire et parafolliculaire de matériel kératosique » en l'absence de fibres collagènes ou élastiques.

Autres hyperkératoses

Cliniquement, il s'agit de *clous hyperkératosiques* compacts, souvent noirâtres, folliculaires et parafolliculaires, pouvant atteindre 1 cm de diamètre, enchâssés dans l'épiderme ; leur énucléation difficile fait apparaître une ulcération superficielle. Ces papules peuvent confluer en formant une plaque verruqueuse. Il existe une prédilection pour les membres inférieurs mais ces lésions peuvent siéger sur les membres supérieurs ou moins souvent sur la tête et le cou. Des formes familiales sont décrites.

Sur le plan histologique, on observe une hyperkératose épaisse refoulant et amincissant l'épiderme ; elle est ortho- et parakératosique ; l'épiderme peut se rompre à la face profonde de ces bouchons cornés et les masses de kératine sont dans ce cas directement en contact avec le derme. Il n'y a pas de matériel dermique dans ces masses basophiles.

Cette entité est controversée :
– elle est considérée par certains comme une génodermatose avec troubles de la kératinisation aboutissant à *l'introduction de matériel kératosique dans le derme* plutôt qu'à l'élimination transépithéliale (ce qui en ferait une maladie «perforante», *cf.* ci-dessous). Cette conception a donc fait rapprocher la maladie de Kyrle de la maladie de Flegel (*cf.* ci-dessus), les différences histologiques étant en rapport avec l'ancienneté ou le stade évolutif de la lésion prélevée ;
– cependant, la description chez l'insuffisant rénal de lésions ressemblant à la maladie de Kyrle (pseudo-maladie de Kyrle) et comprenant une élimination transépidermique de matériel *dermique* a incité à rapprocher la maladie de Kyrle des trois *dermatoses perforantes* acquises liées à une élimination transépidermique de matériel dermique : la *collagénose perforante réactionnelle*, *l'élastose perforante serpigineuse*, et *la folliculite perforante* (*cf.* chapitre 19). Comme ces dermatoses perforantes, la maladie de Kyrle peut survenir au cours de *diabète* insulino- ou non insulinodépendant, une *insuffisance rénale chronique* souvent terminale avec hémodialyse ou d'autres maladies de système (lymphome, carcinome pancréatique, syndrome myélodysplasique, hypothyroïdie, etc.).

Les traitements sont décevants : topiques kératolytiques, rétinoïdes locaux ou systémiques. Le curetage, la chirurgie, le laser CO_2 ou la photothérapie sont utilisés.

Acrokératose verruciforme de Hopf

F. Truchetet, J.-F. Cuny

Il s'agit de papules acrales à type de verrues planes, de petite taille, légèrement hyperkératosiques, couleur peau normale, souvent coalescentes, prédominant sur les articulations métacarpophalangiennes, touchant aussi le dos des mains et des pieds ; les lésions apparaissent souvent avant la puberté mais l'âge de survenue peut être plus tardif, parfois jusqu'à la 5e décennie.

Sur le plan histologique, il y a une hyperkératose orthokératosique bien circonscrite, comme dans la stuccokératose. Quelquefois on observe une dyskératose ou de minuscules fentes acantholytiques suprabasales, expressions de la maladie de Darier.

Maladie rare (OMIM101900) transmise sur le mode autosomique dominant, sa situation nosographique est difficile car elle résulte, comme la maladie de Darier, de mutations du gène *ATP2A2* : le tableau est proche de celui d'une *maladie de Darier* limitée aux mains. Il existe néanmoins des formes familiales sans mutation du gène *ATP2A2* et des formes non familiales [3]. Ces constatations suggèrent l'hétérogénéité génétique de cette affection.

Le traitement est analogue à celui de la stuccokératose (*cf.* ci-dessus), mais peut bénéficier d'approches similaires à celles utilisées dans la maladie de Darier (*cf.* chapitre 7-5).

Papillomatose confluente et réticulée de Gougerot et Carteaud

F. Truchetet, J.-F. Cuny

Très rare ou mal identifiée [4], la dermatose est localisée dans la région intermammaire, interscapulaire, axillaire et cervicale : elle est constituée de papules planes de 1 à 5 mm de diamètre, roses puis gris brunâtre à surface discrètement verruqueuse, pouvant confluer donnant un aspect réticulé ou en formant alors de vastes placards losangiques (fig. 7.41).

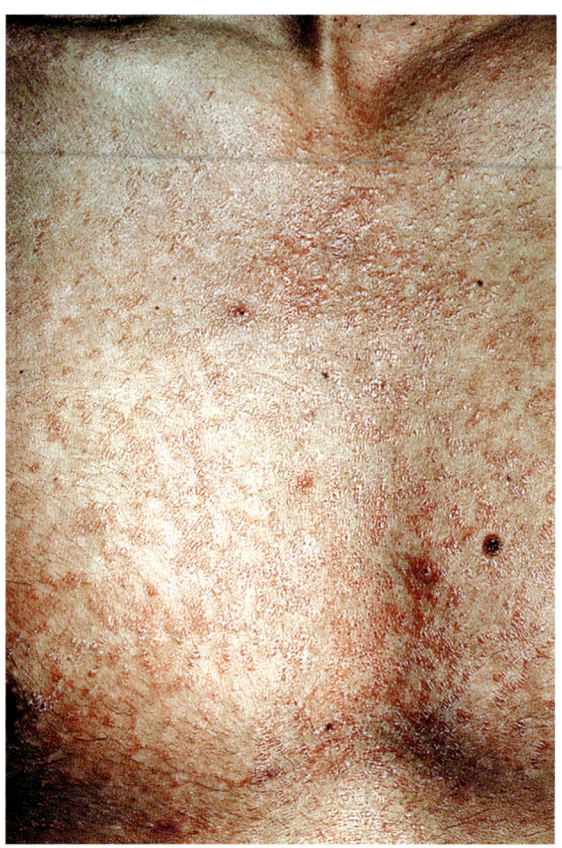

Fig. 7.41 Papillomatose confluente et réticulée de Gougerot et Carteaud.

Elle débute chez l'adolescent ou l'adulte jeune et, après une phase d'extension sur plusieurs années, les lésions demeurent inchangées. Sur le plan histologique, elle est caractérisée par des degrés variables d'hyperkératose, d'acanthose et de papillomatose.

Cette entité est nosologiquement contestée. Plusieurs hypothèses ont été avancées dont les principales sont une réponse anormale de l'hôte à la colonisation de la peau par des agents fongiques ou des bactéries folliculaires et/ou un désordre génétiquement déterminé de la kératinisation.

La multiplicité des mesures thérapeutiques proposées témoigne de leur inefficacité et des inconnues pathogéniques. Des résultats thérapeutiques favorables ont été obtenus avec les rétinoïdes oraux, ou les cyclines.

RÉFÉRENCES

1. Kocsard E. et coll., *Dermatologica*. 1966, *13*, 225.
2. Hickman G. et coll., *Ann Dermatol Venereol*. 2014, *141*, 125.
3. Agrawal S.N. et coll., *Indian Dermatol Online J*. 2014, *5*, S17.
4. Davis M.D. et coll., *Br J Dermatol*. 2006, *154*, 287.

Kératoses pilaires

F. Truchetet, E. Sprecher, J.-F. Cuny

La kératose pilaire ou folliculaire est une lésion clinique élémentaire correspondant à une *hyperkératose de l'ostium pilaire*. Le diagnostic en est facile et elle peut être isolée ou au contraire intégrée dans de multiples affections. Il est classique de distinguer la kératose pilaire simple et la kératose pilaire *atrophiante*, en sachant que dans cette dernière, le caractère atrophiant ou cicatriciel est un mode évolutif (tableau 7.13).

Tableau 7.13 Diagnostic différentiel des kératoses pilaires [1]

Kératoses pilaires entrant dans le cadre d'affections à support héréditaire	
Avec dysplasie pilaire : monilethrix, pili torti, hypotrichose de Marie Unna	Chapitre 15
Aplasie pilaire ou atrichie congénitale (ce ne sont pas des kératoses pilaires au sens strict mais des papules folliculaires en rapport avec des anomalies du développement folliculaire)	Chapitre 15
Pachyonychie congénitale, acrokératose verruciforme de Hopf, syndrome d'Olmsted, ichtyose vulgaire	Chapitre 7
Syndrome de Buschke Ollendorf, de Howel-Evans, de Down	Chapitres 7 et 13
Dysplasies mucoépithéliales	Chapitre 8
Déficit en prolidase	Chapitre 12
Ulérythème ophryogène, kératose folliculaire spinulosique décalvante et apparentées, RASopathies (syndrome de Noonan, syndrome cardiofaciocutané)	Chapitre 7
Kératoses pilaires inflammatoires paranéoplasiques et autres associations fortuites ou non	
Pityriasis rubra pilaire	Chapitre 10
Dermatomyosite type Wong (chevauchement avec *pityriasis rubra* pilaire)	Chapitre 10
Eczéma folliculaire, eczématides folliculaires	Chapitre 5
Boutons d'huile (élaïokoniose), folliculite et éruption acnéiforme médicamenteuse	Chapitre 15
Folliculites perforantes, kératoses pilaires de l'insuffisance rénale chronique, pseudo-maladie de Kyrle, maladie de Kyrle	Chapitre 19
Hyperkératose folliculaire et myélome [2]	Chapitre 19
Lichen pilaire spinulosique (syndrome de Graham Lassueur Little)	Chapitre 15
Mucinose folliculaire (spinulosisme de la), lymphome T pilotrope	Chapitres 11 et 13
Carence en vitamine A (phrynodermie), en vitamine C (scorbut), en acides gras essentiels	Chapitre 19
Psoriasis folliculaire	Chapitre 10
Syphilis secondaire spinulosique, corymbiforme	Chapitre 3
Trichostase spinulosique sénile, *erythromelanosis follicularis faciei* et *colli*	Chapitre 18

Kératose pilaire simple non atrophiante

Clinique. Elle est fréquente dans la seconde enfance (surtout chez la fille) avec une incidence maximale à l'adolescence qui diminue à l'âge adulte. Elle est constatée chez environ 40 % de la population et dans *un cas sur deux, elle est familiale*, la transmission étant *autosomique dominante à pénétrance variable* [3].

Elle est caractérisée par un granité rugueux palpable et visible sur la *face postérieure des bras* (fig. 7.42) et la face antérieure des cuisses et sur les fesses. Les cônes kératosiques sont grisâtres, adhérents, avec parfois une petite rougeur périfolliculaire ou un état cyanotique diffus. Le terme de *kératose pilaire rouge* est employé par certains lorsque l'érythème périfolliculaire est intense. Une amélioration spontanée est fréquemment constatée pendant l'été et avec l'âge.

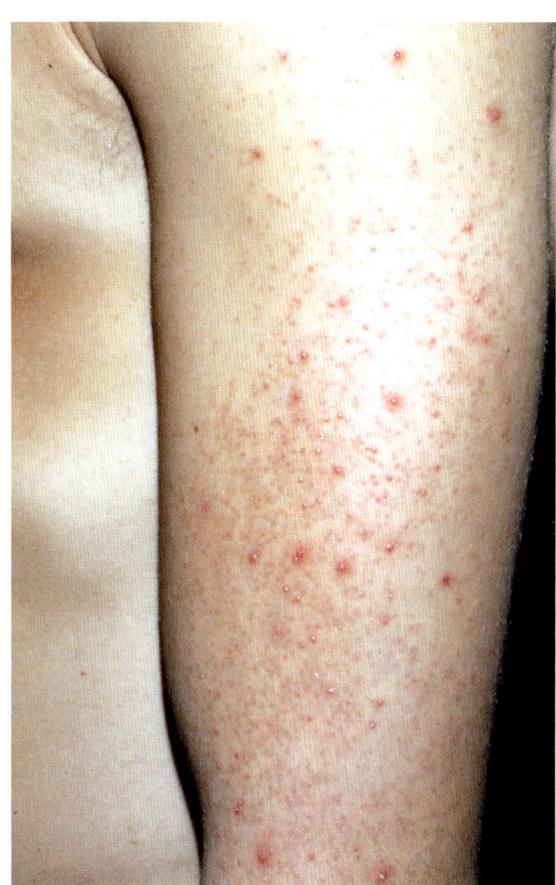

Fig. 7.42 Kératose pilaire simple.

Diagnostic différentiel. La distinction avec le *lichen spinulosus* peut être difficile, ce dernier étant considéré soit comme une forme clinique, soit comme une entité indépendante ; ses caractéristiques sont le début à l'adolescence de papules centrées par les follicules pileux localisées sur le cou, l'abdomen, les genoux, les fesses et les faces d'extension des membres supérieurs. Il n'y a pas d'amélioration avec l'âge.

Sur le plan histologique, il existe seulement un bouchon corné orthokératosique dans la kératose pilaire simple.

Diagnostic étiologique. Il est important d'effectuer un examen clinique complet pour distinguer la kératose pilaire simple, quasi physiologique, et la kératose pilaire associée à de multiples affections [1].

Il s'agit notamment de certaines affections à support héréditaire (tableau 7.13), d'une maladie de Crohn, d'une infection VIH ou de médicaments : inhibiteur de la pompe à protons [4], différentes thérapies ciblées dont certaines utilisées dans le traitement des mélanomes qui induisent souvent des kératoses pilaires étendues, particulièrement les inhibiteurs de la tyrosine-kinase et les inhibiteurs de BRAF [2, 5].

La kératose pilaire peut s'intégrer dans les manifestations du vieillissement cutané (*erythromelanosis follicularis faciei* et *colli*, trichostase spinulosique sénile ; *cf.* chapitre 18-4).

Traitement. Elle peut être atténuée par des kératolytiques doux (*urée* 10 à 30 %, *acide lactique* 10 %, *acide salicylique* 5 %, crèmes hydratantes), et des savonnages abrasifs. L'utilisation de rétinoïdes topiques est parfois bénéfique.

Kératose pilaire atrophiante

Elle correspond à un groupe où la kératose pilaire est suivie d'une atrophie.

Kératose pilaire rouge atrophiante de la face. Elle débute dans l'enfance et s'atténue aussi à l'âge adulte. Sur les joues et les régions préauriculaires, sur un fond d'érythème vif et permanent, on note une hyperkératose folliculaire râpeuse. Les poils de la barbe sont absents ou pauvres. Chez l'homme, à l'âge adulte, quand l'affection s'atténue, la barbe reste généralement peu fournie. Les sourcils sont également très clairsemés. Quand il y a une atteinte exclusive des sourcils, on parle d'*ulérythème ophryogène* (« rougeur des sourcils engendrant une cicatrice ») (fig. 7.43). Dans une même famille, l'ulérythème peut survenir isolément ou en association à la kératose pilaire rouge de la face. L'affection se transmet selon le mode autosomique dominant.

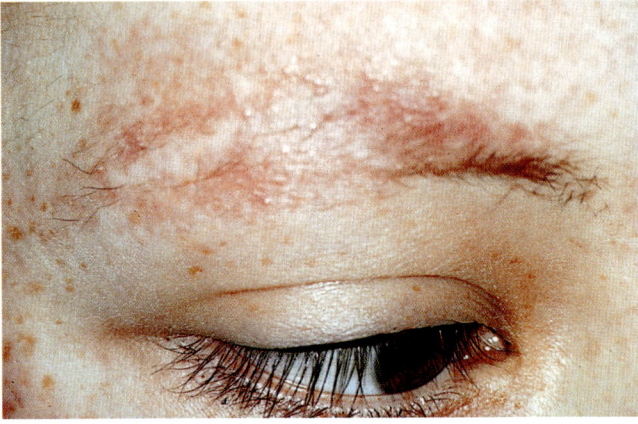

Fig. 7.43 Ulérythème ophryogène.

L'ulérythème ophryogène est le plus souvent isolé et responsable uniquement d'un préjudice esthétique.

Il peut survenir dans différents syndromes : syndrome de Noonan et d'autres RASopathies (comme le syndrome cardiofaciocutané ou le syndrome de Costello), syndrome de Rubinstein-Taybi, syndrome du cheveu laineux, syndrome de Cornelia-de-Lange.

Sur le plan histologique, un volumineux bouchon corné plus ou moins parakératosique dilate et obstrue l'ostium pilosébacé et aboutit à sa désintégration et quelquefois à sa résorption macrophagique, ce qui explique la raréfaction définitive des poils de la barbe et des sourcils.

Il n'y a aucun traitement pour cette affection génétique de la face, peu inesthétique, mais souvent mal acceptée par les jeunes filles. Certains auteurs ont proposé l'utilisation séquentielle d'acitrétine ou d'isotrétinoïne dans les formes inflammatoires.

Kératose folliculaire spinulosique décalvante (OMIM 308800). La kératose folliculaire spinulosique décalvante de Siemens est une kératose pilaire universelle (ichtyose folliculaire), rare, affectant surtout le garçon, qui débute dans l'enfance par des papules folliculaires kératosiques peu ou non inflammatoires sur les joues, le nez, les sourcils, avec extension progressive sur le cuir chevelu, le tronc et les membres. Une alopécie cicatricielle du cuir chevelu, des sourcils et des cils apparaît très tôt ; l'atteinte en plaques limitées du cuir chevelu est évocatrice. Les cils sont remplacés par des épines cornées responsables de kératoconjonctivites chroniques avec photophobie. Une kératodermie palmoplantaire, une hyperamino-acidurie, un retard staturopondéral ou mental peuvent être constatés et de rares cas ont été décrits associés au *syndrome de Noonan*.

Dans la grande majorité des cas la transmission est liée à l'X (locus Xp21.2-p22), avec mutations dans le gène *MBTPS2* (*Membrane-Bound Transcription factor Protease Site* 2) et les mères vectrices ont souvent une kératose pilaire et une xérodermie. Des cas féminins et sporadiques ont été décrits pouvant être liés à une transmission autosomique dominante (OMIM 612843) ou à un phénomène de lyonisation [6, 7].

Le *syndrome IFAP* (*Ichthyosis Follicularis with Atrichia and Photophobia*) (OMIM 308205) partage des signes cliniques communs avec la kératose folliculaire spinulosique décalvante de Siemens mais il n'y a pas d'atteinte des doigts, d'évolution cicatricielle des follicules pileux et de télangiectasies des joues et des sourcils. Des mutations dans le gène *MBTPS2* ont également été identifiées dans des cas d'IFAP témoignant d'une probable hétérogénéité phénotype d'une même affection [8].

Folliculite spinulosique décalvante. Cette entité individualisée par Oranje [5] se distinguerait de la forme de Siemens par le caractère inflammatoire folliculaire persistant après la puberté et la transmission génétique (autosomique dominant).

Atrophodermie folliculaire. L'atrophodermie folliculaire est un symptôme isolé ou associé à une kératose pilaire dont elle constitue un état séquellaire : il s'agit de petites dépressions arrondies de 1 à 2 mm des joues (*atrophodermie vermiculée des joues*) ou des dos des mains où elles sont généralement symptomatiques de *syndromes polymalformatifs complexes* (chondrodysplasie ponctuée dominante liée à l'X ou syndrome de Happle, syndrome de Bazex, Dupré et Christol associant atrophodermie folliculaire, hypotrichose, carcinomes basocellulaires multiples, lié à un gène localisé dans la région chromosomique Xq24-q27, syndrome Rombo associant atrophodermie folliculaire, milium, hypotrichose, trichoépithéliome, carcinomes basocellulaires et acrocyanose).

RÉFÉRENCES

1. Gassia V. et coll., *Ann Dermatol Venereol.* 1991, *118*, 69.
2. Valeyrie-Allanore L. et coll., *Ann Dermatol Venereol.* 2011, *125*, A91.
3. Poskitt L. et coll., *Br J Dermatol.* 1994, *130*, 711.
4. Arnold A.W. et coll., *J Dtsch Deutsch Ges.* 2006, *4*, 319.
5. Macdonald J.B. et coll., *J Am Acad Dermatol.* 2015, *72*, 221.
6. Castori U.G. et coll., *Europ J Med Genet.* 2009, *52*, 53.
7. Maheswari U.G. et coll., *Int J Trichology.* 2013, *5*, 29.
8. Fong K., *Clin Exp Dermatol.* 2012, *37*, 631.

7-9 Dysplasies ectodermiques

S. Hadj-Rabia, C. Bodemer

Les dysplasies ectodermiques forment un groupe hétérogène de plus de 180 maladies rares caractérisées *par l'atteinte d'au moins deux des dérivés du tissu ectodermique embryonnaire* (encadré 7.5) suivants : dents, ongles, glandes sudorales et pilosité. L'incidence, toutes formes confondues, est estimée à 7 pour 10 000 naissances [1].

Encadré 7.5

Principales manifestations évocatrices de dysplasies ectodermiques (toutes formes confondues)

Épiderme
– Xérose et desquamation superficielle
– Dermatose eczématiforme

Fonction sudorale
– Trouble de la régulation thermique : hyperthermie rarement maligne ou hypothermie, intolérance à la chaleur
– Absence ou réduction de la sudation

Follicule pileux
– Cheveux clairsemés, bouclés et/ou plus clairs
– Alopécie en relation avec une hypotrichose ou une fragilité pilaire
– Raréfaction des cils et des sourcils

Ongles
– Leuconychie, koïlonychie
– Dystrophie, hypoplasie

Denture
– Hypodontie, oligodontie
– Anomalies coronaires : dent conique le plus souvent
– Xérostomie

Œil
– Dysplasie cornéenne
– Hypolacrymie, alacrymie, sécheresse oculaire, photophobie
– Hypoplasie des canaux lacrymaux
– Cataracte, baisse de l'acuité visuelle

Autres
– Hypoplasie mammaire, anomalies du mamelon, difficultés de lactation, malformations anogénitales

Si la plupart des formes associent des anomalies de ces seuls dérivés ectodermiques (formes «pures»), d'autres plus complexes rassemblent, en plus, des manifestations disparates : signes ophtalmologiques, fente labiopalatine, anomalies du développement des extrémités, etc. (encadré 7.5).

Trois classifications différentes sont utilisées. La plus ancienne repose sur les informations cliniques recueillies et distingue les dysplasies ectodermiques «pures» des formes syndromiques [2] ; c'est celle que nous utiliserons. Les plus récentes incluent les mécanismes biochimiques ou moléculaires [3, 4]. Les informations moléculaires ont été récemment colligées [5].

Formes pures

Dysplasie ectodermique hypo/anhidrotique

Le diagnostic clinique le plus aisé est celui de la dysplasie ectodermique hypohidrotique (DEH), forme la plus fréquente désignée initialement sous le nom de syndrome de Christ-Siemens-Touraine. Elle est caractérisée par une hypo ou une anodontie constante, une dysplasie unguéale, une alopécie diffuse, une dysmorphie plus ou moins marquée : bosses frontales, yeux cernés, hyperpigmentation périorificielle, hypoplasie des ailes du nez (fig. 7.44). L'atteinte pilaire est constante : raréfaction des cils et du tiers externe des sourcils, cheveux, souvent clairs, fins, cassants et courts, pilosité corporelle réduite. L'hypohidrose ou l'anhidrose, associées à une intolérance à la chaleur, sont caractéristiques. La sudation est parfois limitée à quelques zones du corps : front, cou, extrémités. Cette hyposécrétion concerne également les glandes salivaires et lacrymales, les muqueuses nasosinusiennes et bronchiques. La photophobie n'est pas rare. La xérose peut s'accompagner de dermatose eczématiforme. La sécheresse muqueuse entraîne des épistaxis récidivantes, des rhinites croûteuses, une constipation. Elle pourrait expliquer les habituelles otites, surinfections bronchiques, crises d'asthme et rares sinusites. L'alimentation est rendue difficile par les anomalies dentaires et une relative chétivité est classique. Des anomalies de l'ostéogenèse déterminent un phénotype maxillofacial particulier et peuvent entraîner des difficultés dans la prise en charge prothétique ou implanto-prothétique. Le développement psychomoteur est normal.

Pour ce même phénotype, plusieurs modes de transmission sont décrits : lié au chromosome X, et plus rarement autosomique dominant ou récessif (hétérogénéité génétique). Trois gènes sont identifiés :
– *EDA*, pour la forme liée au chromosome X, code *l'ectodysplasine* (OMIM 305100) ;
– *EDAR* (*Ectodysplasin A Receptor*), localisé sur le chromosome 2q11-13, a la particularité d'être impliqué dans des DEA transmises selon les modes autosomiques dominant (OMIM 129490) et récessif (OMIM 224900) : ces formes sont dites alléliques. Il code pour la protéine EDAR, protéine de la famille des récepteurs TNF dont l'ectodysplasine est le ligand ;
– le troisième gène, *EDARADD*, localisé sur le chromosome 1q42, code une protéine adaptatrice de EDAR (*EDAR Associated Death Domain*). Ce troisième gène est également impliqué dans des formes transmises selon le mode autosomique dominant (OMIM 614940) ou récessif (OMIM 614941) [6].

Ainsi, la DEH peut concerner filles et garçons.

La transmission liée au chromosome X, majoritaire, explique la forte prévalence de la maladie chez le garçon. Elle entraîne, habituellement, des manifestations mineures chez les mères transmettrices. Néanmoins le degré d'inactivation du chromosome X (phénomène de lyonisation) peut conduire, chez certaines femmes, à un phénotype aussi sévère que chez le garçon.

Un quatrième gène, *IKBKG*, est impliqué dans des formes de DEH associées à un déficit immunitaire (OMIM 300291). Dans cette dernière situation, une susceptibilité aux infections cutanées et aux aphtes est fréquente. Le gène *IKBKG* est localisé sur le chromosome Xq28, code la protéine NEMO et est aussi impliqué dans l'*incontinentia pigmenti*.

L'ensemble de ces quatre gènes appartient à la même cascade (tableau 7.14) [7].

Dysplasie odonto-onychodermique

Cette forme rare de dysplasie ectodermique (OMIM 606268) associe cheveux secs, hypodontie sévère, langue lisse et dépapillée, onychodysplasie, discrète kératodermie palmoplantaire focale et hyperhidrose des paumes et des plantes. Elle est transmise selon le mode autosomique récessif et est liée à des mutations du gène *WNT10A* [8]. La voie de signalisation WNT semble contrebalancer

7-9 Maladies héréditaires de la JDE et de la différenciation épidermique

Dysplasies ectodermiques

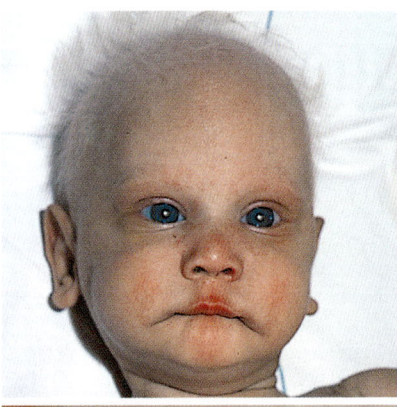
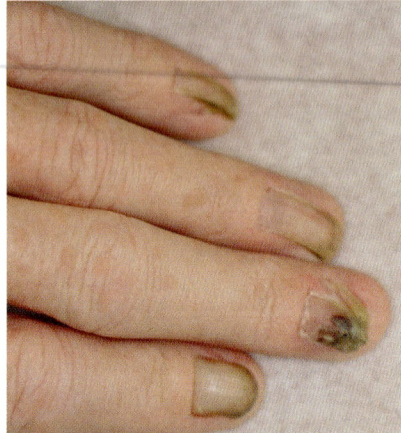
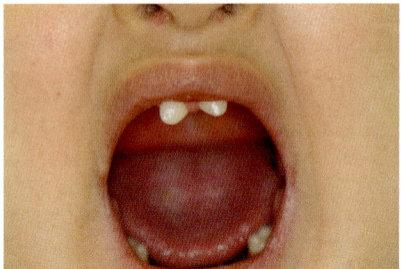

Fig. 7.44 Dysplasie ectodermique anhidrotique.

Tableau 7.14 Gènes impliqués dans les dysplasies ectodermiques hypo/anhidrotiques

Forme clinique	Gène	Localisation	Transmission	Protéine
DEH	EDA	Xq12-q3	Liée au chromosome X	Ectodysplasine
	EDAR	2q11-13	AR et AD	*Ectodysplasine Anhidrotic Receptor* (EDAR)
	EDARADD	1q42	AR et AD	*EDAR Associated Death Domain* (EDARADD)
DEA-DI	IKBKG	Xq28	Liée au chromosome X	NEMO
	NFKB1A	14q13	AD	IKBA
OL-EDA-DI	IKBKG	Xq28	Liée au chromosome X	NEMO

Ce tableau illustre l'hétérogénéité clinique et génétique des dysplasies ectodermiques (avec ou sans déficit immunitaire). Des mutations du gène *IKBKG* sont impliquées au cours de l'*incontinentia pigmenti*, et de deux formes de dysplasies ectodermiques hypo/anhidrotiques avec déficit immunitaire. L'ensemble des protéines codées par ces gènes participent à la voie NF-kB.
DEH = dysplasie ectodermique hypohidrotique, DI = déficit immunitaire, OL = ostéopétrose lymphœdème, AD = autosomique dominant, AR = autosomique récessif.

la voie NF-kB dans son activité. Notons que des mutations dans ce même gène rendent compte de formes de DEH au cours desquelles l'oligodontie sévère est associée à des signes cutanés mineurs : koïlonychie, hypoplasie des ongles, intolérance à la chaleur. Ainsi, l'ensemble des 4 gènes (*EDA1*, *EDAR*, *EDARADD* et *WNT10A*) rend compte de plus de 90 % des DEA [9].

Formes syndromiques

Difficultés sensorielles : dysplasie ectodermique hidrotique de Clouston et syndrome KID

Ce groupe de dysplasies ectodermiques s'associe à des anomalies auditives et/ou visuelles. Elles sont liées à des anomalies des connexines, protéines constitutives des jonctions lacunaires (*gap junctions*), des complexes jouant un rôle dans les échanges intercellulaires d'ions et de molécules hydrophiliques de faible poids moléculaire (*cf.* chapitre 7-1).

La dysplasie ectodermique hidrotique de Clouston (OMIM 129500) est transmise selon le mode autosomique dominant et liée à des mutations du gène *GBJ6* qui code la connexine Cx-30. Sa pénétrance est complète et son expressivité variable : petite taille, atteintes oculaire (cataracte, photophobie, strabisme, conjonctivite, blépharite), unguéale (hypoplasie, onycholyse, etc.), pilaire (alopécies axillaire, pubienne), anomalies de structure des cheveux (alopécie totale chez les femmes adultes et partielle chez les hommes, diminution des ponts disulfures) et kératodermie palmoplantaire. Les dents et les glandes sudorales sont normales.

Le syndrome KID (*Keratitis, Ichtyosis, Deafness*, OMIM 148210) est transmis selon le mode autosomique dominant. Il est lié à des mutations du gène *GBJ2* qui code la connexine Cx-26. Il associe une atteinte oculaire (dystrophie cornéenne avec néovascularisation, taies et risque de cécité), une surdité de perception d'intensité variable et une atteinte cutanée qui comprend une kératodermie palmoplantaire transgrédiente en «nid d'abeille», une hyperkératose des convexités et des ongles hypoplasiques épaissis. Certaines mutations sont létales, probablement du fait d'infections récurrentes et de septicémie [10]. La survenue de carcinomes spinocellulaires semble rapportée avec certaines mutations de *GBJ2*.

Anomalies morphologiques : syndrome EEC et apparentés

Ce groupe de dysplasies ectodermiques associe une dysplasie ectodermique hypo ou anhidrotique à des manifestations extracutanées oculaires, osseuses et stomatologiques et un développement psychomoteur normal.

Le syndrome EEC (MIM#604292, ectrodactylie, dysplasie ectodermique, fente palatine [*cleft palate*]) est caractérisé par des anomalies variables du développement du sillon médian des extrémités (ectrodactylie), une dysplasie ectodermique et une forme complète, ou non, de fente labiopalatine. L'atteinte osseuse n'est parfois visible que sur les radiographies. L'atteinte oculaire n'est pas classique.

Le syndrome AEC (MIM#106760) diffère du précédent par l'association à la dysplasie ectodermique d'une fusion palpébrale (ankyloblépharon), un cuir chevelu inflammatoire parfois siège d'aplasie cutanée néonatale puis d'alopécie à l'âge adulte. Les anomalies des canaux lacrymaux expliquent l'atteinte cornéenne. Des anomalies cardiaques (*defect septal*), des conduits auditifs et anogénitales sont rapportées : hypoplasie rénale, phimosis, hypospadias, fusions labiales, sécheresse vaginale.

Le syndrome de Rapp-Hodgkin (MIM #129400) associe atrésie des conduits auditifs, surdité, sécheresse oculaire, xérostomie et hypoplasie maxillaire.

Le syndrome ADULT (MIM#103285, acro-dermato-unguéo-lacrymo-dentaire) associe à la dysplasie ectodermique des extrémités courtes, des lentigines et une hypoplasie mammaire.

Ces quatre formes sont transmises selon le mode autosomique dominant. Elles résultent de mutation du gène *TP63*. Elles illustrent la possibilité d'une hétérogénéité clinique pour des mutations différentes d'un même gène. La protéine p63 régule la transcription de gènes exprimés dans le tissu ectodermique embryonnaire et les couches basales des épithéliums. Le gène *TP63* appartient à la famille des gènes suppresseurs de tumeurs p53 [11].

Le syndrome orofaciodigital de type 1 (MIM#311200, maladie de Papillon-Léage et Psaume), transmis selon le mode dominant lié au chromosome X, est lié à des mutations du gène *CXORF5*. Il concerne les filles : fente palatine, brides gingivales et linguales, anomalies des extrémités, kystes épidermiques multiples du visage en période néonatale, hypotrichose, dysmorphie et polykystose rénale.

Autres formes de dysplasies ectodermiques

Le syndrome trichodento-osseux (MIM#190320), transmis selon le mode autosomique dominant et lié à des mutations du gène *DLX3*, codant un facteur de transcription, est caractérisé par une hypotrichose avec cheveux crépus, ongles fragiles, une dysplasie de l'émail, une taurodontie et une ostéosclérose de la base du crâne.

Le syndrome trichorhinophalanghien (MIM#190350, Langer-Giedion) associe hypotrichose néonatale, koïlonychie, dysplasie conique des épiphyses des phalanges médianes et nez en poire. Le gène muté, *TRPS1*, code un facteur de transcription à motif doigt-de-zinc.

Une forme de dysplasie ectodermique (MIM#604536) associant cheveux courts, épars, dystrophie unguéale et fragilité cutanée résulte de mutations dans le gène codant la plakophiline 1, *PKP1*.

Les dysplasies ectodermiques avec aplasie cutanée regroupent certains syndromes ; la dysplasie ectodermique n'est pas au premier plan :

– syndrome associant aplasie cutanée congénitale du vertex, *cutis marmorata telangiectatica*, agénésie des extrémités et cardiopathie congénitale (syndrome d'Adams-Oliver). Au moins quatre gènes rendent compte de ce syndrome ;

– syndrome associant aplasie cutanée congénitale du scalp, insuffisance pancréatique exocrine, retard de croissance, malformations anogénitales (imperforation anale), anomalies dentaires et malformations faciales (syndrome de Johanson Blizzard) ;

– syndrome associant hypoplasie dermique en aires avec atrophie cutanée souvent linéaire, hernie fréquente du tissu adipeux donnant un aspect de pseudo-papillomatose périorificielle, ostéopathie striée, malformations des extrémités, et colobome (syndrome de Goltz lié à des mutations du gène *PORCN* localisé sur le chromosome Xp11-23) ;

– syndrome associant microphtalmie, aplasie dermique linéaire du visage et sclérocornée, retard psychomoteur (MIDAS lié à des mutations du gène *HCCS* localisé sur le chromosome Xp22) ;

– ou encore polyendocrinopathies auto-immunes et dyskératose congénitale (syndrome de Zinsser-Cole-Engmann) caractérisée par la triade clinique (troubles pigmentaires réticulés, leucokératoses et dystrophie unguéale). Cette maladie peut être transmise selon le mode lié au chromosome X (gène *DKC1* codant la dyskérine), ou autosomique dominant avec phénomène d'anticipation (gènes *TERC* ou *TERT* localisés sur les chromosomes 3q21 et 5p15) ou récessif [12, 13].

RÉFÉRENCES

1. Itin P.H. et coll., *Am J Med Genet Part C*. 2004, *131C*, 45.
2. Freire Maria N. et coll., *Am J Med Genet*. 2001, *104*, 84.
3. Priolo M. et coll., *J Med Genet*. 2001, *38*, 579.
4. Lamartine J., *Clin Exp Dermatol*. 2003, *28*, 351.
5. Leech S.N. et coll., *Br J Detmatol*. 2007, *156*, 1115.
6. Bal E. et coll., *Hum Mutat*. 2007, *28*, 703.
7. Smahi A. et coll., *Hum Mol Genet*. 2002, *11*, 2371.
8. Adaimy L. et coll., *Am J Hum Genet*. 2007, *81*, 821.
9. Cluzeau C. et coll., *Hum Mut*. 2011, *32*, 70.
10. Jonard L. et coll., *Eur J Med Genet*. 2008, *51*, 35.
11. Van Bokhoven H. et coll., *Am J Hum Genet*. 2002, *71*, 1.
12. Paller A.S., *Nat Genet*. 2007, *19*, 820.
13. Wimplinger I. et coll., *Am J Hum Genet*. 2006, *79*, 878.

7-10 Incontinentia pigmenti

C. Bodemer, S. Hadj-Rabia

L'*incontinentia pigmenti* (IP), ou syndrome de Bloch-Sulzberger (OMIM 308300), est une génodermatose rare caractérisée par des anomalies des tissus ectodermiques : peau et phanères, dents, œil et système nerveux central. Elle est transmise selon le mode dominant lié au chromosome X. Elle concerne essentiellement les filles et est létale *in utero* chez les fœtus de sexe masculin. L'IP est liée à des mutations du gène *IKBKG* L'IP est liée à des mutations du gène *IKBKG (Inhibitor of Kappa light polypeptide gene enhancer in B-cells Kinase of Gamma)* ou IKK-γ *(Inhibitor of nuclear factor Kappa-B-Kinase subunit gamma)* ou encore NEMO *(NF-Kappa B Essential Modulator)*, un facteur de transcription essentiel de la voie NF-κB *(Nuclear Factor-Kappa B)* [1]. La prévalence de l'IP semble sous-estimée. Les lésions dermatologiques bien visibles en période néonatale régressent spontanément durant l'enfance. Chez l'adulte, elles sont souvent discrètes et se limitent aux plis.

La classique hyperpigmentation cutanée selon les lignes de Blaschko (*cf.* chapitres 8-1 et 17-10) est hautement évocatrice. Néanmoins elle n'est pas pathognomonique et peut correspondre à un groupe hétérogène de maladies regroupées par Happle sous le terme de *mosaïcisme pigmentaire* [2].

Ces anomalies pigmentaires peuvent correspondre à un mosaïcisme fonctionnel du chromosome X (p. ex. IP) ou à une anomalie chromosomique, par exemple une translocation, présente dans un nombre limité de cellules (mosaïcisme chromosomique de certaines formes d'hypomélanose de Ito) [3]. Ces mécanismes variés expliquent les différences dans le pronostic et le conseil génétique de ces maladies.

Manifestations cliniques

Le diagnostic d'IP repose sur des critères cliniques précis (encadré 7.6) [4]. Ces critères limitent la confusion avec les autres maladies pouvant s'accompagner d'une hyperpigmentation selon les lignes de Blaschko.

Chez l'enfant

Peau [6, 7]

Les manifestations dermatologiques sont classées en quatre stades successifs. Certains stades peuvent être absents ou coexister. La disposition des lésions selon les lignes de Blaschko est une caractéristique clé du diagnostic.

Stade I : vésicules et érythème (0-4 mois). Décrit chez plus de 90 % des patients, ce stade s'observe durant les premiers mois de vie (fig. 7.45) et régresse habituellement totalement à partir de l'âge de 4 mois. Il est caractérisé par des vésicules, sur peau saine ou érythémateuse. L'érythème peut précéder l'apparition des vésicules. De topographie variable, les lésions prédominent sur les extrémités puis le tronc, exceptionnellement le cuir chevelu. Elles épargnent le visage. La disposition est volontiers linéaire selon les lignes de Blaschko et, sur le tronc, parfois unilatérale. Au cytodiagnostic, les vésicules contiennent de nombreux polynucléaires éosinophiles. Des bulles sont possibles, trompeuses lorsqu'elles sont isolées surtout sur les extrémités, plus évocatrices si leur disposition est linéaire chez une petite fille.

Plusieurs poussées vésiculobulleuses peuvent se succéder. Une évolution plus prolongée reste possible, et des récurrences des mois, voire des années après la classique période néonatale sont décrites [8-10]. Ces récurrences surviennent volontiers à l'occasion d'un épisode infectieux banal. Elles incitent à évoquer une IP même chez un plus grand enfant, devant des lésions inflammatoires vésiculobulleuses inexpliquées disposées selon les lignes de Blaschko.

L'utilisation de dermocorticoïdes permet de contrôler les phases inflammatoires importantes.

Stade II : lésions verruqueuses (2-6 mois). Ce stade est décrit chez 30 à 80 % des patients selon les séries. Il débute à 2 mois de vie et a complètement régressé à 6 mois. Il succède au stade I ou peut coexister avec lui. Les lésions du stade II peuvent survenir sur une peau initialement indemne. Elles sont verruqueuses et hyperkératosiques voire hypertrophiques, linéaires ou en plaques. Elles atteignent les membres et surtout les extrémités : face dorsale des doigts ou des orteils. Une atteinte du vertex est évocatrice. En cas de diagnostic difficile, de stade I absent ou de lésions kératosiques présentes dès la naissance, l'histologie cutanée est utile au diagnostic.

Encadré 7.6

Critères diagnostiques d'une IP chez un nouveau-né

Avec antécédent familial (apparenté du 1er degré)
Un seul critère est suffisant.
- Antécédent d'éruption néonatale évocatrice
- Manifestations cutanées d'IP
    - Hyperpigmentation
    - Atrophie cutanée
    - Alopécie du vertex
    - Alopécie linéaire
- Cheveux anormaux (laineux)
- Anomalies dentaires (formes et nombre)
- Rétinopathie
- Fausses couches de fœtus de sexe masculin

Sans antécédent familial
1 critère majeur est suffisant MAIS l'absence de critères mineurs rend le diagnostic incertain

Critères majeurs
- Éruption néonatale typique (stade I)
- Hyperéosinophilie
- Hyperpigmentation selon les lignes de Blaschko s'atténuant progressivement à l'adolescence +++
- Lésions atrophiques et alopéciques linéaires, souvent sur les membres (stade IV)
- Histologie cutanée évocatrice

Critères mineurs
- Atteinte dentaire
- Alopécie
- Cheveux laineux
- Rétinopathie
- Atteinte de la glande mammaire (hypoplasie, asymétrie, hypogalactie) et/ou du mamelon (ombilication, difficultés d'allaitement)*

* Devraient être ajoutés aux critères de Landy et Donai.

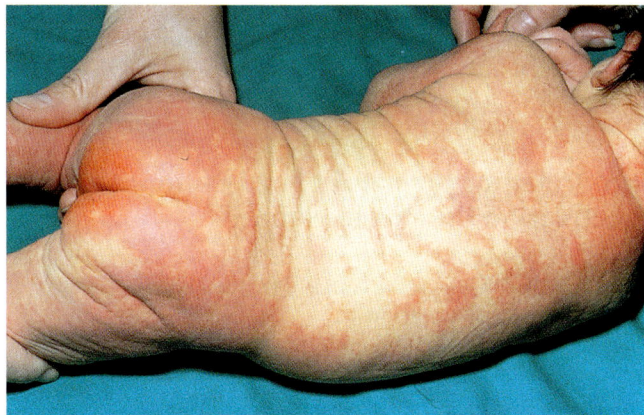
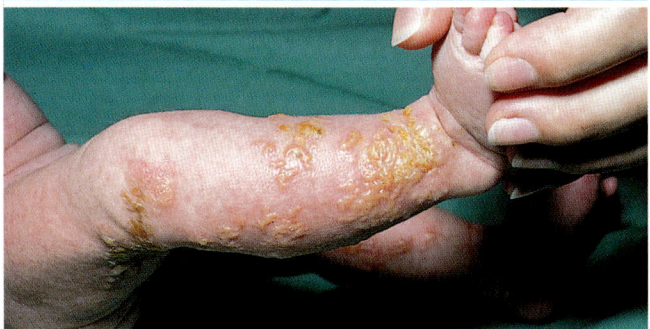

Fig. 7.45 *Incontinentia pigmenti* : lésions néonatales.

Une évolution prolongée [5] ou *la survenue tardive (après la puberté) de lésions hyperkératosiques localisées* ont été décrites surtout *sur les paumes*. Des lésions pseudo-tumorales sous-unguéales, avec parfois lyse osseuse sous-jacente [5, 11], sont signalées. Un traitement chirurgical est alors proposé.

Stade III : lésions hyperpigmentées (6 mois – adulte). Observé chez plus de 90 % des patients, il débute habituellement après l'âge de 6 mois, parfois après l'âge de 2-3 ans mais peut être présent dès la naissance [5, 9, 10]. Il s'agit d'une hyperpigmentation figurée en tourbillon, en jet d'eau, en confettis, ou à disposition linéaire reproduisant les lignes de Blaschko. Les lésions concernent essentiellement le tronc et les membres. Une des caractéristiques essentielles des lésions hyperpigmentées est leur régression progressive spontanée voire leur disparition complète après l'adolescence. Il peut cependant persister des lésions hyperpigmentées à l'âge adulte, *aux plis inguinaux et axillaires, aux mamelons en particulier, alors hautement évocatrices d'IP*. La persistance de lésion hyperpigmentées permet le diagnostic tardif de formes frustes de l'enfant, le dépistage des formes familiales et par conséquent un conseil génétique approprié. La régression spontanée de cette hyperpigmentation justifie sa simple surveillance. Certaines tentatives de traitement par laser se seraient soldées par une récurrence de la phase vésiculobulleuse (stade I). Elles sont à proscrire [12].

Stade IV : lésions hypopigmentées. Il correspond classiquement à des lésions atrophiques dépigmentées, ou hypopigmentées, alopéciques, souvent linéaires, surtout des membres inférieurs. Le stade IV habituel, mais discret, à l'âge adulte peut être observé dès les premiers mois de vie. La pâleur de ces lésions résulte d'une diminution des follicules pileux et de la vascularisation [13].

Phanères

Les cheveux sont atteints chez 20 à 40 % des patients : alopécie du vertex en plaque cicatricielle, plus rarement anomalie de la texture du cheveu (aspect laineux) sans anomalie caractérisable de la tige pilaire en lumière polarisée [4, 6, 7].

Les ongles ont parfois de discrètes modifications : onychodystrophies, avec onycholyse et lyse osseuse de la phalange sousjacente. Des tumeurs hyperkératosiques sous-unguéales très douloureuses, mimant à tort des verrues vulgaires, sont décrites surtout chez l'adulte. Elles correspondent histologiquement au stade II. Dans certaines séries, l'atteinte est signalée chez 40 % des patients [7, 14, 15].

Dents

Des anomalies sont décrites dans plus de 60 % des cas : retard de la première dentition, hypodontie, prédominant sur les incisives latérales supérieures ou les prémolaires, malposition antérieure, ou anomalie des formes des dents (incisives et canines coniques) [4, 6, 7].

Glandes mammaires

L'atteinte mammaire pourrait être considérée comme un critère diagnostique mineur : mamelons surnuméraires, hypoplasie mammaire ou du mamelon ; elle concerne 10 % des patientes [7]. Des difficultés d'allaitement sont possibles.

Yeux

De fréquence variable selon les séries, l'atteinte oculaire, comme l'atteinte neurologique, explique la sévérité potentielle de l'IP [4, 6, 7]. Dès le diagnostic d'IP évoqué, le nouveau-né devra être confié à un ophtalmologue spécialisé. Des traitements spécifiques éviteront des complications.

Dans une série de 40 enfants, en excluant la myopie et l'astigmatisme fréquents dans la population générale, des anomalies oculaires sont signalées chez 20 % des patients. Elles sont réparties en [16] :
– lésions non rétiniennes : strabisme (18 % *versus* 3 % dans la population générale), dépigmentation conjonctivale, cataracte, atrophie du nerf optique ;
– lésions rétiniennes : une vasculopathie et une hyperplasie de l'épithélium pigmentaire sont les principales caractéristiques de l'atteinte ophtalmologique.

L'occlusion des artères rétiniennes périphériques est à l'origine d'ischémie avec néovascularisation secondaire, entraînant saignement, fibrose et possible décollement de la rétine. Ces anomalies vasculaires peuvent concerner la macula et la fovéa. Généralement, ce processus vasculaire cesse spontanément. Dans 10 % des cas, il se poursuit même chez l'adulte [17]. Les premiers signes de vasculopathie rétinienne sont précoces dès les premiers mois de vie. Une cécité uni ou bilatérale est rapportée dans environ 8 % des cas par atrophie du nerf optique (5 % des cas), ou par vasculopathie rétinienne [5, 7, 15, 17].

Les lésions ischémiques rétiniennes seraient corrélées à la gravité de l'atteinte cérébrale. Ceci conduit à penser que les mécanismes physiopathologiques lésionnels oculaires et cérébraux sont semblables, touchant les petits vaisseaux [17].

Système nerveux central

La fréquence des anomalies du système nerveux central varie entre 20 et 30 % [4, 6, 7, 18]. Des convulsions sont observées dans 14 à 20 % des cas. Un état de mal convulsif sévère peut être responsable d'une encéphalopathie. Il engage parfois le pronostic vital. L'intensité et la précocité des crises convulsives sont de mauvais pronostic. Un retard mental est observé chez environ 10 % des patients.

Ont également été rapportées : microcéphalie, atrophie corticale, hydrocéphalie, ataxie cérébelleuse et infarctus cérébraux souvent associés à un retard psychomoteur, une paraplégie spastique, une hémiplégie, voire une diplégie ou une tétraplégie.

Les mécanismes de l'atteinte neurologique ne sont pas clairement compris. Ils pourraient associer anomalies du développement et phénomènes inflammatoires et/ou vasculaires. Sur l'IRM cérébrale, des lésions ischémiques sont associées à une vascularisation d'apparence normale.

Autres manifestations cliniques

Elles sont rares : syndactylies, hémivertèbres ou encore scoliose.

Chez l'adulte

> Le diagnostic est aisé lorsque des manifestations typiques sont survenues en période néonatale. Des lésions hyperpigmentées persistantes des plis (stade III résiduel), des lésions hypopigmentées linéaires et atrophiques (stade IV), une atteinte dentaire, une alopécie du vertex et/ou des cheveux laineux, une anomalie mammaire sont autant de signes évocateurs même en l'absence d'histoire familiale. **Chez l'adulte, l'atteinte cutanée est souvent méconnue mais constante.** On mesure alors toute la signification que prennent ces lésions chez des jeunes femmes avec des manifestations neurologiques, ophtalmologiques, obstétricales (fausses couches) jusqu'alors isolées et inexpliquées. Et il n'est pas rare de diagnostiquer une forme familiale méconnue d'IP lors d'une consultation pour un nouveau-né atteint. L'analyse histologique constitue un apport à ne pas négliger [13].

Chez le garçon

Bien que plus rares, d'authentiques formes d'IP sont décrites chez le garçon. Les manifestations cliniques et le degré de sévérité sont comparables à ceux de la fille. Le mécanisme génétique particulier est expliqué ci-dessous.

Examens complémentaires

Hyperéosinophilie. Elle est décrite chez 80 % des patients. Elle accompagne le stade I de l'éruption puis se normalise progressivement autour du 3e mois. Elle reste souvent discrète, mais peut atteindre à 1 500 cellules/mm^3. Elle n'a pas de valeur pronostique.

Histologie cutanée. L'image histologique est caractéristique de chaque stade [7, 13]. Elle constitue un critère diagnostique majeur :
– *stade I (érythémateux et vésiculeux)* : vésicules intra-épidermiques sans nécrose ni acantholyse, massivement remplies d'éosinophiles, spongiose à éosinophiles, infiltrat polymorphe dermique à éosinophiles, lymphocytes et monocytes. La dyskératose monocellulaire débute ;
– *stade II (hyperkératosique)* : hyperkératose avec allongement des papilles dermiques et surtout dyskératose monocellulaire (cellules sphériques hyalinisées) disséminée qui traduit *l'apoptose caractéristique de la maladie* ;
– *stade III (hyperpigmenté)* : nombreux macrophages dermiques chargés de mélanine, provenant de la couche basale de l'épiderme ; répartition anormale du pigment. Le pigment, intra- et extracellulaire est présent dans le derme superficiel réalise cette *incontinence pigmentaire qui donne son nom à la maladie*. Elle n'est pas pathognomonique mais reste un signe histologique, surtout lorsqu'elle est associée à la persistance de cellules mononucléées dyskératosiques ;
– *stade IV hypopigmenté* : épiderme pâle et atrophique, sans incontinence pigmentaire ou inflammation. Soulignons la présence de corps apoptotiques dans l'épiderme et/ou le derme, et l'absence d'annexes pilosébacées et de glandes eccrines. Dans la majorité des cas, le réseau élastique est normal.

Génétique

L'IP est une génodermatose transmise selon le mode dominant lié au chromosome X. Elle est habituellement létale chez le fœtus de sexe masculin. D'authentiques formes d'IP sont néanmoins rapportées chez le garçon. Des formes isolées ou familiales d'IP sont possibles. Souvenons-nous de la présence de deux copies du gène *IKBKG* chez la fille (une sur chacun des deux chromosomes X) et de la présence d'une seule copie chez le garçon. Le gène *IKBKG* participe à la régulation de l'apoptose.

Incontinentia pigmenti chez la fille : inactivation du chromosome X

L'expressivité très variable de l'IP chez les femmes atteintes, y compris au sein d'une même famille, s'explique essentiellement par l'inactivation du chromosome X.

L'inactivation du chromosome X (phénomène de lyonisation) permet chez toutes les femmes de rétablir le dosage génique puisque, comme chez l'homme, l'activité d'un seul chromosome X est nécessaire par cellule. Chez la femme, l'un des deux chromosomes X est inactivé. Cette inactivation est précoce, aléatoire et équilibrée. Équilibré signifie que le nombre moyen de cellules contenant le chromosome X paternel inactivé est comparable à celui des cellules contenant le chromosome X maternel inactivé.

Chez la fille atteinte d'IP, ce mécanisme d'inactivation débute normalement. Cependant, les cellules contenant le chromosome X porteur du gène *IKBKG* muté ne peuvent pas survivre (phénomène d'apoptose visible histologiquement). Elles sont rapidement éliminées, et ne survivent que les cellules contenant le chromosome X porteur du gène *IKBKG* normal. Ces dernières vont proliférer et progressivement remplacer les cellules apoptotiques. Le caractère aléatoire de l'inactivation du chromosome X est donc perdu. Cette perte est un marqueur essentiel de l'IP. Elle est quasi constante (98 % des filles atteintes), non spécifique mais constitue un argument moléculaire parfois utile pour le conseil génétique.

IKBKG : gène de l'*incontinentia pigmenti*

Le gène *IKBKG* ou *IKK-γ* (*Inhibitor of nuclear factor Kappa-B-Kinase subunit gamma*) ou encore *NEMO* (*NF-Kappa B Essential Modulator*) dont des mutations sont responsables de l'IP a été identifié en 2000. Il code une sous-unité régulatrice du complexe enzymatique I-kβ-kinase (IKK) [1, 19-22]. Ce complexe est indispensable à l'activation du facteur de transcription NF-kB, dont le rôle est de contrôler l'activité de nombreux gènes cibles codant pour des cytokines, des molécules d'adhésion, des chimiokines et des molécules antiapoptotiques. Chez 80 % des patients, la mutation est un réarrangement intragénique complexe qui emporte les exons 4 à 10, et conduit à une absence complète d'activation de la voie NF-kB. Les formes sporadiques résultent, chez 80 % des patientes, de mutations germinales paternelles.

Incontinentia pigmenti chez le garçon

Chez le garçon, les cellules contiennent toutes le même chromosome X maternel. S'il a hérité d'un gène *IKBKG* muté, le fœtus masculin ne pourra pas se développer : l'apoptose détruira l'ensemble des cellules. Les authentiques IP rapportées chez le garçon résultent donc de deux possibilités :
– présence d'un chromosome X supplémentaire, comme dans le syndrome de Klinefelter (47, XXY). L'un des deux chromosomes X va subir une inactivation comme chez la fille ;
– mutation postzygotique (ou mosaïcisme somatique), la mutation du gène *IKBKG* est présente dans un nombre limité de cellules. Les autres cellules majoritaires contiennent un gène *IKBKG* normal et survivent.

Frontières nosologiques

Une observation clinique, associant des signes de dysplasie ectodermique hypo/anhidrotique (DEH ou DEA) chez un enfant et d'IP chez sa mère, a fait suspecter un lien génétique entre ces deux maladies. Il est aujourd'hui établi que les syndromes DEA-déficit immunitaire et ostéopétrose-lymphœdème-DEA-déficit immunitaire résultent de mutations du gène *IKBKG* [19, 22]. Par ailleurs, dans trois formes de DEH dont le gène a été identifié (*EDA, EDAR* et *EDARADD*) (*cf.* chapitre 7-9), la voie NF-kB est impliquée [20, 22].

IP et DEH font partie d'un même spectre clinique et leur physiopathologie empreinte la même voie [21, 22].

Diagnostic différentiel

Le diagnostic différentiel de l'IP concerne toutes les génodermatoses s'accompagnant de lésions cutanées, surtout hypopigmentées qui suivent les lignes de Blaschko.

Au stade initial vésiculobulleux, la prédominance des lésions aux extrémités et la survenue chez la fille éliminent rapidement d'autres diagnostics.

Au stade verruqueux pourraient se discuter des nævus épidermiques (*cf.* chapitre 7-7). Rappelons l'importance de l'examen histologique.

Les diagnostics qui seront le plus discutés sont :
– l'*hypomélanose de Ito* (*cf.* chapitre 9) ;
– le *syndrome de Naegeli-Franceschetti-Jadassohn* (OMIM 161000), qui a été confondu avec l'IP en raison d'une pigmentation finement réticulaire. Cette dysplasie ectodermique très rare associe une kératodermie palmoplantaire et une hypohidrose (*cf.* chapitre 7-9).

La définition de critères stricts cliniques de diagnostic d'IP et les avancées moléculaires devraient désormais permettre d'éviter toute confusion. Insistons sur la nécessité d'évoquer d'autres diagnostics lorsque :

– l'hyperpigmentation n'est pas précédée par les phases inflammatoire et/ou verruqueuse, et persiste, sans atténuation au cours du temps ;
– sont décrites des anomalies du squelette, tout à fait inhabituelles au cours de l'IP. Une hypopigmentation marquée doit évoquer également d'autres possibilités diagnostiques. Le recours à l'examen histologique est alors extrêmement utile.

RÉFÉRENCES

1. Smahi A. et coll., *Nature.* 2000, *40*, 466.
2. Happle R., *Am J Med Genet.* 1998, *79*, 64.
3. Sybert V.P., *Am J Hum Genet.* 1994, *55*, 209.
4. Landy S.J. et coll., *J Med Genet.* 1993, *30*, 53.
5. Bessems P.J. et coll., *Arch Dermatol.* 1988, *124*, 29.
6. Carney R.G., *Arch Dermatol.* 1976, *112*, 535.
7. Hadj-Rabia S. et coll., *Arch Dermatol.* 2003, *139*, 1163.
8. Barnes C.M., *Cutis.* 1978, *22*, 621.
9. Pfau A. et coll., *Dermatology.* 1995, *191*, 161.
10. Bodak N. et coll., *Arch Dermatol.* 2003, *139*, 201.
11. Simmons D.A. et coll., *Arch Dermatol.* 1986, *122*, 1431.
12. Nagase T., *Australas J Dermatol.* 1997, *38*, 155.
13. Hadj-Rabia S., *J Am Acad Dermatol.* 2011, *64*, 508.
14. Abimelec P. et coll., *Pediatr Dermatol.* 1996, *13*, 47.
15. Ferneiny M. et coll., *J Eur Acad Dermatol Venereol.* 2016, *30*, 1401.
16. Holmstrom G., *Acta Ophthalmol Scand.* 2000, *78*, 348.
17. Swinney C.C. et coll., *Ophthalmic Surg Lasers Imaging Retina.* 2015, *46*, 650.
18. Meuwissen M.E. et coll., *Eur J Med Genet.* 2012, *55*, 323.
19. Dupuis-Girod S. et coll., *Pediatrics.* 2002, *109*, 97.
20. Smahi A. et coll., *Hum Mol Genet.* 2002, *11*, 2371.
21. Hadj-Rabia S. et coll., *Ann Dermatol Venereol.* 2002, *129*, 277.
22. Fusco F. et coll., *Int Rev Immunol.* 2015, *34*, 445.

8

Génodermatoses et malformations

Coordinateur : D. Lipsker

8-1	Bases génétiques des dermatoses, pathologie moléculaire et médecine de précision : une courte introduction .... 379 D. Lipsker	
8-2	Notions d'embryologie, de génétique et de mosaïcisme cutané .... 380 R. Happle	
8-3	Diagnostic anténatal en dermatologie .... 385 A.-C. Bursztejn, S. El Chehadeh	
8-4	Neurofibromatoses .... 389 L. Allanore, O. Zehou, E. Sbidian, P. Wolkenstein	
8-5	Sclérose tubéreuse de Bourneville .... 393 L. Allanore, P. Wolkenstein	
8-6	Néoplasies endocriniennes multiples et phacomatoses pigmentovasculaires .... 396 L. Allanore, P. Wolkenstein	
8-7	Malformations cutanées et hétérotopies .... 398 C. Bodemer	

8-1 Bases génétiques des dermatoses, pathologie moléculaire et médecine de précision : une courte introduction

D. Lipsker

Les progrès en génétique, liés notamment au séquençage haut débit de génomes entiers, ont maintenant permis d'identifier les gènes en cause dans la plupart des dermatoses héréditaires. Cette analyse moléculaire permet de reclasser les maladies et de créer de nouvelles catégories nosologiques, comme les rasopathies, un groupe de maladies autosomiques dominantes caractérisées par une dérégulation de la voie de signalisation impliquant RAS/MAKP, concernant par exemple la neurofibromatose de type 1, le syndrome de Legius et les syndromes cardiocutanés. Il a aussi été possible de démembrer finement des syndromes apparentés comme les cryopyrinopathies (*cf.* chapitre 10-1). D'autres exemples, déjà cités par Happle dans la précédente édition de cet ouvrage, sont les maladies de la kératinisation (« kératinopathies ») qui englobent désormais diverses ichtyoses et kératodermies palmoplantaires, le monilethrix, la sébocystomatose, tout comme les diverses formes d'épidermolyse bulleuse simple. Les déficits des pompes calciques englobent les maladies de Darier et de Hailey-Hailey. Le groupe des déficits en ADN-hélicase comporte les syndromes de Bloom, de Rothmund-Thomson et de Werner. Le groupe caractérisé par des troubles du métabolisme du cholestérol inclut le syndrome CHILD, le syndrome de Conradi-Hünermann-Happle et l'ichtyose récessive liée à l'X. La dysplasie ectodermique de Zonana est due à des mutations du gène *NEMO*, qui est aussi impliqué dans l'*incontinentia pigmenti*.

Surtout, il apparaît maintenant que même les maladies polygéniques ou en apparence sporadiques sont déterminées par des gènes de prédisposition multiple qui confèrent un risque relatif faible mais cumulatif, transmis de façon mendélienne classique. L'estimation de ce risque est cependant difficile à transposer en pratique, pour plusieurs raisons dont la notion de gènes protecteurs, encore peu connus, qui peuvent atténuer la prédisposition conférée par un gène à risque, et la notion de mutations génétiques et épigénétiques acquises au cours du temps qui contribuent aussi à moduler cet effet et qui sont en grande partie induites par l'environnement.

L'identification des bases génétiques des maladies autorise le conseil génétique dans le cas des maladies monogéniques, le diagnostic anténatal et parfois préimplantatoire (*cf.* chapitre 8-2).

La connaissance des bases génétiques des maladies ne permet pas seulement de mieux comprendre la pathogénie, elle a de plus en plus souvent un impact thérapeutique direct, à l'instar par exemple des traitements ciblés du mélanome ou de la sclérose tubéreuse de Bourneville.

Il est donc devenu inutile de maintenir, comme dans les éditions précédentes, un chapitre qui résume dans de nombreux tableaux l'ensemble des dermatoses monogéniques. En effet, il faut désormais pour *chaque dermatose* connaître les gènes de prédisposition et les voies de signalisation impliquées dans la pathogénie : c'est un changement de paradigme. Le clinicien éclairé doit dorénavant maîtriser le raisonnement anatomoclinique classique, essentiel, qui reste le fondement de notre pratique, mais aussi la pathogénie moléculaire, qui prolonge la démarche diagnostique et thérapeutique et la réflexion vers la médecine dite de précision. C'est donc dans les parties consacrées aux différentes maladies que le lecteur trouvera dorénavant les informations génétiques nécessaires, et parfois indispensables, pour la pratique.

Pour disposer de plus d'informations sur l'ontologie des maladies et leur gène, les éditeurs recommandent aux lecteurs de se familiariser avec les deux sites suivants :
– OMIM : http://www.ncbi.nlm.nih.gov/omim/
– The Phenomizer : http://compbio.charite.de/phenomizer/

8-2 Notions d'embryologie, de génétique et de mosaïcisme cutané

R. Happle

Deux feuillets embryonnaires différents interviennent dans le développement de la peau : l'ectoderme et le mésoderme. Les divers composants de la peau se forment à des époques embryonnaires différentes [1] (tableau 8.1).

Tableau 8.1 Apparition des composants cutanés chez le fœtus

Germes pilaires	7-9e semaine
Matrice unguéale	11e semaine
Mélanocytes	12-14e semaine
Cellules de Langerhans	14e semaine
Multistratification de l'épiderme	16e semaine
Glandes sudorales eccrines	18e semaine

Traces de l'embryogenèse sur la peau

Lignes de Blaschko. La plupart des dermatoses nævoïdes linéaires suivent le système des lignes de Blaschko [2], qui forment sur le dos un dessin imitant un jet d'eau. Au cuir chevelu, elles forment une spirale (fig. 8.1) [3]. Apparemment ces lignes reflètent la migration de cellules embryonnaires proliférant en direction antérolatérale à partir de la crête neurale. La croissance longitudinale et la courbure de l'embryon entraînent une déviation des bandes de prolifération cellulaire de sorte que se forment les lignes de Blaschko que l'on observe, par exemple, dans le nævus achromique, dans le type linéaire de la porokératose et dans les nævus/hamartomes épidermiques (fig. 8.2) [4]. En ce qui concerne le terme «hamartome», il faut bien noter la différence du sens accordé à cette dénomination entre les terminologies anglophone et française (*cf.* chapitre 12-1) [5].

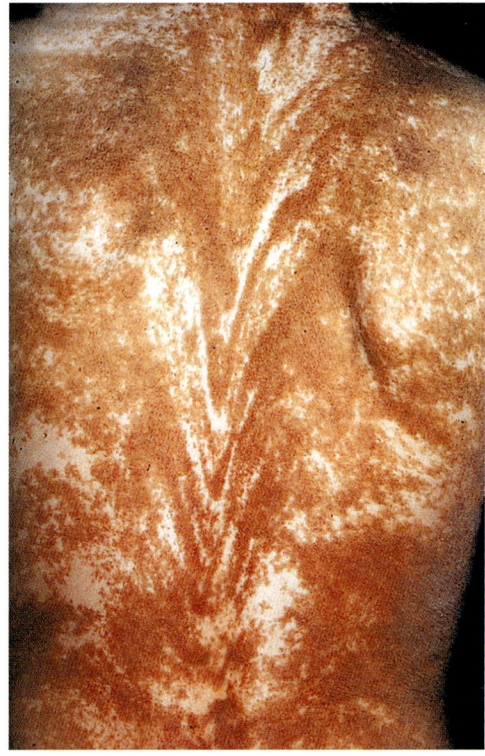

Fig. 8.2 Hamartome épidermique systématisé suivant les lignes de Blaschko (dans la terminologie internationale cette anomalie est dénommée «nævus»).

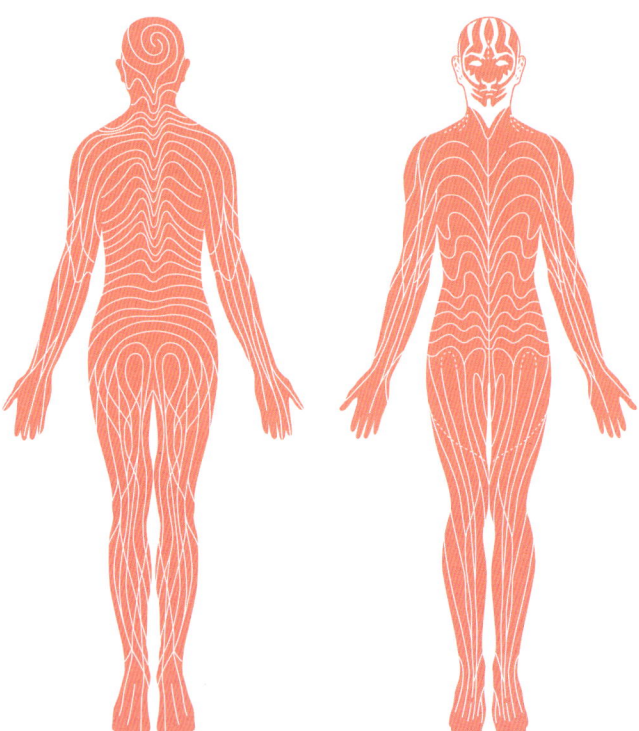

Fig. 8.1 Lignes de Blaschko.
Dessins originaux de Blaschko [2] complétés des lignes du cuir chevelu selon Happle et coll. [3].

Modèles de pigmentation en mosaïque. Sur la peau humaine, il y a différents modèles de pigmentation correspondant à autant d'expressions du mosaïcisme pigmentaire (fig. 8.3) [6]. À côté du modèle classique en bandes étroites, selon les lignes de Blaschko, il y a aussi un modèle en bandes larges comme dans le syndrome de McCune-Albright. Un second modèle, «en échiquier», est réalisé par exemple par le type maculeux ou bien papuleux du *naevus spilus*, un troisième modèle dit phylloïde par l'hypomélanose phylloïde (fig. 8.4) qui est un syndrome neurocutané causé par une trisomie 13q en mosaïque [6, 7], et un quatrième modèle par les taches en mosaïque sans délimitation sur la ligne médiane, comme dans les nævus congénitaux géants.

8-2 Génodermatoses et malformations

Notions d'embryologie, de génétique et de mosaïcisme cutané

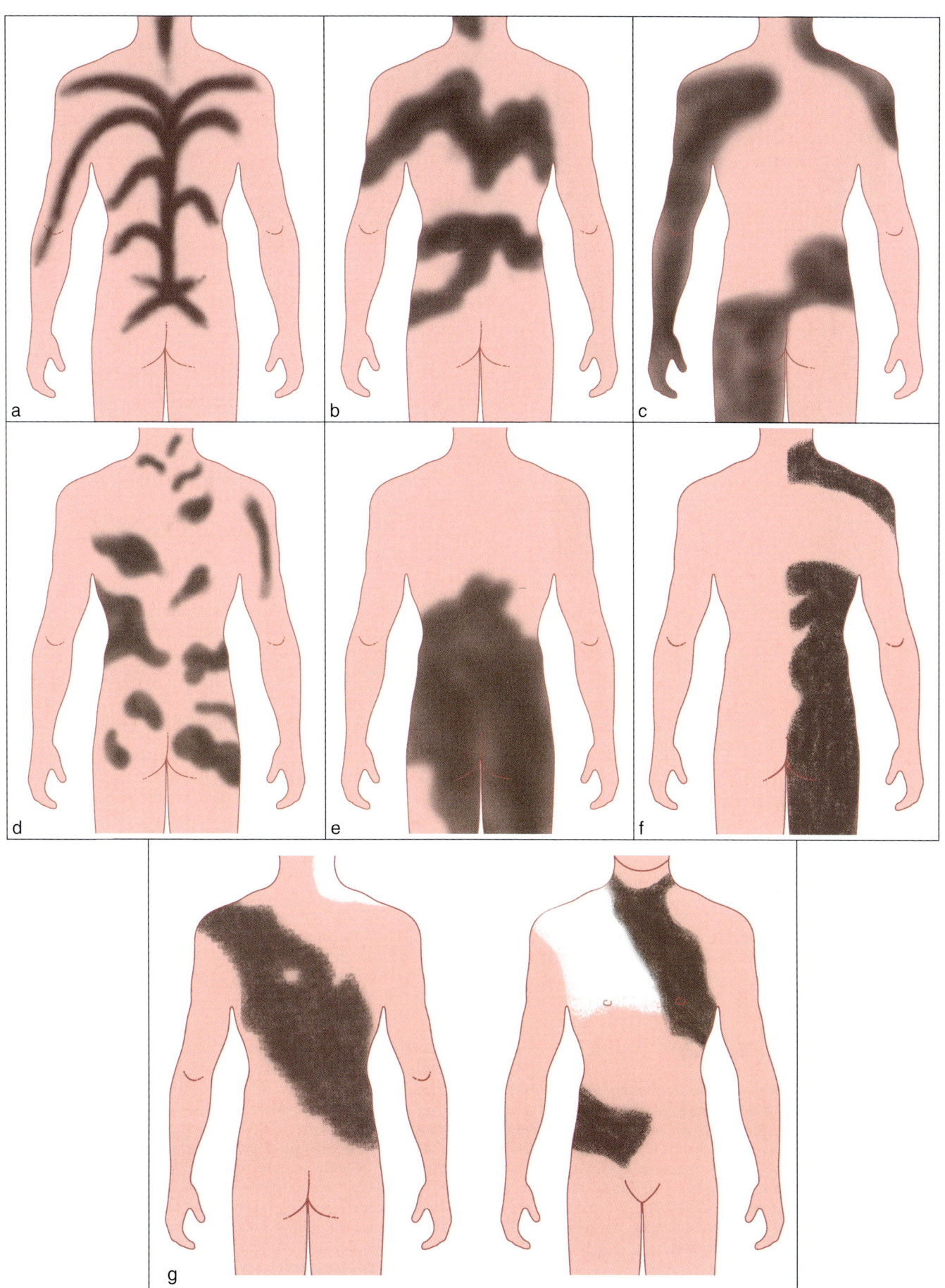

Fig. 8.3 Modèles de pigmentation associés à un mosaïcisme cutané.
a. Type 1a, lignes de Blaschko en bandes étroites. b. Type 1b, lignes de Blaschko en bandes larges. c. Type 2, modèle en échiquier. d. Type 3, modèle phylloïde. e. Type 4, modèle en taches non délimitées sur la ligne médiane. f. Type 5, modèle latéralisé. g. Type 6, modèle en écharpe (p. ex. cutis tricolor).

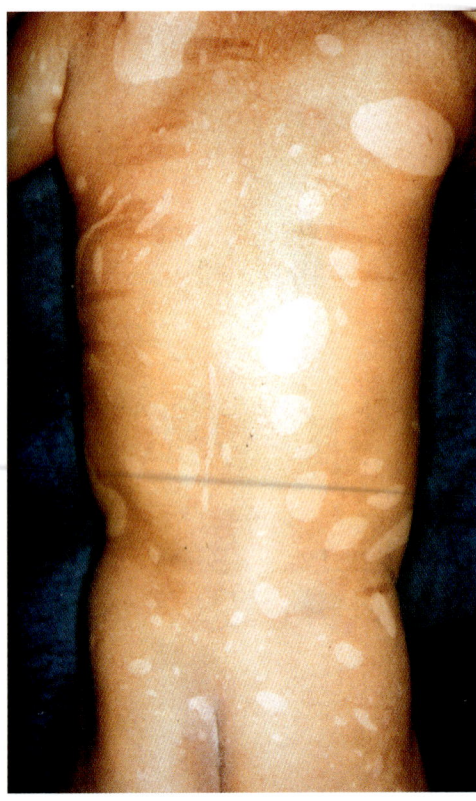

Fig. 8.4 Hypomélanose phylloïde.

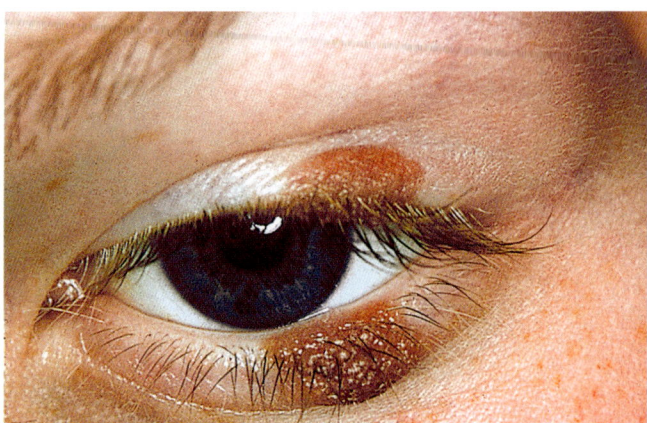

Fig. 8.5 Nævus biparti.

Dermatomes. Les différentes zones d'innervation radiculoganglionnaire correspondent aux dermatomes. Ces dermatomes sont, à l'encontre des lignes de Blaschko, de forme régulière. L'innervation de la peau semble ainsi s'être constituée à une époque postérieure à la formation des lignes de Blaschko. Le zona est une dermatose localisée au niveau d'un dermatome (cf. chapitre 17).

Mamelons surnuméraires. La crête mammaire, située des aisselles à la région inguinale, se développe au cours de la 4e semaine embryonnaire et disparaît rapidement chez le fœtus humain. Il est relativement fréquent chez les personnes des deux sexes qu'un ou plusieurs mamelons surnuméraires persistent sur le tracé des crêtes mammaires à l'âge adulte [1].

Nævus biparti. Il est constitué de deux parties situées sur les paupières supérieure et inférieure de part et d'autre de la fente palpébrale. En effet, les paupières sont fusionnées jusqu'à la 20e semaine de la vie embryonnaire et la formation du nævus est donc antérieure à cette date (fig. 8.5).

Notions génétiques générales

Différences d'action entre les gènes dominants et récessifs. En fonction d'une règle générale, les gènes *dominants* provoquent des défauts des *protéines de structure* (p. ex. dans la neurofibromatose NF1, la neurofibromine, dans la sclérose tubéreuse, l'hamartine), tandis que l'on rencontre dans les maladies *récessives* un défaut *enzymatique* (xeroderma pigmentosum : enzymes de réparation de l'ADN, albinisme oculocutané : tyrosinase) [8]. Le degré d'expression des maladies héréditaires dominantes est nettement plus variable que celui des mutations récessives.

Pléiotropie. Un gène unique peut avoir des effets variés et multiples sur des tissus et des organes différents. Ce phénomène se nomme pléiotropie. Ainsi, le gène *Patched* déterminant le syndrome des hamartomes basocellulaires ou syndrome de Gorlin se manifeste non seulement au niveau de la peau mais provoque aussi des kystes maxillaires, des bifidités costales, des calcifications du système nerveux. Au fond, la plupart des gènes auraient un effet pléiotrope.

Hétérogénie. De nombreux phénotypes qui, il y a encore quelques années, étaient considérés comme des entités uniformes, se sont révélés hétérogènes à l'examen plus poussé (neurofibromatose, sclérose tubéreuse, ichtyose lamellaire, *xeroderma pigmentosum*). Il ne s'agit pas de variantes mais d'entités différentes.

Hérédité polygénique. De multiples maladies héréditaires de la peau sont déterminées par plusieurs gènes (psoriasis, dermatite atopique, vitiligo). À l'encontre des simples lois de Mendel, le risque pour les enfants n'est pas constant mais augmente proportionnellement au nombre de personnes atteintes dans la famille.

Différentes formes du mosaïcisme cellulaire

Nævus témoins d'une mutation postzygotique. L'explication la plus simple pour l'apparition d'un nævus en bande est une mutation postzygotique [9]. L'aire cutanée atteinte est d'autant plus grande que la mutation postzygotique se produit à un moment précoce de l'embryogenèse. Le fait que cette forme de mosaïque puisse aussi atteindre les gonades permet d'expliquer qu'un malade atteint d'un nævus (hamartome) verruqueux épidermolytique systématisé puisse donner naissance à un enfant atteint d'une érythrodermie ichtyosiforme congénitale bulleuse [4]. Ainsi, la maladie ne se manifestera pas sous la forme d'une mosaïque dans la génération suivante, mais dans sa forme généralisée, parce que toutes les cellules de l'organisme issues d'une même cellule gonadique porteuse de la mutation seront aussi porteuses de la mutation.

Manifestations segmentaires de type 1 ou 2 des dermatoses autosomiques dominantes. L'intensité d'expression de ces manifestations segmentaires correspond habituellement à celle que l'on observe dans le phénotype qui n'est pas en mosaïque. Quelquefois son expression est nettement plus prononcée. Pour expliquer ce fait, on a proposé le concept de manifestation segmentaire de type 2 [10]. Chez un embryon, hétérozygote pour la maladie considérée, il y a une perte d'hétérozygotie d'une cellule somatique à un stade précoce du développement ; il en résulte la formation d'un segment cutané, qui est soit homozygote, soit hémizygote pour la mutation sous-jacente (fig. 8.6). Ce concept permet d'expliquer pourquoi la manifestation segmentaire fortement exprimée se superpose au phénotype de répartition diffuse et d'expression habituelle et pourquoi les parents, frères et sœurs de tels malades sont atteints de la maladie autosomique dominante sous son expression habituelle (encadré 8.1).

Génodermatoses et malformations

Notions d'embryologie, de génétique et de mosaïcisme cutané

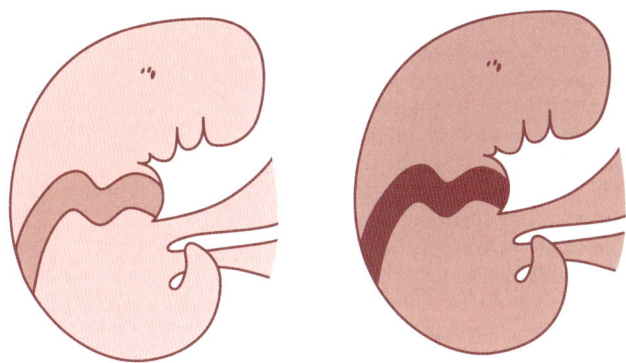

Fig. 8.6 Deux différents types d'expression segmentaire d'une génodermatose autosomique dominante. À gauche, type 1, reflétant une hétérozygotie. À droite, type 2, reflétant la perte de l'hétérozygotie.

Encadré 8.1

Génodermatoses autosomiques dominantes où des manifestations segmentaires de type 2 ont été décrites [6]

- Acanthosis nigricans autosomique dominante
- Angiomatose de type *blue rubber bleb nevus*
- Carcinomes basocellulaires héréditaires non syndromiques
- Dyskératose congénitale autosomique dominante
- Hamartomes folliculaires basaloïdes multiples
- Ichtyose épidermolytique de Brocq
- Maladie de Darier*
- Maladie de Hailey-Hailey*
- Léiomyomatose cutanée
- Sclérose tubéreuse
- Neurofibromatose 1 (NF1)*
- Neurofibromatose 2 (NF2)
- Glomangiomatose
- Porokératose actinique disséminée superficielle
- Porokératose en plaques de Mibelli
- Porokératose palmaire, plantaire et disséminée
- Ostéodystrophie héréditaire d'Albright
- Ostéomatose cutanée héréditaire
- Sclérose tubéreuse
- Spiradénomes eccrines multiples
- Trichoépithéliomes multiples
- Syndrome de Buschke-Ollendorff
- Syndrome de Cowden*
- Syndrome d'Ehlers-Danlos, type III
- Syndrome de Gorlin (syndrome des hamartomes basocellulaires)
- Syndrome de Hornstein-Knickenberg (ou syndrome de Birt-Hogg-Dubé)
- Syndrome KID
- Syndrome de Legius*
- Syringomes multiples
- Télangiectasie hémorragique héréditaire (maladie de Rendu-Osler)
- Trichépithéliomes multiples

* Dans les maladies marquées par un astérisque, la manifestation segmentaire de type 2 a été démontrée sur le plan moléculaire.

Didymose (taches jumelles). Elle représente une forme spéciale de la perte de l'hétérozygotie [11]. Un embryon peut avoir une double hétérozygotie sous la forme de deux mutations différentes sur un des deux chromosomes homologues. Lors de l'embryogenèse, par recombinaison somatique, se constituent deux populations cellulaires différentes qui sont chacune homozygotes pour l'une des deux mutations. Il en résulte la formation dans la peau de deux taches voisines différentes. Un exemple de didymose allélique est celui des «nævus vasculaires jumeaux» constitués de la juxtaposition d'un angiome plan et d'un nævus anémique (fig. 8.7) [11], et la cutis tricolor (taches jumelles hyperpigmentées et achromiques) [6]. Il est probable qu'à l'avenir d'autres lésions jumelles conformes à ce phénomène seront décrites dans la peau humaine.

Mutations postzygotiques témoignant d'un facteur létal. Apparemment, certaines mutations ne permettent la viabilité de l'organisme que si elles apparaissent sous forme de mosaïque [12]. À titre d'exemple, nous citerons le syndrome du nævus sébacé, qui n'est pas héréditaire et n'affecte en aucun cas la totalité de la peau. Cette théorie a été démontrée dans plusieurs maladies sporadiques (tableau 8.2) [6].

Hérédité paradominante. Les manifestations en mosaïque d'une dermatose autosomique ne sont habituellement pas héréditaires, car la mutation sous-jacente, dans la mesure où elle est présente dans un zygote, provoque une atteinte diffuse de l'ensemble de l'organisme, ce qui explique que la plupart de

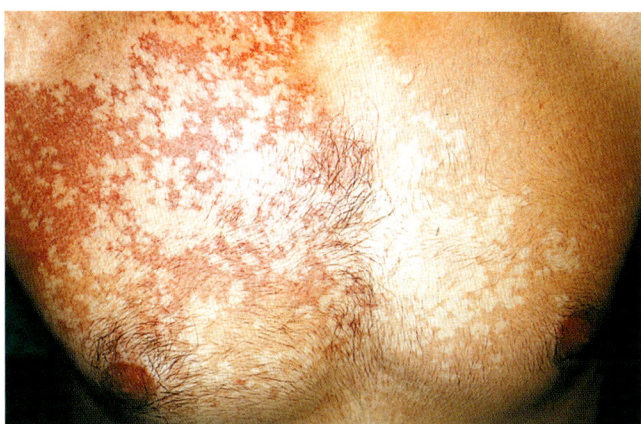

Fig. 8.7 Didymose vasculaire constituée de la juxtaposition d'un angiome plan et d'un nævus anémique.

Tableau 8.2 Génodermatoses sporadiques résultant d'une mutation postzygotique qui serait létale à l'état germinal, prouvée sur le plan moléculaire

Maladie cutanée en mosaïque	Gène
Syndrome CLOVES	PIK3CA
Syndrome de García-Hafner-Happle	FGFR3
Syndrome de livedo réticulaire congénital-mégalencéphalie	PIK3CA
Syndrome de McCune-Albright	GNAS1
Syndrome du *naevus spilus* papuleux	HRAS
Syndrome Protée	AKT1
Syndrome de Schimmelpenning (phacomatose pigmentokératosique incluse)	HRAS
Syndrome de Sturge-Weber	GNAQ

ces manifestations soient létales pour l'embryon. En exception à cette règle, des phénotypes autosomiques en mosaïque peuvent cependant concerner plusieurs membres d'une même famille. L'hypothèse que les personnes hétérozygotes seraient complètement saines sur le plan clinique avait été proposée [4]. La maladie ne se manifesterait alors qu'en cas de perte d'hétérozygotie au stade précoce de l'embryogenèse. Cependant, cette théorie est aujourd'hui devenue improbable en raison de publications récentes qui excluent une perte d'hétérozygotie dans les syndromes de Schimmelpenning [13] et Sturge-Weber [14], deux affections qui avaient été proposées comme exemples classiques d'hérédité paradominante [15]. En effet, à ce jour aucune démonstration du mécanisme de paradominance n'a pu être apportée dans une maladie cutanée [6].

Manifestation segmentaire superposée des dermatoses polygéniques. Les maladies polygéniques communes acquises, comme le psoriasis, peuvent parfois avoir une distribution segmentaire. Cette manifestation segmentaire se révèle souvent précocement par un phénotype prononcé. Généralement, il s'agit d'une surimpression segmentaire de la maladie, qui est exprimée dans sa forme commune, habituelle, ailleurs sur le tégument. Ces cas sont vraisemblablement expliqués par une perte d'hétérozygotie précoce concernant l'un des gènes de prédisposition de la maladie [16], ou bien par une mutation postzygotique concernant un gène additionnel de prédisposition [6]. Cette superposition segmentaire ne doit pas être appelée « manifestation segmentaire de type 2 » car ce terme est réservé aux maladies monogéniques et il est non applicable aux maladies polygéniques. Ce phénomène a notamment été observé au cours du psoriasis (en plaques et pustuleux), de la dermatite atopique, du lichen plan, du lupus érythémateux, de la dermatomyosite, du pemphigus, du vitiligo, de la maladie du greffon contre l'hôte, du granulome annulaire, de l'érythème polymorphe et d'une éruption médicamenteuse à l'ibuprofène [16].

Mosaïcisme fonctionnel des chromosomes X. Chaque cellule femelle est porteuse d'une part d'un chromosome X actif, d'autre part d'un chromosome X condensé et correspondant à la chromatine sexuelle. L'inactivation atteint au hasard l'X paternel ou l'X maternel [17]. Il en résulte un mosaïcisme fonctionnel des chromosomes X et il est possible qu'une mutation « récessive » liée à l'X se manifeste aussi sous une forme atténuée chez la femme hétérozygote. Il est ainsi possible d'observer cliniquement une forme atténuée de dysplasie ectodermique hypohidrotique chez une conductrice. Certains phénotypes de transmission dominante liée à l'X, et ayant un effet létal chez le mâle, se manifestent chez la femme sous la forme d'une mosaïque fonctionnelle des chromosomes X, s'exprimant dans ce cas cliniquement par un dessin cutané en bandes correspondant aux lignes de Blaschko (tableau 8.3) [6].

Tableau 8.3 Génodermatoses dominantes liées à l'X comportant un mosaïcisme fonctionnel cutané

Mutations avec létalité chez l'embryon mâle	Mutations sans létalité chez l'embryon mâle
Incontinentia pigmenti (Bloch-Sulzberger)	Dysplasie ectodermique hypohidrotique liée à l'X
Hypoplasie dermique en aires	Dysplasie ectodermique de Zonana
Syndrome MIDAS (microphtalmie, aplasie dermique et sclérocornée)	Syndrome de Menkès
Chondrodysplasie ponctuée dominante liée à l'X	Syndrome de Partington
Syndrome orofaciodigital	Dyskératose congénitale liée à l'X
CHILD syndrome	Syndrome de Börjeson-Forssman-Lehmann [18]

Mosaïcisme fonctionnel par rétrotransposons. Chez les souris et les chiens, on peut observer un modèle de pigmentation en bandes correspondant au système des lignes de Blaschko de l'homme ; de façon remarquable, ce modèle de pelage se transmet de génération en génération. L'activité d'un rétrotransposon est à la base de ce phénomène. Les rétrotransposons sont des particules d'origine virale, qui sont incorporées en grande quantité dans le génome des mammifères et qui par méthylation ou déméthylation peuvent inactiver ou activer un gène voisin. Dans l'espèce humaine aussi, des troubles pigmentaires en bandes peuvent exceptionnellement affecter plusieurs membres d'une même famille et l'on n'est pas loin d'admettre que chez l'homme de tels troubles pigmentaires blaschkolinéaires pourraient refléter l'activité d'un rétrotransposon à la phase précoce de l'embryogenèse [19].

Mosaïcisme par mutation réverse. Dans une maladie cutanée autosomique récessive, au début de l'embryogenèse, des aires hétérozygotes circonscrites de peau parfaitement normale peuvent se former par mutation somatique réverse. Pour ce phénomène, on a proposé le concept de mosaïcisme réverse [20]. Dans l'ichtyose en confettis, qui est une maladie autosomique dominante, des recombinaisons postzygotiques peuvent donner lieu à des îlots innombrables de peau saine apparaissant après l'enfance [21]. Il s'agit pour ainsi dire d'une forme de thérapie génique naturelle. Quand les dermatologistes seront bien attentifs à ce phénomène, il sera sans doute plus fréquemment décrit.

Chimérisme. Le chimérisme est différent du mosaïcisme. Il est la conséquence de la fusion de deux zygotes différents ou de cellules provenant de deux zygotes différents. Il peut résulter d'une double fécondation ou d'une fusion précoce de deux embryons. Il peut être à l'origine d'un patron pigmentaire blaschkolinéaire ou en damier, s'il existe des différences entre les gènes responsables de la pigmentation cutanée au sein des divers types cellulaires constituant la chimère [22, 23]. Contrairement au mosaïcisme, il ne s'agit pas d'une maladie pigmentaire au sens propre, car aussi bien la peau claire que la peau plus pigmentée sont saines. Les deux teintes différentes résultent simplement de deux patrimoines génétiques différents. Enfin, n'oublions pas qu'un microchimérisme développé *in utero* ou dans la vie postnatale peut provoquer une vraie affection cutanée, par exemple une maladie du greffon contre l'hôte [24].

RÉFÉRENCES

1. Moore K.L., *The developing human : clinically oriented embryology*. Saunders, Philadelphia, 1977.
2. Blaschko A., *Die Nervenverteilung in der Haut in ihrer Beziehung zu den Erkrankungen der Haut*. Braumüller, Wien, 1901.
3. Happle R. et coll., *J Am Acad Dermatol*. 2001, *44*, 612.
4. Happle R., *Arch Dermatol*. 1993, *129*, 1460.
5. Happle R., *Ann Dermatol Vénéréol*. 2007, *134*, 75.
6. Happle R., *Mosaicism in human skin : understanding nevi, nevoid skin disorders, and cutaneous neoplasia*. Springer, Berlin, 2014.
7. Happle R., *Eur J Dermatol*. 2000, *10*, 511.
8. Online Mendelian Inheritance in Man (OMIM). http//:www3.ncbi.nlm.nih.gov/Omim/
9. Happle R., *Dermatology*. 1995, *191*, 1.
10. Happle R., *Arch Dermatol*. 1997, *133*, 1505.
11. Happle R., *Arch Dermatol*. 1999, *41*, 143.
12. Happle R., *J Am Acad Dermatol*. 1987, *16*, 899.
13. Groesser L. et coll., *Nat Genet*. 2012, *44*, 783.
14. Shirley M.D. et coll., *N Engl J Med*. 2013, *368*, 1971.
15. Happle R., *J Dermatol*. 2002, *29*, 681.
16. Lenormand C., *Eur J Dermatol*. 2013, *23*, 671.
17. Lyon M.F., *Cytogenet Cell Genet*. 1998, *80*, 133.
18. Happle R., *J Eur Acad Dermatol*. 2016, *31*, 504.
19. Happle R., *Clin Exp Dermatol*. 2009, *34*, 834.
20. Pasmooij A.M. et coll., *J Clin Invest*. 2007, *117*, 1240.
21. Choate KA et coll., *J Clin Invest*. 2015, *125*, 1703.
22. Lipsker D. et coll., *Arch Dermatol*. 2008, *144*, 327.
23. Findlay G.H. et coll., *Br. J Dermatol*. 1980, *103*, 489.
24. Vabres P. et coll., *Dermatology*, 2005, *211*, 388.

8-3 Diagnostic anténatal en dermatologie

A.-C. Bursztejn, S. El Chehadeh

Le diagnostic anténatal permet la détection ou l'exclusion d'une maladie héréditaire in utero. Des progrès considérables ont été réalisés en la matière au cours des 30 dernières années permettant la naissance d'enfants «sains» plutôt qu'une interruption de grossesse sur la base d'un risque calculé. Dans la majorité des cas, le diagnostic anténatal fait appel aux *prélèvements de villosités choriales* à la fin du 1er trimestre de grossesse et à une analyse moléculaire ou cytogénétique à partir de ces prélèvements. L'intérêt de la *biopsie cutanée fœtale* s'est depuis considérablement restreint [1]. En outre, il est maintenant possible de proposer un *diagnostic préimplantatoire* aux couples à risque de transmettre une maladie génétique, évitant ainsi le recours à une interruption médicale de grossesse. Les progrès à venir résident dans le diagnostic anténatal par des techniques non invasives ainsi que dans les recherches actuellement menées sur la thérapie génique. Quelles que soient les modalités du diagnostic anténatal, des considérations éthiques doivent être prises en compte.

Aujourd'hui plus de 500 gènes responsables de maladies avec atteinte cutanée ont été identifiés. Des progrès considérables dans l'analyse des corrélations phénotype-génotype ont été accomplis permettant d'affiner *le conseil génétique*. Ainsi, dans le groupe des épidermolyses bulleuses dystrophiques, les *mutations faux-sens* du gène codant pour le collagène 7 (*COL7A1*) sont le plus souvent associées à une forme autosomique dominante (qui peut s'améliorer au cours du temps), tandis que les *mutations non-sens* sont le plus fréquemment associées aux formes autosomiques récessives, avec persistance d'une fragilité cutanée extrême au cours du temps. À l'inverse, pour d'autres maladies telles que la neurofibromatose de type 1 ou la sclérose tubéreuse de Bourneville, ces corrélations ne sont pas aussi claires et l'importante variabilité d'expression, même intrafamiliale, rend le conseil génétique plus délicat.

Le diagnostic anténatal en dermatologie recouvre, en pratique, deux grands types de situations :
– le diagnostic anténatal d'une génodermatose en raison d'un antécédent familial avec un risque de récurrence pour le couple (cas le plus fréquent) ;
– le dépistage d'anomalies (signes d'appel échographiques) chez le fœtus au cours d'une grossesse, orientant vers une maladie dermatologique, en l'absence d'antécédent spécifique familial connu ;
Ce diagnostic repose sur le *prélèvement d'ADN fœtal* afin de chercher si, dans la première situation, l'anomalie génétique familiale a été transmise ou, dans la seconde situation, de confirmer le diagnostic suspecté, lorsque cela est possible, c'est-à-dire si le laboratoire en charge de l'étude moléculaire du gène suspecté possède l'agrément pour réaliser un diagnostic prénatal.

Législation

La réglementation du diagnostic prénatal varie selon les pays. En France, les modalités du diagnostic prénatal, du diagnostic préimplantatoire et de l'examen des caractéristiques génétiques d'une personne sont régies par le code de la santé publique (modifié par la loi n° 2011-814 du 7 juillet 2011 relative à la bioéthique et par le décret n° 2006-1661 du 22 décembre 2006 relatif au diagnostic prénatal et au diagnostic biologique effectué à partir de cellules prélevées sur l'embryon *in vitro*). Il est stipulé en particulier que :

«*Le diagnostic prénatal s'entend des pratiques médicales, y compris l'échographie obstétricale et fœtale, ayant pour but de détecter* in utero *chez l'embryon ou le fœtus une affection d'une particulière gravité. Les analyses destinées à établir un diagnostic prénatal doivent être précédées d'une consultation médicale adaptée à l'affection. En cas de risque avéré, de nouveaux examens de biologie médicale et d'imagerie à visée diagnostique peuvent être proposés par un médecin, le cas échéant membre d'un centre pluridisciplinaire de diagnostic prénatal, au cours d'une consultation adaptée à l'affection recherchée.*» (articles L2131-1 et R2131-2). Les examens de biologie médicale destinés à établir un diagnostic prénatal sont pratiqués dans des laboratoires de biologie médicale accrédités (Agence nationale d'accréditation en santé) faisant appel à des praticiens en mesure de prouver leur compétence et autorisés par leur Agence régionale de santé.

Concernant le diagnostic préimplantatoire, le code de la santé publique stipule que «*Le diagnostic biologique effectué à partir de cellules prélevées sur l'embryon* in vitro *n'est autorisé qu'à titre exceptionnel*» et en précise les conditions (article L2131-4, Code de santé publique).

Conseil génétique

Diagnostic clinique de certitude

Afin de pouvoir proposer un diagnostic anténatal à un couple à risque, il est indispensable qu'un diagnostic clinique précis soit établi, et confirmé par une étude moléculaire. Cette étude moléculaire est proposée après une analyse phénotypique fine des caractéristiques du patient atteint. L'analyse clinique peut être complétée par une étude histologique ou immunohistochimique dans certaines situations afin de restreindre les hypothèses diagnostiques et mieux cibler les gènes à tester. Ainsi, en cas d'épidermolyse bulleuse, l'analyse immunohistochimique des protéines de la jonction dermo-épidermique permet de déterminer quelle protéine est en cause et de tester spécifiquement le gène dont elle est issue ; en cas d'ichtyose, la recherche d'un marquage transglutaminase permet de confirmer ou d'infirmer l'hypothèse d'un type d'ichtyose lamellaire et celui par la protéine LEKTI l'hypothèse d'un syndrome de Netherton.

Détermination du mode de transmission

En fonction de la pathologie étudiée, différents modes de transmission peuvent être observés. Ainsi, par exemple, l'*incontinentia pigmenti* (gène *IKBKG*) est transmise selon un mode dominant lié à l'X, habituellement létal chez le sujet de sexe masculin ; la neurofibromatose de type 1 (gène *NF1*) est transmise selon un mode autosomique dominant (AD), l'albinisme oculocutané de type 1 (AOC1) par mutation du gène de la tyrosinase (*TYR*) est transmis selon un mode autosomique récessif.

En l'absence de diagnostic précis, comme au cours d'une ichtyose sans anomalie génétique identifiée, l'analyse de l'arbre généalogique permet parfois de déterminer le mode de transmission. En effet, une transmission verticale père-fils est en faveur d'un mode AD alors qu'une expression horizontale au sein d'une fratrie avec des parents sains suggère un mode AR. Une pathologie n'atteignant que les garçons et passant par les mères peut faire évoquer un mode lié à l'X.

Naissance d'un enfant atteint alors que ses deux parents sont indemnes

Elle peut s'expliquer par différentes raisons.

Transmission autosomique récessive

Les deux parents sont hétérozygotes (phénotypiquement sains) et leur risque d'avoir un autre enfant atteint est de 25 % à chaque grossesse.

Transmission autosomique dominante

Deux situations sont alors possibles :
– l'un des parents est atteint d'une forme mineure passée inaperçue, ce qui peut s'observer dans certaines pathologies avec pénétrance incomplète et expressivité variable. Son risque de transmettre sa mutation à chaque enfant est de 50 %, le degré de sévérité de l'atteinte de ce dernier étant souvent difficile à prévoir s'il existe une grande variabilité d'expression dans la pathologie concernée ;
– aucun des deux parents n'est porteur de l'affection, la mutation est alors survenue *de novo* chez le cas index. Cette situation est fréquente au cours de certaines affections telles que la neurofibromatose de type 1 où elle représente près de la moitié des cas. Le risque de récurrence dans la fratrie est alors très faible, estimé entre 1 et 3 %, du fait du risque résiduel de l'existence d'une mosaïque germinale chez l'un des parents. Le sujet atteint a un risque de 50 % de transmettre l'affection à chacun de ses futurs descendants.

L'éventualité d'une fausse paternité, le père biologique étant porteur de la même affection, peut également être envisagée.

Transmission liée à l'X, récessive ou dominante

Dans certaines affections telles que l'*incontinentia pigmenti* ou la *dysplasie ectodermique hypo-hidrotique*, il est possible de mettre en évidence des signes cliniques mineurs chez la mère (conductrice) : ceci s'explique par le phénomène d'inactivation du chromosome X, biaisé (c'est-à-dire non aléatoire) en cas de maladie liée à l'X et permettant à l'X porteur de la maladie de s'exprimer (mosaïque fonctionnelle et somatique). Ainsi, en cas de dysplasie ectodermique hypo-hidrotique, certaines femmes conductrices peuvent présenter des signes mineurs à type de cheveux fins, clairsemés, non reconnus avant la naissance d'un enfant atteint de la forme plus complète de la maladie. En cas de maladie dominante liée à l'X, l'atteinte est souvent létale chez le sujet de sexe masculin ; le risque de récurrence est alors de 50 % en cas de grossesse de fille avec un risque de fausse couche spontanée important (grossesse de garçon). En cas de maladie récessive liée à l'X, une femme conductrice a, lors de chaque grossesse, un risque de 50 % d'avoir un garçon atteint et un risque de 50 % d'avoir une fille conductrice de la pathologie. Un homme atteint n'a pas de risque de transmettre la pathologie à ses fils mais il transmettra sa mutation à toutes ses filles qui seront conductrices.

Ainsi, l'examen de l'ensemble des membres de la famille, atteints ou supposés indemnes, est souhaitable. Il permet d'identifier des signes mineurs, ayant pu passer inaperçus, du fait d'une expressivité variable.

Mosaïcisme germinal parental

Ce phénomène s'explique par le fait que seule une partie des gamètes d'un des parents est porteuse de la mutation [2]. Il explique la récurrence de maladies dominantes chez les enfants de parents indemnes. Ce risque est difficile à apprécier ; à titre d'exemple, il est estimé à environ 4 % dans la sclérose tubéreuse de Bourneville. Pour cette raison, et bien que le risque soit souvent très faible, la réalisation d'un diagnostic prénatal est indiquée pour une future grossesse si les parents d'un enfant atteint le souhaitent.

La possibilité d'une mosaïque germinale est également à évoquer en cas de mosaïque somatique : dermatose touchant par exemple un hémicorps ou distribuée selon les lignes de Blaschko. On a notamment décrit des formes en mosaïque d'érythrodermie ichtyosiforme congénitale bulleuse ou de maladie de Darier qui prennent l'aspect de nævus épidermiques épidermolytiques ou dyskératosiques. La recherche de la mutation des gènes codant pour les kératines 1, 10 ou ATP2A2, au sein des tissus atteints, est possible à partir d'une biopsie cutanée. Si cette mutation est identifiée et également présente dans le sang, il est alors possible de proposer un diagnostic anténatal pour s'assurer de l'absence de transmission de ces maladies en dominance.

Naissance d'un enfant atteint d'une maladie récessive alors que seul l'un des deux parents est atteint

Elle peut s'expliquer par :
– *une disomie uniparentale*. Elle est définie par le fait que les deux chromosomes d'une même paire proviennent d'un seul parent. On parle d'isodisomie si les deux copies proviennent du même chromosome ou d'hétérodisomie si elles proviennent de chromosomes différents. Ce phénomène explique la survenue de maladies récessives chez des enfants dont l'un des parents seulement est porteur d'une mutation à l'état hétérozygote. Des cas d'épidermolyses bulleuses jonctionnelles de type Herlitz dus à une isodisomie du chromosome 1, entraînant l'homozygotie d'une mutation du gène de laminine (*LAMB3*), ont ainsi été rapportés [3] ;
– *une mutation* de novo sur le 2e allèle. L'enfant atteint sera alors hétérozygote composite.

Diagnostic prénatal par étude de l'ADN fœtal

Indications

La grande majorité des maladies génétiques, et les gènes impliqués lorsqu'ils sont identifiés, sont répertoriés dans différentes bases de données publiques (OMIM, Orphanet, GeneReviews, GeneSkin, etc.). L'indication est fonction du contexte familial, de la pathologie (« forte probabilité que l'enfant à naître soit atteint d'une affection d'une particulière gravité reconnue comme incurable au moment du diagnostic », selon la législation) et des possibilités techniques (gène connu, mutation identifiée dans la famille, marqueurs informatifs, laboratoire possédant l'agrément pour réaliser le diagnostic prénatal). Les demandes de diagnostic prénatal sont discutées collégialement au sein des différents centres pluridisciplinaires de diagnostic prénatal (CPDPN).

Modalités pratiques

L'identification de la ou des mutation(s) familiale(s) doit avoir été préalablement établie.

L'analyse de l'ADN fœtal s'effectue le plus souvent à partir des *villosités choriales*. Pour cela, une biopsie de trophoblaste est effectuée par voie transabdominale ou (plus rarement) transcervicale entre la 10e et la 12e semaine d'aménorrhée. Ce geste anténatal est associé à un risque de fausse couche d'environ 1 % [4]. Une incidence accrue d'hémangiomes et d'anomalie des membres a également été rapportée [5].

Génodermatoses et malformations

8-3
Diagnostic anténatal en dermatologie

L'ADN fœtal peut également être extrait à partir de *liquide amniotique* au décours d'une amniocentèse par voie transabdominale à partir de la 16e semaine, mais une culture est alors nécessaire et les résultats sont plus tardifs. L'amniocentèse est également associée à un risque de fausse couche, de moins de 0,5 %, mais semble-t-il pas de tumeur vasculaire [4].

Méthodes de diagnostic

Le diagnostic génotypique direct consiste à rechercher de manière ciblée par biologie moléculaire chez le fœtus une mutation identifiée chez un parent dont le caractère pathogène a été confirmé. La détection d'une mutation ne permet pas toujours de prévoir la gravité de l'affection, du fait d'une expressivité variable (absence de corrélation entre le génotype et le phénotype). Ceci s'observe en particulier dans les phacomatoses (neurofibromatose, sclérose tubéreuse) et dans les maladies liées à l'X chez les femmes, en raison du phénomène d'inactivation aléatoire du chromosome X.

Le diagnostic génotypique indirect n'est indiqué que lorsque le diagnostic direct ne peut être réalisé. Il consiste à étudier la transmission au sein de la famille de marqueurs génétiquement polymorphes liés au locus de l'affection et proches du gène.

Diagnostic préimplantatoire

Les embryons sont obtenus par fécondation *in vitro*, après stimulation ovarienne chez la mère. Le diagnostic préimplantatoire [4] consiste à sélectionner précocement *in vitro* les embryons indemnes d'une anomalie génétique avant leur implantation dans l'utérus. Il a l'avantage d'être effectué avant la gestation et d'éviter ainsi au couple, à la différence du diagnostic prénatal, une éventuelle décision d'interruption médicale de grossesse. Le diagnostic moléculaire s'effectue sur une cellule unique prélevée *in vitro* sur l'embryon au 3e jour, au stade de 6 à 10 cellules. Seuls seront réimplantés les embryons ne portant pas l'anomalie génétique. Les principales limites à l'utilisation de cette technique sont sa disponibilité (seuls 4 centres en France : Strasbourg, Paris, Montpellier et Nantes, permettent aujourd'hui d'avoir accès à cette technique) et le délai de prise en charge qui atteint 18 mois à 2 ans en moyenne.

Autres situations de diagnostic prénatal

Alternatives à l'étude de l'ADN

D'autres méthodes de diagnostic prénatal pour les maladies héréditaires, reposant non pas sur l'analyse *génotypique* mais sur l'analyse *phénotypique* du fœtus, étaient autrefois utilisées. Leurs indications en dermatologie ont presque totalement disparu depuis la généralisation du diagnostic génotypique.

Biopsie de peau fœtale

Elle permettait d'identifier une anomalie de la structure cutanée par microscopie électronique ou immunofluorescence directe [6], après prélèvement cutané guidé par échographie ou sous fœtoscopie, entre la 16e et la 20e semaine en fonction de la pathologie. La biopsie, effectuée dans le dos ou sur la fesse, permettait alors d'affirmer, notamment, une maladie bulleuse, certaines ichtyoses ou troubles de la dilution pigmentaire. Cette technique n'est plus utilisée en pratique courante.

Étude du liquide amniotique

L'amniocentèse permet d'étudier les cellules (amniocytes) et la composition biochimique du liquide amniotique. Elle peut être compliquée de blessures superficielles se manifestant à la naissance par des fossettes cutanées [7]. Les cellules amniotiques peuvent être mises en culture pour extraire l'ADN ou pour une étude biochimique ou métabolique. L'étude biochimique du liquide amniotique autrefois pratiquée dans certaines maladies dermatologiques (ichtyose liée à l'X par déficit en stéroïde-sulfatase, maladie de Fabry) a été remplacée par l'analyse moléculaire des gènes responsables (*STS*, *GLA*). Une élévation de l'α-fœtoprotéine et la présence d'acétylcholinestérase dans le liquide amniotique peuvent toutefois s'observer au cours d'aplasies cutanées congénitales et d'épidermolyses bulleuses graves [8].

Marqueurs biologiques maternels

Un triple dosage α-fœtoprotéine, gonadotropine humaine, œstriol non conjugué est utilisé de façon courante pour dépister les trisomies 18, 21 ou les anomalies du tube neural. Un faible taux d'œstriol non conjugué est un signe de mort fœtale *in utero*, d'hypoplasie surrénalienne congénitale ou de syndrome de Smith-Lemli-Opitz mais aussi et surtout d'ichtyose récessive liée à l'X par mutation du gène codant pour la stéroïde-sulfatase (*STS*). Ce diagnostic suspecté pourra être confirmé par l'analyse de l'ADN fœtal sur prélèvements fœtaux (biopsie de trophoblaste ou amniocentèse, en fonction du terme de la grossesse).

Diagnostic prénatal non invasif (DPNI)

De l'ADN fœtal circulant dans le sang maternel peut être détecté dès la 4e semaine de grossesse, disparaissant rapidement après la naissance. Cette technique est aujourd'hui utilisée pour déterminer le sexe du fœtus (notamment dans le cadre de maladies liées à l'X) ou dans le cadre de l'immunisation rhésus. Les techniques permettant d'analyser des fragments d'ADN fœtal circulant commencent à être utilisées pour le diagnostic anténatal d'anomalies chromosomiques telles que les trisomies 13, 21 et 18 et vont certainement se multiplier au cours des années à venir. En cas de test positif, un prélèvement invasif (biopsie de trophoblaste ou amniocentèse) est proposé afin de confirmer le diagnostic [4].

Diagnostic prénatal sur signes d'appel échographiques

Même en l'absence de tout antécédent familial, le suivi systématique des grossesses par échographie obstétricale peut dépister une affection dermatologique, héréditaire ou non (tableau 8.4). Il s'agit d'un dépistage tardif, généralement postérieur à 20 semaines d'aménorrhée. L'échographie permet d'identifier directement certaines anomalies cutanées, essentiellement tumorales puisqu'un certain volume est nécessaire pour qu'une lésion soit détectable par cette technique. Parmi les tumeurs des parties molles diagnostiquées chez le fœtus, les tumeurs fibreuses et vasculaires sont les plus fréquentes [9]. Elle peut aussi détecter des signes extracutanés associés à certaines affections, tels que des malformations, permettant indirectement d'évoquer un diagnostic dermatologique. Cependant, la plupart de ces signes d'appel échographiques, généralement loin d'être spécifiques, ne concernent pas des maladies de la peau.

Génodermatoses et malformations

Diagnostic anténatal en dermatologie

Tableau 8.4 Signes prénataux échographiques et affections dermatologiques associées

Anomalie échographique	Affection dermatologique
Tumeurs (fibreuses)	Fibrosarcome infantile Myofibromatose infantile [9]
Tumeurs et malformations vasculaires	Hémangiomes congénitaux (RICH) Malformations lymphatiques et veineuses [10]
Jumeau évanescent (fœtus papyracé)	Aplasie cutanée congénitale (jumeau survivant) [11]
Syndrome d'immobilité fœtale	Dermopathie restrictive [12] Fœtus arlequin
Anasarque fœtale (*hydrops fetalis*)	*Incontinentia pigmenti* (fœtus masculins) Lymphœdèmes congénitaux (Milroy) [13] Malformations veinolymphatiques [10]
Membres courts, asymétrie de longueur des membres	Chondrodysplasie ponctuée type CHH Syndrome CHILD
Anomalies des extrémités	Syndrome de Goltz, EEC (ectrodactylie) Fœtus arlequin (arthrogrypose) [14]
Fente labiopalatine	Syndromes AEC et Rapp-Hodgkin
Dilatation gastrique	Épidermolyses bulleuses type Herlitz avec atrésie pylorique [15]
Rhabdomyomes cardiaques	Sclérose tubéreuse de Bourneville
Liquide amniotique « neigeux » (aspect brillant hyperéchogène)	Ichtyoses congénitales [16] Épidermolyses bulleuses [15]
Polyhydramnios	Malformations capillarolymphaticoveineuses [10] Hémangiomes hépatiques Épidermolyses bulleuses jonctionnelles avec atrésie pylorique [15]

RÉFÉRENCES

1. Ashton G.H. et coll., *Clin Dermatol.* 2000, *18*, 643.
2. Hall J.G., *Am J Hum Genet.* 1988, *43*, 355.
3. Pulkkinen L. et coll., *Am J Hum Genet.* 1997, *61*, 611.
4. Luu M. et coll., *Int. J Dermatol.* 2010, *49*, 353.
5. Bauland C.G. et coll., *Prenat Diagn.* 2010, *30*, 913.
6. Holbrook K.A. et coll., *Arch Dermatol.* 1993, *129*, 1437.
7. Cambiaghi S. et coll., *J Am Acad Dermatol.* 1998, *39*, 888.
8. Dolan C.R. et coll., *Am J Med Genet.* 1993, *47*, 395.
9. Woodward P.J. et coll., *Radiographics.* 2005, *25*, 215.
10. Marler J.J. et coll., *J Pediatr Surg.* 2002, *37*, 318.
11. Vabres P. et coll., *Ann Dermatol Vénéréol.* 1993, *120*, 769.
12. Mulder E.J. et coll., *Prenat Diagn.* 2001, *21*, 581.
13. Daniel-Spiegel E. et coll., *Prenat Diagn.* 2005, *25*, 1015.
14. Holden S. et coll., *Prenat Diagn.* 2007, *27*, 566.
15. Dolan C.R. et coll., *Am J Med Genet.* 1993, *47*, 395.
16. Montague I. et coll., *Ultrasound Obstet Gynecol.* 1997, *9*, 350.

8-4 Neurofibromatoses

L. Allanore, O. Zehou, E. Sbidian, P. Wolkenstein

Les neurofibromatoses recouvrent des entités bien distinctes, n'ayant en commun que certains signes cutanés, les tumeurs bénignes des gaines nerveuses [1, 2]. Elles regroupent au moins deux maladies différentes à transmission autosomique dominante, la neurofibromatose 1, ou maladie de von Recklinghausen (NF1), et la neurofibromatose 2 (NF2).

La classification des neurofibromatoses est fondée sur des critères cliniques et de génétique moléculaire. On distingue clairement NF1, NF2, schwannomatose et syndrome de Legius dont les critères diagnostiques sont bien codifiés et les liens avec des anomalies moléculaires clairement définis. Les neurofibromatoses sont parfois présentes sous forme segmentaire alors issues d'un mosaïcisme.

Neurofibromatose 1 (maladie de von Recklinghausen)

C'est la plus fréquente des neurofibromatoses avec une incidence d'environ un pour 3 000 à 3 500 naissances. La NF1 est transmise sur le mode autosomique dominant [3]. Son gène a été localisé sur le chromosome 17 dans la région 17q11.2. Sa pénétrance est quasiment de 100 % à l'âge de 8 ans et les mutations *de novo* en représentent environ la moitié des cas. L'existence de deux enfants atteints de NF1 issus de deux parents indemnes doit faire discuter un mosaïcisme de la lignée germinale, notamment chez le père ; il s'agit d'observations exceptionnelles. Son expression phénotypique est variable même au sein d'une même famille, impliquant des gènes modificateurs [4]. Le produit du gène *NF1*, la *neurofibromine*, est une protéine intervenant dans le contrôle de la différenciation et de la prolifération cellulaire, régulatrice de p21ras.

Critères diagnostiques

Le diagnostic de NF1 peut être porté chez un individu si *au moins deux* de sept critères de l'encadré 8.2 sont trouvés [5]. Parmi ces sept critères diagnostiques, trois sont dermatologiques.

> **Encadré 8.2**
>
> **Critères diagnostiques de la NF1**
>
> Le diagnostic de NF1 peut être porté chez un individu si au moins deux des sept critères suivants sont trouvés.
> 1. Présence d'au moins six taches café au lait de plus de 5 mm dans leur plus grand diamètre chez des individus prépubères et de plus de 15 mm chez des individus pubères.
> 2. Présence d'au moins deux neurofibromes de type quelconque ou d'un neurofibrome plexiforme.
> 3. Présence de pseudo-éphélides (lentigines) axillaires ou inguinales.
> 4. Présence d'un gliome optique.
> 5. Présence d'au moins deux nodules de Lisch (hamartomes iriens).
> 6. Présence d'une lésion osseuse caractéristique comme une dysplasie sphénoïde, un amincissement de la corticale des os longs avec ou sans pseudarthrose.
> 7. Un parent du premier degré atteint de NF1 suivant les critères précédents.

Taches café au lait (fig. 8.8)

Elles sont les premières manifestations de la NF1. Elles sont souvent congénitales, et apparaissent rarement après l'âge de 2 ans. Leur répartition est aléatoire, leurs contours sont nettement tracés et leur teinte marron plus ou moins foncée parfois à la limite de la visibilité. Le diamètre des taches café au lait varie de 0,5 à 50 cm mais la majorité d'entre elles font moins de 10 cm. Histologiquement, les taches café au lait correspondent à une hypermélaninose épidermique avec parfois présence de macromélanosomes et un nombre normal de mélanocytes. À l'âge adulte, les taches café au lait sont présentes dans plus de 90 % des cas. Ensuite, leur nombre semble se stabiliser, voire diminuer.

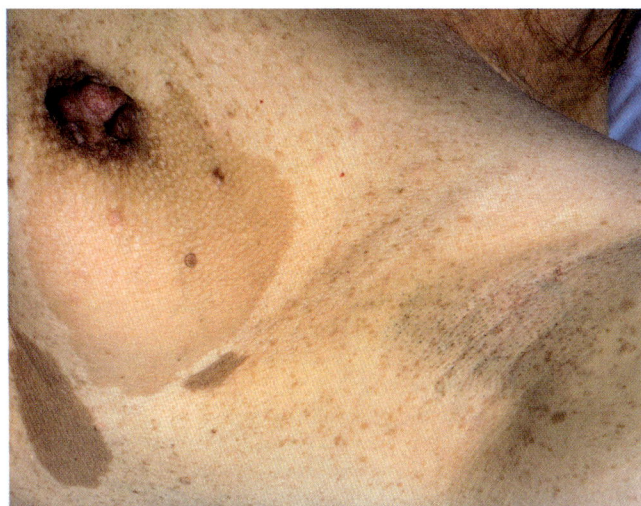

Fig. 8.8 Neurofibromatose : taches café au lait et pseudo-éphélides axillaires (signe de Crowe).

Pseudo-éphélides (lentigines)

Elles ressemblent à des taches café au lait de petite taille, 1 à 3 mm de diamètre. Rarement présentes avant l'âge de 2 ans, elles apparaissent après les taches café au lait et sont présentes dans plus de 80 % des cas à l'âge adulte. La présence de pseudo-éphélides axillaires multiples, de grande valeur diagnostique, est connue sous le nom de signe de Crowe (fig. 8.8).

Neurofibromes cutanés

Deux types de neurofibromes cutanés doivent être individualisés : les neurofibromes dermiques (ou superficiels) et les neurofibromes nodulaires périphériques isolés ou en grappe (parfois désignés sous le terme de neurofibromes plexiformes nodulaires).

Les neurofibromes dermiques (superficiels) (fig. 8.9) sont de petites tumeurs molles, mobiles avec la peau, de couleur rosée ou violacée. Les neurofibromes varient en taille, de 0,1 cm à quelques centimètres, et en nombre, de quelques-uns à plusieurs milliers. Certains de ces neurofibromes ressemblent à des molluscums pendulums. Leur siège principal est le tronc, mais les autres parties du corps ne sont pas épargnées. Les neurofibromes dermiques se

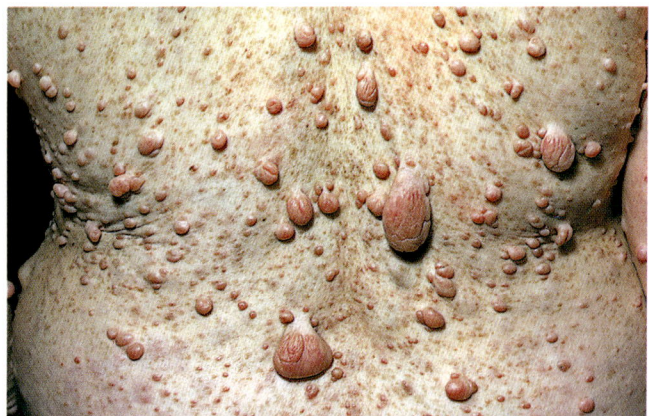

Fig. 8.9 Neurofibromatose : neurofibromes dermiques.

développent à partir de la puberté ; 95 % des malades en ont à l'âge adulte. Dans un quart des cas, ces neurofibromes sont prurigineux, parfois douloureux.

Les neurofibromes nodulaires périphériques (profonds, plexiformes, nodulaires) (fig. 8.10a) sont présents chez une minorité de malades atteints de NF1, environ 15 %. Ils se développent sur les troncs nerveux et ont une consistance ferme. La pression de ces neurofibromes peut provoquer des paresthésies. Ils peuvent conduire à une neuropathie motrice ou sensitive. Ils sont distincts histologiquement et cliniquement des neurofibromes dermiques. Ce sont des tuméfactions sous-cutanées de taille variable, de quelques centimètres à une partie entière du corps. La peau en regard est souvent anormale, combinaison d'hypertrophie, de pigmentation café au lait voire d'hypertrichose. Certains malades atteints de NF1 ont un *neurofibrome plexiforme*, présent chez la majorité d'entre eux dès la 1re année de vie. Les sièges de ces tumeurs sont, par ordre de fréquence, le tronc, la tête, les membres et le cou. Les grands *neurofibromes plexiformes chalazodermiques* sont souvent encore dénommés «tumeurs royales» (fig. 8.10b). Leur retentissement esthétique est considérable. Histologiquement, la croissance intrafasciculaire des cellules tumorales conduit à une tuméfaction du nerf.

Nodules de Lisch (fig. 8.11)

Ces hamartomes iriens, sans conséquence fonctionnelle, peuvent parfois se voir à l'œil nu mais leur présence est précisée par un examen minutieux à la lampe à fente. Leur taille et leur nombre augmentent avec l'âge : on les trouve chez 10 % des sujets avant 6 ans et dans plus de 90 % des cas après 16 ans.

Gliome des voies optiques

Quand il est recherché systématiquement par imagerie cérébrale, il est trouvé dans 15 % des cas de NF1. Exceptionnellement dans environ 1 % des cas de NF1, cette tumeur peut engager gravement le pronostic visuel, entraîner une protrusion oculaire, une hydrocéphalie, des perturbations hypothalamo-hypophysaires, notamment une puberté précoce. Son évolutivité est le plus souvent limitée aux 6 premières années de la vie. Les gliomes des voies optiques correspondent histologiquement à des astrocytomes pilocytiques de bas grade. Pour certains auteurs, une diffusion extensive subarachnoïdienne avec respect ou discrète atteinte du nerf serait corrélée à la NF1.

Atteintes osseuses caractéristiques

Les dysplasies des os longs, le plus souvent du tibia, sont congénitales. Leurs manifestations cliniques peuvent être précoces (courbure congénitale d'une jambe), ou n'apparaître qu'à la marche

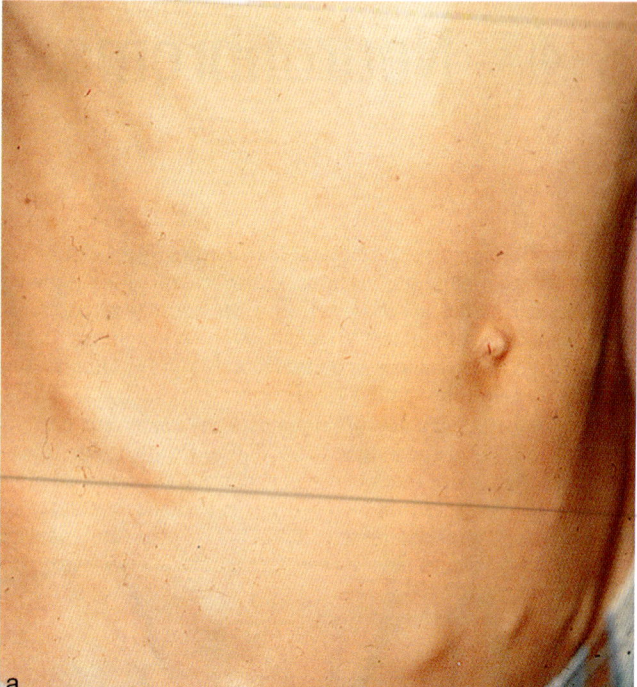

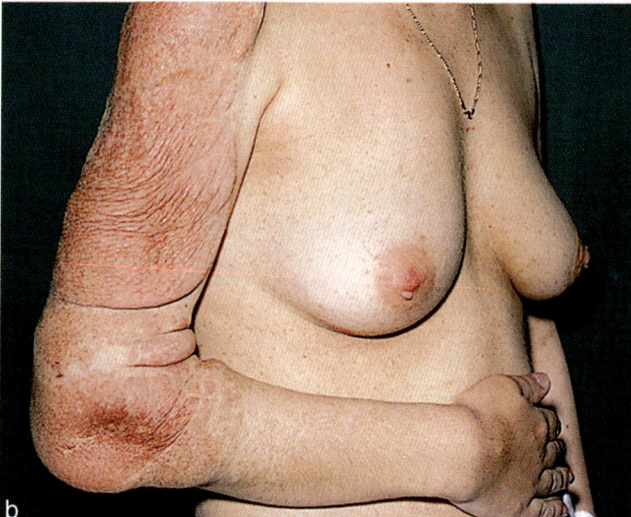

Fig. 8.10 Neurofibromatose NF1.
a. Neurofibromes nodulaires périphériques. b. Neurofibrome plexiforme chalazodermique du bras (tumeur royale).

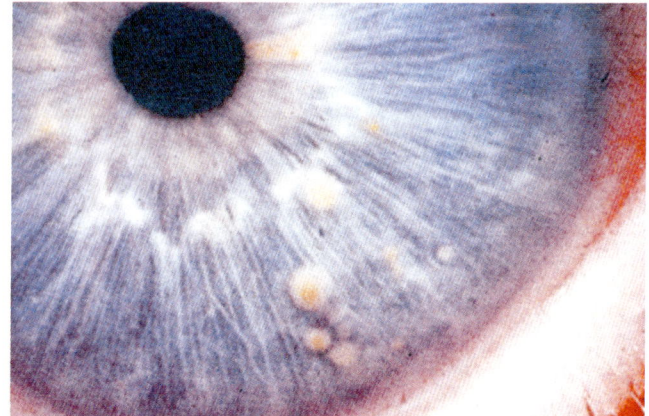

Fig. 8.11 Neurofibromatose NF1 : nodules de Lisch.

Génodermatoses et malformations

Neurofibromatoses

comme les fractures avec pseudarthroses secondaires de traitement long et difficile qui touchent 1 à 3 % des malades.

Les dysplasies des ailes sphénoïdes sont souvent associées à un neurofibrome plexiforme orbitaire ; elles peuvent entraîner exophtalmie ou énophtalmie ; elles sont rares (moins de 1 % des malades) mais très évocatrices de NF1.

La dysplasie vertébrale la plus caractéristique est l'accentuation de la concavité postérieure (aspect en feston ou *scalloping*) du corps vertébral. Ces dysplasies sont souvent associées à une scoliose ou cyphoscoliose majeure nécessitant une chirurgie ; elles peuvent être associées à des méningocèles ou à des neurofibromes paravertébraux.

Complications

Dans les grandes séries de la littérature, les complications les plus fréquentes associées à la NF1 sont des neurofibromes plexiformes et des difficultés d'apprentissage dans 30 à 40 % des cas. Les autres complications comme les pseudarthroses, les scolioses nécessitant une chirurgie, l'hydrocéphalie, les phéochromocytomes, les tumeurs carcinoïdes, les gliomes des voies optiques agressifs, les glioblastomes cérébraux (astrocytomes de haut grade de malignité) et les neurofibromes internes nodulaires compressifs, sont rares, environ 3 % des cas. Les tumeurs malignes des gaines nerveuses constituent la complication majeure à partir de l'adolescence par sa gravité ; la dégénérescence ne survient jamais à partir de neurofibromes cutanés mais à partir des neurofibromes nodulaires périphériques ou plexiformes, le risque serait d'environ 15 % au cours d'une vie de malade atteint de NF1 [6]. L'association NF1, xanthogranulome juvénile et leucémie myélomonocytaire est exceptionnelle. Des complications vasculaires, des anévrismes et des sténoses de l'aorte, des artères rénales et des artères mésentériques principalement, surviennent rarement.

Prise en charge [7]

Outre le traitement des manifestations cutanées de la NF1 qui constitue la demande prioritaire des malades adultes du fait de leur impact en termes de qualité de vie [7], un suivi est nécessaire pour la détection précoce des complications. La NF1 est, en effet, une maladie à *évolution imprévisible* tout au long de la vie. Quinze pour cent des malades souffrent d'une NF1 grave. Le *suivi doit être essentiellement clinique*, les examens effectués à titre systématique étant peu rentables pour le malade.

L'examen clinique peut facilement identifier des complications comme une scoliose ou une pseudarthrose, ou comme l'hypertension artérielle liée à une sténose de l'artère rénale ou à un phéochromocytome.

Les examens complémentaires ne sont à effectuer que sur des arguments cliniques [8]. La seule exception controversée est peut-être l'*imagerie systématique par résonance magnétique nucléaire des voies optiques*, en particulier chez les enfants de moins de 6 ans pour détecter et suivre un gliome des voies optiques évolutif. Compte tenu de la diversité des atteintes liées à la NF1, la prise en charge multidisciplinaire offre un avantage certain. Une attention particulière doit être portée aux malades ayant des neurofibromes nodulaires multiples en grappes. La présence de ces neurofibromes est corrélée à la masse tumorale interne et à la transformation maligne ; il s'agit donc d'un phénotype à risque élevé de complication [9].

Il n'existe actuellement pas de traitement spécifique de la NF1 ; le conseil génétique est donc un élément important. *Il n'est pas possible d'évaluer la gravité future d'une NF1* : les variations intrafamiliales sont la règle. Le diagnostic anténatal n'est possible que si la mutation est identifiée. *Les techniques chirurgicales* (chirurgie plastique et reconstructrice, laser CO_2, etc.) demeurent le traitement quasi exclusif des manifestations cutanées de la NF1.

L'exérèse chirurgicale des neurofibromes cutanés et plexiformes ne s'accompagne pas d'un risque accru de cancérisation ou de poussée évolutive de la maladie. L'augmentation de taille d'un neurofibrome nodulaire ou plexiforme ou l'apparition de douleurs doivent faire suspecter une tumeur maligne des gaines nerveuses : la biopsie chirurgicale de la masse suspecte doit être systématique [6]. La chirurgie plastique des neurofibromes plexiformes est complexe, souvent accompagnée de complications hémorragiques.

Conseil génétique au cours de la NF1

La NF1 se caractérise par sa grande variabilité phénotypique inter- et intrafamiliale. Le risque de transmission à la descendance est de 50 % mais la gravité du phénotype transmis est imprévisible. Le diagnostic moléculaire permet d'identifier aujourd'hui environ 90 % des mutations. Les couples ayant un projet parental, et informés de ce risque, choisissent de plus en plus l'option du diagnostic prénatal ou préimplantatoire ; ce dernier est accessible essentiellement dans les formes familiales.

Autres neurofibromatoses

Neurofibromatose 2 et schwannomatoses

La neurofibromatose 2 (anciennement neurofibromatose acoustique) est beaucoup plus rare que la NF1, avec une incidence d'une naissance sur 33 000-40 000. Le gène de la NF2 a été identifié sur le chromosome 22 dans la région 22q12.2 ; il encode la *neurofibromine II* encore appelée *merline*. La pénétrance du gène est complète à l'âge de 30 ans et les mutations *de novo* représentent environ 50 % des cas.

La NF2 est caractérisée par des schwannomes vestibulaires bilatéraux (anciennement neurinomes de l'acoustique), des schwannomes d'autres nerfs crâniens et spinaux et des méningiomes. Les manifestations cutanées sont inconstantes et le plus souvent discrètes. Moins de 10 % des sujets atteints de NF2 ont plus de deux taches café au lait. Les tumeurs cutanées présentes dans environ 70 % des cas sont des schwannomes et, rarement, des neurofibromes.

Le diagnostic de neurofibromatose 2 est porté :
– soit devant des tumeurs bilatérales de la VIIIe paire de nerfs crâniens (visualisées par tomodensitométrie ou imagerie par résonance magnétique) ;
– soit devant l'association d'un parent au premier degré atteint de NF2 et d'une tumeur unilatérale du nerf vestibulocochléaire, ou de deux des signes suivants : neurofibrome, schwannome d'une autre localisation, méningiome, gliome épendymaire, cataracte juvénile postérieure.

La schwannomatose (anciennement NF3) se caractérise par des schwannomes multiples sans atteinte des paires crâniennes. Au moins deux gènes ont été incriminés dans les schwannomatoses familiales : *SMARCB1* et *LTZR1*.

Neurofibromatoses segmentaires (anciennement NF5)

Les neurofibromatoses segmentaires sont exceptionnelles avec une prévalence inférieure à 0,001 %. Elles sont caractérisées le plus souvent par la présence de neurofibromes, de taches café au lait et, parfois, de lentigines, sur un seul segment corporel, voire sur un hémicorps, ou plus rarement sur plusieurs segments bilatéraux, de nodules de Lisch. Le diagnostic ne peut être porté qu'après avoir éliminé le diagnostic de neurofibromatose 1 ou 2. Les neurofibromatoses segmentaires résultent probablement d'une mutation somatique postzygotique. Le conseil génétique doit être prudent car il existe quelques cas exceptionnels de NF1 héritée de parents ayant une forme segmentaire.

Autres formes rares de neurofibromatoses

L'association d'un syndrome de Noonan (cou court avec pterygium colli, ptose palpébrale, petite taille, pectus excavatum, oreilles bas implantées, et malformation cardiaque) et d'une NF1 a été rapportée.

Des neurofibromatoses d'apparition tardive (anciennement NF7), après 30 ans, de neurofibromes ou limitées à des taches café au lait, des anomalies osseuses ont été rapportées. Le *syndrome de Watson* est une maladie autosomique dominante associant une sténose de l'artère pulmonaire, des taches café au lait et un retard mental ; l'anomalie génétique liée à cette maladie serait située dans la région du gène *NF1*, soit syndrome du gène contigu, soit variante de *NF1*.

Récemment des mutations de *SPRED1* ont été liées à un phénotype très proche de celui de la NF1 [10] ; ce syndrome a pris le nom de son découvreur, le *syndrome de Legius*.

Diagnostic différentiel

Syndrome Protée

Le syndrome Protée (*elephant man*) a longtemps été confondu à tort avec la NF1. Ce syndrome associe de façon variable une hémihypertrophie corporelle segmentaire, une macrodactylie, des hamartomes conjonctifs et/ou épidermiques ; l'épaississement en masses cérébriformes des paumes et des plantes est particulièrement évocateur (fig. 8.12). L'histologie des masses cutanées correspond à des tumeurs lipomateuses, hamartomateuses ou angiomateuses. La plupart des cas sont sporadiques, probablement liés à une mutation non létale uniquement sous forme mosaïque du gène *AKT1*.

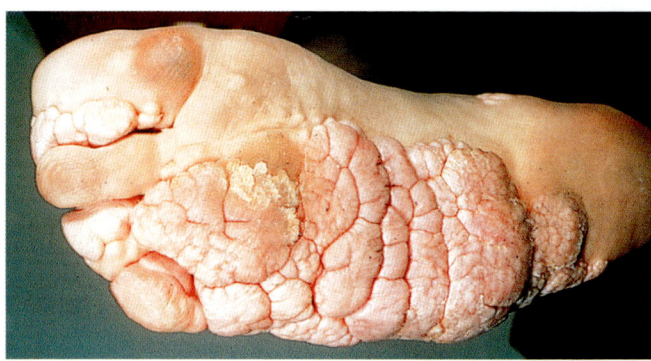

Fig. 8.12 Syndrome Protée : hamartome conjonctif cérébriforme plantaire.

Autres diagnostics différentiels

Les principaux diagnostics différentiels des neurofibromatoses sont les mélanoses cutanées, le syndrome de Klippel-Trenaunay (angiome et hémihypertrophie), le syndrome de Sipple ou MEN2B, le syndrome de von Hippel-Lindau, le syndrome de Carney et les lipomatoses.

RÉFÉRENCES
1. Huson S.M., *The neurofibromatoses : a pathogenetic and clinical overview*. 1st ed., Chapmann & Hall, London, 1994.
2. Riccardi V.M., *Neurofibromatosis : phenotype, natural history, and pathogenesis*. 2nd ed., Johns Hopkins University Press, Baltimore, 1992.
3. Pasmant E. et coll., *J Med Genet.* 2012, *49*, 483.
4. Pasmant E. et coll., *J Natl Cancer Inst.* 2011, *103*, 1713.
5. Gutmann D.H. et coll., *JAMA.* 1997, *278*, 51.
6. Zehou O. et coll., *Orphanet J Rare Dis.* 2013, *23*, 127.
7. Méni C. et coll., *Dermatology.* 2015, *230*, 263.
8. Pinson S. et coll., *Ann Dermatol Vénéréol.* 2001, *128*, 567.
9. Sbidian E. et coll., *Orphanet J Rare Dis.* 2011, *13*, 51.
10. Brems H. et coll., *Nat Genet.* 2007, *39*, 1120.

8-5 Sclérose tubéreuse de Bourneville

L. Allanore, P. Wolkenstein

La sclérose tubéreuse de Bourneville (anciennement désignée sous l'acronyme d'EPILOIA : *Epilepsy, Low Intelligence, Adenoma sebaceum*) est une maladie génétique à transmission autosomique dominante [1, 2]. Son incidence est d'environ une naissance sur 10 000. Deux locus majeurs ont été identifiés, l'un en 9q34 (*TSC1*), l'autre en 16p13 (*TSC2*). Ce sont des gènes suppresseurs de tumeurs ; le produit du gène *TSC1* a été nommé *hamartine* [3], le produit du gène *TSC2* est la *tubérine*. Plus de la moitié des cas de sclérose tubéreuse de Bourneville *sont sporadiques, liés à des mutations survenant* de novo. Le mosaïcisme n'est pas rare. La pénétrance de la sclérose tubéreuse de Bourneville est de l'ordre de 95 %, son expressivité est très variable, y compris au sein d'une même famille. Les individus ayant des mutations TSC2 semblent avoir des phénotypes plus graves [4].

Critères diagnostiques

Les critères diagnostiques de sclérose tubéreuse incluent des critères génétiques et/ou des critères cliniques [5] :
– critères génétiques : l'identification d'une mutation pathogène soit de *TSC1*, soit de *TSC2* dans l'ADN provenant de tissu normal est suffisante pour faire un diagnostic certain ;
– critères cliniques : séparés en critères majeurs et critères mineurs, résumé dans l'encadré 8.3.

Encadré 8.3

Critères majeurs
– Macules hypopigmentées (≥ 3, d'au moins 5 mm de diamètre)
– Angiofibromes (≥ 3) ou plaque fibreuse céphalique
– Fibromes unguéaux (≥ 2)
– Plaque peau de chagrin
– Hamartomes rétiniens multiples
– Dysplasie corticale
– Nodules sous-épendymaires
– Astrocytomes sous-épendymaires à cellules géantes (« SEGA »)
– Rhabdomyome cardiaque
– Lymphangioléiomyomatose
– Angiomyolipomes (≥ 2) rénaux

Critères mineurs
– Macules leucodermiques en confettis.
– Puits dentaires (> 3)
– Fibromes gingivaux (≥ 2)
– Taches rétiniennes blanches
– Kystes rénaux multiples
– Hamartomes extrarénaux

Le diagnostic est certain si deux critères majeurs sont présents ou un majeur et deux mineurs.
Le diagnostic est possible en cas de présence d'un critère majeur ou de deux critères mineurs.

Signes cliniques

Signes cutanés

Angiofibromes (fig. 8.13). Rarement présents à la naissance, ils apparaissent vers 5 à 7 ans, parfois plus tôt ; 85 % des adultes ayant une sclérose tubéreuse de Bourneville en sont porteurs. Multiples, ils sont un argument majeur en faveur du diagnostic ; ils sont aussi présents chez les sujets atteints de néoplasies endocriniennes multiples de type 1. Les lésions augmentent en nombre et en taille avec la puberté puis restent stables. Les angiofibromes ne doivent pas être confondus avec une acné. Ils sont symétriquement distribués dans les sillons nasogéniens, sur les joues, le nez et la région péribuccale. La lèvre supérieure est en général indemne, mais le menton, le front et les paupières peuvent être atteints. Ce sont de petites papules, de rose à rouge, avec des fines télangiectasies et de consistance ferme ; leur volume est variable, souvent discret. Sur le plan histologique, ils sont à doubles composantes fibreuse et vasculaire. *Les plaques fibreuses* sont moins fréquentes et plus précoces, siégeant sur le front, le cuir chevelu, le menton, les paupières. Leur structure histologique est celle d'un angiofibrome.

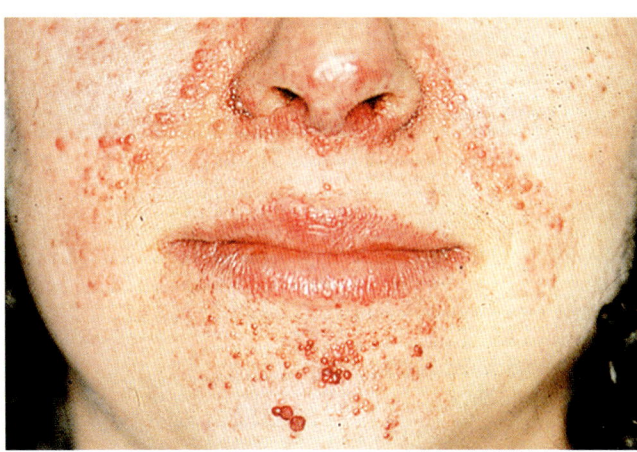

Fig. 8.13 Sclérose tubéreuse de Bourneville : angiofibromes de la face.

Tumeurs de Koenen (fig. 8.14). Les fibromes unguéaux ou tumeurs de Koenen sont des excroissances pédiculées rouges ou couleur chair, souvent kératosiques à leur partie distale, qui se développent à partir du lit de l'ongle (plus fréquemment sur les orteils que sur les doigts) ; ils n'apparaissent en règle qu'à partir de la puberté ; leur fréquence est estimée selon les séries de 20 à 50 % à l'âge adulte. Multiples, ils sont pathognomoniques de la sclérose tubéreuse de Bourneville. Sur le plan histologique, ce sont aussi des angiofibromes.

8-5 Génodermatoses et malformations

Sclérose tubéreuse de Bourneville

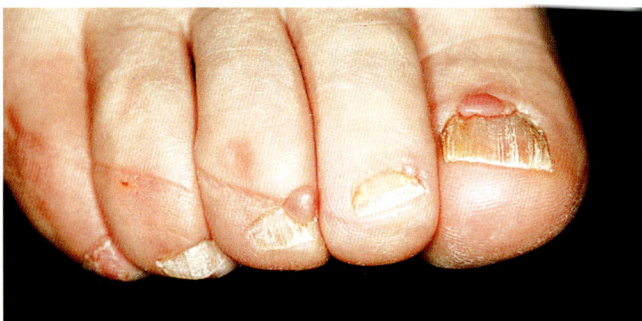

Fig. 8.14 Sclérose tubéreuse de Bourneville : fibromes périunguéaux (tumeurs de Koenen).

Plaques « peau de chagrin » (fig. 8.15). Ces hamartomes de type collagène sont des plaques épaisses fermes, élastiques, bosselées, à surface « en peau d'orange » de quelques millimètres à plus de 10 cm, de couleur chair ou brun clair ou rose, souvent lombaires. Elles apparaissent à partir de la 2ᵉ décennie ; leur incidence varie selon les séries de 20 à 80 %.

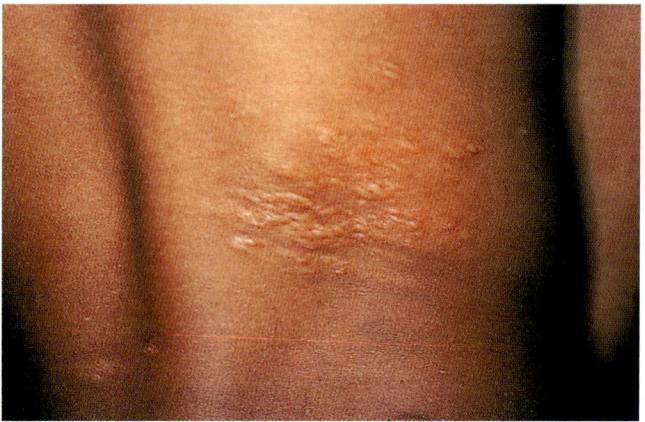

Fig. 8.15 Sclérose tubéreuse de Bourneville : plaque « peau de chagrin ».

Taches achromiques ou macules hypopigmentées (fig. 8.16). Souvent congénitales, ce sont des macules d'un blanc très contrasté aux contours bien tracés ; les plus typiques ont une forme effilée, en feuille de frêne ou de sorbier, mais elles peuvent être petites, rondes, en confettis, parfois très discrètes et mieux visibles sous lumière de Wood. Elles sont présentes dans plus de 90 % des cas ; leur nombre varie de quelques-unes à plusieurs dizaines. Évocatrices de sclérose tubéreuse, elles ne sont pas spécifiques puisque retrouvées assez fréquemment dans la population générale.

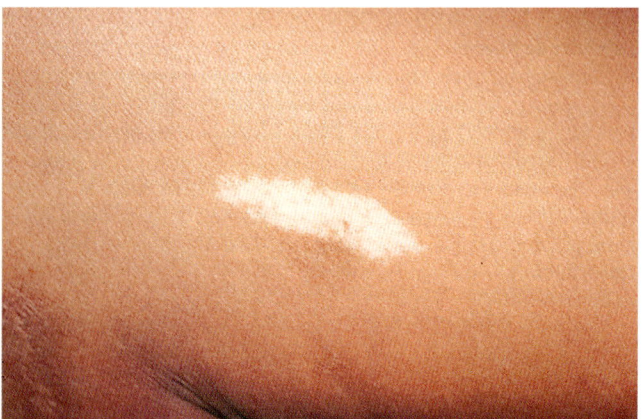

Fig. 8.16 Sclérose tubéreuse de Bourneville : tache achromique.

Autres signes cutanéomuqueux. Des molluscums pendulums des épaules et du haut du dos, des taches café au lait, des tumeurs fibromateuses gingivales, des anomalies de l'émail dentaire (puits), une hyperplasie gingivale et une macroglossie, sont des signes moins évocateurs. Le nævus anémique et les taches de Bier sont probablement plus fréquents au cours de la sclérose tubéreuse.

Signes neurologiques

L'épilepsie, le plus souvent généralisée, est fréquente, elle concerne environ 60 % des cas. Les spasmes en flexion (syndrome de West) et l'hypsarythmie sont très évocateurs et peuvent être révélateurs de sclérose tubéreuse de Bourneville.

Le retard mental existe dans plus de 50 % des cas, souvent aggravé par une épilepsie mal contrôlée. Des troubles du comportement sont fréquents.

Les tumeurs cérébrales sont présentes dans 80 % des cas et ont donné son nom à l'affection. La tomodensitométrie et l'imagerie par résonance magnétique permettent d'identifier des lésions très spécifiques : nodules sous-épendymaires souvent multiples et précocement calcifiés avec pour les plus volumineux des risques d'obstruction du flux cérébrospinal, tubers cérébraux et cérébelleux, corticaux et sous-corticaux, plus rarement astrocytomes, spongioblastomes et gliomes.

Signes oculaires

Les hamartomes ou phacomes rétiniens sont les plus fréquents des signes oculaires. Ils sont présents dans environ 50 % des cas à l'âge adulte. Ce sont des tumeurs juxtapapillaires, taches blanchâtres à limites floues, plus rarement tumeurs muriformes, jaunâtres. Sur le plan histologique, c'est un mélange de neurofibrilles et cellules gliales. Ils retentissent rarement sur la fonction oculaire.

Signes viscéraux

Les angiomyolipomes multiples rénaux sont présents dans 60 à 80 % des cas à l'âge adulte. Les kystes rénaux multiples, plus précoces, sont également fréquents. Initialement peu de symptômes les accompagnent hormis l'hypertension artérielle chez l'enfant. Ultérieurement, il peut apparaître une hématurie, une protéinurie, une masse lombaire. La transformation maligne est exceptionnelle, bien que des cancers du rein d'histotype variable puissent apparaître à un âge jeune.

Les rhabdomyomes cardiaques sont le plus souvent multiples et asymptomatiques, découverts par échographie cardiaque ou imagerie par résonance magnétique ; néanmoins ils peuvent être cause de décès par troubles du rythme ou insuffisance cardiaque par obstruction. Présentes chez près de la moitié des enfants atteints de sclérose tubéreuse de Bourneville, la plupart de ces tumeurs régressent dans l'enfance ou à l'adolescence.

La lymphangiomyomatose est une atteinte pulmonaire se développant quasi exclusivement chez les femmes ; 30 à 40 % des femmes atteintes de sclérose tubéreuse pourrait en être atteintes. Elle est de survenue tardive.

Les atteintes vasculaires sont également très rares à type d'anévrismes des grosses artères.

Les atteintes osseuses sont présentes dans les deux tiers des cas et peuvent être une aide au diagnostic. La radiologie standard permet de visualiser des images pseudo-kystiques des phalanges, des plages d'ostéosclérose avec aspects pagétoïdes de la voûte crânienne, des autres os plats et des os longs. Un gigantisme localisé est possible, de même qu'une hypertrophie costale très évocatrice chez le nouveau-né.

Enquête diagnostique

Dans la majorité des cas à l'âge adulte, les malades sont porteurs de lésions très évocatrices ou pathognomoniques : angiofibromes faciaux, tumeurs de Koenen, plaques fibreuses du front et du cuir chevelu, angiomyolipomes rénaux, nodules sous-épendymaires ou tubers corticaux multiples, hamartomes rétiniens.

Si 90 % des malades adultes ont des signes cutanés suffisants au diagnostic, il arrive surtout chez l'enfant que le diagnostic soit difficile du fait de symptômes cliniques très discrets voire absents. Dans ces cas, l'enquête diagnostique impose l'examen clinique approfondi du sujet et du maximum de membres au premier degré de la famille et des investigations complémentaires multiples pour réunir les critères nécessaires : imagerie cérébrale, examen ophtalmologique, échographie rénale et cardiaque. La recherche des mutations *TSC1* et *TSC2* est maintenant performante et elle permet parfois de conclure, intégrée dans les critères diagnostiques. Cependant, *l'absence de mutation ne permet pas d'exclure le diagnostic*, car les mosaïques ne sont pas rares.

Prise en charge

Les inhibiteurs de mTOR, comme la rapamycine (sirolimus) ou l'évérolimus (commercialisé dans cette indication en France sous le nom de Votubia®), peuvent être indiqués dans les nodules sous-épendymaires, les angiomyolipomes ou les lymphangioléïomyomatoses pulmonaires. Seul l'évérolimus a l'AMM en France pour traiter les « SEGA » et les angiomyolipomes. Le diagnostic de sclérose de Bourneville doit être porté pour détecter et traiter au mieux les atteintes neurologiques, rénales, cardiaques, voire pulmonaires, qui sont les causes principales de décès. Les manifestations cutanées affichantes (angiofibromes faciaux) ou gênantes (tumeurs de Koenen) peuvent être traitées par chirurgie ou laser ; les topiques à la rapamycine (hors AMM) sont un véritable progrès dans le traitement des angiofibromes [6]. L'échographie rénale et/ou l'imagerie par résonance magnétique annuelle est indiquée pour surveiller les angiomyolipomes rénaux (risque hémorragique des grandes lésions) et dépister un cancer du rein. La place de l'IRM cérébrale pour surveiller les nodules sous-épendymaires est plus contestée ; la plupart des équipes la pratiquent régulièrement jusqu'à l'âge de 20 ans environ pour dépister les SEGA. Chez les femmes, un scanner thoracique est indiqué à partir de la trentaine pour chercher une lymphangioléïomyomatose pulmonaire. Des épreuves fonctionnelles respiratoires sont indiquées en cas de lymphangioléïomyomatose pulmonaire [7].

Le conseil génétique est difficile du fait de la grande variabilité phénotypique. La fréquence et l'importance du retentissement neurologique doivent être soulignées.

RÉFÉRENCES

1. Gomez M.R., *Tuberous sclerosis*, 2nd ed., Raven Press, New York, 1988.
2. Kwiatkowski D.J. et coll., *Arch Dermatol.* 1994, *130*, 348.
3. Van Slegtenhorst M. et coll., *Science.* 1997, *277*, 805.
4. Au K.S. et coll., *Genet Med.* 2007, *2*, 88.
5. Northrup H. et coll., *Pediatr Neurol.* 2013, *49*, 243.
6. Haemel A. et coll., *Arch Dermatol.* 2010, *146*, 715.
7. Krueger D.A., *Pediatr Neurol.* 2013, *49*, 255.

8-6 Néoplasies endocriniennes multiples et phacomatoses pigmentovasculaires

L. Allanore, P. Wolkenstein

Néoplasies endocriniennes multiples

Les néoplasies endocrines multiples, ou NEM, sont définies par l'existence de tumeurs d'au moins deux glandes endocrines fonctionnellement indépendantes. Les NEM sont souvent des maladies familiales à transmission autosomique dominante ; leur pénétrance est généralement complète à l'âge de 70 ans. Les NEM sont classées en trois types et certaines sont accompagnées de signes dermatologiques comme le syndrome de Gorlin (ou NEM2B) ou le syndrome de Wermer (ou NEM1). Il s'agit de syndromes très rares dont la prévalence serait d'environ une naissance sur 30 000.

Syndrome de Gorlin ou NEM2B

La NEM2B est définie par l'association d'un phéochromocytome, d'un carcinome médullaire de la thyroïde et de *neuromes muqueux multiples*. Cliniquement, les neuromes sont des nodules rosés ou blanchâtres de 0,1 à 3 cm de diamètre parfois pédiculés, indolores ; à partir de l'âge de 3 ans, ils occupent progressivement les orifices de la région centrofaciale, peuvent atteindre la muqueuse buccale, lèvres et tiers antérieur de la langue, le palais et les gencives, le pharynx, la muqueuse nasale et, parfois, l'œsophage. L'expression dermatologique est complète dans la seconde enfance. L'aspect du visage est très particulier avec épaississement bosselé des lèvres et des paupières. L'histologie est celle de neuromes vrais correspondant à la multiplication intradermique de faisceaux nerveux d'aspect normal. Les signes ophtalmologiques sont précoces et constants sans traduction fonctionnelle. L'examen à la lampe à fente montre des nerfs cornéens hypertrophiés en réseau blanchâtre à mailles épaisses ; cet aspect est dû à une myélinisation anormalement importante. La plupart des malades atteints de NEM2B ont un aspect marfanoïde avec arachnodactylie, cyphoscoliose, palais ogival, pectus excavatum, mais sans anomalies cardiovasculaires. L'association à une ganglioneuromatose digestive est possible ; cette dernière est caractéristique et peut aussi se voir chez les sujets atteints de NF1 et du syndrome de Cowden. Le pronostic est celui du carcinome médullaire de la thyroïde associé. La thyroïdectomie préventive a été proposée.

La NEM2B est associée à une mutation du gène *RET* dans son domaine tyrosine-kinase [1]. Il existe des formes sporadiques et des formes familiales à transmission autosomique dominante.

Syndrome de Wermer ou NEM1

Le syndrome de Wermer, ou NEM1, associe une hyperplasie ou un adénome des glandes parathyroïdes, un adénome antéhypophysaire, une hyperplasie ou une tumeur du pancréas endocrine et, parfois, une atteinte du cortex surrénalien. Des angiofibromes multiples, des collagénomes (fig. 8.17), des macules hypopigmentées en confettis, des lipomes et des papules gingivales en constituent les manifestations dermatologiques [2, 3]. Ce syndrome se transmet sur le mode autosomique dominant. Il est dû à des mutations inacti-

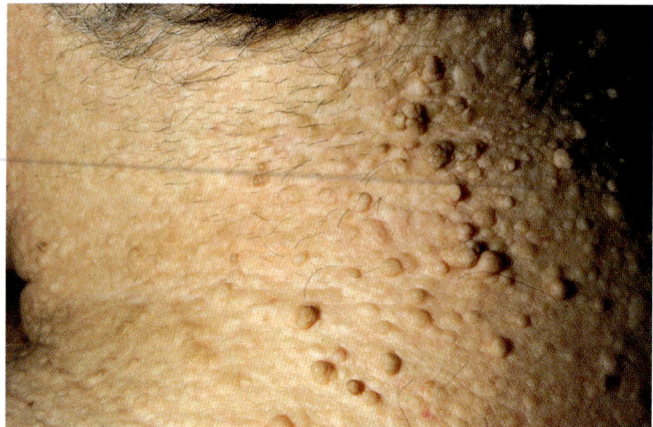

Fig. 8.17 NEM1 : collagénomes multiples.

vant le gène suppresseur de tumeurs *MEN1*. Ce gène est situé sur le chromosome 11q13 et encode une protéine nucléaire de 610 acides aminés, la ménine, qui n'a d'homologie de séquence avec aucune autre protéine humaine connue [4].

Autres néoplasies endocriniennes multiples

D'autres néoplasies endocriniennes multiples ne s'accompagnent que de peu ou pas de manifestations cutanées.

Syndrome de Sipple ou NEM2A. C'est la néoplasie endocrinienne multiple la plus commune associant carcinome médullaire de la thyroïde, phéochromocytome, parfois adénome ou hyperplasie parathyroïde. Il n'y a pas de signe cutané propre, bien que l'on ait rapporté l'association à une amylose cutanée papuleuse (lichen amyloïde, *cf.* chapitre 13-2) dans plusieurs familles. Comme la NEM2B, elle est liée à une mutation de *RET*.

NEM3A. Cette entité où coexistent phéochromocytome et tumeur carcinoïde duodénale peut s'associer à une NF1.

NEM3B. Il s'agit de l'association d'un syndrome de von Hippel-Lindau (angiome de la rétine, hémangioblastome du cervelet) et d'une tumeur du pancréas endocrine ou d'un phéochromocytome.

Complexe de Carney (fig. 8.18)

L'association de myxomes cardiaques, cutanés et sous-cutanés et de lésions pigmentées est connue sous plusieurs appellations : le syndrome NAME (*Naevi, Atrial Myxoma, myxoid neurofibromata, Ephelides*), le syndrome LAMB (*Lentigines, Atrial Myxoma, mucocutaneous myxoma, Blue naevi*). Le complexe de Carney peut être rapproché des NEM associant des lésions pigmentées à type de lentigines, souvent très discret, des myxomes et des troubles

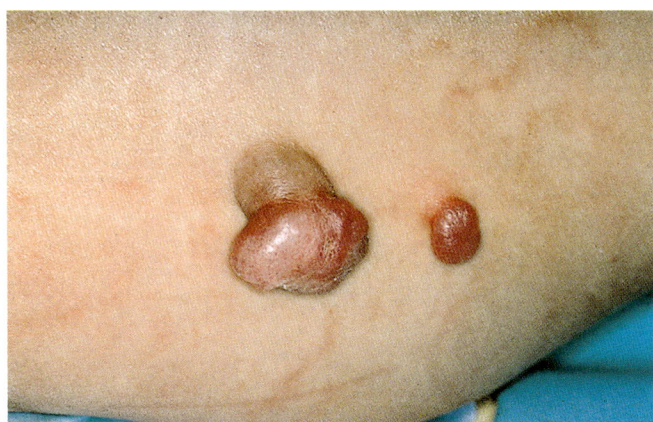

Fig. 8.18 Syndrome de Carney : myxomes cutanés.

endocriniens, maladie pigmentaire nodulaire de la corticosurrénale (syndrome de Cushing), fibroadénome mammaire myxoïde, tumeur testiculaire à cellules de Sertoli, adénome hypophysaire. L'un des gènes probablement responsables du syndrome de Carney a été identifié, situé en 17q22-24 (*PRKAR1A*) [5].

Phacomatoses pigmentovasculaires

Les phacomatoses pigmentovasculaires sont caractérisées par la survenue simultanée de nævus télangiectasiques et pigmentaires. La proximité topographique de ces nævus traduit une étiologie commune et les a fait classer dans les nævus jumeaux ou *twin naevi* ou didymose avec la phacomatose pigmentokératosique [6]. Les phacomatoses pigmentovasculaires résulteraient de phénomènes de recombinaison lors de l'embryogenèse, ce qui bouleverse le concept classique de dysembryoplasie de l'extrémité céphalique de la crête neurale [7].

À l'extrémité céphalique, la crête neurale donne naissance à des structures classiquement considérées comme d'origine mésodermique : squelette facial, vaisseaux de la face, odontoblastes voire une partie du mésenchyme céphalique. Les phacomatoses pigmentovasculaires qui associent angiomes plans et troubles pigmentaires résulteraient d'une dysembryoplasie de l'extrémité céphalique de la crête neurale.

Phacomatoses pigmentovasculaires simples

Elles associent le plus souvent de manière non systématisée une mélanose dermique donnant une pigmentation bleutée, nævus de Ota de situation oculocutanée ou nævus de Ito de situation thoracoscapulaire, des taches café au lait, un *naevus spilus*, un nævus pigmentaire, un hamartome verruqueux et un angiome plan. Pour certains, seules les associations suivantes existent : la phacomatose *cesioflammea* (*cesious* = bleu gris), qui associe une mélanocytose dermique et une malformation capillaire rouge foncé, la phacomatose *spilovascularis* ou *spilorosea*, qui associe un *naevus spilus* et un nævus télangiectasique pâle (*naevus roseus*) et la phacomatose *cesiomarmorata* qui associe une mélanocytose dermique et une cutis marmorata [8, 9].

Phacomatoses pigmentovasculaires complexes

Elles peuvent associer aux manifestations cutanées une atteinte oculaire et/ou cérébrale (*cf.* « Angiomatoses neurocutanées » au chapitre 14-2).

RÉFÉRENCES
1. Bongarzone I. et coll., *Oncogene*. 1998, *16*, 2295.
2. Darling T.N. et coll., *Arch Dermatol*. 1997, *133*, 853.
3. Hoang-Xuan T. et coll., *J Am Acad Dermatol*. 1999, *41*, 890.
4. Bystrom C. et coll., *Proc Natl Acad Sci USA*. 1990, *87*, 1968.
5. Boikos S.A. et coll., *Curr Opin Oncol*. 2007, *19*, 24.
6. Happle R. et coll., *Am J Med Genet*. 1996, *65*, 363.
7. Adrien A. et coll., *Ann Dermatol Vénéréol*. 1986, *113*, 915.
8. Happle R., *Arch Dermatol*. 2005, *141*, 385.
9. Happle R., *Eur J Dermatol*. 2005, *15*, 231.

8-7 Malformations cutanées et hétérotopies

C. Bodemer

Les malformations cutanées sont nombreuses et diverses et la plupart sont traitées dans les chapitres consacrés aux nævus, aux angiomes et aux génodermatoses. Il y a cependant un certain nombre d'autres lésions dysembryoplasiques et hétérotopiques que le dermatologue peut être amené à diagnostiquer en premier ou pour lesquelles son avis thérapeutique peut éventuellement être sollicité. Une anomalie congénitale de la ligne médiane doit inciter à une grande prudence. Elle peut traduire une anomalie de fermeture du tube neural céphalique ou médullaire avec risques de complications neurologiques graves. Elle justifie une exploration radiologique (scanner et/ou IRM) et un avis et une prise en charge neurochirurgicale systématiques.

Malformations branchiales

Les fistules branchiales ne sont pas rares : elles s'ouvrent à l'implantation antérieure de l'hélix ; elles sont souvent asymptomatiques, quelquefois le siège d'un écoulement louche ou d'une réaction inflammatoire torpide. Certaines fistules en séton vont du conduit auditif externe à la région latérocervicale (fistules otocervicales). À cet endroit, généralement sur le rebord antérieur du muscle sterno-cléidomastoïdien peuvent également s'ouvrir des fistules borgnes ou faisant communiquer le pharynx avec la peau par inocclusion des fentes branchiales. Elles peuvent être associées à des kystes branchiaux [1].

Les tragus accessoires sont des pavillons auriculaires rudimentaires ressemblant à des molluscums pendulums qui ont cependant la particularité d'être congénitaux et généralement armés d'un petit axe cartilagineux (fibrochondromes branchiaux) ; ils se forment en avant de l'oreille et sur une ligne reliant le tragus à la commissure labiale, plus rarement sur la région latérocervicale. Ils peuvent faire partie de malformations plus complexes du premier arc branchial telles que le *syndrome de Goldenhar* (*cf.* fig. 17.11).

Malformations dysraphiques

Le gliome nasal (fig. 8.19) qui constitue une saillie congénitale paramédiane dans l'angle naso-orbitaire peut révéler une encéphalocèle du neuropore antérieur ou une simple déhiscence osseuse.

La méningocèle ou l'encéphalocèle séquestrée (fig. 8.20) est une petite tumeur en dôme du cuir chevelu caractérisée par une surface glabre, entourée d'un anneau de cheveux et généralement située sur la ligne médiane. Elle peut correspondre à une méningocèle, ou à une encéphalocèle, avec la possibilité même d'une très minime communication intracrânienne, ce qui justifie une très grande prudence dans la prise en charge, avec une intervention systématiquement neurochirurgicale, après exploration radiographique (scanner et/ou IRM) [2].

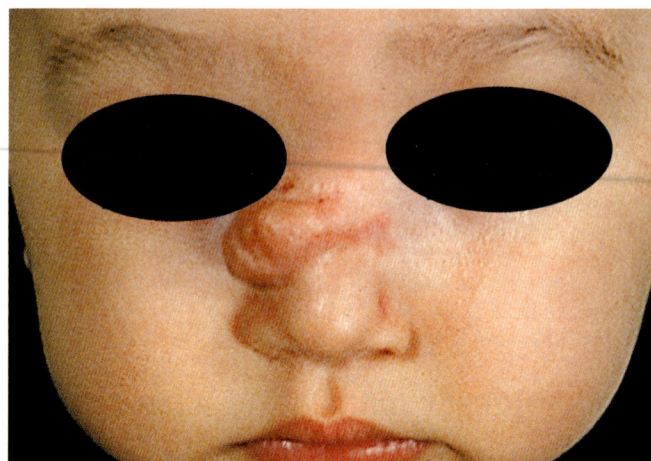

Fig. 8.19 Gliome nasal.

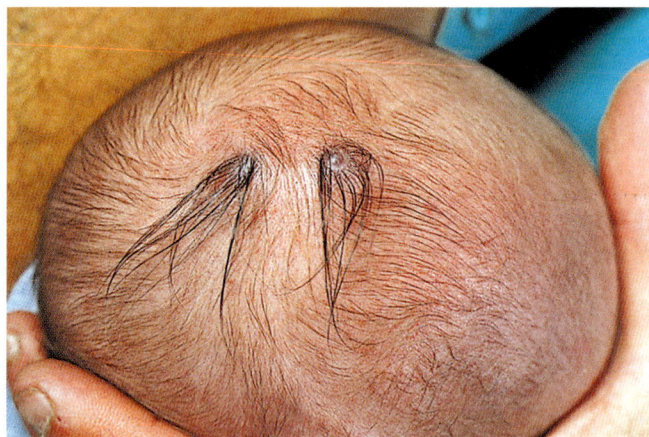

Fig. 8.20 Méningocèles séquestrées de la ligne médiane du cuir chevelu.

Les kystes dysraphiques ou kystes dermoïdes congénitaux de la région faciale mais pas forcément médians sont surtout situés sur le nez, dans la région orbitaire, dans la queue des sourcils, en regard des sutures de la calotte crânienne.

La fistule congénitale du nez, strictement médiane, est un orifice étroit, situé sur le dos du nez et d'où sort fréquemment une petite touffe de poils ; un repérage fistulographique ou une IRM est souhaitable avant toute sanction chirurgicale.

Génodermatoses et malformations

Malformations cutanées et hétérotopies

La dysraphie spinale basse (fig. 8.21) peut être associée à des lésions pilonidales, à un lipome lombosacré, à un angiome plan, à une hyperpilosité régionale ou «queue faunesque», voire à une déviation du sillon interfessier [3]. Cette anomalie congénitale de la région lombosacrée justifie systématiquement une exploration par IRM, et une prise en charge neurochirurgicale.

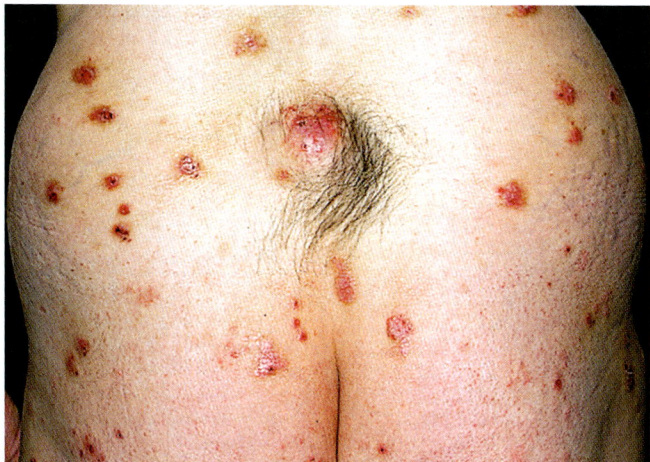

Fig. 8.21 Touffe de poils en queue de faune avec lipome lombosacré indiquant un état myélodysraphique congénital.
Un examen radiologique et une IRM s'imposent même en l'absence de trouble neurologique patent. Les lésions excoriées correspondent à un prurigo chronique sans rapport avec l'anomalie.

Les lésions pilonidales interfessières sont situées dans le pli interfessier, en regard de l'articulation sacrococcygienne, sous la forme courante d'une petite fossette, plus ou moins profonde ou étroite, dans laquelle peuvent s'accumuler, surtout chez les hommes, des débris de poils et d'autres salissures (provenant du corps ou des vêtements). Ceux-ci peuvent faire effraction à travers le fond de la fossette pilonidale et provoquer une lésion suppurative chronique localisée, le *sinus pilonidal*. Le traitement est surtout préventif et consiste en un lavage et rinçage soigneux quotidien de la région interfessière. Quand la lésion suppurative est constituée, l'excision chirurgicale est la seule sanction thérapeutique efficace. La même région, correspondant au neuropore postérieur, est aussi le siège fréquent de vraies malformations : le *kyste pilonidal* est un kyste dermoïde qui contient souvent des poils et qui peut spontanément, par microtraumatismes (chauffeurs de camions, conducteurs de jeeps, etc.) ou par surinfection, s'ouvrir à la peau et être à l'origine d'une ou de plusieurs *fistules pilonidales*, intarissables tant qu'une excision-plastie soigneuse de la région sacrococcygienne n'a pas été effectuée. Au stade de la fistule constituée, surtout si elle est unique, il est cependant souvent difficile de savoir s'il s'agit d'un kyste ancien qui s'est ouvert ou d'un sinus pilonidal chronique qui s'est enfoui. L'examen anatomopathologique de la pièce opératoire permet quelquefois de résoudre la question, si l'on retrouve en plus des trajets fistuleux épithélialisés contenant des sections pilaires d'autres restes annexiels du kyste dermoïde. Les lésions pilonidales font partie de la *tétrade acnéique* avec l'*acne conglobata*, la maladie de Verneuil et les folliculites sclérosantes du cuir chevelu (*cf.* chapitre 17).

Malformations des membres

Elles sont évidemment très nombreuses. Seules celles qui concernent directement le dermatologue sont décrites ici.

Polydactylie rudimentaire. La malformation la plus commune est le 6e doigt rudimentaire congénital souvent symétrique, implanté sur le bord ulnaire du 5e doigt, à ne pas confondre avec le fibrokératome digital acquis. La section du pédicule d'un 6e doigt rudimentaire ou la blessure d'un petit nerf collatéral digital peuvent être suivies de la formation d'une polydactylie rudimentaire acquise. C'est une élevure ferme avec des images de régénération nerveuse de nerfs myélinisés et de corpuscules tactiles (*cf.* fig. 17.22).

Malformations associées à des affections cutanées caractérisées. Des malformations segmentaires (hypoplasie mammaire, hypoplasie d'un membre, déformations vertébrales ou costales) peuvent être associées à un nævus de Becker, justifiant l'individualisation d'un *syndrome du nævus de Becker* [4]. Des hypoplasies et agénésies congénitales de membres font partie du tableau clinique du *syndrome CHILD* (*cf.* chapitre 5) et de l'*hypoplasie dermique en aires*. Des hypertrophies de tout un membre ou d'un segment (macrodactylie) sont des signes majeurs du syndrome Protée et du syndrome CLOVES.

Syndrome des brides amniotiques [5]. Il a comme principale caractéristique la présence de sillons cutanés de striction des membres, d'aspect cicatriciel et irréversible, associée à des malformations diverses (*cf.* chapitres 17 et 18).

Aplasies cutanées congénitales

Elles peuvent être isolées (aplasie du vertex, aplasie des membres et du tronc, états cicatriciels réticulés congénitaux) ou associées à de nombreuses malformations [6]. Elles sont décrites au chapitre 18-1.

Tumeurs bénignes et kystes épithéliaux de caractère hétérotopique

Si l'épiderme et les épithéliums annexiels sont à l'origine de la plupart des tumeurs épithéliales bénignes de la peau (*cf.* chapitre 12), de telles lésions peuvent aussi – mais très rarement – dériver de structures épithéliales extracutanées. Leur traitement est exclusivement chirurgical.

Le kyste branchial résulte de la séquestration dans la peau de restes de la première ou plus fréquemment de la deuxième fente branchiale. Il se localise soit entre le conduit auditif externe et l'angle de la mâchoire, soit le long du bord antérieur du muscle sterno-cléidomastoïdien. Il est généralement découvert dans l'enfance ou au début de l'âge adulte sous forme d'une ou de plusieurs masses rondes, molles et insensibles, croissant lentement, parfois bilatérales et confondues avec des adénopathies cervicales. À l'examen histologique, la paroi du kyste est constituée soit d'un épithélium malpighien kératinisant, soit d'un épithélium cylindrique parfois cilié. Une réaction inflammatoire lymphocytaire importante simulant une lymphadénite peut accompagner ces structures kystiques [1].

Le kyste bronchogénique cutané siège le plus souvent dans la peau qui recouvre la fourchette sternale ou le manubrium ; plus rarement, il est de siège acromial ou scapulaire. Il est généralement congénital, de forme nodulaire, asymptomatique, se fistulisant quelquefois à la peau. La paroi du kyste est constituée d'un revêtement épithélial cylindrique cilié doublé en périphérie de muscles lisses, de glandes séromuqueuses, de nodules lymphocytaires et de formations cartilagineuses.

Le kyste thyréoglosse est localisé sur la ligne médiane entre le menton et l'échancrure sternale ; il est solidaire de l'os hyoïde, se déplace lors de la déglutition et s'infecte facilement. Histologiquement, sa paroi épithéliale cylindrique est doublée de vésicules thyroïdiennes.

Malformations cutanées et hétérotopies

Tumeurs ombilicales malformatives [7] (*cf.* chapitres 17 et 18). Un défaut d'oblitération du canal omphalomésentérique, qui relie chez l'embryon le sac vitellin au tractus digestif, se traduit par l'apparition d'un nodule rouge ou d'une fistule ombilicale avec écoulement d'un matériel fécal ou encore d'un polype ombilical hémorragique, suintant ou sécrétant un matériel muqueux. Dans un tel *polype omphalomésentérique*, il y a une imbrication de structures épidermiques et intestinales mucipares. Exceptionnellement, on peut observer des hétérotopies (ou choristia) d'épithélium intestinal dans la peau abdominale périombilicale sans continuité avec l'ombilic lui-même [8].

En cas de vice d'oblitération du canal allantoïdien allant de l'ombilic à la vessie, on peut voir soit une fistule urinaire de l'ombilic, soit la formation d'un *kyste ouraquien* qui est situé en un point quelconque entre la symphyse pubienne et l'ombilic avec lequel le kyste peut communiquer. Histologiquement, sa paroi est constituée d'un épithélium malpighien de type vésical.

Les kystes et canaux du raphé médian du pénis sont des kystes dysembryoplasiques du raphé génitopérinéal de structure soit épidermoïde, soit cylindrique d'origine urétrale. Ils sont localisés à la face ventrale du pénis et apparaissent à tout âge pendant les trois premières décennies de la vie. Ils sont sans connexion primaire avec la peau ou l'urètre, mais peuvent s'enflammer par surinfection.

Le kyste mucineux de la vulve, d'origine müllérienne, survient le plus souvent chez des multipares vraisemblablement sous l'effet d'une stimulation progestative. Il est de taille variable et se localise dans les petites lèvres ou le vagin où il peut être responsable d'une dyspareunie. La paroi épithéliale est identique à l'épithélium endocervical ou tubaire. Le diagnostic différentiel est à faire avec le kyste bartholinien et le kyste épidermoïde qui se forment dans les grandes lèvres.

Le kyste cutané cilié, d'origine inconnue et franchement mystérieuse, survient chez des femmes avec une moyenne d'âge de 22 ans ; c'est un kyste solitaire dermo-hypodermique localisé au membre inférieur, exceptionnellement ailleurs [9] uni- ou multiloculaire, dont la paroi constituée d'un épithélium cubique ou cylindrique cilié comporte des projections papillaires dans la cavité du kyste, rappelant la structure de l'épithélium de la trompe. Les cellules de la paroi expriment des récepteurs pour les œstrogènes et la progestérone [10], ce qui pourrait être un autre argument en faveur d'une origine dysembryoplasique müllérienne. On connaît cependant un cas masculin de kyste cutané cilié confirmé par l'étude ultrastructurale [11].

L'endométriose cutanée est rare et ses localisations sont très variables (abdomen, ombilic, vulve, régions inguinales, cicatrices de césarienne ou d'épisiotomie). Il s'agit d'un nodule bleu noir, ferme, qui augmente de taille, devient douloureux et saigne quelquefois lors des périodes menstruelles. L'aspect histologique est variable avec le cycle et comporte des structures glandulaires endométriales disposées dans un chorion vasculaire et cytogène de type utérin ; les cavités kystiques et glandulaires contiennent des débris cellulaires et des hématies.

L'endosalpingiose cutanée, encore plus rare, est consécutive à la greffe cutanée accidentelle de cellules de la trompe utérine, à la suite notamment d'interventions pelviennes sous cœlioscopie. Les structures canaliculaires ont dans ce cas un revêtement épithélial cylindrique cilié.

Malformations fonctionnelles

Il s'agit d'anomalies cutanées ayant une traduction clinique très précise sans contrepartie histologique visible. Elles sont dues, sans que la démonstration soit dans tous les cas irréfutable, à des anomalies d'expression de récepteurs sur des structures vasculaires ou épithéliales de la peau. Celles-ci ont une morphologie microscopique normale, mais une expression fonctionnelle perpétuellement perturbée. La plupart de ces lésions sont décrites dans d'autres chapitres de l'ouvrage et sont recensées dans le tableau 8.5.

Tableau 8.5 Malformations cutanées fonctionnelles

	Malformations	Anomalie présumée
Vasculaires	Nævus anémique (chapitre 9)	Agénésie des β_2-récepteurs
	Nævus vasculaire jumeau (*cf.* fig. 8.7)	Juxtaposition en mosaïque d'un nævus anémique et d'une malformation capillaire
	Naevus oligemicus	Vasoconstriction précapillaire
	Télangiectasies nævoïdes unilatérales (chapitre 14)	Augmentation des récepteurs œstrogéniques
	Nævus de Becker (*cf.* chapitre 9, fig. 9.13)*	Surexpression des récepteurs androgéniques épidermiques et pilaires
Épithéliales	*Acne naevus** et *acne-free naevus* (*cf.* chapitre 15-4)	Surexpression ou aplasie focale des récepteurs androgéniques sébacés

* Il pourrait aussi s'agir de vrais nævus (*cf.* chapitre 12-1) résultant d'une mutation postzygotique.

Le *naevus oligemicus* [12] se présente sous la forme d'une large zone cyanotique perpétuellement froide, quelle que soit la saison ou la température ambiante, localisée sur le tronc ou un membre (fig. 8.22). Sachant que la température cutanée est principalement régie par le débit dans les shunts entre les artérioles précapillaires et les veinules postcapillaires et que la couleur de la peau est liée au débit métartériolocapillaire, on présume qu'il y a dans le *naevus oligemicus* une vasoconstriction constitutionnelle régionale des shunts précapillaires par agénésie focale des β-récepteurs adrénergiques de la seule microcirculation cutanée thermorégulatrice.

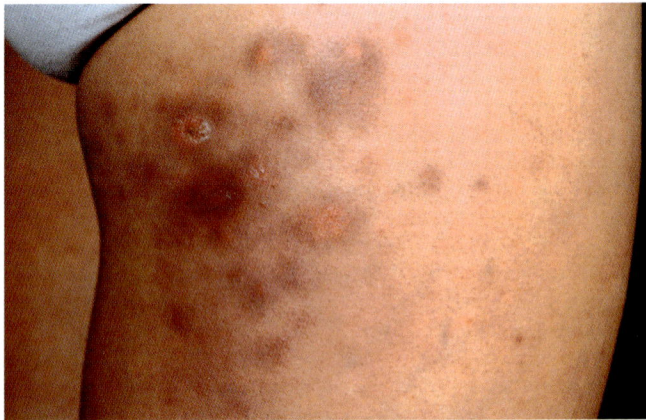

Fig. 8.22 *Naevus oligemicus* de la cuisse : aire cyanotique froide persistante en toutes saisons.

D'autres lésions cutanées circonscrites paraissant liées à un défaut de récepteurs à des stimulus nerveux ou endocriniens ont été décrites de façon anecdotique : hyperplasie sébacée focale, hirsutisme pilaire localisé, hyperhidrose localisée, acné clonale, etc.

Pour l'ensemble de ces lésions, des dénominations telles que nævus pharmacologique, nævus enzymatique ou nævus fonctionnel ont été proposées [13].

RÉFÉRENCES

1. Beauvillain de Montreuil C. et coll., *Ann Dermatol Vénéréol.* 1988, *115*, 855.
2. Leloup P. et coll., *Ann Dermatol Vénéréol.* 2012, *139*, 842.
3. Guggisberg D. et coll., *Arch Dermatol.* 2004, *140*, 1109.
4. Happle R. et coll., *Am J Med Genet.* 1997, *68*, 357.
5. Bahadoran P. et coll., *Ann Dermatol Vénéréol.* 1997, *124*, 416.
6. Prigent F., *Ann Dermatol Vénéréol.* 1983, *110*, 933.
7. Verret J.L. et coll., *Ann Dermatol Vénéréol.* 1988, *115*, 621.
8. Bellone A.G. et coll., *Ann Dermatol Vénéréol.* 1978, *105*, 601.
9. Sabourin J.C. et coll., *Ann Dermatol Vénéréol.* 1993, *120*, 383.
10. Le Gall F. et coll., *Eur J Dermatol.* 1994, *4*, 459.
11. Leonforte J.F., *Arch Dermatol.* 1982, *118*, 1010.
12. Dupré A. et coll., *Acta Dermatol Vénéréol.*, 1983, *63*, 177.
13. Friedel J. et coll., *Ann Dermatol Vénéréol.* 1991, *118*, 645.

9

Troubles de la pigmentation cutanée

Coordinateur : L. Thomas

9-1	Physiologie du système pigmentaire	405
	T. Passeron	
9-2	Hypomélanoses	413
	S. Hadj-Rabia, L. Bekel, A. Taïeb, J. Seneschal, X. Balguerie	
9-3	Hypermélanoses	422
	N. Soufir, A. Petit, B. Ben Said	
9-4	Autres aspects de la pigmentation cutanée humaine	435
	J.-J. Morand, N. Kluger	

9-1 Physiologie du système pigmentaire

T. Passeron

Couleur normale de la peau

La couleur de la peau est le résultat d'un subtil mélange de pigments. Ainsi les dérivés de l'hémoglobine ou la présence anormale de pigment d'origine endogène ou exogène modifient la teinte du tissu cutané. L'épaississement de l'épiderme peut également entraîner des variations de couleur. Cependant, *l'essentiel de la pigmentation de la peau, des poils et des yeux résulte des variations quantitatives et qualitatives du pigment mélanique*. Ces mélanines sont produites puis sécrétées par des cellules spécialisées appelées mélanocytes.

Les mélanocytes sont présents dans la peau et les follicules pileux mais se retrouvent également dans certains organes sensoriels tels que la rétine ou l'oreille interne et dans le système nerveux central (leptoméninges). Dans la peau, ces cellules sont situées dans la couche basale de l'épiderme ou dans la partie inférieure des follicules pileux.

Les mélanoblastes sont les précurseurs des cellules mélanocytaires. Ils migrent durant la vie embryonnaire des crêtes neurales jusqu'à leurs territoires distaux, puis se multiplient et se différencient en mélanocytes. Ils acquièrent alors la capacité de synthétiser et de transporter la mélanine dans des *organelles spécifiques appelées mélanosomes*. Finalement ces mélanosomes seront distribués aux kératinocytes adjacents afin de jouer leur rôle physiologique.

L'acquisition d'une pigmentation suffisante et homogène est donc un processus complexe, qui n'est possible que si la **mélanocytogenèse** (développement embryonnaire du système pigmentaire) s'est déroulée correctement et si l'ensemble des éléments impliqués dans le processus de pigmentation (**mélanogenèse**, biogenèse et transport des mélanosomes, et finalement transfert des mélanosomes aux kératinocytes) est fonctionnel.

La pigmentation mélanique est génétiquement prédéterminée. Cependant, elle peut être régulée par les rayonnements solaires, ainsi que par de nombreux agents (hormones, peptides, médiateurs chimiques) qui sont capables de stimuler ou d'inhiber la pigmentation cutanée.

Principales différences ethniques

À ce jour, on dénombre 378 locus impliqués dans la pigmentation chez la souris lorsqu'ils sont mutés (http://www.espcr.org/micemut). Cependant, le gène impliqué n'est encore identifié que dans la moitié des cas environ. Ces gènes contrôlent les mécanismes complexes à l'origine de la diversité de couleurs de la peau, des phanères et des yeux et sont le reflet de l'adaptation de l'Homme aux variations de climat auxquelles il a dû faire face au cours de son évolution.

Les différences de couleur sont dues à l'intensité de la pigmentation mélanique. Dans les phénotypes les plus foncés, le pigment mélanique est retrouvé tout le long de la couche basale et persiste jusque dans le stratum corneum. Alors que *le nombre de mélanocytes est identique*, ce sont le *nombre et le type de mélanosomes qui vont varier* en fonction du phototype.

– Dans les peaux blanches, les mélanosomes sont peu nombreux et de maturation souvent incomplète (stade I à III). Ils sont par ailleurs rapidement dégradés.

– Dans les peaux noires, leur nombre augmente et surtout ils sont majoritairement de stade IV.

La distribution des mélanosomes au sein des kératinocytes joue également un rôle déterminant dans la couleur de la peau. Il était jusqu'à présent admis que la *proportion d'eumélanine* était plus grande dans les peaux noires tandis que les phototypes les plus clairs avaient majoritairement des phéomélanines. Une étude récente montre de façon surprenante que la quantité globale de mélanine est nettement augmentée chez les sujets de peaux noires mais que le ratio eumélanine/phéomélanine reste constant [1]. Cette étude n'a cependant pas inclus de sujets roux.

Les phénomènes d'hyperpigmentation post-inflammatoires sont également plus élevés sur peaux noires mais également sur les peaux asiatiques. Même si des variations alléliques dans plusieurs gènes de la pigmentation ont été mises en évidence de façon spécifique selon que les personnes soient d'origine africaine, européenne ou asiatique, expliquant ainsi les différences de couleur de peaux, les mécanismes conduisant à ces hyperpigmentations post-inflammatoires sont encore extrêmement mal connus [2]. Enfin, les sujets de phototype élevé semblent posséder un *système de réparation et d'élimination des dégâts UV induits* plus efficaces que les personnes à peaux claires.

Mélanocytogenèse

Les mélanocytes sont des cellules issues de la partie dorsale de la crête neurale, ces cellules vont ensuite migrer dans le derme puis l'épiderme. Il a été montré que les nerfs contenaient également des cellules-souches capables de se différencier soit en cellules de Schwann soit en mélanocytes en fonction des stimulations cytokiniques [3]. Cette nouvelle origine possible des mélanocytes est très intéressante car elle souligne les rapports étroits constatés en clinique entre systèmes nerveux et pigmentaire.

Durant l'embryogenèse, les cellules de cette crête neurale devront être soumises à une cascade de stimulations pour finalement devenir des mélanocytes fonctionnels. Les acteurs de cette stimulation et leurs rôles exacts sont encore imparfaitement connus, cependant l'importance de certaines molécules est aujourd'hui clairement identifiée. MITF (*Microphthalmia-associated Transcription Factor*) est un facteur transcriptionnel qui active la transcription de certaines protéines mélanocytaires dont les enzymes clef de la mélanogenèse que sont la tyrosinase et le TRP1. Le gène *PAX3* joue également un rôle clé dans la différenciation mélanocytaire. De même, *SOX10*, qui code pour un facteur de transcription qui avec *PAX3*, régule la transcription de MITF, intervient dans la survie des cellules issues de la crête neurale. Le récepteur à la tyrosine-kinase situé à la surface des mélanocytes, appelé c-kit et sont ligand, le SCF (*Stem Cell Factor*) produit par les kératinocytes, sont également impliqués dans la prolifération et la survie des mélanoblastes. Enfin, le produit du gène *SLUG* (un facteur transcriptionnel exprimé par les cellules de la crête neurale, y compris par les mélanoblastes) mais aussi le récepteur de l'endothéline B (EDNRB), et son ligand, l'endothéline 3 (EDN3) semblent également intervenir dans la différenciation et la survie mélanocytaire au cours de l'embryogenèse.

Cliniquement, les mutations touchant les gènes codant pour ces protéines sont responsables du *piébaldisme* (mutations du gène *c-KIT*) et des *syndromes de Waardenburg* (mutations des autres gènes).

9-1 Troubles de la pigmentation cutanée

Physiologie du système pigmentaire

Mélanogenèse

La fonction principale des mélanocytes différenciés est la synthèse des mélanines ou mélanogenèse. Ce processus met en jeu différentes enzymes qui catalysent chacune des réactions conduisant à la formation des pigments mélaniques dans des organites spécialisés appelés les mélanosomes.

Les enzymes les mieux caractérisées sont la tyrosinase, TRP1 et DCT. *La tyrosinase* est l'enzyme limitante de la mélanogenèse. Ces enzymes doivent être correctement synthétisées puis acheminées dans les mélanosomes pour être actives (fig. 9.1).

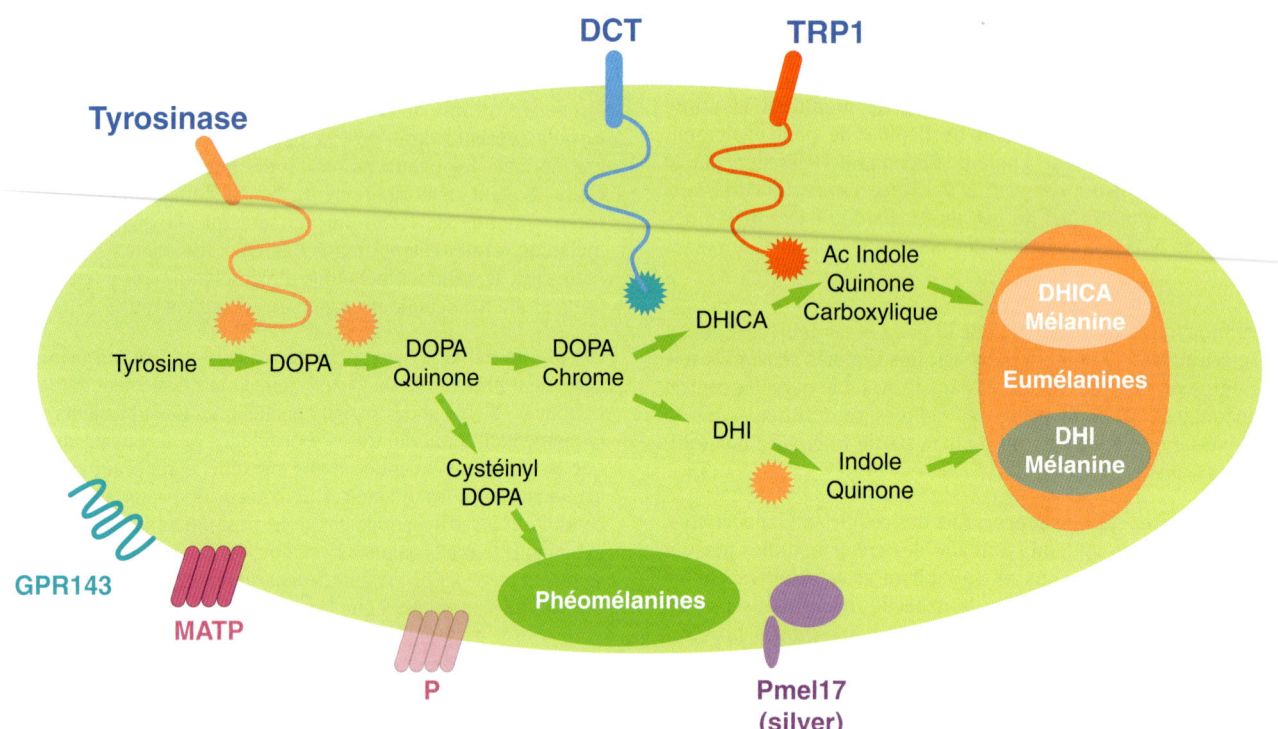

Fig. 9.1 Le mélanosome, une « usine » dédiée à la synthèse des mélanines.
Le mélanosome contient les enzymes de la mélanogenèse. La tyrosinase est l'enzyme limitante car elle catalyse la première réaction permettant d'obtenir de la DOPA à partir de la tyrosine. Il existe ensuite deux voies : la première incorpore de la cystéine pour obtenir les phéomélanines, la seconde nécessite deux autres enzymes, TRP1 et DCT, et permet la synthèse des eumélanines.

Une anomalie survenant à ce stade est responsable des albinismes oculocutanés (AOC) de type 1 à 4. Les AOC sont aujourd'hui considérés comme des maladies affectant le transport intracellulaire de la tyrosinase plutôt qu'une atteinte des fonctions catalytiques des enzymes de la mélanogenèse. En effet, des mutations même mineures de *TYR* ou de *TYRP1* induisent le même phénotype clinique que des mutations responsables des pertes de fonction de la protéine. Toute protéine mutée est en fait reconnue comme anormale par le système de contrôle qualitatif du réticulum endoplasmique et est ensuite dirigée vers le protéasome afin d'y être dégradée. Parallèlement dans les AOC2 et 4, les mutations des gènes *P* et *MATP* empêchent le transfert de la tyrosinase (et de *TYRP1* dans les AOC4) du réseau trans-golgien vers les mélanosomes. Seule une petite proportion d'enzymes est correctement acheminée aux mélanosomes et la quantité de mélanine ainsi produite est très faible.

Biogenèse des mélanosomes

Les mélanosomes font partie de la famille des lysosomes sécrétoires. Ils résultent de l'association de protéines, de structure membranaire, et des différentes enzymes mélanogéniques. Plusieurs stades de maturation peuvent être observés lors de l'étude des mélanosomes en microscopie électronique : « prémélanosomes » de stade I de forme sphérique et de stade II de forme ovalaire à matrice filamenteuse, mélanosomes de stade III où des dépôts matriciels opaques de mélanine denses aux électrons sont retrouvés (début de la synthèse), et mélanosomes « matures » de stade IV à matrice uniformément opaque.

Parmi les protéines qui sont impliquées dans la biogenèse des mélanosomes, mais également des lysosomes et des granules denses des plaquettes, il faut citer la protéine LYST impliquée dans la pathogénie du *syndrome de Chédiak-Higashi*. Le syndrome d'*Hermansky-Pudlak* est également secondaire à des anomalies de la biogenèse des mélanosomes.

Ces similarités entre mélanosomes et autres lysosomes sécrétoires expliquent l'association dans ces pathologies génétiques de signes extra-cutanés (tels que des hémorragies ou des déficits immunitaires) aux troubles de la pigmentation.

Transport des mélanosomes

Les mélanocytes possèdent des expansions cytoplasmiques appelées dendrites mélanocytaires, qui leur permettent de rentrer en contact avec les kératinocytes des couches suprabasales.

Chaque mélanocyte est en relation avec environ 36 kératinocytes, formant ainsi une **« unité épidermique de mélanisation »**. En même temps que se déroule la synthèse des mélanines, les mélanosomes sont transportés vers l'extrémité des dendrites mélanocytaires, le long des fibres d'actine et de tubuline. Des protéines motrices sont associées aux microtubules et sont impliquées dans la migration des mélanosomes.

Ainsi la kinésine permet le transport antérograde des mélanosomes tandis que la dynéine est impliquée dans le transport rétrograde.

L'importance du transport le long des fibres d'actine a été mise en évidence par la meilleure connaissance d'une autre hypomélanose génétique appelée le syndrome de Griscelli-Prunieras (SGP). Le transport sur les fibres d'actine se fait grâce à un complexe moléculaire associant au minimum un moteur moléculaire, la myosine Va (mutée dans les SGP1), une petite GTPase, Rab27a (mutée dans les SGP2) et la mélanophiline (mutée dans les SGP3) (fig. 9.2). Là encore, l'implication des protéines mutées dans d'autres mécanismes physiologiques explique le phénotype observé selon les types de SGP. Ainsi toutes les personnes avec un SGP auront une dilution pigmentaire (hypopigmentation cutanée peu marquée avec cheveux gris argenté), mais certains auront également des atteintes neurologiques (mutations de la myosine Va), d'autres immuno-

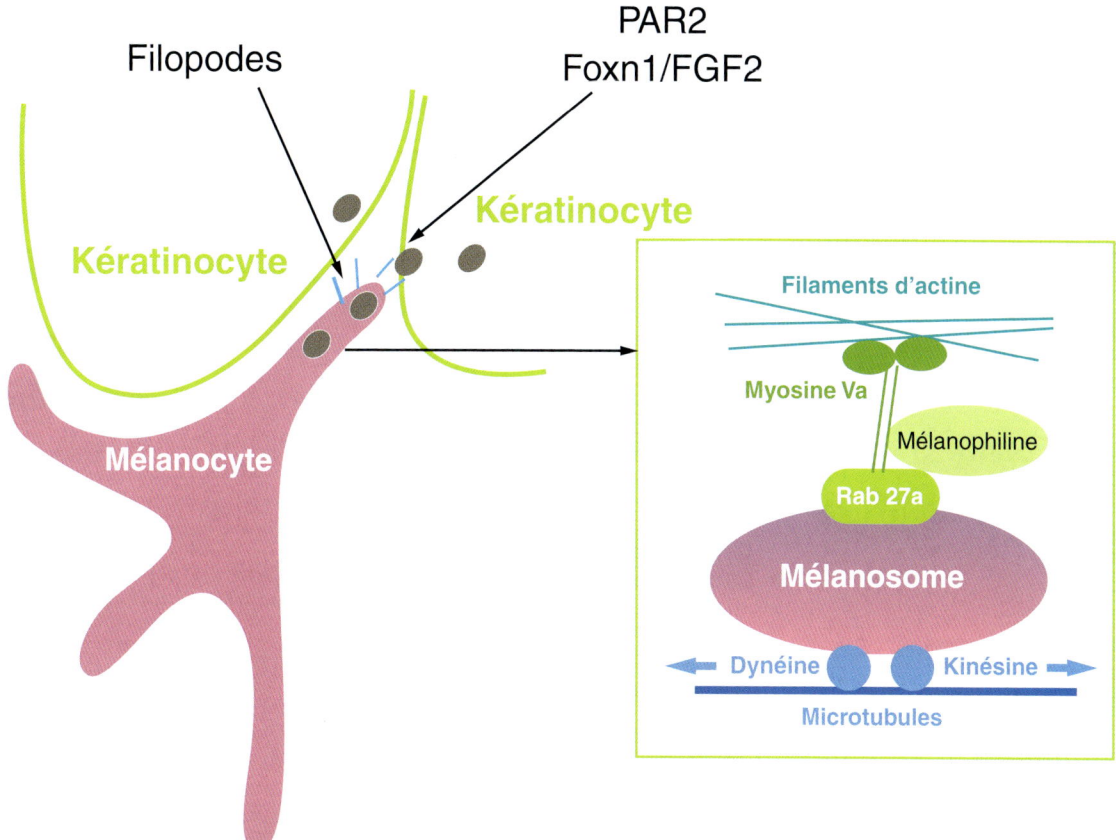

Fig. 9.2 Acteurs moléculaires du transport et du transfert des mélanosomes.
Les mélanosomes sont transportés à l'intérieur du mélanocyte le long des microtubules par des protéines « motrices » appelées dynéine (transport rétrograde) et kinésine (transport antérograde). À l'extrémité des dendrites, les mélanosomes vont s'accrocher aux filaments d'actine grâce à un complexe associant Rab27a, mélanophiline et myosine V. La myosine V permet la mobilité des mélanosomes sur ces filaments d'actine. Les mélanosomes sont ensuite transférés vers les kératinocytes adjacents par des petites excroissances cellulaires appelées filopodes.

logiques (mutations de Rab27a), tandis que seule l'atteinte cutanéo-phanérienne est observée en cas de mutations dans le gène de la mélanophiline.

Transfert kératinocytaire

Après avoir atteint la pointe des dendrites, les mélanosomes sont ensuite transférés aux kératinocytes (fig. 9.2). *Les mécanismes impliqués dans ce transfert sont encore mal précisés.* La protéine PAR-2 (*Protease-Activated Receptor-2*) ainsi que des lectines et des glycoprotéines de surface encore non identifiées faciliteraient ce transfert. Il a également été montré qu'un facteur de transcription appelé Foxn1 jouait un rôle clé dans ces phénomènes de transfert en identifiant d'abord les cellules devant recevoir les pigments puis en recrutant secondairement les mélanocytes adjacents pour qu'ils s'y connectent par le biais des dendrites et transfèrent leurs pigments. Le passage des mélanosomes des mélanocytes vers les kératinocytes pourrait se faire par des petites excroissances des extrémités cellulaires appelées filopodes. Une fois transférés, les mélanosomes sont ensuite progressivement éliminés avec les kératinocytes lors de leur ascension vers la surface épidermique.

Signalisation intracellulaire

Les voies de signalisation de la mélanogenèse sont nombreuses et ne peuvent être détaillées ici. La principale voie de signalisation fait intervenir l'adénosine monophosphate cyclique (AMPc) dont l'augmentation intracellulaire active la PKA (protéine-kinase A).

L'agent inducteur de cette voie est l'**α-*Melanocyte Stimulating Hormone (α-MSH)***, agent kératinocytaire, qui se fixe sur son ***récepteur MC1R*** présent à la surface des mélanocytes et qui est couplé positivement à l'adénylate-cyclase par l'intermédiaire d'une protéine G de type αs. L'AMPc régule l'expression des gènes par l'intermédiaire des facteurs de transcription de la famille de *cAMP Responsive Element Binding protein* (CREB) qui se lient sur des séquences spécifiques appelées CRE (*cAMP Responsive Element*). L'AMPc induit ainsi une augmentation de l'expression de MITF mais également de SOX-9 (*SRY-box containing gene 9*) aboutissant à

9-1 Troubles de la pigmentation cutanée

Physiologie du système pigmentaire

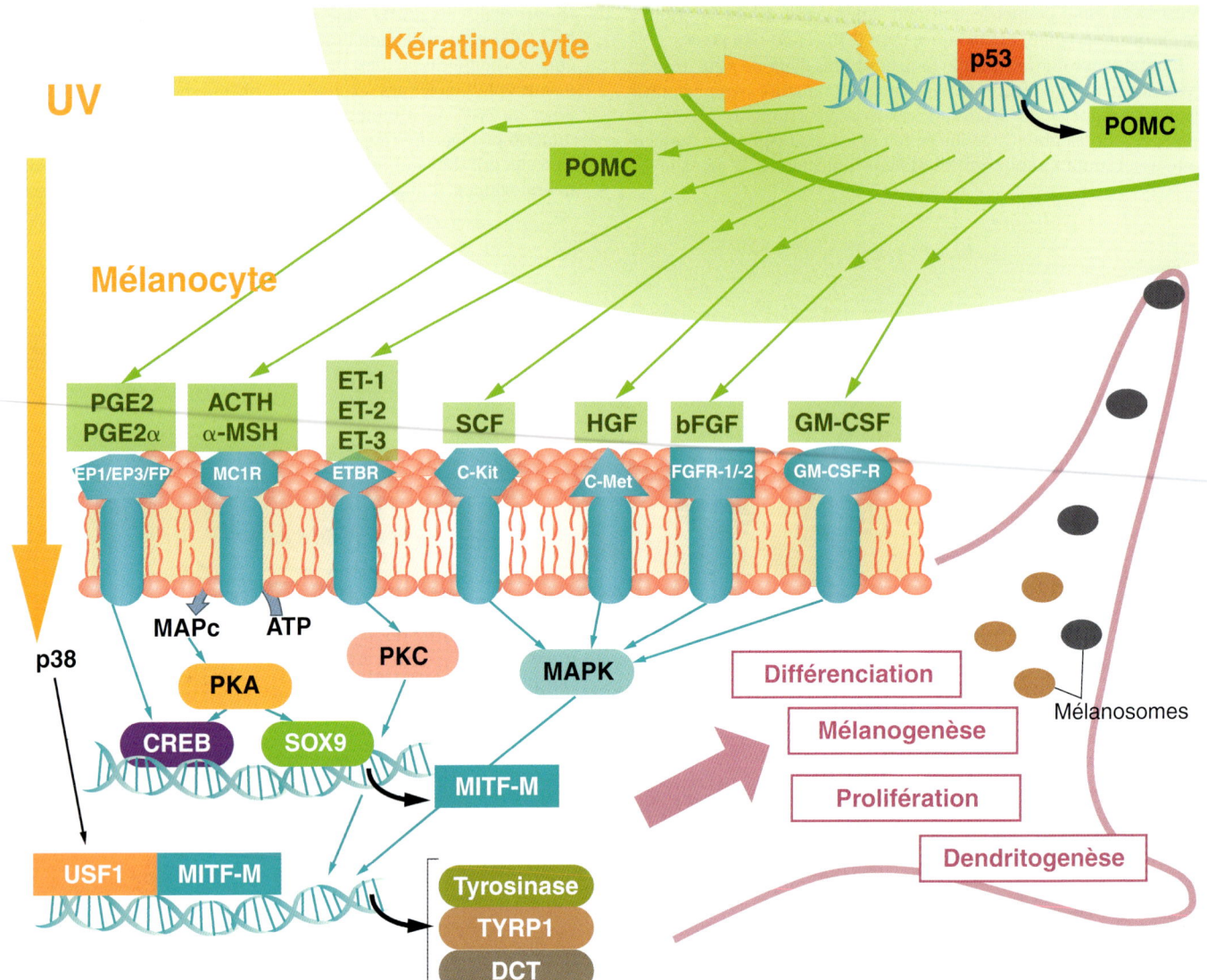

Fig. 9.3 Schéma simplifié des principaux acteurs de la régulation de la mélanogenèse.
Les ultraviolets (UV) vont agir directement sur les mélanocytes pour induire la synthèse de mélanine, cependant l'effet des UV est principalement médié par les kératinocytes qui vont produire des cytokines et hormones qui vont être sécrétées et stimuler la mélanogenèse mais aussi la dendritogenèse ainsi que la différenciation et la prolifération mélanocytaires.

l'expression des gènes puis des protéines clés de la mélanogenèse, notamment tyrosinase et DCT (dopachrome-tautomérase), pour au final induire la synthèse de mélanine (fig. 9.3).

Les mélanines et leurs rôles

Les mélanines produites sont de deux types : les eumélanines et les phéomélanines. En général, les mélanines correspondent chez l'homme à un mélange d'eumélanines et de phéomélanines en différentes proportions. Les eumélanines sont des mélanines de couleur brune ou noire. Les phéomélanines sont caractérisées par leur couleur jaune orangé. Les eumélanines et les phéomélanines proviennent de la transformation enzymatique de la tyrosine en dihydroxyphénylalanine (dopa), puis en dopaquinone sous l'action de la tyrosinase. Par la suite, les voies de synthèse divergent, impliquant soit les enzymes *Tyrosinase-Related Protein* (TRP) 1 et 2 (aussi appelée DCT ou dopachrome-tautomérase) dans l'eumélanogenèse, soit l'incorporation de dérivés soufrés pour la phéomélanogenèse (*cf.* fig. 9.1).

Sous l'effet des UV, la synthèse de mélanines augmente et leur transfert aux kératinocytes est accéléré. La production de mélanines constitue une réponse adaptative de l'organisme à des expositions prolongées au soleil. Ainsi, après stimulation par les rayons UV, les mélanocytes produisent une pigmentation facultative traduisant la capacité de chaque individu à développer un bronzage, le mécanisme naturel de protection de la peau.

La pigmentation mélanique est le système photoprotecteur le plus important. Il absorbe plus de 90 % des UV ayant franchi la couche cornée. Malgré les processus d'absorption, environ 15 % des UVB parviennent encore jusqu'à la couche basale de l'épiderme et 50 % des UVA atteignent le derme.

Lors d'une irradiation, les mélanosomes se rassemblent autour du noyau (phénomène de capping) et protègent ainsi le matériel génétique des kératinocytes. Les UVB induisent la formation de dimères dans les chaînes d'acide désoxyribonucléique (ADN), entraînant des défauts métaboliques (vieillissement), la mort cellulaire par apoptose ou l'acquisition de propriétés de multiplication désordonnées (cancers). On sait aujourd'hui que les UVA jouent un rôle au moins aussi important que les UVB dans ces phénomènes, notamment par la production de radicaux libres. Les mélanines constituent un filtre pour les rayonnements visibles et UV.

Les eumélanines ont un pouvoir photoprotecteur environ 1 000 fois supérieur à celui des phéomélanines. Elles sont capables d'absorber les radicaux libres générés dans les cellules par les radiations UV, empêchant que l'ADN soit endommagé, et protègent ainsi la peau des effets nocifs des radiations UV. Des travaux menés récemment

Troubles de la pigmentation cutanée

9-1 Physiologie du système pigmentaire

suggèrent la participation des phéomélanines, à la fois sous l'effet des UVA, mais également de façon indépendante des rayons UV (pour des sujets à phototype clair), dans la genèse du mélanome *via* des mécanismes de dommages oxydatifs sur l'ADN.

Bien que la quantité, la qualité et la distribution des mélanines au sein des kératinocytes jouent un rôle important dans la protection des dommages UV induits, *les systèmes de réparation de l'ADN ont un rôle certainement plus crucial encore* (fig. 9.4). Après irradiation UV, les sujets à phototype élevé auront moins de dégâts sur l'ADN des kératinocytes basaux que les sujets à phototype clair, confirmant la plus grande efficacité du filtre mélanique chez les sujets à phototype élevé. Parallèlement, ces mêmes sujets à phototype élevé auront un taux plus élevé d'apoptose kératinocytaire et une élimination plus rapide des dimères UV-induits, suggérant un système de détection et de réparation de ces dégâts de l'ADN plus efficace [4].

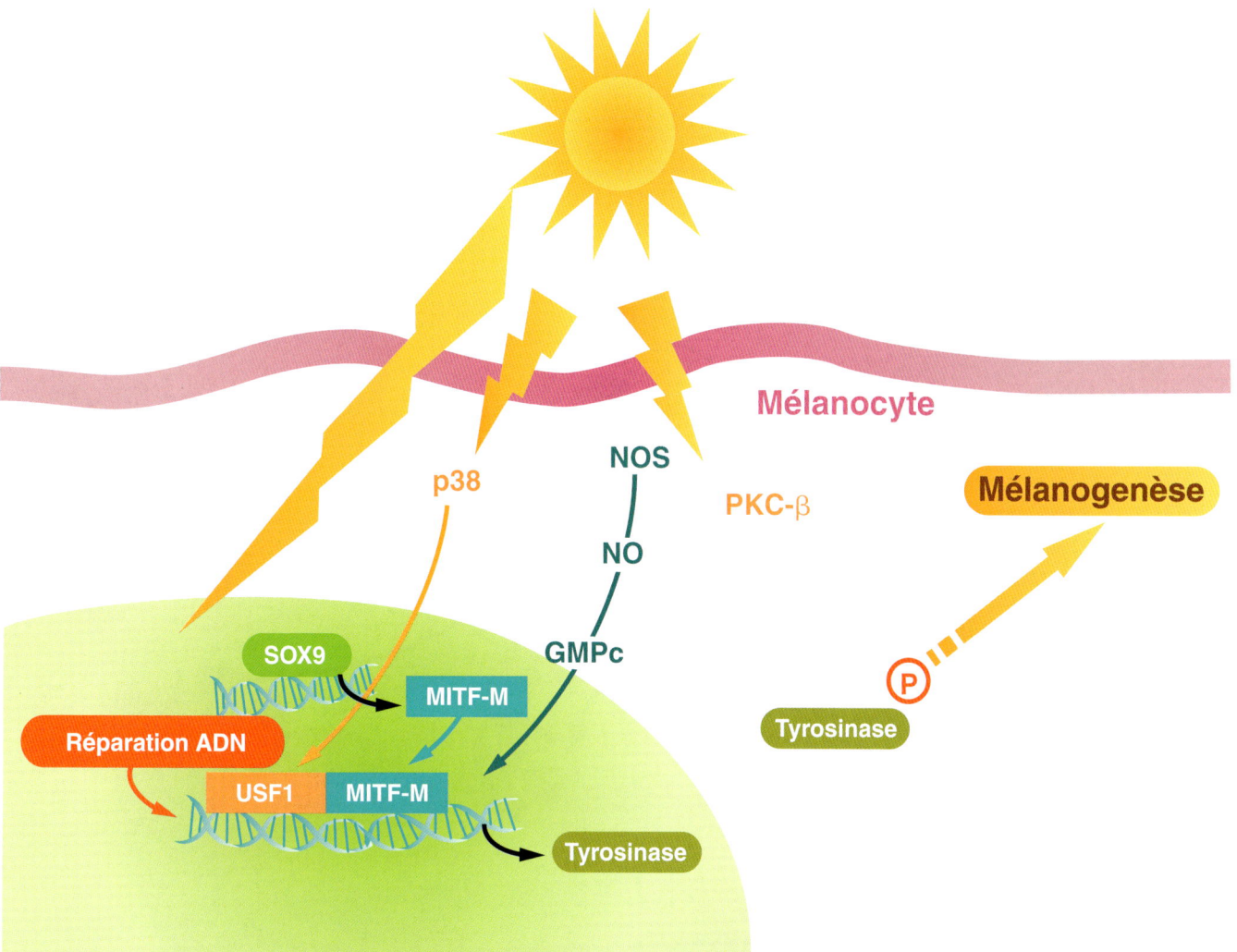

Fig. 9.4 Mécanismes impliqués dans la régulation directe de la mélanogenèse par les ultraviolets.
Les ultraviolets peuvent stimuler directement la mélanogenèse. Les dégâts induits sur l'ADN et la réparation qui s'ensuit stimulent la synthèse de mélanine. L'activation de la protéine de stress p38 induit également la mélanogenèse par l'activation du facteur de transcription USF1. L'oxyde nitrique (NO) et la protéine kinase C (PKC) interviennent aussi dans cette stimulation de la synthèse mélaninique.

Régulation de la mélanogenèse

La mélanogenèse est régulée principalement par le rayonnement UVA et UVB de la lumière solaire. Les rayonnements UVA et UVB pénètrent jusqu'à la couche basale de l'épiderme ; ils peuvent donc agir sur les mélanocytes et les kératinocytes. Des arguments expérimentaux montrent que les UV, et plus particulièrement les UVB, peuvent agir directement sur les mélanocytes pour stimuler la mélanogenèse. Par ailleurs, il est clair que l'exposition des kératinocytes aux UVB entraîne la production de nombreux agents qui régulent la croissance, la différenciation et la mélanogenèse des mélanocytes épidermiques. Des arguments expérimentaux montrent que les UV, et plus particulièrement les UVB, peuvent agir directement sur les mélanocytes pour stimuler la mélanogenèse notamment par l'activation du facteur de transcription USF-1 par la protéine de stress p38 (fig. 9.3 et 9.4).

L'exposition des kératinocytes aux UVB entraîne la production de nombreux agents qui régulent la croissance, la différenciation et la mélanogenèse des mélanocytes épidermiques. L'action coordonnée de ces différents facteurs ainsi que l'effet direct des UV sur les mélanocytes aboutit aux effets finaux des UV, à savoir la stimulation de la prolifération des mélanocytes, de leur activité mélanogénique, conduisant à une augmentation de la pigmentation cutanée, c'est-à-dire au bronzage (fig. 9.3 et 9.4).

L'α-MSH et l'ACTH sont les plus puissants activateurs de la mélanogenèse. Parmi les agents d'origine kératinocytaire dont la production est stimulée par les UV, l'α-MSH et l'ACTH sont des hormones polypeptides générées par le clivage d'un précurseur de plus haut poids moléculaire, la pro-opiomélanocortine (POMC). L'activation de la protéine de stress p53 sous l'effet des UV dans les kératinocytes semble jouer un rôle important en induisant la transcription de la POMC [5].

9-1 Troubles de la pigmentation cutanée

Physiologie du système pigmentaire

L'hyperpigmentation cutanée associée aux maladies d'Addison et de Cushing est la conséquence d'une hypersécrétion d'ACTH.

Les effets de l'α-MSH et l'ACTH sont initiés par liaison de l'hormone à un récepteur appelé MC1R (récepteur de la mélanocortine de type 1). C'est un récepteur de type sept domaines transmembranaires localisé à la surface des mélanocytes. Des variations alléliques dans le gène codant pour MC1R sont associées au phénotype roux et à la présence d'éphélides. Certaines de ces variations alléliques du gène *MC1R* sont liées à un risque indépendant de survenue de mélanome. Le récepteur MC1R est couplé à une protéine G de type αs qui active l'adénylate-cyclase et augmente la concentration intracellulaire en AMPc. De nombreuses données obtenues *in vitro* ont illustré le rôle crucial de l'AMPc dans la régulation de la mélanogenèse mais également du transport des mélanosomes. L'augmentation des taux intracellulaires d'AMPc va activer en aval plusieurs voies de signalisation, notamment SOX9 et MITF qui vont jouer un rôle clé dans la mélanogenèse (fig. 9.5).

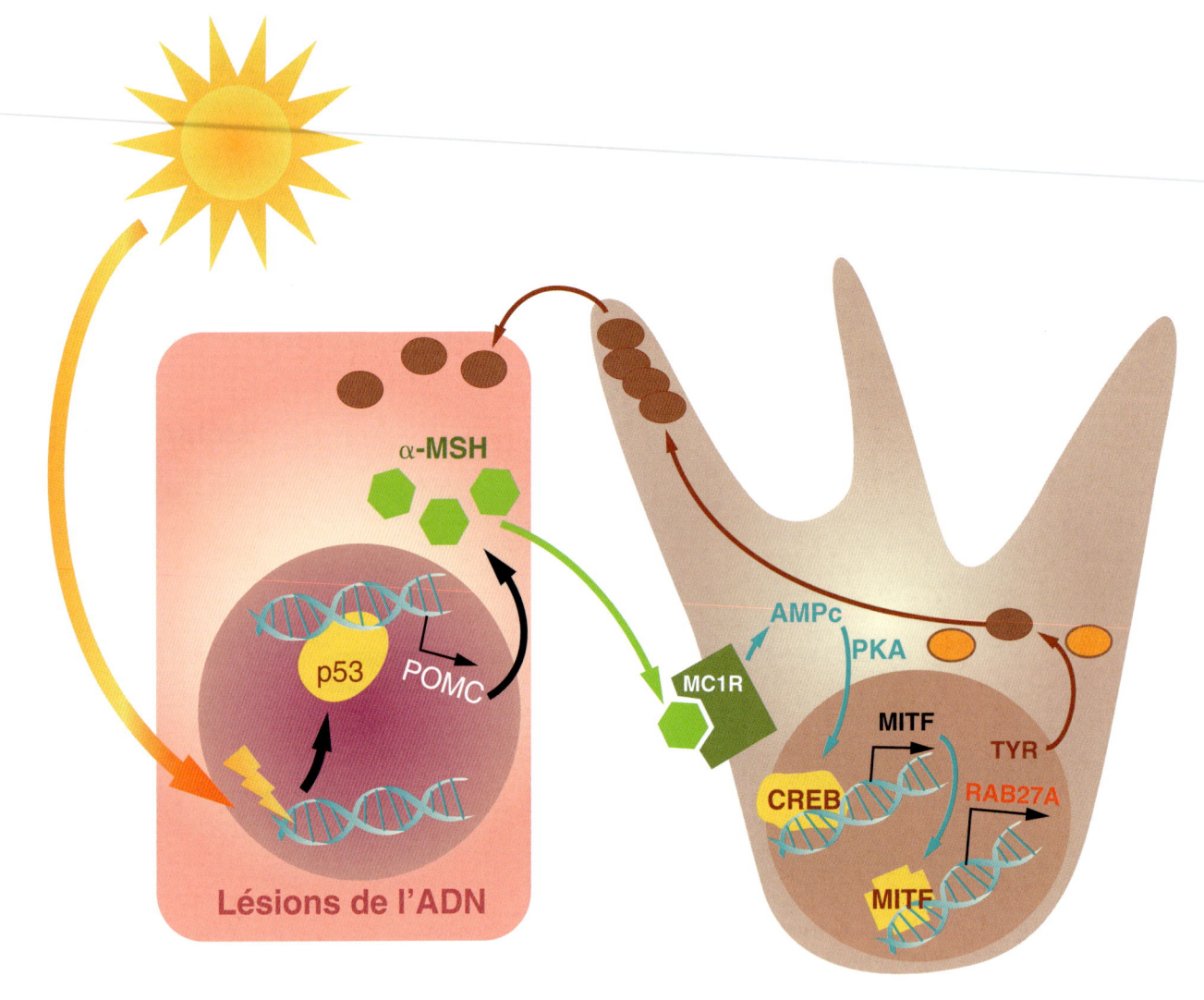

Kératinocyte   **Mélanocyte**

Fig. 9.5 Principale voie de la mélanogenèse induite par les ultraviolets (UV).
Les UV, et notamment les UVB, induisent des dégâts sur l'ADN des kératinocytes. Ce stress cellulaire va activer la protéine p53, qui va se fixer sur le promoteur du gène *POMC* (responsable de la production des hormones pro-opio-mélanocortiques) pour l'activer. Il en résulte une augmentation de la production d'α-MSH par les kératinocytes. L'α-MSH va alors se fixer sur son récepteur (MC1R) situé à la surface des mélanocytes. Cette fixation active la voie de l'AMPc, et plus en aval de la PKA (protéine-kinase A), conduisant *in fine* à l'augmentation de l'expression de la protéine MITF dans les mélanocytes. MITF va alors activer à la fois la production de mélanine en stimulant notamment la synthèse de tyrosinase, mais aussi le transport de mélanosomes vers l'extrémité des dendrites mélanocytaires par l'augmentation de Rab27a. Cette voie de l'AMPc stimule également le transfert de ces mélanosomes vers les kératinocytes adjacents. Il en résulte une pigmentation facultative, appelée communément le bronzage.

La lumière visible est également capable d'induire un bronzage. Cependant, toutes les longueurs d'onde du spectre visible n'ont pas les mêmes effets photobiologiques sur la pigmentation. Ainsi, des longueurs d'onde courtes (415 nm : bleu violet) sont capables d'induire une pigmentation intense et prolongée sur plus de 3 mois, tandis que la lumière rouge (630 nm) n'a que peu d'effet sur la pigmentation cutanée [6]. Cette implication de la lumière visible dans la pigmentation pourrait avoir un rôle dans certaines pathologies pigmentaires comme le *mélasma* ou les *hyperpigmentations post-inflammatoires*. Les voies de signalisation impliquées dans la pigmentation induite par la lumière visible ne sont pas encore connues.

Troubles de la pigmentation cutanée

9-1

Physiologie du système pigmentaire

De très nombreux facteurs kératinocytaires permettent de réguler très finement la fabrication des pigments mélaniques et/ou la croissance et la différenciation des mélanocytes. Ainsi, le monoxyde d'azote (NO) mais également certains facteurs de croissance, tels que le *basic Fibroblast Growth Factor* (bFGF), le *Stem Cell growth Factor* (SCF), l'*Hepatocyte Growth Factor* (HGF), l'endothéline-1 (ET1) et certaines prostaglandines, présents dans la circulation ou sécrétés par les kératinocytes, agissant à des degrés divers sur la croissance mélanocytaire et sur l'activité mélanogénique des mélanocytes [7].

Le rôle des fibroblastes dans la mélanocytogenèse et la mélanogenèse a également été mis en évidence. Ainsi, les fibroblastes palmo-plantaires expriment de forts taux de dickkopf 1 (DKK1) qui diminue la croissance et la différenciation mélanocytaire en agissant sur MITF, expliquant ainsi (du moins en partie) de la plus faible pigmentation généralement observée sur les paumes et les plantes [8]. Les fibroblastes sont également capables de produire des facteurs agissant sur la mélanogenèse, qui diffèrent selon le phototype des personnes [9]. Ainsi, un de ces facteurs, appelé *neuregulin-1* (NRG1), sécrété par les fibroblastes de peau noire (phototype VI), augmente significativement la pigmentation des mélanocytes humains en culture. Les fibroblastes semblent également intervenir dans la formation des lentigos actiniques [10].

La micro-vascularisation cutanée apparaît comme un nouvel acteur dans la régulation de la mélanogenèse. En effet, les cellules endothéliales sécrètent de l'endothéline 1 qui va se fixer sur les récepteurs B de l'endothéline (EDNRB), activant ainsi ERK1/2 et p38 et conduisant à une augmentation de la synthèse des mélanines [11]. Cette vascularisation joue ainsi un rôle dans certaines pathologies pigmentaires comme le *mélasma*.

Pathogénie des troubles pigmentaires

Les différents troubles pigmentaires

Les troubles de la pigmentation peuvent se scinder en trois grands groupes : les hypopigmentations, les hyperpigmentations et les colorations anormales de la peau. Ces troubles pigmentaires résultent de mécanismes physiopathologiques divers incluant des variations quantitatives ou qualitatives du pigment mélanique, des anomalies de distribution de la mélanine ou des dérivés de l'hémoglobine, la présence anormale de pigment d'origine endogène ou exogène ou un épaississement de l'épiderme. Ces troubles pigmentaires peuvent affecter la peau mais aussi les phanères.

L'hyperpigmentation cutanée peut être due à la présence anormale dans la peau d'un pigment d'origine endogène ou exogène. Elle peut également résulter d'une accumulation ou d'un trouble de répartition d'un pigment normal de la peau. Lorsque l'hyperpigmentation est d'origine mélanique on parle d'hypermélanose. On distingue :
– l'hypermélaninose épidermique : augmentation de mélanine dans l'épiderme sans augmentation du nombre de mélanocytes ;
– l'hypermélanocytose épidermique : augmentation du nombre de mélanocytes dans l'épiderme ;
– l'hypermélaninose dermique : présence de mélanines dans le derme. C'est l'incontinence pigmentaire ;
– l'hypermélanocytose dermique : présence anormale de mélanocytes dans le derme.

Une couleur marron ou noir orientera vers une hyperpigmentation épidermique. Les hyperpigmentations dermiques sont plutôt bleutées ou bleu gris.

Les leucodermies sont une diminution de la couleur de la peau. Si elles sont le plus souvent d'origine mélanique, une origine vasculaire locale (p. ex. taches de Bier) ou diffuse (p. ex. anémie) doit également être recherchée. Lorsque l'origine est mélanique, il est indispensable de déterminer si la pigmentation est diminuée mais toujours présente (*hypochromie*) ou complètement absente (*achromie*). Sur peaux claires, l'examen en lumière de Wood est alors indispensable (*cf.* ci-après).

Approche diagnostique devant un trouble pigmentaire

Pigmentation d'origine mélanique ou secondaire à un autre pigment ?

Les dyschromies induites par les hémoglobinopathies et les troubles vasculaires sont facilement reconnaissables des autres troubles pigmentaires puisqu'elles disparaissent à la vitropression.

Les hyperpigmentations dues à la saleté et les dyschromies liées à une coloration anormale de la sueur (chromhidrose et pseudochromhidrose) disparaissent en essuyant avec un coton. Il est important de noter que les lésions secondaires à la saleté appelées dermatose *terra firma-forme* sont parfois plus difficiles à diagnostiquer car elles ne partent pas au savon et à l'eau. Il faut en effet utiliser un coton imbibé d'alcool et frotter vigoureusement pour les faire disparaître.

La présentation clinique des tatouages mais aussi la coloration jaune orangé des xanthodermies sont généralement très suggestives et permettent facilement de les reconnaître.

L'ochronose et les dépôts de métaux lourds sont en revanche parfois plus difficiles à reconnaître et peuvent être confondus avec des hyperpigmentations d'origine mélanique. Un interrogatoire minutieux sur l'exposition du patient à des médicaments ou à des substances contenant des métaux lourds devra être réalisé. L'utilisation chronique de produits dépigmentants sera également recherchée mais elle est rarement avouée par les patients.

Suspicion d'une dyschromie d'origine mélanique

Les lésions sont-elles congénitales ou acquises ?

Il est important de noter que certaines lésions présentes depuis la naissance ne seront remarquées qu'après un ou deux étés lorsque l'enfant aura commencé à bronzer un peu. Les antécédents familiaux de troubles pigmentaires et l'éventuelle disposition des lésions selon les lignes de Blaschko peuvent aider au diagnostic des génodermatoses pigmentaires.

Quelle est la distribution des lésions dyschromiques ?

Les dyschromies peuvent être diffuses, réticulées, acrales ou localisées. La disposition selon les lignes de Blaschko est très évocatrice de mosaïcisme. L'examen des plis, ongles, cheveux et muqueuses sera systématique car souvent très utile au diagnostic.

Y a-t-il eu application de topiques ?

De nombreux topiques (seuls ou après exposition solaire) peuvent induire des dyschromies cutanées. Ils peuvent aussi avoir modifié la présentation clinique initiale ou faire disparaître une inflammation à l'origine du trouble pigmentaire.

Examen à la lampe de Wood

Il s'agit d'un examen très utile pour analyser trouble de la pigmentation. Il permet de déterminer si l'hyperpigmentation est épidermique ou dermique. Le spectre d'émission de la lumière de Wood s'étend de 320 à 400 nm. Le patient est examiné dans une pièce sombre. La lumière visible et les ultraviolets pénètrent dans la peau et sont en partie absorbés par la mélanine normalement présente dans l'épiderme. La couleur plus ou moins foncée de la peau dépend du rayonnement reflété par la peau. La plus grande partie des rayons UV de la lampe de Wood est absorbée dans l'épiderme, seule une petite partie parvient jusqu'au derme. Lorsqu'il existe une hyperpigmentation d'origine épidermique, l'ensemble de la lumière est absorbé par l'excès de mélanine, augmentant ainsi le contraste avec la peau non atteinte. Inversement, lorsque l'hyperpigmentation est dermique, il y a une absorption de la lumière de Wood dans l'épiderme qui cache l'hyperpigmentation qui est seulement bien visible en lumière normale.

> *Hyperpigmentation épidermique* : contraste par rapport à peau saine supérieur en Wood qu'en lumière normale.
> *Hyperpigmentation dermique* : contraste par rapport à peau saine plus atténué en Wood qu'en peau normale.
> *Hyperpigmentation épidermique et dermique* : association de zones plus ou moins contrastées par rapport à la peau saine au sein d'une même lésion.

L'examen à la lampe de Wood permet également de mieux distinguer les hypochromies des achromies chez des sujets à peaux claires. Dans le vitiligo, il renseigne sur la présence d'une réserve mélanocytaire lorsque la plaque apparaît grisée et non blanc ivoire. Il donne enfin un argument diagnostic supplémentaire lorsque l'on suspecte un pityriasis versicolor en montrant une fluorescence verte.

> Le système pigmentaire est donc complexe, contrôlé par de nombreux gènes et très finement régulé. Les mélanocytes, loin d'agir de façon isolée, sont soumis en permanence à des stimulations externes (rayonnement UV, lumière visible, chaleur) et internes (hormones et cytokines produites par les kératinocytes, les fibroblastes, les cellules endothéliales). Mais la couleur normale de la peau résulte d'un subtil mélange de pigments qui ne sont pas tous d'origine mélanique.
> En pratique clinique, l'origine des dyschromies est donc très diverse et un diagnostic précis doit être porté afin de rechercher les éventuels troubles extra-cutanés associés mais aussi afin d'apporter une solution thérapeutique adaptée.

RÉFÉRENCES

1. Del Bino S. et coll., *Pigment Cell Melanoma Res.* 2015, *28*, 707.
2. Jablonski N.G. et coll., *Dermatol Clin.* 2014, *32*, 113.
3. Adameyko I.F. et coll., *Cell.* 2009, *139*, 366.
4. Yamaguchi Y. et coll., *Faseb J.* 2006, *20*, 1486.
5. Cui R. et coll., *Cell.* 2007, *128*, 853.
6. Duteil L. et coll., *Pigment Cell Melanoma Res.* 2014, *27*, 822.
7. Hirobe T., *Pigment Cell Res.* 2005, *18*, 2.
8. Yamaguchi Y. et coll., *Faseb J.* 2008, *22*, 1009.
9. Choi W. et coll., *Pigment Cell Melanoma Res.* 2012, *25*, 477.
10. Salducci M. et coll., *Pigment Cell Melanoma Res.* 2014, *27*, 502.
11. Regazzetti C. et coll., *J Invest Dermatol.* 2015, *135*, 3096.

9-2 Hypomélanoses

Hypomélanoses d'origine génétique

S. Hadj-Rabia, L. Bekel

Au sein des hypopigmentations, les hypomélanoses s'entendent d'une altération de la couleur d'un tissu en rapport avec la diminution de sa teneur en pigment mélanique. Le terme «génétique» doit être préféré à celui d'«héréditaire»; il permet d'évoquer l'anomalie génique même dans les formes sporadiques.

Certains auteurs développent le sujet au travers des différentes étapes de la mélanogenèse :
– migration des mélanoblastes et survie des mélanocytes (syndrome de Waardenburg) ;
– synthèse de la mélanine (albinismes complets) ;
– biogenèse des mélanosomes (syndrome d'Hermansky-Pudlak) puis leur migration (syndromes de Griscelli). Souvenons-nous que les mélanosomes sont «les structures lysosomales du mélanocyte» comme le sont les granules denses des plaquettes et les granules lytiques des lymphocytes NK.

Le clinicien abordera le thème au travers du caractère diffus ou circonscrit de l'hypomélanose (tableau 9.1) [1, 2].

Tableau 9.1 Hypomélanoses d'origine génétique

	Hypomélanose diffuse	Hypomélanose circonscrite
Atteinte cutanée isolée	–	Piébaldisme
Avec atteinte oculaire seule	AOC	*
Atteinte oculaire ET signes extra-cutanés	– Syndrome de Chédiak-Higashi – Syndromes de Hermansky-Pudlak (SHP 1 à 10) – Syndrome de Cross – Syndrome de Vici – Maladies métaboliques : maladie de Menkès, phénylcétonurie, homocystinurie	– *Incontinentia pigmenti* – Hypomélanose de Ito – Syndrome de Waardenburg (SW 1 à 4) – Syndrome ABCD – Sclérose tubéreuse de Bourneville
Signes extra-cutanés SANS atteinte oculaire	– Syndromes de Griscelli (GS1, 2, 3) – Syndrome d'Elejalde – Syndrome de Tietz	– Albinisme-Surdité – Maladie de Cole

AOC : albinisme oculocutané, ABCD : *Albinism, Back lock, Cell migration Disorder of the neurocytes of the gut, and Deafness.*
*L'*incontinentia pigmenti* peut n'associer qu'atteinte oculaire et cutanée.

Au-delà de l'atteinte oculaire, il n'oubliera pas l'importance de la photoprotection et de la supplémentation en vitamine D tant chez l'enfant que l'adulte.

Notons que certaines maladies génétiques sont classées au sein des hypomélanoses même si le mécanisme en cause n'est pas élucidé. Le vitiligo sera abordé à la fin du chapitre 9-2.

Hypomélanoses diffuses

Elles concernent l'ensemble du tégument et le follicule pileux.
La question centrale est celle de l'association ou non à une atteinte oculaire :
– photophobie ;
– baisse de l'acuité visuelle ;
– nystagmus ;
– transillumination irienne ;
– hypoplasie fovéale.

L'albinisme oculocutané et son retentissement oculaire sont au premier plan. Il correspond à l'absence de synthèse partielle ou totale de pigment mélanique dans la peau (fig. 9.6) et l'œil. *Néanmoins, l'atteinte neurologique et les manifestations hématologiques* peuvent orienter vers d'autres syndromes plus rares.

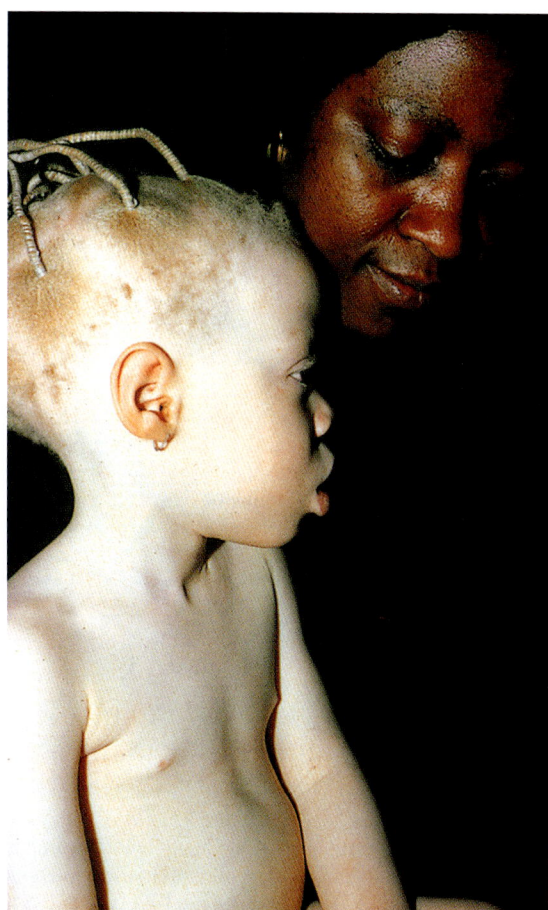

Fig. 9.6 Albinisme oculocutané chez une jeune noire, la mère est en arrière-plan.

Hypomélanoses diffuses avec atteinte oculaire seule – Albinisme oculocutané

Associée aux seules manifestations oculaires, l'hypomélanose diffuse oriente vers un albinisme oculocutané (AOC).

AOC de type 1A. En période néonatale, la peau laiteuse, les cheveux blancs et l'iris bleu gris évoquent *l'absence complète* d'activité tyrosinase, enzyme clé des premières étapes de la synthèse de mélanine, et donc un AOC de type 1A (AOC1A) transmis selon le mode autosomique récessif et lié à des *mutations du gène TYR*.

La sévérité de la maladie est liée au retentissement visuel justifiant souvent d'étayages en particulier scolaires : photophobie, nystagmus, baisse sévère de l'acuité visuelle. Une bonne coordination entre le dermatologue et l'ophtalmologue est la clé de la prise en charge de ces patients.

La photoprotection, cutanée et oculaire, et la supplémentation en vitamine D sont essentielles.

S'il existe un certain degré de résidu pigmentaire, en particulier oculaire et pileux, dans les autres formes, la variabilité phénotypique rend la corrélation génotype-phénotype difficile. Retenons qu'une *activité résiduelle de la tyrosinase* rend compte de l'AOC1B caractérisé par des cheveux platine.

AOC de type 2. Aussi appelé *albinisme tyrosinase-positif*, il rend compte de la moitié des cas d'AOC. Il est caractérisé par une hypomélanose modérée parfois discrète qui s'accompagne, avec le temps, de lentigines des zones photoexposées. Il est plus fréquent dans la population d'origine subsaharienne.

Il résulte de mutations bialléliques du gène *OCA2* codant un transporteur transmembranaire du mélanosome et du réticulum endoplasmique. Ce transporteur participe à la régulation du pH de l'organelle. Notons que le gène *OCA2* est localisé dans la région chromosomique 15q11.2-q13 soumise à empreinte dans le syndrome d'Angelman/Prader-Willi. Ainsi 1 % des patients atteints de syndrome de Prader-Willi ou de syndrome d'Angelman auront aussi un AOC de type 2. D'autres gènes de cette même région pourraient expliquer des phénotypes d'AOC particuliers.

AOC de type 3. Transmis selon le mode autosomique récessif, il résulte de mutations du gène *TYRP1* qui code une protéine stabilisant la tyrosinase. Le phénotype, décrit dans la population noire, associe des cheveux roux dits flamboyants, des yeux de couleur bleue ou marron, la pigmentation cutanée est normale.

AOC de type 4. Il est plus fréquent en Asie (Japon, Chine, Inde). Il est transmis selon le mode autosomique récessif et résulte de mutations du gène *SLC45A2*, ou *MATP*, qui code également un transporteur transmembranaire impliqué dans la mélanogenèse. Le phénotype est essentiellement caractérisé par une pigmentation pilaire allant du blanc au jaune. La peau est généralement pâle.

L'AOC5, l'AOC6 (forme allélique de l'AOC4) et l'AOC7 (gène *C10ORF11*) sont exceptionnels.

Hypomélanoses diffuses avec atteinte oculaire et autres signes extra-cutanés

Associés aux manifestations oculaires, le clinicien s'attachera à rechercher des signes *neurologiques* (retard psychomoteur), *hématologiques* (syndrome hémorragique, déficit immunitaire et infections répétées), *digestifs* (colite membraneuse), *pulmonaires* (fibrose), etc.

Syndromes de Chédiak-Higashi. L'association hypomélanose diffuse, cheveux argentés, anomalies oculaires et manifestations neurologiques orientera vers un syndrome de Chédiak-Higashi. L'acuité visuelle est normale même si elle est associée à un nystagmus, une photophobie ou un strabisme. Au microscope, la mélanine est déposée en mottes régulières dans les cheveux, les *mélanosomes sont géants* et des granules périnucléaires s'observent dans les polynucléaires neutrophiles.

La sévérité de la maladie résulte de l'atteinte hématologique qui débute souvent par des infections pyogènes cutanées et/ou pulmonaires. Le syndrome hémorragique est peu sévère. L'activation macrophagique, une infiltration lymphohystiocytaire hépato-splénique et une pancytopénie expliquent les décès dans la 1re décennie en l'absence de greffe de moelle. Un syndrome neurodégénératif peut survenir au-delà même chez les patients greffés.

Le syndrome de Chédiak-Higashi résulte de mutations bialléliques du gène *LYST* impliqué dans le trafic vésiculaire cellulaire.

Syndrome tricho-hépato-entérique (autosomique récessif, gène *TTC37*). Il est proche du syndrome de Chédiak-Higashi même s'il n'en partage pas les manifestations oculaires. Les cheveux cassants avec *trichorrhexis nodosa*, l'atteinte hépatique et la diarrhée précoce, et rebelle, orientent le diagnostic. Des anomalies des plaquettes sont rapportées.

Syndromes de Hermansky-Pudlak (SHP). Ils sont transmis selon le mode autosomique récessif, et caractérisés par une hypomélanose diffuse variable parfois comparable aux AOC1 et 2, ailleurs discrète. La pigmentation augmente avec le temps. L'atteinte oculaire est comparable aux AOC. Le syndrome hémorragique est constant (épistaxis, ecchymoses) sauf dans le type 10 décrit très récemment. Les autres signes extra-cutanés permettent d'orienter vers l'une des dix formes de SHP décrites : colite granulomateuse (SHP1, 4, 6), fibrose pulmonaire (SHP1 et 4). Chez l'adulte, une insuffisance rénale et une cardiomyopathie sont signalées. Le type 2 peut associer des infections récurrentes (neutropénie) et une fonction lymphocytaire T cytotoxique anormale. Les troubles neurologiques (crises convulsives, retard psychomoteur) et une surdité orientent vers le type 10 [3].

Les gènes impliqués sont : *HPS1* (SHP1), *AP3B1* (SHP2), *HPS3* (SHP3), *HPS4* (SHP4), *HPS5* (SHP5), *HPS6* (SHP6), *DTNBP1* (SHP7), *BLOC1S3* (SHP8), *PLDN* (SHP9), *AP3D1* (SHP10). En dehors des SHP2 et SHP10, leurs produits appartiennent à des complexes protéiques, appelés BLOC (*Biogenesis of Lysosome-related Organelles Complexes*) impliqués dans la biogenèse des organelles d'origine lysosomale. Les protéines codées par *AP3B1* et *AP3D1* participent ensemble au trafic vésiculaire entre le système de Golgi et l'organelle appropriée.

Syndrome de Cross. Il associe hypomélanose diffuse, cheveux argentés, manifestations neurologiques (ataxie, retard psychomoteur, spasticité), nystagmus et opacités cornéennes. Il pourrait être un variant des SHP.

Syndrome de Vici. Transmis selon le mode autosomique récessif (gène *EPG5*), il associe albinisme cutané et oculaire, cataracte, retard de croissance, microcéphalie et agénésie du corps calleux, infections sévères (*candidose cutanéomuqueuse chronique*, infections virales et bactériennes) et cardiopathie souvent cause du décès. L'hypoplasie thymique et la déplétion profonde en lymphocytes TCD4 expliquent la sévérité de la maladie.

Maladies métaboliques. Dans ce groupe, il sera important de penser à la maladie de Menkès, liée à une anomalie d'un transporteur du cuivre, transmise selon le mode récessif lié au chromosome X et impliquant le gène *ATP7A*. Le pili torti et les manifestations neurologiques précoces chez le garçon orientent le diagnostic étayé par la diminution de la cuprémie et de la céruloplasminémie.

Le test de Guthrie devrait avoir éliminé la phénylcétonurie. L'homocystinurie est connue pour son risque thrombotique. Elle peut néanmoins s'accompagner d'une hypomélanose diffuse et d'une luxation du cristallin.

Hypomélanose diffuse sans atteinte oculaire

Syndromes de Griscelli. Une hypomélanose diffuse avec cheveux argentés mais sans anomalie oculaire orientera vers les **syndromes de Griscelli**. Ils sont transmis selon le mode autosomique récessif et impliquent les gènes : *MYO5A* (GS1), *RAB27A* (GS2), *MLPH* (GS3) dont les produits sont impliqués dans la *migration des mélanosomes, en particulier dans les dendrites du mélanocyte*. Au microscope, les dépôts de mélanine sont larges et distribués irrégulièrement ; les mélanocytes sont remplis de mélanosomes, les granules des polynucléaires normaux. La diathèse hémorragique n'est pas décrite (différence avec les syndromes de Chédiak-Higashi).

– Le gène *MYO5A* (GS1) est exprimé dans le système nerveux central expliquant le retard psychomoteur et l'hypotonie dans cette forme. Certaines mutations de ce gène sont associées au seul phénotype cutané.
– Le gène *RAB27A* (GS2) est exprimé dans les lymphocytes T cytotoxiques rendant compte des manifestations infectieuses et de la possible infiltration lymphohistiocytaire comparable au syndrome de Chédiak-Higashi.
– Le gène *MLPH* (GS3) semble exprimé dans les seuls mélanocytes ; les manifestations hématologiques sont donc absentes dans cette forme.

Syndrome d'Elejalde. Il mime les manifestations cutanées et neurologiques du syndrome GS1 ; il pourrait en être une forme allélique.

Syndrome de Tietz. Il associe une hypomélanose diffuse de la peau et des cheveux, une surdité et une hypoplasie des sourcils. Les yeux sont bleus. Il résulte de mutation du gène *MITF* et est allélique du syndrome de Waardenburg de type 2 (*cf. infra*).

Hypomélanoses circonscrites

Pour ces formes localisées d'hypomélanose, et l'histoire des lésions, leur distribution et la topographie qui orienteront vers (*cf.* tableau 9.1) :
– une *incontinentia pigmenti* ou une hypomélanose de Ito en cas de distribution selon les lignes de Blaschko (*cf.* chapitre 7-10) ;
– un piébaldisme (*cf.* ci-dessous) ;
– un syndrome de Waardenburg ou un syndrome ABCD (*cf.* ci-dessous) ;
– une sclérose tubéreuse de Bourneville (*cf.* chapitre 8-5) [1, 4]. Rappelons que pour constituer un critère diagnostique de sclérose tubéreuse de Bourneville, les macules hypochromiques doivent être au nombre de trois et mesurer plus de 5 mm de diamètre chacune. Bien que présentes dès la naissance, elles deviendront visibles après les quelques mois de maturation pigmentaire y compris chez l'enfant à peau claire. Au cours de la sclérose tubéreuse de Bourneville, les mélanosomes sont plus petits et moins pigmentés. Les femmes transmettrices de la maladie de Menkès peuvent présenter des lésions hypochromiques circonscrites.

Nous ne développerons, ici que le piébaldisme et les syndromes de Waardenburg. ***Ils sont caractérisés par l'absence de mélanocytes dans les lésions achromique**s* ; l'ensemble des gènes impliqués participe en effet à la *migration des mélanoblastes* à partir des crêtes neurales et/ou la survie des mélanocytes (*cf.* chapitre 9-1).

Piébaldisme

Il est caractérisé par une achromie localisée sans signe extra-cutané. Il résulte de mutations hétérozygotes des gènes *KIT* ou *SNA12*.

Les macules achromiques siègent à la face antérieure du thorax et au front. L'achromie est laiteuse, bien limitée, antérieure, médiane, symétrique et souvent losangique sur le visage, *avec mèche blanche frontale* (fig. 9.7). Le dos et les extrémités des membres sont épargnés. La présence de la mèche achromique frontale (poliose) est

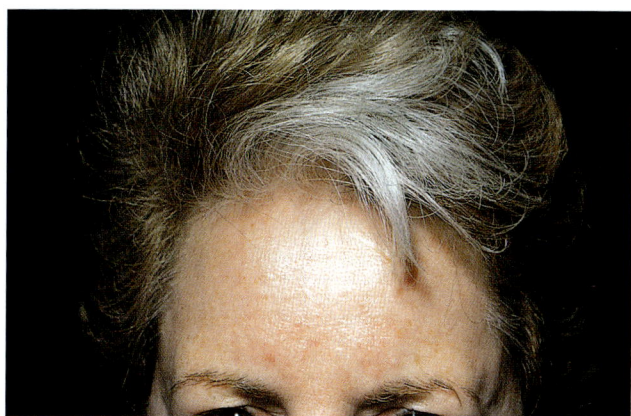

Fig. 9.7 Piébaldisme, mèche blanche frontale.

quasi constante (80 %) mais son absence n'élimine pas le diagnostic. Les examens ophtalmologique et auditif permettent d'exclure les syndromes de Waardenburg. De nombreux diagnostics différentiels sont discutés, notamment le vitiligo (*cf.* tableau 9.2).

Syndromes de Waardenburg

Les syndromes de Waardenburg (SW 1 à 4) sont transmis selon le mode autosomique dominant. Ils associent de manière variable une achromie des cheveux et/ou de la peau, une surdité, une hétérochromie irienne partielle ou totale (y compris une isohypochromie), un synophrys (fusion des sourcils), une racine du nez large, une dystopie des canthus (la distance entre les canthus internes est augmentée alors que les distances interpupillaire et entre les canthus externes sont normales).

La topographie de l'achromie est, bien limitée, antérieure, médiane, symétrique et souvent losangique sur le visage (front avec poliose) les membres et le tronc. Le dos est épargné. L'atteinte cutanée et l'hétérochromie irienne sont communes aux quatre formes.
– *Le SW1* est la forme la plus complète : mèche blanche (20 à 60 % des patients), hétérochromie irienne (plus de 20 % des patients), surdité (10 à 30 % des patients). La dystopie des canthus est constante. Il résulte de mutations hétérozygotes du gène *PAX3*.
– *Le SW2* associe manifestations cutanées, morphologiques et une microphtalmie sans dystopie des canthus. La surdité est plus fréquente que dans le SW1. Il résulte de mutations hétérozygotes dans les gènes *MITF* ou *SOX10*, ou encore autosomiques récessives du gène *SNA12*. Des mutations hétérozygotes du gène *MITF* sont décrites dans le syndrome de Tietz (*cf. supra*).
– *Le SW3* est comparable au SW1 avec des anomalies des extrémités : hypoplasie, syndactylie. Il est allélique au SW1.
– *Le SW4* (syndrome de Shah-Waardenburg) associe maladie de Hirschprung et surdité quasi constante. La racine du nez est normale ; la dystopie des canthus absente. Des manifestations neurologiques parfois sévères sont possibles. Les gènes *EDNRB*, *EDN3* (formes autosomiques dominantes et récessives), *SOX10* (formes autosomiques dominantes) sont impliqués.

Le gène *EDNRB* est également impliqué dans un **syndrome ABCD** pour *albinisme*, mèche noire (*Black lock*), anomalie de migration des *cellules* des crêtes neurales vers l'intestin et surdité (*Deafness*) transmis selon le mode autosomique récessif.

L'association hypomélanose circonscrite et surdité n'est pas spécifique du syndrome de Waardenburg. Elle est rapportée au cours de l'albinisme avec surdité de perception transmis selon le mode récessif lié au chromosome X. Les garçons atteints ont un phénotype proche du piébaldisme et de nombreuses aires hypopigmentées sans atteinte oculaire.

L'association kératodermie palmo-plantaire ponctuée précoce, macules hypopigmentées diffuses des membres ayant débuté aux extrémités et calcifications tendineuses évoque une **maladie de Cole** liée à des mutations hétérozygotes du gène *ENPP1* [5].

RÉFÉRENCES
1. Moulinas C. et coll., *Ann Dermatol Venereol.* 2015, *142*, 399.
2. Passeron T. et coll., *Clin Dermatol.* 2005, *23*, 56.
3. Ammann S. et coll., *Blood.* 2016, 25, *127*, 997.
4. Hogelin M. et coll., *Br J Dermatol.* 2010, *162*, 1337.
5. Eytan O. et coll., *Am J Hum Genet.* 2013, *93*, 752.

Vitiligo

A. Taïeb, J. Seneschal

Le vitiligo est une hypopigmentation acquise de la peau et/ou des muqueuses par *perte sélective des mélanocytes*, qui se présente sous forme de macules blanches arrondies bien limitées (fig. 9.8).

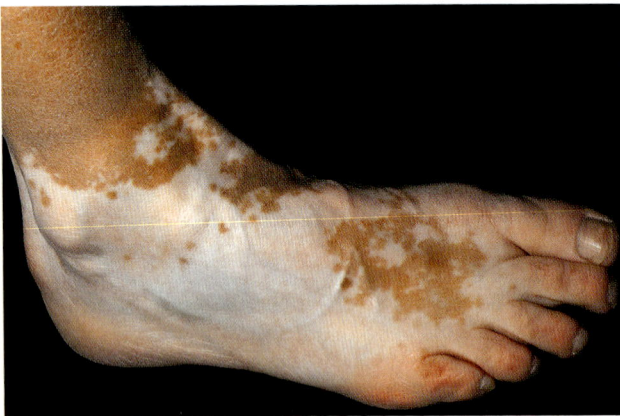

Fig. 9.8 Vitiligo.

Sous des noms différents, il a été longtemps redouté pour un risque contagieux confondu avec celui de la lèpre. Cependant, la phytophotothérapie à base de psoralènes, précurseur de la PUVAthérapie, était utilisée dès l'Antiquité égyptienne. De nos jours, *la stigmatisation associée à la maladie*, en particulier pour les peaux foncées, reste un problème majeur.

Le vitiligo a une *prévalence* d'environ 0,5 % dans le monde. Certains pics de prévalence ont été constatés, en particulier en Inde, dont l'interprétation est incertaine. Environ la moitié des cas surviennent avant l'âge de 20 ans, et près de 70 % avant l'âge de 30 ans. Les adultes et les enfants des deux sexes sont également touchés, les formes segmentaires étant relativement plus fréquentes chez l'enfant. La prévalence du vitiligo et son incidence semblent stables dans le temps.

Comparé à d'autres affections inflammatoires cutanées chroniques, le degré de concordance des jumeaux monozygotes est plus faible, suggérant un *composant héréditaire* moindre : 23 % pour le vitiligo, contre 35-56 % pour le psoriasis et jusqu'à 72 % pour la dermatite atopique. Entre 15 et 20 % des patients ont un parent au premier degré atteint de vitiligo. En cas d'agrégation familiale de cas, le patron est non mendélien, évocateur *d'hérédité polygénique multifactorielle* [1].

Physiopathologie

Les mélanocytes différenciés, producteurs de pigment, résident dans les couches basales de l'épiderme et du bulbe des poils. Les précurseurs non pigmentés des mélanocytes se trouvent dans le renflement (*bulge*) du follicule pileux au niveau de l'attachement du muscle piloarrecteur. En fonction de l'évolution de la maladie, les mélanocytes de la peau et les poils sont touchés à des degrés divers. Les possibilités de régénération conditionnent en grande partie le pronostic, l'épuisement des réservoirs limitant les interventions médicales au profit de traitements chirurgicaux.

De multiples mécanismes peuvent contribuer à la perte des mélanocytes au cours du vitiligo : anomalies métaboliques, stress oxydant, détachement cellulaire («mélanocytorrhagie»), inflammation et auto-immunité. La contribution de chacun de ces facteurs n'est pas clarifiée, mais de façon assez claire, les épisodes d'accélération de la maladie sont caractérisés par les infiltrats inflammatoires mononucléés sur la bordure de progression des macules.

Dans le vitiligo commun, un défaut intrinsèque des mélanocytes est probablement l'événement initial, et l'inadaptation à la réponse au stress oxydant dans les mélanocytes conduit à une réponse inflammatoire locale et à l'activation de l'immunité innée. Chez les sujets ayant une prédisposition génétique à développer l'auto-immunité, la phase suivante génère des réponses immunitaires ciblant le mélanocyte. La perte progressive des mélanocytes peut donc refléter une attaque immunitaire, la dégénérescence des cellules et/ou leur détachement [2, 3].

Pour la forme segmentaire, l'hypothèse d'un mosaïcisme somatique favorisant une attaque immunitaire est actuellement préférée.

Clinique

Le vitiligo est classé en trois formes principales : le vitiligo non segmentaire ou plus simplement vitiligo, le vitiligo segmentaire et le vitiligo mixte [4].

Le vitiligo (non segmentaire), forme commune, est caractérisé par des macules hypochromiques bilatérales et souvent symétriques. Les lésions ont soit une distribution acrofaciale (mains et pieds, atteinte périorificielle faciale) ou sont dispersées symétriquement sur tout le corps (v. vulgaris), et évoluent au fil du temps de manière imprévisible. *Les poils sur les territoires atteints sont initialement pigmentés mais deviennent progressivement blancs.* La participation des mélanocytes extracutanés tels que les mélanocytes oculaires et cochléaires est controversée dans le vitiligo commun.

Le vitiligo segmentaire (environ 10 % des cas) a une distribution unilatérale qui correspond totalement ou partiellement à un segment reconnaissable, mais d'interprétation étiologique difficile. Outre un âge de début plus précoce, le vitiligo segmentaire s'installe soudainement *avec une atteinte simultanée interfolliculaire et folliculaire (leucotrichie).* Après dépigmentation partielle ou complète du segment affecté, la stabilisation est rapide sur quelques mois.

Le rare vitiligo mixte se présente comme un vitiligo segmentaire au départ, *suivi d'une atteinte bilatérale* dans un délai variable, habituellement quelques mois.

D'autres formes ont été récemment décrites, le *vitiligo hypochromique/mineur*, noté chez les patients à peau noire, avec une dépigmentation qui reste partielle et prédomine au visage et au tronc, et le *vitiligo folliculaire*, qui correspond à une atteinte généralisée «inversée» avec leucotrichie ou canitie précédant l'atteinte cutanée extrafolliculaire.

Diagnostic positif

Le diagnostic de vitiligo, quel que soit son type clinique, ne nécessite dans la majorité des cas pas d'examen complémentaire. L'examen en lumière de Wood, réalisé en chambre noire, permet de mieux détecter la perte de mélanocytes et l'intensité de la dépigmentation, en particulier chez les patients à phototype clair ou dans les zones faiblement pigmentées de patients à peau foncée comme les régions palmoplantaires. En outre, la peau vitiligineuse a une *réflexion laiteuse sous lumière de Wood (UV)*, liée à l'accumulation locale de ptérines fluorescentes qui n'est pas observée dans d'autres hypomélanoses.

La microscopie confocale peut apprécier la densité de mélanocytes de façon non invasive.

La **biopsie** reste le test de référence pour affirmer une diminution du nombre des mélanocytes voire leur disparition et surtout pour exclure d'autres diagnostics (tableau 9.2).

Tableau 9.2 Principaux diagnostics différentiels du vitiligo

Maladie	Signes majeurs
Sclérose tubéreuse de Bourneville	Signes cutanés spécifiques (*cf.* chapitre 8-5), atteinte neurologique et rénale
Hypomélanose de Ito et autres dépigmentations segmentaires/linéaires	Patron mosaïque et pas d'accentuation en lumière de Wood
Piébaldisme	Dépigmentation ventrale, zones d'hyperpigmentation, toupet blanc
Pityriasis alba et autres dépigmentations post-inflammatoires	Contexte de dermatose inflammatoire autre que le vitiligo
Pityriasis versicolor, forme hypochromique	Topographie, fluorescence en lumière de Wood
Leucodermie spontanée du mélanome ou de ses traitements immunologiques	Dépigmentation sans phénomène de Koebner, mélanome connu
Mycosis fongoïde	Dans les formes hypochromiques sur peau foncée, diagnostic délicat avec les formes hypochromiques de vitiligo (v. minor), biopsie et biologie moléculaire

Dans le vitiligo segmentaire, une seule zone est impliquée chez la plupart des patients, mais parfois deux ou plusieurs segments sont touchés, de distribution ipsi ou controlatérale. L'hamartome hypochromique (*nevus depigmentosus*) est un diagnostic différentiel du vitiligo segmentaire commun, mais la biopsie montre habituellement un nombre normal de mélanocytes et l'hypopigmentation en lumière de Wood est moins intense, sans fluorescence laiteuse. Les autres hypopigmentations mosaïques segmentaires ou hémicorporelles type hypomélanose de Ito sont rarement prises pour du vitiligo.

Outre sa valeur diagnostique, la biopsie faite en bordure de lésions en progression révèle la présence d'un infiltrat mononucléé dermo-épidermique associé à la perte des mélanocytes. Une telle constatation sur la biopsie indique une maladie active et suggère un traitement plus agressif. Parfois, les infiltrats inflammatoires épidermotropes du vitiligo peuvent être interprétés à tort comme ceux d'un lymphome cutané.

Évolution

Le vitiligo (non segmentaire) évolue par poussées entrecoupées de rémission avec parfois repigmentation spontanée. Le vitiligo segmentaire a le plus souvent une poussée unique, mais des reprises évolutives sur le même segment peuvent être notées après parfois plusieurs années. Lorsque le vitiligo est diagnostiqué, un dépistage clinique ou biologique de maladies associées est actuellement débattu.

Associations pathologiques

Compte tenu de son incidence au cours du vitiligo (non segmentaire), *une affection auto-immune de la thyroïde* (thyroïdite, maladie de Basedow) doit être cherchée systématiquement par la palpation de la thyroïde, des tests fonctionnels thyroïdiens et la détermination des anticorps. Les patients présentant des formes étendues de vitiligo doivent avoir des tests répétés [5]. Une anamnèse familiale avec une constellation de maladies auto-immunes peut conduire à une recherche d'anticorps plus approfondie.

La recherche d'atteinte des mélanocytes extracutanés n'est pas indiquée, sauf dans la maladie de Vogt-Koyanagi-Harada qui a un début généralement bruyant sur le plan neuro-ophtalmologique (*cf.* chapitre 16-4).

Traitement

Il n'existe pas de prévention primaire pour le vitiligo. La prédisposition génétique explique une partie mineure du développement de la maladie, et les agents déclencheurs environnementaux ne sont pas suffisamment connus pour justifier une intervention. On peut toutefois signaler que *l'exposition professionnelle aux dérivés phénoliques* peut constituer un risque chez des sujets prédisposés (vitiligo dit professionnel).

La prévention secondaire par l'évitement des stress mécaniques pour limiter le phénomène de Koebner, est souvent préconisée. Bien que le phénomène de Koebner puisse initier l'inflammation, les données histopathologiques suggèrent que ce phénomène est surtout contemporain de la progression de la maladie, au stade micro-inflammatoire. Il reflète donc plutôt l'exacerbation par stress mécanique de la perte de mélanocytes provoquée durant la phase micro-inflammatoire d'accélération de la maladie. L'efficacité de la limitation du stress mécanique est difficile à apprécier parce que des interventions simultanées sont souvent utilisées, comme les mini-pulses oraux de corticostéroïdes, la photothérapie ou des approches combinées, qui visent à stopper l'inflammation et à promouvoir la régénération des mélanocytes. Le phénomène de Koebner peut être quantifié avec un score validé simple, le KVSCOR, et les patients avec des scores élevés peuvent être ciblés, lors des poussées en particulier, pour les préconisations d'éviction de contraintes mécaniques.

La prise en charge d'un patient atteint de vitiligo nécessite du temps pour une évaluation initiale minutieuse, qui comprend l'anamnèse et les facteurs de risque du patient, un examen clinique et des photographies, au moins pour certaines zones cibles. La peau entière doit être examinée en lumière naturelle et avec la lampe UV dans une pièce noire. La fiche *Vitiligo European Task Force* (VETF) peut être utilisée pour enregistrer les données essentielles (durée de la maladie, échelle visuelle analogique de sévérité perçue, antécédents auto-immuns et allergiques, phototype, KVSCOR, étendue, grade clinique de dépigmentation (partielle, totale, totale plus leucotrichie), et progression des lésions (score VETF comprenant 5 zones). La première évaluation servira de base aux décisions thérapeutiques et au suivi des soins. En particulier, selon la gravité perçue et le retentissement psychosocial quotidien, *un soutien psychologique* peut être proposé ainsi que des *ateliers maquillage*.

La discussion de la photoprotection, par rapport aux immunosuppresseurs et aux techniques de camouflage, doit être menée. Une photoprotection habituellement excessive est recommandée, qui nuit aux possibilités de repigmentation et à la synergie avec les traitements anti-inflammatoires/immunomodulateurs. Le vitiligo permettrait de disposer d'une meilleure résistance au mélanome, mais aussi aux carcinomes. Il faut protéger les zones normalement pigmentées, en particulier le visage, pour limiter l'effet de contraste après exposition solaire. Il faut par ailleurs éviter les coups de soleil, qui peuvent aggraver le vitiligo [6].

Vitiligo non segmentaire

Traitement précoce des poussées. Il est essentiel. Une phase d'accélération peut succéder sans signe avant coureur à une longue phase de stabilité.

– *Une intervention systémique par mini-pulses de méthylprednisolone orale*, 2 jours successifs/semaine (8 mg au-dessous de 30 kg et 16 mg au-dessus), peut être proposée. L'adhésion des patients est élevée et les effets indésirables faibles.
– *Le phénomène de Koebner doit être évité* autant que possible avant stabilisation.
– L'existence de symptômes spécifiques d'organe dans le cadre d'une *auto-immunité ou d'une diathèse atopique associées* doit faire procéder à un traitement spécifique.

Un algorithme thérapeutique personnalisé est construit, une fois que le patient a été évalué, sur la base de :
– la stabilité de la maladie ;
– la surface corporelle affectée ;
– le site des lésions ;
– les réserves estimées de mélanocytes (pool régénératif) ;
– la motivation du patient qui est un élément important à prendre en compte dans l'algorithme, les options thérapeutiques étant longues et parfois coûteuses.

Objectif du traitement. Il peut être d'arrêter la progression de la maladie, de repigmenter la peau ou de la dépigmenter. Outre les techniques de camouflage qui peuvent être utilisées dans toutes les situations, les traitements sont dominés par les *anti-inflammatoires topiques* (corticostéroïdes et inhibiteurs de la calcineurine), la *photothérapie* (UVB 311 nm, lampe ou laser excimère 308 nm, et photochimiothérapie type PUVA), les traitements combinés locaux plus UV et les *corticostéroïdes oraux*, rarement les autres agents immunosuppresseurs. Un algorithme qui résume les modalités thérapeutiques par étapes est représenté figure 9.9.

Les dermocorticoïdes et le tacrolimus par voie topique montrent une synergie avec les UVB 311 nm ou les équipements excimères 308 nm pour la repigmentation.

Traitements de fond pour prévenir les poussées. Cette question reste mal explorée, qu'il s'agisse du méthotrexate, d'autres immunosuppresseurs ou des antipaludéens par exemple. De nouvelles pistes sur la voie de l'interféron γ sont considérées. Des photo ou héliothérapies ont été proposées, ainsi que plus récemment sur le modèle de la dermatite atopique des applications bihebdomadaires d'anti-inflammatoires locaux [7]. Récemment, l'*afamélanotide*, analogue puissant de l'α-MSH, associé aux UVB 311 nm, a permis une repigmentation partielle, particulièrement chez les sujets à peau foncée.

Interventions de dépigmentation. Elles se discutent en fonction du phototype et de la localisation des lésions, après avoir exploré les autres options. Pour les produits topiques, le patient doit être informé que les dérivés phénoliques utilisés (type monobenzone) sont des agents dépigmantants puissants et non de simples cosmétiques. La dépigmentation peut également être obtenue par laser rubis Q-switched, seul ou combiné au méthoxyphénol.

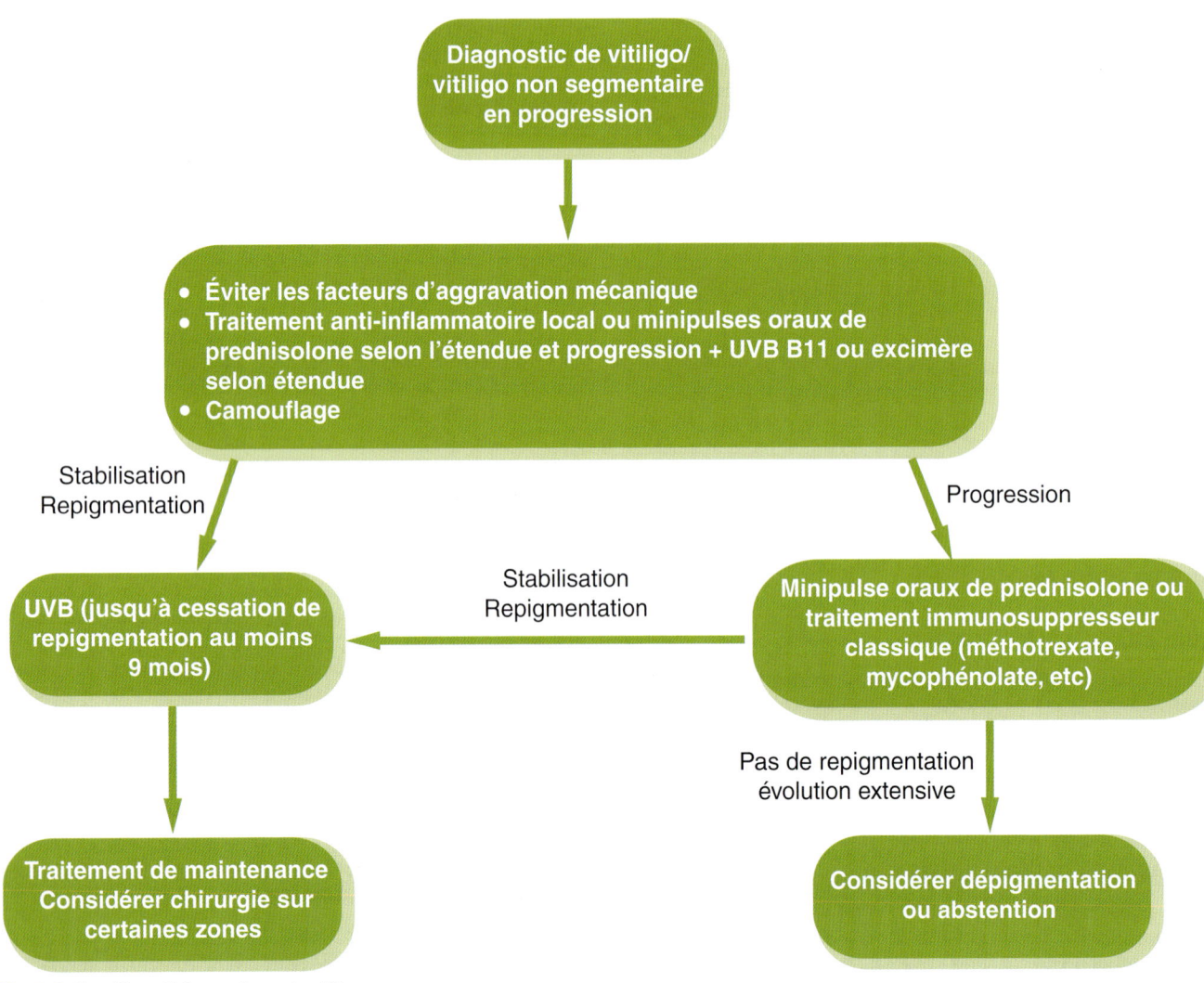

Fig. 9.9 Algorithme thérapeutique du vitiligo.

Vitiligo segmentaire

Son traitement dépend du moment de l'intervention.
– *À un stade précoce, dans les 6 premiers mois environ*, des réponses sont observées avec les schémas définis pour le vitiligo non segmentaire. Bien qu'aucune étude n'ait comparé dans cette indication les différentes modalités, *la combinaison* d'un traitement local ou général anti-inflammatoire associé à un traitement UVB308 (lampe ou laser excimère) est recommandable.
– *En revanche, à un stade plus tardif*, ou lorsque les thérapies précédentes échouent, la chirurgie peut être envisagée.

Traitements chirurgicaux

Greffes tissulaires. Selon l'épaisseur du greffon, on distingue :
– les *greffes minces et ultraminces* (prises au dermatome) ;
– des *greffes de follicules pileux* ;
– des *greffes de biopsies au trocart (punch grafts)* ;
– des *greffes de toit de bulles de succion*.

L'avantage est l'absence de préparation de suspensions cellulaires, mais en revanche seules de petites zones sont traitables.

Greffes cellulaires de mélanocytes. Elles impliquent un traitement plus complexe des greffons avant chirurgie. De nombreuses méthodes ont été testées, allant de suspensions épidermiques simples à l'expansion par culture des mélanocytes. *Les suspensions non cultivées ont actuellement la préférence des praticiens*, car plus faciles à produire, permettant de couvrir de plus grandes surfaces que les greffes tissulaires, et permettant d'obtenir un bon ajustement à la couleur de la peau. Des dispositifs médicaux ont été mis au point pour simplifier la procédure d'obtention de la suspension épidermique par trypsinisation (p. ex. Viticell®, Genevrier®).

> ### Pour la pratique
> Une crème anesthésiante (EMLA®) est appliquée sur la zone de prise de greffe et la zone à greffer, qui sont anesthésiées à la lidocaïne après désinfection. Une dermabrasion laser CO_2 ou erbium est faite sur la zone à greffer, et par dermatome électrique ou mécanique sur la zone donneuse. L'échantillon de peau à greffer est trypsinisé puis, après recueil de la suspension cellulaire, celle-ci est appliquée sur la zone receveuse, avec post-application et pansement, un repos au lit conseillé d'une heure. Un monitoring de la douleur et du saignement est effectué. Après la phase de surveillance post-chirurgicale, le résultat initial est évalué à 6 mois. Une photothérapie peut être associée. Un traitement de maintenance anti-inflammatoire local est discuté.

Des systèmes d'ensemencement simplifiés de la zone donneuse, sans nécessité de faire une abrasion épidermique (*needling*, poinçonnage) sont en cours d'évaluation. De nouvelles techniques utilisant des cellules-souches sont en développement (cellules MUSE : *Multilineage-differentiating Stress Enduring*).

Indications. Les méthodes chirurgicales sont destinées à traiter le vitiligo réfractaire au traitement conventionnel (antiinflammatoires + UV). *Le résultat du traitement chirurgical dépend de la sélection des patients, principalement de la stabilité de la maladie.* Par consensus international, une durée d'une année sans extension définit une lésion comme stable à fin thérapeutique. Ainsi, une approche chirurgicale peut être proposée sur des zones sélectionnées stables en cas d'atteinte généralisée. Le vitiligo segmentaire reste toutefois la meilleure indication.

Le patient doit être dûment informé des risques d'échec et des procédures envisagées (zone donneuse et zone à traiter). Pour les suspensions épidermiques, la procédure dure 4 à 5 heures (*cf.* ci-dessus).

Une photothérapie peut être associée. Un traitement de maintenance anti-inflammatoire local est discuté.

Conclusion

Bien qu'il n'existe pas de thérapeutiques de fond d'efficacité démontrée de cette affection chronique par manque d'études cliniques bien menées, les stratégies thérapeutiques actuelles adaptées individuellement au patient peuvent conduire à une stabilisation et une repigmentation de bonne qualité, en particulier si la maladie est prise en charge tôt et bien surveillée. La meilleure compréhension des mécanismes physiopathologiques permet d'envisager des thérapies mieux ciblées dans les 10 prochaines années.

RÉFÉRENCES
1. Picardo M. et coll., eds., *Vitiligo*. Springer, Heidelberg, 2010.
2. Picardo M. et coll., *Nat Rev Dis Primers*. 2015, *1*, 15011.
3. Bertolotti A. et coll., *Pigment Cell Melanoma Res*. 2014, *27*, 398.
4. Ezzedine K. et coll., *Pigment Cell Melanoma Res*. 2012, *25*, E1.
5. Gey A. et coll., *Br J Dermatol*. 2013, *168*, 756.
6. Taieb A. et coll., *Br J Dermatol*. 2013, *168*, 5.
7. Cavalié M. et coll., *J Invest Dermatol*. 2015, *135*, 970.

Autres hypomélanoses acquises

X. Balguerie

Les hypomélanoses acquises sont caractérisées par une diminution de la charge pigmentaire mélanique ; elles peuvent être diffuses ou localisées, isolées ou associées à d'autres éléments sémiologiques qui peuvent faciliter l'orientation diagnostique [1, 2]. L'examen en lumière de Wood peut être un complément utile chez les personnes à carnation claire, permettant de préciser le degré d'hypochromie et ses limites (*cf.* chapitre 9-1).

Ce chapitre ne traite pas du *vitiligo* (abordé *supra*), ni des *hypomélanoses génétiques* (*cf.* début du chapitre 9-2), dont certaines peuvent se révéler de façon tardive (notamment les mosaïcismes pigmentaires) par la première exposition solaire après plusieurs années de vie, ni *d'erreurs innées du métabolisme* (telles que l'homocystinurie ou l'histidinémie – *cf.* chapitre 19) qui doivent être évoquées dans l'enquête diagnostique devant une hypochromie progressive, ni des polioses (*cf.* chapitre 15-2).

Le mécanisme étiopathogénique n'est pas univoque : inhibition de production de mélanine, réduction du transfert de mélanine aux kératinocytes, élimination plus rapide par augmentation du turn-over épidermique, destruction de mélanocytes peuvent être évoqués.

Hypomélanoses acquises localisées

Entités de diagnostic fréquent et facile

Pityriasis versicolor. Dû à *Malassezia furfur* identifiable par sa fluorescence jaune vert ou globosa ou sympodialis, il réalise une classique mycose de l'été. Dans sa forme hypochromique, il réalise de petites macules finement squameuses, hypopigmentées lorsqu'elles se développent sur une peau pigmentée ou bronzée, siégeant le plus souvent sur la partie supérieure du tronc. Il s'y associe souvent des lésions hyperpigmentées dans les zones non insolées. Même lorsque le traitement a été effectué, l'hypochromie induite par inhibition de la mélanogenèse peut persister jusqu'à la prochaine exposition solaire ; le diagnostic peut alors être difficile avec un vitiligo en gouttes. En l'absence de traitement antérieur, une application de kétoconazole monodose sera proposée. En cas de notion de récidive, un traitement préventif avant les expositions solaires peut être proposé (*cf.* chapitre 2-3).

Hypomélanoses

Pityriasis alba, ou eczématide achromiante. Il est également souvent révélé en période estivale du fait de l'absence de bronzage au niveau des lésions. Les lésions sont peu ou pas érythémateuses, mal limitées, finement squameuses, habituellement non prurigineuses; elles siègent surtout sur les convexités des joues et des bras. Elles apparaissent souvent sur un terrain atopique avec xérose. L'hypochromie est en partie expliquée par la diminution de la charge pigmentaire et par l'épaisseur de la couche cornée faisant barrage au passage de rayons ultraviolets. Rarement, le diagnostic se posera avec le mycosis fongoïdes achromiant (*cf. infra*). Le traitement consiste en une diminution des produits corporels détergents, et l'utilisation d'émollients. Les corticoïdes locaux ne sont prescrits qu'en cas de prurit associé. Le tacrolimus et le calcipotriol sont des traitements jugés efficaces mais n'ont pas l'AMM [3].

Hypomélanose en gouttes idiopathique. Elle comporte de petites lésions bien limitées sur les zones chroniquement insolées des jambes et éventuellement des avant-bras (fig. 9.10). Elle apparaît essentiellement chez les personnes de phototype II-III et est associée à des lésions d'héliodermie. Le traitement est aléatoire; la cryothérapie ou la destruction superficielle par laser CO_2 n'est pas garante d'efficacité, et risque parfois de les aggraver. Le tacrolimus semble prometteur [4]. Une forme clinique lui est rattachée : la kératose hypopigmentée, qui présente une composante fortement kératosique. Une photoprotection est conseillée pour limiter l'extension.

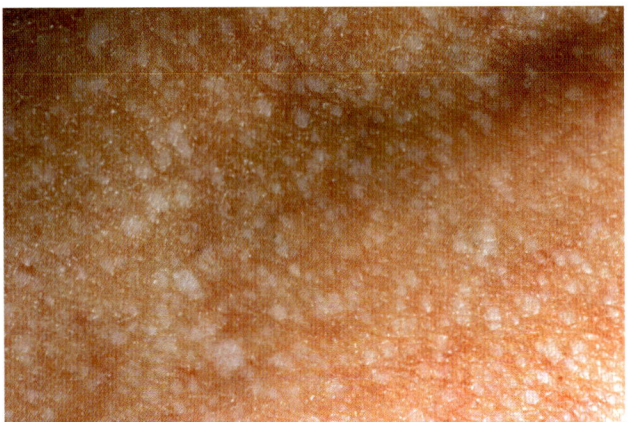

Fig. 9.10 Hypomélanose en gouttes idiopathique de la cheville.

Hypopigmentation des dermatoses avec inflammation

D'autres hypomélanoses localisées sont associées à des lésions élémentaires qui permettent de poser le diagnostic de formes cliniques particulières de dermatoses, le plus souvent avec une composante inflammatoire qui sont traitées dans d'autres chapitres.

Psoriasis, lupus érythémateux, eczéma, pityriasis lichénoïde peuvent s'accompagner de zones leucodermiques, mais le diagnostic est en général facile par la présence de lésions typiques en périphérie ou sur d'autres zones. Un aspect particulier est celui *du psoriasis sur peau pigmentée avec halo hypopigmenté périphérique (anneau de Woronoff)* qui peut être accentué par l'adalimumab [5].

Mycosis fongoïde achromiant : il peut être de diagnostic clinique difficile devant des lésions discrètes finement squameuses, si elles ne sont pas prurigineuses ni infiltrées. La persistance de ce type de lésions, surtout si elles sont assez bien limitées, localisées à des zones inhabituelles comme les fesses ou les faces internes des bras, doit inciter à réaliser un examen histologique pour en faire la preuve. La *mucinose folliculaire*, associée au mycosis fongoïde ou non, peut également présenter une hypochromie dans les lésions infiltrées. Les *hypomélanoses localisées associées à des lésions de grattage* doivent faire rechercher toutes les causes de prurit.

Lésions scléreuses : *morphée*, dont le caractère typiquement scléreux peut être très discret, *lichen scléreux cutané*, constitué de lésions de petite taille, hypochromiques, d'allure cicatricielle et plus ou moins atrophiques.

Lèpre indéterminée, dans laquelle les lésions hypochromiques s'associent à une hypoesthésie parfois discrète.

Divers : syphilis et surtout pinta peuvent provoquer des lésions hypochromiques (*cf.* chapitre 3). Une sarcoïdose sur peau noire, pléomorphe, doit être évoquée devant des lésions infiltrées. L'apparition d'une zone dépigmentée autour d'une lésion mélanocytaire oriente vers un halo-nævus de Sutton. Le diagnostic de mélanome partiellement achromique doit être évoqué chez l'adulte surtout si le halo est irrégulier (*cf.* chapitre 12-10).

Des zones achromiques ou hypochromes sont fréquentes dans les cicatrices induites par traumatisme direct ou brûlure. L'achromie est particulièrement fréquente après cryothérapie ou cryochirurgie.

Une hypochromie est également fréquente dans les zones traitées par des dermocorticoïdes. Elle peut être d'autant plus marquée qu'une occlusion est réalisée. Elle est lentement régressive.

L'association de zones hypochromes à des zones hyperpigmentées réticulées, à des télangiectasies et une atrophie, constitue la poïkilodermie nécessitant une enquête spécifique. Les radiothérapies de forte intensité induisent fréquemment de telles zones de poïkilodermie.

Hypomélanoses acquises localisées isolées

Elles imposent d'éliminer les hypomélanoses génétiques (*cf.* début du chapitre 9-2), dont certaines peuvent se révéler de façon tardive après exposition solaire.

Hypomélanoses chimiques. L'utilisation à des fins « esthétiques » de produits visant à éclaircir la peau peut conduire à des zones hypopigmentées inhomogènes, notamment du fait de concentrations trop fortes en hydroquinone (> 2 %) (fig. 9.11).

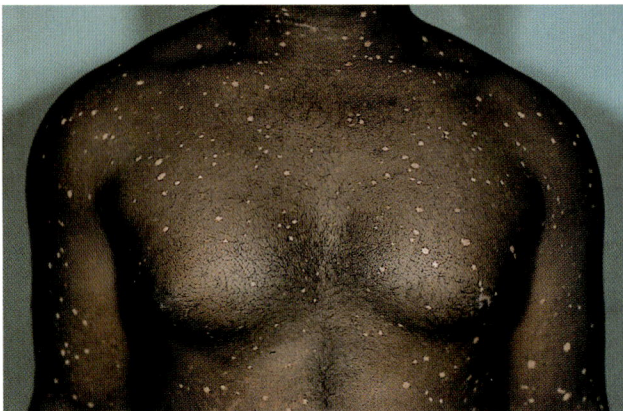

Fig. 9.11 Hypomélanose lenticulaire après application diffuse de produits dépigmentants à base d'hydroquinone.

Une leucodermie peut apparaître après application de produits locaux tels que les phénols, l'imiquimod.

Hypomélanose maculeuse progressive, idiopathique. Elle est parfois découverte lors d'un examen systématique, notée essentiellement dans les populations afro-caraïbiennes. C'est un diagnostic d'exclusion, après avoir *éliminé toute utilisation de produit dépigmentant*. La responsabilité de *Propionibacterium acnes* a été évoquée [6].

Syndrome de Vogt-Koyanagi-Harada. Il mérite d'être évoqué du fait de sa gravité sur le plan ophtalmologique aboutissant à une cécité en l'absence de traitement. Il débute le plus souvent par des céphalées liées à une méningo-encéphalite, puis apparaissent une baisse de l'acuité visuelle et des lésions hypopigmentées : poliose voire canitie, pelade, et macules leucodermiques. Un traitement systémique anti-inflammatoire précoce peut éviter la cécité [7].

Hypomélanoses acquises diffuses isolées

Elles orientent avant tout vers une origine générale (*cf.* chapitre 19) :
– *endocrinienne :* dysthyroïdie, panhypopituitarisme et, pour la dilution pigmentaire génitale, hypoandrogénie ;
– *par malnutrition :* notamment dues aux carences en cuivre et en sélénium ;
– *infectieuse virale :* il semble possible d'observer une hypomélanose éruptive dans un contexte de rhinopharyngite sans preuve virale [8]. Les lésions touchent essentiellement les membres, sont symétriques et non érythémateuses, et régressent en quelques semaines ;
– *chimique et médicamenteuse* [9-11]. De nombreuses substances introduites de façon systémique sont susceptibles d'induire des hypopigmentations : les dérivés des phénols dont l'hydroquinone et les dérivés mercaptoamines sont les principaux responsables (encadré 9.1).

RÉFÉRENCES

1. Tey H.L., *Clin Exp Dermatol.* 2010, *35*, 829.
2. Tey H.L., *Acta Derm Venereol.* 2010, *90*, 6.
3. Miazek N. et coll., *Ped Dermatol.* 2015, *32*, 786.
4. Rerknimitr P. et coll., *J Eur Acad Dermatol Venereol.* 2013, *27*, 460.
5. Park K.K. et coll. *Cutis.* 2014, *93*, E1.
6. Relyveld G.N., et coll., *Am J Clin Dermatol.* 2007, *8*, 13.
7. Mikou O. et coll., *Ann Dermatol Venereol.* 2000, *127*, 282.
8. Ortonne J.P. et coll., *in :* Freddberg I.M., et coll., eds., *Fitzpatricks' Dermatology in general medicine.* McGraw Hill, New York, 2003, 836.
9. Ghosh S. et coll., *Br J Dermatol.* 2009, *160*, 40.
10. Solano F. et coll., *Pigment Cell Res.* 2006, *19*, 550.
11. Tsao A.S. et coll., *Cancer.* 2003, 98, *11*, 2483.
12. Sanlorenzo M. et coll., *JAMA Dermatol.* 2015, *151*, 1206.
13. Zawar V. et coll., *JAMA Dermatol.* 2014, *150*, 1197.

Encadré 9.1

Substances susceptibles d'induire des hypopigmentations

– Phénols :
  – monobenzyléther d'hydroquinone
  – hydroquinone
  – nutyl et amylphénols
  – 4-isopropylcatéchol
  – p-crésol
  – dioxyphénylméthane
  – hydroxytoluène
– 2-mercapto-éthylamine
– Aldéhyde cinnamique
– Mercure
– Arsenic
– Peroxydes
– Méphénésine
– Dinitrochlorobenzène
– Moutarde azotée, tjithépa
– 5-fluoro-uracile
– Corticostéroïdes
– Butyrophénone
– Chloroquine
– Paraphenylenediamine = PPD
– Inhibiteurs de tyrosine-kinase [12]
– Pembrolizumab (anti-PD1 qui provoque une hypopigmentation chez 8 % des patients traités pour un mélanome métastatique) [13]

9-3 Hypermélanoses

Hypermélanoses mélaniques génétiques

N. Soufir

On en distingue deux aspects cliniques : les mélanodermies et les céruléodermies.

Les mélanodermies (aspect brun noir) peuvent être liées à une augmentation du nombre ou hyperplasie des mélanocytes (hypermélanocytoses épidermiques, p. ex. lentigines) ou à une augmentation de la quantité de mélanine épidermique (hypermélanoninose, p. ex. éphélides).

Les cérulodermies (aspect bleu gris) peuvent être liées à un excès de cellules pigmentaires dans le derme (p. ex. nævus de Ota) ou à une accumulation dans le derme de mélanine d'origine épidermique.

Le contrôle génétique de la pigmentation est décrit dans le chapitre 9-1. La pigmentation cutanée est sous le contrôle de plus de 120 gènes différents, dont beaucoup restent à caractériser.

Hyperpigmentations « physiologiques » et lésions élémentaires

Éphélides. Les éphélides (taches de rousseur) sont de petites macules brunes localisées sur la peau exposée au soleil. Elles apparaissent dans la petite enfance et sont associées avec le type de peau claire et les cheveux roux. La microscopie optique révèle une pigmentation accrue de la couche basale, sans allongement des bourgeons interpapillaires. Malgré leur apparition tardive, les taches de rousseur sont sous contrôle génétique, notamment via le gène MC1R (cf. chapitre 9-1).

Lentigines. Le lentigo simplex est une discrète macule de 1 à 5 mm de diamètre, brune ou noire, ronde ou ovale située sur la peau ou les muqueuses. Ces lésions peuvent être présentes à la naissance, mais se développent habituellement pendant l'enfance. À l'examen histologique, il existe une prolifération mélanocytaire basale, un allongement des bourgeons interpapillaires et des dépôts de mélanine dans l'épiderme. Bien que très communes, les lentigines, lorsqu'elles sont multiples, peuvent être un marqueur de la présence d'une maladie multisystémique (syndrome léopard, complexe de Carney (cf. ci-dessous).

Taches cutanées café au lait (TCL). Il s'agit de macules brunes arrondies de grande taille correspondant histologiquement à une *hypermélaninose épidermique*. Elles peuvent être isolées ou s'intégrer dans des maladies génétiques plus complexes (NF1, syndrome de Legius, syndrome de McCune-Albright).

Macule céruléodermique. Il s'agit d'une macule gris bleuté de taille variable correspondant à une hypermélanocytose dermique. Elle s'observe dans les nævus de Ota, de Ito et les taches mongoliques.

Nævus de Ota et nævus de Ito. Ces lésions sont observées dans toutes les populations, mais affectent surtout des personnes asiatiques.

Le nævus de Ota (naevus fuscocoeruleus ophthalmomaxillaris) est une tache pigmentée du bleu au gris brun située sur le visage, habituellement le long de la distribution des branches ophtalmiques et maxillaires du nerf trijumeau, et touchant également la sclérotique de l'œil dans certains cas. Des formes agressives avec invasion locale sinusienne de même que d'exceptionnelles formes bilatérales existent.

Le nævus de Ito est situé unilatéralement sur l'épaule et le cou. Les macules sont présentes à la naissance ou peu après. Le début à la puberté est également possible. La transformation maligne a été observée dans de rares cas. La thérapie par les lasers pigmentaires peut être un traitement efficace sur le plan cosmétique.

Nævus spilus et nævus agminé. Il s'agit d'une macule brun clair homogène parsemée de petites macules ou papules plus foncées, correspondant histologiquement à plusieurs nævus cellulaires sur une tache café au lait (fig. 9.12). Le nævus agminé en est la variante sans tache café au lait. Il existe deux types de nævus spilus : la forme papuleuse et la forme maculeuse. La dégénérescence en mélanome du nævus spilus est exceptionnelle mais possible, en revanche l'apparition de nævus de Spitz est plus fréquente.

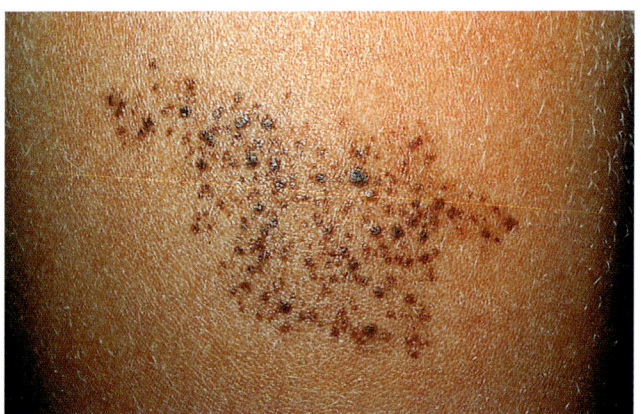

Fig. 9.12 Nævus spilus.

Nævus (hamartome) de Becker (cf. aussi chapitre 12). Il s'agit d'une macule brune, à contours irréguliers qui siège le plus souvent sur le thorax ou l'épaule (fig. 9.13). Elle apparaît entre 20 et 30 ans, touche beaucoup plus souvent les hommes et est recouverte d'une hypertrichose. Histologiquement il existe non seulement une hyperplasie épidermique et annexielle mais parfois aussi de certains composants conjonctifs de la peau. Les formes thoraciques antérieures chez la femme peuvent être accompagnées d'une hypoplasie mammaire.

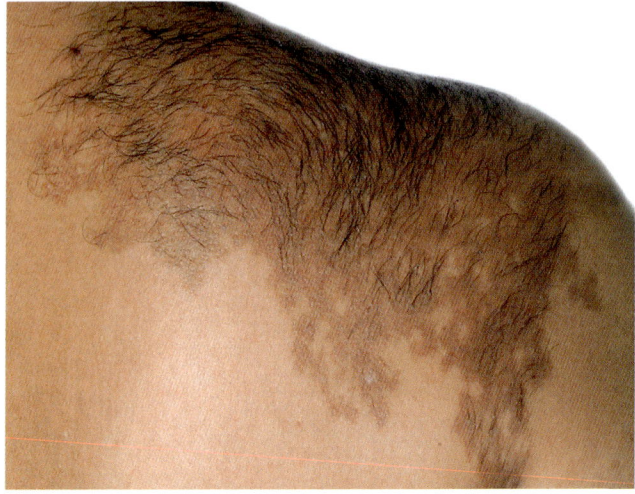

Fig. 9.13 Hamartome de Becker.

Formes héréditaires monogéniques d'hyperpigmentations cutanées

Syndrome BAP1

Des mutations germinales inactivant le gène *BAP1* (*BRCA1-associated protein-1*), un gène suppresseur de tumeur situé sur le chromosome 3p21, ont été initialement identifiées dans deux syndromes distincts. Wiesner et coll. ont simultanément décrit un syndrome caractérisé par de multiples tumeurs mélanocytaires cutanées atypiques et des mélanomes de la choroïde [1], et Testa et coll. ont décrit un syndrome caractérisé par une agrégation familiale de mésothéliomes pleuraux et de mélanomes de la choroïde [2].

L'agrégation familiale des cancers associés au syndrome BAP1 a par la suite été élargie au mélanome cutané et à d'autres cancers, incluant méningiome, cholangiocarcinome, carcinome rénal (RCC) et carcinome basocellulaire.

La diversité des cancers associés à *BAP1* suggère que la mutation inactivatrice peut donner naissance à différents types de tumeurs, et ce en fonction de la présence d'autres gènes modificateurs encore inconnus.

La première mutation *BAP1* récurrente a été récemment rapportée dans trois familles de deux continents. Une association de mélanomes de l'uvée et de mélanomes cutanés dans ces familles et la présence d'un seul cas de mésothéliome suggèrent que certaines mutations de *BAP1* prédisposent plus spécifiquement à certains sous-groupes de cancers.

Une caractéristique phénotypique cutanée observée chez les porteurs de mutations constitutionnelles de *BAP1* est la présence de multiples papules ou nodules de 0,2-1,0 cm de couleur rosée à brune, appelés « tumeurs mélanocytaires intradermiques atypiques mutées BAP1 (MBAIT) », ou encore « BAPomes ».

Ces lésions sont semblables, mais histologiquement distinctes des nævus de Spitz et des tumeurs spitzoïdes atypiques.

Comme ces lésions apparaissent généralement à un âge plus jeune que les autres cancers, l'identification précise du phénotype pourrait alerter sur la possibilité d'une mutation de *BAP1* et conduire à une surveillance et un dépistage des différents cancers.

En présence de multiples lésions pigmentaires évoquant des « BAPomes », l'exérèse d'une lésion avec analyse anatomopathologique pour immunomarquage avec un anticorps anti-BAP1 est indiquée, la présence d'une perte d'expression de la protéine au sein de la lésion mélanocytaire devant conduire à une consultation d'oncogénétique et à la recherche de mutation constitutionnelle du gène *BAP1* chez le patient. En cas d'identification d'une mutation constitutionnelle de *BAP1*, un conseil génétique est réalisé. Une surveillance dermatologique est recommandée tous les 6 mois, ainsi qu'une surveillance ophtalmologique (fond d'œil annuel), et rénale (IRM ou échographie rénale à partir de 40 ans) chez les patients majeurs porteurs de la mutation.

Syndrome de Noonan avec lentigines (ex-syndrome Léopard)

Sur le plan clinique, le syndrome de Noonan avec lentigines (SNL) comprend des lentigines, une cardiomyopathie hypertrophique, une petite taille, une déformation du thorax et une dysmorphie faciale, comprenant notamment un hypertélorisme et un ptosis. Les lentigines multiples de couleur brun noir, plates, dispersées, sont principalement présentes sur le visage, le cou et la partie supérieure du tronc en épargnant les muqueuses. En général, les lentigines sont peu nombreuses jusqu'à l'âge de 4 à 5 ans, mais augmentent ensuite par milliers jusqu'à la puberté. Certains sujets ne présentent pas de lentigines. Environ 85 % des malades ont des anomalies cardiaques, comprenant une cardiomyopathie hypertrophique (apparaissant généralement au cours de l'enfance) et une sténose de la valve pulmonaire. Un retard de croissance postnatale résultant en une petite taille est observé dans 50 % des cas, la plupart des malades ayant une taille inférieure au 25e percentile pour l'âge. Des déficits auditifs et/ou neurosensoriels sont présents dans environ 20 % des cas. Le déficit intellectuel, souvent discret, est observé chez approximativement 30 % des sujets.

Le diagnostic de SNL peut être établi par le bilan clinique et paraclinique. Il est confirmé par l'identification d'une mutation hétérozygote pathogène dans l'un des quatre gènes impliqués dans la voie des MAP-kinases (*PTPN11*, *RAF1*, *BRAF* et *MAP2K1*) par des tests de génétique moléculaire.

Un suivi régulier, souvent à vie est nécessaire pour toute anomalie importante, notamment cardiovasculaire. En cas de cardiomyopathie hypertrophique, certaines activités physiques doivent être proscrites afin de réduire le risque de mort subite. Une transplantation cardio-pulmonaire peut être indiquée en cas d'insuffisance cardiaque terminale.

Un examen biannuel de l'audition avec audiométrie doit être réalisé pour confirmer la stabilité de la perte auditive. La surveillance régulière des progrès du développement et de la croissance est nécessaire pendant l'enfance et l'adolescence.

Le risque de transmission à la descendance est de 50 %. Un diagnostic prénatal pour les grossesses à risque élevé est possible si la mutation est connue chez un membre de la famille affecté par la maladie.

Complexe de Carney

Le complexe de Carney (CNC) est caractérisé par une pigmentation tachetée de la peau, une suractivité endocrinienne et des myxomes. La prévalence est inconnue mais c'est une maladie rare dont 160 cas index ont été identifiés jusqu'à aujourd'hui.
- Les anomalies pigmentaires comprennent des lentigines et des nævus bleus.
- Les manifestations les plus courantes du dysfonctionnement endocrinien sont une acromégalie, des tumeurs de la thyroïde et des testicules, et un syndrome de Cushing dû à une dysplasie surrénalienne pigmentaire micronodulaire primaire.
- Les myxomes peuvent être observés sur le myocarde, la peau ou le sein. Les myxomes cardiaques peuvent se développer dans n'importe quelle cavité cardiaque et peuvent être multiples.

La maladie est transmise selon le mode autosomique dominant. L'un des gènes probablement responsables du CNC a été identifié. Situé en 17q22-24 (*PRKAR1A*), il code pour la sous-unité régulatrice (R1A) de la protéine-kinase A. Des mutations inactivatrices hétérozygotes du gène *PRKAR1A* ont été rapportées initialement dans 45 à 65 % des cas index de CNC, et pourraient être présentes dans environ 80 % des familles atteintes de CNC chez qui le syndrome de Cushing prédomine. PRKAR1A est une protéine clé de la voie de signalisation de l'AMPc qui a été impliquée dans la tumorigenèse endocrinienne, et pourrait fonctionner, du moins en partie, comme un gène suppresseur de tumeur. *Une analyse génétique doit être proposée à tous les patients atteints de CNC.* Les patients atteints ou porteurs d'une mutation doivent être examinés régulièrement pour déceler les manifestation\s de la maladie. Un bilan clinique des manifestations de la maladie doit être effectué chaque année chez tous les patients, et ce dès la petite enfance. Les myxomes cardiaques doivent être retirés par chirurgie. Le traitement des autres manifestations du CNC doit être discuté et peut inclure un suivi, de la chirurgie ou un traitement médical en fonction de la localisation de la tumeur, de sa taille, de l'existence de signes cliniques de masse tumorale ou d'excès hormonal, et de la suspicion d'une tumeur maligne. La surrénalectomie est le traitement le plus courant du syndrome de Cushing associé.

9-3 Troubles de la pigmentation cutanée

Hypermélanoses

Dyschromatose symétrique héréditaire (DSH)

C'est une génodermatose pigmentaire rare, de transmission autosomique dominante avec pénétrance élevée. La plupart des cas de cette maladie ont été signalés dans les pays d'Asie de l'Est, notamment au Japon, en Chine et à Taiwan. Ses symptômes sont des macules hyper et hypopigmentées sur la face dorsale des mains et des pieds et des éphélides sur le visage.

Le gène responsable de DSH est une adénosine-désaminase spécifique de l'ARN (*ADAR*). La protéine ADAR1 catalyse la transformation de l'adénosine en inosine et est impliquée dans différentes fonctions, telles que l'inactivation virale. Cependant, sa fonction dans la peau et son rôle dans le développement de DSH sont encore inconnus. À ce jour, plus de 100 mutations de *ADAR1* ont été rapportées chez des patients DSH, et le domaine catalytique désaminase est censé être crucial pour les activités de ce gène. Curieusement, plusieurs patients ont une atteinte neurologique, notamment une dystonie et une détérioration mentale. ADAR1 joue divers rôles importants dans les tissus humains, et une clarification de son rôle dans la pathogenèse de DSH est nécessaire.

Syndrome de Peutz-Jeghers-Touraine (SPJ, MIM#175200)

C'est une maladie autosomique dominante caractérisée par une lentiginose des lèvres, de la muqueuse buccale, et des polypes hamartomateux du tractus gastro-intestinal. Les lentigines sont situées autour de la bouche, sur la muqueuse buccale, les yeux, les narines et dans la région périanale. L'hyperpigmentation peut également être trouvée sur les doigts et les orteils. Les lésions peuvent disparaître à l'adolescence et l'âge adulte, mais ont tendance à persister sur la muqueuse buccale. Les tumeurs malignes surviennent à l'âge adulte et comprennent principalement le cancer colorectal, le cancer gastrique (risque de 15 % à 50 ans, de 57 % à 70 ans), le cancer du pancréas (risque de 17 % à 70 ans) et de cancer de l'ovaire et du cancer du sein chez les femmes (risque de 8 % à 40 ans et de 32 % à 60 ans). Les patientes peuvent également développer un cancer du col utérin. Les hommes ont un risque plus élevé de tumeurs de Sertoli à grandes cellules calcifiées. Le SPJ est causé par des mutations du gène *STK11* localisé en 19p13.3 [3], qui code pour une sérine/thréonine-kinase et qui est un gène suppresseur de tumeur permettant de contrôler le développement des hamartomes précurseurs pathogéniques des adénocarcinomes. La pathogénie du syndrome, en particulier l'apparition des macules mélaniques, est cependant encore mal comprise.

Neurofibromatose de type 1 (MIM#162200) et syndrome de Legius (MIM#611431)

La neurofibromatose de type 1 est décrite dans le chapitre 8-4, et comprend essentiellement des taches café au lait (TCL), une lentiginose axillaire et inguinale, des nodules de Lisch sur l'iris, des neurofibromes cutanés ou plexiformes, une atteinte osseuse (scoliose, pseudarthroses, etc.) et une prédisposition à certaines tumeurs (gliome du nerf optique, schwannosarcome, voire mélanome). De transmission autosomique dominante, elle est liée à une mutation de la neurofibromine (NF1), impliquée dans la régulation de la voie NRAS.

Le syndrome de Legius (SL), également connu comme le syndrome NF1-like, est un trouble génétique de la pigmentation de la peau rare caractérisé par de multiples taches café au lait avec ou sans lentiginose axillaire ou inguinale. La prévalence est inconnue. Moins de 200 cas ont été décrits à ce jour. La prévalence est peut être sous-estimée en raison des erreurs de diagnostic avec la NF1. En effet, environ 2 % des patients répondant aux critères diagnostiques de NF1 sont porteurs de mutations de *SPRED1*, gène responsable du SL [4]. La présentation clinique est très similaire à celle de NF1. Les patients présentent généralement de multiples taches café au lait, parfois associées à une lentiginose des plis mais on note une absence de nodules de Lisch, de gliomes de la voie optique, d'anomalies osseuses, de neurofibromes ou d'autres manifestations tumorales. Le nombre de taches café au lait a tendance à augmenter avec l'âge pendant l'enfance. D'autres manifestations moins courantes comprennent une petite taille, une macrocéphalie, un aspect Noonan-like, un pectus excavatum/carinatum, des lipomes, des macules hypopigmentées, des troubles de l'apprentissage, un déficit de l'attention/hyperactivité et un retard de développement.

Le SL est causé par des mutations inactivatrices hétérozygotes du gène *SPRED1* (15q14), impliquées dans la régulation de la transduction du signal RAS-MAPK. Près de 100 différentes mutations ont été identifiées. La proportion de cas liés à des mutations *de novo* n'est pas encore connue. Aucune corrélation génotype-phénotype n'a été trouvée.

Environ 50 % des patients atteints du SL remplissent les critères de diagnostic de NF1, mais ils ont un phénotype beaucoup moins sévère que les patients NF1. Le diagnostic basé uniquement sur la présence de signes cliniques est difficile, étant donné le chevauchement avec d'autres troubles caractérisés par la présence de multiples taches café au lait. Le diagnostic génétique moléculaire est donc préférable pour confirmer le diagnostic.

Compte tenu des connaissances actuelles des manifestations, le pronostic des patients atteints du SL est considéré comme très bon.

Syndrome de McCune-Albright (MIM#174800)

Le syndrome de McCune-Albright (SMA) est classiquement défini par la triade clinique dysplasie fibreuse des os (DF), taches cutanées café au lait, et puberté précoce (PP).

Il s'agit d'une maladie rare avec une prévalence estimée entre 1/100 000 et 1/1 000 000.

La DF peut être localisée ou diffuse et se traduire par une boiterie, des douleurs osseuses et parfois une fracture pathologique. Une scoliose est fréquente. Hormis la puberté précoce, d'autres endocrinopathies peuvent survenir comprenant l'hyperthyroïdie, l'acromégalie, le syndrome de Cushing et une tubulopathie avec fuite de phosphate rénal. Les taches café au lait apparaissent généralement dans la période néonatale, mais c'est le plus souvent la PP ou la DF qui amène l'enfant en consultation. L'atteinte rénale est observée dans environ 50 % des patients atteints de SMA. La maladie est liée à des mutations somatiques du gène *GNAS*, en particulier des mutations dans la protéine de régulation de l'AMPc, Gs alpha [5].

Le diagnostic du SMA est habituellement établi sur les signes cliniques. Les radiographies sont souvent suffisantes pour faire le diagnostic de DF, mais une biopsie des lésions de DF peut être utile pour la confirmation. La surveillance des patients doit être osseuse et endocrinienne. La confirmation moléculaire par test génétique est possible.

Dyskératose congénitale (MIM#305000)

La dyskératose congénitale (DC) a un large spectre phénotypique et un âge de début variable. Elle se manifeste généralement pendant l'enfance avec la triade dysplasie des ongles, pigmentation réticulée avec atrophie cutanée au niveau du cou et du tronc, et leucoplasie orale. La prévalence est estimée à 1/1 000 000 en Europe.

Les patients présentent un risque accru d'insuffisance médullaire progressive et peuvent développer un syndrome myélodysplasique ou une leucémie myéloïde aiguë à tout âge (le risque augmente avec l'âge). Il existe aussi un risque accru de tumeurs solides, généralement le carcinome épidermoïde de la tête et du cou ou un cancer anogénital. D'autres manifestations sont possibles : retard de développement, petite taille, microcéphalie, blépharite, larmoiement, maladie parodontale, taurodontisme, diminution du rapport dent/racine, sténose œsophagienne ou urétrale, ostéoporose, nécrose avasculaire du fémur et/ou de l'humérus, grisonnement prématuré des cheveux/alopécie ou anomalie des cils. Les personnes atteintes de DC sont à risque élevé de fibrose pulmonaire.

La DC est causée par des mutations *CTC1* (17p13.1), *DKC1* (Xq28), *TERC* (3q26.2), *TERT* (5p15.33), *TINF2* (14q12), *NHP2* (5q35.3), *NOP10* (15q14-q15), *RTEL1* (20q13.3), ou *Wrap53* (17p13.1), gènes qui codent pour des protéines impliquées dans le maintien des télomères et affectant la longueur des télomères. Le gène *USB1* (16q13) est également impliqué. L'atteinte clinique dépend du gène muté, de sa pénétrance et de son expressivité.

Le diagnostic ne doit être envisagé que si au moins deux caractéristiques de la triade sont présentes ou une seule caractéristique principale associée à deux autres critères mineurs (p. ex. insuffisance médullaire, cancer anogénital). Le diagnostic clinique peut être confirmé par la mesure de la longueur des télomères par hybridation *in situ* (flux-FISH) et par les tests génétiques.

Le diagnostic différentiel inclut la kératodermie palmoplantaire avec paralysie spastique, la dysplasie unguéale autosomique dominante, la poïkilodermie avec neutropénie, l'anémie de Fanconi, l'anémie de Diamond-Blackfan, l'anémie aplastique idiopathique et la fibrose pulmonaire idiopathique.

En cas d'antécédents familiaux, le diagnostic génétique prénatal par prélèvement de villosités choriales ou le diagnostic génétique préimplantatoire peuvent être proposés.

La transmission peut être autosomique dominante (gènes *TERC*, *TERT*, *TINF2*, *RTEL1*), autosomique récessive (gènes *TERT*, *CTC1*, *RTEL1*, *Wrap53*, *NHP2*, *NOP10*) ou liée à l'X (gène *DKC1*).

La surveillance comprend des examens cliniques complets réguliers (p. ex. dermatologique, dentaire, hématologique, ophtalmique, neurologique). La prise en charge hématologique suit les lignes directrices du consensus de l'anémie de Fanconi. À ce jour, la transplantation de cellules hématopoïétiques souches est le seul remède pour traiter l'insuffisance médullaire. La thérapie androgénique peut être considérée en premier lorsqu'aucun donneur apparenté n'est disponible. Le traitement du cancer associe selon les cas chimiothérapie et radiothérapie.

L'espérance de vie varie de la petite enfance à la 7e décennie. Jusqu'à 40 % des patients auront une insuffisance médullaire vers l'âge de 40 ans. Les principales causes de morbidité sont l'insuffisance médullaire, le cancer et les complications pulmonaires.

Syndrome de Naegeli-Franceschetti-Jadassohn (MIM#161000)

Le syndrome de Naegeli-Franceschetti-Jadassohn (NFJ) est une *dysplasie ectodermique* rare qui affecte la peau, les glandes sudoripares, les ongles et les dents (*cf.* chapitre 7-9).

Plusieurs familles ont été rapportées dans la littérature. La prévalence est estimée entre 1 et 3 millions. Les signes cardinaux sont l'absence de dermatoglyphes (empreintes digitales), une *hyperpigmentation cutanée réticulée* (à partir de l'âge de 2 ans, non précédée par un stade inflammatoire), une hypohidrose liée à une fonction diminuée des glandes sudoripares responsable d'un inconfort provoqué par la chaleur, une dystrophie des ongles, des défauts de l'émail des dents, et une hyperkératose modérée des paumes et des plantes. Une kératodermie palmoplantaire diffuse peut coexister avec des kératoses punctiformes qui sont parfois accentuées dans les plis ou présentent un motif linéaire. Un désalignement congénital des grands ongles a été rapporté chez certains patients.

Le syndrome de NFJ est de transmission autosomique dominante causée par des mutations du gène *KRT14* (17q11.2-17q21) codant pour la kératine 14.

Le diagnostic est évoqué sur les caractéristiques cliniques typiques et peut être confirmé par l'analyse moléculaire.

Les diagnostics différentiels sont l'*incontinentia pigmenti*, la dermatopathie pigmentaire réticulaire, la dyskératose congénitale, la pachyonychie congénitale et la maladie Dowling-Degos.

Le traitement est symptomatique. La peau sèche doit être réhydratée avec des émollients, et l'hyperthermie doit être évitée par l'utilisation de vêtements appropriés et le refroidissement physique avec des pansements humides ou de l'eau fraîche pendant les périodes chaudes. Les soins dentaires sont impératifs afin de prévenir les caries et la perte des dents.

La pigmentation réticulaire disparaît après la puberté et disparaît parfois complètement pendant la vieillesse. L'hypohidrose, symptôme le plus problématique pour les patients, reste constante. Les dents sont toujours gravement touchées, conduisant à terme à la perte totale.

Maladie de Dowling-Degos (MIM#179850)

La maladie de Dowling-Degos (DDD [MIM 179850, MIM 615327]) est une maladie héréditaire pigmentaire réticulée de transmission autosomique dominante. Cette génodermatose rare a été décrite par Dowling et Freudenthal en 1938 et appelée «dermatose réticulée des plis» par Degos et Ossipowski en 1954. Les personnes touchées développent une *hyperpigmentation réticulée post-pubertaire qui est progressive et défigurante, et de petites papules hyperkératosiques brun foncé qui affectent les grands plis de flexions, le tronc, le visage et les extrémités*. Un prurit et/ou des sensations de brûlure peuvent être également présents. Le phénotype peut être déclenché chez certains individus par la lumière UV, la stimulation mécanique ou la transpiration. *L'histologie est caractéristique*, avec un épiderme hyperplasique envoyant des crêtes réticulées dans le derme superficiel, et une hyperpigmentation de la couche basale prédominant dans le fond des crêtes. On observe parfois des foyers d'acantholyse, caractérisant une variante de la maladie appelée alors maladie de Galli-Galli Aucun traitement efficace n'est encore disponible. *Plusieurs gènes ont été identifiés : KRT5, POFUT1* (O-fucosyltransférase 1) et *POGUT1* (O-glucosyltransférase 1) qui sont des régulateurs essentiels de la voie Notch.

Mosaïcismes pigmentaires

Ils sont abordés dans les chapitres 7-10 et 12-1.

RÉFÉRENCES

1. Wiesner T. et coll., *Nat Genet*. 2011, *43*, 1018.
2. Testa J.R. et coll., *Nat Genet*. 2011, *43*, 1022.
3. Beggs A.D. et coll., *Gut*. 2010, *59*, 975.
4. Brems H. et coll., *Hum Mutat*. 2012, *33*, 1538.
5. Boyce A.M. et coll., in : Pagon R.A. et coll., GeneReviews® [Internet] 2015 Feb 26.

Hyperpigmentations mélaniques acquises

A. Petit

Démarche diagnostique

Les hyperpigmentations mélaniques sont dermiques ou épidermiques ; elles sont liées à un excès de mélanocytes (hypermélanocytoses) ou à une surcharge de mélanine sans hyperplasie mélanocytaire (hypermélaninoses) [1]. Toutefois, le mécanisme comme la nature et la localisation du pigment peuvent être mixtes ou incertains, limitant la contribution de la compréhension physiopathologique à l'approche clinique. Celle-ci respecte un schéma classique, avec recueil des antécédents, anamnèse, examen cutanéomuqueux et phanérien complet comprenant dermoscopie, examen général et éventuels examens complémentaires. Certains points méritent d'être soulignés.

Recherche d'autres signes cutanés

Les dyschromies peuvent témoigner d'un dysfonctionnement isolé du système pigmentaire, mais aussi accompagner des états pathologiques impliquant d'autres structures et fonctions de la peau. Ainsi une hyperpigmentation peut-elle occuper le devant de la scène clinique alors qu'elle n'est qu'un épiphénomène sur le plan étiopathogénique. C'est pourquoi il est essentiel de déterminer s'il existe d'autres anomalies cutanées associées, même très discrètes, telles qu'infiltration, atrophie, squames, etc. Leur présence oriente le diagnostic vers une affection qui n'est pas nécessairement classée parmi les troubles pigmentaires.

Prise en considération du phototype

Sur peau richement pigmentée (phototypes IV à VI), une hyperpigmentation accompagne la plupart des inflammations cutanées et peut persister longtemps après la fin du processus inflammatoire ; c'est pour le médecin une source d'erreurs et d'incertitudes diagnostiques ; pour le patient une source constante de préoccupation esthétique [2].

Analyse sémiologique du trouble pigmentaire

La teinte de l'hyperpigmentation a une valeur d'orientation assez limitée : une nuance bleutée peut suggérer la présence de mélanine dans le derme, une nuance rouge ocre la présence de sidérophages, etc. La forme, les dimensions et la répartition des lésions sont plus importantes.

Rôle de l'histologie

La biopsie cutanée est essentielle pour le diagnostic des processus inflammatoires ou tumoraux, les dermatoses de surcharge, les hyperpigmentations non mélaniques, les hypermélanocytoses dermiques, etc. Elle est en revanche peu précise dans son évaluation de la fonction pigmentaire ; il lui est difficile par exemple de préciser quelles parts respectives d'une pigmentation post-inflammatoire reviennent à une incontinence pigmentaire dermique et à la persistance d'une hypermélaninose épidermique.

Hyperpigmentations diffuses secondaires à une pathologie générale

Causes endocriniennes

Insuffisance surrénalienne basse et mécanismes apparentés

L'hyperpigmentation est une circonstance de découverte et un élément d'orientation important. L'insuffisance surrénalienne basse (historiquement «maladie d'Addison») est d'origine auto-immune ou autre. L'effet «MSH-like» de l'ACTH, dont les taux s'élèvent par la baisse du rétrocontrôle négatif de la cortisolémie, est responsable d'une hyperpigmentation accentuée dans les zones naturellement pigmentées comme les aréoles mammaires, les organes génitaux ou les plis palmaires.

Au cours du syndrome de Nelson, classiquement après surrénalectomie bilatérale, c'est un adénome hypophysaire sécréteur d'ACTH qui est à l'origine d'une hyperpigmentation diffuse parfois extrêmement intense.

Autres endocrinopathies

Une hyperpigmentation diffuse a été décrite au cours de l'acromégalie, du phéochromocytome ou de certaines hyperthyroïdies ; c'est un signe secondaire. Une hyperpigmentation orbitaire localisée, ou signe de Jemek, est un signe mineur de maladie de Basedow.

Maladies de système

Maladie de Whipple

Cette infection systémique rare a des manifestations cliniques protéiformes, notamment digestives, articulaires, neurologiques et générales. Une hyperpigmentation diffuse est décrite dans environ 50 % des cas. Elle pourrait être liée à une malabsorption intestinale, souvent présente au cours de la maladie.

Syndrome de Cronkhite Canada

Très rare et sporadique, il touche surtout des hommes. Des macules *pigmentées mesurant jusqu'à plusieurs centimètres apparaissent surtout sur les membres et le visage*. Des manifestations phanériennes sont possibles. Il existe une diarrhée avec malabsorption, qui révèlent des polypes digestifs. Les causes et mécanismes précis de l'affection restent mystérieux.

Autres

Sur peau claire (phototype I à III), la *sclérodermie systémique* engendre volontiers une hyperpigmentation qui n'a pas d'intérêt particulier pour le diagnostic et le suivi de l'affection, contrairement aux achromies mouchetées précoces observées sur peau foncée. Des hyperpigmentations diffuses ont été signalées au cours d'affections diverses.

Causes métaboliques et carentielles

Maladies de surcharge

Hémochromatose. Une hyperpigmentation diffuse accompagne les surcharges en fer de toute origine ; c'est un signe cardinal de l'hémochromatose héréditaire. La pigmentation est renforcée dans les plis et prend volontiers une teinte ardoisée suggérant la responsabilité du métal, mais elle comporte aussi une composante mélanique qui peut être accentuée sur les régions exposées (*cf.* chapitre 19).

Autres. Des hyperpigmentations cutanées de signification incertaine ou anecdotique ont été signalées au cours d'autres maladies génétiques avec surcharge : par exemple dans un cas de maladie de Wilson avec atteinte hépatique et prurit, une hyperpigmentation en stries linéaires des membres pourrait évoquer une mélanose de friction.

Insuffisance rénale chronique

L'insuffisance rénale chronique terminale est aujourd'hui essentiellement observée chez des sujets dialysés. Une hyperpigmentation y est fréquente, de mécanisme vraisemblablement plurifactoriel : dépôts dermiques de pigments non mélaniques, stimulation de la mélanogenèse par l'anémie habituelle chez ces patients ou par une accumulation de β-MSH, non dialysable ; on peut y ajouter parfois le grattage (*cf.* chapitre 19).

Porphyries (*cf.* chapitre 4-2)

Dans la porphyrie cutanée tardive, à côté des manifestations classiques associant bulles et fragilité cutanée du dos des mains, une hyperpigmentation des zones découvertes du visage est fréquente ; rarement, elle résume la symptomatologie.

États carentiels

Pellagre. La carence en vitamine B3 (niacine ou acide nicotinique, autrefois appelée vitamine PP, «pellagro-préventive») est particulièrement associée à l'intoxication alcoolique chronique et à la malnutrition. Elle provoque un érythème phototoxique des régions exposées à la lumière, qui laisse une hyperpigmentation. Il est important de reconnaître la pellagre pour prévenir l'évolution vers une encéphalopathie carentielle. Une diarrhée est souvent associée.

Carence en vitamine B12 ou folates. La carence en vitamine B12 reconnaît diverses causes, comme une maladie de Biermer ou un syndrome d'Imerslund Najman Gräsbeck. Dans tous les cas, elle peut donner lieu, surtout chez les patients à peau naturellement très pigmentée, à une hyperpigmentation d'aspect variable qui affecte avec prédilection les extrémités comme le dos des doigts et des orteils. *L'association à une canitie partielle est remarquable.* La carence en folates produit des effets similaires sur la pigmentation, comme si le mécanisme en cause, encore non élucidé, avait des points communs avec l'altération de l'érythropïèse observée dans les deux situations.

Phrynodermie

La carence en vitamine A s'inscrit dans un contexte de pauvreté ou de malabsorption avec régime alimentaire déséquilibré. Sur le plan cutané, elle réalise classiquement une phrynodermie, manifestée par une kératose folliculaire des faces d'extension des membres, qui peut donner naissance à de volumineux nodules kératosiques bruns, et s'associe volontiers à une hyperpigmentation diffuse. Les manifestations majeures sont ophtalmiques, avec un risque de cécité.

Autres états carentiels

En dehors des tableaux bien définis vus ci-dessus, qui correspondent à des carences spécifiques que l'on peut être amené à dépister à l'occasion de signes cutanés, une hyperpigmentation diffuse peut accompagner des états de dénutrition avec carences multiples comme au cours du kwashiorkor ou de syndromes de malabsorption. Les déficits responsables peuvent être difficiles à identifier (*cf.* chapitre 19).

Causes néoplasiques

Hyperpigmentations diffuses paranéoplasiques

Une sécrétion anormale de peptides à effet comparable à la MSH a été incriminée dans des hyperpigmentations paranéoplasiques avec ou sans acanthosis nigricans.

Mélanose diffuse au cours du mélanome métastatique

Cette situation est exceptionnelle. Plusieurs mécanismes non exclusifs peuvent rendre compte de la mélanose : la migration cutanée de cellules tumorales, mais aussi de mélanosomes, de pigments ou de leurs précurseurs, de peptides stimulant la mélanogenèse. Une mélanurie est possible, avec présence de mélanocytes tumoraux et de pigment (*cf.* chapitre 12-10).

Hyperpigmentations « dermatologiques »

Hypermélaninoses épidermiques

Mélasma (chloasma) [3, 4]

C'est une affection chronique fréquente, qui résulte d'une hyperactivité mélanocytaire sans prolifération de mélanocytes. Il apparaît sur le visage des macules beiges à brunes assez homogènes, symétriquement distribuées aux pommettes, au front, aux joues ou à la lèvre supérieure, plus rarement aux maxillaires (fig. 9.14). Le mélasma affecte avec prédilection les femmes adultes de phototype intermédiaire, moins souvent l'homme et les peaux claires ou très noires. L'exposition aux ultraviolets est le principal facteur aggravant. Les œstrogènes ont aussi un rôle stimulant l'activité mélanocytaire ; on leur attribue la prédominance féminine du mélasma (connu aussi comme « masque de la grossesse »). La contribution d'une pigmentation dermique post-inflammatoire doit être analysée pour chaque cas. Le traitement, notoirement difficile et décevant, est décrit à la fin de ce chapitre. Le mélasma est aussi la cible d'une myriade de produits cosmétiques aux effets non contrôlés.

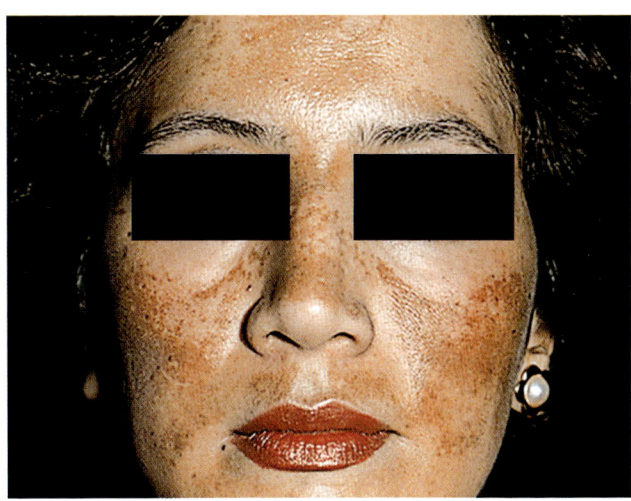

Fig. 9.14 Mélasma (chloasma).

Hyperpigmentation maculeuse post-ménopausique des avant-bras

Il s'agit de nappes de teinte beige siégeant sur les faces photo-exposées des avant-bras ; elles sont généralement assimilées à un *mélasma ectopique*.

Linea fusca

Très caractéristique mais rare, c'est une large macule brune à ocre qui traverse horizontalement le front à distance des sourcils et de l'implantation des cheveux, comme une sorte de bandeau (fig. 9.15). Elle est en général acquise à l'âge adulte, d'étiopathogénie mystérieuse.

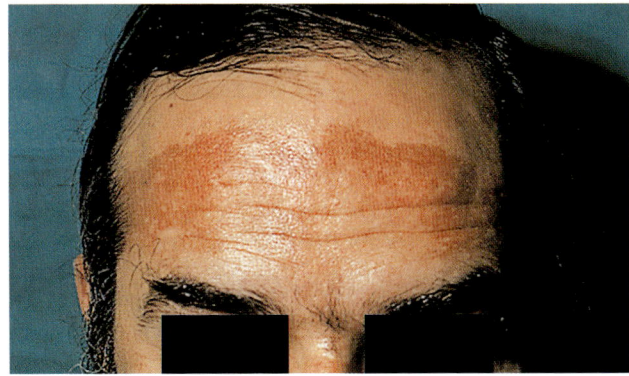

Fig. 9.15 *Linea fusca*.

Éphélides

Ce sont les classiques « taches de rousseur », banales en zone photoexposée chez les sujets à peau très claire. Elles prennent souvent une forme étoilée liée au respect des zones périfolliculaires, notamment sur le haut du dos après des brûlures solaires. Des éphélides peuvent siéger également dans des régions photoprotégées, notamment au cours de maladies génétiques comme la neurofibromatose de type 1 ou des syndromes de vieillissement prématuré. Leur distinction avec les lentigines n'est pas toujours aisée cliniquement, et leur dénomination est arbitraire puisqu'il pourrait s'agir aussi bien, sur le plan histologique, de toutes petites taches café au lait (*cf.* début du chapitre 9-3 « Hypermélanoses mélaniques génétiques »).

Taches café au lait

Ce sont des macules brun clair homogènes de structure histologique semblable aux éphélides mais de plus grande taille. Elles peuvent être isolées et sporadiques, ou multiples et associées à diverses affections génétiques. Elles représentent un des critères essentiels de la neurofibromatose ; elles ont, au cours du syndrome de McCune-Albright, des contours et une disposition caractéristiques qui permettent le diagnostic de cette affection (*cf.* début du chapitre 9-3 « Hypermélanoses mélaniques génétiques »).

Nævus spilus

C'est schématiquement une tache café au lait qui se couvre progressivement de petits nævus pigmentaires ressemblant à des lentigines (*cf.* fig. 9.12). L'apparition de mélanomes est rarissime.

Pigmentation mélanique lenticulaire essentielle de la muqueuse buccale et des lèvres

Décrite par Laugier, elle correspond à une hypermélanose épidermique par hyperactivité mélanocytaire (fig. 9.16). De telles pigmentations mélaniques lenticulaires ont également été observées sur les muqueuses balaniques et vulvaires et les ongles.

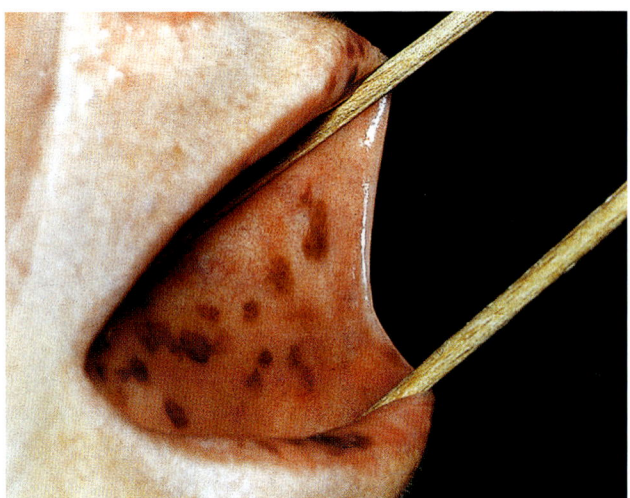

Fig. 9.16 Pigmentation mélanique lenticulaire essentielle, maladie de Laugier.

Hypermélanocytoses épidermiques

Lentigines

Les lentigos, ou lentigines, sont de petites macules hyperpigmentées en règle plus foncées que les éphélides. Elles correspondant histologiquement à une prolifération mélanocytaire en situation jonctionnelle normale. On les distingue donc des éphélides comme des nævus, quoique ces distinctions ne soient pas toujours aisées sur les seuls critères cliniques.

Les lentigos situés en zone photoexposée témoignent, à l'instar des éphélides, d'une souffrance cutanée induite par les ultraviolets ; ils sont fréquents en cas d'héliodermie et leur apparition en très grand nombre peut être déclenchée par la photothérapie (« PUVA-lentigines »). Enfin, des lentigines plus ou moins profuses accompagnent un certain nombre de maladies génétiques (*cf.* début du chapitre 9-3 « Hypermélanoses mélaniques génétiques »).

Autres hypermélanocytoses épidermiques

Cette section comprend notamment les nævus jonctionnels et les mélanomes lentigineux (*cf.* chapitres 12-9 et 12-10).

Hypermélanocytoses dermiques

Ces différentes entités ont en commun la présence de mélanocytes dans le derme ; elles sont en principe non distinguables sur le plan histologique [5].

Nævus de Ota (« mélanocytose oculodermique »)

Il touche surtout des femmes jeunes d'ascendance asiatique ou africaine. Une ou quelques macules hyperpigmentées de brun à bleu noir, de forme variable, mesurant souvent plusieurs centimètres, siègent unilatéralement dans la région faciale avec une prédilection pour la zone périorbitaire et peuvent atteindre le blanc de l'œil. La conjonctive, l'iris, la choroïde et la sclérotique peuvent être concernés, avec un risque de glaucome à dépister. Des localisations intrabuccales sont possibles. Le risque de survenue d'un mélanome est faible mais impose une surveillance (*cf.* début du chapitre 9-3 « Hypermélanoses mélaniques génétiques »).

Nævus de Ito

C'est l'équivalent du nævus de Ota dans la région scapulaire (*cf.* début du chapitre 9-3 « Hypermélanoses mélaniques génétiques »).

ABNOM, nævus de Hori

L'acronyme signifie *Acquired Bilateral Naevus of Ota-like Melanosis*. Cette forme d'hyperpigmentation mélanocytotique dermique correspond à des taches hyperpigmentées du visage acquises souvent avec l'âge par des femmes d'ascendance asiatique ou africaine.

Taches mongoloïdes

Il s'agit de nappes maculeuses bleutées observées chez le nouveau-né et le nourrisson et régressant par la suite. Très banales dans la région lombosacrée et fessière, elles peuvent être profuses et étendues à d'autres parties du tégument (« ectopiques »), particulièrement sur les peaux foncées (*cf.* début du chapitre 9-3 « Hypermélanoses mélaniques génétiques »).

Hyperpigmentations maculeuses « physiologiques »

Leur mécanisme n'est pas toujours identifié, peut-être pas univoque. Il s'agit de macules hyperpigmentées que l'on observe essentiellement chez des sujets de phototype V ou VI, sur les extrémités comme les plantes de pieds, dans la cavité buccale, etc. Ainsi une mélanonychie longitudinale de plusieurs ongles est-elle considérée comme banale chez tout sujet d'ascendance africaine, constante à partir d'un certain âge.

Hamartomes et tumeurs avec composante extrapigmentaire

Nævus (hamartome) de Becker

Cet hamartome se traduit le plus souvent par une vaste nappe hyperpigmentée plus ou moins irrégulière, latéralisée typiquement près d'une épaule, qui se révèle ou s'accentue au moment de la puberté, pouvant s'épaissir, se couvrir de poils et parfois d'acné. La gêne est essentiellement esthétique (*cf.* début du chapitre 9-3 « Hypermélanoses mélaniques génétiques »). De rares complications sont possibles, comme une hypoplasie mammaire en cas de localisation thoracique chez la femme.

Nævus (hamartome) épidermique

Les différentes variétés de nævus épidermiques sont souvent hyperpigmentées ; c'est particulièrement le cas du « RAVEN » (*Rounded And Velvety Epidermal Naevus*), considéré comme une forme segmentaire d'acanthosis nigricans (*cf.* chapitres 7-7 et 12-1).

Troubles de la pigmentation cutanée

9-3
Hypermélanoses

Tumeurs

En dehors des mélanomes, l'hyperpigmentation est une caractéristique importante de certaines tumeurs bénignes comme les kératoses (verrues) séborrhéiques ou les histiocytofibromes, mais s'observe aussi dans des tumeurs malignes comme certains carcinomes basocellulaires et maladies de Bowen. Les lésions de maladie de Kaposi peuvent être très trompeuses notamment sur peau foncée ; la pigmentation y est essentiellement hémosidérinique.

Troubles acquis de la kératinisation

Acanthosis nigricans (*cf.* chapitres 19-2 et 19-12)

Il réalise une hyperpigmentation localisée aux grands plis, liée en majeure partie à un épaississement épidermique caractéristique de surface veloutée. Il est banal chez le sujet en surpoids, notamment en cas de syndrome métabolique et de phototype élevé ; il prédomine alors à la nuque et est considéré comme résultant d'une hyperinsulinémie. Il est souvent plus profus quand il est paranéoplasique, lié à une sécrétion anormale de facteurs de croissance par une tumeur épithéliale souvent gastrique ; on observe parfois des épaississements palmaires ou de la muqueuse buccale. Il peut aussi être associé à des maladies génétiques.

Papillomatose confluente réticulée (de Gougerot et Carteaud)

Cette dermatose bénigne du sujet jeune forme des taches monomorphes à disposition symétrique réticulée ou pommelée sur le milieu du tronc, les parois axillaires et parfois d'autres plis ; les lésions prédominent dans la région thoracique médiane où elles sont confluentes en placard et dont la surface veloutée, très discrètement papuleuse, rappelle l'acanthosis nigricans. Les lésions apparaissent hyperpigmentées, rarement avec une nuance érythémateuse sur peau claire (*cf.* chapitre 7-8 et fig. 7.41). Le diagnostic différentiel comporte l'acanthosis nigricans et le pityriasis versicolor ; le traitement repose sur les cyclines par voie orale.

Pityriasis rotunda

C'est une dermatose très rare, surtout décrite sur peau foncée. Elle forme des cercles parfaits de plusieurs centimètres, comme tracés au compas, maculeux ou à peine papuleux, hyperpigmentés et très finement squameux. Histologiquement, il existe seulement une hyperkératose orthokératosique rappelant l'ichtyose vulgaire. Le pityriasis rotunda est généralement associé à la présence d'un cancer, parfois à d'autres affections graves (*cf.* chapitre 19-12).

Ichtyose acquise

Elle peut conférer un aspect hyperpigmenté « sale » aux zones atteintes. Exceptionnelle, elle est souvent associée à des hémopathies malignes (*cf.* chapitre 19-12).

Hyperpigmentations « post-inflammatoires »

Dermatoses lichénoïdes

L'hyperpigmentation est ici attribuée à une abondante *incontinence pigmentaire*, avec présence de nombreux mélanophages dermiques, conséquence d'altérations mélanocytaires secondaires à l'infiltrat inflammatoire de l'interface dermo-épidermique.

Lichen plan. Il est connu pour son évolution pigmentogène, susceptible de laisser des taches hyperpigmentées inesthétiques persistant des mois ou des années même sur les peaux claires. Les lésions de lichen actif sont papuleuses, de teinte variable, tandis que les séquelles pigmentées sont maculeuses. Il existe cependant, principalement sur les peaux foncées ou de phototype intermédiaire, une variante « pigmentaire d'emblée » où l'hyperpigmentation maculeuse est la seule manifestation du lichen, la biopsie d'une macule hyperpigmentée pouvant montrer alors des signes de lichen plan actif et non un aspect de séquelle post-lichénienne (*cf.* chapitre 10-9).

Lichen actinique. Le terme désigne un lichen plan déclenché par l'exposition au soleil, souvent sur le visage ou le décolleté de patients de phototype IV à V. Dans sa forme typique, il réalise des lésions papuleuses annulaires violines évocatrices de lichen, mais qui peuvent s'amender spontanément en l'absence d'exposition solaire et récidiver l'été suivant. D'autres formes ont été décrites, notamment une variété maculeuse plus diffuse du visage, avec des nuances bleu ardoisé.

Pigmentation maculeuse éruptive idiopathique, dermatose cendrée, *erythema dyschromicum perstans*. La survenue et l'extension de macules hyperpigmentées liées à une incontinence pigmentaire sans signe de lichen actif ni d'autre dermatose ne sont pas exceptionnelles sur phototype IV ou V ; les lésions sont parfois éruptives avec un début cervical et peuvent continuer de s'étendre assez longtemps sur le reste du corps, sans diagnostic précis ni traitement efficace. Ce tableau peut être assimilé à la dermatose cendrée, telle qu'elle a été initialement décrite en Bolivie. La position nosologique de la dermatose cendrée par rapport à d'autres causes de pigmentation du derme, notamment le lichen plan, demande à être mieux précisée (*cf.* chapitre 10-9).

Mélanose de Riehl. Décrite au début du XXe siècle, c'est une hyperpigmentation faciale ou cervicofaciale bilatérale acquise à l'âge adulte, diffuse et mal limitée. Elle continue d'être diagnostiquée chez des sujets de phototype IV ou V, surtout en Asie ; son autonomie est néanmoins discutée, notamment par rapport au lichen plan.

Morphées

Après quelques années, les morphées ont tendance à régresser en perdant leur consistance scléreuse et en acquérant une teinte brunâtre. Toutefois, il n'est pas exceptionnel qu'elles se présentent d'emblée comme de simples macules hyperpigmentées, plus ou moins atrophiques (« atrophodermie de Pasini-Pierini »), ou que diverses nuances hyper- et hypopigmentées soient associées à leur surface.

Cicatrices hyperpigmentées

De nombreuses altérations cutanées, traumatiques ou inflammatoires engendrent des cicatrices dyschromiques même sur peau claire. Le diagnostic est rétrospectif grâce à la forme et la topographie des hyperpigmentations, et surtout par l'anamnèse.

Pigmentations per- et post-inflammatoires sur peau foncée

Très fréquentes, elles recouvrent presque toutes les affections cutanées et sont un sujet de constante préoccupation ; nous n'en donnerons que quelques exemples. La littérature médicale a consacré l'expression « hyperpigmentation post-inflammatoire » mais l'expérience clinique montre que nombre de ces taches peuvent disparaître rapidement sous l'effet de traitements visant la composante inflammatoire de l'affection responsable, soulignant l'intérêt pratique du concept *d'hyperpigmentation per-inflammatoire*.

Exanthèmes, cellulites infectieuses, érythrodermies, dermatomyosite, etc. peuvent apparaître très hyperpigmentés sur peau foncée, comme presque toutes les inflammations cutanées.

La mélanose pustuleuse néonatale transitoire pourrait en fait représenter une simple variante de l'érythème toxique néonatal sur peau foncée (*cf.* chapitre 18-1).

L'acné dite pigmentogène représente un problème majeur pour les femmes à peau foncée. La composante inflammatoire papuleuse érythémateuse est moins importante et moins bien perceptible par le regard que la « tache », hyperpigmentée, préoccupation essentielle de la patiente et objectif final du traitement.

Échelles de gravité et recommandations thérapeutiques élaborées pour les phototypes I à IV trouvent ici leurs limites.

Pigmentations orbitaires et périorbitaires

Nous ne ferons que citer dans ce paragraphe deux situations cliniques fréquentes mais peu étudiées dans la littérature dermatologique classique : le problème des « cernes », sur tous les phototypes, et celui de la pigmentation périorbitaire à extension frontotemporale, très banale chez les sujets de phototype VI.

Infections cutanées

Pityriasis versicolor. Comme son nom l'indique, il peut être hyper- ou hypopigmenté, ou les deux simultanément.

Tinea nigra. C'est une mycose superficielle tropicale due à *Hortaea (Exophiala) werneckii*, qui forme des taches brun foncé arrondies sur la paume des mains ou la plante des pieds. Le traitement est topique, par antifongiques et kératolytiques.

Verrues virales. Il s'agit particulièrement des verrues planes, au relief très discret, souvent groupées sur le visage.

Mastocytose (*cf.* chapitre 11-3)

La mastocytose cutanée peut adopter des aspects cliniques variés, souvent avec une hyperpigmentation. Elle est banale chez l'enfant, où elle réalise typiquement une « urticaire pigmentaire », avec des macules beiges très variables en taille, en forme et en nombre, réparties sans ordre, et caractérisées par une réaction urticarienne localisée immédiate lors de stimulations physiques comme le frottement (signe de Darier). Le diagnostic est alors clinique. Dans les mastocytoses cutanées développées à l'âge adulte, on constate plus souvent des semis de toutes petites taches monomorphes de teinte marron à violacée, parfois très nombreuses, qui prédominent sur le tronc ; une biopsie est nécessaire pour confirmer le diagnostic.

Hyperpigmentations de cause externe

Causes médicamenteuses

La liste des médicaments susceptibles d'induire une hyperpigmentation diffuse est longue ; nous ne citerons ici que quelques exemples (*cf.* chapitre 6-1).

Le mécanisme de l'hyperpigmentation n'est pas toujours élucidé ; il comprend souvent des dépôts non mélaniques.

Érythème pigmenté fixe

Une ou plusieurs plaques bien délimitées, plus ou moins ovalaires, subissent des poussées inflammatoires érythémato-œdémateuses et parfois bulleuses qui se répètent dans des contours précisément identiques à chaque prise du médicament responsable, de nouvelles plaques pouvant apparaître aussi ; elles laissent des macules hyperpigmentées séquellaires à l'origine de la dénomination française « érythème pigmenté fixe » – bien que les premières poussées, surtout sur peau claire, ne paraissent pas nécessairement hyperpigmentées. Le diagnostic, devant une macule pigmentée, repose principalement sur l'anamnèse (*cf.* chapitre 6-1).

Antipaludéens de synthèse

Ils peuvent entraîner une pigmentation en taches ou nappes maculeuses gris bleuté qui prédomine sur le visage, les faces antérieures des jambes et la muqueuse buccale ; une atteinte unguéale est possible. Elle survient lors de traitements prolongés et doit classiquement faire vérifier la toxicité du traitement liée à son accumulation notamment rétinienne ou myocardique.

Cyclines

Divers types de pigmentation ont été décrits avec les cyclines ; là encore des pigments non mélaniques sont au moins partiellement responsables.

Traitements anticancéreux [6, 7]

Ce sont de grands pourvoyeurs de troubles pigmentaires. Des toxidermies directement liées à la toxicité de molécules cytostatiques peuvent engendrer des états inflammatoires prédominant sur des régions spécifiques, par exemple au niveau des plis, laissant des séquelles hyperpigmentées de topographie évocatrice. Les pigmentations unguéales sont particulièrement fréquentes. Les thérapies ciblées peuvent engendrer des troubles pigmentaires complexes en interférant avec diverses voies de signalisation biologique. *L'hperpigmentation flagellée à la bléomycine*, très caractéristique, a pu être précédée d'une phase inflammatoire passée inaperçue (fig. 9.17).

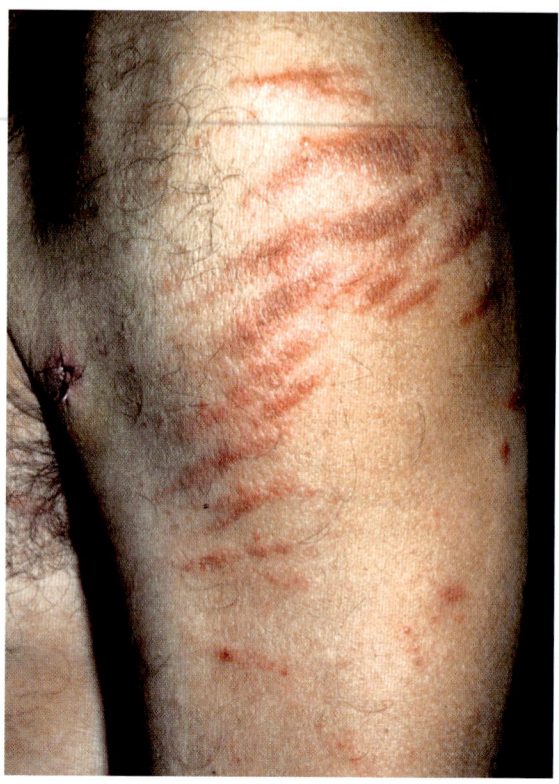

Fig. 9.17 Hyperpigmentation « flagellée » à la bléomycine.

Divers

Les rétinoïdes sont parfois à l'origine d'une hyperpigmentation du visage chez les patients de phototype V ou VI, peut-être en limitant le pouvoir photoprotecteur de la couche cornée. Des anticomitiaux, des phénothiazines, des antirétroviraux et divers autres médicaments peuvent induire des hyperpigmentations de mécanisme et de présentation clinique variables.

Rayonnements ionisants et non ionisants

Bronzage

Sous la dépendance des UVA et des UVB, il est notamment à l'origine d'un contraste entre un visage plus foncé et un corps plus clair, motif non exceptionnel de consultation chez des patients de phototype V ou VI (*cf.* chapitre 9-1). Les **hyperpigmentations post-radiothérapie** correspondent en partie à des phénomènes post-inflammatoires.

Héliodermie

Les altérations cutanées liées à l'exposition chronique exposition cumulative aux rayons ultraviolets comportent une élastose, une atrophie cutanée et un mélange de taches hyperpigmentées (comprenant des lentigines et des éphélides) et hypopigmentées (*cf.* chapitre 18-4). Cette leucomélanodermie traduit un risque élevé de cancers cutanés.

Hypermélanoses

Poïkilodermie de Civatte

Banale, elle a été décrite sur les faces latérales du cou de femmes ménopausées, parfois étendue au décolleté voire aux avant-bras. Elle apparaît surtout aujourd'hui comme une forme de vieillissement cutané photo-aggravé.

Photosensibilité externe

La classique « dermite des parfums » est caractérisée par des taches hyperpigmentées situées sur des zones photoexposées où ont été appliquées des substances photosensibilisantes comme des extraits végétaux. La phase inflammatoire a pu passer inaperçue. Le diagnostic est orienté par la forme et la topographie des lésions, et surtout par l'anamnèse (fig. 9.18). La pratique de photopatch-tests est parfois utile. D'autres circonstances de photosensibilisation à évolution pigmentogène sont possibles.

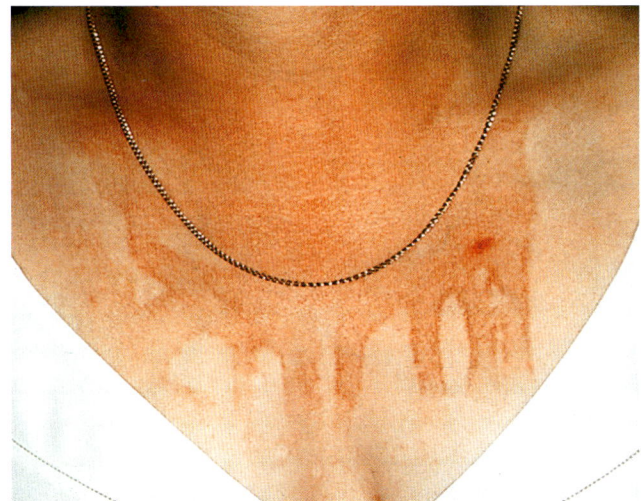

Fig. 9.18 Pigmentation des parfums.

Chaleur

Une pigmentation maculeuse ocre à brune qui se dispose selon un dessin réticulé comme les mailles d'un livedo résulte le plus souvent d'expositions répétées et prolongées à une source de chaleur. C'est la *dermite des chaufferettes*, ou *erythema ab igne*, qui passe par une phase inflammatoire plus ou moins visible avant de laisser une pigmentation en grande partie post-purpurique, due à la présence de sidérophages dans le derme. Après chaufferettes et radiateurs, on connaît aujourd'hui l'utilisation d'appareils électroniques, particulièrement les *ordinateurs portables* posés sur les faces antérieures des cuisses pendant de longues heures de travail ou de jeu…

Frottements

Lichénification

Les lichénifications sont hyperpigmentées, parfois parsemées de macules achromiques cicatricielles.

Notalgie paresthésique

Il s'agit d'une sensation dysesthésique chronique extrêmement banale, de localisation dorsale paramédiane à proximité d'une omoplate, considérée comme résultant de la stimulation mécanique d'une racine sensitive de C2 à C6 ou d'un nerf cutané ; le frottement y induit souvent une hyperpigmentation localisée qui fait discuter certaines amyloses maculeuses prurigineuses du dos (*cf.* chapitres 20-1 et 19-10).

Amylose cutanée primitive

L'amylose cutanée primitive forme principalement soit des papules hyperpigmentées confluant en une ou plusieurs plaques prédominant sur les faces antérieures des jambes – variété connue sous le nom de lichen amyloïde ou d'amylose lichénoïde –, soit des nappes maculeuses hyperpigmentées ou leucomélanodermiques prédominant sur le haut du dos ou plus étendues, appelée aussi amylose maculeuse pigmentée. La protéine précurseur serait une kératine. L'amylose cutanée primitive étant souvent extrêmement prurigineuse, certains auteurs la considèrent comme une forme particulière de lichénification, où les dépôts amyloïdes seraient la conséquence des manœuvres de grattage et non la cause du prurit ; ce point est cependant débattu (*cf.* chapitre 13-2).

Mélanose de friction

Un frottement répété induit d'autant plus facilement une hyperpigmentation que la peau est naturellement foncée. Les aspects cliniques et histologiques ne sont pas nécessairement ceux d'une lichénification : la lésion peut être maculeuse ; elle apparaît parfois aussi comme microréticulée. La connaissance de ce phénomène a d'autant plus d'importance que les sujets à peau fortement pigmentée ont parfois tendance à vouloir effacer des taches sombres par un frottement énergique, manœuvre spontanée éventuellement renforcée par la constatation que du pigment peut en effet être arraché par l'abrasion mécanique de la couche cornée et s'échapper dans l'eau du rinçage. De tels frottements favorisent à leur tour hyperpigmentation et prurit, créant un cercle vicieux. Des facteurs culturels valorisant le décapage mécanique de la couche cornée sont fréquents chez les personnes à peau pigmentée et concourent parfois à l'aggravation de la pigmentation, comme sur le dos des femmes moyen-orientales. La recherche d'une cause de prurit diffus est la règle.

« Leucomélanodermie du vagabond »

On la considère souvent comme d'origine plurifactorielle, pouvant mêler les conséquences du grattage parfois lié à des ectoparasitoses, un mécanisme carentiel, un défaut de soins, etc.

Traitements des hyperpigmentations mélaniques

Suivi et évaluation

Le suivi évolutif des troubles fait idéalement appel à l'évaluation de photographies standardisées ; les mesures chromométriques ne sont pas encore développées en pratique clinique. Des échelles de gravité ont cependant été mises au point pour des affections à forte incidence et enjeux commerciaux comme le mélasma ou la pigmentation de l'acné.

Mesures générales

Traitement étiologique

Quand il est possible, il est primordial en curatif et en préventif : par exemple, corticothérapie ou acitrétine dans le lichen plan actif, cyclines dans les acnés pigmentogènes, etc.

Évaluation des possibilités thérapeutiques

Le mécanisme de l'hyperpigmentation donne en principe une idée des objectifs réalistes et une orientation sur le choix des traitements.

Pigmentation mélanotique dermique. C'est le mécanisme habituel des formes post-inflammatoires, notamment post-lichéniennes, mais aussi de certains mélasmas. *Les moyens physiques, notamment lasers, ne sont pas efficaces sur cette variété censée n'être accessible à aucun traitement.* Il faut rassurer les patients sur le fait que la pigmentation faiblit spontanément avec le temps. Dans la mesure où l'appréciation du mécanisme, même avec la biopsie, est incertaine, un topique dépigmentant à base d'hydroquinone peut être tenté dans l'espoir de limiter une éventuelle composante d'activité mélanocytaire épidermique. Son risque principal est de rester inactif sur la tache et de la souligner d'un halo clair en réduisant la pigmentation normale autour.

Pigmentation mélanocytotique dermique. C'est en général une bonne indication des lasers pigmentaires ciblant les mélanocytes.

Mélasma et autres pigmentations épidermiques. La prise en charge thérapeutique doit avant tout convaincre le patient de la chronicité de l'affection, de la nécessité d'une *photoprotection drastique* et des *limites des procédures physiques comme les peelings et autres lasers abrasifs*, qui agissent surtout en éliminant les couches superficielles pigmentées de l'épiderme, au risque d'une hyperpigmentation post-inflammatoire d'autant plus inévitable que la peau normale est foncée.

Les topiques à base d'hydroquinone forment le socle du traitement ; il en existe des formulations commerciales dans plusieurs pays mais les dermatologues français sont contraints de prescrire des préparations magistrales. On utilise des concentrations de 4 à 10 % en général, associée à un dermocorticoïde (plus pour prévenir l'irritation que pour son effet dépigmentant propre) et parfois à la trétinoïne, qui ajoute un peu d'efficacité mais en majorant le risque d'irritation. La photoprotection est impérative, en particulier pour prévenir le risque d'ochronose exogène à long terme.

Il existe d'autres dépigmentants mineurs…

RÉFÉRENCES

1. Grimes P. et coll., *J Am Acad Dermatol.* 2006, *54*, S255.
2. Petit A. et coll., in : Dadzie O.E. et coll., eds. *Ethnic Dermatology, principles and practice.* Wiley Blackwell, Oxford, 2013, 5.
3. Passeron T., *J Eur Acad Dermatol Venereol.* 2013, *27*, 5.
4. Lallas A. et coll., *Clin Dermatol.* 2014, *32*, 94.
5. Stanford D.G. et coll., *Australas J Dermatol.* 1996, *37*, 19.
6. Sibaud V. et coll., *Ann Dermatol Venereol.* 2013, *140*, 183.
7. Sibaud V. et coll., *Ann Dermatol Venereol.* 2013, *140*, 266.

Hyperpigmentations d'origine non mélanocytaire

B. Ben Said

À l'instar des hyperpigmentations d'origine mélanocytaire, c'est-à-dire liées à une accumulation de mélanine dans les structures de la peau ou à une prolifération des mélanocytes dans la peau, il existe différentes conditions qui s'accompagnent d'une hyperpigmentation liée à une accumulation de pigments sans relation avec les mélanocytes.

Cependant cette distinction reste artificielle car les deux mécanismes sont souvent impliqués dans la survenue d'une hyperpigmentation. Dans ce chapitre sont décrites les pigmentations liées à l'accumulation de *pigments exogènes*, ou de *pigments endogènes non mélanocytaires*.

Hyperpigmentation par présence dans le derme de substances exogènes

Les principales substances incriminées dans les hyperpigmentations exogènes sont les médicaments (cyclines, bléomycine, autres chimiothérapies, clofazimine, antipaludéens, amiodarone) et les métaux (or, argent, bismuth, mercure).

Médicaments

Il s'agit d'une cause fréquente des hyperpigmentations acquises qui représente environ 20 % des cas.

Plusieurs mécanismes ont été évoqués : accumulation du médicament, de ses métabolites ou du métal dans la peau, augmentation de la synthèse de mélanine en réponse à une inflammation induite par le médicament, production accrue de mélanine sous l'effet du médicament. Elles sont aggravées sous l'effet de l'exposition solaire.

Amodiarone. L'utilisation prolongée (en moyenne 20 mois) d'amiodarone à posologie élevée (300 mg en moyenne), le plus souvent chez un homme, induit une hyperpigmentation diffuse, de coloration violacée, prédominante sur les zones découvertes et s'accompagnant d'une photosensibilité (fig. 9.19) [1]. Il peut s'y associer des dépôts cornéens. Après arrêt du traitement, la pigmentation disparaît lentement en plusieurs mois ou années. Il n'existe pas de traitement spécifique hormis le laser dont l'efficacité a été rapportée dans quelques cas.

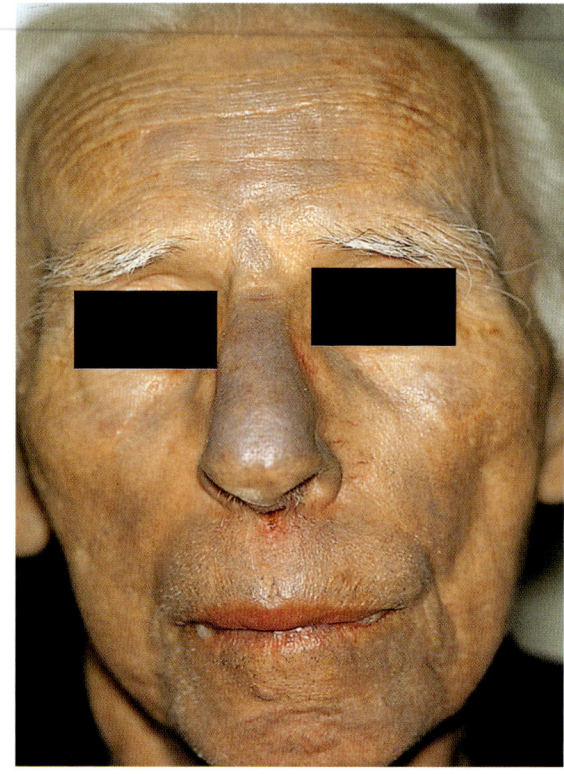

Fig. 9.19 Hyperpigmentation de l'amiodarone.

Antipaludéens de synthèse. Ils induisent une pigmentation diffuse jaune citron (quinacrine) ou une pigmentation bleu gris diffuse cutanéomuqueuse (chloroquine). Plus rarement, une dyschromie peut aussi survenir sous hydroxychloroquine caractérisée par une coloration noire, bleu gris des zones photoexposées, même ancienne. Elles surviennent en moyenne 1 an après le début du traitement et disparaissent en 2 à 6 mois après l'arrêt du traitement. La sévérité clinique semble corrélée à la durée de la prise d'hydroxychloroquine. L'histologie montre des dépôts de granules pigmentés dans les macrophages dermiques qui prennent les colorations de la mélanine et/ou hémosidérine.

Psychotropes. Les phénothiazines (chlorpromazine) et les antidépresseurs tricycliques (imipramine et desipramine) sont responsables de pigmentations progressives gris bleu vers le pourpre (ou exceptionnellement jaune orangé des zones photo-exposées souvent des années après le début de la prise [2 ans]) [2]. Le mécanisme de survenue serait lié à un défaut de la mélanogénèse induit par le médicament confirmé par la *présence anormale dans la peau de phéomélanine*. Combinée à ce défaut, la libération d'un radical libre du médicament, à la coloration violette, secondaire à l'exposition solaire a été suggérée. L'association de la mélanine à ce radical serait responsable des dépôts libres de couleur violette dans la peau. L'analyse histologique retrouve des dépôts brun doré libres dans les cellules dermiques, les macrophages périvasculaires ou les cellules endothéliales (chlorpromazine).

Minocycline. Elle induit souvent plusieurs mois ou années après l'arrêt de la prise une hyperpigmentation caractérisée par trois définitions cliniques :
– type 1 : pigmentation bleu gris des *cicatrices anciennes*, notamment d'acné ou de chirurgie orthopédique ;
– type 2 : pigmentation bleu gris diffuse sur une peau d'apparence normale avant notamment sur les *faces antérieures des jambes* ;
– type 3 : pigmentation brune diffuse survenant sur les *zones photo-exposées*.

L'analyse histologique retrouve du pigment dans les macrophages et cellules myoépithéliales des glandes eccrines (type 2 surtout) ou le long des fibres élastiques du derme avec des colorations de Perls et Fontana positives. L'histologie du type 3 est moins spécifique mais montre en spectrométrie de masse des dépôts de fers et de calcium.

Clofazimine. Indiquée dans la lèpre, elle induit une coloration rouge orangé puis brune de la peau, des cheveux ou des yeux (conjonctive, cornée) sans retentissement fonctionnel et réversible. L'histologie montre macrophages spumeux contenant des granules jaune brun avec une coloration PAS positive.

Chimiothérapies. Les pigmentations induites sont caractérisées par certaines images cliniques caractéristiques :
– la *dermatose flagellée sous bléomycine* (cf. fig. 9.17), quasi pathognomonique (mais parfois secondaire à la prise de champignons shiitake, des maladies auto-immunes [dermatomyosite, Still], d'autres chimiothérapies [taxanes comme le taxotère]). Elle serait liée au déficit relatif de bléomycine-hydroxylase dans la peau responsable d'une accumulation du produit *in situ* avec pour conséquence une inflammation locale et dans les suites une incontinence pigmentaire mais ce mécanisme reste débattu ;
– la *dermatose serpigineuse supraveineuse liée au 5-FU* de manière préférentielle mais décrite avec d'autres chimiothérapies (bléomycine, vinblastine, etc.). Elle se présente sous la forme d'une hyperpigmentation suivant le réseau veineux superficiel. Elle apparaît dès le premier cycle et disparaît en plusieurs mois après l'arrêt. Elle serait due à une extravasation de produit *via* une altération du mur vasculaire responsable dune altération de la mélanogenèse ;
– l'*hyperpigmentation réticulée* prédominant sur le tronc sous bléomycine, 5-FU ou paclitaxel.

Métaux

Argyrie. L'absorption ou l'intoxication par voie systémique grains d'argent est responsable de l'argyrie. Elle est caractérisée par une hyperpigmentation diffuse de la peau, gris ardoisé à reflets métalliques des zones découvertes notamment de la face, des ongles, des muqueuses buccales, rhinopharyngées, oculaires, du foie, de la rate, des reins et du tube digestif. Devenue exceptionnelle, l'argyrie est de nouveau décrite avec l'utilisation de *pansements à base d'ions argent dans le traitement des plaies chroniques* ou de médicaments antibiotiques contenant de l'argent, notamment dans les brûlures (sulfadiazine argentique) [3]. En effet, des cas ont été rapportés associés à des complications systémiques notamment rénale ou hématologique sous ces traitements au long cours. Enfin, elle touche préférentiellement certaines professions comme les imprimeurs, les photographes ou les bijoutiers. La pigmentation est définitive car aucun traitement ne permet de mobiliser l'argent déposé hormis quelques observations suggérant l'utilité du laser Q switched Nd Yag.

Chrysocyanose. Elle résulte d'un dépôt d'or dans le derme et confère à la peau une coloration bleu violacé « mauve cendré » qui débute dans le contour des yeux puis s'étend aux autres zones photoexposées. La muqueuse oculaire peut être atteinte, la muqueuse buccale est respectée. Cette surcharge est définitive et peut se localiser dans différents viscères (foie, rein, poumons, nerfs périphériques, valve cardiaque, etc.). Elle serait HLA-dépendante avec un effet favorisant du HLA B27 et un effet protecteur du HLA DR7. Elle est liée à l'utilisation *thérapeutique des sels d'or* et survient de quelques mois à quelques années voire décennies après le début du traitement. Quelques cas ont suggéré un bénéfice du laser ND Yag.

Hydrargyrie. Elle est liée à l'utilisation de certaines préparations contenant du *mercure* avec teint cutané gris brun, aux endroits où les préparations ont été appliquées. Histologiquement, on note un dépôt dermique du pigment, mais aussi une hypermélanose épidermique et une incontinence pigmentaire.

Pigmentation bismuthique. De couleur gris bleu, elle touche la peau et les muqueuses (buccale, vulvaire, oculaire).

Utilisation locale de sels de fer. Elle peut entraîner une hyperpigmentation brun rouge.

Carotinodermie

Une hypercaroténodermie se manifeste classiquement chez l'adulte en particulier les femmes, plus rarement chez l'enfant par une coloration jaune orangé de la peau ou *xanthodermie*, qui prédomine aux paumes et plantes en raison de l'épaisseur de leur couche cornée, ainsi qu'aux zones séborrhéiques (plis nasogéniens) en raison de l'excrétion sébacée des pigments. Les muqueuses sont toujours respectées [4], les sclères ne sont pas colorées, contrairement à l'ictère.

Les causes des hypercaroténémies sont dominées par les apports alimentaires tels que la consommation excessive d'aliments riches en caroténoïdes (carottes, oranges, produits laitiers si les bovins ont consommé…), lycopènes (isomère du carotène contenu dans les tomates par exemple) et/ou l'utilisation de thérapeutiques de caroténoïdes (cf. chapitre 22-6). Les autres causes sont les hyperlipidémies, les lipides sériques pouvant se lier aux carotènes (diabète, hyperthyroïdie, syndrome néphrotique), un défaut de conversion des caroténoïdes en vitamine A (hépatopathies, diabète, thyroïde), les insuffisances rénales par défaut d'élimination des caroténoïdes, les paraprotéinémies, des anomalies congénitales du métabolisme du bêtacarotène ou de la vitamine A (déficit en bêtacarotène 15,15-oxydase notamment).

Le diagnostic différentiel de l'hypercaroténémie est représenté par les xanthomes plans palmoplantaires et certaines kératodermies palmoplantaires.

Excès de pigment d'origine endogène au niveau cutané

Alcaptonurie. Elle est caractérisée par l'accumulation d'acide homogentisique (AHG) et de son produit d'oxydation (acide benzoquinone acétique, ABQA) conduisant à une coloration foncée des urines après émission, une pigmentation gris bleu des sclérotiques et de l'hélix mais aussi des paumes, des plantes des régions génitales et axillaires appelée *ochronose* (cf. ci-dessous) et une arthropathie (axiale et périphérique).

La maladie peut être asymptomatique jusqu'à l'âge adulte. Les symptômes musculosquelettiques se manifestent après 20 ans par une douleur et une raideur du dos ; l'atteinte des grosses articulations périphériques se produit généralement plusieurs années après, conduisant souvent à une arthropathie nécessitant une arthroplastie.

La maladie, autosomique récessive, est provoquée par un blocage du catabolisme de la phénylalanine et de la tyrosine. Les patients sont homozygotes ou hétérozygotes composites pour des mutations du gène *HGD* (homogentisate 1,2-dioxygénase). L'ABQA se polymérise en un pigment mélanique qui déclenche de nombreuses réactions redox et la libération de radicaux libres provoque les lésions du tissu conjonctif et une réponse inflammatoire avec un dépôt de calcium au niveau des articulations. La présence d'homogentisate doit être recherchée chez les patients pour lesquels les radiographies montrent une arthrose évoluée. Une radiographie du rachis montre une dégénérescence des disques et des calcifications denses, en particulier dans la région lombaire.

Le diagnostic de porphyrie aiguë intermittente (urines rouges), l'arthrite rhumatoïde, l'arthrose ou la spondylarthrite ankylosante doivent être exclues. Il n'existe pas de mesures curatives ou préventives. Un régime diététique peut être bénéfique mais son observance à long terme reste difficile. Récemment la nitisinone, un agent qui bloque en amont la dégradation de la tyrosine, a montré *in vitro* sa capacité à arrêter les dépôts de pigments mais il n'y a pas encore de preuve que ce traitement soit capable de faire disparaître les pigments déjà infiltrés [5].

Ochronose exogène. Manifestation de l'alcaptonurie (*cf.* ci-dessus), elle peut aussi être *secondaire à l'exposition chronique à de substances variées* (phénol, trinitrophénol, résorcine, mercure, acide picrique, benzène, hydroquinone) [6]. L'hypothèse physiopathologique retenue est que le produit inhiberait localement l'enzyme homogentisique acide-oxydase qui serait responsable d'une accumulation d'acide homogentisique qui en se polymérisant formerait le pigment ochronotique.

Elle survient sur les zones de contact avec le produit, surtout chez un sujet de phototype foncé, en absence de protection solaire, en cas d'apparition d'une irritation initiale sans suspension du traitement et d'utilisation prolongée d'un produit concentré (p. ex. hydroquinone à 3 %). L'histologie révèle la présence d'un pigment jaune marron/ocre HES-positif dans le derme mais aussi autour des vaisseaux, les macrophages, les cellules endothéliales, les glandes apocrines et sur la membrane basale.

La dermoscopie peut aider en montrant un pigment responsable d'une occlusion des ouvertures des ostiums folliculaires et en éliminant le diagnostic différentiel : le mélasma.

L'ochronose exogène se résout très progressivement après l'arrêt du produit incriminé. Le traitement préventif repose sur des concentrations faibles de produit, une protection solaire stricte et l'arrêt du produit si aucune amélioration n'est présente au bout de 6 mois (hydroquinone). Aucun traitement spécifique n'existe mais de nombreuses thérapeutiques ont été rapportées comme utiles dans ces cas (laser, acide azélaïque, corticoïdes topiques, peeling à l'acide glycolique, etc.).

Chromidrose apocrine. Elle consiste en la sécrétion de sueur colorée (jaune, bleue, verte, noire) axillaire, des aréoles des mamelons surtout chez les sujets à phototype foncé mais aussi de la face (seulement chez les sujets à phototype clair) en raison de l'existence de glandes apocrines ectopiques (*cf.* chapitre 15-3). Elle peut parfois se manifester seulement par une coloration des vêtements. Elle survient habituellement à la puberté, période où la sécrétion des glandes apocrines devient effective, et disparaît souvent avec l'âge. *La coloration est due à des lipofuchsines endogènes* à la différence des « fausses » chromidroses eccrines où des substances exogènes (colorant, champignons, etc.) ou des bactéries chromogènes (*Piedraia* ou *Cornynebacterium*) sont responsables de la coloration des sécrétions.

Elle peut rarement être d'origine médicamenteuse (quinine). Le mécanisme de l'accumulation de ces pigments dans les glandes apocrines n'est pas connu car ils sont à l'état basal contenus dans le cytoplasme des cellules.

Le diagnostic reste clinique mais La lampe de Wood est utile, montrant une coloration jaune des sécrétions confirmant le diagnostic.

Devant une chromidrose, il convient d'éliminer une alcaptonurie (dosage urinaire de l'acide homogentisique, un trouble de la coagulation (NFP), des cultures bactériologiques et fongiques pour éliminer une pseudo-chromhidrose.

Le traitement repose sur la *capsaïcine* qui semble efficace mais elle reste suspensive et témoigne de l'impact de la substance P dans la sécrétion des glandes apocrines, ou sur la *toxine botulique* qui permet l'obtention de périodes de rémissions pouvant durer 4 à 5 mois [7].

Hyperpigmentations d'origine hématique

La stase intravasculaire avec cyanose est responsable d'une extravasation de globules rouges responsable d'une coloration rougeâtre ou ocre. Cependant, elle peut initialement parfois avoir une teinte rouge sombre (purpurique) ou jaune vert (ecchymotique). Elle peut même avoir un aspect bleu foncé ou noir sur les régions palmoplantaires et les ongles. Histologiquement, elle est caractérisée par la présence d'hémosidérine qui peut être démontrée en utilisant une coloration de Perls.

La pseudo-chromidrose plantaire se voit surtout chez les sportifs. Elle correspond à une tache pigmentée parsemée de semis de ponctuations noires localisées souvent sur les talons (*cf.* chapitre 17 et fig. 17.32).

Au cours de la phtiriase pubienne, il peut exister des taches phtiriasiques bleutées liées à une surcharge de matériel sanguin altérée. Une hyperpigmentation brun rouge après utilisation locale de *sels de fer* a été parfois notée.

L'hémochromatose est associée à une hyperpigmentation diffuse prédominante dans les zones photo-exposées dans plus de 90 % des cas [8] ; elle peut être marron foncé avec reflet métallique grisâtre, conférant un aspect sale, mal lavé, surtout aux zones exposées et dans les grands plis. Elle constitue un signe précoce de la maladie devant faire doser en cas de présence la ferritinémie. Elle est secondaire à des dépôts cutanés de fer avec une coloration de Perls positif surtout en périvasculaire et au niveau de la membrane basale associée à une hypermélanose. La présence de fer autour des glandes eccrines serait plus spécifique.

Au cours de la maladie de Wilson, les dépôts de cuivre cutanés sont responsables d'une pigmentation bleutée des membres inférieurs et des lunules, exceptionnelle mais caractéristique (*cf.* chapitre 19).

RÉFÉRENCES

1. Ammoury A. et coll., *Arch Dermatol.* 2008, *144*, 92.
2. D'Agostino M.L. et coll., *J Cutan Pathol.* 2009, *36*, 799.
3. Wadhera A. et coll., *Dermatol Online J.* 2005, *1*, 11.
4. Tung E.E. et coll., *J Eur Acad Dermatol Venereol.* 2006, *20*, 1147.
5. Mistry J.B. et coll., *Rare Dis.* 2013, *1*, e27475.
6. Simmons B.J. et coll., *Am J Clin Dermatol.* 2015, *16*, 205.
7. Semkova K. et coll., *Clin Dermatol.* 2015, *33*, 483.
8. Chevrant-Breton J. et coll., *Arch Dermatol.* 1977, *113*, 161.

9-4 Autres aspects de la pigmentation cutanée humaine

Particularités des peaux génétiquement pigmentées

J.-J. Morand

La distinction clinique des individus uniquement selon le degré « visuel » de coloration de la peau ne peut être que subjectif ; c'est pourquoi il vaut mieux utiliser le terme relatif de peaux hyperpigmentées ou tout simplement pigmentées, en spécifiant le caractère génétique de cette caractéristique et en comprenant bien qu'un seul critère phénotypique, la peau pigmentée, ne permet pas d'identifier une population raciale génétiquement homogène d'où découleraient des caractéristiques physiopathogéniques, d'autant plus que l'on observe dorénavant dans le monde *tous les intermédiaires de dégradés* qu'ont permis les migrations de populations et le métissage [1, 2].

Histologiquement, la distinction de coloration résulte d'une *mélanisation* (grains de pigment des mélanocytes ou mélanosomes de plus grande taille) et d'une *pigmentation* (conservation du pigment dans les kératinocytes jusqu'à la superficie de l'épiderme) statistiquement différentes.

La pigmentation naturelle des peaux génétiquement pigmentées n'est ni homogène ni uniforme. Ainsi, les paumes et les plantes sont moins pigmentées (hormis sur les plis de flexion) au contraire des zones périorbitaires, péribuccales et des zones photo-exposées.

Les lignes dites de « démarcation » ou lignes de Fuchter-Voigt (moindre pigmentation de la face antéro-interne du bras comparativement à la zone postéroexterne) sont bien mieux visualisées chez les sujets pigmentés.

On observe plus volontiers chez le nouveau-né africain, maghrébin ou asiatique, préférentiellement dans la région lombosacrée, une macule unique ou multiple, mal limitée, bleutée ou gris ardoisé, nommée *tache mongolique* qui correspond à l'accumulation dermique de mélanocytes par arrêt de leur migration ; elle disparaît spontanément durant l'enfance.

L'hyperpigmentation mélanique gris bleuté ou brune des muqueuses buccales, notamment des faces vestibulaires des gencives, de la face interne des joues et plus rarement du palais est physiologique et n'apparaît nettement qu'à l'adolescence. La pigmentation de la langue est moins systématique.

Au sein d'une même ethnie, on peut observer des différences de pigmentation significative selon le sexe et l'âge (les hommes adultes sont statistiquement plus pigmentés que les femmes, les enfants et les vieillards) et évidemment selon l'exposition solaire.

La sémiologie des principales dermatoses est modifiée sur une peau génétiquement pigmentée en raison de cette différence de pigmentation.

La coloration rouge, érythémateuse, d'une dermatose inflammatoire n'est bien perçue que sur une peau peu pigmentée. L'inflammation se traduit plus volontiers par un *teint grisâtre, ardoisé* ou bien une couleur *brun orangé*. Le purpura est parfois difficile à distinguer sur une peau très foncée.

L'atteinte muqueuse au niveau de la face ventrale de la langue et des conjonctives est mieux visualisée tout comme pour l'ictère et l'anémie.

L'évolution dyschromique est bien plus visible :

– *plus pigmentogène* lors d'incontinence pigmentaire dermique post-inflammatoire qui résulte soit de l'effraction de la couche basale et du passage de mélanine dans le derme lors de lichen, soit de la nécrose cellulaire lors d'érythème pigmenté fixe, soit encore de la spongiose et de l'inflammation lors d'eczéma lichénifié par exemple. *En pratique*, les hypermélanoses acquises sont fréquentes ; d'une part le sujet noir peut bronzer : cette pigmentation augmente le contraste entre les inégalités de coloration congénitales ou bien les variations pigmentaires cicatricielles existantes. Les phénomènes de photosensibilisation ou de phototoxicité ne sont pas rares ; le mélasma (chloasma) est fréquent, surtout depuis la généralisation de la contraception orale. Les agressions cutanées physiques sont nombreuses (friction avec un gant de crin, brossage gingival) ;

– *plus hypochrome* lors d'accélération de la kératinisation avec *diminution du transfert de mélanine* dans les kératinocytes (dermite séborrhéique, eczématides, parapsoriasis, etc.), ou de mécanisme plus variables : atteinte des mélanocytes lors de pityriasis versicolor, atrophie épidermique lors de sclérodermie, infiltrats inflammatoires lors de lèpre avec modification de la mélanisation et du transfert kératinocytaire, production d'anticorps et/ou de molécules endogènes ou exogènes cytotoxiques inhibant le processus de mélanogénèse lors du vitiligo. *En pratique*, les hypochromies sont mieux contrastées : le problème majeur est évidemment d'identifier, en zone d'endémie, une lèpre ; la recherche d'une hypoesthésie et surtout d'un trouble de la sudation doit être systématique. Le vitiligo peut être trompeur dans sa forme « minor » ou bien comporter un aspect trichrome.

La conjonction d'hypo et d'hyperchromie est fréquente soit parce que l'on peut observer simultanément des lésions séquellaires et des éléments actifs de la dermatose (lupus, sclérodermie, leucomélanodermie des tréponématoses endémiques), soit parce que les mécanismes pigmentogènes et achromiants se combinent (onchocercose, prurigo excorié).

En Afrique noire, l'abus des corticoïdes locaux est fréquent chez les femmes et outre l'*hypochromie*, on peut observer à long terme diverses complications que sont l'*acné*, les *vergetures*, l'*atrophie cutanée*, les *infections* cutanées fongiques (dermatophytie), bactériennes (folliculite, érysipèle ou même fasciite nécrosante) ou virales (herpès).

La pseudo-ochronose exogène résulte d'une réaction de type photo-immuno-allergique, après utilisation cosmétique répétée de produits dépigmentants contenant de l'hydroquinone et se traduit par des micropapules confluentes foncées prédominant aux régions découvertes (face, décolleté), contrastant avec les zones éclaircies adjacentes (*cf.* chapitre 13) [3].

Concernant les cancers cutanés, la photoprotection naturelle des peaux génétiquement pigmentées est plus performante, expliquant la rareté du **carcinome** basocellulaire chez les sujets noirs (< 5 % de l'ensemble des cancers cutanés contre plus de 65 % chez le sujet blanc) alors qu'il est très fréquent chez l'*albinos* dans ces ethnies. Le **carcinome épidermoïde** est le plus fréquent des cancers cutanés sous les tropiques et complique surtout les ulcérations chroniques notamment de jambe, quelle que soit leur cause (phagédénique une fois sur deux). Moins fréquent en valeur absolue que chez l'individu blanc, le **mélanome** représente chez le sujet noir en valeur relative la 3e cause de cancer cutané (après les carcinomes et les sarcomes) ; il se localise presque exclusivement en distalité avec par ordre de fréquence, *la plante des pieds et les talons* (représentant plus de deux tiers des mélanomes alors qu'on estime à moins de 7 % la fréquence de cette topographie sur peau blanche), les tissus périunguéaux et les paumes des mains.

Les différences de prévalence des maladies classiquement rapportées pour les individus à peau « noire » sont surtout liées en fait à des déterminismes géographiques : la plupart des sujets hyperpigmentés vivent dans les régions tropicales où naturellement les infections et parasitoses prédominent [4]. Les dermatoses classiques ne constituent pas alors, sauf dans les grandes villes, un motif essentiel de consultation.

Psoriasis. Si l'on prend l'exemple du psoriasis peu décrit sur peau noire, il est de façon indiscutable, malgré l'absence de statistiques précises, plus rare en Afrique et de façon générale sur peau pigmentée car même si l'on considère la difficulté d'accès aux soins pour les pathologies sans risque vital et les erreurs diagnostiques, la chronicité de cette pathologie en ferait, si son incidence était non négligeable, un motif important de consultation. Les explications avancées de cette prévalence moindre sont diverses : rôle bénéfique de l'exposition au soleil, terrain génétique différent, agent déclenchant éventuellement infectieux plus fréquent en dehors des tropiques, rôle du stress favorisé par le mode de vie des pays industrialisés, etc.

Chéloïdes. Inversement, les chéloïdes sont globalement plus fréquentes, volontiers plus exubérantes, chez le sujet « noir » surtout sous les tropiques : cela pourrait résulter à la fois d'un phénomène d'isolat avec majoration de la transmission génétique de l'affection mais aussi d'une induction par des pratiques rituelles (incisions, scarifications avec un rôle aggravant de substances colorantes ou hémostatiques indigènes).

Les entités qui étaient considérées comme assez spécifiques de la « peau noire » ont été depuis décrites sur peau peu pigmentée : *Dermatosis papulosa nigra* (équivalent de kératoses séborrhéiques, prédominant en grand nombre à la face apparaissant à partir de l'adolescence), aïnhum (constriction fibreuse progressive du pli digitoplantaire avec lyse osseuse aboutissant à l'amputation spontanée de l'orteil), kératodermie ponctuée palmaire, hypomélanose maculeuse confluente et progressive du métis mélanoderme (ou dyschromie créole, souvent confondue avec le pityriasis versicolor dans sa phase séquellaire hypochrome) qui correspond à un mosaïcisme lié au métissage.

Les différences capillaires avec la plupart des noirs africains sont désormais rapportées chez des sujets du pourtour méditerranéen. Elles ne sont d'ailleurs pas liées génétiquement à l'hyperpigmentation cutanée puisque les sujets indiens ou asiatiques hyperpigmentés n'ont pas ces caractéristiques. Les cheveux, les poils de barbe sont ainsi crépus, noirs, plus courts et moins denses ; les follicules pilaires anagènes ont une implantation dermique profonde presque horizontale et les tiges pilaires qui en sont issues ont une section elliptique ou aplatie et un trajet en hélice serrée dont la spirale s'amorce avec l'émergence du cheveu à la surface cutanée.

La pseudo-folliculite de barbe, l'acné chéloïdienne de la nuque (qui en réalité n'est ni une acné ni une chéloïde), le *pseudofolliculitis capitis* du cuir chevelu correspondent à une périfolliculite chronique et résultent d'un rasage trop court des cheveux crépus avec incarnation pilaire, réaction granulomateuse et fréquente surinfection. L'ultrastructure du cheveu crépu spiralé majore par ailleurs le risque de nœuds et de fracture du cheveu lors du peignage ; on comprend qu'un tressage complexe favorise une alopécie dite de traction, le plus souvent réversible, ce qui n'est pas le cas de l'alopécie après défrisage du cheveu crépu (*hot comb alopecia*) (*cf.* chapitre 15-2) [3-5].

RÉFÉRENCES
1. Mahé A., *Nouv Dermatol*. 2001, *20*, 294.
2. Morand J.J., *Méd Int*. 2003, *24*, 13.
3. Mahé A., *Dermatologie sur peau noire*. Doin, Paris, 2000.
4. Morand J.J., *Peau noire : dermatologie des peaux génétiquement pigmentées et des maladies exotiques*. Lavoisier, Paris, 2002.
5. Fitoussi C. et coll., *Dermatologie sur peau noire en France métropolitaine*. Flammarion, Paris, 2003.

Tatouages volontaires décoratifs

N. Kluger

Le tatouage permanent décoratif désigne l'introduction de pigments et de colorants à travers l'épiderme par piqûres de la peau à des profondeurs variables du derme pour produire un dessin quasi permanent. Il connaît de nos jours un renouveau et une popularité grandissante auprès de toutes les couches de la société. L'introduction de pigments ou de colorants exogènes n'est pas sans risque et expose à diverses complications dont la fréquence est mal connue et la survenue souvent imprévisible. Même si ces complications restent rares, le dermatologue pourra y être confronté de plus en plus puisque la jeune génération est clairement une génération « tatouée ». Une connaissance des tatouages est de nos jours indispensable pour permettre au médecin une prise en charge optimale des possibles complications sur tatouage et de prodiguer les conseils aux patients désireux d'avoir un tatouage ou un « détatouage ».

Épidémiologie

De nos jours, on estime que 10 à 20 % de la population générale sont tatoués dans les pays occidentaux. En France, ce chiffre serait de 10 % selon un sondage datant de 2010. Il s'agit d'une jeune génération, celle née entre la fin des années soixante-dix et le début des années quatre-vingt. La majeure partie des personnes tatouées est actuellement âgée entre 20 et 40 ans. L'influence de l'environnement direct est forte, puisque dans 70 à 90 % des cas, un membre de l'entourage (famille, amis) est déjà tatoué. Le tatouage n'est plus restreint aux hommes et les femmes ont depuis longtemps cédé cette pratique. En Australie ou aux États-Unis, dans certaines tranches d'âge, la prévalence de tatouage est d'ailleurs plus importante chez les femmes que les hommes. Bien qu'il soit trouvé dans toutes les classes de la société, le tatouage reste plus fréquent statistiquement dans les classes socio-économiques et éducatives basses. Le premier tatouage est habituellement réalisé avant l'âge de 35 ans. Quatre-vingt-dix pour cent des individus choisissent d'aller chez un tatoueur « professionnel ». La proportion de tatouage à domicile est estimée à 2-3 %, mais ce chiffre est peut-être sous-évalué [1].

Aspects psychologiques et psychiatriques

De nombreuses études sur les aspects psychosociologiques et psychiatriques des modifications corporelles ont été menées depuis le xixe siècle. Elles concernaient souvent des groupes sélectionnés (sujets incarcérés, hospitalisés dans des instituts mentaux, militaires). Les études actuelles portent plutôt sur les jeunes et les adolescents. Devant ces biais et les effets de petite cohorte, la prudence reste de mise quant à la généralisation des résultats à l'ensemble des tatoués. Avec près de 10 à 20 % d'individus tatoués, le tatouage n'est pas systématiquement l'expression d'une déviance. De plus, il existe probablement différents «profils» de tatoués [2]. Enfin, de nombreux facteurs ne sont souvent pas toujours pris en compte dans les études (âge du 1er tatouage, choix des motifs, nombre de tatouages, localisation, autres modifications corporelles, rapidité d'acquisition des tatouages).

Les motivations poussant un individu à se tatouer sont personnelles, multiples et souvent intriquées. Elles comprennent : l'esthétique du tatouage, la volonté d'exprimer son individualité, l'expression de valeurs personnelles, l'endurance physique face à la douleur de l'acte, la résistance à la société, l'appartenance à un groupe social ou culturel, la dépendance aux tatouages et enfin l'impulsivité [3].

Le tatouage permet l'achèvement de l'identité personnelle d'un individu, renforce l'ego, compense les insuffisances perçues par l'individu lui-même et contribue améliorer l'estime de soi. Pour certains, il permet de reprendre le contrôle de son corps, physiquement malade ou bien en cas d'abus sexuel. D'ailleurs, 20 à 30 % des tatoués se considèrent comme «plus sexy», plus rebelles et plus attirants avec leurs tatouages. Chez les adolescents, le tatouage peut avoir un rôle dans la construction de soi et dans l'expression identitaire. La recherche de sensation est également une motivation. Une grande partie des adolescents tatoués se considèrent eux-mêmes comme «preneurs de risque». Le tabagisme et la consommation de drogues récréatives (cannabis) sont plus fréquents chez les personnes tatouées. Elles ont un nombre plus important de partenaires sexuels sur l'ensemble de leur vie, mais il n'existe pas de différence dans le statut marital, l'orientation sexuelle ou le risque d'infections sexuellement transmissibles comparés à la population générale.

Un tatouage n'est pas un indicateur de comportement à risque *en soi*, mais il pourrait être associé à d'éventuels comportements à risque dans certains sous-groupes d'individus tatoués.

Méthodes

En France, on dénombre environ entre 2 000 et 3 000 tatoueurs «professionnels», mais il n'existe aucune formation, ni diplôme sanctionnant les compétences du «professionnel».

Les dispositions réglementant la mise en œuvre des techniques de tatouage par effraction cutanée, y compris de maquillage permanent et de perçage corporel, sont inscrites dans le code de la santé publique (articles R.1311-1 à R.1311-13 et articles R.1312-9 à R.1312-13, décret 2008-149). La déclaration des activités de tatouage et la formation des professionnels aux règles d'hygiène et de salubrité sont obligatoires.

Le tatouage est habituellement réalisé dans un salon professionnel, plus rarement, lors d'une «convention». Avant la séance, la peau est inspectée à la recherche de lésions qui pourraient interférer avec le tatouage. La zone est rasée et désinfectée. Le dessin est transféré sur la peau ou réalisé avec un stylo dermographique ou, plus rarement, tatoué directement à main levée. Les tatoueurs utilisent actuellement un *dermographe*, dont l'extrémité inférieure contenant l'aiguille est plongée dans un récipient à usage unique contenant une petite quantité d'encre avant d'être appliqué sur la peau. Le pigment est déposé dans la peau dès que le dermographe est mis en route. Durant le tatouage, tout le pigment non absorbé ainsi que les gouttes de sang qui apparaissent au fur et à mesure sont nettoyés de la zone par du coton, du désinfectant et chaque couleur est fixée par de la vaseline. La douleur liée au tatouage varie selon la localisation et les aiguilles utilisées. Aucun anesthésique local ou injectable n'est utilisé. La durée de la séance est variable. Une fois que le tatouage est achevé, la zone est nettoyée et désinfectée. Une couche de vaseline est appliquée ainsi qu'un pansement. Les soins après tatouage consistent en un lavage à l'eau claire et au savon 2 fois/j associé à l'application répétée au minimum 2 à 3 jours d'une couche épaisse de pommade cicatrisante. L'application de crèmes antibiotiques ou antiseptiques n'est pas justifiée. Divers conseils sont prodigués : éviter les traumatismes et les frottements, le contact avec l'eau chlorée ou salée, l'exposition solaire en phase de cicatrisation. Le délai entre les séances est habituellement de 2 à 3 semaines.

Les encres de tatouages sont un mélange de pigments (inorganiques ou organiques), de solvants (eau, alcool, etc.), de liants (polyéthers, etc.) et d'additifs. La majeure partie des encres de tatouage sont fabriquées hors de l'Europe (70-80 % des cas). Les produits américains tendent à être utilisés par les professionnels alors que les produits asiatiques sont utilisés par les tatoueurs à domicile. Devant l'opacité du marché des encres de tatouage, en 2008, le conseil de l'Europe a adopté une résolution (ResAP[20081]) sur les exigences et les critères d'innocuité des tatouages et des maquillages permanents. Cette dernière s'applique à la composition et à l'étiquetage des produits servant au tatouage et au maquillage permanent, à l'évaluation des risques avant la commercialisation des produits, aux conditions d'application des tatouages et des maquillages permanents, et à l'obligation d'informer le public et les consommateurs des risques sanitaires du tatouage et du maquillage permanent et de cette pratique. Chaque gouvernement reste libre d'imposer une réglementation plus stricte. Cependant, les fabricants européens respectent cette résolution et évitent les ingrédients bannis par le ResAP(2008)1 [4].

Complications dermatologiques

La fréquence précise des complications cutanées est encore mal connue à ce jour. Elle varie entre 2 et 27 % selon les études et les symptômes étudiés.

Près d'un tiers des tatoués se plaint de symptômes mineurs (prurit, gonflement) sur une ou plusieurs parties de leurs tatouages [5].

De nombreuses classifications des complications sur tatouage sont possibles, mais elles sont toutes imparfaites. On peut les distinguer selon leur durée d'évolution (aiguë, subaiguë et chronique) ou leur délai de survenue (aiguës et retardées), mais les réactions d'hypersensibilité et/ou certaines infections peuvent survenir dans des délais très variables.

Une classification anatomoclinique (infections, hypersensibilité, tumeurs bénignes et malignes, dermatoses chroniques sur tatouage, etc.) nous semble la plus simple en pratique [6].

Complications aiguës

Immédiates ou durant la phase de cicatrisation du tatouage, elles comprennent une réaction inflammatoire de gravité variable avec douleur/sensibilité, augmentation de la chaleur locale, induration des traits, saignement voire hématome, eczéma de contact à un topique cicatrisant ou antiseptique, diffusion de la couleur dans l'hypoderme (*tattoo blow-out*), surinfection bactérienne locale et adénopathies localisées transitoires [7].

Complications infectieuses sur tatouage

Les complications infectieuses liées à l'introduction de germe durant la séance ou la phase de cicatrisation comprennent les surinfections bactériennes superficielles (impétigo, furonculose, ecthyma) et profondes (érysipèle, cellulite, gangrène, septicémie). Les cas d'infections mortelles sont rares actuellement et ne surviennent qu'en cas de tatouage à domicile ou utilisant des méthodes traditionnelles sans apepsie ni hygiène. Le diagnostic d'infection locale à un germe pyogène est facile : pus, inflammation locale, survenue rapidement après la séance. *Une infection à pyogène peut être restreinte à une seule couleur* et ne doit pas faire éliminer cette possibilité. En revanche, une infection à pyogène ne survient pas après cicatrisation complète du tatouage. La syphilis d'inoculation a totalement disparu de nos jours.

Des cas de mycobactérioses atypiques ont été rapportés par utilisation d'eau du robinet pour diluer l'encre. Elles doivent être évoquées devant une éruption papulopustuleuse restreinte à certains tracés du tatouage, bien souvent gris. De plus, la survenue de plusieurs cas chez un même tatoueur doit faire évoquer la possibilité d'une épidémie.

La tuberculose cutanée, la lèpre et le tétanos restent des complications beaucoup plus rares.

Des cas d'efflorescence de verrues et de molluscums contagiosums sur tatouage ont été observés dans des délais variables, sans que le mécanisme précis d'inoculation ait été établi, avec des lésions en nombre et en taille variables, apparues entre 1 mois et 10 ans après tatouage. Une restriction de l'éruption à une seule couleur n'est pas rare [8]. Les complications infectieuses cutanées sont résumées dans l'encadré 9.2.

> **Encadré 9.2**
>
> **Complications infectieuses aiguës et chroniques sur tatouages**
>
> **Infections à germes pyogéniques**
> – Folliculite
> – Furonculose
> – Érysipèle
> – Fasciite nécrosante
> – Gangrène
> – Risque de décès
>
> **Infections à germes atypiques**
> – Mycobactériose atypique
> – Tuberculose cutanée
> – Lèpre
> – Syphilis (historique)
> – Tétanos
> – Chancre mou
> – Diphtérie
>
> **Infections virales**
> – Verrues
> – Molluscums contagiosums
> – Herpès
>
> **Infections mycosiques et parasitaires**
> – Dermatophyties
> – Leishmaniose
> – Aspergillose
> – Zygomycose
> – Sporotrichose
> – Mycétomes

Réactions d'hypersensibilité aux colorants de tatouage

L'introduction de corps étrangers dans la peau peut déclencher une réponse toxique ou immunologique. Des réactions ont été rapportées à toutes les couleurs, *le rouge (le rose et le violet) restant le plus pourvoyeur de réactions allergiques*. Malgré le retrait du sulfure de mercure, le risque de réactions perdure. Diverses réactions ont été rapportées : réactions lympho-histiocytaires, lichénoïdes, eczématiformes, granulomateuses, sarcoïdosiques et pseudo-lymphomateuses. Elles surviennent dans des délais variables allant de quelques semaines à une dizaine d'années après une période de «quiescence».

Une photosensibilité est parfois rapportée. L'aspect clinique est peu spécifique quelles que soient les réactions : des papules ou des nodules érythémateux, prurigineux, parfois squameux, indurés à la palpation, avec parfois une photoaggravation ou un photodéclenchement, jusqu'à une infiltration complète de toute la couleur, et exceptionnellement des lésions nécrotiques. La fréquence de cette complication est difficile à établir mais il est probable qu'il s'agisse de la complication la plus fréquente. Il n'est pas rare que les tatoués rapportent que leur tatouage «gonfle» ou «gratte» de temps à autre en fonction du stress ou de l'exposition solaire.

Les patch-tests ne sont pas utiles en raison de résultats discordants. Les tests intracutanés (injection intradermique de pigment) semblent plus appropriés, mais ne sont pas toujours positifs ou réalisés pour des raisons éthiques. Un prélèvement histologique reste indispensable car toute réaction granulomateuse doit faire rechercher systématiquement une sarcoïdose systémique. Une réaction lichénoïde doit faire éliminer de principe un lichen plan cutané ou muqueux. Les réactions peuvent se résoudre spontanément ou persister pendant des mois ou des années.

Le traitement est habituellement difficile : dermocorticoïdes, corticothérapie intralésionnelle ou systémique, tacrolimus. En dernier recours, l'exérèse chirurgicale du tatouage ou la destruction par lasers CO_2 ou Nd:Yag peut être proposée [7].

Complications tumorales

Les cancers cutanés sur tatouage sont actuellement considérés comme fortuits [9]. La surveillance clinique et dermoscopique des nævus est rendue plus difficile en raison des tatouages.

Le mélanome est le plus «fréquemment» rapporté. La lésion se développe le plus souvent *de novo* au sein du tatouage. L'évolution chronique n'alarme pas le patient qui ne consulte que lorsque la lésion devient volumineuse ou hémorragique.

Plusieurs cas de carcinomes basocellulaires ont été décrits, dans des délais très variables (1 à 55 ans après tatouage), ainsi que des cas de carcinomes épidermoïdes et de kératoacanthomes, isolés ou éruptifs. Ces derniers sont principalement observés sur le rouge et surviennent rapidement au décours du tatouage. La découverte d'une hyperplasie pseudo-épithéliomateuse massive doit inciter à une exérèse complète de la lésion pour éliminer un carcinome épidermoïde (encadré 9.3).

> **Encadré 9.3**
>
> **Complications tumorales sur tatouage**
>
> **Tumeurs malignes**
> – Mélanome
> – Carcinome basocellulaire
> – Carcinome épidermoïde
> – Kératoacanthome isolé ou éruptif
> – Hyperplasie pseudo-épithéliomateuse
> – Tumeurs anecdotiques : lymphome cutané, dermato-fibrosarcome de Darier Ferrand, léiomyosarcome
>
> **Tumeurs bénignes**
> – Kératoses séborrhéiques
> – Histiocytofibromes

Complications diverses

Les dermatoses non infectieuses, non tumorales et non allergiques pouvant survenir sur tatouage sont nombreuses. L'encadré 9.4 résume de façon aussi exhaustive que possible les complications qui ont été rapportées sur tatouage. Il s'agit principalement de localisations spécifiques de dermatoses chroniques préexistantes

Troubles de la pigmentation cutanée

9-4 Autres aspects de la pigmentation cutanée humaine

au site du tatouage par phénomène de Koebner, principalement le **psoriasis**, le **vitiligo** ou le **lichen plan**. Un patient doit donc être prévenu de ce risque non vital, soit en évitant un tatouage, soit en évitant de le réaliser en période de poussée de la maladie ou en cas de phénomène de Koebner déjà connu. Un patient pourra toujours développer au cours de sa vie une lésion sur un tatouage, de façon fortuite ou non. Une **sarcoïdose** peut être révélée par une réaction granulomateuse sur tatouage et aboutir au diagnostic d'une sarcoïdose systémique méconnue. Enfin, une épilation au laser d'une zone tatouée est impossible car elle expose au risque de **brûlures sur tatouage** et de **cicatrisations hypertrophiques/chéloïdes**.

> **Encadré 9.4**
>
> **Dermatoses diverses sur tatouage**
> - Sarcoïdose
> - Psoriasis
> - Lupus cutané (discoïde, subaigu)
> - Vitiligo
> - Vasculite cutanée
> - Lichen plan
> - Lichen scléroatrophique
> - Maladie de Darier
> - Dermatoses perforantes
> - Granulome annulaire
> - Nécrobiose lipoïdique
> - Grains de millium
> - Kystes épidermoïdes
> - *Pyoderma gangrenosum*
> - Nævus traumatisé par un tatouage récent
> - Brûlures par épilation laser sur tatouage

Complications extracutanées

Le risque de transmission de l'hépatite C, ainsi que de l'hépatite B et du VIH, est craint en raison de l'effraction du derme papillaire, de la suffusion sanguine durant le tatouage et l'utilisation d'aiguille. La première épidémie d'hépatite chez plusieurs clients tatoués date des années cinquante. De nos jours, en l'absence d'erreur d'hygiène et d'asepsie, de stérilisation du matériel et de l'absence de réutilisation des mêmes aiguilles entre deux clients, ce risque est devenu théorique dans les studios professionnels (urbanus). En revanche, ce risque persiste dans toutes autres situations ne garantissant pas l'application de ces mêmes règles (tatouage à domicile, en prison, ou tatouage «traditionnel» sans stérilisation).

Les sepsis après tatouage sont exceptionnels de nos jours. Il faut surtout évaluer la possibilité d'un tatouage chez un patient avec une maladie immunodéprimante ou un traitement immunosuppresseur puissant. Quelques cas d'endocardite incitent à adresser le patient chez le cardiologue en cas de cardiopathie préexistante.

La migration de pigments de tatouage vers les ganglions de drainage est constante sans qu'il semble à ce jour que la présence de pigments dans les ganglions ait un impact quelconque sur leur fonction. *Virtuellement, tous les tatoués ont des ganglions chargés en pigment durant toute leur vie.* Parfois, des **adénopathies locorégionales**, pouvant aller jusqu'à 3 cm de diamètre, peuvent être palpées, et être sensibles. Elles sont soit transitoires juste au décours du tatouage et régresser rapidement, soit parfois apparaître plus tard, et à distance du tatouage. Le diagnostic d'adénopathie réactionnelle au pigment de tatouage reste un diagnostic d'élimination. *Une biopsie s'avère malheureusement nécessaire notamment devant des adénopathies unilatérales chez un sujet jeune*, et ce d'autant plus si le patient est suivi pour un cancer. Leur découverte peut être fortuite sur une imagerie, parfois avec une *fixation anormale des traceurs de PET-scan* amenant à craindre à tort une métastase, ou d'emblée lors d'un curage ganglionnaire prévu pour une autre raison. Des *hyperdensités au scanner et des signaux hyperéchogènes* à l'échographie sont également possibles. De même, *le problème de ces adénopathies noires se pose également lors de la réalisation de ganglion sentinelle*. Macroscopiquement, les ganglions peuvent apparaître gris ou noirâtres mais le pathologiste confirme le caractère bénin du processus avec une hyperplasie folliculaire et une histiocytose sinusale avec des histiocytes chargés de pigments. La mention de la présence d'un tatouage sur un site de drainage ganglionnaire est indispensable sur toute demande d'analyse d'une biopsie/curage ganglionnaire. Par ailleurs, de **fausses calcifications axillaires** lors de mammographies ont été rapportées à plusieurs reprises [10].

Enfin, de nombreuses complications anecdotiques ont été rapportées au décours de tatouage sans qu'un lien clair puisse être à ce jour établi (douleur neuropathique sur tatouage, plexopathies brachiales, pneumopathie interstitielle, rhumatisme psoriasique, etc.).

> **Situations à risque où la possibilité d'un tatouage devrait être discutée avec le médecin traitant/référent voire contre-indiquée**
>
> - Antécédent de réaction sur tatouage à une couleur[1]
> - Antécédent personnel de mélanome
> - Antécédent familial de mélanome
> - Syndrome des nævus atypiques
> - Antécédent de pathologie systémique immunodéprimante (leucémie, etc.)
> - Prise d'un ou de traitements immunosuppresseurs
> - Cardiopathie préexistante (risque d'endocardite)
> - Troubles de l'hémostase congénitale ou acquise (hémophilie, Von Willebrand, etc.)
> - Grossesse[2]
> - Allaitement[2]
>
> 1. Contre-indication à un tatouage avec la même couleur ou une couleur « sœur ».
> 2. Stricte contre-indication pour l'auteur.

Méthodes de détatouage

Les techniques de détatouage consistent en un retrait soit de la peau tatouée *in toto*, soit seulement des pigments introduits. Cependant, toutes sont douloureuses, coûteuses, inconstamment efficaces ou à risque de complications esthétiques. La dermabrasion, la salabrasion ou la destruction thermique (électrocautérisation, cryothérapie) ne sont plus pratiquées.

Les «crèmes de détatouage», retrouvées principalement sur internet, n'ont pas fait preuve de leur efficacité. Il s'agit ici d'escroqueries visant un public de patients à la recherche de méthodes bon marché. Elles peuvent parfois contenir des agents blanchissants. Ces crèmes exposent à un risque de complications allergiques voire de brûlures caustiques.

L'extraction chimique, en vogue au XIXe siècle (méthode Variot), connaît également un renouveau de nos jours. Les produits notamment à base d'acide lactique, introduits par tatouage dans le derme comme méthode de détatouage, sont à éviter en raison des risques de brûlures caustiques et de cicatrices par mésusage [11].

Autres aspects de la pigmentation cutanée humaine

Enfin, il reste la possibilité au patient de faire un recouvrement du tatouage par un nouveau ou de le camoufler en utilisant des fonds de teint.

De nos jours, seuls deux traitements gardent une indication dans l'indication du détatouage : la chirurgie et le laser.

La chirurgie garde une place en cas de tatouage de petite taille sur des zones de faible tension au prix d'une cicatrice linéaire. Les tatouages de plus grande taille nécessitent un geste plus lourd (lambeaux, greffe, expansion cutanée). Certains patients sont parfois demandeurs de ce type de chirurgie, malgré la rançon cicatricielle.

Les lasers sont utilisés depuis les années soixante dans cette indication.

Choix du laser optimal. Les lasers rubis et argon ont été les premiers utilisés. Le laser rubis n'est plus employé car il est le plus pourvoyeur de cicatrices hypertrophiques. Le laser CO_2 aboutit à des cicatrices importantes avec un résultat partiel et est moins utilisé en pratique courante. Jusqu'à peu, les lasers déclenchés (Q-Switched, QS) – produisant une impulsion unique très courte de l'ordre de la nanoseconde – étaient les lasers de choix : alexandrite, rubis, néodyme : yttrium-aluminium-garnet (Nd : Yag) [12]. La chaleur délivrée lors de l'impact induit la libération du pigment hors des cellules et son élimination par voie lymphatique ou transépidermique. À chaque couleur correspond une longueur d'onde donnée efficace. Le choix du laser QS est fonction de la couleur du pigment. Néanmoins, les pigments peuvent devenir réfractaires à un laser par des modifications induites par le traitement et un autre laser doit être utilisé pour traiter les pigments restants. Récemment, les nouveaux lasers picosecondes donnent des résultats prometteurs avec une meilleure efficacité et moins d'effets secondaires en raison de fluence plus basse [13]. En théorie, posséder un seul laser ne permettrait que de traiter les tatouages noirs et bleu foncé. Les tatouages multicolores peuvent nécessiter une combinaison de plusieurs lasers différents. En pratique, le laser Nd : Yag offre le meilleur compromis. Il peut enlever presque toutes les couleurs (noir et bleu noir en 1 064 nm, rouge, jaune et pourpre en 532 nm, certains verts). La couleur la plus difficile à éliminer reste le vert ou bleu turquoise, quel que soit le laser, même alexandrite. Les effets du laser sur la composition des pigments et leurs éventuelles modifications chimiques vers un composé plus toxique sont très mal connus. Une meilleure législation sur la fabrication d'encre de tatouage est indispensable pour développer des pigments faciles à éliminer et sans risque de production de composés secondaires toxiques.

Le patient doit être informé des modalités du traitement : durée (2 mois d'intervalle entre chaque séance), coût, importance des soins locaux et risque que le tatouage reste quelque peu visible.

Les tatouages amateurs ou tribaux se retirent plus vite (monochrome, pigments moins denses, disposition hétérogène à diverses profondeurs du derme) que les tatouages professionnels (multicolore, dépôts plus denses à la jonction derme papillaire – derme réticulaire). Une disparition complète du tatouage n'est pas toujours possible. Le traitement est douloureux et nécessite une anesthésie locale. Les soins locaux après traitement comprennent l'application de pansement gras jusqu'à la chute des croûtes dans la semaine suivant le traitement.

Complications potentielles liées au laser. Ce sont des troubles pigmentaires (hypopigmentation transitoire ou permanente, hyperpigmentation post-inflammatoire chez les sujets aux carnations foncées) et des cicatrices atrophiques. *Une pigmentation paradoxale* permanente du tatouage peut survenir en cas de présence de titane ou d'oxyde de fer dans certains pigments (tatouage de couleur blanche, rose ou chair). La réalisation d'une zone test est indispensable en cas de tatouage coloré. Le laser Nd : Yag 1064 nm serait plus adapté chez les patients à peau pigmentée car la mélanine absorbe mal à cette longueur d'onde. Enfin, de *rares cas de réactions systémiques* après traitement de tatouage avec une réaction locale allergique préexistante ont été rapportés. Certains conseillent dans ce cas l'abstention du traitement par laser ou un traitement local préalable par des corticoïdes.

RÉFÉRENCES

1. Kluger N., *Ann Dermatol Venereol.* 2015, *142*, 410.
2. Latreille J. et coll., *J Eur Acad Dermatol Venereol.* 2011, *25*, 181.
3. Wohlrab S. et coll., 2007, *4*, 87.
4. Laux P. et coll., *Lancet.* 2015, *387*, 395.
5. Høgsberg T. et coll., *J Eur Acad Dermatol Venereol.* 2013, *27*, 846.
6. Kluger N., *Expert Rev Clin Immunol.* 2010, *6*, 363.
7. Kluger N., *Am J Emerg Med.* 2012, *30*, 2055.
8. Kluger N., *Med Mal Infect.* 2011, *41*, 115.
9. Kluger N. et coll., *Lancet Oncol.* 2012, *13*, e161.
10. Kluger N., *Presse Med.* 2014, *43*, 529.
11. Kluger N., *Int J Dermatol.* 2015, *54*, 13.
12. Bernstein E.F., *Clin Dermatol.* 2006, *24*, 43.
13. Saedi N. et coll., *Arch Dermatol.* 2012, *148*, 1360.

10
Dermatoses des états auto-inflammatoires et auto-immuns

Coordinateur : D. Lipsker

10-1	Approche nosologique des maladies inflammatoires. D. Lipsker	443
10-2	Urticaires. F. Engel, D. Lipsker	447
10-3	Hypodermites. I. Masouyé, J.-H. Saurat, D. Lipsker	457
10-4	Signes cutanés du lupus érythémateux D. Lipsker, J.-H. Saurat	466
10-5	Dermatomyosite. J.-D. Bouaziz, T. Bounfour, M. Rybojad	479
10-6	Sclérodermies systémiques E. Puzenat, C. Laresche, A.-S. Dupond, F. Aubin, D. Lipsker	486
10-7	Morphées. E. Puzenat, C. Laresche, A.-S. Dupond, F. Aubin, D. Lipsker	496
10-8	Lichen scléroatrophique. J.-D. Bouaziz, J.-H. Saurat	500
10-9	Lichen plan et dermatoses lichénoïdes. C. Lenormand, D. Lipsker, J.-H. Saurat	503
10-10	Pemphigus. P. Joly, L. Borradori	509
10-11	Maladies bulleuses sous-épidermiques acquises auto-immunes. L. Borradori, P. Bernard, P. Joly, C. Bédane, H. Beltraminelli, S. Ingen-Housz-Oro	518
10-12	Maladie de Behçet D. Bessis	530
10-13	Psoriasis. D. Jullien, A. Villani	533
10-14	Pityriasis rubra pilaire. L. Machet	545

10

10-1 Approche nosologique des maladies inflammatoires

D. Lipsker

Ce chapitre, anciennement appelé «Dermatose des états d'hypersensibilité» s'intitule dorénavant «Dermatoses des états auto-immuns et auto-inflammatoires». Ceci pour rendre compte de l'approche actuelle de la classification des maladies inflammatoires.

En effet, les maladies inflammatoires non liées à une infection ni à un cancer sont schématiquement classées aujourd'hui en deux groupes :
- maladies *auto-inflammatoires*, si le mécanisme physiopathologique sous-jacent fait principalement intervenir le système immunitaire *inné* ;
- maladies *auto-immunes*, s'il s'agit du système immunitaire *adaptatif* [1].

Cela est vrai, dans une grande mesure, au cours des maladies inflammatoires *monogéniques*, dont la liste s'allonge régulièrement compte tenu des progrès en génétique et de la possibilité d'étudier et d'identifier facilement de nouveaux gènes, même lorsqu'une seule famille est atteinte d'un phénotype particulier.

Cela est plus approximatif, et les mécanismes se chevauchent souvent au cours des maladies *complexes et polygéniques*, même s'il existe souvent un mécanisme prédominant.

L'identification du mécanisme prédominant est essentielle pour sélectionner le traitement et évaluer le pronostic ; la figure. 10.1 propose une classification de certaines maladies inflammatoires selon le mécanisme prédominant, même s'il est préférable dans ce domaine de ne pas raisonner par maladie, *mais par signe*. Au cours des maladies complexes, il est aussi préférable de parler de mécanismes auto-inflammatoires plutôt que de vraies maladies auto-inflammatoires, car ce terme reste réservé aux maladies monogéniques.

Un certain degré de déficit immunitaire peut être associé aux maladies inflammatoires, aussi bien dans les formes monogéniques qu'au cours des maladies complexes.

Des phénomènes thrombotiques peuvent contribuer à la pathogénie de maladies auto-inflammatoires monogéniques (p. ex. déficit en ADA2), complexes (p. ex. maladie de Behçet) et auto-immunes (p. ex. syndrome des anticorps antiphospholipides – SAPL) et être un facteur physiopathologique confondant. Dans ce dernier exemple, le SAPL, ce sont d'ailleurs des voies de signalisation intracellulaires impliquant mTOR qui pourraient être dérégulées par la fixation des autoanticorps sur les cellules endothéliales offrant ainsi des perspectives thérapeutiques nouvelles (*cf.* chapitre 14-9).

Très schématiquement, l'auto-inflammation se caractérise par des poussées inflammatoires touchant surtout la peau, les articulations, l'os, les yeux et les séreuses, survenant en apparence de façon spontanée ou après des événements déclencheurs mineurs (traumatisme, chute de température, infection banale intercurrente, etc.) et s'accompagnant de fièvre ; les poussées sont souvent spontanément résolutives et ne répondent pas aux traitements immunosuppresseurs. Des traitements inhibant les polynucléaires neutrophiles comme la colchicine ou la dapsone peuvent être efficaces pour raccourcir la durée ou prévenir les poussées, tout comme dans certains cas les inhibiteurs de l'interleukine (IL)-1. Les maladies

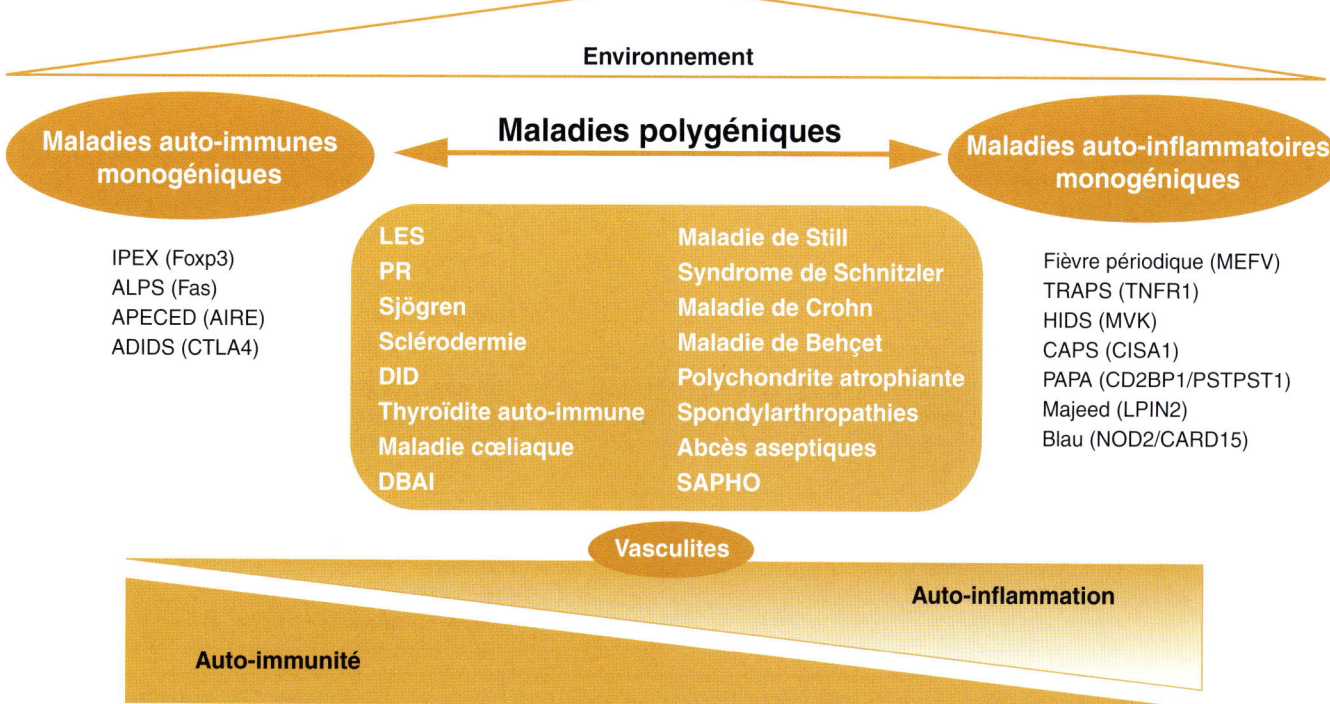

Fig. 10.1 Classification de certaines maladies inflammatoires selon le mécanisme prédominant.

Dermatologie et infections sexuellement transmissibles
© 2017, Elsevier Masson SAS. Tous droits réservés

10-1 Dermatoses des états auto-inflammatoires et auto-immuns

Approche nosologique des maladies inflammatoires

auto-inflammatoires n'entraînent le plus souvent pas de dégâts permanents *per se*, mais leur répétition peut à la longue induire une amylose AA (inflammatoire), qui elle peut induire dégâts et décès. Cela est vrai surtout pour les maladies auto-inflammatoires liées à une augmentation de l'activité IL-1, soit par synthèse excessive, soit par déficit d'antagonistes. Les protéasomopathies qui induisent une réponse excessive en interféron ressemblent davantage aux maladies auto-immunes et induisent souvent directement des dégâts (amyotrophie, lipoatrophie, etc.).

L'auto-immunité en revanche entraîne volontiers des dégâts avec des lésions irréversibles d'organes ; ces affections sont généralement moins fébriles et moins inflammatoires. Elles impliquent des lymphocytes T autoréactifs ou des autoanticorps. Les médicaments immunosuppresseurs ciblant les lymphocytes sont donc efficaces. À l'instar des nouveaux traitements anticancéreux (*cf.* chapitre 22-6), il est vraisemblable que dans les années qui viennent nombre de ces maladies seront traitées de façon plus «ciblée» par des médicaments interférant directement avec les voies de transduction dérégulées (p. ex. inhibiteurs JAK dans la dermatomyosite ou la pelade).

Les tableaux 10.1 et 10.2 illustrent les caractéristiques des principales maladies auto-inflammatoires monogéniques. On y constate que certaines manifestations tout à fait semblables, notamment des «dermatoses neutrophiliques» (*cf.* tableau 11.9, chapitre 11-4), surviennent aussi au cours de maladies complexes, souvent plus fréquentes, ce qui suggère des mécanismes pathogéniques proches voire identiques.

L'approche nosologique classique des maladies inflammatoires, qui repose sur une étude anatomoclinique, reste importante en dermatologie, car l'étude microscopique des signes cutanés de ces affections est simple du fait de l'accessibilité immédiate de l'organe peau à la biopsie. L'infiltrat est classé selon le ou les types cellulaires prédominants (lymphocytaires, neutrophiliques, éosinophiliques, histiocytaires, mixte), la topographie de l'infiltrat (sous-corné, épidermique, en bande sous-épidermique, derme papillaire, périvasculaire, périannexiel, interstitiel, derme profond, hypoderme septal ou lobulaire, etc.), son arrangement (diffus, lobulaire, granulomateux, etc.). L'examen histopathologique des prélèvements cutanés peut être complété par des explorations génétiques et protéiques permettant de mieux définir les mécanismes pathogéniques.

Le défi actuel est d'établir une corrélation entre les données phénotypiques (clinique, anatomique, biologique) et les mécanismes impliqués, car ce sont ces derniers que nous pouvons cibler pharmacologiquement. Ainsi, les maladies neutrophiliques, dont les dermatoses neutrophiliques font partie, sont généralement l'expression cutanée de mécanismes auto-inflammatoires. Pour des raisons didactiques, ce groupe de maladies n'est toutefois pas abordé dans ce chapitre, mais il est placé dans le chapitre 11-4 car il reste – pour l'instant – *défini* par l'infiltrat neutrophilique (aseptique). Il est vraisemblable que cette définition changera dans les années qui viennent à l'instar de certaines pustuloses aseptiques reclassées en *cytokinopathies* par

Tableau 10.1 Maladies auto-inflammatoires classées parmi les fièvres récurrentes

Maladie	Hérédité	Groupe ethnique prédominant	Âge de début	Durée d'une poussée	Fréquence des poussées	Signes caractéristiques	Traitement
FMF	AR	Pourtour méditerranéen	Enfance à adulte jeune	1 à 3 jours	Variable	Réponse à la colchicine ; Crises pseudo-appendiculaires ; *Erispelas-like erythema*	1. Colchicine 2. Anakinra
TRAPS	AD	Europe du Nord ; nombreux autres groupes ethniques	Enfance/adulte jeune ; rarement début plus tardif	> 7 jours ; peut durer plusieurs semaines	Variable	Durée plus prolongée des poussées ; myalgies migratoires avec inflammation cutanée de contiguïté ; œdème périorbitaire	1. Stéroïdes à la demande 2. Étanercept
Déficit en MVK/HIDS	AR	Europe du Nord	Enfance	3 à 7 jours	1 à 2/mois	Adénopathies palpables ; diarrhée ; déclenchement par une vaccination	1. Stéroïdes à la demande 2. Anti-TNF 3. Anti-IL-1
FCAS	AD	Europe du Nord	Enfance	24 heures	Dépend de l'exposition au froid	Déclenché par une exposition au froid ; Dermatose neutrophilique urticarienne ; Conjonctivite ; Soif et transpiration ; Réponse spectaculaire à l'anakinra	1. Éviter le froid 2. Anti-IL-1
MWS	AD	Europe du Nord	Période néonatale/jeune enfance	Continu ; aggravation fin d'après-midi	Souvent quotidien	Dermatose neutrophilique urticarienne ; Surdité (perception) ; Réponse spectaculaire à l'anakinra	Anti-IL-1
CINCA	sporadique	Europe du Nord	Période néonatale/jeune enfance	Continu	Continu	Dermatose neutrophilique urticarienne ; Dysmorphie ; Méningite aseptique ; Arthropathie déformante ; Réponse spectaculaire à l'anakinra	Anti-IL-1

FMF : *Familial mediterranean fever* (fièvre familiale méditerranéenne) ; TRAPS : *Tumor necrosis factor Receptor Associated Periodic Syndrome* ; MVK : mévalonate-kinase ; HIDS : *Hyperimmunoglobulinemia D syndrome* ; FCAS : *Familial Cold Autoinflammatory Syndrome* ; MWS : *Mukle-Wells syndrome* ; CINCA : *Chronic Infantile Neurologic Cutaneous and Articular syndrome*.

Dermatoses des états auto-inflammatoires et auto-immuns

Approche nosologique des maladies inflammatoires

Tableau 10.2 Exemples de maladies auto-inflammatoires non classées dans les fièvres périodiques[1]

Maladie (mutation)	Hérédité	Groupe ethnique prédominant	Âge de début	Manifestations cliniques caractéristiques	Traitement
PAPA syndrome (*proline serine threonine phosphatase-interacting protein-1*)	AD	Europe du Nord	Enfance	Pathergie Notion familiale de *pyoderma gangrenosum* Arthrite aseptique récurrente douloureuse riche en polynucléaires neutrophils depuis la jeune enfance	1. Anti-TNF 2. Anti-IL-1
DIRA syndrome (*IL-1-receptor antagonist*)	AR	Puertorico ; Brésil ; Liban ; Terre-Neuve, Pays-Bas	Néonatal/jeune enfance	Pustules Lésions osseuses ostéolytiques Réponse spectaculaire à l'anakinra	Anti-IL-1
DITRA[2] syndrome (*IL-36- receptor antagonist*)	AR	Tunisie, Liban, mais nombreuses autres origines	Néonatal jusqu'à l'âge adulte	Pustules sur fond érythémateux (psoriasis pustuleux)	Rétinoïdes Anakinra habituellement non efficace
Nakajo-Nishimura syndrome/CANDLE syndrome (*PSMB88*)	AR	Japon, Espagne, juifs ashkénazes	Enfance	Exacerbation hivernale Plaques érythémateuses avec infiltrat de cellules myéloïdes inhabituelles Engelures Lipoatrophie Calcification des ganglions cérébraux de la base du crâne	Pas de traitement efficace connu
Syndrome de Blau (*CARD15/NOD2*)	AD	Divers	Enfance	Dermatite granulomateuse Uvéite	1. Stéroïdes 2. Anti-TNF
Délétion en ADAM17	AR	Inconnu	Néonatal	Dermatose inflammatoire néonatale (érythrodermie psoriasiforme avec une dermite de l'interface histologiquement, cheveux courts, onyxis, paronychie) Lésions intestinales	?
Déficit en IL-10/IL-10R	AR	Turquie, Liban	Néonatal	Folliculites Colite	Allogreffe de cellules-souches hématopoïétiques ?
PLAID syndrome (*Phospholipase Cγ2*)	AD	Divers	Jeune enfance	Urticaire et angiœdème induit par le froid Susceptibilité accrue aux infections et à l'auto-immunité	?
APLAID syndrome (*Phospholipase Cγ2*)	AD	Néonatal	Jeune enfance	Éruption type épidermolyse bulleuse dans l'enfance évoluant vers une éruption vésiculopustuleuse récurrente et des plaques qui s'aggravent à la chaleur et après exposition solaire Lésion ressemblant à un érysipèle Inflammation oculaire Bronchiolite Entérocolite Arthralgies Déficit immunitaire modéré	Difficile à traiter Stéroïdes à dose élevée Réponse partielle aux inhibiteurs de l'IL-1
DADA2 (Déficit en ADA2) (*cat eye syndrome chromosome region, candidate 1*)	AR	Juifs géorgiens, Allemagne, Turquie,	Jeune enfance	Fièvre récurrente Livedo ramifié Hépatosplénomégalie AVC PAN précoce	? Plasma frais congelé ?
SAVI (TMEM173)	AD	Non connu	Jeune enfance	Lésions érythémato-violacées des extrémités, nez, oreilles, joues évoluant vers la nécrose Fièvre récurrente Syndrome inflammatoire Pneumopathie interstitielle	? Inhibiteurs JAK ?

10-1 Dermatoses des états auto-inflammatoires et auto-immuns

Approche nosologique des maladies inflammatoires

Tableau 10.2 (suite)

Maladie (mutation)	Hérédité	Groupe ethnique prédominant	Âge de début	Manifestations cliniques caractéristiques	Traitement
Syndrome d'Aicardi-Goutières : 7 gènes connus (*TREX1*, *RNASEH2* (a, b, c), *SAMHD1*, *ADAR*, *IFIH1*)	Généralement AR, rares formes AD	Variable	Congénital/jeune enfance	Phénomène de Raynaud, livedo, engelures, lésions cutanées d'allure lupique/SAPL Tableau d'infection néonatale grave (TORCH-like) Vasculopathie thrombosante avec accidents vasculaires cérébraux Neuropathie périphérique démyélinisante Glaucome Cardiopathie Manifestations digestives inflammatoires Hypothyroïdie	? Inhibiteurs JAK ? Anticoagulants

1. De nouvelles entités sont très régulièrement décrites, comme récemment des maladies auto-inflammatoires avec entérocolite précoce ou syndrome d'activation macrophagique en cas de gain de fonction du gène *NRLC4* encodant un constituant de l'inflammasome ou encore des mutations du gène *TNFAIP3* encodant la protéine A20 intervenant dans la régulation de NF-kB et ayant pour conséquence un syndrome d'auto-inflammation de transmission autosomique dominante proche de la maladie de Behçet avec aphtes bipolaires, uvéite et arthrite.
2. D'autres formes monogéniques de psoriasis pustuleux ont été rapportées en cas de mutations des gènes *CARD14* et *AP1S3*.

PAPA : *Pyogenic Arthritis Pyoderma gangrenosum Acne* ; DIRA : *Deficiency of Interleukin-1 Receptor Antagonist* ; DITRA : *Deficiency of Interleukin Thirty six Receptor Antagonist* ; CANDLE : *Chronic Atypical Neutrophilic Dermatosis with Lipoatrophy and Elevated temperature* ; PLAID : *Phospholipase Cγ2-associated Antibody deficiency and Immune Dysregulation* ; APLAID : *Autoinflammation and Phospholipase Cγ2-associated Antibody deficiency and Immune Dysregulation* ; ADA2 : *Adenosine Deaminase 2* ; SAVI : *Sting-Associated Vasculopathy with onset in Infancy* ; AVC : accident vasculaire cérébral ; PAN : périartérite noueuse.

déficit d'antagoniste du récepteur de l'IL-1 (DIRA) ou de l'IL-36 (DITRA) par exemple (*cf.* chapitre 11-4). De la même façon, les maladies granulomateuses seront abordées dans le chapitre 11-6, même si le syndrome de Blau par exemple, une granulomatose systémique de révélation précoce, est le paradigme d'une maladie auto-inflammatoire impliquant des récepteurs intracellulaires aux pathogènes (« NOD »), acteurs clés du système immunitaire inné.

RÉFÉRENCE

1. McGonagle D. et coll., *PLoS Medicine*. 2006, *3*, e297.

Pour la pratique

On retiendra notamment que certains signes et certaines entités suggèrent la possibilité de mécanismes auto-inflammatoires ; il s'agit notamment des dermatoses neutrophiliques et de certaines urticaires. Il faut ici prendre le concept de dermatoses neutrophiliques au sens le plus large, en y incluant les nombreuses variétés de pustuloses aseptiques, les variétés dermiques et hypodermiques des dermatoses neutrophiliques et même les localisations fascio-musculaires profondes comme au cours de certaines urticaires retardées à la pression.

Il existe par ailleurs un nombre non négligeable de malades qui ont une présentation clinique inhabituelle, par exemple sous forme de grandes plaques inflammatoires (> 10 cm) récurrentes, cliniquement très différentes de celles observées au cours du syndrome de Sweet, correspondant histologiquement à une dermatose neutrophilique ; ces entités ne sont pas répertoriées spécifiquement dans la nosographie des dermatoses neutrophiliques. L'hypothèse auto-inflammatoire de ces entités est confortée si les lésions cutanées sont accompagnées de fièvre, d'arthromyalgies, d'une élévation de la CRP, d'une leucocytose et s'il existe une évolution récurrente. Dans ce cas, le premier choix thérapeutique devrait s'orienter vers la dapsone et/ou la colchicine. Dans les formes très fébriles et inflammatoires, un traitement d'épreuve par anakinra, un anti-IL-1, pendant 24 à 48 heures en début de poussée peut même être envisagé : une réponse rapide et complète est un argument indirect (*ex-juvantibus*) en faveur du rôle pathogénique de l'IL-1 et de la nature primitivement auto-inflammatoire de l'affection.

Ainsi, un syndrome inflammatoire majeur, une réponse aux inhibiteurs des neutrophiles ou à l'anakinra et une guérison sans séquelles plaident en faveur de mécanisme auto-inflammatoires impliquant l'IL-1.

Les manifestations dermatologiques classiques des dermatoses auto-immunes sont notamment les bulles (DBAI), les leucodermies (vitiligo), l'alopécie an aire (pelade) le purpura palpable (cryoglobulinémie) et les signes cutanés des connectivites. Dans ce dernier exemple, il existe toutefois un chevauchement clinique important avec un groupe d'affections considérées comme auto-inflammatoires, les interféronopathies (*cf.* tableau 10.2), soulignant l'intrication étroite de ces deux mécanismes. Cela est tout aussi vrai au cours de certaines DBAI comme la dermatite herpétiforme ou le lupus érythémateux bulleux, où le rôle pathogène joué par le polynucléaire neutrophile, un acteur du système immunitaire inné, est au moins aussi important que celui de l'autoanticorps, acteur du système immunitaire adaptatif. S'il existe certainement des maladies auto-inflammatoires « pures » ne faisant intervenir que des acteurs du système immunitaire inné, il n'existe probablement pas de maladie auto-immune « pure » où seuls interviendraient des acteurs du système immunitaire adaptatif. Quoi qu'il en soit, à la différence des maladies auto-inflammatoires, à de rares exceptions près, il n'existe pas de traitement d'épreuve pouvant constituer une preuve indirecte du mécanisme pathogénique auto-immun, mais uniquement des traitements plus ou moins codifiés qui seront abordés dans les chapitres consacrés à ces entités.

10-2 Urticaires

F. Engel, D. Lipsker

L'urticaire (nom féminin issu du latin *urtica*, ortie) est un syndrome cutanéomuqueux fréquent. Elle est un motif de consultation courant chez le généraliste ou le dermatologue. Son diagnostic ne pose pas de difficultés. Les lésions œdémateuses et labiles sont faciles à reconnaître, même rétrospectivement à l'interrogatoire. Les causes d'urticaire sont nombreuses, pour certaines simples et facilement identifiables, pour d'autres intriquées et peu accessibles aux investigations, notamment dans les formes chroniques. L'urticaire peut parfois révéler une allergie ou une maladie systémique et faire courir un risque vital. Cela ne concerne qu'une minorité de patients qu'il faut savoir dépister. La majorité des urticaires sont sans gravité, de cause non allergique et spontanément résolutives.

Physiopathologie

L'urticaire correspond à un œdème dermique dans sa forme superficielle, ou hypodermique dans sa forme profonde, dû à une vasodilatation et à une augmentation de la perméabilité vasculaire. Ces phénomènes sont consécutifs à l'activation des mastocytes (mais d'autres cellules peuvent participer au processus) et à un afflux de médiateurs inflammatoires dont le principal est l'histamine [1].

Activation des mastocytes

Les mastocytes (*cf. aussi* chapitre 11-3) jouent un rôle majeur dans l'urticaire. Ils dérivent de précurseurs médullaires qui se différencient sous l'influence du SCF (*Stem Cell Factor* ou c-kit ligand). Leur fonction physiologique est d'établir une ligne de défense sous-épithéliale contre des agressions microbiennes. Dans l'urticaire, le nombre de mastocytes est normal ou discrètement augmenté autour des vaisseaux du derme. Ces mastocytes peuvent être activés par l'interaction d'une molécule avec son récepteur de membrane, ou par la stimulation directe de voies de signalisation intracellulaire. Les mécanismes de cette activation sont regroupés en deux catégories, selon leur pathogénie immunologique ou non immunologique. Cette distinction a le mérite de la clarté, mais elle ne doit pas donner l'illusion d'une fausse simplicité ou d'une nette démarcation des processus en jeu.

Mécanismes immunologiques

Les urticaires immunologiques sont la conséquence de l'activation des mastocytes par les effecteurs de l'immunité spécifique (anticorps et lymphocytes T). Les urticaires dépendantes des IgE ont longtemps été considérées comme les seules urticaires immunologiques. Elles correspondent au type I de la classification de Gell et Coombs et sont une manifestation d'hypersensibilité allergique. Mais l'activation immunologique des mastocytes n'est pas exclusivement IgE-dépendante : elle peut être due à des IgG, à des complexes immuns circulants ou à des lymphocytes.

Hypersensibilité immédiate (type I de Gell et Coombs). Elle requiert une sensibilisation, cliniquement muette, au cours de laquelle des IgE spécifiques d'un allergène (aliment, médicament ou latex par exemple) vont être produites et se fixer sur leur récepteur de forte affinité (FcεRI) à la surface des mastocytes. Les IgE ont une demi-vie de quelques jours dans le sérum et de plusieurs mois à la surface des mastocytes. Un nouveau contact avec l'allergène conduit à une expression clinique de cette sensibilisation. L'allergène interagit avec plusieurs IgE spécifiques liées au mastocyte, provoque le pontage et l'agrégation des récepteurs FcεRI, puis active des voies de signalisation intracellulaire impliquant des protéines à activité tyrosine-kinase. Cette cascade d'événements aboutit à la dégranulation des mastocytes et à l'apparition rapide d'une urticaire [2].

Hypersensibilité par activation immunologique du complément (type III de Gell et Coombs). Dans certaines urticaires, l'antigène (p. ex. médicament, agent infectieux, matériel nucléaire) forme avec son anticorps de type IgG ou IgM un complexe immun qui se dépose sur la paroi des vaisseaux et active le complément par la voie classique. Cela conduit à la libération de différents facteurs parmi lesquels les anaphylatoxines C3a et C5a, deux puissants agents vasoactifs et chimiotactiques. Ces derniers entraînent une vasodilatation et une augmentation de la perméabilité capillaire par une action directe sur les vaisseaux, ou par l'intermédiaire d'une dégranulation mastocytaire. Ils recrutent et activent des leucocytes sur le site de l'inflammation. Ce mécanisme explique certaines vasculites urticariennes.

Auto-immunité (type II de Gell et Coombs). L'injection intradermique de sérum autologue provoque une réaction urticarienne sur le site de l'injection chez 30 à 60 % des sujets souffrant d'une urticaire chronique spontanée. *In vitro*, le sérum de 20 à 50 % des malades qui ont un test au sérum autologue positif entraîne la dégranulation des mastocytes et des basophiles de sujets témoins, suggérant la présence de facteurs sériques histaminolibérateurs. Ces facteurs sont des autoanticorps de type IgG dirigés contre le récepteur à haute affinité aux IgE (FcεRI), ou plus rarement contre les IgE elles-mêmes. Ils ont été identifiés dans le sérum de 20 à 30 % des patients souffrant d'une urticaire chronique spontanée. La spécificité et le rôle physiopathologique de ces autoanticorps restent à préciser. Purifiés, ils ne semblent pas capables d'activer les basophiles, sauf s'ils sont associés aux composants du complément. L'activation de la voie classique du complément par ces autoanticorps serait donc responsable de la dégranulation des mastocytes, suggérant un mécanisme auto-immun pour certaines urticaires chroniques spontanées [3-6].

Mécanismes non immunologiques

Dans les urticaires non immunologiques, l'activation des mastocytes ne fait pas intervenir les effecteurs de l'immunité spécifique (anticorps et lymphocytes T). Ces urticaires sont dues à la stimulation des récepteurs de l'immunité innée, ou à la stimulation directe de voies de signalisation intracellulaire.

Le mastocyte exprime à sa surface de nombreux récepteurs capables d'induire son activation et sa dégranulation. Il exprime en particulier des récepteurs à certains neuromédiateurs ou neuropeptides qui pourraient être impliqués dans les poussées d'urticaire chronique en période de stress. Il possède également des récepteurs à des composants du complément, dont les anaphylatoxines C3a et C5a, ainsi que des récepteurs à des cytokines et à des chimiokines parmi lesquels RANTES (*Regulated on Activation Normal T-cell Excreted and Secreted*) produite par des lymphocytes T activés. Les TLR (*Toll-Like Receptors*) peuvent lier des motifs moléculaires communs à de nombreux micro-organismes, ce qui pourrait expliquer la survenue d'une urticaire dans un contexte infectieux, une situation fréquente chez les enfants notamment. Certains récepteurs des mastocytes sont activés par la thrombine et par le facteur VIIa, suggérant un rôle possible de la voie extrinsèque de la coagulation [7]. Des travaux récents ont établi une corrélation entre le taux de D-dimères et la résistance de certaines urticaires chroniques à un traitement antihistaminique [8].

Certaines protéines ou substances chimiques peuvent stimuler directement des voies de signalisation intracellulaire et activer les mastocytes. La réaction obtenue par un prick-test à la codéine en est une illustration expérimentale. Elle est utilisée comme témoin positif dans les tests cutanés explorant l'hypersensibilité immédiate. En pratique clinique, de nombreux aliments ou médicaments « histaminolibérateurs » provoquent des réactions non immunologiques, dues à un effet pharmacologique de l'aliment ou du médicament sur le mastocyte.

Le mastocyte n'est pas la seule cellule participant à la réaction inflammatoire urticarienne. Des polynucléaires neutrophiles, éosinophiles ou des lymphocytes sont souvent présents dans les lésions d'urticaire. Ces cellules sont attirées par des facteurs chimiotactiques libérés par les mastocytes ou par le complément activé. Elles sont susceptibles d'intervenir par un effet cytotoxique direct ou par la libération de médiateurs inflammatoires. Les polynucléaires neutrophiles jouent un rôle important dans certaines urticaires (vasculites urticariennes). Les polynucléaires éosinophiles contribuent à amplifier et à pérenniser la réaction cutanée inflammatoire. Certains syndromes éosinophiliques (syndrome de Gleich, syndrome hyperéosinophilique idiopathique) comportent des lésions urticariennes. Les mastocytes apparaissent néanmoins comme les principaux acteurs cellulaires de l'urticaire.

Libération des médiateurs

L'activation des mastocytes conduit à leur dégranulation brutale et à la libération de médiateurs préformés parmi lesquels l'histamine, à la synthèse de prostaglandines et de leucotriènes à partir de l'acide arachidonique, à la synthèse tardive de cytokines et de chimiokines. La dégranulation est responsable de la phase précoce de l'urticaire. Les médiateurs néoformés contribuent à pérenniser la réaction inflammatoire. Ils sont à l'origine des phases intermédiaire et tardive de l'urticaire.

Phase précoce. La dégranulation libère des médiateurs préformés contenus dans les granules cytoplasmiques des mastocytes. L'histamine est le plus important de ces médiateurs. La stimulation de ses récepteurs H1 cutanés entraîne une vasodilatation (érythème), une augmentation de la perméabilité vasculaire (œdème) et une stimulation des terminaisons nerveuses (prurit). Ces trois manifestations constituent la triade de Lewis caractéristique d'une urticaire. L'histamine a une action courte, d'une durée de quelques minutes, rapidement relayée par d'autres médiateurs. La sérotonine, l'héparine et des enzymes protéolytiques parmi lesquelles la tryptase sont aussi libérées immédiatement. La tryptase a une durée de vie plus longue que l'histamine et une origine presque exclusivement mastocytaire. Ces caractéristiques en font un bon marqueur de l'activation des mastocytes.

Phase intermédiaire. L'acide arachidonique est un constituant lipidique de la membrane cellulaire libéré par la phospholipase A2, métabolisé en prostaglandines par la voie des cyclo-oxygénases (COX1 et COX2) et en leucotriènes par la voie de la lipo-oxygénase. Les prostaglandines et les leucotriènes ont des propriétés inflammatoires locales. La PGD2, prostaglandine majeure des mastocytes, entraîne une importante vasodilatation. Les leucotriènes LTC4, LTD4, LTE4 accroissent la perméabilité vasculaire et favorisent l'adhésion des leucocytes à la surface des cellules endothéliales, avec le concours du LTB4 et du facteur d'activation plaquettaire (PAF). Le facteur d'activation plaquettaire semble jouer un rôle important au cours de l'anaphylaxie qui pourrait être favorisée par une diminution de l'activité de la PAF-acétylhydrolase, une enzyme impliquée dans sa métabolisation. Ces médiateurs sont produits en quelques heures par les mastocytes activés à partir des phospholipides membranaires.

Phase tardive. Au-delà de 6 heures d'activation, le mastocyte produit de nombreuses cytokines et chimiokines dont l'IL-1 et le TNF-α (*Tumor Necrosis Factor* α) deux cytokines de la phase aiguë de l'inflammation responsables d'une activation de l'endothélium vasculaire et d'un recrutement de leucocytes. D'autres molécules sont synthétisées : IL-3, IL-4, IL-5, IL-6, IL-8, IL-9, IL-13, TGF, GM-CSF (*Granulocyte-Macrophage Colony-Stimulating Factor*) notamment. Ces molécules participent au recrutement et à l'activation de leucocytes dans le derme. Elles concourent à l'amplification et à la rémanence de la réaction inflammatoire.

Aspects cliniques

L'urticaire associe en proportions variables un érythème, un œdème et un prurit. Son aspect le plus typique est une papule ou une plaque semblable à une piqûre d'ortie (urticaire superficielle). Sur les extrémités, elle est souvent très œdémateuse et peu prurigineuse (urticaire profonde ou angiœdème).

Urticaires superficielles

L'éruption est monomorphe, fugace, migratrice et prurigineuse. Monomorphe, l'urticaire superficielle a pour lésion élémentaire une papule œdémateuse rouge ou rosée, isolée ou confluant en des plaques bien délimitées (fig. 10.2). Fugaces, les lésions persistent quelques minutes ou quelques heures avant de disparaître sans laisser de traces. Migratrice, l'éruption est faite d'éléments qui disparaissent alors que d'autres apparaissent ailleurs, donnant une illusion de mobilité. Le prurit est constant, parfois féroce, mais il ne s'accompagne habituellement pas de lésions de grattage.

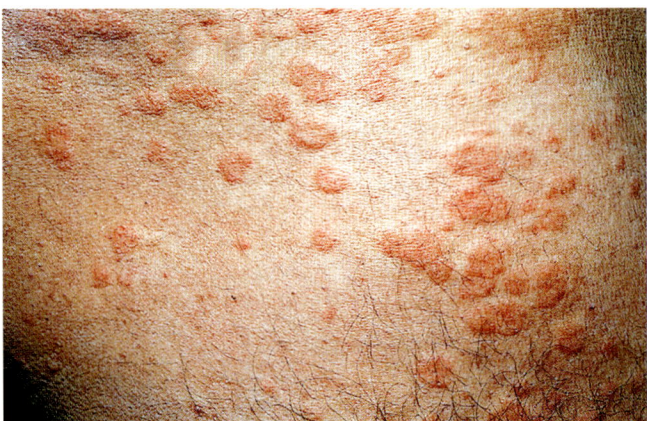

Fig. 10.2 Urticaire.

La question du diagnostic différentiel se pose rarement. On peut parfois discuter un eczéma, un exanthème maculopapuleux ou une mastocytose cutanée. Ces affections n'ont pas le caractère fugace et migrateur d'une urticaire. Chez l'enfant, l'urticaire a souvent un aspect annulaire et très œdémateux. Elle peut être confondue avec un érythème polymorphe. Certains auteurs ont proposé le terme « d'urticaire polymorphe » pour désigner cette forme clinique [9]. Toujours chez l'enfant, des macules livides peuvent apparaître aux zones cutanées préalablement atteintes par l'urticaire et persister parfois plusieurs jours.

Dermatoses des états auto-inflammatoires et auto-immuns

Urticaires profondes

L'urticaire profonde, ou *angiœdème histaminique*, est caractérisée par une tuméfaction ferme, pâle et mal limitée. Elle s'accompagne d'une sensation de tension douloureuse plutôt que d'un prurit. Elle peut être isolée ou associée à une urticaire superficielle. L'urticaire profonde siège habituellement sur les extrémités : le visage où elle touche préférentiellement les paupières et les lèvres, les mains et les pieds, les organes génitaux. Sa gravité est liée aux localisations muqueuses. Un angiœdème du visage doit faire rechercher une atteinte pharyngolaryngée. Dans cette situation, une dysphonie ou des troubles de la déglutition peuvent précéder une détresse respiratoire.

Les principaux diagnostics différentiels de l'urticaire profonde sont *l'angiœdème bradykinique* (cf. Angiœdèmes : angiœdème bradykinique) et un eczéma aigu du visage. L'eczéma se distingue de l'urticaire par le suintement des lésions et par la formation de croûtes, des altérations de la surface cutanée qui ne s'observent pas dans une urticaire.

Manifestations associées

L'urticaire peut être symptomatique d'une réaction anaphylactique. Elle est alors souvent associée à des troubles hémodynamiques (tachycardie et hypotension jusqu'au choc), respiratoires (toux, dyspnée et sifflements) ou digestifs (douleurs abdominales, nausées et vomissements, diarrhée). Classiquement, ces urticaires débutent par un prurit du cuir chevelu, des paumes ou des plantes.

L'urticaire peut être symptomatique d'une maladie systémique. Elle comporte alors des caractéristiques inhabituelles qui doivent attirer l'attention : la relative fixité des lésions, leur persistance et leur aspect purpurique, l'inconstance du prurit, l'association à une fièvre, à des symptômes articulaires ou digestifs.

Évolution

- L'urticaire *aiguë* est un épisode unique et rapidement résolutif.
- L'urticaire *récidivante* correspond à des poussées séparées par des intervalles plus ou moins longs, de l'ordre de plusieurs semaines ou mois.
- L'urticaire *chronique* est définie par une évolution quasi continue pendant plus de 6 semaines. Elle peut durer plusieurs années, en moyenne 3 à 5 ans. Quarante pour cent des urticaires persistant plus de 6 mois sont toujours présentes 10 ans plus tard, et 20 % restent actives après 20 ans d'évolution [10].

Étiologie

L'urticaire peut relever d'un grand nombre de causes (encadré 10.1). Dans l'urticaire aiguë, forme de loin la plus fréquente, le facteur déclenchant est souvent identifié dès l'interrogatoire. Dans l'urticaire chronique au contraire, l'éruption demeure idiopathique, c'est-à-dire inexpliquée dans une majorité de cas.

Urticaires communes

Urticaires alimentaires

- Dans la majorité des cas, les aliments responsables agissent par un **apport en amines biogènes** (histamine, sérotonine, tyramine) ou par une histaminolibération non spécifique. Les principaux aliments riches en histamine ou histaminolibérateurs sont les poissons, les crustacés, la charcuterie, les fromages fermentés, les boissons alcoolisées, le chocolat, des fruits et légumes (tableau 10.3).
- Plus rarement, l'urticaire peut être la manifestation d'une **allergie alimentaire IgE-dépendante**. Ces allergies surviennent sou-

Encadré 10.1

Principales étiologies des urticaires

Urticaires communes
- Alimentaires
- Médicamenteuses
- Infectieuses
- Par piqûre d'insecte

Urticaires de contact

Urticaires physiques
- Mécaniques :
  - dermographisme
  - retardée à la pression
  - vibratoire
- Thermiques :
  - au froid
  - à la chaleur
  - cholinergique
- Aquagénique
- Solaire

Urticaires systémiques
- Vasculite urticarienne
- Dermatose neutrophilique urticarienne
- Maladie de Still*
- Syndrome de Schnitzler*
- Syndrome de Gleich et syndrome hyperéosinophilique

Urticaires génétiques (cf. chapitre 10-1)
- Cryopyrinopathies[1,2]
- Syndrome hyper-IgD ou déficit en mévalonate kinase[2]

Urticaires auto-immunes

Angiœdèmes

1. Correspondent le plus souvent à une dermatose neutrophilique urticarienne.
2. Sont en réalité des urticaires systémiques dont la cause génétique est établie.

Tableau 10.3 Principaux aliments riches en histamine ou histaminolibérateurs

Poissons et crustacés	Thon, sardine, saumon, anchois, maquereau, œufs de poissons, conserves de poissons, poissons séchés, fumés ou surgelés
Charcuterie	Viande bovine, foie de porc, saucisson, charcuterie emballée, gibier
Blanc d'œuf	
Fromages	Camembert, roquefort, parmesan, emmenthal, gruyère, cheddar
Légumes	Épinards, tomate, choux, choucroute, concombre
Fruits	Fraise, banane, raisin, agrumes, noix et noisette
Boissons alcoolisées	Bière, vin
Chocolat et cacao	

vent chez des sujets atopiques. L'urticaire est parfois précédée par un syndrome oral défini par un prurit, un œdème des lèvres et de la muqueuse buccale. Elle apparaît rapidement après la prise alimentaire avec d'autres manifestations anaphylactiques, respiratoires ou digestives en particulier. Les aliments habituellement responsables sont les poissons et les crustacés, l'arachide, le soja, les céréales, l'œuf de poule, le lait de vache, des fruits et légumes, les fruits exotiques et les fruits à coque notamment. Les additifs alimentaires semblent rarement en cause. La consommation fréquente de poisson cru fait rechercher une sensibilisation au parasite *Anisakis simplex*.

– **L'anaphylaxie alimentaire à l'effort** peut être une cause rare mais grave d'urticaire. Il s'agit d'une réaction anaphylactique déclenchée par un effort et induite par un aliment consommé dans les heures qui précèdent. Les patients ont une sensibilisation IgE-dépendante à l'aliment, souvent des céréales, et développent les symptômes au cours d'une activité physique prolongée comme la course à pied. Ce syndrome ne survient que si l'ingestion de l'aliment est suivie d'un effort. L'effort sans prise alimentaire ou la prise alimentaire sans effort n'entraîne aucun symptôme. La prévention repose sur l'éviction de l'aliment dans les 4 heures précédant un exercice physique [11].

– De la même façon, il est important de savoir diagnostiquer une **anaphylaxie retardée aux viandes rouges**, dont la sensibilisation pourrait peut-être être induite par des piqûres de tiques (*Amblyomma americanum*). Ces sujets développent des IgE anti-galactose alpha-1-3-galactose (« alpha-gal ») et encourent un risque d'anaphylaxie directe s'ils sont exposés au cétuximab.

Urticaires médicamenteuses

La plupart des médicaments peuvent être responsables d'urticaire par des mécanismes variés. Les médicaments le plus souvent incriminés sont les antibiotiques, les anti-inflammatoires non stéroïdiens, les antalgiques, les anesthésiques et les produits de contraste iodés. Les mécanismes en cause sont l'hypersensibilité immédiate, l'hypersensibilité liée à des complexes immuns circulants (maladie sérique), l'activation non immunologique des mastocytes ou du complément, le blocage d'une activité enzymatique (cyclo-oxygénase), un même médicament pouvant agir par différents mécanismes.

En pratique, la survenue d'une urticaire au cours d'un traitement médicamenteux pose deux questions :

– la première est celle de la cause : l'urticaire est-elle due au médicament ou à la pathologie pour laquelle ce médicament a été prescrit ?

– la deuxième est celle du mécanisme, sachant qu'une *allergie IgE-dépendante* peut faire courir un risque vital. Les arguments en faveur d'une hypersensibilité IgE-dépendante sont la rapidité de survenue de l'urticaire, le plus souvent dans l'heure qui suit la prise du médicament, l'association à d'autres manifestations d'anaphylaxie dont l'urticaire n'est qu'une composante, une durée d'évolution courte de l'ordre de quelques heures. Une urticaire anaphylactique isolée est possible mais rare. Dans une urticaire médicamenteuse *non IgE-dépendante*, le délai de survenue est habituellement plus long : quelques heures, jusqu'à 10 jours en moyenne pour une maladie sérique.

L'intolérance à l'aspirine et aux anti-inflammatoires non stéroïdiens (AINS) est fréquente. Elle regroupe différents tableaux cliniques avec des manifestations principalement cutanées ou respiratoires selon les cas. *Le syndrome de Fernand Widal* associe un asthme et une polypose nasale à une intolérance à l'aspirine. Les signes cutanés y sont rares. Les sujets souffrant d'une urticaire chronique spontanée déclenchent fréquemment une poussée d'urticaire après la prise d'un AINS. Il n'y a habituellement pas de manifestation respiratoire associée. Dans tous les cas, il s'agirait d'un effet pharmacologique lié à l'inhibition de la COX1 et à une synthèse accrue de leucotriènes par la voie de la lipo-oxygénase. Les inhibiteurs spécifiques de la COX2 (coxibs) sont bien tolérés et sont une alternative utile chez ces patients [12]. L'aspirine à faible dose (antiagrégant plaquettaire) peut être réintroduite sans complication chez la plupart des sujets souffrant d'une urticaire chronique.

Urticaires d'origine infectieuse

De nombreuses **infections virales** peuvent provoquer une urticaire aiguë. Chez l'enfant, les urticaires aiguës sont souvent considérées comme une manifestation non spécifique de ce type d'infection, au même titre que certains exanthèmes. L'évolution est spontanément favorable, et le virus en cause n'est habituellement pas identifié. Les urticaires aiguës accompagnant les hépatites virales sont différentes. Il peut s'agir d'une vasculite urticarienne avec des dépôts d'immunoglobulines parfois associées à des antigènes viraux (HBs) dans les vaisseaux dermiques. L'exemple le plus classique est la triade de Caroli (urticaire, arthralgies, céphalées) prémonitoire d'une hépatite B. Les hépatites B et C peuvent se compliquer d'une cryoglobulinémie mixte à l'origine d'une vasculite urticarienne ou d'une urticaire au froid. Une urticaire chronique est rarement associée à une infection virale. La prévalence des hépatites B et C en particulier ne semble pas plus élevée chez les patients souffrant d'une urticaire chronique que dans la population générale [13].

De nombreuses **infections parasitaires** ont une phase d'invasion tissulaire au cours de laquelle peut survenir une urticaire aiguë ou récidivante, souvent associée à une éosinophilie sanguine. Chez un sujet qui a séjourné en zone tropicale, il faut rechercher une anguillulose, une ankylostomiase, une filariose, une bilharziose. Chez ceux qui n'ont pas quitté la France métropolitaine, on recherchera une ascaridiose, une toxocarose, une distomatose, une trichinose. Dans la majorité des cas, l'urticaire apparaît dans les semaines qui suivent le début de l'infection. *Toxocara canis* a été incriminé dans la survenue d'urticaires chroniques dans des régions où ce parasite a une prévalence élevée.

Helicobacter pylori

Il suscite également un intérêt particulier. Cette bactérie a été rendue responsable d'urticaires chroniques, mais les résultats des nombreuses études qui lui ont été consacrées sont discordants, variant en fonction des méthodes de détection de la bactérie et de la durée de suivi après traitement. Les études les plus rigoureuses ne montrent cependant pas une prévalence plus élevée de cette infection chez les sujets atteints d'une urticaire chronique [14]. Elles ne sont pas en faveur d'un effet du traitement de l'infection sur l'évolution de l'urticaire [15].

Urticaires par piqûre d'insecte

Les hyménoptères (abeille, guêpe, frelon) sont le plus souvent responsables. Si l'inoculation du venin déclenche une urticaire à distance du point d'injection, la réaction doit être considérée comme générale et nécessite un complément d'exploration, à la recherche d'une hypersensibilité IgE-dépendante au venin. Celle-ci fait en effet courir un risque vital, mais elle n'est pas le seul mécanisme en cause dans ces accidents parfois dus à une histaminolibération non spécifique. Une désensibilisation spécifique peut être proposée aux sujets allergiques aux hyménoptères.

Exceptionnellement, une urticaire peut être provoquée par d'autres insectes ou par des acariens comme la tique du pigeon (*Argas reflexus*).

Urticaires de contact

Il s'agit d'un érythème prurigineux transitoire, plus ou moins infiltré, survenant rapidement après le contact de la peau avec une substance exogène. Les lésions peuvent se limiter à la zone de contact ou s'étendre à distance et se généraliser. Elles sont parfois associées à une rhinoconjonctivite, à des difficultés respiratoires ou à un malaise faisant suspecter une réaction anaphylactique. Les agents responsables sont nombreux [1]. Ces urticaires peuvent être regroupées en deux catégories en fonction de leur mécanisme.

Les urticaires de contact immunologiques sont plus fréquentes chez les sujets atopiques. Elles requièrent une sensibilisation préalable et exposent à un *risque de réaction anaphylactique grave*.

Elles sont souvent professionnelles et concernent des métiers exposés à des protéines (personnel de santé, métiers de bouche). Une peau préalablement irritée facilite la pénétration des protéines allergisantes. Les principaux agents en cause sont regroupés dans le tableau 10.4 : le latex, les fruits et légumes, les viandes, les céréales, les amylases, etc. Les sujets sensibilisés au latex peuvent avoir une allergie croisée avec certains fruits (kiwi, banane, avocat, mangue, fruit de la passion, châtaigne, etc.). La prévalence de l'allergie au latex serait de 1 à 2 % dans la population générale. Les groupes les plus exposés à cette allergie sont les atopiques, les professionnels de santé et les sujets multiopérés (spina bifida). L'utilisation de gants en latex poudrés, souvent d'amidon de maïs, augmente le risque car l'amidon favorise la dispersion aérienne des protéines du latex. L'allergie au latex est responsable d'accidents opératoires graves au contact des gants du chirurgien [16].

Tableau 10.4 Principaux agents responsables d'urticaires de contact immunologiques

Protéines du latex	Gants, matériel médical, préservatif, bonnet de bain, etc.
Aliments	Poissons et crustacés, fruits et légumes, céréales et farines, α-amylase, viandes, etc.
Produits capillaires	Persulfate d'ammonium, para-phénylènediamine et ses produits d'oxydation-polymérisation, etc.
Cosmétiques	Hydrolysats de protéines de blé, amidon de blé, sésame, menthol, parabens, benzophénones, etc.
Médicaments	Chlorhexidine, polyvidone iodée, antibiotiques (pénicillines, céphalosporines, aminosides, etc.), lidocaïne, etc.
Animaux	Chenilles processionnaires, chats, rongeurs (souris, rats), asticots, etc.

Les urticaires de contact non immunologiques peuvent se produire chez la plupart des sujets exposés, sans sensibilisation préalable. Les principaux agents urticants (tableau 10.5) sont des végétaux (orties), des animaux (fourmis, méduses, chenilles processionnaires) et des substances chimiques (formaldéhyde, acide sorbique, acide benzoïque).

Tableau 10.5 Principaux agents responsables d'urticaires de contact non immunologiques

Animaux	Chenilles processionnaires, fourmis, coraux, méduses, papillons exotiques, etc.
Végétaux et extraits végétaux	Orties, essence de térébenthine, etc.
Parfums et arômes	Baume du Pérou, alcool, aldéhyde et acide cinnamique, benzaldéhyde, eugénol et géraniol (mécanisme peut-être également immunologique pour le géraniol), etc.
Conservateurs	Formaldéhyde et libérateurs de formol, acide sorbique, acide benzoïque, etc.
Aliments	Moutarde, poivre, thym, etc.

Le diagnostic repose sur l'interrogatoire et sur les tests cutanés éventuellement complétés par un dosage des IgE spécifiques (pour le latex, les aliments et certains animaux). Un test réaliste (de provocation) est souvent utile lorsqu'un doute persiste à l'issue de ces explorations. Il reproduit les conditions d'exposition réelles et doit être fait avec prudence et sous surveillance, en raison du risque de réaction générale.

Urticaires physiques

De nombreux agents physiques peuvent déclencher une urticaire (fig. 10.3) par des mécanismes variés et mal connus. Le diagnostic est souvent évoqué à l'interrogatoire, puis confirmé par un test de provocation. L'interrogatoire met en évidence un facteur déclenchant particulier (contrainte mécanique, froid, chaleur, etc.) et une topographie initiale évocatrice (l'épaule après le port d'un sac en bandoulière par exemple). Les tests diagnostiques, non standardisés, cherchent à reproduire le stimulus physique suspecté. Ils doivent être réalisés avec prudence : certaines urticaires physiques, les urticaires au froid en particulier, s'accompagnent parfois de manifestations systémiques graves (risque vital en cas d'immersion en eau froide). Elles peuvent également être associées à d'autres pathologies comme une cryoglobulinémie dans une urticaire au froid acquise.

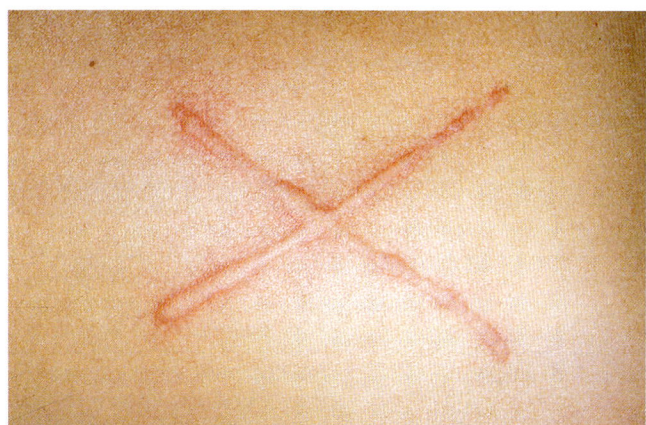

Fig. 10.3 Dermographisme vrai ou urticaire factice.

La prévention des urticaires physiques repose sur un évitement des situations à risque pour les formes graves, leur traitement sur la prescription d'un antihistaminique, avec une efficacité aléatoire. Les thérapeutiques alternatives n'ont pas été rigoureusement évaluées. Le tableau 10.6 résume les principales caractéristiques de ces urticaires.

Urticaires systémiques

Ce sont des éruptions urticariennes *symptomatiques d'une maladie générale*. Il s'agit souvent d'une éruption sensiblement différente de l'urticaire commune, faite tantôt de lésions peu prurigineuses, relativement fixes et laissant une pigmentation résiduelle, tantôt de lésions monomorphes peu confluentes et très peu œdémateuses ; ces signes d'appel justifient une biopsie.

L'histologie de ces lésions peut montrer une vasculite urticarienne ou une dermatose neutrophilique urticarienne, deux entités anatomocliniques aujourd'hui considérées comme distinctes de l'urticaire, et observées au cours de maladies auto-immunes ou auto-inflammatoires. *Ces entités sont décrites ici comme des diagnostics différentiels de l'urticaire.*

Vasculite urticarienne

C'est un syndrome anatomoclinique défini par une éruption urticarienne associée à une image histologique de vasculite leucocytoclasique. L'éruption est souvent faite d'éléments peu mobiles et peu prurigineux, laissant parfois une pigmentation résiduelle après une évolution prolongée. Les manifestations extracutanées et biologiques sont fréquentes. Il s'agit le plus souvent d'une fièvre, de douleurs articulaires ou abdominales. La vitesse de sédimentation est élevée. L'hypocomplémentémie est inconstante. Des atteintes rénales,

Urticaires

Tableau 10.6 Caractéristiques des principales urticaires physiques

Type d'urticaire		Aspects cliniques	Manifestations ou affections associées	Test diagnostique
Dermographisme		Érythème, œdème et prurit sur des sites soumis à friction		Frottement appuyé d'une pointe mousse sur la peau
Urticaire retardée à la pression		Œdème ferme et douloureux après une pression forte et prolongée Touche volontiers les paumes, les plantes et les fesses	Manifestations systémiques, syndrome inflammatoire	Port d'un poids de 6 kg en bandoulière sur l'épaule durant 20 min Lecture après 20 min et 6 heures
Urticaire vibratoire		Érythème prurigineux, puis œdème après une stimulation vibratoire (rasoir, perceuse, sport sur terrain irrégulier, etc.)	Parfois familiale : mutation de *ADGRE2*	
Urticaire au froid	Familiale*	Forme rare, autosomique dominante Macules (et papules?) érythémateuses, parfois cyanotiques, associées à une sensation de brûlure	Fièvre, conjonctivites, arthralgies et myalgies Syndrome inflammatoire	Test au glaçon négatif, ou réaction positive retardée Génotypage *NLRP3*
	Acquise idiopathique	Urticaire superficielle ou profonde après une exposition au froid (intempéries, bain, boissons ou aliments froids, etc.)	Risque d'atteinte laryngée après la consommation d'aliments ou de boissons glacés, de choc après un bain en eau froide	Test au glaçon dans une poche plastique sur la face antérieure de l'avant-bras
	Acquise secondaire	Identique à la forme idiopathique, avec parfois un purpura ou une nécrose sur la zone exposée au froid	Présence de protéines cryoprécipitantes : cryoglobulines, cryofibrinogène, agglutinines froides	Test au glaçon ; recherche d'une cryoprotéine, d'une immunoglobuline monoclonale
Urticaire à la chaleur		Rare, réaction urticarienne sur des zones exposées à la chaleur, avec un risque d'atteinte muqueuse lors de la consommation d'aliments chauds	Quelques formes familiales	Application sur la peau d'un tube rempli d'une eau chauffée à 45 °C pendant 5 min
Urticaire cholinergique		Semis de petites papules œdémateuses et prurigineuses entourées par un halo érythémateux Éruption prédominant sur la partie supérieure du corps et apparaissant rapidement après un effort, une émotion, un bain ; une variété après exposition au froid existe	Manifestations digestives ou respiratoires parfois associées à des formes disséminées À ne pas confondre avec une anaphylaxie induite par l'effort	Exercice physique jusqu'à la sudation, bain chaud pendant 10 à 20 min
Urticaire aquagénique		Rare, apparaît après un contact avec de l'eau, en fonction de la température et du degré de salinité de l'eau dans certains cas	Quelques formes familiales Manifestations systémiques et risque vital chez certains sujets lors d'une baignade	Application d'une compresse humide à 37 °C pendant 30 min
Urticaire solaire		Rare Érythème, œdème et prurit dans les minutes qui suivent une exposition solaire, avec parfois une extension aux zones couvertes Éruption habituellement suivie d'une période réfractaire au cours de laquelle une nouvelle exposition ne déclenche pas de lésion	Manifestations systémiques possibles À ne pas confondre avec une lucite polymorphe ou une protoporphyrie érythropoïétique	Exploration photobiologique : un simulateur solaire reproduit les lésions. Les phototests en lumière monochromatique permettent de déterminer les longueurs d'onde responsables, souvent situées dans les UVA ou le visible, et de choisir une photoprotection adaptée

* Il existe aussi une urticaire familiale commune au froid avec déficit immunitaire et auto-immunité : le syndrome PLAID (cf. tableau 10.2).

pulmonaires ou oculaires sont possibles. Elles font le pronostic de l'affection.

Une vasculite urticarienne peut être associée à une maladie auto-immune (lupus érythémateux systémique), à une infection (hépatite B ou C), à la prise d'un médicament. *La maladie sérique* a été individualisée pour des raisons historiques : les premiers cas ont été observés après des injections de sérums hétérologues. Il s'agit d'une vasculite urticarienne survenant une dizaine de jours après la prise d'un médicament (antibiotiques et sulfamides antibactériens, hydantoïnes, fluoxétine, bupropion, anticorps anti-TNF-α, etc.).

Une vasculite urticarienne peut sembler au contraire isolée, sans cadre nosologique bien défini. Il est alors utile de distinguer les formes normo des formes hypo-complémentémiques. Lorsque le complément est diminué, la baisse n'est pas constante et se normalise lors des rémissions de la maladie. Les manifestations systémiques sont plus fréquentes dans les formes *hypocomplémentémiques*, souvent prémonitoires d'un lupus érythémateux systémique dont les marqueurs biologiques (anticorps antinucléaires) peuvent être déjà présents.

Le syndrome de McDuffie, probablement lié à la présence d'*autoanticorps anti-C1q* comporte une vasculite urticarienne hypocomplémentémique, des douleurs articulaires et abdominales, une atteinte rénale (glomérulonéphrite), pulmonaire (syndrome obstructif) et oculaire (conjonctivite, épisclérite, uvéite). Il évolue par poussées. L'individualisation du syndrome de McDuffie est discutée, certains auteurs le rattachant au lupus érythémateux [17].

Dermatose neutrophilique urticarienne

Certaines urticaires systémiques ne s'accompagnent pas d'une vasculite, mais d'un aspect histologique proche de celui des dermatoses neutrophiliques : de nombreux polynucléaires neutrophiles dans le derme, parfois en leucocytoclasie, mais sans la nécrose des vaisseaux qui caractérise une vasculite. Ces urticaires ont été observées chez des sujets atteints d'une maladie systémique (maladie de Still, syndrome de Schnitzler, lupus érythémateux) ou génétique (cryopyrinopathies) et rapportées sous le terme de *dermatose neutrophilique urticarienne (DNU)* [18].

Maladie de Still

Dans cette maladie, une éruption maculopapuleuse fugace apparaît habituellement le soir, au moment des pics fébriles sur le tronc et la racine des membres. Cette éruption peu ou pas prurigineuse est parfois qualifiée d'urticaire, elle correspond dans les formes les plus typiques à une DNU, mais souvent l'aspect histopathologique est peu contributif. Elle est associée à une fièvre élevée et à une polyarthrite périphérique, une triade clinique qui constitue avec l'hyperleucocytose à polynucléaires neutrophiles les critères majeurs du diagnostic. Les critères mineurs sont une pharyngite, des adénopathies ou une splénomégalie, des anomalies biologiques hépatiques, l'absence d'anticorps antinucléaires et de facteurs rhumatoïdes. La maladie de Still reste un diagnostic d'exclusion retenu après l'élimination d'autres causes, infectieuses en particulier.

Syndrome de Schnitzler

Il associe une éruption urticarienne récurrente, souvent sous-tendue par l'image histologique d'une dermatose neutrophilique, à une gammapathie monoclonale de type IgM. Il existe une fièvre, des arthralgies et des ostéocondensations douloureuses, un syndrome inflammatoire biologique avec une polynucléose à neutrophiles. Il peut y avoir des adénopathies et une hépatosplénomégalie. L'évolution est habituellement prolongée, elle peut se faire vers un authentique lymphome ou une maladie de Waldenström [19]. Le traitement repose sur les AINS en 1re intention, sur la colchicine ou la dapsone en cas d'échec, si le tableau est supportable et s'il n'existe pas de syndrome inflammatoire majeur. Ailleurs, l'inhibiteur de l'IL-1 (anakinra) est remarquablement efficace.

Syndrome de Gleich

Exceptionnel, ce syndrome comporte des épisodes d'urticaire, et surtout d'urticaire profonde, associés à une fièvre et à une rétention hydrosodée massive avec une prise de poids de plus de 10 kg parfois. Ses caractéristiques principales, résumées par la dénomination d'*angiœdème cyclique avec éosinophiles*, tiennent à son évolution cyclique et à une importante éosinophilie sanguine et médullaire lors des poussées. Son traitement repose sur la corticothérapie générale (*cf.* chapitre 11-5).

Urticaires génétiques (*cf.* chapitre 10-1)

Syndrome de Muckle-Wells, urticaire familiale au froid et CINCA syndrome

Ces trois affections sont des *cryopyrinopathies*. Elles ont en commun une dermatose neutrophilique urticarienne et une *mutation du gène CIAS1/NLRP3* codant pour une cryopyrine, (protéine impliquée dans la régulation de l'inflammation et de l'apoptose [20, 21]). Les cryopyrinopathies sont donc des maladies héréditaires de l'immunité innée, transmises sur un mode mendélien. Il s'agit de syndromes auto-inflammatoires définis par des épisodes inflammatoires récurrents sans infection, sans autoanticorps ou infiltrat lymphocytaire spécifiques d'un antigène. L'inhibiteur de l'IL-1 (anakinra) est proposé dans le traitement de ces trois affections [22].

Le syndrome de Muckle-Wells est une maladie autosomique dominante exceptionnelle en France. Il comporte une urticaire fébrile, une *surdité* de perception progressive et une amylose rénale de type AA. Les premières manifestations apparaissent durant l'enfance ou l'adolescence.

Le CINCA-syndrome (*Chronic, Infantile, Neurological, Cutaneous and Articular syndrome*), également appelé NOMID (*Neonatal-Onset Multisystem Inflammatory Disorder*), est la forme la plus sévère. Il comporte des manifestations dermatologiques précoces, souvent néonatales, associées à une fièvre récurrente, à une arthropathie et à une méningite chronique aseptique à polynucléaires neutrophiles.

L'urticaire familiale au froid est une affection autosomique dominante qui se caractérise par des éruptions urticariennes après une exposition au froid, associées à une conjonctivite, à une fièvre et à des arthralgies.

Déficit partiel en mévalonate-kinase ou syndrome périodique avec hyper IgD

Ce syndrome transmis sur un mode autosomique récessif [23], est dû à une mutation du gène *MVK* responsable d'un déficit en mévalonate-kinase. Il ressemble à la maladie périodique et comporte une fièvre récurrente, des manifestations abdominales ou articulaires, un syndrome inflammatoire, une élévation des immunoglobulines D sériques. Les manifestations cutanées sont fréquentes et polymorphes. Elles peuvent être urticariennes. Des éruptions maculopapuleuses ou pustuleuses, des aphtes, des nodules inflammatoires, un purpura ou un *erythema elevatum diutinum* ont également été décrits. L'excrétion urinaire d'acide mévalonique est augmentée lors des crises, ce qui est un bon marqueur diagnostique de la maladie.

Urticaires auto-immunes

Des autoanticorps de type IgG dirigés contre le récepteur à haute affinité des IgE (FcεRI), ou contre les IgE elles-mêmes, ont été mis en évidence chez 20 à 30 % des sujets souffrant d'une urticaire chronique spontanée [3-6]. Ils sont dépistés par une injection intradermique de sérum autologue. Leur identification fait appel à des examens *in vitro* fonctionnels (test d'histaminolibération sur des basophiles normaux) ou quantitatifs (dosage par une méthode immunochimique).

Cette découverte renforce l'intérêt déjà porté à l'association de certaines urticaires chroniques avec des *pathologies thyroïdiennes auto-immunes*. Les études montrent une association significative avec les autoanticorps de la thyroïdite de Hashimoto, et une prévalence plus élevée des maladies thyroïdiennes auto-immunes chez les sujets atteints d'une urticaire chronique (11 à 14 %) comparés à des populations témoins (4 à 6 %) [24].

Ces observations suggèrent une origine auto-immune pour une importante fraction d'urticaires chroniques considérées jusqu'à ce jour comme idiopathiques. Elles confortent l'attitude qui consiste à ne pas rechercher de cause extérieure à une urticaire chronique sans argument clinique. Elles ouvrent enfin des perspectives thérapeutiques, l'immunomodulation complétant le blocage des récepteurs histaminiques par les antihistaminiques.

D'importantes incertitudes demeurent pourtant. La spécificité et le rôle physiopathologique des anticorps anti-FcεRI et anti-IgE restent à préciser. Ces autoanticorps ont été décelés chez des sujets sans urticaire mais dans ce cas, ils n'entraînent pas d'histaminolibération [25]. L'incidence d'une origine auto-immune sur l'évolution et le traitement de l'urticaire n'apparaît pas clairement. Pour certains auteurs, la positivité du test au sérum autologue correspondrait à des urticaires chroniques plus sévères et résistantes aux antihistaminiques [26]. Mais cela n'a pas été confirmé par d'autres études, hormis peut-être une fréquence plus élevée des angiœdèmes dans le groupe positif pour le test au sérum autologue [27]. Compte tenu de ces incertitudes, ce test n'a pas d'intérêt pratique actuellement dans l'évaluation d'une urticaire chronique.

10-2 Dermatoses des états auto-inflammatoires et auto-immuns

Urticaires

Angiœdèmes : angiœdème bradykinique

L'angiœdème se définit par un gonflement brusque et localisé de la peau ou d'une muqueuse. Il est la conséquence de l'accumulation d'une molécule vasodilatatrice et vasoperméante sur l'endothélium vasculaire. L'angiœdème a souvent une origine histaminique. Il est alors assimilable à une urticaire profonde.

L'angiœdème bradykinique est le **principal diagnostic différentiel de l'urticaire profonde** qui est un angiœdème histaminique. Il est rare et doit être évoqué devant un œdème isolé, d'une durée supérieure à 24 heures, éventuellement associé à des antécédents de crises abdominales subocclusives. Il ne répond pas aux traitements habituels (antihistaminiques, corticoïdes, adrénaline). Le diagnostic différentiel entre un angiœdème histaminique et bradykinique peut être difficile. En dehors de l'exploration de l'inhibiteur de C1 (C1-inh), aucun examen biologique fiable ne permet de les différencier.

L'angiœdème bradykinique est dû à un déséquilibre entre la synthèse et la dégradation de kinines. Les kinines sont des peptides vasoactifs produits par l'activation de la phase contact de la coagulation. Le facteur XII activé transforme la proenzyme prékallicréine en kallicréine, cette dernière clive le kininogène et libère la bradykinine. Le C1 inhibiteur contrôle cette cascade protéolytique en inhibant le facteur XII et la kallicréine. Il régule partiellement la plasmine, également impliquée dans la formation de kinines. La bradykinine est rapidement dégradée par des kininases dont la principale est l'enzyme de conversion de l'angiotensine. Les autres enzymes du catabolisme des kinines sont l'aminopeptidase P, la carboxypeptidase N et la dipeptidyl-peptidase IV.

Les causes d'angiœdème bradykinique sont diverses :
– déficit en C1-inh héréditaire ou acquis ;
– augmentation de la production de bradykinine ou insuffisance de sa dégradation, sans déficit en C1-inh décelable (tableau 10.7) ;
– *médicaments inhibant des kininases*. L'activité de l'enzyme de conversion de l'angiotensine est altérée par les *inhibiteurs de l'enzyme de conversion (IEC)* et par certains *sartans*, celle de la dipeptidyl-peptidase IV est inhibée par les *gliptines*. Le risque d'angiœdème induit par les IEC est ainsi majoré par une prise de gliptine, mais aussi par une prise concomitante d'immunosuppresseurs, notamment les inhibiteurs de m-TOR et chez les malades subissant une thrombolyse par rtPA.

Stratégie diagnostique

Une suspicion clinique d'angiœdème bradykinique conduit à une mesure de l'activité fonctionnelle et à un dosage pondéral de C1-inh, ainsi qu'à un dosage de la fraction C4 du complément. Un angiœdème par déficit en C1 inh est défini par un déficit fonctionnel permanent de C1-inh, associé ou non à un déficit pondéral. Si la fraction C4 du complément n'est pas diminuée, le prélèvement a pu être altéré et devra être refait.

Un contexte familial fait rechercher une mutation du gène *SERPING1*. Cette recherche est réalisée systématiquement chez un sujet jeune, en raison de la fréquence des mutations *de novo* de ce gène. En l'absence d'antécédents familiaux, un déficit acquis en C1-inh peut être associé à une baisse de C1q et à la présence d'autoanticorps anti-C1-inh dans un contexte d'hémopathie, de néoplasie ou de maladie auto-immune. S'il n'y a pas de déficit en C1-inh, le diagnostic biologique est moins fiable. Il repose sur une exploration de la synthèse des kinines pendant une crise (activité kininogénase spontanée, immunoblot du kininogène) et sur une mesure de l'activité des enzymes du catabolisme de la bradykinine (enzyme de conversion de l'angiotensine, aminopeptidase P, carboxypeptidase N, dipeptidyl-peptidase IV). S'il y a un contexte familial, on recherche une mutation gain de fonction du gène *F12* codant pour le facteur XII [28].

Les angiœdèmes bradykiniques les plus fréquents sont secondaires à la prise d'un IEC. Cet effet indésirable survient durant les premières semaines de traitement, mais le début peut être retardé de plusieurs mois ou années. Ces œdèmes récidivent à intervalles irréguliers et imprévisibles, souvent sur le visage avec un risque d'atteinte laryngée. D'autres médicaments peuvent induire des angiœdèmes à kinines : les sartans, les œstrogènes, les gliptines, les inhibiteurs de la 5α-réductase (finastéride, dutastéride), les inhibiteurs de m-TOR (tacrolimus, sirolimus, évérolimus).

Traitement

Une crise d'angiœdème bradykinique grave est définie par une atteinte des voies aériennes supérieures ou par une crise abdominale douloureuse. Dans ces situations, un traitement d'urgence doit être administré le plus rapidement possible : *l'icatibant (antagoniste du récepteur B2 de la bradykinine)* par voie sous-cutanée ou le concentré de C1-inh (produit dérivé du sang) en intraveineuse lente. Le malade sera surveillé au moins 6 heures en milieu hospitalier en raison du risque de rebond. L'acide tranexamique est un antifibrinolytique utilisé dans les ménorragies, les métrorragies et proposé dans les angiœdèmes à kinines. La posologie recommandée est de 2 à 4 g/j en traitement de fond, à diminuer jusqu'à la plus petite dose efficace, et de 1 g/4 h pendant 24 à 48 heures en cas de crise. L'acide tranexamique est contre-indiqué s'il y a un risque de thrombose.

L'indication d'un traitement de fond est pesée en fonction de la fréquence et de la sévérité des crises. Le danazol est également proposé comme traitement de fond et en prévention des crises dans des situations particulières comme une intervention chirurgicale [29, 30].

Diagnostic et traitement

Urticaire aiguë

Diagnostic. Dans de nombreuses urticaires aiguës, le facteur déclenchant est identifié dès *l'interrogatoire*. Il peut s'agir d'un aliment, d'un médicament, d'une vaccination, d'un épisode infectieux, du contact avec un agent urticant, d'une piqûre d'insecte. La majorité des urticaires aiguës ne sont pas allergiques, mais il est important de rechercher des arguments cliniques en faveur d'un mécanisme IgE-dépendant. L'urticaire anaphylactique est souvent associée à d'autres manifestations d'anaphylaxie, respiratoires ou digestives en particulier. Elle apparaît rapidement après l'exposition à l'allergène, dans un délai de quelques minutes à 2 heures, rarement plus. Son évolution est brève, de l'ordre de quelques heures.

Les examens complémentaires ne sont pas systématiques. Le risque d'un bilan non orienté par des éléments cliniques est de trouver une anomalie non pertinente et de lui imputer à tort la survenue de l'urticaire. Une éosinophilie, un syndrome inflammatoire, une cytolyse hépatique peuvent orienter vers une migration parasitaire, une urticaire

Tableau 10.7 Exploration biologique des angiœdèmes bradykiniques

		C1-inh		Autres explorations
		Dosage pondéral	*Activité fonctionnelle*	
Angiœdèmes avec déficit en C1-inh	Héréditaire de type I	↓	↓	Gène *SERPING1*
	Héréditaire de type II	N ou ↑	↓	Gène *SERPING1*
	Acquis de type I	↓	↓	Ac anti-C1-inh absents
	Acquis de type II	↓ ou N	↓	Ac anti-C1-inh présents
Angiœdèmes sans déficit en C1-inh	Par forte kininoformation	N	N ou ↓ transitoire	Activité kininogénase spontanée ↑ Gène *F12*
	Par déficit du catabolisme des kinines	N	N ou ↓ transitoire	Enzyme(s) du catabolisme ↓

systémique ou une hépatite virale. Une suspicion d'urticaire anaphylactique repose sur des critères cliniques, éventuellement sur un *dosage de la tryptase sérique en phase aiguë* et à distance de la crise. Elle nécessite une enquête allergologique différée avec des tests cutanés.

Traitement. Il consiste avant tout à supprimer le facteur déclenchant et à instituer un traitement symptomatique adapté à la gravité de l'urticaire. Une urticaire aiguë banale se traite par un *antihistaminique anti-H1* pendant quelques jours, en privilégiant les molécules de 2e génération moins sédatives. Dans les formes profuses, une *courte corticothérapie orale* associée à un antihistaminique peut soulager plus rapidement le malade de son prurit, avec un faible risque d'effets indésirables. Elle est peu pratiquée par les dermatologues français qui redoutent une pérennisation de l'urticaire (non démontrée) ou un effet rebond, avec une aggravation des symptômes à l'arrêt des corticoïdes. Deux études suggèrent pourtant un contrôle plus précoce de l'urticaire lorsque l'antihistaminique est associé à un corticoïde : l'une compare hydroxyzine *versus* hydroxyzine + prednisone 40 mg/j pendant 4 jours [31], l'autre compare loratadine *versus* loratadine + prednisolone 50 mg/j pendant 3 jours puis loratadine seule [32].

L'adrénaline est le traitement d'urgence des formes graves d'urticaire aiguë. Son administration s'impose lorsque le pronostic vital est en jeu : en cas de détresse respiratoire, de malaise avec tachycardie et hypotension brutale, lors d'un choc anaphylactique. Elle se fait par voie intramusculaire à une dose de 0,3 à 0,5 mg pour un adulte, associée dès que possible à une oxygénothérapie, à une corticothérapie et à un remplissage vasculaire. Un kit d'adrénaline auto-injectable sera prescrit aux sujets à risque de réaction anaphylactique grave. Les modalités d'utilisation de ce médicament devront être clairement expliquées au patient (encadré 10.2).

Encadré 10.2

Modalités d'utilisation de l'adrénaline auto-injectable

Si le sujet ressent les signes prémonitoires d'une réaction grave (prurit palmoplantaire, voix nasonnée, gêne à la déglutition, oppression thoracique, nausées et douleurs abdominales, diarrhée), il doit :
- vérifier que l'adrénaline est à portée de main,
- ne pas rester seul,
- appeler son médecin ou le service d'aide médicale d'urgence,
- prendre un antihistaminique et un corticoïde (40 mg de prednisolone en comprimés orodispersibles p. ex.).

Si le sujet ressent des signes de gravité (dyspnée sévère, malaise avec palpitations), il doit :
- appeler ou faire appeler le service d'aide médicale d'urgence,
- s'allonger les jambes légèrement surélevées en cas de malaise,
- s'injecter ou se faire injecter 0,3 ou 0,5 mg d'adrénaline (pour un adulte) en intramusculaire dans la face antéroexterne de la cuisse,
- si ces mesures sont inefficaces, se (faire) réinjecter une 2e dose d'adrénaline de 0,3 ou 0,5 mg 10 min après la 1re.

Si le sujet est éloigné de tout centre médical, l'adrénaline peut être utilisée dès l'apparition des signes annonciateurs d'une réaction grave. Ses effets indésirables les plus fréquents sont une tachycardie, des palpitations, des tremblements, une pâleur, une anxiété, des céphalées.

Urticaire chronique

Les recommandations internationales de 2013 sur l'urticaire distinguent les urticaires chroniques spontanées des formes inductibles [33]. Les *urticaires chroniques inductibles* sont provoquées par un stimulus reproductible et correspondent aux urticaires physiques. Le terme *d'urticaire chronique spontanée* est venu se substituer à celui d'urticaire chronique idiopathique. En pratique, ces deux formes d'urticaire coexistent souvent chez un même malade.

Diagnostic. Il faut rechercher une unité de lieu, de temps ou d'action aux poussées, identifier un facteur déclenchant ou aggravant les crises : un médicament (anti-inflammatoires non stéroïdiens), des aliments histaminolibérateurs ou un facteur physique par exemple. La démarche diagnostique a pour but de *repérer les urticaires chroniques accessibles à un traitement spécifique* ou associées à une maladie générale (urticaires systémiques). Un bilan orienté sera effectué s'il existe des signes associés à l'éruption. Le plus souvent toutefois, l'urticaire chronique demeure isolée et inexpliquée. La rentabilité des examens complémentaires proposés dans la littérature est faible [34]. La place des investigations allergologiques est réduite : l'urticaire chronique n'est pas une maladie allergique. Les thyroïdites auto-immunes sont les seules affections qui lui sont clairement associées [35, 36].

Dans le cas d'une urticaire chronique isolée, sans élément clinique d'orientation étiologique, il est licite de n'effectuer aucun examen complémentaire d'emblée. Un bilan minimum pourra être proposé aux sujets considérés comme résistants à un traitement anti-H1. Il comprend un hémogramme, la vitesse de sédimentation, un dosage de la CRP, et la recherche d'anticorps antithyroperoxydase [37]. Chez les patients présentant des signes cliniques d'orientation étiologique, les examens complémentaires seront demandés d'emblée. Le bilan sera adapté et élargi en fonction des circonstances. Une urticaire « atypique » (peu mobile et peu prurigineuse) sera biopsiée. Un angiœdème récidivant inexpliqué (absence d'allergie alimentaire évidente ou de médicament inducteur) fera rechercher un déficit en inhibiteur de la C1-estérase, une hémopathie lymphoïde ou une maladie auto-immune, une cause stomatologique ou ORL dans le cas d'une localisation faciale (panoramique dentaire et scanner des sinus). Une suspicion d'urticaire physique doit être confirmée par un test de provocation. Dans l'urticaire au froid, le test au glaçon sera complété par la recherche d'une cryoglobuline, d'un cryofibrinogène, d'agglutinines froides et d'une immunoglobuline monoclonale. S'il existe des arguments en faveur d'une maladie systémique, les examens paracliniques seront adaptés aux signes cliniques d'appel.

Traitement. La prise en charge thérapeutique de l'urticaire chronique repose sur la suppression des facteurs aggravants et sur la prescription d'un traitement symptomatique antihistaminique. Il n'y a pas d'autre mesure à envisager dans une forme spontanée. Certaines urticaires chroniques ont une composante physique inductible. Dans ce cas, des situations déclenchantes peuvent être évitées. Les médicaments, et notamment les anti-inflammatoires non stéroïdiens interviennent souvent comme des facteurs aggravants. Leur éviction peut avoir un impact important sur l'évolution des lésions cutanées. Lorsque l'urticaire chronique est associée à une maladie générale, son évolution n'est pas toujours parallèle à celle de cette maladie. La correction d'une thyroïdite auto-immune en particulier ne semble pas modifier l'activité de l'urticaire [38].

Les antihistaminiques anti-H1 sont le traitement symptomatique de 1re intention de l'urticaire chronique, en privilégiant les molécules de 2e génération, notamment celles qui sont dépourvues d'effet cardiotoxique. Le traitement est évalué après un mois. En l'absence de rémission complète, les critères de cette évaluation sont l'intensité du prurit et l'extension des lésions. La persistance de quelques plaques peu prurigineuses ne justifie pas un changement thérapeutique. Dans ce cas, l'antihistaminique sera poursuivi pendant 3 mois, puis réévalué. S'il n'y a pas d'amélioration significative, il faut rechercher une mauvaise observance, un facteur aggravant ou une affection sous-jacente. Dans cette situation, le traitement anti-H1 sera renforcé par une augmentation de la posologie jusqu'à 4 fois la dose initiale (hors AMM : autorisation de mise sur le marché), ou par l'association de plusieurs antihistaminiques [33].

En cas d'échec, d'autres molécules ont été proposées.

– Les antileucotriènes (montélukast) n'ont pas été rigoureusement évalués dans cette indication. Ils sont bien tolérés mais semblent peu efficaces.

– La ciclosporine peut être utile à la prise en charge des urticaires chroniques les plus réfractaires aux antihistaminiques, mais elle expose à des effets indésirables graves [39].

– L'omalizumab est la seule molécule à avoir une AMM dans le traitement de l'urticaire chronique sévère et résistant aux antihistaminiques. Il s'agit d'un anticorps monoclonal anti-IgE qui affecte la fonction des mastocytes et des polynucléaires basophiles. L'omalizumab est efficace et bien toléré, mais ses effets restent suspensifs et symptomatiques. La dose recommandée est de 300 mg en injection sous-cutanée toutes les 4 semaines. L'expérience clinique est limitée au-delà de 6 mois de traitement [40, 41].

> **Pour la pratique**
>
> 1. Le diagnostic d'une urticaire est facilité par le caractère fugace et migrateur de l'éruption.
> 2. La biopsie est inutile sauf si l'on suspecte une urticaire systémique.
> 3. La recherche approfondie d'une cause est utile lorsque cela peut avoir une incidence sur l'évolution ou sur le traitement de l'urticaire (ce qui n'est pas toujours le cas).
> 4. Toutes les urticaires ne nécessitent pas d'explorations complémentaires.
> 5. L'important est de bien identifier les urticaires :
>   – graves,
>   – susceptibles de faire courir un risque vital,
>   – symptomatiques d'une allergie,
>   – symptomatique d'une maladie systémique.
>
> Cela suppose de reconnaître une circonstance déclenchante pertinente, des signes généraux ou de gravité, le caractère atypique de l'éruption.

RÉFÉRENCES

1. Nicolas J.F. et coll., *Les urticaires, de la clinique à la thérapeutique.* John Libbey, Montrouge, 2001.
2. Hennino A. et coll., *Clin Rev Allergy Immunol.* 2006, *30*, 3.
3. Sabroe R.A. et coll., *Br J Dermatol.* 1999, *140*, 446.
4. Hide M. et coll., *N Engl J Med.* 1993, *328*, 1599.
5. Sabroe R.A. et coll., *J Allergy Clin Immunol.* 2002, *110*, 492.
6. Ferrer M. et coll., *J Allergy Clin Immunol.* 1999, *104*, 169.
7. Wang F. et coll., *J Allergy Clin Immunol.* 2009, *123*, 972.
8. Asero R. et coll., *J Allergy Clin Immunol.* 2013, *132*, 983.
9. Shah K.N. et coll., *Pediatrics.* 2007, *119*, 1177.
10. Kulp-Shorten C.L. et coll., *Rheum Dis Clin of North Am.* 1996, *22*, 95.
11. Robson-Ansley P. et coll., *Curr Opin Allergy Clin Immunol.* 2010, *10*, 312.
12. Zembowicz A. et coll., *Arch Dermatol.* 2003, *139*, 1577.
13. Cribier B.J. et coll., *Arch Dermatol.* 1999, *135*, 1335.
14. Höök-Nikanne J. et coll., *Acta Dermatol Venereol (Stockh).* 2000, *80*, 425.
15. Schrutka-Koebl C. et coll., *Am J Gastroenterol.* 1998, *93*, 2632.
16. Le Coz C.J., *Ann Dermatol Vénéréol.* 2001, *128*, 577.
17. Wisnieski J.J. et coll., *Medicine (Baltimore).* 1995, *74*, 24.
18. Kieffer C. et coll., *Medicine.* 2009, *88*, 23.
19. Lipsker D. et coll., *Medicine (Baltimore).* 2001, *80*, 37.
20. Hoffman H.M. et coll., *Nat Genet.* 2001, *29*, 301.
21. Kilcline C. et coll., *Arch Dermatol.* 2005, *141*, 248.
22. Hoffman H.M. et coll., *Lancet.* 2004, *364*, 1779.
23. Drenth J.P. et coll., *Medicine (Baltimore).* 1994, *73*, 133.
24. Leznoff A. et coll., *J Allergy Clin Immunol.* 1989, *84*, 66.
25. Greaves M.W., *Clin Rev Allergy Immunol.* 2002, *23*, 171.
26. Sabroe R.A., *J Am Acad Dermatol.* 1999, *40*, 443.
27. Nettis E. et coll., *Clin Exp Dermatol.* 2002, *27*, 29.
28. Defendi F. et coll., *Ann Dermatol Vénéréol.* 2015, *142*, 163.
29. Bowen T. et coll., *Allergy Asthma Clin. Immunol.* 2010, *6*, 24.
30. Cicardi M. et coll., *Allergy.* 2014, *69*, 602.
31. Pollack C.V. et coll., *Ann Emerg Med.* 1995, *26*, 547.
32. Zuberbier T. et coll., *Acta Derm Venereol (Stockh).* 1996, *76*, 295.
33. Zuberbier T. et coll., *Allergy.* 2014, *69*, 868.
34. Kozel M.M.A. et coll., *Arch Dermatol.* 1998, *134*, 1575.
35. Leznoff A. et coll., *J Allergy Clin Immunol.* 1989, *84*, 66.
36. Turktas I. et coll., *Int J Dermatol.* 1997, *36*, 187.
37. Anes, SFD, *Ann Dermatol Vénéréol.* 2003, *130*, 1S174.
38. Kiyici S. et coll., *Clin Exp Dermatol.* 2010, *35*, 603.
39. Vena G.A. et coll., *J Am Acad Dermatol.* 2006, *55*, 705.
40. Maurer M. et coll., *N Engl J Med.* 2013, *368*, 924.
41. Urgert M.C. et coll., *Br J Dermatol.* 2015, *173*, 404.

10-3 Hypodermites

Physiopathologie et nosologie

I. Masouyé, J.-H. Saurat

Anatomophysiologie de l'hypoderme

Le tissu adipeux représente 10 à 20 % du poids corporel chez une personne de corpulence normale. On distingue plusieurs compartiments anatomiques ayant des particularités morphologiques et fonctionnelles : le tissu adipeux brun (essentiellement fœtal), le tissu adipeux blanc viscéral et l'hypoderme, ou tissu adipeux blanc sous-cutané [1].

Sur le plan anatomique, l'hypoderme est composé de cellules graisseuses, les lipocytes (ou adipocytes), groupées en lobules et en continuité avec le derme, de travées fibroconjonctives portant les nerfs et les vaisseaux. Son épaisseur est très variable selon la localisation, le sexe et la corpulence.

Les lipocytes sont de grandes cellules rondes dont le cytoplasme entièrement rempli de lipides apparaît vide en microscopie, avec un petit noyau repoussé en périphérie. L'agrégation de quelques lipocytes forme un *microlobule primaire* de 1 mm de diamètre entouré d'une mince cloison fibroconjonctive seulement visible par la coloration de la réticuline ; ils se groupent en *microlobules secondaires* de 1 cm de diamètre, séparés les uns des autres par des cloisons fibroconjonctives plus importantes, les septums [2]. La vascularisation de l'hypoderme est assurée par des vaisseaux qui, venant du *fascia superficialis*, se dirigent vers le derme en cheminant dans les septums. Ils assurent la stabilité du tissu adipeux et délivrent aux lobules graisseux un riche réseau de capillaires qui entoure les lipocytes. Cette *vascularisation terminale* (sans anastomose ni communication capillaire avec le derme ni entre les microlobules) fait des lobules graisseux des structures très vulnérables.

Par sa localisation, l'hypoderme est impliqué dans le modelage corporel, la protection contre les chocs et la thermorégulation. Il a une fonction de stockage des lipides et constitue une réserve énergétique.

La physiopathologie du tissu adipeux est mieux connue depuis la mise en évidence du rôle de différents facteurs de transcription tels que le PPAR-γ qui régulent la différenciation des adipocytes et la lipogenèse [3], ouvrant de nouvelles voies thérapeutiques. Les adipocytes sécrètent de nombreuses molécules bioactives qui ont des effets paracrines et endocrines sur des organes cibles ; il s'agit de protéines spécifiques ou adipokines (telles qu'adiponectine, résistine, leptine), d'enzymes (lipoprotéine-lipase), de peptides antimicrobiens comme la cathélicidine, et de cytokines pro-inflammatoires (telles que IL-6, IL-8 et TNF-α) et anti-inflammatoires (TGF-β, MCP1).

Sur le plan fonctionnel, les adipocytes sont étroitement associés aux cellules préadipocytaires, macrophages hypodermiques, fibroblastes et cellules endothéliales de la microvascularisation. Les tissus adipeux, sous-cutané et viscéral, sont maintenant reconnus comme un véritable organe endocrine, qui contrôle le profil métabolique de l'organisme. Le tissu adipeux sous-cutané, plus sensible à l'insuline, est plus particulièrement impliqué dans le métabolisme énergétique et la régulation du taux d'acides gras circulants. Le tissu adipeux viscéral est plus actif métaboliquement, plus sensible à la lipolyse et contient plus de cellules inflammatoires ; il joue un rôle pivot dans les phénomènes d'insulinorésistance et d'inflammation chronique et le développement des processus pathologiques associés (obésité, syndrome métabolique, diabète de type 2, athérosclérose, auto-immunité) [1, 3].

Pathologie de l'hypoderme

Elle comprend schématiquement les hypertrophies, les tumeurs, les hétérotopies graisseuses, les atrophies et les inflammations. Les lipodystrophies sont des troubles congénitaux ou acquis de la répartition du tissu adipeux, se manifestant par une atrophie et/ou une hypertrophie.

Hypertrophies

Il s'agit de lipodystrophies et des lipomatoses ; elles sont traitées aux chapitres 12 et 19-9 avec les tumeurs du tissu graisseux. Les hétérotopies graisseuses ne sont pas des hypertrophies mais elles peuvent être une cause d'erreur ; on trouve des hétérotopies du tissu graisseux dans le derme dans l'hypoplasie dermique en aires et l'hamartome lipomateux.

Atrophies

Les lipoatrophies peuvent être localisées, régionales ou diffuses.

Lipoatrophies localisées. Elles réalisent des dépressions cupuliformes qui ne sont ni scléreuses, ni infiltrées, ce qui les distingue des sclérodermies et des inflammations de causes diverses (lupus érythémateux profond, par exemple). Elles sont en plaques, annulaires, atteignant parfois plusieurs centimètres de diamètre, ou semi-circulaires entourant un segment de membre.

La plupart de ces lipoatrophies sont *secondaires* à une inflammation ancienne dont elles constituent la séquelle (*cf. infra* « Panniculites traumatiques »), à des injections (insuline, corticoïdes retard, etc.) pratiquées parfois à distance de l'atrophie, et parfois très anciennes et oubliées. On a proposé le terme de *lipoatrophie involutionnelle* pour regrouper ces situations, la lipoatrophie résultant d'une activation localisée de macrophages par des processus divers dont les injections et les traumatismes [4].

L'*atrophie semi-circulaire des cuisses* (fig. 10.4), qui s'observe surtout chez les femmes, serait due à des microtraumatismes répétés, avec diminution de la perfusion sanguine locale, résultant de l'appui permanent sur le bord des meubles de bureau, du port de jeans trop serrés ou de jarretières. L'anatomie des muscles sous-jacents rendrait ce site particulièrement vulnérable. De véritables « épidémies » ont été décrites récemment parmi le personnel administratif de grandes entreprises, faisant suspecter un rôle pathogénique des champs électromagnétiques générés par les équipements informatiques et, récemment, des décharges électrostatiques [5]. La lipoatrophie semi-circulaire peut survenir en quelques semaines d'exposition au traumatisme, mais régresse en quelques mois ou

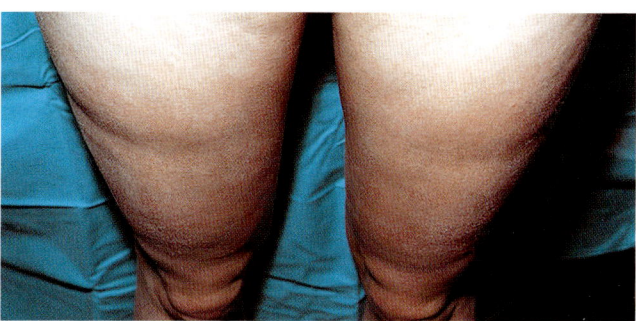

Fig. 10.4 Lipoatrophie semi-circulaire des cuisses.

années ; il n'y a pas de traitement reconnu en dehors de l'éviction de la cause présumée.

Les formes, en apparence *primitives* (dites de «type Gowers») réalisent des aires atrophiques des membres ou du tronc, souvent une plaque unique parfois assez marquée pour faire rechercher une atrophie du plan musculo-aponévrotique sous-jacent. Aucune explication satisfaisante n'est retrouvée (exclusion des causes ci-dessus) ; un lien avec la sclérodermie est discuté dans certains cas.

Lipoatrophies régionales. Elles sont en fait observées au cours de syndromes rares et complexes avec lipodystrophie, d'origine génétique ou acquise [6]. La lipodystrophie partielle familiale est due à des mutations des gènes codant pour laminA/C ou PPAR-γ. Le syndrome de Barraquer et Simmons (ou *lipoatrophie partielle progressive*) est une lipodystrophie acquise, caractérisée par la perte symétrique de la graisse du visage puis des bras et du tronc avec conservation, voire hypertrophie de la graisse du bas du corps. Il s'y associe chez environ un quart des malades une glomérulonéphrite membranoproliférative et des anomalies du complément (*cf.* chapitre 19-9). La *lipoatrophie des traitements anti-VIH* atteint le visage, les fesses et les membres, avec souvent une accumulation de graisse tronculaire et intra-abdominale. Très affichante sur le plan esthétique, elle débute dans les 2 ans après l'instauration du traitement et s'accompagne de troubles métaboliques (dyslipidémie, insulinorésistance) et de complications cardio-vasculaires (*cf.* chapitres 3 et 22). Cette lipodystrophie correspond à un trouble de la différenciation adipocytaire d'origine multifactorielle. Elle est étroitement associée aux analogues nucléosidiques inhibiteurs de la *reverse transcriptase* qui ont une toxicité mitochondriale, perturbent l'expression de PPAR-γ et favorisent l'apoptose, augmentent la sécrétion de TNF-α et d'IL-6 et diminuent celle de l'adiponectine. Les antiprotéases inhiberaient SREBP1, un des facteurs de transcription qui, avec PPAR-γ, déterminent la différenciation des adipocytes et leur sensibilité à l'insuline. Les modifications des taux circulants d'adipokines telles qu'adiponectine et leptine sont corrélées avec les troubles métaboliques associés [7, 8]. Des facteurs génétiques ainsi qu'un effet direct des protéines virales sur l'adipocyte seraient également impliqués. La prise en charge est multidisciplinaire, accompagnée de l'introduction de nouveaux antirétroviraux moins toxiques sur le tissu adipeux.

Lipoatrophies généralisées. Elles peuvent être congénitales (syndrome de Berardinelli-Seip ; des mutations dans 4 gènes différents peuvent réaliser ce phénotype) ou acquises (syndrome de Lawrence) et s'intègrent dans des tableaux immunologiques et endocriniens complexes dont les mécanismes moléculaires commencent à être compris (*cf.* chapitre 19) [6].

Inflammations

Elles sont dénommées hypodermites (panniculites des auteurs anglo-saxons, *cf. infra*) et représentent la pathologie hypodermique la plus fréquente.

Complexité des hypodermites

La physiopathologie, l'étiologie et ainsi la nosologie de ces hypodermites restent encore mal comprises. La plupart des inflammations qui se localisent à l'hypoderme, même lorsqu'elles comportent également l'atteinte d'autres organes, sont de cause et de mécanismes imprécis. Les corrélations anatomocliniques sont difficiles car les pièces histologiques, souvent de taille limitée, illustrent un moment évolutif donné dans un processus inflammatoire dynamique.

Critères de classification histologique

L'aspect histologique d'une hypodermite constitue néanmoins un critère d'analyse irremplaçable [2]. On demande à l'histologie de répondre à trois questions qui vont guider la démarche nosologique et étiologique :
– Quelle est la topographie prédominante de l'inflammation hypodermique, est-elle surtout dans les septums ou dans les lobules ?
– Comment sont les vaisseaux, y a-t-il une vasculite ?
– Quelle est la nature de l'infiltrat inflammatoire (neutrophiles, éosinophiles, lymphocytes, plasmocytes, macrophages avec ou sans granulomes) ?

Les lésions histologiques élémentaires de l'atteinte septale sont l'épaississement avec œdème, l'hémorragie, la fibrose, l'inflammation.

Les lésions histologiques élémentaires de l'atteinte lobulaire sont la nécrose, l'inflammation, la fibrose et parfois la calcification.

C'est sur la juxtaposition de ces éléments que le dermatopathologiste *propose* une *interprétation* ; celle-ci doit toujours être corrélée au tableau clinique et au contexte particulier du patient.

Classifications didactiques

Il est commode de distinguer, au sein des inflammations de l'hypoderme, celles qui atteignent primitivement le tissu graisseux de celles qui intéressent initialement les septums et leur composante vasculaire, mais on doit comprendre que lorsque l'atteinte intéresse au début un des éléments de l'hypoderme, elle retentit ensuite sur les éléments voisins (tableau 10.8).

Tableau 10.8 Classification des hypodermites

Hypodermites septales	*Formes sans atteinte prédominante des vaisseaux* – Érythème noueux – Sclérodermie – Nécrobiose lipoïdique *Formes avec atteinte vasculaire* – Périartérite noueuse et autres vasculites systémiques – Thrombophlébites nodulaires et migratrices

Hypodermites lobulaires (panniculites)	*Panniculites enzymatiques*
	 – Adiponécrose cutanée nodulaire (cytostéatonécrose nodulaire de cause pancréatique)
	 – Panniculites par déficit en α₁-antitrypsine
	 Panniculites physiques
	 – Cryopanniculites
	   – cytostéatonécrose nodulaire du nouveau-né
	   – cryopanniculite des enfants
	   – panniculite des cavaliers
	 – Panniculites mécaniques et/ou ischémiques
	   – panniculites traumatiques (accidentelles et pathomimiques)
	   – nécrose graisseuse nodulokystique
	   – lipodystrophie membranokystique
	 Panniculite post-stéroïdienne
	 Panniculite histiocytaire cytophagique
	 Panniculite neutrophilique aseptique (dermatoses neutrophiliques)
	 Panniculite à éosinophiles
	 Panniculites idiopathiques

Hypodermites mixtes	*Hypodermites des maladies systémiques* – Lupus érythémateux – Lymphomes et leucémies – Sarcoïdose hypodermique – Maladie de Crohn – Maladie de Behçet – Autres causes (goutte, calciphylaxie, athéroembolies, etc.) *Vasculite nodulaire type érythème induré de Bazin* *Hypodermites sclérodermiformes* – Lipodermatosclérose – Fibrose systémique néphrogénique – Hypodermite sclérodermiforme post-irradiation *Hypodermites lipoatrophiantes* *Hypodermites post-injections (médicamenteuses, à but esthétique ou factices)* *Hypodermites infectieuses*

Atteinte primitive de septums (hypodermite septale des auteurs francophones, panniculite septale des Anglophones [9]. les lobules adipeux sont relativement épargnés.

Formes sans vasculite prédominante : c'est l'érythème noueux. Il s'agit d'un syndrome anatomoclinique qui peut être associé à des circonstances étiologiques très variées dont il est souvent révélateur. Un certain nombre d'arguments indirects permet de penser que l'érythème noueux pourrait être la manifestation aiguë de l'acquisition d'une hypersensibilité à médiation cellulaire. En effet, lorsque l'érythème noueux est associé à une infection (tuberculose, coccidioïdomycose, histoplasmose, etc.), la survenue de l'hypodermite est contemporaine de la positivation de l'intradermoréaction à lecture retardée ; lors de la sarcoïdose, c'est l'inverse qui se produit, du moins en ce qui concerne les réactions tuberculiniques. Les raisons de la localisation du processus inflammatoire dans les septums de l'hypoderme restent cependant mystérieuses.

Formes avec vasculite. Lorsqu'existe une atteinte vasculaire, celle-ci peut représenter la localisation hypodermique d'une vasculite nécrosante parfois systémique (exemple de la périartérite noueuse, maladie de Churg et Strauss). Ces formes peuvent comporter une atteinte lobulaire secondaire.

Atteinte primitive du tissu graisseux (hypodermite lobulaire ou panniculite proprement dite des auteurs francophones, panniculite lobulaire des auteurs anglophones) [10]. La forme la plus pure est celle qui résulte d'une lésion primitive et spécifique du lipocyte, comme les formes avec atteinte pancréatique ; la lésion lipocytaire est de nature **enzymatique**. L'élévation de la lipase sérique est parallèle à la survenue de nouvelles lésions dans les formes pancréatiques ; on suppose qu'elle hydrolyse les graisses neutres, ce qui provoque la nécrose. Le rôle de la trypsine est également postulé dans la survenue de panniculites dans des déficits en α_1-antitrypsine. Dans la majorité des panniculites, le mécanisme des lésions est inconnu : le lipocyte est possiblement lésé par des mécanismes **inflammatoires/immunitaires** auxquels il pourrait participer activement, étant capable de synthétiser des cytokines pro-inflammatoires [2].

Enfin, le caractère terminal de la vascularisation des lobules graisseux et, parfois, leur composition chimique (chez le nouveau-né) expliquent qu'ils puissent être électivement lésés par des **facteurs physiques** dans les panniculites au froid et les cytostéatonécroses post-traumatiques. En ce qui concerne la *maladie de Weber-Christian* (panniculite nodulaire aiguë fébrile récidivante non suppurative), son individualisation est maintenant contestée, la majorité des cas pouvant être reclassés rétrospectivement parmi d'autres entités [11].

Atteintes mixtes. Dans de nombreuses situations anatomocliniques, il y a une atteinte à la fois lobulaire et septale. Diverses maladies systémiques peuvent toucher, électivement ou non, le tissu adipeux (*cf.* tableau 10.8). L'*érythème induré de Bazin* («ou vasculite nodulaire»), qui est décrit plus loin, est un processus inflammatoire chronique et récidivant, sans doute para-infectieux, dont la localisation est favorisée et/ou due à la stase. Il est probable que ces hypodermites chroniques traduisent une infection larvée, ceci par analogie avec les cas où le génome de *Mycobacterium tuberculosis* a pu être amplifié par PCR à partir de telles lésions [12]. En ce qui concerne les hypodermites post-injections, l'image histologique est très variable en fonction de la nature du produit injecté (suppurative, granulomateuse, fibrosante, avec/sans corps étrangers ou dépôts cristallins). Les produits de comblement à visée esthétique induisent un aspect histologique reconnaissable, propre à chacun [13].

Pour la pratique

La prise en charge d'un malade atteint d'hypodermite doit comporter :

▶ *l'analyse de la lésion élémentaire* ; c'est un nodule hypodermique (nouure) qui peut confluer avec d'autres pour former des placards, évoluer par les teintes de la contusion, guérir sans séquelles ou s'ulcérer ou laisser une cicatrice déprimée cupuliforme (ceci oriente vers la fonte du tissu adipeux et donc vers une atteinte lobulaire) ;

▶ *la biopsie adéquate* qui, pour fournir le maximum de renseignements, doit être *profonde, au bistouri*, non à l'emporte-pièce et intéresser le tissu hypodermique dans sa totalité de la lésion la plus récente. Le grand axe du prélèvement devrait mesurer au minimum 1,5 cm afin que lobules et septum soient représentés. Souvent négligée par le passé, la biopsie systématique des hypodermites, à l'exception peut-être des érythèmes noueux typiques, est indispensable, même si elle ne fournit que rarement des renseignements décisifs sur le plan étiologique (p. ex. panniculite histiocytaire cytophagique, panniculites septiques, infiltrats de lymphome, adiponécrose cutanée nodulaire). En fonction du contexte clinique, il peut être utile de consacrer un fragment de la biopsie à une recherche bactériologique (culture pour bactéries, mycobactéries et champignons, PCR) et/ou à un examen en immunofluorescence directe (panniculite lupique, vasculites d'hypersensibilité) ;

▶ *le bilan systémique à visée étiologique*, qui doit être orienté par le contexte. Le tableau 10.8 montre les nombreux types d'hypodermites. En pratique, deux d'entre elles correspondent à la grande majorité des cas en Europe : l'érythème noueux et les vasculites nodulaires de type érythème induré de Bazin. Chacune de ces hypodermites est donc un « syndrome » qui peut avoir plusieurs « causes ». C'est pourquoi, en termes opérationnels, c'est la recherche de la cause pour chaque cas qui peut déboucher sur un traitement spécifique.

RÉFÉRENCES

1. Ibrahim M.M., *Obesity*. 2010, *11*, 11.
2. Segura S. et coll., *Dermatol Clin*. 2008, *26*, 419.
3. Sharma A.M. et coll., *J Clin Endocrinol Metab*. 2007, *92*, 386.
4. Dahl P.R. et coll., *J Am Acad Dermatol*. 1996, *35*, 523.
5. Linares-Garcia Valdecasas R. et coll., *Dermatology*. 2015, *230*, 222.
6. Nolis T., *J Hum Genet*. 2014, *59*, 16.
7. Alves M.D. et coll., *Ther Clin Risk Manag*. 2014, *10*, 559.
8. Paruthi J., *Metabolism*. 2013, *62*, 1199.
9. Requena L. et coll., *J Am Acad Dermatol*. 2001, *45*, 163.
10. Requena L. et coll., *J Am Acad Dermatol*. 2001, *45*, 325.
11. White J.W. et coll., *J Am Acad Dermatol*. 1998, *39*, 56.
12. Chen S. et coll., *PLoS ONE*. 2013, *8*, e62653.
13. Requena L. et coll., *J Am Acad Dermatol*. 2011, *64*, 1.

10-3 Dermatoses des états auto-inflammatoires et auto-immuns

Hypodermites

Clinique, diagnostic et traitement des inflammations de l'hypoderme

D. Lipsker

Les lésions élémentaires des hypodermites sont des nouures et plus rarement des plaques indurées de siège dermo-hypodermique par confluence ou extension centrifuge de nouures. Le plus souvent, les hypodermites comportent un maximum de lésions aux membres inférieurs, en particulier dans les formes aiguës et dans celles où une atteinte vasculaire primitive est incriminée. Selon l'atteinte inflammatoire primitive de l'un des trois composants anatomiques de l'hypoderme, on décrit des hypodermites à prédominance septale ou lobulaire (panniculites), avec ou sans lésions vasculaires. La classification anatomoclinique des hypodermites est résumée dans le tableau 10.9.

Tableau 10.9 Classification anatomoclinique des hypodermites

A. Hypodermite septale		
1. Sans vasculite		**Majoritairement histiocytaire :** – Mucine au centre des granulomes palissadiques : *granulome annulaire profond* – Fibrine au centre des granulomes palissadiques : *nodule rhumatoïde* – Vastes zones de collagène nécrobiotique, fentes cholestéroliques, histiocytes spumeux : *xanthogranulome nécrobiotique* – Sans mucine, ni fibrine, ni de nécrobiose, mais possibilité de granulomes dans les septums (« rosettes de Miescher », riche en polynucléaires neutrophiles) : *érythème noueux* **Majoritairement lympho- et/ou plasmocytaire :** – Avec un infiltrat granulomateux dans les septums : *nécrobiose lipoïdique* – Sans infiltrat granulomateux dans les septums : *morphée profonde, syndrome H*
2. Avec vasculite		**Veines :** *thrombophlébite superficielle* **Artères :** *périartérite noueuse*
B. Hypodermite lobulaire ou panniculite		
1. Sans vasculite		**Infiltrat constitué majoritairement de polynucléaires neutrophiles :** – Adiponécrose, saponification des adipocytes : *panniculite pancréatique* – Neutrophiles entre les faisceaux de collagène du derme réticulaire : *déficit en α-1 antitrypsine* – Présence de bactéries, mycoses ou protozoaires : *panniculite infectieuse* – Présence de corps étranger : *panniculite factice ou traumatique* – Très riche en neutrophiles, idiopathique en apparence : *panniculite neutrophilique, syndrome de Weber-Christian* **Infiltrat majoritairement histiocytaire :** – Phénomène d'histiocytophagocytose : *panniculite histiocytaire cytophagique et lymphome T profond* – Sclérose des septums : *panniculite postradique* – Cristaux dans les histiocytes ou les adipocytes : *cytostéatonécrose du nouveau-né et panniculite post-stéroïdienne* – Absence de cristaux dans les adipocytes : *sarcoïdose profonde, traumatisme, nécrose graisseuse membrano-kystique, lipodystrophie et lipoatrophie* **Infiltrat majoritairement lymphocytaire :** – Associé à un infiltrat dermique périvasculaire : *panniculite au froid* – Follicule lymphoïde, plasmocytes et poussière des noyaux des lymphocytes : *lupus érythémateux profond*; diagnostic différentiel : *lymphome profond* – Infiltrat majoritairement éosinophilique : *panniculite éosinophilique* (dans le cadre d'une fasciite de Shulman, d'un syndrome hyperéosinophilique, d'une gnathostomiase, etc.) **Pas ou peu de cellules inflammatoires :** – Nécrose centrolobulaire : *panniculite sclérosante* – Calcifications vasculaires : *calciphylaxie* – Cristaux intra-adipocytaires : *sclérème du nouveau-né*
2. Avec vasculite		**Veines :** *érythème noueux lépreux* et *phénomène de Lucio* **Artères :** *vasculite nodulaire (de Montgomery)* (elle est aussi septale)/*érythème induré (de Bazin)*

Érythème noueux

C'est la forme clinique la plus fréquente des hypodermites aiguës. Elle survient plus souvent chez la femme entre 25 et 40 ans.

Clinique

L'érythème noueux est caractérisé de façon assez stéréotypée, quelle que soit son étiologie, par les aspects évolutifs suivants.

Une phase prodromique non spécifique de 3 à 6 jours marquée par de la fièvre, des douleurs articulaires et quelquefois abdominales, souvent un tableau d'infection rhinopharyngée, une altération légère de l'état général.

Une phase d'état qui s'installe rapidement en 1 à 2 jours : les nouures apparaissent aux faces d'extension des jambes et des genoux, parfois des cuisses et des avant-bras ; elles sont en petit nombre, trois à six, parfois davantage, bilatérales mais non symétriques, spontanément douloureuses ; le syndrome général avec la fièvre et les arthralgies de la phase prodromique persiste ou s'accentue. L'examen clinique permet de préciser les caractères des nouures : elles ont quelques centimètres de diamètre ; elles sont chaudes et fermes à la palpation, qui accentue leur caractère douloureux ; elles sont mobiles par rapport aux plans profonds. La douleur des lésions est exacerbée par l'orthostatisme, ce qui amène le malade à rechercher spontanément la position allongée avec les jambes surélevées. Un œdème déclive des chevilles est souvent présent (fig. 10.5).

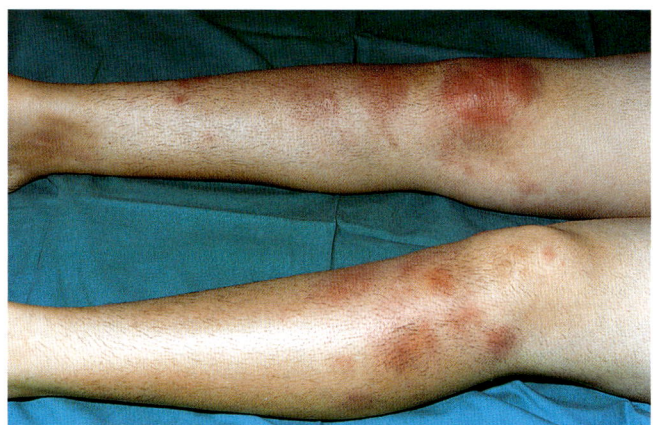

Fig. 10.5 Érythème noueux.

Une évolution régressive, spontanée, accélérée par le repos ou le traitement symptomatique ; chaque nouure évolue en une dizaine de jours, en prenant des aspects contusiformes bleus et jaunâtres, vers la disparition intégrale sans séquelles. Un érythème noueux ne comporte jamais de nécrose, d'ulcérations ou de cicatrices. Il évolue souvent en plusieurs poussées, favorisées par l'orthostatisme, pouvant s'échelonner au pire sur 4 à 8 semaines ; la succession des poussées confère à l'éruption un aspect polymorphe avec des nouures d'âges différents, comportant les diverses teintes de la biligénie locale.

Diagnostic positif et étiologique

Bilan biologique. Il existe constamment un syndrome inflammatoire non spécifique : vitesse de sédimentation accélérée, hyperleucocytose avec neutrophilie, hyperfibrinémie. En cas de doute sur la nature de l'hypodermite, on peut exceptionnellement faire une biopsie ; celle-ci confirme le diagnostic d'érythème noueux (inflammation neutrophilique des septums interlobulaires avec beaucoup d'œdème et de fibrine et un afflux précoce de macrophages mononucléés), mais ne fournit jamais la cause de l'érythème noueux : son aspect est le même quelle que soit l'étiologie.

Bilan étiologique. Le caractère très douloureux des lésions et son exacerbation en orthostatisme doivent quelquefois faire différer le bilan étiologique ou le faire limiter à quelques examens peu agressifs, pour que le patient puisse se reposer couché. Il est rare que la séméiologie même de l'érythème noueux oriente vers une cause précise. Il est également raisonnable de rechercher surtout les causes courantes et de faire un bilan orienté et non pas systématiquement le « clavier » complet des sérodiagnostics microbiens, viraux, parasitaires et fongiques. Le bilan minimum en phase aiguë doit comporter un hémogramme, la vitesse de sédimentation, le dosage des transaminases, le sérodiagnostic streptococcique, l'examen bactériologique d'un frottis de gorge, une radiographie du thorax, des tests tuberculiniques, éventuellement une coproculture pour les *Yersinia*. On complétera ultérieurement en fonction des premiers résultats. La rentabilité du bilan étiologique n'est pas excellente : selon les séries publiées, il persiste 15 à 55 % d'érythèmes noueux, sans cause décelable, malgré des bilans exhaustifs. Les causes les plus fréquentes sont les suivantes [1].

Infection à streptocoques β-hémolytiques. Il y a généralement une précession d'une angine 3 semaines auparavant ; classiquement dans cette situation, les érythèmes noueux seraient très inflammatoires, récidiveraient plus souvent et pourraient comporter une phase desquamative ; leur traitement par les antibiotiques (pénicilline, macrolides) est impératif pour raccourcir l'évolution et pallier le risque des complications viscérales de toute infection streptococcique.

Sarcoïdose, chez une femme jeune, dans le cadre d'un de Löfgren (*cf.* chapitre 11).

Yersiniose pouvant quelquefois être suspectée en cas de prodromes digestifs (douleurs abdominales, syndrome pseudo-appendiculaire) ou de signes contemporains tels qu'une diarrhée. Deux bacilles en sont responsables : *Yersinia enterocolitica* chez l'adulte et *Y. pseudotuberculosis* chez l'enfant et l'adolescent. Le diagnostic peut être confirmé par les coprocultures et les sérodiagnostics. L'évolution est habituellement courte, 3 semaines environ.

Autres causes infectieuses, chlamydiase, maladie des griffes du chat, hépatite virale, etc., sans oublier la tuberculose, notamment chez les immigrés.

Origine médicamenteuse, difficile à prouver : les médicaments incriminés (aspirine, anti-inflammatoires non stéroïdiens) sont, en effet, souvent ceux qui sont prescrits pour les symptômes prodromiques et sont, par conséquent, incriminés à tort ; ont aussi été incriminées les pilules contraceptives œstroprogestatives, qui semblent, en fait, surtout favoriser la survenue du syndrome de Löfgren d'une sarcoïdose.

Entéropathies chroniques (rectocolite ulcéreuse, maladie de Crohn), l'érythème noueux survenant le plus souvent lors de leurs poussées évolutives, mais pouvant être révélateur (*cf.* chapitre 19).

Traitement symptomatique

En attendant de pouvoir faire le traitement étiologique, le repos alité et parfois même l'hospitalisation sont nécessaires. Pour atténuer rapidement les douleurs et le caractère inflammatoire des nouures, on peut donner des antalgiques (paracétamol) ou des anti-inflammatoires non stéroïdiens et parfois les associer aux inhibiteurs de la migration des polynucléaires neutrophiles comme la colchicine ou la dapsone. Le recours à une corticothérapie générale, à titre symptomatique, est exceptionnellement nécessaire. Dans les formes récidivantes, qui sont souvent de cause streptococcique, l'antibioprophylaxie par pénicilline ou par cyclines peut être bénéfique [2, 3].

Panniculites

Panniculites enzymatiques [3]

Cytostéatonécrose nodulaire de cause pancréatique

Encore nommée *adiponécrose cutanée nodulaire*, c'est la panniculite enzymatique dont le mécanisme est le mieux compris. Elle touche surtout l'homme entre 40 et 70 ans. Il s'agit d'une éruption faite de nodules ou de plaques inflammatoires dermo-hypodermiques, prédominant aux membres inférieurs et aux doigts, pouvant évoluer vers la fistulisation et l'émission de graisse fondue. L'évolution laisse des dépressions cupuliformes.

Ces lésions s'accompagnent de fièvre, d'arthralgies, de douleurs osseuses des extrémités (dues à la cytostéatonécrose de la moelle des os) et souvent d'épanchements séreux. Sur le plan biologique, on note une augmentation de l'amylasémie et de la lipasémie et ce tableau fait généralement découvrir un *cancer exocrine du pancréas*, une *pancréatite*, un pseudo-kyste du pancréas ou une malformation (pancréas divisum). Il existe toutefois des cytostéatonécroses nodulaires graves avec augmentation de la lipasémie et de la lipasurie sans maladie pancréatique décelable.

La biopsie d'un nodule précoce montre les signes histologiques caractéristiques d'hypodermite lobulaire ou panniculite sans vasculite : des foyers de nécrose adipocytaire, à début centrolobulaire, le contenu des adipocytes disparaît et seules persistent les membranes cytoplasmiques sous la forme de cellules « fantômes ». Tardivement se forme un granulome lipophagique qui peut se charger de sels calcaires.

Panniculites par déficit en α_1-antitrypsine

Elles sont plus rares. Il s'agit de nodules très inflammatoires ayant souvent une évolution liquéfiante. La nécrose est généralement dermique et hypodermique fusant dans les septums interlobulaires et dans les lobules graisseux, ce qui explique la liquéfaction et la fistulisation fréquentes et le risque de manifestations létales. Les autres conséquences d'un déficit en α_1-antitrypsine sont l'emphysème, la cirrhose et rarement les vasculites systémique avec ANCA [4]. Les traitements, à part la dapsone et l'administration d'α_1-antitrypsine, sont peu efficaces. La corticothérapie générale, les anti-inflammatoires non stéroïdiens, le danazol et la doxycycline ont été crédités de quelques succès. Dans les formes graves, les perfusions d'α_1-antitrypsine (60 à 100 mg/kg/semaine) peuvent être proposées, bien qu'il s'agisse d'une prescription hors AMM, le produit étant réservé aux sujets avec emphysème pulmonaire [4].

Panniculites idiopathiques

Panniculite nodulaire aiguë fébrile récidivante non suppurative (maladie de Weber-Christian)

Nosologie. L'éponyme maladie de Weber-Christian devrait être abandonné, car il regroupe probablement des affections diverses qui méritent d'être classées nosologiquement. En effet, il ne s'agit pas d'une entité en soi, mais d'un syndrome, répondant à diverses causes puisque quelques malades évoluent vers des tableaux bien définis (panniculite histiocytaire cytophagique, érythème noueux, etc.). Il est préférable de parler de *panniculite lobulaire idiopathique* ou, s'il s'agit d'un infiltrat neutrophilique, de *panniculite neutrophilique*. Le diagnostic de panniculite neutrophilique est porté devant un tableau anatomoclinique de panniculite lobulaire idiopathique riche en polynucléaires, ce qui suppose donc une biopsie et un bilan étiologique négatif. Les panniculites neutrophiliques ont été décrites dans les contextes de syndrome myélodysplasique, polyarthrite rhumatoïde, maladie de Behçet, syndrome de Sweet et certains traitements médicamenteux comme les inhibiteurs de tyrosine-kinase (p. ex. vémurafénib) [5].

Aspect clinique (fig. 10.6). Elle se manifeste, souvent chez une femme d'âge mûr, par l'apparition sans prodromes de nouures de grande taille, généralement supérieures à 5 cm, prédominant dans les régions à pannicule graisseux abondant, les mollets, les cuisses, les fesses, l'abdomen, la face postérieure des bras. Ces nouures sont profondes, sensibles à la palpation, mal limitées, chaudes, peu nombreuses, pouvant, dans un territoire, confluer en un grand placard inflammatoire. Il y a des signes généraux associés, fièvre, arthralgies, douleurs abdominales et thoraciques pouvant traduire une extension de la panniculite à la graisse périrénale, mésentérique ou sous-pleuropéricardique. La notion d'un traumatisme déclencheur est fréquente.

Évolution. Elle est souvent plus suggestive que la séméiologie ; en effet, ce type de panniculite évolue par poussées fébriles, sur des mois ou des années ; chaque nouure régresse en 2 à 3 semaines et laisse une atrophie cupuliforme remarquable, mais inconstante, très utile au diagnostic. Plus rarement, comme dans les panniculites enzymatiques, une nouure peut se liquéfier et se fistuliser en laissant sourdre un liquide huileux stérile. Certaines localisations peuvent enfin être favorisées par des microtraumatismes.

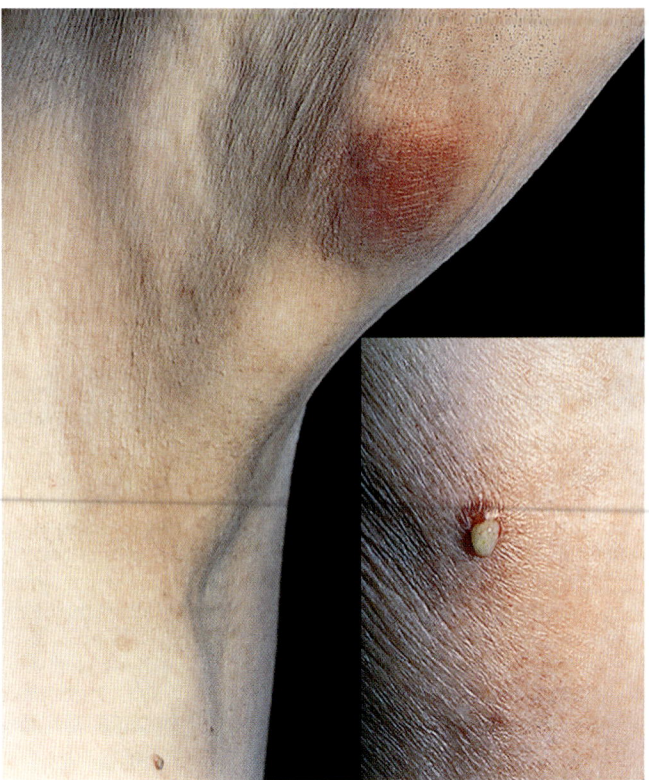

Fig. 10.6 Panniculite nodulaire aiguë fébrile.
Noter, en cartouche, l'émission d'un liquide huileux stérile sur une lésion fistulisée.

Histologie. Elle varie selon l'âge de la lésion biopsiée. Au stade précoce, l'aspect est celui d'une panniculite neutrophilique centrolobulaire avec souvent des thromboses des capillaires et de petits foyers hémorragiques au centre des lobules graisseux très inflammatoires. À un stade plus tardif, se constitue un granulome lipophagique qui, contrairement à ce qui se passe dans la cytostéatonécrose pancréatique, ne se calcifie pas ; il évolue vers une fibrose rétractile sans régénération du pannicule.

Traitement. Il repose en 1re intention sur les anti-inflammatoires non stéroïdiens (indométacine, ibuprofène, etc.) et/ou les antipaludéens de synthèse. En cas d'échec, on peut remplacer ces traitements par les cyclines, la dapsone, la colchicine ou le thalidomide [6]. L'importance des signes généraux au moment des poussées et une nécrose graisseuse extra-cutanée peuvent justifier dans certains cas le recours aux bolus de corticoïdes relayés par une corticothérapie générale *per os* [6]. L'antagoniste du récepteur de l'IL-1 (anakinra) est une alternative thérapeutique pour juguler les poussées inflammatoires des panniculites neutrophiliques cette affection [7].

Lipogranulomatose sous-cutanée de Rothman-Makaï

Cette panniculite, dont l'individualité est mise en doute par de nombreux auteurs, est caractérisée essentiellement par l'absence de signes généraux et de cicatrices résiduelles, ce qui permet de la différencier de la maladie de Weber-Christian. L'étiologie est inconnue. Elle atteint surtout les enfants et se manifeste par des nodules localisés aux membres inférieurs, mais pouvant aussi toucher le tronc et le visage. Ils évoluent vers la régression en plusieurs mois. L'histologie montre habituellement une nécrose du tissu graisseux avec formation d'un granulome non caséeux et de pseudo-kystes graisseux microscopiques. Il n'existe pas de traitement régulièrement efficace ; chez l'enfant de plus de 8 ans, les tétracyclines peuvent être essayées.

Pannéculite histiocytaire cytophagique [8]

C'est l'expression cutanée spécifique du *syndrome d'activation macrophagique*. Il s'agit d'une éruption nodulaire fébrile accompagnée des autres signes cliniques et biologiques du syndrome d'activation macrophagique. Les nodules et plaques inflammatoires, très douloureux, évoluent souvent vers la nécrose entraînant la formation d'ulcérations hémorragiques à bords sous-minés.

Le diagnostic se fait par l'examen histopathologique qui est caractéristique et montre une *hypodermite lobulaire* constituée d'un infiltrat de macrophages en cytophagie. Ces infiltrats macrophagiques sont d'allure bénigne par opposition à ceux des histiocytoses malignes.

Dans plus de 50 % des cas, cette affection est déclenchée par une infection (notamment virale du groupe des *Herpesviridae*) sur un terrain de dérèglement immunitaire (déficit immunitaire, maladie auto-immune, hémopathie). Un lymphome hypodermique γδ en particulier, de diagnostic difficile, s'associe souvent à une panniculite histiocytaire cytophagique et il doit systématiquement être recherché dans cette situation.

La maladie est habituellement mortelle si elle n'est pas traitée. Le traitement doit être étiologique chaque fois que cela est possible. Le traitement symptomatique repose sur des transfusions, la corticothérapie et les immunoglobulines intraveineuses. L'étoposide et, parfois, la ciclosporine, ont permis de contrôler la maladie. Certains auteurs recommandent le recours systématique à une polychimiothérapie de type CHOP (cyclophosphamide/doxorubicine/vincristine/prednisone) devant toute panniculite histiocytaire cytophagique.

Panniculites physiques

Cryopanniculites

Cytostéatonécrose nodulaire du nouveau-né. C'est une nécrose localisée du tissu graisseux hypodermique survenant chez des nouveau-nés par ailleurs bien portants. Elle est favorisée par les traumatismes obstétricaux, l'hypoxie et surtout le refroidissement cutané. L'application d'un glaçon sur la peau pendant 50 secondes permettrait d'ailleurs de reproduire un tel nodule chez tout nouveau-né : son tissu graisseux est, en effet, riche en acides gras saturés dont la température de solidification (de cristallisation) est plus élevée que celle des graisses de stockage de l'adulte. Cliniquement, la cytostéatonécrose néonatale réalise des nodules ou des plaques hypodermiques fermes, à surface érythémateuse, siégeant sur le dos, les bras, les fesses et les cuisses, évoluant spontanément vers la guérison en quelques semaines. Ils peuvent parfois se fistuliser, laisser des calcifications résiduelles ou se compliquer d'hypercalcémies.

Chez le nourrisson et même chez l'enfant. La baisse de la température ambiante en dessous de 0 °C peut aussi entraîner des lésions de panniculite. Le contact d'une crème glacée contre une joue ou l'application d'une vessie de glace au cours d'une intervention peuvent provoquer de telles lésions. Les lésions apparaissent 1 à 3 jours après l'exposition au froid et réalisent des nodules hypodermiques indurés, douloureux, mobiles, de 2 à 5 cm, d'abord rouges, inflammatoires, puis froids et cyanotiques qui persistent une quinzaine de jours.

Panniculite des cavaliers. C'est aussi une panniculite *a frigore* des cuisses ou des chevilles survenant à la suite d'un sport en plein air, en hiver, chez des personnes, notamment des enfants ou des jeunes femmes, n'ayant pas veillé à une bonne protection vestimentaire. On voit de telles lésions chez des cavalières, des skieurs, des motocyclistes, exceptionnellement à la suite d'applications de vessies de glace comme chez l'enfant. Ces panniculites guérissent sans séquelles ni complications locales ou générales (fig. 10.7).

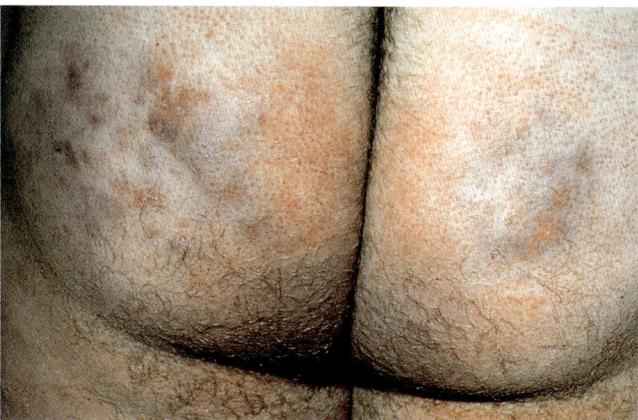

Fig. 10.7 Panniculite physique : panniculite *a frigore* des fesses après journée de ski par grand froid.

Panniculites traumatiques

Panniculites traumatiques factices. Sous la forme de nodules de cytostéatonécrose, elles peuvent survenir à la suite de traumatismes minimes dans les zones exposées au froid et riches en tissu graisseux (seins, fesses, verge, scrotum). Des nodules isolés de cytostéatonécrose, sans précession connue ou avouée de traumatisme, doivent suspecter une pathomimie : martèlement de la peau, injections de produits irritants. La mise en évidence à l'examen histologique de cristaux biréfringents, de dépôts amorphes dans les zones lipophagiques, de suffusions hémorragiques ou de dépôts d'hémosidérine, peut être un argument en faveur de la nature provoquée de la panniculite.

Nécrose graisseuse nodulokystique (nécrose encapsulée, lipome mobile encapsulé). Il s'agit de petits nodules hypodermiques, post-traumatiques, non inflammatoires, avec une capsule fibreuse entourant un amas d'adipocytes nécrosés, secondaires à la nécrose ischémique brutale d'un lobule ou d'une sous-unité vasculaire d'un lobule graisseux. Ces lésions apparaissent surtout dans les régions prétibiales ; elles sont indolentes et remarquables par leur mobilité (« souris cutanées ») par rapport aux plans musculaires ou périostés sous-jacents. Des panniculites par microtraumatismes répétitifs contre un plan dur (table, comptoir, chaise) peuvent aboutir à des *lipoatrophies semi-circulaires* des cuisses ou annulaires des chevilles (cf. fig. 10.4).

Lipodystrophie (ou panniculite) membrano-kystique. Elle se présente sous la forme de nodules ou de plaques indurées des membres inférieurs, principalement des jambes. Le diagnostic est histologique : il y a dans la graisse des cavités anfractueuses optiquement vides entourées d'une épaisse membrane amorphe, éosinophilique fortement PAS+ [9]. Ces lésions peuvent aussi survenir à la suite d'un traumatisme ou spontanément notamment chez des femmes avec des troubles vasculaires des membres inférieurs (diabète, artérite, stase veineuse chronique) ou sans cause apparente.

Myosphérulose. Elle désigne un aspect histopathologique particulier qui, lorsqu'il est cutané, est dû à des injections médicamenteuses ou des méchages de fistules profondes ; elle réalise un nodule parfois fistulisé secondairement. L'histologie est un granulome cavitaire (cf. chapitre 11) avec des agrégats de sphérules, longtemps considérées comme d'origine fongique, alors qu'il s'agit de globules rouges agglutinés par le produit injecté [9] ou le produit gras enrobant les mèches.

Panniculites des maladies systémiques

La panniculite lupique (cf. aussi chapitre 10-4) est rare (1 à 3 % des malades atteints de lupus érythémateux), affectant surtout la femme d'âge moyen. Les lésions nodulaires siègent à l'extrémité céphalique, aux bras, aux cuisses (fig. 10.8). La peau en regard est normale ou montre des signes de lupus chronique. L'évolution est parfois atrophiante. L'histologie montre des foyers de nécrose hyaline, momifiant la graisse et empiétant souvent sur les septums, associés à une importante inflammation lymphocytaire constituée de manchons périvasculaires et de petits nodules formant parfois des follicules lymphoïdes. Malgré l'importante nécrose graisseuse, quelquefois associée à des dépôts mucineux et une calcinose secondaire, on n'observe pas de constitution de granulomes lipophagiques. L'examen en IFD montre inconstamment une image de bande lupique sous l'épiderme à l'aplomb de la lésion de panniculite lupique.

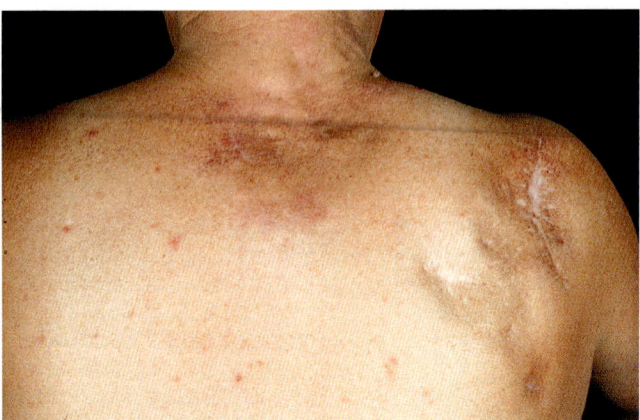

Fig. 10.8 Panniculite lupique des régions cervicodorsales.

Les panniculites septiques pures sont exceptionnelles. Elles sont surtout dues à des mycobactéries atypiques qui, du fait de leur thermodépendance, trouvent dans la graisse les conditions de développement optimales : bécégites gommeuses, gommes hypodermiques à *Mycobacterium fortuitum-chelonae*, ulcérations extensives à *Mycobacterium ulcerans* en pays tropical. L'aspect histologique est très évocateur : il y a de vastes plages de nécrose par coagulation de la graisse, englobant toutes les structures ; à leur périphérie, il y a dans un premier temps une réaction suppurative à polynucléaires neutrophiles, puis secondairement un granulome tuberculoïde avec quelques cellules de Langhans. Les colorations de Ziehl montrent de nombreux bacilles acido-alcoolorésistants dans la nécrose ou au centre des microabcès neutrophiliques. Plus exceptionnellement, on peut être amené à diagnostiquer une localisation hypodermique, par extension lymphangitique et non par inoculation directe, d'une sporotrichose ou d'une leishmaniose (dissémination sporotrichoïde) en pays tropical et, chez les sujets immunodéprimés, une panniculite levurique ou parasitaire à *Candida, Cryptococcus, Histoplasma, Pneumocystis*. C'est sur ce terrain également que peuvent se voir les panniculites bactériennes à *Haemophilus influenzae*, à *Pseudomonas aeruginosa*, à staphylocoque, à streptocoque et à *Neisseria meningitis* [10]. D'où l'intérêt devant une panniculite suppurative, notamment chez des malades dits à risque, de faire systématiquement des examens microbiologiques pour la mise en évidence de germes, champignons et parasites divers.

Les causes rares sont représentées par les *panniculites goutteuses* avec des dépôts d'urates dans les lobules graisseux, les *panniculites athéroemboliques* avec des emboles de cristaux de cholestérol dans des zones de nécrose hémorragique massive de la graisse, les *panniculites calcifiantes* (cf. chapitre 13) compliquant l'hyperparathyroïdie secondaire de l'insuffisance rénale, remarquables par l'aspect en cadres calcaires des adipocytes nécrosés [11], les *panniculites atrophiantes* secondaires aux injections hypodermiques malencontreuses de corticoïdes retard. La *panniculite poststéroïdienne* s'observe chez l'enfant ; il s'agit de la survenue de multiples nodules sous-cutanés 1 à 13 jours après l'arrêt d'une corticothérapie générale à forte dose. Ils siègent au visage, au tronc et aux bras, mesurent de 5 à 40 mm, peuvent prendre une allure inflammatoire et disparaissent en laissant une cicatrice pigmentée non déprimée. L'aspect histologique montre des images de cristallisation et de résorption de la graisse comme dans la cytostéatonécrose nodulaire néonatale et le seul traitement est souvent la reprise de la corticothérapie générale suivie d'un sevrage plus lent. La *lipodystrophie abdominale centrifuge infantile*, exceptionnelle et de cause inconnue, atteint les enfants de 3 ans et réalise une plaque de panniculite atrophiante de l'abdomen, extensive et progressive jusqu'à la puberté.

Vasculites nodulaires

Trois situations peuvent être individualisées par la clinique et par l'histopathologie.

Vasculites systémiques

Il s'agit alors d'une artérite. Ce sont les lésions nodulaires hypodermiques de la périartérite noueuse, et d'autres vasculites granulomateuses systémiques (syndrome de Churg et Strauss, etc.). Ces lésions sont décrites ailleurs ; elles sont habituellement associées à d'autres signes dermatologiques tels qu'un purpura, un livedo inflammatoire, des plaques de gangrène ou des ulcérations. Les vasculites touchant les vaisseaux de grands calibres comme la maladie de Takayasu peuvent aussi comporter de telles lésions. Une variété particulière de vasculite lymphocytaire a été identifiée récemment sous le terme d'« artérite thrombophilique lymphocytaire » ou « artérite maculeuse ». Elle pourrait être l'apanage du syndrome des anticorps antiphospholipide et des PAN à début thrombotique [12]. Cliniquement, cette entité est caractérisée par un livedo ramifié (ou racémeux) non infiltré ; sur le plan histopathologique, il s'agit d'une nécrose hyaline des parois des artérioles du derme profond et de l'hypoderme, à évolution thrombosante, avec un infiltrat périvasculaire lymphocytaire dense.

Thrombophlébites nodulaires

Il s'agit de nodules inflammatoires arrondis ou oblongs, non spontanément douloureux, mais sensibles à la palpation. Il peut s'agir banalement d'une thrombose isolée d'un nœud variqueux et le diagnostic est, dans ce cas, facile. Plus difficile est la reconnaissance de thrombophlébites nodulaires multiples et bilatérales : l'alignement des lésions sur un trajet veineux et la palpation d'un cordon induré entre deux nodules voisins sont des signes très évocateurs, de même que la coexistence de lésions de phlébite migratrice.

Les thrombophlébites nodulaires et/ou migratrices doivent faire chercher une néoplasie maligne, surtout gastrique, une hémopathie (maladie de Vaquez, leucémie myéloïde, thrombocythémie), une maladie de Behçet, une vasculite systémique, sans exclure la périartérite noueuse et la maladie de Buerger qui peuvent avoir un début veineux ; si elles sont extensives, elles justifient un traitement anticoagulant ou la prévention par des héparines de faible poids moléculaire en attendant le résultat du bilan étiologique.

Vasculites nodulaires type érythème induré de Bazin

Aspect clinique. Cette affection survient chez des femmes adultes, ayant souvent une surcharge pondérale et une insuffisance veineuse chronique. Ce sont des nodules des tiers inférieurs des jambes, surtout des jarrets ; ils sont fermes, peu inflammatoires, cyanotiques, adhérents à la surface cutanée ; ils se résorbent en quelques semaines en laissant chacun une zone d'induration ; plus rarement, ils s'ulcèrent et entraînent dans ce cas la formation de cicatrices (fig. 10.9). L'affection est chronique, persiste pendant des années, voire deux à trois décennies, et il y a continuellement de nouveaux nodules qui apparaissent et évoluent sur ce mode : l'apparition d'un nouveau nodule peut être transitoirement douloureuse et en imposer pour un processus aigu ; plus souvent, les récurrences sont asymptomatiques et, chez une patiente donnée, il y a en général deux à trois éléments simultanément en évolution.

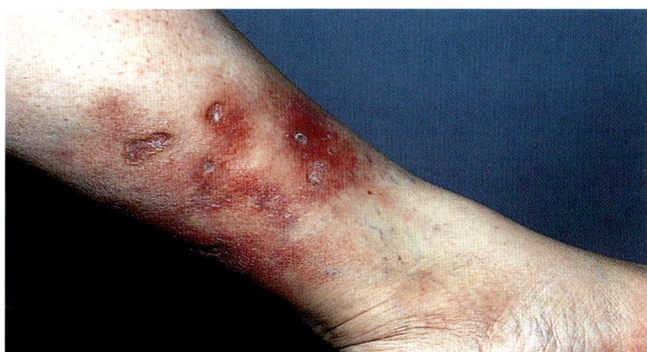

Fig. 10.9 Érythème induré de Bazin.

L'examen histologique permet de mieux identifier ce type d'hypodermite : il existe à la fois une hypodermite mixte, lobulaire et septale et une atteinte vasculaire. C'est l'atteinte lobulaire avec des foyers de nécrose graisseuse et une inflammation lymphocytaire et surtout granulomateuse, avec des histiocytes épithélioïdes, spumeux et des cellules géantes qui est caractéristique. Il s'y associe soit une thrombose très inflammatoire d'une veine hypodermique, soit une nécrose veineuse dont la nature immuno-allergique peut être documentée par la positivité d'un examen en immunofluorescence directe, soit un granulome tuberculoïde caséifié à disposition périveineuse, faisant discuter l'origine infectieuse et notamment tuberculeuse de cette affection. Ces granulomes sont souvent riches en histiocytes langerhansiens évoquant l'intervention de mécanismes d'hypersensibilité de type IV avec des cellules présentatrices d'antigènes, ce qui peut aussi être compatible avec une origine infectieuse.

L'origine tuberculeuse de cette affection, considérée par certains [13] comme historique ou obsolète, est encore régulièrement discutée. Le bacille tuberculeux n'a pu être isolé en culture à partir de telles lésions, mais il est de plus en plus fréquent que des examens en PCR montrent de l'ADN de *Mycobacterium tuberculosis* [14].

Le meilleur traitement à proposer est généralement la dapsone ; il est conseillé de faire quelques analyses préthérapeutiques (dosage de la glucose-6-phosphate-déshydrogénase, hémogramme, méthémoglobinémie) avant d'entreprendre ce traitement. Comme il y a souvent une insuffisance veineuse associée, l'avis d'un phlébologue peut être sollicité. La relance du débat sur l'origine tuberculeuse a aussi réactivé les propositions de traitement tuberculostatique qui sera discuté dans chaque cas en fonction des données objectives et du contexte.

RÉFÉRENCES

1. Requena L. et coll., *Semin Cut Med Surg.* 2007, *26*, 114.
2. Bhalla M. et coll., *Dermatology.* 2007, *215*, 363.
3. Davis M.D., *J Am Acad Dermatol.* 2011, *64*, 1211.
4. De Serres F. et coll., *J Intern Med.* 2014, *276*, 311.
5. Zimmer L. et coll., *Arch Dermatol.* 2012, *148*, 357.
6. White J.W. et coll., *J Am Acad Dermatol.* 1998, *39*, 59.
7. Lipsker D. et coll., *Dermatology.* 2010, *220*, 264.
8. Lipsker D. et coll., *Presse Méd.* 1997, *26*, 1687.
9. Flagothier C. et coll., *J Eur Acad Dermatol Venereol.* 2006, *20*, 457.
10. Kakourou T. et coll., *J Eur Acad Dermatol Venereol.* 2006, *20*, 1165.
11. Buchet S. et coll., *Ann Dermatol Vénéréol.* 1992, *119*, 659.
12. Morruzzi C. et coll., *Ann Dermatol Vénéréol.* 2010, *137*, 460.
13. Cribier B. et coll., *Ann Dermatol Vénéréol.* 1990, *117*, 937.
14. Vieites B. et coll., *Br J Dermatol.* 2005, *152*, 1394.

10-4 Signes cutanés du lupus érythémateux

D. Lipsker, J.-H. Saurat

Le lupus érythémateux (LE) est une maladie auto-immune de cause inconnue, dans laquelle interviennent des facteurs génétiques, immunologiques et d'environnement. Le LE peut toucher presque tous les organes ; l'atteinte cutanée du LE (tableau 10.10) est importante à connaître pour au moins trois raisons :

– certaines manifestations dermatologiques permettent, par la simple corrélation anatomoclinique et en l'absence des autres signes de la maladie, de poser le diagnostic de LE. Pour cette raison, ces manifestations cutanées sont appelées « spécifiques » ;

Tableau 10.10 Signes cutanés ayant une signification diagnostique ou pronostique au cours du lupus érythémateux

Aspects des lésions cutanées	Caractères de la maladie lupique	Signification
I. Lésions spécifiques du LE		
A. LE dermo-épidermique – aigu – subaigu – chronique – indéterminé/inclassable – bulleux	Atteinte systémique fréquente Atteinte systémique présente peu agressive, anticorps anti-Ro Atteinte systémique rare Atteinte systémique possible	Permet le *diagnostic* de l'affection : signes « spécifiques »
B. LE dermique – LE tumidus – infiltrat lymphocytaire de type Jessner Kanof – mucinoses lupiques (papulo-nodulaires, érythème réticulé avec mucine/REM)	Atteinte systémique possible, mais rare	
C. LE hypodermique – panniculite lupique	Atteinte systémique possible	
II. Lésions orientant vers une vasculopathie thrombosante		
– Micro-infarctus dermiques – Gangrènes périphériques et nécroses cutanées – Hémorragies en flammèches – Livedo (ramifié) – Purpura non-infiltré, surtout distal (pulpe, orteils) – Anétodermie – Thrombophlébites	Atteinte systémique présente ; chercher un syndrome des anticorps antiphospholipides/cofacteurs associés au LES	Implications *pronostiques* et thérapeutiques : signes indicateurs de phénomènes thrombotiques
III. LE neutrophilique		
– LE bulleux – Dermatose neutrophilique urticarienne – Dermatoses neutrophiliques au cours du LE – Vasculite urticarienne – Pustulose amicrobienne des plis	Atteinte systémique présente	Physiopathologie différente ; implication *thérapeutique* importante
IV. Divers		
– Fibromes éruptifs – Phénomène de Raynaud, érythermalgie – Dermatite granulomateuse interstitielle et granulomes de Churg-Strauss ; nodules rhumatoïdes – Vasculites – Alopécie – Calcinose – Sclérodactylie – Urticaire* …	Atteinte systémique présente	Peu connue

* Ne correspondant ni à une vasculite urticarienne, ni à une dermatose neutrophilique urticarienne.
D'après [1].

Signes cutanés du lupus érythémateux

– d'autres signes peuvent indiquer chez un malade lupique des phénomènes thrombotiques, importants à diagnostiquer et à traiter. Le diagnostic de ces phénomènes thrombotiques est plus difficile dans les autres organes, notamment en cas d'atteinte du système nerveux central ;

– le LE peut se manifester exclusivement sur la peau. Les lésions cutanées du LE peuvent être affichantes et elles siègent volontiers sur des parties très visibles du tégument comme le visage. Ces lésions sont parfois difficiles à traiter et elles peuvent entraîner des séquelles définitives. Cette atteinte cutanée isolée, reconnue par Biett et Cazenave au XIXe siècle, a d'ailleurs donné son nom à la maladie.

Classification des signes cutanés du lupus érythémateux

Nous avions proposé dès 2010 une classification des lésions cutanées du malade lupique [1] qui nous paraissait plus pragmatique et plus facile à appliquer que celle de Gilliam, communément admise et dont le principal mérite est de distinguer des signes spécifiques de LE et des signes non spécifiques.

Toutefois, elle ne recense pas l'ensemble des manifestations spécifiques du LE et toutes les manifestations cutanées dites spécifiques ne peuvent être classées simplement, du moins initialement, dans les catégories « aigu », « subaigu » et « chronique ».

Aussi, le concept de lésion de *LE indéterminé*, proposé par Sontheimer [2], nous paraît pertinent pour désigner certaines lésions cutanées présentant les caractéristiques histopathologiques typiques du LE, mais ne correspondant pas aux types de description clinique classique du LE cutané.

Nous introduisons le concept de *LE dermique* dans les manifestations dermatologiques « spécifiques ».

Aussi, avons-nous élaboré une classification anatomoclinique des lésions spécifiques du LE, illustrée dans le tableau 10.10, qui nous paraît pertinente et applicable, tant pour le clinicien que pour le dermatopathologiste [1, 3].

Nous y avons individualisé les signes qui indiquent des phénomènes thrombotiques, car nous savons aujourd'hui que ces lésions ont une importance pronostique et thérapeutique majeure [4-6].

Enfin, nous y avons individualisé une *variété neutrophilique du LE*, souvent confondue à tort avec une poussée « classique » de la maladie, entraînant alors généralement une majoration du traitement immunosuppresseur plus dangereuse qu'utile. Il est important de savoir diagnostiquer et traiter cette variété neutrophilique du LE ; le dermatologiste est souvent en première ligne.

Signes « spécifiques »

Définition. Il s'agit de lésions cutanées dont l'aspect clinique et histologique est pathognomonique de la maladie et qui permettent de poser un diagnostic ferme de LE. L'image histopathologique permet de séparer le LE dermo-épidermique ou jonctionnel, le LE dermique et le LE hypodermique [2, 3].

Sous-groupes. Sur la base de l'aspect clinique de ces signes spécifiques, il est possible (et cela est le plus souvent vérifié en pratique) de distinguer trois formes de LE jonctionnel, sans tenir compte des signes extracutanés et biologiques (encore qu'il existe une corrélation, *cf.* tableau 10.10) : le lupus érythémateux chronique, le lupus érythémateux subaigu et le lupus érythémateux aigu. L'aspect clinique particulier de ces trois formes est sans doute dû à une différence d'intensité (et/ou de nature) des lésions de la jonction dermo-épidermique et de la couche basale de l'épiderme induite par la maladie ; les formes chroniques étant caractérisées par un processus prolongé et destructeur (d'où cicatrices définitives), les formes aiguës par des lésions susceptibles de réparation complète. Le LE dermique peut également prendre différents aspects cliniques qui dépendent de la densité de l'infiltrat dermique lymphocytaire et de l'intensité des dépôts de mucine. Enfin, le lupus hypodermique ou profond constitue une entité particulière (*cf. infra*).

Signes indicateurs de thrombose

Ces signes sont résumés dans le tableau 10.10. Ils sont la conséquence d'une obstruction vasculaire thrombotique intraluminale ou d'une endartérite oblitérante. Ils se voient plus souvent, mais pas exclusivement, en cas de syndrome des antiphospholipides associé au LE.

Signes non spécifiques

Ils ne sont pas spécifiques car leur aspect clinique et histologique ne permet pas le diagnostic de LE et parce qu'ils peuvent survenir en dehors de la maladie lupique, surtout, mais non exclusivement, dans d'autres collagénoses. Ils sont résumés dans le tableau 10.10 (« divers »). Il s'agit de vascularites vraies, manifestées par un purpura palpable, d'urticaire, d'un phénomène de Raynaud, de calcinose, de slérodactylie, de nodules rhumatoïdes, de fibromes éruptifs, et d'une alopécie frontale voire diffuse, généralement associée au LES (lupus érythémateux systémique) évolutif. Certaines, comme l'alopécie, peuvent traduire une activité de la maladie alors que pour d'autres la signification est inconnue.

Pour des raisons historiques et pronostiques, nous détaillerons d'abord les trois formes classiques du LE jonctionnel. Il ne faut cependant pas perdre de vue que la scission du LE en différentes entités est artificielle et qu'il s'agit de formes polaires d'un spectre pathologique continu, ce qui explique la coexistence parfois de différents types de lésion chez le même malade. Toutefois, ces entités anatomocliniques gardent une valeur pronostique, ce qui justifie leur isolement nosologique. Enfin, il ne faut pas confondre le nombre de critères de l'Association américaine de rhumatologie ou le nombre de critères SLICC (*Systemic Lupus International Collaborating Clinics*) permettant de classer un malade en LE systémique et les formes anatomocliniques du LE. Quelle que soit la variété anatomoclinique du LE : aigu, subaigu, chronique, dermique ou hypodermique, un malade peut ou pas avoir d'autres signes le classant en LES. Il ne faut donc pas opposer, comme c'est malheureusement trop souvent le cas, LEC (lupus érythémateux [cutané] chronique) et LES. Il est préférable d'identifier le type de LE cutané pour le nommer correctement et de préciser s'il s'intègre ou non dans le cadre d'un LES, défini par les critères de l'Association américaine de rhumatologie ou les plus récents critères SLICC.

Lupus érythémateux (cutané) chronique

Le LEC est l'expression d'une forme généralement exclusivement cutanée de la maladie lupique qui n'est pas rare dans la pratique d'un dermatologiste. Il atteint l'adulte, mais 2 % des cas commencent avant l'âge de 10 ans [3].

Signes cutanés du lupus érythémateux

Aspects cliniques

Formes typiques. Après un début progressif, parfois déclenché par une exposition solaire, l'éruption, dans sa forme typique, est faite d'une ou plusieurs plaques bien limitées, indolentes, siégeant sur les zones isolées du visage ou du cuir chevelu et comprenant trois lésions élémentaires qui se conjuguent de façon variable. L'érythème, de type congestif, s'efface à la vitropression, prédomine en périphérie et peut être parsemé de télangiectasies ; il est plus ou moins masqué par une hyperkératose qui se localise aux orifices folliculaires donnant un aspect de piqueté blanc râpeux au toucher et ponctuant l'érythème (fig. 10.10). Ailleurs, l'hyperkératose réalise des squames sèches à la face inférieure desquelles on retrouve, après arrachement, des crampons kératosiques caractéristiques. L'atrophie cicatricielle est plus tardive ; elle prédomine au centre des lésions et son aspect leucodermique peut être tatoué de télangiectasies et de taches pigmentées.

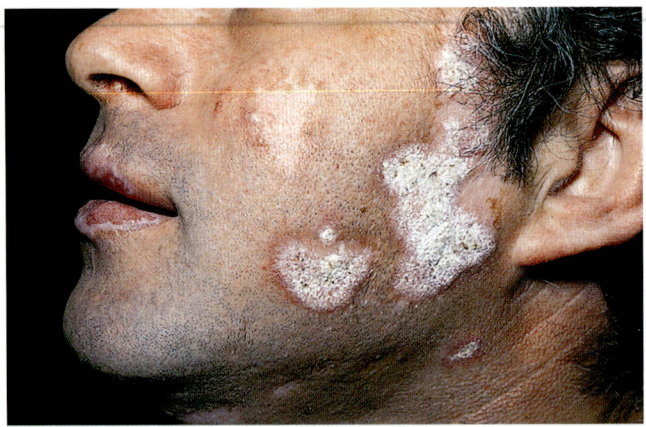

Fig. 10.10 Lupus érythémateux cutané chronique.

Autres aspects. L'une de ces trois lésions élémentaires peut prédominer. L'érythème peut être presque pur en tache ou en nappe, peu infiltré, forme érythémateuse pure mimant au visage l'aspect réalisé par le LE systémique. La prédominance des télangiectasies réalise le LE couperosique. Le LE crétacé est la résultante d'une hyperkératose très épaisse (plusieurs millimètres d'épaisseur) masquant parfois complètement l'érythème. Des formes ressemblant à une acné avec des papules inflammatoires et des comédons, mais à évolution atrophiante ont été décrites [7] ainsi qu'une présentation inhabituelle sous forme d'un œdème palpébral érythémateux unilatéral [8]. Les lésions ne s'accompagnent en règle générale d'aucun signe fonctionnel.

Topographie. Les plaques siègent sur l'arête du nez, les pommettes, les régions temporales, l'ourlet des oreilles, le décolleté, le dos des mains, des poignets ou des avant-bras. L'étendue de l'éruption est variable ; limitée à la région cervicofaciale chez certains patients, elle peut, chez d'autres, comporter de multiples lésions sur le visage, les membres supérieurs et le tronc : il s'agit alors du lupus érythémateux chronique généralisé ou disséminé (LECD). Exceptionnellement, des formes blaschkolinéaires ont été décrites. Sur la lèvre inférieure, l'aspect est celui de petites squames blanches ou d'un fin réseau blanchâtre sur une atrophie cicatricielle ; à la face interne des joues, en arrière des commissures labiales, c'est celui de plaques érythémateuses parsemées de ponctuations blanchâtres, grossières et nettement limitées par un fin liséré kératosique stellaire (cf. chapitre 16). Au cuir chevelu, le LEC est toujours alopécique, il réalise tantôt une ou plusieurs plaques érythémateuses parsemées de cônes kératosiques blancs, tantôt une aire atrophocicatricielle blanche ou rosée avec disparition complète des orifices folliculaires (aspect de pseudo-pelade) (cf. chapitre 15). L'atteinte du cuir chevelu peut être isolée.

Diagnostic

Le diagnostic de LEC est le plus souvent posé dès l'examen clinique. Dans les formes atypiques, l'examen histologique et l'immunofluorescence directe permettent d'éliminer les différentes entités énumérées dans le tableau 10.11.

Tableau 10.11 Diagnostic différentiel du lupus érythémateux chronique

Forme clinique de LEC	Diagnostic différentiel
Typique (atrophie-hyperkératose ponctuée)	Kératose actinique inflammatoire ; kératoacanthome parfois
Érythémateuse	Psoriasis Dermatite séborrhéique Carcinome basocellulaire Pemphigus séborrhéique Mucinose réticulée érythémateuse[1] Mucinose folliculaire Dermatomyosite
Couperosique	Rosacée Dermite aux corticoïdes topiques Poïkilodermies
Atrophique-hyperkératosique	Lichen plan[2]
Cyanotique	Engelures Lupus pernio sarcoïdosique

1. Siège sur le tronc ; possible variété dermique du LE (cf. ci-après).
2. Distinction clinique histologique et immunologique parfois impossible entre LEC et lichen plan (« lupus lichen »).

Histologie. Elle montre une hyperkératose orthokératosique parfois parakératosique, qui forme des bouchons cornés aux orifices folliculaires, une atrophie de l'épiderme dont la couche basale, rectiligne, est vacuolisée. Dans le derme existent des îlots d'infiltrats lymphocytaires autour des annexes, un œdème, riche en mucine avec dilatation capillaire du derme superficiel, et une dégénérescence du collagène. La coloration par le PAS montre un épaississement de la zone de la membrane basale et des dépôts fibrinoïdes autour des vaisseaux. Parfois, surtout pour les lésions du dos des mains, l'aspect histologique est très lichénoïde et fait discuter un lichen plan ; sur les lèvres et les muqueuses jugales, l'aspect est toujours lichénoïde.

Immunofluorescence directe (test de la bande lupique) (fig. 10.11).

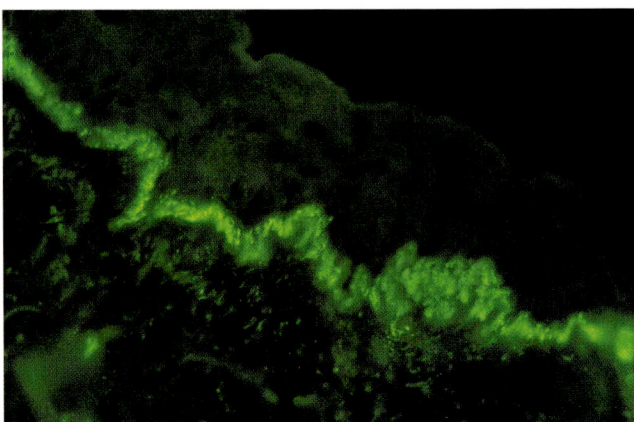

Fig. 10.11 Immunofluorescence directe du lupus érythémateux cutané (test de la bande lupique).

Dermatoses des états auto-inflammatoires et auto-immuns 10-4

Signes cutanés du lupus érythémateux

En peau malade, photoexposée, un dépôt granulaire en bande le long de la zone de jonction dermo-épidermique est observé dans 90 % des cas, fait d'immunoglobulines (IgG et/ou IgM parfois IgA) et de complément C1q, C3, C4, ainsi que des composants du complexe d'attaque membranaire C5, C9. La *sensibilité* de l'immunofluorescence directe est limitée : le test peut être négatif (10-25 %), il s'agit souvent de lésions très jeunes (moins de 1 mois) ou traitées par corticoïdes topiques, ou très anciennes, cicatricielles, ou encore siégeant dans des zones non photoexposées. La *spécificité* du test n'est pas absolue ; une inflammation de la jonction dermo-épidermique, quelle qu'en soit la cause, peut s'accompagner de dépôts granulaires mimant une bande lupique ; les « fausses bandes lupiques » sont moins épaisses et souvent composées uniquement d'IgM et de C3.

En peau saine, le test est négatif dans le LEC ; cependant des faux positifs ont été décrits en peau saine exposée, y compris chez des sujets sains.

Pronostic, évolution

Dès le diagnostic de LEC établi, il importe de rechercher des signes de systématisation. Dans l'immense majorité des cas, ces signes de systématisation font défaut et le LEC apparaît comme une maladie exclusivement cutanée (tableau 10.12). La présence d'anticorps antinucléaires à des taux faibles est significativement plus fréquente dans le LEC pur que chez des sujets sains. Inversement, des lésions de type LEC sont présentes chez jusqu'à 10 % des sujets avec un LE systémique [9].

Tableau 10.12 Examens à pratiquer dès le diagnostic de LEC posé

Examen	LEC pur	Signes de risque de systématisation
Vitesse de sédimentation	Normale	> 40 mm 1re heure
Numération-formule sanguine	Normale	Anémie, lymphopénie < 1 000/mm³, thrombopénie
Immunoglobulines sériques	Normales	Hypergammaglobulinémie polyclonale > 20 g/L
Complément (CH50, C3, C4)	Normal : parfois abaissé dans le cadre d'un déficit génétique	Hypocomplémentémie*
Test de la bande lupique en peau saine	Négatif	Positif
Créatinine	Normale	Éventuellement élevée
Hématurie microscopique	Absence	Présence
Protéinurie	Absence	Présence
Anticorps antinucléaires	Parfois à des taux faibles	Taux élevés
Anticorps anti-ADN	Absence	Présence
Anticorps anticardiolipides, anticoagulant lupique	Absence	Présence

* C'est une hypocomplémentémie de consommation qui est associée à un risque de LES ; elle doit être différenciée d'un déficit en composant du complément, notamment en C4, assez fréquent au cours du LEC.

Dès lors que ce premier bilan est négatif, 5 à 10 % des patients risquent au cours des années de développer une maladie systémique (habituellement peu grave) et de répondre aux critères de lupus systémique. Ceci justifie une surveillance clinique et biologique (tableau 10.12) annuelle. Le pronostic est ainsi le plus souvent dominé par l'évolution des lésions cutanées qui peuvent laisser des cicatrices atrophiques, ou leucomélanodermiques inesthétiques, surtout si le traitement est tardif. La maladie devient inactive après 1 à 5 ans chez 40 % des patients ; elle est plus durable dans les formes étendues. De nouvelles lésions peuvent apparaître au cours des années, parfois après une exposition solaire, ce qui justifie traitement, surveillance et précautions prolongées. La survenue de carcinomes spinocellulaires sur les lésions cutanées et muqueuses de LEC est possible.

Physiopathologie

Le mécanisme de formation des lésions cutanées est mal connu. On admet que les dépôts d'immunoglobulines et de complément à la jonction dermo-épidermique (situés sous la lamina densa en immunomicroscopie électronique, *cf.* chapitre 7-1) ne jouent probablement pas un rôle prépondérant puisqu'ils font souvent défaut dans les lésions jeunes et que l'on peut les observer en peau saine dans le LE systémique. Cependant, les dépôts en peau saine ne contiennent pas les composants du complexe d'attaque C5–C9, à la différence de la peau malade. On suppose que les lésions de LEC sont causées par des lymphocytes T (ou d'autres cellules mononucléées) qui réagissent contre des antigènes nucléaires libérés de l'épiderme par l'action des rayons ultraviolets (UVB surtout). Cet effet des UVB est important à considérer sur le plan de la prévention ; une exposition solaire étendue peut, en effet, chez un patient susceptible de produire des anticorps antinucléaires, déclencher non seulement des lésions cutanées mais aussi des lésions viscérales à distance par dépôts de complexes immuns.

Traitement

Les antipaludéens de synthèse (*cf.* chapitre 22) associés aux corticoïdes topiques sont le traitement de choix du LEC. Le sulfate de chloroquine, 200 à 300 mg/j, l'hydroxychloroquine, 400 à 600 mg/j, sont administrés pendant 6 semaines, puis la dose est réduite de moitié pendant 4 à 6 mois ; cette posologie réduite est conseillée pendant les périodes ensoleillées, les 3 années suivantes. En cas de rechute, un nouveau cycle est justifié. Si l'on admet toutefois que le LEC n'est qu'une forme polaire habituellement bénigne du LE, le maintien prolongé des antipaludéens de synthèse peut se discuter, car ils diminuent le nombre de poussées systémiques graves de la maladie [6, 10]. Cependant, compte tenu du faible risque de systématisation au cours de cette forme de LE, seule la présence de stigmates d'activité extracutanée justifierait cette attitude. Dans certains cas, un antipaludéen semble sans effet et le passage à l'autre est parfois efficace. Ceci n'est pas expliqué, non plus que la résistance à tous les antipaludéens que l'on attribue plutôt à un sous-dosage et une mauvaise adhésion au traitement [11] ; il est probable que ceci traduit le succès de l'association chloroquine-quinacrine [12]. L'intoxication tabagique diminue l'efficacité des antipaludéens [13]. En dessous de 7 mg/kg/j d'hydroxychloroquine, et 3,5 mg/kg de « poids idéal »/j de chloroquine, le risque d'atteinte rétinienne est très faible (poids idéal pour les hommes [kg] : taille [cm] − 100 − 10 % ; − 15 % pour les femmes). La surveillance ophtalmologique est conseillée tous les 6 mois mais certains auteurs renoncent à cette pratique systématique. Le dosage sanguin de l'hydroxychloroquine permet aujourd'hui de vérifier l'adhésion au traitement et d'optimiser la posologie (avec un taux efficace autour de 1 000 ng/mL).

Les corticoïdes topiques de niveau « très puissant » permettent actuellement de ne pas recourir aux injections intralésionnelles de corticoïdes. Ils doivent être utilisés de façon discontinue en raison du risque d'atrophie : le tacrolimus topique (0,1 %) est peu efficace. On conseille aux patients d'éviter l'exposition solaire et d'utiliser des filtres pour UVB ou des écrans.

Les formes résistantes à ces mesures, ou encore les patients dont la tolérance oculaire aux antipaludéens interdit leur poursuite, nécessitent d'autres traitements.

Le thalidomide à la dose de 100 mg/j, parfois très efficace, est disponible à l'hôpital avec une autorisation temporaire d'utilisation (ATU) ; on doit y associer une contraception efficace, et une surveillance mensuelle de β-HCG chez la femme non ménopausée, ainsi que neurologique clinique et électromyographique (*cf.* chapitre 22).

Le lénalidomide à une posologie faible (5 mg/j) pourrait être aussi efficace que le thalidomide, tout en étant mieux toléré, mais ce traitement ne dispose pas d'une ATU dans cette indication.

L'utilisation de clofamizine, sulfasalazine, sulfones, du bêtacarotène, de l'auranofin, des immunoglobulines intraveineuses, de la photophérèse est fondée sur des observations non contrôlées [13].

Dans les cas rebelles et étendus, on peut essayer la **prednisone** (15 mg/j), le **méthotrexate** (10 à 15 mg/semaine) et le **mycophénolate mofétil** (2 à 3 g/j).

Le bélimumab est le premier biomédicament autorisé dans le LE. C'est un anticorps anti-BlyS ; Blys est un facteur de croissance et de maturation des lymphocytes B. Ce traitement, dont l'efficacité est loin d'être spectaculaire, apporte un bénéfice chez des malades avec un LE actif, surtout s'il existe une consommation de complément et un titre élevé d'anticorps antinucléaires. Il n'a pas été évalué dans les formes graves de la maladie (néphropathie notamment), ni spécifiquement pour traiter les lésions cutanées. Il a un délai d'action lent, de plusieurs semaines et s'administre par perfusion toutes les 2 semaines le 1er mois puis tous les 28 jours. Enfin, plusieurs études récentes montrent que le tabagisme est probablement impliqué dans l'apparition des lésions de LE, particulièrement chez les hommes [14].

L'arrêt du tabac doit donc être recommandé et permet parfois des blanchiments complets.

Lupus érythémateux cutané subaigu

Il s'agit d'un aspect anatomoclinique de LE (*cf.* tableau 10.10), qui survient chez des patients possédant des caractéristiques génétiques (HLA A1 B8 DR3, polymorphisme du promoteur du TNF et du C1q) et sérologiques (anticorps anti-Ro) particulières [15].

Aspects cliniques

Les lésions cutanées sont disséminées souvent symétriquement sur la face antérieure du thorax, le « V » du décolleté, le haut du dos et la face d'extension des membres supérieurs. Contrairement au LEC, elles ne comportent pas d'hyperkératose folliculaire ni d'atrophie. Elles sont érythématosquameuses, d'allure psoriasiforme, et laissent place à une dépigmentation grisâtre et télangiectasique. Dans certains cas existent, isolément ou associées aux lésions précédentes, des plaques annulaires (*erythema gyratum*) polycycliques parfois vésiculocroûteuses en périphérie (fig. 10.12). Des formes pityriasiques, exanthématiques, érythrodermiques, à type d'érythème polymorphe ou de nécrolyse épidermique sont plus rares. La plupart de ces patients ont une photosensibilité marquée (mimant parfois une réaction phototoxique aiguë) ; certains ont un syndrome de Raynaud, des aphtes et des arthralgies. Les cas déclenchés par des médicaments ne sont pas rares : spironolactone, inhibiteurs de la pompe à protons, hydrochlorothiazide, triamtérène, piroxicam, naproxène, oxyprénolol, anticalciques, inhibiteurs de l'enzyme de conversion, sels d'or, D-pénicillamine, procaïnamide, interféron, terbinafine [15]. Des formes associées à des cancers, avec parfois une vraie évolution paranéoplasique, ou apparaissant après radiothérapie, ont été décrites.

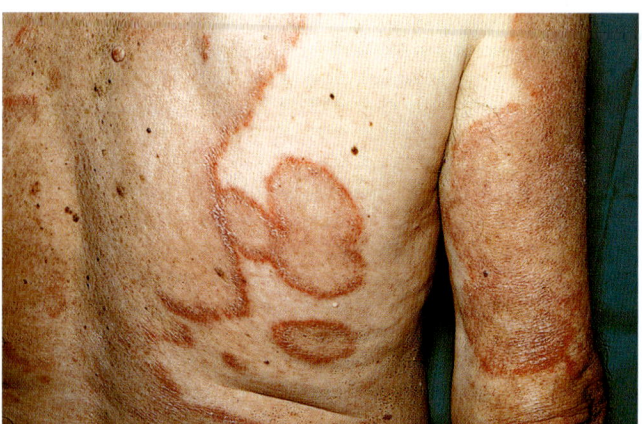

Fig. 10.12 Lupus érythémateux cutané subaigu de type annulaire.

Diagnostic

L'histologie montre des signes caractéristiques de LE avec des différences par rapport au LEC, telles qu'un moindre degré d'hyperkératose folliculaire, un infiltrat cellulaire plus superficiel, sous-épidermique plutôt que périannexiel [16].

Le test de la bande lupique n'est positif en peau malade que dans 60 % des cas, en peau saine exposée dans 46 %, et en peau saine couverte dans 26 % [3]. Ainsi, un test de la bande lupique négatif n'élimine pas un LE subaigu. Il peut exister, en revanche, des dépôts épidermiques « particuliers » d'IgG très évocateurs du diagnostic qui correspondraient à la réaction des anti-Ro sur l'antigène Ro exprimé par les kératinocytes [17].

Les formes très squameuses peuvent faire discuter un psoriasis ; les formes polycycliques, les autres érythèmes annulaires (*cf.* chapitre 17) ; dans le syndrome de Sjögren avec anticorps anti-Ro-SSA, surviennent des érythèmes annulaires très voisins des formes annulaires du lupus subaigu, mais sans l'aspect histologique caractéristique d'une dermatose de l'interface (*cf. infra*). En réalité, ces érythèmes annulaires du Sjögren s'apparentent davantage au LE dermique, qui peut être une forme initiale de LE subaigu ou lui être associé (*cf. infra*).

Encadré 10.3

Critères diagnostiques du lupus érythémateux systémique (ARA)[1]

1. « Rash malaire » (lésion congestive)
2. « Rash discoïde »
3. Photosensibilité
4. Ulcérations orales
5. Arthrite non érosive d'au moins deux articulations périphériques
6. Sérite (péricardite ou pleurésie)
7. Atteinte rénale : protéinurie = 0,5 g/24 h ou cylindrurie
8. Atteinte neurologique : convulsions ou troubles psychiques[2]
9. Atteinte hématologique : anémie hémolytique ou leucopénie = 4000/mm³ ou lymphopénie = 1500/mm³ ou thrombopénie = 100000/mm³
10. Anomalies immunitaires : cellules LE[3] ou anticorps anti-ADN natif ou anti-Sm ou fausse réaction de la syphilis > 6 mois
11. Anticorps antinucléaires à un titre anormal par immunofluorescence (ou test équivalent)

1. Association américaine du rhumatisme (*Arthritis Rheum.* 1982, 25, 1271).
2. Dix-neuf syndromes neurologiques différents sont actuellement admis par l'Association américaine du rhumatisme (*Arthritis Rheum.* 1999, 42, 599).
3. Critère modifié en 1997 et remplacé par la présence d'un anticoagulant circulant ou d'anticorps anticardiolipides.

Pronostic, évolution

Environ la moitié des malades atteints de lupus érythémateux cutané subaigu possèdent au moins quatre critères de LES selon la classification de l'Association américaine du rhumatisme [15] (encadré 10.3), 70 % ont des anticorps antinucléaires à des taux significatifs et 70 à 90 % des anticorps anti-Ro (fréquence encore supérieure si l'on ne considère que les formes annulaires) [8, 9]. La notion de « lupus érythémateux subaigu » n'est donc pas admise par certains qui considèrent qu'il ne s'agit que d'une forme de LES. Cependant, malgré l'existence de ces signes cliniques et biologiques de systématisation, le risque de manifestations systémiques graves (rénales et neurologiques) est moindre dans le lupus érythémateux cutané subaigu que dans le LES et ne concerne que 10 à 15 % des malades [15]. Ceci justifie de distinguer cet aspect anatomoclinique au sein du spectre du lupus érythémateux [3].

Physiopathologie

L'aspect très particulier des lésions cutanées du lupus érythémateux cutané subaigu, notamment des formes annulaires, suggère un mécanisme lésionnel distinct de celui du LEC. En raison de l'association à l'anticorps anti-Ro, et de la similitude avec les lésions du lupus érythémateux néonatal (*cf. infra*), il est probable que les lésions cutanées du lupus érythémateux cutané subaigu soient dues à l'action directe de l'anticorps anti-Ro-SSA sur les kératinocytes qui expriment à leur surface les antigènes Ro-SSA sous l'action des UV [18].

Traitement

Il est choisi en fonction du degré d'atteinte systémique. Une protection solaire soigneuse est particulièrement indiquée dans ces formes très photosensibles. Les lésions cutanées répondent parfois aux antipaludéens mais souvent beaucoup mieux au thalidomide disponible à l'hôpital avec une autorisation temporaire d'utilisation (tableau 10.13). L'aggravation sous antipaludéens doit faire considérer la possibilité d'une éruption médicamenteuse lichénoïde. Les formes étendues et résistantes peuvent justifier l'essai d'acitrétine (25 mg/j), de la dapsone (100 mg/j) ou de faibles doses de méthotrexate (10 à 15 mg/semaine). Les corticoïdes topiques doivent être utilisés sur de grandes surfaces, ce qui provoque un effet systémique. Le tacrolimus topique peut être efficace pour traiter les lésions du visage. La guérison spontanée de certaines formes annulaires est possible ; les formes induites par des médicaments peuvent régresser sans traitement après l'arrêt du médicament incriminé.

Lupus érythémateux cutané aigu – Autres manifestations dermatologiques au cours du lupus érythémateux systémique

Aspects anatomocliniques

Des signes cutanés sont présents dans 40 % des cas lors du diagnostic de lupus érythémateux systémique et surviennent chez 60-70 % des cas lors de l'évolution [9]. Ils revêtent des aspects cliniques très variés qu'il est essentiel, comme indiqué dans le paragraphe classification ci-dessus, de séparer en signes spécifiques et en manifestations cutanées indicateurs de processus thrombotiques.

Signes spécifiques

Il s'agit des lésions congestives du lupus cutané aigu qui réalisent des nappes d'érythème légèrement œdémateux sans atrophie ni hyperkératose folliculaire sur les zones exposées au soleil : arête du nez, pommettes (aspect en ailes de papillon, en vespertilio) (fig. 10.13 et 10.14), triangle du décolleté mais également aux paumes (fig. 10.15) et aux plantes (pulpes digitales), à la face interne des coudes et aux genoux. Ces lésions sont cuisantes mais non prurigineuses, semblent

Tableau 10.13 Traitements du lupus érythémateux

	1re intention	2e intention
LE chronique	APS Dermocorticoïdes Photoprotection	Changement d'APS Thalidomide
LE subaigu	APS Dermocorticoïdes Tacrolimus Photoprotection	Changement d'APS Thalidomide
LE aigu	Signe de gravité – APS AINS (arthrites)	Corticoïdes
	Signe de gravité + Le traitement dépend de la nature de l'atteinte (corticoïdes, mycophénolate mofétil, etc.)	Corticoïdes en bolus Cyclophosphamide en bolus Autres immunosuppresseurs
Lupus profond	APS	Corticoïdes Thalidomide
Lupus bulleux	Disulone	Corticoïdes

APS : antipaludéens de synthèse ; AINS : anti-inflammatoires non stéroïdiens.

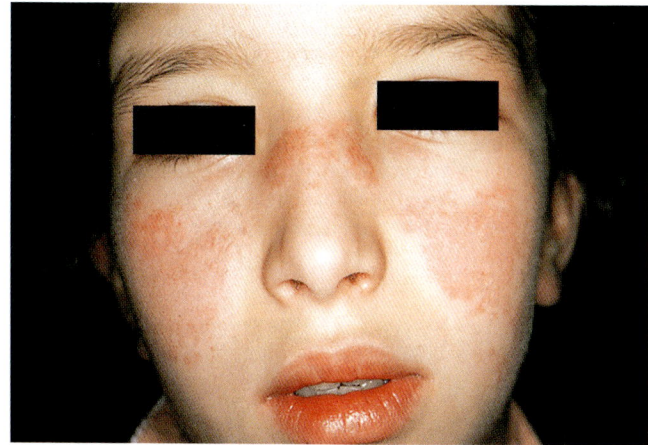

Fig. 10.13 Rash malaire fugace ; lupus érythémateux cutané aigu.

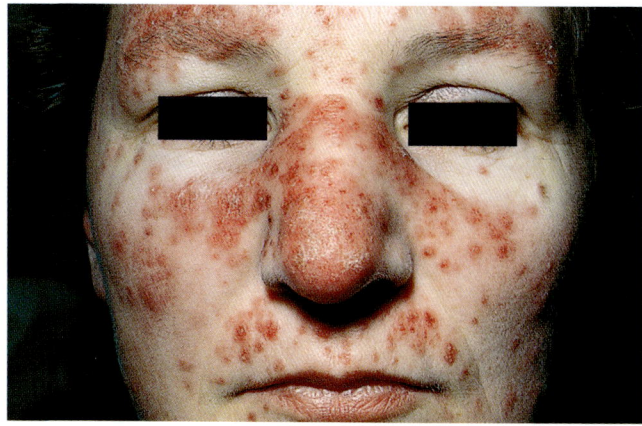

Fig. 10.14 Lésions faciales de lupus érythémateux cutané aigu.

Signes cutanés du lupus érythémateux

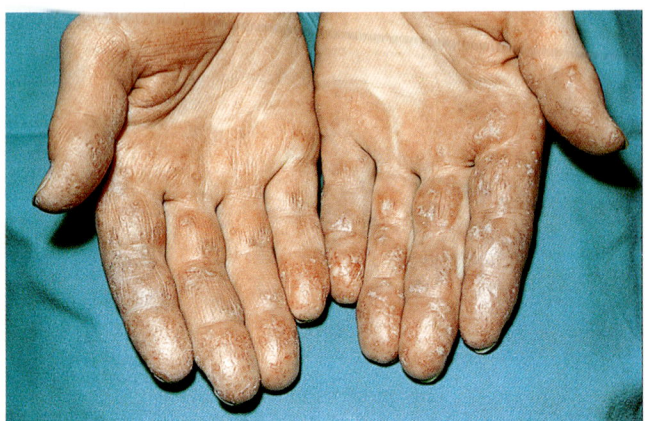

Fig. 10.15 Lupus érythémateux cutané aigu.

rythmées par les poussées de la maladie et disparaissent sans laisser de cicatrices (à la différence du LEC). Elles sont parfois très discrètes ou ailleurs explosives d'allure érysipéloïde, pouvant évoluer vers un décollement bulleux (formes bullonécrotiques ressemblant à une nécrolyse épidermique toxique [19]). Les lésions congestives du LES sont parfois difficiles à distinguer de celles de la dermatomyosite ; le caractère prurigineux des lésions oriente alors vers la dermatomyosite. L'histologie montre des lésions nécrotiques des cellules basales [16], avec parfois nécrose épidermique plus diffuse, un œdème du derme superficiel et un infiltrat cellulaire dermique discret. Il peut exister un infiltrat neutrophilique jonctionnel important chez les malades très évolutifs. L'immunofluorescence directe en peau malade est très souvent positive et évocatrice du diagnostic.

Vasculopathie thrombosante

Certains signes indiquent le processus microangiopathique de la maladie lupique [5]. Ainsi, le *purpura pétéchial*, évoluant parfois en nécrose punctiforme aux pulpes et autour des ongles des mains et des pieds, à la face antérieure du tibia, aux chevilles et coudes, traduit une atteinte thrombotique non inflammatoire des petits vaisseaux (fig. 10.16). Il en est de même pour les papules porcelainées atrophiques de type Degos que l'on peut observer surtout aux extrémités distales, ou des lésions d'atrophie blanche.

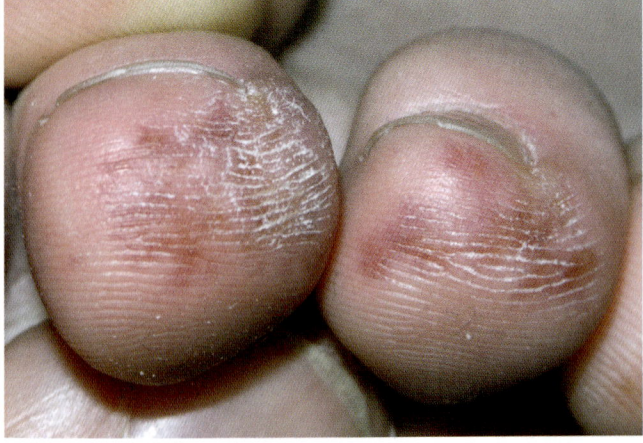

Fig. 10.16 Purpura thrombotique.

Gangrènes périphériques, livedo ramifié ou ulcérations chroniques

Ils signalent l'atteinte de vaisseaux de moyen calibre. Des télangiectasies périunguéales telles qu'on les observe surtout dans la derma-

tomyosite ne sont pas rares dans le LES ; plus caractéristiques du LES seraient les lésions papuleuses et télangiectasiques de quelques millimètres de diamètre des éminences thénar, hypothénar et des pulpes digitales.

Autres lésions cutanées qui relèvent de lésions vasculaires non thrombotiques

Elles sont fréquentes et se superposent aux lésions congestives. Elles ne sont pas spécifiques du LES car on peut les observer dans plusieurs collagénoses et vasculites cutanéosystémiques. Le syndrome de Raynaud est plus fréquent dans les LES avec taux élevé d'anticorps anti-RNP (tableau 10.14). Des aspects d'«engelures» sur les doigts, les orteils et même le nez peuvent survenir lors des périodes froides. Elles sont évocatrices de «lupus-engelures» lorsqu'elles persistent dans les périodes chaudes.

Tableau 10.14 Anticorps antinucléaires

Anticorps anti-	Maladie associée*
ADN natif	LES (50-80 %), spécifique
Sm (D)	LES (< 5 %), spécifique
Ribosomes-P	LES (< 10 %), assez spécifique
RNP (U1 RNP)	Connectivite mixte (100 %), LES (30 %), sclérodermies, dermatopolymyosites
Centromère	Sclérodermie systémique (CREST 30 %)
Nucléolaire	Sclérodermie systémique diffuse (50 %) ; nécroses distales
Scl70 (topo-isomérase I)	Sclérodermie systémique (forme évolutive) (20-50 %)
Ku	Dermatopolymyosite (20 %), LES, Sjögren, sclérodermie diffuse, HTAP
Mi-2	Dermatopolymyosite (20 %)
ARNt-synthétases (Jo-1, PL-7, PL-12)	Dermatopolymyosite avec fibrose pulmonaire
ARN-polymérases	Sclérodermie systémique (atteinte cardiaque)
Ro (SSA)	Sjögren (60 %), LES, lupus subaigu, etc. (*cf.* tableau 10.15)
La (SSB)	Sjögren, LES, lupus subaigu
PCNA	LES (2 %)
Pm-Scl (PM-1)	Polymyosites (10 %) et/ou sclérodermie systémique (< 5 %)

* Lorsque le pourcentage est indiqué, il signifie la fréquence avec laquelle l'anticorps, considéré comme un marqueur de la maladie, est présent en pratique (sensibilité du test). La spécificité de la plupart de ces anticorps est faible puisqu'ils sont présents dans plusieurs collagénoses.

Des signes de «vasculite» de tout type traduisent l'atteinte possible dans le LES des différents vaisseaux et sont les indicateurs importants d'un processus susceptible de léser des viscères profonds, notamment le rein et le système nerveux central. Il s'agit de lésions urticariennes fixes (vasculite urticarienne), de nodules, ou d'un purpura palpable.

On admet généralement que les signes de vasculite résultent du dépôt de complexes immuns ; l'image histologique est alors celle d'une vasculite leucocytoclasique. Cet aspect est différent des occlusions luminales thrombotiques non inflammatoires, caractéristique, mais non l'apanage du syndrome des antiphospholipides.

au lupus érythémateux est toujours indiquée et justifie parfois une anticoagulation. Leur seule présence chez le lupique, alors même qu'il n'y a pas encore eu de complications thrombotiques, est une indication à un traitement par antiagrégant plaquettaire pour de nombreux spécialistes.

Lupus érythémateux cutané indéterminé

Chez certains malades lupiques, on peut voir des lésions rouges en plaques avec un aspect histopathologique typique de LE dermo-épidermique (dermite de l'interface), alors que les lésions ne présentent ni les caractères du LEC (absence de kératose et d'atrophie), ni ceux du LE subaigu (absence de desquamation et/ou de disposition annulaire), ni ceux du LE aigu (car ce sont des lésions infiltrées, uniques, localisées sur le tronc). Il est alors plus adéquat de parler de LE indéterminé [2]. Certaines de ces lésions peuvent évoluer vers des lésions typiques de LEC ou de LE subaigu alors que d'autres régresseront sans avoir acquis les caractéristiques cliniques des formes classiques du LE cutané. Ces lésions répondent généralement favorablement aux antipaludéens.

Lupus érythémateux dermique

Il réalise des papules, des plaques et des nodules œdémateux, érythémateux des zones photoexposées et du tronc. Une disposition arciforme ou annulaire est possible. Lorsque les lésions sont fermes et arciformes ou annulaires, il existe généralement sur le plan histopathologique un infiltrat lymphocytaire dense autour des vaisseaux dermique réalisant l'aspect d'une maladie de Jessner et Kanof qui est une des expressions anatomocliniques possibles du LE dermique [3]. Ailleurs, l'érythème s'associe à un œdème important réalisant une ou plusieurs plaques saillantes à bords nets, à surface lisse, à consistance œdémateuse : LE tumidus. Il existe des dépôts abondants de mucine au cours du LE tumidus, ce qui explique en partie l'aspect succulent et œdémateux. Parfois, ces dépôts de mucine prédominent par rapport à l'infiltrat lymphocytaire, qui reste modéré. Il peut alors s'agir d'une mucinose papulonodulaire qui réalise des nodules fermes, rouges et parfois une alopécie lisse, non cicatricielle, par infiltration mucineuse. Ailleurs, l'infiltrat mucineux est moins abondant et se traduit cliniquement par des macules ou plaques à peine infiltrées siégeant dans la région présternale ou médiodorsale et s'étendant symétriquement par rapport à la ligne médiane. Cette forme de mucinose lupique est dénommée érythème réticulé avec mucine ou REM syndrome. Il existe indiscutablement un important chevauchement entre les différentes variétés du LE dermique, qui toutes peuvent s'associer à une dermite typique de l'interface [3]. Le pronostic des sujets avec un LE dermique est globalement bon, proche de celui du LEC, mais des complications systémiques graves sont possibles. Le traitement est le même que celui du LE chronique.

Lupus érythémateux hypodermique : lupus érythémateux profond (panniculite lupique)

C'est une forme rare de LE qui atteint le derme profond et l'hypoderme [2]. Il s'agit de nodules indolores et fermes, groupés en plaques, souvent recouverts de peau normale qui, après plusieurs années, évoluent vers des cicatrices déprimées inesthétiques et définitives, parfois calcifiées. Le siège d'élection est la région deltoïdienne et les joues, mais le thorax et les fesses peuvent être atteints (cf. fig. 10.8). La panniculite lupique doit être distinguée des hypodermites lobulaires type Weber Christian, des hypodermites factices, de la sarcoïdose, des sclérodermies profondes, etc. Des syndromes de chevauchement avec des morphées profondes, métamériques, ont été décrits.

La panniculite lupique est facilement rattachée au lupus lorsqu'il existe d'autres signes cutanés de LE, qui sont dans 70 % des cas des signes de LE chronique avec ou sans signes de systématisation (arthrite, sérites, rarement néphrite). En l'absence de ces autres signes de LE, le diagnostic est difficile, car l'histologie peut être suggestive mais non spécifique (panniculite lymphocytaire lobulaire et septale, avec parfois des centres germinatifs, riche en plasmocytes, associée à un infiltrat lymphocytaire dermique et des dépôts de mucine) et le test de la bande lupique au niveau des lésions peut être négatif s'il n'y a pas de systématisation [26]. Les antipaludéens sont efficaces avant la phase cicatricielle ainsi que les injections intralésionnelles de corticoïdes, mais qu'il vaut mieux éviter en raison du risque d'atrophie cutanée. Le thalidomide peut être utilisé en 2e intention (cf. tableau 10.13).

Autres aspects

Syndromes de chevauchement

Problème des syndromes de chevauchement

La coexistence chez un même patient des signes de deux ou plusieurs connectivites est connue de longue date [27]. En raison des difficultés diagnostiques propres à chacune de ces maladies, ces situations sont diversement interprétées. On peut les schématiser en trois rubriques :
– certains malades peuvent présenter en même temps tous les signes permettant le diagnostic de deux ou plusieurs connectivites : LES, sclérodermie systémique, dermatomyosite, polyarthrite rhumatoïde, syndrome de Gougerot-Sjögren ;
– chez d'autres, une connectivite (p. ex. LES) peut être inaugurale, puis se compléter dans le temps d'une deuxième ou d'une troisième. C'est le syndrome de Gougerot-Sjögren qui est le plus souvent associé aux autres connectivites. La scléromyosite ou le « rhupus » (polyarthrite rhumatoïde et LES) illustrent bien ces concepts [27] ;
– enfin, certains patients présentent un ou deux signes cliniques et/ou un ou deux signes biologiques de la série des connectivites sans satisfaire aux critères diagnostiques d'aucune d'entre elles. C'est ce que l'on nomme « connectivite indifférenciée » (*Undifferentiated Connective Tissue Disease,* UCTD), situation d'attente jusqu'à ce que les signes permettant le diagnostic d'une connectivite particulière apparaissent.

Connectivite mixte ou syndrome de Sharp

Le terme de *Mixed Connective Tissue Disease* (MCTD) a été proposé pour regrouper des malades présentant : phénomène de Raynaud, gonflement érythémateux des mains et des doigts (doigts en « saucisse »), atteinte œsophagienne et pulmonaire, myosite, arthralgies et arthrites non destructrices. Les signes cutanés peuvent comporter un rash malaire (comme dans le LES), un érythème orbitaire héliotrope et des télangiectasies périunguéales (comme dans la dermatomyosite) ou des macules télangiectasiques rectangulaires (comme dans la sclérodermie). Le marqueur sérologique de ce groupe de malades est la présence de taux élevés d'anticorps anti-U1-RNP dans le sérum [28], sans anticorps anti-ADN ni anti-Sm (*cf.* tableau 10.14). L'immunofluorescence cutanée directe décèle souvent des dépôts d'IgG au niveau des noyaux de cellules épidermiques (aspect moucheté).

Ce tableau peut rester isolé ou se compliquer d'atteintes particulières surtout de péricardite, mais aussi, parfois, d'atteintes vasculaires graves telles qu'une artérite pulmonaire et/ou une HTAP (hypertension artérielle pulmonaire). Ailleurs, il se complète en prenant l'aspect d'une sclérodermie systémique, d'une polyarthrite rhumatoïde ou, le plus souvent, d'un lupus érythémateux systémique.

Syndrome de Gougerot-Sjögren

C'est une épithélite auto-immune avec envahissement des glandes salivaires et lacrymales par des lymphocytes, qui entraîne une xérostomie (bouche sèche) et une xérophtalmie. En réalité, tous les épithéliums peuvent être atteints (malabsorption digestive, tubulopathie rénale, etc.) [29]. La maladie peut être primitive, sans autre connectivite associée ou secondaire, associée à une autre connectivite, le plus souvent la polyarthrite rhumatoïde ou le LES. Le diagnostic repose sur la biopsie des glandes salivaires accessoires (lèvre inférieure) ; les marqueurs sérologiques sont les anticorps anti-Ro/SSA et La/SSB. Le risque de survenue d'un lymphome non hodgkinien est élevé. Le lymphome survient principalement chez les sujets qui ont les signes suivants : parotidomégalie, purpura, abaissement du C4, cryoglobulinémie.

Les signes cutanéomuqueux, outre les signes de la connectivite associée éventuelle, sont les suivants :

– *syndrome sec :* outre le syndrome sec buccal et oculaire, sécheresse vaginale et vulvaire responsable de prurit, sécheresse cutanée, peut-être due à l'atteinte des glandes sudorales que démontre la biopsie cutanée ; l'immunofluorescence directe peut aussi montrer des dépôts épidermiques particuliers d'IgG, comme dans le LE subaigu (*cf. supra*) [17] ;

– *purpuras et autres signes de vasculite :* ils peuvent être révélateurs. La vasculite relève de plusieurs étiologies, notamment purpura hyperglobulinémique de Waldenström, cryoglobulines (*cf.* chapitre 14), etc. ;

– *érythèmes annulaires* qui ressemblent à ceux du lupus érythémateux cutané subaigu (*cf. supra*) et qui ne sont pas l'apanage des patients asiatiques, comme on le pensait initialement. Il s'agit en réalité d'une variété de LE dermique.

Lupus et grossesse

Une contraception est souhaitable au cours du LES actif. On utilise classiquement des progestatifs norstéroïdes microdosés, qu'il faudra éviter chez les malades traités par AVK (risque de microkystes qui peuvent saigner), de l'acétate de chlormadinone ou de l'acétate de cyprotérone. Cependant des études ont montré qu'il est possible d'utiliser une contraception œstroprogestative (contenant 35 μg/j d'éthinylestradiol) chez les femmes lupiques, à condition toutefois qu'elles n'aient pas eu d'antécédent thromboembolique et qu'elles ne portent pas d'anticorps antiphospholipides ni d'anticoagulant lupique [30]. Une grossesse est autorisée après 6 mois de stabilisation clinique et biologique de la maladie. Il est recommandé de maintenir le traitement par hydroxychloroquine pendant la grossesse. La recherche d'anticorps anti-SSA (Ro), imposant une surveillance cardiologique fœtale, est nécessaire avant ou en début de grossesse. S'ils sont présents, une surveillance échocardiographique fœtale est indiquée tous les 7 à 15 jours entre la 16e et la 24e semaine de grossesse [31]. De la même façon, si la mère est porteuse d'anticorps antiphospholipides, un Doppler mensuel des artères utérines et de l'artère ombilicale est indiqué dès 20 semaines d'aménorrhée en plus de l'échographie fœtale trimestrielle. La « simple » biologie antiphospholipide, sans complication obstétricale ni thrombotique, incite la plupart des praticiens à mettre en place un traitement antiagrégant par aspirine. S'il s'agit d'un SAPL déjà symptomatique par le passé, une prise en charge spécialisée reposant sur l'aspirine et les héparines de bas poids moléculaire est indiquée.

En cas de poussée grave de la maladie, le traitement repose sur les corticoïdes et l'azathioprine.

Lupus érythémateux néonatal

Il survient chez des enfants dont la mère présente un LE systémique (ou une autre collagénose) connu ou latent. Il se manifeste par des signes cardiaques présents dès la naissance (bloc auriculoventriculaire) qui sont responsables du pronostic, des signes cutanés caractéristiques apparaissent le plus souvent après la naissance et, plus rarement, par thrombopénie, anémie et cytolyse hépatique [32] ; chacune de ces manifestations peut être isolée. Les lésions cutanées apparaissent dans les 6 semaines qui suivent la naissance et semblent favorisées par l'exposition solaire. Il s'agit d'un érythème congestif rouge vif en lunettes et de plaques annulaires du visage et du tronc similaires à celles du lupus érythémateux cutané subaigu de l'adulte (fig. 10.17). Les signes cutanés disparaissent spontanément vers le 6e mois et laissent souvent une atrophie cicatricielle. Un LES peut survenir dans l'enfance ou l'adolescence. Le risque majeur du lupus érythémateux néonatal est l'atteinte cardiaque (bloc auriculoventriculaire définitif dans 10 % des cas, survenant chez une minorité des enfants dont la mère présente des anticorps anti-Ro) [31, 32]. En cas de bloc auriculoventriculaire congénital, le sérum des mères contient dans plus de 95 % des cas des anticorps anti-Ro qui sont retrouvés chez l'enfant et disparaissent en même temps que les signes cutanés s'effacent. La recherche de cet anticorps chez les patientes lupiques représente ainsi un test de détection du risque d'atteinte de l'enfant (évalué à 1 % [31, 32]), car l'anticorps pourrait être impliqué dans des lésions cutanées et cardiaques.

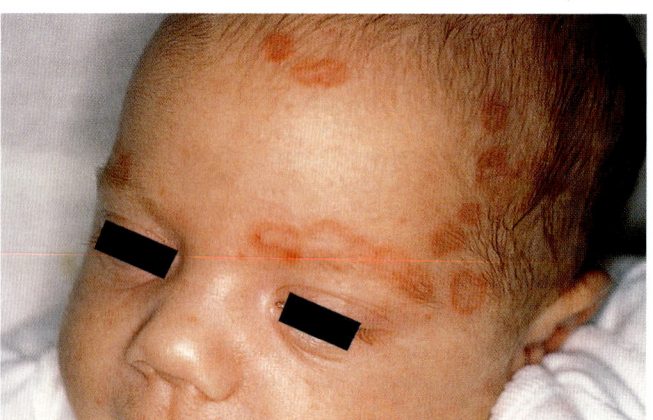

Fig. 10.17 Lupus érythémateux néonatal.

Lupus érythémateux des déficits en complément et autres formes monogéniques

Des signes de lupus érythémateux peuvent être associés à des déficits en complément (C1q, C1r, C1s, C1q inh, C2, C4, C5, C8), situation qui favoriserait la stabilisation des complexes immuns et des corps apoptotiques. Les aspects cutanés sont souvent annulaires comme dans le lupus érythémateux cutané subaigu, et du moins pour le déficit en C2 et C4, des anticorps anti-Ro sont détectés dans le sérum [33]. Le test de la bande lupique en peau saine est souvent négatif. Un lupus érythémateux peut également survenir dans le cadre d'autres déficits immunitaires primitifs (déficit en IgA, femmes transmettrices de la granulomatose septique chronique, déficit immunitaire commun variable) (*cf.* chapitre 19). Enfin, il existe d'autres exemples de LE, ou de syndromes très proches, monogéniques chez les enfants atteints de syndrome d'Aicardi-Goutières (par défaut de clairance d'ADN et activation de la voie de signalisation impliquant l'interféron)), en cas de déficit en FasL (par défaut d'apoptose de lymphocytes T autoréactifs), en cas de spondylenchondrodysplasie (par surproduction d'interféron) et enfin par déficit en protéine-kinase Cδ (par défaut d'apoptose de lymphocytes B autoréactifs).

Anticorps antiphospholipides

La présence d'anticorps anticardiolipides (VDRL positif, *cf.* chapitres 3 et 14) est fréquente dans le LES [9]. Elle peut précéder de plusieurs années l'éclosion des autres signes de la maladie. Ces anticorps réagissent avec des protéines associées à des phospholipides qui interviennent dans la coagulation sanguine ; ils sont corrélés avec : présence d'un anticoagulant circulant, thrombopénie, hémolyse, avortements répétés, thromboses veineuses et artérielles à répétition, livedo et accidents vasculaires cérébraux (*cf.* chapitre 14). En prévention primaire (isolés), chez le lupique, on utilise l'aspirine 100 mg/j et en prévention secondaire on utilise les AVK à vie. L'INR (*International Normalized Ratio*) cible dépend de la gravité de l'accident et/ou de son caractère récurrent sous traitement (INR de 2 à 3,5). En cas de SAPL obstétrical, on utilise l'héparine de bas poids moléculaire associée à l'aspirine pendant la grossesse [31].

Lupus érythémateux et ultraviolets

L'effet délétère des ultraviolets A et B, qui peuvent induire ou exacerber des lésions, est bien établi chez les patients atteints de LE [32].

Photosensibilité

C'est l'un des 11 critères diagnostiques du LES (*cf.* encadré 10.3). La définition de cette photosensibilité est assez floue ; il s'agit soit d'un érythème actinique prolongé (*cf.* chapitre 4), d'une éruption solaire polymorphe, soit de l'exacerbation de lésions antérieures, ou de l'induction de nouvelles lésions de lupus, le plus souvent dans les jours ou les semaines qui suivent l'exposition ; malaise, fièvre et arthralgies peuvent également survenir, ainsi que l'aggravation des atteintes viscérales en cas de LES. Les phototests montrent inconstamment une réduction du seuil érythémal aux UVB avec parfois induction tardive de lésions et/ou érythème durable retardé surtout chez les malades ayant une anamnèse de photosensibilité et des anticorps anti-Ro [18].

Mécanisme de cette photosensibilité

Il n'est pas établi ; on a proposé :
– l'induction de néoantigènes (UV-ADN) et la production d'anticorps anti-UV-ADN, mais la présence de ces anticorps ne corrèle pas dans le LES avec l'existence d'une photosensibilité clinique ;
– l'exposition d'antigènes nucléaires (Ro-SSA, RNP, Sm) à la surface des kératinocytes dans l'épiderme, ce qui a été reproduit *in vitro* et constitue une hypothèse très plausible ; les sujets porteurs d'anticorps anti-Ro-SSA sont souvent très photosensibles [18].

On propose aussi un effet pro-inflammatoire non spécifique avec libération de PGE2, histamine, IL-1, autres cytokines, espèces réactives de l'oxygène, etc., ce qui aurait aussi un effet immunomodulateur. Dans cette hypothèse, il est probable que non seulement les UVB mais également les UVA puissent être nocifs.

> **Pour la pratique**
>
> Il est impératif d'éviter les expositions solaires, tout particulièrement lorsqu'existe une photosensibilité, des anticorps anti-Ro et/ou des signes cutanés, et il est utile de prescrire des filtres ou des écrans solaires (*cf.* chapitre 4) ; les antipaludéens en période estivale, même lorsque le LE est quiescent, ont été proposés. En effet, l'hydroxychloroquine diminue le nombre de poussées systémiques au cours de la maladie lupique (*cf. supra*).

Lupus érythémateux cutané et médicaments

On admet qu'un lupus érythémateux est induit par un médicament lorsqu'il n'existait aucun signe clinique ni biologique de LE avant l'administration du produit, que les signes sont réversibles à l'arrêt du traitement et qu'ils récidivent en cas de réintroduction. En réalité, les médicaments sont souvent inducteurs de poussées de la maladie, notamment cutanées, chez les sujets porteurs de l'autoanticorps anti-Ro, sans que cette notion soit nécessairement connue au préalable. Dans ce cas, ils sont plus révélateurs chez les sujets prédisposés que véritablement inducteurs de la maladie [34].

Des signes cutanés n'existent que dans un pourcentage limité de cas de lupus induits, et leur incidence varie avec le médicament inducteur (9 % pour le procaïnamide, 70 % pour les anticonvulsivants). Il s'agit plutôt de signes de lupus cutané subaigu ou aigu que de lupus chronique [15, 34]. Le test de la bande lupique peut être positif en peau saine [34] ; le syndrome biologique est proche de celui du lupus idiopathique avec rareté cependant des anticorps anti-ADN natif et anti-Sm ; la spécificité de la présence d'anticorps anti-histones pour diagnostiquer un lupus induit est actuellement remise en question.

La liste des médicaments inducteurs s'allonge chaque année (*cf.* [15] et [34]), mais on distingue trois groupes : médicament dont la responsabilité est prouvée (hydralazine, procaïnamide, isoniazide, méthyl-DOPA, chlorpromazine et quinidine), probable (anticonvulsivants, antithyroïdiens, pénicillamine, sulfasalazine, bêtabloquants, lithium) et un groupe très vaste pour lequel les relations sont plus anecdotiques. Les thérapeutiques inductrices suivantes sont d'un intérêt tout particulier pour le dermatologue : griséofulvine, minoxidil, sels d'or, tétracyclines, PUVAthérapie, implants cosmétiques (silicones), amines aromatiques (colorants alimentaires et shampooings colorants), interféron, terbinafine et anti-TNF.

RÉFÉRENCES

1. Lipsker D., *Lupus.* 2010, *19*, 1047.
2. Sontheimer R.D., *Lupus.* 1997, *6*, 84.
3. Lipsker D. et coll., *Dermatology.* 2006, *213*, 15.
4. Cervera R. et coll., *Medicine.* 2003, *82*, 299.
5. Lipsker D., *Dermatology.* 2006, *212*, 214.
6. Fangtham M., *Curr Rheumatol Rep.* 2013, *15*, 360.
7. Deruelle-Khazaal R. et coll., *Ann Dermatol Venereol.* 2002, *129*, 883.
8. Braun R.P., *Dermatology.* 2002, *205*, 194.
9. Cervera R. et coll., *Medicine.* 1993, *72*, 113.
10. Fessler B.J. et coll., *Arthritis Rheum.* 2005, *52*, 1473.
11. Francès C. et coll., *Arch Dermatol.* 2012, *148*, 479.
12. Feldmann R., *Dermatology.* 1994, *189*, 425.
13. Sigges J. et coll., *Autoimmun Rev.* 2013, *12*, 694.
14. Boeckler P. et coll., *Br J Dermatol.* 2005, *152*, 265.
15. Sontheimer R., *Autoimmun Rev.* 2005, *4*, 253.
16. Crowson A.N. et coll., *J Cutan Pathol.* 2001, *28*, 1.
17. Lipsker D. et coll., *Br J Dermatol.* 1998, *138*, 1039.
18. Ionnides D. et coll., *Arch Dermatol.* 2000, *136*, 340.

19. Ting W. et coll., *Lupus.* 2004, *13*, 941.
20. Chan L.S. et coll., *Arch Dermatol.* 1999, *135*, 569.
21. Kieffer C. et coll., *Medicine.* 2009, *88*, 23.
22. Gusdorf L. et coll., *Medicine.* 2014, *93*, e351.
23. Alarcon-Segovia D. et coll., *Arthritis Rheum.* 2003, *48*, 442.
24. Baccala R. et coll., *Nat Med.* 2007, *13*, 543.
25. Lipsker D. et Sibilia J., *Lupus érythémateux.* Masson/Elsevier, 2013.
26. Massone C. et coll., *J Cutan Pathol.* 2005, *6*, 396.
27. Iaccarino L. et coll., *Autoimmun Rev.* 2013, *12*, 363.
28. Tani C. et coll., *J. Autoimmunv.* 2014, *48-49*, 46.
29. Fazaa A.I. et coll., *Exp Rev Clin Immunol.* 2014, *10*, 543.
30. Petri M. et coll., *N Engl J Med.* 2005, *353*, 2550.
31. Guettrot-Imbert G., *Rev Med Int.* 2015, *36*, 173.
32. Morel N. et coll., *Rev Med Int.* 2015, *36*, 159.
33. Lipsker D. et coll., *Lupus.* 2010, *19*, 1096.
34. Srivastava M. et coll., *Arch Dermotol.* 2003, *139*, 45.

10-5 Dermatomyosite

J.-D. Bouaziz, T. Bounfour, M. Rybojad

La dermatomyosite est une maladie inflammatoire de la peau et des muscles qui appartient aux *myopathies inflammatoires idiopathiques* (encadré 10.5). Rare (3,2 cas/million chez l'enfant, 5-8,9 cas/million chez l'adulte avec prédominance féminine), elle est potentiellement grave, en raison de l'atteinte musculaire, de manifestations pulmonaires, et de la forte association à des néoplasies chez l'adulte. Son pronostic s'est cependant considérablement amélioré ces dernières années en raison d'une prise en charge de plus en plus codifiée.

> **Encadré 10.5**
>
> **Myopathies inflammatoires idiopathiques**
>
> – Dermatomyosite : signes cutanés spécifiques
> – Polymyosite : atteinte musculaire pure *stricto sensu* sans présence d'autoanticorps spécifiques des myosites
> – Polymyosite de chevauchement : associée à une autre connectivite auto-immune
> – Myopathie nécrosante : nécrose musculaire intense, une atteinte myocardique fréquente et la présence d'autoanticorps anti-SRP (*Signal Recognition Particle*), ou anti-HMGCR, 3-hydroxy-3-méthylglutaryl-coenzyme A-réductase
> – Myosite à inclusion : atteinte musculaire asymétrique, proximale et distale du sujet âgé et présence d'inclusions tubulo-filamenteuses

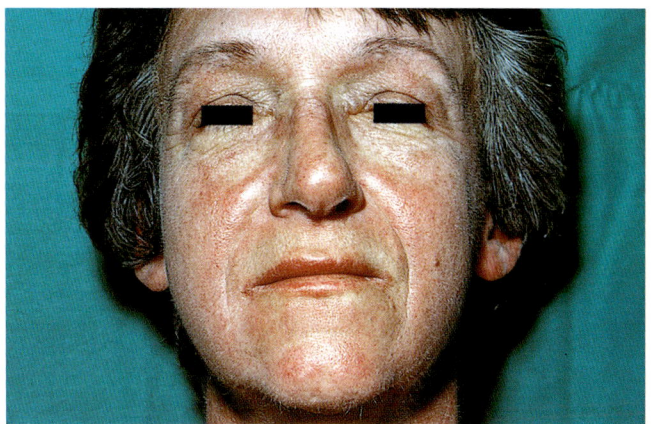

Fig. 10.18 Dermatomyosite aiguë.

On distingue cinq types de dermatomyosite (encadré 10.6) qui ont des signes cutanés analogues [1].

> **Encadré 10.6**
>
> **Les cinq types de dermatomyosite** [1]
>
> – Dermatomyosite primitive de l'adulte
> – Dermatomyosite amyopathique
> – Dermatomyosite paranéoplasique
> – Dermatomyosite de l'enfant
> – Dermatomyosite et autre connectivites

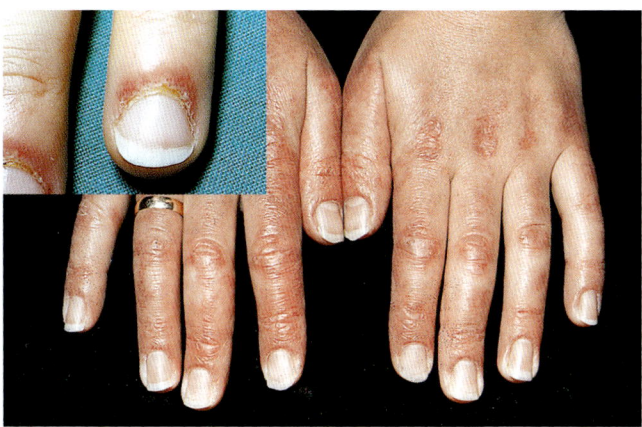

Fig. 10.19 Dermatomyosite aiguë atteinte du dos des mains ; en cartouche, télangiectasies périunguéales et hyperkératose cuticulaire.

Aspects cliniques

Signes cutanés (fig. 10.18 et 10.19)

L'atteinte cutanée [2], clé du diagnostic, est un critère indispensable alors même que l'atteinte musculaire n'est pas toujours évidente. Les signes cutanés sont très photosensibles et le témoin de l'atteinte vasculaire de la dermatomyosite à l'origine de l'*érythrœdème* caractéristique de la maladie.

Lésions élémentaires

Érythème héliotrope. Rose lilacé, il est très évocateur, symétrique, parfois finement squameux ou quelquefois parcouru de fines télangiectasies, avec parfois prurit ou sensation de brûlure. Il prédomine sur les zones découvertes, le visage avec atteinte asymétrique, en particulier les paupières, le dos des mains en regard des articulations à type de lésions maculeuses (érythème en bandes) ou papuleuses (papules de Gottron), le pourtour unguéal (érythème périunguéal œdémateux, kératosique et télangiectasique, douloureux lors de la pression rétrograde de la matrice = signe de « la manucure », mégacapillaires). Il s'observe aussi sur les genoux, les coudes avec parfois un aspect psoriasiforme et le cuir chevelu, avec ou sans alopécie ; l'atteinte du haut du dos et de la nuque sous formes de macules asymétriques avec atteinte folliculaire ou « en châle », ou flagellée, est caractéristique.

Œdème. Il peut accompagner l'érythème, notamment dans les formes aiguës avec réduction de la fente palpébrale sur le visage et masquant les reliefs articulaires sur les membres. Il existe parfois des formes trompeuses très œdémateuses de dermatomyosite réalisant un œdème des membres en regard des masses musculaires lésées, en imposant pour un œdème de cause générale.

Poïkilodermie. Elle s'observe dans les formes évoluées photosensibles, après l'érythrœdème. Elle réalise un réseau bigarré érythropigmenté à mailles claires associant trois symptômes : une atrophie épidermique, des télangiectasies et une leucomélanodermie réticulée parfois squameuse.

Dermatomyosite

Autres signes

– *Papules folliculaires érythémateuses et kératosiques*, parfois disséminées, pityriasis rubra pilaire « like » ou dermatomyosite spinulosique de Wong [3].
– Bulles et érosions sur les zones d'œdème, plus fréquentes en cas de cancer associé.
– *Panniculites parfois calcifiantes, calcinoses cutanées ou sous-cutanées (musculaires)*, d'évolution parfois ulcéreuse avec élimination crayeuse transcutanée, fréquentes chez l'enfant (30 %) [4].
– *Syndrome de Raynaud* plus fréquemment dans le type V et dans le syndrome des antisynthétases.
– *Atteinte muqueuse* sous forme de taches opalines ou d'énanthème buccal parfois érosif et/ou leucokératosique, érythème vulvaire ou érythème conjonctival.
– Autres signes rapportés : érythrodermie, *érythème annulaire centrifuge*, *mucinose* papuleuse ou papulonodulaire, érythème polymorphe, dermatomyosite à kystes et comédons, hyperpigmentation, lésions scléreuses ou leucodermiques surtout si sclérodermie systémique associée (scléromyosite), *distribution blashkolinéaire* des lésions [5].

Groupements et topographie

Forme aiguë typique. Le tableau se constitue brutalement en quelques jours ou semaines avec asthénie musculaire et altération parfois fébrile de l'état général qui définit la forme suraiguë de Wagner-Unverricht. L'érythrœdème est, par sa distribution, très évocateur, débutant aux paupières, il s'étend au pourtour orbitaire, aux pommettes, aux oreilles, au décolleté en respectant la crête nasale et le pourtour des lèvres. Les lésions évoluent par poussées, favorisées par les expositions solaires. Aux membres, l'érythème touche des faces d'extension : coudes, mains et doigts, région périunguéale, genoux, faces antérieures des cuisses, avant-pieds.

Formes subaiguës. De début insidieux, le tableau est moins caricatural et se constitue en plus de 6 mois. Les lésions sont moins œdémateuses, d'aspect parfois pseudo-lichénien, notamment sur le dos des mains, avec coalescence de papules.

Formes chroniques poïkilodermiques (type Petges-Jacobi). Dans les formes évoluées, l'érythème laisse place à un aspect poïkilodermique bigarré, mal limité, plus étendu, mais toujours symétrique : il touche la face, les oreilles, le cou, le décolleté et déborde sur le thorax, l'abdomen, les épaules, les lombes et les membres dont la peau peut s'indurer secondairement. La desquamation devient plus nette et peut s'accompagner de formations kératosiques. Au cours de cette forme, peuvent réapparaître des poussées érythémato-œdémateuses et, à l'inverse, des aspects poïkilodermiques peuvent être observés à la phase initiale érythémateuse de la dermatomyosite.

Signes musculaires

La faiblesse musculaire et les douleurs musculaires caractérisant le syndrome myogène sont un élément essentiel mais l'atteinte musculaire peut être absente, on parle alors de dermatomyosite amyopathique (21 % des patients aux États-Unis) [6] ou infraclinique et n'être dépistée que par des examens de laboratoire (dosage des enzymes musculaires, électromyogramme, IRM musculaire), on parle alors de dermatomyosite hypomyopathique. Le déficit moteur et les douleurs musculaires sont proximaux (ceinture pelvienne, ceinture scapulaire, muscles cervicaux) et symétriques avec parfois un déficit de la musculature pharyngolaryngée (dysphonie, dysphagie, fausses routes) ou diaphragmatique (dyspnée). Le testing musculaire clinique peut être normal au début alors que le patient décrit une fatigabilité à la répétition des mouvements (monter les escaliers, se coiffer, se lever du lit ou de la position assise avec un signe du tabouret = impossibilité de se lever sans l'aide des accoudoirs d'une chaise).

Signes généraux et viscéraux

Les manifestations viscérales sont assez rares.

Atteinte articulaire. Quelques arthralgies, touchant préférentiellement les poignets, les métacarpophalangiennes, les interphalangiennes proximales et les genoux, le plus souvent sans traduction radiologique, peuvent parfois précéder l'atteinte cutanée. Les arthrites sont exceptionnelles.

Atteinte cardiaque. Elle se manifeste par les signes suivants : troubles de la conduction, myocardite, péricardite. L'atteinte cardiaque est rare chez l'enfant mais une insuffisance cardiaque a été rapportée chez 3 à 45 % des adultes ayant une dermatomyosite avec atteinte musculaire [7].

Atteinte pulmonaire. Elle est rare dans la dermatomyosite de l'enfant mais peut toucher jusqu'à 46 % des patients adultes [8]. Le principal risque est la survenue de pneumopathies interstitielles parfois sévères, qui sont plus fréquemment associées à la présence d'anticorps anti-synthétase (anti-JO1, anti-PL7, anti-PL12) et d'anticorps anti-MDA5.

Le syndrome des antisynthétases est un syndrome dont la nosologie reste à clarifier, actuellement classé dans les polymyosites de chevauchement qui associe : présence d'autoanticorps anti-histidine-ARN (acide ribonucléique)-t-synthétase, fièvre, pneumopathie interstitielle parfois sévère, présence de « mains de mécaniciens » (lésions érythémateuses et kératosiques de la pulpe et de la face latérale des doigts), syndrome de Raynaud et polyarthrite parfois érosive [9].

Une investigation pulmonaire approfondie de départ est donc impérative de manière systématique pour certains ou en cas de signes fonctionnels pulmonaires (toux, dyspnée, anomalies auscultatoires) ou d'anomalies de la radiographie du thorax : épreuves fonctionnelles respiratoires à la recherche d'un trouble ventilatoire restrictif, test de marche à la recherche d'une désaturation à l'effort, mesure de la capacité de diffusion du monoxyde de carbone (DLCO) pouvant dépister des atteintes pulmonaires précoces [10], scanner thoracique non injecté en coupes fines à la recherche de signes de pneumopathie interstitielle (verre dépoli, opacités linéaires, fibrose), fibroscopie bronchique avec lavage bronchoalvéolaire sur avis pneumologique spécialisé (alvéolite neutrophilique ou lymphocytaire).

Les autres atteintes pulmonaires rencontrées au cours de la dermatomyosite sont : les pneumopathies d'inhalation par troubles moteurs pharyngo-œsophagiens ; les hypoventilations alvéolaires secondaires à l'atteinte des muscles diaphragmatiques, les pneumopathies infectieuses (pneumopathies à *Pneumocystis jiroveci*) [11], les hypertensions artérielles pulmonaires, les pneumothorax et les pneumomédiastins. Bien que les pneumologues soient souvent réticents à utiliser du méthotrexate lorsqu'il y a une atteinte pulmonaire radiologique, il n'y a pas de rationnel scientifique pour penser que le méthotrexate augmente le risque de pneumopathie interstitielle chez les patients ayant une dermatomyosite [12].

Atteinte digestive. Elle se traduit par dysphagie, troubles de la déglutition et fausses routes par atteinte de la musculature pharyngée, troubles du transit, ulcération des muqueuses par vasculite du tractus digestif avec parfois une atteinte anale ou colique.

Diagnostic

Éléments du diagnostic (encadré 10.7)

> **Encadré 10.7**
>
> **Critères diagnostiques de la dermatomyosite**
> – Érythème périorbitaire, périunguéal ou de la face d'extension des articulations
> – Faiblesse musculaire symétrique des muscles des ceintures
> – Élévation des enzymes musculaires
> – Triade électromyographique caractéristique : potentiels d'unités motrices courts et polyphasiques, fibrillation et décharges répétées à haute fréquence
> – Histologie musculaire : atteinte microangiopathique aboutissant à une atrophie musculaire secondaire
> **Dermatomyosite :**
> – certaine : signes cutanés plus trois autres
> – probable : signes cutanés plus deux autres
> – possible : signes cutanés plus un autre
> D'après Bohan et Peter [13].

Atteinte musculaire

Le syndrome de cytolyse musculaire est de très grande valeur. Il est recommandé de doser initialement toutes les enzymes sériques d'origine musculaire pour augmenter la sensibilité de détection : les CPK (créatine-phosphokinases) et l'adolase sont les plus spécifiques, les LDH (lactate-déshydrogénase) les plus sensibles. Le dosage des enzymes musculaires peut être normal en cas de myosite débutante même si elle est cliniquement sévère, ou encore en cas de myosite très évoluée (dégénérescence importante musculaire constituée), ce qui implique que les décisions thérapeutiques initiales et au cours du suivi sont plus guidées par la clinique que par les taux enzymatiques.

Imagerie par résonance magnétique musculaire. Elle doit être réalisée par un radiologue spécialisé en séquence T2 avec suppression de graisse ou en séquence STIR (*Short Tau Inversion Recovery*) montrant un hypersignal témoin de l'œdème musculaire. Son intérêt pour le diagnostic initial et le suivi évolutif de l'activité de la dermatomyosite reste encore à évaluer mais semble prometteur.

La biopsie musculaire doit être pratiquée sur un muscle atteint cliniquement ou repéré par l'électromyogramme ou EMG (habituellement quadriceps ou deltoïde) à distance du point de ponction de l'aiguille d'EMG ou sur une zone en hypersignal à l'IRM musculaire. Elle est effectuée en cas de doute diagnostique si les signes cutanés cliniques et histologiques et les signes musculaires cliniques et morphologiques ne sont pas typiques [12]. L'aspect histologique traduit essentiellement *l'atteinte microangiopathique aboutissant à une atrophie musculaire secondaire* (alors que dans la polymyosite, il existe une atteinte cytotoxique directe des fibres musculaires par les lymphocytes T CD8+ cytotoxiques). Les principaux signes histologiques rencontrés sont ainsi : une vasculopathie avec dépôt de la fraction terminale du complément dans les capillaires, une atrophie périfasciculaire avec augmentation de l'expression périfasciculaire du CMH (complexe majeur d'histocompatibilité) de classe I, un infiltrat inflammatoire périvasculaire (lymphocytes B, T CD4+ et CD8+, macrophages), une nécrose et une régénération des fibres musculaires [9]. Au cours de la polymyosite, les lymphocytes T-CD8 envahissent les faisceaux musculaires et il existe une expression diffuse des molécules CMH de classe I.

L'électromyogramme caractérise l'atteinte myogène et myositique par sa triade : potentiels microvoltés polyphasiques, fibrillation de repos, salves répétées.

Autres éléments biologiques et paracliniques

Le syndrome inflammatoire est absent ou discret avec une VS augmentée dans la moitié des cas, plus fréquemment dans le type V, mais sans corrélation avec les autres paramètres cliniques et paracliniques. La numération-formule sanguine montre souvent une lymphopénie [11].

La biopsie cutanée montre classiquement une dermite d'interface avec la présence de foyer de vacuolisation des kératinocytes basaux, un œdème dermique superficiel avec discret infiltrat périvasculaire ; une mucinose dermique, une atrophie épidermique avec hyperkératose. Les papules de Gottron correspondent à une acanthose avec papillomatose et les nécroses cutanées à une vasculite. L'immunofluorescence directe, d'intérêt mineur, peut être positive avec dépôts granuleux d'IgG à la jonction dermo-épidermique.

La capillaroscopie périunguéale peut montrer une dystrophie raréfiante et ectasiante, ou la présence de capillaires ramifiés. Elle pourrait avoir un intérêt pronostique également, les anomalies dystrophiques étant plus fréquentes dans les formes rebelles ou d'évolution chronique [14].

Immunologie

Les autoanticorps rencontrés dans les myopathies inflammatoires sont classés en en autoanticorps spécifiques des myopathies (ASM) et en autoanticorps associés aux myopathies (AAM) que l'on peut rencontrer au cours d'autres maladies auto-immunes. Certains ASM sont retrouvés au cours de la dermatomyosite mais aussi au cours des polymyosites de chevauchement [15]. En pratique, ces autoanticorps n'ont d'importance stratégique ni dans le diagnostic ni dans la conduite du traitement.

Anticorps associés aux myopathies. Des anticorps antinucléaires révélés par technique d'immunofluorescence sur cellules humaines (HEp2) sont présents chez 63 % des patients ; des anticorps anti-RNP, PM1, Ku ou SSA-SSB sont peu spécifiques de la dermatomyosite (*cf.* tableau 10.14). Ils sont présents dans les syndromes de chevauchement (type V). Les anticorps anti-Pm-Scl (ou anti-PM1) communs à la sclérodermie sont plus fréquents en cas de sclérodermatomyosite avec syndrome de Raynaud et en cas de fibrose pulmonaire.

Anticorps spécifiques des myopathies

– Les anticorps Mi2 sont considérés comme très spécifiques de la dermatomyosite. Ils sont observés dans environ 20 % des dermatomyosites et semblent associés à un risque moindre de cancer, et à des formes non corticorésistantes de dermatomyosite à forte expressivité cutanée [16].
– Les anticorps anti-ARNt-synthétases (Jo-1 le plus fréquent, PL7, PL12, EJ, OJ) sont associés à un phénotype clinique particulier (*cf. supra*) et sont rencontrés dans 10 à 30 % des dermatomyosites. Leur découverte impose un bilan pulmonaire approfondi à la recherche d'une pneumopathie interstitielle associée qui domine le pronostic.
– Les anticorps anti-TIF1-γ (aussi appelés anti-p155) sont associés à un risque accru de cancer chez l'adulte, mais pas chez l'enfant (valeur prédictive positive pour un cancer dans la dermatomyosite de l'adulte = 42 % [17]), et à l'absence d'atteinte respiratoire.
– Les anticorps anti-MDA5 (*Melanoma Differentiation-associated Antigen 5*) reconnus par l'anticorps anti-CADM-140 (*Clinically*

Dermatomyosite

Amyopathic Dermatomyositis antibody, 140 kDa ; codé par le gène *IFIH1*) décrits surtout chez des populations asiatiques s'associent à un tableau dermatologique particulier (papules palmaires, pulpite kératosique, ulcérations cutanées et orales, alopécie), un risque accru de pneumopathie interstitielle (90 %) souvent sévère et souvent une forme amyopathique de dermatomyosite [18]. De manière intéressante, MDA5 est un récepteur cytosolique qui présente une mutation activatrice dans certaines interféronopathies de type 1 génétiques (syndrome de Singleton-Merten et syndrome d'Aicardi-Goutières), ce qui suggère un rôle prédominant des interférons de type 1 (α, β) dans ce sous-type de dermatomyosite.
– Les anticorps anti-NXP-2 (*Nuclear Matrix Protein 2*) associés chez l'enfant et l'adulte à un risque plus élevé de calcinoses.
– Les anticorps anti-SRP sont présents chez 3 à 6 % des patients ayant une myopathie inflammatoire idiopathique mais plus fréquemment observés chez les patients ayant une myopathie nécrosante auto-immune (17 %) et s'associent en plus à une atteinte myocardique fréquente.

Recherche du cancer

La dermatomyosite est associée à un cancer chez 14 à 24 % des patients adultes [19] et peut apparaître comme un syndrome paranéoplasique. La dermatomyosite précède le cancer dans 60 à 80 % des cas avec un délai moyen de 1 an, tous les types de néoplasie étant représentés avec, par ordre de fréquence : sein, poumon, ovaire, estomac, côlon, utérus, nasopharynx, lymphome et prostate (tableau 10.16) [20, 21]. Le cancer du nasopharynx est le cancer le plus souvent trouvé chez les patients atteints de dermatomyosites provenant d'Afrique du Nord ou d'Asie [22].

Tableau 10.16 Fréquence des différents cancers colligés au cours de la dermatomyosite (sur 367 cas)

	Nombre de cancers	%
Sein	64	17
Poumon	55	15
Ovaire	33	9
Estomac	29	8
Côlon	28	7,5
Utérus	25	7
Nasopharynx	21	6
Lymphome	15	4
Prostate	14	4
Inconnu	9	2,5
Rein	7	2
Vésicule biliaire	7	2
Leucose	6	1,5
Thyroïde	5	1,5
Vessie	5	1,5
Foie	4	1
Pancréas	4	1
Testicules	4	1
Vagin	4	1
Vulve	4	1
Sarcome	4	1
Thymus	4	1
Parotide	4	1
Œsophage	4	1
Mélanome	4	1

D'après Callen [23] et Barnes [20].

– Les facteurs *positivement* associés au cancer sont : le sexe masculin, un âge avancé, l'existence de nécroses cutanées, la présence d'un érythème périunguéal, la présence d'anticorps anti-TIF1-γ.
– Les facteurs *négativement* associés au cancer sont : la présence d'une lymphopénie, la présence d'anticorps anti-Mi2.

Ces données conduisent à proposer, en plus d'un examen clinique approfondi, des examens de dépistage : radiographie pulmonaire, échographie abdominopelvienne (par voie tranvaginale chez la femme à la recherche d'une néoplasie ovarienne), examen ORL, recherche de sang dans les selles avec endoscopies digestives hautes et basses si elle s'avère positive, toucher rectal et dosage des PSA (*Prostate Specific Antigen*) chez l'homme, mammographie et échographie mammaire, examen gynécologique et dosage du CA 125 (*Cancer Antigen 125*) sérique chez la femme. Une étude a montré la non-infériorité de l'utilisation du TEP-TDM par rapport à un dépistage standard pour la détection du cancer au cours de la dermatomyosite [24]. Il est conseillé de reprendre cette enquête tous les ans pendant 2 à 3 ans [25], l'incidence de découverte de nouveaux cancers diminuant très fortement après 2 ans de suivi.

Diagnostic différentiel

C'est celui de toutes les connectivites à participation musculaire (certains lupus érythémateux, PAN et, surtout, sclérodermie et connectivite mixte), mais une approche séméiologique stricte doit résoudre les difficultés.

Les formes frustes avec signes cutanés isolés se limitant, par exemple, à un érythème des paupières, ne doivent pas être confondues avec une photoallergie ou une autre dermatose érythémateuse, et imposent de demander des examens complémentaires pour confirmer le diagnostic. Dans les cas difficiles, la conjonction de critères (*cf.* encadré 10.7) permettra de considérer la dermatomyosite comme certaine, probable ou possible [13]. La trichinose, par l'association d'un œdème périorbitaire violine et de douleurs musculaires, peut, elle aussi, faire discuter une dermatomyosite. De même, la toxoplasmose peut simuler une dermatomyosite et doit être cherchée. Enfin, la primo-infection par le VIH peut parfois mimer un tableau de dermatomyosite.

Formes cliniques

Les cinq formes de la dermatomyosite

Dermatomyosite primitive de l'adulte. Elle prend les deux aspects de dermatomyosite aiguë ou chronique, tous les intermédiaires étant possibles.

Dermatomyosite paranéoplasique. Elle s'observe généralement au-delà de 40 ans. Son existence justifie un examen systématique de dépistage et des examens complémentaires éventuels, ainsi qu'une surveillance clinique répétée.

Dermatomyosite amyopathique. Les dermatomyosites amyopathiques se définissent comme des formes de présentation cutanée pure évoluant depuis plus de 6 mois, sans atteinte musculaire. Cela implique l'absence de déficit moteur proximal, confirmé par un testing musculaire, et l'absence d'élévation des enzymes musculaires, chez un sujet ne prenant aucun traitement systémique immunosuppresseur depuis au moins 2 mois, lors des 6 premiers mois suivant l'apparition des signes cutanés (un tel traitement pouvant empêcher l'apparition visible d'une myosite) [26]. Certains auteurs parlent de « dermatomyosite hypomyopathique » si, en l'absence de déficit clinique musculaire, une myosite subclinique est détectée par des examens invasifs (biopsie, électromyogramme) ou par les techniques modernes d'imagerie (IRM) [26]. Certains de ces patients développeront dans un délai variable (jusqu'à 6 ans après l'atteinte cutanée) une atteinte musculaire clinique. Fait important, la dermatomyosite amyopathique partage les mêmes associations ou complications que les autres dermatomyosites : pneumopathie interstitielle diffuse (13 %) et cancers (14 %) [26].

Dermatomyosite de l'enfant. Quinze pour cent des dermatomyosites concernent l'enfant et s'observent avec un pic de fréquence à 7 ans. La dermatomyosite juvénile se singularise par l'absence de cancer associé et par une histopathogénie de type vasculite [27], ainsi que par une plus grande fréquence de complications viscérales (ulcère gastro-intestinal, glomérulonéphrite, purpura, polyadénopathie) [28]. Les formes de l'enfant sont très particulières avec des enfants fatigués, polyarthralgiques mais qui peuvent dissimuler longtemps leur déficit moteur, de la fièvre et une inflammation digestive initiale. La gravité chez l'enfant nécessite souvent l'hospitalisation et un traitement intraveineux initial. L'évolution vers une calcinose y est très fréquente avec une localisation sur le pourtour des articulations (avec préjudice fonctionnel possible), les zones de traumatisme et possible ulcération secondaire. Ces calcinoses semblent être moins fréquentes si la dermatomyosite est traitée tôt, fort et efficacement. Le régime sans sel et peu sucré associé aux corticoïdes est impératif chez l'enfant et tout doit être fait pour limiter le retard staturo-pondéral lié à la maladie et aux traitements.

Dermatomyosite et autre connectivite. Elle représente 10 à 25 % des séries et emprunte les symptômes d'autres connectivites. Cette forme s'observe plutôt chez la femme et ne s'accompagne pas de cancer profond. La maladie s'annonce souvent par des arthralgies, un phénomène de Raynaud, une sclérodactylie avec présence fréquente d'anticorps antinucléaires. La connectivite associée est, par ordre décroissant de fréquence : sclérodermie [28], connectivite mixte, polyarthrite rhumatoïde, lupus érythémateux systémique, syndrome de Sjögren, périartérite noueuse.

Dermatomyosite et médicaments

De nombreux médicaments ont été imputés comme possibles déclencheurs de dermatomyosites incluant les statines, l'hydroxyurée, l'interféron α et β, la D-pénicillamine et plus récemment les anti-TNF-α et l'ipilimumab. Le mécanisme des dermatomyosites induites par les statines pourrait être l'induction d'une vraie maladie auto-immune avec dermatomyosite cutanée et musculaire alors que l'hydroxyurée est responsable de « pseudo » dermatomyosites avec atteinte cutanée isolée [29].

Évolution et pronostic

La mortalité globale de la dermatomyosite traitée est inférieure à 5 % chez l'enfant et de 21 % chez l'adulte [12]. Sous traitement, les myalgies diminuent en quelques jours, ainsi que l'œdème, la diminution des CPK précédant une augmentation partielle de la force musculaire. Le testing musculaire s'améliore en 1 à 2 mois, mais la peau répond plus mal au traitement. Si l'on observe un pâlissement avec diminution de l'œdème, l'atrophie et les télangiectasies persistent. Des calcifications peuvent apparaître et sont susceptibles de handicaper près d'un tiers des patients, après 4 ans d'évolution de la forme chronique.

Il existe trois formes évolutives de dermatomyosites : la forme monophasique (1 poussée puis rémission), la forme polyphasique (plusieurs poussées avec rémissions temporaires) et la forme chronique. La forme monophasique concerne 37 % des enfants et 20 % des adultes, le reste était essentiellement des formes chroniques et rarement polyphasiques [30, 31].

Il n'existe pas de critères pouvant prédire le type évolutif mais des critères associés à la morbi-mortalité ont été identifiés : l'association à un cancer chez l'adulte, l'atteinte respiratoire, l'atteinte cardiaque, l'atteinte pharyngolaryngée, l'âge élevé, la peau noire, un retard au traitement (la précocité du traitement et son intensité initiale semblant être un facteur diminuant la fréquence des calcinoses chez l'enfant) [9].

Le pronostic vital à court terme en phase aiguë dépend du mode de début et de l'atteinte musculaire mais la dermatomyosite peut aussi guérir entièrement sans séquelle, spontanément ou sous traitement. Soixante pour cent des décès chez l'adulte sont liés à l'évolution d'un cancer sous-jacent [32] ; c'est dans les dermatomyosites rebelles que l'on doit particulièrement craindre l'association à un cancer [33]. Les autres causes de décès sont des pneumopathies d'inhalation ou des complications viscérales (cardiaque ou pulmonaire). La survenue d'une pneumopathie interstitielle diffuse est une complication grave de la dermatomyosite, aboutissant au décès dans 30 à 60 % des cas par insuffisance respiratoire terminale [34].

En dehors de l'atteinte viscérale, peuvent survenir les complications iatrogéniques de la corticothérapie au long cours (infection, diabète, ostéoporose et troubles de croissance chez l'enfant, hypertension, insuffisance surrénale, troubles psychiques et myopathie cortisonique).

Le risque de développer des infections opportunistes sévères, pneumopathies à *Pneumocystis jiroveci* notamment, dans les premiers jours ou semaines suivant (et parfois même avant) l'instauration du traitement par corticoïdes, en particulier chez les patients initialement lymphopéniques [11, 35], justifie pour certains l'instauration d'une prophylaxie de la pneumocystose par triméthoprime + sulfaméthoxazole chez les patients recevant un traitement immunosuppresseur d'autant plus qu'il existe une pneumopathie interstitielle associée.

Pathogénie

L'hypothèse d'une dysrégulation auto-immune multifactorielle est la plus communément admise à l'origine de la genèse de la maladie. Ceci est suggéré par l'association de la dermatomyosite avec d'autres maladies auto-immunes (autres connectivites, myasthénie, thyroïdite, diabète de type 1). La présence d'anticorps circulants témoigne d'une participation de l'immunité humorale. La démonstration du complexe d'attaque membranaire (C5b9) du complément [36] dans les microvaisseaux musculaires et cutanés suggère que l'activation du complément est responsable des lésions vasculaires de la dermatomyosite. Sur un terrain génétique susceptible (CMH permissif, polymorphisme cytokinique), le facteur déclenchant de cette perte de tolérance aux antigènes du soi pourrait être l'exposition solaire (rôle clé des UV dans l'aggravation des lésions cutanées), les médicaments, le cancer sous-jacent, éventuellement par antigénicité croisée ou une infection virale bien qu'aucun agent infectieux causal n'ait été identifié [12]. Ces événements déclencheurs initiaux seraient à l'origine d'une réponse inflammatoire incontrôlée contre plusieurs autoantigènes impliquant des antigènes du noyau cellulaire avec comme principale cible cellulaire l'endothélium dans différents organes cibles (peau, muscle, poumon).

Les acteurs immunologiques impliqués pourraient êtres les cellules dendritiques plasmacytoïdes avec production d'interférons de type 1 (interféron α et β), les lymphocytes T CD4+ avec polarisation essentiellement Th1 et Th17, les lymphocytes B et les plasmocytes producteurs d'autoanticorps, et certaines cytokines pro-inflammatoires (TNF-α et IL-1).

Traitement

Il doit être adapté à l'importance des symptômes. Il est indispensable d'entreprendre un traitement lourd pour une atteinte musculaire patente, car elle est invalidante et douloureuse et fait le pronostic de l'affection. Mais il est indispensable également de traiter les manifestations cutanées de la maladie qui peuvent être à l'origine d'un inconfort important (lésions inflammatoires, nécrotiques ou susceptibles d'évoluer vers des calcifications sous-cutanées, prurit, douleurs, atteinte de la qualité de vie par des lésions visibles).

Dermatomyosite

L'orientation thérapeutique est sensiblement différente selon que le tableau dermatomyositique est complet ou qu'il existe une symptomatologie dermatologique prédominante. En cas de cancer associé, le traitement du cancer est fondamental.

Traitement de la dermatomyosite avec atteinte musculaire

Les corticoïdes sont utilisés en 1re intention pour traiter une dermatomyosite avec atteinte musculaire patente : la dose d'attaque classique chez l'adulte est de 1 mg/kg/j de prednisone sans dépasser 80 mg [25] et de 1 à 2 mg/kg chez l'enfant. Le traitement *per os* peut être précédé de 3 bolus de méthylprednisolone par voie intraveineuse (250 à 1 000 mg chez l'adulte, 10-30 mg/kg/j chez l'enfant) dans les formes sévères.

L'adjonction d'un immunosuppresseur (méthotrexate ou azathioprine chez l'adulte, méthotrexate chez l'enfant) ou d'un immunomodulateur (immunoglobulines intraveineuses) d'emblée associé à la corticothérapie générale doit être discutée en cas de critères de mauvais pronostic ou de risques de mauvaise tolérance prévisible de la corticothérapie générale (diabète, hypertension, obésité).

Chez l'enfant, l'ajout du méthotrexate d'emblée à la corticothérapie générale semble être mieux toléré que la corticothérapie générale associée à la ciclosporine et plus efficace et mieux tolérée que la corticothérapie générale seule [37].

L'amélioration clinique est attendue en 1 à 6 semaines mais peut apparaître de façon plus retardée jusqu'à 3 mois. La dose d'attaque est classiquement maintenue pendant 6 semaines avec décroissance progressive lente sur 12 à 18 mois en fonction de la tolérance et de l'efficacité et de l'association initiale ou non à un traitement immunosuppresseur.

En l'absence de déficit moteur, une atteinte cutanée isolée ou une simple perturbation enzymologique sans déficit moteur n'impose pas nécessairement le recours à une corticothérapie générale : l'indication de celle-ci doit être mesurée en cas de simple myalgie ou de perturbation enzymatique, car elle peut induire une myopathie cortisonique qu'il sera difficile de distinguer d'une myosite évolutive. Cependant, la myopathie cortisonique est habituellement indolore et elle ne s'accompagne pas d'une élévation des enzymes musculaires.

Les immunosuppresseurs sont réservés aux cas graves où les effets indésirables de la corticothérapie sont importants et/ou lorsqu'il existe un certain degré de corticodépendance ou corticorésistance. Chez l'adulte, les traitements immunosuppresseurs ou immunomodulateurs de 1re ligne sont le méthotrexate (15 à 30 mg/semaine *per os* ou SC = sous-cutané), l'azathioprine (2 à 3 mg/kg/j) ou les immunoglobulines intraveineuses (1 g/kg/j pendant 2 jours tous les mois, 4 à 6 cycles) particulièrement en cas d'atteinte du carrefour pharyngé [38].

L'azathioprine peut être est utilisée comme épargneur de corticoïdes dans les myopathies inflammatoires. Cependant, le méthotrexate pourrait être plus efficace dans cette indication [39]. Une étude en cross-over randomisée a montré la supériorité de l'association immunoglobulines intraveineuse + corticoïdes aux corticoïdes seuls pour le traitement de la dermatomyosite de l'adulte [40]. Chez l'enfant, les traitements immunosuppresseurs ou immunomodulateurs de 1re ligne sont le méthotrexate ou les immunoglobulines intraveineuses. Les traitements de 2e ligne qui peuvent être utilisés incluent : le mycophénolate mofétil, la ciclosporine (surtout chez l'enfant), le rituximab (anti-CD20) [12]. L'association cyclophosphamide et prednisone peut être envisagée en 1re ligne en cas de pneumopathie interstitielle avec atteinte de la fonction respiratoire.

La kinésithérapie (rééducation fonctionnelle) a pu être été considérée à tort comme potentiellement délétère. Il est clairement établi qu'elle est efficace chez l'enfant et l'adulte pour améliorer le tonus musculaire, modérée à la phase initiale inflammatoire, puis active dès que possible [41].

Traitement de l'atteinte cutanée

La photoprotection est fondamentale pour cette dermatose photosensible.

Les corticoïdes topiques peuvent être proposés avec prudence pour éviter une atrophie.

Le tacrolimus topique à 0,1 % peut avoir une efficacité partielle.

Antimalariques. L'hydroxychloroquine à la dose de 6,5 mg/kg/j [42] ou la chloroquine (4 mg/kg/j) peuvent être essayés en cas de dermatomyosite amyopathique mais une fréquence plus élevée de toxidermies (31 %) a été observée en comparaison à des patients traités pour des lupus érythémateux cutanés (5 %) [43].

Les immunoglobulines intraveineuses semblent être efficaces sur les lésions cutanées chez 50 % des patients dans une série rétrospective récente avec 50 % de récidive à l'arrêt du traitement [44].

Le méthotrexate à faible dose (15 à 25 mg/semaine) peut être essayé dans les formes cutanées rebelles [45].

Corticostéroïdes oraux. La prednisone à la dose de 0,5 à 1 mg/kg/j peut être proposée, mais avec prudence lorsqu'il s'agit d'une dermatomyosite amyopathique en raison du risque de myopathie cortisonique et de l'efficacité partielle de la corticothérapie générale sur l'atteinte cutanée.

Autres immunosuppresseurs. Le mycophénolate mofétil, l'azathioprine, le rituximab peuvent être proposées pour des atteintes cutanées réfractaires mais leur rapport bénéfice/risque doit être balancé par l'intensité des symptômes et le faible niveau de preuve d'efficacité de ces traitements.

Le traitement des calcinoses est difficile et peut faire appel à la chirurgie des lésions les plus gênantes, la colchicine, les inhibiteurs calciques (les deux derniers parfois en combinaison), les biphosphonates.

Surveillance

Le patient est revu une fois/semaine en phase aiguë et progressivement une fois tous les 2 mois en baissant la corticothérapie en fonction de la clinique (testing musculaire avec cotation de 0 à 5), des paramètres biologiques (enzymes musculaires) et en cas de difficulté d'appréciation de l'évolutivité musculaire, d'examens musculaires orientés (EMG, IRM, biopsie musculaire à discuter en milieu spécialisé) et EFR.

RÉFÉRENCES

1. Sontheimer R.D. et coll., *Fitzpatrick's dermatology in general medicine*, 6th ed. New York, McGraw-Hill, 2003.
2. Texier L. et coll., *Encycl Méd Chir*. Paris, Dermatologie, 1982, *2*, 12340, A10.
3. Wong K.O., *Br J Dermatol*. 1969, *81*, 544.
4. Lowry C.A., *Curr Opinion Rheumatol*. 2011, *21*, 575.
5. Lipsker D. et coll., *Dermatology*. 2009, *219*, 99.
6. Bendewald M.J., *Arch Dermatol*. 2010, *146*, 26.
7. Lundberg I.E., *Rheumatology*. 2006, *4*, 18.
8. Connors G.R. *Chest*. 2010, *138*, 1464.
9. Lazarou I.N. et coll., *J Rheumat*. 2013, 40, *550*.
10. Morganroth P.A., *Arch Dermatol*. 2010, 146, *729*.
11. Viguier M. et coll., *Medicine (Baltimore)*. 2003, *82*, 82.

12. Robinson A.B., *Nat Rev Rheumatol.* 2011, *7*, 664.
13. Bohan A. et coll., *Medicine.* 1977, *56*, 255.
14. Spenser-Green G. et coll., *Arthritis Rheum.* 1982, *25*, 954.
15. Benveniste O., *Rev Prat.* 2015, *65*, 607.
16. Ghirardello A. et coll., *Autoimmunity.* 2005, *38*, 79.
17. Chinoy H., *Ann Rheum Dis.* 2007, *66*, 1345.
18. Chen Z., *Arthritis Care Res.* 2013, *65*, 1316.
19. Sigurgeisson B. et coll., *N Engl J Med.* 1992, *326*, 363.
20. Barnes E., *Ann Intern Med.* 1976, *84*, 68.
21. Sparsa A. et coll., *Arch Dermatol.* 2002, *138*, 885.
22. Chen Y.C. et coll., *Br J Dermatol.* 2001, *144*, 825.
23. Callen J., *J Am Acad Dermatol.* 1982, *6*, 253.
24. Selva-O'Callaghan A., *Am J Med.* 2010, *123*, 558.
25. Drakel L. et coll., *J Am Acad Dermatol.* 1996, *34*, 824.
26. Gerami P. et coll., *J Am Acad Dermatol.* 2006, *54*, 597.
27. Banker B. et coll., *Medicine.* 1966, *45*, 261.
28. Coquet M. et coll., *Encycl Méd Chir.* Paris, Neurologie, 1985, *6*, 17815, A10.
29. Seidler A.M., *J Am Acad Dermatol.* 2008, *59*, 872.
30. Bronner J.M., *Ann Rheum Dis.* 2006, *65*, 456.
31. Stringer E., *Arthritis Rheumatism.* 2008, *56*, 3585.
32. Herson S. et coll., *Nouv Presse Méd.* 1980, *9*, 3363.
33. Brucher C. et coll., *Nouv Dermatol.* 1988, *7*, 655.
34. Marie I. et coll., *Presse Med.* 2006, *35*, 683.
35. Bachelez H. et coll., *Arch Intern Med.* 1997, *157*, 1501.
36. Kissel J. et coll., *N Engl J Med.* 1986, *314*, 329.
37. Ruperto N et coll., *Lancet.* 2016, *387*, 671.
38. Marie I., *Arthritis Care Research.* 2010, *62*, 1748.
39. Joffe M.M. et coll., *Am J Med.* 1993, *94*, 379.
40. Dalakas M. et coll., *N Engl J Med.* 1993, *329*, 1993.
41. Maillard S.M., *Arthritis Rheum.* 2005, *53*, 558.
42. Woo T. et coll., *J Am Acad Dermatol.* 1984, *10*, 592.
43. Pelle M.T., *Arch Dermatol.* 2002, 138, *1231*, 2002.
44. Bounfour T., *J Eur Acad Dermatol.* 2014, *28*, 1150.
45. Hornung T., *Clin Exp Dermatol.* 2012, *37*, 139.

10-6 Sclérodermies systémiques

E. Puzenat, C. Laresche, A.-S. Dupond, F. Aubin, D. Lipsker

> ### Avertissement
> Les sclérodermies *systémiques* et les morphées (aussi appelées sclérodermies *localisées*) étaient jusque-là regroupées et abordées dans le même chapitre dans nos précédentes éditions.
> Elles sont dorénavant traitées dans deux chapitres distincts. Ce qui les rapprochait (une induration de la peau sur le plan clinique et une sclérose sur le plan histopathologique), s'avère moins fort, pour la pratique, que ce qui les sépare sur le plan pronostique, pathogénique et des facteurs de risque génétiques et environnementaux.

Épidémiologie [1]

L'évaluation de l'incidence et de la prévalence de la sclérodermie systémique (ScS) est difficile compte tenu du sous-diagnostic probable de certaines formes frustres débutantes et de l'absence de registre national concernant cette pathologie. Globalement, les différentes études épidémiologiques concernant la ScS montrent une prévalence d'environ 1/5 000 habitants. En France, une étude réalisée en 2002 en Seine Saint-Denis montrait une prévalence de 158,3 cas/million d'habitants ; une étude capture-recapture récente réalisée en Alsace évalue la prévalence à 228 cas/million d'habitants. Les prévalences de la maladie en Australie, à Détroit (États-Unis) et en Espagne sont globalement similaires et estimées à 233, 242 et 277 cas/million d'adultes respectivement. La plus forte prévalence est signalée dans la population des indiens Choctaw (Oklahoma, États-Unis) avec 66 cas/100 000 habitants. L'incidence est plus élevée chez les femmes (sexe ratio F/H : 7/1) et dans la population noire.

Pathogénie [2, 3]

La physiopathologie de la ScS, bien que toujours inexpliquée, est probablement plurifactorielle. En effet, les patients atteints de cette maladie présentent tous des anomalies vasculaires, immunitaires et un dysfonctionnement des fibroblastes. Ces anomalies sont toutes liées les unes aux autres et conduisent finalement à *l'activation des fibroblastes*, responsable de la formation de la fibrose caractérisant la maladie.

Fibroblaste et matrice extracellulaire

Il existe une accumulation de sous-populations fibroblastiques qui synthétisent en excès du collagène de différents types, des protéoglycanes et de la fibronectine ou qui se différencient en myofibroblastes. Les mécanismes régulant l'extension et la diffusion de la fibrose aux autres organes ne sont pas connus. Il a été montré une activation incontrôlée de la transcription du gène du procollagène et du *Connective Tissue Growth Factor* (CTGF) suite au recrutement et à la phosphorylation des protéines cytoplasmiques smad 2 et 3, puis smad 4, en l'absence d'expression de smad 7, élément inhibiteur de cette cascade de signalisation. L'activation de cette voie serait liée à la synthèse excessive de *Transforming Growth Factor-β* par les fibroblastes, les lymphocytes et les cellules endothéliales. Le TGF-β stimule la prolifération des fibroblastes et leur différenciation en myofibroblastes les rend résistants à l'apoptose et augmente la synthèse de la matrice extracellulaire. D'autres facteurs de transcription stimulant la synthèse de collagène I ont également été mis en évidence. De plus, les fibroblastes de patients atteints de ScS synthétisent des chimiokines et des cytokines (MCP-1, IL-1, IL-6, TNF-α) qui favorisent la migration des lymphocytes dans le derme. Ils produisent également de fortes quantités d'espèces réactives de l'oxygène qui stimulent de façon autocrine les fibroblastes et la synthèse de collagène et des métalloprotéinases impliquées dans la synthèse et la dégradation du collagène.

Théorie microcirculatoire

Au cours de la phase initiale de la sclérodermie, il existe une souffrance des cellules endothéliales (apoptose précoce) qui semble à l'origine de la microangiopathie. L'équilibre physiologique de l'endothélium vasculaire est perturbé, conduisant à des interactions anormales entre les cellules endothéliales, les cellules musculaires vasculaires et la matrice extracellulaire, ce qui contribue aux phénomènes de fibrose et d'occlusion vasculaire [4].

L'état actuel des connaissances ne permet pas de dire si ces altérations vasculaires sont primitives ou secondaires. L'apoptose des cellules endothéliales précède les signes cliniques et l'infiltration inflammatoire. Des anticorps anticellules endothéliales sont détectés dans le sang des patients présentant des manifestations cliniques sévères. Ces altérations endothéliales s'accompagnent d'un recrutement de cellules inflammatoires (par la sécrétion de chimiokines), d'une coagulabilité accrue (par la sécrétion de facteurs prothrombotiques et par défaut de fibrinolyse), d'une vasoconstriction (par production d'endothéline-1) et d'une inhibition de l'angiogenèse malgré des taux sériques élevés de VEGF (*Vascular Endothelial Growth Factor*). La production d'endothéline-1 par les cellules endothéliales contribue aussi à l'activation des fibroblastes. Chez les patients ayant présenté une crise rénale sclérodermique, les biopsies rénales mettent en évidence la présence d'endothéline-1 dans les glomérules, les artérioles et les arcades sus-pyramidales, ce qui n'a pas été retrouvé dans d'autres affections vasculaires touchant le rein [5]. De plus, les processus de vasculogenèse et de réparation des cellules endothéliales seraient déficients et ne pourraient compenser la diminution de l'angiogenèse [6]. En effet, la différenciation des cellules-souches mésenchymateuses en cellules endothéliales est altérée. Plus tard, au stade de fibrose tissulaire, les cellules endothéliales exposées aux cytokines inflammatoires (TNF-α, IL-1) vont se différencier en myofibroblastes qui jouent un rôle dans la fibrinogenèse.

Théorie immunitaire

En association avec les cellules endothéliales et les fibroblastes, le système immunitaire joue un rôle important dans la pathogénie de la ScS.

La présence d'anticorps plaide pour l'existence d'une anomalie des lymphocytes B dans la ScS. Ils sont corrélés avec le phénotype de la ScS. Ainsi les Ac antitopo-isomérase I (anti-Scl70), anti-ARN polymérase III et anti-U3 RNP sont associés à une forme diffuse de la maladie, tandis que les Ac anticentromères, anti-Pm/Scl, anti-Th/To et anti-U1 RNP sont associés à une forme localisée. D'autres anticorps dirigés contre la fibrilline-1, les métalloprotéinases ou le PDGFR ont été mis en évidence [7].

Chez les patients atteints de ScS, les lymphocytes B sont anormaux. Il existe une augmentation de la proportion de lymphocytes B naïfs et une diminution des lymphocytes B mémoires et des plasmocytes. Des taux élevés de facteurs d'activation des lymphocytes B (BAFF et APRIL) ont été mis en évidence dans le sang des patients ayant une ScS, ainsi qu'une surexpression du récepteur BAFF-R à leur surface [8]. Enfin, des infiltrats lymphocytaires B existent dans le derme des patients atteints de ScS [9].

Les lymphocytes T sont également impliqués dans la physiopathogénie de la ScS avec une orientation phénotypique Th2 [10].

À côté des lymphocytes B et T, les cellules dendritiques semblent aussi jouer un rôle important. Une analyse protéomique de culture de cellules dendritiques a mis en évidence des taux élevés de CXCL4 (protéine sécrétée par les cellules dendritiques). Ces taux étaient corrélés avec l'évolution de la maladie et les patients ayant une atteinte pulmonaire et/ou une hypertension artérielle pulmonaire (HTAP) avec des taux élevés de CXCL4 avaient un plus mauvais pronostic [11].

Terrain génétique

Le risque relatif de ScS pour un apparenté atteint du 1er degré est proche de 13, pour les frères et sœurs le risque est estimé à 15. Une étude a été réalisée sur des jumeaux [12]. Sur 42 paires de jumeaux, il existait une atteinte des 2 jumeaux dans seulement 4,7 % des cas. En revanche si l'un des jumeaux avait des Ac antinucléaires positifs, l'autre jumeau également dans 90 % des cas. Ces résultats suggèrent que la prédisposition génétique, si elle influence le profil immunitaire des patients, ne peut pas à elle seule expliquer le développement de la ScS. De plus, plusieurs polymorphismes ou variants de certains gènes pourraient contribuer au risque de développer la maladie chez un individu.

Gènes impliqués dans la fibrose (*SPARC* : *Secreted Protein Acid and Rich in Cystein* ; *CTGF* ; *FBN1* : fibrilline-1 et *TGF-β*). Certains polymorphismes des gènes *SPARC* sont associés de façon significative à la ScS et semblent importants dans la genèse de la fibrose. Des polymorphismes du gène *FBN1* ont été décrits comme associés de façon significative au développement d'une ScS chez les Indiens américains Choctaws et chez les Japonais, cependant cette association n'a pas été retrouvée dans la population européenne.

Gènes des acteurs vasculaires (*KCNA5* : *Potassium voltage-gated Channel 5* et *uPAR* : *urokinase type Plamogen Activator Receptor*). L'extinction du gène *uPAR* conduit à l'apparition d'une fibrose cutanée et pulmonaire avec une microvasculopathie. Parallèlement dans la peau des patients atteints de ScS, il existe une diminution des taux de protéines uPAR en comparaison avec la peau saine, suggérant un rôle protecteur de cette protéine [13].

Gènes de la réponse immune. Des études récentes ont démontré le rôle majeur du gène *Interferon Regulatory Factor 5* (*IRF5*) dans l'apparition et l'évolutivité de la fibrose pulmonaire dans la ScS [14, 15]. Le facteur de transcription STAT4 induit l'expression d'interféron de type 1, d'IL-12 et d'IL-23 et stimule la synthèse d'IFN-γ et d'IL-17. Une mutation du gène *IRF5* est significativement associée à des maladies auto-immunes et STAT4 semble impliquée dans la fibrose de la ScS sur des modèles animaux [16]. Certains variants des gènes spécifiques des lymphocytes B : *BANK1*, *BLK* et *TNFAIP3*, sont également associés à la ScS, renforçant l'idée d'un dérèglement de l'auto-immunité [2].

ScS et HLA. La ScS est associée à certaines molécules HLA de type II. Cette relation a été particulièrement mise en évidence dans une étude américaine portant sur 1 300 patients atteints de ScS. Les allèles DRB1*1104, DQA1-0501, DQB1-0301 sont fortement associés à la ScS chez les ethnies caucasiennes et hispaniques tandis que les allèles DRB1*0701, DQA1*0201, DQB1*0202 et DRB1-1501 semblent avoir un effet protecteur vis-à-vis de la maladie [17]. Certains allèles semblent également spécifiques à des sous-groupes de patients en particulier au type d'autoanticorps associé à la ScS : anticorps antitopo-isomérase I associés au groupage HLA DRB1*1101 et DPB1*1301 et anticorps anticentromères avec les groupages HLA DRB1*0401-22 et DRB1*0801-11 [18].

ScS et microchimérisme. Les similitudes cliniques et histologiques entre la ScS, les morphées et la maladie du greffon contre l'hôte dans sa forme sclérodermiforme ont suggéré l'implication d'un microchimérisme entre les cellules de la mère et du fœtus [19].

Facteurs environnementaux [2]

Un certain nombre de facteurs environnementaux ont été identifiés comme favorisant la survenue de ScS.

Silice. Erasmus rapporte pour la première fois en 1957 la survenue de cas de ScS chez des ouvriers exposés à la silice (mines d'or). Cette association est appelée syndrome d'Erasmus. Les cas de ScS survenus chez les patients exposés à la silice sont reconnus comme maladie professionnelle dans le cadre du tableau 25bis. Le temps moyen d'exposition nécessaire à l'apparition de la maladie varie de 14 à 28 ans. Les signes cliniques et biologiques sont superposables à ceux de la sclérodermie systémique idiopathique.

Produits industriels. L'exposition aux solvants (hydrocarbure, en particulier trichloroéthylène, toluène, benzène) pourrait également augmenter le risque de développer une ScS, même si elle n'est, pour le moment, pas reconnue comme maladie professionnelle. Il est nécessaire de déclarer au Comité régional de reconnaissance des maladies professionnelles toute ScS survenant chez un patient exposé aux solvants afin de faire progresser la reconnaissance en maladie professionnelle. L'imputabilité des résines époxy, pesticides, lentilles de contact et prothèses mammaires n'est actuellement pas établie.

Atteintes tégumentaires

Syndrome de Raynaud

Il est presque toujours le premier signe et existe dans 95 % des cas, précédant les autres symptômes de quelques semaines à plusieurs années. Un court intervalle entre l'apparition du syndrome de Raynaud et le début de la sclérose tégumentaire est un signe de mauvais pronostic.

Le diagnostic de syndrome de Raynaud est clinique. Il s'agit d'un acrosyndrome paroxystique déclenché par le froid et/ou l'humidité et atteignant principalement les mains, parfois les pieds, le nez et les oreilles dans les formes sévères. Il débute par une phase dite « syncopale » caractérisée par un vasospasme rendant les doigts blancs, insensibles et froids. C'est cette phase qui permet de faire le diagnostic clinique de syndrome de Raynaud. À cette phase succède la phase dite « asphyxique » avec des doigts cyanosés et bleus. La troisième phase est la phase « érythermalgique », inconstante, correspondant à une hyperhémie des doigts. La durée de la crise est variable selon les patients.

La manœuvre d'Allen est utile à un stade de début de la maladie afin d'en rechercher le caractère pathologique. Elle consiste à comprimer simultanément les artères radiale et cubitale au niveau du poignet, puis à relâcher l'une ou l'autre des artères après avoir fait effectuer au malade des mouvements de flexion-extension de la paume afin de vidanger la vascularisation. On observe alors la revascularisation de la paume et des doigts qui, lorsqu'elle est retardée ou inhomogène, apporte un argument en faveur du caractère pathologique du phénomène de Raynaud.

La capillaroscopie unguéale est la méthode de choix selon certains pour orienter l'enquête étiologique vers la ScS en mettant

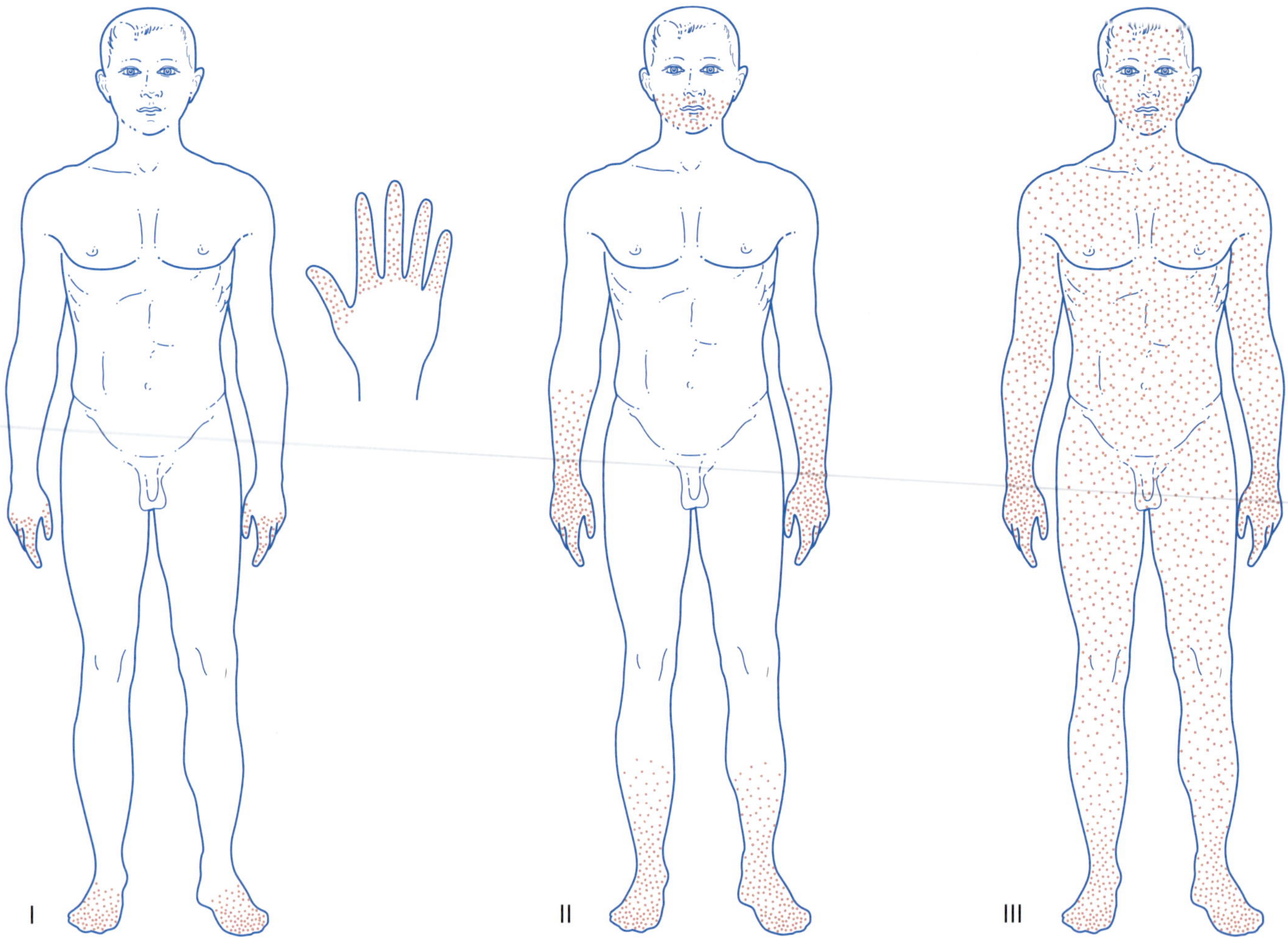

10-6 Dermatoses des états auto-inflammatoires et auto-immuns

Sclérodermies systémiques

Fig. 10.20 Type de scléroses cutanées de la sclérodermie systémique.
I. Sclérodactylie. II. Acrosclérose. III. Sclérodermie diffuse.

en évidence la raréfaction des anses capillaires, les mégacapillaires et, parfois, l'existence d'un œdème péricapillaire. La sévérité de la microangiopathie serait corrélée à celle des atteintes systémiques [20]. L'examen soigneux du repli sus-unguéal, en s'aidant d'une loupe, permet, selon le stade évolutif, d'observer une hyperkératose cuticulaire, un érythème, et bien souvent des mégacapillaires et/ou des microhémorragies visibles à l'œil nu. Un examen clinique soigneux à l'aide d'un dermoscope a probablement la même valeur d'orientation qu'une capillaroscopie.

Sclérose cutanée (fig. 10.20)

Son début est progressif. Les doigts sont d'abord œdémateux et boudinés avec tendance à la disparition des dermatoglyphes. Plus tardivement, la peau devient tendue, indurée, adhérente au plan profond, impossible à plisser, donnant un aspect « sucé » des pulpes digitales (sclérodactylie). La sévérité clinique de la sclérose cutanée peut être évaluée par différents scores, notamment le score de Rodnan modifié (cf. infra).

Sclérodactylie. Elle peut être très invalidante. Progressivement on assiste à une déformation des doigts qui s'effilent et restent bloqués en semi-flexion, entraînant une gêne fonctionnelle majeure et irréversible. Des *ulcérations digitales* apparaissent : ulcérations ischémiques en regard des pulpes avec des cicatrices cupuliformes typiques, ulcérations mécaniques en regard des articulations inter-métacarpophalangiennes proximales et ulcérations en regard de zone de calcification sous-cutanée. Les ongles deviennent dystrophiques ; le pterygium du bord libre de l'ongle est un signe caractéristique.

Acrosclérose et sclérose diffuse (fig. 10.21 et 10.22). La sclérose s'étend plus ou moins au visage, aux membres et au tronc. Au visage, elle entraîne une disparition des rides avec un faciès figé et un rétrécissement de l'orifice buccal qui s'entoure de rides radiaires dites en « gousset de bourse ». La protraction linguale est limitée. Le score de Rodnan a été proposé pour quantifier l'importance de la sclérose cutanée. Il cote la possibilité de plisser la peau de 0 (absence de sclérose) à 3 (sclérose adhérente au plan profond) en différentes zones du corps (17 sites). La somme des chiffres indique un nombre qui définit le score compris entre 0 et 51 (fig. 10.23).

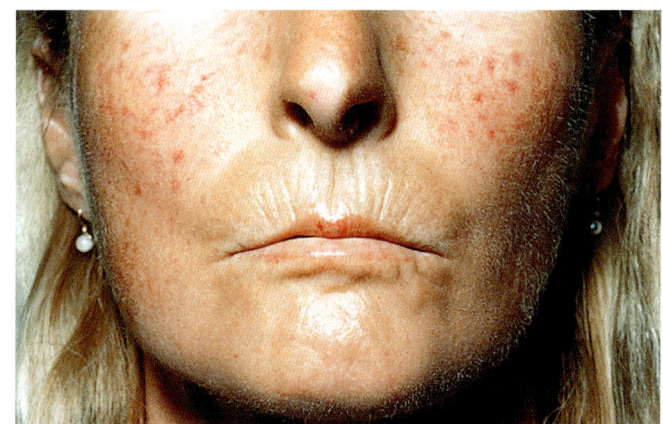

Fig. 10.21 Sclérodermie systémique ; sclérose (effilement du nez, bouche en « gousset de bourse ») et télangiectasies.

Dermatoses des états auto-inflammatoires et auto-immuns

10-6
Sclérodermies systémiques

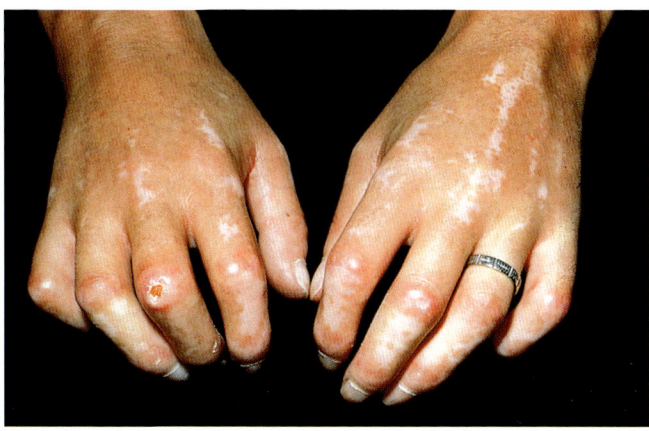

Fig. 10.22 Sclérodermie systémique; acrosclérose, dépigmentation, calcinoses et ulcérations.

Calcinose dermique

Elle s'observe dans toutes les formes de sclérodermie, même dans certaines formes localisées. Elle prédomine aux doigts et aux jambes. Il s'agit de nodules ou de masses, visibles ou seulement palpables qui peuvent entraîner des ulcérations douloureuses chroniques laissant sourdre par intermittence une bouillie crayeuse. Elles sont la conséquence de l'ischémie locale. Leur évolution est totalement imprévisible.

Manifestations muqueuses

Le syndrome sec fait partie des signes cliniques de la ScS. Il s'agit soit d'un réel syndrome de Gougerot-Sjögren avec anticorps anti-SSa positifs associés dans le cadre d'un syndrome de chevauchement, soit d'un syndrome sec non auto-immun par fibrose des glandes salivaires (microangiopathie sclérosante des glandes salivaires). L'interrogatoire et l'examen clinique rechercheront un déchaussement précoce des dents, dû à une ostéo-alvéolyse. Une atrophie de la muqueuse linguale n'est pas rare, notamment lorsqu'il existe aussi des signes de malabsorption.

Atteintes extratégumentaires

Atteintes du tube digestif [21]

Atteinte œsophagienne. L'œsophage est l'organe du tractus digestif le plus fréquemment atteint (70-80 %) dans les sclérodermies systémiques. Il s'agit le plus souvent d'une atteinte du bas œsophage avec une hypotonie du sphincter inférieur. Les signes cliniques sont variés (brûlures sternales, odynophagies, pyrosis, toux) mais le reflux gastro-œsophagien et la dysphagie sont les plus fréquents. Elle peut se compliquer d'œsophagite peptique, d'ulcération, de sténose œsophagienne et d'endobrachyœsophage. La manométrie œsophagienne mais surtout l'endoscopie digestive permettront d'en apprécier la gravité. Certaines études ont démontré une augmentation du risque de métaplasie de l'œsophage donc théoriquement de cancer de l'œsophage chez les patients ayant une sclérodermie systémique, possiblement liée à un reflux gastro-œsophagien chronique. Le reflux peut aussi être à l'origine d'une aggravation des signes pulmonaires par inhalation, le plus souvent nocturne, du liquide gastrique. Il participe ainsi à la formation et à l'aggravation de la fibrose interstitielle pulmonaire.

Autres atteintes digestives. Les troubles du péristaltisme de l'estomac sont possibles et peuvent être responsables d'un ralentissement de la vidange gastrique se traduisant cliniquement par un syndrome dyspeptique et par une intolérance alimentaire. Une atteinte gastrique à type d'estomac pastèque est également fréquente, se manifestant par une altération de l'état général, par anémie ferriprive ou une hémorragie digestive [22]. Le grêle est souvent le siège d'une fibrose spécifique ou encore d'une atrophie villositaire. La malabsorption et le syndrome pseudo-occlusif sont deux complications digestives majeures de la maladie. Les causes de la malabsorption sont plurifactorielles : elle résulte à la fois de la pullulation microbienne liée à l'hypomotricité intestinale, de troubles de l'absorption et de la perméabilité intestinale, de l'entéropathie exsudative secondaire à l'obstacle au drainage lymphatique intestinal et de l'ischémie intestinale chronique. Les syndromes pseudo-occlusifs sont en rapport avec les troubles du péristaltisme intestinal. L'atteinte du pancréas est rare mais peut également participer à la malabsorption en cas de pancréatite chronique. L'atteinte hépatique est exceptionnelle. L'association à une maladie de Biermer avec gastrite atrophique auto-immune ou à une cirrhose biliaire primitive ou à une hépatite auto-immune est possible. Ces associations doivent être recherchées en cas de signe d'appel clinique.

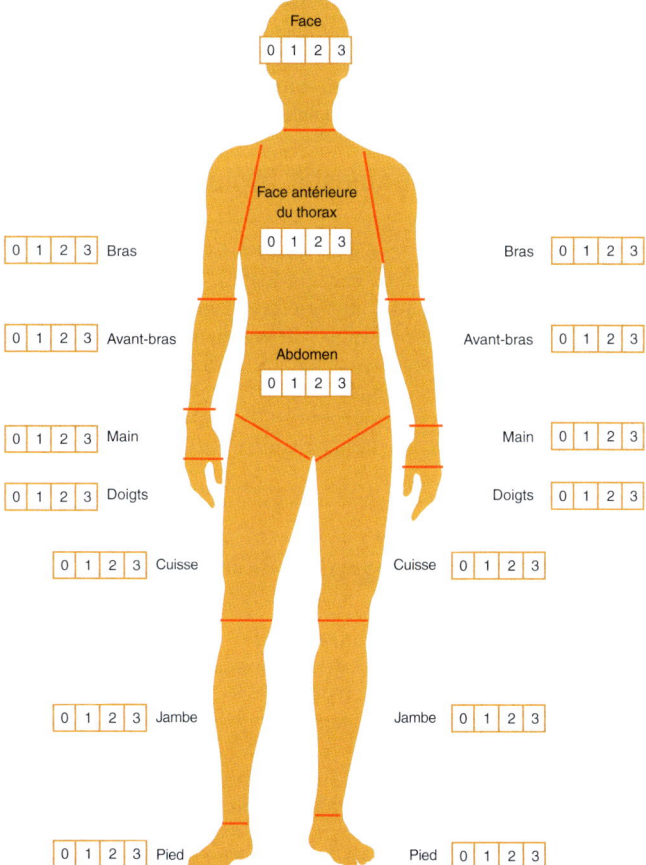

Fig. 10.23 Score de Rodnan modifié.

Désordres pigmentaires. Ils accompagnent la sclérose ; ce sont tantôt des hyperpigmentations, tantôt des hypo, voire des dépigmentations.

Télangiectasies

Elles sont très fréquentes dans la plupart des formes de sclérodermie généralisée mais surtout dans les formes chroniques. Elles se développent sur le visage et sur les extrémités. Elles peuvent précéder les autres signes et simulent alors une angiomatose de Rendu-Osler ou une rosacée (cf. chapitre 14). Il s'agit typiquement d'une macule rectangulaire mesurant 1 à 7 mm, homogène, de remplissage rapide après vitropression.

Atteinte respiratoire [23]

La survenue d'une dyspnée doit faire envisager l'existence d'une fibrose interstitielle pulmonaire. Selon les études, elle atteint 16 à 100 % des sujets ayant une ScS et 12 % développeront une insuffisance respiratoire chronique. Il s'agit de la cause majeure de décès (35 %) chez ces patients [24]. La survie à 5 ans est de 80 à 85 %. La survenue d'une fibrose interstitielle pulmonaire est plus fréquente dans le cas d'une ScS cutanée diffuse avec anticorps antitopoisomérase I (Scl70) [25]. L'examen complémentaire de choix est le scanner thoracique sans injection. Le test de marche de 6 min et les EFR (épreuves fonctionnelles respiratoires) sont également utiles au dépistage et au suivi de l'atteinte pulmonaire de la sclérodermie. La baisse de la DLCO aux EFR peut traduire soit une fibrose pulmonaire débutante, soit une HTAP. Une DLCO stable sur 3 ans est un facteur de bon pronostic. L'HTAP est définie par une tension artérielle pulmonaire supérieure à 25 mmHg au repos et à 30 mmHg à l'effort. Il s'agit d'une complication grave et de la deuxième cause de mortalité de la maladie. Sa prévalence est d'environ 10 %. Elle peut être primitive, liée à une dysfonction des cellules musculaires lisses endothéliales (formes cutanées limitées surtout) ou secondaire à la pneumopathie interstitielle fibrosante chronique (formes cutanées diffuses), à une cardiopathie ou post-thromboembolique. Dans sa forme primitive, elle est plus fréquemment associée à une forme cutanée limitée de ScS, à des Ac anticentromères et à de nombreuses télangiectasies [26].

L'écho-Doppler cardiaque est l'examen de choix pour son dépistage précoce avec, en cas de positivité, nécessité de confirmation du diagnostic par un cathétérisme cardiaque droit.

Atteinte rénale [27]

L'atteinte rénale, auparavant responsable de plus de la moitié des évolutions mortelles de la ScS, est nettement moins fréquente depuis l'utilisation des inhibiteurs de l'enzyme de conversion. Cliniquement, elle se traduit par l'apparition brutale d'une hypertension artérielle et/ou d'une insuffisance rénale oligoanurique. Elle survient chez 10 % des patients atteints de ScS et 20-25 % des patients porteurs d'une forme diffuse et surtout dans les 4 ans qui suivent le diagnostic. La survie à 5 ans des patients ayant eu une crise rénale sclérodermique varie de 50 à 70 %. Le rôle déclencheur et/ou favorisant de la corticothérapie générale reste toujours débattu mais une récente méta-analyse décrivant les complications de la corticothérapie générale chez les patients atteints de ScS confirme l'association entre forte dose de prednisolone et survenue d'une crise rénale [28].

Atteinte cardiaque [29]

À un stade évolué de sclérodermie systémique, le patient peut présenter une insuffisance cardiaque secondaire à l'HTAP, à la fibrose pulmonaire ou à l'hypertension artérielle d'origine rénale. Cependant, une atteinte cardiaque spécifique de la sclérodermie est possible. L'atteinte myocardique est due à une ischémie chronique par anomalies de la microcirculation myocardique (« phénomène de Raynaud myocardique »), entraînant des lésions de fibrose irréversibles. Des troubles du rythme, ventriculaires ou auriculoventriculaires, peuvent être fatals au patient. Des péricardites sont possibles mais rarement symptomatiques, les atteintes valvulaires sont rarissimes. Ces différentes atteintes cardiaques sont principalement dépistées par l'électrocardiogramme, l'échographie cardiaque bidimensionnelle, l'IRM cardiaque et l'enregistrement électrocardiographique des 24 heures.

Autres atteintes

Atteintes ostéoarticulaires. Elles se déroulent en trois stades : un stade initial inflammatoire, une fibrose entraînant une rétraction des doigts, puis un stade terminal d'acro-ostéolyse. La sclérodermie atteint les articulations (érosion, pincement, arthrite), les tendons (crissement tendineux) et l'os (déminéralisation, acro-ostéolyse). Des arthralgies peuvent accompagner les premiers signes de ScS dans 50 % des cas. Elles atteignent les grosses et les petites articulations de façon bilatérale. Un syndrome du canal carpien doit être recherché surtout en cas d'acroparesthésies nocturnes.

Atteinte musculaire. Apparemment fréquente, elle est surtout primitive (pouvant ressembler cliniquement à la dermatomyosite), mais peut être secondaire à l'atteinte cutanée ou articulaire. L'expression clinique est le plus souvent insidieuse et peu invalidante. Il s'agit d'une myopathie simple, qui se traduit par une fatigabilité musculaire et souvent une atrophie marquée. Elle peut être majeure au cours des scléromyosites.

Atteinte oculaire. Les atteintes ophtalmologiques peuvent résulter de l'atrophie palpébrale, ou de modifications conjonctivales par troubles de la microcirculation ou sécheresse oculaire. Il existe parfois des troubles de la pigmentation de l'iris et des atteintes cornéennes.

Atteinte hépatique. Peu fréquente, il s'agit le plus souvent d'une cirrhose biliaire primitive avec, dans 90 % des cas, des anticorps antimitochondries circulants (« syndrome de Reynolds »).

Atteintes nerveuses. Elle toucherait environ 10 % des sujets atteints de sclérodermie systémique. Elle se manifeste tantôt par un tableau de neuropathie périphérique (polynévrite), tantôt par une atteinte des paires crâniennes, en particulier du nerf trijumeau (névralgie faciale), plus rarement du nerf glossopharyngien ou de l'hypoglosse. Un syndrome du canal carpien ou des érythromélalgies sont également possibles.

Formes cliniques, pronostic, évolution

La classification actuellement utilisée dans la ScS distingue la ScS cutanée diffuse (environ 32 % des malades) de la ScS cutanée limitée (environ 49 % des malades) (encadré 10.8). L'identité du syndrome CREST (calcinose, Raynaud, atteinte œsophagienne, sclérodactylie, télangiectasie) est remise en cause car ses signes cliniques peuvent se voir dans les deux sous-types de ScS, même s'ils sont plus fréquents dans les formes cutanées limitées. Les malades qui restent ont des syndromes de chevauchement (11 %), des formes indéterminées (7 %) ou des sclérodermies sans sclérose (1 %).

Encadré 10.8

Classification en sous-groupes de sclérodermies systémiques

Sclérodermie systémique cutanée diffuse
– Syndrome de Raynaud ayant débuté moins d'un an avant le début des signes cutanés (sclérose ou œdème)
– Atteinte sclérodermique acrale et proximale
– Crissements tendineux
– Atteinte précoce et significative des viscères : pneumopathie interstitielle, insuffisance rénale oligurique, atteinte gastro-intestinale diffuse, atteinte myocardique
– Absence d'anticorps anticentromère
– Capillaroscopie : dilatations et destructions capillaires
– Anticorps antitopo-isomérase I ou ARN-polymérase de type III

Sclérodermie systémique cutanée limitée
– Syndrome de Raynaud depuis des années
– Atteinte cutanée acrale limitée aux extrémités (mains, pieds, avant-bras) et à la face, ou absente
– Atteinte tardive de la vascularisation pulmonaire (HTAP) avec ou sans pneumopathie interstitielle, névralgie du trijumeau, calcinoses cutanées, télangiectasies
– Incidence élevée des anticorps anticentromère
– Capillaroscopie : dilatations, capillaires le plus souvent sans zone déserte

Autres formes de sclérodermie systémique
– Syndrome de chevauchement
– Forme indéterminée
– Sclérodermie sans sclérose

Le pronostic des ScS est plus réservé dans les formes cutanées diffuses où la principale cause de décès est la pneumopathie interstitielle. Dans les formes cutanées limitées, la maladie évolue habituellement sur plusieurs décennies.

Sclérodermie systémique de l'enfant

Elle est rare, représentant 1,5 % des cas avant l'âge de 10 ans et 7,2 % des cas avant l'âge de 20 ans. La sclérodermie systémique de l'enfant mime celle de l'adulte avec quelques particularités : fréquence d'un syndrome de chevauchement ScS – dermatopolymyosite, pronostic globalement meilleur que chez l'adulte, atteinte viscérale rare mais possible, en particulier du tractus gastro-intestinal, des poumons et du cœur.

Sclérodermie systémique et grossesse

La grossesse est contre-indiquée en cas de syndrome restrictif sévère (VEMS [volume expiratoire maximal par seconde] < 30 %) ou HTAP. Dans les autres cas, elle reste possible mais à risque de complication, en particulier de crise rénale sclérodermique qui doit être diagnostiquée et traitée au plus tôt, et de prématurité. Il est donc nécessaire d'évaluer rigoureusement l'état de santé de la mère avant d'autoriser une grossesse et d'organiser une surveillance rapprochée multidisciplinaire. La grossesse ne semble pas modifier l'évolution de la ScS.

Association à d'autres maladies auto-immunes

La ScS est associée de façon privilégiée au syndrome de Gougerot-Sjögren, à la polyarthrite rhumatoïde, aux hypothyroïdies auto-immunes et à la cirrhose biliaire primitive (syndrome de Reynolds). L'association ScS – autre maladie auto-immune est donc fréquente et à rechercher.

Diagnostic positif

Le diagnostic de sclérodermie systémique repose sur les critères 2013 EULAR/ACR [30], après avoir éliminé les états sclérodermiformes (cf. infra) comme le scléromyxœdème, une GvH (*Graft versus Host*), une morphée généralisée, une fasciite à éosinophiles, une fibrose systémique néphrogénique, etc. Ces critères sont résumés dans le tableau 10.17 et ils soulignent l'importance capitale d'un examen soigneux de la main du sujet sclérodermique.

Ces critères ne sont pas applicables aux malades chez qui la sclérose épargne les doigts, ni aux malades qui ont un syndrome sclérodermiforme expliquant mieux leur affection (GvH, porphyrie, morphée généralisée, fasciite à éosinophile, fibrose systémique néphrogénique, scléromyxœdème, etc.).

Les anciens critères diagnostiques de l'ARA (classification de l'*American Collège of Rheumatology* : ACR) étaient auparavant la référence pour le diagnostic positif de sclérodermie en raison de leur sensibilité (97 %) et de leur spécificité (98 %) (tableau 10.18). Cependant, ils ne s'intéressaient qu'à des signes cliniques de ScS évoluée et ne permettaient pas d'établir un diagnostic précoce.

LeRoy et coll. en 1988 ont individualisé deux formes principales de ScS : dans les formes cutanées diffuses (40 % des patients), l'atteinte cutanée touche la partie proximale des membres et/ou le tronc, dans les formes cutanées limitées, elle ne remonte pas au-dessus des coudes et des genoux [31].

L'examen histopathologique (non indispensable) d'une biopsie cutanée montre au stade de début, dans le derme profond et l'hypoderme adjacent, des infiltrats mononucléés périvasculaires et

Tableau 10.17 Critères EULAR/ACR du diagnostic de sclérodermie

Item	Spécification	Score
Épaississement de la peau des doigts des 2 mains s'étendant au-delà des articulations MCP (critère suffisant)		9
Épaississement de la peau des doigts (compter uniquement le score le plus élevé)	Doigts boudinés	2
	Sclérodactylie des doigts n'atteignant pas les articulations MCP mais dépassant les articulations IPP	4
Atteinte pulpaire (compter uniquement le score le plus élevé)	Ulcération pulpaire	2
	Cicatrice déprimée pulpaire	3
Télangiectasies		2
Anomalies des capillaires périunguéaux		2
HTAP ou pneumopathie interstitielle (score maximal = 2)	HTAP	2
	Pneumopathie interstitielle	2
Phénomène de Raynaud		3
Anticorps de la sclérodermie systémique (score maximal 3)	Anticentromère Antitopo-isomérase I (Scl70) Anti-ARN-polymérase III	3

MCP : métacarpo-phalangienne ; IPP : interphalangienne proximale ; HTAP : hypertension artérielle pulmonaire.
Un score ≥ 9 permet de classer un malade en sclérodermie systémique certaine.
D'après [30].

Tableau 10.18 Sclérodermie systémique : critères de diagnostic positif selon l'ARA

Critère majeur	Infiltration cutanée proximale
Critères mineurs	Sclérodactylie Ulcérations ou cicatrices pulpaires Fibrose pulmonaire des deux bases

Le critère majeur suffit au diagnostic. En son absence, deux critères mineurs dont la sclérodactylie sont nécessaires.

périnerveux : les fibres collagènes sont, à ces niveaux profonds, augmentées en nombre et en épaisseur ; le derme superficiel et l'épiderme sont intacts. Aux stades plus évolués, l'épiderme s'amincit et sa basale devient rectiligne ; les faisceaux de collagène épais et tassés les uns contre les autres, horizontalement disposés, ont envahi tout le derme à partir de la profondeur. Les vaisseaux sont moins nombreux avec une paroi épaissie, une lumière rétrécie ; les follicules pilosébacés ont disparu ; les glandes sudorales, engainées par la fibrose, sont anormalement séparées du pannicule hypodermique restant par une épaisse couche de collagène ; les infiltrats inflammatoires se sont atténués ou même ont disparu. Ces lésions anatomiques cutanées sont les mêmes dans la sclérodermie généralisée et dans la sclérodermie localisée. Il existe une corrélation entre l'atteinte cutanée et l'atteinte histologique.

La capillaroscopie du lit unguéal est un apport utile quand elle montre les trois signes suivants : fond flou dû à la sclérose dermique et œdème péricapillaire, mégacapillaires, raréfaction des capillaires. Peuvent s'y associer hémorragies et dystrophies capillaires. Ces aspects n'ont pas une spécificité absolue, mais reflètent l'importance de l'atteinte cutanée et de la sévérité systémique [20].

10-6 Dermatoses des états auto-inflammatoires et auto-immuns

Sclérodermies systémiques

La recherche d'atteinte viscérale est nécessaire au moment du diagnostic et lors du suivi de la ScS (encadré 10.9).

Encadré 10.9

Examens à demander dans le cas d'une sclérodermie systémique

– Numération formule sanguine
– Vitesse de sédimentation, électrophorèse des protéines sériques et fibrinémie
– Créatinine, tests hépatiques
– Anticorps antinucléaires, anticentromère, anti-Scl70, anti-ARN-polymérase III, antiphospholipides, antimitochondries
– **Protéinurie, créatininémie**, compte d'Addis
– Capillaroscopie (ou dermoscopie)
– Radiographie des mains
– Radiographie pulmonaire, **EFR avec DLCO**, TDM thoracique sans injection
– Manométrie œsophagienne, endoscopie haute
– **Électrocardiogramme**, écho-Doppler cardiaque ± cathétérisme cardiaque droit

En **caractères gras**, les examens qu'il est utile de répéter annuellement dans le cadre du suivi.

Signes biologiques. L'importance du syndrome inflammatoire associé n'a pas d'utilité diagnostique. Des anticorps antinucléaires, le plus souvent avec fluorescence mouchetée, mais parfois avec fluorescence homogène ou nucléolaire, se voient dans 50 à 90 % des sclérodermies systémiques, cette fréquence variant en fonction des substrats utilisés (cf. tableau 10.14). Ils ne sont cependant pas spécifiques.

Plusieurs anticorps ont une certaine spécificité. Les anticorps anticentromères, dirigés contre les antigènes protéiques liés à l'ADN du centromère, ont une signification pronostique favorable et sont surtout présents dans les formes limitées de ScS et dans 3 à 20 % seulement des formes graves. Les anticorps anti-Scl 70 ou antitopo-isomérase I, dirigés contre une topo-isomérase I sont positifs dans 70 à 90 % des sclérodermies systémiques diffuses et dans 40 % des acroscléroses. Ils seraient de mauvais pronostic car associés à des formes cliniques souvent diffuses et à une atteinte pulmonaire fréquente. Des anticorps anti-ARN-polymérase III ont été décrits en association avec une atteinte rénale de la ScS et des anticorps anti-U1RNP dans des sclérodermies avec HTAP et myosite. Cependant, ces derniers anticorps ne sont pas suffisamment spécifiques pour les utiliser dans la classification des types de sclérodermie ou dans le dépistage des atteintes viscérales. Il est également possible de trouver des anticorps anti-U1-RNP (dans le cadre d'un syndrome de Sharp), des anticorps anti-PM-Scl (association ScS – myosite : sclérodermatomyosite) et des anticorps anti-Ku (ScS – myosite). Enfin, la positivité des facteurs rhumatoïdes et des anticorps anti-mitochondries est possible en cas de polyarthrite rhumatoïde ou de cirrhose biliaire primitive associées à la sclérodermie systémique. La recherche d'agglutinines froides est positive dans 25 % des cas. Des autoanticorps anticoagulants circulants doivent être recherchés car ils représentent un facteur de risque de thrombose. Les anticardiolipides sont positifs dans 25 à 35 % des cas, principalement dans les sclérodermies systémiques sévères. Les anticorps antiphospholipides sont plus fréquemment positifs chez les sujets atteints d'une hypertension artérielle pulmonaire et leur positivité doit faire rechercher cette complication.

Diagnostics différentiels

Syndrome de Raynaud. Lorsque le syndrome de Raynaud est bilatéral, en apparence encore isolé, le diagnostic est parfois très difficile malgré la capillaroscopie unguéale. Ont alors une très grande valeur diagnostique les télangiectasies, une discrète sclérose cutanée cervicale et scapulaire ou une sclérodactylie, mais elle apparaît parfois plusieurs années après le syndrome de Raynaud et, surtout, la mise en évidence d'anomalies fonctionnelles respiratoires ou œsophagiennes et d'anticorps antinucléaires, à titre élevé, ainsi que d'anticorps anticentromère. Le syndrome de Raynaud bilatéral est généralement le signe le plus précoce de la sclérodermie systémique.

Télangiectasies. Une maladie de Rendu-Osler est parfois évoquée quand les télangiectasies sont précoces, profuses et atteignent les demi-muqueuses et les muqueuses. Enfin, les télangiectasies de la sclérodermie sont parfois confondues avec une rosacée (cf. chapitre 14).

États sclérodermiformes, pseudo-sclérodermies (tableau 10.19)

Tableau 10.19 Maladies avec sclérose cutanée

Maladies apparentées à la sclérodermie[1]	Syndrome de Sharp (connectivite mixte)
	Sclérodermies professionnelles (silice, etc.)
	Syndrome des huiles toxiques[1]
	Syndrome myalgie-éosinophilie (L-tryptophane)[2]
	Réaction sclérodermiforme du greffon contre l'hôte[2] (cf. chapitre 19)
	Scléroses induites par des toxiques ou des médicaments (silicone, bléomycine, sotalol et iode radioactif, taxanes, gemcitabine, pémétrexed, tégafur et 5-FU, cocaïne, anorexigènes, etc.)
Scléroses avec gammapathie monoclonale	Sclérœdème de Buschke
	Amylose (« sclérodermie amyloïde »)
	POEMS syndrome
	Scléromyxœdème
Syndromes sclérodermiformes acquis localisés	Lipodermatosclérose
	Syndrome carcinoïde[2]
	Porphyrie cutanée tardive[2]
	Rhumatisme fibroblastique
	Iatrogènes
	Fasciite palmaire – arthrite
Autres maladies	Sclérœdème des diabétiques
	Lymphomes cutanés
	Fibrose systémique néphrogénique (cf. chapitre 19)
Scléroses cutanées de l'enfant et génodermatoses sclérodermiformes de l'adulte	Sclérœdème infantile
	Syndrome de la peau cartonnée (stiff skin syndrome)
	Phénylcétonurie
	Syndrome de Winchester
	Syndrome de Werner (progeria de l'adulte) (cf. chapitre 18)
	Progeria de Hutchinson-Gilford
	Acrogéria (cf. chapitre 18)
	Pachydermopériostose
	Scléroatrophie de Huriez
	Poïkilodermie de Weary

1. La fasciite de Shulman, proche du syndrome des huiles toxiques et du sydrome myalgies-éosinophilie, est abordée chapitre 10-7.
2. Ces syndromes sont phénotypiquement plus proches d'une morphée, voire constituent sue le plan dermatologique des variants de morphée.

Dermatoses des états auto-inflammatoires et auto-immuns

10-6 Sclérodermies systémiques

Le scléroedème de Buschke est rare. Dans la forme aiguë, il apparaît quelques jours à un mois après un épisode infectieux fébrile (rhume, oreillons, rubéole, érysipèle, angine, etc.), sous forme d'un blindage œdémateux en pèlerine de la nuque et des épaules, puis étendu au tronc et aux membres, en respectant les mains et les pieds. On distingue les formes associées à un diabète, souvent d'installation plus insidieuse, des formes en apparence primitives ou associées à une paraprotéinémie monoclonale. L'évolution de la forme aiguë est en général favorable soit de façon spontanée, soit sous corticothérapie générale ou photothérapie.

De nombreux états sclérodermiformes, tantôt localisés, tantôt très étendus, s'observent dans des circonstances variées, mais ayant chacune suffisamment d'originalité pour être reconnue (tableau 10.19). Les principales sont : la porphyrie cutanée tardive, la mucinose papuleuse ou scléromyxoedème, le syndrome carcinoïde, la phénylcétonurie, certaines intoxications par les dérivés chlorés de l'éthylène ou par des solvants aromatiques comme le benzène, le toluène, le xylène, par des huiles alimentaires frelatées, ou par le chlorure de vinyle. Certains médicaments peuvent être responsables d'états sclérodermiformes : l'association d'un bêtabloquant, le sotalol, et d'iode radioactif chez les basedowiens, certaines chimiothérapies (taxanes, bléomycine, gemcitabine, pémétrexed). Enfin, il existe une forme sclérodermiforme, réalisant un aspect de morphée souvent étendue et/ou profonde, de la maladie chronique du greffon contre l'hôte (fig. 10.24).

Dans l'acrodermatite chronique atrophiante, l'atrophie succède à la phase inflammatoire sans passer, en principe, par un stade de sclérose ; cette affection impose la recherche d'une infection par *Borrelia burgdorferi,* dont la responsabilité dans l'induction de scléroses cutanées est discutée dans le chapitre 2-2. Il existe en revanche de véritables morphées survenant dans les suites d'une borréliose correctement traitée (*cf.* chapitre 2-2). Le syndrome éosinophilie-myalgie (*cf.* chapitre 11), que l'on ne voit plus actuellement, était dû à l'absorption de L-tryptophane ; il comprenait des atteintes multiviscérales (poumon, neuropathies) et un état sclérodermiforme cutané dont certains aspects étaient proches d'une fasciite à éosinophiles de Shulman. Le rhumatisme fibroblastique est discuté au chapitre 19.

Traitement

La littérature fait régulièrement état de propositions thérapeutiques plus ou moins nouvelles. Le manque de critères biologiques précis et le caractère imprévisible de l'histoire naturelle de la maladie obligent à une interprétation nuancée des résultats des multiples thérapeutiques proposées. On se doit donc de toujours tenir soigneusement compte de leurs effets indésirables.

Traitement du phénomène de Raynaud, de l'acrosclérose et des ulcérations digitales [32]

Traitement préventif

Le traitement médical doit être associé à des mesures de protections vestimentaires au froid avec le port de gant, vêtements à manches longues, écharpe devant la bouche, etc., l'éviction des médicaments vasoconstricteurs : bêtabloquants, antimigraineux, etc., un sevrage tabagique impératif et l'éviction des microtraumatismes.

Les inhibiteurs calciques sont le traitement de 1re intention du syndrome de Raynaud. La *nifédipine* est le seul inhibiteur calcique à avoir une AMM dans cette indication, à faible dose : 10 mg matin, midi et soir.

La prazosine a une AMM dans le traitement symptomatique des phénomènes de Raynaud primitifs ou secondaires, mais le rapport bénéfice/risque est mal établi. Il s'agit d'un vasodilatateur périphérique alphabloquant qui s'utilise dans cette indication à la posologie de 1 à 4 mg/j, en débutant par une posologie de 0,5 mg le 1er soir, 2 × 0,5 mg/j la 1re semaine.

La trinitrine percutanée (pommade à 2 %) ou les patchs nitrés ont également été utilisés dans le traitement des manifestations liées au phénomène de Raynaud et s'appliquent sur les pulpes digitales (pommade) et/ou la face antérieure du poignet (pommade et patch) 1 à 3 fois/j.

Le bosentan possède l'AMM pour le traitement préventif des ulcérations digitales ischémiques liées à la sclérodermie. C'est un antagoniste mixte des récepteurs de l'endothéline permettant de diminuer les résistances vasculaires pulmonaires et systémiques. Il est prescrit par voie orale à la dose initiale de 62,5 mg matin et soir pendant 4 semaines puis 125 mg matin et soir au long cours. Les études ont démontré son efficacité avec une diminution du nombre de nouveaux ulcères digitaux et une amélioration de la fonction de la main. Il n'a cependant pas d'effet curatif des ulcères et ne raccourcit pas la durée de cicatrisation. Sa prescription est hospitalière, réservée aux dermatologues, cardiologues, pneumologues et internistes. Ses effets indésirables comme céphalées et œdème périphérique sont très fréquents. Une surveillance mensuelle des tests hépatiques est nécessaire pendant toute la durée du traitement. Cette dernière contrainte doit bien faite peser l'analyse du rapport bénéfice/risque de cette molécule dont l'apport dans cette indication est très faible.

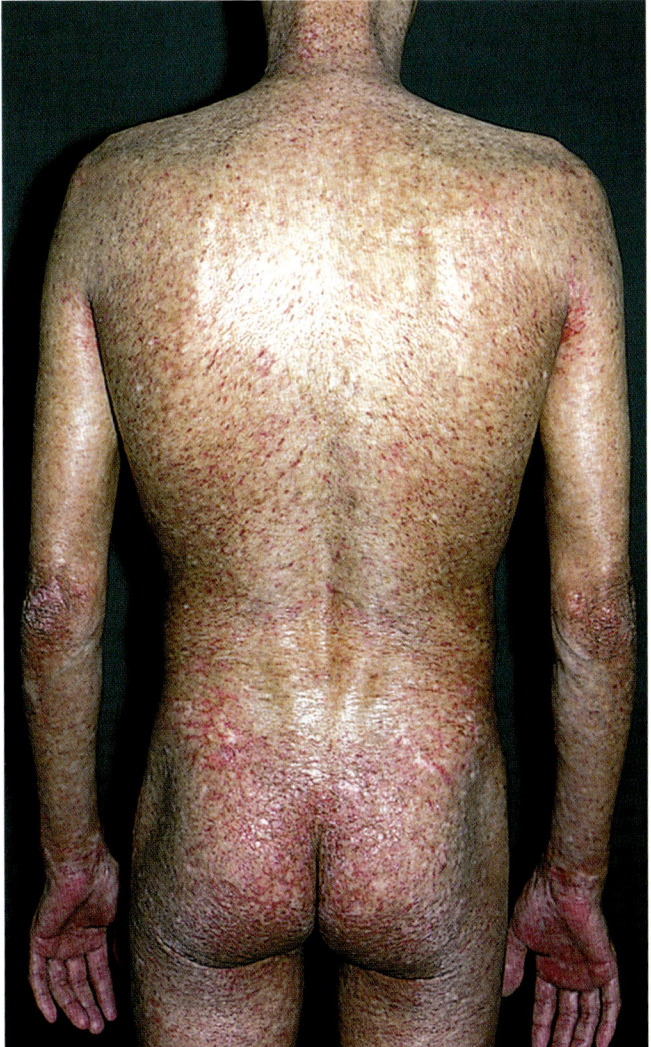

Fig. 10.24 Maladie chronique du greffon contre l'hôte : aspect sclérolichénien et poïkilodermique.

Sclérodermies systémiques

L'iloprost est une prostaglandine qui a l'AMM dans le traitement des phénomènes de Raynaud graves. Il s'administre par voie intraveineuse, par cures de durées variables, souvent 5 jours. Les effets indésirables (céphalées, bouffées vasomotrices, nausées, vomissements, hépatites, etc.) sont fréquents.

Traitement curatif

Les soins locaux des ulcérations digitales sont primordiaux avec nettoyage doux et application de pansement type hydrogel. Les antiseptiques et les antibiotiques ne doivent pas être utilisés en systématique.

Les antagonistes calciques doivent être poursuivis même en cas d'apparition d'ulcère sous ce type de traitement.

Les antiagrégants plaquettaires sont recommandés même si aucune étude n'a montré leur efficacité.

L'ilomédine, déjà évoquée pour le traitement du phénomène de Raynaud, est un analogue de synthèse de la prostacycline ayant des propriétés vasodilatatrices. Elle est utilisée dans les ulcérations digitales de la sclérodermie réfractaires au traitement habituel. La dose recommandée est de 1,5 à 2 ng/kg/min en perfusion intraveineuse sur 6 heures, 5 jours consécutifs. Ces cures pourront être répétées à intervalle de 6 à 12 semaines en fonction de la réponse clinique.

La kinésithérapie de rééducation est essentielle et peut s'associer au port d'orthèses de repos ou dynamique.

Les inhibiteurs de la 5-phosphodiestérase ont été étudiés dans le phénomène de Raynaud en raison de leurs effets micro et macrovasculaires [33]. Dans quelques études, ces molécules se sont révélées efficaces chez les patients présentant un phénomène de Raynaud secondaire avec symptômes sévères non améliorés par la prise d'un traitement conventionnel [34].

Traitement de la pneumopathie interstitielle

Il n'existe pas de recommandation internationale pour la prise en charge de cette complication.

Traitements spécifiques. Le cyclophosphamide semble avoir une certaine efficacité sur les fibroses pulmonaires débutantes rapidement évolutives. Cependant le bénéfice du traitement disparaît à 2 ans, posant le problème d'un traitement relais. Un traitement préventif de *Pneumocystis jirovecii* est recommandé chez tout patient bénéficiant de ce traitement.

L'azathioprine semble avoir un intérêt en relais des bolus de cyclophosphamide.

Le mycophénolate mofétil est un traitement immunosuppresseur de l'atteinte pulmonaire de la sclérodermie systémique en cours d'évaluation.

La D-pénicillamine n'a pas fait la preuve scientifique formelle de son efficacité dans l'atteinte pulmonaire de la ScS.

La corticothérapie générale est un traitement adjuvant de l'atteinte pulmonaire de la sclérodermie surtout en association avec le cyclophosphamide. Sa dose journalière ne doit pas dépasser 7,5 à 15 mg en raison du risque d'induction de crise rénale, cependant l'efficacité semble plus importante en cas de forte dose. Certains recommandent d'y associer systématiquement un traitement par inhibiteur de l'enzyme de conversion.

Dans les formes graves, la transplantation mono- ou bipulmonaire peut être envisagée.

Autres traitements. Une vaccination antigrippale, antipneumococcique ± anti-*Haemophilus* est recommandée chez les patients ayant une atteinte pulmonaire, d'autant plus s'ils sont sous traitement immunosuppresseur.

Une oxygénothérapie doit être prescrite en cas d'hypoxie inférieure à 55 mmHg.

L'arrêt du tabac est nécessaire.

L'éducation du patient est primordiale, avec rééducation pulmonaire, exercice physique adapté, etc.

La greffe pulmonaire ou l'autogreffe de cellules-souches périphériques après conditionnement peuvent être des solutions thérapeutiques chez des patients réfractaires aux traitements conventionnels avec une atteinte pulmonaire rapidement progressive, dans le cadre de protocoles internationaux [35, 36].

Traitement de l'HTAP [37]

L'hypertension artérielle pulmonaire liée à la ScS nécessite une prise en charge particulière.

Les anticoagulants sont probablement bénéfiques chez les patients sclérodermiques ayant une HTAP par analogie avec l'HTAP primitive.

L'oxygénothérapie est nécessaire en cas d'hypoxie inférieure à 60 mmHg.

Les diurétiques doivent être prescrits en cas de signes d'insuffisance cardiaque droite.

Les antagonistes calciques type nifédipine sont le traitement de 1re intention et augmentent la survie chez les patients ayant un test de vasoréactivité au NO positif, test réalisé au cours d'un cathétérisme cardiaque droit. Chez les autres, le traitement repose sur la prostacycline et ses analogues, les antagonistes des récepteurs de l'endothéline et les inhibiteurs de la phosphodiestérase de type 5.

L'époprosténol, la prostacycline, par voie intraveineuse améliorent la dyspnée et le périmètre de marche.

L'iloprost, un analogue de la prostacycline, en aérosol a une AMM dans le traitement de l'HTAP primitive en classe III de la NYHA (*New York Heart Association*). Par analogie avec l'HTAP primitive, il a été utilisé dans l'HTAP de la sclérodermie.

Le bosentan, antagoniste des récepteurs de l'endothéline, a une AMM dans l'HTAP associée à la ScS en classe III de la NYHA. Il améliore les symptômes et la survie des patients. Il en est de même pour le sitaxsentan.

Le sildénafil est un inhibiteur de la voie de la phosphodiestérase de type 5 pris par voie orale qui favorise la vasodilatation médiée par l'oxyde nitrique ayant une l'AMM pour le traitement de l'HTAP.

Des alternatives thérapeutiques sont parfois envisagées dans des situations exceptionnelles : septotomie atriale, transplantation mono-, bipulmonaire ou cardiopulmonaire.

Des études sont actuellement en cours pour l'évaluation de l'efficacité de l'imatinib dans l'HTAP. Actuellement les résultats restent insuffisants pour recommander l'utilisation de cette molécule dans cette indication [38].

Traitement de l'atteinte digestive [39]

Le reflux gastro-œsophagien doit être traité par un inhibiteur de la pompe à protons (oméprazole, lansoprazole) afin de limiter les érosions œsophagiennes et l'aggravation de l'atteinte pulmonaire.

Les saignements digestifs en lien avec un estomac pastèque peuvent être améliorés par l'utilisation de laser Yag lors d'une endoscopie haute, en cas d'échec une antrectomie peut être indiquée.

Les pullulations microbiennes, responsables de diarrhées et/ou malabsorption, répondent à une antibiothérapie orale en cures mensuelles (norfloxacine, amoxicilline, métronidazole). L'alternance des molécules est souhaitable afin d'éviter l'émergence d'une flore bactérienne intestinale multirésistante. Le traitement du syndrome de malabsorption et/ou de la pseudo-occlusion intestinale fait appel en 1re intention aux prokinétiques (métoclopramide, dompéridone). En cas d'échec, érythromycine à dose prokinétique (3×750 mg/j) et surtout octréotide (50 µg/j) peuvent se discuter. Le régime alimentaire doit être adapté : apport calorique minimum de 30 kcal/kg/j avec un apport protidique de 1 g/kg/j, limitation des aliments gras et si besoin supplémentation en vitamines, fer ou alimentation parentérale d'appoint dans les cas extrêmes. Enfin, il ne faut pas oublier de fractionner les repas, de se coucher au moins 2 heures après le dernier repas, de légèrement surélever la tête et la partie haute du tronc.

Traitement de l'atteinte articulaire

Les anti-inflammatoires non stéroïdiens sont peu utilisés chez les patients sclérodermiques en raison de leurs effets délétères digestifs et rénaux. Les arthralgies sont sensibles aux antipaludéens de synthèse, à la corticothérapie générale à faible dose (7,5 mg/kg/j) ou au méthotrexate.

Traitement de la calcinose

Aucune étude n'a actuellement démontré d'efficacité significative sur les lésions de calcinose. Un traitement chirurgical peut être proposé en cas de calcinose avec important retentissement fonctionnel, mais les résections sont très souvent incomplètes et doivent être réalisées par des chirurgiens entraînés. Le recours au thiosulfate de sodium est proposé, mais les résultats sont décevants.

Traitement de fond et traitement de la sclérose

Il n'existe actuellement aucun traitement qui a démontré sa capacité à ralentir la progression de la sclérose cutanée. Le méthotrexate et la photochimiothérapie extracorporelle peuvent être proposés en raison d'un rapport bénéfice/risque acceptable dans les formes cutanées rapidement évolutives. Il convient de proposer aux malades les plus évolutifs la participation à des protocoles thérapeutiques (imatinib, tolicizumab, rituximab, intensification d'immunosuppression avec autogreffe par cellules-souches périphériques, etc.) [40, 41]. Enfin et surtout, la kinésithérapie et la physiothérapie intensives restent la pierre angulaire du traitement de la sclérose cutanée.

RÉFÉRENCES

1. Nikpour M. et coll., *Best Pract Res Clin Rheumatol.* 2010, *24*, 857.
2. Dumoitier N. et coll., *Presse Med.* 2014, *43*, e267.
3. Servettaz A., *Presse Med.* 2006, *35*, 1903.
4. Bhattacharyya S. et coll., *Nat Rev Rheumatol.* 2011, *25*, 42.
5. Mouthon L. et coll., *Hum Pathol.* 2011, *42*, 95.
6. Distler O. et coll., *Circ Res.* 2004, *95*, 109.
7. Arnett F.C. et coll., *Curr Opin Rheumatol.* 2006, *18*, 579.
8. Matsushita T. et coll., *J Rheumatol.* 2007, *34*, 2056.
9. Kraaij M.D. et coll., *Biologics.* 2008, *2*, 389.
10. Sunderkötter C. et coll., *Rheumatology.* 2006, *45*, iii33.
11. Van Bon L. et coll., *N Engl J Med.* 2014, *30*, 433.
12. Feghali-Bostwick C. et coll., *Arthritis Rheum.* 2003, *48*, 1956.
13. Manetti M. et coll., *Ann Rheum Dis.* 2014, *73*, 1700.
14. Del Papa N. et coll., *Arthritis Rheum.* 2006, *54*, 2605.
15. Lindahl G.E. et coll., *Respir Res.* 2013, *14*, 80.
16. Avouac J. et coll., *Arthritis Rheum.* 2011, *63*, 800.
17. Arnett F.C. et coll., *Ann Rheum Dis.* 2010, *69*, 822.
18. Gilchrist F.C. et coll., *Genes Immun.* 2001, *2*, 76.
19. Rak J.M. et coll., *Rheumatology (Oxford).* 2009, *48*, 363.
20. Caramaschi P. et coll., *Rheumatology.* 2007, *46*, 1566.
21. Savarino E. et coll., *Rheumatology.* 2013, *52*, 1095.
22. Hung E.W. et coll., *J Rheumatol.* 2013, *40*, 455.
23. Gashouta M.A. et coll., *Presse Med.* 2014, *43*, e293.
24. Tyndall A.J. et coll., *Ann Rheum Dis.* 2010, *69*, 1809.
25. Walker U.A. et coll., *Ann Rheum Dis.* 2007, *66*, 754.
26. Steen V.D., *Rheum. Dis. Clin. North Am.* 2008, *34*, 1.
27. Steen V.D., *Presse Med.* 2014, *43*, e305.
28. Trang G. et coll., *Rheumatol Int.* 2012, *32*, 645.
29. Allanore Y. et coll., *Presse Med.* 2006 ; *35*,1938.
30. van den Hoogen F. et coll., *Arthtritis Rheum.* 2013, *65*, 2737.
31. LeRoy E.C. et coll., *J Rheumatol.* 1988, *15*, 202.
30. Abraham S. et coll., *Ther Clin Risk Manag.* 2015, *11*, 939.
31. Levien T.L., *Vasc Health Risk Manag.* 2010, *6*, 167.
32. Shenoy P.D. et coll., *Rheumatol.* 2010, *49*, 2420.
33. Launay D. et coll., *Presse Med.* 2014, *43*, e345.
34. Van Laar J.M. et coll., *JAMA.* 2014, *311*, 2490.
35. Gashouta M.A. et coll., *Presse Med.* 2014, *43*, e293.
36. Frost A.E. et coll., *J Heart Lung Transplant.* 2015, *34*, 1366.
37. Savarino E. et coll., *Rheumatology.* 2013, *52*, 1095.
38. Shima Y. et coll., *Rheumatology.* 2010, *49*. 2408.
39. McQueen F.M. et coll., *Rheumatology.* 2015, *54*, 757.

10-7 Morphées

E. Puzenat, C. Laresche, A.-S. Dupond, F. Aubin, D. Lipsker

Définitions et nosologie

Le terme de morphée

L'utilisation du terme de morphée, pour désigner une *induration scléreuse circonscrite de la peau*, n'a pas de lien avec la mythologie grecque (Morphée, dieu des rêves, est le fils d'Hypnos, dieu du sommeil). Dans nos précédentes éditions, les morphées (aussi appelées sclérodermies *localisées*) étaient regroupées dans un même chapitre avec les sclérodermies *systémiques*. Elles sont dorénavant traitées dans deux chapitres distincts. Ce qui les rapprochait (une induration de la peau sur le plan clinique et une sclérose sur le plan histopathologique), s'avère moins fort, pour la pratique, que ce qui les sépare sur le plan pronostique, pathogénique et des facteurs de risque génétiques et environnementaux.

Différences entre morphées et sclérodermie systémique

Les morphées se différencient de la sclérodermie systémique par [1] :
– une atteinte quasi exclusive de la peau, qui est le plus souvent circonscrite, asymétrique et non acrale ;
– une absence de syndrome de Raynaud ;
– une absence d'acrosclérose (paradigme de l'atteinte acrale des sclérodermies systémiques) ;
– une absence d'atteinte viscérale profonde de type sclérodermie systémique (*cf.* chapitre 10-6). Bien que certaines morphées puissent être accompagnées de symptômes extra-cutanés (*cf. infra*), leur morbidité est moindre ;
– enfin, le fait que plus d'un tiers des malades avec une morphée en plaques ont un *lichen scléreux génital* [2], qui doit être dépisté, traité et suivi en raison du risque de cancérisation qui lui est associé (*cf.* chapitre 10-8). Cette association très forte et très significative comparativement à une population témoin souligne l'intrication nosologique très étroite entre les morphées et le lichen scléreux, qui sont probablement deux modes d'expression d'un même processus pathogénique.

Pour ces raisons, le terme de morphée est préférable à celui de sclérodermie localisée, notamment pour la différencier des sclérodermies systémiques **localisées**, dont le pronostic est donc tout à fait différent.

L'infiltration cutanée scléreuse des morphées peut prendre différents aspects cliniques. L'évolution est imprévisible et le préjudice est surtout esthétique, à l'exception des formes linéaires ou hémicorporelles, qui sont l'apanage des enfants, dont le préjudice fonctionnel et esthétique peut être grave.

Aspects cliniques

Les différentes formes cliniques de morphées sont répertoriées dans le tableau 10.20 [3].

Morphée en plaques (fig. 10.25 et 10.26)

C'est la variante la plus fréquente des morphées. Elle survient à tout âge, avec un pic de fréquence entre 20 et 50 ans. Elle peut être superficielle (limitée à l'épiderme et au derme), cette dernière étant la forme la plus fréquente, ou profonde, affectant alors le derme et les tissus sous-cutanés, avec une extension possible au fascia et au muscle, voire à l'os sous-jacent.

Dans la forme superficielle typique, elle *débute par une macule rose lilas*, s'étendant de façon centrifuge ; il s'agit du stade initial inflammatoire. Au fil du temps, le centre de la lésion se sclérose, en prenant un *aspect blanc nacré ivoire*. Tant que la périphérie des lésions conserve

Tableau 10.20 Formes cliniques de morphées

Type	Formes cliniques
Morphée en plaques	Variante superficielle : forme commune, en goutte, atrophodermie de Pasini et Pierini Variante profonde : forme commune, chéloïdienne, fasciite de Shulman
Morphée linéaire	Variante du tronc/membres Atteinte de la tête : – en coup de sabre – Parry Romberg
Morphée généralisée	

D'après [4].

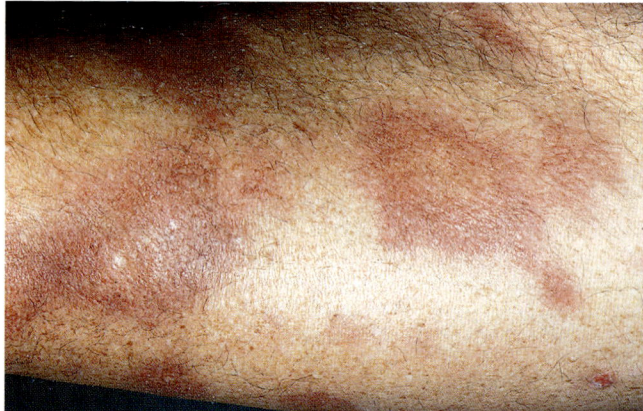

Fig. 10.25 Morphée au stade érythémateux de début.

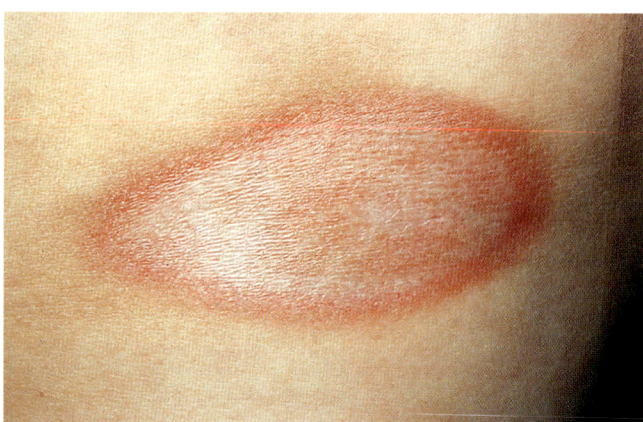

Fig. 10.26 Morphée au stade évolué.

l'aspect d'un anneau violacé ou *lilac ring*, la morphée est évolutive. Après un temps variable, la plaque blanc nacré se stabilise ou régresse, pouvant laisser des séquelles hyper- ou hypopigmentées et/ou atrophiques.

Les dépôts abondants de néocollagène détruisent les follicules pileux et les structures annexes, ce qui a pour conséquence l'aspect glabre et anhidrotique des plaques évoluées de morphée. Ces morphées sont souvent localisées sur les zones de pression (hanches, sous le soutien-gorge). Sur le cuir chevelu, la morphée en plaques provoque une alopécie cicatricielle.

Dermatoses des états auto-inflammatoires et auto-immuns

10-4

Signes cutanés du lupus érythémateux

Lupus cutané neutrophilique

Nous introduisons le concept du lupus érythémateux cutané neutrophilique dans cette édition, car plusieurs manifestations cutanées s'apparentant à des dermatoses neutrophiliques peuvent survenir chez le sujet lupique (cf. tableau 10.10). Ces manifestations plaident en faveur de mécanismes auto-inflammatoires intervenant dans la pathogénie du LES, une maladie classiquement considérée comme auto-immune :
- *pustules* (cf. chapitre 11) : la pustulose amicrobienne des plis est un paradigme du lupus cutané neutrophilique. Elle est caractérisée par une pustulose aseptique chronique ou récurrente touchant le cuir chevelu, les grands et les petits plis (notamment rétro-auriculaire et interorteils). Elle est spécifiquement associée aux maladies auto-immunes, notamment le LES, et à la présence d'autoanticorps ;
- *bulles* : une éruption vésiculobulleuse généralisée, d'aspect clinique et histologique voisin de celui de la dermatite herpétiforme, peut survenir chez des patients atteints de LES ; elle répond spectaculairement aux sulfones mais non aux corticoïdes [19, 20]. Des anticorps IgG dirigés contre le collagène type VII comme dans l'épidermolyse bulleuse acquise (cf. chapitre 10-11) et parfois contre la laminine-5, la laminine-6 et l'antigène BPAg1 ont été identifiés dans le sérum et dans la peau des sujets atteints de lupus bulleux [20]. On distinguera cette « bullose lupique » de l'érythème polymorphe (syndrome de Rowell) qui peut survenir lors de lupus chroniques, subaigus ou systémiques et dont les rapports avec le LE sont mal connus, ainsi que des décollements bulleux résultant d'un processus inflammatoire et nécrotique intense signalé ci-dessus (formes bullonécrotiques), qui ne comportent pas d'IgG dirigées contre le collagène type VII [19], enfin de toute autre maladie bulleuse auto-immune qui peut survenir chez ces patients ;
- *éruption urticarienne* : la dermatose neutrophilique urticarienne, dernière entité nosologiquement caractérisée parmi les dermatoses neutrophiliques, mérite ici une mention toute particulière [21]. Elle se caractérise par des papules et plaques érythémateuses sans altération de la surface cutanée, peu prurigineuses mais pouvant s'accompagner d'un dermographisme (il est peut-être préférable ici de parler de phénomène de Koebner en réalité), disparaissant en quelques heures. La chronologie est donc urticarienne. Histologiquement toutefois, il s'agit d'une dermatose neutrophilique avec un infiltrat neutrophilique dermique interstitiel marqué et des phénomènes de leucocytoclasie, mais sans œdème dermique significatif, à la différence du syndrome de Sweet et sans vasculite (ce n'est pas une vasculite urticarienne). Si cette entité caractérise des affections auto-inflammatoires (cf. chapitre 10-1) comme la maladie de Still de l'adulte ou le syndrome de Schnitzler, elle survient aussi de façon non exceptionnelle chez le sujet lupique [22]. Elle s'accompagne de façon quasi constante d'arthralgies et d'inflammation (fièvre, augmentation de la CRP) et la triade éruption/douleurs articulaires/fièvre est généralement interprétée comme une poussée classique de LE, conduisant les cliniciens à majorer stéroïdes et/ou traitement immunosuppresseur, alors que des traitements comme la dapsone ou la colchicine ont ici un bien meilleur rapport bénéfice/risque [22] ;
- autres dermatoses neutrophiliques, comme le *pyoderma gangrenosum* ou le syndrome de Sweet, pouvant révéler un LES ou survenir chez un lupique connu [22].

Autres signes

Alopécie. Dans le LES, il ne s'agit pas d'une alopécie cicatricielle en plaques comme dans le LEC, mais soit d'un effluvium télogène en rapport avec le stress (cf. chapitre 15), soit d'une fracture du cheveu à la lisière du cuir chevelu (front, tempes) qui est parsemée d'une bande de cheveux de 0,5 cm de longueur.

Atteinte buccale. C'est un érythème avec parfois des bulles ou des lésions aphtoïdes et des taches purpuriques. Parfois, l'aspect est identique à celui du LEC.

Diagnostic

Le diagnostic de LES repose sur l'identification d'au moins quatre des 11 critères de l'Association de rhumatologie américaine (encadré 10.3) qui doivent être présents simultanément ou successivement chez un même patient ; les signes cutanéomuqueux constituent 4 de ces 11 critères. Dans les années qui viennent, les critères SLICC (encadré 10.4) se substitueront possiblement aux critères ACR pour classer les malades comme ayant un lupus érythémateux systémique. Ces critères ont été validés sur un échantillon de malades lupiques et de sujets contrôles (ce que les critères ACR modifiés 1997 n'ont jamais été, contrairement aux critères ACR de 1982). Les critères SLICC sont plus sensibles, mais moins spécifiques que les critères ACR. Les critères cutanés y sont plus détaillés et constituent 4 des 11 critères cliniques.

Encadré 10.4

Critères SLICC

Il faut au moins 4 critères pour porter le diagnostic de LES et obligatoirement au moins 1 critère clinique ET 1 critère biologique, ou une néphropathie lupique et des facteurs antinucléaires et/ou des anticorps anti-DNAdb.

Critères cliniques

1. Lupus érythémateux cutané aigu
   a. Rash malaire (ne pas compter s'il s'agit de lésion de lupus érythémateux chronique type discoïde)
   b. Lupus érythémateux bulleux
   c. Variant nécrolyse épidermique toxique-like du LES
   d. Rash lupique maculopapuleux
   e. Rash photosensible du lupus, en l'absence de dermatomyosite
   f. Lupus érythémateux cutané subaigu (psoriasiforme et/ou annulaire)
2. Lupus érythémateux cutané chronique
   a. Classique
      i. Localisé (au-dessus du cou)
      ii. Généralisé (au dessus et en dessous du cou)
   b. Hypertrophique (verruqueux)
   c. Panniculite lupique (lupus érythémateux profond)
   d. Lupus érythémateux muqueux
   e. Lupus érythémateux tumidus
   f. Lupus engelure
   g. Syndrome de chevauchement lupus/lichen
3. Ulcération orale :
   a. Palais
   b. Buccale
   c. Linguale
   d. Nasale en l'absence d'autres causes : vasculite, maladie de Behçet, infections (herpès), entéropathies inflammatoires, arthrite réactionnelle, aliments acides, etc.
4. Alopécie non cicatricielle (cheveux fins, courts, cassés) en l'absence d'une autre cause : pelade, médicaments, carence martiale et alopécie androgénique
5. Synovite touchant plus que 2 articulations, caractérisées par un œdème ou un épanchement OU douleur de 2 ou plus articulations et raideur matinale pendant au moins 30 minutes
6. Sérite
   a. Pleurésie typique pendant plus d'un jour ou
   b. Épanchement pleural ou
   c. Frottement pleural ou
   d. Douleur péricardique typique (de décubitus, soulagée par le procubitus) de plus de 1 jour ou épanchement péricardique ou
   e. Épanchement péricardique ou
   f. Frottement péricardique ou
   g. Signes ECG de péricardite, en l'absence d'autres causes : infection, insuffisance rénale, syndrome de Dressler
7. Atteinte rénale
   a. Rapport protéine/créatinine urinaire (ou protéinurie de 24 heures) de 500 mg de protéine/24 h ou
   b. Cylindres érythrocytaires

10-4 Dermatoses des états auto-inflammatoires et auto-immuns

Signes cutanés du lupus érythémateux

8. Atteinte neurologique
   a. Convulsions
   b. Psychose
   c. Mononeuropathie multiple (multinévrite), en l'absence d'autre cause comme une vasculite
   d. Myélite
   e. Neuropathie périphérique ou crânienne, en l'absence d'autre cause comme vasculite primitive, infection, diabète
   f. État confusionnel aigu, en l'absence d'autre cause comme toxique, métabolique, insuffisance rénale, médicaments
9. Anémie hémolytique
10. Leucopénie (<4 000/mm³ au moins 1 fois) en l'absence d'autre cause comme un syndrome de Felty, une hypertension portale OU lymphopénie (<1 000/mm³ au moins 1 fois) en l'absence d'autre cause comme une corticothérapie, autres médicaments, infection
11. Thrombopénie (<100 000/mm³ au moins 1 fois) en l'absence d'autre cause comme médicaments, hypertension portale et PTT (purpura thrombotique thrombocytopénique)

Critères immunologiques
1. Anticorps antinucléaires au-dessus du seuil de référence du laboratoire
2. Anticorps anti-ADNdb au-dessus du seuil du laboratoire ; si technique ELISA utilisée pour la détermination, ne tenir compte que d'une valeur 2 fois au-dessus de la valeur normale haute du laboratoire
3. Anticorps anti-Sm
4. Anticorps antiphospholipide, positivité de l'un des tests suivants :
   a. Anticoagulant lupique
   b. Fausse positivité d'un test réaginique de la syphilis
   c. Taux moyen ou élevé d'anticorps anticardiolipides (IgG, IgA, IgM)
   d. Anticorps anti-β2-glycoprotéine 1 (IgG, IgA, IgM)
5. Abaissement du taux du complément
   a. C3
   b. C4
   c. CH50

Il est tout à fait exceptionnel aujourd'hui de voir des malades satisfaisant ces critères et qui n'ont pas d'anticorps antinucléaires détectables par immunofluorescence sur cellules HEp2 (*lupus AAN-négatifs*) ; l'aspect cutané est soit celui de lupus érythémateux cutané subaigu, soit de LE cutané aigu avec lésions congestives et photosensibilité marquée dans les deux cas. La plupart de ces malades ont des anticorps anti-Ro (SSA) (tableau 10.15) [2].

Tableau 10.15 Essai de corrélation entre la sérologie lupique et le type d'expression cutané de la maladie

Anticorps anti-Ro (SSA)	LE cutané subaigu[1]	70 %
	LE néonatal[1]	95 %
	LE « AAN-négatif »[2]	65 %
	LE et déficit C2[1]	70 %
	Photosensibilité	
Anticorps anti-RNP	Connectivite mixte (MCTD : *Mixed Connective Tissue Disease*)	90-100 %
	LES (Raynaud, myosite)	
	LE néonatal télangiectasique	
	Dépôts nucléaires dans l'épiderme	
Anticorps anti-ADN	LES	
Anticorps anti-Sm	LES	

1. Noter la présence de lésions cutanées annulaires et de photosensibilité.
2. Ont souvent une photosensibilité marquée qui les amène chez le dermatologiste ; exceptionnel si recherche AAN sur cellules Hep2.

Pronostic, évolution

Ils dépendent du type de manifestation viscérale associée et de leur réponse au traitement. L'existence de signes cutanés de vasculopathie, thrombotique ou non, indique la possibilité d'atteinte viscérale grave (rein, SNC : système nerveux central). Un test de la bande lupique positif en peau saine couverte et faite d'IgG et de C1q (*cf.* tableau 10.12) constituerait un élément de mauvais pronostic, d'autant qu'il est souvent associé à des taux élevés d'anticorps anti-ADN, une hypocomplémentémie et des complexes immuns circulants. La valeur prédictive de ce test pour une atteinte rénale reste très discutée.

La surveillance porte principalement sur la clinique, l'hémogramme, l'atteinte rénale, le taux du complément sérique, les marqueurs inflammatoires (VS élevée, CRP souvent normale en cas de poussée, cette dissociation étant caractéristique) et les anticorps anti-ADN natif. L'évolution peut être émaillée de complications liées à l'aggravation de l'atteinte viscérale, mais aussi de complications infectieuses (immunosuppresseurs et asplénie fonctionnelle) et iatrogènes (HTA [hypertension artérielle], ostéoporose, cytopénie) [4]. Enfin, il existe un risque cardiovasculaire important chez les lupiques et les premières causes de morbimortalité après 5 ans d'évolution sont les événements thromboemboliques [4, 6]. La recherche et la lutte contre les facteurs de risque vasculaires sont donc primordiales.

Physiopathologie

Contrairement aux formes uniquement cutanées, il existe dans le LE systémique de nombreux autoanticorps circulants qui reconnaissent des antigènes nucléaires. Les mécanismes de rupture de tolérance immunitaire envers ces antigènes sont incomplètement élucidés ; l'hyperproduction d'autoanticorps est attribuée à une perte de contrôle de l'activation des lymphocytes B. Dans le sang les lymphocytes T CD4+ sont activés et peuvent avoir un effet auxiliaire sur les lymphocytes B autoréactifs. Les lymphocytes T ne sont plus en mesure d'induire l'apoptose des lymphocytes B autoréactifs par blocage de la voie Fas-Fas ligand. Des complexes immuns se déposent dans les organes cibles et provoquent des lésions inflammatoires. Seuls certains autoanticorps (surtout anti-ADNn) sont capables d'induire une glomérulonéphrite [23]. Enfin, plusieurs études récentes montrent que des perturbations du système immunitaire inné, comme des déficits en protéines du complément, certains polymorphismes du récepteur du TNF, l'amplification de la sécrétion d'interféron de type I par stimulation des récepteurs Toll (« signature interféron »), sont impliqués dans la pathogénie du LE [24].

Traitement

Le choix est dicté par le type d'atteinte systémique [25]. Dans les formes à prédominance cutanée, les antipaludéens (*cf.* Lupus érythémateux (cutané) chronique) permettent de contrôler les lésions congestives. Au-delà de l'aspect curatif des lésions cutanées, les antipaludéens diminuent les poussées inflammatoires de la maladie et diminuent l'incidence des événements thrombotiques par leurs effets anti-inflammatoires et antiagrégants, ainsi que leur action favorable sur le métabolisme lipidique [6, 10, 23]. Ils s'imposent donc comme un des traitements majeurs des sujets atteints de LES. Les atteintes articulaires répondent aux anti-inflammatoires non stéroïdiens. Les signes de gravité, se caractérisant par une atteinte rénale proliférative, cérébrale ou cardiovasculaire, nécessitent le recours à une corticothérapie à forte dose (1 mg/kg/j de prednisone) et/ou le mycophénolate mofétil *per os*. En cas d'urgence vitale, on pourra adjoindre des bolus de corticoïdes parfois associés à des bolus de cyclophosphamide (*cf.* tableau 10.13). La recherche d'un syndrome des anticorps antiphospholipides (*cf. infra*) associé

L'atrophodermie idiopathique de Pierini-Pasini survient le plus souvent chez l'adolescent ou le jeune adulte et siège avec prédilection sur le tronc ; constituée d'une à une dizaine de lésions ayant chacune quelques centimètres de diamètre, elle se caractérise par l'absence d'induration de la peau qui s'atrophie d'emblée en même temps qu'apparaît une hyperpigmentation. Cette variété de morphée évolue vers la stabilisation spontanée en quelques mois ou années. Son pronostic est bénin (fig. 10.27).

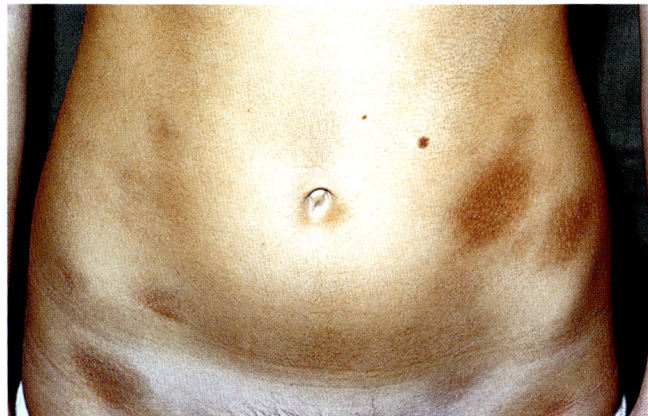

Fig. 10.27 Atrophodermie de Pierini-Pasini.

La morphée en gouttes est faite de petites taches blanches, de diamètre inférieur à 2 cm, nacrées, rondes, légèrement déprimées, souples ou parcheminées. Elle est quelquefois pigmentée d'emblée.

Les morphées bulleuses ou bullo-hémorragiques sont rares.

La fasciite à éosinophiles de Shulman peut être considérée comme une forme anatomoclinique de morphée profonde d'autant qu'elle est associée à des lésions typiques de morphée dans 20 à 30 % des cas. Le début est souvent brutal, après un effort. Elle atteint surtout la racine des membres et les flancs. La sclérose prédomine dans l'hypoderme et les fascias, ce qui explique *un aspect capitonné* de la peau, aspect très caractéristique (fig. 10.28). De la même façon, une dépression supraveineuse (signe de la vallée ou du sillon, *groove sign*) est très caractéristique. Il peut exister une hyperéosinophilie variable et souvent transitoire, et, parfois, une hypergammaglobulinémie polyclonale. Il n'y a pas d'atteinte viscérale. Les biopsies doivent comprendre *la peau, les fascias et un peu de muscle* ; elles permettent le diagnostic en montrant la sclérose dans le derme profond, l'hypoderme et le fascia, associée à un infiltrat inflammatoire à prédominance périvasculaire, riche en éléments mononucléés et, surtout, en *polynucléaires éosinophiles*. Dans ce contexte, l'IRM est l'examen de choix pour visualiser l'extension de l'atteinte. Le pronostic, uniquement fonctionnel, est amélioré par la corticothérapie générale.

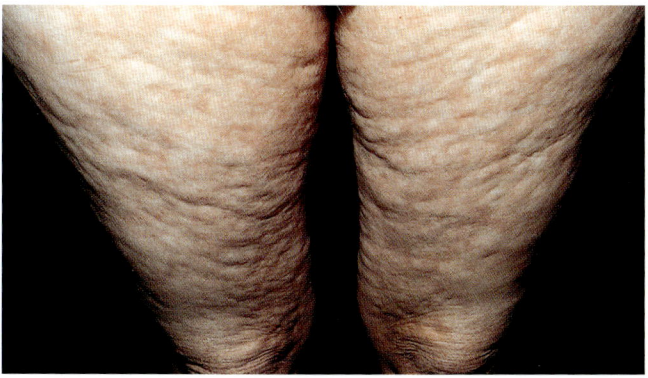

Fig. 10.28 Fasciite à éosinophiles dans le cadre d'un syndrome éosinophilie-myalgie : noter l'aspect capitonné caractéristique.

Morphées linéaires ou en bandes

Ce sont potentiellement les plus graves. Elles sont plus fréquentes chez les enfants. Elles correspondent souvent à une forme grave de morphée localisée. La correspondance des bandes avec les lignes de Blaschko, ou les dermatomes est discutée dans le chapitre 17. Les trois formes les plus fréquentes sont la morphée linéaire des membres et du tronc, la forme en coup de sabre et l'atrophie hémifaciale progressive.

Sur les membres et le tronc, elles peuvent toucher un ou plusieurs membres, voire un hémicorps. Il s'agit d'une maladie progressive, volontiers infantile, débutant à la racine du membre avec une atrophie progressive descendante. La peau est recouverte de bandes scléroatrophiques de 2 à 5 cm de large. La scléroatrophie intéresse non seulement les différentes structures de la peau, mais *aussi les muscles et les tendons (morphée pansclérotique)* (fig. 10.29) et, dans certains cas, le squelette osseux avec *mélorhéostose*, c'est-à-dire hyperostose linéaire en coulée. Cette scléroatrophie extensive des membres laisse souvent d'importantes séquelles fonctionnelles. Il y a souvent des anticorps antinucléaires dans ces formes linéaires, sans autres signes de systématisation.

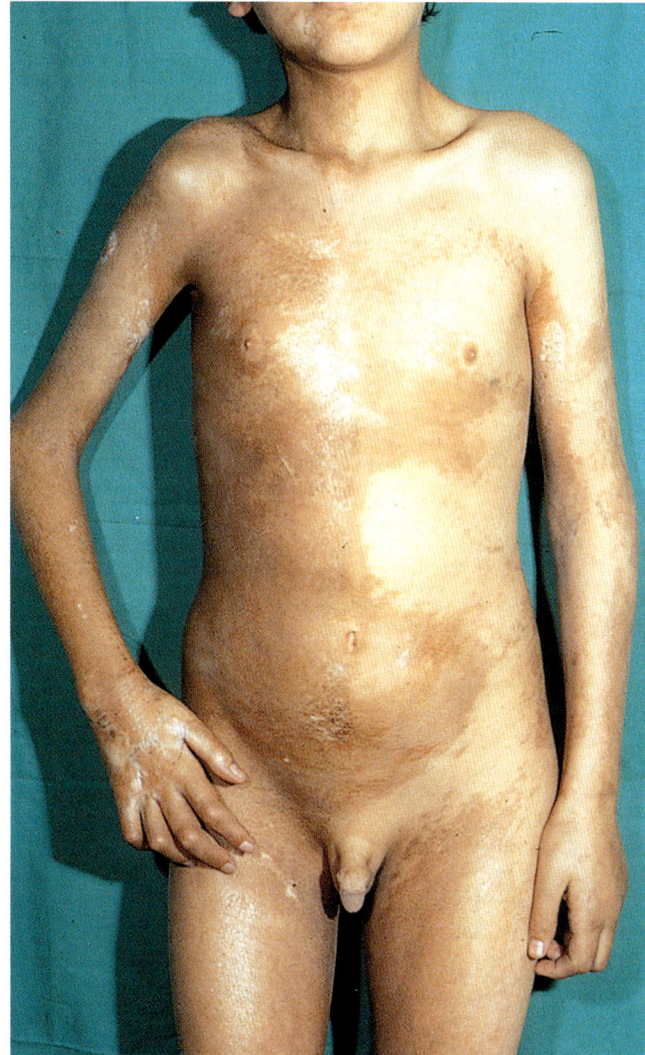

Fig. 10.29 Morphée pansclérotique.

Sur le visage et le cuir chevelu, la forme « en coup de sabre » (fig. 10.30) est la plus typique. Quand elle débute sur le front, elle forme une bande paramédiane de 1 à 3 cm de largeur ; vers le haut, elle déborde presque toujours sur le cuir chevelu avec une alopécie cicatricielle ; vers le bas, elle se complète très insidieusement en chevauchant l'arcade orbitaire qu'elle déprime et dont elle fait tomber le sourcil, puis peut se prolonger vers la joue et les lèvres. La cavité orbitaire, les gencives et les maxillaires peuvent être atteints par le processus scléroatrophiant. D'autres fois, elle débute sur la tempe, descend devant l'oreille, lèse le maxillaire inférieur.

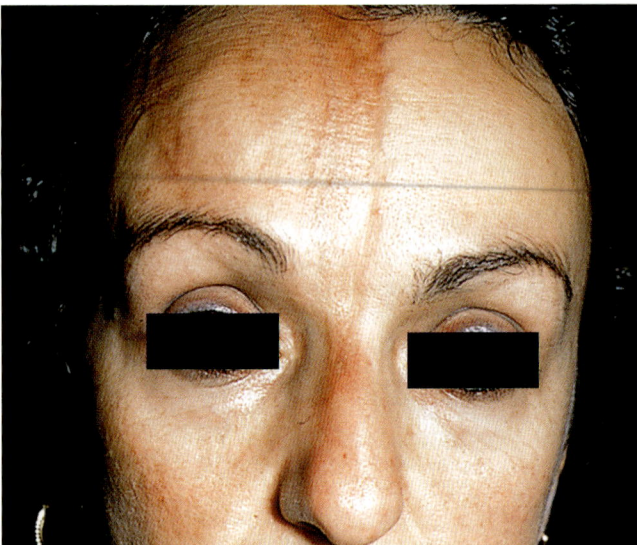

Fig. 10.30 Morphée « en coup de sabre ».

L'atrophie hémifaciale de Parry-Romberg débute généralement avant l'âge de 20 ans, chez la femme. Elle atteint toute une moitié du visage avec une asymétrie caractérisée par une atrophie progressive du tissu adipeux cutané, des muscles, des cartilages et des os (hypoplasie de l'os frontal, de l'orbite, du sinus maxillaire, de la mandibule, etc.) provoquant ainsi une dysmorphie faciale caractéristique. Une atteinte orale (langue, lèvre, gencive, etc.) ainsi qu'une paralysie du nerf facial et des nerfs oculomoteurs est possible. Les rapports entre la morphée en coup de sabre et l'atrophie hémifaciale de Parry-Romberg sont discutés et, bien souvent, il est impossible de distinguer les deux affections après une longue évolution. Cependant l'anamnèse et mieux le suivi prolongé indiquent qu'un certain pourcentage de patients atteints d'atrophie hémifaciale ont présenté des lésions scléreuses de morphée au début de leur maladie. Dans ces atrophies linéaires surtout faciales, il n'est pas rare de trouver une atteinte du système nerveux central qui peut se manifester par une épilepsie ou des tableaux dépressifs. De fait, environ un enfant sur cinq aura une atteinte extracutanée. Une évaluation neuro-ophtalmologique, un bilan et un suivi orthodentique et souvent un bilan complémentaire avec une IRM sont donc indiqués.

Autres formes. La morphée en bandes peut prendre d'autres aspects ; elle peut se produire sur des cicatrices, des zones de phlébectomies. L'*atrophodermie de Moulin* correspond sans doute à une forme de topographie blaschkolinéaire de la maladie de Pierini-Pasini.

Morphée généralisée

Elle est exceptionnelle et de pronostic très réservé. Elle atteint tout le tronc, les membres, avec possibilité de respect des extrémités (tête, mains, pieds) et des aréoles mammaires. En cas d'atteinte du visage, il existe un risque d'ectropion, de limitation de l'ouverture buccale, de perte de mimique. Même s'il n'y a pas de fibrose des organes profonds, le pronostic fonctionnel est sévère en raison de rétractions tendineuses, ainsi que le pronostic vital en raison d'une possible insuffisance respiratoire restrictive, de dégénérescence et d'infection des plaies cutanées qui compliquent fréquemment ces morphées généralisées.

Manifestations systémiques des morphées et associations

Celles-ci ne sont pas rares, notamment dans les morphées généralisées et se manifestent par des arthralgies le plus fréquemment, des myalgies et une asthénie.

L'atteinte du système nerveux central est plus fréquente chez les enfants atteints de morphée linéaire avec atteinte de la tête et du cou. Ces enfants peuvent avoir des manifestations neurologiques associées avec des convulsions, des céphalées, une neuropathie périphérique. L'imagerie peut montrer : atrophie cérébrale, calcifications, anévrisme, « vasculite », etc.

Les manifestations ophtalmologiques (uvéite, épisclérite, glaucome, strabisme) chez les enfants ne sont pas rares, avec une corrélation positive entre l'atteinte ophtalmologique et l'atteinte neurologique. Un examen ophtalmologique devrait être systématiquement proposé chez les enfants atteints de morphée linéaire de la tête, afin d'éviter des complications ophtalmologiques irréversibles.

L'atteinte musculo-osseuse, en cas de morphée linéaire des membres, peut être responsable d'une anomalie de longueur des membres, d'une atrophie musculaire, d'une mélorhéostose ou d'oligo- ou polyarthrite.

Lichen scléroatrophique génital. Chez les personnes atteintes de morphées, il y a une augmentation significative et très considérable (40 %) du nombre de lichens scléroatrophiques génitaux [2]. Un examen systématique des muqueuses est donc indispensable lorsque le diagnostic de morphée en plaques est posé.

Absence de phénomène de Raynaud, ou de reflux gastro-œsophagien. Une étude récente confirme que chez les patients atteints de morphées, ces deux signes majeurs de sclérodermie systémique ne sont pas plus fréquents que dans la population générale [5].

Diagnostic, conduite à tenir

Diagnostic positif

Le diagnostic de morphée est clinique et il est confirmé en cas de doute par une biopsie. *L'aspect histologique ne peut différencier une morphée d'une sclérodermie systémique* ; dans les deux entités, il existe un infiltrat lymphocytaire interstitiel et à la jonction dermo-hypodermique à la phase précoce, puis un épaississement du derme et une densification des faisceaux de collagène, qui engainent les annexes cutanées. Le caractère circonscrit de la sclérose, l'absence de phénomène de Raynaud, de sclérodactylie, d'anomalies à la capillaroscopie permettent de différencier les morphées des sclérodermies systémiques.

Différents scores cliniques sont utilisés pour évaluer la sévérité des morphées [6]. Le score de Rodnan modifié [7] et plus récemment le score LoSCAT (*Localized Scleroderma Cutaneous Assessment Tool*) [8] sont les plus utilisés pour apprécier la sévérité de la sclérose cutanée et la surface atteinte.

Diagnostic différentiel

Les affections susceptibles d'être confondues avec une morphée sont variées (tableau 10.21).

Tableau 10.21 Diagnostic différentiel des morphées

En plaques	Acrodermatite chronique atrophiante de Pick-Herxheimer (*cf.* chapitre 2-2) Injections de vitamine K1 (et autres) Nécrobiose lipoïdique Lipodystrophie insulinique Lipogranulome sclérosant Lipoatrophies – primitives : type Gowers – secondaires : injections de corticoïdes Lichen scléroatrophique Radiodermites Lymphangite carcinomateuse Carcinome basocellulaire sclérodermiforme Nævus de Becker Vitiligo Porphyrie cutanée tardive* Syndrome AESOP (*cf.* chapitre 19) Granulome annulaire interstitiel
En bandes	Mélorhéostose Acrodermatite chronique atrophiante de Pick-Herxheimer Injections de vitamine K1
Annulaires	Hypodermites de jambe Lichen scléroatrophique Kératodermies héréditaires mutilantes Lipomatose symétrique des mains Brides congénitales

* En réalité, d'authentiques lésions de morphées peuvent survenir dans ce contexte.

Les dyschromies qui accompagnent les morphées sont parfois cliniquement prédominantes et paraissent isolées ; l'erreur de diagnostic est possible avec un vitiligo ou un nævus de Becker avant l'apparition de l'hyperpilosité qui caractérise ce dernier.

Les carcinomes basocellulaires sclérodermiformes peuvent simuler une morphée. Il faut y penser systématiquement au visage, après 40 ans.

La nécrobiose lipoïdique se discute surtout pour les morphées des jambes, malgré sa couleur jaunâtre accentuée par la vitropression et son atrophie laissant voir des vaisseaux capillaires.

Le lichen scléreux est parfois difficile à distinguer des morphées en gouttes, malgré la biopsie ; il pourrait s'agir d'affections nosologiquement très proches (*cf.* chapitre 10-8). Le diagnostic avec une radiodermite chronique, habituellement poïkilodermique, et avec la lipodermatosclérose de l'insuffisance veineuse, est habituellement facile.

Les hypodermites sclérodermiformes lombofessières induites par les injections médicamenteuses intramusculaires associées à la vitamine K1 sont remarquables par leur topographie en « ceinturon avec revolver de cow-boy » ; ces formes peuvent également survenir chez le jeune enfant suite à des injections de vitamine K à la naissance.

Physiopathologie et facteurs de risque

Le développement d'une morphée se fait probablement selon un processus multifactoriel, nécessitant certainement une prédisposition génétiquement déterminée (terrain auto-immun et microchimérisme) associée à des facteurs environnementaux [1]. Un terrain auto-immun est probable comme en atteste l'association fréquente à des affections comme vitiligo, thyroïdite auto-immune ou diabète de type 1. De plus, les patients atteints de morphée ont souvent des autoanticorps, notamment antinucléaires, sans spécificité particulière. Parmi les facteurs environnementaux, les traumatismes ont été évoqués [9], notamment post-vaccinaux, des morphées radio-induites (surtout après cancer du sein), médicamenteuses (bisoprolol, bléomycine, etc. mais il ne s'agit que de rapports de cas).

Certaines morphées ou lichens scléreux pourraient être dus à une infection par *Borrelia* (*cf.* chapitre 10-2). Il s'agit là d'un sujet controversé depuis des décennies au fil des études contradictoires, probablement en raison de l'hétérogénéité génétique des souches bactériennes et des techniques de mise en évidence (sérologie, PCR, etc.). *Il est pourtant vrai que des aspects proches de morphées sont décrits lors des phases tardives de borréliose, dans l'acrodermatite de Pick-Herxheimer.* Une vigilance particulière est recommandée pour les formes linéaires chez les enfants (*cf.* supra). Aucun examen complémentaire n'est nécessaire en l'absence de point d'appel clinique [4].

Traitements

Ils doivent être initiés à un stade précoce de la maladie, notamment dans les formes juvéniles, afin d'éviter des impotences fonctionnelles et les déformations. On peut s'aider de critères d'activité de la maladie, tels que l'apparition de nouvelles lésions, l'extension rapide des lésions, leur caractère inflammatoire, l'aggravation d'une alopécie sur une plaque de morphée ou la présence de signes histopathologiques d'activité sur la biopsie cutanée.

Sur les morphées en plaques ou linéaires superficielles, des traitements locaux sont généralement choisis en 1re intention. *Les dermocorticoïdes puissants* (niveau 3 ou 4) ont un effet sur la phase inflammatoire. En cas d'échec, un traitement local par vitamine D, le calcipotriol ou le tacrolimus, peut être tenté avec une certaine efficacité mais en prescription hors AMM.

Dans les formes graves, notamment les morphées linéaires ou profondes, 4 essais randomisés contrôlés ont permis de conclure que les injections sous-cutanées d'IFN-γ et le calcitriol par voie orale étaient inefficaces. Seules la *photothérapie UVB à spectre étroit* ou la *photothérapie UVA1* ont démontré une efficacité modeste ainsi que les applications de tacrolimus à 0,1 %. Des études rétrospectives et prospectives ont montré l'intérêt du *méthotrexate* associé ou non à une *corticothérapie systémique* [6, 10], qui est le traitement de choix dans cette situation. En particulier au cours de la fasciite de Shulman, la mise en place rapide d'une corticothérapie par voie générale est le meilleur garant d'une récupération fonctionnelle partielle ou complète. En cas d'échec, le mycophénolate mofétil et de nombreux autres traitements anecdotiques ont été proposés.

De la chirurgie réparatrice, voire de l'orthodontie ou des infiltrations de produits de comblement ou de toxine botulique peuvent être proposées, notamment dans les atrophies hémifaciales non évolutives, ou par exemple dans les hypotrophies mammaires séquellaires. Les morphées monoméliques nécessitent une prise en charge en médecine physique (kinésithérapie) pour éviter les rétractions et les altérations fonctionnelles.

RÉFÉRENCES

1. Fett N. et coll., *J Am Acad Dermatol.* 2011, *64*, 217.
2. Lutz V. et coll., *Arch Dermatol.* 2012, *148*, 24.
3. Barete S et coll., *Encycl Méd Chir Dermatologie.* 2011, *209*.
4. Fett N.M. et coll., *JAMA Dermatol*, 2013, *149*,1124
5. Lipsker D. et coll., *Clin Exp Rheumatol.* 2015, *33*, S23.
6. Fett N. et coll., *J Am Acad Dermatol.* 2011, *64*, 231.
7. Clements P. et coll., *J. Rheumatol.* 1995, *22*, 1281.
8. Arkachaisri T. et coll., *Rheumatology Oxford.* 2010, *49*, 373.
9. Grabell D. et coll., *J Am Acad Dermatol.* 2014, *71*, 493.
10. Li S. et coll., *Arthritis Care Res.* 2012, *64*, 1175.

10-8 Lichen scléroatrophique

J.-D. Bouaziz, J.-H. Saurat

Cette maladie mal nommée (il ne s'agit pas d'une sclérose histologique) correspond à un processus initialement inflammatoire de cause inconnue qui aboutit à l'atrophie de l'épiderme et à la constitution d'une bande d'homogénéisation œdémateuse du tissu conjonctif sous-épidermique. Avec deux pics d'incidence, prépubertaire et périménopausique, le lichen scléroatrophique (LSA) atteint surtout les muqueuses génitales avec une nette prédominance féminine (0,1 à 1.7 % chez la femme et 0,0014 à 0,07 % chez l'homme [1]). Il existe un risque de dégénérescence carcinomateuse dans les LSA muqueux évalué entre 0,3 et 4,9 % dans le LSA vulvaire [1].

Signes cliniques

Atteintes cutanées. La lésion élémentaire est une papule non prurigineuse, à peine en relief, blanc nacré, brillante, de 1 à 10 mm de diamètre, bien limitée, parfois entourée d'une aréole érythémateuse, souvent un peu déprimée en son centre où peut exister une saillie cornée ou une squame blanchâtre parcheminée (fig. 10.31). Les lésions se groupent en plaques à bords émiettés avec, à leur périphérie, des éléments punctiformes ou lenticulaires très caractéristiques. La palpation montre une induration superficielle et/ou une atrophie parcheminée. Parfois les lésions cutanées de LSA sont associées à d'authentiques lésions de morphées et il existe une fréquence élevée de LSA vulvaire chez les patientes ayant des morphées cutanées [2]. Les plaques, ubiquitaires mais souvent en nombre limité, siègent principalement au cou, au dos et à la racine des membres. Les lésions peuvent également être localisées sur les aisselles et le scrotum, sur le doigt, sur les cicatrices ou sur les sites de colostomie. Il existe des formes linéaires [3], blaschkolinéaires [4], annulaires [5] ou pigmentées [6]. L'atteinte du cuir chevelu n'a pas été étudiée ; elle pourrait être à type d'alopécie frontale fibrosante postménopausique.

L'atteinte muqueuse est plus fréquente que l'atteinte cutanée ; les localisations anovulvaires et balanopréputiales sont décrites au chapitre 16 ; elles peuvent être isolées ou s'accompagner de lésions cutanées périnéales ou à distance. L'atteinte buccale est discutée car difficile à distinguer d'un état sclérocicatriciel secondaire à un lichen (pas d'image histologique typique de LSA dans la bouche).

Diagnostic

Diagnostic positif. L'aspect clinique est très caractéristique. L'examen dermoscopique montre des lésions blanchâtres associées à des dilatations comédoniennes [6]. L'histologie sera réalisée en cas de doute diagnostique ou de suspicion de dégénérescence carcinomateuse et montre un épiderme atrophique et rectiligne, des cellules basales vacuolisées, une hyperkératose orthokératosique à renforcement ostial ; une bande hyaline acellulaire (ou peu cellulaire) qui occupe le derme superficiel. Sous la bande hyaline se trouve un infiltrat en bande lymphomonocytaire qui remonte et atteint l'épiderme de chaque côté de la bande hyaline en périphérie de la lésion. Cet aspect est pathognomonique de l'affection. L'immunofluorescence directe est négative ou révèle des dépôts sans spécificité diagnostique. Il n'y a pas de marqueur biologique du LSA.

Diagnostic différentiel. Le LSA cutané, lésion blanche et scléroatrophique, peut amener à discuter la papulose à cellules claires, les autres causes d'achromie en plaques (congénitales ou acquises : vitiligo, lentiginose blanche, achromies lenticulaires idiopathiques, etc.) qui ne sont ni scléreuses ni atrophiques, les autres atrophies, qui ne sont pas scléreuses, mais surtout les morphées de la sclérodermie en gouttes. La distinction entre les deux affections a fait l'objet dans le passé de discussions passionnées ; elle est parfois impossible (on parle alors de sclérolichen ou de *white spot disease*). Il s'agit là d'un problème non résolu de nosologie, et certains vont même, actuellement, jusqu'à inclure le LSA dans le spectre des morphées avec un spectre continu lichen plan, lichen scléroatrophique, morphées, fasciite de Shulman, étant donné le chevauchement possible de ces affections chez certains patients. Certaines lésions d'acrodermatite chronique atrophiante peuvent avoir un aspect de LSA et poser un problème de diagnostic [7]. Le lichen plan, à de rares exceptions près, n'évolue pas vers la sclérose ou l'atrophie. Le diagnostic différentiel des atteintes muqueuses est discuté au chapitre 16.

Pronostic, évolution

Formes de l'adulte. Les atteintes cutanées posent essentiellement un problème esthétique par leur évolution chronique, leucodermique et atrophique. Les atteintes génitales entraînent une gêne fonctionnelle importante (prurit, douleurs, dyspareunie), une modification des reliefs anatomiques (disparition des petites

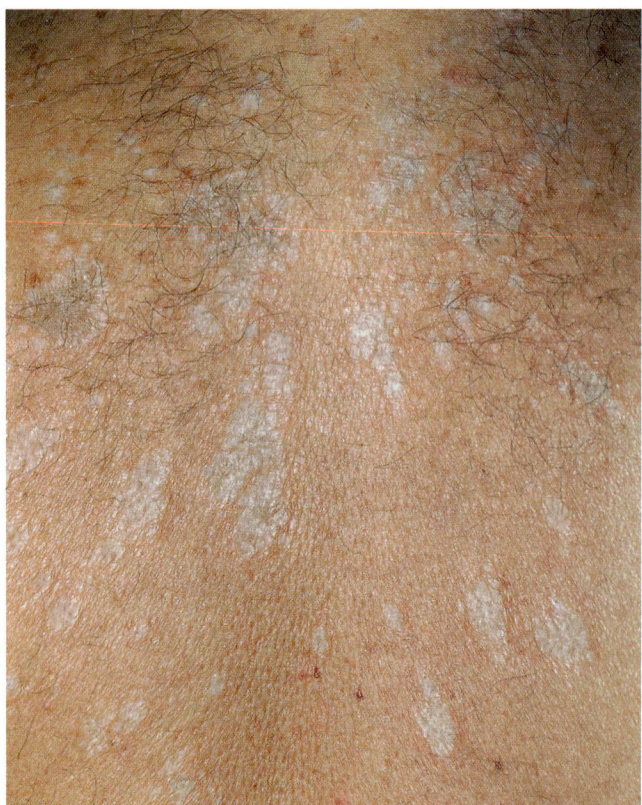

Fig. 10.31 Lichen scléroatrophique cutané.

lèvres, encapuchonnement clitoridien) et exposent au risque de dégénérescence épithéliomateuse. Certaines lésions peuvent devenir bulleuses et s'ulcérer. Des proliférations mélanocytaires, nævus et mélanomes peuvent se développer sur les lésions de LSA [8].

Formes de l'enfant. Le LSA n'est pas exceptionnel chez l'enfant et survient habituellement avant 6 ans. L'aspect morphologique et la distribution des lésions sont identiques aux formes de l'adulte.

Chez la fille, le LSA vulvaire dans sa forme aiguë entraîne brûlures, écoulement vulvovaginal, excoriations et saignements ; parfois gêne douloureuse à la miction et à la défécation. C'est un diagnostic différentiel important des *vulvites de la petite fille* et des *abus sexuels* [9]. Deux tiers des cas guérissent sans séquelles avant la puberté ; la persistance du processus aboutit à une atrophie irréversible des petites lèvres et du clitoris [9]. Deux cas de mélanomes vulvaires chez des fillettes atteintes de LSA ont été rapportés [10].

Chez le garçon, le pic de fréquence de LSA se situe entre 9 et 11 ans et atteint la région balanopréputiale [11]. Il se révèle souvent par un *phimosis aigu* ; 40 % des pièces opératoires de circoncisions pour phimosis du jeune garçon LSA montrent des signes de LSA.

Étiopathogénie

La bande hyaline sous-épidermique ne correspond pas à une densification du collagène (ce n'est pas une sclérose) mais à un processus de destruction, probablement enzymatique, et de régénération du collagène, de l'élastine (les fibres élastiques ont parfois presque disparu), de la fibrilline [12], des protéoglycanes et des glycoprotéines de structure. On observe des altérations des composants de la matrice extracellulaire dans cette bande hyaline ; par exemple une augmentation du collagène V, de la ténascine et une diminution de la fibronectine, de l'ECM1 (*Extracellular Matrix Protein 1*) [12, 13], ainsi qu'une accumulation importante de l'acide hyaluronique [14]. Cette accumulation anormale d'acide hyaluronique dans la bande hyaline du derme superficiel est en rapport avec une diminution de l'expression de CD44 épidermique dans les lésions de LSA [15].

L'étiologie est probablement multifactorielle :
– *génétique :* cas familiaux et chez des jumeaux, association à HLA DR12 et DQ7 [15], allèle de polymorphisme de l'antagoniste du récepteur de IL-1 [16], instabilité génétique du chromosome 17 [17] et des mutations de substitution d'une seule base dans le gène TP53 [18] ;
– *hormonale,* avec anomalies locales du métabolisme des hormones sexuelles peut-être par défaut de la 5α-réductase qui transforme la testostérone en dihydrotestostérone [19], hypothèse actuellement remise en question [20] qui a justifié le traitement topique par la testostérone ;
– *auto-immune,* en raison de l'association à des maladies auto-immunes (vitiligo, anémie de Biermer, thyroïdite, pelade), à des connectivites (syndrome de Gougerot-Sjögren, lupus érythémateux, morphée ou sclérodermie systémique) et à une plus grande fréquence d'autoanticorps (antithyroïde, anticellules gastriques). La présence dans le sérum d'anticorps anti-ECM1 est significativement associée au LSA, et il est possible que cette protéine, dont le gène est muté dans la hyalinose cutanéomuqueuse, soit une cible prédominante dans la partie auto-immune de la maladie [21] ;
– *infectieuse,* l'association à une infection à *Borrelia* [22] reste très controversée. Il est incontestable que des aspects cliniques et histologiques identiques à ceux du lichen scléroatrophique (surtout cutané) se rencontrent chez des patients porteurs d'une borréliose [7], et pourraient représenter un mode de cicatrisation de l'inflammation induite par l'infection. Des anticorps contre *Borrelia burgdorferi* ont été détectés chez les patients avec LSA [23] et des séquences d'ADN de ce germe ont été amplifiées dans les lésions cutanées de LSA par PCR [24] ; mais ces résultats n'ont pas été reproduits dans une autre étude [25]. Le papillomavirus humain a aussi été trouvé dans des lésions génitales de LSA chez les garçons par hybridation *in situ* et par PCR [26], mais on sait la prudence avec laquelle on doit interpréter ces observations (*cf.* chapitre 2).

Il a aussi été observé, sans que cela permette une hypothèse synthétique, les *anomalies suivantes :* présence, au sein de l'infiltrat inflammatoire dermique, d'une population monoclonale de lymphocytes T (CD8+ > CD4+) comportant un réarrangement du récepteur T [27] et surtout la présence de lymphocytes T cytotoxiques TIA-1+ (*T Cell-restricted Intracellular Antigen*), granzyme B+ [28] et CXCR3+ [29], témoignant d'une signature interféron de type I. L'expression anormale des protéines du cycle cellulaire, notamment la cycline D1 et Rb [30], et des protéines p53 et mdm2 [31] a pu être démontrée.

Des facteurs locaux traumatiques ou irritants (piercings génitaux, chirurgie, traumatisme, macération de l'urine) semblent avoir un rôle dans la survenue du LSA. La survenue d'un LSA chez l'homme circoncis est très inhabituelle, suggérant que l'environnement occlusif du prépuce favoriserait la survenue du LSA.

Traitement

Les formes cutanées localisées ne justifient pas de traitement ; si nécessaire, on peut utiliser des émollients, des dermocorticoïdes topiques d'activité forte ou très forte. Les rares formes très étendues peuvent être traitées par acitrétine 20 mg/j.

Les formes génitales de l'enfant doivent être traitées de façon précoce par des corticoïdes topiques d'activité forte ou très forte, jusqu'à régression complète des lésions, relayés par un traitement d'entretien prolongé par applications espacées. Ce traitement prolongé permet d'éviter les séquelles irréversibles [32].

Les formes génitales récentes de l'adulte sont traitées de la même façon ; le schéma préconisé chez l'adulte est l'application de propionate de clobétasol à 0,05 % tous les jours pendant 1 mois puis tous les 2 jours pendant 1 mois puis 2 fois/semaine pendant 1 mois suivi d'un traitement de maintenance. Ce traitement de maintenance peut être long (médiane 5 ans) et doit être maintenu tant que le LSA semble actif et une observance adéquate doit être expliquée au patient afin de prévenir la récidive des symptômes et le risque de dégénérescence [33]. Une étude randomisée contrôlée a montré la supériorité du traitement par propionate de clobétasol à 0,05 % (1 fois/j) sur le tacrolimus topique à 0,1 % (2 fois/j), ce qui justifie l'utilisation du clobétasol en première ligne [34]. Les émollients peuvent être aussi utilisés en traitement complémentaire.

La circoncision après essai de corticoïdes topiques semble être le meilleur traitement de seconde intention dans les formes préputiales de l'enfant et de l'adulte ; elle améliore aussi les localisations péniennes [35].

Les androgènes topiques (testostérone à 2 %) ont été abandonnés en raison d'une faible efficacité et de risque d'hyperandrogénie chez la femme.

Rétinoïdes topiques ou systémiques. La trétinoïne à 0,025 % peut parfois être essayée et l'acitrétine 20 à 30 mg/j *per os* peut se discuter dans les formes de LSA réfractaires [36].

La chirurgie vulvaire peut être envisagée en cas de sténoses de l'orifice vulvaire, de modifications gênantes de l'anatomie vulvaire et surtout en cas de carcinome épidermoïde secondaire.

10-8 Lichen scléroatrophique

La photothérapie, UVA1 [37], PUVAthérapie [38] et *calcipotriol* [39], a donné de bons résultats dans des petites séries. Cependant, le recours à la photothérapie de lésions génitales expose à un risque carcinologique.

La photothérapie dynamique peut être parfois être utilisée en 2ᵉ ligne.

Dans tous les cas génitaux de l'adulte, une surveillance régulière s'impose en raison du risque de carcinome.

RÉFÉRENCES

1. Fistarol S.K. et coll., *Am J Clin Dermatol.* 2013, *14*, 27.
2. Lutz V., *Arch Dermatol.* 2012, *28*, 201.
3. Kaur S. et coll., *Clin Exp Dermatol.* 2002, *27*, 467.
4. Choi S.W. et coll., *J Am Acad Dermatol.* 2000, *43*, 903.
5. Adams B.B. et coll., *Cutis.* 2001, *67*, 249.
5. Farris D.R. et coll., *J Eur Acad Dermatol Venereol.* 2000, *14*, 322.
6. Horcajada-Reales C., *J Am Acad Dermatol.* 2015, *72*, S4.
7. Kaya G. et coll., *Dermatology.* 2001, *202*, 373.
8. Carlson J.A. et coll., *Arch Dermatol.* 2002, *138*, 77.
9. Teillac-Hamel D. et coll., *Ann Dermatol Vénéréol.* 1992, *119*, 991.
10. Egan C.A. et coll., *Arch Dermatol.* 1997, *133*, 345.
11. Kiss A., *Pediatr Dermatol.* 2005, *22*, 305.
12. Godoy C.A., et coll., *Clinics.* 2015, *70*, 356.
13. Farrell A.M. et coll., *Dermatology.* 2000, *201*, 223.
14. Kaya G. et coll., *J Invest Dermatol.* 2000, *115*, 1054.
15. Marren P. et coll., *Brit J Dermatol.* 1995, *132*, 197.
16. Clay F.E. et coll., *Hum Genet.* 1994, *94*, 407.
17. Carlson J.A. et coll., *Am J Pathol.* 2000, *157*, 973.
18. Tapp R.A. et coll., *J Invest Dermatol.* 2007, *127*, 2563.
19. Friedrich F.G. et coll., *N Engl J Med.* 1984, *310*, 488.
20. Paslin D., *Int J Dermatol.* 1996, *35*, 298.
21. Oyama N. et coll., *Lancet.* 2003, *362*, 118.
22. Fujiwara H. et coll., *Arch Dermatol.* 1997, *133*, 41.
23. Svecova D. et coll., *Bratisl Lek Listy.* 2000, *101*, 194.
24. DeVito J.R. et coll., *J Cutan Pathol.* 1996, *23*, 350.
25. Alonso-Llamazares J. et coll., *Acta Derm. Venereol.* 1997, *77*, 299.
26. Drut R.M. et coll., *Pediatr Dermatol.* 1998, *15*, 85.
27. Regauer S. et coll., *Am J Pathol.* 2002, *160*, 1035.
28. Gross T. et coll., *Dermatology.* 2001, *202*, 198.
29. Wenzel J. et coll., *Acta Derm. Venereol.* 2007, *87*, 112.
30. Rolfe K.J. et coll., *Int J Gynecol Cancer.* 2001, *11*, 381.
31. Carlson J.A. et coll., *Appl Immunohistochem Mol Morphol.* 2001, *9*, 150.
32. Fischer G. et coll., *Pediatr Dermatol.* 1997, *14*, 235.
33. Lee A., *JAMA Dermatol.* 2015, *151*, 1061.
34. Funaro D., *J Am Acad Dermatol.* 2014, *71*, 84.
35. Meyrick-Thomas R.M. et coll., *Clin Exp Dermatol.* 1987, *12*, 126.
36. Bousema M.T. et coll., *J Am Acad Dermatol.* 1994, *30*, 225.
37. Kreuter A. et coll., *Clin Exp Dermatol.* 2001, *26*, 30.
38. Reichrath J. et coll., *Dermatology.* 2002, *205*, 245.
39. Kreuter A. et coll., *Br J Dermatol.* 2002, *146*, 332.

Réaction du greffon contre l'hôte

D. Lipsker

La réaction du greffon contre l'hôte (GvH) est une complication de l'allogreffe de cellules-souches hématopoïétiques. Elle est due à une action cytotoxique des lymphocytes T du donneur sur les tissus du receveur. Ses manifestations **aiguës** (arbitrairement celles qui surviennent les 100 premiers jours après la greffe) touchent principalement la peau, le tube digestif et le foie. L'atteinte cutanée est érythémateuse ou érythématosquameuse, proche et parfois non distinguable d'une toxidermie, localisée ou diffuse (tableau NET-like dans les formes les plus graves). Le traitement, généralement assuré par les hématologistes, repose sur une majoration de l'immunosuppression. Les formes cutanées **chroniques** peuvent être sclérodermiformes ou lichénoïdes. Les formes *sclérodermiformes*, en réalité proches d'une morphée (*cf.* chapitre 10-7), sont d'étendue très variable, localisées à pansclérotique et très difficile à traiter, la sclérose survenant parfois après une phase œdémateuse initiale ; si les immunosuppresseurs sont souvent décevants, la kinésithérapie est essentielle. Les formes lichénoïdes sont proches du lichen plan (*cf.* chapitre 10-9) et plus accessibles au traitement. L'atteinte peut prédominer sur l'une ou l'autre forme ou combiner les deux, notamment l'atteinte oculaire (syndrome sec avec blépharoconjonctivite parfois synéchiante), muqueuse buccale (microstomie, érosions), génitale (aspect de lichen scléreux érosif) et certaines formes cutanées (leucomélanodermie scléreuse, *cf.* fig. 10.24). La prise en charge est assurée avec l'hématologiste et fait appel, selon la gravité, aux immunosuppresseurs, aux inhibiteurs de JAK et de tyrosine-kinase, à la photophérèse, mais aussi aux dermocorticoïdes, aux émollients et à une kinésithérapie. Le suivi ophtalmologique et buccal ne doit pas être négligé. D'un point de vue conceptuel et pathogénique, il s'agit d'une situation quasi expérimentale reproduisant sur le plan anatomoclinique dermatologique le lichen et la morphée.

10-9 Lichen plan et dermatoses lichénoïdes

C. Lenormand, D. Lipsker, J.-H. Saurat

Les dermatoses lichénoïdes [1] sont des maladies inflammatoires caractérisées sur le plan clinique par des lésions papuleuses et sur le plan histologique par un infiltrat lymphocytaire en bande dans le derme superficiel avec lésions des couches inférieures de l'épiderme, ce qui suggère une réaction auto-immune à médiation cellulaire contre l'épiderme (encadré 10.10).

> **Encadré 10.10**
> **Dermatoses lichénoïdes**
> – Lichen plan idiopathique
> – Réactions médicamenteuses lichénoïdes
> – Dermites de contact lichénoïdes
> – Kératose lichénoïde striée
> – Kératose lichénoïde solitaire
> – Maladie chronique du greffon contre l'hôte
> – Dermatose cendrée (*erythema dyschromicum perstans*)
> – Lupus érythémateux, type lupus lichen
> – Lichen nitidus
> – Prurigo pigmentosa

Pour des raisons historiques, le terme de « lichen », suivi d'un qualificatif variable, est encore souvent utilisé pour des affections dont la situation nosologique est distincte des dermatoses lichénoïdes (tableau 10.22). Par ailleurs, un certain nombre de dermatoses peuvent avoir un aspect qualifié de *lichénoïde* histologiquement sans rentrer dans ce cadre nosologique, et ne seront pas traitées ici (p. ex. dermatose lichénoïde annulaire juvénile, pityriasis lichénoïde chronique, etc.).

Tableau 10.22 Autres utilisations historiques du terme « lichen »

Dénomination	Situation nosologique
Lichen amyloïde	Amyloses cutanées (*cf.* chapitre 13)
Lichen aureus	Capillarites purpuriques (*cf.* chapitre 14)
Lichen corné	Lichénifications (*cf.* chapitre 20)
Lichen myxœdémateux	Mucinoses (*cf.* chapitre 13)
Lichen scléreux et atrophique	Non déterminée (*cf.* chapitre 10-8)
Lichen scrofulosorum	Tuberculides (*cf.* chapitre 2)
Lichen striatus	Dermatoses linéaires (*cf.* chapitre 17)
Lichénifications	Secondaires à prurit chronique (*cf.* chapitre 20)

Lichen plan idiopathique[1]

Le lichen plan idiopathique (LPI) est une affection cutanée et/ou muqueuse souvent chronique et récidivante, dont la cause n'est pas connue. La peau et la muqueuse orale sont les principales cibles de la maladie, avec des prévalences estimées à 0,2-1 % et 1-4 % de la population adulte respectivement.

---

1. Syn. : *lichen planus*, *lichen ruber planus*, lichen dans la terminologie francophone.

Aspects cliniques (fig. 10.32 à 10.36)

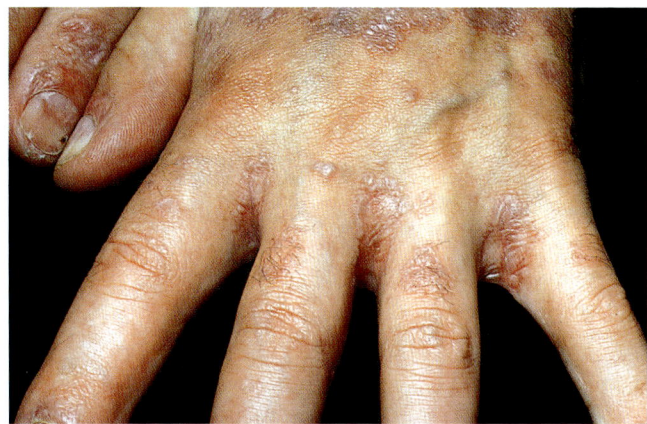

Fig. 10.32 Lichen plan cutané.

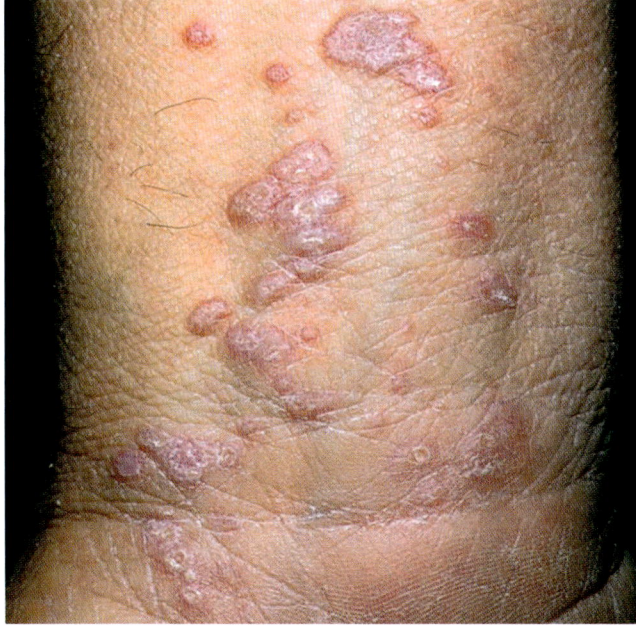

Fig. 10.33 Lichen plan du poignet, localisation typique.

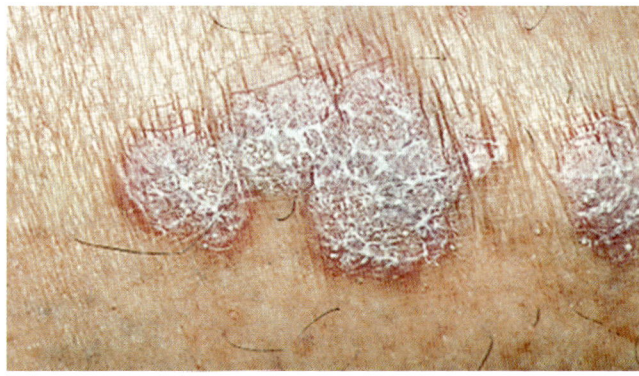

Fig. 10.34 Lichen plan cutané : détail d'une papule montrant le réseau de Wickham, même sans utiliser l'application d'huile (*cf.* texte).

10-9 Dermatoses des états auto-inflammatoires et auto-immuns
Lichen plan et dermatoses lichénoïdes

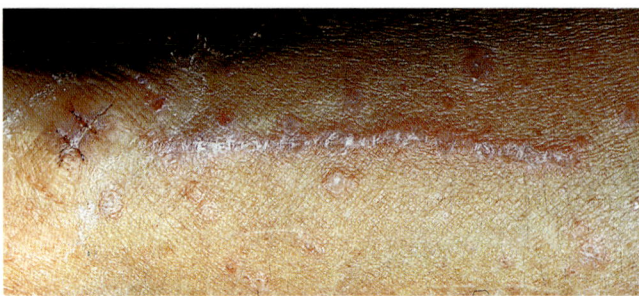

Fig. 10.35 Lichen plan avec phénomène de Koebner.

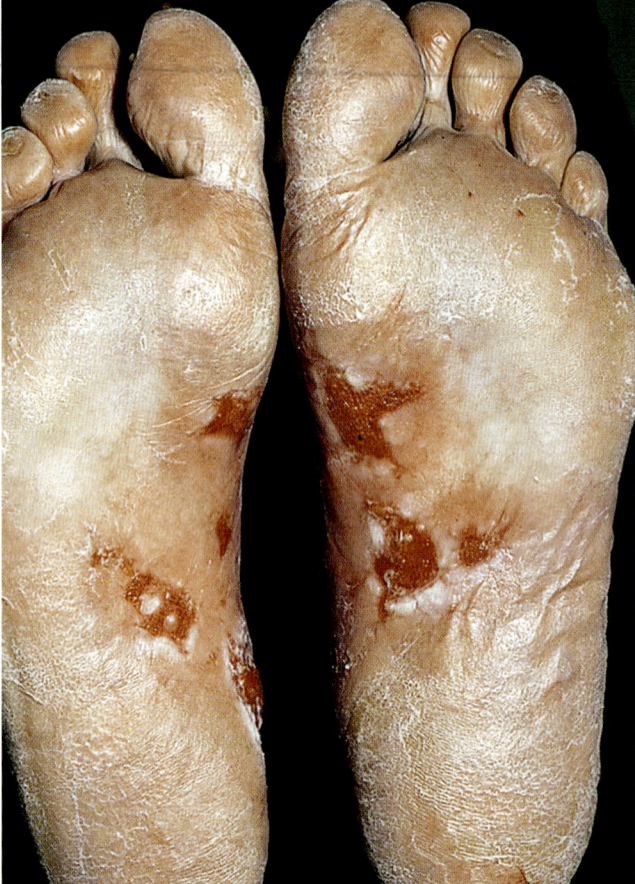

Fig. 10.36 Lichen plan érosif cutané.

Lichen plan idiopathique cutané

Forme typique. La lésion élémentaire est une papule ferme, consistante, *polygonale, brillante* à jour frisant, de coloration rouge rosé, violacée, dont la surface plane de 1 à 3 mm, discrètement ombiliquée, est parcourue de fines stries grisâtres, les *stries de Wickham*, saillantes, formant des arborisations translucides, mieux perçues après application d'huile (les 5 « P » : papule plane prurigineuse polygonale pourpre). Le grattage méthodique provoque un petit décollement vésiculeux hémorragique et un purpura périphérique. Après affaissement de la papule lichénienne, apparaît une *pigmentation gris brunâtre* ardoisée (parce que due à des dépôts dermiques superficiels de pigment mélanique) durable et caractéristique, permettant le diagnostic rétrospectif. Les papules restent isolées ou forment des plaques ovalaires, à contours irréguliers, polycycliques ou dessinent des anneaux, des stries, des arabesques.

Le prurit est un des signes cardinaux de la maladie. Il est parfois très intense et le grattage qui en résulte favorise l'éclosion de nouvelles papules disposées en stries linéaires : c'est le *phénomène de Koebner*. Curieusement, ce grattage n'engendre généralement pas d'excoriations.

Le LPI est le plus souvent localisé à la face antérieure des poignets et des avant-bras, aux membres inférieurs et dans la région lombaire ; mais la totalité des téguments peut être atteinte à l'exception du visage. Il est rarement généralisé, éruptif (LPI aigu) voire érythrodermique.

Formes atypiques. Elles sont nombreuses, sinon fréquentes. Les atypies peuvent tenir à trois éléments.

Morphologie. les papules peuvent être :
– *folliculaires*, acuminées, groupées en petites plaques nummulaires ou lichen plan spinulosique (associé à une alopécie cicatricielle du cuir chevelu et non cicatricielle axillaire et pubienne, cela constitue le syndrome de Lassueur-Graham-Little) ;
– *verruqueuses*, formées d'éléments ovalaires de coloration rosée ou rouge bistre, à surface alvéolaire en ruche d'abeilles à la face antérieure des jambes (lichen plan corné/hyperkératosique ou hypertrophique) ;
– *squameuses, psoriasiformes*, plus étalées, moins infiltrées, à contours moins géométriques ;
– *vésiculobulleuses*, décollement à peine perceptible ou véritable bulle surmontant un élément érythémateux infiltré [2] ;
– *érosives* [3], atteignant les orteils, les plantes, plus rarement les doigts ou le dos ;
– *pigmentaires* d'emblée. Le LPI ne se complique qu'exceptionnellement de leucodermie.

Disposition des lésions
– En bandes linéaires ou zoniformes résultant généralement d'un phénomène de Koebner, ou en bandes blaschkolinéaires (*cf.* chapitre 17).
– En anneaux, principalement aux organes génitaux externes, entourant alors une zone légèrement déprimée et pigmentée.

Topographie
– Aux *paumes* et aux *plantes*, le réseau de Wickham et le caractère polygonal manquent souvent car sont réalisées des plaques squameuses équivalentes au lichen corné décrit ci-dessus.
– Au *cuir chevelu*, c'est une petite plaque rosée, recouverte d'un enduit squameux très adhérent, alopécique et atrophique, quelquefois hyperkératosique ; le LPI du cuir chevelu est une des causes des états pseudo-peladiques, la dermoscopie constituant ici une aide intéressante au diagnostic (*cf.* chapitre 15). L'*alopécie frontale fibrosante post-ménopausique* est maintenant reconnue comme une forme particulière de lichen plan pilaire.
– L'atteinte *des ongles* n'est pas rare et peut être isolée ; elle peut entraîner des destructions irréversibles de l'appareil unguéal ; avec sa lésion spécifique, le ptérygion dorsal acquis, elle est décrite en détail au chapitre 15.
– L'atteinte *otique*, touchant le conduit acoustique externe et la membrane tympanique, peut se compliquer d'otorrhée, de sténose et d'une surdité de transmission.
– Une atteinte des *plis* (lichen plan inversé) peut parfois être isolée, se manifestant par des macules, des papules et des plaques violacées évoluant vers une hyperpigmentation ; c'est aussi dans cette topographie que les formes pigmentées d'emblée ne sont pas rares.

Le *lichen actinique*[2] est une éruption de lichen plan située sur les zones exposées au soleil. Il s'observe surtout au Proche-Orient ; le rôle des UV n'a pas été démontré clairement (*cf.* chapitre 4).

---
2. *Syn.* : lichen plan tropical ou subtropical, mélanodermatite lichénoïde.

Lichen plan idiopathique des muqueuses

Muqueuse buccale. L'atteinte, souvent isolée, est la plus fréquente des manifestations du LPI. Elle est plus chronique que l'atteinte cutanée. Elle peut se traduire par des lésions soit blanches réticulées, homologues du réseau de Wickham cutané, qui siègent surtout à la face postéro-inférieure des joues et sur la langue, soit rouges érosives, ulcérées, bulleuses ou atrophiques et plus douloureuses, pouvant toucher l'ensemble de la muqueuse buccale et notamment les gencives (gingivite érosive chronique). Les différents aspects clinique et évolutif sont décrits au chapitre 16. Devant une éruption cutanée atypique, elle représente un élément diagnostique décisif.

Muqueuse génitale. L'atteinte vulvaire (ou balanopréputiale) se traduit par des lésions blanches et réticulées (comme dans la bouche) ou érosives et atrophiques ; les formes cliniques trompeuses sont fréquentes ; elles sont décrites au chapitre 16. L'association de lésions buccales et génitales est fréquente, réalisant les classiques syndromes « vulvo-vagino-gingival » ou « péno-gingival ».

Atteinte œsophagienne. Rare, elle se manifeste par une dysphagie avec ou sans odynophagie. Le plus souvent, elle est associée à un lichen plan buccal érosif ; elle entraîne parfois une sténose et présente un risque de cancérisation.

Atteinte conjonctivale. Également très rare, elle doit être évoquée devant une kératoconjonctivite chronique chez un patient souffrant de LPI ; son évolution cicatricielle synéchiante implique un risque fonctionnel majeur imposant un traitement agressif. Elle a été décrite de manière isolée, posant un problème de diagnostic différentiel avec les autres causes de conjonctivite chronique synéchiante.

Diagnostic

Le diagnostic est habituellement aisé sur la seule clinique. Dans les formes cliniquement atypiques, l'histologie confirme le diagnostic car elle est pathognomonique. Il n'existe pas d'autres critères diagnostiques de la maladie.

Histologie, immunopathologie

Le LPI est le prototype de la dermatose lichénoïde d'interface, c'est-à-dire que l'inflammation siège à la jonction dermo-épidermique : il s'agit d'un infiltrat dense lymphohistiocytaire, séparé par des prolongements interpapillaires un peu effrités, qui vient au contact de la couche basale qu'il pénètre focalement ; il est parfois surmonté par une déhiscence dermo-épidermique (les fentes de Max Joseph), ébauche histologique d'un décollement bulleux. Au niveau de la couche basale et de la partie haute de l'infiltrat, se trouvent des kératinocytes nécrotiques (apoptotiques ou corps cytoïdes ou colloïdes, ou corps de A. Civatte), ainsi qu'une importante incontinence pigmentaire dermique. L'épiderme est le siège d'une hyperkératose orthokératosique, d'une hypergranulose irrégulière (substratum du réseau de Wickham), d'une acanthose *hypertrophique,* surmontant de larges papilles en dôme.

L'examen en immunofluorescence directe montre des dépôts ovoïdes de grande taille d'immunoglobulines M, de C3, qui correspondent à l'absorption de ces éléments au niveau des corps cytoïdes. Cet aspect est caractéristique du lichen plan, mais ne lui est pas spécifique. Il n'y a pas d'anticorps circulants anti-épiderme détectables par immunofluorescence indirecte standard.

Diagnostic différentiel

L'examen clinique, histologique et éventuellement sérologique, permet d'éliminer une syphilis secondaire cutanée ou muqueuse, un granulome annulaire, une nécrobiose lipoïdique, les papules dysmétaboliques, les verrues planes.

Certains lupus érythémateux chroniques du visage ou surtout du dos des mains peuvent revêtir une allure clinique, histologique et immunopathologique de lichen plan [4] : on parle de *lupus lichen* et l'on doit les traiter comme des lupus érythémateux.

Lorsque survient une éruption bulleuse chez un sujet atteint de lichen plan, la clinique, l'histologie et l'immunofluorescence sont souvent celles d'une pemphigoïde bulleuse, c'est le *lichen plan pemphigoïde* (cf. chapitre 10-11) [5] que l'on doit traiter comme une pemphigoïde isolée. Les lésions papuleuses des mains de la dermatomyosite ressemblent parfois à un LPI.

Les formes buccales leucokératosiques peuvent être difficiles à distinguer de l'atteinte muqueuse du lupus érythémateux cutané discoïde ; tandis que les formes buccales érosives peuvent faire discuter une pemphigoïde cicatricielle ou un pemphigus profond.

Évolution

Le pronostic du LPI cutané est le plus souvent favorable ; les signes régressent, parfois spontanément après une évolution moyenne de 12-15 mois ; des rechutes, parfois espacées de plusieurs années, surviennent dans 15 à 50 % des cas, souvent déclenchées par un stress [2]. Si la forme cutanée aiguë (lichen plan éruptif) connaît une guérison spontanée en générale rapide (3-9 mois), il est des formes indéfiniment chroniques : *cutanées* hypertrophiques, érosives *du cuir chevelu* avec une alopécie définitive, *unguéales* qui laissent des séquelles définitives ; *buccales*, les plus fréquentes, qui finissent par entraîner atrophie, érosion, gêne fonctionnelle, voire cancérisation (en particulier en cas d'atteinte buccale érosive, atrophique ou érythroplasique, cf. chapitre 16). La cancérisation des lésions cutanées est exceptionnelle, et se rencontre dans les formes verruqueuses ou érosives acrales principalement [6]. Dans le lichen plan idiopathique des muqueuses, une augmentation de mutations du gène suppresseur de tumeur p53 a été rapportée et permettrait d'expliquer le risque accru de cancérisation [7].

Étiopathogénie

Histogenèse. Le modèle physiopathologique actuellement proposé [8] suppose :

– *une première étape d'activation des cellules présentatrices d'antigène et des kératinocytes basaux de l'épiderme* en réponse à des stimulus variés (infection, traumatisme, UV, etc.) et faisant intervenir l'immunité innée, entraînant une sécrétion d'interféron de type I (IFN-α). Cette signalisation par l'IFN-α conduit à :

– *une deuxième étape de recrutement local de lymphocytes T de type effecteur mémoire*, par l'intermédiaire de cytokines et chimiokines (dont CXCL10/CCR3), qui vont ensuite être activés par la présentation d'autoantigènes par les molécules du système HLA. Les lymphocytes T auxiliaires CD4+ situés pour l'essentiel dans le derme vont faciliter :

– *une troisième étape d'activation de lymphocytes T cytotoxiques CD8+ autoréactifs* présents à la jonction dermo-épidermique. Ces derniers vont jouer un rôle prépondérant, dans la genèse des dégâts épidermiques, en induisant l'apoptose des kératinocytes basaux par la sécrétion de granules de cytotoxicité.

L'élément épidermique de la papule lichénienne résulterait d'une tendance à la cicatrisation de ces lésions basales chroniques, à partir de la périphérie.

Lichen plan et dermatoses lichénoïdes

Terrain. Rare chez l'enfant, le LPI est une maladie de l'adulte dont le pic d'incidence se situe dans la 4e décennie, sans prédominance raciale. Les formes orales se rencontrent plus fréquemment chez les femmes. Les cas familiaux sont exceptionnels ; une association avec un groupe HLA DRB1 a été rapportée. Certains polymorphismes ou variants rares pourraient favoriser certaines formes de lichen (p. ex. TLR3 et lichen oral).

Étiologie. L'hypothèse d'une cause auto-immune, éventuellement déclenchée et localisée par une infection virale est aujourd'hui considérée comme la plus plausible.

Les arguments en faveur d'un processus auto-immun sont actuellement les plus convaincants, mais aucun signe sérologique significatif n'accompagne l'infiltrat lymphocytaire cutané. Ces arguments sont la survenue d'éruptions lichéniennes lors de la réaction du greffon contre l'hôte [9], l'aspect lichénien de certains lupus érythémateux et/ou l'association de lupus érythémateux et de lichen plan [4], la survenue d'éruption bulleuse de type pemphigoïde lors de lichen plan étendu [5].

D'autres maladies sont associées au LPI : thymome (parfois dans le cadre du syndrome de Good), maladie de Castelman, de Biermer, d'Addison, pelade, diabète, colite ulcéreuse [10].

L'association à une hépatopathie chronique est la plus prévalente : cirrhose biliaire primitive, mais surtout hépatite chronique active [11] ; la prévalence de l'infection par le virus de l'hépatite C est élevée chez les patients dans certaines régions (20 % contre 2,4 % chez les contrôles dans une série espagnole, 3,8 % contre 2,6 % dans une série strasbourgeoise [12, 13]), données confirmées par des méta-analyses plus récentes [14, 15]. Une étude montre qu'il est possible de détecter l'ARN et les protéines virales du VHC plus fréquemment dans les kératinocytes issus des lésions cutanées de lichen plan que dans la peau saine de malades atteints d'hépatite C chronique sans lichen [16]. L'interprétation de ces résultats est que le VHC peut infecter préférentiellement les kératinocytes issus de lésions de lichen plan et probablement jouer un rôle dans la pathogenèse de cette maladie.

Un cas de lésion lichénoïde au site d'injection du vaccin de l'hépatite B a été rapporté [17], et plusieurs observations de lichen après vaccination contre l'hépatite B, en général après la seconde injection, ont été publiées.

L'immunomodulation par interféron α peut, elle aussi, induire une poussée de novo de LPI.

Par ailleurs, une équipe française vient de démontrer la présence significative de clones lymphocytaires T CD8+ spécifiques d'HPV16 dans l'infiltrat inflammatoire comme dans le sang de patients atteints de lichen plan érosif buccal [18].

Ces observations expliquent que l'hypothèse d'une cause auto-immune, éventuellement déclenchée et localisée par une infection virale, est actuellement considérée comme la plus plausible.

Traitement

Si le LPI est une maladie n'engageant pas le pronostic vital de manière directe, les éléments conditionnant le choix thérapeutique chez un patient atteint de LPI sont multiples : retentissement psychologique et fonctionnel variable, risque de destruction définitive parfois rapide des structures phanériennes (ongles, cheveux) ou des muqueuses (orale, génitale, conjonctivale ou tympanique), risque au long cours de cancérisation de certaines lésions. Peu d'études contrôlées sont disponibles, et les indications reposent donc en grande partie sur l'expérience clinique [19].

Formes cutanées et phanériennes

Formes localisées. La corticothérapie topique forte à très forte est bien adaptée aux formes cutanées limitées ; bien que les rétinoïdes topiques soient réputés irritants, l'adjonction, en alternance matin/soir, d'une crème à 0,05 % de trétinoïne est proposée par certains auteurs. Dans les formes hypertrophiques, les dermocorticoïdes peuvent être utilisés sous occlusion, et certains proposent d'y associer l'application au coton-tige d'acide trichloracétique à 33 % 3 fois/semaine ; les injections intralésionnelles de corticoïdes retard peuvent être utilisées en cas de lésions réfractaires.

Les atteintes localisées de zones où le risque de destruction irrémédiable est grand sont une indication claire à un traitement plus agressif.

– En cas d'atteinte *unguéale* touchant moins de 3 doigts, on peut proposer une corticothérapie locale très forte sous occlusion ou des injections intralésionnelles de corticoïdes retard, l'alternative en cas d'échec ou d'atteinte plus étendue reposant en premier lieu sur la corticothérapie générale (cf. ci-après) ou les immunosuppresseurs (mycophénolate mofétil, méthotrexate).

– En cas d'atteinte *alopéciante* (lichen plan pilaire), la corticothérapie locale très forte ou les injections intralésionnelles de corticoïdes sont souvent associées aux antipaludéens de synthèse (hydroxychloroquine 200 mg × 2/j) ou aux cyclines (doxycycline 100 à 200 mg/j), l'alternative en cas d'échec reposant sur la corticothérapie générale et/ou les immunosuppresseurs (mycophénolate mofétil en particulier).

– L'atteinte *érosive acrale* est réputée réfractaire à la plupart des traitements, y compris la corticothérapie systémique. Si les inhibiteurs de la calcineurine topiques ont été ponctuellement rapportés comme efficace et méritent probablement d'être essayés, le traitement de choix en cas d'échec repose sur l'excision-greffe, notamment en cas d'atteinte plantaire, associée ou non à un traitement systémique (corticothérapie ou ciclosporine). Le photophérèse peut être efficace.

Formes généralisées La corticothérapie générale reste en pratique un traitement largement utilisé bien que non validé par une étude contrôlée :

– la prednisone 0,5 à 1 mg/kg/j amène une disparition rapide des lésions, mais nécessite une décroissance progressive après rémission pour éviter une rechute lors du sevrage ;

– un autre schéma thérapeutique plus pratique, et moins générateur de rechute rapide, repose sur une injection IM de triamcinolone 40 mg répétée une fois après 3 semaines, qui permet une rémission dans 86 % des cas avec une rechute tardive (en moyenne 24 mois) dans 35 % des cas [20].

L'acitrétine, 30 mg/j pendant 2 mois, est une alternative valable dans le traitement du LPI, son effet est pourtant souvent incomplet.

La photothérapie PUVAthérapie conventionnelle, la balnéo-PUVAthérapie ou les UVB TL01 sont parfois utiles (avec un risque de séquelles pigmentaires plus important chez les patients au phototype foncé).

La ciclosporine *per os* (3-5 mg/kg) est réservée aux formes graves résistantes (avec atteinte érosive p. ex.), et corticodépendantes. Griséofulvine, dapsone, thalidomide, antimalariques, ne sont plus utilisés dans cette indication.

Il ne semble pas y avoir de place actuellement pour les biothérapies dans la prise en charge du LPI cutané étendu, les anti-TNF-α étant notoirement inducteurs d'éruptions lichénoïdes.

Formes muqueuses

Buccales. L'atteinte leucokératosique réticulée asymptomatique ne nécessite en général aucun traitement. Les formes symptomatiques non ou peu érosives peuvent bénéficier d'une *corticothérapie locale* (préparation magistrale associant Orabase® et dipropionate de béthaméthasone en pommade 2 fois/j après les repas, bains de bouche pluriquotidiens avec prednisolone en cp effervescent) voire en injections intralésionnelles. Un traitement systémique est le plus souvent nécessaire en cas d'atteinte franchement érosive, qui repose sur la *corticothérapie systémique* en 1re intention (prednisone ou triamcinolone). Les *immunosuppresseurs* (azathioprine, mycophénolate mofétil, méthotrexate), en traitement d'épargne cortisonique voire en monothérapie, peuvent se montrer très utiles dans les formes les plus graves. *Les rétinoïdes*, topiques ou systémiques, peuvent parfois apporter une amélioration aux patients, principalement en cas de lésions leucokératosiques sans atteinte érosive. Les *inhibiteurs de calcineurine* (tacrolimus et pimécrolimus) en utilisation topique ont été rapportés initialement comme efficaces même dans des formes réfractaires [21, 22], mais une méta-analyse récente n'a pas retenu d'argument formel en faveur de l'efficacité du pimécrolimus, et le tacrolimus n'apparaît pas apporter de gain en comparaison à la corticothérapie locale [23] ; leur utilisation pourrait de plus comporter un risque oncologique en particulier en cas d'utilisation prolongée. La *photochimiothérapie extracorporelle* représente dans les formes réfractaires une alternative intéressante aux immunosuppresseurs par sa relative innocuité, mais sa mise en œuvre est lourde, et la maladie rechute de manière rapide à l'arrêt du traitement [24]. *Le thalidomide* peut-être utilisé en ATU nominative, avec des résultats parfois intéressants. La place de thérapeutiques alternatives telles que les *lasers* CO_2 ou excimère, les *inhibiteurs de la voie mTor* appliqués de manière topique ou le *rituximab*, tous rapportés de manière ponctuelle comme efficaces dans des cas de formes réfractaires, reste à établir. Dans tous les cas, l'arrêt du tabac et de l'alcool est essentiel, de même qu'une hygiène bucco-dentaire rigoureuse avec détartrages réguliers qui a démontré son intérêt dans la réduction des symptômes gingivaux de la maladie [25]. Devant toute aggravation brutale de la symptomatologie, une surinfection candidosique devra être évoquée, diagnostiquée et traitée.

Génitales. Dans les formes érosives, la priorité est d'éviter l'évolution cicatricielle, et le traitement repose en 1re intention sur les dermocorticoïdes très forts. Une circoncision thérapeutique peut se discuter chez les hommes non circoncis. Le tacrolimus à 0,1 % semble avoir un intérêt aussi dans les formes génitales [26], avec les mêmes réserves que pour l'atteinte orale. La prise en charge des formes résistant aux dermocorticoïdes repose sur l'arsenal thérapeutique décrit ci-dessus.

Autres dermatoses lichénoïdes

Éruptions lichénoïdes induites par un corps chimique

Réactions médicamenteuses lichénoïdes. Ces éruptions, plus souvent généralisées, ne reproduisent pas parfaitement les aspects cliniques (association à des lésions eczématiformes ou psoriasiformes, absence de réseau de Wickham) et histologiques (présence de spongiose et parakératose, de polynucléaires éosinophiles et de plasmocytes dans l'infiltrat, qui peut être plus profond) du lichen plan idiopathique. Les médicaments en cause sont globalement les mêmes que ceux qui induisent des exanthèmes maculopapuleux (*cf.* chapitre 6-1), avec cependant une prépondérance pour les produits suivants, souvent administrés au long cours : antimalariques, isoniazide, phénothiazines, sels d'or, bêtabloquants, α-méthyldopa, D-pénicillamine, pyritinol, inhibiteurs de l'enzyme de conversion, statines. Il est important de retenir que le début de l'éruption survient en général plusieurs mois après l'introduction du médicament responsable, et que l'amélioration après son arrêt ne s'observe qu'après plusieurs semaines à mois.

Dermites de contact lichénoïdes. Elles ont été observées après développement de films en couleurs, après contact avec des produits chimiques : graisses minérales, trichloréthylène, trioxyde d'antimoine [27]. La responsabilité d'*amalgames dentaires* contenant du mercure dans la survenue de lésions lichénoïdes buccales est aujourd'hui généralement acceptée [3], et des patch-tests peuvent être réalisés afin de confirmer le diagnostic.

Maladie du greffon contre l'hôte

Des éruptions lichéniennes mimant le lichen plan idiopathique sont le signe cutané fréquent et initial de la maladie chronique du greffon contre l'hôte, notamment après greffe de moelle osseuse allogénique (*cf.* chapitre 19) [9]. Cette observation a été déterminante dans la compréhension de la pathogénie immune du LPI.

Dermatoses lichénoïdes idiopathiques

Lichen nitidus (fig. 10.37). Il s'agit d'une forme rare d'éruption lichénoïde qui se distingue du lichen plan par l'aspect clinique, l'histologie, et le phénotype des cellules de l'infiltrat [28]. La lésion élémentaire du lichen nitidus est une « mini » papule de 1 à 2 mm de diamètre, plate ou légèrement bombée ou acuminée. Elle est blanche, brillante, ou parfois de la couleur de la peau normale, plus rarement purpurique, peu ou pas prurigineuse. Chaque papule reste isolée de l'élément voisin au sein de groupements d'une dizaine de papules qui siègent au fourreau de la verge, aux poignets, au dos des mains, mais peuvent se généraliser, avec parfois atteinte unguéale associée. Un phénomène de Kœbner peut être parfois présent. Une variété déclenchée par l'exposition solaire (lichen nitidus actinique) a été décrite chez des sujets de phototype foncé. On pourrait confondre les papules du lichen nitidus avec des papules de surcharge (*cf.* chapitre 13) ou des verrues planes. L'histologie révèle un infiltrat dense, bien limité entre deux crêtes épidermiques, micronodulaire, sous l'épiderme atrophique, comportant des lymphocytes, parfois des plasmocytes, des histiocytes et des cellules géantes ; c'est cette image pseudo-tuberculoïde qui caractérise le lichen nitidus. L'immunofluorescence directe est négative. L'étiologie de cette entité reste mystérieuse, bien que quelques cas aient été rapportés dans des contextes d'atopie [29] ou de maladie de Crohn [30]. Au plan thérapeutique, l'affection étant asymptomatique, elle ne nécessite aucun traitement mais peut répondre aux corticoïdes topiques et à la photothérapie (PUVA ou UVB).

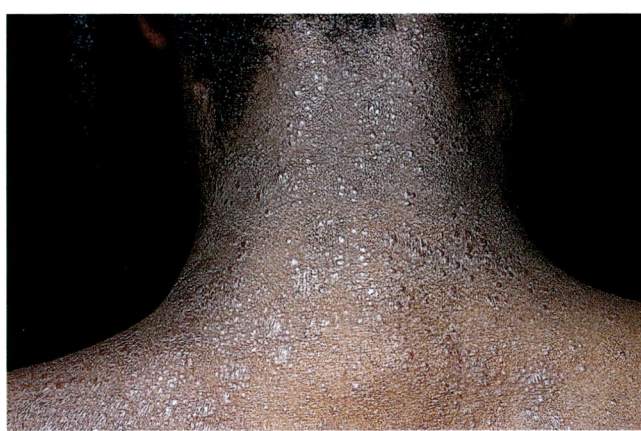

Fig. 10.37 Lichen nitidus.

Kératose lichénoïde striée (fig. 10.38). Très rare, elle est faite de papules cornées kératosiques, à disposition linéaire ou réticulée, non prurigineuses, débutant parfois dans l'enfance. Aux lésions lichénoïdes linéaires des membres s'associe une dermatose faciale d'allure séborrhéique [31].

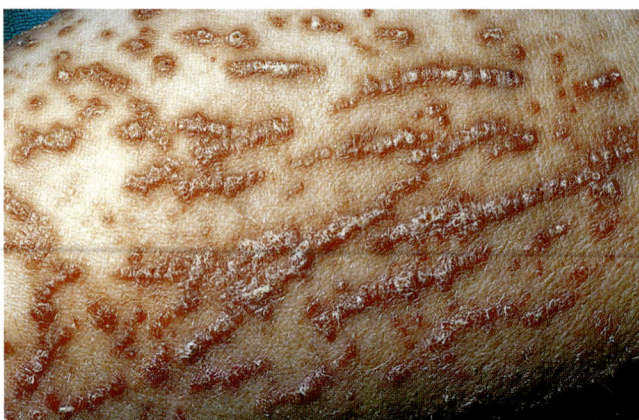

Fig. 10.38 Kératose lichénoïde striée.

Kératose lichénoïde solitaire. C'est une papule inflammatoire asymptomatique, siégeant sur les parties découvertes de sujets âgés, qui correspond vraisemblablement à une tache solaire ou à une kératose séborrhéique en voie de régression, sous l'effet d'un infiltrat inflammatoire histologiquement lichénoïde, voire véritablement lichénien [32].

Dermatose cendrée (*erythema dyschromicum perstans*). Elle s'observe surtout en Amérique du Sud et comporte une phase initiale (le plus souvent oubliée) de macules et parfois des plaques inflammatoires sur le tronc et la partie proximale des membres, puis une phase pigmentée faite de macules gris cendré. Il est probable qu'il s'agit d'une forme de lichen pigmentogène, peut-être induite par des agents chimiques de l'environnement. Le traitement est peu efficace ; la clofazimine et la griséofulvine ont été proposées [33]. Son rapport avec la pigmentation maculeuse éruptive idiopathique de l'enfant (qui ne comporte jamais de phase inflammatoire initiale ni d'aspect histologique lichénoïde) est débattu (*cf.* chapitre 9).

Prurigo pigmentosa (fig. 10.39). C'est une dermatose lichénoïde rare décrite surtout en Asie, touchant de jeunes adultes plus souvent de sexe masculin, évoluant en deux phases : papulovésiculeuse avec prurit intense sur le tronc, puis pigmentée sous forme de lésions réticulées brunâtres. Plusieurs cas associés à une hypercétonémie, avec ou sans diabète (p. ex. dans le cadre d'un régime), ont été rapportés [34]. La maladie répond aux cyclines ou à la dapsone, mais résiste aux dermocorticoïdes.

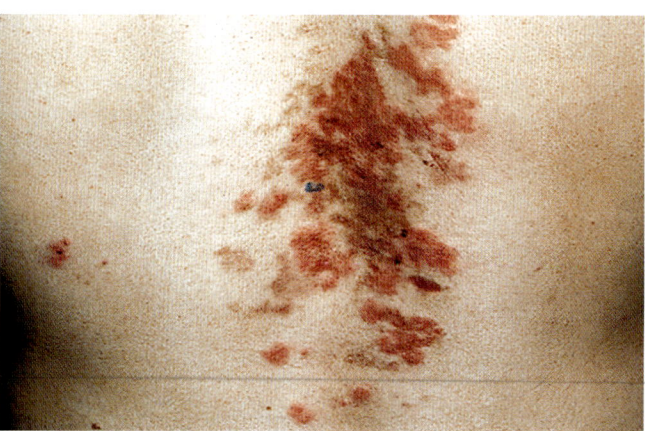

Fig. 10.39 Prurigo pigmentosa.

RÉFÉRENCES

1. Weedon D., *Int J Derm.* 1982, *21*, 203.
2. Irvine C. et coll., *Acta Dermatol. Vénéréol.* 1991, *71*, 242.
3. Ibbotson S.H. et coll., *Br J Dermatol.* 1996, *134*, 420.
4. Davies M.M. et coll., *Br J Dermatol.* 1977, *97*, 313.
5. Prost C. et coll., *Br J Dermatol.* 1985, *113*, 31.
6. Sigurgiersson B. et coll., *Arch Dermatol.* 1991, *127*, 1684.
7. Ogmundsdottir H.M. et coll., *Eur J Oral Sci.* 2002, *110*, 192.
8. Sontheimer R.D., *J Invest Dermatol.* 2009, *129*, 1088.
9. Saurat J.H., *Dermatologica.* 1988, *176*, 1.
10. GISED, *Arch Dermatol.* 1991, *127*, 688.
11. GISED, *Brit Med J.* 1990, *300*, 227.
12. Sanchez-Perez J. et coll., *Br J Dermatol.* 1996, *134*, 715.
13. Cribier B. et coll., *J Am Acad Dermatol.* 1994, *31*, 1070.
14. Shengyuan L. et coll., *Arch Dermatol.* 2009, *145*, 1040.
15. Lodi G. et coll., *Oral Dis.* 2010, *16*, 601.
16. Lazaro P. et coll., *J Invest Dermatol.* 2002, *119*, 798.
17. Stavrianeas N.G. et coll., *Dermatology.* 2002, *205*, 166.
18. Viguier M. et coll., *J Invest Dermatol.* 2015, *135*, 418.
19. Le Cleach L. et coll., *N Engl J Med.* 2012, *366*, 723.
20. Lemonnier E. et coll., *Dermatology.* 1994, *189*, 322.
21. Passeron T., *Arch Dermatol.* 2007, *143*, 472.
22. Byrd JA. et coll., *Arch Dermatol.* 2004, *140*, 1508.
23. Lodi G. et coll., *Br J Dermatol.* 2012, *166*, 938.
24. Guyot A.D. et coll., *Br J Dermatol.* 2007, *156*, 553.
25. Salgado D.S. et coll., *J Oral Pathol Med.* 2013, *42*, 728.
26. Kirtschig G., *Br J Dermatol.* 2002, *147*, 625.
27. Menezes-Brandao F., *Cont Derm.* 1986, *15*, 253.
28. Smoller B.R. et coll., *J Am Acad Dermatol.* 1992, *27*, 232.
29. Lestringant G.G., *Dermatology.* 1996, *192*, 171.
30. Wanat K.A. et coll., *J Am Acad Dermatol.* 2012, *67*, e218.
31. Masouyé I. et coll., *Dermatology.* 1995, *191*, 188.
32. Groesser L. et coll., *Br J Dermatol.* 2012, *166*, 784.
33. Baranda L. et coll., *Arch Dermatol.* 1997, *133*, 325.
34. Kobayashi T. et coll., *Dermatology.* 1996, *192*, 78.

10-10 Pemphigus

P. Joly, L. Borradori

Pemphigus auto-immuns

Le terme de pemphigus définit un groupe de maladies caractérisées par la production d'autoanticorps dirigés contre des protéines d'adhésion de la membrane cytoplasmique des kératinocytes (principalement les desmogléines). La fixation des auto-Ac sur ces protéines de jonction entraîne une perte de la cohésion interkératinocytaire (acantholyse) aboutissant à la formation d'une bulle intraépidermique. Le type de protéines qui sont reconues par les auto-Ac (desmogléines, desmocollines, plakines) et leur profil d'expression dans l'épiderme ou l'épithélium des muqueuses va déterminer la hauteur du clivage (profond ou superficiel) et le type anatomoclinique de pemphigus : pemphigus vulgaire, pemphigus superficiel, pemphigus paranéoplasique (tableau 10.23). Les pemphigus auto-immuns doivent être distingués de certaines dermatoses acantholytiques comme le pemphigus bénin familial de Hailey-Hailey et la maladie de Darier. Ces derniers ne correspondent pas à des maladies auto-immunes, mais à des troubles héréditaires du transport du calcium intracytoplasmique ayant un impact sur la cohésion interkératinocytaire ; ils sont classés dans les troubles de la différenciation épidermique (cf. chapitre 7-5).

Tableau 10.23 Types de pemphigus

	Pemphigus auto-immuns	Protéine(s) cible(s)	Structures d'adhésion
Pemphigus profonds	P. vulgaire, P. végétant	Desmogléine 3 et 1[4]	Desmosomes
Pemphigus superficiels	P. séborrhéique, P. érythémateux, P. foliacé	Desmogléine 1	Desmosomes
Formes particulières	P. herpétiforme[1]	Desmogléine 1 ou 3 Desmocolline 1, 2 ou 3	Desmosomes
	P. induits par médicaments[2]	Desmogléine 1 ou 3[4]	Desmosomes
	P. à IgA[3]	Desmogléine 1 ou 3[4]	Desmosomes
	Pemphigus, formes atypiques	Desmogléine 1 ou 3 Desmocolline 1, 2 ou 3	Desmosomes
	P. paranéoplasique	Desmoplakine 1 et 2	Desmosomes, enveloppe cornée
		Périplakine, envoplakine	Desmosomes, enveloppe cornée
		BP230 (BPAG1e)	Hémidesmosomes
		Plectine	Hémidesmosomes
		Protéine alpha-2 macroglobuline-like 1	Inhibiteur sécrété de protéase
		Desmogléine 3 et 1 Desmocolline 1, 2 ou 3	Desmosomes

1. Peuvent être des formes de début de pemphigus vulgaire ou de pemphigus superficiels.
2. Le plus souvent aspect de pemphigus érythémateux.
3. Vraisemblablement syndrome hétérogène. Cf. aussi chapitre 11-4.
4. Présence possible d'autoanticorps reconnaissant d'autres antigènes, tels que les desmocollines.

On distingue deux formes de pemphigus auto-immuns selon le siège préférentiel du clivage intraépidermique (cf. tableaux 7.1 et 10.23) :
– d'une part les *pemphigus profonds* (pemphigus vulgaire et pemphigus végétant) ; le clivage se situe au niveau de la couche suprabasale de l'épiderme ;
– d'autre part les *pemphigus superficiels* (pemphigus érythémateux, pemphigus foliacé) ; le clivage se situe plus haut dans l'épiderme, sous la couche granuleuse.

Dans le pemphigus profond, les anticorps reconnaissent des protéines exprimées préférentiellement dans les couches basales de l'épiderme, alors que dans les pemphigus superficiels, les antigènes cibles sont exprimés de façon prédominante dans les couches superficielles [1-3].

Pemphigus vulgaire

C'est une maladie cutanéomuqueuse potentiellement grave, dont la mortalité (5 à 15 % à 1 an) est principalement liée aux complications iatrogènes du traitement corticoïde et immunosuppresseur [4, 5]. En fonction de la présence d'une atteinte isolée des muqueuses ou d'une atteinte concomitante des muqueuses et du tégument, on distingue le **pemphigus vulgaire «muqueux»** lié aux Ac antidesmogléine 3 et le **pemphigus vulgaire «mucocutané»** lié habituellement à la présence d'Ac dirigés à la fois contre la desmogléine 1 et la desmogléine 3.

Pemphigus

Aspect clinique

Le début est souvent localisé et insidieux. Le pemphigus vulgaire doit être reconnu à ce stade où il répond souvent à des traitements moins agressifs. Il s'agit dans plus de la moitié des cas d'érosions buccales traînantes et douloureuses, situées sur la face interne des joues, le trigone rétromolaire, le palais et les collets dentaires (fig. 10.40). Extensives et quadrilatères, elles mettent à nu une surface rouge vif, sans enduit fibrineux, parfois bordée d'une collerette épithéliale. Malgré l'aspect caractéristique de ces lésions initiales, ces lésions sont souvent faussement considérées comme une banale aphtose buccale ou une infection herpétique. Les érosions plus anciennes sont recouvertes d'un enduit fibrineux. Des érosions des muqueuses génitales (gland, prépuce, vulve et vestibule vaginal), nasales, ou plus rarement conjonctivales, des lésions suintantes et croûteuses du cuir chevelu, de l'ombilic, de la région axillaire, de la sertissure d'un ou plusieurs ongles (fig. 10.41) sont aussi des modes de début trompeurs du pemphigus vulgaire.

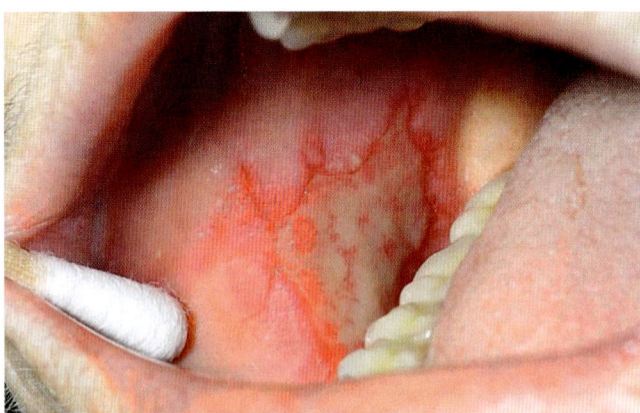

Fig. 10.40 Érosions buccales de pemphigus vulgaire.

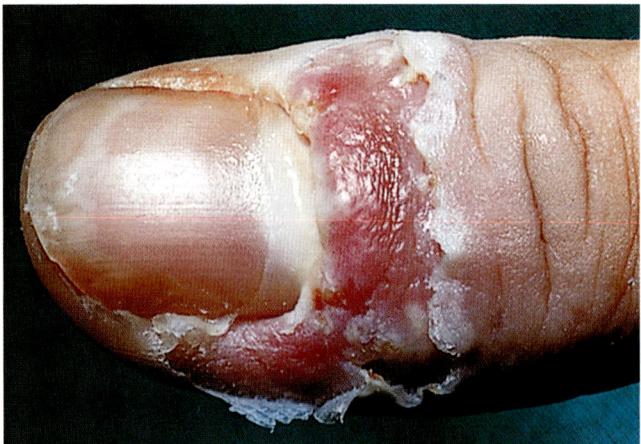

Fig. 10.41 Bulle et érosion périunguéales de pemphigus vulgaire.

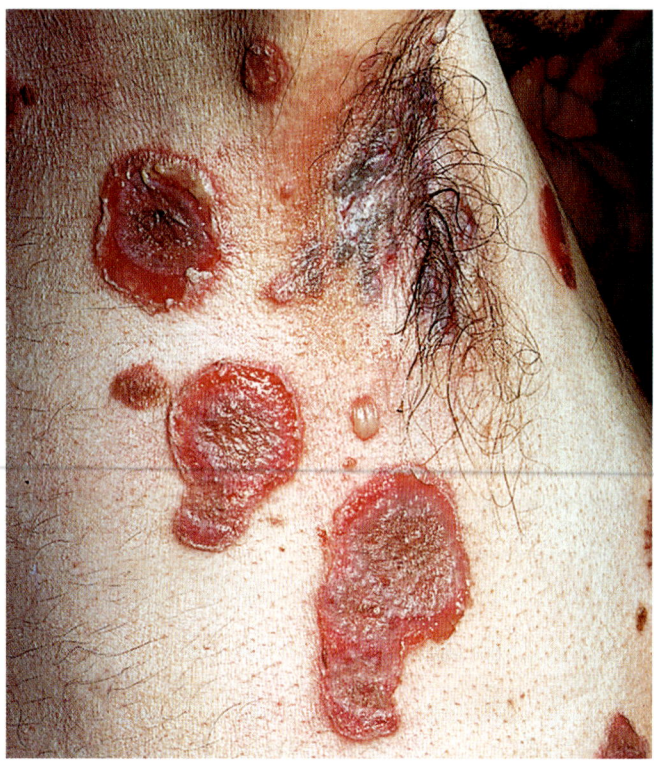

Fig. 10.42 Pemphigus vulgaire.

Les lésions peuvent rester localisées pendant plusieurs semaines ou plusieurs mois, ou s'étendre sur une surface plus ou moins importante du tégument. La bulle claire, non tendue, repose sur une peau non érythémateuse. Elle se rompt rapidement pour laisser place à une érosion bordée d'un lambeau d'épiderme décollé, et dont la cicatrisation peut être très lente (fig. 10.42). La pression de la peau non bulleuse induit une bulle ou une érosion (signe de Nikolsky). Cette éruption peu prurigineuse se distribue sur tout le tégument et prédomine aux points de pression, aux aisselles, à la région pelvienne et au cuir chevelu. En dehors de la sphère ORL, les muqueuses de l'œsophage, du vagin, du col utérin peuvent également être atteintes.

Diagnostic

Le diagnostic de pemphigus vulgaire est fait sur l'association de lésions cliniques évocatrices, d'une image histologique d'acantholyse, et d'une immunofluorescence directe positive, qui est indispensable pour le diagnostic. La caractérisation de la spécificité des auto-Ac sériques par ELISA est également très utile ; elle est généralement concordante avec le diagnostic anatomoclinique du type pemphigus [6].

Examens de laboratoire

L'histologie d'une bulle de petite taille, que l'on s'efforcera de prélever sans la crever, montre un aspect pathognomonique associant un clivage horizontal intraépidermique suprabasal et des lambeaux de cellules épidermiques se détachant pour flotter librement dans la cavité ; c'est le phénomène d'acantholyse (cf. chapitre 1).

L'examen en immunofluorescence directe est pratiqué sur un fragment biopsique obtenu en peau péribulleuse non érosive (même en peau normale à distance de toute bulle) et transporté dans du sérum physiologique (à techniquer dans les 24-48 heures), ou dans le milieu de Michel, ou bien encore congelé dans l'azote liquide (cf. chapitre 1). Il objective des dépôts d'immunoglobulines G et/ou de C3 sur la membrane cytoplasmique des kératinocytes, donnant un aspect caractéristique en « mailles d'un filet » ou en « résille » (fig. 10.43). Cette constatation a une valeur diagnostique presque formelle, même en l'absence d'acantholyse histologiquement décelable (cf. infra Spongiose à éosinophiles). Néanmoins, la classification finale du type de pemphigus dépendra de la corrélation clinicopathologique.

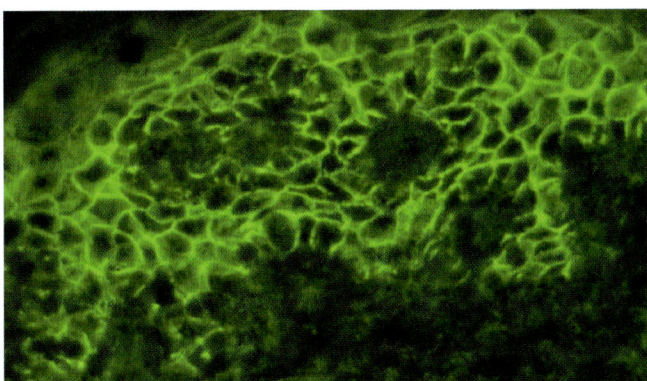

Fig. 10.43 Immunofluorescence directe de pemphigus vulgaire. Dépôts d'IgG en maille de filet correspondant à la fixation *in vivo* des anticorps antidesmogléine 3.

L'immunofluorescence indirecte réalisée à partir du sérum des patients permet de confirmer le diagnostic en mettant en évidence des anticorps circulant de classe IgG réagissant avec la membrane des kératinocytes dans environ 80 % des cas (improprement et anciennement appelés Ac anti-« substance intercellulaire »). Ces anticorps peuvent ne pas être détectés, notamment dans les formes débutantes et/ou localisées. Ils ne sont pas totalement spécifiques, pouvant exceptionnellement être détectés dans certaines éruptions médicamenteuses ou dans des brûlures étendues, etc. La sensibilité de la technique varie en fonction du substrat utilisé (peau humaine normale, œsophage de singe ou de lapin, etc.).

Les tests ELISA utilisant des protéines recombinantes permettent la détection ainsi que la caractérisation des anticorps sériques, qui reconnaissent spécifiquement deux antigènes, la desmogléine 3 et la desmogléine 1 [1-3, 6]. La sensibilité et la spécificité de ces kits d'ELISA sont supérieures à 90 %, constituant actuellement les tests de référence. Il existe une corrélation entre le type de pemphigus vulgaire et le profil des anticorps. En présence d'une atteinte muqueuse isolée, on retrouve habituellement uniquement des anticorps antidesmogléine 3. En revanche, en présence d'une atteinte mucocutanée, il existe habituellement à la fois des anticorps antidesmogléine 3 et antidesmogléine 1. Cette corrélation résulte du profil d'expression distinct de la desmogléine 1 et de la desmogléine 3 dans la peau et les muqueuses (*cf.* ci-dessous) [1-3]. De plus, l'évolution des lésions cutanées pendant le traitement est très corrélée à celle des titres d'anticorps antidesmogléine 1, alors que les anticorps antidesmogléine 3 sont mal corrélés à l'évolution des lésions muqueuses [7].

L'examen du sérum en immunotransfert n'a d'intérêt qu'en cas de suspicion de pemphigus paranéoplasique ou en cas de pemphigus à IgA pour rechercher d'autres auto-Ac que les anticorps antidesmogléines. La technique d'immunoprécipitation n'est presque plus utilisée compte tenu de sa lourdeur.

Diagnostic différentiel

Grâce aux critères que sont l'acantholyse histologique et l'immunofluorescence directe, le diagnostic de pemphigus vulgaire ou d'une autre variante, dès lors qu'il est suspecté (formes de début), ne présente aucune difficulté. Il faut penser à une *forme atypique de pemphigus associé à des anticorps antidesmocollines* en présence de dépôt cytoplasmique intradermique d'IgG, d'une immunofluorescence indirecte positive sur œsophage de singe, avec des tests ELISA-desmogléine 3 et ELISA-desmogléine 1 paradoxalement négatifs [8]. En présence de dépôts concomitants d'IgG et IgA intraépidermiques, la distinction avec le *pemphigus à IgA* peut être aussi difficile. Dans ces cas exceptionnels, la caractérisation des antigènes épidermiques reconnus par le sérum des patients par les techniques d'immunotransfert, voire d'immunoprécipitation, peut être nécessaire. Enfin, l'aspect du *pemphigus paranéoplasique* est parfois proche de celui du pemphigus vulgaire, l'évolution, le contexte clinique et les examens complémentaires (histologie, immunofluorescence, spécificité des autoanticorps) permettant de les différencier (*cf. infra*).

Terrain, associations

Le pemphigus vulgaire survient dans plus de 80 % des cas pendant les 4e et 5e décennies de la vie, mais peut débuter à tout âge et atteindre de jeunes enfants ou des nourrissons.

Plus fréquent dans les populations juives et méditerranéennes, le pemphigus vulgaire est cependant observé dans toutes les ethnies. Quelques cas familiaux ont été également rapportés. Plusieurs études épidémiologiques ont montré une très grande fréquence d'association à certains groupes HLA de classe II [8-10]. Chez les juifs ashkénazes, l'allèle DRβ1*0402 est prédominant. En revanche, dans les pemphigus chez les non-juifs, les Italiens, les Autrichiens et les Japonais, l'allèle HLA-DRβ1*1401 est le plus prévalent. Le groupe DR14 est en fort déséquilibre de liaison avec l'allèle DQβ1*0503, qui constitue un facteur majeur de susceptibilité. Enfin, les apparentés familiaux des patients ayant un pemphigus vulgaire, ainsi que les porteurs des allèles HLA-DR4/DQ8 ou DR6/DQ5 ont fréquemment des autoanticorps circulants contre la desmogléine 3, le plus souvent à des taux faibles [11]. Ces données suggèrent que certains allèles HLA représentent un marqueur de susceptibilité pour le développement d'un pemphigus vulgaire.

Des observations isolées d'associations à diverses maladies auto-immunes (lupus érythémateux systémique, polyarthrite rhumatoïde, pemphigoïde bulleuse, etc.) ainsi qu'à des néoplasies lymphoïdes ou, plus rarement, épithéliales, ont été décrites [11, 12]. Néanmoins, la relation avec des néoplasies paraît fortuite dans la majorité des cas. Il est vraisemblable que plusieurs observations antérieures de pemphigus vulgaire associé à une maladie de Castleman, à un thymome ou à une myasthénie correspondent plutôt à des cas de pemphigus paranéoplasique. Enfin, des formes de transition clinique et immunopathologique entre pemphigus vulgaire et pemphigus superficiel ont été décrites (principalement des pemphigus vulgaires rechutant sous forme de pemphigus superficiels) [13].

Pathogénie, mécanisme de formation des lésions

Les antigènes cibles des autoanticorps du pemphigus vulgaire sont des composants transmembranaires des desmosomes : la desmogléine 3 et la desmogléine 1, deux glycoprotéines de poids moléculaire 130 et 160 kDa, appartenant à la famille des cadhérines desmosomales (*cf.* tableau 7.1 et fig. 7.3) [1-3]. Les anticorps pathogènes appartiennent de façon prédominante à la sous-classe IgG4 durant la phase aiguë de la maladie et reconnaissent préférentiellement les épitopes localisés sur la partie distale extracellulaire de ces protéines, une région impliquée dans l'adhésion cellule-cellule. La responsabilité de ces autoanticorps dans l'induction de l'acantholyse est démontrée expérimentalement *in vitro* et *in vivo* [1, 3]. Chez les mères ayant un pemphigus actif, le passage transplacentaire des autoanticorps induit transitoirement un pemphigus chez le nouveau-né. Les mécanismes responsables de la perte de cohésion intercellulaire sont multiples. Des études récentes indiquent que l'acantholyse résulte de l'activation de voies intracellulaires de signalisation (*via* la MAP-kinase p38) dont le rôle semble critique pour la régulation du cytosquelette, la fonction adhésive des desmosomes et la prolifération cellulaire [14, 15]. En outre, les autoanticorps, après fixation, pourraient participer au détachement des kératinocytes en interférant avec la fonction adhésive des desmogléines [16]. Enfin, la libération de protéases (*cf.* fig. 7.3), et de différentes protéines du système du complément jouent probablement un rôle secondaire dans la dissolution des desmosomes et d'autres structures d'ancrage intercellulaire. L'importance de la desmogléine 3 dans le maintien de l'adhésion interkératinocytaire est soulignée par l'apparition spontanée d'un phénotype similaire à celui des malades souffrant de pemphigus vulgaire chez des souris n'exprimant pas cette protéine après l'inactivation du gène correspondant [16].

La desmogléine 3 est fortement exprimée dans toutes les couches de la muqueuse buccale, alors que l'expression de la desmogléine 1 est faible. En revanche dans la peau, la desmogléine 3 et la desmogléine 1 sont exprimées de façon prédominante dans la couche basale et dans la couche granuleuse superficielle, respectivement. C'est pourquoi, la présence isolée d'anticorps dirigés contre la desmogléine 3 est généralement associée à des lésions muqueuses sans lésions cutanées. Les lésions cutanées au cours du pemphigus vulgaire sont habituellement associées à la présence d'autoanticorps antidesmogléine 1 et antidesmogléine 3 [3, 17].

Des lymphocytes T helper autoréactifs reconnaissant des épitopes de la desmogléine 3 et de la desmogléine 1, et des cellules T régulatrices (Tr1) sont également impliqués dans le développement de la réponse immunitaire contre ces deux protéines [18].

Enfin, de nombreux autres autoanticorps reconnaissant des protéines desmosomales (comme les desmocollines) ou diverses protéines non desmosomales (comme la pemphaxine, le récepteur anticholinergique α9, etc.) ont été décrits. Leur pouvoir pathogène reste discuté [3, 19], sauf pour les anticorps antidesmocolline 3 capables de produire une acantholyse *in vivo*.

Pronostic, évolution, traitement

Le pemphigus vulgaire est une maladie grave. Avant l'utilisation de la corticothérapie, 70 % des patients mouraient de la maladie elle-même, de ses conséquences métaboliques ou de surinfection. Depuis l'utilisation de la corticothérapie et des immunosuppresseurs, la mortalité a considérablement diminué mais reste significative puisque récemment évaluée en France à 10 % à un an et 15 % à 2 ans [5], avec des taux encore plus élevés en Angleterre [4]. Le traitement du pemphigus vulgaire est actuellement assez bien codifié, mais pourrait être profondément modifié dans les années à venir par l'utilisation croissante d'anticorps monoclonaux anti-CD20 [20-23]. On distingue traitement d'attaque et traitement d'entretien.

Traitement d'attaque

Dans les formes très actives et étendues (bulles diffuses, taux d'anticorps élevé), l'objectif prioritaire est l'obtention d'une rémission rapide, soit au moyen de fortes doses de prednisone *per os* (1 mg/kg à 1,5 mg/kg/j) [24], soit plus rarement par une corticothérapie intraveineuse en bolus (méthylprednisolone 500 mg à 1 g/j, pendant 3-5 jours) relayée par une corticothérapie orale. Les formes corticorésistantes sont actuellement le plus souvent traitées par un anticorps monoclonal anti-CD20 dirigé contre des lymphocytes B : rituximab (2 perfusions intraveineuses de 1 g à 15 jours d'intervalle), ou par des immunosuppresseurs tels que l'azathioprine, le mycophénolate mofétil ou le cyclophosphamide, parfois associés à des immunoglobulines polyclonales intraveineuses. Les échanges plasmatiques ou l'immunoadsorption ne sont que très rarement utilisés dans les formes résistantes aux traitements décrits ci-dessus [21-25]. Dès que le contrôle de la maladie est obtenu (défini par un consensus d'experts comme l'absence de toute nouvelle bulle et le début de cicatrisation des lésions) [26], la dose d'attaque est progressivement réduite et le traitement est continué comme pour les formes peu actives. Le délai jusqu'à obtention d'une cicatrisation complète de toutes les lésions cutanées et muqueuses peut nécessiter plusieurs mois. Néanmoins, même dans les formes les plus sévères, l'utilisation d'Ac anti-CD20 (rituximab) permet l'obtention d'une rémission dans environ 80 % des cas après un délai de 6 à 8 semaines [23]. De plus, de petites séries et une étude randomisée française suggèrent que l'utilisation du rituximab en 1re intention pourrait permettre un bon contrôle des lésions avec des doses réduites de corticoïdes [23, 27].

Dans les formes peu actives, on peut utiliser des posologies plus modérées de prednisone (0,5 mg/kg/j) et rapidement proposer un traitement alterné 1 jour/2, éventuellement associé à une corticothérapie locale. L'introduction d'emblée de traitements immunosuppresseurs reste controversée (azathioprine 100 mg/j, ou mycophénolate mofétil 2 g/j, associé à 40 mg de prednisone 1 jour/2 dans le cadre du protocole appelé «Lever faible»). Plus de la moitié des malades semble cependant répondre à la corticothérapie générale en monothérapie [5].

Traitement d'entretien

Le but est d'obtenir une rémission stable moyennant une dose minimale de corticoïdes par voie générale. Le recours aux immunosuppresseurs a donc comme objectif la réduction des doses cumulées et des effets indésirables de la corticothérapie générale tout en conservant un contrôle effectif de la maladie [20, 21, 28]. Les résultats des études randomisées évaluant l'intérêt des immunosuppresseurs comme traitement adjuvant au cours du pemphigus sont contradictoires ; la plupart ne montrent aucun bénéfice en termes de contrôle de la maladie ou d'épargne de corticoïdes, avec souvent un nombre plus élevé d'effets indésirables. L'azathioprine (de 1 à 3 mg/kg/j en fonction de l'activité de la thiopurine méthyltransférase), le mycophénolate mofétil (2 g/j, voire jusqu'à 3 g/j), le cyclophosphamide (50-150 mg/j, soit 1-3 mg/kg/j) et plus rarement le méthotrexate (15 à 20 mg/semaine) peuvent être utilisés, sans preuve formelle de leur intérêt. L'efficacité du mycophénolate mofétil et celle de l'azathioprine semblent proches [29, 30]. Le cyclophosphamide en raison de ses effets indésirables n'est utilisé qu'après l'échec du mycophénolate mofétil ou de l'azathioprine.

Le traitement doit être poursuivi jusqu'à rémission complète clinique et biologique, avec souvent diminution voir disparition des anticorps circulants.

Globalement, un sevrage complet et prolongé de la corticothérapie et des immunosuppresseurs peut être obtenu chez 45 à 50 % des patients après un délai moyen de 3 ans [5].

L'utilisation des immunosuppresseurs conventionnels sera très vraisemblablement supplantée par le rituximab dans les années à venir. En effet, environ 80 % des malades traités par rituximab sont en rémission complète sans aucun traitement ou avec un traitement minimal pendant des périodes de 12 à 24 mois, voire encore plus longues, d'où la tendance croissante à l'utiliser en 1re intention.

Comme pour toute autre maladie acantholytique, on gardera en permanence à l'esprit qu'une infection herpétique doit être évoquée devant toute atteinte érosive mucocutanée rebelle au traitement immunosuppresseur ou toute exacerbation de la maladie.

La surveillance porte sur :

– les lésions cliniques : les érosions buccales sont les plus longues à cicatriser ;
– le dépistage des complications iatrogènes ;
– le dosage des anticorps sériques antidesmogléine 3 et éventuellement antidesmogléine 1 en cas de pemphigus mucocutané, en ELISA [12, 20]. Comme indiqué ci-dessus, l'évolution des anticorps antidesmogléine 1 est très bien corrélée à l'évolution des lésions cutanées. À l'inverse, certains malades peuvent garder des taux élevés d'anticorps antidesmogléine 3, alors qu'ils n'ont plus aucune lésion muqueuse [7].

RÉFÉRENCES

1. Stanley J.R. et coll., *N Engl J Med.* 2006, *355*, 1800.
2. Amagain M. et coll., *J Invest Dermatol.* 2012, *132*, 776.
3. Amagai M., *J Am Acad Dermatol.* 2003, *48*, 244.
4. Langan S.M. et coll., *BMJ.* 2008, *9*, a180.
5. Almugairen N. et coll., *J Am Acad Dermatol.* 2013, *69*, 583.
6. Hertl M. et coll., *J Eur Acad Dermatol Venereol.* 2015, *29*, 405.
7. Abascq C. et coll., *Arch Dermatol.* 2009, *145*, 529.
8. Ishii N. et coll., *Br J Dermatol.* 2015, *173*, 59.
9. Wucherpfennig K.W. et coll., *Proc Natl Acad Sci.* 1995, *92*, 11935.
10. Lin M.S. et coll., *J Clin Invest.* 1997, *99*, 31.
11. Brandsen R. et coll., *J Am Acad Dermatol.* 1997, *36*, 44.
12. Patten S.F. et coll., *Int J Dermatol.* 1994, *33*, 836.
13. Komai A. et coll., *Br J Dermatol.* 2001, *144*, 1177.
14. Berkowitz P. et coll., *Proc Natl Acad Sci U S A.* 2006, *103*, 12855.
15. Di Zenzo G. et coll. *Semin Immunopathol.* 2016, *38*, 57.
16. Koch P.J. et coll., *J Cell Biol.* 1997, *137*, 1091.
17. Yoshida K. et coll., *J Am Acad Dermatol.* 2005, *52*, 839.
18. Hertl M. et coll., *J Clin Invest.* 2006, *116*, 1159.
19. Nguyen V. et coll., *J Clin Invest.* 2000, *106*, 1467.
20. Harman K.E. et coll., *Br J Dermatol.* 2003, *149*, 926.
21. Dick S.E. et coll., *Auto-immunity.* 2006, *39*, 591.
22. Sami N. et coll., *Eur J Dermatol.* 2003, *13*, 377.
23. Joly P. et coll., *N Engl J Med.* 2007, *357*, 545.
24. Schmidt E. et coll., *Arch Dermatol Res.* 2010, *302*, 241.
25. Eming R. et coll., *Auto-immunity.* 2006, *39*, 609.
26. Murrell D.F. et coll. *J Am Acad Dermatol.* 2015, *72*, 168.
27. Ingen-Housz-Oro S. et coll., *JAMA Dermatol.* 2015, *151*, 200.
28. Toth G.G. et coll., *Clin Dermatol.* 2001, *19*, 761.
29. Beissert S. et coll., *J Invest Dermatol.* 2010, *130*, 2041.
30. Beissert S. et coll., *Arch Dermatol.* 2006, *142*, 1447.

Pemphigus végétant

Il s'agit d'une variante de pemphigus caractérisée par des plaques hypertrophiques humides [1]. Les lésions végétantes suintantes et croûteuses siègent le plus souvent dans les grands plis. On distingue deux types « historiques » de pemphigus végétant : le **pemphigus vegetans de Neumann** où les végétations humides correspondent en fait à un mode de cicatrisation d'érosions post-bulleuses ; le diagnostic rétrospectif de maladie bulleuse est alors aisé. En revanche, dans le **pemphigus vegetans de Hallopeau** (ou dermatite pustuleuse chronique, à ne pas confondre avec l'acrodermatite pustuleuse continue, *cf.* chapitre 11), les lésions végétantes succèdent à – et sont entourées par – des *plaques pustuleuses* à évolution centrifuge. Dans cette situation, le diagnostic de maladie bulleuse risque d'être méconnu. Dans les deux cas, la muqueuse buccale peut être le siège de lésions végétantes.

L'histologie montre une acantholyse profonde, comme dans le pemphigus vulgaire, associée à une hyperplasie épidermique et des abcès intraépidermiques à polynucléaires neutrophiles et éosinophiles. L'immunofluorescence directe montre un aspect évocateur en « mailles de filet ».

La recherche d'anticorps circulants en immunofluorescence indirecte et par technique ELISA est positive [1, 2]. Ces autoanticorps IgG reconnaissent la desmogléine 3, la desmogléine 1 ou encore les desmocollines 1, 2 ou 3. On élimine ainsi les autres dermatoses végétantes, comme les pyodermites végétantes, les halogénides, la pemphigoïde végétante, ou encore des syphilides végétantes.

Le traitement est celui du pemphigus vulgaire, la forme dite de Neumann nécessitant un traitement plus actif que la forme Hallopeau. Quelques cas ont été améliorés par les rétinoïdes.

RÉFÉRENCES

1. Ruocco V. et coll., *Clin Dermatol.* 2015, *33*, 471.
2. Ishii N. et coll., *Br J Dermatol.* 2015, *173*, 59.

Pemphigus superficiels

Au sein du groupe des pemphigus superficiels, on distingue différentes variantes selon le tableau clinique, l'étendue des lésions, ainsi que les caractéristiques épidémiologiques : une forme localisée : le *pemphigus érythémateux ou séborrhéique*, et une forme généralisée : le *pemphigus foliacé* qui peut être soit sporadique, soit endémique. *Le pemphigus foliacé endémique* existe dans deux régions où il prend des caractéristiques cliniques particulières : *le pemphigus endémique sud-américain* (décrit initialement comme « pemphigus brésilien »), et le *pemphigus nord-africain* (décrit initialement comme « pemphigus tunisien »).

Pemphigus érythémateux (pemphigus séborrhéique)[3]

Aspect clinique

Il s'agit de plaques érythématosquamocroûteuses, parfois prurigineuses, des zones séborrhéiques du visage et du tronc (fig. 10.44) [1, 2]. Ces lésions représentent l'évolution de bulles superficielles et éphémères. Le signe de Nikolsky est souvent net au voisinage des plaques squamocroûteuses. Les muqueuses sont habituellement respectées. Cet aspect clinique peut égarer vers une banale dermatite séborrhéique ou encore un lupus érythémateux en raison de la présence possible de plages érythématosquameuses en vespertilio.

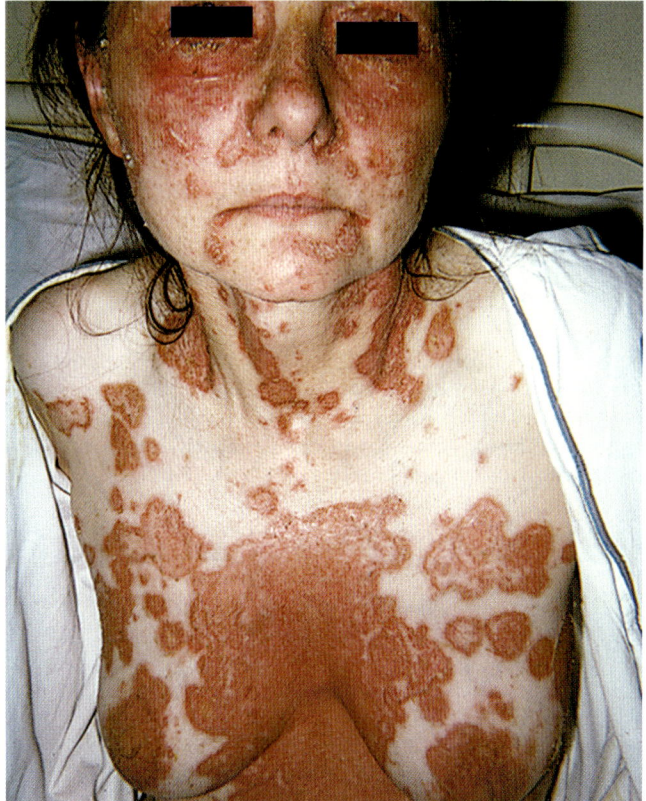

Fig. 10.44 Pemphigus érythémateux (séborrhéique).

Diagnostic

L'histologie montre un clivage haut situé dans l'épiderme, au niveau de la couche granuleuse, avec formation d'une bulle sous-cornée. L'acantholyse est constante mais discrète et certaines cellules peuvent être dyskératosiques.

L'immunofluorescence directe objective des dépôts d'IgG et/ou de C3 « en mailles de filet », comme dans le pemphigus vulgaire. Rarement, ces dépôts épargnent les couches profondes de l'épiderme et se localisent uniquement dans la partie superficielle de l'épiderme.

---

3. *Syn.* : pemphigus séborrhéique, pemphigus de Senear-Usher.

L'immunofluorescence indirecte met en évidence des autoanticorps sériques réagissant avec la membrane des kératinocytes. Ces autoanticorps IgG reconnaissent la desmogléine 1. Ils peuvent être mis en évidence avec grande spécificité et sensibilité par technique ELISA [2, 3].

Pathogénie, terrain, associations

La desmogléine 1 est l'antigène cible des anticorps circulant dans le pemphigus érythémateux et le pemphigus foliacé. C'est un composant transmembranaire des desmosomes. Comme nous l'avons vu plus haut, la desmogléine 1 est préférentiellement exprimée dans les couches superficielles de l'épiderme et son expression dans les muqueuses est faible. Il n'est donc pas surprenant d'observer dans ces deux situations cliniques :
– l'absence de lésions muqueuses ;
– une atteinte cutanée avec un clivage intraépidermique superficiel sous-corné [1, 2].

Le pemphigus érythémateux représente une forme localisée de pemphigus foliacé. C'est une maladie de l'adulte, mais des cas infantiles ont été rapportés [1, 2]. L'association du pemphigus érythémateux avec un thymome et/ou une myasthénie a été rapportée.

Il n'y a pas de rapport significatif entre le pemphigus érythémateux et la maladie lupique, bien qu'il existe un certain chevauchement clinique, ayant justifié dans le passé la dénomination de pemphigus érythémateux : lésions érythématosquameuses du visage, voire érythème congestif en vespertilio, aggravation des lésions par l'exposition solaire, et présence de dépôts d'immunoglobulines IgG le long de la jonction dermo-épidermique en immunofluorescence directe évoquant une bande lupique (cf. chapitre 10-4). Il a été récemment montré que ces dépôts d'IgG correspondent à des complexes immuns comportant des autoanticorps antidesmogléine 1 et le domaine extracellulaire clivé de la desmogléine 1, alors que la recherche d'anticorps antinucléaire est négative dans la grande majorité des cas [4]. Dans des cas rarissimes de pemphigus érythémateux, on peut retrouver les critères cliniques et biologiques autorisant le diagnostic de lupus érythémateux systémique. On considère plutôt ces cas comme des associations fortuites des deux maladies [1, 2].

Les pemphigus induits par les médicaments revêtent fréquemment l'aspect de pemphigus érythémateux [1, 2].

Pronostic, évolution, traitement

Le pemphigus érythémateux est traditionnellement considéré comme moins grave que le pemphigus vulgaire. Il est rare que les lésions s'étendent à tout le tégument et réalisent un tableau de pemphigus foliacé. Plus souvent, elles restent localisées et répondent aux corticoïdes topiques. Les cas résistant au traitement topique peuvent bénéficier de la *dapsone* (50 à 200 mg/j) comme traitement de 1re intention, ou de la corticothérapie générale, parfois à faible dose. Néanmoins, deux séries rétrospectives ont montré que les rechutes étaient plus fréquentes et le sevrage en corticoïdes plus rarement obtenu chez les patients ayant un pemphigus érythémateux que chez ceux ayant un pemphigus vulgaire [3, 5, 6]. Dans les pemphigus induits par un médicament, l'arrêt de ce dernier entraîne une rémission spontanée dans environ 50 % des cas.

Pemphigus foliacé

Le pemphigus foliacé sporadique est une forme de pemphigus superficiel disséminé devenue assez rare en Europe [1, 2]. Les bulles initiales, flasques, font rapidement place à des aires érythémateuses suintantes squamocroûteuses qui confluent pour réaliser un tableau d'érythrodermie exfoliative suintante (fig. 10.45). Les muqueuses sont respectées. Le signe de Nikolsky est positif.

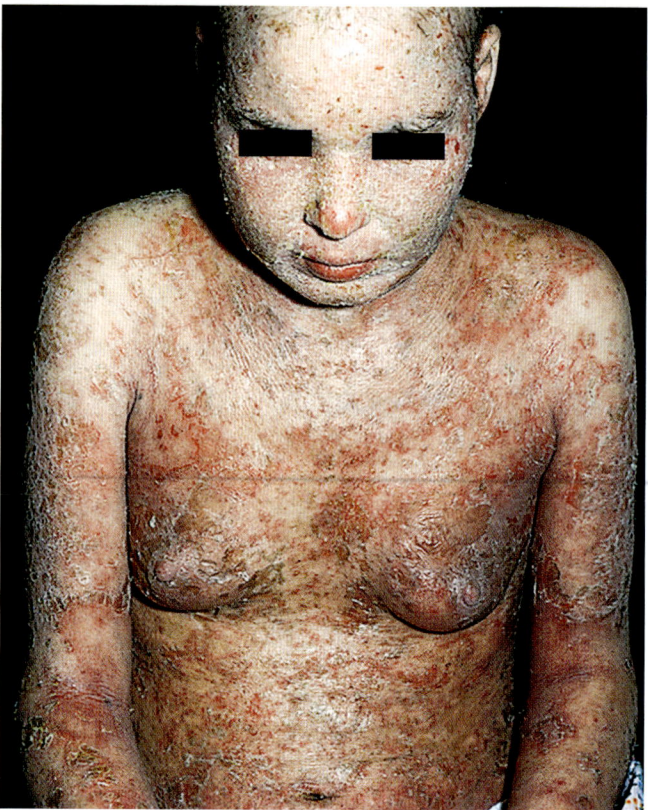

Fig. 10.45 Pemphigus foliacé : forme nord-africaine.

L'histologie et l'immunopathologie sont identiques à celles du pemphigus érythémateux dont le pemphigus foliacé est souvent considéré comme une forme généralisée.

Le pemphigus foliacé endémique (*fogo selvagem*) est une maladie fréquente avec une prévalence pouvant atteindre 3,4 %. Il est endémique dans certaines régions du Brésil et de la Colombie [1, 2]. Au cours des dernières années, l'incidence semble néanmoins diminuer. Il atteint surtout des enfants et des adultes habitant dans des régions rurales humides comportant des rivières. Les aspects cliniques, histologiques et immunopathologiques sont identiques à ceux du pemphigus érythémateux. La fréquence de certains allèles du groupe HLA-DR (DRβ1*1402, 0404 ou 1406) est augmentée dans des séries de *fogo selvagem*. Ces haplotypes semblent donc conférer une susceptibilité à la maladie et expliquer les cas familiaux [1, 2]. Les causes précises de la nature endémique ne sont cependant pas complètement élucidées. La maladie est vraisemblablement déclenchée chez des sujets génétiquement susceptibles par des facteurs environnementaux. Une hypothèse pourrait être une réactivité croisée entre la desmogléine 1 et des protéines salivaires transmises par certains insectes hématophages (p. ex. *Simulium pruinosum*) [7].

Les anticorps des sujets atteints de pemphigus foliacé (forme sporadique et forme endémique brésilienne) réagissent, comme ceux du pemphigus érythémateux, avec la desmogléine 1. Leur caractère pathogène dans l'induction du clivage épidermique est bien établi sur des données expérimentales *in vitro* et *in vivo* [7-9]. Sur le plan physiopathologique, les mécanismes responsables de la perte de la cohésion sont similaires mais non identiques à ceux du pemphigus vulgaire : l'activation de voies de signalisation aboutissant à une réorganisation du cytosquelette et des desmosomes paraît ici jouer un rôle plus important par rapport à l'inhibition de la fonction adhésive de la desmogléine 1 [9].

Le traitement du pemphigus foliacé est identique à celui des formes graves du pemphigus vulgaire [6].

Pemphigus nord-africain. Des observations récentes indiquent que le pemphigus foliacé est très fréquent dans certaines régions rurales du Maghreb [10, 11]. En Tunisie, son incidence est de 15,5 cas/million/an, ce qui est proche de celle de la forme endémique au Brésil. Ce pemphigus endémique sévit dans les zones rurales du sud de la Tunisie, tandis que l'épidémiologie du pemphigus dans le Nord de la Tunisie est proche des caractéristiques européennes avec une prédominance de pemphigus vulgaires. Le pemphigus endémique tunisien se différencie du pemphigus endémique brésilien par sa prévalence dans les zones rurales mais sèches du sud du pays, sa survenue préférentielle chez les jeunes femmes, la rareté des cas familiaux et infantiles [11, 12]. Enfin, dans certaines régions de l'Afrique subsaharienne, le pemphigus semble souvent prendre un aspect de pemphigus superficiel, de type érythémateux ou foliacé [13]. Ces formes semblent se distinguer par une prédominance féminine, la présence de prurit, et la formation de pustules avec hypopion.

RÉFÉRENCES

1. James K.A. et coll., *Dermatol Clin.* 2011, *29*, 405.
2. Hammers C.M. et coll., *Euroepan Handbooks of Dermatological Treatments* (eds, Katsambas A.D. et coll.), Springer Verlag Berlin-Heidelberg, 2015, 691.
3. Dehen L. et coll., *Ann Dermatol Vénéréol.* 1993, *120*, 874.
4. Oktarina D.A. et coll., *Arch Dermatol.* 2012, *148*, 1173.
5. Almugairen N. et coll., *J Am Acad Dermatol.*, 2013 ; *69*, 583.
6. Hertl M. et coll., *J Eur Acad Dermatol Venereol.* 2015, *29*, 405.
7. Flores G. et coll., *J Invest Dermatol.* 2012, *132*, 2573.
8. Hacker-Foegen M.K. et coll., *J Invest Dermatol.* 2003, *121*, 1379.
9. Washke J. et coll., *J Clin Invest.* 2005, *115*, 3157.
10. Mahe A. et coll., *Br J Dermatol.* 1996, *134*, 114.
11. Bastuji-Garin S. et coll., *J Invest Dermatol.* 1995, *104*, 302.
12. Abida O. et coll., *J Eur Acad Dermatol Venereol.* 2009, *23*, 1073.
13. Zaraa I. et coll., *J Invest Dermatol.* 2012, *132*, 479.

Pemphigus herpétiforme

Il s'agit d'une variété non exceptionnelle de pemphigus qui se présente cliniquement soit avec des lésions urticariennes très prurigineuses à distribution annulaire faisant suspecter une pemphigoïde bulleuse, soit avec des lésions rappelant plus une dermatite herpétiforme. L'histologie montre un aspect soit de pemphigus (superficiel ou profond), soit un infiltrat intraépidermique riche en éosinophiles (spongiose à éosinophiles) ou en neutrophiles [1, 2]. L'immunofluorescence directe permet de rattacher l'affection au groupe des pemphigus auto-immuns en montrant des dépôts d'IgG et/ou de C3 au niveau des membranes cytoplasmiques kératinocytaires. Certains cas évoluent vers un tableau clinique de pemphigus érythémateux, foliacé, ou de pemphigus vulgaire [1, 2]. L'immunofluorescence indirecte est positive chez plus de 50 % des cas. Dans les sérums étudiés par ELISA ou immunotransfert, les autoanticorps reconnaissent la desmogléine 1 ou, plus rarement, la desmogléine 3, voire les desmocollines 1, 2 ou 3 [1-5]. Dans l'ensemble, le pronostic est relativement bon. Les sulfones ou les sulfamides sont efficaces dans deux cas sur trois.

RÉFÉRENCES

1. Lebeau S. et coll., *Clin Exp Dermatol.* 2010, *35*, 366.
2. Laws P.M. et coll., *Int J Dermatol.* 2015, *54*, 1014.
3. Kubo A. et coll., *Br J Dermatol.* 1997, *137*, 109.
4. Isogai R. et coll., *J. Dermatol.* 2004, *31*, 407.
5. Ishii N. et coll., *Br J Dermatol.* 2015, *173*, 59

Dermatoses avec anticorps IgA antimembrane cytoplasmique kératinocytaire et pemphigus à IgA

Ces dermatoses sont actuellement regroupées du fait de caractéristiques immunopathologiques communes, caractérisées par la présence de dépôts d'IgA (avec ou sans C3), en « mailles de filet » tantôt sur tout l'épiderme tantôt en sous-corné en immunofluorescence directe, associés à des anticorps sériques IgA dirigés contre la membrane cytoplasmique des kératinocytes [1-3]. Cependant, la variabilité des aspects cliniques ainsi que l'hétérogénéité des antigènes épidermiques reconnus par les sérums suggèrent qu'il s'agit d'entités distinctes et que leur regroupement sous le terme de « pemphigus à IgA » n'est pas justifié [2].

La présentation clinique est variable, principalement à type de pemphigus superficiel ou de pustulose sous-cornée, et beaucoup plus rarement à type de pemphigus vulgaire. La forme à type de pustulose sous-cornée est la plus caractéristique cliniquement. Elle comporte des lésions vésiculopustuleuses, parfois groupées en figures annulaires, siégeant sur fond érythémateux, atteignant préférentiellement les grands plis et le tronc, ou encore rappelant une dermatite herpétiforme (*cf.* chapitre 11) [1-3]. La forme à type de pemphigus superficiel à IgA a en fait les mêmes caractéristiques cliniques que les pemphigus superficiels à IgG. Les muqueuses sont habituellement respectées [3].

L'histologie montre un infiltrat riche en polynucléaires neutrophiles pouvant se grouper en abcès intraépidermiques (dans la forme neutrophilique intraépidermique) ou sous-cornés (forme sous-cornée pustuleuse). Le clivage intraépidermique avec cellules acantholytiques n'est pas constant.

L'évolution est souvent favorable avec fréquemment une bonne réponse à la *dapsone* (50-200 mg/j), aux rétinoïdes, aux cyclines ou encore au méthotrexate [1-3].

La responsabilité des IgA fixées à la membrane kératinocytaire dans l'induction des lésions est probable, bien que non démontrée sur des données expérimentales. Dans plus de 50 % des cas, le sérum des malades contient des autoanticorps IgA (et parfois IgG) dirigés contre des protéines épidermiques. Il s'agit souvent de composants des desmosomes, soit des desmocollines (surtout la desmocolline 1, mais également la desmocolline 2 ou 3), soit la desmogléine 1, la desmogléine 3 ou encore des autres antigènes non encore caractérisés [2, 4]. Si certains cas peuvent être considérés comme des formes distinctes de pemphigus médiés par des IgA (pemphigus vulgaire à IgA, ou pemphigus superficiels à IgA avec des anticorps antidesmogléine 3 ou 1, respectivement), d'autres cas semblent plutôt devoir être intégrés dans les maladies neutrophiliques (*cf.* chapitre 11) sur la base de leur évolution clinique et de l'association à des maladies systémiques [1-3]. Enfin, il faut noter qu'une gammapathie monoclonale à IgA peut être associée et doit donc être recherchée systématiquement [3].

RÉFÉRENCES

1. Wallach D., *J Am Acad Dermatol.* 1992, *27*, 993.
2. Hashimoto T. et coll., *Br J Dermatol.* 2015, *173*, 868.
3. Geller S. et coll., *Br J Dermatol.* 2014, *171*, 650.
4. Hashimoto T. et coll., *J Invest Dermatol.* 1997, *109*, 127.

Spongiose à éosinophiles

Il s'agit d'un *aspect histologique* et non d'une entité clinique. L'épiderme est le siège d'un œdème responsable d'une spongiose (*cf.* chapitre 1-3) et il est infiltré de polynucléaires éosinophiles qui peuvent se grouper en abcès intraépidermiques. L'acantholyse peut être trouvée en bordure de ces zones, ou être absente [1, 2]. Cet aspect histologique peut être rattaché au groupe des pemphigus auto-immuns (début de pemphigus vulgaire, pemphigus herpétiforme) lorsqu'il existe une acantholyse ou une immunofluorescence directe montrant des dépôts d'IgG et/ou de C3 sur la membrane des kératinocytes. Il n'est nullement spécifique des pemphigus car on l'observe également dans d'autres dermatoses, notamment la pemphigoïde bulleuse. La présence d'éosinophiles dans des lésions de pemphigus demeure jusqu'ici inexpliquée. Une spongiose avec un infiltrat intraépidermique riche en polynucléaires neutrophiles (*spongiose à neutrophiles*) peut également correspondre à l'aspect histologique initial et trompeur d'un pemphigus superficiel ou profond.

RÉFÉRENCES
1. Hoss D.M. et coll., *Arch Dermatol.* 1996, *132*, 315.
2. Ruiz E. et coll., *J Am Acad Dermatol.* 1994, *30*, 973.

Pemphigus induits par des médicaments

La fréquence des cas de pemphigus iatrogènes a beaucoup diminué depuis les premiers cas rapportés, car les principaux médicaments inducteurs (D-pénicillamine, pyritinol, captopril, thiopronine) ne sont plus ou quasiment plus employés. Des cas dont l'imputabilité n'est pas certaine ont été rapportés avec des médicaments encore en usage (pénicilline, ampicilline, rifampicine, phénylbutazone, bêta-bloquants, piroxicam) [1, 2].

L'aspect clinique est le plus souvent celui d'un pemphigus érythémateux ou pemphigus foliacé, et moins fréquemment celui d'un pemphigus vulgaire ou herpétiforme. L'atteinte des muqueuses est rare.

La recherche d'autoanticorps, par immunofluorescence directe sur la peau ou par immunofluorescence indirecte et/ou ELISA dans le sérum, est cependant moins souvent positive que lors des pemphigus idiopathiques [2, 3].

Environ 80 % des médicaments en cause possèdent un groupe thiol, des ponts disulfure ou un cycle contenant un soufre. Les médicaments en cause ont vraisemblablement des propriétés biochimiques intrinsèques directement responsables d'une acantholyse, ou encore l'aptitude d'altérer les caractéristiques antigéniques en les rendant plus immunogènes.

Le fait que certains pemphigus considérés comme «médicamenteux» aient les mêmes allèles de susceptibilité (comme l'allèle DRβ1*0402) que les pemphigus vulgaires idiopathiques doit peut-être faire reconsidérer leur caractère réellement induit [4].

Le pemphigus induit disparaît spontanément en quelques mois dans la majorité des cas après l'arrêt du médicament et une corticothérapie générale à doses modérées. En revanche, les formes idiopathiques révélées par un médicament peuvent persister, et nécessitent alors un traitement identique aux pemphigus habituels.

RÉFÉRENCES
1. Bialy-Golan A. et coll., *J Am Acad Dermatol.* 1996, *35*, 732.
2. Ruocco V. et coll., *Clin Dermatol.* 2013, *31*, 374.
3. Korman N.J. et coll., *J Invest Dermatol.* 1991, *96*, 273.
4. Matzer Y. et coll., *Acta Derm Venereol.* 1995, *75*, 12.

Pemphigus paranéoplasique (syndrome multiorganes auto-immun paranéoplasique)

Le pemphigus paranéoplasique (PNP) a été identifié en 1990 comme une maladie mucocutanée distincte des autres formes de pemphigus, et caractérisée pas son association à divers types de néoplasies. Il s'agit habituellement de proliférations lymphoïdes, de type lymphome, leucémie lymphoïde chronique, thymome, maladie de Castelman et plus rarement de tumeurs solides (sarcome à cellules dendritiques, carcinome, < 10 % des cas) [1-4].

Malgré sa dénomination, les aspects cliniques et immunopathologiques du PNP différent de ceux du pemphigus. Au cours des dernières années, le PNP a même pu être intégré dans le cadre d'une maladie touchant plusieurs organes, comme les poumons ou le tube digestif, d'où le nom de *syndrome multiorganes auto-immun paranéoplasique* [2-4]. C'est souvent l'atteinte pulmonaire qui grève alors le pronostic vital lié à proprement parler au PNP et pas au cancer associé.

Sur le plan physiopathologique, le PNP se caractérise par une réaction lichénoïde faite de lymphocytes CD8+, associée à une production d'autoanticorps. Ces derniers reconnaissent un complexe de plusieurs antigènes comportant les desmogléines (Dsg3 et plus rarement Dsg1), et des protéines desmosomales et hémidesmosomales de la famille des plakines, comprenant les desmoplakines 1 et 2, l'envoplakine, la périplakine, la plectine et la protéine BPAG1-e (BP230) [1-7]. Récemment, l'alpha 2-macroglobuline-like protéine 1, un inhibiteur de protéases, a été identifiée comme un des antigènes cibles les plus caractéristiques [8]. Les mécanismes responsables de la réponse auto-immune et les liens avec les néoplasies sous-jacentes sont mal élucidés, mais les dégâts tissulaires semblent être liés autant à une réponse cellulaire T autoréactive qu'à une réponse humorale, comme celle contre la desmogléine 3 [1-9].

Aspects cliniques

Les lésions cutanéomuqueuses observées sont très polymorphes : elles associent de façon variable et inconstante des signes de pemphigus, d'érythème polymorphe ou encore de pemphigoïde bulleuse, d'éruption médicamenteuse ou encore de lichen. Elles débutent généralement par des érosions buccales traînantes, douloureuses, entraînant une dysphagie. Les érosions buccales peuvent s'accompagner de *lésions érosives des lèvres* (fig. 10.46), en particulier sur leur versant externe, similaires aux lésions du syndrome de Stevens-Johnson. Une atteinte conjonctivale à type de conjonctivite pseudo-membraneuse très inflammatoire est fréquemment associée, ainsi que des lésions érosives génitales. L'atteinte œsophagienne est possible. Les lésions cutanées sont parfois proches de l'érythème polymorphe, réalisant des lésions en cocarde. Un érythème confluant avec signe de Nikolsky peut également être observé. Des lésions urticariennes, prurigineuses, à contours circinés, accompagnées de grosses bulles tendues simulant une pemphigoïde bulleuse, sont fréquentes. Enfin, il existe des formes lichénoïdes non bulleuses, simulant un lichen plan pemphigoïde ou un lichen érosif, avec parfois des lésions lichénoïdes palmaires isolées ou associées à une stomatite érosive [1-4].

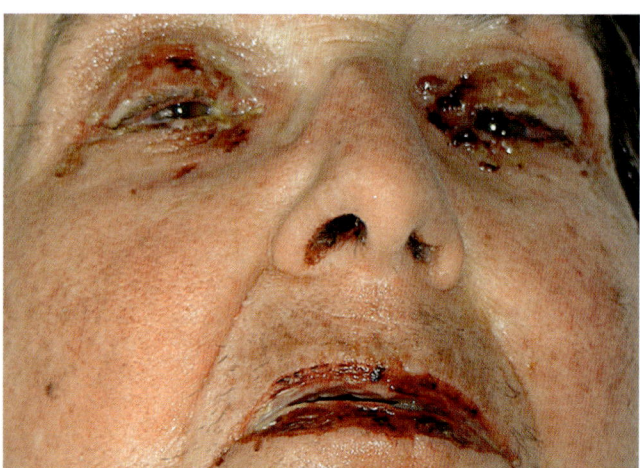

Fig. 10.46 Pemphigus paranéoplasique.

Diagnostic

Le diagnostic repose sur la combinaison de trois critères majeurs : éruption muqueuse et cutanée, association avec une néoplasie, surtout lymphoproliférative, et un profil immunosérologique caractéristique [1, 4, 10]. L'examen histologique et l'immunofluorescence directe constituent des éléments très importants. Néanmoins, c'est l'examen du sérum en immunofluorescence indirecte sur vessie de rat et en immunotransfert qui apporte les critères diagnostiques les plus importants. Ces deux examens immunosérologiques, sensibles et spécifiques, constituent l'approche la plus simple pour le diagnostic du PNP [11].

Histologie et études immunopathologiques

L'examen en coloration standard montre une acantholyse dans environ 50 % des cas. Elle est habituellement suprabasale, parfois plus haut située jusque dans la couche épineuse. Elle ne diffère en rien de l'acantholyse trouvée au cours des autres types de pemphigus. Néanmoins, des signes de souffrance kératinocytaire identiques à ceux observés au cours des érythèmes polymorphes, des éruptions médicamenteuses graves ou de réaction de GvH sont souvent présents : vacuolisation des kératinocytes basaux, nécrose monocellulaire d'un kératinocyte, voire nécrose totale de l'épiderme. Un décollement dermo-épidermique est parfois trouvé, associé à l'acantholyse, ou plus rarement sans acantholyse. Le derme est le siège d'un infiltrat lymphocytaire lichénoïde avec parfois une certaine tendance à l'exocytose intraépidermique [1-6].

L'examen en immunofluorescence directe d'un fragment de peau péribulleuse montre des dépôts d'IgG et de C3 au niveau de la membrane cytoplasmique des kératinocytes. Le marquage est d'intensité variable et parfois focal et faible, plus épais que celui observé au cours des pemphigus. Un marquage intracytoplasmique peut être observé. Il existe typiquement (mais non constamment) des dépôts linéaires ou granuleux, discontinus d'IgG et plus souvent de C3 le long de la jonction dermo-épidermique [1-5].

L'examen du sérum en immunofluorescence indirecte doit être réalisé sur de la vessie de rat qui est le substrat le plus sensible (positivité dans plus de 70 % des cas) et le plus spécifique [1-4, 10, 11]. En effet, cet examen est négatif dans les autres formes de pemphigus. L'immunofluorescence indirecte sur œsophage de singe ou sur peau humaine (normale ou séparée par du NaCl) met en évidence des anticorps de type intercellulaire ou intracytoplasmique parfois associés à des anticorps antimembrane basale.

L'examen du sérum en ELISA montre le plus souvent des anticorps antidesmogléine 3 et plus rarement antidesmogléine 1. Néanmoins, pour le diagnostic de PNP, c'est la recherche d'anticorps anti-envoplakine en utilisant des kits ELISA qui est plus utile et spécifique. Ce dernier est positif dans environ 60 % des cas [2-4, 11, 12].

L'examen du sérum en immunotransfert révèle le plus souvent une réactivité contre l'envoplakine (210 kDa) et la périplakine (190 kDa) (environ 70 % des sérums). La desmogléine 3 est également très fréquemment reconnue, de même que la protéine BP 230. Les desmoplakines 1 et 2 sont moins souvent reconnues en immunotransfert (dans moins de 50 % des cas) [5, 11-14].

L'examen du sérum par technique d'immunoprécipitation reste la technique la plus sensible, surtout pour la détection des anticorps anti-alpha 2-macroglobuline-like protéine 1 [1, 8, 11]. Elle est pratiquée uniquement pour confirmer le diagnostic de PNP quand les autres examens immunosérologiques sont négatifs [11].

Diagnostic différentiel

Le diagnostic différentiel avec les autres maladies bulleuses auto-immunes (pemphigoïde bulleuse et pemphigus vulgaire) nécessite une confrontation précise des données anatomocliniques et immunopathologiques. Certaines formes d'éruption médicamenteuse à type de nécrolyse épidermique toxique, ou de lichen plan (notamment celles associées à des thymomes) seront éliminées sur la négativité des examens immunologiques.

Pronostic et traitement

La maladie est sévère avec un taux de survie à un an de l'ordre de 50 % [1-4, 15]. Le pronostic n'est bon qu'en cas de tumeurs résécables (thymome, maladie de Castleman) ou d'hémopathie ne nécessitant pas de traitement spécifique (type leucémie lymphoïde chronique stable) ou encore en cas d'antécédent guéri de maladie hématologique (maladie de Hodgkin). Dans les autres cas, l'évolution est habituellement grave, en raison de l'évolution de la néoplasie associée, des complications iatrogènes (en particulier complications infectieuses lorsqu'une corticothérapie doit être associée à une chimiothérapie), de la sévérité et de la résistance thérapeutique des lésions muqueuses et, enfin, de l'évolution possible vers une bronchiolite oblitérante [1-4, 15]. Les principaux facteurs de mauvais pronostic sont la présence de lésion cutanée de type érythème polymophe/Lyell, surtout lorsqu'elles sont étendues, et la présence de nécroses kératinocytaires histologiques [15]. Plusieurs patients atteints de PNP associé à des proliférations lymphoïdes B ont été traités avec succès par des perfusions d'anticorps monoclonal anti-CD20 (rituximab), qui dans ce contexte est probablement le traitement de 1re intention [15, 16]. Il faut cependant souligner que l'évolution des lésions cutanées et muqueuses n'est pas parallèle à celle de la tumeur ou de l'hémopathie associée, et que le traitement de celle-ci ne dispense pas en règle du traitement spécifique des lésions cutanéomuqueuses.

RÉFÉRENCES

1. Anhalt G.J., *Adv Dermatol.* 1997, *12*, 77.
2. Nguyen V.T. et coll., *Arch Dermatol.* 2001, *137*, 193.
3. Billet S.E. et coll., *Autoimmunity.* 2006, *36*, 61.
4. Czernik A. et coll., *Int J Dermatol.* 2011, *50*, 905.
5. Hashimoto T. et coll., *J Invest Dermatol.* 1995, *104*, 829.
6. Reich K. et coll., *Br J Dermatol.* 1999, *141*, 739.
7. Amagai M. et coll., *J Clin Invest.* 1998, *102*, 775.
8. Schepens I. et coll., *PLoS One.* 2010, *18*, e12250.
9. Takahashi H. et coll., *J Clin Invest.* 2011, *121*, 3677.
10. Joly P. et coll., *J Am Acad Dermatol.* 2000, *43*, 619.
11. Poot A.M. et coll., *Br J Dermatol.* 2013, *169*, 1016.
12. Ohyama M. et coll., *J Am Acad Dermatol.* 2001, *44*, 593.
13. Joly P. et coll., *J Invest Dermatol.* 1994, *103*, 65.
14. Oursler J.R. et coll., *J Clin Invest.* 1992, *89*, 1775.
15. Léger S. et coll., *Arch Dermatol.* 2012, *148*, 1165.
16. Frew J.W. et coll., *Dermatol Clin.* 2011, *29*, 607.

10-11 Maladies bulleuses sous-épidermiques acquises auto-immunes

Les dermatoses bulleuses auto-immunes sous-épidermiques représentent un groupe de maladies acquises caractérisées par la production d'autoanticorps qui vont se fixer in vivo au niveau de protéines de structure assurant la cohésion dermo-épidermique. Ceci a pour conséquence clinique la formation de bulles cutanées ou muqueuses. En fonction de l'aspect clinique de la dermatose bulleuse et de(s) antigène(s) cible(s) reconnus (cf. tableau 7.2) par les autoanticorps, on distingue actuellement au moins six maladies différentes dont l'évolution et le traitement sont également différents (tableau 10.24). L'examen en immunofluorescence directe d'une biopsie cutanée ou muqueuse constitue la première étape, essentielle, de la démarche diagnostique.

Pemphigoïde bulleuse

L. Borradori, P. Bernard, P. Joly

La pemphigoïde bulleuse est une maladie bulleuse auto-immune fréquente qui représente 70 % des dermatoses bulleuses auto-immunes sous-épidermiques. Son incidence annuelle augmente, et a été récemment estimée à 25-30 nouveaux cas par an par million d'habitants [1-3]. Elle touche surtout des patients âgés ou très âgés, sans prédominance de race. L'âge moyen des patients se situe autour de 80 ans. Un grand nombre de patients sont dans un état général précaire avec une fréquence élevée de maladies cardiovasculaires et neurologiques [3]. La maladie est très rare chez l'enfant. Des formes eczématiformes ou urticariennes sans lésions bulleuses, assez fréquemment observées, nous ont conduits à proposer le terme de *pemphigoïde cutanée* qui illustre mieux le polymorphisme clinique de cette maladie

Aspect clinique

Les signes de début sont souvent trompeurs : prurit chronique et insomniant avec excoriations, ou simple aspect de prurigo, ou encore lésions eczématiformes ou urticariennes récidivantes, d'aspect banal. Ce tableau de début (*pemphigoïde incipiens*), peu spécifique, sans lésions bulleuses et qui représente environ 20 % des cas, justifie une attitude proactive pour obtenir le diagnostic immunopathologique [2, 3].

Tableau 10.24 Principales maladies bulleuses sous-épidermiques auto-immunes

Maladie	Immunofluorescence		Immunoélectromicroscopie	Antigènes cibles[1]	Associations	Traitement
	Directe	Indirecte				
Pemphigoïde bulleuse	IgG ZMB[2] linéaire	IgG[2]	Lamina lucida	BP230 (BPAG1e), BP180 (BPAG2)	Médicaments Maladies neurologiques	Dermocorticoïdes Prednisone
Pemphigoïde des muqueuses	IgG[2] ZMB linéaire	IgG[2]	Filaments d'ancrage Lamina lucida	BP180, laminine-332[3], collagène type VII	Tumeurs solides[4]	Dapsone Immunosuppresseurs
Pemphigoïde gravidique[5]	C3 (IgG) ZMB linéaire	IgG, (FHG[6])	Lamina lucida	BP180 (BPAG2), BPAG1e/BP230	Grossesse	Dermocorticoïdes Prednisone
Dermatite herpétiforme	IgA papilles granulaires	Négative	Derme papillaire superficiel, dépôts périvasculaires	TG3, TG2	HLA B8, DRW3, DQW2 atrophie villositaire	Régime sans gluten Dapsone Sulfamides
Dermatose à IgA linéaires[7]	IgA[2] ZMB linéaire	IgA[2] (ou négative)	Lamina lucida ou sous Lamina densa	LABD97, LAD-1, (BP180/BPAG2, BP230/BPAG1e, collagène type VII)	Médicaments Lymphomes (?)	Dapsone Sulfamides Prednisone
Épidermolyse bulleuse acquise	IgG[2] ZMB linéaire	IgG[2] ou négative	Sous lamina densa	Collagène type VII	Crohn, RCH, SLE, autres	Prednisone Immunosuppresseurs

1. Antigènes cibles principaux. Dans certains cas, autres réactivités également décrites.
2. ZMB : zone de la membrane basale, présence possible d'autres classes d'Ig.
3. Le plus fréquemment réactivité avec la chaîne α3 (200 et 165 kDa).
4. Risque probablement augmenté chez les malades ayant des autoanticorps antilaminine-332.
5. Anciennement appelée *herpes gestationis*.
6. FHG : facteur *herpes gestationis*.
7. Individualisation controversée.

L'éruption caractéristique (fig. 10.47) est faite de bulles d'apparition spontanée, sans signe de Nikolsky, tendues, à contenu clair, souvent de grande taille (de 0,5 à plusieurs cm), survenant généralement en bordure de plaques érythémateuses, mais aussi parfois en peau saine. D'autres lésions sont associées aux bulles : macules, papules et plaques érythémateuses prenant parfois un aspect urticarien ou en cible, croûtes et érosions post-bulleuses. Le prurit est généralement très marqué. Les lésions sont symétriques avec une prédilection pour les faces de flexion des membres, la face antéro-interne des cuisses et l'abdomen. Les bulles guérissent habituellement sans cicatrice, laissant parfois une macule pigmentée ou plus rarement des grains de milium. La muqueuse buccale est atteinte dans 10 à 20 % des cas [2, 3].

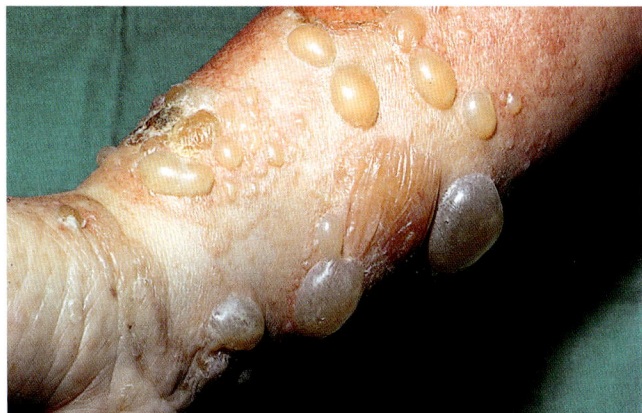

Fig. 10.47 Pemphigoïde bulleuse.

Les formes atypiques sont nombreuses *et ne représentent pas toujours de simples formes de début* : bulles localisées sur les régions palmoplantaires (pemphigoïde « dyshidrosiforme »), bulles localisées sur le scrotum ou sur cicatrice, lésions vésiculeuses évoquant une dermatite herpétiforme, lésions végétantes des grands plis, lésions à type de prurigo nodulaire, lésions à type d'érythème annulaire centrifuge, exceptionnellement tableau d'érythrodermie. Le problème le plus fréquent en pratique est celui d'un sujet âgé atteint d'une dermatose prurigineuse, avec éosinophilie sanguine, dont les lésions ne sont pas (encore) bulleuses, mais soit papuleuses évoquant un prurigo, soit eczématiformes ; il s'agit ici d'une forme de début de pemphigoïde (*pemphigoïde incipiens*) dont les critères diagnostiques sont discutés ci-dessous.

Évolution. Le pronostic des malades atteints de pemphigoïde bulleuse est réservé avec un taux élevé de mortalité à un an, se situant entre 20 et 40 % [4, 5]. Le mauvais pronostic est principalement lié à l'âge avancé des patients et à la présence éventuelle de maladies associées (insuffisance cardiaque, maladies neurologiques) pouvant retentir sur l'état général. L'âge et l'état général des patients sont les deux facteurs pronostiques majeurs, la survie à un an étant dans une série récente de plus de 90 % chez les patients âgés de moins de 83 ans en relativement bon état général, mais de seulement de 40 % chez les patients âgés de plus de 83 ans en mauvais état général [5]. Le pronostic de ces malades âgés est encore fortement aggravé par l'utilisation de fortes doses de corticothérapie générale, source d'effets indésirables graves potentiellement mortels (pneumopathie, septicémie, décompensation cardiaque, accident vasculaire cérébral, etc.).

Associations. Les associations pathologiques avec d'autres maladies dysimmunitaires (polyarthrite rhumatoïde, lupus érythémateux, vitiligo, etc.) sont rares et presque toujours fortuites. En revanche, l'incidence de certaines maladies neurologiques (maladie d'Alzheimer, maladie de Parkinson, accidents vasculaires cérébraux, sclérose en plaques) est significativement augmentée [6, 7]. Il n'existe pas d'augmentation du risque de cancer chez des patients atteints de pemphigoïde bulleuse ou, *vice versa*, de risque augmenté de pemphigoïde bulleuse chez les malades souffrants de cancer par rapport à des patients d'âge comparable [8]. En revanche, le risque de pemphigoïde semble être légèrement augmenté dans les sous-groupes de malades ayant des tumeurs rénales, des carcinomes laryngés ou des leucémies lymphoïdes [8]. D'exceptionnels cas de pemphigoïde bulleuse peuvent présenter une authentique évolution paranéoplasique. Des études cas-témoins font suspecter le rôle inducteur de la spironolactone, des diurétiques de l'anse et de certains neuroleptiques [7, 9]. Récemment, des cas de pemphigoïde bulleuse associés à la prise d'antidiabétiques du groupe des inhibiteurs de la dipeptidyl-peptidase IV (encore appelés gliptines) ont été rapportés : la signification de cette association reste à confirmer [10]. Le diagnostic de pemphigoïde impose donc d'évaluer de façon précise tous les médicaments récemment introduits (moins de 6 mois)

Pathogénie

La pemphigoïde bulleuse est une maladie auto-immune en rapport avec des autoanticorps dirigés contre deux molécules localisées dans les hémidesmosomes des kératinocytes de la couche basale de l'épiderme : la protéine BP180 et la protéine BP230.

BP230 (*BPAG1-e, isoforme épithéliale de BPAG1*) est une molécule intracellulaire de la plaque hémidesmosomale, de la famille des plakines impliquée dans l'ancrage des filaments de kératine. Elle joue un rôle critique pour le maintien de l'architecture du cytosquelette [11, 12].

BP180 (*BPAG2 ou collagène type XVII*) est une protéine transmembranaire de structure collagénique, servant de molécule d'adhésion en se liant avec la laminine-332 de la matrice extracellulaire.

Le sous-domaine NC16A de BP180 situé dans la partie extracellulaire la plus proche de la membrane cellulaire contient les épitopes immunodominants reconnus par la majorité des autoanticorps circulants. La démonstration formelle du caractère pathogène des anticorps anti-NC16A de BP180 a été bien établie [11-14]. Après apparition et prolifération de lymphocytes B sécrétant les autoanticorps anti-BP180, de sous-classes IgG4 et IgG1, ces derniers se lient spécifiquement à leur antigène cible dans les hémidesmosomes. Le complexe BP180-anti-BP180 anticorps va entraîner, par l'intermédiaire de mécanismes Fc-récepteur-dépendants, l'activation du complément et le recrutement d'un infiltrat inflammatoire composé de polynucléaires neutrophiles et éosinophiles avec libération d'anaphylatoxines C3a et C5a et d'enzymes protéolytiques, notamment une gélatinase (MMP9) et l'élastase leucocytaire. Ces enzymes agissent sur la partie extracellulaire de PB180 [11-14] ainsi que sur les autres protéines de la matrice extracellulaire, et provoquent un clivage dermo-épidermique. Les différentes cellules inflammatoires de l'immunité innée (macrophages, neutrophiles, mastocytes et éosinophiles) participent aux dégâts tissulaires en relarguant de nombreuses cytokines et chimiokines, notamment l'IL-4, IL-5, IL-8, IL-17, et l'éotaxine. Ces dernières vont renforcer la réponse inflammatoire [11-15].

Par rapport aux autoanticorps anti-BP180, les anticorps anti-BP230, dont la localisation est intracellulaire, ne semblent pas avoir un rôle primaire dans les étapes initiales, mais contribuent à l'amplification du dégât tissulaire. Des anticorps d'isotype IgE dirigés contre BP180 et BP230 seraient responsables de l'activation de mastocytes et d'éosinophiles. Enfin, la présence de lymphocytes T autoréactifs contre BP180 et BP230 chez les malades atteints de pemphigoïde semble jouer un rôle crucial dans la régulation de la réponse humorale [11, 12].

Diagnostic

Biopsies cutanées

L'histologie d'une bulle cutanée récente montre un décollement sous-épidermique sans nécrose de l'épiderme, ni acantholyse. Son contenu est fibrineux, cellulaire (polynucléaires neutrophiles et éosinophiles). L'infiltrat inflammatoire dermique est variable, fait de polynucléaires notamment éosinophiles, de lymphocytes, d'histiocytes et de rares mastocytes, dans le derme papillaire et autour des vaisseaux. Des microabcès papillaires à polynucléaires éosinophiles peuvent également s'observer. Chez les patients ayant une forme de début ou encore une forme non bulleuse de pemphigoïde, une image de margination des polynucléaires éosinophiles le long de la jonction dermo-épidermique constitue parfois le seul signe évocateur du diagnostic de pemphigoïde ; il peut s'y associer une spongiose à éosinophiles.

L'immunofluorescence directe réalisée sur une biopsie de peau périlésionnelle non bulleuse doit être conservée soit dans du milieu de Michel, soit immédiatement congelée dans l'azote liquide, ou soit simplement conservée dans du sérum physiologique NaCl 0,9 %, (dans ce cas à techniquer dans les 24-48 heures) (*cf.* chapitre 1) ; elle fournit un critère diagnostique fondamental. Elle met en évidence des dépôts linéaires d'IgG et/ou de C3 (parfois associé à d'autres immunoglobulines) le long de la jonction dermo-épidermique (fig. 10.48). L'immunofluorescence directe peut également être faite sur la biopsie avec la peau du malade clivée par le NaCl molaire. Dans la pemphigoïde bulleuse, les dépôts d'IgG se localisent alors sur le toit du clivage, à la différence de l'épidermolyse bulleuse acquise (EBA) où ces dépôts se localisent sur le plancher du décollement. Enfin, l'analyse de la morphologie fine des dépôts d'IgG le long de la jonction dermo-épidermique retrouve une fluorescence à disposition « en n » permettant de classer le cas dans le groupe des pemphigoïdes [16].

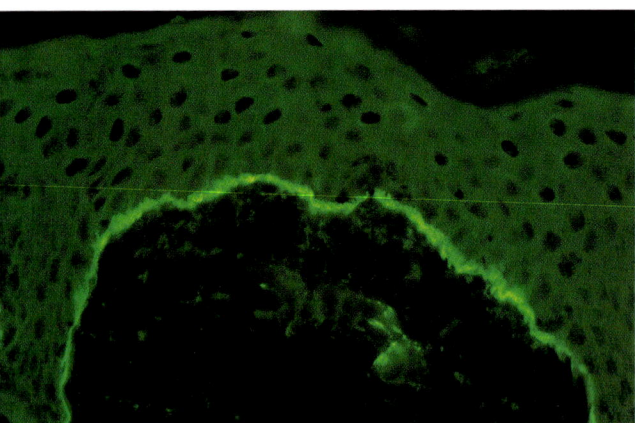

Fig. 10.48 Immunofluorescence directe de pemphigoïde bulleuse. Dépôts linéaires d'IgG long de la jonction dermo-épidermique correspondant à la fixation *in vivo* des anticorps anti-BP230 ou anti-BP180.

Examens immunosérologiques

L'immunofluorescence indirecte est réalisée de préférence avec de la peau humaine séparée par du NaCl molaire comme substrat [11, 12]. Cela permet d'augmenter la sensibilité de détection des anticorps IgG antijonction dermo-épidermique, par rapport à de la peau humaine normale, ou de l'œsophage de singe ou de lapin (*cf.* chapitre 1-3). La mise en évidence dans 60 à 80 % des sérums d'anticorps de classe IgG (et plus rarement, de classe IgA et IgE) se fixant sur le toit de la zone de clivage (versant épidermique) permet de faire le diagnostic de pemphigoïde bulleuse. En effet, dans l'épidermolyse bulleuse acquise (EBA) ou, plus rarement, dans la pemphigoïde anti-p200/antilaminine gamma 1, les anticorps se fixent sur le plancher du décollement (versant dermique). Le titre des anticorps antijonction dermo-épidermique en immunofluorescence n'est pas corrélé avec l'activité de la pemphigoïde.

Les ELISA sont de plus en plus largement utilisés et pourraient supplanter l'immunofluorescence indirecte comme premier test sérologique diagnostique. Ces tests sont réalisés avec des protéines recombinantes correspondant à des fragments contenant les épitopes immunodominants des autoantigènes BP180 et BP230. Le kit le plus largement employé pour la détection d'autoanticorps contre BP180 n'utilise qu'un petit fragment de l'autoantigène (le domaine NC16A de BP180) [11, 12, 17]. Par conséquent, cet ELISA ne permet pas de détecter une réactivité des anticorps contre d'autres régions de la protéine cible. Il s'agit cependant d'un test performant puisque sa sensibilité est d'environ 80 % (comparable à celle de l'immunofluorescence indirecte sur peau humaine séparée) et sa spécificité de 90 % [11, 12, 18]. Le taux des anticorps IgG anti-BP180 par ELISA est souvent corrélé avec l'étendue des lésions cutanées (nombre de bulles quotidiennes). L'utilisation combinée des ELISA-BP180 et ELISA-BP230 n'augmente que modestement la sensibilité du test (≤ 10 %). Il est recommandé de réaliser un ELISA-BP230 uniquement si l'ELISA-BP180 est négatif [17].

> ### Pour la pratique
>
> Le diagnostic de pemphigoïde bulleuse repose sur plusieurs critères :
> - le tableau clinique ;
> - une hyperéosinophilie parfois élevée ;
> - une image histologique compatible ;
> - *des dépôts linéaires d'IgG et/ou de C3 le long de la jonction dermo-épidermique*, détectés par immunofluorescence directe élément *essentiel pour le diagnostic* [11, 12, 19].
>
> Devant une éruption bulleuse du sujet âgé, la valeur prédictive positive de dépôts linéaires d'IgG et/ou de C3 est de 97 % pour une pemphigoïde bulleuse si trois des quatre critères suivants sont réunis :
> - âge > 70 ans ;
> - absence de lésion muqueuse ;
> - absence de prédominance des lésions sur la tête, le cou ou la moitié supérieure du corps ;
> - absence d'évolution cicatricielle des lésions cutanées [20].
>
> *Détection d'anticorps sériques* : le diagnostic définitif est généralement confirmé par la mise en évidence par immunofluorescence indirecte d'autoanticorps sériques IgG antijonction dermo-épidermique, ou la détection d'anticorps dirigés contre BP180 et/ou BP230 (BPAG1-e) par ELISA. La présence isolée d'anticorps antijonction dermo-épidermique en immunofluorescence indirecte, voire en ELISA ne doit cependant pas faire porter le diagnostic de pemphigoïde bulleuse si l'immunofluorescence directe est négative, car des anticorps antijonction dermo-épidermique peuvent être détectés chez des sujets âgés sans pemphigoïde bulleuse, ainsi qu'au cours de différentes dermatoses prurigineuses chroniques [11, 19].

Autres approches immunosérologiques. Récemment, des biochips contenant des coupes congelées provenant de différents tissus et/ou des antigènes purifiés ont été également commercialisés pour la recherche d'autoanticorps circulants de différentes spécificités, y compris BP180 et BP230. La sensibilité et la spécificité de ces biochips restent néanmoins à confirmer [18].

Bien que l'immunotransfert (ou immuno-empreinte) sur extraits épidermiques permette de détecter des autoanticorps IgG anti-BP230 et/ou anti-BP180 dans environ 80 % des sérums [11, 12], leur utilisation est réservée à ce jour surtout aux rares sérums posant des problèmes de classification. La présence d'anticorps IgG anti-BP230 et/ou anti-BP180 en immunotransfert ou en ELISA n'est pas pathognomonique de la pemphigoïde : ils peuvent être en effet parfois détectés dans certains prurigos, au cours de certaines dermatoses prurigineuses chroniques ou encore dans le pemphigus paranéoplasique [11].

Diagnostic différentiel

Dans les cas typiques, l'examen clinique soigneux associé aux examens immunopathologiques permet de porter avec confiance un diagnostic de pemphigoïde bulleuse. Néanmoins, certaines affections peuvent poser des problèmes diagnostiques :

– la forme inflammatoire d'*épidermolyse bulleuse acquise* (*cf. infra*). La distinction avec la pemphigoïde bulleuse repose essentiellement sur les examens immunopathologiques (analyse en immunofluorescence directe d'une biopsie cutanée de peau clivée par le NaCl, immunofluorescence indirecte sur peau humaine séparée, ELISA ou plus rarement immunotransfert) ;

– la *pemphigoïde anti-p200/antilaminine gamma 1*. Cette entité ressemble cliniquement à une pemphigoïde bulleuse, mais survient chez des sujets plus jeunes, souvent atteints de psoriasis. Son diagnostic se fait sur la base des résultats de l'immunofluorescence indirecte sur peau clivée (marquage du versant dermique) et de l'immunotransfert (réactivité avec protéine dermique de 200 kDa correspondant à la chaîne gamma 1 de la laminine) (*cf. infra*) [21]. Histologiquement, l'infiltrat est neutrophilique ;

– la *dermatose bulleuse à IgA linéaires* (*cf. infra*). Dans ce cas, les autoanticorps de classe IgA réagissent de façon préférentielle contre deux fragments protéolytiques de l'ectodomaine de BP180, l'antigène de 120 kDa LAD-1 et l'antigène de 97 kDa LABD97 ;

– certaines formes de *pemphigus appelés pemphigus herpétiformes* caractérisées histologiquement par une spongiose à éosinophiles, très proches cliniquement d'une pemphigoïde avec des plaques urticariennes de disposition parfois annulaires. L'immunofluorescence directe et les examens immunosérologiques permettent de les différencier ;

– la *dermatite herpétiforme*. Elle survient chez des sujets jeunes et se différencie par l'image histologique de micro-abcès à neutrophiles au sommet des papilles, les dépôts d'IgA en immunofluorescence directe et un profil immunosérologique différent (*cf. infra*) ;

– l'*érythème polymorphe* et certaines *éruptions médicamenteuses bulleuses* qui seront facilement écartés par la clinique, l'histologie standard et la négativité de l'immunofluorescence directe ;

– la *gale* et les autres *ectoparasitoses*, généralement éliminées sur la base de l'interrogatoire, l'examen clinique et la négativité des examens immunopathologiques ;

– les réactions cutanées importantes aux morsures/piqûres d'insectes (*exaggerated insect bite-like reaction*) [22] caractérisées par des lésions vésiculeuses et bulleuses localisées. L'examen d'immunofluorescence négatif et le contexte clinique (association avec problèmes oncohématologiques) sont des éléments important pour le diagnostic ;

– les *dermatoses prurigineuses chroniques du sujet âgé*. Elles posent en pratique le problème diagnostique le plus fréquent (*cf. infra*). Malgré un examen d'immunofluorescence directe négatif ou non spécifique, on peut retrouver dans ces cas une éosinophilie sanguine ainsi que des résultats immunosérologiques positifs jusque dans 20 % des cas. L'interprétation de ces observations est très difficile. Dans des cas rarissimes, il s'agit d'une forme de début de pemphigoïde (*pemphigoïde incipiens*). Cependant, la positivité de l'immunofluorescence directe reste la règle pour poser le diagnostic de pemphigoïde bulleuse.

Traitement

Après avoir confirmé le diagnostic, il est essentiel de bien examiner le malade, de rechercher les comorbidités associées, d'identifier des facteurs de mauvais pronostic (comme l'âge supérieur à 80 ans, un mauvais état général sur l'échelle de Karnofski) et enfin de préciser la sévérité de la maladie [11, 12, 19]. Des échelles d'activité validées sont désormais disponibles [23]. En France, la corticothérapie locale est préférée à la corticothérapie générale, en particulier chez les malades très âgés et/ou en mauvais état général. Enfin, les doses d'attaque des traitements locaux ou systémiques sont maintenues pendant environ 2 semaines après le contrôle de la maladie (défini par l'absence de nouvelles lésions, la réduction du prurit et le début de cicatrisation des lésions). Ces doses sont ensuite progressivement diminuées sur 4 à 12 mois en fonction de l'évolution de la pemphigoïde et de la tolérance du traitement.

Les formes localisées doivent être traitées en 1re intention par application d'un dermocorticoïde de niveau 4, tel que le propionate de clobétasol (10 g/j) sur les régions atteintes [11, 12, 19, 24].

Dans les formes paucibulleuses (mais non localisées) et/ou peu évolutives, les dermocorticoïdes doivent être appliqués sur tout le corps sauf le visage (initialement 20 à 30 g/j, en fonction du poids du malade), avec une décroissance sur 4 à 6 mois. Si le traitement topique n'est pas possible, on fait appel à la corticothérapie générale (prednisone 0,5 mg/kg/j). Ces deux approches ont été validées par des études prospectives [19, 24]. En 2e intention, on peut également faire appel (hors AMM) à la dapsone (50 à 100 mg/j), aux tétracyclines en association avec le nicotinamide, ou au tacrolimus 0,1 % topique. Leur efficacité est néanmoins inconstante. Pour cette raison, ils sont le plus souvent associés à une corticothérapie locale [20].

Dans les formes étendues et évolutives (plus de 10 nouvelles bulles par jour), le traitement repose soit sur la corticothérapie locale forte (validée) par propionate de clobétasol (initialement 30 à 40 g/j avec décroissance secondaire sur 6 à 12 mois) appliquée sur tout le corps sauf le visage, soit, de manière alternative, sur la corticothérapie générale à des doses moyennes (prednisone 0,5 mg/kg/j initialement, pouvant secondairement être augmentée à 0,75 mg/kg/j en cas de non-contrôle des lésions). Ces doses ne sont cependant pas validées dans les formes bulleuses étendues. Des doses plus fortes de prednisone (1 mg/kg/j) sont efficaces mais déconseillées du fait des nombreux effets indésirables graves, en particulier chez les malades âgés et/ou fragiles. Même si la corticothérapie locale forte permet un meilleur contrôle initial des lésions (90 à 100 % à 3 semaines) et améliore la survie des patients en ayant moins d'effets indésirables graves par rapport à la corticothérapie générale [19, 24], cette approche pose souvent des problèmes de faisabilité pratique chez des malades grabataires et en milieu non médicalisé, nécessitant un véritable réseau de soins par des infirmières pour pallier le risque de mauvaise observance avec arrêt intempestif du traitement. Un passage systémique transcutané de la corticothérapie locale est quasi constant à ces doses d'attaque et il est nécessaire de dépister la survenue d'éventuels effets indésirables locaux, mais également systémiques, de la corticothérapie (diabète, notamment).

Les traitements immunosuppresseurs ont uniquement un intérêt en *2e intention* chez les très rares malades non contrôlés par la corticothérapie initiale, ou rechutant au cours de l'évolution [19].

L'azathioprine (75 à 150 mg/j, dose adaptée en fonction de l'activité de la thiopurine-méthyltransférase), le mycophénolate mofétil (1,5 à 2 g/j), le chlorambucil (2 à 4 mg/j) ou encore le méthotrexate (10 à 12,5 mg/semaine) peuvent être associés aux corticoïdes dans les cas de corticorésistance, de corticodépendance, ou en cas d'effets indésirables nécessitant de diminuer la corticothérapie. L'utilisation d'immunosuppresseurs est globalement dangereuse chez les malades âgés ou très âgés, notamment du fait du risque infectieux. L'indication de ces traitements doit donc être très soigneusement pesée et en tenant compte du risque d'accumulation de ces médicaments lié à une insuffisance rénale qui est quasi constante chez ces sujets âgés.

Dans les rares formes réfractaires de pemphigoïde bulleuse, on peut proposer en 3e intention l'adjonction de gammaglobulines intraveineuses, du rituximab (anti-CD20 mAb), ou encore d'un anticorps anti-IgE (omalizumab). Aucun de ces traitements n'est cependant validé. L'immunoadsorption, les échanges plasmatiques ou encore le cyclophosphamide *per os* ne sont à proposer que dans des cas exceptionnels et en fonction des possibilités locales de réalisation de ces traitements [19].

Des soins locaux seront pratiqués dans tous les cas, de façon quotidienne jusqu'à cicatrisation des érosions post-bulleuses, dans le but de prévenir la surinfection locale, voire systémique [19]. On utilise des bains antiseptiques (chlorhexidine), des applications de sulfadiazine d'argent ou de tulle gras stérile. Une hospitalisation est souhaitable lorsque les lésions sont particulièrement étendues et érosives, et lorsqu'il existe une comorbidité (diabète, insuffisance cardiaque, etc.) risquant de se décompenser lors de l'instauration du traitement. Dans tous les cas, il est essentiel de prévoir des *mesures prophylactiques* et de surveiller l'apparition de complications potentielles du traitement (comme ostéoporose, infections, décompensation cardiovasculaire, complications oculaires, insuffisance surrénalienne ou épuisement du malade, « syndrome de glissement », etc.).

Quel que soit le traitement utilisé, les *rechutes* sont fréquentes (environ 30 % au cours de la 1re année), surtout chez les malades présentant certains facteurs de risque (pemphigoïde multibulleuse, démence ou faible diminution du taux des anticorps anti-BP180 en ELISA pendant les premiers mois du traitement, persistance d'anticorps sériques anti-BP180 au moment de l'arrêt potentiel du traitement) [25]. L'intérêt de faibles doses de méthotrexate (7,5 à 12,5 mg/semaine) en relais de la corticothérapie locale a été récemment suggéré [26], mais doit être validé.

RÉFÉRENCES

1. Bernard P. et coll., *Arch Dermatol.* 1995, *131*, 48.
2. Della Torre R. et coll., *Br J Dermatol.* 2012, *167*, 1111.
3. Joly P. et coll., *J Invest Dermatol.* 2012, *132*, 1998.
4. Roujeau J.C. et coll., *Arch Dermatol.* 1998, *134*, 465.
5. Joly P. et coll., *Arch Dermatol.* 2005, *141*, 691.
6. Langan S.M. et coll., *J Invest Dermatol.* 2011, *131*, 631.
7. Bastuji-Garin S. et coll., *J Invest Dermatol.* 2011, *131*, 637.
8. Ong E. et coll., *Arch Dermatol Res.* 2014, *306*, 75.
9. Lloyd-Lavery A. et coll., *JAMA Dermatol.* 2013, *149*, 58.
10. Skandalis K. et coll., *JEADV.* 2012, *26*, 249.
11. Di Zenzo G. et coll., *Clin Dermatol.* 2012, *30*, 3.
12. Schmidt E. et coll., *Lancet.* 2013, *381*, 320.
13. Lin L. et coll., *Matrix Biol.* 2012, *31*, 38.
14. Schulze F.S. et coll., *Am J Pathol.* 2014, *184*, 2185.
15. Le Jan S. et coll., *J Invest Dermatol.* 2014, *134*, 2908.
16. Terra J. et coll., *Br J Dermatol.* 2013, *169*, 164.
17. Roussel A. et coll., *Arch Dermatol.* 2011, *147*, 293.
18. van Beek N. et coll., *Orphanet J Rare Dis.* 2012, *7*, 49.
19. Feliciani C. et coll., *Br J Dermatol.* 2015, *172*, 867.
20. Joly P. et coll., *Dermatology.* 2004, *208*, 16.
21. Goletz S. et coll., *J Am Acad Dermatol.* 2014, *71*, 185.
22. Vassallo C. et coll., *Acta Derm Venereol.* 2005, *85*, 76.
23. Murrell D.F. et coll., *J Am Acad Dermatol.* 2012, *66*, 479.
24. Joly P. et coll., *J Invest Dermatol.* 2009, *129*, 1681.
25. Fichel F. et coll., *JAMA Dermatol.* 2014, *150*, 25.
26. Du-Thanh A. et coll., *Br J Dermatol.* 2011, *165*, 1337.

Pemphigoïde des muqueuses

C. Bédane, L. Borradori, P. Bernard

La pemphigoïde des muqueuses (anciennement connue sous le nom de pemphigoïde cicatricielle, pemphigoïde bénigne des muqueuses, ou dermatite bulleuse mucosynéchiante et atrophiante) ne représente pas vraiment une entité distincte, mais doit être plutôt considérée comme un phénotype clinique pouvant correspondre à diverses entités sur le plan immunopathologique, caractérisé par l'atteinte élective des muqueuses, la formation ultérieure de cicatrices atrophiques et une évolution chronique. Elle touche surtout le sujet âgé. Les lésions cutanées sont inconstantes. Il existe des formes monosymptomatiques avec atteinte d'une seule muqueuse, notamment la muqueuse buccale ou oculaire.

Ce phénotype clinique est associé avec une réponse auto-immune humorale dirigée potentiellement contre différents antigènes cibles, des composants des *hémidesmosomes et/ou de la matrice extracellulaire* de la jonction dermo-épithéliale (*cf*. Étude immunopathologique). Il existe une prédisposition immunogénétique. Une association avec l'allèle HLA DQB1*0301 a été montrée dans certaines séries.

Aspect clinique

Atteinte muqueuse

– La muqueuse **buccale** est habituellement atteinte (80-90 % des cas), réalisant souvent un aspect de *gingivite érosive*. Les bulles intrabuccales visibles sont plus rares. Elles siègent sur le palais, la langue ou les gencives, et laissent des érosions chroniques parfois douloureuses.

– L'atteinte **conjonctivale** (50-70 % des cas) débute par une conjonctivite érythémateuse (stade 1) puis évolue sous la forme d'une conjonctivite synéchiante avec *symblépharon* (stade 2). En l'absence de traitement, il existe un risque de cécité par opacification cornéenne (stade 3) (fig. 10.49).

– L'atteinte **génitale** (15 % des cas) réalise un tableau de balanite ou de vulvite bulleuse et/ou érosive secondairement synéchiante.

– L'atteinte **pharyngolaryngée** est moins fréquente (10-30 % des cas). Elle peut être responsable d'odynophagie et de dysphonie avec sténoses laryngées graves.

– L'atteinte **œsophagienne** est rare, avec une évolution cicatricielle pouvant également aboutir à une sténose œsophagienne progressive [1, 2].

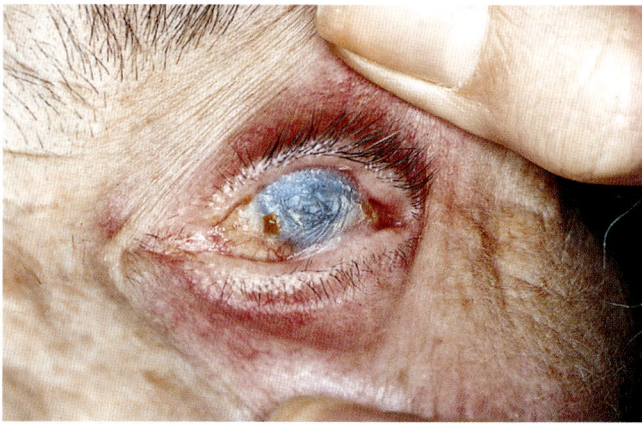

Fig. 10.49 Pemphigoïde cicatricielle : atteinte oculaire terminale (stade 3).

L'atteinte cutanée n'est observée que dans 25 à 40 % des cas [1]. Les lésions sont en règle générale peu nombreuses, à type d'érosions post-bulleuses chroniques, laissant des cicatrices atrophiques associées parfois à des grains de milium. Elles prédominent à la *tête et au cou*. L'atteinte du *cuir chevelu* entraîne une alopécie cicatricielle. Une telle atteinte cutanée limitée à la tête et au haut du tronc sans lésions des muqueuses constitue la présentation clinique d'une forme distincte de pemphigoïde connue sous le nom de *pemphigoïde de Brunsting-Perry* [3].

Enfin, dans le cas de pemphigoïdes des muqueuses avec anticorps sériques contre la laminine-332, il existerait selon certains auteurs un *risque accru de néoplasie*, notamment des tumeurs solides, qui justifierait de les chercher [4].

Diagnostic

Histologie

L'histologie d'une bulle cutanée (ou muqueuse) montre un décollement bulleux sous-épidermique (ou sous-épithélial), sans acantholyse. Dans le derme (ou le chorion), il existe un infiltrat inflammatoire polymorphe similaire à celui observé dans la pemphigoïde bulleuse. En *ultrastructure*, le clivage se fait le plus souvent dans la *lamina lucida*.

Étude immunopathologique

L'immunofluorescence directe montre des dépôts linéaires, continus d'IgG ou de C3 le long de la membrane basale de l'épiderme, souvent associés à de l'IgA. Elle est plus fréquemment positive sur les muqueuses que sur la peau.

Par immunofluorescence indirecte standard, des anticorps sériques antimembrane basale de l'épiderme, de classe IgG ou parfois IgA, sont détectés dans 20 à 60 % des cas selon les séries et le substrat utilisés. Par immunofluorescence indirecte, qui se fait de préférence sur peau humaine clivée par le NaCl molaire, les anticorps antimembrane basale se fixent le plus souvent au toit, mais aussi parfois au plancher de la zone de clivage dermo-épithélial [5, 6], ceci reflétant l'hétérogénéité des antigènes cibles. L'utilisation de muqueuse buccale normale séparée par le NaCl permettrait d'augmenter davantage la sensibilité de détection.

Par ELISA ou par immunotransfert en utilisant de préférence des protéines recombinantes de BP180 (BPAG2, collagène XVII), des trois chaînes de la laminine-332 (anciennement laminine-5) et/ou de collagène type VII, des autoanticorps circulants sont détectables dans 30 à 60 % des sérums. Ils reconnaissent dans plus de 50 % des cas *BP180*, surtout son domaine NC16A et/ou sa partie carboxyterminale [7]. Environ 20 % des patients atteints de pemphigoïde des muqueuses réagissent avec la *laminine-332* et présenteraient des formes plus sévères de la maladie [7, 8]. Plus rarement, une réactivité avec le *collagène type VII* est démontrée [2-4, 6, 8, 9]. Selon certains auteurs, la chaîne β4, une protéine de 205 kDa, ou encore la chaîne α6 de *l'intégrine* α6β4, constituent également des antigènes cibles de la pemphigoïde des muqueuses avec atteinte oculaire ou orale [4, 7, 10].

En immunomicroscopie électronique directe sur biopsie cutanée de peau périlésionnelle, de muqueuse orale ou de conjonctive, les dépôts immuns (IgG, C3, IgA), épais et discontinus, se localisent, dans la partie basse de la *lamina lucida* et sur la *lamina densa*, dans la zone des filaments d'ancrage. Cet examen, qui n'est pas largement disponible, semble avoir une meilleure sensibilité que l'"immunofluorescence directe. Il a surtout un intérêt pour le diagnostic des formes de pemphigoïde des muqueuses avec atteinte oculaire isolée [11].

Diagnostic différentiel

Dans les formes avec atteinte muqueuse, le pemphigus vulgaire, le lichen érosif, l'érythème polymorphe, les balanites et les conjonctivites chroniques synéchiantes non auto-immunes seront facilement écartés par l'histologie standard et l'immunofluorescence directe. Dans la pemphigoïde bulleuse, qui peut dans 15-20 % des cas s'accompagner par des lésions des muqueuses orales, l'atteinte des muqueuses n'est jamais au premier plan du tableau clinique. Néanmoins, dans certains cas de pemphigoïde, l'atteinte cutanée est associée à la présence de lésions des muqueuses externes (p. ex. orale ou génitale) rendant leur classification nosologique difficile. Le diagnostic de pemphigoïde des muqueuses sera alors uniquement possible en cas d'apparition de lésions cicatricielles des muqueuses au cours de l'évolution de la maladie. Enfin, il existe des formes d'*épidermolyse bulleuse acquise* avec présentation à type de pemphigoïde des muqueuses.

Traitement

– La pemphigoïde cicatricielle est dominée par la gravité potentielle de l'atteinte oculaire [1, 2, 12], et parfois laryngée ou œsophagienne.
– La *dapsone* (50 à 100 mg/j) constitue le traitement de 1re intention dans les formes de sévérité modérée. Elle est surtout efficace sur les lésions buccales ou cutanées et, à un degré moindre, sur l'atteinte oculaire. La corticothérapie générale est d'efficacité très inconstante et surtout indiquée en association avec la dapsone.
– Les immunosuppresseurs, en particulier le *cyclophosphamide* (0,5 à 2 mg/kg/j), ou le *mycophénolate mofétil* (1,5 à 3 g/j) constituent le traitement de choix en cas d'atteinte oculaire, dont les séquelles cicatricielles sont redoutables.
– Les *biothérapies anti-TNF-α* ont montré des résultats intéressants dans les formes oculaires habituelles [13].
– Plus récemment, le *rituximab* (anticorps anti-CD20) a montré un taux de réponse complète à 3 mois voisin de 70 % dans une série de patients réfractaires aux traitements habituels [14-16].
– En cas de résistance ou de contre-indication à ces traitements, les *immunoglobulines humaines intraveineuses* ont donné des résultats encourageants dans des séries ouvertes [17], mais leur action est retardée.
– Le traitement local est surtout représenté par les *dermocorticoïdes* pour l'atteinte buccale et cutanée, et la *ciclosporine* pour l'atteinte oculaire.
– La *chirurgie* n'est envisageable qu'au stade terminal, en cas d'opacités cornéennes ou de sténose œsophagienne.

RÉFÉRENCES

1. Egan C.A. et coll., *Eur J Dermatol.* 2000, *10*, 585.
2. Chan L.S. et coll., *Arch Dermatol.* 2002, *138*, 370.
3. Lazarova Z. et coll., *Clin Immunol.* 2001, *101*, 100.
4. Egan C.A. et coll., *Medicine.* 2003, *82*, 177.
5. Gammon W.R. et coll., *J Invest Dermatol.* 1984, *82*, 139.
6. Bernard P. et coll., *J Invest Dermatol.* 1992, *99*, 174.
7. Hayakawa T. et coll., *Oral Surg Oral Med Oral Pathol Oral Radiol.* 2014, *117*, 483.
8. Bernard P, et coll., *JAMA Dermatol.* 2013, *149*, 533.
9. Bedane C. et coll., *J Invest Dermatol.* 1997, *108*, 901.
10. Bhol K.C. et coll., *J Invest Dermatol.* 2003, *120*, 701.
11. Hoang-Xuan T. et coll., *Ophtalmology.* 1999, *306*, 155.
12. Kirtschig G. et coll., *Cochrane Database Syst Rev.* 2003, *1*, CD004056.
13. Prey S. et coll., *Acta Derm Venerol.* 2007, *87*, 7.
14. Taverna J.A. et coll., *J Drugs Dermatol.* 2007, *6*, 731.
15. Canizares M.J. et coll., *Arch Dermatol.* 2006, *142*, 1457.
16. Le Roux-Villet C. et coll., *Arch Dermatol.* 2011, *47*, 843.
17. Sami N. et coll., *Clin Immunol.* 2002, *102*, 59.

Pemphigoïde gravidique (ou *herpes gestationis*)

H. Beltraminelli, L. Borradori

Il s'agit d'une forme particulière de pemphigoïde bulleuse, survenant au cours de la grossesse ou du post-partum. Sa prévalence est estimée entre 1/1 700 et 1/50 000 grossesses, en fonction des études et de la pratique systématique d'un examen d'immunofluorescence directe devant toute dermatose prurigineuse de la grossesse. La maladie survient en règle générale lors de *la première grossesse*, mais peut débuter plus tard, en particulier lors d'une grossesse issue d'un nouveau père [1, 2].

Aspect clinique

La maladie débute souvent soudainement au *3e trimestre de gestation*, plus rarement dans le 2e trimestre, voire après l'accouchement, par un *prurit intense* qui va s'accompagner de lésions eczématiformes ou urticariennes, parfois de lésions à type de cocardes, sur lesquelles surviennent des vésicobulles. Les lésions initiales touchent souvent la *région périombilicale* et peuvent s'étendre de manière assez symétrique à l'ensemble du tégument, avec un respect habituel du visage et des muqueuses. L'évolution est spontanément régressive en quelques semaines à plusieurs mois (médiane 4 mois [3]) après l'accouchement [1, 2]. Dans 75 % des cas, il existe une poussée de la maladie après l'accouchement.

La pemphigoïde gravidique *récidive lors de grossesses ultérieures*, souvent de façon plus précoce et plus sévère. Elle peut débuter dans le post-partum, voire récidiver en dehors des grossesses, pendant les règles ou lors de la prise d'œstroprogestatifs.

Le pronostic fœtal est dominé par le risque de prématurité et, à un degré moindre, par un petit poids de naissance du nouveau-né. Ce risque est, pour certains, augmenté dans les cas de pemphigoïde gravidique qui débutent précocement pendant la grossesse et qui s'accompagnent de bulles [4]. En revanche, il n'existe pas de risque démontré d'avortement ni de surmortalité périnatale.

Le nouveau-né présente dans moins de 5 % des cas une éruption cutanée transitoire, due au passage transplacentaire des autoanticorps IgG.

Certains cas de pemphigoïde gravidique surviennent lors de tumeurs trophoblastiques, môle hydatiforme de choriocarcinome, ou encore, exceptionnellement, après avortement [1].

Diagnostic

L'aspect histopathologique d'une bulle cutanée récente est strictement identique à celui observé dans la pemphigoïde bulleuse.

L'immunofluorescence directe d'une biopsie de peau périlésionnelle montre constamment des dépôts linéaires de C3 le long de la JDE, parfois associés à de l'IgG. Ceci permet d'affirmer le diagnostic en présence de toute éruption prurigineuse de la grossesse, même en l'absence de bulles.

L'immunofluorescence indirecte *avec fixation du complément* montre dans la plupart des cas des autoanticorps circulants IgG anti-JDE, souvent à des taux faibles, historiquement dénommés *herpes gestationis factor*. Ces anticorps sont dirigés contre le versant épidermique de la JDE sur peau séparée par NaCl [1, 2].

L'ELISA-BP180 utilisant une protéine recombinante correspondant au domaine NC16A de BP180 s'avère très sensible et spécifique (± 95 %) pour le diagnostic de pemphigoïde gravidique dans 2 séries rétrospectives [5, 6]. Sa positivité permettrait de distinguer de façon fiable la pemphigoïde gravidique des autres dermatoses prurigineuses de la grossesse [5, 6], et de rendre potentiellement obsolète la pratique d'un examen d'immunofluorescence directe, qui reste néanmoins actuellement encore le standard de référence. Le résultat de l'ELISA-BP180 est semi-quantitatif et son évolution corrèle avec l'activité de la maladie [1, 4, 5]. Rarement, l'ELISA-BP230 est également positif [6].

Diagnostic différentiel. L'aspect clinique et la distribution des lésions cutanées ou encore les examens histologiques (presque constamment non spécifiques) dans la phase initiale ne permettent pas de distinguer la pemphigoïde gravidique des autres dermatoses prurigineuses de la grossesse. Cependant la sensibilité et la spécificité des tests immunopathologiques permettent de trancher, ce qui pose en pratique la question de *l'indication de ces tests* devant toute dermatose prurigineuse de la grossesse (*cf.* chapitre 18).

Pathogénie

La pemphigoïde gravidique est, comme la pemphigoïde bulleuse, associée à la présence d'autoanticorps IgG dirigés contre BP180. Ces derniers reconnaissant de façon prédominante le domaine NC16A de BP180 [7, 8]. Les autoanticorps, dont le pouvoir pathogène a été confirmé aussi dans un modèle murin avec transfert transplacentaire des anticorps [8], sont de façon prédominante des IgG1 et IgG3 capables de fixer et d'activer le complément [1, 7]. BP180 n'est pas uniquement exprimé dans la peau, mais également dès le 1er trimestre de la grossesse dans les cellules cytotrophoblastiques et syncytiotrophoblastiques du placenta ainsi que dans les cellules épithéliales de la membrane amniotique [1, 9]. L'auto-immunisation pourrait survenir par perte de tolérance vis-à-vis de cet antigène placentaire de 180 kDa, résultant en une réaction allogénique locale contre l'unité fœtoplacentaire. Ce processus, qui est favorisé par une expression anormale des antigènes HLA de classe II placentaires, s'accompagne d'altérations de la membrane basale placentaire [1, 9]. Par la suite, il y a une réponse immunitaire croisée contre la peau.

Traitement

Le but principal du traitement est de calmer le prurit et de supprimer les signes cutanés, en évitant toute complication locale (comme les surinfections) et systémique (iatrogène). Il n'existe pas d'étude contrôlée sur l'efficacité des traitements de la pemphigoïde gravidique [1, 2, 10]. Sur la base des résultats obtenus dans la pemphigoïde bulleuse, dans les formes peu étendues et paucibulleuses, mais également dans les formes étendues ou survenant au cours de grossesses compliquées, il semble justifié de proposer en 1re intention la corticothérapie locale [10]. Comme alternative, la corticothérapie générale (prednisone 0,3-0,5 mg/kg/j) est aussi utilisée [1, 2, 10].

Les poussées ou la période du post-partum – où il faut être vigilant – nécessitent parfois une intensification du traitement [1, 2]. L'utilisation de corticoïdes topiques puissants et de la corticothérapie générale est potentiellement associée à un risque de retard de croissance pondérale, ainsi qu'à un risque de prématurité [11, 12]. La corticothérapie topique ou systémique comporte autrement les mêmes effets indésirables (y compris risque de diabète gravidique) et précautions qu'en dehors de la grossesse.

Dans les cas sévères, corticorésistants et d'évolution prolongée, qui restent d'ailleurs rarissimes, les mêmes immunosuppresseurs que ceux utilisés dans la pemphigoïde bulleuse peuvent être envisagés après l'accouchement. La dapsone, la sulfapyridine, les immunoglobulines intraveineuses, la plasmaphérèse, l'immunoadsorption et, plus récemment, le rituximab ont été également utilisés [1, 2, 13]. Bien que fréquente, l'utilisation d'antihistaminiques anti-H1 anciens (diphénhydramine, lchlorphéniramine, hydroxyzine) s'accompagnant d'effets sédatifs et anticholinergiques, ou de 2e génération (cétirizine, lévocétirizine, loratadine) n'est pas validée et leur efficacité paraît peu probable sur la base des mécanismes physiopathologiques impliqués dans le développement de lésions cutanées. En raison du risque plus élevé d'accouchement prématuré et d'un un petit poids de naissance du nouveau-né, il s'agit d'une grossesse à risque. Le gynécologue et l'obstétricien doivent ainsi assurer une surveillance rapprochée.

Dermatoses des états auto-inflammatoires et auto-immuns

Maladies bulleuses sous-épidermiques acquises auto-immunes

RÉFÉRENCES

1. Huilaja L. et coll., *Orphanet J Rare Dis.* 2014, *9*, 136.
2. Intong L.R. et coll., *Dermatol Clin.* 2011, *29*, 621.
3. Jenkins R.E. et coll., *Clin Exp Dermatol.* 1999, *24*, 244.
4. Chi C.C. et coll., *Br J Dermatol.* 2009, *160*, 1222.
5. Powell A.M. et coll., *Arch Dermatol.* 2005, *141*, 705.
6. Tani N. et coll., *Br J Dermatol.* 2015, *172*, 120.
7. Chimanovitch I. et coll., *J Invest Dermatol.* 1999, *113*, 140.
8. Nishie W. et coll., *J Immunol.* 2009, *183*, 4088.
9. Huilaja L. et coll., *Matrix Biol.* 2008, *27*, 190.
10. Ingen-Housz-Oro S. et coll., *Ann Dermatol. Venereol.* 2011, *138*, 264.
11. Murase J.E. et coll., *J Am Acad Dermatol.* 2014, *70*, 401e.
12. Chi C.C. et coll., *J Invest Dermatol.* 2011, *131*, 884.
13. Cianchini G. et coll., *Br J Dermatol.* 2007, *157*, 388.

Dermatite herpétiforme

S. Ingen-Housz-Oro, L. Borradori

La dermatite herpétiforme (DH) est rare en Europe, exception faite des pays nordiques, où l'incidence peut aller jusqu'à 3,5 cas/100 000 habitants/an. L'âge moyen au diagnostic est de 40 ans, les cas pédiatriques survenant avant l'âge de 10 ans sont très rares (< 5 % des patients). Sa prédisposition immunogénétique identique à celle de la maladie cœliaque et l'association à une entéropathie au gluten en font une entité à part [1, 2]. Elle est due à des anticorps anti-transglutaminase épidermique (TG3), molécule voisine de la transglutaminase tissulaire (TG2), autoantigène de la maladie cœliaque [3]. Certains considèrent la DH comme une maladie à complexes immuns d'anticorps IgA-transglutaminase épidermique liée au gluten [4]. Chez les Asiatiques, la DH, exceptionnelle, semble avoir une autre prédisposition immunogénétique et n'est pas associée à une maladie cœliaque [5].

Aspect clinique

La maladie est caractérisée par une *éruption papulovésiculeuse symétrique* touchant avec prédilection les faces d'extension des membres, avec atteinte, par ordre de fréquence, des coudes, des genoux, des fesses, des épaules, ainsi que du cuir chevelu.

En raison du *prurit très sévère*, le tableau clinique est souvent dominé par *des excoriations* et une lichénification, alors que des vésicules à groupement herpétiforme sont rarement observées (fig. 10.50).

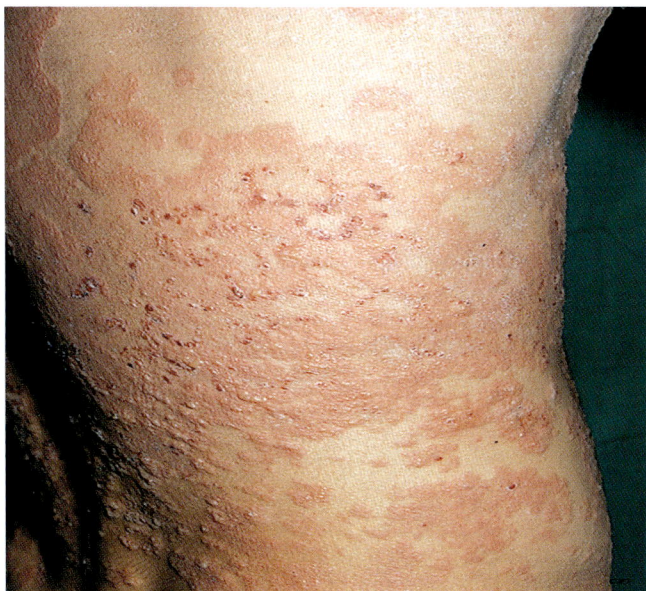

Fig. 10.50 Dermatite herpétiforme : forme profuse.

Des *lésions purpuriques* isolées, très discrètes, localisées aux doigts et aux orteils, peuvent représenter la seule manifestation de la maladie. L'atteinte buccale avec des vésicules et érosions est rarement observée.

L'association à une entéropathie au gluten doit faire rechercher des signes cliniques de malabsorption qui, en pratique, sont rarement présents : diarrhée chronique, douleurs abdominales, ballonnements, amaigrissement [1, 2].

Pathogénie

Le développement de la DH est, comme celui de la maladie cœliaque, influencé par des facteurs génétiques et environnementaux.

La pierre angulaire de la physiopathologie de la DH, commune à la maladie cœliaque, est *l'interaction des peptides du gluten avec les molécules DQ2/DQ8,* qui conduit à l'activation de lymphocytes T CD4+ puis de la transglutaminase tissulaire, présente de façon constitutive dans le chorion intestinal [1, 2, 6, 7].

L'activité enzymatique de la transglutaminase tissulaire modifie les peptides de la gliadine (par déamination) en y introduisant des résidus chargés négativement, permettant d'augmenter leur affinité pour les molécules HLA DQ2/8 puis d'activer les lymphocytes CD4+ (boucle d'amplification du phénomène).

Ceux-ci produisent de l'IFN-γ, du TNF-α et des enzymes comme les métalloprotéinases matricielles qui contribuent au dommage tissulaire. Des mécanismes complémentaires participent à la rupture de la tolérance au gluten, impliquant notamment l'IL-15 qui permet l'activation et l'expansion des lymphocytes intra-épithéliaux CD8+ cytotoxiques et la production des autoanticorps anti-transglutaminase tissulaire.

Par rapport à maladie cœliaque, dans la DH, la réponse immunitaire IgA est dirigée de façon plus spécifique contre la *transglutaminase épidermique* que contre la transglutaminase tissulaire, bien que cette dernière soit aussi reconnue [3, 8]. La transglutaminase épidermique, présente dans les couches superficielles de l'épiderme, diffuse pour une raison mal connue vers le derme où, en présence d'anticorps IgA anti-transglutaminase épidermique, se forment des complexes immuns (transglutaminase épidermique – anticorps IgA) [4]. S'ensuivent une réaction inflammatoire avec recrutement de polynucléaires neutrophiles, une libération de médiateurs de l'inflammation, une activation des cellules endothéliales et la production de métalloprotéinases, à l'origine des lésions cutanées [9, 10]. Il a été récemment démontré que la transglutaminase épidermique est encore active sur le plan ensymatique dans le derme, où elle lie le fibrinogène, induisant probablement l'activation du système fibrinolytique et un dégât cellulaire [11].

Diagnostic

L'examen histopathologique d'une lésion récente montre un infiltrat dermique superficiel dense fait de polynucléaires *neutrophiles* avec quelques éosinophiles réalisant typiquement des *microabcès au sommet des papilles* avec ébauche de décollement dermo-épidermique.

L'immunofluorescence directe fournit le critère diagnostique essentiel. Elle met en évidence en *peau saine périlésionnelle* des dépôts granuleux d'IgA (IgA1), situés au sommet des papilles dermiques (fig. 10.51), souvent associés à du C3. Un marquage granulaire de la jonction dermo-épidermique et de la paroi des petits vaisseaux dermiques superficiels est parfois également observé [12]. La variabilité des dépôts chez un même malade impose parfois d'étudier plusieurs coupes, voire de pratiquer plusieurs biopsies en peau saine.

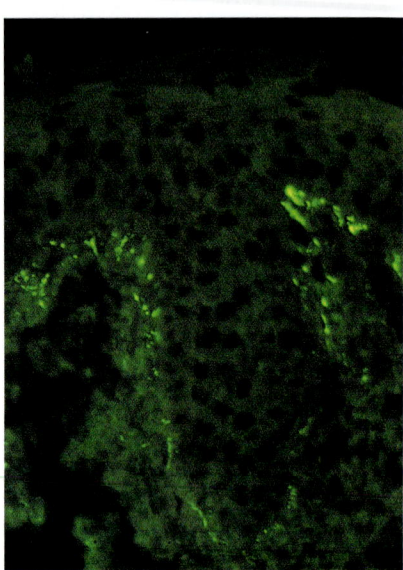

Fig. 10.51 Immunofluorescence directe de dermatite herpétiforme : dépôts granulaires d'IgA dans les papilles dermiques.

Anticorps circulants. Les examens immunosérologiques sont importants pour étayer le diagnostic.

Le bilan initial minimal et essentiel à pratiquer comprend un de ces trois tests, qui sont positifs dans 80 à 95 % des cas avec une très bonne spécificité (>90-95 %) [1, 3, 13-17] :
- *la recherche d'anticorps IgA anti-transglutaminase épidermique (TG3) par test ELISA* ; si ce dernier n'est pas disponible, faire alors :
- *la recherche d'anticorps IgA anti-transglutaminase tissulaire (TG2) par ELISA* ; si ce dernier n'est pas disponible, faire alors :
- *la recherche d'anticorps IgA antiendomysium par immunofluorescence indirecte* (ce marquage est directement lié à la reconnaissance de la TG2).

Le dosage concomitant du taux des IgA sériques est souvent proposé, bien que les cas de DH associés à un déficit complet en IgA soient anecdotiques, en tout cas bien plus rares qu'au cours de la maladie cœliaque [1].

La recherche d'anticorps IgA anti-transglutaminase tissulaire et d'anticorps IgA et IgG anti-peptide déamidé de la gliadine par ELISA ou par d'autres techniques, en cours de développement, sont aussi utiles pour dépister une atteinte intestinale et pour vérifier le bon suivi du régime sans gluten.

Ces derniers tests ne remplacent pas la biopsie intestinale pour confirmer maladie cœliaque ni encore l'évaluation par un diététicien [1, 3, 13-17].

L'exploration digestive à la recherche d'une maladie cœliaque constituée (biopsies multiples de la 2e ou de la 3e partie du duodénum) doit être proposée. Cette entéropathie, *asymptomatique dans 90-95 %* des cas, est confirmée par les examens histologiques de la muqueuse intestinale. Les 3/4 des patients présentent une atrophie villositaire totale ou subtotale, 1/4 n'ont qu'un infiltrat lymphocytaire intra-épithélial. Le taux initial des anticorps anti-transglutaminase tissulaire reflète l'intensité de l'atteinte digestive [14-16]. La mise en évidence d'une atteinte digestive même infraclinique, est utile pour motiver le malade à suivre le régime sans gluten [1, 2].

Groupe HLA. Les patients atteints de dermatite herpétifome ont presque constamment les groupes MHC (*Major Histocompatibility Complex*) de classe II retrouvés dans la maladie cœliaque : DQ2 (DQA1*0501/DQB1*0201) ou, moins fréquemment, DQ8 (DQA1*0301/DQB1*0302) [1, 2, 6,7]. Dans les familles des sujets atteints, l'incidence de la DH et de la maladie cœliaque est plus élevée chez les membres de premier degré. L'importance des facteurs génétiques dans le développement de la maladie cœliaque est également soulignée par la haute concordance (75 %) observée entre les jumeaux monozygotes.

Diagnostic différentiel. Les autres dermatoses bulleuses auto-immunes sont facilement écartées sur l'aspect caractéristique de l'immunofluorescence directe, de même que les divers types de prurigo, la dermatite atopique ou la gale [1]. Cependant, dans la *dermatose à IgA linéaires*, des dépôts granuleux d'IgA peuvent être associés aux dépôts linéaires, pouvant rendre le diagnostic différentiel délicat dans certaines situations. Les tests sérologiques aident à rectifier alors le diagnostic.

Évolution

La maladie est chronique. Bien que la plupart des malades aient toujours quelques symptômes de la maladie, des périodes asymptomatiques durant quelques jours ou même mois (en période estivale) existent dans 10 à 25 % des cas en l'absence de traitement. Les poussées sont parfois déclenchées par la prise d'iode ou l'ingestion de gluten [1, 2].

Autres maladies dysimmunitaires et prolifératives

Chez les sujets atteints de DH, la prévalence de certaines endocrinopathies (dysthyroïdie, maladie d'Addison, diabète insulinodépendant) et, plus rarement, de certaines connectivites (lupus érythémateux, syndrome de Sjögren) est augmentée [1, 2]. Les études épidémiologiques indiquent que la DH ne s'accompagne pas d'un sur-risque de cancer, mais s'associe à un probable faible risque de lymphome non hodgkinien [1, 2, 17, 18], concernant essentiellement les patients ne respectant pas le régime sans gluten. Enfin, alors que le risque ostéoporotique est connu dans la maladie cœliaque, il semble faible dans la DH même si une ostéopénie modérée s'avère fréquemment rapportée [19].

Traitement et suivi

Le régime sans gluten, qui est de réalisation pratique difficile, reste essentiel, voire le seul traitement à proposer pour certains experts [1]. Il doit en principe être suivi indéfiniment. Le régime est efficace sur les manifestations cutanées et intestinales. Dans des rares cas, surtout chez l'enfant, la réintroduction du gluten dans l'alimentation après plusieurs années paraît possible sans exacerbation des signes cutanés [17].

La dapsone en phase aiguë représente la molécule de choix pour le traitement des lésions cutanées, en association au régime sans gluten [1, 20]. La dapsone (50 à 100 mg/j en attaque) est très rapidement active sur les lésions cutanées, mais n'est pas efficace sur l'entéropathie. *Une réponse clinique rapide constitue un véritable test diagnostique.* Elle nécessite une surveillance clinique et hématologique. Parmi les effets indésirables à connaître (*cf.* chapitre 22), l'anémie hémolytique et la méthémoglobinémie sont constantes et dose-dépendantes. Les doses sont ensuite diminuées jusqu'à la dose seuil, variable selon chaque patient.

La sulfapyridine (1 à 2 g/j) et la salazosulfapyridine (2 à 4 g/j) constituent une alternative thérapeutique en cas d'intolérance à la dapsone mais sont contre-indiquées en cas d'allergie à celle-ci [20].

L'évolution du taux d'anticorps circulants IgA et IgG anti-transglutaminase tissulaire ou encore anti-peptide déamidé de la gliadine par ELISA est un bon reflet du suivi du régime sans gluten, mais ne remplace pas le suivi par un diététicien [18].

RÉFÉRENCES

1. Kárpáti S., *Dermatol Clin*. 2011, *29*, 463.
2. Bolotin D. et coll., *J Am Acad Dermatol*. 2011, *64*, 1017.
3. Sardy M. et coll., *J Exp Med*. 2002, *195*, 747.
4. Zone J.J. et coll., *J Immunol*. 2011, *186*, 4474.
5. Ohata C. et coll., *Clin Dev Immunol*. 2012, *2012*, 562168.
6. du Pré M.F. et coll., *Best Pract Res Clin Gastroenterol*. 2015, *29*, 413.
7. Lundin K.E., *Curr Opin Gastroenterol*. 2014, *30*, 154.
8. Donaldson M.R. et coll., *J Invest Dermatol*. 2007, *127*, 1268.
9. Hüe S. et coll., *Immunity*. 2004, *21*, 367.

10. Doffoel-Hantz V. et coll., *Ann Dermatol Venereol.* 2008, *135*, 784.
11. Taylor T.B. et coll., *J Invest Dermatol.* 2015, *135*, 623.
12. Preisz K. et coll., *J Eur Acad Dermatol Venereol.* 2005, *19*, 74.
13. Rose C. et coll., *J Am Acad Dermatol.* 2009, *61*, 39.
14. Marietta E.V. et coll., *J Invest Dermatol.* 2008, *128*, 332.
15. Kasperkiewicz M. et coll., *J Am Acad Dermatol.* 2012, *66*, 583.
16. Leffler D.A. et coll., *Am J Gastroenterol.* 2010, *105*, 2520.
17. Hervonen K. et coll., *Br J Dermatol.* 2005, *152*, 82.
18. Grainge M.J. et coll., *Aliment Pharmacol Ther.* 2012, *35*, 730.
19. Lorinczy K. et coll., *Rev Esp Enferm Dig.* 2013, *105*, 187.
20. Ingen-Housz-Oro S., *Ann Dermatol Venereol.* 2011, *138*, 221.

Dermatose à IgA linéaires

L. Borradori, P. Bernard

Le concept de dermatose à IgA linéaires a été défini par Chorzelski en 1978 comme le dépôt linéaire d'IgA au niveau de la jonction dermo-épidermique [1]. C'est la plus fréquente des maladies bulleuses sous-épidermiques de l'enfance. L'expression clinique de cette maladie est éminemment variable, de même que son évolution.

Son individualisation par rapport aux autres dermatoses bulleuses auto-immunes sous-épidermiques soulève toujours de nombreuses controverses. Cependant, un consensus émerge : *cette entité serait caractérisée par une réponse immune dirigée contre des néoépitopes présents sur un fragment protéolytique de BP180.*

Aspect clinique

Chez l'adulte. La dermatose à IgA linéaires atteint des adultes d'âge moyen, généralement après 50 ans [2], sans prédominance de race ni de sexe [2]. L'éruption cutanée est très polymorphe : les bulles sont de taille variable, parfois à groupement herpétiforme ; elles apparaissent en peau saine ou sur base érythémateuse. La topographie de l'éruption ne présente aucune particularité et le prurit est inconstant. L'éruption guérit habituellement sans cicatrice. Dans 20 à 30 % des cas, une atteinte muqueuse (endobuccale, génitale ou oculaire), évocatrice de pemphigoïde des muqueuses, est présente [1, 2].

Chez l'enfant. L'aspect clinique est beaucoup plus stéréotypé [1]. L'éruption débute généralement dans la deuxième enfance et est le plus *souvent vésiculeuse, disposée en rosettes* ou en bouquets herpétiformes. Les lésions sont volontiers localisées à la partie inférieure du tronc, aux fesses, sur le périnée, les cuisses, à la région périorale ou le cuir chevelu (fig. 10.52 et 10.53). L'atteinte muqueuse est inconstante mais peut être sévère [1].

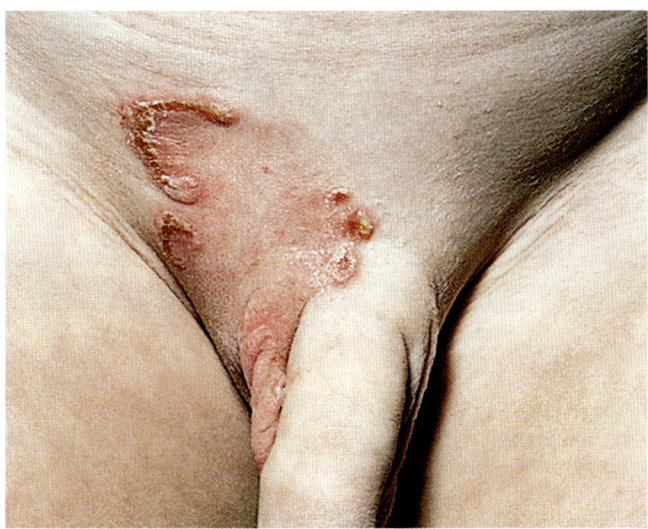

Fig. 10.52 Dermatose à IgA linéaires : forme de début.

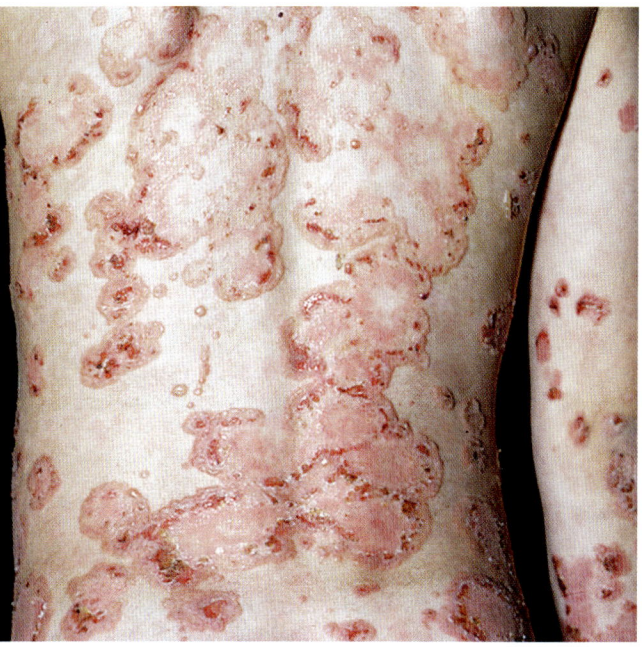

Fig. 10.53 Dermatose à IgA linéaires : forme profuse.

Dermatose à IgA linéaires induite par des médicaments. Plusieurs cas d'induction médicamenteuse vraie (vancomycine, pénicillines, inhibiteurs de l'enzyme de conversion, anti-inflammatoires non stéroïdiens) ont été rapportés. Ils correspondent à près de 40 % des cas survenant chez l'adulte et ont une présentation clinique plus sévère et polymorphe, pouvant mimer parfois des éruptions à type d'érythème polymorphe, une nécrolyse épidermique toxique ou une vasculite cutanée [2].

Diagnostic

L'aspect histopathologique d'une bulle cutanée récente est strictement identique à celui observé dans la dermatite herpétiforme (*cf. supra*).

L'immunofluorescence directe cutanée met en évidence en peau péribulleuse les *dépôts fins et linéaires d'IgA* le long de la membrane basale de l'épiderme qui définissent la maladie. Dans 50 % des cas, ces dépôts sont isolés ; dans les autres cas, ils sont associés à du C3, voire à de l'IgG, mais sont beaucoup moins intenses que les IgA. Ils persistent longtemps après le contrôle clinique de la maladie.

Par immunofluorescence indirecte standard, des anticorps circulants antimembrane basale de l'épiderme de classe IgA sont mis en évidence dans environ 50 % des cas, parfois associés à des anticorps de classe IgG. L'immunofluorescence indirecte sur peau séparée par le NaCl augmente considérablement la sensibilité de la technique (positive jusqu'à 80 % des cas) et met en évidence un marquage le plus souvent situé au *niveau du toit du clivage dermo-épidermique* [1-5].

En immunomicroscopie électronique directe, la localisation des dépôts immuns est très variable. Ils se situent dans la majorité des cas dans la *lamina lucida*.

Par immunotransfert, la majorité de patients atteints de dermatose à IgA linéaires possède des autoanticorps (classe IgA) contre des antigènes de *97 kDa (appelé LABD97)* et/ou de *120 kDa (LAD-1)* selon la condition d'extraction [2-4]. Ces deux antigènes correspondent à *deux fragments protéolytiques comprenant une large portion du domaine extracellulaire de BP180.* Ils résultent du clivage de BP180 à la surface des kératinocytes, entre le fragment NC16A et le fragment C15, par une enzyme de la famille des ADAMTS (*A Disintegrin and A Metalloprotease*) [5]. Plus de

50 % des malades possèdent également des anticorps circulants de classe IgG dirigés contre BP180, surtout si les formes recombinantes de la protéine sont utilisées [3, 6-8]. Parfois, les autoanticorps sériques de classe IgA peuvent réagir avec BP180, BP230 ou le collagène VII, comme ce peut être le cas de la dermatose à IgA linéaires induite par des médicaments [9]. Ces observations posent alors des problèmes nosologiques difficiles avec la pemphigoïde bulleuse ou l'épidermolyse bulleuse acquise.

Diagnostic différentiel. La dermatite herpétiforme sera éliminée par l'aspect granuleux des dépôts d'IgA en IFD et le profil immuno-sérologique distinct. La pemphigoïde bulleuse, la pemphigoïde des muqueuses ou l'épidermolyse bulleuse acquise peuvent s'accompagner de dépôts linéaires d'IgA en immunofluorescence directe, mais ceux-ci sont habituellement beaucoup moins intenses que les dépôts d'IgG ou de C3 [1].

Associations

L'incidence d'une entéropathie au gluten et de l'haplotype HLA DQ2 chez l'enfant est beaucoup moins fréquente que dans la dermatite herpétiforme. Des cas de dermatoses à IgA linéaires ont été rapportés en association avec une entéropathie inflammatoire chronique (rectocolite ulcérative, maladie de Crohn) ou une affection maligne [1]. Il s'agit de maladies lymphoprolifératives (lymphomes hodgkiniens et non hodgkiniens), d'hématopathies lymphoplasmocytaires et de cancers [1, 10]. Des associations avec des maladies dysimmunitaires (connectivites, endocrinopathies) ont été décrites. Il n'existe actuellement aucune étude épidémiologique permettant de se prononcer sur la signification de ces observations.

Traitement

Sous traitement, l'évolution est favorable en 2 ans en moyenne, mais des évolutions plus longues, jusqu'à 10 ans, ont été rapportées [1, 2]. La *dapsone* (50-100 mg/j) reste le traitement de choix de la dermatose à IgA linéaires sous réserve de l'absence d'un déficit en glucose 6-phosphate-déshydrogénase et d'une bonne tolérance hématologique. Le traitement doit être poursuivi longtemps. Chez l'enfant, la *dapsone* (0,5 à 2 mg/kg) est cependant moins constamment efficace et la sulfapyridine (jusqu'à 1,5 à 3 g/j) constitue une alternative thérapeutique. La corticothérapie générale est réservée aux formes résistant aux sulfones ou aux sulfamides. Dans les cas sévères, corticorésistants et d'évolution prolongée, les mêmes immunosuppresseurs que ceux utilisés dans la pemphigoïde bulleuse peuvent être envisagés. Les immunoglobulines intraveineuses ont été également utilisées [11].

RÉFÉRENCES
1. Venning V.A., *Dermatol Clin.* 2011, *29*, 453.
2. Lings K. et coll., *Acta Derm Venerol.* 2015, *95*, 466.
3. Pas H.H. et coll., *J Invest Dermatol.* 1997, *108*, 423.
4. Hirako Y. et coll., *J. Biol. Chem.* 1998, *273*, 9711.
5. Yamauchi T et coll., *J Dermatol Sci*, 2014, *76*, 25.
6. Franzke C.W. et coll., *J Biol. Chem.* 2004, *279*, 24521.
7. Allen J. et coll., *Br J Dermatol.* 2003, *149*, 1055.
8. Schumann H. et coll., *Am J Pathol.* 2000, *156*, 685.
9. Delbaldo C. et coll., *J Am Acad Dermatol.* 2002, *46*, S161.
10. van der Waal R. et coll., *Br J Dermatol.* 2001, *144*, 870.
11. Segura S. et coll., *J Am Acad Dermatol.* 2007, *56*, 960.

Dermatoses à IgM linéaires

L. Borradori, P. Bernard

La découverte en immunofluorescence directe d'un marquage linéaire isolé en IgM de la zone de la membrane basale est habituellement considérée comme un phénomène non spécifique retrouvé selon une étude dans moins de 1 % des cas, toutes biopsies confondues [1, 2]. Cliniquement, ces dépôts isolés d'IgM peuvent s'observer tant sur peau saine qu'au cours d'éruptions cutanées très variées (urticaire, vasculite, purpura, ulcérations) [2, 3]. Beaucoup plus exceptionnellement, il s'agit d'une IgM monoclonale au cours d'une macroglobulinémie de Waldenström [2]. Dans ce cas, il peut exister cliniquement des lésions bulleuses et une fragilité cutanée [4]. Des anticorps sériques antimembrane basale de l'épiderme de classe IgM, isolés, sont parfois décelables chez les malades ayant une éruption polymorphe de la grossesse ainsi que les sujets contrôles, sans probablement aucune signification clinique [5].

RÉFÉRENCES
1. Helm T.N. et coll., *J Am Acad Dermatol.* 1992, *26*, 203.
2. Velthuis P.J. et coll., *Arch Dermatol.* 1992, *128*, 1653.
3. Alcalay J. et coll., *J Am Acad Dermatol.* 1988, *18*, 412.
4. Whittaker S.J. et coll., *Br J Dermatol.* 1996, *135*, 283.
5. Borradori L. et coll., *Arch Dermatol.* 1995, *131*, 43.

Épidermolyse bulleuse acquise

P. Bernard, L. Borradori

L'épidermolyse bulleuse acquise (EBA) est une maladie bulleuse auto-immune de la jonction dermo-épidermique caractérisée par la production d'autoanticorps dirigés contre le collagène VII, une protéine de 290 kDa formant les fibrilles d'ancrage du derme superficiel. Il s'agit d'une maladie très rare, environ 10 fois moins fréquente que la pemphigoïde bulleuse [1, 2]. Il est bien démontré que la plupart des anticorps sont dirigés contre des épitopes situés sur les domaines non collagéniques du collagène VII, qui sont situés à l'extrémité N-terminale de la molécule [3, 4]. Les anticorps sont habituellement d'isotype IgG1 et/ou IgG4. Leur pouvoir pathogène est désormais formellement démontré dans des modèles expérimentaux *ex vivo* ou murins [5, 6].

Signes cliniques

L'EBA est une maladie touchant surtout l'adulte bien que des cas pédiatriques aient été rapportés [7]. Elle peut réaliser des tableaux cliniques assez variés (fig. 10.54) [1, 5-8].

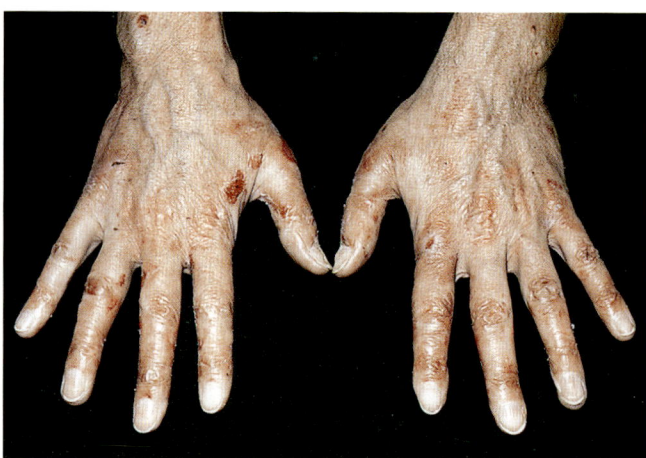

Fig. 10.54 Épidermolyse bulleuse acquise.

La forme chronique, mécano-bulleuse, acrale touche surtout l'adulte entre 30 et 40 ans et représente environ un tiers des cas d'EBA. Elle se traduit par des lésions bulleuses reposant en peau saine, prédominant aux zones de frottement sur les faces d'extension des membres (dos des mains, coudes, genoux, talons). Ces bulles sont souvent provoquées par des traumatismes minimes et cicatrisent de façon atrophique avec de nombreux grains de milium. Des dystrophies unguéales sont fréquemment notées, de même qu'une atteinte des muqueuses buccale, pharyngolaryngée, œsophagienne ou conjonctivale. Ces dernières peuvent faire toute la gravité de la maladie car elles guérissent au prix de lésions cicatricielles pouvant entraîner une cécité ou une sténose œsophagienne [1, 7, 8].

Des formes d'EBA dites « inflammatoires » touchant des sujets plus âgés (autour de 60 ans) constituent environ 50 % des cas d'EBA. Elles se traduisent par des lésions bulleuses reposant en peau érythémateuse ou urticarienne. Des lésions annulaires et polycycliques avec vésicules herpétiformes ont été également décrites. Les lésions prédominent sur le tronc ou la partie proximale des membres, simulant une pemphigoïde bulleuse, ou encore une dermatose à IgA linéaires [1, 5-8]. Des aspects associant une forme chronique mécano-bulleuse et une forme inflammatoire peuvent coexister chez le même malade.

Enfin, des formes ne comportant que des lésions du visage et du cuir chevelu, à type de *pemphigoïde de type Brunsting-Perry*, très proches des lésions observées au cours de la pemphigoïde cicatricielle, ou avec atteinte prédominante ou isolée des muqueuses à type de *pemphigoïde des muqueuses*, sont également décrites [1, 5-8].

Maladies associées. De très nombreuses maladies ont été décrites en association avec l'EBA. La plupart de ces associations sont anecdotiques, sauf avec les entérocolopathies inflammatoires, notamment la maladie de Crohn [1, 5-9]. La maladie bulleuse précède la découverte de l'entérocolopathie dans la moitié des cas environ. L'association de l'EBA à une polyarthrite rhumatoïde et surtout à un lupus érythémateux systémique mérite également d'être signalée.

Diagnostic

L'examen histologique d'une bulle montre un décollement sous-épidermique ne comportant habituellement qu'un faible infiltrat inflammatoire de polynucléaires neutrophiles. Le diagnostic repose néanmoins sur les examens immunopathologiques permettant de confirmer la présence d'autoanticorps fixés à la membrane basale épidermique et de caractériser (directement ou indirectement) leur spécificité.

L'immunofluorescence directe montre des dépôts d'IgG et/ou de C3 le long de la jonction dermo-épidermique. La présence de dépôts exclusifs d'IgG sans C3 serait évocatrice du diagnostic d'EBA plutôt que de pemphigoïde bulleuse. L'analyse fine de l'aspect de la fluorescence en immunofluorescence directe montre une disposition en *u-serrated* des dépôts immuns dans l'EBA, différente de celle des autres dermatoses bulleuses auto-immunes sous-épidermiques, permettant en principe de faire de façon simple, rapide et très spécifique le diagnostic d'EBA [5, 8].

L'immunofluorescence directe sur peau séparée par le NaCl permet d'orienter le diagnostic en montrant des dépôts d'IgG (et/ou de C3) *sur le plancher du décollement* [1, 5, 7, 8, 10].

Par immunofluorescence indirecte, des anticorps sériques marquant le *versant dermique* d'une peau séparée par le NaCl sont mis en évidence dans 50 % des sérums d'EBA inflammatoire et beaucoup plus rarement dans les formes chroniques. Ces anticorps, qui reconnaissent le *collagène VII*, peuvent être également détectés par des kits ELISA récemment commercialisés. Leur spécificité reste néanmoins modeste [10, 11].

La caractérisation des anticorps sériques par immunotransfert (une protéine de 290 kDa, le collagène VII) ainsi que *l'immunomicroscopie électronique* directe montrant des dépôts d'IgG sur les fibrilles d'ancrage avec parfois un marquage de la lame dense sont désormais utilisés rarement pour le diagnostic [12].

Le diagnostic différentiel se pose avec :

– les autres maladies bulleuses auto-immunes de la jonction dermo-épidermique, notamment avec une pemphigoïde bulleuse et la *pemphigoïde anti-p200/antilaminine gamma 1*. L'immunofluorescence directe sur peau péri-bulleuse (aspect en *u-serrated*) ou sur peau clivée par NaCl, l'étude du sérum par ELISA et plus rarement en immunotransfert, ou l'immunomicroscopie électronique directe permettent de différencier ces maladies [1, 5, 7, 8] ;

– le lupus érythémateux cutané bulleux peut également poser un problème de diagnostic différentiel difficile dans la mesure où il faut exclure l'association d'un lupus érythémateux systémique avec une EBA ; dans ce cas, c'est surtout le phénotype clinique qui permet la distinction ;

– enfin, dans les formes chroniques d'EBA, avec une épidermolyse bulleuse héréditaire ou encore une porphyrie (cutanée tardive ou variegata) lorsque les bulles prédominent sur le dos des mains. L'aspect de l'immunofluorescence directe, différent dans la porphyrie, ainsi que les autres signes cliniques et biologiques de la porphyrie cutanée tardive permettent de la différencier de l'EBA.

Traitement

Le traitement de l'EBA est difficile, notamment celui de la forme chronique mécano-bulleuse qui est souvent corticorésistante [1, 6-8, 13, 14]. La *corticothérapie générale* représente souvent le traitement d'attaque de 1re intention. La *colchicine* ou la *dapsone* sont souvent utilisées comme adjuvants [6-8]. Dans les cas graves corticorésistants, menaçant le pronostic fonctionnel (atteinte oculaire) ou le pronostic vital (formes disséminées), les *immunosuppresseurs* (azathioprine, mycophénolate mofétil, ciclosporine ou méthotrexate) sont proposés. La *sulfasalazine*, les perfusions *d'immunoglobulines polyvalentes* ou la *photochimiothérapie* extracorporelle ont également à leur actif des succès généralement anecdotiques [1, 6-8, 13, 14]. Plus récemment, le *rituximab* a été employé avec succès dans quelques cas, parfois en association avec une immunoadsorption [7, 8, 15].

RÉFÉRENCES

1. Chen M. et coll., *Autoimmunity.* 2012, *45*, 91.
2. Bernard P. et coll., *Arch Dermatol.* 1995, *131*, 48.
3. McMillan J. et coll., *Exp Dermatol.* 2003, *12*, 261.
4. Sitaru C., *Exp Dermatol.* 2007, *16*, 520.
5. Buijsrogge J.J. et coll., *Br J Dermatol.* 2011, *165*, 92.
6. Kim J.H. et coll., *Acta Derm Venereol.* 2011, *91*, 307.
7. Gupta R. et coll., *Clin Dermatol.* 2012, *30*, 60.
8. Ludwig R.J., *ISRN Dermatol.* 2013, *2013*, 812029.
9. Reddy H. et coll., *Clin Expt Dermatol.* 2013, *38*, 225.
10. Terra J.B. et coll., *Br J Dermatol.* 2013, *169*, 100.
11. Chen M. et coll., *J Invest Dermatol.* 1997, *108*, 68.
12. Ishiko A. et coll., *Br J Dermatol.* 1996, *134*, 147.
13. Kirtschig G. et coll., *Cochrane Database Syst Rev.* 2003, CD004056.
14. Segura S. et coll., *J Am Acad Dermatol.* 2007, *56*, 960.
15. Niedermeier A. et coll., *Arch Dermatol.* 2007, *143*, 192.

10-12 Maladie de Behçet

D. Bessis

La maladie de Behçet est une maladie plurisystémique d'étiologie inconnue, considérée comme le prototype des vasculites touchant les veines, les veinules, les artères et le cœur [1]. Elle est ubiquitaire mais plus fréquente dans le bassin méditerranéen et au Japon. Elle touche essentiellement les adultes d'âge jeune et moyen avec une répartition hommes – femmes équilibrée. En l'absence de marqueur biologique, histologique ou radiologique pathognomonique, son diagnostic reste défini par des critères cliniques s'appuyant sur les manifestations cutanéomuqueuses et ophtalmologiques [2].

Signes cliniques

La maladie de Behçet comporte des *aphtes buccogénitaux* et des manifestations diverses, cutanées, oculaires, neurologiques, articulaires et vasculaires. *Ces manifestations ne sont pas toujours présentes en même temps chez un patient donné.*

Signes cutanéomuqueux (fig. 10.55)

L'aphtose buccale est constante et peut être longtemps isolée. Les aphtes de la maladie de Behçet ne se distinguent en rien de ceux de l'aphtose vulgaire, que ce soit sur leur présentation clinique, leur âge d'apparition ou leur évolutivité (*cf.* chapitre 16) [3].

L'aphtose génitale, très évocatrice de la maladie, est trouvée dans 60 % des cas. Elle siège avec prédilection sur le scrotum, plus rarement sur le gland ; l'aspect est celui d'ulcérations à l'emporte-pièce à fond jaunâtre dont les lésions pustuleuses de pseudo-folliculites représentent un stade précoce. Elles laissent des cicatrices durables, souvent dépigmentées, éléments importants du diagnostic en dehors d'une poussée. Sur la vulve, elles réalisent des ulcérations douloureuses à l'emporte-pièce [3]. Le caractère bipolaire bucco-génital de l'aphtose est très évocateur.

Les pseudo-folliculites nécrotiques, présentes dans 40 à 55 % des cas, sont des *pustules non folliculaires* stériles cernées d'un halo érythémateux et précédées d'un stade papulovésiculeux ; elles sont considérées comme des équivalents cutanés d'aphte [4]. Elles siègent sur les membres et le tronc et peuvent prendre

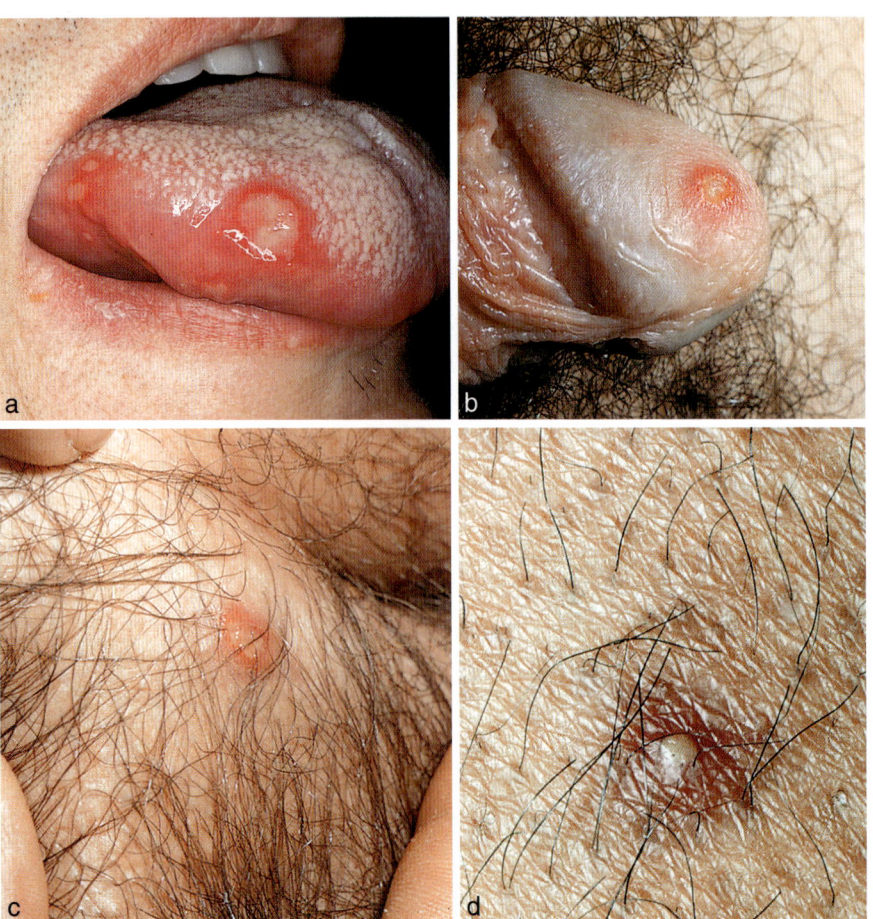

Fig. 10.55 Maladie de Behçet.
Aphtes buccaux (a), balanique (b), scrotal (c), cutané (d) chez le même malade.

l'aspect de nodules acnéiformes. Ces lésions correspondent à une inflammation dermique superficielle neutrophilique périvasculaire et interstitielle en principe non folliculocentrique [2]. Elles peuvent être reproduites par piqûre lors des phases actives de la maladie ; *il s'agit du test pathergique*. Ce test est le plus souvent réalisé par la piqûre de la face antérieure de l'avant-bras par une aiguille 21 G. Il est considéré comme positif lorsqu'une papulopustule provoquée apparaît vers la 24e heure et culmine à la 48e heure après la piqûre [5].

Les nodules dermohypodermiques douloureux sont notés dans près de 45 % des cas et correspondent à deux types de lésions : soit des *nouures du type érythème noueux* qui disparaissent en quelques jours, soit des lésions de panniculite lobulaire ou mixte secondaires à une *vasculite et/ou thrombose touchant les veines du derme profond et de l'hypoderme* et pouvant se distinguer des nouures par leur disposition linéaire, leur consistance dure et leur évolution torpide sur plusieurs semaines [3, 6].

Autres manifestations

Manifestations oculaires. Elles surviennent dans 67 à 95 % des cas et sont le plus souvent bilatérales [7]. L'uvéite, présente dans 60 % des cas, est le plus souvent totale ; c'est une manifestation typique et grave de la maladie. L'uvéite antérieure aiguë se manifeste par une baisse brutale de l'acuité visuelle associée à une rougeur oculaire et une douleur périorbitaire. Elle n'est cependant ni constante ni spécifique. Parfois, l'uvéite est strictement postérieure et peut être asymptomatique. Des lésions des vaisseaux rétiniens sont souvent associées (périphlébite, thrombose, hémorragies). Ces différentes lésions sont progressives, récidivantes, et laissent des séquelles irréversibles responsables de cataracte, de glaucome, de synéchies iridocristalliniennes et de cécité.

Manifestations articulaires. Présentes en moyenne dans 50 à 60 % des cas, elles sont parfois inaugurales [8]. Il s'agit surtout d'atteinte articulaire périphérique à type d'arthralgies, de monoarthrites ou d'oligoarthrites des genoux, et des chevilles, fugaces mais récidivantes, n'entraînant pas de destructions ostéocartilagineuses.

Manifestations neurologiques. Présentes dans 5 à 50 % des cas, il s'agit le plus souvent d'atteintes parenchymateuses dont les symptômes les plus représentatifs mais parfois isolés sont les céphalées, un syndrome pyramidal, une ataxie cérébelleuse, des troubles de l'humeur ou des troubles sphinctériens [9]. Elles peuvent prendre la forme de rhombencéphalite ou de méningoencéphalite en cas d'atteinte diffuse. Des observations de forme pseudo-tumorale, de névrite optique rétrobulbaire et de myélite sont également décrites. L'atteinte extra-parenchymateuse est marquée par le risque de thrombose veineuse cérébrale et d'atteinte artérielle cérébrale occlusive, anévrismale ou disséquante [9].

Manifestations vasculaires. La maladie a un tropisme très particulier pour les vaisseaux ; il s'agit de thromboses veineuses (50 % des cas) superficielles mais surtout profondes aux membres inférieurs (fémoro-iliaques), mais aussi des thromboses de la veine cave, des veines rénales ou sus-hépatiques [10]. Les manifestations artérielles à type d'artérite inflammatoire, de thrombose et d'anévrisme sont possibles et peuvent toucher les vaisseaux de différents calibres comme l'aorte abdominale et thoracique, les artères fémorales, pulmonaires et iliaques.

Autres manifestations possibles. Elles peuvent être cardiaques (myocardite, péricardite, endocardite), pleuropulmonaires, intestinales (qui ressemblent aux lésions de la maladie de Crohn et de la rectocolite hémorragique), orchiépididymites.

Diagnostic

Il est clinique et souvent difficile au début, lorsque les signes cutanéomuqueux ne sont pas au complet pour satisfaire aux critères diagnostiques. Ces critères ont été révisés en 2014, leur sensibilité est de 94 % et leur spécificité de 92 % (tableau 10.25). Ils permettent donc, à terme, le diagnostic de la plupart des cas de maladie de Behçet. Les signes cutanéomuqueux sont des critères majeurs en l'absence desquels le diagnostic est impossible. La positivité du test pathergique est très spécifique de la maladie de Behçet mais sa prévalence est très variable en fonction des pays où il est effectué (20 à 60 %) [11]. Dans certains cas à expression cutanéomuqueuse isolée, il est difficile de savoir où s'arrête l'aphtose (*cf.* chapitre 16) et où commence la maladie de Behçet [3].

Tableau 10.25 Critères diagnostiques internationaux de la maladie de Behçet

Signe/Symptôme	Points
Lésions oculaires : – uvéite antérieure – uvéite postérieure – vasculite rétinienne	2
Aphtose génitale : aphte génital récidivant ou cicatrice, en particulier de topographie scrotale, observé par le patient ou le médecin	2
Aphtose orale : aphte mineur ou majeur ou ulcération herpétiforme, observés par le patient ou le médecin, récidivant au moins 3 fois en 12 mois	2
Lésions cutanées : – pseudo-folliculite – érythème noueux – aphtose cutanée	1
Manifestations neurologiques	1
Manifestations vasculaires : – thrombose artérielle – thrombose d'une veine large – phlébite – phlébite superficielle	1
Test pathergique	Optionnel mais vaut 1 point si +

Un score ≥ 4 affirme le diagnostic de maladie de Behçet.

Pronostic, évolution

L'évolution est imprévisible pour un malade donné. Elle se fait par poussées, plus ou moins régressives, au cours desquelles un nouvel organe peut être atteint. La mort peut survenir par atteinte méningoencéphalique, accident thromboembolique ou perforation intestinale. Le risque majeur de la maladie de Behçet est la cécité (10 à 15 % à 5 ans).

Étiopathogénie

Elle est inconnue. La fréquence accrue de l'antigène HLA-B51 – 40 à 80 % des cas selon les séries [12] – et l'existence de formes familiales et même néonatales soulignent l'importance des facteurs génétiques [13]. L'intervention de facteurs de l'environnement est suggérée. Le rôle du streptocoque est possible, la maladie étant considérée par certains comme une réaction différée à une infection, impliquant une réactivité croisée avec des protéines de stress (*Heat Shock Protein*) et un dysfonctionnement du système immunitaire à l'origine d'une hyperactivation et d'un recrutement anormal des neutrophiles [14].

Traitement

Il n'est pas codifié et reste symptomatique, adapté à la sévérité de la maladie et au type d'organe atteint [15]. Tous les moyens thérapeutiques employés dans les vasculites ont été proposés : anti-inflammatoires «mineurs» (colchicine, thalidomide, dapsone), majeurs (corticostéroïdes), immunosuppresseurs (cyclophosphamide, azathioprine) et thérapeutiques immunomodulatrices (anti-TNF-α, anti-IL-1, anti-CD20) En raison du caractère thrombosant de la maladie, les anticoagulants et antiagrégants sont également utilisés.

Dans les formes bénignes avec atteinte cutanéomuqueuse, *la colchicine* (1 à 2 mg/j) reste le traitement de 1re intention, éventuellement associée à l'aspirine (100 mg/j). Sa prise doit être prolongée car son arrêt expose à des poussées. Administrée au long cours, la colchicine est habituellement bien tolérée, hormis la survenue de troubles digestifs et d'exceptionnelles neuropathies.

L'intérêt du *thalidomide* (100 mg/j) dans les formes cutanéomuqueuses reste purement suspensif et sa prescription limitée par les risques d'induction de polynévrites sensitives et par ceux de fœtopathies chez les femmes en période d'activité génitale [15] ; l'augmentation du risque thromboembolique au cours de traitements par thalidomide a été observée ; l'association systématique d'aspirine à dose antiagrégante paraît intéressante mais n'a pas été étudiée. *La dapsone* (50 à 100 mg/j) a une action voisine du thalidomide. Elle suppose une surveillance hématologique contraignante en début de traitement.

Dans les formes graves, *la corticothérapie* s'impose : bolus de méthylprednisolone (1 g IV sur 3 heures) associés parfois au cyclophosphamide, notamment dans les formes neurologiques. Elle est poursuivie par une corticothérapie orale d'entretien prolongée pendant 2 ans, souvent associée la colchicine et l'aspirine. *Les immunosuppresseurs* permettent une épargne cortisonique, mais ne sont pas toujours de maniement facile. Leur risque oncogène à long terme les fait réserver aux formes graves de la maladie. La prescription précoce d'azathioprine semble améliorer le pronostic lointain, surtout dans les atteintes oculaires. Le *méthotrexate* est une alternative intéressante en cas d'atteinte articulaire réfractaire. *L'anticoagulation* efficace et prolongée est généralement indispensable dans les formes vasculaires de la maladie.

L'interféron α a fait l'objet de nombreux travaux avec des résultats satisfaisants sur les manifestations cutanéomuqueuses et oculaires, sans effets indésirables notables et avec une rémission souvent prolongée à l'arrêt. L'interféron α2a est administré par voie sous-cutanée à une dose variant entre 3 à 6 MUI, 3 fois/semaine [15].

D'autres traitements ont été préconisés, comme l'administration prolongée de pénicilline retard à titre prophylactique, l'application locale de sucralfate pour la cicatrisation des lésions muqueuses ulcérées, l'usage de la pentoxifylline, etc.

Les anticytokines comme les anti-TNF-α (infliximab, adalimumab), les anti-IL-1 et les thérapies ciblant les lymphocytes comme l'anti-CD20 (rituximab) et l'anti-CD52 (alemtuzumab) sont classiquement réservées aux atteintes oculaires, neurologiques ou digestives sévères et réfractaires [15].

RÉFÉRENCES

1. Mahr A. et coll., *Rev Med Interne*. 2014, *35*, 81.
2. International Study Group of Team for the Revision of the International Criteria for Behçets Disease (ITR-ICBG) et coll., *J Eur Acad Dermatol Venereol*. 2014, *28*, 338.
3. Jorizzo J.L. et coll., *J Am Acad Dermatol*. 1995, *32*, 968.
4. Chajek T. et coll., *Medicine*. 1975, *54*, 179.
5. Gül A. et coll., *Br J Dermatol*. 1995, *132*, 901.
6. Misago N. et coll., *Acta Derm Venereol*. 2012, *92*, 681.
7. Zeghidi H. et coll., *Rev Med Interne*. 2014, *35*, 97.
8. Ait Badi M.A. et coll., *Rev Med Interne*. 2008, *29*, 277.
9. Noel N. et coll., *Rev Med Interne*. 2014, *35*, 112.
10. Desbois A.C. et coll., *Rev Med Interne*. 2014, *35*, 103.
11. Dilsen N. et coll., *Ann Rheum Dis*. 1993, *52*, 823.
12. Meador R., *Curr Rheumatol Rep*. 2002, *4*, 47.
13. Yazici H. et coll., *Curr Opin Rheumatol*. 2001, *13*, 18.
14. Amoura Z. et coll., *Rev Med Interne*. 2006, *27*, 843.
15. Comarmond C. et coll., *Rev Med Interne*. 2014, *35*, 126.

10-13 Psoriasis

D. Jullien, A. Villani

Le psoriasis est une maladie inflammatoire chronique à expression principalement cutanée et articulaire. Elle implique des facteurs génétiques et des facteurs d'environnement. C'est l'une des « grandes maladies » de la dermatologie, qui a bénéficié de progrès rapides et significatifs grâce à :
– la meilleure compréhension des circuits de l'inflammation cutanée et systémique qui génèrent les lésions ;
– la reconnaissance de l'association de la maladie à la dysfonction d'organes internes (comorbidités) ;
– la mesure pertinente du préjudice sur la qualité de vie ;
– le développement continu de nouvelles classes thérapeutiques qui conduisent à reconsidérer régulièrement les stratégies thérapeutiques.

Épidémiologie [1]

Incidence et prévalence

Bien que les études divergent, le psoriasis affecte vraisemblablement les deux sexes de manière équivalente. Sa prévalence varie en fonction de facteurs démographiques, ethniques et environnementaux (ensoleillement). Elle s'échelonne chez l'enfant de 0 (Taïwan) à 2,1 % (Italie), et chez l'adulte de 0,91 (États-Unis) à 8,5 % (Norvège). Elle a été estimée à 3,58 % en France. Elle s'accroît avec l'éloignement de l'équateur. Chez l'enfant, l'incidence de la maladie est estimée à 40,8/100 000 personne-année aux États-Unis. Chez l'adulte, l'incidence varie de 78,9/100 000 (États-Unis) à 230/100 000 personne-année (Italie).

Âge de début

Le psoriasis peut débuter à tous les âges de la vie et être présent dès la naissance. L'âge de début moyen est évalué à 33 ans avec 75 % des cas débutant avant 46 ans. On distingue deux pics de début de la maladie qui ont servi à définir deux types de psoriasis chronique en plaques. Le type I, qui concerne 75 % des patients, a un début précoce avant 40 ans avec un pic qui culmine à l'âge de 16 ans chez les femmes et de 22 ans chez les hommes. Il s'agit d'une forme souvent familiale, fortement associée à l'allèle HLA-Cw*0602 (85 %), sévère dans son étendue et marquée par des rechutes fréquentes. Le psoriasis de type II a un début tardif, après 40 ans, avec un pic qui culmine à 57 ans chez les femmes et 60 ans chez les hommes. Chez ces patients, la maladie est moins agressive, se développe rarement dans un contexte familial et est faiblement associée à HLA-Cw*0602 (15 %).

Génétique [2]

Il existe une prédisposition génétique au psoriasis. Le taux de concordance de la maladie pour les jumeaux monozygotes (65-72 %) est plus élevé que pour les jumeaux dizygotes (23-30 %). La prévalence de la maladie au sein de la fratrie d'un patient psoriasique est d'environ 50 % si ses deux parents sont atteints, de 16 % si un seul parent est atteint, et de 8 % si aucun des parents ne l'est.

Le psoriasis en plaques (PP) est un trait génétique complexe. Il résulte de l'interaction de nombreux gènes entre eux et avec l'environnement. Les études d'association pangénomique ont permis d'identifier plus de *40 régions de susceptibilité associées au PP* dans les populations d'ascendance européenne et d'autres loci sont identifiés dans la population chinoise. Les gènes candidats codent des molécules impliquées dans l'immunité innée, l'immunité adaptative et la fonction barrière de la peau. Plus de la moitié de ces régions sont partagées avec d'autres maladies auto-immunes, pour certaines associées au psoriasis (maladie de Crohn, spondylarthrite ankylosante, maladie cœliaque, diabète). Le rôle de chaque allèle de susceptibilité est faible, l'émergence de la maladie nécessite la combinaison de plusieurs facteurs de susceptibilité. La diversité de ces combinaisons contribue au polymorphisme du psoriasis.

– *Le locus de susceptibilité PSORS1* situé sur le chromosome 6p21 rend compte à lui seul de 35 à 50 % des cas de PP de type I (familiaux à début précoce) dans la population de descendance européenne. PSORS1 est également associé au psoriasis en gouttes mais n'est pas associé au psoriasis pustuleux palmoplantaire ni au PP sporadique à début tardif (type II). C'est *HLA-Cw*0602* qui au sein de ce segment chromosomique semble porter la susceptibilité. La fonction de présentation d'antigène restreinte par cette molécule Cw*0602 aux lymphocytes T CD8 serait donc essentielle dans cette forme de psoriasis. Cette observation est confortée par le fait que chez les patients HLA-Cw*0602, et uniquement chez ceux-ci, un autre allèle de susceptibilité a été identifié au sein du gène *ERAP1*. Or *ERAP1* code une peptidase du réticulum endoplasmique impliquée dans la génération de ligand pour les molécules du CMH de classe I.

– *De nombreux autres variants de susceptibilité* témoignent de l'importance des mécanismes immunologiques dans le développement de la maladie. *TRAF3IP2* et *NFKBIZ* sont impliqués dans la voie de signalisation de l'IL-17, *TNFAIP3* et *TNIP1* dans celles du TNF et des TLR, *IFIT1* et *TYK2* dans celle de l'IFN, *IL23R* (situé au sein de PSORS7), *IL23A* et *IL12B* dans celle de l'IL-23 et le développement des populations lymphocytaires T productrices d'IL-17.

– *Les variants de susceptibilité contenus au sein de PSORS4* dans le complexe de différenciation épidermique affectent eux plus vraisemblablement la physiologie kératinocytaire, *suggérant qu'une anomalie primitive de cette population peut également être un élément initiateur de la maladie.*

Exceptionnellement, la prédisposition au psoriasis est monogénique. C'est le cas de certaines formes de psoriasis pustuleux associées à la présence de mutations inactivatrices d'*IL-36RN* (un inhibiteur de la cytokine pro-inflammatoire IL-36γ) ou d'autres formes pustuleuses et en plaques associées à des variants gains de fonction de *CARD14* (un régulateur épidermique du facteur de transcription NF-kB, situé au sein du locus de susceptibilité PSORS2).

En dehors des facteurs de susceptibilité génétique, des mécanismes de régulation épigénétique (méthylation de l'ADN, modifications des histones, micro-ARN) sont également impliqués. De description récente, ils pourraient jouer un rôle essentiel dans la physiopathologie de la maladie. Compte tenu de cette régulation, l'étude du profil d'expression des gènes au sein des lésions pour les différentes formes cliniques de la maladie est essentielle pour mieux caractériser les processus physiopathologiques mis en jeu et contribue à mieux délimiter les différentes formes cliniques de la maladie. La différence entre le profil d'expression (gènes surexprimés ou sous-exprimés dans les lésions de psoriasis en plaques) et celui relevé dans le psoriasis pustuleux palmoplantaire a permis de dissocier ces deux entités.

Phénotypes cutanés

Psoriasis en plaques : forme commune de psoriasis

Cette présentation clinique concerne 80-90 % des patients et correspond au type auquel fait habituellement référence le terme générique «psoriasis».

Les lésions cutanées typiques sont des plaques érythématosquameuses d'évolution chronique *parfaitement délimitées* de la peau saine avoisinante par une bordure nette (fig. 10.56). Elles sont en léger relief du fait de l'épaississement épidermique qui les caractérise et l'on distingue un phénotype fin (≤ 0,75 mm) et un autre épais (> 0,75 mm). Elles sont constamment surmontées de squames blanches ou argentées, plus rarement jaunâtres, qui peuvent être fines (pityriasiques) ou très épaisses.

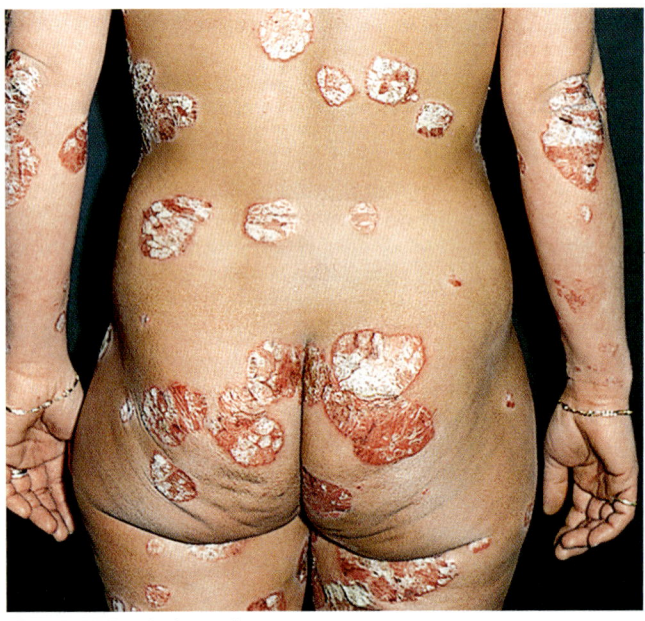

Fig. 10.56 Psoriasis en plaques.

Lorsque les squames ne sont pas clairement visibles, on peut les mettre en évidence par un grattage léger de la lésion qui entraîne son blanchiment. Sous la curette, elles se détachent sous forme de copeaux blanchâtres successifs (*signe de la tache de bougie*). Elles révèlent alors une zone sous-jacente rouge, lisse, brillante, recouverte de fines gouttes de sang à l'endroit où les vaisseaux sont exposés, au sommet des papilles dermiques (*signe de la rosée sanglante d'Auspitz*).

Sous les squames et à leur périphérie, la peau a une couleur homogène qui va du rose saumon à un rouge plus ou moins intense, parfois même bleuté sur les membres inférieurs. Lorsqu'elles sont recouvertes de squames épaisses et en regard de zones de flexions, les lésions peuvent se fissurer et devenir douloureuses.

Les plaques érythématosquameuses sont de taille variable et on distingue une forme en petites plaques (≤ 3 cm de diamètre) et une autre en larges plaques (> 3 cm). Ovalaires ou irrégulières, elles recouvrent en fusionnant de larges zones du tronc et des membres.

Surtout actives à leur périphérie, elles peuvent s'étendre en prenant une forme annulaire avec ébauche de guérison centrale.

Parfois uniques, souvent multiples, elles se répartissent symétriquement sur le tronc et les membres avec une prédilection pour certaines zones : face d'extension des coudes et des genoux, bords cubitaux des avant-bras, région lombosacrée, région prétibiale, cuir chevelu, région rétro-auriculaire, ombilic.

Le prurit est inconstant, plus volontiers présent en phase d'instabilité de la dermatose qu'au stade de plaque établie.

Chez un même patient, les lésions sont uniformes, mais leur sémiologie peut varier selon que la maladie est en phase stationnaire, en régression ou en poussée.

Le phénomène de Koebner (fig. 10.57), qui décrit le développement de nouvelles lésions aux sites de traumatismes mécaniques, est plus fréquemment observé quand la maladie est active, inflammatoire.

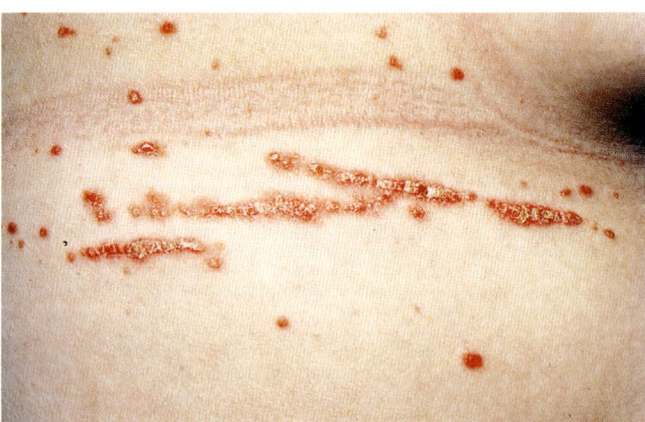

Fig. 10.57 Phénomène de Koebner : développement de lésions linéaires sur des zones traumatisées sur fond de psoriasis en gouttes.

Le diagnostic différentiel se fait notamment avec le pityriasis rubra pilaire, le pityriasis rosé de Gibert, le parapsoriasis en plaques, les dermatophytoses, ainsi que certaines formes de lupus érythémateux subaigu et d'éruptions médicamenteuses.

Variants topographiques du psoriasis chronique en plaques

Psoriasis inversé ou flexural. Les lésions se localisent dans la région génitale et les principaux plis (axillaires, inguinaux, sous-mammaires, interfessier, conduits auditifs externes, rétro-auriculaires, ombilic). Elles sont peu ou non squameuses, rouges, brillantes, nettement démarquées de la peau saine avoisinante, volontiers fissurées au fond du pli et éventuellement macérées (fig. 10.58). Entre les orteils, l'aspect est cireux. Chez le nourrisson, le psoriasis des langes (*napkin psoriasis*) décrit des lésions des plis et des convexités distribuées en culotte sous la couche (fig. 10.59).

Psoriasis séborrhéique. Diagnostic différentiel de la dermatite séborrhéique et de certains pemphigus, il en reproduit la distribution et la sémiologie et peut en être indiscernable chez le nourrisson et chez l'adulte. Les lésions sont peu épaisses, rouges, recouvertes de squames plus ou moins abondantes qui peuvent être grasses. Elles se localisent au scalp, à la lisière du cuir chevelu, aux sourcils, aux régions rétro-auriculaires, aux ailes du nez, à la région médiosternale et interscapulaire.

Dermatoses des états auto-inflammatoires et auto-immuns

10-13
Psoriasis

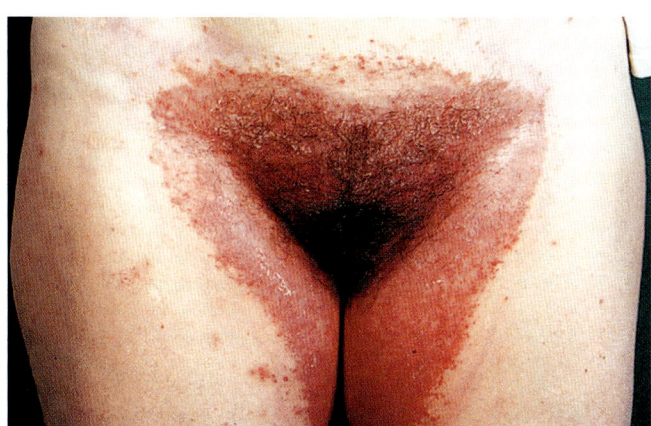

Fig. 10.58 Psoriasis des plis, ou inversé.

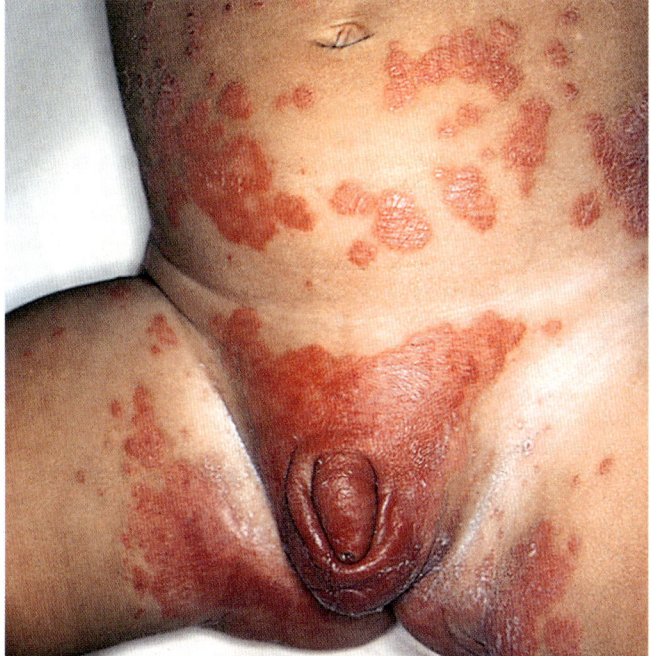

Fig. 10.59 Psoriasis des langes.

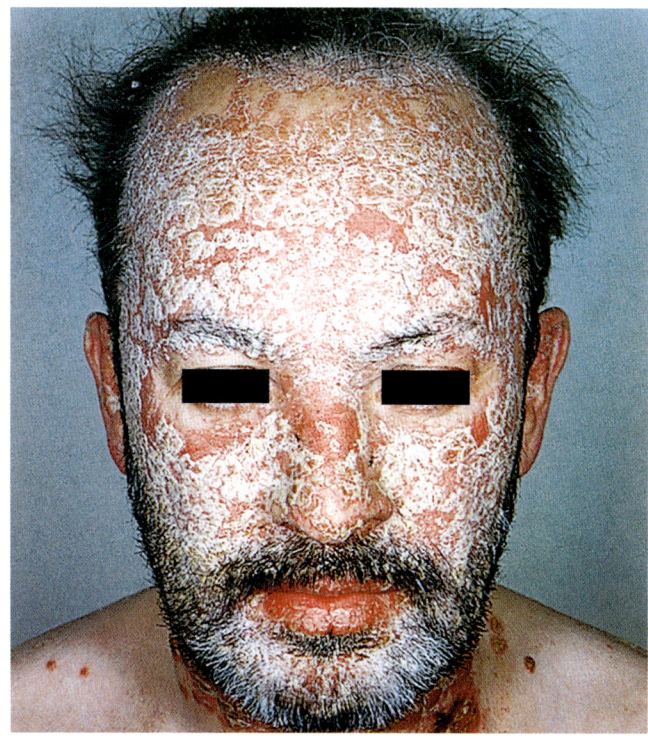

Fig. 10.60 Psoriasis du visage (rare).

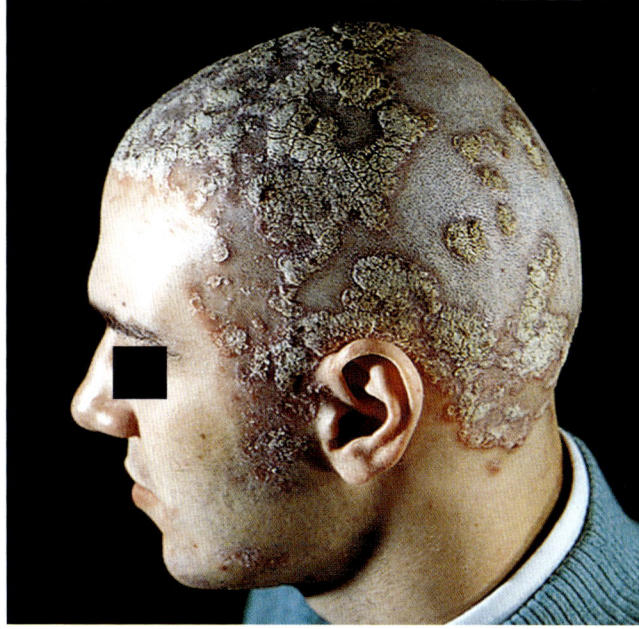

Fig. 10.61 Psoriasis du cuir chevelu (ici rasé).

Psoriasis du visage (fig. 10.60). Les lésions érythématosquameuses des zones non séborrhéiques sont rares chez l'adulte. Plus fréquentes chez l'enfant, elles prennent un aspect en gouttes ou en petites plaques.

Psoriasis du cuir chevelu. C'est la localisation la plus fréquente (50-80 %). Elle peut être isolée. La nuque, le front, les zones sus- et rétro-auriculaires sont préférentiellement touchés (fig. 10.61). Les lésions qui sont souvent asymétriques peuvent être limitées ou confluer pour réaliser un casque psoriasique. Les plaques érythémateuses sont d'épaisseur variable, recouvertes de squames sèches ou grasses, parfois très proches de la dermatite séborrhéique. Elles ne s'étendent jamais à plus de 2 cm de la lisière du cuir chevelu. Le prurit est fréquent, source d'impétiginisation secondaire au grattage. L'atteinte est non alopéciante, mais le grattage peut entraîner une raréfaction des cheveux et des alopécies circonscrites sont observées dans les formes très kératosiques et dans la forme à type de pseudo-teigne amiantacée Cette dernière, caractérisée par des squames épaisses et adhérentes qui agglomèrent les cheveux, n'est pas spécifique du psoriasis mais peut en être une manifestation précoce chez l'enfant et le jeune adulte.

Psoriasis palmoplantaire. Dans cette localisation, la sémiologie est souvent atypique avec des plaques moins clairement délimitées, rouges, squameuses ou très kératosiques et fissuraires, pouvant confluer et s'étendre vers les poignets ou les chevilles. De nombreux diagnostics différentiels sont à envisager : eczéma de contact hyperkératosique, atopie, dermatite orthoergique, dermatophytose, kératodermie palmoplantaire, lymphomes cutanés T.

Psoriasis unguéal (cf. chapitre 15-1). Présent chez 40-45 % des patients, il survient chez 85 % de ceux ayant un rhumatisme psoriasique et peut être isolé. On distingue plusieurs aspects corrélés avec la localisation anatomique de l'atteinte et sa sévérité. L'atteinte matricielle, quand elle est proximale, donne naissance à des anomalies de surface : dépressions ponctuées, onychorrhexis, trachyonychie, stries transversales, leuconychies rugueuses avec perte de transparence de la tablette. Distale, elle est responsable d'un aspect érythémateux ou tacheté de la lunule ; quand elle est totale, d'une onychodystrophie majeure pouvant aller jusqu'à la perte de l'ongle remplacé par un lit unguéal squamokératosique. L'atteinte du lit de l'ongle et/ou de l'hyponychium est responsable de la formation de macules rosé jaunâtre situées sous la tablette (taches saumon, gouttes d'huile), d'un décollement jaunâtre de la tablette (onycholyse) bordé d'un liseré érythémateux, d'une hyperkératose sous-unguéale entraînant un épaississement parfois considérable de l'ongle.

Psoriasis en gouttes

Observé surtout chez l'enfant et le jeune adulte, il correspond à une efflorescence de lésions papuleuses érythématosquameuses de moins de 1 cm de diamètre prédominant sur le tronc et la racine des membres. Initialement peu squameuses, les lésions surviennent dans les 15 jours suivant un épisode infectieux : amygdalite ou pharyngite à streptocoque β-hémolytique du groupe A (2/3 des cas), infection virale. Elles se développent sur une période de 1 mois environ, persistent 1 mois puis sont spontanément résolutives le 3e ou le 4e mois. Caractéristique des formes de psoriasis à début précoce, fortement associé à HLA-Cw*0602, son pronostic à long terme n'est pas clairement établi : seul un tiers des patients développeraient à terme un psoriasis chronique en plaques. Ce tableau peut se voir chez des patients présentant un psoriasis chronique en plaques. Il doit être différencié du pityriasis lichénoïde, des syphilides secondaires, des psoriasis diffus en petites plaques parfois observés chez les patients ayant reçu de nombreuses séances de photochimiothérapie, ou du psoriasis folliculaire qui atteint les follicules pileux du tronc et des membres.

Psoriasis pustuleux

Ils sont décrits en détail au chapitre 11-4. L'accumulation intra-épidermique de polynucléaires neutrophiles est une caractéristique histologique commune à tous les types de psoriasis. Seule la formation de pustules spongiformes multiloculaires intraépidermiques visibles cliniquement a servi à isoler ce groupe polymorphe où l'on distingue les formes localisées et les formes généralisées. Distinctes cliniquement, épidémiologiquement et génétiquement du psoriasis en plaques, la tendance est aujourd'hui à les autonomiser.

Psoriasis érythrodermiques

L'inflammation diffuse et persistante, l'augmentation du flux sanguin cutané, la desquamation et les altérations de la fonction barrière cutanée qui en résultent peuvent être la cause de nombreuses complications : pneumopathie infectieuse, septicémie, anomalies de la thermorégulation, troubles hydroélectrolytiques, anémie, hypoalbuminémie, insuffisance cardiaque à haut débit. Le diagnostic différentiel se fait avec les autres causes d'érythrodermies : mycosis fongoïdes, eczémas, éruptions médicamenteuses, gale norvégienne. On distingue deux types, mais des formes de passage existent.

La forme sèche, chronique, peut être vue comme l'extension graduelle à tout le tégument de lésions de psoriasis chronique en plaques (fig. 10.62). La desquamation est importante, les squames sont fines, des espaces de peau saine sont parfois préservés. Les caractéristiques cliniques et histologiques du psoriasis persistent. Le pronostic est bon : l'état général est conservé, les complications viscérales sont rares et la rémission se fait sous traitement en quelques semaines.

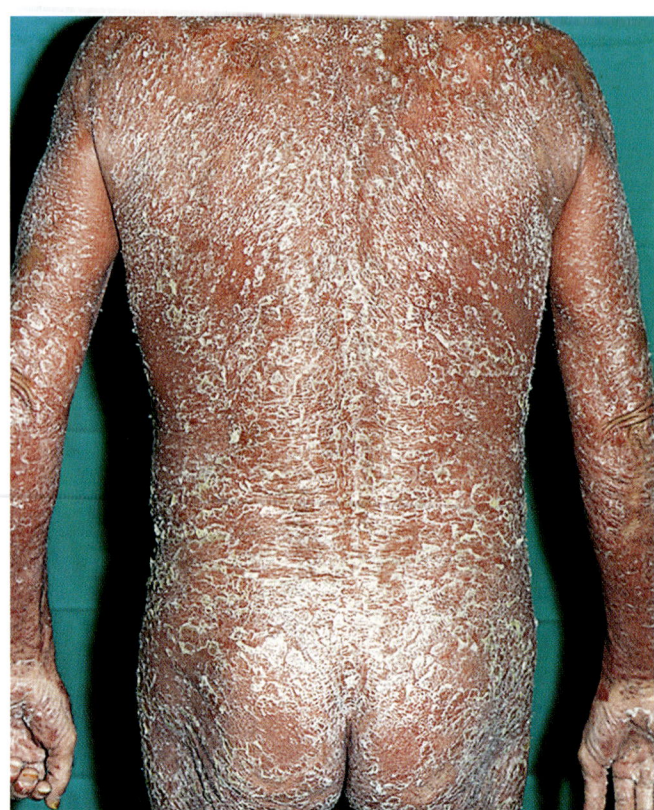

Fig. 10.62 Érythrodermie psoriasique, forme sèche.

La forme humide, instable, peut survenir brutalement, résulter d'une intolérance aux thérapeutiques ou d'un échappement aux traitements, être la forme évolutive d'un psoriasis pustuleux généralisé et en partager les mêmes facteurs étiologiques. Les lésions perdent leur sémiologie psoriasique. Elles sont prurigineuses, diffuses, sans réserve de peau saine, l'érythème et l'œdème sont marqués. Le patient peut être fébrile, l'état général altéré, les complications fréquentes, le pronostic vital engagé. L'évolution est prolongée avec des poussées successives et des rechutes.

Histoire naturelle de la maladie

Facteurs déclenchants

Sur un terrain génétique prédisposant, l'environnement et la réponse spécifique du patient aux facteurs environnementaux jouent un rôle initiateur. Les infections (VIH, streptocoques β-hémolytiques du groupe A), le stress psychologique, les traumatismes physiques cutanés et de nombreux médicaments peuvent déclencher ou exacerber les lésions. Les principales molécules incriminées sont les sels de lithium, les bêtabloquants, l'interféron et dans une moindre mesure les antipaludéens de synthèse, les inhibiteurs de l'enzyme de conversion de l'angiotensine, les inhibiteurs calciques, les anti-inflammatoires non stéroïdiens, l'imiquimod, les anti-TNF-α.

Évolution

Une fois déclenché, le psoriasis persiste toute la vie et se manifeste sous forme de poussées (*psoriasis actif ou instable*) associant l'élargissement des lésions préexistantes et l'apparition de nouvelles lésions de petite taille (≤ 3 cm), ce à des intervalles et avec une sévérité imprévisibles. Entre ces poussées, les lésions peuvent persister de manière chronique (*psoriasis stable*), régresser pour se limiter à des zones bastion (coudes, genoux, cuir cheveu) ou disparaître totalement en laissant parfois une cicatrice hypo- ou hyperpigmentée transitoire. Des rémissions spontanées pouvant durer de 1 à 54 ans surviendraient chez un tiers des patients. Elles sont plus fréquentes en été du fait de l'action favorable du soleil. L'activité sous-jacente de la maladie, qui peut différer de son expression clinique chez les patients traités, n'est, elle non plus, pas évaluable, ce qui conduit à devoir interrompre les traitements de manière empirique et expose à des rechutes précoces.

Sévérité et outils d'évaluation de la sévérité

Bien qu'il n'engage pas le pronostic vital, l'impact physique et psychosocial du psoriasis et de son traitement peut s'avérer similaire ou supérieur à celui de maladies comme l'insuffisance cardiaque, le diabète de type 2, les maladies respiratoires chroniques. La morbidité de l'affection s'évalue aux moyens d'échelles et de paramètres qui mesurent l'étendue de l'atteinte (BSA : *Body Surface Area*), son activité clinique (PASI : *Psoriasis Area and Severity Index* ; PGA : *Physician Global Assessement*) et son retentissement sur la qualité de vie (DLQI). La règle des 10 définit un psoriasis comme sévère si le PASI, le DLQI ou la BSA sont supérieurs à 10. Il n'existe cependant pas de consensus permettant de définir à partir de ces outils un psoriasis léger, modéré ou sévère ; un psoriasis peu étendu peut être sévère s'il est affichant ou constitué de lésions très épaisses dans des zones difficiles à traiter (cuir chevelu, paumes, plantes). Ces outils d'évaluation sont parfois utilisés pour déterminer l'éligibilité d'un patient à l'emploi d'une biothérapie. Ils servent également à décrire l'efficacité thérapeutique des traitements systémiques ; les biothérapies ont ainsi toutes été évaluées sur la base de la proportion de patients ayant une réduction du score de sévérité clinique PASI de 75 % (réponse PASI 75) après un temps donné de traitement.

Atteintes systémiques associées, comorbidités

Elles peuvent résulter d'éléments physiopathologiques communs, ou être la conséquence de l'évolution prolongée d'un état inflammatoire sévère responsable d'anomalies métaboliques et vasculaires.

Rhumatisme psoriasique [3]

Considérées comme deux manifestations cliniques d'une même maladie, les atteintes cutanée et articulaire tendent aujourd'hui à être dissociées. Cette analyse repose sur la base d'arguments génétiques : l'existence de locus de susceptibilité distincts et l'association préférentielle à des antigènes HLA de classe I différents. Elle est étayée par des données immunologiques, notamment l'inefficacité sur l'atteinte articulaire des traitements biologiques du psoriasis ciblant spécifiquement le lymphocyte T. C'est un rhumatisme inflammatoire habituellement séronégatif pour le facteur rhumatoïde, dont la prévalence chez les patients psoriasiques pourrait atteindre 25-30 %. Les lésions cutanées précèdent l'atteinte articulaire en moyenne de 10 ans chez 80 % des patients, l'accompagnent chez 15 % et lui succèdent chez 5 %. Il doit être systématiquement, et de manière répétée, recherché chez tous les patients psoriasiques. À côté de formes sévères rapidement destructrices, existent des atteintes limitées d'évolution lente, paucisymptomatiques, plus difficiles à reconnaître. On a défini cinq formes d'arthrite qui peuvent s'associer : polyarticulaire symétrique (fig. 10.63), oligoarticulaire asymétrique, prédominant aux interphalangiennes distales, à prédominance axiale (spondylite à prédominance cervicale et dorsale et sacro-iliite volontiers unilatérale), et mutilante. La raideur matinale est fréquente (52 %), des altérations radiologiques et des déformations articulaires s'observent chez environ 40 % des patients. Les

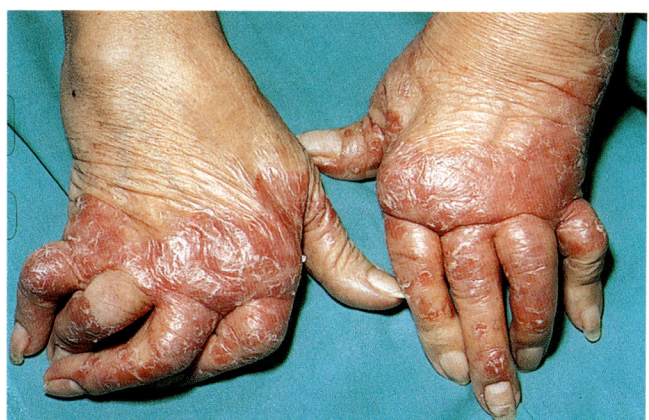

Fig. 10.63 Polyarthrite psoriasique.

principales manifestations extra-articulaires sont les altérations unguéales (85 %), les dactylites donnant un aspect de doigt en saucisse (33 %), les enthésites (inflammation des tendons et ligaments à leur site d'insertion osseuse), un œdème périphérique d'une ou plusieurs extrémités en lien avec une ténosynovite des extenseurs, et l'inflammation oculaire (conjonctivite, iritis, uvéite). Différents critères servent à établir le diagnostic. Les critères CASPAR (*Classification criteria for Psoriatic Arthritis*) sont les plus récemment définis (tableau 10.26).

Tableau 10.26 Critères CASPAR (*Classification criteria for Psoriatic Arthritis*)

Existence d'une pathologie inflammatoire articulaire établie (articulation, rachis, enthèses) ET au moins 3 points provenant des caractères suivants :	
Psoriasis évolutif	2 points
Antécédents personnels de psoriasis (en l'absence de psoriasis évolutif)	1 point
Antécédents familiaux (1er ou 2e degré) de psoriasis (en l'absence de psoriasis évolutif et d'antécédents personnels de psoriasis)	1 point
Dactylite (gonflement de tout le doigt) évolutive, ou rapportée par un rhumatologue	1 point
Nouvelle formation osseuse juxta-articulaire (sauf ostéophytes), sur les radios des mains ou des pieds	1 point
Facteur rhumatoïde négatif (sauf par latex, et de préférence par ELISA ou néphélométrie)	1 point
Dystrophie unguéale psoriasique typique	1 point

Spécificité 98,7 %, sensibilité 91,4 %.
D'après Taylor W. et coll., *Arthitis Rheum*. 2006, *8*, 2265.

Maladies inflammatoires chroniques du tube digestif

La prévalence du psoriasis chez les patients porteurs d'une maladie de Crohn ou d'une rectocolite ulcérohémorragique (RCUH) est augmentée dans des proportions variables selon les études (1-9 %). Plusieurs locus de susceptibilité au psoriasis et aux maladies inflammatoires du tube digestif se superposent tels IBD3 et PSORS1 sur le chromosome 6. Le gène du récepteur à l'IL-23, situé au sein de PSORS7, est un gène de susceptibilité à la fois pour le psoriasis et la maladie de Crohn. Les patients psoriasiques ont un risque accru de présenter une sensibilité au gluten (élévation des IgA antigliadine), mais sans qu'une maladie cœliaque soit systématiquement constatée.

Syndrome métabolique et pathologie cardiovasculaire

Le syndrome métabolique associe obésité abdominale, hypertension artérielle, anomalies de la glycémie à jeun, hypertriglycéridémie, réduction du HDL-cholestérol (*High Density Lipoprotein*). Il concerne 10 % de la population française et est associé à un risque accru de diabète de type 2 et de pathologies cardiovasculaires. Sa prévalence nettement plus élevée chez des patients présentant depuis de nombreuses années une forme modérée ou sévère de psoriasis pourrait expliquer le surrisque de mortalité cardiovasculaire et d'AVC également observée dans cette population. L'inflammation, commune à l'obésité et au psoriasis, pourrait être l'élément clef de cette association. L'IL-6 et le TNF-α, des cytokines pro-inflammatoires produites dans les plaques et dans le tissu adipeux, favorisent l'insulinorésistance et le développement d'anomalies endothéliales et métaboliques sources d'athérosclérose. Par ailleurs, des polymorphismes du gène de l'apolipoprotéine E, qui définissent l'allèle e4 lié à l'hypercholestérolémie et à l'hypertriglycéridémie, sont associés au psoriasis chronique en plaques et en gouttes. Le tabagisme est également plus important chez les patients psoriasiques. La réalité d'un surrisque de mortalité cardiovasculaire reste cependant débattue et il n'est à ce jour pas établi que dans le psoriasis, le contrôle de l'inflammation permis par les traitements de la dermatose s'accompagne d'un bénéfice cardiovasculaire.

Cancers

Le risque de lymphome hodgkinien et de lymphomes T cutanés est accru chez les patients psoriasiques et ce, d'autant plus que leur atteinte est sévère. Il n'est cependant pas clairement établi si les lymphomes et les cancers cutanés observés chez ces patients sont corrélés à la sévérité de leur dermatose ou à ses traitements. Ainsi, le risque de lymphomes dans une cohorte de patients traités par photochimiothérapie n'est augmenté que chez ceux ayant reçu un traitement prolongé par méthotrexate [4]. Le risque de carcinomes cutanés est fortement accru par l'utilisation excessive de la photochimiothérapie et renforcé par l'utilisation à sa suite de la ciclosporine, ce qui conduit à contre-indiquer cette séquence.

Histopathologie et immunohistochimie [5, 6]

Psoriasis en plaques

L'événement initial du développement de la plaque est l'apparition d'un infiltrat périvasculaire suivi par une dilatation des vaisseaux papillaires superficiels. La prolifération kératinocytaire et l'exocytose sont des événements secondaires.

Au stade de plaque constituée (fig. 10.64)

Les modifications de l'épiderme comportent une élongation des crêtes entraînant une acanthose régulière de type hyperplasique avec un aspect aminci des zones au-dessus des papilles dermiques. L'épaisseur de la couche granuleuse dans laquelle débute habituellement la différenciation terminale est réduite, surtout dans les zones suprapapillaires. On observe une exocytose de lymphocytes T cytotoxiques (TC1, Tc17 : CD8+) et surtout de polynucléaires neutrophiles qui peuvent se regrouper pour former dans la couche spineuse *les pustules de Kogoj-Lapière* et dans la couche cornée les *microabcès de Munro et Sabouraud*. Les lymphocytes CD8+ épidermiques expriment spécifiquement l'intégrine αEβ7 qui leur permet d'interagir avec la E-cadhérine à la surface des kératinocytes, favorisant leur recrutement intraépidermique. La couche cornée est formée de cornéocytes incomplètement différenciés qui retiennent leur noyau (parakératose) et forment les squames. Cet état hyperprolifératif s'associe à des anomalies

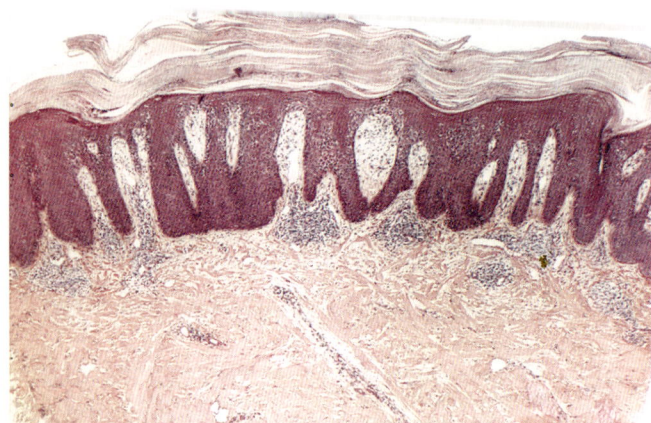

Fig. 10.64 Psoriasis typique, aspect histopathologique : acanthose interpapillaire, hyperkératose parakératosique, œdème papillaire (grandissement × 12).

de la kératinisation détectées en immunohistochimie par des modifications du profil d'expression des kératines et de diverses autres molécules intervenant dans la formation des enveloppes cornées (filaggrine, loricrine, involucrine, transglutaminases). En outre, les kératinocytes expriment de façon anormale des molécules d'adhésion (ICAM-1), des molécules présentatrices d'antigènes (antigènes de classe II du complexe majeur d'histocompatibilité, molécule CD1d), des récepteurs de type Toll (TLR1, 2, 5) et sécrètent des cytokines, chimiokines, et facteurs de croissance impliqués dans le développement de la plaque. Ils produisent également plus de peptides antimicrobiens endogènes (β-défensines et cathélicidines), ce qui pourrait expliquer le faible taux de surinfection des lésions.

Dans le derme, les papilles allongées sont le siège d'un œdème associé à des vaisseaux sinueux et dilatés qui rendent compte de l'érythème et dont l'endothélium activé exprime des molécules d'adhésion (ICAM-1, VCAM-1, E-sélectine). Celles-ci, en interagissant avec d'autres molécules présentes sur les leucocytes (respectivement LFA-1, Mac-1, CLA), permettent leur recrutement au sein du parenchyme cutané. On trouve ainsi au contact des vaisseaux un infiltrat inflammatoire qui peut s'étendre au derme moyen. Composé de nombreux lymphocytes CD4+ Th1 (T helper de type 1 : producteurs d'IFN-γ, d'IL-2 et de TNF-α) et Th17 (producteurs d'IL-17 et 22), il comporte également des lymphocytes NK-T (CD161+), CD8+, des cellules lymphoïdes innées (ILC1/2/3), des polynucléaires neutrophiles, des mastocytes, des macrophages ainsi que plusieurs populations de cellules dendritiques matures et immatures. Les cellules dendritiques CD11c+, dites myéloïdes, représentent la plus importante population et sont en nombre voisin de celui des lymphocytes T. Elles expriment fortement l'enzyme iNOS (*inducible Nitric Oxyde Synthase*) et produisent des cytokines (TNF-α, IL-12, 20, et 23) impliquées dans l'activation des lymphocytes T et des kératinocytes. Certaines d'entre elles ont un phénotype mature (DC-LAMP+ ou CD83+), et sont susceptibles de présenter des antigènes à des lymphocytes T spécifiques. Les cellules dendritiques plasmacytoïdes (BDCA-2+, CD123+) capables de produire de grandes quantités d'IFN-α sont moins nombreuses, mais pourraient jouer un rôle d'initiation des lésions. Les lymphocytes et les cellules dendritiques peuvent s'organiser dans le derme moyen autour de vaisseaux selon des structures similaires à celles d'organes lymphoïdes périphériques susceptibles de perpétuer l'infiltrat immunitaire au sein même des plaques de psoriasis par simple expansion locale, sans qu'aucun recrutement leucocytaire ne soit nécessaire.

Psoriasis en gouttes et psoriasis pustuleux

Ils se caractérisent histologiquement par des anomalies inflammatoires plus marquées avec dans la forme pustuleuse formation de vastes pustules multiloculaires pouvant occuper toute la hauteur de l'épiderme (fig. 10.65) et dans la forme en gouttes une hyperplasie épidermique moindre.

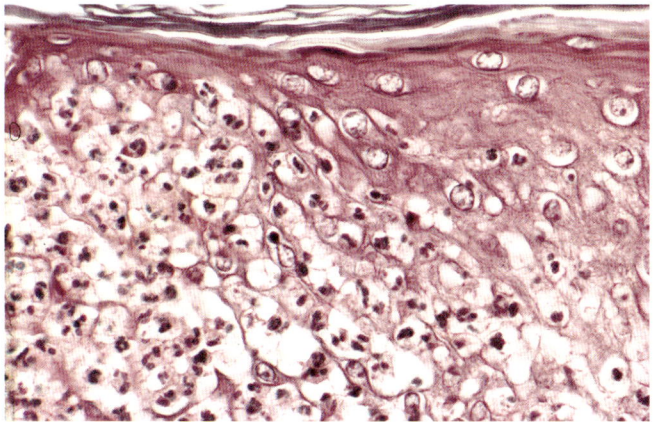

Fig. 10.65 Psoriasis pustuleux : aspect histologique de la pustule spongiforme multiloculaire de Kogoj-Lapière (grandissement × 160).

Peau non lésionnelle des patients psoriasiques

En coloration HES, elle est histologiquement non différenciable de la peau saine de sujets normaux. Le nombre des lymphocytes T CD4+ et CD8+ résidents y est cependant plus élevé, certaines cellules dendritiques y ont un phénotype activé et les cellules de Langerhans qui pourraient jouer un rôle régulateur de l'homéostasie tissulaire y sont fonctionnellement déficitaires. *Cette peau est donc anormale* et les cellules qui y résident (lymphocytes T résidents mémoires) pourraient suffire à induire les lésions comme en témoigne l'expérience dans laquelle de la peau psoriasique non lésionnelle greffée sur des souris dépourvues de lymphocytes T, B et de cellules NK devient psoriasique suite à la prolifération des cellules qu'elle contient en lien avec la production locale de TNF-α. Le *phénomène de Koebner* pourrait relever de ce mécanisme.

Immunopathologie [6, 7]

Mécanisme de formation de la plaque psoriasique

La plaque de psoriasis résulte de l'interaction des kératinocytes avec des leucocytes effecteurs de l'immunité. Il s'agit de l'immunité adaptative (lymphocytes T) et innée (cellules dendritiques myéloïdes et plasmacytoïdes, macrophages, cellules NK et NK-T, mastocytes, polynucléaires, cellules lymphoïdes innées).

Les gènes de susceptibilité à la maladie altèrent le fonctionnement de ces cellules ainsi que leur activation initiale par des facteurs environnementaux. Ces interactions se font au travers d'un réseau complexe et redondant de cytokines, de chimiokines et de facteurs de croissance dont l'inhibition ciblée à conduit au développement de nouveaux traitements : les inhibiteurs du TNF-α, de l'IL-17, de l'IL-23 (combiné ou non à l'inhibition de l'IL-12), de l'IL-1, les inhibiteurs de JAK (*Janus Kinase*) et de la PDE4 (phosphodiestérase de type 4).

Le modèle actuel propose que suite à des *événements initiateurs environnementaux* (infections, stress tissulaire ou psychologique, etc.), *les cellules cutanées résidentes de l'immunité de type Innée et acquise sont activées* et produisent des cytokines. Dans ce processus, la production précoce d'IL-12 et d'IL-23 par les cellules dendritiques définit en amont le type de la réponse immune *en privilégiant le développement de lymphocytes T de type Th1, T_c1 (producteurs d'IFN-γ et de TNF-α) et Th17, Tc17 (producteurs d'IL-17 et IL-22)*. Certaines des cytokines produites (IL-1, IL-17, IL-20, IL-22, IFN-α, IFN-γ, TNF-α) vont activer les facteurs de transcription STAT1 (*Signal Transducer and Activation of Transcription 1*), STAT3, et NF-kB (*Nuclear Factor kB*) qui, en activant à leur tour de manière spécifique de très nombreux gènes, vont amplifier la réponse inflammatoire, générer la réponse proliférative des kératinocytes et établir le profil tissulaire psoriasique.

L'axe IL-23/Th/c17 et la production d'IL-17 et 22 sont particulièrement importants dans le développement des lésions. Au sein des lésions, l'IL-17 est produite par des cellules de l'immunité adaptative (lymphocytes Th/c17) et de l'immunité innée (T-γδ, ILC3, mastocytes, neutrophiles, macrophages). Le TNF-α, produit par de nombreuses populations cellulaires (cellules dendritiques myéloïdes, macrophages, lymphocytes, kératinocytes, cellules endothéliales), contribue à amplifier la réponse inflammatoire par diverses voies.

Mécanisme de persistance de la plaque psoriasique

Persistance du signal d'activation. La persistance chronique de l'activation immune au sein des plaques pourrait résulter de la persistance du signal d'activation, mais la nature exacte de ce dernier reste encore à préciser.

Les lymphocytes T dans l'infiltrat étant pour l'essentiel de type effecteur mémoire (CD45RO+) et HLA-Cw*0602 étant fortement associée à la maladie, *l'hypothèse que le signal d'activation provient de la présentation d'un antigène par des cellules dendritiques à des lymphocytes T spécifiques* a largement été explorée. L'inhibition d'une étape clé de ce processus, l'interaction de molécules de costimulation portées respectivement par les lymphocytes T (LFA-1 et CD2) et les cellules dendritiques (ICAM-1 et LFA-3), a conduit au développement de nouveaux traitements de la maladie.

Le spectre des antigènes présentés reste cependant à définir. Le peptide antimicrobien LL37 a récemment été identifié comme un des autoantigènes reconnu par les lymphocytes T CD4+ et CD8+ de 2/3 des patients psoriasiques. Chez certains patients, le rôle d'antigènes (peptidoglycane, protéine M) et de super-antigènes streptococciques semble probable.

D'autres mécanismes d'activation impliquant les mécanismes de l'immunité adaptative mais aussi ceux de l'immunité innée pourraient être mis en jeu. Des structures antigéniques microbiennes reconnues par des récepteurs de type Toll ou similaires, des cytokines, des antigènes lipidiques, des interactions cellulaires directes pourraient être impliqués. LL37 favorise ainsi une rupture de tolérance aux acides nucléiques du soi en leur permettant d'activer les récepteurs TLR7/8/9 conduisant à l'activation et à la maturation des cellules dendritiques plasmacytoïdes et myéloïdes. Par ailleurs, l'existence d'un déficit fonctionnel des lymphocytes T régulateurs (Treg : CD4+ CD25high), une population cellulaire impliquée dans l'inhibition de la réponse immune, pourrait également participer au développement chronique de la réponse immune.

Kératinocytes cibles et acteurs. La prolifération des kératinocytes est influencée par de nombreuses cytokines d'origine immune (IL-1, IL-6, IL-17, IL-19, IL-20, IL-22, TNF-α, IFN-γ), certaines agissant comme de réels mitogènes. En dehors des cellules immunes, les facteurs de croissance kératinocytaires proviennent des cellules stromales avoisinantes (comme le KGF : *Keratinocyte Growth Factor*) ou des kératinocytes eux-mêmes (TGF-β, IL-1, IL-6, IL-20). *Les kératinocytes ne*

Psoriasis

sont cependant pas des cibles passives de la réaction immunitaire se limitant à une réponse proliférative et à la production de facteurs de croissance pour les cellules stromales vasculaires (VEGF, PDGF : *Platelet Derived Growth Factor*) et conjonctives (EGF). Ce sont des acteurs à part entière de l'activation immunitaire qui produisent des chimiokines (CCL20, CXCL8, CXCL10, MIG, GROα peptides antimicrobiens) impliquées dans le recrutement des leucocytes au sein des lésions, ainsi que des cytokines et d'autres molécules (protéines du choc thermique, S100A12) responsables de l'activation de ces leucocytes. Ils pourraient même initier le processus pathogénique comme le suggèrent des modèles transgéniques murins dans lesquels seule la signalisation kératinocytaire est modifiée, soit en surexprimant STAT3, soit en délétant c-Jun un élément du facteur de transcription AP-1, et qui développent un phénotype cutané psoriasique associant hyperplasie épidermique et vasculaire, infiltrat leucocytaire, et même arthrite.

Processus neuropathologiques. Des processus neuropathologiques semblent également impliqués dans le développement des lésions comme en témoignent les relations entre stress émotionnel et poussées de la maladie, les cas de résolution des plaques dans des zones dénervées, l'augmentation du nombre des terminaisons nerveuses au sein des plaques, ainsi que celle de neuropeptides (NGF : *Nerve Growth Factor*, substance P, VIP : *Vasoactive Intestinal Peptide*, CGRP : *Calcitonin Gene-Related Peptide*) et de leurs récepteurs. Plusieurs de ces neuropeptides pourraient contribuer au développement des lésions du fait de leur action sur la prolifération kératinocytaire et de leur aptitude à initier l'inflammation cutanée.

Traitements [8]

En l'absence de traitement curatif, le retentissement de la pathologie et de ses thérapeutiques sur la santé et sur la qualité de vie du patient s'envisage au long cours. La diversité des traitements permet une prise en charge individualisée prenant en compte à un temps donné les caractéristiques cliniques de l'atteinte, le terrain, l'historique des traitements reçus et les attentes de chaque patient. L'information du patient est une étape essentielle permettant de le faire participer à la décision thérapeutique. Cette démarche doit permettre de réduire la non-observance qui peut atteindre 40 % et d'augmenter la satisfaction des patients face au résultat des traitements (interrogés sur le sujet : 50 % la considèrent modérée et 20 % faible). Les principales stratégies thérapeutiques sont présentées dans le tableau 10.27.

Tableau 10.27 Principales stratégies thérapeutiques pour le psoriasis

	1re intention	2e intention	Alternatives	Remarques
P limité Attaque Entretien	VD3•DC/VD3, DC VD3 ± WE : DC ou VD3•DC	TZT + DC TZT	ICal (plis) Héliothérapie	± Kératolytique
P modéré et sévère Attaque Entretien	NB-UVB + topiques, ACT VD3/Acitrétine	CyA/MTX ACT/MTX	PUVA/BT MTX/BT	Combinaisons
Enfant	Émollients, VD3 + DC$_{1-3}$	NB-UVB ± topiques/ACT$_{PE}$	CyA, MTX, ETN (≥ 6 ans), ADA (≥ 4 ans)	Imidazolés
(Désir de) Grossesse	Émollient, DC	NB-UVB/VD3$_{PE}$	CyA (ETN)	CI : MTX, TZT, ACT
VIH	ACT + topiques	NB-UVB	MTX	+ Antiviraux CI : CyA
VHC	NB-UVB + topiques, ACT	ACT, RePUVA	ETN	
ATCD Cancer Cutané Autre	ACT + topiques ACT ± NB-UVB/PUVA	NB-UVB + ACT MTX	MTX, BT$_{PE}$	CI : PUVA, CyA CI : CyA, BT
P cuir chevelu	VD3•DC gel DC$_4$ mousse/shampoing/lotion Réducteurs *shampoings*	DC$_4$ crème + *lotion*	T systémiques	± Kératolytique ± Sulfadiazine argentique
P unguéal	Débridement + DC$_4$/TZT	CoIL	T systémiques, BT	Rhumatisme P ?
P séborrhéique	DC$_2$ + imidazolés	ICal (visage)	VD3, ACT	
P palmoplantaire	Topiques ± occlusion	ACT/CyA, MTX	RePUVA-MP, BT	Combinaisons
P en gouttes	NB-UVB	CyA	± Antibiotiques	± Tonsillectomie
P érythrodermique Attaque Entretien	ACT + DC$_{2-3}$ ± hôpital NB-UVB/ACT	CyA, MTX	BT	Facteur causal ?
P pustuleux	ACT ± hôpital	MTX/CyA	BT	Combinaisons
Rhumatisme P	+ AINS (! interactions)	MTX, aprémilast	Anti-TNF-α	Avis spécialisé

ACT : acitrétine ; ADA : adalimumab, ATCD : antécédent ; BT : biothérapie (sans distinction de la classe) ; CI : contre-indication ; CoIL : corticoïdes intralésionnels ; CyA : ciclosporine ; DC : dermocorticoïde ; DCn : DC de classe n ; ETN : étanercept ; hAMM : hors AMM ; ICal : inhibiteurs de la calcineurine ; IFX : infliximab ; MTX : méthotrexate ; NB-UVB : UVB à spectre étroit ; PE : précautions d'emploi (une discussion au cas par cas est nécessaire) ; RePUVA- (MP) : RePUVA (mains pieds) ; TZT : tazarotène ; VD3 : dérivé de la vitamine D ; VD3•DC : forme combinée ; P : psoriasis.

Traitements locaux

Thérapeutique de 1re intention des lésions peu étendues et peu sévères, ils permettent une prise en charge adaptée de la majorité des patients. Dans les formes modérées et sévères, ils sont utilisés comme adjuvant aux autres traitements. Les problèmes d'observance liés au temps nécessaire pour les appliquer, à leur caractère peu cosmétique et parfois irritant nécessitent de sélectionner des formes galéniques adaptées et de privilégier ceux ne nécessitant qu'une application quotidienne.

Les kératolytiques (*cf.* chapitre 22-1) permettent le décapage initial des lésions très kératosiques. Le principal produit est l'acide salicylique, prescrit dans des excipients gras pour le corps ou hydrosolubles pour le cuir chevelu. Il est utilisé à des concentrations de 0,5-1 % chez l'enfant, 3-5 % chez l'adulte, pouvant atteindre 10 % dans des formes sévères et limitées notamment palmoplantaires. L'urée est également utilisée.

Les dermocorticoïdes (*cf.* chapitre 22-1) de classe 3 (activité forte) et 4 (activité très forte) sont à privilégier dans le traitement du psoriasis. Le dipropionate de bétaméthasone (classe 3) utilisé 2 fois/j permet une amélioration nette ou une disparition des lésions chez 46-56 % des patients après 4 semaines, mais le plus souvent une application quotidienne suffit. Leur utilisation sous occlusion ou dans une forme combinée à l'acide salicylique s'adresse aux lésions épaisses et/ou hyperkératosiques, résistantes et de surface limitée. La tachyphylaxie qui se définit comme l'apparition d'une résistance au traitement lors de son application prolongée et ininterrompue pourrait n'être en fait que le reflet de la diminution de l'observance avec le temps. Elle a motivé, avec le souci de limiter les effets indésirables, le développement de stratégies d'utilisation intermittente. Le dipropionate de bétaméthasone appliqué seulement 3 fois le week-end permet de maintenir la réponse clinique chez 60 % des patients (*vs* 20 % pour le placebo), sans effets indésirables pour des périodes pouvant atteindre 6 mois. L'association des dermocorticoïdes aux dérivés de la vitamine D permet d'en réduire l'usage à toutes les phases du traitement. Les associations de calcipotriol au dipropionate de bétaméthasone pourraient, du fait de leur efficacité et de leur tolérance, être un traitement de 1re intention du psoriasis en plaques. On les utilise en monothérapie 1 fois/j pendant 4 semaines en phase d'attaque dans la limite de 100 g/semaine. Après cette période, le traitement peut être répété si nécessaire. Au-delà, en phase de consolidation et d'entretien, elles peuvent être poursuivies le week-end ; les autres jours, seul un dérivé de la vitamine D est utilisé.

Les dérivés de la vitamine D3 (*cf.* chapitre 22-1) permettent une amélioration nette ou une disparition des lésions chez 30-50 % des patients après 4-6 semaines. Trois molécules sont disponibles : le calcitriol, le calcipotriol et le tacalcitol. Les deux dernières existent dans une galénique (respectivement lotion et émulsion) adaptée au traitement du cuir chevelu. Le calcipotriol aurait une efficacité similaire à celles des dermocorticoïdes d'activité forte et serait discrètement plus efficace que le tacalcitol et le calcitriol. Il doit cependant être appliqué 2 fois/j, contre une fois pour le tacalcitol, et est plus irritant que celui-ci et que le calcitriol. Ces produits ont un profil de tolérance à long terme favorable qui en fait le premier traitement d'entretien du psoriasis en plaques limité. Employés pour la même raison comme traitement de 1re ligne dans cette indication, leur effet thérapeutique est cependant retardé par rapport à celui des dermocorticoïdes. Leur utilisation conjointe à un dermocorticoïde ou mieux, l'utilisation d'une forme combinée (calcipotriol/dipropionate de bétaméthasone), sont donc à privilégier les premières semaines. Associés aux traitements systémiques conventionnels et à la photothérapie, ils permettent d'en réduire la dose et la durée d'exposition. Ils ne doivent être appliqués qu'après les séances de photothérapie et ne peuvent pas être associés à l'acide salicylique. Une irritation locale peut survenir en début de traitement. Les effets indésirables locaux liés au calcipotriol et au corticostéroïde sont réduits dans la forme combinée pour des périodes de traitement allant jusqu'à 1 an. Les modifications du métabolisme phosphocalcique sont rares quand les posologies recommandées sont respectées, ce qui selon le produit limite l'étendue des surfaces traitables de 20 % (tacalcitol) à 35 % (calcitriol).

Les rétinoïdes topiques, dans le traitement du psoriasis, se limitent à un produit, le tazarotène. Le gel à 0,1 % permet après 12 semaines d'obtenir une amélioration des lésions d'au moins 50 % chez environ la moitié des patients. Moins efficace et plus irritant que les dérivés de la vitamine D3, il est appliqué 1 fois/j, le soir, le plus souvent, avec en combinaison le matin, un dermocorticoïde. L'application 1 jour/2 ou le rinçage 30-60 min après l'application améliorent la tolérance. Il augmente l'efficacité de la photothérapie et permet d'en réduire les doses. En pratique, son utilisation se limite aux plaques hyperkératosiques et épaisses limitées. Il est contre-indiqué chez la femme enceinte.

Les inhibiteurs de la calcineurine sont des immunosuppresseurs actifs par voie locale, approuvés dans le traitement de la dermatite atopique, qui n'entraînent pas d'atrophie cutanée. Deux produits sont disponibles, le tacrolimus et le pimécrolimus. Ils n'ont pas d'AMM dans le psoriasis mais sont efficaces pour traiter les lésions du visage, des plis et des organes génitaux. De nouveaux excipients pourraient palier la mauvaise pénétration qui limite leur efficacité sur les autres lésions.

Autres thérapeutiques locales. Les *émollients* améliorent la symptomatologie clinique et représentent un adjuvant important aux thérapeutiques médicamenteuses dont ils permettent l'épargne. Une simple *occlusion* réalisée avec des pansements de type hydrocolloïdes sur des plaques isolées, notamment si elles sont exposées aux frottements ou au grattage, peut être bénéfique. Les *goudrons végétaux*, représentés par l'huile de cade, sont proposés comme traitement d'appoint additionnés à l'eau du bain ou en application cutanée. La *balnéothérapie* qui utilise des bains d'eau salée très concentrée (> 20 %) pourrait agir en éluant des molécules pro-inflammatoires hors de la peau, elle est souvent associée à la photothérapie. Le bénéfice de la *crénothérapie* relève de la nature des eaux, des autres soins prodigués par un personnel spécialisé, et de la détente psychologique.

Photothérapie

Elle s'adresse à des lésions de psoriasis en plaques plus diffuses et aux formes en gouttes. Son utilisation combinée à d'autres traitements, en réduisant les doses délivrées à l'occasion de chaque cure, permet de gérer au mieux la dose totale qu'un patient peut recevoir durant sa vie. Elle est contre-indiquée dans les rares cas (5 %) de psoriasis photosensible, aggravé par le soleil.

L'héliothérapie est d'autant plus efficace que le rayonnement solaire filtré par l'atmosphère est riche en UVA et pauvre en UVB érythématogènes qui limitent la durée d'exposition. Cette situation se rencontre au niveau de la mer et est maximale à la mer Morte (– 400 m).

La PUVAthérapie (photochimiothérapie) permet, au rythme de 3 séances/semaine, d'obtenir un blanchiment complet dans 80-90 % des cas après 15 à 25 séances pour une dose totale d'UVA de 100 à 150 J/cm². Ses différentes modalités d'utilisation sont précisées dans le chapitre 22-4. Très efficace, son utilisation est cependant en déclin car elle induit des troubles digestifs, un vieillissement cutané précoce, des carcinomes épidermoïdes (risque relatif de 42 chez les patients ayant reçu plus de 260 séances) et potentiellement des mélanomes d'apparition très retardée. Le développement de carcinomes épidermoïdes cutanés semble limité à la population caucasienne. Il justifie une éviction des patients à risque et une limitation en fonction du phototype de la dose délivrée sur une vie à 1 200-1 500 J/cm² d'UVA (soit 150 à 200 séances). La ré-PUVAthérapie consiste à introduire 15 jours avant le début de la PUVAthérapie un rétinoïde systémique à dose faible (acitrétine, 10-25 mg/j), puis de le maintenir en association. Elle permet une réponse plus rapide et une réduction de la dose d'UVA délivrée pouvant atteindre 50 %.

La photothérapie UVB à spectre étroit (311-313 nm) délivre les longueurs d'onde les plus efficaces dans le traitement du psoriasis. Elle a remplacé la photothérapie par UVB à large spectre (290-320 nm). D'un niveau d'efficacité similaire ou légèrement inférieur à celui de la PUVAthérapie (62-80 % de malades blanchis après une cure moyenne de 20 séances pour une dose cumulée d'UVB de 15 à 30 J/cm²), elle ne nécessite pas la prise de psoralène, ce qui limite les contraintes de photoprotection et les effets indésirables. Ses modalités d'utilisation sont précisées dans le chapitre 22-4. Les rémissions semblent moins durables qu'avec la PUVAthérapie et on ne dispose pas d'un recul suffisant pour juger de son réel pouvoir carcinogène. Elle est volontiers utilisée en combinaison aux traitements topiques et peut être associée à de faibles doses de rétinoïdes ou de méthotrexate (en espaçant pour ce dernier l'irradiation de la prise du produit).

Le laser excimère qui émet avec une forte énergie un faisceau monochromatique à 308 nm permet de traiter uniquement la zone lésionnelle avec un nombre limité de séances. Responsable de réactions cutanées sévères, il est proposé dans le traitement de plaques limitées et récalcitrantes.

Les lasers à colorant pulsé sont susceptibles d'induire des taux de réponse élevés et prolongés sur des lésions limitées. Ils agiraient essentiellement au travers de leur effet sur la composante vasculaire, validant l'inhibition de l'angiogenèse comme une voie de recherche thérapeutique dans le psoriasis.

Traitements systémiques conventionnels

Leur utilisation est justifiée par la sévérité de la dermatose qui peut dépendre de son étendue, de sa nature, de son impact fonctionnel ou sur la qualité de vie, ainsi que par le caractère réfractaire, la contre-indication ou l'inaccessibilité à la photothérapie. L'existence d'effets indésirables parfois sévères nécessite une sélection et un monitorage rigoureux des patients adapté au profil toxique de chaque molécule (cf. chapitre 22-6), mais ne doit pas être un frein à leur emploi.

Acitrétine (cf. chapitre 22-6). Ce rétinoïde administré par voie orale agit en régulant la prolifération et la différenciation kératinocytaire. Dans le psoriasis pustuleux, il s'utilise à dose initiale élevée, réduite progressivement de moitié après obtention de la réponse clinique. Dans l'érythrodermie psoriasique, il est débuté à dose plus faible (10-25 mg) puis celle-ci est augmentée progressivement selon la tolérance et la réponse. Ce sont ses deux indications privilégiées. Dans le psoriasis en plaques, il s'utilise en monothérapie selon les mêmes modalités que dans l'érythrodermie, mais moins efficace que les autres traitements systémiques, il est souvent associé à la photothérapie. Son efficacité maximale pouvant n'être manifeste qu'après 6-12 mois, l'adaptation de posologie se fait sur la dose maximale tolérée plus que sur la réponse clinique à court terme. Utilisé à 40 mg/j pendant 4 semaines puis à une dose moyenne de 0,54 mg/kg/j, il a permis d'obtenir une réponse PASI 75 chez 52 % des patients à S12. Il peut être combiné à la majorité des autres traitements, permettant de réduire les posologies administrées. À faible dose, il constitue du fait de l'absence de toxicité cumulée un bon traitement d'entretien et est utilisé dans des schémas séquentiels en relais des autres traitements systémiques après une période de chevauchement de quelques mois. Ses effets indésirables sont nombreux. Tératogène, il impose une contraception (idéalement double – orale et mécanique) maintenue 2 ans après l'arrêt du traitement. Non immunosuppresseur, il est utile chez l'enfant, ou en cas de facteurs de risques tumoraux et d'infections sous-jacentes.

Méthotrexate (cf. chapitre 22-6). Cet antagoniste de l'acide folique est à la fois cytostatique et immunosuppresseur. C'est le traitement systémique de référence dans les formes sévères de psoriasis en plaques et de rhumatisme psoriasique. Il est également indiqué dans les formes réfractaires de psoriasis pustuleux et érythrodermique. Dans le psoriasis en plaques modéré à sévère, son efficacité serait voisine, voire légèrement supérieure à celle de la ciclosporine mais au prix d'une tolérance moindre. Il est prescrit sous forme orale en une dose hebdomadaire unique ou en 3 prises à 12 heures d'intervalle, après une 1re dose test de 2,5-5 mg, à des posologies allant de 7,5 à 22,5 mg/semaine en fonction de la réponse et de la tolérance. Pour une dose de 20 mg/semaine, il permet d'obtenir une réponse PASI 75 chez environ 60 % des patients à la fin de la période d'induction après 16 semaines. La dose d'entretien doit être la dose efficace la plus faible, atteinte par paliers dégressifs mensuels de 2,5 mg. L'adjonction d'acide folique (1-5 mg, sauf les jours de prise du produit) permet d'augmenter la tolérance et pourrait avoir un effet bénéfique sur les comorbidités cardiovasculaires. Des formes intramusculaire et sous-cutanée sont disponibles qui améliorent la tolérance digestive. Le produit est tératogène ; la toxicité hématologique est la plus sévère surtout chez la personne âgée ; la fibrose pulmonaire suspectée devant une toux sèche en début de traitement est rare. L'hépatotoxicité qui dépend de la dose totale administrée est favorisée par des comorbidités fréquemment associées au psoriasis (diabète, obésité, alcoolisme). Le développement de techniques non invasives d'évaluation de la fibrose hépatique et l'adaptation des indications en fonction du terrain permettent de limiter le recours systématique à la biopsie hépatique qui a été un frein à l'utilisation du produit.

Ciclosporine (cf. chapitre 22-6). Immunosuppresseur également actif sur le kératinocyte, c'est un excellent traitement à court terme qui permet d'induire des rémissions rapides. La posologie initiale est de 2,5 mg/kg/j en 2 prises (4 mg/kg/j dans les érythrodermies), augmentée si nécessaire toutes les 2-4 semaines sans dépasser 5 mg/kg/j. À 3 mg/kg/j en 2 prises, 50-70 % des patients ont une réponse PASI 75 après 8-16 semaines. L'arrêt du traitement se fait sans décroissance. Du fait de sa néphrotoxicité, il est surtout utilisé en cures courtes de 3 mois, mais peut en cas de bonne tolérance être maintenu jusqu'à 2 ans au plus à des doses d'environ 3 mg/kg/j. La ciclosporine peut être utilisée combinée ou en alternance avec les autres traitements systémiques du psoriasis. Du fait d'une augmentation du risque de carcinome épidermoïde cutané, elle ne doit pas être utilisée en relais d'une photothérapie et son emploi doit être particulièrement prudent chez les patients traités au préalable par PUVAthérapie.

Autres traitements. Les *esters de l'acide fumarique* inhibent la production de nombreuses cytokines et induisent l'apoptose des lymphocytes T et des cellules dendritiques. D'une efficacité similaire à celle du méthotrexate, ils sont disponibles dans plusieurs pays européens. Responsables de peu d'effets indésirables sévères, leur prescription reste entravée par la survenue fréquente de bouffées vasomotrices, de troubles gastro-intestinaux et d'un prurit. Une formulation gastrorésistante de diméthylfumarate semble apporter des améliorations notables. Le *mycophénolate mofétil*, la *6-thioguanine*, la *sulphasalazine*, l'*azathioprine*, l'*hydroxyurée*, le *léflunomide* ont également été proposés avec une efficacité et une tolérance variables dans le traitement du psoriasis associé ou non à un rhumatisme.

Nouveaux traitements systémiques à administration orale

Aprémilast [9]. C'est est un inhibiteur de la phosphodiestérase 4 (PDE4) qui augmente les taux intracellulaires d'adénosine monophosphate cyclique, ce qui diminue l'activité des cytokines pro- et anti-inflammatoires. Il vient de recevoir une AMM européenne dans le traitement du psoriasis en plaques modéré à sévère chez les patients adultes en cas d'échec/contre-indication et/ou d'intolérance aux autres traitements systémiques dont la ciclosporine, le méthotrexate ou la PUVAthérapie. La posologie recommandée est de 30 mg 2 fois/j. L'aprémilast a démontré son efficacité *versus* placebo à la fois sur la composante cutanée et articulaire, mais apparaît moins efficace que les biothérapies conventionnelles, avec un PASI 75 observé chez seulement 30 % des patients à S16. Il présente un très bon profil de tolérance et ne nécessite pas de surveillance biologique particulière. Les effets indésirables sont dominés par des infections des voies aériennes supérieures et des troubles digestifs.

Tofacitinib [10]. C'est un inhibiteur oral préférentiel des JAK-1 et 3, qui diminue l'activité des cytokines pro-inflammatoires. Le tofacitinib 10 mg/j a démontré son efficacité, supérieure au placebo et non inférieure à l'étanercept, dans le traitement du psoriasis cutané (PASI 75 = 64 % à S12). Les effets indésirables sont marqués par des infections qui peuvent être sévères (zona, tuberculose, etc.), un risque qui pourrait être accru de cancers, des anomalies biologiques (élévation des cholestérols LDL et HDL, des enzymes hépatiques, des CPK). La molécule n'a pas d'AMM à ce jour dans le psoriasis.

Biothérapies (*cf.* chapitre 22-6)

Ce groupe est constitué de molécules recombinantes (anticorps monoclonaux, protéines de fusion) spécialement développées pour inhiber des étapes clés de la réponse immune (tableau 10.28). Leur prescription est restreinte au psoriasis en plaques dans des formes cliniquement modérées à sévères (PASI > 10 ou BSA > 30 %) ou ayant un retentissement psychosocial important

Tableau 10.28 Biothérapies utilisées dans le traitement du psoriasis

Type d'agent	Administration et dose	Réponse PASI 75/90	Effets indésirables spécifiques, remarques
Inhibiteurs du TNF-α			
Étanercept *Protéine de fusion humaine fragments du récepteur TNFR2 et IgG* *Se fixe au TNF-α et à la lymphotoxine-α*	SC 50 mg × 1[a] ou × 2[b]/sem. (× 2/sem. uniquement M1-3 1re cure, puis × 1/sem.) Traitement en cures possible Enfant : 0,8 mg/kg/sem.	S12[a] : 38 % S12[b] : 49 %/21 % S24[b] : 71 %/39 % S52 : 58 %/37 % S12 : 57 %/27 % S36 : 68 %/41 %	Réactions au site d'injection
Infliximab *Ac monoclonal chimérique contre le TNF-α*	Produit hospitalier Perf IV sur 2 h, 5 mg/kg à S0, 2, 6 puis toutes les 8 sem. Traitement continu	S10 : 81 %/57 % S24 : 86 %/58 % S50 : 60 %/45 %	Réactions immédiates ++ et ± retardées à la perfusion ↓ Efficacité liée à la présence d'Ac anti-infliximab ↑ Enzymes hépatiques (5 %)
Adalimumab *Ac monoclonal humain contre le TNF-α*	SC 80 mg S1 puis 40 mg 1 sem./2 Traitement continu Enfant : 0,8 mg/kg/2 sem.	S16 : 71 %/45 % S160 : 70 % S16 : 58 %/29 %	Réactions au site d'injection ↓ Efficacité liée à la présence d'Ac anti-adalimumab (±)
Inhibiteur de l'IL-12 et de l'IL-23 (sous-unité p40 commune)			
Ustékinumab *Anticorps monoclonal IgG1k entièrement humain qui cible la sous-unité p40 commune à l'IL-12 et l'IL-23*	SC 45 mg à S0 et S4 puis toutes les 12 sem. Si patient > 100 kg : 90 mg possible Enfant < 60 kg : 0,75 mg/kg	S4 (selon poids) : 21 %/6 % S12 (45 mg) : 67 %/42 % S28 (45 mg) : 71 %/49 % S52 (45 mg) : 87 %/48 % S12 (90 mg) : 76 %/51 % S28 (90 mg) : 79 %/56 % S52 (90 mg) : 91 %/65 %	Prudence d'emploi si nombreux facteurs de risque cardiovasculaire
Inhibiteurs de l'IL-17			
Sécukinumab *Anticorps monoclonal IgG1 entièrement humain qui cible l'IL-17A et se lie spécifiquement à la forme homodimérique AA*	SC 300 mg à S0, S1, S2, S3, S4 (induction) puis 300 mg toutes les 4 sem.	S4 : 50 %/21 % S12 : 76-87 %/54-60 % S52 : 74-77 %/60-65 %	Infections à *Candida albicans* Neutropénies Exacerbation de MICI
Ixékizumab* *Anticorps monoclonal IgG4 humanisé dirigé contre l'IL-17A qui se lie à la forme homodimérique AA et à la forme hétérodimérique AF*	SC 160 mg à S0 puis 80 mg toutes les 2[a] ou 4[b] sem.	S8[a] : 81 %/51 % S8[b] : 75 %/54 % S12[a] : 88 %/70 % S12[b] : 77 %/61 %	Infections à *Candida albicans* Neutropénies Exacerbation de MICI
Brodalumab* *Anticorps monoclonal IgG2 entièrement humain qui cible la chaîne IL-17RA, commune aux récepteurs des IL-17A, F, C et E*	SC 140 ou 210 mg à S0, S1, S2, S4, S6, S8, S10 (induction), puis 140 ou 210 mg toutes les 2 sem.	S12 (140 mg) : 77 %/50 % S12 (210 mg) : 82 %/70 % S52 (210 mg) : 80 %/74 %	Infections à *Candida albicans* Neutropénies Exacerbation de MICI Épisodes dépressifs

* Pas d'AMM au 31 juin 2016.

(DLQI > 10) chez des patients en échec ou ne pouvant pas ou plus recourir à au moins deux des trois traitements suivants : photothérapie, ciclosporine, méthotrexate. Tous ces produits sont immunosuppresseurs et une évaluation préalable des facteurs de risque néoplasique et infectieux et nécessaire. Leur coût très élevé constitue une limite supplémentaire à leur utilisation.

Inhibiteurs du TNF-α (cf. chapitre 22-6)

Ils se fixent au TNF-α soluble et membranaire, inhibant ses fonctions. Ils sont indiqués en France dans le traitement du psoriasis en plaques, modéré à sévère, chez les patients qui sont en échec à au moins deux traitements systémiques notamment la photothérapie, le méthotrexate et la ciclosporine, ou chez lesquels ces traitements sont contre-indiqués ou mal tolérés. Actifs sur les lésions cutanées en plaques, tous les produits de cette classe sont également indiqués dans le rhumatisme psoriasique où ils réduisent les signes et symptômes articulaires ainsi que la progression des modifications structurales radiologiques. Ils sont efficaces sur l'atteinte unguéale ainsi que dans les formes érythrodermiques et pustuleuses de psoriasis. Ils partagent certains effets indésirables qui restent rares : insuffisance cardiaque, maladies démyélinisantes, apparition d'anticorps antinucléaires (exceptionnellement syndrome lupique), myélosuppression, élévation du taux d'infections (justifiant une prévention de la tuberculose selon des modalités définies par l'HAS [Haute autorité de santé] et les recommandations européennes [11]) et des cancers, aggravation ou nouvelle localisation du psoriasis. L'augmentation de l'incidence des carcinomes cutanés, signalée chez les patients traités pour polyarthrite rhumatoïde, incite à une vigilance particulière dans le psoriasis chez des patients ayant reçu une photothérapie préalable. Une surveillance biologique minimale sous traitement est désormais recommandée par l'EADV (*European Academy of Dermatology and Venereology*) : NFP, enzymes hépatiques, bandelette urinaire, fonction rénale.

L'étanercept s'utilise en France, soit en traitement continu, soit en cures de 6 mois renouvelables. La posologie peut être portée à 50 mg × 2/semaine uniquement les 3 premiers mois de la 1re cure. Au-delà du 3e mois, seuls les patients répondeurs peuvent poursuivre le traitement. Le temps de rechute médian entre 2 cures est de 3 mois (mais 11 % des patients n'ont pas de rechute à M15), le même niveau d'efficacité est obtenu lors des cures ultérieures. Les réactions modérées au site d'injection sont l'effet indésirable le plus fréquent. Sa tolérance est jugée bonne, il donnerait lieu à moins de complications infectieuses et à un moindre développement d'autoanticorps que les autres anti-TNF-α.

L'infliximab permet d'obtenir de manière rapide et durable chez de très nombreux patients une réponse de niveau élevé. Il est réservé à l'usage hospitalier car les perfusions s'accompagnent de la survenue de réactions parfois sévères (1-3 %). La perte du niveau de réponse observée après plusieurs mois chez certains patients pourrait justifier le rapprochement des cures d'entretien et est partiellement en lien avec la présence d'anticorps dirigés contre la molécule.

L'adalimumab, auto-administré par voie sous-cutanée toutes les 2 semaines, apporte un niveau de réponse similaire à celui de l'infliximab. En l'absence de réponse au-delà du 4e mois, la poursuite du traitement doit être reconsidérée.

Le certolizumab, un anticorps dépourvu de fragment Fc et pégylé, est en développement dans le psoriasis.

Inhibiteurs de l'IL-23 (combinés ou non à l'inhibition de l'IL-12) (cf. chapitre 22-6)

Ils ciblent soit la sous-unité p19, propre à l'IL-23, soit la sous-unité p40, commune aux IL-12 et 23. Comme les inhibiteurs du TNF-α, ils sont indiqués dans le traitement du psoriasis en plaques modéré à sévère en échec d'au moins 2 traitements systémiques et ont été rapportés comme efficaces dans le psoriasis unguéal et érythrodermique. Les effets indésirables sont rares et dominés par des infections de voies aériennes supérieures. Cette classe a été associée lors des études cliniques à des effets indésirables cardiovasculaires ischémiques sévères.

L'ustékinumab, en ciblant la sous-unité p40 commune à l'IL-12 et à l'IL-23, inhibe les deux cytokines. Il est le seul de cette classe à disposer d'une AMM actuellement dans le traitement du psoriasis en plaques. Après une induction de 45 mg SC à S0 puis S4, il est administré toutes les 12 semaines. Si le poids du patient est supérieur à 100 kg, la posologie peut être augmentée d'emblée à 90 mg.

Le tildrakizumab, le guselkumab et BI-655066 ont trois anticorps monoclonaux qui ciblent la sous-unité p19 propre à l'IL-23. Ils ont montré des résultats extrêmement prometteurs en termes d'efficacité et de maintien du bénéfice obtenu à l'occasion d'études cliniques de phase I et II.

Inhibiteurs de l'IL-17A et de son récepteur (cf. chapitre 22-6)

Ils ciblent l'IL-17A sous sa forme homodimérique AA ou hétérodimérique AF et sont actifs à la fois sur la composante cutanée et articulaire de la maladie psoriasique. La réponse thérapeutique, lorsqu'elle est positive, intervient très rapidement.

Le sécukinumab se prescrit à la dose de 300 mg SC à S0, S1, S2, S3, S4 (induction) puis toutes les 4 semaines. Son efficacité a été démontrée par rapport au placebo, à l'étanercept et à l'ustékinumab [12].

L'ixékizumab est un anticorps monoclonal humanisé qui se lie spécifiquement à l'IL-17A. Son efficacité a été démontrée par rapport au placebo et à l'étanercept.

Le brodalumab est un anticorps monoclonal humain dirigé contre une des sous-unités du récepteur de l'IL-17A (IL-17RA). Il inhibe également l'action des IL-17 F, C et E. Son développement qui avait été transitoirement stoppé du fait de l'association à des tableaux dépressifs durant les études cliniques de phase III a repris. Son efficacité a été démontrée par rapport au placebo et à l'ustékinumab.

RÉFÉRENCES

1. Parisi R. et coll., *J Invest Dermatol.* 2013, *133*, 377.
2. Boehncke W.H. et coll., *Lancet.* 2015, *386*, 983.
3. Fitzgerald O. et coll., *Arthritis Res Ther.* 2009, *11*, 214.
4. Stern R.S., *Arch Dermatol.* 2006, *142*, 1132.
5. Cribier B., *Ann Dermatol Venereol.* 2004, *131*, 407.
6. Cheuk S. et coll., *J Immunol.* 2014, *192*, 3111.
7. Lowes M.A. et coll., *Annu Rev Immunol.* 2014, *32*, 227.
8. Nast A. et coll., *J Eur Acad Dermatol Venereol.* 2015, *29*, 2277.
9. Papp K. et coll., *J Am Acad Dermatol.* 2015, *173*, 930.
10. Bachelez H. et coll., *Lancet.* 2015, *386*, 552.
11. HAS. *Anti-TNF : conseils d'utilisation et recommandations de bonne pratique*, 2013.
12. Thaçi D. et coll., *J Am Acad Dermatol.* 2015, *73*, 400.

10-14 Pityriasis rubra pilaire

L. Machet

Le pityriasis rubra pilaire (PRP) est un syndrome cutané rare dont la lésion élémentaire est une papule cornée folliculaire. Il associe des lésions érythématosquameuses et une kératodermie palmoplantaire. L'aspect histologique, évocateur, n'est pas spécifique et la cause est inconnue.

Cette affection, rare (prévalence 1/5 000) touche les deux sexes à même fréquence. Elle survient de la première enfance à la vieillesse avec deux pics de fréquence : les 10 premières années de la vie et entre 40 et 60 ans. Le PRP est acquis, sporadique ; les formes familiales sont exceptionnelles.

Il survient le plus souvent sans circonstance déclenchante particulière, parfois après une exposition solaire, une infection bactérienne ou virale ou une vaccination, notamment chez l'enfant.

La classification de Griffiths décrivait initialement cinq types de PRP, selon l'âge de survenue et la clinique [1], un sixième type a été individualisé [2].

Clinique

Pityriasis rubra pilaire de l'adulte

Le PRP classique de l'adulte (type 1) est le plus fréquent (fig. 10.66).

Le début est souvent progressif. L'éruption débute par une macule érythémateuse, souvent discrètement squameuse, siégeant en général à la partie supérieure du corps. En quelques semaines, les macules se multiplient et deviennent confluentes tandis que se constitue une kératodermie palmoplantaire et qu'apparaissent les papules cornées folliculaires. La progression est descendante.

Éruption. La lésion élémentaire est une papule folliculaire, érythémateuse, de la taille d'une tête d'épingle, centrée par un cône corné blanc, parfois noirâtre, s'enfonçant dans l'orifice folliculaire et donnant à la palpation une sensation de râpe.

Ces papules cornées se multiplient et sont noyées progressivement par un érythème péri- et interfolliculaire légèrement orangé, plus ou moins squameux. Ainsi, se constituent de vastes aires érythémateuses ou érythématosquameuses psoriasiformes qui peuvent être hérissées de papules folliculaires bien visibles au pourtour de l'érythème. La présence d'intervalles de peau saine au sein des zones atteintes est caractéristique.

Le cuir chevelu est le siège d'une importante desquamation. La face est érythémateuse, la peau parfois tendue jusqu'à provoquer un ectropion ou encore érythématosquameuse d'aspect « plâtreux ». Aux coudes et aux genoux, les lésions sont psoriasiformes, mais réalisent parfois un aspect en écusson caractéristique.

Aux paumes et plantes existe une kératodermie diffuse marquée, lisse, particulière par sa couleur jaune orangé. Les papules folliculaires sont souvent très visibles à la face dorsale des mains et des premières phalanges. Les ongles sont fréquemment atteints avec des crêtes longitudinales, une hyperkératose sous-unguéale, mais sans onycholyse, ni tache saumonée comme dans le psoriasis.

Les localisations muqueuses, orales ou génitales, sont rares, réalisant des lésions leucokératosiques.

L'évolution se fait habituellement en 2 ou 3 mois vers une érythrodermie, particulière par la persistance d'îlots conservés de peau saine, souvent ponctués de papules folliculaires. L'éruption n'est pas prurigineuse mais peut s'accompagner d'une sensation de cuisson intense. L'état général est conservé sauf parfois dans les

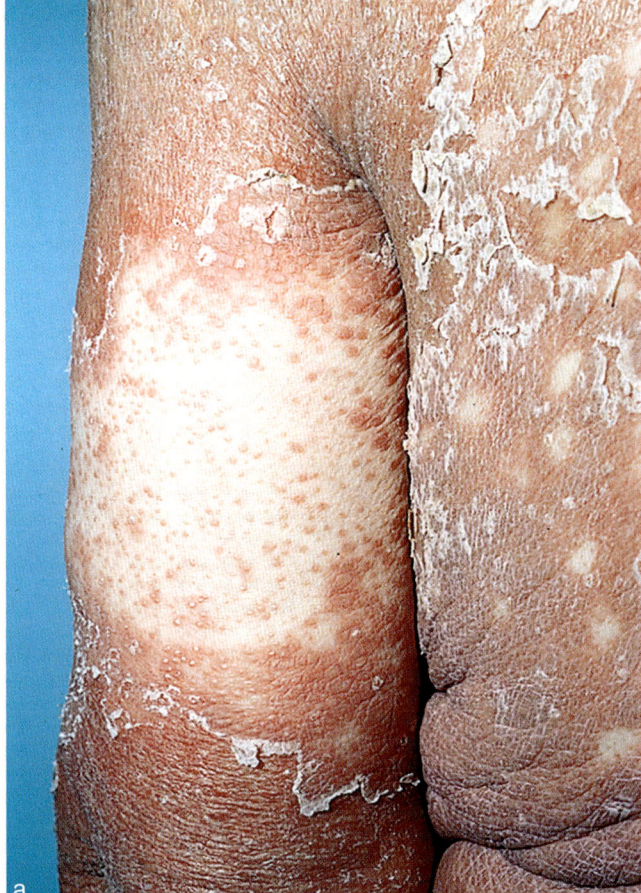

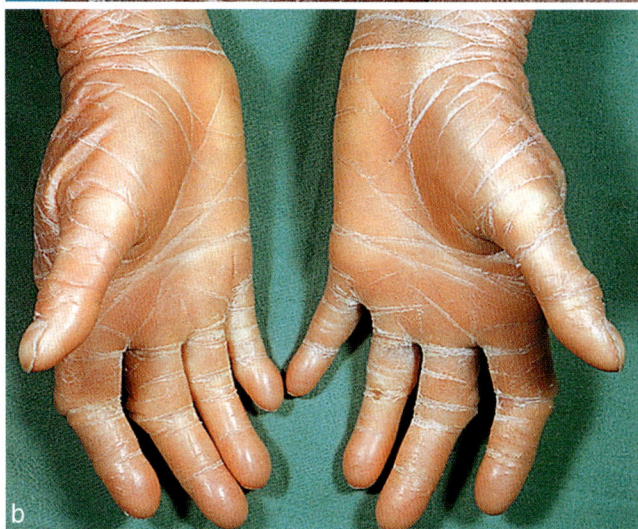

Fig. 10.66 Pityriasis rubra pilaire.
a. Forme érythrodermique de l'adulte, noter les papules kératosiques dans la zone non érythémateuse. b. Atteinte palmaire, kératodermie lisse jaune orangé.

formes érythrodermiques. La guérison spontanée survient dans 80 % des cas en 1 à 3 ans [1].

La forme atypique de l'adulte (type 2) est rare. Elle se distingue de la forme classique par un aspect plus ichtyosiforme, des zones ressemblant davantage à un eczéma, parfois une alopécie, et enfin une évolution prolongée sur de nombreuses années.

Pityriasis rubra pilaire de l'enfant

Le PRP juvénile classique (type 3) reproduit chez l'enfant l'aspect de la forme typique de l'adulte. Il débute dans les premières années de la vie, parfois plus tard.

Le PRP juvénile circonscrit (type 4) est la plus fréquente des formes infantiles. Il débute en période prépubertaire mais peut être plus précoce. Il associe des plaques en écusson des coudes et des genoux, bien limitées, érythémateuses ou érythémato-squameuses psoriasiformes avec une hyperkératose folliculaire, une kératodermie palmoplantaire et, parfois, des lésions sur le reste du corps.

L'évolution de ces formes pédiatriques [3] est le plus souvent régressive en quelques mois, en particulier dans les cas survenus après une infection aiguë, bactérienne ou virale [4]. Parfois, l'affection se prolonge 2 à 3 ans, voire davantage.

Le PRP juvénile atypique (type 5) est rare. Il se caractérise par son apparition dès la naissance ou dans les premières années de la vie, la prééminence des lésions kératosiques folliculaires sur l'érythème, un fréquent aspect sclérodermiforme des mains et des pieds et la chronicité de l'évolution. Les frontières de cette forme avec l'ichtyose folliculaire et les érythrokératodermies sont parfois mal définies.

Formes particulières

Pityriasis rubra pilaire associé à une infection à VIH (type 6). Plusieurs observations de PRP ont été rapportées chez des sujets séropositifs pour le VIH. L'éruption de PRP est en général atypique par son association à des lésions nodulokystiques et pustuleuses. L'efficacité de la thérapie antivirale est parfois nette [5, 6].

Formes familiales et gènes de prédisposition. Quelques cas familiaux ont été signalés. Il s'agit le plus souvent de formes atypiques. La transmission se fait sur le mode autosomique dominant, liée à des mutations gain de fonction du gène *CARD14* [7] ; ce gène a aussi été impliqué dans certains cas de psoriasis pustuleux et en plaques. La protéine qu'il encode intervient dans la voie de signalisation NF-kB dans les kératinocytes.

Pityriasis rubra pilaire induit. Des éruptions à type de PRP apparues sous traitement anti-TNF ont été observées par les éditeurs de cet ouvrage. Elles peuvent être considérées comme paradoxales, puisque les anti-TNF sont aussi l'un des traitements proposés aux sujets atteints de PRP (cf. ci-dessous). D'autres médicaments ont aussi été incriminés, comme les statines, les inhibiteurs de tyrosine-kinase (imatinib, sorafénib, ponatinib, etc.) ou, récemment, les nouveaux traitements de l'infection par le virus C des hépatites comme le sofosbuvir, un inhibiteur nucléotidique ou le télaprévir, un inhibiteur de sérine-protéase.

Pathologies associées. Diverses pathologies associées au PRP ont été, rarement, décrites : arthrites inflammatoires, néoplasies viscérales, pathologies auto-immunes. Dans quelques cas avec hypothyroïdie, le PRP s'est amélioré rapidement avec la supplémentation en L-thyroxine.

Histopathologie

L'image histologique est évocatrice sans être spécifique et permet surtout d'éliminer d'autres affections. L'aspect varie suivant le stade de la maladie et peut être différent d'un endroit à l'autre chez le même malade. La papule cornée folliculaire est constituée d'une importante hyperkératose feuilletée s'enfonçant dans l'infundibulum pilaire et engainant le poil qui peut être atrophié. Il existe souvent une parakératose alternée périfolliculaire. L'épiderme adjacent est le siège d'une acanthose modérée, irrégulière mais parfois psoriasiforme, et d'une hyperkératose comportant souvent des foyers de parakératose. Il peut exister des images d'acantholyse [8], ce qui peut expliquer les surinfections herpétiques du PRP, car il s'agit d'une complication classique des dermatoses acantholytiques. Il n'y a pas de microabcès à polynucléaires ni d'amincissement du toit suprapapillaire comme dans le psoriasis. On note parfois une discrète spongiose épidermique et une vacuolisation de la membrane basale. Le derme est le siège d'un infiltrat lymphohistiocytaire modéré, périfolliculaire et périvasculaire.

Étiopathogénie

Elle reste inconnue. L'hétérogénéité clinique traduit peut-être des facteurs étiologiques différents.

Il n'y a pas d'anomalies des examens biologiques. Le renouvellement épidermique est accéléré mais de façon moins marquée que dans le psoriasis. L'hypothèse d'un déficit ou d'un trouble du métabolisme de la vitamine A n'a pas reçu de confirmation. On ne trouve pas d'association à un groupe HLA particulier.

Diagnostic

Il peut être difficile à affirmer quand le tableau n'est pas caractéristique, en particulier au début ou en fin d'évolution. On se fondera sur la clinique et sur des biopsies, éventuellement répétées dans le temps. Le psoriasis, dans sa forme folliculaire, est le principal diagnostic différentiel en particulier chez l'enfant. Le diagnostic de PRP atypique doit être considéré comme un diagnostic d'attente, pouvant être modifié en fonction de l'évolution.

Traitement

Traitements systémiques [9]. Les rétinoïdes (acitrétine, isotrétinoïne ou alitrétinoïne) peuvent être efficaces dans le PRP classique de l'adulte [10-12] ou de l'enfant [13, 14]. Le méthotrexate (10 à 25 mg/semaine) peut donner de bons résultats dans le PRP de l'adulte. La PUVAthérapie seule ou associée à l'acitrétine, la photothérapie UVB, ont parfois été associées à une amélioration mais sont le plus souvent inefficaces. L'azathioprine a obtenu des résultats favorables dans deux courtes séries. La ciclosporine a été utilisée dans quelques cas avec de bons résultats [15], mais des échecs ont aussi été rapportés. Plus récemment l'efficacité, et dans d'autres cas l'inefficacité, des anti-TNF infliximab [16], étanercept, adalimumab, et d'autres médicaments actifs dans le psoriasis (ustékinumab, aprémilast) a été rapportée [17].

Traitements locaux. Les émollients peuvent être largement utilisés. Les dermocorticoïdes ne sont qu'inconstamment efficaces. La pommade au calcipotriol peut entraîner une amélioration substantielle.

Indications. La maladie est rare, il n'existe aucun essai thérapeutique, *a fortiori* randomisé pour étayer les recommandations. Certaines formes chroniques sont très difficiles à traiter. En outre, l'évolution variable de l'affection (aiguë et souvent autorésolutive ou bien chronique et souvent résistante aux traitements) rend difficile une appréciation objective de l'efficacité des traitements. La plupart des publications qui rapportent l'efficacité des traitements sont des cas isolés ou de petites séries. Dans les formes peu étendues, on privilégiera les traitements locaux. Lorsque la dermatose est étendue ou la kératodermie palmoplantaire gênante, un traitement oral par rétinoïde est justifié et son utilisation précoce semble souhaitable. En cas d'échec, le méthotrexate peut être utilisé. Puis, on peut recourir à l'un des médicaments ayant obtenu récemment une AMM dans le psoriasis : les anti-TNF (étanercept, adalimumab, infliximab), anti-IL-12/23 (ustékinumab), inhibiteur de phosphodiestérase 4 (aprémilast) ont été rapportés comme étant efficaces dans des cas isolés ou des petites séries [16-18].

RÉFÉRENCES

1. Griffiths W.A.D., *Clin Exp Dermatol.* 1980, *5*, 105.
2. Miralles E.S. et coll., *Br J Dermatol.* 1995, *133*, 990.
3. Gelmetti C. et coll., *Pediatric Dermatol.* 1986, *3*, 446.
4. Larrègue M. et coll., *Ann Dermatol Vénéréol.* 1983, *110*, 221.
5. Gonzàles-López A. et coll., *Br J Dermatol.* 1999, *140*, 931.
6. Fuchs-Telem D. et coll., *Am J Hum Genet.* 2012, *91*, 163.
7. Lerebours-Nadal L. et coll. *J Int Assoc Provid AIDS Care.* 2016, *15*, 11.
8. Magro C.M. et coll., *J Cutan Pathol.* 1997, *24*, 416.
9. Beylot-Barry M. et coll., *Ann Dermatol Vénéréol.* 1998, *125*-S3, 197.
10. Goldsmith L.A. et coll., *J Am Acad Dermatol.* 1982, *6*, 710.
11. Amann P.M. et coll., *Acta Derm Venereol.* 2015, *95*, 329.
12. Dicken C.H., *J Am Acad Dermatol.* 1994, *31*, 997.
13. Larrègue M. et coll., *Ann Dermatol Vénéréol.* 1990, *117*, 825.
14. Ostertag J.U. et coll., *Br J Dermatol.* 1995, *132*, 302.
15. Usuki K. et coll., *Dermatology.* 2000, *200*, 324.
16. Petrof C. et coll., *J Eur Acad Dermatol Venereol.* 2013, *27*, e131.
17. Eastham A.B. et coll., *JAMA Dermatol.* 2014, *150*, 92.
18. Krase I.Z. et coll. *JAMA Dermatol.* 2016, *152*, 348.

11
Dermatoses par infiltrats cellulaires lympho-mono-myélocytaires

Coordinateur : L. Thomas

11-1	**Infiltrats lymphocytaires, lymphomes et pseudo-lymphomes** .... D. Lipsker, L. Thomas, J.-H. Saurat, M. Bagot, M. D'Incan, F. Franck, F. Grange, S. Dalle, B. Balme, O. Dereure	551
11-2	**Histiocytoses** .... M. Perier-Muzet	576
11-3	**Mastocytoses** .... S. Dalle, S. Barete	585
11-4	**Dermatoses neutrophiliques** .... J.-H. Saurat, D. Lipsker, A. Navarini, L. Borradori, V. Descamps, P. Modiano	591
11-5	**Dermatoses éosinophiliques** .... D. Staumont-Sallé, E. Delaporte	606
11-6	**Granulomes cutanés non infectieux** .... B. Crickx	612

11-1 Infiltrats lymphocytaires, lymphomes et pseudo-lymphomes

Le concept des infiltrats lymphocytaires : clarification terminologique

D. Lipsker, L. Thomas, J.-H. Saurat

Le concept des «infiltrats lymphocytaires» est une réalité histopathologique. Il regroupe un vaste ensemble d'affections dont le dénominateur commun est la présence d'un infiltrat lymphocytaire dermique. Il n'existe pas de définition généralement admise de ce concept [1] qui est d'une plus grande utilité didactique que nosologique, tant les maladies caractérisées sur le plan histopathologique par une infiltration lymphocytaire dermique sont nombreuses et répondent à des mécanismes pathogéniques différents. Il est possible de séparer de façon schématique les infiltrats lymphocytaires en trois grandes catégories.

Infiltrats lymphocytaires malins. Ils correspondent aux localisations cutanées des lymphomes systémiques et aux différents types de lymphome cutané. Ils sont abordés plus loin dans ce chapitre 11-1.

Infiltrats lymphocytaires bénins. L'infiltrat peut être constitué de lymphocytes T, B ou être mixte. Il est majoritairement T-lymphocytaire au cours de la plupart des dermatoses inflammatoires. Il existe différents patrons (*patterns*) de réaction inflammatoire, qui sont séparés en fonction de la densité et de la localisation de l'infiltrat lymphocytaire (tableau 11.1), ainsi que des signes histopathologiques associés. Ainsi, par exemple dans le lichen plan, l'infiltrat lymphocytaire est dense et disposé en bande sous-épidermique (d'où le terme de «lichénoïde» attribué volontiers à ce type d'infiltrat en bande sous-épidermique), il n'existe pas d'infiltrat dans le derme profond ni autour des annexes. Malgré tout, ce sont surtout les manifestations épidermiques associées (acanthose hypertrophique, hypergranuleuse, nécroses et vacuolisations kératinocytaires) qui permettent de poser et d'affirmer le diagnostic de lichen plan plus que l'infiltrat lui-même. Les nombreuses entités caractérisées par un infiltrat lymphocytaire dermique bénin sont abordées dans les différents chapitres de cet ouvrage.

C'est aussi dans ce groupe d'affections bénignes qu'il convient de classer *les pseudo-lymphomes*. Ils sont le plus souvent B-lymphocytaires et leurs causes sont nombreuses (*cf. infra*). Ils sont appelés pseudo-lymphomes car ils ressemblent aux lymphomes, notamment par la densité de l'infiltrat lymphocytaire, mais ils peuvent souvent en être distingués par des caractéristiques morphologiques et immunophénotypiques. Cette notion sous-entend qu'il s'agit d'une entité bénigne qui peut parfois être parfaitement définie sur le plan anatomoclinique et étiologique, comme le lymphocytome borrélien. Il ne faut pas confondre les pseudo-lymphomes avec les infiltrats lymphocytaires de signification pronostique incertaine, même si le diagnostic différentiel entre ces deux cadres nosologiques peut parfois être difficile, s'il existe vraisemblablement des chevauchements et si, souvent, seule l'évolution permet de conclure.

Infiltrats lymphocytaires de signification pronostique indéterminée ou incertaine. Ils peuvent être constitués majoritairement de lymphocytes T ou de lymphocytes B. Une monoclonalité peut souvent être mise en évidence lorsqu'il s'agit de lymphocytes T et il pourrait alors s'agir d'une forme clinique particulière – ou d'un état prémonitoire – de lymphome T cutané.

Certaines entités nosologiquement assez bien caractérisées ont été regroupées sous le terme de «*dyscrasies lymphocytaires*» (encadré 11.1) [2], bien que ce concept ne soit pas nouveau [3]. L'analyse clinique, histopathologique, immunophénotypique et moléculaire ne permet pas de trancher entre la nature bénigne ou maligne de l'infiltrat lymphocytaire. Selon les écoles et les modes, ces entités sont alors considérées comme ayant un cours évolutif bénin, incertain ou malin. Nous avons opté de les classer en *signification pronostique incertaine*, ce qui traduit assez bien l'hétérogénéité évolutive propre à ces différentes entités.

> **Encadré 11.1**
>
> **Exemples d'entités anatomocliniques pouvant être associées à un infiltrat lymphocytaire de signification pronostique indéterminée**
>
> – Mucinose folliculaire
> – Capillarite purpurique et pigmentaire
> – Hyperplasie syringolymphoïde avec alopécie
> – Parapsoriasis en plaques
> – Érythrodermie clonale
> – Pityriasis lichénoïde chronique
> – Panniculite lymphocytaire atypique

Ailleurs, il peut s'agir de tableaux anatomocliniques non nosologiquement définis qu'il n'est pas possible de classer en bénin ou malin. Le problème se pose assez régulièrement avec certains infiltrats lymphocytaires B qui peuvent être classés ni en pseudo-lymphome, une entité résolument bénigne dans l'esprit des cliniciens, ni en lymphome. Il peut alors être prudent de les classer dans le cadre d'attente d'un infiltrat lymphocytaire de signification pronostique incertaine.

Il peut parfois être difficile de classer un infiltrat lymphocytaire dans une de ces trois catégories, même en s'aidant des immunomarquages et des études de clonalité. La démarche doit donc rester

Tableau 11.1 Quelques exemples de dermatoses lymphocytaires en fonction de la localisation prédominante de l'infiltrat

Localisation prédominante de l'infiltrat lymphocytaire	Exemples
Jonction dermo-épidermique et derme superficiel : peuvent correspondre à différents patrons (*cf.* chapitre 1-3) : lichénoïde, poïkilodermique, principalement papillaire, etc.	Lichen plan, éruptions paravirales, capillarite purpurique, érythème polymorphe, éruption médicamenteuse
Périvasculaire dermique superficiel	Très nombreux : exanthèmes viraux, éruptions médicamenteuses
Périvasculaire dermique superficiel et profond	Lupus érythémateux, lucite polymorphe
Nodulaire et diffus	Lymphocytome borrélien, autres pseudo-lymphomes, localisation cutanée d'une LLC

anatomoclinique en toutes circonstances. Cette démarche doit parfois être complétée par un bilan approfondi qui, selon le contexte, peut inclure un immunophénotypage des lymphocytes cutanés et/ou circulants, une biopsie ostéomédullaire, un bilan morphologique, etc. Parfois, c'est uniquement avec un recul temporel suffisant qu'un diagnostic peut être prudemment posé.

RÉFÉRENCES
1. Levy E. et coll., *Ann Dermatol Venereol.* 2013, *140*, 105.
2. Guitart J. et coll., *Arch Dermatol.* 2007, *132*, 921.
3. Grosshans E. et coll., *Hautarzt.* 1981, *32*, 205.

Définition et nosologie des lymphomes cutanés

M. Bagot

Les connaissances concernant les infiltrats lymphocytaires ont bénéficié des progrès de l'immunologie. Au cours de leur maturation, les lymphocytes acquièrent l'expression membranaire de structures qui sont spécifiques de leur lignée – sous-populations lymphocytaires B et T –, de leur fonction et de leur stade de maturité.

Notions de biologie des lymphocytes

Récepteur T

La première propriété qu'acquièrent les lymphocytes T lors de leur passage dans le thymus est la capacité de reconnaître, de manière spécifique, un antigène du non-soi. Cette reconnaissance est rendue possible par la présence, à la surface de chaque lymphocyte T, d'un récepteur spécifique pour l'antigène [1]. Ce récepteur est une protéine transmembranaire glycosylée, hétérodimérique qui, comme les immunoglobulines, possède une partie constante C et une partie variable V, responsable de la spécificité antigénique. Il est constitué de deux chaînes, une chaîne α et une chaîne β, liées par des ponts disulfure. Un deuxième type de récepteur très minoritaire, l'hétérodimère γδ, pourrait être impliqué dans la reconnaissance d'antigènes étrangers (virus ou cellules tumorales) au niveau des épithéliums et, en particulier, de l'épiderme. Au cours de la maturation du lymphocyte, il se produit, au sein des gènes codant le récepteur pour l'antigène du lymphocyte T, un réarrangement entre les régions V, J (zone de jonction) et C. C'est la rencontre ultérieure d'un antigène avec le lymphocyte T ayant un récepteur spécifique qui induira une prolifération clonale. Les réarrangements des gènes codant le récepteur T sont donc caractéristiques d'un clone lymphocytaire. Les techniques de biologie moléculaire permettent de détecter de tels réarrangements dans une population cellulaire et constituent un moyen efficace pour diagnostiquer l'existence de populations monoclonales au sein d'infiltrats lymphocytaires.

Classes de différenciation

Au cours de leur passage dans le thymus, les lymphocytes T acquièrent des propriétés fonctionnelles (cytotoxicité, fonction suppressive, etc.). Cette maturation thymique est associée à l'expression membranaire d'antigènes de différenciation des lymphocytes T, regroupés en classes de différenciation ou CD [2]. Il est possible de mettre en évidence ces antigènes à la surface des lymphocytes et de définir ainsi le phénotype d'une population lymphocytaire, ce phénotype étant corrélé au degré de maturation et à la fonction. Ainsi, les antigènes CD2, CD3 et CD5 caractérisent les lymphocytes T matures, alors que l'antigène CD1 est exprimé par les lymphocytes du cortex thymique, mais pas par les lymphocytes T matures. Les lymphocytes T auxiliaires expriment l'antigène CD4, les lymphocytes T cytotoxiques l'antigène CD8. La majorité des lymphomes T cutanés exprime un phénotype de lymphocytes T auxiliaires de type mémoire (CD2, CD3, CD4, CD5, CD45RO, $TCR_{\alpha\beta}$) [3].

On distingue deux types de lymphocytes T auxiliaires qui ont des profils de sécrétion de cytokines différents : les lymphocytes de type Th1 produisent de l'interféron γ, du TNF-α et de l'IL-2, alors que les cytokines produites par les lymphocytes Th2 sont l'IL-4, l'IL-6, l'IL-5, l'IL-10 et l'IL-13. Il a été montré que les cellules de Sézary ont un profil de sécrétion de cytokines de type Th2 [4].

Migration, domiciliation, expansion

La migration des lymphocytes vers les différents viscères ne se fait pas au hasard ; elle est le résultat d'une grande variété d'interactions cellulaires faisant intervenir des cytokines et des molécules d'adhésion cellulaire. L'affinité spéciale des lymphocytes T pour la peau a été intégrée dans un schéma conceptuel désigné comme *Skin-associated lymphoid tissue*. Les kératinocytes et leur environnement jouent un rôle actif dans cette migration des lymphocytes vers la peau.

De nombreuses molécules épidermiques et chimiotactiques dérivées des kératinocytes peuvent favoriser ce recrutement cutané des lymphocytes, en particulier les interleukines 1, 3, 6 et 8, le TNF ou le GM-CSF [5] ; l'IL-7 est un puissant facteur de croissance des cellules tumorales T [6]. L'exposition de cellules de Sézary à l'IL-7 augmente l'expression par ces cellules du récepteur pour l'IL-2 et du récepteur pour l'IL-7 ; ainsi l'IL-2 et l'IL-7 ont des effets synergiques sur la prolifération de lignées tumorales établies à partir de lymphomes T [6, 7]. L'IL-7, produite par les kératinocytes [8], est un facteur de croissance des lignées tumorales T [6]. Les souris transgéniques pour l'IL-7 développent une inflammation cutanée caractérisée par un infiltrat lymphocytaire [9]. L'ARNm de l'IL-7 est détecté dans la peau et le sang des patients ayant un lymphome T cutané [7] et la plupart des lymphomes T cutanés expriment le récepteur pour l'IL-7 [10]. Ces résultats suggèrent que l'IL-7 est probablement une cytokine importante pour la physiopathologie des lymphomes T cutanés, avec des effets autocrines ou paracrines.

Les antigènes de membrane jouent un rôle très important pour la recirculation de sous-populations lymphocytaires spécifiques d'organes. Ainsi, les lymphocytes T présents au niveau de la peau, tumoraux ou réactionnels, expriment préférentiellement l'antigène CLA (*Cutaneous Lymphocyte-associated Antigen*) [11]. Cet antigène de membrane est impliqué dans les mécanismes de recrutement d'une sous-population particulière de lymphocytes dans la peau. Les lymphomes cutanés sont développés à partir de ces lymphocytes à tropisme cutané. Les récepteurs de chimiokines induisent la migration des lymphocytes par la liaison de ligands solubles. Leur expression est régulée de manière différente dans les diverses sous-populations lymphocytaires. CXCR3 est exprimé par les lymphocytes de mycosis fongoïde débutant [12]. La transformation en lymphome T à grandes cellules s'accompagne d'une diminution de l'expression de CXCR3 et de celle de CCR4 [12, 13]. L'interaction de CCR4 avec TARC (CCL17) (*Thymus and Activation Regulated Cytokine*) [14] ou CTACK (CCL27) (*Cutaneous T Cell-Attracting Chemokine*) [15] joue un rôle important pour l'extravasation dans la peau des lymphocytes à tropisme cutané exprimant l'antigène CLA.

Les lymphomes T épidermotropes restent très longtemps localisés à la peau. Au stade précoce, le clone est souvent limité à la partie intraépidermique de l'infiltrat lymphocytaire [16]. Cette limitation de la prolifération clonale peut dépendre de facteurs de croissance d'origine épidermique, mais elle peut également être liée à une réponse immunitaire antitumorale en rapport avec la présence de lymphocytes infiltrant la tumeur et ayant une activité cytotoxique antitumorale [17]. Le taux de prolifération des cellules tumorales est faible au stade précoce où l'accumulation de lymphocytes tumoraux semble plutôt liée à une survie prolongée par défaut d'apoptose [18]. La prolifération tumorale est, en revanche, très augmentée au stade de dissémination et de transformation de la maladie en un lymphome plus agressif qui s'accompagne également de nombreuses anomalies caryotypiques.

Dermatoses par infiltrats cellulaires lympho-mono-myélocytaires

11-1

Infiltrats lymphocytaires, lymphomes et pseudo-lymphomes

Classification des lymphomes cutanés

Les proliférations lymphoïdes cutanées comprennent les lymphomes proprement dits et les pseudo-lymphomes, qui simulent cliniquement et/ou histologiquement les lymphomes cutanés, mais dont l'évolution est bénigne.

Localisation initiale d'un lymphome : concept de lymphomes primitivement cutanés

Elle est récemment apparue comme un élément majeur de l'évolution et du pronostic. Des différences entre les lymphomes primitivement cutanés ou ganglionnaires ont été mises en évidence pour ce qui concerne les anomalies chromosomiques, l'expression d'oncogènes, de séquences virales ou de molécules d'adhésion.

Ainsi, les lymphomes à grandes cellules CD30+ sont de bon pronostic s'ils sont primitivement cutanés, de pronostic plus réservé s'ils sont à point de départ ganglionnaire.

Les lymphomes angiocentriques sont associés au virus d'Epstein-Barr lorsqu'ils sont à point de départ nasal, alors que les lymphomes angiocentriques cutanés ne sont pas associés au virus d'Epstein-Barr.

Il a été bien établi qu'il existe des molécules de surface propres aux différents sites permettant la recirculation et le *homing* de sous-populations particulières de lymphocytes. Même si la physiopathologie de ces mécanismes de recirculation reste mal connue, il semble important de prendre en compte la spécificité d'organe des différents types de lymphomes.

Les classifications des lymphomes, établies par des groupes internationaux constitués essentiellement d'hématologistes et d'hématopathologistes, reposant sur les données obtenues à partir des lymphomes ganglionnaires, étaient jusqu'à présent mal adaptées aux lymphomes primitivement cutanés. *Plus récemment, les spécialistes des lymphomes cutanés ont pu faire reconnaître la spécificité clinique, évolutive et pronostique de certains lymphomes primitivement cutanés.*

Classification OMS/EORTC des lymphomes cutanés

Des réunions de consensus ont permis de remplacer l'ancienne classification du groupe européen d'étude des lymphomes cutanés (EORTC : *European Organisation for Research and Treatment of Cancer*) [19] par une nouvelle classification consensuelle OMS/EORTC [20] (encadré 11.2).

L'intérêt majeur d'une classification propre aux lymphomes primitivement cutanés est la reconnaissance d'entités dont le pronostic est favorable et qui *ne doivent donc pas être traitées aussi agressivement* que des lymphomes ayant le même aspect histologique et immunophénotypique, mais ayant un point de départ ganglionnaire.

Les lymphomes cutanés constituent ainsi un groupe d'entités très hétérogènes dont beaucoup n'ont été clairement reconnues qu'au cours des dernières années (encadré 11.2).

Le mycosis fongoïde est le plus fréquent des lymphomes T cutanés. Il se présente sous forme de plaques érythémateuses prurigineuses localisées ou disséminées s'infiltrant progressivement, bien connues des dermatologues.

Le syndrome de Sézary réalise une érythrodermie prurigineuse associée à des adénopathies et à la présence cellules de Sézary dans le sang. Son évolution est plus rapide.

Ces deux types de lymphomes sont caractérisés histologiquement par la topographie de l'infiltrat lymphocytaire, en bande sous-épidermique avec des thèques intraépidermiques.

> **Encadré 11.2**
>
> ### Classification OMS/EORTC des lymphomes cutanés [20]
>
> **Lymphomes cutanés T et NK**
> - Mycosis fongoïde (MF)
> - Formes cliniques de mycosis fongoïde et lymphomes apparentés
>   - MF folliculotrope
>   - Lymphome pagétoïde
>   - Chalazodermie granulomateuse
> - Syndrome de Sézary
> - Leucémie/lymphome à cellules T de l'adulte
> - Lymphoproliférations cutanées CD30+
>   - Lymphome anaplasique à grandes cellules
>   - Papulose lymphomatoïde
> - Lymphome T sous-cutané (α/β)
> - Lymphome T/NK extranodal, de type nasal
> - Lymphomes T cutanés périphériques (entités provisoires)
>   - Lymphome cutané agressif épidermotrope CD8+
>   - Lymphomes cutanés γ/δ
>   - Lymphome pléomorphe à cellules petites et moyennes CD4+
>   - Lymphoprolifération acrale CD8+
>
> **Lymphomes cutanés B**
> - Lymphome cutané de la zone marginale
> - Lymphome cutané des centres folliculaires
> - Lymphome cutané diffus à grandes cellules, de type membre inférieur
> - Lymphome cutané diffus à grandes cellules, autres
> - Lymphome B diffus à grandes cellules intravasculaire
>
> **Prolifération de précurseurs hématologiques**
> - Hématodermie CD4+ CD56+ (leucémie/lymphome à cellules dendritiques plasmacytoïdes)

Le lymphome pagétoïde réalise des lésions arciformes bien limitées caractérisées par l'épidermotropisme extrême de l'infiltrat, entièrement intraépidermique.

Les lymphomes annexotropes (MF folliculotrope) sont caractérisés, dans certains lymphomes T, par un infiltrat tumoral infiltrant les follicules pileux avec ou sans mucinose et/ou les glandes sudorales, alors que l'épidermotropisme peut être complètement absent [21]. Lorsque l'infiltrat est profond, la réponse au traitement de ces lymphomes pilotropes ou syringotropes est habituellement moins bonne que celle du mycosis fongoïde classique.

Les lymphomes pléomorphes à petites cellules constituent également un nouveau type de lymphomes T cutanés qui doivent être différenciés du mycosis fongoïde. Ils sont caractérisés cliniquement par la survenue de tumeurs d'emblée, souvent ulcérées, parfois associées à des plaques érythémateuses infiltrées [22]. Histologiquement, l'infiltrat est constitué de petits lymphocytes T envahissant le derme superficiel avec épidermotropisme, mais également le derme profond.

Le spectre des proliférations lymphoïdes cutanées CD30+, au cours des dernières années, a fait l'objet de nombreuses publications. Au sein des lymphomes cutanés T à grandes cellules, l'expression de l'antigène CD30 permet en effet de différencier les lymphomes CD30+, dont le pronostic est bon, des lymphomes CD30−, dont le pronostic est le plus souvent défavorable [23, 24]. Certains lymphomes cutanés CD30+ régressent spontanément et il a été montré qu'il existe un spectre continu entre la papulose lymphomatoïde typique, la papulose lymphomatoïde à grandes cellules avec un aspect histologique pouvant faire évoquer un lymphome T CD30+, les lymphomes T CD30+ avec un aspect histologique pouvant faire évoquer une papulose lymphomatoïde, et les lymphomes T à grandes cellules classiques. Toutes ces proliférations expriment fortement les marqueurs de cytotoxicité (perforine, granzyme B, TiA1).

Les lymphomes T sous-cutanés constituent un autre type de lymphomes d'individualisation récente. Ces lymphomes se présentent comme une panniculite. La survenue d'un syndrome d'activation macrophagique (fièvre, neutropénie, thrombopénie) peut être un élément d'orientation. L'examen histologique montre un infiltrat hypodermique, souvent peu dense, avec des images de phagocytose. L'évolution peut être très aiguë ou chronique [25].

En 2015, les réunions de consensus OMS/EORTC ont décidé la reconnaissance de deux nouveaux lymphomes T cutanés.

Lymphome pléomorphe à cellules petites et moyennes CD4+. Jusque-là une entité provisoire, ce lymphome réalise des papules, des nodules ou des tumeurs prédominant sur la tête, le cou et le tronc [28]. Les lésions sont le plus souvent uniques, plus rarement multiples. L'infiltrat est constitué de lymphocytes de taille petite à moyenne qui expriment CD3, CD4 et les marqueurs T helper folliculaires PD1 et ICOS [29]. Les formes localisées ont un très bon pronostic.

Lymphoprolifération acrale CD8+. Décrite en 2007 par T. Petrella [30], elle réalise des papules et des nodules situés sur les oreilles ou sur d'autres sites acraux. L'infiltrat est non épidermotrope, constitué de lymphocytes de taille petite à moyenne et de phénotype CD8. L'évolution est indolente et le pronostic très favorable [31].

Les lymphomes B primitivement cutanés sont en majorité des lymphomes des centres folliculaires, touchant la tête et le cou, ou des lymphomes de la zone marginale, dont le pronostic est bon [26]. On a plus récemment individualisé un sous-groupe de lymphomes B à grandes cellules rondes, localisés au niveau des jambes et survenant chez des personnes plus âgées, qui auraient un pronostic plus défavorable [27].

Dans la suite du chapitre, la terminologie utilisée dans la classification OMS/EORTC sera utilisée mais, pour des raisons didactiques, nous regrouperons d'une part les lymphomes cutanés T épithéliotropes, d'autre part les lymphomes cutanés T non épithéliotropes ; nous verrons ensuite les lymphomes cutanés B, puis les autres maladies lymphoprolifératives dont la nosologie est encore incertaine et nous terminerons par les pseudo-lymphomes.

RÉFÉRENCES

1. Bensussan A. et coll., *Presse Méd.* 1987, *16*, 879.
2. Von Boehmer H., *Am Rev Immunol.* 1988, *6*, 309.
3. Sterry W. et coll., *J Invest Dermatol.* 1989, *93*, 413.
4. Dummer R. et coll., *Blood.* 1996, *88*, 1383.
5. Hansen E.R., *Arch Dermatol.* 1996, *132*, 554.
6. Dalloul A. et coll., *J Clin Invest.* 1992, *90*, 1054.
7. Foss F.M. et coll., *J Clin Oncol.* 1994, *12*, 326.
8. Heufler C. et coll., *J Exp Med.* 1993, *178*, 1109.
9. Rich B.E. et coll., *J Exp Med.* 1993, *177*, 305.
10. Bagot M. et coll., *Br J Dermatol.* 1996, *135*, 572.
11. Picker L.J. et coll., *Am J Pathol.* 1990, *136*, 1053.
12. Lu D. et coll., *Am J Clin Pathol.* 2001, *115*, 413.
13. Jones D. et coll., *Blood.* 2000, *96*, 685.
14. Campbell J.J. et coll., *Nature.* 1999, *400*, 776.
15. Reiss Y. et coll., *J Exp Med.* 2001, *194*, 1541.
16. Bagot M. et coll., *J Am Acad Dermatol.* 1992, *27*, 589.
17. Wood G.S. et coll., *J Cutan Pathol.* 1994, *21*, 151.
18. Dummer R. et coll., *J Cutan Pathol.* 1995, *22*, 11.
19. Willemze R. et coll., *Blood.* 1997, *90*, 354.
20. Willemze R. et coll., *Blood.* 2005, *105*, 3768.
21. Vergier B. et coll., *Arch Dermatol.* 1996, *132*, 683.
22. Friedmann D. et coll., *Arch Dermatol.* 1995, *131*, 1009.
23. Beljaards R.C. et coll., *Am J Pathol.* 1989, *135*, 1169.
24. Beljaards R.C. et coll., *J Pathol.* 1994, *172*, 53.
25. Romero L.S. et coll., *J Am Acad Dermatol.* 1996, *22*, 288.
26. Kerl H. et coll, *Arch Dermatol.* 1996, *132*, 1376.
27. Vermeer M.H. et coll., *Arch Dermatol.* 1996, *132*, 1304.
28. James E. et coll., *Leuk. Lymphoma.* 2015, *56*, 951.
29. Ally M.S. et coll., *J Cutan Pathol.* 2013, *40*, 1006.
30. Petrella T. et coll., *Am J Surg Pathol.* 2007, *31*, 1887.
31. Kluk J. et coll., *J Cutan Pathol.* 2016, *43*, 125.

Diagnostic des lymphomes cutanés primitifs

M. D'Incan, F. Franck

Diagnostic positif

Le diagnostic de lymphome cutané repose sur une confrontation de l'examen clinique avec les résultats de l'examen anatomo- et immunopathologique et, souvent, avec ceux des études de biologie moléculaire.

Examen histologique

Une biopsie cutanée de taille convenable doit être faite, de préférence en fuseau, au bistouri à lame, plutôt qu'à l'emporte-pièce [1]. Souvent, il est nécessaire de réaliser plusieurs prélèvements, soit simultanément sur des lésions cutanées d'aspects différents, soit lors de consultations successives. L'examen histologique, à la coloration HES (hématoxyline-éosine-safran), doit évaluer la morphologie, la topographie et la constitution cellulaire de l'infiltrat. L'atteinte de l'épiderme (épidermotropisme) peut être limitée à la couche basale (infiltrats en « file indienne ») ou bien réaliser des amas de cellules lymphoïdes et de cellules de Langerhans (thèques de Pautrier). L'existence d'une atteinte exclusive ou prédominante de l'épithélium des annexes (poils et glandes sudorales) doit être recherchée. Dans le derme, l'infiltrat peut arriver au contact des couches basales de l'épiderme ou bien s'arrêter à distance de celui-ci (zone frontière ou *Grenz zone*). L'examinateur évaluera la profondeur de l'infiltrat, son caractère bien limité ou, au contraire, l'existence de coulées de cellules lymphoïdes dans le derme profond et dans l'hypoderme. À faible ou moyen grossissement, on appréciera l'architecture globale de l'infiltrat lymphoïde qui peut être soit homogène, en nappes, soit hétérogène, comportant des structures rappelant les follicules lymphoïdes du ganglion. La nature lymphocytaire T ou B des cellules peut parfois être déduite de l'observation en coloration standard ; on recherchera en outre des atypiques morphologiques nucléaires (noyaux convolutés des cellules de Sézary, cellules monstrueuses de Reed-Sternberg, images de mitoses), on appréciera l'homogénéité de l'infiltrat ou, au contraire, son pléomorphisme, ou encore son caractère polymorphe faisant coexister des cellules d'origines différentes (cellules lymphoïdes, éosinophiles, histiocytes). Une coloration complémentaire au bleu alcian est souvent nécessaire pour rechercher des dépôts de mucine.

Examen immunopathologique

Il est réalisé, sur coupes paraffinées ou sur coupes congelées, au moyen d'anticorps. Ceux-ci doivent permettre de reconnaître les lymphocytes T (anticorps anti-CD2, anti-CD3) et leurs principales sous-populations (anticorps anti-CD8 et/ou anticorps anti-CD4), les lymphocytes B (anticorps anti-CD19 et anti-CD20, anticorps dirigés contre les chaînes légères des immunoglobulines) et les histiocytes (anti-CD1a, anti-CD68). Selon le type de lignées T ou B à étudier, des marquages complémentaires sont nécessaires : anticorps anti-CD30, anti-CD7, anti-CD26, anticorps spécifiques des lymphocytes T helper folliculaires (anti-CXCL13, -PD1, -ICOS1), recherche de marqueurs de cytotoxicité (CD56, TiA1, granzyme B), recherche de l'expression de la mutation

Dermatoses par infiltrats cellulaires lympho-mono-myélocytaires

11-1

Infiltrats lymphocytaires, lymphomes et pseudo-lymphomes

NTM/ALK dans certains lymphomes T, anticorps anti-Bcl2 et Mum1, anti-CD10, anti-CD5 dans certains lymphomes B, quantification des lymphocytes exprimant CD158k/KIRDL2 pour les lymphomes T érythrodermiques.

À l'issue de l'étude immunohistochimique cutanée, il est possible de confirmer la nature T ou B de la prolifération, déjà suspectée à l'examen aux colorations standards, d'apporter une preuve supplémentaire en faveur de la malignité de l'infiltrat (perte d'expression d'un ou de plusieurs antigènes de surface, expression monotypique d'une chaîne légère des immunoglobulines) et, enfin, d'obtenir une information de nature pronostique (expression de l'antigène CD30, de Mum1, de Bcl2).

Études de clonalité

L'étude par PCR des réarrangements des gènes codant pour la chaîne gamma du récepteur à l'antigène des lymphocytes T ou des réarrangements des gènes codant pour les immunoglobulines permet d'objectiver la présence d'un clone lymphocytaire dominant dans un infiltrat cutané, une biopsie ganglionnaire ou un prélèvement de sang périphérique. La mise en évidence d'un tel clone est à interpréter avec prudence et doit toujours nécessiter une confrontation avec les constatations cliniques et anatomopathologiques. En effet, d'authentiques proliférations bénignes, d'origine médicamenteuse en particulier, peuvent comporter un clone T ou B dominant. En outre, seules 20 à 30 % des biopsies de mycosis fongoïde en plaques non infiltrées et peu étendues comportent un clone T dominant détectable [2]. À l'inverse, la détection d'un clone T dominant identique dans le sang et dans la peau d'un patient érythrodermique, même en la présence d'une histologie cutanée peu spécifique, constitue un argument important en faveur d'un lymphome T érythrodermique [3].

Autres examens

L'hémogramme, avec recherche et numération des cellules de Sézary, la découverte d'une éosinophilie sanguine, ainsi que l'étude immunophénotypique par cytométrie de flux des lymphocytes circulants en vue d'évaluer le rapport entre les populations lymphocytaires T CD4 et CD8-positives ou bien le taux de lymphocytes T exprimant CD158k/KIR3DL2 ou, enfin, la perte d'expression de certaines molécules de surface (CD26), sont surtout utiles pour le diagnostic des lymphomes érythrodermiques.

La microscopie électronique et la cytogénétique traditionnelle ne sont plus utilisées dans le diagnostic des lymphomes, au profit des techniques de génétique moléculaire (PCR et RT-PCR) à la recherche de translocations t(14 ; 18), t(11 ; 14), t(2 ; 5) qui permettent de caractériser certains types de lymphomes T ou B et de donner une indication sur leur origine primitivement ou secondairement cutanée. Les techniques d'études multigéniques (CGH-array, tissu-array) sont, encore, du domaine de la recherche.

Diagnostic différentiel

Dermatoses inflammatoires banales. Aux stades initiaux des lymphomes T, principalement le mycosis fongoïde et le syndrome de Sézary, les aspects histologiques cutanés sont souvent peu spécifiques. Ceci rend difficile le diagnostic différentiel avec les dermites eczématiformes chroniques, notamment chez la personne âgée. Le prurit tenace, la récidive des lésions et leur résistance aux dermocorticoïdes sont des arguments en faveur du lymphome. La présence de noyaux atypiques et de mitoses, le fait que les cellules soient tassées les unes contre les autres alors que, dans un infiltrat inflammatoire, elles sont séparées par de l'œdème, l'existence d'une atteinte annexielle sont en faveur d'un lymphome plutôt que d'un infiltrat inflammatoire banal. En cas d'érythrodermie, la présence d'un rapport entre la population lymphocytaire CD4 et celle exprimant CD8 supérieur à 8 à 10 est hautement en faveur du lymphome T surtout en présence d'un clone T dominant.

Pseudo-lymphomes. La distinction entre lymphomes et pseudo-lymphomes (ou hyperplasies lymphocytaires réactionnelles) peut être difficile en l'absence d'un contexte étiologique évocateur ou de données évolutives : la monotypie des cellules de l'infiltrat, l'existence de réarrangements dominants du gène codant soit pour les immunoglobulines, soit pour le récepteur à l'antigène des lymphocytes T, plaiderait plus pour un lymphome que pour un pseudo-lymphome. Une architecture de l'infiltrat reproduisant celle du ganglion avec des centres germinatifs est en faveur du pseudo-lymphome.

Diagnostic d'extension

Modalités du bilan

Des algorithmes d'examens complémentaires adaptés à chaque type de lymphome cutané ont été proposés [4] selon les principes suivants.

L'imagerie médicale (échographie, tomodensitométrie, voire TEP-scan) est surtout destinée, au moment du diagnostic, à éliminer la possibilité d'une localisation à la peau d'un lymphome ganglionnaire systémique et, par conséquent, à confirmer le caractère primitivement cutané du lymphome. Elle sera donc utile devant une prolifération T-CD30+ ou devant certaines proliférations de phénotype B.

L'intérêt de la biopsie de moelle est encore discuté. Elle est recommandée, en cas de lymphome T, lorsqu'il existe des anomalies sanguines B2 (cf. infra), et dans les lymphomes B à haut risque d'extension extracutanée, c'est-à-dire les lymphomes à pronostic intermédiaire [5].

L'exérèse (et non uniquement la biopsie) d'un ganglion pour examen histologique dans le mycosis fongoïde et dans la papulose lymphomatoïde, n'est pas nécessaire en l'absence d'adénopathies cliniquement décelables, a fortiori si les lésions cutanées sont étendues à moins de 10 % de la surface cutanée. En revanche, en présence d'adénopathies palpables de taille supérieure à 1,5 cm ou bien en cas d'adénomégalies fixées, irrégulières ou disposées en amas et en l'absence d'une cause infectieuse intercurrente, l'exérèse (et non uniquement la biopsie) d'un ganglion pour examen histologique devient indispensable [6]. Lorsque plusieurs aires de drainage sont atteintes, cette analyse doit porter, par ordre décroissant de préférence, sur les adénopathies cervicales, les adénopathies axillaires, les adénopathies inguinales.

Détermination du stade évolutif

À l'issue du bilan d'extension, les patients atteints d'un lymphome primitivement cutané sont classés en stades selon une classification TNMB. Celle-ci diffère selon le type de lymphome, mycosis fongoïde et lymphomes T érythrodermiques d'une part, autres lymphomes primitivement cutanés d'autre part [6, 7].

Déterminer la place du patient dans l'une de ces classifications est un préalable indispensable pour le choix de la stratégie thérapeutique.

Classification du mycosis fongoïde et des lymphomes T érythrodermiques (tableaux 11.2 et 11.3). La classification prend en compte les données de l'examen clinique, celles de l'étude de clonalité et, pour les lymphomes T érythrodermiques, les données biologiques sanguines [6].

555

Infiltrats lymphocytaires, lymphomes et pseudo-lymphomes

Tableau 11.2 Classification TNMB du mycosis fongoïde et des lymphomes T érythrodermiques

T (peau)	T1	Atteinte de moins de 10 % de la surface cutanée
	T1a	Plaques non infiltrées
	T1b	Présence de papules ou de plaques infiltrées, qu'il y ait ou non des plaques non inflitrées
	T2	Atteinte de plus de 10 % de la surface cutanée
	T2a	Plaques non infiltrées
	T2b	Présence de papules ou de plaques infiltrées, qu'il y ait ou non des plaques non inflitrées
	T3	Présence d'au moins une tumeur (> 1 cm de diamètre)
	T4	Érythème confluent sur plus de 80 % de la surface cutanée (érythrodermie)
N (ganglions)	N0	Absence d'adénomégalie superficielle palpable (biopsie non requise)
	Nx	Adénomégalie superficielle palpable (> 1,5 cm ou fixée, irrégulière ou plusieurs adénomégalies en amas) pour laquelle on ne dispose pas de renseignements histologiques
	N1	Adénomégalie superficielle palpable (> 1,5 cm ou fixée, irrégulière ou plusieurs adénomégalies en amas) et, à l'histologie, absence de lymphocytes atypiques ou lymphocytes atypiques non regroupés en plages de plus de 3 à 6 cellules
	N1a	Absence de clone T dominant en PCR
	N1b	Présence d'un clone T dominant en PCR
	N2	Adénomégalie superficielle palpable (> 1,5 cm ou fixée, irrégulière ou plusieurs adénomégalies en amas) et, à l'histologie, agrégats de lymphocytes atypiques (noyaux cérébriformes) mais respect de l'architecture globale du ganglion
	N2a	Absence de clone T dominant en PCR
	N2b	Présence d'un clone T dominant en PCR
	N3	Adénomégalie superficielle palpable (> 1,5 cm ou fixée, irrégulière ou plusieurs adénomégalies en amas) et, à l'histologie, destruction partielle ou complète de l'architecture ganglionnaire avec présence de nombreuses cellules atypiques, qu'il y ait ou non un clone T dominant en PCR
M (métastases)	M0	Absence d'atteinte viscérale
	M1	Atteinte viscérale
B	B0	Moins de 5 % des lymphocytes circulants sont des cellules de Sézary
	B0a	Absence de clone T dominant en PCR
	B0b	Présence d'un clone T dominant en PCR
	B1	Plus de 5 % des lymphocytes circulants sont des cellules de Sézary mais leur nombre n'excède pas 1 000/μL
	B1a	Absence de clone T dominant en PCR
	B1b	Présence d'un clone T dominant en PCR
	B2	Présence d'un clone T dominant en PCR et – soit plus de 1 000 cellules de Sézay/μL – soit un des deux critères suivants : CD4/CD8 ≥ 10 ou perte de l'expression d'une molécule à la surface des lymphocytes circulants (CD4+/CD7– ≥ 40 %, CD4+/CD26– ≥ 30 %)

Tableau 11.3 Classification en stades du mycosis fongoïde et des lymphomes T érythrodermiques

Stade évolutif	T	N	M	B
IA	1	0	0	0-1
IB	2	0	0	0-1
II	1-2	1-2	0	0-1
IIB	3	0-2	0	0-1
IIIA	4	0-2	0	0
IIIB	4	0-2	0	1
IVA1	1-4	0-2	0	2
IVA2	1-4	3	0	0-2
IVB	1-4	0-3	1	0-2

Classification des lymphomes cutanés autres que le mycosis fongoïde et les lymphomes T érythrodermiques (tableau 11.4). Cette classification repose sur l'analyse clinique de la peau, sur l'examen des aires ganglionnaire complété, éventuellement, par un examen anatomopathologique et sur la recherche de localisations viscérales [7]. La classification de l'atteinte cutanée repose sur le nombre et la taille des lésions ainsi que sur leur répartition à la surface cutanée, celle-ci étant divisée en 13 secteurs.

RÉFÉRENCES

1. Whittaker S.J. et coll., *Br J Dermatol.* 2003, *149*, 1095.
2. Alessi E. et coll., *Br J Dermatol.* 2005, *153*, 368.
3. Delfau-Larue M.H. et coll., *Blood.* 2000, *96*, 2987.
4. Bagot M. et coll., *Les Lymphomes cutanés.* Springer, Paris, 2013.
5. Willemze R. et coll., *Blood.* 2005, *105*, 3768.
6. Olsen E. et coll., *Blood.* 2007, *110*, 1713.
7. Kim Y.H., *Blood.* 2007, *110*, 479.

Dermatoses par infiltrats cellulaires lympho-mono-myélocytaires 11-1

Infiltrats lymphocytaires, lymphomes et pseudo-lymphomes

Tableau 11.4 Classification TNMB des lymphomes cutanés autres que le mycosis fongoïde et le syndrome de Sézary

T (peau)	T1	Lésion cutanée unique
	T1a	Lésion de diamètre inférieur à 5 cm
	T1b	Lésion de diamètre supérieur à 5 cm
	T2	Atteinte cutanée régionale (affectant un ou deux secteur[s] cutané[s] contigu[s])
	T2a	Lésions cutanées réparties sur une aire de moins de 15 cm de diamètre
	T2b	Lésions cutanées réparties sur une aire de diamètre compris entre 15 et 30 cm
	T2c	Lésions cutanées réparties sur une aire de plus de 30 cm de diamètre
	T3	Atteinte cutanée généralisée
	T3a	Lésions cutanées multiples affectant deux secteurs cutanés non contigus
	T3b	Lésions cutanées multiples affectant trois secteurs cutanés ou plus
N (ganglions)	N0	Absence d'adénomégalie palpable ou absence d'envahissement histologique ganglionnaire
	N1	Atteinte exclusive d'une aire ganglionnaire superficielle qui draine un secteur cutané actuellement ou antérieurement atteint
	N2	Atteinte de deux ou plus aires ganglionnaires superficielles ou bien atteinte d'une aire ganglionnaire qui ne draine pas de secteur cutané actuellement ou antérieurement atteint
	N3	Atteinte d'un ganglion profond (uniquement pour le suivi évolutif des patients)
M	M0	Absence d'atteinte viscérale (hors ganglion profond)
	M1	Présence d'une atteinte viscérale (hors ganglion profond)

Mycosis fongoïde et formes apparentées

M. D'Incan

La distinction entre les lymphomes T cutanés « épidermotropes », au cours desquelles les cellules tumorales ascensionnent dans l'épiderme (mycosis fongoïde et formes apparentées et lymphome de Sézary), et les lymphomes T « non épidermotropes » est, aujourd'hui, obsolète. En effet, certaines formes ou certains stades du mycosis fongoïde (tumeurs) sont peu épidermotropes, alors que des entités clairement différentes du mycosis fongoïde (papulose lymphomatoïde de type B, lymphomes cutanés agressifs épidermotropes CD8+, voire certains lymphomes T γ/δ) montrent un net épidermotropisme des cellules tumorales.

Le mycosis fongoïde et ses formes apparentées représentent près de 50 % de tous les lymphomes cutanés et près de trois quarts des lymphomes T [1]. L'incidence annuelle des lymphomes T, qui augmente régulièrement depuis 30 ans, est estimée, aux États-Unis, à 6,4 cas par million d'habitants. Ils affectent deux fois plus fréquemment l'homme que la femme. S'ils peuvent s'observer à tout âge de la vie, y compris chez l'enfant bien que cela soit exceptionnel, leur incidence augmente de manière significative après l'âge de 40 ans et la maladie se déclare, dans la plupart des cas, après la soixantaine [2].

Clinique

Mycosis fongoïde

On réserve la dénomination de mycosis fongoïde à la forme évoluant en *trois phases* décrites par Alibert et Bazin[1].

Phase de début (premier stade)

Le prurit, symptôme le plus fréquent et souvent le plus précoce, qui peut apparaître isolément au début de la maladie – on parle alors de mycosis fongoïde invisible [3] – persiste en général pendant toute l'évolution.

Dans sa forme typique, le mycosis fongoïde débute par l'apparition, souvent insidieuse, de plaques dont le caractère érythémateux est plus ou moins prononcé ; elles sont recouvertes de squames, habituellement fines, mais des présentations plus psoriasiformes sont fréquentes. Les plaques ne sont pas épaisses, leur relief pouvant être, même, difficilement palpable. L'attention du clinicien doit être attirée par les caractéristiques suivantes : les plaques sont fixes, leurs bords sont bien limités par endroits, plus flous par ailleurs, délimitant des espaces réservés de peau saine ; elles se localisent, préférentiellement, dans des zones de peau habituellement peu exposées au soleil (fesses, région pelvienne, creux axillaires, faces internes des bras et des cuisses) ; elles disparaissent après applications de dermocorticoïdes mais récidivent rapidement.

Cette première période s'étend en général *sur plusieurs années*, certaines plaques pouvant même régresser spontanément mais transitoirement. À ce stade, le diagnostic de mycosis fongoïde est souvent difficile à affirmer même sur les *biopsies cutanées itératives*.

À côté de cette forme typique, de nombreuses présentations cliniques ont été rapportées, chacune de manière exceptionnelle, le diagnostic étant, alors, dans ces cas, une découverte histologique : lésions *dyshidrosiformes* voire bulleuses, *dermatite purpurique et pigmentée* notamment aux membres inférieurs, *érythème annulaire centrifuge*, *ichthyose acquise et localisée*, *kératodermies palmaires et/ou plantaires*, *plaques pigmentées* non squameuses. Les formes avec *plaques hypopigmentées* sont habituelles chez les patients à la peau foncée ainsi que chez l'enfant quel que soit son photopype. Une présentation rare mais caractéristique est la *poïkiloderma atrophicans vasculare* qui se manifeste par des plages, parfois affectant la totalité de la peau, de réseau réticulé purpurique dont les fines mailles délimitent des zones atrophiques de couleur blanche. Une destruction des fibres dermiques, observées principalement dans les mycosis fongoïdes comportant un infiltrat dermique interstitiel, peut se traduire, cliniquement, par l'apparition de *zones chalazodermiques* plus ou moins étendues.

Deuxième stade

Les plaques s'infiltrent souvent en bordure, formant des bourrelets cuivrés ou des arcs de cercle rouge foncé et fermes ; ailleurs, les plaques s'épaississent en totalité (fig. 11.1). Le degré d'infiltration varie non seulement d'une lésion à l'autre, mais peut aussi varier au sein d'une même lésion, d'où l'aspect serpigineux ou *gyrata* de certaines lésions. Ces lésions infiltrées peuvent être disposées en un point quelconque du tégument. L'atteinte du cuir chevelu peut conduire à une alopécie plus ou moins complète dans les zones lésionnelles. À ce stade, l'évolution s'accélère. Le prurit est habituel.

---
1. La forme « tumorale d'emblée » (Vidal et Brocq) correspond à d'autres formes de lymphomes T (lymphomes anaplasiques CD30+, lymphomes pléomorphes) ou à des lymphomes B. La forme érythrodermique (Hallopeau et Besnier) est classée parmi les lymphomes T érythrodermiques.

11-1 Dermatoses par infiltrats cellulaires lympho-mono-myélocytaires

Infiltrats lymphocytaires, lymphomes et pseudo-lymphomes

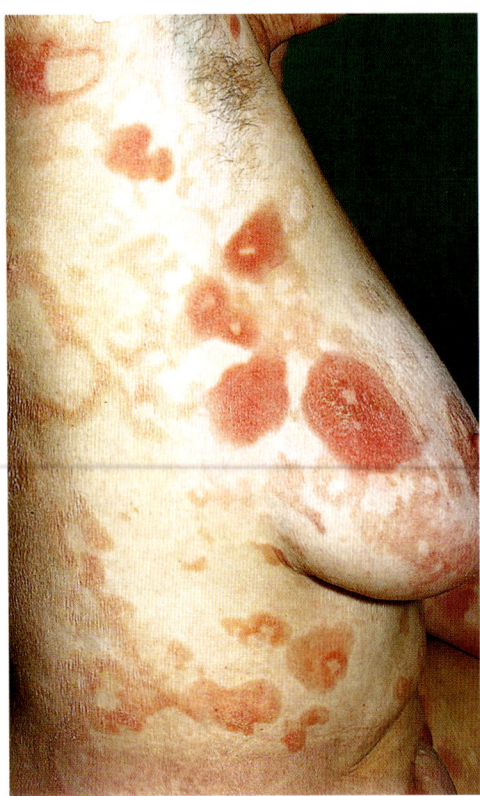

Fig. 11.1 Mycosis fongoïde : érythèmes et plaques infiltrés.

Troisième stade

Il est représenté par l'apparition de nodules tumoraux sur les plaques mais, également, en peau saine. Les tumeurs sont généralement à base large ; elles sont arrondies et hémisphériques, leur taille variant entre celle d'une noisette et celle d'une orange. Plus rarement, il s'agit de vastes placards tumoraux (fig. 11.2). Ces lésions peuvent s'ulcérer secondairement. Elles apparaissent n'importe où mais siègent avec prédilection à la face, aux grands plis et au cuir chevelu.

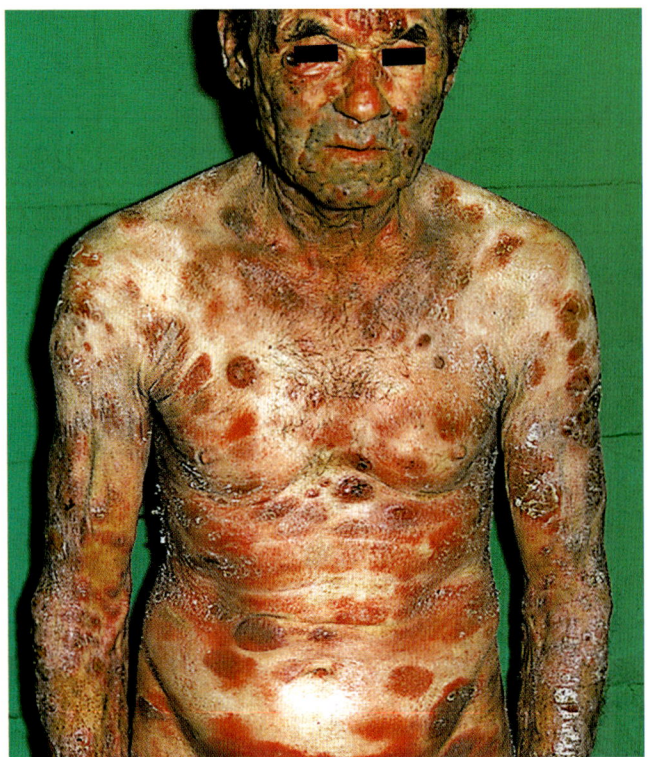

Fig. 11.2 Mycosis fongoïde : stade tumoral.

Signes extracutanés

Des adénomégalies superficielles peuvent s'observer dès le stade des plaques infiltrées dans les aires de drainage des lésions cutanées. D'exceptionnelles localisations muqueuses, essentiellement orales et nasales, ont été rapportées [4]. Les localisations viscérales, notamment pulmonaires et neurologiques centrales, sont, également, exceptionnelles [5].

Formes apparentées au mycosis fongoïde

Il s'agit de *présentations cliniques particulières* qui sont apparentées au mycosis fongoïde en raison de la présence d'un *épidermotropisme*.

Formes annexotropes [6, 7]

Il s'agit, le plus souvent, de formes **pilotropes** dans lesquelles l'infiltrat lymphocytaire et situé exclusivement autour des follicules pilosébacés qu'il envahit et détruit. Localisées préférentiellement à l'extrémité cervicocéphalique, notamment sur le front et au niveau des sourcils, les lésions sont des papules folliculaires plus ou moins kératosiques, des plaques d'alopécie, des spicules kératosiques (kératose spinulosique), des lésions rosacéiformes, des plaques érythémateuses plus ou moins infiltrées. La destruction des poils s'accompagne souvent de la formation de dépôts de mucine (mucinose folliculaire) qui se manifestent par des aspects évocateurs de comédons, de kystes, de pustules (fig. 11.3). Le prurit est souvent sévère. Au cours d'un mycosis fongoïde, à quelque stade que ce soit, des aspects de pilotropisme, clinique et/ou histologique, peuvent s'observer au sein des plaques ou en dehors ce celles-ci.

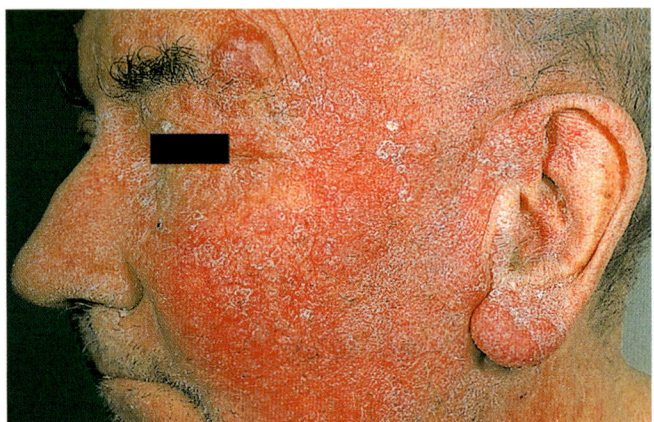

Fig. 11.3 Mucinose folliculaire associée au mycosis fongoïde.

L'atteinte des glandes sudorales, parfois exclusive, définit le lymphome **syringotrope**, souvent responsable de plaques anhidrotiques [8].

La forme « **unguéotrope** » est une variante avec une atteinte prédominante de l'appareil unguéal [9].

Lymphome pagétoïde

Anciennement dénommé «réticulose pagétoïde de type Woringer-Kolopp», il se présente sous forme d'une *lésion unique,* siégeant le plus souvent sur un membre, d'évolution prolongée et lentement progressive. Typiquement, la lésion est une plaque circinée, bien limitée, érythématosquameuse, hyperkératosique, voire verruqueuse. Il n'a jamais été rapporté de localisations extracutanées. La forme à lésions multiples type Ketron-Goodman, autrefois classée dans le groupe du lymphome pagétoïde, a disparu car les données de l'immunohistochimie ont montré que cette forme pouvait correspondre à plusieurs entités de lymphomes T agressifs (lymphome γ/δ, lymphomes T agressifs CD8 voire mycosis fongoïde tumoral) [1, 10].

Chalazodermie granulomateuse (*granulomatous slack skin syndrome*) [11]

C'est une forme très rare de lymphome T qui affecte essentiellement les régions axillaires et les plis périnéocruraux dans lesquels la peau se laisse distendre et pend en raison d'une extrême élastolyse (fig. 11.4). Des plaques chalazodermiques peuvent, toutefois, être observées dans le mycosis fongoïde en plaques typique.

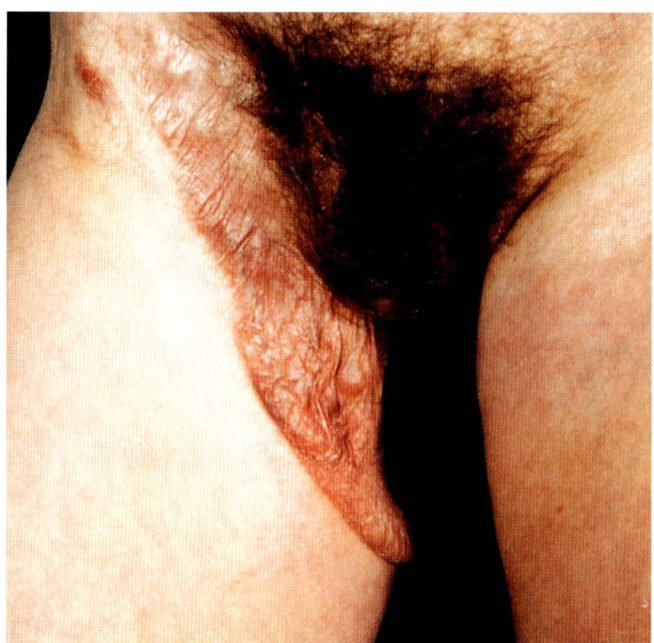

Fig. 11.4 Chalazodermie granulomateuse, *granulomatosous slack skin*. Cas du Pr W. van Vloten (*Dermatology*, 1998, *196*, 382), reproduit avec la permission de l'auteur.

Examens paracliniques

Histologie et immunohistochimie cutanées

Dans le mycosis fongoïde classique, aux stades de début de la maladie, lorsque les plaques ne sont pas infiltrées, l'aspect histologique est, la plupart du temps, *peu spécifique*, montrant un infiltrat lymphocytaire dermique peu dense pouvant comporter un épidermotropisme avec exosérose donnant un aspect eczématiforme. Dans ces situations, *les biopsies cutanées ne doivent pas être de trop petite taille* (au moins 6 mm) et *doivent être répétées* car les images caractéristiques de l'infiltrat sont peu nombreuses et une confrontation entre le clinicien, qui apporte des arguments sémiologiques, et le pathologiste, est nécessaire.

Lorsque les aspects histologiques deviennent caractéristiques, l'infiltrat lymphocytaire a une situation dermique superficielle et il forme une bande continue sous-épidermique avec exocytose dans l'épiderme (*épidermotropisme*). Cette exocytose peut réaliser différents aspects : cellules épidermotropes isolées, groupes de cellules entourés d'un halo clair réalisant les classiques *thèques de Pautrier*, épidermotropisme « en file indienne » le long de l'assise germinative. Le derme situé juste sous l'épiderme peut prendre un aspect fibreux caractéristique. Aux stades des plaques non infiltrées et, à l'opposé, dans les tumeurs, l'épidermotropisme peut manquer ou être très discret.

L'infiltrat est composé de petits lymphocytes d'allure réactionnelle et de cellules mononucléées au noyau hyperchromatique et de forme irrégulière dites « cellules atypiques ». Ces cellules atypiques ont un aspect ultrastructural similaire à celui de la cellule de Sézary circulante (*cf. infra*).

> Le caractère atypique de ces cellules (irrégularité de forme et hyperchromatisme du noyau) et leur épidermotropisme sont les deux arguments fondamentaux du diagnostic histologique.

Dans les tumeurs, on peut, également, observer des *lymphocytes de grande taille*, avec un gros noyau plus ou moins irrégulier, disposées en nappes ; lorsque plus de 25 % des cellules tumorales ont cet aspect, on parle de *mycosis fongoïde « transformé »*. Dans certains cas, l'infiltrat profond peut devenir franchement granulomateux : on parle alors de *mycosis fongoïde granulomateux*.

Les cellules tumorales du mycosis fongoïde ont le phénotype de lymphocytes T mémoire (CD2+, CD3+, CD45R0+) exprimant l'antigène CD4. Dans certains cas, et sans que cela n'ait d'incidence sur le pronostic, le phénotype des cellules peut être CD8+/CD4–. La perte de l'expression de certains antigènes (CD2, CD3, CD5, CD7) constitue un argument en faveur du diagnostic de mycosis fongoïde et sa reconnaissance est particulièrement intéressante lorsque l'histologie n'est pas très spécifique. Dans les formes transformées, les grandes cellules peuvent exprimer la molécule CD30 à leur surface de même que des marqueurs de cytotoxicité (granzyme B, TIA-1) et exprimer l'antigène CD158K/KIR3DL2 [12, 13].

Dans le lymphome pilotrope, l'infiltrat siège autour du follicule sébacé. L'épidermotropisme est comparable à celui observé dans le mycosis fongoïde mais il est souvent plus massif, entraînant la destruction de l'épithélium de l'annexe, la constitution d'un granulome comportant histiocytes, éosinophiles et, parfois, une hypertrophie basaloïde de l'épiderme [14]. Des dépôts de mucine sont fréquemment observés dans le poil et, en surface, des bouchons cornés peuvent se former. La morphologie des cellules tumorales est identique à celle observée dans le mycosis fongoïde et leur immunophénotype est majoritairement CD3+/CD4+.

Dans le lymphome pagétoïde, l'infiltrat est confiné dans l'épiderme et respecte le derme. Les cellules sont de grande taille, avec un noyau polylobé et un cytoplasme abondant (cellules « pagétoïdes »). Elles sont groupées en thèques de Pautrier ou bien envahissent massivement l'épiderme. Elles peuvent être de phénotype CD3+/CD4+ ou CD3+/CD8+ et elles expriment fréquemment la molécule CD30 [10].

Dans la chalazodermie granulomateuse, l'infiltrat, de phénotype CD3+/CD4+, est faiblement épidermotrope. Il est essentiellement localisé dans le derme où il constitue un granulome avec des cellules histiocytaires. Il est composé de petits lymphocytes à noyau clivé et de grandes cellules à noyau multilobulé [11].

Histologie et immunohistochimie ganglionnaires

Il est conseillé de procéder à une biopsie/exérèse des ganglions superficiels lorsque leur taille dépasse 1 à 2 cm. Les ganglions des aires cervicales ou axillaires sont à biopsier préférentiellement aux ganglions inguinaux. L'examen histologique va montrer soit un *aspect de lymphadénopathie dermatopathique* (ancienne réticulose lipomélanique de Pautrier-Woringer), soit un *envahissement spécifique* par les cellules atypiques. Dans la lymphadénopathie dermatopathique, l'architecture générale du ganglion est conservée mais il existe une hyperplasie du cortex profond et superficiel due à l'hyperplasie des cellules réticulaires interdigitées et à la présence d'histiocytes contenant un matériel lipidique, de la mélanine ou de l'hémosidérine. Dans environ 50 % des cas, se mêlent à ces cellules de petits et grands lymphocytes atypiques et de grandes cellules immunoblastiques. Les techniques immunohistochimiques montrent l'élévation du rapport CD4/CD8 aussi bien dans la lymphadénopathie dermatopathique que lorsque le ganglion est envahi de manière patente [15].

Études génotypiques

Elles sont réalisées, par PCR, sur des biopsies de peau congelées ou fixées dans un conservateur des acides nucléiques. La détection de *réarrangements dominants du gène du récepteur à l'antigène des lymphocytes T* est constante dans les lésions cutanées de mycosis fongoïde avec ganglions envahis et/ou au stade tumoral, mais moins fréquente, de l'ordre de 61 % [16], dans les mycosis fongoïdes uniquement cutanés et non tumoraux ainsi que dans le lymphome pilotrope.

Un clone dominant peut, également, être détecté *dans la peau cliniquement saine* dans près de 40 % des cas et, alors, identique au clone détecté dans la peau lésée dans 80 % des cas [16]. Ainsi, s'il est rare de détecter un clone dominant dans des lésions cutanées à l'histologie peu spécifique, il n'est pas rare de ne pas détecter de clone dans des lésions histologiquement typiques. Le diagnostic final de mycosis fongoïde résulte ainsi de la confrontation de plusieurs paramètres (encadré 11.3).

> **Encadré 11.3**
>
> **Diagnostic positif du mycosis fongoïde**
>
> 1. Le diagnostic final de mycosis fongoïde résulte de la confrontation de plusieurs paramètres, cliniques, histologiques, immunohistochimiques et moléculaires, parmi lesquels la présentation sémiologique reste l'élément essentiel.
> 2. Une population monoclonale dominante est pratiquement toujours détectée dans les ganglions envahis histologiquement ; dans les ganglions non envahis, ou dans ceux présentant un aspect de lymphadénopathie dermatopathique, une clonalité peut être observée, ce qui conférerait un plus mauvais pronostic [17].
> 3. Le clone tumoral peut être détecté dans le sang circulant dans 36 % des cas de mycosis fongoïde mais c'est le fait qu'il soit *aussi détecté dans les lésions cutanées* qui en fait sa spécificité diagnostique [16].
> 4. Dans de rares cas, plusieurs réarrangements dominants différents peuvent être observés chez le même malade, indiquant soit l'hétérogénéité de la population tumorale, soit la survenue de réarrangements par mutations somatiques.

Autres examens

Les études morphométriques et le caryotype ne sont plus utilisés pour le diagnostic. Les études cytométriques de l'ADN, soit sur cellules isolées en flux, soit sur coupes histologiques de peau ou de ganglion, montrent une aneuploïdie constante des cellules tumorales circulantes dans le syndrome de Sézary et dans la plupart des cas de mycosis fongoïde.

La technique de RT-PCR (amplification génique *in vitro* précédée d'une transcription inverse des ARN), en permettant de retrouver les transcrits issus de la translocation t(2 ; 5), est parfois utile au diagnostic des lymphoproliférations CD30+. Les techniques d'hybridation compétitive sur chromosome et les analyses sur micromatrices à ADN (biopuces) ont pu identifier, dans le mycosis fongoïde, de nombreuses altérations chromosomiques dont aucune ne présente de spécificités utiles pour le diagnostic et le suivi des patients.

Diagnostic différentiel

Cliniquement. Le problème du diagnostic différentiel dans le mycosis fongoïde se pose essentiellement au stade des lésions non infiltrées : dans l'eczéma nummulaire ou la dermatite atopique, les lésions sont davantage localisées aux plis et aux zones d'extension ; elles sont plus transitoires, plus prurigineuses, répondent mieux au traitement. Des réactions cutanées médicamenteuses et certaines dermatoses allergiques de contact peuvent avoir des aspects cliniques et histologiques très proches de ceux du mycosis fongoïde en plaques ; c'est dire l'importance de l'interrogatoire systématique à la recherche de prises médicamenteuses pour tout patient chez qui l'on suspecte un mycosis fongoïde (*cf.* plus loin dans ce chapitre « Pseudo-lymphomes cutanés »). Le diagnostic différentiel du lymphome pilotrope se fait avec la kératose pilaire, l'acné et la rosacée dans les formes inflammatoires et avec mucine.

Histologiquement. L'épidermotropisme des lymphocytes n'est pas spécifique du mycosis fongoïde et de ses formes apparentées puisqu'il peut être observé dans la papulose lymphomatoïde, dans certains eczémas, dans la maladie de Gianotti-Crosti, dans les dermites de contact lymphomatoïdes et au cours de certaines éruptions médicamenteuses. La confrontation des données cliniques et histologiques permet de résoudre facilement ces problèmes diagnostiques.

Cas du parapsoriasis en plaques

Description des entités de parapsoriasis en plaques. En 1902, Brocq décrivait le parapsoriasis en plaques comme une dermatose chronique, récidivante faite de plaques érythémateuses et squameuses, bien limitées et non infiltrées. Deux formes sont individualisées :

– le *parapsoriasis en grandes plaques* (fig. 11.5) est constitué de lésions de plus de 6 cm de grand axe, souvent atrophiques ou poïkilodermiques (*poïkiloderma atrophicans vasculare*), situées préférentiellement dans le dos, la partie inférieure du tronc, la région sous-mammaire, la face interne des cuisses et des bras ;

– dans le *parapsoriasis en petites plaques*, les lésions ont une taille inférieure à 6 cm et sont volontiers présentes sur la partie supérieure du tronc ; dans la forme dite « digitiforme » (fig. 11.6), les plaques de plus de 10 cm de grand axe sont allongées en forme de marques de doigts.

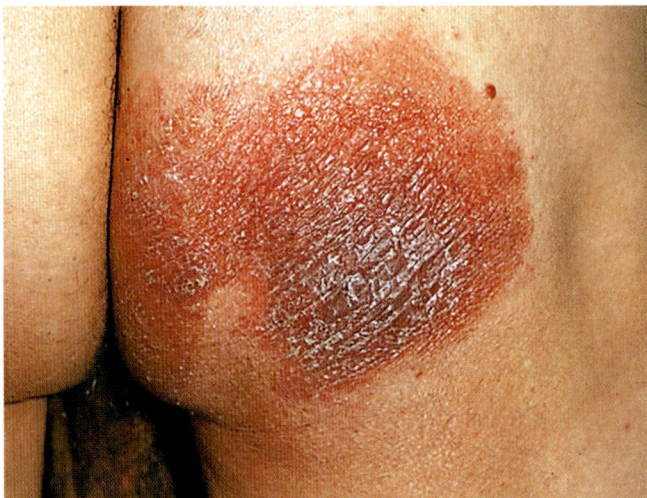

Fig. 11.5 Parapsoriasis en grandes plaques : aspect poïkilodermique.

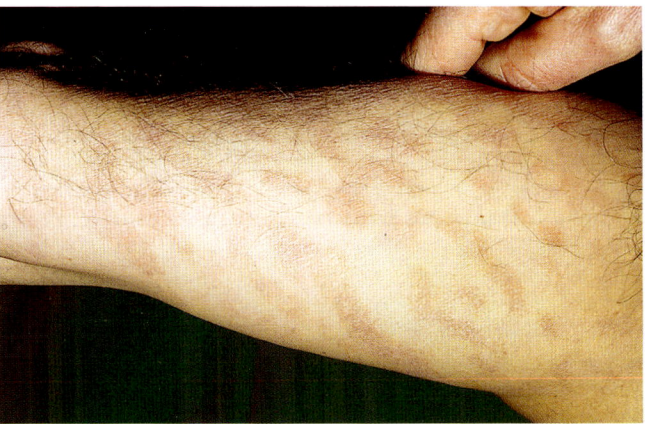

Fig. 11.6 Parapsoriasis en plaques digitiformes.

Quelle que soit la taille des lésions, les *aspects histologiques* sont proches, montrant un infiltrat lymphocytaire T, souvent à disposition périvasculaire dans les formes à grandes plaques. Une exocytose lymphocytaire avec exosérose est possible de même que, surtout dans le parapsoriasis à grandes plaques, la présence d'un discret épidermotropisme en bandes le long des couches.

Un clone T dominant peut être détecté en PCR, essentiellement dans les formes en grandes plaques.

Le traitement, décevant car les récidives sont très fréquentes, consiste en des applications régulières de dermocorticoïdes forts à très forts, de chlorméthine ou en des séances de photothérapie, UVA ou UVB.

Signification : un aspect clinique du mycosis fongoïde débutant ? La question de considérer ou non le parapsoriasis, notamment la forme en grandes plaques, comme un aspect clinique du mycosis fongoïde débutant ou comme un diagnostic différentiel du mycosis fongoïde reste débattue [18].

Elle n'a d'importance, cependant, que pour les études thérapeutiques et épidémiologiques. Il est, en effet, possible que l'augmentation d'incidence des lymphomes cutanés T, soulignée plus haut, résulte, en partie, de la prise en compte de parapsoriasis comme des stades T1 ou T2 d'un mycosis fongoïde. L'inclusion, dans des études thérapeutiques de patients atteints de parapsoriasis peut, de façon similaire, induire un biais méthodologique.

Pour la pratique

Le praticien retiendra que les patients présentant un tableau anatomoclinique de « parapsoriasis » ont un *excellent pronostic* mais qu'une surveillance clinique est nécessaire dans les formes à grandes plaques avec la réalisation de nouvelles biopsies en cas de modifications cliniques comme l'apparition de plaques plus infiltrées.

Évolution et pronostic

L'évolution du mycosis fongoïde s'étend sur des années, voire des décennies.

Le pronostic est fonction de l'étendue des lésions, de leur caractère infiltré ou non, de la présence de tumeurs ou d'une atteinte des ganglions superficiels. Il est possible, également que la vitesse d'installation et de progression de la maladie ait valeur pronostique. Il n'existe pas de marqueurs biologiques permettant d'établir des scores pronostiques mais des études collaboratives sont en cours. Pour l'heure, c'est la classification TNM du mycosis fongoïde qui apporte le plus d'informations pronostiques (*cf.* tableau 11.2) [19].

Les taux de survie spécifique à 5 ans des stades T1, T2, T3, T4 sont respectivement de près de 100, de 67 à 96, de 51 à 80, et de 41 % [20]. Le pronostic de survie du mycosis fongoïde aux stades initiaux (T1, voire T2) est excellent au point que, dans la plupart des études rétrospectives, la médiane de survie de ce type de patients n'est jamais atteinte [21, 22].

La présence d'un clone T identique dans le sang et dans la peau est un facteur de mauvais pronostic, indépendant des précédents [23]. Des études basées sur la population ont montré que la survenue d'autres néoplasies (maladie de Hodgkin, lymphomes non hodgkiniens, cancer du poumon) est plus fréquemment observée chez les patients atteints de mycosis fongoïde [24].

Le décès est plus souvent la conséquence d'une *surinfection* microbienne (en particulier à staphylocoques ou à pyocyaniques) ou virale que celle de *l'envahissement tumoral*, de la survenue d'une « crise blastique » ou de la *transformation en un lymphome à grandes cellules*. Suspectée cliniquement devant une poussée évolutive de la maladie – apparition de plaques infiltrées ou de tumeurs –, la transformation est définie histologiquement par la présence de 25 % au moins de grandes cellules [8]. Une analyse du Groupe français des lymphomes cutanés a trouvé un temps médian du diagnostic à la transformation de 6,5 ans et une médiane de survie de la transformation au décès de 22 mois [25]. Enfin, les mycosis fongoïdes pilotropes ont, à surface atteinte égale, un plus mauvais pronostic et ont une résistance thérapeutique accrue [19].

Pathogénie

On avait rapporté, comme *facteurs favorisant* la survenue de mycosis fongoïdes ou de syndromes de Sézary, des agents potentiellement carcinogènes liés au travail, à l'environnement ou à des prises médicamenteuses. Ceci n'a pas été confirmé par les études épidémiologiques les plus récentes. Une prédisposition génétique peut avoir son importance : certains groupes HLA sont surreprésentés chez les malades atteints de mycosis fongoïde.

L'hypothèse de l'origine rétrovirale du mycosis fongoïde qui avait suscité, il y a une vingtaine d'années, de nombreux travaux, n'a pas été confirmée. L'hypothèse la plus récente fait du mycosis fongoïde une pathologie liée à l'accumulation de lymphocytes à la suite d'un *défaut du processus apoptotique*, plutôt qu'une pathologie proliférative d'emblée [26]. Cette hypothèse rendrait compte de certains caractères du mycosis fongoïde et, notamment, de l'absence d'atteinte médullaire.

RÉFÉRENCES

1. Sidiropoulos K.A. et coll., *J Clin Pathol.* 2015, *68*, 1003.
2. Wilson L.D. et coll., *Clin Lymph Myeloma Leuk.* 2012, *12*, 291.
3. Dereure O. et coll., *J Am Acad Dermatol.* 2001, 45, 318.
4. Gruson L.M., et coll. *J Am Acad Dermatol.* 2007, *56*, S112.
5. Stein M. et coll., *Cancer J.* 2006, *12*, 52.
6. Lehman J.S. et coll., *Arch Dermatol.* 2010, *146*, 607.
7. Cerroni L., *Arch Dermatol.* 2010, *146*, 662.
8. de Masson A. et coll., *J Am Acad Dermatol.* 2014, *71*, 926.
9. Harland E. et coll., *Arch Dermatol.* 2006, *142*, 1071.
10. Haghighi B. et coll., *Mod Pathol.* 2000, *13*, 502.
11. Väkevä L. et coll., *Int J Dermatol.* 2015, dec 23.
12. Fauconneau A. et coll., *Brit J Dermatol.* 2015, *172*, 1547.
13. Ortonne N. et coll., *Exp Dermatol.* 2012, *21*, 461.
14. Marschalko M. et coll., *J Eur Acad Dermatol.* 2015, *172*, 1547.
15. Burke J.S. et coll., *Am J Pathol.* 1986, *123*, 256.
16. Hurabielle C. et coll., *Br J Dermatol.* 2015, *173*, 1015.
17. Fraser Andrews E.A., *Br J Dermatol.* 2006, *155*, 756.
18. Pimpinelli N. et coll., *J Am Acad Dermatol.* 2005, *53*, 1053.
19. Scarisbrick J.J. et coll., *Br J Dermatol.* 2014, *170*, 1226.
20. Grange F. et coll., *Ann Dermatol Vénéréol.* 2002, *129*, 30.
21. Kim Y.H. et coll., *Arch Dermatol.* 2003, *139*, 857.
22. Demierre M.F. et coll., *Hematol Oncol Clin North Am.* 2003, *17*, 1485.
23. Beylot-Barry M. et coll., *J Invest Dermatol.* 2001, *117*, 920.
24. Lindahl L.M. et coll., *J Am Acad Dermatol.* 2014, *71*, 529.
25. Vergier B. et coll., *J Pathol.* 2002, *198*, 171.
26. Dereure O. et coll., *J Invest Dermatol.* 2002, *118*, 949.

Lymphomes T érythrodermiques

M. D'Incan

Concept de lymphomes T érythrodermiques

Albert Sézary a décrit, en 1938, un syndrome particulier associant une érythrodermie sèche ou œdémateuse à gros plis cutanés, souvent pigmentée, très prurigineuse, des adénopathies superficielles et la présence dans le sang de cellules mononucléées monstrueuses qui portent son nom (fig. 11.7). En 2002, l'*International Society for Cutaneous Lymphomas* a ajouté, à cette définition essentiellement clinique, des critères biologiques plus précis, à savoir la présence d'au moins l'un des critères suivants [1] :

– un nombre absolu de cellules de Sézary d'au moins 1 000/mm^3 ;

– un rapport CD4/CD8 d'au moins 10, lié à une augmentation du nombre de lymphocytes T circulants et/ou soit une expression aberrante soit une perte d'expression des marqueurs pan T ;

11-1 Dermatoses par infiltrats cellulaires lympho-mono-myélocytaires

Infiltrats lymphocytaires, lymphomes et pseudo-lymphomes

– une augmentation du nombre de lymphocytes avec présence d'un clone cellulaire T sanguin ;
– un clone de cellules T avec anomalies cytogénétiques.

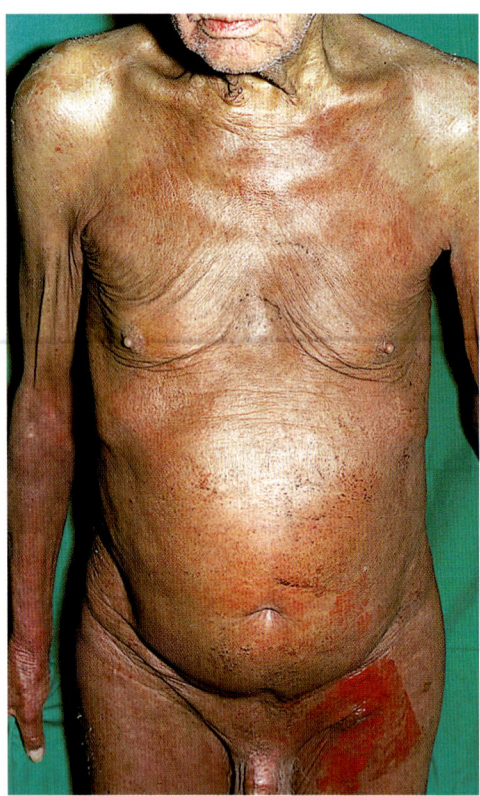

Fig. 11.7 Syndrome de Sézary : érythrodermie pigmentée.

En 2007, le concept de lymphomes T érythrodermiques a définitivement pris forme à l'issue d'un travail collaboratif entre les différentes sociétés savantes spécialisées [2]. Ce concept unit des pathologies qui ont en commun :
– *une présentation clinique unique*, l'érythrodermie (stade T4 de la classification TNM des lymphomes T cutanés) ;
– et *des anomalies hématologiques variables* qui permettent de distinguer trois formes de lymphomes T érythrodermiques :
  – B0 comportant moins de 5 % de cellules atypiques dans le sang, qu'il y ait ou non un clone T dominant,
  – B1 comportant entre 5 % de cellules atypiques et moins de 1 000/mm³, qu'il y ait ou non un clone T dominant,
  – B2 dans laquelle un clone T dominant, détecté dans le sang, est associé à, soit plus de 1 000 cellules de Sézary/mm³, soit une perte d'expression d'un antigène de surface lymphocytaire, CD7 ou CD26 ou une élévation du rapport CD4/CD8 dans le sang au-delà de 10.

Ce concept, qui présente un critère unificateur d'ordre clinique, permet ainsi de classer le *mycosis fongoïde érythrodermique* dans le groupe B0, le *syndrome de pré-Sézary* décrit par Winkelmann [3] dans le groupe B1, et le *lymphome de Sézary* dans le groupe B2 [4]. Il permet, également, de prendre en compte le fait qu'un patient puisse évoluer du stade B0 vers le stade B2 [1].

Clinique

L'érythrodermie se définit comme un érythème durable affectant plus de 80 % de la surface cutanée. Elle peut s'installer en quelques semaines chez un patient indemne de toute dermatose ou bien suivre une période de plusieurs années marquée par des lésions cliniquement eczématiformes à l'histologie peu spécifique, ou encore, elle peut faire suite à un authentique mycosis fongoïde en plaques. La peau peut être sèche et desquamante ou, au contraire, œdémateuse et suintante, ce qui peut être à l'origine de désordres hydroélectrolytiques. Les troubles de la thermorégulation (frissons, fièvre) sont fréquents. Le prurit est presque constant, souvent insomniant. Rapidement, peuvent s'installer une kératodermie palmoplantaire, un ectropion, une onychodystrophie (pachyonychie, onycholyse), une dépilation. Des adénomégalies superficielles sont souvent présentes, parfois visibles à l'inspection simple. Dans certains cas, cependant, l'érythrodermie peut être plus discrète, parfois pigmentée, mais toujours prurigineuse.

Examens paracliniques

Cellules de Sézary circulantes

Recherchées sur les frottis sanguins colorés au May-Grunwald-Giemsa, ce sont des cellules dont le noyau encoché possède une chromatine dense parcourue de sillons en « coup d'ongle » dessinés à la surface nucléaire. Leur taille varie de une à plusieurs fois celle d'un lymphocyte normal. La microscopie électronique a permis de caractériser la morphologie typique du noyau de la cellule de Sézary : contours très sinueux, profondément indentés avec une chromatine marginée, donnant, en reconstitution tridimensionnelle, une surface d'aspect « cérébriforme ». Des cellules à la morphologie en tous points analogue à celle de la cellule de Sézary peuvent s'observer au cours de dermatoses inflammatoires étendues, mais en faible nombre.

> À partir d'un nombre de 15 cellules de Sézary pour 100 lymphocytes circulants ou de 10^3 cellules de Sézary/μL, le diagnostic de lymphome de Sézary est presque certain.

Histologie et immunohistochimie cutanées

Dans les cas typiques, la présentation anatomopathologique est similaire à celle du mycosis fongoïde.

Cependant, dans près de 40 % des lymphomes T érythrodermiques, surtout dans les formes avancées, l'aspect histologique de la peau devient moins spécifique car l'épidermotropisme disparaît et les cellules atypiques deviennent plus rares [5]. Dans ces situations, le diagnostic différentiel avec une érythrodermie d'origine inflammatoire, toximédicamenteuse par exemple, est impossible.

Dans certains cas, de grandes cellules à gros noyaux peuvent s'observer : lorsqu'elles constituent plus de 25 % de la population lymphocytaire, on parle de « transformation » en lymphome anaplasique.

Les cellules atypiques ont un phénotype identique à celui observé dans le mycosis fongoïde. Des pertes d'expression de certains antigènes, notamment CD26 et CD7, sont hautement évocatrices du diagnostic de lymphome devant un patient érythrodermique [4]. Récemment, il a été montré que l'expression de CD158k/KIR3DL2, par les lymphocytes sanguins atypiques et dans les infiltrats cutanés, était hautement spécifique des lymphomes T érythrodermiques [6].

Histologie ganglionnaire

Dans les situations typiques, l'architecture du ganglion est partiellement ou totalement effacée par la prolifération des cellules atypiques. Dans d'autres cas, l'envahissement par les cellules atypiques peut être discret, sans altérer l'architecture du ganglion. À l'inverse, dans des érythrodermies de causes bénignes, d'origine médicamenteuse notamment, des cellules analogues aux cellules de Sézary peuvent s'observer en petit nombre.

Histologie médullaire

Par définition, la moelle ne comporte pas d'infiltration par des cellules atypiques. L'existence d'un envahissement médullaire (stade IVB) ne semble pas avoir d'impact sur le pronostic [7].

Biologie moléculaire

L'étude des réarrangements du gène codant pour le récepteur à l'antigène des lymphocytes T a une grande importance dans le diagnostic des lymphomes T érythrodermiques car la présence d'un clone dominant est un argument en faveur du lymphome même en présence, comme c'est souvent le cas, d'une histologie cutanée non spécifique [8].

La spécificité diagnostique pour un lymphome T de la présence d'un clone est forte, surtout lorsque celui-ci est détecté à la fois dans le sang circulant et dans la peau érythrodermique voire, également, dans un ganglion [9].

Cependant, un clone T dominant peut s'observer chez près de 15 % de sujets sains au-delà d'un certain âge et les érythrodermies d'origine médicamenteuse peuvent également comporter un clone dominant dans le sang et la peau [1].

Diagnostic différentiel

Il se fait avec les autres causes d'érythrodermies c'est-à-dire, essentiellement, la généralisation d'une dermatose non lymphomateuse préexistante [10]. Les érythrodermies d'origine médicamenteuse, d'apparition brutale et souvent associées à des symptômes biologiques d'hypersensibilité, peuvent réaliser des tableaux très proches au point de justifier un interrogatoire systématique sur les prises médicamenteuses en cas de suspicion de lymphome T érythrodermique.

Évolution

La guérison est exceptionnelle, les traitements permettant, essentiellement dans les formes comportant une faible masse tumorale sanguine, de maintenir une maladie hématologique stable avec peu de signes cliniques. Le plus souvent, la maladie progresse avec l'apparition de lésions infiltrées et de tumeurs, rarement de localisations viscérales. Les complications infectieuses sont habituelles, la peau érythrodermique constituant une porte d'entrée bactérienne fréquente, chez des patients par ailleurs immunodéprimés par les traitements.

Le pronostic des lymphomes érythrodermiques est difficile à estimer car, dans les études cliniques publiées, les critères hématologiques pris pour définir le stade III sont différents. Il semble, cependant, que le pronostic soit d'autant plus sombre qu'il existe une atteinte ganglionnaire superficielle et que le stade B est élevé et que, pour les patients au stade B0, un clone T soit détectable dans le sang [11]. Ainsi, le taux de survie spécifique à 5 ans des lymphomes érythrodermiques varie de 24 à 40 % selon les séries [12].

RÉFÉRENCES
1. Vonderheid E.C. et coll., *J Am Acad Dermatol.* 2002, *46*, 95.
2. Olsen E. et coll., *Blood.* 2007, *110*, 1713.
3. Buechner S.A. et coll., *Arch Dermatol.* 1983, *119*, 285.
4. Russel-Jones R., *Br J Dermatol.* 2005, *153*, 1.
5. Diwan A.H. et coll., *Am J Clin Pathol.* 2005, *123*, 510.
6. Bouaziz J.D., et coll., *Br J Dermatol.* 2010, *162*, 123.
7. Beylot-Barry M. et coll., *Br J Dermatol.* 2005, *152*, 1378.
8. Cordel N. et coll., *Arch Pathol Lab Med.* 2005, *129*, 372.
9. Delfau-Larue M.H. et coll., *Blood.* 2000, *96*, 2987.
10. Rothe M.J. et coll., *Clin Dermatol.* 2005, *23*, 206.
11. Alberti-Violetti S., *Clin Lymph Myeloma Leuk.* 2015, *15*, e-105.
12. Fink-Puches R. et coll., *Blood.* 2002, *99*, 800.

Autres lymphomes T cutanés

F. Grange

À côté du mycosis fongoïde et de ses variants (forme pilotrope, forme granulomateuse, réticulose pagétoïde), et de la forme érythrodermique et leucémique des lymphomes T épidermotropes (syndrome de Sézary), les lymphomes T cutanés comprennent des entités plus rares qui sont aujourd'hui bien définies au plan anatomoclinique et nosologique. Ces lymphomes ont été intégrés à la fois dans la classification OMS/EORTC des lymphomes cutanés (cf. encadré 11.2) [1] et dans la classification globale des lymphomes (classification OMS 2008 des tumeurs hématopoïétiques).

Certaines de ces entités sont de bon pronostic : la papulose lymphomatoïde et le lymphome T sous-cutané à grandes cellules anaplasiques qui forment le groupe principal des lymphoproliférations CD30+, le lymphome T sous-cutané à type de panniculite (α/β), le lymphome T cutané pléomorphe à petites et moyennes cellules.

D'autres sont des lymphomes agressifs : lymphome NK/T cutané de type nasal, lymphome T cutané épidermotrope agressif CD8+ ; lymphome T cutané γ/δ.

Ces classifications sont en permanente évolution sous l'effet des avancées biologiques et des études cliniques, certaines entités provisoires aux contours encore incertains confirmant leur individualité (lymphome T cutané pléomorphe à petites et moyennes cellules, lymphome T cutané épidermotrope agressif CD8+), d'autres émergeant à la faveur d'observations nouvelles (lymphoprolifération CD8+ indolente de type oreille).

Lymphoproliférations T cutanées CD30+ [1-3]

Elles constituent un spectre de lymphomes indolents correspondant à 20 à 30 % des lymphomes T cutanés. Elles comprennent les lymphomes T cutanés à grandes cellules anaplasiques, la papulose lymphomatoïde et des états intermédiaires.

Lymphomes T cutanés à grandes cellules CD30+ [1-3]

Clinique. Ces lymphomes représentent environ 8 % des lymphomes cutanés et touchent l'adulte à tout âge (médiane : 60 ans) avec une prédominance masculine, beaucoup plus exceptionnellement l'enfant. Les lésions cutanées sont des *nodules ou des tumeurs* d'apparition souvent rapide, fréquemment *ulcérées et nécrotiques*, souvent solitaires (> 50 %, stade T1) ou groupées dans le même territoire (T2), rarement disséminées (T3, 20 % des cas). Dans un tiers des cas, elles ont une tendance à la régression spontanée mais celle-ci est habituellement moins complète et durable que dans la papulose lymphomatoïde. L'état général est conservé, sans signes généraux de lymphome.

Histologie. L'examen histologique montre un infiltrat diffus non épidermotrope constitué de nappes de grandes cellules d'aspect le plus souvent anaplasique, parfois pléomorphe, exprimant majoritairement (> 75 %) l'antigène CD30. Les lésions ulcérées et régressives peuvent comporter un infiltrat inflammatoire important et évoquer histologiquement une papulose lymphomatoïde. Le phénotype T est souvent incomplet (CD3– CD4+) et on note fréquemment une expression de protéines cytotoxiques (perforine, granzyme, TiA-1). On ne trouve pas de protéines ou de transcrits de l'EBV, en dehors des formes particulières, et souvent graves, de l'immunodéprimé. L'expression de la protéine ALK (*Anaplastic Lymphoma Kinase*) est en règle absente, sa présence devant faire suspecter une forme systémique de lymphome à grandes cellules anaplasiques, de pronostic plus sombre (20 % de ces lymphomes systémiques sont toutefois ALK–, correspondant alors souvent à une forme particulièrement grave du sujet âgé).

Aspects moléculaires et génétiques. L'étude génotypique des biopsies cutanées montre en règle un réarrangement clonal des gènes codant le récepteur à l'antigène des lymphocytes T. La translocation t(2 ; 5), associée à l'expression d'ALK, est très rare dans les formes cutanées [3].

11-1 Dermatoses par infiltrats cellulaires lympho-mono-myélocytaires

Infiltrats lymphocytaires, lymphomes et pseudo-lymphomes

Diagnostic différentiel. Des nodules ou des tumeurs cutanées constitués de grandes cellules CD30+ peuvent survenir au cours de l'évolution d'un mycosis fongoïde cytologiquement transformé (CD30+ dans 25 % des cas) ou d'un lymphome CD30+ systémique. Le diagnostic différentiel repose principalement sur la présentation clinique en cas de mycosis fongoïde et sur le bilan d'extension et les données immunohistochimiques et génétiques en cas de lymphome CD30+ systémique (présence habituelle de la translocation t(2 ; 5) et expression d'ALK). La distinction est importante en raison de ses enjeux pronostiques et thérapeutiques [3].

Pronostic. Les récidives cutanées sont fréquentes mais les atteintes extracutanées (le plus souvent ganglionnaires) ne surviennent que dans 10 à 20 % des cas. Le taux de survie à 5 ans est de 90 à 95 % [1, 2]. Les formes à lésions disséminées (T3) et celles touchant les membres inférieurs semblent toutefois de moins bon pronostic (taux de survie à 5 ans autour de 75 à 80 %) [2].

Traitement. En cas de régression spontanée complète (30 % des cas), une simple surveillance peut être proposée. La radiothérapie est le traitement de choix des formes non régressives à lésions uniques ou peu nombreuses. Les lésions multifocales peuvent être traitées par méthotrexate hebdomadaire 5 à 25 mg. Le bexarotène est une alternative thérapeutique. Les rares formes disséminées et progressives, ou à évolution systémique, imposent des polychimiothérapies à base d'anthracyclines (type CHOP). Le brentuximab védotine a donné des résultats très prometteurs dans des essais thérapeutiques récents.

Papulose lymphomatoïde (fig. 11.8)

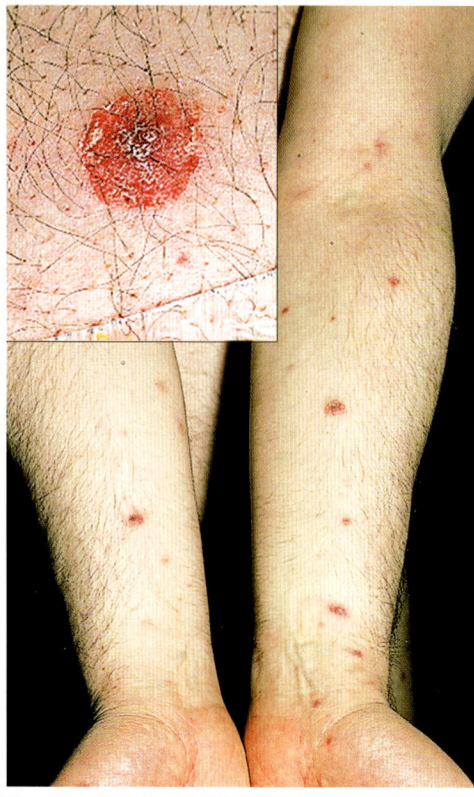

Fig. 11.8 Papulose lymphomatoïde.
En cartouche, lésion régressive en « section de tronc d'arbre ».

Clinique. La papulose lymphomatoïde représente environ 12 % des lymphomes cutanés. Elle survient en moyenne plus tôt que les lymphomes anaplasiques CD30+ (médiane : 45 ans) et est moins exceptionnelle chez l'enfant. Elle est caractérisée par la survenue récurrente de lésions papulonodulaires d'évolution régressive et parfois nécrotique, souvent disséminées, prédominant au tronc et aux membres. Des localisations muqueuses ont été décrites. La coexistence d'éléments d'âge différent est fréquente, chaque lésion régressant en 2 à 12 semaines. Certains patients n'ont que des papules de très petite taille et peu gênantes. Chez d'autres, des éléments plus volumineux et nécrotiques peuvent laisser des cicatrices atrophiques ou pigmentaires affichantes. Les poussées peuvent se succéder pendant des années, souvent entrecoupées de rémissions prolongées.

Histologie. Un infiltrat de morphologie triangulaire à base épidermique au faible grossissement est évocateur. La composition de l'infiltrat est variable et corrélée à l'âge de la lésion. Il s'agit le plus souvent d'un infiltrat polymorphe, constitué de petits lymphocytes, d'histiocytes, de polynucléaires neutrophiles et éosinophiles et d'une proportion variable de cellules de grande taille exprimant l'antigène CD30 (*papulose lymphomatoïde de type A*). Plus rarement, l'aspect histologique est proche de celui d'un mycosis fongoïde avec des cellules aux noyaux cérébriformes souvent CD30− associées à de rares cellules CD30+ (*papulose lymphomatoïde de type B*) ou d'un lymphome anaplasique CD30+ : infiltrat monotone de grandes cellules CD30+ (*papulose lymphomatoïde de type C*). Les grandes cellules atypiques ont le même phénotype que celles des lymphomes anaplasiques CD30+. Plus récemment, un « type D » a été décrit, caractérisé par un infiltrat CD8+ cytotoxique épidermotrope pouvant simuler histologiquement un lymphome T épidermotrope cytotoxique agressif (*cf. infra*), mais conservant l'aspect clinique d'une papulose lymphomatoïde classique. L'association ou la succession chez un même malade de lésions de type histologique différent est possible.

Aspects moléculaires et génétiques. Un réarrangement clonal des gènes du récepteur T est détecté dans 60 à 70 % des cas. En cas d'association à un autre lymphome, on met souvent en évidence un clone T identique dans les différents types de lésions cutanées ou ganglionnaires.

Diagnostic différentiel. Il peut se poser cliniquement avec des piqûres d'insectes, un prurigo, un pityriasis lichénoïde, des aphtes ou des lésions infectieuses en cas de lésions muqueuses. Histologiquement, la distinction peut être impossible entre une papulose lymphomatoïde de type B et un mycosis fongoïde, ou entre une papulose lymphomatoïde de type C et un lymphome anaplasique CD30+. Le diagnostic repose alors sur la confrontation anatomoclinique privilégiant l'aspect clinique. La distinction entre un mycosis fongoïde de stade précoce associé à une papulose lymphomatoïde (bon pronostic) et un mycosis fongoïde transformé d'évolution nodulaire (tournant évolutif péjoratif) est importante et parfois difficile. Elle repose sur l'anamnèse et l'expertise anatomoclinique.

Pronostic. Il est en règle excellent, avec des taux de survie à 5 à 10 ans proches de 100 %. Ce bon pronostic est toutefois tempéré par l'association possible, dans 5 à 20 % des cas, à un autre lymphome (le plus souvent un mycosis fongoïde ou un lymphome T à grandes cellules anaplasique cutané, plus rarement un lymphome T à grandes cellules anaplasiques systémique ou une maladie de Hodgkin), ce qui justifie une surveillance prolongée principalement clinique [1, 2, 4]. Ce risque de second lymphome pourrait être supérieur au cours des papuloses lymphomatoïdes dans lesquelles un clone T est identifié, ou associant plusieurs types histologiques [4].

Traitement. L'abstention thérapeutique est l'attitude la plus fréquente pour cette affection souvent bien supportée dont les traitements ne sont que suspensifs et peu efficaces. La photothérapie peut être proposée. Les formes invalidantes peuvent être atténuées ou contrôlées par des doses hebdomadaires de 5 à 20 mg de méthotrexate. Les chimiothérapies locales (solution ou gel de méchlorétamine), le bexarotène, voire l'interféron, sont des alternatives thérapeutiques parfois utilisées.

Lymphomes T rares

Ces lymphomes ne représentent guère plus de 5 % de l'ensemble des lymphomes cutanés en Europe, mais doivent être connus et pris en charge de façon adaptée [1]. En dehors du lymphome T sous-cutané à type de panniculite, du lymphome T pléomorphe CD4+ à petites et moyennes cellules, et du lymphome indolent CD8+ de type oreille nouvellement décrit, il s'agit habituellement d'entités de mauvais pronostic nécessitant une approche multidisciplinaire.

Leucémie/lymphome à cellules T de l'adulte (HTLV-1+)

Exceptionnelles en dehors des zones d'endémie, les leucémies/lymphomes à cellules T de l'adulte résultent d'une infection par le virus HTLV-1 (*Human T-Lymphotropic Virus*), virus endémique dans les Caraïbes et une partie de l'Amérique centrale, de l'Amérique du Sud et du Japon. La maladie se développe chez 1 à 5 % des sujets infectés, souvent après plusieurs décennies. Elle se présente habituellement sous une forme leucémique avec adénopathies, organomégalie et hypercalcémie, souvent associées à des lésions cutanées papulo-nodulaires ou tumorales qui peuvent être révélatrices. Plus rarement, l'atteinte cutanée est isolée et peut simuler un mycosis fongoïde. La positivité du sérodiagnostic HTLV-1, recherchée dans un contexte épidémiologique évocateur, permet alors de suspecter le diagnostic. L'expression de CD25 par les cellules tumorales est caractéristique. La mise en évidence d'une intégration clonale du génome du virus HTLV-1 dans les cellules tumorales permet dans les cas difficiles de différencier ce lymphome d'un mycosis fongoïde classique survenant chez un malade séropositif pour l'HTLV-1 en zone d'endémie.

L'évolution est souvent rapidement défavorable dans les formes disséminées et leucémiques. Les formes cutanées peuvent avoir une évolution subaiguë ou chronique, mais leur acutisation est fréquente.

Lymphome T sous-cutané à type de panniculite (α/β) [1, 5]

Ce lymphome rare, décrit chez l'adulte et l'enfant, prédomine chez la femme jeune et se manifeste par des nodules sous-cutanés ou des placards à type de panniculite, souvent situés sur les membres inférieurs (fig. 11.9), parfois sur le tronc, rarement sur le visage, d'évolution subaiguë avec parfois des épisodes de régression. Au stade initial, les diagnostics de panniculite inflammatoire ou lupique sont souvent évoqués, d'autant que des signes généraux, une anémie, une thrombopénie, une leucopénie, sont présents dans la moitié des cas. Une authentique pathologie auto-immune (lupus principalement, polyarthrite rhumatoïde) coexiste dans près de 20 % des cas, posant la question de formes de passage ou de chevauchement. Un syndrome d'hémophagocytose (à confirmer par l'étude cytologique de la moelle osseuse) est présent dans 17 % des cas. La confirmation histologique nécessite une biopsie profonde. L'identification des cellules tumorales peut être difficile au sein d'un infiltrat hypodermique d'allure inflammatoire, riche en macrophages, avec peu d'atypies cellulaires. La disposition des cellules en couronne autour des adipocytes (*rimming*) est évocatrice, de même que les phénomènes de nécrose adipocytaire et caryorrhexie. Les cellules tumorales ont un phénotype CD3+, CD8+, CD4−, α/β+, CD56− avec expression fréquente des marqueurs de cytotoxicité (TIA-1, granzyme B, perforine) et réarrangement clonal des gènes du récepteur T. L'évolution est le plus souvent indolente, avec un taux de survie à 5 ans supérieur à 90 % dans les formes sans syndrome d'hémophagocytose, alors qu'il a été évalué à 46 % en cas d'hémophagocytose [5]. Le traitement oral par corticoïdes et/ou méthotrexate permet un contrôle satisfaisant dans la majorité des cas. Ce pronostic favorable oppose clairement ce lymphome T sous-cutané à type de panniculite (α/β) au lymphome T γ/δ, qui peut également donner un infiltrat lymphomateux hypodermique simulant une panniculite.

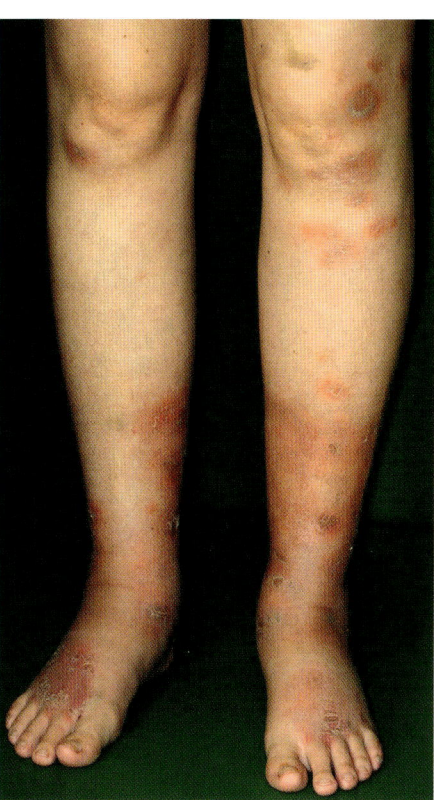

Fig. 11.9 Lymphome T sous-cutané à type de panniculite α/β.

Lymphome NK/T cutané, de « type nasal » [1, 6]

Il s'agit d'un lymphome agressif développé à partir de cellules NK ou T cytotoxiques, associé au virus Epstein-Barr, plus fréquent en Asie, Amérique centrale et Amérique du Sud qu'en Europe. La peau est le deuxième site atteint après la cavité nasale et le nasopharynx. Les lésions sont habituellement des tumeurs ulcérées, siégeant au tronc, aux membres ou au visage (ancien « granulome malin centrofacial »). Il existe souvent une altération de l'état général et une atteinte systémique, mais la présentation cutanée isolée est possible. L'examen histologique montre un infiltrat dense dermo-hypodermique et épidermotrope d'aspect cytologique variable, angiocentrique et angiodestructeur. Les cellules tumorales expriment dans tous les cas les protéines cytotoxiques (TIA1, granzyme B, perforine) et des marqueurs du virus EBV (positivité avec la sonde EBER, mais expression inconstante de la protéine LMP1). Leur phénotype dépend de l'origine NK (CD56+) ou T (positivité des marqueurs T), de même que l'existence d'un réarrangement du TCR (absent dans les formes NK). La plupart des séries rapportent des taux de survie à 5 ans inférieurs à 50 %, avec un meilleur pronostic pour les formes cutanées pures au diagnostic. Dans une étude chinoise très récente comportant plus de 1 300 patients le plus souvent jeunes et atteints d'une forme localisée, le taux de survie globale à 5 ans était de 60 % [6]. La radiothérapie des formes localisées est régulièrement efficace, mais suivie d'un taux élevé de récidive. La meilleure stratégie thérapeutique doit être discutée en réunion de concertation pluridisciplinaire d'hématologie et privilégier l'inclusion dans des essais thérapeutiques. Des poychimiothérapies à base de cisplatine-étoposide-ifosfamide ou L-asparaginase et méthotrexate associées ou non à la radiothérapie sont souvent proposées.

Lymphome T cutané épidermotrope agressif CD8+ [1, 7, 8]

Décrit par Berti et coll. [7], ce lymphome est caractérisé par des nodules et tumeurs cutanées disséminées, très évolutives, souvent ulcérées et nécrotiques. Sur le plan histologique, l'infiltrat est très épidermotrope et il existe une nécrose importante de l'épiderme et des annexes. Les cellules tumorales ont un phénotype CD3+, CD8+, CD4–, bêta-F1+, CD56–, avec expression des marqueurs de cytotoxicité (TiA1, perforine, granzyme), sans association à l'EBV.

Ce lymphome doit être distingué cliniquement de certains mycosis fongoïdes CD8+ (identiques par leur évolution au mycosis fongoïde classique CD4+), de rares papuloses lymphomatoïdes CD8+ et du lymphome pagétoïde de type Woringer-Kolopp, dont le phénotype peut être proche mais dont l'évolution est indolente.

En revanche, le lymphome autrefois défini sous le terme de «Ketron-Goodman» comme une forme disséminée et agressive de lymphome pagétoïde correspond probablement à ce lymphome T cutané épidermotrope agressif CD8+. Le pronostic est souvent rapidement défavorable malgré les polychimiothérapies, avec un envahissement possible du système nerveux central et une médiane de survie de 12 mois dans une étude récente [7].

Lymphome T cutané γ/δ [1, 5]

Ce lymphome rare et très grave, de localisation dermo-hypodermique, a un aspect clinique variable et souvent polymorphe, selon qu'il se développe de façon prédominante dans l'épiderme, le derme ou l'hypoderme. Les formes profondes ont d'abord été regroupées avec les lymphomes T sous-cutanés à type de panniculite α/β, mais en sont aujourd'hui clairement séparées. Cliniquement, la survenue rapide de lésions sous-cutanées et/ou de tumeurs nécrotiques avec syndrome d'hémophagocytose est évocatrice. Les cellules tumorales sont de taille moyenne à grande et ont un phénotype de type T γ/δ caractéristique (bêta-F1–, TCRδ1+), avec expression des marqueurs de cytotoxicité, et typiquement double négativité CD4 et CD8, expression fréquente du CD56 mais négativité de l'EBV. Outre le lymphome T sous-cutané à type de panniculite α/β, les principaux diagnostics différentiels sont le lymphome T/NK de type nasal et le lymphome T épidermotrope agressif. L'évolution est souvent rapidement défavorable malgré les polychimiothérapies, avec un taux de survie à 5 ans estimé à 11 %, indépendamment de l'existence d'un syndrome d'hémophagocytose [5].

Lymphome T pléomorphe CD4+ à petites et moyennes cellules [1, 9]

Ce lymphome réalise des nodules ou des tumeurs souvent solitaires ou localisés, sans plaques associées de mycosis fongoïde, souvent situées sur l'extrémité céphalique, parfois sur le tronc. L'examen histologique montre un infiltrat dense du derme et de l'hypoderme, peu ou non épidermotrope, constitué d'une majorité de lymphocytes de taille petite ou moyenne. Le phénotype est de type CD3+, CD4+, CD8–, CD30–, sans expression des marqueurs de cytotoxicité, mais avec une expression fréquente des marqueurs de type T helper folliculaire (PD1, CXCL13). Le diagnostic différentiel avec un pseudo-lymphome peut être difficile et la mise en évidence d'un clone T majoritaire est un élément important. Le pronostic est favorable, avec un taux de survie à 5 ans supérieur à 80 %, mais reste mal évalué en raison de limites nosologiques longtemps imprécises et de l'inclusion probable, parmi les cas rapportés, de pseudo-lymphomes à cellules T, de mycosis fongoïdes atypiques, voire de lymphomes T rares plus agressifs. Sur le plan thérapeutique, la tendance actuelle est de privilégier les traitements peu agressifs comme l'excision chirurgicale ou la radiothérapie. Les formes disséminées peuvent être traitées par interféron ou méthotrexate.

Lymphome indolent CD8+ de «type oreille» [10]

De description récente, cette prolifération lymphocytaire rare est particulière par une présentation clinique indolente évoquant davantage un pseudo-lymphome, contrastant avec un aspect histologique potentiellement inquiétant de lymphome CD8+ cytotoxique. Le diagnostic repose sur la connaissance par le clinicien et le pathologiste de cette entité très caractéristique. Les lésions sont des nodules ou des indurations nodulaires uniques ou multiples d'une ou des deux oreilles, siégeant plus rarement sur le nez. L'évolution est indolente sur plusieurs mois ou années, avec parfois une perte d'activité conduisant à une guérison spontanée. L'examen histologique montre un infiltrat dermo-hypodermique dense de cellules atypiques, pléomorphes, de taille moyenne, de phénotype T CD8+, cytotoxique non activé (TiA1+, granzyme B–). L'exérèse chirurgicale, la radiothérapie à faible dose, l'abstention/surveillance peuvent être proposées. L'aspect histologique volontiers inquiétant ne doit pas conduire à des chimiothérapies.

RÉFÉRENCES

1. Willemze R. et coll., *Blood*. 2005, 105, 3768.
2. Benner M.F. et coll., *Arch Dermatol*. 2009, 145, 1399.
3. Beylot-Barry M. et coll., *Ann Dermatol Venereol*. 2010, 137, 611.
4. de Souza A. et coll., *J Am Acad Dermatol*. 2012, 66, 928.
5. Willemze R. et coll., *Blood*. 2008, 111, 838.
6. Yang Y. et coll., *Leukemia*. 2015, 29, 1571.
7. Berti E. et coll., *Am J Pathol*. 1999, 155, 483.
8. Robson A. et coll., *Histopathology*. 2014, 10, 12371.
9. Beltraminelli H. et coll., *Am J Dermatopathol*. 2009, 31, 317.
10. Petrella T. et coll., *Am J Surg Pathol*. 2007, 12, 1887.

Tumeurs à cellules dendritiques plasmocytoïdes blastiques [1-4]

F. Grange

D'abord appelée hématodermie CD4+ CD56+, ou lymphome à cellules NK blastiques, cette entité agressive a ensuite été rapportée à la prolifération d'un contingent blastique de cellules de la lignée dendritique plasmocytoïde. Elle est actuellement nommée «tumeur à cellules dendritiques plasmocytoïdes blastiques» dans la classification OMS 2008 des hémopathies malignes.

Elle doit être connue des dermatologues car elle se révèle dans plus de la moitié des cas par une atteinte cutanée. Il peut s'agir initialement d'une tumeur unique, de macules violines, ou de maculopapules ou nodules diffus. Quel que soit le type de lésion, elles ont souvent une *couleur violacée très caractéristique* qui peut conduire un clinicien averti à suspecter le diagnostic (fig. 11.10). L'atteinte cutanée peut être isolée au début mais une évolution leucémique médullaire et sanguine est constante après quelques semaines à quelques mois.

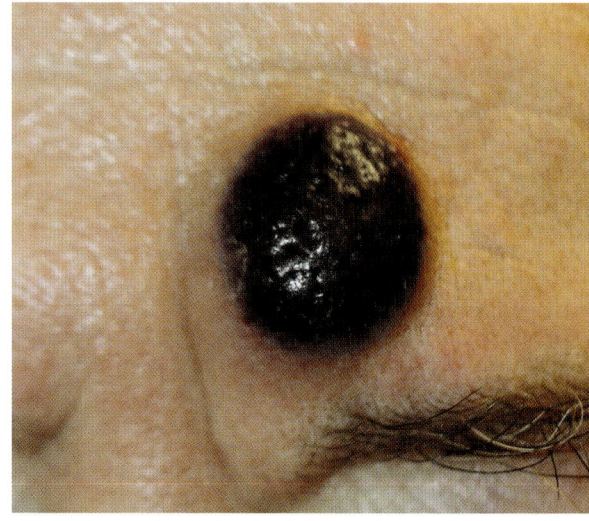

Fig. 11.10 Tumeur à cellules dendritiques plasmocytoïdes blastiques.

L'examen histologique des lésions cutanées permet le diagnostic. Il montre un infiltrat monomorphe non épidermotrope constitué de cellules de taille moyenne, avec de nombreuses mitoses. Devant un aspect cytologique d'interprétation souvent difficile, la *négativité des marqueurs lymphocytaires et myélomonocytaires* et la suspicion clinique peuvent orienter le diagnostic, et doivent conduire le pathologiste à une étude *immunohistochimique exhaustive* qui permet seule une confirmation.

Le phénotype caractéristique est CD4+, CD56+, CD3−, CD8−, avec une positivité de marqueurs des cellules plasmocytoïdes dendritiques (CD123, BDCA2, TCL1, bcl11a). Il n'existe pas de réarrangement clonal des gènes du récepteur T.

L'évolution est habituellement rapide, avec une médiane de survie d'environ 1 an. Les chimiothérapies utilisées pour les leucémies aiguës myéloïdes conduisent à de fréquentes rémissions, mais les récidives sont habituellement précoces et peu chimiosensibles. Lorsque l'âge et la présence d'un donneur compatible le permettent, ce traitement est souvent complété actuellement par un conditionnement myéloablatif suivi d'une allogreffe de moelle.

RÉFÉRENCES

1. Petrella T. et coll., *Am J Surg Pathol.* 1999, *23*, 137.
2. Petrella T. et coll., *Am J Clin Pathol.* 2005, *123*, 662.
3. Petrella T. et coll., *Am J Surg Pathol.* 2002, *26*, 852.
4. Dalle S. et coll., *Br J Dermatol.* 2010, *162*, 74.

Lymphomes cutanés B

S. Dalle, B. Balme, L. Thomas

La classification EORTC-OMS 2005 des lymphomes cutanés a regroupé les lymphomes B cutanés primitifs en trois principaux sous-types : centrofolliculaire, de la zone marginale et à grandes cellules de type «jambes» [1].

Lymphomes B cutanés à cellules centrofolliculaires

Clinique. Il s'agit habituellement d'une seule lésion constituée d'un ou plusieurs nodules confluents rouges violacés atteignant préférentiellement le cuir chevelu, le front, la partie haute du tronc et bien plus rarement les jambes (fig. 11.11) chez des sujets adultes d'âge moyen. Ces lésions cutanées restent souvent stables et volontiers planes pendant plusieurs années avant d'évoluer sous une forme nodulaire. La présence de plusieurs lésions n'est pas rare et n'a pas de signification particulièrement péjorative, elle pourra en revanche influer sur le choix du traitement. Une forme rare, marquée par la survenue de papules fermes diffuses atteignant le visage et le cou, a récemment été identifiée [2].

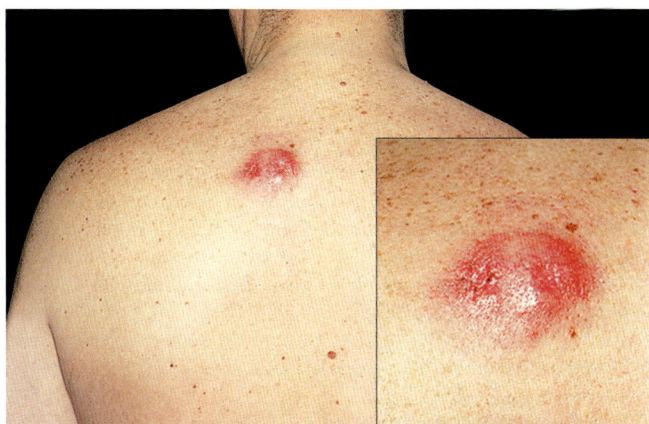

Fig. 11.11 Lymphome cutané B à cellules centrofolliculaires.

Histologie. L'épiderme est normal. L'infiltrat dermique reproduit classiquement une architecture folliculaire mais peut être interstitiel. Il est constitué de petits et grands centrocytes à noyau polylobé ainsi que de quelques centroblastes. Il existe un contingent lymphocytaire T réactionnel abondant. En immunohistochimie les cellules tumorales expriment CD20, Bcl-6 et sont le plus souvent Bcl-2-négatives. Il existe habituellement un réarrangement clonal des gènes des immunoglobulines.

Diagnostic différentiel. Il se pose essentiellement avec les lymphomes folliculaires (ganglionnaires) secondairement cutanés. Ces derniers peuvent cependant être distingués de par leur expression de Bcl-2 qui est positive et par la présence d'une translocation t(14 ; 18). Le bilan d'extension initial a également pour objectif d'écarter cette hypothèse. Les pseudo-lymphomes font aussi partie des diagnostics différentiels à envisager.

Pronostic et traitement. Le pronostic à 5 ans est bon avec un taux de survie supérieur à 95 % [1]. La présence d'un fort contingent de grandes cellules et l'expression de Bcl-2 seraient toutefois associées à un moins bon pronostic. La radiothérapie est le traitement de 1re intention face à une lésion unique ou des lésions peu disséminées [3]. La rechute survient dans environ 20 % des cas. Le rituximab (anticorps monoclonal anti-CD20) représente dorénavant une alternative thérapeutique intéressante. Il peut être utilisé par injection intralésionnelle ou par voie intraveineuse dans les formes diffuses. S'il est régulièrement efficace, les rechutes n'en sont pas moins fréquentes après la 1re année [4].

Lymphomes B à grandes cellules des jambes ou «de type jambe»

Clinique. Ces lymphomes de mauvais pronostic touchent avec prédilection les patients âgés, notamment de sexe féminin. Les lésions prennent l'aspect de nodules parfois ulcérés ou de placards infiltrés qui siègent le plus souvent sur les membres inférieurs, notamment les jambes, souvent de manière bilatérale. Toutefois une atteinte du tronc ou des membres supérieurs peut être observée. Contrairement aux autres lymphomes B cutanés primitifs, une atteinte extracutanée n'est pas rare. Le pronostic est par ailleurs souvent mauvais avec une évolution rapidement défavorable, marquée par une fréquente altération de l'état général chez ces sujets âgés [1].

Histologie. On observe un infiltrat massif monomorphe de l'ensemble du derme, pouvant atteindre l'hypoderme, constitué de cellules tumorales à noyaux arrondis de grande taille (centroblastes ou immunoblastes). Les mitoses sont fréquentes et l'infiltrat réactionnel T est peu marqué ou absent. La majorité des cellules sont CD20, CD79a-positives et expriment fortement le Bcl-2. Elles sont aussi MUM1+ et CD10−. Le bcl6 peut être exprimé.

Diagnostic différentiel. L'aspect clinique permet habituellement d'évoquer le diagnostic. Les sarcomes cutanés font partie des diagnostics différentiels envisageables, l'histologie redressera aisément le diagnostic qui peut se poser avec les lymphomes centrofolliculaires (à majorité de grandes cellules CD10+).

Pronostic et traitement. La survie globale à 5 ans est de l'ordre de 55 %. Le pronostic est étroitement lié au caractère unique ou multiple de l'atteinte cutanée et à la localisation uni- ou bilatérale des lésions. Le traitement de 1re intention fait désormais appel à l'association rituximab-polychimiothérapie (type R-CHOP) [5]. La radiothérapie peut être proposée sur des lésions localisées, en complément du traitement systémique

Lymphomes B de la zone marginale

Il s'agit d'un type de lymphome indolent associant petits lymphocytes B, cellules lymphoplasmacytoïdes et plasmocytes. Les immunocytomes et les rares plasmocytomes cutanés primitifs sans atteinte extracutanée sous-jacente sont désormais classés dans cette même entité [1]. Au sein du groupe des lymphomes de la zone marginale, ils sont qualifiés de formes extraganglionnaires pouvant être développées notamment aux dépens des muqueuses (MALT : *Mucosa-Associated Lymphoid Tissue*) ou la peau (MALT « cutané » ou, préférablement, SALT pour *skin-ALT*). De multiples cas ont été rapportés en association avec des tatouages, piqûres de tiques ou autre facteurs externes suggérant une implication de la stimulation antigénique chronique dans la pathogénie de cette affection [6].

Clinique. Ils se présentent sous forme de papules ou de nodules tumoraux rouge violacé uniques ou peu nombreux, souvent entourés d'une couronne érythémateuse, touchant volontiers le tronc, l'extrémité céphalique et la racine des membres. L'évolution des lésions est habituellement lente.

Histologie. Ils sont caractérisés par des infiltrats dermiques nodulaires ou diffus, épargnant l'épiderme. Ces infiltrats sont composés de petits lymphocytes, de cellules lymphoplasmacytoïdes et de plasmocytes. Dans quelques cas, un nombre variable de centroblastes, de centrocytes et d'immunoblastes est observé. Les cellules monotypiques lymphoplasmacytoïdes et/ou plasmocytaires sont localisées à la périphérie de l'infiltrat. La présence d'un contingent lymphocytaire T réactionnel est aussi fréquente. On retrouve un réarrangement clonal des chaînes lourdes des immunoglobulines. L'infiltrat B est CD20+ bcl2+ bcl6– et CD10–. Quand il existe un contingent plasmocytaire, il est en principe monotypique avec expression majoritaire d'une chaîne légère (lambda ou kappa).

Diagnostic différentiel. Il se pose essentiellement avec le lymphocytome cutané bénin. L'association *Borrelia burgdorferi* – lymphome cutané B de la zone marginale n'est pas rare en France. Cette association peut motiver un traitement d'épreuve en 1re intention par cyclines ou amoxicilline.

Traitement. Les lésions uniques ou peu nombreuses peuvent être efficacement traitées par la chirurgie ou la radiothérapie. Pour les lésions diffuses, si une approche abstentionniste (*wait and see*) peut être proposée, les options thérapeutiques incluent le rituximab par voie intralésionnelle ou systémique. Le chlorambucil et l'interféron alpha en injection intralésionnelle sont désormais rarement utilisés [3].

Lymphomes B intravasculaires

Ils sont répertoriés dans la classification OMS-EORTC 2005 dans : lymphomes cutanés primitifs à grandes cellules, « autres » [1].

Clinique. Les lymphomes B intravasculaires se présentent sous forme d'érythème télangiectasique, de plaques infiltrées livédoïdes ou, quelquefois, d'une panniculite, localisés aux membres inférieurs ou au tronc. Ils sont associés à un mauvais pronostic, une atteinte extracutanée (système nerveux central, poumons) est à redouter.

Histologie. Les vaisseaux dermiques et hypodermiques sont dilatés et remplis de grandes cellules lymphoïdes B. Ces cellules peuvent oblitérer la lumière des capillaires, des veinules et des artérioles. Parfois, on observe une accumulation extravasculaire de ces cellules atypiques.

Diagnostic différentiel. Il peut se poser cliniquement avec une acrodermatite atrophiante de Pick-Herxheimer, un angiosarcome ou une lymphangite carcinomateuse. Les études immunohistochimiques permettront de ne pas confondre ces lymphomes intravasculaires avec une *angioendothéliomatose réactionnelle* (cf. chapitre 14) qui correspond à une simple hyperplasie intravasculaire de cellules endothéliales d'évolution bénigne et corticosensible.

Traitement. Il fait le plus souvent appel à des protocoles de polychimiothérapie associés au rituximab [7].

Granulomatose lymphomatoïde de Liebow

Dans la classification OMS des lymphomes (version hématologie), la granulomatose lymphomatoïde de même que les désordres lymphoprolifératifs des transplantés sont classés dans les proliférations lymphocytaires B de potentiel malin incertain [7].

Considérée à l'origine comme un processus lymphohistiocytaire angiocentrique, angiodestructeur, qui atteint principalement les poumons, la peau et le système nerveux, la granulomatose lymphomatoïde est aujourd'hui définie comme une maladie lymphoproliférative B associée à l'EBV dont l'évolution peut aller de celle d'un processus indolent à celle d'un lymphome agressif à grandes cellules [8].

Clinique. L'atteinte cutanée, présente dans près de la moitié des cas, prédomine sur le tronc et les membres inférieurs. Elle réalise deux tableaux. Le plus souvent, il s'agit de multiples papules dermiques érythémateuses et/ou de nodules sous-cutanés fermes, de couleur pourpre (fig. 11.12), parfois nécrotiques, avec ou sans ulcération. Plus rarement, on observe de multiples plaques indurées, érythémateuses ou blanchâtres.

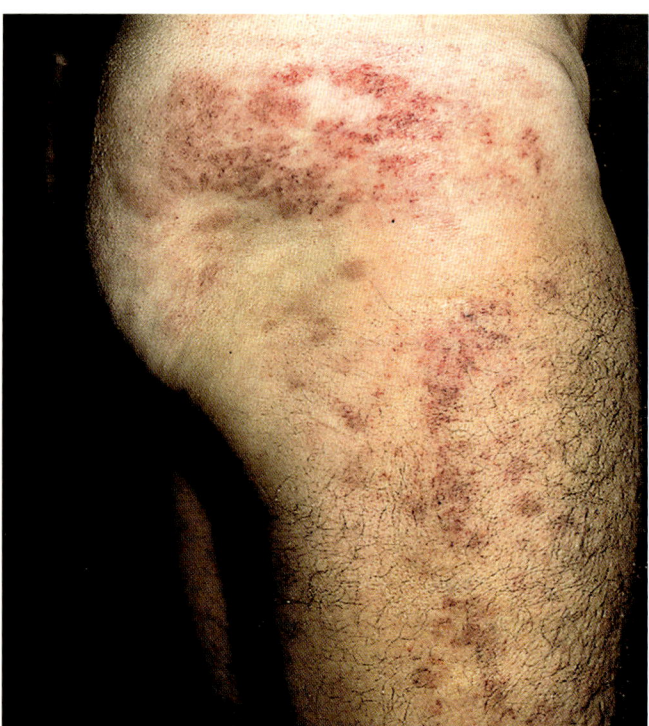

Fig. 11.12 Granulomatose lymphomatoïde.

Histologie, phénotype, génotype. L'examen histologique des lésions de granulomatose lymphomatoïde révèle un infiltrat angiocentrique, angiodestructeur, constitué de lymphocytes, d'histiocytes, de quelques polynucléaires éosinophiles et de grandes cellules lymphoïdes atypiques. Cet infiltrat entoure et envahit non seulement les vaisseaux dermo-hypodermiques mais aussi les glandes sudorales, les follicules pileux et les nerfs. La majorité des cellules sont de petits lymphocytes T, CD3+, CD45RO+, CD4+. *Les grandes cellules atypiques sont des cellules B et sont CD20+, CD15+, quelquefois CD43+, et CD30+.* Les techniques d'hybridation *in situ* ont mis en évidence l'ARN d'EBV dans les grandes cellules B. Les cellules EBV-positives sont moins fréquemment identifiées dans les lésions cutanées que dans les lésions pulmonaires. Un réarrangement monoclonal des gènes codant la chaîne lourde des immunoglobulines a été démontré par PCR.

Pronostic, traitement. Des rémissions de longue durée peuvent être obtenues grâce au traitement par prednisone, rituximab et polychimiothérapie.

RÉFÉRENCES
1. Willemze R. et coll., *Blood*. 2005, *105*, 3768.
2. Massone C. et coll., *J Am Ac Dermatol*. 2011, *65*, 749.
3. Senff N.J. et coll., *Blood*. 2008, *112*, 1600.
4. Brandenburg Z. et coll., *Br J Dermatol*. 2013, *169*, 1126.
5. Grange F. et coll., *JAMA Dermatol*. 2014, *150*, 535.
6. Vermeer M.H.et coll., *Curr Opin Oncol*. 2014, *26*, 230.
7. Shimada K. et coll., *J Clin Oncol*. 2008, *26*, 3189.
8. Eminger A. et coll., *J Am Acad Dermatol*. 2015, *72*, 21.

Pseudo-lymphomes cutanés

M. D'Incan, F. Franck

Définition

Le concept de pseudo-lymphome, préférentiellement nommé **hyperplasie lymphocytaire bénigne** dans les comptes rendus anatomopathologiques, est complexe (*cf. supra*) et une définition uniciste est impossible à donner. Le diagnostic de pseudo-lymphome est habituellement soulevé par le pathologiste, tant la présentation clinique est variée, devant trois situations :
– un infiltrat lymphocytaire analogue à l'une des entités connues de lymphome mais dont *la cause* est clairement identifiée par l'interrogatoire ;
– un infiltrat lymphocytaire comportant *quelques atypies mais pas suffisamment* pour que l'histologiste puisse affirmer le diagnostic de malignité ;
– un infiltrat lymphocytaire correspondant à une *entité anatomoclinique clairement reconnue comme bénigne*.

Faire le diagnostic d'un pseudo-lymphome, en dehors de quelques entités bien définies, est difficile car, ni la présentation clinique ni les examens complémentaires (histologie, immunohistochimie, recherche de réarrangements géniques dominants) ne sont, *pris individuellement*, pathognomoniques.

Cette complexité souligne d'emblée que, bien souvent, le diagnostic de certitude ne peut résulter que d'une confrontation rigoureuse entre le clinicien et le pathologiste et d'un **suivi comportant des évaluations clinicopathologiques répétées** [1].

Classification anatomoclinique

Dans le souci d'établir une classification cartésienne des pseudo-lymphomes cutanés, il est communément admis de distinguer, tout comme pour les lymphomes, deux cadres anatomopathologiques : les pseudo-lymphomes simulant un lymphome T et ceux simulant un lymphome B [2]. Cette classification est d'une aide diagnostique modeste car certains facteurs étiologiques peuvent induire des pseudo-lymphomes appartenant à l'une et à l'autre de ces catégories.

Pseudo-lymphomes simulant un lymphome B

Synonymes. Ce type de pseudo-lymphome a été rapporté sous différents noms : lymphocytome cutané bénin, maladie de Bafverstedt, sarcoïdes de Spiegler-Fendt, *lymphocytoma cutis*, *lymphadenosis benigna cutis*. Ces dénominations font toutes référence à une seule et unique entité histologique avec, cependant, des présentations cliniques variables, la variabilité portant essentiellement sur le nombre des lésions.

Clinique (fig. 11.13). Les lésions élémentaires sont des papules ou des nodules de consistance ferme, de couleur rouge rosé ou pourpre. Ces lésions sont généralement uniques (lymphocytome cutané bénin), parfois multiples (sarcoïdes de Spiegler-Fendt) mais, en général, peu nombreuses. Elles sont le plus souvent situées sur le visage, les avant-bras et les extrémités ; le lobule de l'oreille, l'aréole mammaire chez la femme et la région scrotale chez l'homme sont des localisations très évocatrices (*cf.* chapitre 2). L'état général est conservé. La présence d'adénomégalies superficielles palpables est exceptionnelle. Il n'existe, habituellement, aucune anomalie biologique significative.

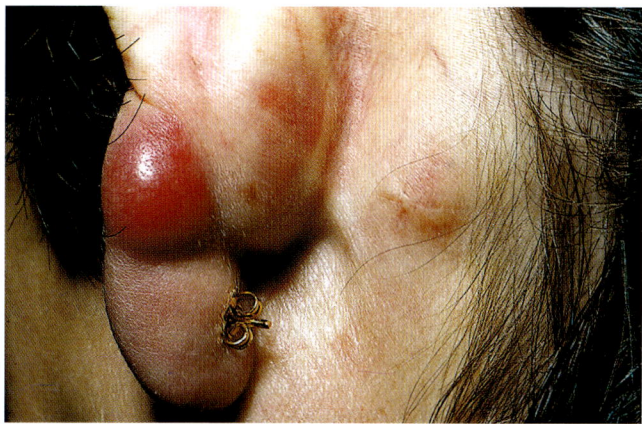

Fig. 11.13 Lymphocytome cutané bénin : atteinte caractéristique de l'oreille, avec sérologie borrélienne positive et régression après traitement antibiotique.

Aspects anatomopathologiques. Il s'agit d'infiltrats lymphocytaires denses, situés dans le derme supérieur et moyen, respectant volontiers le derme profond et l'hypoderme (infiltrats *top heavy*), nodulaires, bien limités et qui, le plus souvent, réalisent des images analogues à celles du ganglion lymphatique, à savoir la présence de centres germinatifs clairs, entourés d'un infiltrat de petits lymphocytes. Les immunomarquages permettent d'accentuer, ou de révéler, cet aspect folliculaire très particulier en démontrant la nature lymphocytaire B des cellules situées dans les centres germinatifs et l'appartenance à la population T des lymphocytes périfolliculaires. En outre, les lymphocytes B sont polytypiques, c'est-à-dire que les chaînes légères k et λ sont exprimées de manière équivalente. Dans de rares cas, des images de granulome histiocytaire sont observées. L'étude des réarrangements des gènes codant les immunoglobulines ne détecte habituellement *pas de population clonale dominante*.

Pseudo-lymphomes simulant un lymphome T

Clinique. La présentation clinique des pseudo-lymphomes T est beaucoup plus polymorphe que celle des pseudo-lymphomes B. Tous les aspects, cliniquement évocateurs de lésions par infiltration cellulaire, sont possibles : papules érythémateuses, nodules, plaques érythématosquameuses infiltrées, érythrodermies. À côté de formes paucisymptomatiques, comportant une lésion unique ou un petit nombre de lésions, il existe des formes à lésions multiples, voire des formes érythrodermiques simulant un lymphome T érythrodermique [3].

Aspects anatomopathologiques. Plusieurs aspects sont possibles. Le plus fréquemment, les infiltrats ressemblent à ceux observés dans le mycosis fongoïde ou dans ses formes apparentées : l'infiltrat lymphocytaire est situé dans le derme supérieur et des cellules ascensionnent dans l'épiderme, parfois sous forme de thèques. Dans certains cas, l'infiltrat peut être limité au derme péripilaire et infiltrer le follicule, simulant un lymphome T folliculotrope [4]. L'infiltrat peut, également, être situé dans le derme moyen ou profond à distance de l'épiderme ; cet aspect est proche de celui des lymphomes pléomorphes à petites et moyennes cellules. Enfin, dans d'autres situations, l'infiltrat est plus ténu et se localise, principalement, autour des annexes épidermiques. Les cellules qui composent l'infiltrat sont des petits lymphocytes à noyau indenté, mais des cellules de plus grande taille, analogues aux cellules du mycosis fongoïde ou à celles observées dans les lymphomes à grandes cellules CD30+ peuvent, également, être présentes.

Pseudo-lymphomes dont l'étiologie est identifiée

Les causes des pseudo-lymphomes cutanés sont nombreuses. Une même étiologie peut être à l'origine d'un pseudo-lymphome B ou d'un pseudo-lymphome T.

Pseudo-lymphomes d'origine médicamenteuse

Dans le tableau 11.5 sont présentées les molécules qui ont été rapportées, dans des observations uniques ou peu nombreuses, à l'origine de pseudo-lymphomes de type B ou T. Cette liste est constamment évolutive de sorte que l'étude attentive des prises médicamenteuses chez tout patient consultant pour une lymphoprolifération cutanée est toujours nécessaire. En effet, l'arrêt d'un médicament responsable de pseudo-lymphome est suivi, dans tous les cas, de la disparition des lésions en quelques semaines ; cela évite donc l'instauration d'explorations inutiles. Cette enquête médicamenteuse doit s'effectuer devant tout type de lymphoprolifération car les pseudo-lymphomes cutanés médicamenteux peuvent prendre tous les aspects possibles : pseudo-lymphome B à lésions uniques ou multiples [5], lésions ressemblant cliniquement et histologiquement à un mycosis fongoïde [6], à un lymphome T pléomorphe [7], à un lymphome T érythrodermique [3], à un lymphome anaplasique à grandes cellules CD30+ [8].

Tableau 11.5 Médicaments responsables de pseudo-lymphomes cutanés

Pseudo-lymphomes *stricto sensu*	Pseudo-lymphomes avec signes d'hypersensibilité
Anti-TNF (adalimumab, infliximab, étanercept)	Allopurinol
Allopurinol	Aténolol
Amiloride + hydrochlorothiazide	Captopril
Captopril	Carbamazépine
Carbamazépine	Chlorpropamide
Ciclosporine	Dapsone
Clomipramine	Diltiazem
Clonidine*	Isoniazide
Diltiazem, amlodipine	Mexilétine (chlorhydrate)
D-pénicillamine	Minocycline
Énalapril	Phénobarbital
Fluoxétine	Phénylbutazone
Fluoxacilline	Phénytoïne
Gabapentine	Sulfasalazine
Lévomépromazine	
Lisinopril	
Losartan, valsartan	
Lovastatine	
Méthotrexate	
Métoprolol	
Phénytoïne	
Quinine	
Tocilizumab	
Valproate de sodium	

* Dispositif transdermique.

L'origine médicamenteuse est fortement suspectée lorsque le pseudo-lymphome s'intègre dans un tableau de syndrome d'hypersensibilité associant une fièvre élevée, des adénopathies superficielles, une éosinophilie sanguine, une élévation de la créatinine sanguine, une cytolyse hépatique [9]. Dans ce cas, l'évolution peut être sévère et, si le traitement n'est pas arrêté à temps, le décès peut survenir.

Dans d'autres cas, au contraire, il s'agit d'un pseudo-lymphome cutané *stricto sensu*. Dans ces situations, les lésions cutanées sont uniques ou peu nombreuses. Elles sont isolées ou, éventuellement, associées à des adénopathies limitées aux territoires de drainage. Des présentations évocatrices, cliniquement, d'un lymphome T érythrodermique, sans atteinte viscérale mais avec un nombre plus ou moins important de cellules de Sézary circulantes sont, toutefois, possibles. Même lorsque le traitement en cause est poursuivi, l'évolution du pseudo-lymphome *stricto sensu* est lente et bénigne. Le temps écoulé entre l'apparition des lésions et le début du traitement est très variable, allant de quelques jours à près de 10 ans [10]. L'arrêt du médicament est suivi, en quelques semaines, par la disparition des lésions cutanées et des éventuels ganglions. Seule une observation a rapporté la survenue d'un lymphome cutané vrai à cellules B à la suite d'un traitement par phénothiazine [11].

La physiopathologie des pseudo-lymphomes médicamenteux est inconnue. L'ancienne hypothèse suggérant une activation directe des lymphocytes par certaines molécules (hydantoïnes, antidépresseurs antihistaminiques) n'a pas été vérifiée [5]. L'activation de virus, tel HHV6, conduisant à l'expansion de lymphocytes T régulateurs a été démontrée dans les syndromes d'hypersensibilité, dont ceux accompagnés d'infiltrats cutanés pseudo-lymphomateux [9, 12]. Dans les pseudo-lymphomes induits par les immunosuppresseurs, l'activation de virus transformants, tel l'EBV, a été suggérée [13].

Pseudo-lymphomes par contact ou introduction d'un antigène dans la peau

Les cas de dermites de contact lymphomatoïdes sont de plus en plus fréquemment rapportés. Les aspects histologiques sont, tantôt celui d'un pseudo-lymphome B [14], tantôt celui d'un pseudo-lymphome T pouvant simuler un mycosis fongoïde [15]. La présentation clinique est, également, variée : plaques eczématiformes, nodules érythémateux voire tumeurs. Les allergènes en cause sont nombreux : caoutchouc, colorants, métaux, diméthylfumarate, méthylisothiazolinone, éthylène diamine, etc. L'introduction d'antigènes dans la peau accidentelle, dans un but thérapeutique, diagnostique ou esthétique, peut être à l'origine de réactions pseudo-lymphomateuses : tests intradermiques au thiomalate et au thiosulfate d'or [16], vaccins adsorbés sur de l'aluminium [17], points d'injections d'aéroallergènes à la suite de désensibilisations spécifiques [18], tatouages [19]. La particularité de ces réactions est leur persistance dans le temps, parfois plusieurs années, et, parfois, leur possible dissémination à distance des points d'injection [20]. Dans ces situations, les lésions histologiques de pseudo-lymphome sont de type B et fréquemment associées à des granulomes histiocytaires.

Les piqûres d'insectes peuvent entraîner la formation de plaques érythémateuses, plus ou moins infiltrées, de nodules, souvent prurigineux, persistant pendant quelques semaines à quelques années [21]. La disposition des lésions à la racine des membres, aux fesses, aux organes génitaux, est évocatrice du diagnostic. Ces lésions, dont on peut rapprocher *le nodule scabieux* et les pseudo-lymphomes autour de *molluscums contagiosums*, de lésions herpétiques, voire de verrues [22], ont des aspects histologiques variables, évocateurs tantôt de lymphomes T (avec parfois de grandes cellules CD30+ [21]), tantôt de lymphomes B avec des centres germinatifs.

Borrelia. La forme uni- ou paucilésionnelle de pseudo-lymphome de type B (lymphocytome cutané bénin) peut être une manifestation de l'infection par le genre *Borrelia* suite à l'inoculation par piqûre de tique. Les lésions sont préférentiellement situées sur le lobe des oreilles (*cf.* fig. 11.13), l'aréole mammaire, la région scrotale. Elles peuvent survenir à l'endroit où était situé un érythème chronique migrateur.

Pseudo-lymphome actinique (*cf.* chapitre 4.1)

Le pseudo-lymphome actinique, encore actuellement dénommé *réticulose actinique* par les auteurs anglo-saxons, est une forme grave de dermatite chronique actinique témoignant d'une photosensibilité rémanente. Il est caractérisé par une éruption lichénoïde, volontiers infiltrée, survenant habituellement chez l'homme de plus de 50 ans, prédominant sur les zones exposées. Les lésions peuvent évoluer vers une érythrodermie. La dose érythémale minimale dans les UVA, les UVB et le visible est abaissée. Sur le plan histologique et immunologique, il peut prendre l'aspect d'un lymphome cutané épidermotrope à cellules T matures, dont le phénotype est, le plus souvent, CD8+, à l'opposé de la plupart des lymphomes T [23]. L'évolution du pseudo-lymphome actinique est désespérément chronique, marquée par une photosensibilité extrême très handicapante. Bien que de rares cas d'hémopathies aient été rapportés en association avec un pseudo-lymphome actinique, la possibilité d'une évolution vers un lymphome systémique vrai est discutable [24].

Pseudo-lymphomes dont l'étiologie n'est pas connue

Certains de ces pseudo-lymphomes correspondent à des entités anatomocliniques bien définies. Ce sont, pour la plupart d'entre elles, des entités rarement rencontrées.

Angiokératome pseudo-lymphomateux linéaire acral de l'enfant (APACHE : *Acral Pseudolymphomatous Angiokeratoma of Children*). Les lésions sont des papules, souvent linéaires, violacées et kératosiques, situées, de manière unilatérale, sur les mains et les pieds, mais d'autres localisations ont été décrites. Principalement observée chez l'enfant, cette pathologie a, également, été rapportée chez l'adulte. La biopsie montre un infiltrat constitué d'un mélange, variable d'un cas à l'autre, de lymphocytes B et T, parfois associé à des éosinophiles et des plasmocytes, au milieu duquel un contingent de cellules endothéliales vasculaires est retrouvé [25]. On rapproche de l'APACHE le pseudo-lymphome angiomateux polypoïde riche en cellules T, qui se présente, chez l'adulte, sous la forme d'un nodule isolé [26].

Kératose lymphomatoïde [27]. Il s'agit de papules de quelques millimètres à 2 cm, pigmentées ou couleur de peau normale, kératosiques, situées sur le visage ou le haut du tronc. L'examen histologique montre un infiltrat lymphocytaire dense, associant lymphocytes T et B, pouvant comporter un épidermotropisme, parfois en thèques comme dans le mycosis fongoïde. La présence de lymphocytes B dans l'épiderme permet le diagnostic différentiel avec le mycosis fongoïde unilésionnel.

Folliculite pseudo-lymphomateuse [28]. Elle se présente comme un nodule, le plus souvent solitaire, de couleur rouge orangé, sur le visage, le cuir chevelu, le haut du tronc chez des patients de plus de 40 ans. Elle correspond à la présence d'un infiltrat lymphocytaire dense qui peut détruire la paroi du follicule. Selon sa composition en populations lymphocytaires T et B, elle peut être confondue avec un lymphome T folliculotrope, un lymphome T pléomorphe à petites et moyennes cellules mais, surtout, avec un lymphome de la zone marginale. La présence de cellules dendritiques périfolliculaires, l'expression de PD-1 par les lymphocytes T, l'absence d'atypies cellulaires et l'existence, ou non, d'ébauches de follicules lymphoïdes permettent le diagnostic différentiel.

Infiltrat lymphocytaire de Jessner et Kanof (fig. 11.14). Bien que de présentation caractéristique à la fois clinique et histologique et ne posant pas de problème diagnostique avec un lymphome, l'infiltrat de Jessner et Kanof est traditionnellement présenté au chapitre des pseudo-lymphomes cutanés. C'est une pathologie de l'adulte jeune, mais des cas pédiatriques ont été rapportés [29]. La lésion élémentaire est une papule ou une plaque bien limitée, érythémateuse avec, de manière assez caractéristique, une guérison centrale lui conférant un aspect arciforme. Les lésions, en nombre variable, asymptomatiques, sont préférentiellement situées au visage, sur le haut du thorax et dans la région médiodorsale. Elles peuvent évoluer par poussées successives et disparaître, transitoirement, sans laisser de cicatrices. Une exacerbation par l'exposition à la lumière est possible. L'examen histologique révèle, sous un épiderme parfois discrètement atrophique, un infiltrat peu dense, situé autour des vaisseaux et des annexes pilosébacées, s'étendant parfois dans l'hypoderme. L'infiltrat est essentiellement constitué de lymphocytes T matures, associés à quelques lymphocytes B polyclonaux et à de rares histiocytes et plasmocytes.

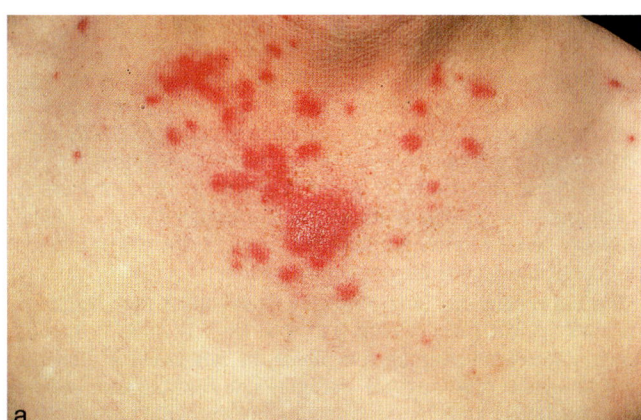
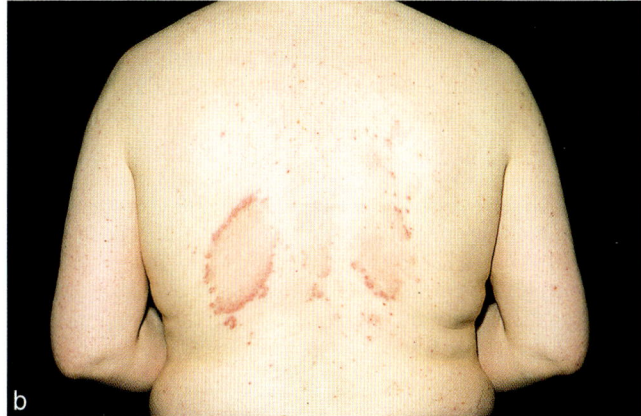

Fig. 11.14 Infiltrat lymphocytaire de Jessner et Kanof.
a. Forme papulonodulaire. b. Forme annulaire.

La discussion concernant la place nosologique de l'infiltrat de Jessner et Kanof est toujours d'actualité. Pour certains, il s'agit d'une forme particulière de *lupus érythémateux tumidus* (*cf.* chapitre 10-4) dont il se distinguerait par l'absence d'immunoréactivité à la jonction dermo-épidermique et par une stricte limitation des lésions aux régions photoexposées ; d'autres hypothèses font de l'infiltrat de Jessner et Kanof une forme particulière de *lucite polymorphe*. Récemment, une étude de biopsies cutanées, mettant en évidence *Borrelia burgdorferi* par immunohistochimie et PCR dans les lésions, a suggéré d'intégrer l'érythème de Jessner et Kanof dans le spectre clinique des borrélioses cutanées ; cette étude ayant été réalisée dans une zone de forte endémie borrélienne, elle nécessite donc confirmation [30]. Le traitement fait appel aux antipaludéens de synthèse et, surtout, au thalidomide.

Plasmacytose cutanée. Cette entité a été décrite, pour la première fois au Japon, au début des années quatre-vingt, et la plupart des cas rapportés concernent les populations asiatiques [31]. Elle se caractérise par des plaques ou nodules de couleur brune, uniques ou disséminés, le plus souvent sur le tronc. La biopsie montre un infiltrat à dominante plasmocytaire, dense, périvasculaire et périannexiel, associé à des histiocytes et des lymphocytes. Considérée initialement comme un processus bénin et réactionnel, quelques cas ont été rattachés à une forme *strictement cutanée de la maladie à IgG4* [32].

Conduite du diagnostic

Dans une première étape, il faut savoir reconnaître des formes d'emblée évocatrices de pseudo-lymphomes comme l'infiltrat de Jessner et Kanof ou le lymphocytome borrélien lorsque la lésion est unique, de localisation évocatrice, caractéristique histologiquement et confirmée par une sérologie borrélienne positive (ou par une indentification du germe *in situ* par culture ou par PCR). Dans les autres situations, c'est par l'interrogatoire attentif que l'on recherchera les étiologies les plus courantes : notion d'une gale récente, lésions aux sites d'injection de vaccin ou de solutions désensibilisantes, tatouage, notion claire de piqûre d'insectes. L'étude précise des prises médicamenteuses et, au vu des données bibliographiques, l'interruption de certains traitements suivie par une période d'observation de 2 ou 3 mois sont toujours nécessaires, notamment devant des infiltrats simulant un lymphome T épidermotrope. Cette première phase permet le diagnostic et le traitement de la plupart des pseudo-lymphomes cutanés.

Il reste, ensuite, un certain nombre de situations dans lesquelles aucune étiologie n'est évidente. Il se pose, alors, la question du **diagnostic différentiel avec un lymphome, de bas grade** le plus souvent. Résoudre cette question nécessite une confrontation entre le dermatologue et l'anatomopathologiste qui comporte une réévaluation des données cliniques, anatomopathologiques et moléculaires. Dans ce type de situations, une surveillance clinique prolongée est nécessaire car la disparition spontanée et durable des lésions ou l'absence de récidive après un traitement local sont des arguments supplémentaires en faveur de la bénignité.

Examen clinique. Aucun argument clinique ne peut, à lui seul, permettre d'affirmer le diagnostic. Le faible nombre de lésions cutanées, l'absence d'adénopathies, l'état général conservé ne permettent pas d'éliminer la possibilité d'un lymphome vrai. À l'inverse, certains pseudo-lymphomes médicamenteux peuvent se manifester par des lésions profuses, voire des érythrodermies, avec des adénomégalies superficielles [3].

Histologie cutanée. *Dans le cas des proliférations de type T,* quelques signes, ni sensibles ni spécifiques, orientent vers le pseudo-lymphome [33] : petite taille des cellules à noyau cérébriforme, absence d'épidermotropisme (ou épidermotropisme sans formation de véritables microabcès de Pautrier), présence d'un granulome histiocytaire en périphérie de l'infiltrat. La présence de nécroses kératinocytaires peut orienter vers un pseudo-lymphome d'origine médicamenteuse.

Devant un pseudo-lymphome de type B, le diagnostic différentiel se fait, principalement, avec le lymphome de la zone marginale, plus rarement avec le lymphome à cellules d'origine centrofolliculaire et, exceptionnellement avec la forme pseudo-lymphomateuse de la maladie à IgG4 [34]. L'analyse histologique doit être minutieuse et répétée sur plusieurs plans de coupe à la recherche de follicules lymphoïdes résiduels, d'une maturation normale des cellules B ou d'une hyperplasie de la population histiocytaire riche en corps tingibles. Le lymphome T pléomorphe à petites et moyennes cellules peut, également, constituer un diagnostic différentiel lorsque l'infiltrat B accompagnant la population tumorale T est abondant [35].

Immunohistochimie cutanée. L'apport de l'immunophénotypage cutané dans le diagnostic différentiel des pseudo-lymphomes T est inconstant. Comme dans le mycosis fongoïde, une surreprésentation de l'une des sous-populations T (CD4, CD8) est possible dans d'authentiques pseudo-lymphomes [2] ; la perte d'expression d'un antigène commun T (CD5, CD7 surtout) est, en revanche, très évocatrice d'un lymphome vrai. Dans le cas des pseudo-lymphomes de type B, l'absence de l'expression préférentielle d'un des deux types de chaînes légères des immunoglobulines (polytypie), la persistance d'un réseau dendritique ainsi qu'un fort taux de prolifération identifié par le marquage par MIB1 au sein des structures folliculaires sont des arguments en faveur de la bénignité. La valeur des marquages des lymphocytes T helper folliculaires (PD1, CXCL13 et Bcl6) pour le diagnostic différentiel entre certains pseudo-lymphomes et le lymphome pléomorphe T à petites et moyennes cellules est en cours d'évaluation.

Histologie ganglionnaire. Dans la plupart des cas, lorsque le pseudo-lymphome s'accompagne d'adénomégalies, l'examen histologique de ces dernières révèle des aspects d'adénite dermatopathique : hyperplasie des centres germinatifs, grand nombre de cellules histiocytaires, présence de pigment. Dans de rares cas de pseudo-lymphomes T, des plages de cellules aux noyaux fortement convolutés peuvent s'observer [3].

Études génotypiques. L'étude, par PCR, des réarrangements des gènes des récepteurs à l'antigène des lymphocytes T et des gènes des immunoglobulines est souvent mise en défaut. Des réarrangements dominants, indiquant la présence d'un clone lymphocytaire majoritaire dans un infiltrat, ont été démontrés dans plusieurs cas d'authentiques pseudo-lymphomes cutanés T ou B [36] et, à l'inverse, ne sont pas détectés dans les lymphomes T débutants [37].

Évolution. Dans certains cas non rares, c'est finalement l'évolution bénigne et non récidivante qui conduira à poser le diagnostic rétrospectif de pseudo-lymphome. En dehors des cadres nosologiques bien déterminés, le clinicien devra donc conserver à l'esprit que le diagnostic de pseudo-lymphome est, comme celui de toute pathologie tumorale ambiguë, une hypothèse d'attente devant être mise en question en fonction de l'évolution.

RÉFÉRENCES

1. Levy E. et coll., *Ann Dermatol Vénéréol.* 2013, 140, 105.
2. van Vloten W.A., *J Eur Acad Dermatol.* 2003, 17, 3.
3. Reeder M.J. et coll., *Am. J. Dermatopathol.*, 2015, 37, 83.
4. Lee H.W. et coll., *J Eur Acad Dermatol.* 2006, 20, 214.
5. Magro C.M. et coll., *Human Pathol.* 1996, 27, 125.
6. Gordon K.B. et coll., *J Am Acad Dermatol.* 1996, 34, 304.
7. Braddock S.W. et coll., *J Am Acad Dermatol.* 1992, 27, 337.
8. Nathan D.L. et coll., *J Am Acad Dermatol.* 1998, 38, 806.
9. Sueki H. et coll., *J. Dermatol.*, 2014, 41, 856.
10. Souteyrand P. et coll., *Curr Probl Dermatol.* 1990, 19, 176.
11. Luelmo-Aguilar J.L. et coll., *Arch Dermatol.* 1992, 128, 121.
12. Descamps V. *Joint Bone Spine* 2014, 81, 15.
13. Tournadre A. et coll., *Mayo Clin. Proc.* 2001, 76, 845.
14. Hospital V. et coll., *Ann Dermatol. Vénéréol.* 2011, 138, 315.
15. Knackstedt J.J. et coll., *Contact Dermatitis.* 2015, 72, 65.
16. Kalimo K. et coll., *J Cutan Pathol.* 1996, 23, 328.
17. Maubec E. et coll., *J Am Acad Dermatol.* 2005, 52, 623.
18. Hwong H. et coll., *Ped Dermatol.* 2001, 18, 481.
19. Gaudron S. et coll., *Contact Dermatitis.* 2015, 72, 97.
20. Pahm Ledard A., *Dermatology.* 2010, 220, 176.
21. Hwong H. et coll., *Ped Dermatol.* 2001, 18, 481.
22. Del Boz Gonzalez J. et coll., *Int J Dermatol.* 2008, 47, 502.
23. Byrne M. et coll., *Clin Exp Dermatol.* 2012, 37, 203.
24. Bilsland D. et coll., *Br J Dermatol.* 1994, 131, 209.
25. Fernandes-Flores A. et coll., *J Cut Pathol.* 2015, 42, 50.
26. Dayrit J.F. et coll., *J Cut Pathol.* 2011, 38, 475.
27. Araï E. et coll., *Arch Dermatol.* 2007, 143, 53.
28. Goyal A. et coll., *J Cut Pathol.* 2015, 42, 6.
29. Higgins C.R. et coll., *Br J Dermatol.* 1994, 131, 99.
30. Ziemer M. et coll., *Br J Dermatol.* 2009, 161, 583.
31. Shimizu S. et coll., *J Am Acad Dermatol.* 1997, 36, 876.
32. Tokura Y. et coll., *Br J Dermatol.* 2014, 174, 959.
33. Rijlaarsdam J.U., *Cancer.* 1992, 69, 717.
34. Ingen-Housz Oro S. et coll., *JAMA Dermatol.* 2013, 149, 742.
35. Petrella T. et coll., In *Les lymphomes cutanés.* Springer Verlag, Paris, 2013.
36. Ceballos K.M. et coll., *J Cut Pathol.* 2002, 29, 159.
37. Hurabielle C. et coll., *Br J Dermatol.* 2015, 173, 1015.

Pityriasis lichénoïde

O. Dereure

Le pityriasis lichénoïde (PL) anciennement dénommé «parapsoriasis en gouttes» est une affection cutanée inflammatoire survenant essentiellement chez l'enfant et le jeune adulte. Il est caractérisé par des lésions papuleuses particulières qui reflètent un infiltrat majoritairement lymphocytaire pouvant traduire *un état lymphoprolifératif «abortif»* [1, 2].

Épidémiologie

Le PL atteint surtout les enfants avec deux pics de fréquence à 5 et à 10 ans ainsi que les adolescents et les adultes de 20-30 ans, mais sa forme chronique peut également se rencontrer chez l'adulte plus âgé. Des formes très précoces voire néonatales ont été signalées. Il existe une androtropie, plus marquée dans la variante chronique. Aucun facteur de risque patent n'a été mis en évidence.

Aspects cliniques

Trois formes cliniques sont classiquement décrites : pityriasis lichénoïde chronique, pityriasis lichénoïde et varioliforme aigu, pityriasis lichénoïde et varioliforme aigu ulcéronécrotique fébrile. Les deux premières peuvent se succéder ou s'associer chez un même patient, ce qui rend leur distinction un peu floue et probablement sans grande pertinence, car elles correspondent peut-être aux deux extrémités d'un même spectre anatomoclinique répondant à des mécanismes physiopathologiques communs, l'aspect clinique traduisant éventuellement l'intensité de la réponse immunitaire.

Pityriasis lichénoïde chronique[2] (fig. 11.15)

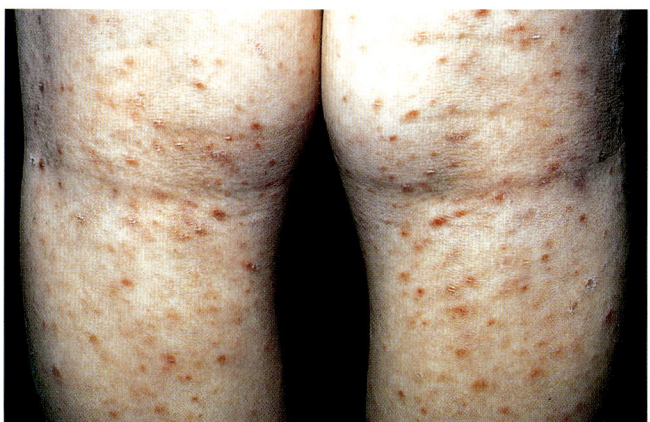

Fig. 11.15 Pityriasis lichénoïde chronique.

La dermatose apparaît souvent au décours d'un épisode grippal ou d'une maladie bactérienne fébrile ; des foyers infectieux (amygdales, sinus, dents) doivent être recherchés. La maladie est non prurigineuse et asymptomatique sur le plan général.

La lésion élémentaire est une papule non prurigineuse relativement ferme, de couleur rouge à rouge brun parfois hématique de 2 à 10 mm de surface lisse. Au cours de l'évolution, les papules peuvent varier en épaisseur et se recouvrent assez rapidement *d'une squame compacte se détachant d'un bloc* à la curette, en «pain à cacheter». Chaque lésion guérit en 3 à 4 semaines, parfois avec une hypopigmentation post-inflammatoire (*parapsoriasis en gouttes leucodermique*) (fig. 11.16). Il n'y a aucun signe général en principe.

---
2. Syn. : parapsoriasis en gouttes chronique, *parapsoriasis guttata*.

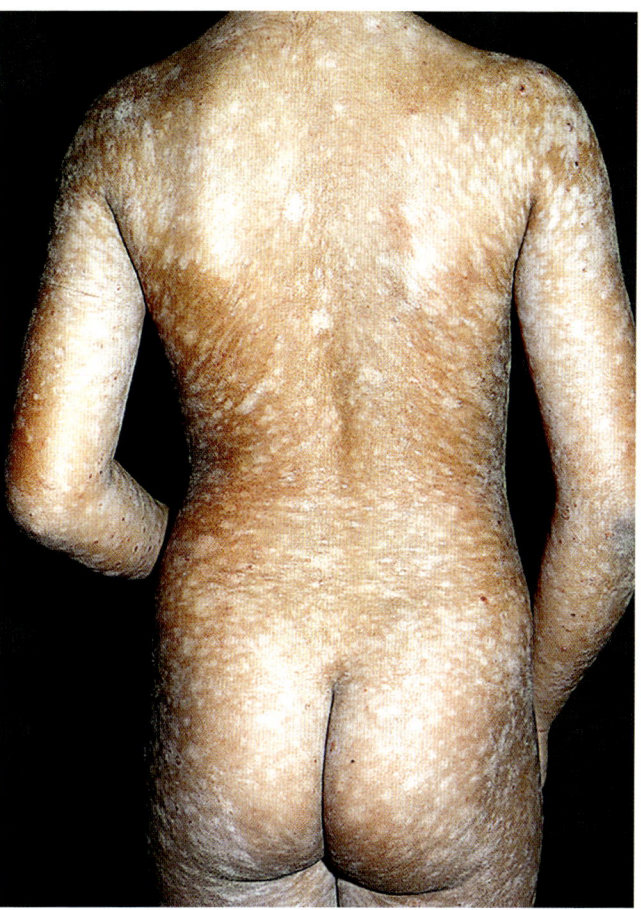

Fig. 11.16 Pityriasis lichénoïde chronique : forme achromiante.

L'éruption est *polymorphe en raison de la coexistence de lésions d'âges différents*. Les lésions sont souvent disséminées, de répartition symétrique sur le tronc, la partie proximale des membres et en particulier leurs faces de flexion. Les paumes et les plantes sont rarement touchées tandis que le visage, le cuir chevelu et les muqueuses sont exceptionnellement atteints.

L'évolution est chronique et récidivante sur plusieurs semaines, mois, voire 1 à 2 ans et peut être marquée par la survenue d'éléments de type PLEVA, notamment après traitement par PUVAthérapie.

Pityriasis lichénoïde et varioliforme aigu (PLEVA) (fig. 11.17)

La maladie débute de façon plus abrupte soit spontanément, soit après une infection fébrile.

La lésion élémentaire, papuleuse, souvent œdémateuse et parfois surmontée d'une vésicule centrale, évolue vers une ulcération ou une érosion parfois couverte d'une *croûte hématique* ou d'une simple squame-croûte comme dans le PL chronique puis vers une *cicatrice varioliforme*, avec ou sans hyper- ou hypopigmentation résiduelle.

Les éléments apparaissent de façon rapide, prédominent sur le tronc ; le visage, les paumes et les plantes sont généralement épargnés et les muqueuses sont très rarement touchées. Des lésions concomitantes de pityriasis lichénoïde chronique sont possibles. L'éruption est généralement non prurigineuse, parfois modérément fébrile et peut s'accompagner de céphalées ou d'une asthénie.

L'évolution se fait par poussées qui se succèdent pendant un temps variable qui peut se compter en mois ou plus rarement en années, soit chevauchantes soit entrecoupées de périodes de rémission.

11-1 Dermatoses par infiltrats cellulaires lympho-mono-myélocytaires

Infiltrats lymphocytaires, lymphomes et pseudo-lymphomes

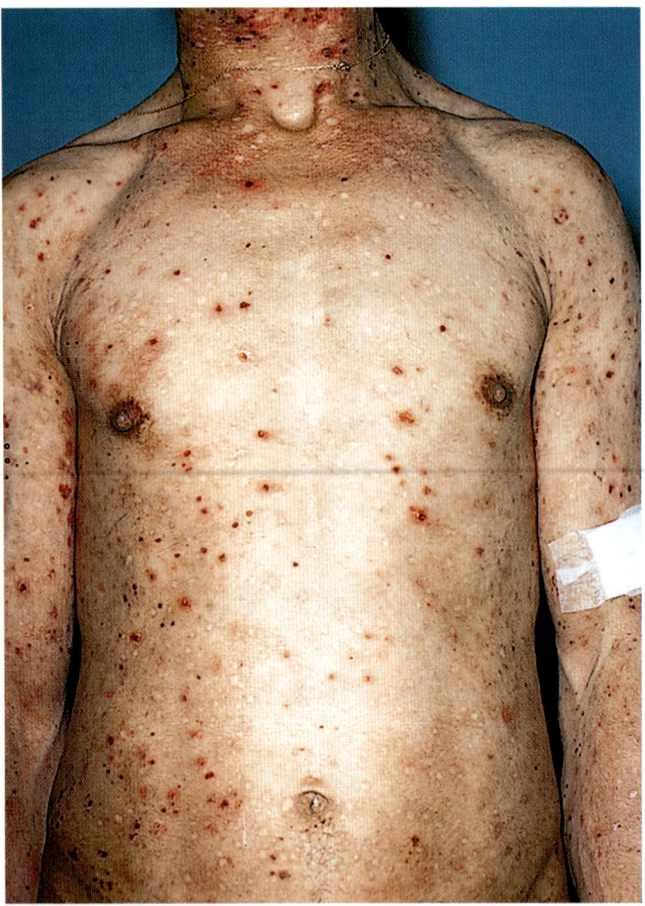

Fig. 11.17 Pityriasis lichénoïde et varioliforme.

Un syndrome inflammatoire le plus souvent modéré est parfois observé. Après une ou plusieurs poussées, la maladie s'éteint mais un passage à une forme chronique est possible.

Pityriasis lichénoïde et varioliforme aigu ulcéronécrotique fébrile

Cette forme rare touchant surtout les enfants représente une variante grave et fulminante du PLEVA [3, 4]. La maladie débute généralement par une éruption plus habituelle, mais se complique brutalement de la survenue de papulonodules qui s'ulcèrent, se nécrosent et confluent en ulcérations douloureuses et croûteuses de plusieurs centimètres avec un bord érythémateux surélevé. Aucun facteur déclenchant n'est en général rapporté. Les lésions peuvent également atteindre les muqueuses. Des signes généraux sont toujours présents et marqués : altération de l'état général, fièvre, adénopathies, douleurs abdominales, myalgies, troubles neuropsychiatriques, manifestations rhumatologiques, pneumopathie interstitielle. Un syndrome inflammatoire souvent important est constant. L'évolution est caractérisée par la survenue de plusieurs poussées, jusqu'à rémission complète ou passage à un PLEVA plus classique.

Compte tenu de la similitude des lésions élémentaires et du caractère un peu flou de la distinction entre les deux premières formes cliniques, une classification fondée non sur l'évolution mais sur la distribution des lésions a été plus récemment proposée, notamment chez l'enfant qui distingue une forme prédominant au tronc dite centrale, une forme localisée aux membres dite périphérique et une forme plus diffuse [5]. La pertinence de cette classification en termes notamment de décisions thérapeutiques et de suivi évolutif n'apparaît pas actuellement de façon évidente.

Comparés aux adultes, les enfants ont souvent une éruption plus durable, plus diffuse, évoluant davantage vers des séquelles hypopigmentées et plus résistante aux divers traitements proposés [6].

Diagnostic

Il est essentiellement clinique.

L'image histologique est caractéristique, similaire dans toutes les formes et comporte une atteinte épidermique et dermique, bien que les altérations soient plus sévères dans la forme aiguë. Toutefois, les anomalies microscopiques peuvent rester peu spécifiques, rendant le diagnostic délicat.

Dans le pityriasis lichénoïde chronique, on observe une parakératose sèche, qui tient habituellement dans le champ du microscope, contenant toutefois parfois quelques lymphocytes, une acanthose modérée, une spongiose fréquente et quelques kératinocytes nécrotiques associés à un infiltrat inflammatoire périvasculaire à prédominance lymphocytaire du derme papillaire et réticulaire supérieur.

Des lésions épidermiques semblables mais plus accentuées sont présentes dans le PLEVA avec œdème inter- et intracellulaire marqué et nécroses kératinocytaires aboutissant à une vésiculation et à une squame-croûte et/ou une ulcération. Les endothéliums des capillaires sont turgescents, et leur paroi est envahie par des cellules mononucléées mais sans nécrose fibrinoïde des parois vasculaires. Une *exocytose de globules rouges* dans l'épiderme est souvent observée, assez caractéristique de la maladie. Le derme réticulaire supérieur est œdémateux et siège d'un infiltrat inflammatoire chronique de localisation périvasculaire. La présence d'un certain nombre de *lymphocytes de grande taille CD30+* est possible posant alors la question du diagnostic différentiel avec la papulose lymphomatoïde [7]. *Un clone T dominant* peut être présent dans les lésions s'il est recherché. Certaines formes trompeuses sont caractérisées par la présence majoritaire de lymphocytes T γ/δ mais ne doivent pas être confondues avec des lymphomes T cutanés γ/δ souvent nettement plus agressifs.

La forme ulcéronécrotique fébrile est superposable histologiquement au PLEVA, tous les signes étant présents plus intensément.

Diagnostic différentiel

Le diagnostic différentiel du PL chronique inclut le psoriasis en gouttes, la papulose lymphomatoïde, le lichen plan, les syphilides papuleuses, le pityriasis rosé et certaines rickettsioses.

Le PLEVA doit être distingué en premier lieu *d'une papulose lymphomatoïde* (cf. ci-dessus) dont les papules sont plus grandes, groupées et présentent une histologie caractéristique, avec en particulier présence de lymphocytes atypiques CD30+ en nombre dans le derme et l'épiderme mais la distinction peut se révéler délicate tant cliniquement qu'histologiquement et il peut s'agir d'un *spectre continu* entre les deux affections et finalement avec d'autres affections avec lymphoprolifération ou lymphoaccumulation de lymphocytes T plus ou moins activés, le tableau clinique dépendant peut-être de la présence d'une réaction immunitaire plus ou moins importante et de la présence de lymphocytes T régulateurs.

La proximité de ces diverses entités est également attestée par l'existence de rares formes de passage entre PL surtout chronique et mycosis fongoïde et par la description récente de formes pseudo-PL de MF, en particulier CD8+, notamment chez l'enfant et l'adulte jeune [9].

On doit aussi éliminer : varicelle, infection généralisée à *herpes simplex*, vasculite leucocytoclasique, réaction cutanée médicamenteuse, syndrome de Gianotti-Crosti, piqûres d'insectes et tuberculides, etc.

La forme ulcéronécrotique fébrile doit faire discuter une vasculite leucocytoclasique, un syndrome de Stevens et Johnson ou une syphilis maligne précoce.

Pathogénie

Elle est inconnue. Plusieurs hypothèses d'ailleurs non exclusives ont été proposées : une réaction d'hypersensibilité à un antigène notamment d'origine infectieuse est souvent incriminée (cf. aussi

Dermatoses par infiltrats cellulaires lympho-mono-myélocytaires

Infiltrats lymphocytaires, lymphomes et pseudo-lymphomes

«Éruptions paravirales», chapitre 2-1) induisant soit une vasculite à complexes immuns, soit une réaction à médiation cellulaire, hypothèse corroborée par la mise en évidence dans certains cas de staphylocoques coagulase-positifs dans le frottis de gorge, d'IgM circulantes contre *Mycoplasma pneumoniae*, d'une séroconversion pour le VZV, l'EBV, le CMV, l'HHV8, la toxoplasmose ou le VIH, d'adénovirus dans l'urine, l'association à une infection virale évolutive ou récente (mycoplasme, herpès, VZV, parvovirus B19 notamment), la réponse à l'antibiothérapie ou à la tonsillectomie [8], la survenue après certains vaccins (rubéole, rougeole, oreillons) et par la présence de streptocoques bêtahémolytiques dans les lésions cutanées de pityriasis lichénoïde et varioliforme aigu [9].

L'existence de cas familiaux de PLEVA va également dans ce sens [9, 10].

Plus rarement, des médicaments pourraient être en cause dans le déclenchement de PLEVA tels qu'œstrogènes, progestérone [11], astémizole [12], inhibiteurs de HMG-CoA, produits de contraste iodés et plus récemment – et paradoxalement – des agents anti-TNF-α [13].

La démonstration de la présence dans l'infiltrat lymphocytaire de certains cas de PLEVA d'une population clonale T dominante identifiée par les méthodes de biologie moléculaire et de cellules atypiques CD30+ suggère que la maladie pourrait être non pas un processus inflammatoire mais plutôt *un état lymphoprolifératif rapidement «abortif»* en raison d'une forte réaction immunitaire et de la présence d'une population importante de lymphocyte T régulateurs Foxp3+, et qu'elle ferait alors partie – au sens large du terme – du spectre des lymphoproliférations cutanées CD30+ [13-17].

L'évolution de rares cas de PL vers un authentique lymphome cutané T ou CD30 et la présence de formes cliniques pseudo-PL de mycosis fongoïde [14] vont également dans le sens de cette possibilité, quoiqu'une erreur diagnostique initiale, notamment une confusion avec une papulose lymphomatoïde atypique, ne puisse pas être exclue.

Un microchimérisme est également incriminé avec persistance de cellules d'origine maternelle dans les lésions.

Traitement

Les facteurs déclenchants doivent être recherchés et éliminés, notamment les infections et les médicaments.

Le traitement du pityriasis lichénoïde n'est pas codifié faute de séries suffisantes, et reste surtout symptomatique.

La *photothérapie*, PUVAthérapie et balnéo-PUVAthérapie, trouve ici une bonne indication; l'héliothérapie peut être recommandée en tant que traitement de maintien ou en été. La photothérapie UVB ne semble pas moins efficace et plus facile d'utilisation [18, 19].

Une *antibiothérapie* (pénicillines, macrolides notamment azithromycine ou érythromycine ou tétracyclines à fortes doses, notamment doxycycline) peut apporter des résultats intéressants.

Les *corticoïdes systémiques* (20-40 mg) n'ont qu'un effet transitoire mais peuvent permettre de passer un cap en particulier dans le PLEVA, avant que la photothérapie puisse être efficace.

Des succès anecdotiques ont été rapportés avec la *dapsone* et les *immunoglobulines intraveineuses*.

Le *méthotrexate* est souvent spectaculairement efficace, même à faible dose (7,5 mg/semaine) [20].

Plus récemment, les anti-TNF-α ont également été utilisés avec succès même s'ils peuvent également jouer le rôle de facteurs déclenchants chez d'autres patients.

La forme ulcéronécrotique relève d'une corticothérapie générale voire d'immunosuppresseurs (ciclosporine, méthotrexate, anti-TNF-α), d'une photochimiothérapie extracorporelle ou encore de perfusions d'immunoglobulines.

Chez les enfants, le traitement de choix est l'érythromycine et la photothérapie UVB. Localement, les topiques hydratants, éventuellement associés à des corticostéroïdes, sont à utiliser en premier lieu [21].

RÉFÉRENCES

1. Bowers S. et coll., *J Am Acad Dermatol.* 2006, *55*, 557.
2. Khachemoune A. et coll., *Am J Clin Dermatol.* 2007, *8*, 29.
3. Degos R. et coll., *Ann Dermatol Syph.* 1966, *93*, 481.
4. Tsuji T. et coll., *Cutis.* 1996, *58*, 123.
5. Ersoy-Evans S. et coll., *J Am Acad Dermatol.* 2007, *56*, 205.
6. Wahie S. et coll., *Br J Dermatol.* 2007, *157*, 941.
7. Kempf W. et coll., *Am J Surg Pathol.* 2012, *36*, 1021.
8. Takahashi K. et coll., *Br J Dermatol.* 1993, *129*, 353.
9. English J.C. et coll., *Int J Dermatol.* 1995, *34*, 642.
10. Dupont C., *Br J Dermatol.* 1995, *133*, 338.
11. Hollander A. et coll., *Arch Dermatol.* 1973, *107*, 465.
12. Stosiek N. et coll., *Hautarzt.* 1993, *44*, 235.
13. Lopez-Ferrer A. et coll., *Eur J Dermatol.* 2010, *20*, 511.
14. de Unamuno Bustos B. et coll., *Int J Intern.* 2014, *53*, 1331.
15. Weiss L.M. et coll., *Am J Pathol.* 1987, *126*, 417.
16. Dereure O. et coll., *Arch Dermatol.* 2002, *136*, 1483.
17. Magro C. et coll., *Hum Pathol.* 2002, *33*, 788.
18. Farnaghi F. et coll. *J Eur Acad Dermatol Venereol.* 2011, *25*, 913.
19. Park J.M. et coll., *Int J Dermatol.* 2013, *52*, 1013.
20. Yazawa N. et coll., *J Dermatol.* 2001, *28*, 373.
21. Geller L. et coll., *Pediatr Dermatol.* 2015, *32*, 579.

11-2 Histiocytoses

M. Perier-Muzet

Les histiocytoses constituent un vaste groupe de pathologies clonales et prolifératives, dérivant d'un précurseur commun hématopoïétique CD34+, dans la moelle osseuse. Elles représentent un spectre de maladies variées, avec un continuum commun et des formes de chevauchement possibles (tableau 11.6). Elles sont classées par l'*Histiocyte Society* [1], en fonction du type cellulaire dont elles dérivent : histiocytoses langerhansiennes (HL) dérivant des cellules de Langerhans, histiocytoses non langerhansiennes (HNL), des cellules dendritiques dermiques et interstitielles, et histiocytoses malignes.

Tableau 11.6 Immunohistochimie des histiocytoses

	CD1a	PS100	CD207	CD68	Facteur XIIIa
Histiocytoses langerhansiennes	+	+	+	−	−
Histiocytoses non langerhansiennes					
– *Cutanées, habituellement auto-résolutives*					
– xanthogranulome juvénile, xanthome papuleux	−	−	−	+	+
– histiocytose éruptive généralisée, histiocytose céphalique bénigne	−	−	−	+	+
– *Cutanées, le plus souvent persistantes*					
– histiocytome progressif nodulaire	−	−	−	+	+
– histiocytose mucineuse héréditaire progressive	−	−	−	+	+
– *Cutanées non régressives, avec atteinte viscérale fréquente*					
– xanthogranulome nécrobiotique	−	−	−	+	−
– réticulohistiocytose multicentrique	−	−	−	+	+
– xanthoma disseminatum	−	−	−	+	+
– maladie de Rosai-Dorfman	−	+	−	+	−
– *Systémiques, avec atteinte cutanée rare*					
– maladie d'Erdheim-Chester	−	− (ou faiblement +)	−	+	+
Histiocytoses à cellules indéterminées	+	+	−	+	−

En effet, les histiocytes appartiennent au groupe des cellules du système phagocytaire mononucléé, comprenant les cellules dendritiques et les macrophages tissulaires, ainsi que les monocytes circulants. Ces cellules ont un rôle crucial dans l'homéostasie des tissus, elles initient et régulent l'inflammation, participent à la présentation des antigènes et à la réponse immune. Selon le microenvironnement local et les cytokines sécrétées, la différenciation cellulaire se fait soit vers les cellules de Langerhans (précurseur CD14−), soit vers les dendrocytes dermiques et interstitiels (précurseur CD14+) [2].

La classification de l'*Histiocyte Society* est actuellement remise en question, devant la possibilité d'association chez un même patient de lésions d'HL et d'HNL, de formes de chevauchement, et d'histiocytoses mixtes ou indifférenciées, en faveur de la nature commune des HL et des HNL [3].

Histiocytoses langerhansiennes

Hypothèses pathogéniques et épidémiologie d'une maladie tumorale et inflammatoire myéloïde

Les histiocytoses langerhansiennes constituent la forme la plus commune des histiocytoses après le xanthogranulome juvénile ; elles touchent le plus fréquemment l'enfant entre 1 et 3 ans, mais peuvent atteindre tous les âges. Le ratio homme/femme est de 2/1, et l'incidence annuelle est estimée à 3 à 4 cas/million d'individus dans la population pédiatrique.

Ce sont des maladies prolifératives, dont l'origine clonale a pu être démontrée [4, 5], qui proviennent des cellules de Langerhans marquées positivement en immunohistochimie par la PS100, le CD1a, la langerine (CD207). Elles présentent également, en ultrastructure, des granules de Birbeck en forme de raquette dans leur cytoplasme.

Les cellules de Langerhans sont des cellules dendritiques qui se développent à partir d'un précurseur embryonnaire médullaire, et qui colonisent l'épiderme avant la naissance. Elles forment ainsi un réseau à la surface cutanée, qui s'auto-régénère *in situ*, et qui peut proliférer durant l'inflammation [6], [7]. Elles jouent un rôle de présentation antigénique aux lymphocytes T, permettant d'induire une réponse immune spécifique, en internalisant les antigènes et en migrant par voie lymphatique dans les ganglions de drainage. Elles peuvent s'accumuler en lésions granulomateuses dans presque tous les organes, occasionnant les symptômes cliniques et radiologiques de l'histiocytose langerhansienne.

Physiopathologie

Elle n'est pas connue, et pendant très longtemps, la nature réactionnelle inflammatoire ou cancéreuse a été débattue.

Formes familiales. Il existe de très exceptionnelles formes familiales, avec des cas rapportés chez des jumeaux homo- et hétérozygotes ou dans des fratries, ayant fait suspecter une origine génétique [8]. Une influence virale a longtemps été suspectée (association au poliomavirus associé aux tumeurs à cellules de Merkel [9] ou aux virus du groupe herpès [10]), mais n'a jamais pu être démontrée chez un grand nombre de cas.

Formes spontanément régressives. La nature cancéreuse des HL n'est pas non plus avérée, car de nombreuses formes régressent spontanément, la morphologie des cellules est habituellement d'allure bénigne, peu de mitoses sont observées en histologie, et il n'y a pas d'anomalie chromosomique au sein des histiocytes.

Formes associées à des cancers solides ou des hémopathies. Ayant soulevé l'hypothèse d'une étiopathogénie réactionnelle [11], ces formes semblent relativement rares, mais non fortuites. Elles peuvent être de diagnostic concomitant, précéder ou suivre le diagnostic d'HL. Il peut s'agir d'hémopathies malignes à type de leucémies aiguës lymphoïdes, de leucémies aiguës myéloïdes, de lymphomes et leucémies myélomonocytaires chroniques [12-15]. Les leucémies lymphoblastiques et les lymphomes semblent plutôt précéder l'HL, alors que les leucémies myéloïdes suivent le plus souvent le diagnostic de l'HL, et sont peut-être favorisées par les chimiothérapies employées. Chez l'enfant, le rôle à long terme des chimiothérapies et de la radiothérapie apparaît bien établi dans la survenue de ces néoplasies.

Dysrégulation cellulaire d'origine immune et inflammatoire. L'abondant infiltrat inflammatoire dans les lésions d'HL (lymphocytes T, polynucléaires éosinophiles et neutrophiles, macrophages), avec importante sécrétion locale de cytokines pro-inflammatoires, a pu faire évoquer une dysrégulation cellulaire d'origine immune et inflammatoire. Cette production locale de cytokines, très notablement augmentée dans les lésions d'HL, semble un élément important dans la physiopathologie de la maladie, favorisant ainsi le recrutement, la maturation et la survie des cellules de Langerhans [16]. Par ailleurs, les infiltrats inflammatoires observés dans les lésions d'HL sont très riches en lymphocytes T régulateurs, et il a été montré que les patients atteints d'HL ont un taux de lymphocytes T régulateurs sanguins circulants plus haut que celui de patients témoins [17].

Précurseur myéloïde des cellules dendritiques. Si l'on pensait que l'HL résultait de la prolifération anormale de cellules de Langerhans dans l'épiderme, l'hypothèse actuellement la plus probable est celle de *l'acquisition d'une erreur génétique au sein d'un précurseur myéloïde des cellules dendritiques,* qui pourraient se localiser secondairement dans les différents organes [18]. En effet, les cellules de Langerhans isolées à partir de lésions d'HL expriment un groupe de gènes plus proche des cellules myéloïdes indifférenciées que ceux des cellules de Langerhans matures [19].

Mutation V600E de *BRAF*. Récemment, il a été montré que 57 % des HL présentent *la mutation V600E de* BRAF [20], allant dans le sens d'une pathologie néoplasique. Cette mutation confère en effet la capacité aux cellules d'échapper aux processus de régulation de la prolifération, et de devenir résistantes aux signaux d'apoptose. La voie des MAP-kinases, à laquelle appartient la protéine RAF, est impliquée dans la maturation et la différenciation des cellules myéloïdes [21], pouvant ainsi partiellement expliquer l'importance de la mutation de *BRAF* dans l'origine des HL. Il est à noter que l'activation de la voie RAS-RAF-ERK-MEK est constante dans les lésions d'HL, et que *dans les HL* BRAF *non mutées, des mutations de MEK ont été retrouvées* dans 27 % des cas [22, 23].

Mécanisme différent des formes cliniques diffuses ou localisées. Il semblerait que le moment de survenue de la dérégulation de cette voie lors de la maturation des cellules pluripotentes myéloïdes pourrait expliquer les différentes manifestations cliniques des HL. En effet, la survenue d'une mutation de *BRAF* au sein d'un précurseur précoce médullaire exposerait à des formes agressives, diffuses et de mauvais pronostic, alors qu'une mutation plus tardive survenant chez un précurseur tissulaire et bien différencié d'histiocyte serait associée à des formes limitées, mono-organe, et de meilleur pronostic [18, 24].

L'ensemble de ces données est en faveur d'une maladie tumorale et inflammatoire myéloïde [25].

Formes cliniques et pronostic

Les formes cliniques sont très variables, de discrètes, localisées, indolentes et asymptomatiques, aux formes agressives, diffuses, touchant plusieurs organes.

Des tableaux cliniques ont été historiquement individualisés : *maladie de Letterer-Siwe* (forme disséminée aiguë de mauvais pronostic chez le nourrisson de moins d'un an [fig. 11.18]), *maladie de Hand-Schuller-Christian* (forme multiviscérale chronique de l'enfant entre 2 et 6 ans), *granulome à éosinophiles* (forme limitée à l'os, uni ou plurifocale, souvent asymptomatique et de bon pronostic chez l'enfant plus âgé), et enfin *réticulohistiocytose auto-involutive ou maladie de Hashimoto-Pritzker* (forme aiguë congénitale, étendue mais limitée à la peau, et le plus souvent rapidement régressive) (fig. 11.19).

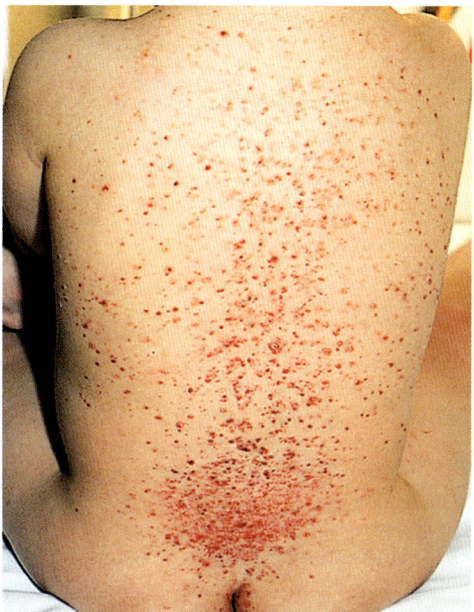

Fig. 11.18 Maladie de Letterer-Siwe : papulopustules croûteuses distribuées « en maillot de corps ».

Ces tableaux cliniques historiques correspondent vraisemblablement à des grades différents d'une même maladie, et ne permettent pas à eux seuls de prendre en compte toutes les variations cliniques et évolutives.

Il est aujourd'hui plus important de distinguer *les formes avec atteinte multisystémique,* de celles avec *lésions localisées, unitissulaires* (tableau 11.7). Tous les organes peuvent être atteints mais l'organe le plus fréquemment touché est l'os : 50 % des cas chez l'adulte [26].

L'atteinte osseuse prédomine au niveau céphalique et axial, avec des zones d'ostéolyse, à type de lacune à l'emporte-pièce. Les

11-2 Dermatoses par infiltrats cellulaires lympho-mono-myélocytaires

Histiocytoses

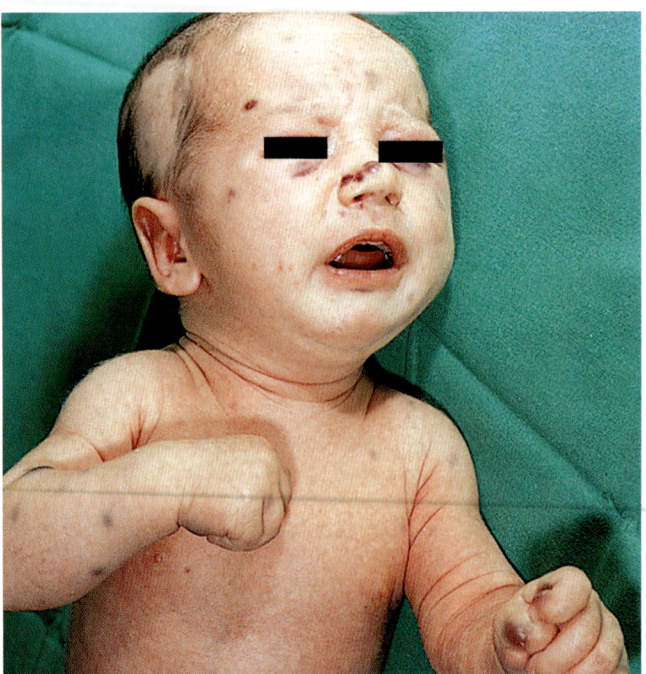

Fig. 11.19 Histiocytose de Hashimoto-Pritzker.

Tableau 11.7 Classification des histiocytoses langerhansiennes

Formes de bon pronostic	Formes de mauvais pronostic
Atteinte unitissulaire	*Atteinte pluritissulaire*
Os (atteinte uni ou plurifocale) Peau Système hypothalamo-hypophysaire et système nerveux central Poumons Ganglions	2 organes différents ou plus atteints – *Sans atteinte d'un organe à risque* – *Avec atteinte d'un organe à risque* : • système hématopoïétique • foie • rate

D'après [29].

lésions peuvent être uniques ou multiples, parfois sur le même os. La voûte du crâne, la mandibule (avec risque de perte dentaire), le rocher (avec symptomatologie d'otite chronique, écoulement auriculaire persistant), la mastoïde, sont des atteintes classiques. Des douleurs osseuses, des fractures pathologiques sont possibles, et l'atteinte des vertèbres peut entraîner une compression médullaire. La densité minérale osseuse peut être également diminuée [27]. À noter que la présence d'une atteinte osseuse dans les formes cliniques d'HL avec atteinte multiviscérale à haut risque est un facteur de bon pronostic chez l'enfant [28].

Les lésions cutanées (33 % des cas [26]), sont polymorphes (fig. 11.18 à 11.20). Il peut s'agir de papules ou nodules de couleur chair, ou rouge brun, de pustules ou de vésicules évoluant en croûtes mélicériques ou hématiques. La topographie est caractéristique, c'est l'un des éléments d'alerte : cuir chevelu, sillons rétro-auriculaires, grands plis de flexion (à type d'intertrigo érosif à bordure croûteuse), périnée et tronc (distribution « en maillot de corps »). Des lésions palmoplantaires, des ongles (atteinte de mauvais pronostic, avec onycholyse, hyperkératose sous-unguéale, paronychie, stries purpuriques), ou des nodules sous-cutanés sont également décrits. Chez les patients de phototype foncé, les lésions cutanées peuvent être hypopigmentées. L'évolution est souvent croûteuse, ulcérée, purpurique, ou fissuraire. La présence de lésions purpuriques est de mauvais pronostic. Les lésions de la muqueuse buccale et génitale sont souvent ulcérobourgeonnantes, et associées à des lésions osseuses sous-jacentes dans la bouche.

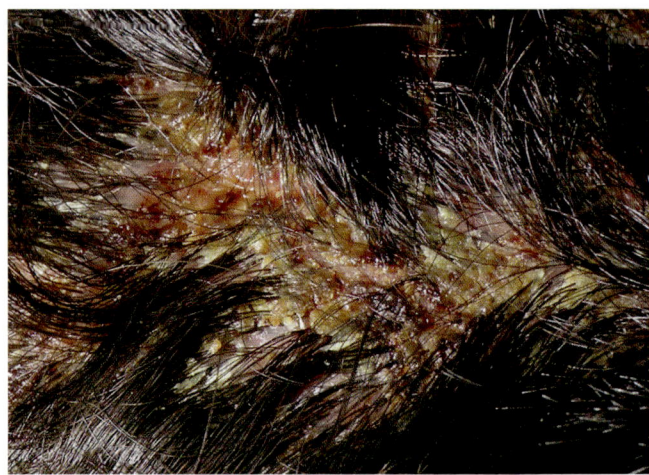

Fig. 11.20 Histiocytose langerhansienne chez un adulte.

L'atteinte hypophysaire concerne 25 % des patients [29], et peut être responsable d'un diabète insipide avec syndrome polyuropolydipsique, d'une hémianopsie bitemporale, par infiltration de la posthypophyse. L'atteinte de l'antéhypophyse est également possible. Chez l'enfant, des retards de croissance peuvent être observés. L'atteinte hypophysaire est plus fréquente lorsqu'elle s'associe à une atteinte osseuse crânienne. Toujours chez l'enfant, la survenue d'un diabète insipide est un facteur de risque de survenue ultérieure d'un syndrome neurodégénératif. *Sur le plan neurologique*, les atteintes sont rares : tumeurs cérébrales, syndrome neurodégénératif (avec déficits focalisés ou symptômes neuropsychiques), pouvant apparaître plusieurs années après les symptômes initiaux. Ce syndrome neurodégénératif serait très rare chez l'adulte [30-32].

L'atteinte pulmonaire est classique chez l'adulte, souvent isolée. Elle survient entre 20 et 40 ans, avec une prédominance féminine, très habituellement chez les patients fumeurs (> 90 % des cas). La capacité vitale et la capacité de diffusion du CO sont diminuées. Il existe radiologiquement un infiltrat réticulonodulaire, ou dans les formes plus avancées des kystes, des nodules plus ou moins excavés, responsables de dyspnée, toux, pneumothorax, fibrose pulmonaire avec insuffisance respiratoire chronique et hypertension artérielle pulmonaire [33].

L'atteinte hépatique est rare, se manifeste par une hépatomégalie, des signes d'insuffisance hépatocellulaire ou d'hypertension portale. Elle peut évoluer vers la cholangite sclérosante et la cirrhose biliaire. Une atteinte gastro-intestinale est aussi possible, pouvant aller de polypes isolés à des lésions granulomateuses étendues de la muqueuse digestive, responsables de diarrhées, douleurs abdominales, hypoalbuminémie par entéropathie exsudative et malabsorption [34].

L'atteinte du système hématopoïétique est rare mais grave, et concerne les cas pédiatriques. Elle se manifeste par une anémie, une thrombopénie, une leucopénie, une hépatosplénomégalie, un syndrome d'activation macrophagique. Le diagnostic différentiel avec l'évolution vers une hémopathie myéloïde est difficile [34].

Le pronostic varie selon l'âge de début (mauvais pronostic avant 2 ans), le caractère multiviscéral de l'atteinte. En cas d'atteinte multitissulaire, les organes « à risque » liés à un pronostic défavorable sont le foie, la rate, la moelle osseuse [29]. Les organes à « bas risque » sont l'os, la peau, les ganglions, l'hypophyse, le poumon. La mortalité est évaluée à 50-65 % dans les formes avec défaillance d'organe.

Diagnostics différentiels dermatologiques

– Dermite séborrhéique, folliculite ou teigne devant l'atteinte du cuir chevelu.
– Dermatose d'irritation des langes ou intertrigo, candidose, devant l'atteinte des plis et du périnée.

– Mais également piqûres d'insectes, gale, miliaire sudorale ou varicelle dans les formes vésiculeuses.
– Lichen plan ou nitidus devant des lésions papuleuses.

Histopathologie et critères diagnostiques

On trouve un infiltrat dense d'histiocytes dans le derme papillaire. Les cellules sont larges et de grande taille, avec un cytoplasme abondant éosinophile, et un noyau réniforme. Un épidermotropisme et une infiltration de l'épiderme sont aussi retrouvés, avec atteinte lichénoïde de l'interface. Il existe un infiltrat associé avec des éosinophiles, lymphocytes, neutrophiles et mastocytes. La présence de pustules, vésicules, nécrose ou globules rouges extravasés n'est pas inhabituelle. Les lésions peuvent évoluer vers un aspect granulomateux (agrégation de cellules de Langerhans et histiocytes multinucléés) à un stade chronique. Une évolution xanthomateuse est aussi possible (cellules géantes multinucléées, avec accumulation de lipides dans leur cytoplasme). La nature langerhansienne de la composante histiocytaire est suspectée sur des arguments morphologiques (cellules de grande taille au noyau excentré en grain de café, sans surcharge) est confirmée par l'expression de PS100, CD1a et de la langerine (CD207).

Bilan d'extension

En plus d'un interrogatoire complet et d'un examen physique (à la recherche de perte de poids, soif, polyurie, dyspnée, toux, douleurs osseuses, prurit, asthénie, fièvre, sueurs nocturnes, adénopathies, etc.), une évaluation biologique et radiologique est recommandée [26, 29]. On réalisera ainsi de façon systématique : numération-formule-plaquettes, bilan de coagulation, électrophorèse des protéines sériques, vitesse de sédimentation, CRP, une radiographie thoracique, une évaluation squelettique (radiographies osseuses complètes, ou scanner), un bilan hépatique, splénique, et rénal (échographie abdominale, créatinine, analyse d'urine, ASAT, ALAT, GGT, PAL, bilirubine, albumine) et une évaluation thyroïdienne (T4, TSH), hypophysaire (osmolarité urinaire matinale), pour préciser d'éventuelles atteintes associées. La réalisation d'autres examens complémentaires sera fonction des signes d'appel (IRM cérébrale, exploration fonctionnelle respiratoire, panoramique dentaire, exploration fonctionnelle respiratoire, examen ORL, endoscopie digestive, etc.).

Traitement

Il repose sur l'étendue et la localisation des lésions. Les formes avec atteinte d'un seul organe (forme monosystémique) doivent être différenciées des formes multisystémiques (deux organes atteints ou plus), parmi lesquelles sont identifiés les « organes à risque » de surmortalité dans les études pédiatriques.

Pour les atteintes cutanées limitées, la surveillance est le plus souvent indiquée en 1re intention. Si nécessaire, un traitement par dermocorticoïdes, PUVA ou UVB thérapie, laser CO_2 (atteintes périorificielles), peut être proposé. Pour les atteintes cutanées étendues, un traitement par thalidomide, isotrétinoïne, azathioprine, ou méthotrexate, peut être discuté [29, 35].

Les atteintes osseuses localisées peuvent être traitées par curetage ou exérèse chirurgicale, injection intralésionnelle de corticoïdes ou d'interféron, ou radiothérapie, les exérèses osseuses étendues et les extractions dentaires multiples devant être évitées. Une monochimiothérapie peut s'envisager si les os atteints sont multiples, ou s'il existe une atteinte à risque fonctionnel important (atteinte vertébrale, de l'odontoïde, du rocher, etc.) [36].

Dans les formes pulmonaires, le sevrage tabagique est impératif, un traitement ne se discute qu'en cas de symptômes ou signes d'évolutivité. Une corticothérapie générale peut être discutée, ou une chimiothérapie (cladribine) dans les formes progressives. Dans les formes les plus sévères une transplantation pulmonaire peut être nécessaire, avec un risque de récidive sur le greffon [33].

Les atteintes viscérales multisystémiques requièrent un traitement par chimiothérapie, classiquement en première ligne l'association vinblastine et corticoïdes. Dans les cas les plus sévères, des polychimiothérapies intensives sont indiquées : des cas réfractaires ont été traités avec succès par clofarabine, cytarabine, cladribine chez l'enfant [37-39]. Pour les formes les plus résistantes, la transplantation de cellules-souches hématopoïétiques peut être discutée [40, 41]. Il a été montré que des protocoles de chimiothérapie intensifiés et prolongés permettent de diminuer la mortalité et le risque de rechute chez ces patients [42]. Le taux de rechute est d'environ 25-38 % [29].

Beaucoup plus récemment, la découverte de *mutations de BRAF* au sein d'une très forte proportion d'HL a ouvert de nouvelles perspectives dans le traitement des HL. La présence de la mutation n'est pas corrélée à la sévérité initiale de la maladie, ni à un phénotype clinique particulier [43], mais il semblerait que sa présence soit significativement associée à des formes plus volontiers récurrentes [24]. L'efficacité du vémurafénib, l'un des *inhibiteurs de BRAF* disponibles, a déjà pu être démontrée [44, 45], et permettrait d'obtenir des réponses plus prolongées que celles observées dans le cadre du mélanome métastatique.

Histiocytoses non langerhansiennes

Les HNL étaient jusqu'à récemment opposées aux HL, car dérivant d'un type cellulaire différent, macrophagique. De nombreuses publications font état de formes d'HL et HNL associées chez certains patients, avec des lésions mixtes d'HL, de xanthogranulome juvénile, d'histiocytose céphalique bénigne ou de maladie d'Erdheim-Chester [46-50], confirmant l'hypothèse d'un *précurseur cellulaire commun pour les HL et HNL*.

Les HNL diffèrent entre elles dans leur présentation clinique et leur évolution. Elles dérivent des précurseurs *des dendrocytes dermiques* à différents degrés de maturation, ayant néanmoins un immunophénotype commun. Les données histologiques et immunophénotypique de chaque forme d'HNL ne peuvent être parfaitement corrélées à un tableau clinique, les variantes décrites étant nombreuses.

Il semble que les formes infantiles soient plus fréquemment localisées à la peau, et d'évolution spontanément favorable, alors que les formes de l'adulte seraient d'évolution extensive et volontiers associées à une atteinte viscérale.

La physiopathologie des HNL n'est pas connue, mais comme pour les HL, une origine réactionnelle à différents stimuli, traumatismes, a été débattue. L'association à des maladies auto-immunes, des cancers et des hémopathies ferait suggérer une origine immunologique. Mais l'association d'HL à des HNL, et la présence de mutations génétiques similaires (*BRAF*), évoque une dysrégulation de précurseurs hématopoïétiques communs, à un niveau plus ou moins différencié [46].

Xanthogranulome juvénile (XGJ)

Épidémiologie. Le xanthogranulome juvénile est la forme d'histiocytose *la plus fréquente* de l'enfant : 75 % des cas apparaissent dans la 1re année de vie, mais peuvent être également congénitaux. L'incidence est estimée à 1 cas/million d'enfants. Le XGJ est rare chez l'adulte (2e-3e décennies), et plus fréquent chez l'homme. Il existe une association avec la *neurofibromatose de type 1*, dont le XGJ est un marqueur clinique, comme les taches café au lait [51]. Il existe des cas de XGJ associés à une leucémie myélomonocytaire juvénile, chez l'enfant [52]. En revanche, il n'y a pas d'association à des anomalies métaboliques. Plusieurs cas de XGJ chez l'adulte font état d'associations avec des hémopathies : le plus souvent des leucémies, mais également des lymphomes ou des gammapathies monoclonales, des thrombocytémies essentielles, pouvant précéder, coïncider, ou suivre le diagnostic de XGJ [53-55].

Deux formes cliniques ont été décrites : une forme papuleuse (nombreuses petites papules de quelques millimètres), et une forme nodulaire, moins fréquente (lésions isolées, télangiectasiques, de 1 à 2 cm) (fig. 11.21). Il existe également une forme en plaques (coalescence de lésions adjacentes). Les lésions initialement couleur chair, puis rouge brun, sont localisées sur la partie supérieure du corps, et deviennent progressivement jaunes. Les localisations les plus fréquentes sont la face et le cou. Des atteintes de la cavité buccale sont possibles. Une atteinte disséminée, extrêmement rare, est également rapportée, avec infiltration pulmonaire, cardiaque, osseuse, du système nerveux central, du péricarde, des reins, du tube digestif, du foie, de la rate, de la moelle osseuse, des ovaires et testicules [56, 57].

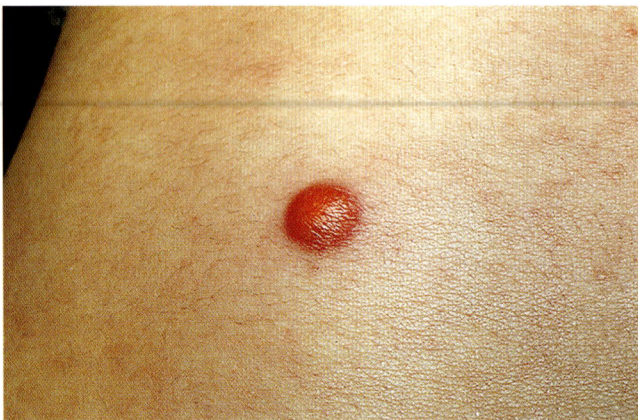

Fig. 11.21 Xanthogranulome juvénile.

L'atteinte viscérale la plus fréquente est oculaire : le XGJ oculaire survient dans moins de 0,5 % des cas, est unilatéral, et peut se compliquer d'hémorragies, de glaucome, pouvant conduire à la cécité. Il peut précéder ou succéder aux lésions cutanées. L'évolution cutanée est le plus souvent bénigne, avec disparition des lésions en quelques années, pouvant laisser des cicatrices.

Diagnostics différentiels : xanthome tubéreux, un mastocytome, un nævus de Spitz, une sarcoïdose à gros ou petit nodule, un histiocytofibrome, des leucémides.

Histologie. On observe un infiltrat dense et bien limité d'histiocytes dans le derme superficiel, *sans épidermotropisme,* pouvant s'étendre dans le tissu sous-cutané en cas de lésion de grande taille. Au stade précoce, les histiocytes ont un cytoplasme éosinophile abondant, puis développent une accumulation de vacuoles lipidiques intracytoplasmiques (histiocytes spumeux). Quelques mitoses sont observées, mais sans atypie. La présence de cellules géantes de Touton est caractéristique, associée à des cellules géantes à corps étrangers. Des lymphocytes, des polynucléaires neutrophiles et éosinophiles se disposent en périphérie de l'infiltrat. De la fibrose apparaît au stade tardif. *Les histiocytes sont marqués par le CD68, le facteur XIIIa, et HAM56, et sont négatifs pour le CD1a, la PS100.*

Traitement. Aucun traitement n'est nécessaire, du fait de la régression spontanée habituelle des lésions cutanées. En cas de problème esthétique, une exérèse chirurgicale est réalisée. Les formes oculaires sont traitées par corticoïdes topiques ou chirurgie ophtalmologique. En cas d'atteinte systémique avec retentissement clinique, différents protocoles de chimiothérapie (vinblastine, vincristine, méthotrexate, étoposide, cladribine), des corticoïdes systémiques, de la radiothérapie ont déjà été utilisés [58].

Xanthome papuleux

Il serait une forme clinique variante du XGJ, atteignant les enfants dans la 1re année de vie, et plus fréquemment le garçon. Les lésions cutanées ont la même présentation clinique, à type de petites papules de quelques millimètres, évoluant très rapidement vers une coloration jaunâtre. Histologiquement, l'infiltrat cellulaire est composé de cellules spumeuses et de cellules géantes de Touton, plus aucune cellule histiocytaire n'est visible, et les cellules inflammatoires associées sont rares.

Histiocytose éruptive généralisée

Cette affection est très rare, touche plus fréquemment les adultes (3e–6e décennies) que les enfants, avec une prédilection masculine. Seulement quelques dizaines de cas ont été rapportées. Pour certains, ce serait une forme clinique précoce de XGJ [59-62]. Cliniquement, il existe des centaines de petites papules rouge brun symétriques, de quelques millimètres, de disposition axiale, et sur la région proximale des membres. Elles cicatrisent en quelques semaines en laissant des cicatrices pigmentées ou anétodermiques. Chez l'enfant, les lésions sont distribuées de façon plus aléatoire. Une atteinte muqueuse peut occasionnellement être observée. Il n'y a pas d'atteinte viscérale rapportée. Les lésions cutanées peuvent continuer à apparaître et évoluer pendant plusieurs années. En histologie, il existe un infiltrat d'histiocytes monomorphes et de lymphocytes dans le derme superficiel et moyen ; les cellules sont organisées en nids autour des vaisseaux. Les histiocytes ont un noyau de grande taille et un cytoplasme abondant vacuolisé, mal limité. Dans les lésions plus anciennes, on trouve quelques cellules spumeuses et des cellules géantes multinucléées. Les immunomarquages sont positifs pour CD68, le facteur XIIIA. Le plus souvent aucun traitement n'est nécessaire, mais certains rapportent l'efficacité de l'isotrétinoïne ou de la pUVAthérapie. Une surveillance est indiquée car certains patients peuvent développer d'autres formes d'HNL, comme un *xanthoma disseminatum*.

Histiocytose céphalique bénigne

Il s'agit d'une HNL bénigne, touchant le jeune enfant, sans prédominance de sexe, généralement de moins de 1 an, et toujours avant 3 ans. Elle débute au visage (paupières, joues, front). Il s'agit d'une pathologie rare, quelques dizaines de cas seulement ont été rapportées. Elle est considérée comme une forme limitée d'histiocytose éruptive généralisée, et peut secondairement évoluer dans ce sens. L'association à des XGJ, dont elle fait partie du spectre, a été également rapportée [63, 64]. Les lésions sont des papules de 2 à 5 mm, rouge brun, qui peuvent s'étendre aux oreilles, à la nuque et au cou. Elles disparaissent sans séquelles en quelques mois ou années, et sans atteinte viscérale. Seulement deux cas de diabète insipide par infiltration de l'hypophyse ont été rapportés. Le diagnostic différentiel doit éliminer des verrues, des sarcoïdes lichénoïdes, une mastocytose. Histologiquement, on observe un infiltrat histiocytaire bien limité dans le derme superficiel, les cellules ont des noyaux polymorphes, et un cytoplasme abondant. Il s'y associe un infiltrat de cellules inflammatoires, mais aucune cellule spumeuse ou cellule de Touton n'est retrouvée. Les immunomarquages sont positifs pour CD68 et le facteur XIIIA. Aucun traitement n'est nécessaire, mais les enfants doivent être surveillés du fait de possibles exacerbations cutanées.

Histiocytome progressif nodulaire

Il s'agit d'une forme d'histiocytose d'évolution chronique, sans régression spontanée [65-67]. Les adultes sont plus souvent touchés que les enfants, il n'y a pas de prédilection selon le sexe. Elle atteint la peau et les muqueuses, avec des centaines de papules, ou nodules sous-cutanés. Le plus souvent, les papules sont jaune rosé, de quelques millimètres, de disposition aléatoire, mais épargnant les plis de flexion et les régions articulaires. Les nodules dermiques sont de taille centimétrique, rouge brun et télangiectasiques en surface, le plus souvent sur le tronc. Les régions génitales sont souvent atteintes. L'atteinte du visage peut conférer un faciès léonin. Les muqueuses atteintes sont celles de la cavité buccale, de la conjonctive oculaire, de la sphère laryngée. Histologiquement, on trouve des histiocytes fusiformes, avec un cytoplasme abondant et vacuolisé dans le derme ; ils sont associés à des cellules géantes multinucléées de Touton. Les marquages sont positifs pour le CD68 et le facteur XIIIa. Malgré l'évolution chronique, les patients ne présentent pas de signe d'atteinte viscérale et restent en bon état général. Le traitement peut faire appel si nécessaire à l'exérèse chirurgicale, aux corticoïdes intralésionnels ou systémiques, au laser CO_2, et dans certains cas aux chimiothérapies (cyclophosphamide, vincristine).

Histiocytose mucineuse héréditaire progressive

Il s'agit d'une forme très rare d'HNL, atteignant en majorité des femmes ; une dizaine de cas sont décrits, les premiers symptômes apparaissent dans l'enfance ou l'adolescence. La transmission serait cependant autosomique dominante [65]. Cliniquement, il existe quelques papules et nodules, de couleur peau normale, ou rouge brun, distribués symétriquement sur le visage, les mains, les avant-bras et les jambes. Il n'y a pas d'atteinte muqueuse ou viscérale décrite. En histologie, on note des histiocytes fusiformes avec cytoplasme abondant et gros noyaux, agrégés en nodules, sans cellule inflammatoire associée. Des dépôts de mucine sont présents dans le derme. Les histiocytes sont marqués positivement par le CD68 et le facteur XIIIa. L'évolution est progressive, marquée par l'extension des lésions, sans régression spontanée.

Xanthogranulome nécrobiotique

Épidémiologie. Il s'agit d'une histiocytose rare, d'évolution chronique et progressive, avec atteinte viscérale possible, caractérisée par une destruction cutanée et sous-cutanée. L'association à une gammapathie monoclonale (IgG kappa) est très fréquente et doit être systématiquement recherchée. Les hommes et les femmes sont atteints identiquement [68-70]. L'âge moyen d'apparition est de 60 ans.

Clinique. Les lésions cutanées sont multiples, à type de papules ou nodules, évoluant en plaques extensives bien délimitées, de coloration variable (jaune rouge, violacée). L'apparition de télangiectasies, d'ulcérations, d'une atrophie au centre des lésions est possible. L'évolution est cicatricielle. *La localisation préférentielle est faciale (périorbitaire, dans 85 % des cas)* (fig. 11.22) suivie par le tronc, et la partie proximale des extrémités. Les lésions cutanées peuvent être prurigineuses. La moitié des patients ont une atteinte ophtalmique associée (masses orbitaires, ectropion, ptosis, kératite, uvéite antérieure, épisclérite), liée à l'atteinte périoculaire. Tous les organes peuvent par ailleurs être atteints, notamment le tractus respiratoire, le poumon, le cœur. *La gammapathie associée est souvent une IgG monoclonale* (retrouvée dans 80 % des cas, parfois de manière retardée). Quelques patients sont porteurs d'une cryoglobulinémie. Une hémopathie sous-jacente peut être retrouvée au cours de l'évolution (myélome, LLC, lymphome non hodgkinien, myélodysplasie) [68-70]. Le diagnostic différentiel doit éliminer des nodules rhumatoïdes, des granulomes annulaires sous-cutanés, une sarcoïdose, des granulomes à corps étrangers, des xanthélasmas, des xanthomes normolipémiques, une nécrobiose lipoïdique.

Histologie. Un (xantho)granulome palissadique, formé d'histiocytes, de follicules lymphoïdes, de cellules géantes de Touton, de cellules spumeuses et cellules multinucléées à corps étrangers, avec zones de nécrobiose hyaline, est observé dans le derme moyen, pouvant s'étendre jusque dans l'hypoderme (et conduire à une panniculite lobulaire). *Les histiocytes sont positifs en immunomarquage avec CD68, facteur XIIIa, lysozyme.*

Traitement. Il n'y a pas d'attitude thérapeutique validée, les traitements utilisés, sans être régulièrement efficaces, peuvent être les corticoïdes systémiques, le melphalan, le chlorambucil, le cyclophosphamide, le laser CO_2, la plasmaphérèse, les immunoglobulines polyvalentes, la photophérèse extracorporelle [68-70].

Réticulohistiocytose multicentrique (RHM)

Épidémiologie. Les adultes sont plus fréquemment concernés par la RHM. Il existe des formes cutanées isolées (nodule solitaire sur le visage) et des formes cutanées diffuses. Les femmes sont plus souvent touchées, durant la 4e décennie (ratio H/F de 3/1) [71-73].

Clinique. Il peut s'agir d'un nodule cutané isolé, érythémateux, ou jaune, le plus souvent sur la face. Les lésions peuvent régresser spontanément. Elles peuvent être multiples, de taille variable (millimétriques ou centimétriques), de la couleur de la peau normale, ou érythémateuses, jaunâtres, sur les mains, les doigts, les oreilles et les régions articulaires (fig. 11.23). De petites papules peuvent s'agréger en région périunguéale, décrites comme des «perles corail» (40 % des cas). Des nodules périarticulaires, ressemblant à des nodules rhumatoïdes, sont rarement observés. En cas d'atteinte sévère du visage, l'évolution se fait vers un «faciès léonin». Certains rapportent une présentation clinique évoquant la dermatomyosite (lésions cutanées sur les zones photoexposées, atteinte digitale distale). La moitié des patients développent les lésions muqueuses (cavité orale, muqueuse nasale et pharyngée). L'apparition d'une *arthrite érosive séronégative* est rapportée dans 45 % des cas, atteignant symétriquement les articulations des mains, des doigts (articulation interphalangienne distale), des genoux, des chevilles. Des déformations peuvent être observées («main en lorgnette»). La destruction des cartilages du nez et des

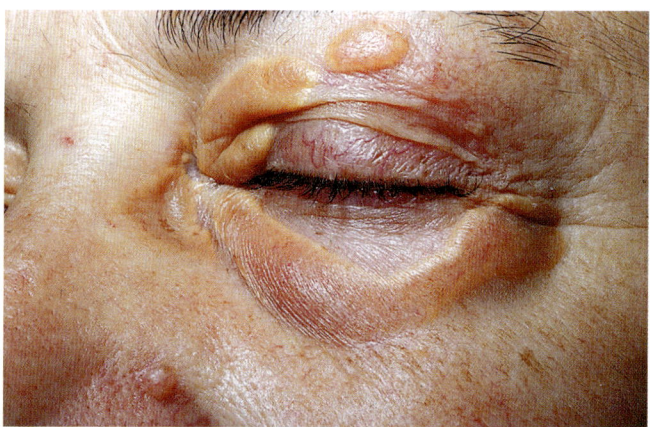

Fig. 11.22 Xanthogranulome nécrobiotique avec atteinte caractéristique des paupières, à ne pas confondre avec un xanthélasma banal.

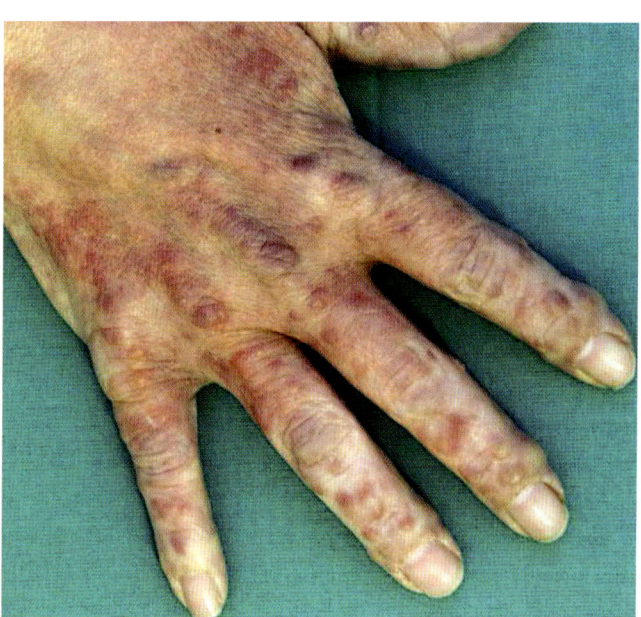

Fig. 11.23 Réticulohistiocytose multicentrique.

oreilles est possible. Une infiltration viscérale est également rarement rapportée (musculaire, cardiaque, pulmonaire, oculaire, gastrique, thyroïdienne, salivaire). L'évolution est chronique sur plusieurs années, des régressions spontanées sont possibles (cf. chapitre 19.12). *Un quart des patients développent un cancer* (bronchique, mammaire, gastrique) et un peu plus rarement une hémopathie (lymphomes). Le bilan à la recherche d'un cancer associé doit être systématique [71-73].

Histologie. Elle montre un infiltrat dermique de lymphocytes et d'histiocytes au stade précoce et, à un stade plus tardif, l'apparition de nombreux histiocytes multinucléés de grande taille, avec un cytoplasme éosinophile. La fragmentation des fibres collagéniques et du tissu élastique est possible. Les histiocytes ont des immunomarquages positifs pour *le lysozyme, l'alpha-1 antitrypsine, le CD68, le CD11b, l'HAM56, et parfois le facteur XIIIa*.

Traitement. L'exérèse d'une lésion cutanée isolée est possible ; les lésions cutanées peuvent parfois disparaître, mais les lésions muqueuses ont une évolution imprévisible. L'atteinte articulaire nécessite un traitement le plus précoce possible afin d'éviter des déformations sévères : corticothérapie générale, biphosphonates, immunosuppresseurs tels que l'azathioprine, le méthotrexate, la ciclosporine, et chimiothérapies tel le cyclophosphamide. Des cas d'utilisation efficace des anti-TNF-α ont été récemment publiés [71-73].

Maladie de Rosai-Dorfman (histiocytose sinusale)

Il s'agit d'une affection indolente, le tableau classique associant des adénopathies cervicales bilatérales, de la fièvre, une anémie, une neutrophilie, et une hypergammaglobulinémie polyclonale. Un amaigrissement et des sueurs nocturnes sont possibles mais l'état général est habituellement conservé. Les enfants et les jeunes adultes, les Afro-Américains (20-30 ans) sont concernés, avec une plus forte prévalence chez les hommes. La maladie atteint préférentiellement les ganglions du cou et de la tête, mais dans 40 % des cas la peau, les tissus mous, le système nerveux central, le tube digestif, le foie, la rate, les os peuvent être aussi touchés. Son étiologie n'est pas connue, le rôle des virus notamment EBV, parvovirus B19, EBV, HHV6, a été suggéré. L'association chez certains patients d'une maladie de Rosai-Dorfman et d'une maladie à IgG4 a été rapportée à plusieurs reprises, ainsi qu'à des HL. L'occurrence de lymphomes non hodgkiniens a été décrite chez plusieurs patients [74, 75].

Les lésions cutanées sont peu fréquentes (10 %), volontiers multiples et polymorphes, mais cliniquement aspécifiques. Il peut s'agir de macules, papulonodules ou plaques, érythémateuses ou brunes, jaunâtres, pouvant évoluer vers l'ulcération. Les zones volontiers touchées sont les paupières, les régions malaires, le cou et le torse (fig. 11.24). Les formes diffuses sont plus fréquentes chez les enfants et jeunes adultes masculins, alors que les formes cutanées limitées sont l'apanage des adultes (préférentiellement des femmes). Histologiquement, il existe dans les ganglions atteints une dilatation des sinus, avec infiltrat de neutrophiles, lymphocytes, éosinophiles, plasmocytes, histiocytes au cytoplasme abondant et gros noyau. Les histiocytes peuvent être multinucléés, ou spumeux, et peuvent s'agréger. Des images d'empéripolèse sont retrouvées (phagocytose des lymphocytes et érythrocytes). Des constations similaires sont retrouvées sur l'histologie cutanée. *Les histiocytes sont marqués par le CD68, la PS100, et négatifs pour le CD1a* [74, 75]. La plupart des lésions étant asymptomatiques et d'évolution spontanément favorable en quelques mois à plusieurs années, aucun traitement n'est généralement nécessaire. En cas de lésions symptomatiques ou menaçantes, l'exérèse chirurgicale, la radiothérapie, les corticoïdes systémiques (en 1re intention pour les traitements systémiques), les chimiothérapies (interféron, thalidomide, rétinoïdes, alcaloïdes, anthracyclines, méthotrexate, rituximab, cladribine, clofarabine) peuvent être indiqués [74, 75].

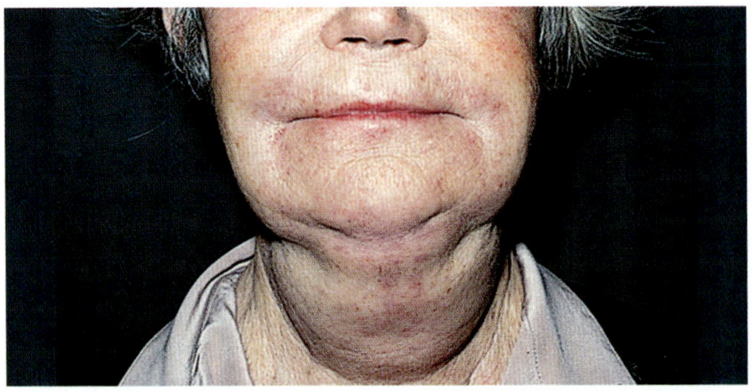

Xanthoma disseminatum (de Montgomery)

Le *xanthoma disseminatum* est une forme d'histiocytose rare ; la peau, les muqueuses, l'hypothalamus et l'hypophyse sont les organes plus couramment concernés, et l'association à un diabète insipide n'est donc pas rare. Les hommes sont plus souvent atteints, la maladie survenant en moyenne à l'âge de 40 ans [76, 77]. Seulement une centaine de cas ont été rapportés. Les lésions cutanées sont des papules érythémateuses, rouge brun, évoluant vers le jaune, de répartition symétrique sur le visage, en région périorificielle (paupières, bouche), sur les plis de flexion, les régions proximales des membres (fig. 11.25). Elles évoluent de façon confluente, jusqu'à former des plaques, d'évolution progressivement atrophiante. Les lésions cutanées peuvent régresser ou persister de façon chronique. Quarante à 60 % des patients présentent des lésions muqueuses (ophtalmique, orale, tractus aérien supérieur, plus rarement inférieur). Dans ce cas, une gêne respiratoire peut apparaître. L'atteinte du système nerveux central et de l'hypophyse n'est pas rare, responsable d'un diabète insipide dans 40 % des cas, et de crises d'épilepsie. Une atteinte osseuse, ostéolytique, est possible mais très rare. Les autres organes atteints déjà décrits comprennent le cœur, le poumon, le rein et les surrénales. Des cas associés à des gammapathies monoclonales, des myélodysplasies, des myélomes et des pathologies thyroïdiennes ont été rapportés. Le plus souvent, aucune anomalie lipidique n'est associée. Histologiquement, il existe un infiltrat dense d'histiocytes, et autres cellules inflammatoires dans le derme ; plus tardivement, les cellules spumeuses prédominent, avec des cellules de Touton. *Les immunomarquages sont positifs pour CD68, CD11b, CD11c, facteur XIIIa, lysozyme, alpha-1 antitrypsine* [76, 77]. Il n'y a pas de traitement de référence validé, l'utilisation des corticoïdes, du laser CO_2, de la radiothérapie à visée de désobstruction des voies aériennes, du thalidomide, du

Fig. 11.24 Hystiocytose sinusale de Rosai-Dorfman.
Noter l'érythème discret et l'infiltration cutanéoganglionnaire (cas avec preuve histologique de la localisation cutanée).

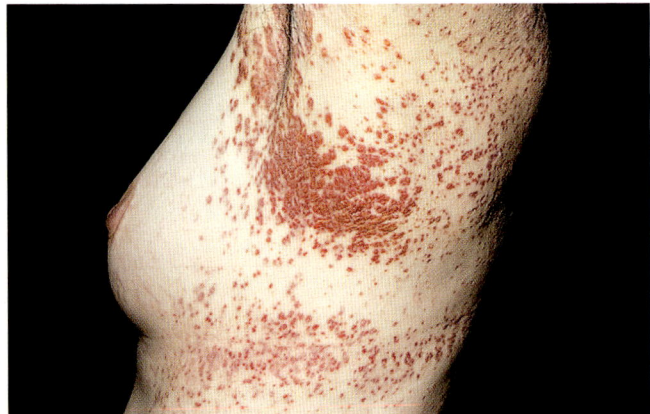

Fig. 11.25 *Xanthoma disseminatum* (Montgomery) : lésions et maladie stables avec un recul de 10 ans sans traitement.

cyclophosphamide ou des immunoglobulines polyvalentes a pu être indiquée en cas de gêne fonctionnelle.

Maladie d'Erdheim-Chester

Elle est considérée comme une forme grave d'HNL avec atteinte viscérale et évolution progressive. Les patients atteints ont en moyenne entre 50 et 70 ans, sont plus souvent de sexe masculin (73 %). La survie à 5 ans est de 70 %. La mise en évidence d'une *mutation V600E de BRAF* chez 54 % des patients a révolutionné le traitement de la maladie d'Erdheim-Chester, et indiqué des mécanismes physiopathogéniques communs avec l'HL [78-82].

L'atteinte cutanée ne concerne qu'un quart des patients. Les lésions ressemblent aux xanthomes plans ou au *xanthoma disseminatum*. Elles peuvent confluer en plaques ; elles disparaissent en laissant des cicatrices atrophiques. Les régions cutanées le plus souvent touchées sont les paupières (aspect de xanthelasma), les régions axillaires et inguinales, le cou, et les muqueuses génitales.

Tous les organes peuvent être touchés (poumons, foie, rein, cœur, système nerveux central), et les symptômes généraux sont communs [78-82]. L'*atteinte osseuse* entraîne des douleurs osseuses des membres inférieurs, liées à une sclérose symétrique des os longs (diaphyses et métaphyses) chez 50 % des patients. Les os les plus touchés sont le fémur, le tibia et le péroné, le rachis et les os plats étant souvent épargnés ; 30 % des patients présentent des lésions ostéolytiques, pouvant être responsables de fractures pathologiques. L'*atteinte hypophysaire* est responsable d'un diabète insipide, et l'atteinte du système nerveux central peut occasionner une ataxie, des déficits focaux, une dysarthrie, une épilepsie ou des symptômes psychiatriques ou cognitifs. L'*atteinte neurologique* est un facteur pronostique majeur. Une exophtalmie est souvent observée, liée à une infiltration rétro-orbitaire des tissus mous, pouvant entraîner une baisse de l'acuité visuelle. L'*atteinte rétropéritonéale et rénale* survient chez un tiers des patients, avec un risque d'insuffisance surrénalienne, d'hydronéphrose bilatérale. L'*atteinte pulmonaire* est plus rare (20 %) et se manifeste par une dyspnée, des infiltrats interstitiels radiologiques et une fibrose pulmonaire à long terme. L'*atteinte cardiovasculaire* est à type de sténose aortique (pouvant être responsable d'une hypertension artérielle), de tamponnade péricardique, d'infiltration pseudo-tumorale des cavités droites du cœur, des valves cardiaques et des coronaires, responsable d'infarctus, et d'une insuffisance cardiaque.

En histologie, on retrouve un infiltrat d'histiocytes spumeux, de cellules géantes de Touton, avec des lymphocytes, plasmocytes, neutrophiles et éosinophiles, et de la fibrose en périphérie. *Les histiocytes expriment le CD68, le facteur XIIIa et ne sont pas marqués par la PS100, le CD1a.*

L'évolution est agressive et peut conduire au décès, la survie à 5 ans est de 70 %, la gravité dépendant de l'atteinte extra-cutanée.

Le traitement [78-82] faisait classiquement appel aux corticoïdes, à la radiothérapie, aux immunosuppresseurs (méthotrexate, cyclophosphamide, azathioprine, ciclosporine, interféron alpha), aux chimiothérapies (anthracyclines, étoposide, cladribine) et jusqu'à la greffe de cellules-souches autologues. La mise en évidence d'une *mutation V600E de BRAF* chez 54 % des patients a révolutionné le traitement de la maladie d'Erdheim-Chester. L'efficacité des inhibiteurs de BRAF a été démontrée dans la maladie d'Erdheim-Chester, avec un taux de réponse élevé, et prolongé [78]. La description de mutations de *NRAS* chez 17 % de patients non mutés pour *BRAF* a fait l'objet d'une publication récente, pouvant faire entrevoir de futures possibilités thérapeutiques.

L'anti-TNF-α (infliximab) et l'inhibiteur du récepteur de l'IL-1 (anakinra) ont également été utilisés avec succès, soulignant l'importance de l'inflammation dans la pathogénie et les manifestations cliniques de la maladie.

Histiocytoses à cellules indéterminées

Elles regroupent des histiocytoses dont les cellules ont les caractéristiques des cellules dendritiques de Langerhans et des cellules macrophagiques. Leur existence comme entité séparée est discutée, et elles regroupent des pathologies hétérogènes [65, 83-85]. Les adultes sont le plus souvent concernés, sans prédominance de sexe.

Plusieurs formes cliniques ont été rapportées : une forme à type de nodule solitaire, avec une lésion centimétrique, asymptomatique. L'autre forme est à type de papulonodules multiples, disséminés, de plus petite taille, rouge brun.

Le plus souvent, il n'y a pas d'atteinte viscérale associée.

En histologie, les cellules histiocytaires ont des cytoplasmes éosinophiles abondants, de gros noyaux irréguliers. L'infiltrat occupe toute la hauteur du derme, et peut atteindre l'épiderme. *Les cellules expriment la PS100, le CD1a, et le CD68, mais pas le facteur XIIIa ni la langerine. En microscopie électronique, les granules de Birbeck sont absents* [65, 83–85].

L'évolution est bénigne dans les formes nodulaires isolées, les lésions régressant spontanément. Les formes cutanées diffuses sont d'évolution indolente, mais certains rapportent l'apparition de leucémies d'évolution fatale, nécessitant un suivi prolongé des patients.

Quelques cas avec atteinte cutanée diffuse agressive et défigurante ont été traités par thalidomide ou protocoles de chimiothérapies (cyclophosphamide, étoposide ou vinblastine) [83-85].

Histiocytoses malignes

Il s'agit de formes très rares et agressives d'histiocytoses, dont le pronostic est sombre. Il existe des formes localisées ou disséminées. Les cellules tumorales histiocytaires peuvent néanmoins envahir tous les organes, le plus fréquemment les ganglions, la rate, le foie, la moelle osseuse. Les symptômes généraux sont fréquents [86-89]. L'âge moyen de survenue est de 50 ans, mais des cas peuvent s'observer à tout âge. Il existe une légère prédominance de cas masculins.

Des lésions cutanées sont observées dans 15 à 48 % des cas, uniques ou multiples, papulonodulaires, érythématoviolacées. Ces lésions peuvent siéger n'importe où, avec une prédilection pour les extrémités, les membres, les fesses.

L'association à une *immunosuppression sous-jacente* (patients transplantés) a été rapportée, mais surtout à des hémopathies. Du fait de réarrangements géniques clonaux similaires entre l'hémopathie et l'histiocytose maligne chez certains patients, on pense qu'une certaine proportion *d'hémopathies pourrait se transdifférencier en histiocytose maligne*. Les cas associés à un lymphome ou une leucémie lymphoblastique sont observés chez les enfants ou les jeunes adultes, alors que les cas associés aux lymphomes B sont plus fréquents chez les sujets âgés. L'histiocytose maligne peut aussi survenir après une histiocytose langerhansienne. La positivité de la mutation V600E de *BRAF* a déjà été rapportée dans un cas.

Histologiquement, il s'agit d'un infiltrat dermique profond ou sous-cutané, avec des histiocytes atypiques et de nombreuses mitoses, autour des structures annexielles et des vaisseaux, associé à de la nécrose. *Les cellules sont positives pour CD1a, CD207, CD68, et faiblement positives pour la PS100* [86-89].

Histiocytoses

La survie globale à 5 ans est de 28 %. Le traitement doit être le plus précoce possible, associant des protocoles de radio-chimiothérapie. L'allogreffe de cellules-souches semble être actuellement le plus efficace pour les formes disséminées ou résistantes. Un cas d'histiocytose maligne cérébrale muté pour *BRAF*, traité efficacement par vémurafénib, a été décrit [86-89].

RÉFÉRENCES

1. Writing Group of the Histiocyte Society, *Lancet Lond Engl.* 1987, *1*, 8526.
2. Weitzman S. et coll., *Pediatr Blood Cancer.* 2005, *45*, 3.
3. Badalian-Very G. et coll., *Blood.* 2014, *124*, 7.
4. Yu R.C., et coll., *Lancet Lond Engl.* 1994, *343*, 8900.
5. Willman C.L. et coll., *N Engl J Med.* 1994, *331*, 3.
6. Geissmann F. et coll., *Science.* 2010, *327*, 5966.
7. Merad M. et coll., *Nat Rev Immunol.* 2008, *8*, 12.
8. Yoon J.H. et coll., *Pediatr Int Off J Jpn Pediatr Soc,* 2013, *55*, 3.
9. Murakami I. et coll., *Hum Pathol.* 2014, *45*, 1.
10. Jeziorski E. et coll., *PloS One.* 2008, *3*, 9.
11. Egeler R.M. et coll., *Cancer.* 1993, *71*, 3.
12. Edelbroek J.R. et coll., *Br J Dermatol.* 2012, *167*, 6.
13. Iwasaki T et coll., *J Dermatol.* 2014, *41*, 3.
14. Li X., et coll., *Zhonghua Bing Li Xue Za Zhi.* 2014, *43*, 8.
15. Castro E.C.C. et coll., *Pediatr Dev Pathol Off J Soc Pediat.* 2010, *13*, 3.
16. Garabedian L. et coll., *Eur Cytokine Netw.* 2011, *22*, 3.
17. Senechal B et coll., *PLoS Med.* 2007, *4*, 8.
18. Berres M.L. et coll., *Br J Haematol.* 2015, *169*, 1.
19. Allen C.E. et coll., *J Immunol.* 2010, *184*, 4557.
20. Badalian-Very G. et coll., *Blood,* 2010, *116*, 11.
21. Miranda M.B. et coll., *Leuk Res.* 2005, *29*, 11.
22. Brown N.A. et coll., *Blood.* 2014, *124*, 10.
23. Chakraborty R. et coll., *Blood.* 2014, *124*, 19.
24. Berres M.L. et coll., *J Exp Med.* 2014, *211*, 4.
25. Berres M.L. et coll., *Adv Immunol.* 2013, *120*, 127.
26. Haupt R. et coll., *Pediatr Blood Cancer.* 2013, *60*, 2.
27. Makras P. et coll., *Pediatr Blood Cancer.* 2012, *58*, 5.
28. Aricò M. et coll., *Br J Haematol.* 2015, *169*, 2.
29. Girschikofsky M. et coll., *Orphanet J Rare Dis.* 2013, *8*, 72.
30. Grois N. et coll., *J Pediatr.* 2010, *156*, 6.
31. Sieni E. et coll., *PloS One.* 2015, *10*, 7.
32. Wnorowski M. et coll., *J Pediatr.* 2008, *153*, 1.
33. Tazi A., *Eur Respir J.* 2006, *27*, 6.
34. Néel A., et coll., *Rev. Med. Interne,* 2015, *36*, 658.
35. Sander C.S. et coll., *Dermatol Basel Switz.* 2004, *208*, 2.
36. Chellapandian D. et coll., *Pediatr Blood Cancer.* 2015, *62*, 2162.
37. Donadieu J. et coll., *Blood,* 2015.
38. Abraham A. et coll., *Pediatr Blood Cancer.* 2013, *60*, 6.
39. Simko S.J. et coll., *Pediatr Blood Cancer.* 2014, *61*, 3.
40. Xicoy B. et coll., *Med Clínica.* 2006, *127*, 18.
41. Steiner M. et coll., *Bone Marrow Transplant.* 2005, *36*, 3.
42. Gadner H. et coll., *Blood.* 2013, *121*, 25.
43. Varga E. et coll., *J Eur Acad Dermatol Venereol.* 2015, *29*, 6.
44. Haroche J. et coll., *Blood.* 2013, *121*, 9.
45. Euskirchen P. et coll., *Neurol Neuroimmunol Neuroinflammation.* 2015, *2*, 2.
46. Hervier B. et coll., *Blood.* 2014, *124*, 7.
47. Satter E.K. et coll., *J Am Acad Dermatol.* 2009, *60*, 5.
48. Yu H. et coll., *J Am Acad Dermatol.* 2010, *62*, 2.
49. Strehl J.D. et coll., *Int J Clin Exp Pathol.* 2012, *5*, 7.
50. Bains A. et coll., *Pediatr Dev Pathol Off J Soc Pediatr Pathol Paediatr Pathol Soc.* 2011, *14*, 6.
51. Jans S.R.R. et coll., *Pediatr Dermatol.* 2015, *32*, 1.
52. Arachchillage D.R.J. et coll., *J Pediatr Hematol Oncol.* 2010, *32*, 2.
53. Shoo B.A. et coll., *J Am Acad Dermatol.* 2008, *59*, 3.
54. Narváez-Moreno B. et coll., *Actas Dermo-Sifiliográficas.* 2013, *104*, 3.
55. Larson M.J. et coll., *J Am Acad Dermatol.* 2004, *50*, 6.
56. Dehner L.P. et coll., *Am J Surg Pathol.* 2003, *27*, 5.
57. Pajaziti L. et coll., *BMC Res Notes.* 2014, *7*, 174.
58. Stover D.G. et coll., *Pediatr Blood Cancer.* 2008, *51*, 1.
59. Attia A. et coll., *J Dermatol Case Rep.* 2011, *5*, 3.
60. Kwinter J. et coll., *J Cutan Med Surg.* 2009, *13*, 3.
61. Lan Ma H. et coll., *J Dtsch Dermatol Ges.* 2007, *5*, 131.
62. Verma S.B. et coll., *Int J Dermatol.* 2012, *51*, 4.
63. Patsatsi A. et coll., *Pediatr Dermatol.* 2014, *31*, 5.
64. Koca R. et coll., *Ann Dermatol.* 2011, *23*, 4.
65. Caputo R. et coll., *J Am Acad Dermatol.* 2007, *57*, 6.
66. Glavin F.L. et coll., *J Cutan Pathol.* 2009, *36*, 12.
67. Nofal A. et coll., *Int J Dermatol.* 2011, *50*, 12.
68. Spicknall K.E. et coll., *Int J Dermatol.* 2009, *48*, 1.
69. Szalat R. et coll., *Blood.* 2011, *118*, 14.
70. Liszewski W. et coll, *Dermatol Ther.* 2014, *27*, 5.
71. El-Haddad B. et coll., *Rheumatol Int.* 2011, *31*, 9.
72. Fett N. et coll., *Dermatol Basel Switz.* 2011, *222*, 2.
73. Macía-Villa C.C. et coll., *Clin Rheumatol.* 2016, *35*, 527.
74. Dalia S. et coll., *Cancer Control J Moffitt Cancer Cent.* 2014, *21*, 4.
75. Cohen-Barak E. et coll., *Int J Dermatol.* 2014, *53*, 5.
76. Zinoun M. et coll., *Ann Dermatol Vénéréol.* 2015, *142*, 4.
77. Park H.Y. et coll., *Dermatol Basel Switz.* 2011, *222*, 3.
78. Haroche J. et coll., *J Clin Oncol Off J Am Soc Clin Oncol.* 2015, *33*, 5.
79. Cives M. et coll., *Crit Rev Oncol Hematol.* 2015, *95*, 1.
80. Haroche J. et coll., *Blood.* 2012, *120*, 13.
81. Emile J.F. et coll., *Blood.* 2014, *124*, 19.
82. Diamond E.L. et coll., *Blood.* 2014, *124*, 4.
83. Ratzinger G. et coll., *J Cutan Pathol.* 2005, *32*, 8.
84. Ventura F. et coll., *Dermatol Res Pract.* 2010, 2010.
85. Vener C. et coll., *Br J Dermatol.* 2007, *156*, 6.
86. Howard J.E.F. et coll., *Cancer Treat Rev.* 2015, *41*, 4.
87. Takahashi E. et coll., *J Clin Exp Hematop.* 2013, *53*, 1.
88. Newman B. et coll., *J Am Acad Dermatol.* 2007, *56*, 2.
89. Idbaih A. et coll., *Neurology.* 2014, *83*, 16.

11-3 Mastocytoses

S. Dalle, S. Barete

Les mastocytoses sont caractérisées par une augmentation pathologique du nombre de mastocytes dans divers tissus : la peau, la moelle osseuse, le foie, le tractus gastro-intestinal, la rate et les ganglions lymphatiques. Il s'agit d'un groupe hétérogène de manifestations différentes en fonction de l'âge de survenue (enfant ou adulte), de la localisation de l'atteinte (cutanée ou systémique) et de l'évolution (indolente ou agressive). La classification de l'OMS de 2008 est fondée sur l'ensemble des constatations cliniques, histologiques et pronostiques des mastocytoses (encadré 11.4) [1, 2].

Encadré 11.4
Classification des mastocytoses
1. Mastocytose cutanée
2. Mastocytose systémique indolente[1]
   - Signes hémodynamiques (syncope, flush, etc.)
   - Signes digestifs (maladie ulcéreuse, malabsorption, diarrhée, etc.)
   - Agrégats de mastocytes dans la moelle osseuse
   - Atteinte du squelette
   - Hépatosplénomégalie
   - Lymphadénopathie
3. Mastocytose systémique associée à une anomalie hématologique clonale non mastocytaire[2]
   - Syndrome myéloprolifératif
   - Syndrome myélodysplasique
4. Mastocytose systémique agressive[2]
   - Lymphadénopathie mastocytaire avec éosinophilie ou dysfonction d'organe (moelle, foie, lyse osseuse)
5. Leucémie mastocytaire[2]
6. Sarcome mastocytaire[2]
7. Mastocytome extracutané[1]

1. Évolution indolente ou incertaine.
2. Évolution défavorable.

Les mastocytoses peuvent survenir à tout âge ; deux pics d'incidence ont été décrits, le premier étant situé dans la petite enfance et le second chez l'adulte jeune. La prédominance masculine est nette (H/F = 1,4/1). Environ 23 % des formes infantiles sont congénitales, 90 % surviennent avant les 2 ans [3]. Les mastocytoses de l'adulte débutent entre 20 et 40 ans et représentent environ 35 % des cas [4, 5]. Les formes familiales sont rares et de transmission autosomique dominante dans un tiers des cas.

Mastocytes et mastocytoses

Mastocytes normaux

Les mastocytes dérivent d'une cellule-souche médullaire pluripotente CD34+. Ils migrent dans le courant sanguin vers leurs sites spécifiques, où ils maturent sous l'influence de cytokines, comme l'IL-4 et le NGF, en cellules granuleuses caractéristiques. Le *Stem Cell Factor* (SCF ou KIT-ligand) est indispensable à la maturation et l'activation des mastocytes et interagit sur la membrane cellulaire avec le récepteur KIT. L'adressage tissulaire se fait par l'expression, en surface, de molécules d'adhésion appartenant à la famille des intégrines [6].

L'étude de souris dépourvues de mastocytes a permis de mettre en évidence une multitude d'implications physiologiques de ces cellules qui, en conditions normales, se localisent préférentiellement autour des vaisseaux, des nerfs ainsi que des follicules pileux, jouant notamment un rôle de sentinelle [7] : les mastocytes interviennent dans la libération de médiateurs agissant dans la réponse immunitaire contre les parasites et les bactéries, dans la promotion du remodelage et de la réparation tissulaire, dans le maintien de l'homéostasie du tissu conjonctif, dans la coordination de l'inflammation et dans la régulation de l'angiogenèse, du tonus et de la perméabilité vasculaire. On leur attribue en plus un rôle de médiateurs dans le stress et les allergies *via* le récepteur Fc aux IgE ainsi que dans la prévention de maladies auto-immunes par la dépression du système immunitaire lors de l'exposition aux rayons ultraviolets. Les mastocytes participent également à la régulation des processus neuro-immunoendocrines sous forme de fournisseurs d'informations sensorielles au système nerveux central et sous forme de cibles effectrices pour les messages efférents. Enfin ils jouent un rôle protumoral dans plusieurs modèles animaux [8]. Cette grande variété de fonctions fait donc des mastocytes des experts de la coordination et de l'intégration.

Comme dans tout système complexe, des « erreurs » peuvent survenir qui sont à l'origine de conséquences plus ou moins graves : réaction d'hypersensibilité immédiate à IgE (réponse immunitaire de type 1), fibroses pulmonaires, cicatrices hypertrophiques, chéloïdes, etc.

Mastocytes des mastocytoses

Au cours des mastocytoses, les mastocytes proviennent de précurseurs médullaires CD34– qui s'accumulent dans les tissus [9]. C'est la libération en excès des nombreux médiateurs par dégranulation, immunologique ou non, qui est responsable de la majeure partie de la symptomatologie clinique (tableau 11.8) ; celle-ci est secondaire à une accumulation et à une activation aberrante de cette lignée cellulaire devenue pathologique.

Tableau 11.8 Médiateurs mastocytaires et manifestations cliniques

Médiateurs		Effets
Associés aux granules	Histamine	Prurit, urticaire, hypersécrétion gastrique, perméabilité vasculaire, bronchoconstriction
	Héparine	Anticoagulation locale, ostéoporose
	Tryptase, protéases neutres	Lésions osseuses
Dérivés lipidiques	Leucotriènes	Augmentation de la perméabilité vasculaire
	Prostaglandines	Bronchoconstriction, vasodilatation
	Facteur d'activation plaquettaire	Augmentation de la perméabilité vasculaire, vasodilatation, bronchoconstriction
Cytokines	Facteurs pro-inflammatoires	Fibrose (TGF-β), activation des cellules endothéliales, cachexie (TNF-α) IL-33
	Facteurs de croissance	Facteur de croissance mastocytaire (IL-3, SCF), hyperéosinophilie (IL-5) Angiogenèse (VEGF)

11-3 Dermatoses par infiltrats cellulaires lympho-mono-myélocytaires

Mastocytoses

La régulation de la croissance et de l'activation des mastocytes est dépendante de cytokines, de facteurs de croissance qui agissent sur les récepteurs des mastocytes. L'accumulation tissulaire incontrôlée en particulier dans la peau lors des mastocytoses est secondaire à une anomalie d'un des complexes ligand-récepteurs.

Le SCF est le principal facteur de croissance intervenant dans la différenciation et la maturation finale des mastocytes et son inhibition induit leur apoptose [10, 11]. Une augmentation locale du taux de SCF, provoquant un excès de stimulation de son récepteur KIT, induit une multiplication, une activation et une migration anormales mastocytaires.

Le récepteur KIT (ou CD117) est une protéine transmembranaire de la famille des tyrosine-kinases.

La mutation gain de fonction de ce récepteur induit également une prolifération et une activation incontrôlées. Différents types de mutations ont pu être mis en évidence par l'étude de la structure tridimensionnelle du récepteur.

Chez l'enfant, la mutation de *KIT* qui est présente dans 75 % des cas se localise majoritairement dans le domaine *extra-membranaire* [15].

La mutation D816V du domaine catalytique *intracytoplasmique* de KIT est très fréquente et sa prévalence élevée (> 80 % dans les formes systémiques de *l'adulte*) sous-tend la physiopathologie, faisant des mastocytoses des pathologies clonales [12]. Néanmoins cette mutation n'a pas de pouvoir prédictif sur le pronostic final. Ceci suggère la participation d'autres récepteurs et d'autres médiateurs dans la pathogenèse des mastocytoses comme les *mutations épigénétiques* de TET2 et celles d'ASXL1 récemment mis en évidence [13, 14].

Pigmentation. Les mastocytoses sont caractérisées cliniquement par une augmentation locale de la pigmentation cutanée. Le SCF, produit par les mastocytes activés, est probablement un inducteur de la mélanogenèse par la stimulation du même récepteur KIT à la surface des mélanocytes [16]. La production locale et prolongée de fortes concentrations d'histamine induit également une hyperpigmentation cutanée [17].

Manifestations cliniques [4]

Manifestations cutanées

Elles peuvent être la conséquence d'une infiltration mastocytaire locale et/ou liées à la libération de médiateurs dans la peau ou dans les autres organes atteints.

Manifestations cutanées paroxystiques

En absence de tableau clinique spécifique pouvant faire évoquer le diagnostic d'une mastocytose (*cf. infra*), ces manifestations sont liées à la libération récurrente de médiateurs mastocytaires d'origine possiblement extracutanée. Il s'agit de plaques urticariennes, de flush sec localisé au tronc et visage ou d'un prurit souvent associé à ces éléments. L'intensité varie d'un sujet à l'autre et la biopsie cutanée peut mettre en évidence une infiltration mastocytaire en peau apparemment saine. Ces manifestations paroxystiques peuvent également se présenter sous forme d'un signe de Darier spontané sur une lésion préexistante. On parle alors de poussée congestive. Ailleurs, un dermographisme peut être mis en évidence à distance des lésions. Ce dernier est souvent associé au signe de Darier (*cf. infra*) et témoigne de l'activation mastocytaire.

Mastocytose maculeuse éruptive ou urticaire pigmentaire

La mastocytose maculeuse éruptive est la forme cutanée la plus fréquente de l'enfant et de l'adulte. Il s'agit d'une éruption maculopapuleuse pigmentée (rouge violacé à brun) qui est constituée d'éléments monomorphes parfois regroupés en plages confluentes. *La friction des lésions* induit une turgescence, un érythème et un prurit locaux ; ce signe clinique correspond au *signe de Darier* qui est quasiment pathognomonique des mastocytoses. Il a toutefois également été décrit dans des cas isolés d'histiocytoses type xanthogranulome juvénile ou de lymphome malin non hodgkinien [18] et au cours de la gale [19]. *Le prurit* constitue le signe fonctionnel prédominant et il peut s'amender lors d'une évolution prolongée bien que l'analyse histologique ne démontre que rarement une diminution du nombre de mastocytes dans les lésions. *La formation de bulles*, surtout chez les enfants avant l'âge de 2 ans, est fréquente, résultant d'un œdème dermique majeur.

L'atteinte, souvent symétrique, se limite principalement au tronc et aux cuisses alors que l'extrémité céphalique, les paumes et les plantes sont généralement épargnées. Une atteinte des muqueuses est possible mais exceptionnelle. Des manifestations ecchymotiques et anétodermiques ont également été rapportées.

L'aspect clinique peut faire évoquer le diagnostic différentiel de taches café au lait chez l'enfant (fig. 11.26), et de lentigos multiples chez l'adulte (fig. 11.27).

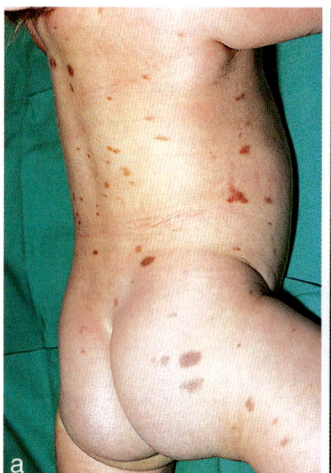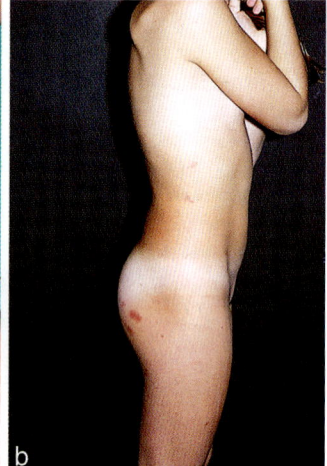

Fig. 11.26 Urticaire pigmentaire (mastocytose maculaire éruptive) de l'enfant.
a. À l'âge de 6 mois. b. À l'âge de 12 ans. Noter la régression spontanée subtotale.

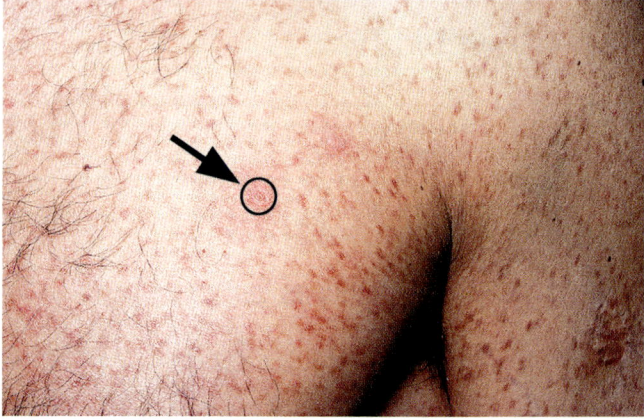

Fig. 11.27 Urticaire pigmentaire (mastocytose maculaire éruptive) de l'adulte.
Noter le signe de Darier.

Chez l'enfant, la régression spontanée lente est habituelle à la puberté [3]. Les formes débutant à l'âge adulte progressent sur plusieurs années et demeurent chroniques. Les manifestations systémiques sont surtout observées chez l'adulte. L'urticaire pigmentaire, surtout chez l'adulte, est associée aux mastocytoses d'évolution indolente dans la majorité des cas mais des formes agressives peuvent aussi être concernées.

Mastocytome et mastocytoses nodulaires

Ces lésions se retrouvent chez 15-20 % des patients avec une mastocytose cutanée, exceptionnellement chez l'adulte. Il s'agit de *nodules solitaires* de taille variable qui sont roses, rouges ou jaunes, de surface lisse et fermes à la palpation (fig. 11.28). Apparaissant le plus fréquemment chez le nourrisson avant 6 mois d'âge, leur régression spontanée est fréquente. Les formes multinodulaires sont caractérisées par la présence d'un nombre élevé de nodules hémisphériques de quelques millimètres de diamètre et de couleur jaune, rose ou nacrée pouvant coexister avec des lésions d'urticaire pigmentaire. Des poussées congestives bulleuses sont également possibles et l'évolution se fait vers un affaissement des lésions avec dépigmentation. Le frottement des nodules peut provoquer une turgescence locale avec des bulles. Des rares cas de manifestations systémiques, allant du flush à la syncope, ont été observés.

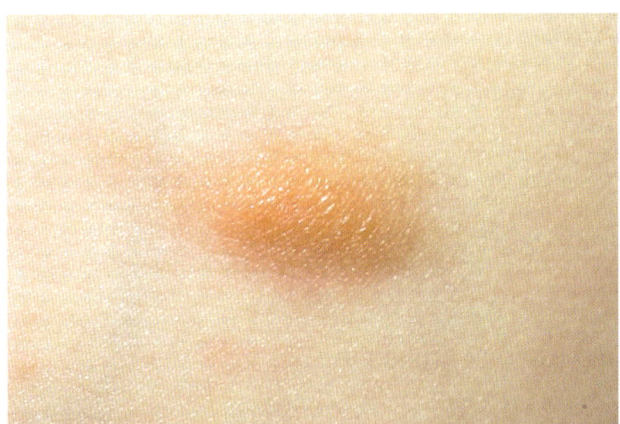

Fig. 11.28 Mastocytome sur le tronc d'un nourrisson.

Mastocytose télangiectasique : *telangiectasia macularis eruptiva perstans*

Comme le nom l'indique, ce sont les télangiectasies qui constituent le signe clinique prépondérant de cette forme rare de mastocytose. Il s'agit de maculopapules érythémateuses ou pigmentées parsemées de télangiectasies (fig. 11.29), survenant généralement chez l'adulte (femme d'âge moyen, souvent obèse). Le signe de Darier est rare sauf dans les formes mixtes avec des lésions d'urticaire pigmentaire associées. L'atteinte systémique est possible.

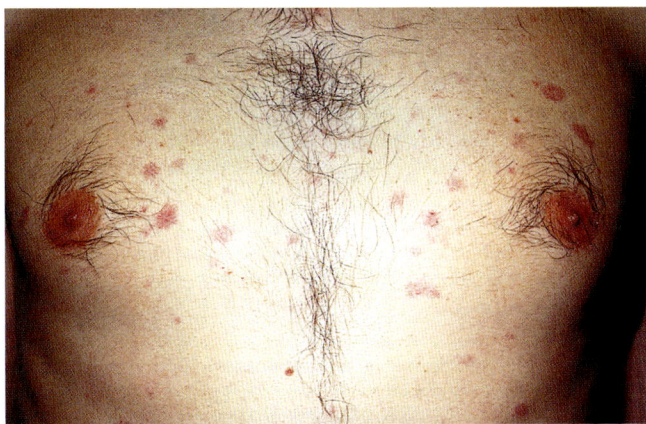

Fig. 11.29 *Telangiectasia macularis eruptiva perstans* (mastocytose télangiectasique).

Mastocytose en plaque ou xanthelasmoïde

Il s'agit d'une lésion ovalaire bien limitée et papuleuse de 1 à 5 cm de diamètre. Elle est de couleur rouge à jaune chamois, de consistance pâteuse ou élastique. Sa surface est lisse ou peau d'orange. Elle s'observe surtout chez des enfants de bas âge, et doit être différenciée d'un xanthogranulome juvénile [18]. L'association avec une urticaire pigmentaire est possible. Le signe de Darier est inconstant. Cette entité représente 10 à 25 % des formes du nourrisson et le pronostic est généralement favorable.

Mastocytose cutanée diffuse

Il s'agit d'une infiltration mastocytaire diffuse rare (< 5 %) avec un aspect pachydermique dans les cas extrêmes. La peau épaissie a un aspect jaunâtre. La présentation clinique peut néanmoins être discrète avec une peau lisse surmontée de petites papules. Les plis cutanés, notamment axillaires et inguinaux, sont exagérés. La présence de nodules dermiques et la formation spontanée ou post-traumatique de bulles constituent un signe particulier. Le prurit est généralement intense. Cette forme est essentiellement décrite chez l'enfant de moins d'un an avec une atteinte systémique fréquente à rechercher. Les formes de l'adulte encore plus rares s'accompagnant toujours d'une atteinte systémique.

Mastocytoses bulleuses

Les bulles sont l'apanage des mastocytoses de très jeunes enfants et elles sont rares après 3 ans d'âge (environ 30 % des patients). Les formes primitivement bulleuses sont peu fréquentes et difficiles à diagnostiquer [20]. Les bulles apparaissent le plus souvent secondairement sur des lésions de mastocytose xanthelasmoïde, de mastocytome, de forme cutanée diffuse ou d'urticaire pigmentaire.

Manifestations générales par libération de médiateurs mastocytaires

Les manifestations générales, dans la plupart des cas secondaires à la libération de médiateurs mastocytaires, peuvent survenir sans être le témoin d'une infiltration systémique.

L'activation mastocytaire ne se limite généralement pas aux manifestations cutanées (prurit, *flushes*, papules urticariennes) mais elle peut être la cause de douleurs abdominales associées à des vomissements et des diarrhées, de douleurs osseuses, de céphalées et troubles neuropsychiques et d'une instabilité hémodynamique qui se manifeste par des syncopes récurrentes ou des hypotensions [21, 22]. L'éviction des facteurs de dégranulation mastocytaire connus (encadré 11.5) est par conséquent indispensable afin de limiter ces signes d'activation mastocytaire.

Encadré 11.5

Facteurs de dégranulation mastocytaire

Physiques
- Traumatismes
- Piqûres, morsures
- Thermiques (chaud, froid)
- Exercice physique

Psychiques (stress, anxiété)

Alimentaires
- Alcool
- Fromages, boissons et aliments fermentés
- Fraises, tomates, bananes, œufs
- Poissons, crustacés
- Conserves

Médicamenteux
- Acide acétylsalicylique ou autres AINS

- Codéine, morphine et dérivés
- Péthidine
- Anesthésiques généraux (D tubocurarine, halothane)
- Antibiotiques (polymyxine B, colistiméthate, néomycine)
- Antihypertenseurs (réserpine, hydralazine)
- Macromolécules (dextran)
- Thiamine
- Quinine
- Produits de contraste iodés
- Scopolamine, pilocarpine, chymotrypsine, ACTH

Mastocytoses systémiques

L'infiltration d'organes extracutanés avec dysfonction accompagne plus volontiers les formes de mauvais pronostic, comme la mastocytose associée à une maladie hématologique (syndrome myélodysplasique ou myéloprolifératif autre), la mastocytose systémique agressive et la leucémie mastocytaire.

Le diagnostic de mastocytose systémique est affirmé par la biopsie médullaire et/ou le phénotypage mastocytaire sur myélogramme (expression CD2 et CD25 anormale) lors des bilans d'anaphylaxie, de *flushes*, d'hépatomégalie, d'anomalies squelettiques et/ou de l'hémogramme. L'atteinte concerne essentiellement les organes normalement riches en mastocytes comme les os, le tube digestif et les organes hématopoïétiques ; le cœur, le poumon, le pancréas et le rein sont occasionnellement atteints. Les mastocytoses systémiques indolentes sont les plus fréquentes et représentent chez l'adulte près de 80 % des patients.

L'OMS a validé des critères majeurs et mineurs de diagnostic de mastocytose systémique (encadré 11.6) [2].

Encadré 11.6
Critères diagnostiques de mastocytose systémique
Au moins 1 critère mineur avec le critère majeur ou 3 critères mineurs.
Critère majeur
– Infiltrats denses multifocaux de mastocytes (agrégat > 15 MC) sur la biopsie de la moelle osseuse et/ou d'un autre organe extracutané
Critères mineurs
– > 25 % de mastocytes fusiformes sur la biopsie de moelle et/ou d'un autre organe extracutané ; > 25 % de mastocytes atypiques au frottis médullaire
– Détection d'une mutation ponctuelle du codon 816 de *KIT* (sang, moelle osseuse ou autre organe extracutané)
– Mastocytes KIT/CD117 + (moelle, sang ou autre organe extracutané) coexprimant CD25 et/ou CD2
– Taux persistant de tryptase totale > 20 ng/mL (sauf en cas de mastocytose avec anomalie hématologique clonale non mastocytaire)

Mastocytoses osseuses

Souvent latentes, elles sont découvertes sur des examens radiologiques motivés par des douleurs osseuses ou une fracture pathologique/tassement vertébral. Elles concernent 50 % des mastocytoses systémiques. Une ostéoporose est présente dans 30 % des cas sur une série de 75 patients [23]. Les lésions radiologiques à type d'ostéolyse (géodique ou ostéoporotique) ou d'ostéocondensation (pseudo-infarctus métaphysaire, pseudo-ostéopétrose diffuse) peuvent être localisées (os longs, vertèbres dorsolombaires) ou beaucoup plus diffuses. L'ostéodensitométrie doit être systématique.

Manifestations hématologiques [24]

L'infiltrat médullaire mastocytaire est nodulaire (90 % des cas) ou diffus. L'augmentation du nombre de mastocytes dans l'aspiration médullaire est fréquente mais peu spécifique. Trente à 50 % des mastocytoses systémiques s'accompagnent d'une anémie et 13-25 % d'une hyperéosinophilie ; d'autres manifestations hématologiques sont également possibles.

Environ 50 % des cas avec une forme agressive s'accompagnent d'une splénomégalie et les adénopathies, surtout profondes (rétropéritonéales, mésentériques ou périportales), peuvent provoquer des douleurs abdominales et des modifications du bilan hépatique.

Jusqu'à 30 % des adultes risquent de développer des anomalies hématologiques graves, les plus fréquentes étant les syndromes myéloprolifératifs ou/et myélodysplasiques. Pour les cas pédiatriques, les atteintes hématologiques sont très rares et il s'agit alors plus volontiers de leucémies lymphocytaires.

La leucémie à mastocytes est caractérisée par un nombre élevé de mastocytes leucémiques dans le sang et/ou au frottis médullaire (> 20 %). Les lésions cutanées sont généralement absentes et le patient se présente avec des bouffées vasomotrices intenses et un syndrome hémorragique. De mauvais pronostic, le décès survient généralement entre 3 et 12 mois par défaillance multiviscérale.

Mastocytoses digestives

Recherchée spécifiquement, une atteinte symptomatique du tractus gastro-intestinal se retrouve dans environ 80 % des cas [25]. Conséquence le plus souvent des effets pharmacologiques de l'histamine, les ulcères peptiques, les diarrhées, les nausées et les vomissements sont alors le fait d'une accumulation mastocytaire dans la muqueuse digestive avec des aspects groupés de mastocytes KIT + CD25 + dans le chorion et la lamina propria. Une œsophagite et des hémorragies gastriques peuvent survenir. Les examens radiologiques démontrent un épaississement de la muqueuse digestive, une accentuation des plis ainsi que des images lacunaires.

Les anomalies du bilan hépatique sont possiblement révélatrices d'une hépatopathie et la biopsie permet généralement de mettre en évidence un infiltrat mastocytaire associé à une fibrose ; l'hypertension portale secondaire à cette hépatopathie est de mauvais pronostic.

Diagnostic et pronostic

Diagnostic histologique

Le dénominateur commun de toutes les entités cliniques est la présence d'un infiltrat mastocytaire anormal. Les mastocytes sont caractérisés par la présence de granules métachromatiques dans le cytoplasme qui peuvent être mis en évidence par la coloration le bleu de toluidine. Le récepteur membranaire KIT (CD117) des mastocytes est en immunohistochimie un marqueur couramment utilisé pour mettre en évidence les infiltrats mastocytaires du derme [26].

On distingue schématiquement deux types histologiques d'infiltrats mastocytaires cutanés qui sont conditionnés par la variété clinique et l'ancienneté des lésions :
– *type I : infiltrats cellulaires moyennement importants et dissociés*. Les mastocytes, faiblement éosinophiles, 4 à 10 fois plus nombreux que la norme, sont localisés dans les deux tiers supérieurs du derme. Ils sont parfois disposés en amas autour de vaisseaux dilatés et des annexes et gardent un aspect fusiforme. Ce type histologique est plus fréquent chez l'adulte ;
– *type II : infiltrats compacts et homogènes*. Les mastocytes envahissent massivement le derme moyen et profond et débordent dans l'hypoderme. Les mastocytes, très éosinophiles, ont un aspect cuboïde ou arrondi. Cet infiltrat est plus spécifique des mastocytoses de l'enfant.

Ces infiltrats mastocytaires *primaires* des mastocytoses sont à différencier des dermatoses qui comportent une augmentation *secondaire* des mastocytes : parasitoses, toxoplasmose, réactions allergiques (urticaire, piqûre d'insecte) et réactions immunologiques (GvH, réactions granulomateuses), tumeurs bénignes (hémangiome, neurofibrome) et malignes (mélanome, carcinome basocellulaire), désordres hématologiques bénins (thrombopénie, syndrome hyperéosinophilique, porphyries, maladie de Castleman) et malins (Hodgkin et autres lymphomes).

Bilan paraclinique et évolution

Chez l'enfant

Le bilan, en l'absence d'arguments en faveur d'une atteinte systémique, se limitera à une approche biologique réduite (NFS, bilan hépatique, taux basal de tryptase).

La biopsie ostéomédullaire n'est absolument pas systématique chez l'enfant. Une perturbation de la formule sanguine, une hépatosplénomégalie, la présence d'adénopathies suspectes, la persistance après la puberté ou un taux de tryptase supérieur à 100 ng/mL constituent les indications pour la réalisation de cette biopsie ostéomédullaire afin de documenter une atteinte systémique.

Endoscopie digestive, ostéodensitométrie, radiographies et scintigraphie osseuses ne font pas partie du bilan standard et sont uniquement indiquées en cas de suspicion d'atteinte multifocale et en présence d'un point d'appel clinique.

Le dosage de la tryptase (aussi sensible et spécifique que le taux des métabolites urinaires de l'histamine) est généralement augmenté au cours des mastocytoses [27]. Si le taux de tryptase sérique est entre 20 et 100 ng/mL, il doit être contrôlé régulièrement jusqu'à la puberté [28].

L'évolution des mastocytoses de l'enfant est presque toujours favorable. L'urticaire pigmentaire régresse dans la moitié des cas aux environs de la puberté alors que les manifestations congestives s'estompent vers l'âge de 2 ou 3 ans. Les formes qui persistent à l'âge adulte prennent plus volontiers un caractère systémique.

Chez l'adulte

Le bilan est plus important que celui de l'enfant et une biopsie ostéomédullaire initiale et/ou un phénotypage mastocytaire sont souvent réalisés. Outre la réalisation d'une NFS, le bilan hépatique, le taux basal de tryptase, l'ostéodensitométrie et les radiographies des os longs sont systématiques. Les endoscopies digestives avec biopsies, et autres biopsies d'organes ne font pas partie du bilan standard et sont uniquement indiquées en cas de suspicion d'atteinte multifocale et en présence d'un point d'appel clinique.

L'évolution de la *forme systémique indolente* de l'adulte (80 % des cas) se fait rarement vers une forme plus agressive (moins de 1-2 %), avec une survie égale à celle de la population générale [29]. Le pronostic des *mastocytoses associées à une anomalie hématologique non mastocytaire* est conditionné par la deuxième affection. En cas de *mastocytose systémique agressive*, la survie est limitée à quelques années. L'espérance de vie des *leucémies mastocytaires* n'excède pas 6 à 12 mois [30].

Recherche de la mutation

Cette procédure est réalisée sur *la peau lésionnelle* ou sur la *moelle osseuse*.

La prévalence de la mutation D816V est élevée, et quasiment identique dans les formes considérées comme cutanées isolées et systémiques, ce qui n'apporte donc pas de valeur prédictive en ce qui concerne le caractère systémique et le pronostic personnel [4]. La nécessité du dépistage pour chaque cas individuel est ainsi discutable. Il est utile dans le cadre de protocoles de recherche. *La présence de la mutation D816V est néanmoins fortement associée à une résistance thérapeutique à l'imatinib*. Le dépistage de cette mutation pourrait donc s'avérer utile dans les formes très symptomatiques ou agressives pour lesquelles on envisage des thérapies ciblées [31, 32].

Traitement

Le traitement curatif n'existe pas encore. Malgré la progression des connaissances concernant la physiopathologie, le diagnostic et la classification des mastocytoses et leur pronostic, les objectifs thérapeutiques sont différents selon que l'on traite une forme indolente ou agressive. Pour les formes indolentes, le traitement se limite à un traitement symptomatique ou s'associe avec un traitement de fond pour les formes handicapantes réfractaires. Il comprend l'éviction des facteurs déclenchants d'une dégranulation mastocytaire ainsi qu'un traitement médicamenteux visant à inhiber la libération ou l'action des médiateurs sur les tissus périphériques. Les mastocytoses agressives, en plus de ces mesures, bénéficient d'un traitement cytoréducteur ou de thérapie ciblée selon le statut mutationnel.

Éviction des facteurs de dégranulation mastocytaire

L'information du patient et des praticiens concernant la maladie, les signes et les risques liés à une dégranulation massive est indispensable afin de pouvoir éviter les facteurs déclenchant une poussée aiguë (anesthésie générale, imagerie avec produits de contraste iodés, médicaments).

L'introduction de médicaments susceptibles d'induire une dégranulation (*cf.* encadré 11.5) doit se faire sous surveillance médicale stricte avec une prémédication par antihistaminiques (anti-H1/H2) ; l'administration d'une dose « test » est recommandée en milieu médical adapté.

L'anesthésie générale sans précaution ou sans information de l'anesthésiste est considérée comme à haut risque chez ces patients.

Traitement symptomatique

Antihistaminiques

Les anti-H1 (à composante sédative et non sédative) réduisent les manifestations congestives cutanées et les épisodes de tachycardie. Les anti-H2 sont particulièrement indiqués dans le traitement des hypersécrétions gastriques et des ulcères peptiques. L'association avec un inhibiteur de la pompe à protons est parfois requise en cas de manifestations digestives marquées.

Cromoglycate disodique

Cette molécule stabilisatrice de la membrane agit probablement par inhibition de la dégranulation mastocytaire. Le cromoglycate disodique a surtout prouvé son efficacité dans le traitement des symptômes digestifs, probablement du fait de sa faible absorption digestive. Il peut néanmoins, à fortes doses, être utile pour le traitement des manifestations cutanées. Sous forme d'ampoule à boire, la dose recommandée est de 800 mg/j chez l'adulte et de 60 à 100 mg/j chez l'enfant.

Photothérapie (PUVA et UVA1)

L'efficacité de la photothérapie se traduit par une diminution du prurit et des manifestations urticariennes. Les rayons ultraviolets agissent sur les mastocytoses par induction de l'apoptose des mastocytes accumulés du derme. La photothérapie UVA1 diminue à la fois la symptomatologie objective et subjective des patients souffrant d'une urticaire pigmentaire. La dose moyenne d'UVA1 (60 J/cm^2/j pendant 15 jours) semble être aussi efficace que la dose élevée (130 J/cm^2/j pendant 10 jours) [33]. Les résultats obtenus sont toutefois très hétérogènes avec un bénéfice observé allant de quelques semaines à plusieurs années.

Autres traitements

L'application de *corticostéroïdes topiques forts ou très forts* sur des lésions nodulaires est licite, essentiellement chez l'enfant et de façon limitée. *L'adrénaline* est le traitement de choix en cas d'hypotensions sévères et de choc anaphylactique qui peuvent survenir au cours de toutes les formes. L'apprentissage de l'auto-administration d'épinéphrine par stylo auto-injectable est indispensable pour tous les patients ayant eu des manifestations de ce type. Les *biphosphonates* ont un effet bénéfique sur les douleurs osseuses et l'ostéoporose [23].

Traitement des formes agressives et/ou symptomatiques réfractaires

Il comprend, en plus de l'éviction des facteurs de dégranulation mastocytaire et du traitement symptomatique, un volet cytoréducteur visant à réduire la prolifération mastocytaire.

Inhibiteurs de la tyrosine-kinase (imatinib, masitinib, midostaurin)

L'imatinib est un inhibiteur compétitif de l'ATP (adénosine triphosphate) des récepteurs tyrosine-kinase ; il est couramment utilisé dans le traitement de leucémies myéloïdes chroniques. Les connaissances sur la physiopathologie des mastocytoses sont à l'origine de l'utilisation de ce médicament dans le traitement des formes très symptomatiques et agressives. Cependant, l'effet thérapeutique semble malheureusement dépendre de la localisation de la mutation. La présence d'une mutation du domaine catalytique D816V de *KIT* est un marqueur de résistance thérapeutique. Le développement de nouveaux inhibiteurs ciblés plus spécifiques ou multicibles (anti-PDGFR et anti-LYN) pourrait constituer un nouvel espoir comme le masitinib [34] ou le midostaurin (PKC412) [35].

Interféron α

Le classement des mastocytoses systémiques dans un syndrome myéloprolifératif est à l'origine de l'utilisation de l'interféron α. Ce traitement est réservé aux formes agressives et les doses habituelles se situent entre 3 à 5 MU/j. Une étude clinique réalisée sur 20 patients souffrant d'une mastocytose systémique (envahissement médullaire) montre une amélioration partielle à mineure des signes congestifs après 6 mois de traitement chez 13 cas [36]. On note cependant la survenue de 7 syndromes dépressifs et de 2 décès (infarctus du myocarde/choc septique) en cours d'étude pour des doses allant de 1 à 5 MU/m^2/j [37]. En raison des effets indésirables importants et du bénéfice encore très controversé et partiel, ce traitement doit être limité aux formes sévères symptomatiques surtout avec épisodes de dégranulations importants.

Chimiothérapies

Certaines chimiothérapies ont été utilisées dans le traitement des mastocytoses systémiques agressives. Cependant, les résultats obtenus tant dans les formes agressives qu'indolentes et handicapantes ont surtout confirmé l'utilité de la cladribine. Ainsi, l'efficacité de la cladribine ou 2-CdA, un analogue des bases puriques, a été étudiée pour 68 patients (53 % de forme indolente et 47 % de forme avancée) sur une période de 10 ans. Une réponse majeure ou partielle a été constatée pour 72 % des patients, après 4 cures de cladribine en moyenne à la dose de 0,14 mg/kg (J1 à J5). Une toxicité médullaire (neutropénie transitoire et lymphopénie durable) avec risque infectieux parfois important a été notée majoritairement au cours des formes agressives. Dans les formes indolentes réfractaires aux traitements symptomatiques, l'efficacité a concerné d'avantage de patients (92 %) tant sur les symptômes d'activation que ceux d'infiltration mastocytaire dont l'urticaire pigmentaire, durant 3,7 ans en médiane. Une toxicité peu importante à long terme pour ces patients et un rapport bénéfice/risque acceptable invitent à proposer ce traitement également dans les formes indolentes réfractaires de mastocytose [38].

Le traitement des leucémies mastocytaires et des sarcomes mastocytaires reste décevant malgré l'utilisation de fortes doses de chimiothérapie [39]. Le pronostic des mastocytoses associées à un syndrome myélodysplasique ou myéloprolifératif est conditionné par la seconde affection et le traitement n'a que peu de répercussion sur l'évolution de la mastocytose associée.

Allogreffe de moelle

Elle s'adresse surtout aux formes associées à une autre prolifération clonale, ou agressives ou leucémiques et menaçant le pronostic vital. Une étude récente sur 57 patients a montré une réponse sur 70 % des patients, avec rémission complète sur 28 %, une stabilité sur 21 % et progression sur 9 %. La survie globale à 3 ans était de 57 % pour tous les patients, de 74 % pour les formes avec autre prolifération clonale, 43 % pour les formes agressives et 17 % pour les leucémies mastocytaires [40].

RÉFÉRENCES

1. Horny H.P. et coll., *WHO classification of tumours of haematopoietic and lymphoid tissues*, International Agency for Research on Cancer, Lyon, 2008.
2. Valent P. et coll., *Leuk Res*. 2001, *25*, 603.
3. Meni C. et coll., *Br J Dermatol*. 2015, *172*, 642.
4. Barete S. *Ann Dermatol Venereol*. 2014, *141*, 698.
5. Hartmann K. et coll., *Br J Dermatol*. 2001, *144*, 682.
6. Vliagoftis H. et coll., *Immunology*. 1997, *92*, 553.
7. Maurer M. et coll., *Exp Dermatol*. 2003, *12*, 886.
8. Maciel T.T. et coll., *F1000Prime Rep*. 2015, *7*, 09.
9. Georgin-Lavialle S. et coll., *Blood*. 2011, *118*, 5246.
10. Galli S.J. et coll., *Int Arch Allergy Immunol*. 1995, *107*, 51.
11. Kalesnikoff J. et coll., *Nat Immunol*. 2008, *9*, 1215.
12. Arock M. et coll., *Leukemia*. 2015, *29*, 1223.
13. Theoharides T.C. et coll., *N Engl J Med*. 2015, *373*, 163.
14. Aichberger K.J. et coll., *Eur J Clin Invest*. 2008, *38*, 869.
15. Bodemer C. et coll., *J Invest Dermatol*. 2010, *130*, 804.
16. Hachiya A. et coll., *J Invest Dermatol*. 2001, *116*, 578.
17. Tomita Y. et coll., *J Dermatol Sci*. 1993, *6*, 146.
18. Tesniere A. et coll., *Ann Dermatol Venereol*. 2015, *142*, 381.
19. Phan A. et coll., *Pediatr Dermatol*. 2009, *26*, 363.
20. Has C. et coll., *Pediatr Dermatol*. 2002, *19*, 220.
21. Hermine O. et coll., *PLoS ONE*. 2008, *3*, e2266.
22. Moura D. S. et coll., *PLoS ONE*. 2012, *7*, e39468.
23. Barete S. et coll., *Ann Rheum Dis*. 2010, *69*, 1838.
24. Pardanani A. *Am J Hematol*. 2012, *87*, 401.
25. Sokol H. et coll., *J Allergy Clin Immunol*. 2013, *132*, 866.
26. Fraitag S., *Histopathologie cutanée non tumorale*, Sauramps Médical, Paris, 2013.
27. Schwartz L.B. *Leuk Res*. 2001, *25*, 553.
28. Valent P. et coll., *Eur J Clin Invest*. 2007, *37*, 435.
29. Lim K.H. et coll., *Blood*. 2009, *113*, 5727.
30. Georgin-Lavialle S. et coll., *Blood*. 2013, *121*, 1285.
31. Pardanani A. *Blood*. 2013, *121*, 3085.
32. Quintas-Cardama A. et coll., *Cancer*. 2011, *117*, 5439.
33. Gobello T. et coll., *J Am Acad Dermatol*. 2003, *49*, 679.
34. Paul C. et coll., *Am J Hematol*. 2010, *85*, 921.
35. Arock M. et coll., *Eur J Haematol*. 2015, *94*, 474.
36. Casassus P. et coll., *Br J Haematol*. 2002, *119*, 1090.
37. Butterfield J.H. *Acta Haematol*. 2005, *114*, 26.
38. Barete S. et coll., *Blood*. 2015, *126*, 1009.
39. Georgin-Lavialle S. et coll., *J Clin Oncol*. 2013, *31*, e90.
40. Ustun C. et coll., *J Clin Oncol*. 2014, *32*, 3264.

11-4 Dermatoses neutrophiliques

Concept de dermatoses neutrophiliques

J.-H. Saurat, D. Lipsker

Définition

« On peut regrouper sous ce terme toutes les maladies de la peau lors desquelles l'histologie révèle qu'un infiltrat presque exclusivement constitué de polynucléaires neutrophiles semble "responsable" des lésions, alors même qu'aucun germe (bactérie, levure) n'y est retrouvé. »

Cette définition préliminaire, que nous proposions dans les éditions précédentes de cet ouvrage, reste valable d'un point de vue didactique. Elle inclut cependant des entités que l'évolution du concept ne permet plus de retenir (tableau 11.9). En effet, le concept de dermatoses neutrophiliques a maintenant évolué vers celui de *signes cutanés des maladies neutrophiliques*, qui implique d'une part l'association à des maladies systémiques, avant tout hémopathies et entéropathies inflammatoires, et d'autre part la possibilité de localisations viscérales neutrophiliques dont l'importance en médecine interne est telle qu'elle a justifié l'ouverture d'un *registre national français des abcès aseptiques des organes profonds* [1-3]. Surtout, nous savons aujourd'hui que les dermatoses neutrophiliques sont l'expression cutanée de plusieurs maladies auto-inflammatoires monogéniques (cf. chapitre 10-1). La compréhension des mécanismes qui sous-tendent ces affections monogéniques nous permet d'aborder de façon plus rationnelle les mécanismes impliqués dans des maladies polygéniques/complexes phénotypiquement proches (tableau 11.10). Le polynucléaire neutrophile est un acteur clé du système immunitaire inné, ce qui implique que toutes les maladies neutrophiliques répondent fondamentalement, du point de vue physiopathologique, à des mécanismes auto-inflammatoires.

Tableau 11.9 Dermatoses neutrophiliques

Pustules	Pustulose sous-cornée (Sneddon Wilkinson)*
	Dermatoses vésiculopustuleuses avec anticorps IgA
	Psoriasis pustuleux
	Pustuloses exanthématiques
	Pustuloses palmoplantaires
	Vasculites pustuleuses
	Acropustulose infantile
	Maladie de Behçet
Vésicules	Dermatite herpétiforme
Papules, nodules, plaques	Dermatose neutrophilique urticarienne
	Dermatose aiguë fébrile neutrophilique (syndrome de Sweet)*
	Hidradénite neutrophilique eccrine[1]
	Erythema elevatum et diutinum (avec vasculite ; cf. chapitre 14)
Ulcérations	Pyoderma gangrenosum*

* Indique que l'affection peut être un signe cutané de la maladie neutrophilique, ce qui implique la recherche d'une maladie associée (hémopathie ou entéropathie inflammatoire) et d'abcès aseptiques viscéraux profonds (cf. chapitre 11-1 et tableau 11.11).

Tableau 11.10 Signes dermatologiques de quelques maladies auto-inflammatoires et de certaines affections complexes proches, pouvant potentiellement relever de mécanismes pathogéniques partagés

Signes dermatologiques (entité nosologique neutrophilique)	Maladies auto-inflammatoires monogéniques/gène	Affections complexes polygéniques ou sporadiques sémiologiquement apparentées
Exanthème maculopapuleux fugace (nosologie = *dermatose neutrophilique urticarienne*)	CAPS/*NLRP3*	Syndrome de Schnitzler Maladie de Still de l'adulte
Ulcération (nosologie = *pyoderma gangrenosum*) Papulopustules, comédons (nosologie = *acné*)	PAPA/*PSTPIP1*	*Pyoderma gangrenosum* « idiopathique » ou associé aux entéropathies inflammatoires *Acne fulminans*
Pustule (*pustulose aseptique*)	DIRA/*IL-1Rn* DITRA/*IL-36Rn*	Psoriasis pustuleux généralisé sporadique Impétigo herpétiforme Syndrome SAPHO
Plaque œdémateuse (nosologie = *syndrome de Sweet*)	Syndrome Majeed/*LPIN2*	Syndrome de Sweet « idiopathique » ou survenant dans le cadre d'une maladie inflammatoire nosologiquement caractérisée

Corrélations anatomocliniques

Les aspects cliniques des lésions cutanées par infiltration aseptique de neutrophiles sont très variés pour au moins trois raisons :

– d'une part, et avant tout, *la localisation prédominante de l'infiltrat par les polynucléaires neutrophiles* à l'une des différentes couches de la peau. Ainsi, une infiltration très superficielle, par exemple sous la couche cornée de l'épiderme, aura l'aspect clinique de pustules (p. ex. pustulose sous-cornée), alors qu'une infiltration des couches profondes du derme aura celui d'un nodule ou d'une nouure (tableau 11.9) ;

– d'autre part, *l'intensité des destructions tissulaires* qui résultent de la libération par les polynucléaires de nombreuses substances très réactives. Il peut y avoir un décollement dermo-épidermique et donc une vésiculobulle ; un œdème sous-épidermique massif et donc une plaque très inflammatoire (p. ex. syndrome de Sweet) ; ou encore une nécrose tissulaire qui emporte l'épiderme et le derme superficiel (p. ex. *pyoderma gangrenosum*) ;

– enfin, *la participation vasculaire* : la plupart des dermatoses neutrophiliques ne comportent pas de lésions nécrotiques des parois des vaisseaux dermiques, et ne sont donc pas des vasculites (p. ex. syndrome de Sweet). Dans quelques cas, l'histologie retrouve des signes de vascularite, à côté des discussions nosologiques que cela peut susciter (*cf. infra*), on comprend que ces atteintes vasculaires puissent induire tous les signes cliniques de vascularite et notamment un aspect purpurique et des nécroses. L'*erythema elevatum et diutinum* est une vascularite traitée au chapitre 14, qui est cependant considérée comme un signe cutané potentiel de la maladie neutrophilique parce qu'il peut être associé à des hémopathies.

Limites et intérêt du concept de dermatose neutrophilique

Le fait de regrouper les affections présentées dans le tableau 11.9 sous le terme générique de dermatoses neutrophiliques n'implique pas que des entités, qui comportent des caractères anatomocliniques distinctifs, doivent être confondues. Cette démarche permet plutôt de focaliser la réflexion sur cinq points d'importance pratique inégale.

Chevauchement. On peut comprendre que deux dermatoses neutrophiliques puissent être associées ; les publications d'observations de « syndrome de Sweet pustuleux », de « *pyoderma gangrenosum* associé à une pustulose sous-cornée » ou encore de « syndrome de Sweet avec *pyoderma gangrenosum* » se multiplient [4].

Maladies associées. Il s'agit surtout d'hémopathies myéloïdes ou lymphoplasmocytaires, ou de maladies inflammatoires de l'intestin, de la polychondrite atrophiante, la maladie de Takayasu, le SAPHO (synovite, acné, pustulose, hyperostose, ostéite), et la maladie de Behçet, que les dermatoses neutrophiliques peuvent précéder, et ainsi révéler (tableau 11.11). Ces entités constituent une sorte de nébuleuse nosologique centrée sur la médiation neutrophilique (*cf.* aussi fig. 10.10) expliquant les chevauchements cliniques avec des signes partagés comme la chondrite, les aphtes, les arthralgies, une aortite, une ostéomyélite, l'épisclérite, la leucocytose, etc.

Tableau 11.11 Manifestations extracutanées des dermatoses neutrophiliques

Manifestations	Type de dermatose	Maladie associée
Pulmonaire	SS PG PSC	Hémopathies malignes
Articulaire	PG PSC DNU	Crohn, RCUH Maladie de Still de l'adulte, syndrome de Schnitzler Lupus érythémateux
Osseuse	SS PG	Maladie de Fanconi Ostéomyélite chronique multifocale, syndrome de Majeed
Intra-abdominale	SS PG PSC	Hémopathies malignes, maladie de Fanconi
Système nerveux central	SS PG	Aucune retrouvée
Cardiaque	PG SS	Hémopathies malignes
Oculaire	SS	Souvent aucune retrouvée
Rénale	SS	Souvent aucune retrouvée

PG : *pyoderma gangrenosum* ; SS : syndrome de Sweet ; PSC : pustulose sous-cornée ; DNU : dermatose neutrophilique urticarienne ; RCUH : rectocolite ulcérohémorragique.
D'après [1].

Cela implique que pour chaque cas une stratégie d'enquête soit déterminée ; il s'agit ici de rechercher une maladie « non dermatologique ». On sait maintenant que des éruptions neutrophiliques peuvent aussi survenir lors d'une dermatose habituellement caractérisée par un autre type de médiation cellulaire au niveau de la peau ; ainsi en est-il des pustuloses des plis du lupus érythémateux (« lupus neutrophilique » [5]), et des lésions neutrophiliques des lymphomes épidermotropes comme le mycosis fongoïde [6].

Ces situations sont particulièrement importantes à connaître car le diagnostic en est difficile, et le traitement de l'élément neutrophilique parfois plus actif que celui de la dermatose initiale.

Localisations extracutanées. La possibilité de localisations viscérales neutrophiliques aseptiques est un aspect nouveau et important qui renforce la pertinence du concept de dermatoses neutrophiliques ; en effet ces localisations profondes orientent toujours en premier lieu vers une cause infectieuse, impliquent des explorations invasives et des traitements antibiotiques inutiles [1-3]. La présence de signes cutanés a une valeur d'orientation décisive. Ces localisations sont indiquées dans le tableau 11.11.

Pathogénie. Les mécanismes qui déterminent l'infiltration de la peau et des organes profonds par des polynucléaires neutrophiles en l'absence d'infection ne sont pas établis, mais les pistes pathogéniques actuelles sont plus pertinentes que par le passé, notamment du fait de la découverte des mécanismes pathogéniques impliqués dans les maladies auto-inflammatoires s'accompagnant de dermatoses neutrophiliques. Dans la majorité des cas, il ne s'agit pas d'une anomalie intrinsèque du polynucléaire neutrophile [1]. On considère que les anomalies résident dans la maturation, la migration et l'activation de ces cellules par des facteurs tels qu'immunoglobulines A, dérivés du complément, chimiokines, interleukines et facteurs de croissance hématopoïétiques, dont certains sont produits par les kératinocytes. La survenue de certaines de ces dermatoses lors de l'administration de facteurs de croissance hématopoïétiques étaye ces conceptions pathogéniques [1]. L'identification d'un déficit de l'antagoniste du récepteur de l'IL-1 au cours d'une pustulose aseptique néonatale [7] s'accompagnant d'une ostéomyélite multifocale a suggéré de cibler la recherche sur la voie de l'IL-1 au cours du psoriasis pustuleux. Cela a permis de mettre en évidence l'absence d'un autre antagoniste de la famille de l'IL-1, l'antagoniste de l'IL-36, dans certaines formes de psoriasis pustuleux récessifs [8]. Certaines maladies neutrophiliques apparaissent donc actuellement comme de véritables cytokinopathies. La présence de mutations hétérozygotes du gène de la fièvre familiale méditerranéenne, une autre maladie auto-inflammatoire responsable d'une fièvre récurrente, pourrait être un facteur génétique prédisposant à des dermatoses neutrophiliques [9, 10].

Traitement. Le diagnostic de dermatose neutrophilique implique l'utilisation de médicaments qui interfèrent avec les fonctions de ces cellules : sulfones, sulfamides, colchicine, clofazimine, rétinoïdes ; ailleurs, ce sont les cytokines à l'origine du chimiotactisme sur les neutrophiles, ou les cellules qui les produisent, qu'il convient de cibler pharmacologiquement. La plupart des dermatoses regroupées dans le tableau 11.11 répondent parfois de façon spectaculaire à l'un de ces médicaments, encore que les corticostéroïdes systémiques soient souvent nécessaires et plus récemment les biothérapies anti-TNF ou anti-IL-1 [2].

RÉFÉRENCES

1. Rodot S. et coll., *Ann Dermatol Vénéréol*. 1996, *123*, 129.
2. André M. et coll., *Ann Dermatol Vénéréol*. 1997, *124*, 404.
3. André M. et coll., *Medicine*. 2007, *86*, 145.
4. Vignon-Pennamen M.D. et coll., *Dermatologica*. 1991, *183*, 255.
5. Lipsker D. et coll., *Dermatology*. 2008, *216*, 283.
6. Frank N. et coll., *Arch Dermatol*. 2005, *141*, 353.
7. Aksentijevich I. et coll., *N Engl J Med*. 2009, *360*, 24.
8. Marrakchi S. et coll., *N Engl J Med*. 2011, *365*, 620.
9. Jo T. et coll., *N Engl J Med*. 2015, *372*, 686.
10. Masters S.L. et coll., *Science Trans Med*. 2016, *8*, 332.

11-4
Dermatoses par infiltrats cellulaires lympho-mono-myélocytaires
Dermatoses neutrophiliques

Pustuloses amicrobiennes

A. Navarini, L. Borradori, J.-H. Saurat

Définition, classification

On regroupe sous ce terme de pustulose amicrobienne des maladies caractérisées par des *lésions pustuleuses non folliculaires stériles*. La pustule étant «*un soulèvement épidermique qui contient du pus*», ce type de lésion oriente plutôt vers une étiologie infectieuse et plus particulièrement bactérienne ou fongique.

Le diagnostic d'une pustulose amicrobienne n'est donc posé qu'au terme d'une analyse clinique, microbiologique et histologique qui permet d'éliminer les pustuloses infectieuses : bactériennes (staphylocoques, streptocoques, *Pseudomonas*, etc.), fongiques (*Candida*, *Malassezia*, etc.) ou virales (*herpes virus*, coxsackie, etc.) (*cf.* chapitres 2-2 et 18-1).

Le diagnostic étiologique d'une pustulose amicrobienne est complexe. Il est important d'évaluer si les pustules se développent dans le cadre d'une maladie systémique comme les «dermatoses ou maladies neutrophiliques» ou les entéropathies inflammatoires comportant des pustules amicrobiennes : l'anamnèse doit être complète avec recherche de signes et symptômes d'inflammation systémique, d'autres manifestations cutanées et extra-cutanées et des antécédents familiaux (*cf.* chapitre 10-1 et début du chapitre 11-4).

La base génétique de certaines de ces pustuloses amicrobiennes a pu être établie (*cf.* chapitre 10-1 et début du chapitre 11-4).

Le phénotype de maladies monogéniques auto-inflammatoires rares comporte des pustuloses amicrobiennes. Il s'agit de mutations pathogènes de gènes distincts (p. ex. l'antagoniste de l'IL-36, *IL36RN*, et l'antagoniste du récepteur de l'IL-1, *IL1RA*), ce qui entraîne *une suractivité des cytokines IL-1/IL-36* pouvant expliquer la survenue des pustules amicrobiennes.

Des mutations plus faiblement délétères du même gène IL36RN prédisposent à la survenue de maladies plus communes qui sont parmi les formes les plus fréquentes et importantes des pustuloses amicrobiennes, telles que le psoriasis pustuleux, l'acrodermatite continue d'Hallopeau, le psoriasis pustuleux palmoplantaire ou encore la pustulose exanthématique aiguë généralisée [1].

La classification nosologique basée sur des signes cliniques et histologiques reste utile en pratique. Ces découvertes ont modifié la compréhension des pustuloses amicrobiennes, dont la classification nosologique reposait jusque-là uniquement sur des signes cliniques et histologiques. *Cette classification reste une base indispensable pour le clinicien dans une période transitoire, et contribue à la définition initiale de chaque cas au fil des découvertes physiopathologiques*.

En l'état, et dans cette 6e édition, nous avons donc encore gardé l'abord nosologique de l'École française, qui, attachait une importance décisive au fait que, sur le **plan histologique**, les pustules peuvent être **spongiformes et multiloculaires** (*cf. infra* la description de la pustule spongiforme) ou, au contraire, **non spongiformes et uniloculaires**, c'est-à-dire composées d'une seule cavité bien limitée remplie de polynucléaires. Ces aspects histologiques correspondent probablement à des modes lésionnels différents, ce qui justifie la distinction jusqu'à preuve du contraire. On distinguera donc les *pustuloses amicrobiennes spongiformes* et les *pustuloses amicrobiennes non spongiformes* (ou uniloculaires). Cette distinction n'est pas utilisée par les Écoles germaniques et anglophones.

Le deuxième facteur de classification est l'ordre topographique. Certaines pustuloses amicrobiennes sont généralisées et d'autres localisées presque exclusivement à la région palmoplantaire (tableau 11.12).

Tableau 11.12 Pustuloses amicrobiennes

Formes généralisées	
Avec histologie spongiforme	
– Psoriasis pustuleux généralisés	(*cf.* tableau 11.13)
– Pustuloses exanthématiques aiguës généralisées	Infection virale, médicaments, mercure
– Pustulose aiguë généralisée	Streptocoque
– Formes atypiques de pustuloses exanthématiques	
Avec histologie non spongiforme	
– Pustulose sous-cornée (Sneddon-Wilkinson)	IgA monoclonale, spectre des maladies neutrophiliques (*cf.* tableau 11.9)
– Dermatoses vésiculopustuleuses avec anticorps IgA	Présence d'anticorps IgA antimembrane cytoplasmique kératinocytaire (IgA antidesmocollines, IgA antidesmogléines) (*cf.* tableau 11.14)
– Vasculites pustuleuses	Nombreuses causes générales
Formes localisées	
Mains et pieds	
Avec histologie spongiforme	
– Psoriasis pustuleux des extrémités	
– Syndrome oculo-urétrosynovial (arthrite réactionnelle de Fiessinger-Leroy)	Arthrites, conjonctivite
– Formes idiopathiques	
Avec histologie non spongiforme	
– Formes aiguës	Foyer infectieux
– Formes chroniques	Ostéoarthrites (syndrome SAPHO), tabagisme
– Vasculites pustuleuses des mains	
– Acropustulose infantile	Nourrisson (diagnostic différentiel : gale)
Plis	
– Psoriasis pustuleux	
– Pustuloses amicrobiennes des plis	Associée à des maladies auto-immunes (lupus érythémateux systématique), surtout jeunes femmes
Cuir chevelu	
– Pustulose érosive du cuir chevelu	Sujets âgés chauves, exposition solaire, traumatisme, traitement de kératoses actiniques
Jambes	
– Pustulose érosive des jambes	Sujets âgés, hyperpression veineuse

L'évolution des connaissances permettra de savoir si ces distinctions cliniques correspondent ou non à des particularités génétiques propres.

Pustuloses amicrobiennes généralisées

Formes avec histologie spongiforme

Psoriasis pustuleux généralisés

La pustule du psoriasis pustuleux

Aspect clinique. Ni folliculaire, ni acuminée, elle est d'un blanc laiteux ; parfois légèrement bombée, parfois fripée, elle est ailleurs si plate que l'on a l'impression de l'observer à travers un verre de montre. Elle est de 1 à 5 mm de diamètre. Sa limite est nette, mais elle conflue parfois en aires à contours polycycliques. Elle repose presque toujours sur une base érythémateuse rouge vif. Elle évolue vers la formation de croûtelles mélicériques, puis vers une desquamation en lambeaux scarlatiformes.

Aspect histologique. La lésion est située à la partie supérieure du corps muqueux de Malpighi. Elle est due à la migration des polynucléaires neutrophiles dans les kératinocytes qui perdent leur noyau, s'œdématient mais gardent leurs membranes cellulaires lesquelles dessinent un réseau dont les mailles sont remplies de polynucléaires. C'est cet aspect en réseau qui explique l'appellation de *pustule spongiforme multiloculaire* (Kogoj-Lapière). Le reste de l'épiderme est psoriasiforme avec parakératose et allongement des crêtes épidermiques. Les pustulettes sont stériles. Ceci a été unanimement confirmé par les études histologiques et bactériologiques précoces. En pratique, il n'est pas rare qu'un prélèvement bactériologique fait au lit du malade révèle la présence d'un germe que l'on interprète comme une souillure et qui n'exclut pas le diagnostic de psoriasis pustuleux si le tableau clinique et histologique est typique.

Les différents types de psoriasis pustuleux généralisés (tableau 11.13). Des lésions pustuleuses peuvent survenir dans le cadre d'un psoriasis (cf. chapitre 10). Selon les circonstances de survenue, on distingue deux groupes de malades, quel que soit l'aspect sémiologique de la poussée pustuleuse [2]. L'intérêt de cette distinction n'a pas été établi. Sur le plan clinique, on distingue quatre types de psoriasis pustuleux ; malgré la possibilité de formes transitionnelles [2], il est utile de conserver ces repères pour analyser une situation clinique.

Tableau 11.13 Les différentes formes de psoriasis pustuleux généralisés

Selon l'aspect clinique*	
Érythrodermique (type von Zumbusch)	Fièvre
Exanthématique	Pas d'antécédents de psoriasis Rapports avec pustulose exanthématique aiguë généralisée ?
Annulaire	Pas de fièvre
Pustulisé régional	Pustules + plaques de psoriasis
Selon les circonstances de survenue	
Psoriasis connu	Psoriasis typique de longue date Pustulisation provoquée (infection, sevrage de stéroïdes, hypocalcémie, grossesse)
Pas d'antécédent de psoriasis	Psoriasis récent et atypique
Psoriasis de l'enfant	Pustulisation spontanée

* Formes transitionnelles possibles.

Psoriasis pustuleux généralisé (PPG) érythrodermique (type von Zumbusch). C'est la forme la plus grave. Le début est brutal, avec fièvre élevée (40 °C), altération de l'état général et installation rapide d'un érythème généralisé cuisant, rouge vif, parfois œdémateux, qui se couvre rapidement d'un semis d'innombrables pustules (fig. 11.30). La muqueuse buccale est atteinte sous forme d'érosions ou de véritables pustules. Une desquamation scarlatiniforme en larges lambeaux avec apyrexie succède à la phase pustuleuse, aboutissant à un aspect d'érythrodermie érythématosquameuse sèche. Mais de nouvelles poussées pustuleuses se produisent, précipitant le malade dans un nouveau cycle fièvre – érythème – pustule – desquamation et retentissent sur l'état général. Des fluxions articulaires sont fréquentes ; elles peuvent s'exacerber lors des poussées pustuleuses. Ce tableau impressionnant s'accompagne d'une hyperleucocytose à polynucléaires neutrophiles et d'une accélération de la vitesse de sédimentation, et souvent de protéinurie [3]. L'hypocalcémie n'est pas exceptionnelle. Les hémocultures répétées sont négatives sauf cas exceptionnel et d'interprétation discutable [4]. Le pronostic était réservé ; dans la série de Baker et Ryan [2], un tiers des malades sont décédés de leur maladie ou de complications dues au traitement ; les traitements actuels ont notablement amélioré le pronostic.

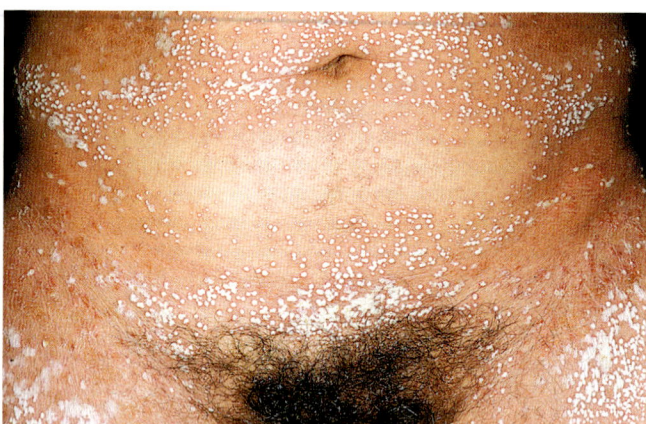

Fig. 11.30 Psoriasis pustuleux généralisé érythrodermique (type von Zumbusch).

Le PPG érythrodermique peut être déclenché par la grossesse [2] ; historiquement nommé **impétigo herpétiforme**, il survient pendant le 3ᵉ trimestre ou juste après l'accouchement ; il peut récidiver lors de grossesses ultérieures. Ce sont surtout les signes neuromusculaires qui caractérisent l'impétigo herpétiforme : crises convulsives, parésies transitoires, douleurs musculaires, etc., qui sont attribués à l'hypocalcémie. Celle-ci est considérée comme un critère indispensable au diagnostic ; ses rapports avec l'éruption sont mal connus (cf. infra). L'évolution était souvent mortelle dans un tableau de complications pluriviscérales et hémorragiques, ce qui constituait un critère différentiel avec le psoriasis pustuleux. Actuellement, le pronostic maternel est très amélioré mais le pronostic fœtal reste réservé.

Une forme moins sévère de PPG appelée «**psoriasis pustuleux généralisé exanthématique**» (contrairement à érythrodermique) se caractérise par l'installation brusque et généralisée de minuscules pustules chez un malade sans antécédent psoriasique [5]. L'état général est peu altéré, l'évolution se fait assez rapidement vers la guérison sans rechute. Il est probable que certains cas publiés sous le nom de «pustuloses exanthématiques aiguës généralisées» (cf. infra) représentent la même maladie [6].

Près de 50 % des malades avec un PPG, dont l'impétigo herpétiforme, sont porteurs de mutations dans le gène *IL36RN* [7-9]. Des mutations des gènes *AP1S3* ou *CARD14* ont été plus rarement rapportées. Ces données ont une certaine pertinence clinique car le nombre de mutations dans *IL36RN* est corrélé avec la sévérité de la pustulose. Chez les patients porteurs de mutations homozygotes de *IL36RN*, l'âge d'apparition de la pustulose est plus précoce [10].

Les traitements actuels des PPG permettent un meilleur pronostic ; on utilise le méthotrexate (jusqu'à 25-30 mg/semaine, soit *per os*, soit par voie intramusculaire) ou l'acitrétine (1 mg/kg/j au début) ; la série rétrospective japonaise sur 385 cas donne la préférence aux

Dermatoses neutrophiliques

rétinoïdes systémiques (84 % de réponses), suivis du méthotrexate (76 % de réponses) et de la ciclosporine (71 % de réponses) [11] ; les stéroïdes systémiques sont en principe contre-indiqués en raison du risque de rebond. L'efficacité des biothérapies anti-TNF est claire, mais observée sur des cas ou de courtes séries ; la stratégie de retrait après le contrôle de la poussée n'est pas définie.

Psoriasis pustuleux généralisé infantile. Il est très rare. Les aspects cliniques sont identiques à ceux de l'adulte. La maladie débute à tout âge, mais surtout avant 1 an et vers 4-5 ans ; l'évolution est souvent marquée par des récidives. L'administration parfois prolongée d'acitrétine est licite et souvent efficace [12]. Dans certains cas (familiaux ou sporadiques) associés avec forte fièvre et signes inflammatoires importants, des mutations délétères du gène *IL36RN* ont été décrits [8, 13]. Quelques cas seraient survenus chez des patients atteints d'érythrodermie ichtyosiforme bulleuse et non bulleuse.

Psoriasis pustuleux généralisé annulaire. Les lésions sont disséminées en médaillons. Les pustules siègent à la périphérie de ces médaillons à extension centrifuge rapide (les pustules ont une durée de vie parfois inférieure à 24 heures) (fig. 11.31) avec desquamation alignée à l'intérieur du médaillon. Les signes généraux sont discrets [2]. L'individualisation de cette forme clinique s'explique par les problèmes diagnostiques qu'elle peut susciter (discussion d'une pustulose sous-cornée de Sneddon et Wilkinson et d'un érythème annulaire) et aussi par son pronostic bien plus favorable que celui de la forme érythrodermique. L'acitrétine 0,5 mg/kg, éventuellement associée à la PUVA, est indiquée dans cette forme, ainsi que le méthotrexate.

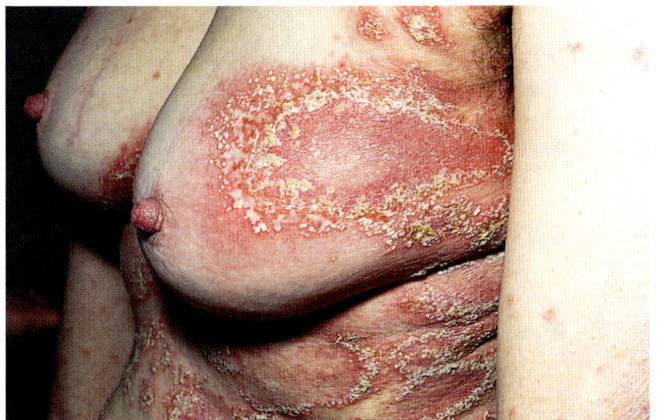

Fig. 11.31 Psoriasis pustuleux généralisé annulaire.

Psoriasis pustulisé « régional ». Il est caractérisé par la survenue de lésions érythématopustuleuses autour des plaques érythématosquameuses d'un psoriasis régulier. Le rôle déclenchant de la corticothérapie locale sous-occlusive est possible.

Autres pustuloses spongiformes généralisées

Les rapports de ces éruptions pustuleuses généralisées avec les psoriasis pustuleux ne sont pas clairement définis ; les distinctions reposent sur des critères discutables. Seule l'utilisation future de marqueurs génétiques permettra de trancher.

> ## Pour la pratique
>
> Il est important de connaître ces éruptions pustuleuses pour au moins trois raisons :
> - ne pas faire, à tort, le diagnostic de psoriasis pustuleux et ainsi épargner au patient des traitements agressifs ;
> - savoir que la résolution spontanée est possible sans traitement ;
> - et surtout que la recherche de la cause déclenchante (streptococcie, médicaments, virus) est nécessaire.

Pustulose exanthématique aiguë généralisée C'est la plus fréquente des éruptions pustuleuses généralisées ; elle ressemble au psoriasis pustuleux exanthématique décrit par les auteurs du xixe siècle [5] (*cf. supra*) par son aspect clinique, sa guérison spontanée rapide en moins de 15 jours, le déclenchement apparent par une infection virale (entérovirus) ou bactérienne (streptococcique) mais surtout par une prise médicamenteuse, avec notamment, en tête de liste, la pristinamycine, l'ampicilline/amoxicilline, les quinolones l'hydroxychloroquine, les sulfamides anti-infectieux, la terbinafine et le diltiazem [6, 14]. Dans certains cas [15], il existe une atteinte systémique avec fièvre, leucocytose, perturbation des tests hépatiques, de la fonction rénale et/ou présence de signes pulmonaires.

Elle se distingue du psoriasis pustuleux exanthématique par des subtilités histologiques inconstantes – association à la pustule spongiforme d'une vasculite qui semble être l'élément primitif [6] – mais surtout par le fait qu'elle survient chez des sujets sans antécédents de psoriasis, et qui ne développent pas de psoriasis au décours même lointain de la poussée pustuleuse ; ce critère n'est pas retenu dans la série française de 63 cas dont 11 avaient des antécédents de psoriasis [6]. Dans les formes médicamenteuses, des lymphocytes T spécifiques réactifs avec le médicament en cause sont parfois décelables. Ces lymphocytes produisent préférentiellement de l'IL-8, une chimiokine attirant des polynucléaires neutrophiles [16]. Chez une minorité de ces patients, des mutations faux-sens du gène *IL36RN* ont été identifiées [1].

Pustulose aiguë généralisée [17]. Elle touche les jeunes adultes et les enfants dans un contexte fébrile ; elle est faite de pustules plus grosses que dans les pustuloses exanthématiques, qui ne se groupent pas en plaques mais restent isolées. Elle prédomine sur les extrémités alors que la pustulose exanthématique est plutôt tronculaire. L'histologie montre une pustule sous-cornée spongiforme et une vasculite leucocytoclasique. Elle est considérée comme un syndrome post-streptococcique (augmentation des antistreptolysines) que l'on doit traiter par pénicilline. Ce tableau est somme toute voisin des bactérides pustuleuses généralisées et des vasculites pustuleuses (*cf. infra*), mise à part l'histologie spongiforme, au reste difficile à apprécier dans ces contextes.

Pustuloses amicrobiennes et hypocalcémie. L'hypocalcémie peut être associée à une pustulose généralisée, non seulement chez une femme enceinte mais également en dehors de la grossesse, chez un sujet avec ou sans antécédents de psoriasis. Les causes de l'hypocalcémie sont variables : hypoparathyroïdie post-chirurgicale, insuffisance parathyroïdienne idiopathique, malabsorption, insuffisance rénale chronique, pseudo-hypoparathyroïdie. Il semble que l'hypocalcémie soit au moins en partie responsable de la poussée de pustulose puisque la correction de l'hypocalcémie s'accompagne d'une guérison de la pustulose. Les mécanismes physiopathologiques ne sont pas établis [12], mais des mutations dans le gène *IL36RN* ont été trouvées dans quelque cas [9].

Autres tableaux et chevauchements. Les caractères de ces pustuloses spongiformes généralisées en apparence non psoriasiques sont variables d'un cas à l'autre : il existe parfois, associés aux pustules, des aspects d'érythème polymorphe avec des cocardes atypiques, des macules rouge sombre, voire des décollements faisant discuter un chevauchement avec une réaction cutanée médicamenteuse plus sévère, à type de syndrome de Stevens-Johnson ou de nécrolyse épidermique toxique, d'où les confusions nosologiques [18] ; il existe parfois aussi une vasculite ; l'aspect histologique de pustule spongiforme peut manquer ; enfin, dans certains cas, des éosinophiles sont présents dans la pustule et dans l'infiltrat dermique, ce qui fait discuter le syndrome d'hypersensibilité médicamenteuse.

RÉFÉRENCES

1. Navarini A.A. et coll., *J Invest Dermatol.* 2013, *133*, 1904.
2. Baker H. et coll., *Br J Dermatol.* 1968, *80*, 771.
3. Creamer D. et coll., *Arch Dermatol.* 2002, *138*, 791.
4. McFadyen T. et coll., *Br J Dermatol.* 1971, *85*, 274.

5. Agache P., *Arch. Belges Dermatol. Syph.* 1970, 26, 115.
6. Roujeau J.C. et coll., *Arch Dermatol.* 1991, 127, 1333.
7. Onoufriadis A. et coll., *Am J Hum Genet.* 2011, 89, 432.
8. Marrakchi S. et coll., *N Engl J Med.* 2011, 365, 620.
9. Sugiura K. et coll., *J Invest Dermatol.* 2014, 134, 2472.
10. Hussain S. et coll., *J Allergy Clin Immunol.* 2015, 135, 1067.
11. Ozawa A. et coll., *J Dermatol.* 1999, 26, 141.
12. Beylot C. et coll., eds, in : *Psoriasis,* Yorke Medical Books, New York, 1977, 171.
13. Ellingford J.M. et coll., *J Eur Acad Dermatol Venereol.* 2016, 30, 302.
14. Sidoroff A. et coll., *Br J Derm.* 2007, 157, 989.
15. Hotz C. et coll., *Br J Derm.* 2013, 169, 1223.
16. Britschgi M. et coll., *J Clin Invest.* 2001, 107, 1433.
17. Auer P. et coll., *Br J Dermatol.* 1995, 133, 135.
18. von Hattem S. et coll., *Br J Derm.* 2014, 171, 1539.

Formes avec histologie non spongiforme

Pustulose sous-cornée, maladie de Sneddon-Wilkinson

Ces deux dermatologistes anglais ont décrit en 1956 une nouvelle entité dont l'autonomie est actuellement rediscutée au sein soit des dermatoses neutrophiliques superficielles soit des *dermatoses vésiculopustuleuses avec anticorps* **IgA** (*cf. infra* et chapitre 6-3) [1, 2].

Aspects cliniques (fig. 11.32)

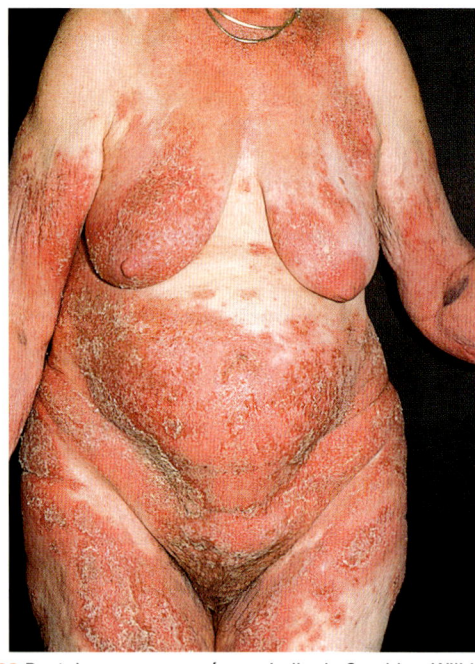

Fig. 11.32 Pustulose sous-cornée, maladie de Sneddon-Wilkinson.

La lésion élémentaire est d'emblée pustuleuse ou précédée d'une phase très brève de vésiculobulle. Chaque pustule, souvent plus grosse que celles du psoriasis pustuleux (jusqu'à 1 cm de diamètre), est flasque, remplie d'un liquide louche. Celui-ci a tendance à se déposer dans la zone déclive de la pustule, dessinant alors un niveau horizontal surmonté d'un liquide plus clair (hypopion). Chaque élément pustuleux en se desséchant évolue vers la formation d'une croûtelle mélicérique. Une cicatrice pigmentée lui fait suite. Les signes fonctionnels se limitent à un prurit discret.

La disposition des lésions est caractéristique : les pustules se groupent en figures circinées, annulaires, pour former des plaques festonnées à bords serpigineux. Les poussées, en se succédant sur une même région, confèrent à l'éruption un aspect de pseudo-polymorphisme.

Topographie. La maladie touche avant tout le tronc et notamment les plis (aine, plis axillaires et sous-mammaires). Lorsque les membres sont atteints, les lésions siègent surtout au niveau des zones de flexion. La face et les muqueuses sont respectées.

L'état général est très bien conservé et il est rare que les poussées soient fébriles.

Évolution. La pustulose sous-cornée est une maladie chronique. Chaque poussée comporte plusieurs vagues s'étalant sur plusieurs semaines. Les récidives s'échelonnent sur plusieurs années.

Diagnostic. Il repose sur l'aspect clinique, l'image histologique, la stérilité des pustules et, d'une certaine façon, sur les données de l'immunofluorescence.

L'examen histopathologique d'un élément récent montre une pustule remplie de polynucléaires neutrophiles et de quelques éosinophiles, amicrobienne, d'emblée *uniloculaire* sous-cornée, qui surmonte un épiderme *non modifié*. Dans les éléments vieillis, quelques cellules acantholytiques sont présentes au plancher de la pustule.

L'immunofluorescence directe est négative dans la grande majorité des cas ; ceci constitue un élément de diagnostic différentiel avec les formes pustuleuses de dermatite herpétiforme et les pemphigus superficiels (*cf.* chapitre 10 et tableau 11.14). Dans quelques cas, des dépôts d'IgA en « mailles de filet » ont été observés au niveau des couches supérieures de l'épiderme [2], ce qui pose le problème des rapports de la pustulose sous-cornée soit avec les dermatoses vésiculopustuleuses avec anticorps IgA antimembrane cytoplasmique kératinocytaire, soit avec le pemphigus à IgA (*cf. infra* et chapitre 10-10). Les autres diagnostics différentiels sont regroupés dans le tableau 11.14.

Tableau 11.14 Diagnostic différentiel de la pustulose sous-cornée

	Éléments déterminants du diagnostic
Impétigo	Terrain – évolution Bactériologie
Dermatite herpétiforme	Histologie IFD dépôts d'IgA, immunosérologie (Ac anti-transglutaminase 3 et 2)
Dermatoses avec anticorps IgA antimembrane cytoplasmique kératinocytaire	IFD dépôts d'IgA, IgA antidesmocolline 1, 2 et/ou 3
Pemphigus à IgA	IFD dépôts d'IgA, Ac antidesmogléine 3 ou 1
Spongiose à éosinophiles	Histologie, examens immunopathologiques (IFD, IFI et/ou ELISA)
Érythème nécrolytique migrateur	Histologie
Psoriasis pustuleux annulaires	Histologie
Autres pustuloses amicrobiennes	Histologie (pustules spongiformes) Clinique

Simplification didactique en l'état actuel des connaissances. *Cf.* chapitre 10-10.
Ac : anticorps ; IFD : immunofluorescence directe ; IFI : immunofluorescence indirecte.

Terrain, association, pathogénie. La maladie touche surtout les femmes de plus de 50 ans mais des cas infantiles sont connus. L'association à une immunoglobuline A monoclonale est si fréquente qu'il convient de la rechercher à plusieurs reprises si elle n'était pas décelée au début ; parfois, il s'agit d'IgG ou d'IgM. Dans quelques cas, la gammapathie correspond à un authentique myélome. La pustulose sous-cornée est parfois associée à d'autres dermatoses neutrophiliques, telles que le *pyoderma gangrenosum* [3], ou encore à des maladies générales responsables d'éruptions pustuleuses (polyarthrites rhumatoïdes, maladies inflammatoires chroniques de l'intestin), enfin à une maladie de Basedow [4]. Des cas d'abcès aseptiques viscéraux ont été rapportés [5], ainsi que le déclenchement par injection de GM-CSF [6]. La recherche de susceptibilité génétique est en cours.

Traitement. La diaminodiphénylsulfone (dapsone), à la dose quotidienne de 50 à 150 mg, semble être l'un des traitements les plus actifs. La réponse est moins spectaculaire que dans la dermatite herpétiforme. L'effet est souvent partiel et la poussée semble plus atténuée que complètement contrôlée. L'arrêt de la dapsone est possible entre les poussées sans qu'une rechute immédiate ne se produise. Les corticostéroïdes oraux, même à forte dose, ne semblent pas supérieurs à la dapsone. Les cas associés à une gammapathie monoclonale seraient souvent résistants aux sulfones. L'acitrétine (25 mg/j au début) est alors indiquée. Ont été également proposées : colchicine, sulfapyridine, isotrétinoïne. La photothérapie par UVB à bande étroite (TL01) peut être utile [7]. Il est probable que les anti-TNF et peut-être aussi les anti-IL-17 puissent améliorer des cas résistants aux autres traitements, mais il convient de se méfier de ces traitements s'il existe une gammapathie monoclonale associée.

Dermatoses vésiculopustuleuses avec anticorps IgA antimembrane cytoplasmique kératinocytaire et pemphigus à IgA

Il s'agit d'un groupe hétérogène de maladies même si elles ont des caractéristiques immunopathologiques communes : la présence de dépôts d'IgA « en mailles de filet » sur tout l'épiderme ou sous-cornés (*cf.* chapitre 10-10) [8, 9]. Elles peuvent survenir même chez l'enfant.

Aspects cliniques. Ils sont variables, à type de pemphigus superficiel ou, plus rarement, à type de pustulose sous-cornée ou encore à type de pemphigus vulgaire. L'histologie montre soit une pustule sous-cornée (*forme pustulose sous-cornée*), soit une pustule *intra-épidermique* (*forme neutrophilique intraépidermique*).

Diagnostic. L'immunofluorescence directe et les examens immuno-sérologiques (immunofluorescence indirecte, ELISA-desmogléine 3, ELISA-desmogléine 1, recherche d'anticorps antidesmocollines) sont les examens clés. Ils permettent de distinguer certaines entités associées à des autoanticorps de la pustulose sous-cornée de Sneddon-Wilkinson *stricto sensu* n'ayant pas de dépôts d'Ig décelables [2, 10]. Des anticorps circulants de type IgA (et parfois aussi IgG) sont décelables dans 50 % des cas. Ils sont dirigés contre des protéines épidermiques. Il s'agit souvent de composants des desmosomes, soit des desmocollines (surtout la desmocolline 1, mais également la desmocolline 2 ou 3), soit la desmogléine 1, la desmogléine 3, soit encore d'autres antigènes pas encore caractérisés (*cf.* chapitre 10-10).

Ainsi, on peut du moins provisoirement séparer les cas qui peuvent être rattachés au groupe des pemphigus médiés par des IgA (caractérisés par la présence d'anticorps anti-constituant de la membrane kératinocytaire) de ceux qui semblent devoir être intégrés dans les pustuloses neutrophiliques sur la base de la négativité des examens immunologiques, de leur évolution clinique et de l'association à des maladies systémiques dont la gammapathie monoclonale à IgA.

Traitement. En fonction du contexte clinique et des résultats immunopathologiques, le traitement est identique à celui de la pustulose sous-cornée (maladie de Sneddon-Wilkinson) ou encore à celui des formes localisées et peu sévères des pemphigus auto-immuns.

Érythème mercuriel

Il s'agit d'une réaction d'hypersensibilité au mercure appliqué sur la peau ou inhalé (accident de laboratoire, thermomètre brisé, voire amalgame dentaire, etc. [11]) qui mérite d'être étudiée ici en raison du diagnostic différentiel qu'elle suscite avec les pustuloses amicrobiennes généralisées. L'éruption est faite initialement d'un érythème scarlatiniforme qui siège de façon symétrique dans les grands plis (aisselles, coudes, régions inguinales) et sur la face latérale du cou ; un semis de pustules non folliculaires le recouvre après quelques heures. Le patient est souvent fébrile [12]. L'histologie montre une pustule le plus souvent uniloculaire [13] mais des aspects spongiformes ont été rapportés [14]. L'anamnèse d'exposition au mercure permet d'éliminer les autres pustuloses exanthématiques aiguës, dont l'érythème mercuriel est l'une des étiologies. Un traitement local par corticoïdes peut être indiqué.

Vasculites cutanées pustuleuses

L'aspect clinique des vasculites est très polymorphe (*cf.* chapitre 14), mais l'éruption est parfois principalement pustuleuse. On peut distinguer deux groupes de vasculites pustuleuses.

Formes primitives. L'aspect clinique peut être celui d'une pustulose exanthématique. C'est l'histologie qui révèle la vasculite ; l'étiologie serait virale, streptococcique ou médicamenteuse [15]. Dans d'autres cas très rares, les pustules sont de grande taille, moins nombreuses que dans une pustulose exanthématique. Elles se développent surtout sur le tronc, reposent sur une base purpurique et récidivent périodiquement ; ces formes ont été considérées comme des « bactérides pustuleuses généralisées » [16] ou encore des « vasculites pustuleuses primitives » [17, 18]. Si elles ne sont pas associées à des maladies générales, elles répondent souvent à un traitement par la colchicine (1 mg/j).

Formes associées à des maladies générales. Les pustules sont souvent de grande taille (1 cm) et reposent sur une base érythémateuse parfois purpurique ; elles peuvent être associées à un syndrome de dérivation jéjuno-iléale (*bowel-associated dermatosis-arthritis syndrome*) (*cf.* chapitre 19), une polyarthrite rhumatoïde, une maladie de Crohn, une rectocolite ulcéreuse, ou encore une maladie de Behçet (lésions à type de pseudo-folliculites). La colchicine est souvent efficace (1 mg/j), ou encore la dapsone. Devant de telles éruptions, on doit absolument discuter et éliminer une gonococcie et une méningococcie subaiguë [19].

RÉFÉRENCES

1. Sneddon I.B. et coll., *Br J Dermatol.* 1956, *68*, 385.
2. Wallach D., *J. Am. Acad. Dermatol,* 1992, *27*, 993.
3. Scerri L. et coll., *Br J Dermatol.* 1994, *130*, 398.
4. Dallot A. et coll., *Br J Dermatol.* 1988, *119*, 803.
5. Taniguishi S. et coll., *Dermatology.* 1995, *190*, 64.
6. Lautenschlager S. et coll., *J Am Acad Dermatol.* 1994, *30*, 787.
7. Orton D.I. et coll., *Br J Dermatol.* 1997, *137*, 149.
8. Hashimoto T. et coll., *Br J Dermatol.* 2015, *173*, 868.
9. Geller S. et coll., *Br J Dermatol,* 2014, *171*, 650.
10. Heng A. et coll., *Br. J. Dermatol.* 2006, *154*, 1018.
11. Muhlendahl K.E., *Lancet.* 1990, *336*, 1578.
12. Duperrat B. et coll., *Bull Soc Franç Dermatol Syph.* 1971, *78*, 497.
13. Huff C. et coll., *N Engl J Med.* 1985, *313*, 1643.
14. Schnitzler L. et coll., *Bull Soc Franç Dermatol Syph.* 1972, *79*, 120.
15. Beylot C. et coll., *Ann Dermatol Vénéréol.* 1980, *107*, 37.
16. Tan H.R.S., *Br J Dermatol.* 1974, *91*, 209.
17. McNeely M.C. et coll., *J Am Acad Dermatol.* 1986, *14*, 939.
18. Asano Y. et coll., *Acta Derm Venereol.* 2010, *90*, 420.
19. Parmentier L. et coll., *Arch Dermatol.* 2008, *144*, 770.

Pustuloses amicrobiennes localisées

Les formes localisées des pustuloses amicrobiennes sont plus fréquentes que les formes généralisées. Elles correspondent très probablement, pour la plupart, aux mêmes entités nosologiques que les formes généralisées (*cf.* tableau 11.12).

Pustuloses palmoplantaires

Leur chronicité tenace place le retentissement socioprofessionnel au premier rang des préoccupations. Tout comme les pustuloses généralisées, on peut les diviser, selon des critères histologiques, en formes avec *pustules multiloculaires spongiformes* et formes avec *pustules uniloculaires non spongiformes*. Ce critère histologique de classification n'est pas retenu dans la plupart des publications anglophones où toutes les pustuloses des extrémités sont mélangées sans tenir compte de leur aspect histologique. Malgré l'existence de formes d'interprétation histologique délicate, il semble justifié de conserver cette distinction peut-être dogmatique dans un domaine où les critères font, par ailleurs, cruellement défaut. Une méta-analyse fondée sur le critère histologique permettrait peut-être de définir la pertinence opérationnelle de la distinction *pustules multiloculaires spongiformes* versus *pustules uniloculaires non spongiformes*. Il est possible que la découverte récente de mutations dans différents gènes tels qu'*IL36RN* (antagoniste du récepteur de l'IL-36) dans certaines de ces pustuloses permettra une reclassification de ces maladies.

Avec histologie spongiforme

Aspects cliniques. On peut schématiquement distinguer quatre aspects cliniques, dont l'image histologique est celle d'une pustulose spongiforme.

Aspect d'acropustulose (« sur les doigts ») (fig. 11.33). Cet aspect correspond à *l'acrodermatite continue de Hallopeau*. La lésion tout initiale est une pustule péri- ou sous-unguéale peu saillante, reposant sur une base érythémateuse vernissée ; souvent le début succède à un traumatisme et se situe sur un pouce. L'ongle est toujours atteint par définition. Les pustules confluent en petites aires qui évoluent vers la desquamation. Au fil des poussées incessantes et souvent cycliques, l'affection envahit tout le doigt, gagne les doigts voisins, atrophie l'épiderme et les plans sous-jacents, attaque l'ongle (chute de l'ongle) et induit parfois des lésions osseuses. Le préjudice fonctionnel est bientôt patent. Plusieurs doigts et plusieurs orteils sont pris dans une gangue rouge vineuse, desquamante, atrophique, sur laquelle de nouvelles poussées pustuleuses témoignent du caractère évolutif et désespérément chronique. Dans les formes pures, les lésions siègent uniquement sur les doigts (dos et pulpe) et épargnent les paumes et les plantes. Des mutations dans les gènes *IL36RN* et *AP1S3* ont été identifiées dans certains cas d'acrodermatite continue [1, 2].

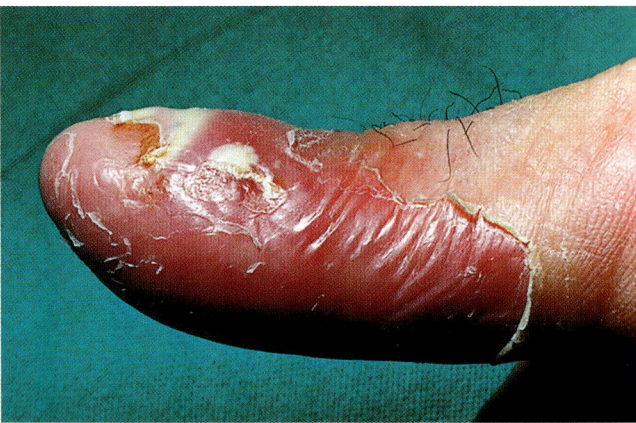

Fig. 11.33 Acrodermatite continue de Hallopeau.

Aspect de pustulose palmoplantaire (« sur les paumes »). L'éruption est faite d'aires érythémateuses, parfois légèrement en relief, couvertes d'un semis de pustules. Celles-ci sont jaunâtres, enchâssées dans la couche cornée, épaisse à ce niveau. Elles sont bientôt recouvertes de squames. L'atteinte débute souvent sur l'éminence thénar

et au pied à la partie interne de la voûte (fig. 11.34). Elle peut envahir l'ensemble des paumes et des plantes.

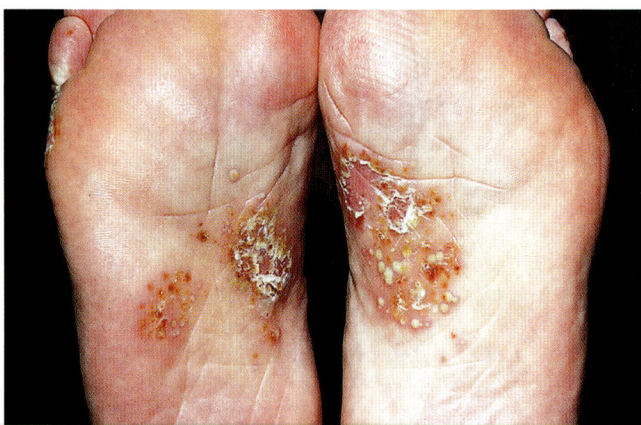

Fig. 11.34 Aspect de pustulose plantaire (histologie spongiforme).

Aspect de kératodermie en îlots (pustules en clous de tapissier) (fig. 11.35). Cet aspect traduit l'évolution cornée des pustules. Les éléments pustuleux initiaux passent souvent inaperçus. Il s'agit de pustules à contenu épais qui se kératinisent en leur centre pour former un bloc dur posé sur la peau « comme une goutte de cire » que la curette détache en masse. Au maximum, les lésions confluent « en chaînes de montagne ».

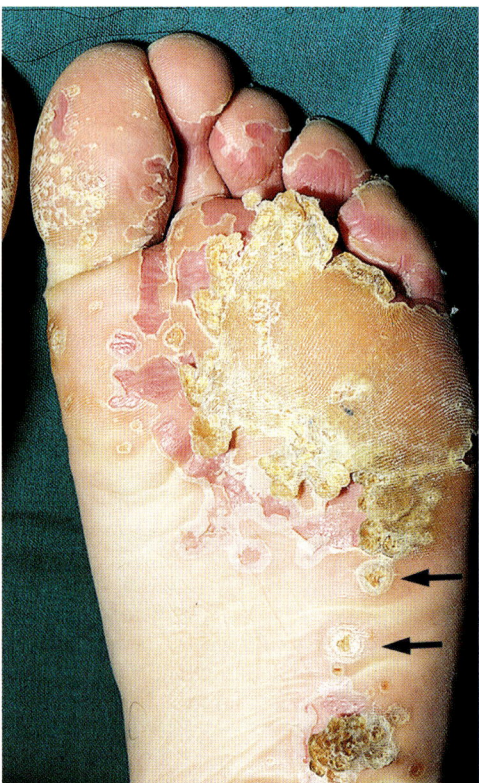

Fig. 11.35 Aspect de kératodermie en îlots : pustules en clous de tapissier du syndrome oculo-urétrosynovial.

Aspect en plaque unique extensive et serpigineuse. Cet aspect, très rare, correspond à la *dermatitis repens* de Radcliffe-Crocker. La maladie commence à une extrémité souvent après un traumatisme (dos de la main). C'est une plaque érythémateuse couverte de pustules. À partir de cet élément initial et toujours par contiguïté, la dermatose va progressivement s'étendre. Sa bordure polycyclique formée par un soulèvement épidermique progresse lentement et tout le membre peut être atteint. Ce caractère serpigineux et extensif, allié à la parfaite unilatéralité, caractériserait la *dermatitis repens*.

Dermatoses neutrophiliques

Étiologies des pustuloses spongiformes palmoplantaires

Psoriasis. Il peut réaliser les quatre aspects cliniques décrits ci-dessus. Le diagnostic du psoriasis ne peut pas être porté avec certitude si la pustulose des extrémités est la seule manifestation de la maladie. En effet, l'aspect histologique de pustulose spongiforme n'est pas spécifique du psoriasis et les autres signes histologiques de psoriasis ne sont pas toujours patents au niveau des zones pustuleuses. C'est pourquoi le diagnostic repose avant tout soit sur l'existence d'un psoriasis typique en d'autres points du tégument, soit sur la notion de poussées antérieures de psoriasis indiscutable, soit, enfin, sur l'apparition ultérieure d'un psoriasis lorsque la pustulose des extrémités représente la première manifestation de la maladie. On considère ces pustuloses palmoplantaires comme des « comorbidités » du psoriasis (cf. chapitre 10-13).

Syndrome oculo-urétrosynovial (anciennement appelé syndrome Fiessinger-Leroy). Sur le plan cutané, l'aspect est celui d'une pustulose à évolution cornée, aboutissant à la kératodermie en clou de tapissier (dite kératodermie blennorragique) qui s'observe dans jusqu'à 10 % des cas ; les lésions palmoplantaires peuvent diffuser aux faces d'extension des membres, au cuir chevelu, en formant des plaques érythématosquameuses circinées psoriasiformes, parfois très squamocroûteuses rupioïdes. Les autres signes cutanéomuqueux existent dans environ 20 % des cas : *balanite circinée*, souvent le premier signe, faite de pustules à évolution squamocroûteuse, groupées en plaques à bords serpigineux ; érosions buccales (cf. chapitre 16). L'aspect histologique est celui d'une pustule spongiforme, avec signes épidermiques impossibles à distinguer d'un psoriasis. Ainsi, les signes cutanéomuqueux du syndrome oculo-urétrosynovial sont-ils cliniquement et histologiquement très voisins de ceux d'un psoriasis et les critères permettant une distinction résident essentiellement dans les signes extracutanés associés de ce syndrome : articulaires, oculaires ou viscéraux [1]. Le syndrome de oculo-urétrosynovial est considéré comme une maladie réactive à des infections variées, digestives (shigelles, salmonelles, *Campylobacter, Yersinia*), génitales (*Chlamydia trachomatis, Ureaplasma urealyticum*) ou autres, survenant sur un terrain génétique prédisposé (HLA-B27). La survenue d'un syndrome de Fiessinger-Leroy avec atteinte cutanée grave dans le cadre du sida n'est pas rare [2]. Le traitement des signes cutanés est celui que l'on utilise pour le psoriasis.

Formes idiopathiques. Lorsqu'on a éliminé le psoriasis pustuleux des extrémités et, plus accessoirement, le syndrome oculo-urétrosynovial, il reste un certain nombre de pustuloses désespérément récidivantes dont l'étiologie échappe complètement aux moyens actuels d'investigation ; les deux aspects cliniques les plus fréquents sont, d'une part, celui d'acropustulose (acrodermatite suppurative continue de Hallopeau), d'autre part celui de pustulose palmoplantaire.

Avec histologie non spongiforme

Elles se distinguent des pustuloses spongiformes par l'atteinte élective des paumes et des plantes (rareté des acropustuloses) et par le caractère uniloculaire des pustules en histologie.

Aspects anatomocliniques. Les lésions, cuisantes et prurigineuses, siègent exclusivement aux paumes et aux plantes ; elles débordent rarement sur la face latérale des doigts. Les pustules, bien isolées les unes des autres, sont enchâssées dans l'épiderme, elles sont entourées d'un halo érythémateux, évoluent vers la constitution d'une petite squame-croûte conique et brunâtre qui serait caractéristique de l'affection (fig. 11.36). L'histologie montre une cavité pustuleuse, bien limitée et vaste, à grand axe horizontal, qui occupe tout l'épiderme ; elle contient des polynucléaires et quelques cellules mononucléées. Le reste de l'épiderme, légèrement acanthosique, ne comporte aucun signe de psoriasis ; le derme est le siège d'un infiltrat inflammatoire modéré sans vasculite. Les pustules ne contiennent ni germes ni champignons. On élimine ainsi une

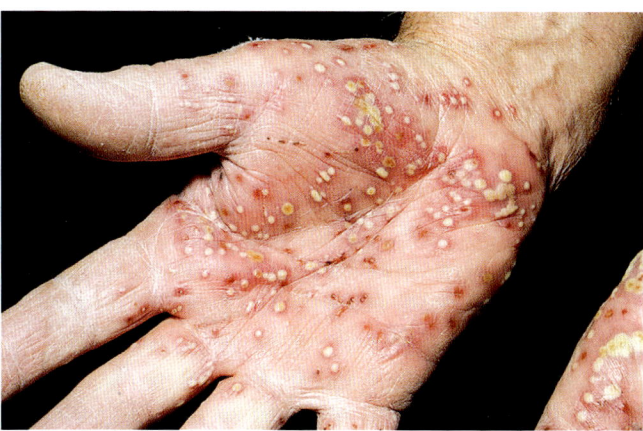

Fig. 11.36 Pustuloses amicrobiennes des mains avec histologie non spongiforme.

infection mycosique (les dermatophytoses plantaires sont volontiers pustuleuses) et un eczéma dyshidrosique surinfecté.

Aspects évolutifs. Certaines formes sont aiguës (pustulose acrale aiguë, pustulose palmoplantaire aiguë) et surviennent au décours d'une infection, le plus souvent pharyngée [3, 4]. Elles s'accompagnent parfois de pustules à distance sur les membres. Elles guérissent en quelques jours avec le traitement de l'infection et ne récidivent pas.

La plupart des cas sont chroniques et récidivants. Les poussées se reproduisent plusieurs fois par an, sans que les lésions disparaissent complètement entre les poussées. Il est rare d'identifier un facteur responsable des poussées.

Terrain, associations

Foyer infectieux. Les relations avec une infection bactérienne, notamment streptococcie pharyngée, sont admises pour les formes aiguës [3, 4]. Elles le sont moins dans les formes chroniques et récidivantes ; ainsi le concept des années 1930 de « bactérides pustuleuses d'Andrews », selon lequel la pustulose palmoplantaire traduirait une « hypersensibilité bactérienne », d'où le nom de « bactéride » [5], ne peut presque jamais être confirmé en pratique. Bien que le concept retrouve actuellement des défenseurs, auteurs de travaux immunologiques raisonnables [6], la recherche coûteuse d'un foyer infectieux latent (rhinopharyngé, dentaire, etc.) n'est pas justifiée car aucune série crédible n'a démontré que la cure de ces foyers guérissait de façon durable une pustulose jusque-là récidivante. Dans ce contexte il n'est pas déplacé de citer ici les pustuloses survenant *lors des traitements par anti-TNF-α*; en effet l'une des explications serait l'induction, en cas de blocage du TNF, d'une forte réponse IFN-α, γ et IL-6 [7].

Tabagisme. L'incidence élevée d'un tabagisme important est confirmée par de nombreuses études [8, 9] ; une série japonaise rétrospective portant sur 469 cas indique que 74 % des hommes et 32 % des femmes atteintes de pustuloses chroniques fumaient plus de 20 cigarettes/j contre 37 et 9 % respectivement chez les contrôles [10]. Les liens pathogéniques ne sont pas clairement établis ; la nicotine est un agoniste des récepteurs cholinergiques nicotiniques et peut ainsi intervenir dans la fonction sudorale eccrine. L'acrosyringium, qui exprime ces récepteurs, est considéré par certains comme la cible de l'inflammation dans ces pustuloses (ce qui concorde avec la localisation de cette maladie dans des zones à forte expression de glandes eccrines et à épais stratum cornum), peut-être par le biais d'une réaction auto-immune, car des anticorps antirécepteurs cholinergiques nicotiniques sont détectés chez 42 % de ces malades [11, 12].

Atteintes ostéoarticulaires. Une pustulose palmoplantaire peut être associée à des ostéites aseptiques ou des ostéoarthrites, et plus récemment rapportée, à une ostéoporose [8]. L'*ostéomyélite chronique récurrente multifocale* atteint surtout des enfants et des jeunes adultes ; elle se traduit par une fièvre modérée, des douleurs osseuses et des lésions ostéolytiques [13] ; elle a été associée à un déficit de l'antagoniste du récepteur de l'IL-1 [13, 14] et surtout à des mutations du gène *LPIN2*. Les *arthropathies* associées aux pustuloses sont de deux types : formes aiguës pseudo-septiques touchant électivement les articulations périphériques, formes chroniques plus fréquentes atteignant la paroi thoracique antérieure (manubrium sternal et articulation sternoclaviculaire), les sacro-iliaques, le rachis et les articulations périphériques. Le syndrome dit SAPHO [15, 16], qui regroupe ces observations, est discuté au début de ce chapitre 11-4. Les relations de ces ostéoarthropathies de la pustulose palmoplantaire et des acnés fulminantes (*cf.* chapitre 15) avec la spondylarthrite et le rhumatisme psoriasique sont controversées. En pratique, il n'est pas indispensable de faire pratiquer un bilan ostéoarticulaire comprenant notamment une scintigraphie osseuse, en l'absence de signes fonctionnels.

Rôle d'une sensibilisation de contact. Bien que les pustuloses palmoplantaires aient toujours été distinguées des dermites allergiques de contact, plusieurs publications récentes attirent l'attention sur le rôle d'allergènes de contact, parfums et métaux avant tout [11, 17].

Atteinte thyroïdienne. Une augmentation de l'incidence d'hypothyroïdie avec autoanticorps antithyroïdiens est retrouvée dans deux études [18].

Sensibilité au gluten. Une étude suédoise portant sur 123 patients suggère que près de 10 % des cas ont une intolérance au gluten et s'améliorent sous régime sans gluten [19, 20].

Traitement

La pustulose chronique des extrémités constitue un vrai défi thérapeutique pour le praticien (tableau 11.15). Après avoir essayé d'obtenir l'arrêt du tabac, le choix du traitement, toujours symptomatique [21], repose sur de nombreux facteurs dont : la morbidité, la nécessité d'une stratégie sur des années, l'âge et le sexe. Chez la femme en âge de procréer, on privilégie les traitements locaux : association de deux topiques, calcipotriol et dermocorticoïdes puissants (alternés matin/soir), en rajoutant par périodes de l'anthraline topique ; en cas de réponse insuffisante, on peut conseiller la PUVA systémique ou topique (*cf.* chapitre 22-4). Chez l'homme ou la femme ménopausée, l'acitrétine est la molécule de choix : nous l'administrons par périodes courtes de 10 jours (0,5 mg/kg), dès les premiers signes d'une poussée, en association au traitement local de calcipotriol, dermocorticoïdes ; la PUVAthérapie voire le laser excimère peut être associée lors de poussées invalidantes.

Tableau 11.15 Attitude devant une pustulose chronique des extrémités

Éliminer	
– dermatophytes	Cultures répétées, histologie
– eczéma dyshidrosique	Enquête, tests épicutanés
Rechercher les facteurs associés	
– psoriasis	Anamnèse, examen clinique (histologie ?)
– foyer infectieux	Surtout si formes aiguës (*cf.* texte)
– osseux articulaires	Radiographies, scintigraphie
– oculaire	Si doute pour un syndrome oculo-urétrosynovial
– tabagisme	Facteur important +++
– allergènes de contact	Tests épicutanés
– thyroïde	TSH T4 autoanticorps
– sensibilité au gluten	Immunosérologie (Ac anti-TG2, anti-TG3, antigliadine)
Évaluer morbidité et comorbidités	Choix du niveau du traitement

Les traitements suivants ont été utilisés de façon anecdotique : colchicine (1 mg/j), tétracyclines, clofazimine, alitrétinoïne. Dans les cas dont la morbidité est extrême (dont l'acrodermatite continue), on peut envisager le méthotrexate (souvent moins efficace dans ces formes localisées) ou la ciclosporine, sans espérer des résultats complets aux doses acceptables (3 mg/kg/j) ni une stabilisation à l'arrêt du traitement. L'utilisation de biothérapies, anti-TNF-α, anti-IL-1, anti-IL-23 ou anti-IL-17 est encore à l'étude ; paradoxalement des pustuloses palmoplantaires peuvent apparaître lors de traitements par anti-TNF-α, notamment pour maladie de Crohn [22].

Autres pustuloses amicrobiennes des mains et des pieds

Vasculite pustuleuse du dos des mains (dermatose neutrophilique du dos des mains). Il s'agit d'éruptions de plaques pustuleuses, d'évolution aiguë voire récidivante, symétriques du dos des mains. Cette vasculite présente cliniquement des chevauchements avec le syndrome de Sweet et le *pyoderma gangrenosum*. L'histologie montre de façon variable une infiltration neutrophilique dermique stérile et/ou une vasculite leucocytoclasique [24]. Ce tableau clinique est fréquemment associé à des maladies systémiques (syndromes myélodysplasiques, maladies inflammatoires chroniques ou cancers solides) [22].

Acropustulose infantile (fig. 11.37). C'est une éruption vésiculopustuleuse des paumes et des plantes du nourrisson d'étiologie inconnue. Très prurigineuse, elle peut s'étendre au visage et au tronc ; elle est souvent confondue avec une gale. Sa survenue pourrait être néanmoins favorisée par une infestation préalable par la gale [25]. Elle évolue par poussées, récidive sur plusieurs années, et disparaît spontanément vers l'âge de 2 ou 3 ans. Elle peut atteindre toutes les ethnies, mais prédomine dans la population noire et masculine. Les sulfones (dapsone) ne doivent être employées, malgré leur efficacité, qu'avec circonspection chez le nourrisson ; les stéroïdes topiques et antihistaminiques sont peu efficaces [22, 26].

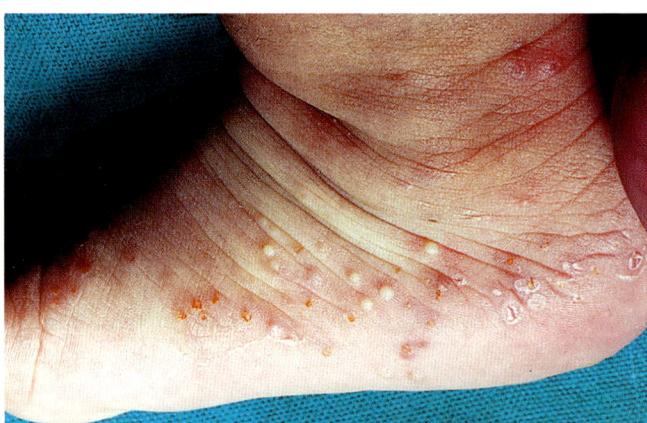

Fig. 11.37 Acropustulose infantile.

RÉFÉRENCES

1. Keat A., *N Engl J Med.* 1983, *309*, 1606.
2. Reveille J.D. et coll., *Arthr Rheum.* 1990, *33*, 1474.
3. Hoffmann T.J. et coll., *Br J Dermatol.* 1989, *120*, 107.
4. Burge S.M. et coll., *Br J Dermatol.* 1985, *113*, 77.
5. Andrews G.C. et coll., *Arch Dermatol. Syph.* 1935, *32*, 327.
6. Koshiba S. et coll., *J Pathol.* 2008, *214*, 75.
7. Collamer A.N. et coll. *Semin Arthritis Rheum.*, 2010, *40*, 233.
8. Nyman P. et coll., *Dermatology.* 1996, *192*, 307.
9. Raynaud F. et coll., *Ann Ped.* 1984, *31*, 387.
10. Akiyama T. et coll., *J Dermatol.* 1995, *22*, 930.
11. Hagforsen E. et coll., *Br J Dermatol.* 2002, *146*, 383.
12. Hagforsen E., *Life Sci.* 2007, *80*, 2227.
13. Aksentijevich I. et coll., *N Engl J Med.* 2009, *360*, 24.
14. Lukens J.R. et coll., *Proc Natl Acad Sci U S A.* 2014, *111*, 1066.

15. Kahn M.F., *Presse Méd.* 1995, *24*, 338.
16. Gerster J.C. et coll., *Clin Exp Rheum.* 1995, *13*, 534.
17. Yiannias J.A. et coll., *Contact Derm.* 1998, *39*, 108.
18. Agner T. et coll., *Br J Dermatol.* 1989, *121*, 487.
19. Strutton G. et coll., *J Am Acad Dermatol.* 1995, *32*, 192.
20. Michaëlsson G. et coll., *Br J Derm.* 2007, *156*, 659.
21. Marsland A.M. et coll., *Cochrane Dat. Syst Rev.* 2006, *1*, CD001433.
22. Wendling D. et coll., *Expert Rev Clin Immunol.* 2014, *10*, 159.
23. Weenig R.H., *Int J Dermatol.* 2004, *43*, 95.
24. Walling H.W. et coll., *Arch Dermatol.* 2006, *142*, 57.
25. Good L.M. et coll., *J Am Acad Dermatol.* 2011, *65*, 763.
26. Vignon-Pennamen D., *Arch Dermatol.* 1986, *122*, 1155.

Pustuloses amicrobiennes localisées d'autres topographies

Pustuloses des plis

Des pustuloses amicrobiennes chroniques peuvent survenir dans les plis inguinaux, sous-mammaires, axillaires, rétroauriculaires. La plupart de ces cas correspondent à des psoriasis pustuleux, ou une pustulisation de psoriasis inversés sous l'influence de facteurs infectieux ou iatrogènes ; on devra aussi éliminer une histiocytose langerhansienne.

Les **pustuloses amicrobiennes des plis des maladies auto-immunes** sont des intertrigos pustuleux chroniques, avec notamment atteinte du cuir chevelu, du conduit auditif, des régions rétro-auriculaires et des grands plis qui surviennent surtout chez des jeunes femmes non psoriasiques [1, 2]. On ne doit pas les confondre avec des intertrigos infectieux. Ces pustuloses sont associées à des maladies auto-immunes, comme lupus érythémateux systémique (*lupus neutrophilique cf.* chapitre 10-4), myasthénie ou purpura thrombopénique, mais il n'y a pas de relation entre l'évolutivité de la maladie auto-immune et celle de la pustulose. Des aspects cliniques similaires ont été observés au cours de traitements par anti-TNF-α [3]. Le traitement fait appel entre autres à la corticothérapie générale, à la dapsone, à la ciclosporine, à la cimétidine avec de l'acide ascorbique ou encore au zinc par voie orale [2, 4].

Pustuloses du cuir chevelu

La plupart des causes de pustuloses amicrobiennes peuvent induire des pustules du cuir chevelu.

La pustulose érosive du cuir chevelu [5] se traduit par des lésions pustuleuses chroniques qui évoluent en plaques érosives et croûteuses et une alopécie cicatricielle ; ainsi les pustules doivent être soigneusement recherchées devant un tableau d'érosions et de croûtes du cuir chevelu. Elle survient chez des sujets âgés ; décrite initialement chez la femme, elle peut atteindre l'homme chauve ; elle succède souvent à un traumatisme et notamment au traitement de kératoses actiniques par azote liquide, laser ou radiothérapie [6, 7]. L'histologie montre une pustule spongiforme, associée à un infiltrat riche en plasmocytes. L'étiologie est inconnue ; il est possible qu'il s'agisse d'une réaction inflammatoire sur un trouble de cicatrisation d'une peau âgée et actinique [6] ; dans ce contexte il nous paraît que l'inflammation de ces pustuloses érosives pourrait impliquer des processus similaires à ceux qui provoquent l'inflammation folliculaire des traitements par les anti-EGF. Les corticostéroïdes topiques puissants sont efficaces mais ils risquent d'aggraver l'atrophie ; ainsi le tacrolimus topique semble être une meilleure option [6].

Pustuloses des jambes

La plupart des causes de pustuloses amicrobiennes peuvent induire des pustules au niveau de membres inférieurs.

La pustulose érosive des jambes [8] est considérée comme l'analogue de la forme du cuir chevelu. Elle réalise des plaques symétriques érosives sur la face antérieure des jambes, qui sont couvertes et bordées de pustules. Elle survient surtout chez des patients âgés atteints d'insuffisance veineuse chronique, mais aussi et surtout de dermatoporose avancée ; l'histologie montre une pustule spongiforme et un infiltrat dermique riche en neutrophiles et plasmocytes [9]. Bien que l'aspect soit voisin d'un *pyoderma gangrenosum* superficiel, et que nous ayons observé des aspects identiques dans le cadre d'une maladie de Sneddon-Wilkinson, cette entité semble réelle. Elle répond de façon spectaculaire aux corticostéroïdes topiques puissants et au tacrolimus [9].

RÉFÉRENCES

1. Marzano A.V. et coll., *Dermatology.* 1996, *193*, 88.
2. Bénéton N. et coll., *Br J Dermatol.* 2000, *143*, 1306.
3. Marzano A.V., *Medicine (Baltimore).* 2015, *94*, e1818.
4. Marzano A.V. et coll., *Dermatology.* 2008, *216*, 305.
5. Noé C. et coll., *Ann Dermatol Vénéréol.* 1993, *120*, 693.
6. Laffitte E. et coll., *Ann Dermatol Vénéréol.* 2001, *128*, 3S50.
7. Trüeb R.M. et coll., *Br J Dermatol.* 1999, *141*, 764.
8. Bull R.H. et coll., *Br J Dermatol.* 1995, *132*, 279.
9. Brouard M.C. et coll., *Br J Dermatol.* 2002, *147*, 765.

Dermatose aiguë fébrile neutrophilique, syndrome de Sweet

V. Descamps, J.-H. Saurat

Décrit en 1964 par Sweet, ce syndrome est l'une des dermatoses neutrophiliques les mieux caractérisées ; il s'agit d'une infiltration brutale du derme superficiel par des polynucléaires neutrophiles en l'absence d'infection locale. L'affection, souvent isolée, est parfois associée à diverses situations pathologiques dont les hémopathies myéloïdes [1, 2].

Aspects cliniques

Un stade prodromal sous forme d'une infection des voies respiratoires supérieures, conjonctivite, arthralgies et douleurs abdominales précède l'éruption d'environ 1 à 3 semaines.

Les signes cutanés apparaissent en même temps qu'un état fébrile pouvant aller jusqu'à 40 °C. Il s'agit de papules, qui forment de plaques érythémateuses infiltrées dermiques et hypodermiques très bien délimitées à extension centrifuge avec dépression centrale (fig. 11.38 et 11.39). Ces lésions sont douloureuses, plus rarement prurigineuses, en nombre limité ou multiples, parfois disséminées, au début asymétriques, puis symétriques. Les localisations de prédilection sont indiquées dans l'encadré 11.7.

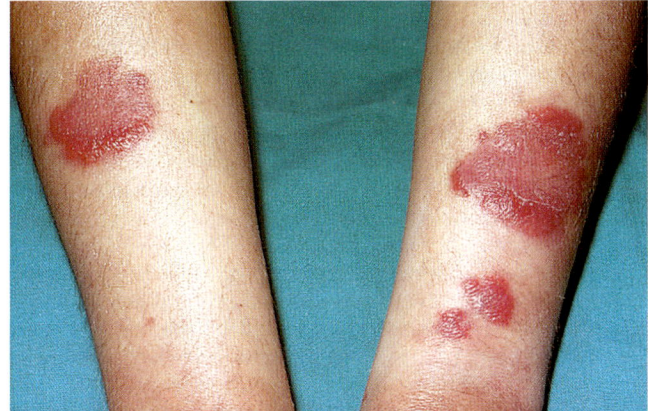

Fig. 11.38 Dermatose neutrophilique aiguë, syndrome de Sweet.

11-4 Dermatoses par infiltrats cellulaires lympho-mono-myélocytaires

Dermatoses neutrophiliques

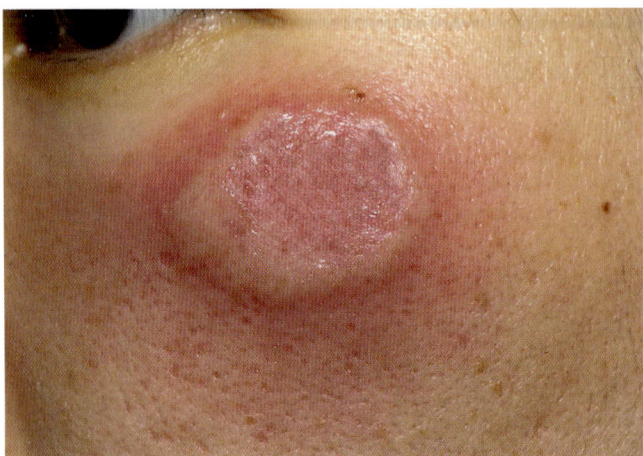

Fig. 11.39 Dermatose neutrophilique aiguë, syndrome de Sweet.

Encadré 11.7
Localisations de prédilection des lésions cutanées du syndrome de Sweet
- Visage et nuque
- Face postérieure des avant-bras
- Dos des mains et des doigts
- Membres inférieurs
- Tronc (dos rarement)
- Sites de vaccination ou cicatrices anciennes ou d'injection et traumatismes récents

L'état général peut être très altéré, ce qui explique que ces patients soient amenés d'urgence à l'hôpital. Les arthralgies sont le symptôme le plus fréquent ; elles atteignent surtout les grosses articulations sans qu'il existe des signes décelables à la radiologie. Des tendinites et myalgies ont été également observées. Dans environ 30 % des cas, la fièvre manque. Il n'y a pas d'adénopathie.

Des atteintes extracutanées parfois graves peuvent être associées, comme lors des autres dermatoses neutrophiliques (cf. tableau 11.11).

Évolution. La phase d'état dure 4 à 5 semaines. La guérison spontanée survient en 4 à 6 semaines. Une pigmentation résiduelle laisse percevoir l'emplacement des lésions cutanées. Les rechutes ne sont pas exceptionnelles. Lors d'une récidive, les lésions cutanées se reproduisent exactement aux mêmes localisations.

Signes paracliniques

La CRP (protéine C-réactive) est élevée et la vitesse de sédimentation est accélérée souvent à plus de 100 mm à la 1re heure ; il existe une hyperleucocytose périphérique pouvant aller jusqu'à 20 000 leucocytes/mm^3 dont 70 à 90 % de neutrophiles mais dont l'apparition peut être retardée par rapport aux manifestations cliniques. Une protéinurie transitoire est observée dans 15 % des cas.

L'image histologique est caractéristique : sous un épiderme peu modifié se trouve une bande d'œdème reposant sur un infiltrat dense à polynucléaires presque *exclusivement neutrophiles*, parfois en leucocytoclasie. Il existe une vasodilatation incluant les lymphatiques mais il n'y a *pas de vasculite* vraie, seulement une turgescence des cellules endothéliales ; cette absence de vasculite dans le syndrome de Sweet doit rester un critère distinctif, même si un certain degré d'inflammation vasculaire peut survenir dans les lésions tardives [3]. Les études en immunofluorescence directe ne montrent aucun dépôt d'immunoglobulines [1, 2]. À côté du syndrome de Sweet classique a été récemment décrit le syndrome de Sweet « lymphohistiocytaire » appelé initialement en 2005 « histiocytoïde » par Requena et coll. [4], puis en 2006 « lymphocytaire » par Vignon-Pennamen et coll. [5]. Cette forme anatomoclinique est caractérisée par un infiltrat composé majoritairement de cellules mononucléées : lymphocytes, histiocytes et cellules *évoquant des progéniteurs myéloïdes*.

Critères de diagnostic et diagnostic différentiel

Une grande confusion a longtemps régné dans le domaine du diagnostic de ce syndrome ; c'est pourquoi, même si la validité de certains critères mineurs est sujette à caution, et si la spécificité et la sensibilité des critères diagnostiques proposés dans le tableau 11.16 n'ont pas été établies, il semble utile de les adopter en première analyse.

Tableau 11.16 Critères diagnostiques du syndrome de Sweet

Critères majeurs	Apparition brutale de lésions cutanées typiques (aspect et topographie)
	Histologie typique (infiltrat dermique surtout neutrophilique sans vasculite et œdème dermique)
Critères mineurs	Prodromes rhinopharyngés ou infection gastro-intestinale ou vaccination ou association à maladie inflammatoire, hémopathie maligne, infections, tumeurs solides, grossesse
	Fièvre > 38 °C et malaise général
	Biologie au début de l'éruption : VS > 20 mm ; augmentation de la CRP ; leucocytose > 8 000/mm^3; > 70 % polynucléaires (3 de ces 4 données)
	Réponse rapide au traitement par corticostéroïdes ou iodure de potassium

Deux critères majeurs et deux mineurs sont nécessaires au diagnostic.
D'après [2].

On élimine ainsi facilement une dermohypodermite infectieuse dans ce contexte fébrile pseudo-infectieux, l'érythème polymorphe, l'érythème noueux (bien que les lésions des membres inférieurs du syndrome de Sweet soient d'aspect clinique voisin), l'*erythema elevatum et diutinum*.

Les formes de passage entre *pyoderma gangrenosum* et syndrome de Sweet surtout lorsque ce dernier est associé à une leucémie sont discutées plus loin ; ils illustrent le continuum lésionnel dans les dermatoses neutrophiliques.

Hidradénite eccrine neutrophilique [6]. Elle est faite de papules érythémateuses du cou et du tronc, plus rarement des extrémités ; il s'agit d'une infiltration neutrophilique qui se situe autour des glandes sudorales. Elle survient lors de chimiothérapies (surtout cytarabine) de leucémies et tumeurs solides. On doit la distinguer d'une infection opportuniste ; conceptuellement, elle est proche du syndrome de Sweet, d'autant qu'elle peut aussi survenir en dehors d'un contexte paranéoplasique (cf. chapitres 15 et 19) [7].

Hidradénite plantaire idiopathique [7, 8]. Elle réalise des nodules inflammatoires des plantes et, parfois, des paumes chez des enfants et des adultes jeunes, sans pathologie associée dans les cas rapportés ; elle guérit spontanément en 2 semaines mais peut récidiver d'où la dénomination parfois utilisée de HPI récurrente. L'histologie montre un infiltrat neutrophilique massif autour des glandes sudorales, plutôt dans la partie excrétrice. L'étiologie est discutée : comme elle semble souvent survenir après un effort physique intense, certains considèrent que le facteur traumatique, avec libération de sueur dans le derme, est responsable de l'afflux de polynucléaires (cf. chapitre 15) ; le rôle de l'exposition à un environnement froid et humide, type « pied des tranchées », serait un facteur favorisant de l'hypothèse traumatique. D'autres considèrent qu'il s'agit simplement d'une forme topographique de dermatose neutrophilique qui peut être déclenchée par tout facteur associé à cette nosologie. Le rôle d'infection à *Pseudomonas aeruginosa* est proposé pour certains cas [9]; en effet, un tableau d'hidradénite plantaire peut être associé aux intertrigos interdigitaux plantaires douloureux et suintants qui caractérisent cette affection; elle serait alors une forme plantaire infantile de «folliculite» à *Pseudomonas aeruginosa* (*cf.* chapitre 3).

Associations

Il est pratique de distinguer six groupes étiopathogéniques de syndrome de Sweet (tableau 11.17) [2].

Tableau 11.17 Formes étiologiques du syndrome de Sweet

Formes	Caractéristiques
Idiopathiques	Les plus fréquentes ; bénignes
Paranéoplasiques	Hémopathies myéloïdes ; tumeurs solides
Para-inflammatoires	Mal. inflammatoires et infectieuses, vaccinations
Médicamenteuses	Rares en dehors des hémopathies
Gravidiques	Pas de risque fœtal
Infantiles	Parfois compliquées de *cutis laxa*

La forme classique idiopathique, la plus fréquente, concernant environ deux tiers des cas, atteint les adultes de la quarantaine, les femmes plus souvent que les hommes, avec une prédominance au printemps et en automne ainsi que de petites épidémies suggérant une cause infectieuse [10] ; elle guérit sans séquelles, mais peut récidiver plusieurs mois après [10].

Les formes paranéoplasiques sont plus souvent publiées mais ne représentent que moins de 10 % des cas. Bien que plus souvent bulleuses et pustuleuses, elles ne se distinguent pas fondamentalement des formes idiopathiques sur le plan séméiologique. Les hémopathies myéloïdes représentent l'association la plus fréquente ; le syndrome de Sweet peut être révélateur, ou plus souvent survenir lors de l'évolution, volontiers lors d'un traitement cytostatique, par facteurs de croissance hématopoïétique ou par acide rétinoïque ; dans ces cas en apparence induits par un traitement de la leucémie, l'infiltrat dermique contient des cellules leucémiques (*leukemia cutis*) ; c'est leur différenciation déclenchée par le traitement qui serait responsable de l'inflammation dermique [11]. Les lymphomes et les cancers solides sont également associés (on en trouvera la liste exhaustive dans la référence [2]). Les formes de Sweet «lympho-histiocytaires» s'associent plus volontiers aux hémopathies malignes et notamment avec des syndromes myélodysplasiques.

Les formes para-inflammatoires sont des maladies inflammatoires du tube digestif, des maladies auto-immunes, des infections diverses. Ces affections sont si variées qu'il est illusoire d'en dresser une liste cohérente [2].

Les formes médicamenteuses sont rares en dehors des hémopathies (*cf. supra*) ; minocycline, lithium, furosémide ont été impliqués [2].

Les formes gravidiques sont rares, correspondent à des formes idiopathiques et ne mettent pas en jeu le pronostic fœtal ; on les traite par corticostéroïdes [12].

Les formes infantiles sont rares, avec moins de 35 cas rapportés. Les lésions cutanées ne laissent pas de cicatrices, sauf dans certains cas rares, qui évoluent en *cutis laxa* (syndrome de Marshall), ce qui doit faire rechercher un déficit en α_1-antitrypsine [13].

Étiopathogénie

Elle est discutée avec les autres maladies neutrophiliques. L'association à un groupe HLA n'a pas été établie [14]. La survenue du syndrome de Sweet lors d'agranulocytose a fait discuter le rôle de cellules dendrocytiques dermiques plutôt que des neutrophiles dans la pathogénie des lésions [15]. Le rôle des cytokines et facteurs de croissance (G-CSF : *Granulocytes Colony Stimulating Factor*, GM-CSF, IFN-γ, IL-1, L-3, IL-6, IL-8) est illustré par la survenue de syndrome de Sweet après administration de G-CSF [16]. L'infiltrat neutrophilique pourrait être monoclonal dans les lésions cutanées sans pathologie myéloïde sous-jacente [17].

Traitement

Les corticoïdes systémiques (prednisone 0,5-1 mg/kg) ont un effet immédiat spectaculaire mais peuvent être contre-indiqués en cas d'infection systémique [18]. La colchicine est actuellement le médicament de 1re intention (1 mg/j pendant 3 semaines) ; l'indométacine (150 mg/j pendant 1 semaine puis 100 mg/j pendant 2 semaines) [16] est également le plus souvent efficace. L'iodure de potassium (600 à 1 200 mg/j) est le traitement classique mais il est désormais moins utilisé en pratique. Les formes réfractaires pourraient bénéficier des antagonistes du récepteur de l'interleukine 1 illustrant le rôle de l'IL-1 dans sa physiopathologie [19].

Le traitement doit être poursuivi 3 semaines et sevré prudemment car les rechutes/rebonds sont fréquents.

RÉFÉRENCES

1. Harms M. et coll., *Ann Dermatol Vénéréol.* 1983, *110*, 461.
2. Cohen P.R., *Orphanet J Rare Dis.* 2007, *26*, 2.
3. Malone J.C., *Arch Dermatol.* 2002, *138*, 345.
4. Requena L. et coll., *Arch Dermatol.* 2005, *141*, 834.
5. Vignon-Penamen M.D. et coll., *Arch Dermatol.* 2006, *142*, 1170.
6. Harrist T.J., *Arch Dermatol.* 1982, *118*, 23.
7. Stahr B.J., *J Cut Pathol.* 1994, *21*, 289.
8. Simon M., *Arch Dermatol.* 1997, *134*, 76.
9. Hernandez-Martin S. et coll., *J Am Acad Dermatol.* 2002, *47*, s263.
10. Hommel L. et coll., *Dermatology.* 1993, *187*, 303.
11. Magro C.M., *J Cut Pathol.* 2001, *28*, 90.
12. Satra K. et coll., *J Am Acad Dermatol.* 1994, *30*, 297.
13. Hwang S.T. et coll., *Arch Dermatol.* 1995, *131*, 1175.
14. Von den Driesch P. et coll., *J Am Acad Dermatol.* 1997, *37*, 276.
15. Misery L. et coll., *Ann Dermatol Vénéréol.* 1994, *121*, 414.
16. Oiso N. et coll., *Br J Haematol.* 2006, *135*, 148.
17. Magro C.M. et coll., *J Cutan Pathol.* 2007, *34*, 526.
18. Jeanfils S. et coll., *J Am Acad Dermatol.* 1997, *36*, 436.
19. Kluger N. et coll., *Dermatology.* 2011, *222*, 123.

Pyoderma gangrenosum

P. Modiano, J.-H. Saurat

Forme ulcérative des maladies neutrophiliques, c'est une affection rare : 2 cas/million d'habitants/an ; mais certainement sous-diagnostiquée, qui peut révéler une maladie générale dans 50 % des cas.

Aspects cliniques

Ulcération phagédénique (fig. 11.40). Ce terme, présent dans la littérature francophone bien avant celui, impropre, de *pyoderma gangrenosum* proposé par Brunsting en 1930 [1, 2], illustre le caractère progressif et destructeur de la lésion élémentaire de cette maladie. C'est au début soit un nodule douloureux (aspect d'hypodermite) qui s'ulcère en son centre, soit une grosse pustule. Puis se constitue l'ulcération par extension centrifuge ; elle est superficielle, à bords circulaires, brutalement limités par un bourrelet comme «tracé au compas», d'aspect inflammatoire, ferme, qui est creusé de clapiers pustuleux («sous-miné») s'accroissant de façon serpigineuse, voire térébrante. Il n'y a paradoxalement ni adénopathie ni lymphangite ; la douleur est constante, faisant partie des nouveaux critères diagnostiques. Des lésions peuvent survenir sur des zones de traumatisme dans 25 % des cas (pathergie).

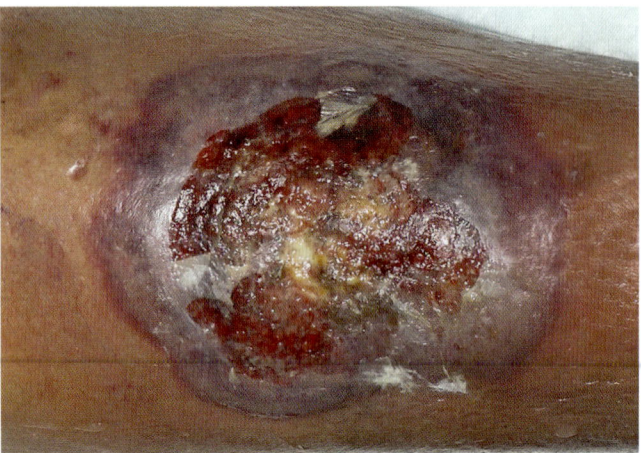

Fig. 11.40 *Pyoderma gangrenosum* associé à une hémopathie myéloïde.

L'évolution se fait vers une lente et inesthétique cicatrisation (cicatrice cribriforme permettant un diagnostic rétrospectif) en plusieurs mois ou années. Une évolution dynamique, avec plusieurs poussées à des temps différents n'est pas rare, faisant utiliser le terme d'ulcère nécrolytique.

Les tableaux cliniques (tableau 11.18) sont assez polymorphes selon :
– *le siège des lésions* : toutes les zones peuvent être atteintes, avec une plus grande fréquence pour les membres inférieurs (75-80 %) [1] ; sur le visage, on discute le pyoderma malin [3] qui est, pour certains, une forme clinique de *pyoderma gangrenosum* et pour d'autres une maladie de Wegener (granulomatose avec polyangéite) [3] ; Il se différencie des autres formes par son apparition chez des patients plus jeunes avec l'absence d'érythème inflammatoire et d'infiltration périulcéreux ;
– *la prédominance lésionnelle initiale* : pustuleuse (plus souvent associée aux colites inflammatoires) ; bulleuse (plus souvent associée aux pathologies hématologiques et pouvant faire discuter un syndrome de Sweet) ;
– *les signes d'accompagnement* : il n'existe parfois aucun syndrome général, ou au contraire, un véritable état toxique avec hyperthermie lors des poussées. Des manifestations extracutanées de la maladie neutrophilique peuvent survenir (abcès aseptiques profonds) (*cf.* tableau 11.11) ; l'atteinte pulmonaire à type d'abcès stérile est la localisation la plus fréquente associée au *pyoderma gangrenosum* ;
– *les formes pédiatriques* : environ 4 % des *pyoderma gangrenosum* surviennent chez des enfants ; leurs caractères ne diffèrent pas de ceux de l'adulte [4] avec une localisation génitale plus fréquente. Elles sont fréquemment associées à une maladie systémique (maladie inflammatoire du tube digestif, immunodéficience).

Diagnostic positif et différentiel

Il est essentiellement clinique, et souvent tardif [5]. L'aspect histologique *n'est pas spécifique* et dépend du stade, du type et de la localisation de la biopsie (tableau 11.18). Il associe des abcès stériles avec infiltrat dermique massif à polynucléaires neutrophiles, des altérations vasculaires (thrombose des veines et capillaires, hémorragies, nécroses) ainsi que des granulomes. La présence de germes sur l'ulcération est possible ; ils sont analysés en fonction du contexte, et correspondent à des surinfections [1].

Des aspects comparables à une vasculite allergique ou un syndrome de Sweet peuvent être rencontrés. L'immunofluorescence montre des dépôts de C3 et IgM autour des vaisseaux et à la jonction dermo-épidermique sans valeur diagnostique ou pathogénique [1].

Les critères diagnostiques proposés actuellement n'ont pas été validés mais sont sans doute utiles pour éliminer les nombreux diagnostics différentiels (tableau 11.19) [1].

Tableau 11.19 Critères diagnostiques du *pyoderma gangrenosum*

Critères majeurs	Ulcération primitive stérile avec bords sous-minés typiques Exclusion des diagnostics différentiels (ulcérations vasculotrophiques, infectieuses, vasculitiques)
Critères mineurs	Histologie du bord montrant une infiltration dermique riche en neutrophiles avec signes de vasculite Maladie associée (entéropathie inflammatoire, polyarthrite, hémopathie, paraprotéinémie) Réponse à un traitement systémique immunosuppresseur et pas de réponse à un traitement local conventionnel d'ulcère Phénomène de pathergie Douleur VAS sup 4

Ces critères n'ont pas été validés. Le diagnostic nécessite deux critères majeurs et deux mineurs. D'après [5].

On doit éliminer d'autres causes d'ulcération chronique et il s'agit d'une entreprise difficile et complexe qui nécessite l'intervention d'un clinicien compétent et reconnu : le *pyoderma gangrenosum* peut être « sous-diagnostiqué » mais aussi « *surdiagnostiqué* » : ainsi une étude rétrospective sur 157 cas indique un diagnostic erroné avec une escalade thérapeutique source de iatrogénie dans 10 % des cas [6] :
– *les infections*, par des prélèvements adéquats et cultures de biopsies cutanées : bactériennes (pyococciques, ecthyma gangreneux à *Pseudomonas*, gangrène postopératoire [*cf.* chapitre 2], syphilis), virales (herpès des immunodéprimés), mycosiques (cryptococcose, blastomycoses) et parasitaires (amibiases) ;

Tableau 11.18 Formes cliniques du *pyoderma gangrenosum*

Clinique		Histologie		Association
		Centre	Bord	
Ulcéreux	Grande ulcération, extension rapide	Abcès à polynucléaires	Lymphocytes angiocentriques	Paraprotéine ; entéropathie
Pustuleux	Pustules	Pustules sous-cornées avec infiltrat dermique dense à polynucléaires		Entéropathie
Bulleux	Bulle superficielle puis ulcération	Bulle sous-épidermique Infiltrat épidermique et dermique à polynucléaires		Hémopathie
Végétant	Ulcération superficielle sans bord sous-miné indolore et peu évolutive	Hyperplasie pseudo-épithéliomateuse Abcès dermiques à polynucléaires, granulomes		Souvent idiopathique

D'après [3].

– *les ulcérations trophiques* des troubles artériels et veineux ;
– *les ulcérations factices* (pathomimie) ;
– *les bromides et iodides* bulleuses souvent plus végétantes, ce qui permet de les reconnaître (*cf.* chapitre 6) ;
– *les vasculites* : l'histologie permet d'éliminer les vasculites nécrosantes (PAN, etc.) et granulomateuses (maladie de Wegener : granulomatose avec polyangéite). La maladie de Behçet peut comporter des aspects de nécroses cutanées similaires au *pyoderma gangrenosum* ;
– *les nécroses cutanées* du syndrome des anticorps antiphospholipides et des piqûres et morsures venimeuses ;
– *les autres dermatoses neutrophiliques* : il existe des formes de passage et des associations de pustuloses sous-cornées, syndrome de Sweet et *pyoderma gangrenosum*, traduisant le spectre continu des dermatoses neutrophiliques (associations fréquentes des dermatoses neutrophiliques avec des affections systémiques semblables, possibilité d'atteintes extracutanées) ;
– des *pyoderma gangrenosum* médicamenteux décrits avec le G-CSF, les rétinoïdes, le méthotrexate, l'azathioprine. Outre l'action de certains médicaments sur les polynucléaires neutrophiles, le terrain hématologique pour lequel sont prescrites ces molécules joue un rôle favorisant.

Diagnostic étiologique

Le *pyoderma gangrenosum*, une maladie auto-inflammatoire. L'abondance des polynucléaires neutrophiles justifie que l'affection appartienne au groupe des dermatoses neutrophiliques. La survenue de *pyoderma gangrenosum* dans des maladies auto-inflammatoires monogénique (*cf.* ci-dessous) indique que ce mécanisme est en jeu dans les cas survenant en dehors de ces syndromes génétiques. Les hypothèses pathogéniques concernant les dermatoses neutrophiliques et leur mécanisme auto-inflammatoire sont exposées au début de ce chapitre 11-4.

Association très fréquente à une pathologie interne (plus de 50 % des cas) [1, 3, 7]. Ces affections associées sont nombreuses (tableau 11.20). Le *pyoderma* est parfois même le révélateur de l'affection ; ailleurs, il constitue un accident intercurrent dans une maladie connue et survient alors, parfois mais non toujours, lors d'une poussée évolutive de celle-ci. Le contrôle de la maladie associée n'amène pas toujours la guérison des ulcérations cutanées, mais doit être une priorité [8].

Tableau 11.20 Formes étiologiques du *pyoderma gangrenosum*

Formes idiopathiques	
Formes associées à des maladies internes	
– Digestives	Rectocolite ulcéreuse ; maladie de Crohn Hépatite chronique ; hépatite C Polypose intestinale ; tumeur carcinoïde
– Rhumatismales	Polyarthrite séronégative et polyarthrite rhumatoïde
– Hématologiques	Leucémies surtout myéloïdes aiguës et chroniques Syndromes myélodysplasiques et myéloprolifératifs Gammapathies monoclonales surtout IgA avec ou sans myélome Lymphomes
– Endocriniennes	Diabète 2 Syndrome métabolique Dysthyroïdie
– Diverses	Déficits immunitaires ; sida Tumeurs solides Lupus érythémateux Maladie de Behçet, maladie de Takayasu

Non exhaustif.
D'après [2, 3, 7].

Maladies auto-inflammatoires génétiques. Des syndromes récemment décrits associent le *pyoderma* à d'autres pathologies dans le groupe des maladies auto-inflammatoires génétiques (*cf.* tableau 11.9) [9]. Le PAPA syndrome est une maladie monogénique auto-inflammatoire autosomique dominante associant *pyoderma*, acné, arthrite purulente stérile ; il est lié à une mutation du gène *PSTPIP1* qui intervient dans la régulation de l'inflammasome et favorise la sécrétion de l'interleukine 1. Le PASH syndrome associe *pyoderma*, acné, et hidradénite suppurée avec transmission génétique et mutation moins évidente. Le PASS syndrome associe *pyoderma*, acné conglobata, hidradénite suppurée, spondylarthropathie. Le PAPASH syndrome associe *pyoderma*, acné, psoriasis, arthrite, hidradénite suppurée avec le rôle de l'interleukine 17. Ces syndromes ont ouvert des perspectives thérapeutiques ciblées anticytokiniques nouvelles (*cf.* début du chapitre 11-4).

Traitement

Le traitement du *pyoderma* n'est pas codifié du fait de son incidence faible et de l'absence d'études randomisées [10]. Les publications sont nombreuses sur des cas cliniques ou des petites séries monocentriques. Le traitement est conduit en deux temps : attaque pour obtenir la cicatrisation et entretien pour maintenir et prévenir les rechutes.

Le traitement de la douleur ne doit pas être négligé.

Il faut optimiser les soins locaux : les alginates sont bien tolérés et de 1re intention, les dermocorticoïdes, le tacrolimus et le cromoglycate de sodium sont anecdotiques. Les greffes épidermiques avec Cellu Tome™ par bulles de succion, étudiées sur une courte série, pourraient éviter les phénomènes de pathergie.

Le traitement d'attaque systémique de première ligne est la corticothérapie générale 1 mg/kg/j. En cas d'échec ou de contre-indication, la *ciclosporine* A 3 mg/kg/j est indiquée.

Le traitement d'entretien en cas de corticodépendance fait appel à la *dapsone* 100-200 mg/j ou l'*azathioprine* 100 mg/j. Les cyclines ne sont plus proposées dans les revues récentes.

Les biothérapies semblent prometteuses, la molécule qui a le niveau de preuve le plus élevé est l'infliximab 5 mg/kg/IV S0, S2, S6 puis toutes les 8 semaines avec un essai contrôlé contre placebo, l'adalimumab 40 mg/SC toutes les 2 semaines a monté un bon taux de réponse sur un nombre restreint de patients. La tolérance est bonne avec toutefois quelques effets paradoxaux décrits comme on les connaît dans le psoriasis. Dans les *pyoderma* des maladies auto-inflammatoires, l'intérêt des inhibiteurs de l'interleukine 1 (anakinra) doit être confirmé.

RÉFÉRENCES

1. Von den Driesch P., *Br J Dermatol.* 1997, *137*, 1000.
2. Chevrant-Breton J. et coll., *Ann Dermatol Vénéréol.* 1989, *116*, 577.
3. Powell F.C. et coll., *J Am Acad Dermatol.* 1996, *34*, 395.
4. Graham J.A. et coll., *Ped Dermatol.* 1994, *11*, 10.
5. Wollina U. et coll., *Wien Med Wochenschr.* 2014, *164*, 263.
6. Weenig R. et coll., *N Engl J Med.* 2002, *347*, 1412.
7. Al Ghazal P.H. et coll., *Orphanet J Rare Dis.* 2013, *8*, 136.
8. Vignon-Pennamen M.D., *EMC Dermatologie.* 2007, 98-540-A-10.
9. Braun-Falco M. et coll., *J Dtsch Dermatol Ges.* 2011, *9*, 232.
10. Wollina U. et coll., *Wien Med Wochenschr.* 2014, *164*, 263.

11-5 Dermatoses éosinophiliques

D. Staumont-Sallé, E. Delaporte

L'éosinophile intervient dans de nombreuses dermatoses inflammatoires et allergiques, si bien qu'une éosinophilie sanguine et/ou tissulaire est fréquemment observée en pratique dermatologique. Dans la plupart des cas, cette éosinophilie n'est que l'un des signes d'une réaction inflammatoire liée à une maladie par ailleurs bien définie et l'on considère alors qu'il s'agit d'une dermatose *avec* éosinophilie. Dans certains cas plus rares, l'éosinophilie caractérise la maladie, qui par ailleurs n'appartient à aucun cadre nosologique connu, et l'on considère alors qu'il s'agit d'une *dermatose éosinophilique*.

Le polynucléaire éosinophile

Morphologie et structure

Le polynucléaire éosinophile est une cellule caractérisée par son noyau bilobé en bissac et par son affinité pour les colorants acides dérivés de l'aniline comme l'éosine. Il est issu de la moelle osseuse où il se différencie à partir de précurseurs de la lignée granulocytaire sous l'influence de trois cytokines principales : l'IL-3, l'IL-5 et le GM-CSF. L'IL-5 est le facteur de maturation et de différenciation le plus spécifique, sécrété notamment par la sous-population lymphocytaire Th2. Les éosinophiles ne transitent que quelques heures dans la circulation avant de migrer vers les tissus, notamment ceux en contact avec l'environnement (peau, bronches, tractus gastrointestinal). Ainsi, les éosinophiles circulants ne représentent dans les conditions physiologiques que 1 % du pool total. Leur cytoplasme est rempli de volumineux granules spécifiques contenant des protéines cationiques fortement cytotoxiques : MBP (protéine basique majeure), ECP (protéine cationique de l'éosinophile) et EPO (peroxydase de l'éosinophile). Leur étude en microscopie électronique révèle que ces granules présentent une inclusion cristalline centrale dense aux électrons, le *core*, et une matrice périphérique plus claire [1].

Chimiotactisme des éosinophiles

L'attraction des éosinophiles vers le site inflammatoire comporte deux principales étapes : l'adhérence aux cellules endothéliales et la migration sous l'influence de facteurs chimiotactiques. L'infiltration préférentielle par des éosinophiles observée dans certaines dermatoses suggère l'intervention de mécanismes chimiotactiques spécifiques [1]. L'adhérence aux cellules endothéliales fait intervenir initialement des sélectines puis des intégrines. Parmi ces dernières, VLA-4 dont le ligand est VCAM-1 sur les cellules endothéliales, et qui est exprimé par l'éosinophile mais pas par le neutrophile, permet le recrutement spécifique des éosinophiles. De nombreux facteurs chimiotactiques sont à l'origine de l'attraction des éosinophiles dans la peau lors de la réaction inflammatoire. La reconnaissance des molécules chimiotactiques par la cellule se fait grâce à des récepteurs spécifiques. L'IL-5 est le facteur chimiotactique le mieux connu à l'origine du recrutement et de l'activation spécifique des éosinophiles. D'autres facteurs chimiotactiques sont également impliqués : l'IL-3, le GM-CSF, des cytokines chimioattractives (chimiokines) comme RANTES (*Regulated on Activation, Normal T cell Expressed and Secreted*), MCP3 et MCP4 (*Monocyte Chemotactic Protein*), et des facteurs non spécifiques comme le PAF, le LTB4, la PGD2 et les anaphylatoxines C3a et C5a. Enfin, les éotaxines, chimiokines sécrétées par diverses cellules dont les éosinophiles eux-mêmes, sont des facteurs chimiotactiques puissants et spécifiques des éosinophiles.

Fonctions des éosinophiles

Après avoir été attirés sur le site de l'inflammation, les éosinophiles sont activés. Cette activation est médiée *via* leur récepteur de membrane par différents facteurs, notamment l'IL-3, l'IL-5 et le GM-CSF ainsi que par les immunoglobulines (cytotoxicité dépendant des anticorps) et le complément. L'activation des éosinophiles induit leur dégranulation et la libération de leur contenu, en particulier les protéines cationiques. Celles-ci ont une fonction majeure dans la défense antiparasitaire mais contribuent aussi aux lésions tissulaires dans de nombreuses maladies associées à une éosinophilie [1]. L'éosinophile contient également de nombreuses enzymes comme l'arylsulfatase, des collagénases, de la β-glucuronidase, une histaminase ainsi qu'une métalloprotéinase de 92 kDa (gélatinase) qui pourrait contribuer au clivage dermo-épidermique dans la pemphigoïde [2]. En plus des médiateurs préformés (protéines basiques et enzymes), les éosinophiles activés sont capables de synthétiser et de libérer de nombreux médiateurs entretenant la réaction inflammatoire : médiateurs lipidiques (PAF, LTC4, PGE1, PGE2), cytokines (facteurs de croissance et chimiokines : IL-3, IL-5, GM-CSF, MIP-1α, RANTES, IL-16, éotaxine ; cytokines impliquées dans l'inflammation et la fibrose : IL-1, IL-6, IL-8, TNF-α, TGF-β), neuropeptides (VIP, substance P) et métabolites toxiques de l'oxygène [3]. Cependant, les éosinophiles sont également capables de produire des cytokines impliquées dans la régulation de la réponse immunitaire (IL-2, IL-4, IL-10, IL-12, IFN-γ), et d'exercer leurs propriétés cytotoxiques dans la défense antitumorale [4].

Dermatoses et éosinophiles

Concept de dermatoses éosinophiliques

L'éosinophilie tant périphérique que tissulaire est une éventualité si fréquente en dermatologie qu'il est impossible de dresser une liste exhaustive de toutes les affections concernées [5].

Les dermatoses associées à une éosinophilie tissulaire sont pour la plupart allergiques, parasitaires, néoplasiques ou auto-immunes (tableau 11.21). Une éosinophilie périphérique est parfois associée mais n'est pas obligatoire. Le rôle pathogène de l'éosinophile est désormais bien établi à travers de nombreux arguments directs et indirects dans la dermatite atopique [6], l'urticaire, la pemphigoïde [7], la dermatite herpétiforme et dans les éruptions médicamenteuses, telles que les nécrolyses épidermiques toxiques et le syndrome d'hypersensibilité médicamenteuse ou DRESS.

Les dermatoses éosinophiliques (encadré 11.8) ont pour critère diagnostique principal une éosinophilie tissulaire et parfois périphérique marquée, et n'appartiennent à aucun autre cadre nosologique classique [8]. Au sein de ce groupe hétérogène sont rassemblées des affections très diverses pour lesquelles l'éosinophile représente le dénominateur commun, d'où l'émergence du concept de « maladie éosinophilique » par analogie à la « maladie neutrophilique ».

Même si la physiopathologie de ces dermatoses reste imprécise, leur point commun serait d'être des syndromes réactionnels, caractérisés par une activation du système immunitaire induisant la production préférentielle de cytokines de profil Th2, essentiellement l'IL-5, principal facteur impliqué dans le chimiotactisme, l'activation et la survie des éosinophiles.

11-5 Dermatoses par infiltrats cellulaires lympho-mono-myélocytaires

Dermatoses éosinophiliques

Tableau 11.21 Dermatoses avec éosinophilie

Eczémas	– Dermatite atopique – Eczéma de contact
Piqûres d'insectes et dermatoses parasitaires	– Ectoparasitoses (gale et prurigo parasitaire), helminthiase
Prurigo nodulaire	
Dermatoses bulleuses	– Pemphigoïde* – Pemphigoïde gestationis* – *Incontinentia pigmenti** – Dermatite herpétiforme – Pemphigus
Dermatoses d'hypersensibilité	– Urticaire – Angiœdème – Vasculite d'hypersensibilité – Éruptions médicamenteuses et syndrome d'hypersensibilité médicamenteuse[1]
Maladies de système	– Sclérodermies – Fasciite de Shulman* (*cf.* chapitre 10-7) – Syndrome éosinophilie-myalgie* – Syndrome de l'huile frelatée – Lupus profond – Vasculite de Churg et Strauss*
Lymphomes	– Lymphomes T (mycosis fongoïde, syndrome de Sézary) – Papulose lymphomatoïde
Histiocytose langerhansienne	– Granulome à éosinophiles périorificiel
Proliférations tumorales bénignes	– Hyperplasie angiolymphoïde avec éosinophilie, maladie de Kimura* – Granulome éosinophilique

* Éosinophilie signifiante : l'éosinophilie sanguine et/ou tissulaire constitue un élément important d'orientation diagnostique.

Encadré 11.8

Dermatoses éosinophiliques
– Syndrome de Wells
– Folliculite pustuleuse à éosinophiles
– Syndrome de Gleich
– Vasculite nécrosante à éosinophiles
– Syndromes hyperéosinophiliques

Toute tentative de classification des dermatoses éosinophiliques reste à l'heure actuelle arbitraire, puisqu'il s'agit d'un cadre aux limites floues comprenant des affections relativement bien caractérisées, comme le syndrome de Wells et les folliculites pustuleuses à éosinophiles, mais aussi de multiples formes de passage ou de chevauchement entre les différentes entités individualisées au sein du même spectre [9]. La classification des syndromes hyperéosinophiliques au sein du cadre des dermatoses éosinophiliques se justifie par la fréquence des manifestations dermatologiques.

Syndrome de Wells (cellulite à éosinophiles)

Définition

Décrit par Wells en 1971, ce syndrome correspond à l'association de trois signes auxquels s'ajoute l'éosinophilie sanguine : des lésions inflammatoires, des lésions sclérodermiformes qui leur succèdent, une image histologique dite «en flammèche» non spécifique mais évocatrice. Ce syndrome est rare, moins de 200 cas ont été publiés [10].

Le syndrome de Wells prédomine chez l'adulte mais peut survenir à tout âge, sans prédilection de race ni de sexe. Des cas familiaux ont été décrits, mais il s'agit le plus souvent d'une maladie sporadique.

Signes cliniques

L'affection débute de façon assez aiguë. L'éruption est précédée par des sensations de prurit ou de cuisson mais est généralement dépourvue de signes généraux sauf parfois un peu de fièvre. Elle peut siéger sur le visage, les membres, le tronc. Il s'agit classiquement d'un ou plusieurs placards urticariens mais l'éruption peut simuler une dermo-hypodermite. La bordure est nette, rose ou violacée (fig. 11.41). Des bulles claires peuvent apparaître en surface. Larges de plusieurs centimètres, l'infiltration tend ensuite à s'étendre en surface, la partie périphérique restant évolutive alors que le centre tend à s'affaisser et à pâlir, d'où un aspect annulaire et centrifuge. Après quelques jours, la rougeur et l'œdème font place à une coloration gris ardoisé ou bleutée tandis que la peau s'indure à la manière d'une morphée. Celle-ci s'effacera en 2 à 6 semaines sans laisser de cicatrice. À côté de cette présentation pseudo-cellulitique, il existe de nombreuses formes anatomocliniques qui peuvent égarer le clinicien. L'érythème éosinophilique annulaire est actuellement considéré comme une forme clinique du syndrome de Wells, plus fréquente chez l'enfant [11]. L'évolution par poussées est fréquente avec des localisations et un délai variables, l'affection pouvant durer des mois ou des années sans s'aggraver. La durée totale, mal connue, paraît très variable. Il semble admis qu'à la longue, la guérison totale soit la règle.

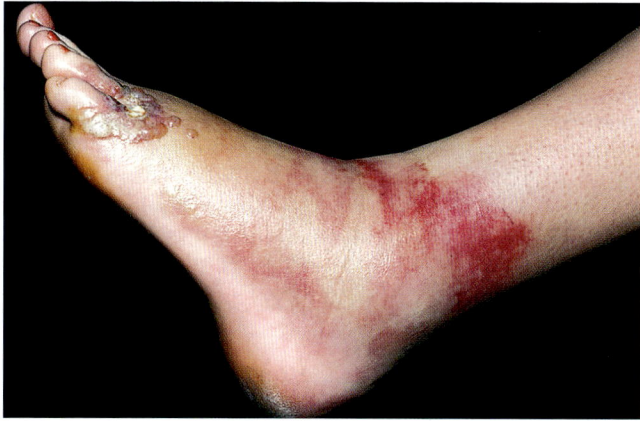

Fig. 11.41 Cellulite à éosinophiles, syndrome de Wells.

Diagnostic

L'éosinophilie sanguine est présente chez moins de 1 malade sur 2 surtout au début. Il y a parfois une élévation de la vitesse de sédimentation et une hyperleucocytose.

C'est l'examen histologique des lésions cutanées qui permet le diagnostic. Il montre des aspects variant selon le stade de l'évolution, ce qui limite parfois la valeur diagnostique des biopsies précoces :
– dans les lésions inflammatoires du début, le derme apparaît œdématié et rempli par un infiltrat abondant fait de leucocytes, spécialement des éosinophiles dont beaucoup sont en état de dégranulation. Quand il y a des bulles, elles sont sous-épidermiques et le derme sous-jacent est riche en éosinophiles ;
– après une semaine, apparaît dans le derme l'image «en flammèche», représentée par un amas central de collagène apparemment intact mais entouré de leucocytes et de débris d'éosinophiles. L'aspect de flammèche n'est nullement spécifique, puisqu'il est également trouvé dans des lésions de piqûres d'insecte, de pemphigoïde, de prurigo et d'eczéma ; en outre son absence ne permet pas d'éliminer le diagnostic en raison du caractère évolutif des lésions ;

– dans les lésions plus anciennes, les éosinophiles tendent à disparaître et sont remplacés par des histiocytes de grande taille formant autour des « flammèches » un granulome phagocytaire avec parfois des cellules géantes. L'absence de vasculite est un signe négatif important.

Pathogénie, associations

La pathogénie est obscure. Il est possible qu'il s'agisse d'une réponse éosinophilique inappropriée à des stimulus très divers, en raison d'anomalies des systèmes de régulation de la fonction des éosinophiles. Le fait qu'ils soient dégranulés montre qu'ils ne sont pas de simples témoins.

De nombreux *facteurs déclenchants* ont été rapportés [8] : piqûres d'arthropodes, infections parasitaires (*Ascaris*, *Toxocara canis*, *Giardia*) [12], virales (parvovirus B19, HSV, VZV, oreillons), bactériennes et fongiques, médicaments (antibiotiques, AINS, diurétiques thiazidiques, biomédicaments anti-TNF, etc.) et vaccins.

L'association à des *néoplasies*, en particulier des hémopathies (leucémie myéloïde chronique [13], leucémie lymphocytaire chronique, maladie de Vaquez, lymphomes non hodgkiniens) a également été décrite, ce qui impose une surveillance biologique de ces patients. Chez certains malades a été détectée la présence d'un clone circulant de lymphocytes T aberrants IL-5+ CD4+ CD7–, identique au clone identifié dans le syndrome hyperéosinophilique lymphoprolifératif, ce qui suggère la possibilité de formes de passage entre ces deux entités [14].

Traitement

Le plus efficace semble la corticothérapie à doses modérées (30 à 50 mg de prednisone), prescrite lors des poussées et diminuée progressivement. Elle paraît active mais il faut tenir compte de la tendance spontanée à la guérison ; les récidives sont parfois prévenues par un traitement continu à faibles doses. Les antihistaminiques anti-H1, les sulfones, les cyclines, l'interféron α et γ, la ciclosporine, la PUVAthérapie sont irrégulièrement efficaces. Un traitement topique par dermocorticoïdes ou tacrolimus peut être associé. Enfin, le traitement des facteurs déclenchants ou de la maladie associée doit toujours être envisagé.

Folliculites pustuleuses à éosinophiles, pustuloses éosinophiliques stériles

Définition

Cette entité ne peut plus être réduite à la présentation décrite par Ofuji en 1970 (*maladie d'Ofuji*), de papules et pustules prurigineuses stériles, folliculaires, à prédominance faciale, groupées en placards à extension centrifuge laissant une pigmentation résiduelle sans atteinte muqueuse ni signe systémique mais évoluant par poussées récidivantes.

En effet, des lésions exclusivement extra-faciales surviennent dans environ un quart des cas [15], et le caractère folliculaire des pustules n'est pas constant, ce qui a fait proposer l'appellation plus générale de « pustuloses éosinophiliques stériles » (PES), avec trois critères :
– papulopustules à prédominance folliculaire contenant de nombreux éosinophiles et pouvant être groupées en grands placards ;
– contenu stérile ;
– éosinophilie sanguine et élévation des IgE.

Cette affection a d'abord été observée au Japon [16], mais des observations européennes et nord-américaines sont de plus en plus souvent rapportées. Près de la moitié des cas se situent dans la 3e décennie avec une nette prédominance masculine (5/1), mais des descriptions ont été faites chez le vieillard et l'enfant [17].

Signes cliniques

La lésion élémentaire est une papule rouge prurigineuse, n'aboutissant pas toujours à des pustules. Elles ont 1 à 2 mm de diamètre et sont groupées en placards plus ou moins bien délimités, d'une dizaine de centimètres, qui s'étendent en périphérie et guérissent au centre en laissant une légère pigmentation (fig. 11.42 et 11.43). Ce caractère circiné peut simuler une dermatophytose. Les signes sont en réalité assez variables d'une observation à une autre : chez certains malades, il y a surtout des pustules groupées sur des plages érythémateuses ou infiltrées, chez d'autres ce sont des plages de papules et nodules recouverts de croûtes, de forme annulaire ou circinée. Il peut enfin s'agir de vésicules. Toutes ces lésions ont un contenu stérile.

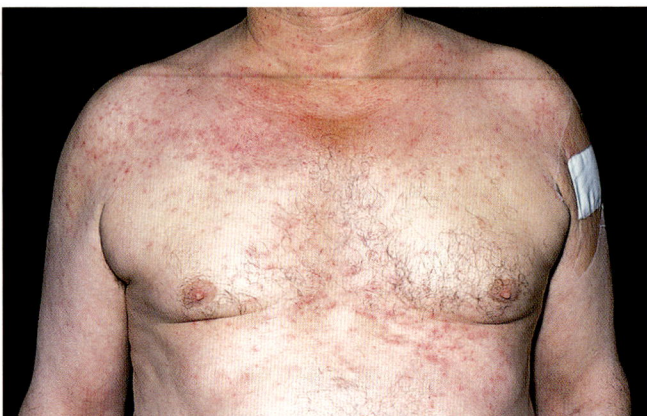

Fig. 11.42 Pustulose éosinophilique stérile, maladie d'Ofuji.

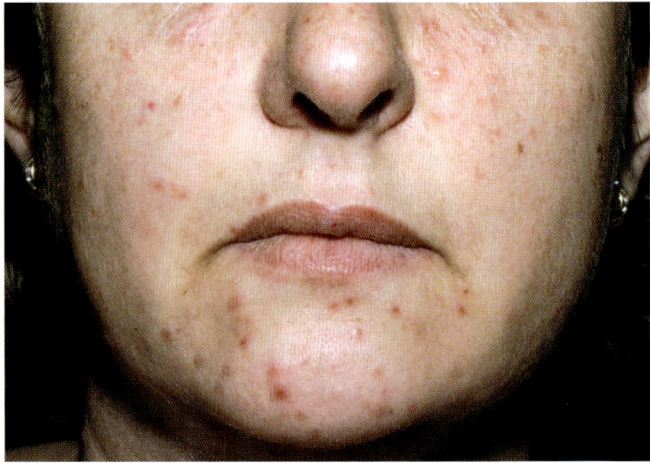

Fig. 11.43 Pustulose éosinophilique stérile, maladie d'Ofuji.

Topographie. Le visage est, dans 3 cas sur 4, le siège de début des lésions que l'on peut observer un peu partout mais souvent sur le dos et la face d'extension des membres supérieurs. Une localisation préférentielle dans les zones séborrhéiques était indiquée par Ofuji [18]. Le cuir chevelu peut être atteint, c'est la localisation élective de la forme infantile [17] ainsi que le thorax, l'abdomen et les régions palmoplantaires, ce qui peut faire errer le diagnostic.

Évolution. Ces lésions apparaissent par poussées à déclenchement imprévisible, sans altération de l'état général. L'évolution de la maladie paraît longue mais peut se faire vers la guérison spontanée après plusieurs années, en laissant une cicatrice pigmentée.

Dermatoses par infiltrats cellulaires lympho-mono-myélocytaires

11-5
Dermatoses éosinophiliques

Diagnostic

Une éosinophilie sanguine s'observe dans 60 % des cas. Elle ne dépasse 1 000/mm³ que dans 30 % des cas et apparaît en même temps que les poussées.

L'histologie d'une biopsie cutanée montre que, dans les lésions folliculaires, le début se fait dans la gaine pilaire externe au niveau de l'infundibulum pilaire, sous la forme d'une spongiose avec dégradation des cellules épidermiques aboutissant à une vésiculation. La vésicule est envahie par des éosinophiles nombreux mais aussi des cellules épidermiques, des lymphocytes et des neutrophiles. La vésicule est allongée verticalement à l'intérieur de la gaine pilaire. Le derme périfolliculaire contient un infiltrat où se trouvent des éosinophiles mais aussi des lymphocytes, des histiocytes, des neutrophiles. Cet infiltrat gagne aussi la glande sébacée, le muscle arrectopilaire, les vaisseaux et les glandes sudorales. Des formes nécrotiques ainsi que des images en flammèche (*cf. supra*) ont été décrites [19].

Les diagnostics différentiels sont nombreux : dermatophytose, rosacée, folliculites pityrosporiques ou bactériennes, pustules à *Pseudomonas*, psoriasis pustuleux, pustulose sous-cornée, pustuloses palmoplantaires, impétigo herpétiforme, eczéma de contact, eczéma nummulaire, dermatite herpétiforme et lymphome T annexotrope [19].

Pathogénie, formes cliniques

La PES pourrait représenter un phénomène d'hypersensibilité à des stimulus variés. L'association après la prise de minocycline d'une PES et d'un syndrome de Wells, pour lequel cette hypothèse est également émise, s'accorde avec cette idée.

Nourrisson. Dans la forme du nourrisson, il s'agit de vésiculopustules stériles groupées et prurigineuses, siégeant principalement sur le *cuir chevelu* [17]. La résistance aux différents antibiotiques souvent prescrits dans l'hypothèse d'une étiologie infectieuse, l'évolution cyclique et la présence de nombreux éosinophiles sur le frottis coloré par le MGG doivent faire évoquer cette affection non exceptionnelle. L'évolution est chronique par poussées successives. La guérison est spontanée dans un délai variable, généralement avant 3 ans. Pour certains auteurs, la PES du nourrisson appartient plus au spectre des pustuloses idiopathiques de l'enfant et notamment à celui de l'acropustulose infantile qu'à celui de la maladie d'Ofuji. Certains assimilent même l'érythème toxique du nouveau-né au cadre des pustuloses éosinophiliques stériles.

Sujets immunodéprimés. Dans les PES observées au cours d'une hémopathie, d'une infection par le VIH ou d'une radiothérapie [20], il s'agit plutôt de multiples papules urticariennes disséminées, folliculaires ou non, constamment prurigineuses et localisées préférentiellement à la partie supérieure du tronc, au visage et au cou, au cuir chevelu et à la partie proximale des membres. Le rôle du *Demodex* et du *Pityrosporum* a été évoqué. Les tentatives d'individualisation de cette forme clinique en fonction du contexte n'ont pas d'intérêt [21].

Au total, les PES ne constituent pas une entité anatomoclinique unique mais correspondent plutôt à un mode de réaction immune non spécifique médié par les lymphocytes Th2 responsables du recrutement des éosinophiles *via* la synthèse d'IL-5, et la maladie d'Ofuji n'en est qu'une des expressions cliniques.

Traitement

Il n'existe pas de traitement codifié. Le caractère aléatoire et transitoire, de même que la variabilité de la réponse aux divers traitements, d'un malade à l'autre, sont souvent mentionnés. Les auteurs japonais considèrent l'indométacine *per os* comme étant le traitement de 1re intention, en particulier chez la femme [22]. Cette molécule peut également être utilisée par voie topique. La corticothérapie (locale et générale) et les sulfones sont des traitements classiques.

Les rétinoïdes et la photothérapie (PUVA, UVB) peuvent également être prescrits. Dans la forme du nourrisson, la corticothérapie locale prescrite précocement peut permettre de maîtriser une poussée. Les antihistaminiques sont parfois également efficaces. Dans la forme associée au VIH, des rémissions ont été obtenues avec le métronidazole, l'itraconazole et le tacrolimus topique.

Syndrome de Gleich (angiœdème cyclique avec éosinophilie)

Définition

Ce syndrome d'étiologie inconnue a été décrit en 1984 [23] à propos de quatre malades. Leur histoire est si particulière qu'il semble impossible que ce ne soit pas une entité originale, en dépit du petit nombre de cas rapportés et des formes de passage avec les syndromes hyperéosinophiliques. Il s'agit de manifestations cycliques associant des œdèmes fébriles, une prise de poids et une éosinophilie.

Signes cliniques

L'affection, qui peut commencer tôt dans l'enfance ou à l'âge adulte, évolue par poussées régulières, persistant chacune une bonne semaine au moins, la fréquence des poussées pouvant atteindre le rythme d'une par mois. Les malades présentent des épisodes d'*angiœdème* sévère touchant principalement le visage, le cou, le tronc et les extrémités, qui s'accompagnent de lésions d'urticaire et d'une *prise de poids importante* (5 à 20 % du poids habituel). *Un signe général est remarquable, la fièvre*; mais, en dehors de celle-ci, il n'y a pas d'atteinte de l'état général ni d'atteinte viscérale, en particulier cardiaque malgré une durée totale des crises pouvant dépasser 10 ans (échocardiographie normale, contrairement à ce qui peut être observé dans les syndromes hyperéosinophiliques). Il n'y a pas non plus de manifestations muqueuses ni viscérales rappelant l'angiœdème héréditaire, et ces malades n'ont aucun antécédent familial.

Diagnostic

L'éosinophilie sanguine atteint parfois 60 000 à 70 000/mm³. Elle apparaît au moment des accès et, chez un même malade, son importance paraît en rapport direct avec l'intensité des crises. Elle persiste parfois entre les crises. Toutes les sérologies parasitaires sont négatives. L'histologie montre un œdème dermique et un infiltrat périvasculaire à éosinophiles. Des taux sanguins élevés ainsi que des dépôts dermiques de MBP ont été mis en évidence. Une élévation polyclonale du taux d'IgM est souvent observée. L'activation des lymphocytes T par un stimulus inconnu est vraisemblablement à l'origine de cette éosinophilie périphérique et tissulaire. L'IL-5 dont les taux sont élevés lors des poussées et décroissent très rapidement sous corticoïdes contribuerait au recrutement et à l'activation des éosinophiles. Un clone circulant aberrant de lymphocytes T CD3–CD4+ a été identifié chez certains malades, suggérant un continuum avec les syndromes hyperéosinophiliques [24].

Traitement

Ce syndrome ne répond favorablement qu'à la corticothérapie générale qui ne prévient cependant pas les récidives.

Vasculite nécrosante à éosinophiles

Définition

Actuellement considérée comme un syndrome anatomoclinique, la vasculite cutanée à éosinophiles peut être observée au cours de connectivites (lupus) ou de maladies inflammatoires à médiation immune (polyarthrite rhumatoïde), ou isolément, en l'absence d'atteinte systémique, comme dans la forme princeps idiopathique dont 13 cas ont été rapportés [8]. Il s'agit alors d'un cadre d'attente nécessitant une surveillance clinique et biologique, compte tenu de la possibilité d'évolution vers un syndrome hyperéosinophilique ou une maladie de système (angéite de Churg et Strauss) [25].

Signes cliniques

Il s'agit de lésions érythématopapuleuses et purpuriques prurigineuses diffuses, associées à un angiœdème du visage et des extrémités et parfois à des lésions urticariennes pouvant faire évoquer le syndrome de Wells [25]. La maladie évolue par poussées récurrentes, sans facteur déclenchant.

Diagnostic

Biologie. Une importante éosinophilie périphérique est constante mais non corrélée à la sévérité de l'atteinte cutanée.

Histologie. L'examen histologique montre un aspect de vasculite nécrosante sans leucocytoclasie, avec nécrose fibrinoïde des petits vaisseaux dermiques et un infiltrat dermique constitué à plus de 90 % d'éosinophiles.

Pathogénie

Les études ultrastructurales et immunohistochimiques réalisées dans la série initiale étaient très en faveur du rôle pathogène des éosinophiles, montrant l'adhérence des éosinophiles exprimant VLA-4 aux cellules endothéliales altérées des petits vaisseaux dermiques (exprimant VCAM-1), ainsi que des dépôts de MBP et d'EDN dans les parois vasculaires, et des taux circulants élevés d'IL-5 corrélés à l'évolutivité clinique.

Traitement

C'est la corticothérapie générale itérative ou au long cours à petites doses qui est indiquée ; les inhibiteurs de leucotriènes peuvent être une alternative aux corticoïdes.

Syndromes hyperéosinophiliques

Définition et physiopathologie

Le syndrome hyperéosinophilique (SHE) a été défini par Chusid et coll. en 1975 par les critères diagnostiques suivants : éosinophilie supérieure à 1 500/mm³ pendant plus de 6 mois, absence d'autre cause reconnue d'éosinophilie et lésions viscérales attribuées à l'infiltration tissulaire par les éosinophiles [26]. Les critères diagnostiques des SHE ont été revus en 2010 afin d'assurer un diagnostic plus précoce, pour un traitement plus rapide et un meilleur pronostic : éosinophilie supérieure à 1 500/mm³ à au moins 2 reprises ou infiltration éosinophilique d'un tissu engendrant des symptômes cliniques en association avec une éosinophilie périphérique [27]. La compréhension des mécanismes physiopathologiques des SHE a permis de distinguer 5 variants (encadré 11.9).

> **Encadré 11.9**
>
> **Variants de syndromes hyperéosinophiliques (SHE)**
>
> 1. **SHE myéloprolifératif** (20-30 % des cas). Il comprend la leucémie chronique à éosinophiles où l'anomalie de la lignée myéloïde résulte d'une délétion sur le chromosome 4q12 responsable d'une activité tyrosine-kinase constitutionnelle et non régulable d'une protéine de fusion FIP1L1-PDGFR-α [28].
> 2. **SHE lymphoprolifératif** (10-30 % des cas). L'éosinophilie est secondaire à la production de cytokines de profil Th2, principalement l'IL-5, par un clone de lymphocytes T pouvant présenter un phénotype aberrant (CD3−CD4 +, CD3 + CD4−CD8−, CD3 + CD4 + CD7−) [29].
> 3. **SHE indéterminé** (largement prédominant) sans argument biologique pour un variant myélo- ou lympho- prolifératif.
> 4. **SHE restreint à un organe** (tube digestif ou poumon).
> 5. **SHE familial** (exceptionnel).

Signes cliniques dermatologiques

Ils sont peu spécifiques. Tous les organes peuvent être touchés, les atteintes les plus fréquentes étant cutanées, cardiaques et neurologiques. Il peut exister une altération de l'état général avec fièvre, asthénie et amaigrissement.

Les manifestations dermatologiques s'observent dans plus de 50 % des cas, plus fréquemment dans le variant lymphoprolifératif où elles sont souvent initiales. Elles sont polymorphes et non spécifiques [30]. Il s'agit essentiellement de prurit, d'urticaire ou d'angiœdème, de dermographisme, ou de lésions papuleuses ou nodulaires érythémateuses et prurigineuses. D'autres manifestations cutanées plus rares ont été décrites : ulcérations muqueuses buccogénitales, mais également oculaires, ORL et digestives, phénomènes vasomoteurs et complications thrombotiques avec livedo, nécroses digitales, ulcères des membres inférieurs, purpura vasculaire, lésions vésiculobulleuses (fig. 11.44), érythrodermie, gingivite purpurique et hypertrophique, kératodermie palmoplantaire, alopécie, dystrophie unguéale. Les lésions ulcérées des muqueuses et les complications thrombotiques sont de plus mauvais pronostic, et plus souvent liées au variant myéloprolifératif.

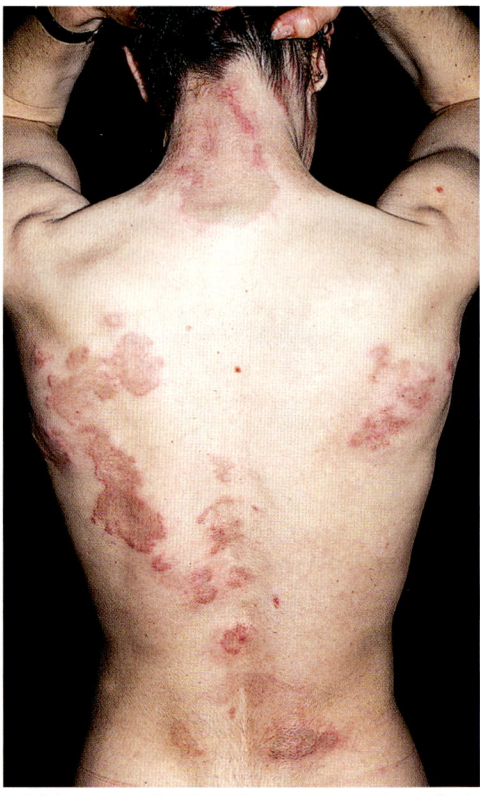

Fig. 11.44 Lésions cutanées lors d'un syndrome hyperéosinophilique avec atteinte pulmonaire.

L'aspect histologique des lésions cutanées n'est pas spécifique, représenté par un infiltrat inflammatoire dermique de topographie surtout périvasculaire, composé de cellules mononucléées et d'éosinophiles. Ces cellules infiltrent les parois des vaisseaux, avec rarement un véritable tableau de vasculite. Des observations avec de nombreux microthrombus cutanés ont été rapportées, correspondant souvent à des formes de mauvais pronostic. Le rôle délétère des éosinophiles dans les lésions tissulaires observées au cours des SHE est suggéré par la détection en immunohistochimie de *dépôts de protéines cytotoxiques*, telles que l'EPO, la MBP et l'EDN, et la mise en évidence en microscopie électronique d'éosinophiles dégranulés au site des lésions cutanées.

Diagnostic des variants du SHE

Il est fondamental puisqu'il conditionne la prise en charge thérapeutique et le pronostic.

Dans le variant « lymphoprolifératif » : détection du clone circulant aberrant de lymphocytes T par immunophénotypage en cytométrie de flux et étude du réarrangement des gènes codant pour les chaînes de leur récepteur antigénique (TcR). Toutefois, la présence de ce clone lymphocytaire n'est pas toujours détectable chez des malades présentant un SHE lymphoprolifératif. Ce variant est souvent associé à une élévation des taux sériques d'IgE, à une hypergammaglobulinémie polyclonale et/ou à la présence de complexes immuns circulants.

Dans le variant « myéloprolifératif » : détection d'anomalies cytogénétiques par la réalisation d'un caryotype sanguin et médullaire et détection du gène de fusion par hybridation *in situ* (FISH) ou recherche de transcrit à activité tyrosine-kinase par RT-PCR sur sang et moelle osseuse. La biopsie ostéomédullaire montre une expansion de la lignée éosinophilique ou une myélofibrose. Ce variant est souvent associé à une élévation du taux sérique de vitamine B12 et à une augmentation de la tryptasémie.

Dans le SHE indéterminé : la répétition régulière des explorations sanguines et médullaires est impérative pour détecter l'émergence éventuelle d'une anomalie permettant d'individualiser un variant afin de cibler le traitement.

Recherche d'une atteinte viscérale

L'atteinte cardiaque est fréquente et doit être systématiquement dépistée car elle est la première cause de morbidité et de mortalité des SHE. Elle peut en effet évoluer vers une fibrose endomyocardique avec insuffisance cardiaque terminale. Un électrocardiogramme, un dosage sérique de la troponine et une échographie cardiaque sont indispensables lors du diagnostic. L'échographie cardiaque doit être régulièrement répétée, éventuellement complétée par une IRM myocardique, un examen angiographique voire une biopsie endomyocardique en cas de difficultés diagnostiques.

Les manifestations neurologiques doivent également être recherchées, de manière systématique pour certains auteurs par la réalisation une IRM cérébrale, pouvant détecter de petits signaux anormaux de la substance blanche, incitant à instaurer un traitement précoce, même en l'absence de symptômes.

Les autres atteintes viscérales sont plus rares :
– *ophtalmologiques*, d'origine inflammatoire ou thromboembolique ;
– *bronchopulmonaires* avec toux, bronchospasme et infiltrats pulmonaires à la radiographie ;
– *digestives*, essentiellement représentées par des hépatites et par la gastro-entérite à éosinophiles, révélée par un syndrome de malabsorption ;
– *rénales* avec insuffisance rénale aiguë ou chronique ;
– *rhumatologiques* avec arthralgies inflammatoires.

Un scanner thoracoabdominopelvien est prescrit lors du bilan initial pour rechercher des adénopathies et une splénomégalie (en faveur du variant myéloprolifératif) et des lésions viscérales asymptomatiques. Les biopsies d'organes sont réalisées sur signes d'appel.

Traitement

La règle actuelle est de traiter systématiquement tous les malades symptomatiques, quel que soit le variant du SHE, les malades porteurs d'un SHE myéloprolifératif, même asymptomatiques, les malades ayant une échographie cardiaque anormale, même asymptomatiques et, pour certains auteurs, les malades pour lesquels l'IRM cérébrale détecte des signaux anormaux de la substance blanche, même asymptomatiques.

L'imatinib mésylate, inhibiteur de tyrosine-kinase, a considérablement amélioré le pronostic du variant myéloprolifératif du SHE avec transcrit de fusion FIP1L1-PDGFRA, en permettant le contrôle de l'évolution hématologique avec disparition des anomalies cytogénétiques. Une faible dose d'imatinib (100 mg/j) est en général suffisante pour obtenir et maintenir la rémission clinique et moléculaire [31]. Face à un échec de cette première ligne, il peut être nécessaire d'avoir recours à d'autres agents cytotoxiques en mono ou polychimiothérapie (vincristine, étoposide, chlorambucil, fludarabine, 2-Cda), voire d'envisager une greffe de moelle allogénique.

Dans le variant « lymphoprolifératif », le traitement de 1re intention reste la corticothérapie générale. Les cas de corticorésistance ou dépendance sont une indication à l'utilisation d'hydroxyurée, d'IFN-α ou d'une thérapie ciblant l'IL-5, comme le mépolizumab [32] ou le reslizumab [33].

Dans les SHE « indéterminés », une corticothérapie orale sera prescrite en 1re intention, relayée par l'imatinib mésylate en cas d'échec. Le traitement de fond des SHE est complété par le traitement symptomatique des manifestations dermatologiques (corticothérapie locale, PUVAthérapie en cas de lésions étendues prurigineuses) et la prise en charge des complications cardiovasculaires (anticoagulation efficace indispensable tant que l'éosinophilie n'est pas contrôlée, traitement médical et/ou chirurgical de l'insuffisance cardiaque).

RÉFÉRENCES

1. Decot V. et coll., *Presse Med.*, 2006, *35*, 113.
2. Delaporte E. et coll., *J Immunol.* 1996, *157*, 3642.
3. Raap U. et coll., *Exp Dermatol.* 2008, *17*, 731.
4. Gatault S. et coll., *Cancer Immunol Immunother.* 2012, *61*, 1527.
5. Valent P. et coll., *J Allergy Clin Immunol.* 2012, *130*, 607.
6. Kunsleben N. et coll., *J Invest Dermatol.* 2015, *135*, 1908.
7. Messingham K.N. et coll., *PLoS ONE.* 2014, *9*, e107725.
8. Long H. et coll., *Clin Rev Allergy Immunol.* 2016, *50*, 189.
9. Smith S.M. et coll., *Am. J. Dermatopathol.* 2015, *37*, 910.
10. Sinno H. et coll., *Can J Plast Surg.* 2012, *20*, 91.
11. El-Khalawany M. et coll., *J Eur Acad Dermatol Venereol.* 2013, *27*, 973.
12. Cannone D. et coll., *Br J Dermatol.* 2000, *143*, 425.
13. Nakazato S. et coll., *Acta Derm Venereol.* 2013, *93*, 375.
14. Tsuji Y. et coll., *Br J Dermatol.* 2002, *147*, 811.
15. Lee W.J. et coll., *Br J Dermatol.* 2014, *170*, 1173.
16. Nomura T. et coll., *J Dermatol.* 2015, *42*, 343.
17. Hernandez-Martin A. et coll., *J Am Acad Dermatol.* 2013, *68*, 150.
18. Matsumura Y. et coll., *Eur J Dermatol.* 2012, *22*, 658.
19. Fujiyama T. et coll., *J. Dermatol.* 2013, *40*, 419.
20. Lam Cham Kee H.X. et coll., *Cancer/Radiothérapie.* 2013, *17*, 54.
21. Delaporte E., *Ann Dermatol Venereol.* 2010, *137*, 179.
22. Yamamoto Y. et coll., *Dermatology.* 2015, *230*, 87.
23. Gleich G.J. et coll., *N Engl J Med.* 1984, *310*, 1621.
24. Khoury P. et coll. *Haematologica.* 2015, *100*, 300.
25. Ratzinger G. et coll., *Eur J Dermatol.* 2014, *24*, 603.
26. Chusid M.J. et coll., *Medicine.* 1975, *54*, 1.
27. Simon H.U. et coll., *J Allergy Clin Immunol.* 2010, *126*, 45.
28. Cools J. et coll., *N Engl J Med.* 2003, *348*, 1201.
29. Cogan E. et coll., *N Engl J Med.* 1994, *330*, 535.
30. Gleich G.J. et coll., *Br J Haematol.* 2009, *145*, 271.
31. Legrand F. et coll. *Medicine (Baltimore).* 2013 Aug 26 [Epub ahead of print].
32. Roufosse F., *J Allergy Clin Immunol.* 2013, *131*, 461.
33. Klion A.D. et coll., *Blood.* 2004, *103*, 2939.

11-6 Granulomes cutanés non infectieux

B. Crickx

Un granulome est une lésion inflammatoire proliférative chronique constituée de cellules mononucléées (lymphocytes et macrophages mononucléés) et, inconstamment et en nombre variable, de cellules épithélioïdes et de cellules géantes multinucléées. Il est souvent associé à des phénomènes de nécrose et de fibrose. La majorité des maladies granulomateuses, infectieuses ou non, ont une évolution destructrice et cicatricielle. Les granulomes infectieux et les granulomes allergiques dont l'antigène est dûment identifié sont traités en détail dans les chapitres 2 et 5 de cet ouvrage. Les *granulomes cutanés non infectieux* sont principalement les granulomes à corps étranger, la sarcoïdose et les nombreux aspects des granulomes dits palissadiques (tableau 11.22).

Tableau 11.22 Granulomes cutanés non infectieux

Granulomes à corps étrangers	*Exogènes* – Granulome silicotique – Paraffinome-oléome – Granulomes par sels métalliques – Granulomes aux dispositifs médicaux implantables – Autres causes : insectes, plantes, implants de collagène, tatouages, myosphérulose, etc. *Endogènes* – Poils, kératine, fibres élastiques, *Demodex*, etc. – Cristaux de cholestérol, calcifications, tophus goutteux, etc.
Sarcoïdose	
Autres granulomes cutanés aseptiques (pseudo-sarcoïdosiques ou pseudo-tuberculeux)	– Lupus miliaire disséminé – Rosacée lupoïde (granulomateuse) – Granulomatose orofaciale – Granulomatoses des déficits immunitaires – Maladie de Crohn – *Pyoderma gangrenosum* granulomateux
Granulomes palissadiques	– Granulome annulaire – Nécrobiose lipoïdique – Nodules rhumatismaux et rhumatoïdes – Dermatite granulomateuse interstitielle

Granulomes à corps étrangers

Généralités

L'introduction d'un corps étranger dans la peau peut entraîner plusieurs types de réaction, dont certains ont une traduction histopathologique bien définie. En fait, il existe deux types de situation.

Aucune réaction ne se produit. Il y a une résorption veineuse ou lymphatique de la substance étrangère introduite : c'est ce qui se passe pour la plupart des médicaments solubles injectés dans ou sous la peau et suscitant tout au plus une réaction inflammatoire primaire transitoire (vasodilatation, diapédèse leucocytaire, dépôts de fibrine). Le produit étranger disparaît du site d'introduction, mais ceci ne préjuge pas de son élimination totale de l'organisme. Le produit lui-même ou son véhicule peuvent se stocker ailleurs : c'est l'exemple de la *chrysocyanose* (dépôts d'or) ou de la *thésaurismose de la polyvinylpyrrolidone* (véhicule-retard de certains médicaments). L'absence de réaction peut aussi être le fait du caractère inerte du corps introduit : celui-ci n'est pas résorbé et ne provoque ni réaction immunologique de rejet ni réaction chimiotactique des neutrophiles ou des macrophages. Il reste indéfiniment dans le derme à l'endroit où il a été déposé : c'est l'exemple de l'encre de Chine ou de certains sels métalliques servant aux tatouages colorés, des dépôts d'argent-métal (argyrie) ou de mercure-métal (hydrargyrie cutanée), de certains tatouages accidentels (charbon, goudrons, etc.). Histologiquement, il ne se passe rien et la substance étrangère reste entre les fibres collagènes du derme ou dans les membranes basales des vaisseaux ou des annexes cutanées.

Une réaction tissulaire se produit. Elle aboutit à la constitution d'un granulome dont le centre histogénétique est généralement le corps étranger introduit. Dans la majorité des cas, le granulome est induit par l'effet irritant primaire du corps étranger. Il est surtout constitué de macrophages mononucléés et de cellules géantes multinucléées caractérisées par une répartition irrégulière de très nombreux noyaux dans un volumineux plasmode. C'est le granulome xénique. Dans une minorité de cas, la réaction granulomateuse induite par le corps étranger a un substrat immunologique ; elle est riche en cellules épithéliales et témoigne généralement de l'existence d'une maladie granulomateuse systémique. Le granulome silicotique est un exemple de granulome immunogénique, souvent symptomatique d'une sarcoïdose. On peut aussi observer de semblables granulomes immunogéniques avec les sels minéraux des tatouages ou avec les grains de poivre dans des cicatrices rituelles.

Corps étrangers exogènes

De tels granulomes, généralement de type xénique (*cf. supra*), se constituent autour de corps étrangers ayant pénétré accidentellement dans la peau : échardes de bois, matériel de suture, débris de caoutchouc, implants divers (fig. 11.45 et 11.46). Certains granulomes à corps étrangers ont cependant un aspect anatomoclinique particulier, en lien avec le type de micro-implants.

Granulome silicotique

Du point de vue clinique, le granulome silicotique survient dans deux conditions principales :
– au décours d'une plaie cutanée accidentelle ou opératoire, souvent après un temps de latence très long de 10 à 17 ans, on observe un épaississement papulonodulaire de la cicatrice contenant des particules de silice tellurique ou de talc chirurgical ;
– lors de la phase initiale ou des rechutes d'une sarcoïdose, on peut voir se constituer des granulomes silicotiques sur d'anciennes cicatrices (*scar sarcoidosis*), évoluant parallèlement à la sarcoïdose et régressant avec elle [1].

C'est un granulome constitué du point de vue histologique de nodules de cellules épithélioïdes, confluents ou séparés par des cloisons conjonctives ; les lymphocytes à la périphérie des nodules épithélioïdes sont peu abondants ; les cellules géantes, de type xénique ou de type Langhans, contiennent généralement les particules

Dermatoses par infiltrats cellulaires lympho-mono-myélocytaires

11-6

Granulomes cutanés non infectieux

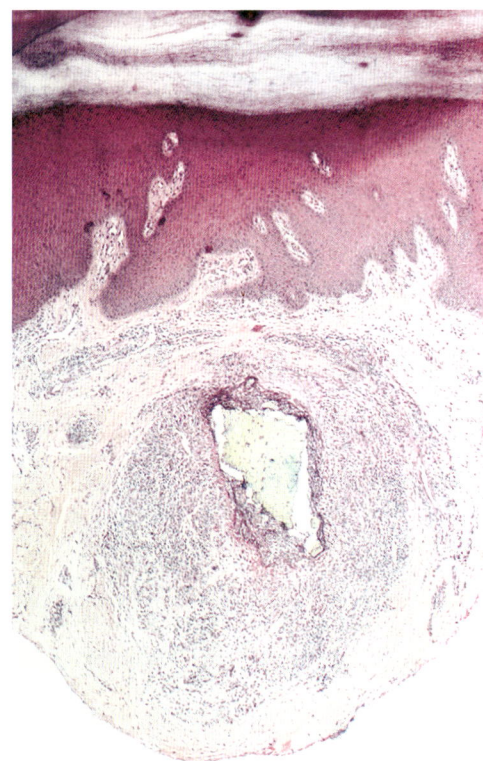

Fig. 11.45 Histologie d'un granulome à corps étranger autour d'une écharde végétale.

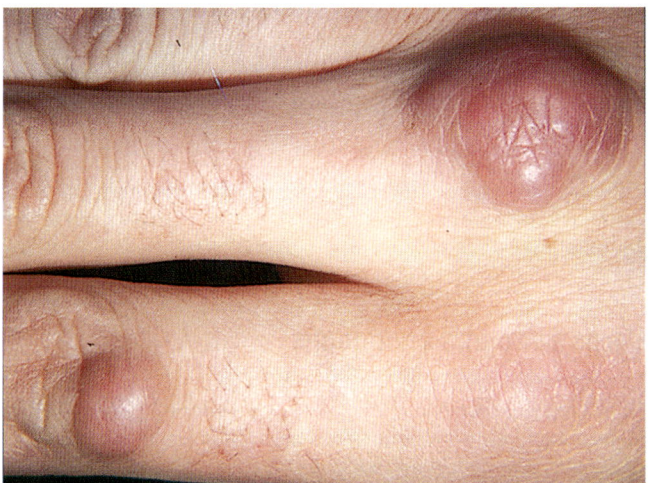

Fig. 11.46 Granulomes sur épines de cactus.

siliceuses brillantes, pseudo-cristallines, très nettement biréfringentes en lumière polarisée. En l'absence de mise en évidence de ces inclusions minérales, il n'est pas possible de distinguer un granulome silicotique d'une sarcoïde nodulaire. En pratique, devant tout granulome sur cicatrice d'apparition tardive, même s'il y a une abondance d'inclusions de silice, il est conseillé de faire un bilan de sarcoïdose, même en l'absence d'autres signes d'appel clinique.

Paraffinomes et oléomes

Ils sont secondaires à l'injection accidentelle, volontaire ou thérapeutique de paraffine ou d'huile dans le tissu conjonctif dermique. Cliniquement, il s'agit de plaques scléreuses rétractiles, adhérentes aux plans profonds, souvent ulcérées et douloureuses, se développant lentement autour de la zone de pénétration du produit gras. Du point de vue histologique, il s'agit d'un granulome à évolution fibreuse pauvre en cellules épithélioïdes, contenant des cavités à contenu graisseux pouvant avoir des dimensions très variables de 20 à 25 mm. Sur des coupes à congélation, le contenu graisseux est biréfringent en lumière polarisée et se colore très faiblement avec les colorants des graisses neutres (Soudan Noir et Soudan III–IV); les réactions à l'acide osmique sont négatives. Dans le granulome, les cellules prédominantes sont les macrophages, les fibrocytes et les cellules géantes de type xénique ou de type Touton. En cas de localisation hypodermique, le diagnostic différentiel se pose avec les granulomes lipophagiques secondaires à une panniculite ou une cytostéatonécrose où le contenu graisseux des macrophages et des cellules géantes est fortement soudanophile et osmiophile. On peut aussi observer de tels granulomes après utilisation d'*huiles de silicone* en chirurgie esthétique des seins ou des joues (fig. 11.47).

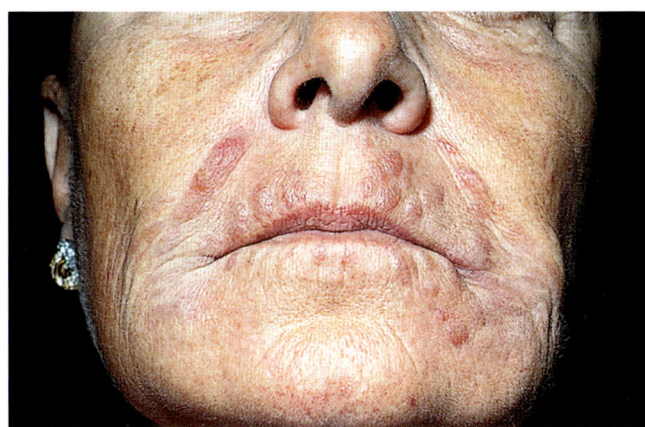

Fig. 11.47 Granulomes après injection de silicone.

Granulomes par sels métalliques

Les granulomes cutanés au béryllium sont exceptionnels et peuvent survenir dans le contexte d'une bérylliose professionnelle à localisation pulmonaire ou après blessures de la peau par des éclats microscopiques résultant de l'explosion d'un tube à lumière fluorescente. Histologiquement, il s'agit de granulomes épithélioïdes et gigantocellulaires avec un stroma très fibreux et l'existence fréquente de foyers de nécrose.

Les granulomes cutanés au zirconium ont été décrits après utilisation de topiques médicamenteux ou de déodorants contenant des sels de zirconium (*cf.* chapitre 17). Histologiquement, il s'agit de granulomes riches en cellules épithélioïdes. Il n'est pas possible de démontrer la présence de Be ou de Zr en lumière polarisée ou par des méthodes histochimiques : la preuve formelle repose seulement sur l'anamnèse et l'examen des coupes en spectrométrie X.

Les granulomes cutanés au baryum et à l'aluminium ont été exceptionnellement décrits dans la peau.

Granulomes en réaction à des techniques de comblement (encadré 11.10)

Les réactions granulomateuses tardives après injection de substances biocompatibles restent rares (0,01 à 5 %) mais l'engouement pour la correction du vieillissement peut faire craindre une augmentation de fréquence, ce d'autant que la réaction peut survenir quelques mois ou années après l'injection [2]. Les nodules linéaires ou l'infiltration indurée en regard des sites injectés, parfois associés à un œdème important ou une ulcération, sont à distinguer des réactions immédiates aux injections et des petites papules résultant d'une répartition inhomogène du produit. Ces complications tardives surviennent aussi bien avec les produits permanents (fréquence plus élevée) qu'avec les implants biodégradables et résorbables [3]. Lorsque l'identification du produit injecté est inconnue ou imprécise par l'interrogatoire, l'histopathologie permet d'établir le diagnostic et la configuration particulière des vacuoles ou structures kystiques à l'intérieur des granulomes. La réaction granulomateuse peut être provoquée ou exacerbée par un traitement immunostimulant tel l'interféron [4]. La déclaration en matériovigilance est obligatoire devant tout granulome survenant après des techniques de comblement.

Encadré 11.10

Caractères histopathologiques des granulomes aux produits de comblement

J.-M. Lachapelle

Les caractères histopathologiques différentiels aux divers produits de comblement des rides sont les suivants.

Produits biodégradables

– Les hyaluronans (acides hyaluroniques modifiés : Restylane®, Hylaform®, etc.) donnent rarement naissance à des granulomes, qui sont essentiellement de nature immunogénique. On les détecte sous forme de flaques allongées (bleu alcian +, métachromasie au bleu de Giemsa, absence de biréfringence) progressivement disséquées par un infiltrat lymphocytaire où prédominent les lymphocytes T CD8+. Ces granulomes s'estompent progressivement et leur disparition est accélérée par une corticothérapie systémique. Les granulomes xéniques sont tout à fait exceptionnels.

– Les produits de comblement à base de collagène d'origine bovine (Zyderm®, Zyplast®, etc.) ou d'origine humaine (Dermalogeen®, etc.) peuvent donner naissance à des granulomes immunogéniques ou à des granulomes xéniques. On note la présence de faisceaux de collagène, épais, éosinophiles, non biréfringents, dépourvus de la nature fibrillaire du collagène natif dans le derme ou l'hypoderme.

Produits non biodégradables

Tous sont responsables de granulomes xéniques, non immunogéniques. Les particules étrangères peuvent exister à l'état libre, entourées par une coque scléreuse, ou être phagocytées par des histiocytes épithélioïdes, et surtout par des cellules géantes, avec corps astéroïdes. L'infiltration cellulaire est souvent minimale. Ces granulomes n'ont aucune tendance à la résorption spontanée et ne peuvent être éliminés que par l'excision chirurgicale.

– Acide polylactique (New-Fill®, Sculptra®, etc.). L'identification histopathologique repose sur les critères suivants : particules oblongues, aux bords acérés, d'un diamètre de 40 à 60 µm, négatives optiquement (toutes colorations confondues), mais biréfringentes en lumière polarisée.

– Hydroxyméthacrylate/éthylméthacrylate 30 % + hyaluronan 70 % (Dermadeep®, etc.). Les particules étrangères sont de taille variée, de forme polygonale ou triangulaire, aux bords acérés, d'un diamètre de 45 à 65 µm. Elles sont optiquement vides aux colorations par l'hémalun-éosine ou le PAS, mais sont colorées par le bleu de Giemsa (orthochromasie) et par l'orcéine. Elles ne sont pas biréfringentes. Elles présentent parfois un anneau périphérique coloré par le bleu alcian (hyaluronans).

– Microsphères de polyméthylméthacrylate (Artecoll®, Artefill®, etc.). Celles-ci se présentent sous forme de petites sphères, de taille identique (± 30 µm de diamètre), sans aucune affinité tinctoriale. Elles ne sont pas biréfringentes, mais sont bien mises en évidence par la microscopie en contraste de phase.

– Élastomères de polydiméthylsiloxane (Bioplastique®, etc.). Les particules de silicone, de taille variable, de forme arrondie, sont rétractées par la fixation, ne sont pas biréfringentes et sont parfois agglomérées en « pop-corn ». Elles n'ont aucune affinité tinctoriale et ne sont pas biréfringentes.

Granulomes à corps étranger de type histologique particulier

À type de granulome palissadique. Un centre nécrobiotique contenant le corps étranger est entouré d'un granulome histiocytaire épithélioïde à disposition palissadique ; ceci a été observé avec des épines de cactus, des piquants d'oursin, des implants de collagène, des produits de pyrotechnie (phosphore rouge).

À type de pseudo-lymphome cutané : après des injections de vaccins contenant un véhicule-retard non résorbable à base d'aluminium, après des morsures d'arthropodes ayant laissé des pièces chitineuses dans la peau (à distinguer des lymphocytomes cutanés par borréliose d'inoculation).

À type de granulomes cavitaires : pseudo-kystiques, secondaires à la résorption des produits gras thérapeutiques s'émulsionnant avec le plasma en enrobant les éléments figurés du sang, comme dans la myosphérulose [5].

Traitement

L'excision chirurgicale est le seul traitement de ces granulomes à corps étrangers exogènes, du moins de ceux qui sont purement de type xénique ; les autres, par exemple une sarcoïde cicatricielle sur inclusion siliceuse, peuvent régresser spontanément.

Corps étrangers endogènes

La pénétration dans le derme du contenu d'un follicule pilosébacé ou d'un kyste annexiel (folliculaire ou sudoral) peut entraîner la formation d'un granulome à corps étranger secondaire à la résorption des débris de poils, de kératine, de cristaux de cholestérol ou d'acide urique (goutte), de sébum ou de parasites saprophytes de la peau (*Demodex folliculorum*). Il est courant de voir de tels granulomes xéniques endogènes consécutifs à la rupture de kystes épidermoïdes ou à des folliculites chroniques. Ces granulomes ont tous la particularité de débuter par une phase inflammatoire aiguë et d'évoluer vers la formation d'une cicatrice fibreuse terminale.

On peut aussi voir des réactions granulomateuses de résorption autour de foyers d'altération du tissu conjonctif dermique (dans le pseudo-xanthome élastique, dans les calcinoses) et dans les lésions dégénératives de la graisse hypodermique (granulome lipophagique).

Ces granulomes se résorbent souvent spontanément et ne nécessitent une excision chirurgicale qu'en cas de persistance prolongée. Certains peuvent être à leur tour le témoignage d'une maladie générale ou d'une évolution particulière : ainsi la survenue de granulomes élastophagiques cutanés peut conférer une évolution cicatricielle à une sarcoïdose, aggraver le pronostic d'une élastorrhexie systématisée, annoncer la survenue d'une maladie de Horton.

Sarcoïdose

La maladie de Besnier-Boeck-Schaumann (BBS), ou sarcoïdose, a été initialement observée par Besnier en 1889 (*lupus pernio* de la face avec synovite fongueuse des extrémités supérieures), puis par Boeck en 1899, qui a décrit les diverses sarcoïdoses dermiques, par Schaumann qui a réalisé la synthèse des lésions cutanéomuqueuses, osseuses, ganglionnaires et viscérales sous l'appellation de « lymphogranulomatose bénigne » et, enfin, par Pautrier montrant, le premier, que les lésions cutanées ne sont pas obligatoires et qu'il s'agit d'une maladie de système dont l'histologie univoque oriente le diagnostic [6].

Universelle, mais plus fréquente dans certaines régions (pays nordiques, Antilles, etc.), elle atteint plus souvent la femme que l'homme, avec un pic de fréquence entre 40 et 50 ans ; les formes familiales sont rares et sont surtout observées chez les noirs ; les formes juvéniles ne représentent que 3 % des cas, les rares cas survenant avant l'âge de 4 ans peuvent être exceptionnellement graves. La sarcoïdose est une grande maladie générale, où les manifestations cutanées occupent une place privilégiée, leur présence et leur bonne connaissance en facilitant le diagnostic. Elles peuvent parfois constituer l'unique manifestation de la maladie.

Aspects cliniques

Manifestations cutanées

Elles se rencontrent dans 10 à 40 % des cas de sarcoïdose. La proportion des formes purement dermatologiques est difficile à apprécier et serait de l'ordre de 20 à 50 %. Les *sarcoïdes* dermiques ont été initialement différenciées par Boeck en sarcoïdes à petits nodules, à gros nodules et infiltrantes en placards.

Les sarcoïdes à petits nodules, apparaissant parfois de façon éruptive, sont de petites élevures, isolées ou multiples, arrondies de 1 à 3 mm, bien limitées, fermes, lisses, rouge rosé ou livides, jaunâtres à la vitropression. Elles siègent à la face, au thorax, aux épaules, évoluent de façon chronique, par poussées, s'affaissant en laissant une cicatrice avec télangiectasies. Elles peuvent avoir une disposition annulaire, voire serpigineuse ou lichénoïde, et s'ulcérer. Péribuccales et périorbitaires, elles peuvent simuler une rosacée lupoïde ou une lupoïde miliaire.

Les sarcoïdes à gros nodules, les plus fréquentes, se distinguent des précédentes par leur taille, de 5 à 10 mm, également lisses, fermes, de coloration violacée ou rouge brunâtre, avec la même infiltration lupoïde à la vitropression (fig. 11.48) ; elles s'affaissent en laissant une cicatrice télangiectasique. Elles atteignent la face, les épaules, les bras, rarement les membres inférieurs.

Les sarcoïdes infiltrantes ou diffuses, dont l'aspect le plus typique est le *lupus pernio*, siègent principalement au visage, au nez, aux oreilles, aux doigts et aux orteils, où elles sont souvent associées à des lésions osseuses sous-jacentes, et aux membres supérieurs. L'infiltration est pâteuse, la couleur rouge foncé ou violacée, lupoïde à la vitropression. *L'angiolupoïde de Brocq-Pautrier* siège sur les faces du nez, le sillon nasogénien, le front ; c'est aussi une infiltration pâteuse, isolée, arrondie ou ovale, saillante, rouge violacée marquée de jaunâtre, coloration qui augmente à la vitropression, télangiectasique (fig. 11.49).

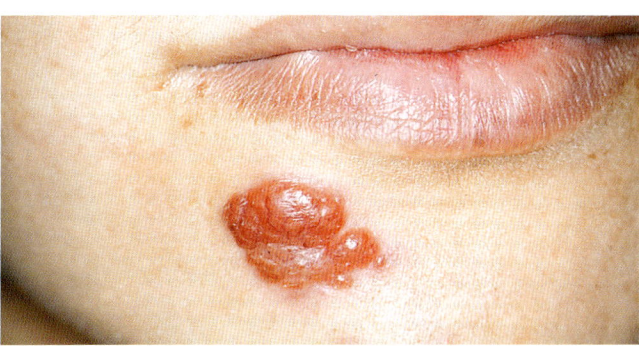

Fig. 11.48 Sarcoïdose : forme macronodulaire.

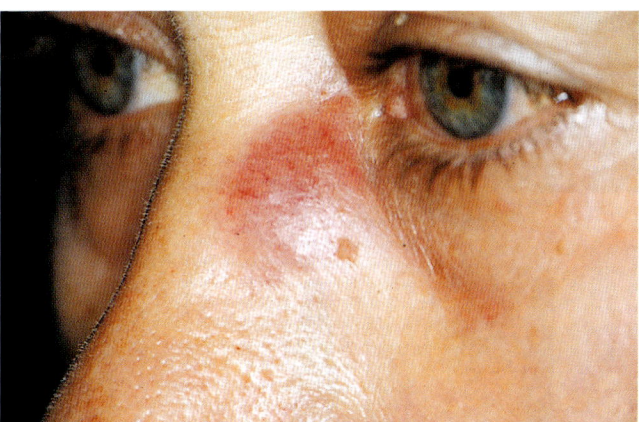

Fig. 11.49 Sarcoïdose : angiolupoïde de Brocq-Pautrier.

Les autres formes et localisations cutanées sont les suivantes :
– *les formes érythrodermiques* siégeant aux membres, en nappes ou en placards, squameuses ou lisses, infiltrées ou non, de coloration rose violacé ; elles sont rares et le plus souvent associées à d'autres lésions cutanées ;
– *les paumes et les plantes* qui peuvent montrer des plaques (fig. 11.50) ou des nappes érythématosquameuses ;
– *les sarcoïdes hypodermiques de Darier-Roussy* : ce sont des nouures mal limitées, indolentes, torpides, qui siègent surtout aux extrémités ;
– *des formes atypiques* ou exceptionnelles : ulcéreuses, papulonécrotiques, à type de prurigo, alopéciantes, éléphantiasiques, chalazodermiques, ichtyosiformes ;
– *les formes post-traumatiques* (sarcoïdes sur cicatrices, granulomes sarcoïdosiques) (fig. 11.51) : tous les granulomes histologiquement sarcoïdosiques ne sont pas une sarcoïdose. Toutefois, dans certains cas, on peut suspecter le rôle localisateur du corps étranger dans le déclenchement de la sarcoïdose. Ainsi, le granulome gigantocellulaire et épithélioïde peut se constituer autour d'inclusions silicotiques ou de piquants d'oursin ;
– *une atteinte éventuelle des phanères* : ongles déformés, fendillés ou épaissis ; discrètes taches alopéciques et télangiectasiques consécutives à des sarcoïdes dermiques ;
– *l'atteinte des muqueuses*, qui doit être systématiquement recherchée. On peut ainsi déceler des lésions hyperémiques, une infiltration diffuse ou des micronodules bien limités de la muqueuse nasale ou du voile du palais. L'atteinte de la conjonctive est possible.

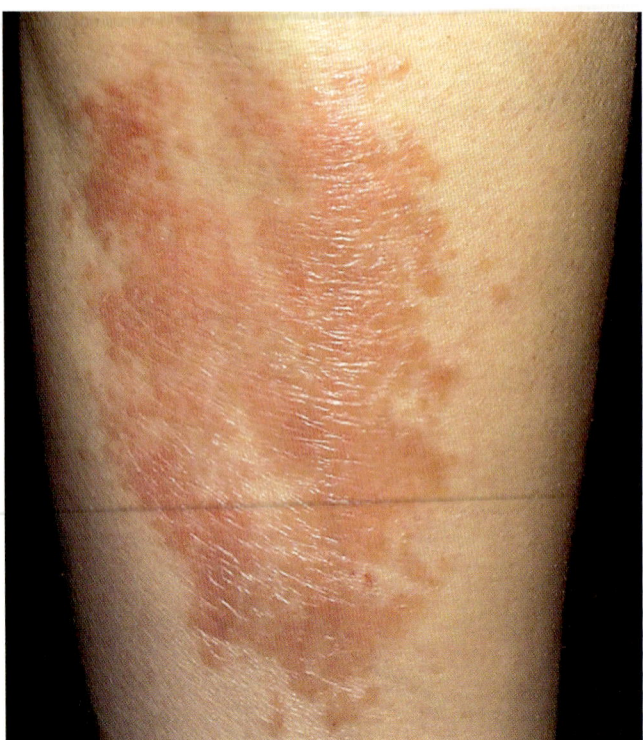

Fig. 11.50 Sarcoïdose en plaques.

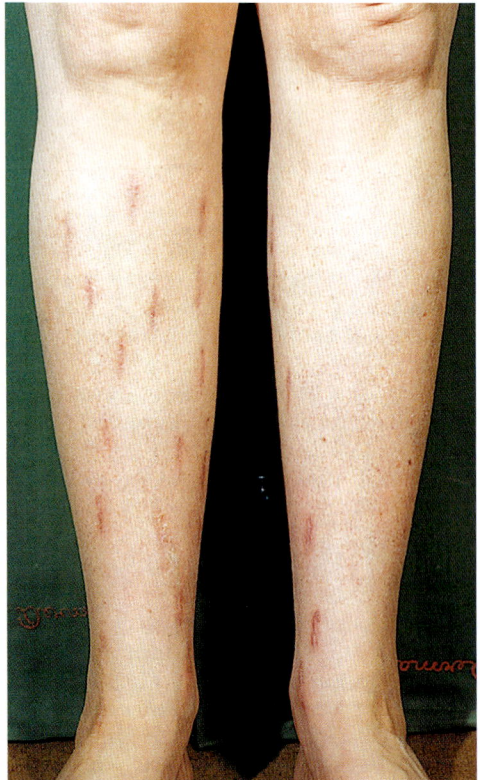

Fig. 11.51 Sarcoïdes cicatricielles sur cicatrices anciennes de phlébectomie.

Lésions viscérales

Les adénopathies sont les plus fréquentes des localisations extracutanées. Les *adénopathies superficielles,* déjà signalées par Besnier, sont petites, dures, mobiles et atteignent principalement les ganglions épitrochléens, mais aussi sous-maxillaires, rétro-auriculaires, axillaires et sous-claviers. Les *adénopathies profondes,* dans 70 % des cas médiastinales, dans 50 % des cas rétropéritonéales, doivent être recherchées systématiquement ; elles peuvent être très importantes, voire pseudo-tumorales.

L'association adénopathies médiastinales, fièvre, arthralgies, érythème noueux avec anergie tuberculinique, constitue le *syndrome de Löfgren.* À cette atteinte ganglionnaire, il faut ajouter une *splénomégalie* dans 10 à 15 % des cas, d'importance variable, palpable, associée parfois à un purpura thrombopénique et à une anémie, et l'atteinte *amygdalienne* le plus souvent cliniquement discrète, mais démontrée par l'examen histologique.

Les localisations médiastinopulmonaires sont fréquentes et souvent isolées, sans lésions cutanées. Il peut s'agir d'adénopathies hilaires volumineuses, asymptomatiques, évoluant en 12 à 18 mois, sans séquelles – stade I –, d'une atteinte pulmonaire parenchymateuse avec des lésions miliaires ou micronodulaires, parfois macronodulaires avec infiltrats denses, évoluant plus lentement et ne régressant qu'incomplètement – stade II – ; au stade III, c'est la forme fibro-emphysémateuse, avec syndrome obstructif et dyspnéique. L'infiltrat sarcoïdosique atteint aussi les bronches.

L'atteinte osseuse n'est pas exceptionnelle et doit aussi être recherchée systématiquement ; elle peut toucher les os longs, le crâne, les vertèbres mais surtout les doigts et les orteils : lésions cystoïdes, en grille ou à forme de grande bulle, des phalanges avec ou sans empâtement des doigts et des orteils qui prennent alors un aspect boudiné ; c'est *l'ostéite polykystique de Perthes-Jüngling.* L'évolution est lente et torpide.

Les lésions oculaires, en dehors des lésions micronodulaires de la conjonctive, peuvent concerner le tractus uvéal : iritis, uvéite, choriorétinite.

Les lésions glandulaires peuvent se traduire par des glandes salivaires hypertrophiées : parotides, sous-maxillaires et glandes salivaires accessoires, en particulier labiales. L'association de lésions oculaires, uvéite ou iridocyclite, à une hypertrophie des parotides et à une paralysie faciale, constitue le *syndrome de Heerfordt* ; l'hypertrophie lacrymale avec hypertrophie salivaire, le *syndrome de Mikulicz.* Les testicules, l'épididyme, le pancréas, la neurohypophyse, les glandes mammaires peuvent être spécifiquement atteints.

Les lésions nerveuses touchent le système nerveux périphérique, les nerfs crâniens en particulier le nerf facial, les nerfs d'origine rachidienne ; les localisations neuroméningées de pronostic réservé sont plus fréquentes chez les noirs américains et antillais.

Des localisations diverses : lésions cardiaques, hépatiques, rénales, musculaires, articulaires avec polyarthralgies et granulomes synoviaux, gastro-intestinales, ont été observées. L'atteinte hépatique microscopique est fréquente et la ponction-biopsie du foie permet quelquefois de rattacher à la sarcoïdose des symptômes atypiques ou non évocateurs.

Examens complémentaires

Biologie et suivi pneumologique

L'anergie tuberculinique existe dans 60 à 80 % des cas, mais ne constitue pas un critère absolu de diagnostic. La sarcoïdose est souvent accompagnée d'une discrète anémie et d'une lymphopénie, d'une hyperprotidémie avec augmentation des IgG, d'une hypercalcémie avec hypercalciurie inconstante et, parfois, intermittente.

Si le cliché thoracique dépiste des adénopathies et/ou une atteinte pulmonaire, c'est le scanner surtout de haute résolution qui découvre une atteinte infraradiographique et aide à distinguer les lésions pulmonaires inflammatoires potentiellement réversibles (nodules, zones de condensation) des lésions fibreuses irréversibles (signes de rétraction, bronchectasies par traction, images en rayons de miel, en verre dépoli et opacités linéaires) [7, 8]. Le lavage bronchoalvéolaire n'a qu'une place réduite puisque, si la lymphocytose témoigne de l'activité biologique, son intensité n'a aucune valeur.

Histopathologie (fig. 11.52)

La structure histologique épithélioïde est un point commun pour l'ensemble des lésions cutanées et viscérales de la sarcoïdose. Chaque lésion est constituée de petits nodules de cellules épithélioïdes. Ces nodules sont arrondis, bien limités, séparés les uns des autres par du tissu conjonctif, entourés d'une étroite couronne lymphocytaire. Il n'y a jamais de nécrose au centre des nodules épithélioïdes, tout au plus un peu de nécrose fibrinoïde. Les cellules épithélioïdes sont abondantes et constituent la population cellulaire dominante. Dans chaque nodule, on trouve généralement quelques cellules géantes de type Langhans, dont certaines contiennent des corps astéroïdes ou des inclusions PAS-positives de nature céroïde. Dans les lésions anciennes, une fibrose interstitielle circonscrit les nodules épithélioïdes qui sont ainsi bien individualisés les uns par rapport aux autres.

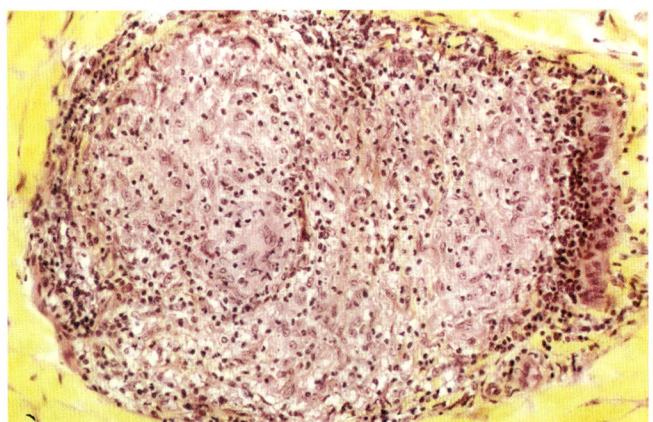

Fig. 11.52 Granulome sarcoïdosique : nodule élémentaire de cellules épithélioïdes infiltré et entouré de lymphocytes (grandissement 65 ×).

Étiopathogénie

La sarcoïdose est le résultat d'une réaction immunitaire lymphocytaire T principalement CD4+, en réponse à un antigène inconnu présenté par les monocytes/macrophages de l'hôte, en association avec les molécules de classe II du complexe majeur d'histocompatibilité. Le granulome sarcoïdien est un processus qui résulte de l'attraction, l'accumulation et l'activation de différents types cellulaires, aussi de la réponse immunitaire et qui interagissent entre eux par le biais de contacts membranaires et de nombreux médiateurs solubles [9].

La réponse immunitaire est de type Th1 (production d'IL-2, d'interféron γ et de TNF-α), ce que conforte la survenue de tableaux « sarcoïde-like » chez les patients traités par l'interféron γ au cours de l'hépatite C par exemple [10]. De nombreux médiateurs, en particulier le TNF-α et GM-CSF sont impliqués dans la formation de granulome également. L'importance du TNF-α dans les granulomes épithélioïdes est à l'origine des propositions d'utilisation des anti-TNF-α dans la sarcoïdose [11]. Il reste à découvrir les mécanismes qui modulent le devenir du granulome sarcoïdien, c'est-à-dire son involution ou, à l'inverse, sa persistance avec parfois une réaction fibreuse.

L'étude ACCESS a trouvé que le risque relatif de la maladie était multiplié par 6 chez les parents du premier degré des patients comparativement à ceux d'une population contrôle [12]. L'analyse de la fréquence de la survenue de la sarcoïdose est en faveur d'une prédisposition polygénique complexe. Il existe une forte probabilité d'implication des gènes situés au niveau du bras court du chromosome 6, lequel porte de nombreux gènes importants pour les réponses immunitaires.

L'implication d'un ou de plusieurs agents environnementaux dans la survenue de la maladie a été suggérée. L'étude ACCESS n'a pas retrouvé d'association de la maladie avec la poussière de bois, le pollen de pin, les métaux, la silice, le talc ou les métiers de la santé. Elle a confirmé la prévalence plus faible de la sarcoïdose en cas de tabagisme ou d'exposition aux allergènes induisant plutôt une réponse Th2 [13]. Une origine infectieuse a été suggérée par l'analogie importante entre la sarcoïdose et les granulomatoses immunitaires secondaires à des agents pathogènes (mycobactéries notamment). Cependant de nombreuses études, y compris avec les techniques de biologie moléculaire, montrent des résultats disparates concernant aussi bien l'hypothèse mycobactérienne que la place de *Propionibacterium acnes*.

L'association de la sarcoïdose au mélanome, qu'elle soit spontanée ou liée à l'usage de traitements immunostimulants [14], mérite d'être signalée car elle est parfois source de surdiagnostic de progression métastatique [15].

Diagnostic

Diagnostic positif

Il repose sur les critères *cliniques*, en particulier l'aspect lupoïde des lésions, et *histologiques*, le granulome sans caséification, accompagnés des critères *biologiques* qui permettent de mieux orienter le diagnostic des cas litigieux. Il repose aussi sur la notion de *lésions associées* aux lésions cutanées : lésions des muqueuses, en particulier de la muqueuse nasale, de la conjonctive et des amygdales, présence d'adénopathies. Il sera facilité lorsqu'existent des manifestations viscérales en particulier médiastinopulmonaires, osseuses ou glandulaires. Réciproquement, l'existence de lésions cutanées ou muqueuses facilite le diagnostic de la sarcoïdose viscérale.

Diagnostic différentiel

Les sarcoïdes à petits nodules siégeant surtout à la face sont faciles à distinguer des papules de la syphilis secondaire, du lichen et de certaines formes de rosacée. Elles sont plus difficiles à différencier de la lupoïde miliaire et du lupus miliaire disséminé de la face. Les formes annulaires peuvent faire évoquer le granulome annulaire.

Les sarcoïdes à gros nodules, l'angiolupoïde, les sarcoïdes infiltrantes ou en plaques sont à différencier des lésions de la maladie de Hansen dans sa forme tuberculoïde, des tubercules de la syphilis tertiaire et du lupus tuberculeux, de la leishmaniose tuberculoïde, où l'on peut quelquefois encore mettre en évidence des corps de Leishman à l'examen direct. Aux doigts, aux orteils, au nez, aux oreilles, les formes infiltrantes à type de *lupus pernio* peuvent être confondues avec des engelures ou certaines formes de lupus érythémateux tumidus ou de lupus tuberculeux.

Plus délicat sera le diagnostic des formes rares (chalazodermique, éléphantiasique), où l'examen histologique sera l'examen de référence. L'érythème noueux ne présente pas de caractère particulier et doit faire rechercher l'existence d'autres lésions, thoraciques en particulier. Les lésions des muqueuses sont rarement isolées et leur diagnostic repose essentiellement sur l'apport de la biopsie.

Évolution, pronostic et traitement

L'évolution des sarcoïdes cutanées est extrêmement lente et peut durer plusieurs années. Elles peuvent disparaître spontanément, mais sont dans la règle très rebelles au traitement. Le plus souvent, elles ne constituent qu'une gêne esthétique, particulièrement pour les formes à gros nodules et infiltrantes.

Le pronostic est lié à l'existence de lésions viscérales principalement pulmonaires.

Le traitement de référence des formes graves ou étendues est la corticothérapie orale qui diminue de façon non spécifique la réaction granulomateuse en inhibant un large panel de cytokines. Elle est programmée pour une durée de 18 mois à 2 ans. D'autres traitements systémiques sont utilisés en cas d'intolérance ou de contre-indication à la corticothérapie générale ou dans les rares formes réfractaires de la maladie. Citons parmi ceux-ci : les antipaludéens de synthèse utilisés isolément dans les localisations cutanées, les immunosuppresseurs (méthotrexate et azathioprine) [16, 17]. Dans l'attente d'une évaluation par essai clinique, les anti-TNF-α doivent être réservés aux formes très sévères de la maladie [11] imposant de rechercher préalablement une colonisation bronchopulmonaire bactérienne ou fongique fréquente dans les formes pulmonaires évoluées de sarcoïdose. Le thalidomide inhibe la production de TNF-α ; il a été essentiellement utilisé dans les formes cutanées mais n'a pas prouvé son efficacité.

Autres granulomes cutanés aseptiques

Lupus miliaire disséminé de la face (fig. 11.53) [18]

Il s'agit de lésions papuleuses, facultativement nécrotiques souvent miliaires (lupus miliaire disséminé ou lupoïde miliaire ou tuberculides miliaires de la face ou syndrome FIGURE) apparaissant sur la face, y compris les paupières et la lèvre supérieure, avec parfois une topographie de dermite périorale. Les lésions sont très lupoïdes à la vitropression et ont une structure granulomateuse à l'examen microscopique.

Le derme est occupé par un volumineux granulome lymphoépithélioïde et gigantocellulaire généralement centré par une vaste plage de nécrose caséeuse, le tout en imposant pour un follicule tuberculeux caséifié. Il est important d'examiner tout granulome tuberculoïde de la face en coupes histologiques sériées : en effet, telle lésion, paraissant franchement sarcoïdosique ou tuberculeuse sur un premier plan de coupe, prendra quelques centaines de microns plus loin l'aspect plus banal d'un granulome de résorption d'une folliculite, d'un petit kyste pilaire ou d'acariens saprophytes du genre *Demodex* issus d'un follicule rompu.

Le lupus miliaire peut guérir spontanément ou grâce à un traitement par les cyclines ou le métronidazole [19].

Dermatite granulomateuse périorale juvénile [20]

La dermatite granulomateuse périorale juvénile [6] ou FACE [21], survenant surtout chez les enfants à peau noire, a beaucoup de parenté avec le lupus miliaire disséminé de la face ; les lésions papuleuses très monomorphes prédominent autour de la bouche, sur les paupières et les oreilles, mais ne sont pas nécrotiques à l'examen histologique et guérissent spontanément en quelques mois ou années.

Macrochéilite granulomateuse de Miescher

C'est une inflammation chronique hypertrophique de la lèvre (chéilite) pouvant s'étendre aux joues (paréite), au front (métopite), aux paupières (blépharite) ou à l'ensemble de la face (prosopite) et pouvant faire partie du tableau symptomatique du syndrome de Melkersson-Rosenthal associant une macrochéilite, un aspect de langue scrotale et des paralysies faciales bilatérales ou à bascule (*cf.* chapitre 16) [22]. Des lésions granulomateuses hypertrophiantes de même structure histologique ont été décrites aux organes génitaux (balanoposthites et vulvites granulomateuses).

Sur les coupes histologiques, on observe un important œdème du derme, du côté cutané, et du chorion, du côté muqueux, ainsi qu'un infiltrat très polymorphe et irrégulier constitué de lymphocytes, de plasmocytes et de petits granulomes épithélioïdes arrondis ou allongés, engainant quelquefois les vaisseaux dermiques ou pénétrant dans des capillaires lymphatiques dilatés (endolymphangite épithélioïde oblitérante).

Des chéilites granulomateuses ont aussi été décrites dans la maladie de Crohn ou comme l'expression d'une réaction allergique de contact à des sels de métaux (sels de cobalt). Le concept de « granulomatose orofaciale » permet de regrouper toutes ces situations où apparaissent des lésions papuleuses ou nodulaires périorales, extensives à la face, et nécessitant un bilan étiologique non infectiologique.

Granulomatoses des déficits immunitaires congénitaux (*cf.* chapitre 19)

Des lésions granulomateuses nécrosantes simulant des lupus tuberculeux, d'évolution quelquefois très mutilante, sans jamais de démonstration d'une quelconque cause infectieuse ont été décrites dans de nombreux syndromes de déficit immunitaire primitif dont la granulomatose septique familiale, l'agammaglobulinémie et l'hypogammaglobulinémie congénitale, la maladie de Griscelli-Prunieras (fig. 11.54) [11].

Réactions granulomateuses diverses

Il est banal d'observer des réactions histologiques d'aspect granulomateux, sous forme de nodules épithélioïdes bien circonscrits, dans nombre d'autres états inflammatoires non infectieux : dans la stromaréaction de certains cancers ou de leurs métastases, dans des processus lymphoprolifératifs tels que les pseudo-lymphomes ou le mycosis fongoïde (*granulomatous slack skin syndrome*), dans des

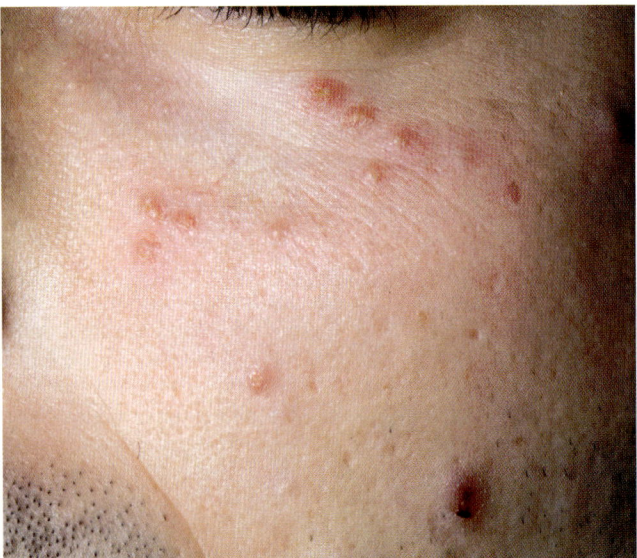

Fig. 11.53 Lupus miliaire disséminé de la face.

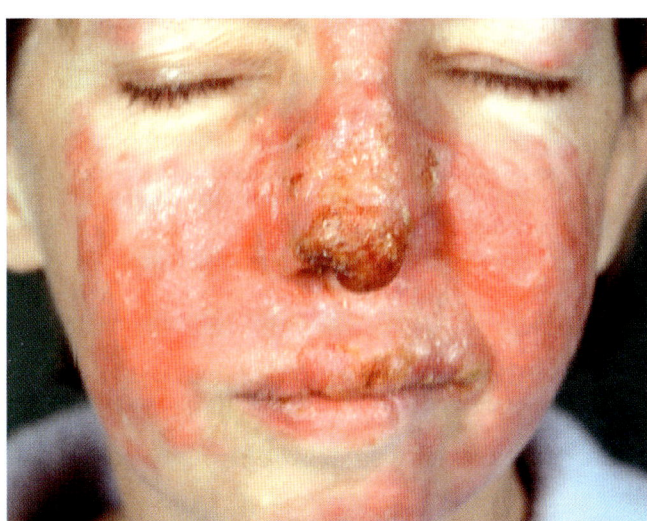

Fig. 11.54 Granulomatose mutilante pseudo-lupique de la face dans un syndrome du lymphocyte nu (déficit en TAP).

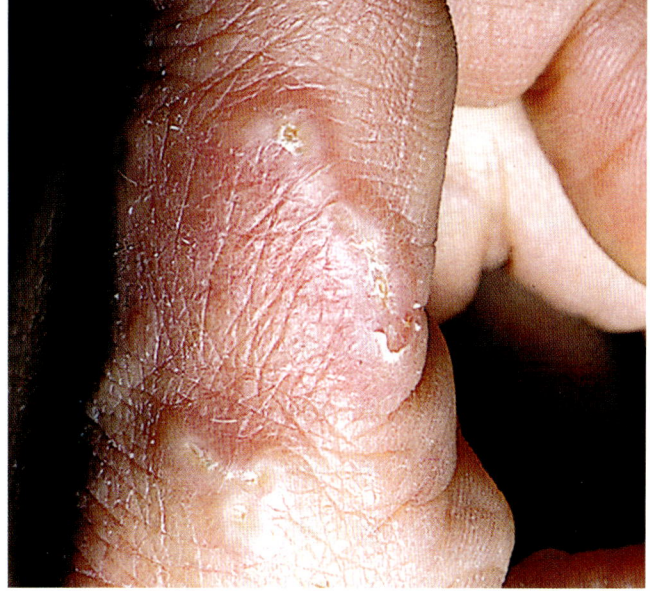

Fig. 11.55 Granulome annulaire de la face latérale d'un doigt.

maladies habituellement considérées comme primitivement neutrophiliques (*pyoderma gangrenosum* granulomateux).

Granulomes cutanés palissadiques

On peut les définir comme des réactions inflammatoires granulomateuses nodulaires se disposant de façon palissadique autour de foyers d'altération du tissu conjonctif dermo-hypodermique (granulomes nécrobiotiques). Quatre affections correspondent à cette définition histologique : le granulome annulaire, la nécrobiose lipoïdique, les nodules rhumatismaux ou rhumatoïdes et la dermatite granulomateuse interstitielle. On peut exceptionnellement observer des granulomes palissadiques dans les nodosités juxta-articulaires de la syphilis et des tréponématoses endémiques (nodosités de Jeanselme), dans les nodosités fibroïdes de l'acrodermatite chronique atrophiante de Pick-Herxheimer, dans les tophus goutteux et dans des granulomes à corps étrangers.

Granulome annulaire

Aspects cliniques

Dans sa forme typique (fig. 11.55), le granulome annulaire est constitué de papules fermes, bien délimitées, intradermiques, recouvertes d'un épiderme lisse, de couleur normale ou rosée, peu inflammatoires, groupées en anneaux qui s'élargissent de façon centrifuge. Ces lésions siègent habituellement sur les faces dorsales et latérales des doigts, sur le dos des mains et des pieds, sur les saillies articulaires des membres, sur les oreilles, dans la nuque. Il n'y a ni douleur, ni prurit. Ces formes typiques sont fréquentes chez l'enfant et l'adolescent.

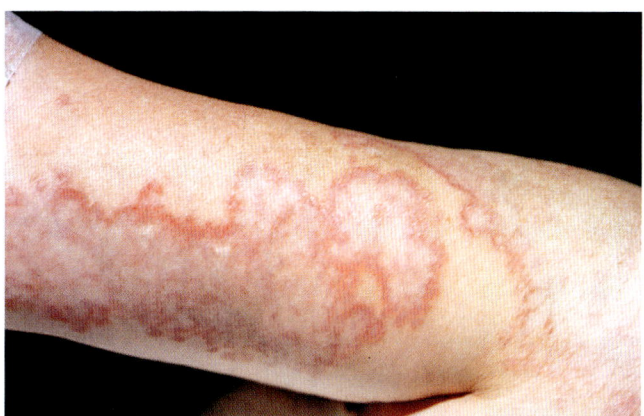

Fig. 11.56 Granulome annulaire en grandes plaques figurées.

Les formes cliniques sont nombreuses :

– *formes en grandes plaques* pigmentées, à tendance quelquefois atrophiante, souvent assimilées à des nécrobioses lipoïdiques maculeuses disséminées (fig. 11.56) ;
– *formes profondes* sous-cutanées, nodulaires ou pseudo-tumorales ;
– *formes miliaires disséminées* (fig. 11.57) uniquement reconnaissables à l'examen histologique ; certains éléments peuvent prendre un aspect ombiliqué et comporter une élimination transépidermique du matériel nécrobiotique dermique (granulome annulaire perforant) ;
– *formes éruptives* survenant dans le contexte d'infection par le VIH ou de lymphomes [23] ;

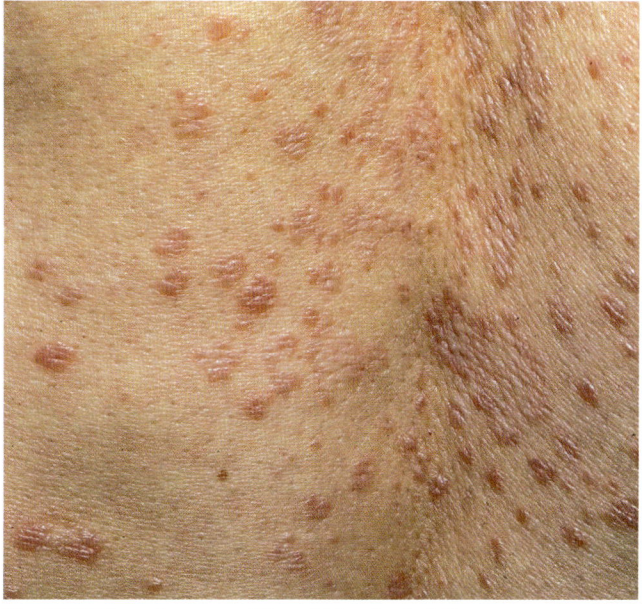

Fig. 11.57 Granulome annulaire miliaire disséminé.

– *formes photosensibles* apparaissant aux parties découvertes, souvent plus granulomateuses que nécrobiotiques. Un aspect particulier est réalisé par le *granulome actinique d'O'Brien* ; il s'agit de lésions annulaires érythémateuses, infiltrées, d'aspect circiné et lentement migrateur se déplaçant sur les régions photoexposées de la face et du cou et comportant des images d'élastophagie à l'examen histologique. L'appartenance du granulome d'O'Brien au groupe des granulomes annulaires est controversée.

Histopathologie

Architecture générale des lésions. Elles prédominent dans la moitié supérieure du derme et elles ont un caractère focal.

Aspects de la dégénérescence tissulaire. Chaque lésion est caractérisée par la juxtaposition de petits foyers, à contours irréguliers, de dégénérescence incomplète du conjonctif dermique ; il devient granuleux et basophile et des dépôts de fibrine et de mucopolysaccharides acides apparaissent dans les interstices des fibres de collagène altérées. Sauf dans les formes élastophagiques, *les fibres élastiques sont conservées* là où les fibres de collagène sont apparemment détruites, ceci expliquant la résolution possible des lésions sans séquelles cicatricielles.

Caractères du granulome. L'infiltrat granulomateux se dispose autour des foyers de dégénérescence et autour des vaisseaux sanguins. Il est surtout constitué de lymphocytes, de fibrocytes et de macrophages ; ce n'est que dans un quart des cas qu'il est typiquement de morphologie palissadique avec participation de cellules de Langhans et de cellules épithélioïdes. Il n'y a pas de lésions vasculaires.

Étiologie et évolution

La cause est inconnue. Il existe des formes familiales. Dans les formes disséminées ou d'évolution prolongée, une recherche de diabète est souhaitable. Des granulomes annulaires peuvent apparaître dans les suites d'un zona, dans la même bande métamérique, indépendamment du traitement entrepris [24]. La formation du granulome pourrait être en rapport avec la rémanence dermique d'antigènes ou de séquences non infectieuses d'ADN du virus zona-varicelle [25].

L'évolution des lésions est imprévisible, mais toujours bénigne. Les formes typiques guérissent spontanément dans un délai de quelques mois à 2 ou 3 années.

Traitement

En raison du caractère spontanément curable des lésions, il est rarement justifié en pratique.

Dans les formes typiques, on peut hâter la résolution des lésions par la cryothérapie ou par la corticothérapie locale, éventuellement sous occlusion. Des régressions sont parfois observées après biopsie de la bordure d'une plaque ; ce phénomène très discuté n'a jamais reçu d'explication satisfaisante. Il est possible que le traumatisme de la biopsie et les phénomènes de cicatrisation qui lui succèdent s'accompagnent de la libération de cytokines (interférons, etc.).

Dans les formes étendues et/ou atypiques, il n'y a pas de traitement éprouvé.

Nécrobiose lipoïdique (maladie d'Oppenheim-Urbach)

Selon les statistiques, elle serait associée au diabète dans 80 à 90 % des cas, du moins dans sa forme prétibiale, mais il s'agit d'une affection relativement rare ne survenant que chez 0,3 % des diabétiques en général ; l'incidence de la nécrobiose lipoïdique est de 2 % si l'on ne considère que les diabètes juvéniles.

Clinique

Forme typique (fig. 11.58 et 11.59)

Elle prédomine dans le sexe féminin et son aspect clinique habituel est celui de la dermite sclérodermiforme atrophiante des régions prétibiales. Elle débute par des lésions nodulaires bilatérales, qui s'étendent et confluent en plaques ovalaires allongées dans l'axe

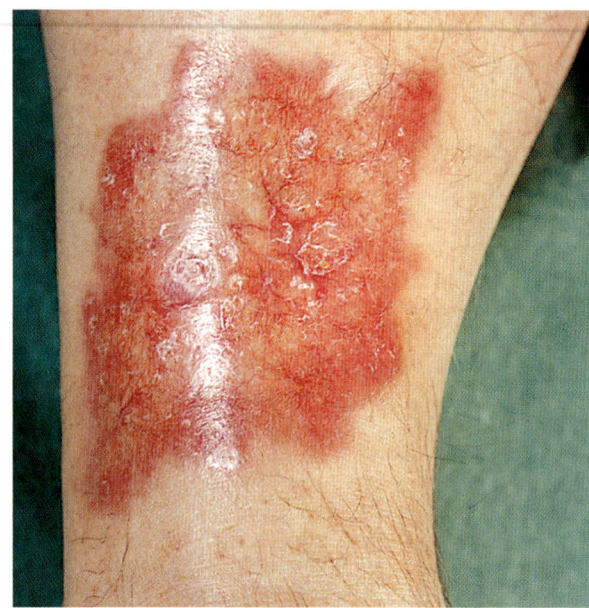

Fig. 11.58 Nécrobiose lipoïdique diabétique.

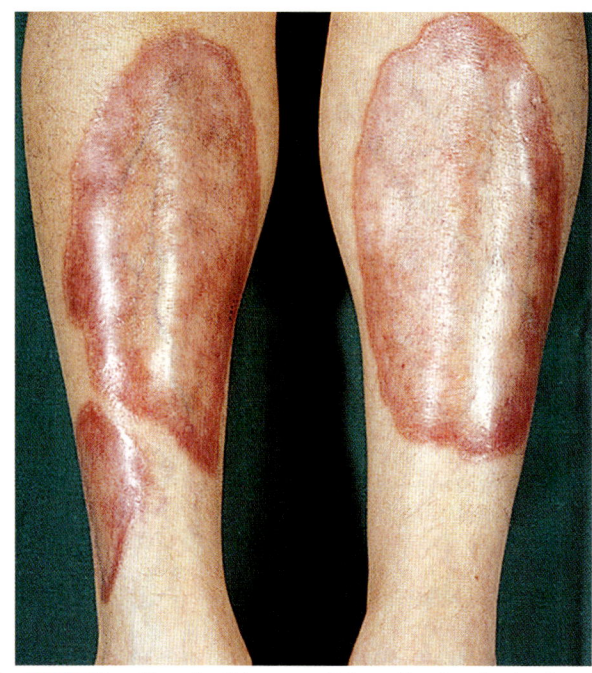

Fig. 11.59 Nécrobiose lipoïdique symétrique étendue des jambes, non associée à un diabète.

de la jambe. À la phase d'état, après plusieurs années de progression, la région prétibiale est occupée par une (rarement plusieurs) plaque scléroatrophique à bords nets, surélevés, rouges et télangiectasiques, de contours polycycliques ; le centre de la plaque est lisse, d'aspect cicatriciel, souvent jaunâtre en raison de la surcharge graisseuse des lésions. À la longue, la plaque s'indure de plus en plus et devient adhérente aux plans ostéopériostés sous-jacents, les bords restant actifs. Les formes d'évolution prolongée peuvent s'*ulcérer* et se surinfecter ; dans ce cas, les bords rouge violacé et infiltrés conservent un aspect caractéristique permettant le diagnostic.

Formes cliniques

Localisations extraprétibiales. Les lésions peuvent aussi siéger sur les chevilles, sur le dos des pieds, plus rarement sur le visage et les membres supérieurs voire la verge [26]. La forme annulaire pseudo-sarcoïdosique et alopéciante de la face et du cuir chevelu n'a jamais été observée en association au diabète. Il s'agit probablement de granulomes actiniques d'O'Brien ou d'authentiques sarcoïdoses cutanées à forme nécrobiotique.

Forme à type de granulome annulaire. Les lésions nodulaires élémentaires se groupent en anneaux autour d'un centre jaunâtre non scléroatrophique. La distinction avec le vrai granulome annulaire est très subtile, voire impossible, même du point de vue anatomopathologique. La localisation des nodules près des articulations peut prêter à confusion avec des nodules rhumatismaux.

Granulomatose disciforme chronique et progressive de Miescher. Il s'agit d'une plaque arrondie ou polycyclique, de 2 à 5 cm de diamètre, pouvant exceptionnellement occuper toute la hauteur de la jambe, lisse, glabre, rouge brunâtre, à bords francs non infiltrés, à peine palpables, s'élargissant progressivement pendant de nombreuses années. Pour la plupart des auteurs, il s'agirait d'une forme granulomateuse spéciale, non nécrotique, de nécrobiose lipoïdique, n'ayant aucun rapport étiologique avec la maladie diabétique. Il y a aussi de nombreuses observations (survenue d'autres lésions, telles qu'une adénopathie ou survenue de lésions cutanées à type de granulomatose disciforme dans le contexte d'une sarcoïdose connue) qui permettent d'intégrer la granulomatose de Miescher, au même titre que certains granulomes élastophagiques, dans le contexte d'une sarcoïdose [27]. Cette entité est perpétuellement en cours de remembrement, mais tend à se rapprocher davantage de la sarcoïdose que de la nécrobiose lipoïdique, surtout s'il s'agit de lésions disséminées localisées aussi ailleurs que dans les régions prétibiales chez des malades non diabétiques.

Histologie

Architecture générale de la lésion. Elle est diffuse à tout le derme et s'étend généralement à l'hypoderme ; l'épiderme est toujours atrophique.

Aspects de la dégénérescence tissulaire. Les foyers d'altération du tissu conjonctif sont mal limités et il s'agit d'une nécrose hyaline des fibres de collagène et des fibres élastiques avec des dépôts lipidiques secondaires responsables de l'aspect scléroatrophique et xanthochromique des lésions.

Caractères du granulome. L'infiltrat granulomateux alterne avec les foyers de nécrose et se dispose en palissade autour de ces foyers dans le derme et dans l'hypoderme. L'infiltrat comporte des lymphocytes, des fibrocytes, des histiocytes, des plasmocytes et des cellules épithélioïdes et géantes. Les lésions vasculaires sont fréquentes et importantes dans les foyers de nécrose et en dehors de ces foyers (hyalinose des parois des capillaires et des veinules, fibrose sous-intimale et endothéliale oblitérant les vaisseaux sanguins de petit calibre) surtout en cas de diabète (microangiopathie diabétique). Dans la granulomatose de Miescher, il n'y a pas de nécrose, mais seulement un infiltrat granulomateux diffus du derme, riche en cellules géantes de type xénique ou de type Langhans avec des signes d'élastophagie.

Traitement [28]

Dans les formes associées au diabète, le traitement de celui-ci est sans effet sur les lésions cutanées : celles-ci sont, en revanche, souvent améliorées par la *corticothérapie locale* qui en atténue l'inflammation et freine la progression. Pour être efficaces, les corticoïdes doivent être administrés par injections intralésionnelles ou appliqués sous pansement occlusif, mais le risque de précipiter l'atrophie et de promouvoir la surinfection n'est pas négligeable. Dans les formes localisées, douloureuses ou ulcérées, une *excision suivie de greffes* de peau autologue ou de peau reconstituée peut quelquefois être suivie d'une cicatrice stable, mais le risque d'une reprise évolutive en périphérie de la surface greffée ne peut pas être ignoré.

Parmi les nombreux *traitements systémiques* proposés (aspirine, dipyridamol, pentoxifylline, ticlopidine, etc.), seule la *corticothérapie générale* sous strict contrôle de la glycémie et les antipaludéens de synthèse [29] peuvent être crédités de quelques succès. Le schéma recommandé est de 1 mg/kg/j de méthylprednisolone pendant 8 jours, puis un sevrage progressif en 6 semaines. Ce traitement peut être proposé dans les formes graves avant de discuter l'*indication opératoire.*

Récemment, de nouvelles approches thérapeutiques expérimentales ont été proposées avec succès : PUVAthérapie locale avec une émulsion de 0,15 % de 8-méthoxypsoralène, immunosuppression par la ciclosporine ou le mycophénolate mofétil, oxygénothérapie hyperbare.

En pratique, on peut proposer l'arbre décisionnel de la fig. 11.60 dans la nécrobiose lipoïdique.

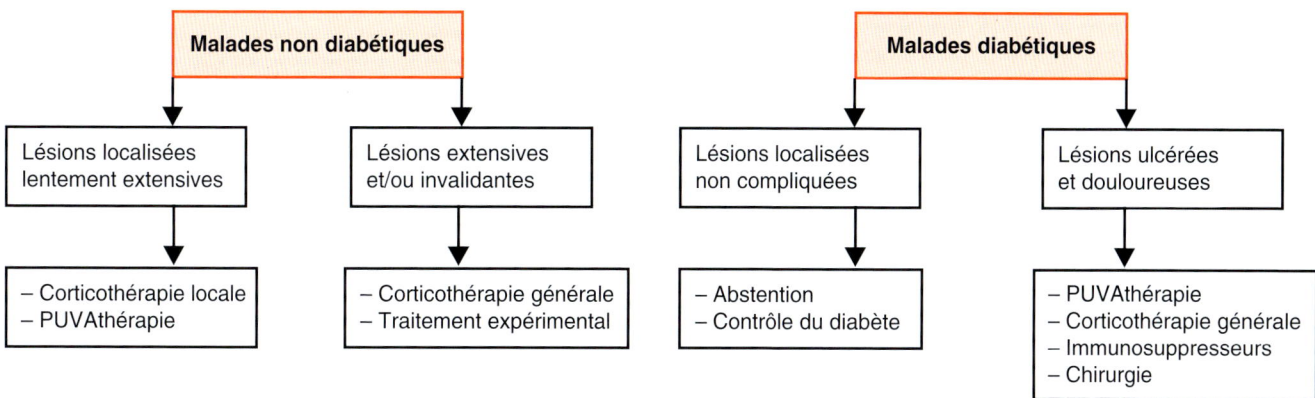

Fig. 11.60 Arbre décisionnel devant une nécrobiose lipoïdique.

Nodosités associées aux maladies rhumatismales

Nodules rhumatoïdes

Ils surviennent principalement chez les adultes avec une polyarthrite rhumatoïde séropositive et des signes d'activité de la maladie, plus rarement dans l'enfance, principalement lors de la maladie de Still.

Ce sont des nodules dermo-hypodermiques indolores localisés aux faces d'extension des grandes articulations ; des lésions identiques peuvent aussi se former dans les poumons, dans les méninges ou sur les valvules cardiaques. En dehors de la polyarthrite rhumatoïde, on peut en observer dans le lupus érythémateux systémique.

Dans la *nodulose rhumatoïde* [30], les nodules dermo-hypodermiques sont associés à des localisations intraosseuses juxta-articulaires de ces mêmes nodules. Ceci se traduit par un aspect géodique des régions épiphysaires à distinguer des lésions synoviales destructrices de la polyarthrite rhumatoïde.

Les nodules rhumatoïdes sont associés aux polyarthrites rhumatoïdes traitées par méthotrexate ; il faut savoir que ce traitement n'améliore pas ces manifestations extra-articulaires et qu'il peut même les aggraver ou les faire apparaître.

Nodules rhumatismaux

Ce sont des symptômes cutanés caractéristiques des fièvres rhumatismales avec atteinte cardiaque grave ; avec la diminution de fréquence des cas de rhumatisme articulaire aigu lors des dernières décennies, ces lésions sont devenues exceptionnelles.

Il s'agit de petits nodules fermes apparaissant en face des articulations et des tendons des extrémités et ayant tendance à disparaître spontanément quand la maladie rhumatismale s'améliore. Le traitement est par conséquent celui de la maladie rhumatismale.

Les nodules rhumatismaux ou rhumatoïdes apparaissant en dehors de toute symptomatologie rhumatismale clinique ou biologique sont le plus souvent des granulomes annulaires profonds (pseudo-nodules rhumatoïdes), en particulier chez l'enfant dans la région céphalique.

Histologie

Elle est identique dans les deux formes étiologiques.

Architecture générale de la lésion. Le nodule rhumatismal est primitivement de siège hypodermique avec extension secondaire éventuelle au derme profond et aux fascias.

Aspects de la dégénérescence tissulaire. Il y a généralement un foyer bien circonscrit, rond ou à contours polycycliques, de nécrose fibrinoïde très fortement colorable au PAS.

Caractère du granulome. C'est un granulome palissadique typique entourant les foyers de nécrose dans les lésions récentes, surtout celles qui accompagnent le rhumatisme articulaire aigu ; les lymphocytes sont abondants et des polynucléaires peuvent être présents. Dans les lésions anciennes de la polyarthrite rhumatoïde, on observe fréquemment une fibrose, une néogenèse capillaire de caractère cicatriciel et quelquefois des calcifications.

Dermatite granulomateuse interstitielle

Clinique

Elle se présente classiquement sous la forme de *cordons* douloureux et tendus des régions axillothoraciques, associés à une polyarthrite rhumatoïde. La présentation clinique peut cependant être différente, sous la forme de plaques rouges annulaires et indurées des extrémités ou de papules des membres, de la face et du cou, quelquefois ombiliquées ou nécrotiques [31].

Histologie

L'aspect histologique de la forme classique est retrouvé dans les lésions de présentations cliniques excessivement diverses. On observe de petits foyers de nécrose de fibres de collagène, quelquefois d'une fibre isolée, entourés selon l'âge de la lésion soit de polynucléaires neutrophiles à la phase précoce, soit d'histiocytes formant des rosettes ou des palissades régulières autour de la zone nécrotique (fig. 11.61) [32].

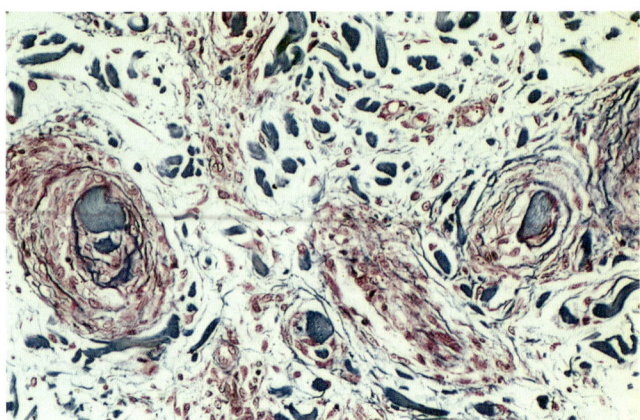

Fig. 11.61 Histologie caractéristique de la dermatite granulomateuse interstitielle : petits granulomes lymphomacrophagiques autour de fibres collagènes altérées (trichrome de Masson, grandissement 65 ×).

Nosologie

La dermatite granulomateuse interstitielle est en fait un *concept histopathologique* [33] correspondant à diverses dénominations de la littérature (tableau 11.23) : granulome de Churg-Strauss, granulome cutané nécrosant extravasculaire, papules rhumatoïdes, nécrobiose rhumatoïde ulcérée superficielle, dermatite palissadique neutrophilique et granulomateuse. À cet aspect histologique correspondent des lésions cliniques infiltrées en cordons, plaques, érythèmes annulaires, papules ou nodules et de nombreuses situations étiologiques : vasculites granulomateuses, polyarthrites diverses, lupus érythémateux systémiques et autres connectivites. Il a été observé dans un cas de plaques cutanées infiltrées et de nodules associés à une polyarthrite paranéoplasique [34]. L'éruption médicamenteuse granulomateuse interstitielle [35] a la même présentation anatomoclinique, avec cependant une densité d'infiltration lymphocytaire interstitielle plus

Tableau 11.23 Dermatite granulomateuse interstitielle : un concept histopathologique

Synonymes	Granulome de Churg-Strauss
	Granulome cutané nécrosant extravasculaire
	Papules rhumatoïdes
	Nécrobiose rhumatoïde ulcérée superficielle
	Dermatite palissadique neutrophilique et granulomateuse
Clinique	Cordons
	Plaques
	Papules
	Papules nécrotiques
	Érythèmes annulaires
	Nodules
Étiologie	Polyarthrites diverses dont polyarthrite paranéoplasique
	Vasculites granulomateuses
	Lupus érythémateux systémiques et autres connectivites
	Médicaments (éruption médicamenteuse granulomateuse interstitielle)

grande. La plupart des médicaments des grandes classes thérapeutiques ont été incriminés (inhibiteurs calciques, IEC, bêtabloquants, hypolipémiants, antihistaminiques, antidépresseurs et anticomitiaux).

La découverte d'une image de dermatite granulomateuse interstitielle dans la coupe histologique d'une biopsie de lésion cutanée inflammatoire doit déclencher le bilan à la recherche d'une *maladie systémique*.

RÉFÉRENCES

1. Roegel E. et coll., *Rev Pneumo Clin*. 1984, *40*, 81.
2. Rongioletti F., *Ann Dermatol Vénéréol*. 2008, *135*, 1959.
3. Ghislanzoni M. et coll., *Br J Dermatol*. 2006, *154*, 755.
4. Fisher J. et coll., *Arch Dermatol*. 2007, *143*, 507.
5. Phat V.N. et coll., *Arch Anal Cytol Path*. 1984, *32*, 82.
6. Pautrier L.M., *La maladie de Besnier-Boeck-Schaumann*. Masson, Paris, 1940.
7. Akiva M. et coll., *Chest*. 2005, *127*, 185.
8. Nunes H. et coll., *Allergy*. 2005, *60*, 565.
9. Tazi A., *Rev Pneumol Clin*. 2005, *61*, 203.
10. Ramos-Casals M. et coll., *Medicine*. 2005, *84*, 69.
11. Dty J.D. et coll., *Chest*. 2005, *127*, 1064.
12. Rybicki B.A. et coll., *Am J Resp Crit Care Med*. 2001, *164*, 2085.
13. Newman L.S. et coll., *Am J Resp Crit Care Med*. 2004, *170*, 1324.
14. Adam A., et coll. *Br J Dermatol*. 2013, *169*, 206.
15. Seve P. et coll., *Dermatology*. 2009, *219*, 25.
16. Paramothayan N.S. et coll., *Cochrane Database Syst Rev*. 2005, *4*, CD001114.
17. Baughman R.P. et coll., *Clin Pulm Medicine*. 2004, *11*, 154.
18. Skowron F. et coll., *Dermatology*. 2000, *201*, 287.
19. Borhan R. et coll., *Ann Dermatol Vénéréol*. 2005, *132*, 526.
20. Frieden I. et coll., *Arch Dermatol*. 1989, *125*, 369.
21. Williams H.C. et coll., *Clin Exp Dermatol*. 1990, *15*, 163.
22. Grosshans E. et coll., *Ann Dermatol Vénéréol*. 1991, *118*, 245.
23. Barksdale S.K. et coll., *J Am Acad Dermatol*. 1994, *31*, 42.
24. Winkelmann R.K. et coll., *Eur J Dermatol*. 1995, *5*, 470.
25. Requena L., *Br J Dermatol*. 1998, *138*, 161.
26. Espana A. et coll., *Dermatology*. 1994, *188*, 222.
27. Igawa K. et coll., *J Dermatol*. 1998, 25, 653.
28. Grosshans E., *in* : Katsambas A. et coll., eds, *European Handbook of Dermatological Treatments*, 2nd ed., Blackwell Sciences Ltd, 2002.
29. Durupt F. et coll., *Arch Dermatol*. 2008, *144*, 118.
30. Bosser H. et coll., *Ann Dermatol Vénéréol*. 1993, *120*, 369.
31. Long D. et coll., *J Am Acad Dermatol*. 1996, *34*, 957.
32. Gottlieb G.J. et coll., *Dermatopathology*. 1995, *1*, 3.
33. Chu P. et coll., *Arch Dermatol*. 1994, *130*, 1278.
34. Schreckenberg C. et coll., *Ann Dermatol Vénéréol*. 1998, *125*, 585.
35. Magro C.M. et coll., *J Cutan Pathol*. 1998, *25*, 72.

12
Tumeurs de la peau

Coordinateur : L. Thomas

12-1	Hamartome ou nævus : clarification terminologique. Y. Scrivener, R. Happle, L. Thomas, D. Lipsker	627
12-2	Tumeurs épithéliales bénignes. Y. Scrivener	629
12-3	Cancérogenèse cutanée épithéliale G. Hofbauer	640
12-4	Précancéroses épithéliales, maladie de Bowen M. Amini-Adle, L. Thomas	644
12-5	Carcinomes basocellulaires B. Guillot	654
12-6	Carcinomes épidermoïdes cutanés C. Mateus, C. Robert, Y. Scrivener	661
12-7	Carcinomes annexiels B. Cribier, M. Battistella	671
12-8	Maladie de Paget. B. Cribier	674
12-9	Nævus (mélanocytaires) M.-A. Richard, J.-J. Grob	676
12-10	Mélanomes cutanés J.-J. Grob, C. Gaudy-Marqueste	686
12-11	Autres tumeurs cutanées. J. Kanitakis	700
12-12	Carcinome neuroendocrine cutané primitif T. Jouary	708
12-13	Métastases cutanées. F.-A. Le Gal	711

12-1 Hamartome ou nævus : clarification terminologique

Y. Scrivener, R. Happle, L. Thomas, D. Lipsker

Une certaine confusion règne dans la communauté dermatologique francophone quant à la dénomination exacte de certaines lésions cutanées bénignes, non prolifératives, qu'elles soient congénitales ou acquises. En effet, la commission de terminologie de la Société française de dermatologie a recommandé en 1994 de transformer les «*nævus **non** mélanocytaires*» en «*hamartomes*» [1], ce qui a entraîné plusieurs incohérences terminologiques.

Cette recommandation ne correspond pas à l'usage fait du terme hamartome dans la terminologie internationale et elle ne s'est donc pas complètement imposée dans le monde francophone. Aussi, nous paraît-il important de préciser certains points.

Définition d'un hamartome

C'est Albrecht qui a défini les hamartomes en 1904 [2] : «des *malformations* d'aspect *tumoral* dans lesquelles on peut mettre en évidence un *mélange anormal* – par leur nombre, leur agencement, leur degré maturation – de *constituants normaux de l'organe* dans lequel elles surviennent». Malgré le suffixe «-ome», clairement associé aux tumeurs (sarcome, mélanome, carcinome, etc.), le terme d'hamartome, par son étymologie grecque (*hamartia*), renvoie à la notion de faute ou de péché, rejoignant ainsi les *envies* françaises et autres *Muttermale* allemandes, et comporte donc implicitement à la fois une hypothèse pathogénique (!) et un jugement de valeur pour le moins suranné.

D'un point de vue opérationnel, un hamartome est avant tout un *concept pathologique* qui s'oppose d'une part aux hétérotopies caractérisées par la présence, en situation anatomique inhabituelle, d'éléments cellulaires, tissulaires ou d'organes, histologiquement normaux, d'autre part aux tératomes qui sont des formations tumorales constituées d'une variété de cellules ou de tissus par définition étrangers au tissu qui les abrite.

Définition d'un nævus

Happle a proposé en 1995 une définition du terme de nævus qui nous paraît pertinente [3] : une lésion cutanée ou muqueuse, ***bénigne***, visible, durable mais pas forcément définitive, circonscrite, reflétant un mosaïcisme génétique et qui, à l'exception de certains nævus mélanocytaires, ne comporte pas de prolifération néoplasique.

Au sens strict, cela impose de *prouver le mosaïcisme* avant de parler de nævus, ce qui dans les années qui viennent sera certainement démontré dans de nombreuses lésions bénignes à l'instar des kératoses séborrhéiques (*cf. infra*). Ce mosaïcisme peut être congénital ou de révélation tardive.

Enfin, au sein des nævus mélanocytaires à proprement parler :
– certains sont probablement effectivement des *malformations, donc des hamartomes* au sens de la réforme terminologique française de 1994 : la famille des nævus congénitaux ou de type congénital car tous ne sont pas forcément présents à la naissance ;
– d'autres sont d'authentiques *lésions néoplasiques proprement tumorales* avec des phénomènes génotypiques parfois communs avec ceux à l'origine des mélanomes (mutations de *BRAF* en particulier). Cette distinction n'est pas seulement théorique car elle a des implications épidémiologiques (mélanomes associés au nævus), physiopathologiques (implication de *NRAS*, de *BRAF*), diagnostiques (mélange sémiologique complexe de composants tissulaires *vs* lésions monomorphes) et thérapeutiques (ciblages moléculaires).

D'un point de vue opérationnel, le nævus reflète avant tout un *mécanisme lésionnel*, à savoir une mutation postzygotique.

Pour la pratique

Si l'on s'en tient à cette définition des nævus, de nombreux hamartomes, au sens recommandé par la commission de terminologie de la Société française de dermatologie [1], sont en réalité… des nævus.
Le tableau 12.1 récapitule les principaux «hamartomes» de la nosographie francophone et les confronte à la nomenclature internationale, ainsi qu'aux évidences biologiques nouvelles qui permettent de soutenir la préférence de l'un ou l'autre des deux termes.

12-1 Tumeurs de la peau

Hamartome ou nævus : clarification terminologique

Tableau 12.1 Quelques exemples d'hamartomes dans la terminologie francophone et leur équivalent dans la dénomination anglophone

Dénomination francophone	Dénomination anglophone	Données biologiques nouvelles qui permettent de soutenir la préférence de l'un ou l'autre des deux termes (alors imprimé en gras)
Hamartome épidermique (ou hamartome verruqueux)	**Epidermal naevus**	Mosaïcisme lié à une mutation de *FGFR3*, *PIK3CA*, *HRAS* (*KRAS*). Variété de nævus kératinocytique. Éventuellement syndromique. Des nævus kératinocytiques peuvent être présents au cours des syndromes Protée (mutation AKT1), CLOVE (mutation PIK3CA) et Garcia-Hafner-Happle (FGFR3). Différent du nævus CHILD (mutation NSDHL) et du nævus Cowden linéaire (mutation PTEN)
Hamartome épidermique inflammatoire	ILVEN (*Inflammatory Linear Verrucous Epidermal Nevus*)	Considéré par certains auteurs comme une manifestation segmentaire superposée (*cf.* chapitre 8-1) du psoriasis
Hamartome épidermolytique	**Epidermolytic naevus**	Mosaïcisme par mutation de la kératine 1 ou 10
Hamartome basocellulaire	**Naevoid basal cell carcinoma**	Mutation constitutive de PTCH1, PTCH2 ou SUFU dans le cadre du syndrome de Gorlin
Hamartome folliculaire basaloïde*	Basaloid follicular hamartoma*	Hamartome
Hamartome aréolaire	Naevoid hyperkeratosis of nipple and areola	Difficile à classer nosologiquement
Hamartome épidermique acantholytique et dyskératosique	**Acantholytic dyskeratotic naevus**	Maladie de Darier en mosaïque (mosaïcisme par mutation ATP2A2)
Hamartome blanc spongieux	White sponge naevus	Ni hamartome ni nævus ; affection AD liée à une mutation des kératines 4 ou 13, exprimée dans la muqueuse buccale
Hamartome sébacé	Naevus sebaceus	Marqueur cutané éventuel du syndrome de Schimmelpenning-Feuerstein-Mims et, avec le nævus spilus papuleux, de la phacomatose pigmento-kératosique. Mutation HRAS ou KRAS
Hamartome comédonien	Naevus comedonicus	Éventuellement syndromique (cataracte notamment). Mutation à l'origine du mosaïcisme inconnue. Une variété épidermolytique est due à une mutation de la kératine 10
Hamartome apocrine*	Apocrine hamartoma*	Vrai hamartome par excès de glandes apocrines matures dans le derme, mais peut aussi être considéré comme un nævus
Hamartome angio-eccrine*	Eccrine angiomatous hamartoma*	Vrai hamartome par excès dermique de glandes sudorales eccrines, de vaisseaux et parfois de fibres nerveuses, de mucine, de graisse et de poils
Hamartome pilaire	**Naevoid hypertrichosis**	Nævus (pas de prolifération). Mosaïcisme non documenté
Hamartome de Becker	Becker naevus	Éventuellement syndromique (hypoplasie mammaire notamment). Mutation à l'origine du mosaïcisme inconnue. Peut être considéré comme un hamartome (prolifération de fibres musculaires lisses) et comme un nævus
Hamartome achromique	**Naevus depigmentosus**	Vrai nævus reflétant un mosaïcisme non encore prouvé à l'échelle moléculaire (mais les analyses cytogénitiques plaident en faveur de cette hypothèse). Rarement l'un des éléments d'une didymose (nævus jumeau) en forme de cutis tricolore
Hamartome anémique	Naevus anemicus	Malformation fonctionnelle
Hamartomes conjonctifs : fibromateux/collagénome/élastique	Connective tissue naevus/collagenoma/elastic tissue naevus	Vrais hamartomes selon la définition d'Albrecht (*cf.* texte). Mosaïcisme non prouvé à l'échelle moléculaire, mais de telles lésions existent au cours d'affections AD comme la sclérose tubéreuse et la NEM1
Hamartome musculaire lisse*	Smooth muscle hamartoma*	Véritable hamartome, mais peut aussi être un vrai nævus (non encore démontré à l'échelle moléculaire)
Hamartome lipomateux	Naevus lipomatosus cutaneus	Correspond davantage à une hétérotopie dermique de cellules graisseuses

* Concordance prouvée entre terminologies francophone et anglophone.
En gras : terminologie à privilégier.

RÉFÉRENCES

1. *Ann Dermatol Vénéréol.* 1994, *121*, 207.
2. Albrecht E., *Verh Dtsch Ges Pathol.* 1904, *7*, 153.
3. Happle R., *Dermatology.* 1995, *191*, 1.

12-2 Tumeurs épithéliales bénignes

Y. Scrivener

Elles sont aussi diverses que nombreuses, leur dénomination provenant en général de leur aspect histologique ou de la structure épithéliale dont elles dérivent. Certaines d'entre elles peuvent être aisément reconnues à l'œil nu, parfois avec l'aide d'un dermoscope, tandis que d'autres ne pourront être reconnues qu'après analyse histologique d'une biopsie. Ce geste simple est essentiel à l'identification des fibrofolliculomes, des trichilemmomes et adénomes sébacés qui, bien que bénins, peuvent parfois conduire aux diagnostics de syndromes de transmission génétique tels que les syndromes de Birt Hogg Dubé, Cowden, ou Muir et Torre.

Tumeurs épidermiques bénignes

Kératoses séborrhéiques (fig. 12.1)

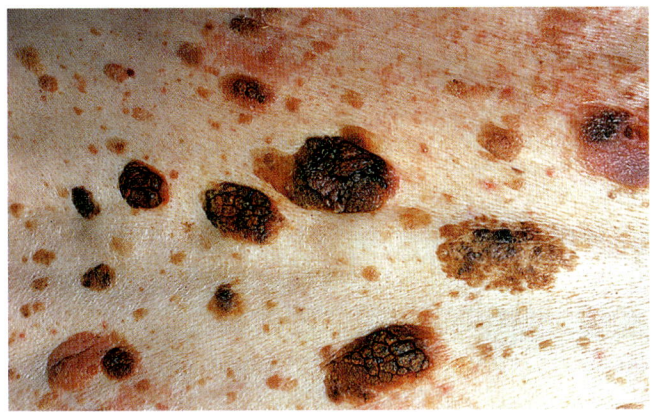

Fig. 12.1 Kératoses séborrhéiques de différents types sur le dos d'une femme âgée.

Il s'agit de lésions fréquentes et souvent multiples survenant aux alentours de la cinquantaine sans prédominance de sexe. Il en existe des *formes juvéniles,* dont les premiers éléments apparaissent dès l'âge de 25 à 40 ans et, exceptionnellement, des *formes congénitales* souvent confondues avec des hamartomes épidermiques.

Elles s'observent de préférence sur les régions séborrhéiques du visage, de la poitrine et du dos, souvent aussi à l'abdomen et dans les plis axillaires et inguinaux. Quand elles sont nombreuses, elles sont soit disséminées de manière aléatoire, soit disposées linéairement le long des plis cutanés ou des zones de friction vestimentaire (plis sous-mammaires).

À leur début, elles se présentent comme de petites élevures à peine saillantes, de couleur jaunâtre ou bistre, d'aspect onctueux. Elles deviennent progressivement plus exophytiques et de couleur plus foncée, grise, brune ou franchement noire : à la phase d'état, elles forment des excroissances de 5 à 20 mm de diamètre recouvertes d'un enduit kératosique gras, peu adhérent, que l'on peut détacher avec l'ongle ou la curette sans provoquer de saignement : en dessous, la surface de la lésion est finement papillomateuse avec de multiples dépressions punctiformes caractéristiques, dans lesquelles pénètrent de fines pointes cornées que l'on voit à la face profonde de la squame grasse détachée. Chaque lésion paraît posée sur la peau, bien circonscrite, sans infiltration sous-jacente.

En dermoscopie, les kératoses séborrhéiques se caractérisent par l'absence de réticulation et de globules bruns agrégés et par la présence de microkystes, d'ouvertures pseudo-comédoniennes, de fissures, de structures en «empreinte digitale» et de vaisseaux en épingle à cheveu entourés d'un halo blanc. Leurs bords apparaissent «mordillés» et souvent bien limités (*cf.* chapitre 1-3).

Des mutations postzygotiques du gène du récepteur 3 du facteur de croissance fibroblastique (*FGFR3*), et du gène *PIK3CA*, à l'origine d'un mosaïcisme, ont été mises en évidence au sein d'une proportion significative de kératoses séborrhéiques. Des mutations de ces gènes se retrouvent aussi dans les hamartomes (nævus) épidermiques et les taches solaires, quoique différentes pour chacune des tumeurs sus-citées [1].

Formes cliniques

Selon la topographie Sont distinguées : formes végétantes et macérées des plis, quelquefois révélées par un intertrigo, formes planes ou rugueuses, plus ou moins pigmentées du dos des mains, à rapprocher des taches pigmentaires actiniques ou lentigo actiniques, formes verruqueuses en petites papules cornées ressemblant à des lésions de stuccokératose sur les jambes ou les avant-bras, formes papillomateuses pédiculées du cou souvent mélangées chez la femme âgée à des molluscums pendulums eux-mêmes pigmentés.

Selon l'aspect. Sont distinguées : formes profuses (fig. 12.2), extrêmement banales, des régions séborrhéiques du tronc, pouvant constituer un important préjudice esthétique, formes sèches à revêtement kératosique adhérent, souvent localisées à la face et quelquefois difficiles à distinguer cliniquement de kératoses actiniques ; formes solitaires de grande taille, *fortement pigmentées* en imposant pour un nævus nævocellulaire, un carcinome basocellulaire tatoué, voire un mélanome, la dermoscopie est alors souvent très utile pour préciser le diagnostic même si certains cas difficiles subsistent.

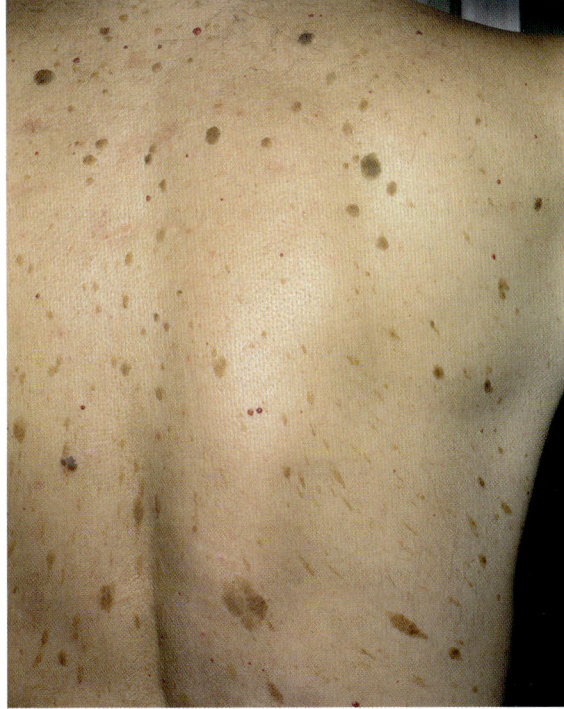

Fig. 12.2 Kératoses séborrhéiques profuses du dos.
L'élément arciforme «systématisé» n'est pas exceptionnel mais le mécanisme n'en est pas connu.

Histopathologie. La lésion peut être définie comme un *acanthome épidermique kératinisant*, développé en relief, au-dessus du niveau de la peau saine, bien délimité latéralement par rapport à l'épiderme normal ; sa limite profonde est presque linéaire au même niveau que les sommets des crêtes épidermiques normales. Il est recouvert d'une épaisse couche cornée orthokératosique par endroits au sein d'invaginations très endophytiques dans le massif épithélial, formant de profondes invaginations cornées (cheminées cornées) souvent coupées transversalement au sein de la tumeur (pseudo-kystes cornés) du fait de leur obliquité ou tortuosité. Ces formations cornées, parfois volumineuses, sont directement au contact des cellules basales qui constituent l'acanthome sans interposition de cellules malpighiennes ou granuleuses (kératinisation abrupte). Les cellules constituant la lésion sont généralement pigmentées ; s'il y a simultanément une prolifération mélanocytaire, il s'agit d'un *mélanoacanthome*.

Les kératoses séborrhéiques du visage ont un aspect histologique souvent plus adénoïde et prennent un aspect proche d'une tache ou d'un lentigo solaire, lésions avec lesquelles elles forment souvent un continuum, d'autant que les mêmes mutations génétiques ont pu y être démontrées.

L'ancienne dénomination d'« *épithélioma intraépidermique de Borst-Jadassohn* » est généralement très mal comprise, car elle recouvre plusieurs phénomènes distincts que de nombreux dermatologistes ont malencontreusement confondus :
– le *phénomène de Borst* ou progression intraépidermique d'un authentique carcinome spinocellulaire déjà constitué à proximité ;
– le *phénomène de Jadassohn* caractérisé par la présence dans un épiderme épaissi de multiples îlots juxtaposés mais non confluents de cellules de type basal, sans caractères cytologiques de malignité. Des études anatomocliniques ont montré que cette entité *bénigne* correspond soit à une forme histologique très particulière de *kératose séborrhéique* (forme dite « clonale »), soit à une tumeur issue des kératinocytes annexiels croissant de façon multicentrique dans l'épiderme telle qu'un porome eccrine intraépidermique ;
– la *genèse in situ* d'un authentique carcinome spinocellulaire naissant de façon multicentrique (maladie de Bowen dite « clonale ») et évoluant vers un carcinome invasif souvent après de longues périodes d'évolution.

Évolution et traitement. L'évolution est chronique et bénigne ; progressivement les lésions se multiplient et se pigmentent en grossissant ; certaines peuvent s'éliminer spontanément ou du fait d'une surinfection. Le risque de transformation maligne est négligeable. En revanche, de manière exceptionnelle, l'apparition rapide et simultanée de kératoses séborrhéiques multiples et prurigineuses peut coïncider avec l'apparition d'une néoplasie viscérale maligne, constitutive du syndrome de Leiser-Trelat (*cf.* chapitre 19-12).

En raison de leur localisation superficielle, exophytique ou franchement pédiculée, le choix thérapeutique doit porter sur un moyen physique rapide ne laissant pas de cicatrices. *L'exérèse chirurgicale est de ce fait un mauvais choix* et doit être réservée aux cas où le diagnostic différentiel reste en suspens et où l'examen histopathologique de la pièce opératoire est nécessaire. Dans tous les autres cas, il faut choisir soit la cryothérapie exfoliante, soit le curetage ou la dermabrasion, la vaporisation au laser CO_2, techniques ne laissant en général que peu de cicatrices.

Acanthome à cellules claires

C'est une petite tumeur généralement isolée et localisée au mollet, survenant chez des adultes âgés ; elle est ferme, arrondie, de couleur rosée avec une surface soit sèche ou squameuse, soit, à l'inverse, mamelonnée, humide et froide comme la truffe d'un chien, dépassant rarement 10 mm de diamètre. Des formes géantes, polypoïdes, disséminées, éruptives ont été décrites, ainsi que des formes familiales, exceptionnellement associées à une ichtyose.

L'examen dermoscopique est caractéristique et objective une lésion squameuse, à collerette périphérique, parsemée d'une multitude de vaisseaux, formant des lignes pointillées, en collier de perles.

Le diagnostic en est généralement porté à l'examen histopathologique, qui montre une image pathognomonique : il s'agit d'un acanthome, donc d'une tumeur épidermique, intercalé de façon abrupte dans un épiderme sain dont il est séparé par une limite linéaire nette ; en dedans de ses limites, l'acanthome est constitué de grandes cellules malpighiennes non pigmentées, à cytoplasme clair chargé de glycogène, séparées par un œdème intercellulaire accompagné de polynucléaires en exocytose. Les examens histochimiques, immunologiques et ultrastructuraux montrent que cet acanthome inflammatoire est issu des kératinocytes épidermiques.

La cause en est inconnue et son caractère tumoral ou réactionnel à une inflammation encore débattu. En l'absence de traitement, les lésions persistent indéfiniment sans complication ; on en connaît qui ont ainsi évolué pendant 20 à 40 ans. Aussi le traitement se limitera-t-il à une excision chirurgicale économique.

Acanthome à grandes cellules

C'est une lésion le plus souvent unique, circonscrite, squameuse, légèrement pigmentée, de 3 à 10 mm de diamètre, ressemblant à une kératose séborrhéique, survenant sur une zone photoexposée chez un individu âgé. Il s'agit, pour certains, d'une *forme clinique de lentigo solaire*, mais pour d'autres, c'est une entité individualisable, d'autant que des transformations en maladie de Bowen ont été décrites et que HHV6 a pu être identifié chez un patient qui en avait de multiples. *Le diagnostic est histologique,* c'est celui d'une *acanthose par hypertrophie* des kératinocytes, dont la taille est double de celle des cellules de la peau normale adjacente, avec orthokératose et hypergranulose.

Acanthomes acantholytiques ou épidermolytiques

On peut quelquefois observer sur la peau de petites tumeurs épidermiques isolées et acquises, généralement verruciformes ou ombiliquées où le trouble de la kératinisation est soit une acantholyse, soit une dégénérescence granuleuse identique à celle des hamartomes épidermiques épidermolytiques : on désigne ces lésions comme des *acanthomes épidermolytiques* [2]. Leur aspect clinique est peu spécifique, s'apparentant en général à celui d'une verrue. *Une mutation du gène codant pour les kératines 1 et 10* a été mise en évidence au sein d'acanthomes épidermolytiques.

Tumeurs pilaires et sébacées bénignes

La terminologie utilisée pour désigner les nombreuses tumeurs connues ne contribue pas toujours à la clarté de la présentation : nous les avons classées selon le segment du follicule dont elles dérivent ou dont elles reproduisent les structures.

Tumeurs reproduisant toutes les structures du follicule pilosébacé

L'hamartome pilaire pur, parfaitement organoïde, est rare : il s'agit d'une aire cutanée circonscrite couverte de poils terminaux, localisée en un endroit quelconque du corps et souvent confondue à première vue avec un nævus. Histologiquement, la lésion est simplement constituée par un nombre élevé de follicules pilosébacés très bien différenciés, sans cellules næviques ni troubles pigmentaires.

Le trichofolliculome [3] est aussi une lésion rare, mais de diagnostic clinique facile ; c'est une papule en dôme de couleur chair, centrée par une petite dépression d'où sort, inconstamment, une touffe de poils duveteux clairs. Le trichofolliculome est localisé le plus souvent dans la région cervicocéphalique, et notamment sur le nez, où il peut être confondu avec une fistule congénitale s'il survient tôt dans la vie. *En dermoscopie, l'aspect de « feu d'artifice »*, où des projections radiaires brun foncé s'éparpillent à partir d'une zone centrale sans structure, est inconstant. L'aspect histologique est en revanche caractéristique : à partir d'un volumineux follicule central en dilatation pseudo-kystique se forment de façon radiaire des follicules secondaires ou tertiaires plus ou moins différenciés, facultativement pourvus d'une glande sébacée rudimentaire et conservant une activité trichogénique, les poils lanugineux se regroupent dans l'infundibulum du follicule principal et émergent de son ostium.

Tumeurs et kystes dérivant de l'épithélium infundibulaire

Dyskératome verruqueux. C'est une tumeur épithéliale bénigne, formée d'une invagination infundibulaire, comportant, de plus, une acantholyse et des images de dyskératose. Cliniquement, la lésion se présente comme une papule ou un nodule, de couleur chair, avec un centre ombiliqué et croûteux, siégeant préférentiellement sur l'extrémité céphalique, et survenant plus volontiers chez des adultes âgés [4]. Le pronostic est bénin. L'excision chirurgicale entraîne la guérison.

Pore dilaté de Winer. Il se présente cliniquement comme un volumineux comédon isolé de la face ou du thorax, impossible à exprimer totalement ; l'expression mécanique de son contenu de kératine laisse toujours persister un petit trou de 2 à 3 mm de profondeur. Du point de vue histologique, c'est une cavité infundibulaire élargie et anfractueuse, en forme de grotte, dont la paroi épithéliale acanthosique prolifère quelquefois, sous forme de multiples petits bourgeons massués, dans le conjonctif périlésionnel [5]. **L'acanthome des gaines pilaires** (ou *pilar sheath acanthoma*) est une entité proche, dérivant, cette fois, de l'ensemble des structures du follicule pilosébacé et non plus seulement de l'infundibulum.

Tumeur de l'infundibulum folliculaire ou infundibulome. Beaucoup plus rare que la lésion précédente, cette tumeur survient chez les personnes âgées sur la face, la nuque et les bras ; c'est une papule ou une petite plaque, lisse ou très légèrement kératosique, de 5 à 10 mm de diamètre, isolée, souvent prise pour une kératose séborrhéique. Histologiquement, cette lésion est constituée par des boyaux massifs et pleins de cellules infundibulaires claires, soudés les uns aux autres et connectés par de multiples petites languettes à l'épiderme qui semble ainsi doublé à sa face profonde par une épaisse lame tumorale, s'étendant parallèlement à l'épiderme et bordée à sa face profonde par une assise de cellules palissadiques, elle-même bordée d'une épaisse couche de fibres élastiques orcéinophiles. Il existe de rares formes multiples [6] ou éruptives décrites sous la dénomination d'*infundibulomatose*. De telles tumeurs peuvent parfois se voir dans le cadre de *syndromes de Cowden*.

Porome folliculaire. Parfois considéré comme une variante de kératose séborrhéique, le porome folliculaire prend la forme d'un nodule ou d'une excroissance filiforme, recouverte de corne. Il se localise dans les régions pileuses du visage (sourcils, moustache, barbe) chez les sujets ayant dépassé la soixantaine. Microscopiquement, il s'agit d'un acanthome acro-infundibulaire prenant la forme d'une tumeur épithéliale surtout endophytique, en larges lobules ou en petites travées digitiformes, constitués de cellules basaloïdes en périphérie, de grandes cellules claires au centre, avec des images d'enroulements autour de globes cornés, à l'origine de son autre nom de kératose folliculaire inversée.

Fibrofolliculome. Cette tumeur pilaire est rarement unique. Sa présentation habituelle est celle de multiples petites tumeurs rondes et lisses de 2 à 4 mm de diamètre, de couleur chair, disséminées sur la peau, parfois centrées par un poil. Histologiquement, chaque papule tumorale est centrée par un infundibulum d'où partent latéralement de fines travées épithéliales anastomotiques englobées dans un tissu fibreux dense, lui-même bien délimité et non inflammatoire. Les fibromes périfolliculaires (et trichodiscomes) sont une forme de fibrofolliculome, au cours desquels ne subsiste, à l'histologie, que le tissu fibreux périfolliculaire et dont l'aspect clinique n'est pas distinguable.

L'association de multiples fibrofolliculomes, parfois associés à des molluscums pendulums, correspond habituellement à une affection familiale, le **syndrome de Birt, Hogg et Dubé** (fig. 12.3), dont les individus atteints sont exposés au risque de *pneumothorax à répétition* et de survenue de *polypes digestifs* et de *cancers, notamment du rein* [7]. *Le gène muté* responsable de la maladie, appelé *FLCN*, code pour une protéine appelée folliculine, un suppresseur de tumeur qui interagit avec la voie mTor, ouvrant peut-être la voie à des traitements spécifiques, ce qui, pour le moment, n'a pu être confirmé, l'application de rapamycine topique n'ayant pas modifié le nombre ou l'aspect de fibrofolliculomes du visage dans un petit essai thérapeutique.

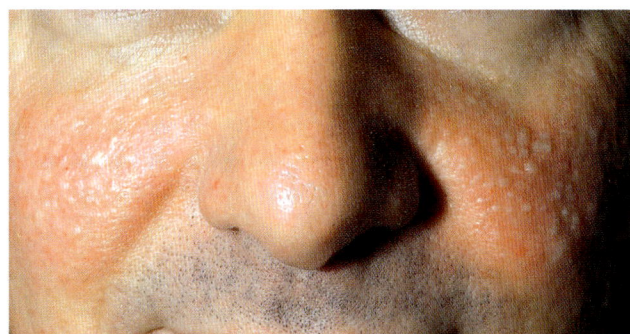

Fig. 12.3 Syndrome de Birt, Hogg et Dubé : fibrofolliculomes qui ont amené à la découverte d'une tumeur rénale.

Kystes d'origine infundibulaire ou kystes épidermoïdes. On distingue trois types différents de kystes développés à partir du follicule pilosébacé [8] : les kystes d'origine infundibulaire que nous verrons dans ce paragraphe, ce sont des *kystes épidermoïdes*, les kystes de la portion isthmique ou *kystes tricholemmaux*, les kystes des glandes sébacées et, parfois, des canaux excréto-sébacés ou *kystes sébacés* qui sont décrits plus loin, avec les tumeurs dérivant de ces structures.

Les kystes épidermoïdes se présentent sous cinq aspects cliniques différents ayant *en commun la structure épidermoïde de leur paroi* qui est un épithélium pavimenteux stratifié de même nature que l'épiderme, pourvu d'une couche granuleuse, et produisant une kératine feuilletée remplissant la cavité du kyste.

Microkystes de l'acné. Cf. chapitre 15-4.

Milium. Les grains de milium (fig. 12.4) sont de petites élevures, en tête d'épingle, blanches, très superficielles, de la peau que l'on peut facilement énucléer avec un vaccinostyle ou une aiguille biseautée. Il existe plusieurs circonstances de survenue :
– chez le nouveau-né, le milium se caractérise par la présence d'une infinité de petits points blancs sur le visage, disparaissant spontanément en quelques semaines et due à une rétention sébacée transitoire de cause hormonale ;
– chez l'adolescent et l'adulte, les grains de milium isolés ou nombreux sont d'observation banale sur les joues, les paupières et le nez. Ils se forment par obturation du canal pilaire de follicules lanugineux ou métaplasie épidermoïde de leurs structures. Ils contiennent de la kératine compacte ; ils sont plus fréquents chez la femme ;

Tumeurs épithéliales bénignes

– le milium secondaire apparaît sur les cicatrices, les brûlures et surtout lors de certaines dermatoses bulleuses (porphyrie cutanée tardive et épidermolyses bulleuses congénitales en particulier). Ici les grains se forment par obturation post-lésionnelle d'un follicule, mais aussi, sinon surtout, par rétention puis métaplasie épidermoïde des canaux excréto-sudoraux interrompus par le processus cicatriciel ou bulleux *(milium eccrine)*.

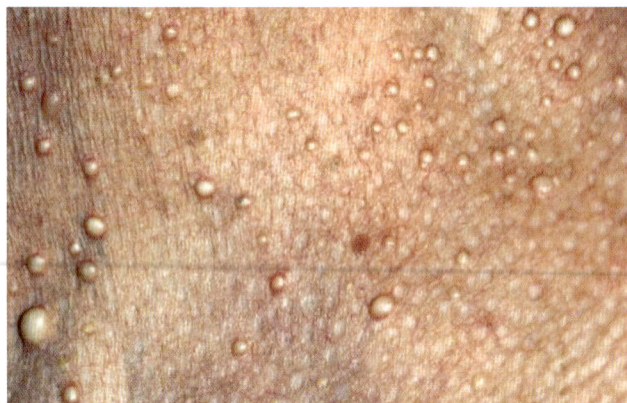

Fig. 12.4 Grains de milium.

Kystes éruptifs à duvet (vellus hair cysts) (fig. 12.5). Ce sont des microkystes multiples, quelquefois inflammatoires, se formant à partir des follicules lanugineux du tronc, survenant de façon éruptive chez les enfants et les adolescents et régressant spontanément vers l'âge adulte. Cette affection a quelquefois une incidence familiale avec une transmission autosomique dominante et ne serait qu'une expression de la sébocystomatose.

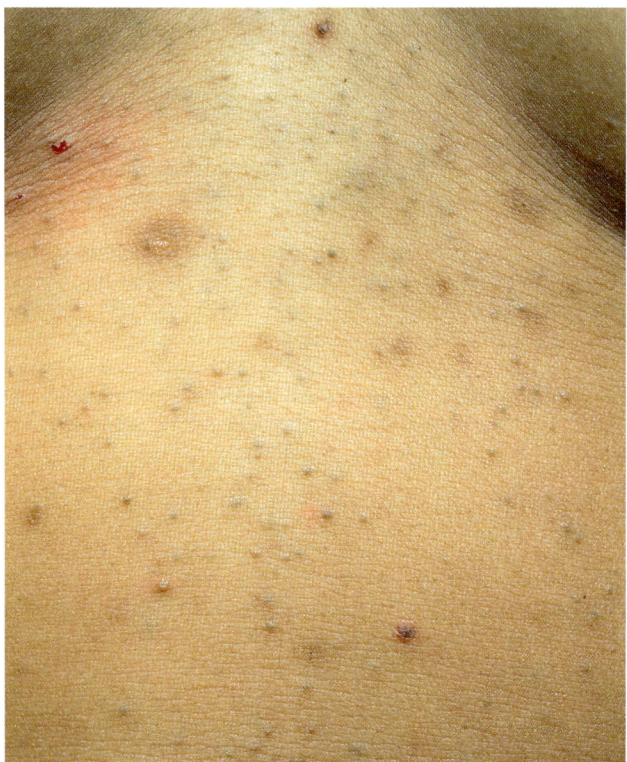

Fig. 12.5 Kystes à duvet.

Kystes scrotaux ou vulvaires (fig. 12.6). Ce sont des kystes épidermoïdes, généralement multiples, jusqu'à 20 voire davantage, et peuvent ainsi cribler la peau du scrotum ou des grandes lèvres de masses rondes, lisses et rénitentes de 2 à 20 mm de diamètre. La calcinose scrotale provient probablement de la calcification secondaire de ces kystes épidermoïdes [9]. Le traitement en est chirurgical, si la demande en est exprimée.

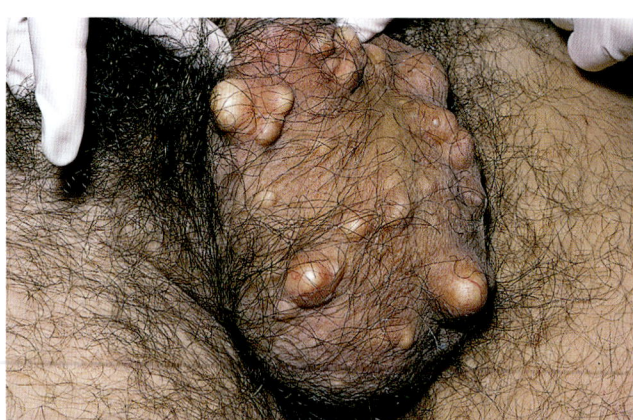

Fig. 12.6 Kystes épidermoïdes scrotaux.

Grands kystes épidermoïdes. Ils siègent surtout dans les régions séborrhéiques du visage, dans les sillons rétro-auriculaires et dans les lobes des oreilles, au cou et à la poitrine. Ils sont un élément symptomatique essentiel de certaines formes d'acné (conglobata, nodulokystique). Ils ont une consistance pâteuse et prennent quelquefois le godet ; une bonne inspection ou leur compression bidigitale permettent la mise en évidence d'un minuscule orifice d'où l'on peut exprimer un filament du contenu blanc ou jaunâtre d'odeur butyrique rance caractéristique. Ces kystes s'infectent et se rompent facilement. À froid, leur excision chirurgicale radicale est facile.

Tumeurs et kystes dérivant du segment tricholemmal isthmique

Tricholemmome. Il ressemble cliniquement à une verrue ou une petite corne cutanée de la face, du cuir chevelu ou du tronc. Histologiquement, il s'agit d'une tumeur pleine constituée de lobules de grandes cellules claires très riches en glycogène ; ces lobules sont connectés à l'épiderme et les cellules périphériques à disposition palissadique sont doublées d'une épaisse membrane vitrée analogue à celle qui double normalement la gaine épithéliale externe dans sa partie profonde ou proximale.

Les tricholemmomes multiples sont les marqueurs cutanés du **syndrome de Cowden**. Ils se présentent sous la forme de lésions papuleuses non kératosiques de la couleur de la peau normale, plates de 2 à 4 mm de diamètre qui confluent sur les régions centrofaciales ou de papillomes filiformes des plis nasogéniens, axillaires, génitaux cruraux. Ils s'associent, dans le syndrome de Cowden, à des lésions kératosiques acrales et palmoplantaires, et à des papules confluentes de la muqueuse orale, conférant un aspect pavimenteux aux gencives, aux lèvres et à la langue (fig. 12.7). D'autres lésions moins spécifiques sont possibles : taches café au lait, vitiligo, hamartomes complexes des tissus mous.

Les tumeurs viscérales sont surtout thyroïdiennes et mammaires, mais aussi utérines, ovariennes, gastro-intestinales, pulmonaires, oculaires, cérébrales. Il s'agit de tumeurs bénignes ou/puis malignes. C'est une affection rare, autosomique dominante à expression variable. Une mutation germinale du gène *PTEN/MHAM/CD* codant une tyrosine-phosphatase a été identifiée. On peut aussi objectiver une perte complète, en immunohistochimie, de l'expression de *PTEN* au sein des tumeurs cutanées et viscérales de ce syndrome qui fait donc partie de la maladie des hamartomes multiples, tout comme le syndrome Bannayan-Riley-Ruvalcaba.

Tumeurs de la peau

Tumeurs épithéliales bénignes

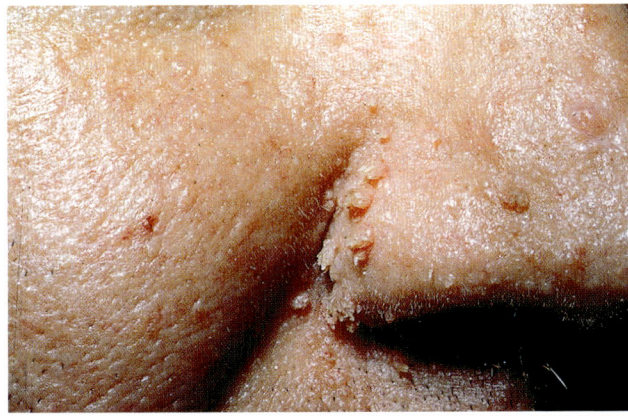

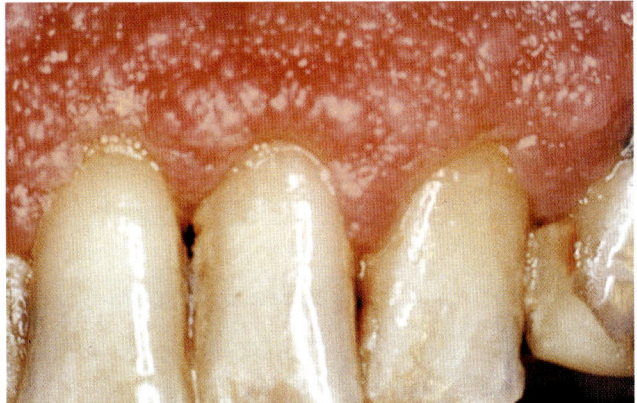

Fig. 12.7 Syndrome de Cowden.

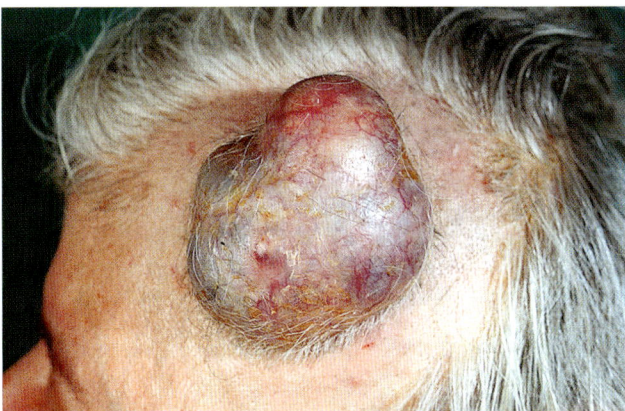

Fig. 12.8 Kyste pilaire (tricholemmal) proliférant du cuir chevelu.

Kyste tricholemmal (kyste pilaire). Communément connu sous le nom de «loupe du cuir chevelu», c'est un kyste que l'on trouve généralement au cuir chevelu. Souvent multiples et familiaux, se transmettant en dominance autosomique régulière, ces kystes sont de taille variable, de 0,5 à 5 cm de diamètre. Ils sont recouverts d'une peau rose et glabre, non adhérente au kyste ; ils sont fermes au palper, s'infectent rarement et sont faciles à énucléer chirurgicalement du fait de la résistance de leur paroi.

Histologiquement, un tel kyste comporte une paroi épithéliale pluristratifiée épaisse, sans couche granuleuse, produisant une kératine tricholemmale compacte, quelquefois chargée de dépôts calcaires dans les kystes anciens.

Kyste tricholemmal proliférant, ou tumeur du scalp de Wilson Jones (fig. 12.8). Cette complication rare des loupes du cuir chevelu, ou plus rarement du tronc, survient généralement chez les femmes âgées. C'est un nodule de grande taille, jusqu'à 25 cm, parfois multilobulé et ulcéré, qui ressemble à première vue à un carcinome spinocellulaire ulcérovégétant. Il peut coexister avec d'autres kystes tricholemmaux dont il diffère par l'augmentation progressive de taille et par l'ulcération. L'examen histologique montre une prolifération anarchique de grands kératinocytes clairs, formant un nodule bien limité par rapport aux tissus environnants, avec formation de globes cornés et d'ébauches de kystes dont la kératine conserve les propriétés histochimiques de la kératine tricholemmale. L'évolution est en général bénigne, bien que la mise en évidence d'une perte d'hétérozygotie du chromosome 17p et une surexpression de l'antigène p53 en fassent probablement un carcinome spinocellulaire de bas grade de malignité, à part entière. Des formes ayant une évolution métastatique ont été rapportées (kyste tricholemmal proliférant malin). Le traitement chirurgical radical entraîne la guérison.

Tumeurs issues de la matrice pilaire : pilomatricome

Le pilomatricome (fig. 12.9) est une tumeur nodulaire dure, paraissant avoir des facettes à la palpation, parfois bleutée, quelquefois douloureuse et ulcérée. Il se localise aux membres supérieurs, à la face et au cou. Il est généralement unique et survient plus volontiers chez des sujets jeunes (moins de 20 ans dans la moitié des cas). Sa surface est quelquefois atrophique et molle du fait d'une élastolyse (anétodermie) épitumorale. La mise en évidence par la pression digitale, en périphérie de la tumeur, d'un pli linéaire, bien qu'inconstante serait, pour certains, pathognomonique de cette tumeur. Il en existe des formes familiales, des formes congénitales et de rares formes multiples, pouvant constituer un marqueur dermatologique de la *dystrophie myotonique*. L'évolution est toujours bénigne et le traitement chirurgical est le seul choix thérapeutique valable. L'examen histopathologique montre que la tumeur est constituée de plages syncytiales de cellules matricielles basophiles en périphérie et, au centre, de larges plages de cellules momifiées dont les silhouettes membranaires et les traces spectrales des noyaux sont conservées. Entre ces cellules on observe constamment une stromaréaction macrophagique et gigantocellulaire, facultativement une ossification. La calcification des cellules momifiées est fréquente (80 % des cas) mais non constante.

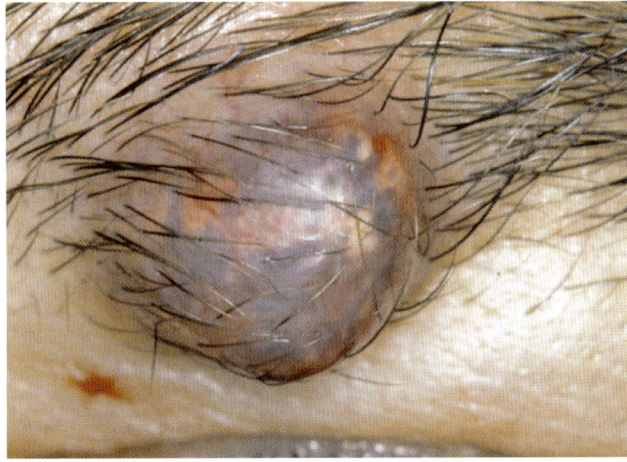

Fig. 12.9 Pilomatricome.
Coll. B. Ackerman.

Tumeurs indifférenciées d'origine pilaire

Trichoblastome. Cette tumeur décrite en 1962, longtemps considérée comme rare, est sans doute une des tumeurs pilaires les plus fréquentes. Elle a longtemps été confondue avec le carcinome basocellulaire nodulaire, dont elle a les apparences cliniques et certaines apparences histopathologiques. C'est le plus souvent une papule ou un petit nodule, lisse, circonscrit, couleur chair confondu avec un nævus tubéreux ou avec un neurofibrome. Il est parfois pigmenté et ressemble alors à un carcinome basocellulaire tatoué. Plus rarement, c'est une plaque centrofaciale, bien circonscrite, légèrement surélevée. La croissance est lente et il n'y a aucune tendance à l'ulcération. L'examen histopathologique montre des lobules et des travées de cellules basaloïdes qui se distinguent de ceux du carcinome basocellulaire par l'absence de fentes de rétraction des cellules périphériques par rapport au stroma, par la fréquente différenciation de bulbes pilaires, par l'existence d'un stroma fibreux et hypercellulaire qui se clive par rapport au tissu conjonctif dermique [10]. Il existe de nombreux chevauchements morphologiques entre ces deux types de tumeurs et la distinction avec un carcinome basocellulaire n'est pas pas toujours évidente. L'immunohistochimie ne permet pas non plus, le plus souvent, de trancher [11]. L'exérèse chirurgicale avec une marge minimale est généralement suffisante à la traiter. Si l'exérèse est incomplète, il est préférable de prévoir une réexcision, car il y a un risque de récidive.

Les tumeurs à cellules basaloïdes qui marquent l'évolution naturelle des hamartomes sébacés ou qui se développent au-dessus d'un histiocytofibrome ou dans le derme papillaire des kératoses séborrhéiques et qui ont longtemps été considérées comme des carcinomes basocellulaires sont en fait, dans la majorité des cas, des trichoblastomes. De la même façon, la **tumeur lymphoépithéliale cutanée** est une forme particulière de trichoblastome [12] qui se présente sous la forme d'une petite tumeur papuleuse de moins de 1 cm et survient habituellement sur l'extrémité céphalique au cours de la 3e ou 4e décennie.

Trichoépithéliomes (fig. 12.10). Pour de nombreux pathologistes, le trichoépithéliome ne serait qu'un trichoblastome kératinisant, davantage différencié dans le sens pilaire [10]. La présentation clinique classique est celle de lésions multiples et héréditaires, se transmettant en dominance et apparaissant dès l'enfance ou à l'adolescence. Ce sont des formations papuleuses translucides, aplaties ou globuleuses, de 2 à 5 mm, roses ou blanches, parfois surmontées de fines télangiectasies, siégeant électivement à la face (nez, sillons nasogéniens, joues, front, menton), où elles peuvent être confondues avec des angiofibromes de la sclérose tubéreuse. On peut aussi en observer au cuir chevelu, au cou et au décolleté. Les formes solitaires, plus fréquentes chez des sujets âgés, ne sont pas toutes héréditaires et sont plus souvent de type desmoplastique sur le plan histologique. Le gène des trichoépithéliomes multiples familiaux est le même que celui de la cylindromatose familiale et du syndrome de Brooke-Spiegler (associant cylindromes, trichoépithéliomes et/ou spiradénomes eccrines). Ainsi, bien que décrites de façon distincte, ces trois entités correspondent à des variantes phénotypiques d'une même maladie génétique liée à des mutations du gène *CYLD*, localisé sur le chromosome 16q12-13 [13].

À l'examen histologique, chaque lésion est constituée de petits cordons de cellules basophiles souvent centrés ou terminés (aspect en têtard) par de petits kystes cornés à kératinisation abrupte. Ces cordons cellulaires, non connectés à l'épiderme, sont entourés de tissu conjonctif fibreux et font quelquefois l'objet d'une résorption xénique ou d'une calcification.

L'évolution est marquée par la multiplication des lésions ; la cancérisation est rare ; l'excision chirurgicale, l'électrocoagulation ou la vaporisation par laser CO_2 ou erbium Yag sont les moyens thérapeutiques habituels. De nouvelles voies thérapeutiques pourraient s'ouvrir à l'avenir, avec des anti-inflammatoires non stéroïdiens ou des anti-TNF, dans la mesure où *CYLD* a une activité inhibitrice de NF-kB induite par le TNF-α.

La multiplicité des lésions augmente leur potentialité de transformation en véritable carcinome basocellulaire.

Hamartomes basocellulaires (syndrome des hamartomes basocellulaires, *syndrome de Gorlin-Goltz,* ou nævomatose basocellulaire) (fig. 12.11). Cette affection dysembryoplasique de transmission autosomique dominante de forte pénétrance est liée au gène *Patched* du chromosome 9. Elle évolue toute la vie et associe des lésions cutanées, osseuses, nerveuses, oculaires et endocriniennes.

Signes cutanés. Ils comprennent plusieurs types de lésions :
– *les hamartomes basocellulaires multiples* caractéristiques : ils apparaissent en général à la puberté ou durant la 2e–3e décennie, quelquefois très tôt dès l'âge de 2 ans, aussi bien sur la face que sur les parties couvertes. Les aspects cliniques sont variables : petites tumeurs hémisphériques translucides, à surface lisse et télangiectasique, fermes, ressemblant à des perles de carcinome basocellulaire, de 1 à 10 mm de diamètre, aspects de molluscums contagiosums avec tendance à l'ombilication, nodules hyperpigmentés de grande taille. Les lésions siègent à la face (régions centrofaciales, périorbitaires, palpébrales, labiales supérieures), au thorax (disposition en chape), plus rarement à l'abdomen, aux lombes et encore plus rarement aux membres. Ces lésions se multiplient continuellement à partir de la puberté et évoluent inéluctablement à l'âge adulte, surtout sur les parties découvertes, vers des carcinomes basocellulaires vrais, extensifs et invasifs, à type d'*ulcus rodens;*
– *les autres signes cutanés* : les puits palmoplantaires (*palmar pits*), inconstants, mais très caractéristiques, petits trous punctiformes, dépassant rarement 1 à 2 mm, taillés à l'emporte-pièce dans la corne palmaire, à fond rosé, ayant à peine 1 mm de profondeur ; à leur base, il y a de petits foyers de cellules basaloïdes, ce qui explique ce vice très focal de la kératinisation, la présence fréquente de comédons, de kystes épidermoïdes, de grains de milium, de molluscums pendulums et de taches «café au lait».

Symptômes extracutanés associés
– *Les kystes maxillaires* sont un signe majeur de la maladie et surviennent dans 60 à 90 % des cas. Ils peuvent être dépistés radiologiquement dès la 1re décennie ; sinon ils sont découverts à l'occasion de complications telles qu'une douleur, l'ouverture d'un kyste dans la bouche, des malpositions ou des inclusions dentaires intrakystiques, une fracture, une déformation du faciès prenant un aspect joufflu.
– *Les signes osseux* sont présents dans 60 à 75 % des cas : anomalies costales (synostoses, bifidités, agénésies partielles), malformations vertébrales et métacarpophalangiennes (brièveté du 4e métacarpien dans 60 % des cas).

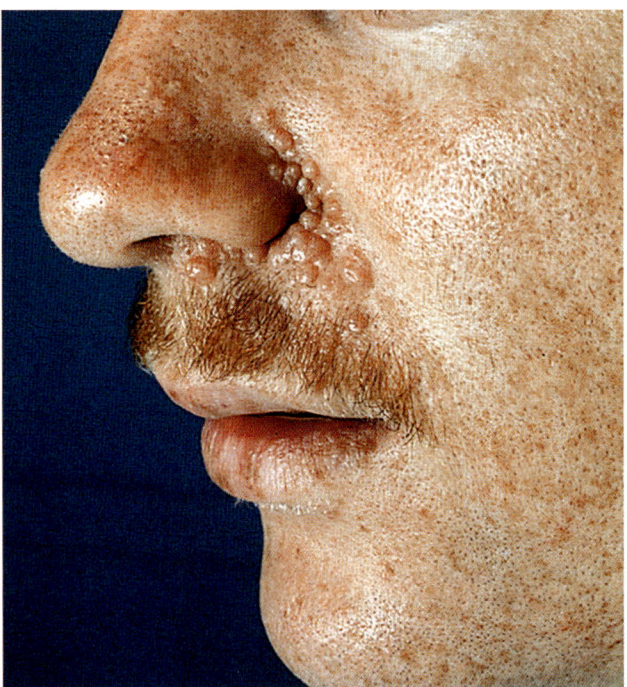

Fig. 12.10 Trichoépithéliomes multiples de la face.

Tumeurs de la peau

Tumeurs épithéliales bénignes

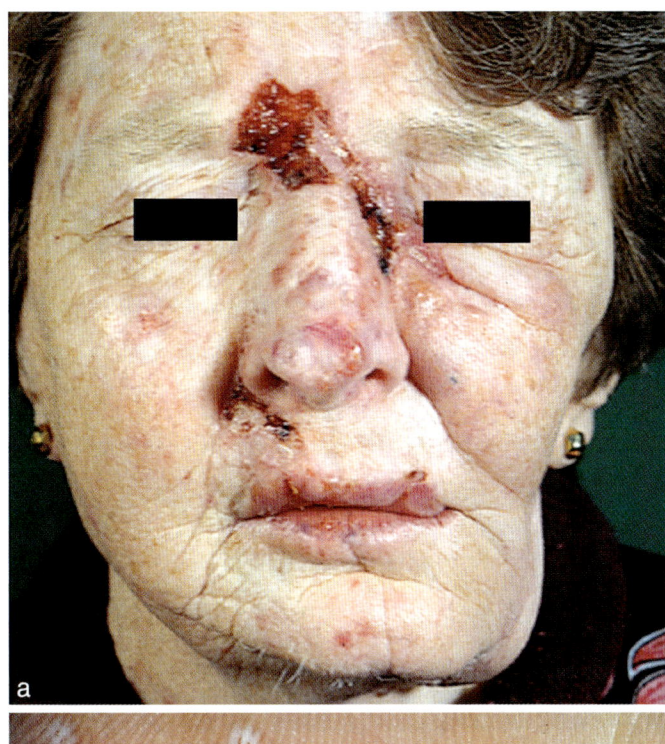
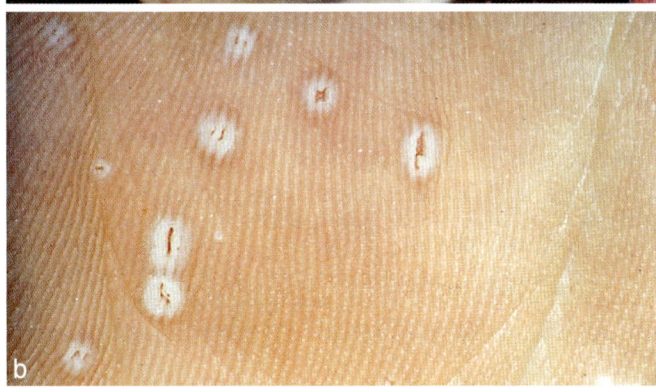
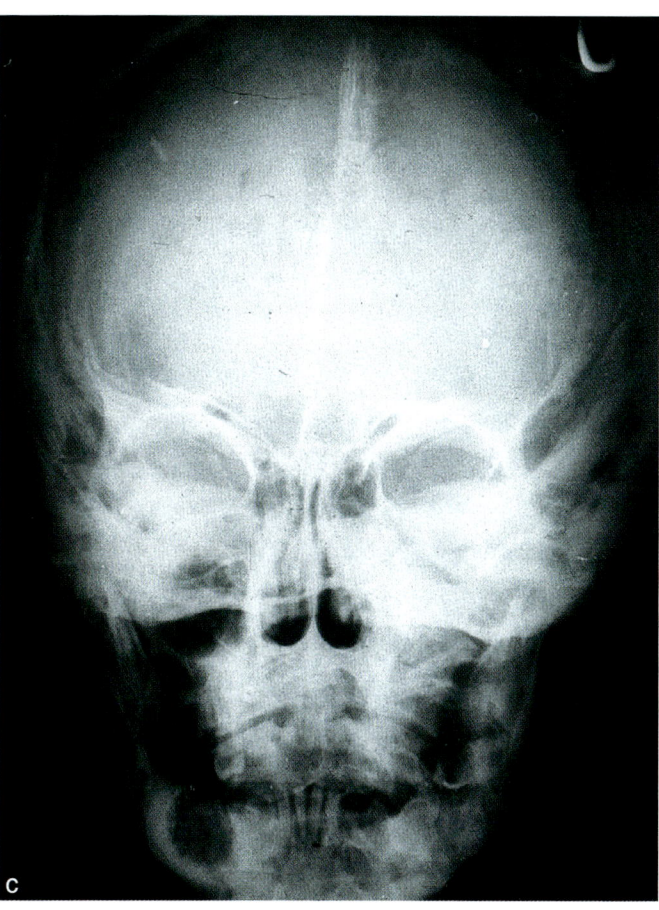

Fig. 12.11 Hamartomes basocellulaires (syndrome des hamartomes basocellulaires).
a. Résection mandibulaire gauche pour kystes multiples. b. Puits palmaires (*palmar pits*). c. Kystes mandibulaires et calcification de la faux du cerveau.

– *Les anomalies du système nerveux et/ou endocrine* sont moins fréquentes : calcification de la faux du cerveau (17 % des cas), survenue de méningiomes, de médulloblastomes, agénésie du corps calleux, signes oculaires divers et rares, troubles sexuels divers, pseudo-hypoparathyroïdie.

Traitement. En raison de l'évolution constante vers des carcinomes invasifs, il faut dès l'adolescence enlever ces tumeurs par excision ou les détruire par curetage et/ou électrocoagulation. La radiothérapie est formellement contre-indiquée car elle précipite souvent l'évolution. Quoi que l'on fasse, l'affection évolue quelquefois vers d'effroyables mutilations centrofaciales pouvant entraîner la mort. Les patients ayant des carcinomes basocellulaires inopérables peuvent bénéficier d'un inhibiteur spécifique de la voie hedgehog, le vismodégib, en administration orale continue qui peut réduire ou stabiliser leur taille et peut être utilisé comme néoadjuvant avant chirurgie. Le vismodégib permet aussi de réduire le nombre de nouveaux carcinomes basocellulaires et de réduire la taille des kystes maxillaires, offrant ainsi une alternative à la chirurgie.

Hamartomes folliculaires basaloïdes. Ils peuvent se présenter sous la forme d'une lésion isolée, de lésions multiples linéaires unilatérales ou de lésions généralisées, transmises de manière autosomique dominante [14]. La forme généralisée a été décrite en association à une myasthénie chez des malades de sexe féminin. L'affection débute dans la première enfance sous forme de papules kératosiques, groupées ou disséminées ; dans cette seconde éventualité, les premières lésions apparaissent à la face, puis se généralisent, entraînant une alopécie cicatricielle du scalp. À l'examen histologique, les follicules sont remplacés par quelques cordons de cellules basaloïdes entourés d'un tissu conjonctif fibreux, ressemblant à autant de petits trichoblastomes.

Tumeurs bénignes et kystes de la glande sébacée

Grains de Fordyce. Ils sont d'une extrême banalité : ce sont des glandes sébacées ectopiques, dépourvues de follicule satellite, correspondant cliniquement à de petits grains jaunes des lèvres (supérieures surtout), des faces internes des joues et des régions glabres des organes génitaux externes (clitoris, petites lèvres, prépuce) et de la marge de l'anus. Aucun traitement n'est nécessaire.

Hyperplasie adénomateuse des glandes sébacées. Elle est aussi très fréquente : ce sont de petites formations jaunâtres, ombiliquées, de 3 à 6 mm de diamètre, survenant dans les régions séborrhéiques de la face (front, tempes, joues, surfaces chauves) après la cinquantaine, dans les deux sexes. *Des formes éruptives* ont été décrites chez les transplantés, sous l'effet de la ciclosporine ou du sirolimus [15]. Histologiquement, chaque lésion est constituée d'une volumineuse glande sébacée multilobée dont les acinus confluent dans un collecteur central qui correspond à l'ombilication clinique. Ces lésions bénignes fondent littéralement par l'électrocoagulation sans laisser de cicatrices (*cf.* fig. 18.8).

Tumeurs épithéliales bénignes

Adénome sébacé. C'est une petite tumeur rare, prenant la forme d'un nodule jaunâtre ou couleur chair, souvent érosif. Le sébacéome est une papule ou un nodule solitaire, de couleur chair, ou jaunâtre, du visage ou du cuir chevelu. Ces deux tumeurs sébacées sont généralement une découverte de l'examen histopathologique, qui permet aussi la distinction entre les deux. L'adénome sébacé, au contraire de l'hyperplasie, comporte des lobules de sébocytes matures qui s'abouchent directement à l'épiderme et comportent à leur périphérie une couronne de cellules basaloïdes immatures. Le sébacéome est fait de nids constitués majoritairement de cellules immatures basaloïdes et de plus rares sébocytes matures dispersés.

Quand les adénomes sébacés et/ou sébacéomes sont multiples et associés à d'autres tumeurs à différenciation sébacée (carcinomes basocellulaires, carcinomes sébacés) ou à des kératoacanthomes, il faut évoquer la possibilité d'un *syndrome de Muir et Torre*. Toute tumeur sébacée devrait, à ce titre, faire l'objet d'une recherche d'un manque d'expression, en immunohistochimie, de l'une des protéines codées par les gènes responsables de ce syndrome.

Le syndrome de Muir et Torre (fig. 12.12) [16] est défini par l'existence de ces tumeurs cutanées à différenciation sébacée et d'une ou plusieurs tumeurs viscérales habituellement peu agressives, surtout digestives, avec ou sans polypes, mais aussi urinaires, génitales, et des lymphomes. C'est aussi le marqueur d'une prédisposition familiale, autosomique dominante, au développement de divers cancers viscéraux. Il est lié à une mutation sur les gènes *MLH1 MSH2* et *MSH6*, codant pour la réparation des erreurs d'appariement des bases de l'ADN. Il est une des manifestations du syndrome des *cancers coliques familiaux sans polypose* ou syndrome de Lynch, caractérisé par son mode de transmission autosomique dominant, l'âge précoce de survenue des cancers, la multiplicité des cancers primitifs, la haute fréquence des adénocarcinomes coliques, mais aussi une survie prolongée en raison du plus faible degré de malignité de ces néoplasies.

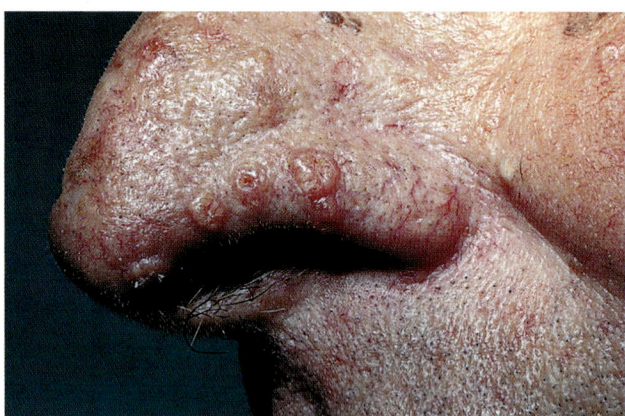

Fig. 12.12 Syndrome de Muir et Torre : adénomes sébacés vrais. Comparer à l'hyperplasie sébacée sénile (chapitre 18).

Hamartome verrucosébacé (nævus sébacé de Jadassohn). Cette tumeur, souvent congénitale (72 % des cas), siège au cuir chevelu (71 %) ou à la face (23 %) ; les autres localisations sont plus rares. Quelle que soit la localisation, l'histoire naturelle de l'hamartome sébacé est presque toujours la même :
– *à la naissance* ou pendant l'enfance, c'est une plaque alopécique ovalaire ou rosée, légèrement surélevée, parfaitement asymptomatique, de 2 à 3 cm de grand axe (*cf.* fig. 7.37) ;
– *à partir de la puberté*, la surface devient souvent mamelonnée, verruqueuse ou comédonienne ;
– *à l'âge adulte*, dans un tiers des cas, des tumeurs bénignes, généralement des trichoblastomes ou des syringocystadénomes apocrines, plus rarement des carcinomes basocellulaires se développent sur la base de cet hamartome. Son excision prophylactique n'est en général pas justifiée, sauf pour des raisons esthétiques. Les tumeurs qui apparaissent à sa surface doivent en revanche être excisées pour être identifiées sur le plan histopathologique [17].

Une forme particulière est représentée par le syndrome de l'hamartome sébacé (**syndrome de Schimmelpenning-Feuerstein-Mims**) associant un hamartome sébacé linéaire étendu, généralement dans un plan sagittal paramédian, et des malformations cérébrales et oculaires graves (*cf.* fig. 7.37).

Les hamartomes sébacés comportent des mutations de gènes HRAS et/ou KRAS dans 97 % des cas testés, dont 91 % ont une mutation hétérozygote spécifique *HRAS c.37G4C* [18], la même que l'on trouve dans le syndrome de Shimmelpenning. Cette mutation est commune aux hamartomes verruqueux et sébacés qui pourraient, de ce fait, être de commune nature. La survenue de cette mutation à des cellules à des stades variable de maturation pourrait expliquer les différences de localisations entre ces deux types de malformations. L'hamartome sébacé prédomine en effet dans les zones corporelles naturellement riches en glandes sébacées, telles que le visage et le cuir chevelu, où la mutation a plus de chances de se produire sur des cellules progénitrices à potentialité « annexielle », alors que les hamartomes verruqueux se localisent plus souvent au tronc et aux membres, moins riches en annexes. La découverte de ces mutations ouvre aussi un axe de réflexion concernant l'appartenance des hamartomes sébacés aux autres RAS-opathies déjà identifiées, telles que la neurofibromatose de type 1.

Sébocystomatose, kystes sébacés

Le trait histologique caractéristique de ces kystes est la présence de glandes sébacées ou de cellules sébacées isolées écrasées contre la paroi externe du kyste ou incluses dans son épaisseur ; de petits follicules pileux s'abouchent tangentiellement à sa paroi et des poils miniatures incolores (trichoïdes, lanugineux) pénètrent dans la cavité, comme dans les kystes éruptifs à duvet. Il est d'ailleurs fort possible que de nombreux kystes éruptifs à duvet ne sont en fait qu'autant de petits kystes sébacés et que les deux entités doivent être assimilées.

Les aspects cliniques sont également caractéristiques (fig. 12.13) : ces kystes sont habituellement multiples, jusqu'à plusieurs centaines et apparaissent entre 10 et 20 ans avec une nette prédominance masculine. Ce sont des kystes soit miliaires et durs, soit rénitents et oblongs, ayant après excision l'aspect et la consistance d'une vessie natatoire de poisson. Le contenu est liquidien et huileux ou compact et caséeux ; à travers la peau tendue ils peuvent avoir un reflet jaunâtre ou bleuâtre selon la nature de ce contenu. Ils siègent surtout dans les régions préthoraciques et axillaires, moins fréquemment sur le visage, le dos et les fesses.

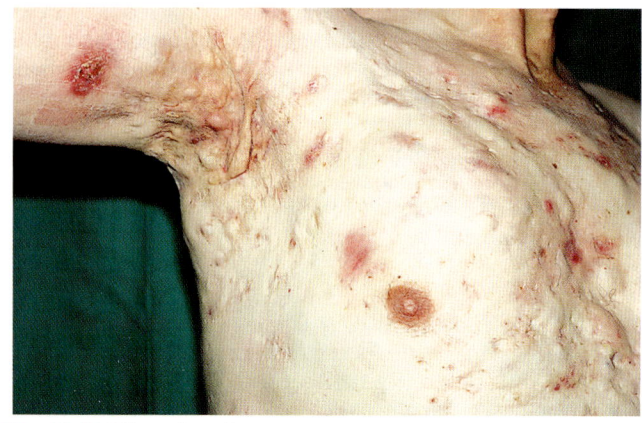

Fig. 12.13 Sébocystomatose.

Tumeurs de la peau

Tumeurs épithéliales bénignes

Cette affection est héréditaire, transmise en dominance, mais il existe des formes isolées, sporadiques. Une mutation de la *kératine 17* a été rapportée. Dans un tiers des cas, l'évolution est marquée par des épisodes inflammatoires et suppuratifs laissant des cicatrices indélébiles comme dans l'*acne conglobata* ou la maladie de Verneuil ; ces complications peuvent être traitées efficacement par l'isotrétinoïne, qui n'est pas active sur les kystes non enflammés.

Tumeurs sudorales bénignes

Tumeurs et kystes eccrines

Hidrocystomes des paupières et des joues

Ce sont de petites élevures translucides, claires, légèrement bleutées, à contenu liquide (fig. 12.14), souvent accentuées par l'exposition à la chaleur ; microscopiquement, il s'agit de kystes de rétention faits de larges cavités quelquefois cloisonnées, vides de contenu visible, bordées d'une ou deux couches de cellules cubiques, formant de petites projections papillaires dans la lumière du kyste. Le traitement en est l'excision chirurgicale.

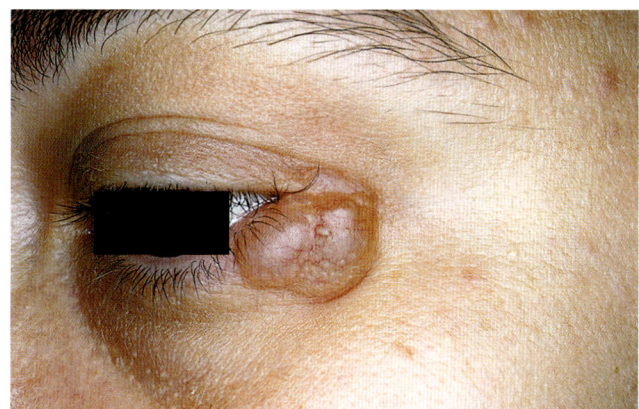

Fig. 12.14 Hidrocystomes de la paupière.

Tumeurs sudorales eccrines

Elles sont surtout représentées par les adénomes.

Le porome eccrine (fig. 12.15) est une tumeur bourgeonnante, charnue et congestive dont la base large est cerclée par un collier de kératine, surtout dans sa localisation préférentielle (70 %) aux régions plantaires péritalonnières, plus rarement aux paumes et face latérales des doigts. Elle est facilement confondue avec un botriomycome et surtout avec un mélanome achromique. En dermoscopie, il s'agit d'un nodule circonscrit pâle, sans structure, parcouru de vaisseaux proéminents, linéaires, en épingle à cheveu ou d'aspect gloméruloïde. Histologiquement, il s'agit d'une prolifération de petites cellules rondes, très homogènes, dont les amas pleins pénètrent dans l'épiderme, les limites entre les cellules tumorales et les kératinocytes sains étant toujours linéaires et nettes. Dans les masses tumorales, surtout en profondeur, on peut observer des images canaliculaires de différenciation excrétosudorale reconnaissables à la cuticule périluminale. L'hidracanthome simplex est la forme intraépithéliale du porome, tandis que l'hidradénome nodulaire poroïde et la *dermal duct tumor* en sont les formes intradermiques. Le pronostic du porome eccrine doit être réservé, car les exemples de transformation maligne ne sont pas exceptionnels. Par conséquent, l'excision chirurgicale de la lésion en totalité est toujours conseillée en vue de l'examen anatomopathologique et une reprise chirurgicale est préférable en cas d'excision incomplète.

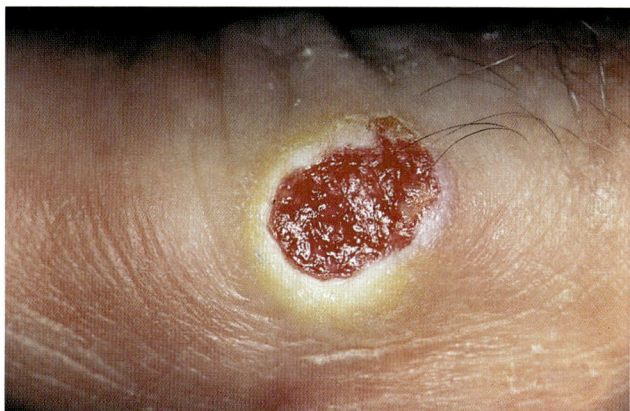

Fig. 12.15 Porome eccrine digital.

Le syringofibroadénome eccrine (fig. 12.16) est une tumeur papuleuse des extrémités d'aspect clinique peu évocateur. Il est surtout remarquable par son aspect histologique : l'épithélium syringial (des tubes sudorifères) prolifère sous la forme d'une fine dentelle anastomotique dans un stroma très fibreux jusque dans la profondeur du derme. Il en existe des formes solitaires, nævoïdes linéaires, multiples, familiales, ou réactionnelles (lymphœdème, pemphigoïdes, cicatrices de brûlures). Les formes familiales se présentent sous la forme d'une kératodermie palmoplantaire ou d'innombrables papules kératosiques des extrémités, associées au syndrome de Schöpf (dont ces lésions sudorales pourraient être un marqueur) et à d'autres dysplasies ectodermiques.

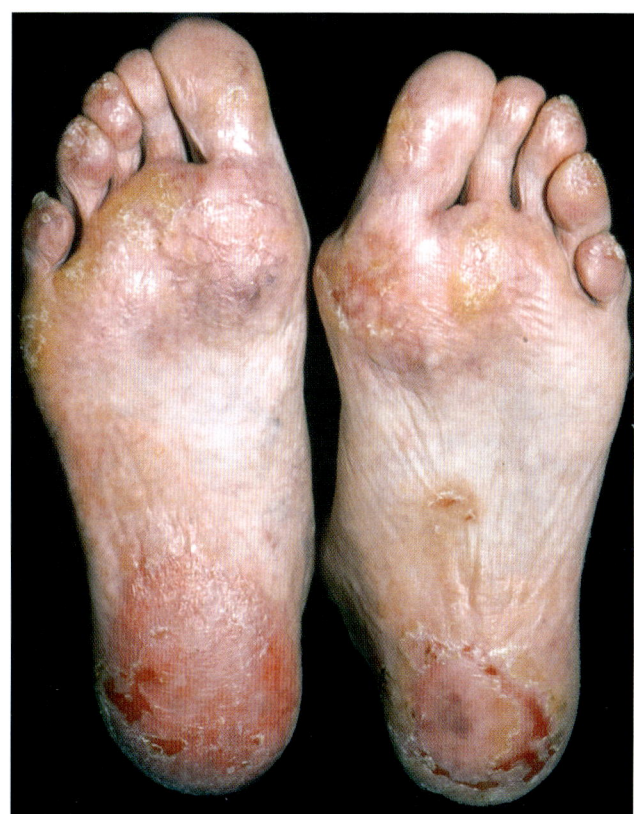

Fig. 12.16 Syringofibroadénomatose eccrine.
French L.E. et coll., *Dermatology.* 1997, *195*, 399.

Les syringomes (fig. 12.17) sont de petites papules fermes et lisses, roses ou discrètement pigmentées. Les localisations les plus fréquentes sont les *paupières inférieures* (*cf.* fig. 16.37) et plus rarement la vulve, où ils peuvent être responsables de prurits vulvaires intenses, parfois exacerbés en période cataméniale [19]. Des syringomes confluant en plaque situés sur le fourreau de la verge ont aussi été rapportés. Il en existe des *formes diffuses*, apparaissant par poussées à la face antérieure du cou, du thorax et de l'abdomen de sujets jeunes généralement de sexe féminin (*syringomes éruptifs*), des formes familiales, des formes linéaires et des formes de découverte fortuite, sans traduction clinique et probablement réactionnelles au sein d'alopécies cicatricielles ou dans le stroma de carcinomes. Les syringomes sont de survenue fréquente chez les sujets *trisomiques 21*. Ils sont asymptomatiques, sauf quelques accès prurigineux lors de bains chauds ou, dans les formes vulvaires, lors des poussées hormonales cataméniales (*cf.* fig. 16.37). Les syringomes solitaires ou exclusivement génitaux ou acraux sont plus exceptionnels.

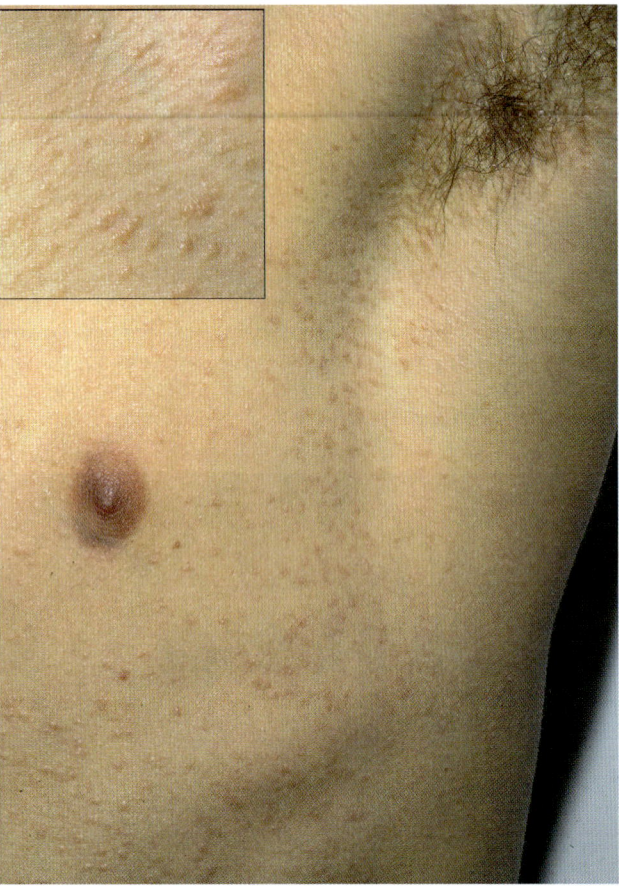

Fig. 12.17 Syringomes éruptifs.

L'aspect histologique est commun à toutes ces formes cliniques : chaque syringome est constitué de petites formations ductales dilatées bordées d'une double assise de cellules cubiques ou aplaties, généralement claires et vacuolaires, l'assise interne pouvant être bordée d'une cuticule éosinophile. L'électrocoagulation fine en est le meilleur traitement.

Le spiradénome eccrine est une tumeur nodulaire solide, apparaissant à la face ventrale du tronc (moitié supérieure, surtout) et des membres. Elle est plus fréquente chez l'homme au cours de la troisième décennie. C'est une tumeur bien limitée, de 0,5 à 2 cm de diamètre, de siège hypodermique, mais adhérente au derme. *Son principal caractère est d'être douloureux* (91 % des cas) : soit une douleur spontanée et lancinante, soit une douleur paroxystique provoquée par la palpation ; on a signalé des phénomènes de turgescence cataméniale. Des formes multiples de caractère régional ou de disposition linéaire ont été observées. L'examen histologique permet facilement d'en confirmer le diagnostic et *d'éliminer les autres tumeurs cutanées douloureuses* ou périodiquement congestives (glomangiomes, angioléiomyomes, neuromes, angiolipomes, endométriomes). On a longtemps pensé que le spiradénome dérivait de la portion spiralée sécrétrice des glandes eccrines, mais la découverte de l'expression, par la tumeur, du CD200, hautement spécifique du bulge pilaire rend peut-être cette hypothèse obsolète [20].

Les hidradénomes nodulaires eccrines n'ont pas d'aspect clinique évocateur. Ce sont des nodules dermo-hypodermiques uniques, siégeant à la face, au cuir chevelu ou aux membres ; en cas de contact épidermique, il peut exister un pertuis d'où sort un liquide filant. Comme ils surviennent chez des adultes, ils sont généralement pris pour des carcinomes basocellulaires. Le traitement est exclusivement chirurgical : l'excision doit être large car les hidradénomes nodulaires ont souvent en profondeur une extension plus vaste qu'il ne paraît cliniquement. De plus, il existe une variété maligne ou un risque d'évolution secondairement cancéreuse.

Les cylindromes (fig. 12.18) sont des tumeurs multiples et bénignes, souvent familiales et transmises en dominance, liées au chromosome 16q13 (gène *CYLD1*), apparaissant sur le cuir chevelu qui devient mamelonné et bosselé de masses hémisphériques à large base d'implantation (tumeurs en turban). Lorsque les cylindromes s'associent à des spiradénomes eccrines et à des trichoépithéliomes, on parle de *syndrome de Brooke-Spiegler*, ces différentes tumeurs pouvant correspondre à différents types de mutations du *gène CYLD1* [21]. La surface des tumeurs est lisse, glabre, de couleur normale ou rose avec des télangiectasies ; il n'y a pas d'adhérence aux plans profonds. Les cylindromes apparaissent généralement à la puberté et ne cessent ensuite de grossir et de se multiplier ; quand les lésions sont abondantes, elles débordent sur les tempes, le front, la nuque et le tronc. Des formes solitaires, sporadiques, peuvent être diagnostiquées fortuitement lors de l'examen histopathologique d'une tumeur ferme et ronde du cuir chevelu ou du front.

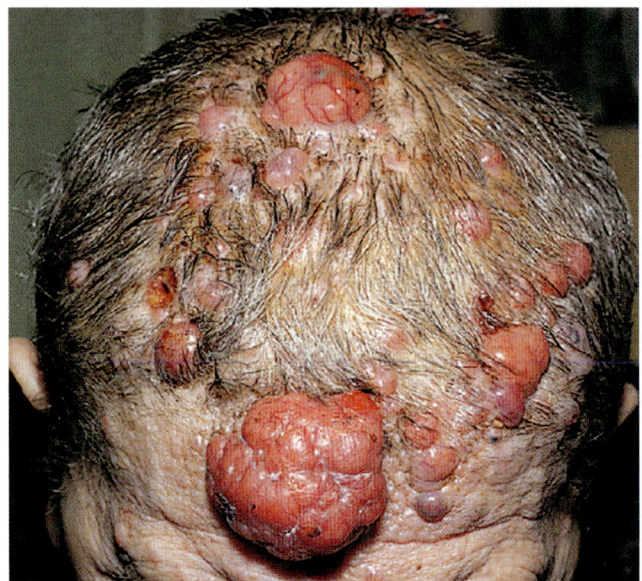

Fig. 12.18 Cylindromes.

Du point de vue histologique, chaque cylindrome est constitué de lobules tumoraux arrondis de cellules basaloïdes, dont les plus périphériques ont souvent une disposition palissadique ; les amas tumoraux sont entourés d'une épaisse membrane hyaline PAS-positive. Nous avions choisi de les classer parmi les tumeurs eccrines mais, de par leur localisation exclusive dans des zones naturellement riches en poils, leur association possible avec des trichoblastomes et la découverte, récente, de l'expression intratumorale du CD200 hautement spécifique du bulge pilaire, il est possible que les cylindromes soient en fait issus du bulge pilaire, tout comme les spiradénomes (*cf.* ci dessus).

Le traitement est exclusivement chirurgical ; quand les lésions sont solitaires ou peu nombreuses, on peut les exciser comme les « loupes » du cuir chevelu avec lesquelles elles sont d'ailleurs souvent confondues cliniquement. Si la tête est « couverte de grappes de tomates », la réparation de la perte de substance nécessite des greffes.

Le syringome chondroïde ou tumeur mixte des glandes sudorales se présente sous le même aspect que les hidradénomes nodulaires, surtout sous la forme de nodules durs solitaires de la face. Histologiquement, la tumeur, bien circonscrite, est constituée de travées épithéliales se multipliant dans un stroma tantôt mucoïde, tantôt chondroïde. La prolifération des cellules épithéliales aboutit à la formation de cordons pleins ou de canalicules bordés d'une double assise cellulaire. Les syringomes chondroïdes peuvent aussi bien être de nature eccrine qu'apocrine. Si les formes eccrines sont ubiquitaires, les formes apocrines prédominent nettement à la face, surtout chez l'homme entre 50 et 60 ans. Le traitement est uniquement chirurgical.

De nombreuses autres tumeurs eccrines sont décrites dans les ouvrages spécialisés d'histopathologie cutanée : syringoacanthome, syringométaplasie mucipare, adénome papillaire eccrine, hidradénome tubulopapillaire agressif, hamartome angio-eccrine ou angiome sudoripare, etc.

Tumeurs apocrines bénignes

Hamartome apocrine. Il est excessivement rare dans sa variété pure : cliniquement c'est une plaque légèrement infiltrée, alopécique et humide, de caractère congénital, du cuir chevelu ou du creux axillaire. Histologiquement, on observe une prolifération de glandes apocrines bien différenciées accompagnées d'une agénésie pilosébacée et d'une hyperplasie basaloïde de l'épiderme.

Cystadénome apocrine (hidrocystome apocrine). C'est un nodule unique de 3 à 15 mm de la joue, de l'oreille, du nez, du cuir chevelu ou des paupières (où il dérive des glandes de Moll), d'aspect kystique translucide ayant souvent un reflet bleu ou noir (hidrocystome noir de Montfort). Les localisations multiples sur les paupières sont caractéristiques du syndrome de Schöpf. Histologiquement, à l'inverse des hidrocystomes eccrines, il ne s'agit pas de kystes de rétention sudorale, mais d'authentiques adénomes, avec des cavités kystiques bordées d'une double assise cellulaire, cylindrique sécrétante et cubique myo-épithéliale ; ces cellules forment fréquemment des villosités papillaires intracavitaires. La couleur bleutée de certains hidrocystomes n'est pas due à un pigment particulier mais à un phénomène de Tyndall.

Syringocystadénome papillifère. Relativement fréquent, il siège avec prédilection au cuir chevelu, où il se développe souvent sur un hamartome verrucosébacé préexistant. Les autres localisations sont d'ailleurs celles de l'hamartome sébacé. Cliniquement, la lésion d'abord plane ou discrètement verruqueuse devient végétante, mamelonnée, congestive et souvent suintante après la puberté ; un examen attentif y montre un ou plusieurs orifices, d'où sort une sérosité et, parfois, de minuscules kystes intratumoraux.

À l'examen histologique, on voit une cavité kystique anfractueuse ouverte à l'extérieur par un ou plusieurs orifices à bords épidermiques hyperplasiques ; la cavité est littéralement remplie par des villosités irrégulières tapissées de deux couches cellulaires, une couche luminale de cellules cylindriques à sécrétion apocrine et une couche basale de cellules cubiques.

Hidradénome papillifère. Cette tumeur est presque exclusivement féminine ; elle siège électivement dans la région périnéovulvaire. C'est un petit nodule, sphérique, intradermique, quelquefois exophytique voire pédiculé, subissant occasionnellement une poussée congestive cataméniale. Histologiquement, la tumeur est ronde, encapsulée, sans connexions épidermiques, constituée d'une cavité unique entièrement remplie de minces villosités papillaires anastomosées tapissées d'un épithélium apocrine sécrétant.

Toutes ces tumeurs apocrines bénignes relèvent d'un simple traitement chirurgical par excision-suture.

Kystes cutanés kératinisants

Les kystes épidermoïdes d'origine infundibulaire décrits plus haut ne sont pas les seuls kystes kératinisants existant dans la peau. De tels kystes peuvent aussi se constituer :
– *par inclusion intradermique traumatique* d'un fragment d'épiderme, en particulier aux doigts et aux mains chez les travailleurs manuels (kystes épidermiques vrais post-traumatiques) (*cf.* « Dermatoses des mains » chapitre 17-9) ;
– *par métaplasie épidermoïde* kératinisante des autres kystes folliculaires, pilaires ou sébacés ;
– *par développement tardif d'une inclusion épithéliale dysembryoplasique* (*cf.* chapitre 8-7) : l'aboutissement est généralement un **kyste dermoïde** avec une paroi malpighienne kératinisante doublée d'un corps papillaire et d'annexes pilosébacées et sudorales plus ou moins différenciées. Ces kystes de siège dermique profond se forment surtout dans les régions des fentes embryonnaires (sourcils, cou, gouttière sacrococcygienne et périnée) (*cf.* fig. 8.21) ; le **kyste pilonidal sacrococcygien**, se compliquant de suppurations et de fistules dysraphiques intarissables, parfois de méningites à répétition, est la seule variété pouvant poser des problèmes délicats d'exérèse chirurgicale. Ces kystes dermoïdes, exceptionnellement associés dans la peau à des formations mésenchymateuses (osseuses et cartilagineuses), peuvent faire partie du tableau du syndrome de Gardner ; dans ce dernier cas, ils sont généralement multiples.

RÉFÉRENCES

1. Hafner C. et coll., *PNAS.* 2007, *104*, 13450.
2. Cohen P.R. et coll., *Am J Dermatopathol.* 1997, *19*, 232.
3. Jegou-Penouil M.H., *Ann Dermatol Venereol.* 2015, *142*, 183.
4. Diallo M. et coll., *Ann Dermatol Vénéréol.* 2007, *137*, 633.
5. Steffen C., *Am J Dermatopathol.* 2001, *26*, 246.
6. Cribier B. et coll., *Ann Dermatol Vénéréol.* 1991, *118*, 281.
7. Vincent A. et coll., *J Am Acad Dermatol.* 2003, *49*, 698.
8. Grosshans E. et coll., *Ann Dermatol Vénéréol.* 1994, *121*, 594 (I), 647 (II).
9. Shah V. et coll., *Am J Dermatopathol.* 2007, *29*, 172.
10. Ackerman A.B. et coll., eds., *Neoplasms with follicular differentiation.* Ardor scribendi Publ, 2001, 405.
11. Batistella M., *Ann Dermatol Venereol.* 2014, *141*, 549.
12. Diaz-Cascajo C., *Am J Dermatopathol.* 1996, *18*, 186.
13. Zhang X.J. et coll., *J Invest Dermatol.* 2003, *212*, 732.
14. Metry D. et coll., *J Am Acad Dermatol.* 2001, *45*, 645.
15. De Berker D.A.R., *J Am Acad Dermatol.* 1996, *35*, 696.
16. Ponti G., *Lancet Oncol.* 2005, *6*, 980.
17. Cribier B. et coll., *J Am Acad Dermatol.* 2000, *42*, 263.
18. Levinsohn J.L. et coll., *J Invest Dermatol.* 2013, *133*, 827.
19. Huang Y.H., *J Am Acad Dermatol.* 2003, *48*, 735.
20. Sellheyer K. et coll., *J Cutan Pathol.* 2015, *42*, 90.
21. Gutierrez P.P., *J Invest Dermatol.* 2002, *119*, 527.

12-3 Cancérogenèse cutanée épithéliale

G. Hofbauer

La compréhension des mécanismes de la cancérogenèse cutanée, plus particulièrement de ceux impliqués dans le développement des carcinomes baso- et spinocellulaires, impose une définition la plus exacte possible de la transformation cellulaire maligne. En effet, il serait illogique de lier telle anomalie cellulaire ou génétique au cancer, si l'on n'est pas en mesure d'établir une relation directe entre cet événement génétique et le développement tumoral.

Définition de la transformation

À l'échelle cellulaire (p. ex. dans une culture en monocouche), il est bien difficile de donner des critères biologiques précis de la transformation maligne. En effet, si l'immortalisation, une des étapes précoces de la transformation, est facilement identifiable, en revanche, toutes les cellules transformées ne sont pas capables de produire des tumeurs in vivo. Certaines caractéristiques : croissance illimitée, perte de l'inhibition de contact, croissance sur agar mou, résistance à l'induction de la différenciation, résistance aux cytokines inhibitrices de la prolifération cellulaire, etc., sont souvent considérées in vitro comme associées à la transformation cellulaire.

Les modèles tissulaires (comme la peau reconstruite) permettent une expression phénotypique plus précise et peuvent reproduire plus ou moins fidèlement une tumeur. Plusieurs systèmes ont ainsi été développés pour étudier la transformation des kératinocytes [1]. Les tumeurs ainsi produites sont des carcinomes le plus souvent à un stade précoce de la transformation et peuvent s'apparenter chez l'homme aux lésions de la maladie de Bowen (« carcinome épidermoïde in situ »).

Enfin, les modèles in vivo (induction de tumeurs chez l'animal) sont les seuls capables de nous confirmer réellement la capacité de formation d'une tumeur à partir d'un clone cellulaire. Ces modèles animaux, le plus souvent murins, doivent néanmoins être interprétés avec prudence car les observations que l'on y fait ne sont pas forcément transposables à l'homme. Une difficulté supplémentaire vient du fait que le génome humain est plus stable et plus résistant à l'induction d'une tumeur que le génome murin.

De ces modèles, il ressort que la transformation cellulaire est le fait d'événements génétiques induisant des anomalies génomiques irréversibles perturbant plus particulièrement la prolifération cellulaire.

Gènes et cancer

On distingue d'une part les altérations génétiques responsables de la *transformation cellulaire*, anormaux et présents uniquement dans les cellules tumorales et liés à des facteurs carcinogènes précis, le plus souvent les rayons ultraviolets en ce qui concerne les tumeurs cutanées, et d'autre part des gènes dont la mutation confère une *prédisposition génétique* au cancer, identifiés dans les génodermatoses exposant au risque de développement de tumeurs cutanées comme principalement le *xeroderma pigmentosum*, ou le syndrome de Gorlin. Dans ces cas, les mutations sont germinales et donc portées par toutes les cellules de l'organisme. Des facteurs carcinogènes spécifiques de tissus viennent s'y ajouter.

Gènes de la transformation cellulaire

On peut schématiquement distinguer trois types de gènes impliqués dans la cancérogenèse : les oncogènes qui activent la prolifération cellulaire, les gènes suppresseurs de tumeurs qui, au contraire, la freinent, et enfin les métastagènes qui interviennent dans le contrôle de l'invasion tumorale [2, 3].

Les oncogènes sont des gènes occupant des fonctions clés au sein de la cellule. Ils codent en effet la synthèse de facteurs de croissance ou de leurs récepteurs, des seconds messagers cellulaires ou des facteurs transcriptionnels qui modulent l'expression de nombreux gènes. Leur pouvoir transformant est lié à leur activation (par surexpression, mutation ou réarrangement génique). L'activation de l'oncogène *ras* est l'anomalie la plus souvent rencontrée dans les tumeurs solides de l'homme, tandis que les cancers cutanés épithéliaux en sont peu affectés (environ 10 % des cas).

Les gènes suppresseurs de tumeurs codent aussi la synthèse de protéines ayant des fonctions cellulaires importantes contrôlant le bon déroulement du cycle cellulaire comme le gène *p53* ; c'est un véritable gardien du génome, car la protéine dont il code la synthèse permet un arrêt du cycle cellulaire après un stress génotoxique (comme les rayons UV), ce qui permet de réparer les dommages génomiques subis avant de poursuivre les mitoses. Le gène *p53* est le gène le plus souvent muté dans les cancers humains. Dans les cancers cutanés, le carcinome épidermoïde est fréquemment atteint, tandis que le carcinome basocellulaire n'exprime ces mutations que dans une minorité des cas. Le pouvoir transformant du gène *p53* est ici lié à son inactivation (par mutation, délétion, réarrangement ou par liaison de sa protéine avec des protéines inactivatrices comme la protéine E6 des papillomavirus oncogènes).

Les métastagènes interviennent dans le phénomène de dissémination, le plus souvent d'abord lymphatique puis sanguine. Il s'agit de gènes codant la synthèse de protéases, capables de digérer la matrice extracellulaire, de récepteurs de cellules endothéliales, de protéines d'adhésion cellulaire, etc. Ce concept de metastagène est moins populaire aujourd'hui bien qu'à l'évidence, des gènes sont impliqués dans la dissémination tumorale et sont distincts de ceux qui ont initié la tumeur. On utilise aujourd'hui souvent le terme de *transition épithéliale-mesenchymale* pour décrire les phénomènes d'invasion et finalement de dissémination métastatique des cancers cutanés.

Gènes de prédisposition au cancer

Certaines génodermatoses sont caractérisées par un risque plus important de développement de carcinomes cutanés, qui surviennent de ce fait à un âge précoce. Ces génodermatoses sont liées à l'existence de mutations germinales portant sur divers types de gènes, par exemple les gènes de la réparation de l'ADN dans le *xeroderma pigmentosum* [4], le gène *Patched* codant pour une protéine transmembranaire jouant un rôle dans la prolifération cellulaire [5] responsable du syndrome des hamartomes basocellulaires ou syndrome de Gorlin, le gène *MSH2* impliqué dans la reconnaissance des défauts d'appariements de l'ADN, muté dans le syndrome de Muir et Torre [6], enfin le gène *MMAC1* codant la synthèse d'une tyrosine-phosphatase et responsable du syndrome de Cowden [7].

La découverte des gènes responsables de ces génodermatoses nous a appris beaucoup sur les mécanismes de la carcinogenèse en général. Certaines de ces anomalies ont aussi été démontrées dans les cancers sporadiques comme la mutation du gène *Patched* (et la voie hedgehog en général) dans les CBC (carcinomes basocellulaires) sporadiques. Enfin, les gènes de transformation cités plus haut interviennent également dans le développement tumoral des sujets atteints de génodermatose.

Tumeurs de la peau

Cancérogenèse cutanée épithéliale

Transformation des kératinocytes

Les études réalisées sur les modèles *in vivo* murins s'accordent pour proposer que la transformation des kératinocytes soit liée à une *succession d'événements* génétiques (activation d'oncogènes, inactivation de gènes suppresseurs, etc.), qui s'accumulent et font progressivement passer la cellule d'un état dit «normal» à un état dit «cancéreux» [8]. Ceci converge bien avec nos connaissances cliniques de lésions préinvasives, *in situ*, puis de lésions carcinomateuses invasives en particulier.

En ce qui concerne le carcinome épidermoïde, on peut schématiquement définir plusieurs étapes.

Initiation. De nature génétique, elle est secondaire à une exposition limitée au facteur carcinogène (p. ex. dose unique ou de courte durée de rayons UV). Cette étape est irréversible. Cependant, en l'absence d'exposition ultérieure à un agent carcinogène, il n'y a pas de formation de tumeur. Les conséquences phénotypiques de ces altérations génétiques peuvent être minimes voire absentes.

Promotion. Elle est liée à des expositions répétées à des facteurs carcinogènes promoteurs de tumeur (les rayons UV sont à la fois initiateurs et promoteurs). Cette étape va permettre aux cellules initiées de proliférer de manière clonale. Cette étape serait réversible et de nature épigénétique. Chez l'homme, l'importance des rayons UV dans la promotion est mise en évidence par *l'effet de la photoprotection* qui freine la promotion du carcinome épidermoïde et qui, après seulement une année, démontre déjà une réduction de la fréquence d'apparition des kératoses actiniques et des carcinomes épidermoïdes invasifs.

Transformation : un équilibre délicat. La transformation des kératinocytes est un processus à grande activité qui se déroule dans la peau apparemment normale. Dans les régions exposées aux dégâts solaires, un quart des kératinocytes ont des mutations de l'ADN [9]. Ce groupe important est cependant contrôlé, au seuil de la carcinogenèse, par la différenciation physiologique de la peau, la réparation continue des mutations et la défense par le système immunitaire. *C'est enfin un équilibre actif où des changements minimes font pencher la balance vers la différenciation terminale physiologique ou la croissance (progression) des tumeurs malignes.*

Les choses sont moins claires pour le **carcinome basocellulaire**, qui n'est pas précédé par une lésion précancéreuse et semble se former *de novo*. En outre, la progression d'un CBC vers une forme plus infiltrante fait intervenir des facteurs génétiques et épigénétiques encore non identifiés.

Anomalies génétiques des carcinomes spino- et basocellulaires

L'étude des anomalies génétiques trouvées dans les cancers épithéliaux sporadiques a montré que les mécanismes génétiques de la transformation chez l'homme étaient plus complexes que ceux prédits à partir des modèles animaux. D'une part, de nombreuses modifications génétiques sont observées dans les lésions intra-épithéliales (kératoses actiniques), ce qui pose le problème de leur relation avec la transformation cellulaire [10]. D'autre part, l'étude systématique des pertes chromosomiques dans les cancers cutanés épithéliaux a montré des différences selon le type histologique [11]. Alors que les pertes chromosomiques affectent surtout le chromosome 9 (bras long) dans les carcinomes basocellulaires, elles sont beaucoup plus diversifiées dans les carcinomes spinocellulaires, puisqu'elles touchent plus particulièrement les chromosomes 17 (bras long et court), 13 (bras long), 9 (bras court) et 3 (bras long). Ces résultats suggèrent que ces deux types de tumeurs ont des bases génétiques distinctes. Cependant, il n'y a pas de corrélation évidente entre l'importance des pertes chromosomiques et le degré de dysplasie ou le grade histologique dans les carcinomes spinocellulaires. Ces notions doivent cependant être modulées car la stabilité génétique apparente des CBC est remise en cause dans des revues récentes, qui montrent que dans les formes agressives, les anomalies chromosomiques sont plus diversifiées [12].

Gènes impliqués

De nombreux gènes ont été étudiés dans les carcinomes cutanés (gènes *ras*, *p53* et, plus récemment, *Notch1*). Une des avancées majeures récente dans la biologie des carcinomes cutanés est la découverte de l'importance de la voie *patched – sonic hedgehog* dans la formation des carcinomes basocellulaires.

Gène *p53*. Ce gène code la synthèse d'une protéine intervenant dans le contrôle du cycle cellulaire en cas de stress génotoxique. Elle est qualifiée de «gardienne du génome» car, schématiquement, son activation lors d'un stress génotoxique permet soit l'arrêt du cycle cellulaire et la réparation de la cellule, soit sa mort par apoptose permettant d'éliminer une cellule trop endommagée. Le gène suppresseur de tumeur *p53* est un des gènes les plus étudiés dans les carcinomes cutanés. C'est le gène le plus fréquemment muté dans les cancers en général et dans les cancers cutanés en particulier (> 50 % des cas) [13-15]. Les mutations observées sont volontiers de types UV-induites et sont localisées pour la plupart dans les exons 5 à 8 qui correspondent au domaine central de liaison à l'ADN. Elles sont précoces puisqu'elles sont détectées dans des lésions précancéreuses et, parfois même, en peau apparemment saine chroniquement exposée aux UV [16]. Il existe des points chauds aux codons 177, 179, 196 et 278 plus souvent retrouvés mutés dans les cancers cutanés que dans les cancers des organes internes. Dans les carcinomes de la peau photoexposée, les mutations de *p53* sont des transitions typiquement UV-induites C>T à des sites dipyrimidiques, alors que dans les carcinomes des zones non photoexposées, il s'agit plus de transversions suggérant d'autres facteurs que les UVB comme carcinogènes.

Les souris *knock-out p53*$^{-/-}$ sont hypersensibles aux UV et font moins d'apoptose [17]. Dans le modèle de souris *hairless* irradiée aux UVB ou par un simulateur solaire, l'observation des mutations du gène *p53* est proche de ce qui est observé chez l'homme : présence de mutations précoces de *p53* dans la peau murine irradiée normale et dans les carcinomes UV-induits [18]. En revanche, dans les modèles de carcinogenèse chimique, les mutations de *p53* semblent intervenir plus tardivement au cours du développement tumoral [19] montrant que les anomalies moléculaires observées dans les carcinomes cutanés varient selon le facteur carcinogène déclenchant. Récemment il a été montré que des mutations de *p53* entraînant un gain de fonction sont associées à un moins bon pronostic tumoral que les mutations associées à une perte de fonction dans des modèles de carcinogenèse murine [20].

Enfin, dans les cancers muqueux (p. ex. cancer du col, de la vulve ou du pénis), l'inactivation de la protéine p53 est également un phénomène fréquent mais qui est alors plus souvent lié à sa dégradation *via* la protéine E6 des papillomavirus oncogènes que dû à la mutation du gène *p53*. Certains médicaments comme les inhibiteurs de la calcineurine suppriment l'expression des mARN de *p53*, induisant une carcinogenèse cutanée directe [21].

Gènes *ras*. Les gènes *ras* (*H-ras*, *Ki-ras*, *N-ras*) appartiennent à la famille des petites protéines G. Ce sont des gènes également fréquemment mutés dans les cancers humains. Si la mutation du gène *H-ras* est le premier événement moléculaire retrouvé dans les modèles de carcinogenèse cutanée chimique, sa mutation dans les carcinomes humains est moins fréquente [14]. Cependant, des mutations UV-induites des gènes de la famille *ras* (*K-ras* et *H-ras*) ont été rapportées plus particulièrement dans les tumeurs provenant de sujets atteints de *xeroderma pigmentosum* mais leur détection dans les tumeurs sporadiques semble plus rare [22].

Cancérogenèse cutanée épithéliale

Gène Notch1. *Notch1* fait partie de la famille Notch et code pour un récepteur à la surface des cellules. Cette protéine transmembranaire de type I possède un domaine extracellulaire à plusieurs répétitions similaire au facteur de croissance épithélial (EGF) et un domaine intracellulaire à types multiples. Les membres de la famille Notch sont importants pour le développement cellulaire. Leur réseau forme une voie de transmission des signaux à l'intérieur des cellules, bien conservée à travers l'évolution. Au début identifié dans *Drosophila* avec ses ligands delta et serrate, *Notch1* a été reconnu pour sa fonction clé notamment dans la carcinogenèse cutanée. Il existe un échange important des signaux intracellulaires de *Notch1* vers *p53* et *vice versa*. Même au-delà de l'épiderme, *Notch1* exerce une fonction régulatrice. La perte de *Notch1* au niveau mésenchymateux dans le derme suffit pour induire un micro-environnement favorisant le développement des carcinomes spinocellulaires multiples : un processus désormais appelé la «cancérisation par champs» [23].

Voie *patched/sonic hedgehog*. La voie de signalisation *patched/sonic hedgehog* (*shh*), impliquée dans le contrôle du développement embryonnaire et de la prolifération cellulaire, apparaît capitale dans l'oncogenèse des CBC comme l'ont montré des études portant sur une génodermatose prédisposant au développement des CBC : la nævomatose basocellulaire ou syndrome de Gorlin (ou Gorlin-Goltz). *Patched* code un récepteur membranaire composé de douze segments transmembranaires et deux larges segments extracellulaires requis pour la liaison du ligand hedgehog. En l'absence de *hedgehog*, *patched* se lie à *Smothened* (*smo*) et forme un complexe inactif. La liaison de *shh* à *patched* libère *smo* du complexe et lui permet ainsi de transduire le signal vers le noyau. La cible finale est représentée par l'activation du facteur de transcription Gli [24].

Voie *patched/sonic hedgehog* et syndrome de Gorlin. Une minorité de CBC survient dans le cadre d'une affection héréditaire dénommée syndrome de Gorlin. Cette maladie autosomique dominante est caractérisée par l'apparition de multiples hamartomes basocellulaires (ou nævus basocellulaires), de CBC, de médulloblastomes et de fibromes ovariens, plus rarement de fibrosarcomes, de méningiomes, de rhabdomyosarcomes et de fibromes cardiaques. Une caractéristique du syndrome est aussi l'association de ces tumeurs avec des malformations : puits (*pits*) palmoplantaires, kystes (odontogéniques) mandibulaires, fente palatine, hypertélorisme, strabisme, turicéphalie, calcification de la faux du cerveau, dysgénesie du corps calleux, *spina bifida* et autres malformations vertébrales, côte bifide ou autre malformations costales, polydactylie, macrocéphalie, gigantisme, etc. L'identification par clonage positionnel du gène *Patched* comme gène responsable a permis de mieux comprendre les associations observées dans ce syndrome étant donné le rôle connu de *Patched* dans le développement embryonnaire. La majorité des mutations observées dans le syndrome de Gorlin sont des mutations «stop» aboutissant à une protéine tronquée [25]. Les mutations peuvent intéresser la quasi-totalité du gène (il n'y a pas de zone de «point chaud» connue). A priori, il n'existe pas de corrélation génotype/phénotype, puisque des individus porteurs de la même mutation peuvent avoir des tableaux cliniques très différents. Ceci suggère l'importance de cofacteurs environnementaux dans le développement de la maladie.

Voie *patched/sonic hedgehog* et CBC sporadiques. Des mutations de *Patched* sont retrouvées dans 30-50 % des CBC sporadiques. Il s'agit dans moins de 50 % des cas de mutations de type UVB-induites (transitions C>T et CC>TT) [26], et dans 70 % des cas de mutations «stop» ou *frame-shift*, entraînant la synthèse d'une protéine tronquée. Ces mutations lèvent l'inhibition de *Patched* sur *smo*, permettant l'activation permanente de la voie *sonic hedgehog*. Elles sont très souvent associées à une perte d'hétérozygotie en 9q22, traduisant une délétion du second allèle [27]. Cependant, le pourcentage de mutations de types UV-induites de *Patched* dans les CBC sporadiques est inférieur à ce qui est retrouvé pour d'autres gènes, comme le gène *p53*, suggérant que d'autres facteurs que les UVB pourraient être impliqués. En revanche, dans les tumeurs cutanées de patients atteints de déficit de réparation de l'ADN comme le *xeroderma pigmentosum*, la majorité des mutations de *Patched* sont de types UVB-induits. Ceci suggère que chez les individus atteints de troubles de la réparation de l'ADN, les carcinomes sont essentiellement UVB-induits, alors que dans le cas des tumeurs sporadiques, d'autres carcinogènes, comme les UVA, pourraient intervenir.

Des mutations faux-sens activatrices de *smo* ont été caractérisées dans 6 à 20 % des CBC analysés [28]. La cotransfection de la protéine E1A des adénovirus et des ADNc de deux mutants *smo* identifiés dans des CBC entraîne la transformation de fibroblastes primaires. Les mutants *smo* sont insensibles à l'inhibition de *Patched*, et entraînent donc une activation de la voie *shh*. D'une manière plus globale, l'activation de la cible finale Gli est retrouvée dans presque 100 % des CBC analysés, confirmant l'importance de cette voie dans la genèse de ces tumeurs.

La découverte récente de la voie de signalisation *shh* a permis la réalisation de plusieurs *modèles murins de CBC*, jusqu'alors inexistants, confirmant l'importance de cette voie dans la physiopathogénie de ces tumeurs :

– les souris transgéniques *shh* surexprimant dans l'épiderme *sonic hedgehog* sous le contrôle du promoteur de la kératine 14 développent des anomalies du développement proches du syndrome de Gorlin (polydactylie, *spina bifida*, anomalies du rachis), ainsi que des tumeurs CBC-*like* [29] ;

– les souris hétérozygotes *ptch+/−* développent spontanément de nombreuses anomalies du développement (kystes maxillaires, polydactylie) et des tumeurs multiples (médulloblastomes, rhabdomyosarcomes). Sur le plan cutané, on retrouve des tumeurs folliculaires microscopiques proches des trichoblastomes humains, mais pas de CBC. Cependant, après irradiation par des rayonnements UV ou des radiations ionisantes, ces tumeurs se multiplient, croissent et changent d'aspect histologique, ressemblant alors aux CBC humains. Ce *switch* tumoral s'accompagne souvent de la perte de l'allèle restant de *Patched* et de mutations de *p53* dans les tumeurs [30] ;

– les souris transgéniques K5-Gli2 et K5-Gli1, étant donné le rôle important de Gli2 dans l'embryogenèse des follicules pileux, des auteurs ont proposé qu'il aurait aussi un rôle central dans la carcinogenèse des carcinomes basocellulaires. Des souris transgéniques surexprimant Gli2 sous le contrôle du promoteur de la kératine 5 développent des CBC multiples [31], suggérant que Gli2 est un effecteur important de *shh* dans le CBC. De manière intéressante, l'hyperexpression de Gli1 dans le même modèle entraîne un phénotype différent, caractérisé par l'apparition de multiples tumeurs cutanées, principalement des trichoépithéliomes, mais seulement une minorité de CBC.

Autres gènes. D'autres gènes ont été étudiés, parmi ceux-ci nous retiendrons :

– les gènes NF-kB *et* AP1 qui codent pour des facteurs de transcription et sont impliqués dans la réponse aux UV des kératinocytes. Ils jouent un rôle important dans le contrôle de la prolifération cellulaire et la survie et donc dans la tumorigenèse [32] ;

– *IkkaB-kinase alpha* dont la diminution de l'expression favorise le développement de papillomes et de carcinomes dans des modèles murins [33]. Par ailleurs, l'expression d'IKKalpha est diminuée dans de nombreux SCC (*Squamous Cell Carcinoma*) peu différenciés et des mutations de son gène ont été retrouvées ;

– enfin une activation de la voie AKT (phopho-inositide-3-kinase) entraînant une hypersensibilité à la carcinogenèse chimique murine, récemment démontrée.

Polymorphisme génétique et cancers cutanés

Le facteur carcinogène majeur de la peau étant le soleil, le phototype est l'élément le plus important : Les Caucasiens sont dix fois plus atteints par les cancers épithéliaux que les Asiatiques, avec une atteinte encore plus réduite chez les Africains et autres populations à phénotype foncé. Parmi les individus de même type, le phototype est important dans l'évaluation du risque de développer un cancer cutané. Or le phototype est en partie lié à la pigmentation cutanée. Cette dernière est sous le contrôle de l'activation par la mélanocortine d'un récepteur membranaire, le **récepteur MCR1**. Des variants de ce récepteur ont été décrits et on sait actuellement que certains variants, comme les variants RHC (*Red Hair Color*), prédisposent aux cancers cutanés et ce même indépendamment du phénotype, suggérant qu'une autre fonction de MCR1 est impliquée dans ce mécanisme [34, 35]. D'autres polymorphismes génétiques augmentent également la sensibilité à développer des carcinomes cutanés comme les polymorphismes des gènes de réparation de l'ADN et du gène *Patched*.

Ainsi, de nombreux progrès ont été réalisés dans la compréhension des événements moléculaires conduisant à la formation des cancers cutanés. Une meilleure connaissance du risque individuel (polymorphisme de *MCR1* et cancers cutanés) et des événements moléculaires clés des différents types de carcinomes (inactivation de *p53*, inactivation de *Patched* dans les CBC et de *Notch1* dans les SCC) a été acquise. En revanche, les événements moléculaires intervenant dans la progression tumorale et le comportement métastatique des cancers cutanés sont encore mal identifiés et représentent un vaste champ de recherche à l'heure actuelle.

RÉFÉRENCES

1. Moles J.P. et coll., *J Cell Science*. 1994, *107*, 435.
2. Basset-Séguin N. et coll., *Ann Dermatol Vénéréol*. 1995, *122*, 217.
3. Quinn A.G., in : Leigh I. et coll., eds., *Skin cancer*. CSHL Press, New York, 1996, *26*, 89.
4. Sarasin A., *Médecine Science*. 1994, *10*, 43.
5. Johnson R.L. et coll., *Science*, 1996, *272*, 1668.
6. Kolodner R.D. et coll., *Genomics*. 1994, *24*, 516.
7. Liaw D. et coll., *Nat Genet*. 1997, *16*, 64.
8. Yuspa S.H. et coll., *J Invest Dermatol*. 1994, *103*, 90S.
9. Martincorena I., et coll., *Science*. 2015, *348*, 880.
10. Rehman I. et coll., *Lancet*. 1994, *344*, 788.
11. Quinn A.G. et coll., *Cancer Res*. 1994, *54*, 4756.
12. Jin Y. et coll., *Cancer Genet Cytogenet*. 2001, *131*, 109.
13. Moles J.P. et coll., *Oncogene*. 1993, *8*, 583.
14. Basset-Séguin N. et coll., *J Invest Dermatol*. 1994, *103*, 102S.
15. Rees J.L., *J Invest Dermatol*. 1995, *104*, 883.
16. Ren Z.P. et coll., *Oncogene*. 1996, *12*, 765.
17. Ziegler A. et coll., *Nature*. 1994, *372*, 773.
18. Berg R.J. et coll., *Cancer Res*. 1993, *53*, 4212.
19. Ruggeri B. et coll., *Cancer Res*. 1991, *51*, 6615.
20. Caulin C. et coll., *J Clin Invest*. 2007, *117*, 1893.
21. Wu X. et coll., Nature. 2010, *465*, 368.
22. Daya-Grojean L. et coll., *Cancer Res*. 1993, *53*, 1625.
23. Hu B. et coll., Cell. 2012, *149*, 1207.
24. Bale A.E. et coll., *Hum Mo. Genetics*. 2001, *10*, 757.
25. Hahn H. et coll., *Cell*. 1996, *85*, 841.
26. Gailani M.R. et coll., *Nature Genetics*. 1996, *14*, 78.
27. Unden A.B. et coll., *Cancer Res*. 1996, *56*, 4562.
28. Lam C.W. et coll., *Oncogene*. 1999, *18*, 833.
29. Oro A.E. et coll., *Science*. 1997, *276*, 817.
30. Aszterbaum M. et coll., *Nat Med*. 1999, *5*, 1285.
31. Grachtchouk M. et coll., *Nat Genet*. 2000, *24*, 216.
32. Cooper S.J. et coll., *Curr Cancer Drug Targets*. 2007, *7*, 325.
33. Park E. et coll., *Cancer Res*. 2007, *67*, 9158.
34. Bastiens M.T. et coll., *Am J Hum Genet*. 2001, *68*, 884.
35. Liboutet M. et coll., *J Invest Dermatol*. 2006, *126*, 1510.

12-4 Précancéroses épithéliales, maladie de Bowen

M. Amini-Adle, L. Thomas

Les précancéroses épithéliales représentent des lésions à risque de progression en cancer invasif. Initialement décrit par Dubreuilh en 1896 [1], leur potentiel de transformation est connu depuis plus de 100 ans. Ces lésions représentent les lésions précancéreuses les plus fréquentes chez l'homme en formant le début d'un continuum allant de la kératose pré-épithéliomateuse au carcinome in situ (ou maladie de Bowen), jusqu'au carcinome épidermoïde invasif. Les précancéroses épithéliales peuvent se développer dans un contexte de génodermatose tel que l'albinisme, le *xeroderma pigmentosum*, l'épidermodysplasie verruciforme, la dyskératose de Zinsser-Cole-Engman ou le syndrome KID. Les précancéroses épithéliales acquises se développent suite à l'exposition à des irradiations (UV, thermique [infrarouge] ou ionisante) ou à des cancérigènes (arsenic, hydrocarbure aromatique polycyclique) ou sont secondaires à des états d'irritation ou d'inflammation chronique de la peau. Seules seront abordées dans ce chapitre les précancéroses épithéliales acquises (encadré 12.1).

> **Encadré 12.1**
> **Précancéroses épithéliales acquises**
> – Kératoses suite à l'exposition à des irradiations
>   – Ultraviolet : kératose actinique
>   – Infrarouge : kératose thermique
>   – Radiations ionisantes
>   – PUVAthérapie
> – Kératoses suite à exposition cancérigène
>   – Kératose arsenicale
>   – Kératose des hydrocarbures aromatiques polycycliques
> – Kératoses réactionnelles à des états inflammatoires chroniques, sur cicatrice, ou ulcère chronique
> – Kératoses iatrogènes
> – Kératoses virales

Kératoses

Kératoses suite à l'exposition à des irradiations

Irradiation ultraviolette (UV) – Kératoses actiniques (KA)

La KA est la lésion précarcinomateuse la plus fréquente et représente un marqueur cutané d'exposition chronique aux UV ainsi qu'un des plus puissants facteurs prédictifs de développement des cancers cutanés de type mélanome et non mélanome. Le risque de développer un cancer cutané chez un malade porteur de KA est multiplié par 6 [2]. Le diagnostic de KA doit ainsi inciter à une surveillance dermatologique annuelle de dépistage de cancers cutanés.

Il existe un continuum des anomalies cliniques et histologiques qui va de la KA, où les lésions sont limitées à l'épiderme, jusqu'au carcinome invasif. La KA se développe par définition sur les zones photoexposées et le plus souvent sur un *champ de cancérisation* qui est défini comme une zone péritumorale comportant des anomalies infracliniques, multifocales, pouvant être le lit de récidives ou de nouvelles lésions néoplasiques.

Épidémiologie descriptive

Les KA sont extrêmement fréquentes. Après l'acné, elles représentent un des motifs les plus fréquents de consultation en dermatologie. En France, 693 000 consultations/an amènent au diagnostic de KA [3]. L'incidence a été peu étudiée mais la prévalence chez le sujet caucasien est élevée. Dans les régions ensoleillées, si avant 30 ans moins de 10 % des sujets à peau claire sont atteints, ce nombre s'élève à plus de 80 % après 60 ans. Les KA n'existent quasiment pas chez le sujet noir et sont rares chez les sujets asiatiques chez qui elles sont souvent solitaires.

Les facteurs de risque de développement des KA sont le phototype clair, le sexe masculin, l'âge avancé, la photoexposition importante, la mauvaise aptitude au bronzage, l'immunosuppression. Les cabines de bronzage peuvent induire des éruptions de KA très denses presque confluentes [4].

Étiologie

Les UV sont responsables de la formation des KA par deux voies majeures. D'une part, les UV entraînent des *mutations* dans les gènes impliqués dans la promotion tumorale en agissant dans les différentes étapes de la cancérisation : initiation, promotion et progression ; d'autre part le soleil entraîne une *immunosuppression* empêchant le rejet tumoral [5]. Les mutations du gène suppresseur de tumeur *p53* jouent un rôle pivot dans l'initiation des KA et le développement des carcinomes épidermoïdes avec une stimulation de l'angiogenèse, et la suppression de l'apoptose [6]. Ces mutations sont détectées très tôt dans les lésions précancéreuses et en particulier les KA. D'autres gènes peuvent jouer un rôle comme l'oncogène *ras*.

La transformation d'une kératose en carcinome dépend d'autres facteurs comme des altérations de la réponse immunitaire observées avec l'âge ou au cours de maladies dysimmunitaires ou de traitements immunosuppresseurs en particulier au cours des greffes d'organe.

Manifestations cliniques

Il existe plusieurs formes cliniques de KA. Les formes cutanées incluent la KA commune, la corne cutanée, les KA pigmentées extensives, les kératoses actiniques lichénoïdes. Les formes muqueuses sont représentées par la chéilite chronique actinique et la conjonctivite actinique.

Tumeurs de la peau

12-4
Précancéroses épithéliales, maladie de Bowen

Kératoses actiniques communes. Les KA communes débutent par des taches jaunes ou brunes, planes ou légèrement surélevées. Elles se recouvrent d'un enduit kératosique gris ou brunâtre rugueux voire verruqueux, sec, dur très adhérent. La taille est variable souvent inférieure à 1 cm. Le plus souvent multiples (fig. 12.19), les KA peuvent confluer pour former des plaques de plusieurs centimètres de diamètre. La palpation permet mieux que la vue d'apprécier les limites de la lésion. La sensation râpeuse ou rugueuse à la palpation est l'élément diagnostique le plus caractéristique.

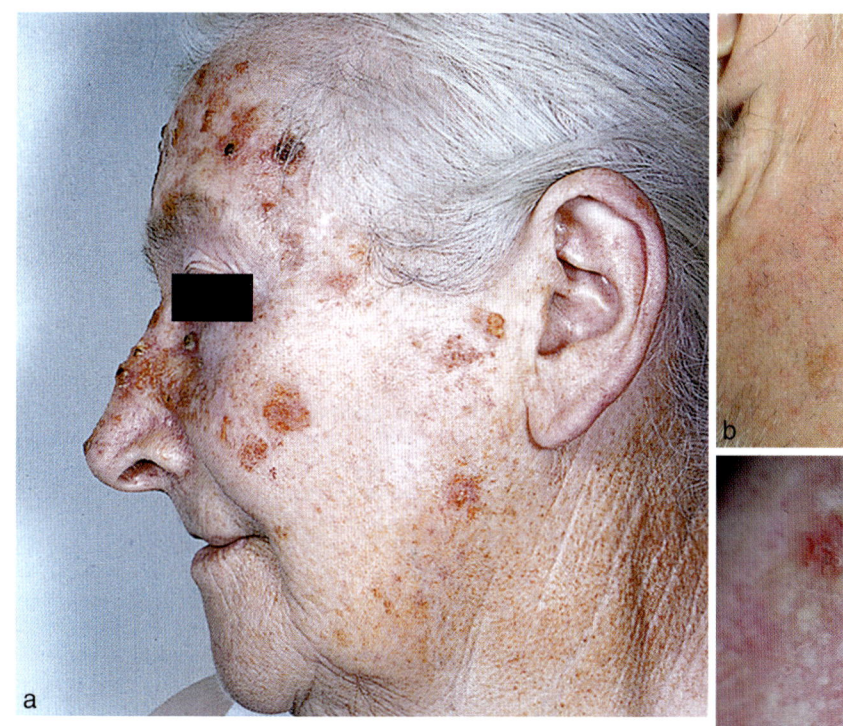
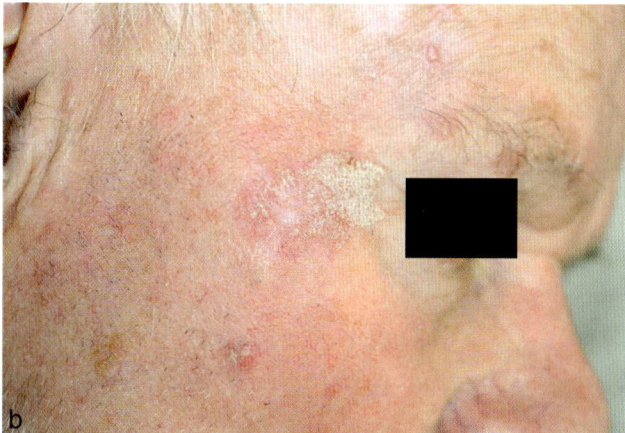
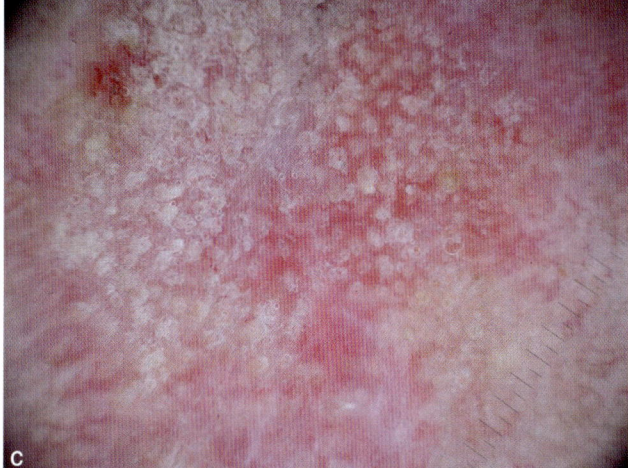

Fig. 12.19 Kératoses actiniques.
a. Formes multiples croûteuses. b. Forme inflammatoire. c. Aspect en dermoscopie (*cf.* texte).

Les KA siègent de façon élective (80 % des cas) sur les zones exposées de façon chronique à une irradiation solaire : dos des mains, avant-bras, tête et cou, en particulier front, pavillon des oreilles, cuir chevelu chez le chauve, nuque et décolleté. Les lésions sont retrouvées sur une peau héliodermique associant élastose actinique, troubles pigmentaires, coloration jaunâtre, lentigos actiniques, rides marquées et capillaires dilatés.

Les KA sont le plus souvent asymptomatiques. Parfois, il existe une discrète irritation ou un prurit modéré. La douleur, l'ulcération, le saignement, l'induration, l'extension, la grande taille, la récidive rapide après traitement doivent faire suspecter une transformation en carcinome épidermoïde. Certaines chimiothérapies par voie générale peuvent aussi déclencher une réaction inflammatoire locale des KA [7].

En dermoscopie, le diagnostic de la KA repose sur quatre critères formant le **patron de type «fraise»** (fig. 12.19b). Ces critères incluent :
– un réseau rose rouge entourant les follicules pileux ;
– des squames blanches à jaunes ;
– des vaisseaux linéaires ondulés entourant des follicules pileux ;
– et des ouvertures de follicules pileux avec du matériel kératosique entouré d'un halo blanc (fig. 12.19b).

Ces critères sont retrouvés dans 95 % des cas de KA [8]. La dermoscopie permettrait de différencier de manière significative la kératose actinique, la maladie de Bowen et le carcinome épidermoïde. Un pseudo-réseau rouge est le plus souvent associé à la KA. Le patron vasculaire en point/glomérulaire, les squames jaunâtres et les micro-érosions sont le plus souvent associés à la maladie de Bowen. Les caractéristiques dermoscopiques du carcinome épidermoïde sont la présence de vaisseaux en épingle à cheveux, des vaisseaux linéaires irréguliers, des follicules pileux en cibles, des zones sans structures blanches, l'ulcération, et la présence d'une zone centrale de kératine [9].

La microscopie confocale permet de faire un diagnostic en temps réel, à l'échelle cellulaire des KA. La technique est chronophage, utilisant un volumineux microscope dont la manipulation nécessite un entraînement et une formation spécifique. Des critères de diagnostic ont été établis pour le diagnostic des KA et incluent une parakératose, la désorganisation de l'architecture en nid d'abeille et la présence de cellules pléomorphes et volumineuses dans la couche granuleuse et épineuse. Des signes en faveur de l'élastose sont retrouvés dans le derme. La technique permet de faire la différence avec les carcinomes épidermoïdes [10].

Cliniquement, les KA peuvent être difficiles à distinguer de kératoses séborrhéiques ou de lésions de porokératose actinique superficielle.

Précancéroses épithéliales, maladie de Bowen

Cornes cutanées. Il s'agit d'une forme hypertrophique de KA avec une proéminence cornée et une base érythémateuse, dont la hauteur est au moins la moitié de la largeur. Les cornes siègent souvent sur le dos des mains, les avant-bras ou le visage (fig. 12.20). Elles forment des protubérances solides et sèches en forme de cônes de coloration et de taille variables, quelques millimètres à plusieurs centimètres. La corne correspond à diverses affections ; cependant la majorité des cornes en zone photoexposée, chez le sujet âgé, sont des KA hypertrophiques transformées ou non. Le taux de transformation des KA hypertrophiques du dos des mains semble plus élevé [11]. L'existence d'une base globuleuse infiltrée, parfois saignotante, est l'un des meilleurs indices cliniques de transformation carcinomateuse, ce qui imposera une biopsie incluant la base de la lésion. Les diagnostics différentiels cliniques sont la verrue, le lupus discoïde, le kératoacanthome, la porokératose, la kératose séborrhéique.

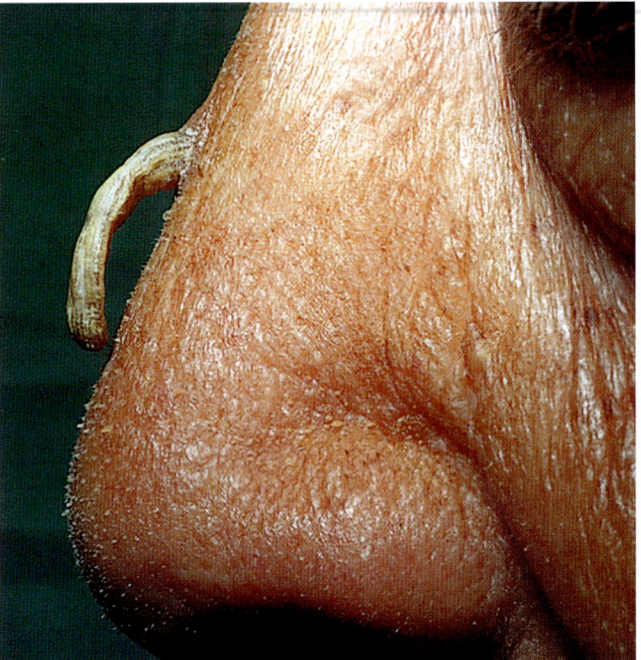

Fig. 12.20 Corne cutanée.

Kératoses actiniques pigmentées extensives. Ce sont des macules ou papules kératosiques pigmentées d'évolution centrifuge dont la taille excède souvent le centimètre. Ces lésions siègent habituellement sur le visage ou le cuir chevelu. Elles n'ont habituellement pas de squames brun jaunâtre. Le diagnostic différentiel avec les autres lésions pigmentées du visage (kératose séborrhéique, lentigo actinique, nævus, mélanome de Dubreuilh) représente un défi difficile de diagnostic dans la pratique courante. La dermoscopie ne règle pas le problème du diagnostic différentiel avec le mélanome de Dubreuilh car les critères de diagnostic dermoscopique sont partagés. La présence d'un halo gris a été associée de manière significative au diagnostic des KA pigmentées [12].

Kératose lichénoïde actinique ou kératose lichénoïde solitaire. C'est une papule érythémateuse puis une macule grisâtre souvent unique siégeant typiquement sur le décolleté des femmes. La lésion ressemble à une papule isolée de lichen plan, avec une couleur variant du rouge violacé au brun. La lésion est le plus souvent asymptomatique. Au stade tardif maculeux grisâtre, le diagnostic différentiel avec le mélanome de Dubreuilh est parfois très difficile d'autant que la dermoscopie montre des images annulaires-granulaires qui sont aussi observées dans ce type de mélanome ; l'examen en microscopie confocale, l'histologie et l'évolution régressive permettront toutefois de redresser le diagnostic. L'examen histopathologique démontre la présence d'atypies cellulaires au sein de l'épiderme associé à un infiltrat lichénoïde. Les diagnostics différentiels sont ceux de lichen plan, de toxidermie lichénoïde, de dermite de contact lichénoïde. Pour certains auteurs, il s'agit de lésions bénignes et non précancéreuses, car les atypies cellulaires ne sont pas toujours présentes ; en tout cas elles sont généralement considérées comme une forme spontanément régressive de kératose actinique.

Chéilite chronique actinique. La KA peut fréquemment siéger sur la muqueuse labiale en formant la chéilite chronique actinique. Elle survient surtout chez l'homme et siège presque exclusivement à la lèvre inférieure directement exposée aux rayons solaires. Les lésions sont habituellement diffuses sur l'ensemble de la lèvre. La perte de la limite nette entre la lèvre rouge et la lèvre blanche (ou cutanée) est un des signes essentiels. La lésion est souvent symptomatique mais certains patients se plaignent de lèvres sèches. Sous un épithélium atrophique discrètement squameux transparaît une teinte jaunâtre due à l'élastose actinique du chorion de la demi-muqueuse. Une érosion est en faveur d'une évolution vers un carcinome épidermoïde, mais cette évolution peut se faire sans ulcération. La dégénérescence est grave car les carcinomes de la lèvre ont un haut potentiel métatstatique. Toute ulcération doit ainsi inciter à une biopsie afin de ne pas méconnaître une transformation carcinomateuse.

Conjonctivite actinique. Les UV entraînent des modifications conjonctivales dénommées *pinguecula* ou ptérygion. La *pinguecula* est une petite saillie jaunâtre située sur la conjonctive en dehors du limbe alors que le ptérygion est une plaque opaque proche du limbe. La conjonctivite actinique peut évoluer vers un carcinome de la conjonctive.

Histopathologie

Le diagnostic de KA est le plus souvent clinique. La biopsie ne se justifie qu'en cas de doute diagnostique en particulier lorsqu'une dégénérescence carcinomateuse est suspectée ou dans les formes tardives pigmentées de kératose actinique lichénoïde.

L'examen histologique des KA montre deux types d'altérations incluant d'une part la lésion elle-même, d'autre part les modifications de dégénérescence sénile et actinique de la peau (atrophie épidermique, dégénérescence basophile du collagène qui peut prendre les colorations du tissu élastique). Le diagnostic histologique de la KA repose sur l'association d'anomalies cytologiques et architecturales de l'épiderme. *Par définition, ces anomalies n'intéressent pas tout l'épiderme. Les lésions de KA alternent avec des zones d'épiderme sain.* Sur le plan cytologique, les kératinocytes apparaissent moins basophiles, variables en taille, en forme. Certaines cellules sont multinucléées ou comportent des figures de mitose. Des atypies nucléaires évidentes et caractéristiques sont présentes. Il existe parfois des cellules kératinisées isolées (dyskératose). La dyskératose peut être marquée avec des corps ronds et des grains. Certaines cellules atypiques vacuolées peuvent ressembler à des cellules de maladie de Paget. La présence de ponts intercellulaires, d'une dyskératose et la négativité des immunomarquages des adénocarcinomes permettent facilement de les différencier. Sur le plan architectural, il existe une altération dans la forme et l'orientation cellulaire, avec perte de la polarité. La couche cornée sus-jacente comporte une hyperkératose plus ou moins intense avec alternance d'orthokératose et de parakératose. L'hyperkératose peut être très importante et réaliser alors une corne cutanée. L'acanthose est irrégulière. Il existe des formes acantholytiques de KA (5 % des cas) sans valeur pronostic péjoratif. Parfois, les KA peuvent comporter une hypertrophie de la granuleuse, une atrophie épidermique et une liquéfaction dégénérative des cellules basales faisant discuter le diagnostic différentiel avec le lupus érythémateux, le lichen et les éruptions lichénoïdes. Généralement, les lésions épidermiques sont soulignées par un infiltrat du derme superficiel. La distinction avec une porokératose actinique superficielle n'est pas toujours facile lorsqu'il existe des colonnes de parakératose.

Évolution – Pronostic

Les KA peuvent régresser spontanément, rester inchangées ou progresser vers un carcinome. Le risque de progression vers un carcinome invasif est inconnu mais globalement faible. Une revue systématique de la littérature analysant 24 études a rapporté un risque de transformation 0 à 0,075 % par lésion et par an [13]. Ce risque s'élève à 0,53 % par lésion chez un patient avec un antécédent de cancer cutané non-mélanome. La régression a été évaluée entre 15 à 63 % après un an. La régression semble plus fréquente en cas diminution de l'exposition solaire. La récidive après une première régression est fréquente et estimée à 15 à 53 % [13].

Le risque de métastase des carcinomes épidermoïdes dérivés de KA a été évalué de 1 à 20 % selon les études. Ce risque augmente avec le degré d'invasion des lésions et selon leur topographie (lèvres, oreilles et cuir chevelu). *Comme le risque individuel de dégénérescence d'une KA est inconnu, la destruction préventive de toutes les KA doit être préconisée.* Dix à 20 % des malades ayant des KA multiples non traitées développent un ou plusieurs carcinomes invasifs.

Le traitement systématique des kératoses multiples diminue probablement le risque de survenue d'un carcinome même si cette diminution du risque est mal estimée. L'état immunitaire des malades peut modifier l'évolutivité des KA. Chez les greffés d'organes et chez les autres sujets immunodéprimés, les KA se développent à un âge plus précoce, le risque de cancérisation semble plus élevé avec un délai de transformation plus court. Les malades greffés ayant une peau claire ou une exposition solaire importante ont un risque plus élevé d'apparition de KA et celles-ci siègent avec prédilection sur les zones exposées.

À noter que le risque de dégénérescence carcinomateuse et d'évolution métastatique est plus fréquent en cas de carcinomes développés sur kératoses non actiniques.

Traitement [14]

Les KA restent l'une des pathologies dermatologiques les plus fréquentes et les plus chères à traiter. Une étude australienne a montré une augmentation du nombre de patients traité par cryothérapie de 160 % de 1994 à 2012 [15]. Le coût de traitement des KA en France a été estimé à 85 € en moyenne par patient sur une période de 3 mois [16]. Étant donné l'évolution incertaine des KA, certaines équipes recommandent de ne pas traiter ces lésions étant donné leur faible risque individuel de transformation considérant finalement la présence de KA plutôt comme un marqueur de risque de carcinome que d'un réel état précancéreux. Cependant, pour la plupart des auteurs, le traitement de ces lésions doit rester systématique afin d'éviter tout risque de transformation. Enfin certains auteurs considèrent les KA comme d'authentiques carcinomes épidermoïdes cutanés *in situ*.

En 2009, des recommandations françaises ont été publiées pour le traitement des KA [17]. Un algorithme de prise en charge a été proposé selon les caractéristiques de la KA (isolée, ou peu nombreuses ; multiples ou confluentes, hypertrophiques ; KA récidivante), la topographie des lésions (vertex-oreille – nez-joue – front, périorbitaire, lésions confluentes du cuir chevelu) et les caractéristiques du patient (peu autonome, éloignement géographique).

En pratique, la prise en charge reste au cas par cas et la décision doit être orientée en outre des caractéristiques et de la topographie de la KA, par le choix du patient, les effets indésirables, et le coût.

Les possibilités thérapeutiques (tableau 12.2) regroupent la cryothérapie, la chirurgie, différents topiques (5-fluoro-uracile, imiquimod, diclofénac, ingénol de mébutate), la photothérapie dynamique, la dermabrasion, le curetage-électrocoagulation-laser CO_2.

En somme, le traitement des lésions isolées sera plutôt destructeur : cryothérapie ou chirurgie. Les champs de cancérisation seront traités par le 5-FU, l'imiquimod, le diclofénac, la PDT et en cas d'échec d'une de ces molécules, le mébutate d'ingénol pourra être proposé.

Tableau 12.2 Récapitulatif des principaux traitements de la kératose actinique [14]

Traitement	Modalité d'application	Taux de réponse
Cryothérapie		39 % si > 5 s 69 % si entre 5 et 20 s 83 % si > 20 s
5-fluoro-uracile *crème 5 %*	Matin et soir pendant 3-4 semaines	58 %
Imiquimod *crème 5 %*	3 fois/semaine pendant 4 semaines	45 % 8 semaines après arrêt
Mébutate d'ingénol *gel 0,015 % ; 0,05 %*	1 fois/j 3 jours pour le visage, et 2 jours pour le corps	42,2 % à 2 mois (visage) 34,1 % à 2 mois (tronc)
Diclofénac	1 fois/j pendant 2-3 mois	50 % à 3 mois
mALA-PDT	1 séance	79 à 90 %
Dermabrasion	Non défini	Non évaluée

La cryothérapie est la méthode la plus simple et la plus utilisée (92 % chez les dermatologues français) [16] ; elle permet d'obtenir en une ou plusieurs séances un taux de guérison élevé. L'efficacité du traitement est directement proportionnelle au temps d'application de l'azote. Une étude a montré que le taux de réponse complète à 3 mois était obtenu chez 39 % des patients traités moins de 5 secondes, 69 % des malades traités entre 5 et 20 secondes et plus de 83 % des malades traités plus de 20 secondes [18]. Les effets secondaires de la cryothérapie incluent la douleur, les troubles pigmentaires, l'alopécie. Utile pour traiter les lésions peu nombreuses, la cryothérapie n'est pas adaptée en cas de lésions multiples, étendues sur de grandes surfaces.

Le 5-fluoro-uracile (5-FU) en crème à 5 % est utilisé depuis 1960 dans le traitement des KA. Le 5-FU entraîne une destruction sélective des cellules atypiques et altérées par le soleil. L'application est théoriquement de 2 fois/j pendant 3 à 4 semaines, en mince couche. Le taux de succès est de 75 %. La rémission à long terme varie, mais la récidive est de règle après plusieurs années d'évolution. L'efficacité est bonne sur le visage, moins sur les avant-bras ou le dos des mains et sur les lésions très kératosiques. Les effets secondaires incluent une irritation locale, la douleur, l'ulcération et doivent être bien expliqués au patient afin de respecter l'observance.

L'imiquimod crème à 5 % a obtenu l'AMM en France dans le traitement de la KA en 2007. L'imiquimod est un agoniste des *Toll Like Receptor 7* et entraîne une inhibition de la prolifération tumorale associée à un effet immunomodulateur (stimulation de la sécrétion d'interféron gamma, entre autres). Il s'agit d'un traitement de 2e intention dans le traitement des KA non hypertrophiques et non hyperkératosiques du visage ou du cuir chevelu chez l'adulte immunocompétent, lorsque la taille ou le nombre des lésions limitent l'efficacité et/ou la tolérance de la cryothérapie et si les autres traitements topiques sont contre-indiqués ou moins appropriés. Le produit doit être appliqué 3 fois/semaine pendant 4 semaines. Si la réponse évaluée à 4 semaines après la fin du traitement est incomplète, le traitement peut être renouvelé une fois. Les réactions cutanées locales sont fréquentes et leur intensité est liée à la réponse au traitement. Les effets secondaires systémiques restent exceptionnels et en rapport au relargage de l'interféron (syndrome pseudo-grippal, myalgie, céphalée). La tolérance est améliorée par des formulations à 3,75 % inexistant en France. Le taux de réponse est évalué à 50 %.

Le diclofénac à 3 % est un gel anti-inflammatoire non stéroïdien qui peut être utilisé dans le traitement de la KA, à raison de 2 applications/j pendant 2 à 3 mois. Le gel n'est pas remboursé par la sécurité sociale, et il est cher. Comparé à l'imiquimod et au 5-FU, l'irritation locale engendrée par le diclofénac est moindre avec taux de réponse d'environ 50 %. Le mécanisme d'action n'est pas entièrement élucidé et semble passer par l'inhibition de la COX, enzyme intervenant dans la synthèse de la prostaglandine. La prostaglandine a été rattachée aux dommages induits par le soleil sur les kératinocytes.

Le mébutate d'ingénol à 0,015 et 0,05 % a été utilisé à partir de 2012. La substance active est obtenue après extraction et purification d'une plante (*Euphorbia peplus*) [19]. La molécule a obtenu son AMM en France en juin 2013 et est indiquée pour le traitement des KA non hypertrophiques, non hyperkératosiques de l'adulte. L'amélioration du service médical rendu par ce produit est modérée. En raison du faible niveau de preuve de son efficacité à long terme et de ses effets indésirables locaux à court terme, il doit être réservé aux échecs ou aux contre-indications à la cryothérapie et aux autres médicaments locaux. Il s'agit donc d'un traitement de 2e intention. Il existe deux formulations : 0,015 et 0,05 % pour les KA du visage et du tronc respectivement. Le produit à 0,015 % doit être appliqué 1 fois/j sur la zone atteinte pendant 3 jours consécutifs sur le visage. La formulation à 0,05 % doit être appliquée 1 fois/j sur les zones atteintes du tronc ou des extrémités pendant 2 jours consécutifs. La surface à traiter ne doit pas excéder 25 cm². Les tubes doivent être conservés à +4 °C. L'observance au traitement est excellente étant donné le nombre limité de jours d'application, ce qui est peut-être le seul avantage de ce traitement.

La photothérapie dynamique au mALA (méthyl ester de l'acide delta-aminolévulinique) représente une alternative intéressante mais *coûteuse* dans le traitement des KA multiples avec une amélioration du service médical rendu considéré comme important. La technique peut donc être utilisée en 1re intention dans les KA multiples non hypertrophiques, non pigmentées du visage et du cuir chevelu. Les résultats carcinologiques sont bons, du même ordre de grandeur que pour la cryothérapie (cf. chapitre 22-4) [20]. Les effets secondaires sont l'érythème, l'œdème, la brûlure et surtout la *douleur* pendant la séance. Le résultat cosmétique est excellent.

La dermabrasion semble un traitement possible sur un cuir chevelu dégarni, où les lésions sont souvent multiples. Lorsque la profondeur de l'abrasion est correcte, le risque cicatriciel est faible. Pour traiter de grandes surfaces de façon simple, le laser CO_2 peut être utilisé. Le risque de cicatrice hypertrophique n'est pas nul.

Parmi les autres traitements locaux, les rétinoïdes locaux seuls sont capables de réduire les conséquences des expositions solaires chroniques, mais n'ont qu'une efficacité limitée sur les kératoses actiniques.

Le traitement préventif des KA repose avant tout sur la *photoprotection* solaire. Si l'éducation du malade doit porter avant tout sur *la protection naturelle : vêtements, chapeau, ombre,* etc., plusieurs études ont montré que l'utilisation d'un écran solaire réduisait la survenue de KA chez le sujet à risque [21]. L'alimentation pourrait jouer un rôle puisqu'une étude, qui mérite néanmoins confirmation, a montré qu'un régime pauvre en graisses pouvait réduire l'incidence des kératoses actiniques [22].

L'intérêt préventif des *rétinoïdes par voie systémique* est controversé. Ils n'ont montré une relative efficacité que dans certains contextes particuliers (*xeroderma pigmentosum*, greffés rénaux) toutefois l'importance des effets indésirables, la nécessité d'un traitement à vie, l'efficacité inconstante pendant la durée de traitement en limitent l'intérêt.

En somme, toutes les modalités de traitement s'accompagnent d'un *taux de récidive non négligeable*, malgré une réponse initiale. Dans l'ensemble des études, l'efficacité des traitements des KA est évaluée trop rapidement.

Dans tous les cas, une surveillance régulière, au moins annuelle, est nécessaire. Elle permet de dépister et de traiter les nouvelles kératoses formées et de renouveler les conseils de photoprotection.

Des traitements combinés associant cryothérapie et traitements topiques semblent s'accompagner d'un blanchiment plus important.

Irradiation infrarouge – Kératoses thermiques

L'exposition à la chaleur que l'on peut schématiquement assimiler aux infrarouges peut engendrer des kératoses thermiques après une période de latence parfois supérieure à 20 ans. Ces kératoses peuvent évoluer vers des carcinomes *in situ* ou invasifs. Le risque de progression est inconnu. Ces carcinomes cutanés induits par la chaleur sont connus de longue date et sont souvent liés à des habitudes locales de lutte contre le froid, telles que l'utilisation de briques chaudes, bouillottes, chaufferettes ou exposition aux feux de cheminée. Plusieurs syndromes ont été décrits à travers le monde et incluant le *Kangri basket syndrome* en Kashemir, le *Kang cancer* en Chine, les cancers des chemins ferrés en Grande-Bretagne, les cancers au feu de tourbe en Irlande. Le *Kangri* est un panier contenant du fuel et tenu contre le corps dans les régions froides de Kashemir. Le *Kang* est un lit de brique utilisé dans le nord-est de la Chine connecté à des poêles chauffés par le charbon. La chaleur est surtout en contact des grands trochanters où se développent ces kératoses.

La dermite des chaufferettes ou dermite *a calore*, ou dermite *ab igne*, correspond à une dermite pigmentée réticulée développée en regard d'une source de chaleur. Le développement d'une kératose sur une dermite des chaufferettes doit faire évoquer une kératose thermique et le diagnostic de cette affection doit amener à une surveillance dermatologique régulière. La prévention passe par l'arrêt de l'exposition aux sources de chaleur.

L'examen histologique des kératoses induites par la chaleur est similaire à celui des kératoses actiniques. Une élastose dermique, des ectasies vasculaires et un infiltrat lymphocytaire périvasculaire sont associés.

Kératoses radio-induites

On réserve ce nom aux kératoses induites par les radiations ionisantes à l'exception de celles secondaires à l'exposition aux rayons UV ou infrarouges.

Épidémiologie et étiologie

Les kératoses radio-induites sont des lésions kératosiques précancéreuses se développant plusieurs années (de 20 à 50 ans) après l'exposition à des radiations ionisantes. Le délai d'apparition paraît inversement proportionnel à la dose reçue. Tous les types de radiations ont été incriminés, qu'ils aient été administrés dans un but diagnostique, thérapeutique, ou lors d'un accident d'irradiation. Les sources d'irradiation peuvent être une radiothérapie externe, les irradiations historiques d'affections dermatologiques bénignes comme la teigne, l'acné, les angiomes, les verrues, toutes professions médicales et non médicales ayant manipulé des substances radioactives. Les expositions accidentelles (accident nucléaire de Tchernobyl) peuvent également être citées.

Le rôle cancérigène des radiations ionisantes est connu de longue date. Outre les kératoses radio-induites et carcinomes épidermoïdes, d'autres tumeurs cutanées (carcinome basocellulaire, carcinome sébacé, fibroxanthome atypique, fibrosarcome, angiosarcome, carcinome neuroendocrine, mélanome) ou viscérales (cancer thyroïdien ou mammaire, de l'utérus, des tissus mous, ORL, du sinus maxillaire) peuvent survenir. L'intensité des rayons et le mode de délivrance jouent un rôle dans la nature des cancers induits. Les kératoses radio-induites et carcinomes épidermoïdes surviennent en cas d'exposition avec un débit de dose élevé sur des radiodermites le plus souvent. Les tumeurs fibroépithéliales de Pinkus ou les carcinomes basocellulaires surviennent sur le tronc après des radiographies thoraciques multiples.

Clinique

Les kératoses radio-induites peuvent se développer sur une radiodermite ou sur une peau préalablement saine. Les kératoses sur radiodermite correspondent à des papules kératosiques sur un fond de radiodermite (associant atrophie cutanée, troubles pigmentaires, télangiectasies [poïkilodermie], sclérose dermique voire radionécrose). Ces kératoses chroniques sont différentes des petites papules verruqueuses qui peuvent apparaître quelques semaines et non quelques années après l'exposition aux radiations.

Les kératoses radio-induites sur une peau préalablement saine sont surtout localisées au niveau des paumes, plantes et muqueuses. Sur ces kératoses chroniques peuvent survenir des carcinomes intraépidermiques ou invasifs. La fréquence de transformation des kératoses sur radiodermite semble élevée et évalué à 10 à 30 % des cas. Le potentiel métastatique des carcinomes sur radiodystrophie est important, comparable à celui des carcinomes sur brûlure.

Histopathologie

Histologiquement, les kératoses radio-induites ressemblent à des kératoses actiniques mais il existe dans le derme des lésions de *radiodystrophie chronique* : télangiectasies superficielles, fragmentation ou destruction du tissu élastique, hyalinose surtout du derme superficiel et sclérose profonde. Les gros vaisseaux peuvent être thrombosés avec une image d'endovasculite proliférante. Les follicules pilosébacés ont souvent complètement disparu alors que les glandes sudoripares peuvent persister.

Traitement

Lorsque les kératoses surviennent sur une radiodystrophie, l'exérèse de l'ensemble de la radiodermite doit être envisagée (quoique souvent techniquement difficile) car le risque évolutif d'un carcinome sur ce terrain est élevé.

Carcinomes et PUVAthérapie

Les UVA sont intrinsèquement pro carcinogènes mais leur association à du psoralène augmente le risque de développement des kératoses précancéreuses ou carcinomes de manière dose-dépendante. Les kératoses liées à la PUVA se développent chez les patients traités par photothérapie pour toute affection dermatologique. La PUVA peut être responsable du développement d'une variété de cancers cutanés allant du carcinome épidermoïde au carcinome basocellulaire, au mélanome et à la tumeur à cellules de Meckel. Cette augmentation du risque semble particulièrement élevée pour les carcinomes épidermoïdes et elle est dose-dépendante sur toutes les parties du corps exposées aux UVA. Chez l'homme psoriasique, le risque dose-dépendant de carcinomes *in situ* ou invasifs génitaux est majeur après PUVA ou UVB [23] et persistant longtemps après l'arrêt de l'irradiation [24]. Une protection des organes génitaux chez l'homme est conseillée lors des expositions à la PUVAthérapie ou à toute autre forme d'irradiation par les UV.

Exposition à des cancérigènes

Kératoses arsenicales

Ce sont des lésions précancéreuses associées à un arsenicisme chronique. Ces lésions ont un potentiel de transformation en carcinome invasif. L'arsenic est un élément sans odeur, ni couleur, ni goût. Les intoxications peuvent être aiguës et souvent fatales ou chroniques avec des risques de développement de cancers cutanés et viscéraux.

Les kératoses arsenicales témoignent d'une intoxication chronique et surviennent plusieurs années après l'exposition. L'exposition à l'arsenic se fait par des eaux souillées et par l'utilisation de la médecine alternative. Celles-ci sont devenues moins fréquentes avec l'amélioration de la sécurité en milieu professionnel et la raréfaction des médicaments arséniés.

Épidémiologie et étiologie

L'intoxication à l'arsenic peut être d'origine médicamenteuse, alimentaire, professionnelle, voire criminelle. L'exposition environnementale peut parfois être obscure et insidieuse. L'utilisation de l'arsenic en médecine était fréquente dans la préparation de solutions pour le traitement de la syphilis, du psoriasis (liqueur de Fowler) et de l'asthme. L'utilisation a été arrêtée dans les années soixante. L'arsenicisme était considérée comme une maladie historique. Avec l'utilisation de l'arsenic dans de nombreux *remèdes homéopathiques*, les conséquences liées à l'exposition chronique de l'arsenic peuvent représenter un enjeu dans la médecine moderne. Le développement des kératoses arsenicales est dépendant de la dose et de la durée d'exposition et peut survenir plusieurs années après le début de l'exposition (parfois jusqu'à 50 ans). Établir la preuve qu'il s'agit bien de lésions secondaires à un arsenicisme est souvent difficile en dehors d'une intoxication connue ou d'un contexte évocateur. La recherche d'arsenic dans les tissus et en particulier dans les ongles et les cheveux n'a d'intérêt que dans les intoxications récentes. En France, les principales intoxications professionnelles étaient observées chez les *viticulteurs*. Actuellement, les intoxications sont essentiellement d'origine professionnelle (manipulation de produits toxiques) ou alimentaire (contamination des aliments ou de l'eau potable notamment au Bangladesh).

Clinique

Les kératoses siègent préférentiellement sur les paumes et les plantes, d'où le terme de kératodermie arsenicale souvent employé pour les désigner, et sur les zones de traumatisme ou de friction-pression (fig. 12.21). Elles forment des papules cornées dures de coloration jaunâtre ou brune. Ces lésions se développent sur les bords latéraux des mains, sur l'éminence thénar, la face latérale des doigts, en regard des articulations. Les lésions peuvent rarement se développer ailleurs sur le corps au niveau du tronc, des paupières, sur les parties génitales. Les diagnostics différentiels sont la kératodermie ponctuée, la maladie de Darier, les verrues.

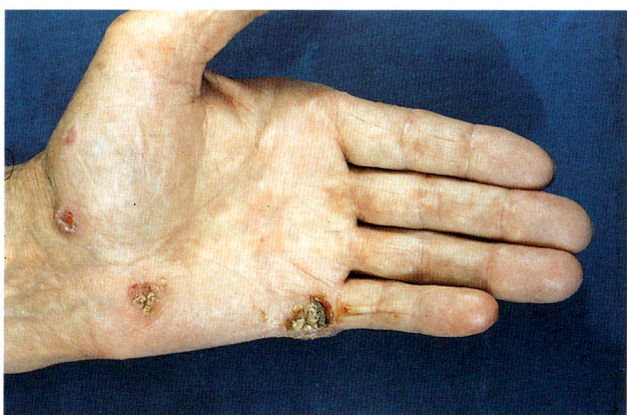

Fig. 12.21 Kératoses arsenicales des paumes.

Ces lésions peuvent confluer en plaques verruqueuses et évoluer vers une maladie de Bowen (fig. 12.22) ou un carcinome invasif. Le risque de transformation ne semble pas plus élevé comparé aux kératoses actiniques. En revanche, les carcinomes épidermoïdes développés sur des kératoses ou des maladies de Bowen arsenicales semblent plus agressifs avec un risque d'évolution métastatique évalué à 1/3.

Elles peuvent s'associer aux autres signes cutanés de l'arsenicisme chronique : leucomélanodermie arsenicale, stries unguéales transversales grises et symétriques (stries de Mees), alopécie diffuse, thromboangéite des membres inférieurs. L'exposition chronique à l'arsenic peut entraîner une maladie du « pied noir », pouvant entraîner à l'extrême une gangrène. De plus, l'arsenicisme est une maladie systémique dont le principal marqueur est la *neuropathie*. Les autres anomalies sont des troubles digestifs, une asthénie, un amaigrissement, des atteintes hématologiques et cardiaques.

Outre les carcinomes cutanés, l'arsenicisme chronique prédispose aux cancers pulmonaires, gastro-intestinaux et génito-urinaires, hépatique, à la leucémie, aux carcinomes nasopharyngiens et aux lymphomes. Les cancers viscéraux induits par l'arsenic sont souvent associés aux kératoses arsenicales. Le diagnostic de kératose arsenicale doit donc entraîner la recherche de néoplasie profonde, de lésions viscérales associées.

Le diagnostic doit être systématiquement évoqué en cas de développement des *kératoses en dehors des zones photodistribuées*.

La surveillance des kératoses arsenicales doit être régulière.

Toxicologie

Le dosage de l'arsenic peut être réalisé dans le sang ou les urines mais sa rémanence dans les tissus épithéliaux permet un dosage diagnostique « rétrospectif » dans les ongles et les cheveux.

Histopathologie

Il n'existe pas de signe histologique pathognomonique permettant de différencier les kératoses arsenicales des kératoses actiniques. L'aspect histologique est voisin avec dans les kératoses arsenicales un grand nombre de cellules dyskératosiques vacuolisées, à noyau monstrueux (cellules en « œil de hibou »), sans sénescence du collagène dermique, ni élastose solaire.

Traitement

Le traitement des kératoses et des maladies de Bowen d'origine arsenicale ne diffère pas de celui des lésions qui ne sont pas induites par l'arsenic. Comme pour tous les troubles de la kératinisation, les rétinoïdes ont été essayés dans les manifestations cutanées de l'arsenicisme, avec un résultat favorable qui demande à être confirmé. À noter que le 5-FU semble moins efficace que sur les kératoses actiniques.

Kératoses des goudrons et des hydrocarbures aromatiques polycycliques

Ces kératoses surviennent après exposition le plus souvent professionnelle aux goudrons et aux hydrocarbures dérivés de la houille ou du pétrole. Les hydrocarbures polycycliques sont produits par la combustion incomplète et la distillation du charbon, de gaz naturel et de bitume. Ils sont retrouvés dans le goudron, les fuels, les huiles et lubrifiants, le bitume. Les hydrocarbures aromatiques polycycliques sont des substances employées dans l'industrie du goudron, des pneumatiques ou du textile.

Épidémiologie et étiologie

L'exposition aux goudrons de houille contenus dans la suie était à l'origine des verrues de suie ou cancer du ramoneur qui représente le premier modèle de cancer professionnel identifié initialement par le chirurgien britannique Percival Pott en 1775. Les carcinomes cutanés développés sur les kératoses des goudrons de houille sont reconnus en France comme maladie professionnelle indemnisable (tableau n° 16 des maladies professionnelles). Les différentes professions manipulant des goudrons et autres hydrocarbures polycycliques aromatiques sont celles qui travaillent en présence de produits de combustion : fonderies d'acier, métallurgie, revêtements de route (asphalte), revêtements de tuyaux, traitement du bois, ramonage.

Le délai entre l'exposition au produit chimique et la survenue d'une kératose est long, en moyenne de 15 ans, mais avec des extrêmes de 2,5 à 45 ans. Seul un nombre limité de kératoses se transforme en carcinome après un délai moyen de 3 mois à 4 ans. Le risque de transformation d'une kératose aux hydrocarbures aromatiques polycycliques en un carcinome épidermoïde est inconnu.

À noter que le goudron de houille ou *crude coal tar* a été très utilisé dans le traitement de dermatoses inflammatoires bénignes, seul ou associé aux rayons UVB (cure de Goeckerman).

Clinique

Les kératoses induites par les goudrons forment des papules plates grisâtres ovalaires siégeant aux sites exposés aux hydrocarbures : visage, avant-bras, dos des mains et des pieds, narine, poignet, lèvre supérieure, vulve et scrotum. Le curetage de la kératose n'entraîne pas de saignement. Elles peuvent évoluer vers des nodules verruqueux puis des carcinomes. Elles s'associent souvent à d'autres signes cutanés d'exposition au goudron : hyperpigmentation (grisâtre), acné, télangiectasies. La présence de lésions acnéiformes sur les avant-bras ou les cuisses doit faire rechercher une exposition aux hydrocarbures polycycliques. Par ailleurs, l'exposition chronique à ces substances entraîne des fibromes périoculaires, des comédons. Des cancers viscéraux (poumon et vessie) ont été décrits en association avec l'exposition aux hydrocarbures polycycliques.

Les diagnostics différentiels sont des stuccokératoses, des verrues, voire des kératoses arsenicales.

Le diagnostic des kératoses aux hydrocarbures doit être évoqué en cas de kératoses développées sur une topographie inhabituelle.

Traitement

L'exérèse chirurgicale est recommandée pour les kératoses aux hydrocarbures surtout pour les lésions localisées au niveau muqueux où le risque d'évolution métastatique est plus élevé. La prévention reste le meilleur traitement. Un suivi à long terme est recommandé pour les personnes exposées aux hydrocarbures.

Kératoses sur ulcérations et cicatrices chroniques – Kératoses réactionnelles à une dermatose inflammatoire chronique

Tout processus cicatriciel, ulcère chronique ou lésions inflammatoires chroniques, peut entraîner des kératoses précancéreuses. Les kératoses survenant sur des cicatrices chroniques ont un risque élevé de transformation en carcinome et les carcinomes induits ont un fort potentiel métastatique. Lorsque le franchissement de la membrane basale s'est produit, les métastases peuvent survenir alors que la lésion primitive n'est que peu apparente. Les kératoses réactionnelles sont des lésions précancéreuses se développant aux dépens de lésions inflammatoires chroniques, non cicatricielles, de longue durée, telles que le lupus discoïde, la nécrobiose lipoïdique, l'*erythema elevatum diutinum*, le lichen plan, la mycose profonde, les fistules d'ostéomyélite, les cicatrices de vaccins, les hidradénites suppurées, l'acné cicatricielle, les sinus pilonidaux. La survenue d'un carcinome sur un lichen scléreux vulvaire est un événement assez fréquent. La progression d'une kératose à un carcinome *in situ*, puis carcinome épidermoïde invasif est reconnue dans les kératoses réactionnelles. Une fois la transformation survenue, le risque d'évolution métastatique est plus élevé.

Épidémiologie et étiologie

Les ulcères chroniques de jambe sont fréquemment à l'origine de carcinomes dans les pays tropicaux et représenteraient 10 % de l'ensemble des cancers en Afrique occidentale. En France, ces carcinomes ne sont pas exceptionnels. Les ulcères chroniques de Marjolin (transformation maligne d'un ulcère chronique de jambe) se développent avec des périodes de latence parfois très importantes et pouvant aller jusqu'à plus de 30 ans.

Tumeurs de la peau

12-4

Précancéroses épithéliales, maladie de Bowen

Environ 2 % des cicatrices de brûlure peuvent présenter une transformation maligne. Il faut particulièrement craindre cette éventualité à la face externe de la cuisse, sur la région du fascia lata. Pour certains auteurs, les cicatrices dans cette localisation dégénèreraient dans près de 100 % des cas à plus ou moins long terme.

Clinique

Les kératoses réactionnelles ou sur cicatrice forment des kératoses discrètes ou des plaques hyperkératosiques. Souvent négligées, le diagnostic en est porté au stade de transformation en carcinome. Le délai de survenue du cancer peut être long, après 20 à 30 ans d'évolution de la dermatose sous-jacente. Le diagnostic clinique peut être difficile et n'être porté que lorsque la tumeur a envahi les tissus de voisinage et en particulier l'os. Les carcinomes sont habituellement très extensifs et redoutables par leur gravité. Une biopsie cutanée doit être systématiquement réalisée sur tout ulcère chronique ne cicatrisant pas, toute érosion ou ulcération sur une cicatrice ancienne. Les biopsies doivent être multiples afin de ne pas passer à côté d'une zone de transformation.

Histopathologie

La distinction histologique entre kératose sur cicatrice, *hyperplasie pseudo-épithélomateuse* et carcinome sur cicatrice peut être difficile. Une hyperplasie pseudo-épithéliomateuse peut être observée dans un grand nombre de processus inflammatoires et dans de nombreux processus cicatriciels. Elle peut se surajouter à un processus tumoral. Dans tous ces cas, elle simule plus ou moins un carcinome épidermoïde mais habituellement sans dysplasie épithéliale. D'autres tumeurs comme des sarcomes peuvent survenir sur une ostéomyélite chronique ou sur d'autres processus cicatriciels ; ces tumeurs peuvent poser des problèmes diagnostiques avec les carcinomes épidermoïdes indifférenciés à cellules fusiformes.

Pronostic et évolution

Les kératoses sur cicatrices peuvent progresser vers un carcinome *in situ* et un carcinome invasif. Le risque de progression métastatique d'un carcinome sur cicatrice de brûlure a été évalué à 35 %, ce qui est bien supérieur aux carcinomes se développant sur les KA.

Traitement

La chirurgie large (avec marge de 2 cm) reste le traitement de choix des carcinomes se développant sur les cicatrices de brûlure. Tout patient porteur d'une dermatose chronique inflammatoire, cicatricielle doit éviter l'exposition aux autres cancérigènes et en particulier aux UV.

Kératoses virales

L'exposition chronique au papillomavirus humain peut entraîner des kératoses avec potentiel de transformation maligne. Pour exemple, nous pouvons citer la papulose bowénoïde et l'épidermodysplasie verruciforme qui sont discutées dans le chapitre 2.

Autres kératoses iatrogènes

Des kératoses précancéreuses iatrogènes peuvent se développer suite à l'utilisation au long cours de topiques (dérivés alkylants [méchloréthamine], autrefois pour le psoriasis, actuellement pour un mycosis fongoïde) ou de traitement oral prolongé par l'hydroxyurée.

Maladie de Bowen cutanée [25]

La maladie de Bowen est un carcinome épidermoïde *in situ*, décrit initialement par un dermatologue américain de Boston : John Templeton Bowen en 1912. L'affection touche la peau et les muqueuses et comporte un risque de transformation en carcinome épidermoïde invasif après plusieurs mois ou années d'évolution.

Épidémiologie descriptive

L'incidence de la maladie de Bowen est mal connue car ces tumeurs *in situ* ne sont pas toujours enregistrées dans les registres des cancers et nombre de ces lésions sont détruites sans examen histologique. La maladie de Bowen est rare avant 30 ans et la plupart des lésions surviennent après 60 ans avec un pic dans la 7e décennie. La lésion est souvent unique. Les formes multiples concernent 10 à 20 % des malades. Dans les pays occidentaux, la maladie de Bowen est plus fréquente chez la femme et prédomine sur les zones exposées avec une prédilection sur les jambes (60 %). L'érythroplasie de Queyrat correspond à la forme muqueuse de la maladie de Bowen.

Étiologie

Les facteurs de risque de développement des maladies de Bowen sont l'exposition solaire, l'exposition aux radiations ionisantes, l'immunosuppression, les dermatoses chroniques, le papillomavirus et l'arsenic. Plus de 30 % des maladies de Bowen extragénitales contiennent de l'ADN de l'HPV (16 et 18 le plus souvent) et surtout dans la localisation périunguéale. La maladie de Bowen est rare chez les personnes avec un phototype foncé, et augmente chez celles suivant une PUVAthérapie. Les maladies de Bowen sont fréquentes chez les transplantés d'organe, après plusieurs années de traitement immunosuppresseur.

Clinique

La maladie de Bowen forme habituellement une plaque rouge sombre, lentement progressive aux contours nets mais irréguliers recouverte de squames d'épaisseur variable (fig. 12.22). Elle peut être infiltrée ou non et s'étend de façon centrifuge très progressivement sans guérison centrale. La plaque peut atteindre plusieurs centimètres. Des formes pigmentées de maladie de Bowen (surtout dans les plis et en position périanale) ont été décrites dans 2 % des cas. Les autres variants cliniques sont périunguéaux, palmaires, génitaux, périanaux et verruqueux.

L'absence de symptôme, la fixité de la lésion, son caractère unique permettent habituellement de la distinguer d'une plaque de psoriasis, d'un eczéma nummulaire ou d'une kératose actinique. En revanche, la distinction clinique avec un carcinome basocellulaire superficiel ou une maladie de Paget est souvent difficile.

La dermoscopie objective un patron vasculaire caractéristique associant des vaisseaux « glomérulaires » (fig. 12.22d) regroupés en bouquets et des squames d'épaisseur variable [9]. Un carcinome épidermoïde invasif doit être suspecté en cas de lésion infiltrée, verruqueuse ou ulcérée. Les formes muqueuses, l'érythroplasie de Queyrat et la papulose bowénoïde sont discutées dans les chapitres 16-2 et 16-3.

Précancéroses épithéliales, maladie de Bowen

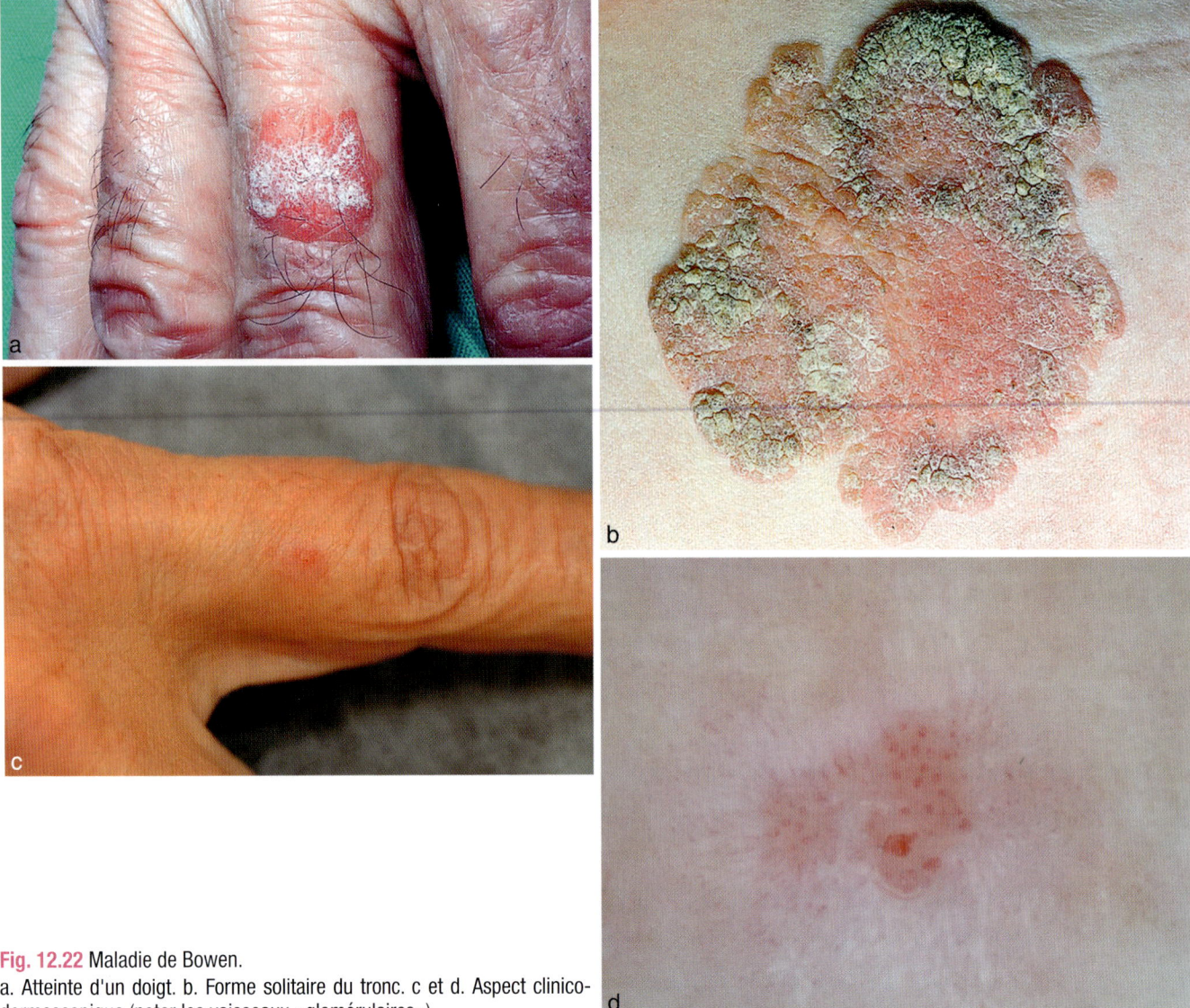

Fig. 12.22 Maladie de Bowen.
a. Atteinte d'un doigt. b. Forme solitaire du tronc. c et d. Aspect clinico-dermoscopique (noter les vaisseaux « glomérulaires »).

Histopathologie

L'aspect histologique est caractéristique. La lésion touche l'intégralité de l'épiderme avec, par définition, respect de la membrane basale. L'épiderme est souvent acanthosique, avec une architecture entièrement altérée. Une hyperkératose avec parakératose est retrouvée. Les kératinocytes sont atypiques, parfois monstrueux, pléomorphes, vacuolisés avec un cytoplasme clair et un noyau volumineux, hyperchromatique. Des anomalies de maturation et une perte de la polarité cellulaire sont notées. Une atteinte de la portion intra-épidermique des annexes pourrait expliquer certaines rechutes après traitement superficiel. L'ensemble de la lésion doit être analysé à la recherche d'une rupture de la membrane basale signant alors l'évolution vers un carcinome épidermoïde invasif. Parfois, en particulier dans les formes induites par l'arsenic, il existe une vacuolisation cellulaire intense pouvant simuler une maladie de Paget. Le derme superficiel est souvent le siège d'un infiltrat inflammatoire polymorphe contenant des lymphocytes, plasmocytes et histiocytes.

Diagnostic différentiel

Les diagnostics différentiels sont l'eczéma, le psoriasis, le lichen plan, la kératose actinique, la kératose lichénoïde actinique, la kératose séborrhéique irritée, le mélanome achromique, le carcinome basocellulaire superficiel. Les formes hyperkératosiques peuvent être non distinguables d'un carcinome épidermoïde, d'une verrue vulgaire, d'une kératose séborrhéique. Les formes pigmentées peuvent être confondues avec un mélanome.

Pronostic

Le risque de progression d'une maladie de Bowen en carcinome épidermoïde invasif est faible et évalué à 3 à 5 % par an. Ce risque a été estimé par des études rétrospectives. Une progression métastatique est alors à craindre dans 13 % de ces cas [26]. En cas de maladie de Bowen, le risque relatif de développer un autre cancer cutané non-mélanome est de 4,3 [27].

Traitement

Le traitement de choix de la maladie de Bowen doit tenir compte des preuves d'efficacité et de tolérance de l'option choisie, d'accès au traitement, du choix des patients et du coût. Les différentes options thérapeutiques incluent la chirurgie, la cryothérapie, le 5-fluoro-uracile, l'imiquimod, la photothérapie dynamique, le curetage, le laser.

Parfois l'abstention thérapeutique est préférée dans le cadre de lésions multiples lentement progressives chez des patients très âgés avec des localisations aux membres inférieurs là où une mauvaise cicatrisation est à craindre.

Selon les recommandations françaises, le traitement de 1re intention pour les *lésions de petite taille* serait la *chirurgie* (avec marge de 4 à 6 mm) [17]. *La cryothérapie* appuyée (entre 20 et 40 secondes) pourrait être proposée à trois conditions :
- l'évitement des jambes et des zones à trophicité précaire ;
- la vérification du diagnostic par biopsie ;
- la possibilité de suivi ultérieur.

En cas de lésions étendues ou multiples, et lorsque la chirurgie ou la cryothérapie semble difficile, une chimiothérapie locale (5-FU, imiquimod) ou la PDT peuvent être proposées sous réserve de deux conditions incluant :
- une preuve histologique ;
- la possibilité de surveillance après traitement.

Le 5-fluoro-uracile crème 5 % a une posologie d'une application par jour pendant 3 à 4 semaines, répétée une fois si besoin. Dans une étude randomisée multicentrique, l'efficacité du 5-FU a été comparée à celle de la cryothérapie et de la PDT. À 3 mois après la fin du traitement, le taux de réponse était de 83 % pour le 5-FU, 86 % pour la cryothérapie et 93 % pour la PDT [28].

L'imiquimod crème à 5 % n'a pas obtenu d'AMM en France dans le traitement de la maladie de Bowen. Une étude randomisée *versus* placebo est toutefois disponible. Celle-ci a démontré un taux de réponse de 73 % [29]. Des séries de cas ont montré des taux de réponse de 80 à 93 %. Le schéma d'application de l'imiquimod est différent selon les études (1 fois/j 5 jours/semaine ou tous les jours pour une durée totale maximale de traitement de 16 semaines). L'imiquimod ne doit pas être utilisé dans les maladies de Bowen hyperkératotiques.

La photothérapie dynamique est l'alternative de traitement la mieux testée dans le cadre d'essais cliniques randomisés. La mALA-PDT représente un traitement aussi efficace que la cryothérapie ou le 5-FU [28]. Le résultat cosmétique semble meilleur. Le taux de récidive à moyen terme est mal connu, de l'ordre de 20 % à 2 ans. Par ailleurs, le produit sensibilisant est onéreux. Il a obtenu une AMM en France dans le traitement des maladies de Bowen non pigmentées lorsque la chirurgie est impossible.

En somme, il y a eu très peu de recherche de bonne qualité sur les traitements de la maladie de Bowen. Les données de suivi à 5 ans sont nécessaires pour mieux évaluer l'efficacité à long terme des méthodes destructrices [30]. Les différentes études suggèrent que les taux de réponse complète sont élevés quelle que soit la méthode thérapeutique choisie. Les récidives sont toutefois fréquentes, supérieures à 10 % avec toutes ces méthodes, et elles peuvent atteindre 20 % ou plus à 5 ans. Les méthodes destructrices sont souvent inconfortables et leur délai de cicatrisation est généralement long.

Quel que soit le traitement choisi, la surveillance doit être prolongée pour dépister une récidive et/ou surtout un autre cancer.

RÉFÉRENCES

1. Dubreuilh W.A., *Ann Dermatol Venereol.* 1896, *27*, 1158.
2. Cheng G.J. et coll., *Dermatol Surg.* 2005, *31*, 43.
3. Bernard P. et coll., *Dermatology.* 2008, *216*, 194.
4. Speight E.L. et coll., *Br. Med. J.*, 1994, *308*, 415.
5. Schmittv J.V. et coll., *An Bras Dermatol.* 2012, *87*, 425.
6. Ziegler A. et coll., *Nature.* 1994, *372*, 773.
7. Chambers C.J. et coll., *Dermatol Online J.* 2014, *20*, 21246.
8. Huerta-Brogeras M. et coll., *Arch Dermatol.* 2012, *148*, 1159.
9. Zalaudek I. et coll., *J Am Acad Dermatol.* 2012, *66*, 589.
10. Peppelman M. et coll., *J Eur Acad Dermatol Venereol.* 2015, *29*, 1302.
11. Suchniak J.M. et coll., *J Am Acad Dermatol.* 1997, *37*, 392.
12. Nascimento M.M. et coll., *J Am Acad Dermatol.* 2014, *71*, 708.
13. Werner R.N. et coll., *Br J Dermatol.* 2013, *169*, 502.
14. Uhlenhake E.E. et coll., *Clin Interv Aging.* 2013, *8*, 29.
15. Perera E. et coll., *Version 2 F1000Res.* 2014, *3*, 184.
16. Berard P. et coll., *Ann Dermatol Venereol.* 2007, *134*, 527.
17. French Society of Dermatology, *Ann Dermatol Venereol.* 2009, *136*, S166.
18. Thai K.E. et coll., *Int J Dermatol.* 2004, *43*, 687.
19. Lebwohl M. et coll., *N Engl J Med.* 2012, *366*, 1010.
20. Morton C.A. et coll., *J Eur Acad Dermatol Venereol.* 2013, *27*, 536.
21. Thompson S.C. et coll., *N Engl J Med.* 1993. *329*, 1147.
22. Black H.S. et coll., *N Engl J Med.* 1994, *330*, 1272.
23. Stern R.S. et coll., *N Engl J Med.* 1990, *322*, 1093.
24. Stern R.S. et coll., *J Am Acad Dermatol.* 2002, *47*, 33.
25. Morton C.A. et coll., *Br J Dermatol.* 2014, *170*, 245.
26. Kao G.F. et coll., *Arch Dermatol.* 1986, *122*, 1124.
27. Jaeger A.B. et coll., *Arch Dermatol.* 1999, *135*, 790.
28. Morton C. et coll., *Arch Dermatol.* 2006, *142*, 729.
29. Patel G.K. et coll., *J Am Acad Dermatol.* 2006, *54*, 1025.
30. Bath-Hextall F.J. et coll., *Cochrane Database Syst Rev.* 2013, *6*, CD007281.

12-5 Carcinomes basocellulaires

B. Guillot

Chez l'homme de peau blanche, le carcinome basocellulaire est non seulement le plus fréquent des cancers cutanés, mais le plus fréquent de tous les cancers, représentant en France 15 à 20 % des cancers. Sa malignité essentiellement locale fait qu'il n'entraîne qu'exceptionnellement la mort, mais son diagnostic trop tardif peut obliger à un traitement mutilant. Sa morbidité aboutit à des dépenses de santé importantes.

Épidémiologie descriptive

La fréquence du CBC est sous-évaluée, car les estimations sont fondées sur des données anatomopathologiques qui excluent les lésions non traitées par chirurgie ou traitées sans examen histologique et la plupart des registres des cancers n'enregistrent pas les CBC. En France, l'incidence standardisée est estimée à environ 70/100 000 habitants/an, elle est supérieure à 200/100 000 dans certaines régions des États-Unis ou d'Australie. Le taux de prévalence peut atteindre 4,2 % dans le Queensland en Australie chez les sujets entre 20 et 69 ans [1]. L'accroissement de l'incidence annuelle a été constaté dans différents pays occidentaux ; ainsi en Angleterre elle a augmenté de 238 % en 14 ans [2]. Cette augmentation est essentiellement liée aux modifications dans les habitudes de vie. Plus de 99 % des CBC surviennent chez les sujets à peau faiblement pigmentée [3]. Le risque de survenue est élevé chez les sujets de phototype clair, ayant des éphélides et ne bronzant pas ou peu. Ils sont rares chez le sujet noir. Il n'y a pas de prédominance selon le sexe [4]. L'incidence augmente avec l'âge, mais ils restent rares avant 40 ans. En cas de survenue précoce, un facteur prédisposant doit être recherché.

Étiologie et biologie

Le processus de cancérogenèse comporte plusieurs étapes intermédiaires où l'activation d'oncogènes, la perturbation de la voie de signalisation *sonic hedghog*, la désactivation de gènes suppresseurs de tumeur comme *p53* ou l'inhibition des mécanismes immunitaires jouent un rôle. Le rôle des rayons ultraviolets est essentiel. L'exposition aux UV induit des mutations de l'ADN des cellules épidermiques et déprime le système immunitaire et les capacités de l'organisme à reconnaître et éliminer les cellules transformées.

Le rôle du soleil est évident :
– l'incidence des CBC est corrélée avec la latitude et des expositions solaires intenses, répétées ; la migration de sujets à peau claire dans des pays ensoleillés comme l'Australie a confirmé ces données en montrant une multiplication des CBC par un facteur 10 ;
– la survenue de CBC est fréquente voire constante dans des affections héréditaires où le rôle des UV est prédominant : *xeroderma pigmentosum*, albinisme ;
– les CBC surviennent essentiellement sur les zones photoexposées et en particulier le visage.

Cependant, la fréquence des CBC ne correspond pas strictement à la dose d'irradiation ; certaines zones assez bien protégées du soleil comme le canthus interne ont une fréquence élevée de CBC et les études de dosimétrie ont montré une faible corrélation entre la fréquence des CBC sur une zone cutanée et l'exposition solaire. Les études épidémiologiques suggèrent que l'exposition solaire, en particulier les expositions aiguës, initie le processus de carcinogenèse qui se manifeste 40 ou 60 ans plus tard. Cependant, la longueur d'onde des radiations solaires, la durée d'exposition, la dose cumulative d'irradiation induisant la carcinogenèse sont moins bien connues que pour les carcinomes épidermoïdes en raison de l'absence de modèles animaux pour les CBC.

En dehors des UV, d'autres facteurs cancérogènes ont été identifiés, comme les rayons X après irradiation thérapeutique ou lors des examens radiologiques répétés, en particulier thoraciques ou sur le cuir chevelu. La période de latence varie de quelques semaines à plus de 50 ans et elle paraît inversement proportionnelle à la dose reçue. La photochimiothérapie UVA augmente la fréquence des CBC mais beaucoup moins que celle des carcinomes épidermoïdes [5]. Rarement, les CBC peuvent survenir sur des cicatrices ou des brûlures. Les CBC se développent plus fréquemment et semblent plus agressifs chez l'immunodéprimé mais cette augmentation est aussi beaucoup moins importante que pour les carcinomes épidermoïdes. Les deux types d'immunité cellulaire et humorale semblent jouer un rôle. Quelques cas ont été rapportés au cours du syndrome d'immunodéficience acquise. Après greffe d'organe, bien qu'il s'agisse le plus souvent de carcinomes épidermoïdes, la survenue de CBC semble également plus élevée. Différents facteurs génétiques ou congénitaux sont susceptibles de favoriser la survenue des CBC (encadré 12.2).

Encadré 12.2

Maladies génétiques ou congénitales susceptibles de favoriser la survenue d'un carcinome basocellulaire

– Albinisme
– Épidermodysplasie verruciforme
– Hamartome basocellulaire linéaire
– Hamartome verrucosébacé (Jadassohn)
– Syndrome de Bazex II (atrophodermie périfolliculaire)
– Syndrome de Muir et Torre
– Syndrome des hamartomes basocellulaires (syndrome de Gorlin-Golz)
– Xeroderma pigmentosum

Ces dernières années, des progrès considérables ont été réalisés dans la compréhension de la photomutagenèse, des anomalies génétiques héréditaires ou acquises participant à la cancérogenèse cutanée, enfin sur le rôle de l'immunosuppression cutanée [6]. En particulier, des mutations de proto-oncogènes tels que *ras*, de gènes suppresseurs de tumeur comme *p53* ou du gène *Patched* ont été observées dans les CBC sporadiques et dans le syndrome des hamartomes basocellulaires. Tous ces points sont développés dans le chapitre sur la cancérogenèse cutanée (*cf.* chapitre 12-3).

Les théories actuelles font dériver les CBC des kératinocytes pluripotentiels incomplètement différenciés et immatures, d'origine épidermique ou, préférentiellement, annexielle. Ces cellules peuvent acquérir une différenciation pilaire ou glandulaire de degré varié, ce qui explique la diversité dans la présentation histologique. *Le CBC est très dépendant de son environnement.* Les essais de transplantations isolées des CBC sans le stroma ont été infructueux ; la tumeur a besoin du stroma pour être transplantée et cette dépendance est souvent citée comme une des caractéristiques de cette tumeur.

Carcinomes basocellulaires

Aspects cliniques

Les CBC peuvent prendre différents aspects cliniques. Trois formes cliniques majeures sont décrites : le CBC nodulaire, le CBC superficiel et le CBC sclérodermiforme. Les CBC prédominent sur le visage, à l'exception de la forme superficielle qui est plus fréquente sur le tronc. Soixante-dix à 85 % des CBC siègent sur le visage et le cou et 25 à 30 % sur le nez qui est la localisation la plus fréquente ; les autres localisations électives sont les joues, le front, les régions périorbitaires et, en particulier, l'angle interne de l'œil. Le CBC peut néanmoins siéger sur tout le tégument, il est rare sur la vulve ou le scrotum et rarissime dans les zones dépourvues de follicules pilosébacés comme les paumes ou les plantes. Il peut être localisé au lit de l'ongle avec un aspect de pachyonychie. Les muqueuses ne sont jamais intéressées.

Début

Il est insidieux. Le CBC survient habituellement sur une peau apparemment saine, car il n'y a *pas de lésion cutanée précurseur* de CBC. Le contexte est souvent évocateur : sujet de peau claire, ayant des signes de photoexposition intense et une histoire d'exposition excessive au soleil. L'aspect est variable et doit être reconnu précocement car cela économisera du tissu à exciser dans les zones critiques :
– *petits grains saillants*, en tête d'épingle, de consistance ferme (sensation cartilagineuse à la sonde boutonnée), de teinte rose ou grisâtre à reflets opalins, *à surface lisse parfois parcourue de fines télangiectasies* ;
– *petite érosion superficielle* en « coup d'ongle » sans caractère particulier, si ce n'est une persistance anormale pour une ulcération traumatique ;
– *papule érythématosquameuse* ou hyperkératosique, arrondie ou ovalaire de quelques millimètres, à peine infiltrée, avec sous les squames une surface parfois érodée discrètement hémorragique.

Les lésions débutantes sont souvent peu caractéristiques et ne permettent pas le diagnostic d'emblée. L'exérèse-biopsie systématique des lésions suspectes, surtout lorsqu'elles persistent depuis plusieurs mois, permet le diagnostic et le traitement à un stade très précoce.

La dermoscopie peut souvent aider au diagnostic de ces formes précoces en montrant des images en *feuilles d'érable*, des télangiectasies en tronc d'arbre, des micro-érosions et des aires blanches sans structure notamment [7].

Formes cliniques

Les recommandations pour la prise en charge des carcinomes basocellulaires ont proposé de ne retenir que trois formes cliniques essentielles de CBC [8].

Carcinome basocellulaire nodulaire (fig. 12.23 et 12.24)

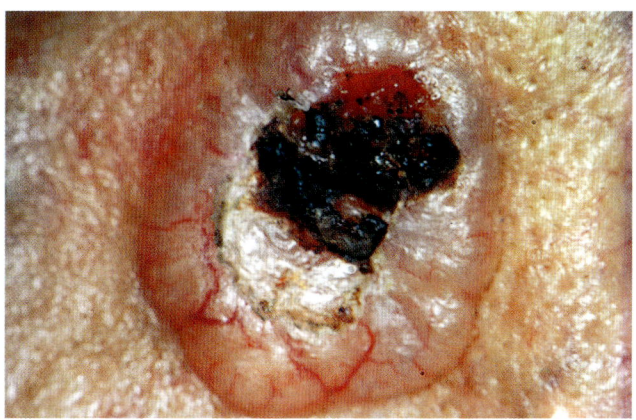

Fig. 12.23 Carcinome basocellulaire nodulaire avec ulcération centrale.

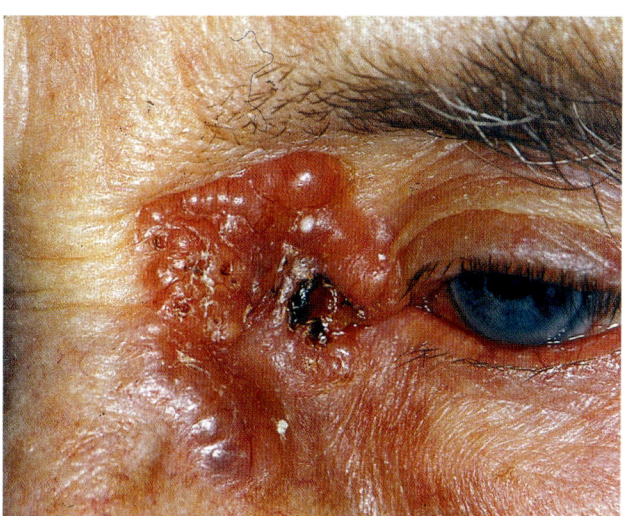

Fig. 12.24 Carcinome basocellulaire multinodulaire avec ulcération térébrante du canthus interne de l'œil.

Cette forme fréquente siège surtout sur le visage, plus rarement sur les membres. La tumeur forme *une papule* ou un *nodule* translucide de consistance ferme (sensation cartilagineuse à la sonde boutonnée), de teinte cireuse ou blanc rosé. Des télangiectasies sont souvent évidentes. Les petits CBC papuleux de 1 à 3 mm sont habituellement lisses et réguliers sans ombilication centrale. Lorsqu'ils s'étendent, un aspect en dôme est habituel, avec une dépression centrale et une fragilité au moindre traumatisme. Ces formes nodulaires sont habituellement non pigmentées bien que des petites flaques brunes ne soient pas rares. Assez souvent, le CBC se ramollit totalement ou partiellement devenant dépressible du fait d'une désintégration pseudo-kystique intratumorale. Quel que soit l'aspect, il peut être confondu avec un kyste cutané bénin. Certains sont partiellement voire totalement *pigmentés*.

En dermoscopie, le carcinome basocellulaire nodulaire se caractérise par la présence de télangiectasies arborescentes, de globules ou nids ovoïdes gris bleuté (même dans les formes cliniquement totalement achromiques), on peut observer également des micro-ulcérations et des images en « roue dentée ».

L'examen en microscopie confocale in vivo objectivera des télangiectasies avec une circulation sanguine intense et surtout des massifs cellulaires denses avec bordure palissadique avec des zones sans structure hypodenses entre stroma et massifs (arcs dits « de rétraction »).

Carcinome basocellulaire superficiel (fig. 12.25)

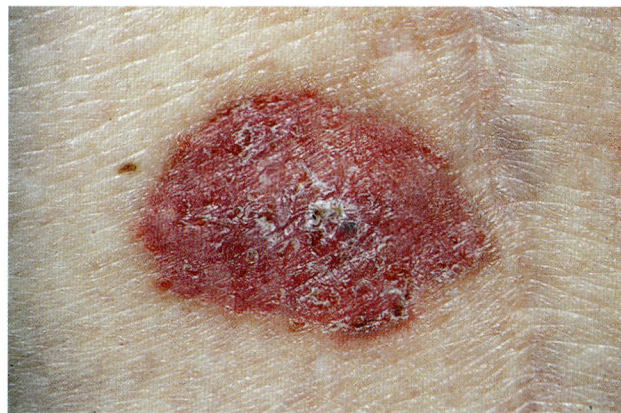

Fig. 12.25 Carcinome basocellulaire superficiel du tronc.

Ce type de carcinome diffère des autres formes par sa localisation préférentielle sur le tronc (46 %) et les membres et par sa survenue à un âge plus jeune et plutôt chez les malades de sexe masculin [4].

Carcinomes basocellulaires

Il se développe très lentement en surface sans avoir tendance à s'infiltrer en profondeur. Les CBC superficiels sont souvent multiples d'emblée ou successivement, formant des placards disséminés de taille variable. Chaque lésion évolue pour son propre compte.

Deux aspects sont habituels :
– plaque peu épaisse à bordure très finement perlée ;
– ou plaque érythématosquameuse bien limitée pouvant simuler une dermatose inflammatoire chronique. La persistance de la lésion conduit à la biopsie et au diagnostic.

En dermoscopie ils se caractérisent par la présence de télangiectasies à bords nets mais rarement arborescentes, de micro-ulcérations et d'images en « roue dentée », en revanche les nids ovoïdes et globules gris bleuté sont plus rares. *L'examen en microscopie confocale* in vivo objectivera également des télangiectasies de petits massifs cellulaires denses avec bordure palissadique.

Carcinome basocellulaire sclérodermiforme (fig. 12.26)

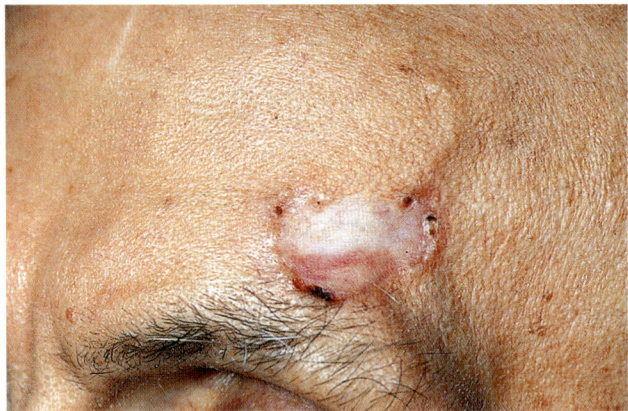

Fig. 12.26 Carcinome basocellulaire sclérodermiforme frontal.

Cette variété assez rare, 2 à 3 % des cas, se distingue des autres CBC par *l'intensité de la sclérose dermique* qui lui confère un aspect clinique, histologique et évolutif particulier. Certains auteurs distinguent les vrais CBC sclérodermiformes, qui ont d'emblée ce caractère très spécial, de ceux qui n'acquièrent ce caractère que secondairement surtout lors de récidive après traitement.

La lésion forme une *plaque blanc jaunâtre, cireuse, dure, enchâssée* dans le derme. Les limites sont difficiles à définir et l'étendue de la lésion est souvent beaucoup plus importante que ne le laisse prévoir l'examen clinique (en moyenne plus de 7 mm).

L'examen dermoscopique est alors beaucoup plus difficile car les signes typiques du carcinome basocellulaire sont volontiers absents ou localisées sur une faible partie de la surface de la lésion.

L'examen en microscopie confocale est plus performant, retrouvant de très petits massifs cellulaires intradermiques.

Les récidives sont fréquentes malgré une exérèse chirurgicale large. Une évolution vers une forme ulcérée voire térébrante peut se produire après plusieurs années. Certains caractères biologiques dont la capacité de synthétiser une collagénase de type IV distingueraient ces CBC et expliqueraient leur agressivité.

Caractères évolutifs communs à toutes les formes – Pigmentation – Ulcération

Au cours de leur évolution, toutes ces formes peuvent *s'ulcérer ou se pigmenter* sans que cela ne confère habituellement de profil évolutif particulier au CBC.

CBC pigmentés. Ils peuvent l'être uniformément, ressemblant à des mélanomes. Plus souvent, le pigment est disposé sous forme de petits points ou taches grisâtres, bleutés ou noirs en mouchetures sur les perles carcinomateuses ou à la surface d'une zone atrophocicatricielle. La dermoscopie les reconnaît assez facilement à la présence de structures digitiformes pigmentées, de nids ovoïdes gris bleu, de télangiectasies « en tronc d'arbre » de micro-ulcérations et de structures « en roue dentée » (cf. chapitre 1-3).

CBC ulcérés. Toutes les formes de CBC peuvent s'ulcérer au cours de leur évolution. Parmi ces formes, l'une est particulière, il s'agit de *l'ulcus rodens* (fig. 12.27). Il forme une ulcération à l'emporte-pièce dont les bords ne sont ni indurés ni surélevés. L'infiltration est variable, souvent difficile à apprécier cliniquement. L'ulcération peut avoir une évolution extensive et destructrice. La tumeur envahit les tissus mous sous-jacents, les cartilages, l'os : c'est la forme térébrante. Malgré l'absence habituelle de métastase, le pronostic est redoutable, le traitement étant souvent rendu impossible par l'étendue des lésions et les récidives fréquentes. Les délabrements peuvent être considérables, conduisant à la mort par hémorragie ou cachexie.

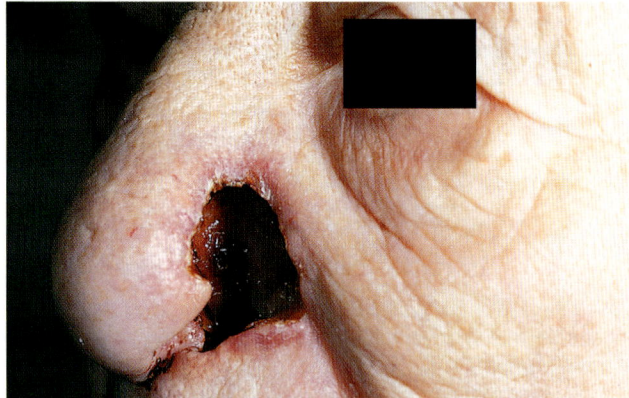

Fig. 12.27 Carcinome basocellulaire ulcéreux (*ulcus rodens*).

CBC « localement avancés ». Dans des formes très évoluées, négligées ou incorrectement prises en charge aux phases initiales, la lésion peut prendre un caractère exophytique et géant, la tumeur est souvent ulcérée et hémorragique au moindre contact. Le terme de « CBC localement avancé » est alors proposé pour décrire ces formes évoluées.

Formes cliniques particulières

Syndrome des hamartomes basocellulaires (nævomatose basocellulaire ou syndrome de Gorlin-Golz). Cette affection est décrite en détail au chapitre 12-2. Un sujet de controverse est de savoir si les lésions cutanées sont d'emblée des CBC ou s'il s'agit d'hamartomes basocellulaires susceptibles de se transformer en CBC. Histologiquement, l'aspect est proche de celui d'un CBC à différenciation pilaire. Les CBC constituent la lésion essentielle sans laquelle il est difficile de poser le diagnostic.

La survenue chez un sujet jeune de CBC multiples, souvent localisés sur les zones non exposées au soleil, est évocatrice du syndrome. Il existe une instabilité chromosomique et les malades ont une sensibilité aux radiations ionisantes proscrivant la radiothérapie. Sinon, de nouveaux CBC surviennent dans des délais brefs, de l'ordre de 6 mois à 3 ans après l'irradiation.

Ce syndrome génétique autosomique dominant est lié à une mutation germinale du gène *Patched*.

Hamartome basocellulaire linéaire. C'est une éruption congénitale, non héréditaire, constituée par l'association de CBC, de comédons, de kystes épidermiques et de différentes tumeurs annexielles bénignes. Les comédons peuvent manquer. Les CBC sont souvent présents à la naissance ou très précocement.

Syndrome de Bazex et Dupré II (atrophodermie périfolliculaire). Il comporte l'association d'atrophodermie folliculaire, petites dépressions ponctuées du dos des mains et des pieds, qui peuvent être le signe d'appel, de CBC multiples, d'hypotrichose et d'hypohidrose. Une kératose pilaire et des troubles pigmentaires peuvent enrichir le tableau clinique. Il s'agit d'une affection de transmission dominante liée à l'X.

Syndrome de Muir et Torre (*cf.* fig. 12.12). Il comporte l'association de multiples tumeurs sébacées, de kératoacanthomes et de diverses tumeurs viscérales de faible malignité. Des CBC à différenciation sébacée sont fréquents dans ce syndrome. Les CBC forment de petits papulonodules translucides comportant parfois une coloration jaunâtre en plus de leurs caractères habituels. La reconnaissance de ce syndrome est importante, car les CBC à différenciation sébacée ont une extension lente et sont peu agressifs, ce qui les différencie de certains carcinomes sébacés vrais plus agressifs ; les tumeurs viscérales associées ont une faible malignité ; leur traitement peut en être modifié et les malades doivent être explorés régulièrement à la recherche d'un cancer viscéral. Ce syndrome est de transmission autosomique dominante et il est lié à une mutation des gènes *hMLH1* ou *hMSH2*, gènes impliqués dans la correction des mésappariements postréplicatifs de l'ADN.

Hamartome verrucosébacé de Jadassohn. C'est un hamartome complexe, congénital dans la plupart des cas, associant une hyperplasie épidermique et des malformations sébacées et apocrines évolutives ; il est décrit au chapitre 12-2. Après la puberté, des tumeurs épithéliales bénignes (surtout syringocystadénomes papillifères), plus rarement des CBC ou des carcinomes trichoblastiques (moins de 5 %), peuvent se développer sur cet hamartome [9].

Tumeur fibroépithéliale de Pinkus. Cette tumeur décrite est définie par sa *structure histologique très spéciale*, mais elle évolue plus ou moins tardivement vers un CBC typique cliniquement et histologiquement. Uniques ou multiples, les lésions sont habituellement groupées et siègent *souvent dans la région lombosacrée*. Elles peuvent survenir plusieurs années après une *radiothérapie*. Cliniquement, elles forment soit des petites tumeurs sessiles ou pédiculées, soit des placards bien limités légèrement surélevés, soit des micropapules lichénoïdes confluantes en nappe. Elles ont comme caractères plus particuliers : leur surface lisse, leur teinte rosée, leur fermeté qui permettent habituellement de les distinguer des fibromes, des papillomes, des nævus achromiques, des kératoses séborrhéiques et des maladies de Bowen.

Histopathologie

Caractéristiques générales

Les CBC ont des caractères cytologiques et architecturaux assez typiques. Les cellules tumorales ont un aspect uniforme avec un noyau d'assez grande taille très basophile. Le cytoplasme est réduit et basophile. Les limites cellulaires sont parfois indistinctes. Les espaces intercellulaires sont augmentés. Il n'existe habituellement pas d'atypie cellulaire. Lorsque, rarement, il existe des mitoses multiples et des atypies nucléaires, l'évolutivité clinique n'en est pas modifiée. Le CBC forme des masses dermiques de taille et de formes variées, à limites nettes, entourées et limitées par une couche de cellules tumorales périphériques, disposées en palissade. Les masses tumorales semblent connectées à l'épiderme, qui peut être ulcéré, ou aux annexes épidermiques. Cet aspect le plus fréquent correspond à la forme indifférenciée. Le derme entourant la tumeur comporte souvent une prolifération fibrocytaire et une dégénérescence mucineuse du tissu conjonctif. Des espaces de rétraction sont couramment observés autour des îlots tumoraux sur les coupes en paraffine. Une élastose actinique est fréquemment associée.

Formes histologiques

Quatre formes anatomiques principales de CBC sont retenues par les recommandations de l'Anaes [8].

La forme nodulaire est définie par la présence d'un ou plusieurs lobules larges, bien circonscrits dans le derme. Les lobules sont faits de cellules basaloïdes dont les noyaux prennent un aspect palissadique en périphérie. Des fentes de rétractions péritumorales sont souvent visibles.

La forme superficielle est définie par la présence de nids tumoraux appendus à l'épiderme et/ou aux follicules pileux. Ces foyers sont constitués de cellules basaloïdes avec un agencement palissadique des noyaux en périphérie. Des fentes de rétraction sont également souvent visibles. Les foyers tumoraux peuvent apparaître multiples, séparés par des intervalles de peau saine. Des images en reconstruction 3D laissent cependant penser qu'il s'agit d'artefacts liés au niveau de coupe histologique.

La forme sclérodermiforme se définit par des foyers tumoraux à type de cordons effilés, parfois représentés par une seule assise cellulaire. Les cellules sont peu différenciées. La tumeur, très mal limitée, infiltre un derme très scléreux. Les éléments tumoraux, souvent séparés les uns des autres, occupent toute la hauteur du derme, et atteignent parfois l'hypoderme.

La forme infiltrante regroupe les formes micronodulaires et trabéculaires. La forme micronodulaire se caractérise par un grand nombre de foyers tumoraux de petite taille dispersés dans le derme en lobules bien limités. La forme trabéculaire est caractérisée par la présence de foyers tumoraux de petite taille, mal limités, disposés dans le derme et parfois l'hypoderme en îlots irréguliers ou en travées à limites floues.

Corrélation anatomoclinique

La corrélation entre la structure histologique et l'aspect clinique n'est pas systématique. Cependant, elle est fréquemment trouvée, même si des formes nodulaires peuvent dans certains cas avoir une composante sclérodermiforme ou infiltrante, notamment dans la partie profonde de la tumeur et si les différents aspects histologiques peuvent s'associer au sein d'une même tumeur [10]. En zone esthétiquement affichante, la biopsie préalable à un traitement chirurgical est souvent justifiée pour déterminer le sous-type histologique et ainsi ajuster les marges de sécurité.

Quelle que soit la forme, une différenciation pilaire (kératinisante) ou glandulaire (sébacée, rarement apocrine ou eccrine) peut modifier l'aspect histologique et rendre le diagnostic plus difficile.

Évolution

À l'opposé des carcinomes épidermoïdes, *les CBC ne métastasent qu'exceptionnellement voire, pour certains auteurs, jamais*. Les rares cas publiés comme métastases ganglionnaires ou viscérales font l'objet de débats où sont discutées la nature même de la tumeur et la notion de métastase. Plusieurs cas publiés comme des métastases ganglionnaires sont en fait des atteintes ganglionnaires par extension locale de la tumeur. En revanche, les CBC par extension locale peuvent envahir et détruire les structures voisines osseuses ou viscérales.

Extension locale

L'évolution locale des CBC est caractérisée par l'extension progressive dans les tissus adjacents. Le CBC a tendance à envahir certains tissus de voisinage : derme, fascia, périoste, périchondre, plan de fusion embryonnaire, gaines nerveuses. L'extension du CBC dans le *derme* est presque constante, cette progression intradermique peut être cliniquement peu visible et de plus asymétrique, ceci pouvant expliquer les récidives après exérèse. Après le derme, le CBC a tendance à s'étendre le long des *fascias*. Ainsi, un CBC peut se développer autour d'une articulation en respectant celle-ci. Lorsque la peau est proche de l'os sous-jacent, le CBC peut progresser le long du *périoste*. Cette tendance est souvent observée sur l'éminence malaire, les tempes, le conduit auditif externe, la moitié supérieure du nez, et dans le canthus interne. Ainsi, un CBC évolué du canthus interne peut s'étendre le long du périoste de la paroi interne de l'orbite sans atteindre obligatoirement l'œil ou les muscles orbitaires. De même, le CBC peut progresser le long du périchondre des *cartilages* du nez ou de l'oreille. Le cartilage du nez est assez irrégulier, de petits îlots tumoraux peuvent persister après traitement, ce qui explique la fréquence des récidives dans cette localisation.

L'extension tumorale le long des plans de fusion embryonnaire est connue mais mal comprise; elle pose de difficiles problèmes lorsque cette zone est orientée perpendiculairement à la surface cutanée. La tendance à un envahissement profond est ainsi majeure dans les sillons nasogéniens, les ailes du nez, la ligne d'accolement entre la lèvre supérieure et la joue et dans la région auriculaire et périauriculaire.

Le CBC a également tendance à se propager le long des gaines nerveuses. Le carcinome peut s'étendre concentriquement en plusieurs couches cellulaires autour du nerf sous le périnèvre. Le pronostic peut ainsi être assombri, en raison de l'extension de la tumeur le long d'un nerf par exemple dans un orifice de la base du crâne. Plus couramment, l'extension périneurale est moindre, elle peut cependant entraîner une neuropathie : névralgie faciale par atteinte du trijumeau, paralysie faciale, etc. Rarement, la neuropathie peut être le signe d'appel d'une récurrence sans lésion cutanée visible.

Bien que le périchondre et le périoste constituent initialement une barrière à l'extension de la tumeur, à terme une extension plus profonde peut survenir avec une atteinte du cartilage et de l'os voire des organes sous-jacents. Ces formes évoluées peuvent nécessiter le recours à une chirurgie craniofaciale extensive et mutilante.

Formes « métastatiques »

Cette entité est discutée et pour de nombreux auteurs ces tumeurs métastasiantes sont des carcinomes épidermoïdes indifférenciés. Une explication à l'absence ou à la rareté des métastases est le fait que le CBC a besoin de son stroma pour survivre et que ce stroma ne migre pas. Pour porter ce diagnostic, il est nécessaire que : la tumeur primitive soit localisée à la peau et non sur une muqueuse, les métastases siègent à distance et non pas par simple contiguïté, l'histologie de la tumeur primitive et de la métastase confirment le CBC. *Moins de 200 observations de CBC métastatique ont été rapportées et la plupart sont douteuses*. Ce nombre est infime par rapport à la fréquence des CBC. La diffusion métastatique peut se faire par voie sanguine ou lymphatique. L'histologie des métastases et celle de la tumeur primitive sont habituellement superposables. Les principales localisations métastatiques sont le poumon, l'os et les ganglions [11]. L'intervalle de survenue d'une métastase est en moyenne de 9 ans et la durée de survie après la découverte de la métastase est de 8 mois.

Pronostic

Le pronostic des CBC après traitement dépend de la fréquence des récidives, du risque d'extension locale en particulier en profondeur de ces récidives, enfin du risque lié aux difficultés thérapeutiques, notamment en raison de la localisation de la lésion. Les facteurs pronostiques sont cliniques et histologiques.

Facteurs pronostiques cliniques

La localisation est l'un des facteurs cliniques conditionnant le pronostic. Il est possible de distinguer des zones à faible risque (tronc et membre), des zones à risque intermédiaire (front, joue, menton, cuir chevelu et cou) et enfin des zones à haut risque constituées par le nez et les zones périorificielles de l'extrémité céphalique.

Le deuxième facteur pronostique est *la taille* de la tumeur : un carcinome de plus de 1 cm sur la zone à haut risque ou de plus de 2 cm sur les autres zones est considéré comme de mauvais pronostic. Les formes mal limitées cliniquement et sclérodermiformes ainsi que les formes récidivées sont de plus mauvais pronostic.

Facteurs pronostiques histologiques

Les carcinomes CBC sclérodermiformes et infiltrants sont considérés comme étant de mauvais pronostic. L'existence d'une infiltration périnerveuse est également de mauvais pronostic. En revanche, l'âge et le sexe ne sont pas des facteurs pronostics identifiés. Les différents facteurs de risque permettent de décrire trois groupes à risque évolutif différents, ce qui a conduit à définir un arbre décisionnel thérapeutique :
– **les CBC de mauvais pronostic** sont constitués des formes cliniques sclérodermiformes et mal limitées, des formes histologiques agressives, des formes récidivées à l'exception des CBC superficiels, enfin des CBC nodulaires situés sur les zones à haut risque de récidive (zone centrofaciale et pré-auriculaire) et de taille supérieure à 1 cm ;
– **les CBC de bon pronostic** sont représentés par les CBC superficiels primaires, les CBC nodulaires primaires bien limités de moins de 1 cm sur la zone à risque intermédiaire et de moins de 2 cm sur la zone à bas risque de récidive ;
– **le groupe de pronostic intermédiaire** est constitué par les autres situations cliniques, à savoir les CBC superficiels récidivés, les CBC nodulaires de moins de 1 cm sur zone à haut risque, de plus de 1 cm sur zone à risque intermédiaire et de plus de 2 cm sur zone à bas risque.

Diagnostic différentiel

Si le diagnostic clinique des CBC typiques est souvent facile, il existe bien des circonstances où il est incertain. Les éléments essentiels du diagnostic sont la fixité des lésions, la bordure perlée et la présence de télangiectasies. On doit cependant toujours garder en mémoire que le diagnostic de cancer est histologique. Le diagnostic se pose souvent avec diverses tumeurs annexielles bénignes, mais également avec les carcinomes épidermoïdes, les cancers annexiels, les nævus, les fibroxanthomes atypiques, les carcinomes neuroendocrines, enfin exceptionnellement, dans les formes pigmentées, avec les mélanomes. Parmi les tumeurs annexielles bénignes, les trichoépithéliomes qui forment des petits nodules hémisphériques ne sont pas distinguables cliniquement des CBC, sinon par leur multitude. De même les hyperplasies sébacées, lésions très fréquentes, qui réalisent de petites papules jaunâtres avec un centre légèrement déprimé parfois télangiectasique, simulent souvent un CBC à un stade précoce. Les acanthomes fissurés secondaires à des phénomènes de friction peuvent également être de diagnostic difficile. Ils siègent électivement dans la zone rétro-auriculaire. Plus rarement, des affections inflammatoires ou infectieuses d'évolution subaiguë ou chronique peuvent se discuter, par exemple tuberculose cutanée, leishmaniose, granulome pyogénique, actinomycose, iodides ou bromides. Certaines formes cliniques augmentent la liste des diagnostics différentiels. Les CBC sclérodermiformes peuvent faire discuter une cicatrice ou une petite plaque de morphée, les formes superficielles une maladie de Bowen voire une plaque de psoriasis, d'eczéma, de lupus érythémateux ou une kératose séborrhéique au stade initial.

Traitement

Principes

Diverses options thérapeutiques sont possibles pour le traitement des CBC. Aucune méthode n'est supérieure aux autres pour le traitement de tous les CBC. Les buts à atteindre lors du traitement sont les suivants : efficacité carcinologique, résultat esthétique convenable, minimum de désagréments pour le malade, enfin coût minimal. Le traitement doit être choisi en fonction des caractères de la tumeur et du contexte (âge et état général du malade, problèmes anesthésiques, etc.). En pratique, il existe deux grands principes de traitement : soit la tumeur est enlevée, soit elle est détruite *in situ*. Dans les deux cas, l'appréciation clinique de la taille exacte est importante ; elle est souvent difficile et la qualité de cette appréciation repose avant tout sur l'expérience du thérapeute. L'avantage d'enlever la lésion est la possibilité de faire un contrôle histologique des limites de l'exérèse. Les options thérapeutiques peuvent être résumées ainsi : il faut définir les CBC qui, à aucun prix, ne doivent récidiver parce que les conséquences en seraient graves (localisations à risques, CBC sclérodermiformes, résultats esthétiques au premier plan, sujets jeunes, etc.) et pour ceux-ci le contrôle histologique est indispensable. Des recommandations pour la prise en charge thérapeutique ont été publiées par l'Anaes en fonction des paramètres pronostiques [8]. La discussion en réunion de concertation pluridisciplinaire (RCP) des carcinomes basocellulaires de faible risque n'est pas requise, en revanche elle est souhaitable devant des formes complexes, récidivantes, sclérodermiformes ou localement avancées (voire métastatiques si elles existent) ; c'est également le cas lorsqu'une alternative à la chirurgie est proposée dans une forme à faible risque.

Principales méthodes thérapeutiques [8]

Quelle que soit la technique choisie, un examen histologique confirmant le diagnostic doit toujours être effectué. Suivant les cas, cet examen peut être réalisé avant le traitement par une biopsie préalable, ou lors du traitement.

Chirurgie (*cf.* chapitre 22-7)

Ces dernières années, la dermatologie chirurgicale s'est beaucoup développée et la détection plus précoce des CBC fait que la grande majorité des lésions sont de petites tumeurs qui sont traitées par excision chirurgicale suivie le plus souvent de suture directe au cabinet du dermatologue. L'examen histologique obligatoire permet de confirmer le diagnostic et de vérifier que l'exérèse est complète. En pratique, la chirurgie est actuellement le traitement de base de la majorité des tumeurs, en particulier de taille moyenne ou grande. La marge d'exérèse n'est jamais liée aux modalités de reconstruction. D'après les recommandations de l'Anaes, les marges de sécurité doivent être calculées en fonction du niveau de risque de chaque CBC [8]. Pour les formes de bon pronostic, des marges de 3 à 4 mm sont considérées comme suffisantes. Pour les CBC à risque intermédiaire, une marge stricte de 4 mm est conseillée. Pour les formes de mauvais pronostic, l'analyse de la littérature ne permet pas de proposer une attitude standardisée. Cependant, des marges comprises entre 5 et 10 mm sont conseillées. Dans ces formes, une chirurgie permettant un contrôle optimal des berges d'exérèse de la tumeur (chirurgie micrographique de Mohs, chirurgie avec reconstruction différée, chirurgie avec analyse histopathologique en 3 dimensions des prélèvements) peut être proposée en fonction des habitudes et des pratiques des équipes prenant en charge le malade. Après exérèse réputée complète, la reconstruction peut se faire par suture directe – lorsque la suture est possible sans tension –, plastie ou greffe.

Cryochirurgie (*cf.* chapitre 22-4)

Cette méthode consiste à détruire la tumeur par une congélation forte à l'azote liquide ou au protoxyde d'azote. Elle entraîne un œdème précoce puis une nécrose justifiant la réalisation de soins locaux pendant 3 à 4 semaines après la procédure. Ses risques sont essentiellement une dépigmentation définitive de la peau. Son principal avantage est sa simplicité, elle ne nécessite pas d'anesthésie générale et peut être utilisée chez le sujet âgé ou peu coopérant. Ses indications sont essentiellement les CBC de petite taille sur les zones à risque intermédiaire de récidive, notamment sur la pyramide nasale, et les CBC superficiels.

Radiothérapie (*cf.* chapitre 22-4)

Une étude contrôlée randomisée comparant la radiothérapie et la chirurgie avec contrôle histologique des bords [12] a montré que les résultats carcinologiques (0,7 % de récidive à 4 ans avec la chirurgie *versus* 7,5 % avec la radiothérapie) et cosmétiques (87 % de bons résultats cosmétiques avec la chirurgie *versus* 69 % avec la radiothérapie) étaient significativement meilleurs avec la chirurgie qu'avec la radiothérapie. Cependant, la radiothérapie garde des indications nettes, notamment lors de contre-indications chirurgicales. Plusieurs techniques peuvent être utilisées. L'usage de la radiothérapie sera décidé en RCP.

La curiethérapie est une bonne alternative, lorsque la reconstruction risque de donner des résultats esthétiques médiocres pour des tumeurs de taille moyenne chez des sujets de plus de 50 ans. Elle est particulièrement indiquée dans les zones à géométrie complexe. Les bonnes localisations sont le sillon nasogénien, la zone sous-narinaire, la lèvre supérieure, le sillon rétro-auriculaire.

La radiothérapie transcutanée (250 kV, électrons) est indiquée dans les cancers difficiles à traiter chez des malades inopérables ou lorsque l'intervention risque d'entraîner des délabrements trop importants. C'est en particulier le cas de certains CBC térébrants lorsque l'exérèse n'est pas complète.

La radiothérapie superficielle (radiothérapie de contact ou intermédiaire) a été utilisée chez le sujet âgé chez qui la simplicité et l'efficacité du traitement sont des éléments majeurs du choix, pour traiter les tumeurs peu épaisses siégeant sur une surface plane. Il n'y a pas de contre-indication liée au terrain, le coût est faible et le résultat esthétique est convenable. Cette méthode a toutefois perdu un peu de son intérêt au profit de la chirurgie qui est en règle très bien tolérée même chez des patients âgés ou de modalités thérapeutiques encore plus simples comme la cryochirurgie.

Autres traitements

L'indication des autres techniques est limitée et plus difficile à préciser. Le *laser CO_2* peut être utilisé dans les tumeurs superficielles du tronc ou des membres supérieurs et dans la nævomatose basocellulaire en raison de sa simplicité pour le malade lors du traitement des lésions multiples. Les tumeurs superficielles multiples peuvent être traitées par *chimiothérapie locale* (5-fluoro-uracile) ; le traitement des lésions plus profondes est peu efficace avec une guérison apparente superficielle mais une poursuite évolutive en profondeur. Une approche de traitement plus médicale est adaptée à des CBC à faible risque et de petite taille. C'est notamment le cas de l'immunothérapie avec un modificateur de la réponse immunitaire locale, l'imiquimod, qui permet d'obtenir des taux de guérison satisfaisant dans les CBC superficiels de petite taille au prix d'un traitement prolongé et d'effets indésirables locaux (irritation, œdème, vésiculation et croûtes) dont l'importance est corrélée au taux de réponse [13].

Thérapie photodynamique au mALA (*cf.* chapitre 22-4). Elle est intéressante dans les CBC superficiels multiples ou étendus en raison de la simplicité relative du traitement et des bons résultats esthétiques [14] ; elle est toutefois coûteuse et non indolore.

Thérapies ciblées. Dans les formes localement avancées ou les exceptionnelles formes métastatiques, des thérapies ciblées dirigées contre la voie de signalisation *sonic hedghog* (inhibiteurs de SMO) ont été évaluées et montrent des taux de réponse importants (de 38 à 66 % de réponses objectives) quoique souvent peu durables au prix d'une toxicité générale assez handicapante [15, 16]. Actuellement, ces molécules, dont l'usage doit être décidé en RCP, rendent caduque l'utilisation de chimiothérapies classiques.

Résultats

Le risque de récidive dépend avant tout du traitement initial mais aussi de la taille de la tumeur, de son siège et de ses caractères histologiques. Le taux de rémission à 5 ans des CBC primitifs est élevé, de l'ordre de 99 % pour la chirurgie micrographique, 90-95 % pour l'excision chirurgicale classique avec marges et la radiothérapie, 85-90 % pour la cryochirurgie et l'électrocoagulation. En cas de récidive, le traitement est beaucoup plus difficile et le taux de récurrence élevé ; c'est en particulier le cas lors des récidives après radiothérapie où le taux de récurrence est de l'ordre de 15 à 25 % pour la chirurgie et supérieur à 7 % pour la technique de Mohs [17].

Surveillance et prévention

La surveillance dermatologique est nécessaire et doit être prolongée, car il existe des récidives tardives (en moyenne la récidive survient à 3 ans) et le risque d'apparition d'un autre CBC est élevé, proche de 50 % à 5 ans [18]. Un suivi semestriel la 1re année, puis annuel durant toute la vie est recommandé. La prévention primaire et secondaire repose sur la photoprotection. Il est conseillé aux malades ayant eu un CBC, surtout s'ils sont jeunes, de réduire leurs expositions aux UV. Cette recommandation s'appuie sur un consensus professionnel et sur un faisceau d'arguments scientifiques, mais n'a pas été confirmée par un essai clinique de prévention utilisant des écrans solaires [19]. Certains auteurs ont proposé d'utiliser les rétinoïdes (acitrétine et isotrétinoïne) en chimiothérapie préventive chez les malades à haut risque de rechutes ou de récidives ou dans la nævomatose basocellulaire. Malgré leur faible efficacité sur les CBC constitués, les rétinoïdes à fortes doses semblent prévenir ou retarder l'apparition de nouveaux CBC chez les malades atteints de *xeroderma pigmentosum*, de nævomatose basocellulaire, de CBC multiples. Malheureusement, le traitement doit être poursuivi au long cours, car les lésions récidivent à l'arrêt, et les fortes doses entraînent des effets indésirables difficilement tolérables. En revanche, utilisés à faible dose, le rétinol (25 000 UI/j) [20] ou l'isotrétinoïne (10 mg/j) [21] n'ont montré aucune efficacité dans la prévention d'un nouveau CBC chez des sujets à haut risque. Une supplémentation par le sélénium est inefficace dans la prévention d'un deuxième carcinome [22]. La prévention par le bêtacarotène est également inefficace [23]. Enfin, les malades atteints de CBC auraient un risque accru d'avoir un deuxième cancer autre qu'un cancer cutané [24].

RÉFÉRENCES

1. Green A. et coll., *J Am Acad Dermatol.* 1988, *19*, 1045.
2. Ko C.B. et coll., *Br J Dermatol.* 1994, *130*, 269.
3. Miller S.J., *J Am Acad Dermatol.* 1991, *24*, 1 (part. 1), 161 (part. 2).
4. Scrivener Y. et coll., *Br J Dermatol.* 2002, *147*, 41.
5. Stern R.S. et coll., *J Invest Dermatol.* 1988, *91*, 120.
6. Grossman D. et coll., *Arch Dermatol.* 1997, *133*, 1263.
7. Lallas A. et coll., *J Am Acad Dermatol.* 2014, *70*, 303.
8. Anaes, *Ann Dermatol Vénéréol.* 2004, *131*, 661.
9. Cribier B. et coll., *J Am Acad Dermatol.* 2000, *42*, 263.
10. Hendrix J.D. et coll., *Arch Dermatol.* 1996, *132*, 295.
11. McCusker M. et coll., *Eur J Cancer.* 2014, *50*, 774.
12. Avril M.F. et coll., *Br J Cancer.* 1997, *76*, 100.
13. Beutner K.R. et coll., *J Am Acad Dermatol.* 1999, *41*, 1002.
14. Wang I. et coll., *Br J Dermatol.* 2001, *144*, 832.
15. Basset Seguin N. et coll., *Lancet Oncol.* 2015, *16*, 729.
16. Migden M.R. et coll., *Lancet Oncol.* 2015, *16*, 716.
17. Smith S.P. et coll., *J Dermatol Surg Oncol.* 1991, *17*, 26.
18. Marghoob A. et coll., *J Am Acad Dermatol.* 1993, *28*, 22.
19. Green A. et coll., *Lancet.* 1999, *354*, 723.
20. Levine N. et coll., *Cancer Epidemiol Biomarkers Prev.* 1997, *6*, 957.
21. Tangrea J.A. et coll., *J Natl Cancer Inst.* 1992, *84*, 328.
22. Clark L.C. et coll., *JAMA.* 1996, *276*, 1957.
23. Frieling U.M. et coll., *Arch Dermatol.* 2000, *136*, 179.
24. Frisch M. et coll., *Ann Intern Med.* 1996, *125*, 815.

12-6 Carcinomes épidermoïdes cutanés

Carcinomes spinocellulaires (épidermoïdes cutanés)

C. Mateus, C. Robert

On utilise indifféremment, pour dénommer ces tumeurs malignes développées à partir de l'épiderme et reproduisant l'aspect des cellules kératinisées, les termes de carcinome épidermoïde cutané (CEC) ou de carcinome spinocellulaire. Le mot «carcinome» a remplacé celui d'«épithélioma». En France, les CEC viennent en deuxième position parmi les cancers cutanés et ils représentent environ 20 % des cancers cutanés. À la différence des carcinomes basocellulaires, les CEC peuvent métastaser, et se développent le plus souvent sur des lésions pré-épithéliomateuses, principalement des kératoses actiniques. Cependant, la plupart des CEC sont peu agressifs, moins de 1 % des malades meurent de leur cancer. En revanche, le coût du traitement et la morbidité fonctionnelle et esthétique sont importants.

En juillet 2009 et 2011, un travail collégial de revue exhaustive de la littérature par un panel d'experts français a été publié avec des recommandations pour la prise en charge diagnostique et thérapeutique du carcinome épidermoïde [1, 2]. Des recommandations européennes viennent également d'être récemment publiées [3]. Ce chapitre a été révisé en tenant compte de ces nouvelles données et recommandations.

Épidémiologie

Aux États-Unis, le nombre estimé de cas de CEC traités en 2004 était de 600 000 avec 4 000 à 9 000 décès liés à ces tumeurs. En Australie, l'incidence est très élevée, elle était de 387/100 000 en 2002, pouvant atteindre 1/100 dans les zones tropicales [3]. Ces nombres sont de toute façon sous-estimés puisqu'ils excluent les CEC non traités ou traités sans contrôle histologique [4].

L'incidence globale des CEC a augmenté dans la plupart des pays occidentaux de 4 à 8 % par an depuis 1960. Cette augmentation d'incidence est probablement en partie liée au vieillissement de la population mais aussi à une augmentation de l'exposition solaire dans la population générale [5].

En France, l'incidence et la prévalence des CEC ne sont pas connues avec précision car il n'y a pas de déclaration systématique dans les registres de cancers. On connaît néanmoins grâce aux registres du Doubs et du Haut-Rhin des données qui viennent confirmer les données mondiales avec [1] :
– une incidence annuelle estimée à 30/100 000 dans la population générale ;
– une incidence plus importante chez les hommes : *sex ratio* proche de 2 ;
– un doublement des taux d'incidence entre 1983 et 2002, de 18,48 à 31,47 chez l'homme et de 6,26 à 16,87 chez la femme ;
– un âge moyen au diagnostic de 74 ans chez l'homme et 77 ans chez la femme, de près de 10 ans supérieur à celui du carcinome basocellulaire.

Facteurs de risque

On distingue deux types de facteurs de risque, intrinsèques liés aux caractéristiques génétiques du patient, et extrinsèques liés aux conditions environnementales. Très récemment, un facteur médicamenteux inducteur a été décrit avec l'émergence de CEC sous thérapies ciblées.

Facteurs de risque intrinsèques

Le **phototype** est le facteur intrinsèque principal, les phototypes clairs étant les plus à risque de développer des CEC.

Certaines **génodermatoses** sont également associées à un risque élevé de développement de CEC : *xeroderma pigmentosum*, albinisme (*cf.* chapitre 9-3), syndrome de Muir-Torre, épidermolyse bulleuse dystrophique (*cf.* chapitre 10-11), épidermodysplasie verruciforme (*cf.* chapitre 2-1), syndrome de Bazex (*cf.* chapitre 19-12).

Facteurs de risque extrinsèques

Ils correspondent aux facteurs environnementaux ou acquis.

L'exposition aux ultraviolets naturels ou artificiels est le facteur de risque principal des CEC, comme en témoignent :
– la corrélation linéaire entre l'incidence des CEC et la quantité d'irradiation aux rayons ultraviolets. L'incidence des CEC double lorsque la latitude diminue de 8 à 10° ;
– le lien entre la survenue des CEC et la dose totale d'UV cumulée au cours de la vie, en accord avec une incidence des CEC augmentant avec l'âge et multipliée par 10 au-delà de 75 ans ;
– la localisation préférentielle sur les zones photoexposées, 50 à 60 % survenant sur la tête et le cou, puis dans l'ordre, mains et avant-bras, région supérieure du tronc, jambes ;
– le fait que le spectre des mutations somatiques retrouvées dans la plupart des CEC (*p53*, *NRas*) évoque une induction par les UV («signature de la cancérogenèse UV-induite» : pontage interpyrimidinique) [6].

Les UVA et UVB sont impliqués dans la carcinogenèse et les UV artificiels, qu'ils soient thérapeutiques (PUVAthérapie) ou esthétiques (cabine de bronzage), constituent également des facteurs de risque et doivent être contrôlés. Le risque existe de manière significative au-delà de 200 séances de PUVAthérapie et est multiplié par 1,39 après 100 séances de cabine de bronzage [1].

Les rayonnements ionisants constituent aussi un facteur de risque d'émergence de CEC sur la zone irradiée plusieurs années après l'irradiation. Cette toxicité à long terme des radiations ionisantes, parfois même professionnelle, est néanmoins rare.

Toute plaie ou inflammation chronique de la peau ou des semi-muqueuses peut favoriser le développement des CEC : cicatrices, brûlures, ulcère, lichen.

Les infections à Human Papilloma Virus (muqueuses orales et génitales), le contact avec les **carcinogènes chimiques**, goudrons de houille, suie de charbon (historiquement CEC du scrotum des ramoneurs, premier cancer professionnel jamais décrit, par Pott en 1775, que l'on ne voit plus de nos jours), bitume, ainsi que le **tabac** (rétro-comissurale) sont également des facteurs de risque reconnus des CEC.

L'immunodépression quelle qu'en soit la cause (hémopathies, VIH, traitements immunosuppresseurs, etc.) favorise l'apparition de CEC mais également leur développement et agressivité. Ainsi, après transplantation rénale, le risque de cancers cutanés est multiplié par 4 à 7 dans les régions à faible ensoleillement et par 21 dans les zones très ensoleillées [7]. Sur une autre étude portant sur plus de

Carcinomes épidermoïdes cutanés

5 000 patients transplantés d'organe, le risque de développement de carcinome cutané était multiplié par plus de 100 chez les hommes et 92 pour les femmes essentiellement sur les zones photo-exposées [8].

L'apparition des thérapies ciblées dirigées contre les sérine-thréonine-kinases de la famille RAF, les inhibiteurs non spécifiques «pan RAF» comme le sorafénib, et plus encore les inhibiteurs spécifiques de *BRAF* comme le vemurafénib et le dabrafénib entraîne des CEC (parfois à type de kératoacanthome) dans environ 20 à 30 % des cas [9]. Le mécanisme physiopathologique de ces tumeurs induites est aujourd'hui connu, on parle *d'effet paradoxal* car ces inhibiteurs ont un effet radicalement différent sur les cellules porteuses d'une mutation de *BRAF*, où ils bloquent la voie de signalisation responsable de la prolifération cellulaire, alors qu'à l'inverse, *ils activent la prolifération cellulaire si les cellules ne sont pas mutées sur RAF* [10]. Heureusement, ce risque est significativement réduit (à moins de 5 %) avec l'utilisation conjointe d'un inhibiteur de MEK, autre protéine impliquée dans cette voie de prolifération, qui est devenue le standard thérapeutique pour les patients atteints de mélanome avec mutation de *BRAF*.

Clinique

On décrit différentes formes cliniques de CEC classées en trois groupes : CEC commun, CEC à faible pouvoir métastatique et CEC à potentiel métastatique plus important.

Carcinome épidermoïde commun

Classification

Le CEC se développe en trois phases, le plus souvent sur des dommages liés au soleil : kératose actinique, CEC intra-épidermique (ou *in situ*) et CEC invasif.

Kératose actinique (KA) (*cf.* chapitre 12-4). Elle apparaît initialement : petite lésion rugueuse au toucher, de quelques millimètres de diamètre, rosée ou brune, parfois plus palpable que visible. La KA peut involuer spontanément, persister ou évoluer vers un carcinome épidermoïde *in situ*. Les sujets porteurs de multiples kératoses actiniques ont un risque de 5 à 20 % de développer un carcinome épidermoïde cutané invasif dans les 10 à 25 ans [11, 12].

Carcinomes épidermoïdes cutanés *in situ*. Ils se présentent sur la peau sous la forme d'une plaque érythémateuse ou brunâtre kératosique, appelée également *maladie de Bowen* (*cf.* chapitre 12-4), et sur les muqueuses sous la forme d'une plaque érythémateuse lisse velours ou discrètement érosive, parfois recouverte de squames, appelée aussi *érythroplasie de Queyrat*. Le risque de transformation d'un CEC *in situ* en CEC invasif est estimé de façon très approximative et obligatoirement biaisée, par des séries rétrospectives, à 3-5 % pour les maladies de Bowen cutanées et à 10 % pour l'érythroplasie de Queyrat.

Pour certains auteurs toutefois, les kératoses actiniques (KA) appartiennent à part entière au spectre du carcinome spinocellulaire (CEC) [13]. De fait il existe un continuum lésionnel entre KA, maladie de Bowen (MB) et CEC. Pour ces mêmes auteurs, le concept de CEC *in situ* (MB) est une fiction car tout au cours de l'évolution du CEC, les altérations observées restent intra-épithéliales, «l'invasion dermique» n'étant finalement définie que par l'épaisseur globale de la lésion, supérieure à celle de l'épiderme adjacent. *De fait, les concepts de maladie* in situ *et invasive dérivés des notions appliquées au mélanome ont une définition bien moins tranchée dans le CEC.*

Notion de champ de cancérisation. Elle est née de l'observation clinique de vastes zones où se développent de multiples lésions précancéreuses et transformées confluentes, comme le cuir chevelu alopécique des hommes âgés. Ces constatations cliniques ont été corroborées par les études moléculaires montrant que des anomalies oncogénétiques étaient plus fréquentes dans les zones photo-exposées que dans les zones non photo-exposées, et que des altérations génétiques étaient décelées sur les marges d'exérèse des KA. Le champ de cancérisation est donc défini comme une zone comportant des anomalies prénéoplasiques et des mutations génétiques infracliniques et multifocales. En pratique, ces constatations pourraient inciter à un traitement préventif de toute la surface de la zone atteinte plutôt qu'à un traitement individuel de chaque lésion, bien que ce bénéfice n'ait pas été clairement prouvé en clinique [14, 15].

Aspects cliniques

Cliniquement le CEC commun (ou simplex) associe à des degrés variables trois lésions élémentaires : bourgeonnement, ulcération, et infiltration.

La *forme ulcérobourgeonnante* (fig. 12.28), la plus fréquente, est une tumeur saillante, infiltrante, à surface irrégulière, siège d'une ulcération à fond bourgeonnant et saignant. L'infiltration dépasse les limites visibles de la lésion. Dans quelques cas, la tumeur a une forme nodulaire, hémisphérique, régulière avec une ulcération centrale parfois croûteuse ou kératosique. L'aspect clinique peut simuler un kératoacanthome.

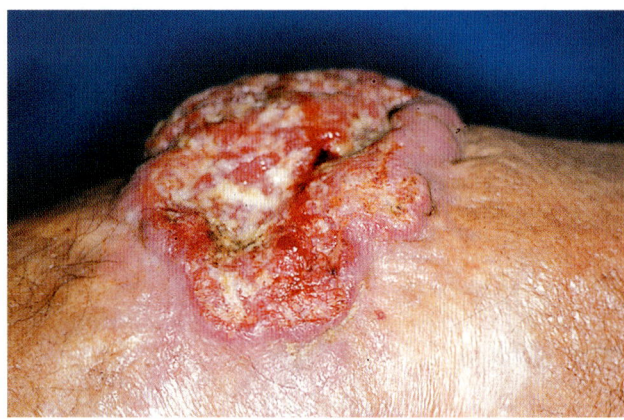

Fig. 12.28 Carcinome épidermoïde ulcérobourgeonnant sur cicatrice de brûlure (ulcère de Marjolin).

En dermoscopie on peut observer des vaisseaux «en épingle à cheveux» entourés d'un halo clair qui sont caractéristiques de toutes les tumeurs cutanées kératinisantes (CE, kératoacanthome, kératose séborrhéique). On observe aussi, surtout dans les formes précoces, des images de cercles blancs. La maladie de Bowen se caractérise en dermoscopie par la présence de vaisseaux glomérulaires, de squames irrégulières et parfois de fines images pigmentées en points alignés sur les bords de la lésion.

La forme superficielle est plus rare, peu infiltrée, ulcérée ou non (fig. 12.29). Elle peut être confondue avec un carcinome basocellulaire ou une maladie de Bowen.

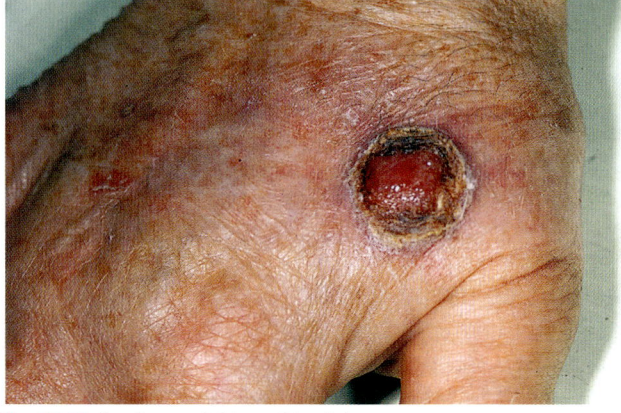

Fig. 12.29 Carcinome épidermoïde ulcéreux.

Autres formes de carcinome épidermoïde à faible potentiel métastatique

Carcinome verruqueux (fig. 12.30)

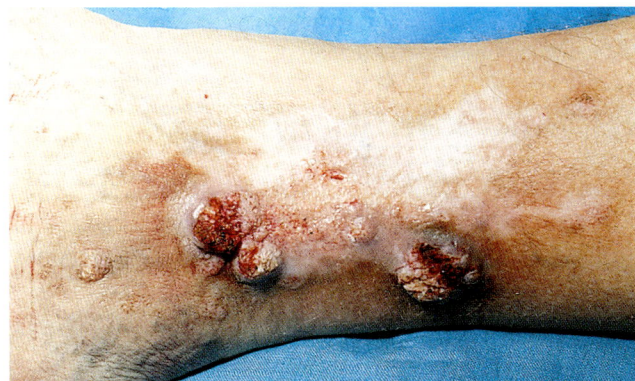

Fig. 12.30 Carcinome verruqueux multifocal sur cicatrice d'ulcère.

Le terme de carcinome verruqueux regroupe plusieurs entités se différenciant *par leur localisation*, le carcinome cuniculatum [16] (jambes, pieds), la papillomatose orale floride (muqueuse orale) [17], la tumeur de Buschke-Löwenstein (muqueuse génitale) [18].

Ces différentes formes ont des caractéristiques communes. Cliniquement, elles se présentent sous la forme de tumeurs végétantes, exophytiques, kératosiques. Leur évolution est lente et se fait schématiquement en trois phases :
– le *stade 1* est celui d'une tumeur exophytique et papillomateuse, en chou-fleur, pouvant atteindre plusieurs centimètres de diamètre. En contraste avec cet aspect clinique inquiétant, l'examen histologique montre une prolifération épithéliale malpighienne d'aspect bénin associant acanthose, papillomatose et hyperkératose. Les cellules sont régulières sans anomalie nucléaire ni mitose. Ce stade est très difficile à différencier d'une hyperplasie pseudo-carcinomateuse et c'est plus l'aspect clinique et évolutif qui permet de porter ce diagnostic ;
– au *stade 2*, la prolifération épithéliale reste histologiquement bénigne avec une basale toujours très bien conservée, mais l'infiltration en profondeur est très marquée et la récidive après exérèse limitée quasiment constante ;
– au *stade 3*, l'examen histologique montre des zones de carcinome *in situ* ou invasif avec anomalies cytonucléaires et désorganisation architecturale, rupture de la basale et invasion dermique par les cordons épithéliaux.

Leur pronostic est essentiellement local avec une phase infiltrative lente et tardive. Les récidives locales sont fréquentes, pouvant atteindre 65 % dans les localisations périanales. L'atteinte osseuse n'est pas rare (10 %). Les risques de métastases ganglionnaires existent mais restent faibles : 4 cas dans une série de 105 tumeurs. Les métastases viscérales sont exceptionnelles.

Ces tumeurs semblent liées à des phénomènes inflammatoires chroniques, à des cancérogènes chimiques (carcinome du scrotum, maladie professionnelle en métallurgie) ou à des infections par les papillomavirus. C'est en particulier le cas des tumeurs de Buschke-Löwenstein où les techniques d'hybridation moléculaire ont permis de mettre en évidence la présence d'ADN de papillomavirus 6 et 11 dans la tumeur ou les métastases. Cet ADN est présent sous forme d'épisomes libres sans intégration au génome de la cellule. Le rôle cocarcinogène des irradiations par les rayons X favorisant la dégénérescence a été signalé à plusieurs reprises. C'est également le cas pour les CEC unguéaux.

Carcinome métatypique [19]

Il s'agit de tumeurs rares, associant à la fois une prolifération basaloïde et épidermoïde avec un potentiel métastatique. Cette caractéristique évolutive doit les faire rapprocher des carcinomes épidermoïdes plutôt que des carcinomes basocellulaires. Histologiquement, on décrit deux images distinctes :
– le *carcinome métatypique* correspondant à une tumeur basaloïde, sans disposition palissadique classique et composée de cellules plus grandes, plus claires que celles d'un carcinome basocellulaire commun ;
– le *carcinome mixte* défini comme un carcinome basocellulaire avec une différenciation malpighienne composée de trois types de cellules : basaloïdes, épidermoïdes différenciées et intermédiaires.

Carcinome épidermoïde sarcomatoïde

Cette tumeur est caractérisée par une différenciation kératinisante, une dyskératose et sans continuité avec l'épiderme [20].

Elle est parfois très difficile à distinguer d'un sarcome ou d'un mélanome. L'étude immunohistochimique montre souvent une faible expression ou une expression focale de cytokératines (CK) et de l'*Epithelial Membrane Antigen* (EMA) alors que la vimentine est exprimée.

Autres formes de carcinome épidermoïde à fort potentiel métastatique

Carcinome acantholytique

Cette forme représente 2 à 4 % des CEC et survient le plus souvent sur une kératose acantholytique sur la région céphalique. Histologiquement, il est parfois difficile à distinguer d'un angiosarcome. Les deux plus importantes séries retrouvent un taux de mortalité de 3 à 19 % [21, 22].

Carcinome neurotrope

Cette forme se caractérise histologiquement par la présence de foyers tumoraux au contact des filets nerveux dermiques. La lésion peut parfois occasionner des douleurs ou dysesthésies mais elle est le plus souvent cliniquement non distinguable des autres formes de CEC. Le carcinome neurotrope peut se développer, le long des rameaux nerveux, bien au-delà de la zone cliniquement atteinte par la principale localisation de la tumeur. C'est la raison pour laquelle le risque de récidive régionale est très élevé.

Carcinome mucoépidermoïde (*adenosquamous carcinoma*)

Cette lésion se caractérise par la coexistence d'une prolifération de type CEC, exprimant la kératine 7, et de structures tubulaires muco-sécrétantes dont le contenu est positif au mucicarmin et au bleu alcian. Les séries publiées comportent peu de cas mais le taux de récidive locorégionale et de mortalité est estimé à près de 50 % [23, 24]. Les diagnostics différentiels à évoquer sont ceux de métastases de carcinome mucoépidermoïde salivaire et de CEC acantholytique pseudo-glandulaire.

Carcinome épidermoïde desmoplastique

La définition de cette entité est histologique avec la présence cellules tumorales comportant une différenciation kératinisante, formant des travées plus ou moins ramifiées au sein d'un stroma fibreux abondant «desmoplastique», occupant par définition au moins 30 % de l'ensemble de la tumeur.

Il a les mêmes caractéristiques cliniques et de facteurs de risque que le CEC commun, en revanche son risque métastatique est 6 fois supérieur.

Carcinomes des muqueuses ou demi-muqueuses

Carcinomes de la lèvre (fig. 12.31). La lèvre est la localisation principale des carcinomes des demi-muqueuses, touchant préférentiellement l'homme et la lèvre inférieure exposée au soleil. Le tabagisme, le mauvais état buccodentaire et peut-être les poussées d'herpès récurrent sont d'autres facteurs de risque. Le CEC de la lèvre survient presque toujours sur une chéilite actinique, plus rarement sur un processus cicatriciel chronique. Sur la chéilite chronique actinique apparaît une lésion papuleuse puis croûteuse et ulcérée qui progressivement ou rapidement peut évoluer vers une tumeur végétante et infiltrée. La biopsie doit être systématique sur toute zone leucoplasique ou kératosique légèrement infiltrée.

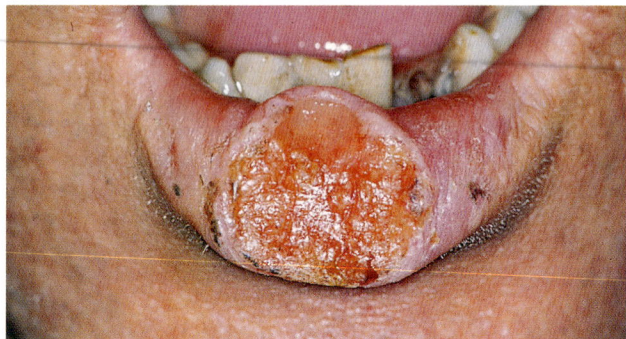

Fig. 12.31 Carcinome épidermoïde de la lèvre inférieure.

Carcinomes génitaux (*cf.* chapitres 16-2 et 16-3). Le rôle oncogène des papillomavirus, en particulier de PVH 16, semble primordial dans les localisations génitales. On décrit plusieurs stades cliniques et histologiques de néoplasies intra-épithéliales vulvaires ou péniennes (VIN et PIN I à III) en fonction de leur risque d'évolution vers des CEC invasifs. D'autres facteurs de risque sont également connus : le lichen scléreux ou scléroatrophique. L'existence d'un prépuce long et serré et surtout d'un phimosis, le manque d'hygiène et la persistance d'une balanite chronique sont aussi des facteurs prédisposants pour la localisation pénienne. La circoncision serait un facteur protecteur. Dans certains pays comme la Chine et l'Inde, ces CEC de la verge (fig. 12.32) posent un réel problème car ils peuvent représenter jusqu'à 20 % des tumeurs de l'homme. En France et aux États-Unis, l'incidence est de l'ordre de 1 % des cancers chez l'homme.

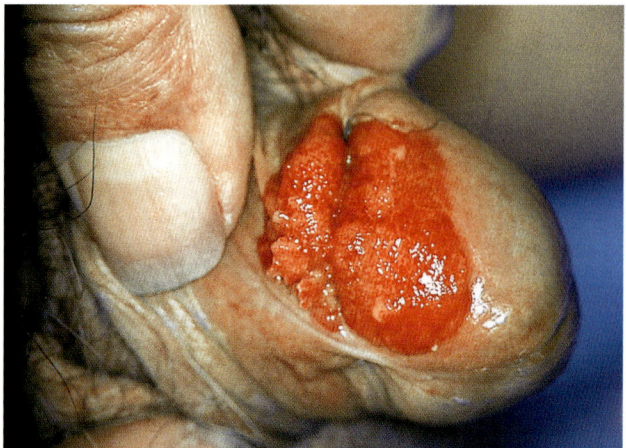

Fig. 12.32 Carcinome sur maladie de Bowen du gland.

Le carcinome génital se présente habituellement comme une plaque indurée ou/et ulcérée ou comme une prolifération végétante associée à un processus chronique inflammatoire ou une érythroplasie. Le pronostic est mauvais, l'envahissement local et ganglionnaire fréquent. La survie à 5 ans est de l'ordre de 75 % des cas tous stades confondus.

Les CEC des muqueuses ou demi-muqueuses nécessitent un bilan des muqueuses avoisinantes : buccale, uréthrale, et anale par voie endoscopique pour ne pas méconnaître un envahissement locorégional et surtout pour adapter le traitement en fonction de l'extension.

Kératoacanthome (*cf. infra*)

La nature du kératoacanthome et son lien avec le CEC restent débattus. Ces deux tumeurs ont des caractéristiques communes : les facteurs épidémiologiques, l'âge d'apparition et la topographie.

Le diagnostic repose sur la convergence de plusieurs facteurs cliniques et histologiques :
– évolution rapide, régressive spontanément en 2 à 4 mois ;
– organisation symétrique autour d'un cratère central kératosique avec un raccordement en « bec » de la tumeur à l'épiderme voisin, de part et d'autre ;
– présence de grands kératinocytes à cytoplasme clair, à faible index mitotique.

La distinction entre kératoacanthome et CEC est impossible sur un fragment biopsique, et les recommandations actuelles préconisent une exérèse carcinologique afin d'en obtenir l'analyse architecturale complète.

Histopathologie

Par définition, un CEC est une prolifération de kératinocytes malins. L'image histologique est celle d'une prolifération irrégulière et anarchique de cellules malpighiennes avec une maturation (différenciation) cornée variable.

La tumeur est formée de lobules ou cordons mal limités constitués de couches cellulaires plus ou moins concentriques, s'ordonnant parfois autour de petites masses de kératine (globes cornés). Les tumeurs sont riches en mitoses et en monstruosités nucléaires et cytoplasmiques. Si la lésion est limitée à la hauteur de l'épiderme, il s'agit d'un CEC *in situ*, ou maladie de Bowen. Les CEC invasifs envahissent plus ou moins profondément le derme, voire l'hypoderme au sein d'un stroma inflammatoire ou plus rarement scléreux.

Tous les intermédiaires peuvent se voir entre des formes très différenciées riches en globes cornés ortho- ou parakératosiques et les formes presque complètement indifférenciées ou anaplasiques voire sarcomatoïdes. Le degré de différenciation est exprimé selon une échelle à trois niveaux, les carcinomes étant dénommés bien, moyennement ou peu différenciés. Lorsque les cellules sont très indifférenciées, elles deviennent fusiformes, difficiles à distinguer de celles des fibrosarcomes ou des mélanomes. Tout comme les autres cellules épithéliales, les kératinocytes sont caractérisés par la présence de filaments intermédiaires de kératine. D'autres protéines sont exclusivement synthétisées par les cellules épithéliales : involucrine, filaggrine, antigène membranaire épithélial. Les techniques modernes d'immunomarquage permettent de montrer que ces cellules sont d'origine épithéliale et contiennent des filaments intermédiaires de kératine et d'autres marqueurs kératinocytaires.

Une standardisation du compte rendu histologique du CEC a été réalisée afin d'homogénéiser les données et d'harmoniser la prise en charge thérapeutique. Un compte rendu d'anatomopathologie

Tumeurs de la peau

Carcinomes épidermoïdes cutanés

«type» spécifique aux CEC a été édité et représente actuellement le modèle international (tableau 12.3) [2, 3].

Tableau 12.3 Compte rendu histologique standardisé des CEC

Type histologique	☐ Commun ☐ Verruqueux ☐ Métatypique	☐ Mucoépidermoïde ☐ Desmoplastique ☐ Acantholytique ☐ Autres
Grade histologique	☐ Très différencié ☐ Moyennement différencié ☐ Peu différencié ☐ Indifférencié	
Épaisseur de la tumeur (Breslow)	____ mm	
Niveau d'invasion (Clark)	☐ Pas d'atteinte de l'hypoderme ☐ Atteinte de l'hypoderme et au-delà	
Invasion périnerveuse	☐ Absente ☐ Présente (carcinome neurotrope)	
Emboles lymphatique et vasculaire	☐ Absents ☐ Présents	
Exérèse complète	☐ Oui ☐ Non	
Marges d'exérèse	Marges latérales en mm Marges profondes en mm	

Pronostic

Si la plupart des CEC primitifs ont un pronostic excellent, tous les CEC doivent être considérés comme potentiellement agressifs et traités comme tels. Les risques de récidive locale et d'évolution métastatique sont estimés à 8 et 5 % respectivement [25, 26].

Dans 80 % des cas, la dissémination se fait par voie lymphatique.

Plusieurs facteurs pronostiques ont été identifiés, mais malheureusement le plus souvent à la suite d'études univariées, rétrospectives ou portant sur un faible nombre de malades, ils sont de ce fait souvent interdépendants [1, 3].

Facteurs pronostiques cliniques

Localisation de la tumeur. Les zones périorificielles (nez, oreilles, paupières, lèvres) et le cuir chevelu sont considérés comme à haut risque de récidive, comme les carcinomes survenant en zone non insolée (paumes/plantes, périnée) ou sur radiodermite ou ulcère ou inflammation chronique ou cicatrice.

Taille de la tumeur. La valeur de 2 cm a été choisie comme seuil significatif avec un risque multiplié par deux de récidive locale et par trois de récidive à distance à 5 ans par rapport à des tumeurs de moins de 2 cm (T1). Mais la taille de la tumeur n'est probablement pas le meilleur facteur prédictif.

Formes récidivées. Ces formes sont le plus souvent la conséquence d'un non-respect des marges d'exérèse initiales et plus rarement de micrométastases lymphotropes locales. Ce facteur pronostique est cependant étroitement lié à la taille et la localisation de la tumeur initiale, rendant l'exérèse initiale marginale.

Immunodépression. Chez l'immunodéprimé, les CEC sont plus précoces, et plus agressifs avec un risque métastatique multiplié par 5 à 10 par rapport à un patient immunocompétent [27, 28].

Facteurs pronostiques histologiques

Épaisseur et la profondeur de l'invasion. Plusieurs études montrent que le risque métastatique est nul ou quasiment nul pour une épaisseur inférieure à 2 mm et une invasion limitée à la moitié de l'épaisseur du derme. Le risque d'évolutivité s'élève à 4,5 % en cas de tumeurs d'épaisseur comprise entre 2 et 6 mm ou envahissant l'hypoderme. Le risque s'élève à 12 % pour une épaisseur supérieure à 6 mm et une invasion des plans sous-cutanés [3, 29-31].

Invasion périnerveuse (neurotropisme). La prévalence d'un neurotropisme est estimée à 6 à 14 % avec un risque de métastases ganglionnaires et à distance au moins doublé par rapport aux tumeurs sans neurotropisme [3, 32, 33]. Cliniquement, les patients souffrent de douleurs ou de déficit sur le territoire envahi (du nerf facial ou trijumeau le plus souvent).

Degré de différenciation cytologique. La classification de Broders basée sur le rapport cellules différenciées/cellules indifférenciées (grade 1 = 3/1, grade 2 = 1/1, grade 3 = 1/3, grade 4 = aucune différenciation) est peu utilisée et en pratique, les anatomopathologistes classent les tumeurs de manière simplifiée en «bien différenciée», «peu différenciée» et «indifférenciée». Les tumeurs indifférenciées ont un pronostic péjoratif [29, 30].

Type histologique. Certaines formes sont considérées à faible risque évolutif : CEC commun, verruqueux, CEC fusiformes, CEC mixte et métatypique, alors que les CEC desmoplastique et mucoépidermoïde sont classés dans le groupe à haut risque de récidive.

Facteurs pronostiques au stade d'atteinte ganglionnaire

Au stade de métastase ganglionnaire régionale, le taux de survie à 5 ans est de l'ordre de 40 %, et inférieur à 20 % à 10 ans. Au stade de métastase à distance, ce taux est inférieur à 10 %.

La classification TNM (*cf.* ci-dessous) ne tient pas compte de deux facteurs pronostiques importants : le nombre de ganglions atteints et la présence d'une rupture capsulaire. La survie à 5 ans passe de 49 % en cas d'un seul ganglion envahi à 30 % en cas de 2 ganglions envahis et 13 % pour plus de 3 ganglions atteints. De la même façon, la survie à 5 ans passe de 47 % en cas de respect de la capsule ganglionnaire à 23 % lorsqu'elle est rompue.

L'atteinte de la glande parotide serait également un facteur pronostique important, une atteinte isolée de la parotide étant de meilleur pronostic que des atteintes cervicale et parotidienne associées [34].

Classification

La classification TNM/AJCC de 2009, commune à tous les cancers de la peau en dehors du mélanome, est cependant peu adaptée au CEC cutané. Cette classification a été modifiée en 2010 mais ne tient pas compte de l'atteinte microscopique ganglionnaire diagnostiquée à la suite de l'analyse du ganglion sentinelle. Cette notion proposée par le panel d'experts français reste à évaluer (tableau 12.4) [1, 3]. On peut également classer les CEC cutanés en deux groupes «à faible risque» et «à risque significatif» (tableau 12.5).

Carcinomes épidermoïdes cutanés

Tableau 12.4 Classification TNM/AJCC 2009/2010 des CEC invasifs (hors CEC muqueux et des paupières)

Tumeur primitive (T)	
TX	La tumeur primitive ne peut être évaluée
T0	Pas de tumeur primitive identifiable
Tis	Carcinome *in situ*
T1	Tumeur ≤ 2 cm dans sa plus grande dimension
T2	Tumeur > 2 cm
T3	Tumeur envahissant les structures profondes : cartilage, os ou muscle strié
T4	tumeur envahissant la base du crâne

NB : En cas de tumeurs multiples simultanées, la tumeur classée sera celle qui a le T le plus élevé et le nombre de tumeurs sera indiqué entre parenthèses.

Ganglions lymphatiques régionaux (N)	
NX	Les ganglions régionaux ne peuvent être évalués
N0	Pas de métastase ganglionnaire régionale
N1	Métastase ganglionnaire régionale a Micrométastase b Macrométastase unique dans l'aire homolatérale, de diamètre < 3 cm
N2	a Métastase unique dans l'aire homolatérale, de diamètre > 3 cm et < 6 cm b Métastases multiples dans l'aire homolatérale, de diamètre ≤ 6 cm c Métastases bilatérales ou controlatérales ≤ 6 cm ou métastases régionales intralymphatique (en transit ou satellites)
N3	Métastases ganglionnaires > 6 cm ou avec envahissement du facial ou de la base du crâne

Métastases à distance (M)	
MX	Les métastases à distance ne peuvent être évaluées
M0	Pas de métastase à distance
M1	Métastase(s) à distance

Regroupement en stades	
Stade I	T1 N0 M0
Stade II	T2 N0 M0
Stade III	T3 N0 M0 ou T1-3 N1 M0
Stade IV	Tx N2 M0 ou Tx N3 M0 ou T4 Nx M0 ou Tx Nx M1

Tableau 12.5 Classification pronostique des CEC cutanés

Critères	Groupe 1 « à faible risque »	Groupe 2 « à risque significatif »
Cliniques		
Primitif *vs* récidive	Primitif	Forme récidivée
Degré d'infiltration	Absence	Adhérence au plan profond
Symptômes neurologiques d'envahissement	Non	Oui
Statut immunitaire	Immunocompétent	Immunodéprimé
Taille en fonction de la localisation	< 10 mm en zone à risque < 20 mm en zone à bas risque	> 10 mm en zone à risque > 20 mm en zone à bas risque
Anatomopathologiques		
Envahissement périnerveux	Non	Oui
Degré de différenciation	Bon	Moyen à indifférencié
Formes histologiques	CEC commun, verruqueux, fusiforme (hors zone irradiée), mixte ou métatypique	CEC desmoplastique, mucoépidermoïde, acantholytique
Épaisseur, niveau de Clark	≤ 3 mm, niveau ≤ III	> 3 mm, niveau ≥ IV

Diagnostic différentiel

Cliniquement, le diagnostic de CEC est surtout malaisé à la phase de début. Il se pose avec toutes les lésions superficielles kératosiques et papillomateuses. *La principale difficulté est de déceler la transformation d'une kératose actinique.*

Une fois constitué, le CEC est en général facilement reconnu. Il peut cependant être simulé par d'autres carcinomes ou par des processus inflammatoires ou infectieux végétants ou ulcéreux.

L'absence de bordure perlée et de télangiectasies permet habituellement de le différencier des carcinomes basocellulaires. **L'examen dermoscopique** est particulièrement précieux dans ce diagnostic différentiel des formes précoces. Dans les formes avancées ulcérobourgeonnantes, le diagnostic différentiel avec un mélanome, achromique, un granulome pyogénique, un carcinome neuroendocrine ou un carcinome basocellulaire est cliniquement impossible et la dermoscopie n'est par discriminative, rendant la biopsie indispensable.

Histologiquement, le CEC est parfois difficile à distinguer de tumeurs annexielles bénignes ou malignes, du fibroxanthome atypique, du sarcome épithélioïde, du carcinome neuroendocrine, des métastases de carcinomes, des fibrosarcomes et du mélanome ou de réactions inflammatoires pseudo-néoplasiques. L'immunohistochimie peut permettre de différencier certaines de ces tumeurs. Il n'existe pas de critère histologique ou moléculaire permettant de différencier avec certitude un kératoacanthome d'un CEC bien différencié.

Indications thérapeutiques

Le traitement des CEC fait appel aux mêmes principes que celui des carcinomes basocellulaires (*cf.* chapitre 12-5). Compte tenu du risque de métastase, il doit être institué le plus rapidement possible. Le diagnostic clinique doit toujours être confirmé histologiquement.

Un bilan radiologique d'extension initial n'est pas obligatoire si l'examen clinique approfondi et minutieux est normal, surtout si la tumeur est de petite taille. En cas de doute sur une atteinte locorégionale profonde, extensive, ou de tumeurs à haut risque (groupe 2), un bilan pourra être demandé :
– échographie ganglionnaire, peu coûteuse, non invasive et de fiabilité au moins comparable à celle du scanner ganglionnaire avec un bon opérateur ;
– scanner ganglionnaire et locorégional, en cas de doute sur une atteinte profonde et notamment osseuse ;
– imagerie par résonance magnétique, surtout utile en cas de doute sur une atteinte nerveuse et de la base du crâne ;
– tomographie par émissions de positons (TEP). Elle n'a pas encore prouvé sa supériorité par rapport aux imageries conventionnelles mais elle peut être utile, notamment pour les CEC à haut risque.

Le traitement des carcinomes épidermoïdes cutanés complexes ou à haut risque doit être décidé en réunion de concertation pluridisciplinaire.

Traitement de la tumeur primitive

L'exérèse chirurgicale large de la tumeur est le traitement de choix des CEC. Elle est habituellement réalisée sous anesthésie locale. Elle permet un examen anatomopathologique de l'ensemble de la tumeur avec en particulier un contrôle des bords.

Tumeurs de la peau

12-6
Carcinomes épidermoïdes cutanés

Les marges latérales d'exérèse ont fait l'objet également de discussion et de recherche de consensus [1, 3].

– pour les tumeurs de petite taille et bien limitées, du premier groupe de la classification pronostique (tableau 12.5), une marge d'exérèse de 4 à 6 mm est conseillée. Ces marges sont suffisantes pour 95 % des tumeurs de moins de 2 cm de diamètre ;

– pour les tumeurs du deuxième groupe ou lorsque les bords sont mal limités, ou si l'exérèse primitive est incomplète, il faut soit augmenter la marge d'exérèse à *6-10 mm*, soit idéalement guider le geste chirurgical par un examen histologique extemporané, ou utiliser les techniques de *chirurgie micrographique* (Mohs ou technique dite « verticale modifiée », permettant l'analyse exhaustive de tous les bords de la lésion). Ces dernières techniques sont associées à un taux élevé de guérison mais requièrent beaucoup de temps et sont rarement utilisées en première intention. Si l'on ne dispose pas de ces techniques, il est préférable de faire la reconstruction dans un deuxième temps, lorsque l'examen histologique a confirmé que l'exérèse était totale (slow Mohs ou reconstruction différée après traitement histopathologique standard de la pièce d'exérèse).

La chirurgie procure un taux de rémission moyen et à long terme supérieur à 90 %.

Lorsque les CEC sont volumineux ou du groupe 2 ou en cas de localisation génitale, à haut risque d'envahissement ganglionnaire, il est parfois proposé une recherche et **analyse du ganglion sentinelle** afin d'identifier précocement des atteintes ganglionnaires, mais on ne connaît pas encore la valeur thérapeutique d'une telle pratique [35]. Une méta-analyse et une étude prospective retrouvaient une positivité ganglionnaire de 12 % pour des tumeurs T2. Cette positivité était augmentée à plus de 30 % si un autre facteur de mauvais pronostic était également présent (tumeur indifférenciée, envahissement périnerveux ou de l'hypoderme) [36, 37].

Traitements non chirurgicaux. Ils sont parfois proposés. Pour les CEC *in situ*, des traitements non chirurgicaux par application locale d'imiquimod, de 5-fluoro-uracile, par photothérapie dynamique, par cryothérapie ou cryochirurgie sont autorisés (*cf.* chapitre 22). Il faut alors bien surveiller cliniquement, voire histologiquement en cas de doute, la guérison après ces traitements qui ne permettent pas de vérification histologique. Ces techniques ont un taux de récidive locale légèrement supérieur à celui de la chirurgie.

La radiothérapie ou l'électrochimiothérapie peuvent être utilisées en cas de tumeurs volumineuses inextirpables ou comme traitement palliatif. Le contrôle tumoral n'est obtenu que dans un peu plus de la moitié des cas pour les tumeurs de plus de 5 cm. La radiothérapie est néanmoins non recommandée voire contre-indiquée en cas de carcinome verruqueux, chez les patients porteurs de génodermatoses avec troubles de la réparation de l'ADN (*xeroderma pigmentosum*, etc.), chez les patients jeunes afin d'éviter le risque, certes rare, de tumeur induite, dans les zones précédemment irradiées.

Les indications de la radiothérapie sont rarement curatives et à proposer uniquement en cas de chirurgie impossible. En revanche, la radiothérapie est volontiers proposée en RCP, en traitement adjuvant en cas d'envahissement périnerveux, en cas d'exérèse marginale ou incomplète et en cas d'atteinte ganglionnaire après curage.

La curiethérapie est une bonne alternative dans certaines localisations comme les lèvres ou les muqueuses génitales ou lorsque la chirurgie risque d'être mutilante ou qu'elle est contre-indiquée. Sur la verge, elle devra toujours être précédée d'une circoncision. En cas d'atteinte profonde des corps caverneux, l'amputation partielle ou totale est le meilleur traitement.

La chimiothérapie par voie générale par sels de platine associés au 5-fluoro-uracile, taxanes et/ou aux inhibiteurs du récepteur à l'*Epidermal Growth Factor Receptor* (EGFR) ou à la bléomycine peut être prescrite comme traitement néoadjuvant avant la chirurgie [38]. En adjuvant, la chimiothérapie n'a pas fait preuve d'efficacité suffisante pour être actuellement prescrite.

Traitement des atteintes ganglionnaires

L'atteinte ganglionnaire doit être systématiquement recherchée par l'examen clinique. En cas de doute clinique, de lésions du groupe 2 à haut risque d'atteinte ganglionnaire ou de lésion génitale, une exploration d'imagerie (échographie et/ou scanner) ou par procédure du ganglion sentinelle peut être proposée.

La procédure du ganglion sentinelle n'ayant pas encore été évaluée sur un nombre suffisant de malades pour être systématique ne devra être proposée que par des centres expérimentés. Le curage sélectif après positivité du ganglion sentinelle reste également à évaluer [35-37].

En présence d'une adénopathie cliniquement pathologique, la confirmation histologique devra être obtenue par cytologie, biopsie ou adénectomie. En cas de positivité, et en l'absence de localisations à distance, le traitement consistera en un évidement ganglionnaire complet éventuellement suivi d'une irradiation complémentaire. Le dossier sera systématiquement discuté en RCP.

Traitement des formes métastatiques

Le traitement du CEC métastatique devra être discuté systématiquement en RCP.

Si les lésions métastatiques sont peu nombreuses et résécables, une intervention chirurgicale peut être proposée mais le risque de récidive est très élevé.

Les atteintes métastatiques limitées à un membre peuvent être traitées par chimiothérapie sur membre perfusé isolé (*cf.* chapitre 22-6).

Les formes non opérables plus diffuses sont traitées par chimiothérapie. La chimiothérapie classique en 1re ligne consiste à associer les sels de platine (cisplatine ou carboplatine) et le 5-fluoro-uracile. D'autres médicaments comme les taxanes, le méthotrexate, la bléomycine, l'adriamycine, la navelbine pourraient également être efficaces mais le plus souvent de manière transitoire. Les inhibiteurs du récepteur de l'EGF sont actuellement évalués au cours d'essais thérapeutiques. Le cétuximab utilisé en monothérapie dans une étude de phase 2 ouverte sur 36 patients atteints de CEC métastatiques ou non opérables a permis d'obtenir un taux objectif de réponse de 25 % et une stabilisation chez 42 % des patients [39]. Dans une étude de phase 3 randomisée, l'adjonction du cétuximab à la chimiothérapie conventionnelle à base de cisplatine a augmenté le taux de réponse mais à l'inverse n'a eu aucun bénéfice sur la survie sans progression et la survie globale [40].

Surveillance

En présence d'un CEC primitif, seul l'examen clinique complet, en particulier de l'ensemble du revêtement cutané et du premier relais ganglionnaire, pour rechercher une autre localisation ou une métastase, est nécessaire. Les examens biologiques ou d'imagerie systématiques lors de l'examen initial ou lors des surveillances n'ont pas d'intérêt, mais peuvent être utiles en cas de suspicion clinique.

L'échographie des aires ganglionnaires de drainage n'a pas encore été évaluée sur des effectifs de malades suffisants mais pourrait être intéressante à proposer chez les patients à haut risque de récidive ou difficiles à examiner. La majeure partie des métastases survient dans les 2 ans (75 %) et la quasi-totalité dans les 5 ans (95 %) [3]. Différentes modalités de surveillance ont été proposées mais, après traitement d'une lésion à haut risque, une surveillance clinique trimestrielle durant la 1re année et semestrielle ensuite semble une attitude raisonnable.

Le risque d'un deuxième CEC est estimé entre 10 et 30 % voire plus élevé chez les malades ayant une immunosuppression, une volumineuse tumeur ou des tumeurs multiples lors du premier examen. Ce risque justifie une surveillance cutanée prolongée chez les malades ayant eu un CEC.

Prévention

Puisque les CE cutanés sont essentiellement liés au soleil, le meilleur traitement doit être préventif et consiste en une **photoprotection** instituée le plus précocement possible. Les essais cliniques de prévention

Carcinomes épidermoïdes cutanés

des KA et/ou des CEC par les écrans solaires chez des sujets à risque sont en faveur de leur utilisation. Cette prévention serait importante non seulement chez les sujets à risque mais aussi chez ceux ayant déjà fait un CEC pour prévenir la survenue d'un deuxième CEC.

En revanche, les essais de prévention des carcinomes cutanés par la prise de d'antioxydants (bêtacarotène, sélénium, vitamine C) se sont révélés totalement inefficaces.

Un message de prévention primaire concernant la **nécessité de photoprotection du cuir chevelu des hommes** (surtout s'ils perdent leurs cheveux) doit être plus insistant étant donné la fréquence élevée des multiples CEC du cuir chevelu chez eux. Enfin, compte tenu de la fréquence des cancers génitaux et scrotaux chez les hommes traités par PUVAthérapie, la protection des organes génitaux durant les séances est impérative.

Pour la pratique

Le carcinome spinocellulaire (épidermoïde) est le second cancer cutané le plus fréquent après le carcinome basocellulaire, survenant plus tardivement après 70 ans et plus fréquemment chez l'homme. Le facteur de risque principal est l'exposition aux UV, et les HPV dans sa forme muqueuse.

Du fait de sa fréquence chez le sujet âgé, la prise en charge devra toujours tenir compte de l'état général du patient et de ses comorbidités. En cas de patient fragile et/ou de lésion à haut risque (groupe 2), la prise en charge devra être discutée en réunion pluridisciplinaire.

Carcinome épidermoïde infiltrant primitif

Tumeur du groupe 1
- Pas d'obligation de discussion en RCP.
- Examen clinique exhaustif à la recherche d'autres lésions et extension ganglionnaire.
- Imagerie seulement en cas de doute clinique.
- Exérèse avec marges de 4-6 mm avec reprise en cas d'exérèse incomplète.
- Surveillance clinique tous les 6 mois pendant 2 ans puis annuelle. Pas de surveillance radiologique sauf point d'appel.

Tumeur du groupe 2
- Discussion en RCP.
- Examen clinique exhaustif à la recherche d'autres lésions et extension ganglionnaire.
- Échographie ganglionnaire + scanner et IRM en cas de doute d'atteinte profonde ou nerveuse.
- Exérèse avec marges de 6-10 mm ou avec analyse exhaustive des bords ou réparation différée.
- Discussion d'une radiothérapie adjuvante notamment en cas de tumeur récidivée, d'atteinte périnerveuse ou d'exérèse incomplète non réopérable.
- Surveillance clinique tous les 3 mois pendant 2 ans puis tous les 6 mois pendant 3 ans puis annuelle.
- Surveillance échographique des aires ganglionnaires optionnelle tous les 6 mois ou en cas de point d'appel clinique.

En cas d'inopérabilité locale ou du fait d'un état général altéré
- Radiothérapie ± chimiothérapie (sels de platine ou inhibiteur de l'EGFR).
- Électrochimiothérapie dans le cadre d'études cliniques.
- Chimiothérapie seule à base de sels de platine ± 5-FU, taxanes, inhibiteur de l'EGFR.

En cas de lésion muqueuse
- Examen clinique exhaustif à la recherche d'autres lésions et extension ganglionnaire.
- Échographie ganglionnaire + scanner et IRM en cas de doute d'atteinte profonde ou des corps caverneux pour la verge.
- Discuter :
  – exérèse avec marges de 6-10 mm ou avec analyse exhaustive des bords ou fermeture en 2 temps,
  – curiethérapie pour les lésions de la verge (après circoncision) et labiales,
  – exploration des aires ganglionnaires par procédure du ganglion sentinelle ou adénectomie si doute radiologique.
- Surveillance clinique tous les 3 mois pendant 2 ans puis tous les 6 mois pendant 3 ans puis annuelle.
- Surveillance échographique des aires ganglionnaires tous les 6 mois ou en cas de point d'appel clinique.

Carcinome épidermoïde infiltrant avec atteinte ganglionnaire
- Atteinte à confirmer histologiquement.
- Bilan d'extension à la recherche de localisation à distance par scanner thoracoabdominal voire TEP.
- Curage ganglionnaire.
- Radiothérapie adjuvante à discuter en RCP.
- Surveillance clinique tous les 3 mois pendant 2 ans puis tous les 6 mois pendant 3 ans puis annuelle.
- Surveillance échographique des aires ganglionnaires ± scanner pulmonaire en fonction de l'état général du patient tous les 6 mois ou en cas de point d'appel clinique.
- En cas d'inopérabilité :
  – radiothérapie ± chimiothérapie (sels de platine ou inhibiteur de l'EGFR),
  – chimiothérapie seule à base de sels de platine ± 5-FU, taxanes, inhibiteur de l'EGFR.

Carcinome épidermoïde infiltrant métastatique
La prise en charge est palliative et discutée en RCP.
En cas d'état général suffisant, une chimiothérapie à base de sels de platine ± 5-FU, taxanes, inhibiteur de l'EGFR pourra être discutée.

RÉFÉRENCES

1. Société française de dermatologie, *Carcinome épidermoïde cutané (carcinome spinocellulaire) : recommandations de pratique clinique pour la prise en charge diagnostique et thérapeutique.* 2009.
2. Bonerandi J.J. et coll., *J Eur Acad Dermatol Venereol.* 2011, *25*, 1.
3. Stratigos A. et coll., *Eur J Cancer.* 2015, *51*, 1989.
4. Marks R., *Lancet.* 1996, *347*, 735.
5. Nguyen K.D. et coll., *Arch Dermatol Res.* 2014, *306*, 555.
6. Ziegler A. et coll., *Nature.* 1994, *372*, 773.
7. Chockalingam R. et coll., *J Clin Med.* 2015, *4*, 1229.
8. Lindelöf B. et coll., *Br J Dermatol.* 2000, *143*, 513.
9. Arnault J.P. et coll., *J Clin Oncol.* 2009, *27*, e59.
10. Arnault J.P et coll., *Clin Cancer Res.* 2012, *18*, 263.
11. De Berker D. et coll., *Br J Dermatol.* 2007, *156*, 222.
12. Salasche S.J., *J Am Acad Dermatol.* 2000, *42*, 4.
13. Ackerman A.B. et coll., *J Cutan Pathol.* 2009, *36*, 74.
14. Vatve M. et coll., *Br J Dermatol.* 2007, *157*, 21.
15. Braakhuis B.J.M. et coll., *Cancer Res.* 2003, *63*, 1727.
16. Kao G.F. et coll., *Cancer.* 1982, *49*, 2395.
17. Walvekar R.R. et coll., *Oral Oncol.* 2009, *45*, 47.
18. Chu Q.D. et coll., *Dis Colon Rectum.* 1994, *37*, 950.
19. Martin R.C. et coll., *Cancer.* 2000, *88*, 1365.
20. Evans H.L. et coll., *Cancer.* 1980, *45*, 2687.
21. Johnson W.C. et coll., *Cancer.* 1966, *19*, 1639.
22. Nappi O. et coll., *Am J Surg Pathol.* 1992, *16*, 429.
23. Fu J.M. et coll., *Arch. Dermatol.* 2009, *145*, 1152.
24. Banks E.R. et coll., *J Cutan Pathol.* 1991, *18*, 227.
25. Alam M. et coll., *N Engl J Med.* 2001, *344*, 975.
26. Silberstein E. et coll., *Dermatol Surg.* 2015, *41*, 1126.
27. Harwood C.A. et coll., *Am J Transplant.* 2013, *13*, 119.
28. Harwood C.A. et coll., *J Am Acad Dermatol.* 2006, *54*, 290.
29. Rowe D.E. et coll., *J Am Acad Dermatol.* 1992, *26*, 976.
30. Breuninger H. et coll., *Am J Clin Pathol.* 1990, *94*, 624.
31. Nolan R.C. et coll., *J Am Acad Dermatol.* 2005, *52*, 101.
32. Goepfert H. et coll., *Am J Surg.* 1984, *148*, 542.
33. Leibovitch I. et coll., *J Am Acad Dermatol.* 2005, *53*, 261.
34. O'Brien C.J. et coll., *Head Neck.* 2002, *24*, 417.
35. Renzi C. et coll., *Eur J Surg Oncol.* 2007, *33*, 364.
36. Schmitt A.R. et coll., *JAMA Dermatol.* 2014, *150*, 19.
37. Gore S.M. et coll., *Head Neck.* 2016, *38*, E884.
38. Reigneau M. et coll., *Br J Dermatol.* 2015, *173*, 527.
39. Maubec E. et coll., *J Clin Oncol.* 2011, *29*, 3419.
40. Burtness B. et coll., *J Clin Oncol.* 2005, *23*, 8646.

Kératoacanthome (fig. 12.33 et 12.34)

Y. Scrivener

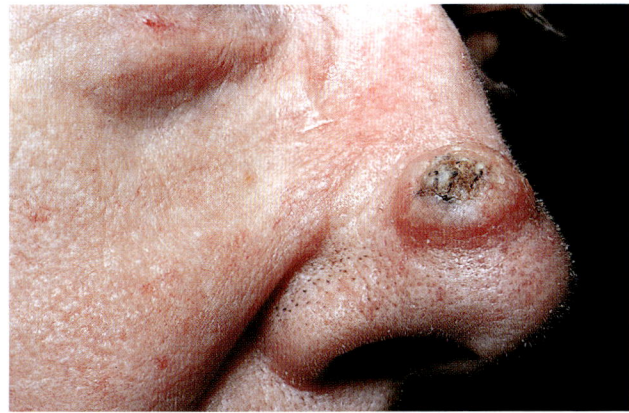

Fig. 12.33 Kératoacanthome typique.

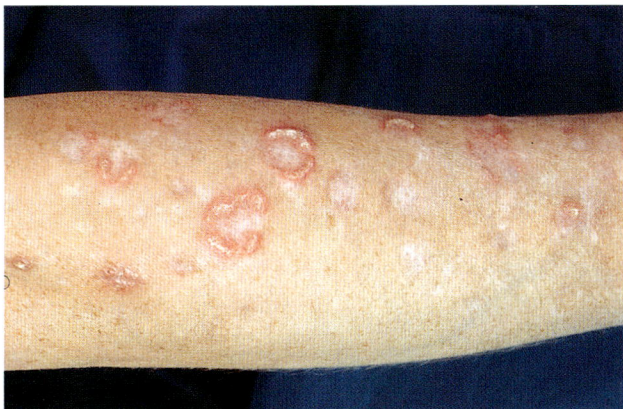

Fig. 12.34 Kératoacanthomes éruptifs multiples laissant des cicatrices après régression spontanée.

Clinique

C'est une lésion dont la nature est controversée, considérée par certains comme une tumeur épithéliale bénigne, voire comme un processus réactionnel, mais surtout désormais, par d'autres, comme une forme anatomoclinique particulière de carcinome spinocellulaire (épidermoïde) avec une tendance à la régression spontanée [1]. Plus fréquent chez l'homme, il survient le plus souvent dans la tranche d'âge de 50 à 60 ans. Il affecte avec prédilection les régions cutanées photoexposées : visage ; nez, joues, plus rarement lèvres et paupières et la partie distale des membres supérieurs (dos des mains, poignets et avant-bras). Unique généralement, le kératoacanthome est une *tumeur rapidement évolutive*, qui passe en 2-3 mois en moyenne par *quatre stades de prolifération, de maturation, d'involution et de cicatrisation*. Au début, il s'agit d'une papule ronde et ferme, de couleur chair ou rouge, parfois ombiliquée ; en quelques semaines, elle atteint 10 à 20 mm de diamètre et devient globuleuse. À ce stade de maturité, un épiderme lisse et brillant parcouru de télangiectasies recouvre ses versants et la partie centrale se creuse d'un cratère occupé par un bouchon corné ou caché par une épaisse croûte ou encore surmonté d'une corne dure. La phase d'involution, qui pourtant est à la base de la définition du kératoacanthome, n'est pas constante, et nombreux sont les cas d'évolution prolongée, envahissant les structures locorégionales. Lorsque la lésion involue, la masse de kératine se détache, alors que la bordure charnue s'affaisse lentement. Il ne subsiste alors qu'une cicatrice atrophique entourée d'un anneau d'épiderme épaissi et quelquefois criblée de quelques grains de milium.

Histologie

Le diagnostic repose plus sur des *critères architecturaux globaux* que sur des critères cytologiques. Sur une biopsie partielle, le kératoacanthome ne peut être distingué des autres formes de carcinome spinocellulaire (épidermoïde). Sur un plan équatorial, la tumeur apparaît comme une lésion globuleuse, symétrique, creusée d'un cratère central contenant de la kératine et surplombé de part et d'autre de becs ou d'éperons latéraux à la pointe desquels se fait la transition entre l'épiderme sain et la masse tumorale. Les parois et le fond du cratère sont constitués par une prolifération épithéliale irrégulière envahissant le derme en dehors et se projetant dans la cavité en dedans. Les cellules malpighiennes de la tumeur sont larges et pâles et la masse tumorale est quelquefois creusée de microabcès contenant des polynucléaires, des cellules nécrotiques et des kératinocytes acantholytiques. Des cellules dyskératosiques et des images de kératinisation en globes cornés complètent ce tableau microscopique.

Le *diagnostic différentiel* avec un carcinome spinocellulaire (épidermoïde) bien différencié est en pratique difficile surtout si l'on ne dispose pas de bons renseignements anamnestiques et d'une *grande biopsie excisionnelle* passant au travers du cratère central. Tous les critères de diagnostic différentiel montrent de nombreux chevauchements, que ce soit les critères d'histologie conventionnelle [2] ou des critères plus spécialisés (antigène nucléaire de prolifération Ki67, organisateurs nucléolaires Ag-NOR, oncoprotéine p53, etc.).

Formes cliniques

Formes topographiques. On peut distinguer deux formes de kératoacanthomes :
– les kératoacanthomes «folliculaires», forme classique, décrite plus haut, apparaissant dans les zones pileuses ;
– les formes non folliculaires, plus rares, apparaissant sur les muqueuses (génitales, labiales, conjonctivales, laryngées, anales). La forme unguéale est particulière et se présente comme une tumeur douloureuse, à croissance rapide, pouvant entraîner une lyse osseuse en regard sans toutefois que cela traduise un envahissement osseux néoplasique. Au contraire des formes «folliculaires», les kératoacanthomes non folliculaires n'ont, en général, aucune tendance à la régression.

Formes de morphologie atypique. Elles peuvent être à type de papules folliculaires (surtout dans les formes multiples), formes géantes (plus fréquentes à l'avant-bras), formes ulcéreuses extensives du nez et des paupières.

Formes évolutives. L'évolution peut être courte, inférieure à 2 mois ou prolongée dans les formes géantes à extension centrifuge, jusqu'à 5 ans, ou en cas de corticothérapie locale inopportune ; il existe des formes récidivantes (5 % des cas), spontanément ou après traitement.

Formes multiples. Comme les formes perpétuellement récidivantes, elles imposent la recherche d'un facteur étiologique ; on décrit ainsi :
– *des formes localisées*, conglomérées sur une surface restreinte, aux extrémités des membres supérieurs surtout (type Poth) ;
– *des formes régionales* prédominant aux parties découvertes, surtout chez les ouvriers du brai ; l'atteinte du scrotum doit faire rechercher la même cause professionnelle ;
– *des formes multiples chroniques* et récidivantes des sujets jeunes, de caractère héréditaire dominant ; les «épithéliomas» multiples spontanément curables de Ferguson-Smith, liées au chromosome 9q22-q31, appartiennent à cette variété ;
– *des formes multiples éruptives* (fig. 12.34), de plusieurs centaines d'éléments souvent prurigineux, disséminés, typiques ou à type de papules folliculaires persistantes ; ces formes multiples non familiales, à localisations cutanées et muqueuses, ont été décrites chez des sujets ayant un déficit de l'immunité cellulaire (leucémie lymphoïde, maladie de Hodgkin) et constituent parfois une entité paranéoplasique, éventuellement en association avec un syndrome de Muir et Torre ou des carcinomes cutanés multiples.

Formes induites. Lors de certains traitements inhibiteurs de BRAF, utilisés dans le traitement du mélanome métastatique, on voit parfois apparaître des carcinomes spinocellulaires (épidermoïde) à type de kératoacanthome. L'usage combiné d'inhibiteurs de MEK en réduirait le risque.

Étiopathogénie

La cause n'est pas connue, mais de nombreux facteurs favorisent l'éclosion de kératoacanthomes. Ils sont pour la plupart communs à ceux qui favorisent l'émergence d'autres formes de carcinomes spinocellulaires (épidermoïde) :
– *facteurs génétiques* : forme de Ferguson-Smith, *xeroderma pigmentosum* ;
– *facteurs infectieux* : le rôle des papillomavirus humains est souvent invoqué, mais à ce jour aucun PVH connu n'a été identifié comme étant en association significative avec le kératoacanthome ;
– *facteurs immunitaires* : hémopathies malignes, traitements immunodépresseurs ;
– *facteurs de l'environnement* : goudrons, brai de houille, polluants atmosphériques, rôle favorisant des rayons UV et de la sénescence cutanée ;
– médicaments agissant sur la voie des MAP-kinases.

Traitement

Si la lésion est typique et si l'on est sûr de pouvoir suivre le patient, on pourrait s'abstenir de tout traitement, toutefois l'expérience montre qu'il est de très loin préférable de proposer l'excision chirurgicale systématique de toute lésion ayant l'aspect clinique d'un kératoacanthome, afin de disposer d'une analyse histologique et de pallier les cas qui sont d'authentiques carcinomes spinocellulaires évolutifs, à potentialité métastatique. Les autres méthodes, telles que le curetage suivi d'une électrocoagulation, les injections intralésionnelles de fluoro-uracile, d'interféron ou de méthotrexate qui ne permettent pas d'analyse histologique, ne sont pas indiquées. Pour les formes multiples, l'acitrétine peut être prescrite à la dose de 1 mg/kg/j pendant 2 mois. Pour les formes de grande taille, évolutives et inaccessibles à un traitement chirurgical sans mutilation excessive, on pourra proposer la radiothérapie, ou une réduction tumorale préchirurgicale par acitrétine, assortie d'une surveillance étroite.

RÉFÉRENCES
1. Karaa A., *Int J Dermatol.* 2007, 46, 671.
2. Cribier B. et coll., *Dermatology.* 1999, 199, 208.

12-7 Carcinomes annexiels

B. Cribier, M. Battistella

Les carcinomes cutanés annexiels sont beaucoup plus rares et de diagnostic plus difficile que les carcinomes baso- ou spinocellulaires/épidermoïdes. Ils dérivent des structures épithéliales des annexes et les reproduisent au moins en partie ; on les classe ainsi en carcinomes eccrines, folliculaires, apocrines et sébacés. Le plus souvent, il s'agit de tumeurs nodulaires sans grande spécificité ; certaines ont cependant un aspect clinique évocateur, comme le porocarcinome superficiel ou le carcinome microkystique. Les tumeurs sébacées sont particulièrement importantes dans le diagnostic du syndrome de Muir-Torre. L'ensemble des carcinomes annexiels représente moins de 1 % des cancers cutanés. La rareté de ces tumeurs justifie leur *discussion systématique en RCP* et leur inscription dans un registre des tumeurs rares de la peau (CARADERM).

Carcinomes sudoraux eccrines

Il existe une grande variété de carcinomes eccrines selon les critères histopathologiques. Seules les principales formes anatomocliniques sont détaillées ci-dessous.

Porome eccrine malin, ou porocarcinome eccrine

Le *porocarcinome trabéculaire* se développe dans près de 50 % des cas sur un porome eccrine bénin. Il est localisé le plus souvent à la tête (1/3 des cas) puis aux extrémités et plus particulièrement sur la jambe et le pied. Il prédomine dans le sexe féminin (60 à 70 % des cas), surtout après 70 ans [1] et se présente sous la forme d'un nodule exulcéré suintant ou un peu hémorragique. Des métastases cutanées ou ganglionnaires locorégionales surviennent dans 10 à 30 % des cas [2].

Il existe une forme particulière, le *porocarcinome superficiel* (ou épidermotrope, encore appelé hidroacanthome malin) se présentant sous forme d'une plaque arrondie, kératosique, légèrement surélevée en plateau, quelquefois papillomateuse, s'étalant lentement en disque à la surface de la peau, comme une kératose séborrhéique géante (fig. 12.35). Des formes pigmentées sont possibles. Le passage à un stade invasif est marqué par une croissance exophytique de la tumeur et l'apparition éventuelle de nombreuses métastases cutanées de résurgence lymphatique locorégionales. Des lymphœdèmes locaux régionaux peuvent être observés.

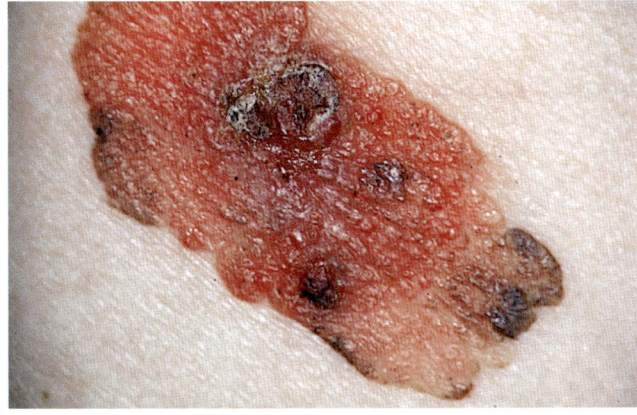

Fig. 12.35 Porocarcinome eccrine épidermotrope.

L'examen histologique montre dans la forme superficielle des nids intra-épidermiques de cellules porales malignes, parfois en migration et simulant une maladie de Paget. Il y a souvent à la phase initiale une extension purement épidermotrope. Les structures tumorales sont bien limitées, ce qui contraste avec la possibilité d'emboles lymphatiques. Le porocarcinome trabéculaire ressemble au porome eccrine bénin, mais avec des signes de malignité cytologiques et architecturaux ; le pronostic est lié au mode d'invasion en profondeur, les tumeurs bien limitées et refoulant le stroma étant de meilleur pronostic [2]. On observe des petits canaux au sein des massifs tumoraux, ainsi que des îlots de kératinisation. Les formes pigmentées s'accompagnent de nombreux mélanocytes fusiformes au sein de la composante épithéliale maligne intraépidermique ou dermique. Le porocarcinome exprime CD117, ce qui peut aider dans le diagnostic différentiel avec le carcinome épidermoïde.

Ces tumeurs doivent être excisées très largement et profondément jusqu'au fascia. La chirurgie micrographique a ici un intérêt potentiel [3]. La radiothérapie est parfois associée à la chirurgie, elle doit être discutée en concertation pluridisciplinaire car son efficacité n'a pas été démontrée en situation adjuvante sur la zone de tumorectomie ou l'aire ganglionnaire de drainage [4]. Au stade métastatique, les polychimiothérapies sont peu efficaces.

Carcinome annexiel microkystique

Il fait partie des carcinomes sudoraux eccrines sclérosants, avec le carcinome syringomateux et le carcinome ductal squamoïde [5]. Cette tumeur rare de l'adulte entre 40 et 60 ans siège habituellement à la face, dans la région nasolabiale ou périorbitaire, et se présente sous la forme d'une lésion couleur chair, dure, adhérente à l'épiderme et infiltrant la peau en profondeur ; elle ressemble au carcinome basocellulaire sclérodermiforme et au trichoépithéliome desmoplastique qui en sont les principaux diagnostics différentiels. L'extension est lente. L'examen histologique montre que l'extension en profondeur va souvent au-delà des limites palpables avec des signes d'invasion périneurale, responsable des échecs des traitements chirurgicaux trop timorés.

Sur le plan histologique, la tumeur associe dans les cas typiques des kystes kératinisants en surface et, en profondeur, de petits cordons cellulaires dans un stroma très fibreux, quelquefois creusés de structures ductales rappelant les conduits excrétosudoraux. On trouve de tels cordons microtrabéculaires au-delà des muscles peauciers et autour des nerfs dermiques profonds.

Malgré ce caractère invasif, responsable de fréquentes récidives postopératoires, les métastases sont exceptionnelles et le pronostic est dans l'ensemble bon [5]. C'est sur le plan thérapeutique une des meilleures indications de la chirurgie micrographique.

Hidradénocarcinome [6]

On distingue *l'hidradénocarcinome* (parfois à cellules claires) et *l'hidradénocarcinome poroïde* qui est plus proche du porocarcinome, dont il partage certaines caractéristiques microscopiques. Ces tumeurs prédominent chez l'adulte aux environ de 60 ans, sans prédominance de sexe bien marquée. Ils sont plus fréquents à la tête mais peuvent être observés dans toutes les localisations. L'hidradénocarcinome se développe souvent sur un hidradénome bénin, ce qui doit toujours conduire à exciser en totalité ces tumeurs sudorales bénignes. L'aspect clinique n'est pas reconnaissable : la tumeur mesure en moyenne 1 à 2 cm et n'a le plus souvent aucune modification épidermique. L'évolution est plus péjorative pour les hidradénocarcinomes poroïdes, qui récidivent plus fréquemment et peuvent occasionnellement donner des métastases. Une extension ganglionnaire isolée est parfois décrite pour les hidradénocaricnomes.

L'aspect histologique est proche de celui des équivalents bénins, hidradénome et hidradénome poroïde, mais avec des critères architecturaux de malignité (mauvaise limitation, invasion profonde), des mitoses et des atypies cytologiques qui ne sont pas toujours marquées. Des anomalies génétiques commencent à être décrites, notamment une translocation t(11 ; 19) et des mutations de *p53* [7].

Le traitement repose sur la chirurgie large avec marges. La radiothérapie adjuvante n'a pas fait preuve de son efficacité. Au stade métastatique, divers protocoles de chimiothérapie sont proposés sur la base d'expérience de cas isolés seulement.

Autres carcinomes sudoraux

Un certain nombre de carcinomes eccrines simulent des métastases de tumeurs viscérales et leur caractère primitif ne peut être affirmé qu'après un bilan extensif. C'est le cas du *carcinome eccrine mucipare*, qui ressemble à une métastase de carcinome mammaire ou colique, et du *carcinome adénoïde kystique primitif*, simulant une métastase de tumeur salivaire.

L'adénocarcinome papillaire digital agressif est une tumeur sudorale eccrine des extrémités, apparemment bien différenciée, mais dont l'évolution est marquée par des récidives fréquentes et de possibles métastases. Il faut inclure dans ce groupe les tumeurs autrefois qualifiées d'adénome digital papillaire agressif, car les éléments histologiques classiques ne permettent pas de préjuger du pronostic de cette lésion. La tumeur ressemble à un hidradénome ou à un hidradénocarcinome où l'on trouve des cavités avec éléments papillaires et des blos cellulaires compacts. C'est la localisation au doigt qui doit faire évoquer systématiquement le diagnostic. Une reprise chirurgicale est indispensable et permet ainsi de limiter le risque de récidives ou de métastases [8]. L'amputation digitale n'est plus considérée toutefois comme indispensable.

Carcinomes sudoraux apocrines

Les **adénocarcinomes apocrines** sont des tumeurs rares de l'adulte après 60 ans, pouvant se développer sur la base d'un hamartome apocrine localisé au *cuir chevelu* ou d'un *hamartome sébacé* ; dans ces cas-là, on peut suspecter le diagnostic cliniquement. De même, quand une tumeur nodulaire ulcérée apparaît dans une région apocrine (aisselles, région anogénitale, ombilic), on peut craindre une tumeur sudorale apocrine. La localisation préférentielle est le tronc [9]. Mais le plus souvent ces carcinomes n'ont aucun caractère clinique spécifique et le diagnostic en est histologique. Des récidives et une évolution métastatique sont possibles.

Il existe toute une série de variantes de carcinomes apocrines tels que les hidradénocarcinomes papillifères, les syringocystadénocarcinomes ou les hidradénocarcinomes apocrines. Les carcinomes issus de glandes apocrines très spécialisées peuvent être intégrés dans ce groupe : les carcinomes des glandes cérumineuses des conduits auditifs externes et les carcinomes des glandes de Moll des paupières.

L'aspect histologique est celui d'une tumeur glandulaire maligne où les structures permettant leur identification comme une tumeur apocrine sont :
– des tubes avec un revêtement cellulaire bistratifié, une couche périphérique de petites cellules aplaties ou cubiques, une couche interne de grandes cellules cylindriques ;
– des images de sécrétion apocrine, « par décapitation » du pôle luminal des cellules cylindriques ;
– la présence de cellules à mucus ;
– des cavités kystiques avec des formations papillifères.

S'agissant de tumeurs axillaires notamment, la difficulté est souvent de différencier de tels carcinomes de *métastases de carcinomes mammaires* ; cette éventualité doit toujours être discutée. Certains immuomarquages peuvent parfois être utiles [10].

Comme pour tous les carcinomes annexiels, le traitement repose avant tout sur une chirurgie large avec marges de sécurité. La chimiothérapie des cas métastatiques n'est pas standardisée.

Carcinomes annexiels pilaires

Bien que l'histogenèse du carcinome basocellulaire soit sans doute folliculaire, on doit considérer le carcinome trichoblastique comme une entité à part. Il existe de surcroît d'authentiques carcinomes d'origine folliculaire.

Carcinome tricholemmal ou carcinome spinocellulaire à kératinisation tricholemmale. Il s'agit de tumeurs ressemblant cliniquement à des carcinomes spinocellulaires ulcérovégétants, apparaissant chez des patients très âgés. On les voit principalement sur le front ou le crâne et leur croissance est très rapide. Leur identification histologique repose sur *l'aspect clair et polygonal des cellules tumorales, chargées de glycogène*, ayant souvent en périphérie un aspect cylindrique en palissade comme les cellules les plus externes de la gaine folliculaire externe (tricholemme). La kératinisation non épidermoïde rappelle celle du segment isthmique du follicule pilaire. Bien qu'ayant des signes cytologiques de grande malignité, ces tumeurs récidivent ou métastasent rarement après excision radicale. *On doit les distinguer des kystes tricholemmaux proliférants* qui surviennent chez les femmes âgées, dans les régions postérieures du cuir chevelu et dont l'aspect histologique est très différent. L'autonomie de ce carcinome est discutée, certains cas décrits sous ce nom étant probablement des carcinomes spinocellulaires à cellules claires.

Pilomatricome malin ou carcinome matriciel. Quelques observations établissent la réalité de la transformation d'un pilomatricome, mais il existe de vrais carcinomes pilomatriciels ou matriciels primitifs. Ces tumeurs sont localisées à la nuque ou au haut du dos, surtout chez des hommes. À côté de structures caractéristiques du pilomatricome, on observe des structures basaloïdes indifférenciées et infiltrantes avec des images d'invasion vasculaire et de perméation périnerveuse. Il existe des cas de carcinomes pilomatricels bien documentés avec métastases viscérales.

Carcinome trichoblastique. Son individualisation est plus récente. Il s'agit de la forme maligne du trichoblastome, souvent très invasive. Ces tumeurs peuvent être multiples et de grande taille, parfois ulcérovégétantes. La présentation diffère du carcinome basocellulaire, avec une évolution plus agressive : récidives locales, aspect térébrant, dissémination métastatique [11]. Certains peuvent survenir dans le *syndrome de Brooke-Spiegler* caractérisé par de multiples trichoblastomes faciaux ; on envisage donc la transformation possible d'un trichoblastome. L'aspect histologique est distingué de celui du carcinome basocellulaire par les images de kératinisation folliculaire (à gros grains de kératohyaline) donnant un aspect éosinophile au centre des lobules, l'aspect cribriforme, l'architecture asymétrique, l'absence de connexion à l'épiderme, la franche activité mitotique et le stroma riche en fibroblastes « papillaires ». *Il est possible que des tumeurs considérées comme des carcinomes basocellulaires métastatiques ou térébrants soient en fait des carcinomes trichoblastiques* ; on peut aussi envisager l'hypothèse d'un spectre de tumeurs pouvant répondre au vismodégib dans les formes métastatiques [11].

Carcinomes sébacés

On distingue des formes oculaires et non oculaires, ces dernières étant les formes plus « dermatologiques ». La découverte d'un carcinome sébacé, surtout s'il est associé à d'autres tumeurs cutanées sébacées (adénome sébacé, sébacéome) doit toujours faire rechercher un *syndrome de Muir-Torre* [12].

En cas de localisation palpébrale, c'est à la face, la localisation la plus fréquente du carcinome sébacé, qu'il peut se manifester soit comme une tumeur palpébrale ou caronculaire, soit comme un *chalazion récidivant*, soit comme une *blépharoconjonctivite chronique unilatérale* (fig. 12.36) si la tumeur s'étend de façon pagétoïde sur le bord ciliaire et dans l'épithélium conjonctival. La présentation dermatologique classique est celle d'une tumeur ulcérée ou non développée sous la paupière inférieure. Les carcinomes sébacés oculaires surviennent après 60 ans. Le traitement est avant tout chirurgical ; la cryochirurgie ou la radiothérapie peuvent constituer des alternatives. Rarement, les formes très invasives nécessitent l'exentération de l'œil. Les récidives sont fréquentes, surtout quand la marge chirurgicale saine est faible, et des métastases surviennent dans moins de 25 % des cas.

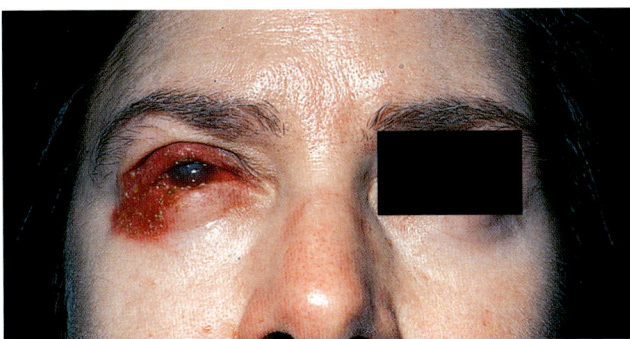

Fig. 12.36 Carcinome sébacé : forme palpébrale à type de blépharoconjonctivite chronique unilatérale.

En cas de localisation extraoculaire, l'aspect jaunâtre d'un nodule tumoral ou d'une plaque mamelonnée peut quelquefois faire évoquer ce diagnostic. Les localisations rapportées sont la face, le cuir chevelu et la nuque, plus rarement le tronc ou les organes génitaux ; ce sont des tumeurs des personnes âgées (âge médian de 70 à 75 ans), à prédominance masculine, pouvant métastaser [13]. L'exérèse chirurgicale large est le traitement de référence.

La malignité est toutefois plus faible que celle des formes oculaires. Il existe des carcinomes sébacés développés sur hamartome sébacé ou après radiothérapie, ainsi que chez les immunodéprimés, par exemple au cours du sida.

En cas de tumeurs cutanées sébacées multiples, dans le contexte d'un syndrome de Muir et Torre, on peut observer, à côté d'adénomes sébacés et de sébacéomes, des carcinomes sébacés ainsi que des kératoacanthomes. Dans ce contexte, les tumeurs sébacées ont souvent un aspect kystique avec des critères histopathologiques de faible malignité faisant hésiter entre les diagnostics d'adénome et d'adénocarcinome sébacé.

L'apparition successive de telles tumeurs cutanées doit impérativement faire rechercher un *adénocarcinome colique* ou urogénital et procéder à une enquête familiale, ce syndrome étant héréditaire dans la moitié des cas sur un mode autosomique dominant (*cf.* chapitre 19). L'absence d'expression de *MSH2*, *MLH1* et aussi *MSH6* peut être recherchée en immunohistochimie sur le carcinome sébacé et a donc une grande valeur d'orientation avant la confirmation génétique [14].

L'aspect histologique est celui de tumeurs multilobulées de grande taille comprenant un mélange non organisé de cellules basales immatures et de cellules sébacées à divers stades de maturation. Les cellules faiblement chargées de sébum ont un cytoplasme microvacuolaire avec un noyau étoilé central ; les cellules matures ne comportent qu'une ou plusieurs grandes vacuoles avec un noyau refoulé ou pycnotique. La malignité est attestée par les foyers de nécrose, les atypies nucléocytoplasmiques, les images de propagation pagétoïde dans l'épiderme (surtout remarquables dans les localisations palpébrales) ou d'invasion vasculaire. Les cellules tumorales expriment fortement l'antig*ène membranaire épithélial*, la *cytokératine 17* et surtout les *récepteurs androgènes* qui en sont le meilleur marqueur.

RÉFÉRENCES

1. Skowron F. et coll., *Ann Dermatol Venereol.* 2014, *141*, 258.
2. Belin E. et coll., *Br J Dermatol.* 2011, *165*, 985.
3. Avraham J.B. et coll., *J Surg Oncol.* 2013, *108*, 57.
4. Xu Y.G. et coll., *Dermatol Surg.* 2015, *41*, 685.
5. Frouin E. et coll., *J Eur Acad Dermatol Venereol.* 2015, 29, 1978.
6. Cardoso J.C. et coll., *Histopathology.* 2015, *67*, 589.
7. Kazakov D.V. et coll., *Am J Dermatopathol.* 2009, *31*, 236.
8. Suchak R. et coll., *Am J Surg Pathol.* 2012, *36*, 1883.
9. Hollowell K.L. et coll., *J Surg Oncol.* 2012, *105*, 415.
10. Piris A. et coll., *Hum Pathol.* 2014, *45*, 320.
11. Lepesant P. et coll., *Br J Dermatol.* 2015, *173*, 1059.
12. Kyllo R.L. et coll., *Dermatol Surg.* 2015, *41*, 1.
13. Dasgupta T. et coll., *Cancer.* 2009, *115*, 158.
14. Roberts M.E. et coll., *J Genet Couns.* 2013, *22*, 393.

12-8 Maladie de Paget

B. Cribier

La maladie de Paget est une affection maligne, caractérisée par la prolifération *intra-épidermique* de cellules épithéliales non apparentées aux kératinocytes épidermiques. Ce sont de grandes cellules arrondies, à cytoplasme PAS-positif, avec un volumineux noyau vésiculeux, dispersées ou groupées en petits amas à tous les niveaux de l'épiderme. On doit clairement distinguer la maladie de Paget *mammaire* et la maladie de Paget *extra-mammaire*, qui ont une physiopathologie différente [1].

Maladie de Paget mammaire

Il s'agit d'une affection rare touchant en grande majorité des femmes entre 50 et 70 ans. Des cas exceptionnels sont décrits chez l'homme ; on peut aussi voir des localisations axillaires en rapport ou non avec des prolongements mammaires axillaires. Bien que l'incidence du cancer du sein soit en augmentation, celle de la maladie de Paget mammaire diminue [2]. Même s'il existe de rares, d'ailleurs discutables, cas de maladie de Paget mammaire isolée, *dans l'immense majorité des cas elle est associée à un carcinome mammaire, le plus souvent intragalactophorique, sous-jacent, qu'il faut impérativement dépister et traiter* [3]. Le dermatologue n'est donc concerné qu'initialement pour le diagnostic de la dermatose de du mamelon.

Aspect clinique. Au début, elle se présente sous la forme d'une *lésion croûteuse chronique du mamelon*, parfois légèrement suintante. Elle s'étend progressivement en surface et prend un aspect d'eczéma, dont les bords sont toujours assez bien limités. Le mamelon et l'aréole sont alors érythémateux, couverts de petites squames surmontant une zone suintante ou discrètement végétante (*cf.* fig. 17.21). De nombreuses variantes sont décrites : forme bilatérale, forme masculine, forme sur mamelon surnuméraire. Le début au mamelon et le caractère unilatéral sont les deux éléments majeurs du diagnostic clinique. La forme pigmentée est trompeuse cliniquement et peut, en outre, faire poser un diagnostic histologique erroné de mélanome.

L'évolution peut se faire vers l'ulcération, la rétraction du mamelon ou même sa destruction complète et vers un tableau complet très évocateur d'un cancer mammaire, avec adénopathies locales. En effet, la maladie de Paget mammaire est associée dans la quasi-totalité des cas à un carcinome sous-jacent, de type galactophorique invasif ou *in situ*.

Diagnostic. Il doit être établi avec certitude en raison de ses implications pronostiques et thérapeutiques. Les principaux diagnostics différentiels cliniques sont l'eczéma et l'adénomatose érosive du mamelon, mais aussi le psoriasis, la maladie de Bowen et le mélanome (*cf.* chapitre 17-8).

Biopsie cutanée. Elle est indispensable : l'histologie montre un épiderme acanthosique, parfois ulcéré, contenant de nombreuses *cellules de Paget*, cellules épithéliales non apparentées aux kératinocytes épidermiques. Ce sont de grandes cellules arrondies, à cytoplasme PAS-positif, avec un volumineux noyau vésiculeux, dispersées ou groupées en petits amas dans toutes les couches de l'épiderme, ce qui correspond à la classique description de migration intraépidermique. Une extension en profondeur dans les annexes épidermiques est possible, *mais on n'observe pas habituellement de connexion directe avec le cancer mammaire sous-jacent.*

Le diagnostic différentiel histopathologique doit être fait surtout avec le mélanome ou avec un porocarcinome eccrine dans sa forme épidermotrope.

L'immunohistochimie est très utile dans le diagnostic de la maladie de Paget du sein, on y observe une hyperexpression des kératines de bas poids moléculaire comme CK7 et une perte d'expression des kératines de haut poids moléculaire comme CK10, CK14 et CK20. Les cellules pagétiques ont un profil similaire à celui du cancer associé aussi elles expriment l'antigène carcinoembryonnaire, l'antigène de membrane épithéliale et certaines lectines, en revanche, la néoplasie sous-jacente étant volontiers peu différenciée, l'expression des récepteurs à l'œstrogène ou la progestérone est souvent faible ou négative [3]. On pourra observer également de manière variable une expression de p53, de p21, de la cycline D1, de Ki67 de l'oncoprotéine Her-2, NY-BR-1 et des récepteurs aux androgènes. Les immunomarquages permettent en outre de distinguer les cellules pagétiques des cellules de Toker, qui sont claires aussi et présentes dans près de 10 % des mamelons : elles sont p53 et CD138-négatives [4, 5].

Traitement. C'est celui du cancer sous-jacent. Il faut au moins une excision complète de la plaque aréolomamelonnaire, suivi d'une irradiation du sein, ou une mastectomie partielle ou totale en fonction de l'extension du carcinome. Une quadrantectomie mammaire peut être dirigée par la réalisation d'un examen histologique extemporané de la plaque rétro-aréoloaire quand, et c'est souvent le cas, l'IRM n'a pu préciser la localisation exacte de la néoplasie sous-jacente.

Maladie de Paget extra-mammaire [6]

Dans sa localisation extra-mammaire, la maladie de Paget est moins fréquemment associée à un cancer sous-jacent ou viscéral, qui n'est présent que dans un quart à un tiers des cas et le plus souvent sans continuité anatomique ou histologique avec celui-ci. *Elle a un potentiel malin propre* et peut évoluer comme un cancer primitif en envahissant le derme [7] et donner des métastases.

Aspect clinique et topographie. Les formes extra-mammaires sont localisées surtout à la vulve (*cf.* fig. 17.26), dans la région périanale (fig. 12.37), sur les organes génitaux masculins et dans la région inguinale, par ordre de fréquence décroissante. Des cas exceptionnels sont localisés ailleurs, en particulier dans le creux axillaire, au pavillon de l'oreille, ou même sur le visage. On décrit aussi des cas de double, voire de triple ou quadruple localisation extra-mammaire.

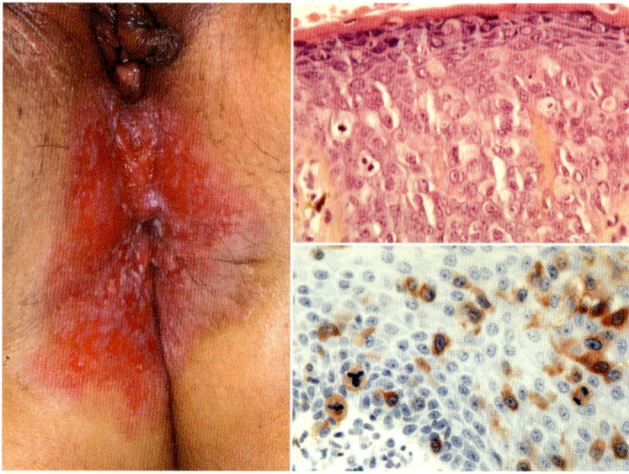

Fig. 12.37 Maladie de Paget extra-mammaire périanale.
L'examen histologique et l'immunomarquage anti-ACE objective l'invasion épidermique par de grandes cellules adénocarcinomateuses avec des figures mitotiques anormales.

La lésion se présente comme une plaque érythémateuse unique en général, plus ou moins érosive et suintante, mais bien limitée et résistant à tous les traitements locaux. On y voit des rhagades et la surface est parfois légèrement kératosique ; la macération en modifie la surface. À la vulve, le prurit est très fréquent et il constitue le principal signe fonctionnel pour toutes les localisations. Il existe des formes tout à fait dépigmentées.

Seule la biopsie cutanée peut mener à un diagnostic de certitude. La dermoscopie peut toutefois fournir des arguments en faveur du diagnostic [8], mais c'est surtout la *microscopie confocale* qui permet d'approcher le mieux le diagnostic même si la biopsie reste indispensable.

Histologie. Elle est la même que celle de la maladie de Paget mammaire, mais les extensions vers la profondeur dans le derme et dans les annexes sont plus fréquentes. L'expression de l'oncoprotéine c-ErbB2, des gènes contrôlant les différentes mucines et du gène du récepteur facteur de croissance épidermique (*HER-2*) est différente dans les formes mammaires et extra-mammaires [1]. Les cellules de Paget ont des caractères de cellules apocrines (expression de cytokératines des épithéliums glandulaires, la plus caractéristique étant la *cytokératine 7*). Certains auteurs ont montré que l'expression de GCDFP-15 (ou BRST2) est plus volontiers corrélée (environ 50 % des cas) avec la forme primitive de la maladie de Paget extra-mammaire alors qu'elle n'est pas exprimée dans la forme secondaire.

L'étude de nombreux cas a montré une *invasion de la superficie vers la profondeur* du derme dans la forme extra-mammaire [7].

Histogenèse. La maladie de Paget extra-mammaire doit être considérée comme un *adénocarcinome qui naît dans l'épiderme ou ses annexes* [7], capable ensuite d'envahir le derme et de donner des métastases à distance. L'hypothèse d'un facteur carcinogène agissant à la fois sur un organe et sur des cellules épidermiques des zones atteintes permettrait d'expliquer l'absence de continuité des lésions, malgré une évolution synchrone.

Il est possible que les **cellules de Toker** soient en cause dans l'histogenèse [9]. En effet, ces cellules claires existent non seulement dans le mamelon, mais probablement aussi le long de la ligne lactifère. Des cas de papules blanches persistantes, situées le long de cette ligne ont été observés chez de jeunes enfants, principalement, mais pas exclusivement, des fillettes asiatiques et ont été nommés **papulose à cellules claires** [10]. On voit dans ces papules d'évolution parfaitement bénigne des cellules claires d'aspect cytologique bénin, mais qui rappellent la maladie de Paget ; on les a depuis identifiées aux cellules de Toker. Le fait qu'il existe des formes hypopigmentées de maladie de Paget est pour certains un argument en faveur du lien entre la cellule de Toker, la papulose à cellules claires et la maladie de Paget. Toutefois cette histogenèse reste controversée.

Recherche d'un cancer profond (maladie de Paget extra-mammaire secondaire). Elle est impérative dans tous les cas, guidée en fonction de la localisation de la lésion cutanée. Le risque de cancer associé (toutes formes confondues) est plus élevé en cas de maladie de Paget invasive [11].

Dans les *formes vulvaires*, on trouve des cancers des voies urinaires, de l'utérus et des ovaires, des cancers des glandes vulvaires ou même des cancers mammaires.

En cas de *localisation anale*, il s'agit principalement de cancers du tube digestif dans près de 30 % des cas (carcinome épidermoïde anal, adénocarcinome rectal ou colique) et rarement de la prostate.

C'est la forme le plus souvent associée à un cancer sous-jacent ou à distance.

Les formes des *organes génitaux masculins* sont associées à des cancers urinaires ou de la prostate. On peut voir dans certains cas une expression de l'antigène PSA par les cellules pagétiques, quand il existe un cancer de la prostate.

Divers profils immunohistochimiques ont été décrits pour tenter de prédire l'association ou non à un cancer. Leur utilité en pratique est très relative.

Ce n'est qu'après un bilan carcinologique poussé que l'on peut conclure à une maladie de Paget extra-mammaire isolée, ce qui représente néanmoins la majorité des cas.

Traitement. L'excision des lésions est indiquée quand elle est possible, mais la chirurgie est généralement difficile car les lésions *sont souvent histologiquement multifocales* et toujours plus étendues que ne laisserait penser leur extension clinique. Elle reste le traitement de référence dans les localisations vulvaires peu étendues, comme à la marge anale [12] ou aux organes génitaux masculins [13].

La chirurgie de Mohs peut donner de meilleurs résultats [14]. Toutefois l'obtention d'une marge histologiquement saine ne garantit pas la guérison car il y a souvent des lésions cutanées associées à distance (multifocales), y compris sans aucune modification épidermique cliniquement visible.

La radiothérapie a été longtemps proposée comme premier choix quand l'excision est impossible.

La photothérapie dynamique et l'imiquimod sont aujourd'hui de plus en plus souvent discutés en réunion de concertation pluridisciplinaire, et peuvent utilement compléter la chirurgie, ou être parfois utilisés en 1re intention à titre palliatif. De bons résultats sur les symptômes peuvent être obtenus. Les publications et essais qui y sont consacrés ne permettent toutefois pas de tirer des conclusions définitives quant à leur efficacité et à leurs indications respectives [15].

Après traitement, une surveillance régulière de la peau et des organes de voisinage est indispensable, des cancers pouvant être découverts après traitement d'une maladie de Paget apparemment isolée. De plus, la surveillance est justifiée par les récidives qui sont fréquentes.

La décision thérapeutique dépend donc de multiples facteurs : âge d'abord, localisation, taille de la lésion, caractère *in situ* ou invasif, possibilité de chirurgie, présence ou non d'un cancer associé. La guérison n'est souvent pas un objectif raisonnable chez les patients très âgés. Les interventions très mutilantes, notamment la vulvectomie, ne sont pas indiquées, du fait de la nature même de la maladie.

RÉFÉRENCES

1. Liu W. et coll., *J Cutan Pathol*. 2010, *37*, 1145
2. Chen C.Y. et coll., *Cancer*. 2006, *107*, 1448.
3. Sandoval-Leon A.C. et coll., *Breast Cancer Res Treat*. 2013, *141*, 1.
4. Lester T. et coll., *Ann Clin Lab Sci*. 2009, *39*, 17.
5. Park S. et coll., *Pathology*. 2009, *41*, 640.
6. Lam C. et coll., *Dermatol Clin*. 2010, *28*, 807.
7. Jones R.E. et coll., *Am J Dermatopathol*. 1979, *1*, 101.
8. Mun J.H. et coll., *Br J Dermatol*. 2016, *174*, 1104.
9. Willman J.H. et coll., *Am J Dermatopathol*. 2005, *27*, 185.
10. Tseng F.W. et coll., *J Am Acad Dermatol*. 2010, *63*, 266.
11. Karam A. et coll., *Br J Dermatol*. 2014, *170*, 661.
12. Mengjun B. et coll., *Dermatol Surg*. 2013, *39*, 69.
13. Moretto P. et coll., *Curr Oncol*. 2013, *20*, e311.
14. Bae J.M. et coll., *J Am Acad Dermatol*. 2013, *68*, 632.
15. Edey K.A. et coll., *Cochrane Database Syst Rev*. 2013, *26*, CD009245.

12-9 Nævus (mélanocytaires)

M.-A. Richard, J.-J. Grob

Définition

Le terme *nævus*, anciennement désigné nævus pigmentaire ou nævus mélanocytaire, désigne toute *hyperplasie circonscrite bénigne de mélanocytes* développée dans la peau. En effet, la commission de terminologie de la Société française de dermatologie a recommandé en 1994 de désigner les nævus **non** mélanocytaires par le terme d'«hamartomes». Cela implique que le terme nævus ne s'applique plus qu'aux hyperplasies circonscrites bénignes de mélanocytes (*cf.* chapitre 12-1).

Classification

La classification des nævus est difficile et ambiguë, elle mélange des notions cliniques et dermoscopiques, histologiques, pathogéniques et chronologiques.

On distingue classiquement les entités suivantes [1].

Nævus communs (nævus acquis)

Ils représentent la majorité des nævus.

Ce sont des tumeurs bénignes, acquises, ubiquitaires, issues des mélanocytes normalement constitutifs de l'épiderme. Les lésions résultent de l'organisation et du regroupement des mélanocytes en thèques qui vont se disposer à la *jonction dermo-épidermique et/ou dans le derme*.

Ce sont les tumeurs les plus fréquentes de l'organisme, puisque présentes chez tous les individus. Par définition, les lésions ne sont pas présentes à la naissance.

Elles sont considérées comme des *tumeurs bénignes* s'opposant aux nævus congénitaux qui sont considérés comme des *malformations ou hamartomes*. Toutefois, cette distinction tumeur/malformation est discutable sur bien des points (*cf.* chapitre 12-1).

Nævus congénitaux

On désigne sous ce terme tous les nævus qui sont en règle générale visibles à la naissance.

Ils sont classiquement considérés comme des *dysembryoplasies* et ils ne semblent pas avoir de caractère héréditaire [1].

Certains classent arbitrairement les nævus congénitaux selon leur taille : la grande majorité des nævus congénitaux (*cf.* chapitre 12-1) ne dépasse pas par convention 2 cm, et ils ne sont pas rares (un nævus pour 100 à un pour 200 naissances). Les *nævus congénitaux de taille moyenne* (2 à 20 cm) *et de grande taille* (ou «géants» ≥ 20 cm) sont beaucoup plus rares (un nævus pour 2000 à 10 000 naissances) et peuvent s'associer à une mélanose neuroméningée.

Cette distinction «chronologique» est cependant arbitraire. En effet :
– certains nævus congénitaux peuvent également apparaître dans les semaines qui ont suivi la naissance, voire devenir perceptibles dans les 5 premières années de vie ;
– la majorité des nævus congénitaux de petite taille n'ont en général aucune caractéristique clinique (ils sont toutefois le plus souvent globulaires ou pavimenteux en dermoscopie) ou histologique qui permette de les distinguer formellement des petits nævus communs ;
– certains nævus qui ne sont pas toujours présents dès la naissance ont parfois un aspect malformatif évident. On parle ainsi de «nævus *de type* congénital».

Aspects cliniques

L'exceptionnel pléomorphisme des nævus a conduit à l'individualisation d'un grand nombre de formes cliniques qui sont regroupées dans le tableau 12.6.

«Petits nævus» communs (fig. 12.38 à 12.45)

Malgré une grande diversité clinique, le diagnostic est facile dans la majorité des cas.

La majorité des nævus sont de petite taille et millimétriques. Ceux dont le diamètre est supérieur à 15 mm sont le plus souvent des nævus congénitaux (*cf. infra*). La pigmentation est habituelle mais n'est pas constante.

La majorité des lésions a une morphologie qui va se modifier insensiblement avec le temps. Ces modifications morphologiques des nævus avce l'âge ont été confirmées par des études longitudinales de suivi des nævus en dermoscopie :
– dans l'enfance, *macules brun clair à brun foncé* voire noires, ovalaires ou arrondies, les plus petits sont souvent désignés par le terme **lentigo** et sont difficiles à distinguer des éphélides ;
– au cours de la vie, certaines lésions planes vont progressivement prendre du relief, correspondant ainsi aux **nævus tubéreux :** nodules en relief ou en dôme («grains de beauté», fig. 12.38) souvent peu pigmentés, voire de couleur de peau normale, parfois franchement pédiculés ou traversés par un ou deux poils. Ils prédominent au visage, au tronc, à la racine des membres. Certaines lésions sont franchement verruqueuses.

Les lésions se distribuent sur l'ensemble du revêtement cutané (y compris le scalp, les paumes, les plantes, l'appareil unguéal, etc.) mais plus rarement sur les muqueuses. *Le nævus de la matrice de l'ongle* se traduit par une bande pigmentée unique, souvent de faible largeur dont la difficulté tient au diagnostic différentiel avec un mélanome unguéal débutant. Leur patron dermoscopique est brun avec des lignes longitudinales régulières dans leur couleur, leur espacement et leur épaisseur.

Si l'aspect clinique des nævus est ainsi très variable, il y a le plus souvent, chez un individu donné, un certain profil commun de l'ensemble de ses nævus.

Certaines lésions sont plus spécifiquement individualisées :
– **le nævus de Spitz** (fig. 12.42 et 12.43) : habituellement développé chez l'enfant sous la forme d'un nodule rosé d'apparition rapide. Une forme pigmentée existe, elle est parfois individualisée sous le nom de nævus de Reed lorsque les cellules, fortement pigmentées, sont en forme de fuseau. Les spécificités histologiques du nævus de Spitz posent en dehors de l'enfance un problème de diagnostic différentiel avec un mélanome ;
– **le halo-nævus ou nævus de Sutton** : un ou plusieurs nævus, souvent localisés sur le tronc chez des adolescents, sont entourés d'un halo de dépigmentation régulier vitiligoïde (fig. 12.44), qui aboutit à la régression totale et progressive du nævus concerné puis à une repigmentation totale de la zone ;
– **le nævus bleu** : zone de pigmentation bleutée souvent en relief, à surface lisse, se présentant comme un tatouage, et qui prédomine sur le visage et les extrémités et souvent révélé à la puberté (fig. 12.45) ;
– **les nævus inflammatoires :** la présence de follicules pileux et l'épilation des poils peuvent favoriser une poussée inflammatoire avec formation d'un nodule sensible et ferme ou d'un kyste dans le nævus ou *folliculite sous- ou intranævique*.

Nævus (mélanocytaires)

Tableau 12.6 Principales formes cliniques de nævus (ordre alphabétique)

Nom	Particularités cliniques	Particularités histologiques	Commentaire
Halo-nævus de Sutton	Nævus entouré d'un nævus halo régulier vitiligoïde de dépigmentation Globulaire en dermoscopie	Nævus en règle générale de type composé, infiltré par une inflammation dermique dense en bande (lichénoïde) qui pénètre la lésion	Souvent multiples chez l'adolescent, souvent localisés au tronc Dans la majorité des cas, le phénomène de halo-nævus aboutit à la régression totale et progressive du nævus
Lentigo simplex	Simple macule brunâtre ou très pigmentée, réticulaire en dermoscopie	Nævus intraépithélial lentigineux, crêtes épidermiques étroites en « canne de golf »	
Nævus commun ou banal ou nævus acquis	Papulonodules pigmentés (« grains de beauté ») ou non, de disposition ubiquitaire, le plus souvent réticulaires en dermoscopie	Prolifération mélanocytaire regroupée en thèques : – disposées à la jonction dermo-épidermique (nævus jonctionnel) – disposées à la fois à la jonction dermo-épidermique et dans le derme (nævus composé ou mixte) – disposées exclusivement dans le derme (nævus dermique)	Parfois indiscernables cliniquement et histologiquement de certains nævus congénitaux, surtout de petite taille
Nævus bleu – commun – cellulaire	Nævus de couleur bleu sombre, ou très pigmenté simulant parfois un tatouage Patron dermoscopique « bleu sans structure »	Nævus de couleur bleu sombre, strictement dermique, très pigmenté constitué de : – mélanocytes dendritiques allongés et de mélanophages au sein de trousseaux collagènes épaissis – foyers denses de mélanocytes peu pigmentés, souvent fusiformes à gros noyaux, incluant de nombreux mélanophages	Les nævus de Ota, de Ito, et la tache mongolique sont des formes de nævus bleus
Nævus cliniquement atypique (nævus dysplasique)	Nævus > 5 mm, de couleur inhomogène sur un fond érythémateux, de contours irréguliers Parfois difficiles à distinguer d'un mélanome débutant Patron dermoscopique multicomposé plus ou moins asymétrique	Nævus en règle générale composé, avec parfois des aspects histologiques de nævus dysplasiques : architecture lentigineuse irrégulière, thèques horizontales, fibrose dermique et inflammation modérée	Parfois mais non toujours histologiquement dysplasique Plus fréquent chez l'adolescent
Nævus congénital	Nævus par définition présent à la naissance ou découvert précocement dans la vie Dermoscopiquement globulaire et/ou pavimenteux avec présence de poils terminaux	Nævus parfois histologiquement particulier : – thèques entourant et s'intriquant dans les annexes pilaires, sudorales, les muscles arrecteurs et les gaines nerveuses – cellules næviques jusque dans les deux tiers inférieurs du derme, voire contingent mélanocytaire dermique – hyperplasie épithéliale associée	Tous les grands nævus mélanocytaires ne sont pas présents à la naissance
Mélanoses dermiques : nævus de Ota nævus de Ito Tache mongolique	Nappes bleutées de grande taille correspondant à des nævus profonds (nævus bleus) – de la région cutanée frontopalpébro-temporale et de la conjonctive (Ota) – de la région scapulaire (Ito) – de la région lombaire (tache mongolique)	Idem au nævus bleu	
Nævus spilus	Multiples nævus de petite taille tachetant une nappe nævique homogène ou une tache café au lait	Nævus lentigineux ou parfois seulement hypermélanose avec petits foyers de nævus dermique	
Nævus de Spitz	Nodule peu pigmenté, souvent avec une composante angiomateuse Habituellement développé dans l'enfance sous forme d'un nodule rosé d'apparition rapide Dans plus de la moitié des cas, patron dermoscopique « étoilé »	Nævus composé ou purement intraépidermique, inflammatoire à cellules fusiformes ou épithélioïdes de grande taille parfois multinucléées, disposition verticale et rétraction des thèques jonctionnelles, œdème et hypervascularisation, hyperplasie épithéliale avec équivalents de corps colloïdes (corps de Kamino)	Souvent présence dans la lésion d'atypies cellulaires posant le problème diagnostique avec un mélanome

12-9 Tumeurs de la peau

Nævus (mélanocytaires)

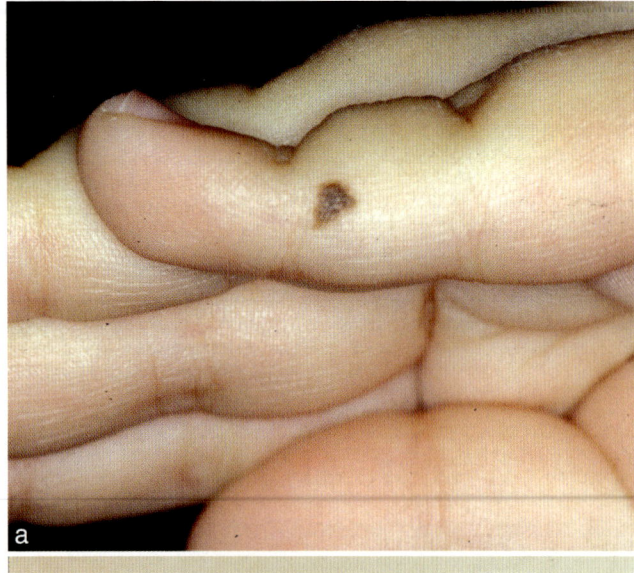

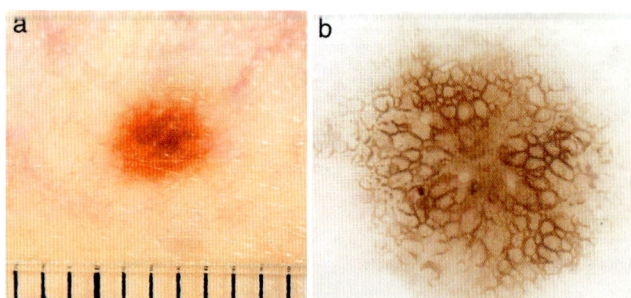

Fig. 12.40 Nævus à patron dermoscopique réticulaire (a).
On observe en dermoscopie une image de réseau pigmenté en nid d'abeille régulier, à la fois dans la taille des mailles, leur épaisseur et leur coloration (b).

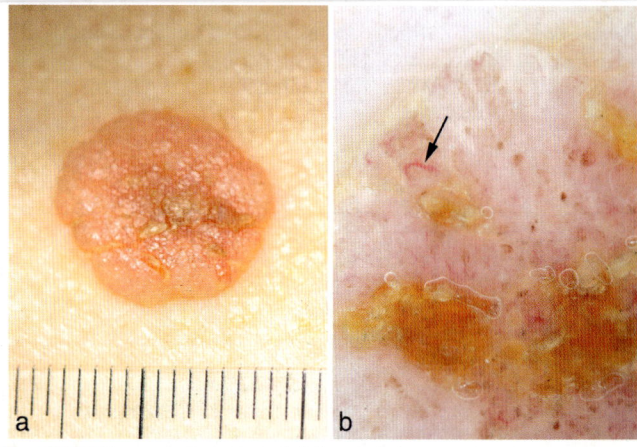

Fig. 12.41 Nævus achromique tubéreux du tronc.
Le patron dermoscopique reconnaissable est uniquement vasculaire, il n'y a pas de pigmentation (a). Le signe cardinal en faveur d'un nævus pigmentaire est l'existence de vaisseaux en forme de virgule (flèche) (b).

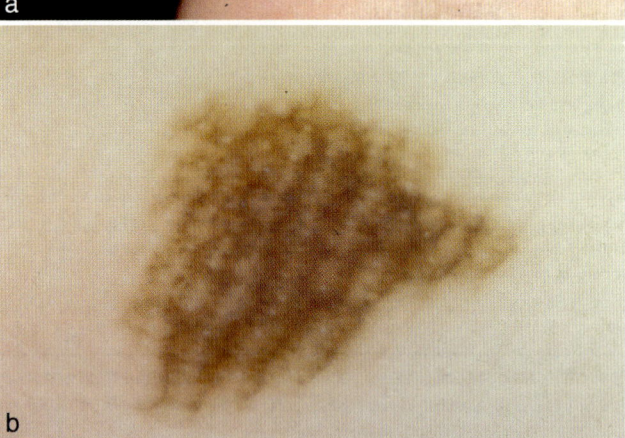

Fig. 12.38 Nævus nævocellulaire bénin de topographie palmaire (a). Noter en dermoscopie le patron parallèle des sillons, en principe synonyme de lésion bénigne (b).

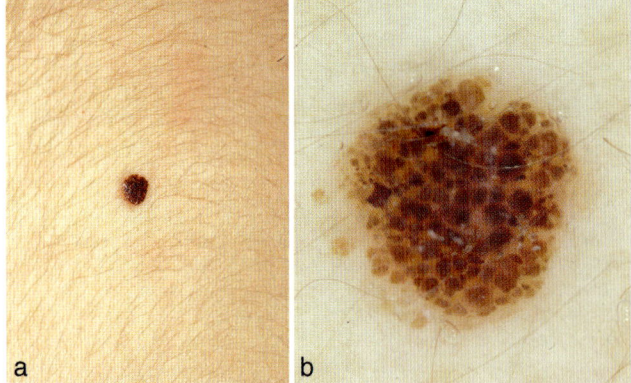

Fig. 12.39 Nævus pigmentaire à patron dermoscopique pavimenteux (globulaire) (a).
L'image dermoscopique est faite de taches brunes juxtaposées en forme de pavés (b). Il s'agit de la forme la plus habituelle du patron globulaire qui lui est plus fréquent chez l'enfant.

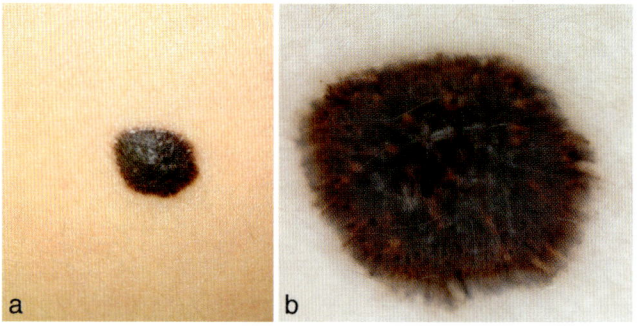

Fig. 12.42 Nævus de Spitz du bras chez un enfant de 6 ans (a).
L'examen dermoscopique objective un patron en rayon de soleil, très symétrique (b). Chez l'adulte, une telle image ne permet pas de distinguer entre mélanome spitzoïde et nævus de Spitz, et l'exérèse est recommandée. Chez l'enfant, l'évolution se fera assez souvent vers un patron réticulaire puis vers la régression de la lésion.

Tumeurs de la peau

Nævus (mélanocytaires)

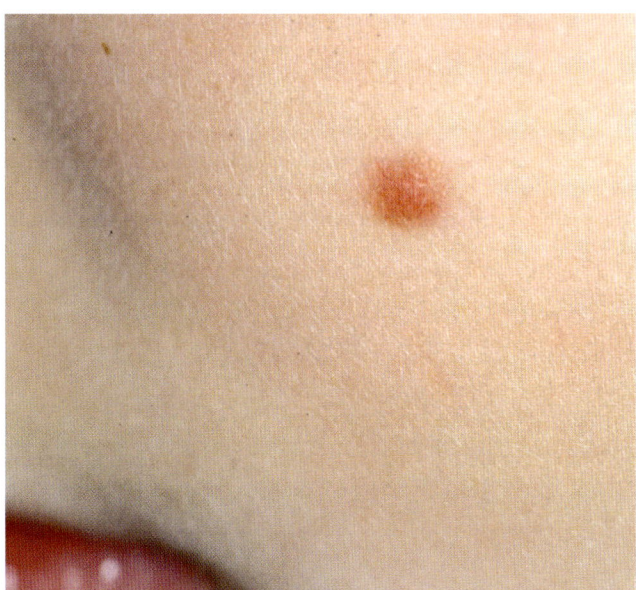

Fig. 12.43 Nævus de Spitz achromique du visage chez un enfant.

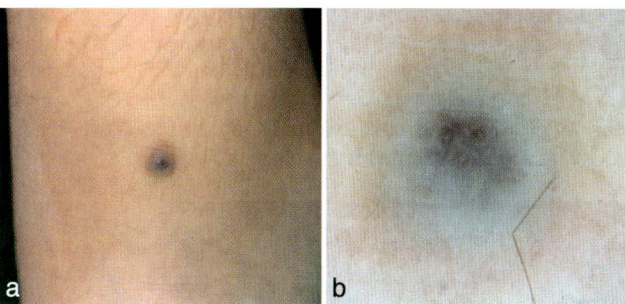

Fig. 12.45 Nævus bleu de la jambe (a). L'aspect dermoscopique est celui d'une plage bleue homogène, sans réticulation (b).

Grands nævus congénitaux

La présentation clinique des grands nævus congénitaux est polymorphe (fig. 12.46 et 12.47). Les vastes nappes très pigmentées, avec un aspect verruqueux et mamelonné et une hyperpilosité, parfois étendues sur de vastes grandes zones anatomiques (nævus en caleçon, en hémicorps, en tricot), et qui sont souvent associées à de multiples nævus congénitaux de plus petite taille distribués irrégulièrement sur le reste du corps (ou nævus satellites) sont les plus typiques.

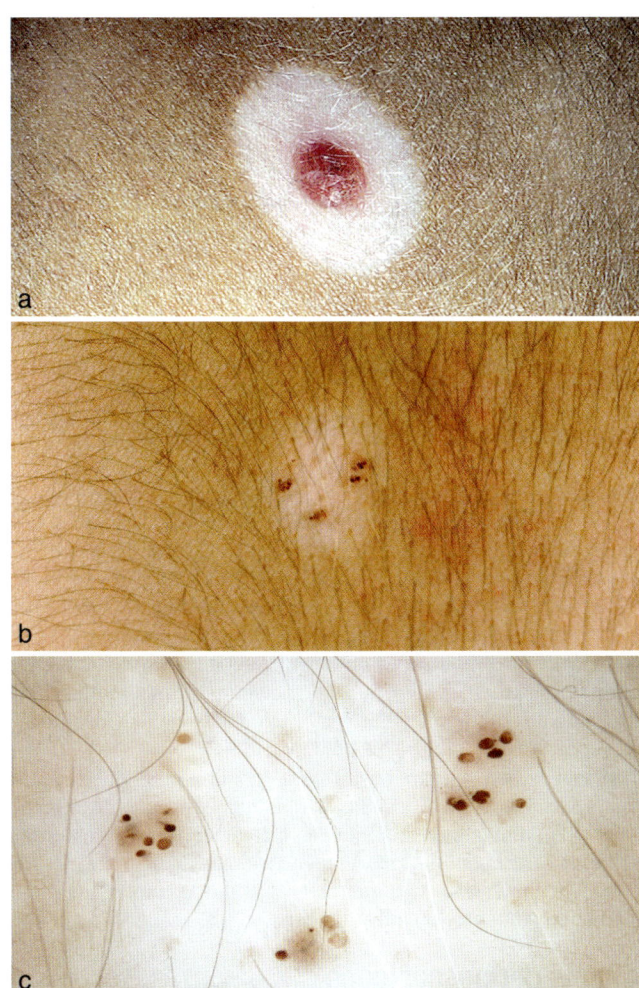

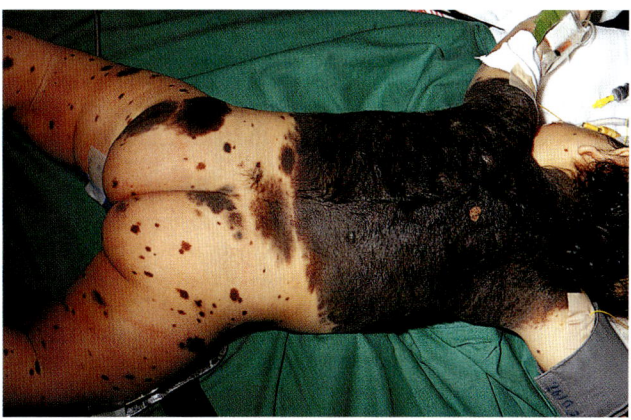

Fig. 12.46 Nævus congénital géant.

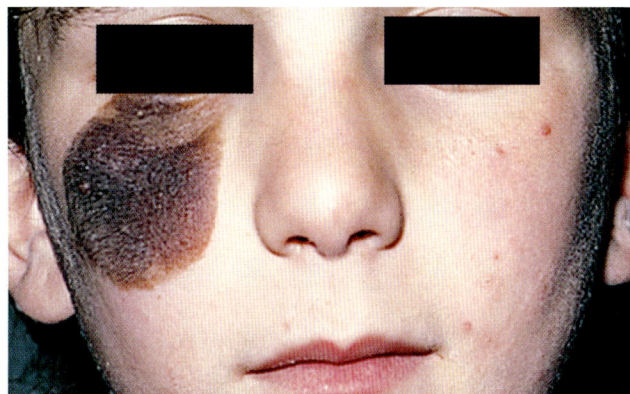

Fig. 12.47 Nævus congénital de taille moyenne.

Fig. 12.44 Nævus de Sutton.
a. Halo périnævique typique avec une lésion centrale qui devient moins pigmentée. b. L'aspect clinique est celui d'une lésion quasi complètement disparue. c. En dermoscopie de la lésion du milieu, on observe quelques globules résiduels et une vaste plage de décoloration.

Certains autres aspects sont stéréotypés : nævus cérébriforme du cuir chevelu (aspect de *cutis verticis gyrata*), nævus en quadrant, nævus profonds ou **mélanoses dermiques** (*cf. infra*), dont les aspects les plus classiques sont :

– *la tache mongolique* : pigmentation bleutée et ardoisée en région sacrée constatée dès la naissance surtout dans les populations de race mongoloïde ou négroïde. La tache disparaît progressivement dans l'enfance et il n'y a pas de risque de transformation ;

– *le nævus trigéminé de Ota* (fig. 12.48 et cf fig. 16.43) : pigmentation bleu ardoisé unilatérale de la sclérotique, de la conjonctive et de la peau adjacente de l'œil. La lésion prédomine dans les populations asiatiques, et se révèle progressivement dans l'enfance pour persister à l'âge adulte ;
– *le nævus acromiodeltoïdien de Ito* : nappe bleutée d'aspect assez proche du nævus bleu touchant la région scapulaire.

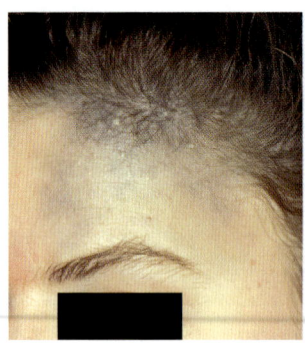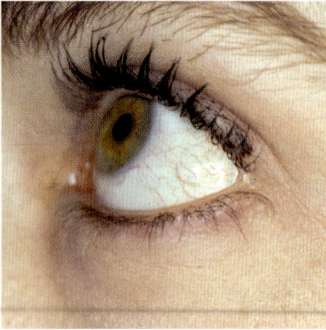

Fig. 12.48 Nævus de Ota.

Ces anomalies de développement complexes font que les nævus congénitaux de grande taille peuvent couvrir jusqu'à 80 % de la surface cutanée. Ils sont parfois associés à une satellinose de petits nævus congénitaux. Certains grands nævus congénitaux peuvent aussi s'associer à une *mélanose neurocutanée* (ou mélanose neuroméningée) parfois découverte uniquement par IRM (dans 2 à 37 % des cas [2-4]) et qui est peut-être à l'origine d'une transformation en mélanome dans le névraxe… La *mélanocytose neurocutanée* est à dépister par IRM avant l'âge de 4 mois (avant la myélinisation qui rend la détection de la mélanisation difficile et donne des faux positifs surtout en cas de multiples nævus satellites et en cas de localisation médiane postérieure des nævus congénitaux). D'autres anomalies neurologiques peuvent être associées : hydrocéphalie communicante, kystes arachnoïdiens, syringomyélie, tumeurs type astrocytome, épendymomes, malformations type Dandy-Walker ou Arnold-Chiarri, etc. Elles peuvent être symptomatiques : épilepsie, hypertension intracrânienne, retard mental. L'atteinte neurologique concerne surtout les enfants atteints de grands nævus de l'axe postérieur et associés à plus de 20 nævus satellites [3, 4].

Une nouvelle classification des nævus congénitaux basée sur la topographie, le nombre de nævus satellite et les caractéristiques morphologiques des lésions, destinée à l'estimation du risque de transformation, est en cours de validation [5].

Diagnostic différentiel

Toutes ces lésions sont à différencier :
– des hyperpigmentations liées à des dépôts de mélanine (mélanoses circonscrites par hyperfonctionnement des mélanocytes sans prolifération cellulaire associée) : taches café au lait d'origine malformative, éphélides ou taches de rousseur qui surviennent en zones exposées l'été, lentigos solaires du sujet âgé, hyperpigmentations d'origine exogène, etc. ;
– d'autres proliférations ou tumeurs non mélanocytaires : kératoses séborrhéiques carcinomes basocellulaires tatoués, angiomes, histiocytofibromes.

Par ailleurs, les nævus pédiculés souvent peu pigmentés sont difficiles à distinguer des fibromes pédiculés, les nævus verruqueux peuvent simuler une kératose séborrhéique, les nævus bleus évoquent un tatouage et les nævus à type de nodule érythémateux (nævus de Spitz) peuvent faire discuter un granulome inflammatoire. Mais le principal diagnostic différentiel est le *mélanome débutant* (cf. tableau 12.12).

Aspects histologiques

L'aspect microscopique des nævus respecte quelques règles générales. L'architecture s'organise en deux composantes, soit isolées soit combinées : une composante intraépidermique ou jonctionnelle et une composante dermique ou mixte dermo-épidermique. Dans l'épiderme, les cellules s'organisent soit sur le mode lentigineux, réalisant une monocouche ou une nappe plus ou moins régulière de mélanocytes au-dessus de la basale (ce qui correspond sur le plan clinique au lentigo), soit sur le mode thécal, c'est-à-dire en petits amas, îlots ou thèques. Dans le derme, les mélanocytes se disposent soit en thèques, soit de façon plus diffuse au sein du tissu conjonctif. Cela conduit à parler respectivement de nævus jonctionnel ou intraépidermique, de nævus dermique et de nævus composé ou mixte (fig. 12.49).

La cytologie est également variée. La morphologie des cellules

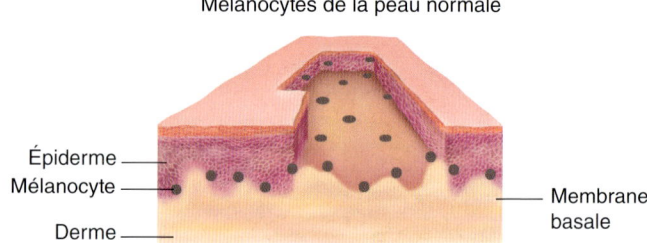

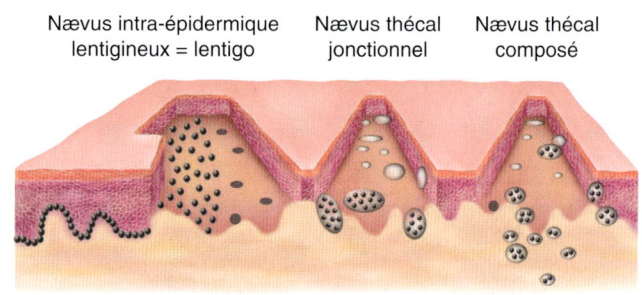

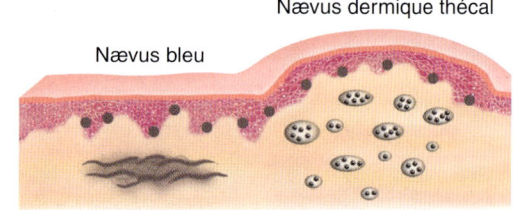

Fig. 12.49 Structure histologique des principaux nævus.

change selon les différents compartiments des composantes næviques. Le plus souvent, les cellules mélanocytaires intraépidermiques sont épithélioïdes, dendritiques et pigmentées, les cellules dermiques les plus superficielles sont lymphocytoïdes et moins pigmentées et les cellules les plus profondes sont neuroïdes, voire fusiformes et peu ou pas pigmentées. Ce gradient morphologique, souvent qualifié de «gradient de maturation», est loin d'être toujours respecté.

Certaines particularités cytologiques et architecturales ont conduit à individualiser différentes formes histologiques de nævus qui sont regroupées dans le tableau 12.7 [6].

Les nævus peuvent être le siège d'un grand nombre de remaniements. La fibrose peut devenir prédominante (nævus desmoplastique). L'inflammation est fréquente, lichénoïde (nævus de Sutton) ou moins caractéristique (nævus de Clark, nævus de Spitz). Enfin, certains remaniements sont interprétés comme des modes involutifs (involution adipeuse, calcification, etc.).

Aspects dermoscopiques

La dermoscopie, en se basant sur des critères purement morphologiques, facilite la distinction et le regroupement entre les différents nævus. La classification dermoscopique des nævus pigmentaires est la seule façon rationnelle de les décrire cliniquement du fait de la très habituelle mauvaise corrélation clinicohistologique (tableau 12.8)

Tumeurs de la peau

12-9 Nævus (mélanocytaires)

Tableau 12.7 Principales formes histologiques de nævus (ordre alphabétique)

Nom	Définition	Commentaire
Nævus à cellules ballonnisantes	Composante dermique constituée de cellules claires à cytoplasme soufflé de vacuoles	Non reconnaissable cliniquement
Nævus de Clark ou nævus dysplasique	Nævus à architecture lentigineuse irrégulière, avec des thèques parallèles à la surface pontant les crêtes épidermiques, acanthose, réaction particulière du stroma (fibrose dermique soit éosinophile concentrique autour des crêtes épidermiques, soit lamellaire) et inflammation modérée	Parfois, mais non toujours nævus se présentant comme cliniquement atypique
Nævus desmoplastique	Nævus dermique, sans thèques vraies, peu pigmenté et très fibrosant	
Nævus de Reed	Nævus composé thécal constitué quasi exclusivement de cellules fusiformes très pigmentées	Cliniquement très noir avec patron dermoscopique « étoilé »
Ostéonævus de Nanta	Nævus contenant du tissu osseux	Antécédents de folliculite

Tableau 12.8 Classification dermoscopique des nævus [7]

Type de nævus	Caractéristiques dermoscopiques	Caractéristiques cliniques	Caractéristiques histologiques
1. Nævus globulaire (congénital) (fig. 12.39)	Patron globulaire et symétrique chez l'enfant Distribution régulière des globules bruns surtout en périphérie de la lésion	Chez l'enfant : nævus présent dès la naissance ou développé avant la puberté Lésion plane ou papule, symétrique, de moins de 15 mm de diamètre	Chez l'enfant : nævus composé
	Patron globulaire/pavimenteux ou aspect d'« œuf sur le plat » chez l'adulte/homogène	Chez l'adulte, lésion en relief	Chez l'adulte : nævus dermique
		Quand la taille dépasse 15 mm, aspect parfois verruqueux ou papillomateux	Éléments histologiques des nævus congénitaux parfois présents dans la composante dermique (cf. tableau 12.7)
2. Nævus réticulé (acquis) (fig. 12.40)	Patron réticulaire avec réseau pigmenté symétrique et/ou sans îlots d'hypopigmentation, et/ou quelques points et globules bruns et/ou lamelles noires	Observés chez l'adulte Lésion brune ou noire, plane ou papuleuse, et symétrique Taille habituellement < 15 mm	Nævus jonctionnel ou composé Éléments histologiques des nævus dysplasiques parfois présents
3. Nævus « étoilé » (en rayon de soleil) de type Spitz/Reed (fig. 12.42)	Patron en rayon de soleil Stries pigmentées et/ou grands globules disposés de façon radiaire en périphérie de la lésion Vaisseaux en forme de points et dépigmentation réticulée dans les lésions non pigmentées	Lésion brun noir ou rose, discrètement en relief Habituellement sur le visage, ou les membres	Nævus jonctionnel ou composé, développé à partir de mélanocytes épithélioïdes ou dendritiques fortement pigmentés Hyperplasie épidermique
4. Nævus homogène bleu (fig. 12.45)	Patron homogène Coloration bleutée prédominante	Nævus congénital ou acquis, plus ou moins en relief, de couleur bleutée à noire et de taille variable Persiste tout au long de la vie	Prolifération dermique faite de mélanocytes fortement pigmentés, souvent de morphologie dendritique Parfois fibrose associée
5. Nævus de topographies particulières Nævus des extrémités (fig. 12.38) Nævus facial	Patron parallèle des sillons, en lattice, fibrillaire (sur les zones d'appui) Patron pseudo-réticulé chez l'enfant	Nævus congénital ou acquis localisé aux paumes ou aux plantes Nævus congénital ou de développement précoce Lésion le plus souvent brune chez l'enfant, symétrique, avec un relief discret, < 15 mm de diamètre	Prolifération jonctionnelle Composante jonctionnelle dans les lésions précoces avec important gradient de maturation
	Résidus pigmentaires avec des vaisseaux en point et globules ou des vaisseaux « en virgule » chez l'adulte	Chez l'adulte, la lésion devient tubéreuse et couleur de peau normale	Lésion composée avec neurotisation et stroma scléro-hyalin vers la fin de la vie
6. Nævus particuliers (exemples) Nævus combiné	Double composante Patron réticulé, et bleu sans structure	Nævus congénital ou acquis identifié comme deux zones de couleur et de taille différentes	Deux types de nævus ; jonctionnel et bleu juxtaposés ou fusionnés
Halo-nævus (fig. 12.44)	Patron globulaire avec une quantité variable de points et de globules parfois bleutés et zones d'hypopigmentation multifocales	Nævus congénital ou acquis entouré d'un halo de dépigmentation	Infiltrat lichénoïde en bande sous le nævus avec mélanophages
7. Lésions mélanocytaires inclassables	Une des lésions précédentes avec des caractéristiques atypiques faisant discuter un mélanome : patron dermoscopique multicomposé et asymétrique commun avec le mélanome avec toutefois le plus souvent un degré moindre de désorganisation architecturale. Dans ces cas, devant une lésion plane, la surveillance en dermoscopie numérique, qui identifie plus facilement et plus précocement les lésions évolutives constitue une aide précieuse		

[7, 8]. Les différents patrons rencontrés en dermoscopie varient avec l'âge, diffèrent selon le phototype et la localisation anatomique des nævus : patron globulaire avec poils terminaux pour les nævus de type congénital (plutôt localisés à la tête, au cou et aux membres supérieurs) à tous les âges de la vie, et patron réticulaire pour les nævus acquis (surtout du tronc) au moment après la puberté et chez les adultes jeunes [9].

Histogenèse

On oppose, depuis peu, deux voies différentes de nævogenèse, le long du tube neural, biologiquement distinctes [10].

Histoire naturelle des « nævus communs »

On suppose (mais sans preuve directe) que les nævus communs, présents en nombre variable chez tous les individus, sont des néoplasies acquises (se développant au cours de la vie) issues des mélanoblastes dérivés de la crête neurale migrant vers la jonction dermo-épidermique dans une voie superficielle dorsolatérale. Les premiers éléments sont généralement détectables vers l'âge de 5-6 ans sous l'influence du soleil et leur nombre augmente surtout pendant l'enfance et l'adolescence puis atteint un plateau vers la 4e décennie avec un nombre moyen de 20 à 30 nævus par individu. Le nombre diminue au cours de la dernière partie de la vie, les nævus devenant rares après 70 ans [11, 12]. Les nævus passeraient ainsi par différents stades évolutifs au cours de la vie, ce qui correspond à des modifications très progressives de leur morphologie et de leurs caractéristiques histologiques. Dans l'enfance et l'adolescence, prédominent des lentigos puis à l'âge adulte, se développent des lésions plus en relief, voire pédiculées, pigmentées ou non. Sur le plan histologique au cours de l'avancée en âge, les thèques migrent progressivement dans la peau avec l'activité jonctionnelle très marquée dans l'enfance qui va en diminuant voire qui disparaît au profit d'une organisation purement dermique chez l'adulte. On admet qu'une partie des nævus involue ensuite au cours de la vie en devenant des nævus dermiques avec perte de la composante intraépidermique, et certains disparaîtraient dans les dernières décennies de la vie [13, 14]. Le fait que l'on trouve moins de nævus chez les sujets âgés attesterait de cette disparition.

À l'échelon moléculaire, les connaissances concernant les mécanismes du contrôle la formation des nævus restent fragmentaires. Ce qui est considéré comme une prolifération monoclonale des mélanocytes matures normalement constitutifs de l'épiderme [15] et qui migrerait secondairement dans le derme [9, 16] pourrait être une conséquence d'une perte des mécanismes d'homéostasie par inhibition de l'apoptose des mélanocytes matures. Les mécanismes à l'origine des phénomènes d'involution næviques sont probablement multiples bien que mal connus : régression immunologique comme sur le modèle du phénomène de halo-nævus ou involution progressive au cours de laquelle les nævus deviendraient tubéreux puis disparaîtraient.

L'étude des mécanismes moléculaires de la nævogenèse suggère qu'il y aurait des mutations somatiques d'oncogènes, variables selon le type de nævus. *Plus de 80 % des nævus communs expriment des mutations somatiques polyclonales des gènes BRAF*, surtout dans les lésions des sujets jeunes et les lésions en croissance [17], et ces mutations sont communes à celles observées dans le mélanome.

L'activation mutationnelle de la voie RAS/RAF/MEK/ERK MAPK, qui favorise la prolifération, l'invasion et la survie des cellules mélanocytaires est donc une étape critique dans l'initiation des néoplasies mélanocytaires, mais non suffisante à elle seule pour la mélanocarcinogenèse [18]. Or la majorité des nævus exprime des marqueurs de sénescence tels que β-galactosidase et p16 INK4a (gène suppresseur de tumeur). *La sénescence*, en bloquant le cycle cellulaire, serait ainsi un mécanisme qui empêche la prolifération illimitée et une transformation fréquente en mélanome [17, 18].

Histoire naturelle des « nævus congénitaux »

Histologiquement, l'existence fréquente d'une composante dermique profonde et/ou hypodermique et les intrications avec les annexes épithéliales et/ou les structures nerveuses suggèrent que les nævus congénitaux de grande taille pourraient être dus à *une anomalie de migration et de différenciation des précurseurs mélanocytaires* issus de la crête neurale qui étaient destinés à se disposer le long de la jonction dermo-épidermique. Contrairement aux nævus banaux, cette migration, déterminée *in utero*, se ferait selon une *voie ventrale* qui est celle des précurseurs des cellules de Schwann le long des filets nerveux [10].

La polyclonalité de ces lésions est en faveur de cette hypothèse [19]. Ces précurseurs mélanocytaires sont vraisemblablement des cellules multipotentielles dont l'engagement progressif dans une voie de différenciation, schwannomélanocytaire puis mélanocytaire, s'effectue par étapes au cours de leur migration vers l'épiderme. Une différenciation terminale trop précoce et/ou un blocage de migration dans le derme ou l'hypoderme pourrait ainsi être en cause dans ces grands nævus. L'association fréquente à une hyperplasie épithéliale, à une hyperplasie des annexes pilaires explique l'aspect verruqueux et pileux de certains de ces nævus, et suggère l'implication de contingents non mélanocytaires en un hamartome complexe mélanocyto-épidermique.

Les facteurs moléculaires impliqués dans la formation des nævus congénitaux ne relèvent pas eux d'un mécanisme mendélien : les cas familiaux et ceux communs chez les jumeaux monozygotes sont exceptionnels.

Une mutation somatique causative concernant les gènes *NRAS* est plus probable :

– une mutation postzygotique du codon 61 de *NRAS* par mosaïcisme, retrouvée à la fois dans le nævus congénital, les petits nævus satellites et la mélanose, mais absente dans le sang et la peau normale, a ainsi été mise en évidence, faisant de cette entité une *RASopathie en mosaïque* [20] ; la perte de l'hétérozygotie *NRAS* Q61K pour l'homozygotie serait associée à la transformation en mélanome [21] ;

– une autre étude a démontré au sein des nævus congénitaux géants une sous-population de cellules clonogéniques, capables de prolifération et de créer des structures næviques. Ceci pourrait expliquer la récidive des nævus congénitaux après exérèse chirurgicale précoce [22] ;

– les nævus spilus classiques sont aussi considérés comme des RASopathies en mosaïque, avec une mutation activatrice de *HRAS* et des réarrangements des kinases ont été mis en évidence. Les nævus bleus portent préférentiellement des mutations *GNAQ* [18].

Épidémiologie et génétique

Les facteurs épidémiologiques qui conditionnent le nombre et le type de nævus communs présents chez un individu sont résumés dans le tableau 12.9.

Parmi ces facteurs, les paramètres génétiques et les expositions solaires semblent prépondérants.

Tableau 12.9 Facteurs épidémiologiques des nævus communs

Facteurs	Arguments
Génétique	Plus grande similitude des phénotypes næviques chez les jumeaux monozygotes que dizygotes Transmission des phénotypes næviques exceptionnels (syndrome du nævus atypique)
Soleil	Densité des nævus plus élevée sur les zones photo-exposées Densité plus élevée des nævus, à âge égal, si fortes expositions solaires entre 0 et 15 ans Densité plus élevée de nævus chez les sujets à phénotype clair
Immunité	Densité plus élevée de nævus chez les immunodéprimés (chimiothérapie, VIH, greffes d'organes)
Atopie	Données contradictoires selon les études, facteurs de confusion possibles
Hormones	Nombre et taille accrus sous traitement par hormone de croissance (facteurs de confusion possibles)

Facteurs génétiques

Le nombre, la localisation [23] et le type de nævus communs sont sous contrôle génétique, dans un système très probablement de type polygénique. Des variants des gènes *MTAP* (9p21), *PLA2G6* (22q13) et *IRF4* (6p25) influenceraient à la fois le nombre de nævus d'un individu et le risque de mélanome [24-26]. Les nævus sont ainsi plus fréquents chez les blancs, ils sont rares chez les noirs et les Asiatiques. Chez les Caucasiens, il existe par ailleurs un lien entre le nombre et le type de nævus et *les facteurs génétiques qui contrôlent les différentes caractéristiques pigmentaires* d'un individu avec une prédominance des lésions chez les sujets de carnation cutanée claire, présentant de nombreuses taches de rousseur (éphélides), des cheveux de couleur blonde ou rousse, des yeux clairs et présentant faible capacité de bronzage, une grande sensibilité lors des expositions solaires avec tendance aux coups de soleil [27, 28]. Les études chez les jumeaux ont montré une forte corrélation du nombre de nævus chez les jumeaux monozygotes [29] et la forte corrélation entre la densité nævique d'un individu et de ses deux parents respectifs [27]. Ce déterminisme génétique des nævus explique également la transmission familiale de certains *phénotypes næviques exceptionnels* (fig. 12.50), notamment celui du *syndrome du nævus atypique (dysplasique)* auquel s'associe parfois la transmission d'un risque majeur de mélanome (cf. tableau 12.10).

Autres facteurs

En dehors d'un contrôle génétique, d'autres facteurs influent sur la nævogenèse, les principaux étant l'immunodépression mais ce sont surtout le mode de vie et en particulier les expositions solaires qui vont augmenter le risque de développer des tumeurs mélanocytaires bénignes.

Immunodépression. Un excès de nævus a été ainsi démontré chez les transplantés d'organe et après transplantation médullaire [30, 31], chez les sujets infectés par le VIH [31], après chimiothérapie [32] ou autre traitement immunosuppresseur, dont des agents biologiques [33], ou des thérapies ciblées (sorafénib, inhibiteur des kinases inhibant les protéines B-RAF) [34]. Dans les contextes d'immunodépression, la survenue de nouvelles lésions pigmentées se ferait souvent sur un mode éruptif et avec un excès de nævus sur les paumes et les plantes.

Rayonnement ultraviolet. Les études épidémiologiques ont cependant surtout confirmé l'influence du rayonnement ultraviolet sur la densité nævique d'un individu, particulièrement pendant l'enfance et l'adolescence [29, 35-39]. Elles ont montré que les expositions chroniques ou cumulées influençaient le nombre total de nævus, les expositions solaires intenses ou aiguës ceux de grande taille. Les mécanismes de la nævogenèse UV-induite restent cependant théoriques : effet de l'immunodépression induite par les irradiations UV ? Effet prolifératif ou levée de certains signaux de sénescence ?

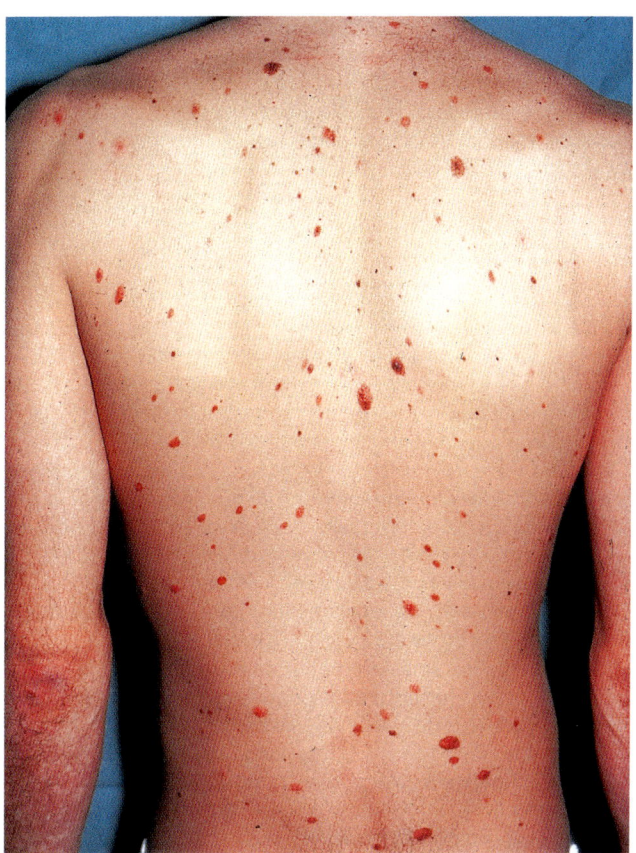

Fig. 12.50 Nævus multiples dans le cadre d'un syndrome du nævus atypique.

L'analyse de la part respective de la génétique et des facteurs de l'environnement montre cependant la prépondérance des facteurs génétiques dans la nævogenèse (taille, morphologie, densité nævique), cette prépondérance augmentant avec l'âge [40].

Nævus et mélanome

Nævus précurseurs de mélanome : risque insignifiant

Les nævus sont théoriquement des précurseurs possibles de mélanome puisque issus des mêmes cellules mélanocytaires.

Le risque de transformation des nævus communs est cependant négligeable et n'explique pas la majorité des mélanomes. On estime que 30 % des mélanomes seraient histologiquement associés à un nævus probablement préexistant, le plus souvent alors de type dermoscopiquement « congénital » (globulaire ou pavimenteux avec gros poils terminaux).

Le nombre moyen de nævus étant de 20 à 30 par individu, avec une incidence actuelle estimée à 1 mélanome pour 10 000 individus, le risque de transformation d'un nævus à l'échelon d'un individu est insignifiant, *de l'ordre de 1/30 000 nævus*. Il est ainsi établi que la majorité des mélanomes naissent en dehors de tout nævus mélanocytaire, en peau saine (mélanome *de novo*) et aux dépens des mélanocytes normalement disposés le long de la jonction dermo-épidermique.

L'exérèse chirurgicale prophylactique et systématique des nævus communs est donc totalement inefficace et illusoire en termes de prévention du mélanome.

Nævus en grand nombre : marqueurs de terrain à risque de mélanome

Les méta-analyses montrent que le *phénotype nævique* de chaque individu, caractérisé par le *nombre*, la *taille* et l'*aspect* de ses nævus et qui résulte à la fois de son terrain génétique et des expositions solaires reçues est le principal marqueur de risque de mélanome.

Les deux marqueurs de risque les plus puissants sont la présence de *nævus cliniquement atypiques* (ce qui ne correspond pas exactement à la définition du syndrome des nævus dysplasiques qui elle est histologique) [41] et *la présence d'un grand nombre (> 50) de nævus communs* chez un individu [42, 43] sans que l'on puisse réellement estimer parmi ces facteurs celui qui a le plus d'importance dans l'estimation du risque.

Divers arguments sont en faveur d'un contrôle génétique (gènes multiples) de ces phénotypes næviques extrêmes et de la transmission familiale d'un risque de mélanome (BK mole syndrome, FAMM : *Familial Atypical Mole and Melanoma*) [44]. **Le syndrome du nævus cliniquement atypique (syndrome des nævus dysplasiques)** désigne ainsi des individus qui ont un grand nombre de nævus (> 50), de grande taille (> 5 mm de diamètre), ayant des aspects atypiques (bords irréguliers, couleur inhomogène et souvent brun rougeâtre), dermoscopiquement caractérisés par un patron multicomposé et asymétrique, localisés aussi en peau non exposée au soleil et avec de nouvelles lésions qui continuent à apparaître à l'âge adulte. Ce syndrome, parfois familial, peut être associé à une augmentation du risque de mélanome [43, 45]. En dehors de tout contexte familial, la fréquence de ce syndrome dans la population générale est très diversement appréciée : 15 % des patients atteints de mélanome sporadique auraient un syndrome du nævus atypique contre 2 % des sujets dans la population générale [46].

Exérèse

Nævus communs

Ce ne sont ni des lésions cancéreuses ni des états précancéreux.

Leur transformation en mélanome étant un événement exceptionnel, il n'y a donc aucune logique à pratiquer l'ablation de tous les nævus chez un individu à titre préventif [47].

Il n'existe également aucune preuve d'un risque de transformation ou de dégénérescence accru pour les nævus situés sur les *zones traumatisées* ou pour ceux situés les *zones de frottement* (ceintures, visage lors du rasage, etc.), ni pour ceux régulièrement *exposés au soleil*. Le risque de transformation des nævus des *muqueuses* (exceptionnels), ainsi que ceux des *paumes et des plantes*, n'est pas plus grand que celui des nævus des autres régions du corps : leur exérèse prophylactique n'a donc également pas d'intérêt.

L'exérèse de certains nævus peut toutefois se discuter pour des raisons esthétiques ou fonctionnelles mais cette indication sera toujours à pondérer dans certaines localisations du fait du risque cicatriciel. L'exérèse des nævus cliniquement atypiques n'est également pas justifiée car ils ne sont pas des précurseurs de mélanome.

En revanche, toute lésion qui *peut ressembler cliniquement* à un mélanome débutant ou toute lésion pigmentée suspecte pour laquelle il est difficile d'affirmer le caractère bénin impose dans le doute une exérèse chirurgicale de principe. Le seul moyen de porter avec certitude un diagnostic de bénignité ou de malignité est une analyse histologique de la lésion.

Nævus congénitaux

Leur prise en charge est délicate.

La fréquence de transformation des nævus présents à la naissance est globalement très faible : un suivi objectif clinique prolongé de nævus congénitaux (quelle que soit leur taille) n'a montré aucune dégénérescence après 14 ans de surveillance [48].

Le taux de transformation des nævus congénitaux est vraisemblablement lié à la taille de la lésion. Ainsi, les lésions de petite taille ont un risque de transformation globalement identique à celui des nævus communs, donc négligeable, qui ne justifie pas leur exérèse chirurgicale systématique ; les formes géantes sont les plus à risque. Ce risque de transformation des grands nævus au cours de la vie est estimé selon les études entre 5 et 15 % [49], inférieur à 3 % voire à 1 % dans les publications les plus récentes [50, 51]. La dégénérescence surviendrait le plus souvent chez l'enfant entre 5 et 7 ans [51], plus rarement à l'adolescence et à l'âge adulte, parfois dans un foyer de mélanose neuroméningée associée ou sur un satellite.

Mais comme ces lésions sont très rares, seule une infime partie des mélanomes (< 0,1 % de l'ensemble des mélanomes) dérive de ces syndromes malformatifs géants. L'impact, en termes de santé publique et de prévention du mélanome, de la prise en charge des nævus congénitaux, particulièrement ceux de grande taille, est donc négligeable et leur prise en charge est difficile [52]. Car si l'exérèse chirurgicale préventive des lésions de grande taille est souhaitable, elle n'est pas réalisable en pratique dans la majorité des cas du fait de la surface ou de l'extension en profondeur de ces syndromes malformatifs. Il n'existe pas d'ailleurs d'autre traitement satisfaisant : le curetage néonatal [53] donnerait des résultats esthétiques initialement satisfaisants mais les résurgences næviques tardives sont de règle et ce geste ne modifie pas le risque de mélanome car il laisse en place la majorité du composant tumoral profond.

À l'opposé, les nævus congénitaux de petite taille dont l'exérèse n'est pas formellement obligatoire sont facilement enlevés. Leur ablation se discute en fonction de la localisation de la lésion, de la demande d'exérèse du patient ou de son entourage pour des raisons esthétiques ou préventives ou du niveau socioculturel de la famille, des conséquences esthétiques qu'il y a à laisser ou à enlever la tumeur, de l'âge de l'individu et de la possibilité de pratiquer l'exérèse de la lésion sous anesthésie locale ou générale.

RÉFÉRENCES

1. Grob J.J. et coll., *Ann Dermatol Vénéréol*. 1998, *125*, 860.
2. Agero A.L. et coll., *J Am Acad Dermatol*. 2005, *53*, 959.
3. Sibbald C. et coll., *Br J Dermatol*. 2015, *173*, 1522.
4. Waelchli R. et coll., *Br J Dermatol*. 2015, *173*, 739.
5. Price H.N. et coll., *Pediatr Dermatol*. 2015, *32*, 23.
6. Grob J.J. et coll., *Ann Pathol*. 1992, *12*, 223.
7. Argenziano G. et coll., *Br J Dermatol*. 2007, *157*, 217.
8. Zalaudek I. et coll., *J Dermatol*. 2011, *38*, 16.
9. Scope A. et coll., *Br J Dermatol*. 2008, *158*, 1041.
10. Ernfors P. et coll., *Exp Cell Res*. 2010, *316*, 1397.
11. Mackie R. et coll., *Br J Dermatol*. 1985, *113*, 167.
12. Schafer T. et coll., *J Invest Dermatol*. 2006, *126*, 1490.
13. Nicholls E.M., *Cancer*. 1973, *32*, 192.
14. Oliveria S.A. et coll., *Br J Dermatol*. 2013, *169*, 848.
15. Hashimoto Y. et coll., *J Cutan Pathol*. 2006, *33*, 207.
16. Hui P. et coll., *J Cutan Pathol*. 2001, *28*, 140.
17. Pollock P.M. et coll., *Nat Genet*. 2003, *33*, 19.
18. Roh M.R. et coll., *Pigment Cell Melanoma Res*. 2015, 28, 661
19. Harada M. et coll., *J Invest Dermatol*. 1997, *109*, 656.
20. Kinsler J. et coll., *Invest Dermatol*. 2014, *134*, 2658.
21. Kinsler J. et coll., *Invest Dermatol*. 2013, *133*, 2229.
22. Charbel C. et coll., *J Invest Dermatol*. 1015, *135*, 824.
23. Longo C. et coll., *Br J Dermatol*. 2016, *174*, 265.
24. Duffy D.L. et coll., *Am J Hum Genet*. 2010, *87*, 6.
25. Falchi M. et coll., *Nat Genet*. 2009, *41*, 915.
26. Orlow I. et coll., *Br J Dermatol*. 2015, *172*, 1081.

27. Bauer J. et coll., *Int J Cancer.* 2005, *115,* 121.
28. Whiteman D.C. et coll., *J Am Acad Dermatol.* 2005, *52,* 40.
29. Wachsmuth R.C. et coll., *J Invest Dermatol.* 2005, *124,* 56.
30. Andreani V. et coll., *Br J Dermatol.* 2002, *147,* 433.
31. Grob J.J. et coll., *J Invest Dermatol.* 1996, *107,* 694.
32. Piaserico S. et coll., *J Am Acad Dermatol.* 2006, *54,* 338.
33. Bovenschen H.J. et coll., *Br J Dermatol.* 2006, *154,* 880.
34. Mochel M.C. et coll., *Am Acad Dermatol.* 2015, *73,* 491.
35. Richard M.A. et coll., *Arch Dermatol.* 1993, *129,* 1280.
36. Valiukeviciene S. et coll., *Arch Dermatol.* 2005, *141,* 579.
37. English D.R. et coll., *Cancer Causes Control.* 2006, *17,* 103.
38. Kontaitienne S. et coll., *J Eur Acad Dermatol.* 2015, *29,* 1506.
39. Baron A.E. et coll., *Cancer Epidemiol Biomarkers Prev.* 2014, *23,* 2829.
40. Wachsmuth R.C. et coll., *J Invest Dermatol.* 2001, *117,* 348.
41. Ribero S. et coll., *Br J Dermatol.* 2016, *174,* 312.
42. Rosendahl C.O. et coll., *J Am Acad Dermatol.* 2015, *73,* 507.
43. Gandini S. et coll., *Eur J Cancer.* 2005, *41,* 28.
44. Bataille V., *Eur J Cancer.* 2003, *39,* 1341.
45. Greene M.H. et coll., *Ann Intern Med.* 1985, *102,* 58.
46. Newton J.A. et coll., *J Am Acad Dermatol.* 1993, *29,* 989.
47. Tsao H. et coll., *Arch Dermatol.* 2003, *139,* 282.
48. Berg P. et coll., *Pediatr Dermatol.* 2002, *19,* 293.
49. Tannous Z.S. et coll., *J Am Acad Dermatol.* 2005, *52,* 197.
50. Marghoob A.A. et coll., *J Am Acad Dermatol.* 2006, *54,* 868.
51. Krengel S. et coll., *Br J Dermatol.* 2006, *155,* 1.
52. Kanzler M.H., *J Am Acad Dermatol.* 2006, *54,* 874.
53. de Raeve L.E. et coll., *Br J Dermatol.* 2006, *154,* 485.

12-10 Mélanomes cutanés

J.-J. Grob, C. Gaudy-Marqueste

Les mélanomes sont des tumeurs malignes développées aux dépens des mélanocytes.

Épidémiologie et génétique

L'incidence croît depuis plusieurs décennies [1]. Elle double environ tous les 10 ans dans les pays qui la mesurent. C'est surtout l'incidence des mélanomes de faible épaisseur qui augmente, tandis que celle des mélanomes de forte épaisseur, qui influent le plus sur la mortalité, reste stable. Une partie de cette augmentation est probablement artificielle, liée à des exérèses systématiques aboutissant assez fréquemment à un diagnostic de mélanomes intraépidermiques. Ces derniers sont des diagnostics purement histologiques et il n'est pas exclu que certains de ces mélanomes n'auraient pas évolué vers un mélanome invasif. Ils n'auraient donc pas été pris en compte dans l'incidence il y a 20 ans. En France, on estime l'incidence à environ 10 nouveaux cas pour 100 000 habitants par an (24 dans le Doubs), ce qui est proche de l'incidence observée dans la plupart des pays d'Europe. À l'échelle planétaire, de grandes différences s'observent en fonction de la latitude (soleil) et surtout des caractéristiques ethniques des populations. Cette incidence atteint des sommets (jusqu'à 60 nouveaux cas pour 100 000 habitants par an) chez les blancs dans certaines régions d'Australie, alors qu'elle est très faible dans les pays où les sujets sont noirs ou asiatiques. Le mélanome est une tumeur qui touche tous les âges, en dehors de l'enfant chez qui il est exceptionnel. La mortalité (1,2 à 1,5 pour 100 000 habitants vraisemblablement en France, autour de 5 en Australie) tend à augmenter moins que l'incidence, ce qui peut sans doute être attribué pour partie au diagnostic plus précoce, pour partie vraisemblablement à des diagnostics par excès par crainte médicolégale.

Les tendances récentes de la mortalité sont différentes selon les pays et leurs politiques de dépistage et prévention, et selon les cohortes d'âge et de sexe considérées. De façon simple, on peut dire qu'il y a globalement une poursuite de l'augmentation de la mortalité avec, dans certains pays seulement, une tendance à la stabilisation dans les jeunes générations, et même une amorce de diminution du moins chez les femmes, comme c'est désormais le cas en France, et dans les générations jeunes. On peut penser qu'il n'y aura pas de diminution vraie de la mortalité tant que l'incidence des mélanomes de forte épaisseur n'aura pas fléchi, ce qui n'est toujours pas le cas. On ne doit pas trop attendre de la diminution de l'épaisseur tumorale médiane car il y a toujours autant de mélanomes épais et parce qu'il semble exister des sous-types de mélanomes intrinsèquement plus agressifs, capables de tuer même lorsqu'ils sont diagnostiqués précocement.

Le rôle de l'exposition solaire dans le mélanome a été établi sur des arguments multiples issus d'études épidémiologiques descriptives et de nombreuses études cas-témoins [2] : données géographiques (augmentation de l'incidence quand la latitude baisse), phénotypiques (risque augmenté chez les sujets caucasiens ou à peau claire), cliniques (risque plus élevé chez les individus porteurs de lésions considérées comme des indicateurs de dommages actiniques) et anatomiques (risque plus élevé sur les régions exposées). La présence d'une signature moléculaire de type C>T, caractéristiques de lésions UV-induites, au sein des mélanomes est venue confirmer les arguments épidémiologiques. Cependant, les données classiques, qui attribuent le rôle majeur aux expositions solaires intermittentes et à celles reçues dans l'enfance et écartent le rôle des expositions cumulatives, sont sans doute trop simplistes. On peut dire que la conception actuelle [3] est qu'il y a plusieurs types épidémiologiques de mélanome, dans lesquels on peut schématiquement isoler des *mélanomes à forte composante génétique*, plus souvent associés à des nævus multiples et survenant plus fréquemment chez le sujet jeune, parfois avec peu d'exposition solaire, et des *mélanomes à faible composante génétique* qui surviennent plus tard dans la vie s'il y a eu beaucoup d'exposition solaire. Cette conception est cohérente avec ce que l'on sait depuis longtemps notamment sur le mélanome de Dubreuilh qui survient en fin de vie sur les zones exposées au soleil en permanence. Enfin, les mélanomes des paumes et des plantes et des muqueuses, qui ne sont à l'évidence pas directement liés aux expositions solaires, achèvent de confirmer que tous les mélanomes ne répondent pas aux mêmes règles épidémiologiques.

Le risque lié à l'utilisation des sources artificielles d'UV est aujourd'hui confirmé [4]. L'augmentation du risque est plus importante en cas de première utilisation avant 35 ans et d'usage intensif. Certains pays ont commencé à adopter des lois visant à réguler l'accès aux cabines de bronzage et à en interdire l'accès aux mineurs.

La prédisposition familiale et les facteurs génétiques sont au moins aussi importants que le soleil. Environ 10 % des mélanomes surviennent dans un contexte familial [5], défini comme la survenue d'au moins deux mélanomes sur trois générations. La plupart des facteurs de risque identifiés (phototype, phénotype nævique, c'est-à-dire nombre, taille et aspect des nævus.) sont génétiquement transmis. Le *syndrome du nævus atypique* est souvent familial, parfois associé à une prédisposition familiale au mélanome. La prédisposition au mélanome est probablement génétiquement hétérogène (portée par des gènes différents selon le cas) et ses liens avec la prédisposition à générer un grand nombre de nævus sont discutés. La transmission génétique du mélanome est liée d'une part à des gènes majeurs de susceptibilité à forte pénétrance, qui expliquent un risque majeur dans un petit nombre de familles et des mélanomes multiples chez un même individu, et d'autre part à des variants de gènes multiples dont l'association chez un même sujet favorise la survenue d'un mélanome, qui apparaîtra souvent comme sporadique. Deux gènes principaux de susceptibilité au mélanome sont identifiés : le gène *CDKN2A* localisé en 9p21, codant la synthèse des protéines p16 et p14 dont les mutations prédisposent également au cancer du pancréas, et moins fréquemment le gène *CDK4* localisé en 12q13, qui code une protéine-kinase dépendante impliquée dans le contrôle du cycle cellulaire. Parmi les autres gènes importants se trouvent *MC1R* qui code le récepteur de la MSH dont les mutations sont associées au phénotype roux), et qui module la pénétrance de CDKN2A, MITF (*Microphthalmia-associated Transcription Factor*) qui régule la différenciation mélanocytaire dont les mutations sont également observées chez des patients présentant une association de mélanome et de carcinome rénal, et *BAP1*, gène suppresseur de tumeur dont les mutations prédisposent à des cancers héréditaires : mélanomes cutanés ou uvéaux, mésothéliome, carcinome à cellules rénales [6]. Des variants ont également été identifiés au sein d'autres gènes impliqués dans le contrôle de la pigmentation, du phénotype nævique et du cycle cellulaire, sans qu'il soit possible aujourd'hui de déterminer leur rôle véritable.

Un dépistage génétique peut être proposé aux patients porteurs de *mélanomes multiples* (au moins deux cas de mélanome invasif chez la même personne) ou familiaux (deux cas de mélanome invasif avant 75 ans chez deux apparentés au premier ou deuxième degré), ou devant

Tumeurs de la peau

Mélanomes cutanés

l'association chez une même personne ou dans la même branche parentale d'un mélanome cutané invasif à un mélanome oculaire, un cancer du pancréas, un cancer du rein, un mésothéliome ou une tumeur du système nerveux central. Les analyses sont limitées à *CDKN2A/CDK4/MC1R* et *MITF*. La présence de variants de *CDKN2A/CDK4* chez le cas index autorise la réalisation de tests prédictifs chez les apparentés, ce qui n'est pas le cas des variants de *MC1R* et *MITF*. L'analyse du gène *BAP-1* reste encore plutôt du domaine de la recherche.

Les mélanomes naissent occasionnellement d'un nævus. L'absence de méthode satisfaisante pour apprécier la fréquence des mélanomes sur nævus explique que, selon les études, 5 à 70 % des mélanomes soient attribués à la transformation d'un nævus. On admet souvent que 20 % des mélanomes sont issus d'un nævus, ce qui est un chiffre raisonnable, mais la vérité est que nous n'en savons rien, même si les études moléculaires récentes suggèrent une continuité entre nævus et mélanome [7]. A contrario, le risque de transformation d'un nævus donné pris au hasard est quasi nul sauf pour les grands nævus mélanocytaires. Les petits nævus congénitaux ne semblent pas à plus haut risque. Le cas des grands nævus congénitaux (de diamètre > 20 cm), qui sont de véritables malformations, est tout à fait à part. On estime à environ 5 % leur risque de transformation au cours de la vie [8] ; toutefois la dégénérescence se produit dans un tiers des cas en dehors de la plage nævique principale (méninges, satellites). Ce risque augmenterait avec la surface de la lésion et en cas de siège axial.

Des sujets à risque peuvent être identifiés [2, 9, 10]. Les marqueurs phénotypiques de risque du mélanome sont les antécédents familiaux et personnels de mélanome, le phénotype (la couleur de la peau et des cheveux), le nombre et le type de nævus. À la suite de multiples études cas-témoins, le nombre de nævus ressort comme le facteur de risque le plus important dans la population générale, même s'il existe des divergences d'appréciation sur le marqueur le plus utile : nombre total de nævus, nombre de nævus de plus de 5 mm, nombre de nævus atypiques, nombre de nævus sur le bras.

Les marqueurs de risque de mélanome ne permettent pas d'identifier avec sensibilité et spécificité une population limitée d'où seront issus la plupart des mélanomes. Aussi nous avons le choix entre alerter et surveiller tous les sujets potentiellement à risque, c'est-à-dire une grande partie de la population, ou ne surveiller qu'un petit groupe, mais en sachant que la majorité des mélanomes ne sera pas issue de ce groupe. De manière pratique, on peut repérer les sujets à risque en s'aidant du tableau 12.10, mais on espère, dans les prochaines années, disposer de marqueurs moléculaires génétiques plus performants.

Tableau 12.10 Évaluation pratique du risque de mélanome sur la base du phénotype

Antécédent personnel ou familial de mélanome	Plus de 100 nævus *ou* Plus de 20 nævus > 5 mm *ou* Plus de 10 nævus atypiques *ou* Plus de 50 nævus dont plus de 5 sont > 5 mm ou atypiques	Peau très claire *ou* Éphélides *ou* Cheveux roux, ou blond vénitien, ou auburn	Évaluation du risque
Oui	Oui	Oui ou Non	Risque majeur
Oui	Non	Oui ou Non	Haut risque
Non	Oui	Oui	Haut risque
Non	Oui	Non	Risque moyen
Non	Non	Oui	Risque moyen
Non	Non	Non	Peu de risque

Histogenèse et classification anatomoclinique

L'histogenèse des mélanomes suit la théorie, simplificatrice et probablement fausse, biphasique (fig. 12.51), qui postule que les mélanomes évoluent dans une première phase « horizontalement » (RGP) en nappe, d'abord au-dessus de la membrane basale (phase intraépidermique, sans risque métastatique), puis dans le derme superficiel (phase de croissance radiale micro-invasive) et, dans une deuxième phase, « verticalement » (VGP), pénétrant profondément le derme (phase de croissance verticale invasive à haut risque métastatique). La classification anatomoclinique très utilisée tente de résumer l'infinité des profils évolutifs des mélanomes à cinq grandes variétés (tableau 12.11) :

– le mélanome nodulaire ou NM (*Nodular Melanoma*) (fig. 12.52) ;
– le mélanome superficiel extensif ou SSM (*Superficial Spreading Melanoma*) (fig. 12.53) ;
– le mélanome acral lentigineux ou ALM (*Acral Lentiginous Melanoma*) (fig. 12.54 à 12.56) ;
– le lentigo malin de Dubreuilh ou LM (*Lentigo Maligna*) (fig. 12.57 et 12.58) ;
– le mélanome des muqueuses ou MLM (*Mucosal Lentiginous Melanoma*).

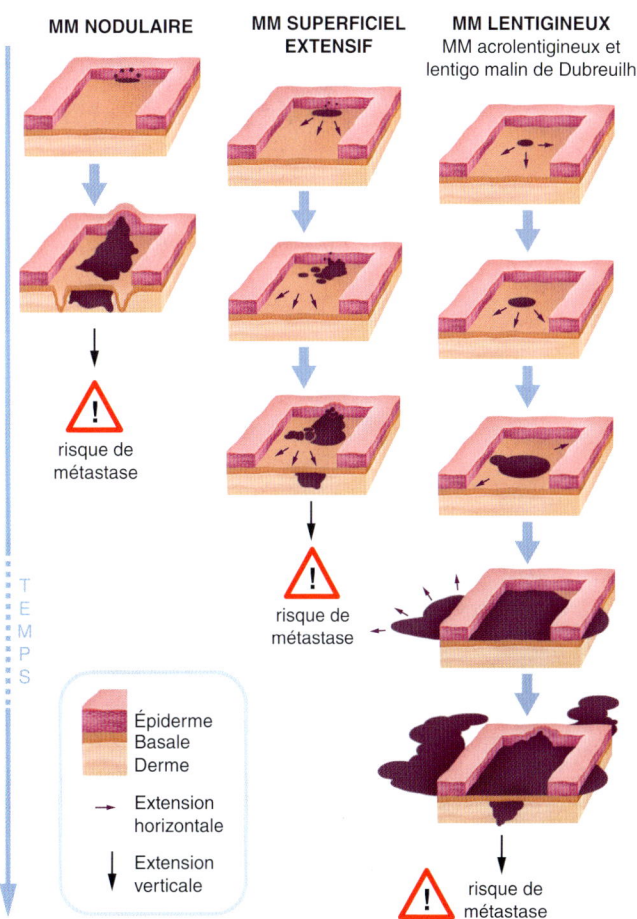

Fig. 12.51 Histoire naturelle du mélanome et de ses différentes formes anatomocliniques.

Mélanomes cutanés

Tableau 12.11 Classification anatomoclinique des mélanomes

Mélanome	Lentigineux			Superficiel extensif (SSM)	Nodulaire (NM)
	Lentigo malin de Dubreuilh (LM)	Acral lentigineux (ALM)	Mélanome des muqueuses (MLM)		
Fréquence (%)	5 à 10	2 à 10	1	60 à 70	10 à 20 (voire beaucoup moins si l'on applique des critères histologiques stricts : absence de thèques jonctionnelles)
Contingent épidermique témoin de la phase horizontale	Lentigineux	Lentigineux	Lentigineux	Pagétoïde, visible latéralement par rapport au contingent invasif	Absent (ce qui le rend parfois difficile à distinguer d'une métastase)
Contingent invasif témoin de la phase verticale	Rarement présent car très tardif	Inconstamment présent car assez tardif	Fréquent car diagnostic souvent tardif	Le plus souvent présent car assez précoce	Toujours présent car très précoce
Terrain et siège	Sujet âgé, visage, décolleté	Paumes, plantes, doigts, orteils	Bouche, gland, vulve		
Aspect	Macule puis nappe pigmentée puis très tardivement tumeur	Macule, tumeur tardive	Macule pigmentée puis tumeur ulcérobourgeonnante souvent partiellement achromique	Macule pigmentée puis tumeur	Tumeur d'emblée et souvent de croissance rapide

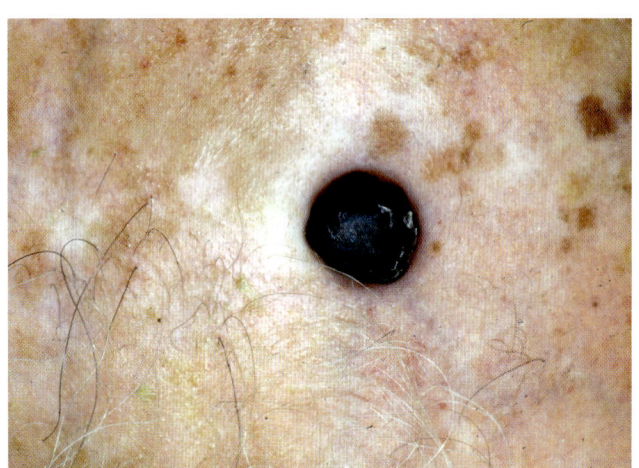

Fig. 12.52 Mélanome nodulaire.

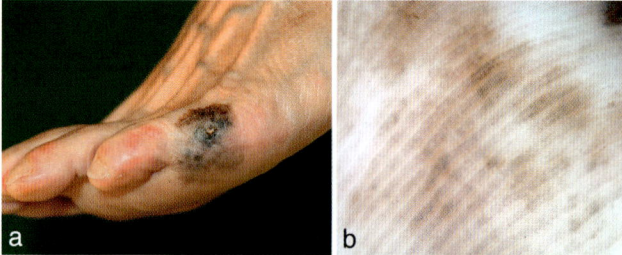

Fig. 12.54 Mélanome acrolentigineux plantaire (a).
À noter en dermoscopie un patron parallèle des crêtes caractéristique de cette entité (b).

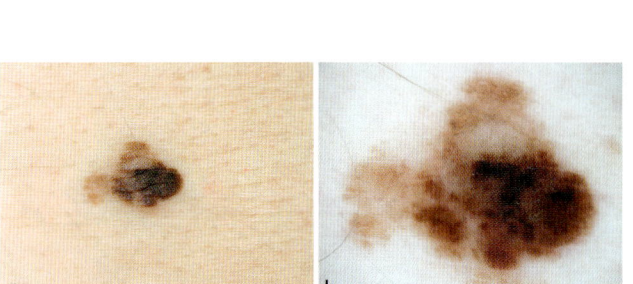

Fig. 12.53 Mélanome de type SSM.
L'aspect dermoscopique est celui d'un patron multicomposé associant des zones réticulaires, des zones homogènes, l'ensemble étant asymétrique (b). La lésion est en outre polychrome et présente une interruption brutale de la réticulation sur une partie de son périmètre.

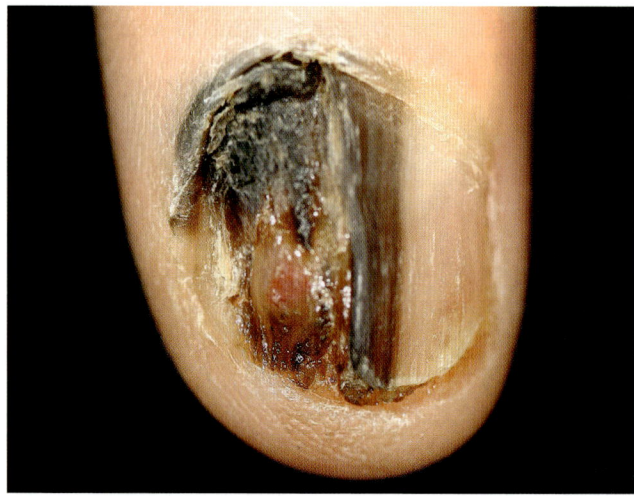

Fig. 12.55 Mélanome acrolentigineux unguéal.

Tumeurs de la peau

Mélanomes cutanés

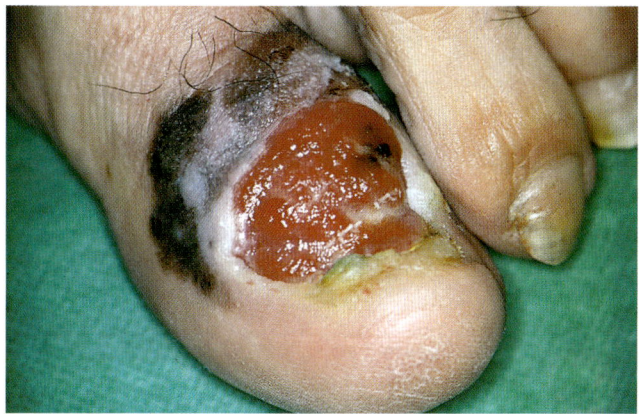

Fig. 12.56 Mélanome acral lentigineux ulcéré unguéal et périunguéal du gros orteil.

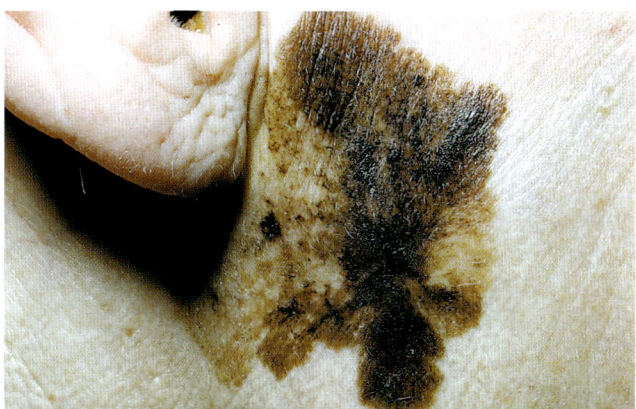

Fig. 12.57 Lentigo malin de Dubreuilh.

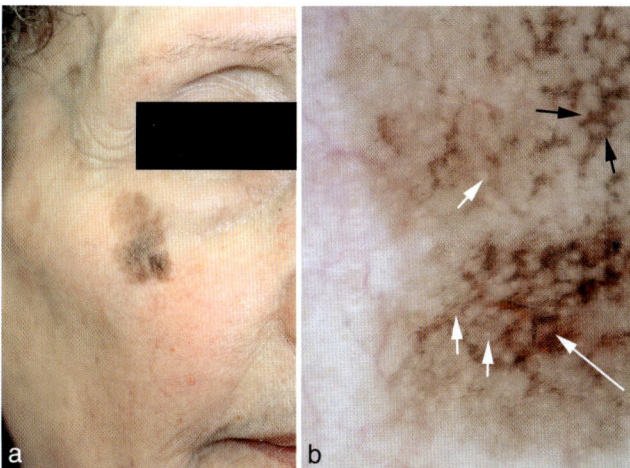

Fig. 12.58 Mélanome de Dubreuilh (lentigo malin) (a). L'examen dermoscopique (b) objective des zones de pigmentation losangique dite rhomboïde (grande flèche blanche), des images d'envahissement folliculaire soulignant le contour des ouvertures folliculaires (petites flèches blanches) et des images de granulation (*peppering* : petites flèches noires).

Ces trois dernières formes partagent leur croissance initiale lentigineuse.

Vers une classification moléculaire des mélanomes

Les progrès de la biologie moléculaire ont rendu possible l'identification de différentes altérations moléculaires au sein des mélanomes dites pilotes [11]. Ces mutations somatiques, et non pas génétiquement transmises, constituent des cibles thérapeutiques potentielles, et sont corrélées à (et sous-tendent peut-être) des différences cliniques et biologiques.

Les mutations de gènes de la voie des MAP-kinases, impliquées dans le contrôle de la prolifération cellulaire, sont les plus fréquentes. Les mutations du gène *B-RAF* sont retrouvées dans environ 50 % des cas, plus souvent chez les sujets jeunes et porteurs de mélanomes de type SSM développés en zone non chroniquement photo-exposée comme le tronc. La position V600 est la plus souvent mutée, les deux mutations les plus fréquentes étant les mutations V600E et V600K.

Les mutations de N-Ras (15-20 %) sont plus souvent identifiées chez les sujets âgés, au sein de tumeurs développées en peau chroniquement photo-exposée et de type histologique nodulaire. Les résidus Q61, G12 ou G13 sont le plus souvent mutés.

Les mutations et autres anomalies génétiques de c-KIT, impliquées dans le contrôle de plusieurs voies de signalisation incluant RAS/ERK et PI3K, sont très rares en dehors des populations asiatiques, et plutôt associées aux mélanomes muqueux.

Les mutations de GNAQ/GNAQ11 sont associées aux mélanomes oculaires.

Les mutations de NF1 (environ 15 %), le plus souvent de type perte de fonction, sont à l'origine d'une activation de la voie des MAP-kinases liée à la perte d'inhibition de Ras.

> ### Classification moléculaire provisoire distinguant 4 sous-types [12]
>
> À côté des tumeurs BRAF mutées, NRAS mutées, NF1 mutées, on regroupe les tumeurs ne présentant aucune mutation dans les gènes précédents dites *triples wild-type*. Ces dernières sont plus rarement porteuses d'une signature UV que les autres sous-types, et présentent un nombre important de réarrangements complexes ainsi que des amplifications de cKIT.

Dépistage

Le diagnostic doit être précoce pour être efficace. Il repose sur l'analyse clinique, sur la dermoscopie et la surveillance.

L'examen clinique des lésions pigmentées permet le premier tri. Il est facile de suspecter un mélanome devant une tumeur irrégulière de grande taille qui saigne et démange. Plus tôt on souhaite faire le diagnostic, moins celui-ci est évident et il faut alors écarter les autres tumeurs noires : avant tout les nævus un peu atypiques, mais également les kératoses séborrhéiques, plus rarement les carcinomes basocellulaires tatoués, les fibromes pigmentés et les angiomes thrombosés.

Pour faciliter le dépistage, *les critères de malignité* sont souvent formulés en A (asymétrie), B (bords irréguliers), C (couleur inhomogène) (auxquels on ajoute souvent «D» pour diamètre supérieur à 6 mm et «E» pour extension en surface ou évolutivité). Cependant, le nombre de nævus et de kératoses séborrhéiques qui répondent aussi à ces critères ABCDE est considérablement plus élevé que celui des mélanomes et certains mélanomes n'y répondent même pas (notamment certains mélanomes nodulaires ou achromiques). Un dermatologue expérimenté utilise plutôt un processus de reconnaissance globale de type cognitif qui prend vraisemblablement en compte une multitude d'éléments résumés dans le tableau 12.12 par rapport à une série d'images mémorisées par les lectures et l'expérience [13]. En pratique, cette appréciation se formule en trois niveaux :
- malignité probable, ce qui conduit à l'exérèse ;
- aspect cliniquement douteux, ce qui conduit de fait à l'exérèse ou à l'utilisation de la surveillance en dermoscopie numérique ;
- bénignité quasi certaine, ce qui conduit à ne pas exciser.

Mélanomes cutanés

Tableau 12.12 Diagnostic différentiel nævus/mélanome : synopsis

		Nævus			Mélanome		
		Symétrique	*Simple*	*Régulier*	*Asymétrique*	*Complexe*	*Anarchique*
Clinique	Forme	Rond, ovale			++++		
	Couleur		1 à 2 couleurs	Répartition régulière		Brun, noir, rouge, blanc	Répartition anarchique
	Bords			+++			Déchiquetés
Dermoscopie (*cf.* chapitre 1-3)	Forme	Rond, ovale			++++		
	Réseau		++++	++++		++++	++++
	Taches et points de couleur		Globules seulement	Régulièrement distribués		Globules + points noirs Taches	Irrégulièrement distribués
	Nappes de couleur	+++	Bleues ou blanches		+++	Polychromes Voiles bleu blanc	
	Limites	+++	Identiques au réseau et progressives	+++	+++	Traînées ou pseudopodes	+++
Microscopie optique	Limites latérales	+++	Nette par thèques (sentinelles)		+++	Mal cernée par cellules isolées	
	Mélanocytes dans l'épiderme		En thèques régulières ou nappe lentigineuse	Uniquement à la jonction dermo-épidermique		En thèques de forme et de taille différentes ou prolifération lentigineuse irrégulière	Mélanocytes isolés évacués jusque dans la couche cornée
	Mélanocytes dans le derme	Tumeur symétrique	Relativement monomorphe	Maturation progressive vers la profondeur	Tumeur asymétrique	Multiples contingents cellulaires	Perte de l'architecture en thèques Pas de maturation vers la profondeur
	Cytologie des mélanocytes			+++			Mitoses, atypies nucléaires, monstruosités
	Inflammation			Absente ou en nappe sous-lésionnelle	+++		Zones de régression

La prise en compte de tous les nævus du sujet est utile. Chaque sujet a un profil général de ses nævus qui lui est propre. Une lésion atypique est d'autant plus suspecte qu'elle est différente des autres nævus du sujet étudié et d'autant moins qu'elle partage leur allure générale. Le nævus qui n'a pas « l'air de famille » des autres, celui que nous dénommons le « vilain petit canard », mérite notre attention [14]. Ce signe augmente la sensibilité de l'examen, mais il est surtout nécessaire pour éviter de nombreuses exérèses inutiles chez un sujet couvert de nævus atypiques. Le concept du « vilain petit canard » s'applique aussi à la dermoscopie.

La dermoscopie apporte des éléments complémentaires (fig. 12.53, 12.54 et 12.58). Des appareils qui combinent grossissement et annulation de l'interface couche cornée/air ont été développés : c'est la dermoscopie (*cf.* chapitre 1-3). Sa séméiologie lui est propre (*cf.* tableau 12.12). La dermoscopie a les mêmes limites que la clinique : analyse par transparence de plans superposés horizontaux (un plan pigmenté cache les autres) basée essentiellement sur les couleurs. *In fine*, la dermoscopie permet facilement de redresser certains faux diagnostics (kératose séborrhéique, angiome, carcinome basocellulaire), souvent de conforter l'impression clinique, parfois de suspecter la malignité méconnue cliniquement. Bien que plusieurs algorithmes décisionnels aient été développés, la dermoscopie, comme la clinique, fait appel plus à un processus cognitif (méthode dite « de reconnaissance de patrons ») qu'à des algorithmes. Une bonne performance nécessite une éducation progressive par une pratique régulière.

La surveillance des nævus permet de prendre en compte l'évolutivité de la lésion. On admet que les mélanomes croissent vite et que les nævus ou autres lésions bénignes croissent lentement. La modification rapide et récente d'un nævus doit donc amener à suspecter un mélanome. Ceci a conduit initialement à compléter la règle « ABCD » par « E » (évolution). Ce critère ne prend tout son sens que lorsqu'on dispose de *photographies de référence*, l'examen étant comparatif par rapport à ces photos. L'efficacité suppose non pas la surveillance photographique d'une lésion, puisqu'on ne peut pas prévoir à quel endroit naîtra un éventuel mélanome, mais la surveillance de tout le tégument. La surveillance de tous les nævus par dermoscopie numérique est efficace, mais elle n'est justifiée que chez des patients ayant de très nombreux nævus atypiques très difficiles à surveiller autrement ou des patients présentant une mutation prédisposant au mélanome.

Suspecter un mélanome est parfois difficile. Les principales situations (mélanome achromique, mélanome des paumes et plantes, des muqueuses, des ongles, etc.) sont résumées dans le tableau 12.13.

Tumeurs de la peau

12-10 Mélanomes cutanés

Tableau 12.13 Difficultés de suspicion d'un mélanome

Situations difficiles	Raison des difficultés	Décision conseillée
Nævus « atypique »	Asymétrie, irrégularité de couleur, forme et contours (ABC) de la plupart des nævus	– Excision si dermoscopie inquiétante, ou si différente du profil général des autres nævus (« vilain petit canard »), ou – Photo de surveillance et proposer une exérèse si modification rapide
Mélanome des paumes et plantes	Critères habituels de malignité souvent peu nets	Biopsie ou exérèse de toute tache pigmentée, n'ayant pas les caractéristiques cliniques ou dermoscopique évidentes d'un nævus bénin de ces régions
Mélanome des muqueuses	Critères classiques de malignité en échec	Avoir la biopsie « facile » en l'absence d'explication simple à cette pigmentation
Lentigos malins du visage	Une tache pigmentée du visage chez le vieillard correspond aussi bien à un lentigo bénin ou à une kératose séborrhéique plane	Contrôle dermoscopique de toute tache irrégulière du visage du sujet âgé surtout si elle récidive après destruction et biopsie au moindre doute
Mélanome à « croissance rapide »	Ils sont souvent peu pigmentés, non suspects en dermoscopie et ne surviennent pas chez les sujets identifiés à risque	Exérèse de toute tumeur, même non pigmentée, qui croit très vite et pour laquelle on n'a pas un diagnostic précis
Mélanome verruqueux	Pigmentation souvent discrète	Avoir la biopsie facile des « verrues » un peu atypiques notamment si elles se développent sur un halo pigmenté
Mélanome de la matrice unguéale	Problème d'une bande pigmentée unguéale non spécifique	*Cf.* texte
Mélanome sur grand nævus congénital (fig. 12.59)	Difficulté de repérage d'une modification au sein d'une lésion déjà irrégulière. C'est souvent la palpation (elle-même difficile dans ces lésions irrégulières) qui permet la suspicion	– Exérèse totale de la malformation nævique rarement possible – Alternative : surveillance photographique et biopsie lors de toute modification suspecte – Dermoscopie très peu performante dans ce contexte
Mélanome achromique (fig. 12.60)	Absence de pigment évident	– Examen histologique de tous les botryomycomes et des carcinomes, ou kératoses s'il y a une discrète trace de pigment – Avoir la biopsie « facile » – Savoir reconnaître les patrons vasculaires dermoscopiques associés au mélanome

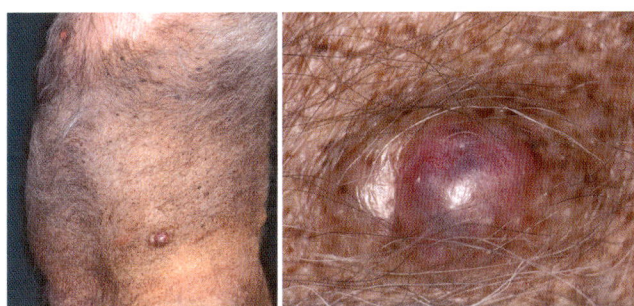

Fig. 12.59 Mélanome sur nævus congénital.

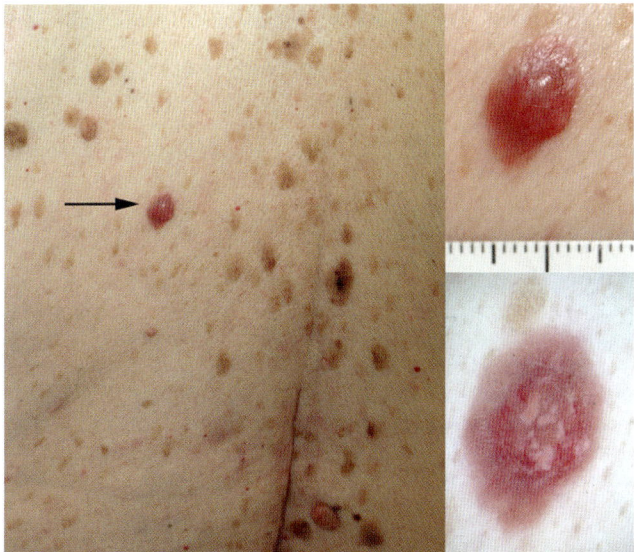

Fig. 12.60 Mélanome achromique.
L'aspect dermoscopique objective un patron vasculaire polymorphe associant à la fois des images de points et globules, des images de vaisseaux linéaires et irréguliers et des images de plages rouge laiteux.

Devant une bande pigmentée unguéale (fig. 12.61), le problème est de ne pas laisser passer un mélanome débutant et de ne pas provoquer trop de mutilations unguéales définitives par une attitude de biopsie quasi systématique. La bande est une image indirecte et sa largeur correspond en première approche à la taille de la lésion. C'est une image sans spécificité, puisque toute tache pigmentée, que ce soit une mélanose, une éphélide, un lentigo, un nævus ou un mélanome situés dans la matrice, s'exprime par une bande. On ne biopsiera donc pas les bandes visiblement non mélaniques, les bandes touchant plusieurs ongles (quasi-certitude de pigmentation ethnique ou iatrogène), les bandes étroites de moins de 5 mm et stables depuis longtemps (pour lesquelles on trouvera une discrète mélanose ou au mieux un petit lentigo souvent non décelable).

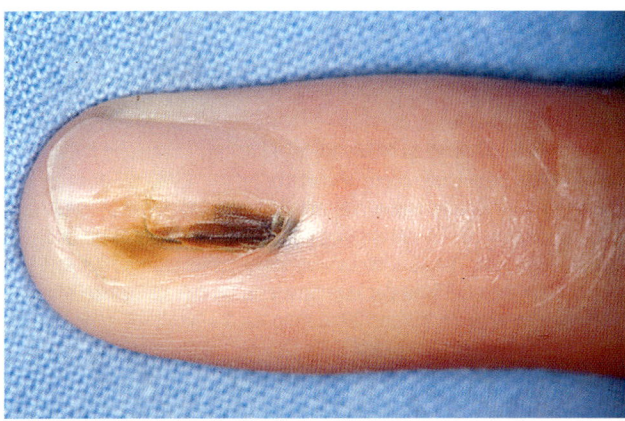

Fig. 12.61 Mélanome unguéal de l'auriculaire gauche (comparer avec la fig. 15.9).

Les bandes seront biopsiées si elles sont apparues ou se sont élargies récemment (évolutivité faisant suspecter un mélanome), si elles sont irrégulières ou multiples sur un seul ongle (qui peuvent correspondre à la pigmentation inhomogène d'un mélanome) ou si la pigmentation déborde sur le repli unguéal (signe de Hutchinson) (*cf.* chapitre 15-1). La dermoscopie apporte des éléments importants à la discussion.

Diagnostic

Il est histologique. Dans la plupart des cas, la situation est assez tranchée histologiquement mais de nombreux cas (très) difficiles existent.

L'exérèse doit donner les moyens du diagnostic. Elle doit être complète, emportant la tumeur dans son entier et ses berges, bien orientée (car les coupes obliques augmentent artificiellement la mesure de l'épaisseur). Une simple biopsie n'est pas condamnable de principe devant une lésion pigmentée suspecte mais de grande taille, dont l'exérèse totale exposerait à de grands délabrements.

L'identification de la nature mélanocytaire est aisément reconnaissable par la pigmentation mais aussi par les deux inflexions morphologiques lentigineuse et pagétoïde caractéristiques du contingent mélanocytaire intraépithélial (fig. 12.62).

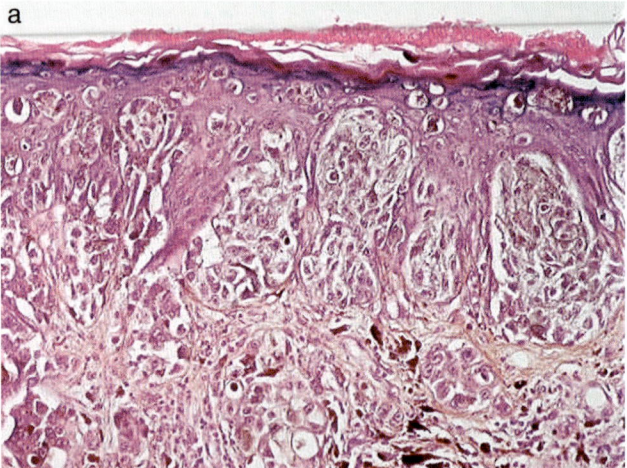
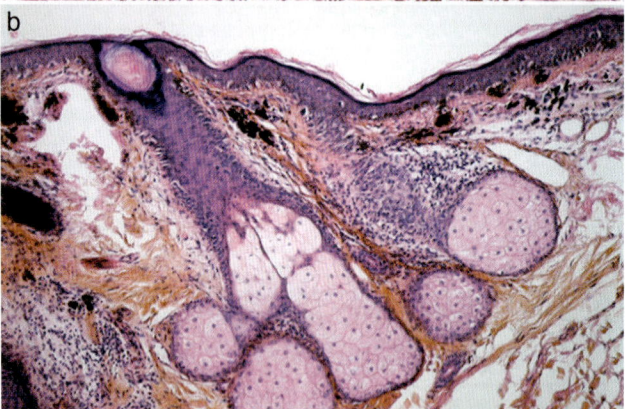

Fig. 12.62 Les deux types histopathologiques principaux de mélanome. a. Mélanome pagétoïde observé dans la forme SSM ; on observe une ascension intra-épidermique des cellules néoplasiques. b. Mélanome de type lentigineux, ici dans le cas d'un mélanome de Dubreuilh. La prolifération lentigineuse s'observe dans les mélanomes types LMM, ALM et MLM caractérisés par une prolifération mélanocytaire atypique s'étendant le long de la jonction dermo-épidermique et dans le LMM plongeant le long des annexes.

Le patron lentigineux est caractérisé par la disposition des mélanocytes atypiques proliférant en nappe le long de la basale, de façon irrégulière, se propageant en suivant la basale des annexes, en particulier des follicules pileux. L'aspect lentigineux caractérise trois formes anatomo-cliniques classiques : le mélanome de Dubreuilh, le mélanome acral lentigineux et le mélanome lentigineux des muqueuses [15].

Le patron pagétoïde est caractérisé sur le plan architectural par une disposition en thèques irrégulières avec des cellules isolées, migrant vers la surface de l'épiderme.

Lorsque la tumeur est achromique ou que les critères architecturaux manquent, les critères cytologiques (aspect cellulaire épithélioïde, noyaux à volumineux nucléoles, parfois vacuolaires) et surtout l'immunohistochimie permettent de confirmer la nature mélanocytaire : positivité des marquages avec l'anti-protéine S100 et plus inconstamment avec l'anticorps monoclonal HMB45 ou *Melan*-A contrastant avec la négativité de l'expression des marqueurs épithéliaux ou mésenchymateux même si les cellules mélaniques expriment aussi la vimentine (*cf.* chapitre 1).

L'affirmation de la malignité repose en premier lieu sur des *critères architecturaux, mais aussi cytologiques* en particulier dans l'épiderme (*cf.* tableau 12.12).

Parmi les critères architecturaux, on insistera sur :
– l'invasion des couches superficielles, granuleuse et cornée, de l'épiderme par des cellules tumorales isolées qui est le *critère majeur* de malignité dans les formes pagétoïdes ;
– l'asymétrie des limites latérales de la tumeur, de part et d'autre de la zone d'invasion dermique, lorsque cette dernière existe, qui est aussi un critère important. Cependant, dans le mélanome nodulaire, ces aspects latéraux sont quasi inexistants et la tumeur est souvent enserrée par une hyperplasie des crêtes interpapillaires, s'enfonçant en coin au sein du derme ;
– dans le derme, le polymorphisme de la prolifération avec deux ou plusieurs populations cellulaires différentes, juxtaposées sans ordre, l'absence de gradient morphologique progressif des cellules vers la profondeur (souvent dénommé à tort «gradient de maturation»), autres critères importants de malignité.

Les critères cytologiques sont au second plan. On peut distinguer deux inflexions cytologiques schématiques, le type épithélioïde, plutôt dans les mélanomes à extension superficielle et nodulaire, et le type fusiforme, plutôt dans les mélanomes lentigineux. La notion d'atypie est assez subjective et l'anisonucléose dans les nævus est souvent importante. La présence de mitoses dermiques d'aspect parfois atypique est très significative, mais *l'index mitotique* est souvent faible dans le mélanome. On utilisera les critères cytologiques principalement dans les cas de tumeur mélanique ambiguë (mélanome spitzoïde, nævocytoïde, etc.). Dans ces situations, la présence de mitoses dans les contingents les plus profonds de la tumeur constitue un argument important pour la malignité.

L'immunohistochimie est de peu d'aide car l'anticorps HMB 45 ou *Melan*-A marque les cellules du mélanome mais aussi les cellules jonctionnelles de certains nævus dysplasiques, nævus de Spitz ou nævus bleus (*cf.* tableau 12.14).

Les analyses moléculaires (FISH et surtout CGH) permettent parfois d'affiner le diagnostic de malignité dans les tumeurs mélaniques difficiles dites ambiguës (MELTUMP) en montrant des anomalies chromosomiques.

Des remaniements associés définissent de multiples variantes morphologiques :
– des altérations épidermiques très variables avec amincissement par compression, hyperplasie réactionnelle parfois papillomateuse ou verruqueuse, érosion, ulcération par envahissement tumoral ou nécrose ;
– un infiltrat inflammatoire en bande continue sous-jacente à la tumeur, qui est assez différent de l'infiltrat discontinu en foyers périvasculaires des nævus irrités, des nævus dits dysplasiques, des nævus de Spitz et de la bande d'infiltrat massif réparti de façon diffuse au sein des halo-nævus.

Des phénomènes de régression spontanée sont fréquents (rares dans le mélanome nodulaire) : disparition complète ou partielle des mélanocytes tumoraux dans l'épiderme et/ou le derme, infiltrat lymphocytaire dense au début qui diminue d'intensité lorsque la régression progresse en laissant des mélanophages et une fibrose englobant des capillaires télangiectasiques.

Tumeurs de la peau

Mélanomes cutanés

In fine, les éléments du diagnostic entre mélanome et nævus peuvent se résumer en critères simples qui font encore appel aux notions de symétrie/asymétrie, régularité/anarchie, simplicité/complexité (*cf.* tableau 12.12).

Il reste des *situations difficiles* (tableau 12.14) et, parfois, il est impossible d'affirmer la malignité ou la bénignité d'une tumeur mélanocytaire. Dans ce cas, le mieux est de le mentionner dans le compte rendu et de proposer par prudence l'attitude minimale admise dans un mélanome d'épaisseur identique.

Tableau 12.14 Situations difficiles pour le diagnostic histologique de mélanome : problèmes nævus *versus* mélanome, mélanome *versus* autre cancer, mélanome primitif *versus* métastase

Situation	Raison de la difficulté
1. Nævus simulant histologiquement un mélanome	
Nævus de Spitz	Atypies cytologiques Inflammation
Nævus « dysplasique » de Clark	Atypies cytologiques Irrégularité des thèques
Poussée évolutive d'un grand nævus	Profondeur invasion Cellularité Atypies
Nævus bleu cellulaire	Cellularité Atypies
Nævus de l'enfant	Migration intraépidermique de mélanocytes Atypies
Nævus à pénétration profonde	Cellules fusiformes sans gradient de maturation
Récidive d'un nævus (exérèse incomplète ou traumatisme accidentel) (pseudo-mélanome d'Ackerman)	Migration intraépidermique de mélanocytes isolés
2. Mélanome simulant histologiquement un nævus	
Mélanome nævoïde	Cytologie uniforme Peu d'atypies
Mélanome régressif	Disparition partielle ou totale des éléments diagnostiques
3. Mélanome ou autre cancer ? (apport déterminant de l'immunohistochimie)	
Mélanome intraépithélial Achromique	Peut simuler une maladie de Bowen ou un hidroacanthome
Mélanome desmoplastique	Toutes tumeurs à cellules fusiformes
4. Mélanome ou métastase ?	
Mélanome dermique – Mélanome sur nævus bleu – Mélanome + régression superficielle	Tumeur mélanocytaire cytologiquement maligne sans contingent intraépithélial
Micrométastase	Image proche de celle du nævus bleu
Métastase épidermotrope	Simule un mélanome primitif

Évaluation du pronostic

Pronostic au stade de la tumeur primitive

Les marqueurs pronostiques sont surtout histologiques. L'*étude combinée* de l'ensemble des facteurs pronostiques montre globalement que, si l'on considère uniquement l'analyse de la tumeur, l'épaisseur tumorale selon Breslow est le meilleur indicateur, bien complété par la présence ou l'absence d'ulcération. La biopsie du ganglion sentinelle, lorsqu'elle est pratiquée, apporte une information plus discriminative que l'indice de Breslow, puisque les sujets avec ganglion sentinelle négatif ont, quel que soit leur indice de Breslow, un risque très faible de rechute.

L'épaisseur tumorale selon Breslow (fig. 12.63), ou index micrométrique de Breslow, est la mesure à l'oculaire micrométrique sur coupe histologique standard de l'épaisseur maximum comprise entre les cellules superficielles de la couche granuleuse épidermique et la base de la tumeur (cellule maligne la plus profonde), mais en évitant les régions périannexielles. L'épaisseur est vraisemblablement une appréciation de la masse de la tumeur.

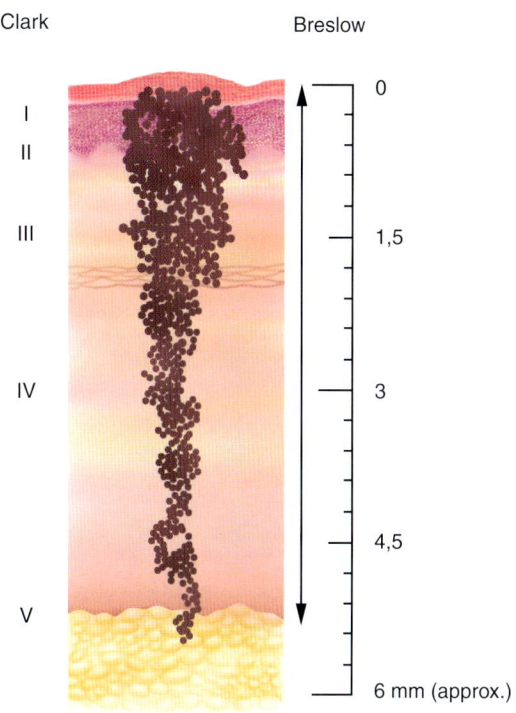

Fig. 12.63 Indice de Breslow : épaisseur en mm mesurée de la cellule la plus haut située à la plus profonde.
Niveaux de Clark : I = épiderme, II = derme papillaire sans le remplir totalement, III = comblant tout le derme papillaire, IV = derme réticulaire, V = hypoderme.

Il existe une corrélation presque linéaire entre épaisseur et mortalité. Les limites de la méthode tiennent aux circonstances gênant la mesure : coupes obliques, en nombre insuffisant, tumeur ulcérée, zones de régression, risquant de faire surestimer le pronostic, nævus préexistant (difficulté à déterminer où s'arrêtent les cellules tumorales et où commence le nævus bénin).

L'ulcération a une valeur pronostique péjorative, unanimement reconnue, même si la définition de l'ulcération n'est pas aussi évidente que ce que l'on pourrait le croire.

La profondeur d'invasion en niveaux de Clark et Mihm repose sur le concept de franchissement de barrières anatomiques : barrière basale (non franchie : niveau I/franchie niveau II), derme papillaire (niveau III), derme réticulaire (niveau IV)/hypoderme (niveau V). En pratique, en dehors du niveau I qui définit les mélanomes *in situ* sans risque métastique, le niveau de Clark apporte peu d'information pronostique si l'on dispose de l'indice de Breslow (en revanche il est un sujet important de confusion pour les malades qui confondent souvent niveau IV et stade AJCC IV dans leurs consultations des sites internet !).

L'index mitotique est le nombre de mitoses par mm² de surface tumorale sur des coupes histologiques standards. Il est surtout discriminatif pour les mélanomes de faible indice de Breslow. Cet index est calculé par la méthode dite des *hots spots* qui consiste à identifier les mitoses présentes dans le mm² situé autour d'une première mitose, ainsi il existe un fossé entre un index à 1 (une mitose sur une coupe) et à 2 et plus (une deuxième mitose ou plus est [sont] découverte(s) à moins de 1 mm d'une première). L'index mitotique est désormais compté dans le *staging*.

Les aspects régressifs, s'ils sont plutôt un signe de bonne immunité, minorent artificiellement l'indice de Breslow, si bien que leur interprétation pronostique est difficile. La régression n'est désormais plus prise en compte dans le *staging*.

De nombreux marqueurs biologiques ont été évalués, mais aucun n'a jusqu'à ce jour montré une valeur telle qu'il pourrait passer dans l'usage quotidien. Il en est de même des profils moléculaires BRAF, NRAS, cKit, NF1.

La biopsie du ganglion sentinelle consiste à prélever le ou les premiers ganglions de drainage du mélanome primitif, après qu'ils aient été identifiés par un marquage avec un colorant et un traceur radioactif scintigraphique injectés dans la cicatrice d'excision de la tumeur. Ce ou ces ganglions sont soumis à une analyse histologique exhaustive avec une aide immunohistochimique. La méthode a initialement été développée dans le mélanome pour guider au mieux les indications de curage préventif, suite à l'échec du curage systématique, avec l'espoir que le curage des seuls patients avec micrométastases améliorerait leur pronostic. Cette hypothèse a été invalidée par plusieurs essais. La technique influe sur l'histoire naturelle de la tumeur, en retardant la première récidive mais celle-ci est plus souvent une métastase à distance [16], si bien que les patients bénéficiant d'un prélèvement de ganglion sentinelle n'ont pas une meilleure survie.

Cependant, la technique fournit une information pronostique importante. Le statut du ganglion sentinelle s'avère être un meilleur marqueur pronostique du mélanome que l'indice de Breslow. Il n'existe pas de consensus sur l'indication de biopsie du ganglion sentinelle dans le mélanome, toutefois il est habituel de la réserver aux tumeurs de plus de 1 mm d'épaisseur à moins qu'elles ne soient ulcérées ou avec un index mitotique élevé ($\geq 2/mm^2$). En tout état de cause, cette méthode chirurgicale ne peut se prévaloir d'un avantage thérapeutique et doit impérativement être présentée au patient comme un outil exclusivement pronostique permettant par exemple de moduler la surveillance ultérieure ou l'inclusion dans un éventuel essai clinique de thérapeutique adjuvante.

La biopsie du ganglion sentinelle est ainsi un pilier de la classification pronostique de l'AJCC la (*American Joint Commission for Cancer*) [17] (tableau 12.15) que l'on peut simplifier en indiquant que son résultat définit une sorte de nouveau stade I-II (ganglion sentinelle négatif) avec une survie d'environ 90 % à 10 ans et un nouveau stade III avec une survie d'environ 40 % à 10 ans.

C'est un truisme mais il convient de le rappeler pour les plus jeunes ou les moins familiers avec la lecture critique des résultats statistiques : si nous savons à peu près prédire le risque statistique pour une population, nous sommes pour le moment incapables de prédire fiablement l'évolution d'un individu, que ce soit par l'indice de Breslow ou le statut du ganglion sentinelle.

Pronostic au stade des métastases en transit et/ou ganglionnaires régionales

À ce stade, le délai de récidive est en général court (médiane < 1 an). Le nombre de ganglions atteints et l'existence d'une rupture capsulaire sont les marqueurs les plus péjoratifs.

Tableau 12.15 Classification pTNM de l'UICC et de l'AJCC, 7ᵉ révision [17]

Stades	Critères
IA	Breslow ≤ 1 mm sans ulcération et mitoses < 1/mm² (pT1a), No, Mo
IB	Breslow ≤ 1 mm, avec ulcération ou mitoses ≤ 1/ mm2 (pT1b), No, Mo 1 mm < Breslow ≤ 2 mm sans ulcération (pT2a), No, Mo
IIA	1 mm < Breslow ≤ 2 mm avec ulcération (pT2b), No, Mo 2 mm < Breslow ≤ 4 mm sans ulcération (pT3a), No, Mo
IIB	2 mm < Breslow ≤ 4 mm avec ulcération (pT3b), No, Mo Breslow > 4 mm sans ulcération (pT4a), No, Mo
IIC	Breslow > 4 mm avec ulcération (pT4b), No, Mo
IIIA	Tumeur sans ulcération (tous pT), métastases microscopiques dans 1, 2, ou 3 ganglions lymphatiques régionaux (N1a, 2a), Mo
IIIB	Tumeur sans ulcération (tous pT), métastases macroscopiques dans 1, 2, ou 3 ganglions lymphatiques régionaux ou métastases « en transit » (N1b, 2b, 2c), Mo Tumeur avec ulcération (tous pT), métastases microscopiques dans 1, 2, ou 3 ganglions (N1a, 2a), Mo
IIIC	Tumeur avec ulcération (tous pT), métastases macroscopiques dans 1, 2, ou 3 ganglions lymphatiques régionaux ou métastases « en transit » (N1b, 2b, 2c), Mo Tumeur avec ou sans ulcération (tous pT), métastases dans 4 ganglions lymphatiques régionaux ou plus ou métastases « en transit » avec métastase(s) ganglionnaire(s) régionale(s) (N3)
IV	Métastases à distance (tous pT, tous N, M1)

Pronostic au stade métastatique à distance

Plusieurs cinétiques (*disease tempo*) de maladie sont observées.

Si la survie médiane sans traitement est estimée entre 6 et 9 mois, il existe clairement des scénarios évolutifs différents [18].

– *Pour certains, le scénario est celui d'une maladie à croissance explosive*, avec décès rapide en l'absence de traitement. Ces cas sont vite identifiables sur l'observation de l'augmentation rapide du nombre et de la taille des métastases viscérales entre deux imageries rapprochées, d'un taux élevé de LDH (lactate-déshydrogénase), de symptômes et d'altération de l'état général.

– *À l'autre extrême du spectre, une minorité de malades sont dans un scénario évolutif très lent*, réalisant spontanément une maladie métastatique chronique avec une survie spontanée très prolongée. Ce sont souvent des maladies récidivantes régionales plutôt cutanéo-ganglionnaires, ou avec une métastase viscérale unique pulmonaire ou cérébrale qui est enlevée mais qui est suivie par quelques mois voire années d'une autre récidive.

– *Entre ces deux extrêmes, la majorité des patients sont dans un scénario intermédiaire* avec des localisations variées qui progressent indubitablement mais sans explosion vraie, entre deux imageries à 3 mois d'intervalle, souvent avec des taux de LDH normaux ou subnormaux.

La classification AJCC (tableaux 12.15 et 12.16) permet une «stadification» des patients, nécessaire pour les essais thérapeutiques, mais ne prédit pas la dynamique des tumeurs. C'est plutôt l'observation de ces trois scénarios qui guide l'attitude thérapeutique en définissant les urgences.

Tumeurs de la peau

Mélanomes cutanés

Tableau 12.16 Taux de survie à 5 et à 10 ans (indicatif) en fonction de la classification AJCC 7ᵉ édition

	Survie spontanée* à 5 ans	Survie spontanée* à 10 ans
Stade 1A	97 %	95 %
Stade 1B	92 %	86 %
Stade II A	81 %	67 %
Stade II B	70 %	57 %
Stade II C	53 %	40 %
Stade IIIA	78 %	68 %
Stade IIIB	59 %	43 %
Stade III C	40 %	24 %
Stade IV	15-20 %	10-15 %

* Avant l'introduction des nouvelles stratégies thérapeutiques et en considérant des malades non systématiquement soumis à la technique du ganglion sentinelle.
D'après Balch, 2009 [17].

Surveillance

Elle n'est pas standardisée, et devra être complètement revisitée à la lumière des nouveaux traitements développés dans les dernières années.

La fréquence de la surveillance d'un cancer devrait logiquement dépendre de la cinétique d'installation et de croissance de la maladie métastatique, de façon à se donner les moyens d'une détection précoce de cette maladie puisque certaines métastases précoces sont accessibles à des destructions, et puisque tous les nouveaux traitements actuels tendent à mieux marcher sur des stades moins avancés. Les métastases de mélanome peuvent s'installer et grossir très vite. Aussi un intervalle de surveillance de l'ordre de 3 ou 4 mois maximum doit-il être préconisé. Au-delà, la surveillance médicale a toutes les chances d'être inutile. Enseigner l'autosurveillance est donc impératif, car c'est finalement un mode de surveillance en continu de la peau et des ganglions.

La durée de la surveillance devrait logiquement se prolonger tant que le risque est au-dessus du seuil arbitraire que nous acceptons d'assumer sans surveillance. Ce seuil peut être évalué en fonction du risque annuel de récidive, qui est assez mal connu, mais dont nous savons qu'il est majeur (> 20 %) dans les premières années pour les mélanomes épais, important (> 5 %) pendant une dizaine d'années pour les mélanomes d'épaisseur intermédiaire, très faible mais persistant pendant plus de 15 ans dans tous les mélanomes y compris les moins épais.

Les tests de surveillance ont une efficience dans la détection précoce de métastases de mélanome qui dépend d'une part de leur sensibilité et spécificité intrinsèques, d'autre part de la fréquence avec laquelle on peut les répéter en pratique. L'examen clinique reste de loin le test de surveillance le plus efficient car il peut être répété fréquemment et parce que la première récidive survient le plus souvent au sein des ganglions régionaux (même si le prélèvement de ganglion sentinelle et le curage parfois associé ont tendance réduire le risque de ce type d'événement au profit d'autres localisations métastatiques). Les récidives ganglionnaires sont accessibles à la palpation dans plus de 70 % des cas. L'échographie ganglionnaire (éventuellement accompagnée de cytoponction en cas de doute [19]) est plus sensible que la palpation, mais sa rentabilité est variable selon la fréquence avec laquelle elle est mise en œuvre. Les autres examens paracliniques, la TDM (tomodensitométrie), l'IRM ont une bonne sensibilité mais l'intérêt de tels examens 1 à 2 fois/an est discutable. La place du TEP-scanner n'est pas encore parfaitement codifiée, certains en font leur examen de 1ʳᵉ intention, d'autres le réservent à la caractérisation de lésions douteuses objectivées au scanner, enfin la plupart ne l'utilisent que pour la caractérisation exhaustive d'une maladie métastatique peu étendue avant un geste chirurgical de métastasectomie.

L'intérêt de la surveillance est devenu beaucoup plus évident avec l'avènement de traitements systémiques plus efficaces. Certains malades peuvent bénéficier, parfois à très long terme, d'un diagnostic précoce dû à la surveillance, permettant un acte chirurgical rapide : métastases ganglionnaires dépistées précocement, métastase cérébrale unique, métastase pulmonaire unique. Les nouveaux traitements gagnent vraisemblablement à être utilisés avant que la masse tumorale ne soit trop importante. Cependant nous ne connaissons pas à ce jour le gain réel à débuter plus tôt des nouveaux traitements ciblés et l'immunothérapie grâce à un dépistage plus précoce de métastase viscérale par des examens paracliniques répétés.

Formes particulières

Le mélanome des muqueuses (fig. 12.64) représente moins de 5 % de l'ensemble des mélanomes et sa fréquence est identique quelle que soit la couleur de la peau. Le plus souvent de type lentigineux, il est détecté tardivement du fait de son siège génital, intrabuccal ou ORL, car son dépistage dépend de spécialités peu familiarisées avec cette tumeur, et reste donc de mauvais pronostic du fait de ce diagnostic tardif. À la vulve, il est souvent apparemment multifocal et survient plus volontiers à un âge avancé. Dans les fosses nasales, il semble exister un certain retard à la survenue des métastases viscérales, au regard de l'extension souvent importante au moment de la détection. Dans le mélanome anorectal, le pronostic est souvent catastrophique. Les autres localisations sont exceptionnelles.

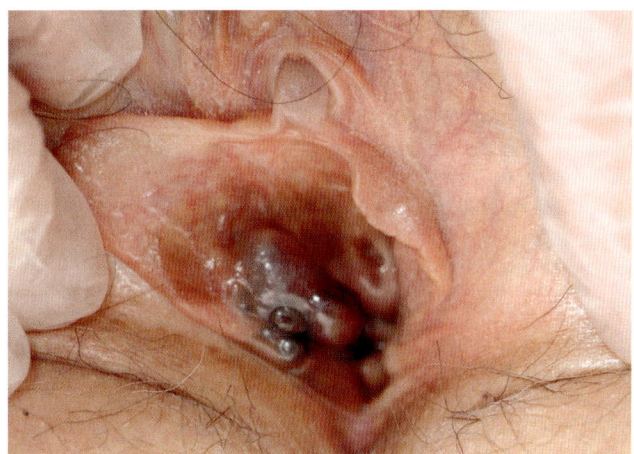

Fig. 12.64 Mélanome lentigineux des muqueuses de topographie vulvaire.

Les mélanomes de l'enfant sont exceptionnels et de nombreux diagnostics sont portés par excès. Ces mélanomes surviennent parfois sur un grand nævus congénital ou non. Cependant, des poussées évolutives bénignes de ces grands nævus sont parfois étiquetées à tort de mélanomes et le diagnostic histologique entre les deux est souvent impossible. Les mélanomes de l'enfant surviennent parfois d'emblée, mais là encore de nombreux faux diagnostics de mélanomes correspondent vraisemblablement à des nævus évolutifs et inflammatoires de type Spitz ou autre. Enfin, le mélanome congénital vrai est rarissime.

La grossesse, sur la base d'études épidémiologiques contrôlées concordantes, avant, après ou au moment du diagnostic, n'a pas, en règle générale, d'effet sur la survenue d'un mélanome, mais la survenue d'un mélanome pendant la grossesse pose des problèmes de gestion thérapeutique.

Le sarcome à cellules claires est un mélanome de siège profond qui se développe au voisinage des tendons et aponévroses, souvent aux extrémités.

Le mélanome métastatique d'emblée peut correspondre à des métastases cutanées ganglionnaires ou viscérales apparemment primitives. Il s'agit en règle générale d'un mélanome cutané non diagnostiqué qui a été détruit par une méthode aveugle (cryothérapie ou électrocoagulation), d'un mélanome méconnu dans un site caché, ou enfin d'un mélanome qui a régressé spontanément. Il convient donc de questionner le malade sur toutes les lésions cutanées qui ont été traitées, de faire un examen clinique détaillé à la recherche d'une cicatrice d'une zone achromique, d'une touffe de canitie, d'utiliser les nombreuses photos que les patients ont désormais dans leur smartphone, et enfin de rechercher un mélanome muqueux (sphère ORL, œil, anus, rectum, bouche). Le TEP-scanner connaît ici aussi une bonne indication. Cette enquête reste souvent négative et il est probable que certains mélanomes puissent naître en dehors des sites classiques notamment dans les ganglions, où des mélanocytes sont parfois physiologiquement présents. Le profil moléculaire des mélanomes de primitif inconnu est proche de celui des autres mélanomes cutanés. Leur pronostic et leur prise en charge, à stade équivalent, sont identiques.

Prévention

Le mélanome est une tumeur visible, facile à dépister précocement lorsqu'elle a peu de risque de disséminer. Par ailleurs, on connaît certains de ses facteurs inducteurs (exposition solaire) qui sont maîtrisables. C'est donc théoriquement une tumeur idéale pour organiser le dépistage précoce et la prévention.

Prévention primaire. Elle est fondée sur l'idée que des campagnes d'information peuvent modifier sensiblement le comportement des populations vis-à-vis du soleil et que cette modification entraînera dans plusieurs décennies une diminution sensible de l'incidence. Les campagnes à très gros budget menées en Australie sont à distinguer des campagnes plus ponctuelles telles que celles menées en France ou dans le reste du monde. L'efficacité de ces campagnes et leur rapport coût/efficacité sont très difficiles à évaluer. En effet, elles peuvent modifier les *connaissances,* mais elles ne parviennent pas à changer à court terme de façon notable les *comportements* qui dépendent du contexte socioculturel et de paramètres psychologiques déterminants. Leur impact à long terme est plausible, mais pas vraiment démontré.

Le rôle des *produits de protection solaire* à type de filtre et d'écran dans la prévention du mélanome est encore discuté puisqu'on ne peut pas facilement l'étudier prospectivement. Une étude australienne publiée en 2011 a démontré une diminution du nombre de mélanomes invasifs après application quotidienne de photoprotecteurs pendant 14 ans [20]. En tout état de cause, l'efficacité de ces produits est fonction non seulement de leurs propriétés photoprotectrices mais aussi de l'usage que l'on en fait, en termes de régularité et quantité notamment. On a évoqué la possibilité qu'ils puissent pousser à des comportements déviants avec expositions plus prolongées, mais il ne semble pas que cela soit le cas en dehors de populations adolescentes.

Prévention secondaire. C'est l'exérèse préventive des nævus à haut risque de transformation ; elle doit donc se limiter à l'exérèse des « grands nævus » congénitaux ou d'apparition précoce, qu'il n'est malheureusement pas toujours possible d'enlever complètement du fait de leur extension. Par ailleurs, la transformation maligne peut se localiser dans un contingent nævique du névraxe, par définition non accessible.

Dépistage. Il a pour but de diagnostiquer précocement les mélanomes. Des campagnes de diagnostic précoce de portée très différente ont été menées dans le monde notamment avec efficacité dans le land allemand du Schleswig-Holstein. Il n'est pour le moment pas établi que leur rapport coût/efficacité soit favorable. Le problème doit être posé en termes de santé publique. Il est donc utile que quelques médecins spécialistes soient très performants sur la prise en charge des petites populations à haut risque de développer un mélanome et dans le repérage des lésions précoces.

Éducation à l'autodétection. C'est un élément essentiel, car les médecins ne découvrent le mélanome que dans environ 20 % des cas, tandis que le plus souvent, c'est le patient ou ses proches. C'est le patient qui est responsable de 90 % du retard diagnostique, tandis que le médecin ne peut être mis en cause que dans 10 % des cas [21]. Par ailleurs, les mélanomes à croissance rapide, sans doute les plus graves, ne pourront être détectés à temps que si chaque sujet est capable de s'alerter très vite.

Surveillance des sujets à haut risque de développer un mélanome. Elle suppose une fréquence suffisante pour pouvoir dépister suffisamment précocement la tumeur maligne avant qu'elle n'atteigne une taille qui met la vie du patient en jeu. Elle semble donc devoir être faite *au moins 2 fois/an chez ces patients.* Pour des raisons économiques évidentes, il est exclu qu'une trop large population soit surveillée par un médecin tous les 3 mois. Seuls les sujets à très haut risque (*cf.* tableau 12.10), lorsqu'ils ont de plus des difficultés à s'autosurveiller pour des raisons intellectuelles ou sociales, ou lorsqu'ils ont un grand nombre de nævus atypiques rendant difficile le repérage d'un éventuel mélanome, peuvent faire l'objet d'une surveillance médicale par dermoscopie numérique, répétée régulièrement.

Pour tous les autres sujets à risque. Il semble raisonnable d'enseigner *l'autosurveillance*. Le sujet peut l'assurer lui-même avec l'aide de ses proches en s'aidant de supports photographiques qui leur servent de référence. Dans ce cadre, les smartphones peuvent être utilisés et fournissent pour le patient et ses médecins des documents de qualité acceptable. Toutefois l'usage des applications « dédiées » au dépistage des cancers de la peau a fait l'objet d'évaluations scientifiques défavorables qui fait craindre à la fois un risque de faux positifs mais aussi malheureusement de faux négatifs.

Information de la population générale. Il faut garder à l'esprit que les patients à haut risque de mourir ne sont pas le plus souvent ceux à haut risque statistique de développer un mélanome. En effet, l'absence de « culture mélanome » chez ces patients et leur entourage les conduit (et conduit parfois leur médecin traitant) à négliger les signes précoces et à se présenter en consultation avec une maladie déjà évoluée alors que l'information des sujets considérés à risque, notamment du fait du grand nombre de nævus dont ils sont porteurs, leur permet un dépistage devant les premiers signes, avant l'apparition de la phase de croissance verticale, symptômes souvent d'ailleurs plus significatifs que ceux observés sur une lésion plus évoluée pseudo-nodulaire ou nodulaire tant cliniquement que dermoscopiquement. L'information de la population générale doit donc insister sur le risque lié à toute nouvelle « lésion cutanée » évolutive (« néophobie ») ou toute lésion inhabituelle de la peau (« vilain petit canard »).

Prise en charge

Au stade de la tumeur primitive

Exérèse chirurgicale. C'est le geste essentiel. Une fois l'exérèse initiale réalisée, l'exérèse élargie respecte des *marges suffisantes*, consensuelles, en fonction de l'épaisseur tumorale (tableau 12.17) et emporte en profondeur tout l'hypoderme. L'excision de l'aponévrose est inutile. Cette attitude empirique fonction de l'épaisseur ne repose pas sur des bases physiopathologiques solides, mais elle évite sans doute des exérèses incomplètes et elle est validée par la pratique et quelques essais. Dans le mélanome des extrémités, l'exérèse d'une phalange est souvent incontournable pour respecter ces marges dans les formes très invasives mais tout doit être tenté pour offrir un traitement conservateur dans les formes diagnostiquées à un stade plus précoce [22]. Les mélanomes lentigineux de type Dubreuilh, peu épais, ont souvent des limites réelles peu nettes et sont volontiers multifocaux ; il est donc logique d'adopter des marges conséquentes (1 cm) sans rapport avec l'épaisseur.

Tableau 12.17 Marges d'exérèse consensuellement conseillées pour les mélanomes primitifs

Épaisseur selon Breslow	Marges chirurgicales
Mélanome *in situ*	5 mm
0-1 mm	1 cm
1,01-2 mm	1-2 cm
2,01-4 mm	2 cm
> 4 mm	2-3 cm
Cas particulier des Mélanomes de Dubreuilh non invasifs	1 cm dans l'idéal, en s'adaptant à l'anatomie

Radiothérapie, cryothérapie, laser. Proposés dans des situations palliatives, lorsque la chirurgie est difficile ou trop mutilante au regard de l'espérance de vie (mélanome très étendu, sujet très âgé), ils sont à éviter au maximum.

Lymphadénectomie complémentaire en fonction du « ganglion sentinelle ». Il est admis par beaucoup, sans aucune étude à l'appui, que si un prélèvement de ganglion sentinelle est pratiqué, et qu'il s'avère positif, on doit faire un curage de principe. On rappelle ici que la biopsie du ganglion sentinelle suivie éventuellement d'un évidement ganglionnaire en cas de positivité n'apporte pas de bénéfice thérapeutique démontré mais *qu'elle permet d'individualiser un groupe de patients à plus haut risque de récidive métastatique ultérieure* justifiant désormais, du fait de thérapeutiques plus efficaces aux stades avancés, une surveillance ultérieure plus attentive et la proposition d'inclusion dans des essais cliniques adjuvants [23].

Traitements adjuvants. Ils visent à prévenir l'évolution d'une maladie métastatique régionale infraclinique.

L'interféron α a fait une certaine preuve de son efficacité, toutefois les études sont anciennes et réalisées avant l'ère du *staging* par la biopsie du ganglion sentinelle et donc difficilement extrapolables à l'époque actuelle. Après de multiples essais, on peut tirer quelques conclusions basées sur quelques résultats. Dans les mélanomes primitifs de plus de 1,5 mm de Breslow, avec ou sans ganglion sentinelle positif, et tant que ces métastases ne sont pas cliniquement perceptibles, de faibles doses d'interféron α (3 MU) pendant 18 mois (AMM toujours valide en France), mais aussi des doses moyennes d'interféron α2a ou d'interféron pégylé sur des durées variables retardent la récidive et tendent à augmenter la durée de survie sans récidive de l'ordre de 20 %. L'impact est toutefois majeur sur la qualité de vie. Les fortes doses n'apportent rien de plus à ce stade, hormis la toxicité. La décision d'un traitement d'interféron α est donc une « option thérapeutique » qui se prendra après discussion avec le patient en lui décrivant avec rigueur les avantages et la contrepartie d'une dégradation de la qualité de vie.

Les nouvelles immunothérapies par *checkpoint blockers* et thérapies ciblées portent des espoirs importants en situation adjuvante notamment après évolution ganglionnaire, qu'elle soit infraclinique ou cliniquement décelable. Les essais thérapeutiques en cours devraient permettre de déterminer leur place. Aucun vaccin n'a à ce jour apporté la preuve de son efficacité.

Au stade des métastases en transit

On peut utiliser les traitements médicaux systémiques mais plusieurs méthodes locorégionales permettent d'améliorer le confort du malade, et souvent de garder une maladie lente sous contrôle.

La chirurgie avant tout, la radiothérapie palliative, les immunothérapies locales peuvent être utiles. L'imiquimod ou des injections d'interféron peuvent rendre des services dans les petites métastases très superficielles mais n'ont pas d'AMM actuellement dans cette indication. Certains vaccins viraux (talimogene laherparepvec) en développement pourraient trouver leur place en jouant à la fois le rôle de destructeur local et d'immunothérapie systémique.

Au stade des macrométastases ganglionnaires

Chirurgie de curage ganglionnaire. Elle reste le traitement clé. On observe des survies prolongées et encore des guérisons définitives. La qualité du curage est certainement un élément déterminant du pronostic même si cela n'a jamais pu être évalué.

Traitements adjuvants. L'interféron α, à faible comme à forte dose, après des résultats initialement encourageants (et en dépit d'une AMM persistant en France), n'a pas démontré son efficacité en situation adjuvante dans le mélanome au stade ganglionnaire opéré en rémission complète.

Nouveaux traitements. Ils laissent espérer de grands progrès. Une étude de phase 3 comparant l'ipilimumab (anti-CTLA4) (*cf. infra*) au placebo a montré une amélioration de la survie sans récidive de l'ordre de 25 % au prix d'une forte toxicité, responsable d'un arrêt précoce du traitement chez 50 % des patients. Les essais thérapeutiques en cours devraient permettre de déterminer la place des anti-PD1 et des thérapies ciblées dans cette indication.

Au stade des métastases à distance

La prise en charge du mélanome métastatique a profondément changé depuis l'apparition des thérapies ciblant la voie des MAP-kinases et des immunothérapies ciblant CTLA4 et PD1. Nous en donnerons les grandes lignes actuelles sans rentrer dans les détails car les stratégies changent très rapidement. En dehors de la chirurgie, de la radiochirurgie et des radiofréquences toujours intéressantes lorsqu'elles sont possibles en cas de maladie métastatique peu disséminée, le « traitement de référence » du mélanome en 1re ligne reste l'inclusion dans un essai clinique contrôlé multicentrique à chaque fois que cela est possible. Le traitement sera systématiquement discuté en réunion de concertation pluridisciplinaire (RCP) locale ou idéalement régionale de recours

Mélanomes cutanés

Chirurgie. Elle est encore souvent envisagée en priorité dans des scénarios de maladie lente (*cf. infra*), en cas de lésion unique ou en petit nombre, extirpable en totalité, chez un patient en bon état général, bien que les traitements systémiques puissent être aussi envisagés d'emblée. Les métastases cutanées isolées ou en petit nombre, une métastase cérébrale unique et isolée ou une métastase pulmonaire sont les meilleures indications et des survies très prolongées ont été observées. En dehors de cette indication, la chirurgie peut être envisagée en RCP sans autre ambition qu'antalgique, fonctionnelle (décompression médullaire, etc.) ou psychologique (métastases visibles), ou en combinaison avec d'autres thérapeutiques efficaces sur d'autres cibles.

Immunothérapie. Elle comprend diverses stratégies. Les stratégies actuelles font appel aux *inhibiteurs de checkpoints* : ce sont des anticorps monoclonaux qui visent à *lever des systèmes de rétrocontrôle négatifs au niveau de la synapse immune* dans le but d'activer l'immunité cellulaire antitumorale. Schématiquement, les **anti-CTLA4** agissent de façon très large à la phase initiale de la réaction, tandis que les **anti-PD1** agissent au niveau de la phase effectrice dans l'environnement tumoral. Le risque commun à ces thérapies est de déclencher des **effets secondaires auto-immuns**. Contrairement aux thérapies ciblées (*cf. infra*), l'efficacité de ces molécules n'est pas conditionnée à la présence d'une mutation.

L'ipilimumab (anti-CTLA4) s'administre sur une seule courte période en 4 injections par voie intraveineuse. Le taux de réponse reste inférieur à 20 % avec la possibilité de réponses retardées et de pseudo-progression initiale, mais ce chiffre reflète mal le bénéfice prolongé sur des années observé chez environ 20 % des patients (*c'est-à-dire un gain en survie réelle de l'ordre de 10 % puisqu'environ 10 % des patients ont une survie prolongée en l'absence de traitement*). Aucun marqueur biologique ne permet de prédire la réponse au traitement. Les effets secondaires immunomédiés sont avant tout des *colites*, sévères dans 5 % des cas, et pouvant justifier le recours aux immunosuppresseurs. Des *hypophysites et thyroïdites* sont également observées. Du fait de son délai d'action lent, l'ipilimumab n'est pas adapté au scénario de maladie aiguë.

Les anti-PD1 (nivolumab et pembrolizumab) sont les molécules phares de ces dernières années. Les posologies et rythmes d'administration par voie intraveineuse sont propres à chaque molécule. Contrairement aux anti-CTLA4, les réponses sont plus rapides et à un taux plus élevé, de l'ordre de 40 % chez les patients naïfs de traitement et de 30 % chez les patients prétraités, indépendamment des mutations BRAF. *Les taux de survie sont relativement très élevés, de l'ordre de 70 % à 1 an et 50 % à 2 ans.* La durée d'administration n'est pour l'instant pas limitée dans le temps. La tolérance est globalement bonne, les effets secondaires les plus fréquents étant fatigue, prurit et nausées (environ 20 % des patients). Parmi les effets immunomédiés, les *dysthyroïdies* sont très fréquentes, mais on observe également des *hépatites* et plus rarement des *pneumopathies* d'hypersensibilité. L'expression du PDL1 par la tumeur, initialement présentée comme un marqueur prédictif, n'est pas suffisamment fiable et discriminante pour choisir les bons ou mauvais candidats au traitement.

Les associations anti-PD1 + anti-CTLA4 ont fait l'objet d'essais thérapeutiques dont les premiers résultats semblent prometteurs (taux de réponse de l'ordre de 60 % chez les patients non prétraités porteurs ou pas d'une mutation BRAF V600) mais au prix d'une forte toxicité avec 50 % d'effets secondaires de grades 3 ou 4.

Thérapies ciblées. Elles sont principalement représentées par les inhibiteurs de BRAF et les inhibiteurs de MEK. Ces molécules, administrées par voie orale, ont d'abord été administrées séparément puis combinées afin de limiter les phénomènes d'échappement et toxiques. *Seules les tumeurs V600 mutées sont éligibles au traitement.*

Les BRAF inhibiteurs (vémurafénib et dabrafénib) ne s'adressent qu'aux patients avec mutation B-RAF, soit environ 50 % des patients et les résultats sont les meilleurs en cas de mutation V600E qui est la plus fréquente. Les taux de réponse sont de l'ordre de 70 % avec un délai d'action très rapide permettant une récupération en quelques jours chez des patients qui ont une maladie agressive et évoluée, mais on observe une récidive fréquente dans un délai de 6 à 8 mois avec une médiane de survie globale de l'ordre de 18 mois.

Les effets indésirables (arthralgies, fatigue, éruptions cutanées, nausées, etc.) sont globalement identiques en dehors de la photosensibilité, plus fréquente sous vémurafénib et de la fièvre plus fréquente sous dabrafénib.

L'émergence de carcinomes spinocellulaires, faisant suite à *l'activation paradoxale de la voie des MAP-kinases dans les kératinocytes*, est rapportée chez environ 10 à 20 % des patients, et peut être prévenue par un traitement préalable de toutes les kératoses actiniques. Des cas de mélanomes apparus sous traitement ont également été rapportés [24].

Les mécanismes de résistance complexes incluent l'émergence de nouvelles anomalies moléculaires et notamment l'acquisition sous traitement de mutations de N-Ras. La poursuite d'un traitement au-delà de la progression doit tenir compte du risque de sélection d'un clone agressif.

Les MEK-inhibiteurs (tramétinib, sélumétinib et cobimétinib) ne sont pas employés seuls malgré une certaine efficacité et ils induisent des effets secondaires un peu différents (éruption acnéiforme, œdèmes périphériques mais surtout toxicité oculaire et cardiaque qui constituent le seul facteur limitant à leur prescription en combinaison avec les anti-BRAF).

On utilise désormais avant tout les associations BRAF-inhibiteurs + MEK-inhibiteurs car elles permettent de limiter les phénomènes d'échappement, et de réduire certains des effets secondaires notamment l'induction de carcinomes. Les taux de réponse sont de l'ordre de 70 % et les *taux de survie à 1 et 2 ans sont autour de 75 et 50 % respectivement* pour les associations dabrafénib/tramétinib ou vémurafénib/cobimétinib.

Associations immunothérapies/thérapies ciblées. Après de premiers essais associant ipilimumab et BRAF-inhibiteurs arrêtés du fait d'une toxicité hépatique d'autres essais testent différentes associations et séquences avec les anti-PD1.

Chimiothérapies. Elles avaient autrefois le premier rôle et sont aujourd'hui réservées aux patients ne pouvant bénéficier des thérapies ciblées ou des immunothérapies. Avec une monochimiothérapie, le taux de réponse est de l'ordre de 10 à 20 % et il n'y a pas de bénéfice démontré en survie. La molécule de référence est la dacarbazine. Le cisplatine, les nitroso-urées (CCNU : chloroéthyl cyclohexyl nitroso-urée, BCNU, fotémustine), les alcaloïdes de la pervenche, la vindésine et la vinblastine ont une efficacité proche de la dacarbazine. Les polychimiothérapies et les polyimmunochimiothérapies n'ont pas d'intérêt.

Radiothérapie conventionnelle. Elle est encore l'objet de controverses quant au mode idéal de fractionnement des doses car la *radiorésistance du mélanome* a poussé à tester des doses élevées par fraction. Celles-ci permettent de diminuer les séances ; elles ne sont pas toujours bien tolérées par les tissus sains avoisinants. Le fractionnement habituel est de 3 Gy/séance avec une dose totale de 30 Gy administrés en 10 fractions toutes les 2 semaines ou 20 Gy 5 fois/1 semaine pour la même dose équivalente. Les meilleures indications sont palliatives pour les métastases osseuses hyperalgiques, les compressions médullaires, les métastases ganglionnaires ou cutanées inopérables et les métastases cérébrales multiples (irradiation pancérébrale). En raison du risque de radiosensibilisation, les BRAF-inhibiteurs doivent être interrompus avant la réalisation d'une radiothérapie. La radiothérapie pourrait potentialiser l'immunothérapie, mais ces associations restent à évaluer.

Cas particulier des métastases cérébrales

La prise en charge de cette complication majeure du mélanome devra être discutée en RCP de recours impliquant neurochirurgiens et spécialistes de la radiothérapie stéréotaxique. La disponibilité de traitements systémiques désormais plus efficaces permet parfois de ne plus limiter les indications neurochirurgicales ou radiochirurgicales aux patients indemnes d'autres localisations métastatiques viscérales.

Traitements systémiques. Les données sont plus limitées en raison du faible nombre d'essais disponibles avec les nouvelles molécules. Les performances des BRAF-inhibiteurs sont plus modestes que pour les maladies extra-cérébrales. Les taux de réponse sont de l'ordre de 40 %, mais avec des échappements rapides. Les essais de traitement combiné anti-BRAF – anti-MEK sont toujours en cours dans cette indication. Des réponses cérébrales ont été rapportées sous ipilimumab. On manque encore de données pour les anti-PD1.

Neurochirurgie avec neuronavigation par IRM. Elle permet de traiter chirurgicalement et de manière sélective souvent très bien tolérée les métastases cérébrales uniques ou peu nombreuses dans certaines topographies favorables même volumineuses.

Radiothérapie (improprement « radiochirurgie ») stéréotaxique. Elle permet de traiter de façon focalisée et sélective des lésions cérébrales de moins de 3 cm de diamètre sans les effets indésirables liés à la radiothérapie pancérébrale (qui reste indiquée dans les formes multifocales avec signes neurologiques déficitaires ou d'hypertension intracrânienne). Les taux de contrôle local obtenus sont proches de ceux des séries chirurgicales. Le traitement a l'avantage d'être bref, réalisable au cours d'une courte hospitalisation, et de pouvoir être répété si d'autres lésions apparaissent. Le taux de complication est faible. Ce traitement peut être proposé aux patients porteurs d'une métastase cérébrale unique en lieu et place de la chirurgie mais peut également être proposé à titre palliatif pour la prise en charge des métastases cérébrales multiples. L'arrêt des BRAF-inhibiteurs n'est pas nécessaire avant de réaliser le traitement. L'intérêt d'une stratégie associant une prise en charge par radiochirurgie stéréotaxique à un traitement par thérapies ciblées/ou immunothérapies n'a pas été évalué.

Pour la pratique : le « bon traitement pour le bon patient »

- ▶ La prise en charge thérapeutique du mélanome a été révolutionnée au cours des 5 dernières années.
- ▶ L'inclusion dans des essais cliniques doit rester le premier objectif.
- ▶ La mise à disposition des thérapies ciblées et des nouvelles immunothérapies offre désormais des lignes de traitement relativement efficaces.
- ▶ Le choix, en RCP, sera guidé par le profil moléculaire de la tumeur et le scénario clinique.
- ▶ Les combinaisons de thérapies ciblées et d'immunothérapies sont à l'essai, ainsi que de nouvelles approches immunologiques ou ciblées.
- ▶ La prise en compte de différents biomarqueurs pourrait permettre de mieux adapter la prise en charge thérapeutique au profil spécifique de chaque maladie.
- ▶ Le « bon traitement pour le bon patient » est un objectif d'autant plus crucial que les coûts de ces nouvelles molécules sont un challenge économique pour nos systèmes de protection sociale.

RÉFÉRENCES

1. Nikolaou V. et coll., *Br J Dermatol*. 2014, *170*, 11.
2. Gandini S. et coll., *Eur J Cancer*. 2005, *41*, 45.
3. Whiteman D.C. et coll., *Clin Oncol*. 2006, *24*, 3172.
4. Boniol M. et coll., *BMJ*. 2012, *345*, e4757.
5. Greene M.H. et coll., eds., *Human Malignant Melanoma*. Grune and Stratton, New York, 1979.
6. Marzuka-Alcalá A. et coll., *Methods Mol Biol*. 2014, *1102*, 381.
7. Shain A.H. et coll., *N Engl J Med*. 2015, *373*, 1926.
8. Tannous Z.S. et coll., *J Am Acad Dermatol*. 2005, *52*, 197.
9. Gandini S. et coll., *Eur J Cancer*. 2005, *41*, 2040.
10. Gandini S. et coll., *Eur J Cancer*. 2005, *41*, 28.
11. Hodis E. et coll., *Cell*. 2012, *150*, 251.
12. Akbani R. et coll., *Cell*. 2015, *161*, 1681.
13. Gachon J. et coll., *Arch Dermatol*. 2005, *141*, 434.
14. Grob J.J. et coll., *Arch Dermatol*. 1998, *134*, 103.
15. Phan A. et coll., *Br J Dermatol*. 2007, *157*, 311.
16. Morton D.L. et coll., *N Engl J Med*. 2006, *355*, 1307.
17. Balch C.M. et coll., *J Clin Oncol*. 2009, *27*, 6199.
18. Grob J.J. et coll., *Lancet Oncol*. 2015, *16*, e522.
19. Dalle S. et coll., *Br J Dermatol*. 2006, *155*, 552.
20. Green A.C. et coll., *J Clin Oncol*. 2011, *29*, 257.
21. Richard M.A. et coll., *Int J Cancer*. 2000, *89*, 271.
22. Sureda N. et coll., *Br J Dermatol*. 2011, *165*, 852.
23. Thomas L., *Br J Dermatol*. 2015, *172*, 1182.
24. Dalle S. et coll., *N Engl J Med*. 2011, *365*, 1448.

12-11 Autres tumeurs cutanées

J. Kanitakis

Elles sont tellement nombreuses qu'il est difficile de les décrire toutes de façon exhaustive ; en effet, toutes les structures de la peau peuvent être à l'origine de tumeurs bénignes ou malignes. L'apport diagnostique de l'anatomie pathologique est, dans la plupart des cas, primordial [1].

Tumeurs fibreuses

Le tissu conjonctif du derme et de l'hypoderme contient divers types cellulaires impliqués dans des processus tumoraux : les *fibroblastes* intervenant dans la synthèse des fibres collagènes et élastiques, ainsi que des autres composants de la matrice extracellulaire, les *dendrocytes* (population hétérogène) qui ont une fonction de macrophage périvasculaire, les *myofibroblastes* qui interviennent principalement dans la cicatrisation, les *fibroblastes papillaires* impliqués dans la croissance pilaire. Le rôle respectif de ces cellules dans l'histogenèse des tumeurs fibreuses est variable.

Molluscum pendulum

La plus banale des tumeurs conjonctives est le *molluscum pendulum* (ou acrochordon, fibrome mou, *fibroma pendulum*). C'est une petite excroissance charnue, molle, parfois filiforme, ayant en moyenne 3 à 5 mm de diamètre, mais pouvant atteindre 2 cm ou plus (fig. 12.65), implantée par un pédicule étroit sur la peau. La surface de la lésion est irrégulièrement bosselée et souvent pigmentée, surtout si elle siège dans un pli. Ces lésions sont souvent multiples et foisonnent en particulier dans les grands plis (axillaires, sous-mammaires et inguinaux) des sujets pléthoriques. Il est également courant d'en observer une multitude sur le cou chez de nombreux individus après la cinquantaine (pendulose cervicale) et souvent aussi dans les régions orbitopalpébrales.

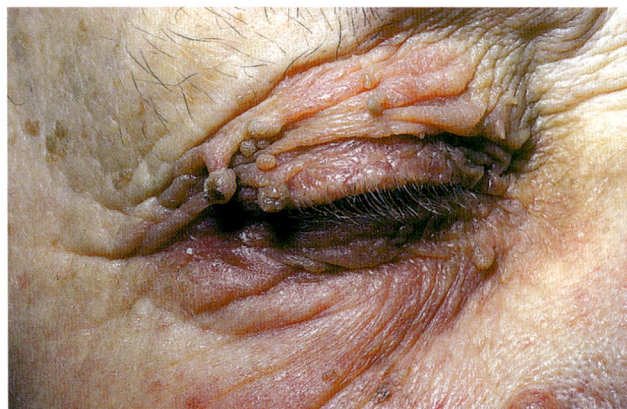

Fig. 12.65 Molluscum pendulum.

Une étude systématique a montré une augmentation de ces lésions jusqu'à l'âge de 50 ans chez 46 % de sujets sains, indépendamment du sexe, avec une atteinte des aisselles (48 %), du cou (35 %), des paupières et du tronc (15 %) et des plis inguinaux (2 %) [2]. Ces lésions n'ont pas de signification pathologique particulière, même si elles peuvent s'observer chez des patients obèses ou souffrant de diabète, de dyslipidémies [3, 4] ou de syndromes génétiques (syndrome du nævus basocellulaire, de Birt-Hogg-Dubé, etc.).

Le diagnostic différentiel est à faire avec les nævus dermiques, les neurofibromes, les papillomes viraux et les kératoses séborrhéiques pédiculées. D'exceptionnels cas de mélanomes ou de sarcomes (liposarcomes, myxofibrosarcomes) se présentant comme de *volumineux molluscums pendulums* ont été rapportés, justifiant leur examen histologique.

Le traitement est chirurgical : section du pédicule aux ciseaux ou au bistouri électrique *après torsion à 180°* (pour collaber l'artériole afférente) et petit pansement compressif en cas de saignement. Les lésions les plus volumineuses seront excisées sous anesthésie locale.

Histiocytofibrome (ou dermatofibrome)

Il s'agit d'une lésion banale, habituellement localisée aux membres inférieurs, notamment chez des femmes adultes. La lésion se développe souvent suite à un traumatisme local (piqûre d'insecte, folliculite) ; cependant sa nature réactionnelle ou néoplasique est débattue.

Elle se présente comme une papule ou un nodule arrondi de 5-10 mm légèrement en relief ou déprimé, à surface souvent brunâtre (fig. 12.66). Elle est ferme à la palpation et souvent difficile à pincer ; elle échappe à la pression bidigitale en s'enfonçant légèrement. Elle est indolore, mais peut être gênante si elle est proche d'un plan osseux.

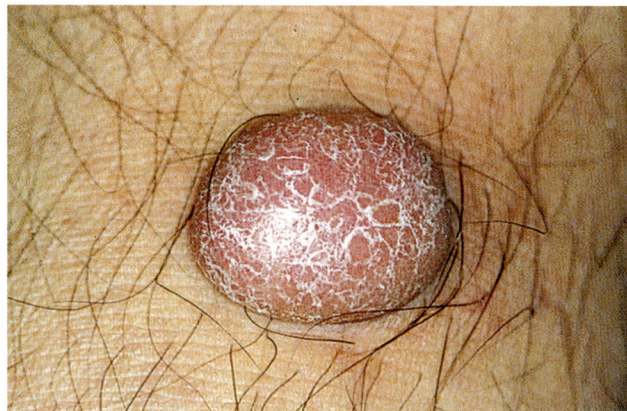

Fig. 12.66 Dermatofibrome d'aspect saillant.

L'examen en dermoscopie montre un centre sans structure, parfois hyperkératosique, et une périphérie finement réticulaire s'effaçant progressivement en périphérie.

Il existe plusieurs formes cliniques : géante en plaque (pouvant dépasser 2 cm de diamètre), multiple, multiple éruptive (groupée ou disséminée, pouvant se voir chez des patients immunosupprimés, notamment VIH+) [5].

L'examen histologique montre une prolifération dermique de cellules fibroblastiques (fusiformes) ou macrophagiques (polygonales), parfois multinucléées, circonscrite mais non encapsulée, avec une petite réaction lymphocytaire inflammatoire autour, et une hyperplasie épidermique en surface. Les cellules prolifératives expriment le facteur XIIIa et à des degrés variables les antigènes CD68 et CD163, et sont donc considérées comme des dendrocytes ou des histiocytes Les variantes histologiques sont nombreuses : avec angiogenèse importante (anévrismale ou *sclerosing hemangioma*), xanthomisée, hémorragique/hémosidérinique (histiocytome sidérifère), atypique pseudo-sarcomateuse (à cellules monstrueuses), neuroïde simulant un schwannome, hypocellulaire/atrophique, épithélioïde, cellulaire (histiocytome), à cellules claires ou granuleuses, chéloïdienne, myxoïde.

En l'absence de gêne fonctionnelle ou de motivation esthétique, aucun traitement n'est nécessaire. Certains fibromes s'indurent, se rétractent et régressent lentement. Cependant les formes anévrismales, atypiques, cellulaires, profondes et les dermatofibromes du visage ont un risque accru de récidives (jusqu'à 20 %), justifiant une exérèse complète ; par ailleurs, d'exceptionnels cas d'évolution maligne (métastatique) ont été récemment publiés [6].

Autres fibromes

Il existe une variété de tumeurs fibreuses, banales ou rares.

La papule fibreuse du visage est une papule ferme sessile, de 1 à 3 mm, de couleur habituellement chair, siégeant sur les faces latérales du nez (84 % des cas), les joues ou la lèvre supérieure, se développant chez des sujets adultes, souvent prise pour un nævus ou un carcinome basocellulaire. Elle comporte histologiquement des vaisseaux ectatiques et des cellules facteur XIIIa+ [7]. Elle appartient au groupe des *angiofibromes* (qui comportent aussi les papules perlées du gland et les angiofibromes de la sclérose tubéreuse de Bourneville).

Les fibromes périfolliculaires isolés ou multiples de la face et du cou sont de petites papules blanc jaunâtre d'un à plusieurs millimètres, appartenant au spectre des fibrofolliculomes/trichodiscomes, qui sont les marqueurs cutanés du syndrome de Hornstein-Knickenberg (ou Birt-Hogg-Dubé) [8].

L'angiohistiocytome à cellules multinucléées est constitué de lésions papuleuses rouge violine généralement multiples, fermes, souvent localisées aux faces dorsales des mains, prédominant chez les femmes [9].

Le dermatomyofibrome [10] est une tumeur bénigne en nodule ou plaque solitaire de 1-2 cm prédominant chez des femmes adultes ; il ressemble à un dermatofibrome, une chéloïde, ou une tumeur de Darier-Ferrand débutante. Il siège sur le tronc, aux épaules, les aisselles l'abdomen ou le cou, et est constitué de (myo)fibroblastes exprimant l'α-actine musculaire lisse.

Les fibromes digitaux sont soit des fibrokératomes digitaux acquis, soit des fibromes unguéaux acquis « en gousse d'ail », quelquefois pris pour des tumeurs de Koenen, soit encore des fibromes myxoïdes, soit des lésions fibreuses papulonodulaires d'un rhumatisme fibroblastique [11] (*cf.* chapitre 19). Les fibro(myx)omes digitaux (cellulaires) sont CD34+ et ne doivent pas, de ce fait, être confondus avec le dermatofibrosarcome de Darrier-Ferrand.

Chéloïdes

Ce sont des tumeurs cutanées fibroblastiques résultant d'un trouble du processus de cicatrisation dermique. On distingue :
– les chéloïdes post-lésionnelles, secondaires à des plaies (opératoires ou traumatiques), des brûlures, des piercings (lobe des oreilles), des vaccinations ou des lésions infectieuses ou inflammatoires (acné) ; les régions cervicales et thoraciques supérieures sont plus propices à la survenue de telles chéloïdes ;
– les chéloïdes dites « spontanées », plus fréquentes chez les sujets africains, multiples, apparaissant sans cause reconnue, surtout dans les régions cervicothoraciques ; elles peuvent être très invalidantes (« maladie chéloïdienne »).

Clinique (fig. 12.67). La chéloïde se présente comme une masse dure, se formant par exemple à l'emplacement d'une cicatrice chirurgicale, à surface lisse, rouge et tendue, parfois télangiectasique, souvent spontanément sensible ou prurigineuse. Elle comporte en périphérie des expansions pseudopodiques, « en pinces de crabe » (du grec χηλη : pince), dépassant les limites de l'incision chirurgicale ou de la lésion inflammatoire qui l'a provoquée. En cas de lésion postopératoire, il est important de faire le diagnostic différentiel avec la cicatrice hypertrophique, bien que ces deux lésions soient proches entre elles (tableau 12.18).

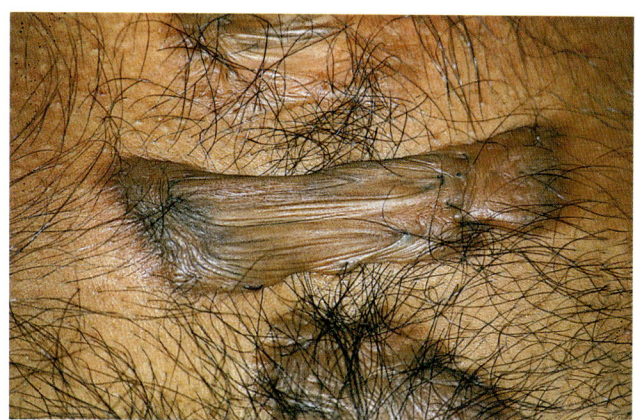

Fig. 12.67 Chéloïde « spontanée » en barrette présternale.

Tableau 12.18 Différences entre chéloïde et cicatrice hypertrophique

	Chéloïde	Cicatrice hypertrophique
Survenue	Retardée, après 3-6 mois	Précoce, après 1-2 mois
Aspect	Lésion extensive en dehors de la zone traumatisée (« pinces de crabe »)	Lésion limitée (bords parallèles)
Évolution	Indéfinie (guérison spontanée rare, récidives après exérèse)	Régression spontanée en quelques années
Histologie	Prolifération fibroblastique et trousseaux collagènes hyalinisés	Aspect de cicatrice fibroblastique

Traitement. Il n'existe pas à ce jour de traitement simple, inoffensif et régulièrement efficace des chéloïdes [12]. L'excision chirurgicale simple est généralement suivie d'une récidive et doit être déconseillée, sauf si elle est suivie de radiothérapie (conventionnelle, brachythérapie, électronthérapie ou curiethérapie par aiguilles maintenues en place pendant 24-48 heures). On peut réduire les chéloïdes progressivement grâce à divers procédés physiques ou chimiques, comme la cryothérapie/cryochirurgie, les injections intralésionnelles de corticoïdes, de 5-FU, de bléomycine, d'IFN-α2b, les résections chirurgicales endochéloïdiennes, surtout indiquées dans les chéloïdes très volumineuses, la compression forte prolongée par un pansement ou un vêtement inextensible fait sur mesure et adapté sur un moulage de la chéloïde (cette dernière méthode est surtout utilisée pour la prévention ou le traitement des chéloïdes après brûlures et sur celles accessibles à ce traitement physique : près d'un plan osseux dur, clips à compression réglable pour les chéloïdes des lobules des oreilles). Des pansements à base de silicone, des applications locales d'imiquimod, le laser à colorant pulsé, ont été également préconisés. L'association de plusieurs méthodes entre elles donne de meilleurs résultats que chacune de ces méthodes individuellement.

Fibromatoses

Les fibromatoses sont un groupe hétérogène assez mal défini de tumeurs (myo)fibroblastiques bénignes mais de caractère parfois invasif, pouvant entraîner des complications locorégionales. Elles se distinguent en formes superficielles et profondes (encadré 12.3). D'une façon générale, les formes superficielles naissent à partir du fascia, sont de croissance lente et de taille relativement réduite ; les formes profondes naissent à partir des aponévroses musculaires, sont de croissance plutôt rapide et localement agressives, mais ne donnent pas de métastases.

> **Encadré 12.3**
>
> **Fibromatoses**
>
> **Superficielles**
> - Mal. de Dupuytren (fibromatose palmaire)
> - Mal. de Ledderhose (fibromatose plantaire)
> - Mal. de La Peyronie (fibromatose du pénis)
> - Fibromatose digitale infantile
> - Fibromatose gingivale
>
> **Profondes**
> - Fibromatose extra-abdominale
> - Fibromatose abdominale
> - Fibromatose intra-abdominale
> - Fibromatose pelvienne
> - Fibromatose mésentérique
> - Tumeurs desmoïdes (syndrome de Gardner)
> - Fibromatose rétropéritonéale (mal. de Ormond)

Parmi les nombreuses fibromatoses recensées ou les affections considérées comme telles, celles qui concernent plus particulièrement le dermatologue sont les suivantes.

La maladie de Dupuytren, ou fibromatose de l'aponévrose palmaire, et son équivalent plantaire, la maladie de Ledderhose, apparaît à l'âge adulte et serait liée à l'action du TGF-β1 ; elle se traduit par des nodules fibreux qui se forment dans l'aponévrose palmaire ou plantaire et se solidarisent avec la peau en surface et les tendons fléchisseurs des doigts en profondeur, d'abord l'auriculaire ou l'annulaire, puis progressivement les autres doigts de façon souvent symétrique. Le traitement est chirurgical, conseillé quand une flexion non réductible commence à s'installer.

La fibromatose des corps caverneux ou maladie de la Peyronie est une induration multinodulaire de la verge, probablement réactionnelle, entraînant des déformations angulaires gênantes et des érections douloureuses. Il n'existe pas de traitement satisfaisant (cf. chapitre 16).

La fasciite nodulaire (pseudo-sarcomateuse) est une tumeur myofibroblastique réactionnelle sous-cutanée de 1-5 cm parfois douloureuse, apparaissant chez l'adolescent ou l'adulte jeune, parfois après un traumatisme local, le plus souvent sur les membres ; elle est de croissance rapide, curable par excision chirurgicale, parfois spontanément régressive.

Les myofibromatoses infantiles se présentent comme des nodules dermo-hypodermiques couleur chair ou violine multiples (extrémité céphalique, tronc) de l'enfant, souvent congénitaux, disparaissant spontanément par apoptose en quelques années. Il existe des formes systémiques avec atteintes osseuses et viscérales (surtout pulmonaires, pouvant entraîner la mort par asphyxie dans les premiers mois de la vie).

Le fibrome aponévrotique juvénile (calcifiant) est une fibromatose localisée, souvent sur les zones palmoplantaires, de structure collagénique et chondroïde, accessible à la chirurgie excisionnelle mais récidivant fréquemment.

La fibromatose digitale infantile se manifeste par des nodules multiples, charnus, fermes, couleur chair, souvent congénitaux ou apparaissant jusqu'à l'âge d'un an sur les doigts et les orteils. Ils récidivent rapidement après excision incomplète, mais souvent disparaissent ou se rétractent spontanément quand l'enfant grandit. Ce sont des tumeurs myofibroblastiques dont les cellules expriment l'α-actine musculaire lisse visualisée sous la forme d'une inclusion éosinophile juxtanucléaire.

La tumeur (fibromatose) desmoïde, classiquement décrite sur la paroi abdominale chez la femme pendant ou après une grossesse, est une fibromatose invasive pouvant envahir muscles, nerfs et vaisseaux, cavités articulaires et séreuses, sans métastaser cependant. Elle nécessite des excisions chirurgicales élargies sous contrôle histologique [13]. La fibromatose desmoïde familiale fait partie du tableau du syndrome de Gardner. Histologiquement, il s'agit de tumeurs myofibroblastiques, mais qui n'ont pas d'évolution spontanément régressive, contrairement aux myofibromatoses juvéniles.

Sarcomes cutanés

Les sarcomes représentent environ 1 % des cancers en général. Seulement 4 à 6 % se développent primitivement dans la peau (encadré 12.4).

> **Encadré 12.4**
>
> **Sarcomes cutanés**
> - Fibroxanthome atypique
> - Dermatofibrosarcome protubérant (de Darier-Ferrand)
> - Léiomyosarcome
> - Liposarcome
> - Rhabdomyosarcome
> - Tumeur maligne des gaines nerveuses périphériques (neurofibrosarcome, schwannome malin)
> - Sarcomes vasculaires (angiosarcomes)

Fibroxanthome atypique

Il s'agit d'une tumeur cutanée peu fréquente, se présentant sous forme d'un nodule solitaire, parfois ulcéré ou croûteux, siégeant sur des zones photoexposées (visage, cou) de sujets âgés (7e-8e décennie), préférentiellement des hommes, quelquefois sur une zone irradiée par les rayons X ou au cours du *xeroderma pigmentosum*. Il simule cliniquement un carcinome baso- ou spinocellulaire (fig. 12.68) et est actuellement considéré comme la *variété superficielle (cutanée) de l'histiocytome fibreux malin*. Le rôle des radiations ionisantes est également suggéré par la présence de mutations UV-induites du gène *p53* et de mutations du promoteur TERT. Histologiquement, il est constitué de cellules atypiques pléomorphes exprimant la vimentine et les antigènes CD10 et CD99, dont l'origine (myofibroblastique ou histiocytaire) est discutée. Le diagnostic différentiel avec les formes sarcomatoïdes du carcinome spinocellulaire est parfois très difficile, surtout sur des biopsies de petite taille. Le traitement consiste en une exérèse chirurgicale avec des marges suffisamment larges (1-2 cm). Les récidives ou métastases (ganglionnaires, pulmonaires, hépatiques) sont rares (moins de 10 % des cas) [14].

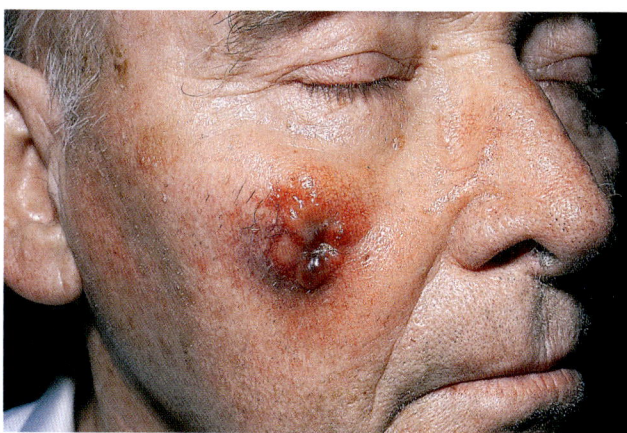

Fig. 12.68 Fibroxanthome atypique.

Dermatofibrosarcome protubérant de Darier-Ferrand (DFSP)

Il est constitué de cellules fibroblastiques intradermiques clonales exprimant l'antigène CD34 ; elles contiennent une translocation réciproque t(17q22 ; 22q13) plaçant le gène du collagène 1a1 sous le contrôle du PDGF, conduisant à une surproduction de collagène. Cette tumeur survient habituellement chez des adultes jeunes des deux sexes avec une localisation préférentielle pour le tronc et la racine des membres.

Les tumeurs évoluées ou récidivant après une excision insuffisante se présentent sous l'aspect caractéristique d'une tumeur multinodulaire, bosselée, de grande taille, adhérant à la surface cutanée sans l'ulcérer, infiltrant le derme et l'hypoderme souvent au-delà des limites palpables (fig. 12.69). Parfois la tumeur se présente de façon trompeuse comme une infiltration plane un peu déprimée, *anétodermique*, atrophique ou *sclérodermiforme*, notamment chez l'enfant.

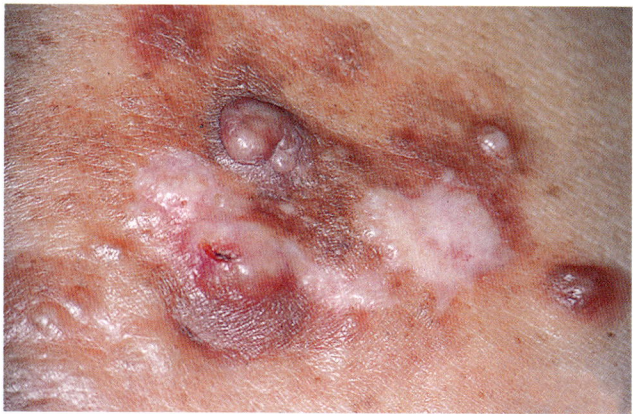

Fig. 12.69 Dermatofibrosarcome proliférant de Darier-Ferrand (récidive postopératoire étendue).

Il a surtout une malignité locale, mais des métastases hématogènes ou par voie lymphatique peuvent se produire (poumons), surtout en cas de tumeurs multirécidivantes ou après des traitements inadéquats (radiothérapie, chimiothérapie).

Des formes juvéniles, voire congénitales, des formes pigmentées (tumeur de Bednar), des formes particulières sur le plan histopathologique (fibroblastome à cellules géantes de l'enfant) ont été décrites et rattachées à la tumeur de Darier-Ferrand sur des arguments immunohistologiques et cytogénétiques.

Le diagnostic différentiel est quelquefois difficile avec des dermatofibromes de grande taille ou à extension hypodermique, mais est facilité par les immunomarquages : les dermatofibromes expriment le facteur XIIIa, l'antigène CD163 et la stromélysine 3, mais pas l'antigène CD34 ; le phénotype inverse est exprimé par le DFSP, qui doit être cependant être différencié de l'hamartome dendrocytaire en médaillon, lui aussi CD34+. *Le diagnostic peut être confirmé par des techniques moléculaires* (FISH, RT-PCR) permettant de détecter la translocation t(17q22 ; 22q13).

Le traitement est essentiellement chirurgical et consiste préférentiellement en une excision par chirurgie micrographique de slow Mohs (examen histopathologique différé avec immunomarquages CD34), ou bien une exérèse large (3 cm de marge de peau saine et, en profondeur, résection de l'aponévrose à l'aplomb de la surface de résection cutanée). L'inhibiteur de la tyrosine-kinase imatinib mésylate peut être utilisé pour des tumeurs inopérables ou métastatiques, ou pour réduire la masse tumorale avant exérèse [15].

Hamartomes conjonctifs

Il s'agit de dysembryomes dermiques circonscrits affectant plus ou moins sélectivement les fibres collagènes ou élastiques, ou les glycosaminoglycans du derme [16] (*cf.* aussi chapitre 13).

Collagénomes. Ils se présentent comme des plaques ou nodules fermes de 0,5-5 cm, couleur chair, sur le tronc et la racine des membres. Ils peuvent être multiples et éruptifs, faisant partie du syndrome des néoplasies endocriniennes multiples de type 1. Des formes familiales existent, parfois associées au syndrome de Buschke-Ollendorff, dû à des mutations du gène *LEMD3/MAN1*. Histologiquement les collagénomes sont caractérisés par une augmentation du collagène dermique. Les plaques « en peau de chagrin » de la sclérose tubéreuse de Bourneville, de localisation typiquement lombaire, en sont une variété particulière.

Papulose fibreuse blanche du cou (ou papulose fibroélastolytique). Elle se caractérise par de multiples papules non folliculaires asymptomatiques des faces latérales du cou et de la nuque, mimant parfois les lésions du pseudo-xanthome élastique.

Hamartomes élastiques. Ils se caractérisent histologiquement une augmentation du tissu élastique dermique. La forme isolée est une plaque jaunâtre de 1-2 cm avec des renforcements papuleux péripilaires siégeant le plus souvent dans la région pectorale (hamartome élastique prémammaire) ou dorsale, et présente dès l'enfance (élastome juvénile). Les hamartomes élastiques en petites tumeurs nodulaires disséminées sur les membres et près des grands plis sont très souvent associés à une ostéopoecilie asymptomatique, découverte à l'examen radiologique des épiphyses (synonymes : dermatofibrose lenticulaire disséminée, syndrome de Buschke-Ollendorff héréditaire, transmis en dominance).

L'élastofibrome est une pseudo-tumeur associant une prolifération anormale de fibres collagènes et élastiques. Il s'agit d'une masse pigmentée qui siège le plus souvent dans la région scapulaire de sujets adultes.

Tumeurs adipeuses [17]

Lipome solitaire (fig. 12.70)

C'est une tumeur très fréquente, molle, compressible, mobile sous la peau sous la pression des doigts, indolore ou parfois sensible, constituée de tissu adipeux mature portant souvent des anomalies chromosomiques. Il peut atteindre de grandes dimensions (10-20 cm) et se localise avec prédilection sur la partie supérieure du tronc et la partie proximale des membres. Certaines localisations sont remarquables :

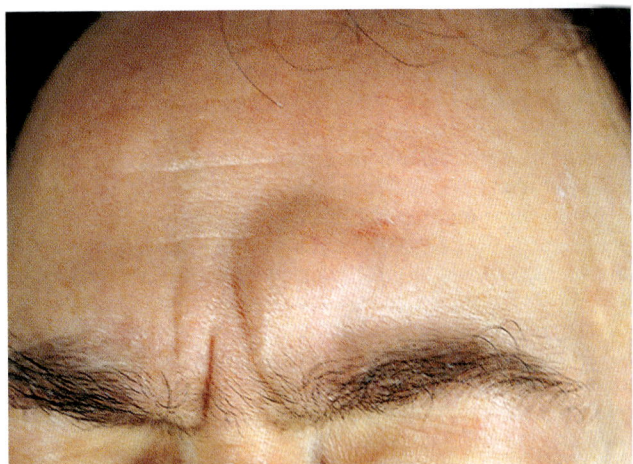

Fig. 12.70 Lipome sous-aponévrotique frontal.

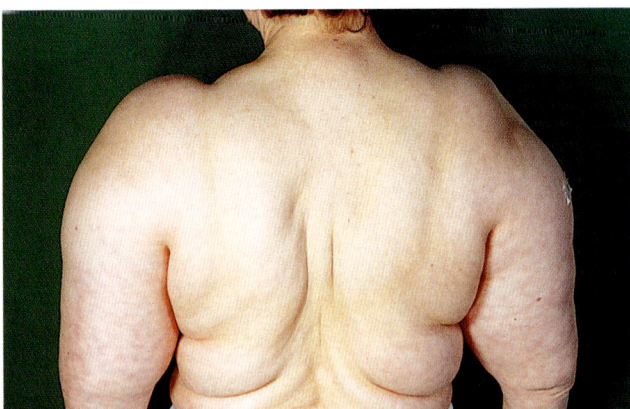

Fig. 12.71 Lipomatose alcoolique « en manches bouffantes » (type Madelung).

– le fibrolipome cervical postérieur des sujets âgés ;
– le lipome en galette sous-aponévrotique du front chez l'adulte masculin ;
– le lipome périsudoral des racines des membres, du haut des cuisses en particulier ;
– le lipome de la graisse brune (hibernome), des régions sus-claviculaires ou interscapulaires ;
– le lipome lombosacré quelquefois en rapport avec une dysraphie spinale occulte.

Lipomes multiples et lipomatoses

La lipomatose familiale, maladie à transmission dominante, parfois associée au diabète, comporte de nombreux petits lipomes de 2 à 5 cm qui se développent sous la peau dans le tiers moyen du corps, surtout sur les avant-bras, la périphérie du tronc, les racines des cuisses. Ils peuvent être *douloureux* quand ils sont comprimés contre un plan résistant ou s'ils comportent histologiquement une composante vasculaire et musculaire lisse (*angio[myo]lipomes*). Ils peuvent aisément être enlevés sous anesthésie locale. Du fait de leur caractère encapsulé et de l'absence de connexions vasculaires, ils peuvent être « énucléés » facilement à travers une brèche dermo-épidermique faite au bistouri. Ils ne se prêtent en revanche pas à la lipoaspiration.

Des lipomes multiples peuvent se voir dans les syndromes de Protée, Bannayan-Riley-Ruvalcaba et Gardner.

La lipoblastomatose est une variété rare de lipomatose apparaissant chez des enfants (surtout garçons). Les tumeurs sont faites de tissu adipeux immature. Des formes isolées (lipoblastome, lipome embryonnaire) existent.

Lipomatoses symétriques

La lipomatose symétrique bénigne de Launois-Bensaude (ou de Madelung) (fig. 12.71) est acquise et survient préférentiellement chez les alcooliques chroniques : il s'agit de volumineuses masses lipomateuses aux limites imprécises se formant près des aires ganglionnaires (postérocervicales, trapéziennes, sus-claviculaires, axillaires, inguinales) ou dans les régions deltoïdiennes et pectoro-abdominales (lipomatose « en manches bouffantes ») qui donnent un aspect faussement athlétique ou monstrueux à l'individu atteint. Des lésions médiastinales, vertébrales et neurologiques sont quelquefois associées : syndrome cave supérieur, myélopathie cervicale, compressions radiculaires. Le pronostic est celui de l'alcoolisme : en cas d'abstinence totale et prolongée, ces lipomes pourraient progressivement régresser. Il est déconseillé de procéder à l'exérèse de ces masses lipomateuses, qui sont en revanche accessibles à la liposuccion.

La lipomatose de Dercum (adipose douloureuse) atteint préférentiellement des femmes d'âge moyen, et est souvent associée à l'obésité ou à des maladies neurologiques (dépression). Les lipomes sont solides, nodulaires ou en plaques, douloureux spontanément ou à la pression ; ils siègent sur l'abdomen, les fesses, les membres inférieurs.

Hétérotopies graisseuses

Elles sont caractérisées par la présence ectopique de tissu graisseux dans le derme, en continuité avec l'hypoderme ou non.

L'hamartome lipomateux superficiel de Hoffmann-Zurhelle (fig. 12.72) est une tumeur apparaissant tôt dans la vie, parfois congénitale, en plateau mou et bosselé, de quelques centimètres de large, localisée sur la fesse ou la cuisse, quelquefois multifocale ou à disposition linéaire. Histologiquement, il est caractérisé par la présence hétérotopique de cellules adipeuses dans le derme superficiel, souvent autour des vaisseaux dermiques. Des formes à lésion unique chez des sujets adultes sont rapportées, difficiles à distinguer des molluscums pendulums lipomateux. L'hamartome lipomateux généralisé est une des causes possibles du syndrome de « bébé Michelin » (tout comme les hamartomes musculaires lisses) [18].

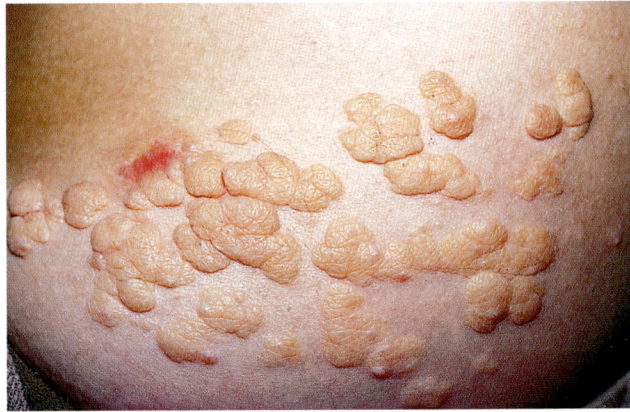

Fig. 12.72 Hamartome lipomateux superficiel de Hoffmann-Zurhelle.

Les papules piézogéniques des pieds (PPP) sont de petites hernies graisseuses, parfois douloureuses, faisant saillie sous la peau des faces latérales des talons et des bords internes de pieds, visibles uniquement en station debout en appui plantaire ; elles se développent chez des sportifs (coureurs), parfois au cours du syndrome d'Ehlers-Danlos. Elles ne nécessitent pas de traitement (*cf.* chapitres 4 et 17).

Tumeurs de la peau

Autres tumeurs cutanées

L'hypoplasie dermique en aires, due à des mutations du gène *PORCN*, comporte dans ses lésions cutanées une remontée du tissu graisseux, du fait de l'agénésie dermique, jusqu'au contact de l'épiderme (*cf.* chapitre 18).

On trouve aussi des adipocytes dans l'axe conjonctif dermique des gros *molluscums pendulums* et dans des nævus nævocellulaires dermiques (anciens).

Lipodystrophies

Il s'agit d'un ensemble complexe de maladies caractérisées par une augmentation ou une perte, partielle ou totale, acquise ou familiale, du tissu adipeux. L'hypertrophie du tissu adipeux peut être totale, diffuse et symétrique comme dans l'obésité commune, partielle ou localisée, avec parfois une connotation ethnique (stéatopygie de certaines femmes africaines).

Les lipodystrophies familiales sont des syndromes rares (Berardinelli-Seip, Dunnigan, Köbberling) répondant à des critères diagnostiques précis [19]. Certaines peuvent être traitées par la leptine humaine recombinante (métréleptine) [20].

La lipodystrophie stéroïdienne de la maladie de Cushing ou de l'hypercorticisme iatrogénique est caractérisée par une infiltration lipomateuse de la nuque et des épaules (« cou de buffle »).

La lipodystrophie progressive (acquise) partielle (de Barraquer et Simmons) comporte une hypertrophie lipomateuse de la moitié inférieure du corps (cuisses, jambes, abdomen) contrastant avec la lipoatrophie de la face (faciès « voltairien ») et du haut du tronc (*cf.* chapitres 10 et 19). Elle atteint préférentiellement des femmes et est associée à une glomérulonéphrite membranoproliférative et une hypocomplémentémie (C3), dues à la présence d'un autoanticorps (facteur néphritique) dans 50 % des cas [21].

La lipodystrophie (lipoatrophie) de l'infection par le VIH est due aux traitements antirétroviraux. Elle se manifeste par une redistribution du tissu adipeux (lipoatrophie périphérique, notamment du visage, contrastant avec une lipo-hypertrophie centrale) [22].

La macrolipodystrophie est une hypertrophie congénitale rare d'un membre ou d'un segment de membre liée à une infiltration graisseuse [23].

La « cellulite » est une forme de lipodystrophie gynoïde des hanches, des fesses et des cuisses, se manifestant par un aspect de « peau d'orange ». Elle est considérée à tort comme une entité pathologique, puisqu'elle affecte la majorité des femmes ménopausées, mais est souvent une cause de préoccupation esthétique et fait largement vivre de nombreux « professionnels » des secteurs (para)médicaux et cosmétiques [24].

Liposarcomes

Les liposarcomes primitivement cutanés sont rares et ne se développent pas sur un lipome préexistant. Ils se voient chez des sujets adultes, prédominent aux cuisses, aux fesses et le cuir chevelu, et forment de volumineuses tumeurs fermes, non encapsulées, à croissance rapide. Il en existe plusieurs formes histologiques (bien différencié, myxoïde, pléomorphe, à cellules rondes), de pronostic variable. Ils comportent une amplification du gène *MDM2* (et parfois de *CDK4*) qui peut être détectée par immunohistochimie, facilitant le diagnostic différentiel avec les lipomes bénins.

Le traitement est exclusivement chirurgical.

Tumeurs musculaires

La grande majorité des tumeurs musculaires cutanées sont issues des muscles lisses (léiomyomes). Du fait de l'ubiquité des muscles lisses dans la peau (muscles piloarrecteurs, paroi des vaisseaux sanguins), on peut trouver des tumeurs issues de ces muscles dans toute localisation [25]. Il existe néanmoins quelques formes anatomocliniques remarquables.

Léiomyomes

L'angioléiomyome est une petite tumeur arrondie, ferme, dermo-hypodermique, souvent localisée aux jambes, atteignant préférentiellement des femmes d'âge moyen ; elle est douloureuse spontanément ou par manipulation. Elle se développe à partir de la paroi musculaire d'une petite veine qu'il faut sectionner quand on en fait l'exérèse chirurgicale. Le diagnostic différentiel doit se faire avec les kystes épidermoïdes et les autres tumeurs cutanées douloureuses (encadré 12.5).

> **Encadré 12.5**
>
> **Tumeurs cutanées bénignes douloureuses**
> - Léiomyome
> - Tumeur glomique
> - Spiradénome eccrine
> - Tumeurs nerveuses (neurome, neurinome/schwannome, neurofibrome)
> - Angio(myo)lipome
> - Endométriose cutanée

Les piloléiomyomes (ou tricholéiomyomes) (fig. 12.73), issus des muscles piloarrecteurs, peuvent prendre divers aspects. Le léiomyome solitaire est une petite plaque bosselée rouge brun qui se contracte et devient souvent douloureuse au simple effleurage de sa surface ou après exposition au froid. Les lésions sont généralement multiples, disséminées en plaques ou en nappes confluentes sur le tronc et même le visage, quelquefois à disposition zoniforme ou blaschkolinéaire (hamartome léiomyomateux systématisé) ; ces formes étendues, qui sont moins ou pas douloureuses, seraient la manifestation d'un mosaïcisme segmentaire de type 2. Les léiomyomes multiples peuvent faire partie du syndrome de Reed (léiomyomatose familiale cutanée et utérine), qui est dû à des mutations du gène de la fumarate-hydratase, et parfois associé à des carcinomes rénaux [26]. De rares cas apparaissant au cours de l'infection par le VIH ont été décrits [27]. Les phénomènes douloureux peuvent quelquefois être soulagés par les alphabloquants ou les inhibiteurs calciques (nifédipine), ou par des injections intralésionnelles de toxine botulique.

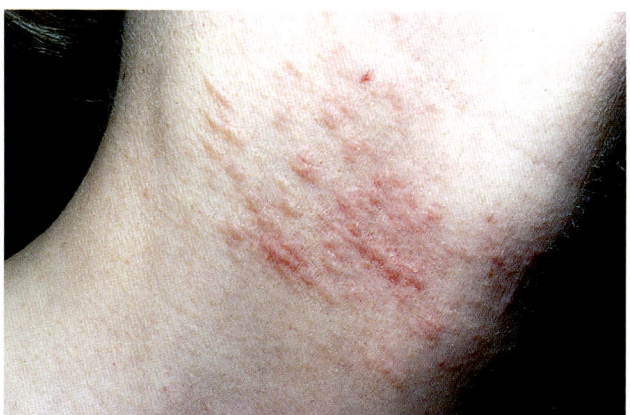

Fig. 12.73 Piloléiomyome en plaques.

Le léiomyome dartoïque est un petit nodule quelquefois érectile se développant à partir des fibres musculaires lisses de l'aréole mammaire, du muscle dartoïque du scrotum ou de la vulve. Il peut comporter des mitoses. Le traitement est chirurgical.

Autres tumeurs cutanées

L'hamartome musculaire lisse est congénital et se présente comme une plaque gaufrée, légèrement pigmentée et poilue pouvant se contracter (pseudo-signe de Darier) ou s'animer de mouvements vermiformes spontanés (myokymie). L'hyperplasie diffuse des muscles lisses de la peau peut réaliser un aspect de «bébé Michelin» [19].

Rhabdomyome et rhabdomyosarcome

Les tumeurs ou hamartomes musculaires striés cutanés sont rares. En revanche, chez le nouveau-né et l'enfant, la peau est une localisation relativement fréquente des sarcomes embryonnaires ou rhabdomyosarcomes (alvéolaires), qui se présentent comme des nodules dermiques.

Léiomyosarcomes

Les léiomyosarcomes cutanés sont très rares, représentant 3 à 5 % des sarcomes des tissus mous périphériques. Ils ne se développent qu'exceptionnellement à partir de léiomyomes bénins préexistants [28]. Ce sont généralement des tumeurs solides, dermiques ou hypodermiques, de 1 à 3 cm de diamètre, plus souvent localisées aux membres inférieurs et sur le tronc, apparaissant chez des sujets adultes, plus souvent des hommes. Des léiomyosarcomes observés chez des patients immunodéprimés (sida) contiennent souvent le virus EBV. Le traitement est chirurgical (exérèse avec des marges > 1 cm). Le pronostic des léiomyosarcomes dermiques est considéré comme meilleur. Cependant, des récidives et des métastases (souvent cutanées) peuvent entraîner le décès [29].

Tumeurs nerveuses

Un certain nombre de tumeurs cutanées nerveuses sont décrites dans le chapitre 8, en particulier les neurofibromes de la maladie de von Recklinghausen, qui sont les plus fréquentes des tumeurs nerveuses de la peau. Les tumeurs nerveuses sont en fait d'une extrême diversité [30]. Les principales entités sont regroupées dans le tableau 12.19. Après les neurofibromes, les tumeurs nerveuses les plus fréquentes sont les neuromes et les schwannomes.

Tableau 12.19 Tumeurs nerveuses cutanées

Dénomination	Origine
Neurofibrome	Gaines nerveuses périphériques et fibroblastes de l'endonèvre et du périnèvre
Schwannome (neurinome, neurilemmome)	Cellules de Schwann
Tumeur à cellules granuleuses (Abrikosoff)	Cellules de Schwann (le plus souvent)
Neurome	Axones, cellules de Schwann
Périneuriome	Fibroblastes périnerveux
Neurothécome (cellulaire)	(Myo)fibroblastes ? Histiocytes ?
Myxome des gaines nerveuses	Cellules de Schwann
Ganglioneurome	Cellules ganglionnaires du système nerveux sympathique
Neuroblastome	Neuroblastes métastatiques
Épendymome	Tube neural embryonnaire
Méningiome	Hétérotopie méningée
Gliome nasal	Hétérotopie gliale et neuronale
Tumeur maligne des gaines nerveuses périphériques	Forme maligne du neurofibrome (neurofibrosarcome)

Neuromes

Ils se développent à partir des gaines des nerfs dermiques et comportent des axones et des cellules de Schwann.

Le neurome (ou névrome) post-traumatique est une petite tumeur hyperplasique des nerfs myélinisés, consécutive à la régénération suivant une section nerveuse accidentelle (névrome digital) ou chirurgicale (névrome d'amputation). Il se présente comme un petit nodule dermo-hypodermique ferme, souvent douloureux au toucher, pouvant entraîner une impotence fonctionnelle si elle siège sur un moignon, par exemple. Le «doigt surnuméraire rudimentaire» est une autre variante de névrome, souvent congénital, formant une excroissance kératosique de la face ulnaire du 5e doigt ; son origine post-traumatique classiquement admise est actuellement discutée.

Le neurome encapsulé (palissadique) solitaire est une petite tumeur de 2 à 6 mm, ferme, localisée habituellement à la face chez des sujets de plus de 50 ans, souvent prise pour un nævus ou un carcinome basocellulaire nodulaire. Histologiquement, cette lésion est souvent confondue avec un schwannome.

Les neuromes muqueux sont des tumeurs rares, petites, multiples, localisées sur les muqueuses labiales et buccales ; ils sont idiopathiques ou surviennent dans le contexte du syndrome des néoplasies polyendocriniennes (MEN2b, dû à des mutations du gène *RET*) (*cf.* chapitre 8).

Schwannomes (ou neurilemmomes)

Ils sont issus des cellules de Schwann des petits nerfs périphériques.

Le schwannome solitaire est une tumeur ronde, ferme, parfois douloureuse, de siège dermique ou hypodermique en imposant généralement pour un lipome ou un kyste, observé le plus souvent sur les membres de sujets adultes. Il peut être observé au cours de la neurofibromatose (1 ou 2). Le diagnostic peut être évoqué si la lésion est douloureuse ou localisée nettement sur un trajet nerveux périphérique. Histologiquement, il comporte une prolifération non encapsulée de cellules de Schwann avec des images d'alignements nucléaires parallèles (nodules de Verocay, type Antoni A) dans un stroma souvent très myxoïde (type Antoni B). Les schwannomatoses, liées à des mutations du gène *INI1/SMARCB1*, comportent de multiples schwannomes associés à des tumeurs encéphaliques (*cf.* chapitre 8-4).

La tumeur d'Abrikosoff (ou tumeur à cellules granuleuses, fig. 12.74) correspond le plus souvent à un schwannome, où les cellules tumorales sont volumineuses et ont un cytoplasme éosinophile et granuleux, les granules correspondant à des lysosomes. Cette tumeur, classiquement localisée sur la face dorsale de la langue, est davantage vue en dermatologie sur le tronc ou les membres, où elle ressemble à un dermatofibrome. Les formes malignes sont rarissimes. De rares cas de tumeurs «à cellules granuleuses» sont d'origine histogénétique différente (vasculaire, épithéliale, histiocytaire).

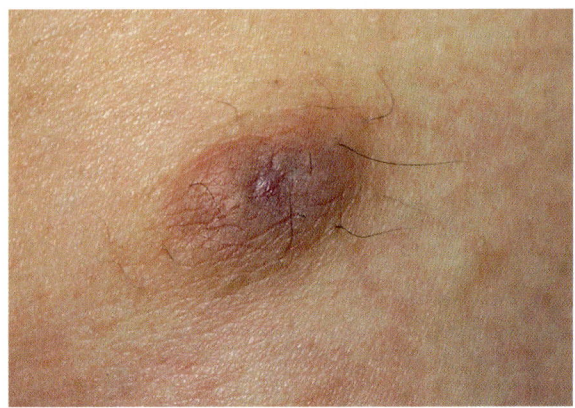

Fig. 12.74 Tumeur d'Abrikosoff.

Le neurothécome cellulaire (ou mixte), nodule unique asymptomatique surtout localisé sur le visage et les membres supérieurs d'adultes jeunes, est d'origine cellulaire incertaine.

Le myxome des gaines nerveuses, surtout localisée sur les extrémités, a été confondu avec le neurothécome, mais est protéine S100-potitif. Il est issu de cellules de Schwann et présente un aspect histologique myxoïde.

Tumeurs nerveuses malignes

Les tumeurs nerveuses malignes de la peau sont extrêmement rares ; on peut quelquefois observer la dégénérescence maligne d'une tumeur dans la neurofibromatose (tumeur maligne périphérique des gaines nerveuses ou neuroafibrosarcome ou schwannome malin). Il s'observe chez 8-13 % des patients avec neurofibromatose (*cf.* tableau 12.19) [31].

RÉFÉRENCES

1. Patterson J.W., ed., *Weedon's Skin Pathology,* 4th ed. Churchill-Livingstone, Londres, 2016.
2. Banik R. et coll., *Dermatologica.* 1987, *174,* 180.
3. Salem S. et coll., *Indian J Dermatol.* 2013, *58,* 240.
4. Akpinar F. et coll., *Eur J Dermatol.* 2012, *22,* 106.
5. García-Millán C. et coll., *Actas Dermosifilogr.* 2007, *98,* 702.
6. Mentzel T. et coll., *Mod Pathol.* 2013, *26,* 256.
7. de Cambourg G. et coll., *Ann Dermatol Venereol.* 2013, *140,* 763.
8. Schmidt L.S. et coll., *Expert Opin Orphan Drugs.* 2015, *3,* 15.
9. Appelbaum D. et coll., *Dermatol Online J.* 2014, *20,* 22610.
10. Mentzel T. et coll., *Am J Dermatopathol.* 2009, *31,* 44.
11. Jurado S. et coll., *J Am Acad Dermatol.* 2012, *66,* 959.
12. Binic I., in : Katsambas A et coll. (eds), *European Handbook of Dermatological Treatments,* 4th éd. Springer, 2015, 455.
13. Kasper B. et coll., *Eur J Cancer.* 2015, *51,* 127.
14. Ziemer M., *J Dtsch Dermatol Ges.* 2012, *10,* 537.
15. Saiag P. et coll., *Eur J Cancer.* 2015, *51,* 2604.
16. Zelger B., *Recent Results Cancer Res.* 2002, *160,* 343.
17. Stock N., *Ann Pathol.* 2015, *35,* 41.
18. Rothman I.L., *Pediatr Dermatol.* 2014, *31,* 659.
19. Nolis T., *J Hum Genet.* 2014, *59,* 16.
20. Meehan C.A. et coll., *Expert Rev Clin Pharmacol.* 2016, *9,* 59.
21. Simsek-Kiper P.O. et coll., *Am J Med Genet A.* 2014, *164A,* 1756.
22. Kumar N. et coll., *J Clin Diagn Res.* 2015, *9,* OC05.
23. Prasetyono T.O. et coll., *Arch Plast Surg.* 2015, *42,* 391.
24. Luebberding S. et coll., *Am J Clin Dermatol.* 2015, *16,* 243.
25. Malik K. et coll., *Am J Clin Dermatol.* 2015, *16,* 35.
26. Collgros H. et coll., *Actas Dermosifiliogr.* 2015, *106,* 117.
27. Kanitakis J. et coll., *Br J Dermatol.* 2000, *143,* 1338.
28. Fons M. et coll., *J Cutan Pathol.* 2011, *38,* 49.
29. Winchester D.S. et coll., *J Am Acad Dermatol.* 2014, *71,* 919.
30. Rodríguez-Peralto J.L. et coll., *Semin Diagn Pathol.* 2013, *30,* 45.
31. Evans D. et coll., *J Med Genet.* 2002, *39,* 311.

12-12 Carcinome neuroendocrine cutané primitif

T. Jouary

Le carcinome à cellules de Merkel (CM) ou carcinome neuroendocrine cutané primitif appartient aux tumeurs cutanées malignes rares. Son origine virale (*Merkel cell tumor Polyoma virus*) a été démontrée. C'est un cancer rare en augmentation actuellement. L'agressivité de la maladie nécessite la mise en place coordonnée de traitements pluridisciplinaires. Des études prospectives évaluant l'évolution de la maladie, les traitements locaux et systémiques et le pronostic sont encore nécessaires.

Épidémiologie

L'incidence du CM aux États-Unis a été estimée entre 0,15/100 000 chez la femme et 0,35/100 000 chez l'homme [1]. Cette incidence semble plus élevée en Australie et similaire dans les pays nord européens. Une augmentation de l'incidence du CM a été décrite dans plusieurs études ces 10 dernières années. Cette tumeur atteint le sujet âgé de plus de 65 ans, avec un âge moyen de 69 ans. Moins de 5 % des cas concernent des patients de moins de 50 ans. Il semble exister une prédominance masculine dans les différentes études publiées avec un *sex ratio* de l'ordre de 1,2 à 1,4 [2].

Facteurs de risque

Les facteurs de risque connus de développer un CM sont *l'âge avancé*, l'exposition chronique aux *ultraviolets* et l'*immunodépression*.

Ainsi, l'incidence serait de 11,3, 19,5 et 50,3 pour 100 000 pour les tranches d'âge de 70-79, 80-89 et plus de 90 ans, respectivement [3]. La grande majorité des patients atteints sont caucasiens [2, 4].

La tumeur atteint préférentiellement les zones exposées de façon chronique aux UV, visage et membres en particulier. Environ 10 % des patients atteints par un CM sont immunodéprimés [5].

Les causes d'immunosuppression incluent les traitements immunosuppresseurs des transplantés d'organe et des maladies inflammatoires ou auto-immunes, l'infection par le VIH et certaines hémopathies dont la leucémie lymphoïde chronique en particulier. Les patients transplantés d'organe ont un risque 20 à 50 fois plus élevé de développer le carcinome que les patients non transplantés [6, 7]. D'après plusieurs études concordantes, les patients porteurs d'hémopathies malignes, dont la plus fréquente est la leucémie lymphoïde chronique, sont plus à risque de développer un CM que la population générale [3].

Clinique

La présentation clinique du CM est aspécifique. Il s'agit d'une *lésion tumorale, nodulaire*, de quelques millimètres à plusieurs centimètres de diamètre, de couleur rouge violacé, de croissance rapide entre quelques semaines et quelques mois (fig. 12.75). La lésion est bien limitée, libre par rapport au plan profond. L'épiderme de surface est érythémateux, parfois ulcéré. Des télangiectasies sont parfois présentes.

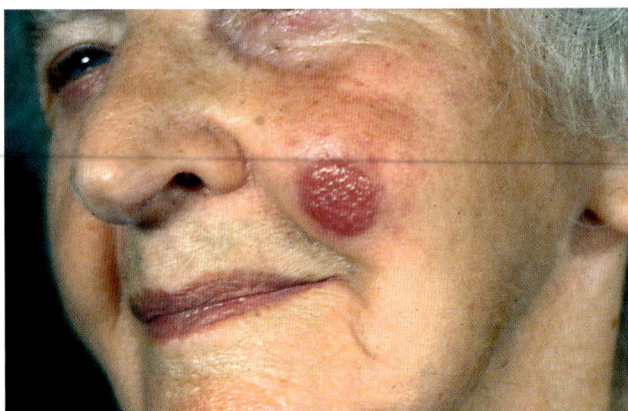

Fig. 12.75 Carcinome neuroendocrine cutané primitif, dont le diamètre a doublé en 1 mois chez une femme de 70 ans.

Le CM siège, par ordre décroissant, sur l'extrémité céphalique dans plus de la moitié des cas, les membres inférieurs (20-25 %), les membres supérieurs (20-25 %), le tronc (< 10 %) et d'autres localisations plus rares telles que les muqueuses (< 5 %) [5].

Le taux de CM découvert au stade métastatique sans primitif connu varie de 3 à 19 % [2]. Cela serait expliqué en partie par une *régression tumorale* possible de la tumeur primitive, décrite et connue dans le CM [8].

Les principaux diagnostics différentiels cliniques à considérer sont, par ordre de fréquence décroissante, un kyste épidermique ou sébacé inflammatoire (incluant le chalazion), un carcinome basocellulaire nodulaire, une métastase cutanée d'une autre tumeur solide, un lymphome cutané (de phénotype B particulièrement), une localisation cutanée d'une hémopathie maligne, un mélanome achromique nodulaire, une tumeur annexielle cutanée [4].

Origine – Histologie – Immunohistochimie

L'hypothèse physiopathologique la plus récente suppose que le CM dérive d'une cellule-souche pluripotente ayant acquis la capacité de se différencier vers un phénotype neuroendocrine malin [9].

En microscopie, la tumeur est principalement dermique, composée de boyaux et de nids de *petites cellules homogènes, rondes*, de 12 à 25 µm de diamètre. La tumeur envahit le derme réticulaire, en épargnant le derme papillaire (formant une *grenz zone*) et les annexes. Le cytoplasme est souvent de petite taille et contient des granules argyrophiles. Les mitoses sont nombreuses et les mitoses atypiques sont fréquentes. Trois types histologiques ont été décrits : trabéculaire (10 % des cas), intermédiaire (80 %), petites cellules (10 %). Ces sous-types ne semblent influencer ni la clinique ni le pronostic de la maladie.

Les principaux diagnostics différentiels sont une *métastase de carcinome bronchique à petites cellules (CBPC)*, un lymphome, une leucémie, un mélanome achromique, un carcinome épidermoïde peu différencié, et d'autres tumeurs moins fréquentes.

En raison de ces diagnostics différentiels possibles, un **examen immunohistochimique** est nécessaire pour le diagnostic positif de CM. Le CM exprime de façon classique la *cytokératine 20 (CK20)*, avec un marquage caractéristique en mottes périnucléaires. Le CM n'exprime en revanche pas le TTF-1 (*Thyroid Transcription Factor 1*, exprimé par les CBPC) ni la cytokératine 7 (CK7, aussi exprimée par les CBPC). *Les marqueurs neuroendocrines* sont positifs (*Enolase Neuron Specific*, chromogranine A et synaptophysine). Des variantes de ces immunomarquages classiques sont malgré tout possible dans 5 à 10 % des cas.

Virus *Merkel Cell Poliomavirus*

Le *Merkel Cell Polyomavirus* (MCV), un virus de la famille des poliomavirus, a récemment été identifié dans le génome du CM [10]. Le MCV est aussi identifié *chez les sujets sains* dans des proportions de l'ordre de 40 à 88 % chez les adultes et de 20 à 43 % chez les enfants sous forme d'anticorps. Deux méthodes de détection du virus sont utilisées en pratique : d'une part la PCR quantitative ciblant le LT antigène, permettant une détermination de la charge virale tumorale et sanguine [11, 12], et d'autre part, une méthode par immunohistochimie (IHC) basée sur la détection du LT antigène. Environ 20 à 30 % des CM seraient négatifs pour la détection du virus. Si le pouvoir transformant du MCV reste un sujet de controverse, des études très récentes démontrent que l'expression du LT du MCV est suffisante pour causer une transformation oncogénique rapide.

Associations morbides

Le carcinome de Merkel semble être associé à d'autres maladies et certains cancers de façon prépondérante. Cette augmentation d'incidence paraît nette après un diagnostic de cancer cutané, de carcinome basocellulaire, de carcinome épidermoïde cutané, de mélanome, de leucémie lymphoïde chronique et de lymphome non hodgkinien. L'augmentation significative du risque relatif bilatéral entre carcinome de Merkel et ces autres cancers pourrait être expliquée par différents facteurs dont : une surveillance accrue des patients après un premier cancer, la présence de facteurs de risque communs à ces tumeurs, une origine cellulaire ou génétique commune, et des facteurs environnementaux communs avec une participation variable non déterminée de chaque facteur [3].

Bilan initial et classification

Le stade d'entrée dans la maladie est le facteur prédictif le plus significatif pour la survie à 5 ans. Bien que la majorité des patients soit en stade localisé (70 %) au moment du diagnostic, 25 % sont en stade ganglionnaire et 5 % en stade métastatique [2, 9].

Au moment du diagnostic de la maladie, les principales recommandations proposent un examen clinique complet avec en particulier un examen soigneux de l'aire ganglionnaire de drainage, associé à la réalisation d'une échographie de la zone de drainage ganglionnaire et d'un scanner thoraco-abdomino-pelvien [13-15].

Le statut du ganglion sentinelle est un facteur pronostique majeur dans le CM. La réalisation de la technique du ganglion sentinelle fait donc partie intégrante du bilan initial et se fait au moment de la reprise chirurgicale de la tumeur primitive.

La dernière classification des stades pronostiques du CM est celle de l'*American Joint Committee on Cancer* datant de 2009 [16].

Les autres examens, IRM ou TEP-scanner se discutent au cas par cas, en fonction des anomalies découvertes sur le scanner ou l'échographie et des signes d'appel issus de l'examen clinique ou de l'interrogatoire. Une numération formule reste intéressante en raison du risque d'hémopathie maligne associée au CM.

Évolution – Facteurs pronostiques

Le CM est considéré comme une tumeur agressive avec un risque de récidive et de décès élevé. La survie à 5 ans varie de 64 à 75 % en stade localisé, 39 à 63 % en stade ganglionnaire et 10 à 25 % en stade métastatique à distance [16]. Les taux de récidives sont de l'ordre de 35 % de récidive locale, 25 % de récidive en transit et 40 % de récidive ganglionnaire. La durée médiane avant récidive est de 6,3 mois [17]. La majorité des récidives se produisent dans les 3 premières années [18].

Les facteurs cliniques de mauvais pronostic dans le CM seraient le sexe masculin, l'âge avancé, la localisation tête et cou, la taille tumorale supérieure à 2 cm, la présence d'une immunodépression, et le stade régional à l'entrée dans la maladie.

Les facteurs histologiques de mauvais pronostic seraient l'envahissement du ganglion sentinelle, une épaisseur tumorale importante, un index mitotique élevé, une croissance tumorale infiltrante (*versus* nodulaire bien limitée) [19] et l'invasion lympho-vasculaire. La radiothérapie adjuvante serait un facteur de non-récidive par un rôle protecteur contre la récidive ganglionnaire [20] et l'amélioration de la survie globale [21].

Traitement

La prise en charge thérapeutique du CM est pluridisciplinaire et fait intervenir le dermatologue, le chirurgien, l'oncologue, le radiothérapeute et le radiologue. La coordination des différents temps de traitement est essentielle pour limiter les risques de retard de prise en charge et de poursuite évolutive d'une maladie potentiellement agressive [22].

Au stade localisé, le traitement standard est la chirurgie avec des marges de 2 à 3 cm et jusqu'à l'aponévrose en profondeur sans l'emporter si elle n'est pas cliniquement atteinte [13-15, 18]. La recherche du ganglion sentinelle doit être réalisée au moment de la reprise chirurgicale de la tumeur primitive, après repérage scintigraphique du ganglion de drainage. L'analyse histologique du ganglion sentinelle se fait par une analyse à l'hématoxyline – éosine et doit être confirmée par un marquage anti-CK20 [13].

L'irradiation complémentaire de la zone du lit tumoral est devenue un standard dans la prise en charge du CM. Ce standard fait partie des recommandations allemandes, américaines et françaises [13-15]. En effet, il a été montré par plusieurs études que la radiothérapie adjuvante diminuait le taux de récidive locale, augmentait la survie sans récidive [23] et même la survie globale dans une étude rétrospective [21]. Dans certaines situations où la chirurgie n'est pas réalisable, *la radiothérapie exclusive* peut être envisagée avec un contrôle local satisfaisant. *La radiothérapie régionale prophylactique* de l'aire de drainage lymphatique dans le traitement de la tumeur primitive sans ganglion atteint (analyse du ganglion sentinelle ou palpation clinique) est soit proposée de façon systématique [15], soit discutée au cas par cas en présence de facteurs pronostiques péjoratifs (*cf.* ci-dessus) [13, 14].

Si le ganglion sentinelle est envahi par le CM, *un curage de l'aire ganglionnaire* est proposé par la plupart des recommandations [13-15]. Lors de l'atteinte ganglionnaire palpable, le traitement repose sur la combinaison chirurgie et radiothérapie adjuvante dans un but curatif. Par ailleurs, de nombreuses études, souvent rétrospectives, ont montré un avantage en faveur de la radiothérapie adjuvante dans cette situation avec une augmentation du contrôle régional et de la survie sans récidive [2, 24].

La survie médiane après la découverte d'une extension métastatique serait de 6 à 8 mois Le pronostic en stade métastatique est donc réservé avec une survie à 2 et 5 ans de l'ordre de 25 et 10 %, respectivement [4].

La chimiothérapie du CM utilise des schémas variables et basés sur des molécules validées dans le CBPC, avec des taux de réponses complètes de 20 à 35 %, et de réponses partielles de 23 à 50 % [4, 9]. Ainsi, le CM est une tumeur chimiosensible, mais la durée de réponse médiane est courte, variant de 3 à 6 mois selon les séries, avec néanmoins quelques patients décrits en réponse complète prolongée à 24 mois. Dans le contexte du CM atteignant une population de patients âgés et fragiles, la toxicité des régimes de chimiothérapie doit être une considération importante dans le choix du type de traitement.

Des traitements innovants sont en cours d'expérimentation dans le CM. Les classes thérapeutiques d'intérêt regroupent les multi-inhibiteurs de kinase [25], les analogues de la somatostatine (octréotide et lanréotide) et les immunothérapies de type inhibiteur du ligand de PD-1.

RÉFÉRENCES

1. Miller R.W. et coll., *Cancer Epidemiol Biomarkers Prev*. 1999, *8*, 153.
2. Medina-Franco H. et coll., *Ann Surg Oncol*. 2001, *8*, 204.
3. Kaae J. et coll., *J Natl Cancer Inst*. 2010, *102*, 793.
4. Pectasides D. et coll., *Ann Oncol*. 2006, *17*, 1489.
5. Heath M. et coll., *J Am Acad Dermatol*. 2008, *58*, 375.
6. Penn I. et coll., *Transplantation*. 1999, *68*, 1717.
7. Agelli M. et coll., *J Am Acad Dermatol*. 2003, *49*, 832.
8. Bertolotti A. et coll., *JAMA Dermatol*. 2013, *149*, 501.
9. Bichakjian C.K. et coll., *Cancer*. 2007, *110*, 1.
10. Feng H. et coll., *Science*. 2008, *319*, 1096.
11. Sihto H. et coll., *J Natl Cancer Inst*. 2009, *101*, 938.
12. Martel-Jantin C. et coll., *Virology*. 2012, *426*, 134.
13. Boccara O. et coll., *Eur J Dermatol*. 2012, *22*, 375.
14. Miller S.J. et coll., *J Natl Compr Canc Netw*. 2009, *7*, 322.
15. Becker J.C. et coll., *J Dtsch Dermatol Ges*. 2008, *6*, 709.
16. Lemos B.D. et coll., *J Am Acad Dermatol*. 2010, *63*, 751.
17. Tarantola T.I. et coll., *J Am Acad Dermatol*. 2013, *68*, 425.
18. Senchenkov A. et coll., *J Surg Oncol*. 2007, *95*, 229.
19. Schwartz J.L. et coll., *J Clin Oncol*. 2011, *29*, 1036.
20. Jouary T. et coll., *Ann Oncol*. 2012, *23*, 1074.
21. Mojica P. et coll., *J Clin Oncol*. 2007, *25*, 1043.
22. Jouary T. et coll., *Nat Rev Clin Oncol*. 2009, *6*, 544.
23. Lewis K.G. et coll., *Arch Dermatol*. 2006, *142*, 693.
24. Fang L.C. et coll., *Cancer*. 2010, *116*, 1783.
25. Davids M.S. et coll., *J Clin Oncol*. 2009, *27*, e97.

12-13 Métastases cutanées

F.-A. Le Gal

Les cellules cancéreuses de néoplasies internes peuvent envahir la peau par voie lymphatique, hématogène ou par extension directe, mais ne sont considérées comme métastases que les lésions néoplasiques issues d'une tumeur qui n'est pas en contiguïté. Cette restriction exclut la maladie de Paget du sein et extra-mammaire, puisqu'il est communément admis que ces lésions représentent une extension de contiguïté des cellules cancéreuses à la peau [1] même si ce point est discuté. Dans l'ensemble, les métastases cutanées ne sont pas fréquentes, estimées entre 0,7 et 9 % de toutes les métastases, toutes tumeurs confondues. Si l'on ne considère que les cancers internes solides, 3,5 % s'accompagnent de métastases cutanées diagnostiquées du vivant du malade. La fréquence de ces métastases est de 9 % chez les patients décédés de cancer et soumis au contrôle autopsique [2]. Ce pourcentage varie en fait beaucoup en fonction du type de cancer et du sexe : chez l'homme, le mélanome est à l'origine de 32 % des métastases cutanées (suivi par le cancer bronchopulmonaire : 24 à 29 %), alors que chez la femme le cancer du sein est de loin le plus fréquemment en cause (70 %) Au total, les métastases cutanées représentent 0,7 à 2 % des tumeurs cutanées malignes [3].

La difficulté, en l'ignorance du cancer primitif, est l'identification de la provenance des cellules métastatiques : l'examen histopathologique seul ne fournit la solution du problème que dans 20 % des cas, mais il est très utile pour le diagnostic différentiel des métastases de carcinomes, de mélanomes ou de sarcomes ou des localisations cutanées de lymphomes et leucémies, survenant dans 6,6 à 7,6 % des cas [4]. Les localisations cutanées des leucémies et lymphomes sont traitées au chapitre 11.

Aspects cliniques

Les nodules métastatiques correspondent à l'aspect clinique le plus fréquent (97,5 % des cas). Il s'agit de nodules dermiques ou hypodermiques de quelques millimètres à quelques centimètres de diamètre, d'apparition et de croissance rapide, finissant par se stabiliser dans leur expansion, mais n'ayant aucune tendance à la régression. La peau qui les recouvre est normale ou inflammatoire ; elle peut s'ulcérer. Le nombre de ces nodules est en général limité et ils peuvent avoir un regroupement régional selon la nature du cancer primitif : dans de nombreux cas il y a une relation de proximité entre le cancer primitif et les localisations métastatiques cutanées. Il existe quelques aspects particuliers :
– *les nodules angiomatoïdes*, orientant plutôt vers un cancer hépatique ou rénal ;
– *la métastase nodulaire ombilicale*, ou «nodule de Sœur Mary-Joseph», révélatrice dans 20 % des cas d'un carcinome gastrique, moins fréquemment d'un carcinome colique (14 %), ovarien (14 %), pancréatique (11 %), endométrial (6 %), etc. ; dans 20 % des cas, le cancer d'origine est indéterminé [5] ;
– *les métastases zostériformes*, très rares, considérées comme dues à une dissémination neurogogue des cellules tumorales et qui ont, outre leur disposition métamérique, la particularité de pouvoir être douloureuses comme un zona [6] ;
– *les métastases palpébrales de cancer du sein*, qui se présentent comme un œdème indolore de la paupière, induré et nodulaire, avec une histologie histiocytoïde [4] ;
– *les métastases de mélanome* qui peuvent avoir divers aspects et localisations. Elles sont généralement nodulaires et de petite taille, pouvant confluer. Elles sont souvent profondément situées dans l'hypoderme, et ne sont alors décelables que par la palpation appuyée. Elles sont appelées «en transit» lorsqu'elles se situent entre le site de la tumeur primaire et l'aire ganglionnaire de drainage lymphatique (stade III). Plus tard dans l'évolution de la maladie, elles peuvent se situer très à distance de la localisation primaire (stade IV). Elles peuvent être achromiques ou pigmentées. Elles apparaissent alors souvent bleutées en raison de la position profonde de la mélanine dans le derme. Il existe aussi des *métastases épidermotropes*, plus papuleuses que nodulaires, dont la pigmentation plus superficielle paraît donc brune. Dans les lésions peu profondes, la dermoscopie peut mettre en évidence des vaisseaux atypiques et polymorphes. Les métastases de cancer du sein peuvent également être pigmentées en dermoscopie.

Les métastases scléreuses se présentent sous la forme d'une ou de plusieurs plaques infiltrées, indurées, peu érythémateuses ou inflammatoires, s'étendant lentement et se recouvrant quelquefois de nodules qui en fusionnant leur confèrent un aspect bosselé. Certaines localisations sont caractéristiques :
– le «cancer en cuirasse» par extension métastatique d'un cancer à la région thoracique antérieure. Il est plus fréquent dans le cancer du sein, mais a aussi été décrit dans le cancer du poumon, du rein, du tractus gastro-intestinal [1] ;
– l'*alopecia neoplastica*, ou métastase alopéciante du scalp (fig. 12.76), ayant l'aspect d'une plaque lisse, glabre, indurée et lentement extensive du cuir chevelu, généralement en rapport avec un carcinome mammaire.

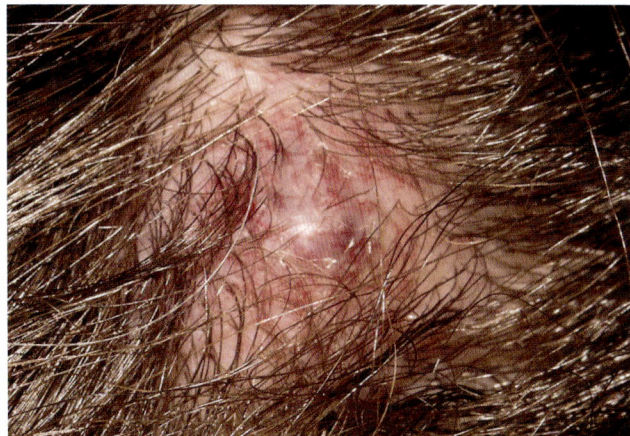

Fig. 12.76 Métastase d'un cancer viscéral au niveau du cuir chevelu, avec alopécie de la zone.

La lymphangite carcinomateuse cutanée en nappe (ou *carcinoma erysipelatoides*) est une plaque inflammatoire, pseudo-septique, chaude et sensible, lentement extensive, généralement consécutive à l'extension de lymphangites carcinomateuses du cancer primitif ou de ses métastases ganglionnaires à la peau.

Le carcinome télangiectasique de Parkes-Weber ou *carcinoma telangiectaticum* (TBMC : *Telangiectatic Metastatic Breast Carcinoma*) est une forme métastatique de cancer du sein qui se présente sous la forme de papulovésicules érythémateuses ou violacées, accompagnées de télangiectasies, qui correspondent histologiquement à la présence de cellules malignes dans les capillaires du derme superficiel [1].

Les métastases unguéales sont rares et principalement observées au cours des carcinomes bronchiques ou rénaux. Elles prennent l'aspect d'une paronychie souvent indolore.

Les métastases greffées sont des métastases induites par un geste médical, apparaissant dans une cicatrice cutanée, dans le site cutané d'un drain, d'un cathéter, d'une ponction, d'une cœlioscopie. Ces métastases iatrogènes [4] sont quelquefois prises pour des granulomes à corps étrangers, des botriomycomes, des neuromes, des calcifications.

Éléments d'orientation clinique

Le clinicien est confronté à deux éventualités : soit le cancer primitif est connu (73,6 %) [7] et la biopsie de la lésion cutanée vient confirmer sa nature métastatique – certaines métastases sont cependant tardives et si l'intervalle est long, la métastase cutanée peut aussi bien être révélatrice d'un second cancer –, soit le cancer primitif n'est pas connu (26,4 %) [7] et la biopsie confirme la nature métastatique de la lésion cutanée en ne donnant que rarement une orientation précise. Deux informations sont utiles dans ce cas :

– *le sexe du patient* : chez l'homme, le site du cancer viscéral primitif est par ordre de fréquence décroissante : le poumon (24 %), le côlon (19 %), la sphère ORL (12 %), le rein (6 %), l'estomac (6 %) et chez la femme : le sein (69 %), le côlon (9 %), l'ovaire (4 %), le poumon (4 %) ;

– *la topographie* dans les formes nodulaires :
  – au scalp, surtout les métastases du rein et du poumon,
  – à la face, les métastases des cancers ORL,
  – au cou, celles de la sphère ORL, de l'œsophage,
  – dans la région thoracique, les métastases des cancers bronchiques et mammaires,
  – à la paroi abdominale, les métastases des cancers coliques, gastriques, ovariens,
  – dans la région pelvienne, les cancers des tumeurs rectocoliques et génito-urinaires.

Exceptionnellement, on peut observer dans la peau des métastases de *tumeurs carcinoïdes* jéjunales ou bronchiques. Il s'agit de métastases nodulaires, quelquefois sensibles, associées dans la plupart des cas au syndrome carcinoïde avec bouffées vasomotrices et excrétion urinaire accrue de 5-hydroxytryptamine.

Les examens systématiques (marqueurs biologiques des cancers viscéraux et imagerie médicale) et certains immunomarquages de lignée cellulaire permettent dans la plupart des cas de localiser le cancer primitif (92,5 % dans les 6 mois) [7].

Éléments d'orientation histopathologique

Dans une série de 228 cas, les types histologiques étaient, par ordre décroissant : des adénocarcinomes (53 %), des carcinomes indifférenciés (15,5 %), des mélanomes (14 %), des carcinomes épidermoïdes (13 %), des carcinomes neuroendocrines (3 %) et des sarcomes (1,5 %) [7].

Dans les métastases scléreuses, les cellules malignes sont disposées en file indienne dans un stroma très fibreux (squirrheux) et elles peuvent assez facilement être rattachées à leur origine : métastases alopéciantes du cancer du sein, cancers en cuirasse du thorax ou de la paroi abdominale en rapport avec un squirrhe mammaire ou une lignite plastique de l'estomac.

Dans les lymphangites carcinomateuses, on met en évidence la présence de cellules tumorales dans les vaisseaux lymphatiques dilatés du derme superficiel et profond, sans infiltrat inflammatoire ; les cellules malignes intravasculaires sont en général indifférenciées et non identifiables ; cependant, dans cette forme, le cancer primitif est le plus souvent déjà connu.

Le nodule métastatique est plus fréquemment le premier signe d'un cancer encore insoupçonné et l'examen histologique peut apporter des éléments d'orientation. Ainsi, un aspect d'allure glandulaire d'adénocarcinome oriente plutôt vers le tube digestif, le sein, le rein, l'ovaire, la thyroïde. Certaines structures peuvent fournir l'indication d'origine : grandes cellules polygonales claires riches en glycogène et foyers hémorragiques dans les métastases rénales, structures papillaires dans les métastases ovariennes ou thyroïdiennes, cellules mucipares dans les métastases digestives. Un aspect de carcinome malpighien oriente plutôt vers un cancer bronchique, ORL, œsophagien. Un aspect de carcinome anaplasique à petites cellules oriente plutôt vers un carcinome bronchique ou mammaire. Des images de métastases épidermotropes peuvent être observées lors de l'évolution de carcinomes bronchiques, mammaires ou urinaires. Quand la nature de la tumeur métastatique est établie, éventuellement par l'immunomarquage (cytokératines, protéine S100, vimentine, antigènes leucocytaire commun et membranaire épithélial), le pathologiste peut compléter l'étude immunohistochimique par la recherche de marqueurs plus sélectifs : antigène carcinoembryonnaire, β-HCG (*Human Chorionic Gonadotropin*), calcitonine, thyroglobuline, α-fœtoprotéine, PSA, etc. [8].

Chez l'enfant

Chez l'enfant, des métastases cutanées surviennent dans 20 % des cas de *neuroblastomes* ; avant l'âge de 6 mois, ces nodules métastatiques peuvent même régresser spontanément (syndrome de Pepper). Ils se présentent sous la forme de nodules bleutés s'entourant d'un halo de vasoconstriction après manipulation, souvent ecchymotiques dans les régions orbitaires.

La survenue de métastases cutanées épithéliales chez l'enfant est rarissime, en dehors de la période néonatale (métastases maternofœtales d'un mélanome ou d'un choriocarcinome maternel) ou postnatale (métastases de tumeurs blastémateuses telles qu'un néphroblastome ou un rhabdomyosarcome).

Pronostic et prise en charge

Une étude de survie [7] montre le très mauvais pronostic des métastases cutanées : 20 % des malades décèdent dans un délai d'un mois après la découverte de la métastase, 45,5 % dans un délai de 6 mois et 61,5 % dans un délai d'un an. Cependant, des survies prolongées sont observées chez des malades ayant des métastases de cancers de la prostate, du sein ou des métastases de mélanome. Au moins en ce qui concerne le mélanome, l'exérèse chirurgicale complète des métastases, lorsqu'elle peut être complète, améliore la survie des patients [9]. Dans les situations où une chirurgie complète n'est pas envisageable, un traitement palliatif est nécessaire. En effet, les métastases cutanées peuvent être douloureuses, saigner, suinter, et être très malodorantes, isolant le patient socialement. Leur traitement repose alors sur la radiothérapie, l'électrochimiothérapie, ou plus rarement l'immunothérapie ou la chimiothérapie locale. Dans l'ensemble, bien que palliatifs, ces traitements sont assez efficaces, avec un faible taux de récurrence (9 %) [10].

RÉFÉRENCES

1. Rolz-Cruz G. et coll., *Dermatol Clin.* 2008, *26*, 89.
2. Spencer P.S. et coll., *Cutis.* 1987, *39*, 119.
3. Delaunay M.M. et coll., *Rev Prat.* 1982, *32*, 2127.
4. Schwartz R.A., *J Am Acad Dermatol.* 1995, *33*, 161.
5. Powell F.C. et coll., *J Am Acad Dermatol.* 1984, *10*, 610.
6. Matarasso S. et coll., *J Dermatol Surg Oncol.* 1988, *14*, 7.
7. Schoenlaub P. et coll., *Ann Dermatol Vénéréol.* 2001, *128*, 1310.
8. Alcaraz I. et coll., *Am J Dermatopathol.* 2012, *34*, 347.
9. Olila D.W., *Lancet Oncol.* 2006, *7*, 919.
10. Spratt D.E. et coll., *J Clin Oncol.* 2014, *32*, 3144.

13

Tissu conjonctif et dermatoses de surcharge

Coordinateurs : L. Borradori et J.-M. Lachapelle

13-1	Mucinoses. . . . . G. Kaya, F. Rongioletti	715
13-2	Amyloses cutanées . . . . F. Rongioletti, S. Ronger-Savlé, M. Perier-Muzet	721
13-3	Surcharges lipidiques, xanthomes et xanthomatoses. . . . . F. Rongioletti, S. Ronger-Savlé, M. Perier-Muzet	726
13-4	Autres surcharges . . . . F. Rongioletti, S. Ronger-Savlé, M. Perier-Muzet	729
13-5	Calcinoses et ossifications cutanées . . . . F. Rongioletti, L. Meunier	732
13-6	Troubles héréditaires du tissu conjonctif . . . . F. Antonicelli, F. Rongioletti, E. Sprecher, L. Borradori, L. Martin	736
13-7	Anétodermies . . . . F. Rongioletti	746
13-8	Vergetures. . . . . F. Rongioletti, B. Roth-Mall	748

13-1 Mucinoses

G. Kaya, F. Rongioletti

Le terme de mucinose désigne un groupe hétérogène de dermatoses ayant pour dénominateur commun l'*accumulation de mucine* en excès dans le derme ou dans les follicules pileux [1].

Mucine. Cette substance existe normalement en petite quantité dans le derme papillaire, autour des annexes et des vaisseaux, mais également dans les espaces intercellulaires de l'épiderme. Elle est essentiellement composée de *glycosaminoglycanes acides*, dont *l'acide hyaluronique* est la fraction la plus importante. Elle est *PAS négative*, colorée par le *fer colloïdal*, le *bleu alcian à pH 2,5 (et non à pH 0,5)*, métachromatique au *bleu de toluidine*, à pH supérieur à 3. La coloration par le mucicarmin n'est pas spécifique. Le traitement préalable des coupes par l'hyaluronidase négative les réactions [1].

Mucinoses. Ces maladies sont actuellement divisées en deux groupes :
– *les mucinoses cutanées spécifiques dites primaires* (tableau 13.1), qui se manifestent par des lésions cliniques spécifiques où le dépôt de mucine est le signe histologique distinctif ;
– *les mucinoses secondaires* dans lesquelles le dépôt de mucine est simplement un signe histologique accessoire sans expression clinique (tableau 13.2) [2].

Tableau 13.1 Mucinoses primaires (spécifiques)

Mucinoses dermiques	Lichen myxœdémateux (ou mucinose papuleuse) – diffus/généralisé : ou scléromyxœdème – localisé : forme discrète, mucinose papuleuse acrale persistante, mucinose cutanée de l'enfant, forme nodulaire – formes atypiques Mucinose érythémateuse réticulée (REM) Sclérœdème (de Buschke) Mucinoses dysthyroïdiennes : – myxœdème localisé (prétibial) – myxœdème généralisé Mucinose papuleuse et nodulaire associée aux connectivites Mucinose cutanée juvénile spontanément régressive Mucinoses cutanées toxiques : – mucinose papuleuse du syndrome des huiles toxiques – mucinose papuleuse du syndrome myalgie-éosinophilie Mucinose cutanée focale Kyste mucoïde (digital) Diverses (neuropathie cutanée mucineuse et autres)
Mucinoses folliculaires	Mucinose folliculaire de Pinkus Mucinose folliculaire ortiée

Tableau 13.2 Maladies ou lésions associées à des dépôts histologiques de mucine (mucinoses secondaires)

Mucinoses secondaires de la peau interfolliculaire	Mucinoses secondaires des follicules pileux
Tumeurs épithéliales, mésenchymateuses et nerveuses Lupus érythémateux Dermatomyosite, sclérodermie Granulome annulaire Papulose atrophiante maligne Histiocytose mucineuse héréditaire progressive Pachydermopériostose	Mycosis fongoïde, pseudo-lymphome Maladie de Hodgkin Leucémie cutanée Hyperplasie angiolymphoïde avec éosinophilie Lupus érythémateux Piqûres d'insectes Dermite spongiotique Lichen striatus Lupus érythémateux Lichen plan hypertrophique Sarcoïdose

Mucinoses dermiques

Lichen myxœdémateux (mucinose papuleuse)

Le lichen myxœdémateux (ou mucinose papuleuse) est une maladie chronique qui se caractérise par des papules qui peuvent rester isolées ou devenir coalescentes et former des nodules et/ou des plaques, dus au dépôt dermique de mucine avec un degré variable de fibrose. Il existe deux principaux sous-groupes anatomocliniques de lichens myxœdémateux selon leur extension cutanée et la présence ou non d'une atteinte systémique : la forme diffuse/généralisée (appelée aussi *scléromyxœdème*) et la forme localisée [3].

Scléromyxœdème

Aspects cliniques. Le scléromyxœdème d'Arndt-Gottron, qui touche les sujets adultes (âge moyen 59 ans) se caractérise par une éruption papuleuse généralisée avec une induration sclérodermoïde de la peau (fig. 13.1) qui pend, ayant perdu son élasticité (*signe du shar peï*). Il s'agit des papules d'allure cireuse et de couleur blanchâtre, de 2-3 mm de diamètre avec parfois une distribution linéaire sur un fond infiltré, érythémateux, induré qui peut atteindre le tégument presque dans sa totalité, avec une perte de mobilité, en particulier de la bouche et des doigts. Le visage est presque toujours atteint. L'apparition de rides longitudinales de la glabelle est un signe typique qui donne au patient un aspect léonin. La maladie est associée à une **gammapathie monoclonale**, plus souvent IgG lambda, mais l'évolution vers un myélome n'est pas fréquente (< 10 % des cas). Dans le scléromyxœdème, on peut observer des atteintes musculaires, articulaires, pulmonaires,

13-1 Tissu conjonctif et dermatoses de surcharge

Mucinoses

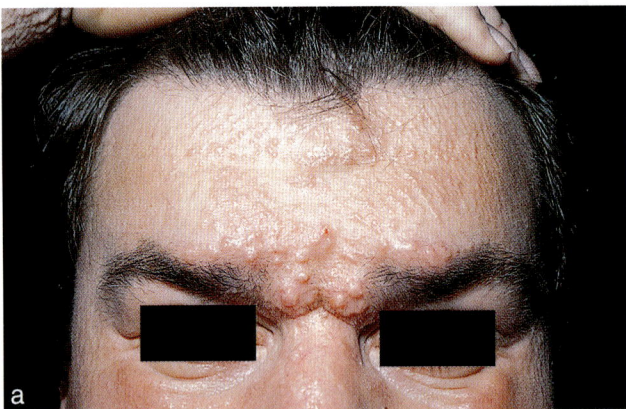
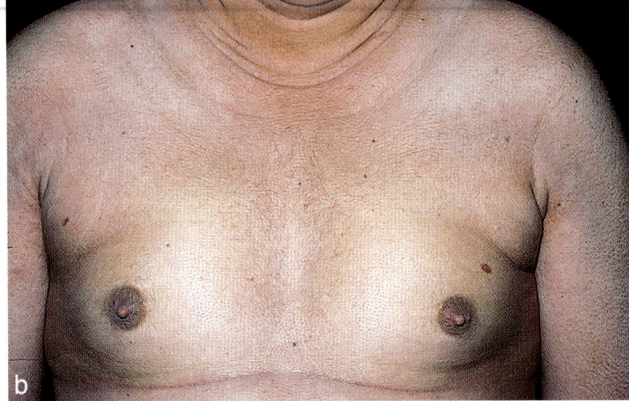

Fig. 13.1 Mucinose papuleuse généralisée ; scléromyxœdème d'Arndt-Gottron.
a. Infiltration avec papules alignées et nodules du visage. b. Infiltration et aspect sclérodermiforme du tronc avec papules ivoirines en stries.

rénales, cardio-vasculaires et neurologiques (syndrome dermato-neurologique comprenant une psychose, des convulsions et aussi un coma sans autres explications organiques) [4].

Diagnostic. Il repose sur les critères anatomocliniques suivants :
1. éruption papuleuse diffuse ou généralisée et sclérodermoïde ;
2. triade microscopique avec dépôts de mucine, prolifération des fibroblastes et fibrose ;
3. gammapathie monoclonale ;
4. absence de maladie thyroïdienne.

Récemment, une variante histologique a été décrite avec infiltration d'histiocytes dans le derme simulant un granulome annulaire de type interstitiel [5].

Diagnostic différentiel. Il se pose avec la sclérodermie systémique et le sclérœdème de Buschke où, toutefois, les papules manquent, ainsi qu'avec la *fibrose néphrogénique* (*cf.* chapitre 19-9).

Évolution. Elle est chronique et imprévisible. Le pronostic peut être engagé pour l'atteinte systémique avec pneumopathie, accident vasculaire et risque de coma (*syndrome dermato-neurologique*). La survenue d'une dysarthrie, d'une asthénie et de symptômes grippaux doit faire craindre un coma, justifiant en urgence une prise en charge [6]. Dans des cas exceptionnels, l'autopsie a montré des dépôts disséminés de mucine.

Pathogénie. Elle reste obscure. Un facteur sérique distinct de la paraprotéine pourrait stimuler la prolifération des fibroblastes cutanés, ainsi que la synthèse de glycosaminoglycanes.

Traitement. Il n'existe à l'heure actuelle aucun traitement spécifique ou définitif pour le scléromyxœdème. En fait, les *immunoglobulines intraveineuses* (IgIV) à la dose de 2 g/kg (sur 3 à 5 jours) par mois ont été actuellement considérées comme le traitement de choix, soit pour l'atteinte cutanée, soit pour les manifestations systémiques souvent associées. Même si quelques rémissions à long terme après l'arrêt du traitement ont été rapportées (de quelques mois à 2 ans), des cycles de perfusion toutes les 6 semaines sont généralement nécessaires pour maintenir la rémission [1]. Le *thalidomide* et *l'autogreffe de cellules-souches* ont aussi donné quelques résultats satisfaisants [7]. La greffe autologue de cellules-souches associée à une chimiothérapie à haute dose a significativement amélioré les manifestations cliniques avec néanmoins un nombre non négligeable de rechutes.

Le rôle des stéroïdes systémiques, seuls ou en association avec d'autres médicaments, reste controversé. La *plasmaphérèse* a également été suggérée comme traitement de 1re ligne, mais il n'existe aucune preuve convaincante de son efficacité. La plasmaphérèse et les IgIV peuvent être discutées en présence d'un syndrome dermato-neurologique. Des agents chimiothérapeutiques (melphalan, cyclophosphamide) ont été essayés avec des résultats inconstants et des effets secondaires importants. Quoi qu'il en soit, les traitements agressifs doivent être limités aux patients ayant des complications systémiques. La survenue d'une dysarthrie, d'une asthénie et de symptômes grippaux doit faire craindre un coma dans le cadre du syndrome dermato-neurologique [6].

Lichen myxœdémateux localisé

Il se présente sous forme de papules isolées ou coalescentes, *sans induration sclérodermoïde* de la peau, ni gammapathie monoclonale, ni atteinte systémique. On distingue quatre sous-groupes de lichen myxœdémateux localisé [3] :
– la **forme « discrète »** atteignant le tronc et les extrémités, décrite aussi chez les patients VIH positifs ;
– la **mucinose papuleuse acrale persistante** où les papules sont localisées sur le dos des mains et sur les faces d'extension des poignets ;
– la **mucinose cutanée infantile** (variante pédiatrique de la forme discrète) ;
– la **forme nodulaire** (myxœdème tubéreux atypique de Jadassohn-Dösseker).

En général, le lichen myxœdémateux localisé est une forme bénigne purement cutanée pour laquelle une simple surveillance clinique est conseillée. La corticothérapie locale ou le tacrolimus topique peuvent parfois être efficaces [8]. Chez les patients VIH+, l'isotrétinoïne ou la thérapie antirétrovirale ont permis une rémission complète. Une régression spontanée est possible dans toutes les formes de lichen myxœdémateux, même celles associées au VIH. La mucinose papuleuse acrale persistante ne semble pas guérir spontanément, ni répondre à l'application topique de stéroïdes ou d'hyaluronidase.

Mucinose érythémateuse réticulée (REM syndrome)

La mucinose érythémateuse réticulée (syndrome REM, mucinose cutanée en plaques, *midline mucinosis*) est une éruption persistante qui se caractérise par des papules et des macules érythémateuses, confluentes en plaques ou d'allure réticulaire, siégeant dans la zone médiodorsale ou médiothoracique (fig. 13.2). Les contraceptifs oraux, les règles ou la grossesse sont des facteurs d'aggravation. Le rôle du soleil comme facteur aggravant est controversé [9]. Cette dermatose est exceptionnellement associée à des pathologies systémiques (telles qu'un lupus érythémateux systémique). L'histologie révèle, sous un épiderme normal, l'existence de dépôts de mucine dans le derme superficiel avec un infiltrat périvasculaire et parfois périfolliculaire de lymphocytes CD4+. L'immunofluorescence directe est habituellement négative [10], ainsi que d'autres examens biologiques qui ne sont pas utiles pour le diagnostic. La mucinose érythémateuse réticulée est une pathologie bénigne qui peut persister plusieurs années, parfois au-delà de 15 ans (fig. 13.2).

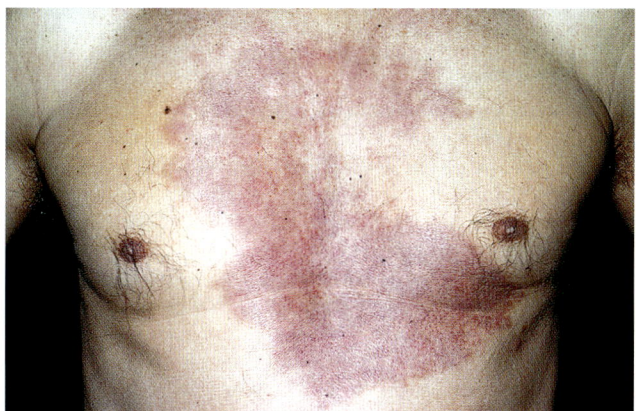

Fig. 13.2 REM syndrome.
Mucinose érythémateuse réticulée, érythème réticulé avec mucinose, cas suivi depuis 15 ans, extension progressive sans autres signes associés.

Les antipaludéens de synthèse sont le traitement de choix, généralement efficaces en 1 à 2 mois. Les inhibiteurs de la calcineurine (tacrolimus, pimécrolimus), les UVA1 et le dye-laser semblent aussi des thérapies prometteuses. Sans traitement, cette dermatose se prolonge chroniquement, mais une évolution spontanément favorable a été rapportée [9].

Mucinoses dysthyroïdiennes

Manifestations cutanées de l'hypothyroïdie ou *myxœdème* généralisé

Elles sont décrites dans le chapitre 19-1.

Mucinose prétibiale (mucinose thyréotoxique, myxœdème prétibial, dermopathie basedowienne)

Aspects cliniques (fig. 13.3). Les lésions de myxœdème siègent sur la *région prétibiale*, ou parfois ailleurs sur des zones inhabituelles telles que la face d'extension des avant-bras (*mucinose préradiale*), les épaules, l'abdomen, les *cicatrices* et les sites de prise de greffes. Ces lésions sont caractérisées par une induration de la zone atteinte, des nodules ou des plaques érythémateuses ou de la couleur de la peau normale, parfois brunâtres ou jaunâtres, cireuses et indurées, qui rappellent la peau d'orange. Il existe des formes diffuses, inflammatoires et éléphantiasiques, papillomateuses, étendues jusqu'aux orteils mais conservant une limite supérieure très nette.

Le myxœdème est associé à une maladie de Basedow, souvent après thyroïdectomie ou traitement radio-isotopique de la maladie de Basedow. C'est l'un des signes de la maladie de Basedow tout comme le goitre, l'exophtalmie, l'acropathie thyroïdienne et le taux élevé de la *long-acting thyroid-stimulating hormone* [11].

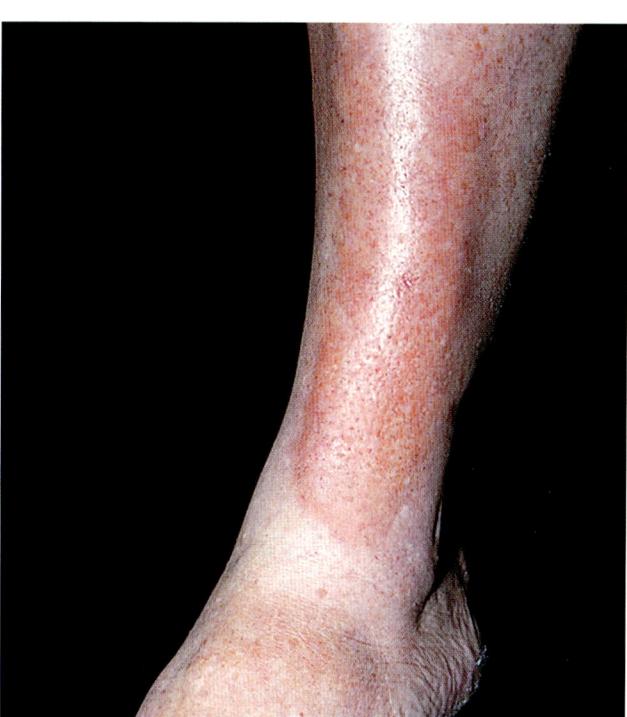

Fig. 13.3 Mucinose prétibiale (mucinose thyréotoxique, myxœdème prétibial, dermopathie basedowienne).

La morbidité associée est minimale. Les localisations plus étendues peuvent être douloureuses.

Diagnostic. Il repose sur les antécédents thyroïdiens et la fréquente exophtalmie. La biopsie cutanée met en évidence des dépôts de mucine importants dans le derme réticulaire avec quelques fibroblastes, parfois une augmentation des mastocytes, sous un épiderme hyperplasique avec hyperkératose et papillomatose.

Diagnostic différentiel. Il se pose avec les dermo-hypodermites nodulaires ou en plaques, les lymphœdèmes, les éléphantiasis, les lichénifications géantes et les autres dermatoses de surcharge. La *mucinose œdémateuse associée à l'obésité* est une entité récente à différencier [12].

Pathogénie. Un facteur sérique à type d'immunoglobuline IgG distinct de la *long-acting thyroid stimulating hormone* pourrait inciter les fibroblastes à produire de la mucine. Des fibroblastes de la peau des jambes ont montré une sensibilité accrue à ce facteur par rapport à ceux d'autres régions cutanées. Un facteur de croissance *insulin-like*, des traumatismes et l'obstruction lymphatique due à la mucine peuvent aussi jouer un rôle pathogénique

Traitement. Les corticoïdes locaux sous occlusion ou en injection intralésionnelle sont considérés comme la thérapie de 1er choix. Des exérèses-greffes cutanées ont été rapportées comme efficaces, mais elles ont parfois été suivies de récidive. Les injections d'hyaluronidase peuvent être efficaces. L'octréotide, un analogue de la somatostatine, a été utilisé aussi pour éviter les récidives après exérèse chirurgicale. L'efficacité des immunoglobulines intraveineuses ou de la plasmaphérèse a également été signalée, en particulier pour la forme éléphantiasique. La thérapie de la maladie thyroïdienne n'améliore généralement pas les lésions cutanées qui apparaissent souvent après l'instauration du traitement de l'hyperthyroïdie. Il faut enfin signaler des régressions spontanées [13].

Mucinoses

Sclérœdème (*scleroedema adultorum* de Buschke)

Le sclérœdème est une *induration symétrique diffuse*, sans lésions papuleuses distinctes comme dans la mucinose papuleuse, ce qui traduit le dépôt plus profond de la mucine. Il siège ou prédomine sur la moitié supérieure du corps, volontiers *la face postérieure du cou et les épaules*, en pèlerine.

L'histologie montre un épaississement dermique avec des faisceaux de collagène séparés par la mucine qui est le marqueur histologique.

On distingue deux formes de sclérœdème selon qu'il est associé ou non à un diabète :
– le *sclérœdème associé au diabète* survient essentiellement chez les hommes obèses, d'âge moyen, et il se prolonge indéfiniment ;
– le *sclérœdème post-infectieux sans diabète* touche les femmes d'âge moyen ou les enfants et est précédé par une infection streptococcique des voies respiratoires. Cette forme guérit spontanément en quelques mois ou parfois des années.

Des épanchements pleuraux et péricardiques, des dysarthries, des dysphagies, des anomalies oculaires, des atteintes cardiaques, des myosites ont été décrits. Il existe une forme associée aux *gammapathies monoclonales* [14].

Le sclérœdème post-infectieux guérit spontanément en 6 mois à 2 ans et ne nécessite généralement pas de traitement.

Dans le sclérœdème associé au diabète, la régression est difficile et des décès ont même été rapportés. Il n'existe pas de traitement spécifique. Le contrôle de l'hyperglycémie, qui est difficile même avec l'insuline, ainsi que la physiothérapie sont très utiles et indiqués. La *photothérapie par UVA1* constitue probablement la thérapie de premier choix dans les cas sévères [14, 15]. Occasionnellement, des résultats satisfaisants ont été obtenus avec des bolus de cyclophosphamide et de prednisone par voie orale, la PUVA et l'électronthérapie. La ciclosporine a aussi été utilisée avec des succès. Les corticoïdes systémiques et intralésionnels ou le méthotrexate n'influencent pas l'évolution de la maladie. Les *immunoglobulines intraveineuses* ont été utilisées avec des résultats satisfaisants qui cependant doivent être confirmés. Dans le sclérœdème associé au myélome, le traitement de la maladie hématologique par chimiothérapie ou bortézomib peut améliorer la dermatose.

Le sclérœdème ne s'accompagne pas d'une morbidité importante, hormis la limitation des mouvements. Par conséquent, les traitements agressifs doivent être limités aux cas avec manifestations systémiques graves ou associés au myélome.

Autres mucinoses cutanées

Mucinose cutanée juvénile spontanément régressive

Très rare, elle survient rapidement chez des enfants d'âge compris entre 1 et 15 ans, rarement chez les adultes. Il s'agit de *papules multiples du tronc* associées à des *nodules profonds du visage* et des régions *périarticulaires* avec de la fièvre et des arthralgies. Il n'y a pas de paraprotéinémie, de plasmocytose de la moelle osseuse ou dysfonctionnement thyroïdien. Sur le plan histologique, les papules montrent un dépôt de mucine avec une inflammation modeste et une petite augmentation des fibroblastes, tandis que les nodules montrent des dépôts mucineux plus profonds avec une bande de fibrose et une évidente prolifération des fibroblastes qui ressemble à une fasciite nodulaire. La maladie régresse spontanément après quelques semaines ou plusieurs mois [14].

Mucinose cutanée focale

La lésion est une papule ou un nodule asymptomatique, de la couleur de la peau normale, de diamètre inférieur à 1 cm. Elle peut apparaître partout sur le corps, à l'exception des articulations des mains et des pieds. L'atteinte orale n'est pas rare. Le diagnostic est histologique. La mucinose cutanée focale dépend d'une réaction mucipare du tissu conjonctif à des stimulus aspécifiques, parfois traumatiques. Elle doit être néanmoins distinguée d'un *angiomyxome*, qui est un véritable néoplasme et qui peut s'accompagner de rechutes en cas d'exérèse incomplète [16].

Pseudo-kystes mucoïdes

Pseudo-kyste mucoïde digital (*cf.* chapitre 17-9). Il peut être considéré comme une variante kystique de la mucinose cutanée focale avec une localisation sur le dos des phalanges distales. On observe un nodule kystique translucide qui peut atteindre un diamètre de 2 cm et duquel on peut aspirer une substance visqueuse (fig. 13.4). L'ongle adjacent peut montrer une dystrophie canaliforme. Une connexion avec l'articulation sous-jacente a été démontrée. La thérapie est souvent décevante (taux élevé de rechutes) : cryothérapie, ponctions évacuatrices répétées, aspiration et injection de corticostéroïdes ou de produits sclérosants. *L'excision chirurgicale* avec repérage et la ligature de la fistule articulaire après injection intra-articulaire de bleu patenté est souvent le traitement de choix.

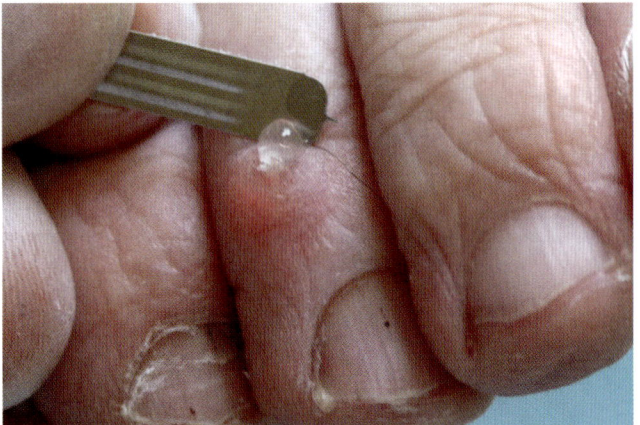

Fig. 13.4 Pseudo-kyste mucoïde digital.

Pseudo-kyste mucoïde de la cavité buccale ou mucocèle ou pseudo-kyste salivaire. Il s'observe surtout sur la face interne de la lèvre inférieure, plus rarement sur la muqueuse buccale ou la langue. La lésion est due à la rupture du canal excréteur d'une glande salivaire avec formation d'un espace kystique limité par une paroi constituée de tissu de granulation (histiocytes, lymphocytes, fibroblastes, polynucléaires). Le kyste peut atteindre un diamètre de 2 cm, est d'une consistance molle et paraît translucide avec une couleur bleuâtre. L'excision est le traitement de choix (*cf.* fig. 16.4).

Mucinose papulonodulaire associée aux connectivites

Des mucinoses primaires sous forme de papules, de nodules ou en plaque peuvent accompagner ou précéder une connectivite (fig. 13.5). Il s'agit le plus souvent d'un lupus érythémateux

Tissu conjonctif et dermatoses de surcharge

13-1 Mucinoses

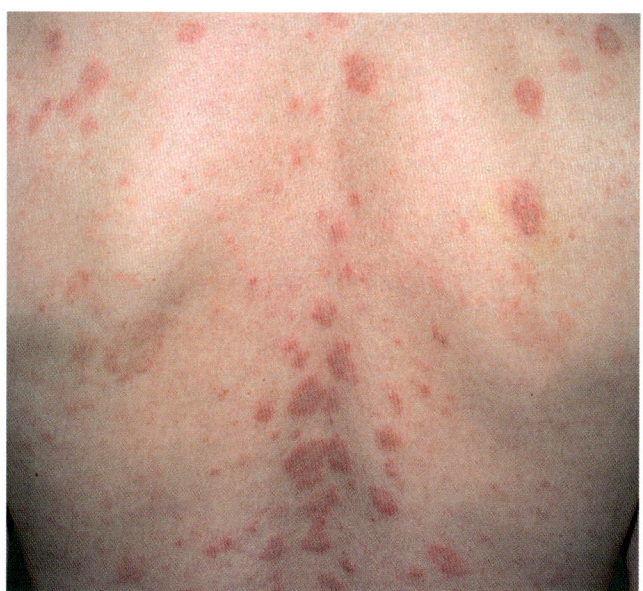

Fig. 13.5 Mucinose associée au lupus érythémateux.

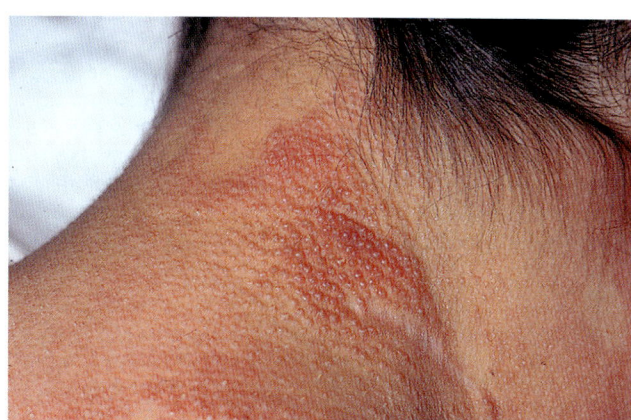

Fig. 13.6 Mucinose folliculaire : forme généralisée.

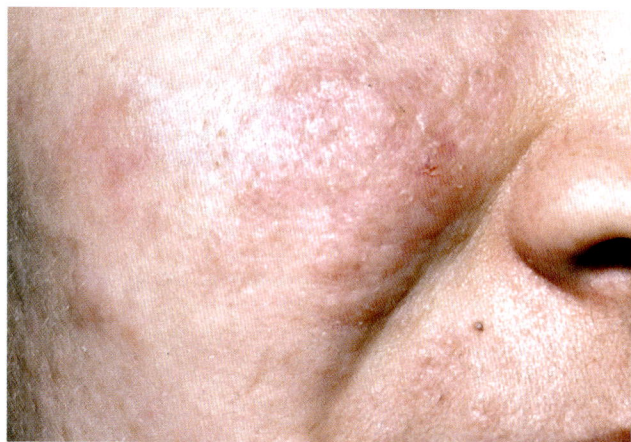

Fig. 13.7 Mucinose folliculaire : forme ortiée.

systémique, les lésions étant indépendantes des lésions spécifiques du lupus ; ces mucinoses entrent plus rarement dans le cadre d'une dermatomyosite ou d'une sclérodermie systémique. Le traitement correspond à celui de la connectivite. En général, les patients avec mucinose papulonodulaire associée au lupus érythémateux systémique répondent aux corticoïdes systémiques et aux antipaludéens de synthèse [17].

Mucinose folliculaire

La mucine s'accumule dans les follicules pileux et les glandes sébacées dans deux types de **mucinoses folliculaires primaires idiopathiques** : la *mucinose folliculaire de Pinkus* (fig. 13.6) et la *mucinose folliculaire ortiée* (fig. 13.7) [1].

La mucinose folliculaire peut également s'observer comme un épiphénomène histologique le plus souvent dans le cadre des lymphomes T cutanés (mycosis fongoïde) et d'autres maladies cutanées (*mucinoses folliculaires secondaires*) dont la liste est dans le tableau 13.2.

Mucinose folliculaire de Pinkus

Aspects cliniques

Elle se présente comme une éruption aiguë ou subaiguë caractérisée par des papules folliculaires, parfois kératosiques, de couleur rose ou jaunâtre, souvent groupées en plaques érythématosquameuses avec chute des cheveux, des poils ou des duvets (fig. 13.6). On a décrit des formes spinulosiques, comédoniennes, kystiques et tubéreuses, acnéiformes, annulaires et à type de pelade.

Un deuxième type qui se caractérise par une forme chronique généralisée avec de nombreuses plaques sur les extrémités, le tronc et le visage chez les sujets plus âgés est considéré comme une mucinose folliculaire associée aux lymphomes T cutanés.

L'examen histologique révèle dans la partie moyenne des follicules pileux et dans les glandes sébacées un œdème important et une dégénérescence des kératinocytes aboutissant à la formation de cavités contenant de la mucine qui est constituée majoritairement d'acide hyaluronique. Un infiltrat mononucléé avec éosinophiles entoure les follicules et les glandes sébacées pathologiques. Les études récentes suggèrent que l'acide hyaluronique qui se trouve dans les follicules pileux résulte d'une *sécrétion active par les kératinocytes folliculaires* [18].

Diagnostic

Une mucinose folliculaire doit toujours faire discuter et exclure un *lymphome T cutané* (cf. tableau 13.2), surtout s'il s'agit d'une forme chronique généralisée (cf. chapitre 11-1 et fig. 11.3). En faveur du caractère bénin d'une mucinose folliculaire, il y a : le jeune âge du malade (avant 25 ans), une présentation clinique à lésion unique, des dépôts importants de mucine, le nombre important de polynucléaires éosinophiles, l'absence d'un infiltrat dense avec des lymphocytes atypiques et l'absence d'épidermotropisme [19]. *Tout patient atteint d'une mucinose folliculaire mérite donc un suivi attentif*, même si la maladie se manifeste cliniquement comme étant d'une nature bénigne.

Traitement

Il n'y a pas de traitement de choix : les corticoïdes topiques, intralésionnels ou systémiques, l'hydroxychloroquine [20] ainsi que les rétinoïdes topiques présentent une certaine efficacité. De façon anecdotique, la PUVAthérapie, la dapsone, l'indométacine, l'isotrétinoïne orale et l'interféron α2b ont été utilisés avec des résultats satisfaisants. Une stratégie de surveillance peut être envisagée, car la guérison spontanée est possible, surtout pour les formes aiguës ou subaiguës chez les sujets jeunes.

Mucinose folliculaire ortiée

Elle survient chez l'homme d'âge moyen sous forme de papules et plaques urticariennes, localisées au visage, sur fond d'érythème séborrhéique (fig. 13.7). Elle évolue par poussées sur 2 à 15 ans et a un bon pronostic (*cf.* tableau 17.1). Son histologie est la même que la mucinose folliculaire de Pinkus. il n'existe pas de traitement spécifique. Les antipaludéens ou encore les inhibiteurs topiques de la calcineurine peuvent être essayés [21].

RÉFÉRENCES

1. Rongioletti F. et coll., *Clinical and pathological aspects of skin diseases in endocrine, metabolic, nutritional and deposition disease.* Springer, New York, 2010.
2. Rongioletti F. et coll., *J Am Acad Dermatol.* 2001, 44 :273.
3. Rongioletti F., *Semin Cutan Med Surg.* 2006, *25*, 100.
4. Rongioletti F. et coll., *J Am Acad Dermatol.* 2013, *69*, 66.
5. Rongioletti F. et coll., *J Cutan Pathol.* 2010, *37*, 1084.
6. Cinotti E. et coll., *Expert Opin Orphan Drugs.* 2013, *1*, 781.
7. Bos R. et coll., *Rheumatol.* 2011, *50*, 1925.
8. Rongioletti F. et coll., *J Am Acad Dermatol.* 2008, *5*, 530.
9. Rongioletti F. et coll., *Br J Dermatol.* 2013, *169*, 1207.
10. Cinotti E. et coll., *J Eur Acad Dermatol Venereol.* 2015, *29*, 689.
11. Burman K.D. et coll., *Clin Dermatol.* 2006, *24*, 247.
12. Rongioletti F. et coll., *J Cutan Pathol.* 2009, *36*, 1089.
13. Bartalena L. et coll., *J Endocrinol Invest.* 2014, *37*, 691.
14. Rongioletti F. et coll., *J Eur Acad Dermatol Venereol.* 2015, *29*, 2399.
15. Kroft E.B. et coll., *Arch Dermatol.* 2008, *144*, 947.
16. Kempf W., *Dermatopathology.* 2014, *1*, 24.
17. Sugiura K. et coll., *J Am Acad Dermatol.* 2013, *69*, 200.
18. Kaya G. et coll., *J Cutan Pathol.* 2006, *33*, 227.
19. Rongioletti F. et coll., *J Cutan Pathol.* 2010, *37*, 15.
20. Schneider S.W. et coll., *Br J Dermatol.* 2010, *163*, 420.
21. Cinotti E. et coll., *J Eur Acad Dermatol Venereol.* 2013, *27*, 435.

13-2 Amyloses cutanées

F. Rongioletti, S. Ronger-Savlé, M. Perier-Muzet

Substance amyloïde et amyloses

La caractéristique commune des différentes amyloses cutanées est la présence de *dépôts extracellulaires anormaux de protéines prenant un aspect fibrillaire*, et s'organisant en feuillets bêtaplissés en microscopie électronique. Le processus de formation de fibrilles amyloïdes n'est pas entièrement connu, mais pourrait être potentiellement lié à une instabilité thermodynamique de la structure protéique. Environ 25 différentes protéines humaines précurseurs d'amylose ont été décrites, ne partageant aucun critère commun de taille, structure ou fonction. Dans certains cas, les protéines composant la substance amyloïde sont bien connues, dans d'autres, elles sont encore à l'étude. Le tableau 13.3 résume l'origine biochimique de la substance amyloïde dans diverses maladies où elle est connue. Les amyloses sans aucune atteinte cutanée ne sont pas traitées ici.

Une fois constituée, cette *substance amyloïde* forme des dépôts extracellulaires progressifs, irréversibles et inertes, c'est-à-dire qu'ils ne suscitent aucune réaction de défense aboutissant à leur destruction, envahissant et détruisant progressivement les tissus où ils se déposent.

L'amylose n'est pas une maladie unique : on distingue différents types d'amylose *selon la nature de la protéine* devenant fibrillaire et constituant les dépôts, les mécanismes physiopathologiques à l'origine de l'agrégation de la protéine concernée, et *selon le nombre d'organes atteints* (amylose localisée ou systémique).

Tableau 13.3 Composition et précurseurs identifiés de la substance amyloïde

			Type de fibrille	Précurseur	Maladies associées
Amyloses diffuses	Amyloses secondaires		AA	SAA	Inflammations chroniques
	Amylose des hémodialysés		Bêta2-microglobuline		Insuffisance rénale dialysée
	Amylose primitive		AL	Chaînes légères kappa ou lambda	
	Amylose des myélomes		AL	Chaînes légères kappa ou lambda	Myélome, maladie de Waldenström, lymphome B sécrétant, gammapathie monoclonale (MGUS)
	Amylose à la transthyrétine Amyloses héréditaires	Maladie périodique	AA	Protéine SAA	
		Syndrome de Muckle-Wells, TRAPS	AA	Protéine SAA	
		Amylose à la transthyrétine Amyloses familiales avec neuropathie, cardiopathie	Transthyrétine, Apo AI, fibrinogène A-alpha, lysozyme, gelsoline		
Amyloses localisées	Cutanées primaires	Amylose papuleuse	Kératine altérée	Filaments de kératine	Prurit NEM 2A (*cf.* texte)
		Amylose maculeuse	Kératine altérée	Filaments de kératine	Prurit
		Amylose nodulaire	AL, bêta2-microglobuline	Chaînes légères d'Ig	Myélome
	Cutanées secondaires		Kératine altérée	Filaments de kératine	
	À certains organes	Larynx	AL		
		Diabète de type 1	Amyline		
		Thyroïde	Précalcitonine		
		Alzheimer et démence	APP, lithostatine		
		Cérébral héréditaire	Cystatine		

AA : substances amyloïdes dérivées de la protéine amyloïde sérique A ; AL : substances amyloïdes dérivées de chaînes variables légères d'immunoglobulines ; APP : *Amyloid Precursor Protein* ; ApoA : apolipoprotéine ; MGUS : *Monoclonal Gammopathy of Undetermined Significance* ; NEM : néoplasie endocrinienne multiple ; SAA : *Serum Amyloid A protein.*

Dermatologie et infections sexuellement transmissibles
© 2017, Elsevier Masson SAS. Tous droits réservés

Examen histologique et ultramicroscopique

À l'examen histologique de routine avec coloration hématoxyline-éosine, la substance amyloïde apparaît comme une substance amorphe homogène et éosinophile. Elle est colorée en rose pâle par le *PAS*, a une biréfringence verte à la coloration par le *rouge Congo* en lumière polarisée, est fluorescente en lumière UV après coloration par la *thioflavine T* et est métachromatique après coloration par le *violet de Paris* [1].

Les dépôts amyloïdes peuvent être disséminés dans différents organes dans les amyloses systémiques ou localisés dans un seul organe. Les dépôts se font *principalement autour des vaisseaux*, mais quelquefois de façon sélective sur les fibres élastiques comme dans l'élastose amyloïde [2] : toute substance amyloïde comporte un composant protéique non fibrillaire ou *amyloid P component* qui est aussi un constituant normal des fibres élastiques et qui dérive d'un précurseur sérique normal (SAP, *Serum Amyloid P*). Cela peut expliquer pourquoi les fibres élastiques du derme peuvent se lier aux fibrilles de la substance amyloïde. D'autres constituants de la substance amyloïde sont les protéoglycanes et l'apolipoprotéine E.

En microscopie électronique, tous les dépôts amyloïdes ont une structure fibrillaire commune, avec des fibrilles agrégées, linéaires, de diamètre entre 7,5 et 10 nm et une conformation particulière en feuillets β-plissés. Le précurseur amyloïde subit une protéolyse partielle qui en modifie la structure primaire pour perturber sa conformation secondaire en induisant le β-plissage et la polymérisation en fibrilles anormales.

Amyloses diffuses

Parmi les amyloses diffuses, on distingue *les formes secondaires* à des infections chroniques, à une polyarthrite rhumatoïde, à une maladie inflammatoire de l'intestin, à une maladie de Hodgkin ou à certaines tumeurs solides, et les *formes dites primaires* associées à une maladie plasmocytaire (myélome multiple ou autre syndrome lymphoprolifératif).

Amyloses diffuses secondaires ou réactionnelles

Le composant protéique fibrillaire est la protéine SAA (*Serum Amyloid A*) *dérivée de l'albumine* (*amylose AA*), qui est augmentée au cours des pathologies inflammatoires. Il s'agit d'une apoprotéine des lipoprotéines de haute densité (HDL). Le dépôt amyloïde intéresse surtout le rein, le foie, la rate, le tube digestif et les muscles.

Les causes classiques des amyloses AA sont les *maladies inflammatoires chroniques*, infectieuses ou non, des tumeurs solides, des hémopathies, bien que des cas exceptionnels aient été décrits en association à un myélome. Les maladies chroniques en cause peuvent aussi être cutanées (maladie de Verneuil, épidermolyses bulleuses héréditaires, psoriasis arthropathique, ulcères cutanés chroniques, etc.) [3].

Les manifestations cutanées sont relativement rares (avec des lésions purpuriques) en dehors de manifestations secondaires à l'atteinte rénale, comme des œdèmes par exemple.

L'examen histologique cutané, qui permet d'éviter au patient la biopsie d'un organe profond, met en évidence la présence de dépôts amyloïdes dans la peau dans environ 90 % des cas. Les dépôts sont alors fréquents autour des vaisseaux et dans le derme réticulaire profond. Après passage au permanganate de potassium, la substance amyloïde perd son affinité tinctoriale au rouge Congo, contrairement aux amyloses AL. La ponction-aspiration de la graisse cutanée de la paroi abdominale permet de mettre en évidence la substance amyloïde dans 60 % des cas, alors que la biopsie rectale ou la biopsie des glandes salivaires accessoires sont positives dans environ 70 % des cas [3].

La scintigraphie à la substance sérique amyloïde marquée, non invasive, a révolutionné le diagnostic (permettant l'évaluation de l'étendue des dépôts amyloïdes) et le suivi du traitement (suivi de l'intensité de fixation des dépôts).

Le traitement repose sur le contrôle de la maladie sous-jacente. Cependant, le tocilizumab, le diméthyl sulfoxyde et l'éprodisate ont pu montrer leur efficacité à réduire les dépôts amyloïdes, indépendamment de la cause sous-jacente. Les anticorps antisubstance P amyloïde sérique sont en cours de développement [4].

Amyloses diffuses dites primaires

Le composant protéique fibrillaire est formé de fragments des chaînes légères des immunoglobulines (amylose AL). Elle intéresse la peau, les articulations, les muscles et les systèmes tendinoligamentaires. Elle est plus fréquente chez l'homme autour de la 6e décennie. Elle s'observe principalement dans les *myélomes à chaînes légères*, lambda trois fois plus souvent que kappa, mais aussi dans les myélomes multiples de tous types (20 %) et dans les syndromes lymphoprolifératifs avec gammapathie monoclonale (1 % des leucémies lymphoïdes chroniques, 3 % des maladies de Waldenström) [5]. À l'opposé de la forme secondaire, cette forme primitive comporte des manifestations cutanées et muqueuses importantes, qui permettent dans la majorité des cas de faire le diagnostic et même d'orienter les investigations.

Clinique (fig. 13.8). La manifestation cutanée cardinale trouvée dans 30 à 40 % des cas est une fragilité vasculaire qui se caractérise par un *purpura* pétéchial ou ecchymotique notamment localisé sur les paupières, le visage, les faces latérales du cou, les aisselles et la racine des cuisses [6]. Ce *purpura ecchymotique des paupières «en raton laveur»* peut être révélé par un examen endoscopique (purpura périorbitaire post-proctoscopique).

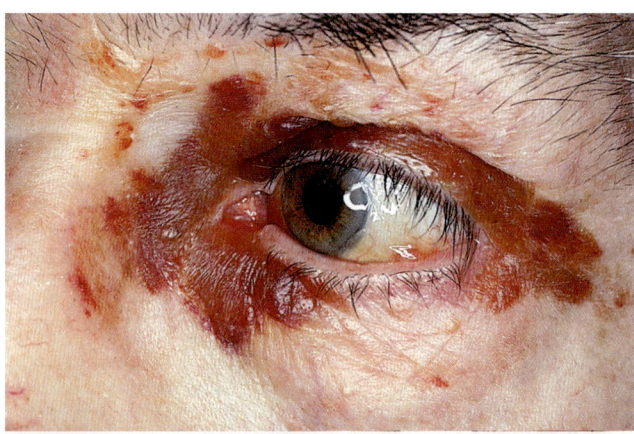
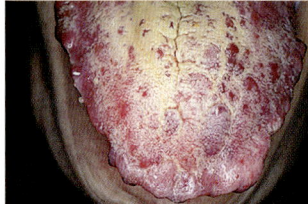
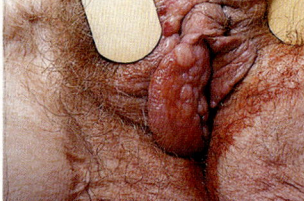

Fig. 13.8 Amylose primitive type AL avec atteinte palpébrale, linguale et vulvaire.

Tissu conjonctif et dermatoses de surcharge

13-2

Amyloses cutanées

On observe aussi des *papules* de la couleur de la peau normale ou légèrement orangée, coalescentes en plaques étendues (pouvant donner un faciès léonin), parfois tachées de purpura, des lésions *vésiculeuses* ou *bulleuses*, à contenu hémorragique, qui correspondent en fait à un décollement dermo-épidermique lié au dépôt de substance amyloïde, par fragilisation de la *lamina lucida*. Dans les formes avancées, on observe une *infiltration* cutanée de couleur cireuse, jaunâtre, rarement hyperpigmentée et pouvant parfois prendre un aspect *sclérodermiforme*.

Une *atteinte unguéale* (striations longitudinales, onycholyse totale, paronychie chronique) et des plaques d'alopécie ont parfois été notées. Les manifestations muqueuses consistent en une *macroglossie* (20 % des cas), avec une langue globalement hypertrophiée, infiltrée, soit de manière régulière soit de manière bosselée avec assez souvent des lésions pétéchiales et des empreintes dentaires [7]. Des ecchymoses surviennent parfois sur la face interne des joues. Des bulles, des ulcérations persistantes, ont été également décrites dans la muqueuse buccale [7]. On peut également observer un aspect de *cutis laxa* [8], de *pseudo-xanthome élastique* [9], une induration des vaisseaux avec aspect de corde ou encore une dépression élastolytique de la pulpe des doigts. Ces aspects correspondent à des dépôts amyloïdes *autour des fibres élastiques* (*élastose amyloïde*). Parfois, les lésions ressemblent à des xanthomes, ou prennent encore un aspect pseudo-condylomateux sur la vulve et autour de l'anus.

D'autres *manifestations extracutanées* sont fréquentes, en particulier rénales, cardiaques, hépatiques ; on trouve des neuropathies périphériques avec ou sans dysautonomie, des manifestations articulaires et en particulier un syndrome du canal carpien, une atteinte des glandes salivaires, une sténose des conduits auditifs externes, etc.

Diagnostic. Il est souvent très facile et repose sur l'examen histologique avec colorations spéciales pour la substance amyloïde ; la seule affection susceptible de susciter une discussion est le *syndrome de Randall* qui comporte de simples dépôts de chaînes légères, mais dont la symptomatologie clinique est proche de celle de l'amylose AL systémique (*cf.* chapitre 19). La biopsie cutanée est positive dans 50 % des cas ; les graisses abdominale et rectale sont positives respectivement dans 95 et 75 % des cas. La biopsie des glandes salivaires accessoires est très sensible et très spécifique.

Dans la majorité des cas, le bilan paraclinique permettra de mettre en évidence une maladie plasmocytaire à l'origine de l'amylose AL systémique. Dans de rares cas, ce tableau anatomoclinique peut être observé sans qu'il y ait d'anomalie plasmocytaire ou de myélome décelable. On parle alors d'amylose réellement primitive de type AL, mais liée, comme les formes symptomatiques, à des dépôts de fragments de chaînes légères d'immunoglobulines.

Pronostic. Pour les amyloses systémiques associées à un myélome, le pronostic est grave et le décès est principalement lié aux atteintes rénales et cardiaques. La médiane de survie sans traitement des malades ayant une amylose systémique sans myélome est de l'ordre d'environ 15 mois, alors qu'elle est seulement de 5 mois dans les formes associées à un myélome. Dans ces formes, le pronostic est en fait à moduler en fonction de la réponse du myélome à la chimiothérapie puisque la médiane de survie sous traitement passe dans ce cas à 28 mois chez les malades répondeurs contre 7,5 mois chez les malades non répondeurs.

Traitement. Dans les formes associées au myélome, le traitement est celui de la maladie sous-jacente, avec des chimiothérapies (melphalan, cyclophosphamide, etc.) combinées à la dexaméthasone et/ou au thalidomide. Actuellement, les schémas associant un inhibiteur du protéasome (bortézomib) sont préférés, du fait de meilleurs taux de réponse et de survie dans des essais cliniques.

Le lénalidomide est utilisé en cas de neuropathie [10]. Une autogreffe de moelle osseuse est proposée dans les cas réfractaires [11]. Certaines lésions cutanées ont été parfois traitées par laser CO_2 ou à colorant pulsé. Des échanges plasmatiques associés à des immunoglobulines intraveineuses ont été proposés dans les formes sclérodermiformes.

Amylose des hémodialysés

Il s'agit de *dépôts de β2-microglobuline qui n'est pas épurée par les membranes de dialyse*, chez des patients dialysés depuis de nombreuses années. Les lésions cutanées consistent en des *nodules hypodermiques des fesses*, des nappes hyperpigmentées, des lésions lichéniennes, des lésions digitales infiltrées, des nodules linguaux, et un syndrome du canal carpien. Des dépôts amyloïdes sont retrouvés dans 50 % des cas [12]. Les avancées technologiques actuelles en matière d'hémodialyse ont permis de réduire chez les patients dialysés le taux de β2-microglobuline circulante ainsi que la prévalence de cette forme d'amylose (d'environ 70 % à moins de 30 %) [13].

Amyloses diffuses héréditaires

Ne seront citées ici que les formes qui comportent des manifestations cutanées.

Maladies auto-inflammatoires

Le syndrome de Muckle-Wells (OMIM 191900) est une maladie héréditaire autosomique dominante, qui se caractérise par une surdité de perception progressive, des accès articulaires accompagnés d'hyperthermie et des manifestations cutanées urticariennes, liés à une mutation du gène *CIAS1* codant pour la cryopyrine (NLRP3). Il n'y a pas de dépôt de substance amyloïde dans les lésions cutanées ; en revanche ce syndrome s'associe à une amylose rénale, et peut bénéficier d'un traitement par un inhibiteur de l'IL-1 (anakinra ou canakimumab) (*cf.* chapitre 10). Dans les deux autres cryopyrinopathies associées à des mutations dans *CIAS1*, l'urticaire familiale au froid (*Familial Cold Autoinflammatory Syndrome* – FCAS) et la maladie inflammatoire multisystémique à début néonatal (*Neonatal Onset Multisystem Inflammatory Disorder* – NOMID, anciennement CINCA), la survenue d'une amyloïdose est bien plus rare [14].

La maladie périodique (OMIM 142680) est une affection à transmission autosomique dominante. Elle associe des poussées urticariennes, des dermites érysipéloïdes des membres inférieurs, un purpura et des vasculites nodulaires. Ses manifestations systémiques sont des poussées intermittentes d'hyperthermie, des épisodes douloureux abdominaux, des pleurésies, des synovites et une amylose rénale. L'apparition des dépôts amyloïdes est prévenue dans ces affections par le traitement par la colchicine (*cf.* chapitre 10) et plus récemment par les anti-IL-1 (comme l'anakinra, antagoniste du récepteur à l'IL-1).

Deux autres maladies auto-inflammatoires peuvent entraîner des amyloses : le *syndrome TRAPS* (dans environ 10 % des cas), et plus rarement *le syndrome hyper IgD* (*cf.* chapitre 10).

Autres amyloses diffuses héréditaires

Les amyloses héréditaires avec neuropathie ont habituellement peu de signes cutanés : on observe des maux perforants plantaires dans le *type portugais*, des placards sclérodermiformes dans le *type Indiana* et une infiltration cutanée dans le *type finlandais* (*cf.* chapitre 19).

Les amyloses diffuses inclassées avec ou sans manifestations cutanées sont nombreuses. Une amylose cutanéoviscérale familiale de transmission autosomique dominante, avec cardiopathie, sans neuropathie ni dysglobulinémie a été décrite [15]. La protéine amyloïde y est constituée de fragments aminoterminaux d'apolipoprotéine A1 anormale.

Amyloses exclusivement cutanées

Amylose maculopapuleuse

Aspects cliniques et pathologiques

L'amylose papuleuse (fig. 13.9) (*lichen amyloïde*) se caractérise par des papules roses, jaunâtres ou brunes souvent hyperkératosiques et disposées dans la majorité des cas sur la face antérieure des membres inférieurs, plus rarement sur la face postérieure des membres supérieurs, voire sur le tronc [16]. Elle est plus fréquente chez les patients asiatiques. Ces lésions sont extrêmement prurigineuses. Le diagnostic différentiel est le lichen.

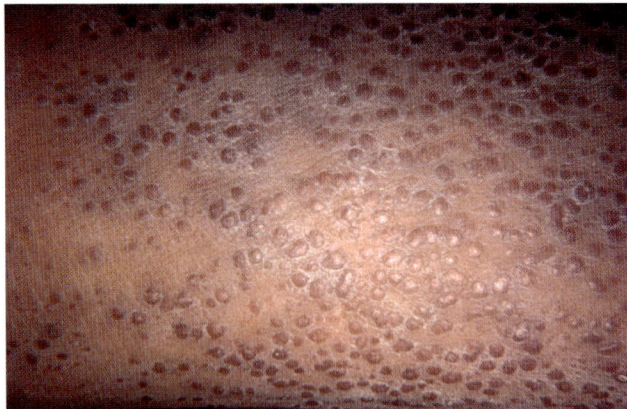

Fig. 13.9 Amylose papuleuse.

L'amylose maculeuse, plus fréquente chez la femme entre 30 et 60 ans, encore nommée *amylose pigmentaire*, s'observe principalement chez les sujets de phototype foncé et siège dans la majorité des cas dans la *zone interscapulaire*. Il s'agit de macules de petite taille, jaunes, brunâtres, entrant en coalescence avec souvent, en périphérie, un aspect linéaire reproduisant des stries de grattage [17]. La *notalgie paresthésique* a été rapportée dans ce type. Il existe une forme à type de *pigmentation périorbitaire*.

Dans l'amylose biphasique, les autres aspects cliniques sont beaucoup plus polymorphes : il y a une association de macules pigmentées du tronc et de papules prurigineuses des membres, pouvant avoir parfois une disposition blaschkolinéaire [18]. Une transformation d'amylose maculeuse en papuleuse est possible. Une localisation particulière est celle des papules amyloïdes des conques auriculaires, isolées ou associées à une amylose pigmentaire ; on note aussi des localisations anosacrées ou vulvaires. Il existe des *formes diffuses d'aspect poïkilodermique* parfois familiales de transmission autosomique dominante [19] et même des formes familiales d'amylose cutanée primitive sans signes systémiques. Les formes atypiques sont *dyschromiques, vitiligoïdes ou ichtyosiques*.

Histologie. Les dépôts amyloïdes siègent dans le derme papillaire et n'atteignent habituellement pas les vaisseaux et les annexes. **Le composant protéique fibrillaire est formé de cytofilaments de kératine.** Dans l'amylose papuleuse, ils sont souvent plus marqués et accompagnés d'une acanthose irrégulière et d'une hyperkératose ; ils peuvent être vus dès la coloration standard mais ils sont encore plus évidents après colorations spéciales. On trouve des corps cytoïdes ainsi que des fibroblastes et lymphocytes à proximité des dépôts amyloïdes, une incontinence pigmentaire et des nécroses kératinocytaires. La dégénérescence des kératinocytes pourrait être induite par le grattage, en lien avec une neuropathie des petites fibres nerveuses cutanées, rendues hypersensibles par une augmentation d'expression des récepteurs de l'IL-31 épidermiques [20].

Associations

Néoplasie endocrinienne multiple (NEM) 2A. On a rapporté l'association à une amylose cutanée papuleuse, localisée au dos (région interscapulaire), dans plusieurs familles atteintes de NEM2A (OMIM 171400). Il s'agit de la plus commune des NEM, associant carcinome médullaire de la thyroïde, phéochromocytome, parfois adénome ou hyperplasie parathyroïde, et liée à une mutation du proto-oncogène *RET*. Devant toute amylose papuleuse, la recherche de signes de NEM2A est, pour certains, justifiée [21].

Formes familiales. Il existe des formes familiales d'amylose papuleuse (OMIM 105250), surtout en Asie et Amérique du Sud, qui sont associées à des mutations sur les chromosomes 1 et 5 [22]. Il peut s'agir de mutations du gène *OSMR*, exprimé dans les kératinocytes et les neurones nociceptifs. Ces mutations sont responsables d'un seuil abaissé aux stimuli prurigineux, et d'une tendance accrue à l'apoptose kératinocytaire (et aux dépôts amyloïdes) [22].

Prurit et autres dermatoses. Il est possible que l'élément génétique joue un rôle dans les formes en apparence sporadiques ; on expliquerait ainsi la survenue d'une amylose cutanée lors de certaines maladies prurigineuses (p. ex. dermatite atopique, notalgie paresthésique). Le prurit précède les lésions amyloïdes dans la plupart des cas [23], et seuls certains sujets expriment le dommage du grattage chronique sous la forme d'une amylose kératinienne (*cf.* tableau 13.3). Des frictions répétées par certains vêtements, par exemple en nylon, sont également en cause.

Traitement

Il est difficile. Il fait appel aux corticoïdes locaux sous occlusion, aux applications répétées d'acide trichloracétique à 33 %. Certains auteurs ont rapporté une amélioration des lésions d'amylose papuleuse sous acitrétine. Des cas sporadiques ont été améliorés avec le calcipotriol, le tacrolimus topique, le cyclophosphamide, les UVB, le DMSO (diméthyl sulfoxyde), le laser CO_2, erbium et à colorant pulsé [24].

Amylose cutanée nodulaire

Il s'agit d'éléments nodulaires en relief ou en plaques infiltrées (fig. 13.10), qui peuvent prendre l'aspect de nodules anétodermiques avec ulcération et hémorragie, de bulles. Ces formes nodulaires, qui sont rares et plus fréquentes chez la femme [25], ne s'accompagnent pas du prurit intense caractérisant les formes maculopapuleuses. Des formes atypiques ont été décrites : localisation sur le gland, sur les paupières, sur la plante, et en association avec le syndrome de Sjögren [27].

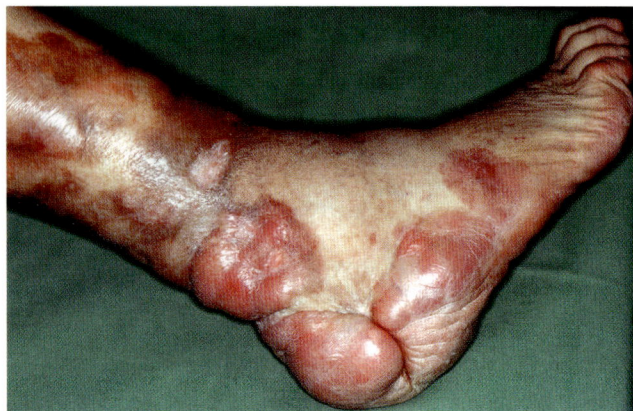

Fig. 13.10 Amylose cutanée nodulaire avec infiltration plasmocytaire monoclonale sans signes de myélome.

L'examen histologique montre des dépôts amyloïdes dans le derme papillaire et réticulaire, dans l'hypoderme, autour des vaisseaux et des annexes. Une infiltration par des cellules plasmocytaires peut être trouvée autour des dépôts.

Le composant protéique fibrillaire est formé de fragments des chaînes légères des immunoglobulines (amylose AL), même en l'absence de tout signe de myélome, mais les plasmocytes producteurs de la substance AL au sein des nodules peuvent être de nature monoclonale. Pour certains auteurs, il s'agit d'un *plasmocytome cutané* qui, compte tenu de son caractère parfois polyclonal, pourrait être plutôt réactif que néoplasique.

Ainsi une amylose cutanée nodulaire peut être le premier signe d'une forme systémique associée à une maladie plasmocytaire, ce qui impose une surveillance prolongée de ces malades. Le passage de la forme nodulaire à la forme systémique est estimé à 1 à 7 % des cas [26].

Dépôts amyloïdes secondaires ou amylose localisée cutanée secondaire

Ils sont parfois observés au voisinage de diverses lésions cutanées tumorales ou inflammatoires : carcinomes, maladie de Bowen, pilomatricome, kératose séborrhéique, kératose actinique, nævus, élastose actinique, porokératose, ainsi que chez les malades atteints de psoriasis traités par PUVAthérapie. Le mécanisme serait identique à celui amyloses cutanées primitives, c'est-à-dire par dégénérescence des kératinocytes.

RÉFÉRENCES

1. Molina-Ruiz A.M. et coll., *Am J Dermatopathol.* 2014, *36*, 1.
2. Bocquier B. et coll., *Br J Dermatol.* 2008, *158*, 858.
3. Real de Asua D. et coll., *Clin Epidemiol.* 2014, *29*, 369.
4. Lane T. et coll., *Clin Exp Rheumatol.* 2015, *33*, 46.
5. Rongioletti F. et coll., *J Cutan Pathol.* 2008, *35*, 705.
6. Agarwal A. et coll., *Am J Med.* 2015, *128*, 3.
7. Matsuo F.S. et coll., *Clin Oral Investig.* 2015 Nov 10.
8. Que S.K. et coll., *JAMA Dermatol.* 2014, *150*, 1357.
9. Wat H. et coll., *JAMA Dermatol.* 2014, *150*, 1091.
10. Wechalekar A.D. et coll., *Br J Haematol.* 2015, *168*, 186.
11. D'Souza A. et coll., *J Clin Oncol.* 2015, *33*, 3741.
12. Simão dos Santos B. et coll., *Int J Dermatol.* 2013, *52*, 762.
13. Schiffl H., *Hemodial Int.* 2014, *18*, 136.
14. Wakhlu A. et coll., *Int J Rheum Dis.* 2015 Jul 28.
15. Moulin G. et coll., *Ann Dermatol Vénéréol.* 1988, *115*, 565.
16. Ladizinski B., *CMAJ.* 2014, *186*, 532.
17. da Cunha Filho R.R. et coll., *J Eur Acad Dermatol Venereol.* 2016, *30*, 889.
18. Suranagi V.V. et coll., *Indian J Dermatol.* 2015, *60*, 105.
19. Unni M. et coll., *Indian J Dermatol.* 2014, *59*, 633.
20. Tey H.L. et coll., *Br J Dermatol.* 2016, *174*, 1345.
21. De Sousa S.M. et coll., *Intern Med J.* 2016, *46*, 116.
22. Tanaka A. et coll., *Br J Dermatol.* 2009, *161*, 1217.
23. Park K. et coll., *Eur J Dermatol.* 2014, *24*, 95.
24. Al Yahya R.S., *Lasers Med Sci.* 2016, *31*, 1027.
25. Gérard E. et coll., *Ann Dermatol Venereol.* 2016, *143*, 134.
26. Mahmood S. et coll., *Lancet Haematol.* 2015, *2*, 241.

13-3 Surcharges lipidiques, xanthomes et xanthomatoses

F. Rongioletti, S. Ronger-Savlé, M. Perier-Muzet

Xanthomes

Les xanthomes sont des infiltrations des tissus conjonctifs de la peau, des tendons ou des fascias, de couleur jaune ou brune, dont les manifestations cliniques varient beaucoup en fonction de leur topographie.

Histologie et histochimie

À l'examen histologique, les xanthomes sont composés de *cellules histiocytaires*, qualifiés de *spumeuses* et, parfois, de cellules *géantes dites « de Touton »*, caractérisées par une multinucléation en couronne et une présence de gouttelettes lipidiques dans le cytoplasme. Des modifications inflammatoires peuvent aussi être observées. *Les lipides sont habituellement dissous par les techniques habituelles de préparation histologique.* Dans certains cas, ils peuvent être tout de même visibles sous la forme de cristaux biréfringents en lumière polarisée, mais il faut habituellement recourir à des *colorations spéciales sur coupes congelées* (Soudan III ou *Oil-Red-O*).

Les études ultramicroscopiques permettent de mieux mettre en évidence ces surcharges lipidiques, notamment intracellulaires.

Les études biochimiques permettent de connaître la nature de la surcharge lipidique. Dans le cas des xanthomes éruptifs, il s'agit de *cholestérol et de triglycérides*, alors que dans les autres xanthomes, il s'agit presque exclusivement de *cholestérol estérifié*.

Clinique [1]

Les xanthélasmas (fig. 13.11), la forme la plus commune de xanthome, correspondent aux xanthomes situés sur les paupières. Ils se présentent sous la forme de plaques jaunâtres, légèrement en relief, prédominant habituellement du côté nasal des paupières.

Les xanthomes éruptifs (fig. 13.12) sont constitués de lésions habituellement rouges parfois jaune brun, avec halo érythémateux, *apparaissant brutalement* sur les fesses, les cuisses et, parfois, plus disséminées. Ils peuvent être parfois légèrement prurigineux. Ils témoignent pratiquement toujours d'une *hypertriglycéridémie majeure*, avec un risque accru de développer une pancréatite aiguë, et un diabète de type 2.

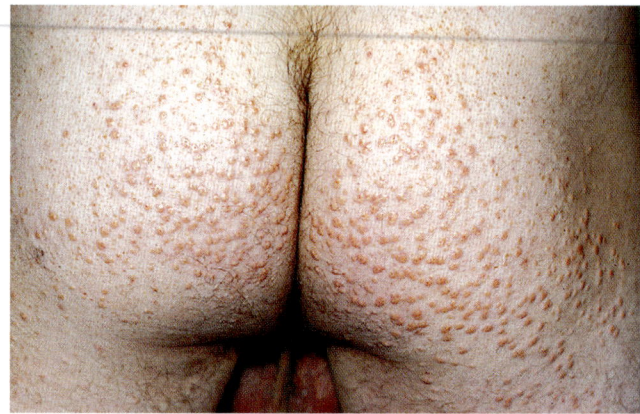

Fig. 13.12 Xanthomes éruptifs.

Les xanthomes tubéreux (fig. 13.13) sont des lésions nodulaires à surface lisse siégeant habituellement sur les coudes, les genoux, les fesses, et formées par la coalescence d'éléments papuleux plus petits.

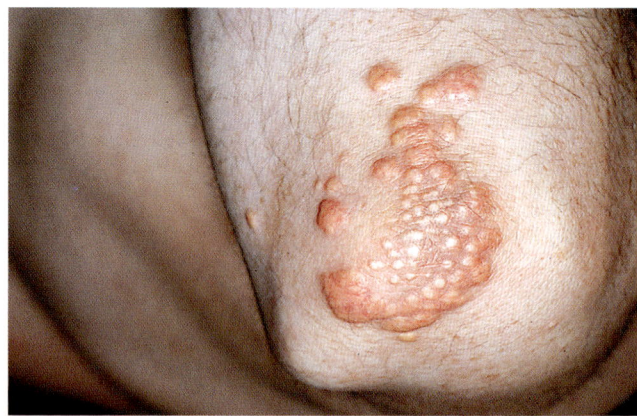

Fig. 13.13 Xanthomes tubéreux.

Les xanthomes plans (fig. 13.14) sont des plaques jaunâtres ou orangées pratiquement sans relief, de taille variable, diffuses, disséminées avec souvent une disposition symétrique sur le corps. Les formes diffuses doivent faire rechercher une *gammapathie monoclonale ou une pathologie lymphoproliférative* [2].

La xanthochromie striée palmaire correspond à une infiltration linéaire ou simplement une coloration jaunâtre des plis de flexion des paumes. Elle est quasi pathognomonique d'une *hyperlipoprotéinémie primitive de type III* [3].

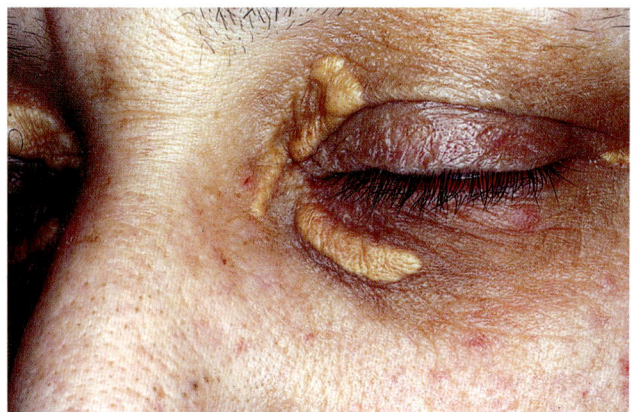

Fig. 13.11 Xanthélasma.

Surcharges lipidiques, xanthomes et xanthomatoses

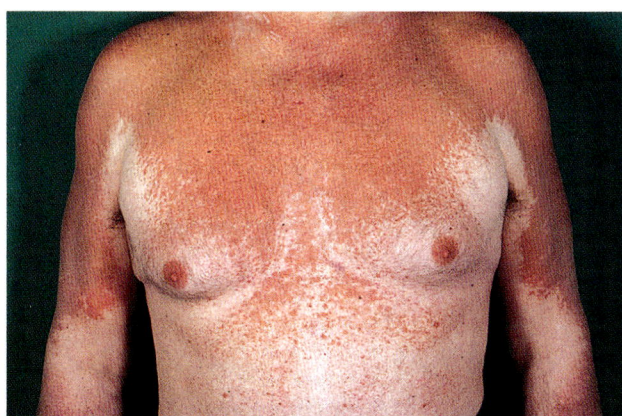

Fig. 13.14 Xanthomes plans disséminés.

Le xanthome verruciforme des muqueuses buccales, parfois génitales prend un aspect verruqueux blanc jaune, et c'est généralement l'examen histologique qui permet de faire le diagnostic (*cf.* chapitre 17). Les cellules xanthomateuses sont dérivées de la lignée des monocytes-macrophages [4]. Sur les muqueuses génitales, l'examen dermoscopique retrouve des globules jaunes, des vaisseaux en point sur un fond rose sans structure, avec des vaisseaux polymorphes en périphérie [5].

Le xanthome intertrigineux siège dans les plis interdigitaux ou dans le pli interfessier.

Les xanthomes tendineux sont des nodules de taille variable, principalement dans la région des tendons calcanéens et sur les tendons extenseurs des mains. La peau en regard est de couleur normale, mais il est possible, notamment sur les mains, de percevoir la couleur jaunâtre du dépôt cutané lors des manœuvres d'hyperflexion.

Étiologie

Il est habituel de distinguer les formes hyperlipoprotéinémiques et les formes normolipidémiques.

Les xanthomatoses hyperlipoprotéinémiques sont dues à une altération du métabolisme lipidique [6].

Il peut s'agir de formes familiales entrant dans la classification de Frederickson, mais il existe des formes acquises, notamment en cas de *diabète, d'hypothyroïdie, de syndrome néphrotique ou d'éthylisme*.

Les xanthomes *tubéreux et tendineux* sont caractéristiques des hypercholestérolémies autosomiques dominantes [7] et de la xanthomatose cérébrotendineuse (OMIM 213700), maladie de transmission autosomique récessive associée à un déficit en 27-stérol-hydroxylase impliqué également dans le métabolisme du cholestérol [8].

Les *xanthélasmas* peuvent s'observer dans diverses situations cliniques. Dans la moitié des cas, ils sont associés à une anomalie lipidique. Leur présence, en particulier dans les formes d'apparition précoce, est alors associée à un risque accru de maladie athéromateuse, indépendamment des autres facteurs de risque cardiovasculaires. Leur mécanisme pathogénique pourrait correspondre aux stades précoces de l'athérogenèse [9].

On trouvera les différentes correspondances dans le tableau 13.4.

Les xanthomatoses ou xanthomes normolipidémiques [1] comprennent le *xanthogranulome juvénile* et les autres xanthomes associés aux autres *histiocytoses* (comme les lésions xanthélasmoïdes du syndrome d'Erdheim Chester), le *xanthogranulome nécrobiotique* (*cf.* chapitre 11), les *xanthomes plans* des *maladies plasmocytaires* (myélome, maladie de Waldenström, gammapathie monoclonale bénigne, etc.) (*cf.* chapitre 19) [10].

Il a été démontré que l'immunoglobuline monoclonale sérique des patients atteints de xanthomatose plane ou de xanthomes nécrobiotiques peut stimuler *in vitro* l'accumulation de cholestérol dans les macrophages [11]. En effet, l'immunoglobuline monoclonale d'isotype κ ou λ de ces malades, en reconnaissant différentes sous-classes d'apo B-lipoprotéines, induit la formation de complexes immuns qui sont vraisemblablement accumulés secondairement dans les macrophages. De plus, ces patients présentent un profil inflammatoire distinct, avec entre autres une augmentation du TNF-α et de l'IL-6, ainsi que de leurs récepteurs solubles [11].

On connaît enfin des cas de xanthélasmas isolés des paupières sans hyperlipidémie ni gammapathie monoclonale, décrits notamment lors de la *granulomatose avec polyangéite* (anciennement maladie de Wegener) ou d'hépatites virales, ou pouvant aussi survenir sans aucun facteur étiologique identifié [12].

Traitement

Les xanthomes, en particulier les xanthélasmas, les xanthomes tendineux et tubéreux, peuvent être traités par curetage, électrocoagulation, cryochirurgie, laser (CO_2 ultrapulsé, erbium, Yag) ou exérèse chirurgicale [13].

Lorsque le xanthome est associé à une hyperlipidémie, la prise en charge comportera un régime alimentaire pauvre en graisses animales, la pratique régulière d'un exercice physique, l'introduction de médicaments hypocholestérolémiants (comme les statines).

Dans le cadre de l'hyperlipidémie secondaire, il faut corriger les facteurs de risque, tels que le médicament incriminé (rétinoïdes), l'hypothyroïdie, etc. Classiquement, les xanthomes éruptifs disparaissent spontanément après quelques semaines [14].

Tableau 13.4 Correspondances cliniques et étiologiques dans les xanthomatoses hyperlipidémiques

Xanthomes plans	Xanthélasmas (paupières) Plis (intertrigineux) Palmaires Xanthomatose plane disséminée	Hyperlipidémies diverses (HLP IIa et II), cholestase, hypercholestérolémies États normolipémiques ou hypercholestérolémie familiale homozygote Hypercholestérolémie familiale homozygote HLP type III (APO E2) Dysglobulinémie (activité anti-LDL de l'immunoglobuline monoclonale [10]), cholestase
Xanthomes tubéreux	Tubéreux simples Éruptifs	HLP type III, hypercholestérolémies familiales, cholestase, etc. Hypertriglycéridémies intenses Chylomicronémie Diabète, alcoolisme, œstrogènes, HLP type V Déficit en lipoprotéine-lipase
Xanthomes tendineux		Hypercholestérolémies familiales, sitostérolaémie
Xanthomatose cérébrotendineuse		Leukodystrophie métabolique avec déficit en 27-stérol-hydroxylase
Xanthomes verruciformes		Pas d'anomalie lipidique

HLP : hyperlipoprotéinémie (selon la classification de Frederickson).

Xanthomisation

On parle de xanthomisation lorsqu'il existe une surcharge lipidique secondaire lors d'une maladie tumorale ou inflammatoire.

Les tumeurs pouvant être touchées par ce processus sont les histiocytofibromes, les fibroxanthomes atypiques, les histiocytomes fibreux malins, le mycosis fongoïde et les autres lymphomes, etc. Certaines maladies inflammatoires peuvent être secondairement xanthomisées : il s'agit des réactions à corps étranger, de l'*erythema elevatum diutinum*, de la nécrobiose lipoïdique, de la lèpre lépromateuse et des cicatrices.

Autres maladies par surcharge lipidique

Les **maladies lysosomiales** se caractérisent parfois par des dépôts lipidiques, principalement composés de *sphingolipides*, mais sans formation de xanthomes. Les dépôts se forment dans diverses cellules mais principalement les fibroblastes. Dans ce cas, la *biopsie cutanée* et notamment l'examen en *microscopie électronique* permettent de conduire au diagnostic par une technique relativement peu invasive.

Les manifestations cliniques cutanées peuvent être totalement absentes et c'est le clinicien qui demandera un examen histologique cutané pour confirmer son hypothèse diagnostique. Parfois, des modifications cutanées peuvent être observées ; c'est le cas de :
– la pigmentation de la maladie de Gaucher ;
– des angiokératomes de la maladie de Fabry (*cf.* chapitre 14-7) ;
– des troubles pigmentaires de la maladie de Niemann-Pick ;
– des nodules inflammatoires de la maladie de Farber ;
– de l'état ichtyosique de la maladie de Refsum, etc.

La thérapie enzymatique substitutive est actuellement possible dans la *maladie de Fabry* (*cf.* chapitre 14-7) ; l'agalsidase α et l'agalsidase β constituent une thérapie substitutive de l'α-galactosidase A et est administrée en perfusion. Elle permet une amélioration des fonctions cardiaques et rénales [15].

De la même façon, dans la *maladie de Gaucher*, l'imiglucérase et la véluglucérase améliorent l'anémie, la thrombopénie, l'hépato-splénomégalie, la croissance ainsi que la densité osseuse [16].

RÉFÉRENCES

1. Arbona E. et coll., *Ann Dermatol Venereol*. 2010, *137*, 420.
2. Spanou Z. et coll., *Eur J Haematol*. 2011, *86*, 1.
3. Zak A. et coll., *Biomed Pap Med Fac Univ Palacky Olomouc*. 2014, *158*, 2.
4. Hegde U., *Oral Maxillofac Pathol*. 2013, *17*, 392.
5. Arzberger E. et coll., *J Am Acad Dermatol*. 2015, *72*, 147.
6. Oosterveer D.M. et coll., *Eur Heart J*. 2010, *31*, 1007.
7. Kong M.X. et coll., *Clin Exp Dermatol*. 2015, *40*, 765.
8. Lionnnet C. et coll., *Revue Neurol*. 2014, *170*, 445.
9. Christoffersen M. et coll., *Br Med J*. 2011, *15*, 343.
10. Lipsker D. et coll., *Presse Med*. 2007, *36*, 1135.
11. Szalat R. et coll., *J Int Med*. 2014, *276*, 269.
12. Hello M., et coll., *Ann Dermatol Venereol*. 2010,*137*, 107.
13. Pathania V. et coll., *J Cutan Aesthet Surg*. 2015, *8*, 46.
14. Rongioletti F. et coll., *Clinical and Pathological Aspects of Skin Diseases in Endocrine, Metabolic, Nutritional and Deposition Disease*. Springer, New York, 2010.
15. Beck M. et coll., *Mol Genet Metab Rep*. 2015, *5*, 21.
16. Hollak C.E. et coll., *Best Pract Res Clin Endocrinol Metab*. 2015, *29*, 205.

13-4 Autres surcharges

F. Rongioletti, S. Ronger-Savlé, M. Perier-Muzet

Hyalinose cutanéomuqueuse

Cette maladie multisystémique décrite en 1929 (aussi appelée *lipoprotéinose ou maladie d'Urbach-Wiethe,* OMIM 247100) est très rare, avec environ 400 cas rapportés. Elle est transmise sur le mode autosomique récessif. Il s'agit d'une maladie de surcharge caractérisée par la présence de dépôts de «substance hyaline» dans de multiples organes (peau, muqueuses, cerveau, organes internes).

La constitution exacte de cette «substance hyaline» n'est pas connue, mais comporte des composants normaux des *membranes basales* (collagène IV, laminine, fibronectine et glycosaminoglycanes). La composition de ces dépôts varie en fonction de leur topographie et est différente dans les différents tissus et autour des vaisseaux.

L'anomalie génétique a été localisée sur le chromosome 1q21 dans le gène *ECM1* codant pour la protéine 1 de la matrice extracellulaire dont il existe plusieurs isoformes [1, 2]. Plus d'une quarantaine de mutations différentes dans ECM1 ont été identifiées jusqu'à ce jour. Ces mutations aboutissent à une *perte de fonction* de la protéine, dont le rôle exact reste à préciser. ECM1 est vraisemblablement impliquée *dans l'organisation structurale de la matrice extracellulaire*, et a des interactions potentielles avec de nombreuses molécules matricielles (collagène IV, acide hyaluronique, perlécan, *matrix metalloproteinase-9* et fibuline). Elle intervient ainsi dans la régulation de certaines voies de signalisation, modulant entre autres la différenciation épidermique, l'angiogenèse, le développement des os et du cartilage, et la croissance de certaines tumeurs [1-3]. ECM1 constitue enfin aussi une cible antigénique potentielle reconnue par des autoanticorps circulants, détectés chez les patients atteints de *lichen scléreux* [1].

Clinique

Les manifestations les plus précoces sont liées à l'infiltration des cordes vocales. Elles se traduisent par une *raucité de la voix*, qui peut être présente dès les premières semaines de la vie [2, 3]. L'atteinte laryngée est constante et se traduit par une infiltration des cordes vocales et une diminution de leur mobilité.

L'atteinte buccale, dans la forme constituée, se traduit par des placards jaunâtres, papuleux, principalement localisés sur la langue et les lèvres. La muqueuse buccale est infiltrée avec notamment des difficultés de protrusion de la langue (fig. 13.15).

L'atteinte cutanée est constituée de papules irrégulières jaunâtres, parfois translucides, localisées principalement sur les *bords des paupières et des narines*, mais aussi sur les faces d'extension des membres, notamment à proximité des coudes et des genoux. Ces lésions peuvent occasionnellement être bulleuses. Il s'y associe fréquemment une raréfaction des cils avec parfois chute complète, aboutissant à un faciès caractéristique.

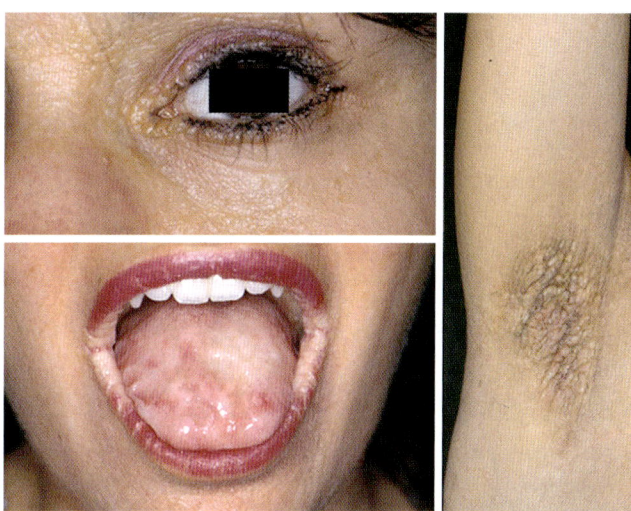

Fig. 13.15 Hyalinose cutanéomuqueuse – maladie d'Urbach-Wiethe.

Dans l'atteinte oculaire, il peut exister une obstruction des canaux lacrymaux, des opacités cornéennes, des nodules palpébraux avec blépharite, des glaucomes.

L'atteinte viscérale est liée aux dépôts de la même substance hyaline. Elle a été observée lors d'autopsies, dans le tractus gastro-intestinal, les glandes surrénales, la vésicule biliaire, les ovaires, les muscles squelettiques, le thymus et les glandes parathyroïdes. Les *dépôts cérébraux* peuvent être responsables d'une comitialité, de troubles neurologiques déficitaires, d'hémorragies spontanées, voire dans certains cas d'un retard psychomoteur, avec la présence de calcifications hautement spécifiques dans les lobes temporaux et les amygdales [4].

Histologie et ultrastructure

Le diagnostic repose sur l'examen histologique et l'analyse génétique. L'histologie standard met en évidence des dépôts dermiques d'une substance hyaline claire fortement colorée par le PAS, parfois par le Soudan III ou IV. Cette substance est également métachromatique au bleu de toluidine et colorée faiblement par le bleu alcian à pH 2,9. Ces dépôts sont trouvés principalement au voisinage des vaisseaux et dans le tissu interstitiel. L'épiderme sus-jacent est généralement papillomateux, parfois hyperkératosique et acanthosique. Les lésions plus anciennes sont souvent surchargées de dépôts lipidiques.

L'examen immunohistochimique, qui permet de mettre en évidence rapidement et facilement *le défaut d'expression de la protéine ECM1 dans la peau*, a actuellement une valeur diagnostique importante [1]. L'examen en microscopie électronique objective un aspect multilaminé des membranes basales et un matériel hyalin inhomogène de morphologie granuleuse ou filamenteuse associé à des fibroblastes dont le réticulum endoplasmique est très bien développé. Il existe parfois des dépôts lipidiques surajoutés notamment dans les lésions anciennes. La membrane basale est dupliquée.

Le diagnostic différentiel se pose avec la *protoporphyrie érythropoïétique* (*cf.* chapitre 4).

Évolution

Cette affection est chronique ; elle est cependant souvent ralentie à l'âge adulte. Il n'existe aucun traitement efficace ; des cas isolés ont été traités avec une certaine efficacité par le DMSO (diméthyl sulfoxyde), l'étrétinate, voire la D-penicillamine [1, 5]. Le traitement destructeur de certaines lésions gênantes peut être réalisé soit chirurgicalement, soit par laser. Le pronostic de l'affection est principalement lié aux manifestations neurologiques [4]. Il peut exister des défaillances respiratoires nécessitant une trachéotomie dans l'enfance en raison des lésions du larynx.

RÉFÉRENCES

1. Chan I. et coll., *Exp Dermatol.* 2007, *16*, 881.
2. Liu W. et coll., *Clin Exp Dermatol.* 2012, *37*, 28.
3. Lang S.C. et coll., *Eur J Dermatol.* 2013, *23*, 272.
4. de Rezende Pinto W.B. et coll., *Clin Neurol Neurosurg.* 2014, *126*, 169.
5. Luo X.Y. et coll., *J Dermatol.* 2016, *10*, 1346.

Mucopolysaccharidoses

Les mucopolysaccharidoses constituent un groupe de maladies liées à une anomalie de la dégradation des glucosaminoglycanes (anciennement dénommés mucopolysaccharides acides) par des enzymes lysosomiales, responsable d'une surcharge viscérale et cutanée. La classification de ces maladies a été proposée par McKusick [1].

Les premières descriptions rapportaient des patients ressemblant à des « gargouilles », étant donné les malformations et anomalies osseuses et faciales (petite taille, tête large et faciès grossier). Toutes les mucopolysaccharidoses en dehors du type IV peuvent être accompagnées d'une *hyperpilosité*.

Clinique, génétique

Mucopolysaccharidose de type I (fig. 13.16). Il existe un spectre continu entre différentes entités de sévérité variable. La maladie de Hurler (type IH ; OMIM 607014) est la plus grave, la maladie de Scheie (type IS ; OMIM 607016) correspond aux formes bénignes, le syndrome de Hurler-Scheie (type IH/S ; OMIM 607015) a un phénotype de sévérité intermédiaire. Ces maladies, transmises sur un mode autosomique récessif, sont dues à des anomalies du gène *IDUA* localisé sur le bras court du chromosome 4, aboutissant à un défaut enzymatique de l'α-L-iduronidase.

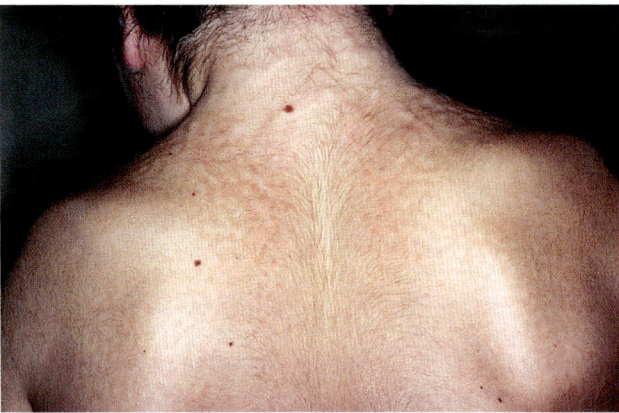

Fig. 13.16 Mucopolysaccharidose de type I.
Noter l'hyperpilosité chez cet enfant et les formations papulonodulaires cervicodorsales.

La *maladie de Hurler*, la forme la plus sévère, se caractérise par des modifications craniofaciales et des déformations squelettiques. Un retard psychomoteur extrêmement grave s'installe pendant la 1re ou la 2e année de la vie. L'évolution est lentement progressive et aboutit au décès du malade souvent au voisinage de la puberté. Il peut exister une atteinte cardiaque, des opacités cornéennes. Les manifestations cutanées sont plutôt rares. Il s'agit de formations *papuleuses ou nodulaires de couleur jaune ivoirine*, de quelques millimètres, notamment dans la *région axillaire* [2]. Elles s'associent à une déformation des mains qui sont initialement un peu trapues et évoluent vers une flexion en griffes irréductibles, qui peut simuler une acrosclérose.

La *maladie de Scheie type IS*, qui évolue beaucoup plus lentement que la forme de Hurler, est typiquement découverte plus tardivement. Les manifestations sont plus discrètes. Des lésions cutanées papuleuses regroupées sur les faces d'extension des membres ont été décrites.

Mucopolysaccharidose de type II, ou maladie de Hunter. Cette affection (OMIM 309900) est liée à un *déficit enzymatique d'une sulfo-iduronate-sulfatase* codée par le gène *IDS* [3]. Elle est assez proche cliniquement de la maladie de Hurler, mais elle se transmet sur un *mode récessif lié à l'X*. Il existe une forme grave avec important retard mental et décès avant 15 ans, et une forme moins grave avec une intelligence normale et une survie plus prolongée. Les manifestations cutanées sont de multiples papules ou nodules dermiques pouvant confluer et donner à la peau un aspect caractéristique « cailouteux » ou « en galets » (*pebbly skin appearance*). Ces papules sont distribuées de façon symétrique au niveau du dos, des épaules et/ou des cuisses. La peau peut devenir épaissie et inélastique. On retrouve souvent un faciès particulier, qui se forme lentement, caractérisé par un épaississement des lèvres et des narines, une langue élargie et proéminente et une ptose palpébrale. Des tâches mongoliques étendues ont été aussi parfois décrites. Elles pourraient avoir une valeur d'orientation diagnostique dans les formes moins graves.

Mucopolysaccharidose de type III, ou maladie de San Philippo. Cette affection est généralement découverte au cours de la 2e année de la vie en raison d'un retard d'acquisition psychomotrice avec hyperactivité rapidement suivi d'une dégradation mentale progressive. Les manifestations cliniques associent des traits du visage assez lourds mais les signes sont beaucoup plus modérés que dans les deux syndromes précédents. Apparaissent ensuite diverses anomalies viscérales et l'évolution vers le décès est en règle plus tardive que dans les types I et II. Quatre formes (A, B, C et D) ont été décrites sur le plan génétique en fonction du défaut enzymatique pouvant toucher l'héparane-N-sulfatase, l'α-N-acétylglucosaminidase, l'acétyl-CoA-α-glucosaminide-acétyltransférase ou, enfin, la N-acétylglucosamine-6-sulphatase, respectivement. La transmission est autosomique récessive [4].

Mucopolysaccharidose de type IV, ou maladie de Morquio. Le type A (OMIM 253000) de la maladie de Morquio est, en général, décelé vers l'âge de 1 à 2 ans et elle est caractérisée initialement par une petite taille, des difficultés à la marche et des déformations squelettiques (comme un *genu valgum*, une déformation du thorax, une scoliose). D'autres manifestations osseuses apparaissent ultérieurement de même qu'une hyperlaxité ligamentaire. La dysmorphie faciale est très nette et s'accompagne d'anomalies oculaires (opacités cornéennes) et d'hypoplasie dentaire. Le développement psychologique reste normal et l'évolution se fait vers un arrêt total de la croissance vers l'âge de 10 ans. Une atteinte du système nerveux central est possible dans le type B de la maladie de Morquio

(OMIM 253010). Deux déficits enzymatiques distincts transmis sur un mode autosomique récessif sont responsables de ce syndrome : dans le type A, les mutations touchent le gène *GALNS* codant la galactose-6-sulfatase, tandis que dans le type B, le gène *GLB1* codant la β1-galactosidase est impliqué [5].

Mucopolysaccharidose de type VI, ou maladie de Maroteaux-Lamy. Elle se caractérise principalement par un retard de croissance, des anomalies osseuses, mais il n'y a pas de constitution de doigts en griffes. L'intelligence est normale. La dysmorphie faciale est variable selon les cas ; on peut noter des opacités cornéennes. Il existe d'autres anomalies viscérales. Cette maladie est le plus souvent compatible avec une survie jusqu'à l'âge adulte, elle est secondaire à une anomalie du gène de l'aryl-sulfatase B situé sur le chromosome 5. La transmission est autosomique récessive [6].

Mucopolysaccharidoses de type VII, ou maladie de Sly. Elle est extrêmement rare, caractérisée à nouveau par un syndrome polymalformatif notamment osseux et un retard mental. La transmission est autosomique récessive et l'enzyme responsable est la β-glycuronidase.

Mucopolysaccharidose de type IX. Elle a été récemment décrite. Le phénotype est modéré, avec des masses péri-articulaires des tissus mous et des érosions osseuses. Une mutation du gène *HYAL1* sur le chromosome 3 serait impliquée [6].

Histologie

On peut trouver des cellules vacuolisées dans les *glandes sudorales* et, parfois, dans les follicules pileux, dans la partie inférieure de l'épiderme. On note également un aspect de pseudo-sclérodermie, une hyalinisation du collagène et des dépôts de mucine. Un matériel métachromatique est visualisé dans le derme réticulaire. *En microscopie électronique, des vacuoles contenant un matériel fibrillogranulaire dans les cellules de Schwann et le tissu conjonctif* ont été démontrées dans tous les types.

Traitement

Il s'agit d'affections graves ; la *greffe de moelle* osseuse peut être proposée, mais elle n'est efficace que si elle est réalisée extrêmement tôt, avant l'installation du retard mental [7]. Des tentatives de traitement ont également été effectuées avec des transplantations de cellules de sang de cordon et des transfusions de cellules mésenchymateuses allogéniques.

Un traitement enzymatique de substitution n'est disponible que dans les formes I (laronidase), II (idursulfase), IV (élosulfase alpha, galsulfase). Ces traitements doivent être instaurés précocement, ils permettent d'améliorer la capacité à la marche, l'endurance et la fonction pulmonaire, et probablement même les manifestations cutanées [8] ; en revanche, les atteintes cardiaque, articulaire et osseuse ne sont généralement pas améliorées [8, 9]. Dans le type III, l'étude de l'efficacité de la *génisteine* (isoflavone) est en cours [4]. Des études pour des traitements enzymatiques ainsi que des essais de thérapie génique sont en cours chez la souris dans les types III ou VII [8].

RÉFÉRENCES

1. Muenzer J., *Rheumatology (Oxford)*. 2011, 50, 5.
2. Wraith J.E. et coll., *Pediatr Endocrinol Rev*. 2014, 12, 102.
3. Noh T.K., *Int J Dermatol*. 2014, 53, 594.
4. Andrade F. et coll., *Pediatr Int*. 2015, 57, 331.
5. Hendriksz C.J. et coll., *Am J Med Genet A*. 2015, 167A, 11.
6. Lacombe D. et coll., *Arch Pediatr*. 2014, 21, 22.
7. Aldenhoven M. et coll., *Biol Blood Marrow Transplant*. 2015, 21, 1106.
8. Marín LL. et coll., *Pediatr Dermatol*. 2012, 29, 369.
9. Muenzer J., *Mol Genet Metab*. 2014, 111, 63.

Tophus goutteux

Le tophus goutteux est constitué de dépôts cutanés d'acide urique.

Cliniquement, il s'agit de masses nodulaires plus ou moins volumineuses soulevant un épiderme aminci à surface lisse, qui peuvent s'inflammer [1-4]. On observe à travers cet épiderme aminci une substance blanchâtre de caractère crayeux ou pâteux.

Les tophus goutteux siègent principalement sur les oreilles, les doigts à proximité des articulations, et la région olécrânienne (fig. 13.17).

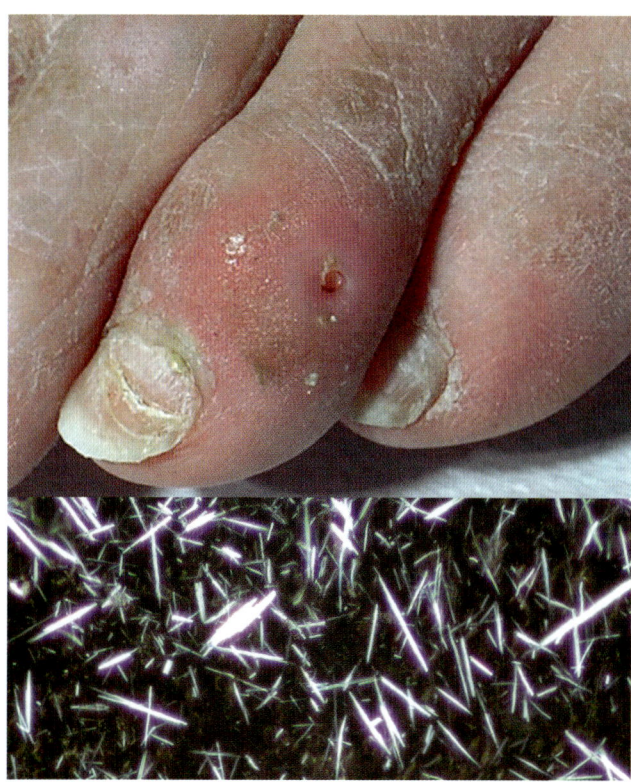

Fig. 13.17 Tophus goutteux ; aspect de cristaux d'urate en lumière polarisée sur le prélèvement du pertuis.

On les observe en situation d'hyperuricémie chronique, quelle qu'en soit la cause. Les cas de dépôts cutanés d'acide urique sans autre manifestation clinique d'hyperuricémie sont très rares [1-4].

La **goutte miliaire** est un tableau clinique très rare caractérisé par l'apparition de multiples papules contenant une matière crémeuse blanchâtre. Des tophus goutteux peuvent coexister [2]

Une forme de **panniculite goutteuse** a été aussi décrite [3].

Le diagnostic repose sur l'aspect clinique et l'examen histologique qui met en évidence avec les techniques de fixation et de coloration standard des espaces vides prenant la forme de cristaux entourés par une réaction granulomateuse. Le traitement repose sur la correction métabolique de l'hyperuricémie et, parfois, sur la destruction chirurgicale des lésions lorsqu'elle est possible. La goutte miliaire semble répondre à l'administration de l'allopurinol avec ou sans colchicine [2].

RÉFÉRENCES

1. Olazagasti J., et coll., *JAMA Dermatol*. 2014, 150, 569.
2. Mireku K.A., et coll., *J Am Acad Dermatol*. 2014, 71, 17.
3. Weberschock T., et coll., *Int J Dermatol*. 2010, 49, 410.
4. Falasca G.F., *Clin Dermatol*. 2006, 24, 498.

13-5 Calcinoses et ossifications cutanées

F. Rongioletti, L. Meunier

Calcinoses cutanées

Le terme de calcification cutanée ou calcinose cutanée regroupe un grand nombre d'affections qui n'ont en commun que la présence de dépôt d'hydroxyapatite et de phosphate de calcium dans la peau [1].

Définition

La calcification est un processus de *cristallisation de l'hydroxyapatite*, favorisée par des taux sériques élevés d'ions calcium et phosphate, par des altérations des fibres de collagène ou des fibres élastiques et par l'abondance locale de mucopolysaccharides acides. Les termes classiques de calcinoses « métastatiques » ou « dystrophiques » sont obsolètes car leur signification prête à confusion. Il est plus clair de classer les calcifications cutanées en fonction de leur mécanisme, s'il est connu [2].

Diagnostic

Les lésions évocatrices cliniquement sont des papules, des nodules ou des plaques, durs à la palpation, de couleur blanc jaunâtre, parfois douloureux. Une élimination transépidermique de matériel crayeux et friable est possible. La radiographie des parties molles visualise une opacité très dense. Très souvent, la découverte de la calcification est histologique : on observe des amas dermiques de forme irrégulière, basophiles et anhistes qui sont très durs à couper, entraînant la formation d'artefacts évocateurs. *La coloration de von Kossa* permet d'identifier les zones calcifiées, faciles à différencier de l'ossification par l'absence de cellules osseuses.

Classification

Calcinoses par anomalies métaboliques phosphocalciques (ex-métastatiques)

Hypercalcémie

La calcémie normale est comprise entre 2,2 et 2,7 mmol/L (88 à 108 mg/L) ; les risques sont majeurs à partir de 3,2 mmol/L et un arrêt cardiaque peut survenir à partir de 3,7 mmol/L. Le dosage de la calcémie doit toujours être interprété en fonction de la protidémie et seul le calcium ionisé est un reflet du calcium biologiquement actif.

Une hypercalcémie peut être asymptomatique ou associée à des manifestations neuropsychiques (fatigue, troubles de l'humeur), digestives (douleurs abdominales, nausées, constipation), rénales (polyurie-polydipsie, lithiase) et cardiovasculaires (HTA, raccourcissement de QT).

Les maladies s'accompagnant d'hypercalcémie ne se traduisent que rarement par des calcifications cutanées, mais plus souvent viscérales. Il s'agit des cas exceptionnels d'intoxication à la vitamine D, du syndrome des buveurs de lait, de l'hyperparathyroïdie primitive, des destructions osseuses par métastases, de la maladie de Paget osseuse ou de la sarcoïdose (encadré 13.1) [2].

Encadré 13.1

Classification et causes des calcinoses cutanées

Calcinoses par anomalies métaboliques phosphocalciques (ex-métastatiques)
- Hypercalcémie
  - Intoxication à la vitamine D
  - Syndrome des buveurs de lait
  - Hyperparathyroïdie primitive
  - Métastases osseuses
  - Maladie de Paget osseuse
  - Sarcoïdose
- Hyperphosphorémie
  - Insuffisance rénale (cause : artériolopathie calcifiante)
  - Calcinose tumorale ou lipocalcinogranulomatose de Teutschländer

Calcinoses exogènes
- Expositions professionnelles
- Iatrogènes : perfusion de sels de calcium

Calcinoses des altérations tissulaires locales (ex-dystrophiques)
- Piqûres répétées des talons des nouveau-nés en réanimation
- Cicatrices
- Insuffisance veineuse chronique
- Ostéomyélite
- Adénites chroniques
- Lésions parasitaires enkystées ou non
- Tumeurs cutanées (souvent découvertes histologiques fortuites : trichoépithéliome, pilomatricome, fibromes, nævus, kystes ou mêmes carcinomes basocellulaires

Calcifications survenant au cours des maladies systémiques
- Sclérodermie
- Dermatomyosite
- Lupus érythémateux
- Pseudo-xanthome élastique

Calcinoses idiopathiques
- Calcinose scrotale, vulvaire ou aréolaire
- Calcinome nodulaire de Winer
- Calcinoses idiopathiques étendues

Hyperphosphorémie

L'insuffisance rénale en est la cause la plus fréquente et c'est dans cette situation que les calcifications cutanées sont le plus souvent retrouvées (valeur normale de la phosphorémie : 0,8 à 1,6 mmol/L ou 25 à 50 mg/L). L'activité déficiente de la 1-hydroxylase rénale se traduit par un défaut de production de la vitamine D, ce qui diminue l'absorption digestive du calcium et la clairance des phosphates. L'hypocalcémie et l'hyperphosphorémie vont entraîner une *hyperparathyroïdie secondaire* qui aggrave l'hyperphosphorémie [3]. Cette hyperparathyroïdie secondaire peut se révéler par divers tableaux cliniques. Différents facteurs de risque ont été identifiés : sexe féminin, diabète, obésité, traumatismes locaux, corticothérapie générale et traitement immunosuppresseur

L'artériolopathie calcique (AC) (calciphylaxie) survient principalement chez des malades en insuffisance rénale chronique terminale qui peuvent être hémodialysés ou greffés [4]. Elle se traduit par des *plaques nécrotiques douloureuses entourées d'un halo livédoïde* siégeant préférentiellement sur les zones où la couche graisseuse est importante (abdomen, cuisses) mais peut également atteindre les extrémités distales des membres inférieurs.

La biopsie cutanée profonde, réalisée en périphérie de la nécrose, met en évidence une calcification sous-intimale de la paroi des artérioles. Des atteintes viscérales sont possibles.

Sur le plan physiopathologique, les dépôts calciques surviennent en raison de l'augmentation du produit phosphocalcique et de la diminution des molécules inhibitrices de la calcification. Il existe une hyperphosphorémie avec calcémie normale ou basse. La thrombose vasculaire, qui est secondaire à la calcification, est responsable d'une ischémie tissulaire et d'une nécrose.

Le pronostic est réservé et le traitement est difficile : détersion des zones nécrotiques, oxygénothérapie hyperbare, injections de cinacalcet ou de thiosulfate de sodium, héparinothérapie sodique non fractionnée (interruption des antivitamines K), antiagrégants plaquettaires, parathyroïdectomie.

L'AC n'est pas spécifique de l'insuffisance rénale et peut s'observer exceptionnellement dans les *néoplasies*, les *hyperparathyroïdies primitives*, les traitements par *antivitamine K*, la *cirrhose alcoolique* et l'*obésité*.

La panniculite calcifiante, favorisée par les traumatismes et les injections de médicaments, en particulier l'héparine calcique standard mais également avec certaines héparines de bas poids moléculaires sous forme de sels de calcium, se traduit par des nodules profonds de l'abdomen, des cuisses et des bras, évoluant vers la fistulisation ou la nécrose. L'image histologique montre des petits dépôts calciques entre les adipocytes [5].

La calcinose tumorale familiale (ou lipocalcinogranulomatose de Teutschländer, OMIM 211900) (fig. 13.18) ne doit plus être classée au sein des calcinoses idiopathiques, car elle s'accompagne quasi constamment d'une *hyperphosphorémie due à une résorption tubulaire élevée des phosphates*. C'est une maladie autosomique récessive. Elle se traduit par de volumineuses masses calcifiées pseudo-tumorales au voisinage des coudes, des trochanters et des épaules. Ces calcinoses se fistulisent souvent et peuvent entraîner des compressions vasculonerveuses [6]. Dans la plupart des cas, des mutations survenant dans le gène *GALNT3*, ont été mises en évidence. Plus rarement, les gènes *FGF23* ou encore *KL* sont impliqués.

Calcinoses secondaires exogènes ou survenant sur des altérations tissulaires (ex-dystrophiques)

Calcinoses exogènes. Elles peuvent être d'origine professionnelle par pénétration dans la peau de chlorure de calcium (salage, eau des mines, fumage par le salpêtre, industrie du forage de pétrole) ou iatrogène par perfusion et extravasation de sels de calcium ou utilisation de gels contenant du chlorure de calcium (électroencéphalographies prolongées) [7]. Ces situations peuvent se traduire par des placards dermiques durs ou des nappes de papules souvent douloureuses et évoluant parfois vers la fistulisation. Les calcifications observées après perfusion peuvent s'étendre au-delà des sites d'injection.

Calcinoses secondaires à des altérations tissulaires. Toute lésion tissulaire peut entraîner des calcifications, même sans pénétration de calcium exogène : piqûres répétées des talons des nouveau-nés en réanimation, cicatrices de brûlures thermiques ou électriques ou cicatrices chirurgicales, insuffisance veineuse chronique, foyers d'ostéomyélite, adénites chroniques ou encore lésions chroniques d'acné. Les lésions parasitaires enkystées ou non se calcifient souvent : c'est le cas de la cysticercose, de la dracunculose, de la filaire de Bancroft et de l'onchocercose. Les calcifications sur altérations tissulaires les plus fréquentes sont liées à différents types de tumeurs cutanées et peuvent représenter des découvertes histologiques fortuites : on en trouve dans le trichoépithéliome, le pilomatricome, les fibromes, les nævus, les kystes.

Calcinoses associées aux maladies systémiques et génodermatoses. On pourrait aussi considérer qu'elles appartiennent au groupe de calcinoses secondaires à des altérations tissulaires.

Les plus connues sont celles de la sclérodermie (syndrome CREST ; fig. 13.19) et de la dermatomyosite de l'enfant, mais on en trouve aussi dans le lupus érythémateux systémique [8].

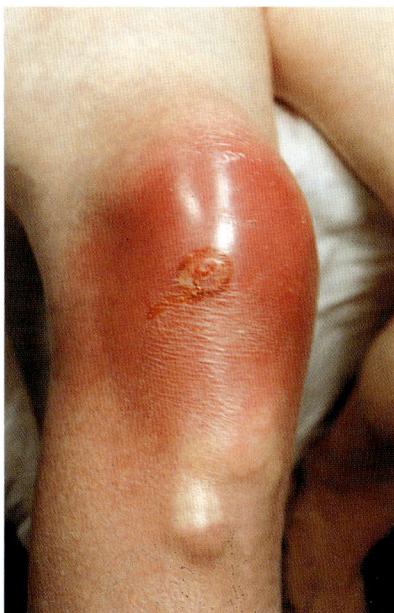

Fig. 13.18 Calcinose tumorale, ou lipocalcinogranulomatose de Teustchländer.

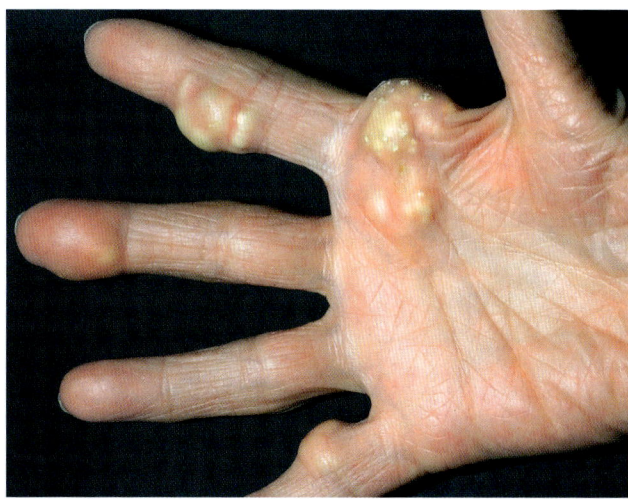

Fig. 13.19 Calcinose cutanée massive dans le cadre d'un syndrome CREST.

Le pseudo-xanthome élastique peut s'accompagner d'une calcification histologique des fibres élastiques. La calcification artérielle généralisée infantile associée à un tableau à type de PXE est une cause rare de calcification diffuse des artères de grand et moyen calibre (touchant entre autres les artères carotides, coronaires, pulmonaires, viscérales et rénales) et s'accompagne d'une mortalité précoce dans les premières années de vie.

Calcinoses idiopathiques

Calcinose scrotale. Le tableau le plus classique est celui de la *calcinose scrotale*, constituée de petits nodules saillants enchâssés dans le scrotum, qui ressemblent beaucoup à des kystes épidermoïdes [9]. Un grand débat est toujours ouvert sur l'existence d'authentiques calcinoses du scrotum, certains auteurs étant convaincus que toutes surviennent sur d'anciens kystes épidermoïdes. Il semble néanmoins exister de vrais cas sans aucun résidu kystique visible. Les calcifications surviennent chez l'homme jeune, les nodules augmentent en taille et en nombre avec le temps. Sur le plan histologique, les formations calciques sont souvent entourées par une forte réaction granulomateuse à corps étranger. Des équivalents de cette maladie sont décrits : il s'agit des calcinoses pénienne, vulvaire ou même aréolaire, qui sont beaucoup plus rares.

Calcinome nodulaire de Winer. Cette lésion congénitale, solitaire, est caractérisée par un petit nodule dur et jaunâtre situé sur la tête (en particulier sur l'oreille), le cou ou les extrémités. Contrairement à la calcinose scrotale, les dépôts calciques sont de très petite taille, situés dans le derme très superficiel et n'entraînent que très peu de réaction inflammatoire. Des équivalents multiples ont été décrits sous le nom de « calculs cutanés » ou « nodules calcifiés sous-épidermiques ». Certaines de ces calcifications peuvent prendre un aspect miliaire, en particulier au cours de la trisomie 21, où existent de multiples petites papules blanches et dures aux extrémités [10].

Calcinoses idiopathiques étendues. Ces cas de calcinoses étendues, parfois généralisées ou universelles, n'entrent pas dans le cadre des grandes calcinoses de la sclérodermie ou de la dermatomyosite. Les calcifications touchent la peau, les tendons, les gaines nerveuses ou les muscles, ce qui rend le diagnostic différentiel avec la myosite ossifiante très difficile. Les lésions peuvent entraîner une impotence fonctionnelle majeure et la mort.

Traitement

Le traitement spécifique des calcinoses constitue un véritable défi [2].

La chirurgie est souvent indiquée pour les masses calcaires en voie d'élimination ou qui entraînent des compressions ou une gêne fonctionnelle [11]. Les traitements locaux comportent le laser, la lithotritie extracorporelle, ainsi que l'application topique de thiosulfate de sodium.

La correction des anomalies phosphocalciques est quasi impossible avec des régimes restrictifs seuls. Il faut utiliser les diphosphonates ou l'hydroxyde d'aluminium (2 g/j) qui donnent parfois des résultats dans les grandes calcinoses idiopathiques ou celles des maladies systémiques. Les corticoïdes systémiques ou en injections périlésionnelles sont parfois utilisés, mais les échecs sont nombreux.

Dans l'artériolopathie calcique associée à l'insuffisance rénale chronique, le traitement comporte le soin approprié des plaies avec débridement chirurgical si nécessaire (en faisant appel même à un traitement à base d'oxygène hyperbare), l'utilisation d'analgésiques narcotiques en cas de douleurs, des perfusions de thiosulfate de sodium, ainsi que la prise en charge intensive des anomalies du bilan phosphocalcique [12].

Enfin, différents traitements ont été proposés pour réduire les calcinoses de la dermatomyosite ou de la sclérodermie : colchicine (1 mg/j), diltiazem, warfarine, anti-inflammatoires non stéroïdiens, hydroxychloroquine, cyclines, immunoglobulines intraveineuses, ciclosporine, lithotritie extracorporelle.

Ossifications cutanées

Définition

Il s'agit, comme pour les calcifications, de cristaux d'hydroxyapatite, mais dont l'organisation architecturale aboutit à un tissu plus compact, fait de lamelles concentriques qui contiennent des ostéocytes et des ostéoblastes. Les ostéomes sont souvent creusés de cavités centrales contenant de la moelle, composée en général d'adipocytes, mais qui peuvent s'associer à des cellules hématopoïétiques (fig. 13.20).

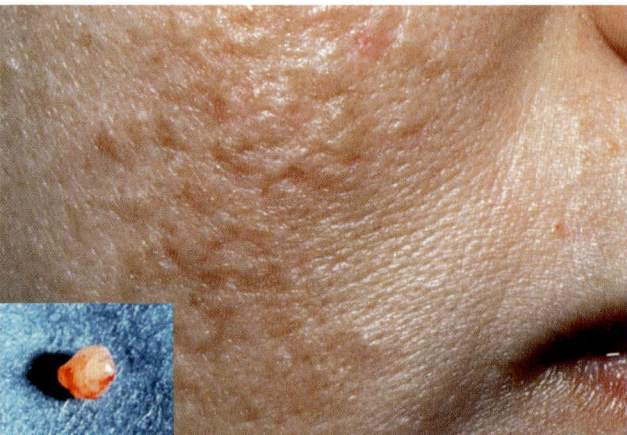

Fig. 13.20 Ostéomes sur cicatrices d'acné ; en cartouche le fragment osseux excisé d'une lésion.

Aspects cliniques

La majorité des ossifications cutanées sont secondaires à des tumeurs ou à des altérations tissulaires [13].

Les tumeurs peuvent fréquemment s'ossifier. Les ostéonævus de Nanta seraient une des causes les plus fréquentes d'ossification secondaire. Il s'agit le plus souvent de nævus dermiques observés chez les femmes et généralement associés à une folliculite sous- ou périnævique. Les carcinomes basocellulaires, les pilomatricomes, les syringomes chondroïdes et les kystes kératinisants peuvent également être associés à des ostéomes. Dans tous ces cas, il s'agit d'une découverte fortuite à l'examen histopathologique, sauf dans le cas du pilomatricome dont la dureté et la couleur jaunâtre peuvent faire d'emblée évoquer l'ossification.

Diverses altérations tissulaires peuvent être en cause : insuffisance veineuse chronique des jambes, cicatrices chirurgicales ou de brûlures, morphées, lupus, pseudo-xanthome élastique. Les ostéomes postacnéiques (fig. 13.20) touchent volontiers les femmes et se traduisent par de multiples papules fermes du visage. Le traitement est difficile : applications de trétinoïne, incision-curetage, dermabrasion ou laser.

Ossifications cutanées primaires diffuses

Le syndrome d'Albright est une maladie autosomique dominante se traduisant à la naissance ou dès la petite enfance par l'apparition *d'ostéomes cutanés multiples* qui peuvent révéler la maladie. Ces ostéomes siègent volontiers sur le cuir chevelu, les régions périarticulaires et les extrémités. Ils sont associés à d'autres anomalies :

retard de croissance, obésité, faciès lunaire et brachydactylie. Cette ostéodystrophie héréditaire est en rapport avec une mutation d'un gène (*GNSA1*) codant pour la protéine Gsα du *récepteur à la parathormone* aboutissant à un défaut d'activation de l'adénylcyclase et se traduisant par une résistance périphérique à parathormone (pseudo-hypoparathyroïdie). L'expression de la maladie est différente selon le sexe du parent transmetteur et il existe des formes proches de la maladie d'Albright où la mutation du gène *GNSA1* est associée à la formation de *multiples ostéomes sans anomalies du morphotype (hétéroplasie osseuse progressive)* [14].

La fibrodysplasie ossifiante progressive (FOP) ou myosite ossifiante progressive (« maladie de l'homme de pierre ») est une maladie très rare du tissu conjonctif dont la transmission est autosomique dominante. Elle est caractérisée par une malformation congénitale des gros orteils associée à une ossification progressive de la peau, des muscles et des ligaments aboutissant à une ankylose très invalidante. Il existe dans cette maladie une mutation du gène (*ACVR1*) codant pour *un récepteur des protéines osseuses morphogénétiques* (BMP) et intervenant dans la régulation de l'ossification [15].

Ostéomes cutanés primitifs

Ils sont exceptionnels et peuvent être solitaires ou multiples. Les ostéomes solitaires sont des nodules durs ou des plaques qui peuvent se rencontrer chez le nourrisson (cuir chevelu) ou l'adulte sans anomalie du métabolisme phosphocalcique. Histologiquement, on observe un tissu osseux parfaitement différencié situé dans le derme ou l'hypoderme, parfois en connexion avec les follicules pilosébacés. Il existe aussi des ostéomes cutanés primitifs disséminés, soit localisés uniquement sur le visage mais sans lien avec une acné éventuelle [16], soit disséminés à l'ensemble du tégument pouvant être alors associés à des anomalies du squelette dans le cadre du syndrome COPS (*Calcinosis, Osteoma, Poikiloderma, Skeletal abnormalities*).

Divers

La présence d'os squelettique dans la peau est observée dans deux circonstances fréquentes : les *séquestres osseux* provenant de foyers d'ostéomyélite qui s'éliminent à travers la peau et les *exostoses sous-unguéales*. Par analogie avec les ostéomes et ossifications, on peut trouver du *cartilage* dans la peau, sous forme de chondromes solitaires ou de chondrosarcomes.

Le *syringome chondroïde* a la particularité unique d'avoir une origine sudorale et de posséder un stroma mucineux ou chondroïde (cartilagineux), dans lequel on peut même trouver des zones ossifiées.

RÉFÉRENCES

1. Reiter N. et coll., *J Am Acad Dermatol*. 2011, *65*, 1.
2. Reiter N. et coll., *J Am Acad Dermatol*. 2011, *65*, 15.
3. Alfrey A.C. et coll., *Kidney Int*. 2004, *90*, S13.
4. Ng A.T. et coll., *Dermatol Ther*. 2011, *24*, 256.
5. Boccara O. et coll., *Am J Dermatopathol*. 2010, *32*, 52.
6. Ichikawa S. et coll., *Am J Med Genet A*. 2010, *152A*, 896.
7. Moss J. et coll., *J Cutan Pathol*. 2006, *33*, 60.
8. Boulman N. et coll., *Semin Arthritis Rheum*. 2005, *34*, 805.
9. Noel B. et coll., *J Eur Acad Dermatol Venereol*. 2006, *20*, 707.
10. Nico M.M. et coll., *Pediatr Dermatol*. 2001, *18*, 227.
11. Saddic N. et coll., *Arch Dermatol*. 2009, *145*, 212.
12. Nigwekar S.U. et coll., *Am J Kidney Dis*. 2015, *66*, 133.
13. Conlin P.A. et coll., *Am J Dermatopathol*. 2002, *24*, 47.
14. Shore E.M. et coll., *N Engl J Med*. 2002, *346*, 99.
15. Shore E.M. et coll., *Nat Genet*. 2006, *38*, 525.
16. Thielen A.M. et coll., *J Eur Acad Dermatol Venereol*. 2006, *20*, 321.

13

13-6 Troubles héréditaires du tissu conjonctif

Le tissu conjonctif du derme et de l'hypoderme est le siège d'un grand nombre d'affections, souvent héréditaires, atteignant ses structures fibrillaires, polymères de collagène ou fibres élastiques, ou la substance interfibrillaire. La plupart de ces affections, caractérisées par *un trouble général des tissus conjonctifs* de l'organisme, ont des expressions cutanées qui mettent le dermatologiste en situation privilégiée de diagnostic.

Éléments de biologie

F. Antonicelli, F. Rongioletti

Architecture du derme et de l'hypoderme

Derme

C'est un tissu conjonctif différencié formé de deux zones qui se distinguent principalement par l'architecture des structures fibrillaires qui les composent.

Le derme papillaire ou derme superficiel est adjacent à la membrane basale de l'épiderme, des annexes et des vaisseaux. Il est constitué d'un réseau de fibres de collagène accompagnées de microfilaments contenant des quantités croissantes d'élastine sous la forme de fibres d'oxytalane et d'élaunine. Ces polymères sont fins et dirigés *perpendiculairement* à la membrane basale. Ils permettent sa mobilisation.

Le derme réticulaire est composé d'un réseau de faisceaux de polymères de collagène dense, ondulants, en général parallèles à la membrane basale. Le réseau des fibres élastiques qui sous-tend les ondulations des faisceaux de fibres de collagène entoure ces derniers et est ancré dans leur concavité. *Le derme réticulaire est la partie la plus résistante du derme.* La fonction de ces fibres est de donner au derme son épaisseur et sa résistance. La mobilité réduite du derme résulte du déplissement des ondulations des faisceaux des fibres de collagène permettant leur extension et leur retour à la position initiale par le jeu des fibres élastiques. Les constituants du derme et les cellules qu'il renferme assurent des fonctions diverses et essentielles telles que le soutien, la défense et la nutrition.

Hypoderme

Il est composé d'un réseau de fibres de collagène en feuillets, en majorité verticaux, entourant les lobules du tissu adipeux, ancrés à la base du derme réticulaire et s'étendant jusqu'au fascia ou au périoste sous-jacent. La mobilité verticale de l'hypoderme est moindre que sa mobilité latérale. Elle varie en fonction de l'organisation des travées qui représentent, dans certains endroits du corps, un caractère sexuel secondaire.

Dans ces diverses parties du derme et de l'hypoderme, le réseau des éléments fibrillaires est maintenu sous tension dans un *gel de glycosaminoglycanes et de protéoglycanes fortement hydratés*.

Cellules du tissu conjonctif dermique

Les cellules qui assurent la biosynthèse des éléments constitutifs du derme sont différenciées.

Fibroblaste/fibrocyte. C'est la cellule principale. Le terme de fibrocyte est moins utilisé que celui de fibroblaste que l'on a plutôt tendance à appliquer aux deux formes cellulaires. Le fibrocyte est une cellule d'origine mésenchymateuse correspondant à la forme adulte du fibroblaste, donc plus mature et ayant perdu une partie des fonctions de celui-ci, notamment en ce qui concerne ses activités de biosynthèse. Ces différences résultent très vraisemblablement de la nature des stimulus tels que les facteurs de croissance et de la nature de l'interaction médiée par les *intégrines*. Par exemple, les fibrocytes peuvent être activés par le TGF-β lors de la phase inflammatoire de la cicatrisation et exprimer l'α-*smooth muscle actin*, un marqueur spécifique des *myofibroblastes* favorisant la fermeture des plaies. Une conséquence de ces interactions est que le profil d'expression des collagènes et des protéoglycanes par les fibrocytes est différent de celui des fibroblastes [1]. Fibrocyte est aussi le terme médical pour une cellule qui produit du tissu fibreux.

Dendrocytes. Ce sont des cellules fusiformes du derme dont certaines expriment comme marqueur le facteur XIIIa de la coagulation, une transglutaminase, et seraient de la lignée monocytaire. Plusieurs autres types de dendrocytes ont été identifiés, dont un type CD1a+, qui a des capacités de présentation des antigènes.

Produits de synthèse des cellules du derme

Ce sont les différents types de collagène organisés sous une forme polymérique, la fibrilline, la fibuline et d'autres glycoprotéines composant les microfibrilles de support des fibres élastiques, l'élastine, différents types de glycosaminoglycanes et de protéoglycanes, des glycoprotéines comme la fibronectine et la ténascine, protéines intervenant dans l'adhésion cellulaire et de multiples enzymes lytiques, les métalloprotéases matricielles et diverses sérine-protéases, responsables de la dégradation des macromolécules de l'espace extracellulaire [2, 3].

Collagènes. En termes de composition chimique, le derme est principalement composé de collagène de type I (entre 70 et 85 %), de collagène de type III (15 à 20 %) et de collagène de type V (2 à 5 %), mais aussi de collagène de type VI qui assure la structuration de l'espace interfibrillaire. Les fibres isolées de collagène de type III forment les fibres réticulaires au niveau de la jonction dermo-épidermique, et sont observées après coloration à l'argent. La jonction dermo-épidermique contient les collagènes de la membrane basale (type IV), d'ancrage (type VII) et transmembranaire (type XVII ou BP180). Le collagène de type VII forme les fibres d'ancrage de la membrane basale au derme superficiel (*cf.* chapitre 7). Les collagènes fibrillaires dermiques sont associés à des *collagènes non fibrillaires* FACIT (*Fibril Associated Collagen with Interrupted Triple helixes*) tels que les collagènes de types XII, XIV et XVI [4]. Ces collagènes s'auto-assemblent pour former des réseaux tridimensionnels qui donnent à la peau son intégrité et sa force de résilience.

Fibres élastiques. Les trois sortes de fibres, fibres oxytalanes, fibres d'élaunine et fibres élastiques matures, sont définies en fonction de leur contenu en microfibrilles faites de *fibrilline-1* et en un composé amorphe additionnel, l'élastine. Les fibres élastiques matures présentent une densité élevée en élastine et sont localisées au niveau du derme réticulaire. Elles se prolongent dans le derme papillaire sous la forme d'arborescences verticales dans la peau jeune. À mesure que ces fibrilles se rapprochent de la membrane basale, la concentration en élastine associée aux microfibrilles se réduit pour former les fibres d'élaunine (fibres élastiques immatures) et finalement l'élastine est absente dans les fibres d'oxytalane exclusivement constituées de microfibrilles de fibrilline. Ces dernières s'arborisent et se mêlent aux éléments constitutifs de la membrane basale. La fonction principale des fibres élastiques est de donner à la peau son élasticité et sa résilience, permettant à la peau de reprendre sa forme originelle après étirement.

Acide hyaluronique. Les fibres de collagène et les fibres élastiques du derme sont incluses dans la substance fondamentale composée d'un mélange complexe de protéoglycanes, de glycoprotéines, d'eau et d'acide hyaluronique synthétisés en grande partie par les fibroblastes. L'acide hyaluronique est un glycosaminoglycane de très grande taille, largement hydraté, il se trouve en concentration importante dans le derme. Il s'associe à un axe protéique, principalement la *décorine* et le *biglycane*, pour former des protéoglycanes, molécules de taille moyenne associées aux fibres de collagène pour en régler le calibre. Dans la peau, ces molécules comblent les espaces intercellulaires et participent à l'hydratation et la cohésion des tissus. Divers héparanes sulfates sont associés aux membranes cellulaires des cellules mésenchymateuses. Leur récepteur cellulaire est le CD44 dont le rôle est important dans certains processus tumoraux ou dégénératifs impliquant le derme.

Enzymes. L'édification des macromolécules constitutives des tissus conjonctifs fait appel à la synthèse de nombreux types de polypeptides dont les gènes sont en grande partie connus. La synthèse de l'ensemble des protéines, l'édification des différents types de collagène et de l'élastine requièrent des systèmes enzymatiques particuliers tels ceux qui permettent l'*hydroxylation* de la proline en hydroxyproline et de la lysine en hydroxylysine, la *glycosylation* de l'hydroxylysine et l'*oxydation* de certains résidus de lysyl et d'hydroxylysyl en dérivés aldéhydiques. Ces modifications interviennent dans la formation des liaisons intermoléculaires. Les chaînes vont ensuite s'unir en une triple hélice (procollagène) comportant aux deux extrémités des extensions plus ou moins globulaires qui seront coupées au moment de la sécrétion, au niveau de la membrane cellulaire, par des protéases spécifiques que l'on appelle les pro-collagène-peptidases (ou propeptidases) N- et C-terminales (ADAMTS2 et 14, BMP1), pour ne laisser sortir de la molécule que le tropocollagène. Dans la cellule, les propeptides empêchent la formation des fibrilles qui ne peuvent se constituer que dans l'espace extracellulaire. La nature chimique de ces enzymes et la structure de leurs gènes sont largement connues à l'heure actuelle.

Métalloprotéases matricielles. Elles représentent une famille d'une vingtaine d'enzymes assurant la dégradation des différents éléments de la matrice extracellulaire. Les *collagénases (MMP-1, -8 et -13)* sont les principales enzymes capables de dégrader les collagènes fibrillaires ; les *gélatinases (MMP-2 et -9)* présentent une activité élastolytique importante tout comme la *métallo-élastase (MMP-12)*. Les *stromélysines (MMP-3 et -10)* dégradent diverses glycoprotéines et certains protéoglycanes [5]. Certaines des protéases ont une liaison membranaire (MT-MMP). En plus de dégrader des collagènes et autres molécules de la matrice extracellulaire, la MT1-MMP ou MMP-14 a largement été impliquée dans l'activation d'autres MMP et surtout dans la progression tumorale. L'activité des MMP est inhibée par des inhibiteurs tissulaires spécifiques (les TIMP : *Tissue Inhibitors of Metalloproteinases*) dont il existe quatre formes différentes. Les MMP jouent un rôle majeur dans la pathogénie de multiples affections inflammatoires (anévrismes, ulcères de jambes, etc.), dans la progression néoplasique et la photosénescence (*cf.* chapitre 18).

Intégrines. Les cellules du tissu conjonctif sont attachées à leur support par l'intermédiaire de protéines transmembranaires, les intégrines, et par les héparanes sulfates. Par ces liaisons, elles perçoivent des messages dépendant de la nature chimique de leur entourage mais également et surtout des *informations mécaniques*. Les intégrines sont des hétérodimères composés d'une chaîne α associée à une chaîne β, et leur combinaison permet la formation d'au moins 24 assemblages différents à ce jour. Elles présentent toutes un domaine extracellulaire assurant la reconnaissance d'une macromolécule extracellulaire déterminée, un segment transmembranaire et un court domaine intracellulaire. Ce dernier permet la transduction de l'information à l'intérieur de la cellule. D'une structure stable d'ancrage aux hémidesmosomes, basée principalement sur le complexe laminine 332/intégrine α6β4, la cellule doit transiter vers un système d'adhésion dynamique impliquant les intégrines contenant la sous-unité β1 [3]. Ces intégrines jouent un rôle dans la *migration cellulaire* en modulant des cascades de phosphorylations aboutissant à un remodelage du cytosquelette d'actine, des plaques d'adhésion focales (*cf.* chapitre 7). Par les intégrines, la matrice extracellulaire intervient dans la régulation de la forme des cellules, la migration cellulaire, la prolifération cellulaire, la survie cellulaire ou l'apoptose et dans la *régulation de la synthèse* de macromolécules de la matrice extracellulaire ainsi que dans celles impliquées dans leur dégradation. La signalisation par les intégrines collabore avec les signaux transmis par les molécules solubles (cytokines et facteurs de croissance), perçus par des récepteurs membranaires spécifiques, dans le contrôle des fonctions cellulaires par l'intermédiaire des *GTPases des familles Ras et Rho*.

RÉFÉRENCES

1. Bianchetti L. et coll., *J Cell Mol Med.* 2012, *16*, 483.
2. Breitkreutz D. et coll., *Biomed Res Int.* 2013, *2013*, 179784.
3. Mouw J.K. et coll., *Nat Rev Mol Cell Biol.* 2014, *15*, 771.
4. Naylor E.C. et coll., *Maturitas.* 2011, *69*, 249.
5. Martins V. et coll., *Cell Tissue Res.* 2013, *351*, 255.

Maladies du tissu conjonctif

Les maladies héréditaires du tissu conjonctif comprennent un groupe hétérogène de maladies caractérisées par une anomalie des fibres de collagène, de la réticuline, des fibres élastiques ou encore de la matrice extracellulaire. Le spectre des manifestations cliniques est large. Il existe plus de 200 maladies héréditaires touchant le tissu conjonctif. À une extrémité du spectre, les manifestations cliniques peuvent être discrètes et limitées à un seul organe tel que la peau, tandis qu'à l'autre extrémité il existe des pathologies multisystémiques sévères pouvant constituer un risque accru de décès et de morbidité [1]. En effet, *la composition du tissu conjonctif normal varie d'un tissu à l'autre*, soit par rapport aux éléments spécifiques présents – tels que le collagène, l'élastine, la fibrilline, la fibuline, la ténascine –, soit encore par rapport à leur proportion relative. Parce que chacun de ces éléments contribue à la formation et à la composition du tissu conjonctif dans un nombre d'organes différents du corps, des défauts génétiques dans un seul composant du tissu conjonctif peuvent se manifester dans plus d'un organe. Il en résulte un *chevauchement de symptômes cliniques multisystémiques* qui rend le diagnostic d'une entité particulièrement difficile [2]. La plupart de ces affections ont des manifestations cutanées, qui mettent le dermatologiste en situation privilégiée de diagnostic. Les progrès récents de la biologie moléculaire ont permis l'identification d'anomalies génétiques dans un grand nombre de ces affections [3].

13-6 Tissu conjonctif et dermatoses de surcharge

Troubles héréditaires du tissu conjonctif

Le tableau 13.5 reprend les affections où l'atteinte cutanée peut soit apporter des éléments diagnostiques utiles soit constituer une manifestation majeure de la maladie.

Tableau 13.5 Principales maladies héréditaires du tissu conjonctif à expression cutanée

Altérations des fibres de collagène	Syndrome d'Ehlers-Danlos (6 types principaux) Ostéogenèse imparfaite (9 types) Déficit en prolidase
Altérations des fibres élastiques	Maladie de Marfan Homocystinurie *Cutis laxa* (3 types) Pseudo-xanthome élastique Syndrome de Buschke-Ollendorff
Altérations des protéoglycosaminoglycanes	Mucopolysaccharidoses (12 types) Nævus mucineux

Altérations des fibres de collagène

F. Rongioletti, E. Sprecher

Ces affections peuvent résulter d'altérations du collagène ou d'autres molécules intervenant dans ses fonctions.

Syndromes d'Ehlers-Danlos

Le syndrome d'Ehlers-Danlos (SED) est le terme utilisé pour un groupe de troubles génétiques rares du tissu conjonctif caractérisés par la présence d'une hyperextensibilité cutanée, une hypermobilité articulaire, et une fragilité tissulaire. La fréquence des syndromes d'Ehlers-Danlos est de 1 sur 5 000. Les différentes formes du syndrome sont diagnostiquées sur la base de l'histoire familiale, de critères cliniques, notamment le spectre et la sévérité de l'atteinte de différents organes comme la peau, les articulations, le squelette et l'appareil cardiovasculaire, ainsi que sur les analyses génétiques [4]. La base génétique pour la plupart des types de SED a été définie.

Classification

La classification de Villefranche pour le syndrome d'Ehlers-Danlos, qui a été adoptée en 1998, définit *six grands sous-types* basés sur les caractéristiques cliniques, le mode de transmission et les tests biochimiques et génétiques [5]. Cette nomenclature révisée a remplacé la classification antérieure comportant plus de 10 différents types (p. ex. SED type I) (tableau 13.6) [6].

Les diagnostics cliniques reposent sur des critères majeurs et mineurs, qui diffèrent selon le type de SED. Les patients peuvent néanmoins avoir des caractéristiques supplémentaires de différents types avec des chevauchements, qui restent difficilement classables [7]. Les formes classiques, hypermobiles et vasculaires sont les plus fréquentes. D'autres formes, qui sont plus rarement observées, comprennent notamment la forme spondylocheirodysplasique et la forme musculocontracturale [8, 9].

Clinique et diagnostic

SED classique

Le SED classique, dont la gravité est variable, inclut actuellement les formes anciennement dénommées SED *gravis* (SED I) et SED *mitis* (SED II) [5]. L'atteinte cutanée constitue le signe clinique majeur. Le type *gravis* (± 45 % des patients) est caractérisé par une laxité cutanée et articulaire plus sévère que le type *mitis* (± 35%). La prévalence du SED classique est estimée à 1/20 000 [6].

La peau est très élastique, hyperextensible. Sa traction induit un pli anormalement grand qui disparaît dès que la peau est relâchée. La paupière supérieure peut être facilement retournée (signe de Metenier). La peau est *veloutée* et fragile : le moindre traumatisme provoque des plaies avec apparition de cicatrices larges, atrophiques, « papyracées », cela surtout au niveau des reliefs osseux, comme les genoux, les coudes, la région tibiale (fig. 13.21). Les autres manifestations cutanées incluent les *papules piézogéniques* (hernies ou protrusions graisseuses sur le bord interne et externe du pied) et les *pseudo-tumeurs molluscoïdes* (nodules violacés, arrondis, de 1 à 2 cm, localisés sur les proéminences osseuses).

Tableau 13.6 Classification et manifestations cliniques du syndrome d'Ehlers-Danlos

Type	Hérédité/gène/protéine	Caractère de peau	Hypermobilité articulaire*	Altération d'autres organes
Classique (type I, type II)	AD/COL5A1, COL5A2/collagène V	Veloutée Hyperextensible +++ Contusions ++ Cicatrices papyracées Pseudo-tumeurs molluscoïdes	G ++/+++ P ++/+++	Rupture prématurée des membranes fœtales Varices et hernies +/+++ Valvulopathie Scoliose basse Hémorragies intramusculaires
Hypermobile (type III)	AD/inconnu	Veloutée	G +++ P ++	Luxations fréquentes Douleurs articulaires
Vasculaire (type IV)	AD/COL3A1/collagène III	Fine Transparente Ecchymoses et hématomes +++	G − P +	Ruptures artérielles Ruptures intestinales Parodontopathie possible
Cyphoscoliotique (type VI)	AR// PLOD1/lysyl-hydoxylase	Veloutée Hyperextensible +++	G ++ P ++	Scoliose Fragilité oculaire Cornée petite, kératocône
Arthrochalasique (type VIIA et B)	AD/COL1A1, COL1A2/collagène I	Veloutée	G +++ P +++	Luxation des hanches Hypermobilité articulaire avec subluxations récurrentes Petite taille
Dermatosparaxie (type VIIC)	AR/ADAMTS2/procollagène-peptidase	Veloutée laxe Extrêmement fragile	G − P ++	Hernie Sclérotiques bleues

* G : grosses articulations ; P : petites articulations.

Troubles héréditaires du tissu conjonctif

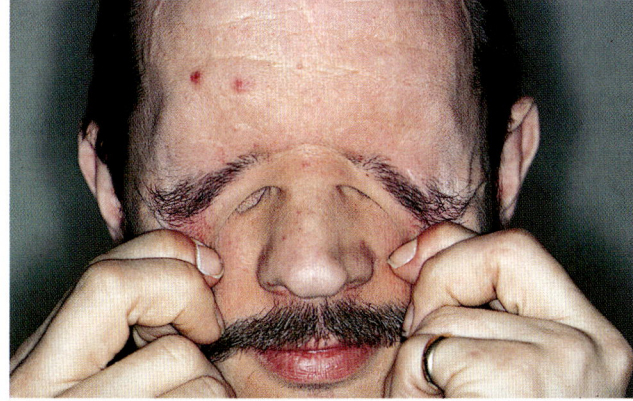
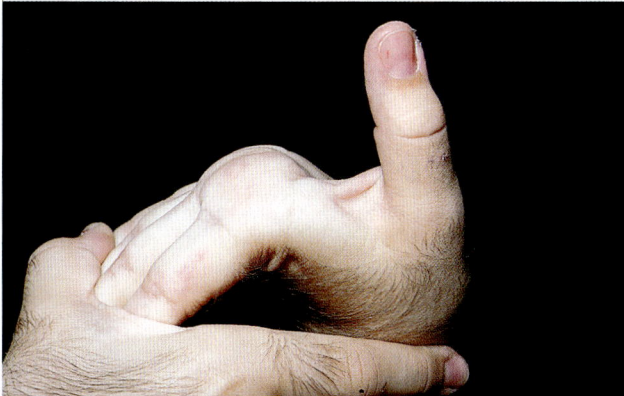
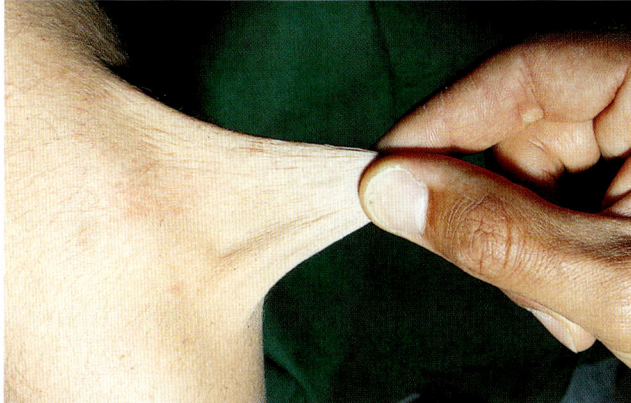

Fig. 13.21 Syndrome d'Ehlers-Danlos classique. Noter l'hyperextensibilité cutanée et articulaire.

L'hypermobilité des petites et des grosses articulations se manifeste par exemple au niveau des doigts, des genoux ou encore des coudes. Elle peut être confirmée par des manœuvres spécifiques (obtention d'une extension complète des doigts, pouce en extension jusqu'au contact de l'avant-bras, poignet en rectitude ou encore faculté de toucher le sol, jambes tendues avec la paume des mains). Les subluxations articulaires, qui surviennent même spontanément ou à la suite de traumatismes mineurs, sont fréquentes et touchent l'épaule, la rotule, les mains, les pieds, ou la hanche. Elles sont souvent peu douloureuses et spontanément réductibles.

Les symptômes additionnels incluent la fatigue, le développement de hernies, et de prolapsus utérin. Les complications cardiovasculaires sont rares. Un pneumothorax spontané, des diverticules gastro-intestinaux et de la vessie peuvent se développer.

Le diagnostic est établi sur la base de trois critères majeurs : hyperextensibilité de la peau, cicatrices larges et atrophiques et hypermobilité articulaire. Le diagnostic peut être confirmé par *séquençage des gènes* COL5A1 *et* COL5A2 [5]. Des études récentes suggèrent que le phénotype clinique variable du SED classique (avec manifestations cutanées isolées *versus* hypermobilité articulaire avec signes cutanés variables) est en relation avec des mutations distinctes ayant des répercussions sur des voies moléculaires différentes.

SED hypermobile

Les principales caractéristiques du SED hypermobile (anciennement SED III) comprennent l'hypermobilité des grandes et petites articulations avec des *luxations très fréquentes* et des *douleurs articulaires chroniques*, qui parfois ressemblent à la fibromyalgie. Les patients peuvent également développer une scoliose et une arthrose précoce. La fréquence de la forme hypermobile de SED est inconnue ; les estimations varient entre 1/20 000 et 1/5 000 [9].

Les altérations cutanées sont généralement absentes ou modestes par rapport au SED classique. La peau est douce et lisse (mais pas veloutée) et son hyperextensibilité est faible. La cicatrisation des plaies est normale et il n'y a pas de pseudo-tumeurs molluscoïdes.

Des complications cardiovasculaires, un syndrome du côlon irritable, une dysfonction du système autonome, y compris un syndrome de tachycardie posturale orthostatique et une acrocyanose posturale, peuvent se développer.

Le test génétique n'est pas disponible.

SED vasculaire

La forme vasculaire du SED (SED IV) qui atteint 4-6 % des patients, est potentiellement mortelle, et diffère des formes classiques et hypermobiles pour le risque accru de *rupture spontanée vasculaire* (artère iliaque, artère splénique, artères rénales) ou viscérale (intestin, utérus gravide) et l'absence d'une hyperextensibilité articulaire [10].

La peau est mince, translucide et fragile mais pas hyperextensible et les vaisseaux sous-jacents sont visibles. Les cicatrices atrophiques sont augmentées. Les ecchymoses spontanées et les varicosités sont fréquentes (fig. 13.22). Une déhiscence des plaies peut se produire après des interventions chirurgicales. Les patients ont également une petite taille et des anomalies squelettiques telles que le pied bot et la dislocation de la hanche. L'aspect du visage est caractéristique : visage mince, grands yeux, lèvres et nez minces.

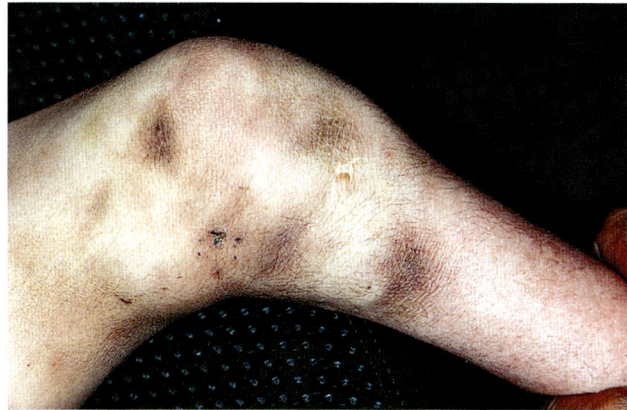

Fig. 13.22 Syndrome d'Ehlers-Danlos vasculaire chez un enfant de 5 ans : ecchymoses et hématomes avec hyperpigmentation après traumatisme mineur.

Le diagnostic peut être confirmé par séquençage de l'ADN du gène *COL3A1*.

SED cyphoscoliotique

La forme cyphoscoliotique du SED (anciennement SED VI), qui atteint 2 % des patients, se présente chez les nouveau-nés par une hypotonie musculaire associée à une laxité articulaire [11]. La cyphoscoliose est un symptôme constant qui peut se manifester à la naissance et entraîner des complications respiratoires. Les patients atteints de cette forme présentent une hypermobilité articulaire et peuvent développer des luxations récurrentes.

La peau est hyperextensible et typiquement veloutée, pâle et translucide, avec une mauvaise cicatrisation. Une fragilité vasculaire peut produire des ruptures vasculaires spontanées. *L'atteinte oculaire* (fragilité sclérale, rupture du globe oculaire, kératocône, décollement de la rétine et glaucome) est caractéristique, contrairement à la plupart des autres formes de SED. La prévalence est estimée à 1/100 000.

Le diagnostic peut être effectué par la mesure du rapport de lysylpyridinoline à l'hydroxylysylpyridinoline dans les urines. L'analyse du gène *PLOD1* qui code l'enzyme procollagène-lysine, 2-oxoglutarate 5-dioxygénase 1 est décisive.

SED arthrochalasique

Le SED arthrochalasique (anciennement VIIA, VIIB) est caractérisé par une hypermobilité avec *subluxations récurrentes, des dislocations congénitales de la hanche*, des contractures des extrémités, une scoliose dorsolombaire, une petite taille (due à une complication de la scoliose), une hypotonie musculaire et des fractures fréquentes [12]. La peau est fragile et hyperélastique, et peut avoir une texture pâteuse. Cette forme est extrêmement rare et sa fréquence est inconnue. Le diagnostic est posé cliniquement sur la présence d'une hypermobilité articulaire généralisée sévère avec luxations récidivantes et luxation congénitale de la hanche.

Le diagnostic peut être confirmé par analyse des gènes *COL5A1* et *COL5A2*.

SED dermatosparactique

Les manifestations cliniques comprennent une fragilité sévère de la peau qui a une texture veloutée, des ecchymoses et de grandes hernies. Une coloration bleue des sclérotiques peut être présente. Sa fréquence est inconnue. Le diagnostic est effectué par séquençage du gène *ADAMTS2*.

Autres formes très rares de SED

Plusieurs ont été décrites [4-7]. Parmi celles-ci :

– le **SED spondylo-cheiro-dysplasique**, de transmission autosomique récessive, se caractérise par une petite taille, une peau veloutée, hyperextensible, mince avec des veines saillantes, un retard de la cicatrisation avec cicatrices atrophiques, des sclères bleues, une hypodontie, une laxité articulaire et des altérations du squelette. Les tests de laboratoire montrent que le rapport de la lysylpyridinoline à l'hydroxylysylpyridinoline dans l'urine est élevé par rapport à la normale. La recherche de mutations dans le gène *SLC39A13* est actuellement possible ;

– le **SED musculo-contractural**, de transmission autosomique récessive, inclut une dysmorphie faciale, une arthrogrypose, un pied bot, une cyphoscoliose sévère, une hypotonie et une peau mince hyperextensible avec des ecchymoses, des cicatrices atrophiques avec laxité articulaire. Le séquençage du gène *CHST14* est disponible ;

– les **SED type progéroïde I et type II** sont causés par des mutations bi-alléliques du gène *B4GALT7* et du gène *B3GALT6*, respectivement. Ces formes de SED sont caractérisées par un aspect vieilli, un retard de la croissance avec petite taille, une dysmorphie corporelle, des anomalies de la cicatrisation, une laxité cutanée et articulaire, et des anomalies squelettiques. Les gènes en cause codent pour des enzymes impliquées dans la synthèse de composants de la matrice extracellulaire (glycosaminoglycanes et protéoglycanes) ;

– le **SED associé à un déficit de la ténascine** est dû à des mutations dans le gène *TNXB*. La ténascine est une protéine importante pour la fonction des fibres élastiques et du collagène. Cette forme de SED se caractérise par une peau veloutée et hyperextensible, par une fragilité cutanée avec apparition d'ecchymoses, mais il n'y a pas de cicatrices pathologiques ou d'anomalies de la cicatrisation. Des anomalies du développement du tractus urogénital (et/ou cardiaque) sont observées ainsi que des signes myopathiques.

Histologie

La biopsie n'est pas spécifique dans les diverses formes de SED sauf en microscopie électronique. Cette dernière révèle des polymères en hiéroglyphes dans la forme de SED dermatosparactique (ancien type VIIC). Les fibres de collagène sont anormales sur le plan fonctionnel, mais ont une apparence normale, parfois irrégulière sur le plan morphologique (de calibre ou de forme).

Traitement

Aucun médicament n'est actuellement disponible pour traiter le SED, qui est une maladie handicapante avec des morbidités parfois sévères. Il est essentiel de mettre en place toute mesure capable de soulager certains symptômes et de prévenir les complications (articulaires, vasculaires, algies, syndrome hémorragique, etc.). Les traumatismes physiques jouent un rôle déclenchant. Les manipulations vertébrales et des membres sont interdites. Une prise en charge par la médecine physique (avec massage spécifique, orthèses de stabilisation, ceinture lombopelvienne, etc.) visant à l'amélioration de l'état fonctionnel s'impose. La peau doit être bien protégée (agressions physiques, soleil, chaleur, brûlures). Chaque intervention chirurgicale doit être bien évaluée en fonction de l'importance de l'atteinte cutanée et de la fragilité vasculaire. Des précautions particulières peuvent être nécessaires pour la cicatrisation des plaies chez les patients atteints d'hyperélasticité et fragilité cutanée.

Autres maladies avec altérations des fibres de collagène

Ostéogenèse imparfaite (maladie « des os de verre »). Cette affection héréditaire rare du tissu conjonctif a différentes présentations phénotypiques. Sa prévalence est estimée entre 1/10 000 et 1/20 000 [13]. Le dermatologue sera consulté en raison d'un tableau clinique qui associe à une fragilité osseuse responsable de *fractures* multiples à une *peau fine* avec ou sans *altérations dentaires* (dents opalescentes), une hypermobilité articulaire, une sclérose de l'appareil auditif et des sclères bleutées. L'ostéogenèse imparfaite est classée en neuf sous-types majeurs (tableau 13.7) sur une base génétique ainsi que sur les caractéristiques cliniques et radiologiques.

Le diagnostic doit être envisagé chez tout patient ayant une fragilité osseuse et une des manifestations cliniques suivantes : petite taille, scoliose, déformations du crâne, sclérotiques bleutées, surdité, troubles dentaires, augmentation de la laxité des ligaments et de la peau, et lésions ecchymotiques fréquentes [14].

Déficit en prolidase. Dans cette affection très rare de transmission autosomique récessive, l'absence d'activité de l'enzyme exopeptidase-prolidase est responsable d'une excrétion massive des imidodipeptides (comme la proline ou l'hydroxyproline) dans l'urine. Ce défaut enzymatique, qui touche le métabolisme du collagène, s'accompagne typiquement du développement d'*ulcères chroniques* des membres inférieurs dès le jeune âge [15], ainsi que de cicatrices atrophiques, de lésions eczématiformes, de télangiectasies, et de lésions purpuriques. Parmi les autres manifestations, il y a une dysmorphie faciale, une splénomégalie, des infections récurrentes, et une petite taille. Une association avec le lupus érythémateux systémique a été décrite [16].

Épidermolyses bulleuses. Le groupe des épidermolyses bulleuses héréditaires est discuté au chapitre 7-2. Les épidermolyses bulleuses dystrophiques sont dues à des mutations touchant le gène *COL7A1* codant pour le collagène de type VII. Ces mutations sont responsables d'anomalies qualitatives et quantitatives des fibrilles d'ancrage, compromettant ainsi la cohésion derme-épiderme. Il existe une corrélation génotype-phénotype pour ce groupe de maladies. Certaines formes d'épidermolyse bulleuse jonctionnelle (forme

Tableau 13.7 Ostéogenèse imparfaite

Type	Hérédité	Sévérité	Fractures	Déformation de l'os	Taille	Trouble dentition	Sclérotique	Surdité
I	AD (*COL1A1/COL1A2*)	Légère	Variables	Rare	Normale	Rare	Bleue	50 %
II	AD (IIA – *CO1A1/COL1A2*) Rarement AR	Létale à la naissance	Multiples	Sévère	Réduite		Bleu foncé	Non
III	AD (*COL1A1* ou *COL1A2*)	Grave	Fréquentes	Modérée à sévère	Petite	Oui	Bleue	Oui
IV	AD (*COL1A1* ou *COL1A2*)	Légère/moyenne	Multiples	Fréquente (légère)	Normale/réduite	±	Normale ou grise	Rare
V	AD (*IFITM5*)	Moyenne	Multiples avec cal hypertrophique	Modérée	Variable	Non	Normale	Non
VI	AR (*SERPINF1*)	Modérée	Multiples	Nanisme rhizomélique	Moyenne	Non	Normale	Non
VII	AR (*CRTAP*)	Modérée	Multiples	Oui	Moyenne	Non	Normale	Non
VIII	AR (*LEPRE1*)	Létale/grave	Multiples	Modérée à sévère	Nanisme	Non	Normale	Non
IX	AR (*PPIB*)	Létale/grave	Multiples	Modérée à sévère	Nanisme	Oui	Bleue	Non

localisée, forme généralisée de sévérité variable, forme à survenue retardée) peuvent être causées par des mutations dans le gène *COL17A* codant pour le collagène XVII (appelé plus fréquemment antigène de la pemphigoïde bulleuse 180, BP180 ou BPAG2), un composant transmembranaire des hémidesmosomes.

Syndrome d'Alport. Il s'agit d'une maladie héréditaire avec atteinte des reins (hématurie, protéinurie, insuffisance rénale), de l'oreille interne (surdité) et des yeux (lenticône antérieur, myopie, cataracte) [17]. Il est dû à des mutations dans les gènes *COL4A3*, *COL4A4* ou *COL4A5* codant pour les chaînes α3, α4 ou α5 du collagène IV, respectivement. Le collagène IV formé par ces chaînes est un composant important de la membrane basale de plusieurs structures, comme les glomérules rénaux, le cristallin ou la cornée. Les mutations dans le gène *COL4A5*, qui est situé sur le chromosome X, sont responsables des formes liées à l'X, les plus fréquentes. Les mutations du *COL4A3* ou *COL4A4* sont en revanche responsables des formes autosomiques. L'étude en immunofluorescence de l'expression de la chaîne α5 du collagène IV dans une *biopsie cutanée* est très utile pour le diagnostic de ce syndrome, permettant d'éviter la biopsie rénale dans environ 75 % des cas.

RÉFÉRENCES

1. Uitto J., *Invest Dermatol*. 2012, *132*, 2485.
2. Vanakker O. et coll., *Annu Rev Genomics Hum Genet*. 2015, *16*, 229.
3. Colombi M. et coll., *Am J Med Genet C Semin Med Genet*. 2015, *169C*, 6.
4. Malfait F. et coll., *Adv Exp Med Biol*. 2014, *802*, 129.
5. Sobey G., *Arch Dis Child*. 2015, *100*, 57.
6. Byers P.H. et coll., *Matrix Biol*. 2014, *33*, 10.
7. De Paepe A. et coll., *Clin Genet*. 2012, *82*, 1.
8. Byers P.H. et coll., *J Invest Dermatol*. 2012, *1*, E6.
9. Castori M., *G Ital Dermatol Venereol*. 2013, *148*, 13.
10. Abayazeed A. et coll., *J Radiol Case Rep*. 2014, *8*, 63.
11. Rohrbach M. et coll., *Orphanet J Rare Dis*. 2011, *23*, 46.
12. Klaassens M. et coll., *Clin Genet*. 2012, *82*, 121.
13. Van Dijk F.S. et coll., *Am J Med Genet A*. 2014, *164A*, 1470.
14. Biggin A. et coll., *Curr Osteoporos Rep*.2014, *12*, 279.
15. Solak B. et coll., *Int J Low Extrem Wounds*. 2015, *14*, 92.
16. Butbul Aviel Y. et coll., *Pediatr Rheumatol Online J*. 2012, *10*, 18.
17. Kruegel J. et coll., *Nat Rev Nephrol*. 2013, *9*, 170.

Maladies des fibres élastiques

F. Rongioletti, E. Sprecher, L. Borradori, L. Martin

Ces affections, qui résultent d'une altération primaire ou secondaire des microfibrilles ou de l'élastine [1], comportent des altérations cutanées, qui peuvent aussi être observées dans le cadre du vieillissement cutané, mais également d'une atteinte des organes internes (de manière variable).

Pseudo-xanthome élastique

Il s'agit d'une maladie génétique *métabolique* responsable secondairement d'une fragmentation et d'une minéralisation des fibres élastiques au niveau de la peau, des yeux et du système cardiovasculaire.

Environ 90 % des patients atteints de PXE sont porteurs de mutations du gène *ABCC6* codant une protéine de transport transmembranaire principalement exprimée dans le foie [2-4]. La (ou les) substance(s) sécrétée(s) des hépatocytes vers le sang par cette protéine de transport reste(nt) inconnue(s). Il a toutefois été récemment montré que *ABCC6* contrôlait l'efflux d'ATP vers le sang. L'ATP est dégradée en pyrophosphate inorganique, un puissant anticalcifiant. Le déficit en *ABCC6* conduit donc, au cours du PXE, à une minéralisation ectopique des tissus conjonctifs [5].

L'hérédité du PXE est de type autosomique récessif [2, 3]. Les observations antérieures suggérant une transmission autosomique dominante avec présence de la maladie dans deux générations successives sont dues à des cas de pseudo-dominance. L'incidence calculée du PXE est de 1/25 000 à 1/50 000 [2, 3].

Des tableaux à type de PXE (*cf. infra*) sont aussi observés chez des malades souffrant de *thalassémie bêta* n'ayant pas de mutations dans *ABCC6*, chez des troalades ayant un déficit en facteurs de coagulation dépendants de la vitamine K (*PXE variant*) ou encore au cours de la *calcification artérielle généralisée infantile*. Récemment, une classification basée sur les différents types génétiques de PXE a été proposée (tableau 13.8).

13-6 Tissu conjonctif et dermatoses de surcharge

Troubles héréditaires du tissu conjonctif

Tableau 13.8 Manifestations cliniques et atteintes d'organes dans les différents types génétiques de PXE

Type	Atteintes d'organes	Corrélation clinicopathologique
ABCC6 (MIM 603234)	Peau, yeux, artères	Apparition à l'adolescence, évolution lente avec minéralisation progressive ; perte de la vision centrale ; manifestations cardiovasculaires
ENPP1 (MIM 208000)	Artères	Minéralisation prénatale ou postnatale précoce ; décès avant l'âge de 1 an
GGCX (MIM 610842)	Peau	Peau d'orange généralisée (à type de cutis laxa) ; fibres élastiques calcifiées dans le derme moyen défaut de coagulation vitamine K-dépendante

Signes cutanés

Ce sont l'une des manifestations principales du PXE (fig. 13.23). Ils se constituent *progressivement* dans les deux premières décennies de la vie. L'examen retrouve des papules couleur chair ou jaunâtre, à disposition parfois linéaire ou qui confluent en plaques. Ces lésions, qui sont *mieux visibles lorsque la peau est étirée*, touchent la face latérale du cou, les aisselles, les plis des coudes, les plis inguinaux ou encore la région périombilicale. La peau manque d'élasticité à ces endroits.

Quand ces altérations sont observées sur le cou ou dans les plis d'un enfant ou d'un adulte jeune, le diagnostic est rapidement évoqué. En revanche, chez l'adulte et le sujet âgé, ces altérations sont plus difficiles à distinguer du (photo-) vieillissement *physiologique cutané* (*cf.* chapitre 18-4) ou d'un autre *trouble des fibres élastiques* [6]. L'*atteinte des muqueuses orales est fréquente*, avec souvent des *papules jaunâtres à la face interne de la lèvre inférieure*, qui permettent d'orienter le diagnostic.

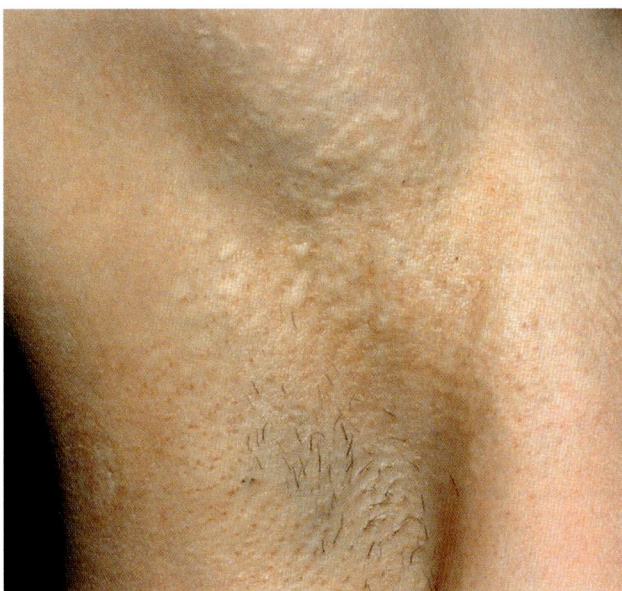

Fig. 13.23 Pseudo-xanthome élastique.

La sévérité des signes cutanés et extra-cutanés est extrêmement variable, y compris dans une même famille. Certains hétérozygotes développent également des signes discrets de la maladie, qui est généralement bénigne et d'apparition tardive. Des formes de PXE sans manifestations cutanées sont possibles.

Signes extracutanés

Le pseudo-xanthome élastique comporte des atteintes oculaires, vasculaires et digestives, qui déterminent toute la gravité et le pronostic de la maladie.

L'atteinte oculaire se manifeste par une baisse de l'acuité visuelle due à des ruptures de la membrane de Bruch, qui est épaissie, fragile et calcifiée et à des altérations de l'épithélium pigmenté. L'ophtalmoscopie retrouve dans 85 % des cas des *stries angioïdes*, un aspect de peau d'orange, et plus rarement et chez l'adulte une membrane néovasculaire choroïdienne. L'évolution peut se faire vers la cécité centrale. Le champ visuel périphérique est préservé.

L'atteinte vasculaire se manifeste par une symptomatologie d'*artériopathie périphérique précoce* des membres inférieurs (jusqu'à 30 % des cas selon les séries) avec calcification de l'arbre artériel et occasionnellement d'une maladie coronarienne (6-10 % des cas). Les complications cardiologiques graves sont très rares.

L'atteinte digestive se traduit par des *hémorragies, surtout gastriques* (10 % des cas). On retrouve des calcifications des artères viscérales et des dissections.

Histologie

L'aspect histologique d'une lésion cutanée est pathognomonique. Les fibres élastiques du derme réticulaire sont épaissies, recroquevillées et hachées. Cette *élastorrhexie* remarquable est constamment associée à une fixation de sels de calcium, que l'on peut objectiver par la coloration de von Kossa. Dans les lésions inflammatoires, des cellules géantes à corps étrangers sont mélangées aux fibres élastiques altérées. Les fibrilles élastiques fines du derme papillaire sont normales.

Diagnostic

Il repose sur trois critères majeurs : atteinte cutanée typique, image histologique avec fragmentation et minéralisation des fibres élastiques ainsi que présence de signes oculaires (stries angioïdes, peau d'orange de la rétine). En pratique, le diagnostic est de plus en plus souvent fait après quelques années d'évolution des signes cutanés asymptomatiques, mais un diagnostic lors des premières complications oculaires ou cardiovasculaires est possible. La classification de malades sans manifestations cutanées spécifiques est difficile. *Les tests génétiques* ont surtout un intérêt pour confirmer ou infirmer le diagnostic dans les cas peu clairs et dans le cadre d'une enquête familiale. Dans la plupart des cas, des mutations dans le gène *ABCC6* sont retrouvées.

Diagnostic différentiel

Il doit principalement se faire avec :
- trois maladies génétiques :
    - *le PXE variant* (aussi appelé PXE-like, PXE-GGCX) qui est associé à des mutations du gène *GGCX* codant la gamma-glutamyl-carboxylase, une enzyme active en présence de vitamine K. Les malades développent un phénotype de *cutis laxa*, alors que les atteintes oculaires et vasculaires paraissent moins sévères que dans le PXE classique,
    - *la thalassémie bêta* car un phénotype à type de PXE est aussi retrouvé chez un nombre de malades souffrant de cette maladie,
    - *la calcification artérielle généralisée infantile* (GACI) associée à des mutations du gène *ENPP1* ;

– *les pseudo-xanthomes élastiques exogènes*. Il s'agit d'une situation exceptionnelle où les fibres élastiques du derme sont altérées par le contact de produits chimiques (salpêtre, sels de déneigement) et fixent le calcium comme les fibres élastorrhexiques du pseudo-xanthome élastique (*cf.* « Calcinoses cutanées » au chapitre 13-5) ;
– *des signes de sénescence ou photosénescence* :
  – *l'élastolyse acquise du derme papillaire* simulant un pseudo-xanthome élastique qui est une forme de vieillissement cutané caractérisée histologiquement par la disparition complète du réseau élastique du derme papillaire sans aucune implication systémique [6],
  – *l'élastose actinique de la peau citréine du cou*. Ce sont des papules jaunâtres, souvent disposées en lignes, apparaissant chez le sujet âgé, en rapport avec l'élastose actinique ; la peau est flasque, hyperextensible et l'on trouve généralement les mêmes signes de cette héliodermie au visage. L'examen histologique permet aisément de distinguer cette élastose de l'élastorrhexie (*cf.* chapitre 18).

Prise en charge et traitement

Bien qu'il n'y ait pas de traitement spécifique pour le PXE, il est important d'assurer un suivi spécifique multidiscipliniare (ophtalmologique, cardiologique, vasculaire, dermatologique). Le diagnostic précoce est important pour la prévention et le dépistage des possibles complications, surtout aux niveaux ophtalmologique et cardiovasculaire. Il est important de traiter l'hypertension artérielle (avec des bêtabloquants, sartans, etc.). Certains sports sont déconseillés (boxe, etc.) ainsi que la prise d'anti-inflammatoires et de l'aspirine chez les sujets jeunes (risque de saignements digestifs). La restriction alimentaire de calcium n'a pas d'intérêt et pourrait même s'associer à des ostéoporoses spécifiques précoces. Pour les altérations cutanées, la chirurgie plastique peut être nécessaire. Les lasers fractionnés ont aussi été essayés avec succès dans quelques cas sporadiques [7].

Autres altérations des fibres élastiques

Cutis laxa

Il existe des *cutis laxa* congénitales déterminées sur un mode génétique, et des *cutis laxa* acquises, généralisées ou localisées. Elles ont comme points communs :
– un relâchement de la peau qui pend (chalazodermie, dermatochalazie) et ne revient pas sur elle-même quand on l'étire (perte de l'élasticité) ;
– une réduction des fibres élastiques qui sont fines et fragmentées (élastolyse) ou leur absence totale à l'examen histologique.

Cutis laxa **congénitales** (fig. 13.24). Ce sont des affections très rares, caractérisées par un aspect de sénescence précoce résultant d'un affaissement des téguments et de la formation de plis abondants des joues, des paupières et des membres. Elles sont transmises sous diverses formes, autosomiques dominantes ou récessives et liées à l'X (tableau 13.9).

La forme autosomique dominante est relativement bénigne par rapport aux formes récessives. La peau a typiquement un aspect détendu, lâche et plissé déjà dans la petite enfance. Il existe une atteinte systémique modérée pouvant se traduire par des diverticules gastro-intestinaux, des anomalies des valves cardiaques, des manifestations cardiovasculaires (sténose de l'artère pulmonaire, anévrisme de l'aorte) ou encore pulmonaires (emphysème, bronchiectasies). Le gène causal majeur est le gène de l'élastine, *ELN*. Des mutations de *FBLN5*, le gène de la fibuline-5, ont été également décrites.

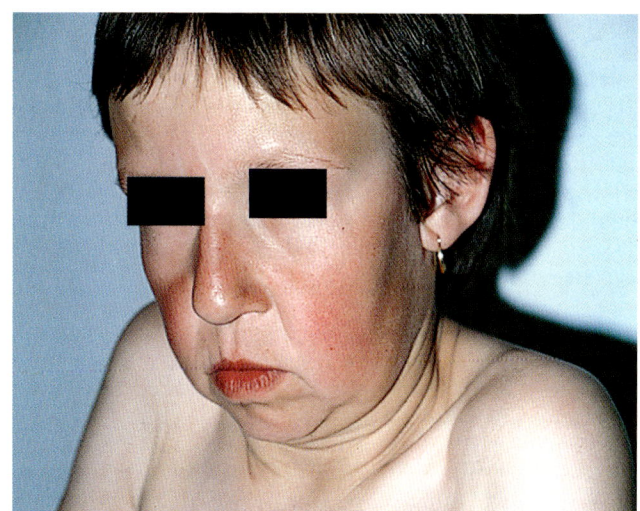

Fig. 13.24 *Cutis laxa* congénitale chez une fillette de 7 ans. Noter l'aspect de sénescence précoce.

Tableau 13.9 Formes principales de *cutis laxa*

Type	Hérédité	Clinique
I (MIM 123700) (MIM # 614434)	AD Gènes : *ELN* et *FBLN5*	Peau sénile (ridée et pendante) Sénescence précoce Altérations cardiovasculaires (variable) Hernies, diverticules Meilleur pronostic
IA et IB (MIM 219100)	AR Gènes : *FBLN4* et *FBLN5*	Peau pendante et inélastique Emphysème (grave) Altération vasculaire progressive Malformations gastro-intestinales Mauvais pronostic
IIA et IIB (MIM 219200)	AR Gènes : *ATP6V0A2* et *PYCR1*	Peau pendante et inélastique Retard psychomoteur Luxations articulaires
IIIA (MIM 219150)	AR Gène : *ALDH18A1*	Peau pendante et inélastique Anomalies oculaires Aspect progérique

Dans les formes récessives associées à des mutations homozygotes de *FBLN5* ou de *FBLN4* (le gène de la fibuline-4), le pronostic est réservé car les complications systémiques (surtout cardiovasculaires et pulmonaires) limitent sévèrement la durée de vie [8]. D'autres gènes peuvent être aussi impliqués dans les formes récessives (fig. 13.24).

La forme liée à l'X, ou *syndrome de la corne occipitale*, anciennement classée comme syndrome d'Ehlers-Danlos type IX, est actuellement classée dans le groupe des maladies de transport de cuivre [9]. Elle est caractérisée par une laxité cutanée, des exostoses (celle de l'insertion du muscle sternocléidomastoïdien est la corne occipitale) et une diverticulose vésicale.

Cutis laxa **acquises**. Elles sont plus fréquentes ; elles sont soit généralisées, soit et surtout localisées [10].

Formes généralisées. Dans sa forme généralisée, post-inflammatoire, la peau dans son ensemble devient chalazodermique, conférant un aspect vieilli et flasque à tout le revêtement cutané ; simultanément, s'installe une *insuffisance respiratoire* liée à la même élastolyse au niveau bronchioloalvéolaire. Le pronostic de ces élastolyses généralisées acquises post-inflammatoires est catastrophique. Leur cause reste le plus souvent inconnue. On a décrit des cas consécutifs à une éruption médicamenteuse [11], associés à des amyloses AL [12] ou encore secondaires à une maladie infectieuse.

Formes localisées. Ces formes peuvent être associées à une polyarthrite rhumatoïde, une syphilis, un myélome, une sarcoïdose, etc. Une variante acrale avec atteinte de la face et des extrémités a été rapportée [13].

Traitement. Les manifestations cutanées, qui n'ont pas tendance à s'améliorer spontanément, peuvent être traitées par la chirurgie plastique, quelles que soient les manifestations extracutanées associées. Les interventions ne sont *généralement pas compliquées*, du fait de l'absence de troubles de la cicatrisation, de l'hémostase ou de fragilité cutanée contrairement aux syndromes d'Ehlers-Danlos. Cependant, ses résultats, ne sont que transitoires et la rechute est la règle. La toxine botulique a été utilisée pour les formes acquises et localisées [14].

Maladie de Marfan

Le syndrome de Marfan (MFS ; OMIM#154700) est une maladie autosomique dominante qui touche 1 personne sur 5000. La caractéristique de cette affection est l'existence d'une taille souvent élevée associée à une envergure excessive des membres supérieurs, des doigts très longs (arachnodactylie) et diverses autres anomalies du squelette [15]. La luxation des cristallins, l'ectasie de la dure-mère, de même que les altérations cardiovasculaires, principalement l'anévrisme de l'aorte thoracique, sont fréquentes.

Les lésions cutanées sont minimes et consistent en *vergetures* [16], souvent horizontales sur le dos, en rapport avec la croissance excessive des sujets, et en *élastomes perforants*.

Les mutations responsables de la maladie de Marfan affectent le gène *FBN1* sur le chromosome 15 codant pour la fibrilline 1, un composant majeur des microfilaments de fibres élastiques si importantes dans la fonction des gros vaisseaux, du ligament suspenseur du cristallin et d'autres tissus conjonctifs. Jusqu'à présent, plus d'une centaine de mutations ont été identifiées dans la totalité du gène, mais aucune corrélation importante entre la nature de la mutation et le phénotype clinique n'a émergé. Les modèles murins de MFS ont suggéré que la cytokine TGF-β1 joue un rôle important dans la pathogenèse [17].

Il n'existe pas de traitement spécifique pour le syndrome de Marfan. Avec un diagnostic précoce et une prévention des complications, en particulier cardiovasculaires, le pronostic des patients ne diffère pas fondamentalement de celui des sujets normaux.

Homocystinurie

Le phénotype est voisin de celui de la maladie de Marfan à l'exception des altérations cutanées qui consistent en un **livedo**, une peau fine accompagnée de fragmentation de fibres élastiques, des cheveux fins et un érythème des pommettes [18]. Très fréquemment, il existe aussi un retard mental qui n'est jamais observé dans la maladie de Marfan. La maladie est due à un déficit d'une enzyme, la cystathionine-bêta-synthase, qui provoque une *accumulation d'homocystéine* dont les propriétés chimiques permettent de chélater les aldéhydes du collagène et de l'élastine intervenant dans la formation des liaisons intermoléculaires, entraînant un déficit de stabilité des polymères. Le traitement consiste en une *suppression des apports de méthionine alimentaire*, accompagnée éventuellement d'un complément de pyridoxine, d'acide folique et/ou d'un donneur de méthyle.

Syndrome de Buschke-Ollendorff

Le syndrome de Buschke-Ollendorff (BOS ; MIM#166700) est une maladie du tissu conjonctif autosomique dominante caractérisée par des papules, des plaques et des nodules jusqu'à 2 cm, lisses, de couleur de la peau ou jaunâtres, qui peuvent être soit riches en élastine (élastomes), soit riches en collagène (*dermatofibrosis lenticularis disseminata*) sur le plan histologique [19]. Les lésions sont habituellement dures et non douloureuses. Les patients touchés ont également une **ostéopoécilie** correspondant à des foyers ostéosclérotiques dans les épiphyses et les métaphyses des os longs, le poignet, la cheville, le pied, le bassin et l'omoplate avec des images radiologiques spécifiques. La plupart des cas de BOS sont bénins et les lésions osseuses sont asymptomatiques, bien que certains patients puissent avoir des douleurs articulaires. Il est important d'établir le diagnostic avec précision afin d'éviter que l'ostéopoécilie soit confondue avec des métastases osseuses condensantes [20].

Altérations des protéoglycosaminoglycanes

F. Rongioletti

Nævus mucineux ou hamartome mucineux

Il s'agit d'une entité anatomoclinique rare qui peut être congénitale, ou apparaître dans l'enfance, l'adolescence ou chez l'adulte jeune. Elle se présente sous forme de petites papules des extrémités ou du tronc, d'arrangement linéaire. Les lésions sont toujours unilatérales et semblent suivre les lignes de Blaschko. Histologiquement, il s'agit d'une variante de nævus conjonctif caractérisée par des dépôts de mucopolysaccharides acides dans le derme superficiel mis en évidence par le bleu Alcian pH 2,5 avec une dissociation des fibres élastiques [5]. Le diagnostic différentiel se pose essentiellement avec le *nævus lipomateux superficiel* [21].

Dermatoses perforantes

Certaines dermatoses perforantes sont des marqueurs d'affections du tissu conjonctif (tableau 13.10). Les autres dermatoses perforantes sont décrites aux chapitres 7 et 19-9.

Tableau 13.10 Dermatoses perforantes

Élastomes perforants	Associés à des maladies héréditaires – Syndrome de Rothmund-Thomson – Ostéogenèse imparfaite – Pseudo-xanthome élastique – Syndrome de Marfan – Syndrome d'Ehlers-Danlos (principalement IV) – Trisomie 21 Isolés – Iatrogènes, D-pénicillamine (notamment dans la maladie de Wilson)
Collagénomes perforants	Héréditaires Hémodialyse pour insuffisance rénale Acquis post-traumatiques (collagénose perforante réactionnelle)

L'élastome perforant serpigineux (fig. 13.25) est associé dans 25 % des cas à des affections du tissu conjonctif. Il se manifeste chez le jeune adulte principalement au cou par un semis de papules dures arrangées en arc de cercle. L'histologie y montre une accumulation de matériel élastotique entourée d'une réaction pseudo-carcinomateuse.

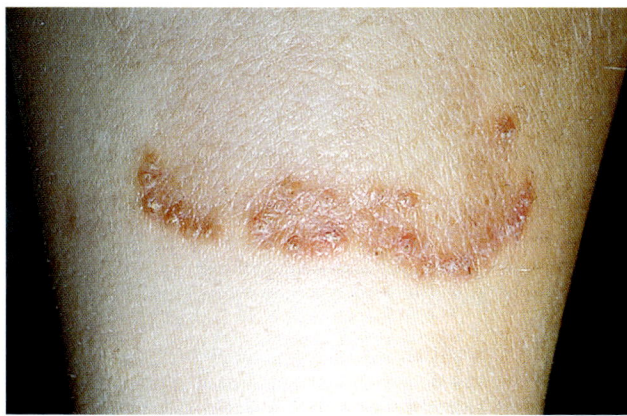

Fig. 13.25 Élastome perforant serpigineux chez un trisomique 21.

Les collagénomes perforants semblent être des affections traumatiques ayant un caractère familial sans lien précis avec les maladies génétiques du tissu conjonctif décrites dans ce chapitre. Ils peuvent aussi être observés chez les malades dialysés pour insuffisance rénale.

RÉFÉRENCES

1. Baldwin A.K. et coll., *Expert Rev Mol Med.* 2013, *15*, e8.
2. Uitto J. et coll., *Expert Opin Orphan Drugs.* 2014, *2*, 567.
3. Li Q. et coll., *Matrix Biol.* 2014, *33*, 23.
4. Jansen R.S. et coll., *Arterioscler Thromb Vasc Biol.* 2014, *34*, 985.
5. Rongioletti F. et coll., *Arch Dermatol.* 1996, *132*, 1522.
6. Rongioletti F. et coll., *J Am Acad Dermatol.* 2012, *67*, 128.
7. Salles A.G. et coll., *Plast Reconstr Surg Glob Open.* 2014, *7*, e219.
8. Mohamed M. et coll., *Adv Exp Med Biol.* 2014, *802*, 161.
9. Berk D.R. et coll., *J Am Acad Dermatol* 2012, *66*, 842.
10. Paulsen I.F. et coll., *J Plast Reconstr Aesthet Surg.* 2014, *67*, e242.
11. Na S.Y. et coll., *Ann Dermatol.*, 2010, *22*, 468.
12. Kluger N. et coll., *Acta Derm Venereol.* 2014, *94*, 74.
13. Rongioletti F. et coll., *J Am Acad Dermatol.* 2002, *46*, 128.
14. Tamura B.M. et coll., *Dermatol Surg.* 2004, *30*, 1518.
15. Bolar N. et coll., *Curr Opin Pediatr.* 2012, *24*, 498.
16. Ledoux M. et coll., *J Am Acad Dermatol.* 2011, *64*, 290.
17. Franken R. et coll., *Neth Heart J.* 2015, *23*, 116.
18. Rao T.N. et coll., *Indian J Dermatol Venereol Leprol.* 2008, *74*, 375.
19. Socrier Y. et coll., *Ann Dermatol Venereol.* 2014, *141*, 164.
20. Surrenti T. et coll., *Cutis.* 2014, *94*, 97.
21. Kim E.J. et coll., *Ann Dermatol.* 2014, *26*, 549.

13-7 Anétodermies

F. Rongioletti

Les anétodermies (du grec *anetos* : lâche) regroupent des affections cutanées hétérogènes souvent bénignes caractérisées par la présence d'une atrophie et d'un relâchement localisé cutané dus à la perte des fibres élastiques.

Clinique

Elle est caractérisée par des macules et/ou des plaques atrophiques, arrondies, de taille variable de 5 mm à 2 cm, de couleur blanc jaunâtre sur le tronc et/ou les extrémités. Les lésions ont une apparence « en forme de sac », elles sont bombées ou donnent à la palpation l'impression d'une *herniation cutanée* (fig. 13.26), phénomène en rapport avec une destruction focale et circulaire des fibres élastiques dermiques, une partie du derme saillant à travers la brèche, comme une hernie. Les deux sexes sont également atteints.

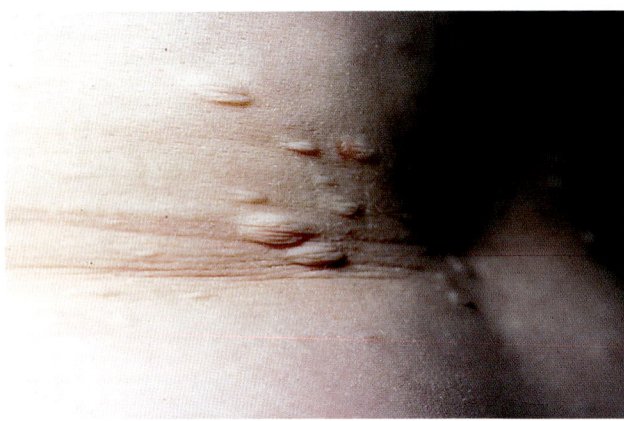

Fig. 13.26 Anétodermie.
Noter le phénomène de herniation.

Historiquement, les lésions d'anétodermie ont été classées en deux groupes : la *forme inflammatoire* (type Jadassohn-Pellizzari) et la *forme non inflammatoire* type (Schweninger-Buzzi), bien que les deux formes puissent être retrouvées chez le même patient et ont le même aspect histopathologique et le même pronostic.

La classification actuelle distingue quatre groupes différents d'anétodermies :
- **anétodermie primitive ou idiopathique**, survenant en l'absence de lésions dermatologiques préexistantes *in situ* et sans association avec des pathologies sous-jacentes ;
- **anétodermie secondaire**, survenant sur les sites d'autres pathologies cutanées sous-jacentes, comme des lésions de mastocytose, d'acné, de lésions infectieuses (syphilis, varicelle, lèpre lépromateuse, borréliose, voire tuberculose), ou tumorales (lymphocytome, lymphomes cutanés T ou B, xanthogranulome juvénile, amylose nodulaire, pilomatricome, granulome annulaire) [1] ; une forme iatrogène liée à la mise en place sur la peau de dispositifs de surveillance a été décrite chez les nourrissons prématurés [2] ;
- **anétodermie associée à des pathologies systémiques**, le plus souvent dans un contexte dysimmunitaire (lupus érythémateux systémique, syndrome des anticorps antiphospholipides, infection par le VIH, vitiligo, pelade, etc., voire endocrinopathies) [3, 4] ;
- **anétodermie familiale ou syndromique**, qui peut toucher uniquement la peau ou s'accompagner d'anomalies osseuses ou ophtalmologiques, comme au cours du *syndrome de Blegvad-Haxthausen* (anétodermie, sclérotiques bleutées, ostéogenèse imparfaite) ou du syndrome de *dysplasie osseuse terminale*, défauts de pigmentation [5, 6].

Diagnostic différentiel

L'anétodermie doit être distinguée de la *cutis laxa*, de l'élastolyse acquise du derme papillaire, de l'élastolyse du derme moyen, de l'élastolyse périfolliculaire, ou encore du pseudo-xanthome élastique [7].

Histopathologie

La biopsie doit être pratiquée « à cheval » sur la peau saine et la peau lésionnelle. L'examen histologique révèle la disparition à limites nettes des fibres élastiques normales, parfois remplacées par des fibres très fines, irrégulières. L'intensité de l'inflammation est variable et non corrélée avec la clinique ; l'infiltrat est fait de lymphocytes, de plasmocytes, de polynucléaires neutrophiles et éosinophiles et surtout d'histiocytes avec parfois formation de véritables granulomes et des images d'élastophagie [8]. L'examen en immunofluorescence directe n'est pas spécifique, mais des dépôts d'immunoglobulines entourant les fibres élastiques ont parfois été décrits.

Pathogénie

À l'âge adulte, il n'y a plus de synthèse d'élastine, qui n'est pas remplacée en cas de dégradation [9, 10]. La destruction focale des fibres élastiques peut résulter de différents mécanismes. Il y a de multiples *élastases* capables de solubiliser et de dégrader les fibres élastiques, comme les élastases à sérine, les métalloprotéinases matricielles et les protéases à cystéine. Ces élastases sont contenues dans les *granules des neutrophiles*, qui sont parfois détectés dans les phases précoces, et des *macrophages*. Certaines réactions inflammatoires déclenchées par différents stimuli (infection, nécrose tissulaire, réponse immunitaire et auto-immune) peuvent s'accompagner d'une libération des enzymes élastolytiques au sein du derme et entraîner ainsi une destruction accrue des fibres élastiques, qui par la suite sont phagocytées par des macrophages. Un déséquilibre entre le niveau d'activité des élastases et celui de leurs inhibiteurs tissulaires, comme l'inhibiteur de métalloprotéinase TIMP-2, peut être également impliqué [1, 11]. Parfois, la destruction du tissu élastique est le résultat de microthromboses dans le derme, résultant en une ischémie locale et une nécrose avec activation de l'immunité innée.

Traitement

Les diverses tentatives thérapeutiques rapportées à ce jour (pénicilline, aspirine, phénytoïne, nicotinate, dapsone, vitamine E, corticostéroïdes généraux ou intralésionnels, antipaludéens de synthèse) ont été sanctionnées par des échecs. Les lasers, de préférence ceux avec photothermolyse fractionnelle, pourraient être essayés en fonction du contexte et du tableau clinique [12, 13].

RÉFÉRENCES

1. Uchiyama A. et coll., *Acta Derm Venereol.* 2015, *95*, 499.
2. Goujon E. et coll., *Arch Dermatol.* 2010, *146*, 565.
3. Hodak E. et coll., *Clin Rev Allergy Immunol.* 2007, *32*, 162.
4. Jeong N.J. et coll., *Ann Dermatol.* 2014, *26*, 621.
5. Patrizi A. et coll., *Eur J Dermatol.* 2011, *21*, 680.
6. Connor C.J. et coll., *Am J Med Genet.* 2015, *167*, 2459.
7. Rongioletti F. et coll., *J Am Acad Dermatol.* 2012, *67*, 128.
8. Lewis K.G. et coll., *J Am Acad Dermatol.* 2004, *51*, 165.
9. Schmelzer C.E.H. et coll., *FEBS Journal.* 2012, *279*, 4191.
10. Du X. et coll., *J Biol Chem.* 2013, *288*, 34871.
11. Ghomrasseni S. et coll., *Am J Dermatopathol.* 2002, *24*, 118.
12. Cho S. et coll., *Dermatol Surg.* 2012, *38*, 677.
13. Wang K. et coll., *J Cosmet Laser Ther.* 2015, *3*, 1.

13-8 Vergetures

F. Rongioletti, B. Roth-Mall

Les vergetures sont des lésions cutanées très fréquentes assimilables à des cicatrices, survenant principalement pendant la grossesse, la puberté et en cas d'obésité. Elles sont difficiles à traiter et à prévenir. Leur prévalence varie considérablement, allant de 10 à 90 % selon l'âge, le sexe et la race. Environ 40 % des hommes et 70 % des femmes voient apparaître des vergetures à l'adolescence [1].

Clinique

Les vergetures sont des dépressions linéaires étroites de la peau, orientées selon les lignes de tension cutanée (cf. chapitre 17-10). L'évolution se fait en deux phases : une *phase de constitution* où les vergetures sont érythémato-violacées en raison des vaisseaux dilatés, parfois œdémateuses, et une phase tardive cicatricielle où elles deviennent blanches, atrophiques, de surface lisse ou plissées et de plus en plus étroites.

Elles sont multiples, orientées, selon les lignes de tension cutanée (cf. chapitre 17-10) et siègent préférentiellement sur les cuisses, les fesses, l'abdomen et les seins.

Chez les adolescents de sexe masculin, la partie basse du dos (fig. 13.27) et les genoux sont généralement touchés tandis que chez les adolescentes, les seins, les cuisses et les fesses sont plus souvent impliqués [1].

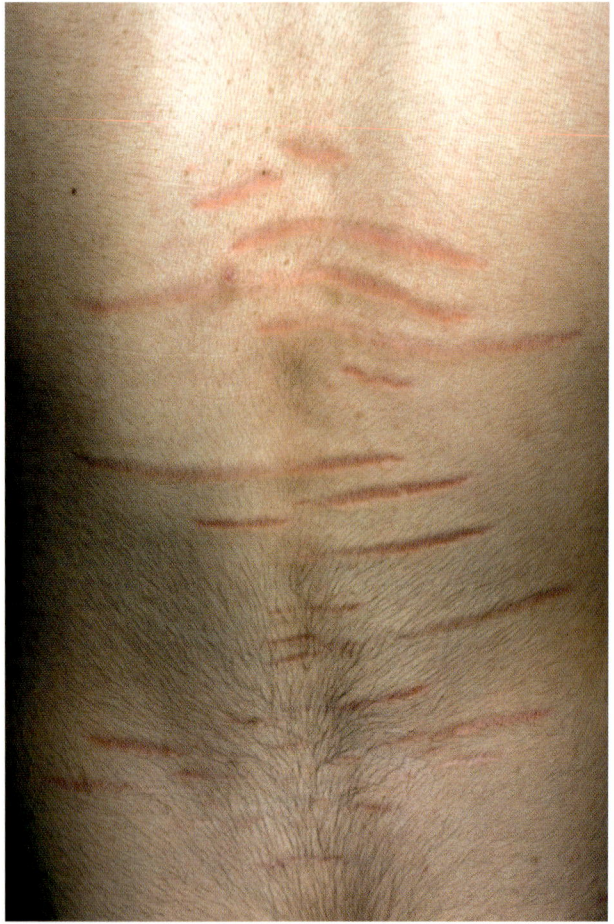

Fig. 13.27 Vergetures horizontales, dites « de croissance », de la région dorsolombaire chez un adolescent.

Histopathologie

L'épiderme est atrophique avec une perte des follicules pileux et d'autres annexes. Le derme est aussi atrophique avec des faisceaux de collagène dense éosinophile, qui sont disposés parallèlement à la surface de la peau. Les anomalies morphologiques les plus remarquables sont une *diminution nette des fibres élastiques*, qui conservent néanmoins une apparence normale. Le nombre de fibres de fibrilline verticales adjacentes à la jonction dermo-épidermique et de fibres d'élastine du derme papillaire est considérablement réduit. Parfois il existe une augmentation des fibres élastiques fines de petit diamètre au milieu du derme avec des fibres plus épaisses et tortueuses en périphérie. Il y a une augmentation de mucine avec des glycosaminoglycanes acides. Des modifications inflammatoires sont observées au stade précoce, avec un œdème dermique et un infiltrat périvasculaire lymphocytaire [2].

Facteurs étiologiques

La grossesse est le facteur déclenchant le plus fréquent : les vergetures se forment parallèlement aux lignes de tension cutanée et perpendiculairement au sens de distension au niveau abdominal. Elles sont souvent larges, saillantes et violettes chez la femme à peau claire, plutôt hyperchromes chez la femme à peau foncée. Elles ont tendance à s'atténuer après la grossesse et, probablement, encore mieux si la sangle abdominale ne reste pas distendue. Plusieurs facteurs de risque de survenue ont été identifiés : jeune âge maternel, prise de poids importante, gros bébé, hauteur utérine élevée et bas niveau socioéconomique [3].

L'obésité est la seconde principale cause de vergetures, qui prédominent dans ce cas autour des hanches et des cuisses ; elles sont d'autant plus importantes que la prise de poids est rapide et en présence concomitante de troubles endocriniens. Dans le *syndrome de Cushing*, où l'obésité s'accompagne d'une certaine atrophie dermo-épidermique, les vergetures sont pourpres, profondes et larges et prédominent à l'abdomen et aux racines des quatre membres (cf. fig. 19.1).

L'activité physique, surtout sportive, notamment chez les adolescents, en dehors de toute prise de poids, paraît responsable des vergetures horizontales qui sont surtout observées dans les régions dorsolombaires et aux cuisses.

Les traitements médicamenteux responsables de vergetures se résument à la corticothérapie, y compris la corticothérapie locale, quelquefois responsable de vergetures béantes, indéfiniment persistantes, notamment au niveau des plis où l'absorption percutanée des dermocorticoïdes est augmentée. Des vergetures stéroïdiennes larges, allant jusqu'à la rupture et formation de plaies linéaires hémorragiques, ont été rapportées sous traitement par étrétinate ou encore sous traitement par bévacizumab [4].

La prédisposition génétique est un facteur de risque : des vergetures ont été décrites chez les jumeaux monozygotes et dans des contextes familiaux ; des études génomiques indiquent que les variantes de gènes des microfibrilles sont associées à cette prédisposition [5].

Le syndrome de Marfan, le syndrome de Cushing, l'anorexie mentale, la fièvre typhoïde, la fièvre rhumatismale et récemment l'augmentation mammaire après pose d'implants [6] peuvent être aussi à l'origine de vergetures.

Traitement

Mis à part la trétinoïne à forte concentration de 0,1 % (en dehors de la grossesse !), il n'existe pas de traitement, dont l'efficacité ait été validée par des études contrôlées.

Néanmoins, les traitements souvent proposés comportent des rétinoïdes cosméceutiques type rétinaldéhyde associé à des fragments d'acide hyaluronique, ce qui est expliqué par l'effet démontré de cette classe de topiques sur l'expression de fibrilline.

Les lasers (surtout le laser non ablatif fractionné), la lumière pulsée intense, la radiofréquence (ablative ou non), le micro-aiguilletage, la thérapie photodynamique, ou encore la microdermabrasion ont été utilisés [1, 7-9]. Le plasma riche en plaquettes (PRP) autologues a été proposé. Ces traitements sont parfois combinés.

Les vergetures sont plus susceptibles d'amélioration dans les phases initiales. Dès qu'elles sont matures et blanchissent, elles sont plus difficiles à prendre en charge. Les traitements topiques autres que les rétinoïdes, qui sont interdits lors de grossesses, les émollients sont aussi inefficaces à titre préventif. La prévention passe par le contrôle de la prise de poids excessive pendant la grossesse et peut-être par de la gymnastique et de la musculation abdominale. Des massages avec application d'émollients ont été aussi proposés [10].

RÉFÉRENCES

1. Al-Himdani S. et coll., *Br J Dermatol*. 2014,*170*, 527.
2. Rolfe H. et coll., *Australas J Dermatol*. 2012, *53*, 181.
3. Sellier S. et coll., *Ann. Dermatol. Vénéréol*. 2005, *132*, 29.
4. Farber S.A. et coll., *J Am Acad Dermatol*. 2015, *72*, e33
5. Tung J.Y. et coll., *J Invest Derm*. 2013, *133*, 2628.
6. Valente D.S. et coll., *PLoS One*. 2014, *9*, e97493.
7. Kim I.S. et coll., *Int J Dermatol*. 2012, *51*, 1253.
8. Hexsel D. et coll., *Dermatol Surg*. 2014, *40*, 537.
9. Alves R.O. et coll., *Cosmet Laser Ther*. 2015, *17*, 143.
10. Vierrani F. et coll., *Wien Klin Wochenschr*. 1992, *104*, 42.

14
Maladies des vaisseaux

Coordinateur : D. Lipsker

14-1	Éléments de biologie vasculaire D. Lipsker, M.S. Pepper, J.-H. Saurat	753
14-2	Angiomes et malformations vasculaires A. Maruani, I. Abdo Morales	756
14-3	Autres tumeurs et hyperplasies vasculaires A. Boespflug, B. Balme, S. Dalle, L. Thomas	765
14-4	Maladie de Kaposi N. Dupin	774
14-5	Malformations lymphatiques (lymphangiomes) J.-P. Arnault, A. Dadban	781
14-6	Télangiectasies M. Hello, C. Nicol, S. Barbarot	784
14-7	Angiokératomes I. Masouyé, J.-H. Saurat	790
14-8	Purpuras et vasculites B. Crickx, J.-H. Saurat	793
14-9	Livedos J.-H. Saurat, D. Lipsker	804
14-10	Manifestations cutanées des altérations vasculaires et neurologiques des membres inférieurs A.-A. Ramelet	809
14-11	Phlébologie A.-A. Ramelet	819

14-1 Éléments de biologie vasculaire

Anatomie et histologie des vaisseaux cutanés

D. Lipsker

Artères

Les *artères afférentes* du derme traversent l'hypoderme en cheminant dans les septums interlobulaires (*retinacula cutis*) de la graisse et forment dans la profondeur du derme réticulaire le *plexus dermique profond*. Elles ont en moyenne 120 µm de diamètre. De ce réseau sont issues les *artérioles nourricières* des glandes sudorales et des follicules pileux en phase d'anagenèse et les *artérioles en candélabre*, qui traversent le derme verticalement en s'amenuisant de 50-80 à 20-30 µm. Dans le derme sous-papillaire, ces artérioles fusionnent en un second réseau horizontal à larges mailles, le *plexus sous-papillaire* (fig. 14.1).

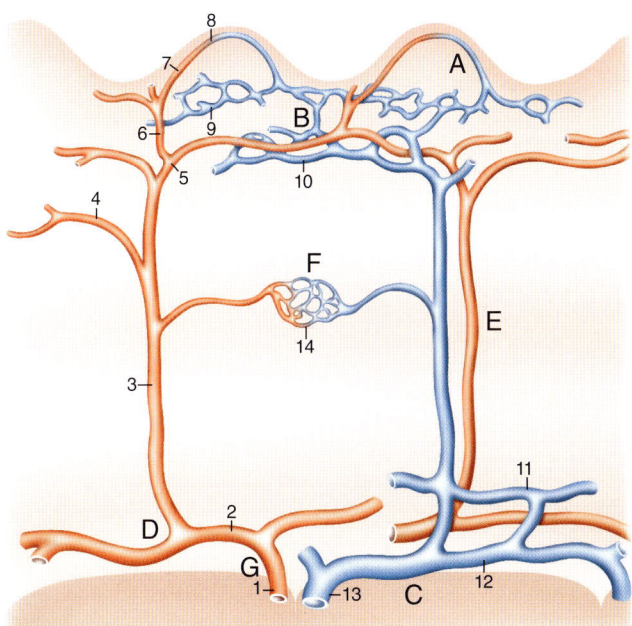

Fig. 14.1 Réseau microvasculaire du derme.
1. Artère hypodermique. 2. Réseau artériel dermique profond. 3. Artère « en candélabre ». 4. Arcade artérielle. 5. Plexus artériel sous-papillaire. 6. Artériole précapillaire. 7. Métartériole. 8. Anse capillaire de la papille dermique. 9. Premier plexus veineux sous-papillaire. 10. Deuxième plexus veineux sous-papillaire. 11 et 12. Plexus veineux dermiques profonds. 13. Veines hypodermiques. 14. Glomus.
Corrélations histotopographiques de lésions vasculaires cutanées :
A. Capillarite purpurique et pigmentaire (purpura pigmentaire progressif). B. Vasculite leucocytoclasique cutanée (veinulite nécrosante). C. Vasculite allergique profonde (vasculite nodulaire). D. Périartérite cutanée noueuse. E. Papulose atrophiante maligne. F. Tumeur glomique. G. Syndrome de Sneddon.

Les artères du derme, jusqu'au plexus sous-papillaire, ont donc un diamètre toujours nettement inférieur à 300 µm (0,3 mm), ce qui les fait classer histologiquement comme des artérioles [1].
Elles comportent toutes :
- une intima constituée de l'endothélium, de la membrane basale et de la limitante élastique interne ;
- une média constituée de cellules musculaires à dispositions annulaires ou circonférentielles, dont le nombre de couches va s'amenuisant avec la diminution du calibre de l'artériole ;
- une adventice, de même épaisseur que la média, sans limitante élastique externe la séparant de la média, uniquement constituée de fibres collagènes.

Au-delà du plexus sous-papillaire, dans les *artérioles précapillaires* et dans les *métartérioles*, les structures pariétales hormis l'endothélium et sa membrane basale deviennent discontinues et disparaissent progressivement. Ces artérioles terminales de 8 à 12 µm sont par conséquent difficiles à distinguer des capillaires papillaires.

Capillaires dermiques

Les capillaires dermiques, dont les plus caractéristiques sont ceux des anses papillaires, ont 4 à 13 µm de diamètre : ils sont seulement constitués d'un endothélium, d'une membrane basale qui est plus épaisse et multilaminée sur le versant veinulaire (1 à 2 µm d'épaisseur sur le versant afférent, 1,5 à 3,5 µm sur le versant efférent) et de péricytes souvent englobés dans un dédoublement de la membrane basale. Le revêtement endothélial est continu, mais il peut être fenêtré sur le versant veinulaire ; les cellules endothéliales fenêtrées comportent dans leur cytoplasme des filaments contractiles d'actine (40 à 70 Å) et de myosine (170 Å) et sont optiquement plus claires.

Veinules postcapillaires

Elles fusionnent en un double plexus sous-papillaire ; elles ont 10 à 15 µm de diamètre. Elles ne peuvent être distinguées des capillaires sur une coupe histologique. Les veinules collectrices descendantes ont 70 µm de diamètre, forment le plexus dermique profond d'où sont issues les veines sous-cutanées [2]. Au fur et à mesure de leur augmentation de diamètre, à partir d'un diamètre luminal de 25-30 µm, la densité des péricytes englobés dans la membrane basale multilaminée augmente puis à partir de 45 µm apparaissent des cellules musculaires lisses dans leur paroi. À partir du plexus sous-dermique et d'un diamètre de 200 µm, la couche musculaire de la paroi est individualisée, mélangée à des fibres de collagène et d'élastine ; des structures valvulaires apparaissent dans la lumière. La couche musculaire est constituée de fibres à disposition circulaire. Dans quelques veines, on observe des fibres musculaires directement sous-endothéliales longitudinales ou circonférentielles : dans ce dernier cas, la section longitudinale de la veine fait apparaître une couche de cellules musculaires claires, d'aspect épithélial, correspondant aux sections transversales de ces faisceaux annulaires de l'intima.

Lymphatiques

Les lymphatiques de petit calibre, ou sinus lymphatiques, ne sont généralement pas visibles, car entièrement collabés sur une coupe histologique. Sur une lésion œdémateuse ou inflammatoire, ils apparaissent sous la forme de fentes ovales et vides, bordées d'une simple couche endothéliale et de fines fibres élastiques et cloisonnées par de petites valvules. Les vaisseaux lymphatiques collecteurs de plus grand calibre suivent le trajet des veinules collectrices dans le derme profond et dans l'hypoderme; ils ont une lumière aplatie comme les veinules; leur paroi est constituée d'un endothélium et d'une couche musculaire qui est souvent discontinue et qui pénètre à l'intérieur des valvules. Celles-ci sont douées d'une motricité intrinsèque et ne sont pas de simples valvules sigmoïdes antireflux comme dans les veinules.

Unité microvasculaire dermique

Les cellules endothéliales n'assurent pas seulement l'étanchéité des vaisseaux; dans les petits vaisseaux ils constituent avec les péricytes, les mastocytes, les lymphocytes T et les dendrocytes périvasculaires une unité fonctionnelle intervenant notamment dans la vasomotricité, dans l'hémostase, dans la présentation antigénique, dans la phagocytose, dans la circulation lymphocytaire extravasculaire périphérique [3].

Corrélations histotopographiques des lésions vasculaires cutanées

À l'angioarchitectonie correspondent des lésions vasculaires spécifiques schématisées dans la figure 14.1. Ainsi, les vasculites leucocytoclasiques affectent principalement les veinules des plexus sous-papillaires, la papulose atrophiante maligne est caractérisée par une artériolite oblitérante d'une artériole en candélabre du derme moyen, le livedo ramifié du syndrome de Sneddon est caractérisé par une endartérite oblitérante d'une artériole afférente du réseau artériel dermique profond.

RÉFÉRENCES
1. Braverman I., *J Investig Dermatol Symp Prog.* 2000, *5*, 3.
2. Imanishi N., *J Anat*, 2008, *212*, 669.
3. Claudy A.L., *Ann Dermatol Vénéréol.* 1991, *118*, 61.

Éléments d'angiogenèse cutanée

M.S. Pepper, J.-H. Saurat

Formation des vaisseaux sanguins et lymphatiques

La formation de vaisseaux sanguins résulte de trois processus : la vasculogenèse, l'angiogenèse et l'artériogenèse [1, 2]. La formation de nouveaux vaisseaux lymphatiques est dénommée lymphangiogenèse [3].

La vasculogenèse correspond à la différenciation des cellules endothéliales depuis les cellules précurseurs du mésoderme (angioblastes et hémangioblastes) et à la formation du plexus capillaire primitif. C'est un phénomène *limité à la période embryonnaire*. La présence de cellules endothéliales circulantes capables de s'intégrer dans la paroi d'un vaisseau en formation pourrait être interprétée comme étant une forme de vasculogenèse adulte.

L'angiogenèse correspond à la formation de nouveaux vaisseaux capillaires sanguins par efflorescence à partir de vaisseaux préexistants. L'hypoxie est l'un des facteurs principaux induisant l'angiogenèse. C'est un phénomène qui n'est pas limité à la période embryonnaire mais qui survient pendant toute la vie. Il se produit un bourgeonnement sur les vaisseaux de la microcirculation par migration, puis une prolifération des cellules endothéliales, ce qui crée un nouveau vaisseau. Des angioblastes circulants y trouvent un environnement propice, qui facilite leur adhésion et leur différenciation en cellules endothéliales. Les nouveaux vaisseaux ainsi formés sont initialement des tubes constitués d'un seul cordon de cellules endothéliales; certains deviennent des capillaires par association avec des péricytes, d'autres deviennent des vaisseaux de plus gros diamètre, artères et veines, et acquièrent un nombre variable de couches concentriques de cellules musculaires lisses.

L'artériogenèse survient pendant le développement embryonnaire mais correspond également à la formation de vaisseaux collatéraux à partir d'artérioles préexistantes ou par bourgeonnement dans des pathologies ischémiques chez l'adulte. L'occlusion d'une artère augmente le flux sanguin dans des vaisseaux collatéraux et donc les forces mécaniques (*shear stress*) à la surface des cellules endothéliales. Ce phénomène est suivi de l'adhésion de cellules mononucléées à l'endothélium avec la libération de facteurs de croissance induisant la prolifération de cellules musculaires lisses.

La lymphangiogenèse correspond à la formation de nouveaux vaisseaux capillaires lymphatiques. Lors du développement, les vaisseaux lymphatiques apparaissent plus tardivement que les vaisseaux sanguins. Pendant la vie postnatale, les deux processus, angiogenèse et lymphangiogenèse, se déroulent presque simultanément surtout dans un contexte inflammatoire, la lymphangiogenèse en léger retard par rapport à l'angiogenèse.

Mécanismes régulateurs

Équilibre angiogénique

Dans la peau, les anses capillaires de la papille dermique proviennent du plexus microvasculaire superficiel; bien que les signaux gouvernant cette architecture ne soient pas connus, on sait maintenant que le *stimulus angiogénique dans la peau normale et pathologique est d'origine épidermique* et non dermique. L'épiderme étant un tissu avasculaire, toute hyperplasie épidermique (p. ex. le psoriasis) s'accompagne d'un allongement des anses capillaires destiné à maintenir une oxygénation adéquate.

Les facteurs qui interviennent dans l'angiogenèse au plan moléculaire sont les *molécules d'adhésion* (intégrines), les *enzymes protéolytiques* qui dégradent la matrice extracellulaire (ce qui permet la migration des cellules endothéliales) et les *molécules qui activent, ou inhibent, la prolifération, la migration et la différenciation des cellules endothéliales* [1]. Le taux de renouvellement des cellules endothéliales dans la peau adulte normale est faible; ceci résulte d'un équilibre entre des facteurs activateurs et inhibiteurs de l'angiogenèse; cet équilibre strictement régulé est rompu en faveur des facteurs activateurs en cas d'ischémie, d'inflammation, de plaie, et dans certaines tumeurs lors de la phase vasculaire (basculement angiogénique) [4].

Facteurs régulateurs

Parmi les facteurs régulateurs, les facteurs de croissance ou cytokines sont les plus importants [1, 5]. Il s'agit de polypeptides, libérés par les cellules ou de la matrice extracellulaire, qui sont impliqués dans les processus de migration, prolifération et différenciation des cellules endothéliales. Les principales sont de la famille du facteur de croissance vasculoendothéliale (notamment VEGF-A), l'angiopoïétine-2, les chimiokines and le facteur de croissance fibroblastique (FGF). Le *Transforming Growth Factor*-β (TGF-β), l'angiopoïétine-1, les éphrines et le facteur de croissance dérivé des plaquettes (PDGF) interviennent également lors de la maturation de la paroi vasculaire (tableau 14.1). Les régulateurs de l'artériogenèse sont le VEGF-A et le FGF. Les régulateurs de la lymphangiogenèse sont le VEGF-C et le VEGF-D.

Maladies des vaisseaux

14-1

Éléments de biologie vasculaire

Tableau 14.1 Facteurs impliqués dans l'angiogenèse

Facteurs angiogéniques	Facteur de croissance vasculoendothéliale (VEGF) Angiopoïétines Facteur de croissance fibroblastique (FGF) Éphrines *Transforming Growth Factor* β (TGF-β) Facteur de croissance dérivé des plaquettes (PDGF)
Facteurs antiangiogéniques	Antagonistes de VEGF ou VEGFR Inhibiteurs des métalloprotéinases/collagénases (TIMP) Thrombospondine Interféron α Angiostatine/endostatine Thalidomide 2-méthoxyœstradiol

Non exhaustif.
D'après [4].

Facteurs angiogéniques

Facteur de croissance vasculoendothéliale VEGF. C'est un puissant activateur (régulateur positif) de l'angiogenèse *in vivo*; *in vitro*, il induit la migration des cellules endothéliales, leur prolifération et l'expression de nombreux gènes, dont les enzymes de dégradation de la matrice extracellulaire. Le VEGF-A, régulateur de l'angiogenèse, agit *via* deux récepteurs transmembranaires de type tyrosine-kinase, VEGFR-1 et VEGFR-2. Le VEGF-C et le VEGF-D, régulateurs de la lymphangiogenèse, agissent *via* le VEGFR-3. Les VEGF et leurs récepteurs sont très faiblement exprimés dans la peau normale. L'expression de VEGF-A est fortement augmentée dans les kératinocytes, qui le sécrètent, lors de la cicatrisation des plaies; les récepteurs sont exprimés sur les cellules endothéliales des néovaisseaux lors de l'angiogenèse de réparation de la plaie. Une expression de VEGF-A (et de FGF basique) est observée dans les cellules endothéliales et les péricytes lors de la phase de croissance des hémangiomes; elle disparaît lors de l'involution. Le VEGF-A est également impliqué dans la maladie de Kaposi ainsi que dans l'angiogenèse qui accompagne les carcinomes spinocellulaires invasifs. Une surexpression de VEGF-A est également trouvée dans les kératinocytes et l'infiltrat dermique du psoriasis ainsi que d'autres situations inflammatoires, toutes s'accompagnent d'une expression des récepteurs par les cellules endothéliales [6]. Une mutation inactivante de VEGFR-3 est associée à une forme autosomique dominante du lymphœdème hypoplasique chez l'enfant (la maladie de Milroy) [7].

Angiopoïétines. Elles agissent *via* un récepteur transmembranaire de type tyrosine-kinase, le Tie-2. Certaines malformations veineuses sont associées à une mutation au niveau du gène *TIE-2* (parfois aussi appelé *TEK*) [7]. L'angiopoïétine-1, en agissant *via* Tie-2, stabilise l'interaction entre cellules endothéliales et péricytes/cellules musculaires lisses. L'angiopoïétine-2 est un compétiteur direct de l'angiopoïétine-1 pour Tie-2; elle est ainsi impliquée dans le désassemblage de la paroi vasculaire lors de l'initiation de l'angiogenèse.

Transforming growth factor β. Il est sécrété par de nombreuses cellules; il est aussi contenu dans les granules α des plaquettes. Il maintient l'intégrité de la paroi vasculaire. Il agit *via* trois récepteurs de membrane, TGF-βRI, II et l'endogline présents sur les cellules endothéliales. Le rôle en pathologie humaine de ce système est souligné par les anomalies vasculaires de la maladie de Rendu-Osler (télangiectasies hémorragiques héréditaires) dont les gènes mutés de TGF-βR I, et d'endogline sont responsables [7]; en effet, les télangiectasies de la maladie de Rendu-Osler sont au début des dilatations des veinules postcapillaires du plexus veineux, comme les télangiectasies maculeuses de la sclérodermie dont elles sont cliniquement très voisines. On observe d'ailleurs des taux élevés d'endogline soluble au cours des sclérodermies de type CREST («systémique localisée»).

Inhibiteurs de l'angiogenèse. La notion d'antiangiogenèse a surtout été étudiée dans le cadre de l'inhibition de la croissance tumorale et de la survenue de métastases [1, 4, 5]. Les stratégies sont centrées sur l'interférence avec le couple VEGF/récepteurs VEGF. De plus, de nombreux inhibiteurs ont été étudiés dont certains sont des inhibiteurs endogènes potentiels qui peuvent donc réguler l'angiogenèse physiologique : thrombospondine, angiostatine, endostatine, inhibiteurs des métalloprotéinases, interférons, facteur plaquettaire IV, des fragments de la prolactine et des chimiokines C-X-C. D'autres inhibiteurs sont des antagonistes des intégrines, la génistéine (un inhibiteur de protéine-kinase), des analogues de la suramine et le thalidomide [1, 4].

En dermatologie, l'utilisation de facteurs antiangiogéniques s'applique au traitement des hémangiomes où l'effet des corticostéroïdes et de l'interféron α a été observé. Il est probable que l'effet de l'interféron α résulte de sa capacité à inhiber la croissance des cellules endothéliales et à réduire la production de facteurs angiogéniques par les cellules stromales. Les rétinoïdes inhibent le VEGF au niveau transcriptionnel, d'où une application dans les dermatoses faciales telles que la rosacée [8]. Il est possible que, dans l'avenir, des applications dans la prévention des métastases des cancers seront définies; on peut également espérer que certaines approches reposant sur les progrès dans ce domaine seront applicables au traitement de dermatoses impliquant une perturbation de l'angiogenèse [9]; les chapitres suivants illustrent cependant le vide thérapeutique actuel.

RÉFÉRENCES

1. Carmeliet P. et coll., *Nature.* 2011, *473*, 298.
2. Simons M. et coll., *Circ Res.* 2015, *116*, 1712.
3. Alitalo K., *Nature Med.*, 2011, *17*, 1371.
4. Pepper M.S., *Arterioscler Thromb Vasc Biol.* 1997, *17*, 605.
5. Potente M. et coll., *Cell.* 2011, *146*, 873.
6. Varricci G. et coll., *J Am Acad Dermatol.* 2015, *73*, 144.
7. Tille J.C. et coll., *Arterioscler Thromb Vasc Biol.* 2004, *24*, 1578.
8. Lachgar S. et coll., *Dermatology.* 1999, suppl 1, 25.
9. Bushan M. et coll., *Br J Derm.* 2002, *147*, 418.

14-2 Angiomes et malformations vasculaires

A. Maruani, I. Abdo Morales

Le terme d'angiomes, créé par Virchow en 1863, était classiquement réservé aux dysplasies vasculaires ou angiodysplasies qui intéressent les vaisseaux sanguins. On lui préfère actuellement le terme d'anomalies vasculaires, qui désigne un ensemble de malformations et tumeurs vasculaires assez hétérogène par leur polymorphisme clinique, évolutif et structural. Leur classification est actuellement fondée sur des critères cliniques, radiologiques, biologiques et histologiques. Elle a été récemment mise à jour en 2014 par l'*International Society for the Study of Vascular Anomalies* (ISSVA) (tableau 14.2) [1-4].

Tableau 14.2 Classification simplifiée des anomalies vasculaires, approuvée lors du workshop de l'*International Society for the Study of Vascular Anomalies* (ISSVA) – Melbourne, avril 2014

Tumeurs vasculaires	
Bénignes	Hémangiome infantile Hémangiomes congénitaux (RICH, PICH, NICH) Autres : – angiome en touffes – hémangiome à cellules fusiformes – hémangiome épithélioïde – granulome pyogénique
Localement agressives (borderline)	Hémangioendothéliome kaposiforme Hémangioendothéliome rétiforme Angioendothéliome intralymphatique papillaire Hémangioendothéliome composite Maladie de Kaposi
Malignes	Angiosarcome
Malformations vasculaires	
Simples	Malformations capillaires Malformations veineuses Malformations lymphatiques Malformations artérioveineuses
Combinées	Malformations mixtes capillaroveineuses Malformations mixtes capillaro-lymphatiques Malformations mixtes capillaro-lymphatico-veineuses, etc.
Associées à d'autres anomalies	Syndrome de Klippel-Trénaunay Syndrome de Parkes-Weber Syndrome de Maffucci-Kast Syndrome de Protée Syndrome de Bean ou *Blue Rubber Bleb naevus* Syndrome de Sturge-Weber-Krabbe Syndrome de Blanc-Bonnet-Dechaume et Wyburn-Mason Syndrome de Cobb Syndrome MC-MAV RASA1 Phacomatoses pigmento-vasculaires Syndrome de Riley-Smith ou Bannayan-Zonana

Parmi les tumeurs vasculaires, les plus fréquentes sont de loin les hémangiomes infantiles. Les malformations vasculaires, entités plus rares, peuvent être de type capillaire, veineux, lymphatique ou mixte (malformations à flux lent) ou artérioveineux (à flux rapide). Elles existent à l'état pur, ou combinées dans des pathologies complexes (tableau 14.2).

Les autres tumeurs vasculaires congénitales ou acquises seront traitées plus loin (*cf.* chapitre 14-3).

Hémangiome infantile

Cette tumeur vasculaire est caractérisée par son profil évolutif : prolifération, stabilisation puis régression, avec séquelle éventuelle. Le travail prospectif de l'*Hemangioma Investigator Group* (HIG) a montré l'intrication fréquente et/ou le décalage des phases évolutives des composantes cutanées (tubéreuses) et sous-cutanées lorsqu'elles sont associées dans un même hémangiome, estompant ainsi la notion de phase de stabilisation qui peut s'observer par paliers tout au long de la période régressive (fig. 14.2) [5]. Près de 10 % des nourrissons sont concernés, plus souvent de sexe féminin, après une biopsie des villosités choriales ou en cas de grossesse gémellaire. Le risque est aussi accru pour les grands prématurés de 25 à 29 semaines, pour les enfants naissant dans un contexte d'hypoxie et lorsque l'âge maternel est élevé [6].

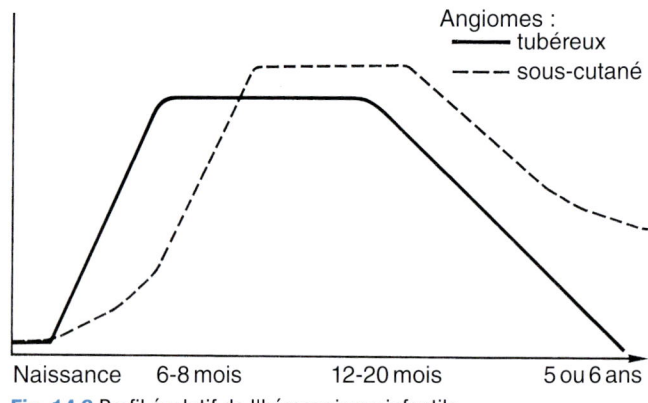

Fig. 14.2 Profil évolutif de l'hémangiome infantile.

Pathogénie

En 2000, Paula North découvre que GLUT-1, un marqueur des cellules endothéliales placentaires, marque aussi les cellules endothéliales de l'hémangiome. Elle montre ensuite que divers autres marqueurs immunohistochimiques placentaires sont exprimés par les cellules endothéliales de l'hémangiome [7]. Ces marqueurs ne sont pas exprimés dans les autres tumeurs vasculaires et dans les malformations vasculaires.

Deux hypothèses peuvent expliquer cette *similitude hémangiomes/placenta* : la première est la colonisation du derme par des angioblastes qui prennent un immunophénotype placentaire ; la seconde est l'embolisation du derme par des cellules placentaires [6]. L'hémangiome est donc fait de cellules dont l'origine reste encore discutée.

Il se développerait du fait d'un déséquilibre dans la *balance entre facteurs d'angiogenèse et d'angiostase* (théorie extrinsèque) ou du fait de *mutations somatiques au sein des angioblastes* (théorie intrinsèque), ces deux théories n'étant pas incompatibles. Une nouvelle hypothèse suggère le développement de cette tumeur par un phénomène d'angiogenèse induit par *une hypoxie fœtale ou néonatale*. Cette théorie repose sur le fait de l'expression accrue, en phase de croissance de l'hémangiome, de plusieurs facteurs et récepteurs impliqués dans l'angiogenèse (notamment *Vascular Endothelial Growth Factor* ou VEGF), et sur l'incidence majeure des hémangiomes chez les nouveaux nés prématurés et lors de grossesses pathologiques [8-10].

Formes cliniques

Aspects habituels

Types cliniques

L'hémangiome du nourrisson peut être (fig. 14.3) :
– *cutané*, tubéreux, rouge vif, à bords nets, en relief, saillant sur le tégument normal avoisinant, de surface grenue expliquant la comparaison traditionnelle à une « fraise » ;
– *sous-cutané*, tuméfaction saillante sous une peau soit normale, soit bleutée ou télangiectasique ;
– *mixte*, associant une composante superficielle tubéreuse et une composante profonde sous-cutanée qui déborde la première d'un halo bleuté.

Quel que soit son type, l'hémangiome est de consistance ferme et élastique, parfois légèrement chaud à la palpation, non pulsatile et indolore. Sa topographie est ubiquitaire, sa taille très variable, allant d'une atteinte punctiforme à une atteinte segmentaire étendue : dans plus de 75 % des cas, elle est modérée, inférieure à 3 cm.

L'hémangiome peut être :
– isolé, unique ou multiple ;
– de type « miliaire » (présence d'au moins 5 hémangiomes de moins de 5 mm, globuleux, dans un contexte d'hémangiomatose néonatale bénigne ou diffuse) ;
– enfin segmentaire, devant faire rechercher des anomalies morphologiques profondes associées (syndromes PHACE(S), PELVIS/SACRAL/LUMBAR) (*cf. infra*) [11].

Évolution

À la naissance, intervalle libre : l'hémangiome est très souvent absent ou méconnu : un simple *halo anémique* ou une discrète tache érythémateuse, une télangiectasie, passent inaperçus et l'hémangiome se développe dans les premières semaines de la vie. Cette notion *d'intervalle libre* est un bon signe diagnostique de ce type d'angiome.

Phase de croissance de 3 à 12 mois : rapide dans les 3 premiers mois, elle peut se prolonger jusqu'au 6e ou 8e mois pour les hémangiomes cutanés, ou jusqu'au 9e, 12e mois pour les lésions à participation sous-cutanée. Durant cette période, 80 % des hémangiomes doublent leur taille initiale, 5 % la triplent et moins de 5 % se développent en mettant en jeu le pronostic esthétique, fonctionnel ou vital. À la fin de sa phase d'expansion, soit d'emblée, soit après un temps de latence variable, débute la régression spontanée.

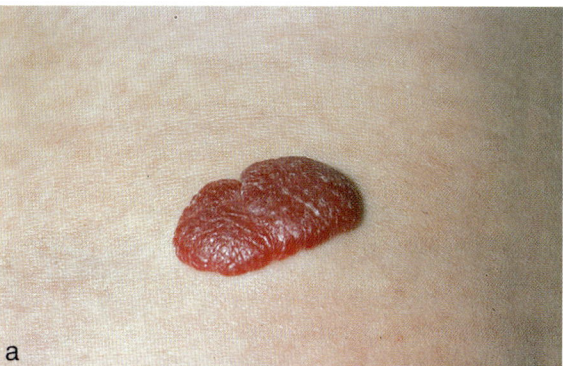
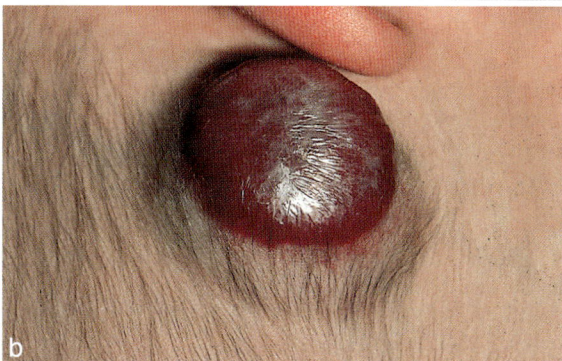
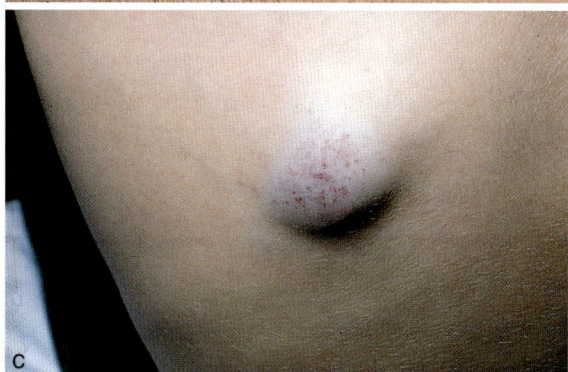

Fig. 14.3 Hémangiome du nourrisson.
a. Cutané. b. Mixte. c. Sous-cutané.

Phase de régression spontanée : involution lente et progressive par paliers, cliniquement traduite par l'apparition du blanchiment central des lésions tubéreuses, puis de l'affaissement des composantes sous-cutanées.

À l'âge de 8 ou 10 ans, régression totale ou subtotale en règle générale dans près de 80 % des cas. La courbe évolutive des lésions sous-cutanées est retardée par rapport à celle des lésions cutanées, la régression en est plus lente et plus incomplète, laissant un résidu fibroadipeux extirpable chirurgicalement et une aire de peau lâche et fine due à la destruction du tissu élastique.

Ce profil évolutif, avec disparition quasi totale sans séquelle, ou avec une altération tégumentaire minime est le fait de la majorité des hémangiomes. Ceci justifie une attitude abstentionniste dans la majorité des cas, sous surveillance clinique voire photographique.

Aspects plus rares

Hémangiomes congénitaux

Trois formes cliniques particulières sont reconnues :
– le **RICH** (*Rapidly Involuting Congenital Hemangioma*), qui est une volumineuse tumeur parfois diagnostiquée *in utero*, pouvant

avoir une allure inquiétante, mais dont la régression s'amorce rapidement (dans les 15 jours de vie), et se fait généralement de façon quasi complète/complète dans les 18 mois ;
– le **NICH** (*Non Involuting Congenital Hemangioma*), tumeur vasculaire plane, entourée d'un halo de vasoconstriction, souvent chaude à la palpation, au profil évolutif opposé : le NICH persiste ;
– le **PICH** (*Partially Involuting Congenital Hemangioma*), entité décrite récemment, qui se présente cliniquement comme un RICH, mais régresse de façon partielle seulement.

L'immunophénotype de ces trois hémangiomes est constamment GLUT-1 négatif, ce qui les différencie de l'hémangiome infantile [12, 13].

Formes compliquées

Pendant la phase de prolifération de l'hémangiome infantile, la complication la plus fréquente est *l'ulcération spontanée*, nécrose superficielle et en général limitée accompagnée d'un saignottement, qui peut cicatriser lentement et laisse une cicatrice finale directement liée à la taille de la nécrose. L'ulcération d'un hémangiome est favorisée par la macération, et survient pour cela avec prédilection sur les zones périorificielles (lèvres) ou sur le siège. **L'hémorragie** est le plus souvent bénigne et cède rapidement à une compression douce. **La surinfection**, corollaire de la nécrose, reste le plus souvent localisée, mais peut être une porte d'entrée pour une infection systémique. Enfin se pose le problème de la gestion des douleurs que créent parfois les ulcérations [14].

Formes graves

Elles sont rares, fonction de la localisation de l'hémangiome et de son potentiel évolutif dans les premiers mois. Les *hémangiomes segmentaires du visage* ont 11 fois plus de risques de complications que les formes focales, complications allant de l'ulcération extensive aux associations *d'hémangiomes viscéraux de* tout siège et aux *malformations* structurales, comme au cours du *syndrome PHACE(S)*, associant : malformations de la fosse postérieure, hémangiome, anomalies artérielles, anomalies cardiaques et coarctation de l'aorte, anomalies oculaires, bifidie sternale, raphé supra-ombilical [15].

Pronostic

Pronostic fonctionnel. Les formes mettant en jeu le pronostic fonctionnel sont *les formes obstructives* : hémangiome palpébral avec occlusion oculaire ou/et gainage du nerf optique (risque d'astigmatisme et d'amblyopie) [16-18], hémangiome tapir (labial) dont l'importance peut gêner la succion et retentir sur le développement des structures maxillodentaires, et dont les nécroses altèrent la morphologie labiale ; hémangiome narinaire (menace des structures cartilagineuses sous-jacentes lors d'un épisode de nécrose), hémangiome de l'oreille avec obstruction et infection du conduit auditif externe, hémangiomes périnéaux et paraglandulaires (prémammaires avec risque ultérieur d'altération esthétique du sein chez la fille).

Pronostic vital. Les formes mettant en jeu le pronostic vital sont exceptionnelles, précoces et regroupent :
– *l'hémangiome sous-glottique*, urgence thérapeutique en raison du risque de détresse respiratoire, à chercher devant tout angiome « en barbe » [19, 20] ;
– *l'insuffisance cardiaque* qui peut compliquer une forme diffuse d'hémangiome (hémangiomatose), avec présence d'hémangiomes viscéraux, en particulier hépatiques (au cours d'une hémangiomatose néonatale diffuse, *cf.* chapitre 18), voire un hémangiome cutané très étendu ;
– le *syndrome de Kasabach-Merritt* (thrombopénie majeure associée à un degré variable de coagulation intravasculaire disséminée),

ne compliquant pas les hémangiomes infantiles, mais seulement les deux tumeurs vasculaires GLUT-1 négatif que sont l'angiome en touffes et l'hémangioendothéliome kaposiforme [21] (*cf.* chapitre 14-3), tumeurs qui peuvent aussi exister en dehors de toute anomalie hématologique.

Pronostic esthétique. Les formes mettant en jeu le pronostic esthétique et/ou cicatriciel sont les formes extensives et télangiectasiques, les formes ulcérées, et les hémangiomes centrofaciaux aux conséquences difficiles à réparer.

Associations

Des **malformations structurales** rares ont été rapportées avec les **hémangiomes segmentaires céphaliques** (syndrome PHACE[S]), et **périnéaux/sacrés** (syndromes PELVIS : *Perineal hémangioma, External genitalia malformations, Lipomyelomeningocele, Vesicorenal abnormalities, Imperforate anus, Skin tag*, SACRAL : *Spinal dysraphism, Anogenital, Cutaneous, Renal and urologic anomalies, associated with an Angioma of Lumbosacral localization*, LUMBAR : *Lower body hemangioma and other cutaneous defects, Urogenital anomalies, ulceration, Myelopathy, Bony deformities, Anorectal malformations, arterial anomalies and Renal anomalies*). Ces trois syndromes, correspondant à la même entité décrite par trois équipes différentes, associent à l'hémangiome segmentaire des anomalies variées dysraphiques, urogénitales et anales [22-25]. Une **hypothyroïdie** peut être présente cours de l'hémangiomatose néonatale avec atteinte hépatique, liée à la sécrétion par les hémangiomes hépatiques d'une enzyme dégradant la thyronine, la iodothyronine-déiodinase 3 [26].

Diagnostic : explorations complémentaires

Le diagnostic d'hémangiome infantile est clinique. En période néonatale, il peut être difficile à affirmer, car il peut être plan, sans relief ; la présence d'un halo anémique périlésionnel est en faveur de l'hémangiome (fig. 14.4). À quelques semaines de vie, la forme sous-cutanée pure peut en imposer pour une malformation capillaro-veineuse ou lymphatique. *En cas d'atypie clinique ou évolutive, une biopsie cutanée doit être réalisée* car l'examen histopathologique seul permet de confirmer le diagnostic d'hémangiome infantile ou un diagnostic différentiel : autre tumeur vasculaire bénigne ou borderline, myofibromatose infantile, rhabdomyosarcome embryonnaire, etc.

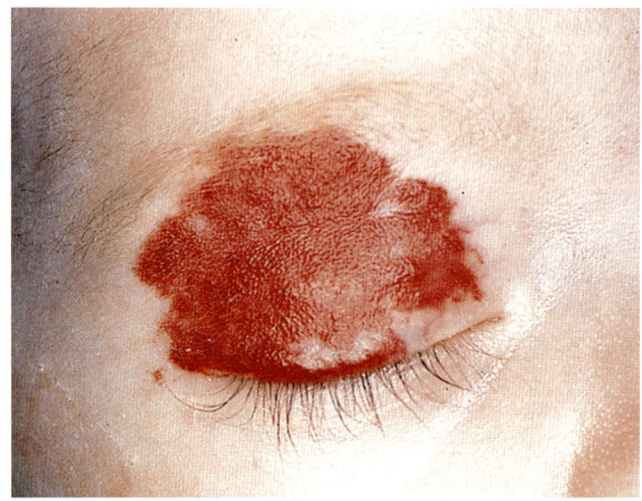

Fig. 14.4 Hémangiome du nourrisson à la période néonatale. Aspect pseudo-plan trompeur. *Cf.* texte.

Maladies des vaisseaux

Angiomes et malformations vasculaires

Les examens complémentaires ont des indications rares. En cas d'hémangiome sous-cutané pur, un *écho-Doppler* permet de conforter le diagnostic, en sachant les confusions possibles avec les critères hémodynamiques des malformations artérioveineuses. Une *IRM* peut être utile dans les formes sous-cutanées du canthus, pour la recherche d'atteinte orbitaire. En cas de doute clinique sur un hémangiome infantile (volumineuse tumeur vasculaire atypique, évolution inhabituelle), *l'examen histopathologique avec recherche du marqueur GLUT-1*, présent dans 100 % des hémangiomes infantiles mais absent dans les autres tumeurs vasculaires et dans les malformations vasculaires, est incontournable. *Dans la recherche des localisations profondes*, en particulier hépatiques (face à des angiomes miliaires), l'échographie assure le dépistage, complétée par une IRM en cas de forme multifocale ou diffuse [27]. *La laryngoscopie* permet de trouver des localisations glottiques d'hémangiomes en cas d'hémangiome cutané en barbe. Enfin, des examens complémentaires sont nécessaires si un syndrome PHACE(S), SACRAL/PELVIS/LUMBAR est suspecté : examen ophtalmologique, échocardiographie, IRM cérébrale/pelvienne et médullaire, etc.

Indications thérapeutiques

Compte tenu de leur profil évolutif spontanément favorable, la majorité des hémangiomes infantiles ne doivent pas être traités.

Les hémangiomes nécessitant un traitement sont :
- ceux pouvant mettre en jeu le *pronostic vital* : forme laryngée, hémangiomatose néonatale diffuse ;
- ceux pouvant mettre en jeu le *pronostic fonctionnel* : hémangiomes obstructifs, hémangiomes ulcérés douloureux ou ne cicatrisant pas rapidement ;
- ceux pouvant laisser des *séquelles esthétiques* : hémangiomes multiples, volumineux, de topographie faciale, mammaire chez la fille, etc. [27].

Bêtabloquants

Le propranolol per os constitue le traitement de référence des hémangiomes infantiles compliqués. Bêtabloquant non cardiosélectif, il est administré en solution buvable, à la dose de 1 à 4 mg/kg/j en 2 prises quotidiennes, idéalement chez le nourrisson de 5 semaines à 5 mois de vie. Le traitement, initié en hospitalisation, peut être reconduit et suivi en ville, pour une durée moyenne de 6 mois. Les contre-indications sont l'asthme du nourrisson, les bronchiolites répétées et certaines anomalies de la conduction cardiaque. Les troubles du sommeil sont les effets indésirables les plus fréquemment rapportés, les plus redoutés étant l'*hypoglycémie* et l'*aggravation d'une bronchiolite* [28, 29]. Le taux d'échec est faible [30].

Des bêtabloquants par voie topique (timolol, propranolol) ont été testés ; ils sont intéressants pour les hémangiomes infantiles superficiels et de petite taille, au stade très initial [31].

Corticothérapie générale. Elle est réservée aux formes graves, en échec du propranolol ou lorsqu'il existe une contre-indication formelle à ce traitement. Le corticoïde doit être institué précocement (avant le 4e mois), d'emblée à fortes doses (2 à 3 mg de prednisone/kg/j) pendant quelques semaines puis diminué très progressivement de façon à couvrir la période évolutive des 6 à 8 premiers mois. Les décroissances trop rapides sont souvent suivies d'un rebond évolutif. Dans les formes mettant en jeu le pronostic vital, cette corticothérapie s'associe aux mesures symptomatiques et spécifiques de chaque type : elle peut être portée à 5 mg/kg/j par exemple dans l'angiome sous-glottique. Mais les risques iatrogènes à ces doses ou dans les modalités d'injection par bolus sont loin d'être négligeables [32].

Chirurgie. Elle doit être réservée : *précocement*, mais après échec des bêtabloquants, à *l'angiome cyrano* (pointe du nez) et, grâce aux dissecteurs à ultrasons, aux formes très globuleuses des paupières ou du front lorsque la cicatrice chirurgicale est acceptable [33] ; *ultérieurement*, elle s'adresse au traitement des séquelles, et peut être associée à un traitement des télangiectasies par laser (*cf.* chapitre 22-7).

Laser à colorant pulsé. Il est préconisé pour le traitement des séquelles (télangiectasies) ou, éventuellement, en association au propranolol *per os* et aux pansements hydrocolloïdes pour les hémangiomes ulcérés [34].

Malformations vasculaires

Elles sont *présentes à la naissance*, mais ne sont pas toujours apparentes à ce moment-là. Elles sont alors révélées à un âge et selon un mode variables, fréquemment au décours d'un épisode traumatique ou hormonal. Elles n'ont aucune tendance à la régression et leur rythme évolutif diffère selon leur type hémodynamique. Elles peuvent être isolées ou intégrées à un syndrome complexe, auquel il faudra penser en cas de lésions multiples, de lésion étendue, en particulier segmentaire, en cas d'anomalie sous-jacente (osseuse, veineuse, etc.) et d'histoire familiale de malformations vasculaires. En dehors des malformations simples (angiome plan simple en particulier), elles nécessitent de pratiquer des examens complémentaires pour en confirmer le type et l'extension (écho-Doppler, IRM ou angio-IRM, tableau 14.3). Le traitement doit être décidé après concertation avec notamment des radiologistes interventionnels et des équipes chirurgicales.

Tableau 14.3 Principales caractéristiques en échographie et IRM des tumeurs et malformations vasculaires

Imagerie	Hémangiome infantile		Malformations à flux lent		Malformations à flux rapide
Échographie	Phase proliférative	Solide, bien limitée, échogénicité variable	Veineuse	Solide	Amas de vaisseaux
	Phase d'involution	Limites moins nettes, vascularisation diminuée	Lymphatique	Kystique ± niveaux liquidiens	
Doppler	Spectre intralésionnel artériel Absence de flux artériel dans les veines		Veineuse	Spectre veineux Absence de flux possible	Spectre artériel dominant Artérialisation du retour veineux
			Lymphatique	Flux veineux dans les septums	
IRM	Signal T1 variable Présence de *flow voids* Hypersignal T2 PDC intense Après involution : structure mixte fibrosée (hyposignal T1 et T2) et graisseuse (hypersignal T1 et T2)		Veineuse	Signal T1 variable hypersignal T2, PDC	*Flow voids* IRM dynamique : – rehaussement des veines au temps artériel – MAV : diminution du délai PDC artère – lésion et du délai de PDC maximale de la lésion [54]
			Lymphatique	Signal T1 variable, hypersignal T2 intense Niveaux liquidiens PDC des septums uniquement	

PDC : prise de contraste.

« Malformations vasculaires » à flux lent

Secteur capillaire : malformations capillaires

Angiome plan simple (fig. 14.5). L'angiome plan est une macule érythémateuse, congénitale, d'observation fréquente, rose pâle à lie de vin, d'étendue et de forme variables. Il siège avec prédilection à la face et aux membres, sur lesquels on distingue *l'angiome plan de type géographique*, violacé, bien délimité, en forme de continent, de l'angiome plan mal délimité et plus pâle. Le type géographique s'associe plus volontiers à des anomalies lymphatiques variables [34]. Son extension reste proportionnelle à la croissance du tégument ; sa couleur s'atténue souvent dans les premiers mois de la vie, se stabilise, puis s'accentue : cette dernière variation survient souvent à partir de la 4e décennie, l'angiome s'épaissit et des nodules violacés superficiels peuvent apparaître.

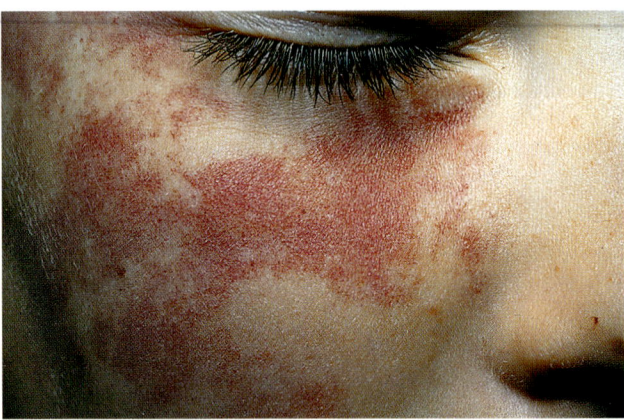

Fig. 14.5 Angiome plan simple.

Histologiquement, il existe une densification du réseau capillaire du derme superficiel, voire moyen et profond, sans prolifération cellulaire. Ces angiectasies matures sont limitées par des parois vasculaires *a priori* normales.

Dans sa forme typique, l'angiome plan simple ne nécessite aucune exploration complémentaire, son diagnostic est clinique et son pronostic bénin.

Le problème est essentiellement esthétique, imparfaitement résolu par le maquillage, mais amélioré par le **laser en particulier pulsé à colorant** (*cf.* chapitre 22-5) [35]. La réponse des angiomes plans au *traitement par laser* est variable, en fonction de l'âge, du début du traitement, de la localisation anatomique de l'angiome et du type d'appareil utilisé : les progrès techniques des lasers pulsés à colorant de 2e et de 3e générations ont beaucoup amélioré la vitesse d'exécution des traitements et leur tolérance par l'utilisation simultanée d'un flux cryogène [36, 37]. Il existe toutefois un phénomène de recoloration à distance d'une grande partie des angiomes plans traités [38]. La douleur est le principal effet secondaire limitant de ce traitement. L'adjonction de molécules anti-angiogéniques dans les suites du laser semble prometteuse [39].

« Faux angiomes plans ». Ils correspondent à des diagnostics d'angiome plan portés à tort sur des plages rouges chaudes, pulsatiles, soufflantes, parfois acquises : elles sont le témoin à la peau d'anomalies profondes artérielles ou artérioveineuses authentifiées à l'écho-Doppler pulsé puis à l'angio-IRM (*cf. infra* « Malformations vasculaires à flux rapide »).

Angiomes plans associés à des anomalies profondes. L'angiome plan, en particulier quand il est *métamérique*, peut être le marqueur superficiel d'une angiodysplasie profonde, avec gigantisme progressif du membre atteint comme dans les syndromes complexes à flux lent de *Klippel-Trénaunay* ou le syndrome à flux rapide de *Parkes-Weber* (*cf. infra*).

En particulier, *l'angiome plan trigéminé* (territoire du V_1) du syndrome de *Sturge-Weber* (fig. 14.6) peut s'associer à des anomalies oculaires (buphtalmie, glaucome) et neurologiques (comitialité, retard de développement psychomoteur) en rapport avec une malformation vasculaire profonde, choroïdienne et de la leptoméninge, homolatérale à l'angiome cutané [40]. Les calcifications, l'angiome pial et l'atrophie hémicérébrale sont mis en évidence par l'IRM cérébrale, à condition qu'elle ne soit pas faite trop précocement (il y a alors des faux positifs et négatifs). Le traitement prophylactique des crises d'épilepsie en cas d'angiomatose leptoméningée est controversé. Les indications neurochirurgicales ne sont envisagées qu'en cas d'épilepsie non contrôlée par le traitement médical. Sur le plan physiopathologique, il a été récemment mis en évidence l'existence de mutations somatiques du gène *GNAQ* sur les zones d'angiome plan segmentaire, traduisant qu'elles sont le fruit d'un mosaïcisme postzygotique [41].

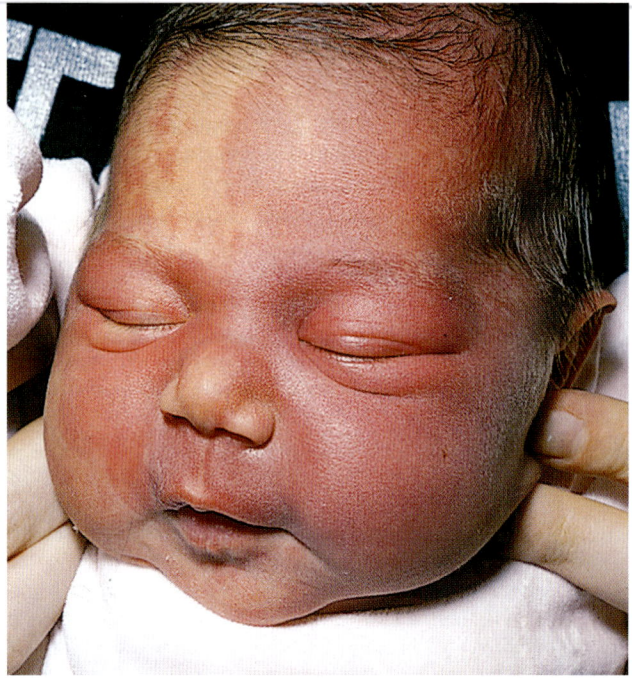

Fig. 14.6 Syndrome de Sturge-Weber.

Maladie de Rendu-Osler et télangiectasies. On peut les citer dans le cadre de cette classification hémodynamique, en raison de l'aspect capillaire élémentaire de la télangiectasie qui est cutanée, muqueuse et viscérale. Plusieurs génotypes sont individualisés (*cf.* chapitre 14-6) [42].

Angiomes plans médiofaciaux. On distingue des formes régressives (intersourcilier et palpébral supérieur, pâle) et des formes persistantes (angiome plan médian postérieur de la nuque et du cuir chevelu). Leur association à des anomalies sous-jacentes, neurologiques en particulier, semble fortuite [43].

Angiome plan acquis. C'est une situation rare (*syndrome de Fegeler*), parfois secondaire à un traumatisme médullaire.

Secteur postcapillaire et veineux : malformations veineuses et capillaroveineuses

Aspects cliniques. Les malformations veineuses (MV) sont des tuméfactions indolores, de consistance élastique, de température locale normale, saillant sous une peau normale ou bleue. Leur évolutivité est lente ; souvent présentes *a minima* dès la naissance, de localisation ubiquitaire cutanée et muqueuse, il peut être difficile dans les premiers mois de les distinguer d'un hémangiome sous-cutané. Leur *augmentation de volume en position déclive, au cri ou à l'effort*, la présence de phlébolithes (thrombus veineux calcifiés) palpables et visibles sur les radiographies sans préparation, et l'hypertrophie par infiltration des tissus adjacents objectivée au mieux par l'IRM permettent d'affirmer le diagnostic et de définir les limites de la malformation. Une infiltration musculaire presque constante aux membres est responsable des douleurs dans les formes les plus étendues. L'envahissement articulaire (coude, genou) est lui aussi à l'origine de phénomènes douloureux et d'une gêne fonctionnelle.

Les MV classiques peuvent être *sporadiques* – des mutations postzygotiques activatrices du gène *TIE2* ont parfois été identifiées – ou *familiales*, sous la forme de petites lésions cutanées et/ou muqueuses ; ces mêmes mutations de *TIE2* sont alors transmises sur un mode autosomique dominant [44, 45].

Diagnostic différentiel. Les MV classiques sont actuellement nettement individualisées des **glomangiomes** (malformations glomuveineuses ou GVM) sur des données cliniques, histopathologiques et génétiques. Les GVM sont des nodules ou des plaques de couleur bleu foncé à pourpre, souvent douloureuses à la palpation, dont l'aspect histologique peut trouver, focalement, des enroulements de veinules constituant des *glomus*. Sur le plan génétique, elles sont dues à des mutations perte de fonction du gène de la glomuline [46]. Enfin, il existe une forme familiale particulière rare qui associe des malformations capillaroveineuses kératosiques à des cavernomes superficiels ou cérébraux. Ce syndrome est secondaire à une mutation perte de fonction du gène *CCM1*, qui code pour la protéine KRIT1, impliquée dans l'angiogenèse sur des modèles animaux [47].

Coagulopathie. Les formes sévères et étendues de MV s'accompagnent fréquemment de troubles de l'hémostase à type de coagulation intravasculaire localisée (CIVL) susceptible de se disséminer (CIVD) à la faveur d'un traumatisme ou d'un geste chirurgical même à distance ; c'est pourquoi dans les formes étendues ou diffuses d'angiomes capillaroveineux, essentiellement localisés aux membres et au tronc, et rarement dans les formes céphaliques (fig. 14.7), il importe de *doser le fibrinogène et les produits de dégradation de la fibrine ou PDF **(D-dimères)** pour administrer en cas de chirurgie une héparinothérapie préventive à faible dose (héparine de bas poids moléculaire) (HBPM)* [48] *afin d'éviter des hémorragies peropératoires*. **Des épisodes paroxystiques de thrombose** liés à cette coagulopathie chronique de consommation expliquent les poussées douloureuses et inflammatoires ; ils relèvent aussi des traitements par HBPM. Ce sont également ces formes étendues à taux de D-dimères élevés qui peuvent se compliquer d'*hypertension artérielle pulmonaire* (HTAP).

Imagerie. L'IRM, technique non invasive, est l'examen diagnostique de choix montrant, en l'absence d'injection de produit de contraste, un signal blanc intense sur les séquences tardives pondérées en T2, avec saturation de graisse (FAT SAT). Dans les malformations capillaroveineuses sévères de l'extrémité céphalique, cet examen peut conduire à la découverte d'une anomalie du développement veineux au niveau cérébral, qui ne nécessite aucun traitement, ou à la découverte de défect osseux sous-jacent aux lésions [49].

Traitement. Le traitement des malformations capillaroveineuses et veineuses repose sur les techniques de scléroses par ponction directe produisent une destruction endothéliale veineuse et une réaction

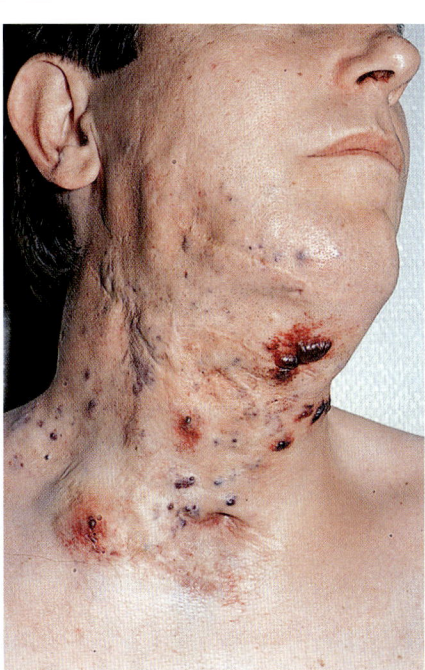

Fig. 14.7 Malformation capillaroveineuse avec poussée inflammatoire et thromboses.

inflammatoire qui évolue vers la rétraction et la fibrose partielle de l'angiome [50]. Les produits utilisés sont l'Ethibloc® (protéolysat de maïs à vertu fibrosante) mêlé d'éthanol ou l'éthanol pur, de moins en moins utilisé, et uniquement dans des conditions très strictes et à des doses limitées en fonction des risques de diffusion du produit. Une mousse d'Aetoxisclérol® mélangée à un opacifiant (lipiodiol et air) est aussi parfois utilisée. La sclérose peut être utilisée seule en procédure itérative espacée de 6 à 8 semaines ou en préopératoire lorsqu'une chirurgie d'exérèse ou de reconstruction est possible en fonction de la localisation. La place de la cryothérapie doit encore être définie.

« Malformations vasculaires » à flux rapide (artérioveineuses)

Les malformations artérioveineuses (MAV) sont *très longtemps inapparentes ou quiescentes* : leur révélation ou leur aggravation coïncide le plus souvent avec un traumatisme ou un épisode hormonal (puberté, grossesse). Quatre stades évolutifs selon *Schobinger* ont été établis au sein de l'ISSVA : I = quiescent, II = expansion, III = destruction, IV = compliqué de défaillance cardiaque, situation rare en fait : 1 à 2 % des patients (tableau 14.4).

Tableau 14.4 Classification de Schobinger

Stade 1 : quiescent	Stade 2 : expansion	Stade 3 : destruction	Stade 4 : décompensation
Peau rosé rouge *Palpation :* chaleur locale augmentée Battement, frémissement *Doppler :* – Hypervascularisation – Shunts artérioveineux débutants	Extension, déformation des téguments Veines de drainage apparentes Souffle à l'auscultation	+ Nécrose, ulcération, hémorragie, douleur	+ Signes d'insuffisance cardiaque

Cliniquement, sous une peau normale ou marquée d'un *faux angiome plan congénital (cf. supra)*, apparaît une tuméfaction chaude, battante, *soufflante sous le stéthoscope*, d'extension progressive, imprévisible. Les MAV sont d'aspect clinique variable, et siègent volontiers sur la région cervicocéphalique ou sur les extrémités. Les formes les plus graves du tronc ou des membres peuvent se compliquer d'insuffisance cardiaque ; aux extrémités, elles peuvent se compliquer de troubles trophiques (atrophie, ulcération, nécrose, aspect de pseudo-Kaposi [49]), liés à l'hémodétournement et à l'origine d'hémorragies dramatiques (fig. 14.8) [51, 52].

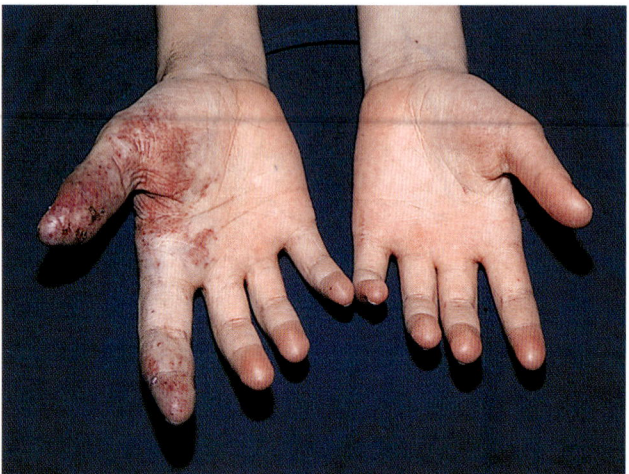

Fig. 14.8 Malformation artérioveineuse avec troubles trophiques.

Le diagnostic des MAV est suspecté cliniquement et conforté par l'écho-Doppler, identifiant les zones de shunt et montrant l'augmentation du débit artériel comparatif au Doppler pulsé (formes des extrémités). L'angio-IRM est l'examen de choix pour la confirmation diagnostique et pour la surveillance non invasive de ces patients. Elle permet en effet de donner une vision sur l'angioarchitecture et permet également de voir l'extension en profondeur de ces lésions. Les signes observés sur l'artériographie sont la dilatation des artères confluant au cœur (nidus) de la malformation, excluant les territoires adjacents, et la circulation très rapide avec *retour veineux immédiat* au temps artériel de l'artériographie. Cet examen est essentiellement réalisé en *préopératoire ou pré-embolisation*.

Sur le plan thérapeutique, tout geste intempestif ou incomplet risque de provoquer une flambée évolutive. L'attitude à observer est donc *l'abstention avec surveillance des lésions quiescentes*. L'embolisation est indiquée soit isolément, à visée symptomatique antihémorragique, soit impérativement dans les jours précédant une exérèse chirurgicale [52] (de type carcinologique), pour les lésions très évolutives [53]. Le sclérosant le plus efficace est l'éthanol mais sa toxicité limite les doses injectables actuellement à 0,1 mL/kg/j [54]. L'onyx un nouveau produit d'embolisation semble prometteur, mais en préopératoire l'utilisation des particules, de la colle biologique : type NBCA (Glubran® ou Histoacryl®) est la plus fréquente. *Des médicaments* sont en cours d'évaluation : les inhibiteurs de mTOR en particulier (sirolimus et évérolimus), qui ont des propriétés antiangiogéniques, antiprolifératives et immunosuppressives, ont déjà donné des résultats prometteurs [55]. Une prise en charge et un suivi régulier de ces patients par une *équipe pluridisciplinaire spécialisée* sont indispensables.

Angiodysplasies complexes disséminées ou systématisées

Cutis marmorata telangiectatica congenita (fig. 14.9)

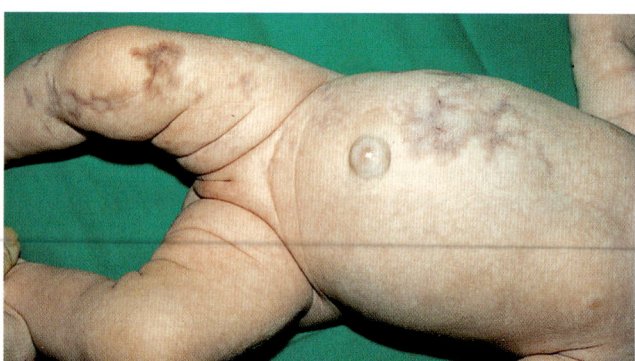

Fig. 14.9 *Cutis marmorata telangiectatica congenita* : forme localisée.

Elle réalise un aspect de livedo à grandes mailles dont les éléments cyanotiques sont parfois en dépression cupuliforme, parfois ulcérocroûteux. Elle peut être monomélique ou diffuse généralisée.

Présente à la naissance, elle s'améliore avec le temps, mais cela n'est pas constant. Elle est parfois associée à des angiomes plans, une anomalie de développement du membre atteint (hypo- ou hypertrophie). Les anomalies squelettiques, un retard mental, des malformations rénales, cardiaques, neurologiques accompagnent surtout les rares formes généralisées [56]. Le *syndrome d'Adams-Oliver* comporte une *cutis marmorata telangiectatica congenita*, une aplasie cutanée du cuir chevelu, et des anomalies distales des membres (*cf.* chapitre 18).

Syndrome de Bean

C'est le *blue rubber bleb naevus* (fig. 14.10), une *malformation veineuse* rare caractérisée par une double localisation (cutanée et digestive, pouvant être responsable de saignements digestifs et d'anémie, mais aussi polyviscérale). Les lésions cutanées, qui peuvent être présentes à la naissance mais continuent à apparaître dans l'enfance et à l'âge adulte, ont un aspect en « tétine », de

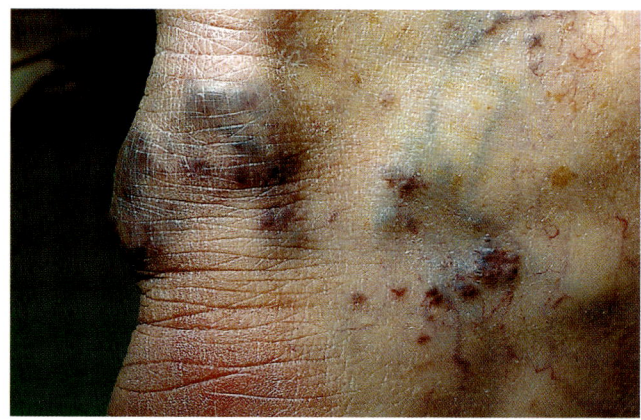

Fig. 14.10 Syndrome de Bean (*blue rubber bleb naevus*).

Maladies des vaisseaux

14-2
Angiomes et malformations vasculaires

quelques millimètres à plusieurs centimètres. Le syndrome de Bean ne doit pas être confondu avec les malformations glomuveineuses, ni avec les hémangiomes à cellules fusiformes du syndrome de Maffucci.

Angiodysplasies avec hypertrophie

Les syndromes de Klippel-Trénaunay et Parkes-Weber, monoméliques, associent un angiome plan présent à la naissance à une hypertrophie globale du membre atteint, qui se développe souvent secondairement. L'anomalie vasculaire profonde est capillaroveineuse dans le syndrome de Klippel-Trénaunay et artérioveineuse dans le syndrome de Parkes-Weber. Dans les deux cas, des anomalies lymphatiques peuvent être associées. Des mutations du gène *RASA1*, qui code pour la protéine p120RASGAP agissant comme un régulateur négatif de la voie de signalisation RAS, sont trouvées dans la plupart des cas de syndrome de Parkes-Weber [57].

Le syndrome de Maffucci-Kast comporte une malformation veineuse associée à un hémangiome à cellules fusiformes, et des chondromes multiples prédominant sur les extrémités des membres.

Le syndrome Protée est un syndrome hypertrophique associant en proportions variables des angiomes plans, des lymphangiomes ou hémolymphangiomes, des hamartomes conjonctifs et/ou épidermiques, une asymétrie des membres, un gigantisme partiel de segments corporels et une hypertrophie cérébriforme des paumes et des plantes, très caractéristique (*cf.* chapitre 7-7).

Le syndrome CLOVES (*Congenital Lipomatous Overgroth Vascular malformation and Epidermal naevi Syndrome*) et les malformations capillaires régionales avec hypertrophie du membre en sont des diagnostics différentiels importants. Ces affections sont des mosaïques sur le plan génétique et elles sont liées à des mutations d'acteurs de la voie PIK3/AKT [58].

Angiomatoses neurocutanées

Elles regroupent, outre le syndrome de **Sturge-Weber** (*cf. supra*), le syndrome de **Blanc-Bonnet-Dechaume** ou **Wyburn-Mason** (angiomatose cutanéo-rétino-thalamo-mésencéphalique, artérioveineuse), le syndrome de **Cobb** (angiome métamérique du tronc et angiomatose vertébro-méningo-médullaire artérioveineuse). Certains auteurs considèrent que le syndrome de Sturge-Weber, le syndrome de Cobb et le syndrome de Klippel-Trénaunay sont l'expression de la même maladie à différents segments corporels.

La **phacomatose pigmentovasculaire** est l'association *d'angiomes plans* et de *lésions pigmentées* (taches mongoliques ectopiques, nævus de Ota, Ito, *naevus spilus*, etc.) et, parfois, de manifestations neurologiques, d'hypertrophie d'un membre, voire de polypose colique (*cf.* chapitre 8-6).

Des anomalies vasculaires (anomalies veineuses du développement de l'encéphale, malformations à flux rapide) sont également présentes dans le syndrome de **Riley-Smith Bannayan-Zonana**, allélique du syndrome de Cowden (mutation du gène *PTEN*). Le syndrome de **Rendu-Osler-Weber** est dû à une mutation d'un des deux gènes *ACVRL* et *ENG*, impliqués dans la voie de signalisation du TGF-β, et se caractérise par la présence de télangiectasies cutanées et muqueuses multiples et de lésions viscérales [59]. Enfin parmi les lésions disséminées, capillaires et artérioveineuses, observées dans le syndrome CM-AVM lié aux mutations de *RASA 1*, il peut exister des MAV cérébrales [60].

Thérapeutique

Hémangiome infantile

- Dans les formes classiques, de taille limitée, ne gênant pas l'éducation d'une fonction (visuelle, auditive, etc.) et situées ailleurs que sur le visage : **abstention thérapeutique**, sous surveillance clinique pendant les 6 premiers mois de vie.
- Dans les formes à risque fonctionnel, vital, de séquelle esthétique ou douloureuse (ulcération), le traitement de 1re intention est le propranolol par voie générale (1 à 4 mg/kg/j).
- Dans des formes particulières se discutent :
  - une chirurgie précoce : hémangiomes palpébraux occlusifs résistant au traitement médical, hémangiome Cyrano de la pointe du nez avant la soudure des cartilages de la columelle, hémangiomes de forme globuleuse ;
  - chirurgie et laser pulsé à colorant plus tardivement dans le traitement des séquelles.

Malformations vasculaires

Les indications thérapeutiques sont différentes en fonction de chaque type hémodynamique de malformations vasculaires.

Malformations capillaires : type angiome plan

- Laser pulsé à colorant en particulier chez l'enfant.
- Indications particulières : dans la malformation capillaire du syndrome de Sturge-Weber :
  - traitement de la comitialité et de son retentissement ;
  - traitement de l'hypertension oculaire ;
  - prise en charge orthodontique et maxillofaciale.

Autres malformations vasculaires

Prise en charge multidisciplinaire souhaitable :

- abstention ;
- contention élastique ;
- sclérothérapie/scléro-embolisation ;
- exérèse chirurgicale suivie ou non d'une reconstruction ;
- médicaments antiprolifératifs et antiangiogéniques (inhibiteurs de mTOR, en cours d'évaluation) ;
- traitement symptomatique (antalgiques, anti-inflammatoires, antiagrégants, etc.).

RÉFÉRENCES

1. Merland J.J., *Ann Chir Plast.* 1980, 25, 105.
2. Mulliken J., *Plast Reconstr Surg.* 1982, 69, 412.
3. Wassef M., *J Mal Vasc.* 1992, 17, 20.
4. ISSVA, *Classification of vascular anomalies*, 2014.
5. The Hemangioma Investigator Group, *J Pediatr.* 2007, 150, 291.
6. Powell T.G., *Br J Dermatol.* 1987, J16, 635.
7. North P.E., *Arch Dermatol.* 2001, 137, 559.
8. Kleinman M.E., *Arterioscler Thromb Vasc Biol.* 2007, 27, 2664.
9. Chang E.I., *Lymphat Res Biol.* 2007, 5, 237.
10. Lopez Gutierrez J.C., *Pediatr Dermatol.* 2007, 24, 353.
11. Haggstrom A.N., *Pediatrics.* 2006, 117, 698.
12. Muliken J.B., *J Am Acad Dermatol.*, 2004, 50, 875.
13. Nasseri E., *J Am Acad Dermatol.* 2014, 70, 75.

14. Kim H.J., *J Am Acad Dermatol.* 2001, *44*, 962.
15. Haggstrom A.N., *Pediatrics.* 2006, *118*, 882.
16. Aldave A.J., *Opht Surg Lasers.* 1999, *30*, 754.
17. Dubois J., *Am Acad Dermatol.* 2006, *142*, 884.
18. Millischer-Bellaiche A.E., *J Radiol.* 2004, *85*, 2019.
19. Sie K.C., *Otolaryngol Clin Am.* 2000, *33*, 209.
20. Orlow. S.J., *J Pediatr.* 1997, *131*, 643.
21. Enjolras O., *J Am Acad Dermatol.* 2000, *42*, 225.
22. Metry D.W., *Am J Med Genet A.* 2006, *140*, 975.
23. Girard A., *Arch. Dermatol.* 2006, *142*, 884.
24. Stockman A., *Dermatology.* 2007, *214*, 40.
25. Iacobas I., *J Pediatr.* 2010, *157*, 795.
26. Mazereeuw-Hautier J., *J Pediatr.* 2010, *157*, 340.
27. Frieden I.J., *J Am Acad Dermatol.* 1997, *37*, 631.
28. Léauté-Labrèze C., *N Engl J Med.* 2008, *358*, 2649.
29. Léauté-Labrèze C., *N Engl J Med.* 2015, *372*, 735.
30. Caussé S., *Br J Dermatol.* 2013, *169*, 125.
31. Semkova K., *Clin Exp Dermatol.* 2013, *38*, 143.
32. George M.E., *Arch Dermatol.* 2004, *140*, 143.
33. Diner P.A., *Ann Dermatol Vénéréol.* 1998, *125*, 605.
34. Batta K., *Lancet.* 2002, *360*, 521.
35. Hohenleutner U., *Laser Surg Med.* 2001, *28*, 273.
36. Troilius A., *Br J Dermatol.* 1998, *139*, 59.
37. Michel S., *Br J Dermatol.* 2000, *143*, 1230.
38. Huikeshoven M., *N Engl J Med.* 2007, *356*, 1235.
39. Marqués L., *J Am Acad Dermatol.* 2015, *72*, 151.
40. Dutkiewicz A.S., *J Am Acad Dermatol.* 2015, *72*, 473.
41. Shirley M.D., *N Engl J Med.* 2013, *368*, 1971.
42. McAllister K.A., *Nat Genet.* 1994, *8*, 345.
43. Sillard L., *J Pediatr.* 2011, *158*, 836.
44. Vikkula M., *Cell.* 1996, *87*, 1181.
45. Soblet J., *Mol Syndromol.* 2013, *4*, 172.
46. Brouillard P., *Am J Hum Genet.* 2002, *70*, 866.
47. Eerola I., *Hum Mol Genet.* 2000, *9*, 1351.
48. Mazoyer E., *Clin Lab Haematol.* 2002, *24*, 243.
49. Boukobza M., *Am J Neuro Radiol.* 1996, *17*, 987.
48. Riche M.C., *Plast Reconstr Surg.* 1983, *71*, 607.
50. Lemarchand-Venencie F., *J Mal Vasc.* 1991, *16*, 153.
51. Enjolras O., *Ann Dermatol Vénéréol.* 2000, *127*, 17.
52. Guillet A., *J Eur Acad Dermatol Venereol.* 2016, *30*, 36.
53. Riche M.C., *Ann Oto Laryngol.* 1980, *97*, 1.
54. Mason K.P., *Radiology.* 2000, *217*, 127.
55. Picascia D.D., *J Am Acad Dermatol.* 1989, *20*, 1098.
56. Hammill A.M., *Pediatr Blood.* 2011, *57*, 1018.
57. Revencu N., *Mol Syndromol.* 2013, *4*, 173.
58. Loconte D.C., *PLoS One.* 2015, *10*, e0123092.
59. Cole S.G., *J Med Genet.* 2005, *42*, 577.
60. Bonn L.M., *RASAI Curr Opinion Genet Dev.* 2005, *15*, 265.

14-3 Autres tumeurs et hyperplasies vasculaires

A. Boespflug, B. Balme, S. Dalle, L. Thomas

Ces lésions vasculaires cutanées correspondent soit à des malformations, hamartomes, ectasies ou hyperplasies vasculaires, soit à des tumeurs bénignes ou malignes du tissu vasculaire. Les distinctions entre malformation, hyperplasie et tumeur, ou entre tumeur maligne et tumeur bénigne ne sont pas toujours aisées, ce qui rend la classification de ces tumeurs difficiles (tableau 14.5) [1, 2].

Les malformations vasculaires, les hémangiomes capillaires, l'angiomatose bacillaire et la maladie de Kaposi sont traités dans d'autres chapitres.

Sont également exclues de ce chapitre les tumeurs à composante vasculaire non exclusive (*cf.* tableau 14.5).

Tableau 14.5 Classification des malformations et tumeurs vasculaires cutanées

Malformations, hamartomes, hyperplasies et ectasies vasculaires	1. Hamartomes	Phacomatose pigmentovasculaire Hamartome angioeccrine	
	2. Malformations vasculaires*	À flux lent	
		Capillaires	Angiome plan Nævus anémique Nævus flammeus ou tache de vin *Cutis marmorata telangiectatica congenita*
		Veineuses	Angiome veineux
		Glomiques	Malformations glomiques Glomangiomyome
		Lymphatiques	Malformations lymphatiques microkystiques Malformations lymphatiques macrokystiques
		À flux rapide	Malformations artérioveineuses, combinées, capillaro-artério-veineuses
	3. Ectasies vasculaires	Sanguines	Nævus aranaeus Artériole persistante Lac veineux ou anévrisme capillaire Télangiectasies : – Télangiectasie nævoïde unilatérale – Télangiectasies essentielles généralisées – Maladie de Rendu-Osler – Télangiectasies héréditaires bénignes – Ataxie télangiectasie (syndrome Louis-Bar) Vasculopathie cutanée collagénique Angiokératomes : – Angiokératome solitaire – Angiokératome de Fordyce – Angiokératome de Mibelli – Angiokératome corporel diffus Hémangiome verruqueux
		Lymphatiques	Lymphangiectasie acquise progressive
	4. Hyperplasie	Hémangiome épithélioïde (hyperplasie angiolymphoïde avec éosinophilie) Granulome pyogénique (« botriomycome ») Angiomatose bacillaire Verruga peruana Nodule angiomateux épithélioïde cutané Angioendothéliomatose réactionnelle Histiocytose intralymphatique Pseudo-angiosarcome de Masson (hyperplasie endothéliale papillaire) Pseudo-Kaposi (Angiodermatose de Mali et syndrome de Stewart-Bluefarb)	

Dermatologie et infections sexuellement transmissibles

14-3 Maladies des vaisseaux
Autres tumeurs et hyperplasies vasculaires

Tableau 14.5 (suite)

Tumeurs bénignes	1. À différenciation endothéliale	Capillaires et veinules	Hémangiome capillaire : hémangiome infantile, hémangiome congénital (RICH, PICH et NICH) Point rubis (*cherry hemangioma*) Angiome serpigineux Hémangiome artérioveineux acral Hémangiome en touffe Hémangiome *hobnail* (en cible) Hémangiome gloméruloïde Hémangiome microveinulaire Hemangiome élastosique acquis
		Veines et artères	Hémangiome sinusoïdal Hémangiome à cellules fusiformes
		Lymphatiques	Lymphangioendothéliome bénin Lésions atypiques vasculaires cutanées post-irradiation
	2. À différenciation glomique	Tumeur glomique solitaire Glomangiomes multiples	
	3. À différenciation péricytaire	Myopéricytome	
	4. À différenciation des cellules musculaires lisse	Angioléiomyome	
Tumeurs malignes	Maladie de Kaposi		
	Bas grade	Hémangioendothéliome épithélioïde superficiel Hémangioendothéliome kaposiforme Tumeur de Dabska Hémangioendothéliome rétiforme Hémangioendothéliome composite Hémangioendothéliome pseudo-myogénique	
	Haut grade	Hémangioendothéliome épithélioïde Angiosarcome du visage et du cou chez la personne âgée Angiosarcome sur lymphœdème Angiosarcome épithélioïde Angiosarcome post-irradiation	
	Glomangiosarcome		
Tumeurs cutanées à composante vasculaire non exclusive	Angiohistiocytome à cellules multinucléées Angiofibrome Angiolipome Angiolipoléiomyome Angiomyxome		
Lésions incorrectement considérées comme des tumeurs vasculaires	Maladie de Kimura Angioendothéliomatose APACHE (angiokératome pseudo-lymphomateux acral de l'enfant)		

* Les données génétiques récentes ont montré que la plupart des malformations vasculaires sont de véritables « nævus vasculaires », donc des mosaïques à expression vasculaire prédominante. La séparation entre hamartome et malformation vasculaire dans ce tableau est donc toute relative.
Inspirée de Requena et Kutzner [3].

Hyperplasies vasculaires

Hyperplasie angiolymphoïde (HALE), ou hémangiome épithélioïde, ou histiocytoïde, ou encore pseudo-granulome pyogénique (fig. 14.11)

Clinique. L'hyperplasie angiolymphoïde avec éosinophilie touche l'adulte jeune avec une discrète prédominance féminine. Elle est rare et est favorisée par les traumatismes, la grossesse ou la présence d'un shunt artérioveineux sous-jacent. Elle siège sur la tête et le cou, principalement sur les oreilles même si elle peut exceptionnellement se développer dans d'autres localisations. Il s'agit de *papules ou nodules érythémateux* le plus souvent uniques même si des lésions multiples confluentes « en grappe de raisin » sont possibles. Les lésions sont parfois excoriées, saignotantes et croûteuses, et peuvent s'accompagner d'un prurit ou de douleurs. Il s'y associe parfois des signes extracutanés comme des adénopathies réactionnelles et une hyperéosinophilie.

Histologie. Prolifération de veinules avec des cellules endothéliales cubiques ou cylindriques souvent vacuolisées qui font protrusion dans les lumières vasculaires, associée à une réaction inflammatoire lymphocytaire et éosinophilique *pouvant aller jusqu'à la différenciation en follicules lymphoïdes*. Évolution fibrosante fréquente. La prolifération endothéliale avec de grandes cellules allongées d'aspect épithélioïde peut prendre exceptionnellement un aspect tumoral compact (hémangiome épithélioïde ou histiocytoïde).

Maladies des vaisseaux

Autres tumeurs et hyperplasies vasculaires

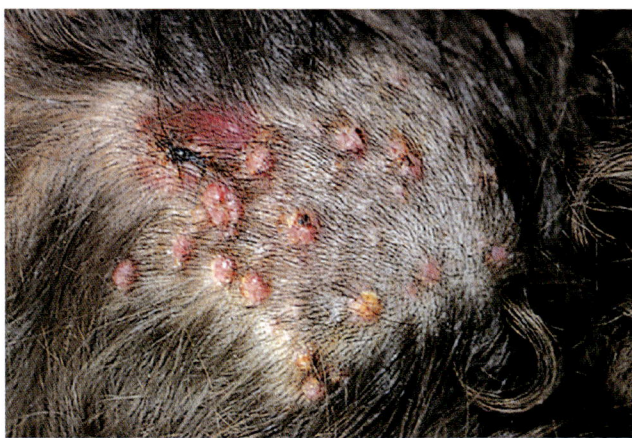

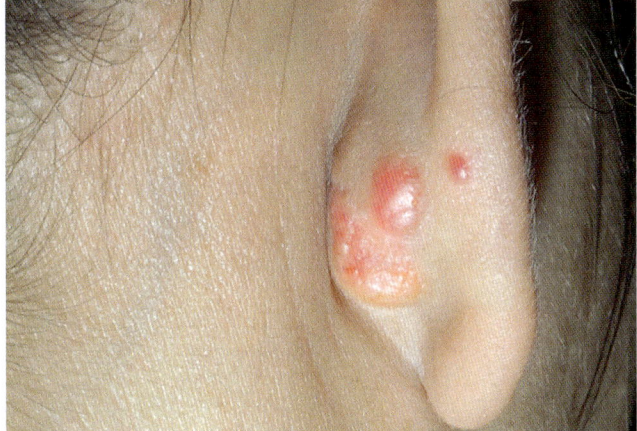

Fig. 14.11 Hyperplasie angiolymphoïde avec éosinophilie (HALE) : aspect de botriomycomes multiples du cuir chevelu et de tumeurs vasculaires rétro-auriculaires sur fond inflammatoire (deux patients distincts).

Diagnostic différentiel. Le principal diagnostic différentiel est celui de *la maladie de Kimura* (fig. 14.12). Celle-ci siège principalement sur la tête et le cou, touche l'adulte jeune (prédominance masculine), d'origine asiatique, ayant des antécédents d'atopie et se présente comme des *nodules sous-cutanés*. Des signes extracutanés sont fréquents. Sont associées à la maladie de Kimura, des adénopathies cervicales, une atteinte rénale (syndrome néphrotique), une atteinte des glandes salivaires, une hyperéosinophilie sanguine et une augmentation des IgE. Histologiquement les lésions sont plus profondes, la composante inflammatoire prédomine avec une *hyperplasie lymphoïde organisée en follicules lymphoïdes*.

Évolution et traitement. Il n'existe pas de guérison spontanée et les lésions ont tendance à récidiver après traitement. Pour les petites lésions on peut discuter la chirurgie, la cryothérapie et le laser. Pour les lésions plus importantes, il est nécessaire de traiter le shunt artérioveineux sous-jacent, lors de l'exérèse chirurgicale, pour éviter la récidive.

Granulome pyogénique ou « botriomycome » (fig. 14.13)

Le granulome pyogénique (souvent encore mal nommé « botriomycome », en France uniquement) est une lésion très fréquente dont l'origine hyperplasique ou tumorale a été très discutée. La majorité des auteurs considèrent actuellement cette lésion comme une hyperplasie du tissu de granulation réactionnelle à un traumatisme, à un traitement médical ou à des désordres hormonaux. Des mutations de *BRAF* ont été récemment identifiées suggérant la nature tumorale bénigne [4].

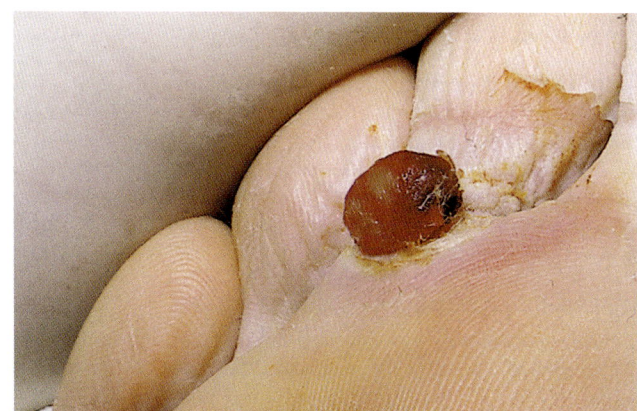

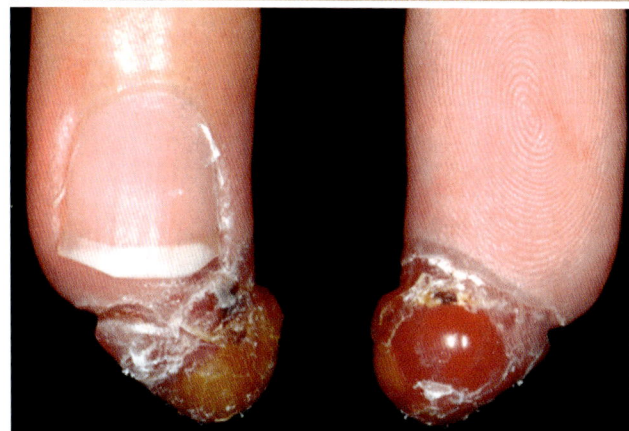

Fig. 14.13 Granulomes pyogéniques.

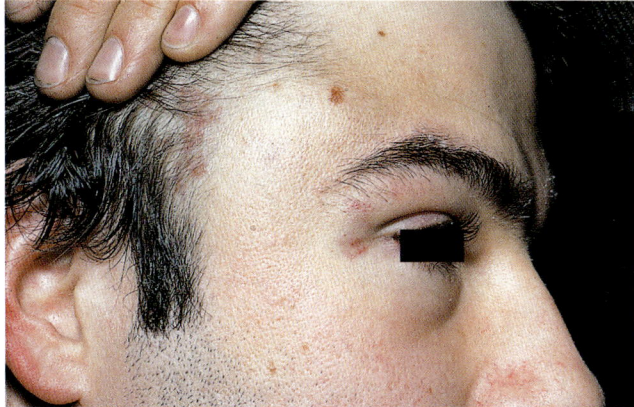

Fig. 14.12 Maladie de Kimura : lésions dermo-hypodermiques en plaques. Noter l'infiltration temporo-malaire et l'aspect angiomateux en plaque à la lisière des cheveux et au bord externe de la paupière.

Clinique. C'est une lésion souvent pédiculée qui se présente comme une petite masse charnue, molle, rouge, non épidermisée, saignant facilement et abondamment au contact. Elle est le plus fréquemment unique et peut siéger sur la peau glabre ou sur les muqueuses. Ses localisations préférentielles sont les lèvres, les extrémités (doigts, orteils) et la muqueuse nasale. Le plus souvent elle apparaît quelques semaines après un traumatisme, parfois minime (piqûre d'insecte, coupure, plaie postopératoire, etc.) mais peut survenir sans cause évidente. Elle touche plus volontiers l'enfant, l'homme jeune et la femme enceinte. Elle peut apparaître sous une forme profonde lorsque la lésion siège dans l'hypoderme. Cette variante est le plus souvent localisée sur les mains.

En dermoscopie, avec son *patron vasculaire atypique*, le granulome pyogénique ne peut être distingué d'une tumeur maligne (mélanome achromique ou carcinome spinocellulaire principalement), aussi un contrôle histologique est absolument indispensable en cas de lésion isolée.

Des granulomes pyogéniques multiples peuvent apparaître autour de la cicatrice, après traitement (chirurgical ou électrocoagulation) du granulome pyogénique initial. Il est recommandé de ne pas réintervenir car les lésions involuent généralement spontanément en quelques mois. Des *granulomes pyogéniques éruptifs disséminés* peuvent apparaître après certains traitements médicaux comme les rétinoïdes oraux et topiques, des antiprotéases utilisés dans le traitement du VIH (indinavir), certains inhibiteurs de l'EGFR.

L'épulis gravidique des gencives lors de la grossesse ou sous contraception hormonale est une variante du granulome pyogénique.

Histologie. La lésion est composée de veinules et de capillaires d'orientation radiale et perpendiculaires à l'épiderme souvent érodé. Le tissu conjonctif œdémateux, est le siège d'un infiltrat inflammatoire mixte composé d'histiocytes, de lymphocytes, de plasmocytes et de polynucléaires neutrophiles. Les lésions s'organisent en lobules séparés par des cloisons de tissu conjonctif.

Évolution et traitement. La lésion involue le plus souvent spontanément en quelques mois en laissant une cicatrice. Le meilleur traitement consiste en une électrocoagulation-curetage sous anesthésie locale, en prenant soin de bien détruire la profondeur de la lésion. Une excision chirurgicale, incluant la base d'implantation, est un autre bon choix thérapeutique car il diminuerait le risque de récidive.

Angiomatose bacillaire et verruga peruana

Ils sont secondaires à une infection à *Bartonella*, le plus souvent chez le sujet immunodéprimé, elles sont traitées dans le chapitre 2-2.

Nodule angiomateux épithélioïde cutané

Clinique. Cette lésion a été décrite récemment en 2004. Il s'agit le plus souvent d'une papule de 0,3 à 1 cm, unique, rouge ou violine, qui apparaît *de novo* à l'âge adulte sur peau saine.

Histologie. Prolifération bien limitée de cellules endothéliales dans le derme superficiel. Les cellules ont un cytoplasme éosinophile et vacuolisé, associé à de gros nucléoles. Absence de patron lobulaire comme dans le granulome pyogénique.

Traitement. Le traitement de choix est l'excision chirurgicale.

Angioendothéliomatose réactionnelle

Clinique. Il s'agit de petites papules ou macules, multiples, érythématoviolacées, fermes, siégeant sur le tronc et la partie proximale des membres. En présence d'angioendothéliomatose réactionnelle, il faut rechercher une maladie sous-jacente : *infectieuse* (endocardite, tuberculose, maladie de Chagas), *auto-immune* (sarcoïdose, polyarthrite rhumatoïde), *paranéoplasique* (LLC, glioblastome, myélome), *vasculaire* (cryoglobulinémie, artériosclérose avancée, angiopathie amyloïde, syndrome des antiphospholipides), *hépatique*, *rénale*, et une *allergie aux protéines du lait de vache*. La physiopathologie de cette maladie est mal connue mais pourrait être due à la présence de facteurs proangiogéniques circulants.

L'angioendothéliomatose réactionnelle peut également être localisée sur une *zone traumatisée* ou survenir en *postopératoire*. Ainsi, il a été décrit des lésions d'angioendothéliomatose réactionnelle suite à la pose de fistules artérioveineuses ou après liposuccion. Ces lésions seraient dues à une production locale de facteurs proangiogéniques en réponse à l'hypoxie.

L'angioendothéliomatose réactionnelle peut également se développer *sur le sein* où elle prend l'aspect d'un livedo reticularis associé à des zones érosives (fig. 14.14). Les facteurs favorisants sont alors l'hypertrophie mammaire avec ischémie distale, le tabagisme, la sténose de l'artère sous clavière et le syndrome des antiphospholipides. L'évolution est bonne après traitement du facteur favorisant (chirurgie de réduction mammaire ou de reperméabilisation de l'artère sous-clavière).

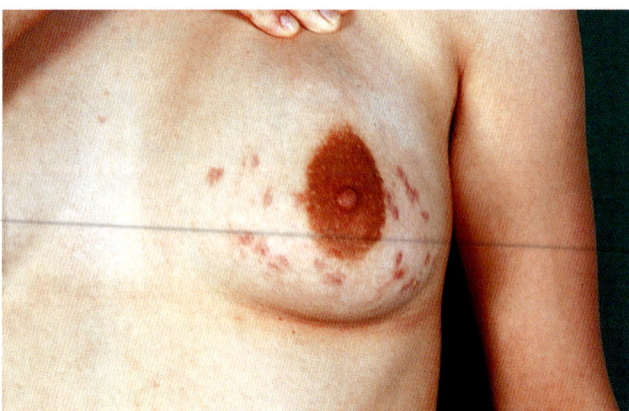

Fig. 14.14 Angioendothéliomatose réactionnelle des régions mammaires.

Histologie. Il existe deux types histologiques : la forme intravasculaire et la forme diffuse. La forme intravasculaire associe des vaisseaux dilatés dermiques à lumière obstruée par une hyperplasie endothéliale et des thrombus, un léger infiltrat inflammatoire mixte et une extravasation de globules rouges. La forme diffuse est composée d'une prolifération diffuse de petits capillaires à lumière partiellement obstruée dans le derme réticulaire.

Évolution et traitement. La maladie régresse après traitement de la maladie sous-jacente. On peut discuter un traitement par rétinoïde oral ou méthylprednisolone.

Histiocytose intralymphatique

Clinique. Elle se manifeste par des macules ou des plaques érythémateuses mal limitées, asymptomatiques, avec un réseau réticulaire qui siège surtout sur les membres chez des personnes âgées. Elle est généralement associée à la polyarthrite rhumatoïde et elle se situe alors plus volontiers en regard des articulations douloureuses. Elle serait la conséquence de l'immobilité liée à l'atteinte articulaire, responsable d'un défaut de drainage lymphatique.

Histologie. Présence de structures vasculaires dilatées dans le derme réticulaire dont la lumière est obstruée par des histiocytes.

Évolution et traitement. Absence de traitement efficace et récidive fréquente.

Hyperplasie endothéliale papillaire (tumeur de Masson)

Clinique. Il s'agit plus une description histologique que clinique. En effet, elle peut apparaître cliniquement sous plusieurs formes ou types de lésions vasculaires.

Histologie. Prolifération de cellules endothéliales qui forment des structures papillaires et qui se développent à l'intérieur d'une structure vasculaire suite à un thrombus.

Traitement. Chirurgical.

Maladies des vaisseaux

14-3
Autres tumeurs et hyperplasies vasculaires

Pseudo-Kaposi

Le terme pseudo-Kaposi fait référence à deux diagnostics distincts que sont l'angiodermatose de Mali et le syndrome de Stewart-Bluefarb, qui sont tous deux des diagnostics différentiels de la maladie de Kaposi.

L'angiodermatose de Mali se développe plutôt chez le sujet âgé, et siège sur les membres inférieurs de patients ayant une insuffisance veineuse chronique. Elle est le plus souvent bilatérale et est composée de macules ou de papules érythémateuses, angiomateuses ou purpuriques. L'histologie montre un aspect d'acro-angio-dermatite avec prolifération vasculaire capillaire dermique superficielle et lésions de purpura.

Le syndrome de Stewart-Bluefarb se développe, plutôt chez l'adulte jeune, sur des malformations artérioveineuses. Les lésions papuleuses, nodulaires, parfois ulcérées sont le plus souvent unilatérales. En présence de lésions évocatrices, il faut rechercher des arguments pour une malformation artérioveineuse (modification de la température locale, lésion pulsatile et varicosités). L'histologie montre un aspect comparable à l'angiodermatose de Mali mais avec atteinte de toute la hauteur du derme et visualisation parfois de la malformation artérioveineuse sous-jacente.

Tumeurs bénignes à différenciation endothéliale [1-3, 4]

Les hémangiomes capillaires représentent les principales tumeurs vasculaires bénignes. Ils sont traités dans le chapitre 14-2.

Hémangiome caverneux

Son existence est discutée par certains auteurs qui le considèrent soit comme un hémangiome capillaire soit comme une malformation veineuse.

Angiome serpigineux (de Hutchinson)

Clinique. L'angiome serpigineux est constitué de points rouges regroupées en macules, d'aspect circiné, d'extension progressive sur plusieurs mois ou années (cf. fig. 14.25). Les lésions sont le plus souvent unilatérales, se développent de manière prédominante chez les femmes jeunes, sur les jambes et sont asymptomatiques ; leur distribution suggère dans certains cas un mosaïcisme, mais le gène causal n'est pas connu.

Histologie. Prolifération groupée de capillaires légèrement dilatés dans le derme superficiel.

Évolution et traitement. Une stabilisation est la plus fréquente, mais des régressions spontanées sont possibles. Le plus souvent ces lésions ne nécessitent pas de traitement. On peut discuter le laser pour des raisons esthétiques.

« Point rubis » ou angiome sénile

Clinique. C'est la plus fréquente des lésions vasculaires acquises de l'adulte. Il s'agit d'une papule millimétrique, couleur rubis, ferme non compressible (ne s'effaçant pas à la vitropression), touchant le tronc et les extrémités, surtout céphalique. On doit les considérer comme l'un des marqueurs de la sénescence de la peau. Les hormones (grossesse, prolactinome), les infections à échovirus et certains traitements ou agents chimiques (bromides, gaz moutarde, glycol éther solvant 2-butoxyéthanol) peuvent influencer la taille et le nombre des lésions. Des lésions éruptives diffuses peuvent apparaître lors de la maladie de Castelman et lors du myélome et du POEMS (cf. infra).

Histologie. Prolifération capillaire dermique superficielle soulevant l'épiderme.

Traitement. Le plus souvent ces lésions ne nécessitent pas de traitement. On peut discuter pour des raisons esthétiques : la chirurgie, le laser et la cryothérapie.

Hémangiome artérioveineux acral

Clinique. Il s'agit le plus souvent d'une lésion unique, rouge ou bleu, papuleuse, mesurant 0,5 à 1 cm, non pulsatile, se collabant incomplètement à la vitropression, qui se développe chez l'adulte, généralement sur le visage et les zones acrales, même si elle peut toucher d'autres zones.

Histologie. Prolifération de capillaire à parois épaisses avec cellules musculaires lisses et de capillaires à parois fines.

Évolution et traitement. Guérison après traitement chirurgical.

Angiome hémosidérotique en cible (*hobnail hemangioma*)

Clinique. C'est une tumeur rare de l'adulte jeune qui se présente le plus souvent comme une lésion unique « en cible » maculeuse, ou papuleuse progressivement extensive. Le centre de la lésion est plus foncé, brunâtre, violacé, voire purpurique, et est entouré d'un halo ecchymotique. En général, la partie périphérique (ecchymotique) de la lésion disparaît avec le temps alors que la partie centrale persiste et tend à s'étendre. L'angiome siège le plus souvent sur les extrémités. Chez la femme, il a un aspect variable au cours du cycle menstruel. Il peut survenir après un traumatisme.

Histologie. Dilatations capillaires irrégulières, bordées de cellules endothéliales épithélioïdes « en clous de tapissier » (*hobnail*) dans le derme superficiel et vaisseaux d'allure lymphatique anastomosés entre eux dans le derme plus profond. Il existe souvent des dépôts d'hémosidérine responsables du halo ecchymotique.

Évolution et traitement. En général, cette tumeur ne récidive pas après chirurgie.

Hémangiome en touffe (*tufted angioma*) ou angioblastome

Clinique. Tumeur très rare de l'enfant et de l'adulte jeune qui peut être congénitale ou acquise (fig. 14.15). Des cas familiaux à transmission autosomique dominante ont été rapportés. C'est une lésion

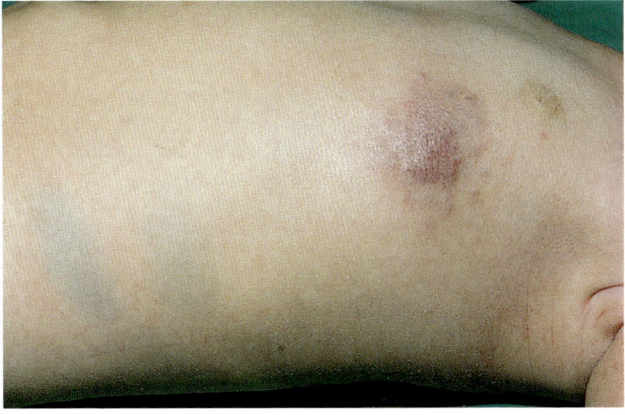

Fig. 14.15 Angiome en touffe chez un jeune enfant.

d'extension lente et progressive, habituellement unique, qui siège le plus souvent sur le cou et le tronc. L'aspect clinique de la lésion est variable. Elle est composée parfois de macules ou de plaques brunâtres, parfois de lésions érythémateuses ou angiomateuses. La lésion peut s'accompagner de douleurs et d'hyperhidrose localisée. Très rarement, ces lésions peuvent être multiples, le plus souvent lorsqu'elles sont associées à un nævus flammeus ou à d'autres malformations vasculaires.

Histologie. Tumeur multilobulaire. Chaque lobule est disposé « en boulets de canon », avec des cellules endothéliales regroupées en « touffe » faisant protrusion dans la lumière vasculaire.

Évolution et traitement. La croissance de la lésion est lente et insidieuse avec une extension parfois importante. La lésion peut parfois régresser spontanément dans les 2 ans, mais ce n'est pas la règle (environ 10 % des cas). Le pronostic est lié au risque de survenue d'un syndrome de Kasabach-Merritt (*cf.* chapitre 14-2) pour les lésions de grande taille. Pour le traitement, on peut discuter la chirurgie, la radiothérapie, le laser, l'interféron alpha intralésionnel et les glucocorticoïdes par voie systémique.

Hémangiome gloméruloïde

Clinique. Il s'agit de petites papules, multiples, érythématoviolacées, fermes, siégeant sur le tronc et la partie proximale des membres, de quelques millimètres à 2 cm, qui sont souvent associées au POEMS syndrome. **Le syndrome POEMS** associe une gammapathie monoclonale, une endocrinopathie, des troubles neurologiques, une organomégalie, et des signes cutanés (fig. 14.16). L'hémangiome gloméruloïde peut aussi être associé aux cryoglobulinémies et au syndrome des antiphospholipides. D'autres signes cutanés qui peuvent s'associer au POEMS syndrome sont les hémangiomes microveinulaires, les points rubis, les angiohistiocytomes à cellules multinucléées, une hyperpigmentation, une hypertrichose et des lésions sclérodermiformes.

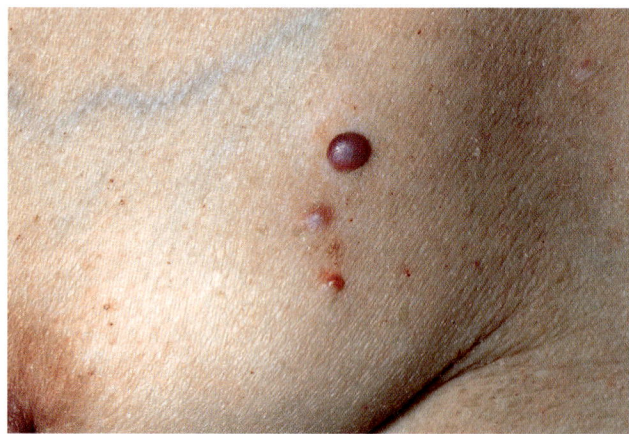

Fig. 14.16 Angiomes gloméruloïdes lors d'un syndrome POEMS.

Histologie. Espaces vasculaires dilatés contenant un conglomérat d'anses vasculaires ressemblant à un glomérule rénal. Les cellules endothéliales contiennent des vacuoles éosinophiles PAS+ correspondant aux dépôts d'immunoglobulines.

Évolution. Le pronostic est lié aux lésions extra-cutanées, avec une survie à 5 ans de 60 %.

Hémangiome microveinulaire ou microcapillaire

Clinique. Lésion à croissance très lente, généralement unique, érythémateuse rouge vif, de 0,5 à 2 cm, de siège ubiquitaire possiblement favorisée par la grossesse ou la contraception. Cette lésion est le plus souvent isolée, mais elle peut également être présente dans le cadre du POEMS syndrome, chez les patients avec un syndrome de Wiskott Aldrich et lors de la leucémie myéloïde aiguë.

Histologie. Prolifération de petits vaisseaux dermiques anastomosés irrégulièrement au sein d'un stroma conjonctif desmoplastique dans le derme réticulaire, épargnant le derme profond.

Traitement. Chirurgical.

Hémangiome élastosique acquis

Clinique. Il apparaît à l'âge adulte sur des zones photo-exposées. Il s'agit le plus souvent d'une plaque érythémateuse ou violette, unique, bien limitée, de taille variant entre 2 et 5 cm, qui ne s'éclaircit pas en dermoscopie.

Histologie. Dilatation avec prolifération capillaire dans le derme superficiel qui est très élastosique.

Traitement. Discuter le traitement chirurgical.

Hémangiome sinusoïdal

Clinique. Lésion généralement acquise, unique, qui siège sur le visage, les épaules, le dos et le décolleté. Elle est décrite le plus souvent chez des femmes adultes comme une lésion nodulaire angiomateuse.

Histologie. Lésion nodulaire bien limitée sur toute la hauteur du derme avec des structures vasculaires à parois fines anastomosées entre elles avec des images de thrombus.

Traitement. Chirurgical.

Hémangiome à cellules fusiformes
(ou hémangioendothéliome à cellules fusiformes)

Clinique. L'origine hyperplasique, malformative, ou tumorale de cette lésion est toujours débattue. L'hémangiome à cellules fusiformes apparaît chez l'enfant et l'adulte jeune et est le plus souvent localisé sur les extrémités inférieures, même si des localisations sur le pénis, sur les membres supérieurs et dans la cavité orale sont possibles. Il peut être associé à une malformation vasculaire (syndrome de Maffucci, syndrome de Klippel-Trénaunay), à des varices et à un lymphœdème congénital. Il s'agit de nodules sous-cutanés fermes, bleutés, souvent multiples.

Histologie. Lésion nodulaire non encapsulée composée d'espaces caverneux anfractueux et d'amas de cellules fusiformes ressemblant à la maladie de Kaposi associés à des vaisseaux dilatés. On retrouve souvent une malformation vasculaire associée.

Évolution et traitement. Les récidives après traitement chirurgical sont fréquentes. On peut discuter en cas de récidive d'un traitement par interféron alpha.

Lésions vasculaires atypiques cutanées post-radiothérapie

Clinique. Des lésions vasculaires atypiques peuvent apparaître sur des zones irradiées. Ces lésions apparaissent en moyenne 3 ans après l'irradiation, mais peuvent se voir plus précocement après quelques mois ou beaucoup plus tardivement, plus de 10 ans plus tard. Certains auteurs pensent qu'il existe un continuum entre les lésions vasculaires atypiques cutanées et l'angiosarcome.

Histologie. Dilatation des espaces vasculaires dans le derme avec atypies (cellules endothéliales avec noyaux aplatis ou un peu dodus et nombreuses petites projections capillaires). L'expression du gène *cMYC* n'est pas amplifiée, ce qui, de même que l'absence d'activité mitotique et la présence d'un infiltrat inflammatoire, les distinguerait de l'angiosarcome postradique.

Maladies des vaisseaux

14-3
Autres tumeurs et hyperplasies vasculaires

Tumeurs bénignes à différenciation périvasculaire

Les cellules glomiques sont présentes au niveau des anastomoses artérioveineuses acrales, et sont responsables de la régulation thermique. Les tumeurs glomiques sont soit uniques soit multiples.

Tumeur glomique unique

C'est la plus fréquente.

Clinique. Il s'agit d'un petit nodule acquis, infracentimétrique, pourpre, du doigt ou d'un orteil de l'adulte avec une prédominance féminine. La tumeur glomique solitaire est située le plus souvent sur le lit de l'ongle et peut éroder la phalange (fig. 14.17). La douleur paroxystique est caractéristique, favorisée par le froid, le changement de température et la pression même très faible de la tablette unguéale. Rarement, ces tumeurs peuvent être extradigitales sur les genoux et les bras.

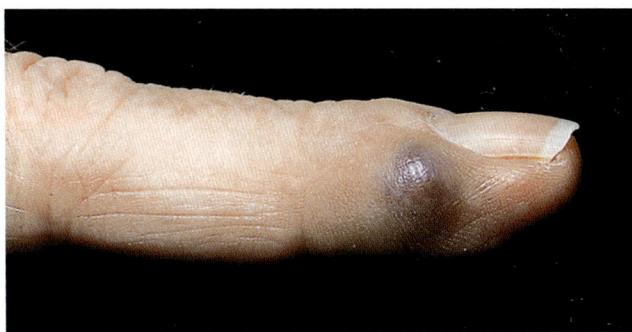

Fig. 14.17 Tumeur glomique.

Histologie. Nodule bien limité composé de cellules glomiques.

Traitement. Chirurgical.

Tumeur glomique multiple ou glomangiomatose

Clinique. Cette forme est beaucoup plus rare, elle est d'origine génétique (mutation *GLMN* encodant la glomuline) avec une transmission qui peut être autosomique dominante. Les glomangiomes apparaissent durant l'enfance et sont d'aspect nodulaire bleuté ferme (fig. 14.18). Augmentation progressive lors de la croissance de l'enfant du nombre de tumeurs qui se disposent progressivement sur l'ensemble du tégument ou sur un site anatomique limité. Contrairement à la tumeur glomique unique, ces lésions sont généralement non douloureuses.

Diagnostic différentiel. C'est le syndrome de Bean (*blue rubber bleb nevus syndrome*), mais contrairement au syndrome de Bean, il n'y a jamais d'atteinte intestinale ni de malformations veineuses. Les glomangiomes multiples peuvent se compliquer de syndrome de Kasabach-Merritt.

Histologie. Prolifération endothéliale comparable à celle d'un hémangiome associé à une prolifération de cellules glomiques moins bien limitée que dans la tumeur glomique solitaire.

Traitement. Chirurgical en cas de lésions douloureuses, discuter le traitement par sclérothérapie de lésions multiples inopérables.

Myopéricytome

Clinique. Nodule sous-cutané, non douloureux, de croissance lente, de quelques centimètres de diamètre, touchant surtout les extrémités des membres inférieurs. Le myopéricytome peut être associé au VIH.

Histologie. Tumeur bénigne provenant de cellules présentes dans la paroi des vaisseaux : les myopéricytes.

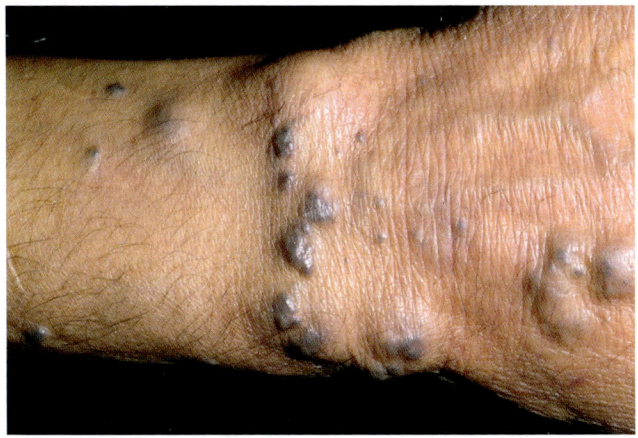

Fig. 14.18 Glomangiomatose.

Tumeurs malignes [1, 2, 5, 6]

La maladie de Kaposi, dont la nature tumorale peut être mise en cause, est étudiée chapitre 14-4.

Tumeurs de bas grade

Hémangioendothéliome épithélioïde cutané dans sa variante superficielle

Clinique. Tumeur rare de l'adulte qui se présente sous la forme d'une plaque ou d'un nodule solitaire, plus ou moins ulcérée, sans localisation préférentielle. Dans certains cas il s'y associe une thrombose vasculaire responsable d'une douleur et d'un œdème.

Histologie. Prolifération de cellules endothéliales d'aspect épithélioïde disposées en îlots ou en travées dans un stroma fibromyxoïde. On retient l'origine vasculaire par la présence d'une vacuole intracytoplasmique contenant des globules rouges.

Évolution. Dans sa forme superficielle (< 3 cm, < 3 mitoses/section, absence d'atteinte à distance), cette lésion est considérée comme de bas grade avec un excellent pronostic. L'hémangioendothéliome épithélioïde peut néanmoins parfois être une tumeur très agressive, qui se rapproche de l'angiosarcome, avec la possibilité de métastases ganglionnaires et viscérales.

Hémangioendothéliome kaposiforme (HEK)

Clinique. Tumeur très rare du nourrisson ou de l'enfant qui peut être sous-cutanée, rétropéritonéale ou médiastinale. Les lésions cutanées sont les plus fréquentes, et peuvent apparaître sur l'ensemble du tégument, où elles se présentent soit comme une plaque infiltrante violacée mal limitée, soit comme des nodules purpuriques. Cette tumeur est souvent associée au syndrome de Kasabach-Merritt ou à la lymphangiomatose.

Histologie. Association des aspects proches de l'hémangiome capillaire et de la maladie de Kaposi avec une architecture lobulaire. Les nodules de l'hémangioendothéliome kaposiforme peuvent parfois ressembler à ceux de l'angiome en touffe mais sont plus profonds, moins bien limités et plus grands. Il s'agit en réalité d'un spectre continu avec une complication (phénomène de Kasabach-Merritt) partagée.

Évolution et traitement. Contrairement aux hémangiomes congénitaux, l'hémangioendothéliome kaposiforme ne tend pas à involuer. Le mauvais pronostic, plus fréquent dans les formes profondes (rétropéritonéales) et extensives, est lié à la survenue du syndrome de Kasabach-Merritt. Le traitement est chirurgical si possible. Si les lésions sont inopérables, on peut discuter les glucocorticoïdes systémiques, l'interféron alpha, des polychimiothérapies, l'oncovin, l'embolisation et la radiothérapie. Plus récemment, certains auteurs recommandent l'utilisation de d'inhibiteurs de mTOR (sirolimus) [5].

Tumeur de Dabska ou angioendothéliome papillaire intravasculaire ou intralymphatique (PILA)

Clinique. Tumeur dermique ou de la graisse sous-cutanée exceptionnelle de l'enfant ou de l'adulte jeune, elle forme des nodules sous-cutanés, mal limités, siégeant principalement sur les extrémités, la tête et le cou. Elle peut très rarement concerner des tissus extra-cutanés comme la rate, la langue, le testicule ou l'os. Elle peut parfois être associée à des malformations vasculaires.

Histologie. Espaces vasculaires de grande taille bordés par des cellules endothéliales atypiques « en clous de tapissier » formant des papilles intraluminales (signe du promontoire).

Évolution et traitement. Le pronostic est bon, mais il existe un risque de récidive, de métastase ganglionnaire et de transformation en angiosarcome. Le traitement est donc une excision chirurgicale large.

Hémangioendothéliome rétiforme

Clinique. Masse, nodule ou plaque exo- et endophytique, unique, de croissance lente, siégeant le plus souvent sur les membres inférieurs, acquise généralement à l'âge adulte même si l'apparition chez l'enfant est possible. L'hémangioendothéliome rétiforme peut être associé à un lymphœdème ou être secondaire à une radiothérapie.

Histologie. Prolifération composée de vaisseaux arborescents dermiques imitant l'architecture du *rete testis* (d'où le terme rétiforme).

Évolution et traitement. Tumeur de très bon pronostic, elle peut rarement donner des métastases ganglionnaires. Le risque principal est celui de la récidive qui incite à réaliser une chirurgie de Mohs.

Hémangioendothéliome composite

Clinique. Tumeur acquise de l'adulte, de description récente, apparaissant le plus souvent sur les mains et les pieds. La lésion évolue lentement sur plusieurs années et est parfois associée au syndrome de Maffucci et à la neurofibromatose de type I. Elle se présente comme des plaques ou des nodules sous-cutanés parfois ulcérés.

Histologie. Association de trois contingents histologiques : prolifération vasculaire bénigne, angiosarcome de bas grade et prolifération vasculaire de haut grade.

Évolution et traitement. Le risque de récurrence et de métastase ganglionnaire est important, mais le pronostic vital n'est pas mis en jeu. Le traitement de 1re intention est la chirurgie.

Hémangioendothéliome pseudo-myogénique ou hémangioendothéliome épithélioïde pseudo-sarcomateux

Clinique. Tumeur de l'adulte, avec une prédominance masculine, qui se situe préférentiellement sur les jambes, avec un aspect de nodules parfois douloureux.

Histologie. Prolifération de cellules polygonales d'aspect épithélioïde pseudo-sarcomateuses. Le diagnostic est fait par l'immunohistochimie qui met en évidence une expression des marqueurs vasculaires (CD31 et ERG).

Évolution et traitement. Après excision chirurgicale, la récidive locale est fréquente, les métastases ganglionnaires et viscérales sont possibles mais exceptionnelles.

Tumeurs de haut grade

Hémangioendothéliome épithélioïde

(*Cf. supra*). Lorsque sa taille est supérieure à 3 cm, qu'il y a plus de 3 mitoses/section, on considère que le pronostic de l'hémangiome épithélioïde se rapproche de celui de l'angiosarcome.

Angiosarcome cutané ou lymphangiosarcome

L'angiosarcome est une forme rare de sarcome définie par la présence d'une différenciation vasculaire sans que l'on puisse en préciser l'origine exacte (vaisseaux lymphatiques ou sanguins) (fig. 14.19). Il se développe chez l'adulte dans quatre circonstances :
– l'angiosarcome idiopathique de la tête, du cou et du cuir chevelu ;
– l'angiosarcome sur lymphœdème (syndrome de Stewart-Treves) ;
– l'angiosarcome post-radiothérapie ;
– l'angiosarcome épithélioïde.

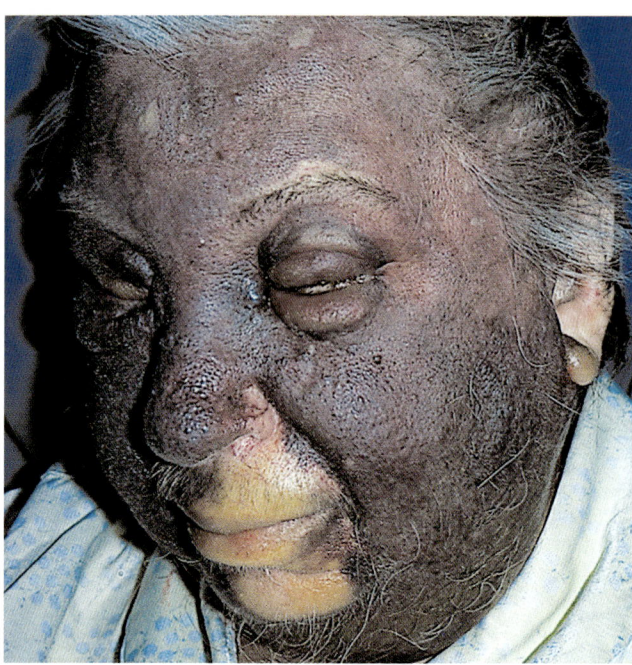

Fig. 14.19 Sarcome endothélial : angioendothéliome malin céphalique.

Angiosarcome idiopathique de la tête, du cou et du cuir chevelu

Clinique. Tumeur débutant initialement comme une macule angiomateuse ou une plaque hématique, sur le cuir chevelu, la tête ou le cou d'une personne âgée de plus de 60 ans avec une prédominance masculine. La lésion se couvre secondairement de nodules qui peuvent s'ulcérer et s'accompagner de satellites.

Évolution et traitement. Le pronostic est très mauvais, avec une survie à 5 ans entre 10 et 34 %. Les métastases sont le plus fréquemment pulmonaires, ganglionnaires, hépatiques et osseuses. Le traitement chirurgical qui doit être le plus large possible (2 à 5 cm de marges) [6], souvent difficile du fait de l'étendue, de la mauvaise limitation des lésions et des comorbidités des patients, est suivi d'une radiothérapie adjuvante. Avant le traitement chirurgical, certains préconisent la réalisation d'une cartographie par biopsies multiples, car on sous-estime cliniquement l'étendue de la lésion. En phase palliative, différentes chimiothérapies peuvent se discuter, avec la doxorubicine liposomale, l'interféron alpha, le paclitaxel, l'injection intralésionnelle d'IL-2 ou le docétaxel.

Angiosarcome sur lymphœdème (syndrome de Stewart-Treves)

Clinique. Il apparaît classiquement sur le bras des femmes qui ont subi une mastectomie avec curage ganglionnaire pour cancer du sein, qu'il y ait eu ou non une radiothérapie. Il apparaît 1 à 30 ans après la mastectomie. Plus rarement, il s'observe sur n'importe quel membre dans le cadre d'un lymphœdème congénital ou acquis. L'aspect clinique est celui de plaques ou nodules, de siège superficiel ou profond, angiomateux, se compliquant plus tard d'ulcérations.

Évolution et traitement. Le pronostic est mauvais avec une survie entre 19 à 31 mois après le diagnostic. Dans les cas où la chirurgie avec amputation associée à une radiothérapie est possible, on peut observer une survie plus longue. Cependant le risque de récidive locale et surtout de métastase pulmonaire ou à distance n'est pas négligeable.

Angiosarcome post-radiothérapie

Clinique. L'angiosarcome post-radiothérapie est rare, et survient de nombreuses années (entre 4 et 40 ans) après l'irradiation par rayons X sur le site de l'irradiation. Il se présente comme une plaque infiltrée mal définie, angiomateuse, associée à des papules, nodules et des ulcérations, le plus souvent sur des zones sans lymphœdème. Il est composé de lésions d'âges et de stades de développement différents et est le plus souvent associé à des lésions vasculaires atypiques post-radiothérapie (décrites ci-dessus). Une fois que la lésion est visible, le traitement est difficile. Il est donc important de dépister ces lésions à un stade précoce (se méfier de toute zone légèrement infiltrée sur une zone de radiothérapie).

Histologie de ces trois formes cutanées. La lésion est mal limitée, infiltrant le derme, l'hypoderme et le fascia. Elle est composée de structures vasculaires, irrégulières, disposées en réseaux anastomotiques. Les lumières vasculaires sont bordées de cellules endothéliales atypiques formant des papilles endoluminales ; il existe des formes moins différenciées, avec des cellules tumorales plus fusiformes voire épithélioïdes posant le problème diagnostique avec un carcinome, mais la positivité des marqueurs vasculaires CD31 et CD34 confirme le diagnostic.

Angiosarcome épithélioïde

Clinique. Cette variante de l'angiosarcome cutané est de description récente. Il se différencie des autres types d'angiosarcome par l'absence de facteurs favorisants évidents. Cliniquement, il a le même aspect qu'un angiosarcome mais diffère histologiquement.

Histologie. L'angiosarcome épithélioïde ressemble souvent à un mélanome ou un carcinome. Il est composé de cellules épithélioïdes, à cytoplasme abondant. L'aspect typique d'angiosarcome avec des espaces vasculaires irréguliers bordés de cellules endothéliales atypiques est moins souvent retrouvé. Les examens immunohistochimiques sont donc essentiels.

Évolution. Très mauvais pronostic, risque de métastase à distance, et survie à un an faible.

Angiosarcomes profonds : angiosarcome du sein

Il touche la femme de 30 à 40 ans, se traduit par une augmentation de volume du sein avec une coloration violine de la peau en regard. Il est souvent métastatique lors du diagnostic ou le devient rapidement. La survie à 3 ans est de 50 %. L'angioendothéliomatose réactionnelle est un diagnostic différentiel clinique.

Glomangiosarcome

Clinique. Cette entité est tellement rare que sa réalité est discutée. Il se présente comme une masse ou un nodule ulcéré des extrémités (mains, pieds, pénis).

Histologie. L'aspect peut être celui d'une tumeur glomique typique mais avec des atypies nucléaires importantes et une activité mitotique significative. Il peut y avoir une composante franchement maligne composée de petites cellules rondes ou de cellules fusiformes.

Évolution et traitement. Les patients développent des métastases dans 40 % des cas. Le traitement est donc chirurgical avec d'importantes marges.

RÉFÉRENCES

1. Goldblum J.R. et coll., *Enzinger and Weiss's soft Tissue Tumors*, 6th ed. Elsevier Saunders, Philadelphie, 2014.
2. Patterson J.W., *WEEDON'S Skin Pathology* 4th ed. Churchil Livingstone Elsevier, Philadelphie, 2016.
3. Requena L. et coll., *Cutaneous Soft Tissue Tumors*. Wolters Kluwer, Philadelphie, 2015.
4. Groesser L. et coll., *J Invest Dermatol*. 2016, *136*, 481.
5. Colmenero I. et coll., *Br J Dermatol*. 2014, *171*, 474.
6. Durbec M. et coll., *Eur Ann Otorhinolaryngol Head Neck Dis*. 2014, *131*, 375.

14

14-4 Maladie de Kaposi

N. Dupin

Décrite initialement par Moritz Kaposi en 1872, elle est devenue une maladie phare depuis l'épidémie de sida, puis la découverte du virus responsable.

Différents types épidémiologiques

Maladie multifocale, son spectre évolutif va d'une forme locorégionale « indolente » à une forme disséminée et fulminante. Les lésions élémentaires cliniques sont la macule, la papule, le nodule, et la plaque violine, angiomateuse ou pigmentée, caractérisés histologiquement par une composante vasculaire avec des néocapillaires et des fentes vasculaires, et une composante cellulaire par prolifération de cellules fusiformes (*spindle cell* pour Anglophones).

On distingue actuellement quatre types épidémiologiques spécifiques de maladies de Kaposi [1, 2].

MK classique ou MK méditerranéenne

Elle correspond à la description initiale de la maladie et se caractérise par la survenue de papules et de nodules violins prédominant aux membres inférieurs, s'associant à un lymphœdème atteignant préférentiellement les sujets âgés de sexe masculin avec un *sex-ratio* d'environ 10/1. La présence de taches violines plantaires est caractéristique. Il s'agit le plus souvent d'une maladie indolente d'évolution lente, ne nécessitant que rarement le recours à un traitement spécifique.

MK endémique

Décrite en Afrique noire, elle est souvent plus agressive, avec des lésions nodulaires ulcérées des extrémités, des localisations viscérales et des formes pédiatriques lymphadénopathiques de pronostic réservé. La MK endémique atteint préférentiellement l'homme avec un *sex-ratio* de 2 ou 3/1.

MK iatrogénique

Elle a été individualisée dans les années 1970. La description de la MK iatrogénique soulignait pour la première fois le caractère opportuniste de cette tumeur, qui allait avec l'apparition de l'épidémie de VIH prendre toute sa valeur. Il s'agit d'une MK survenant chez des sujets exposés à des traitements immunosuppresseurs au long cours, dans le cadre ou non de transplantation d'organes. La MK est 500 fois plus fréquente chez les greffés d'organe que dans la population générale. La modulation du traitement immunosuppresseur est la principale arme thérapeutique permettant de contrôler l'évolution de la MK iatrogénique.

MK épidémique

Elle est associée au déficit immunitaire induit par le VIH. La MK associée au sida est presque exclusivement observée dans le groupe des homosexuels séropositifs pour le VIH. Elle n'est qu'exceptionnellement observée chez les sujets VIH+ et contaminés par voie sanguine (hémophiles ou polytransfusés), et chez les femmes, la MK est plus fréquemment observée chez les personnes originaires d'Afrique ou ayant un partenaire d'origine africaine ou bisexuel. Ces formes sont généralement plus agressives que les autres formes épidémiologiques de MK avec, notamment, des atteintes cutanées plus diffuses et la possibilité de localisations viscérales, principalement digestives et pulmonaires, responsables du décès des patients malgré les traitements spécifiques. L'épidémiologie de la MK épidémique a été transformée par l'introduction des combinaisons antirétrovirales (cARV) et les 15 dernières années ont été marquées par une baisse drastique de l'incidence de la MK épidémique. Dès les années 1990, des MK ont été observées chez des hommes homo- ou bisexuels mais séronégatifs pour le VIH. Sans que l'on puisse individualiser cette forme, il semble qu'elle soit légèrement différente des autres formes épidémiologiques de MK, un peu moins sévère, et survenant chez des hommes plus jeunes.

Physiopathologie

Une maladie polyclonale plus qu'un sarcome

La MK n'est pas un sarcome au sens clonal, « cancer », du terme. Elle n'évolue pas vers des métastases mais est multifocale d'emblée. Les études de clonalité démontrent que dans la très grande majorité des cas, la MK est une maladie polyclonale [3]. *La cellule fusiforme* qui caractérise le versant cellulaire de la prolifération kaposienne est très probablement **d'origine endothéliale** comme en témoigne l'expression de marqueurs endothéliaux tels que l'antigène CD34 ou l'antigène CD31. La nature lymphatique ou vasculaire de ces cellules reste encore débattue. L'étude de transcriptomes appliqués aux tumeurs kaposiennes montre que le profil observé *in vivo* est **plutôt de type lymphatique que vasculaire** [4]. Ces résultats corroborent les données d'immunohistochimie qui mettent en évidence l'expression de marqueurs endothéliaux lymphatiques dans les tumeurs kaposiennes comme le VEGFR-3 [5], la podoplanine ou plus récemment LYVE-1.

Étiologie, virus HHV8 responsable

Données épidémiologiques

Avant même la découverte du virus responsable, plusieurs données épidémiologiques plaidaient en faveur du rôle d'un *agent transmissible probablement par voie sexuelle* [6] : la forte prédominance de la maladie chez les homosexuels masculins VIH+ (80 à 90 % des patients atteints), l'existence d'une relation avec le nombre de rapports sexuels, la rareté de la MK épidémique chez les femmes et les transplantés en dehors, sous nos climats, de rapports sexuels avec des bisexuels, l'existence de quelques cas de MK chez des patients homosexuels non contaminés par le VIH. Les études épidémiologiques les plus fines insistaient sur les rapports sexuels orogénitaux ou oro-anaux, suggérant une transmission où les *sécrétions salivaires* jouent un rôle important.

Divers agents infectieux ont été incriminés avant la découverte dans les lésions de MK épidémique de séquences d'ADN d'un nouveau virus [7] apparenté à la sous-famille des *gammaherpes* virus et dénommé **Human Herpes Virus type 8 ou Kaposi Sarcoma-associated Herpesvirus (HHV8 ou KSHV)**.

Liens de causalité entre le virus HHV8 et la MK

– La force de l'association est démontrée par la **présence du virus** dans toutes les lésions de Kaposi grâce à la mise au point de la PCR puis, plus récemment, au développement de techniques d'amplification en temps réel.

– La consistance de l'association est démontrée par la reproductibilité des résultats lorsqu'on utilise différentes méthodes de détection sur des populations différentes ;

- La présence du virus a pu être démontrée **dans tous les types épidémiologiques de MK**.
- Le virus HHV8 est spécifiquement associé à la MK, bien que le virus soit également associé à *la maladie de Castleman multicentrique* et aux *lymphomes des séreuses*. Ces trois affections peuvent être observées chez un même individu, ce qui renforce le lien avec le virus HHV8.
- L'infection par le virus HHV8 précède l'apparition de la MK, ceci a été clairement démontré dans les cohortes de patients homosexuels ou dans le cadre de la *transplantation d'organes*.
- La démonstration d'un gradient biologique a été faite [8]. Bien que le virus puisse être retrouvé dans la peau saine, la quantité de virus est toujours supérieure dans la peau lésée.
- L'équipement génomique du virus HHV8 ainsi que la démonstration de son pouvoir partiellement transformant rendent son rôle plausible dans la genèse du Kaposi.
- Le rôle du virus HHV8 est cohérent avec l'histoire naturelle et la biologie de la MK.
- **La démonstration expérimentale fait cependant défaut.** Ceci tient au fait que dans la MK, le virus est essentiellement voire exclusivement latent, donc non réplicatif, et par conséquent non sensible aux potentielles molécules antiherpétiques susceptibles d'agir sur la réplication virale.

Caractéristiques du virus HHV8

Détection. Elle est souvent est possible dans plus de 50 % des cas dans les cellules mononucléées sanguines des sujets atteints de MK et plus particulièrement dans les *lymphocytes B*. Cette présence, ou un sérodiagnostic positif avant la survenue de la MK, sont prédictifs de sa survenue ultérieure [9]. La PCR *in situ* a montré que *le virus infecte les cellules endothéliales, les cellules fusiformes* [10] (où il se présente sous forme épisomale et à faible densité, de l'ordre d'une copie par cellule) et les monocytes [11]. Les études immunohistochimiques ont démontré l'expression de protéines associées à la latence virale dans les cellules fusiformes (protéine LNA-1 : *Latent Nuclear Antigen-1*) alors que les protéines associées au cycle lytique ne sont pas ou que très peu exprimées [5].

Importance de la charge virale sanguine. Elle est corrélée avec la gravité de la MK chez les patients VIH+ et les transplantés [12]. La virémie HHV8 se négative chez les malades répondant à un traitement général efficace de la MK. A contrario, chez les transplantés, une virémie élevée est souvent annonciatrice de l'apparition d'une MK. Dans la MK classique, la virémie est faible et ne peut guider la thérapeutique bien qu'elle puisse refléter la « masse tumorale ». Chez les patients atteints de MK, une virémie élevée doit également faire suspecter une lymphoprolifération de type maladie de Castleman multicentrique, ce d'autant plus qu'il existe des signes généraux, une fièvre, un syndrome inflammatoire ou une lymphadénopathie et une hépatosplénomégalie.

Génome. Le virus HHV8 est un virus à ADN double brin de 140 kb. L'étude du génome d'HHV8, séquencé en totalité [13], *apporte des arguments en faveur du rôle pathogène de ce virus* en identifiant des gènes piratés ou non au génome humain et capables d'interférer avec la différenciation et la prolifération cellulaires (l'ORF72 encode un homologue viral de la cycline D), mais également capable de promouvoir l'angiogenèse (gène *v-GPCR*) ainsi que des gènes intervenant dans la transformation [14] (le produit de ORF71, exprimé pendant la phase de latence, inhibe l'apoptose Fas-dépendante et l'ORFK2, encode un homologue viral de l'IL-6).

Cycle lytique et cycle latent. Le virus HHV8 présente un cycle lytique, producteur de virion et entraînant la lyse cellulaire et un cycle latent. Le statut viral est principalement voire *exclusivement latent dans la maladie de Kaposi* alors qu'on observe une réplication virale dans 10 à 15 % des cellules infectées dans la maladie de Castleman.

Résultats des études sérologiques. Ils dépendent des techniques et leur interprétation doit être faite avec prudence en raison de l'absence de standardisation et de la possibilité de réactions croisées. La séroprévalence pour HHV8 est d'au moins 90 % chez les patients ayant une MK, de 25 % chez les homosexuels VIH+ MK–, et de 2 % chez les donneurs de sang américains. *La prévalence chez les sujets sains est en France de 2 %*. Elle est plus élevée en Italie du Nord (4 %), en Sicile (20 %) et plus encore en Afrique centrale (50 % dans plusieurs pays), de l'Ouest (90 % en Côte d'Ivoire, Gambie), en Guyane ou dans la corne de l'Afrique. Le virus est trouvé à des titres élevés dans la salive et il est absent du sperme.

Contamination

La contamination sexuelle a été démontrée chez les homosexuels mais elle est très faible chez les hétérosexuels. Chez les homosexuels, la contamination sexuelle se ferait le plus souvent au cours des rapports orogénitaux, mais une transmission oro-orale n'est pas écartée. Dans les pays à forte endémie HHV8, si la transmission est préférentiellement horizontale favorisée par les contacts salivaires répétés, la transmission maternofœtale est discutée.

La transmission du virus HHV8 dans le cadre de la greffe d'organe a été démontrée même si dans les pays d'Europe occidentale la plupart des cas de MK du greffé correspondent à une réactivation virale, les sujets receveurs d'organe étant HHV8+ avant la greffe.

La transmission sanguine paraît faible dans les pays à faible endémie, ce qui n'est peut-être pas le cas en Afrique. Ainsi, dans le cadre de la MK épidémique, la transmission sexuelle de l'HHV8 est démontrée chez les homosexuels ; dans les pays où l'on observe la MK endémique, la transmission de l'HHV8 est plus probablement horizontale (enfant-enfant et parents-enfants) ou verticale (mère-enfant) ; dans les pays où l'on observe la MK classique, les modes de transmission du HHV8 ne sont pas connus.

> *Dans tous les cas, la voie salivaire apparaît primordiale* pour la transmission du HHV8 expliquant l'absence d'impact du *safe sex* sur la prévalence de l'HHV8 dans la population homosexuelle aux États-Unis entre le début des années 1980 et le milieu des années 1990. Cependant, si la salive est le « fluide » impliqué dans la transmission, il doit exister des facteurs viraux, des facteurs liés à l'hôte et des facteurs propres à la voie de pénétration du virus qui modulent le risque de transmission, car sinon le virus HHV8 devrait avoir une distribution plus ubiquitaire comme le virus EBV qui infecte plus de 90 % des adultes dans la plupart des pays.

Aspects cliniques et paracliniques

Atteinte cutanée

La MK méditerranéenne classique (fig. 14.20) est assez monomorphe avec des lésions à type de bourgeons charnus, de nodules ou de macules ou plaques angiomateuses, rouge violet voire bleutés, à croissance très lente, situées presque exclusivement sur les membres inférieurs, souvent assez symétriques, dans un contexte d'œdème parfois très important (éléphantiasis kaposien).

Les MK endémiques africaines sont classiquement décrites sous quatre formes de présentation clinique :

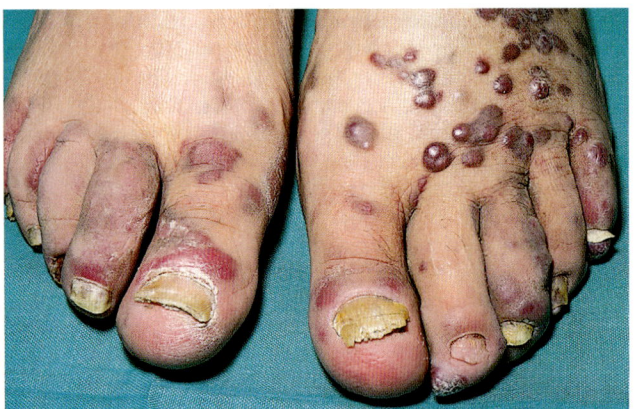

Fig. 14.20 Maladie de Kaposi méditerranéenne classique.

– forme nodulaire, la plus fréquente, touchant les hommes de 30 à 70 ans, prédominant sur les membres inférieurs, d'évolution lente ;
– forme floride, végétante, à évolution rapide, avec de volumineuses lésions tumorales et une extension osseuse, touchant les hommes de 30 à 70 ans ;
– forme infiltrante, souvent accompagnée d'un œdème régional ;
– forme lymphadénopathique, épargnant la peau, touchant les enfants et évoluant vers la mort en un an environ.

La MK iatrogénique présente des caractéristiques communes cliniques de la MK classique ou de la MK endémique.

La MK épidémique s'en distingue souvent franchement par la grande diversité des tableaux cliniques – depuis la lésion unique, peu évolutive, souvent intrabuccale, jusqu'à la forme très floride avec d'innombrables lésions spécifiques (fig. 14.21) –, par le terrain, l'absence de topographie prédominante, la discrétion de certaines lésions qui se limitent parfois à une papule rouge sombre, à peine infiltrée, mais où l'existence d'un halo périphérique de biligénie et la forme ovalaire sont évocatrices. L'aspect est parfois plus trompeur, kératosique ou pseudo-ecchymotique au sein d'un blindage œdémateux. Le visage et, surtout, le nez semblent souvent atteints.

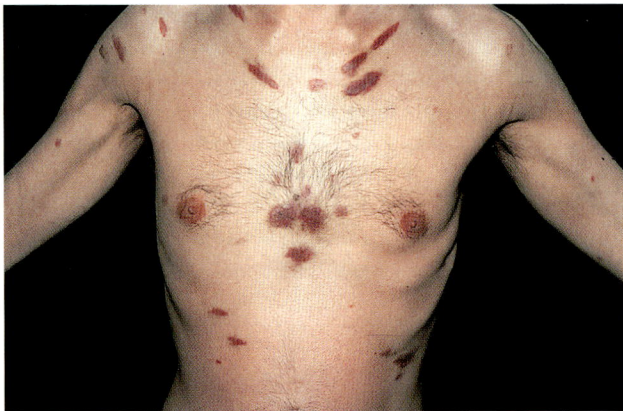

Fig. 14.21 Maladie de Kaposi associée au sida.

Signalons aussi la fréquence des atteintes douloureuses des extrémités et la fréquence et la précocité de l'atteinte muqueuse buccale. Limitée au début à une nappe discrètement infiltrée, rougeâtre, de la voûte palatine, elle est souvent rapidement extensive et plurifocale. Les muqueuses génitales sont souvent atteintes, la conjonctive, plus rarement. Quelle que soit la diversité de la présentation clinique, le diagnostic, même pour un œil peu averti, est habituellement évident devant les caractères de la lésion élémentaire et l'atteinte muqueuse. Le seul vrai problème est de ne pas qualifier trop rapidement de MK toute lésion violacée au cours du sida. Sur ce terrain, un aspect proche de la MK peut être réalisé par certaines infections opportunistes (histoplasmose, cryptococcose, angiomatose bacillaire, etc.).

Manifestations extradermatologiques

Elles sont particulièrement fréquentes dans la MK épidémique, où la prolifération tumorale ne se limite pas à la peau (atteinte dans 95 % des cas) et aux muqueuses.

Les localisations ganglionnaires, où seule l'anatomopathologie permet d'affirmer la MK, n'ont en fait qu'une faible importance thérapeutique. On en rapprochera la possibilité d'une *hépatomégalie* et/ou d'une *splénomégalie* spécifiques.

Les localisations pulmonaires, à type d'infiltrats interstitiels prédominant aux deux bases, de nodules, d'adénopathies médiastinales et/ou d'épanchements pleuraux, avec toux sèche puis dyspnée et hypoxie-hypocapnie, sont fréquentes et posent de difficiles problèmes thérapeutiques. La radiographie de thorax doit être systématique en cas de MK épidémique. Au moindre doute, la tomodensitométrie permettra de préciser la suspicion diagnostique. Le diagnostic de certitude ne peut qu'être histologique en sachant qu'il est souvent difficile, par fibroscopie bronchique, de pouvoir l'obtenir. C'est donc un diagnostic d'exclusion après élimination de toutes les infections opportunistes à tropisme pulmonaire (*Pneumocystis jirovecii*, CMV, etc.).

Les localisations digestives, dont les fibroscopies systématiques ont montré la fréquence (35-50 % des cas), ont un aspect endoscopique de macules, plaques ou nodules sessiles, rouges, parfois angiomateux, de taille variable, quasi pathognomoniques. La prolifération cellulaire étant sous-muqueuse, il est fréquent que les prélèvements à la pince soient négatifs. Une atteinte du grêle est possible. Ces lésions sont rarement source d'hémorragies digestives graves et, en l'absence de symptômes cliniques, ne doivent pas être recherchées systématiquement.

Histologie

La lésion de la MK est constituée d'une prolifération de cellules fusiformes et d'une angiogenèse importante avec fentes vasculaires, organisée en nodules dans le derme moyen et profond. La coloration de Perls est positive. Un infiltrat inflammatoire lymphoplasmocytaire est habituellement présent dès les stades précoces. Les cellules fusiformes expriment variablement le facteur VIII – Willebrand et surtout l'antigène CD34, qui serait un assez bon marqueur dans les formes difficiles [15]. Les cellules fusiformes expriment également, dès le stade précoce, les marqueurs endothéliaux lymphatiques sus-cités, et des études en double marquage montrent que ces cellules sont infectées par l'HHV8. Dans les cas difficiles, on peut aussi utiliser la PCR HHV8 et surtout l'immunohistochimie qui permet de démontrer l'expression nucléaire en mottes caractéristiques avec un anticorps dirigé contre la protéine de latence virale LNA-1. Certaines formes de Kaposi peuvent avoir des aspects histologiques plus agressifs et sont individualisées comme des formes dites anaplasiques.

La biopsie cutanée permet de confirmer un diagnostic clinique souvent évident et d'éliminer un granulome pyogénique, la *verruga peruana*, un angiome, un lymphome, un sarcome endothélial ou, chez l'immunodéprimé surtout, une infection à germes opportunistes (l'angiomatose bacillaire notamment) ou les associations *in situ* de deux maladies (lymphome et MK). Elle permet également la distinction avec les syndromes pseudo-kaposiens des insuffisances veineuses, des fistules artérioveineuses (syndrome de Bluefarb-Stewart) et avec l'angiome en cible.

Évolution

L'indolence habituelle de la MK classique, la régression fréquente à la diminution du traitement immunosuppresseur de la MK du transplanté et les différentes modalités évolutives de la MK africaine ont été signalées ci-dessus.

L'évolution spontanée de la MK épidémique est variable d'un malade à l'autre. Les lésions plus anciennes peuvent prendre un aspect franchement tumoral tandis que surviennent de nouveaux éléments, souvent par poussées déclenchées par une infection opportuniste (pneumocystose, CMV, mycobactérioses, etc.) et sans particularité topographique. Le site des lésions cutanées et leur importance ne sont pas corrélés avec le pronostic final.

Le classement pronostique (*staging*) de la MK épidémique est clinico-immunologique et utilise la classification TIS des ACTG (*AIDS Clinical Trials Groups*) [16]. Elle fait apparaître la valeur pronostique péjorative de la profondeur du déficit immunitaire, des atteintes systémiques extraganglionnaires et des formes cutanées œdémateuses ou ulcérées (tableau 14.6). Les risques vitaux majeurs liés directement à la MK sont l'atteinte respiratoire, la cachexie et les complications des traitements.

Tableau 14.6 Classification TIS de la MK épidémique

	Meilleur risque : 0	Mauvais risque : 1
T = Tumeur	Restreinte à : – peau et/ou – ganglions et/ou – lésions planes du palais	Associée à : – œdème et/ou ulcération cutanée – lésions buccales non planes – autres localisations viscérales
I = système immunitaire	CD4 > 200/mm³	CD4 ≤ 200/mm³
S = symptômes systémiques	– Pas d'antécédent d'infection opportuniste – Pas d'antécédent de candidose oropharyngée – Pas de fièvre ou d'amaigrissement – Indice de Karnovsky > 70	– Antécédent d'infection opportuniste – Antécédent de candidose oropharyngée – Fièvre, amaigrissement – Indice de Karnovsky < 70 – Autres : atteinte neurologique, lymphome

Le préjudice esthétique, surtout en cas de localisations « affichantes », doit être pris en compte avec une grande attention. La MK est souvent pour le malade la marque socialement visible du sida, avec les conséquences socioprofessionnelles que cela entraîne.

Traitement

Traitements locaux

Ils ont le grand avantage d'éviter les complications fréquentes des traitements par voie générale. Ils doivent être réservés aux MK peu agressives et/ou localisées. Parmi les traitements locaux, on distingue principalement l'exérèse chirurgicale, les traitements par le froid, la radiothérapie et les chimiothérapies intralésionnelles.

Exérèse chirurgicale

Elle permet l'ablation complète de la tumeur et doit être réservée aux formes paucilésionnelles. Outre les complications locales postopératoires qui sont généralement limitées, le principal risque est la récidive de la MK sur la cicatrice liée à un phénomène de Koebner.

Traitement par le froid

Parmi les traitements par le froid, on distingue la cryothérapie et la cryochirurgie.

La cryothérapie repose principalement sur la pulvérisation d'azote liquide au Cryac ou l'application prolongée (30 secondes en moyenne) au bâtonnet d'un coton imbibé d'azote liquide. Les indications électives de la cryothérapie sont les lésions mesurant moins de 1 cm et les lésions palpébrales. Les résultats sont le plus souvent satisfaisants avec un taux cumulé de réponses complètes et partielles voisin de 80 %.

La cryochirurgie au protoxyde d'azote peut être proposée pour des lésions plus épaisses et plus larges (< 3 cm). Les résultats sont également satisfaisants avec cependant, dans certains cas, la persistance d'une cicatrice dépigmentée et atrophique.

Radiothérapie

Elle est principalement indiquée dans les MK classiques et dans les MK endémiques pour le traitement des localisations plantaires souvent douloureuses et gênant la marche. Le taux de réponses complètes et partielles est situé entre 50 et 80 % [17]. On a le plus souvent recours aux traitements fractionnés de 20 à 40 Gy en 10 à 20 séances. Les principales complications sont l'œdème inflammatoire qui est douloureux, limitant son indication dans les localisations muqueuses et les formes initialement œdémateuses.

Chimiothérapie intralésionnelle

Contrairement aux pays anglo-saxons, les chimiothérapies intralésionnelles sont rarement utilisées en France. Nous ne les employons qu'exceptionnellement du fait des risques inhérents à ces thérapeutiques notamment des risques de nécroses cutanées. Les produits les plus fréquemment utilisés sont la vinblastine et la bléomycine.

L'alitrétinoïne gel à 0,1 % est indiquée avec une AMM pour le traitement local du Kaposi chez les personnes infectées par le VIH.

Traitements généraux

Les caractéristiques des principales drogues cytotoxiques utilisées dans la MK sont résumées dans le tableau 14.7.

Tableau 14.7 Caractéristiques des principales molécules cytotoxiques utilisées dans le traitement de la maladie de Kaposi

DCI	Dose	Voie	Réponses complètes et partielles (%)[1]	Toxicité
Bléomycine[2]	5 mg 3 jours de suite tous les 15 jours	IM IV	50-70	Toxicité cutanée Fièvre Toxicité pulmonaire Nécrose digitale
Vinblastine	4 à 8 mg tous les 7 jours	IV	25	Myélosuppression Neurotoxicité
Vincristine[2]	2 mg tous les 7 jours	IV	60	Neurotoxicité
Étoposide[2]	450 mg/m² tous les 28 jours	Orale	0-75	Myélosuppression Alopécie
Doxorubicine[2]	20-40 mg/m² tous les 15 jours	IV	15-50	Toxicité cardiaque Myélosuppression Nausées
Daunorubicine liposomiale Doxorubicine liposomiale	40 à 60 mg/m² tous les 15 jours 20 mg/m² tous les 15 jours	IV	40-90	Myélosuppression
Paclitaxel	80 à 100 mg/m² tous les 15 jours	IV	60	Choc anaphylactique Fuite capillaire Toxicité cutanée
Docétaxel[2]	75 mg/m² tous les 15 jours			

DCI : dénomination commune internationale
1. Pourcentage dans les essais avant l'ère des combinaisons antirétrovirales.
2. Hors AMM.

Monochimiothérapies

Parmi les drogues qui peuvent être proposées en monochimiothérapie, la bléomycine et la vinblastine sont le plus souvent utilisées.

Bléomycine. Elle a l'avantage de pouvoir être administrée par voie intramusculaire, ce qui permet un traitement ambulatoire [18]. La posologie est de 15 mg tous les 15 jours à raison de 3 injections de 5 mg 3 jours de suite, sans dépasser la dose totale cumulée de 300 mg. Les principaux effets indésirables sont cutanés avec la possibilité de pigmentations flagellées caractéristiques de la toxicité de la bléomycine et de nécrose digitale. La toxicité pulmonaire est le plus souvent tardive ; nous avons cependant également observé des fibroses aiguës survenant dans le 1er mois de traitement, ce qui impose la surveillance de la fonction respiratoire avec la pratique d'une radiographie pulmonaire et d'épreuves fonctionnelles respiratoires avec une mesure du transfert du CO avant de débuter les injections. Dans la MK associée au sida, le taux de réponses complètes et partielles est de 50 à 70 %.

Vinblastine. C'est également une alternative dans le cadre du traitement de la MK, en particulier dans la forme classique mais les rémissions complètes sont rares et l'effet sur l'œdème est médiocre. Son emploi est parfois limité en raison de la myélosuppression induite, qui nécessite un espacement des injections au prix d'une moindre efficacité clinique. Au cours de la MK associée au sida, la vinblastine présente l'avantage d'être moins neurotoxique que la vincristine, ce qui justifie son recours préférentiel sur ce terrain où les causes de neurotoxicité sont nombreuses et cumulatives.

Autres. Les progrès en matière de monochimiothérapie de la MK concernent principalement les anthracyclines liposomiales et les taxanes (paclitaxel et docétaxel). Dans plusieurs essais, la *daunorubicine liposomiale* s'est avérée aussi efficace que la polychimiothérapie traditionnelle de la MK associant l'adriamycine, la vincristine et la bléomycine (ABV). La daunorubicine liposomiale est particulièrement indiquée dans les formes résistantes aux autres monochimiothérapies et dans les formes œdémateuses. La toxicité cardiaque est moindre que celle des anthracyclines « classiques » ; l'effet myélosuppresseur limite cependant son emploi.

Plusieurs essais ouverts ont confirmé l'efficacité du *paclitaxel* [19] et du *docétaxel* dans le traitement des MK résistant aux chimiothérapies traditionnelles. Les taxanes sont des dérivés de l'écorce d'if, induisant une polymérisation irréversible des microtubules qui sont également la cible des alcaloïdes de la pervenche que sont la vinblastine et la vincristine. La tolérance est relativement bonne avec cependant la possibilité de choc anaphylactique imposant une prémédication par hémisuccinate d'hydrocortisone et antihistaminiques. Les autres effets indésirables possibles sont un rash urticarien, une insuffisance rénale avec syndrome de fuite capillaire, une onycholyse, une sclérose cutanée et une toxicité cardiaque qui peut être sévère. Nous utilisons des posologies de 100 mg/m^2 tous les 15 jours sur 3 mois avant de faire l'évaluation. Les taxanes sont particulièrement indiqués dans les formes œdémateuses de Kaposi.

Polychimiothérapie

La polychimiothérapie de référence de la MK est l'ABV qui associe la doxorubicine (20 à 40 mg/m^2), la vincristine (1,4 mg/m^2) et la bléomycine (10 à 15 mg/m^2). Le rythme d'administration idéal est de tous les 15 jours, cependant, en raison de la toxicité médullaire, un espacement à 4 semaines est souvent nécessaire. Avec l'avènement des cARV et des nouvelles monochimiothérapies représentées par les taxanes ou les anthracyclines liposomiales, la place de la polychimiothérapie est aujourd'hui très limitée pour le traitement de la MK du sida.

Immunothérapie (interféron)

Les effets de l'IFN sont multiples. Il agit comme un puissant modulateur de la réponse immunitaire capable, entre autres, de stimuler les cellules NK, d'activer les macrophages et la cytotoxicité des lymphocytes T. L'IFN possède également un pouvoir antiprolifératif et une action antivirale qui lui est propre. Des données récentes suggèrent que l'IFN aurait une action directe sur la réplication de HHV8, ce qui expliquerait partiellement l'efficacité de ce traitement dans la MK. L'avènement des cARV a également diminué les indications de l'IFN dans la MK du sida.

Classiquement, l'IFN est utilisé dans le traitement de la MK associée au sida et chez des patients ayant un taux de CD4 supérieur à 200/mm^3 et une maladie de Kaposi cutanée pure. C'est en effet dans cette indication qu'ont été observés les meilleurs résultats avec des taux de réponses complètes et partielles voisins de 50 %. Les posologies préconisées sont élevées et, en moyenne, de 15 à 18 MU/j par voie sous-cutanée. Des posologies inférieures à 12 MU quotidiennes sont inefficaces. Les effets indésirables sont principalement la survenue d'un syndrome pseudo-grippal qui doit être prévenu par l'administration systématique de 1 g de paracétamol avant l'injection. Avec le temps, on observe une diminution, voire une disparition du syndrome pseudo-grippal. En général, la tolérance est bonne et le traitement est poursuivi sur 2 mois. En l'absence de réponse à 2 mois et avec des posologies de 18 MU, il est le plus souvent inutile de poursuivre. Les autres effets indésirables sont la toxicité hématologique et hépatique, la survenue d'une alopécie le plus souvent réversible à l'arrêt du traitement et la survenue de troubles neuropsychiques variés. Certains ont souligné le bénéfice de l'association à l'IFN de la zidovudine dans la MK associée au sida. Dans la MK classique et la MK endémique, l'IFN peut être proposé [20]. Le taux de réponse est relativement bon avec des posologies de 3 à 5 MU 3 fois/semaine, souvent mieux adaptées, notamment chez les sujets âgés.

Traitements antirétroviraux

Si la découverte de HHV8 a transformé l'aspect physiopathologique de la MK, l'avènement des cARV a bouleversé la prise en charge thérapeutique de la MK associée au sida. Le bénéfice thérapeutique des cARV dans la MK associée au sida a été initialement rapporté de façon anecdotique, puis dans des études non contrôlées [21]. L'action des antirétroviraux est très probablement indirecte. Les antirétroviraux en inhibant la réplication du VIH permettent la restauration du système immunitaire, qui entraîne la guérison de la MK, confirmant ainsi le caractère opportuniste de cette tumeur. En termes de réponse, il ne semble pas exister de différence entre les combinaisons comportant un inhibiteur de protéase par rapport à celles n'en comportant pas. De fait, les cARV doivent être systématiquement proposées en 1re intention devant toute MK associée au sida. Il faut signaler la possibilité de déclenchement ou d'exacerbation de la MK chez certains patients à l'introduction des cARV dans le cadre ou non d'un syndrome inflammatoire de restauration immunitaire. Par ailleurs, l'interprétation des essais thérapeutiques concernant des nouvelles drogues dans la MK associée au sida devra tenir compte des traitements antirétroviraux et de leur action anti-VIH pour déterminer l'efficacité intrinsèque de la drogue sur la MK.

Divers

Un certain nombre de molécules ayant des propriétés antiangiogéniques, antitumorales et/ou antivirales ont été proposées dans le traitement de la MK mais aucune n'a réellement de place du fait des résultats le plus souvent décevants. Parmi elles, nous citerons l'*acide tout-transrétinoïque* et le thalidomide. Si une étude a rapporté l'amélioration de maladie de Kaposi sous foscavir chez 5 patients [13], ces résultats n'ont pas été confirmés par la suite et la place de molécules actives sur l'HHV8 apparaît très réduite. L'infection latente de la majorité des cellules kaposiennes rend difficile l'action antikaposienne de molécules agissant sur la réplication virale. C'est plutôt dans une perspective préventive que pourrait se discuter la place de molécules actives sur HHV8, notamment chez le transplanté d'organe à l'instar de ce qui est fait pour les patients CMV+ avec le ganciclovir.

Stratégie thérapeutique

Devant toute MK, il faut systématiquement rechercher un déficit immunitaire et proposer une sérologie VIH, une numération formule sanguine et un comptage des lymphocytes CD4 et CD8. Il faut rechercher une cause d'immunosuppression iatrogène, notamment la prise d'une corticothérapie sous toutes ses formes (orale, topique ou inhalée) qui devra être interrompue. Chez les transplantés, on doit également rechercher une association à une autre maladie infectieuse immunosuppressive telle que la tuberculose.

Maladie de Kaposi classique (ou méditerranéenne)

L'âge élevé des patients atteints de MK classique et le caractère généralement peu évolutif de cette affection sur ce terrain n'incitent pas à l'instauration de traitements systémiques. Il faut tenir compte de la rapidité d'installation des lésions et rechercher des facteurs généraux possiblement aggravants comme la prise de corticoïdes ou une infection systémique immunosuppressive comme la tuberculose. En l'absence de facteurs aggravants et dans les formes localisées et peu évolutives, une simple surveillance est l'attitude la plus sage. En cas de lésions gênantes (lésions plantaires invalidantes), on pourra réaliser une radiothérapie fractionnée. La correction du lymphœdème est plus difficile et doit faire appel aux bas de contention. Dans les formes plus étendues, on peut opter pour une monochimiothérapie avec une préférence pour la vinblastine ou la bléomycine, avec une surveillance étroite des effets indésirables spécifiques. Sur ce terrain, l'IFN à des doses de 3 à 5 MU semble relativement bien toléré et constitue une alternative possible à la monochimiothérapie. Les taxanes peuvent être indiqués dans le Kaposi classique dans les formes étendues avec atteinte muqueuse et les formes œdémateuses. On utilise des doses de 80 à 100 mg/m² tous les 15 jours.

Maladie de Kaposi endémique (africaine)

L'attitude dans les formes peu évolutives doit être identique à celle adoptée en cas de MK classique. Dans les formes locales agressives, il faut le plus souvent recourir à l'association chimioradiothérapie mais le pronostic est réservé, avec la nécessité de recourir à des amputations délabrantes. Dans les formes pédiatriques de pronostic très sombre, il faut d'emblée recourir à une polychimiothérapie de type ABV, les taxanes devraient pouvoir représenter une alternative comme pour la MK du sida.

Maladie de Kaposi iatrogénique (transplanté)

Dans la MK iatrogénique, le mot d'ordre est de diminuer l'immunosuppression qui permettra, dans la majorité des cas, la régression voire la guérison complète des lésions. Du fait de leur action antinéoplasique et antiangiogénique, le sirolimus ou l'évérolimus (inhibiteurs de mTOR) peuvent être proposés en remplacement d'un autre immunosuppresseur. Une étude récente a montré chez 15 transplantés rénaux le bénéfice de la conversion de la ciclosporine associée au mycophénolate mofétil par le sirolimus avec une régression du Kaposi chez tous les malades en quelques mois [22]. Chez les transplantés d'organe, la MK peut être très menaçante et nécessite le recours à la détransplantation pour pouvoir lever l'immunosuppression. C'est dans ce contexte qu'il faut rechercher une infection systémique potentiellement immunodéprimante comme une tuberculose, dont le traitement peut permettre le contrôle de la MK. En l'absence de facteurs aggravants et dans l'optique de sauver le greffon, une monochimiothérapie par bléomycine peut être tentée. Les études prospectives permettront, dans ce contexte, de préciser la place des antiviraux actifs sur la réplication de HHV8 dans la prévention de la MK.

Maladie de Kaposi épidémique (associée au sida)

L'arrivée des cARV a totalement transformé le pronostic de la MK épidémique, justifiant la mise sous cARV de tout patient présentant une MK. Les cARV comportant des inhibiteurs de protéases ne sont en pratique pas supérieures au traitement sans antiprotéases. Dans un premier temps et dans les formes peu étendues, le traitement antirétroviral peut être essayé seul. La réponse est parfois lente et semble corrélée au gain de lymphocytes CD4 [23]. Dans les formes localisées, on peut avoir recours aux traitements locaux comme la cryothérapie ou la radiothérapie fractionnée. Dans les formes plus étendues et/ou de mauvais pronostic, il faudra recourir à un traitement par voie générale associé au traitement antirétroviral. Bien que les critères des essais ACTG ne soient pas idéaux, ils restent les critères de référence pour apprécier la réponse clinique (tableau 14.8). Dans les localisations muqueuses tumorales, la bléomycine représente une bonne alternative. Nous utilisons la voie intramusculaire à raison de 15 mg tous les 15 jours. Un traitement d'attaque de 15 mg/semaine le 1ᵉʳ mois peut également être proposé. Les premières injections doivent être réalisées sous surveillance médicale en raison du risque de choc à la bléomycine, puis les injections ultérieures peuvent être réalisées en ambulatoire. Un bilan de la fonction respiratoire doit être effectué avant le début du traitement et renouvelé en cas d'apparition de manifestations cliniques. Dans les formes étendues et/ou viscérales, les taxanes ou la daunorubicine liposomiale doivent être préférés à la polychimiothérapie de type ABV en raison d'une efficacité comparable et d'une toxicité moindre.

Tableau 14.8 Critères ACTG d'évaluation thérapeutique utilisés dans les essais concernant la MK épidémique

Réponse	Absence de lésion détectable plus de 4 semaines consécutives
Réponse complète (RC)	Absence de lésion détectable plus de 4 semaines consécutives
Réponse partielle (RP)	Diminution de 50 % du nombre et/ou de la taille des lésions plus de 4 semaines consécutives et/ou effacement des lésions nodulaires RC mais avec persistance d'un œdème résiduel Absence d'apparition de nouvelle localisation
Stabilisation (S)	État ne répondant pas aux autres définitions
Progression (P)	Augmentation de plus de 25 % du nombre et/ou de la taille des lésions, apparition de nodules ou d'œdème Apparition de nouvelles localisations

RÉFÉRENCES

1. Chun S.I. et coll., *J Am Acad Dermatol.*, 1992, *27*, 954.
2. Tappero J.W. et coll., *J Am Acad Dermatol.*, 1993, *28*, 371.
3. Duprez R. et coll., *J Natl Cancer Inst.* 2007, *99*, 1086.
4. Wang H.W. et coll., *Nat Gen.* 2004, *36*, 687.
5. Dupin N. et coll., *Proc Natl Acad Sci.* 1999, *96*, 4546.
6. Beral V. et coll., *Lancet.* 1992, *339*, 632.
7. Chang Y. et coll., *Science.* 1994, *266*, 1865.
8. Dupin N. et coll., *Lancet.* 1995, *345*, 761.
9. Whitby D. et coll., *Lancet.* 1995, *346*, 799.
10. Boshoff C. et coll., *Nature Medicine.* 1995, *1*, 1274.
11. Blasig C. et coll., *J Virol.* 1997, *71*, 7963.

12. Pellet C. et coll., *J Infect Dis.* 2002, *186*, 110.
13. Russo J. et coll., *Proc Natl Acad Sci.* 1996, *93*, 14862.
14. Geraminejad P. et coll., *J Am Acad Dermatol.* 2002, *47*, 641.
15. Kanitakis J. et coll., *Br J Dermatol.* 1996, *134*, 44.
16. Krown S.E. et coll., *J Clin Oncol.* 1989, *7*, 1201.
17. Roth W.K. et coll., *Aids.* 1992, *6*, 895.
18. Caumes E. et coll., *Aids*, 1992, *6*, 1483.
19. Saville M.W. et coll., *Lancet.* 1995, *346*, 26.
20. Costa da Cunha C.S. et coll., *Arch Dermatol.* 1996, *132*, 285.
21. Lebbé C. et coll., *Aids.* 1998, *12*, F45.
22. Stallone G. et coll., *N Engl J Med.* 2005, *352*, 1317.
23. Dupont C. et coll., *Aids.* 2000, *14*, 987.

14-5 Malformations lymphatiques (lymphangiomes)

J.-P. Arnault, A. Dadban[1]

Les malformations lymphatiques (ML), également appelées *lymphangiomes*, sont des anomalies vasculaires bénignes, dues à un développement defectueux du système lymphatique. Elles peuvent survenir dans presque toutes les localisations, mais surtout dans les zones riches en vaisseaux lymphatiques, notamment la tête et le cou. Elles peuvent entraîner une déformation, une gêne fonctionnelle ou des complications. Leur diagnostic et prise en charge est un sujet transversal entre la dermatologie, la chirurgie et la radiologie [1]. Les *lymphœdèmes primaires* (LP) sont classés dans les ML.

Classification

Nous utiliserons la dernière version de la classification ISSVA 2014 (*International Society for the Study of Vascular Anomalies*) (encadré 14.1). Nous mentionnerons les anciens termes, qu'il convient de connaître afin de comprendre les publications antérieures à l'ISSVA 2014.

> **Encadré 14.1**
>
> **Classification des malformations lymphatiques simples et complexes selon l'ISSVA 2014**
>
> **Malformations lymphatiques simples**
> – ML kystiques
>   – macrokystiques
>   – microkystiques
>   – mixtes
> – Anomalie lymphatique généralisée
> – Maladie de Gorham-Stout
> – Lymphœdème primitif
> – Autre
>
> **Malformations complexes**
> – Association avec malformations capillaire et veineuse MC + ML + MV
> – Association avec malformations capillaire et artérioveineuse MC + ML + MAV
> – Association avec malformations capillaire, veineuse, et artérioveineuse MC + ML + MV + MAV
>
> Modifié de [2].

Épidémiologie

Les ML sont rares. Dans une étude de 3 573 enfants, 0,14 % étaient atteints d'une forme de ML ou lymphœdème [3]. Les ML cutanées et muqueuses sont souvent présentes dès la naissance ou se manifestent pendant la petite enfance [1]. Cependant, elles peuvent se manifester à tout âge. Il ne semble pas y avoir de prédominance masculine ou féminine. La grande majorité est sporadique, à l'exception des lymphœdèmes primitifs, où 35 % des cas s'associent à des antécédents familiaux [4].

Physiopathologie

Les ML kystiques sont des anomalies localisées du développement du système lymphatique (développement défectueux des vaisseaux lymphatiques embryonnaires et des poches lymphatiques ou défaut de connexion avec le réseau veineux) et sont probablement secondaires à des mutations somatiques sporadiques de gènes impliqués dans la lymphangiogenèse [4].

Dans les lymphœdèmes primaires, les vaisseaux lymphatiques eux-mêmes sont défectueux. Au moins 21 gènes (*VEGFR3*, *FOXC2* et *SOX18* notamment) sont aujourd'hui identifiés, mais les mécanismes physiopathologiques ne sont pas encore clairement élucidés. Les voies de signalisation du VEGF/VEGFR3 et PI3kinase-AKT semblent jouer des rôles importants, ainsi que les mécanismes de création et d'entretien des valves lymphatiques [4].

Diagnostic et formes cliniques

Malformations simples

ML kystiques

Elles peuvent être macrokystiques, microkystiques ou mixtes.

ML macrokystiques. Autrefois appelées *hygromes kystiques*, ce sont de grandes masses transparentes, rondes ou lobulées sous-cutanées sans atteinte de l'épiderme. Elles contiennent des structures multiloculées avec de très nombreux kystes de taille variable. Elles sont le plus souvent situées *en dessous du muscle mylohyoïdien, dans le cou*, la région axillaire, latérothoracique, voire des localisations viscérales : médiastin, foie, rate, os, etc. [5]. Les évolutions possibles sont : augmentation progressive en taille, poussées inflammatoires, saignement ou surinfection, persistance de l'état quiescent ou rarement régression spontanée.

ML microkystiques. Elles se présentent en forme de *petites pseudovésicules* fermes à contenu clair ou hématique, des papules ou des plaques rosées, parfois kératosiques. Elles sont souvent situées au-dessus du muscle mylohyoïdien, avec atteinte de la cavité buccale, la langue, et les glandes salivaires [1]. *La forme cutanée superficielle*, autrefois appelée lymphangiome circonscrit (*lymphangioma circumscriptum*), peut survenir sur le tronc, la racine des membres (fig. 14.22), voire les organes génitaux externes. Il existe également des formes profondes, se manifestant comme des masses mal limitées, avec ou sans atteinte superficielle. Les ML microkystiques restent souvent asymptomatiques mais il peut survenir poussées inflammatoires, surinfection ou rupture des vésicules [5].

ML mixtes. Elles ont des composants macro- et microkystiques. Elles sont le plus souvent situées en dehors de la tête et du cou [1].

Lymphœdèmes primitifs

Le lymphœdème est un œdème riche en protéines dû à un défaut de transport de la lymphe. Le lymphœdème primaire est présent à la naissance (notamment maladie de Milroy), souvent asymptomatique les premières années. Les manifestations cliniques

---

1. Remerciements aux Dr Le Gloan, Pr Constans, Pr Sevestre (CHU Amiens Picardie).

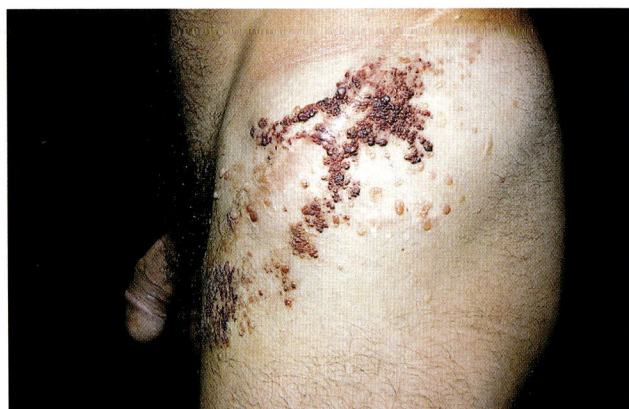

Fig. 14.22 Lymphangiome circonscrit nœviforme : récidive sur cicatrice après excision incomplète des citernes profondes.

apparaîtront chez l'adolescent ou le jeune adulte (maladie de Meige) [6]. Le lymphœdème peut apparaître soit spontanément soit avec un facteur déclenchant tel qu'un traumatisme ou la grossesse. Le signe classique est un œdème du dessus du pied, qui ne prend pas le godet. Le signe de Stemmer est un épaississement du tégument avec une impossibilité de plisser la peau de la face dorsale du 2e orteil. Par la suite, le lymphœdème comblera les espaces rétromalléolaires, donnant un aspect de jambe en poteau. Il s'ensuit une induration cutanée avec des papules de surcharge mucineuse, enduits kératosiques et plis transverses profonds [6].

Malformations complexes et associations

Les ML peuvent s'associer à des degrés variables avec des malformations veineuses, capillaires et artérioveineuses. Elles peuvent se rencontrer dans les syndromes de Klippel-Trénaunay, CLOVES (*Congenital Lipomatous Overgrowth, Vascular malformations, Epidermal nevi, and Skeletal/spinal abnormalities*) ou de Protée.

L'anomalie lymphatique généralisée (ALG) est définie par des ML multifocales (cutanée, cavités thoracique et abdominale) pouvant atteindre les os (généralement de progression lente et épargnant la corticale). *La maladie de Gorham-Stout* est caractérisée par une ostéolyse progressive multifocale atteignant la corticale et des ML des tissus adjacents. Les atteintes d'organes sont également possibles.

Les ML complexes peuvent se compliquer de lymphorrhées (cutanées, pleurales, péricardiques, ascite), marquées biologiquement par une hypogammaglobulinémie et une hypoalbuminémie.

La maladie de Gorham-Stout et l'ALG peuvent se compliquer de *fractures osseuses et de tassements vertébraux.* L'atteinte pulmonaire évolue vers des infections à répétition et l'insuffisance respiratoire chronique. L'atteinte splénique n'évolue pas en revanche pas vers un asplénisme. L'insuffisance cardio-pulmonaire et les infections sont les causes habituelles de morbimortalité des patients atteints de ML complexe.

Le lymphœdème primaire peut être l'un des éléments de différents syndromes, dont le syndrome de Turner, les *RASopathies,* tels les syndromes de Noonan (63 % de cas sont porteurs d'un lymphœdème), de Costello et cardio-facio-cutané [4], le syndrome lymphœdème distichiasis (doubles rangées de cils) lié à une mutation du gène *FOXC2,* le syndrome lymphœdème, télangiectasie et hypotrichose, le syndrome de Hennekam et le *syndrome des ongles jaunes*, pour ne citer que quelques affections auxquelles le dermatologue peut être confronté. La liste des syndromes est cependant bien plus longue et il en existe actuellement plus de 30 recensés dans la banque de données OMIM (*Online Mendelian Inheritance in Man* : http://www.ncbi.nlm.nih.gov/omim/?term = primary+lymphedema).

Examens complémentaires

L'échographie confirme le caractère liquidien du lymphangiome et sa nature macro- ou microkystique. Elle ne permet que l'analyse des lésions superficielles. Le Doppler détermine si le contenu est circulant, évoquant alors plutôt une malformation veinolymphatique.

L'IRM est l'examen de référence, permettant un suivi non irradiant dans le temps. L'examen doit dépasser l'organe atteint cliniquement, voire intéresser le corps entier, pour dépister les atteintes à distance des formes complexes étendues.

Le scanner est utile pour les atteintes osseuses et les épisodes douloureux aigus (hémorragie intrakystique surtout).

La certitude diagnostique est histologique. Le marquage par l'anticorps monoclonal D2-40 a une relative sensibilité et spécificité pour l'endothélium lymphatique.

La lymphoscintigraphie est l'examen de référence pour explorer les lymphœdèmes.

Complications

Outre la gêne fonctionnelle, les lymphangiomes kystiques peuvent se compliquer d'hémorragie intrakystique, de poussées inflammatoires ou infectieuses (permettant parfois la régression des kystes). Les poussées inflammatoires sont traitées par antibiotiques, corticothérapie par voie générale et antalgiques et cèdent habituellement en quelques jours. Une ponction évacuatrice de décompression peut être utile, en sachant que sous ponction seule, la récidive survient rapidement. Si la poussée siège à la langue, une trachéotomie peut s'imposer. Les malformations lymphatiques et veinolymphatiques, surtout de grande taille, peuvent rarement se compliquer de coagulation intravasculaire localisée ou disséminée (CIVD).

Diagnostic différentiel

Les *lymphangiectasies* sont des dilatations sur le trajet des vaisseaux lymphatiques cutanés. Elles sont secondaires à une obstruction des voies lymphatiques, d'origine mécanique ou inflammatoire chronique : cicatrice chirurgicale ou accidentelle, radiothérapie, tumeur, infection. Parfois, elles sont d'origine malformative. L'aspect histologique est identique à celui des lymphangiomes circonscrits superficiels ; seule l'histoire clinique permet de les différencier. Elles touchent souvent les membres inférieurs et les organes génitaux.

Les *ML macrokystiques* ont pour principaux diagnostics différentiels l'hémangiome sous-cutané, les malformations vasculaires veineuses et les tumeurs malignes telles que le tératome kystique cervical en période néonatale.

Traitement

Dans tous les cas, les malformations lymphatiques, surtout si elles sont complexes, *doivent être prises en charge par des équipes pluridisciplinaires entraînées, après bilan d'extension*. À l'exception des formes superficielles circonscrites, l'étendue des lésions rend la plupart des malades inopérables. Il n'existe aucun algorithme de décision, le traitement dépend donc de la présentation clinique, de la taille, de la localisation, des complications de la ML et des habitudes des équipes médicales. Les différentes modalités peuvent être combinées (p. ex. chirurgie après sclérose). Enfin la décision de traiter devra prendre en compte l'objectif et les attentes du patient et/ou de ses parents.

Chirurgie et laser

Dans les formes purement superficielles, une excision chirurgicale ou un traitement par laser CO_2 peuvent être proposés, en faisant attention à exciser les éventuelles citernes hypodermiques. *Le principal risque est la récidive par recrutement des lésions quiescentes adjacentes.* En revanche, les tentatives d'exérèses des vastes ML impliquant plusieurs territoires et/ou organes (langue, cou, médiastin) peuvent se compliquer de fistules, infections, lésions vasculaires et nerveuses, et d'un risque esthétique et fonctionnel non négligeable [7].

Sclérothérapie

Les produits sclérosants sont plus efficaces injectés dans les ML macrokystiques, dont les cavités communiquent largement entre elles, que dans les formes microkystiques. Pour les lymphangiomes de la tête et du cou, une hospitalisation de 2-3 jours est nécessaire en raison de l'inflammation des tissus après sclérose, entraînant un risque d'obstruction des voies aériennes supérieures. Le risque de fistulisation chronique par l'orifice de ponction fait préférer les voies d'abord sous-muqueuses pour la région céphalique. Plusieurs agents sclérosants sont disponibles mais aucun n'a fait la preuve de sa supériorité sur les autres. Les injections sont habituellement radio- ou échoguidées [7-9].

L'*OK-432* est un extrait lyophilisé de streptocoques pyogènes A atténué. Jusqu'à 95 % des macrokystes régressent après injection, mais les réponses sont tardives, après environ 6 semaines. L'injection se complique d'une inflammation locale fébrile jusqu'à 5 jours après injection. Il est encore difficile de s'en procurer en France.

L'*alcool absolu* entraîne une sclérose rapide et étendue de l'endothélium mais les injections sont douloureuses et peuvent nécessiter une anesthésie générale. Les complications (nécrose cutanée et des tissus adjacents, neuropathie, passage systémique, hypotension, choc et rarement décès) ont rendu son utilisation plus marginale. Les injections de *bléomycine* se compliquent d'un syndrome grippal modéré, d'une inflammation locale, d'une pigmentation cutanée et d'une alopécie transitoire, et exposent au risque théorique de fibrose pulmonaire. L'Ethibloc®est une émulsion occlusive dérivée du maïs. Après injection, il se transforme en emboles biodégradables se résorbant en 4 à 12 semaines. Le kyste durcit puis régresse en 2 à 6 mois, avec 80 % de bons résultats dans les formes macrokystiques. L'une des complications est l'ulcération avec écoulement du produit, source de cicatrices. La *doxycycline* est d'emploi simple mais douloureux à l'injection [5, 8, 10].

Traitements médicamenteux

Le sirolimus est un inhibiteur de mTOR et de VEGF, exprimés dans les malformations lymphatiques. Un nombre croissant de publications fait état de son efficacité pour le traitement médical des ML mais il n'a pas l'AMM dans cette indication. Il est réservé à l'heure actuelle aux malformations lymphatiques complexes, après échec ou contre-indication des autres modalités thérapeutiques [11]. Le sildénafil, un temps évoqué, ne semble pas avoir l'efficacité du sirolimus [12].

RÉFÉRENCES

1. Elluru R.G. et coll., *Semin Pediatr Surg*. 2014, *23*, 178.
2. Dasgupta R. et coll., *Semin Pediatr Surg*. 2014, *23*, 158.
3. Tasnádi G., *Semin Vasc Surg*. 1993, *6*, 200.
4. Brouillard P. et coll., *J Clin Invest*. 2014, *124*, 898.
5. Lorette G. et coll., *Presse Med*. 2010, *39*, 1309.
6. Vaillant L. et coll., *Presse Med*. 2010, *39*, 1279.
7. Adams M.T. et coll., *Otolaryngol Head Neck Surg*. 2012, *147*, 627.
8. Churchill P. et coll., *J Pediatr Surg*. 2011, *46*, 912.
9. Zhou Q. et coll., *Oral Oncol*. 2011, *47*, 1105.
10. Impellizzeri P. et coll., *J Pediatr Surg*. 2010, *45*, 2473.
11. Reinglas J. et coll., *Laryngoscope*. 2011, *121*, 1851.
12. Swetman G.L. et coll., *N Engl J Med*. 2012, *366*, 384.

14

14-6 Télangiectasies

M. Hello, C. Nicol, S. Barbarot

Les télangiectasies (littéralement dilatation des vaisseaux terminaux) sont des dilatations des vaisseaux dermiques superficiels. On ne doit pas seulement considérer le préjudice esthétique qui amène à consulter, mais savoir que certaines télangiectasies peuvent révéler une maladie générale.

Types cliniques, physiopathologie

Séméiologie

Il existe plusieurs types cliniques de télangiectasies :
– *le chevelu capillaire,* traînée linéaire ou en réseau, rose ou bleutée, sans relief ;
– *la macule télangiectasique*, tache sans relief, rose ou rouge homogène sans arborisation vasculaire dont les bords sont parfois nets, quadrangulaires ;
– *la papule télangiectasique*, identique à la précédente mais en relief ; les « points rubis » ou « angiomes » séniles correspondent à ce type ;
– *l'étoile vasculaire, ou angiome stellaire* ou nævus araneus (*spider naevus* des Anglophones) (fig. 14.23), que centre un point rouge parfois en relief et pulsatile dont s'échappent des arborisations centrifuges. La compression du centre vide les arborisations.

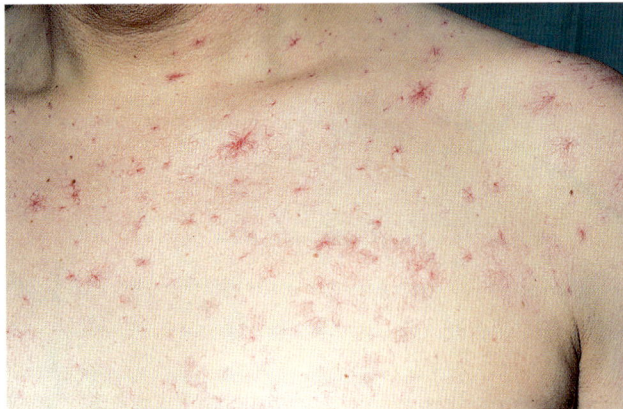

Fig. 14.23 Étoiles vasculaires (angiomes stellaires) multiples chez un homme sans pathologie associée décelable (*cf.* texte).

Ces distinctions séméiologiques, auxquelles on attachait peu d'importance, pourraient, en fait, avoir une valeur d'orientation étiologique. Ainsi, les télangiectasies de la sclérodermie et des formes initiales de la maladie de Rendu-Osler sont plutôt des macules quadrangulaires alors que les dilatations liées aux perturbations hormonales sont des étoiles vasculaires.

Tous ces types cliniques ont en commun de s'effacer complètement à la vitropression (sauf certains points rubis), ce qui permet d'éliminer un purpura et une capillarite purpurique. Les angiokératomes (*cf.* chapitre 14-7) sont des papules télangiectasiques dont la surface est kératosique.

Anatomie

Il est inutile de faire l'examen histologique d'une télangiectasie car cela n'apporte aucun argument étiologique. Les télangiectasies correspondent non pas à une prolifération de néovaisseaux, mais à la dilatation de vaisseaux préexistants.

– Dans les télangiectasies maculeuses (p. ex. celles de la sclérodermie), la dilatation touche les veinules postcapillaires du plexus veineux superficiel.
– Dans les formes papuleuses (p. ex. points rubis et même angiokératomes, *cf. infra*), ce sont les capillaires de la papille dermique qui sont dilatés et tortueux.
– Les télangiectasies de la maladie de Rendu-Osler sont au début des dilatations des veinules postcapillaires du plexus veineux (comme les télangiectasies maculeuses de la sclérodermie dont elles sont cliniquement très voisines) puis deviennent des communications artérioloveinulaires directes avec disparition des segments capillaires (fig. 14.24) [1].
– Dans l'étoile vasculaire, le vaisseau principal est une artériole ascendante qui s'abouche dans les capillaires, sans communication veineuse directe.

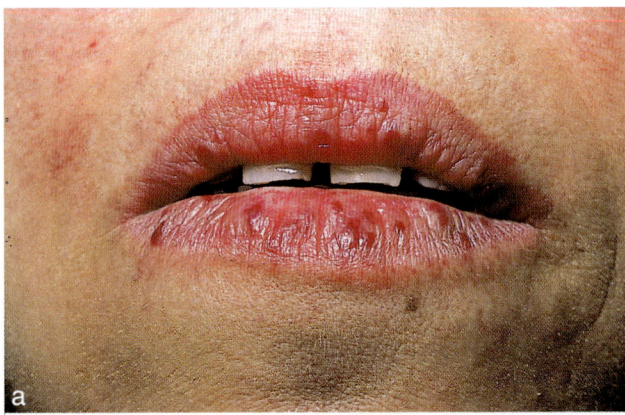

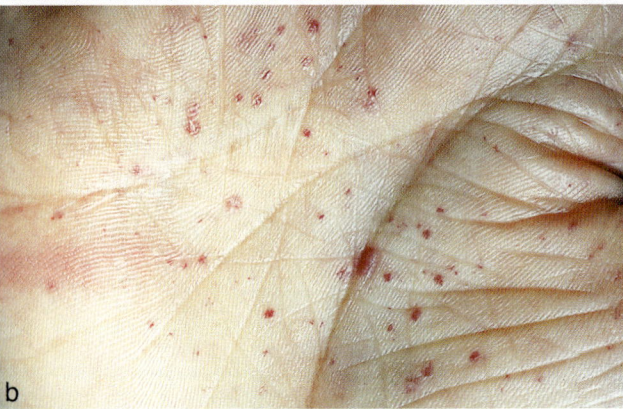

Fig. 14.24 Maladie de Rendu-Osler.
a. Télangiectasies des lèvres. b. Télangiectasies des paumes.

Pathogénie

Le mécanisme de ces dilatations vasculaires est inconnu. En fonction des situations étiologiques, on a suggéré sans les démontrer : *une atrophie des tissus dermiques* (peau sénile, télangiectasies post-inflammatoires), les conséquences d'une *vasodilatation prolongée* (rosacée, carcinoïdes), des *facteurs hormonaux* (œstrogènes, grossesse, cirrhose) ou enfin des *processus inflammatoires* (collagénoses).

Maladies des vaisseaux

Télangiectasies

La maladie de Rendu-Osler (*télangiectasie héréditaire hémorragique*) offre aujourd'hui un modèle de réflexion plus moléculaire : les produits des gènes mutés dans cette maladie, qui sont exprimés sur la cellule endothéliale, sont des analogues des récepteurs membranaires du TGF-β qui assure le maintien de l'intégrité de la paroi vasculaire et sans doute de son environnement (*cf. infra*) [2].

Étiologie

Les télangiectasies peuvent être *congénitales* (ou d'apparition précoce dans la petite enfance), isolées ou syndromiques. Elles sont plus fréquemment *acquises* au cours de la vie, isolées ou associées à un contexte pathologique général (encadré 14.2).

Encadré 14.2

Étiologie des télangiectasies

Télangiectasies congénitales ou précoces

Télangiectasies congénitales isolées
– Malformations capillaires : angiome serpigineux de Hutchinson
– Hémangiomes phase précoce

Télangiectasies congénitales syndromiques
– Syndrome ataxie-télangiectasies (AT)
– Télangiectasies des poïkilodermies congénitales : syndromes de Rothmund-Thomson, Bloom, Kindler, Cockayne, etc.

Télangiectasies acquises

Télangiectasies acquises isolées
– Angiomes stellaires
– Angiomes rubis
– Érythrocouperose
– Télangiectasies essentielles en plaques (de Brocq)
– Télangiectasies nævoïdes unilatérales
– Télangiectasies essentielles progressives généralisées (TEPG)
– Vasculopathie collagénique cutanée
– Télangiectasies héréditaires bénignes
– Télangiectasies induites par les médicaments

Télangiectasies acquises dans le cadre de syndromes ou de maladies systémiques
– Sclérodermie
– Maladie de Rendu-Osler (syndrome télangiectasie héréditaire hémorragique)
– Télangiectasies des poïkilodermies acquises
  – Connectivites auto-immunes : lupus érythémateux dermatomyosite
  – Réaction du greffon contre l'hôte
  – Lymphome cutané T épidermotrope de type mycosis fongoïde
– Syndromes associés à une gammapathie monoclonale
  – Syndrome TEMPI
  – Syndrome POEMS
  – Syndrome AESOP
  – Xanthogranulome nécrobiotique
– Infections virales aiguës et chroniques
– Mastocytoses
– Syndrome carcinoïde
– Lymphome intravasculaire
– Syndrome cave supérieur
– Myxome de l'oreillette
– Insuffisance hépatocellulaire
– Grossesse
– Divers
  – Hyperthyroïdie
  – Hypercorticisme
  – Maladie de Vaquez
  – Sarcoïdose
  – Nécrobiose lipoïdique

Télangiectasies congénitales ou précoces

Elles peuvent sembler acquises car elles apparaissent souvent progressivement dans l'enfance ou la 2e et 3e décennies.

Télangiectasies congénitales isolées

Malformations capillaires

Elles se manifestent le plus souvent par une nappe érythémateuse congénitale disparaissant à la vitropression au sein de laquelle on observe parfois des télangiectasies.

L'angiome serpigineux de Hutchinson est une malformation capillaire de présentation clinique particulière : il s'agit de lésions rouge à violacé ponctiformes (« en poivre de Cayenne »), ne disparaissent que partiellement à la vitropression, regroupées en nappes à disposition livédoïde sur les membres inférieurs ou les fesses (fig. 14.25). Les lésions débutent dans l'enfance, progressent durant plusieurs mois ou années puis se stabilisent à l'âge adulte, pouvant régresser partiellement ou complètement. L'examen au dermoscope révèle de nombreux petits « lagoons » rouges bien limités ronds ou ovales. Histologiquement, il existe des dilatations ectasiques des capillaires des papilles dermiques.

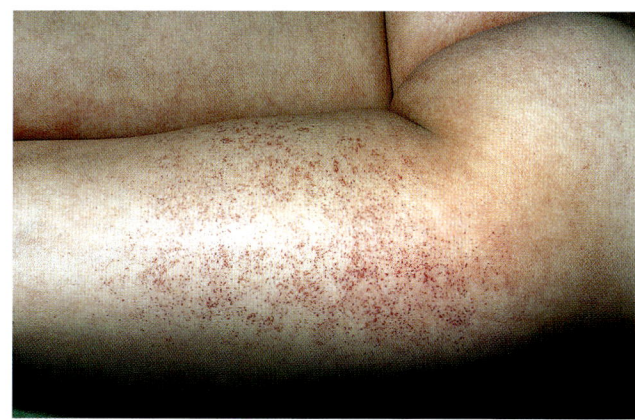

Fig. 14.25 Angiome serpigineux de Hutchinson : noter les lésions télangiectasiques en « grains de poivre de Cayenne ».
Comparer l'aspect à celui de la figure 14.28.

L'angiome flammeus est une lésion érythémateuse rosée parfois finement télangiectasique observée chez les nouveau-nés dans la région interorbitaire et disparaissant spontanément en quelques semaines à quelques mois. Il peut s'accompagner de lésions similaires sur les deux paupières supérieures.

Hémangiomes

Au cours de la phase précoce des hémangiomes infantiles (avant la phase d'augmentation de volume qui débute habituellement à 15 jours de vie), on observe parfois sur le site du futur hémangiome une macule télangiectasique à contour anémique.

Les hémangiomes congénitaux se présentent volontiers comme une tuméfaction bleutée à surface irrégulière avec télangiectasies larges en surface.

Télangiectasies congénitales syndromiques

Syndrome ataxie-télangiectasies (AT)

Le syndrome AT est une maladie neurodégénérative rare à transmission autosomique récessive (MIM 208900), associant des télangiectasies oculaires et cutanées (fig. 14.26) à une ataxie cérébelleuse progressive, une immunodéficience et une prédisposition aux cancers. Le syndrome AT est dû à des mutations du gène *ATM* (*AT Mutated gene*) localisé en 11q22.3-23.1 qui encode une protéine-kinase sérine/thréonine ATM, membre de la famille des phosphoinositide 3-kinases qui joue un rôle dans la réparation des dommages de l'ADN. Plusieurs mutations, induisant soit une perte complète de l'activité ATM-kinase qui conduit à un phénotype classique, soit la persistance d'une activité ATM résiduelle avec un phénotype moins sévère ou atypique. Ainsi, il a récemment été montré que certaines mutations du gène *ATM* ne s'accompagnaient ni de télangiectasies oculocutanées, ni d'ataxie cérébelleuse [3].

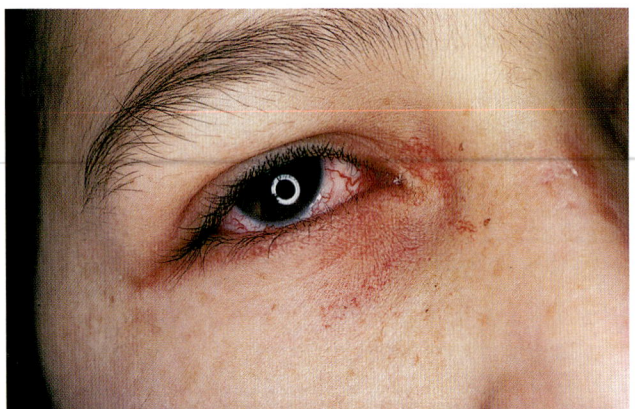

Fig. 14.26 Ataxie-télangiectasie.
Noter le chevelu capillaire des paupières et de la conjonctive.

Les télangiectasies apparaissent tôt dans la petite enfance, entre 2 et 5 ans, avant les signes neurologiques, permettant d'évoquer précocement le diagnostic.

Il s'agit de télangiectasies fines atteignant les conjonctives bulbaires, les paupières, les joues, le nez, le pavillon des oreilles, le dos des mains et parfois le tronc (fig. 14.26). Il peut s'y associer d'autres signes cutanés : photosensibilité, taches café-au-lait, lésions hypopigmentées, poliose, cheveux grisonnants, granulomes cutanés secondaires au déficit immunitaire associé. On retrouve fréquemment chez ces enfants un antécédent de prématurité et un retard de croissance avec microcéphalie.

Progressivement apparaît une détérioration neurologique : ataxie cérébelleuse devenant progressivement invalidante, dystonie, mouvements choréoathétosiques.

Ces patients sont à risque de présenter des infections respiratoires répétées des sinus et des poumons, liées à un déficit immunitaire à la fois humoral et cellulaire, et ont une susceptibilité accrue aux cancers (25 %), en particulier aux tumeurs lymphoïdes – lymphome hodgkinien et non hodgkinien de type B agressif, leucémie lymphoblastique aiguë – et aux carcinomes mammaires, digestifs, thyroïdiens, hépatiques. Les femmes hétérozygotes pour la mutation du gène sont également plus à risque de développer un cancer du sein.

Télangiectasies des poïkilodermies congénitales

Le terme de poïkilodermie désigne une altération composite de la peau où s'associent : atrophie épidermique, taches pigmentées et leucodermiques réticulées, télangiectasies. Les poïkilodermies congénitales sont un ensemble de génodermatoses ayant en commun des lésions poïkilodermiques (*cf.* aussi tableau 1.15).

Le syndrome de Rothmund-Thomson. est une génodermatose rare transmise de façon autosomique récessive (MIM 268400), qui se manifeste rapidement après la naissance entre 3 et 6 mois. La maladie se caractérise initialement par une photosensibilité avec des plaques érythémateuses et œdémateuses voire des lésions bulleuses sur les zones photoexposées, conduisant progressivement à un érythème télangiectasique des joues, du front, du menton et des oreilles qui s'étend secondairement aux extrémités, dos des mains, avant-bras et plus rarement aux cuisses. Progressivement, les lésions deviennent réticulées et atrophiques associant des zones d'hypo- et d'hyperpigmentation conférant un aspect poïkilodermique. Après l'adolescence, des kératoses et des carcinomes épidermoïdes peuvent se développer, particulièrement sur le dos des mains et des jambes. Le syndrome de Rothmund-Thomson est lié à des mutations du gène *RECQL4* [4].

D'autres syndromes s'intègrent dans les poïkilodermies congénitales : syndrome de Bloom (MIM 210900), syndrome de Kindler (MIM 173650), syndrome de Cockayne (MIM 216400), syndrome poïkilodermie – myopathie – rétraction tendineuse (MIM 615704), poïkilodermie avec neutropénie (MIM 604173).

Télangiectasies acquises

Certaines télangiectasies acquises sont génétiquement déterminées, mais de révélation tardive, comme les télangiectasies de la maladie de Rendu-Osler par exemple.

Télangiectasies acquises isolées

Angiome stellaire. C'est une lésion très fréquente caractérisée par un réseau d'arborescences télangiectasiques centrées par une lésion punctiforme parfois discrètement en relief (*cf.* fig. 14.23). La lésion papuleuse centrale correspond à l'artère nourricière dont la compression vide les arborisations centrifuges. Il est fréquent chez l'enfant, siégeant alors préférentiellement sur le visage, le dos des mains ou les avant-bras. Il est également fréquemment observé chez les femmes lors de modifications hormonales (grossesse, prise d'œstroprogestatifs). Les angiomes stellaires survenant chez l'enfant ou lors d'une grossesse régressent spontanément. Le traitement repose sur l'électrocoagulation ou le laser.

Les arborisations de télangiectasies bleutées autour de l'apophyse épineuse C7 de la région cervicodorsale, et la guirlande de chevelu capillaire à la base du thorax, sont physiologiques.

Angiomes rubis. Encore nommés angiomes « séniles », ce sont des lésions vasculaires extrêmement fréquentes, apparaissant après 30 ans et augmentant en nombre avec le temps. Elles apparaissent initialement sous forme de macules punctiformes qui progressivement deviennent papuleuses, mesurant quelques millimètres. Leur couleur varie du rouge vif au violet. Elles siègent principalement sur le tronc.

Histologiquement, elles correspondent à une dilatation des capillaires de la papille dermique.

Ces lésions sont quasi constantes après un certain âge et n'ont pas de signification pathologique. Elles doivent être distinguées des angiomes gloméruloïdes, plus tubéreux, observés dans le POEMS syndrome (*cf. infra*).

Leur traitement repose, en fonction de la gêne esthétique, sur l'électrocoagulation ou le laser.

Érythrocouperose. Elle correspond au stade II de la rosacée. Sur un fond d'érythème, se développent sur les joues, le nez et parfois le menton des télangiectasies allant du fin chevelu capillaire de couleur rouge à des dilatations veinulaires bleutées (*cf.* chapitre 17-2).

Télangiectasies essentielles en plaques (de Brocq). Elles se présentent sous forme de télangiectasies rouge violacé groupées en plaques de plusieurs centimètres, souvent localisées sur le tronc, en particulier en haut du dos et dans la région lombaire. La biopsie permet d'éliminer en cas de doute une mastocytose dans une forme *telangiectasia macularis eruptiva perstans* (*cf.* chapitre 11-3).

Télangiectasies nævoïdes unilatérales. Les télangiectasies nævoïdes unilatérales (TNU) constituent une entité probablement sous-diagnostiquée, décrite pour la première fois par Blaschko en 1899. Elles se caractérisent par des télangiectasies, parfois entourées d'un halo blanc anémique, distribuées de façon métamérique, le plus souvent à la partie supérieure du tronc et aux extrémités. Rarement, ces télangiectasies nævoïdes sont bilatérales. Il existe de rares formes congénitales observées plutôt chez des garçons qui persistent toute la vie, mais le plus souvent il s'agit de formes acquises observées chez les femmes jeunes, qui peuvent disparaître spontanément. La cause des TNU demeure inconnue. Pour certains, il s'agirait d'un phénomène de mosaïcisme responsable d'une anomalie localisée des récepteurs aux œstrogènes des cellules endothéliales qui, dans un contexte d'hyperœstrogénie, favoriseraient l'angiogenèse. Cette anomalie est en effet souvent observée à la puberté, également chez des patients éthyliques chroniques, atteints d'une hépatite B ou C ou d'une cirrhose hépatique. Le laser colorant pulsé est le traitement de choix des TNU [5, 6].

Télangiectasies essentielles progressives généralisées (TEPG). La TEGP est une dermatose rare, acquise, non familiale, d'étiologie inconnue. Les lésions touchent le plus souvent les femmes caucasiennes entre 30 et 40 ans et sont caractérisées par des télangiectasies longues et fines diffuses débutant au niveau des chevilles et s'étendant progressivement de façon ascendante jusqu'au tronc (fig. 14.27). Il s'agit d'un diagnostic d'élimination : les causes de télangiectasies acquises diffuses doivent être discutées, et surtout la *vasculopathie collagénique cutanée* (*cf.* ci-dessous).

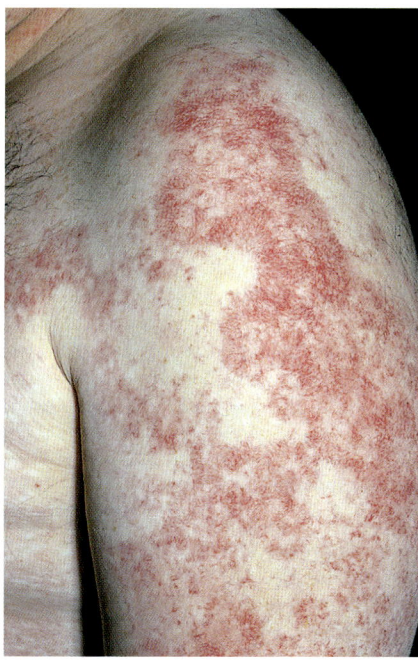

Fig. 14.27 Télangiectasies essentielles progressives généralisées.

Le traitement par laser vasculaire ne paraît envisageable que pour de petites surfaces atteintes.

Vasculopathie collagénique cutanée. Il s'agit d'une microangiopathie distincte rare, décrite en 2000, d'étiologie inconnue, dont la présentation clinique est proche sinon similaire des *télangiectasies essentielles généralisées*. Elle est en effet caractérisée par l'extension progressive de télangiectasies des extrémités inférieures, aux cuisses, au tronc et aux membres supérieurs. L'histologie permet le diagnostic en montrant une dilatation des vaisseaux du derme superficiel dont les parois sont épaissies par un matériel hyalin, colorable par le PAS et correspondant en immunohistochimie au collagène IV [7].

Télangiectasies héréditaires bénignes. C'est une maladie autosomique dominante, comportant des télangiectasies diffuses du visage et du tronc (exposition au soleil ?), plutôt de type étoiles vasculaires, sans atteinte muqueuse ni systémique ; l'aspect ultrastructural des télangiectasies héréditaires bénignes serait particulier, montrant un épaississement des parois des vaisseaux du derme superficiel et non pas une déhiscence comme dans la maladie de Rendu-Osler (*cf. infra*).

Télangiectasies induites par les médicaments. Les inhibiteurs calciques tels l'amlodipine peuvent induire l'apparition de télangiectasies volontiers photo-distribuées [8]. Il s'agit d'un effet indésirable exceptionnel. De même, quelques cas de télangiectasies induites par la venlafaxine ou l'isotrétinoïne ont été rapportés ; cette liste n'est pas exhaustive.

Télangiectasies acquises dans le cadre de syndromes ou de maladies systémiques

Sclérodermie

Dans la sclérodermie, les télangiectasies peuvent être localisées et discrètes ou diffuses. Elles sont particulièrement observées dans la sclérodermie systémique limitée (anciennement syndrome CREST : calcinose, phénomène de Raynaud, atteinte œsophagienne, sclérodactylie et télangiectasies), où elles se localisent au visage, aux lèvres, au décolleté, aux mains, aux régions périunguéales et au niveau tractus digestif.

Maladie de Rendu-Osler (syndrome télangiectasie héréditaire hémorragique)

Il s'agit d'une maladie héréditaire à transmission autosomique dominante (MIM 187300), due le plus souvent à des mutations des gènes *ENG* et *ACVRL1*. Les gènes *ENG* et *ACVRL1* encodent le complexe récepteur du TGF-β, qui joue un rôle crucial dans le maintien de l'intégrité de la paroi vasculaire. D'autres gènes comme *Smad4* (phénotype Rendu-Osler avec polypose juvénile et aortopathie), *GDF2* (encode BMP9) et encore au moins 2 autres gènes non encore identifiés peuvent induire le même phénotype clinique.

Les mutations sont responsables d'une fragilité de la paroi vasculaire qui peut atteindre tous les vaisseaux et entraîner la formation d'anévrismes et de malformations artérioveineuses, notamment pulmonaire, cérébrale et hépatique.

L'âge de début de la maladie et son expression clinique sont variables. Elle se manifeste par des *télangiectasies* qui apparaissent à l'adolescence et se multiplient toute la vie, et par des *hémorragies répétées* de sévérité variable (épistaxis, hémorragies digestives, pulmonaires ou génito-urinaires). Les télangiectasies se localisent à la peau (visage, oreilles et mains, plus rarement pieds et tronc), des muqueuses buccales et nasales (lèvres, langue, palais, septum nasal, nasopharynx) et aux viscères (tube digestif surtout).

Cette maladie peut être bénigne ou entraîner diverses complications : anémie, malformations artérioveineuses viscérales, notamment pulmonaires et cérébrales, hypertension portale, hypertension artérielle pulmonaire, fibrose hépatique, abcès cérébraux. Le diagnostic de la maladie repose sur 2 des 4 critères suivants : épistaxis récurrentes, télangiectasies cutanéo-muqueuses, histoire familiale et malformation artérioveineuse viscérale compatible.

Un diagnostic moléculaire doit être proposé. Le bilan repose sur un scanner thoracique à la recherche de malformations artérioveineuses. L'intérêt d'une imagerie cérébrale systématique reste débattu.

Le traitement est généralement symptomatique et préventif : laser, électrocoagulation ou sclérose des lésions superficielles, embolisation voire exérèse chirurgicale des fistules artérioveineuses, supplémentation en fer voire support transfusionnel en cas de saignements répétés. Les progrès considérables de la radiologie interventionnelle ont transformé la prise en charge et le pronostic de cette affection et justifient aujourd'hui le dépistage actif et répété des malformations artérioveineuses viscérales. Le thalidomide et le bévacizumab (anti-VEGF) pourraient avoir un intérêt dans la prise en charge de cette maladie [2].

Télangiectasies des poïkilodermies acquises

Connectivites auto-immunes

On peut observer des lésions cutanées poïkilodermiques sur les zones photo-exposées au cours du lupus érythémateux discoïde, du lupus érythémateux subaigu et de la dermatomyosite (notamment sur le dos des mains ou aux paupières).

Réaction du greffon contre l'hôte

On peut observer une éruption cutanée lichénoïde ou sclérodermiforme, volontiers associée à un aspect poïkilodermique.

Lymphome cutané T épidermotrope de type mycosis fongoïde

Les lésions initiales du mycosis fongoïde sont typiquement des plaques ou des nappes érythémateuses finement squameuses. Parfois, il s'agit au contraire de macules ou de plaques atrophiques et poïkilodermiques.

Syndromes associés à une gammapathie monoclonale

Syndrome TEMPI

Le syndrome TEMPI (*Telangiectasias, Erythrocytosis with elevated erythropoietin levels, Monoclonal gammopathy, Perinephric fluid collections, Intrapulmonary shunting*) est une entité exceptionnelle de description très récente [9]. Sur le plan cutané, il se manifeste par des télangiectasies nombreuses et éruptives, localisées essentiellement au visage, au tronc et aux bras. Par ailleurs, les patients présentent une polyglobulie associée à des taux sériques élevés d'érythropoïétine, des collections liquidiennes périrénales correspondant à des transsudats, et des shunts intrapulmonaires responsables d'une hypoxémie. Le bortézomib (inhibiteur du protéasome) pourrait représenter une voie thérapeutique [9].

Syndrome POEMS

Les angiomes glomérulo ïdes sont les signes cutanés les plus classiques quoique non spécifiques du syndrome POEMS (*Polyneuropathy, Organomegaly, Endocrinopathy, Monoclonal protein and Skin changes*) [10]. Ils sont souvent récents et éruptifs, et essentiellement localisés au tronc. Ils peuvent s'associer à des télangiectasies ou à des angiomes rubis.

Syndrome AESOP

Le syndrome AESOP (*Adenopathy and Extensive Skin patch Overlying a Plasmacytoma*) est une entité rare qui se manifeste par une tache ou une plaque cutanée rouge brun violacé plus ou moins infiltrée, scléreuse et télangiectasique, d'extension progressive, située en regard ou à proximité immédiate d'un plasmocytome osseux [11].

Xanthogranulome nécrobiotique

Le xanthogranulome nécrobiotique (XGN) se présente sous la forme de plaques indurées de taille variable, d'une couleur jaune orange à rouge violacé qui peuvent évoluer vers un aspect ulcéré, télangiectasique ou atrophique. Ces lésions extensives, confluentes et symétriques se localisent préférentiellement à la face (région périorbitaire surtout) au cou, au tronc et aux extrémités.

Infections

Infections virales chroniques

Elles sont sans doute des causes jusque-là méconnues de télangiectasies. Des télangiectasies de type chevelu capillaire (et non seulement angiome stellaire) s'observent souvent sur la face antérieure du thorax des sujets infectés par le virus de l'immunodéficience humaine [12], et souvent le virus de l'hépatite C, même en dehors d'une cirrhose ; on peut en rapprocher le syndrome des doigts rouges, ou érythème périunguéal persistant avec télangiectasies aussi associé à l'infection VIH et VHC (*cf.* chapitre 2-2).

Infections virales aiguës

Lors d'infections virales aiguës, peuvent survenir des télangiectasies papuleuses entourées d'un halo de vasoconstriction (*pseudo-angiomatose éruptive, cf.* chapitre 2-1) [13]. La maladie peut survenir dans le cadre de petites épidémies locales. Certains cas seraient liés aux entérovirus mais d'autres virus ont été suspectés. Il s'agit alors d'une dermatose paravirale (*cf.* chapitre 2-1).

Mastocytose (*cf.* chapitre 11-3)

La forme télangiectasique de mastocytose (*telangiectasia macularis eruptiva perstans*) touche environ 15 % des adultes atteints de mastocytose (dont la moitié des cas ont une mastocytose systémique) [14]. Elle est rare chez l'enfant. Son diagnostic n'est pas toujours évident du fait de la prédominance de lésions télangiectasiques d'aspect parfois banal, de la discrétion de l'hyperpigmentation et de l'absence du signe de Darier (turgescence au frottement). Ces lésions à type de macules télangiectasiques à bordure floue ou de télangiectasies linéaires sont localisées principalement sur la partie supérieure du tronc mais peuvent être plus diffuses.

Syndrome carcinoïde

Il est lié à la libération de plusieurs cytokines (sérotonine et histamine en particulier), par une tumeur qui se localise généralement au niveau digestif, ovarien ou bronchopulmonaire. Sur le plan cutané, ce syndrome associe des *flushes* et des télangiectasies localisées initialement au visage et au cou, puis à la partie supérieure du thorax et aux bras. Les signes systémiques associent une diarrhée motrice, des troubles dyspeptiques, un bronchospasme, des épisodes paroxystiques d'hypotension et plus tardivement une insuffisance cardiaque droite.

Lymphome intravasculaire

Les lymphomes intravasculaires sont des lymphomes B à grandes cellules de mauvais pronostic ayant un tropisme pour la peau et le système nerveux central. Les signes cutanés les plus fréquents et volontiers révélateurs sont des plaques érythémateuses télangiectasiques, des télangiectasies diffuses, des plaques infiltrées violacées et livédoïdes et des lésions de panniculite. La biopsie cutanée a un rôle crucial dans le diagnostic car elle montre des vaisseaux dermiques et hypodermiques dilatés et envahis par de grands lymphocytes B.

Syndrome cave supérieur

Il est lié à une anomalie du retour veineux par compression de la veine cave supérieure généralement par un processus tumoral (cancers bronchopulmonaires, métastases et lymphomes essentiellement). Ce syndrome se manifeste par des signes localisés à la face, au cou et à la partie supérieure du thorax : œdème « en pèlerine », érythrocyanose, télangiectasies et circulation veineuse collatérale. S'y associent des signes respiratoires (dyspnée, toux) et neurologiques (céphalées, confusion).

Myxome de l'oreillette

Cette tumeur bénigne intracardiaque peut être à l'origine d'un tableau mimant une vasculite systémique (par emboles artériels), qui régresse après son ablation. On peut ainsi observer un phénomène de Raynaud, un livedo, des papulonodules des extrémités, un purpura et des hémorragies sous-unguéales en flammèches. L'association de télangiectasies du territoire cave supérieur à un myxome atrial a également été rapportée.

Insuffisance hépatocellulaire

Les angiomes stellaires sont fréquemment observés au cours de l'insuffisance hépatique. Ils se localisent le plus souvent dans le territoire cave supérieur.

Grossesse

Au cours de la grossesse, l'apparition d'angiomes stellaires et/ou d'angiomes rubis est fréquente et attribuée aux modifications hormonales. Les lésions disparaissent généralement après l'accouchement.

Divers

Hyperthyroïdie

Quelques observations de télangiectasies palmaires associées à la maladie de Basedow ont été rapportées.

Hypercorticisme

L'érythrose télangiectasique du visage et du cou est un signe classique du syndrome de Cushing.

Maladie de Vaquez

Les patients atteints de ce syndrome myéloprolifératif ont souvent une érythrose et des télangiectasies faciales.

Sarcoïdose

L'angiolupoïde de Brocq-Pautrier est une forme rare de sarcoïdose cutanée localisée typiquement au sillon nasogénien, à la joue ou à l'angle interne de l'œil. Il s'agit d'une plaque infiltrée isolée, arrondie, bien limitée, rouge violacé, parcourue de télangiectasies qui peuvent masquer son aspect lupoïde. Les sarcoïdes (petits et gros nodules) peuvent aussi prendre un aspect télangiectasique.

Nécrobiose lipoïdique

Après plusieurs années d'évolution, les plaques de nécrobiose lipoïdique situées à la face antérieure des jambes deviennent lisses et scléroatrophiques, avec un centre cicatriciel jaunâtre et une bordure périphérique surélevée, rouge et télangiectasique.

Traitement

Les mesures d'effacement des télangiectasies ont longtemps été limitées à l'électrocoagulation et aux techniques plus anciennes comme la cryothérapie ou même les scarifications avec le risque d'un résultat imparfait, voire cicatriciel. Elles sont dominées actuellement par le développement des techniques lasers, progrès indiscutable, même si les résultats sont encore inconstants en fonction du type de télangiectasies et de l'appareil utilisé.

Les télangiectasies du visage et les angiomes acquis sont traités avec efficacité par différents types de lasers vasculaires (cf. chapitre 22-5) [15]. Le spectre d'absorption de l'hémoglobine se situe entre 490 et 690 nm, permettant ainsi l'utilisation des lasers suivants : *laser argon* (490 nm), *laser KTP* (kalium-titanyl-phosphate 532 nm), *laser colorant pulsé* (585-600 nm), *lampe pulsée filtrée* (580-610 nm). Il existe également un pic au environ de 1 050 nm, raison de l'utilisation du *laser Yag* (1 064 nm). Chacun de ces appareils présente des spécificités en relation avec la dimension et la profondeur des vaisseaux devant être photocoagulés (tableau 14.9). Historiquement d'autres lasers vasculaires ont été utilisés pour ces traitements (laser Alexandrite, laser krypton ou laser à vapeur de cuivre) mais sont actuellement abandonnés.

Tableau 14.9 Spécificités des lasers utilisés dans le traitement des télangiectasies au visage

Laser (nm)	Cible laser	Dimension Vsx (mm)	Couleur	Effets indésirables
Argon (490)	Télangiectasies Angiome stellaire Angiome sénile Angiome plan	0,5-1,5	Rouge	Risque cicatriciel ++
KTP (532)	Idem argon	0,5-1,5	Rouge	Risque cicatriciel +
Colorant pulsé 0,45 ms (585) 1,5-4,0 ms (595)	Idem argon Érythrose diffuse	0,1-0,5 0,5-1,5	Rose-rouge	Purpura transitoire
Lampe pulsée filtrée	Angiome plan Érythrose diffuse	0,1-0,5	Rose-rouge	Risque purpura pigmenté Risque effet phototoxique
Yag (1 064)	Vaisseaux	1-3	Bleu-violet	Douleurs Purpura Cicatrice

Il faut cependant signaler qu'avec l'utilisation de chaque laser, il est très important de refroidir l'épiderme (avec un système de refroidissement interne de l'appareil et l'application de gel réfrigéré directement sur la peau) dans le but de diminuer les effets thermiques pouvant conduire à des nécroses épidermiques.

Les lasers permettent de coaguler efficacement les vaisseaux du visage avec un minimum d'effets indésirables pour le patient, mais restent encore actuellement onéreux en raison du prix des appareils.

Les résultats sont moins probants pour les membres inférieurs, **la sclérothérapie** restant la technique de choix.

RÉFÉRENCES

1. Braverman I.M., *Dermatology*. 2006, *213*, 81.
2. Grand'Maison A., *CMAJ*. 2009, 180, 833.
3. Greenberger S. et coll., *J Am Acad Dermatol*. 2012, *68*, 932.
4. Karalis A. et coll., *Br J Dermatol*. 2011, *164*, 245.
5. Kim E.J. et coll., *Br J Dermatol*. 2015, *172*, 1651.
6. Tanglertsampan C. et coll., *Int J Dermatol*. 2013, *52*, 608.
7. Kanitakis J., *J Am Acad Dermatol*. 2011, *64*, 1179.
8. Bakkour W. et coll., *Photodermatol Photoimmunol Photomed*. 2013, *29*, 272.
9. Sykes D.B. et coll., *N Engl J Med*. 2011, *365*, 475.
10. Rongioletti F. et coll., *Am J Dermatopathol*. 1994, *16*, 175.
11. Lipsker D. et coll., *Medicine (Baltimore)*. 2003, *82*, 51.
12. Kannangara A.P. et coll., *J Eur Acad Dermatol Venereol*. 2009, *23*, 193.
13. Jin S.P. et coll., *J Eur Acad Dermatol Venereol*. 2010, *24*, 163.
14. Severino M. et coll., *J Am Acad Dermatol*. 2016, *74*, 885.
15. Lecocq C. et coll., *Rev Med Brux*. 2013, *34*, 12.

14-7 Angiokératomes

I. Masouyé, J.-H. Saurat

Les angiokératomes sont des dilatations vasculaires (papules télangiectasiques) dont la surface est kératosique. Le plus souvent bénins et seulement inesthétiques, ils peuvent parfois révéler une redoutable maladie de surcharge dont le prototype est la maladie de Fabry (tableau 14.10).

Tableau 14.10 Types d'angiokératomes

Angiokératomes	Atteintes viscérales	Cause/déficit
Scrotum-vulve (Fordyce)	Non	Hyperpression veineuse
Doigts (Mibelli)	Non	Acrocyanose
Tumoraux	Non	Traumatisme
Circonscrits nævifomes	Non	Malformation vasculaire
Corporel diffus		
– Avec déficit enzymatique	Oui	
• Maladie de Fabry-Anderson	Oui	α-galactosidase A
• GM1 gangliosidose	Oui	β-galactosidase
• Fucosidose II	Oui	α-fucosidase
• Sialidose II	Oui	α-neuraminidase
• Maladie de Kanzaki	Oui	α-N-acétylgalactosaminidase
• Bêta-mannosidose	Oui	β-mannosidase
• Aspartylglucosaminurie	Oui	Aspartylglucosaminidase
• Galactosialidose	Oui	α-neuraminidase et β-galactosidase (induit par mutation de la cathepsine A)
– Sans déficit enzymatique		
• familiale	Oui	Fistules artérioveineuses
• sporadique	Non	Inconnue

D'après [1].

Séméiologie

L'angiokératome est une télangiectasie papuleuse ; la palpation fine perçoit la *kératose à la surface* de la télangiectasie ; la vitropression vide la lésion, quoique partiellement. La taille des angiokératomes est variable ; ils peuvent être punctiformes ou à l'inverse, globuleux, d'allure tumorale.

Avec leur taille, c'est leur *distribution et leur topographie* qui permettent d'individualiser plusieurs types cliniques (tableau 14.10).

L'histoire est utile pour affirmer l'angiokératome et le distinguer ainsi d'autres lésions vasculaires voire tumorales ; elle montre une ou plusieurs ectasies capillaires très superficielles qui dilatent les papilles dermiques et soulèvent l'épiderme. Celui-ci est souvent acanthosique avec une hyperkératose orthokératosique compacte d'importance variable. De chaque côté, les crêtes épidermiques sont allongées et entourent partiellement les ectasies vasculaires. Les ectasies capillaires expriment les marqueurs endothéliaux de type lymphatique [2].

L'angiokératome résulte de la dilatation des capillaires de la papille dermique, qui relève de trois mécanismes : hyperpression veineuse, malformation vasculaire, fragilité vasculaire (dans les surcharges type maladie de Fabry). Les mécanismes de la réaction épidermique kératosique au-dessus de l'angiectasie ne sont pas connus.

Types cliniques et étiologiques

Angiokératomes sans atteintes viscérales

Angiokératomes du scrotum et de la vulve

Les angiokératomes du scrotum sont les plus fréquents. Ils apparaissent, parfois rapidement, vers 40 ans. Ils mesurent 1 à 5 mm de diamètre et donnent l'impression de grains de caviar distribués sur les bourses, la verge, quelquefois le pubis et la partie haute des cuisses. Ils sont parfois associés à une varicocèle, ou une phlébectasie postinflammatoire, ce qui suggère le rôle d'une hyperpression veineuse [3]. On peut rassurer le patient après s'être assuré qu'il ne s'agit pas de la localisation scrotale d'une maladie de Fabry (*cf. infra*). Ces lésions sont asymptomatiques et peuvent être traitées par électrocoagulation ou laser. Rarement, elles sont la source de complications hémorragiques. Les angiokératomes vulvaires siègent sur les grandes lèvres des femmes âgées [1].

Angiokératomes des doigts (Mibelli)

Ils sont rares. Ils atteignent la face dorsolatérale des doigts et des orteils, plus rarement le dos des mains, des pieds, les coudes, les genoux et les fesses, le lobule des oreilles. Ils peuvent débuter dans l'enfance vers 10 ans, surviennent surtout chez la fille, presque toujours dans un contexte d'acrocyanose et *sont souvent familiaux*. On peut les traiter par électrocoagulation ou laser. On doit les distinguer des exceptionnels angiokératomes traduisant une malformation vasculaire des doigts [1] ainsi que du *syndrome APACHE* qui réalise un aspect d'angiokératomes des mains et des pieds mais dont l'histologie est pseudo-lymphomateuse (*cf.* chapitre 11 « Pseudo-lymphomes »).

Angiokératomes tumoraux

Ils sont aussi dénommés angiokératomes papuleux solitaires, ce qui est discutable car ils peuvent être nodulaires et multiples. Il s'agit de lésions ubiquitaires acquises, souvent après un traumatisme. De rares cas ont été décrits sur la muqueuse buccale. L'histologie est identique à celle des autres angiokératomes. Par thrombose des angiectasies, ils peuvent prendre un aspect vasculaire noirâtre à évolution parfois rapidement extensive qui fait craindre un *mélanome nodulaire* [4]. S'ils sont multiples, ils peuvent faire évoquer une *maladie de Kaposi* ou certaines angiomatoses rares avec des hémangiomes verruqueux qui se distinguent de l'angiokératome par la présence d'une composante vasculaire dermique profonde et hypodermique [5]. Le traitement de choix est l'excision.

Angiokératome circonscrit næviforme

C'est une malformation congénitale rare. Il est formé d'un semis d'angiokératomes de 1 à 5 mm de diamètre, groupés en une ou plusieurs plaques sur un segment de membre, sur une fesse, affectant parfois une disposition linéaire (fig. 14.28). Les lésions deviennent de plus en plus kératosiques avec l'âge et saignent souvent en raison des frottements ; elles peuvent progresser en surface pendant l'adolescence. L'examen histologique montre des ectasies vasculaires caverneuses dans le derme papillaire surmontées de la composante épidermique acanthosique et kératosique.

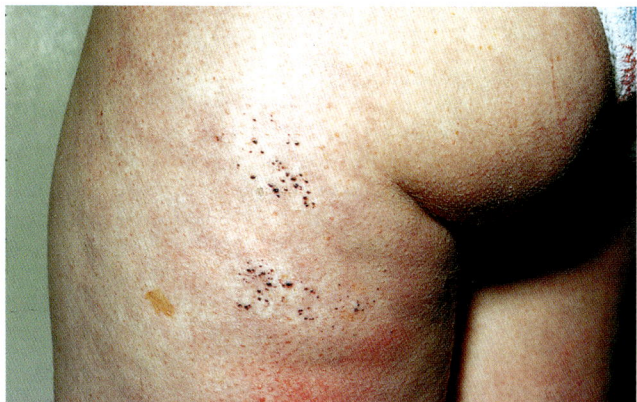

Fig. 14.28 Angiokératome circonscrit næviforme. Comparer l'aspect à celui de la figure 14.25.

Il doit être distingué de l'angiome serpigineux de Hutchinson (*cf.* chapitre 14-6) qui n'est pas angiokératosique et n'est pas présent à la naissance, *et de l'hémangiome verruqueux* qui comporte une phase angiomateuse pure de plusieurs années puis l'apparition de lésions verruqueuses kératosiques en surface. Contrairement à l'angiokératome circonscrit næviforme, l'hémangiome verruqueux possède une composante vasculaire profonde dans le derme et l'hypoderme [6] et exprime le marqueur Glut-1, comme l'hémangiome infantile (*cf.* chapitre 14-2).

Il peut être isolé, ou associé à des anomalies vasculaires sous-jacentes plus diffuses avec atrophie ou hypertrophie des tissus mous et des os, voire syndrome de Cobb (angiomatose cutanéoméningée) [1], ce qui justifie un bilan dans chaque cas. Angiokératome circonscrit næviforme et hémangiome verruqueux sont classés dans les malformations vasculaires congénitales angiokératosiques (*cf.* chapitre 14-2) [6, 7].

Le traitement est mal codifié, les résultats respectifs de l'excision, de la dermabrasion ou de lasers vasculaires n'ont pas été comparés.

Angiokératome corporel diffus

Ce tableau est celui de la maladie de Fabry-Anderson classique mais aussi d'autres types biochimiques de déficits enzymatiques et certains cas ne comportent aucun déficit enzymatique décelable (*cf.* tableau 14.10).

Maladie de Fabry-Anderson

Cette sphingolipidose héréditaire à *transmission récessive liée à l'X* est due à un *déficit en α-galactosidase*. Sa fréquence est estimée à 1/55 000 naissances masculines (OMIM 301500). Depuis l'avènement d'une **thérapie enzymatique de substitution,** le suivi systématique des patients a permis une meilleure connaissance de l'épidémiologie, des signes cliniques et de l'évolutivité de cette maladie rare, notamment aussi chez les *femmes « porteuses », en réalité souvent également symptomatiques.*

Pathogénie L'α-galactosidase A est une enzyme lysosomiale qui hydrolyse le galactose terminal de sphingolipides neutres, en particulier d'un céramide trihexoside (globotriaosyl-céramide). Le déficit enzymatique entraîne *l'accumulation intracellulaire de ce substrat, notamment au niveau des parois vasculaires* du rein, du myocarde et du système nerveux. Les symptômes cliniques sont directement liés à cette surcharge tissulaire.

Génétique. Le gène de l'α-galactosidase (14 kb) se situe sur le bras long du chromosome X (Xq 22) et comporte sept exons. Il existe une grande hétérogénéité des mutations dans la maladie de Fabry ; plus de 300 ont été décrites et *chaque famille possède sa propre mutation* [8]. Il s'agit le plus souvent de mutations ponctuelles (faux-sens, non-sens) ou de microdélétions, aboutissant à l'absence de synthèse protéique, à la synthèse d'une protéine non fonctionnelle ou rarement d'une protéine ayant une activité enzymatique résiduelle. Cinq à 10 % d'activité enzymatique semblent suffisants pour empêcher le développement de la maladie. Il existerait une certaine corrélation entre le phénotype et le génotype de la maladie [8]. Le diagnostic d'une maladie de Fabry impose une enquête familiale.

Signes cutanés. Les angiokératomes (fig. 14.29) apparaissent dans l'enfance ou l'adolescence et sont *souvent révélateurs de la maladie*. Présents dans 66 % des cas, ils sont punctiformes, rouge sombre, pseudo-purpuriques et leur nombre s'accroissant, ils réalisent une éruption profuse prédominant à la racine des cuisses et à la ceinture, « en caleçon ». Ils peuvent atteindre les doigts ou le scrotum et doivent être distingués des formes décrites ci-dessus. Des lésions de la muqueuse orale et de la conjonctive sont possibles.

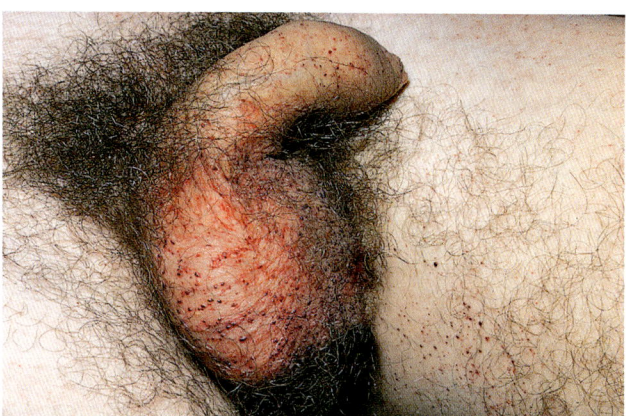

Fig. 14.29 Maladie de Fabry-Anderson. Les angiokératomes du scrotum chez un sujet jeune s'associent à des angiokératomes des cuisses.

Des télangiectasies sont observées dans 25 % des cas, des œdèmes et lymphœdèmes des membres inférieurs dans 16 % des cas [9].

Il n'y a pas de relation directe entre la densité des angiokératomes et le pronostic, toutefois la présence de signes cutanés vasculaires semble corrélée avec la sévérité des manifestations systémiques [9].

Signes associés

Des acroparesthésies et de véritables syndromes acrodyniques calmés par les hydantoïnes peuvent être observés, ainsi que des crises douloureuses hyperthermiques avec/par anhidrose généralisée ; ces signes sont trompeurs, souvent précoces [10, 11].

Des lésions cornéennes asymptomatiques à type de cornée verticellée (la cornée a l'aspect d'une spirale étoilée), décelable à l'examen à la lampe à fente, sont très fréquentes chez les malades et les femmes transmettrices.

L'existence d'un morphotype facial particulier a été récemment soulignée [12].

À partir de la 3ᵉ décennie, les manifestations viscérales dominent le tableau clinique et font toute la gravité de la maladie : atteinte rénale précoce et constante qui évolue le plus souvent vers l'insuffisance rénale terminale, atteinte cérébrale entraînant divers troubles neurosensoriels et des accidents vasculaires cérébraux à répétition, insuffisance cardiaque et neuropathie progressive, manifestations gastro-intestinales et pulmonaires [9, 11, 13].

Variantes cliniques

Les hommes sont hémizygotes et développent la forme classique de la maladie avec atteinte multisystémique grave. Des variantes à prédominance rénale ou cardiaque à expression tardive ont été identifiées chez des hommes qui ont une activité enzymatique résiduelle [14]. *Les femmes, hétérozygotes*, peuvent rester asymptomatiques toute leur vie. Toutefois, les études cliniques récentes montrent que 75 % des femmes ont des symptômes neurologiques, 40 % une atteinte cardiaque et/ou rénale ; la dystrophie cornéenne est présente dans 70 % des cas, 36 % ont des angiokératomes. Les manifestations cliniques sont en général moins sévères et plus tardives que chez l'homme mais 15 % vont développer une forme complète de la maladie [9, 11, 15].

Diagnostic

Le diagnostic morphologique repose sur la mise en évidence des dépôts lipidiques dans les cellules du sédiment urinaire et dans les cellules endothéliales (notamment sur les biopsies cutanées et rénales). Ils sont bien visualisés en microscopie électronique où ils prennent un aspect caractéristique d'inclusions intracellulaires denses ou lamellaires (*cf.* chapitre 1). Ces inclusions sont parfois présentes dans la peau normale des femmes hétérozygotes.

Le dosage de l'activité de l'α-galactosidase leucocytaire est le meilleur test de dépistage ; celle-ci est effondrée ou indétectable chez les hommes malades et nettement abaissée chez la plupart des femmes hétérozygotes. On peut également mesurer l'élimination urinaire et les taux sériques de globotriaosylcéramide (Gb3).

L'identification de la mutation au sein d'une famille est particulièrement utile en vue d'un diagnostic prénatal, pour le dépistage des femmes vectrices qui peuvent garder une activité enzymatique élevée et pour le diagnostic des formes atypiques chez l'homme lorsque la mutation permet une activité enzymatique résiduelle. Le diagnostic anténatal par amniocentèse est possible dès la 13ᵉ-15ᵉ semaine de grossesse, et dès la 10ᵉ semaine par étude des villosités choriales (détermination du sexe, mesure de l'activité enzymatique et diagnostic moléculaire).

Pronostic et traitement

La prise en charge des patients doit être pluridisciplinaire ; elle associe le traitement symptomatique des différentes atteintes neurologiques et viscérales à un traitement substitutif spécifique qui est disponible depuis 2001.

Traitement symptomatique. Les douleurs sont améliorées par la carbamazépine, la phénytoïne et la gabapentine. La prise en charge de l'insuffisance rénale terminale par dialyse et la transplantation rénale ont quelque peu prolongé la vie de ces patients. Le pronostic dépend de la précocité des complications vasculaires cérébrales et de la gravité de l'atteinte myocardique. L'espérance de vie dépassait rarement 50 ans chez l'homme et 70 ans chez la femme [13, 15].

Traitement substitutif. Depuis 2001, il existe une thérapie substitutive sous forme **d'enzyme recombinante humaine** à perfuser toutes les 2 semaines ; Les deux produits disponibles agalsidase-α (0,2 mg/kg) et agalsidase-β (1 mg/kg) ont prouvé leur effet bénéfique lors d'études cliniques randomisées sans qu'une supériorité de l'une ou l'autre molécule ait été clairement démontrée : diminution des douleurs, stabilisation/amélioration de la fonction rénale, diminution/disparition de la surcharge lipidique sur les biopsies rénales et cutanées [16, 17]. Il s'agit d'une avancée majeure dans le traitement de cette maladie, mais l'efficacité et la tolérance à long terme ainsi que l'impact sur la durée de vie sont encore en cours d'évaluation.

Le traitement doit être introduit précocement ; lorsque l'atteinte viscérale est trop avancée, la thérapie enzymatique ne permet plus de contrôler la progression de la maladie en particulier au niveau rénal et cérébral [17]. Le groupe de travail européen a établi récemment des recommandations pour l'initiation de cette thérapie enzymatique chez les hommes, dans les formes classiques et les variantes atypiques, et chez les femmes transmettrices [18]. L'intensification du traitement (perfusion hebdomadaire) peut être bénéfique en cas d'atteinte rénale sévère [19]. Dans 40 % des cas, les patients vont développer des anticorps anti-agalsidase inhibiteurs qui diminuent l'élimination urinaire et plasmatique du globotriaosylcéramide et l'efficacité du traitement [20].

Autres voies thérapeutiques à l'étude. Un faible pourcentage de patients, identifiables par test *in vitro*, peuvent bénéficier de traitements par des molécules « chaperons » qui améliorent une activité enzymatique résiduelle par stabilisation pharmacologique de la protéine mutante [21]. Des essais cliniques ont débuté avec le chlorhydrate de migalestat [22]. La perfusion de galactose permettrait également de stabiliser certains mutants [23]. La *thérapie génique* sera certainement le traitement d'avenir ; diverses méthodes de transfert génique sont actuellement explorées dans le modèle murin de la maladie de Fabry avec des résultats prometteurs [24].

Autres causes d'angiokératomes corporels diffus

Plusieurs maladies de surcharge lysosomale, transmises sur un mode autosomique récessif, sont responsables de tableaux voisins de ceux de la maladie de Fabry (*cf.* tableau 14.10). L'atteinte neurologique est souvent plus marquée avec détérioration intellectuelle.

Tous ces déficits enzymatiques doivent être cherchés en cas de symptôme inaugural même discret, tels qu'angiokératomes isolés ou acroparesthésies [1]. Les thérapies enzymatiques substitutives ne sont pas encore disponibles pour ces maladies très rares ; des essais par allogreffe de moelle osseuse dans la fucosidose et par molécules chaperons pour la GM1-gangliosidose ont été rapportés [21].

Parmi les angiokératomes corporels diffus sans déficit enzymatique décelable, de rares cas familiaux isolés ou associés à des fistules artérioveineuses ont été décrits [25] ; des cas sporadiques uniques ont été rapportés au cours de diverses maladies (dermatomyosite juvénile, sclérose tubéreuse de Bourneville, syndrome de Turner).

RÉFÉRENCES

1. Schiller P.I. et coll., *Dermatology*. 1996, *193*, 275.
2. Wang L. et coll., *J Cut Pathol*. 2014, *41*, 576.
3. Erkek E. et coll., *Arch Dermatol*. 2005, *141*, 1325.
4. Sahin M.T. et coll., *J Eur Acad Dermatol Venereol*. 2006, *20*, 102.
5. Kraus M.D. et coll., *Am J Dermatopathol*. 1999, *21*, 350.
6. Wang L. et coll., *J Cut Pathol*. 2014, *41*, 823.
7. Happle R. et coll., *J Eur Acad Dermatol Venereol*. 2015, *29*, 2295.
8. Altarescu G.M. et coll., *Clin Genet*. 2001, *60*, 46.
9. Orteu C.H. et coll., *Br J Dermatol*. 2007, *157*, 331.
10. Ries M. et coll., *Eur J Pediatr*. 2003, *162*, 767.
11. Mehta A. et coll., *Eur J Clin Invest*. 2004, *34*, 236.
12. Ries M. et coll., *Genet Med*. 2006, *8*, 96.
13. Mac Dermot K.D. et coll., *J Med Genet*. 2001, *38*, 750.
14. Nakao S. et coll., *N Engl J Med*. 1995, *333*, 288.
15. Deegan P.B. et coll., *J Med Genet*. 2006, *43*, 347.
16. Eng C.M. et coll., *N Engl J Med*. 2001, *345*, 55.
17. Rombach S.M. et coll., *J Inherit Metab Dis*. 2014, *37*, 341.
18. Biegstraaten M. et coll., *Orphanet J Rare Dis*. 2015, *10*, 36.
19. Schiffmann R. et coll., *J Inherit Metab Dis*. 2015, *38*, 1129.
20. Lenders M. et coll., *J Am Soc Nephrol*. 2016, *27*, 256.
21. Suzuki Y. et coll., *Brain Dev*. 2013, *35*, 515.
22. Germain D.P., *Orphanet J Rare Dis*. 2012, *7*, 91.
23. Frustari A. et coll., *N Engl J Med*. 2001, *345*, 2532.
24. Yoshimitsu M. et coll., *Gene Ther*. 2007, *14*, 256.
25. Calzavara Pinton P.G. et coll., *Arch Dermatol*. 1995, *131*, 57.

14-8 Purpuras et vasculites

Purpuras

B. Crickx

Définitions

Le purpura est une tache hémorragique due à du sang extravasé dans le derme. De couleur rouge pourpre secondairement brunâtre, il ne s'efface pas à la vitropression. Il peut prendre divers aspects : *pétéchial* (éléments punctiformes et lenticulaires), *ecchymotique* (nappes bleu violacé de larges dimensions parfois à contours géographiques et ou réticulés, «purpura rétiforme», *cf.* chapitre 14-9), à *type de vibices* (traînées linéaires). Quel qu'en soit le type, le purpura prédomine sur les membres inférieurs et évolue parfois par poussées.

Étiologie

Le diagnostic étiologique est l'étape capitale orientée par les données anamnestiques, la recherche de signes hémorragiques, l'état des organes hématopoïétiques et les examens complémentaires simples.

On distingue les purpuras non inflammatoires, sans atteinte de la paroi vasculaire et liés à l'extravasation d'hématies dans le derme, et les purpuras vasculaires par lésions de la paroi vasculaire (tableau 14.11).

Tableau 14.11 Classification des purpuras

Aspect clinique	Histologie	Étiologie
Purpuras « non inflammatoires »		
Tache rouge ne s'effaçant pas à la vitropression Aucune infiltration	Absence d'atteinte des parois vasculaires Purpura = hématies extravasées dans le derme	Purpuras thrombopéniques (association à d'autres hémorragies) Purpuras par thrombus intracapillaires (*cf.* tableau 14.12) Purpura par fragilité capillaire
Purpuras « inflammatoires » : atteinte de la paroi vasculaire		
Purpura pigmenté et capillarite purpurique de topographie locorégionale	Capillarite Infiltrat périvasculaire polymorphe Image peu spécifique	Angiodermite purpurique pigmentée. Dermite ocre. Eczématide-*like* purpura. Schamberg. Majocchi. Lichen aureus
Purpura associé à d'autres lésions dermatologiques	Vaisseaux infiltrés par une surcharge ou un infiltrat spécifique	Ex. : purpura ecchymotique de l'amylose
Purpura infiltré et autres lésions polymorphes	Vaisseaux siège d'une inflammation ± nécrose	Vasculites allergiques cutanées ou cutanéosystémiques
Purpura isolé des MI avec atrophie	Vasculite hyalinisante segmentaire	Vasculite livédoïde

Purpuras non inflammatoires

Purpuras plaquettaires

Ils sont dominés par les purpuras *thrombopéniques* (plaquettes < 30 000/mm³), volontiers ecchymotiques et associés à des hémorragies muqueuses et viscérales (rein, rétine). Plusieurs mécanismes sont possibles : thrombopénie centrale par défaut de production médullaire (aplasies, leucoses), destruction accrue le plus souvent par un processus immunologique (connectivite, purpura thrombopénique idiopathique), anomalie de la répartition en particulier par blocage splénique, enfin utilisation accrue par un phénomène de coagulation intravasculaire disséminée.

Purpuras par thrombus intracapillaires (purpuras nécrotiques)

Purpura des CIVD (fig. 14.30 et 2.41). Il est de survenue brutale. À l'éruption purpurique pétéchiale succèdent rapidement des plaques ecchymotiques, parfois bulleuses, à contours géographiques réticulés («purpura rétiforme», *cf.* chapitre 14-9), prédominant sur les extrémités des membres et le visage (nez, oreilles, pommettes). L'évolution se fait vers la nécrose et la gangrène pouvant justifier, après le contrôle de la maladie déclenchante, le recours à la chirurgie de parage et de reconstruction. L'histologie montre la nécrose et les thromboses intravasculaires. Une maladie infectieuse grave en est habituellement le facteur déclenchant : purpura infectieux suraigu ou *purpura fulminans* où le germe le plus souvent en cause est le méningocoque ; mais des purpuras fulminans à pneumocoques (sujets splénectomisés), staphylocoques dorés et bacilles Gram– (septicémies, endocardites) peuvent s'observer.

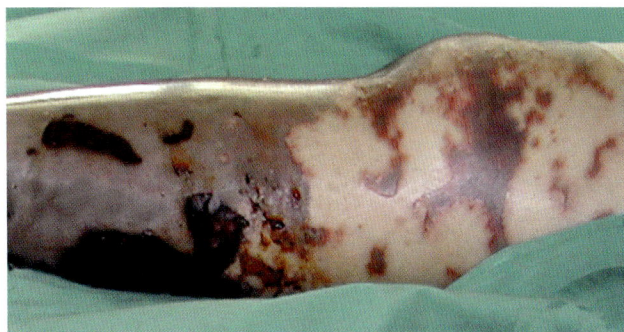

Fig. 14.30 Purpura « rétiforme » ecchymotique et gangreneux de CIVD.

Autres causes. D'autres affections peuvent être responsables d'un tableau clinique identique à celui du purpura ecchymotique et gangreneux des CIVD. Les lésions sont là encore consécutives à la formation de thrombus intravasculaires de nature diverse et non à des altérations vasculaires qui sont minimes ou absentes (tableau 14.12). Parmi les étiologies à rechercher systématiquement devant tout purpura nécrotique, il faut citer les *déficits* *acquis ou congénitaux en protéine C*, possible clé pathogénique combinée à d'autres facteurs, au cours des nécroses cutanées liées aux antivitamines K [1] ou au cours du *purpura fulminans* [2]. Les *cryopathies* (cryoglobulinémies de type I en règle associées à une dysglobulinémie ou une hémopathie et cryofibrinogénémies) peuvent être aussi responsables d'un purpura nécrotique ou d'un livedo nécrotique, dont les poussées sont rythmées par les expositions au froid. Il faut aussi rappeler que la présence d'*anticorps antiphospholipides*, essentiellement anticorps anticardiolipines, qui accompagnent certains lupus érythémateux systémiques, peut être révélée par un purpura nécrotique. Il est alors associé à un livedo, siégeant sur le tronc et les membres, ou à des ulcères douloureux et superficiels [3]. La biopsie précoce de toutes ces lésions permet généralement de visualiser une thrombose des capillaires dermiques et/ou des vaisseaux cutanés de plus gros calibre (*cf.* chapitre 14-9).

Tableau 14.12 Étiologie des purpuras nécrotiques*

Coagulation intravasculaire disséminée	Étiologies infectieuses en règle générale Rechercher déficit acquis ou congénital en protéine C associé
Cryopathies	Cryoglobulinémie type I Cryofibrinogénémie
Médicaments	Antivitamine K (recherche déficit en protéine C) Héparine y compris nouvelles héparines (rechercher des anticorps anti-PF4) Aminosides Bétabloquants
Divers – Déficit congénital en protéine C – Lupus érythémateux systémique – Emboles de cristaux de cholestérol	Purpura nécrotique néonatal Anticorps anticardiolipides Terrain athéromateux. Biopsie contributive

* Ces purpuras ont souvent l'aspect réticulé décrit comme purpura rétiforme (fig. 14.31) qui correspond à une thrombose non inflammatoire des vaisseaux dermiques.

Purpuras vasculaires

Ils sont non inflammatoires, par fragilité capillaire, ou beaucoup plus souvent inflammatoires par atteinte de la paroi vasculaire (*cf.* tableau 14.11).

Vasculites

Le signe principal des vasculites est le purpura infiltré (*cf. infra*).

Autres causes

Les purpuras par fragilité capillaire peuvent être isolés, s'intégrer dans le cadre d'une maladie diffuse du tissu conjonctif d'un déficit vitaminique (*scorbut* où les pétéchies avec hyperkératose folliculaire peuvent s'associer plus tardivement à de vastes ecchymoses sur les crêtes tibiales) ou être secondaires à des efforts (purpura du visage après vomissements). On peut en rapprocher le *purpura sénile de Bateman* qui se voit chez les sujets âgés mais aussi chez les sujets soumis à une corticothérapie au long cours (fig. 14.31) : il se présente sous forme d'ecchymoses du dos des mains et des avant-bras, volontiers associées à des cicatrices stellaires spontanées ; il est dû à un défaut de soutien du tissu conjonctif périvasculaire ; c'est un des premiers signes de la dermatoporose (*cf.* chapitre 18-4).

Un purpura ecchymotique ou en stries linéaires longitudinales, siégeant au niveau des paupières, du cou ou des plis, peut être évocateur d'une *amylose*. Il survient surtout dans les territoires où les vaisseaux sont infiltrés par la substance amyloïde. Les hématomes douloureux de la face palmaire des doigts et de la paume (*syndrome d'Achenbach*) sont discutés avec les ecchymoses douloureuses (*cf.* chapitre 21) et les urticaires à la pression (*cf.* chapitre 10-2).

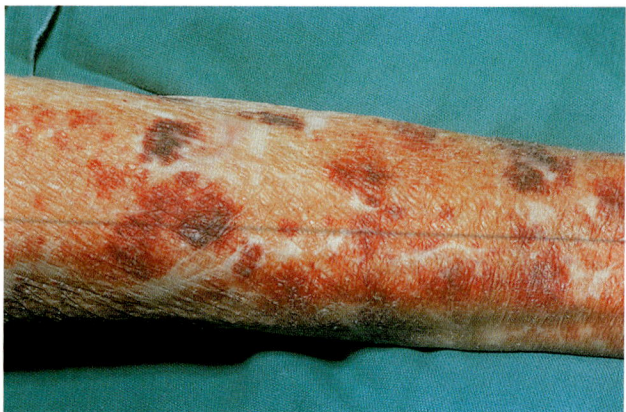

Fig. 14.31 Purpura sénile de Bateman. Noter aussi les cicatrices stellaires.

Les purpuras vasculaires des capillarites chroniques purpuriques strictement localisées à la peau sont fréquents et constitués de taches brunes ponctuées d'éléments purpuriques, siégeant surtout sur les membres inférieurs. L'étude histologique montre une capillarite superficielle, une hyperplasie endothéliale sans nécrose fibrinoïde de la paroi, un infiltrat périvasculaire composé de lymphocytes et d'histiocytes et un dépôt d'hémosidérine extravasculaire expliquant la teinte brune presque noire des lésions. Sous cet aspect d'angiodermite purpurique pigmentée, plusieurs types de capillarite ont été isolés :

– la *dermite ocre* des membres inférieurs est la plus banale. Aux nappes brun noirâtre se surajoutent souvent des télangiectasies, des îlots de dépigmentation et une botte sclérodermiforme. La coexistence d'une atteinte veineuse (varices, maladie postphlébitique) est fréquente mais inconstante ;

– l'*eczématide-like purpura* est individualisée par son extension progressive de bas en haut, l'association de purpura à des lésions eczématiformes prurigineuses et son évolution régressive ; décrite en 1953 par Doukas et Capetanakis à l'occasion d'une curieuse épidémie [4], des éruptions semblables ont été observées au cours d'allergies vestimentaires et médicamenteuses suggérant une réaction d'hypersensibilité retardée ;

– la *dermatite pigmentaire progressive de Schamberg* (fig. 14.32) est caractérisée par de petites maculopapules purpuriques, de coloration rouge brique, qui se groupent en petites taches d'extension lente et centrifuge. Des plaques rouge brun sont ainsi formées à contours émiettés [5] ;

– le *purpura annulaire et télangiectasique de Majocchi* est mieux individualisé : les télangiectasies prédominent sur les points purpuriques et réalisent l'anneau périphérique extensif de médaillons dont le centre jaunâtre représente le reliquat des lésions évolutives initiales [6] ;

– le *lichen purpuricus* ou *aureus* réalise cliniquement des macules purpuriques et de petites taches brun orangé, parfois papuleuses, lichénoïdes dont la disposition linéaire ou zoniforme est particulière [7].

Maladies des vaisseaux

Purpuras et vasculites

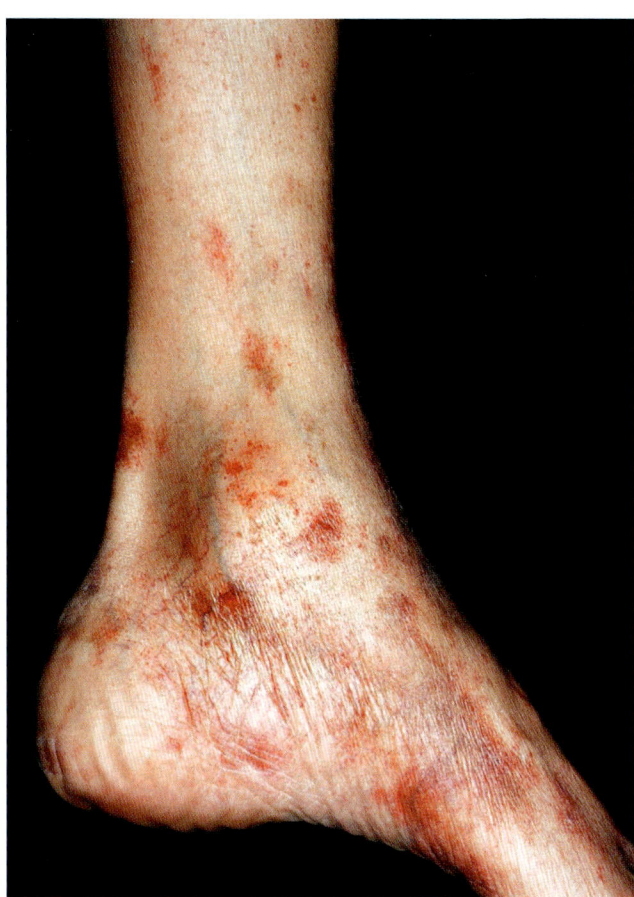

Fig. 14.32 Capillarite purpurique de type Schamberg.
La recherche répétée d'un lymphome T était négative sur plusieurs années.

Pour expliquer la survenue de ces éruptions pigmentées et purpuriques chroniques, il existerait, en association à une fragilité capillaire, des modifications de l'immunité cellulaire. L'histologie et l'ultrastructure révèlent des infiltrats dermiques de composition cytologique polymorphe avec parfois des contacts étroits entre lymphocytes, histiocytes et cellules de Langerhans. Certaines capillarites purpuriques extensives et durables peuvent être prémonitoires d'un lymphome.

Vasculites

Le cadre des vasculites (ou vascularites) regroupe des affections disparates ayant un support anatomopathologique commun : lésions nécrosantes ou inflammatoires des parois vasculaires liées à un mécanisme immunologique. L'individualisation de certaines entités au sein de ce large spectre tient compte de la taille des vaisseaux atteints, de la fréquence des organes touchés ou de l'existence d'anomalies biologiques ou immunologiques. Certaines vasculites apparaissent comme une affection cutanée ou cutanéosystémique en apparence autonome, d'autres s'associent à des maladies de nature différente.

Physiopathologie

B. Crickx

À côté d'une atteinte directe de la microcirculation par un agent infectieux (embols septiques, tropisme vasculaire de certains agents tels les rickettsies ou les mucoracées, responsables des mucormycoses ; *cf.* chapitre 2), différents mécanismes peuvent provoquer des lésions inflammatoires immunologiquement induites dans la paroi vasculaire.

Rôle des complexes immuns [8]

Dans les vasculites leucocytoclasiques ou d'hypersensibilité, la veinule post-capillaire est le siège d'une série d'interactions cellule endothéliale-leucocyte. Les différentes étapes de l'inflammation conduisant à l'atteinte pariétale avec obstruction vasculaire sont mieux connues.

Les complexes immuns (CI) liés à la présence d'un antigène restent solubles et circulants jusqu'à ce que les turbulences du flux aux bifurcations vasculaires ou des substances vasoactives favorisent leur dépôt sur les parois vasculaires. L'activation des fractions du complément (C), la formation de facteurs chimiotactiques (C3a, C5a) attirent les polynucléaires neutrophiles (PNN) ou les basophiles. Les basophiles libèrent de l'histamine, favorisant ainsi la perméabilité vasculaire et la migration des CI et des PNN à travers la paroi vasculaire.

Les molécules d'adhésion (ICAM-1, VCAM-1, P et E-sélectine) et les cytokines (TNF-α, IL-1) libérées par les cellules endothéliales et les PNN alors activés sont responsables des interactions cellules endothéliales/leucocytes. Ainsi, sont favorisées l'adhésion, l'activation et la migration des leucocytes par le biais des molécules d'adhésion des cellules endothéliales, ainsi que par la sécrétion de cytokines (IL-6, IL-8) par les cellules endothéliales, ce qui facilite la stimulation locale de cellules endothéliales voisines, les leucocytes (lymphocytes T, B et polynucléaires) ainsi que les macrophages.

Le complexe d'attaque membranaire du C altère la cellule endothéliale, tandis que les enzymes protéolytiques (collagénases, élastases) libérées par les PNN activés et les radicaux libres d'oxygène complètent la destruction vasculaire et des tissus avoisinants.

Au décours de cette phase aiguë, une évolution chronique avec poussées récidivantes est parfois notée, sans doute favorisée par des produits de dégradation de la fibrine et des leucocytes altérés.

Si les étapes intermédiaires sont mieux connues, le *facteur déclenchant* n'est pas univoque et peut rester hypothétique. Ce mécanisme par complexes immuns peut toutefois être évoqué dans les vasculites postinfectieuses ou médicamenteuses, dans les cryoglobulinémies mixtes et le purpura rhumatoïde. Il faut toutefois noter que dans certaines vasculites infectieuses, l'agent infectieux lui-même, par son tropisme vasculaire, est directement responsable des lésions.

D'autres vasculites ne semblaient pas liées aux CI (granulomatose avec polyangéite, syndrome de Churg et Strauss) et ont vu leur pathogénie révisée par la découverte des anticorps anticytoplasme des polynucléaires (ANCA).

Rôle des anticorps anticytoplasme des polynucléaires neutrophiles

Nouvelle variété d'autoanticorps décrits en 1982, les anticorps anticytoplasme des polynucléaires neutrophiles sont dirigés contre des constituants antigéniques présents dans les granules primaires, azurophiles, des PNN et dans les lysosomes des monocytes [9]. Les ANCA sont détectables en immunofluorescence indirecte avec deux types de fluorescence : cytoplasmique (c-ANCA) ou périnucléaire (p-ANCA).

L'association des ANCA à trois vasculites des petits vaisseaux dermiques (maladie de Wegener ou granulomatose avec polyangéite, polyangéite microscopique et syndrome de Churg et Strauss ou granulomatose éosinophilique avec polyangéite) a été démontrée. Au cours de ces vasculites, deux spécificités antigéniques ont été mises en évidence : *antimyéloperoxydase* (MPO-ANCA), et *antiprotéinase 3* (PR3-ANCA) ; 90 % des c-ANCA sont des PR3-ANCA et 90 % des p-ANCA sont des MPO-ANCA.

La plupart des malades atteints de granulomatose avec polyangéite ont des c-ANCA (PR3-ANCA), tandis que la plupart de ceux atteints de polyartérite microscopique ou de syndrome de Churg et Strauss ont des p-ANCA (MPO-ANCA). Les ANCA sont positifs en phase d'activité de la maladie et négatifs lors de la guérison, bien que des études récentes montrent que ce n'est pas toujours vrai et que le taux de ces anticorps ne permet pas d'adapter le traitement immunosuppresseur.

La recherche des ANCA est donc un examen complémentaire utile dans le diagnostic étiologique des vasculites des petits vaisseaux.

Le rôle pathogène des ANCA est suggéré par les faits suivants : augmentation du nombre de PNN activés sanguins contenant PR3 en surface dans les granulomatoses avec polyangéites, induction *in vitro* par les ANCA d'une activation des PNN, ainsi que d'une augmentation de leur adhésion, leur cytotoxicité vis-à-vis des cellules endothéliales. Le processus pourrait se résumer ainsi : lors d'un épisode initial (infectieux?), des cytokines (TNF-α et IL-1, etc.) déclenchent des réactions d'amorçage des PNN qui expriment alors le PR3 à leur surface, dégranulent et libèrent, après fixation des ANCA sur leur cible, de grandes quantités de formes réactives d'oxygène, d'où des lésions cellulaires imputables aux enzymes des PNN ; l'incapacité des PNN de ces malades à éliminer l'agent déclenchant conduit à une déviation du processus de défense avec granulome inflammatoire qui majore les lésions vasculaires.

Anatomopathologie

B. Crickx

Malgré les progrès physiopathologiques, le diagnostic **repose essentiellement sur des critères histologiques**, la peau étant le site le plus accessible à la biopsie à condition de prélever une lésion récente et infiltrée.

Associations

Les lésions associent [10] les éléments suivants.

Une inflammation est traduite par la présence de leucocytes dans et autour des vaisseaux. Les leucocytes sont la plupart du temps des PNN, mais on peut trouver, suivant les formes cliniques, des éosinophiles, des lymphocytes, etc. ; la nature des cellules infiltrantes peut être une indication sur le type du processus pathogénique en cause et sur le stade évolutif de la lésion vasculaire. La lyse cellulaire est responsable d'une dispersion de débris nucléaires (leucocytoclasie, PNN à noyaux pycnotiques). Dans certains cas, il y a formation d'un granulome caractérisant les vasculites granulomateuses.

La nécrose des parois vasculaires avec dégénérescence fibrinoïde correspond à une modification de la substance fondamentale au contact de l'infiltrat et elle contient, outre la fibrine, des immunoglobulines, des fractions du complément, des débris plaquettaires et diverses protéines plasmatiques ; le gonflement et la prolifération endothéliale peuvent se compliquer de thrombose.

D'autres aspects sont inconstants : hémorragies périvasculaires responsables des lésions purpuriques susceptibles de laisser une hémosidérose séquellaire, hyalinisation de la paroi vasculaire et fibrose observées surtout dans les lésions évoluant vers la cicatrisation.

Image anatomique

La relative spécificité de l'image anatomique de telle ou telle variété de vasculite dépend de la façon dont vont se combiner entre eux ces différents aspects histologiques élémentaires et de la localisation des lésions sur les artères de gros, moyen ou petit calibre ou les veinules postcapillaires. Le large spectre des images observées rend compte de la nécessité d'une *confrontation anatomoclinique*. Il faut enfin souligner que les images histologiques sont variables selon le stade évolutif des lésions prélevées.

Immunohistologie

En immunofluorescence cutanée directe, des dépôts de fibrine sont relevés dans et autour des vaisseaux tandis que des dépôts d'immunoglobulines et de complément sont notés avec une fréquence plus variable.

La valeur de l'immunofluorescence directe pour le diagnostic de vasculite doit être tempérée par :
- la notion qu'une IFD peut être négative si la lésion prélevée est apparue depuis plus de 24 heures ;
- la difficulté d'interprétation d'un marquage fluorescent qui peut intéresser d'autres structures que des vaisseaux, voire se fixer sur des cellules inflammatoires (éosinophiles) ;
- la possibilité d'observer des dépôts d'IgG et de C1q ou C3 au cours d'autres maladies cutanées ou même chez un malade atteint de vasculite aussi bien en peau lésée qu'en peau saine.

Cependant, le dépôt d'IgA (*cf. infra*) garde une valeur d'orientation pour un purpura rhumatoïde, même si cela est loin d'être absolu. Dans certains cas où l'on dispose d'anticorps spécifiques, on peut mettre en évidence un antigène particulier (p. ex. HBs).

Syndrome clinique commun

B. Crickx

Certains signes cutanés ou systémiques ont une valeur évocatrice.

Les signes cutanés sont dominés par le purpura pétéchial infiltré, mais l'éruption est volontiers plus polymorphe et associée à des nodules dermiques, des macules érythémateuses ou érythémato-œdémateuses pouvant prendre l'aspect de lésions urticariennes fixes, un livedo, des vésiculobulles pouvant laisser place à des ulcérations escarotiques plus ou moins profondes (fig. 14.33). Des signes directs d'atteinte vasculaire sont importants à rechercher : nodules sur les trajets vasculaires, abolition de pouls périphériques, signes d'ischémie ou de nécrose tissulaire (lit unguéal), phénomène de Raynaud.

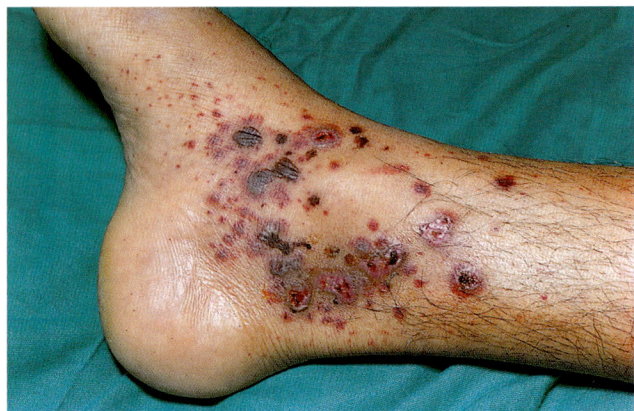

Fig. 14.33 Signes cutanés d'une vasculite : purpura palpable, bulles hémorragiques, nécroses.

Les manifestations extracutanées associant des signes généraux, des arthralgies et des stigmates d'atteinte rénale (HTA, protéinurie, hématurie), d'atteinte neurologique (neuropathie périphérique) ou d'atteinte pulmonaire et/ou ORL doivent être recherchées car elles évoquent une atmosphère de vasculite systémique (encadré 14.3).

Maladies des vaisseaux

14-8
Purpuras et vasculites

Encadré 14.3

Bilan à pratiquer devant une vasculite

Examen clinique complet
Bilan sanguin et urinaire minimum
- NFS avec plaquettes
- VS
- Créatininémie
- HLM (hématies-leucocytes par minute)
- Protéinurie/24 heures ou par spot urinaire en rapportant la protéinurie à la créatinurie
- Bilan hépatique
- Marqueurs hépatites B, C
- Protides + électrophorèse

Bilan à compléter si vasculite chronique ou vasculite cutanéosystémique
- Cryoglobulinémie
- Autoanticorps
  - antinoyaux, antitissus
  - anticytoplasme des PNN (ANCA)
- Complément et fractions
- Immunoélectrophorèse sang/urines

Classification

B. Crickx

L'idéal serait une classification intégrant les paramètres physiopathologiques, histologiques et cliniques suscités ; ceci est actuellement impossible. Pourquoi, alors, une classification? Pour tenter d'aider le clinicien à séparer les vasculites :
- infectieuses ou non infectieuses (c'est-à-dire immunologiques) ;
- sans lien (primitives/idiopathiques) ou secondaires à une maladie sous-jacente ;
- systémiques ou isolées, c'est-à-dire limitées à un seul organe.

Les nombreuses classifications proposées sont toutes critiquables. Celle de Lie qui distingue les vasculites infectieuses des non infectieuses avec répartition selon la taille du vaisseau atteint est la plus utile au clinicien (tableau 14.13) [11]. En 2012, la Conférence de consensus de Chapel-Hill a revu sa classification de 1994 et a proposé six groupes selon la taille des vaisseaux atteints et selon l'unicité d'un organe atteint ou une étiologie documentée (encadré 14.4) [12].

Tableau 14.13 Principales vasculites

Infectieuses	Emboles septiques et tropisme vasculaire direct de l'agent infectieux

Non infectieuses Mécanisme immunologique	Gros vaisseaux : encadré 14.4
	Moyens vaisseaux : encadré 14.4
	Petits vaisseaux
	Associées aux ANCA :
	– polyangéite microscopique
	– granulomatose avec polyangéite
	– syndrome de Churg et Strauss
	– vasculite induite par médicaments
	Liées à complexes immuns :
	– purpura rhumatoïde (Henoch-Schönlein)
	– vasculite avec cryoglobulinémie
	– vasculite urticarienne avec hypocomplémentémie
	– vasculite secondaire à :
	  • connectivites
	  • infections
	  • médicaments
	  • maladie de Behçet
	  • syndrome de Goodpasture
	Paranéoplasiques
	– lympho- ou myéloproliférations
	– induites par carcinomes
	Maladies digestives inflammatoires

D'après Lie [11].

Encadré 14.4

Conférence de consensus de Chapel-Hill : nomenclature des vasculites systémiques [12]*

Vasculite des gros vaisseaux
- Artérite de Takayasu
- Artérite à cellules géantes (maladie de Horton)

Vasculite des moyens vaisseaux
- Polyartérite noueuse
- Maladie de Kawasaki

Vasculite des petits vaisseaux
- Vasculite associée aux ANCA
  - Polyangéite microscopique
  - Granulomatose avec polyangéite (Wegener)
  - Granulomatose éosinophilique avec polyangéite (Churg-Strauss)
- Vasculite des petits vaisseaux à complexes immuns
  - Angéite d'hypersensibilité (vasculite allergique)
  - Cryoglobulinémie
  - Vasculite à IgA (Henoch-Schönlein)
  - Vasculite urticarienne hypocomplémentémique.

Vasculite de différents vaisseaux :
- Maladie de Behçet
- Syndrome de Cogan

Vasculite n'intéressant qu'un organe
- Vasculite leucocytoclasique cutanée
- Artérite cutanée
- Vasculite primitive cérébrale
- Aortite isolée
- Autres

Vasculite associée à une maladie systémique
- Vasculite lupique
- Vasculite rhumatoïde
- Vasculite et sarcoïdose
- Autres

Vasculite associée à une étiologie
- Vasculite avec cryoglobulinémie associée à l'hépatite C
- Vasculite associée à l'hépatite B
- Aortite syphilitique
- Vasculite à complexes immuns d'origine médicamenteuse
- Vasculite associée à ANCA d'origine médicamenteuse
- Vasculite associée à un cancer
- Autres

* Cette classification sert surtout de référence pour les études.

Dans ce chapitre, seules les vasculites des petits et moyens vaisseaux sont envisagées.

Vasculites des petits vaisseaux

B. Crickx

Vasculites allergiques cutanées, angéites d'hypersensibilité sans ANCA

Il s'agit d'un vaste groupe, fréquent, où la peau est l'organe préférentiellement atteint. Le substratum anatomique est une angéite leucocytoclasique des petits vaisseaux du derme moyen et superficiel (veinules postcapillaires, capillaires et artérioles) associée à une nécrose des parois vasculaires.

Le purpura infiltré peut s'associer à des nodules et macules érythémateuses pour constituer le trisymptôme de Gougerot. Les lésions, habituellement multiples, siègent électivement aux membres inférieurs (orthostatisme) mais peuvent être plus diffuses avec atteinte muqueuse. Volontiers douloureuse, l'éruption s'associe encore à un malaise général, un fébricule, un œdème des chevilles, des arthralgies, des manifestations digestives parfois hémorragiques, des signes rénaux ou neurologiques. L'évolution est imprévisible : aiguë, brutale et passagère ou chronique récidivante, le purpura laissant place à une dermite ocre.

Le polymorphisme lésionnel et évolutif tient à la variété des causes ou au terrain associé à la vasculite. Le diagnostic différentiel est regroupé dans l'encadré 14.5.

> **Encadré 14.5**
>
> **Diagnostic différentiel des vasculites leucocytoclasiques**
>
> Réactions vasculaires :
> – neutrophiles : syndrome de Sweet
> – lymphocytaires : éruptions médicamenteuses, engelures, capillarites purpuriques, érythèmes annulaires
> Atteinte vasculaire sans inflammation :
> – purpuras nécrotiques
> – thromboses satellites d'hypodermite
> Vasculite a minima, contingente, satellite de dermatoses inflammatoires

Vasculites allergiques secondaires

Affections auto-immunes. Polyarthrite rhumatoïde où peut exister une angéite systémique sévère, l'angéite au cours du lupus érythémateux systémique a été surévaluée ; le plus souvent il s'agit de phénomènes thrombotiques des extrémités mimant une vasculite ; un purpura peut s'observer au cours des connectivites mixtes, du syndrome de Gougerot-Sjögren, de la dermatomyosite et de la polychondrite atrophiante.

Cryoglobulinémies mixtes. Le purpura est volontiers chronique et s'associe à des arthralgies, une faiblesse et à une atteinte rénale. Jusqu'à l'identification du virus de l'hépatite C du début des années 1990, ces cryoglobulinémies mixtes apparaissaient essentielles. Depuis, la plupart ont pu être rattachées à l'hépatite virale C [13] ou B sans qu'il y ait un parallélisme entre l'importance de l'atteinte hépatique et la fréquence ou l'intensité du purpura. Le développement de la vasculite se produit plusieurs années après le contage. Les sérologies des hépatites B et C sont donc devenues indispensables dans le bilan étiologique des purpuras vasculaires.

Purpura hyperglobulinémique de Waldenström. Il atteint les femmes jeunes. Monomorphe et récurrent, il s'accompagne d'une hypergammaglobulinémie, d'une accélération de la vitesse de sédimentation sans hyperfibrinémie ni hyper-α2-globulinémie. Son évolution, volontiers bénigne mais chronique, peut s'accompagner de manifestations auto-immunes.

Hémopathies – affections malignes. L'association vasculite – affection maligne est rare. Les observations le plus souvent rapportées concernent les hémopathies malignes : lymphomes, syndromes myéloprolifératifs, leucémies notamment leucémie à tricholeucocytes (LT). L'association LT et vasculite est privilégiée [14]. Il peut s'agir aussi bien d'une vasculite leucocytoclasique que d'une périartérite noueuse. Plusieurs mécanismes sont invoqués pour expliquer la survenue de la vasculite : incapacité à épurer les CI en raison de la leucopénie, de la splénectomie, mais aussi association à une tuberculose évolutive à rechercher systématiquement de par sa fréquence devant une association LT/vasculite. Plus récemment, l'association vasculite et anémie réfractaire avec excès de blastes a été rapportée [15]. La coexistence d'un cancer viscéral et d'une vasculite est plus rarement décrite. La responsabilité du cancer est difficile à affirmer du fait des facteurs médicamenteux ou infectieux souvent associés.

Prises médicamenteuses. Cette éventualité est évaluée à 10 % mais si de très nombreux médicaments peuvent être incriminés, leur responsabilité est difficile à prouver mais doit être suspectée si le purpura survient 7 à 21 jours après le début du traitement. L'angéite est presque toujours cutanée pure.

Infections. Une vasculite peut s'observer au cours de différentes infections virales, parasitaires ou bactériennes. Les micro-organismes responsables sont très variés : bacille de Koch, staphylocoques et surtout streptocoques (endocardites), virus de l'hépatite B, de l'hépatite C (via cryoglobulinémie mixte), VIH, parvovirus B19.

Affections diverses. Des angéites allergiques ont été décrites au cours de déficit génétique en constituants C2 et C4 du complément ou au cours des maladies digestives inflammatoires (maladie de Crohn).

Vasculites allergiques idiopathiques : purpura rhumatoïde (syndrome de Schönlein-Henoch, vasculite à IgA)

C'est la vasculite la plus fréquente de l'enfant et l'adolescent (75 % des cas pédiatriques surviennent avant l'âge de 7 ans), mais elle peut survenir chez l'adulte.

Son tableau est évocateur : début brutal fébrile précédé d'une infection rhinopharyngée. Le purpura infiltré peut s'associer à d'autres signes cutanés : purpura en plaques, lésions urticariennes, œdème des extrémités, y compris du visage mais aussi du scrotum. Les manifestations cutanées s'associent à des polyarthralgies, souvent plus liées à l'œdème périarticulaire qu'à une arthrite vraie. Des signes abdominaux surviennent dans 75 % des cas avec douleurs, nausées, vomissements, hémorragies digestives en règle minimes. L'atteinte rénale est présente dans 10 à 40 % des observations et apparaît en règle générale au cours des 3 premiers mois d'évolution (hématurie microscopique, protéinurie principalement, syndrome néphrotique, hypertension artérielle plus rarement) ; une atteinte rénale chronique n'est observée que dans 1,5 à 2 % des cas. L'atteinte du système nerveux central ou périphérique, possible au cours des vasculites systémiques de l'adulte, est exceptionnelle au cours du purpura rhumatoïde de l'enfant.

Le purpura rhumatoïde est une maladie à complexes immuns au cours de laquelle des dépôts de CI faits d'IgA et de C3 sont mis en évidence tant au niveau des vaisseaux dermiques que des glomérules ou d'autres organes [8]. Il n'est pas possible de savoir si l'IgA est produite au niveau des muqueuses ou dans un site extramuqueux puisque les études sur les distributions respectives d'IgA1 et d'IgA2 sériques ou glomérulaires de purpura rhumatoïde ont donné des résultats variables. L'antigène inducteur du purpura rhumatoïde n'a pas été identifié, mais un lien avec des agents infectieux tels que le streptocoque hémolytique est suggéré. Des dépôts d'IgA sont observés en IFD cutanée mais de tels dépôts ne sont pas suffisamment spécifiques pour affirmer le diagnostic de purpura rhumatoïde : en effet, des dépôts d'IgA peuvent être présents au cours d'autres vasculites cutanées [16, 17]. Enfin, les complications rénales sont liées à des dépôts mésangiaux d'IgA1 déficitaire en galactose dans certaines chaînes latérales (O-glycans) [18].

À l'examen histologique rénal, il n'y a pas d'aspect spécifique du purpura rhumatoïde : une *glomérulonéphrite segmentaire et focale* en est la lésion la plus typique, tandis qu'une glomérulonéphrite endo- et extracapillaire est plus rare. L'image en IF rénale est plus univoque puisqu'elle montre la présence constante d'IgA à laquelle s'associe habituellement une fixation de C3, de fibrinogène, d'IgM. La ponction-biopsie rénale, à la recherche d'une telle image, n'est pas nécessaire dans la majorité des cas mais peut être indiquée si le diagnostic est incertain ou devant la persistance et/ou l'aggravation de l'atteinte rénale (apparition d'une insuffisance rénale, d'une protéinurie supérieure à 2 g/24 heures et d'une hypertension artérielle).

Le diagnostic de purpura rhumatoïde repose uniquement sur des critères cliniques. Il n'existe aucun test biologique spécifique de la maladie, tout au plus une élévation transitoire du taux d'IgA dans 50 % des cas. Il faut remarquer la grande similitude qui existe entre les lésions rénales du purpura rhumatoïde et celles de la *maladie de Berger* aussi bien au plan histologique qu'au plan immunohistologique, mais la maladie de Berger ne s'accompagne d'aucune manifestation cutanée et aboutit à une insuffisance rénale terminale chez environ 60 % des malades ayant au départ une hypertension artérielle, une protéinurie supérieure à 1 g/24 h et une atteinte histologique grave [18].

Les avis divergent également quant à la place qu'occupe **l'œdème aigu hémorragique du nourrisson** par rapport au purpura rhumatoïde. Il s'agit d'une vasculite leucocytoclasique des petits vaisseaux qui survient chez le nourrisson et se caractérise par des plaques purpuriques en médaillons et en cocardes associées à un œdème douloureux prédominant sur l'extrémité céphalique et les membres (fig. 14.34) [19]. L'évolution est très rapidement favorable avec moins souvent une atteinte digestive ou rénale, des dépôts rares d'IgA en IF directe cutanée. On trouve régulièrement la notion d'une infection ou d'une vaccination récente.

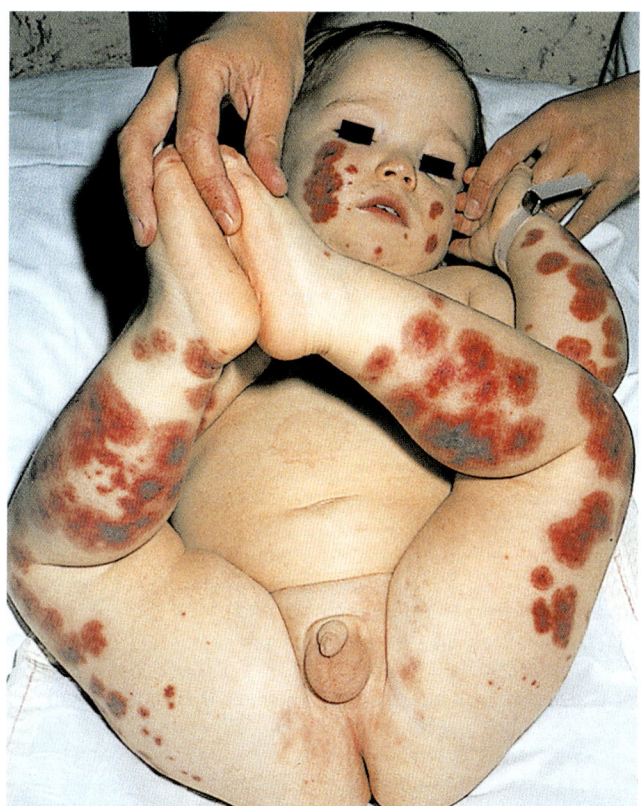

Fig. 14.34 Œdème aigu hémorragique du nourrisson.

L'évolution est habituellement favorable après une ou plusieurs poussées ne justifiant qu'un traitement symptomatique. La surveillance doit être prolongée surtout s'il persiste une hématurie ou une protéinurie.

Le traitement n'est pas codifié, le recours à la corticothérapie générale n'étant imposé que par les formes graves.

Aspects cliniques particuliers

On peut rattacher au groupe des angéites d'hypersensibilité certaines vasculites plus particulières par leur aspect clinique.

Vasculites urticariennes [20]. Il s'agit d'un syndrome caractérisé par une éruption cutanée purement urticarienne plutôt fixe, peu prurigineuse et plus ou moins purpurique, souvent symétrique, d'évolution subintrante, associée à des œdèmes, et à des signes généraux, des manifestations articulaires, musculaires et oculaires pour les formes hypocomplémentémiques ; l'histologie montre une angéite nécrosante dermique. La VS est accélérée. L'hypocomplémentémie a servi à définir le syndrome dit de McDuffie mais cette hypocomplémentémie n'est pas constante ; il existe un spectre allant d'une forme cutanée pure à une maladie systémique proche du lupus érythémateux systémique (*cf.* chapitre 10-4). La présence d'anticorps anti-C1q est caractéristique du syndrome de McDuffie.

Erythema elevatum et diutinum [21]. Il s'agit d'une affection chronique et rare caractérisée par la survenue dans un contexte fébrile de papules, plaques et nodules rouges, violacés ou jaunâtres, répartis de façon symétrique sur les faces d'extension des membres et les extrémités en respectant le tronc. Des manifestations rhumatismales sont fréquemment signalées. Histologiquement, les lésions précoces réalisent une angéite leucocytoclasique associée à un infiltrat dermique d'une grande densité composé essentiellement de polynucléaires, évoluant vers une fibrose angiocentrique. La maladie évolue par poussées. Son étiologie reste mystérieuse ; elle est parfois classée dans les maladies neutrophiliques. Elle est associée dans plus d'un tiers des cas aux hémopathies myéloïdes, mais aussi à certains myélomes à IgA et elle se voit probablement plus fréquemment chez les sujets infectés par le VIH et ceux atteints de polyarthrite rhumatoïde. La relative inefficacité de la corticothérapie est compensée par l'activité des sulfones (fig. 14.35).

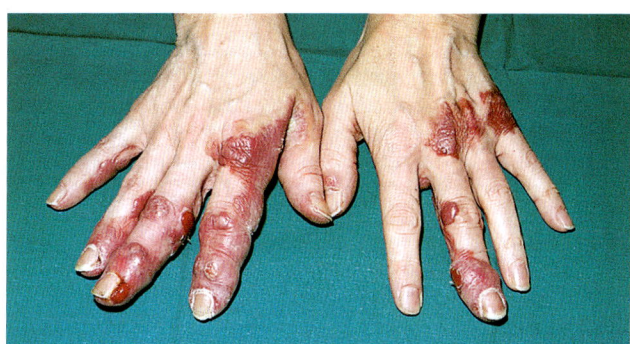

Fig. 14.35 *Erythema elevatum* et *diutinum*.

Vasculopathie livédoïde[2] (fig. 14.36) [22]. Il s'agit d'une entité anatomoclinique. Elle atteint le plus souvent la femme d'âge moyen, et évolue de façon chronique par poussées (souvent estivales) et rémissions sans atteinte viscérale. Elle siège aux membres inférieurs, généralement au niveau des malléoles. Elle est caractérisée par des lésions purpuriques rapidement nécrotiques qui laissent place à des ulcérations de petite taille, très douloureuses, bordées par un anneau violacé, puis cicatrisent en laissant une cicatrice atrophique stellaire (atrophie blanche à bordure télangiectasique et pigmentée ; aspect proche d'une dermite ocre). L'étude histologique montre une vasculite avec thrombose segmentaire hyalinisante des vaisseaux dermiques (selon certains sans vasculite). La vasculopathie livédoïde est un syndrome, expression clinique d'un processus thrombotique survenant dans des situations diverses que l'on doit rechercher : affection vasculaire notamment insuffisance veineuse ou maladie emboligène, angiopathie diabétique, tabagisme, maladie de système, essentiellement connectivites. Souvent l'affection semble primitive (forme idiopathique) mais des anomalies thrombogènes sont fréquemment observées (hyperagrégabilité plaquettaire, cryofibrinogène, diminution de l'activité antithrombine III, mutation du facteur V) [22]. Plusieurs thérapeutiques ont été proposées : acide nicotinique, antiagrégants plaquettaires, héparinothérapie à faible dose ou au contraire héparine de bas poids moléculaire à dose anticoagulante, pentoxifylline, immunoglobulines intraveineuses et nifédipine.

---

2. Syn. : atrophie blanche idiopathique, capillarite atrophiante et oblitérante, *livedo vasculitis.*

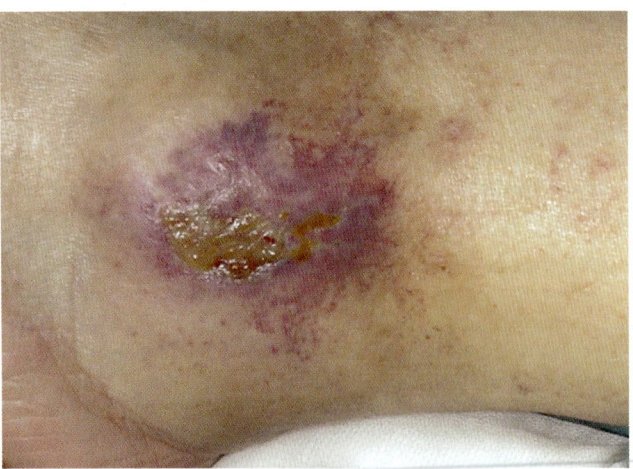

Fig. 14.36 Vasculopathie livéloïde.

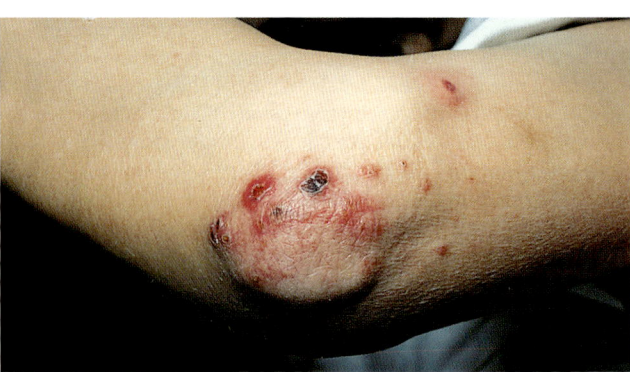

Fig. 14.37 Granulomatose avec polyangéite : lésions papulonécrotiques.

Traitement

La thérapeutique des vasculites allergiques, en dehors du traitement étiologique éventuel, est l'interruption des médicaments non indispensables et le repos au lit. Le repos diminue l'importance du purpura des membres inférieurs, mais ne modifie pas l'évolution de la maladie, notamment son éventuelle expression rénale. Dans les formes où le purpura est récidivant, chronique, la colchicine et/ou les sulfones ont été proposées [23, 24]. La corticothérapie générale seule ou associée aux immunosuppresseurs n'est envisagée que dans les formes graves cutanéoviscérales. Dans les purpuras liés à l'hépatite C, le traitement par interféron α s'est révélé purement suspensif [25] et la corticothérapie doit être évitée sauf dans les formes graves où elle est couplée avec un traitement antiviral.

Vasculites avec ANCA

Angéites granulomateuses

Elles atteignent les veinules, les capillaires et les artérioles, plus rarement les artères et veines.

La granulomatose éosinophilique avec polyangéite (de Churg et Strauss) [26] évolue en trois phases : rhinite allergique et asthme précédant pneumonie à éosinophiles puis vasculite systémique avec granulomes péri- et surtout extravasculaires. Dans 70 % des cas, des p-ANCA (MPO-ANCA) sont relevés tandis qu'il existe dans la quasi-totalité des cas une hyperéosinophilie. Il n'existe aucun moyen de prévoir, au sein des patients asthmatiques, ceux qui seraient susceptibles de développer cette angéite granulomateuse.

Les localisations cutanées sont souvent précoces : éruption, purpura infiltré, lésions urticariennes, nodules dermiques. Les biopsies (peau, foie, poumons) peuvent trouver la vasculite, l'infiltrat à éosinophiles et le granulome diversement associés. L'atteinte neurologique et, surtout, l'atteinte cardiaque (coronarite, myocardite) sont plus fréquentes et graves que l'atteinte rénale.

La granulomatose avec polyangéite (de Wegener) (fig. 14.37) [27] paraît mieux définie puisqu'elle débute et prédomine sur les voies aériennes supérieures (sinus, otites) et le poumon (90 % des cas). Elle associe des granulomes nécrosants et ulcérants lymphoplasmocytaires et à cellules géantes à une vasculite nécrosante et à une glomérulonéphrite nécrosante segmentaire et focale accompagnée d'une prolifération extracapillaire avec croissants, pauci-immune, dont l'évolution domine le pronostic. Les signes cutanés présents dans près de 25 % des cas sont des nodules, des ulcérations (parfois à type de *pyoderma gangrenosum*), des lésions nécrotiques pseudo-vésiculeuses dont la biopsie peut contribuer au diagnostic par la découverte de l'image évocatrice. La mise en évidence de c-ANCA (PR3-ANCA) est un marqueur important pour le diagnostic et le suivi, mais ces anticorps sont absents chez environ 25 % des sujets avec une forme localisée de la granulomatose avec polyangéite.

Ces deux angéites granulomateuses cutanéoviscérales exigent un traitement associant la corticothérapie générale (1 mg/kg/j) aux immunosuppresseurs. Le cyclophosphamide ou le rituximab ont permis notamment d'obtenir d'excellentes rémissions dans la granulomatose avec polyangéite [28]. Les échanges plasmatiques peuvent être un recours dans les formes résistantes. En raison de rechutes éventuellement associées à des infections ORL ou respiratoires, un traitement par triméthoprime-sulfaméthoxazole a été proposé dans les formes modérées et en entretien dans les formes graves où il ne remplace toutefois pas le traitement immunosuppresseur sus-cité.

L'azathioprine était un traitement d'entretien utilisé, mais le rituximab en entretien à faible dose diminue davantage les rechutes [29].

«Polyangéite microscopique»

La micropolyangéite (MPA) est une vasculite systémique des petits vaisseaux sans granulome dont les manifestations cliniques sont proches de celles de la PAN.

Lorsqu'une atteinte rénale (glomérulonéphrite nécrosante segmentaire et focale) et/ou une hémorragie alvéolaire sont présentes, la MPA est distinguée facilement de la PAN.

La micropolyangéite est plus fréquemment associée à la présence d'ANCA, dans 50 à 80 % des cas p-ANCA, spécificité MPO. Il n'y a pas d'association au virus de l'hépatite B. La durée d'évolution peut rendre nécessaire une corticothérapie générale d'autant que l'atteinte rénale, toujours glomérulaire, justifie une intervention rapide pour éviter le passage à l'insuffisance rénale d'évolution rapide [30].

Vasculite des moyens vaisseaux : groupe de la périartérite noueuse

B. Crickx

«PAN classique» (PAN macroscopique)

Il s'agit d'une vasculite systémique survenant à tout âge, surtout chez l'adulte. Les signes cliniques les plus constants et les plus précoces sont l'altération de l'état général avec amaigrissement, la fièvre, les douleurs diffuses de topographie musculaire, abdominale et plus rarement articulaire [31]. Dans la plupart des cas, la cause de la PAN est inconnue mais l'association au virus de l'hépatite B est bien établie (10 à 40 % des PAN macroscopiques), tandis que celle à d'autres virus est signalée ou suspectée : cytomégalovirus, parvovirus B19, VIH, virus de l'hépatite C. En raison de la vaccination contre l'hépatite B, la PAN est aujourd'hui devenue exceptionnelle en France.

Manifestations cutanées (25 à 50 % des cas). Elles sont représentées par :
– des *nodules cutanés* prédominant sur les trajets artériels des membres inférieurs : des éléments d'âge différent, douloureux, avec une tendance à la nécrose et à l'ulcération sont évocateurs. Ils peuvent être fugaces, évoluant par poussées successives ;
– un *livedo généralisé* ou de même siège que les nodules ; il faut en reconnaître la permanence, la couleur érythrocyanique et la possible infiltration et le caractère ramifié ;
– un *purpura pétéchial infiltré*, le plus caractéristique ;
– des *ulcérations* nécrotiques et gangreneuses, des *ecchymoses* spontanées, une *urticaire*, un œdème de Quincke.

Ces signes cutanés traduisent l'association fréquente de l'atteinte des vaisseaux de petit calibre (purpura) à celle des artères de moyen calibre (nodules, livedo).

Manifestations systémiques. Elles sont également au premier plan :
– manifestations neurologiques (deux tiers des cas) : multinévrites, très amyotrophiantes, de récupération lente ;
– atteintes du système nerveux central plus rares et polymorphes (syndromes confusionnel, convulsif, déficitaire) ;
– manifestations rénales surtout, imprimant une note péjorative essentiellement glomérulonéphrite segmentaire et focale s'exprimant par une hypertension artérielle, une protéinurie modérée et se compliquant parfois d'insuffisance rénale ;
– manifestations digestives enfin : syndromes aigus abdominaux ;
– orchite aseptique en règle unilatérale, très classique (surtout si PAN associée au VHB).

L'atteinte pulmonaire ne fait pas partie du tableau classique de la PAN (pleurésies, infiltrats) ; l'atteinte cardiaque est possible, notamment la myocardite et l'atteinte coronarienne.

Diagnostic. Il s'appuie sur les éléments suivants.

Histologie. La biopsie est le moyen d'obtenir un *diagnostic formel* de PAN : biopsie musculaire ou neuromusculaire dans un territoire touché cliniquement, biopsie cutanée profonde d'un purpura infiltré, de nodules hypodermiques, biopsie d'un viscère : foie ou rein (en l'absence de micro-anévrismes rénaux, qu'il faut au préalable rechercher). La PAN touche les vaisseaux de petit et moyen calibre avec des lésions segmentaires et transmurales à type d'inflammation et de nécrose des parois vasculaires éventuellement suivies de fibrose avec thrombose ou dilatation anévrismale par destruction de la limitante élastique interne. Les artères sont seules concernées, toutes celles de l'organisme pouvant être touchées à l'exclusion des artères pulmonaires. La PAN évoluant par poussées, on observe dans le même organe des lésions à des stades évolutifs différents. Le caractère segmentaire des lésions de PAN explique la négativité de certaines biopsies et impose des coupes multiples ou des prélèvements répétés.

Biologie. Il existe un syndrome inflammatoire avec vitesse de sédimentation supérieure à 60 mm à la 1re heure dans 75 % des cas, une hyperleucocytose supérieure à 10 000/mm³ avec une hyperéosinophilie dans la moitié des cas. La recherche d'ANCA est positive dans près de 4 % des PAN liées au virus de l'hépatite B et 27 % des PAN sans marqueur du virus B.

Données angiographiques. Les micro-anévrismes et les sténoses étagées des artères de moyen calibre sont également une caractéristique de la PAN, observés avec une fréquence particulière au niveau des artères digestives et rénales. Leur visualisation par angiographie artérielle sélective ou angiographie numérisée peut être utile au diagnostic des formes difficiles et ils sont même à rechercher impérativement si une ponction-biopsie rénale est envisagée ; un échographiste entraîné peut également les mettre en évidence.

Critères diagnostiques. En l'absence de confirmation histologique et/ou angiographique, la clinique garde un rôle déterminant. L'*American College of Rhumatology* a proposé des critères clinicobiologiques (encadré 14.6) [32].

Encadré 14.6

PAN : critères 1990 de l'*American College of Rheumatology* [32]

Chez un sujet atteint de vasculite, la présence de 3 des 10 critères suivants permet le classement comme PAN avec une sensibilité de 82,2 % et une spécificité de 86 %.
– Amaigrissement > 4 kg
– *Livedo reticularis*
– Douleur ou sensibilité testiculaire
– Myalgies diffuses, faiblesse musculaire ou sensibilité des membres inférieurs
– Mono- ou polyneuropathie
– Pression diastolique > 90 mmHg
– Insuffisance rénale (créatininémie > 132 µmol/L)
– Marqueurs sériques de l'hépatite B
– Anomalies artériographiques (anévrisme et/ou occlusion des artères viscérales)
– Biopsie d'une artère de petit ou moyen calibre montrant la présence de polynucléaires dans la paroi artérielle

---

Diagnostic différentiel. La PAN macroscopique doit être distinguée du tableau de pseudo-PAN des *embolies de cholestérol* touchant surtout des hommes athéromateux âgés de plus de 50 ans dont les symptômes habituels sont une ischémie des orteils à pouls distaux conservés, un livedo, parfois des nodules sous-cutanés, une hypertension artérielle et une insuffisance rénale progressive. Le diagnostic s'appuie sur la notion d'un facteur déclenchant ayant favorisé la migration des emboles à partir de l'aorte abdominale (intervention, artériographie), la mise en évidence de cristaux de cholestérol au fond d'œil et surtout au niveau des artérioles cutanéomusculaires. Le pronostic est réservé et la corticothérapie contre-indiquée.

Évolution, traitement. L'évolution reste grave mais curable dans plus de 50 % des cas grâce à un traitement bien codifié reposant sur la corticothérapie (1 à 2 mg/kg/j en traitement d'attaque de 2 à 3 mois) en 1re intention et l'utilité du recours au cyclophosphamide n'ayant pas été prouvée (2 mg/kg/j).

Formes particulières

Forme cutanée pure de PAN. Certains auteurs individualisent une forme cutanée pure de PAN [33] : son diagnostic repose sur l'histologie des couches profondes de la peau. L'atteinte cutanée, siégeant presque exclusivement sur les jambes, est souvent monosymptomatique (livedo et nodules) mais associée à des arthralgies ou une atteinte neuromusculaire dans le même territoire. Il n'existe pas d'atteinte systémique grave et l'évolution serait bénigne quoique chronique. Le traitement est moins agressif : colchicine (1 mg/j), sulfones, plus rarement corticothérapie générale (0,5 à 1 mg/kg/j).

PAN et infection par le VHB. L'association PAN et Ag HBs est de plus en plus rare en raison de la couverture vaccinale.

La seule particularité est bien entendu l'atteinte hépatique dans les formes avec Ag HBs. L'Ag HBs a été mis en évidence au sein des complexes immuns circulants, ce qui renforce l'idée de sa responsabilité pathogénique. Le traitement conventionnel de la PAN (corticoïdes, immunosuppresseurs) expose au risque d'hépatite chronique. La corticothérapie en phase aiguë sera plus brève (15 jours à 1 mois) et associée aux échanges plasmatiques, et surtout au traitement antiviral par lamivudine ou les molécules plus récentes [34]. Les manifestations cliniques sont globalement comparables à celles de la PAN non liée au VHB. Cependant, une hypertension artérielle maligne, des infarctus rénaux et une orchiépididymite sont souvent associés à une infection par le VHB.

Formes familiales de PAN. Elles sont liées à une mutation récessive perte de fonction du gène *CECR1* encodant l'adénosine-désaminase 2 (ADA2, *cf.* chapitre 10-1) [35].

Artérite maculeuse. Pour certains auteurs, l'artérite maculeuse, paradigme d'une artérite lymphocytaire, ne serait qu'une variété anatomoclinique de la PAN [36], alors que pour d'autres il s'agit d'une entité à part. Elle se manifeste sur le plan clinique exclusivement par des lésions érythémateuses non infiltrées, plus ou moins réticulées, pouvant faire discuter cliniquement une capillarite ou un livedo. Histologiquement, il existe une nécrose fibrinoïde extrêmement intense d'un vaisseau dermique profond, hypodermique, entouré d'un infiltrat lymphocytaire. Il s'agit d'une affection indolente, chronique, et aucun traitement efficace n'est connu pour lutter contre le préjudice esthétique parfois important. Certains malades sont porteurs d'anticorps anticardiolipides.

Syndrome de Kawasaki. Ce syndrome, décrit en 1967 sous le nom de syndrome adénocutanéomuqueux, a été observé dans le monde entier bien qu'il y ait une forte prédominance japonaise. L'affection, le plus souvent bénigne, est marquée par le risque d'une atteinte cardiovasculaire responsable des rares décès observés. En effet, la maladie de Kawasaki est une vasculite qui touche les artères de gros et de moyen calibre, notamment les coronaires.

Étiologie. Le rôle d'un agent infectieux est suspecté par l'existence d'un pic d'incidence saisonnier (printemps/hiver). Une expansion sélective des lymphocytes T porteurs de la région variable de la chaîne β du récepteur pour l'antigène de type V β2 fait évoquer le rôle potentiel d'un superantigène d'origine bactérienne. Les lésions vasculaires associent œdème et infiltration par des LT CD8+ et des macrophages sans nécrose fibrinoïde. L'hyperperméabilité vasculaire serait secondaire à l'action du VEGF dont le récepteur est fortement exprimé dans la paroi vasculaire.

Aspect clinique. Il est stéréotypé pour le syndrome de Kawasaki chez l'enfant (fig. 14.38) [37] : *fièvre* inaugurale élevée chez un enfant (en règle de moins de 5 ans) prostré et algique, *atteinte muqueuse* contemporaine (conjonctivite bulbaire, énanthème framboisé, chéilite), début de *l'atteinte cutanée* au 5ᵉ jour par un œdème et un érythème palmoplantaire, puis survenue d'une éruption variable (morbilliforme, scarlatiniforme, érythème polymorphe) évoluant d'un seul tenant ou par poussées, enfin apparition d'une *desquamation de la jonction pulpe-ongle* vers les 2ᵉ-3ᵉ semaines. D'autres atteintes sont fréquentes : adénopathies cervicales, atteintes articulaire, digestive, méningée, urinaire.

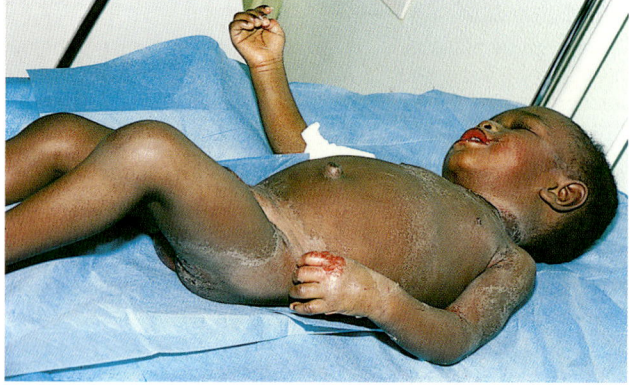

Fig. 14.38 Syndrome de Kawasaki.

Atteinte cardiaque. Elle est la principale à redouter, une fois le diagnostic clinique posé. Du 1ᵉʳ au 9ᵉ jour (stade 1), l'inflammation aiguë siège dans les tissus périvasculaires et rend compte de la myocardite et des troubles de la conduction ; du 9ᵉ au 25ᵉ jour (stade 2), le risque de formation des anévrismes est maximum (survenue dans 15 à 20 % des cas) ; du 25ᵉ au 31ᵉ jour (stade 3) peuvent survenir des thrombus au niveau des zones lésées ; le stade 4 correspond au stade cicatriciel. Les anévrismes peuvent être latents ou se révéler par un accident aigu (mort subite) et leur évolution est imprévisible.

La gravité de telles atteintes incite à une surveillance clinique, électrique et échographique, tout au long de l'évolution et après guérison et surtout à la prévention et au traitement des lésions coronariennes : les corticoïdes sont déconseillés ; l'acide acétylsalicylique aurait un effet bénéfique (30 à 50 mg/kg/j). L'administration de gammaglobulines par voie IV (400 mg/kg/j pendant 5 jours, ou idéalement 2 g/kg/j en une fois) a donné des résultats encourageants à condition d'être instituée avant le 10ᵉ jour [37]. Dans les formes très inflammatoires du très jeune enfant avec hypoalbuminémie, hépatite, anémie et dysfonctionnement d'organes, des corticoïdes sont associés s'il n'y a pas une réponse rapide après 2 cures d'IgIV.

Signes cutanés des vasculites des gros vaisseaux

J.-H. Saurat

Maladie de Horton

C'est une panartérite à cellules géantes, inflammatoire subaiguë du sujet âgé, de topographie segmentaire et plurifocale. Elle prédomine dans la région céphalique, sur les branches de la carotide externe, mais peut atteindre tous les gros troncs artériels. Les signes cutanés sont rares mais parfois trompeurs [38].

Région temporale et cuir chevelu. Les *paresthésies* du cuir chevelu s'observent dans 30 % des cas ; elles peuvent être révélées par le contact (oreiller, peigne, etc.) ; inaugurales, on ne les confondra pas avec le début d'un zona. L'*inflammation locale* autour de l'artère temporale tortueuse et la palpation de nodules sont des signes objectifs directs présents dans moins d'un cas sur deux. La *nécrose du cuir chevelu* est rare ; elle s'accompagne d'une aggravation des douleurs, puis apparaît une zone ischémique bullohémorragique, puis une vaste ulcération nécrotique qui peut largement déborder la région temporale et être bilatérale ; elle signale un mauvais pronostic.

Nécrose de la langue. Parfois précédée de douleurs, brûlures, épisodes vasomoteurs, glossite inexpliquée, elle s'installe brutalement et réalise une gangrène longue à s'éliminer.

Autres manifestations. Elles sont plus difficiles à rattacher sans discussion à la maladie de Horton : ulcères de jambe, gangrènes distales, œdèmes du visage ou des jambes, nouures, purpura.

Artérite temporale juvénile avec éosinophiles. Elle survient chez des sujets jeunes, et se traduit par des nodules des régions temporales. On trouve une éosinophilie sanguine et dans les lésions d'artérite [39] ; la place nosologique de cette affection est débattue.

Artérite de Takayasu

Cette artérite à cellules géantes atteint préférentiellement l'aorte et ses branches et les artères pulmonaires ; elle concerne surtout les femmes entre 20 et 40 ans. Elle se manifeste par des occlusions artérielles dont la symptomatologie dépend du siège (arc aortique, aorte abdominale, artère pulmonaire) ; l'absence de pouls radial, signe classique, est due à l'occlusion sous-clavière.

Les signes cutanés sont habituellement absents, mis à part les signes ischémiques résultant des occlusions artérielles. On a cependant rapporté des signes cutanés dans 14 % des cas d'une série de 80 cas [40] : syndrome de Raynaud, érythème facial de type lupique, livedo, ulcérations à type de *pyoderma gangrenosum*, hypodermites de type érythème noueux ou vasculite nodulaire ulcérée.

RÉFÉRENCES

1. Rose V.L., *Ann J Clin Pathol.* 1986, *86*, 653.
2. Auletta M.J., *Arch Dermatol.* 1988, *124*, 1387.
3. Grob J.J., *J Am Acad Dermatol.*, 1986, *15*, 211.
4. Doukas C., *Dermatologica.* 1953, *106*, 86.
5. Aiba S., *Arch Dermatol.* 1988, *124*, 1058.
6. Mehregan A.H., ed., *Pinkus guide to dermatohistopathology*, 4th ed., East Norwalk, Conn, Appleton-Century, Crofts, 1986.
7. Geiger J.M., *Ann Dermatol Vénéréol.* 1986, *113*, 1123.
8. Guilpain P. et coll., *Presse Med.* 2005, *34*, 1023.
9. Guilpain P. et coll., *Presse Med.* 2005, *34*, 1013.
10. Dallot A., *Ann Dermatol Venereol.* 2009, *136*, 168.
11. Lie J.T., *J Rheumatol.* 1991, *19*, 83.
12. Jennette J.C., *Arthritis Rheum.* 2013, *65*, 1.
13. Agnello V., *N Engl J Med.* 1992, *327*, 1490.
14. Farcet J.P., *Arch Intern Med.* 1987, *147*, 660.
15. Dreyfus B., *Nouv Rev Fr Hématol.* 1981, *23*, 115.
16. Morel P., *Ann Dermatol Vénéréol.* 1986, *113*, 719.
17. Helander S.D., *Acta Derm Venereol.* 1995, *75*, 125.
18. Wyatt R., *N Engl J Med.* 2013, *368*, 2402.
19. Legrain V., *J Am Acad Dermatol.* 1991, *24*, 17.
20. Jachiet M., *Arthritis Rheum.* 2015, *67*, 527.
21. Katz S., *Medicine.* 1977, *56*, 443.
22. Monshi B., *J Am Acad Dermatol.* 2014, *71*, 738.
23. Malkinson F.D., *Arch Dermatol.* 1982, *118*, 453.
24. Fredenberg M.F., *J Am Acad Dermatol.* 1987, *16*, 772.
25. Guillevin L., *Curr Rheumatol Rep.* 2002, *4*, 60.
26. Guillevin L., *Medicine.* 1999, *78*, 26.
27. Hoffman G.S., *Ann Intern Med.* 1992, *116*, 488.
28. Calich A.L., *J Autoimmun.* 2014, *50*, 135.
29. Guillevin L., *N Engl J Med.* 2014, *371*, 1771.
30. Lhote F., *Ann Méd Interne.* 1996, *147*, 165.
31. Guillevin L., *Ann Méd Interne.* 2000, *151*, 184.
32. Young D.K., *J Rheumatol.* 1986, *13*, 423.
33. Daoud M.S., *Br J Dermatol.* 1997, *136*, 706.
34. Guillevin L., *Arthritis Rheum.* 2001, *44*, S271.
35. Elkan P.N., *N Engl J Med.* 2014, *370*, 921.
36. Buffiere-Morgado A., *J Am Acad Dermatol.* 2015, *73*, 1013.
37. Kawasaki T., *Int J Rheum Dis.* 2014, *17*, 597.
38. Baum E.W. et coll., *J Am Acad Dermatol.* 1982, *6*, 1081.
39. Fujimoto M. et coll., *Dermatology.* 1996, *192*, 32.
40. Francès C. et coll., *Dermatologica.* 1990, *190*, 266.

14-9 Livedos

J.-H. Saurat, D. Lipsker

Il s'agit de marbrures dessinant sur la peau des mailles violacées qui délimitent des zones de coloration normale. Le livedo peut traduire des anomalies bénignes de la circulation cutanée ou révéler une maladie systémique grave.

Aspects cliniques

Contrairement aux écoles anglo-saxonnes qui regroupent tous les livedos sous le terme de *livedo reticularis*, on distingue dans la littérature francophone deux types séméiologiques de livedos [1].

> **Encadré 14.7**
>
> **Causes des livedos pathologiques**
>
> **Associés à une étiologie systémique**
> Trouble vasomoteur (livedo réticulé de stase[1])
> – Facteurs vasoactifs (carcinoïdes, phéochromocytome)
> – Bas débit circulatoire :
>   – endotoxines (choc toxi-infectieux)
>   – insuffisance cardiaque
> – Paralysies
> Embolies (livedo ramifié[1])
> – Embolies de cholestérol
> – Embolies cruoriques (dont associées à myxome de l'oreillette et endocardites)
> – Embolies gazeuses (maladie des caissons)
> – Embolies malignes (cancers viscéraux et lymphomes angiotropes)
> – Embolies infectieuses (bactériennes et virales[2])
> Thromboses (livedo ramifié[1])
> – Anticorps antiphospholipides
> – Troubles de la coagulation
> Artériolopathie (livedo ramifié[1])
> – Artériosclérose, Moya-Moya
> – Syndrome de Sneddon
> – Périartérite noueuse et autres vasculites
> – Déficit en adénosine-désaminase 2 (« DADA2 »)
> – Vasculite livédoïde (vasculite hyalinisante segmentaire)
> Dépôts de cristaux (livedo ramifié[1])
> – Hypercalcémie, oxalurie, homocystinurie
> Hyperviscosité (livedo réticulé ou ramifié[1])
> – Syndromes myéloprolifératifs (polyglobulies, thrombocytoses)
> – Cryoglobulinémie[2] (dont VHC), cryofibrinogénémie, agglutinines froides
>
> **Dus à des médicaments**
> – Prise orale (livedo réticulé[1])
>   – amantadine (vasoconstriction artériolaire secondaire à libération de dopamine, catécholamines)
>   – quinine-quinidine (photosensibilité réticulée ?). Phénylbutazone – bêtabloquants
> – Injections intra-artérielles (livedo ramifié[1])
>   – dermite livédoïde de Nicolau
>
> **Idiopathiques**
> 1. Indique le type de livedo associé à cette cause.
> 2. Les cryoglobulinémies mixtes (types II et III) peuvent être considérées comme des vasculites ; les cryoglobulinémies monoclonales (type I) correspondent le plus souvent à une vasculopathie primitivement thrombosante.
> Noter que les distinctions de mécanisme, signalées à titre didactique, doivent prendre en compte les possibilités de chevauchement.

Livedo réticulé

Les mailles sont fines et régulières, fermées. Il siège aux cuisses, aux fesses, à la face antéroexterne des bras et des avant-bras, parfois au visage chez l'enfant, mais peut s'étendre aux flancs. Déclenché ou aggravé par le froid et l'orthostatisme, il disparaît lors du réchauffement, de la surélévation du membre et à la vitropression. Dans la grande majorité des cas, il correspond à une anomalie fonctionnelle proche du physiologique (livedo de stase ou passif, *cutis marmorata*) et représente une forme réticulée d'érythrocyanose. Il peut cependant traduire une maladie (encadré 14.7).

Livedo ramifié

Le livedo ramifié (traduction qui nous semble la plus appropriée de *racemosa*, du latin *racemus* grappe [de raisin]) est composé de plus grandes mailles, irrégulières, non fermées, asymétriques (fig. 14.39). Les mailles sont parfois plus érythémateuses voire presque purpuriques ; elles peuvent ne pas s'effacer à la vitropression qui fait alors apparaître un réseau jaunâtre. Ce livedo peut être accentué par le froid mais ne disparaît pas complètement au réchauffement. Il n'est pas forcément localisé dans les zones décrites ci-dessus mais peut siéger sur une zone limitée (tronc, cuisse) et dessiner des arborisations érythématoviolacées permanentes. Les livedos ramifiés, doivent, plus que les livedos réticulés, faire rechercher une cause systémique.

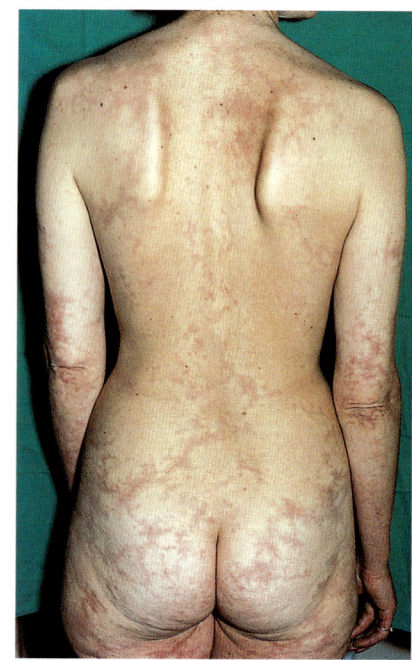

Fig. 14.39 Livedo ramifié, *racemosa*, fait de grandes mailles, irrégulières, non fermées, asymétriques.
Ici, dans le cadre d'un syndrome de Sneddon.

Lésions cutanées associées

La peau qui recouvre le livedo est en principe normale, sans atteinte épidermique, et le livedo peut être isolé. Dans certains cas, en fonction de l'étiologie, on peut observer une évolution purpurique (évolution du livedo en «purpura rétiforme» qui correspond à une thrombose non inflammatoire des vaisseaux dermiques [2]) puis nécrotique ainsi que des lésions distinctes du livedo : purpura pétéchial, ecchymoses, nodules, plaques de cyanose, nécrose, gangrène.

Pathogénie

Le livedo correspond à une stase sanguine dans les deux plexus veineux, superficiels, sous-papillaires, du derme. Les mailles s'expliquent par la disposition anatomique de la vascularisation cutanée : une *artériole afférente* (*cf.* fig. 14.1) dermo-hypodermique perfuse un cône à base sous-épidermique ; l'artériole est au sommet de ce cône (le centre de la maille) ; le drainage veineux, horizontal, des plexus veineux sous-papillaires, est à la base du cône (les lignes de la maille), en périphérie de la zone de perfusion artériolaire. Les veinules deviennent visibles depuis la surface en raison d'une diminution de la pression de perfusion dans ce système, un ralentissement du flux sanguin, et sans doute d'autres facteurs fonctionnels induisant une dilatation veineuse. Les causes en sont la diminution de la vascularisation artériolaire (par tout processus thrombotique, embolique, artériopathique dégénératif ou inflammatoire) ou l'hyperviscosité sanguine.

On comprend que la biopsie des lignes de la maille ne renseignera que sur l'état des veinules (souvent peu modifié histologiquement), alors que la biopsie au centre de la maille permettra d'analyser l'artériole, siège habituel de la cause du livedo et donc des altérations histologiques. Cependant, en pratique, déterminer le centre d'une maille n'est souvent pas possible pour les livedos ramifiés. Il est alors important de faire une biopsie large (1 cm au moins) en fuseau et profonde, car il faut pouvoir analyser l'hypoderme.

Diagnostic

Le diagnostic d'un livedo comporte trois phases d'importance et de difficultés inégales. On doit éliminer les dermatoses réticulées qui ne sont pas un livedo, affirmer le caractère pathologique du livedo, enfin en rechercher la cause.

Diagnostic différentiel

Les livedos sont facilement distingués des pigmentations réticulées telles que la «dermite des chaufferettes» (*cf.* chapitre 4-4) qui ne s'efface pas à la chaleur et la vitropression, des dermatoses pigmentogènes réticulées qui ne dessinent pas le réseau vasculaire, des poïkilodermies congénitales dont les lésions sont fixes, atrophiques et non vasculaires, enfin des malformations vasculaires réticulées, dont le prototype est la *cutis marmorata telangiectatica* du nouveau-né et du nourrisson. Les taches de Bier (fig. 14.40),

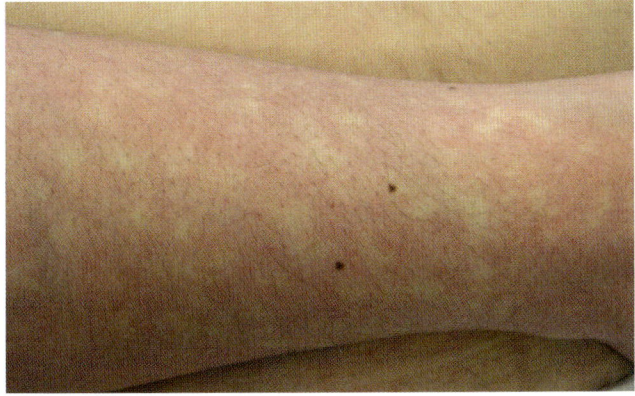

Fig. 14.40 Taches de Bier.

qui sont des macules pâles, centimétriques, peuvent simuler un livedo lorsqu'elles sont multiples. Il manque toutefois le maillage caractéristique ; elles disparaissent lorsque le membre est surélevé et elles sont accentuées lorsque l'on bloque le retour veineux par un brassard (pression établie entre les valeurs de la systolique et de la diastolique). Elles traduisent une réponse physiologique exagérée des petits vaisseaux dermiques à l'hyperpression veineuse.

Livedo « physiologique » ou « pathologique » ?

Le livedo physiologique est en principe facilement reconnu sur son début dans l'enfance, l'association à l'acrocyanose et l'érythrocyanose (*cf.* chapitre 4). L'enquête étiologique que justifie un livedo ne peut être entreprise que si la nature pathologique de celui-ci est établie, ce qui n'est pas toujours facile [3] ; cette difficulté concerne surtout les livedos réticulés (les formes ramifiées sont par essence pathologiques), dont les limites avec une banale cyanose réticulée presque physiologique sont parfois floues ; ainsi par exemple, des livedos de stase, au début favorisés par le froid ou l'orthostatisme, peuvent devenir permanents. Outre la *permanence* du livedo, son installation *récente*, ainsi que la présence *d'autres lésions cutanées*, citées ci-dessus, même très discrètes, sont des critères importants en faveur du caractère pathologique.

Étiologie

Le livedo traduit une anomalie de la circulation sanguine dont l'expression peut ne pas être seulement cutanée mais aussi pluriviscérale, neurologique, oculaire, rénale, etc. Le diagnostic d'un livedo impose donc une double enquête, pluriviscérale et biologique, destinée à répertorier les atteintes viscérales potentielles et à identifier une des causes regroupées dans l'encadré 14.7. Les examens à entreprendre dépendent du contexte qui peut orienter plus particulièrement vers une de ces causes ; par exemple on n'adoptera pas la même attitude lorsqu'un livedo apparaît sur les membres inférieurs d'un sujet athéromateux de la cinquantaine au décours d'une artériographie (embolies de cholestérol) ou chez une femme jeune aux antécédents d'avortement répétés et de thromboses artérielles et veineuses (anticorps antiphospholipides). La projection du mécanisme physiopathologique sur la cause n'est pas absolue malgré sa valeur didactique, car ce mécanisme est extrapolé à partir de données indirectes, mais non démontré. Des chevauchements de mécanismes sont très probables pour une même cause (*cf.* encadré 14.7).

Ainsi, l'*histologie* d'un livedo peut montrer des signes très variables en fonction de la cause, notamment en ce qui concerne la présence ou l'absence d'inflammation des vaisseaux ou d'endartérite. La biopsie contribue donc rarement au diagnostic étiologique. Si elle porte sur les lignes des mailles ou arborisations violacées, elle ne montre que des images de stase non spécifiques, sauf s'il y a une anomalie sanguine associée (elle peut alors éventuellement révéler des thrombus érythrocytaires ou/et plaquettaires ou des cryoprécipités hyalins). S'il y a des nodules ou une infiltration sur les mailles d'un livedo, il faut les biopsier. Dans les livedos de cause présumée artériolaire (livedos ramifiés), il est conseillé de faire une biopsie profonde au centre d'une maille pour prélever l'artériole afférente qui peut comporter des altérations spécifiques comme dans les embolies de cholestérol ou le syndrome de Sneddon.

Livedo des troubles vasomoteurs

Il s'agit de livedos réticulés.

Les formes physiologiques sont les plus fréquentes (*cf. supra*). Les formes acquises pathologiques s'inscrivent dans des tableaux de bas débit circulatoire (*cf.* encadré 14.7) ou exceptionnellement de libération tumorale d'amines vasoactives. On peut rapprocher de ces derniers le livedo induit par l'amantadine.

Livedo des embolies

Il s'agit de livedos ramifiés.

La cause la plus fréquente en est sans doute les *embolies de cholestérol* (ou athéroembolisme); on doit savoir que chez ces sujets, l'embolie de cholestérol n'explique pas toujours toute la symptomatologie cutanée. En effet, une obstruction artériolaire de nature artérioscléreuse préexiste souvent à l'embolie de cholestérol, laquelle est provoquée par une exploration endoartérielle, un traitement anticoagulant ou fibrinolytique. D'autres causes d'embolies sont parfois responsables d'un livedo révélateur : *myxome de l'oreillette* (souffle inconstant, faire une échocardiographie; rechercher des éphélides, nævus pour les syndromes LAMB et NAME [complexe de Carney]; *cf.* chapitre 4), *cancers digestifs* (pancréas), *embolies cruoriques* du cœur gauche. Nous citons ici les livedos observés dans les *infections virales* (cytomégalovirus, herpès-zona, etc.) dont le mécanisme n'est peut-être pas « embolique » à proprement parler, mais plutôt « vasculotrope » voire vasculitique (*cf.* chapitre 2).

Livedo des thromboses

Il s'agit de livedos ramifiés.

Ils sont associés à, et parfois révélateurs de, troubles complexes de la coagulation. Ils sont le plus souvent associés à d'autres lésions cutanées. Le prototype de ces situations est le syndrome des anticorps antiphospholipides/cofacteurs, mais il est probable que d'autres anomalies de la coagulation seront identifiées dans l'avenir.

Dans le *syndrome des anticorps antiphospholipides*, SAPL (*cf.* aussi chapitre 10-4), le livedo est l'un des signes cutanés les plus fréquents de ce syndrome, dont l'expression dermatologique et viscérale est très polymorphe [4].

On sait aujourd'hui que les anticorps antiphospholipides (les prototypes historiques étaient l'anticoagulant lupique et les anticardiolipines) constituent une famille complexe, dont l'analyse doit se faire dans des laboratoires spécialisés en raison de l'absence de standardisation de la valeur seuil séparant le normal du pathologique. Les anticorps pathogènes (potentiellement thrombogènes) sont en fait dirigés contre des cofacteurs protéiques, dont la β2-glycoprotéine I, d'où le nouveau nom de SAPL-protéines ou cofacteurs [4]. Il a récemment été montré que ces anticorps activaient la voie de signalisation impliquant mTOR dans les cellules endothéliales rénales (l'étude a été faite par des néphrologues, mais il est possible sinon vraisemblable que ce mécanisme soit tout aussi vrai dans d'autres organes) [5]. Cette activation mTOR pourrait contribuer à la vasculopathie caractéristique du SAPL, d'autant plus que cette voie de signalisation a déjà été impliquée dans les resténoses après angioplastie coronarienne, expliquant le recours aux stents avec libération de sirolimus, un inhibiteur mTOR. Cela offre clairement de nouvelles perspectives thérapeutiques.

Signes cutanés (encadré 14.8). Ils sont dus à des événements emboliques et/ou thrombotiques siégeant dans la micro- et/ou la macrocirculation. Ceci, ajouté au caractère récidivant et chronique, explique la complexité des tableaux cliniques, et aussi parfois leur apparente banalité (p. ex. ulcère de jambe).

Critères diagnostiques. Ils ont été définis par une Conférence de consensus internationale (encadré 14.9) ; association de manifestations thrombotiques artérielles (dont cérébrales) ou veineuses récidivantes, et/ou de fausses couches répétées (secondaires à des thromboses placentaires), enfin présence de ces anticorps sériques, confirmée à 12 semaines d'intervalle (ceci pour éliminer les anticorps apparaissant au cours de nombreuses maladies infectieuses) [4]. Ces anticorps doivent donc être présents à taux significatifs et être persistants. Il existe aussi un variant microangiopathique rapidement évolutif du SAPL dénommé « catastrophique » compte de sa gravité, dont les critères diagnostiques sont résumés dans l'encadré 14.10.

Encadré 14.8

Signes cutanés du syndrome des anticorps antiphospholipides

Signes de microangiopathie thrombosante
- Livedo ramifié
- Gangrènes distales superficielles
- Purpura réticulé ou rétiforme
- Vasculite livédoïde
- Nécroses focales porcelainées (à type de maladie de Degos)

Signes de thromboembolisme des gros vaisseaux
- Thrombophlébites superficielles/profondes
- Ulcères de jambe
- Nécroses proximales
- Gangrènes
- Hémorragies sous-unguéales (pseudo-Osler)
- Acrocyanose et « orteil pourpre »

Encadré 14.9

Critères diagnostiques du syndrome des anticorps antiphospholipides[1]

Critères cliniques (au moins 1 est nécessaire)
– Thrombose vasculaire : un ou plusieurs épisodes de thrombose veineuse ou artérielle ou de petits vaisseaux dans un organe ou tissu quelconque. La thrombose doit être confirmée par un critère objectif et validé (aspect typique à l'imagerie ou pour l'examen examen anatomopathologique, la thrombose doit être présente sans qu'il y ait présence d'une inflammation vasculaire sous-jacente).
– Complications lors de la grossesse : un ou plusieurs épisodes de mort *in utero* de fœtus morphologiquement normaux après la 10e semaine de gestation/ou : un ou plusieurs épisodes de naissances prématurées de nouveau-nés morphologiquement normaux à ou avant la 34e semaine en raison d'une éclampsie, prééclampsie ou d'une insuffisance placentaire/ou : trois ou plus avortements consécutifs inexpliqués avant la 10e semaine

Critères de laboratoire (au moins 1 est nécessaire)
– Anticorps anticardiolipines, IgG ou IgM présents à des taux modérés ou élevés (> 40 unités phospholipides ou > 99e percentile) à deux reprises au moins à 12 semaines d'intervalle
– Anticorps anti-β2GP1 IgG ou IgM > à un titre > 99e percentile
– Anticoagulant lupique détecté au moins à deux reprises au moins à 12 semaines d'intervalle (détection selon les recommandations de l'ISTH[2])

1. Consensus international *in* [4]. Un laboratoire spécialisé est indispensable.
2. *International Society on Thrombosis and Haemostasis.*

Étiologie. Le diagnostic de SAPL implique de rechercher s'il est associé à une maladie (SAPL secondaire) dont la liste est très longue [6] mais dominée par les maladies auto-immunes (surtout lupus érythémateux) ou s'il est, par exclusion, primaire.

Pathogénie. La maladie est associée à :
– des anticorps anti-β2-glycoprotéine I (une protéine qui lie les phospholipides comme la cardiolipine) ;
– des anticorps anticardiolipines (qui ne réagissent qu'avec la cardiolipine lorsqu'elle est liée à la β2-glycoprotéine I) ;
– et des anticorps à activité anticoagulante (anticoagulant lupique).

Les méthodes de détection doivent associer la recherche de l'activité anticoagulante (la plus spécifique) et des anticorps, par ELISA en général (la plus sensible ; les IgG à taux élevés sont les plus spécifiques dans ce groupe) ; les deux méthodes ne fournissent pas toujours des résultats corrélés. L'activité anticoagulante *in vitro* est un artefact de laboratoire, qui correspond *in vivo* à une activité procoagulante. Cependant, le mécanisme exact de l'activité procoagulante n'est pas établi.

> **Encadré 14.10**
>
> **Critères diagnostiques du syndrome catastrophique des antiphospholipides (SAPLC)**
>
> 1. Atteinte d'au moins 3 organes, systèmes et/ou tissus.
> 2. Développement des symptômes simultanément ou en moins d'une semaine.
> 3. Confirmation anatomopathologique d'une occlusion de petits vaisseaux dans au moins un organe ou tissu.
> 4. Confirmation biologique de la présence d'anticorps antiphospholipides (présence d'un anticoagulant circulant de type lupique et/ou d'un anticorps anticardiolipines).
>
> SAPLC certain : présence des 4 critères.
> SAPLC probable :
> – présence des critères 2, 3 et 4 mais atteinte de seulement 2 organes, systèmes ou tissus ;
> – présence des critères 1, 2 et 3, mais absence de confirmation biologique à au moins 6 semaines d'intervalle, due au décès précoce d'un patient jamais testé pour la présence d'anticorps antiphospholipides avant la survenue du SAPLC ;
> – présence des critères 1, 2 et 4 ;
> – présence des critères 1, 3 et 4, avec développement du 3ᵉ événement clinique en plus d'une semaine mais moins d'un mois, en dépit du traitement anticoagulant.

Traitement. Il implique les antivitamines K à vie dont l'indication doit être soigneusement discutée, notamment après un accident thromboembolique et dont la valeur cible de l'INR dépend de la gravité et du nombre des événements thrombotiques ; l'aspirine n'est que partiellement efficace pour la prophylaxie des thromboses et des embolies ; l'hydroxychloroquine est recommandée en cas de syndrome secondaire au lupus érythémateux. La place des nouveaux anticoagulants (anti-Xa, antithrombine), des nouveaux antiagrégants (anti-GPIIbIIIa) et des statines, ainsi que des inhibiteurs mTOR (*cf. supra*) n'est pas encore clairement définie.

Livedo des artériolopathies

Il s'agit de livedos ramifiés.

La cause la plus fréquente est sans doute l'artériolosclérose dans le cadre d'une artériopathie athéromateuse (*cf.* Embolies de cholestérol). Les vasculites type périartérite noueuse (fig. 14.41) induisent volontiers un livedo ramifié inflammatoire infiltré et la vasculite (ou mieux vasculopathie) livédoïde des lésions surtout ulcérées des chevilles (*cf.* chapitre 14-8). De façon intéressante, il a pu être récemment démontré qu'un déficit en adénosine-désaminase 2 (ADA2) pouvait entraîner aussi bien un tableau proche de la périartérite noueuse infantile chez certains malades et une maladie d'allure auto-inflammatoire avec une fièvre récurrente et un phénotype très proche, sinon superposable au syndrome de Sneddon (*cf.* ci-dessous), chez d'autres [6, 7]. ADA2 est produite par les cellules myéloïdes et pas exprimée par les cellules endothéliales. Elle jouerait un rôle important dans l'intégrité des cellules endothéliales et la différenciation des macrophages en cellules régulatrices (M2). Son déficit favoriserait donc l'inflammation et la vasculopathie. Cela offre des perspectives physiopathologiques et thérapeutiques nouvelles et souligne l'intrication entre inflammation et thrombose.

Le *syndrome de Sneddon* est rare mais correspond à une situation exemplaire : c'est l'association d'un livedo ramifié permanent, souvent étendu (fig. 14.40) aux membres et au tronc, le plus souvent sans autres signes cutanés associés [8], qui précède de plusieurs années des accidents ischémiques cérébraux récidivant neuf fois sur dix chez des femmes jeunes [8–10]. Devant un tel tableau, les problèmes sont diagnostiques et thérapeutiques.

Les critères diagnostiques du syndrome de Sneddon ne sont pas standardisés [3, 8, 10] ; outre les signes ci-dessus, on exige l'absence des autres causes répertoriées dans l'encadré 14.7, dont les anticorps antiphospholipides ; en effet, la recherche d'anticorps antiphospholipides n'était pas disponible lors de la description de Sneddon ; il est donc probable que certains cas anciens correspondent au syndrome des anticorps antiphospholipides. La nature des accidents cérébraux ainsi que leurs aspects en imagerie sont discutés [3, 8] ; les rapports du syndrome de Sneddon et de la maladie de Moya-Moya sont possibles [11]. L'histologie cutanée (centre de la maille) montre une atteinte de l'endothélium des artérioles suivie d'une prolifération sous-endothéliale à évolution fibrosante qui serait un critère diagnostique, quoiqu'inconstant [3, 8].

L'attitude thérapeutique est difficile à cerner ; l'évolution se déroule lentement sur des années, avec aggravation des déficits neurologiques, sans facteurs déclenchants identifiés. Les essais de prednisone, azathioprine, aspirine, dipyrimadole, sont sans effet. La plupart des auteurs recommandent néanmoins un traitement antiagrégant plaquettaire. On se borne à supprimer des facteurs de risque supplémentaires (tabac, contraception hormonale, obésité, grossesse) et/ou à les corriger (statines).

Livedo des syndromes d'hyperviscosité

Ils induisent des livedos réticulés ou ramifiés, parfois l'association des deux, selon que le processus induit un ralentissement circulatoire et des anomalies vasomotrices, ou des thromboses avec ou sans vasculite (*cf.* encadré 14.7).

Livedos des dépôts de cristaux

Il s'agit de livedos ramifiés qui évoluent vers des plaques purpuriques, puis des ulcérations nécrotiques. Les lésions sont dues à des dépôts artériolaires de calcium aboutissant à une occlusion [12]. On les observe surtout chez l'insuffisant rénal dialysé, les dépôts artériolaires de calcium sont en rapport avec une hyperparathyroïdie secondaire (*cf.* chapitre 13-5). D'autres anomalies métaboliques (*cf.* encadré 14.7) peuvent être impliquées : hyperparathyroïdie primaire, hyperoxalurie. L'*hyperoxalurie (oxalose)* est caractérisée par des dépôts d'oxalate dans de nombreux tissus ; elle peut être primitive ou secondaire ; les formes primitives sont héréditaires autosomiques récessives et les sujets atteints présentent dès le jeune âge des lithiases rénales et une néphrocalcinose menant à l'insuffisance rénale ; les formes secondaires correspondent à un excès d'apport (vitamine C, empoisonnement au polyéthylène-glycol, déficit en vitamine B6, consommation excessive de thé noir, etc.)

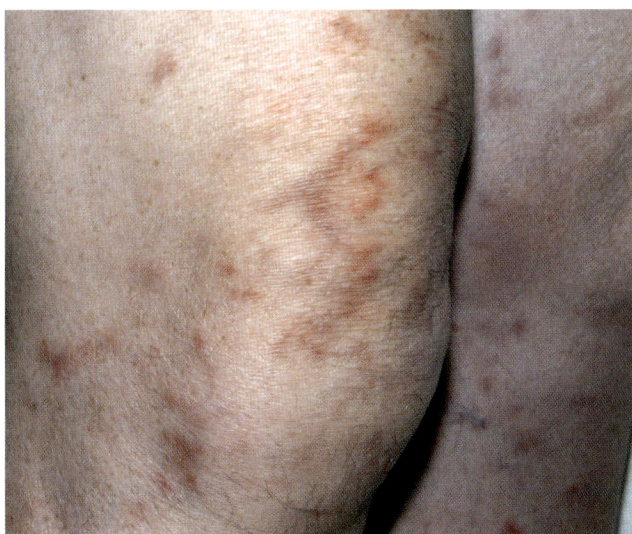

Fig. 14.41 Livedo ramifié d'une périartérite noueuse cutanée.

ou à une hyperabsorption d'oxalates en cas de maladie intestinale ou de résection iléale [13]. L'insuffisance rénale, quelle qu'en soit la cause, induit aussi une rétention d'oxalates ; ainsi ces livedos par dépôts de cristaux ont-ils une pathogénie métabolique complexe. La correction de l'anomalie métabolique quand elle est possible ne permet qu'un ralentissement de l'évolution des ulcérations nécrotiques.

Livedos iatrogènes

Outre les embolies de cholestérol (fig. 14.42) déclenchées par sondes endoartérielles, les livedos iatrogènes peuvent relever de médicaments administrés *per os* (*cf.* encadré 14.7) ou d'injections intra-artérielles thérapeutiques (chimiothérapie) ou accidentelles : c'est la *dermite livédoïde de Nicolau* (fig. 14.43), due souvent (mais non toujours) à un produit huileux. L'injection est suivie d'une douleur fulgurante puis se dessine le livedo d'aval, prélude fréquent à une nécrose nécessitant l'excision chirurgicale ; un traitement d'urgence par nifédipine, dipyridamole, et héparine peut permettre une récupération et éviter la chirurgie délabrante [14].

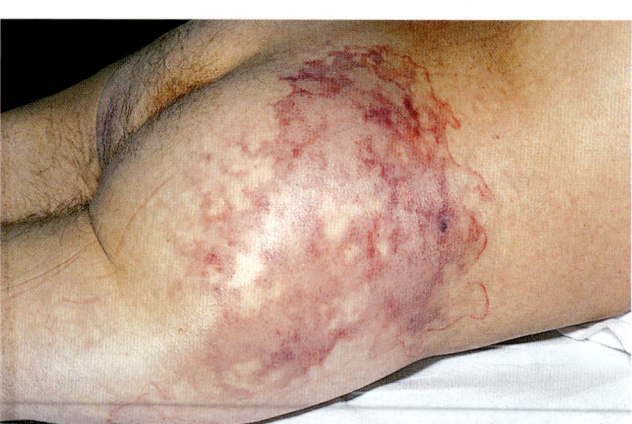

Fig. 14.43 Dermite livédoïde de Nicolau après injection de pénicilline retard.

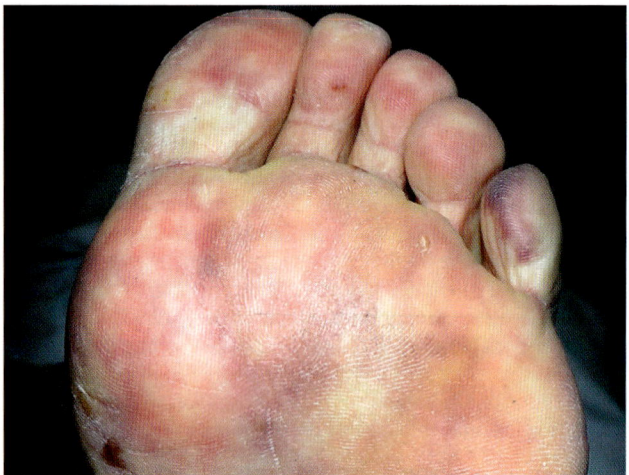

Fig. 14.42 Embolies de cholestérol : « orteils pourpres ».

RÉFÉRENCES

1. Nicolas J. et coll., in : *Nouv Prat Dermatol*, Masson, Paris, 1936, tome 5, 323.
2. Piette W.W., *Adv Dermatol.* 1994, *9*, 3.
3. Frances C. et coll., *Ann Dermatol Vénéréol.* 1994, *121*, 293.
4. Miyakis S et coll., *J Throm Haemost.* 2006, *4*, 295.
5. Canaud G. et coll., *N Engl J Med.* 2014, *371*, 303.
6. Zhou Q. et coll., *N Engl J Med.* 2014, *370*, 911.
7. Navon Elkan P. et coll., *N Engl J Med.* 2014, *370*, 921.
8. Zelger B. et coll., *Arch Dermatol.* 1993, *129*, 437.
9. Sneddon J.B., *Br J Dermatol.* 1965, *77*, 80.
10. Wu S. et coll., *Orphanet J Rare Dis.* 2014, *9*, 768.
11. Pibouin M. et coll., *Ann Dermatol Vénéréol.* 1990, *117*, 557.
12. Au S. et coll., *J Am Acad Dermatol.* 2002, *47*, 53.
13. Marconi V. et coll., *J Am Acad Dermatol.* 2002, *46*, S16.
14. Ruffieux P. et coll., *Dermatology.* 1996, *193*, 368.

14-10 Manifestations cutanées des altérations vasculaires et neurologiques des membres inférieurs

A.-A. Ramelet

Les altérations vasculaires (artères, veines et lymphatiques) et neurologiques des membres inférieurs (MI) sont à l'origine de nombreuses manifestations cutanées (encadré 14.11). Les relations de la phlébologie et de la dermatologie, ainsi que leurs implications épidémiologiques, diagnostiques et thérapeutiques, sont traitées au chapitre 14-11.

Encadré 14.11

Manifestations cutanées des altérations vasculaires et neurologiques des membres inférieurs

Atteinte de la paroi artérielle
- Nécrose
- Ulcère de jambe artériel
- Ulcère de jambe mixte
- Angiodermite nécrotique
- Emboles de cholestérol

Atteinte de la paroi veineuse
- Varices
- Thrombophlébite superficielle
- Thrombose veineuse profonde
- Hémorragie sur rupture de varice

Insuffisance veineuse chronique (IVC)
- Manifestations cutanées réversibles de l'IVC : œdème, dermite ocre, eczématisation, complications infectieuses, papillomatose cutanée, aggravation des dermatoses par la stase
- Troubles trophiques liés à l'IVC : atrophie blanche, hypodermite scléreuse, ulcère de jambe, calcinoses, acroangiodermatite

Atteinte lymphatique
- Lymphœdème primaire
- Lymphœdèmes secondaires

Atteinte neurologique
- Mal perforant plantaire/ulcération neurogène
- Acropathies ulcéromutilantes

Atteinte de la paroi artérielle

Les répercussions cutanées d'une artériopathie varient selon le mode d'installation de l'insuffisance artérielle.

Les principales artériopathies [1, 2] affectant les MI sont l'athérosclérose, les angiopathies diabétiques, la maladie de Buerger (ou thromboangéite oblitérante, atteignant l'homme jeune, s'accompagnant souvent de thrombophlébite superficielle migratrice, devenue rare), les thromboses et les embolies artérielles. Plus rarement, l'oblitération artérielle peut être consécutive à un traumatisme, à une dissection, à une infection ou à une collagénose. Dans la plupart des artériopathies, l'atteinte proximale (gros troncs) est associée à une altération distale de la microcirculation.

Classification fonctionnelle

La sévérité d'une atteinte artérielle oblitérante des MI est déterminée par la classification de Leriche et Fontaine (tableau 14.14). Il faut relever que l'ulcère de jambe artériel s'intègre mal dans cette classification (stade IIb « compliqué » ? stade IV ?).

Tableau 14.14 Classification des artériopathies oblitérantes

Stade I	Asymptomatique

Stade II
a)
b)
	Claudication
	    non invalidante
	    invalidante

Stade III	Douleurs au repos
Stade IV	Nécrose

Il faut relever que l'ulcère de jambe artériel s'intègre mal dans cette classification (stade IIb « compliqué » ou IV ?).
D'après Leriche et Fontaine.

La claudication intermittente est le signe d'appel le plus fréquent de l'insuffisance artérielle des MI. L'anamnèse est très évocatrice : douleur du mollet, invalidante, survenant à la marche, après une distance assez constante, aggravée par l'effort (montée, port d'un fardeau, marche rapide), disparaissant en quelques secondes ou minutes à l'arrêt. Occasionnellement, la douleur peut siéger au pied (atteinte artérielle distale) ou à la hanche, à la fesse ou à la cuisse (claudication haute). Le diagnostic différentiel comprend les claudications neurogène (disparition lente de la douleur) et veineuse, les arthropathies, les crampes, etc.

L'ischémie aiguë (thrombose ou embolie artérielle grave) s'accompagne de violentes douleurs (qui peuvent manquer lors de neuropathie associée au diabète) et peut déterminer rapidement une nécrose des extrémités.

L'ischémie critique, douloureuse au repos, témoigne d'un très haut risque (30-50 % des patients seront amputés dans les mois qui suivent) qui doit justifier immédiatement des mesures de revascularisation ou, à défaut, de l'administration de prostanoïdes.

L'ischémie critique est définie par l'association de douleurs de décubitus ou de troubles trophiques (syndrome de la pulpe vide, contact osseux à la palpation du talon) depuis au moins 15 jours avec une pression artérielle systolique inférieure à 50 mmHg à la cheville ou à 30 mmHg à l'orteil.

L'ischémie chronique modifie l'état des téguments : la peau devient sèche, atrophique, brillante. La pilosité disparaît. La croissance unguéale est altérée.

Situations cliniques

Nécroses cutanées

La revascularisation, lorsqu'elle est possible, est le geste essentiel, mais l'amputation doit le plus souvent être envisagée, après stabilisation de la zone nécrosée. Le chirurgien est alors partagé entre la sauvegarde maximale du membre atteint (permettant une meilleure réadaptation) et un geste extensif (assurant un succès d'emblée et prévenant les risques considérables liés à une nouvelle nécrose et à une réintervention). La mesure transcutanée de la PO_2 aide à déterminer le seuil d'amputation, le moignon cicatrisant correctement si la PO_2 est supérieure à 20 mmHg. L'œdème du membre peut fausser les valeurs de cette mesure. Diverses approches permettent de stabiliser la nécrose : repos, protection du membre atteint contre le froid et les traumatismes, traitement sec de la nécrose, ablation régulière et atraumatique des tissus nécrosés, etc.

Ulcères de jambe artériels

Ils sont souvent déclenchés par un traumatisme. Ils sont caractérisés par :
- l'*aspect* de l'ulcère : bord cyanotique, délabrement tissulaire laissant l'os, l'aponévrose ou le tendon à nu ;
- sa *topographie* : face latérale du pied, tendon d'Achille, face antérieure de la jambe ;
- les *douleurs* ressenties par le patient et le contexte clinique.

Dans certains cas, l'absence de douleurs et de claudication (mobilité limitée pour d'autres raisons) peut égarer le diagnostic. Le traitement local de l'ulcère de jambe artériel ne diffère guère de celui de l'ulcère veineux.

Ulcères de jambe mixtes

Ils possèdent une composante artérielle et une veineuse. Cette double étiologie est plus fréquente qu'on ne l'estime usuellement puisqu'on observe une insuffisance artérielle objective chez 25 % des patients souffrant d'ulcère de jambe. La résistance d'un ulcère veineux à un traitement bien conduit doit faire évoquer une composante artérielle. Un bilan angiologique extensif sera entrepris et l'intérêt d'une revascularisation soigneusement évalué.

Angiodermite nécrotique (ulcères de Martorell, gangrène en plaques superficielles)

Souvent mal reconnue, l'angiodermite nécrotique [3, 4] est pourtant fréquente : 10 % des ulcères de jambe hospitalisés. Une escarre douloureuse de taille variable, superficielle, de couleur noirâtre, adhérente, sans bourrelet périphérique, se décollant en bordure, s'installe brutalement ou succède progressivement à une macule érythématopurpurique (fig. 14.44). Survenant surtout chez la femme de plus de 60 ans, elle est fréquemment associée à l'hypertension artérielle (90 %), même compensée, au diabète (30 %), à l'IVC (> 30 %) et aux artériopathies oblitérantes (> 50 %). L'évolution est lente, rythmée par les rechutes, la plaie cicatrisant brusquement après des mois d'indifférence aux traitements. L'aspect histologique (artériolosclérose) est non spécifique, la physiopathologie mal élucidée. L'angiodermite nécrotique a des relations étroites avec la calciphylaxie [2, 4].

De nombreux traitements ont été proposés : colchicine, héparines à bas poids moléculaire, vasodilatateurs, sympathectomie, plasmaphérèse, etc., avec des résultats décevants. La corticothérapie est souvent bénéfique (locale ou *per os*, 20-30 mg de prednisone pendant 3-4 semaines), de même que la détersion chirurgicale de la plaie suivie de la pose de greffes (Reverdin ou autres) ou de kératinocytes de culture, qui soulage très rapidement le malade de ses douleurs [3, 4].

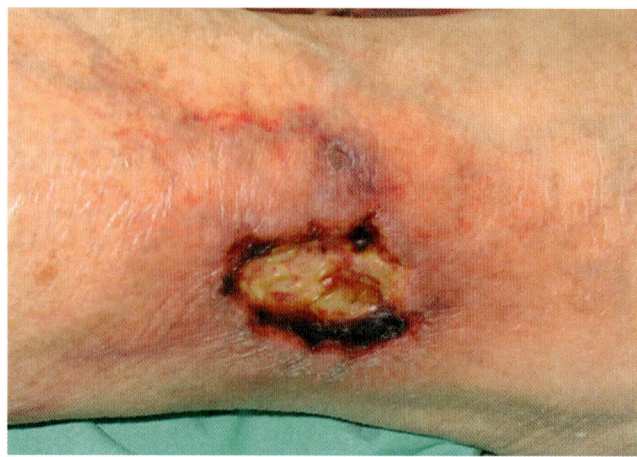

Fig. 14.44 Angiodermite nécrotique.

Embolies de cholestérol

Se détachant d'une plaque athéromateuse située sur les gros vaisseaux, le plus souvent au-dessous de l'ombilic, l'embole peut survenir spontanément, mais il est le plus souvent déclenché par une anticoagulation ou un traumatisme de la paroi artérioscléreuse (artériographie, chirurgie, etc.). Les cristaux provoquent l'oblitération d'artérioles de 150 à 200 µm de diamètre dans les viscères, les muscles ou la peau. Les embolies cutanées se traduisent par une ischémie des orteils (alors que les pouls périphériques sont palpables), un purpura des extrémités, un livedo ou un tableau de pseudo-PAN. L'histologie, prélevée au centre du réseau de livedo, permet de poser le diagnostic (*cf.* fig. 14.42).

Attitude thérapeutique

L'insuffisance artérielle est longtemps asymptomatique, avant qu'elle ne se révèle par une claudication. L'anamnèse est essentielle, tout comme l'évaluation des facteurs de risque (tabagisme, hypertension, hyperlipémie, sédentarité, etc.).

L'examen clinique est aisé : palpation des pouls périphériques (artères pédieuse dorsale, tibiale postérieure), palpation et auscultation des pouls proximaux (fémorale poplitée), mesure de la pression artérielle à la cheville (à l'aide d'un Doppler et d'une manchette ; elle doit être légèrement supérieure à la pression humérale). L'index de pression systolique (IPS) est le rapport entre la pression artérielle à la cheville et la pression systolique humérale, mesurée à l'aide d'une sonde Doppler. Un IPS inférieur à 0,9 permet de faire le diagnostic d'artériopathie oblitérante.

L'examen spécialisé confirme le diagnostic (Doppler, pléthysmographie du gros orteil, oscillographie, épreuves d'effort) et détermine la localisation des sténoses et occlusions (écho-Doppler, angiographie conventionnelle ou en RMN) ainsi que leur répercussion trophique (mesure transcutanée de la PO_2, dont la valeur normale est supérieure à 50 mmHg ; en dessous de 30 mmHg, l'ischémie est grave). Une atteinte artérielle périphérique doit impérativement faire rechercher d'autres atteintes artérielles, souvent encore silencieuses : coronaropathie (50 % des cas), sténose carotidienne (25 %), anévrisme aortique (10 %). L'examen du fond d'œil est aussi indiqué.

Le traitement et la prévention d'événements cardiovasculaires reposent avant tout sur l'antiagrégation plaquettaire ainsi que sur le dépistage et le contrôle optimal des différents facteurs de risque cardiovasculaire (HTA, hypercholestérolémie, tabagisme, sédentarité). Le pronostic de l'artériopathie est sombre en raison de la morbidité et de la mortalité cardiovasculaire élevée. Les exercices de marche à raison de 3-30 minutes par jour permettent efficacement d'augmenter le périmètre de 2 à 3 fois sur 6 mois. Le traitement de revascularisation soit par angioplastie soit par chirurgie est réservé aux échecs du traitement médical chez le claudicant invalidé (stade IIb) et aux stades III et IV.

Atteinte de la paroi veineuse

Les aspects physiopathologiques, épidémiologiques et cliniques de la phlébologie sont présentés au chapitre 14-11, de même que les techniques d'examen du patient et les possibilités thérapeutiques. Nous nous limiterons ci-dessous à évoquer les principaux aspects cliniques auxquels le dermatologue doit faire face [5].

Varices et leurs complications

Les varices résultent de l'altération de la paroi veineuse et des valvules ; la veine se dilate, de manière transitoire puis permanente, son trajet devient sinueux, et le flux veineux devient pathologique.

Au-delà de la gêne esthétique (souvent considérable), les varices peuvent s'accompagner d'œdème, de douleurs ou de prurit (les crampes et les impatiences nocturnes ne sont pas spécifiques de la maladie veineuse) ou entraîner des complications aiguës ou chroniques : la thrombophlébite superficielle (spontanée ou post-traumatique), la thrombose veineuse profonde (TVP), la rupture de varice ou de perle variqueuse (l'hémorragie qui en résulte peut être considérable, la compression et la surélévation du membre suffisent à juguler le saignement, la varice doit ensuite être traitée – phlébectomie, sclérose, etc.), l'eczématisation, en regard de la portion distale du trajet variqueux, la défaillance secondaire du réseau profond (le reflux veineux consécutif aux varices tronculaires surcharge le réseau profond, entraînant progressivement une IVC), l'ulcère de jambe, que l'on observe aussi souvent lors d'une insuffisance des veines superficielles que profondes.

Manifestations cutanées réversibles de l'insuffisance veineuse

Certaines manifestations cutanées régressent ou disparaissent après correction de l'augmentation de la pression veineuse (hyperpression veineuse), soit par compression élastique, soit par éradication du reflux (chirurgie ou sclérothérapie). Les troubles trophiques ne sont pas complètement réversibles (tableau 14.15).

Tableau 14.15 Signes cutanés de l'insuffisance veineuse chronique

Atteintes réversibles	Œdème
	Purpura et dermite ocre
	Eczémas jambiers
	Infections
	Papillomatose
	Modifications d'autres dermatoses
Troubles trophiques plus ou moins irréversibles	Atrophie blanche
	Hypodermite scléreuse
	Ulcères
	Calcifications
	Acroangiodermatite (pseudo-Kaposi)

Œdème périphérique

À prédominance vespérale, il disparaît en position déclive et est prévenu par la compression élastique. Il est aggravé par la présence d'une microangiopathie lymphatique souvent associée à l'IVC.

Purpura

Prédominant à la partie distale des MI, il est disposé le long d'un trajet variqueux ou électivement en regard d'une perforante incontinente.

Le purpura d'effort (ou vasculite d'effort) correspond sans doute à une défaillance aiguë de la microcirculation [6]. Une éruption formée de plaques érythémateuses, purpuriques ou urticariennes survient transitoirement aux chevilles et aux jambes après un effort violent et prolongé, par temps chaud, indépendamment de l'exposition solaire, chez des athlètes arrivés au terme d'un marathon, ou occasionnellement après une marche prolongée chez des sujets prédisposés. L'histologie des lésions purpuriques révèle une image de vasculite leucocytoclasique. Le décours spontané survient en quelques jours, les récidives sont fréquentes lors de nouveaux efforts.

Dermite ocre (angiodermite purpurique et pigmentée de Favre et Chaix)

Elle siège préférentiellement à la partie distale de la jambe. Son intensité est variable, indépendante du status variqueux. On observe de petites taches brunes parfois coalescentes en grandes nappes, s'émiettant à leur périphérie. Elle peut régresser lors de l'amélioration de la circulation veineuse.

Eczémas jambiers

Leur origine doit être déterminée précisément, même si leur traitement est partiellement identique (*cf.* chapitre 5-1).

La dermite de stase (eczéma variqueux) est d'étiologie probablement multifactorielle : réactions immunitaires (autosensibilisation), réponse à une inflammation non spécifique liée à la stase et à l'altération de la microcirculation (séquestre intracapillaire de leucocytes, libérant des enzymes, des métabolites toxiques, etc.), rôle des bactéries et de leurs toxines, complications des excoriations dues au grattage, etc. L'atteinte peut être circonscrite (siégeant électivement en regard d'une perforante ou d'un trajet variqueux, dermite « microbienne » périulcéreuse) ou diffuse (en vaste nappe, à point de départ malléolaire médial le plus souvent). La dermite de stase, régulièrement prurigineuse, peut être aiguë, exsudative ou chronique, sèche. Elle peut disséminer sur le reste du tégument, atteignant préférentiellement les bras, le visage et le cou.

L'eczéma de contact des MI complique fréquemment l'IVC. Il est souvent difficile à distinguer de l'eczéma variqueux, dont certains considèrent qu'il représente l'une des composantes (*cf.* chapitre 5-1). Les altérations cutanées et microcirculatoires prédisposent le patient à une sensibilisation aux nombreuses préparations topiques, utiles ou superflues, qu'il est amené à utiliser. En présence d'un eczéma jambier, une composante d'eczéma de contact doit toujours être recherchée. Une enquête allergologique est donc indispensable dans tous les cas de dermite de stase. Les tests épicutanés démontrent le plus souvent une allergie aux antibiotiques topiques (néomycine, framycétine, bacitracine et polymyxine), à la lanoline, au baume du Pérou, aux émulsifiants et agents conservateurs (parabènes, etc.), aux gels et crèmes contenant des anesthésiques locaux, des antihistaminiques topiques, des phlébotropes ou des héparinoïdes.

Sur le plan thérapeutique, la correction de l'hyperpression veineuse est essentielle : compression élastique [7], surélévation des membres inférieurs lors du repos, correction du reflux lorsqu'elle est possible (ablation chirurgicale, thermique ou chimique). Le traitement local sera adapté à l'aspect de l'eczéma (*cf.* chapitre 5-1). Enfin, l'éviction de toutes substances potentiellement sensibilisantes est souhaitable, d'autant que leur utilité est incertaine.

Infection

L'hyperpression veineuse et la stase lymphatique, les altérations cutanées qui en résultent prédisposent l'insuffisant veineux chronique à l'infection. Celle-ci peut être superficielle (folliculites, impétiginisation d'une dermite de stase, ecthyma, etc.) ou profonde (érysipèle, lymphangite, dermohypodermite bactérienne, fasciite nécrosante, etc.).

Papillomatose cutanée

Résultant d'une stase lymphatique chronique, elle est souvent associée à l'IVC. De larges nappes hyperkératosiques d'aspect verruqueux, de couleur gris brun, siègent sur le dos des orteils, du pied, ainsi que dans les régions malléolaires.

Modification d'autres dermatoses

L'hyperpression veineuse peut accentuer ou modifier l'aspect d'autres dermatoses. Le phénomène de Koebner détermine la localisation des efflorescences d'un psoriasis ou d'un lichen plan en regard des trajets variqueux ou des perforantes ; on constate fréquemment une résistance accrue au traitement. L'insuffisance veineuse peut également modifier la morphologie des lésions en leur joignant une composante purpurique ou eczémateuse. Enfin, l'insuffisance veineuse chronique est souvent associée à une importante hyperhidrose plantaire.

Troubles trophiques liés à l'insuffisance veineuse chronique

Atrophie blanche

La forme idiopathique de l'atrophie blanche (Milian) est étroitement liée à l'hyperpression veineuse. Plus fréquente chez la femme, elle siège préférentiellement à la malléole médiale (fig. 14.45) ou sur le dos du pied. Une ou plusieurs plaques scléreuses de couleur blanc porcelaine, de taille variable, sont parsemées de télangiectasies, correspondant à la dilatation et à l'élongation des capillaires. Les lésions sont parfois entourées d'une hyperpigmentation. Dans un tiers des cas, l'atrophie blanche se complique de petites ulcérations superficielles très douloureuses et lentes à cicatriser. Le traitement de l'atrophie blanche et des ulcérations qui en résultent est difficile. De nombreuses thérapies ont été proposées (corticothérapie, antiagrégants plaquettaires, héparine, fibrinolytiques, nifédipine, pentoxifylline, immunoglobulines polyvalentes) avec des succès variables. Les résultats de la fasciotomie paratibiale peuvent être spectaculaires : disparition immédiate des douleurs et guérison à long terme des ulcérations [5, 8].

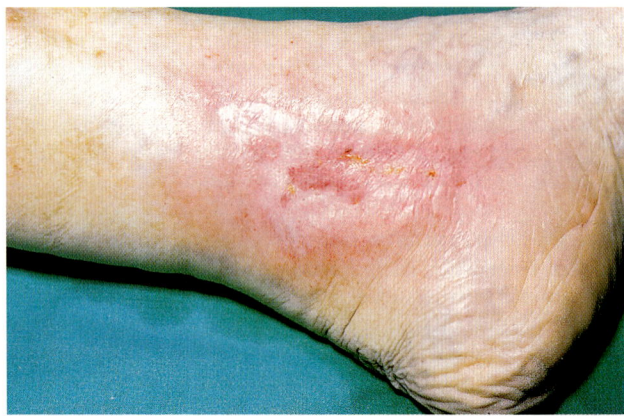

Fig. 14 45 Atrophie blanche.

Hypodermite scléreuse (guêtre scléreuse, lipodermatosclérose)

C'est une complication importante de l'insuffisance veineuse profonde, en particulier du syndrome postthrombotique. L'hyperpression veineuse consécutive à la destruction valvulaire des veines profondes et à l'incompétence des perforantes jambières altère profondément les téguments. L'hypodermite scléreuse survient aussi chez l'obèse, qui développe une hyperpression veineuse jambière, même en l'absence de reflux veineux [9]. Le mécanisme d'installation de l'hypodermite scléreuse n'en est pas totalement élucidé, mais on peut incriminer l'œdème chronique, une lymphangiopathie, la diminution de l'activité fibrinolytique sérique et tissulaire, l'oblitération intermittente des capillaires, la libération de cytokines, les poussées inflammatoires et infectieuses, des foyers de nécrose du tissu graisseux, des phénomènes hyperergiques. Cliniquement, une ou plusieurs plaques de couleur rouge brun, plutôt bien limitées, infiltrées et douloureuses à la pression, siègent en regard de perforantes béantes, le plus souvent au-dessus de la malléole médiale. Ces manifestations régressent après échosclérose ou ligature chirurgicale endoscopique des perforantes incontinentes et/ou fasciotomie ; le traitement conservateur repose sur la compression élastique, la prise d'anti-inflammatoires non stéroïdiens (aspirine, diclofénac, etc.). En l'absence de traitement, l'hypodermite scléreuse évolue vers l'apparition d'un véritable manchon scléreux (guêtre scléreuse), parsemé d'ulcérations, comprimant les vaisseaux et accentuant ainsi la stase veineuse et lymphatique. Le seul traitement est alors chirurgical : excision et greffe associées ou non à la ligature endoscopique des perforantes et à une fasciotomie [3, 8, 10].

Calcifications

L'IVC s'accompagne souvent de calcifications sous-cutanées, se développant autour des foyers de nécrose graisseuse et de fibrose, sans association avec des troubles du métabolisme phosphocalcique. Dans certains cas, elles empêchent la cicatrisation d'un ulcère et doivent être curetées ou largement excisées. Leur découverte est souvent fortuite ; bien visibles sur une radiographie, elles doivent être distinguées de la calcification des parois artérielles et veineuses ainsi que des phlébolithes.

Acroangiodermatite (ou pseudo-Kaposi de Mali)

C'est une complication rare de l'IVC [5]. L'artérialisation du sang veineux consécutive à l'ouverture de shunts distaux et l'altération des capillaires associée à l'hyperpression veineuse entraînent une prolifération endothéliale et fibroblastique, dont les aspects cliniques et histologiques sont proches de ceux de la maladie de Kaposi. Des plaques rouge violacé ou brunes (fig. 14.46), parfois kératosiques, siègent à la face dorsale des orteils, au dos du pied, à la malléole médiale ou à la face antérieure de la jambe. Les lésions sont asymptomatiques. D'évolution lente, elles peuvent régresser après correction (médicale ou chirurgicale) de l'hyperpression veineuse [5, 8, 10]. L'acroangiodermatite peut également survenir lors d'une fistule artérioveineuse (maladie de Stewart-Bluefarb). L'atteinte est alors unilatérale, douloureuse et survient brutalement chez un sujet jeune ; le traitement est chirurgical. Une acroangiodermatite peut également survenir sur un membre paralytique ou en regard d'un moignon d'amputation. L'acroangiodermatite se distingue de la maladie de Kaposi par l'anamnèse, l'aspect clinique, l'histologie et la négativité de l'immunohistochimie pour la recherche de HHV8 ainsi que la négativité de la sérologie VIH pour les cas de Kaposi liés au sida.

Atteinte lymphatique

Plus fréquent qu'on ne l'imagine si l'on ne connaît que ses formes caricaturales, le lymphœdème impose un bilan, vu son association fréquente avec une tumeur, et un traitement, vu son caractère invalidant et ses complications potentielles [14, 15]. Longtemps considéré avec résignation, le lymphœdème peut être traité de manière spectaculaire par des équipes spécialisées.

Formés de canaux (capillaires, précollecteurs et collecteurs) et de nœuds, les réseaux lymphatiques superficiels et profonds accompagnent le réseau veineux jusqu'aux relais ganglionnaires inguinaux. Ils permettent l'évacuation de la lymphe. Les lymphangions sont dotés d'une contractilité propre, qui assure la propagation du flux lymphatique vers le canal thoracique, des valvules prévenant le reflux. L'efficacité de ce drainage diminue physiologiquement avec l'âge. Les lymphatiques des membres inférieurs peuvent présenter des altérations : malformatives (hypoplasies, aplasies, lymphangiomes), infectieuses (lymphangites), traumatiques ou postopératoires (lymphorrhée, pseudo-kyste lymphatique ou sérome, lymphœdème, etc.), fonctionnelles (lymphœdème), tumorales (lymphangiosarcome).

Le lymphœdème résulte d'une insuffisance lymphatique. Un drainage lymphatique inadéquat entraîne un œdème d'abord transitoire puis irréversible. La lymphe ne peut plus être suffisamment évacuée du tissu conjonctif. L'accumulation de protéines de haut poids moléculaire entraîne d'abord une accumulation d'eau et un œdème puis, progressivement, une fibrose.

Classification des lymphœdèmes

Le retour lymphatique peut être compromis par :
– une hypoplasie lymphatique congénitale révélée par un facteur déclenchant, d'importance souvent minime. C'est le lymphœdème *primaire*, dont on connaît une forme familiale (maladies de Milroy, congénitale ou de Meige, plus tardive, consécutives à une anomalie génétique des récepteurs des VEGF) et une forme sporadique ;
– une altération des collecteurs survenant après une thrombose veineuse profonde, des épisodes infectieux (érysipèle, lymphangite), une oblitération parasitaire (éléphantiasis tropical), une compression, un envahissement tumoral, une destruction après chirurgie ou radiothérapie, une inhibition de la lymphangiogenèse (inhibiteurs mTor, sirolimus). C'est le lymphœdème *secondaire*.

Les causes les plus fréquentes du lymphœdème sont répertoriées dans le tableau 14.18. De multiples associations rares, sporadiques ou familiales, ont été décrites (syndrome de Turner, maladie de Fabry, xanthomes, etc.).

Tableau 14.18 Classification des lymphœdèmes

Primaire	Héréditaire : – congénital (maladie de Milroy) – à début tardif (maladie de Meige) Sporadique Associé à une autre affection (syndrome de Turner, maladie de Fabry, etc.)
Secondaire	Bénin : – parasitaire – post-inflammatoire (infection bactérienne ou virale, etc.) – postthrombotique – iatrogène (chirurgie, radiothérapie, etc.) – injection de substance à usage oral (p. ex. buprénorphine) – médicamenteux (sirolimus) – par compression (fibrose rétropéritonéale, etc.) Malin : – lymphangiosarcome – envahissement tumoral des lymphatiques – compression par une masse tumorale

Clinique, complications

Le lymphœdème des MI débute le plus souvent au dos du pied et des orteils. Cet œdème indolore s'estompe d'abord la nuit, puis s'installe de manière permanente, s'organise et se fibrose, s'aggravant souvent au gré des poussées infectieuses, pour aboutir à l'éléphantiasis. Le volume du pied, de la jambe, parfois de la cuisse, des organes génitaux ou du périnée est alors massivement augmenté. L'épaississement de la peau s'accompagne parfois d'une papillomatose verruqueuse brunâtre caractéristique ou de vésicules remplies de lymphe. L'infiltration de la peau des orteils empêche le plissement de leur face dorsale (signe de Stemmer ou de Kaposi-Stemmer). Des formes proximales (génitales, etc.) ou pseudo-tumorales circonscrites ont également été décrites.

Complications classiques et fréquentes du lymphœdème, l'érysipèle et les lymphangites surviennent à partir d'une porte d'entrée minime. Leur traitement précoce et leur prévention sont d'autant plus importants que chaque poussée inflammatoire et infectieuse lèse davantage les lymphatiques et aggrave le lymphœdème.

Le lymphangiosarcome (syndrome de Stewart-Treves) est une complication rare mais dramatique du lymphœdème (*cf.* chapitre 12). Toute macule ou papule cyanotique, rouge foncé, survenant sur un membre lymphœdémateux, doit être biopsiée.

Diagnostic

Il est principalement anamnestique et clinique. L'interrogatoire du patient et le bilan tiendront compte des différentes étiologies possibles (*cf.* tableau 14.18). L'examen des téguments sera méticuleux (papillomatose, signe de Stemmer, plaies, mycoses, etc.) et les périmètres mesurés méthodiquement, en notant l'heure de l'examen. Une affection maligne doit toujours être suspectée lors de l'examen d'un lymphœdème.

L'image clinique du lymphœdème est suffisamment typée pour qu'on le distingue des autres causes d'œdème des MI. L'aspect peut néanmoins être trompeur au début de l'évolution du lymphœdème.

Diagnostic différentiel

Le lipœdème [5, 14, 15, 16] est souvent confondu avec le lymphœdème. Le lipœdème, dénommé aussi panniculite œdématoscléreuse, lipodystrophie ou à tort «cellulite», siège préférentiellement aux faces latérales des cuisses («culotte de cheval») et médiales des genoux, ainsi qu'aux chevilles (jambes «en poteau») des femmes. Encore discret chez la jeune adulte, le lipœdème s'aggrave progressivement, pouvant devenir monstrueux. Il épargne toujours le dos du pied et des orteils, le plus souvent les malléoles, ce qui permet de le distinguer du lymphœdème (auquel il peut occasionnellement être associé). À l'histologie, l'architecture des lobules graisseux est particulière, ceux-ci étant disposés en travées verticales, ce qui explique l'aspect de «peau d'orange» ou de «phénomène du matelas» lors du plissement de la peau de ces patients. Le lipœdème a souvent une composante familiale, s'accompagne d'une tendance à l'engraissement des MI, de douleurs, de varices et de troubles du retour lymphatique, comme en témoigne l'effet favorable, mais éphémère, du drainage lymphatique manuel. La liposuccion permet d'obtenir une amélioration esthétique durable, au contraire de toutes les préparations prétendument «anticellulites». L'IVC grave se complique de troubles lymphatiques ; le diagnostic peut être difficile. Le dos du pied n'est pas œdématié lors d'une IVC et l'œdème est moins infiltré, prenant le godet.

Investigations

De nombreuses techniques ont été développées pour le diagnostic, l'évaluation et le suivi du lymphœdème [14, 15]. La plupart d'entre elles ne présentent pas d'intérêt en dehors de la recherche médicale.

Par ailleurs, d'autres examens [5] doivent être effectués pour l'évaluation globale du membre atteint (artères, veines superficielles et profondes, altérations du derme et de l'hypoderme, etc.).

La lymphoscintigraphie, ou lymphographie isotopique (examen en scintigraphie 40 minutes après l'injection hypodermique d'un colloïde marqué et mobilisation du patient) fournit une analyse anatomique et fonctionnelle (demi-vie et clairance du colloïde) du réseau lymphatique, permettant de déterminer la trajectoire du radiocolloïde et la vitesse de sa progression.

La microlymphangiographie indirecte se réalise en injectant un produit de contraste hydrosoluble dans le derme et en observant sa diffusion, démontrant la fonction lymphatique.

La microlymphangiographie par fluorescence (injection intradermique de dextran marqué à la face dorsale de la cheville puis observation avec un microscope à fluorescence) permet une évaluation morphologique et fonctionnelle des collecteurs lymphatiques.

Le test au bleu (injection intradermique de bleu patent dans le premier espace interdigitoplantaire) est peu sensible et non dénué de risques (choc anaphylactique). Son indication actuelle se limite à l'évaluation du drainage lymphatique lors de tumeurs et à la recherche du « ganglion sentinelle ».

La lymphographie directe (injection directe de produit de contraste dans un lymphatique dénudé) n'est plus guère pratiquée, vu ses dangers. Elle a permis d'améliorer considérablement nos connaissances en lymphologie et reste indiquée lors de certains bilans préopératoires. C'est la seule technique qui permette de visualiser le canal thoracique.

L'écho-Doppler pulsé (*Duplex*) doit compléter le bilan, en étudiant les versants artériel (anomalies anatomiques, sténoses, occlusion, en particulier après radiothérapie) et veineux (insuffisance veineuse superficielle ou profonde, syndrome postthrombotique, occlusions) ainsi que l'examen soigneux des parties molles (épaississement de l'espace sous-cutané, lymphostase, hypodermite scléreuse, calcifications, etc.).

Le CT-scan permet également de mesurer l'engraissement dermohypodermique, l'épaississement de l'aponévrose ainsi que l'atteinte secondaire de la loge musculaire et son engraissement.

La résonance magnétique de haute résolution démontre l'épaississement du derme et de l'hypoderme et les anomalies structurelles des lobules graisseux. Elle peut être complétée par l'injection sous-cutanée de gadolinium pour visualiser les vaisseaux lymphatiques.

La centimétrie (mesure des périmètres des membres avec un centimètre de couturière) est la technique la plus simple pour évaluer l'œdème et son évolution. Plusieurs méthodes de métrologie sont plus fines (botte à eau, etc.) mais parfois encore peu précises (volumétrie optoélectronique). Ces mesures présentent peu d'intérêt diagnostique mais sont utiles pour suivre un malade et quantifier la réponse aux traitements entrepris.

> **Pour la pratique**
>
> L'examen clinique et la centimétrie devraient être complétés par un écho-Doppler et, éventuellement, par une lymphoscintigraphie ou une microlymphangiographie.

Traitement

Il doit être instauré le plus précocement possible (encadré 14.13). L'éducation thérapeutique du malade est essentielle, insistant sur l'importance des soins cutanés quotidiens (prévention et désinfection des plaies, vaseline salicylée sur les nappes de papillomatose, surveillance des téguments, etc.).

> **Encadré 14.13**
>
> **Traitement du lymphœdème**
> – Traitement étiologique : lorsque possible
> – Drainage lymphatique : manuel, pressothérapie intermittente
> – Médicaments veino-actifs : flavonoïdes, autres extraits végétaux, dobésilate de calcium, etc.
> – Compression élastique : force III-IV
> – Chirurgie : indications limitées

Compression et drainage. La compressothérapie (bandages multicouches inextensibles, exercices spécifiques quotidiens sous bandage, pressothérapie intermittente pneumatique dans une botte formée de coussins gonflés alternativement de l'extrémité du membre à sa racine) permet de « dégonfler » un lymphœdème. La compression élastique forte (classe de compression III-IV) doit ensuite prendre le relais et sera portée, à vie, du lever au coucher. Le drainage lymphatique manuel est un massage doux, débutant à la racine du membre, s'étendant progressivement vers l'extrémité. Cette technique fine doit être confiée exclusivement à des kinésithérapeutes et physiothérapeutes dûment formés. Son efficacité (fig. 14.48) a été bien démontrée [7, 17]. Ces méthodes permettent d'améliorer le débit lymphatique, d'évacuer les excès liquidiens et protéiques, de maîtriser l'évolutivité tissulaire (fibrose !) et de corriger le dysmorphisme segmentaire du membre atteint.

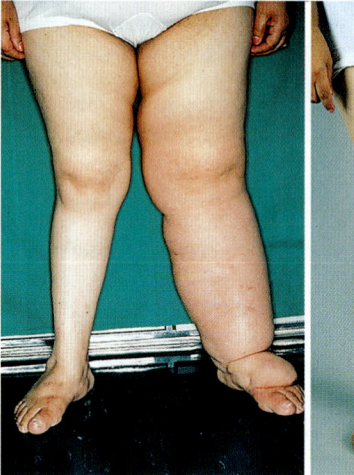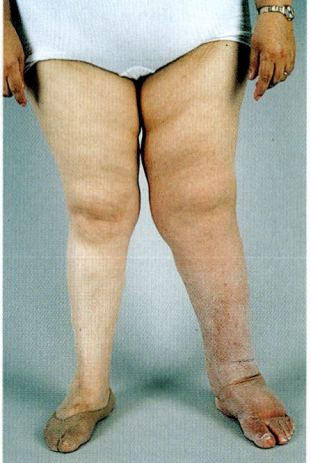

Fig. 14.48 Lymphœdème primaire.
À droite : efficacité du drainage lymphatique manuel.

Médicaments. Les flavonoïdes et le dobésilate de calcium, etc. ont un effet bénéfique sur le drainage lymphatique. Les diurétiques ne sont pas indiqués, le lymphœdème étant un œdème riche en protéines. À l'avenir, l'administration de cytokines spécifiques (VEGF) pourrait stimuler la régénération de vaisseaux lymphatiques, en particulier dans les formes héréditaires.

Chirurgie. Les indications du traitement chirurgical (dérivation, lymphangiectomie, exérèse localisée de la peau résiduelle après correction physiothérapeutique du lymphœdème) et microchirurgical (indiqué principalement lors d'un lymphœdème secondaire : anastomoses lymphoveineuses, transpositions de segments veineux) sont rares et les chirurgiens maîtrisant ces techniques peu nombreux.

Suivi et prévention. Le suivi clinique est primordial, tant pour encourager les malades à suivre un traitement contraignant que

Maladies des vaisseaux

Manifestations cutanées des altérations vasculaires et neurologiques des membres inférieurs

pour prévenir les complications ou la prise de poids. Les différentes techniques de mensuration trouvent alors toute leur valeur (centimétrie, volumétrie, etc.). Les possibilités thérapeutiques sont ainsi restreintes, visant à limiter la progression du lymphœdème. Elles doivent être poursuivies à long terme. Le rôle de la prévention est donc essentiel : compression élastique au long cours, protection contre les traumatismes et les infections. Ces mesures sont énumérées de manière détaillée dans l'encadré 14.14.

> **Encadré 14.14**
>
> **Prévention des complications du lymphœdème**
> - Traitement de fond du lymphœdème (cf. encadré 14.13)
> - Hygiène de vie : repos jambes surélevées, prévention et traitement de l'obésité
> - Hygiène locale : lavage scrupuleux des pieds, utilisation d'émollients en cas de peau sèche, kératolytiques lors de papillomatose, etc.
> - Prévention des lésions cutanées : prudence lors de soins de pédicure, traitement des intertrigos et mycoses interdigitoplantaires, port de chaussures bien adaptées, éviter la marche pieds nus, les piqûres d'insectes, les égratignures, l'acupuncture, la mésothérapie, etc.
> - Éviter la chaleur : bains de soleil, sauna, etc.
> - Vacances et loisirs : à l'abri des traumatismes, d'un ensoleillement excessif, de la chaleur ou des insectes, etc.
> - Consulter en cas de blessure ou d'inflammation du membre atteint, ordonnance d'antibiotiques « en réserve » en cas de lymphangite survenant lors d'un voyage ou le week-end, etc.

Troubles neurologiques, mal perforant plantaire

Principale altération cutanée observée au cours des troubles neurologiques des membres inférieurs, le mal perforant plantaire témoigne d'une polyneuropathie (il s'agit d'une ulcération neurotrophique), qui peut être d'origine familiale, toxique, métabolique, infectieuse, traumatique. L'anesthésie périphérique qui en résulte s'associe à des altérations de la microcirculation pour causer des lésions cutanées et ostéoarticulaires en regard des points d'appui ou de microtraumatismes répétitifs du pied [18-20].

Aspects cliniques et diagnostiques

Le mal perforant plantaire est une ulcération chronique, indolore, non inflammatoire, survenant sur une peau dysesthésique en regard d'une zone d'appui (tête des 1er et 5e métatarsiens, talon, etc.) ou de l'extrémité de la pulpe des orteils (principalement le 3e).

Il s'installe insidieusement sur ou sous une callosité, déterminant une ulcération atone, de forme arrondie ou ovalaire, dont la taille varie de quelques millimètres à plus de 1 cm. Les bords sont saillants, taillés à pic et cerclés par un bourrelet hyperkératosique (fig. 14.49) [19].

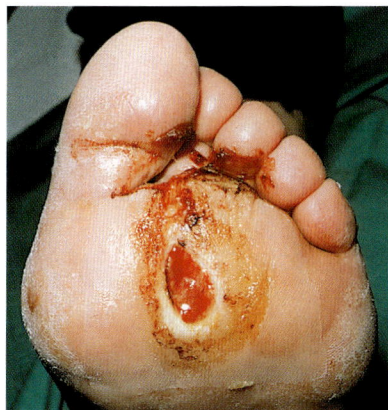

Fig. 14.49 Mal perforant plantaire chez un diabétique.

Les formes frustes sont plus fréquentes qu'on ne l'imagine, en particulier sous les hyperkératoses que l'on observe à l'extrémité de la pulpe des orteils.

Le diagnostic différentiel des hyperkératoses et des ulcérations plantaires torpides est habituellement aisé : nécrose ischémique, verrue plantaire, ulcérations d'origine infectieuse ou tumorale (épithélioma cuniculatum [carcinome verruqueux], mélanome achromique, porome et porocarcinome, etc.) dont la nature sera déterminée par l'histologie.

Aspects étiologiques

Les maux perforants plantaires sont associés à un trouble métabolique (principalement le diabète ; rarement l'amylose héréditaire de type I, à évoquer chez un sujet jeune, originaire du Portugal, etc.) ou à une autre cause (traumatismes ou troubles neurologiques périphériques, myélopathies, lèpre, tabès, etc.). Le mal perforant plantaire peut se compliquer d'une atteinte ostéoarticulaire.

Les acropathies ulcéromutilantes [19] sont d'origine héréditaire ou nutritionnelle. Les troubles trophiques sont cutanés (phlyctènes puis maux perforants bilatéraux) et osseux (ostéolyse évoluant par poussées jusqu'à la difformité : pied cubique). L'atteinte neurologique est dominée par les troubles sensitifs acraux. *La maladie de Thevenard*, familiale, débute à la puberté ou peu après. *L'acropathie ulcéromutilante sporadique* décrite par Bureau et Barrière s'installe plus tardivement chez l'éthylique chronique, le diabétique ou lors de dénutrition, favorisée par les microtraumatismes locaux (encadré 14.15).

> **Encadré 14.15**
>
> **Causes des maux perforants plantaires**
> - Troubles métaboliques
>   - Diabète
>   - Amyloses héréditaires de type I
>   - Maladie de Fabry
> - Polyneuropathies, myélopathies, traumatismes
> - Infections
> - Lèpre
> - Syphilis
> - Acropathies ulcéromutilantes
> - Familiales (Thevenard)
> - Sporadiques (Bureau-Barrière)

Bilan et traitement

L'anamnèse familiale, les bilans clinique, biologique (recherche d'un diabète, d'un éthylisme, sérologie syphilitique, électrophorèse des protéines), angiologique, neurologique et radiologique établiront l'étiologie du mal perforant, préciseront l'étendue de l'atteinte neurologique sous-jacente et décèleront une éventuelle atteinte ostéoarticulaire sous-jacente (ostéolyse, ostéomyélite, arthrite avec pincement articulaire, luxation, fracture).

Le traitement associe des soins locaux minutieux (parage du bourrelet hyperkératosique qui empêche la cicatrisation, traitement de la plaie, alginates, hydrofibres, hydrocellulaires, dans de rares cas bécaplermine), une décharge des zones d'appui (repos, orthèse plantaire), la correction des troubles nutritionnels, métaboliques ou neurologiques, parfois la chirurgie (ostéite, séquestre osseux). À long terme, la prévention est essentielle (orthèse plantaire).

RÉFÉRENCES

1. SFMV, Collège des enseignants de médecine vasculaire, Collège français de pathologie vasculaire. Traité de médecine vasculaire, tome 1 : Principes de base, maladies artérielles. Elsevier Masson, Paris, 2010.
2. Jeanneret-Gris C., *Phlebologie (Stuttgart)*. 2014, 43, 290.

3. Dagregorio G. et coll., *J Eur Acad Dermatol Vénéréol.* 2006, *20*, 166.
4. Hafner J. et coll., *Arch Dermatol.* 2010, *146*, 961.
5. Ramelet A.A. et coll., ed., *Phlébologie*, 5ᵉ ed., Masson, Paris, 2006.
6. Ramelet A.A., *J Eur Acad Dermatol Vénéréol.* 2006, *20*, 423.
7. Gardon-Mollard C. et coll., eds, *La compression médicale*, 2ᵉ ed., Masson, Paris, 2006.
8. Ramelet A.A., *Ann Dermatol Vénéréol.* 1996, *123*, 361.
9. Padberg F. et coll., *J Vasc Surg.* 2003, *37*, 79.
10. Hafner J. et coll., *Curr Probl Dermatol.* Karger, Basel, 1999, 27.
11. Neumann H.A. et coll., Evidence based (S3) guidelines for diagnostics and treatment of venous leg ulcers. *JEADV.* 2016, Aug 21.
12. Palfreyman S.J. et coll., *Cochrane Database Syst Rev.* 2014, 5, CD001103.
13. Triquet B. et coll., *Dermatology.* 1994, *189*, 418.
14. Földi M. et coll., *Lehrbuch der Lymphologie*, 7ᵉ ed., Elsevier, Munich, 2010.
15. Vignes S. et coll., *J Mal Vasc.* 2009, *34*, 314.
16. Wagner S., *VASA.* 2011, *40*, 271.
17. Quéré I. et coll., *J Mal Vasc.* 2014, *39*, 256.
18. Tauveron P. et coll., *Ann Dermatol Vénéréol.* 2005, *132*, 741.
19. Sparsa A. et coll., *Ann Dermatol Vénéréol.* 2007, *134*, 183.
20. Ferreira-Maldent N. et coll., *Ann Dermatol Vénéréol.* 2005, *132*, 797.

14-11 Phlébologie

A.-A. Ramelet

Les relations entre la dermatologie et la phlébologie sont étroites, mais leur développement varie considérablement selon les pays. Ainsi, les écoles germanophones de dermatologie ont-elles apporté une contribution déterminante au développement de la phlébologie, alors que les écoles francophones se sont moins nettement affirmées dans ce domaine.

Régulièrement confronté à l'ulcère de jambe, aux dermites des membres inférieurs ou à des manifestations plus rares, comme l'acroangiodermatite, le dermatologue est le témoin privilégié des altérations des réseaux veineux superficiel et profond. Il doit donc tout naturellement s'intéresser à la phlébologie, les veines superficielles siégeant dans son «territoire», dans l'hypoderme, au-dessus du fascia. Son expérience de l'ensemble des affections cutanées en fait l'expert naturel de la maladie veineuse chronique (MVC) et de ses complications.

Épidémiologie

Aspects socio-économiques

Les affections veineuses sont fréquentes dans les pays occidentaux [1-3]. En Europe, dans la classe d'âge de 30 à 70 ans, on peut estimer à 40 % la prévalence des varices, à 15 % celle des varices prononcées, à 5 % celle de l'insuffisance veineuse chronique (IVC) et 0,4 % celle de l'ulcère de jambe veineux dans une population de 60 à 70 ans (ouvert ou fermé ; cette valeur s'élevant rapidement avec l'âge).

Sur le plan économique, l'ulcère de jambe veineux à lui seul entraîne des coûts considérables [1]. En Grande-Bretagne, la seule prise en charge des ulcères de jambe est évaluée à 2 % du budget de la santé [2]. Dans l'ex-Allemagne de l'Ouest, en 1991, l'ulcère de jambe était la cause de plus de 2 millions de jours d'arrêt de travail et de plus de 1,2 million de journées d'hospitalisation. Le coût total de cette seule complication de l'IVC s'élevait alors à près de 1,5 milliard d'euros. Il faut y ajouter le coût du diagnostic et du traitement des varices et de leurs complications, des phlébites, des thromboses veineuses profondes. Les souffrances humaines qui résultent de la MVC, le coût de son traitement et le nombre de journées d'invalidité qu'elle entraîne la placent dans les premiers rangs des budgets de la santé. Curieusement, l'enseignement de la phlébologie, si l'on excepte le problème de la thrombose veineuse profonde (TVP), n'est le plus souvent qu'esquissé dans les facultés de médecine et les recherches qui lui sont consacrées sont bien souvent le fait de simples praticiens.

Facteurs de risque

L'hérédité et l'âge sont les principaux facteurs de risque de la MVC, suivis par le travail en orthostatisme, la sédentarité, les grossesses, la taille et le tabagisme. Le rôle de l'alimentation est controversé. L'obésité n'est pas un facteur de risque de varice, mais d'IVC (survenue d'hypodermite scléreuse et d'ulcères sans reflux veineux sous-jacent) [3, 4]. D'autres facteurs de risque doivent être cités pour la TVP : alitement, immobilisation (voyages), varices, traumatismes, hormones, tumeurs malignes et troubles hématologiques, dont une mutation du facteur de Leiden. De nouvelles possibilités prophylactiques et thérapeutiques ont permis de diminuer considérablement la fréquence et la sévérité des TVP. Il n'en va pas de même de la MVC. La population européenne vieillissant et sa sédentarité s'aggravant, les possibilités de prévention primaire de la MVC étant limitées, la prévalence des varices ne peut que s'accroître. La phlébologie est donc une discipline pleine d'avenir…

Anatomie et physiopathologie

Rappel anatomique

Le retour veineux des MI est assuré par un réseau superficiel (sus-aponévrotique) et un réseau profond (sous-aponévrotique), reliés entre eux par des perforantes, assurant le drainage de la superficie vers la profondeur [2, 5]. Les variations anatomiques sont extrêmement nombreuses, tout comme les anastomoses entre les différents territoires et segments veineux. Cette variabilité doit être évoquée lors de chaque examen clinique, car elle peut faire égarer le diagnostic ou faire choisir un traitement inapproprié.

Réseau veineux superficiel. L'arcade veineuse dorsale superficielle du pied donne naissance à :
– la grande saphène (*saphène interne*), qui chemine à la face médiale de la jambe et de la cuisse et dont la crosse se jette dans la fémorale superficielle à l'étage inguinal ;
– la petite saphène (*saphène externe*), qui s'étend de la malléole latérale à la fosse poplitée, où elle s'abouche de manière très variable dans la veine poplitée ou, plus rarement, dans la fémorale profonde ou superficielle.

Les saphènes sont reliées entre elles par plusieurs anastomoses et communiquent avec le réseau profond par des veines *perforantes* d'importance et de localisation variables. Les perforantes de Cockett, les plus importantes sur le plan clinique, siègent verticalement au-dessus de la malléole médiale, reliant le plus souvent la veine arquée postérieure (veine de Léonard) au réseau profond. Des vaisseaux lymphatiques et des filets nerveux longent les saphènes et peuvent être lésés lors d'un éveinage.

Le drainage cutané est également assuré par des *veines superficielles* disposées en «mailles de filet», qui se déversent dans les saphènes ou dans le réseau profond. Les veines réticulaires de la face latérale de la cuisse et de la jambe (réseau d'Albanese) se drainent en profondeur principalement à la face latérale du genou. Elles sont souvent variqueuses et nourrissent alors des nappes télangiectasiques «en éventail» disposées sur la face latérale du MI.

Réseau veineux profond. Les veines jambières sont toutes dédoublées et cheminent dans une gaine commune avec l'artère du même nom. Les veines tibiales antérieures, tibiales postérieures et interosseuses (péronières) confluent en dessous du genou, donnant naissance à la veine poplitée (dédoublée dans un tiers des cas). Elle se prolonge par la veine fémorale superficielle puis par la fémorale commune, la veine iliaque externe. Les veines musculaires de la jambe (jumelles ou gastrocnémiennes, soléaires) se jettent dans la poplitée, la profondeur de la cuisse étant drainée par la fémorale profonde.

Rappel physiopathologique

De nombreux mécanismes assurent le retour veineux de la périphérie au cœur, malgré le poids de la colonne sanguine chez un sujet en orthostatisme, le reflux étant prévenu par le jeu valvulaire. L'activité de la musculature (pompe musculaire, principalement au mollet) et des articulations (pompe articulaire, principalement à la cheville) ainsi que l'étirement des veines collectrices plantaires assurent la majeure partie de la propagation centripète de la colonne sanguine. Le tonus veineux, les pulsations artérielles transmises par voisinage aux veines, les mouvements de la respiration, l'aspiration cardiaque dans une très modeste mesure, favorisent aussi le retour veineux [2, 5].

Plusieurs altérations compromettent ces mécanismes : troubles de la statique plantaire limitant l'effet de chasse de la masse sanguine lors de l'appui plantaire, ankylose de la cheville, limitation des mouvements du mollet (hauts talons, chaussures de ski alpin), baisse du tonus veineux (chaleur, consommation d'alcool), dilatation veineuse entraînant une inadéquation des valvules ou destruction valvulaire (syndrome postthrombotique), insuffisance des perforantes. Ces altérations provoquent une stase, un reflux veineux et une IVC, etc.

Insuffisance veineuse chronique. La physiopathologie de l'IVC grave n'est pas entièrement élucidée. La figure 14.50 résume les principaux mécanismes responsables des altérations cutanées observées [2, 5, 6]. L'atteinte des valvules périphériques et la défaillance de la «pompe musculo-articulaire» entraînent un mouvement pendulaire de la masse sanguine et une hyperpression veineuse, intermittente à la marche, permanente en orthostatisme, causant une élongation et une dilatation des capillaires. Leur paroi laisse filtrer les éléments figurés du sang (purpura) et les protéines plasmatiques, dont le fibrinogène qui forme un «manchon» de fibrine péricapillaire. Ce dernier n'a probablement guère de conséquences trophiques, contrairement à ce que l'on supposait ces dernières années. L'accumulation de globules blancs séquestrés dans certains capillaires (*leucocytes trapping*) entraîne la libération de cytokines et de médiateurs de l'inflammation, qui contribuent probablement à l'hypoxie et pourraient expliquer la survenue de dermites de stase. La vasoconstriction cutanée réflexe observée en orthostatisme s'atténue physiologiquement avec l'âge, expliquant la tendance à l'œdème périphérique du sujet âgé. Ce réflexe est également altéré chez l'insuffisant veineux chronique, la stase contribuant aux troubles microcirculatoires. On observe également de nombreuses autres anomalies lors d'une IVC sévère, dont la signification n'est pas encore élucidée. Suite à tous ces phénomènes, les téguments s'altèrent, comme en témoignent l'œdème, les dermites de stase, l'hypodermite scléreuse ou la microangiopathie lymphatique. Un traumatisme mineur suffit alors à déclencher la survenue d'un ulcère de jambe.

Thrombose veineuse. La physiopathologie de la thrombose veineuse obéit à la classique triade de Virchow : stase, altération de la paroi veineuse, troubles de la coagulation du sang. C'est dans le domaine de la coagulation du sang que nos connaissances ont le plus progressé ces dernières années : découverte des déficits en protéines C et S, de la résistance à la protéine C activée. Initialement, le thrombus obstrue toute la lumière du vaisseau ou presque. Il s'étend en direction du cœur, flottant souvent au prochain embranchement veineux, avec le risque d'embolie pulmonaire qui en découle. Le thrombus s'organise en quelques jours, colonisé par des néocapillaires, qui vont créer une nouvelle lumière au sein du caillot. La paroi veineuse recanalisée a perdu son élasticité et sa fonction valvulaire. C'est sur ce terrain que se développe le syndrome postthrombotique, consécutif à la stase et au reflux veineux du trajet dévalvulé [2].

Thrombophlébite superficielle et thrombose veineuse profonde

Thrombophlébite superficielle

Elle se manifeste par un cordon induré, siégeant le long du trajet veineux thrombosé ; elle se complique fréquemment d'une périphlébite se traduisant par une tuméfaction en bande, érythémateuse, chaude et douloureuse. Il n'y a pas d'adénopathies satellites (comme on en observe lors d'une lymphangite), ni d'œdème périphérique (très évocateur d'une TVP associée).

La thrombophlébite superficielle peut toucher une veine variqueuse, surtout tronculaire : c'est la *varicophlébite*. Elle peut également

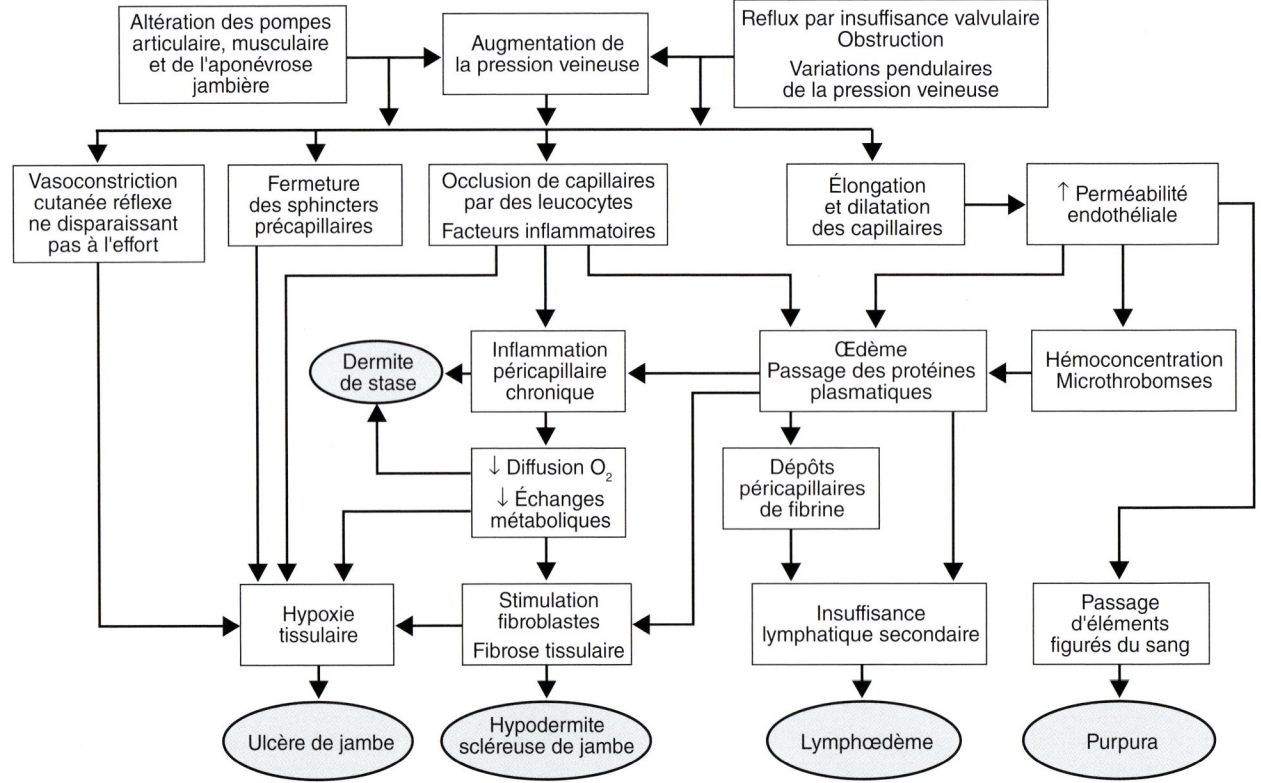

Fig. 14.50 Physiopathologie de l'insuffisance veineuse chronique.

survenir sur un segment veineux apparemment sain et occasionnellement évoluer par poussées successives en continuité, *thrombophlébite migrante*, ou à distance, *thrombophlébite saltans*. Ces formes particulières sont souvent paranéoplasiques ou révélatrices d'une maladie de Buerger, d'une collagénose, d'une hyperuricémie ou d'une coagulopathie. Dans les autres cas, la thrombophlébite superficielle peut être favorisée par un alitement, un traumatisme, une grossesse.

La thrombophlébite superficielle est souvent associée à une TVP, qui doit être systématiquement recherchée, son traitement étant différent. Contrairement à une idée répandue, la survenue d'embolies pulmonaires infracliniques n'est pas rare. Il faut aussi se méfier de l'extension proximale de la thrombophlébite en direction d'une crosse saphène, bien mise en évidence par l'examen échographique. Le traitement consiste alors en une crossectomie en urgence ou une anticoagulation complète, vu le risque d'oblitération de la veine fémorale ou poplitée, d'embolie pulmonaire et de complications tardives (syndrome postthrombotique).

Le traitement de la simple thrombophlébite superficielle peut être conservateur (compression, anti-inflammatoires en applications locales et par voie générale) ou chirurgical (thrombectomie ambulatoire en anesthésie locale, éventuellement associée à une phlébectomie). L'anticoagulation efficace n'est pas indiquée (sauf lors d'une extension de l'oblitération veineuse à la crosse d'une saphène), mais un traitement par fondaparinux 2,5 mg/j pendant 45 jours est recommandé et le patient *doit être mobilisé*.

L'évolution est favorable, sauf lorsque la phlébite s'étend en aval, oblitère la crosse de la saphène et envahit le réseau profond. On observe souvent une pigmentation résiduelle le long du trajet veineux enflammé.

Thrombose veineuse profonde

Elle résulte de l'oblitération par un thrombus d'un ou de plusieurs segments veineux sous-aponévrotiques ; c'est une urgence médicale. La symptomatologie peut être bruyante (cyanose en orthostatisme, œdème, empâtement, augmentation du périmètre du membre atteint, douleurs à la palpation du mollet et lors de la flexion forcée du pied, etc.). Elle est souvent discrète, bon nombre de cas ne se manifestant que par leurs complications immédiates ou tardives. Le dosage sanguin des D-dimères permet un tri efficace des suspicions de TVP, une atteinte poplitée ou fémorale étant pratiquement exclue en cas de négativité de ce test. Sa positivité ne permet pas de conclure et impose un bilan plus approfondi chez le spécialiste. Le diagnostic clinique sera confirmé par échographie ou par écho-Doppler, démontrant la compressibilité des grands axes veineux [2, 7]. La phlébographie n'a plus d'indication.

Le traitement est impératif, vu les risques d'embolie pulmonaire et de survenue ultérieure d'un syndrome postthrombotique et d'une hyperpression veineuse : anticoagulation par héparine intraveineuse ou sous-cutanée relayée par les anticoagulants oraux, ou nouveaux anticoagulants oraux d'emblée, compression élastique (rarement désobstruction chirurgicale ou fibrinolyse). Contrairement à une idée trop longtemps répandue, il est possible (et préférable) de mobiliser les patients atteints de TVP dès l'instauration du traitement. L'hospitalisation n'est donc plus la règle, ce qui entraîne une diminution considérable des coûts liés à la TVP. À long terme, la compression élastique est essentielle pour prévenir les complications tardives, même si cela a été mis en doute dans une étude multicentrique, à la méthodologie discutable [2, 8]. La veine thrombosée se reperméabilise le plus souvent après quelques mois, mais les valvules sont le plus souvent détruites par le processus inflammatoire, immédiatement ou au cours des années qui suivent l'épisode aigu. L'obstruction peut aussi persister et causer une hyperpression veineuse distale. Une complication tardive souvent grave résulte de ces deux évolutions de la TVP : le syndrome postthrombotique [2, 8].

Le patient présentant une TVP doit faire l'objet d'un interrogatoire détaillé (facteurs de risque familiaux et personnels, prise médicamenteuse, circonstances de survenue de la TVP) ainsi que d'un bilan (troubles de la coagulation, recherche d'une néoplasie sous-jacente, etc.).

Phlegmasia coerulea dolens

Cette thrombose étendue, d'installation brutale ou insidieuse, oblitère la majeure partie ou même la totalité des réseaux veineux d'un membre. L'œdème, massif, d'une dureté ligneuse, entraîne par compression l'abolition progressive des pouls artériels et l'ischémie du membre atteint. Les douleurs sont violentes. La peau est froide, cyanotique, puis apparaissent des phlyctènes hémorragiques, préfigurant la gangrène qui va s'installer. Le traitement est chirurgical : thrombectomie en urgence, fasciotomies de décharge. Le pronostic est d'autant plus sombre que la *phlegmasia coerulea dolens* est associée dans un tiers des cas à une néoplasie maligne [2].

Prévention

La TVP et la thrombophlébite peuvent être prévenues lors de situations à risques, telles que les immobilisations, les alitements ou les voyages prolongés (thrombose du voyageur). La mobilisation active ou passive, une compression élastique appropriée, l'administration d'héparine à bas poids moléculaire, une hydratation suffisante permettent de limiter le risque de ces affections graves, potentiellement mortelles et grevées d'un taux élevé de complications à long terme.

Maladie veineuse chronique

La maladie veineuse chronique englobe l'ensemble des anomalies cliniques (symptômes ou signes) résultant d'une pathologie des veines des membres inférieurs et évoluant sur un mode chronique [2, 5].

L'insuffisance veineuse peut être superficielle, profonde, et/ou intéresser les perforantes.

Varices, insuffisance veineuse superficielle

Les varices résultent de l'altération de la paroi veineuse ; la veine se dilate, de manière transitoire puis permanente, et son trajet devient sinueux.

La signification des varices ne doit pas être sous-estimée et il n'est pas sans risque de négliger leur traitement. Il ne s'agit pas d'un simple problème esthétique, mais d'une maladie, s'accompagnant de symptômes (œdème, douleurs, prurit, etc.) et de complications. Le reflux veineux, s'il est important, surcharge le réseau profond et peut provoquer sa défaillance secondaire. Contrairement aux conceptions classiques, 40 à 50 % des ulcères de jambe veineux résultent d'une insuffisance veineuse purement superficielle, le plus souvent saphénienne, et non d'une atteinte profonde [2].

Étiologie

Les varices peuvent être :
– *primaires* (95 %) : débutant dans le réseau veineux superficiel, leur étiologie est mal connue (prédisposition familiale à une faiblesse de la paroi veineuse, mode de vie, grossesse, etc.). Le pronostic est bon, pour autant qu'on les traite correctement et sans trop de délai, tout en prévenant le patient du caractère potentiellement évolutif de la maladie variqueuse ;
– *secondaires* (5 %) : consécutives à une altération du réseau profond (agénésie valvulaire ou destruction valvulaire après thrombose, etc.), elles conduisent aux formes graves de l'IVC ; l'évolution est le plus souvent défavorable. Elles peuvent également témoigner d'une angiodysplasie : syndrome de Klippel-Trénaunay, de Parkes-Weber.

Types cliniques

On distingue principalement (tableau 14.19) :
– les *télangiectasies*, fines arborescences intradermiques d'un diamètre de 0,1 à 0,4 mm, de couleur écarlate. Ce ne sont pas des varices ;
– les *veinectasies*, un peu plus profondes et plus larges (0,4 à 1 mm), rouge violacé, toutes deux souvent tributaires d'une veine

Phlébologie

Tableau 14.19 Classification des varices et télangiectasies

	Diamètre (mm)	Couleur	Profondeur (mm)
Télangiectasies rouges	0,1-0,4	Écarlate	0,4
Télangiectasies bleues	0,4-1,0	Bleue	0,6
Veinectasies violacées	0,6-2	Violacée	0,6
Varices réticulaires	2-4	Bleue	0,7
Varices tronculaires et tronculaires accessoires	≥ 3	Bleue	

nourricière, qu'il faut impérativement déceler et éradiquer avant tout traitement ;
– les *varices réticulaires*, de petit calibre (diamètre de 1-3 mm), hypodermiques, de couleur bleue, souvent disposées en mailles de filet sur les faces médiale et postérieure des MI ou dans la fosse poplitée (fig. 14.51a) ;
– les *varices tronculaires*, plus importantes, siégeant le long des troncs saphéniens ou de leurs tributaires. Le reflux peut ne se traduire cliniquement que par des varicosités périphériques (fig. 14.51b) ;
– les *perles variqueuses*, témoignant d'une importante hyperpression veineuse. Siégeant au tiers inférieur des jambes et aux pieds, ces petites dilatations ampullaires, saillantes, recouvertes d'un épiderme aminci, saignent massivement à l'occasion de traumatismes minimes (fig. 14.51d).

Au cours de la *grossesse*, la maladie veineuse a un caractère particulier, associant des varices des MI de tous types, mais souvent très congestives et spectaculaires. Tout ou partie de cette varicose peut régresser dans les mois qui suivent la délivrance. Les varices vulvaires surviennent en cours de grossesse et disparaissent à l'accouchement, alors que les varices périnéales persistent fréquemment. Elles peuvent communiquer avec la portion proximale de la grande saphène, le reflux se prolongeant tout le long de son trajet, sans atteinte de sa crosse. On parle alors de « vol de territoire ». Cette situation peut égarer le diagnostic et entraîner un échec thérapeutique si le geste chirurgical ne corrige pas le « point de fuite » exact. La présence de varices périnéales doit faire rechercher un syndrome de congestion pelvienne (lourdeurs dans le petit bassin, dyspareunie, etc.).

Les varices ne sont usuellement pas difficiles à diagnostiquer. On veillera à ne pas les confondre avec une simple dilatation veineuse (fréquente chez le sportif) ou avec les hernies piézogéniques de jambe (à la face médiale ou antérieure de la jambe), les hernies musculaires, les papules piézogéniques du pied.

Insuffisance veineuse profonde

Plusieurs causes peuvent être incriminées lors d'une hyperpression veineuse et d'un reflux du réseau profond, aisément détecté au Doppler ou à l'écho-Doppler :
– syndrome post-thrombotique : la reperméabilisation de la veine thrombosée, presque constante, s'accompagne d'une destruction valvulaire et d'un reflux veineux d'étendue variable. La dégradation se poursuit longtemps après l'épisode thrombotique, justifiant le port d'une compression élastique à long terme, malgré les controverses développées à ce sujet [2, 8, 9] ;
– défaillance secondaire du réseau profond, surchargé par un reflux massif du réseau superficiel incompétent. Cette cause a été longtemps sous-estimée. Un status variqueux massif devrait être traité, même en l'absence de symptômes, vu le risque encouru à long terme [2, 10-12] ;
– agénésie valvulaire, insuffisance veineuse profonde primitive, malformations veineuses complexes, compressions extrinsèques, fistules artérioveineuses.

Insuffisance veineuse chronique

La classification (CEAP) s'est imposée, tenant compte des signes cliniques (*C*), de l'étiologie (*E*), de la classification anatomique (*A*) et physiopathologique (*P*), complétée par des scores cliniques et d'invalidité [2, 5, 13, 14]. Nous nous limitons à présenter la partie C (clinique) de la classification (tableau 14.20).

Le terme d'insuffisance veineuse chronique est souvent utilisé de manière abusive : l'IVC correspond à la décompensation de la maladie veineuse, d'origine superficielle et/ou profonde, soit aux classes C3, 4, 5, 6 de la CEAP.

Un discret œdème malléolaire, des nappes télangiectasiques ou des varices sans répercussions trophiques ne correspondent pas à une IVC, mais aux classes C1-C2 de la MVC.

Manifestations cliniques

Le spectre de la MVC est très large, s'étendant des simples télangiectasies (qui témoignent souvent d'une atteinte du réseau profond non encore décelée) à l'ulcère de jambe. Les principales manifestations cutanées de l'IVC sont présentées et discutées chapitre 14-10. Les symptômes ressentis, très variables, n'ont souvent

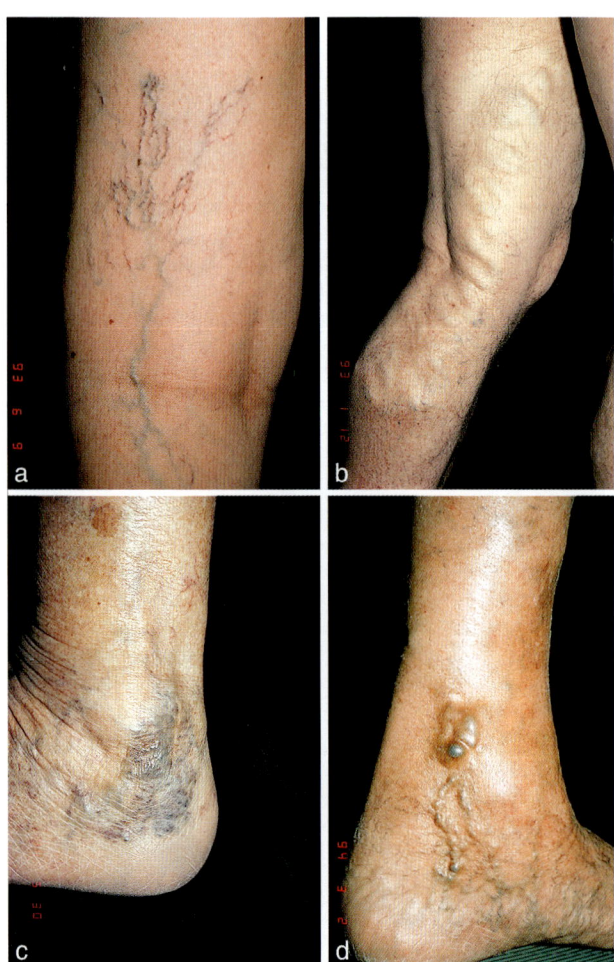

Fig. 14.51 Varices et télangiectasies.
a. Varices réticulaires nourrissant des télangiectasies. b. Varices saphènes (le long de la grande saphène). c. Télangiectasies révélatrices d'une insuffisance de la petite saphène. d. Perles variqueuses.

Maladies des vaisseaux

Phlébologie

Tableau 14.20 Classification C (clinique) de la CEAP

C0	Pas de signe visible ou palpable de maladie variqueuse
C1	Télangiectasies ou varices réticulaires
C2	Veines variqueuses. Elles se différencient des veines réticulaires par leur diamètre, qui est supérieur à 3 mm
C3	Œdème veineux
C4	Altérations cutanées ou du tissu cellulaire sous-cutané liées à la MVC. Cette classe est scindée en 2 parties afin de mieux différencier la sévérité de la MVC
C4a	Pigmentation et/ou eczéma veineux
C4b	Hypodermite scléreuse et/ou atrophie blanche
C5	Ulcère cicatrisé
C6	Ulcère non cicatrisé

En classification CEAP élaborée, tous les signes sont rapportés. En CEAP basique, seul le chiffre le plus élevé de la classe est utilisé
Chaque classe doit être complétée par :
(**A**) pour asymptomatique ;
(**S**) pour symptomatique.
Les **symptômes** retenus sont les douleurs, le prurit, la sensation de jambe lourde et tous les symptômes qui peuvent être attribués à un dysfonctionnement veineux.

pas de corrélation avec l'importance des varices. Certaines plaintes peuvent être spécifiques de la MVC (œdème, douleurs, lourdeurs, prurit) alors que d'autres symptômes ne le sont pas, même s'ils y sont souvent associés (crampes, impatiences nocturnes ou *restless legs*).

L'étiologie des douleurs ressenties dans les MI peut être difficile à déterminer. Tant les malades que leurs médecins ont trop souvent tendance à simplement les attribuer à la maladie veineuse. Il faut aussi penser à des problèmes articulaires (hanche, genou, etc.), musculaires, rhumatismaux, neurologiques (troubles lombaires fonctionnels, canal lombaire étroit, sciatiques, etc.).

Anamnèse et examen phlébologiques

L'anamnèse phlébologique s'intéressera aux antécédents familiaux et personnels, aux facteurs de risque veineux (sédentarité, profession, grossesses, obésité, tabagisme, traumatismes, plâtres, etc.), aux plaintes spécifiques et non spécifiques, aux traitements antérieurs, etc., tout en cherchant les signes d'une atteinte artérielle, neurologique ou orthopédique associée.

L'examen clinique se fait principalement debout (évaluation des varices et de leur étendue, palpation des saphènes, des perforantes, tests de percussion, etc.), mais aussi couché (palpation des artères, évaluation de la symétrie des MI, mesure des périmètres de la cheville et du mollet, inspection et palpation des téguments et des tissus mous, en particulier de la face médiale de la jambe, examen de la mobilité articulaire, recherche des trajets variqueux, les varices réticulaires étant souvent mieux visibles en clinostatisme, etc.).

Les tests phlébologiques ont beaucoup perdu de leur intérêt depuis l'avènement du Doppler et surtout de l'écho-Doppler. Le test de Trendelenburg, les signes du flot et de la toux [2, 5] restent utiles si l'on ne dispose pas d'un Doppler.

Techniques d'investigation

Les techniques ultrasonographiques ont totalement modifié l'évaluation clinique du sujet variqueux, permettant d'analyser aussi bien le réseau profond que superficiel, de choisir le traitement le plus approprié pour éliminer les « points de fuite » et d'assurer un bon résultat à long terme [2, 5, 7].

Doppler. L'effet Doppler permet d'évaluer les flux sanguins superficiels (sondes de 8-10 MHz) et profonds (sondes de 4 à 6 MHz). La sonde est composée de deux cristaux piézoélectriques (émetteur et récepteur). L'émetteur émet un faisceau d'ultrasons. Ce faisceau est réfléchi par les érythrocytes et analysé par le récepteur. La variation de fréquence peut être objectivée acoustiquement (haut-parleur, casque) ou graphiquement (courbes d'enregistrement). Divers artifices permettent d'affiner l'évaluation Doppler : mode bidirectionnel, émission en mode pulsé, analyse spectrale des sons réfléchis, etc.

À l'aide d'un appareil unidirectionnel de poche, peu coûteux, le médecin entraîné peut dépister la plupart des reflux qui témoignent d'une insuffisance veineuse (superficielle ou/et profonde). Mais les pièges sont nombreux, limitant la fiabilité de l'examen : superposition des veines superficielles et profondes, occlusion partielle d'une veine thrombosée, variations anatomiques, dont le dédoublement de la veine poplitée (30 % de la population), etc. Le Doppler permet aussi de mesurer la pression artérielle périphérique et de calculer l'index de pression systolique (IPS).

Écho-Doppler pulsé (Duplex). Il permet de visualiser la paroi et la lumière des vaisseaux, d'évaluer leur diamètre et leur perméabilité, ainsi que d'analyser de manière précise les flux et reflux qui les parcourent. L'adjonction de la couleur (un code coloré arbitraire, habituellement rouge et bleu, est attribué à chaque direction du flux) affine l'analyse et la rend plus aisée (fig. 14.52). L'appareillage

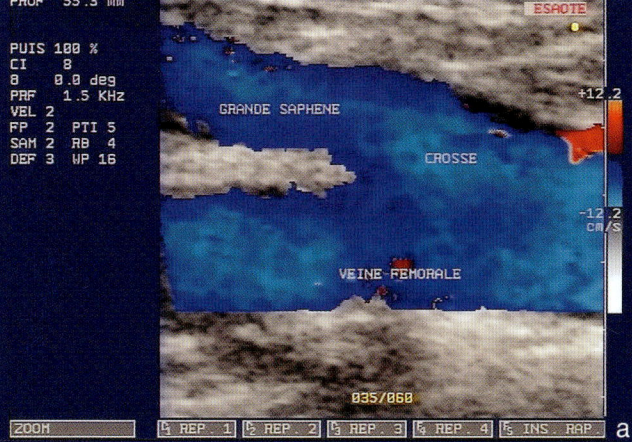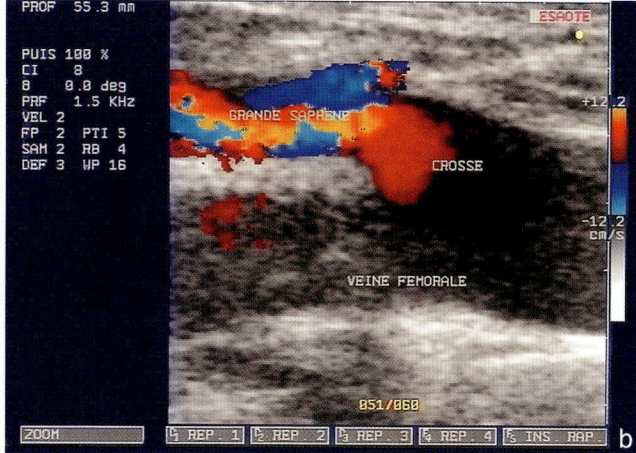

Fig. 14.52 Écho-Doppler couleur de la crosse de la grande saphène.
a. Flux veineux augmenté (en bleu) démontrant le remplissage de la saphène et son abouchement dans la fémorale superficielle. b. Au Valsalva, reflux (en rouge) dans la grande saphène. Absence de flux dans la fémorale superficielle, compétente.

est plus coûteux, mais les avantages (qualité et sûreté du diagnostic) sont tels que cet examen irremplaçable a détrôné les autres techniques [2, 5, 7, 15].

Autres techniques phlébologiques. Quelques autres techniques d'évaluation en phlébologie permettent de quantifier les troubles circulatoires, leur intérêt en pratique courante étant aujourd'hui limité [2, 5, 7] :
– *les pléthysmographies*. Utilisées antérieurement pour le dépistage, l'appréciation et la quantification de la MVC, elles sont progressivement abandonnées ;
– *la mesure sanglante de la pression veineuse* en orthostatisme, par ponction d'une veine du dos du pied ;
– *la volumétrie* permet d'évaluer les variations de volume du pied et de la jambe, soit de quantifier un œdème et son évolution au cours d'un traitement ;
– *la mesure transcutanée de la* PO_2 obtenue en appliquant sur la zone à étudier une électrode de platine reliée à un appareil de mesure et en la chauffant. Intéressante en présence d'une artériopathie, cette technique ne présente guère d'indications en phlébologie, en dehors de la recherche ;
– *la capillaroscopie*. Elle objective la densité et la morphologie des capillaires, avec ou sans injection préalable d'un marqueur fluorescent ;
– *le laser Doppler*. Il enregistre en continu la perfusion d'un site anatomique. Cette technique s'applique à l'étude des microangiopathies, des artériopathies périphériques ou des acrosyndromes, permettant également d'évaluer l'impact microcirculatoire d'un traitement.

Imagerie radiologique. La phlébographie a longtemps été l'examen de référence en phlébologie, mais l'avènement de l'écho-Doppler a drastiquement diminué ses indications. La résonance magnétique est principalement indiquée dans le diagnostic et l'évaluation des malformations veineuses. Les reconstructions 3D en veinographie CT ouvrent des perspectives intéressantes pour les récidives complexes.

Traitements en phlébologie

Éducation du malade

Les mesures d'hygiène veineuse, toujours mentionnées, mais trop souvent oubliées, doivent être enseignées et régulièrement rappelées au malade : préférer le froid (natation, ablutions froides) au chaud, le mouvement à l'immobilité, pratiquer des sports favorables (natation, marche, course à pied, cyclisme, ski de fond, gymnastique antistase), porter des chaussures adaptées, une compression élastique ou des bas de soutien, reposer les jambes légèrement surélevées, suivre un régime amaigrissant en cas d'obésité, prévenir la TVP (en particulier lors de longs voyages : compression, prévention de la déshydratation, médicaments veino-actifs, injections sous-cutanées d'héparine). Le drainage lymphatique, malgré le confort qu'il procure, n'est pas indiqué médicalement lors du traitement de l'insuffisance veineuse non compliquée.

Compression élastique

Trop souvent décriée et mal enseignée au malade, elle est et restera la clé de voûte du traitement phlébologique [2, 9]. Elle doit être adaptée au patient, démontrée, encouragée et contrôlée. Un simple bas de soutien est déjà bénéfique lors de varices peu développées, de vrais bas de compression ou des bandes correctement posées devant être prescrits lors d'une atteinte plus marquée, de symptômes plus importants, de prévention de la TVP (voyages prolongés en avion, en car, en voiture, etc.), d'ulcères de jambe ouverts ou cicatrisés, ainsi qu'en cours de traitement après chirurgie ou sclérothérapie, etc. Des bas spécialement conçus pourraient permettre d'accélérer le temps de récupération musculaire des sportifs.

Médicaments veino-actifs

Ils sont efficaces pour soulager le patient de certains symptômes spécifiques (œdème, douleurs, lourdeurs, prurit) ou non spécifiques de l'insuffisance veineuse (crampes, impatiences nocturnes) [16]. Ils ne paraissent pas modifier l'évolution de la MVC. Plusieurs principes actifs, extraits de plantes, de tissus biologiques ou molécules de synthèse, peuvent être prescrits (tableau 14.21). Leur efficacité a été démontrée dans de nombreuses études en double aveugle, malheureusement de qualité variable. La tolérance est bonne, mais des hépatites ont été observées après prise de coumarine, de dicoumarols (α-benzopyrone) et de benzarone.

Tableau 14.21 Classification des principaux médicaments veino-actifs

Benzopyrones	Alphabenzopyrones – coumarine (retirée du commerce) – dicoumarols (anticoagulants oraux !) Gammabenzopyrones (flavonoïdes) – diosmine et fractions flavonoïdes – rutine et HR (O- (β-hydroxyéthyl)-rutosides)
Saponines	Escine, extraits de marron d'Inde Extraits de ruscus
Autres extraits végétaux	Feuilles de vigne rouge Myrtilles : anthocyanosides Pépins de raisin : proanthocyanidols Ginkgo biloba
Produits de synthèse	Dobésilate de calcium Benzarone, naftazone
Extraits tissulaires	Mesoglycan (polysaccharides provenant de différents tissus d'origine animale)

Sclérothérapie (ablation chimique)

Longtemps pratiquée pour traiter des varices de tout calibre, la sclérothérapie liquide garde pour indications principales les varices réticulaires et les télangiectasies [2, 5]. Un artifice permet d'émulsionner les sclérosants détergents pour obtenir de la mousse, innovation qui améliore les résultats de la sclérothérapie [2, 5, 17]. **L'échosclérose à la mousse** est ainsi devenue la technique de choix du traitement de l'insuffisance de la petite saphène, de certaines tributaires de la saphène, de perforantes et de récidives après chirurgie.

L'application de colle cyano-acrylique à la jonction saphène paraît séduisante, mais le recul est encore insuffisant pour démontrer son efficacité à long terme. Ces techniques d'ablation ne sont pas sans risques, en particulier si celui qui les pratique n'est pas dûment formé. Elles nécessitent un apprentissage en compagnonnage, souvent difficile à acquérir.

Lasers et télangiectasies

Très à la mode et présentés de manière flatteuse – et souvent fallacieuse – dans les journaux féminins, les lasers n'ont pourtant que des indications restreintes dans le traitement des télangiectasies des membres inférieurs. De l'avis de tous les experts, la sclérothérapie est bien plus efficace et moins coûteuse que les lasers et lampes flash. Les complications ne sont pas rares : hyper- et hypopigmentations, nécroses, cicatrices, etc. De plus, les publications consacrées à cette indication sont très contestables : petit nombre de patients, méthodologie souvent douteuse, résultats à très court terme, conflits d'intérêts, etc.

Le développement de nouvelles techniques laser ouvre des perspectives intéressantes, mais ne permettra sans doute pas de surmonter

certains **obstacles liés à la nature même des télangiectasies des membres inférieurs** :
– présence d'un reflux nourricier ;
– hyperpression veineuse localisée ;
– structure histologique variable des télangiectasies (simple ectasie de capillaires ou aspect d'hamartomes) ;
– variation de profondeur des vaisseaux.

À relever les résultats spectaculaires obtenus dans certaines formes de télangiectasies (p. ex. *vasculopathie collagénique*) [18].

Phlébectomie ambulatoire

Décrite par le dermatologue suisse Robert Muller, elle permet d'extraire en anesthésie locale des varices de tous calibres par des incisions minuscules (0,5 à 3 mm) ne laissant pas de cicatrices (fig. 14.53) [2, 5, 19]. La phébectomie permet aussi de traiter des veines inesthétiques (visage, tronc, bras, mains, etc.). Cette technique élégante a aussi ses risques, principalement liés à un bilan préopératoire mal conduit ou à une formation théorique et pratique insuffisante : mauvaises indications avec récidives rapides, nappes de néotélangiectasies (*matting*), cicatrices.

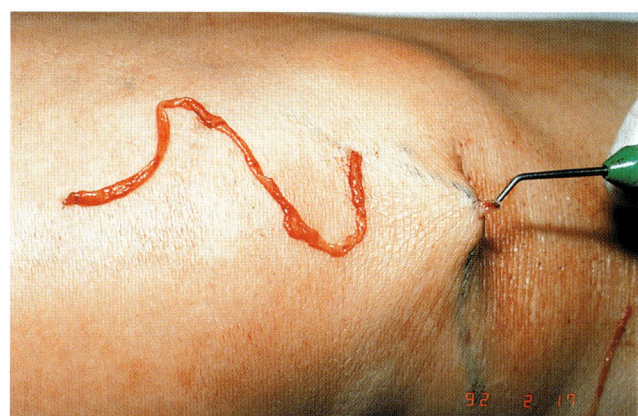

Fig. 14.53 Phlébectomie ambulatoire.

Chirurgie

Elle a considérablement évolué ces dernières années, du moins pour les chirurgiens qui s'y sont intéressés [2, 11, 12]. Elle est indiquée en cas d'insuffisance ostiale des saphènes. La crossectomie et le *stripping* seront complétés par la technique de Muller (incisions de très petite taille avec des crochets à phlébectomie). Les perforantes jambières peuvent être abordées par voie endoscopique, même en présence d'une hypodermite scléreuse, l'incision ayant lieu en peau saine, sous la face médiale du genou. L'excision – greffe des ulcères de jambe est une approche remarquable qui devrait impérativement être développée [10, 12].

Les nouvelles techniques d'ablation thermique endoluminales (cathéters permettant de détruire l'intima de la grande saphène par onde de radiofréquence, laser ou vapeur d'eau) s'imposent de plus en plus. Leur développement n'est freiné que par une mauvaise prise en charge par les assurances sociales, alors que leur coût n'est pas plus élevé que celui de la chirurgie et que les arrêts de travail sont très brefs (1 à 2 jours).

Ces améliorations techniques, associées à de meilleures indications grâce aux nouvelles méthodes d'investigation et aux progrès de l'anesthésie, permettent de traiter les patients ambulatoirement, de raccourcir l'arrêt de travail postopératoire et d'intervenir chez des patients âgés lorsque cela est indiqué, tout en assurant des résultats esthétiques [2, 5, 15].

Conclusion

La phlébologie, mal enseignée, souvent méprisée en milieu hospitalo-universitaire, est pourtant une discipline essentielle, vu la prévalence de la MVC, les souffrances qui en résultent, ainsi que son coût médical et social majeur. Le dermatologue est directement interpellé par l'étude des maladies veineuses, qui se répercutent principalement dans son « territoire ». Une bonne formation en phlébologie peut lui apporter, ainsi qu'à ses patients, de grandes satisfactions. La formation en dermatologie devrait donc comprendre un enseignement en phlébologie permettant au futur spécialiste soit de pratiquer cette discipline, soit d'orienter correctement son patient vers un phlébologue, un angiologue ou un chirurgien [20].

> ### À retenir
>
> Le terme de maladie veineuse chronique (MVC) regroupe tous les stades de l'insuffisance veineuse, des simples télangiectasies aux troubles trophiques les plus sévères. Le terme d'insuffisance veineuse chronique (IVC) doit être réservé aux complications de la MVC, qui vont de la dermite de stase à l'hypodermite scléreuse et à l'ulcère veineux.
> La MVC est fréquente, entraînant des souffrances et des coûts considérables.
> Le dermatologue a été longtemps un acteur privilégié de la phlébologie. Il devrait le redevenir vu sa compétence dans les signes cliniques de la MVC et devrait se former à son diagnostic (Doppler, échographie) et à ses traitements (enseignement des mesures d'hygiène de vie, compression, ablation chimique (sclérothérapie), thermique ou chirurgicale des varices, traitement de l'ulcère).

RÉFÉRENCES

1. Rabe E., *Phlebology*. 2010, *25*, 64.
2. Ramelet A.A. et coll., ed., *Phlébologie*, 5ᵉ ed. Masson, Paris, 2006.
3. Seidel A., *Phlebology*. 2015, *30*, 475.
4. Benigni J.P. et coll., *Phlébologie*. 2007, *60*, 163.
5. Ramelet A.A. et coll., ed., *Varices et télangiectasies*, 2ᵉ éd. Masson, Paris, 2010.
6. Raffetto J.D. et coll. *Int Angiol*. 2014, *33*, 212.
7. Nicolaides A.N., *Circulation*. 2000, *102*, e126.
8. Partsch H., *Phlébologie*. 2014, *67*, 33.
9. Gardon-Mollard C. et coll., eds., *La compression médicale*, 2ᵉ éd. Masson, Paris, 2006.
10. Obermayer A. et coll., *J Vasc Surg*. 2006, *44*, 572.
11. Hach W. et coll., eds., *Venenchirurgie*. Schattauer, Stuttgart, 2006.
12. Hafner J. et coll., *Curr Probl Dermatol*. Karger, Basel, 1999, 27.
13. Rabe E. et coll., *Phlebologie*. 2003, *32*, 1.
14. Eklof B. et coll., *J Vasc Surg*. 2004, *40*, 248.
15. Nicolaides A.N. et coll., *Int Angiol*. 2014, *33*, 87.
16. Ramelet A.A., in : Goldman M.P. et coll., *Sclerotherapy*, 6ᵗʰ ed. Saunders-Elsevier, 2016.
17. Rabe E. et coll., *Phlebology*. 2013, *29*, 338.
18. Basso D. et coll., *Dermatology*. 2016, *232*, 107.
19. Ramelet A.A., Ambulatory Phlebectomy. in : Alam M. et coll., *Treatment of Leg Veins*, 2ⁿᵈ ed. Elsevier Saunders, 2010.
20. Parsi K. et coll., *Int Angiol*. 2010, *29*, 533.

15
Maladies des annexes

Coordinateur : L. Thomas

15-1	Maladies de l'appareil unguéal R. Baran, S. Goettmann, L. Thomas	829
15-2	Maladies des poils, des cheveux et du cuir chevelu P.-A. de Viragh	850
15-3	Pathologie non tumorale des glandes sudorales. A. Petit	867
15-4	Maladies des glandes sébacées – Acné B. Dréno, J.-H. Saurat	875

15-1 Maladies de l'appareil unguéal

R. Baran, S. Goettmann, L. Thomas

L'appareil unguéal normal

L'ongle prend naissance dans une invagination de l'épiderme de la face dorsale de la dernière phalange, apparue au cours de la 9e semaine embryonnaire. L'édification de l'appareil unguéal est réalisée au cours d'un programme lent, de 20 semaines. L'intégrité anatomophysiologique de cet ensemble repose sur des éléments inséparables (fig. 15.1).

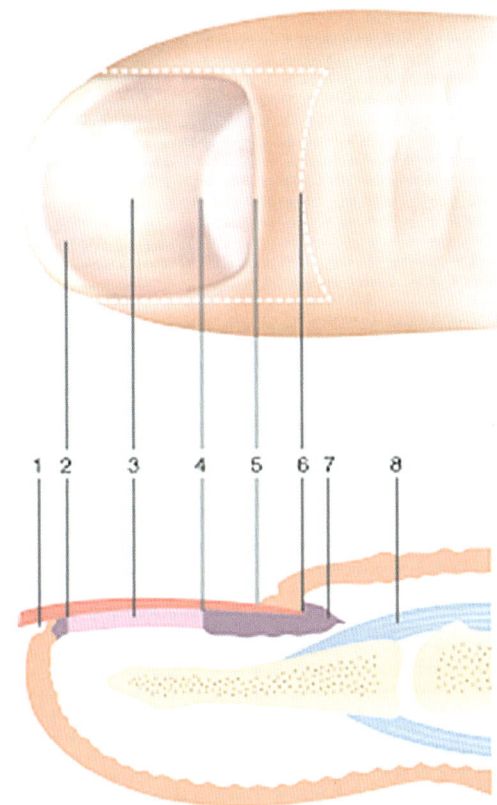

Fig. 15.1 Anatomie de l'ongle.
Zone visible :
1. Sillon distal. 2. Hyponychium. 3. Lit unguéal. 4. Limite distale de la lunule. 5. Cuticule terminant le repli sus-unguéal.
Zone cachée par le repli sus-unguéal :
6. Bord proximal de la base de l'ongle logé dans le cul-de-sac. 7. Matrice. 8. Tendon extenseur.

Anatomie [1]

L'appareil unguéal repose directement sur le périoste de la phalange distale et comprend quatre structures spécialisées :
– la *matrice* qui produit l'ongle ;
– le *lit* sur lequel il repose ;
– le *repli sus-unguéal* qui le couvre en partie ;
– et l'*hyponychium* dont il se détache.

Ongle (limbe, corne, lame, tablette ou plaque unguéale). C'est une lame rectangulaire, semi-dure, à convexité dorsale. Sa surface dorsale est lisse et brillante. La lame unguéale comporte d'arrière en avant deux parties :
– *la racine* ou base de l'ongle, cachée par le repli sus-unguéal ;
– *le corps* de l'ongle, qui représente la zone visible que se partagent inégalement la *lunule* blanc opaque (portion distale de la matrice à limite arciforme antérieure, vue par transparence), qui adhère faiblement à l'ongle, et la *zone rosée* du lit. En avant de la lunule, le lit déroule ses crêtes longitudinales entre lesquelles s'engrènent les arêtes longitudinales de la tablette, expliquant ainsi sa forte adhérence au lit. À la partie distale de celui-ci, on trouve l'hyponychium où l'ongle se détache des plans sous-jacents. Un examen attentif identifie la *bande onychocornée* : pâle, ambrée, translucide, étroite de 0,5 à 1,5 mm, elle barre l'ongle transversalement et correspond à une vascularisation propre à cette région.

Repli postérieur (proximal ou sus-unguéal). C'est une expansion de l'épiderme de la face dorsale de la phalange distale. Il constitue par sa face profonde la lèvre supérieure de la *rainure proximale ou cul-de-sac unguéal*, et plaque la racine de l'ongle sur la matrice unguéale. Avec les replis latéraux, le repli postérieur fournit une voie anatomique continue pour la propagation des processus pathologiques. Il se termine par une production cornée, la *cuticule*, qui scelle l'espace virtuel situé entre la tablette et le repli.

Rainures latérales et postérieure. La plaque unguéale en dehors de son extrémité distale, constituant le bord libre, s'insère dans les rainures latérales et postérieure. Les premières deviennent plus profondes à mesure qu'elles se rapprochent de la rainure unguéale postérieure avec laquelle elles se confondent et qui loge la racine de l'ongle.

Matrice. Elle forme la lèvre inférieure de la rainure proximale et mord sur le quart postérieur de la lèvre supérieure. Elle repose sur la phalange osseuse distale à la manière d'un croissant à concavité postéro-inférieure dont les cornes latérales, aux gros orteils, sont situées sur un plan inférieur à celui des cornes latérales digitales. La matrice produit la lame qui se dévide comme un rouleau de papier à la vitesse de 1/10e de mm par jour aux mains, moitié moins vite aux pieds, sans influence sur l'épaisseur. Le tiers supérieur de la lame unguéale provient de la matrice proximale et les 2/3 inférieurs de la matrice distale. Une atteinte matricielle s'exprime par une dystrophie touchant la tablette unguéale elle-même.

Physiologie [2]

La tablette sert de couverture au lit unguéal. Cette fonction de protection revêt toute son importance en traumatologie où elle empêche la formation, parfois exubérante, d'un faux ongle du lit.

La plaque unguéale exerce un plan fixe de contrepression dans la sensibilité tactile : le boutonnage d'un vêtement s'avère difficile par suite du relèvement distal de la pulpe ; en l'absence d'ongle : on parle de « doigt aveugle ».

L'ongle est indispensable pour la préhension des petits objets par sa projection au-delà de l'ogive pulpaire. Toutefois, une longueur excessive le rend malhabile. Le grattage est une fonction où l'ongle excelle. Au cours du nettoyage d'objets, il rivalise avec un instrument métallique. Dans leur rôle agressif, la marque des ongles permet de fournir des indications médico-légales lors d'une strangulation ou d'un viol. L'ongle est l'accessoire indispensable du guitariste, du violoniste «pizzicato» ou du harpiste. Enfin l'ongle, choyé en cosmétologie, devient une parure esthétique.

Physiopathologie

L'ongle est une *annexe ostéomusculaire* [3]. Il fait partie d'une unité fonctionnelle comprenant la phalange osseuse distale, plusieurs structures de l'articulation phalangienne distale, des fibres du tendon extenseur et des ligaments latéraux. Les enthèses sont des points d'insertion osseuse des ligaments, des tendons ou des capsules articulaires. L'ensemble forme *l'organe enthésique*.

Histologie [4]

La matrice et le lit de l'ongle ont en commun l'absence de couche granuleuse, sauf au cours des processus pathologiques. En revanche, la structure histologique de l'hyponychium est identique à celle de l'épithélium cutané. C'est ainsi qu'il existe des cellules de Langerhans dans l'appareil unguéal ; en revanche, les mélanocytes sont rares et quiescents dans les conditions habituelles. Lors d'une avulsion unguéale, l'épiderme du lit reste adhérent à la partie inférieure de la tablette et met à nu les papilles dermiques ordonnées en sillons longitudinaux et parallèles qui dessinent une tôle ondulée en coupe transversale.

La base de l'ongle, à l'opposé, est peu adhérente à l'épiderme de la matrice sauf aux angles postérolatéraux, reliés à l'articulation voisine par des attaches fibreuses.

Le repli sus-unguéal ne se distingue histologiquement de la peau que par l'absence de papilles dermiques et de poils. *Les capillaires* dont l'orientation est parallèle à la surface se présentent en plusieurs rangées de boucles régulières ou légèrement sinueuses, la plus distale étant la plus intéressante pour *l'examen capillaroscopique*. L'étude morphologique des boucles capillaires est le temps le plus important. Il est complété par la recherche d'anomalies fonctionnelles du flux sanguin, l'étude des veinules sous-papillaires et l'examen des tissus péricapillaires. Les principales applications pratiques de la capillaroscopie périunguéale concernent l'étude des troubles vasomoteurs et le dépistage des microangiopathies des collagénoses.

Biologie

La matrice unguéale manifeste une activité permanente (contrairement à celle du cheveu). Toutefois, il existe des variations, fonction de l'extrémité : *aux mains le remplacement d'un ongle requiert 4 à 5 mois, au gros orteil, 10 à 18 mois.* La main dominante et les doigts les plus longs ont la croissance la plus rapide.

Un ralentissement s'observe chez le vieillard, au cours de l'immobilisation (attelle), du froid, avec certaines médications (cytotoxiques), lors de certaines affections (syndrome xanthonychique).

À l'opposé, ciclosporine, lévodopa, imidazolés, etc. accélèrent la croissance unguéale et certaines dermatoses également (psoriasis, pityriasis rubra pilaire et érythrodermie ichtyosiforme bulleuse).

La mesure de la pousse unguéale possède non seulement une valeur diagnostique comme dans certaines formes discrètes du syndrome xanthonychique, mais encore pronostique puisqu'elle permet de juger de l'efficacité du traitement.

L'ongle pathologique

Nous distinguerons les troubles mineurs, l'atteinte unguéale des dermatoses, les colorations unguéales ou chromonychies, les infections de l'appareil unguéal par les bactéries et les agents mycosiques, enfin, quelques affections relevant de la chirurgie unguéale.

Une liste de définitions propres à la séméiologie unguéale est fournie à la fin du chapitre 15-1, et doit être consultée chaque fois que le lecteur hésite sur la signification d'un terme. Il existe un très grand nombre de publications relatives aux affections des ongles. Dans les références citées en fin de chapitre, des informations détaillées peuvent être obtenues pour chacune d'entre elles.

Anomalies mineures

Elles intéressent parfois la coloration et, surtout, la consistance de l'ongle.

La fragilité vient en tête des préoccupations des patients.

Clinique. L'anomalie la plus fréquente est l'onychoschizie, dédoublement lamellaire distal, qu'explique physiologiquement la double provenance de la tablette.

Les fissures du bord libre sont uniques ou multiples, terminant parfois les fins sillons longitudinaux de la surface de l'ongle, dite «onychorrhexique».

Les fractures transversales de l'extrémité, plus souvent partielles, s'expliquent par la direction des fibrilles de kératine perpendiculaires à l'axe de croissance unguéale.

Prévention et traitement. La fragilité s'observant essentiellement chez la femme, il est évident que les contacts avec l'eau et l'utilisation de produits d'entretien jouent un rôle primordial dans sa survenue. La double protection des mains (gants de fil ou de coton avec gants de caoutchouc ou de plastique par-dessus) est indispensable dans le traitement de cette anomalie. La déshydratation anormalement rapide de l'onychine chez certains sujets explique les bienfaits d'une crème «hydratante» additionnée de phospholipides. Elle est appliquée sur les ongles, après chacune des trois ou quatre toilettes préconisées quotidiennement. Les nettoyages supplémentaires des mains peuvent se faire à l'aide de lotions nettoyantes sans rinçage. L'immersion des doigts dans une eau savonneuse au cours de la manucurie est à proscrire. La manipulation de produits alimentaires humides (viandes, poissons, fruits, légumes) doit être effectuée également avec la double paire de gants.

Atteinte unguéale des dermatoses

Psoriasis unguéal [5]

Aspects cliniques

Le psoriasis unguéal est une des manifestations caractéristiques du spectre de la maladie psoriasique mais, curieusement, il tisse des liens plus étroits avec le psoriasis arthritique (PsA) qu'avec le psoriasis isolé. Le psoriasis unguéal n'est donc pas seulement une maladie des annexes de la peau. Son impact sur la qualité de vie peut être majeur chez certains patients et il signe bien souvent une inflammation systémique non maîtrisée.

D'un point de vue physiopathologique, selon Fournié [6], deux lésions fondamentales sont retrouvées et permettent d'expliquer l'ensemble des signes cliniques et radiologiques : la synovite et l'enthésite. Dans le psoriasis, la synovite n'est pas le *primum movens* de la maladie mais serait due à la libération de cytokines inflammatoires à partir des enthèses enflammées.

Quelques chiffres concernant le psoriasis unguéal sont édifiants. Il affecte 61 % des sujets ayant un psoriasis cutané, 80 à 90 % des patients atteints de psoriasis arthropathique ; 90 % auront une manifestation unguéale au cours de la vie qui reste rarement isolée. Alors que 57 % des psoriasiques accusent une atteinte des mains et des pieds, 27 % des malades ne sont touchés qu'aux mains et 16 % aux pieds. L'appareil unguéal est douloureux dans 52 % des cas ; les douleurs articulaires sont présentes dans 54 % des cas, les lésions cutanées sont concomitantes dans 94 % des cas.

Maladies des annexes

Maladies de l'appareil unguéal

Ainsi la qualité de vie s'altère-t-elle dans 76 % des cas, le handicap étant aussi bien physique que psychologique. Pour 93 % des patients, il existe une connotation esthétique importante, chez 59 %, une gêne réelle au cours d'activité quotidienne et 48 % éprouvent une difficulté à assumer leur emploi. La prédisposition des psoriasiques aux (sur)infections fongiques est trois fois supérieure à celles des personnes indemnes de cette affection cutanée. En dehors des ongles, le psoriasis s'attarde volontiers sur des régions privilégiées comme le cuir chevelu et le pli interfessier. Un seul doigt peut être touché sans manifestation radiologique. En revanche, l'IRM permet de révéler une enthésopathie. Moins coûteuses, l'échographie en 3D et, peut-être, l'OCT (*Optical Coherence Tomography*), éventuellement associées à la scintigraphie osseuse, sont, elles, susceptibles de déceler un psoriasis arthropathique. En somme, tout porte à croire aujourd'hui que l'onychopathie psoriasique est un marqueur d'une atteinte inflammatoire profonde.

Du point de vue micro-anatomique, certaines images histologiques confirment le lien entre les différentes structures. Le tendon extenseur, en particulier, poursuit son insertion osseuse en enveloppant la racine de l'ongle. Les ligaments latéraux forment un réseau d'intégration contribuant à l'arrimage des bords latéraux de la tablette unguéale. Ce continuum virtuel de structures du tissu conjonctif se confond avec le périoste épaissi de la phalange distale et avec les nombreux ligaments cutanés qui fixent la graisse pulpaire à la peau.

Le psoriasis est loin d'être une maladie exceptionnelle et son intérêt actuel est devenu quadruple, par :
– la découverte d'une panoplie diagnostique allant du domaine visible, clinique, à celui de l'invisible, avec l'imagerie médicale ;
– une meilleure connaissance des diagnostics différentiels ;
– l'évaluation de l'affection grâce à de nouveaux scores plus performants et faciles à établir ;
– enfin, la possibilité d'utiliser des thérapeutiques incomparablement plus efficaces que celles que nous connaissions dans un passé relativement récent.

Corrélations anatomocliniques

Lésions matricielles. Il faut les distinguer des autres atteintes sous-unguéales. Les lésions matricielles sont transitoires, évolutives et discontinues. Elles sont responsables *des dépressions ponctuées (ongles en dé à coudre)* (fig. 15.2a) qui constituent le maître symptôme du psoriasis unguéal, des sillons transversaux, de la trachyonychie et de l'onychomadèse.

La rugosité de la tablette ou trachyonychie peut être le symptôme dominant caractérisant les 20 ongles « grésés ».

L'accentuation des crêtes longitudinales, physiologiques, prend parfois l'aspect de gouttes de cire fondue, ou de coulées linéaires. La matrice distale peut induire une leuconychie (fig. 15.2b) et un aspect marbré de la lunule.

Manifestations pérennes du lit et de l'hyponychium. Elles, entraînant une onycholyse, les taches d'huile de Milian ou une hyperkératose sous-unguéale.

Les « taches d'huile » rouge brunâtre médio-unguéales (fig. 15.2c), classiques dans le psoriasis, s'observent également dans d'autres affections comme l'acropustulose et le lupus érythémateux, réalisant un décollement du limbe corné, souvent à distance des bords distolatéraux. Parmi les affections susceptibles de compter l'onycholyse dans leur symptomatologie, le psoriasis vient en tête.

Une ligne de coloration jaune dessine une démarcation entre l'ongle rosé normal et l'ongle décollé, blanc grisâtre. Elle est rehaussée d'une bordure érythémateuse foncée sur son versant proximal. La prolifération parakératosique explique aussi bien l'hyperkératose sous-unguéale, lorsque les cellules adhèrent entre elles (fig. 15.2d), que l'onycholyse, lorsqu'elles ont perdu leur coalescence.

Les hématomes filiformes se situent surtout dans la partie distale du lit.

Formes cliniques

La paronychie psoriasique possède des aspects particuliers : la cuticule est intacte et la face dorsale du repli sus-unguéal souvent érythématosquameuse. La pression exercée sur le repli libère un matériel caséeux à cellules nucléées ou anucléées sans accompagnement levuro-bactérien. Au cours des traitements par rétinoïdes, ce phénomène est particulièrement démonstratif.

Chez l'enfant, le psoriasis prend l'image de la parakératose pustuleuse de Hjorth-Sabouraud qui évoque cliniquement une onychomycose, une dermatite atopique ou un psoriasis.

L'acrodermatite pustuleuse est une traduction clinique de l'image histologique que constitue l'abcès de Munro-Sabouraud ou la pustule de Kogoj (*cf.* chapitre 11-4).

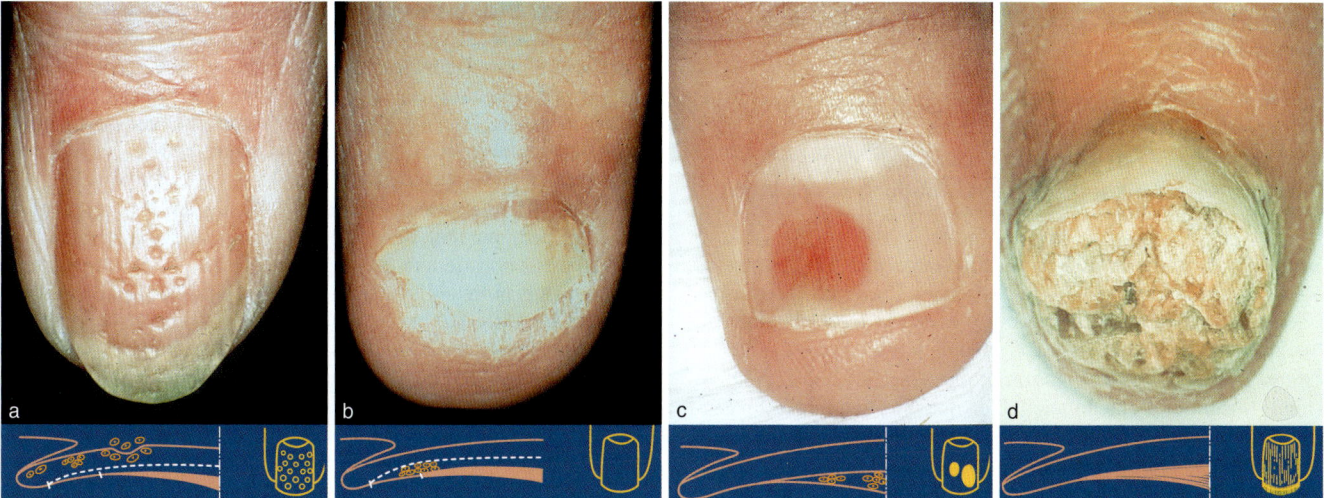

Fig. 15.2 Aspect du psoriasis unguéal (*cf.* texte).

15-1 Maladies des annexes

Maladies de l'appareil unguéal

Les formes médicamenteuses doivent être reconnues en vérifiant les ordonnances du patient : la prise de lithium, de bêtabloquants, d'antipaludéens de synthèse, d'anti-TNF et d'interféron qui peuvent avoir un rôle d'induction et/ou d'exacerbation.

Diagnostic différentiel

Il se pose différemment selon les manifestations observées. Les dépressions ponctuées se rencontrent dans la pelade et l'eczéma. La trachyonychie doit faire discuter une pelade, un lichen plan et un eczéma. L'étiologie de l'onycholyse est multifactorielle, candidosique, professionnelle, et chez la femme également « cosmétique », en sachant que le nettoyage excessif de la région sous-unguéale favorise le phénomène de Koebner. Le seul diagnostic délicat est celui de mycose. Les cultures, répétées en cas de négativité et l'application de critères rigoureux avec assistance histomycologique permettent d'éliminer une onychomycose isolée mais non une association pathologique.

Traitement

Contexte et stratégie. Le traitement est long, fastidieux, décevant. Son succès dépend de l'obstination du médecin et de l'adhésion du patient au traitement ainsi que des particularités de la maladie et de son retentissement sur la qualité de vie. *L'implication de l'appareil unguéal au cours du psoriasis reste le meilleur indicateur d'un psoriasis arthropathique concomitant.* De nombreux travaux indiquent que l'onycholyse arrive en tête des signes unguéaux, diagnostiqués par les rhumatologues utilisant les critères de la classification du psoriasis arthropathique (CASPAR). Ces critères ont permis de montrer, sur 1 633 sujets atteints de psoriasis unguéal, qu'ils étaient trois fois plus souvent susceptibles de développer un psoriasis arthropatique que les autres.

L'évolution spontanée du psoriasis unguéal est capricieuse, faite de rémissions et de rechutes. De façon paradoxale, l'exposition solaire peut aggraver les lésions unguéales et un phénomène de Koebner peut s'observer après un traumatisme isolé ou répété. Le traitement ne peut pas être univoque, il doit être envisagé en fonction de l'importance des lésions, du sexe, de la profession, de l'âge, de l'extension à la peau, de l'atteinte articulaire périphérique ainsi que de la demande du patient et de son niveau de compréhension. À ces considérations, il faut ajouter le type des lésions, reflet fidèle de la localisation anatomique de la maladie sur l'appareil unguéal.

Chez l'enfant le plus difficile est de convaincre la famille, toujours en quête d'un remède efficace et rapide. C'est pourquoi photographier l'atteinte psoriasique une fois par an montre aux parents que nous restons particulièrement vigilants.

Chez l'adulte, le problème se pose différemment selon la profession. Le manuel sujet aux micro et/ou macrotraumatismes a peu de chance de tirer parti du traitement. En revanche, dans certaines professions libérales, un patient très motivé a toutes les chances d'en tirer bénéfice.

> L'action du traitement qui, bien entendu, ne s'exerce que sur les tissus péri ou sous-unguéaux, incite la matrice à produire un ongle normal qui se développera environ 5 mois plus tard.

Lorsque le psoriasis affecte la matrice unguéale, les traitements topiques sont décevants. En revanche, les *injections intralésionnelles de corticoïdes* en suspension à travers le repli sus-unguéal, avec une aiguille de 30 G, sont certainement très efficaces.
- Elles sont effectuées à raison d'une injection/mois pendant 6 mois. L'absence d'amélioration, bien que rare, entraîne la suspension du traitement. En fait, habituellement dès la 2e injection, une amélioration se dessine nettement dans la région proximale.
- Au bout des 6 mois, les injections se poursuivront toutes les 6 à 8 semaines ; s'il faut persévérer au-delà d'une année, on proposera une injection tous les 3 mois. Nous nous refusons d'utiliser le dermojet malgré sa commodité, l'apparition de kystes d'implantation étant réel puisqu'ils ont conduit à l'amputation de la phalange distale.

En cas d'échec des corticoïdes injectables, des auteurs turcs ont vanté l'efficacité d'une injection de 2,5 mg de méthotrexate de chaque côté de l'ongle à la hauteur du repli sus-unguéal, après bloc anesthésique digital. Les injections sont répétées 1 fois/semaine durant 6 mois.

Lorsque le psoriasis siège sur les tissus sous-unguéaux non matriciels, les lésions consistent en une hyperkératose sous-unguéale ou une onycholyse du lit sous forme de tache d'huile, soit de décollement distolatéral. Dans la première hypothèse, une *kératinolyse chimique à l'urée à 40 %* permet de découper la kératine pathologique pour traiter le lit nouvellement exposé. Dans le second cas, le découpage à la pince de la portion de tablette décollée nous ramène à la situation précédente. Il suffit d'appliquer des dermocorticoïdes de classe 4 de façon quotidienne, vespérale, de préférence sous occlusion pendant une quinzaine de jours, puis de manière discontinue, en procédant régulièrement au découpage de la tablette, en l'absence d'adhérence au lit unguéal.

Nous complétons souvent le traitement par des massages en insistant sur la sertissure proximale de l'ongle avec le tazarotène (rétinoïde), le calcipotriol (dérivé de la vitamine D3) associé au clobétasol ou encore le tacrolimus à 0,1 %.

Si les résultats s'avèrent insuffisants et si la demande reste forte, nous proposons au patient des infiltrations de corticoïdes, sous anesthésie locale, par injection sous-unguéale du lit par voie latérale, de 0,1 mL d'acétonide de triamcinolone à 10 mg par mL, effectuée avec une seringue Luer-Lock munie d'une aiguille de 30 G, aux points cardinaux Nord-Est – Nord-Ouest – Sud-Est – Sud-Ouest. Deux à trois séances à un mois d'intervalle peuvent être bénéfiques.

En l'absence d'amélioration, chez un sujet toujours décidé à voir la fin de son tourment, ou simplement en cas de refus du traitement précédent, on peut envisager, en l'absence d'onycholyse, un badigeonnage du pourtour unguéal matin et soir avec une solution de 5-fluoro-uracile à 1 % dans du propylène glycol pendant 6 mois, puis de façon discontinue. Ce traitement peut être très irritant.

La PUVA thérapie ne conserve plus beaucoup d'adeptes.

La radiothérapie et les bains d'électrons ne doivent plus être proposés. L'efficacité du *Pulsed Dye Laser* PDL (595 nm) à raison d'une séance par mois s'est avérée comparable à celle de la photothérapie dynamique utilisant l'acide méthyl aminolévulinique. Parmi les effets secondaires, on note une douleur transitoire dans les premières 24 heures et un léger purpura du lit des ongles traités, disparaissant en une semaine.

Si, pour diverses raisons (psoriasis cutané gênant), le patient souhaite avoir recours à un traitement systémique, l'acitrétine (0,2-0,3 mg/kg/j) est certainement efficace au bout de 6 mois, sauf dans les formes onycholytiques que l'on risque d'aggraver. Cependant, sa durée, toujours longue, ses effets secondaires, souvent conséquents, et les précautions qu'elle nécessite, n'en font rarement un traitement de choix. De plus, le phénomène de Koebner peut réveiller une paronychie psoriasique latente, exigeant parfois des injections d'acétonide de triamcinolone dans le repli sus-unguéal.

Ciclosporine et méthotrexate (MTX) restent en compétition, toutefois, compte tenu des risques encourus principalement avec la ciclosporine pour le rein et l'hypertension artérielle, sans parler de l'hirsutisme, notre préférence se porte sur le MTX que l'on débute à la dose de 15 mg/semaine que l'on augmente progressivement sans dépasser 20 à 25 mg et que l'on diminuera très progressivement au bout de 6 mois. Bien entendu, ces deux médications imposent des examens biologiques réguliers. Le MTX serait plus efficace sur les lésions d'origine matricielle tandis que la ciclosporine serait plus active sur celles du lit unguéal.

Chez la femme, le psoriasis peut bénéficier de tout ce qui précède, en rappelant que le MTX et l'acitrétine nécessitent une contraception.

L'utilisation au long cours de ces traitements systémiques n'étant pas dénuée d'effets secondaires, on comprend l'intérêt suscité par les *biothérapies* qui peuvent exercer des effets remarquables sur l'atteinte unguéale, laquelle n'est acceptée comme seule indication à un traitement que dans des cas très particuliers (*cf.* chapitres 10-13 et 22-6).

Chez l'enfant, nous restons particulièrement vigilants en présence d'une atteinte unguéale sur laquelle on pratiquera chaque année une échographie pour dépister la survenue d'une éventuelle arthropathie psoriasique.

Psoriasis pustuleux. L'acitrétine (50 mg/j) est d'une grande efficacité. Toutefois lorsque l'on diminue la dose, on risque une rechute qui peut ne toucher qu'un seul doigt ou un seul orteil. Cependant, l'action conjuguée du calcipotriol et du tazarotène en massage, 2 fois/j, paraît bénéfique, ainsi que celle des corticoïdes sous occlusion. Le numésulide, anti-inflammatoire non stéroïdien (100 mg × 2/j), montre une certaine activité, mais son interruption entraîne également une rechute, qui serait relativement limitée, grâce à son association aux traitements locaux précédents. Paradoxalement, les formes polydactyliques réagiraient mieux que les formes mono ou paucidactyliques. Le psoriasis pustuleux et l'acrodermatite continue d'Hallopeau sont sensibles à la ciclosporine, à doses fortes avec les inconvénients qu'elles comportent ; les doses faibles exigent, en général, leur association aux traitements locaux indiqués. Il faut souligner l'efficacité récemment démontrée d'une pommade au tacrolimus à 0,1 % en monothérapie prolongée.

Infection mycosique et psoriasis. Les cultures, couplées à un examen histomycologique, sont indispensables au moindre doute, la découverte de moisissures ou de levures risquant d'égarer le diagnostic. L'expérience montre que les dermatophytes sont rares aux ongles des doigts, mais non exceptionnels aux orteils. Ces associations fongiques favorisent une réaction isomorphique. C'est pourquoi les dispositifs transunguéaux antifongiques que nous complétons volontiers par un traitement systémique en présence de dermatophytes semblent avoir trouvé dans le psoriasis un débouché à leur mesure à la condition de procéder préalablement au débridement de la kératine pathologique avec ou sans kératolyse à l'urée à 40 %.

Atteinte strictement unguéale et rhumatisme psoriasique infraclinique. Reste encore le problème thérapeutique non résolu des rhumatismes psoriasiques infracliniques touchant les sujets à l'atteinte strictement unguéale, surtout à type d'onycholyse mais également de dépressions ponctuées ou d'hyperkératose sous-unguéale. La sonographie, l'IRM et la scintigraphie permettent de détecter une affection articulaire naissante. Le choix des traitements dépendra donc des spécificités de chaque patient et de l'avis du rhumatologue.

Lichen plan unguéal [7, 8]

Aspects cliniques (fig. 15.3)

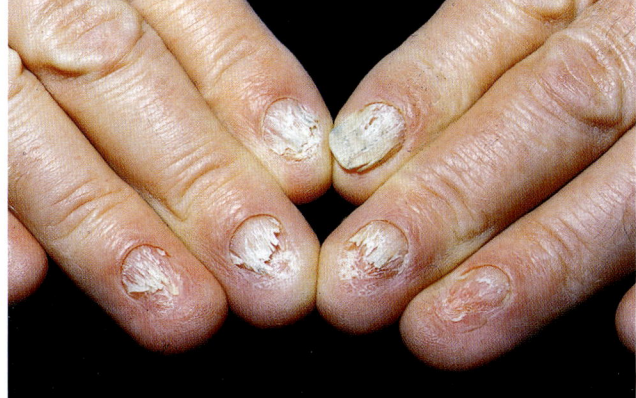

Fig. 15.3 Lichen plan unguéal.

Les ongles sont touchés dans 1 à 16 % des cas, selon les études. Le lichen plan avec atteinte onychodystrophique peut être associé à une éruption lichénienne typique, ou se présenter comme une atteinte cutanée atypique avec, par exemple, ulcération plantaire de lichen bulleux ou des lésions du scalp uniquement, ou encore des manifestations orales. Enfin la maladie peut se résumer à une atteinte unguéale. Ces formes isolées de lichen plan unguéal sont les plus intéressantes car elles risquent de faire errer le diagnostic, entraînant un retard qui peut être extrêmement préjudiciable au patient. En effet, la disparition souvent spontanée de la plupart des formes cutanées *s'oppose à la tendance destructive du processus inflammatoire du lichen de l'appareil unguéal*, identique en cela au lichen du cuir chevelu. Le pronostic dépend, par conséquent, de la rapidité avec laquelle sera posé le diagnostic et instauré le traitement qui permettra de reconnaître les formes résolutives de celles qui aboutissent à des séquelles permanentes.

Manifestations cliniques habituelles du lichen unguéal (fig. 15.3)

Les formes monodactyliques ne sont pas rares, ce qui peut surprendre les non-initiés.

Les manifestations lichéniennes apparaissent sur toutes les structures kératinisées de l'appareil unguéal et de son pourtour mais, contrairement au psoriasis, elles se prêtent moins facilement à une schématisation. Une paronychie peut être le premier signe de la maladie. Elle s'accompagne souvent d'un érythème parfois discrètement bleuté ou lilacé.

Les replis périunguéaux présentent exceptionnellement des *papules d'un lichen* classique. Dans certains cas, on constate une *symphyse de l'épiderme du repli postérieur avec les tissus sous-unguéaux*. Le repli sus-unguéal s'amincit, s'accole à la matrice tandis que la cuticule détache une expansion qui adhère à l'ongle qu'elle fissure avant d'aboutir progressivement à son éventuelle destruction : c'est le *ptérygion dorsal* dont l'élargissement progressif entraîne la présence d'*ailerons unguéaux latéraux* souvent asymétriques. La destruction de la tablette est donc fonction de l'importance de l'atteinte matricielle, mais n'est pas nécessairement précédée d'un ptérygion.

L'atteinte de la matrice conditionne également les modifications du relief de la tablette dont la pousse est ralentie. Elle peut, selon l'importance et la diffusion des foyers, se manifester par une *accentuation des lignes longitudinales* (crêtes et sillons) ou par une fissure longitudinale traversant toute la tablette, voire des dépressions cupuliformes souvent irrégulières.

La fragilité des ongles est remarquable. Parfois doublée d'une koïlonychie, elle s'explique avant tout par l'amincissement global de la tablette mais également par l'apparition proximale d'une onychoschizie lamellaire ou d'une *onychomadèse* qui détache l'ongle dans sa région postérieure. Dans l'*onychorrhexie*, une série de petits sillons longitudinaux et parallèles creusent la partie superficielle de la plaque unguéale qui prend un aspect terne.

Dans la variété trachyonychique (*dystrophie des 20 ongles*), les sillons multiples produisent des ongles rugueux, « grésés », où des striations longitudinales serrées sont faites d'une alternance de fines cannelures et de crêtes discrètes, le tout aggravé par la formation de fissures distales.

Si le processus de destruction matricielle gagne le lit, il entraîne une chute de l'ongle, habituellement définitive. Si l'aspect atropho-cicatriciel est limité au lit, il peut être recouvert d'une tablette onycholytique. Plus rarement, il arrive qu'une hyperkératose sous-unguéale se manifeste sur tous les doigts ; une variété à type de pseudo-tumeur sous-unguéale a même été décrite.

Les formes dyschromiques sont différentes selon le siège de l'atteinte sur l'appareil unguéal. En dehors de la forme xanthonychique avec ou sans trachyonychie et qui peut en imposer pour un syndrome des ongles jaunes, une mélanonychie longitudinale témoigne de l'activité des mélanocytes d'une matrice enflammée à l'exception de toute autre anomalie cutanée. Nous avons également rapporté l'apparition d'une mélanonychie longitudinale sur des tablettes redevenues normales après un an de traitement pour une dystrophie unguéale lichénienne par étrétinate. On constate avec une certaine fréquence un érythème de la lunule, homogène ou partiel, parfois fait de petits rectangles rouges, distincts, tranchant sur l'opacité blanchâtre lunulaire. Des modifications du lit, visibles par transparence, peuvent s'observer : érythronychie longitudinale, papule érythémateuse ou rouge sombre.

Formes cliniques

Lichen érosif. Il réalise une acropathie des avant-pieds et, plus rarement, des mains. Elle comporte d'une part des altérations unguéales avec disparition secondaire définitive des ongles et, d'autre part, des lésions érosives, parfois hémorragiques, succèdent à des bulles éphémères.

Atrophie idiopathique des ongles de Samman. Cette affection acquise touche un ou plusieurs doigts et orteils avec une certaine asymétrie. L'atrophie idiopathique des ongles traduit le point culminant de la souffrance matricielle.

Formes bulleuses et pseudo-bulleuses. À côté de l'atteinte isolée d'un ongle jaune lichénien où l'histologie révélait un processus bulleux, nous avons décrit une forme pseudo-bulleuse à type de dégantage de tous les doigts, s'exprimant par une élimination de tout l'appareil unguéal par simple pression exercée sur le repli sus-unguéal [9].

Lichen plan familial. Il aurait tendance à rechuter plus facilement que la forme classique [10].

Lichen plan sur peau noire. Chez les sujets noirs, les formes strictement unguéales sont assez fréquentes en milieu tropical. L'aspect peut être celui du classique ptérygion dorsal acquis avec ou sans atrophie du lit, mais les manifestations peuvent être plus aiguës : l'atteinte est généralement polydactylique et franchement invalidante, les destructions irréversibles de l'appareil unguéal étant habituelles.

Lichen plan de l'enfant. À côté des signes classiques observés chez l'adulte, le LP linéaire de l'enfant présente aux extrémités une distribution unilatérale zostériforme peut-être à cause de la plus grande tendance de l'enfant à traumatiser ses extrémités avec koebnerisation à la clé. La dermoscopie permet une meilleure visualisation des signes caractéristiques. Ainsi en cas d'onycholyse, après section de la zone non adhérente de la tablette, elle peut révéler une convergence de lignes vers le centre du lit, témoignant de la présence de l'atrophie cicatricielle définitive.

Pronostic. Il dépend de la diffusion des lésions et de la rapidité avec laquelle est posé le diagnostic et le traitement par corticoïdes mis en œuvre. Toutefois sont irréversibles le ptérygion et l'anonychie qui laisse place à une région atrophocicatricielle.

La multiplication des lignes longitudinales et la fragilité unguéale sont réversibles en l'absence d'atteinte matricielle importante. Les papules lichéniennes du lit et l'hyperkératose sous-unguéale sont généralement curables.

Diagnostic positif

L'atteinte unguéale isolée est de diagnostic délicat. On doit y penser devant les manifestations décrites, en particulier en présence d'un ptérygion. Mais *seule la biopsie, un geste indispensable,* permettra d'affirmer la nature lichénienne de l'onychodystrophie.

L'examen histologique révèle un infiltrat lymphocytaire en bande de la matrice et/ou du derme du lit avec hyperkératose, hypergranulose et acanthose de l'épithélium matriciel.

L'onychorrhexie résulte de l'atteinte de la matrice proximale dont les foyers d'atrophie entraînent un amincissement plus ou moins prononcé de la tablette.

Diagnostic différentiel

Il ne se pose pas en présence d'un lichen cutané et/ou muqueux typique.

« Dystrophie des 20 ongles de l'enfance ». En réalité, cette variété de trachyonychie se rencontre aussi chez l'adulte. Si elle dérive souvent du lichen plan, son origine est parfois psoriasique, peladique ou atopique.

Lichen striatus onychodystrophique. Celui-ci ne présente généralement que des ressemblances lointaines avec le lichen plan. Il atteint avec prédilection l'enfant et siège le long d'un membre, souvent supérieur, sous forme d'une bande irrégulière. Parfois une participation unguéale sur un ou deux doigts réalise divers types de lésions, toutes spontanément résolutives en une ou deux années. On a décrit une forme de lichen striatus strictement localisée à l'appareil unguéal qui peut en imposer pour un lichen plan unguéal isolé.

Psoriasis. Il se manifeste aussi bien dans la région proximale de l'ongle que dans la région distale alors que le lichen unguéal est avant tout une maladie de la matrice. Du point de vue évolutif, certains ongles psoriasiques s'améliorent, tandis que d'autres s'aggravent. Dans le lichen, on constate volontiers une évolution identique de tous les ongles affectés. La greffe levuro-bactérienne est fréquente dans les deux cas.

Pelade unguéale (fig. 15.4). Elle présente bien des analogies avec le lichen par l'érythronychie des lunules ou la trachyonychie. Cependant, si comme dans le psoriasis, l'ongle peladique se couvre de dépressions cupuliformes, il ne fait jamais de ptérygion. Le *ptérygion acquis* est en effet le signe majeur du lichen plan unguéal, mais il s'observe également dans les *ischémies vasomotrices* et les *radiodermites*. Il en existe une variété post-traumatique.

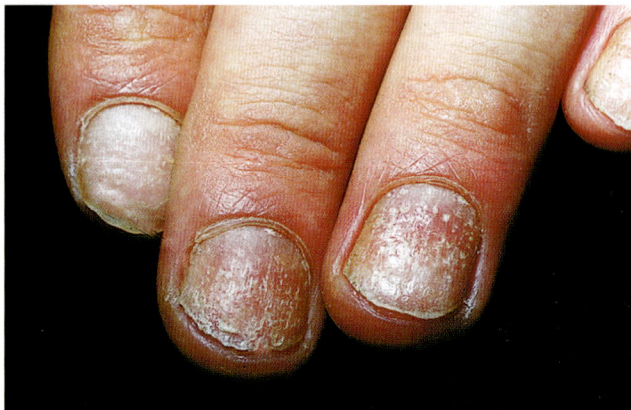

Fig. 15.4 Ongles peladiques : ongles grésés comme décapés verticalement au jet de sable.

Dans trois observations, un mélanome achromique *in situ* de l'appareil unguéal a pris le masque d'un lichen plan sous-unguéal [11].

Traitement

Si la dystrophie trachyonychique des 20 ongles guérit toujours spontanément, seuls les *corticoïdes* sont capables *d'éviter l'évolution catastrophique de certaines variétés de lichen plan vers l'atrophie permanente et le ptérygion.* Dans les formes monodactyliques, les injections de la région matricielle sont logiques. Lorsque l'atteinte frappe plusieurs doigts, la prescription systémique s'impose. Les effets collatéraux des corticostéroïdes doivent être mis en balance avec la possibilité d'une anonychie permanente, la gêne fonctionnelle qu'elle procure (prise défectueuse des petits objets, absence de plan de contre-pression) et son caractère inesthétique.

Nous préférons à la corticothérapie orale de prednisone (0,5 mg/kg) les injections intramusculaires profondes d'acétonide de triamcinolone (0,5-1 mg/kg/mois). On peut associer au traitement systémique des injections intralésionnelles d'acétonide de triamcinolone à 0,5 mg/mL.

En l'absence d'atrophie du lit, on peut tenter dans les formes mono ou paucidigitales l'application de propionate de clobétasol sous occlusion nocturne ou de tacrolimus.

Les résultats du traitement varient avec le type de l'atteinte. Contrairement au ptérygion, les atteintes légères à modérées permettent d'obtenir une restitution *ad integrum* dans la plupart des cas. Toutefois chez près de la moitié des patients, une seconde cure est nécessaire, soit à cause d'une rechute après guérison complète, soit à la suite d'une résurgence des lésions après une amélioration considérable ou bien en l'absence d'une amélioration tangible.

Si la corticothérapie associée aux adjuvants classiques d'un traitement au long cours n'est pas réalisable, qu'elle soit orale ou sous forme d'injection intramusculaire profonde chaque mois pendant 6 mois (double dose le 1er mois, suivie d'une simple dose les mois suivants), on peut utiliser à l'alitrétinoïne. Toutefois, l'acitrétine, la ciclosporine, l'acide fumarique, le mycophénolate mofétil, l'azathioprine et l'étanercept ont pu se montrer efficaces.

Autres dermatoses

Pelade

La fréquence de l'atteinte unguéale varie suivant les auteurs de 7 à 66 %. L'importance de l'onychopathie peladique est classiquement proportionnelle à la gravité de l'atteinte capillaire. En réalité, elle est surtout fonction de la brutalité avec laquelle débute l'affection ; c'est pourquoi des lésions unguéales importantes coexistent parfois avec des pelades discrètes qu'elles peuvent même précéder.

Aspects cliniques. Il peut s'agir de dystrophies globales ou superficielles, de dyschromies et d'amincissement :

– *dystrophies globales* : koïlonychie, tablette parfois réduite à un moignon d'ongle, chute de l'ongle par onychomadèse, dystrophie totale pseudo-mycosique ;
– *dystrophies superficielles* : accentuation du relief des lignes longitudinales, onychorrhexie fréquente, fissures transversales parfois incomplètes ou simples sillons de Beau. Érosions ponctuées diffuses (ongles grêlés) ou en lignes horizontales plus fréquemment que verticales, ongles à facettes et surtout **ongles grésés** (comme décapés verticalement au jet de sable) (*cf.* fig. 15.4) [12] ;
– *dyschromie partielle*, le plus souvent ; leuconychie transversale, érythème foncé ou simple aspect marbré de la lunule ; totale, ongle opaque ou jaunâtre, grisâtre ou brunâtre ;
– *consistance* : tablette amincie plutôt qu'épaissie, donc molle, fragile, cassante et friable. Ces caractères sont exagérés par le ralentissement de sa croissance.

Parmi tous ces aspects peu spécifiques, seuls les ongles grésés seraient assez évocateurs même en l'absence de signes capillaires, à rechercher sur toutes les régions pilaires.

Traitement. Il peut être considéré d'utilité discutable, l'affection régressant habituellement avec l'amélioration capillaire, mais des massages périunguéaux avec du propionate de clobétasol ne sont peut-être pas totalement inefficaces.

Eczémas

L'appareil unguéal est particulièrement sensible à l'eczéma quelles que soient la nature de l'allergène ou sa voie de pénétration. L'origine des manifestations unguéales est évidente au cours d'une atteinte digitale distale où elle réalise une onycholyse (eczéma des tulipes, durcisseurs unguéaux formolés, etc.). L'étiologie est plus délicate à mettre en évidence chez des atopiques légers, ou des patients souffrant d'eczéma nummulaire ou de dysidrose. Les modifications de la tablette sont le fait d'une atteinte matricielle, sans doute secondaire à l'inflammation de voisinage, plutôt qu'à une réaction allergique primitive. Elles sont dysmorphiques par modification globale (épaississement ou amincissement de la tablette, souvent d'aspect tourmenté) ou superficielle (criblures, sillons transversaux irréguliers). La chute de l'ongle est possible par onychomadèse ou par onycholyse. On note parfois une hyperkératose sous-unguéale et des fissures douloureuses de la région.

L'allergie aux vernis à ongles se manifeste rarement par une atteinte unguéale mais habituellement par des lésions cutanées ectopiques (paupières, région péribuccale, faces latérales du cou). Elles seraient plus rares si on laissait au vernis le temps de sécher correctement.

Maladie de Darier

Il existe dans cette affection autosomique dominante (*cf.* chapitre 7) une triade unguéale pathognomonique faite de bandes longitudinales rouges et blanches parcourant la tablette, et de kératoses sous-unguéales distales, souvent cunéiformes (fig. 15.5). L'acitrétine, efficace sur les papules kératosiques du repli sus-unguéal, est sans action sur l'appareil unguéal.

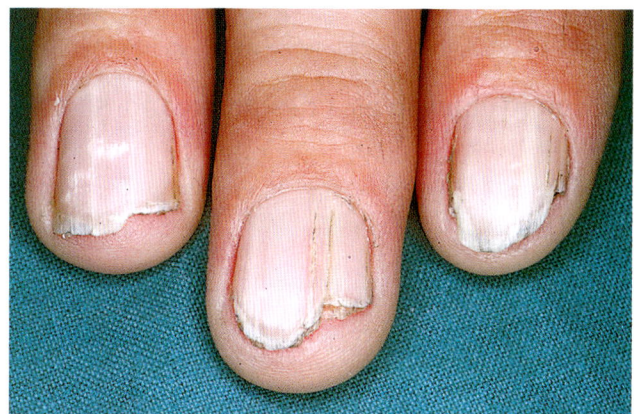

Fig. 15.5 Maladie de Darier : bandes longitudinales rouges et blanches parcourant la tablette et kératoses sous-unguéales distales.

Chromonychies (colorations pathologiques de l'ongle) [13]

Les dyschromies unguéales apportent parfois un appoint considérable au diagnostic. La chromonychie correspond à une coloration anormale de la kératine de l'ongle ou de sa surface et/ou une altération de la qualité des tissus sous-jacents. Elle est également conditionnée par l'état des vaisseaux dermiques de la région sous-unguéale et la composition du sang. L'examen se fait sur des doigts en état de relâchement complet, évitant toute pression pulpaire. Souvent l'origine externe de la dyschromie est attestée par la configuration de la tache, dont la limite proximale correspond à la forme du repli postérieur. Si la limite distale de la tache colorée rappelle la forme de la lunule, elle évoque une origine interne (fig. 15.6).

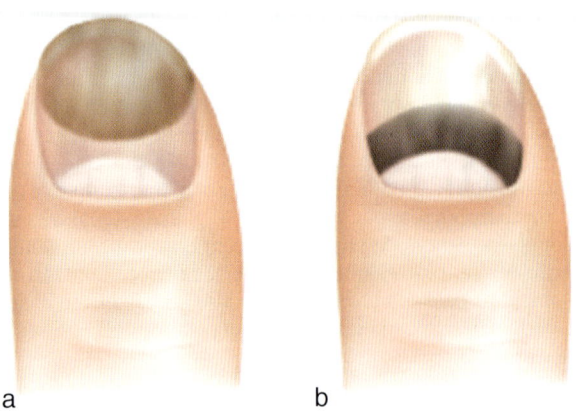

Fig. 15.6 L'aspect des colorations unguéales indique leur origine : externe (a) ou interne (b).

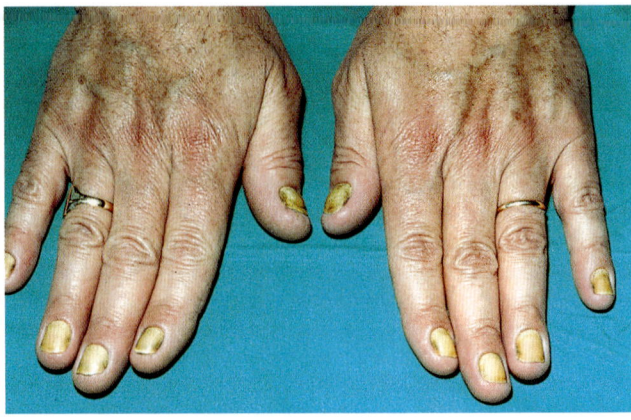

Fig. 15.7 Syndrome xanthonychique ou syndrome des ongles jaunes.

Chromonychies liées à des causes externes

– Origine professionnelle : coiffeurs, photographes, etc.
– Topiques médicamenteux divers : nitrate d'argent par exemple.
– Tabac et cosmétiques : henné, vernis à ongles.
– Traumatismes : hématome et, parfois, mélanonychie longitudinale à différencier du mélanome dont la coloration est anormalement fixe dans le temps.
– Infections mycobactériennes : *cf. infra*.
– Agents physiques : radiothérapie régionale ou à distance, antitumorale.
– Brûlures thermiques.

Chromonychies liées à des médications systémiques

Antibiotiques. La photo-onycholyse est prédominante (en particulier doxycycline, minocycline, péfloxacine).

Psoralènes. Ils causent rarement une pigmentation de l'ongle et/ou du lit ; voire une photo-onycholyse dont on peut distinguer cliniquement quatre variétés [14] :
– la plus fréquente dessine un décollement d'aspect semi-lunaire, dont la convexité proximale nettement limitée est souvent cernée par une pigmentation foncée ;
– une deuxième, en général monodactylique, est particulière par son encoche proximale, en chapeau de brioche, avec une limitation quasi circulaire ;
– la troisième est médio-unguéale : elle se complique souvent de photohémorragies sous-unguéales ;
– la dernière, rare, est bulleuse.

Antimalariques. Ils sont à l'origine d'une pigmentation gris bleu du lit.

Agents cytotoxiques. Peuvent être observées : mélanonychie en bandes, surtout horizontales ; lunules bleues dans l'argyrie (métaux lourds) ; cyanose du lit par les sulfones, par exemple.

Syndrome xanthonychique ou syndrome des ongles jaunes (fig. 15.7)

Ongles jaunes, lymphœdème, affections ORL ou bronchopulmonaires chroniques sont les principaux caractères du *yellow nail syndrome*. Le premier, et le plus spectaculaire, des symptômes, dans la majorité des cas, réside dans des modifications de l'appareil unguéal, chez un sujet d'âge moyen : arrêt ou fort ralentissement de la croissance unguéale, chromonychie jaune verdâtre, scléronychie constante, avec épaississement de la tablette. Mais il existe surtout des ongles hyperconvexes, avec hypercourbure transversale, parfois en véritable dos d'âne. On constate également une disparition des cuticules avec souvent une paronychie chronique, une onycholyse fréquente, voire une chute possible de l'ongle.

Parfois la coloration est plus marquée aux mains qu'aux pieds. Elle s'explique en partie par la lenteur de la croissance de l'ongle. Le syndrome des ongles jaunes a été observé dans la polyarthrite rhumatoïde. La relation entre une affection maligne et le syndrome xanthonychique est discutée.

Comme au cours du lichen plan unguéal, des tests d'allergie aux métaux des amalgames et des implants dentaires méritent d'être effectués.

Dans les formes qui n'ont pas régressé spontanément, l'association de vitamine E (1 000 UI/j) et de fluconazole (300 mg 1 jour/semaine) nous a donné les meilleurs résultats sur l'appareil unguéal exclusivement [15].

Mélanonychies longitudinales

Une mélanonychie longitudinale (ML) est une pigmentation linéaire de la tablette et/ou du lit de l'ongle en rapport avec la production de pigment mélanique par un foyer de mélanocytes normaux ou non (fig. 15.8). Les mélanocytes matriciels sont quiescents chez les sujets de race blanche et les ML y sont inhabituelles (1 %). Les mélanonychies ethniques touchent 11 à 20 % des sujets de race jaune, 77 % des sujets de race noire âgés de 20 ans, allant jusqu'à 95 % à l'âge de 50 ans ; elles sont souvent multiples, de coloration plus ou moins foncée, de largeur variable, à bords rectilignes, elles apparaissent surtout dans les deux premières décennies.

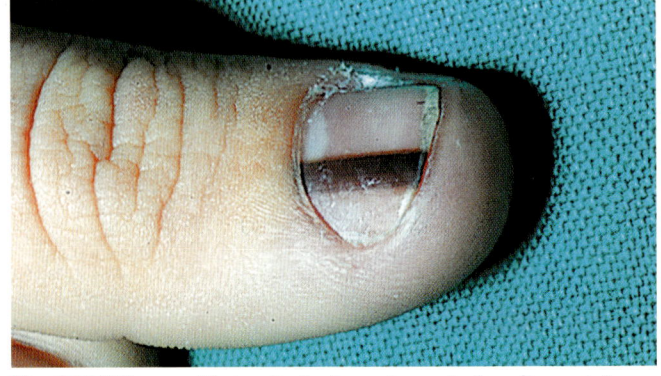

Fig. 15.8 Mélanonychie longitudinale par hyperplasie mélanocytaire.

Maladies des annexes

Maladies de l'appareil unguéal

La lésion pigmentée matricielle responsable de la mélanonychie longitudinale peut être en rapport avec une *activation fonctionnelle* des mélanocytes matriciels, une *hyperplasie* mélanocytaire typique ou atypique [16]. Un aspect de ML peut être donné par d'*autres pigments*.

Un examen clinique approfondi parfois suivi d'un examen histologique redresse le diagnostic : hématome linéaire non migrateur ; infection fongique ou bactérienne (*T. rubrum nigricans*, *Scytalidium dimidiatum*, *Proteus mirabilis*), corps étranger sous-unguéal, hémosidérose.

Activation mélanocytaire. La majorité des ML observées correspondent à une simple activation fonctionnelle mélanocytaire, d'autant plus fréquente que la peau du sujet est pigmentée, sous l'influence de divers facteurs :

– *systémiques* : grossesse, maladie générale (endocrinopathie, malnutrition, etc.), thérapeutique (prise médicamenteuse, chimiothérapie, radiothérapie, PUVAthérapie) ;
– *locorégionaux* : processus inflammatoire local quelle que soit son origine (traumatisme, dermatose de localisation unguéale comme le lichen, l'amylose, tumeur comme la maladie de Bowen ou un carcinome) ;
– *frottement* : friction des onychotillomanies avec atteinte fréquente et parfois symétrique des deux pouces, frottement des orteils dans les chaussures avec atteinte symétrique des parties latérales externes des 4e et 5e orteils, du gros orteil chevauché par le 2e orteil plus long que le 1er ;
– *anomalies du système pigmentaire* comme le syndrome de Peutz-Jeghers-Touraine, la maladie de Laugier, cause de ML d'un ou de plusieurs doigts.

Hyperplasie mélanocytaire. D'autres ML correspondent à des proliférations mélanocytaires bénignes (lentigo, nævus) ou malignes dont le diagnostic sera histologique, 80 % des ML de l'enfant correspondent à des lentigos ou à des nævus. Chez les noirs, l'appareil unguéal est un site de prédilection pour le mélanome ; la modification d'une bande considérée comme ethnique ou l'apparition d'une ML après la 5e ou 6e décennie incite à la méfiance surtout si elle s'élargit et devient noir jais.

Conduite à tenir

Chez l'enfant, il faut insister sur l'extrême rareté du mélanome unguéal (moins de 10 cas dans la littérature). La majorité des autres cas de mélanome publiés est discutable, n'étant fondés que sur deux critères : l'atypie cellulaire et le désordre architectural. Nous savons, par ailleurs, que les caractères histologiques sont insuffisants pour différencier un mélanome d'une hyperplasie mélanocytaire bénigne de l'enfant chez lequel existe l'éventualité d'une régression spontanée. Elle nous pousse vers une attitude attentiste, même en présence d'un signe de Hutchinson ou d'un microsigne de Hutchinson (cuticulaire). Elle permet d'espérer une régression, voire une disparition de la pigmentation dont la présence de globules le long des lignes mélaniques pourrait être un signe précurseur [17]. Toutefois l'atténuation progressive d'une mélanonychie longitudinale ne signifie pas que le nævus sous-jacent ait disparu, comme nous l'avons montré histologiquement [18]. De plus, on connaît quelques observations, sans doute rares, où l'évolution d'une mélanonychie longitudinale chez l'enfant, s'est traduite par un mélanome à l'âge adulte.

Chez l'adulte, après s'être assuré de la présence de mélanine devant une mélanonychie longitudinale, on vérifiera s'il existe sur les autres ongles une pigmentation identique. On déclinera ensuite l'abécédaire du mélanome de l'appareil unguéal (tableau 15.1).

Tableau 15.1 Abécédaire du mélanome de l'appareil unguéal

A	**Â**ge (pic 50-70 ans) Asiatiques, Africains, Afro-Américains
B	**B**andes foncées ≥ 3 mm + bords irréguliers
C	**C**hangements rapides (largeur proximale > distale)
D	**D**oigts-orteils (M1, P1, M2) surtout main dominante
E	**E**xtension pigmentaire cutanée (signe de Hutchinson)
F	Antécédents **f**amiliaux, nævus dysplasiques

M1 : pouce (main) ; M2 : index (main) ; P1 : gros orteil (pied).

Mais ces critères utiles pour les mélanomes pigmentés ne le sont pas pour les variétés achromiques et leur valeur chez l'enfant est fortement discutée.

Dermoscopie. Elle sera d'un grand secours dans les cas typiques [19]. Elle examine le fond (mélanocytique ou non) la régularité des lignes longitudinales et des globules. À l'opposé, un patron au caractère malin se manifeste par la présence de lignes et de globules irréguliers ainsi que d'un bord flou des lignes. La dermoscopie du bord distal de la tablette [20] est très utile car la hauteur dorsale ou ventrale du pigment indique si l'origine matricielle de la bande est proximale (risque dystrophique non négligeable) ou au contraire distale si la pigmentation concerne les 2/3 inférieurs de l'ongle (risque dystrophique négligeable).

En l'absence de certitude diagnostique, la biopsie est indispensable avec dermoscopie peropératoire [21].

Indications à l'exérèse. L'interrogatoire approfondi, un bon examen cutanéomuqueux et dermoscopique, le suivi sur quelques mois peuvent permettre d'affirmer la nature bénigne de la ou des ML. Dans le cas contraire, la règle est d'intervenir sur toute ML suspecte dans la crainte d'un mélanome *in situ* voire invasif. L'exérèse sera décidée en fonction de différents paramètres cliniques et anamnestiques complétés d'un examen dermoscopique. Les éléments cliniques incitant à l'exérèse concernent les patients à haut risque de mélanome (phototype clair, antécédent de mélanome, nævus multiples), la survenue pendant l'âge adulte, l'atteinte du pouce, de l'index ou du gros orteil, une coloration hétérochrome, un flou des bords, une destruction partielle ou totale de la lame unguéale, un débordement pigmentaire périunguéal ou signe de Hutchinson. Lorsque ce dernier est monodactylique, il est pathognomonique du diagnostic de mélanome, s'il accompagne une ulcération de l'appareil unguéal ou une tumeur exophytique. Mais une pigmentation périunguéale peut être observée au cours de diverses affections : nævus très pigmenté, maladie de Laugier, syndrome de Peutz-Jeghers-Touraine, sida, prise médicamenteuse (cyclines, AZT, etc.), radiothérapie. Certaines ML très foncées sont visibles par transparence à travers la cuticule et la partie distale du repli sus-unguéal (faux signe de Hutchinson). L'élément le plus important est l'évolutivité de la lésion au cours du temps, en particulier son élargissement.

La **dermoscopie** des bandes pigmentées de l'ongle fournit des arguments suffisamment précis pour décider de l'indication impérieuse d'une biopsie. Après dermoscopie peropératoire, l'utilisation des immunomarquages anti-P16 ainsi que BAP-1 et K167, BRAF V600E, donnent un argument diagnostique supplémentaire. Malheureusement, ils ne tranchent pas définitivement entre l'aspect bénin et malin.

La **microscopie confocale** est d'un apport majeur dans la détection peropératoire du mélanome [22].

Enfin, les **techniques moléculaires** (FISH : cycline D-1 et surtout CGH) nourrissent de grands espoirs dans un proche avenir.

Histologie des lésions mélanocytaires de l'appareil unguéal. Elle est délicate : la distinction entre hyperplasie mélanocytaire typique à type de lentigo et nævus ou hyperplasie atypique est parfois difficile d'autant plus que différents aspects peuvent se succéder sur une même lésion, d'où la nécessité de réaliser des coupes sériées sur la totalité de la lésion. La technique de l'exérèse de la ML dépendra de plusieurs facteurs : largeur de la bande, situation médiane ou latérale, siège matriciel proximal et/ou distal de la lésion pigmentée matricielle (pouvant être suspectée par une coloration de Fontana sur un fragment distal de la lame unguéale, la pigmentation des couches superficielles de la tablette signant l'origine matricielle proximale, la pigmentation des couches profondes, l'origine matricielle distale). La pièce sera orientée et l'anatomopathologiste prévenu du contexte et du type d'exérèse. L'histologie des lésions mélanocytaires est ardue et les chances d'aboutir à un diagnostic ne doivent pas être compromises par un manque d'information et une mauvaise prise en charge du fragment (coupe parallèle au grand axe de la ML).

Infections mycosiques (onychomycoses) et bactériennes

Le terme de mycosique et bactérien indique l'intrication très fréquente d'une infection à un agent fongique et bactérien. C'est ainsi que les germes Gram– et le streptocoque jouent un rôle important dans les paronychies chroniques, candidosiques ou non. Il en va de même pour le staphylocoque doré responsable des poussées aiguës qui émaillent l'évolution de ces paronychies. Il faut insister sur la fréquence du pyocyanique dans les onycholyses, qu'il marque de sa coloration verdâtre, résultant de sa diffusion pigmentaire (pyocyanine et fluorescéine). Alors que l'acide acétique à 2 % est efficace contre le *Pseudomonas*, l'hypochlorite de sodium (solution de Dakin®) supprime également sa coloration pathologique, mais non pas l'onycholyse : d'où l'intérêt de découper la zone pathologique afin de traiter correctement le lit unguéal.

Aspects cliniques

Les infections mycosiques et bactériennes de l'appareil unguéal sont d'une extrême fréquence. Nous les avons groupées dans un but didactique en fonction de l'atteinte topographique (tableau 15.2 [23]). Mais avant tout, le pied d'athlète accompagne presque toujours une onychomycose. Il se présente sous cinq grandes formes :
1. type interorteils ;
2. type mocassin ;
3. type vésiculeux ;
4. type ulcéreux ;
5. variété asymptomatique révélée par le prélèvement mycologique, d'où la nécessité d'un traitement local adéquat.

Tableau 15.2 Infections mycosiques et bactériennes de l'ongle

Principaux types cliniques	Siège	Examens mycologiques	Aspect clinique
Variété distolatérale (fig. 15.9)			
Onycholytique secondaire	Mains et pieds	*T. rubrum* *T. interdigitale* *Epidermophyton floccosum*	L'hyperkératose sous-unguéale distale témoigne de l'invasion parasitaire de la couche cornée. Elle s'accompagne ultérieurement d'un décollement de la tablette (onycholyse secondaire). L'envahissement mycosique se fait progressivement vers la région proximale. Il est responsable, avec la flore microbienne variée, des teintes que l'on observe du jaune au marron ou au vert. Il existe de grandes variations dans l'intensité des lésions. L'onycholyse d'emblée est plus fréquente aux mains qu'aux pieds.
Onycholytique primitive	Mains et pieds	*Candida albicans* *Candida parapsilosis* *Scopulariopsis brevicaulis* *Diphtéroïdes* *Pseudomonas*	
Paronychique	Pieds	*Neoscytalidium dimidiatum*	
Dyschromique	Mains et pieds	*Fusarium*	
Variété superficielle			
Leuconychique	Pieds	*T. interdigitale* (90 %)	Exceptionnelle aux doigts, elle se manifeste aux orteils sous forme de petits îlots blancs, opaques, à limites nettes. Ils intéressent progressivement toute la surface de l'ongle qui s'effrite au grattage à la curette.
		Acremonium spp *Aspergillus spp* *Fusarium spp* *Candida* (chez l'enfant) *T. rubrum* (chez l'enfant)	La description de nouvelles variétés est importante pour la décision thérapeutique. Certaines apparaissant sous la cuticule, sous forme de taches ou encore de bandes transversales séparées par de l'ongle sain. D'autres sont secondairement profondes.
Mélanonychique	Pieds	*Neoscytalidium dimidiatum* *T. rubrum nigricans*	
Variété sous-unguéale proximale			
Leuconychique	Mains et pieds	*T. rubrum*	Les lésions apparaissent sous le repli proximal sous forme de zones blanches, initialement confinées dans la région lunulaire. Elles s'étendent ensuite vers la région distale de l'ongle dont elles occupent de larges surfaces. L'existence de formes polydactyliques, surtout chez les immunodéprimés, et des formes à type de leuconychie transversale à bande unique, ou multiple, séparées par de l'ongle sain posent le problème de l'existence de gîtes fongiques profonds. La paronychie chronique résulte le plus souvent d'une maladie professionnelle (p. ex. barmaid, etc.). Elle débute sur un repli latéral, par un œdème rouge peu douloureux qui gagne progressivement la région postérieure. Après plusieurs mois, les replis dessinent un coussinet semi-circulaire enserrant la base de l'ongle. Ce bourrelet inflammatoire est sensible, décollé et rétracté. Son expression livre une gouttelette purulente où *Candida albicans* est l'agent pathogène habituel au milieu de germes intestinaux. La présence de staphylocoques dorés explique la fréquence des épisodes aigus. En l'absence de traitement, la tablette apparaît ciselée de sillons brefs, horizontaux, rapprochés, parallèles, le long d'une bande brunâtre longeant verticalement un des bords latéraux, parfois décollé.
	Mains	*Candida albicans*	
Paronychique	Mains et pieds	*Fusarium spp* *Aspergillus*	

Maladies des annexes

Maladies de l'appareil unguéal

Tableau 15.2 (suite)

Principaux types cliniques	Siège	Examens mycologiques	Aspect clinique
Variété endonyx			
Leuconychique	Mains	*T. soudanense* *T. violaceum*	Le champignon pénètre dans la kératine du bord libre en épargnant le lit unguéal.
Onychomycodystrophie totale			
Secondaire	Mains et pieds	Dermatophytes, levures et moisissures	La forme secondaire est l'aboutissement obligatoire et lointain de toutes les variétés précédentes. La tablette, d'abord épaissie, devient friable et finit par disparaître à la suite d'un traumatisme, même léger.
Primitive (granulome candidosique) ou candidose cutanéomuqueuse chronique	Mains et pieds	*Candida albicans*	En cas de déficit immunitaire, l'invasion fongique touche tous les tissus unguéaux d'emblée. L'ongle est parfois très épais, l'envahissement périunguéal et la réaction inflammatoire dermique expliquent l'aspect pseudo-hippocratique.

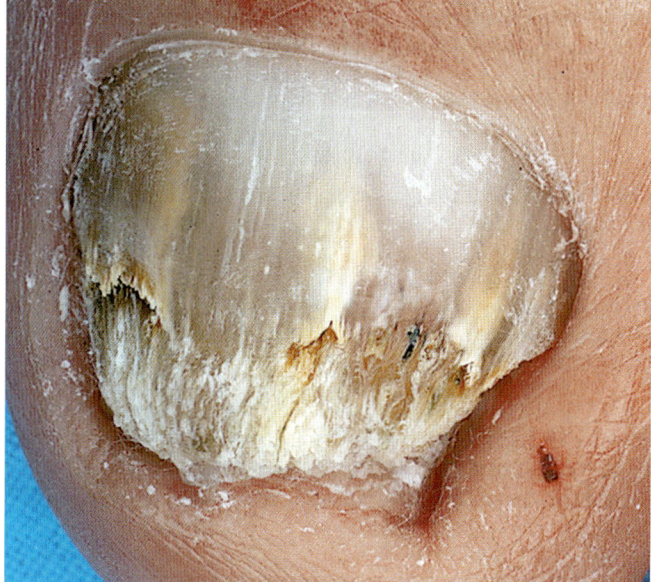

Fig. 15.9 Onychomycose : forme distolatérale.

Diagnostic

Avant toute décision thérapeutique, on effectuera un prélèvement unguéal à la jonction ongle sain – ongle pathologique pour examen direct et culture. S'ils sont négatifs, dans environ un tiers des cas, il faut les répéter et les associer à l'examen histomycologique d'un fragment de kératine pathologique coloré au PAS. Idéalement, ce prélèvement entame discrètement l'hyponychium sous-jacent. Sous anesthésie locale, une biopsie à l'emporte-pièce de 3 ou 4 mm de diamètre, selon la surface de la tablette, à l'exclusion des tissus qu'elle surmonte, est un geste nécessaire au diagnostic précoce des formes sous-unguéales proximales. Elle peut être remplacée par un découpage tangentiel de la tablette au bistouri, jusqu'aux couches profondes pathologiques.

L'histologie met en évidence la pénétration du parasite dans la kératine unguéale et/ou hyponychiale. En effet, l'intégrité anatomopathologique de l'hyponychium indique que les champignons non dermatophytiques découverts en culture ne sont que des saprophytes. À l'opposé, l'envahissement de la kératine hyponychiale redresse les résultats faussement négatifs de la culture quand les dermatophytes ont perdu leur vitalité.

Le diagnostic final repose sur la confrontation clinique et mycologique, voire histologique, dans les cas les plus difficiles.

La PCR qui permet d'obtenir un diagnostic mycologique en trois jours est certainement un examen de première importance.

Traitement

Pour être efficaces, les traitements curatifs doivent tenir compte de plusieurs paramètres tels que l'âge, les caractères de l'ongle mycosique, la nature du champignon, le nombre d'ongles atteints et leur siège. Ces traitements peuvent être répartis en trois grands groupes : les antifongiques systémiques, les dispositifs antifongiques transunguéaux, les avulsions.

Antifongiques systémiques

Les traitements doivent obéir à des règles impératives concernant leur durée, leur tolérance et leur coût. Ils doivent donc être *courts* : une possibilité offerte par les antimycosiques récents qui diffusent dans la face ventrale de la tablette par l'intermédiaire du lit, et se retrouvent en quelques jours au bord libre de l'ongle. De plus, le caractère kératinophile de ces molécules explique leur caractère rémanent dont tiendra compte notre attitude thérapeutique. Les ongles resteront cliniquement dystrophiques jusqu'à l'élimination de la kératine pathologique, ce qui explique sa durée variable, fonction de la hauteur de la pénétration proximale du champignon.

Terbinafine. Contrairement aux imidazolés, la terbinafine est une allylamine fongicide sur les dermatophytes. En France, elle possède l'AMM pour le traitement des onychomycoses provoquées par des dermatophytes.

Itraconazole. Le traitement est efficace contre les dermatophyties, les candidoses et fusarioses. *Il entraîne une accélération de la croissance unguéale.* Des interactions médicamenteuses propres à cette molécule sont nombreuses.

Fluconazole. Son activité anticandidosique ne doit pas faire oublier son efficacité à l'égard des dermatophytes. La possibilité d'utiliser un traitement à la dose unique de 150 à 300 mg répétée chaque semaine en fait une médication intéressante chez les malades polymédicamentés. *Il accélère également la pousse unguéale.*

Dispositifs antifongiques transunguéaux

La mise au point de *solutions filmogènes* a remis à l'honneur les traitements topiques antimycosiques :
- le ciclopirox d'application quotidienne ou sa forme hydrosoluble associée au chitosan avec la même fréquence au coucher ;
- l'amorolfine à 5 % à raison d'une application/semaine.

Le double inconvénient d'une monothérapie par solution filmogène tient dans sa limitation aux atteintes non lunulaires et dans la durée du traitement : 4 à 6 mois aux mains, 6 à 12 mois, voire plus aux gros orteils. Elle présente un avantage certain : facilité et innocuité.

De nouvelles molécules bientôt sur le marché, telles que l'éficonazole et le tavaborol par exemple, paraissent d'une efficacité égale, sinon supérieure.

Maladies de l'appareil unguéal

Avulsions et kératolyse chimio-antifongique

L'avulsion chirurgicale complète, bien que séduisante, est certainement à éviter, ne serait-ce qu'à cause du risque ultérieur d'incarnation distale. En revanche, nous sommes partisans d'une *avulsion chirurgicale partielle*, geste simple et rapide qui supprime le foyer pathologique dans les formes limitées, tout en permettant à la tablette restante de jouer son rôle de contrepression pulpaire. Elle est indispensable en présence d'un dermatophytome (hyperkératose compacte imprégnée de champignons). La mauvaise réputation dont jouissent les interventions relatives à l'ongle a fait de la *kératolyse chimio-antifongique* l'héritière logique de la méthode précédente. L'association bifonazole-urée à ou l'urée simple à 40 % permet de décoller électivement la portion pathologique de la tablette tout en respectant les attaches de l'ongle sain. Il suffit alors de procéder au découpage de la kératine mycosique, de nettoyer le lit en traitant quotidiennement la région pendant 2 mois avec un imidazolé. Un double écueil réside toutefois dans le caractère fastidieux du traitement des formes polydactyliques et des onychomycoses proximales.

Conduite pratique

Chez l'adulte sain. Il existe trois pièges thérapeutiques qui diminuent à la fois l'efficacité des traitements systémiques et celle des dispositifs transunguéaux :
– l'onycholyse empêche la diffusion des substances antifongiques systémiques dans la tablette par l'intermédiaire du lit, elles n'atteindront la kératine unguéale qu'à travers la matrice. Il faut donc découper la portion unguéale détachée du lit ;
– l'onychomycose des bords latéraux de la tablette unguéale nous ramène au cas de figure précédent, puisque les bords latéraux sont anatomiquement sans attache intime avec les gouttières latérales ;
– le dermatophytome nommé plus haut rend la pénétration des principes actifs aléatoire.

> On peut en tirer l'enseignement suivant : une onychomycose touchant moins des deux tiers distaux sans être accompagnée de l'une des trois associations mentionnées ci-dessus peut tirer parti d'un traitement simple par application de solutions filmogènes ou d'une kératolyse chimio-antifongique. Une onychomycose envahissant la région proximale ou les bords latéraux, ou encore s'accompagnant d'une onycholyse, mérite un traitement systémique, associé selon les cas aux vernis antifongiques et/ou à la kératolyse chimio-antifongique.

Concernant la nature du champignon, la terbinafine est opposée avec efficacité sur les dermatophytes. Les difficultés commencent avec les candidoses unguéales, la terbinafine paraissant plus efficace envers *Candida parapsilosis* qu'à l'égard de *Candida albicans*. Comme l'itraconazole n'est délivré en France qu'en milieu hospitalier, le choix se limite au fluconazole. Enfin, il existe un problème délicat, celui des moisissures. Elles sont rarement sensibles aux agents systémiques, malgré des succès anecdotiques, et bénéficient souvent des dispositifs transunguéaux ou de la kératinolyse chimio-antifongique (qu'il convient parfois de répéter), ou encore d'une avulsion chirurgicale partielle ou totale (aux doigts), suivie d'un traitement topique par amphotéricine B accompagné, éventuellement, d'un traitement systémique à l'itraconazole ou par terbinafine 500 mg/j, une semaine/mois pendant 3 mois en présence d'*Aspergillus* spp.

Les moisissures de traitement difficile requièrent des associations thérapeutiques. Si les dispositifs antifongiques transunguéaux méritent d'être utilisés au cours d'un traitement initial chez l'enfant, dont les ongles sont minces, l'adulte doit bénéficier d'associations thérapeutiques locales, systémiques et « mécaniques » pour réduire au maximum la durée du traitement.

La plupart des traitements antifongiques agissent sur le métabolisme des stérols. Il paraît donc souhaitable d'atteindre simultanément des cibles différentes.

Chez le sujet âgé. Le sujet âgé doit accéder à un statut personnalisé, fonction de la demande, de son état physique, du siège de l'atteinte (doigts et/ou orteils) des pathologies (parfois multiples) et des caractères particuliers de son onychomycose (tendance à l'onychogryphose) sur un terrain souvent ischémique. Le patient en bonne condition physique et prenant soin de sa personne n'a pas une demande différente de celle de malades plus jeunes. Toutefois, il faut considérer différemment les mains et les pieds, ces derniers méritant moins de soins pharmacologiques que les mains mais sans doute plus d'attention de la part du pédicure dont le concours nous paraît essentiel. Il pourra traiter plus spécialement les hyperplasies unguéales par abrasion répétée à l'aide d'un instrument rotatif. Dans la catégorie des malades polymédicamentés, la plupart des cliniciens ont la sagesse de refuser une extension de la panoplie médicamenteuse. Si la demande est suffisamment forte pour céder à la pression du patient et des siens, la terbinafine (1 semaine/mois) et le fluconazole à prise unique hebdomadaire (150 à 300 mg) nous paraissent de prescription acceptable. En dehors de telles exceptions, le traitement chez ces sujets se résume à des soins locaux, en particulier la kératinolyse chimio-antifongique qui ne risque pas de léser un orteil artéritique.

Chez l'enfant. En France, la terbinafine n'a pas obtenu l'AMM dans le traitement des onychomycoses de l'enfant. Toutefois, comme chez l'adulte, on pourrait préconiser la terbinafine pendant 6 semaines dans l'onychomycose des mains et 3 mois dans celle des pieds, à raison de 250 mg/j lorsque le poids excède 40 kg, 125 mg/j lorsqu'il se situe entre 20 et 40 kg, enfin 62,5 mg/j lorsqu'il est inférieur à 20 kg (tableau 15.3).

Tableau 15.3 Traitement des onychomycoses infantiles

Agent antifongique	Posologie	
Terbinafine	Traitement en continu	Orteils : 12 semaines ; mains : 6 semaines
	< 20 kg	½ cp (62,5 mg)/j
	20-40 kg	½ cp 125 mg/j
	> 40 kg	1 cp (250 mg)/j
Itraconazole (gélules)	Traitement intermittent : 1 semaine avec traitement/3 semaines sans	Orteils : 3 traitements intermittents ; mains : 2 traitements intermittents
	10-20 kg	50 mg 1 j/2
	20-30 kg	100 mg/j
	30-40 kg	100 mg le 1er jour, 200 mg le lendemain
	> 50 kg	200 mg 2 fois/j
Itraconazole (solution orale)	Traitement intermittent	Orteils : 3 traitements intermittents ; mains : 2 traitements intermittents 3-5 mg/kg/j
Fluconazole	Traitement intermittent	Orteils : 26 semaines ; mains : 26 semaines 3-6 mg/kg × 1/semaine
	Traitement intermittent	1 fois/j, 1 semaine/mois, aussi longtemps que nécessaire

Ce tableau est un simple guide.

Maladies des annexes

Maladies de l'appareil unguéal

Cas particuliers

Quatre variétés cliniques méritent une mention spéciale.

L'onycholyse primitive exige le découpage de la tablette. Lorsqu'elle est candidosique, un traitement local par les topiques traditionnels (imidazolés ou ciclopiroxolamine) s'avère suffisant.

La paronychie chronique est habituellement une pathologie féminine considérée aujourd'hui comme une réaction immunologique par sensibilisation aux protéines. En réalité, elle s'observe au cours de la manipulation de nombreux aliments. La candidose, parfois rencontrée, paraît habituellement secondaire. Le traitement vise à supprimer l'inflammation du bourrelet avec des corticoïdes locaux associés à un anticandidosique. La corticothérapie en injections intralésionnelles aurait des succès à son actif. Le vernis à l'amorolfine à 5 % se serait montré efficace dans les paronychies candidosiques chez 90 % des sujets traités, malgré l'atteinte de la région matricielle. L'éviction stricte des contacts avec l'eau, les produits alimentaires humides, est indispensable à la guérison (port de deux paires de gants, coton plus caoutchouc).

La paronychie à fusariose peut entraîner une inflammation, voire un abcès périunguéal des tissus de la région. Comme les autres moisissures, elle bénéficie d'une cure topique d'amphotéricine B associée ou non à une avulsion.

La candidose cutanéomuqueuse chronique (CCMC) est un syndrome qui habituellement apparaît chez l'enfant ou l'adolescent et rechute en dépit du traitement. Une infection dermatophytique associée peut survenir chez ces malades.

Prophylaxie des rechutes

Actuellement, on évalue les rechutes à 10-12 % environ, un an après la fin d'un traitement systémique. Lorsqu'on se souvient que les onychomycoses à dermatophytes sont précédées d'une atteinte cutanée plantaire ou pulpaire, et qu'il existe une prédisposition génétique autosomique dominante pour *T. rubrum*, on conçoit la nécessité d'un traitement préventif. Ce traitement d'entretien, double, s'adresse aux plantes et aux espaces des orteils avec les topiques antifongiques classiques ou modernes (terbinafine à 1 %, amorolfine à 0,25 %) et utilise les dispositifs antifongiques transunguéaux 2 fois/mois *sans limite de durée*.

Toxicité des traitements systémiques anticancéreux sur l'appareil unguéal [24]

La toxicité peut être induite par les chimiothérapies ou par les thérapies ciblées.

Complications unguéales par toxicité chimio-induite (tableau 15.4)

Tableau 15.4 Complications unguéales par toxicité chimio-induite

Origine des effets indésirables	Signes
Matrice unguéale	– Lignes de Beau suivies parfois d'onychomadèse – Fragilité unguéale (pousse ralentie, amincissement des ongles) – Leuconychie vraie, transversale, unique ou multiple – Mélanonychie longitudinale, transversale ou diffuse
Lit unguéal	– Onycholyse hémorragique ou non – Douleur intense d'origine hémorragique (taxanes) – Leuconychie apparente
Replis périunguéaux	– Paronychie (surtout par taxanes) – Pseudo-granulome pyogénique

Elles concernent en particulier les antimétabolites, les antimitotiques, les agents alkylants, les inhibiteurs de topo-isomérase.
– L'origine des agents responsables est riche ; nous citerons : bléomycine, cyclophosphamide, doxorubicine, hydroxyurée, méthotrexate.
– Une pigmentation orangée s'observe, après résorption sanguine de l'hématome sous-unguéal par pression, après taxanes, capécitabine, cisplatine.
– Des leuconychies transversales se rencontrent après cyclophosphamide, doxorubicine, vincristine, mais également par *electron beam* et radiothérapie.

Effets indésirables des thérapies ciblées anticancéreuses

On les groupe sous le nom d'agents inhibiteurs du récepteur du facteur de croissance épidermique (EGFRI). Parmi les principaux motifs de consultation concernant l'appareil unguéal au cours des thérapies ciblées, on retrouve (tableau 15.5) :
– fragilité unguéale avec amincissement de la tablette, rarement épaississement ;
– douleurs unguéales, principalement à l'extrémité des doigts, mais avec une prédilection pour les gros orteils ; elles s'accompagnent habituellement de paronychies, de pseudo-granulomes pyogéniques et même d'abcès périunguéaux ;
– érythème périunguéal, pieds rouges et chauds, parfois œdématiés, sensation de piqûres douloureuses avec œdème bilatéral très sensible des paumes et parfois des plantes, souvent associés à un érythème (syndrome main-pied) ;
– dyschromie unguéale (mélanonychie, xanthonychie, leuconychie) ;
– xérose, pulpites et fissures.

Tableau 15.5 Échelle d'évaluation des effets indésirables des thérapies ciblées [25]

Effets indésirables	Légers – Grade 1	Modérés – Grade 2	Importants – Grade 3
Altérations unguéales	Onycholyse ou accentuation du relief des lignes longitudinales ou sillons transversaux Absence de douleur	Onycholyse avec douleur légère à modérée, toute atteinte susceptible d'interférer avec des activités de la vie quotidienne (AVQ)	Atteintes unguéales susceptibles d'interférer avec l'autonomie du patient (AP)
Altérations des replis unguéaux	Déchirure ou absence de cuticule ou érythème des replis	Érythème sensible ou douloureux ou toute lésion des replis interférant avec l'AVQ	Abcès périunguéal ou atteintes interférant avec l'AP
Altération de l'extrémité de la dernière phalange	Xérose et/ou érythème indolore	Xérose et/ou érythème avec douleur légère à modérée ou piqûres ou fissures ou toute lésion de l'extrémité interférant avec l'AVQ	Lésions interférant avec l'AP

AVQ : comprend la préparation des repas, les achats au marché, la manipulation de la monnaie, etc.
AP : comporte la toilette, l'habillage et le déshabillage, le besoin d'une aide pour s'alimenter, utiliser les toilettes, faire son traitement, mais sans astreinte au lit.

Paronychie, pseudo-granulome pyogénique, abcès périunguéal

Il faut considérer tout facteur traumatique, non pas comme la cause, mais plutôt comme l'aggravation de la paronychie. La douleur peut être intense et entraîner une limitation fonctionnelle du sujet avec un fort impact sur la qualité de vie. Le gros orteil est couramment atteint, mais la localisation digitale peut conduire à une détérioration fonctionnelle des activités quotidiennes.

L'application fréquente de vaseline dans la région périunguéale est importante dans la prévention de l'infection. À la longue, toutefois, les patients peuvent présenter une surinfection par staphylocoque doré resistant à la méthicilline, entérocoques et *Pseudomonas* ou encore *Candida* spp, ce qui exige une culture au moindre doute, afin de traiter l'inflammation d'un granulome pyogénique, un abcès périunguéal ou une paronychie aiguë par antibiothérapie systémique appropriée (céphalosporines, fluoroquinolones, en particulier en présence d'une infection à germes Gram négatifs) pour éviter un érysipèle, un panaris profond ou un phlegmon des gaines tendineuses.

Certains auteurs plaident pour un traitement empirique des paronychies avec en plus des céphalosporines, ciprofloxacine, lévofloxamine, moxifloxamine, tandis que d'autres préconisent un traitement antibiotique en fonction de la présentation clinique (écoulement abondant ou purulent) et toujours adapté au prélèvement bactériologique, au cours des dommages occasionnés par les inhibiteurs de mTOR. Le traitement de la paronychie dépend, en réalité, de sa gravité. De nombreuses communications isolées font état de l'efficacité d'antibiotiques locaux (acide fusidique, mupirocine, *tea tree oil* [*Melaleuca alternifolia*] qui est un antiseptique naturel) ou encore des inhibiteurs de la calcineurine. Des massages à l'adaptalène semblent un apport intéressant.

Les effets indésirables des thérapies ciblées anticancéreuses sont plus fréquents que ceux de la chimiothérapie classique, sur les tissus périunguéaux, en dehors des taxanes. Toutefois, ils peuvent régresser assez rapidement à l'arrêt du traitement, ou après concession posologique.

Ces complications méritent d'être classées selon une échelle d'évaluation qui doit permettre de traiter chaque patient de la façon la plus adéquate, en fonction de l'importance des manifestations toxiques et de satisfaire, ainsi, les impératifs qui leur sont inhérents.

Anomalies unguéales d'origine traumatique

Traumatismes répétés des doigts

Les dystrophies unguéales d'origine traumatique des ongles des mains comprennent les dystrophies induites par des manucuries abusives et les onychotillomanies.

Dystrophies par manucurie

Le refoulement excessif des cuticules au cours des manucuries peut être responsable de périonyxis inflammatoire et de disparition de la cuticule, d'anomalies de surface de la lame unguéale avec leuconychies ou lignes transversales successives. Le passage de la lime sous la tablette pour nettoyer l'espace sous-unguéal peut entraîner une onycholyse de coloration blanche, à contours bien réguliers ou « en montagnes russes » ; après découpe de la lame, le lit sous-jacent apparaît sain. L'arrêt des gestes agressifs, l'éviction des contacts avec l'eau et le découpage répété des lames décollées en cas d'onycholyse entraînent la guérison.

Onychotillomanies

Elles sont générées par un, ou plusieurs, gestes répétitifs inconscients (tic), ou conscients, source de satisfaction telle pour le patient qu'elle le pousse à le répéter (geste compulsif). Elles doivent être connues car elles représentent un motif très fréquent de consultation en pathologie unguéale, d'autant plus qu'elles peuvent prendre le masque d'une autre affection : la cause de l'onychopathie est le plus souvent méconnue par le patient. Les principales formes rencontrées sont les suivantes.

Le refoulement maniaque de la cuticule touche le plus souvent un pouce ou les deux, l'index ou le majeur refoulant régulièrement la cuticule et le repli sus-unguéal, entraînant de multiples lignes transversales successives médianes n'occupant pas toute la largeur de la tablette unguéale, parfois grisâtres car incrustées de poussières, pouvant creuser une dépression longitudinale médiane ; la cuticule est fragmentaire ou absente. Le repli sus-unguéal peut être érythémateux, irrité, œdémateux et la surface de la lunule est augmentée.

La dystrophie canaliforme de Heller (fig. 15.10) est plus rare et plus souvent localisée sur un pouce, ou les deux, caractérisée cliniquement par une fissure médiane ; la tablette unguéale de part et d'autre de la fissure est surélevée et ornée de courtes lignes transversales donnant un aspect en « sapin de Noël ». Le tic à l'origine de la dystrophie consiste vraisemblablement en une pression d'un autre doigt sur la base de l'ongle où la kératine est encore souple. Le repli sus-unguéal est sain mais la lunule habituellement de grande taille.

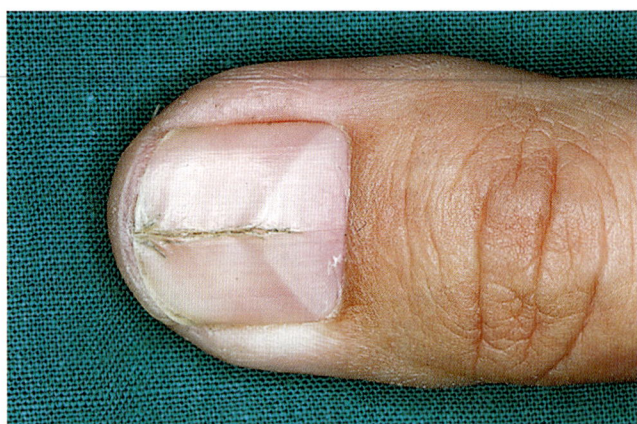

Fig. 15.10 Dystrophie canaliforme de Heller.

L'onychophagie est plus fréquente chez l'enfant où la partie distale des lames peut être rongée jusqu'à découvrir l'hyponychium, voire le lit unguéal, donnant un aspect de brachyonychie, avec parfois extrémité en baguette de tambour.

L'onychotillomanie du repli sus-unguéal, frottement répété de la pulpe d'un doigt sur le repli sus-unguéal des doigts voisins, engendre des lignes de Beau ou des irrégularités transversales de la surface des tablettes unguéales concernées. De multiples traumatismes par mordillements et/ou par les autres doigts entraînent un périonyxis squameux, croûteux ou pseudo-verruqueux. On constate également des excoriations par arrachement de petits fragments cornés (envies), parfois suivies d'une dystrophie de la tablette unguéale, secondaire aux poussées de périonyxis : lignes transversales, onychomadèse, irrégularité de la surface, hémorragies filiformes. Un ou plusieurs ongles peuvent être touchés, sinon tous. La dystrophie prédomine sur les premiers doigts, pouvant respecter les deux derniers.

L'onychotillomanie des lames unguéales s'explique par des mordillements répétés, et/ou des frottements ou encore une pression des doigts entraînant une déformation convexe ou concave des tablettes. Parfois, elles sont laminées, usées, fissurées longitudinalement et même arrachées jusqu'à destruction totale ; l'affection peut ressembler à un lichen avec ptérygion. Les hémorragies sous-unguéales ne sont pas rares.

Diagnostic

Les trois dernières variétés peuvent s'associer, formant des dystrophies unguéales complexes. La grande taille des lunules est un bon marqueur d'onychotillomanie. Chez certains sujets, l'onychotillomanie peut s'accompagner de mélanonychie de friction par simple activation mélanocytaire, surtout au pouce et à l'index, plus rarement au majeur, pouvant faire craindre un mélanome lorsque l'onychotillomanie monodactylique a détruit et pigmenté l'appareil unguéal. Il faut enfin avoir à l'esprit que certaines onychotillomanies sont secondaires à une dystrophie unguéale préexistante (p. ex. post-traumatique ou psoriasis) et modifient donc la symptomatologie de l'affection. Un test thérapeutique (occlusion de quelques semaines) permet alors de confirmer l'onychotillomanie surajoutée. Dans certains cas, l'onychotillomanie secondaire est susceptible d'aggraver l'onychopathie préexistante par un phénomène de Koebner (psoriasis).

Traitement

Il repose sur le port prolongé de pansements occlusifs (de couleur chair) sur les doigts atteints; il est de réalisation simple en cas de refoulement de la cuticule, de dystrophie canaliforme de Heller, d'onychotillomanie plus complexe paucidigitale. Le pansement permet au patient de prendre conscience du tic.

En cas d'atteinte de tous les doigts, on peut proposer la méthode des pansements tournants, visant à guérir certains ongles d'abord, en espérant en guérir d'autres dans un deuxième temps, et en comptant sur la volonté du malade pour ne pas endommager à nouveau des ongles ayant repris un aspect esthétique normal.

L'utilisation de produits répulsifs en applications locales comme la clindamycine topique, de goût désagréable, est proposée dans les onychophagies; son efficacité est inconstante.

Dans les formes sévères, récalcitrantes, un traitement neuroleptique systémique court peut être proposé (fluoxétine).

Traumatismes répétés des gros orteils

Différentes dystrophies unguéales sont en rapport avec les microtraumatismes répétés infligés aux ongles des orteils; elles sont souvent prises à tort pour une onychomycose. Les traumatismes sont favorisés par les troubles de la statique plantaire, les déformations des pieds et des orteils acquises au cours de la vie (*hallux valgus, rigidus* ou *erectus*, orteils en marteau, chevauchement d'orteils, rotation externe du 5e orteil); le port de chaussures étroites, à talons hauts, est un facteur favorisant, expliquant la prépondérance féminine des lésions. On observe les formes suivantes :

– une *onycholyse*, latérale externe du gros orteil par chevauchement du 2e orteil plus long. On constate parfois la présence d'un hématome triangulaire, bilatéral, signant le traumatisme. Le lit est généralement sain après découpage, toutefois, il n'est pas exceptionnel de constater l'existence d'un granulome pyogénique associé à un *hallux erectus*;

– une *hyperkératose sous-unguéale* d'origine traumatique, blanche ou jaune pâle, plus compacte et moins friable que l'hyperkératose sous-unguéale mycosique poudreuse jaune orangée; elle est soit diffuse, soit circonscrite et douloureuse prenant l'aspect d'un cor sous-unguéal. L'examen clinique permet souvent de retrouver la cause du frottement, 2e orteil en marteau et plus long que le 1er par exemple;

– un *kératome, ou cor sous-unguéal*, se manifestant par une douleur exquise à la pression, lors de la marche ou sous le poids du drap et par une petite onycholyse distale de coloration brune en raison de microhémorragies. La découpe de la tablette permet de mettre la lésion kératosique circonscrite en évidence et de la décaper, soulageant la douleur. Le kératome, souvent situé sous l'ongle du gros orteil, complique fréquemment un *hallux erectus* par frottement de la partie distale de la lame contre le toit de la chaussure. Le traitement est podologique et doit supprimer le frottement responsable (conseils de chaussage, orthoplastie, baguettes de résine posées sur la lame, de part et d'autre du kératome);

– une *onychophose*, hyperkératose douloureuse du fond d'un repli latéral par le frottement répété de la lame, qui mérite un traitement podologique;

– *des hématomes sous-unguéaux*, des *sillons transversaux* multiples, une onychomadèse, témoignant de traumatismes matriciels répétés;

– une *hypercourbure transversale de la lame* (« ongle en pince »), fréquente au gros orteil avec pincement du lit unguéal, incarnation latérale parfois compliquée de botriomycome, de surinfection; elle fera rechercher une hyperostose dorsale de la houppe phalangienne à réséquer en cas de décision thérapeutique chirurgicale d'un ongle en pince douloureux. À un stade précoce, la pose d'une orthonyxie (agrafe métallique) peut corriger la déformation. L'aspect en pince peut également s'observer au niveau des petits orteils. La compression dans la chaussure et les déformations osseuses dégénératives jouent un rôle majeur dans la genèse de ces déformations;

– une *onychogrypose* (onychogryphose), qui atteint surtout les gros orteils. La lame unguéale brunâtre, pachyonychique, barrée de multiples sillons transversaux, dévie vers l'extérieur, se recourbe, prenant l'aspect d'une griffe. Plusieurs facteurs étiologiques peuvent s'associer : notion de traumatisme antérieur, microtraumatismes répétés et troubles de la statique plantaire, troubles circulatoires, neuropathie périphérique, absence de soins (coupe régulière des ongles), onychomycose surajoutée. Le traitement s'adresse au meulage ou à l'avulsion unguéale chimique suivie de soins adaptés. Le traitement radical consiste en une destruction chirurgicale ou une phénolisation du lit et de la matrice.

Ces dystrophies unguéales peuvent être invalidantes par les douleurs qu'elles provoquent, les difficultés du port de la chaussure, la gêne à la marche, mais aussi par les complications infectieuses gravissimes qu'elles peuvent produire chez certains patients diabétiques et/ou artéritiques (nécroses, gangrènes, porte d'entrée infectieuse).

Ces dystrophies risquent de se compliquer de surinfection fongique à dermatophytes et, surtout, à moisissures (*Scopulariopsis brevicaulis, Fusarium*) qui parasitent volontiers l'ongle du gros orteil déjà dystrophique. En cas de surinfection fongique, un prélèvement mycologique est indispensable, aucun traitement ne devant être instauré sans certitude diagnostique.

Quelle que soit la dystrophie, le choix des chaussures est fondamental après examen des troubles de la statique plantaire au podoscope (chaussures adaptées, semelles, etc.). Un meulage régulier des lames épaissies assure un meilleur confort au patient.

Certaines de ces dystrophies s'observent également *chez les sportifs* (sports où le pied vient buter régulièrement contre l'extrémité de la chaussure). Hématomes sous-unguéaux à répétition, épisodes d'onychomadèse avec onychoptose à répétition, hyperkératose sous-unguéale en sont la complication. La prophylaxie passe donc avant tout par un chaussage approprié.

Verrues

Les verrues vulgaires sont causées par différents types de papillomavirus ou HPV. Ce sont des tumeurs bénignes légèrement contagieuses. Leur nature est fibroépithéliale, leur surface kératosique et rugueuse. Elles siègent fréquemment sur le bord du repli sus-unguéal.

D'une façon générale, les verrues périunguéales sont asymptomatiques, bien que leur fissuration les rende douloureuses. La présence d'une dépression longitudinale de la tablette est rare par compression matricielle. Une pseudo-paronychie s'explique par une atteinte de la face profonde du repli sus-unguéal. Les sujets atteints de verrues périunguéales sont souvent onychophages, malmènent les petites envies périunguéales et arrachent parfois quelques fragments de kératine unguéale. Tous ces gestes favorisent la diffusion des verrues et les rendent résistantes au traitement.

Les verrues sous-unguéales sont douloureuses. L'envahissement se fait par l'hyponychium, puis elles gagnent le lit avant de soulever la tablette.

Le diagnostic différentiel élimine une onychophose du repli latéral des orteils, une tumeur filamenteuse, des végétations sous-unguéales de l'amylose, un cor sous-unguéal.

Les lésions verruqueuses chroniques au-delà de la quarantaine exigent une biopsie à la recherche d'une maladie de Bowen.

Certaines verrues étant considérées comme responsables de lésions osseuses sous-jacentes, il peut être délicat de les différencier d'un kératoacanthome dont la régression n'est pas courante dans cette région, ou même d'un carcinome épidermoïde.

Le traitement peut être frustrant. La bléopuncture utilise un vaccinostyle pour introduire du sulfate de bléomycine (1 mg/mL de sérum physiologique). Ce traitement particulièrement efficace peut entraîner des réactions vasomotrices à type de phénome de Raynaud, d'où son interdiction chez l'enfant.

La cryothérapie, fort désagréable, doit faire place au laser à colorant pulsé.

Les guérisons magiques, certes troublantes, existent bien…

Affections relevant de la chirurgie unguéale

Biopsie unguéale

Elle exige une parfaite connaissance des différentes techniques et de leurs indications [26]. La biopsie peut s'effectuer à l'aide d'un emporte-pièce de 3 mm de diamètre dans la région matricielle après relèvement du repli postérieur et de la partie proximale de la tablette, et de 4 mm dans le lit, avec ou sans avulsion unguéale partielle préalable. Elle ne laisse pas de séquelle dystrophique. La biopsie latéro-longitudinale intéresse toute la longueur de l'ongle et les tissus sus- et sous-unguéaux correspondants, y compris la corne latérale de la matrice. Elle permet d'obtenir des indications évolutives sur plusieurs mois de croissance. Il en résulte, toutefois, un ongle plus étroit. Récemment, on a préconisé dans les mélanonychies longitudinales une coupe tangentielle (*shaving*) de la zone matricielle, à l'origine de la bande.

Tumeurs de l'appareil unguéal

Elles peuvent être de diagnostic évident : verrues, pseudo-kystes mucoïdes, ou au contraire malaisé : mélanomes achromiques, maladie de Bowen qui sont loin d'être exceptionnels [27]. Toute lésion suspecte ou simplement traînante exige une radiographie et une biopsie-exérèse (entre des mains compétentes) pour identifier une néoformation de la région dont les caractères cliniques se résument le plus souvent à des modifications de la coloration, une déformation de l'ongle, enfin à sa disparition complète ou partielle. L'IRM peut être une source d'informations importantes.

Pseudo-kystes mucoïdes

Ils entraînent habituellement une déformation de l'appareil unguéal qu'explique une communication entre la tumeur et l'articulation interphalangienne distale, sur fond d'ostéoarthrite. Typiquement, la lésion siège dans le repli sus-unguéal, où elle est asymptomatique, de consistance molle ou ferme, kystique ou fluente. Elle peut être déprimée ou en dôme à surface lisse. La tumeur comprime la matrice, imprimant une dépression à bords parallèles, parcourant toute la longueur de l'ongle et dont la largeur est fonction de la dimension de la tumeur. Lorsque l'extension kystique siège entre la matrice et le périoste, l'ongle apparaît dystrophique, parfois plicaturé sur un bord latéral et souvent rouge foncé dans la région lunulaire. Le percement de la tumeur visible avec une aiguille stérile livre un liquide clair, gélatiniforme.

Une IRM a montré l'existence d'une troisième variété située dans le repli sus-unguéal sans connexion avec l'articulation (véritable dégénérescence myxoïde des tissus).

Parmi les multiples traitements proposés, les plus efficaces sont chirurgicaux : suppression des ostéophytes de la région articulaire mais surtout ligature de la communication reliant la tumeur à l'articulation, sans en faire nécessairement l'exérèse.

Dans certains cas, après avoir vidé la lésion kystique, des injections sclérosantes utilisant notamment 2 à 3/10e de mL de lauromacrogol 400 tamponné à 0,25 % sont bénéfiques à condition d'être répétées à deux ou trois reprises à 2 mois d'intervalle.

Exostose sous-unguéale

C'est une tumeur ostéocartilagineuse se développant à partir de la phalange distale, le plus souvent du gros orteil (fig. 15.11), mais elle peut atteindre les doigts. Bien que de nombreux auteurs distinguent l'exostose sous-unguéale de l'ostéochondrome, certains préfèrent les regrouper. Si la nature de l'exostose reste inconnue, l'hypothèse d'un processus réactionnel plutôt que tumoral est probable.

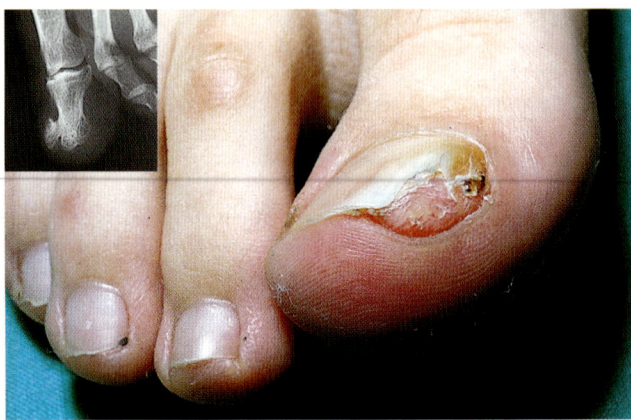

Fig. 15.11 Exostose sous-unguéale : aspect clinique et radiographique.

La plupart des patients sont des adolescents ou des adultes jeunes. Un traumatisme est retrouvé dans moins d'un quart des cas. La douleur est variable, mais n'est pas fonction de l'importance de la déformation. L'aspect clinique dépend de la localisation et de l'ancienneté de la tumeur.

Au début, la lésion nodulaire soulève la tablette sans l'altérer. Puis la tumeur distend le lit et détruit la tablette à divers degrés. Ulcération et suintement sont des éventualités possibles.

La présence d'une tumeur douloureuse, dure, blanc nacré, parcourue de fines télangiectasies doit évoquer le diagnostic et sa confirmation radiologique est indispensable.

Le diagnostic différentiel devra écarter une verrue sous-unguéale, un kératoacanthome, un granulome pyogénique, un kyste d'inclusion, un mélanome achromique et des calcifications sous-unguéales.

Le traitement est exclusivement chirurgical.

Kératoacanthome

L'affection débute par une petite papule inflammatoire touchant principalement le pouce ou l'index. Elle croît rapidement pour atteindre plusieurs millimètres à 1 ou 2 cm en 4 à 8 semaines. À ce stade, le diagnostic repose sur l'intensité de la douleur, le gonflement et l'érythème digital et celui des tissus périunguéaux. Le nodule croûteux apparaît en général sous le bord libre de l'ongle, soulevé et parfois érodé.

Radiologiquement, existe précocement une nécrose osseuse par compression de l'extrémité de la phalange distale, sans réaction périostée. En fait, c'est surtout la rapidité de l'évolution de la lésion qui permet de poser le diagnostic et d'envisager un traitement chirurgical conservateur.

Histologiquement, l'importance de la dyskératose dans cette variété anatomique de kératoacanthome la différencie des autres formes.

L'*incontinentia pigmenti* peut être responsable de tumeurs kératosiques sous-unguéales douloureuses qui s'observent chez la femme de 15 à 30 ans et qui ont les caractères cliniques et histologiques du kératoacanthome. Contrairement à la forme classique du kératoacanthome sous-unguéal, cette variété peut régresser au cours d'une grossesse.

Onychomatricome

Cette tumeur de connaissance relativement récente est assez rare et spécifique à l'appareil unguéal. Les doigts sont beaucoup plus souvent le siège de cette tumeur que les orteils. La tumeur semble exceptionnelle chez l'enfant. Cinq caractères cliniques sont suffisamment éloquents pour porter le diagnostic : une bande jaune longitudinale de largeur variable, une forte tendance à l'hypercourbure transversale de la tablette, l'existence d'une accentuation des lignes longitudinales sur la zone pathologique et la présence d'hématomes filiformes de la région proximale de l'ongle ; enfin, l'avulsion expose une tumeur villeuse émergeant sous le repli sus-unguéal et dont l'origine est matricielle.

Les digitations filamenteuses pénètrent plus ou moins loin dans le fourreau unguéal constitué de nombreuses cavités. Lorsque les villosités sont de grande taille la section distale de la tablette peut entraîner un saignement et faire découvrir de multiples perforations. Une telle section peut faciliter le diagnostic de formes atypiques.

L'IRM montre des images pathognomoniques. Sur le plan sagittal, elles découvrent le corps de la tumeur dans la région matricielle et l'invagination de la lésion dans l'entrée du fourreau unguéal.

Le traitement est chirurgical.

Fibrokératome acquis unguéal

Il est identique au fibrome digital acquis et équivalent au fibrome en gousse d'ail. C'est un nodule avec hyperkératose de l'extrémité, de base étroite survenant principalement dans la région périunguéale. Cette tumeur peut être double et même triple, et atteindre une taille importante. La plupart des fibrokératomes apparaissent sous le repli sus-unguéal, ils creusent la tablette d'une dépression longitudinale à bords nets. Certaines de ces lésions de provenance matricielle se développent dans la tablette et apparaissent finalement en son milieu.

Le diagnostic différentiel éliminera les tumeurs de Koenen (multiples et pluri-digitales), la fibromatose juvénile, les cornes cutanées et la maladie de Bowen qui peut simuler un fibrokératome unguéal acquis, surtout lorsqu'elle s'accompagne d'une mélanonychie longitudinale. Le traitement est chirurgical. Une excision insuffisamment profonde entraîne une rechute.

Tumeurs de Koenen

Les fibromes périunguéaux de Koenen se développent dans 50 % des cas de sclérose tubéreuse. Ils apparaissent, en général, entre 12 et 14 ans et augmentent progressivement en nombre et en taille avec l'âge. Les tumeurs sont petites, arrondies, couleur chair, leur surface est lisse. Leur extrémité peut être légèrement hyperkératosique, ressemblant au fibrokératome.

Si le traitement classique était jusqu'ici chirurgical, un traitement topique par rapamycine permet aujourd'hui d'obtenir leur guérison.

Maladie de Bowen et carcinome spinocellulaire

La maladie de Bowen apparaît de plus en plus fréquente. La lésion à type de fissure douloureuse survient le plus souvent à la face profonde d'un repli latéral ou du repli postérieur qui prend parfois un aspect leuco-plasiforme. Une atteinte verruciforme périunguéale n'est pas rare, l'association à une mélanonychie longitudinale plaide également en faveur de la maladie de Bowen.

La tumeur gagne progressivement le lit unguéal où l'accumulation de kératines anormales finit par séparer de l'ongle. Après destruction partielle de la tablette, on découvre une lésion érythématosquameuse, une ulcération ou un épaississement irrégulier du lit unguéal. Seule la biopsie permet le diagnostic histologique de la maladie de Bowen. Toutefois, l'examen microscopique des tissus excisés, selon la technique de Mohs révèle déjà, dans de nombreux cas, la transformation spinocellulaire.

Le diagnostic différentiel élimine cliniquement : verrues périunguéales, onychomycose, granulome pyogénique, exostose sous-unguéale, tumeur glomique, épithélioma spinocellulaire. La facilité avec laquelle la maladie de Bowen peut s'accompagner d'une pigmentation unguéale, voire périunguéale (faux signe de Hutchinson), doit permettre d'éliminer la présence d'un mélanome.

Ongle incarné [28]

Ongle incarné de l'enfant

Il peut être congénital (position intra-utérine anormale, facteurs génétiques, variations au cours du développement normal du gros orteil) ou résulter de facteurs acquis (position ventrale, vêtements serrés, chaussures inadaptées, hygiène unguéale aléatoire).

Il existe sept variétés d'ongle incarné chez l'enfant :
1. le bourrelet latéral congénital du gros orteil ;
2. l'incarnation unguéale distale ;
3. l'incarnation unguéale distolatérale ;
4. la désaxation unguéale congénitale de l'hallux ;
5. l'ongle en pince ;
6. l'incarnation unguéale par réflexe de préhension ;
7. la rétronychie.

Dans la mesure du possible, il est important d'éviter les traitements invasifs afin de mettre en œuvre les méthodes conservatrices, en particulier celles de fixation par bande adhésive selon la méthode d'Arai. Elles procèdent d'une technique commune : le «taping» permettant l'éloignement des tissus agressés de la région vulnérante de la tablette par application d'une extrémité de bande adhésive (p. ex. Elastopore®) sur les tissus mous, puis enroulement de cette bande, étirée obliquement sur la face plantaire de l'orteil ; on fixe ensuite l'autre extrémité sur la face dorsale de l'orteil. Deux précautions sont indispensables : éviter l'effet garrot ainsi que le maintien concomitant de deux articulations à la fois. Une traction correcte s'avérant indispensable, le «taping» est renouvelé quotidiennement (ce qui suppose une étroite collaboration avec les parents du sujet…). L'existence d'un tissu de granulation n'est pas une contre-indication, bien au contraire.

Bourrelets latéraux congénitaux du gros orteil. Lorsqu'ils apparaissent à la naissance, les bourrelets latéraux unguéaux sont généralement bilatéraux et symétriques, ils atteignent plus volontiers le repli latéral interne de l'hallux. Ils sont œdématiés, fermes, sensibles et parfois rouges. Ils augmentent progressivement et sont même susceptibles de couvrir un tiers de l'ongle. Cette anomalie peut être douloureuse surtout lors des premiers pas. Elle disparaît spontanément, habituellement, après une ou deux années.

Incarnation unguéale distale [5]. Cette anomalie doit être distinguée de la pseudo-incarnation unguéale des prématurés et de certains enfants à terme, dont les ongles n'atteignent pas la pulpe digitale distale. Dans sa variété infantile, l'hallux présente un bourrelet pulpaire en avant de la tablette avec, parfois, une certaine hypertrophie des replis latéraux. Ce muret distal empêche la progression du bord libre de l'ongle. La déformation du tissu normal produite par l'hypertrophie congénitale du tissu distal peut être aggravée dans certains cas par des facteurs acquis comme l'habitude de dormir sur le ventre dans l'enfance. Les modifications apparaissent aux ongles des orteils quand l'enfant procède de façon active à des mouvements de «pédalage» et porte des chaussures ou des vêtements serrés (grenouillère en textile extensible).

La croissance correcte de l'ongle du gros orteil à direction normale se fait en général vers l'âge de 6 à 8 mois. *Chez l'adolescent*, l'incarnation distale ne diffère pas de celle de l'adulte, elle s'observe habituellement après disparition de l'ongle du gros orteil, consécutive à un acte chirurgical, comme l'avulsion ou aux microtraumatismes répétés dont sont victimes certains jeunes sportifs.

La disparition de l'ongle qui est plan de contre-pression favorise la constitution progressive d'un bourrelet cutané distal sur lequel viendra buter l'ongle nouvellement formé.

La méthode d'Arai par « ancrage adhésif » pour abaisser le bourrelet semi-circulaire est certainement efficace entre des mains expertes. Il peut être complété par la mise en place d'un faux ongle acrylique débordant le muret antérieur. En cas d'échec, l'incarnation distale sera traitée par la technique de Dubois, dont l'exérèse en quartier d'orange permet d'obtenir, en fin d'intervention, le désenclavement de la partie distale de l'ongle.

Incarnation unguéale distolatérale. Une coupe d'ongle inappropriée peut laisser un spicule qui agresse le repli latéral et le pénètre à la manière d'un harpon dans la région distolatérale, à mesure que la tablette avance. Il faut introduire dans la gouttière latérale ou le bord distolatéral une mèche de tulle de povidone iodée, voire un simple coton imprégné de collodion et proposer des bains de pieds antiseptiques. La présence d'un granulome pyogénique exige un prélèvement suivi d'une culture. Il est utile d'alterner un corticoïde puissant le matin et une mousse à raser antiseptique, sous occlusion, le soir. La persistance des signes, souvent accompagnée de l'épithélialisation du tissu de granulation ou bien une récidive de celui-ci pousse le thérapeute vers l'alternative suivante : une résection tissulaire en hémi-gueule de requin ou une phénolisation de la corne latérale matricielle homologue. Nous recommandons plus particulièrement la première option chez la fillette car elle permet de conserver l'intégralité de la tablette alors que la phénolisation aboutit à un ongle plus étroit. En réalité, l'attaque des parties molles exige parfois une antibiothérapie préalable et concomitante avec pristinamycine par exemple. Après anesthésie locale, on pratique une résection partielle de 3 mm sur toute la longueur de la tablette, pour permettre la phénolisation des cornes matricielles. Après mise en place d'un garrot, elle s'effectue en protégeant la peau périphérique de vaseline, puis on effectue trois applications de phénol aqueux à 88 %, de 30 secondes chacune, en frottant énergiquement la région latérale de la matrice qui s'enroule en croissant à concavité postéro-inférieure sur la base de la phalange osseuse à l'aide d'un coton entourant une pince type Halsted. Dans les cas – très rares – où une amélioration permanente n'est pas obtenue, il faut s'assurer de l'absence d'exostose, après examen radiographique, demandé au moindre doute. La mise en place d'une hémigouttière protégeant le bord latéral de la tablette, ainsi que les techniques d'orthonyxie, souvent efficaces, sont du domaine du pédicure-podologue.

Désaxation unguéale congénitale du gros orteil. Le terme de désaxation congénitale de l'ongle de l'hallux, une anomalie héréditaire, insiste sur sa principale caractéristique, la déviation latérale (surtout externe) de la tablette par rapport à l'axe de la phalange distale.

Une succession de sillons transversaux, le plus souvent multiples, est un des premiers signes de cette dysplasie ; ils peuvent se développer sur toute la surface de cette tablette triangulaire où les crêtes forment des vagues régulières. Elles semblent faire suite à des épisodes récurrents de souffrance matricielle, conduisant parfois à une onychomadèse latente suivie d'onychoptose, la position de l'ongle nouveau étant déjà bien avancée lors de la chute de l'ancien, son absence d'adhérence au lit est fréquente. La lame peut être épaissie et présenter une diminution progressive de sa surface dans sa partie distale. L'ongle peut afficher une teinte grise, parfois brunâtre (par hémorragie) ou encore verdâtre (*Pseudomonas*). En fait, ces modifications seraient d'importance relative si n'existaient des complications locales inflammatoires susceptibles de survenir dès la naissance aussi bien que chez le sujet âgé, à type d'hémionychogryphose.

La désaxation primitive de l'ongle paraît bien être le facteur principal responsable de l'incarnation. La direction de la croissance de la tablette s'effectuant vers l'extérieur, l'ongle ne possède pas la force suffisante qui lui permette de surmonter le muret antérieur qui l'arrête. À ce stade, une technique chirurgicale simple permet de réaligner l'appareil unguéal dans la direction du gros orteil. Les meilleurs résultats sont probablement obtenus avant l'âge de 2 ou 3 ans. Mais nous avons observé des résultats satisfaisants, même chez l'adulte.

Cependant, étant donné qu'une amélioration spontanée, voire une réaxation complète, peut survenir dans près de 50 % des sujets de moins de 10 ans, la décision thérapeutique dépendra de l'importance du degré de désaxation et des complications possibles :
– si la désaxation de la tablette est légère, le traitement peut être conservateur ;
– si la déviation est importante, l'ongle enfoui dans les tissus mous, la rotation chirurgicale de la matrice désaxée est essentielle pour prévenir une dystrophie unguéale permanente.

Ongle en pince. C'est une dystrophie caractérisée par une hypercourbure transversale qui s'accentue à mesure qu'elle gagne la région distale. Les bords de la tablette enserrent les tissus du lit après s'être enfoncés dans les gouttières latérales. Il existe différentes causes d'ongle en pince : les formes héréditaires et les formes acquises.

Les premières sont presque toujours symétriques. Des manifestations similaires peuvent se rencontrer chez d'autres membres de la famille. Le gros orteil montre souvent une déviation latérale de la phalange distale mais la déviation des ongles est encore plus marquée. Lorsque les petits orteils sont impliqués, leur déviation est interne. Cette anomalie peut être congénitale ou apparaître au cours de l'adolescence. Notons que l'épidermolyse bulleuse simple (type Dowling-Meara) peut s'accompagner d'ongles en pince légèrement épaissis aux doigts et aux orteils.

Contrairement à la forme héréditaire, la variété acquise n'est pas symétrique bien que l'atteinte des ongles des doigts puisse être multiple et paraître relativement symétrique. Plusieurs dermatoses sont responsables des formes acquises avec, en tête, le psoriasis. Des tumeurs de l'appareil unguéal telles que l'exostose et les kystes d'implantation sont également à l'origine des ongles en pince ; le traitement de la cause entraîne la disparition de la dystrophie. Il en est de même pour les onychomycoses à *Trichophyton rubrum* et de la maladie de Kawasaki parfois causes d'ongles en pince. Les techniques d'orthonyxie sont susceptibles de corriger l'hypercourbure unguéale. On en distingue trois grandes variétés : le type à fil d'acier, à lamelles stratifiées, et celle à plot et fil de titane.

Incarnation unguéale par réflexe de préhension. Le réflexe de préhension (*grasp-reflex*) apparaît du 6e jour de la naissance au 4e mois. Il entraîne une compression répétée des doigts et une paronychie responsable d'un œdème du pourtour unguéal de plusieurs doigts. En l'absence d'ossification à cet âge, les bords de la tablette s'enfoncent facilement dans les tissus mous qui l'entourent sous l'influence des pressions répétées. La guérison s'effectue spontanément.

Rétronychie. Elle traduit une incarnation unguéale proximale. Elle touche surtout des adultes mais les enfants et les adolescents sont loin d'être épargnés. L'atteinte uni ou bilatérale du gros orteil est relativement fréquente mais la forme digitale n'est pas exceptionnelle.

À côté d'une triade désormais classique : arrêt de la croissance de l'ongle – paronychie subaiguë proximale – xanthonychie, on note la présence d'un tissu de granulation à la base de l'ongle, d'un exsudat inflammatoire sous-unguéal, d'une onycholyse, d'un soulèvement proximal des ongles empilés les uns sur les autres entraînant l'abaissement de la partie distale adhérente de l'ongle initial et contribuant à l'apparence bulbeuse de l'extrémité digitale, de signes fonctionnels d'intensité variable.

Maladies des annexes

Maladies de l'appareil unguéal

Si le diagnostic clinique s'impose dans la plupart des cas, toute hésitation pourrait être levée par l'échographie à haute résolution qui montre un signe pathognomonique : la réduction de la distance habituelle entre le bord proximal de la tablette et la base de la phalange distale.

Le traitement est des plus simples, limité à l'avulsion de la tablette dont la face profonde révèle l'encastrement des ongles successifs.

Ongle incarné de l'adulte

L'onychocryptose de l'adulte se résume à quatre variétés : l'incarnation distolatérale, l'incarnation antérieure, l'ongle en pince et l'incarnation postérieure ou rétronychie.

La forme distolatérale obéit aux mêmes impératifs que chez l'adolescent, avec ses trois variétés (*cf. supra*).

L'incarnation antérieure mérite la pose d'un gel unguéal prosthétique, ancré sur la tablette enclavée, afin d'abaisser le bourrelet distal. En cas d'échec (rare entre des mains expertes), la technique de Dubois, découpant un «quartier d'orange» des tissus distolatéraux, devrait être utilisée.

L'ongle en pince se présente sous différentes formes d'hypercourbure : en tuile de Provence, en volute et avec plicature. Les formes discrètes méritent un traitement podologique conservateur par orthonyxie. Les variétés douloureuses d'«ongle en volute» où les bords latéraux enserrent les tissus sous-unguéaux distaux peuvent bénéficier d'une phénolisation des cornes latérales ou d'interventions chirurgicales plus complexes, avec section médiane et verticale du lit suivie d'un écartement des replis latéraux maintenu par des points rétro-éversants.

La rétronychie exige une avulsion unguéale complète.

Quelques définitions sémiologiques [29]

Alopecia unguium : *cf.* Onychoptose.
Anonychie : absence de tout ou d'une partie de l'ongle.
Arête : synonyme de crête.
Bande onychodermique : située à la partie distale du lit au contact de l'hyponychium. Pâle, ambrée, translucide, étroite de 0,5 à 1 mm, elle barre l'ongle transversalement.
Beau, sillon ou ligne (synonymes) de Beau (fig. 15.12) : dépression linéaire, transversale située en arrière d'un bourrelet plus ou moins net, et qui prend naissance sous le repli postérieur. Elle peut être traumatique, ou consécutive à une atteinte générale profonde, aiguë, surtout fébrile et d'apparition brusque.
Brachyonychie : synonyme d'ongle court. Ongle raccourci dans sa longueur et plus large que long, pouce en raquette.
Canal : synonyme de gouttière, dépression longitudinale à bords parallèles, parcourant généralement toute la tablette.
Cannelure : synonyme de sillon.
Chloronychie : coloration verte des ongles.
Chromonychie : coloration des ongles.
Crête : faible saillie rectiligne parfois, interrompue plus ou moins régulièrement.
Criblures : synonyme de ponctuations, dépressions de Roseneau, ongle grêlé, ongle en dé à coudre ; *cf.* Érosions ponctuées.
Cul-de-sac postérieur : synonyme de rainure proximale ou postérieure hébergeant la racine de l'ongle.
Cuticule : expansion de la couche cornée du bord distal du repli sus-unguéal sur la plaque de l'ongle. En fait, on donne ce nom aux deux couches dorsale et ventrale du *stratum corneum* du repli postérieur qui se confondent sur la tablette.
Dé à coudre : *cf.* Criblures, Érosions ponctuées.
Defluvium unguium : synonyme d'onychomadèse, d'onychoptose.
Dépressions de Roseneau : *cf.* Criblures.
Dystrophie unguéale médiane canaliforme de Heller : dystrophie passagère mais récidivante à type de rainure médiane canaliforme longitudinale plus ou moins profonde pouvant creuser un canal ou une simple fissure noirâtre.
Envies : petites érosions traumatiques des replis dont la couche superficielle épidermique reste fixée à la peau sous forme d'un petit éperon corné.
Éponychium : mot à éviter, synonyme pour certains de repli sus-unguéal et pour d'autres d'expansion de la couche cornée de la face ventrale du repli sus-unguéal sur la tablette.
Érosions ponctuées : dépressions cupuliformes, en nombre variable, de la dimension d'une pointe à une tête d'épingle. Elles sont diffuses (dé à coudre) ou au contraire distribuées en file indienne sur une ou plusieurs lignes verticales. Ailleurs, elles déterminent des sillons transversaux ou en vagues de sable.
Fragilité des ongles : caractère particulier attribué aux ongles mous, cassants ou friables.
Gouttière : synonyme de canal. Sillon plus ou moins large et profond résultant d'une compression matricielle tumorale (fibromes divers, pseudokyste mucoïde, etc.).
Hapalonychie : variété d'ongles mous.
Hippocratisme digital : déformation associant une incurvation unguéale vers la face palmaire, une hypertrophie des dernières phalanges et une cyanose locale, inconstante (fig. 15.13).

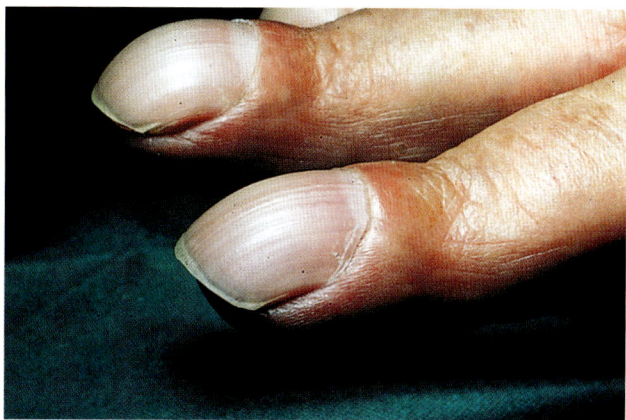

Fig. 15.13 Hippocratisme digital.

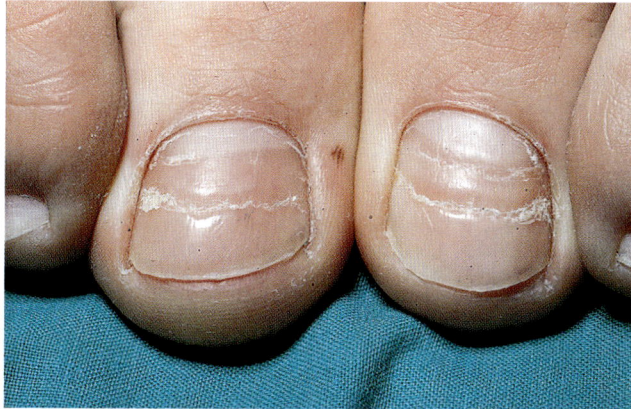

Fig. 15.12 Sillon ou ligne de Beau.

Hyponychium : extension sous-unguéale de l'épiderme proximal de l'extrémité du doigt, située en avant du lit de l'ongle. Cette région devient onychogène dans certaines circonstances pathologiques.

15-1 Maladies des annexes

Maladies de l'appareil unguéal

Hyponychium aberrant : expansion distale de la région hyponychiale adhérant à la face ventrale de la tablette. Elle efface le sillon distal sous-unguéal. Synonyme de ptérygion ventral.

Koïlonychie : altération des ongles caractérisée par le relèvement en cuillère de leurs bords latéraux, de telle sorte que la partie médiane est déprimée et concave.

Leuconychie : coloration blanche des ongles. Elle peut être totale ou partielle (ponctuée ou striée). Il existe également une leuconychie apparente (par modification des tissus sous-jacents).

Leuconychomycose : leuchonychie due à certaines mycoses unguéales.

Lignes longitudinales : par altération du relief en retrait (cannelures) ou en saillie (crêtes).

Lit de l'ongle : zone rosée située en avant de la matrice et en arrière de l'hyponychium. Elle est protégée par la tablette.

Lunule : portion antérieure de la matrice vue par transparence dans le quart postérieur de l'ongle visible, et de couleur « verre pilé ».

Macronychie : ongle anormalement grand, mais normal par ailleurs.

Matrice de l'ongle : zone génératrice de l'ongle.

Mélanonychie : pigmentation de l'ongle.

Micronychie : petitesse anormale des ongles.

Nigritie unguéale : coloration brune de l'ongle ; cf. Mélanonychie.

Ongle : synonyme de tablette, plaque, lame unguéale, plateau unguéal, limbe corné.

Ongle à plicature latérale : aplatissement plus ou moins net de la partie médiane de l'ongle avec verticalisation latérale, uni- ou bilatérale de ses bords qui restent parallèles.

Ongle en cornet : synonyme d'ongle en pince, cf. Ongle en volute.

Ongle en dé à coudre : cf. Érosions ponctuées.

Ongle en tuile de Provence : hypercourbure transversale à convexité supérieure s'accompagnant d'un parallélisme rigoureux de ses bords.

Ongle en volute : dystrophie caractérisée par une hypercourbure transversale qui augmente le long de l'axe longitudinal et atteint son maximum à la partie distale.

Ongle grêlé : cf. Érosions ponctuées.

Ongle grésé : cf. Trachyonychie. Aspect décapé au « jet de sable ».

Ongle incarné : anomalie résultant d'un conflit douloureux tablette/parties molles.

Onychalgie : synonyme d'onychodynie. Douleur localisée aux ongles.

Onycharthrose : synonyme d'onycho-ostéodysplasie.

Onychatrophie : synonyme d'onycho-atrophie : atrophie congénitale ou acquise des ongles. Dans sa forme majeure, la disparition totale de l'ongle est compliquée d'une atrophie définitive du territoire unguéal, souvent d'aspect cicatriciel.

Onychauxis : épaississement de la lame unguéale. Synonyme de pachyonychie.

Onychine : kératine des ongles.

Onycho-ostéodysplasie : association d'une dysplasie unguéale bilatérale et de diverses dysplasies osseuses (cf. chapitre 19).

Onychocryptose : ongle incarné.

Onychohétérotopie : situation anatomique anormale de l'ongle. Synonyme d'ectopie unguéale.

Onycholyse : décollement de l'ongle du lit unguéal à départ distolatéral.

Onychomadèse : décollement de l'ongle à départ proximal aboutissant à sa chute. Elle reste longtemps latente.

Onychomalacie : ramollissement des ongles.

Onychomycose : mycose unguéale.

Onychophagie : habitude de se ronger les ongles.

Onychopoïèse : ensemble de processus cellulaires aboutissant à la formation de la kératine unguéale (onychine).

Onychoptose : chute des ongles. Synonyme de *defluvium*, *alopecia unguium*.

Onychorrhexie : fragilité anormale des ongles s'accompagnant d'une série de petits sillons longitudinaux et parallèles, creusés dans la partie superficielle de la lame comme si l'ongle avait été rayé avec un poinçon. Ils aboutissent souvent à une fissuration du bord libre.

Onychoschizie : clivage de l'ongle, habituellement distal.

Onychose : synonyme d'une part d'onychopathie, onychie, toute affection de l'ongle, et d'autre part de tout trouble dystrophique des ongles.

Onychotillomanie : déchirement des ongles et/ou de leur pourtour. On peut rattacher à ce tic le refoulement maniaque des cuticules et l'onychophagie.

Onyxis : atteinte de l'ongle d'origine inflammatoire.

Pachyonychie : épaississement du corps unguéal.

Pachyonychogryphose : onychogryphose avec épaississement extrême.

Panaris : infection aiguë des doigts quels que soient sa nature et son mode de propagation.

Paronychie : synonyme de périonyxis.

Périonyxis : inflammation des replis sus-unguéal et latéraux.

Platonychie : aplatissement congénital ou acquis de la lame unguéale.

Polyonychie : anomalie congénitale caractérisée par la présence d'ongles surnuméraires.

Pouce en raquette : brachyonychie.

Ptérygion dorsal : expansion du repli sus-unguéal qui adhère à l'ongle qu'elle fissure, avant d'aboutir éventuellement à sa destruction au cours de sa progression.

Ptérygion ventral : synonyme de *pterygium inversum unguis* ; cf. Hyponychium aberrant.

Rainure distale : sillon à convexité antérieure bordant distalement l'hyponychium. Cette rainure sous-unguéale sépare le bord libre de l'ongle du tégument de l'extrémité de la phalange.

Repli sus-unguéal : synonyme de repli postérieur proximal ou dorsal.

Replis latéraux : parties molles bordant les rainures latérales où s'enchâssent les bords latéraux de la tablette.

Scléronychie : ongles durs.

Sillon de Beau : cf. Beau (fig. 15.12).

Sillons longitudinaux ou cannelures : sillons longitudinaux parallèles, fins et peu profonds, séparés par des crêtes à peine saillantes. Ils sont physiologiques après la quarantaine.

Striation : strie, striure, termes équivoques et imprécis, qu'il vaut mieux remplacer par lignes longitudinales (cf. ce mot).

Trachyonychie : ongles rugueux ; cf. Ongle grésé.

Usure des ongles : anomalie du bord libre des ongles, consécutive à un grattage intense et qui polit leur surface. L'usure du bord libre se rencontre également dans un grand nombre de professions manuelles.

Xanthonychie : coloration jaune des ongles.

RÉFÉRENCES

1. De Berker D. et coll., in : Baran R., ed., *Dawber's Nail diseases and their management*, 4ed. Wiley-Blackwell, Oxford, 2012.
2. Fouilloux B. et coll., Physiologie de l'appareil unguéal. in : Dezutter-Dambuyant C. et coll., (eds). *Actualités en biologie cutanée, vol. 1*. Eska, Paris, 2007, *13*, 67.
3. McGonagle D. et coll., *Dermatology*. 2009, *218*, 97.
4. Perrin C. et coll., *Am J Dermatopathol*. 2010, *323*, 1.
5. Baran R., *Presse Med*. 2014, 43, 1251.
6. Fournié B. et coll., *Rev Rhum Engl Ed*. 1999, *64*, 446.
7. Goettmann S. et coll., *J Eur Acad Dermatol Venereol*. 2012, *26*, 1304.
8. Baran R., *Front Med*. 2014, *1*, 46.
9. Baran R. et coll., *J Am Acad Dermatol*. 2008, *58*, 232.
10. Kofoed M.L. et coll., *J Am Acad Dermatol*. 1985, *13*, 50.
11. André J. et coll., *Arch Dermatol*. 2010, *146*, 418.
12. Baran R. et coll., *Ann Dermatol Vénéréol*. 1978, *105*, 387.

13. Piraccini B.M. et coll., *Dermatol Clin.* 2015, *33*, 185.
14. Baran R. et coll., *Photodermatol Photoimmunol Photomed.* 2002, *18*, 202.
15. Baran R. et coll., *J Drugs Dermatol.* 2009, *8*, 276.
16. Goettmann-Bonvallot S. et coll., *J Am Acad Dermatol.* 1999, *41*, 17.
17. Murata Y. et coll., *Cutis.* 2012, *90*, 293.
18. Tosti A. et coll., *Arch Dermatol.* 1994, *130*, 1076.
19. Ronger S. et coll., *Arch Dermatol.* 2002, *138*, 1327.
20. Braun R.P. et coll., *J Am Acad Dermatol.* 1999, *41*, 17.
21. Hirata H. et coll., *J Am Acad Dermatol.* 2011, *65*, 297.
22. Debarbieux S. et coll., *Br J Dermatol.* 2012, *167*, 828.
23. Baran R. et coll., *J Mycol Med.* 2014, *24*, 247.
24. Robert C. et coll., *Lancet Oncology.* 2015, *16*, 181.
25. Lacouture M.E. et coll., *Support Care Cancer.* 2010, *18*, 5092.
26. Baran R., *in :* Goldsmith L.A. et coll., eds., *Fitzpatrick's Dermatology in General Medicine,* 8th *ed.* McGraw Hill, New York, 2012, 2956.
27. Baran R. et coll., *Dermatol Clin.* 2006, *24*, 297.
28. Blatière V. et coll., *Presse Med.* 2014, *43*, 1230.
29. Baran R. et coll., *Presse Med.* 2014, *43*, 1208.

15-2 Maladies des poils, des cheveux et du cuir chevelu

P.-A. de Viragh

Éléments de biologie pilaire

Le corps humain comporte environ 5 millions de follicules, dont 100 000-150 000 sur le cuir chevelu. C'est une caractéristique humaine que le même follicule produise à différents stades de la vie des cheveux ou poils fins presque invisibles (lanugo prénatal ou duvet postnatal) ou des cheveux terminaux grossiers, sous contrôle génétique et hormonal complexe.

Les follicules passent de façon cyclique par des phases de croissance (anagène), d'involution (catagène), et de repos et chute (télogène). Chez l'homme, après la naissance, ces phases ne sont pas synchronisées entre les follicules. Il existe donc une chute constante de cheveux et poils avec un renouvellement continu ; la perte physiologique journalière de cheveux a été estimée de 30 à 100, bien que certaines personnes perdent plus de cheveux sans développer une calvitie ; du fait cette variabilité, il n'y a pas d'intérêt à compter les cheveux lors d'une plainte d'alopécie.

La longueur d'un cheveu ou d'un poil est déterminée par la durée de la phase anagène (cuir chevelu : 3-10 ans ; moustache : 4-14 semaines), ce qui explique les différents intervalles optimaux entre séances de laser pour épilation, selon la région à traiter ; la vitesse de croissance est pour tous environ de 0,35 mm/j.

Bien que la majorité des pathologies du cheveu soient dues à une perturbation de ce cycle, il nous manque à ce jour une connaissance suffisamment approfondie des facteurs qui le déterminent pour un traitement ciblé [1]. L'association fréquente de syndromes polymalformatifs et d'anomalies de la pilosité indique que les molécules impliquées dans le contrôle des follicules pourraient avoir des fonctions embryogénétiques. Les androgènes agissent seulement sur une partie de ceux-ci, et là de façon paradoxale : les follicules du cuir chevelu, par exemple, ne nécessitent pas d'androgènes pour leur développement, contrairement à la barbe, mais involuent sous leur influence [2].

Examen des cheveux et du cuir chevelu

L'examen clinique cherche une altération de la couleur, structure ou densité de la chevelure. Il comprend l'inspection du scalp à la recherche d'un processus inflammatoire qui serait à l'origine d'une chute de cheveux. Toute alopécie localisée en présence de squames incite à un examen mycologique.

En écartant les cheveux à l'aide d'une sonde boutonnée, on compare la largeur de la raie ainsi faite à celle en zones temporopariétales et occipitales, ces dernières étant protégées de l'action des androgènes. En cas de différence, ceci permet de diagnostiquer une alopécie androgénétique.

Le deuxième geste consiste à frotter une mèche de cheveux entre pouce et index. Des cheveux cassés indiquent un affaiblissement causé par une dysplasie pilaire génétique, par abus cosmétique (défrisage, permanentes) ou par malnutrition.

Le troisième geste se fait idéalement 5 jours après le dernier shampooing. En tirant en zones occipitales et temporopariétales sur des mèches d'environ 50 cheveux (la zone d'implantation au cuir chevelu du diamètre d'un crayon), on ne prélève normalement que les cheveux en phase télogène, soit pas plus de 5 à 8 cheveux. Systématiquement, mais au moins en cas d'effluvium diffus, on effectue un trichogramme.

L'examen au dermoscope (trichoscopie) permet de mieux visualiser une variation du diamètre des cheveux (anisotrichose, caractéristique mais non spécifique de l'alopécie androgénétique) et l'état du cuir chevelu (effacement des orifices folliculaires, pathognomonique d'une alopécie cicatricielle primaire, p. ex. alopécie fibrosante frontale, *white dots*, pathognomoniques d'une fibrose folliculaire, p. ex. suite à une traction, *yellow dots*, caractéristiques mais non spécifiques de pelade et alopécie androgénétique). La forme de cheveux peut aider au diagnostic (cheveux en « point d'exclamation » spécifiques d'une pelade, mais présents seulement quand elle est active, cheveux en « tire-bouchon » ou en « virgule » indicatifs d'une teigne ; les cheveux cassés à l'orifice, *black dots*, ne sont pas spécifiques).

L'examen au microscope optique permet de détecter la majorité des anomalies structurales (dysplasies). Pour ne pas surestimer des usures normales, il faut examiner les premiers centimètres de cheveux depuis la racine. *L'examen en lumière polarisée* [3] permet d'accentuer des anomalies non symétriques par rapport à leur axe. Les anomalies qui touchent de manière homogène tout le cheveu, comme les gouttières longitudinales, ne sont pas visibles.

L'examen au microscope électronique à balayage est hautement sensible, mais indispensable dans des cas très spécifiques seulement.

Le trichogramme est pratiqué au 5e jour après un shampooing. Une mèche de 50-100 cheveux est arrachée d'un seul coup à l'aide d'une pince à hémostase à griffes recouvertes de plastique. Montée sur une lame, on compte sous le microscope cheveux anagènes et « dysplasiques » (anagènes sans gaines externes) (80-85 %), cheveux télogènes (15-20 %) et cheveux dystrophiques (< 4 %) (fig. 15.14). La chute de cheveux étant un processus dynamique, souvent par phases, toute déviation de ces valeurs normales vers le haut ou vers le bas est d'interprétation équivalente.

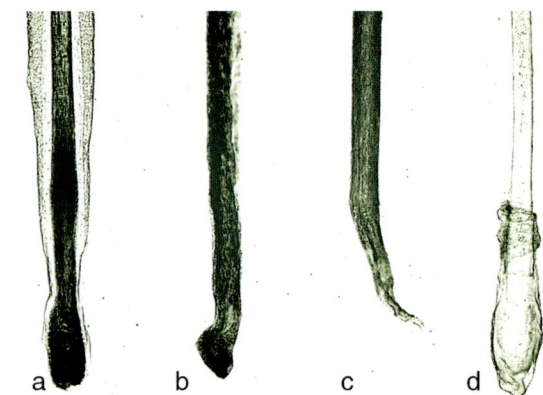

Fig. 15.14 Aspect des cheveux lors d'un trichogramme.
a. Cheveu anagène avec ses gaines épithéliales. b. Cheveu dit « dysplasique » (cheveu anagène épilé sans ses gaines épithéliales). c. Cheveu dystrophique (cheveu anagène avec bulbe aminci qui se casse à l'épilation en s'effilant, dû à l'arrêt abrupt des mitoses par un endommagement exogène au follicule). d. Cheveu télogène : bulbe non pigmenté en forme de pilon, entouré d'un sac épithélial.

Maladies des annexes

Maladies des poils, des cheveux et du cuir chevelu

Le photo-trichogramme peut être réalisé avec un appareillage de dermoscopie numérique : on fait d'abord une image d'un point du cuir chevelu d'environ 1 cm^2 puis on rase cette zone. Un nouvel examen est réalisé après 8 à 10 jours, seuls les cheveux anagènes ont repoussé, ce qui permet de déduire la formule pilaire.

L'analyse biochimique des cheveux pour le dosage des protéines soufrées est utile pour le diagnostic de la trichothiodystrophie. En dehors de celle-ci, il n'y a pas d'indication à l'analyse d'éléments en clinique, car leurs résultats ne sont pas corrélés à des états pathologiques et sujets à des variations non spécifiques [4]. En revanche, des recherches ciblées pour doser des éléments, drogues ou médicaments, ingérés puis fixés par les cheveux, peuvent avoir un intérêt toxicologique.

La biopsie du cuir chevelu se fait de préférence par excision d'un fuseau large incluant l'hypoderme ; ceci en tout cas pour les alopécies cicatricielles (*cf. infra*), mais aussi pour les alopécies non cicatricielles : le processus pathologique ne touche en général pas tous les follicules et une biopsie trop petite reste souvent non diagnostique. Bien qu'en vogue, les coupes horizontales, au lieu de coupes verticales conventionnelles, entraînent une perte d'information.

Maladies non alopéciantes

Anomalies de la couleur des cheveux

La mélanine, et particulièrement forme, la taille, la microstructure et la distribution des mélanosomes dans les tiges pilaires, détermine la couleur des cheveux. La pathogénie des hypomélanoses pilaires correspond, à quelques exceptions près, à celle des leucodermies.

Les maladies où l'hypomélanose pilaire est un signe révélateur ou contributif au diagnostic sont résumées dans le tableau 15.6. N'y figurent pas les situations où l'hypomélanose pilaire n'est qu'un signe mineur.

Poliose

C'est une hypomélanose circonscrite qui se manifeste par *une mèche de cheveux blancs*. Souvent ce n'est qu'une simple malformation isolée, héréditaire, ou rarement un effet secondaire médicamenteux (p. ex. rétinoïdes, chloroquine). La poliose est retrouvée entre autres dans 80-90 % des cas de piébaldisme, avec une mèche frontale typique, et dans 60 % des cas de sclérose tubéreuse de Bourneville, dont elle peut être un signe révélateur.

Canitie

C'est le grisonnement par mélange de cheveux hypomélanosiques et normaux. Physiologique et d'apparition graduelle, dès l'âge de 20 ans chez les Caucasiens, elle est due à une *baisse de l'activité de la tyrosinase* des mélanocytes folliculaires. Une canitie précoce avant l'âge de 20 ans peut être héréditaire et sans importance pathologique, ou associée à des syndromes polymalformatifs. Elle est un signe initial de la progeria (syndrome de Werner).

Une canitie à progression rapide survient lors de maladies systémiques, de malnutrition (p. ex. kwashiorkor, lactovégétarisme par manque de sélénium ou de vitamine B12) ou par stress oxydatif tissulaire (stress émotionnel par l'intermédiaire d'adrénaline et cortisone, tabagisme etc.). *Le blanchiment de tous les cheveux en une nuit est rare*, et dû à l'effluvium diffus de tous les cheveux pigmentés en épargnant les cheveux hypomélanosiques en cas d'une pelade diffuse.

Cheveux verts [5]

Ils résultent d'une exposition à des *taux élevés de cuivre*, provenant de tuyauteries corrodées ou d'algicides à base de cuivre ou de chlore utilisés pour la désinfection de piscines. Plus rarement sont impliqués nickel, cobalt, sélénium ou chrome, après exposition industrielle

Tableau 15.6 Hypomélanoses pilaires

Poliose	Nævus achromique
	Vitiligo
	Phénomène de Sutton
	Pelade en voie de repousse
	Inflammatoires (lupus érythémateux, zona, traumatismes)
	Neurofibromatoses
	Sclérose tubéreuse de Bourneville
	Piébaldisme
	Syndrome de Waardenburg
	Syndrome de Ziprowski-Margolis
	Syndrome de Vogt-Koyanagi-Harada
	Syndrome de Alezzandrini
Canitie	Canitie physiologique
	Canitie précoce héréditaire
	Progeria et pangeria
	Dyskératose congénitale
	Poïkilodermie congénitale
	Syndrome de Böök
	Syndrome du cri-du-chat
	Syndrome de Seckel
	Syndrome d'Elejalde
	Dystrophie myotonique
	Ataxie télangiectasie
	Homocystinurie
	Déficit en prolidase
	Maladies auto-immunes
	Infection par VIH
	Hyperthyroïdie
	Lactovégétarisme
Hypomélanoses généralisées héréditaires, avec atteinte pilaire	Albinismes
	Syndrome de Hermansky-Pudlak
	Syndrome de Cross-McKusick
	Syndrome de Griscelli-Pruniéras
	Syndrome de Chediak-Higashi
Hypomélanoses pilaires diffuses acquises, réversibles	Hypoprotéinémies (kwashiorkor, néphropathies, colite ulcéreuse)
	Déficience en vitamine B12
	Iatrogènes (chloroquine, méphénésine)

ou iatrogène. Ils sont surtout visibles en cas de cheveux clairs. L'absorption de ces métaux nécessite une prédisposition des cheveux (usure des cheveux) et des circonstances physicochimiques particulières (pH de l'eau). Le traitement consiste en l'usage de shampooings contenant des chélateurs, ou en l'application d'eau oxygénée.

Cheveux jaunâtre rougeâtre

Ils surviennent suite à l'utilisation de minoxidil topique et systémique, de diazoxide et de shampooings goudronnés ou au kétoconazole, encore surtout visibles en cas de cheveux clairs.

Dysplasies pilaires non alopéciantes

La brillance du cheveu se fait par réflexion de la lumière. Ainsi, des dysgénésies avec anomalies structurales, les dysplasies pilaires [6, 7], peuvent ne modifier que l'apparence du cheveu, bien qu'habituellement ils entraînent aussi une fragilité. Elles apparaissent en général dès la naissance ou à la première enfance, et la qualité des cheveux se normalise avec l'âge.

Pili annulati

Elle résulte d'une mutation autosomique dominante, exceptionnellement récessive, sur le chromosome 12q24, induisant une déficience ponctuelle de la synthèse de tonofilaments dans la tige pilaire qui cause l'inclusion d'air. Ces cheveux prennent un aspect sablé et une brillance attractive. Au microscope optique, il y a des bandes claires et foncées en alternance irrégulière tous les 0,1 à 2 mm ; les dernières correspondent aux cavités. L'intoxication au thallium produit des inclusions d'air semblables, mais se distingue par une alopécie diffuse.

Pseudo-pili annulati

Il s'agit d'imitateurs cliniques des *pili annulati* par une brillance attractive due à des aplatissements et torsions périodiques de 180° tous les 1 à 2 mm. Ces torsions reflètent la lumière et donnent aux cheveux un aspect zébré.

Cheveux laineux

Ce sont des cheveux frisés chez des enfants caucasiens.

– *Forme autosomique dominante* : causée par des mutations de kératines trichocytiques ; les cheveux sont foncés et exceptionnellement fragilisés.

– *Forme autosomique récessive* : causée par une lipase mutée (des formes syndromales de cheveux laineux sont causées par des mutations de la desmoplakine ; la génétique seule n'explique donc pas la clinique) ; les cheveux sont fins, clairs et courts après une phase anagène raccourcie.

Une forme localisée sporadique (hamartome [nævus] à cheveux laineux) peut être associée à des anomalies ectodermiques ; son pendant chez les patients africains est l'hamartome à cheveux raides. Une transformation générale de cheveux crépus en cheveux raides peut survenir au cours d'une infection par le VIH.

Cheveux crépus acquis progressifs

Il s'agit d'une zone localisée de cheveux qui deviennent, chez l'adulte, progressivement crépus ou rêches, parfois à croissance ralentie. Ils peuvent survenir sans cause déterminée, précéder ou accompagner une alopécie androgénétique, ou se développer après une radiothérapie, une infection, une pelade, ou sous traitement par rétinoïdes (sans d'ailleurs que l'arrêt du traitement permette toujours une normalisation).

Cheveux incoiffables (fig. 15.15)

Cheveux ébouriffés, incoiffables, souvent blonds brillants, la forme héréditaire est à transmission autosomique dominante avec pénétrance variable ; cependant de nombreux cas sont sporadiques. On peut essayer un traitement *per os* de biotine. Les cheveux ont une forme triangulaire, et au microscope électronique à balayage il y a des gouttières longitudinales (pili trianguli et canaliculi). Ces dernières sont aussi retrouvées dans d'autres dysplasies pilaires. L'ultrastructure n'explique donc pas la caractéristique clinique.

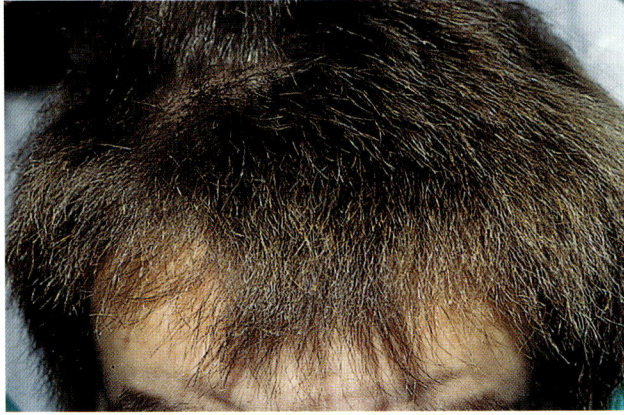

Fig. 15.15 Cheveux incoiffables.

Alopécies et hypotrichoses de la petite enfance

Une alopécie ou une hypotrichose chez un enfant peut être acquise, et de pathogénie identique à celles de l'adulte. Parfois elles sont dues à une dysgénésie du cuir chevelu ou des follicules. En cas d'alopécie congénitale localisée, une biopsie n'est que rarement nécessaire, mais il convient d'exclure préalablement par IRM des anomalies cérébro-crâniennes en connexion ou à proximité de la peau.

Une malformation du système nerveux central, comme du tissu cérébral hétérotopique ou une mégalencéphalie, doit être suspectée surtout en présence du signe de la « collerette de cheveux », une hypertrichose relative au reste du cuir chevelu qui entoure une plaque alopécique. Aussi, chez un enfant né avec une plaque alopécique, toute anomalie neurologique, même des convulsions fébriles, doit inciter à la recherche d'une anomalie cérébrale. Ceci est particulièrement important devant des lésions kystiques bien que, le plus fréquemment, elles ne soient que des kystes dermoïdes ou épidermoïdes.

L'examen microscopique des cheveux permet de distinguer une hypotrichose d'une dysplasie et d'une hypotrichose sans anomalie structurale des cheveux. Il est important de déterminer si l'alopécie ou l'hypotrichose est isolée, ou si elle fait partie d'un syndrome polymalformatif. La liste et le diagnostic différentiel des alopécies et hypotrichoses chez l'enfant sont résumés dans le tableau 15.7.

Tableau 15.7 Alopécies et hypotrichoses de la petite enfance

Sans dysplasies pilaires	Isolées *Circonscrites* – Congénitales • aplasie cutanée congénitale • nævus alopécique • nævus aplasique • pelade • alopécies secondaires – Périnatales • traumatismes de l'accouchement • alopécie triangulaire de la tempe • alopécie occipitale du nouveau-né *Diffuses* – Hypotrichose simple – Hypotrichose transitoire du nouveau-né – Syndrome de l'anagène raccourci – Alopécie congénitale simple – Pelade totale
	Syndromes polymalformatifs – Dysplasies ectodermiques – Syndromes de sénescence précoce – Autres syndromes (Cockayne, Conradi-Hünermann, Goltz) – Troubles métaboliques des acides aminés – Carences nutritionnelles
Avec dysplasies pilaires	Isolées – Monilethrix – Pseudo-monilethrix – Trichorrhexie noueuse – Hypotrichose de Marie Unna – Cheveux anagènes lâches – Usures des cheveux
	Syndromes polymalformatifs – Trichorrhexis invaginata – Trichothiodystrophie – Pili torti

Maladies des annexes

Maladies des poils, des cheveux et du cuir chevelu

Sans dysplasies pilaires

Alopécies ou hypotrichoses isolées circonscrites, congénitales

Aplasie cutanée congénitale (du vertex) [8]. Il s'agit d'un groupe hétérogène, où à la naissance il y a une absence localisée de peau. L'ulcère est variable, habituellement petit et circulaire. L'os est rarement atteint. Il y a guérison spontanée sous forme d'une cicatrice atrophique, éventuellement déjà intra-utérine. On distingue neuf types, dont le plus courant, avec 86 % des cas, correspond à un ou plusieurs ulcères localisés de préférence sur ou près du vertex, sans être associé à un syndrome malformatif (cf. chapitre 18). Dans les autres types, l'aplasie est associée à des malformations mineures ou à des syndromes polymalformatifs.

Hamartome ou nævus. L'*hamartome alopécique* est une agénésie isolée et circonscrite des follicules pilosébacés. L'*hamartome aplasique* est l'absence de toutes les annexes dans une peau autrement normale. On en distingue le manque secondaire de cheveux sur un hamartome épidermique, comédonien ou sébacé (cf. chapitre 7).

Alopécie triangulaire de la tempe. Il s'agit d'une anomalie fréquente où, le plus souvent dans la région temporale, le cuir chevelu est à première vue glabre sur une petite zone. Généralement une seule tempe est touchée, rarement les deux, ressemblant alors aux golfes temporaux de l'alopécie androgénétique si la lisière antérieure n'est pas épargnée. Souvent elle n'est apparente qu'après la naissance, mais il n'est pas rare qu'elle survienne plus tard dans l'enfance, quand les cheveux des zones avoisinantes poussent, augmentant le contraste avec la zone alopécique. Alors la plaque alopécique imite une pelade, ou une trichotillomanie. L'examen à la loupe (ou histologique) révèle des follicules de type duvet.

Pelade. Elle est exceptionnellement présente à la naissance; elle doit être suspectée quand les orifices folliculaires sont préservés. Il ne faut pas les confondre avec un *nævus psiloliparus*, où il y a hypotrophie des follicules et hypertrophie des adipocytes, ni avec une alopécie lipœdémateuse.

Alopécies ou hypotrichoses isolées circonscrites, périnatales

Traumatismes de l'accouchement. L'ischémie par l'instrumentation obstétrique peut induire une alopécie. À la naissance, la peau semble normale mais devient érythémateuse et œdématiée en quelques heures, avec une alopécie inflammatoire transitoire quelques jours plus tard; rarement, en cas d'ischémie importante, se forme une plaie et l'alopécie risque alors d'être cicatricielle et définitive.

Alopécie occipitale et autres alopécies transitoires du nouveau-né. Les follicules du fœtus sont synchronisés et tous en phase anagène jusqu'à la 30e semaine quand en général les cheveux frontaux et pariétaux involuent et tombent pour réinitier le 2e cycle folliculaire, maintenant désynchronisé en mosaïque, tandis que les follicules occipitaux persévèrent en mode anagène. Vers le terme seulement, ceux-ci entrent en phase télogène et tombent entre la 8e et 12e semaine postnatale, donnant lieu à une plaque alopécique occipitale. Il s'agit donc d'un processus physiologique dû à un retard du 2e cycle folliculaire; le frottement de la tête sur l'oreiller ne fait qu'accélérer la chute. Il y a des variations de cette règle, concernant tant le délai d'apparition que les régions anatomiques concernées responsables de variations de la chevelure du nouveau-né. L'*alopécie du prématuré* régresse après 6 mois environ.

Hypotrichose diffuse ou alopécie totale, isolée

Syndrome de l'anagène court. Non exceptionnel, il concerne des enfants dont les cheveux sont fins et pas très denses, mais d'aspect globalement normal. La plainte est qu'ils restent courts, sans besoin de les couper : le cycle anagène est raccourci à quelques mois seulement. Au trichogramme, il y a une prédominance de cheveux en télogène ou en anagène, en déviation des proportions habituelles [9]. Souvent il y a une amélioration spontanée à l'adolescence; on peut prolonger la phase anagène par application de minoxidil, dont le dosage doit être adapté à l'âge de l'enfant pour éviter des effets secondaires systémiques.

Hypotrichose simple. Il s'agit d'un groupe hétérogène marqué par la raréfaction des cheveux, éventuellement aussi des poils, sans malformations associées, et sans dysplasie pilaire spécifique. L'âge de survenue, en général à la petite enfance seulement et à caractère progressif, ainsi que la pathogénie, sont variables : petit nombre ou atrophie de follicules, perturbation de la régulation de croissance ou la différenciation des cheveux qui sont cassants (p. ex. dystrophie folliculaire intermittente).

Alopécie congénitale simple. Il s'agit aussi d'un groupe hétérogène, par le mode de transmission, l'âge de manifestation et la pathogénie. Les poils peuvent également être absents. La plus courante est *l'alopécie universelle* : autosomique récessive sur mutation du corépresseur de transcription *hairless* (codé par le gène *Hr*); les cheveux sont d'aspect normal à la naissance. Quelques semaines après, avec le 1er cycle folliculaire, survient une alopécie complète au corps. Ce gène est donc important pour le cycle, mais pas pour la morphogenèse des cheveux. *L'alopécie congénitale avec lésions papuleuses (atrichie/avec kystes)* n'est qu'une variante, avec formation d'innombrables petits papules ou kystes épidermoïdes sur le cuir chevelu et le visage. Il ne faut pas la confondre avec le syndrome de Bazex-Dupré-Christol et ses variantes (alopécie/hypotrichose avec multiples hamartomes folliculaires/trichoépithéliomes, sans/avec myasthénie grave) qui n'apparaissent qu'à l'adolescence. Dans *l'atrichie congénitale de Sabouraud*, il y a agénésie folliculaire. Les alopécies simples doivent être différenciées d'une *pelade totale*; elle est très rare dans la première enfance.

Syndromes polymalformatifs [10]

Dysplasies ectodermiques. C'est un groupe de génodermatoses très hétérogène et complexe (cf. chapitre 7-9). Elles ont en commun une anomalie d'au moins deux tissus dérivés du neuroectoderme, dont l'épiderme, les ongles, les cheveux et poils, les glandes cutanées, les dents, la partie antérieure oculaire et le système nerveux central. La constellation d'anomalies définit des syndromes particuliers. Les limites entre ces entités peuvent être très vagues. Les cheveux sont souvent touchés et servent de signe d'appel. Les patients naissent habituellement avec une chevelure normale et ne développent une hypotrichose qu'à l'âge d'un an ou plus. Au microscope, il n'y a en général que des anomalies pilaires non spécifiques, comme des torsions irrégulières, ou une trichorrhexie noueuse. Les polypathologies avec une dysplasie pilaire spécifique sont artificiellement séparées. Parmi les nombreux syndromes, on mentionnera les formes suivantes.

La dysplasie ectodermique anhidrotique (syndrome de Christ-Siemens-Touraine) (fig. 15.16), d'une incidence de 1 pour 100 000 naissances, et due à une mutation X-récessive du gène de l'ectodysplasine : l'hypo- ou anhidrose entraîne une intolérance à la chaleur (cause classique de fièvre inexpliquée chez le nourrisson) avec risque de mort subite, anodontie totale ou partielle, dysmorphie faciale pathognomonique. Il y a une hypotrichose avec cheveux et poils hypopigmentés fins. L'absence de cils et de sourcils chez le nouveau-né est un indice important du diagnostic (cf. chapitre 7-9).

Maladies des poils, des cheveux et du cuir chevelu

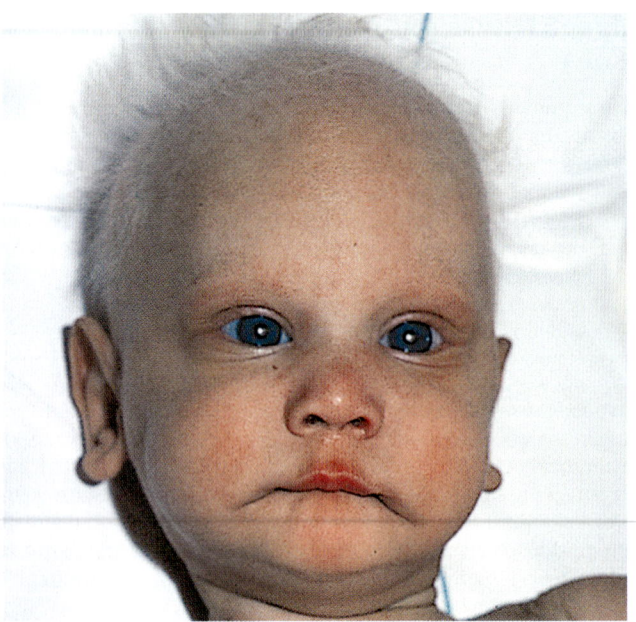

Fig. 15.16 Dysplasie ectodermique anhidrotique.

La dysplasie ectodermique hidrotique (syndrome de Clouston) est rare, mais plus répandue dans la population française et francocanadienne, par transmission autosomique dominante d'un gène muté codant une connexine. Une micronychie avec des tablettes hyperkératosiques ou une anonychie sont dans un premier temps les seuls symptômes dans un tiers des cas. S'y ajoutent une kératodermie palmoplantaire et une anodontie partielle. Les enfants naissent rarement avec des cheveux clairsemés, plus souvent avec des cheveux normaux qui ne se raréfient que lors de la puberté. De nombreuses anomalies accessoires sont décrites pour ces deux syndromes, dont des retards mentaux modérés (cf. chapitre 7-9).

Syndrome de Hallermann-Streiff-François. Sporadique, il est marqué par une hypotrichose diffuse, congénitale ou périnatale, avec accentuation au niveau des sutures allant jusqu'à l'alopécie circonscrite (alopécie suturale), un faciès caractéristique d'oiseau par dyscéphalie, hypoplasie mandibulaire, un nez pointu et courbé, l'association à des anomalies oculaires et dentaires, et à un retard psychomoteur.

Divers. Dans le syndrome de Rothmund-Thomson (cf. chapitre 4), l'alopécie, congénitale ou tardive, inclut cils et sourcils. Les syndromes de sénescence précoce et le syndrome de Cockayne, qui comprennent hypotrichose ou alopécie, sont marqués par le caractère progressif des anomalies pilaires et cutanées. Les troubles métaboliques des acides aminés, congénitaux ou acquis (p. ex. homocystinurie, déficit en biotinidase, dysfonction hépatique ou rénale acquise), et les carences nutritionnelles (carence en vitamines ou en acides gras essentiels), induisent des cheveux cassants et ternes par déficit d'éléments. Les anomalies du récepteur de la vitamine D s'accompagnent d'une alopécie totale par interaction avec le gène *Hr* (*hairless*), imitant une alopécie congénitale avec lésions papuleuses (alors que l'hypovitaminose D n'a probablement pas d'implication pour la croissance des cheveux).

Plaques d'alopécie cicatricielle circonscrites primaires. Elles surviennent dans le cadre de l'hypoplasie dermique en aires (syndrome de Goltz). Des cicatrices secondaires se produisent lors du syndrome de Conradi-Hünermann (chondrodysplasie ponctuée type I), l'*incontinentia pigmenti*, et différentes formes d'épidermolyses bulleuses héréditaires.

Avec dysplasies pilaires

Hypotrichoses isolées

Monilethrix (fig. 15.17). Par mutation autosomique dominante de kératines trichocytiques, il y a désorganisation des tonofilaments du cheveu avec succession régulière de rétrécissements (espacement ± 1 mm) le long d'un pourcentage variable de cheveux qui réalisent un aspect ondulé ou en chapelet, moniliforme. Ils sont cassants, dénudant ainsi le cuir chevelu surtout dans les régions de frottement temporales et occipitales. L'âge de manifestation et la sévérité des symptômes sont variables; il existe parfois association à une *kératose pilaire* rouge du cuir chevelu. Les rétinoïdes topiques et systémiques, ou le minoxidil, seraient bénéfiques. Occasionnellement, une amélioration spontanée est constatée à la puberté ou au cours d'une grossesse. L'aspect du monilethrix au microscope peut être confondu avec les torsions des *pili torti congénitaux* (Ronchese) et du *pseudo-monilethrix*; ce dernier constitue un groupe hétérogène et controversé de patients avec cheveux fragiles par des torsions et des aplatissements, distribués irrégulièrement.

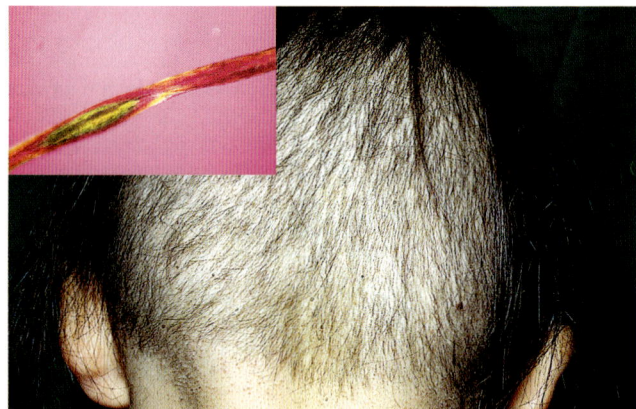

Fig. 15.17 Monilethrix : aspect clinique (en cartouche : aspect du cheveu en lumière polarisée).

Hypotrichose congénitale héréditaire généralisée de Marie-Unna. Une mutation autosomique dominante en avant du gène *Hr*, mais perturbant sa régulation, est responsable d'une chevelure normale ou hypotrichosique à la naissance, mais dès l'âge de 3 ans les cheveux deviennent grossiers et incoiffables, comparés à une perruque mal adaptée. Des torsions à espaces irréguliers (pseudo-pili torti) sont observées avec, au microscope électronique, absence de cuticules et présence de gouttières longitudinales. Dès la puberté, une atrophie cicatricielle du cuir chevelu avec perte progressive des cheveux s'installe, d'abord sur le vertex, pour atteindre une hypotrichose généralisée, les poils corporels compris. Habituellement isolée, elle peut être associée à des anomalies unguéales, une kératose pilaire, des kystes miliaires faciaux et un retard mental.

Cheveux anagènes caducs (*loose anagen hair*). Par mutation d'une kératine folliculaire, l'intercalage des cuticules est friable et responsable d'un ancrage réduit des cheveux dans le sac folliculaire; ainsi ils ont une résistance à la traction diminuée et peuvent être arrachés facilement et sans aucune douleur, même en touffes. L'ancrage est suffisant pour résister au peignage et frottement sur l'oreiller, ou pour être ressenti comme douloureux quand l'arrachage est hésitant. La consultation est motivée habituellement en raison de plaques alopéciques survenues après une bagarre enfantine, plus rarement pour une raréfaction diffuse ou une croissance lente des cheveux (à distinguer du syndrome de l'anagène court). La repousse est rapide et spontanée après l'arrachage accidentel. Au trichogramme, un grand nombre de cheveux ont les cuticules replissées sur le bulbe, donnant l'aspect de chaussettes retombées.

L'anomalie perd son importance à l'adolescence (amélioration du défaut moléculaire, changement de comportement de l'enfant). Le *peeling skin syndrome*, lui aussi avec des cheveux facilement arrachables, est exclu par l'absence d'altérations ichtyosiques.

Trichorrhexie noueuse. C'est la dysplasie la plus fréquente où, par diminution de la cohérence des fibres corticales, les cheveux s'effritent focalement et ressemblent à l'examen microscopique à deux pinceaux enfoncés l'un dans l'autre. L'examen clinique révèle des cheveux cassants au niveau de petites perles brillantes qui peuvent ressembler à des pellicules, ou à des lentes. Il existe trois formes :
– *la trichorrhexie noueuse congénitale* : à transmission autosomique dominante, se manifestant à la naissance ou après quelques mois par une hypotrichose et des cheveux ternes, cassés ;
– *la trichorrhexie noueuse acquise* : résultant d'usures mécaniques (brossage, bigoudis), chimiques (baignades répétées en eau salée, permanentes, défrisants, dé/colorations), thermiques (sèche-cheveux) ou actiniques (insolation) ; ces agressions induisent différentes formes d'altérations (*cf. infra*) qui peuvent s'observer sur le même cheveu ou sur différents cheveux chez le même patient. Plus l'anomalie est distale, plus il est vraisemblable qu'elle survienne sur un cheveu sain usé ; en revanche, la présence proximale de signes d'usure suggère une friabilité pathologique du cheveu ;
– *la trichorrhexie noueuse en épiphénomène* : cheveux friables dans le cadre d'une autre forme de dysplasie pilaire.

Autres dysplasies

Trichoclasie. Il s'agit d'une fracture transversale non totale, sans anomalie des cuticules ou du cortex.

Trichoschisie. Fracture transversale totale, avec absence locale des cuticules, elle survient sur des cheveux normaux, mais surtout aussi dans le cadre d'une trichothiodystrophie, d'ichtyoses, d'une dysplasie ectodermique ou d'une malnutrition.

Trichoptilose (« cheveux fourchus »). C'est un fendillement à l'extrémité distale de la tige pilaire.

Syndromes polymalformatifs

Syndrome de Netherton-Comel. Dû à une mutation autosomique récessive du gène *SPINK5* (chromosome 5q32), il comporte deux éléments :
– érythrodermie desquamante congénitale, remplacée dans le premier mois par des plaques érythémateuses lentement migratrices, polycycliques et entourées d'hyperkératoses circinées à double bordure (ichtyose linéaire circonflexe) (*cf.* fig. 5.13) ; elles peuvent être très discrètes, la plainte principale étant alors la qualité des cheveux ;
– cheveux friables, courts et raréfiés dans les zones de frottement pariétales et occipitales. Un nombre variable présente au microscope des invaginations de la partie distale dans la partie proximale (*trichorrhexis invaginata*, cheveux bambous). Cils et surtout sourcils sont également touchés. S'y ajoutent dans trois quarts des cas un aspect d'eczéma atopique, des intolérances alimentaires (oléagineux), rarement des retards mentaux et staturopondéraux. Une amélioration progressive de l'ichtyose et de la dysplasie pilaire est constatée à l'adolescence.

Pili torti. Ce groupe hétérogène a en commun des cheveux fragilisés qui à l'examen microscopique sont aplatis avec des torsions de 90-360° tous les 0,4 à 0,9 mm. La chevelure est ébouriffée, courte, parfois clairsemée ou alopécique, et d'aspect en paillettes par réflexion. Il ne faut pas les confondre avec le monilethrix, ou les pili pseudo-annulati. Des torsions occasionnelles des cheveux sont normales.

Formes congénitales (Ronchese). Elles sont de transmission autosomique dominante, rarement récessive. Les torsions pilaires sont isolées ou associées à une kératose pilaire du cuir chevelu ou du corps, des anomalies dentaires, dystrophies unguéales, opacités cornéennes, ichtyose, rarement un retard mental. La symptomatologie pilaire s'améliore à la puberté.

Formes tardives (Beare). La transmission est autosomique dominante. Les manifestations ne sont observées qu'après la puberté, touchant aussi les poils, courts ou absents ; le retard mental est plus fréquent.

Syndrome de Menkès (trichopoliodystrophie). Il est dû à une mutation récessive sur Xq13.3 d'une ATPase responsable d'une malabsorption intestinale de cuivre avec hypocuprémie et diminution de la saturation de la céruléoplasmine. Le déficit en cuivre entraîne de multiples dysfonctionnements enzymatiques. Normaux à la naissance, les enfants produisent progressivement une chevelure hypopigmentée, fine, cassante, avec des pili torti. Dès le 3e mois, joufflus et pâles, les enfants développent léthargie, retard psychomoteur, troubles neurologiques avec convulsions et instabilité thermique, dus à une dégénérescence cérébrale et cérébelleuse, hémorragies gastro-intestinales et malformations osseuses liées à une synthèse défectueuse de collagène, susceptibilité aux infections. Sans traitement, les patients survivent rarement au-delà de 2 à 3 ans. Des pili torti apparemment isolés chez une fille peuvent traduire une porteuse saine du syndrome de Menkès.

D'autres syndromes rares peuvent présenter des pili torti et seront reconnus par la constellation précise des symptômes. Chaque enfant avec des pili torti doit bénéficier d'un examen audiologique, car les syndromes de Björnstad et de Crandall associent, entre autres, pili torti et perte de l'audition cochléaire.

Trichothiodystrophie [11]. Il s'agit d'un groupe de syndromes neuroectodermiques à transmission autosomique récessive avec la même dysplasie pilaire spécifique, par mutation d'un facteur de transcription commun aux protéines riches en soufre, abaissées dans la matrice des cellules corticales à 10-50 % de la valeur normale. Les cheveux présentent en *lumière polarisée* une alternance pathognomonique de zones sombres et claires disposées en zigzag, comparée à une queue de tigre ; aplatissements, torsions et fractures transversales (trichoschisie et trichoclasie) complètent le tableau. Les manifestations cliniques vont de la dysplasie pilaire isolée à un spectre de syndromes neuroectodermiques d'intensité variable, soulignant la nécessité de rechercher, chez tout patient présentant cette anomalie pilaire, des symptômes neurologiques, ophtalmologiques, dentaires, immunologiques, orthopédiques ou dermatologiques. Certaines constellations sont particulières, parmi lesquelles les syndromes BIDS, IBIDS, et PIBIDS (photosensibilité, ichtyose, brisures des cheveux, intellect abaissé, diminution de la fertilité sur hypogonadisme, stature petite). Le PIBIDS présente aussi une déficience de la réparation de l'ADN, semblable au *xeroderma pigmentosum* D, mais sans pour autant prédisposer à des cancers cutanés (*cf.* chapitre 4). Toutes ces maladies sont donc reliées au niveau moléculaire.

Alopécies acquises

Le tableau 15.8 récapitule les différentes formes et le mode de raisonnement clinique, fondé sur le caractère localisé ou diffus, la présence ou non d'un état inflammatoire, d'atrophie cicatricielle, de signes associés. À souligner que toute inflammation persistante d'importance et chaque traumatisme répété induisent une fibrose du follicule et donc un état cicatriciel. D'autre part, les follicules souffrants mais pas encore anéantis dans un processus cicatriciel peuvent à nouveau produire un cheveu dès que l'attaque inflammatoire stoppe. Ainsi, il y a des chevauchements entre les groupes. Il est important de reconnaître des alopécies *multifactorielles* (p. ex. alopécie androgénétique,

Tableau 15.8 Causes des alopécies acquises

Non cicatricielles	Circonscrites : – pelade – trichotillomanie et trichotemnomanie – alopécies par traumatismes et tractions – alopécies infectieuses et inflammatoires – alopécie en clairière – alopécie androgénétique Diffuses (cf. tableau 15.9) : – effluvium télogène – effluvium anagène (dystrophique) – « alopécies » non alopéciantes
Cicatricielles	Alopécies cicatricielles inflammatoires Alopécies cicatricielles pustuleuses Alopécies cicatricielles non inflammatoires

aggravée par contraception orale androgénisante et effluvium diffus, sur carence induite par effet secondaire médicamenteux) ; seul le traitement de tous les éléments permet le succès thérapeutique et d'éviter la frustration du patient et du médecin.

Pelade

Épidémiologie

La pelade a une incidence de 17 cas par 100 000 et par année, sans préférence de sexe. Ceci implique qu'à l'âge de 50 ans, 1 % de la population a subi un épisode de pelade. C'est le motif d'environ 2 % des consultations dermatologiques. Elle est exceptionnelle à la naissance, rare avant l'âge de 2 ans, fréquente chez les enfants et les jeunes adultes. Son incidence chez les sujets atopiques est augmentée, à pronostic défavorable. Elle touche également 10 % des patients souffrant d'une trisomie 21.

Aspects cliniques

Il s'agit d'une chute soudaine de cheveux ou de poils en une zone unique (environ 20 % des cas) ou en de multiples zones (60 %) ; ces zones sont circonscrites, circulaires, de taille variable et à progression centrifuge (pelade en aires, *alopecia areata*) (fig. 15.18). Par confluence se réalise un aspect réticulé (5 %). L'atteinte de la région occipitale avec extensions vers les oreilles (pelade ophiasique, 3 %) est particulièrement résistante au traitement, souvent évolutive. Par progression et confluence, le cuir chevelu peut se dénuder (pelade totale, 5 %). Dans de rares cas, la chute de cheveux se fait diffusément (pelade diffuse, 3 %) ; elle est alors souvent rapidement progressive ; paradoxalement, certains de ces patients-là (surtout des femmes âgées) ont un pronostic excellent, avec repousse spontanée, tandis que d'autres progressent en pelade universelle, malgré traitements. Parfois seuls les cheveux grisonnants résistent, origine des récits de *blanchiments de cheveux en une nuit*. Une pelade diffuse chronique et incomplète induit une diminution, parfois un peu irrégulière, de la densité capillaire globale, piège redoutable car souvent non reconnu (*alopecia areata incognita*). La pelade totale peut être associée à une chute de tous les poils (pelade universelle, 5 %). En général, la peau alopécique ne présente aucune altération, n'étant que rarement pâteuse ou légèrement érythémateuse. On retrouve dans des plaques actives les cheveux peladiques pathognomoniques dits « en point d'exclamation », des cheveux cassés avec une base amincie dépigmentée, et dans les orifices folliculaires des restes de cheveux cassés (« cheveux cadavérisés », *black dots* non spécifiques en trichoscopie).

Les ongles (cf. chapitre 15-1) sont atteints dans environ 10 % des cas : dépressions punctiformes (ongle en « dé à coudre »), gouttières longitudinales, rugosités comme travaillées par du papier de verre (ongles grésés). La pelade est une des causes du « syndrome des 20 ongles » qui est l'atteinte de tous les ongles.

Étiologie

La pelade est probablement une maladie multifactorielle et hétérogène, comportant une prédisposition génétique et des mécanismes auto-immunitaires [12]. L'importance de la génétique est soulignée par la survenue de formes familiales et une fréquence augmentée de certains antigènes lymphocytaires humains de classe II.

Trois hypothèses sont avancées, toutes probablement correctes pour l'un ou l'autre cas ; la cause reste donc, dans le cas individuel, toujours spéculative :
– *hypothèse du « troisième facteur »* : réaction contre une des composantes du follicule en raison d'un antigène externe (p. ex. agent infectieux ou allergène, par analogie moléculaire) ;
– *hypothèse d'une déficience immunitaire* : réaction contre une des composantes du follicule normal en raison du système immunitaire déficient (présentation anormale du soi ou mauvais fonctionnement) ;
– *hypothèse d'une déficience folliculaire* : réaction contre une composante anormale du follicule (fonction ou structure) par un système immunitaire normal avec perte du caractère de privilège immunitaire du follicule.

Une composante psychogène dans le déclenchement d'une pelade est irréfutable chez certains patients (cf. chapitre 21). La cascade inflammatoire propulse le follicule en involution prématurée avec

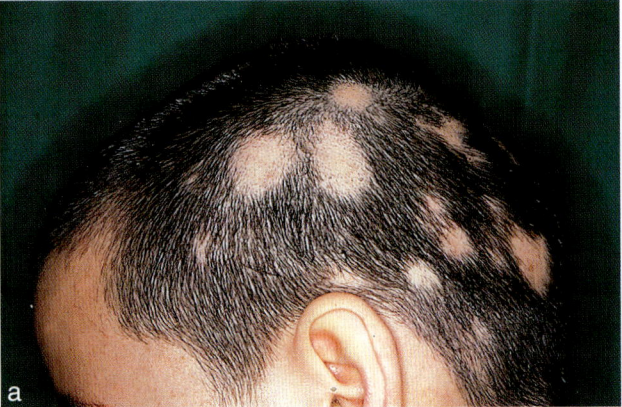 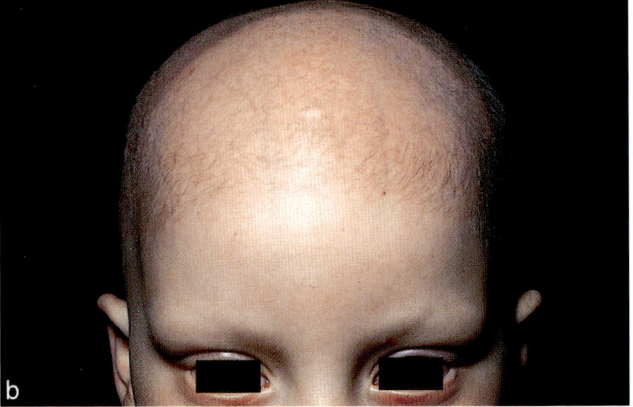

Fig. 15.18 Pelade.
a. En plaques ou en aires (*alopecia areata*). b. Universelle avec perte des cils et sourcils ; noter un fin duvet de repousse sur le cuir chevelu.

par conséquent une chute du cheveu. Une partie des cheveux est endommagée par la réaction inflammatoire avec fragilisation et fracture de la tige. Par la suite, les follicules passent par des cycles abortifs où, à chaque relance d'une phase anagène, les mêmes processus pathogéniques mènent au maintien des follicules en phase de repos.

Examens complémentaires

L'*examen histologique* révèle en phase aiguë un infiltrat péribulbaire lymphocytaire dense, comparé à un « essaim d'abeilles ». En cas de pelade chronique, on note une augmentation de cheveux télogènes ; les pelades anciennes manifestent des faisceaux fibrotiques remplaçant les follicules ; alors l'acharnement thérapeutique est insensé. Le *trichogramme*, utile en cas de suspicion d'une pelade diffuse, révèle un effluvium anagène dystrophique. L'association d'autres maladies auto-immunes à une pelade est surestimée ; elle doit être considérée comme rare et sa recherche doit être analysée dans chaque cas, en partie sur l'anamnèse. Une déficience en fer tissulaire (ferritine) peut induire une résistance aux traitements ; elle doit être corrigée (cibler 50-70 µg/L au minimum [*cf. infra* « Effluvium diffus »]).

Évolution

L'évolution de la pelade est imprévisible et on s'abstient dans un premier temps de traitements potentiellement nuisibles. Deux tiers patients guérissent spontanément ou sous traitement en 6-24 mois (80-95 % des jeunes enfants avec durée < 1 an), un tiers des patients ne guérissent pas à long terme avec des rechutes continuelles, une extension progressive (réticulaire, totale, universelle), une plaque peladique solitaire persistante, ou des guérisons de plaques et en même temps une apparition de nouvelles autres. Les cheveux en repousse sont souvent dépigmentés et retrouvent leur couleur normale ultérieurement. Le pronostic est défavorable, en cas de progression rapide, d'une atteinte de plus de 25 % du cuir chevelu, d'une forme ophiasique (localisée à la nuque), d'atopie, de trisomie 21 ou de l'atteinte des ongles. Une persistance de plus de 1 à 2 ans diminue les chances de repousse et, en cas de pelade ancienne de 5 ans, la meilleure aide apportée au patient est l'abstention thérapeutique. Néanmoins, la grande majorité des follicules n'est jamais détruite et des repousses peuvent être observées de nombreuses années après le développement initial.

Diagnostic différentiel

C'est celui des autres alopécies non cicatricielles circonscrites non inflammatoires. Les teignes peuvent être trompeuses et ne montrer, en particulier chez l'enfant, que très peu de squames et d'inflammation. Un autre piège diagnostique est la survenue combinée d'une pelade et d'une trichotillomanie, les deux sur une psychopathologie ; dans ce cas, il y a éventuellement lieu de procéder à quelques biopsies en zones représentatives. La pelade de type *incognita* est confondue avec une alopécie au cours d'un lupus systémique, d'une syphilis et des formes graves d'alopécies androgénétiques et d'effluvium diffus. Le mycosis fongoïde folliculaire précoce risque de rester méconnu, même sur biopsie quand celle-ci est coupée horizontalement [13], un autre fort argument pour des coupes verticales et non pas horizontales des biopsies.

Traitement

En dehors des cas anciens, l'impact psychologique d'une chute de cheveux soudaine impose l'essai de traitements, si ce n'est que pour donner au patient le temps d'accepter sa nouvelle image. Un traitement ne peut pas se révéler efficace avant 2-3 mois et doit être maintenu au minimum pendant ce temps.

L'application topique de *corticostéroïdes* (fluorés chez l'adulte) ou – plus efficace – l'infiltration intradermique mensuelle d'acétonide de triamcinolone (10 mg/mL, 0,1 mL/cm^2; aux sourcils 5 mg/mL), constituent le premier choix de traitement ; les inhibiteurs de la calcineurine ne sont pas efficaces. Pour les cils, on essaye les analogues de la prostaglandine F2α (bimatoprost, latanoprost), comme utilisés pour l'hypotrichose des cils, d'efficacité ici controversée.

En cas de non-réponse aux topiques corticoïdes, on essaye une immunothérapie. Actuellement, la *diphénylcyclopropénone* (diphencyprone, DCP) est la substance la plus utilisée. Son application hebdomadaire provoque un eczéma qui, par compétition antigénique et induction de l'expression d'interleukine 10, supprime l'expression de cytokines par les lymphocytes T. Les désagréments inhérents à ce traitement sont les suivants : eczéma symptomatique 2 à 3 jours de la semaine, DCP photodégradée donc chapeau indispensable un jour ; chez les atopiques, l'immunothérapie est contre-indiquée en raison d'eczémas généralisés violents. Des dyschromies en mottes, surtout chez des patients de couleur, et l'induction de vitiligo ont été décrites comme effets indésirables persistants.

Dans les cas plus graves, un traitement systémique se justifie. Les *stéroïdes systémiques* peuvent être administrés en minipulses oraux prolongés sur plusieurs mois (p. ex. 5 mg de bétaméthasone 2 jours consécutifs/semaine ; il y a plusieurs schémas possibles) [14] ou en pulses intraveineux brefs, avec bons résultats et tolérance. Dans des cas particulièrement rebelles, l'association avec et ultérieurement la relève par le *méthotrexate* à plus long terme peuvent être utiles [15]. La *ciclosporine* et les *inhibiteurs de TNF-α* ont déçu, mais de nouvelles molécules sont à l'étude : abatacept (blocage indirect spécifique du récepteur CD28 des lymphocytes qui semble impliquée dans les études génétiques), inhibiteurs des Janus-kinases, du NKG2D, du PDE4. Quand tout traitement s'est avéré inefficace, des postiches ou des perruques permettent de cacher des plaques alopéciques.

Autres alopécies non cicatricielles circonscrites

Trichotillomanie

Il s'agit d'une forme mineure d'automutilation par comportement d'obsession-compulsion, les patients tiraillent leurs cheveux jusqu'à leur fracture ou leur épilation, plus rarement les arrachent d'un coup sec. Les plaques alopéciques sont de contours bizarres, à limites mal définies, pas complètement dénudées, mais recouvertes de cheveux cassés et en général situées sur le côté dominant du patient (fig. 15.19). Trois quarts des patients sont du genre féminin, avec

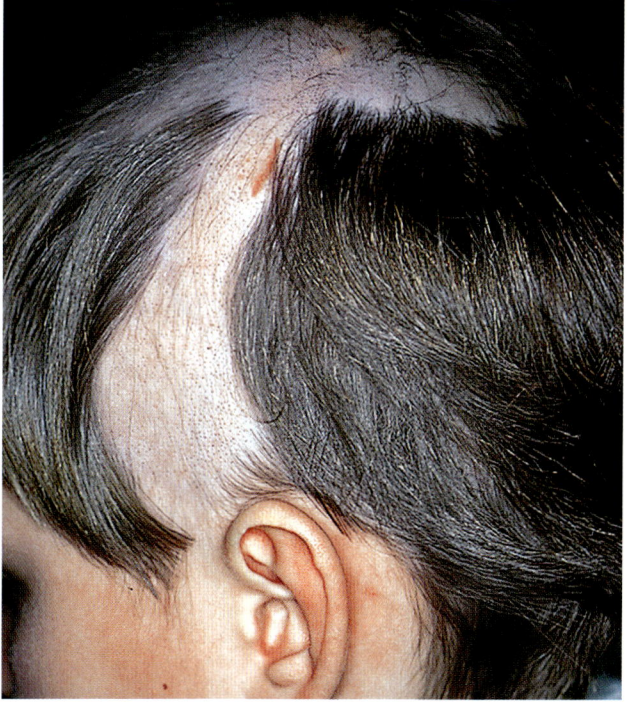

Fig. 15.19 Trichotillomanie.

une augmentation des cas lors de la puberté. Une biopsie est recommandée si l'enfant ou les parents nient l'automutilation, ou quand on souhaite exclure une pelade associée. Elle révèle une histologie spécifique : trichomalacie et dépôts de mélanine (*melanin casts*) dans les parties supérieures du follicule en absence d'inflammation.

Chez les enfants, il ne s'agit souvent que d'un tic bénin à but d'autostimulation ou la réaction à un stress émotionnel apparent ; une psychopathologie sévère n'y est associée que dans 0,1 à 0,5 % des cas, une pathologie mineure dans moins de 5 % des cas (pour dédramatiser, on peut utiliser le terme de *trichotillose*). Contrairement à l'attitude en cas d'autres dermatoses auto-induites (*cf.* chapitre 21), les patients ou leurs parents seront confrontés avec le diagnostic. La simple information, et le port d'une casquette le jour et de gants la nuit sont suffisants dans les cas bénins. Si nécessaire, la prescription de N-acétylcystéine, à dosage comme pour une mucoviscidose, par modulation du système glutamique cérébral, est un apport psychopharmacologique bien accepté.

Chez des adolescents ou les adultes, elle représente une auto-agression névrotique de type borderline ; elle peut alors s'étendre sur le cuir chevelu entier, épargnant un bord périphérique étroit, donnant l'impression d'une tonsure ou imitant une alopécie androgénétique. En cas de trichophagie, il existe un risque de trichobézoard, raison d'interroger les patients sur des plaintes abdominales. Ces cas nécessitent l'aide d'un psychiatre, en raison de risque de suicide. Les adultes sont soutenus par des inhibiteurs de recapture de sérotonine et une thérapie cognitivo-comportementale ; dans les cas graves, on prescrit de la clomipramine (*cf.* chapitre 21).

Trichotemnomanie et trichoteiromanie

C'est un acte plus manipulatif que compulsif, souvent à caractère interpellateur (p. ex. filles au pair malheureuses cherchant une raison de rentrer chez elles). Les patients se coupent les cheveux, et se présentent avec des plaques alopéciques où l'on retrouve des cheveux courts en densité normale qui, selon eux, seraient des cheveux en repousse. Leur examen microscopique révèle des pointes coupées, contrairement à des cheveux en repousse avec une pointe fine. La *trichoteiromanie* est le frottement continu de la même zone au cours d'une démence ou suite à un tic (cheveux cassés, trichorrhexie noueuse acquise).

Alopécies par traction et traumatismes

Une alopécie passagère par arrachage et inflammation folliculaire survient suite à une traction excessive prolongée sur les cheveux, habituellement due à la coiffure (queue-de-cheval, chignon, nattes, tresses, bigoudis). Typiquement, le cuir chevelu n'est pas complètement dénudé dans un premier temps. De même, un appui prolongé (p. ex. appareils orthodontiques, opérations longues) peut causer une alopécie par ischémie locale. Dans ce cas, l'alopécie survient un mois après l'ischémie, la première plainte après une semaine étant un œdème douloureux. Suite à la traction ou à une ischémie, le cuir chevelu peut être érythémateux, desquamant, parfois croûteux ; il peut y avoir une pustulose infectieuse secondaire. La distribution régulière et des limites géométriques permet d'exclure une trichotillomanie. Une alopécie définitive peut survenir si l'habitude ou une cause nocive est prolongée, induisant une fibrose folliculaire.

Alopécie en clairière

Une alopécie passagère en petites plaques non complètement dénudées, distribuées irrégulièrement, survient dans 5 % des cas de syphilis secondaire ; elle peut toucher le cuir chevelu ou le corps. L'examen histologique s'approche de la pelade ou du lupus systémique mais révèle un infiltrat aussi périvasculaire riche en plasmocytes. Une forme diffuse de l'alopécie syphilitique se manifeste par un effluvium télogène. En outre, la syphilis peut se manifester par une alopécie cicatricielle suite à un chancre primaire du cuir chevelu, des lésions nodulo-ulcératives lors d'une syphilis maligne, ou des gommes.

Alopécies inflammatoires et infectieuses

Toute inflammation cutanée peut induire une chute locale des cheveux ou des poils, comme une dermatite séborrhéique sévère (forme extrême : *dermatite séborrhéique cicatrisante de Laymon*), un eczéma atopique, un psoriasis, un zona ou une piqûre d'insecte. Tant qu'elle reste superficielle et de courte durée, l'alopécie est réversible. Chronique ou profonde, elle peut mener à une alopécie cicatricielle. L'impétigo, parfois accompagné d'un casque croûteux inquiétant, n'est habituellement que superficiel et, comme l'érysipèle, n'induit qu'une alopécie passagère. Les infections mycosiques du cuir chevelu doivent être diagnostiquées rapidement afin d'éviter des alopécies permanentes (*cf.* chapitre 2).

Les nodules alopéciques et aseptiques du scalp (pseudo-kystes du scalp), d'origine inconnue (hypothèse d'une occlusion folliculaire profonde), se reconnaissent par l'aspect tumoral au cuir chevelu, sans inflammation clinique, en général chez des hommes relativement jeunes. On retire à la ponction un liquide gluant citrin translucide le plus souvent, purulent plus rarement, mais toujours stérile. Il faut le différencier de tumeurs métastatiques. Histologiquement, il y a un infiltrat inflammatoire neutrophilique profond massif. S'il n'y a pas régression spontanée, soit après fistulation, soit après ponction à visée diagnostique et thérapeutique, un traitement prolongé par cyclines, en 2e intention l'isotrétinoïne, exceptionnellement l'exérèse, peuvent être proposés.

Alopécie androgénétique

Elle correspond à un effluvium télogène, mais à topographie élective et non pas diffuse. Par phases imprévisibles, les follicules involuent (miniaturisent) suite à la conjonction de trois facteurs : stimulation androgénique, disposition héréditaire (plusieurs gènes, expression variable) et temps (l'alopécie sénile est la forme où le facteur temps prédomine). Dans la grande majorité des cas, elle doit être considérée comme **physiologique**, un éventuel état pathologique ne se définit que par comparaison à d'autres patients du même âge. L'alopécie androgénétique se développe dans les deux sexes dès la puberté quand se réalise un recul symétrique des lisières temporales. Il existe des enfants chez qui le premier signe de la puberté est l'installation d'une alopécie androgénétique [16].

Formes

On distingue deux formes.
– *le type masculin* : recul symétrique des lisières temporales (stade 1 selon Hamilton et Norwood) jusqu'à réaliser deux golfes dénudés (stade 2), puis recul de la lisière frontale (stade 3), et chute en tonsure sur le sommet du crâne (modérée stade 4, avancée stade 5). Par progression et convergence se réalise une calvitie hippocratique où seule persiste la couronne pariéto-occipitale (stades 6 et 7) ;
– *le type féminin* : préservation des lisières temporales et frontales, ainsi que des cheveux occipitaux, avec raréfaction ovale diffuse des cheveux du vertex et en pariétal, rarement dénudante. Il existe trois stades selon Ludwig :
  – *stade I* : raréfaction discrète, notée uniquement par une raie élargie à la partition des cheveux, quand elle est comparée à la raie en région occipitale (physiologique à partir de 30 ans),
  – *stade II* : raréfaction modérée, avec une chevelure dégarnie vue à l'œil nu (physiologique dès la ménopause),
  – *stade III* : alopécie avancée avec visibilité du cuir chevelu à travers les cheveux restants (physiologique dès le troisième âge (60-70 ans).

Ces deux types d'alopécie sont rencontrés dans les deux sexes, avec prédominance des formes respectives. On estime qu'au moins

30 % des femmes et plus de 50 % des hommes en sont atteints. Occasionnellement, il y a une fibrose folliculaire et du derme avoisinant (*alopécie androgénétique cicatricielle*), proche des alopécies fibrosantes (*cf. infra*).

Diagnostic

Il se fait par l'examen clinique des différences de la densité capillaire ou de la quantité de cheveux arrachés à la traction, quand la zone occipitale épargnée est comparée aux zones touchées. Un trichogramme est indispensable en cas de doute : il révèle souvent des cheveux miniaturisés (anisotrichose à la dermoscopie, *cf. supra*) et, en phase évolutive, un nombre hors normes des cheveux télogènes exclusivement dans la région frontotemporoporapariétale. Le trichogramme aide aussi pour rechercher un effluvium diffus non rarement surajouté, qui accentue l'alopécie androgénétique.

Pathogénie

Même s'il doit y avoir des différences moléculaires entre les sexes (qui impliquent des approches thérapeutiques non identiques), les principes pathogéniques – avec variations selon la tranche d'âge – restent les mêmes, à l'exception du système œstrogénique dont l'impact chez la femme a été jusque-là sous-estimé. Brièvement : les androgènes circulants entrent dans les cellules folliculaires où ils sont, en partie par l'action de la 5α-réductase, transformés en dihydrotestostérone. Quand ils se lient au récepteur des androgènes, celui-ci entre dans le noyau cellulaire et agit là en facteur de transcription de gènes qui provoquent un *raccourcissement de la phase anagène* et la miniaturisation progressive des follicules, jusqu'à un simple duvet. En absence de troubles endocrinologiques, l'alopécie androgénétique est due à une sensibilité accrue périphérique aux androgènes (p. ex. diminution de l'inactivation ou augmentation du nombre ou de l'affinité des récepteurs d'androgènes, activité augmentée folliculaire de la 5α-réductase). L'aromatase des follicules transforme la testostérone en œstrogène, diminuant ainsi son taux local, et stimule éventuellement la croissance du cheveu ; l'activité de l'aromatase chez les femmes est 2 à 5 fois plus importante que chez l'homme, expliquant partiellement les différences entre les sexes [17].

Chez la femme, la ménopause provoque une hyperandrogénie relative mais aussi une hypoœstrogénie par l'arrêt de la production d'œstrogènes ovariens. On doit exclure une perturbation hormonale en cas d'alopécie de type clairement masculin, surtout d'une apparition soudaine, d'une progression rapide, d'autres signes d'hyperandrogénie, ou en présence de signes de troubles du cycle. Le bilan hormonal comporte la testostérone totale (axe ovarien) et le sulfate de déhydroépiandrostérone (axe surrénalien), indépendants du cycle ; des tests endocrinologiques plus détaillés ne sont demandés que chez la femme jeune, où l'approche est identique à l'hirsutisme.

Diagnostic différentiel

Il comporte les alopécies diffuses qui peuvent y être associées et l'accentuer [18]. Des chutes accentuées en zone androgéno-dépendantes sont notées lors de carences martiales manifestes ou même latentes ; de tels «*effluviums pseudo-hormonaux*» s'expliquent par la féro-dépendance de la lipoxygénase dont les métabolites inhibent la 5α-réductase, et de l'aromatase. Aussi, une carence en vitamine B12 par manque d'inactivation par acétylation du récepteur d'androgènes augmente la susceptibilité hormonale. On dosera donc le fer tissulaire (ferritine) et la holotranscobalamine (*cf. infra* «Effluvium diffus»).

On exclut une *alopécie iatrogène* par une contraception orale ou une substitution hormonale à base d'un progestatif à activité androgénique, en particulier par des dérivés de la nortestostérone. D'autres substances androgénisantes sont l'ACTH, le ginseng, les anabolisants, le danazol.

Traitement

Le traitement de l'alopécie androgénétique chez la *femme* est exigeant : il faut expliquer sans défaitisme les possibilités limitées. Visant à aller contre la disposition génétique, on doit souvent se contenter d'un arrêt ou d'un ralentissement de la chute de cheveux ; la régression des golfes bitemporaux est irréversible.

Comme traitement topique, on propose l'application biquotidienne de *minoxidil solution à 2 %* ; la *solution à 5 %*, pas vraiment plus efficace, induit souvent une hypertrichose au visage ; quand cela est trop contraignant, on peut proposer la *mousse à 5 % 1 fois/j*. Grossièrement on peut s'attendre en monothérapie après 6 à 12 mois à une repousse visible dans un tiers des cas, un tiers des cas avec repousse minime ou arrêt de la progression et un échec pour le dernier tiers. Une chute massive de cheveux à l'arrêt du traitement est la règle ; il faut donc maintenir le traitement indéfiniment. Une augmentation de la chute de cheveux au début du traitement, par induction de l'anagène et par conséquent chute des cheveux télogènes, est la règle. Le minoxidil agit comme stimulant non spécifique de la croissance capillaire et peut être utilisé dans un large spectre de pathologies. L'efficacité des œstrogènes topiques est surtout suspensive, mais leur utilisation reste intéressante en cas d'intolérance au minoxidil ou en combinaison avec celui-ci. Sont sous études les analogues de la prostaglandine F2α, et la cortexolone, initialement un antiacnéique, inhibiteur compétitif au récepteur d'androgènes. L'injection locale de plasma riche en plaquettes (PRP) est encore une procédure expérimentale.

On propose un traitement systémique chez la femme en cas d'alopécie précoce ou grave, définie selon les règles susmentionnées : *spironolactone* 100 (-200) mg/j pour son effet antiandrogénique par inhibition compétitive au récepteur et sa diminution de production d'androgènes surrénaliens ; elle arrête la chute dans possiblement jusqu'à la moitié des cas, avec repousses significatives plus rares ; excellent choix en cas de contre-indication à un traitement par œstrogènes, il lui manque l'effet thrombogène (en cas de métrorragie/ménorragie : prise cyclique) ou de stimulation du tissu mammaire. En âge de procréation, on doit y associer une contraception en raison du risque de féminisation d'un fœtus mâle. Pour cette raison, chez la jeune femme on préférera *l'acétate de cyprotérone*, un progestatif à effet antiandrogénique central et périphérique associé à une pilule contraceptive combinée (un progestatif seul induit une chute de cheveux hypoœstrogénique par inhibition de la GnRH) ; il existe différents schémas (10-50 mg/j du 1er au 15e ou 20e jour de la prise de pilule, ou 100 mg/j du 1er au 10e jour), avec contrôle régulier de la vitamine B12. En général on débute à doses maximales, puis au long de 6-12 mois il est prudent de le diminuer par étapes ; à faible dose il n'y a pas de risque de cancer hépatique. Le taux de succès est semblable à celui de la spironolactone, mais il existe peu d'études comparatives. Toute pilule contraceptive, même sans acétate de cyprotérone, sera bénéfique à condition d'éviter des progestines androgénisantes : freinage central de la production d'androgènes (progestatif) et induction de SHBG (œstrogène), protéine vectrice tamponnant les androgènes circulants. Exceptionnellement on peut essayer le *flutamide* à faible dosage. Le *finastéride* à 1 mg/j est inefficace chez la femme ; à plus haut dosage (2,5-5 mg/j), les études sont contradictoires [19, 20]. En cas d'obésité, on recherche une résistance à l'insuline (*cf. infra* «Hirsutisme»).

Chez *l'homme*, on propose surtout le traitement oral par le *finastéride* (1 mg/j), un inhibiteur de la 5α-réductase qui permet arrêt de la chute ou repousse dans près de 90 % des cas. Le traitement topique chez l'homme est identique à celui de la femme, mais sa compliance souvent insuffisante.

Les traitements chirurgicaux sont utilisés chez l'homme et la femme (implants de minigreffes autologues ; ils ne sont raisonnables qu'après l'âge de 30 ans (avant évolutivité rapide), et impérativement sous adjonction d'un traitement médicamenteux pour arrêter l'évolutivité à risque d'un résultat esthétique à long terme très défavorable.

Alopécies diffuses non cicatricielles

Un effluvium diffus sans topographie élective peut dénuder rapidement le cuir chevelu ; il peut être **l'expression d'une maladie systémique** (signe initial de 7 % des lupus érythémateux systémiques) (tableau 15.9). Il faut distinguer l'effluvium télogène de l'effluvium anagène (effluvium dystrophique).

Tableau 15.9 Approche diagnostique de l'effluvium diffus

Anamnèse systématique et médicamenteuse portant sur les 3 derniers mois Trichogramme NFS, CRP, ferritine, VDRL, VIH, ANCA, TSH Zinc, biotine, B12 Éventuellement biopsie	
Effluvium télogène	Survenant 2-4 mois après l'événement déclenchant Infection/érythrodermie/opération/fièvre (> 39 °C) (85 % des cas) Intoxications légères Cachexie, maladies chroniques, VIH Lupus érythémateux systémique et autres collagénoses Syphilis Traumatismes cérébraux Régimes amaigrissants (hypoprotéiniques) Malnutrition (végétarisme, déficits en zinc, biotine, ferritine, vitamine B12) Alimentation parentérale (déficits en acides gras essentiels) Carence martiale, hémorragies Hypo- et hyperthyroïdie Post-partum, allaitement Médicamenteux : arrêt de contraception orale, antipaludéens, antiépileptiques, suppléments vitaminiques (vitamine A) et rétinoïdes, allopurinol, bromocriptine, cimétidine, lithium, bêtabloquants, pyridostygmine, anticoagulants en petite dose (héparine, coumarines, nouveaux anticoagulants oraux) (50 % des patients), cytostatiques en petites doses (méthotrexate, colchicine), inhibiteurs de l'enzyme de conversion de l'angiotensine, hypolipémiants, anthelminthiques, interférons, amphétamines, psychotropes
Effluvium dystrophique	Survenant 1 à 3 semaines après l'événement déclenchant Pelade diffuse Trichotillomanie Post-infection/post-fièvre (15 % des cas) Intoxications graves Lupus érythémateux et autres collagénoses Syphilis Radiothérapie Médicamenteux : anticoagulants à hautes doses, cytostatiques (chimiothérapies)

Effluvium télogène

C'est l'expression d'une atteinte mineure du follicule qui induit une involution non physiologique, mais mécaniquement normale [21]. Les causes sont nombreuses (tableau 15.9) ; à souligner que quelques médicaments induisent directement l'effluvium, mais peuvent aussi seulement induire une carence (p. ex. inhibiteurs de la pompe à protons : carence en vitamine B12). L'effluvium du *post-partum* est dû à l'arrêt de l'initiation d'involutions folliculaires pendant la grossesse ; après l'accouchement un grand nombre de follicules entre de manière synchrone en phase télogène ; il dure entre 6-12 mois avant que la densité des cheveux se normalise. L'allaitement peut prolonger l'effluvium. Hypo- et hyperthyroïdie doivent être exclues à tous les âges comme causes fréquentes d'un effluvium ; une dysthyroïdie n'est, en outre, pas rare dans le post-partum.

La cause la plus courante d'un effluvium télogène est la *carence martiale* manifeste ou latente. L'abaissement du fer tissulaire (*ferritine*) induit un épuisement du fer comme cofacteur d'enzymes important pour la croissance des cheveux, comme la ribonucléotide-réductase, déterminant le taux de synthèse de l'ADN et donc de la division cellulaire ; d'autres facteurs semblent également impliqués [22]. Ceci cause une chute de cheveux quand la ferritine est au-dessous d'une valeur seuil, *variable entre les individus*, mais souvent entre 50 et 70 µg/L [23]. Le supplément en fer, oral ou intraveineux, induit une normalisation de la chute capillaire 2 à 4 mois après avoir atteint et maintenu la ferritine au-dessus du seuil physiologique. Une ferritine abaissée peut être aussi cause d'une non-repousse d'une pelade, accentuer une alopécie androgénétique, ou l'imiter. L'impact négatif sur les cheveux d'une ferritine abaissée est souvent accompagné de signes d'épuisement général : troubles du sommeil malgré la fatigue, changements d'humeurs abrupts, manque de concentration [24].

Une raréfaction diffuse ou sur une zone plus ou moins étendue peut justifier une biopsie du cuir chevelu quand celui-ci apparaît altéré : le refoulement des follicules peut précéder la manifestation clinique de tumeurs, comme d'un angiosarcome, un lymphome ou la prolifération diffuse de tissus graisseux de l'hypoderme (alopécie lipœdémateuse).

Effluvium anagène ou dystrophique

C'est le signe d'une altération aiguë du follicule anagène qui mène à une dystrophie de la matrice, et ainsi à la chute du cheveu par fracture de sa tige. Le trichogramme permet d'établir la distinction entre l'effluvium télogène (cheveux télogènes : > 20 à 60 % ; dystrophiques : < 4 %), l'effluvium dystrophique précoce (> 4 % de cheveux dystrophiques) et l'effluvium dystrophique tardif (> 80 % de cheveux télogènes, tous les cheveux anagènes étant tombés). La cause la plus fréquente en pratique est une pelade diffuse. En fonction du contexte, ce peut être une intoxication, une irradiation accidentelle ou une chimiothérapie. En cas d'agents combinés, répétés, ou de sur-susceptibilité du patient, il peut survenir une *alopécie permanente sur chimiothérapie*, définitive par fibrose folliculaire.

Chutes de cheveux non alopéciantes

Un certain nombre de patients se plaignent d'une chute de cheveux, sans que l'on puisse objectiver un effluvium ou une alopécie. Les entités suivantes sont évoquées.

Effluvium télogène chronique (alopécie diffuse chronique). En général, il concerne des femmes de plus de 30 ans, errant de médecin en médecin, et ne pouvant pas être convaincues qu'il n'y a pas de chute de cheveux. Il s'agit éventuellement d'un raccourcissement du cycle pilaire mais la repousse équilibre la chute, de chutes saisonnières accentuées, ou d'une forme mineure de dysmorphophobie. Il convient de le différencier d'un effluvium télogène mineur (p. ex. carence martiale modérée) et d'un début d'alopécie androgénétique [25].

Dysmorphophobie. Les patients craignent de devenir chauves ou le sont vraiment, et y attribuent une importance telle qu'elle paralyse leur vie ; elle peut mener au suicide. Le traitement repose sur les anxiolytiques ; une psychothérapie est le plus souvent refusée.

Chute de cheveux saisonnière. L'effluvium est accentué souvent à la fin de l'été ou au printemps. Selon les circonstances, ce processus physiologique peut inquiéter.

Alopécies cicatricielles

Les alopécies cicatricielles [26] comportent :
– des maladies spécifiques du cuir chevelu et des follicules pilaires (alopécies cicatricielles primaires) ;

– la localisation fortuite de dermatoses générales (alopécies cicatricielles secondaires) ;
– l'expression d'un syndrome polymalformatif.

Sur le plan lésionnel, la fibrose des follicules ou celle du cuir chevelu prédominent. L'examen clinique, *facilité par l'examen au dermoscope*, permet de repérer l'absence ou la fibrose (*white dots*) des orifices folliculaires et un éventuel processus inflammatoire. Comme les caractéristiques histologiques diagnostiques n'apparaissent pas d'un coup, mais sont le résultat du processus pathologique, *une biopsie large* doit être effectuée à cheval sur les bords des lésions d'aspect évolutif incluant aussi la zone cicatricielle ; elle doit suivre l'implantation oblique des cheveux pour faciliter l'orientation des follicules lors de la préparation de l'échantillon pour l'analyse histologique ; les biopsies par punch en général ne donnent que des résultats équivoques. Un prélèvement pour immunofluorescence cutanée directe est rarement indispensable [27].

Le traitement dépend de la maladie de base, en retenant que l'alopécie installée est irréversible. En cas de maladies non évolutives ou si le processus alopéciant est contrôlé, une correction chirurgicale peut améliorer l'aspect esthétique.

Alopécies cicatricielles inflammatoires

Lupus érythémateux chronique (fig. 15.20). Il s'agit de plaques alopéciques érythémateuses ou fortement hyperpigmentées au bord, cicatricielles au centre avec hyperkératose folliculaire, parfois importante s'enfonçant en clou de tapissier, et desquamation variable ; l'extension est centrifuge. Cause fréquente d'alopécie cicatricielle, elle est souvent associée à des lésions du visage et du corps, mais peut aussi se manifester exclusivement sur le cuir chevelu. Le lupus érythémateux systémique n'induit qu'un effluvium télogène (*cf.* chapitre 10-4). Le traitement est identique aux localisations en dehors du scalp.

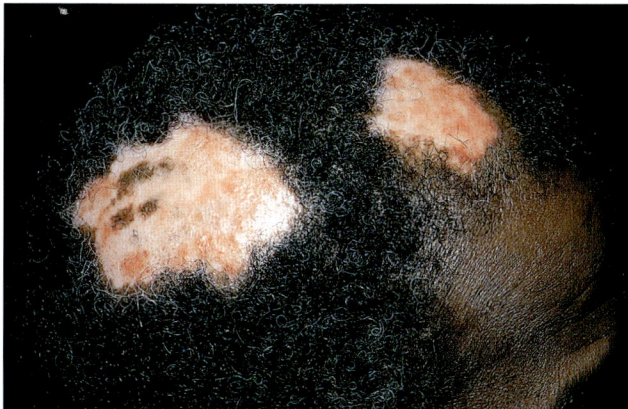

Fig. 15.20 Lupus érythémateux chronique.

Lichen plan (fig. 15.21). Les variétés bulleuses ou érosives en particulier touchent aussi le cuir chevelu ; le lichen peut également détruire exclusivement l'épithélium folliculaire (lichen plan pilaire). Il ressemble alors au lupus érythémateux discoïde, mais prend souvent une couleur violacée et une accentuation folliculaire. Dans la plupart des cas, il s'étend de façon irrégulière, les bords étant moins nets qu'en cas de lupus. Le *syndrome de Graham-Little-Lassueur* comporte un lichen plan du cuir chevelu, une raréfaction des poils pubiens et axillaires, et une kératose pilaire accentuée (lichen spinulosus). Comme il n'y a pas seulement une composante d'atteinte auto-immune du système adaptatif, mais aussi une réaction auto-inflammatoire du système inné, le traitement – contrairement au lichen du reste du corps – est frustrant ; la combinaison de différentes modalités au lieu de monothérapies semble donner les meilleurs résultats. En rémission, la correction chirurgicale provoque souvent une récidive.

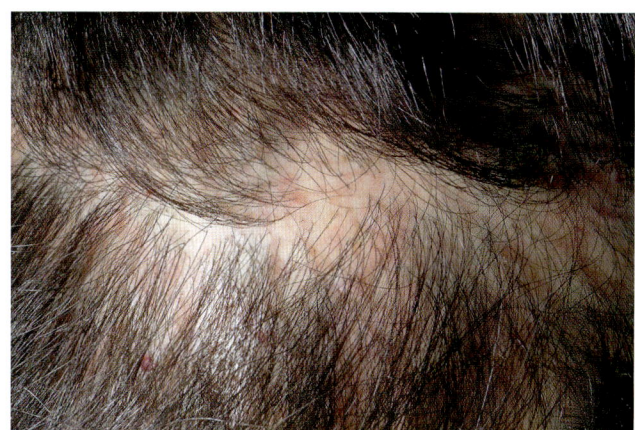

Fig. 15.21 Lichen plan à un stade initial, non atrophique.

Syndrome de dégénérescence folliculaire (fig. 15.22). Entité controversée, il traduit une dérégulation primaire de la différenciation des gaines folliculaires. La gaine interne, puis l'externe, cornifient précocement et desquament dans le derme profond (dégénérescence folliculaire), induisant une réaction à corps étranger. Ceci n'est spécifique qu'en absence d'une autre cause de destruction folliculaire. Le cuir chevelu est érythémateux et squameux, avec quelques pustules folliculaires ; le reste du tégument n'est pas touché. Cliniquement et histologiquement, on ne peut pas le différencier de la *kératose folliculaire décalvante*, qui est la kératose folliculaire atrophiante localisée au cuir chevelu. Celle-ci pourtant est souvent associée à d'autres manifestations de kératoses folliculaires atrophiantes (atrophodermie vermiculée, ulérythème ophryogène) (*cf.* chapitre 7-8). *La kératose folliculaire spinulosique décalvante (de Siemens)*, héréditaire et liée à l'X (Xp21.2-p22.2), se caractérise par l'association à une kératite. Les rétinoïdes systémiques ou la dapsone sont efficaces dans une partie des cas seulement. La littérature anglo-saxonne mélange volontiers toutes ces formes incluant en outre la folliculite décalvante de Quinquaud.

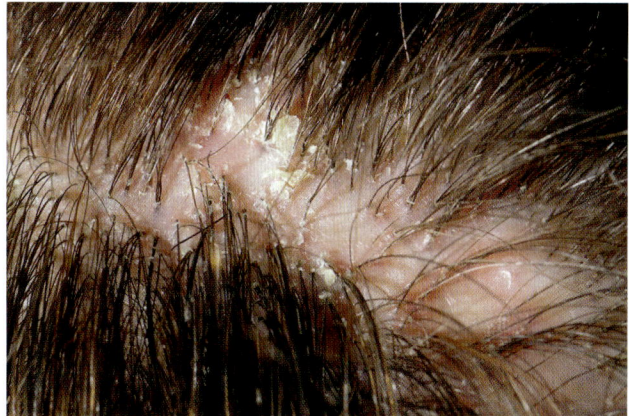

Fig. 15.22 Syndrome de dégénérescence folliculaire.

Autres causes. Une alopécie cicatricielle peut être induite par les maladies bulleuses auto-immunes (en particulier pemphigoïde cicatricielle de type Brunsting-Perry qui peut toucher électivement le cuir chevelu), les génodermatoses bulleuses, les porphyries, certaines ichtyoses (ichtyose lamellaire, syndromes de Conradi-Hünermann, CHILD, Vohwinkel et autres), le lupus vulgaire, la sarcoïdose. La nécrobiose lipoïdique du cuir chevelu est rare et caractérisée par des plaques polycycliques atrophiques, jaunâtres et télangiectasiques, avec accentuation et surélévation périphérique.

Alopécies cicatricielles pustuleuses

Pustuloses infectieuses. Une folliculite peut entraîner une alopécie passagère secondaire à l'inflammation, ou – si elle est importante ou prolongée – induire une alopécie cicatricielle. C'est la raison pour laquelle il importe de rechercher une cause infectieuse, en particulier une pustulose candidosique des héroïnomanes qui peut siéger électivement au cuir chevelu, une teigne favique ou suppurée, un herpès ou un zona nécrosant, un impétigo ou un lupus vulgaris. À côté de ces entités, figure un groupe de folliculites chroniques cicatricielles de caractère fluctuant et récidivant, nosologiquement reliées, où le rôle de staphylocoques dorés est probable. La culture de pus n'est positive qu'en partie des cas. Plutôt qu'une infection aiguë, il faut incriminer une hypersensibilité à des antigènes bactériens, ou une immunodéficience locale spécifique.

Folliculite décalvante de Quinquaud (fig. 15.23). Il s'agit d'une folliculite chronique progressive caractérisée par de nombreuses pustules folliculaires et une hyperkératose engainant les cheveux sur fond érythémateux mal délimité. Elle peut toucher toutes les zones pileuses. L'histologie révèle des abcès folliculaires et interfolliculaires. Le traitement consiste en une antibiothérapie topique et systémique prolongée, répétée lors de nouvelles poussées. L'association de la rifampicine à un 2e antibiotique comme l'acide fusidique ou la clindamycine est particulièrement efficace ; la dapsone ou l'isotrétinoïne sont proposées dans les cas tardifs, le cas échéant en combinaison avec des corticostéroïdes.

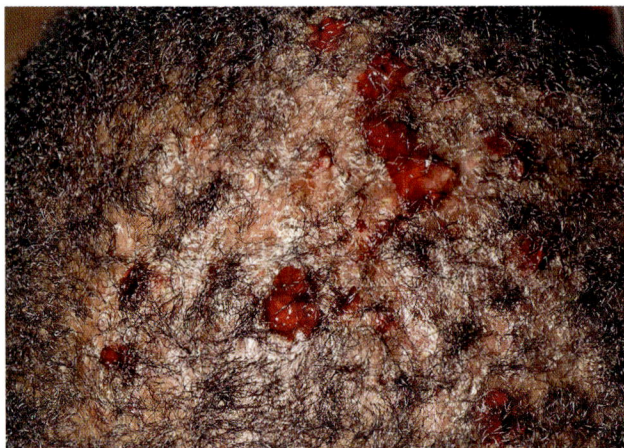

Fig. 15.23 Folliculites décalvantes de Quinquaud.

Cellulite disséquante du cuir chevelu (perifolliculitis capitis abscedens et suffodiens Hoffmann). Dans sa forme classique, il s'agit d'abcès douloureux intercommunicants, touchant surtout des hommes jeunes entre 20 et 40 ans. L'association non systématique à une *acne conglobata* et une hidrosadénite suppurative forment la triade ou la tétrade acnéique quand s'y ajoutent des sinus pilonidaux. Le traitement doit comporter un drainage des abcès, et une combinaison d'antibiotiques et d'isotrétinoïne systémiques à hautes doses, des traitements trop prudents menant à l'échec. Parfois on aura recours à des infiltrations de corticoïdes, et à une supplémentation en zinc à haute dose pour quelques semaines. Occasionnellement, il y a nécessité d'effectuer une ablation chirurgicale large du scalp. Une fois installée, la maladie est très difficile à gérer, d'où l'intérêt de la reconnaître dans sa forme précoce : discrètes pustules associées à des comédons – pathognomoniques – sur des zones d'alopécie incomplète non inflammatoire.

Folliculites en touffes (fig. 15.24). Elles sont *primaires* et de caractère nævoïde quand elles sont localisées, reliées à des follicules composés, ou *secondaires* par constriction et fusion de follicules primitivement normaux puis impliqués dans une alopécie cicatricielle, le plus souvent une folliculite décalvante. Dans ce cas, il ne s'agit pas de petites touffes, mais de gerbes de cheveux sortant du même orifice. Les orifices élargis servent de porte d'entrée à des infections staphylococciques, initiant le processus inflammatoire dans les cas nævoïdes et l'entretenant dans les cas secondaires. L'excision précoce des formes localisées est curative. Une forme secondaire particulière est la *folliculite fibrosante de la nuque*, nommée autrefois « acné chéloïdienne ». Elle affecte principalement, mais non exclusivement, les noirs. Après une première phase transitoire pustuleuse et papuleuse (*dermatitis papillaris capillitii*), la région occipitale est boursouflée par une multitude de lésions pseudo-chéloïdiennes qui engainent des touffes de cheveux. Le traitement comporte l'administration prolongée d'antibiotiques (tétracyclines) par voie systémique et le traitement des chéloïdes. Les rétinoïdes (isotrétinoïne) *per os* permettraient de freiner la progression de l'affection en approche prophylactique.

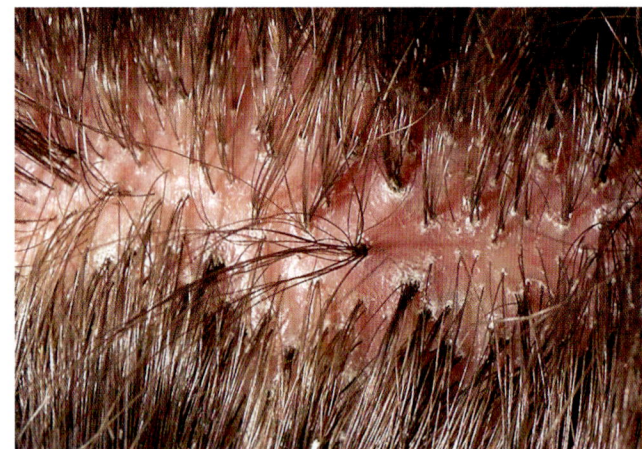

Fig. 15.24 Cheveux en touffe.

Pustuloses stériles (*cf.* chapitre 11).

La dermatose érosive pustuleuse du cuir chevelu survient chez des patients âgés car c'est une manifestation d'une atrophie et d'un trouble de la cicatrisation, parfois après des traitements agressifs de kératoses actiniques du scalp. Des zones d'érosions voire d'ulcération et de nombreuses pustules surviennent souvent après un traumatisme. Les pustules ne sont apparentes qu'au début de la maladie, ou visibles seulement après décapage d'épaisses croûtes qui dominent en général l'aspect clinique. Le traitement par des corticoïdes puissants, efficace au début risque d'aggraver l'atrophie ; le tacrolimus topique peut être curatif.

La pustulose à éosinophiles, récurrente et prurigineuse, peut, chez l'enfant, toucher électivement le cuir chevelu et ressembler à un impétigo croûteux. *L'acné nécrosante et varioliforme* se localise surtout sur le pourtour de la tête où elle laisse des cicatrices ombiliquées ; bien que différente pathogéniquement de l'acné, elle se traite comme celle-ci. *L'acné rosacée* peut se manifester au scalp sans lésions au visage ; elle se situe plutôt au haut du crâne, souvent provoquée par l'irradiation solaire sur des cheveux clairsemés. Les *inhibiteurs du TNF-α* peuvent induire une pustulose psoriasiforme alopéciante paradoxale, nécessitant leur arrêt et l'instauration d'un traitement anti-inflammatoire, ce qui permet la repousse des cheveux dans 80 % des cas ; les autres cas finissent en état cicatriciel [28]. Une *allergie de contact* au minoxidil se présente souvent sous une pustulose.

Alopécies cicatricielles non inflammatoires

Alors que les alopécies cicatricielles inflammatoires ou pustuleuses peuvent prendre, la phase aiguë révolue, un aspect non inflammatoire, atrophique, parfois poïkilodermique, les alopécies *cicatricielles non inflammatoires* se manifestent d'emblée par des plaques cicatricielles non inflammatoires.

Pseudo-pelade de Brocq (fig. 15.25). Elle se caractérise par de petites plaques incomplètement dénudées, nacrées, disséminées comme « des pas dans la neige », touchant surtout des femmes entre 25 et 45 ans. Il n'existe pas de traitement, mais la pseudo-pelade est de progression lente, en général limitée. Il s'agit d'une entité controversée, et il pourrait ne s'agir que de la suite d'alopécies multifocales inflammatoires qui seraient passées inaperçues (lichen plan, lupus érythémateux discoïde). Si une telle étiologie est suspectée, le terme d'« état pseudo-peladique » est préférable.

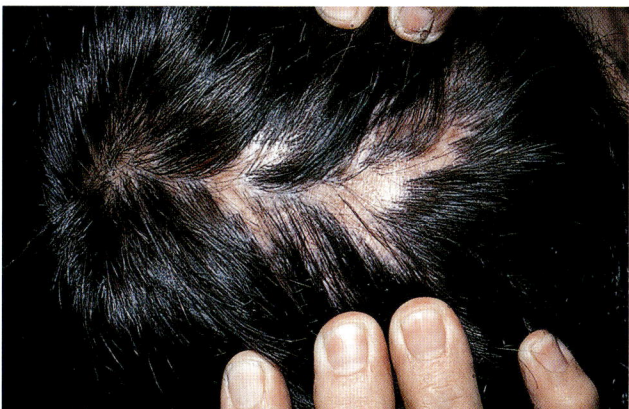

Fig. 15.25 Pseudo-pelade.

Alopécies fibrosantes. L'alopécie fibrosante frontale (M. de Kossard) (fig. 15.26) est la récession frontale symétrique et progressive, formant une bande fibrotique nacrée d'oreille à oreille, contrastée vis-à-vis du reste du visage qui est ridé et pigmenté. Au début, elle ressemble à une alopécie androgénétique frontale de « type masculin », sauf pour l'état cicatriciel, l'atteinte préauriculaire et quelques cheveux résiduels en avant de la lisière (« cheveux solitaires »); autolimitée mais imprévisible, elle peut ne s'arrêter qu'au vertex (« alopécie en clown »). L'hyperkératose folliculaire et l'érythème folliculaire ne sont que discrets. Presque toujours, les sourcils sont aussi touchés, leur disparition précède en général l'alopécie. Typiquement il s'agit de femmes post-ménopausiques (≈ 80 %), mais elle touche aussi des patientes jeunes (≈ 17 %) et des hommes (≈ 3 %); les cas familiaux ne sont pas rares (≈ 6 %).

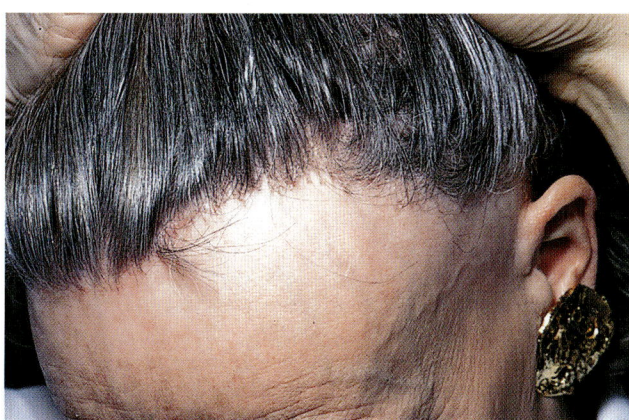

Fig. 15.26 Alopécie frontale fibrosante.

Elle est considérée par beaucoup comme une variante de lichen plan pilaire, en raison de similitudes histologiques; Il est également possible qu'il s'agisse d'une forme particulière d'alopécie androgénétique cicatricielle [29] avec une réaction lichénoïde contre les cheveux miniaturisés, car elle se traite au mieux par inhibition majeure et prolongé de la 5α-réductase (dutastéride); symptomatiquement les inhibiteurs de la calcineurine sont plus efficaces que les corticostéroïdes. Il existe un processus équivalent en distribution de « type féminin », avec une fibrose progressive depuis la région du vertex; les deux types peuvent être combinés; il y a aussi des atteintes para-occipitales. Même en rémission, on peut observer y compris tardivement une reprise du processus inflammatoire sur les greffons, c'est pourquoi la correction chirurgicale n'est pas indiquée.

Alopécie mucineuse (fig. 15.27). Elle réalise des placards plus ou moins infiltrés alopéciques avec des orifices folliculaires dilatés parfois pseudo-comédoniens (peau râpeuse au toucher), des papules folliculaires groupées ou des plaques eczématiformes. L'histologie montre une surcharge de mucine dans les parois folliculaires, un infiltrat lymphohistiocytaire péripilaire. Elle peut accompagner ou précéder des lymphomes, mais aussi une sarcoïdose, un lupus érythémateux, une pelade, ou même être idiopathique. Tout patient avec une alopécie mucineuse doit donc être suivi étroitement (*cf.* chapitres 11 et 13).

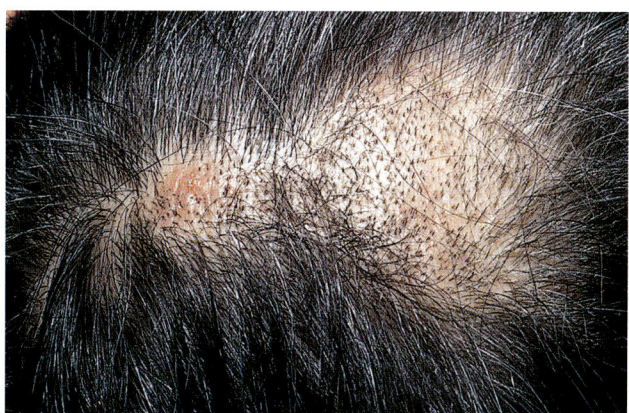

Fig. 15.27 Mucinose folliculaire.

Autres. La *sclérodermie* en plaques (morphée) ou en coup de sabre et le lichen scléreux se manifestent par des plaques peu ou non inflammatoires, fibrotiques. Les *radiodermites* se manifestent par des plaques alopéciques poïkilodermiques. Les *amyloses systémiques* sont suspectées lorsqu'on constate la présence de papules jaunâtres sur plaques alopéciques. Par refoulement, toute *prolifération néoplasique ou hyperplasique (alopécie lipœdémateuse)* peut induire une plaque circonscrite alopécique non inflammatoire avant de se manifester par la masse tumorale.

Maladies du cuir chevelu

Toute dermatose peut aussi se situer sur le scalp. Les trois groupes suivants sont spécifiques du cuir chevelu.

Pellicules

Pityriasis simple. Il s'agit de squames fines, sèches, grisâtres, sur un cuir chevelu non enflammé.

Pityriasis stéatoïde. Il se manifeste par des squames grasses, jaunâtres, souvent avec prurit, traduisant une dermatite séborrhéique du cuir chevelu.

Pityriasis amiantacé (fausse teigne amiantacée). Il se manifeste par des agglutinations compactes de squames à la base du scalp qui engainent des touffes de cheveux ; il survient dans le cadre d'une dermatose parakératosique ; si le psoriasis doit être évoqué, la dermatite séborrhéique prédomine.

Tout état pelliculaire circonscrit doit faire éliminer une teigne par l'examen mycologique.

Une pathogénie semblable à celle du pityriasis amiantacé est invoquée pour une partie des cas de *gaines coulissantes péripilaires* : dépôts sur les cheveux de cylindres de kératine mobilisables. Elles sont friables quand elles sont dérivées de l'infundibulum ; elles sont mécaniquement résistantes quand elles sont dérivées des gaines folliculaires. Ces dernières prédominent chez des filles de 2 à 8 ans, sans pathologie du cuir chevelu, et traitées symptomatiquement par des shampooings ou lotions kératolytiques (acide salicylique, acide rétinoïque).

Séborrhée

Elle est fréquemment associée à une alopécie androgénétique, où les cheveux raréfiés absorbent une quantité de sébum qui, elle, n'est pas diminuée. Parfois, elle est accentuée par un hyperandrogénisme. Des shampooings goudronnés sont utilisés en 1re intention, des lotions d'œstrogènes, l'isotrétinoïne systémique à petites doses ou un traitement antiandrogénique chez la femme sont réservés à des cas exceptionnels.

Dysesthésies

Prurit du cuir chevelu. Il peut être isolé, être le signe de troubles psychopathologiques, ou accompagner les états pelliculaires et la séborrhée, ainsi que l'eczéma, les pustuloses du cuir chevelu et les infestations parasitaires (*cf.* chapitre 20).

Trichodynie. Elle accompagne fréquemment l'alopécie androgénétique, mais aussi d'autres chutes de cheveux (chimiothérapies) ; tout attouchement des cheveux est ressenti comme désagréable. Elle peut progresser en de véritables douleurs. Les corticoïdes sont inefficaces et on tente en premier lieu le traitement de l'alopécie, ensuite seulement des psychotropes ou la capsicaïne topique.

Cutis (*pachydermia*) verticis gyrata (syn. pachydermie vorticellée/plicaturée)

De larges replis linéaires ou cérébriformes du cuir chevelu se forment, dus à un épaississement surtout du tissu conjonctif dermique ; dans les plis il peut y avoir une hypotrichose. Elle survient chez l'adulte jeune, parfois plus tardivement, presque exclusivement chez les hommes, en apparition lente ; il y a association possible à un retard mental. En général primaire (nævoïde), elle peut aussi être secondaire à une dermatose inflammatoire, une acromégalie, une dysthyroïdie, ou être paranéoplasique et, dans ce cas, d'apparition abrupte ; elle fait partie de divers syndromes comme la pachydermopériostose de Touraine, Solente et Golé. Il faut la séparer des replis formés par des tumeurs du cuir chevelu. En cas de gêne esthétique, le traitement est chirurgical.

Maladies des poils, hypertrichoses et hirsutisme

Hypertrichose

Il s'agit d'une accentuation de la pilosité corporelle dans des régions non androgénosensibles, due à une augmentation de la croissance des poils ou à la transformation de duvet en poils terminaux. Primaire, elle est due à une disposition génétique (congénitales ou dès l'enfance). Secondaire, elle est tardive et transitoire, suite à un effet stimulant exogène (néoplasme, perturbation hormonale ou métabolique). L'excès pilaire est relatif (ethnie, sexe et âge).

Hypertrichoses localisées primaires

Hypertrichose nævoïde. C'est une touffe circonscrite de poils souvent congénitale. En cas d'une localisation paravertébrale ou sacrée (« queue de faune »), il est impératif d'exclure par IRM des dysraphismes spinaux ; dans ce cas, l'importance de l'hypertrichose ne reflète pas l'importance des troubles neurologiques (*cf.* fig. 8.19).

Hypertrichose congénitale des oreilles. Elle peut être ethnique, signer un syndrome XYY, ou transitoire chez des nouveau-nés d'une mère diabétique.

Une hypertrichose peut se greffer sur des hamartomes ou tumeurs, comme un nævus pigmentaire (nævus mélanocytaire pileux), un nævus de Becker ou un neurofibrome plexiforme.

Hypertrichoses généralisées primaires

Lanugo physiologique. Le lanugo fœtal est produit entre les 3e et 7e mois *in utero* ; il est remplacé vers le 8e mois par du duvet et des cheveux terminaux. Présent chez les prématurés, et persistant chez quelques enfants nés à terme, il va alors disparaître entre le 2e et le 4e mois. Seul le caractère évolutif fait la différence avec *l'hypertrichose lanugineuse congénitale universelle* (fig. 15.28) : génodermatose hétérogène, d'emblée importante (patient « loup-garou »), elle s'aggrave progressivement par des poils terminaux pigmentés remplaçant le lanugo congénital.

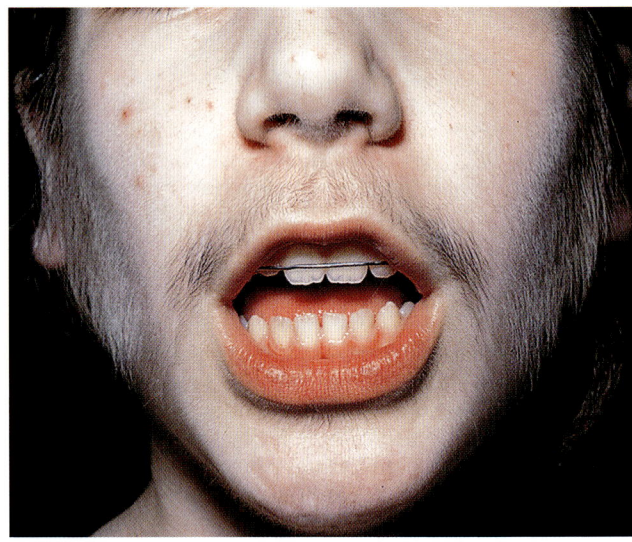

Fig. 15.28 Hypertrichose lanugineuse congénitale universelle chez une fillette de 10 ans.

Hypertrichose constitutionnelle ou hypertrichoses s'intégrant dans un syndrome polymalformatif (syndrome alcoolique fœtal, syndrome hydantoïne fœtal, trisomie 18, syndrome de Turner, et autres) ou maladie systémique. On citera les *mucopolysaccharidoses* : durant les 2 premières années, se développe progressivement, en signe d'appel, une hypertrichose généralisée, associée à une hépatosplénomégalie et un retard psychomoteur. Le *syndrome adrénogénital congénital* par déficit en 21α-hydroxylase, 11α-hydroxylase ou 3β-hydroxystéroïde-déshydrogénase provoque une hyperplasie surrénalienne par déviation de la stéroïdogenèse vers la synthèse d'androgènes. Il se manifeste par une ambiguïté sexuelle et une hypertrichose. Dans les *porphyries*, il existe aussi une hypertrichose (*cf.* chapitre 4).

Maladies des annexes

Maladies des poils, des cheveux et du cuir chevelu

Hypertrichoses localisées secondaires

Hypertrichose localisée iatrogène. Elle survient après application topique de corticostéroïdes, testostérone ou psoralènes ; à distance, au visage, après traitement du cuir chevelu par minoxidil.

Hypertrichose localisée inflammatoire. Elle apparaît sur cicatrices et suite à des irritations chimiques, thermiques ou physiques (frictions répétées, emplâtre), sur des lésions de morphée et de myxœdème prétibial, comme signe révélateur d'infections ostéoarticulaires (ostéomyélite, monoarthrite gonococcique) ou de gommes syphilitiques sous-jacentes.

Trichomégalie. Il s'agit d'un allongement des cils, souvent dans le cadre d'une infection VIH ou du syndrome d'Oliver-MacFarlane ; il peut aussi être iatrogène par des traitements systémiques de zidovudine, ciclosporine, corticostéroïdes, interféron.

Hypertrichoses généralisées secondaires

Lors de maladies systémiques. Constantes lors de porphyries et du syndrome POEMS (*Peripheral neuropathy, Organomegaly, Endocrinopathy, Monoclonal gammapathy, and Skin change*), elles sont rares dans une dermatomyosite, une sclérodermie, une sclérose en plaques, une acrodynie, une hypothyroïdie, une tuberculose, après un traumatisme crânien ou une encéphalite. L'hypertrichose rencontrée chez 20 % des anorexiques mentaux se rapproche de l'hirsutisme.

Hypertrichose généralisée iatrogène. Elle survient après hydantoïnes, minoxidil, diazoxide, corticostéroïdes au long cours, pénicillamine, streptomycine, psoralènes, ciclosporine, bénoxaprofène, acétazolamide, fénoterol, nifédipine.

Hypertrichose lanugineuse acquise. Il s'agit d'un syndrome paranéoplasique obligatoire, surtout lors d'adénocarcinomes digestifs, mammaires, vésicaux, pulmonaires ou de lymphomes. Les patients sont couverts d'un duvet long, blanc et fin, accentué au visage (*cf.* chapitre 19).

Hirsutisme [30, 31]

Il se manifeste par une hypertrichose chez la femme post-pubertaire dans les régions androïdes (moustache, barbe, triangle suprapubien, poitrine, dos, fesses et cuisses) par transformation androgéno-dépendante de duvet en poils terminaux, mais également dépendante d'une disposition héréditaire familiale et/ou ethnique. Des scores objectifs, comme celui de Ferriman et Gallwey, sont utiles pour le suivi thérapeutique, moins pour établir le diagnostic.

L'hirsutisme peut être primaire, sans perturbation endocrinienne, ou secondaire à une hyperandrogénémie. Dans les deux cas, il peut être isolé ou associé à une autre manifestation d'androgénisation cutanée (alopécie androgénétique, acné, séborrhée), une virilisation (raucité de la voix, musculature accentuée, clitoromégalie) ou un trouble du cycle (oligospanioménorrhée).

Éléments d'endocrinologie pilaire

Chez la femme, les androgènes sont produits dans trois compartiments :
- sous l'influence de l'ACTH et de la prolactine (PRL), les surrénales produisent la déhydroépiandrostérone (DHEA) et sa forme sulfatée (DHEAS : 90 %), la Δ4-androsténedione (Δ4A) : 50 %, et la testostérone (T) : 10 % ;
- l'hormone lutéinisante (LH) induit dans l'ovaire Δ4A : 50 %, T : 40 %, et DHEA/DHEAS : 10 % ;
- le reste de la T (50 %) se forme en périphérie par la conversion de Δ4A en particulier dans le tissu adipeux.

Il n'y a donc pas de lieu exclusif à la production d'un androgène particulier, mais la DHEAS marque plutôt les surrénales et la T plutôt que les ovaires. Ces stéroïdes sont peu actifs sur les unités pilosébacées où ils sont convertis par une 5α-réductase de type I ou II en dihydrotestostérone (DHT). Sous son influence, une partie des follicules se transforme de duvet en poils terminaux (p. ex. barbe), tandis que d'autres follicules subissent une réversion (miniaturisation) de cheveux terminaux en duvet (alopécie androgénétique).

Dans le sang, les androgènes sont fixés sur la *Sex Hormone Binding Protein* (SHBG) et sont ainsi inactivés. Seule une fraction d'environ 4 % circule sous forme libre et atteint les organes cibles. Une diminution de la SHBG est susceptible d'induire une hyperandrogénémie relative. La production hépatique de SHBG est diminuée par les androgènes eux-mêmes, l'hypoœstrogénie (ménopause, arrêt de contraception orale, allaitement), l'hypothyroïdie, le cortisol et l'obésité par l'induction d'une hyperinsulinémie (elle-même augmentant aussi directement la production d'androgènes). Elle est stimulée par les œstrogènes (contraception orale), une hyperthyroïdie et un régime amaigrissant.

Approche diagnostique

L'anamnèse en cas d'hirsutisme d'apparition péripubertaire et lente oriente vers un hirsutisme primaire ou secondaire non tumoral (tableau 15.10).

Tableau 15.10 Classification des hirsutismes secondaires non tumoraux

Syndrome adrénogénital tardif	Déficit partiel d'une des enzymes de la stéroïdogenèse ; à exclure devant toute augmentation androgénique modérée puisque l'approche thérapeutique, l'administration de cortisol, est propre à cette affection. Il est la cause de 2 à 22 % des cas d'hirsutisme. Il est à différencier d'un hyperandrogénisme surrénalien idiopathique.
Ovaires polykystiques	La cause la plus fréquente d'une hyperandrogénémie (20 à 80 %) ; en plus d'androgènes modérément augmentés, un rapport LH/FSH > 2 est évocateur de ce diagnostic.
Syndrome des ovaires polykystiques	Il comprend hirsutisme, acné, obésité et oligoménorrhée avec infertilité.
Syndrome de résistance à l'insuline	À suspecter devant une obésité et éventuellement un diabète ; l'hyperinsulinémie induit la production d'androgènes ovariens et surrénaliens par réaction croisée avec récepteurs de l'IGF-1 ; de plus, elle diminue la SHBG et active la 5αR. Dans 5 % des cas, il sera associé à un *acanthosis nigricans*, typique du syndrome HAIR-AN (hyperandrogénisme, résistance à l'insuline, *acanthosis nigricans*).
Hyperthécose	Ovaires de morphologie normale en présence d'un hyperandrogénisme sévère.
Hirsutisme iatrogène	Par administration de substances androgénisantes (*cf. supra* « Alopécie androgénétique »), et de médicaments hyperprolactinémiants (surtout psychotropes).
Grossesse	Elle peut induire par la sécrétion physiologique de PRL un hirsutisme modéré.
Ménopause	Elle engage une hyperandrogénie relative par l'arrêt de la production d'œstrogènes ovariens.

Une apparition tardive ou une progression rapide, des signes de virilisation, ou des taux d'hormones importants orientent vers une tumeur surrénalienne (adénomes), ovarienne (arrhénoblastome) ou hypophysaire (prolactinome).

L'anamnèse de troubles du cycle est un indicateur important pour un hirsutisme secondaire (100 % en cas de tumeurs, 75 % en cas d'ovaires polykystiques, 0-25 % en cas de syndrome adrénogénital tardif).

L'examen clinique recherche les stigmates d'une androgénisation cutanée, d'une tumeur hypophysaire (champ visuel, acromégalie), d'une hypothyroïdie, d'un hypercorticisme, d'une hypertension (déficit en 11α-hydroxylase).

Le bilan biologique de base est réalisé en phase folliculaire précoce (3ᵉ-6ᵉ jour du cycle, tôt le matin, à jeun) et après arrêt d'une éventuelle contraception orale pendant 2 ou 3 cycles, sauf si une cause tumorale est suspectée : T totale, DHEAS, Δ4A, PRL, LH/FSH, 17-OH-progestérone, SHBG ; les dysthyroïdies entraînant des troubles du cycle, on y inclut la TSH. On ajoute selon les résultats ou devant une suspicion clinique un test de suppression court à la dexaméthasone (syndrome de Cushing), un test de stimulation à l'ACTH et un test de suppression prolongé à la dexaméthasone (syndrome adrénogénital tardif), un test de tolérance glucidique ou index HOMA (syndrome de résistance à l'insuline).

Si l'alopécie androgénétique isolée est un processus physiologique et si l'on peut après un bilan endocrinien restreint poser le diagnostic d'une alopécie primaire, le diagnostic d'un hirsutisme primaire est un diagnostic d'exclusion ; seules 15 à 50 % des femmes souffrant d'un hirsutisme appartiennent à cette catégorie.

Sa pathogénie est alors parallèle à celle de l'alopécie androgénétique primaire.

Parmi les hirsutismes secondaires non tumoraux, diverses possibilités existent (cf. tableau 15.10).

Traitement

Systémique. *Le traitement de l'hirsutisme non tumoral comprend toujours la contraception orale*. Elle inhibe par son progestatif l'axe hypothalamo-hypophysaire, et ainsi la production ovarienne d'androgènes ; par son œstrogène, elle augmente la SHBG. On y associe un *traitement antiandrogénique* : flutamide, spironolactone, acétate de cyprotérone, finastéride sont tous utilisés avec des résultats variables mais comparables. Les hyperandrogénies surrénaliennes sont freinées par des *corticoïdes* à faibles doses, éventuellement associés aux traitements susmentionnés.

En cas de résistance à l'insuline, la *metformine* diminue la sécrétion d'androgènes indirectement par abaissement de l'insuline et son effet stimulant sur leur production, mais aussi par inhibition directe ; elle peut donc être intéressante aussi en cas d'ovaires polykystiques sans insulinorésistance [32].

Topique et interventionnel. En attendant et pour compléter l'effet du traitement médicamenteux qui ne survient qu'après 1-2 ans, on a recours aux approches cosmétiques, utilisables aussi pour les hypertrichoses : rasage, épilation, décoloration par de l'eau oxygénée, *dépilation chimique* (p. ex. thioglycolates). La croissance de poils fins peut être inhibée par l'application topique biquotidienne d'*éflornithine*. L'électrolyse est caduque sauf pour les poils grossiers blancs. Elle est remplacée par une *dépilation à long terme*, souvent définitive, par différents systèmes IPL (*Intense Pulsed Light*) et lasers.

Anomalies diverses

Suite à un rasage ou une épilation, des poils crépus peuvent repénétrer dans la peau ou percer la paroi du follicule. Cette « incarnation » des poils entraîne des papulopustules inflammatoires, douloureuses, ou prurigineuses. Ils se situent au niveau de la barbe (*pseudo-folliculite de la barbe*), mais aussi sur les jambes ou la région pubienne. Certains polymorphismes d'une kératine trichocytique (KRT75) prédisposent aux poils incarnés. Le traitement comporte : enseignement au patient pour libérer les poils à l'aide d'une pincette pointue sans les épiler, arrêt de tout rasage proche en utilisant une tondeuse au lieu du rasoir. L'épilation au laser des follicules ou des zones touchés est le traitement de premier choix.

RÉFÉRENCES

1. Krause K. et coll., *Semin Cutan Med Surg*. 2006, *25*, 2.
2. Rosenfield R.L., *J Investig Dermatol Symp Proc*. 2005, *10*, 205.
3. Dupré A. et coll., *Ann Dermatol Vénéréol*. 1978, *105*, 921.
4. Kosanovic M. et coll., *Environ Monit Assess*. 2011, *174*, 635.
5. Blanc D. et coll., *Ann Dermatol Vénéréol*. 1988, *115*, 807.
6. Van Neste D.J.J., *Ann Dermatol Vénéréol*. 1989, *116*, 251.
7. Whiting D.A., *J Am Acad Dermatol*. 1987, *16*, 1.
8. Frieden I.J., *J Am Acad Dermatol*. 1986, *14*, 646.
9. Antaya R.J. et coll., *J Am Acad Dermatol*. 2005, *53*, S130.
10. Duverger O. et coll., *Semin Cell Dev Biol*. 2014, *1*, 22.
11. Itin P.H. et coll., *J Am Acad Dermatol*. 1992, *22*, 705.
12. McElwee K.J. et coll., *Exp Dermatol*. 2013, *22*, 609.
13. Iorizzo M. et coll., *J Am Acad Dermatol*. 2010, *63*, e50.
14. Agarwal A. et coll., *JEADV*. 2006, *20*, 1328.
15. Joly P., *J Am Acad Dermatol*. 2006, *55*, 632.
16. Tosti A. et coll., *Br J Derm*. 2005, *152*, 556.
17. Batrinos M.L., *Hormones*. 2014, *13*, 197.
18. Rossi A. et coll., *J Eur Acad Dermatol Venerol*. 2015, *29*, 1258.
19. Herskovitz I. et coll., *Int J Endocrinol Metab*. 2013, *11*, e9860.
20. Brynhildsen J. et coll., *Ther Adv Drug Saf*. 2014, *5*, 201.
21. Headington J.T., *Arch Dermatol*. 1993, *129*, 356.
22. Kantor J. et coll., *J Invest Dermatol*. 2003, *121*, xvii.
23. Rushton D.H., *Clin Exp Dermatol*. 2002, *27*, 396.
24. de Viragh P.A., in : Camacho F. et coll., eds., *Montagna's Trichology*. Aula Medica, Madrid, 2015.
25. Whiting D.A., *Dermatol Clin*. 1996, *14*, 723.
26. Ross E.K. et coll., *J Am Acad Dermatol*. 2005, *53*, 1.
27. Trachsler S. et coll., *Dermatology*. 2005, *211*, 98.
28. Lindsey S.F. et coll., *J Clin Investig Dermatol*. 2013, *1*, 6.
29. Olsen E.A, *J Investig Dermatol Symp Proc*. 2005, *10*, 217.
30. Rosenfield R.L., *N Engl J Med*. 2005, *353*, 2578.
31. Hohl A. et coll., *Arq Bras Endocrinol Metab*. 2014, *58*, 97.
32. Kurzthaler A. et coll., *Reprod Biol Endocrinol*. 2014, *12*, 98.

15-3 Pathologie non tumorale des glandes sudorales

A. Petit

Pathologie des glandes apocrines

Les glandes sudorales apocrines proviennent du germe épithélial primaire avec les poils et les glandes sébacées. En raison de cette origine embryologique commune, elles sont associées à un follicule pileux. Leur canal excréteur s'abouche dans l'entonnoir folliculaire, au-dessus du canal excréteur de la glande sébacée. Ce sont des glandes tubulaires dont la caractéristique principale est la sécrétion par décapitation. Elles sont réparties essentiellement au niveau des aisselles, des conduits auditifs, des aréoles mammaires, du pubis et des organes génitaux externes. Leur sécrétion est épaisse, d'apparence laiteuse. Il existe des glandes apocrines spécialisées dans les conduits auditifs externes (glandes cérumineuses) et les paupières (glandes de Moll) [1]. À la différence des glandes eccrines, l'activité des glandes apocrines ne se développe pas dès la naissance ; elle est mature à la puberté. Elles fonctionnent par intermittence et ne jouent aucun rôle de thermorégulation. Leur rôle reste mal connu chez l'homme ; il correspond à un support d'attraction sexuelle dans d'autres espèces. La sudation apocrine est provoquée par les stimulus émotionnels ou l'adrénaline. La sécrétion apocrine, mêlée aux sécrétions sébacée et eccrine, est très peu odorante en l'absence de dégradation bactérienne.

Bromhidrose axillaire apocrine

Elle correspond au caractère déplaisant de l'odeur corporelle (du grec βρομοσ *fétide* [1]). La bromhidrose axillaire apocrine est due pour l'essentiel à la production de molécules odorantes provenant de la dégradation microbienne de la sueur. L'odeur axillaire est due à des acides gras à chaîne courte, à l'ammoniac et à des stéroïdes odorants. L'appréciation de ce « bouquet » axillaire est très variable selon les cultures. Il jouerait un rôle proche des phéromones du monde animal, supports d'attraction sexuelle.

Elle dépend de l'**hygiène** corporelle – une hygiène insuffisante favorise la pullulation des germes et la dégradation de substrats en substances odorantes –, mais aussi de facteurs **génétiques** : des études ont montré qu'un même polymorphisme du gène *ABCC11* était associé à la bromhidrose axillaire et à une qualité particulière de cérumen dans des populations d'Extrême-Orient [2].

La pullulation microbienne est atténuée par l'hypersécrétion eccrine, et majorée par le piégeage dû aux poils axillaires. Les corynebactéries provoquent une odeur âcre et les micrococques une odeur acide. La bromhidrose peut s'accompagner d'une *trichobactériose axillaire*, engainement gris jaunâtre des poils dû au manque d'hygiène et à l'hyperhidrose axillaire. Les germes incriminés sont les corynebactéries, *Corynebacterium tenuis* en particulier.

Le traitement et la prophylaxie ultérieure de la bromhidrose comportent des lavages fréquents de la région axillaire et l'utilisation d'antiseptiques.

Chromhidrose apocrine

Elle correspond à l'émission d'une sueur colorée. Il s'agit d'un phénomène rare. Les chromhidroses apocrines vraies ont une couleur variant du jaune vert au gris bleu. Elles sont dues à des pigments de type *lipofuschine*. Elles atteignent les aisselles ou la face, plus rarement le mamelon, et débutent après la puberté. Elles ne sont pas associées à une maladie. Le traitement est l'exérèse chirurgicale des glandes apocrines. L'application de capsaïcine ou l'injection de toxine botulinique ont un effet thérapeutique transitoire. Les *pseudo-chromhidroses* sont soit d'origine vestimentaire, soit dues à l'action de micro-organismes chromogènes comme certaines corynebactéries.

Maladie de Fox-Fordyce (fig. 15.29)

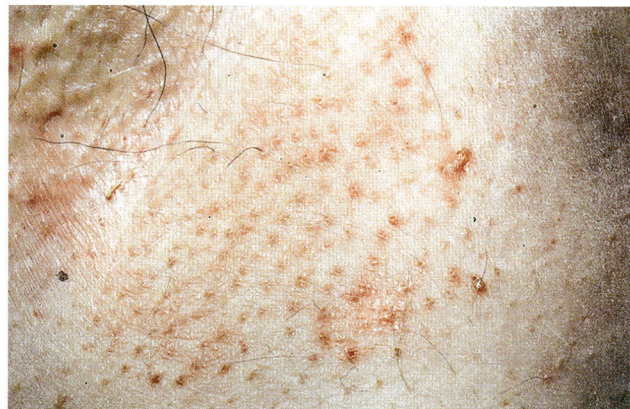

Fig. 15.29 Maladie de Fox-Fordyce.

Elle correspond classiquement à une miliaire apocrine inflammatoire, atteignant avec prédilection les aisselles, les aréoles mammaires et le pubis. L'éruption est caractérisée par un prurit extrêmement intense, représentant la plainte principale du patient. Elle réalise typiquement un semis de petites papules fermes, légèrement translucides, sur une peau anhidrotique ; mais la lichénification et les remaniements liés au grattage peuvent gêner le diagnostic. La maladie de Fox-Fordyce atteint dans 90 % des cas des femmes de 13 à 35 ans. Le prurit est paroxystique, rythmé par les règles, les émotions, l'activité sexuelle et l'exercice physique. Il n'existe pas d'anomalie biologique hormonale, mais l'éruption peut s'améliorer avec la grossesse et la prise d'œstrogènes. La biopsie prélevée lors d'une poussée peut montrer une acanthose et une hyperkératose obstruant la portion intra-épidermique du canal apocrine ; il existe une rétention sudorale accompagnée d'une réaction inflammatoire lymphoplasmocytaire. Les traitements proposés sont peu efficaces : corticothérapie locale ou intralésionnelle, tacrolimus topique, rétinoïdes locaux voire généraux, applications de clindamycine alcoolique, injections de toxine botulinique. L'excision chirurgicale ou d'autres formes de destruction physique peuvent être proposées dans les formes invalidantes.

Hidrosadénite aiguë

Il s'agit en principe d'une infection aiguë des glandes apocrines. Elle entraîne l'apparition de papules ou de nodules, le plus souvent axillaires, inflammatoires et douloureux. Elle peut atteindre le périnée et les aréoles ou les plis sous-mammaires. Le germe incriminé est le staphylocoque doré. Le traitement repose sur l'antisepsie et l'antibiothérapie antistaphylococcique. En pratique, elle est difficile à distinguer d'une manifestation initiale d'une maladie de Verneuil.

Hidrosadénite suppurée (maladie de Verneuil, *acne inversa*) [3]

C'est une affection inflammatoire chronique localisée aux régions axillaires, inguinales, périnéofessière, pubienne et mammaires. La dénomination historique d'*hidradenititis suppurativa*, qui reste utilisée dans la littérature internationale, fait référence à un mécanisme de suppuration primitive des glandes apocrines mais des arguments cliniques et histologiques plaident pour un mécanisme initial d'occlusion folliculaire, faisant préférer à certains le terme d'*acne inversa*. La maladie peut être associée à une acné sévère et à une cellulite disséquante du cuir chevelu, réalisant la « triade d'occlusion folliculaire », ou la tétrade si l'on y ajoute le kyste sacro-coccygien (sinus pilonidal) (*cf.* chapitre 15-4). Elle atteint surtout des adultes jeunes, avec une prédominance féminine. La surcharge pondérale et le *tabagisme* sont des facteurs de risque reconnus.

Une *prédisposition familiale* est fréquente ; l'étude de familles avec transmission autosomique dominante a permis d'identifier des mutations du gène de la *gamma-sécrétase*, impliqué dans la voie de signalisation Notch, importante pour la différenciation épithéliale.

La pathogénie de la maladie de Verneuil pourrait donc impliquer un *trouble de la kératinisation* des annexes épidermiques responsable de l'occlusion des follicules, mais aussi un *trouble de l'immunité innée* la rapprochant des syndromes auto-inflammatoires ainsi que des *déséquilibres du microbiome cutané* rendant compte de l'efficacité de certaines antibiothérapies (*cf.* chapitre 15-4).

Cette multiplicité des pistes étiopathogéniques fait écho à une certaine *hétérogénéité clinique* de l'affection.

Aspects cliniques (fig. 15.30 et 15.31). La lésion initiale est un *nodule inflammatoire douloureux* évoluant vers la fistulisation, laissant sourdre une sérosité trouble et malodorante. Les lésions se multiplient, évoluant par poussées inflammatoires successives dans un ou plusieurs sites, communiquant par des sinus purulents et entraînant des tractus cicatriciels fibreux évocateurs. Il existe fréquemment des pustules et des comédons polyporeux caractéristiques en surface des lésions.

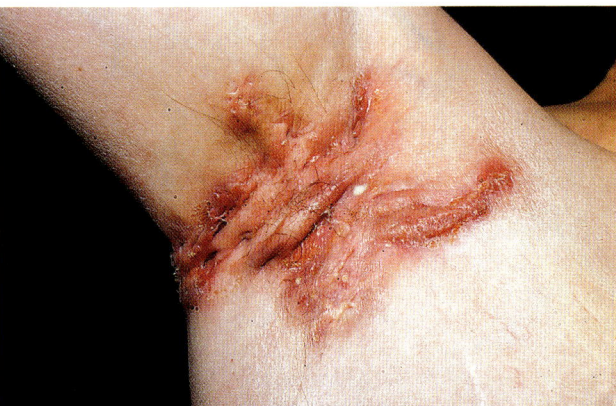

Fig. 15.30 Hidrosadénite suppurée (maladie de Verneuil).

On distingue souvent trois phénotypes : axillo-mammaire, dans environ la moitié des cas ; folliculaire, associé à une acné sévère et à de volumineux comédons, et inguino-fessier.

Le retentissement psychologique et socioprofessionnel est considérable, lié à la douleur, aux écoulements, aux odeurs, voire à des brides cicatricielles limitant la mobilité des membres supérieurs dans les formes les plus évoluées. L'inflammation chronique sévère comporte un risque de développement d'une *amylose* et des *carcinomes spinocellulaires* peuvent compliquer les lésions anciennes. L'hidrosadénite suppurée peut s'associer à un kyste sacrococcygien, une acné sévère (*cf.* chapitre 15-4), mais aussi un *pyoderma gangrenosum* et un rhumatisme inflammatoire (syndrome « PASH »), ou encore une maladie de Crohn [4], etc.

Diagnostic. Il est clinique ; l'histologie est parfois utile pour rechercher des signes d'une maladie de Crohn anogénitale, qui peut être associée à la maladie de Verneuil ou être confondue avec elle. Le diagnostic est souvent tardif, les premières poussées de la maladie étant parfois considérées à tort comme des abcès infectieux ou comme les conséquences d'un défaut d'hygiène. À l'inverse, de simples folliculites infectieuses ou d'incarnation pilaire liées au rasage ou à l'épilation ne doivent pas systématiquement faire porter le diagnostic de maladie de Verneuil.

Traitement [5]. Il est délicat. Il comporte un volet médical, visant à éteindre les poussées inflammatoires, et un volet chirurgical ou interventionnel visant à supprimer physiquement tout ou partie des structures responsables, notamment cavités kystiques, sinus et trajets fistuleux susceptibles de se ré-enflammer ultérieurement.

Volet médical. Les cures d'antibiotiques restent un élément central du traitement, malgré un mécanisme d'action incertain et l'absence d'essai contrôlé rigoureux. Plusieurs stratégies ont été proposées isolément ou en diverses combinaisons simultanées ou successives : cyclines, amoxicilline-acide clavulanique, cotrimoxazole, associations de rifampicine avec la clindamycine ou avec le métronidazole et la moxifloxacine, céphalosporines de 3e génération intraveineuses, etc. *Les rétinoïdes oraux* donnent des résultats partiels et

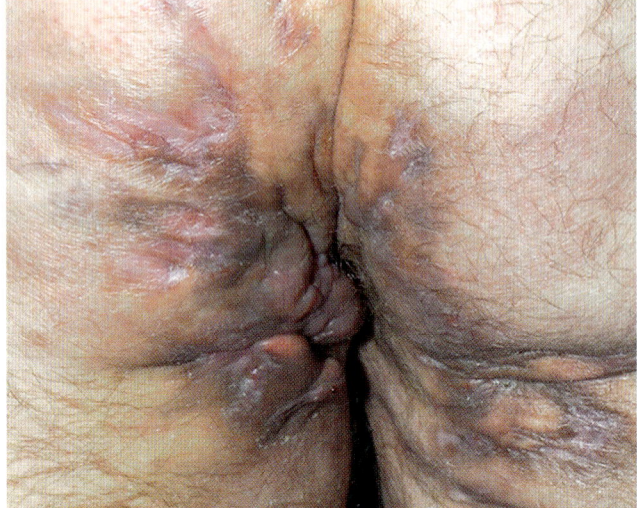

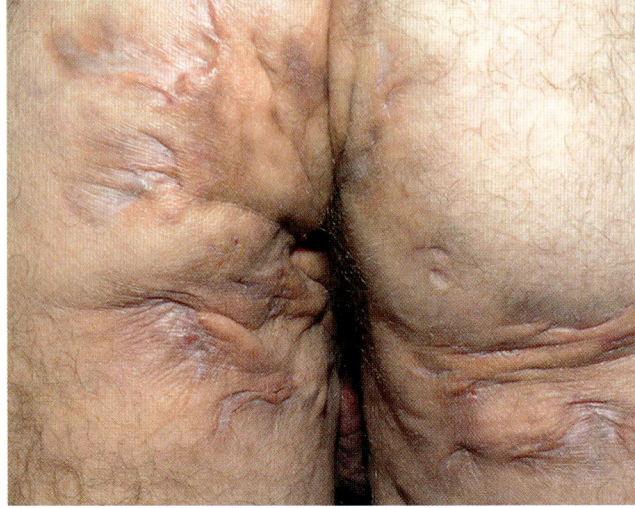

Fig. 15.31 Hidrosadénite suppurée (maladie de Verneuil), avant et après traitement par anti-TNF.

Maladies des annexes

Pathologie non tumorale des glandes sudorales

inconstants ; l'acitrétine est parfois préférée à l'isotrétinoïne, dont l'efficacité faible dans la maladie de Verneuil contraste avec son effet curateur dans l'acné. La ciclosporine a été essayée, de même que l'acétate de cyprotérone chez la femme. Plus récemment, *les anti-TNF* ont montré une certaine efficacité (fig. 15.31), l'adalimumab devenant le premier médicament disposant d'une autorisation de mise sur le marché pour le traitement de l'hidrosadénite suppurée modérée à sévère [6]. L'arrêt du tabac est toujours préconisé, ainsi que la réduction pondérale le cas échéant. Les antiseptiques et le peroxyde de benzoyle topique ont un rôle d'appoint.

Volet chirurgical ou interventionnel. La chirurgie d'exérèse classique peut emporter une ou plusieurs cavités kystiques limitées en complément du traitement médical ; ces interventions partielles peuvent être répétées. Une excision large, profonde et complète des zones de distribution des glandes sudorales apocrines est indiquée dans certains cas. Les procédés physiques occupent une place qui reste à mieux définir dans le traitement : laser épilatoire Nd : Yag et laser CO_2, voire lumière intense pulsée et photothérapie dynamique [7].

Pathologie des glandes eccrines

La glande sudorale eccrine est un tube borgne dont la partie proximale est pelotonnée dans le derme profond. La partie ascendante dermique du canal excréteur a un trajet irrégulièrement hélicoïdal ; sa portion intra-épidermique est spiralée. Il existe entre 1,6 et 4 millions de glandes sudorales eccrines disposées sur le tégument à l'exception des lèvres, du gland, de la face interne du prépuce, du clitoris et des petites lèvres. Le nombre de glandes est défini à la naissance ; il est variable en fonction des individus et de la topographie : la densité est la plus élevée dans les zones palmoplantaires, puis dans la région céphalique, le tronc et les membres. Les glandes eccrines sont fonctionnelles à la naissance et s'atrophient chez les personnes âgées. Le débit sudoral peut varier de quelques millilitres à plusieurs litres par heure. Le système sudoral joue un rôle essentiel dans la régulation thermique. La sueur augmente l'adhérence et la sensibilité cutanée, particulièrement importante dans les régions palmoplantaires. Elle protège certaines zones fragiles des traumatismes frictionnels. Elle joue un rôle de défense par la présence d'immunoglobulines A et par un effet bactéricide.

Anhidroses

L'anhidrose correspond à l'absence de sécrétion des glandes sudorales eccrines. Elle est rarement complète ; il s'agit le plus souvent en fait d'une hypohidrose. La perte de la capacité de sudation entraîne des troubles de la thermorégulation, avec des poussées fébriles lors des expositions à la chaleur et des exercices physiques.

Forme congénitale. La *dysplasie ectodermique anhidrotique* associe une anhidrose ou une hypohidrose à des anomalies morphologiques, pilaires et dentaires (*cf.* chapitre 15-2). L'association d'une anhidrose congénitale à une insensibilité congénitale à la douleur, génétiquement déterminée, est également rapportée.

Anhidrose acquise généralisée idiopathique. C'est une entité rare, probablement hétérogène, qui affecte principalement les hommes. L'âge moyen de début est 30 ans. Histologiquement, on trouve un nombre normal ou réduit de glandes sudorales, eccrines ou apocrines qui sont atrophiques, vacuolisées et infiltrées par des lymphocytes. Le canal excréteur peut être obstrué par un matériel amorphe. L'histologie peut également être normale. Il n'existe pas de maladie sous-jacente, ni de thérapeutique efficace.

Anhidroses acquises. Elles s'observent dans les maladies détruisant l'appareil sudoral (p. ex. radiodermites), dans les maladies du système nerveux périphérique (polynévrites, lèpre), dans les maladies de surcharge (maladie de Fabry), après les poussées de miliaire rouge, dans les connectivites (syndrome de Gougerot-Sjögren, lupus érythémateux systémique, sclérodermie), dans les dermatoses papulosquameuses (psoriasis, dermatophyties, érythrodermie ichtyosiforme). Le syndrome de Ross associe une pupille myotonique unilatérale, une aréflexie généralisée et une anhidrose segmentaire progressive ; l'anhidrose peut ne pas être remarquée par le malade à la différence de l'hyperhidrose localisée compensatrice. Des médicaments inducteurs doivent également être recherchés : busulfan, topiramate.

Hyperhidroses

Hyperhidroses généralisées

L'hyperhidrose constitue une réponse physiologique à la fièvre. Les hyperhidroses généralisées se rencontrent dans de nombreuses pathologies (tableau 15.11) et constituent un signe d'appel qui doit être reconnu par le dermatologue [8]. La recherche d'une cause médicamenteuse doit être systématique afin d'éviter des investigations inutiles : parasympathicomimétiques, néostigmine, morphiniques, antidépresseurs imipraminiques, oméprazole, amiodarone, dextropropoxyphène, pentoxifylline, en particulier. En revanche, une étude de prévalence n'a pas montré de différence entre un groupe traité par un bêtabloquant et

Tableau 15.11 Pathologies associées aux hyperhidroses généralisées (HG) (liste non exhaustive)

Pathologie neurologique	Lésions médullaires – traumatiques – vasculaires – myélitiques – syringomyélie Lésions encéphaliques – HG intermittente avec hypothermie – HG intermittente avec hypertension – dans le cadre d'une pathologie traumatique, tumorale ou vasculaire – sclérose en plaques – maladie de Parkinson – syndromes dysautonomiques Lésions du système nerveux périphérique – dysautonomie familiale – insensibilité congénitale à la douleur – neuropathies : diabète, amylose, etc.
Pathologie psychiatrique	Anxiété Dépression
Pathologie générale	Lymphomes Infections (paludisme, brucellose, tuberculose, endocardite, etc.) Hyperthyroïdie Phéochromocytome Hypoglycémie, insulinome Acromégalie Diabète Tumeurs carcinoïdes Ménopause Insuffisance cardiaque Vasculites Intoxications Sevrage médicamenteux Sevrage alcoolique Sevrage drogues Malaise vagal
Hyperhidroses généralisées compensatrices	Après sympathectomie Avec anhidrose diffuse

un groupe non traité, même si des publications ponctuelles ont fait état d'hyperhidrose au cours de traitements par bêtabloquants.

Hyperhidroses localisées

Elles sont le plus souvent symétriques, atteignant les paumes et les plantes, les aisselles et la face. Elles correspondent à des anomalies de la régulation sécrétoire. Elles peuvent être unilatérales, ce qui doit faire rechercher une anomalie neurologique sous-jacente.

Hyperhidroses faciales

Hyperhidroses gustatives. Le syndrome de Frey, ou syndrome de l'auriculotemporal (fig. 15.32), est lié à une stimulation des glandes sudorales de la peau de la joue par des axones issus de la régénération aberrante de fibres parasympathiques effectrices destinées à la parotide ; cela est rendu possible par le fait que l'innervation sympathique des glands sudorales comporte une synapse effectrice cholinergique. Cliniquement, il s'agit d'une sudation localisée et/ou d'une vasodilatation cutanée survenant lors du réflexe de salivation (vision des aliments, mastication, etc.). Le phénomène est associé à des pathologies parotidiennes (traumatisme chirurgical, traumatisme obstétrical des forceps, parotidites, etc.). Il est particulièrement fréquent après parotidectomie, puisque 30 % des patients s'en plaignent après interrogatoire dirigé. Il peut être très gênant socialement ; chez l'enfant, l'érythème conduit parfois aussi à des suspicions erronées d'allergie alimentaire. Des sudations faciales d'origine gustative peuvent être dues à une sympathectomie thoracique, une encéphalite, une syringomyélie, un zona, une neuropathie diabétique. Elles peuvent s'accompagner de vasodilatation faciale, de larmoiements et de rhinorrhée.

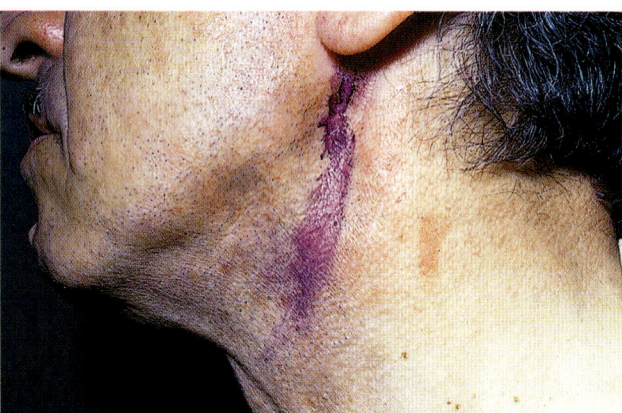

Fig. 15.32 Syndrome de Frey, ou syndrome de l'auriculotemporal. L'hypersudation est objectivée par l'application d'amidon additionné de cristaux d'iode (1/500e) qui devient bleu au contact de la sueur.

Granulosis rubra nasi. C'est une entité exceptionnelle, touchant l'enfant. Il est plus fréquent chez les garçons. Son début est précoce (de quelques mois à 10 ans). Il entraîne un érythème micropapuleux du nez pouvant atteindre secondairement les joues et le menton. Il régresse à la puberté, pouvant laisser des télangiectasies et des kystes. Une hypersudation médiofaciale précède habituellement l'érythème, parfois pendant plusieurs années. Il existe souvent une acrocyanose associée. Il n'existe pas de traitement efficace. L'association d'un *granulosis rubra nasi* et d'une tachycardie peut faire découvrir un phéochromocytome [9].

Hyperhidroses thoraciques

Lorsqu'elles sont unilatérales et/ou paroxystiques, elles doivent faire rechercher une côte cervicale, un cancer bronchique, pulmonaire ou pleural [8].

Hyperhidroses axillaires et palmoplantaires

Ce sont les plus fréquentes. Elles débutent vers la puberté et tendent à régresser après 40 ans, disparaissant habituellement chez le sujet âgé. Il existe des crises sudorales avec persistance entre les crises d'une sudation excessive majorée par la chaleur.

L'hyperhidrose axillaire est généralement mal vécue en raison de son retentissement vestimentaire, esthétique et olfactif.

L'hyperhidrose palmaire peut avoir un retentissement considérable sur les études (cahiers et copies tachés), la vie professionnelle (métiers nécessitant une préhension fine, la manipulation d'objets sensibles à l'humidité ou en contact avec l'électricité, etc.), la vie sociale et affective en général (poignée de main désagréable, etc.). (fig. 15.33).

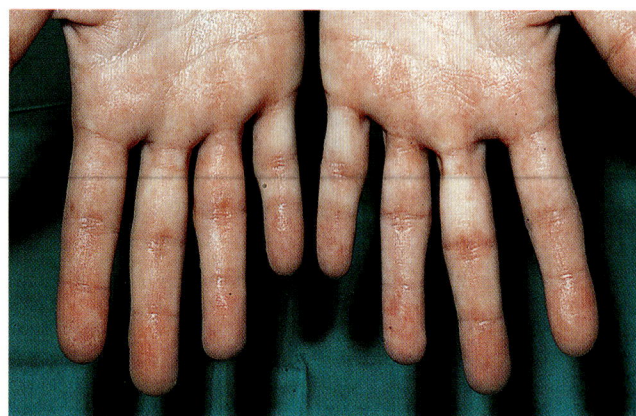

Fig. 15.33 Hyperhidrose palmaire.

L'hyperhidrose plantaire est responsable de macération, source de surinfections palmoplantaires bactériennes et fongiques. Elle favorise les eczémas de contact aux constituants des chaussures. Elle est responsable de la kératolyse ponctuée des pieds macérés (fig. 15.34) : la couche cornée plantaire est macérée (fig. 15.35), blanchâtre, parsemée de multiples dépressions ponctiformes. L'atteinte est presque toujours bilatérale et peut s'étendre aux orteils. Le germe incriminé est *Corynebacterium kératolyticum*. Le traitement local repose sur les imidazolés ou l'acide fusidique, en association avec le traitement de l'hyperhidrose.

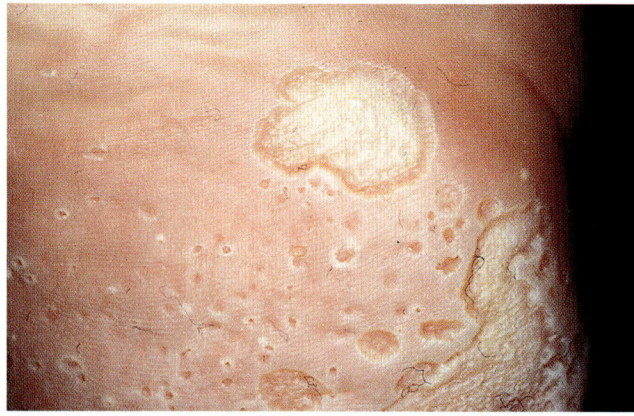

Fig. 15.34 Kératolyse ponctuée des pieds macérés.

L'hyperhidrose palmoplantaire de l'enfant peut être le signe d'une kératodermie lorsqu'elle apparaît dans les premiers mois de la vie. Elle est peu paroxystique et s'atténue en général à la puberté.

Hyperhidroses limitées

Les hyperhidroses atteignant une surface limitée peuvent s'observer en association avec une tumeur glomique, un hamartome eccrine ; elles ont également été décrites en association avec

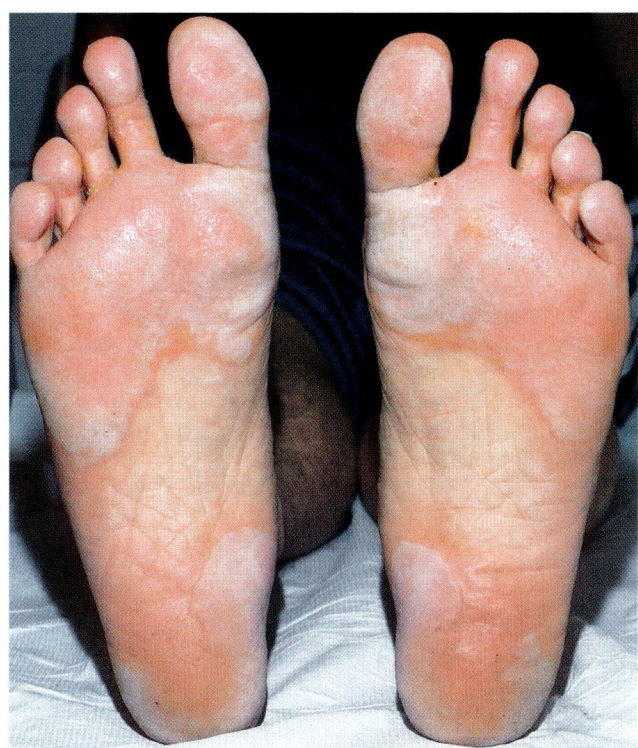

Fig. 15.35 Hyperhidrose plantaire avec macération.

la maladie de Buerger, un syndrome POEMS (*Polyneuropathy, Organomegaly, Endocrinopathy, Monoclonal gammopathy, Skin changes*), un syndrome de Bean (*blue rubber bleb naevus*) et après des traumatismes [8].

Chromhidroses eccrines

Elles sont rares et dues le plus souvent à des médicaments ; un exemple connu est celui de la coloration orangée à la rifampicine. Une pigmentation ponctuée palmoplantaire verdâtre peut être observée au décours de pathologies hépatiques, pendant des épisodes fébriles. Les pseudo-chromhidroses sont dues à des colorants vestimentaires ou à la dégradation bactérienne de la sueur.

Bromhidroses eccrines

La sueur eccrine est inodore lors de son émission. En revanche, sa dégradation par des bactéries entraîne des odeurs déplaisantes, dont l'intensité est proportionnelle à l'importance de la population bactérienne. Il existerait 2 à 3 fois plus de micro-organismes au cours des bromhidroses, le seuil de la mauvaise odeur étant de l'ordre de 10 000 bacilles diphtéroïdes/cm^2. Lors des hypersudations, la sueur eccrine dilue la sudation apocrine et diminue le phénomène de bromhidrose [10].

Bromhidroses eccrines physiologiques

Les bromhidroses bactériennes sont les plus fréquentes : la bromhidrose plantaire a une odeur de fromage ; elle est due à des acides gras à chaîne courte, secondaire à la dégradation des substrats par des germes saprophytes ; la bromhidrose eccrine kératogénique (observée dans la kératolyse ponctuée plantaire) est due à la protéolyse kératinocytaire bactérienne. La bromhidrose des plis macérés de l'obèse est due à la dégradation de substrats séboprotéiques macérés par les micrococques et les bacilles diphtéroïdes. La sensation délirante de bromhidrose peut correspondre à une manifestation psychotique (*cf.* chapitre 21).

Bromhidroses eccrines métaboliques

Aminoacidopathies. L'hyperméthioninémie donne une odeur rance, douce et fruitée, la tyrosinémie de type I une odeur de chou bouilli, la phénylcétonurie une odeur de moisi, l'acidémie isovalérique une odeur de fromage [10]. Le déficit en triméthylamine-oxydase hépatique donne une odeur de poisson à la sueur et aux urines (*fish odour syndrome*) [10]. Il est transmis selon un mode autosomique récessif. Il entraîne une accumulation de triméthylamine, due à la dégradation de la choline et de la lécithine par les bactéries intestinales. Il atteint 6 % des sujets consultant pour une odeur corporelle anormale. La bromhidrose en est le seul symptôme. Le diagnostic est basé sur le dosage urinaire de triméthylamine. Le traitement repose sur la réduction des apports en œufs, en abats et en poissons. Si le régime n'est pas assez efficace, le métronidazole peut être proposé à la posologie de 400 mg/j.

Bromhidroses eccrines alimentaires et iatrogènes. Elles s'observent lors de l'ingestion d'ail, d'oignon, d'arsenic, de vitamine B1, et lors de l'utilisation de certains détergents ou de produits chimiques sulfhydrilés.

Traitement des hyperhidroses et des bromhidroses [11]

Antisudoraux (ou antiperspirants)

Ils réduisent le volume sudoral jusqu'à 40 % sans supprimer la totalité de la sécrétion. Ils agissent par effet astringent : le pore sudoral est obstrué par une coagulation protéique empêchant l'écoulement sudoral.

Les sels d'aluminium (chlorure et hydrochlorure d'aluminium) ont le pouvoir antiperspirant le plus efficace. Ils sont irritants et corrosifs pour les vêtements. De nombreux produits sont disponibles et sont présentés sous forme de bille, de crème, de lotion ou de lingettes. Ils sont utilisés en moyenne 2 fois/semaine, mais la fréquence des applications peut être modulée en fonction de l'intensité de la symptomatologie et de l'irritation cutanée. Ils doivent être appliqués le soir, sur peau sèche. Le lavage le lendemain matin en améliore la tolérance. Les sels de zirconium, les sels de zinc et les aldéhydes ont également un effet antiperspirant.

Déodorants

Ils agissent par effet bactéricide ou en bloquant les odeurs volatiles. Les agents bactéricides permettent l'élimination des germes persistant dans les infundibulums pilaires, malgré la desquamation physiologique et la toilette. Les plus utilisés sont le triclosan, les composés salicylanilides polyhalogénés, les carbanilides, les ammoniums quaternaires et la chlorhexidine. Les capteurs d'odeur agissent une fois la sueur excrétée, en piégeant les produits volatils malodorants. Ils agissent par absorption ou chélation, empêchant la perception sensorielle des odeurs émises. Il s'agit de résines échangeuses d'ions et de sels de polyacides organiques.

En pratique, si le mécanisme d'action des déodorants et des antiperspirants est différent, ces deux types de constituants sont fréquemment associés dans un même produit pour diminuer les doses en gardant la même efficacité. La responsabilité de ces produits dans la survenue d'un cancer du sein, notamment en rapport avec l'aluminium, suspectée par certains, est écartée par les autorités sanitaires.

Ionophorèse

Elle consiste à faire passer un courant électrique entre deux électrodes situées dans un bac rempli d'eau du robinet où sont immergés les mains ou les pieds du patient. L'effet thérapeutique tient principalement à la constitution d'un bouchon à l'extrémité du canal sudoral. La localisation axillaire est plus difficile d'accès. La séance dure une dizaine de minutes, au cours desquelles l'intensité est progressivement augmentée jusqu'aux alentours de 20 mA. Le rythme moyen est de 3 séances/semaine les 3 premières semaines. Le traitement d'entretien est utilisé dès que l'hyperhidrose est contrôlée ; sa fréquence varie selon les patients d'une séance toutes les 3 semaines à une séance tous les 3 mois. Cette technique est contre-indiquée chez les patients porteurs de pacemaker, de stérilet et de prothèses ou de matériel orthopédique ; elle doit être utilisée avec prudence chez la femme enceinte. Les bijoux et tous les objets métalliques doivent être enlevés ; les plaies et les lésions cutanées sont recouvertes de vaseline afin de les protéger de l'irritation électrique. La tolérance est habituellement bonne. Il peut apparaître des sensations de fourmillements des zones traitées, un érythème et des vésicules lorsque l'intensité est forte et les séances rapprochées. Une exacerbation de l'hyperhidrose peut survenir en début de traitement. D'exceptionnelles nécroses cutanées ont été rapportées, expliquées dans certains cas par le contact entre la peau et l'électrode ; dans d'autres cas, aucune explication n'a été trouvée. L'efficacité est de l'ordre de 90 % d'améliorations très nettes, persistant au cours du temps, sans phénomène d'échappement ; les patients peuvent acquérir le matériel pour un traitement à domicile. Des hyperhidroses compensatrices, modérées et transitoires, sont parfois observées.

Toxine botulinique

La toxine botulinique A est une neurotoxine produite par *Clostridium botulinum*, bacille tellurique à Gram positif, anaérobie strict. Elle bloque la libération présynaptique d'acétylcholine au niveau des muscles striés. Son intérêt pour le traitement des hyperhidroses axillaires, palmaires ou localisées est bien documenté par plusieurs études contrôlées contre placebo. Deux spécialités sont disponibles : Dysport® et Botox®, seul le dernier bénéficie d'une AMM en France dans cette indication. Leurs dosages unitaires ne sont pas équivalents. Les zones à injecter sont repérées par un test de Minor, consistant en un badigeon de solution alcoolique iodée suivi d'une application d'amidon de maïs, ce qui colore en noir les sites de sudation. Les injections, distantes d'environ 10 mm, se font au niveau des zones atteintes. Environ 50 mU de Botox® ou 100 à 125 mU de Dysport® sont nécessaires pour une aisselle (respectivement 66 à 100 et 250 mU pour une paume). La douleur lors des injections peut être minimisée par des anesthésiques topiques, des antalgiques, l'hypnose, le protoxyde d'azote voire une anesthésie tronculaire, mais celle-ci alourdit considérablement le geste. La durée d'action est variable, supérieure à 3 mois et parfois beaucoup plus prolongée ; l'augmentation des doses augmenterait la durée d'action. Une perte d'efficacité par développement d'anticorps dirigés contre la toxine est théoriquement possible mais semble un problème marginal dans le traitement de l'hyperhidrose [11] Les effets indésirables comprennent des douleurs et des hématomes aux sites d'injection ; il faut aussi informer le patient de la survenue possible de déficits musculaires transitoires qui peuvent être gênants au niveau de la main. Les contre-indications sont la myasthénie, la grossesse et l'utilisation conjointe de drogues affectant la transmission neuromusculaire, comme les aminosides.

Oxybutinine

C'est un anticholinergique par voie orale, utile comme traitement systémique des formes invalidantes d'hyperhidrose généralisée ou localisée en dépit de l'absence d'AMM dans cette indication. En France, la molécule est commercialisée pour le traitement de l'incontinence et des impériosités mictionnelles. Des posologies quotidiennes de l'ordre de 7,5 mg/j sont efficaces et bien tolérées [12].

Traitements chirurgicaux

Ils se résument en pratique à la sympathectomie thoracique dans les hyperhidroses palmaires et axillaires. L'intervention est effectuée sous médiastinoscopie, permettant une hospitalisation courte voire une chirurgie ambulatoire ; elle fait appel à diverses techniques d'interruption du sympathique comme la section du nerf, la sonélectrocoagulation ou la pose de clips. Une efficacité immédiate est obtenue dans 90 % des cas au moins. Les complications immédiates sont rares : complications propres au geste chirurgical, syndrome de Claude Bernard-Horner devenu exceptionnel avec les techniques actuelles. L'intérêt de la sympathectomie est limité par le risque de récidives, notamment avec les techniques les moins invasives, par une sécheresse excessive des pulpes (gênante dans certains métiers) et surtout par le degré d'hypersudation compensatrice d'autres territoires, principalement le tronc. L'hypersudation compensatrice est un phénomène quasi constant, qui peut devenir très gênant et parfois même plus gênant que le symptôme initial. Les meilleurs résultats chirurgicaux et les meilleurs taux de satisfaction sont obtenus pour les hyperhidroses palmaires, isolées ou non ; la concurrence de la toxine botulique est très forte, surtout pour les hyperhidroses axillaires.

Citons enfin la sympathectomie lombaire, qui aurait un effet sur les hyperhidroses plantaires (elle ne peut être proposée chez l'homme en raison du risque d'éjaculation rétrograde) et l'exérèse chirurgicale du tissu axillaire cutané et sous-cutané, exceptionnellement proposée pour les bromhidroses axillaires invalidantes.

Kératodermie aquagénique transitoire

Cette affection rare est mal nommée puisqu'il ne s'agit pas d'une authentique kératodermie. Elle survient quelques minutes après immersion dans l'eau, le plus souvent chez une jeune fille. Les paumes des mains prennent un aspect épaissi œdémateux, ridé et blanchâtre, résultat d'un épiderme gorgé d'eau comme après une longue occlusion imperméable. Une sensation d'inconfort cutané, prurit voire douleur, peut être présente. Les lésions disparaissent en quelques heures. Le diagnostic est clinique. Histologiquement, on pourrait observer une dilatation des canaux sudoraux eccrines et une spongiose épidermique sans acanthose ni hyperkératose. Le traitement est symptomatique ; certains auteurs ont proposé des injections de toxine botulinique. Cette pseudo-kératodermie acquise transitoire peut être isolée ou liée à un médicament ; surtout, elle est parfois associée à une mucoviscidose et souvent à des mutations du gène *CFTR* en l'absence de signe de mucoviscidose – soulevant la question d'une étude systématique des gènes de la mucoviscidose chez ces patients [13]. Le mécanisme de formation des lésions pourrait impliquer une augmentation de la fixation d'eau par la couche cornée sous l'effet d'une augmentation de la teneur en sel des kératinocytes ou un déréglement des canaux transmembranaires de transport de l'eau dépendant de l'aquaporine 3.

Rétentions sudorales

Elles apparaissent préférentiellement lors de poussées fébriles ou en atmosphère chaude et humide. L'excès d'eau de surface altère l'évaporation transépidermique et l'exfoliation de la couche cornée. Il entraîne une rétention sudorale par occlusion acrosyringiale. De plus, les modifications de la flore cutanée induisent une sensibilité accrue aux infections bactériennes et fongiques. *Staphylococcus epidermidis* est rendu pathogène par ses polysaccharides extracellulaires. L'aspect clinique permet de distinguer les miliaires cristalline, rouge et profonde.

Maladies des annexes

Miliaire cristalline

Elle accompagne des affections fébriles avec hypersudation brutale. De multiples petites vésicules superficielles, en «gouttes de rosée» (fig. 15.36), non prurigineuses, siègent sur le thorax et l'abdomen. L'aspect peut être pustuleux. Elle guérit en quelques heures. Elle correspond à une rétention sudorale sous-cornée.

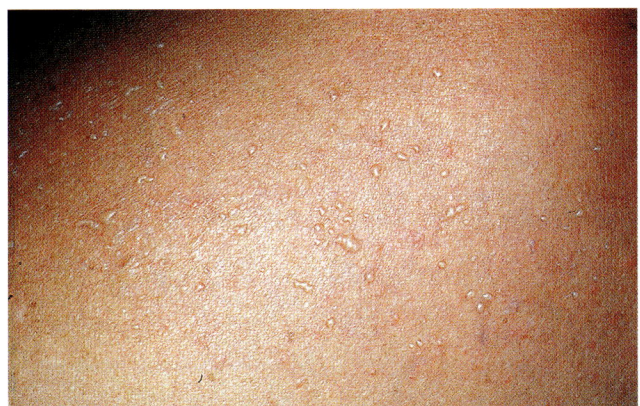

Fig. 15.36 Miliaire cristalline.

Miliaire rouge

Elle peut survenir en milieu tempéré, dans des conditions de chaleur et d'humidité élevées mais est plus fréquente en milieu tropical («bourbouille»). Elle réalise une éruption prurigineuse faite de papules et de vésicules rouge vif, de quelques millimètres de diamètre, accompagnées de folliculites. Elle siège sur le thorax et l'abdomen, en particulier sur les faces latérales, et respecte la tête. Lorsque l'éruption perdure, apparaissent des papules bombées de plus grande taille, pouvant prendre un aspect lichénoïde. Traitée, elle guérit en quelques jours avec une desquamation et une hypohidrose transitoires. Le traitement repose sur l'exposition à une atmosphère fraîche et aérée, et l'utilisation d'antiseptiques locaux. La miliaire rouge correspond histologiquement à une vésicule intra-épidermique par rupture du canal sudoral dans le corps muqueux, entraînant une issue de sueur et une réaction inflammatoire prurigineuse.

Miliaire profonde

Elle forme des papules mal limitées couleur de la peau normale, peu ou pas prurigineuses, classiquement attribuées à une obstruction canalaire plus profonde entraînant une fuite sudorale au niveau de la jonction dermo-épidermique. Toutefois, une étude couplant imagerie non invasive *in vivo* et histologie, avec reproduction des lésions par applications d'hexachlorure d'aluminium, a jugé que l'aspect papuleux mal limité était plutôt en rapport avec une fuite sudorale intra-épidermique secondaire à l'obstruction superficielle de l'orifice sudoral [14]. L'éruption dure quelques heures, plus transitoire que la miliaire rouge. Elle s'observe surtout en milieu tropical après de nombreuses poussées de miliaire rouge. Elle prédomine sur le tronc et les extrémités et s'associe à une hypohidrose ou une anhidrose des zones atteintes, et fréquemment à une hyperhidrose compensatrice axillaire ou faciale. Elle peut être asymptomatique ou s'accompagner de signes généraux : asthénie, nausées, lipothymies, pouvant être au premier plan. Le traitement repose sur une éviction de la chaleur pendant plusieurs semaines ou plusieurs mois. L'antibiothérapie locale ou générale peut être efficace en prophylaxie. L'isotrétinoïne *per os* a été proposée [14].

Pathologie inflammatoire des glandes sudorales eccrines

Hidradénite plantaire et palmoplantaire idiopathique (fig. 15.37)

Cette entité atteint des sujets des deux sexes de 5 à 21 ans [15]. Les lésions sont plantaires ou palmoplantaires. Il s'agit de papules ou *de nodules érythémateux*, uni- ou bilatéraux. La douleur plantaire est constante, pouvant rendre l'appui difficile. La fièvre est absente ou discrète ; l'état général est conservé. La guérison est spontanée en quelques jours et les récurrences sont fréquentes.

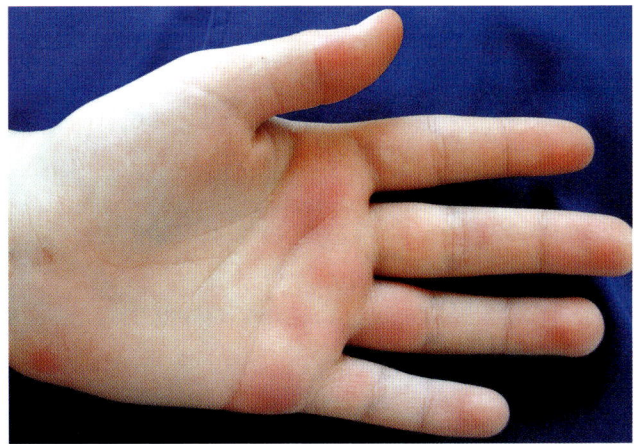

Fig. 15.37 Hidradénite palmaire induite par l'utilisation compulsive d'une console de jeux.

L'histologie permet d'observer un infiltrat nodulaire dense *à polynucléaires neutrophiles*, qui entoure les glandes sudorales eccrines en prédominant autour du glomérule. On retrouve par endroits des abcès avec nécrose centrale et des altérations vacuolaires de l'épithélium glandulaire. Contrairement à l'hidradénite eccrine neutrophilique (*cf. infra*), l'atteinte prédomine au niveau de la *partie excrétrice de la glande*. Les diagnostics différentiels comprennent l'urticaire plantaire traumatique, l'érythème noueux plantaire et l'érythème nodulaire plantaire douloureux de l'enfant.

Les images histologiques de ces affections sont en principe différentes, *mais leurs aspects cliniques sont très proches*, faisant discuter l'individualisation de ces différentes entités (*cf.* chapitre 11-4). Enfin, il existe des hidradénites eccrines infectieuses (*cf. infra*).

Hidradénites eccrines infectieuses

Des cas groupés d'hidradénite plantaire ou palmoplantaire à *Pseudomonas* (*hot foot syndrome*) ont été observés en lien avec une contamination aquatique en piscine, dans des circonstances semblables à celles où surviennent les folliculites dues au même germe, qui peuvent d'ailleurs être associées. L'aspect clinique est celui de *papulonodules plantaires rouges à violacés, douloureux*, mesurant 5 à 15 mm de diamètre ; des pustules sont possibles aussi [16]. Le diagnostic bactériologique repose sur le prélèvement des pustules ou la mise en culture d'une biopsie cutanée. La prise en charge individuelle fait appel aux antiseptiques ou à une antibiothérapie adaptée selon la gravité et l'évolution des symptômes, ainsi que le terrain ; une enquête sanitaire est indispensable. D'autres micro-organismes pourraient être à l'origine de cas similaires.

Hidradénite eccrine neutrophilique (HEN)

Elle a été décrite en 1982 chez un malade traité par chimiothérapie pour une leucémie aiguë myéloblastique [17]. Cette entité est au croisement des concepts nosologiques de dermatoses neutrophiliques (*cf.* chapitre 11-4) et de lésions inflammatoires aseptiques des glandes sudorales eccrines. L'HEN atteint préférentiellement les hommes (sex-ratio : 2,75 H/F). L'âge moyen est de 41 ans [18].

L'aspect clinique est polymorphe : il s'agit de macules, de papules ou de nodules, érythémateux ou violacés, dont le centre peut être nécrotique. Ces lésions peuvent confluer, former des placards uniques ou multiples, et prendre un aspect nodulaire ou annulaire. Les lésions peuvent survenir aux sites d'injection. L'existence d'un œdème inflammatoire périorbitaire, uni- ou bilatéral, est très évocatrice. Il n'existe pas de lésion muqueuse. Les malades sont fébriles dans presque tous les cas. Les prélèvements bactériologiques, mycologiques et parasitologiques sont stériles. On distingue trois grandes formes topographiques, représentant chacune environ un tiers des cas. Les lésions prédominent à la tête, à la région périorbitaire, au cou, et aux membres dans *la forme axiale* ; elles peuvent à l'inverse atteindre les extrémités des membres dans la forme *périphérique*, ou encore être *disséminées*.

L'évolution se fait vers la guérison spontanée en moyenne en 12 jours. Dans certaines observations, la corticothérapie générale ou les anti-inflammatoires non stéroïdiens ont permis la disparition rapide de la fièvre et des signes cutanés. Dans un cas, la diaminodiphénylsulfone, donnée avant les cures de chimiothérapie, a permis d'éviter la récurrence de l'HEN [19]. Le risque de récurrence lors de l'utilisation d'une même chimiothérapie est de l'ordre de 50 %.

L'affection sous-jacente est dans plus de 80 % des cas un cancer, en particulier une hémopathie. Dans plus de 50 % des cas, il s'agit d'une leucémie aiguë myéloïde. L'HEN a également été rapportée chez des malades séropositifs pour le VIH, chez des hémodialysés, au cours de la maladie de Behçet, plus rarement sans pathologie sous-jacente. Les médicaments incriminés le plus fréquemment sont l'aracytine, la daunorubicine, la vincristine, la mitoxantrone, la bléomycine, le cisplatine et le cyclophosphamide.

Plusieurs hypothèses physiopathologiques ont été proposées. L'HEN peut être considérée comme une *dermatose neutrophilique* (*cf.* chapitre 11-4) atteignant spécifiquement les glandes sudorales eccrines ; le relargage par les polynucléaires neutrophiles de médiateurs cytotoxiques entraînerait leur nécrose. Dans une autre hypothèse, l'accumulation de drogues cytotoxiques dans les glandes sudorales eccrines serait responsable de leur nécrose, qui induirait la libération de médiateurs chimiotactiques pour les polynucléaires neutrophiles. La diminution secondaire de la drogue dans les glandes sudorales eccrines expliquerait la disparition spontanée des lésions. Les différences dans l'excrétion des différentes drogues pourraient expliquer les aspects cliniques et les topographies différentes. Néanmoins, ce schéma pathogénique n'explique pas le polymorphisme clinique des lésions d'HEN pour une même drogue, ni l'absence de localisation palmoplantaire des HEN malgré la densité importante des glandes sudorales eccrines aux paumes et aux plantes.

Nécroses sudorales

Les comas médicamenteux ou toxiques en sont la principale cause. Elles ont également été décrites au cours de comas non toxiques, d'acidocétose diabétique, d'affections neurologiques, d'infection par le VIH [17]. Les lésions apparaissent dans les 24 heures après l'ingestion ou l'inhalation de toxiques et guérissent en 1 à 2 semaines. Ce sont des vésicules ou des bulles tendues sur des plaques indurées, brunâtres ou nécrotiques. Il peut s'agir de placards indurés aux zones de pression. L'histologie peut montrer, associées de façon variable, des vésicules intraépidermiques ou sous-épidermiques et des nécroses des glandes et des canaux sudoripares. Les principaux médicaments incriminés sont les barbituriques, les benzodiazépines, les opiacés, l'amitriptyline, l'imipramine. La physiopathologie est mal connue, probablement multifactorielle, associant une hypoxie locale par compression, une toxicité directe du médicament et un mécanisme immunitaire. La variabilité du tableau clinique et histologique, ainsi que les circonstances d'apparition (médicaments, sida), font discuter leur parenté avec les hidradénites eccrines neutrophiles.

Syringométaplasie eccrine épidermoïde (ou kératinisante)

Elle correspond à *une image histologique*, sans spécificité clinique [20]. Elle a été rapportée dans de très nombreuses situations : bordure d'ulcères, brûlures, cicatrices, kératoacanthomes, *pyoderma gangrenosum*, panniculites, granulome annulaire élastolytique, sclérodermie linéaire, hyperhidroses, pathomimies [20]. Elle a également été rapportée lors de traitements par des chimiothérapies anticancéreuses, par des anti-inflammatoires non stéroïdiens, et lors d'intoxication par la dioxine.

Elle est définie par l'existence de kératinocytes et de phénomènes de kératinisation dans les canaux sudoraux eccrines. Il apparaît une acanthose des canaux sudoraux eccrines, dont la paroi est composée de kératinocytes atypiques, avec des cellules dyskératosiques et des globes cornés. Cette prolifération épidermique peut prendre un aspect pseudo-épithéliomateux. La physiopathologie fait discuter plusieurs phénomènes, comme dans les nécroses des glandes sudorales eccrines : ischémie locale, effet direct des substances toxiques, réaction inflammatoire et possible médiation immunologique.

RÉFÉRENCES

1. Scrivener Y. et coll., *Morphologie.* 2002, *272*, 5.
2. Rodriguez S. et coll., *J Invest Dermatol.* 2013, *133*, 1760.
3. Woodruff C.L. et coll., *Mayo Clin. Proc.* 2015, *90*, 1679.
4. Kamal L. et coll., *Clin Gastroenterol Hepatol.* 2016, *14*, 71.
5. Zouboulis C.C. et coll., *J Eur Acad Dermatol Venereol.* 2015, *29*, 619.
6. Kimball A.B. et coll., *Ann Intern Med.* 2012, *157*, 846.
7. Hamzavi I.H. et coll., *J Am Acad Dermatol.* 2015, *73*, S78.
8. Sato K. et coll., *J Am Acad Dermatol.* 1991, *24*, 1010.
9. Heid E. et coll., *Ann Dermatol Vénéréol.* 1996, *123*, 106.
10. Guillet G. et coll., *Ann Dermatol Vénéréol.* 1994, *121*, 661.
11. Maillard H. et coll., *Ann. Dermatol. Venereol.* 2015, *142*, 252.
12. Schollhammer M. et coll., *Br J Dermatol.* 2015, *173*, 1163.
13. Nadal M. et coll., *Ann Dermatol Vénéréol.* 2015, *142*, 201.
14. Tey H.L. et coll., *JAMA Dermatol.* 2015, *161*, 368.
15. Rabinowitz L.G. et coll., *Arch Dermatol.* 1995, *131*, 817.
16. Yu Y., *J Am Acad Dermatol.* 2007, *57*, 596.
17. Carsuzaa F. et coll., *Ann Dermatol Vénéréol.* 1993, *120*, 448.
18. Moisson V.T. et coll., *Ann Dermatol Vénéréol.* 1992, *119*, 605.
19. Shear N.H. et coll., *J Am Acad Dermatol.* 1996, *35*, 819.
20. Sakai H. et coll., *Dermatology.* 2002, *204*, 136.

15-4 Maladies des glandes sébacées – Acné

B. Dréno, J.-H. Saurat

Les glandes sébacées sont secondairement impliquées dans la plupart des dermatoses affectant les follicules pilosébacés, qu'elles soient infectieuses comme le furoncle ou les teignes inflammatoires, ou dégénératives comme la mucinose folliculaire. Mais, en dehors de certains rares processus pathologiques tumoraux (cf. chapitre 12), la seule expression pathologique vraiment spécifique de la glande sébacée est la *séborrhée et ses conséquences*, l'*acné* sous ses diverses formes et d'autres dermatoses à localisations faciales prédominantes telles que la *rosacée* et la *dermatite séborrhéique* qui sont traitées au chapitre 17. Ainsi, les nombreuses maladies qui peuvent affecter de façon primitive ou secondaire les glandes sébacées en dehors de l'acné sont toutes décrites dans d'autres chapitres de cet ouvrage ; elles sont récapitulées dans le tableau 15.12.

Tableau 15.12 Lésions des glandes sébacées.

Acné	
Dermatoses inflammatoires et dégénératives avec atteinte sébacée	
Démodécie	cf. chapitre 17
Folliculites staphylococciques	cf. chapitre 2
Mucinose folliculaire	cf. chapitre 13
Pachydermopériostose	cf. chapitre 19
Pseudo-pelade de Brocq	cf. chapitre 15-2
Rosacée (rhinophyma, démodécie)	cf. chapitre 17
Lésions tumorales des glandes sébacées	
Adénomes sébacés	cf. chapitre 12-2
Carcinomes ; syndrome de Muir et Torre	cf. chapitre 19 et 12-7
Hamartomes sébacés	cf. chapitre 12
Hétérotopies : grains de Fordyce	cf. chapitre 12
Hyperplasie adénomateuse sénile	cf. chapitre 12
Kystes sébacés, sébocystomatose	cf. chapitre 12-11

Glandes sébacées [1]

Anatomie et histologie

Les glandes sébacées sont des glandes à sécrétion holocrine annexées aux poils, exception faite pour les grains de Fordyce des muqueuses buccales et anogénitales, qui sont des glandes sébacées directement abouchées à la surface de la muqueuse. Ce sont des acinus multilobulés dont le produit de sécrétion, le sébum, s'écoule par le canal excrétosébacé dans l'infundibulum pilaire, puis le long de la tige pilaire par l'ostium vers la surface cutanée. Les glandes sébacées annexées aux poils et cheveux (follicules terminaux) et aux duvets (follicules lanugineux) sont de petite taille. Ce sont les volumineuses glandes des *follicules sébacés* à infundibulum profond et à ostium large qui assurent la plus grande part de la production du sébum. Elles sont particulièrement denses dans les régions dites séborrhéiques du visage (front, nez, joues) et du tronc (régions médiothoraciques et épaules). Le nombre de glandes sébacées est de 400 à 900 par cm^2 de peau dans les régions séborrhéiques du visage et nettement plus faible dans les autres régions ; elles sont absentes aux paumes et plantes.

Physiologie

Le fonctionnement de la glande sébacée est principalement sous contrôle hormonal et la régulation de sa *sécrétion* sera vue en détail à propos de la physiopathologie de l'acné. Les principaux stimulus hormonaux sont la testostérone libre et les androgènes surrénaliens, mais d'autres hormones agissent à un degré moindre sur la sécrétion sébacée, les œstrogènes, la progestérone, les hormones thyroïdiennes et hypothalamo-hypophysaires. Les cellules sébacées ont un équipement enzymatique propre, notamment l'isoenzyme 1 de la 5α-réductase qui leur permet de convertir les précurseurs androgéniques circulants en dihydrotestostérone. Récemment de nouveaux récepteurs ont été identifiés sur la glande sébacée : récepteur à la substance P, PPAR, *Corticotrophin Releasing Hormone Receptor* (CRH-R), et *Insulin Growth Factor Receptor-1* (IGFR-1) montrant qu'elle pourrait être activée par d'autres facteurs que les hormones : neuropeptides, insulines, cholestérol et acides gras libres notamment.

L'*excrétion* sébacée peut être mesurée par diverses méthodes, principalement la lipométrie et les films liposensibles (Sébutape®). La quantité de sébum recueillie à la surface du front chez un adulte dit « niveau courant » (*casual level*) est de 100 à 600 µg/cm^2 ; le débit est de 0,5 à 2,5 µg/cm^2/min, ce qui permet de calculer que le délai de regraissage après délipidation de la surface cutanée est environ de 4 heures. L'analyse des images obtenues au Sébutape® montre qu'il y a une grande hétérogénéité dans la production de sébum par les follicules considérés individuellement et que le nombre des follicules actifs à un moment donné, de l'ordre de 150 à 250/cm^2, est nettement inférieur à celui de follicules dénombrés anatomiquement qui est de l'ordre de 400 à 900/cm^2.

Acné

Définition – Classification

Le terme « acné », dont l'origine correspond à une erreur de transcription du mot *acmé* (puberté), désigne des lésions dystrophiques et inflammatoires des glandes sébacées. Conformément aux recommandations de la Commission de terminologie, le terme acné doit prévaloir pour désigner les lésions folliculaires qui surviennent à l'adolescence et qui sont liées à la séborrhée et à la formation de comédons.

Le « syndrome acné » peut survenir dans un contexte prépubertaire, c'est *l'acné juvénile*, cas le plus fréquent. Mais l'acné peut survenir dans toutes les tranches d'âge, relever de circonstances étiologiques diverses, ou revêtir des aspects morphologiques variés. Le terme acné est alors suivi d'un qualificatif adéquat.

Acné juvénile (acné commune, acné vulgaire)

Prévalence et histoire naturelle

L'acné juvénile est une maladie très fréquente ; elle touche à des degrés de gravité variables 90 % des adolescents dont seulement 20 % demandent un avis médical. Les formes sévères représentent 15 % des cas. Les recherches actuelles de gènes de susceptibilité n'ont pas encore identifié de candidats décisifs [2]. En dehors de la survenue de quelques cas d'acné néonatale (cf. chapitre 18-1), les lésions folliculaires caractéristiques commencent à la puberté, précédées d'une séborrhée, la « puberté sébacée », qui est généralement plus précoce que la puberté génitale notamment chez les filles, la peau peut devenir « grasse et boutonneuse » bien avant l'âge des premières règles, dès l'âge de 8-9 ans (acné prépubertaire), ce qui peut constituer un facteur prédictif de gravité. L'acné devient manifeste plus tardivement chez les garçons vers l'âge de 12-13 ans.

Les facteurs prédictifs de formes sévères sont le début précoce sous une forme comédonienne, et le nombre de cas familiaux d'acné modérée ou sévère. Les facteurs responsables de poussées sont le cycle menstruel, la manipulation des lésions et les stress émotionnels. Le rôle d'autres facteurs externes tels que l'alimentation, le tabagisme est discuté plus loin.

L'évolution est spontanément régressive dans la majorité des cas : l'issue naturelle est généralement atteinte avant l'âge de 20 ans dans le sexe masculin ; dans le sexe féminin l'acné a tendance à se prolonger jusqu'à l'âge de 22-25 ans. Cette évolution prolongée ne comporte pas vraiment d'explication : la prise de contraceptifs œstroprogestatifs, le tabagisme et l'habitude d'appliquer des produits cosmétiques gras peuvent contribuer à pérenniser les lésions folliculaires. Il existe une relation linéaire entre la prévalence et la gravité de l'acné commune et la consommation quotidienne de cigarettes. Le rôle aggravant du tabagisme est d'ailleurs aussi démontré dans l'hidrosadénite suppurée.

Aspects cliniques

Lésions élémentaires

Ce sont la séborrhée, les lésions kystiques et les lésions inflammatoires (fig. 15.38).

Séborrhée. Elle est la condition préalable au développement des lésions acnéiques. La peau a un toucher gras et un aspect huileux et brillant, surtout sur le nez, le front, les joues et la région thoracique supérieure. La séborrhée affecte aussi le cuir chevelu et les concavités des pavillons auriculaires, où les autres lésions d'acné n'apparaissent que rarement. Quand la séborrhée est intense, elle est dite huileuse, fluente et elle peut être associée à une malodeur rance.

Lésions kystiques (dystrophiques) – Lésions rétentionnelles (fig. 15.38). Elles sont regroupées sous le terme de « lésions rétentionnelles », (ce qui semble impliquer un phénomène hydraulique peu compatible avec les données moléculaires les plus récentes [3]). Ces lésions sont en fait *dystrophiques*, résultant d'une perturbation/déviation de la différenciation normale des cellules sébacées. Elles se présentent sous plusieurs aspects cliniques qui traduisent sans doute les stades successifs d'un même processus dystrophique dont la première phase infraclinique, *le microcomédon*, n'est visible que sur des biopsies en peau non lésionnelle.

– **Les comédons** sont les « points noirs » ou petits bouchons cornés de 1 à 3 mm situés dans les orifices des follicules sébacés. Ils sont faciles à exprimer par la pression des doigts ou d'un tire-comédon : ils apparaissent dans ce cas sous la forme de petits filaments gras, compacts, de couleur jaunâtre avec une extrémité noire. La couleur noire de la partie externe du comédon est due à l'oxydation des graisses et au dépôt de mélanine provenant de l'épithélium infundibulaire entourant le comédon. Les comédons peuvent s'expulser spontanément et ils ne sont que rarement le siège de phénomènes inflammatoires. Ils siègent dans les zones les plus séborrhéiques, y compris dans les conques auriculaires.

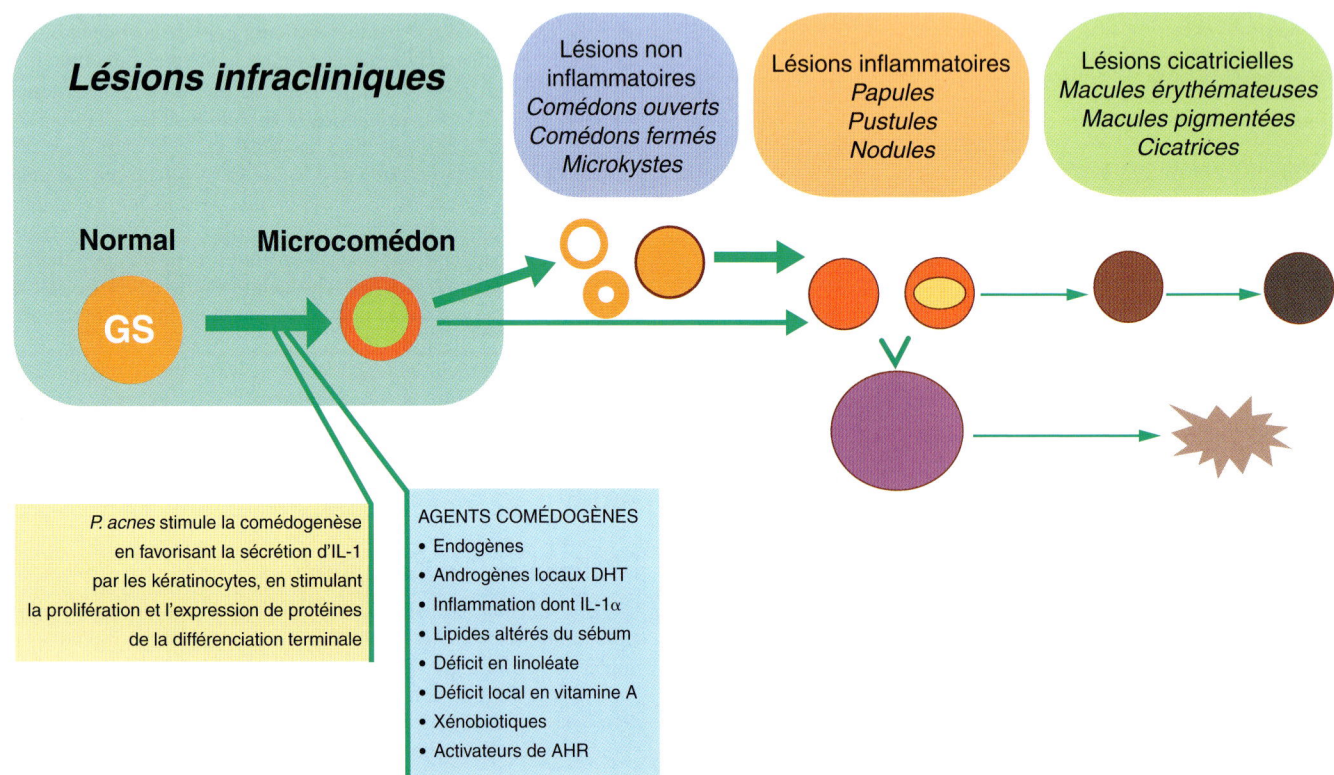

Fig. 15.38 Cinétique théorique des lésions acnéiques.
Le microcomédon infraclinique dont la genèse est détaillée dans la fig. 15.43 (et rappelée ici) est théoriquement « la mère » de toutes les lésions cliniques, ce qui n'implique pas forcément le passage par une lésion clinique non inflammatoire (cf. texte). GS : glande sébacée normale.

– **Les microkystes** sont de petites élevures blanches (« points blancs » comédons fermés) de 2-3 mm, siégeant dans les mêmes localisations, préférentiellement sur les joues et le menton. On les objective mieux en étirant la peau. Ils correspondent à une transformation de la glande sébacée en une structure microkystique, remplie de kératine de lipides mélangés à des colonies bactériennes. Ce sont les véritables « bombes à retardement » de l'acné dont le traitement, s'ils sont nombreux, est difficile. Ils peuvent régresser s'ouvrir et/ou être le siège de phénomènes inflammatoires et d'une rupture de leur paroi aboutissant à la constitution des papules et pustules.

Lésions inflammatoires. Elles sont de trois types (fig. 15.38) :
– **les papules** sont des lésions inflammatoires, d'un diamètre inférieur à 6 mm, généralement issues d'un microkyste. Ce sont des élevures rouges, fermes, quelquefois douloureuses, pouvant évoluer vers la résorption ou la formation de pustules ;
– **les pustules** sont habituellement des papules à contenu purulent jaune, apparaissant à leur partie apicale. La survenue de pustules d'emblée, notamment dans la région périorale, doit faire suspecter une surinfection par des staphylocoques dorés, des germes Gram– ou des *Candida albicans* ou un autre diagnostic que celui de l'acné (dermatite périorale, rosacée) ;
– **les nodules** sont des lésions inflammatoires ayant souvent une évolution vers l'abcédation, la rupture et la formation de cicatrices. Si par convention terminologique générale, un nodule est une lésion solide d'un diamètre supérieur à 10 mm, les dimensions définissant un nodule dans l'acné sont très variables selon les pays, répondant en cela à la réglementation variable des agences d'enregistrement des médicaments topiques, puisqu'ils indiquent le recours à un traitement systémique notamment pour éviter la survenue de nombreuses cicatrices : diamètre supérieur ou égal à 4 mm aux États-Unis, 6 mm en Grande-Bretagne, 8 mm en Scandinavie. En France, un nodule d'acné a, par convention, un diamètre supérieur à 5 mm. Comme les nodules sont des critères de gravité de l'acné, l'appréciation de la gravité des cas dans les publications varie aussi d'un pays à l'autre.

Autres lésions. Les kystes peuvent accompagner les lésions d'acné et font suspecter un facteur exogène ou génétique (*cf. infra*). On en distingue deux types :
– les kystes épidermiques qui sont d'origine infundibulaire et siègent surtout dans les régions séborrhéiques du visage, les sillons rétro-auriculaires et les lobes des oreilles ;
– les kystes sébacés, ou mixtes beaucoup plus rares, qui sont caractérisés sur le plan histologique par la présence de glandes sébacées dans la paroi du kyste. Ils s'observent dans la sébocystomatose.

Les cicatrices liées avant tout à l'intensité, la profondeur et la durée de la réaction inflammatoire sont la complication majeure de l'acné, et elles doivent être prévenues par une stratégie de traitement adéquat. Elles peuvent être atrophiques (formes en V, U, W), hypertrophiques voire chéloïdiennes. Les pigmentations sont aussi fréquentes. Un score des cicatrices d'utilisation facile « ECCA » (Échelle d'évaluation clinique des cicatrices d'acné) a été publié [4].

Cinétique des lésions

La prise en compte de la cinétique cyclique des lésions acnéiques est un aspect décisif dans la prise en charge des patients [3]. La fig. 15.38 montre les différents stades possibles de la lésion acnéique, dont la présence simultanée chez les patients avait justifié l'appellation d'« acné *polymorphe* juvénile ». Moins de 1 % des 75 000 à 100 000 glandes sébacées présentes sur le visage sont impliquées en même temps dans le processus lésionnel [3], et la plupart à un stade différent (fig. 15.39).

Une minorité des glandes sébacées est atteinte simultanément même dans les formes sévères d'acné. Les vraies cibles des traitements sont les lésions infracliniques (30 % des glandes sébacées) et la prévention du recrutement des follicules épargnés (69 % des glandes sébacées).

La durée de vie naturelle des lésions non inflammatoires, comédons et microkystes se mesure en semaines et toutes n'évoluent pas vers une lésion inflammatoire. La durée des lésions inflammatoires superficielles (papules, pustules, qui peuvent survenir *de novo*, sans comédon clinique préalable ; *cf.* fig. 15.38), se mesure en jours, et celle des lésions cicatricielles en mois ou années [3].

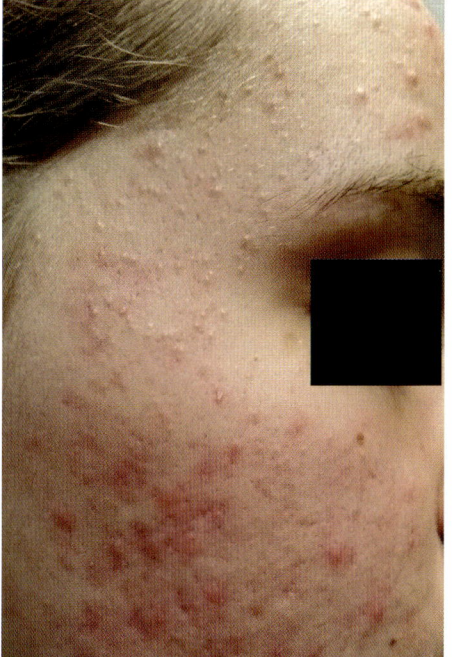

Surface de la zone (cm^2)	120
Nombre de glandes sébacées par cm^2	400
Nombre de glandes sébacées dans la zone	48 000
Comptage des lésions cliniques *Non inflammatoires* *Inflammatoires* **Totales**	42 46 **88**
% de glandes sébacées cliniquement atteintes	0,18 %
Nombre possible de glandes sébacées avec microcomedons (histologie)*	14 400

* Selon Cunliffe et coll. [*in* 3], environ 30 % d'unités pilosébacées de la peau cliniquement non atteinte montrent des microcomédons, premier stade du processus acnéique.

Fig. 15.39 Acné de sévérité modérée grade 3 IGA (*Investigator's Global Assessment*)/FDA (*Food and Drug Administration*).

Formes cliniques et évaluation de la gravité

La densité et/ou la prépondérance de telle lésion élémentaire ainsi que l'étendue des lésions (visage, dos) caractérisent l'acné de chaque patient. Dans un souci de standardisation dicté par les essais cliniques et les directives thérapeutiques, on distingue les formes d'acné purement « rétentionnelles » et les formes « inflammatoires, légères, modérées ou sévères ».

Pour les études thérapeutiques contrôlées, il existe aujourd'hui un consensus international pour utiliser deux méthodes d'évaluation : le comptage des lésions sur le visage, en séparant lésions rétentionnelles et inflammatoires, et d'autre part une échelle d'évaluation globale tel que le *GEA (Global Acne Evaluation) grading*, qui a été validé en français et en anglais et a l'avantage de pouvoir être utilisé dans la pratique courante [4, 5]. Le retentissement psychologique, indépendant de la sévérité de l'acné, peut être évalué par des échelles de qualité de vie.

Acné rétentionnelle

Elle associe une séborrhée à de nombreux comédons et microkystes principalement sur le nez, les joues et le front, accessoirement sur les épaules, dans les conques auriculaires. Si les comédons sont bien visibles, la mise en évidence des microkystes nécessite souvent un examen de la peau en lumière rasante. Si cette forme est visuellement peu affichante, sa gravité potentielle est souvent sous-estimée ; en effet tous les microkystes peuvent individuellement ou globalement s'enflammer et une acné rétentionnelle où prédominent les microkystes n'est pas facilement curable.

Acné papulopustuleuse (fig. 15.39)

C'est la présentation la plus commune de l'acné. Sur la peau du visage, souvent aussi sur la poitrine et dans les régions scapulaires, coexistent sur un fond de séborrhée des comédons, des microkystes, des papules et des pustules. Les microkystes et les papules sont dans cette forme les lésions élémentaires dominantes. Le degré de gravité de cette forme est bien corrélé à son extension : les formes à extension dorsale sont en général plus profuses et ce sont les formes les plus profuses qui requièrent d'emblée un traitement systémique et qui comportent le plus de risques de séquelles cicatricielles.

Acné nodulaire (*acne conglobata*) (fig. 15.40)

C'est la plus fréquente des acnés dites graves, cumulant toutes les lésions élémentaires, une extension constante au tronc et une évolution cicatricielle. Cette forme d'acné débute à la puberté comme une acné ordinaire, mais s'étend progressivement au cou, au tronc, aux fesses et aux racines des membres. La peau est couverte de comédons souvent polyporeux, de microkystes et macrokystes, de papules, de pustules et de nodules fermés ou abcédés. Ces derniers laissent des cicatrices déprimées, souvent pontées par des brides de peau résiduelle. La suppuration des nodules est pour ces malades un handicap social majeur ; les séquelles cicatricielles confèrent au visage un aspect grêlé et sur les épaules les cicatrices sont souvent nodulaires et chéloïdiennes.

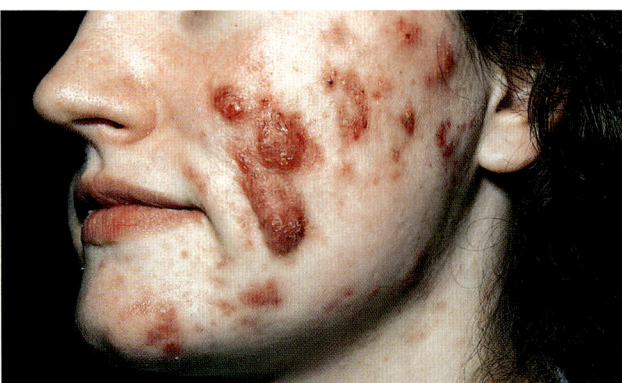

Fig. 15.40 Acné nodulaire (*acne conglobata*).

La dénomination d'acné nodulokystique est à abandonner [6] : des kystes peuvent apparaître dans toute acné et ils doivent être considérés comme des comédons secondaires, dont la grande taille peut toutefois les rendre inaccessibles au traitement médical. Dans l'acné nodulaire, les abcès torpides sont trop souvent et abusivement dénommés kystes bien qu'il s'agisse de lésions inflammatoires sans paroi épithéliale.

Acne fulminans (acné nodulaire aiguë, fébrile et ulcéreuse)

C'est la forme la plus grave de l'acné touchant avec prédilection les malades de sexe masculin. Les nodules inflammatoires et suppuratifs sont très nombreux, donnant éventuellement issue à du pus hémorragique ou évoluant vers des ulcérations nécrotiques. Il y a surtout des signes généraux : fièvre d'allure septique de 39 à 40 °C, douleurs musculaires et articulaires, altération de l'état général, hyperleucocytose pouvant être leucémoïde, survenue d'érythèmes noueux. Les manifestations rhumatologiques (atteinte axiale à type de spondylarthrite, atteinte thoracique antérieure des articulations sternocostoclaviculaires) peuvent être majeures et persister ou récidiver au-delà de la phase évolutive des lésions cutanées. L'introduction de l'isotrétinoïne notamment dans le traitement d'une acné papulopustuleuse à forte composante rétentionnelle peut être responsable de la survenue d'une *acne fulminans*.

Autres formes d'acné

Selon l'âge

Acnés prépubertaires

Acnés néonatales. Il s'agit le plus souvent d'une acné transitoire du nouveau-né, attribuée aux androgènes d'origine maternelle, plus ou moins facilitée par les onguents gras que la mère utilise pour les soins cutanés de l'enfant. Elle est de siège facial et de séméiologie commune. Elle peut se prolonger chez le nourrisson si, à la suite de l'hyperandrogénie néonatale passive et de l'élimination des androgènes maternels, l'enfant réagit par une stimulation transitoire des gonades et des surrénales par les gonodotrophines hypophysaires et l'ACTH. Elle peut même se prolonger exceptionnellement au-delà de l'âge de nourrisson par des abcès gommeux récidivants des joues. Toutes les éruptions papulopustuleuses acnéiformes du nouveau-né ne sont pas des acnés néonatales. Notamment, les lésions pustuleuses sont plus souvent dues à la présence de *Malassezia sympodialis* et sont à différencier de l'acné.

Acnés infantiles. Une acné infantile plus tardive, après l'âge de 2 ans et avant l'âge de la puberté sébacée, doit faire rechercher une maladie hormonale. Elle est associée à d'autres anomalies cliniques de l'acné : une avance staturale, une obésité, une pilosité hormonodépendante précoce, un développement des organes génitaux androgénodépendants (verge ou clitoris). Elle doit faire rechercher une tumeur surrénalienne ou hypophysaire ou une hyperplasie congénitale des surrénales par déficit enzymatique, notamment en 21β-hydroxylase. De telles situations sont toutefois rares.

Acnés féminines tardives et acnés persistantes

La prévalence de l'acné chez la femme adulte de 25 ans ou plus est évaluée à 20 %. Elle est en constante augmentation et d'abord thérapeutique difficile et correspond à deux situations La plus fréquente est une acné persistante « continue », qui est un prolongement de l'acné de l'adolescence avec ou sans période de rémission. L'acné qui débute à l'âge adulte, avec des périodes de rémission possibles, est moins fréquente (20 %) [7].

Acné de la femme adulte sans hyperandrogénie. Deux profils cliniques sont possibles :
– le premier est proche de l'acné de l'adolescent associant lésions rétentionnelles et inflammatoires diffuses (des nodules sont possibles) avec hyperséborrhée. Une localisation au tronc existe dans la moitié des cas et la sévérité de l'acné est modérée à sévère dans 50 % des cas ;
– le second profil est caractérisé par des lésions prédominant au niveau de la mandibule. Le nombre de lésions est souvent modéré, mais des nodules avec des poussées inflammatoires avant les règles sont présents en petit nombre. Les comédons peuvent être absents. Le diagnostic différentiel est à faire avec la dermatite périorale.

Certains facteurs liés au style de vie de la femme pourraient aggraver l'acné : stress au travail, tabagisme, utilisation de produits cosmétiques inadaptés, terrain génétique avec antécédent familial d'acné.

En l'absence de signes d'hyperandrogénie (cf. ci-dessous) ou de troubles du cycle menstruel, un bilan hormonal n'est pas indiqué chez une femme souffrant de ce type d'acné. L'expérience montre que nombre de bilans inutiles sont prescrits simplement parce qu'il y a une recrudescence prémenstruelle des signes d'acné (ce qui est excessivement banal) ou parce que l'acné se prolonge au-delà de 22-23 ans, généralement à cause de l'abus de cosmétiques médiocres et de l'activité androgénique de la composante progestative des contraceptifs œstroprogestatifs.

Acné de la femme adulte avec hyperandrogénie. Dans ces cas, l'acné s'associe à des signes cliniques, à des degrés variables : hirsutisme, alopécie de type masculin, oligoménorrhée ou aménorrhée, infertilité, obésité. Il convient alors de confier la patiente à un endocrinologue pour rechercher dans les *meilleures conditions techniques possibles* les causes les plus fréquentes d'un tel tableau clinique : le syndrome des *ovaires polykystiques*, ou plus rares comme l'hyperplasie congénitale des surrénales à révélation tardive, une insuffisance ou une tumeur ovarienne, voire un syndrome de Cushing.

Acnés de cause exogène

Acnés médicamenteuses

De nombreux médicaments peuvent pérenniser une acné ou induire *de novo* des lésions d'apparence acnéique. Le mécanisme inducteur de l'acné est parfois lié directement lié à l'effet pharmacologique connu du médicament (p. ex. androgènes), mais pour la plupart il est mal compris et sans doute variable d'un médicament à l'autre. Il est indispensable de soumettre chaque cas à une analyse critique d'une étiologie médicamenteuse, surtout si l'éruption est monomorphe « synchrone » papulopustuleuse le plus souvent (mais il est des formes comédoniennes pures, cf. infra).

Les médicaments ayant été incriminés dans la genèse de telles acnés ou éruptions acnéiformes sont :
– *les androgènes* chez la femme et lors de prescriptions rares ou inhabituelles chez l'homme : prévention du gigantisme, administration dans le syndrome de Klinefelter, dopage aux androgènes dans les instituts de culturisme et en compétition sportive ;
– *les contraceptifs* oraux, souvent faiblement androgéniques, et les « progestatifs seuls » oraux ou dépôts ;
– *les corticoïdes* locaux et généraux et l'ACTH, y compris les corticoïdes administrés par inhalation (fig. 15.41) ;
– *les tuberculostatiques*, surtout l'isoniazide chez les acétyleurs lents, la rifampicine, l'éthionamide ;
– *la vitamine B12*, qui agit en modifiant l'activité transcriptionnelle de *P. acnes* [8] ;
– *les antiépileptiques* sébagogues (barbituriques, hydantoïnes, triméthadione, dantrolène) ;

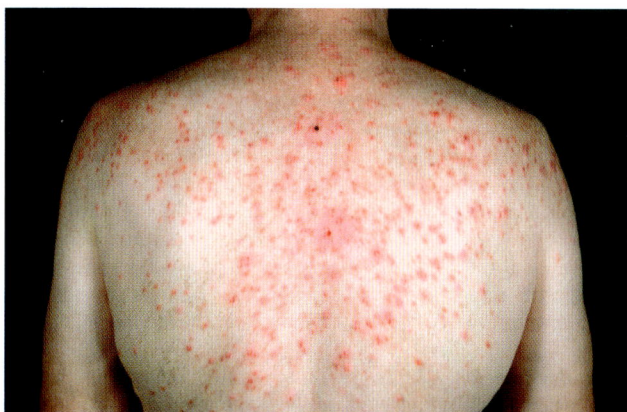

Fig. 15.41 Acné papulopustuleuse survenue sous corticothérapie générale.

– *les halogènes* (bromures, iodures, etc.) ;
– *les sels de lithium* et certains *antidépresseurs*, tels que l'imipramine ou la maprotiline ;
– *les médicaments immunosuppresseurs* (azathioprine, ciclosporine) et *certains anticancéreux* tels les anti-EGF qui induisent des syndromes acnéiformes (folliculite et non véritables acné) souvent sévères (fig. 15.42). Les inhibiteurs de BRAF peuvent induire des éruptions purement comédonniennes similaires à la chloracné/MADISH (cf. infra).

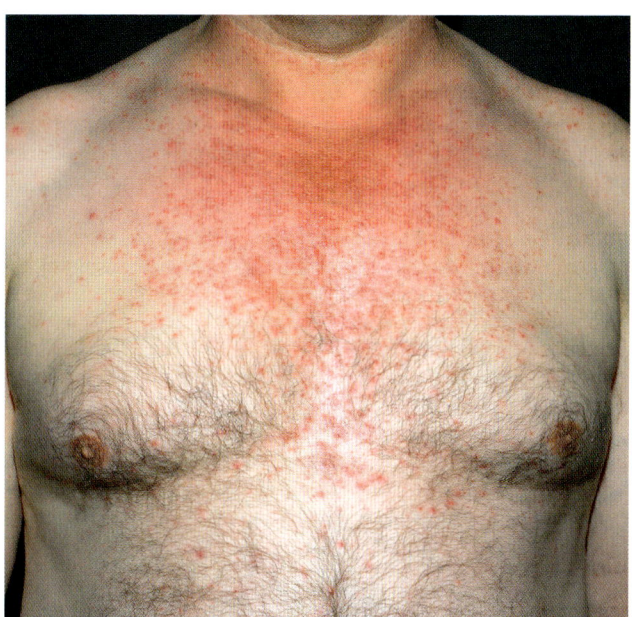

Fig. 15.42 Éruption acnéiforme à type de folliculite induite par un antityrosine-kinase.

Acnés toxiques

Chloracné-MADISH. Le prototype des acnés toxiques, historiquement mal nommé « chloracné » aujourd'hui MADISH (*Metabolizing Acquired Dioxin Induced Skin Hamartomas*) [9], correspond à une suractivation du récepteur AHR (*Aryl Hydrocarbon Receptor*), dans l'appareil sébacé. AHR est un facteur de transcription ligand-dépendant qui module la transcription de nombreux gènes dont celui de CYP1A1 et ceux de la lipogenèse sébacée. Il est activé par de très nombreux ligands xénobiotiques. Ce processus se déroule, notamment, dans l'appareil sébacé, ce qui confère à cet organe une dimension métabolique jusqu'ici méconnue. Ainsi la glande sébacée peut-elle concentrer de nombreux ligands xénobiotiques de AHR provenant de l'environnement, de l'alimentation (laitages, œufs, poissons gras, certains végétaux), de la fumée de combustion dont celle du tabac et de la manipulation professionnelle de ces xénobiotiques. Certains ligands puissants, tels que les dioxines, induisent une suractivation du récepteur AHR dans les cellules sébacées et progénitrices infundibulaires, ce qui inhibe la différenciation en sébocytes (sébogenèse) au profit d'une différenciation de type épidermoïde (comédogenèse). Les premiers signes cliniques sont des lésions comédoniennes des régions malaires et surtout rétro-auriculaires. Une biopsie de ces lésions pour détecter la suractivation *in situ* de AHR est indispensable au diagnostic [10].

Acnés des fumeurs. Des études ont montré une relation inverse entre le tabagisme et l'acné, ce qui pourrait aujourd'hui s'expliquer par l'effet sébosupresseur des contaminants de la fumée de cigarettes. D'autres études révèlent que l'acné est plus sévère chez les fumeurs, et que des formes rétentionnelles d'acné avec kytses, souvent tardives, sont associées à un tabagisme important (« acnés du fumeur ») ; cette deuxième observation peut s'expliquer par l'effet comédogène des contaminants de la fumée de cigarette (*cf. supra* « Chloracné/MADISH »).

Acnés aux cosmétiques. Dues à la présence d'huiles végétales concentrées ou de paraffines semi-fluides (vaseline), elles sont plus rares ces dernières années, depuis que les matières premières sont mieux sélectionnées et que la plupart des cosmétiques gras sont soumis au préalable à des tests de comédogénicité, augmentent à nouveau en fréquence suite à l'utilisation d'huiles essentielles et de poudres pour le teint, type « Terracota » pour les soins du visage.

Acné excoriée

C'est une forme exogène en ceci qu'elle est entretenue par le grattage, l'expression forcenée des comédons, la manipulation perpétuelle de la moindre lésion faciale, faisant quelquefois désigner cet état « masochisme facial » (*cf.* chapitre 21). Ces femmes souffrent souvent de dysmorphophobie et il est difficile d'interrompre le cercle vicieux des excoriations et de l'acné, d'autant que ces mêmes femmes abusent en même temps des maquillages épais et camouflants et entretiennent en plus leur acné par l'abus de cosmétiques. L'acharnement de leurs doigts sur les lésions est souvent expliqué par les malades par la crainte de voir ces lésions se développer et créer des cicatrices. Il est utile de leur affirmer avec foi que les lésions papulopustuleuses de la face ne laissent jamais spontanément de cicatrices, que les comédons ne doivent pas être exprimés et que seules les excoriations mécaniques provoquées par les doigts laisseront des cicatrices durables !

Autres types d'acnés rares

Acné nævus ou acné « hamartome ». Il est caractérisé par l'apparition circonscrite de lésions comédoniennes et inflammatoires dans un territoire donné du tronc ou des membres (il est à opposer à l'*acne free nevus* où des lésions d'acné apparaissent dans toutes les régions séborrhéiques sauf dans un territoire donné). Les lésions ont une distribution blaschkoïde et correspondent dans les cas analysés à un mosaïcisme de mutation du récepteur 2 du facteur de croissance fibroblastique FGFR2 (comme dans le syndrome d'Apert qui comporte une acné) [11].

Acnés dans le cadre de syndromes [12]. Ces associations donnent à l'acné une valeur de sentinelle pour le diagnostic de syndromes rares, mais aussi nourrissent les hypothèses physiopathologiques concernant l'acné vulgaire. Il s'agit des *syndromes d'hyperandrogénie* (*cf. supra* ; hyperplasie surrénalienne congénitale, syndrome SAHA : séborrhée, acné, hirsutisme, alopécie androgénétique), *des syndromes auto-inflammatoires* (SAPHO : synovite, acné, pustuloses, hyperostoses, ostéites, PAPA : *Pyogenic Arthritis, Pyoderma gangrenosum, Acne* et variantes), *des syndromes avec résistance à l'insuline avec hyperandrogénisme* (SOP ovaires polykystiques, *cf. ci-dessus*), HAIR-AN : hyperandrogénisme, résistance à l'insuline, *acanthosis nigricans*) et des *syndromes d'hyperactivation FGFR2* comme le syndrome d'Apert.

Acné liée au caryotype XYY. C'est une situation exceptionnelle et son individualité est discutable. Il s'agirait d'une *acne conglobata* avec des nodules et des kystes dans un contexte d'hyperséborrhée chez des adolescents ou jeunes adultes de grande taille, au visage grossier, au caractère violent et au comportement délinquant. On peut rapprocher de ces acnés celles qui sont dues à une androgénothérapie massive prescrite pour bloquer une croissance excessive en taille.

Acné associée à l'infection par le VIH. Elle est généralement grave ou s'aggrave avec la progression de l'infection virale. Ses lésions caractéristiques sont souvent mélangées à des lésions de pityrosporose (dermatite séborrhéique, folliculites pityrosporiques du dos), ce qui limite singulièrement les choix thérapeutiques et les restreint généralement à l'isotrétinoïne d'emblée.

Diagnostic différentiel

Acné de la face

La présence de comédons est l'élément clé du diagnostic : en l'absence de ces lésions rétentionnelles, des lésions papuleuses ou papulopustuleuses de la face peuvent faire discuter les diagnostics suivants (*cf.* chapitre 17).

Rosacée au stade papulopustuleux. Les lésions prédominent sur les régions convexes de la face (nez, joues, front) et sont associées à un érythème facial, des télangiectasies, des bouffées vasomotrices, une hyperémie conjonctivale ; l'âge de survenue est plus tardif.

Dermatite périorale. Les lésions sont papuleuses et micropustuleuses, prédominent autour de la bouche, peuvent s'étendre aux joues et aux rebords orbitaires externes ; elles sont très irritables et souvent en rapport avec une corticothérapie locale et l'abus de produits cosmétiques chez des enfants ou des jeunes femmes.

Folliculites nécrosantes lymphocytaires ou « acné nécrotique » [6]. Ces lésions sont souvent confondues avec des lésions d'acné ; elles sont pourtant très stéréotypées : il s'agit de lésions folliculaires, où prédominent largement les pustules, réparties à la lisière du cuir chevelu, sur le front, dans la nuque, dans les régions temporales, douloureuses et prurigineuses, résistantes aux traitements usuels de l'acné ; l'examen histologique révèle une nécrose distale des follicules pilosébacés associée à une infiltration lymphocytaire sans image de rétention de sébum ou de kératine. Cette affection rare dont la réalité est reconnue par la plupart des auteurs, survient surtout chez les femmes d'âge moyen, et reste un mystère nosologique et étiologique. Il n'y a pas de traitement reconnu.

Démodécie faciale. Il y a une hyperkératose des ostiums folliculaires (*pityriasis folliculorum*) sans formation de comédons et dans ces bouchons cornés, on trouve de nombreux acariens lipophiles du genre *Demodex* ; cette affection ne se voit à l'adolescence que chez les sujets VIH-positifs (*cf.* chapitre 17).

Plus rarement. Peuvent être confondues avec une acné des syphilides secondaires acnéiformes, des lésions granulomateuses micronodulaires de la face dans le contexte d'un lupus miliaire disséminé de la face, des pseudo-folliculites de la barbe chez les sujets à peau noire, une dermite granulomateuse périorale sur peau noire telle que la FACE, une sarcoïdose micronodulaire. Les angiofibromes de la sclérose tubéreuse de Bourneville, sur leur fond séborrhéique, sont quelquefois pris pour des lésions d'acné. Enfin, les lésions de trichostase spinulosique du front ou de la nuque chez les personnes âgées ne sont pas à considérer comme des lésions comédoniennes d'acné ; en revanche les comédons de la maladie de Favre et Racouchot sont de vrais comédons.

Acné du tronc

Folliculites pityrosporiques. La distinction doit avant tout se faire avec les folliculites pityrosporiques ou forme dite acnéique de la pityrosporose. Il s'agit de lésions folliculaires très communes chez l'adolescent masculin et chez les jeunes adultes, prédominant dans la région dorsale. L'aspect clinique est celui de papules folliculaires disséminées sur le dos et associées à une proportion réduite de pustules ostiales sans comédons. Ces lésions s'aggravent en été, sous l'effet de la chaleur et de la sueur, et elles sont majorées par l'antibiothérapie si celle-ci est prescrite de façon inopportune en raison d'un faux diagnostic d'acné du dos. La nature pityrosporique peut être affirmée par la culture mycologique du contenu d'une pustule et *surtout par l'examen histopathologique* qui montre un abcès infra-infundibulaire contenant de nombreuses levures bourgeonnantes de *Malassezia*. Ces folliculites sont favorisées par tout ce qui contribue à créer un déficit immunitaire (corticothérapie générale, infection par le VIH) ou un déséquilibre de l'écoflore cutanée (antibiothérapie) ou l'utilisation de drogues douces.

Autres folliculites. Moins problématique est le diagnostic différentiel avec les folliculites *bactériennes* à germes banals, suppurées, furonculeuses, avec les folliculites *éosinophiliques type Ofuji*, avec des folliculites *mécanogènes* telles que celles que l'on voit sur les fesses (« fesses boutonneuses ») chez les personnes ayant une position assise prolongée, avec des lésions de kératose pilaire prédominant aux faces antérolatérales proximales des membres.

Acné d'autres localisations

Au cuir chevelu. S'il y a des lésions d'acné, celles-ci coexistent généralement avec d'autres lésions du tronc ou des plis. On peut être amené à discuter devant des lésions folliculaires inflammatoires isolées du cuir chevelu : des folliculites en touffes, des folliculites épilantes de Quinquaud, des folliculites infectieuses trichophytiques ou candidosiques.

Acne inversa ou hidrosadénite suppurative ou maladie de Verneuil. Des lésions d'acné et souvent nodulaires ou conglobata peuvent être associées à cette maladie ; ceci est discuté au chapitre 15-3.

Complications

La plus fréquente et ayant un retentissement psychologique souvent important est la formation de cicatrices. Elles peuvent être diminuées ou évitées par un traitement précoce des lésions inflammatoires.

Les autres complications de l'acné, en termes de fréquence, sont rares et réservées principalement aux formes graves.

Complications locales

Cicatrices. Dans les acnés *conglobata* et *inversa* graves et d'évolution prolongée, avant l'ère de l'antibiothérapie et des rétinoïdes oraux, on a décrit la survenue d'amyloses systémiques de type AA et de carcinomes épidermoïdes sur les lésions cicatricielles ou les trajets fistuleux. La principale complication résiduelle de ces formes est la survenue de *cicatrices indélébiles* : soit des cicatrices déprimées et rétractées, formant des brides à la face, au cou et dans les plis, nécessitant ultérieurement des corrections chirurgicales, soit des cicatrices hypertrophiques ou chéloïdiennes. La nature chéloïdienne des cicatrices en relief n'est pas toujours évidente et, surtout avant d'entamer un traitement chirurgical comportant un risque accru de récidives, il peut être utile de s'en assurer par une biopsie. Celle-ci permet aisément de distinguer une cicatrice hypertrophique d'une vraie chéloïde. L'impact des cicatrices moins graves des formes plus légères d'acné au niveau du visage est un sujet d'actualité (*cf.* chapitre 21).

Les acnés inflammatoires superficielles donnent essentiellement des cicatrices atrophiques en V et U et des pigmentations. Leur traitement étant difficile, une prévention par une prise en charge précoce des lésions inflammatoires est la plus adaptée.

Œdème facial induré (dur, solide). C'est une complication assez inhabituelle des acnés faciales, même d'apparence commune : c'est un œdème ferme et indolent des régions orbitonasales, pouvant s'étendre au front et aux joues. Son mécanisme est mystérieux. Sa survenue nécessite généralement un renforcement du traitement antiacnéique ou l'introduction d'emblée de l'isotrétinoïne [12].

Rhumatisme acnéique SAPHO

La seule vraie mais rare complication systémique, en dehors d'exceptionnelles septicémies à point de départ cutané, est le rhumatisme acnéique. Il s'agit d'une ostéite rhumatismale qui affecte dans un premier temps les points d'insertion épiphysaire des tendons, ligaments et capsules articulaires encore dénommés enthèses. L'inflammation de ces enthèses (enthésites, enthésiopathies) entraîne une destruction de l'os en regard des points d'insertion, puis une hyperostose secondaire avec une calcification des ligaments et capsules aboutissant à une ankylose du segment articulaire. La séquence enthésite – hyperostose – ankylose se retrouve dans d'autres rhumatismes associés à des maladies cutanées inflammatoires telles que le psoriasis et la pustulose palmoplantaire. Le rhumatisme acnéique peut se présenter sous la forme d'une *spondylarthropathie axiale* avec possible atteinte des articulations sacro-iliaques. Une autre localisation caractéristique est celle des articulations *sternocostoclaviculaires* souvent très hyperostosantes. Plus rarement, il s'agit d'enthésites des membres. Ce rhumatisme acnéique entre dans le cadre du syndrome SAPHO (synovite, acné, pustulose, hyperostose, ostéite). La pathogénie du rhumatisme acnéique est discutée avec les syndromes auto-inflammatoires (*cf.* chapitre 11-4).

Le rhumatisme acnéique ne survient pas spécialement dans les acnés très suppuratives et les traitements anti-infectieux l'améliorent moins que les anti-inflammatoires non stéroïdiens. L'isotrétinoïne aurait même tendance à l'aggraver et peut d'ailleurs exceptionnellement provoquer par elle-même un tableau d'enthésiopathie très calcifiante, notamment au niveau vertébral (DISH syndrome ou *Diffuse Interspinal Hyperostosis syndrome*). La notion d'un rhumatisme acnéique est par conséquent une contre-indication relative à la prescription d'isotrétinoïne orale.

Physiopathologie

Trois facteurs dominent (fig. 15.43) :
– l'hypersécrétion sébacée (ou hyperséborrhée), qui favorise la croissance de *Propionibacterium acnes* ;
– le passage du commensal prédominant des infundibulums pilaires, le *Propionibacterium acnes* a une pathogénicité qui génère non seulement l'inflammation folliculaire mais contribue également à la comédogenèse et à l'hyperséborrhée comme dans une sorte de cercle vicieux ;
– la kératinisation infundibulaire conduisant à la comédogenèse.

15-4 Maladies des glandes sébacées – Acné

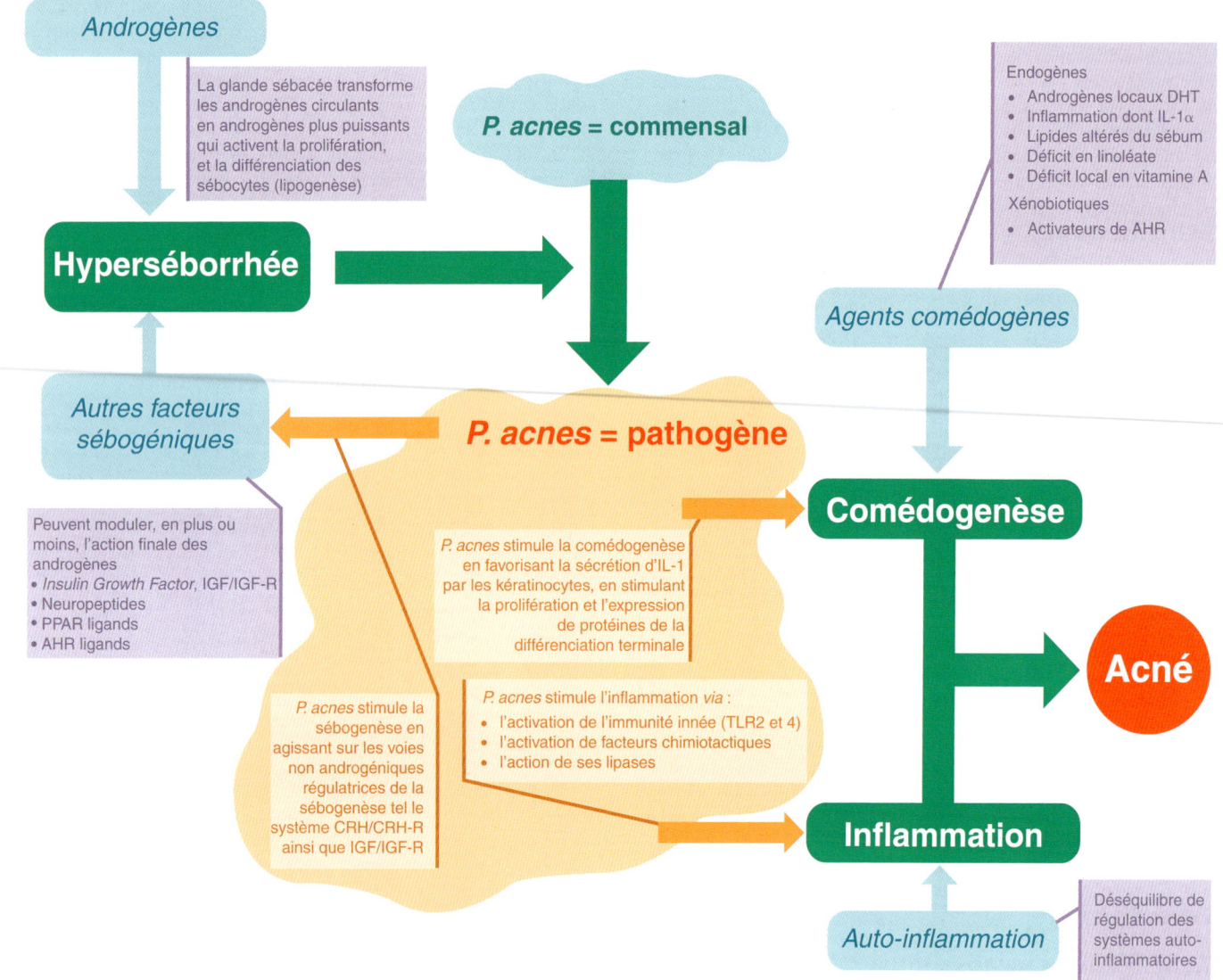

Fig. 15.43 Physiopathologie schématique de l'acné.

La hiérarchie chronologique de ces facteurs reste à clarifier, probablement variable de cas en cas.

Séborrhée (hypersécrétion sébacée)

Les glandes sébacées produisent une sécrétion holocrine complexe de lipides et de cires dont certains sont exclusifs du sébum L'hypersécrétion sébacée est la condition nécessaire (parce qu'il n'y a pas d'acné sans séborrhée), mais non suffisante (parce que certains grands séborrhéiques n'ont pas d'acné), à la formation des lésions d'acné.

Les androgènes sont le principal facteur sébogénique. Les précurseurs circulants des androgènes actifs dans la glande sébacée sont : la testostérone libre d'origine testiculaire, le sulfate de DHEA d'orgine surrénalienne et la Δ4-androstènedione d'origine mixte (surrénalienne et ovarienne). La glande surrénale est la principale source d'androgènes chez la femme. Dans l'acné constituée, si l'on se réfère aux taux sériques et urinaires des androgènes, on ne trouve aucune différence significative entre un sujet normal et un sujet acnéique de même âge et de même sexe. L'hyperséborrhée des acnéiques n'est donc pas dûe à une augmentation des taux sériques mais à un plus fort potentiel *d'activation des androgènes circulants dans glande sébacée*. Ainsi, dans les cellules sébacées, trois enzymes transforment les androgènes circulants en androgènes de plus forte affinité pour les récepteurs nucléaires aux androgènes AR, qui sont fortement exprimés dans les glandes sébacées : la 3β-hydroxystéroïde-déshydrogénase (DHEA >> androstènedione), la 17β-hydroxystéroïde-déshydrogénase (androstènedione >> testostérone), et surtout la *5α-réductase de type 1* (testostérone >> dihydrotestostérone). Ces androgènes stimulent la prolifération des sébocytes et sans doute leur différenciation, et augmentent la lipogenèse sébacée, possiblement en agissant sur l'expression des enzymes lipogéniques.

Deux modèles pathologiques éclairent cette régulation androgénique intracrine de la sécrétion sébacée :
– dans l'insensibilité complète aux androgènes (par mutation du gène du récepteur nucléaire AR), l'absence du récepteur nucléaire s'acompagne d'une suppression complète de la sécrétion sébacée malgré des taux élevés d'androgènes ;
– dans le déficit en 5α-réductase, la sécrétion sébacée est paradoxalement normale. Il y a en fait deux isoenzymes : la 5α-réductase de type 1 qui prédomine dans les glandes sébacées, et la 5α-réductase de type 2 qui intéresse les territoires sexuels différenciés. Le déficit en 5α-réductase concerne le type 2, ce qui indique le rôle exclusif de l'isoenzyme 1 dans le métabolisme sébocytaire des androgènes.

D'autres voies régulatrices de la sébogenèse ont été identifiées qui peuvent moduler, en plus ou en moins, l'action finale des androgènes : *Insulin-Growth-Factor* IGF/IGF-R, neuropeptides (substance P, CRH/CRH-R, MC-1R, α-MSH, endorphines), PPAR, recepteur AHR. Ces voies peuvent expliquer les liens entre l'acné et des facteurs alimentaires (IGF, AHR, PPAR), environnementaux (AHR, PPAR, neuropeptides) psychologiques (neuropeptides) et le tabagisme (AHR). L'état des connaissances, pour la majorité dérivées d'études *in vitro*, ne permet pas encore d'établir clairement l'implication réelle de chacunes de ces voies, leur hierarchie, et d'en déduire des implications thérapeutiques robustes. Il est à noter que le mécanisme d'action de l'isotrétinoïne orale, seul inhibiteur thérapeutique connu de la sébogenèse, n'est pas établi, et ne semble impliquer aucune des voies citées ci-dessus.

Comédogenèse et kératinisation infundibulaire

Comédogenèse. C'est sans doute le point clé de l'acné, le comédon étant la lésion élémentaire majeure de l'acné [3]. Elle implique des anomalies de cinétique et de différenciation des cellules épithéliales (kératinocytes) qui bordent l'infra-infundibulum des canaux excréteurs du follicule pilosébacé.

La lésion toute initiale, dite «microcomédon» (cf. fig. 15.38), invisible cliniquement, est un simple épaississement de la paroi du canal excréteur par prolifération des kératinocytes qui la constituent ; le processus de prolifération mène à une hyperkératose de prolifération et de rétention compacte, puis à la construction de *comédons* et de *microkystes*, ce qui s'accompagne d'une tendance à l'involution de la différenciation sébacée en aval [3]. Le processus ne se produit que dans un nombre très limité de glandes sébacées, et *selon un processus asynchrone, ce qui indique une forte automomie de chaque folllicule pilosébacé*.

Agents comédogènes. Les facteurs inducteurs de cette anomalie de différenciation sont variés :
– *facteurs hormonaux androgéniques* (cette zone du canal aurait une activité intracrine produisant plus de DHT ; ainsi s'expliquerait l'acné purement comédonienne avant même la séborrhée et la colonisation bactérienne ;
– *facteurs inflammatoires* (IL-1 notamment, cf. ci-dessous) ;
– *lipides du sébum* altérés par la colonisation bactérienne ;
– *rôle d'un déficit local en vitamine A*. L'hyperkératose folliculaire est un signe cardinal du déficit en vitamine A. La production intracrine d'acide rétinoïque à partir des précurseurs, retinol et rétinaldéhyde, survient dans l'épithélium du canal pilosébacé ; sa perturbation peut contribuer à la formation du microcomédon [3] ;
– *action directe de substances de P. acnes* (cf. ci-dessous) ;
– *agents comédogènes exogènes* : la paroi épithéliale de l'infra-infundibulum des canaux excréteurs du follicule pilosébacé, source de toute lésion acnéique, abrite la *niche des cellules-souches sébacées*. Le traçage des la progéniture de ces cellules souches indique qu'elles contribuent aussi bien à la constitution des parois du canal, donc à la *comédogenèse,* qu'à la formation des sébocytes, donc à *la sébogenèse* (ce qui explique le phénomène de balancement connu depuis des décennies de réduction des sébocytes dans les zones comédoniennes). Le destin de ces cellules pourrait ainsi être influencé par tous les facteurs «endogènes» cités ci-dessus, qui s'expriment «à sa porte», mais ceci n'est actuellement pas démontré [3]. En revanche, il est démontré que ces cellules souches sébacées sont sensibles à des facteurs «exogènes», alimentaires et environnementaux, *via* des récepteurs aux xénobiotiques tel que le récepteur AHR. Les perturbations de la différenciation normale des cellules sébacées progénitrices par de tels processus permettent une approche conceptuelle nouvelle de la pathogénie des acnés dont aussi les acnés exogènes [3, 9, 10].

Microbiome, *Propionibacterium acnes*, facteurs de l'inflammation

Propionibacterium acnes [13]. *P. acnes* est un un commensal diphtéroïde anaérobie des infra-infundibulums qui constitue jusqu'à 70 % de la flore permanente dans les régions séborrhéiques. Cette prévalence s'explique par la présence des lipides du sébum. Il existe une corrélation entre l'importance de la séborrhée et la quantité de *P. acnes*.

Les conditions de croissance favorables réalisées par l'augmentation du sébum dans la peau acnéique entraîne une prolifération de *P. acnes* au-delà des conditions permettant la commensalité et, par le phenomène du *quorum sensing*, cette «évolution liée au nombre» entraînerait le passage à la pathogénicité, avec notamment une alerte lancée au système de l'immunité innée de l'hôte jusque-là tolérant [14].

Il est aussi possible que les *P. acnes* responsables de l'acné correspondent à des *souches particulières intrinsèquement acnéogènes*. Ces souches sont caractérisées soit par la génomique (domaine récent en pleine expansion), soit par des propriétés phénotypiques connues depuis plus longtemps, telles que la forte production de lipases (qui clivent les triglycérides du sébum en acides gras libres pro-inflammatoires) ou encore la production de polymères extracellulaires formant un «biofilm» (qui contribuerait à la formation des comédons par «effet de glue» et protègerait les bactéries des antibiotiques).

Comment *Propionibacterium acnes* contribue à la pathogénie de l'acné [13]. *Propionibacterium acnes* contribue de façon prédominante à la pathogénie de l'acné (fig. 15.43).

P. acnes agit directement sur les trois facteurs clés de l'acnéogenèse : il stimule la sébogenèse, favorise la comédogenèse, et déclenche et entretient l'inflammation, contribuant ainsi d'une façon prédominante sinon exclusive à la constitution des lésions à tous leurs stades [15] :
– *P. acnes* stimule la sébogenèse. Ceci est démontré *in vivo* et *in vitro* par l'action d'extraits de *P. acnes* qui activent la production de sébum. Cette stimulation se fait par les voies non androgéniques régulatrices de la sébogenèse, notamment le système CRH/CRH-R ainsi que IGF/IGFR [13] ;
– *P. acnes* stimule la comédogenèse en favorisant la sécrétion d'IL-1 par les kératinocytes, en stimulant la prolifération, et l'expression de protéines de la différenciation terminale (filaggrine, involucrine, transglutaminase) ;
– *P. acnes* stimule l'inflammation :
  – *P. acnes* hydrolyse des triglycérides en acides gras libres, libère des substances chimioattractives des neutrophiles, sécrète des substances cytokines-like pro-inflammatoires (IL-8, IL-1), et des métalloprotéases. De plus, les protéines de l'enveloppe de *P. acnes* jouent un rôle de superantigènes activant directement les lymphocytes T,
  – *P. acnes* active les récepteurs de type Toll TLR-2 et TLR4 de l'immunité innée, présents notamment sur les kératinocytes, ainsi que PAR-2 (*Protease-Activated Receptor-2*) de la famille des récepteurs activés par les protéases. Ceci stimule la production par les kératinocytes *in situ* de peptides antimicrobiens hBD2, renforçant ainsi la production *in situ* de cytokines inflammatoires et de métalloprotéases par les cellules activées de l'environnement du follicule pilosébacé [13].

Facteurs étiologiques

Facteurs génétiques

Ils sont très probables mais actuellement mal définis ; en fait les «grandes, vraies, études de chasse aux gènes» ne font que commencer [2]. Une histoire familiale positive double le risque de survenue d'une acné modérée à sévère. L'héritabilité de l'acné atteint 80 % dans la première génération.

Facteurs environnementaux

Facteurs alimentaires. Leur rôle, qui semble aujourd'hui patent, est difficile à gérer en pratique. Ils doivent être analysés sous deux aspects : nutritionnel et toxique.
– Les études basées sur *l'épidémiologie nutritionnelle* suggèrent très fortement le rôle néfaste de produits laitiers et à fort index glycémique, qui augmenteraient la sébogenèse *via* l'IGF-1. Bien que l'acné ait été associée avec un fort index de masse corporelle, l'effet bénéfique d'un régime restrictif n'a pas été démontré.
– L'alimentation est la source *cumulative d'une multitude de xénobiotiques* qui peuvent agir directement sur le sébocyte dont on sait qu'il exprime des systèmes de métabolisme des xénobiotiques (*cf. supra* : «Acnés de cause exogène»).

Tabagisme. Son rôle est complexe, potentiellement sébosuppresseur, mais certainement comédogène (*cf. supra* : «Chloracné-MADISH»).

Traitement

Certains points doivent être préalablement précisés pour bien comprendre la prise en charge thérapeutique de l'acné :
– l'acné est une maladie chronique du follicule pilosébacé, ce qui sous-entend la notion de traitement d'induction et d'entretien ;
– le choix du traitement varie selon le degré de gravité de l'acné. Les acnés minimes de type rétentionnel ou inflammatoire relèvent essentiellement d'un traitement local, les acnés moyennes à sévères d'un traitement mixte local et systémique ;
– parmi tous les traitements proposés dans l'acné, seule l'isotrétinoïne par voie orale peut induire une guérison, ou au moins une rémission prolongée. Tous les autres traitements apportent un bénéfice objectif, quelquefois majeur, mais sont immanquablement suivis de rechutes jusqu'à l'échéance de la guérison spontanée dont on ne connaît pas la cause, et pour laquelle on ne dispose pas de marqueurs prédictifs. Seule l'isotrétinoïne orale permet une «guérison anticipée» et l'on serait donc tenté de la prescrire d'emblée. Si en pratique cette initiative n'est pas systématiquement prise, c'est à cause des inconvénients propres, toxicologiques, tératogéniques et réglementaires, de cette molécule.

Traitement local

Inventaire des moyens thérapeutiques

Cinq catégories de médicaments ont fait la preuve de leur efficacité dans le traitement local de l'acné.

Rétinoïdes topiques (*cf.* chapitre 22-1). Il s'agit de l'acide rétinoïque tout-*trans* ou trétinoïne disponible en gel, crème ou solution à des concentrations allant de 0,025 à 0,1 % ; son isomère, de l'acide 13-*cis*-rétinoïque ou isotrétinoïne, prodrogue de la trétinoïne, disponible en gel à 0,05 %, du tazarotène disponible en gel à 0,05 et 0,1 %, de l'adapalène disponible en gel et en crème à 0,1 %. Les rétinoïdes par voie topique accélèrent la fonte des comédons et des microkystes. L'isotrétinoïne, qui a par voie orale un effet sébostatique remarquable, n'a paradoxalement pas cet effet par voie topique. L'adapalène allie aux propriétés comédolytiques des propriétés anti-inflammatoires (inhibition du chimiotactisme des granulocytes, inhibition des TLR). Tous les rétinoïdes sont des irritants, qui provoquent une certaine sécheresse cutanée avec une desquamation fine. Cet effet irritant est moindre pour l'isotrétinoïne et l'adapalène (le cas du rétinaldéhyde, avec son effet anti-*P. acnes*, est détaillé chapitre 22-1).

Peroxyde de benzoyle. Il se transforme au contact de la peau en acide benzoïque et en oxygène natif. Il agit essentiellement comme agent antimicrobien sur les propionibactéries anaérobies impliquées dans l'acné. Ce produit comporte un risque de sensibilisation allergique de contact mais qui demeure rare et il a l'inconvénient de provoquer une décoloration de certains vêtements du fait de son effet peroxydant. Il est disponible à des concentrations de 2,5, 5 et 10 % sous diverses formes galéniques (gel, crème, lotion). Il n'induit aucune résistance bactérienne.

Antibiotiques locaux. Ils agissent exclusivement sur la flore bactérienne de l'acné ; ils ne sont ni kératolytiques ni antiséborrhéiques. En France, deux antibiotiques sont disponibles dans cette indication : l'érythromycine en gel à 4 % et en solution de 2 à 4 %, et la clindamycine en solution à 1 %. Très bien tolérés, ils induisent des résistances bactériologiques après seulement 3 semaines d'application, associées à une diminution d'efficacité. De plus ils favorisent la sélection d'autres bactéries résistantes sur la peau telles que le staphylocoque ou le streptocoque [16]. De ce fait, ils doivent être utilisés sur une courte période (15 jours en moyenne) et en association avec du peroxyde de benzoyle ou un rétinoïde topique, ce qui diminue les risques d'apparition de souches de *Propionibacterium acnes* résistantes ou de sélections d'autres souches de bactéries. Ils ne doivent jamais être associés avec un antibiotique systémique, car cela aggrave significativement le risque d'apparition de souches résistantes.

Acide azélaïque. Il s'agit d'un acide dicarboxylique ; c'est en étudiant ses propriétés dépigmentantes sur la peau humaine qu'une activité kératolytique et anti-inflammatoire a été fortuitement mise en évidence ; une seule spécialité existe comportant 20 % d'acide azélaïque.

Combinaisons fixes. En France, il existe deux types de combinaisons fixes : les associations rétinoïdes et antibiotiques topiques (trétinoïne 0,025 % + érythromycine 4 % et trétinoïne 0,025 % + clindamycine 1 %) et l'association peroxyde de benzoyle 2,5 % + adapalène 0,1 %. L'intérêt de ces combinaisons fixes est d'élargir le spectre d'action en associant un antimicrobien avec un rétinoïde, de permettre une meilleure observance des patients par une application simplifiée et une action plus rapide.

Indications thérapeutiques

Les traitements topiques sont utilisés seuls dans l'acné minime.

Dans l'acné purement rétentionnelle, ne comportant que des comédons et des microkystes, les rétinoïdes topiques constituent le meilleur choix. Dans les formes plus intenses, ils peuvent être associés à une extraction des comédons. Le *peeling* superficiel peut aussi apporter un complément thérapeutique.

Dans l'acné inflammatoire, où le nombre des papules et pustules est encore acceptable sur le plan cosmétique, on conseille généralement d'associer un rétinoïde topique (trétinoïne 0,5 %, adapalène 1 %) soit au peroxyde de benzoyle soit à l'antibiothérapie locale. Le peroxyde de benzoyle a aussi un effet irritant, proportionnel à sa concentration et il est préférable de choisir des préparations à 2,5 ou 5 % en premier lieu sur le visage. L'acide azélaïque peut être une alternative.

Suivi du patient acnéique

Tous ces traitements doivent être poursuivis plusieurs mois (sauf l'antibiotique local utilisé seul). L'impatience des adolescents et la lassitude des patientes adultes ne vont pas toujours de pair avec une bonne observance, d'autant plus que les succès obtenus en pratique sont *très inférieurs à ceux qui sont affichés dans les publications des études cliniques contrôlées*. La prescription de ces topiques doit cependant être faite avec conviction et s'inscrire dans une prise en charge plus globale du problème de l'acnéique par l'information du patient sur :
– les cibles thérapeutiques [3] pour une bonne compréhension de «ce qu'est censé faire la crème prescrite» ;
– la cinétique et le type des lésions acnéiques (*cf. ci-dessus*) pour que, idéalement, le patient compte et analyse lui-même ses lésions ;
– le contexte hormonal, aussi bien chez l'adolescent que chez l'adulte ;

– la nouvelle dimension donnée à l'alimentation dans la pathogénie de l'acné. La mauvaise observance est le premier facteur d'échec thérapeutique et il a été montré que celle-ci était directement liée à la méconnaissance de l'acné et de ses traitements, donc à un temps de dialogue médecin-malade insuffisant. Le retentissement psychologique doit être évalué en sachant qu'il n'est pas directement lié à la sévérité de l'acné. Il doit être pris en compte dans la prise en charge thérapeutique.

Pour améliorer l'efficacité et la tolérance de ces traitements locaux, il est préférable de les prescrire le soir et de bien préciser au patient que le médicament doit être appliqué sur l'ensemble du visage et non seulement sur les « boutons ». Les conseils de dermocosmétiques ne doivent pas être négligés et indiqués sur l'ordonnance.

Traitements d'entretien

Le traitement d'entretien topique, pourtant pertinent dans une maladie chronique et à rechute comme l'acné, n'a pas été suffisamment conceptualisé, ni soumis à une (difficile) démonstration d'efficacité. On doit tenir compte de la cinétique des lésions acnéiques et de la cible que constitue l'immense pool de follicules non atteints (cf. fig. 15.38 et 15.43) que les traitements topiques prolongés devraient empêcher de devenir des microcomédons, et ainsi entrer dans le cycle acnéique. Cet argument « préventif » peut contribuer à une meilleure observance en période de traitement d'attaque, mais aussi justifier un traitement d'entretien très prolongé [3, 17].

De ce traitement d'entretien, les antibiotiques sont bien sûr exclus en raison du risque de résistance. Les rétinoïdes devraient avoir une place privilégiée [3, 17], pour autant qu'ils soient tolérés et qu'ils contribuent à contrôler le déficit en vitamine A comédogène (cf. supra). L'utilisation de dermocosmétiques « pour peaux à tendance acnéique » pourrait contribuer à cet entretien, pour autant que des éléments de preuve crédibles soutiennent les revendications.

Complications des traitements locaux

Les rétinoïdes ont principalement un effet asséchant : pour l'atténuer, on peut jouer sur la concentration et la posologie du rétinoïde prescrit et conseiller l'application diurne d'une crème hydratante non occlusive. Le peroxyde de benzoyle peut provoquer des eczémas allergiques de contact, interdisant définitivement son utilisation. Les antibiotiques topiques, surtout s'ils sont associés à une antisepsie locale ou une antibiothérapie générale, sont responsables de la multiplication de germes résistants, staphylocoques dorés et surtout germes Gram–. Le peroxyde de benzoyle doit leur être préféré.

Folliculites à germes Gram–. Elles sont relativement faciles à reconnaître : elles surviennent le plus souvent lors d'une acné traitée d'abord avec succès ; puis apparaissent, malgré la poursuite du traitement, autour de la bouche, sur les lèvres, le nez, des pustules non précédées de papules, sur un fond de peau très séborrhéique. L'examen bactériologique permet d'isoler à partir de ces pustules *Pseudomonas aeruginosa*, *Klebsiella*, *Serratia*, *Escherichia coli*. Les pustules à *Proteus* sont souvent plus inflammatoires, plus furonculeuses. Exceptionnellement ce sont des levures du genre *Candida* qui sont isolées. La survenue de telles folliculites nécessite l'interruption du traitement anti-infectieux.

Risque tératogène des rétinoïdes topiques. Il doit être pris en considération. Leur utilisation topique entraîne un passage systémique minime, mais démontrable ; cependant les variations minimes des taux des rétinoïdes plasmatiques secondaires aux applications d'acide rétinoïque tout-*trans* ne sont pas plus amples que celles qui résultent des simples facteurs nutritionnels individuels. Bien que les séries contrôlées n'aient pas permis d'identifier de cas de tératogenèse, il est déconseillé de les utiliser pendant une grossesse surtout durant le 1er trimestre. En revanche, il n'est pas nécessaire de leur associer une contraception systématique, comme pour l'isotrétinoïne orale, et il paraît abusif de préconiser une interruption de grossesse en cas d'exposition aux rétinoïdes topiques en début de grossesse (avis de la Société française de dermatologie [18]).

Soins locaux adjuvants

Le sujet acnéique a surtout besoin de conseils négatifs : il ne faut pas presser les comédons ; les « nettoyages de peau » ne servent à rien ; il est inutile, voire préjudiciable, de passer un désinfectant sur les lésions, d'utiliser gommage et masques ; les cosmétiques pérennisent l'affection ; le soleil réduit transitoirement le caractère inflammatoire des lésions, mais il facilite la comédogenèse et l'amélioration estivale est généralement suivie d'une poussée d'acné en automne. Le seul conseil à donner est celui d'une bonne hygiène cutanée, de préférence avec un syndet qui respecte le pH de la peau et est donc moins irritant, 1 à 2 fois/j associé à une crème hydratante non comédogène le matin (médicament le soir). La dermocosmétique fait partie intégrante de la prise en charge du patient acnéique. Elle aide à diminuer les effets indésirables et donc à obtenir une meilleure observance.

Traitements systémiques

Ils sont indiqués dans l'acné moyenne à sévère en association avec un traitement local.

Moyens thérapeutiques

Il s'agit des *antibiotiques* : cyclines (doxycycline, lymécycline, minocycline) et macrolides (érythromycine), de *l'isotrétinoïne*, de *l'hormonothérapie antiandrogénique* (œstrogènes – acétate de cyprotérone) et des autres médicaments à activité hormonale (spironolactone), enfin du *gluconate de zinc*.

Indications thérapeutiques

Isotrétinoïne. Les normes européennes éditées en 2005 proposent l'isotrétinoïne uniquement dans l'acné sévère après échec d'un traitement par cyclines associé à un topique bien mené. Paradoxalement, l'isotrétinoïne n'est plus en 1re ligne dans l'acné sévère [19].

La posologie recommandée par ces normes est de 0,5 mg/kg pour débuter le traitement. Le traitement doit être poursuivi jusqu'à ce que la dose cumulée d'isotrétinoïne soit de 120 à 150 mg/kg. En l'absence de rémission complète à cette dose cumulée, il n'y a pas de bénéfice supplémentaire à administrer une dose cumulée de plus de 150 mg/kg. Les échecs primaires prévisibles (c'est-à-dire l'absence de rémission complète à l'issue de cette dose cumulée) d'un tel traitement sont au maximum de l'ordre de 15 %. Après un traitement efficace se traduisant par une rémission clinique complète des lésions, une rechute peut malgré tout survenir dans 20 à 40 % des cas. L'application plus systématique du schéma posologique idéal augmente les taux de succès lors d'une première cure d'isotrétinoïne et diminue ceux des risques d'une rechute. L'utilisation de doses inférieures n'a montré son efficacité que dans l'acné minime à modérée.

En cas de rechute, le recours à une ou plusieurs cures complémentaires d'isotrétinoïne est licite mais pas forcément nécessaire. Les rechutes se présentent généralement sous un aspect mineur ou modéré et peuvent pour deux tiers d'entre elles être traitées par d'autres moyens dont l'antibiothérapie générale. Dans les autres cas, une nouvelle cure d'isotrétinoïne, administrée selon le même schéma posologique, peut être prescrite avec les mêmes chances de succès que la première fois. Exceptionnellement plus de deux cures, toujours selon les mêmes modalités de prescription, peuvent être nécessaires. La dose cumulée peut dans ces conditions atteindre et dépasser 400 mg/kg sans qu'apparaissent des effets indésirables chroniques ou persistants jugés sérieux.

Les effets indésirables cutanéomuqueux sont dose-dépendants. Ils nécessitent d'utiliser des moyens symptomatiques avant de diminuer la posologie : stick gras pour la chéilite, crèmes hydratantes pour le visage, éventuellement larmes artificielles s'il y a une sécheresse oculaire.

La surveillance du traitement comporte un bilan préalable systématique (triglycérides, cholestérol, transaminases, gamma-GT). Il sera répété après 1 mois de traitement, puis tous les 3 mois.

Chez la femme, un bilan préalable à la prise de contraceptifs et un test de grossesse sont systématiques. Le test de grossesse (β-HCG plasmatiques) doit être pratiqué 3 jours avant la consultation d'instauration du traitement et renouvelé chaque mois jusqu'à l'arrêt du traitement ainsi que dans les 5 semaines qui suivent l'arrêt du traitement. La contraception est obligatoire. La pilule doit être débutée 1 mois avant le début de l'isotrétinoïne, poursuivie pendant toute la durée du traitement et 1 mois au-delà de celui-ci. L'association œstrogène – acétate de cyprotérone, qui n'a pas d'AMM comme contraceptif (mais comme traitement des hyperandrogénies), n'est pas autorisée. Le traitement doit être renouvelé tous les mois sur présentation du test de grossesse ne datant pas de plus de 3 jours avant la consultation.

Un autre problème très débattu depuis 5 ans est celui du risque de suicide sous isotrétinoïne. Les plaintes pour causalité ont notablement augmenté à partir du moment où ce risque a été notifié aux utilisateurs en 1998. En réalité, ce risque n'est pas significatif et l'incidence des suicides paraît uniquement liée aux problèmes de l'adolescence et de l'acceptation de l'acné. Le risque relatif de suicide est le même chez les acnéiques non traités, chez ceux qui sont traités par isotrétinoïne ou par antibiotiques oraux, avant ou après un traitement par l'isotrétinoïne [20].

Antibiotiques. Il existe un large consensus pour retenir, comme indication de l'antibiothérapie générale, l'acné papulopustuleuse modérée à sévère. Il n'y a pas d'argument pour considérer qu'une antibiothérapie est supérieure à une autre en termes d'efficacité. Parmi les antibiotiques commercialisés, ceux qui ont fait l'objet d'études publiées, aux posologies indiquées entre parenthèses sont les suivants (cités dans l'ordre alphabétique) :
– doxycycline (50 et 100 mg/j) ;
– érythromycine (0,5 et 1 g/j) ;
– limécycline (150 à 300 mg/j) ;
– minocycline (100 mg/j).

La posologie en traitement d'attaque de la doxycycline (100 mg), de la limécycline (300 mg) et de la minocycline (100 mg) pendant les 15 premiers jours, suivie d'une réduction de la dose, est habituellement pratiquée. La durée d'administration est de 3 mois. Au-delà, la poursuite du traitement par cyclines doit être envisagée uniquement chez les patients répondeurs si le traitement topique seul ne suffit pas en relais. En effet, au-delà de 3 mois, on augmente les risques de résistance bactérienne. Les avantages et inconvénients respectifs des diverses cyclines sont détaillés au chapitre 22-6. L'efficacité des cyclines dans l'acné est attestée par de très nombreuses publications avec de solides niveaux de preuve. En ce qui concerne l'érythromycine, l'efficacité à la dose de 1 g/j est démontrée dans l'acné inflammatoire moyenne, mais cet antibiotique se prête moins aux traitements prolongés et devrait surtout constituer une alternative dans les acnés où les cyclines sont contre-indiquées : allergie aux cyclines, enfant, femme enceinte. La même réserve s'applique aux autres macrolides (josamycine, roxithromycine). Compte tenu de ses effets indésirables sévères bien que rares, la minocycline est proposée en 2e intention et ne peut aujourd'hui être prescrite que par un médecin hospitalier.

Hormonothérapie. Elle n'est pas un traitement majeur de l'acné en monothérapie. Seule l'association œstrogène – acétate de cyprotérone (Diane 35®) peut être recommandée dans l'indication suivante : « acné ne justifiant pas un traitement systémique et souhait d'une contraception ».

Les pilules œstroprogestatives de 1re et 2e générations sont à déconseiller dans l'acné à cause de l'activité androgénique des composants progestatifs. Parmi les 3e générations, Triafémi®, Tricilest®, Jasmine®, Jasminelle® et Yaz® ont une indication dans l'acné avec toutefois un niveau de preuve faible.

Les acnés avec signes d'hyperandrogénie et avant un bilan hormonal perturbé seront traitées en fonction du dysfonctionnement hormonal diagnostiqué. Le plus souvent, il s'agit d'une hyperandrogénie d'origine ovarienne qui sera traitée par acétate de cyprotérone à fortes doses (50 à 100 mg/j) et œstrogènes. La spironolactone, dont l'efficacité a été démontrée dans des études contrôlées, peut représenter une alternative à l'isotrétinoïne en cas d'échec ou de contre-indication. La dose moyenne efficace se situe entre 100 et 300 mg/j.

Traitements physiques

Le laser, les lampes flashs, la photothérapie dynamique sont proposés dans le traitement de l'acné minime à modérée de type inflammatoire. Les preuves de l'efficacité clinique demeurent faibles, la majorité des études cliniques étant non randomisées, avec de nombreuses variations sur le plan technique (type de lumière, doses, etc.). Ils apparaissent comme une alternative aux traitements classiques, mais ne doivent pas être utilisés en 1re ligne.

Situations particulières

Folliculites à bacilles Gram–. Elles sont secondaires à une antibiothérapie prolongée. Il faut préconiser l'arrêt de toute antibiothérapie locale et générale, de toute antisepsie externe et l'instauration d'un traitement standard par l'isotrétinoïne à la posologie de 1 mg/kg/j précédé éventuellement d'une antibiothérapie adaptée à l'espèce bactérienne isolée.

Acnés du dos avec folliculites pityrosporiques. C'est une contre-indication à la poursuite d'une antibiothérapie. Dans cette situation, il peut être intéressant d'envisager un traitement par l'isotrétinoïne ou l'itraconazole (100 mg/j pendant 2 semaines ou 200 mg/j pendant 1 semaine) ou le fluconazole (300 mg 1 fois/semaine pendant 3 semaines) [21].

Acne fulminans. Le traitement est initié par corticothérapie par voie générale et relayé (sous corticoïdes ou anti-inflammatoires non stéroïdiens) par l'isotrétinoïne qui doit être débutée à très faible dose (5 à 10 mg/j) et augmentée très progressivement.

Gluconate de zinc. Son choix est possible (30 mg/j) dans les acnés prépubertaires, les acnés survenant pendant la grossesse, l'été, en cas de refus ou d'opposition aux traitements précédents, dans les acnés inflammatoires modérées.

Acné infantile. En cas de persistance d'une acné néonatale, sans aucune tendance à la guérison spontanée, on peut être amené à conseiller un traitement par l'isotrétinoïne en dépit du jeune âge et bien que les nouvelles recommandations européennes le déconseillent avant l'âge de 12 ans [22].

Acnés médicamenteuses non réversibles (médicaments acnéigènes ne pouvant être interrompus). Sous réserve de compatibilité, le choix préférentiel va à l'isotrétinoïne.

Échecs et séquelles

Causes d'échec

Malgré des traitements bien conduits, il y a des acnés qui ne réagissent pas ou qui rechutent indéfiniment, même au-delà du délai de guérison naturelle. Ce ne sont habituellement pas les acnés graves qui sont les principales causes d'échec, à l'exception toutefois des acnés inversées. Les causes d'échec sont diverses.

La persistance ou la réapparition rapide d'une séborrhée fluente malgré un traitement sébostatique par l'isotrétinoïne nécessite chez la femme de vérifier s'il n'y a pas une hyperandrogénie, s'exprimant souvent par d'autres signes (hirsutisme pilaire, stérilité, etc.) ; dans

Maladies des annexes

Maladies des glandes sébacées – Acné

les deux sexes, on peut exceptionnellement être amené à rechercher dans ce cas un déficit surrénalien en 11- ou 21β-hydroxylase, où l'indication d'une corticothérapie de freination hypophysaire est à discuter.

La notion d'un terrain familial peut être un facteur d'échec [23].

L'accumulation de « fautes » pérennisant l'acné peut être en cause : abus de cosmétiques gras et couvrants, utilisation répétée de masques, gommages, soins chez une esthéticienne, poursuite de la prise de contraceptifs à composante progestative androgénique, prise de médicaments sébotropes, irritation mécanique des lésions favorisant la comédogenèse, fréquentation des solariums, mauvaise hygiène de vie (tabagisme, alcoolisme).

L'antibiorésistance *in vitro* **de P. acnes** n'est pas strictement corrélée au risque d'échec, sauf peut-être en ce qui concerne l'érythromycine. Il faut cependant souligner que l'érythromycine et les autres macrolides, bien qu'efficaces, ne sont pas un bon choix thérapeutique ; ces antibiotiques ne se prêtent pas à un traitement prolongé de plusieurs mois et leurs effets indésirables et incompatibilités sont trop nombreux. La résistance *in vitro* de *P. acnes* à la doxycycline n'est pas croisée avec la minocycline mais la pertinence clinique de ce phénomène n'est pas établie. Néanmoins, pour éviter un risque d'échec lié à l'antibiorésistance, on peut prodiguer les conseils suivants :

– éviter l'antibiothérapie orale si elle n'est pas nécessaire ;
– ne pas prolonger inutilement les traitements par cyclines au-delà de 3 mois ;
– en cas de rechute après un traitement efficace, reprendre le même antibiotique et associer un traitement local par le peroxyde de benzoyle pour éliminer les souches résistantes ou un rétinoïde topique ;
– ne pas associer l'antibiothérapie orale et locale mais associer un antibiotique topique ou oral avec le peroxyde de benzoyle ou un rétinoïde topique ;
– recourir éventuellement à l'isotrétinoïne en cas d'échec.

Vraies séquelles

Ce sont les cicatrices et accessoirement les kystes résiduels. Les microkystes résiduels peuvent être traités par la microchirurgie : énucléation au vaccinostyle comme pour les grains de milium, incisions minimes suivies d'expression bidigitale. Les kystes plus gros sont accessibles à l'excision sous anesthésie locale. Les cicatrices nécessitent des mesures plus invasives : *peelings* chimiques, lasers pour les cicatrices superficielles ; meulage chirurgical, microgreffes pour les cicatrices déprimées ; excisions-plasties pour les cicatrices hypertrophiques et les brides [24].

RÉFÉRENCES

1. Schneider M. et coll., *Int J Bioch Cell Biol.* 2010, *42*, 181.
2. Navarini A., *Nat Commun.* 2014, *5*, 4020.
3. Saurat J.H., *Dermatology.* 2015, *231*, 105.
4. Dreno B. et coll., *Dermatology.* 2007, *214*, 46.
5. Dreno B. et coll., *J Eur Acad Dermatol Venereol.* 2011, *25*, 43.
6. Plewig G. et coll., *Acne and rosacea, 3rd ed.* Springer Verlag, Berlin, 2000.
7. Dreno B. et coll., *J Eur Acad Dermatol Venereol.* 2014, *29*, 1096.
8. Kang D. et coll., *Science Tran Med.* 2015, *7*, 103.
9. Saurat J.H. et coll., *Toxicol Sci.* 2012, *125*, 310.
10. Fabbroccini G. et coll., *Dermatology.* 2015, *231*, 334.
11. Kiritsi D. et coll., *Br J Derm.* 2015, *172*, 1125.
12. Chen W. et coll., *J Eur Acad Dermatol Venereol.* 2011, *25*, 637.
13. Beylot C. et coll., *J Eur Acad Dermatol Venereol.* 2014, *28*, 271.
14. Lwin S.M. et coll., *Clin Exp Derm.* 2014, *39*, 162.
15. Shaheen B. et coll., *J Eur Acad Dermatol Venereol.* 2013, *27*, 1.
16. Leccia M.T. et coll., *J Eur Acad Dermatol Venereol.* 2015, *29*, 1485.
17. Thiboutot D. et coll., *Arch Dermatol.* 2006, *142*, 597.
18. *Ann Dermatol Vénéréol.* 1993, *120*, 709.
19. Dreno B. et coll., *Eur J Dermatol.* 2006, *16*, 565.
20. Borovaya A. et coll., *Int J Dermatol.* 2013, *52*, 1040.
21. Hald M. et coll., *Acta Derm Venereol.* 2015, *95*, 12.
22. Léaute-Labrèze C. et coll., *Ann Dermatol Vénéréol.* 1998, *125*, 132.
23. Ballanger F. et coll., *Dermatology.* 2006, *212*, 145.
24. Chivot M. et coll., *Ann Dermatol Venereol.* 2006, *133*, 813.

16
Pathologie des muqueuses

Coordinateur : L. Borradori

16-1	**Muqueuse buccale**	891
	L. Vaillant, M. Samimi	
16-2	**Muqueuses génitales féminines.**	905
	D. Parent	
16-3	**Muqueuse génitale masculine et verge**	916
	N. Dupin, E. Grosshans	
16-4	**Yeux et paupières**	922
	P. Bernard	

16-1 Muqueuse buccale

L. Vaillant, M. Samimi

Muqueuse buccale normale

Cavité buccale, anatomie

Les arcades dentaires divisent la cavité buccale en deux parties : l'une périphérique, constituant le vestibule buccal, l'autre centrale, contenant la langue mobile.

Les différentes parties de la cavité buccale et des lèvres peuvent être représentées par un schéma «éclaté» simplifié, sur lequel il est commode de dessiner sommairement les lésions constatées cliniquement (fig. 16.1).

Muqueuse buccale

La cavité buccale et le bord des lèvres sont revêtus par une muqueuse malpighienne dont la structure histologique présente des différences d'une région à l'autre [1, 2].

La demi-muqueuse des lèvres (bord vermillon, zone de Klein) comprend un épithélium mince orthokératosique, et un chorion richement vascularisé, dépourvu d'annexes et de glandes salivaires, reposant directement sur le plan musculaire.

La muqueuse buccale adhérente des gencives et du palais dur (palais antérieur) repose directement sur le périoste. Au fond du

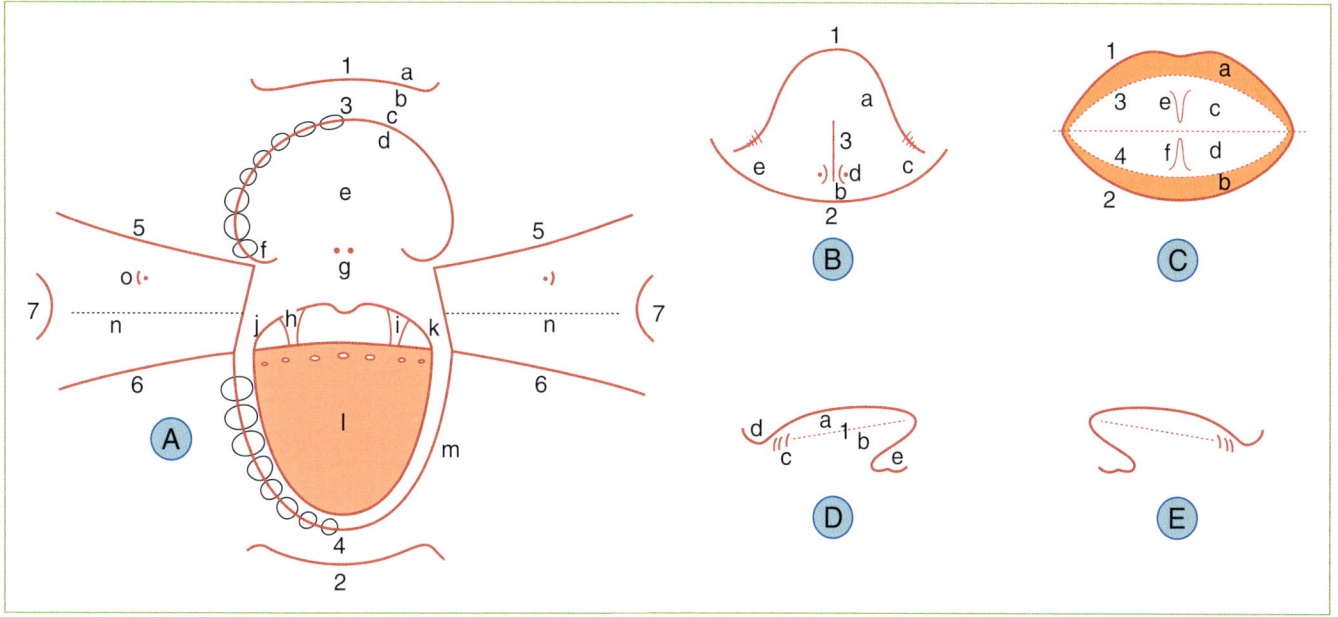

Fig. 16.1 Topographie buccale : schéma utilisé pour localiser les lésions buccales.
A. Schéma principal (bouche ouverte vue de face, les dents ne sont représentées que du côté droit)
1. Ligne d'occlusion de la lèvre supérieure
2. Ligne d'occlusion de la lèvre inférieure
3. Crête alvéolaire supérieure
4. Crête alvéolaire inférieure
5. Cul-de-sac vestibulaire supérieur
6. Cul-de-sac vestibulaire inférieur
7. Commissure labiale
a. Demi-muqueuse de la lèvre supérieure
b. Muqueuse de la lèvre supérieure
c. Versant vestibulaire de la gencive supérieure
d. Versant palatin de la gencive supérieure
e. Palais dur
f. Tubérosité du maxillaire supérieur
g. Voile du palais
h. Pilier postérieur
i. Amygdale palatine
j. Pilier antérieur
k. Trigone rétromolaire
l. Dos de la langue
m. Versant vestibulaire de la gencive inférieure
n. Face interne de la joue
o. Orifice du canal de Sténon
B. Face inférieure de la langue et plancher buccal
1. Ligne représentant le bord de la langue
2. Ligne représentant la crête alvéolaire inférieure
3. Ligne représentant le frein de la langue
a. Face inférieure de la langue
b. Plancher buccal antérieur
c. Plancher buccal latéral
d. Caroncules salivaires (orifices des canaux de Wharton)
e. Versant lingual de la gencive inférieure
C. Lèvres
1. Bord cutanéomuqueux de la lèvre supérieure
2. Bord cutanéomuqueux de la lèvre inférieure
3. Ligne d'occlusion de la lèvre supérieure
4. Ligne d'occlusion de la lèvre inférieure
a. Demi-muqueuse de la lèvre supérieure
b. Demi-muqueuse de la lèvre inférieure
c. Muqueuse de la lèvre supérieure
d. Muqueuse de la lèvre inférieure
e. Frein de la lèvre supérieure
f. Frein de la lèvre inférieure
D et E. Langue : profils droit et gauche
1. Bord de la langue
a. Face dorsale de la langue
b. Face inférieure de la langue
c. Papilles foliées
d. Base de la langue et vallécule
e. Plancher buccal antérieur

Dermatologie et infections sexuellement transmissibles
© 2017, Elsevier Masson SAS. Tous droits réservés

sillon, l'épithélium adhère à l'émail dentaire, et au chorion gingival fait suite le ligament alvéolodentaire ou desmodonte.

La muqueuse buccale mobile (ou libre) possède un épithélium souvent parakératosique. Le chorion contient des glandes salivaires accessoires séromuqueuses et repose sur le plan musculaire strié par l'intermédiaire d'une sous-muqueuse lâche riche en tissu adipeux.

La muqueuse du dos de la langue est caractérisée par un chorion épais et fibreux sur lequel s'insèrent les muscles linguaux.

Les papilles linguales sont de trois types : les *papilles filiformes* réparties de façon homogène sur toute la face dorsale de la langue, et dont le rôle est mécanique, les *papilles fongiformes* arrondies disposées entre les papilles filiformes en avant du « V » lingual, et les *papilles caliciformes* auxquelles sont annexés les bourgeons du goût, siégeant de façon linéaire au niveau du « V » lingual.

Particularités anatomiques

Les perles d'Epstein et les nodules de Böhn sont de petits kystes blanchâtres contenant des vestiges épithéliaux ou salivaires, situés sur la gencive et le raphé médian du palais, observés parfois chez le nouveau-né ; ils disparaissent spontanément.

Le kyste de la lame dentaire est un vestige épithélial de la lame dentaire, précurseur embryologique des dents. Il est situé sur la crête alvéolaire du maxillaire et de la mandibule. Il disparaît généralement en 3 mois.

Les grains de Fordyce, petits points jaunâtres très fréquents sur les lèvres et les joues, sont des glandes sébacées hétérotopiques de la muqueuse (fig. 16.2). Asymptomatiques, ils ne nécessitent aucun traitement.

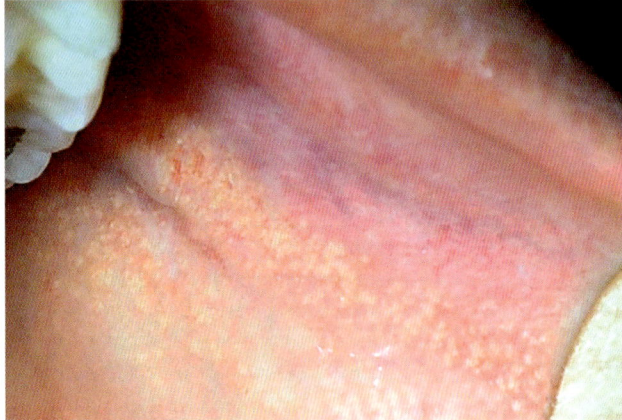

Fig. 16.2 Grains de Fordyce.

La langue plicaturée (langue scrotale), qui se constitue progressivement jusqu'à la fin de la 2e décennie, atteint 5 % de la population. Elle est caractérisée par des sillons plus ou moins profonds de la face dorsale.

La langue géographique (glossite exfoliatrice marginée) est une plaque rouge dépapillée entourée d'une bordure blanche correspondant histologiquement à une pustule spongiforme (*cf.* chapitres 10 et 11) qui s'étend excentriquement en cercles (fig. 16.3). Elle se déplace d'un jour à l'autre, disparaît spontanément et revient au bout de quelques jours ou semaines avec une évolution imprévisible, sur des semaines ou des années. Elle atteint 1 à 2 % de la population générale et se voit dans le psoriasis buccal et dans le *syndrome oculo-urétrosynovial*.

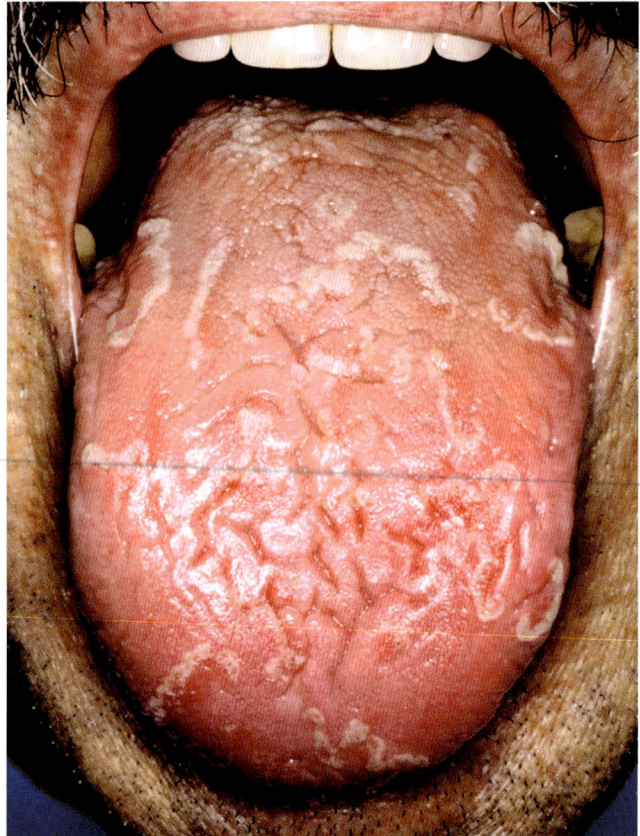

Fig. 16.3 Langue géographique (glossite exfoliatrice marginée), associée comme souvent à un début de langue scrotale.

La langue villeuse noire (fig. 16.4) est caractérisée par un allongement et une coloration noire ou brunâtre des prolongements kératinisés des papilles filiformes, tantôt étendue à tout le dos de la langue, tantôt localisée à la région médiane postérieure. Il ne s'agit pas d'une mycose, mais d'un état particulier de la langue, avec multiplication considérable des bactéries et champignons saprophytes. Des facteurs favorisants ont été identifiés : antibiotiques, antimitotiques, psychotropes, irritation chronique, usage excessif d'antiseptiques, syndrome sec, tabagisme, mauvaise hygiène buccodentaire. La langue villeuse noire cède rapidement aux applications de trétinoïne en solution, complétées pour l'entretien par des brossages quotidiens. Elle peut être blanche.

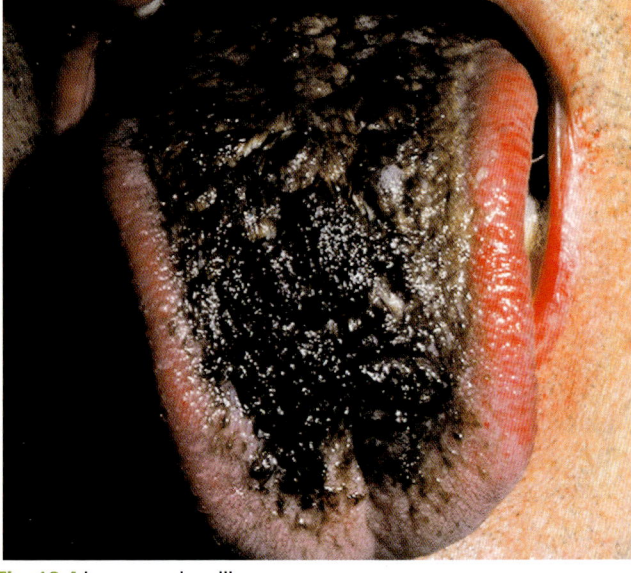

Fig. 16.4 Langue noire villeuse.

La glossite losangique médiane est un placard médian postérieur du dos de la langue, en avant du « V » lingual, érythémateux avec parfois quelques taches kératosiques, mamelonné ou parfois déprimé, toujours un peu infiltré.

L'ouranite médiane postérieure est une lésion érythémateuse de la partie postérieure du palais dur, en décalque de la glossite (*cf. infra* « Candidoses »).

Le torus est une exostose se manifestant par une tuméfaction dure de la ligne médiane du palais (torus palatin : 20 % de la population) ou des versants linguaux de la mandibule (torus mandibulaire : 6 % de la population). Il est asymptomatique mais peut nécessiter un traitement chirurgical en cas de mise en place d'une prothèse.

Affections des lèvres

Malformations

Elles groupent les *fentes* (habituellement latérales de la lèvre supérieure ou « bec-de-lièvre ») qui peuvent s'accompagner de fente maxillopalatine, les *fistules* congénitales qui sont des orifices symétriques paramédians de la demi-muqueuse de la lèvre inférieure avec un trajet borgne, les puits des *commissures*, petites dépressions punctiformes très communes et non gênantes, et la *lèvre double* caractérisée par un bourrelet transversal très disgracieux doublant la face muqueuse de la lèvre supérieure, plus rarement inférieure [2].

Le syndrome de Van der Woude, le plus fréquent des syndromes avec fente orofaciale, est caractérisé par de petites fistules de la lèvre inférieure, associées ou non à une fente labiale, labiopalatine ou palatine et à une hypodontie. Ce syndrome se transmet sur le mode autosomique dominant, lié à des mutations du gène *IRF6*.

Le syndrome d'Ascher associe la lèvre double, un blépharochalasis et un goitre euthyroïdien. Le traitement de ces diverses malformations est l'excision chirurgicale ; en revanche, les puits des commissures ne doivent pas être traités.

Kyste mucoïde et pseudo-kyste mucoïde (mucocèle) (fig. 16.5)

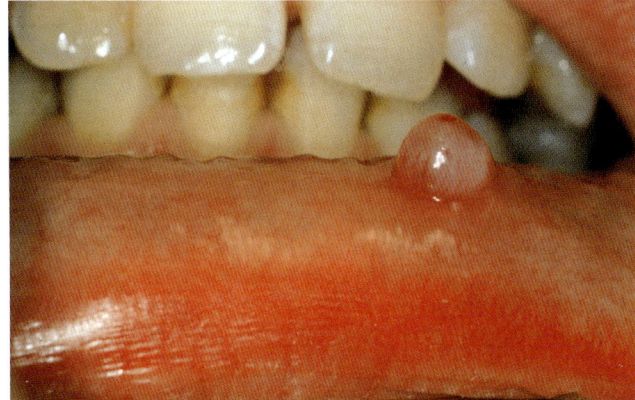

Fig. 16.5 Mucocèle.

Le kyste mucoïde « vrai » est lié à une imperforation congénitale du canal sécréteur d'une glande salivaire accessoire.

La mucocèle, ou pseudo-kyste mucoïde, est une lésion acquise secondaire à la rupture (par morsure) du canal excréteur d'une glande salivaire accessoire. Ce pseudo-kyste apparaît comme un nodule fluctuant, bleuté, parfois à surface kératinisée, le plus souvent situé sur le versant muqueux de la lèvre inférieure. Il peut se rompre spontanément ou récidiver voire se pérenniser. Son traitement est chirurgical, avec excision du kyste et de la glande responsable.

La grenouillette est un kyste mucoïde qui se développe sur le plancher buccal à partir de la glande sublinguale, des glandes salivaires accessoires du plancher buccal ou de la glande sous-maxillaire. Il se traduit par une tumeur arrondie, habituellement unilatérale, indolore, rénitente, translucide ou bleutée, de 3 à 10 mm de diamètre.

Chéilites allergiques

L'allergie de contact du versant cutané et semi-muqueux des lèvres est très fréquente du fait de la multiplicité des produits portés à la bouche [1]. L'eczéma aigu réalise une chéilite érythémato-œdémateuse et vésiculeuse, prurigineuse qui devient rapidement suintante et croûteuse. L'eczéma chronique associe une demi-muqueuse épaissie, squameuse et fissurée, à un érythème débordant sur la peau péribuccale.

Les causes sont multiples : cosmétiques (rouge à lèvres, baume du Pérou, etc.), dentifrices, objets portés à la bouche (fume-cigarette, instruments à vent, métaux, plantes, bois, tuba, etc.), aliments. L'enquête allergologique a pour but d'identifier l'agent responsable pour permettre son éviction. Il faut cependant savoir que la plupart des agents cités précédemment peuvent être responsables de chéilite par irritation.

La dermatite atopique peut causer une chéilite érythématosquameuse avec fissures et lichénification péribuccale.

Chéilites actiniques

Elles s'observent surtout chez les hommes entre 45 et 75 ans, que leur profession expose au soleil et aux intempéries, notamment en altitude ou sur la mer [1]. Elles atteignent électivement la lèvre inférieure, plus exposée aux rayons ultraviolets que la lèvre supérieure.

La chéilite actinique aiguë se traduit par une tuméfaction érythémateuse et douloureuse de la demi-muqueuse, bientôt suivie de vésicules, d'érosions croûteuses avec possibilité de surinfections. Elle est secondaire à une surexposition solaire (« coup de soleil ») ou à des photodermatoses.

La chéilite actinique chronique survient progressivement après plusieurs années d'exposition. À une desquamation de toute la lèvre inférieure, quelle que soit la saison, s'ajoute une coloration jaunâtre et/ou des plaques grisâtres, liées à l'atrophie cutanée, la dégénérescence élacéinique du chorion et l'hyperkératose. La muqueuse apparaît pâle. Les altérations dysplasiques de l'épithélium (décelables uniquement par la biopsie) peuvent se transformer en carcinome épidermoïde, surtout s'il existe d'autres facteurs carcinogènes associés, notamment le tabac. La chéilite actinique chronique est donc une « affection potentiellement maligne » [3]. Le risque de métastases du carcinome épidermoïde des lèvres est élevé (11 % des cas).

La prévention repose sur la protection antisolaire.

Le traitement des chéilites chroniques dysplasiques est avant tout la vermillonectomie (excision de la totalité de la demi-muqueuse et transposition de la muqueuse labiale voisine), geste simple et efficace. L'ablation au laser CO_2 et d'autres thérapeutiques non chirurgicales (5-FU, photothérapie dynamique, imiquimod) ont l'inconvénient de ne pas permettre un contrôle histologique.

Hyperkératoses des lèvres

Elles peuvent aussi être dues à des irritations mécaniques ou physicochimiques quand elles sont diffuses, ou au tabagisme quand elles sont localisées (*kératose en pastille*, opaline, de la lèvre inférieure du fumeur de cigarettes, avec parfois lésion en décalque sur la lèvre supérieure, *kératose rétrocommissurale* du fumeur). Ces lésions sont à différencier des localisations labiales du lichen et du lupus érythémateux cutané. Elles peuvent poser le problème d'un carcinome débutant, surtout lorsqu'elles s'accompagnent d'érosions et de croûtes.

Fissure chronique des lèvres

De siège médian ou parfois latéral, douloureuse, à bords hyperkératosiques, elle est d'évolution chronique. Elle peut parfois être liée à la présence d'une artère de grand calibre persistante sous-jacente. Le plus souvent, l'excision chirurgicale est le seul traitement efficace ; parfois, elle est d'origine staphylococcique et disparaît après traitement antibiotique *per os*.

Chéilite factice « exfoliatrice »

Elle atteint des adolescentes ou des adultes jeunes. Elle se caractérise par la présence de squames croûteuses grasses, blanchâtres ou brunâtres, recouvrant la demi-muqueuse des deux lèvres, pouvant atteindre une épaisseur importante (fig. 16.6). Ces squames-croûtes se détachent progressivement par les bords, sont facilement arrachées, mais se reproduisent sans cesse.

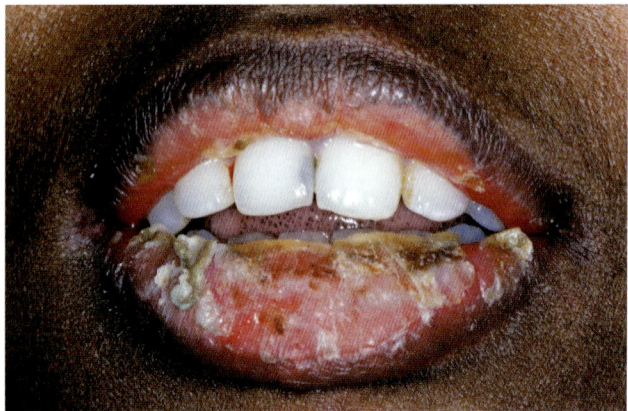

Fig. 16.6 Chéilite factice : tics de léchage des lèvres.

Ces chéilites très disgracieuses peuvent être considérées comme des *pathomimies* (lésions auto-entretenues), provoquées par un frottement continuel et/ou une humidification permanente des lèvres. Cette affection résulte le plus souvent d'une attitude compulsive (tics de léchage des lèvres) qui est détaillée au chapitre 21.

Chéilites glandulaires

Elles sont liées à l'hyperplasie et à l'inflammation de glandes salivaires hétérotopiques de la demi-muqueuse de la lèvre inférieure, plus rarement supérieure, voire de la cavité buccale. Dans la *chéilite glandulaire simple* (de Puente et Acevedo), la face muqueuse de la lèvre inférieure est parsemée de petites « têtes d'épingles » rouges, centrées par un pertuis dont la pression fait sourdre une goutte de salive ou un liquide purulent. Dans la *chéilite glandulaire suppurée* (superficielle de Baelz et Unna et profonde de Volkmann), rare et invalidante par sa chronicité, la lèvre est tuméfiée et modifiée par des poussées inflammatoires très douloureuses. Sous les squames-croûtes, existe une muqueuse érodée parsemée de petites dépressions punctiformes laissant sourdre du pus. Le traitement, après désinfection et antibiothérapie, est l'exérèse chirurgicale des lésions.

Macrochéilites granulomateuses

Il s'agit d'une inflammation chronique des lèvres, acquise, responsable d'un œdème pouvant devenir permanent, avec histologiquement un granulome giganto-épithélioïde sans nécrose cellulaire (fig. 16.7) [4].

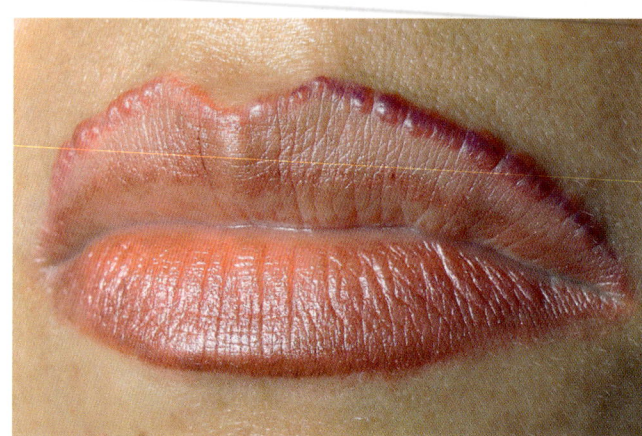

Fig. 16.7 Granulomes sur tatouage.

La macrochéilite granulomateuse de Miescher est un syndrome anatomoclinique défini comme une macrochéilite, acquise, d'installation progressive, avec histologiquement des granulomes giganto-épithélioïdes caractérisés par leur localisation profonde (parfois au contact des fibres musculaires) et leur tropisme vasculaire.

Elle se traduit par des poussées d'abord intermittentes d'une *tuméfaction souvent asymétrique* d'une lèvre ; puis l'hypertrophie devient permanente, en « lèvre de tapir ». Seules la mise en évidence d'un granulome giganto-épithélioïde sans nécrose caséeuse avec endovascularite épithélioïde oblitérante ou l'association à une paralyse faciale et une langue plicaturée (*cf. infra*) permettent de faire avec certitude le diagnostic de macrochéilite de Miescher. La biopsie profonde ne retrouve un aspect typique qu'au mieux dans la moitié des cas ; mais, souvent, elle ne révèle qu'un œdème et un infiltrat inflammatoire lymphoplasmocytaire. Le diagnostic d'une macrochéilite granulomateuse comprend la maladie de Crohn, la sarcoïdose, la tuberculose, une chéilite de contact voire la lèpre ou la syphilis tertiaire.

Le syndrome de Melkersson-Rosenthal (fig. 16.8) associe une macrochéilite granulomateuse, une langue plicaturée et une paralysie faciale périphérique. L'atteinte d'autres parties de la face (joue, langue, front, etc.) et d'autres nerfs crâniens (V, VIII) est possible. La macrochéilite de Miescher peut être donc considérée comme une forme monosymptomatique de syndrome de Melkersson-Rosenthal.

Pathologie des muqueuses

Muqueuse buccale

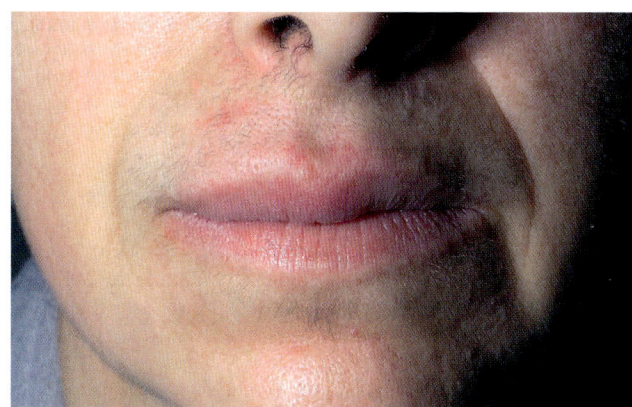

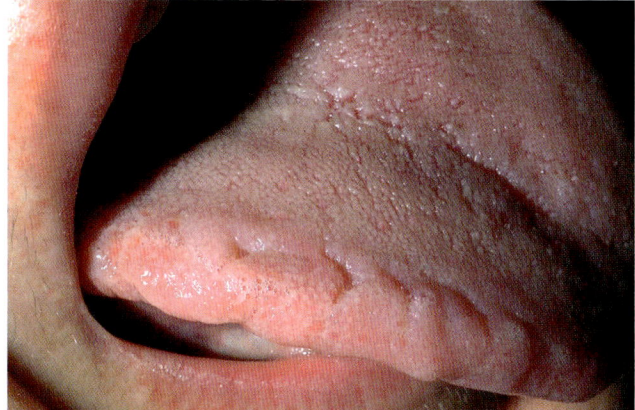

Fig. 16.8 Syndrome de Melkersson-Rosenthal.
Noter l'asymétrie faciale, la macrochéilite et la langue plicaturée.

Le traitement des macrochéilites granulomateuses est symptomatique. Il comporte des corticoïdes locaux, en injection intralésionnelle ou systémiques. Un traitement systémique souvent utilisé est la clofazimine, mais d'autres thérapeutiques ont été rapportées [5]. Aucun traitement ne fait consensus : les améliorations sont inconstantes, passagères, avec récidive à l'arrêt [5]. La chéiloplastie de réduction est possible lorsque les lésions sont fixées et non évolutives.

Affections muqueuses d'origine dentaire ou prothétique

Gingivite tartrique

Elle est due à de nombreuses bactéries présentes dans la plaque bactérienne, substance blanchâtre, molle et collante qui s'accumule sur les dents et dont la minéralisation forme le tartre. L'état négligé de la denture, auquel s'ajoutent divers facteurs favorisants (tabagisme, xérostomie, respiration buccale, grossesse, diabète, etc.) est la cause principale de la gingivite tartrique qui prédomine sur la gencive marginale s'étendant parfois secondairement à la muqueuse voisine (gingivostomatites).

La *gingivite marginale chronique* est d'une extrême fréquence. L'infection peut attaquer la sertissure gingivale et détruire progressivement le ligament alvéolodentaire, puis l'os alvéolaire, réalisant une *parodontite chronique* (ancienne « pyorrhée alvéolodentaire ») dont on précise le stade de l'alvéolyse par une radiographie panoramique dentaire et un bilan alvéolaire (poche parodontale). Leur traitement consiste à supprimer, dans la mesure du possible, les causes locales et éventuellement générales de l'infection. L'antibiothérapie n'est indiquée que dans les formes graves et chez les sujets à risque ; utilisée seule, elle n'apporte qu'une rémission temporaire et illusoire.

Fistules dentaires

L'infection dentaire et gingivoparodontale peut se compliquer localement d'abcès, de phlegmons et de *fistules dentaires* (fig. 16.9). L'orifice fistuleux peut s'ouvrir à la peau, au sommet d'une petite élevure. *L'origine dentaire n'est pas toujours évidente et nécessite d'y penser et de le faire confirmer par une radiographie :* par exemple, la fistule sous-mentonnière provient habituellement de l'apex d'une incisive dont la pulpe s'est nécrosée et infectée à la suite de traumatismes (couturière coupant le fil avec les dents), la dent n'est pas cariée et semble saine à l'inspection. Seules la désinfection et l'obturation de la cavité pulpaire de cette dent permettent de tarir la suppuration et de guérir la fistule, au prix d'une cicatrice déprimée. L'incision ou l'excision de la lésion cutanée n'est pas indiquée.

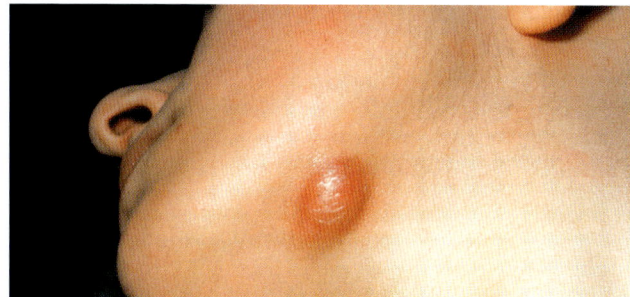

Fig. 16.9 Fistule sur abcès parodontal.

Stomatites sous-prothétiques

Le plus souvent asymptomatiques, elles sont caractérisées initialement par un érythème punctiforme autour des orifices des glandes muqueuses puis limité à toute la zone recouverte par la plaque avec parfois purpura. Cette intolérance prothétique est le plus souvent traumatique (fragilité capillaire, pression excessive) et rarement due à une allergie au matériel prothétique. Une infection candidosique peut compliquer l'intolérance. La *papillomatose sous-prothétique du palais* est une nappe rouge et finement villeuse.

Actinomycose cervicofaciale

Elle est due à *Actinomyces*, le plus souvent *israeli*, bacille Gram + anaérobie, saprophyte strict de la bouche et du tube digestif [4]. *L'infection est généralement secondaire* à une extraction dentaire, une plaie muqueuse ou une fracture, parfois à des chicots. Il existe une induration de l'angle de la mandibule, de la région sous-maxillaire ou sous-mentale, qui évolue vers le ramollissement et la fistulisation. L'orifice de fistulisation mamelonnée, multiple, laisse sourdre un écoulement purulent contenant des grains jaunes. *Le diagnostic est plus souvent histologique que bactériologique.* Le traitement associe curetage chirurgical et antibiotique (pénicilline G IV pendant 1 mois et relais *per os* par amoxicilline 3 à 6 mois).

Muqueuse buccale

Candidoses

Ce sont des mycoses superficielles dont l'agent habituel est *Candida albicans* (plus rarement *Candida tropicalis*, *Candida glabrata* ou *Candida krusei*). Il s'agit de saprophytes de la cavité buccale et du tube digestif : dans la population générale, 30 à 50 % des sujets sont porteurs sains du *C. albicans* en bouche. Des modifications du terrain, comme traitement antibiotique, corticoïde ou immunosuppresseur, radiations ionisantes, grossesse, diabète, hémopathie, déficit immunitaire congénital ou acquis, ainsi qu'infection par le VIH favorisent et prédisposent au parasitisme (*cf.* chapitre 2).

Candidose aiguë (muguet)

C'est un érythème rouge vif cuisant qui se couvre rapidement de plaques blanc crémeux (pseudo-membranes) facilement détachables par l'abaisse-langue. Il survient le plus souvent chez les nouveau-nés, les nourrissons et chez les personnes âgées de plus de 65 ans (en particulier les porteurs de prothèses adjointes). La survenue d'une candidose aiguë chez un adulte de moins de 65 ans, sans facteur favorisant, doit faire chercher une immunodépression. Souvent le muguet est asymptomatique ; il existe parfois une sensation de brûlure. Le diagnostic est clinique. Le prélèvement mycologique n'a généralement pas d'intérêt.

La *glossite érythémateuse candidosique* est une forme de candidose aiguë survenant souvent après une antibiothérapie.

Candidoses chroniques

La perlèche est une lésion triangulaire érythématosquameuse et, parfois, fissurée du pli commissural et de la peau voisine dont la candidose n'est que l'une des causes (tableau 16.1).

Tableau 16.1 Perlèche : intertrigo du pli commissural des lèvres

Formes cliniques	Légère : triangle érythémateux prolongeant la commissure Moyenne : épaississement blanchâtre du pli ; squames et croûtelles sur la peau Intense : fissure douloureuse plus ou moins saignante
Causes	Perlèche mycosique : *Candida albicans* surtout ; rechercher une candidose buccale Perlèche bactérienne : streptocoques, staphylocoques, entérocoques surtout ; examiner gencives et dents Perlèche mixte : mycosique et bactérienne
Facteurs favorisants	Locaux : – accentuation et macération du pli (dents absentes ou trop courtes) – sécheresse buccale (xérostomie) de causes diverses – tic de léchage Généraux : – diabète – iatrogènes (antibiotiques, corticoïdes, immunosuppresseurs) – carences alimentaires, déficit en vitamines B2, B6 – anémie ferriprive
Diagnostic différentiel	Syphilides commissurales (syphilis secondaire) Herpès Pyodermite chancriforme Aphtose (aphtose géante de la commissure) Pemphigus végétant Carcinome épidermoïde de la commissure labiale Accessoirement : eczéma, atopie, chéilite exfoliative, etc.

La kératose candidosique chronique est faite de plaques blanches, fermes, souvent surélevées, parfois entourées d'un érythème, siégeant habituellement sur la muqueuse jugale en rétrocommissural. On ne peut habituellement la distinguer d'une leucoplasie (*cf. infra*). C'est une « affection potentiellement maligne » [3].

Le diagnostic est histologique, sur la présence de *Candida* dans les couches profondes de l'épithélium. Elle doit faire chercher un déficit immunitaire acquis (infection par le VIH) ou primitif (syndrome de Job par déficit de STAT3, syndrome polyendocrinien auto-immun avec candidose cutanéomuqueuse chronique ou APECED). Récemment, plusieurs mutations affectant la voie de l'IL-17 ont également été mises en évidence dans les *candidoses cutanéomuqueuses chroniques*.

La glossite losangique médiane, l'ouranite médiane postérieure et la candidose érythémateuse chronique sont d'autres formes possibles de candidose chronique.

Lésions blanches

Définition, séméiologie

Ce terme correspond à des situations où une partie de la muqueuse buccale est plus blanche que la muqueuse normale adjacente, habituellement discrètement surélevée et rugueuse [1]. L'examen clinique permet de distinguer trois types de lésions blanches :
– les *pseudo-membranes*, lésions fibrineuses pouvant se détacher avec l'abaisse-langue ;
– les *lésions blanches non kératosiques* ne se détachant pas avec l'abaisse-langue et correspondant à une augmentation d'épaisseur de l'épithélium ;
– les *kératoses* (ou *leucokératoses*), lésions blanches ne se détachant pas à l'abaisse-langue. Elles peuvent être en plaques ou inhomogènes, d'aspect nodulaire voire verruqueux, uniques ou multiples, de petite taille ou extensives.

Types et étiologie

Lésions pseudo-membraneuses

Elles sont souvent secondaires à une bulle ou une vésicule, rapidement érodées dans la cavité buccale. Elles peuvent aussi être dues à un muguet ou à des causes physiques (brûlures), chimiques (médicaments tels acide acétylsalicylique, antiseptiques, caustiques).

Lésions blanches non kératosiques

Des variations anatomiques ou physiologiques de la muqueuse normale peuvent donner un aspect blanchâtre comme la ligne blanche, le tic de mordillement, le leucœdème ou des maladies héréditaires dont l'aspect clinique est très voisin.

L'*hamartome muqueux spongieux* (hamartome blanc spongieux, *white sponge naevus*) donne à la muqueuse des joues (ou plus rarement de la face ventrale de la langue, voire de l'ensemble de la cavité buccale) un aspect blanc grisâtre. Cette lésion symétrique et bilatérale, asymptomatique, apparaît dans l'enfance. Histologiquement, il existe une acanthose avec spongiose et des kératinocytes au cytoplasme vacuolisé ; c'est une *hyperkératose épidermolytique* de la muqueuse orale causée par des mutations des kératines exprimées dans cet épithélium, les kératines K4 et K13 (*cf.* chapitre 7-7). Sa transmission est autosomique dominante. Un traitement par cyclines topiques ou *per os* a permis une guérison suspensive de l'ensemble des lésions.

Cet aspect est proche (fig. 16.10) de celui observé dans le syndrome de Jadassohn-Lewandowsky (cf. chapitre 7-3).

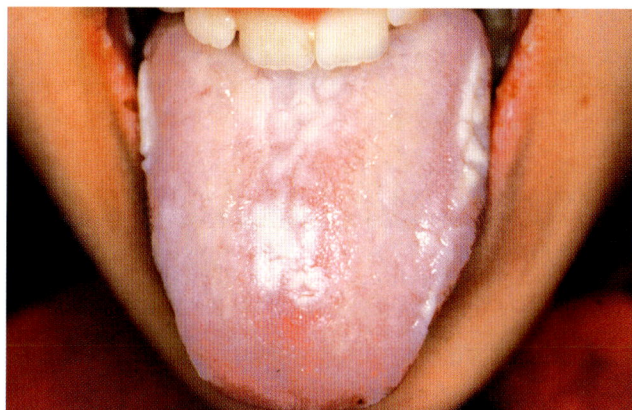

Fig. 16.10 Lésions linguales de la pachyonychie congénitale, proches de l'hamartome muqueux spongieux (hamartome blanc spongieux ou *white sponge naevus*).

Kératoses

On distingue d'une part les kératoses dues à une maladie identifiable (lichen, candidoses chroniques, infections à virus du papillome humain (PVH), lupus érythémateux, maladies héréditaires) et d'autre part la leucoplasie sans étiologie définie.

Leucoplasie (fig. 16.11). C'est une lésion kératosique de la muqueuse buccale de diamètre supérieur à 5 mm ne disparaissant pas au grattage et n'entrant dans le cadre d'aucune maladie bien définie ; elle est en rapport le plus souvent avec un facteur irritatif exogène (tabac). Le terme de leucoplasie est donc un terme clinique qui *ne préjuge pas de l'existence d'une dysplasie histologique*. En dehors du tabac, ces *kératoses leucoplasiques* peuvent être dues à l'action de différentes substances irritantes (bétel, piments forts comme dans la fibrose buccale sous-muqueuse des Indiens). Certaines kératoses avec ou sans hyperplasie épithéliale sont en rapport avec une irritation endogène (fibrose ou tumeur sous-jacente).

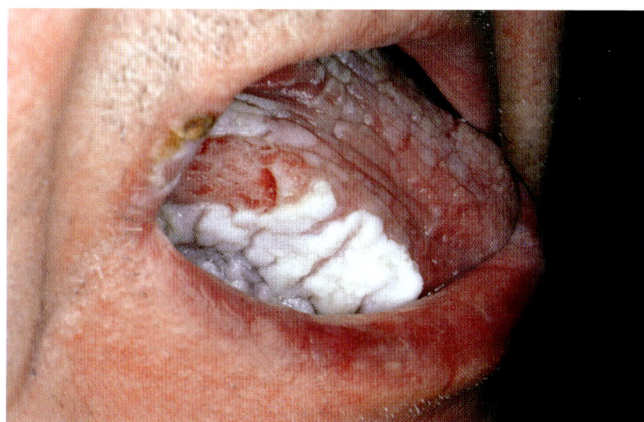

Fig. 16.11 Leucoplasie de la langue.

Clinique. Les leucoplasies sont asymptomatiques, non ulcérées et non saignotantes. On distingue plusieurs formes cliniques selon la lésion élémentaire (leucoplasie plane étendue non ou à peine palpable, leucoplasie papuleuse, leucoplasie nodulaire ou verruqueuse) et selon leur aspect (homogène ou non). L'aspect et la topographie des lésions varient selon le mode d'utilisation du tabac et les conditions du milieu buccal (présence des dents) : plus fines et plus diffuses pour la cigarette, plus épaisses au point d'impact de la fumée pour la pipe, lésion du vestibule inférieur pour la chique. En cas d'alcoolisme associé, la kératose diminue au profit d'un érythème avec télangiectasies et, parfois, pigmentation (stomatite congestive alcoolotabagique).

Histologie. Il est donc recommandé de biopsier une leucoplasie à la recherche d'une dysplasie, présente dans 10 à 20 % des cas. Ce sont des troubles de la prolifération, de la différenciation et de la maturation des kératinocytes de l'épithélium buccal, dont il existe trois degrés : léger (éventuellement réversible), modéré et sévère (très proche d'un carcinome intraépithélial).

Pronostic. La prévalence de la leucoplasie dans la population adulte de plus de 35 ans est de 3 à 4 % et prédomine chez l'homme. Une disparition après arrêt du tabagisme est observée dans 50 % des cas en 1 an. Le *risque de transformation en carcinome épidermoïde d'une leucoplasie est en moyenne de 5 %* ; ce risque est lié à la présence et à l'importance de la dysplasie. Les facteurs cliniques prédictifs de la transformation en carcinome sont l'ancienneté de la lésion, l'aspect clinique (non homogène), la présence d'un érythème au sein de la lésion blanche, le caractère nodulaire ou verruqueux et la topographie (plancher de la bouche, lèvres et face ventrale ou bords latéraux de la langue).

Traitement. Il comporte toujours l'élimination des facteurs de risque carcinogène et en particulier l'arrêt du tabac dont l'effet favorable est démontré. Aucun autre traitement n'a prouvé une efficacité [5]. En cas de dysplasie sévère ou *a fortiori* s'il existe des foyers de carcinome *in situ*, un traitement chirurgical est impératif. En l'absence de dysplasie sévère, une destruction locale (laser ou cryochirurgie) ou un traitement médicamenteux (rétinoïdes, bêtacarotène, lycopène) ont été proposés [6].

Lichen buccal. Sa prévalence est estimée entre 0,5 et 2,2 % de la population générale [7].

Clinique (fig. 16.12). On distingue plusieurs types qui peuvent coexister : réticulé, papuleux, en plaques, atrophique et aussi des formes non kératosiques (érosives et bulleuses). Les différents aspects peuvent s'associer. Les lésions non érosives sont habituellement asymptomatiques en dehors de sensation de brûlures ou d'un goût métallique ; en revanche le lichen érosif est douloureux avec un net retentissement sur la qualité de vie. La localisation préférentielle est la muqueuse jugale, gingivale ou la langue. Une atteinte d'autres muqueuses est possible (œsophage, conjonctive oculaire, anus, génital (cf. chapitre 10-9).

L'aspect *réticulé* le plus fréquent est constitué de stries blanchâtres en «feuille de fougère»; cet aspect peut parfois se limiter à des ponctuations blanchâtres. L'aspect *papuleux* ou en plaques (souvent localisé au dos de la langue) a un aspect identique à celui d'une leucoplasie et impose donc une biopsie. Le type *atrophique* ou *érythémateux* est caractérisé par une muqueuse rouge atrophique avec en périphérie des stries blanchâtres ; le centre érythémateux doit être biopsié pour éliminer un carcinome *in situ* souvent difficile à distinguer cliniquement.

Le lichen érosif (fig. 16.12b) est caractérisé par des érosions douloureuses entourées par une leucokératose. Une forme particulière de lichen érosif gingival associe gingivite érythémateuse et érosive, lésions vulvaires et vaginales (*syndrome vulvovaginal gingival*). Au moins 20 % des patientes ayant un lichen gingival ont une atteinte vulvaire ou vaginale, et 50 à 90 % des patients ayant un lichen érosif vulvaire ont une atteinte buccale, surtout gingivale ; un aspect cicatriciel ou des adhérences (assez semblables à celles observées dans la pemphigoïde des muqueuses) sont trouvés à l'examen d'un quart des patientes ayant ce syndrome. Le traitement de 1re intention est la corticothérapie locale. Un syndrome identique a été rapporté chez l'homme sous le nom de *syndrome pénogingival*.

16-1 Pathologie des muqueuses

Muqueuse buccale

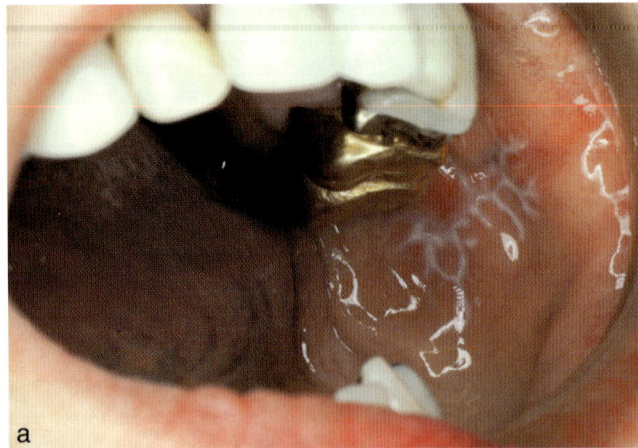
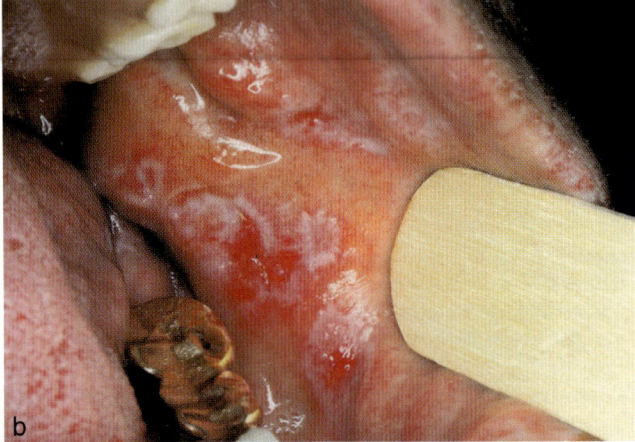

Fig. 16.12 Lichen buccal.
a. Forme réticulée. b. Forme érosive.

Histologie. Les modifications histologiques observées au cours du lichen buccal sont moins marquées que sur la peau ; elles associent des modifications épithéliales (acanthose, hypergranulose), une dermatite de l'interface (avec vacuolisation de la basale et boules hyalines) et un infiltrat lymphocytaire du chorion en bande.

Évolution. Elle est habituellement chronique (persistance dans plus de 95 % des cas). La disparition spontanée ou sous traitement est observée dans les formes réticulées, mais est très rare dans les formes atrophiques ou en plaques. La transformation d'un lichen buccal en carcinome épidermoïde est possible mais exceptionnelle (0,5 %) [8] et se voit essentiellement dans les formes érosive et atrophique (*cf.* fig. 16.12b).

Facteurs favorisants. Certains ont été identifiés : les traumatismes, le stress, les médicaments, les allergies aux mercuriels utilisés dans les amalgames dentaires ou encore le tartre. Des études ont suggéré l'association lichen (surtout érosif) et hépatopathie ; la prévalence de l'hépatite C est 5 à 6 fois plus fréquente dans le lichen buccal que dans la population générale dans une méta-analyse [9] (*cf.* chapitre 10). Cette prévalence dépend de la zone géographique pouvant aller d'une fréquence 2 (Europe du Nord) à 7 fois plus élevée (Méditerranée).

Traitement. Le lichen kératosique étant habituellement asymptomatique, il est licite de ne pas le traiter. En revanche, si le lichen est actif (lésion inflammatoire érythémateuse ou symptomatique), la corticothérapie locale est le traitement de 1re intention [10] ou, dans les formes très kératosiques, la vitamine A acide. La corticothérapie locale utilise les dermocorticoïdes très puissants en pommade (ou en association à parts égales avec une pâte adhésive type Orabase®), 2 fois/j. Les anticalcineurines en topiques (tacrolimus

et pimécrolimus) peuvent être utilisés dans le lichen érosif corticorésistant (*cf.* chapitre 10-9). Dans les formes étendues, on peut recourir aux corticoïdes *per os* en phase aiguë et aux rétinoïdes *per os* à la phase chronique.

Infections. Outre la kératose candidosique, la kératose syphilitique (manifestation de la syphilis tardive associée à la glossite scléreuse) et l'histoplasmose chronique, on isole les formes suivantes.

Leucoplasie orale chevelue. Il s'agit d'une kératose décrite lors de l'infection par le VIH, localisée sur les bords de la langue en bandes parallèles est due au virus d'Epstein-Barr. Elle est devenue exceptionnelle depuis les trithérapies. La leucoplasie orale chevelue est corrélée à l'immunodépression (CD4 < 400/mm^3). La lésion est parfois très discrète, unilatérale, réduite à quelques stries opalines verticales ; elle est parfois très étendue, occupant la face dorsale de la langue, sa face inférieure ou le plancher buccal et le palais (*cf.* fig. 3.11). La leucoplasie orale chevelue a également été rapportée en dehors de l'infection par le VIH chez des patients immunodéprimés (greffés rénaux).

Autres lésions blanches. Dans le *psoriasis* ont été rapportées des lésions kératosiques habituellement associées à une atteinte cutanée. L'aspect clinique est varié : plaque ou macule surélevée, grise ou blanc jaunâtre. Le diagnostic est posé par l'aspect typique de psoriasis à l'examen histologique. La corticothérapie locale fait disparaître les lésions.

Parmi les maladies héréditaires, le syndrome de Zinsser-Cole-Engman ou dyskératose congénitale, la pachyonychie congénitale, le syndrome de Papillon-Lefèvre, le dyskératome verruqueux, la maladie de Darier, la pachyonychie congénitale sont responsables de kératoses buccales pouvant parfois se transformer en carcinome épidermoïde.

Ulcérations

Aphtes buccaux

L'aphte (nom masculin) est une forme particulière d'ulcération d'une muqueuse, habituellement buccale, plus rarement génitale. En bouche, il est souvent difficile de distinguer une ulcération d'une érosion [11]. Les aphtes peuvent être isolés ou s'inscrire dans le cadre d'une aphtose atteignant d'autres organes (*cf.* chapitre 10-12).

Aspects cliniques. L'aphte est une ulcération ronde ou ovalaire, douloureuse survenant par poussées. Le diagnostic est clinique devant une *ulcération* douloureuse dont le *fond* déprimé nécrotique est de couleur jaunâtre ou grisâtre, *la base infiltrée, les bords nets entourés d'un halo érythémateux inflammatoire rouge vif*. Les aphtes peuvent siéger partout dans la bouche. Ils disparaissent en 1 à 2 semaines sans laisser de traces. On distingue les aphtes de petite taille (*aphte herpétiforme* de quelques millimètres, parfois nombreux et confluents, réalisant l'aphtose miliaire) guérissant sans cicatrice, et les *aphtes géants* (plus de 2 cm, maladie de Sutton) inflammatoires et très douloureux pouvant guérir avec une bride cicatricielle.

Chez les malades atteints d'aphtose, une hyperréactivité non spécifique (*réaction de pathergie, cf.* chapitre 10-12) de la muqueuse peut être observée (p. ex. après anesthésie locale par injection).

Histologie. L'aphte vulgaire correspond à une nécrose de la muqueuse ; il existe généralement un infiltrat inflammatoire riche en polynucléaires, avec parfois des images d'oblitération artériolaire, sous la nécrose. Les aphtes géants correspondent à l'atteinte de vaisseaux plus profonds et de plus gros calibre, et l'infiltrat inflammatoire entoure également les canaux excréteurs des glandes salivaires accessoires.

Étiologie. Le rôle déclenchant de certains aliments (noix, noisettes, gruyère) est souvent discuté. Des facteurs génétiques ont été évoqués devant la fréquence de cas familiaux (90 % des enfants de parents ayant tous deux une aphtose ont des aphtes).

Diagnostic. Les aphtes idiopathiques de l'aphtose buccale récidivante ne peuvent être distingués ni cliniquement ni par l'histologie des aphtes de la *maladie de Behçet* [12] dont on devra toujours rechercher les autres signes (*cf.* chapitre 10-12). Des ulcérations très voisines de l'aphtose buccale récidivante idiopathique sont observées dans les *entérocolopathies* (maladie cœliaque, maladie de Crohn, rectocolite hémorragique), le syndrome PFAPA (*Periodic Fever, Aphthous stomatitis, Pharyngitis and cervical Adenitis*), la plupart des *maladies auto-inflammatoires*, les *carences* en folates, en vitamine B12, en fer, avec ou sans anémie, en zinc, et dans les affections comportant une anomalie fonctionnelle du *polynucléaire* (neutropénie cyclique) (*cf.* chapitre 19). Un bilan systématique est proposé dans les aphtoses idiopathiques (encadré 16.1) [13].

> **Encadré 16.1**
>
> **Bilan biologique conseillé devant une aphtose buccale récidivante idiopathique**
> – Numération formule sanguine
> – Dosages ferritine, folates, vitamine B12
> – Vitesse de sédimentation, protéine C réactive
> – *Éventuellement* dosage des anticorps IgA antitransglutaminase tissulaire (ou anti-endomyosium IgA) et antigliadines *déamidées* IgA et IgG, dosage pondéral des IgA
> Élargir le bilan en présence d'autres symptômes et signes systémiques (rhumatologiques, gastroentérologiques, ophtalmologiques, etc.).

Traitements. Leur but est de diminuer la douleur, de réduire l'inflammation et d'accélérer la cicatrisation [13]. Il s'agit dans tous les cas de traitement symptomatique et suspensif. Dans les poussées mineures, un traitement par antalgique local est parfois suffisant, en privilégiant la lidocaïne gel. Dans les poussées d'aphtes habituels, il faut associer aux antalgiques locaux les corticoïdes locaux très puissants (classe 4 dans la nouvelle classification), éventuellement dans une pâte adhésive (p. ex. Diprolène® pommade et Orabase® en quantités égales). Dans les poussées plus étendues avec atteinte postérieure, il faut associer aux corticoïdes locaux (parfois sous forme de spray pour les aphtes postérieurs), des bains de bouche au sucralfate 3 à 4 fois/j. Dans les formes avec aphtes géants empêchant l'alimentation, est discuté un traitement systémique par thalidomide (100 mg/j) (*cf.* chapitre 22-6) associé aux corticoïdes locaux et au sucralfate ou une courte corticothérapie générale (prednisone 25 mg/j). Le traitement curatif est souvent insuffisant si les poussées sont rapprochées ou fréquentes ; un traitement préventif des poussées est donc nécessaire. Les moyens thérapeutiques sont identiques dans l'aphtose idiopathique ou dans la maladie de Behçet : colchicine (en 1re intention à 1,5 ou 2 mg/j), thalidomide (le plus efficace), sucralfate (en adjuvant) [13].

Autres ulcérations buccales

Ulcérations uniques. Une ulcération orale unique aiguë ou subaiguë doit faire éliminer un *chancre syphilitique*. Une ulcération chronique doit faire éliminer un *carcinome épidermoïde*.

Ulcérations traumatiques. Les ulcérations traumatiques de la muqueuse ont un contour net, un bord parfois surélevé, un fond jaune grisâtre et une base infiltrée. Fréquentes, souvent uniques, elles guérissent en 7 à 10 jours, une fois la cause traitée. Leur persistance après 3 semaines impose une biopsie pour éliminer un carcinome épidermoïde. La cause principale est dentaire (morsure, chicot, dent cassée ou prothèses), mais les causes sont variées (aliments, corps étrangers, après rapport sexuel, radiothérapie, pathomimie ou automutilation).

Maladies systémiques. Des ulcérations buccales peuvent révéler des *leucémies* (surtout à monocytes). L'*agranulocytose* s'accompagne souvent d'ulcérations nécrotiques. Les lymphomes T/NK dus à EBV peuvent être responsables d'ulcérations mutilantes gingivo-alvéolaires et surtout palatines (ancien granulome malin centrofacial).

Dans le *lupus érythémateux systémique*, il s'agit d'ulcérations superficielles à bords érythémateux mal limités (*cf.* chapitre 10-4). Dans les *vasculites nécrosantes*, on peut observer des ulcérations palatines avec gingivites (comme dans la granulomatose avec polyangéite), ou linguales avec céphalées et claudication massétérine (maladie de Horton).

Dans le *syndrome oculo-urétrosynovial* (anciennement appelé syndrome de Fiessinger-Leroy-Reiter), des ulcérations superficielles miment parfois une langue géographique. Outre les aphtes buccaux (*cf. supra*), la *maladie de Crohn* peut avoir d'autres manifestations buccales, comme des fissures étroites et ramifiées limitant des zones de muqueuses œdémateuses ou séparant des formations polypoïdes (aspect en «pavé»), une macrochéilite parfois fissurée (*cf.* chapitre 19). De même, la *rectocolite ulcérohémorragique* peut s'accompagner d'aphtes, ulcérations hémorragiques ou ressemblant au *pyoderma gangrenosum*, de pyostomatite végétante. D'autres ulcérations sont à mettre au compte d'une *radiomucite chronique*, d'une *ostéoradionécrose* des maxillaires, d'une chimiothérapie (bléomycine, méthotrexate, adriamycine, etc.) ou d'autres *médicaments* (nicorandil, anti-inflammatoires, bêtabloquants, inhibiteurs de mTOR, biphosphonates) [13].

Affections bulleuses

Pemphigus

Le pemphigus vulgaire débute sur la muqueuse buccale dans environ 80 % des cas et ses manifestations initiales sont souvent méconnues (retard du diagnostic évalué entre 5 mois et 1 an) [14]. Il peut rester localisé à la muqueuse durant toute son évolution. Les lésions buccales sont des érosions irrégulières et éclatées atteignant surtout le palais mais aussi les joues et les lèvres. Le diagnostic repose sur l'histologie (cellules acantholytiques) et est confirmé par les études en immunofluorescence directe et immunosérologiques (*cf.* chapitre 10-10). Dans 13 % des cas, d'autres lésions muqueuses sont observées. Le pemphigus végétant peut réaliser des lésions végétantes de la commissure des lèvres, et sur la muqueuse semblables à celles du pemphigus vulgaire.

Le pemphigus paranéoplasique, à l'origine de douleurs et d'érosions de la muqueuse buccale, des lèvres et des conjonctives oculaires est souvent associé à un lymphome ou une leucémie lymphoïde chronique, plus rarement à une tumeur de Castleman.

Pemphigoïde des muqueuses, pemphigoïde bulleuse, dermatite herpétiforme

La pemphigoïde des muqueuses (anciennement appelée pemphigoïde cicatricielle) constitue un groupe hétérogène de maladies bulleuses auto-immunes sur le plan immunopathologique (*cf.* chapitre 10-11) et comporte dans environ 85 % des cas une atteinte de la muqueuse orale, soit isolée soit en association avec une autre atteinte d'autres muqueuses (conjonctive des yeux, région ORL région anogénitale et ou œsophage) (fig. 16.13). Elle se traduit par des bulles à contenu clair ou hémorragique, qui se rompent rapidement, laissant place à des ulcérations avec un fond fibrineux et un pourtour érythémateux ou des plages érythémateuses, atteignant de façon prédominante la fibromuqueuse (gencive et palais dur), pouvant s'étendre dans les cas intenses à la muqueuse mobile ; la langue est toujours respectée. L'épidermolyse bulleuse acquise et la dermatose à IgA linéaires peuvent avoir une présentation clinique à type de pemphigoïde des muqueuses (*cf.* chapitre 10-11).

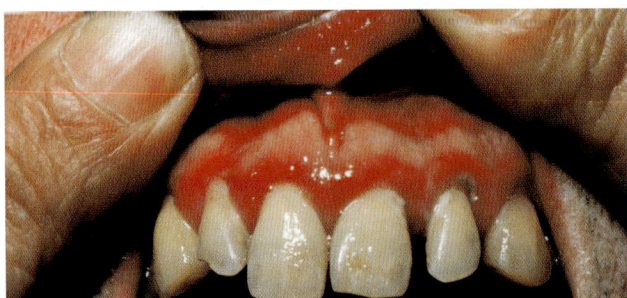

Fig. 16.13 Pemphigoïde des muqueuses, une des causes de gingivite érosive chronique.

Une atrophie épithéliale avec fibrose cicatricielle rétractile se constitue lentement.

Le diagnostic avec classification du cas est fait sur la base de l'histologie et de l'immunofluorescence directe, ainsi que des examens immunosérologiques. L'immunomicroscopie électronique est actuellement rarement pratiquée (*cf.* chapitre 10-11). Le diagnostic différentiel principal est le lichen érosif.

La pemphigoïde bulleuse s'accompagne dans 10 à 20 % des cas d'une atteinte orale, souvent discrète, qui touche de façon prédominante la muqueuse mobile (lèvres, joues, face inférieure de la langue), sans évolution cicatricielle.

La « gingivite érosive chronique » est un syndrome aux causes multiples dominées par la pemphigoïde cicatricielle (40 %), le lichen érosif (40 %) et le pemphigus vulgaire (10 %) ; elle a été initialement décrite sous le nom de gingivite desquamative superficielle [14]. Les autres causes de la gingivite érosive sont la stomatite de contact, le lupus érythémateux, etc.

Le signe de la pince qui consiste à détacher à la pince l'épithélium en périphérie des érosions gingivales permet de distinguer cliniquement la pemphigoïde des muqueuses du lichen érosif. Il est positif s'il détache un lambeau (ceci est caractéristique de la pemphigoïde des muqueuses, alors que dans le lichen érosif, la pince ne peut pas détacher un morceau d'épithélium).

La dermatite herpétiforme peut présenter des manifestations buccales discrètes (macules érythémateuses ou purpuriques, petites érosions) souvent méconnues.

Érythème polymorphe, syndrome de Stevens-Johnson et nécrolyse épidermique toxique

Ils sont responsables d'érosions recouvertes de pseudo-membranes, plus rarement de lésions érythémateuses, de vésicules ou de bulles, et sont souvent associés à une chéilite érosive et hémorragique (fig. 16.14). L'aspect clinique des lésions intrabuccales est identique dans ces deux maladies que seul l'aspect cutané permet de différencier. L'atteinte buccale est habituelle dans le syndrome de Lyell, très fréquente dans le syndrome de Stevens-Johnson (90 %) et variable dans l'érythème polymorphe (érythème polymorphe majeur *versus* mineur) (*cf.* chapitres 6-2 et 6-3). L'évolution est brève (1 à 2 semaines) avec parfois des récurrences dans l'érythème polymorphe post-herpétique. L'évolution est plus souvent longue (3 à 6 semaines) dans le syndrome de Stevens-Johnson/syndrome de Lyell ; les médicaments responsables sont habituellement ceux qui ont été débutés 7 à 21 jours avant la première érosion, principalement les sulfamides antibactériens, les anticonvulsivants, la névirapine, l'allopurinol et les AINS de la famille des oxicams. Un érythème polymorphe à localisation buccale exclusive a déjà été rapporté. Certaines formes d'érythème polymorphe et de Stevens-Johnson n'intéressent que les muqueuses et les zones périorificielles (*ectodermose érosive pluriorificielle de Fiessinger et Rendu*), voire la muqueuse buccale et labiale (*cf.* chapitre 6). Au cours de l'érythème polymorphe récidivant, les poussées successives peuvent être marquées tantôt par une grande éruption cutanéomuqueuse, tantôt seulement par quelques bulles endobuccales.

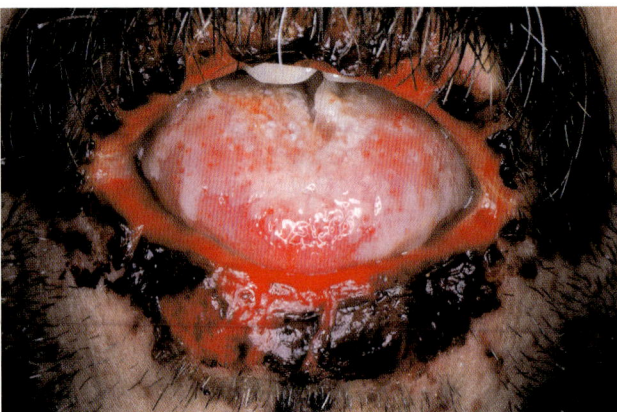

Fig. 16.14 Érythème polymorphe (ectodermose pluriorificielle et syndrome de Stevens-Johnson, *cf.* chapitre 6-3).

L'*érythème pigmenté fixe* peut simuler cliniquement et histologiquement une ectodermose érosive ou ne consister qu'en une ou plusieurs bulles récidivant toujours au même endroit (sans laisser de traces pigmentées). Il peut prendre secondairement un caractère végétant comme les iodides.

Angine bulleuse hémorragique

Elle se manifeste par des décollements ou des bulles hémorragiques accompagnées d'une douleur modérée sans fièvre, ni signes cutanés ou généraux, siégeant principalement sur la muqueuse jugale, le voile du palais et les piliers de l'amygdale avec parfois une atteinte pharyngée [14]. Elles surviennent spontanément ou à la suite de traumatismes minimes (alimentation). Elles sont souvent récidivantes. Leur cause est inconnue ; certains ont incriminé le rôle fragilisant des *sprays corticoïdes*.

Épidermolyses bulleuses congénitales

Toutes les formes d'épidermolyse bulleuse héréditaire peuvent être responsables de lésions érosives de la cavité buccale (*cf.* chapitre 7-2) [15]. Celles-ci sont rares dans l'épidermolyse bulleuse simple où elles donnent des érosions parfois hémorragiques habituellement jugales, guérissant rapidement sans cicatrice. Dans les épidermolyses bulleuses jonctionnelles ou dermiques, il existe souvent des bulles dans la cavité buccale survenant dès la naissance. Celles-ci sont rares et peu importantes dans la forme d'épidermolyse bulleuse jonctionnelle généralisée intermédiaire. Elles sont assez fréquentes mais en général peu graves dans les épidermolyses bulleuses dystrophiques dominantes généralisées. Elles sont constantes et graves dans l'épidermolyse bulleuse dystrophique récessive généralisée sévère.

Tumeurs et pseudo-tumeurs

Carcinomes

Carcinome épidermoïde. C'est la plus fréquente des tumeurs malignes buccales (près de 95 % des cas), affectant principalement la langue, les lèvres, le plancher buccal, rarement le palais. Il reste très longtemps asymptomatique, et les malades ne consultent que tardivement. L'aspect clinique est celui d'une tumeur ulcérovégétante, parfois seulement ulcéreuse ou fissuraire, rarement en nappe ou infiltrante avec lésions de surface minimes. Dans tous les cas, l'induration et l'infiltration sont caractéristiques. Il existe des atteintes ganglionnaires cervicales ; les métastases sont rares. Histologiquement, il s'agit le plus souvent d'un carcinome épidermoïde bien différencié et mature (*cf.* chapitre 12-6) [16].

Carcinome *in situ* (ou maladie de Bowen, ou érythroplasie de Queyrat). C'est une des étiologies de l'érythroplasie. L'*érythroplasie* se définit par la présence de zones rouges bien limitées, sans lien avec une autre étiologie. Elle est souvent localisée au plancher de la bouche, dans la zone rétromolaire, dans le sillon gingivojugal ou la muqueuse alvéolaire mandibulaire. Une érythroplasie correspond dans 80 à 90 % des cas à une dysplasie sévère, un carcinome *in situ* ou un carcinome épidermoïde déjà invasif. Parfois, elle n'est pas homogène mais ponctuée de points ou de plaques leucoplasiques (érythroleucoplasie). Toute érythroplasie impose une biopsie ; s'il existe une dysplasie sévère ou *a fortiori* un carcinome, une exérèse chirurgicale doit être pratiquée (*cf.* chapitre 12-6).

Carcinome verruqueux (« papillomatose orale floride »). C'est une forme particulière de carcinome représentant 5 % des carcinomes de la cavité buccale. Il se présente cliniquement comme une lésion exophytique, mamelonnée. Sa croissance est lente. Elle est de bon pronostic avec un envahissement locorégional et rarement métastatique. Histologiquement, c'est un carcinome très différencié, caractérisé par une hyperplasie pseudo-épithéliomateuse avec projection papillaire dans le tissu conjonctif sans envahissement. Le traitement est une chirurgie large. La radiothérapie est contre-indiquée car elle serait susceptible de transformer le carcinome verruqueux en carcinome anaplasique. La récidive est fréquente mais n'est pas un facteur de mauvais pronostic vital. On rapproche du carcinome verruqueux l'exceptionnel *épithélioma cuniculatum* qui se manifeste comme une lésion tumorale inflammatoire et purulente d'allure pseudo-infectieuse (*cf.* chapitre 12-6).

Carcinome oropharyngé. Cette forme topographique particulière de carcinome buccal est clairement liée (40 à 90 % des cas) à une infection par un *Papillomavirus* humain (PVH), notamment PVH 16, qui multiplie par 4 le risque de cancer buccal [17]. Son incidence est en très forte augmentation. Elle atteint surtout de jeunes adultes de sexe masculin et elle est liée aux pratiques sexuelles des patients indépendamment du tabagisme. Le pronostic est meilleur que dans les autres localisations buccales, surtout chez le non-fumeur. *La forte augmentation de l'incidence de ce cancer pose la question de la vaccination anti-PVH préventive systématique des garçons.*

Tumeurs bénignes

Dues aux virus des papillomes humains (PVH). On rencontre parfois sur la demi-muqueuse des lèvres des *verrues vulgaires* dont l'aspect clinique et histologique est identique à celui des verrues vulgaires des mains. Le *papillome* est une lésion très fréquente que l'on peut observer en un endroit quelconque de la muqueuse buccale et, parfois, sur la demi-muqueuse labiale. Il a l'aspect d'une petite tumeur exophytique constituée par un bouquet de végétations papillaires rose pâle ou blanchâtres. Histologiquement, ces projections papillaires comportent un axe conjonctif grêle, ramifié, et la découverte dans les assises épithéliales superficielles de cellules d'aspect koïlocytaire, inconstante, permet d'affirmer la cause virale. Le *condylome acuminé* a l'aspect d'une tumeur exophytique papillomateuse plus volumineuse que le papillome, dont on ne le différencie avec certitude que si le sujet ou son/sa partenaire présente des condylomes génitaux ou anaux.

L'*hyperplasie épithéliale focale* (ou *maladie de Heck*) est due aux PVH 13 ou 32 (*cf.* chapitre 2-1). Elle est constituée de papules ou de nodules sessiles, souvent multiples, mesurant quelques millimètres à 3 cm, indolores, à surface lisse. La localisation habituelle est la muqueuse jugale et la lèvre inférieure. Le diagnostic est posé grâce à l'examen histologique : épithélium acanthosique avec kératinocytes dystrophiques. Si les lésions ne disparaissent pas spontanément, un traitement destructeur est utile.

Autres. Les hamartomes fibreux de la langue et des gencives d'aspect « caillouteux » appartiennent à la *maladie de Cowden* (*cf.* chapitre 19). Le *fibrosarcome* peut simuler au début un épulis. Toutes les variétés d'hémangiomes et de lymphangiomes peuvent être rencontrées. La *tumeur à cellules granuleuses d'Abrikossoff* est assez fréquente sur la langue chez l'adulte, c'est un schwannome à cellules granuleuses où les cellules tumorales sont géantes et ont un cytoplasme microgranuleux (*cf.* chapitre 12). Les neurofibromes réalisent parfois un aspect d'hypertrophie gingivale unilatérale dans la neurofibromatose. Les *neuromes muqueux multiples* des NEM2B sont décrits au chapitre 8. L'*histiocytose* langerhansienne provoque des atteintes buccales décrites au chapitre 11-2.

Pseudo-tumeurs

Épulis. Ce sont des pseudo-tumeurs inflammatoires de la gencive qui naissent en général d'une papille interdentaire sous la forme d'un nodule exophytique pédiculé ou sessile, parfois ulcéré [1].

L'*épulis congénitale* est un nodule gingival le plus souvent situé sur la gencive maxillaire supérieure chez un nouveau-né de sexe féminin. La régression peut être spontanée ou nécessiter une exérèse chirurgicale.

L'*épulis de la grossesse* est une hyperplasie inflammatoire rouge sombre apparaissant sur la gencive après le 3e mois de grossesse comme une masse unique souvent pédiculée. Elle régresse ou disparaît spontanément à l'accouchement.

L'*épulis inflammatoire* ou angiomateux est un granulome pyogénique de la gencive survenant surtout chez les femmes de 11 à 40 ans, dû à une irritation. C'est une tumeur inflammatoire non douloureuse rouge sombre qui peut s'éroder ou s'ulcérer. Le traitement en est l'exérèse chirurgicale.

L'*épulis granulomateuse* est un granulome survenant dans l'alvéole dentaire après extraction ; il est dû à un corps étranger (séquestre osseux, résidu d'amalgame).

L'*épulis à cellules géantes* est une tumeur à cellules géantes due à une réaction tissulaire à des irritations locales. La lésion est hémorragique à base large, s'étendant à l'espace interdentaire. Le traitement est l'exérèse chirurgicale.

Hyperplasies gingivales. Elles relèvent de causes multiples et peuvent être généralisées ou localisées, se confondant alors avec les épulis. Les formes généralisées sont dues à la gingivite chronique (*cf. supra*), à certains médicaments (phénytoïne, valproate, ciclosporine, inhibiteurs des canaux calciques), à des causes générales (grossesse/œstroprogestatifs, déficit en vitamine C, leucémies, sarcoïdose, maladie de Crohn, granulomatose avec polyangéite, amyloses et autres surcharges, *acanthosis nigricans* ; *cf.* chapitre 13). Le traitement associe avant tout soins d'hygiène et suppression du facteur étiologique, mais peut relever d'une réduction chirurgicale.

Les *fibromatoses gingivales héréditaires* peuvent être isolées ou dans le cadre de syndromes plus complexes, associant hypertrichose ou d'autres anomalies. Le traitement chirurgical peut être nécessaire.

Muqueuse buccale

Diapneusie. Ce sont des *pseudo-polypes fibroépithéliaux* qui se présentent comme des nodules sessiles arrondis, de consistance molle ou parfois ferme, situés sur la muqueuse des lèvres, des joues ou des bords de la langue. Ils sont attribués à l'aspiration de la muqueuse à travers un orifice de l'arcade dentaire. En cas de gêne on peut les exciser.

Maladie de Kaposi. Elle débute au palais dur par une tache violacée ou brunâtre. Elle évolue vers une tumeur violacée et l'apparition d'autres lésions buccales. Une lésion buccale révélatrice d'une maladie de Kaposi est habituellement associée à une infection par le VIH. Les HAART (*Highly Active Anti Retoviral Therapy*) ont considérablement diminué la fréquence des lésions buccales de maladie de Kaposi. Le traitement des lésions intrabuccales de maladie de Kaposi est l'abstention en l'absence de gêne fonctionnelle, ou sinon un traitement local (*cf.* chapitre 14-4).

Malformation lymphatique (anciennement lymphangiome). C'est une tumeur bénigne fréquente de la cavité buccale, apparaissant dans les 3 premières années de la vie (65 % sont présents à la naissance). Il apparaît comme un nodule mou de coloration normale le plus souvent, parfois gris jaunâtre ou rouge, ou comme des vésicules lymphatiques translucides. Le siège habituel est la face dorsale de la langue. Il se présente sous deux aspects : soit de petites lésions localisées (malformation lymphatique microkystique), soit une large lésion, profonde, diffuse (malformation lymphatique macrokystique), pouvant entraîner une macroglossie. Il peut se compliquer d'infections à répétition ou de poussée congestive avec augmentation de volume. Le traitement, lorsqu'il est nécessaire, est l'exérèse chirurgicale avec un risque de récidive ; les formes superficielles microkystiques peuvent être traitées par laser CO_2. Des régressions spontanées sont observées.

Pigmentations et dépigmentations

Les lésions pigmentées peuvent être classées selon leur caractère unique, multiple ou diffus, ou en fonction de leur étiologie mélanocytaire ou non mélanocytaire (tableau 16.2). Les lésions d'origine mélanocytaire sont plus souvent dues à une augmentation de mélanine sans augmentation du nombre de mélanocytes.

Lésions pigmentées uniques

Lésions uniques d'origine mélanocytaires. *La macule mélanotique essentielle* (fig. 16.15) de quelques millimètres de diamètre, fréquente sur la demi-muqueuse de la lèvre inférieure, pouvant atteindre aussi la gencive, le palais, la muqueuse jugale, est la lésion unique de loin la plus fréquente (80 à 90 % des cas). Le lien avec la maladie de Laugier-Hunziker est probable (*cf. infra* et chapitre 9). Les autres sont : lentigo, *nævus*, mélanoacanthome, tumeur neuroectodermique pigmentée du maxillaire supérieur (*progonome mélanotique*) du jeune enfant (*cf.* chapitre 12).

Le mélanome représente moins de 1 % des lésions pigmentées mélanocytaires : macule pigmentée, notamment gingival ou palatin, évoluant vers un nodule tumoral et saignotant [1]. La pigmentation peut être discrète ou absente.

Pigmentations uniques d'origine non mélanocytaires

Pigmentations d'origine exogène. Ces «tatouages» peuvent être intentionnels ou accidentels par inclusion de fragments d'amalgame ou d'autres substances dans la muqueuse.

Lésions d'origine vasculaire. Certaines tumeurs ou pseudo-tumeurs vasculaires comme l'hémangiome, le botriomycome, l'hémangiopéricytome («tumeurs périvasculaires») et surtout la maladie de Kaposi peuvent s'accompagner d'une pigmentation brunâtre plus

Tableau 16.2 Étiologies des pigmentations buccales en fonction de la présentation clinique

Clinique	Étiologie/mécanisme	Exemple
Macule, papule ou nodule pigmenté unique	Lésion d'origine mélanocytaire	Macule mélanotique Nævus Mélanome Mélanoacanthome
	Lésion vasculaire	Hémangiome sénile Malformation vasculaire Hématome Maladie de Kaposi
	Pigment exogène	Tatouage par les matériaux dentaires (amalgames) Corps étranger
Macules pigmentées multiples	Lésions d'origine mélanocytaire	Maladie de Laugier-Hunziker Syndrome de Peutz-Jeghers Syndrome de Carney Syndrome LEOPARD Autres (neurofibromatose, *incontinentia pigmenti*, syndrome de McCune-Albright, etc.)
Pigmentation diffuse	Ethnique	Phototype III-VI
	Endocrinienne	Maladie d'Addison Autres : acromégalie, syndrome de Cushing, phéochromocytome, etc.
	Génétique	Hémochromatose
	Nutritionnelle	Carence en vitamine B12, acide folique (vitamine B9)
	Inflammatoire/post-inflammatoire	Mélanose du fumeur Lichen nigricans
	Immunoallergique	Érythème pigmenté fixe
	Médicamenteux	Antipaludéens de synthèse Cytotoxiques Phénothiazine Amiodarone Zidovudine Clofazimine Imatinib

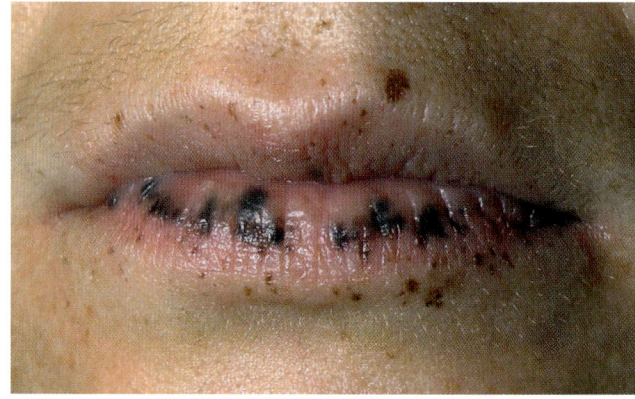

Fig. 16.15 Pigmentations mélanique lenticulaire essentielle, maladie de Laugier-Hunziker (*cf.* aussi fig. 9.16).

ou moins importante due à des dépôts d'hémosidérine, que l'on rencontre également dans les hématomes et l'épulis à cellules géantes.

Lésions pigmentées multiples

La pigmentation ethnique, siégeant principalement sur les gencives, réalise des plages plus ou moins étendues et mal limitées de teinte gris brunâtre ou noirâtre et peut prendre un aspect ponctué sur le dos de la langue. *Le syndrome d'Albright* et plus rarement la *neurofibromatose* peuvent comporter des taches brun pâle de la muqueuse. La *pigmentation mélanique lenticulaire essentielle* de Laugier-Hunziker est constituée de macules mélaniques multiples qui n'intéressent que la demi-muqueuse et la muqueuse, sans atteindre la peau voisine, contrairement à celles du *syndrome de Peutz-Jeghers-Touraine* (*cf.* chapitre 9). Une pigmentation lenticulaire, buccale et centrofaciale peut être associée à des myxomes cutanéomuqueux et à un myxome intracardiaque (*syndrome de Carney, cf.* chapitre 19).

Dans toutes ces lésions, l'aspect histologique est identique : une hyperpigmentation mélanique des kératinocytes des assises basales et parabasales, sans augmentation du nombre des mélanocytes, avec une migration plus ou moins importante du pigment dans le chorion papillaire.

Pigmentations diffuses

Endocrinopathies. Les pigmentations sont d'origine mélanocytaire dans les endocrinopathies (notamment *maladie d'Addison mais également syndrome de Cushing, acromégalie, phéochromocytome*) et se présentent comme des plages ardoisées ou brunâtres siégeant surtout à la face interne des joues. Dans l'*hémochromatose,* des taches mélaniques brunâtres du palais et des gencives peuvent être associées à des dépôts hémosidériniques dans les glandes salivaires accessoires.

Pigmentations mélanocytaires diffuses réactionnelles ou post-inflammatoires. Elles sont rencontrées dans le lichen nigricans, ou la mélanose tabagique qui se traduit par des plages brunâtres ou ardoisées prédominant sur la gencive vestibulaire antérieure, pouvant, chez les grands fumeurs, intéresser la quasi-totalité de la muqueuse buccale. Dans ces deux affections, la migration du pigment dans le chorion est particulièrement marquée.

Pigmentations médicamenteuses. Elles peuvent être de mécanisme divers (mélanocytaire et non mélanocytaire). Les médicaments impliqués sont nombreux : chimiothérapies (melphalan, bléomycine, 5-FU, etc.), minocycline, phénothiazine, amiodarone, zidovudine, clofazimine, imatinib, etc. La pigmentation des antipaludéens de synthèse atteint le palais, parfois les lèvres et les joues. Les intoxications aux métaux (bismuth, plomb, mercure) peuvent également donner une pigmentation, comme dans le saturnisme avec le liséré de Burton noirâtre de la gencive marginale.

Dépigmentations

Le *nævus* achromique se traduit par une tache non pigmentée congénitale, alors que la dépigmentation du vitiligo labial ou endobuccal est acquise. L'acide cinnamique contenu dans certaines pâtes dentifrices peut entraîner une dépigmentation des lèvres simulant le vitiligo. La lèpre tuberculoïde, la sclérodermie généralisée peuvent s'accompagner de troubles pigmentaires de la muqueuse. Chez le sujet noir, un eczéma des lèvres peut se compliquer de dépigmentation.

Maladies de système

Syndrome de Gougerot-Sjögren (syndrome sec)

Aspects cliniques. Le syndrome de Gougerot-Sjögren (SGS) est une maladie auto-immune chronique caractérisée par un infiltrat lymphocytaire et une destruction des glandes exocrines, notamment salivaires [18]. Il s'agit d'une maladie systémique qui peut s'associer à des connectivites (polyarthrite rhumatoïde, sclérodermie, lupus érythémateux, cirrhose biliaire primitive). Le SGS atteint essentiellement les femmes (90 %) entre 60 et 70 ans. Lorsqu'il est isolé (SGS primaire), il est souvent révélé par la xérostomie, ou des stomatodynies. La xérostomie peut être asymptomatique ou entraîner inconfort, brûlure, dysphagie (une gorgée d'eau est nécessaire pour avaler le pain). L'*hyposialie* est responsable de sensation matinale de lèvres collées et d'absence de réserve de salive à la base de la langue. La muqueuse colle au miroir d'examen. La cavité buccale a un aspect sec, rouge, vernissé, prédominant souvent à la langue. Celle-ci peut être dépapillée. La xérostomie peut se compliquer de polycaries d'évolution rapide et d'infection candidosique. L'apparition d'une *tuméfaction parotidienne* ou sous-maxillaire bilatérale et permanente fait craindre la survenue d'un lymphome, complication classique du syndrome de Gougerot-Sjögren (*cf.* chapitre 10).

Diagnostic [19]. Il est posé devant l'association d'un syndrome sec buccal, d'un syndrome sec oculaire et d'anomalies immunologiques. Le syndrome sec buccal doit être objectivé par la *mesure du flux salivaire,* par un test au sucre ou par une scintigraphie. Le syndrome sec oculaire est objectivé par *un test de Schirmer,* la démonstration d'une atteinte cornéenne par le vert de Lissamine ou une anomalie du test de rupture lacrymale. La présence d'anomalies immunologiques comporte une maladie auto-immune authentifiée (polyarthrite rhumatoïde, lupus érythémateux, sclérodermie, etc.) ou des anomalies biologiques (présence d'anticorps antinoyaux et d'anticorps antiantigène soluble de type SSA ou SSB). En l'absence de ces trois éléments réunis, on pratique *une biopsie des glandes salivaires* accessoires pour rechercher à l'examen histologique un infiltrat lymphocytaire (coté selon la classification de Chisholm, typiquement au moins 1 focus).

Le diagnostic de SGS peut être conforté par l'existence *d'autres manifestations glandulaires :* rhinite sèche, gorge sèche, peau sèche avec hyposudation, sécheresse des muqueuses génitales responsable de dyspareunie. Des anomalies viscérales sont fréquentes : surtout polyarthrite bilatérale et symétrique, parfois myosite proximale douloureuse, vasculite cutanée, cryoglobulinémie, atteinte neurologique, néphropathie, pneumopathie évoluant vers la fibrose, thrombopénie, phénomène de Raynaud, thyroïdite auto-immune, hépatite chronique.

Diagnostic différentiel. Une xérostomie peut être due à un traitement médicamenteux (psychotropes, antiparkinsoniens, bêtabloquants, anticholinergiques) qu'il faut toujours évoquer et exclure, ou encore à une irradiation, une sarcoïdose, une tuberculose, un lymphome salivaire, un diabète, une déshydratation ou une involution sénile.

Traitement. Le traitement symptomatique d'une xérostomie est difficile. Le meilleur traitement est la pilocarpine *per os.* S'il ne reste pratiquement plus de parenchyme fonctionnel, une solution de substitution à la salive peut être administrée en pulvérisations (Artisial®, Aequasyal®). Il faut traiter les complications de la xérostomie (candidose chronique, caries multiples prédominant au niveau des collets dentaires).

Autres maladies

La sarcoïdose peut s'accompagner de nodules souvent multiples rougeâtres ou jaunâtres. La biopsie labiale ou palatine peut révéler des granulomes giganto-épithélioïdes de la muqueuse ou des glandes salivaires accessoires.

La hyalinose cutanéomuqueuse d'Urbach-Wiethe s'accompagne d'une infiltration jaunâtre de la muqueuse, avec raucité de la voix (*cf.* chapitre 13).

Muqueuse buccale

L'amylose AL donne une grosse langue ferme, avec parfois en surface des nodules rougeâtres ou jaunâtres, des plages kératosiques, des érosions et des pétéchies, qui peuvent intéresser d'autres parties de la muqueuse. La « tumeur amyloïde » est un dépôt nodulaire sous-muqueux de substance amyloïde qui ne s'accompagne d'aucune manifestation systémique ; elle pose le même problème que l'amylose cutanée nodulaire (*cf.* chapitre 13).

Les lésions buccales du lupus érythémateux sont érythémateuses, kératosiques ou érosives. Les lésions kératosiques peuvent être très proches cliniquement et histologiquement d'un lichen buccal. On observe une zone centrale atrophique érythémateuse, et une bordure périphérique kératosique formée de stries blanchâtres radiaires discrètement surélevées. La localisation la plus fréquente est la muqueuse jugale. Le diagnostic est fondé sur l'examen histologique et, surtout, sur la présence d'une bande lupique en immunofluorescence. Le lupus érythémateux systémique peut provoquer un érythème buccal parfois accompagné de bulles ou d'érosions à bords érythémateux, mal limités.

La sclérodermie systémique provoque un raccourcissement et un épaississement du frein de la langue, avec diminution de la protraction, et des télangiectasies. Elle est responsable d'une parodontopathie ; les dents peuvent se déchausser sans douleur, ni saignement en raison de la résorption alvéolaire et de l'épaississement fibreux du ligament alvéolodentaire, visible sur les radiographies dentaires (signe de Stafne). La sclérodermie en bande peut encocher la lèvre supérieure et la gencive.

Les carences nutritionnelles [4], fréquentes chez les personnes âgées, sont responsables de glossite atrophique.

La maladie de Biermer et les déficits en vitamine B12 peuvent être révélés par la glossite de Hunter (langue lisse, atrophique, érythémateuse et sèche), parfois très douloureuse [4]. Une dysgueusie, une intolérance aux prothèses dentaires adjointes, des ulcérations buccales et une perlèche sont parfois présentes.

Des carences en vitamines du groupe B, en fer, en folates et en zinc sont responsables de langue lisse identique à la glossite de Hunter.

La carence en fer est responsable d'une pâleur des muqueuses et d'une langue lisse et vernissée, d'érosions superficielles ou d'ulcérations aphtoïdes. La glossite atrophique et achylique de Hayen et Farber est due à une malabsorption du fer secondaire à une achylie gastrique. Le *syndrome de Plummer et Vinson* associe une glossite atrophique, une anémie hypochrome, une dysphagie et une dystrophie unguéale (koïlonychie). Les lésions buccales sont les premières manifestations du *scorbut* (*carence en vitamine C*) : gingivite rouge bleuté, friable, hémorragies gingivales, infections du parodonte, perte des dents.

RÉFÉRENCES

1. Vaillant L. et coll., eds., *Dermatologie buccale.* Doin, Paris, 1997.
2. Kuffer R. et coll., eds., *La muqueuse buccale. De la clinique au traitement.* Med'com, Paris, 2009.
3. Van der Waal I., *Oral Oncol.* 2009, *45*, 317.
4. Vaillant L. et coll., in : Bessis D. et coll., eds., *La pathologie dermatologique en médecine interne.* Arnette Initiatives santé, Paris, 1999.
5. Banks T. et coll., *Br J Dermatol.* 2012, *166*, 934.
6. Lodi G. et coll., *Cochrane Database Syst. Rev.* 2006, *18*, CD001829.
7. Eisen D., *J Am Acad Dermatol.* 2002, *46*, 207.
8. Rödström P.O. et coll., *Oral Oncol.* 2004, *40*, 131.
9. Lodi G. et coll., *Oral Dis*. 2010, *16*, 601.
10. Cheng S. et coll. *Cochrane Database Syst Rev.* 2012, *2*, CD008092.
11. Scully C., *N Engl J Med.* 2006, *355*, 165.
12. Sakane T. et coll., *N Engl J Med.* 1999, *341*, 1284.
13. Vaillant L. et coll., *EMC, Dermatologie*. 2015, 98-838-A-10.
14. Vaillant L. et coll., *Rev Stomatol Chir Maxillofac.* 2005, *106*, 287.
15. Fine J.D. et coll., *J Am Acad Dermatol.* 2008, *58*, 931.
16. Argiris A., *Lancet*. 2008, *371*, 1695.
17. Syrjänen S. et coll., *Oral Dis.* 2011, *17*, 58.
18. Vaillant L. et coll., in : Bessis D. et coll., eds., *Manifestations cutanées et muqueuses des connectivites, vasculites et affections apparentées.* Springer, Paris, 2007.
19. Vitali C. et coll., *Ann Rheum Dis.* 2002, *61*, 554.

16-2 Muqueuses génitales féminines

D. Parent

Comment aborder l'examen des muqueuses génitales féminines

D'un point de vue anatomique et fonctionnel, l'expression « muqueuse génitale féminine » comprend la vulve, le vagin et dans certains cas l'exocol, ces organes formant un continuum indissociable d'un point de vue pathologique. Intervenant dans la sexualité, ces sites anatomiques sont particulièrement sensibles aux infections (maladies sexuellement transmissibles) et aux atteintes psychosomatiques (vulvodynies) (fig. 16.16).

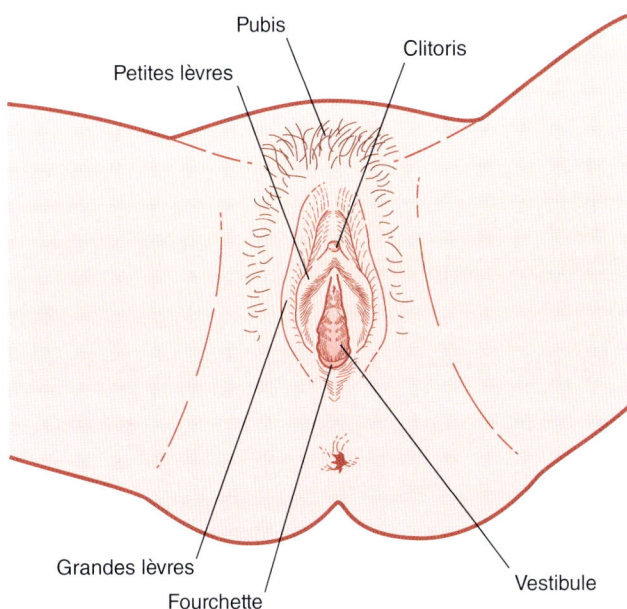

Fig. 16.16 Topographie de la région génitale féminine.

Divers facteurs donnent à cette région ses particularités. Le revêtement cutané de la vulve est la cible de différentes dermatoses, cible privilégiée pour les unes (lichen scléreux), cible élargie au vagin pour les autres (lichen érosif). La prise en charge des vulvovaginites infectieuses récidivantes doit tenir compte de l'hormonodépendance de la muqueuse génitale et de la flore commensale. La proximité anatomique de l'urètre et de l'anus et l'embryologie en partie commune de ces organes conduisent dans certains cas à des pathologies de région (infections à papillomavirus, maladie de Crohn, etc.) [1].

Signes fonctionnels

La plainte la plus fréquente est le *prurit*, généralement limité aux zones cutanées. Son équivalent muqueux est une sensation plus douloureuse, évoquant plutôt une *brûlure*. La douleur est également présente en cas de fissures ou d'érosions. La description des plaintes est importante car si leur nature est peu spécifique d'une pathologie, leurs caractéristiques peuvent orienter le diagnostic. Lors de l'association d'un prurit et d'une douleur, l'interrogatoire doit être minutieux afin de déterminer si ces plaintes correspondent ou non à deux pathologies différentes : vestibulodynie et eczéma allergique de contact par exemple.

Symptômes objectifs

Ils sont également peu spécifiques : l'érythème, l'œdème, les fissures, les érosions sont le plus communément observés. La *leucorrhée* signe une atteinte vaginale ou cervicale. Elle n'est pas exclusivement d'origine infectieuse. Néanmoins, une observation clinique et microscopique ainsi qu'un bilan infectieux (par culture, amplification génomique, etc., *cf.* chapitre 2) sont toujours indispensables.

Facteurs topographiques

Les conditions d'environnement des tissus (plis cutanés humides, muqueuses vaginale et cervicale baignant dans les sécrétions) amènent une même dermatose à prendre une expression clinique différente en fonction de sa localisation : psoriasis, lichen plan par exemple.

Cette diversité clinique est également secondaire au *continuum histologique* :
– pubis, capuchon clitoridien et grandes lèvres : couches kératinisées avec follicules pileux, glandes sébacées, sudorales eccrines et apocrines ;
– petites lèvres : couches kératinisées, sans follicules pileux, riches en glandes sébacées, sensibles au climat hormonal ;
– vestibule et hymen : pas de couches kératinisées, pas de glandes annexes ;
– vagin et exocol : épithélium squameux non kératinisé, glycogéné, sensible au climat hormonal.

Prise en charge

La prise en charge d'une pathologie vulvaire doit être systématique et minutieuse car l'affection n'est pas toujours limitée à la vulve. L'anamnèse explore les antécédents gynécologiques et dermatologiques. L'examen clinique comprend une observation du revêtement cutanéomuqueux, y compris cheveux, ongles, cavité buccale, région anale, et un examen vaginal. Les prélèvements microbiologiques et les biopsies, sous anesthésie locale, sont les examens complémentaires les plus utiles.

Infections sexuellement transmissibles

Elles n'ont en commun que leur mode de transmission. Leur agent responsable appartient à toutes les espèces de pathogènes, du virus à l'insecte. Leur site d'invasion diffère de l'une à l'autre, pouvant se fixer tout au long de l'appareil génital. Leur fréquence respective varie en fonction de l'époque et du lieu géographique (*cf.* chapitre 3).

Actuellement, dans nos pays, les infections virales (herpès génital, infections à papillomavirus – PVH) sont les plus préoccupantes du fait de la croissance régulière de leur prévalence depuis plus de 30 ans. Elles ont en commun la capacité de rester latentes et de se réactiver soit spontanément, soit dans des circonstances particulières : facteurs favorisants et/ou état d'immunodépression [2]. Leur potentiel oncogène a été longuement étudié. Il est reconnu important pour certains types de papillomavirus (PVH 16, 18, 31, 33, etc.).

L'existence de porteurs asymptomatiques contagieux rend le contrôle de ces infections virales impossible d'autant plus qu'il n'existe pas de traitement antiviral capable de les éradiquer. La transmission mère-enfant peut se produire à la naissance ; les enfants de tout âge peuvent être infectés par contact ensuite. La *vaccination prophylactique* de masse contre les PVH (*cf. infra*) est en revanche une priorité de santé publique qui est en train de diminuer l'incidence du cancer du col utérin ou des autres maladies liées au PVH.

Herpès génital

L'herpès génital (fig. 16.17) est dû à l'*herpes simplex virus* type 2 (HSV-2), et dans une moindre proportion (jusqu'à 30 %) à l'HSV-1 (*cf.* chapitre 2-1). La transmission se produit par contact direct avec les lésions et/ou avec les sécrétions porteuses de virus des sujets infectés et asymptomatiques (salive, sécrétions urétrales et cervicales, etc.). La lésion initiale est un bouquet de vésicules qui, sur la peau, évoluent en croûtes et, sur la muqueuse, en érosions. La primo-infection et les récurrences sont décrites en détail chapitre 2-1. Chez les patients immunodéprimés, les récidives peuvent être aussi invalidantes que les primo-infections et devenir chroniques. L'herpès génital augmente le risque de contracter l'infection par le virus de l'immunodéficience humaine (VIH), mais aussi, pour les sujets infectés par ce virus, de le transmettre.

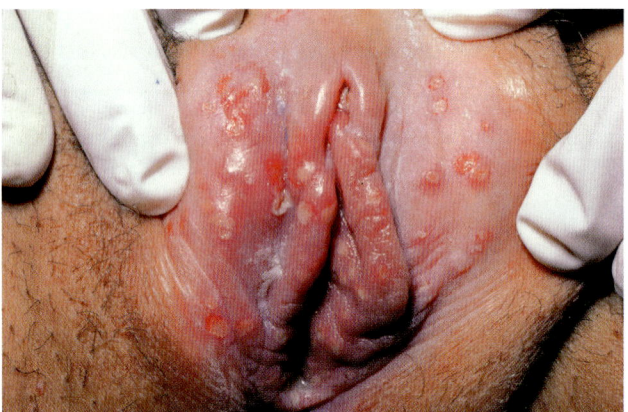

Fig. 16.17 Herpès génital de type 2 : primo-infection.

Le diagnostic différentiel comprend :
– *les chancres* des infections sexuellement transmissibles (syphilis, chancre mou, donovanose, lymphogranulome vénérien) (*cf.* chapitre 3-3) ;
– *les autres causes d'érosions ou ulcérations* ;
– *les infections candidosiques, bactériennes ou virales* (impétigo bulleux et érysipèle bulleux, infection à cytomégalovirus) ;
– *l'érythème fixe bulleux, l'érythème polymorphe, le syndrome de Stevens-Johnson* (*cf.* chapitre 6) ;
– *les maladies bulleuses auto-immunes* (*cf.* chapitre 10-11) ;
– *les aphtes* (fig. 16.18), ou bien plus rarement les vasculites et les maladies neutrophiliques (*pyoderma gangrenosum*) ;
– *les lésions auto-induites ou pathomimies* (*cf.* chapitre 21) ;
– *les érosions et les fissures secondaires* au grattage dans le contexte d'un lichen, lichen scléreux, névrodermite, psoriasis, etc. ;
– *les nodules et les plaques ulcérés des néoplasies*, essentiellement des carcinomes spinocellulaires, mais parfois des mélanomes, des basocellulaires *et la maladie de Paget* ;

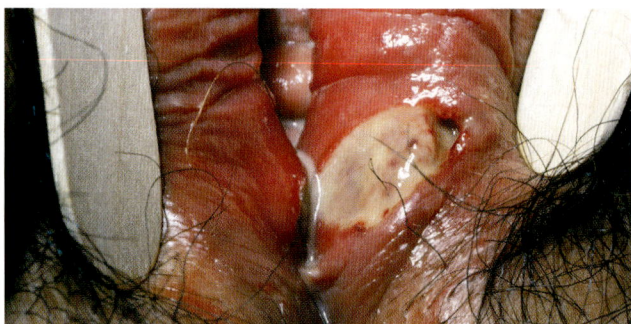

Fig. 16.18 Aphte géant.

– *les complications locales de la maladie de Crohn*, comme les ulcérations, les fistules vulvaires ou périnéales ;
– *le lymphangiome circonscrit* (*cf.* chapitre 14).

Le prélèvement pour recherche de virus (examen direct, culture ou PCR, *cf.* chapitre 2-1) en association avec l'interrogatoire détaillé et un examen clinique permettent de poser le diagnostic d'herpès génital même des formes atypiques.

Le traitement symptomatique comporte des antiseptiques, des analgésiques, des antipyrétiques. Les antiviraux (aciclovir, famciclovir, valaciclovir) sont efficaces s'ils sont prescrits dès le début de l'infection (sous forme orale ou éventuellement parentérale) ou s'ils sont utilisés comme traitement prophylactique (sous forme orale continue) lorsqu'il y a au moins 6 crises en 12 mois [3, 4].

Infections à papillomavirus

Les infections génitales bénignes à PVH (*cf.* chapitre 2-1) les plus connues sont les **condylomes acuminés**, lésions aisées à diagnostiquer cliniquement et dont l'histologie révèle des koïlocytes spécifiques.

Les **condylomes plans** sont moins faciles à reconnaître, les autres formes d'infections sont infracliniques. La réaction acidophile (blanchiment de la muqueuse après badigeonnage à l'acide acétique 5 %) permet de les suspecter ; la confirmation du diagnostic implique une biopsie avec parfois examens immunohistochimiques et la recherche de séquences virales par amplification génomique.

Sur la base du degré d'homologie de séquences entre leurs génomes, plus de 100 types de PVH, génétiquement stables, ont été individualisés (*cf.* chapitre 2). La muqueuse génitale féminine est essentiellement infectée par les types 6, 11 à potentiel oncogène faible (condylomes, dysplasies légères et modérées) et les types 16, 18, 31, 33 à potentiel oncogène important (néoplasies intra-épithéliales, carcinomes épidermoïdes invasifs). Plusieurs types peuvent coexister chez la même patiente. Les types 6, 11 sont également identifiés dans la **maladie de Buschke-Löwenstein**. Cette affection ne métastase pas ; cependant son pouvoir invasif régional est tel qu'elle doit être traitée précocement et vigoureusement, car elle s'apparente à un carcinome verruqueux.

Condylomes et lésions subcliniques

Histoire naturelle

Le contage est direct ou indirect. La *phase d'incubation* oscille entre 6 semaines et 8 mois (en moyenne 3 mois). La patiente peut rester longtemps asymptomatique et présenter la première lésion des mois voire des années plus tard. La *phase active* d'expression dure 3 à 6 mois pendant lesquels des lésions apparaissent. Leur évolution est variable : 20 % des patientes ont une rémission spontanée, 60 % répondent à des traitements simples, 20 % ont des lésions étendues, récidivantes, réfractaires aux traitements simples. La *phase de latence* peut persister indéfiniment, mais elle peut cesser suite à des circonstances défavorables comme l'immunodépression pour greffe d'organe ou l'infection par le VIH.

Aspects cliniques

Les *condylomes anogénitaux* ont des aspects variés. Ce sont de petites masses (quelques millimètres de longueur et 1 à 3 mm d'épaisseur), isolées ou groupées, à surface hérissée de minuscules papilles plus ou moins kératosiques, rugueuses au toucher.

Leur teinte varie en fonction de leur localisation, couleur chair sur la muqueuse, grisâtre sur la semi-muqueuse et pigmentée sur la peau mate. Les *condylomes plans* (fig. 16.19) apparaissent comme des papules plus ou moins confluentes à surface duveteuse. Ils se localisent sur toute la muqueuse génitale féminine et affectent souvent plusieurs organes. Les condylomes vulvaires sont associés à des *condylomes vaginaux* dans plus de 30 % des cas, à des *condylomes anaux* dans 25 % des cas, à des *condylomes cervicaux* dans 20 % des cas. L'examen minutieux de toute la région anogénitale est donc essentiel [5].

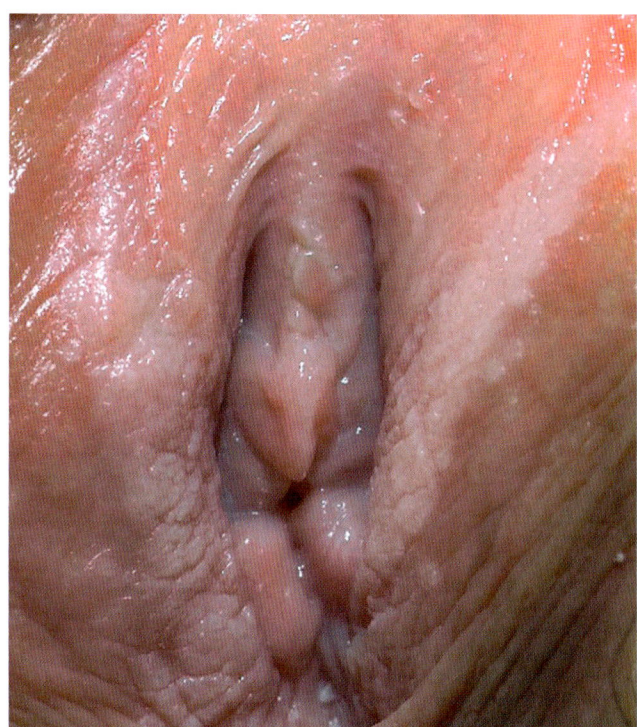

Fig. 16.19 Condylomes plans.

Traitements

Les plus anciens ont pour but de détruire les lésions visibles, avec des moyens physiques ou chimiques. Les différentes méthodes sont décrites au chapitre 2 ; nous regroupons dans le tableau 16.3 les indications pour cette localisation. Deux traitements récents ont montré leur efficacité : *l'imiquimod* et *les sinécatéchines* (extrait de feuilles de thé vert). Le premier induit localement, après son application, la production d'interféron et d'autres cytokines immunomodulatrices. Le mécanisme d'action du second n'est pas entièrement élucidé. La podophylline et les interférons ne sont plus recommandés [6].

Tableau 16.3 Indications des traitements des condylomes en fonction de la localisation (avec une mention spéciale relative à la femme enceinte)

Traitement	Vulve	Vagin	Exocol	Région anale	Urètre	Femme enceinte
Podophyllotoxine 0,5 % solution/0,15 % crème	+	(−)	(−)	+	(−)	(−)
Imiquimod 5 % crème	++	(−)	(−)	++	(−)	(?)
Sinécatéchines 10 % crème	++	(−)	(−)	++	(−)	(−)
Acide trichloroacétique 80-90 % solution	(−)	+	(−)	(−)	(?)	++
Cryothérapie	+	++	++	++	+	++
Laser (chirurgie)	+	++	++	+	++	+

(++) : 1er choix de traitement ; (+) alternative envisageable ; (−) mauvais choix ou choix contre-indiqué. (?) Pas d'effet tératogène dans les études sur l'animal et deux études avec des femmes enceintes mais des données supplémentaires sont nécessaires pour être recommandé en cas de grossesse.

Vaccin

Deux vaccins prophylactiques protègent contre les infections à PVH types 16 et 18 (responsables de dysplasies et de cancers), l'un des deux protège également des lésions induites par les PVH types 6, 11 (*cf.* chapitre 2-1). Les études ont plus de 10 ans de recul. Aucune protection contre l'infection à PVH, lorsqu'elle est déjà présente, n'a été démontrée.

L'âge recommandé de vaccination pour les femmes est de 11-12 ans, avant tout contact sexuel. Les patients immunodéprimés peuvent bénéficier de cette vaccination mais elle n'est pas recommandée pour la femme enceinte. Deux doses, à 0 et 6 mois, sont injectées en intramusculaire [7].

Diagnostic différentiel

Aspects physiologiques. L'aspect papillomateux plus ou moins accentué de certaines structures physiologiques (grains de Fordyce, caroncules hyménéales ou myrtiformes, caroncules urétrales, papillomatose vestibulaire) peut suggérer la présence d'infection à papillomavirus. Dans ces cas, lorsque l'expérience clinique n'est pas suffisante, une biopsie permet de poser le diagnostic.

Papules et nodules. Nombreuses sont les autres lésions papuleuses ou nodulaires qui peuvent apparaître dans la région génitale. Les plus fréquemment observées sont les *molluscums scontagiosums*, les kératoses séborrhéiques, les fibromes, les nævus, les angiokératomes, les polypes fibroépithéliaux. Plus exceptionnellement, se rencontrent des lésions de sarcoïdose, de lichen nitidus, des hidradénomes papillifères, des syringomes, des xanthomes verruciformes, des angiomes, des syphilides secondaires, des mélanomes, etc.

En cas de doute et en fonction du contexte clinique, il ne faut pas hésiter de faire une biopsie.

Lésion squameuse intraépitheliale (SIL) et néoplasie intraépithéliale vulvaire (VIN)

Les lésions précancéreuses de la vulve sont maintenant classées suivant les recommandations de l'*International Society for the Study of Vulvar Disease*. Les termes comme *papulose bowénoïde* ou *maladie de Bowen* sont abandonnés. Depuis 2005, les lésions de VIN 1 (atypies basales) sont considérées comme des condylomes et non comme des lésions précancéreuses. Les lésions de haut grade,

VIN 2/VIN 3, ne sont plus différenciées. En 2014, l'organisation mondiale de la santé (OMS) a accepté une classification remplaçant **VIN** par **SIL** (lésion malpighienne ou squameuse intraépithéliale) et reconnaissant deux grades. Le **SIL de bas grade** a un faible risque de progression vers le carcinome invasif tandis que le **SIL de haut grade** a un risque élevé. Ces lésions sont divisées en *VIN type classique* (associé à des infections à PVH oncogènes, essentiellement de type 16) et *VIN type différencié* (associé à des dermatoses chroniques comme le lichen scléreux, l'hyperplasie malpighienne chronique, le lichen plan) [8].

Type classique. Il survient chez la femme jeune (45 à 50 ans) ; son incidence a doublé en 25 ans. Les lésions ont une morphologie variable (macules, papules, plaques) et des *colorations différentes* (roses, rouges, blanches, grises, chamois à brun foncé) (fig. 16.20). Elles sont asymptomatiques chez la moitié des patientes, les autres se plaignant de prurit ou d'impression de brûlure. Toute la région anogénitale doit être examinée ; la biopsie permet de confirmer le diagnostic. La transformation en carcinome invasif est rare (5,7 %) et plus fréquente chez les femmes immunodéprimées. Des régressions spontanées ont été observées.

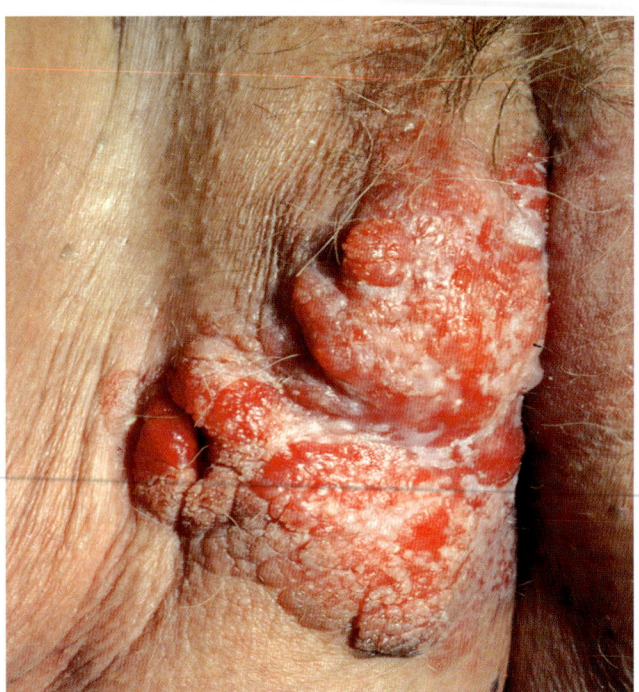

Fig. 16.21 VIN : type différencié chez une femme âgée.

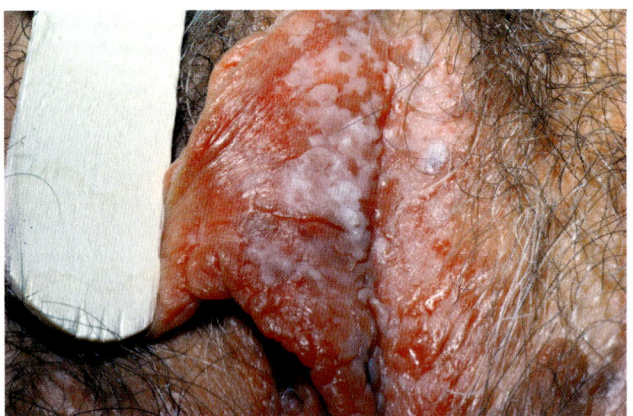

Fig. 16.20 VIN : type classique chez une femme jeune.

Le *traitement* consiste en une exérèse des lésions ou leur destruction selon leur situation anatomique et le contexte clinique (âge, localisation unique ou multiple, condition générale et facteurs de risque). L'exérèse chirurgicale avec analyse histologique *in toto* sera effectuée, dans la mesure du possible, pour chaque lésion, pour éliminer un foyer de carcinome épidermoïde. Par conséquent, la vaporisation par laser, la cryothérapie, l'électrocoagulation ainsi que les nouvelles approches thérapeutiques, utilisant l'immunomodulateur imiquimod ou la photothérapie dynamique, seules ou en association, constituent un traitement de second choix [9, 10].

La surveillance de la sphère urétro-anogénitale est essentielle pendant toute la vie de la patiente, le risque de développer un cancer du col utérin, notamment, étant significativement plus élevé [11].

Type différencié (fig. 16.21). Il est plus rare et atteint la femme plus âgée (66 à 69 ans). La lésion est *généralement unique* et s'étend progressivement. Elle se présente souvent sous forme d'une plaque bien limitée, érythroplasique ou leucoplasique, parfois maculopapuleuse de couleur brunâtre. La symptomatologie est discrète : prurit, brûlures, parfois dyspareunie. Une biopsie est toujours nécessaire, l'invasion en profondeur n'est pas rare. Le traitement consiste en l'excision avec examen histologique.

Carcinome épidermoïde invasif vulvaire. Il survient chez la femme âgée (pic d'incidence : 62-64 ans). Il est rare, représente moins de 5 % des cancers du tractus génital. Dans la majorité des cas (> 90 %), il survient d'emblée sur des lésions de dystrophie : lichen scléreux ancien et non traité. Il apparaît soit comme un nodule érodé, soit comme une plaque bourgeonnante, indurée et ulcérée. Le prurit et surtout la douleur sont importants. Dans les autres cas, il est associé aux papillomavirus et peut être multifocal. L'immunodépression de ces patientes semble jouer un rôle très important dans la transformation. D'autres localisations dans la sphère urétro-anogénitale doivent être recherchées. Le traitement du carcinome épidermoïde invasif est la vulvectomie avec adénectomie inguinale bilatérale [12]. Les études préconisent actuellement l'exérèse du *ganglion sentinelle quand la tumeur n'est pas localisée sur la ligne médiane, a un diamètre de moins de 4 cm et des ganglions inguino-fémoraux non suspects, aux examens d'imagerie. Si le ganglion est négatif*, l'adénectomie inguinale bilatérale n'est pas pratiquée d'emblée [12, 13].

Dermatoses vulvaires

Lichen scléreux

Nosologie, incidence

Le lichen scléreux est une affection cutanée, exceptionnellement muqueuse, chronique et récidivante (*cf.* chapitre 10) [14]. Les termes de *lichen scléroatrophique* et *kraurosis vulvae* ont été abandonnés. Sa pathogénie n'est pas totalement élucidée mais un mécanisme auto-immun avec composante génétique semble le plus probable. Sa prévalence, calculée, est de 0,1 à 0,3 % dans un département de dermatologie et de 1,7 % dans une consultation de gynécologie. Chez la fille prépubère, la prévalence est de 0,1 %. Bien que pouvant affecter tout le corps, le lichen scléreux a pour site privilégié la région anogénitale. L'irritation chronique de l'urine pourrait être un facteur favorisant. Décrit dans toutes les races et à tous les âges, il est plus fréquent chez la femme post-ménopausée (entre 50 et 60 ans) ; néanmoins, il survient aussi chez la fillette : l'âge moyen d'apparition des symptômes est de 5 ans mais l'affection peut se manifester dès 1 an. Environ 10 % des femmes atteintes ont débuté leur maladie avant la puberté (*cf.* chapitre 10). Son évolution est chronique et la notion de guérison à l'âge adulte n'est pas confirmée [14]. Plusieurs études ont montré qu'après la puberté, 75 % des jeunes filles gardent des séquelles anatomiques et 50 à 75 % voient les symptômes réapparaître [15, 16].

Clinique

Chez l'adulte, le *prurit* est le symptôme le plus commun. Impression de brûlure, douleur, dyspareunie d'intromission, saignement anal ou vaginal sont également des plaintes exprimées en fonction de la localisation et du degré d'évolution. Celle-ci est lente mais peut être inexorable. Les lésions sont des plaques, coalescentes, d'aspect blanc porcelainé, nacré, lisse ou finement plissé, pouvant s'étendre sur toute la région anogénitale (fig. 16.22) ; le vagin est épargné. Les localisations extragénitales sont rares, isolées, elles concernent 6 % des patientes (*cf.* chapitre 10-8). L'évolution progressive conduit à un encapuchonnement clitoridien, un effacement des petites lèvres, des synéchies antérieure et postérieure pour aboutir *in fine* à une disparition des structures vulvaires externes et à une oblitération de l'orifice vaginal. Les lésions secondaires consistent en érosions dues au grattage, suffusions hémorragiques sous-épithéliales, fissures dans les zones de sclérose et de traction, pigmentation post-inflammatoire.

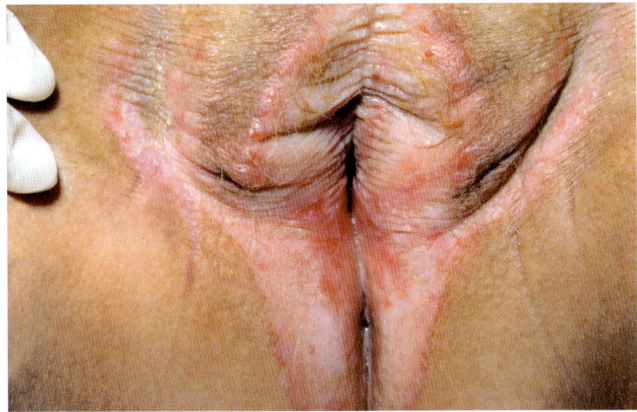

Fig. 16.22 Lichen scléreux.

Chez la fillette, l'atteinte autour de l'anus est fréquente. Environ 25 % de ces enfants présentent de la dysurie, des saignements locaux ou une symptomatologie associant douleur à la défécation, constipation et symptômes intestinaux. Les suffusions hémorragiques évoquent des hématomes et peuvent donner lieu à une suspicion de maltraitance sexuelle.

La *protrusion pyramidale périanale infantile* est une petite masse sessile, asymptomatique, localisée sur la ligne médiane antérieure de la marge anale. Son histologie, lorsqu'elle est idiopathique ou secondaire à une irritation mécanique ou à une constipation, évoque un molluscum pendulum. Cette lésion a été décrite associée au lichen scléreux, dans ces cas son histologie est celle du lichen scléreux [17].

Risque de cancer

Les carcinomes épidermoïdes invasifs vulvaires, chez les patientes exemptes d'infection génitale à PVH, sont associés à des lésions vulvaires de lichen scléreux dans 53 à 93 % des cas. Bien que peu de femmes souffrant de lichen scléreux développent un carcinome invasif (4 à 6 %), la surveillance systématique de ces malades s'impose [14].

Diagnostic

Habituellement clinique, il nécessite une biopsie lorsqu'il y a doute diagnostique ou suspicion de transformation maligne.

Diagnostic différentiel

Vitiligo. La localisation anogénitale, isolée ou non, est fréquente. La présence de vitiligo en d'autres localisations, l'aspect scléreux et/ou atrophique de la peau, évocateur de lichen scléreux, orientent le diagnostic. Les deux pathologies peuvent coexister.

Lichénification (lichen simplex chronicus, névrodermite). Il s'agit d'une réaction muqueuse ou cutanée à un frottement ou à un grattage chronique (*cf.* chapitre 21), lui-même provoqué par un prurit. La peau est épaissie, érythémateuse ou blanchâtre, parcourue de plis profonds (fig. 16.23) ; la muqueuse prend un aspect grisâtre. La localisation vulvaire est la plus fréquente, suivie par la nuque, la cheville, la marge anale. Le prurit chronique à l'origine des lésions peut avoir différentes étiologies (eczéma atopique, mycose, lichen scléreux, lichen plan) ou être primitif (névrodermite). La cause princeps du prurit a souvent disparu quand la patiente consulte, le phénomène s'auto-entretenant. Un traitement symptomatique est suffisant : prescription d'un antiseptique en présence d'érosions ou de lésions de grattage surinfectées et administration de dermocorticoïdes puissants associés à des antihistaminiques *per os*. Ces derniers, dont l'efficacité n'est pas démontrée, pourraient être utiles surtout en cas de dermographisme associé. Le traitement sera poursuivi plusieurs semaines pour éviter les récidives.

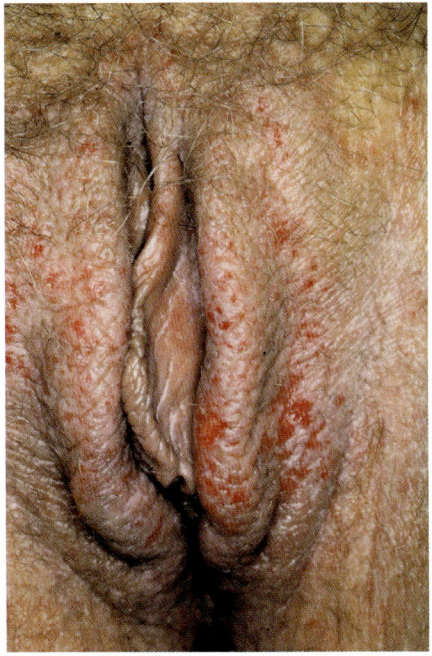

Fig. 16.23 Lichénification vulvaire.

Pemphigoïde des muqueuses de l'adulte et pemphigoïde bulleuse localisée vulvaire de l'enfant. Elles s'accompagnent de lésions érosives voire ulcérées des petites et/ou grandes lèvres. Celles-ci favorisent le développement d'un état cicatriciel trompeur. L'examen par immunofluorescence directe permet de retenir le diagnostic [18, 19].

Traitement

Le traitement recommandé est l'application d'un dermocorticoïde puissant (clobétasol propionate à 0,05 %, diprionate de bétaméthasone 0,05 %, plutôt sous forme d'un onguent) suivant un schéma de 3 mois. Une association dermocorticoïdes et calcipotriol permet de réduire le risque d'atrophie cutanée post-corticothérapie [20]. Les inhibiteurs topiques de la calcineurine sont une thérapeutique de second choix, en cas de contre-indication aux dermocorticoïdes. Ces traitements, symptomatiques et non curatifs, ont pour but de soulager les symptômes et d'enrayer la progression des modifications anatomiques. La fréquence des récidives est variable. La chirurgie est réservée à la reconstruction fonctionnelle de la vulve notamment en cas de brides ou de difficultés mictionnelles. L'application d'androgènes n'est plus recommandée. Le risque de cancérisation doit être évalué pendant toute la vie [21].

Lichen, lichen érosif, vaginite desquamative

La fréquence de l'atteinte génitale chez la femme souffrant de lichen plan a été estimée à 51 % (*cf*. chapitre 10) [22].

Clinique

L'aspect diffère en fonction du siège : papules violines prurigineuses, couvertes d'un fin réseau de leucokératose (stries de Wickham) sur la peau du pubis et des grandes lèvres, plaques blanchâtres hyperkératosiques sur la semi-muqueuse des petites lèvres, de l'introït et de la fourchette, enfin érythème douloureux, érodé voire ulcéré, saignant souvent au contact (forme érosive – atrophique) sur les muqueuses vestibulaire et vaginale, voire exocervicale (fig. 16.24). Des macules pigmentées post-inflammatoires apparaissent secondairement [23].

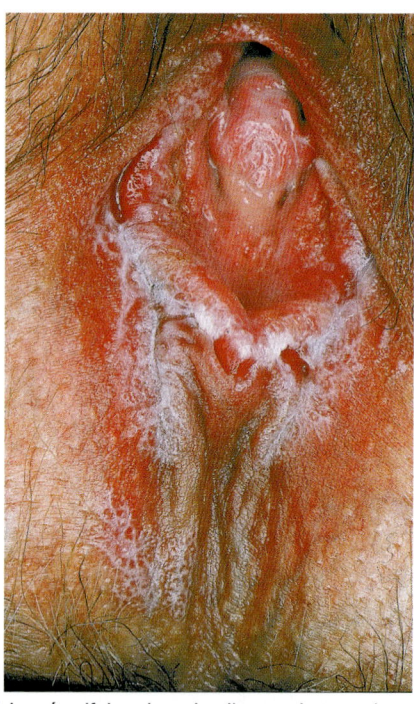

Fig. 16.24 Lichen érosif dans le cadre d'un syndrome vulvovaginogingival.

Le diagnostic est difficile car l'image histologique n'est pas toujours spécifique. La recherche de lésions dans d'autres sites est indiquée. La symptomatologie est sévère : douleur, dyspareunie, saignements spontanés. L'évolution est lente mais invalidante : synéchies interlabiales ou vaginales, installation d'un état atrophique et scléreux évoquant le lichen scléreux. La maladie affecte les patientes physiquement et psychologiquement avec un retentissement sur leur vie sentimentale et intime. Les *transformations* malignes en carcinome épidermoïde sont rares mais nécessitent une surveillance toute la vie [24].

L'atteinte plurifocale des muqueuses a conduit Hewitt et Pelisse à isoler le *syndrome vulvovaginogingival* (équivalent masculin : *syndrome pénogingival*) [25]. La triade, qui se traduit par des lésions érosives, chroniques, douloureuses, répondant mal aux traitements, n'est pas toujours complète.

Traitement

Son choix et son efficacité varient en fonction du type d'atteinte lichénienne : abstention thérapeutique pour les réseaux blanchâtres, dermocorticoïdes puissants à très puissants (propionate de clobétasol 0,05 % pendant 8 à 12 semaines) pour les autres formes [26]. L'application de tacrolimus ou de pimécrolimus (biquotidiennement, pendant 4 à 12 semaines) est une bonne alternative. Elle évite l'atrophie post-dermocorticoïdes mais n'est pas toujours bien tolérée. L'association de ces deux traitements peut aider [27]. Les muqueuses peuvent nécessiter une thérapeutique systémique : corticothérapie et, en second choix, ciclosporine [28] ou méthotrexate [29]. Le mycophénolate mofétil a donné des résultats encourageants dans plusieurs cas de syndrome vulvo-vagino-gingival (*cf*. chapitre 10-9) [30].

Les traitements chirurgicaux ont des indications très limitées du fait du caractère chronique et récidivant de l'affection. Le soutien psychologique est souvent nécessaire dans les formes graves pour aider les patientes à surmonter leurs handicaps.

Psoriasis

Clinique

Sur le revêtement cutané vulvaire (pubis et grandes lèvres), les lésions de psoriasis sont érythémateuses, couvertes de squames blanches épaisses, à limites nettes (*cf*. chapitre 10-13). Dans les plis (interlabiaux, interfessier, inguinaux) et les sites macérés (petites lèvres), les lésions sont érythémateuses, vernissées, souvent parcourues de fissures. Leur aspect évoque un intertrigo candidosique. Si des atteintes extragénitales cutanées, unguéales ou sur le cuir chevelu sont présentes, le diagnostic est facilité. En cas d'atteinte vulvaire isolée, une biopsie peut s'avérer nécessaire [31].

Diagnostic différentiel

Intertrigos infectieux. comme un érythrasma ou une mycose (candidose ou dermatophytose). L'examen direct et/ou la mise en culture des prélèvements permettent d'isoler le responsable (*cf*. chapitre 2).

Maladie de Darier et maladie de Hailey-Hailey. Elles peuvent se présenter cliniquement comme un intertrigo candidosique. La biopsie confirme le diagnostic avec une recherche préalable de mycose (*cf*. chapitre 7-5).

Lésions érythémateuses bien limitées : lichen simplex, maladie de Bowen, carcinome *in situ*, maladie de Paget peuvent nécessiter un examen histologique.

Pemphigus. Au cours du pemphigus, on peut observer, de façon isolée, des lésions végétantes, suintantes et érosives bien limitées dans les plis inguinocruraux. Le diagnostic sera confirmé par les examens d'immunofluorescence directe et indirecte (*cf*. chapitre 10-10) [32].

Pustulose amicrobienne des plis. Au cours de cette affection, des pustules, évoluant en larges placards suintants, touchent souvent la vulve et la région inguinale ainsi que les autres grands plis (*cf*. chapitre 11-4).

Traitement

Les dermocorticoïdes puissants de classe 3 (comme l'acétonate de méthylprednisolone, le furoate de mométasone, l'halométasone) sont utilisés en 1er choix. Ensuite, après amélioration, on prend le relais soit avec un dermocorticoïde moins puissant, soit avec du tacrolimus ou du pimécrolimus afin d'éviter les effets secondaires des dermocorticoïdes [31]. L'onguent ou le gel associant dipropionate de bétaméthasone et calcipotriol a prouvé son efficacité [33]. En raison de la colonisation bactérienne des plis, certains experts utilisent également un antiseptique comme le triclosan. La PUVAthérapie et les rétinoïdes *per os* sont peu utiles dans cette localisation. Dans les cas sévères, récalcitrants, les traitements systémiques et biologiques sont à discuter.

Eczéma de contact allergique

Clinique et étiologie

Le revêtement épithélial vulvaire diffère des autres sites cutanés par sa structure, sa morphologie et ses caractéristiques biophysiques. Le degré d'hydratation, d'occlusion et les forces de frottement y sont spécifiques. Ces facteurs influencent la perméabilité tissulaire et donc la susceptibilité aux irritants et allergènes de contact (*cf.* chapitre 5-1) [34]. La principale source d'allergie au niveau vulvaire est l'utilisation de topiques médicamenteux tels que les antifongiques ou les dermocorticoïdes [35]. Des réactions dues à des cosmétiques, parfums ou papier toilette ont également été décrites [36, 37]. En l'absence d'histoire clinique expliquant la sensibilisation et/ou d'image d'eczéma de contact caractéristique, leur pertinence ne peut être établie que suite à la disparition de la symptomatologie après éviction de l'allergène et à la réapparition des lésions après sa réintroduction (fig. 16.25). Cette démarche diagnostique avec la réalisation de tests épicutanés permet de mettre en évidence la responsabilité de certains allergènes dans le prurit vulvaire isolé ou associé à une autre dermatose (lichen scléreux, psoriasis, etc.) et dans certaines vulvodynies, le plus souvent comme facteur surajouté [38].

sation d'émollients et l'application de dermocorticoïdes faibles ou moyens sont les points cardinaux du traitement. L'efficacité des antihistaminiques, souvent prescrits, reste incertaine. Les inhibiteurs de la calcineurine (pimécrolimus et tacrolimus) topiques sont indiqués en second choix. Une candidose génitale et une allergie de contact doivent être recherchées chez ces patients (*cf.* chapitre 5-1).

Maladie de Paget (fig. 16.26). C'est une prolifération, parfois multicentrique, de cellules d'origine apocrine ; sa localisation la plus fréquente est mammaire. Néanmoins, les cas extra-mammaires (65 % vulvaires, 20 % dans la région anale, les autres essentiellement dans la région axillaire ou sur la ligne mammaire) ne sont pas rares. Les lésions apparaissent généralement après 50 ans, elles évoluent lentement, formant des plaques érythémateuses infiltrées, bien délimitées, recouvertes de fines squames ou prenant un aspect d'eczéma avec parfois de petites érosions. Le prurit est fréquemment associé. *Le diagnostic souvent retardé* s'obtient par la biopsie ; le pronostic est aggravé par l'association de carcinomes des glandes sudorales sous-jacents ou même de carcinomes à distance (mammaire, au côlon, génito-urinaire, etc.) (*cf.* chapitre 12-8) [39]. *Le traitement de 1re intention est la chirurgie* avec une marge de sécurité, voire la microchirurgie de Mohs. En fonction du stade et contexte, la radiothérapie et/ou la chimiothérapie sont utilisées. Les récidives sont fréquentes en raison de l'origine multicentrique de la pathologie. Si un cancer associé et une invasion ont été exclus, l'imiquimod est un traitement prometteur, surtout en cas de récidives, permettant d'éviter des exérèses délabrantes [40].

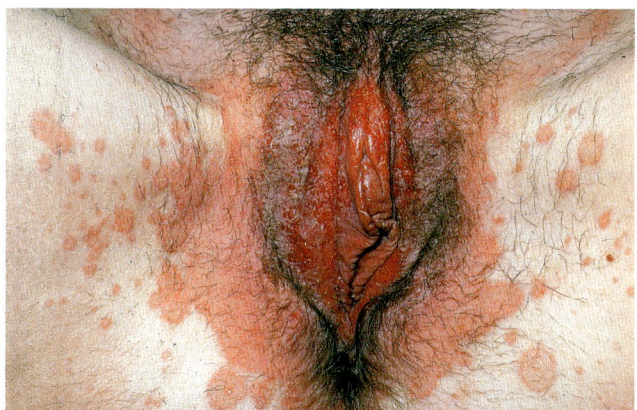

Fig. 16.25 Vulvite allergique aiguë : eczéma de contact allergique.

Diagnostic différentiel

La *dermatite d'irritation* est fréquente dans la région vulvaire. Aiguë (podophylline) ou chronique (savons, antiseptiques), elle est le résultat des effets négatifs que provoque l'application de substances irritantes sur le tégument. Aucun phénomène immunitaire spécifique n'intervient dans ce mécanisme pathologique. L'aspect clinique des lésions dépend du pouvoir agressif du produit. Plaques érythémateuses, vésicules, bulles, érosions ou ulcérations traduisent une réaction aiguë. Un érythème discret et une xérose cutanée orientent vers une intolérance chronique.

Autres dermatoses vulvaires

Atopie. Cliniquement, la vulve est érythémateuse, parfois très discrètement, la peau est sèche, le prurit ou l'impression de brûlure sont chroniques. L'anamnèse familiale et personnelle ainsi que la recherche d'autres localisations de l'atopie et l'objectivation d'une peau sèche orientent le diagnostic. L'éviction des irritants, l'utili-

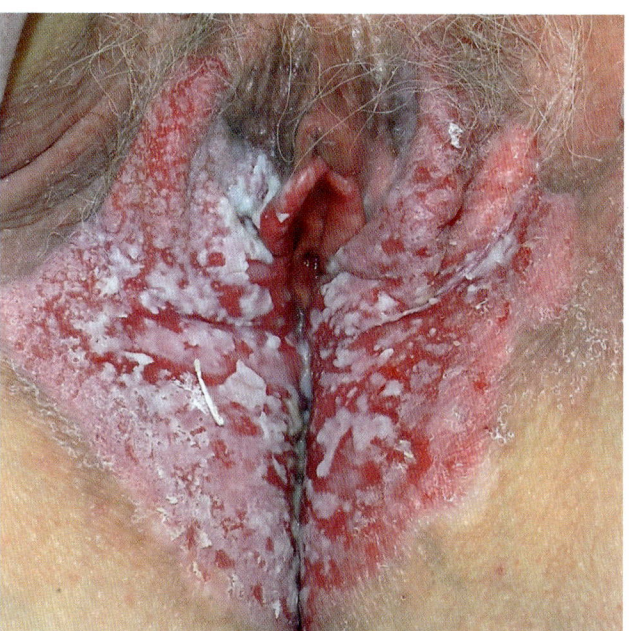

Fig. 16.26 Maladie de Paget vulvaire.

Vulvite de Zoon (fig. 16.27). C'est l'équivalent féminin de la balanite à plasmocytes de Zoon. Sa description clinique princeps est caractéristique : une ou plusieurs plaques rouge sombre, à surface brillante parsemée de petites macules brunâtres dites « en grains de poivre de Cayenne ». L'affection est bénigne mais lentement progressive. Elle entraîne prurit, douleur (brûlure) ou dyspareunie. L'étiologie est inconnue ; le diagnostic différentiel avec un lupus érythémateux, un lichen ou une autre affection présentant une inflammation non spécifique doit être considéré. La présence d'un infiltrat à plasmocytes dans une biopsie de lésion inflammatoire vulvaire ne suffit pas à poser le diagnostic de vulvite de Zoon [41, 42].

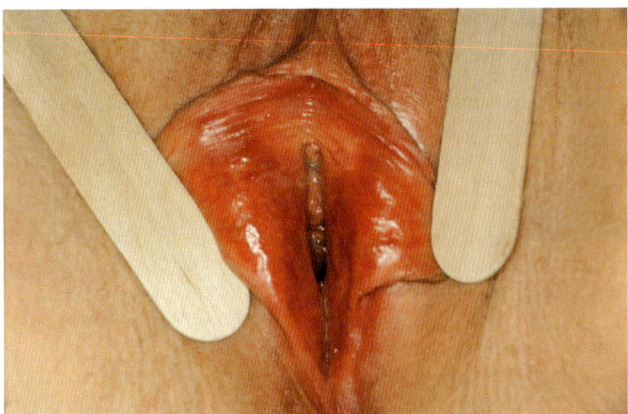

Fig. 16.27 Vulvite de Zoon.

Manifestations vulvaires des maladies inflammatoires chroniques de l'intestin (MICI)

La maladie de Crohn (MC) et, dans une moindre mesure, *la rectocolite ulcéro-hémorragique* sont responsables de *fistules* rectovaginales, anovaginales/anovulvaires et entérovaginales. La symptomatologie est dominée par le passage vaginal ou vulvaire de gaz et de fèces [43]. L'atteinte gynécologique de la maladie de Crohn concerne jusqu'à 24 % des patientes ; 3,8 % développent des fistules. La MC est caractérisée par un processus inflammatoire, granulomateux, non caséeux, chronique capable d'atteindre la peau, à distance des lésions intestinales. Plus de 50 % de ces « *métastases extra-intestinales* » sont localisées dans la sphère gynécologique et peuvent apparaître avant, en même temps ou après les lésions intestinales [44]. Le diagnostic est posé par l'examen histologique d'une biopsie profonde. Cliniquement, les lésions vulvaires les plus caractéristiques sont :
– l'œdème uni- ou bilatéral, induré, douloureux ;
– les fissures voire les *ulcérations linéaires*, en coup de couteau, notamment aux plis inguinaux ;
– les lésions hypertrophiques exophytiques évoquant des condylomes.

Les abcès, fissures, ulcérations et fistules sont plus fréquentes dans la région anale que dans la région vulvaire. Les poussées inflammatoires successives favorisent l'émergence de dysplasies et de carcinomes épidermoïdes.

Les lésions secondaires au processus granulomateux bénéficient de la prise en charge globale de la maladie, associant traitement médical, biologique (anti-TNF-α), chirurgical suivant les besoins. Les abcès sont incisés et drainés, les lésions solides sont injectées au moyen de triamcinolone [45].

Les abcès et fistules de l'*hidradénite suppurée* peuvent induire en erreur surtout en l'absence de lésions axillaires. La présence d'un granulome à l'examen histologique peut évoquer d'autres affections granulomateuses de la vulve : *sarcoïdose, réaction à corps étranger, tuberculose, mycoses profondes, granulome inguinal*. Certaines de ces lésions peuvent être ulcérées ; des ulcérations linéaires s'observent également dans l'*histiocytose langerhansienne* et le *granulome inguinal*.

Vulvovaginites

La vulvite infectieuse (mycose, trichomoniase ou vaginose bactérienne), chez la femme sous imprégnation hormonale, *est toujours secondaire à une vaginite* : le traitement doit donc s'adresser aux deux organes (tableau 16.4) [46, 47].

Tableau 16.4 Diagnostic différentiel des vulvovaginites

	État normal	Mycose	Vaginose bactérienne	Trichomoniase
Colonisation du vagin	Lactobacilles en majorité	*C. albicans* : 85 % *C.* non *albicans* : 15 %	*Gardnerella vaginalis* et quelques autres	*Trichomonas vaginalis*
Prurit	Absent	Discret à intense	Discret	Intense
Sécrétions vaginales	Fluide, blanc	Blanc, épais	Gris, fluide	Jaune vert, bulleux
pH	< 4,5	< 4,5	> 4,5	> 4,5
Test KOH	Négatif	Négatif	Positif	Positif
Examen direct	Lactobacilles	Pseudomycélium Spores	Clue-cells	*Trichomonas* mobiles
Traitement	Aucun	Antimycosiques locaux ou oraux	Clindamycine locale Nitro-5 imidazolés oraux	Nitro-5 imidazolés oraux

Trichomonase

C'est une infection sexuellement transmissible, elle sera prise en charge comme telle (recherche des autres IST, des partenaires, traitement de ceux-ci) (*cf.* chapitre 3).

Vulvovaginite mycosique

Il s'agit d'une infection non sexuellement transmissible, très fréquente, induite ou réactivée par la grossesse, les antibiotiques, le diabète, l'atopie, etc. La prescription d'antimycosiques doit être justifiée par l'isolement de l'agent responsable, surtout dans les affections récidivantes. Les polyènes (nystatine, natamycine, etc.) sous forme de topiques vaginaux ne sont quasi plus disponibles. Les azolés (clotrimazole, miconazole, éconazole, isoconazole, sulconazole localement ; fluconazole, itraconazole *per os*) restent de fait le seul traitement. Il diffère suivant la forme de l'infection :
– aiguë (traitement court oral [1 jour] ou local [3 à 7 jours, en évitant les préparations alcooliques]) ;
– ou chronique (traitement préventif prophylactique systématique 1 à 4 fois/cycle pendant plusieurs mois) (*cf.* chapitre 2) [48].

Vaginose bactérienne

La vaginose bactérienne est davantage un déséquilibre de l'écosystème vaginal, qu'une véritable infection. *Gardnerella vaginalis* en est plus le témoin que le germe responsable (*cf.* chapitre 3).

Douleurs vulvaires secondaires

Les causes de douleur vulvaire sont multiples, seule une mise au point systématique, guidée par les antécédents, l'histoire et l'examen clinique, permet de classer la patiente dans le groupe adéquat et lui assurer ainsi la meilleure prise en charge possible (fig. 16.28).

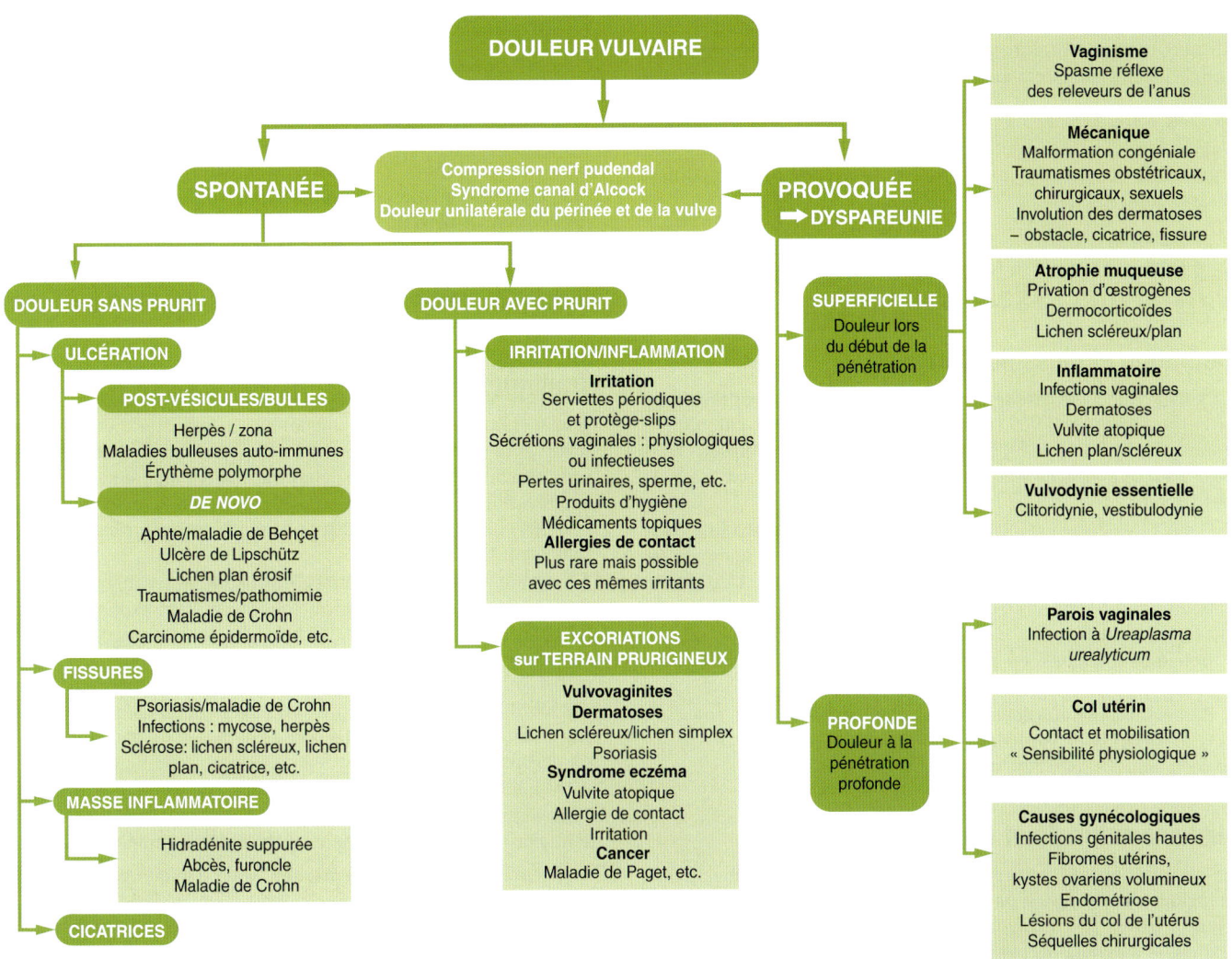

Fig. 16.28 Étiologies des douleurs vulvaires secondaires.

Infections. Les infections à *Candida albicans* (mycoses dans leur forme typique) avec prurit et leucorrhée, ne peuvent être confondues avec une vulvodynie. Le tableau clinique de l'infection par *Candida* non *albicans* peut être discret et se limiter à une sensation de brûlure vulvovaginale chronique ou cyclique. La *vulvite cyclique* a été décrite comme une forme de vulvodynie. Elle consiste en brûlures récidivantes associées à une sensation de gonflement de la vulve. Ces plaintes reviennent au même moment du cycle menstruel, avec des intervalles libres asymptomatiques. *Candida albicans* a été impliqué mais sa responsabilité n'est pas démontrée.

Ureaplasma urealyticum est responsable d'urétrites ; chez la femme, il peut donner une sensation de brûlure des parois vaginales pendant les rapports. Cette symptomatologie s'amende lorsqu'une antibiothérapie adéquate a éliminé le germe ; celui-ci a malheureusement une forte tendance à la chronicité.

L'*herpès vulvaire* peut être à l'origine d'une impression de brûlure cyclique. Les érosions donnant souvent cette sensation, l'examen des lésions permet généralement le diagnostic. L'herpès (simplex ou zoster) a été impliqué comme agent déclenchant de *névralgies honteuses* qui peuvent aussi être secondaires à un traumatisme des terminaisons sacrées. Des paresthésies, souvent sous forme de brûlures, sont déclenchées par un effleurement ou un attouchement de la région vulvaire et irradient dans les territoires innervés par les racines S2, S3, S4. Une exploration neurologique est indiquée et éventuellement un traitement d'épreuve continu, per os, de plusieurs mois avec aciclovir, valaciclovir ou famciclovir si d'autres éléments suggèrent cette étiologie.

Dermatoses. Les dermatoses vulvaires sont généralement prurigineuses mais lorsqu'elles atteignent la semi-muqueuse des petites lèvres ou du vestibule, elles peuvent mimer une vulvodynie. Le *lichen plan érosif* peut être à l'origine de douleur ; des érosions vaginales sont présentes et génèrent des pertes vaginales inflammatoires, elles-mêmes responsables d'une dermatite irritative du vestibule ou de l'introït. Le *lichen scléreux* ainsi que le *lichen simplex chronique* peuvent être à l'origine de brûlures ou de douleurs mais la patiente décrit surtout un prurit important avec douleur liée au grattage. La vulve, comme le visage et les extrémités, est un site électif de *dermatite atopique* chez l'adulte. Le *psoriasis* inversé entreprend souvent la région vulvaire. L'*atrophie hormonoprive* de la muqueuse de l'introït et de la fourchette est douloureuse au contact et s'observe même chez les femmes jeunes. Une anamnèse et un examen clinique soigneux ainsi qu'une biopsie sont souvent indispensables. L'examen histologique oriente mais ne donne pas toujours un diagnostic définitif.

Intolérances aux topiques. La chronicité de la plupart des affections vulvaires amène les patientes à consulter de nombreux spécialistes qui prescrivent de multiples topiques. L'intolérance à ceux-ci (irritation ou eczéma de contact) est fréquente ; l'arrêt de tout traitement local et la prescription de tests épicutanés peuvent s'avérer utiles. L'application chronique de dermocorticoïdes sur la muqueuse provoque une dermatite secondaire associant érythème et sensation de brûlure.

Syndrome du canal d'Alcock. Il est secondaire à une compression du nerf honteux interne (pudendal) qui provoque des douleurs anopérinéales unilatérales, notamment au niveau des grandes lèvres.

Vaginisme. C'est un trouble psychophysiologique induisant une contracture des muscles qui contrôlent l'ouverture du vagin, interdisant toute pénétration.

Vulvodynie essentielle

Définition et classification

La vulvodynie a été définie par l'*International Society for the Study of Vulvar Disease* (ISSVD) comme un inconfort vulvaire chronique : douleur, impression de brûlure, de piqûres ou d'irritation *sans étiologie médicale mise en évidence* [49]. Elle touche environ 7 à 8 % des femmes.

Depuis des décennies, la discussion essayant d'établir une classification des vulvodynies essentielles est ouverte. Elle n'a toujours pas abouti à une définition claire des différentes entités. La dernière classification discutée lors de la réunion de l'ISSVD en 2001 insiste sur trois paramètres :
– la nature spontanée ou provoquée (signe du coton, douleur au simple toucher) de la dysesthésie ;
– l'aspect localisé ou généralisé de la douleur ;
– la localisation de cette douleur : clitoris (*clitorodynie*), vestibule (*vestibulodynie*), etc. [50, 51].

Histoire naturelle et clinique

La douleur apparaît souvent lors d'un événement particulier, gynécologique (laser pour condylomes, hystérectomie, mycose, etc.) ou non (stress psychologique comme un divorce, décès, etc.). Elle s'amplifie au cours du temps rendant peu à peu les rapports difficiles puis impossibles. Elle s'exacerbe lors de la marche, du port de pantalons serrés, de l'utilisation de tampons vaginaux, etc. La **vestibulodynie** se manifeste comme une dyspareunie d'intromission avec douleur reproduite par le signe du coton associée à un érythème vestibulaire douloureux inconstant. La **clitorodynie** est beaucoup plus rare, tandis que la **vulvodynie dysesthésique** est décrite comme une douleur vulvaire diffuse, spontanée ou provoquée, constante et lancinante.

Pathogénie

Elle reste inconnue et probablement multifactorielle. *Une altération de la fonction des muscles pelviens* est quasi constante et peut être à l'origine d'autres troubles (constipation, incontinence, dysurie, etc.). Des études neurophysiologiques ont montré la présence *d'altérations du système sensoriel* avec notamment une perception exacerbée de stimuli nociceptifs et une incapacité d'interpréter correctement certains stimuli somatiques et viscéraux [52]. Ces patientes souffrent souvent d'autres pathologies appartenant au groupe des syndromes douloureux, tels que fibromyalgie, cystite interstitielle ou céphalée chronique [53].

L'histologie montre une augmentation importante de la densité des fibres nerveuses périphériques et la présence de mastocytes activés. Les variations hormonales ont été incriminées dans le processus, surtout en présence de douleurs cycliques.

L'impact psychologique est très important mais son rôle étiologique reste à préciser. Les caractéristiques de ce syndrome et ses conséquences peuvent suffire à expliquer l'anxiété et le stress développés par ces patientes.

Diagnostic

L'interrogatoire établit l'histoire clinique, précise les antécédents d'infections génitales, de dermatoses, d'allergies de contact, de traumatisme de la région sacrée (accidents ou interventions) ainsi que les différents traitements locaux et systémiques prescrits. Les causes spécifiques et traitables, sous-jacentes à la douleur (comme une vulvite atopique ou une infection) ainsi que les atteintes du nerf pudendal doivent en effet être d'abord exclues [49]. Lorsque l'examen vulvovaginal, les frottis vaginaux et les examens microbiologiques sont *normaux à deux reprises au moins*, avec une histoire clinique ne correspondant pas à une neuropathie spécifique, le diagnostic de vulvodynie essentielle est retenu.

Traitement

Aucun traitement ne fait l'unanimité. Le manque d'étude randomisée et la méconnaissance de la physiopathologie en sont les raisons principales. Il s'agit de gérer une douleur chronique ayant une répercussion directe sur la sexualité : l'empathie, le soutien et une prise en charge pluridisciplinaire sont critiques pour la réussite du traitement [54, 55].

La patiente doit être informée et rassurée sur l'absence d'infection, de dermatose ou de cancer sous-jacent. Une explication adaptée concernant la fréquence, la chronicité, les traitements possibles est indispensable. Il faut bannir tout traitement inutile : dermocorticoïdes, antiseptiques, antimycosiques et se limiter à des émollients, des lubrifiants, un savon neutre, en s'assurant qu'ils ne provoquent pas d'irritation secondaire. Le port de strings et de pantalons serrés est déconseillé.

L'application d'anesthésiques locaux (lidocaïne 2 ou 5 %) en gel à usage muqueux, avant les rapports sexuels, peut aider le couple à attendre une amélioration plus globale du syndrome douloureux.

Antidépresseurs et antiépileptiques. Avant d'initier ces traitements, la douleur neuropathique sera clairement expliquée à la patiente, de même que les limites et effets secondaires de ces médicaments. Les antidépresseurs tricycliques et les antiépileptiques sont fréquemment utilisés dans le traitement des douleurs neuropathiques. Dans la vulvodynie, les premiers (amitriptyline, nortriptyline) sont prescrits à des doses s'élevant graduellement de 10 à 150 mg/j ; les seconds (gabapentine, prégabaline) sont également augmentés progressivement jusqu'à un maximum respectivement de 2 400 et 600 mg/j, en fonction de leur efficacité et de leur tolérance [56, 57]. D'autres molécules ont été proposées : duloxétine (jusqu'à 120 mg/j), venlaxafine (jusqu'à 150 mg/j). Ces traitements ne sont pas dénués d'effets indésirables et ne peuvent être arrêtés brutalement.

Physiothérapie. La dysfonction des muscles périnéaux, le plus souvent une hypertonie, bénéficie de la prescription de physiothérapie. Le biofeedback consiste en des exercices de contraction et de relâchement musculaires qui permettent aux patientes de prendre conscience de leur musculature périvaginale [58].

Psychothérapie et thérapie cognitivo-comportementale. Elles doivent être proposées. La seconde semble la plus efficace. Elle consiste à informer, éduquer, restructurer mentalement, suggérer des stratégies d'adaptation, en association avec des techniques de relaxation et des exercices périnéaux [59].

Chirurgie. La vestibulectomie totale ou partielle, limitée à la zone douloureuse du vestibule, est proposée pour des patientes ne répondant pas aux autres traitements, sans autres syndromes douloureux, et dont la douleur a toujours été limitée au vestibule [60].

Clinique de la douleur. Les anesthésistes des cliniques de la douleur sont indispensables, dans les cas résistants, par leur connaissance des médicaments contre la douleur et leur aptitude à indiquer et réaliser les blocs nerveux.

Injections intralésionnelles. Toxine botulinique ou acétonide de triamcinolone injectés dans des régions électivement douloureuses (vestibules latéraux, fourchette) ont été crédités de quelques succès anecdotiques

RÉFÉRENCES

1. Farage M.A. et coll., *Obstet Gynecol Surv.* 2008, *63*, 445.
2. Boulinguez S. et coll., *Ann Dermatol Vénéréol.* 1997, *124*, 409.
3. Gupta R. et coll., *Lancet.* 2007, *370*, 2127.
4. Patel R. et coll., *Int J STD AIDS.* 2011, *22*, 1.
5. Nelson E.L. et coll., *Obstet Gynecol Clin Noth Am.* 2013, *40*, 359.
6. Lacey C.J.N. et coll., *J Eur Acad Dermatol.* 2013, *27*, e263.
7. Schiller J.T. et coll., *Lancet Oncol.* 2015, *16*, e217.
8. Reyes C., *J Clin Pathol.* 2014, *67*, 290.
9. Lynch P.J. et coll., *J Low Genit Tract Dis.* 2012, *16*, 339.
10. Daayana S. et coll., *Photochem Photobiol Sci.* 2011, *10*, 802.
11. Westermann C. et coll., *Int J Gynaecol Obstet.* 2013, *120*, 266.
12. Robison K. et coll., *Expert Rev Anticancer Ther.* 2014, *14*, 975.
13. Oonk M.H. et coll., *Best Pract Res Clin Obstet Gynaecol.* 2015, *29*, 812.
14. Fistarol S.K. et coll., *Am J Clin Dermatol.* 2013, *14*, 25.
15. Powell J. et coll., *J Reprod Med.* 2002, *47*, 706.
16. Smith S.D. et coll., *Pediatr Dermatol.* 2009, *26*, 725.
17. Zavras N. et coll., *Case Rep Dermatol.* 2012, *4*, 202.
18. Marren P. et coll., *Br J Dermatol.*, 1996, *134*, 522
19. Lebeau S. et coll., *Dermatology.* 2004, *208*, 273.
20. Norsgaard H. et coll., *Arch Dermatol Res.* 2014, *306*, 719.
21. Neill S.M. et coll., *Br J Dermatol.* 2010, *163*, 672.
22. Lewis F.M. et coll., *Br J Dermatol.* 1996, *135*, 89.
23. Lewis F.M. et coll., F., *Eur J Gynecol Reprod Biol.* 2013, *171*, 214.
24. Simpson R.C. et coll., *Arch Dermatol.* 2012, *148*, 1314.
25. Pelisse M. et coll., *Ann Dermatol Vénéréol.* 1982, *109*, 797.
26. Lewis F.M., *Br J Dermatol.* 1998, *138*, 569.
27. Jensen J.T., *Am J Obstet Gynecol.* 2004, *190*, 1759.
28. Cooper S.M. et coll., *Arch Dermatol.* 2008, *144*, 1520.
29. Jang N. et coll., *Austral J Dermatol.* 2008, *49*, 216.
30. Deen K. et coll., *J Dermatol.* 2015, *42*, 311.
31. Meeuwis K.A. et coll., *Acta Derm Venereol.* 2011, *91*, 5.
32. Meziane M. et coll., *Pan Afr Med J.* 2013, *14*, 134.
33. Devaux S. et coll., *J Europ Acad Dermatol Vénéréol.* 2012, *26*, 52.
34. Farage M.A., *Arch Gynecol Obstet.* 2005, *272*, 167.
35. Nardelli A. et coll., *Dermatitis.* 2004, *15*, 136.
36. Giroux L. et coll., *Am J Contact Dermat.* 2002, *13*, 143.
37. Brenan J.A. et coll., *Australas J Dermatol.* 1996, *37*, 40.
38. Marren P. et coll., *Semin Dermatol.* 1996, *15*, 36.
39. Nomura H. et coll., *J Low Gen Tract Dis.* 2015, *19*, 145.
40. Luyten A. et coll., *J Am Acad Dermatol.* 2014, *70*, 644.
41. Scurry J. et coll., *J Reprod Med.* 1993, *38*, 14.
42. Kyriakou A. et coll., *Dermatology.* 2014, *228*, 18.
43. Cripps N.P.J. et coll., *Br J Surgery.* 1998, *85*, 659.
44. Barret M. et coll., *J Crohns Colitis.* 2014, *8*, 563.
45. Foo W.C. et coll., *Am J Dermatopathol.* 2011, *33*, 588.
46. Quan M., *Postgrad Med.* 2010, *122*, 117.
47. Say P.J. et coll., *Clin Obstet Gynecol.* 2005, *48*, 753.
48. Rosa M.I. et coll,. *Eur J Gynecol Reprod Biol.* 2013, *167*, 132.
49. Haefner H.K. et coll., *J Low Genit Tract Dis.* 2005, *9*, 40.
50. Edwards L., *Clin Obstet Gynecol.* 2015, *58*, 143.
51. De Andres J. et coll., *Pain Pract.* 2016, *16*, 204.
52. Reed B.D. et coll., *Obstet Gynecol.* 2012, *120*, 145.
53. Hampson J.P. et coll., *J Pain.* 2013, *14*, 579.
54. Mandal D. et coll., *Br J Dermatol.* 2010, *162*, 1180.
55. Simonelli S. et coll., *Curr Opin Psychiatry.* 2014, *27*, 406.
56. Reed B.D. et coll., *J Low Genital Tract Dis.* 2006, *10*, 245.
57. Spoelstra S.K. et coll., *J Psychosom Obstet Gynaecol.* 2013, *34*, 133.
58. Gentilcore-Saulnier E. et coll., *J Sex Med.* 2010, *7*, 1003.
59. Masheb R.M. et coll., *Pain.* 2009, *141*, 31.
60. Eva L.J. et coll., *J Reprod Med.* 2008, *53*, 435.

16-3 Muqueuse génitale masculine et verge

N. Dupin, E. Grosshans

De nombreuses affections peuvent toucher les organes génitaux externes de l'homme, qu'il s'agisse d'une affection de cause externe qui, lorsqu'elle est infectieuse, peut être ou non sexuellement transmissible, ou bien d'un processus tumoral, ou encore de la localisation génitale d'une dermatose ou d'une affection générale. Sont éliminées de ce cadre les ulcérations génitales dont les grandes causes (syphilis, chancre mou, herpès, maladie de Nicolas-Favre) sont étudiées par ailleurs, ainsi que les urétrites (cf. chapitre 3).

Localisations balanopréputiales des dermatoses communes

Variantes morphologiques normales

Quelquefois considérées à tort comme des lésions, elles constituent, surtout de la part de sujets anxieux, un motif de consultation et de demande de traitement.

Papules perlées du gland (hirsutisme balanique) (fig. 16.29). Il s'agit de petites formations angiofibromateuses de 0,5 à 2 mm, disposées en une ou plusieurs lignes sur la couronne du gland, normalement présentes chez certains individus ; à l'examen histologique on y trouve quelquefois des corpuscules tactiles. Ces papules perlées jouent peut-être un rôle physiologique lors du coït ; elles ne nécessitent aucun traitement et elles ne doivent pas abusivement être prises pour des papillomes vénériens acuminés.

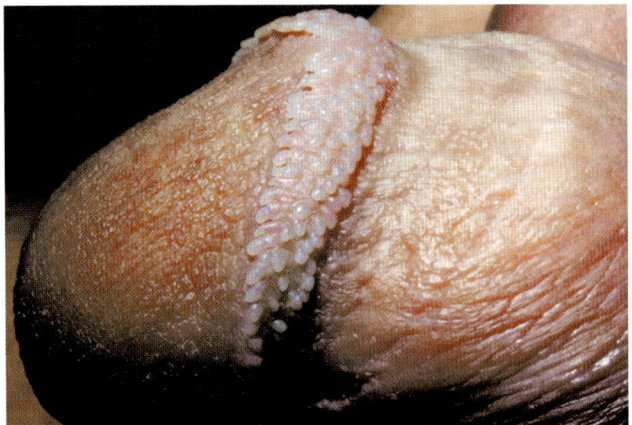

Fig. 16.29 Papules perlées du gland (hirsutisme balanique).

Grains de Fordyce. Ce sont des glandes sébacées isolées, non annexées à des follicules pilaires, se présentant sous la forme de petites élevures jaunes de 1 à 2 mm sur le bord et à la face interne du prépuce, de part et d'autre du frein et sur la partie glabre du fourreau de la verge. Ces hétérotopies sébacées sont très fréquentes et ne nécessitent pas davantage de traitement.

Les glandes de Tyson sont des glandes imaginaires, tout comme les infections («tysonites») censées s'y développer. Il n'y a plus lieu d'utiliser ces termes [1].

Dermatoses communes

Toutes peuvent comporter des lésions balanopréputiales, de diagnostic difficile quand elles sont isolées.

Psoriasis. La prévalence de l'atteinte génitale au cours du psoriasis est estimée entre 30 et 50 % et elle est plus fréquente chez l'homme [2]. Il peut s'intégrer dans un psoriasis vulgaire, dans un psoriasis inversé ou peut être isolé et de diagnostic beaucoup plus difficile. Il forme sur le gland des taches rouges, nettement limitées, dont le diagnostic est facilité par l'existence d'autres localisations ; sinon, il peut être difficile de trancher avec une érythroplasie sans l'aide d'une biopsie. Les lésions psoriasiques du gland et du prépuce perdent leur caractère squameux chez l'homme non circoncis du fait de l'humidité locale.

Lichen. Il prend volontiers dans cette localisation une disposition circinée ou un caractère érosif et synéchiant. Une forme particulière est celle du *syndrome pénogingival* associant un lichen érosif balanopréputial et un lichen de la gencive vestibulaire d'évolution chronique [3].

Eczéma. Des dermatites de contact peuvent se voir par réactions allergiques à des causes diverses : slips, produits de lavage, désinfectants, latex des préservatifs, voire rouge à lèvres.

Dermatoses bulleuses. Elles se localisent rarement à la muqueuse du gland, mis à part l'érythème polymorphe dans sa forme à type d'ectodermose érosive pluriorificielle. Exceptionnellement, la pemphigoïde des muqueuses (cf. chapitre 10-11) provoque, dans le sillon balanopréputial, une atrophie et des synéchies. Le pemphigus vulgaire peut provoquer des érosions récidivantes du gland et du fourreau. Ces lésions sont observées le plus souvent dans les formes généralisées de la maladie.

Éruptions médicamenteuses à type d'érythème pigmenté fixe (fig. 16.30). Provoquées par de nombreux médicaments (amidopyrine, phénacétine, sulfamides, phénolphtaléine, halogènes, cyclines), elles *se localisent souvent sur le gland* et spécialement sous une forme bulleuse ; le diagnostic peut être difficile si le malade est vu tardivement, les érosions post-bulleuses se surinfectant et l'aspect réalisé faisant croire à une balanite infectieuse. C'est le caractère récidivant dans la même localisation et l'évolution pigmentaire («verge noire») qui font le diagnostic.

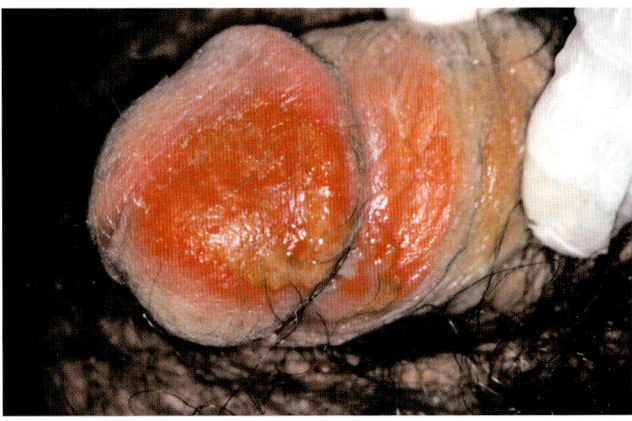

Fig. 16.30 Erythème pigmenté fixe en poussée inflammatoire.

Aphtose. Les aphtes génitaux siègent soit dans le sillon balanopréputial, soit sur le gland, mais ils peuvent aussi se voir sur le fourreau, le scrotum ou le périnée. Ils se présentent comme de petites ulcérations très douloureuses arrondies à fond jaunâtre, « beurre frais », à bords bien limités soulignés par un liséré érythémateux. Certains peuvent prendre un caractère nécrotique, parfois très profond, simulant un chancre, à caractère mutilant très douloureux, laissant une cicatrice après guérison. L'association aphtes génitaux et aphtes buccaux réalise *l'aphtose bipolaire*, qui peut être isolée mais aussi annoncer ou s'intégrer dans le cadre plus large de la maladie de Behçet (*cf.* chapitre 10-12).

Syndrome oculo-urétrosynovial (anciennement syndrome de Fiessinger-Leroy-Reiter) (fig. 16.31). Il s'accompagne d'une balanite dans une forte proportion des cas (10 à 80 %). Il s'agit d'une *balanite circinée*, avec parfois des taches rouge sombre humides, comme dans la balanite de Berdal et Bataille (*cf. infra*) ; plus souvent on trouve des plaques circinées sèches non érosives, ou même une balanite hyperkératosique surtout chez les circoncis. Ces manifestations, parfois révélatrices, sont surtout fréquentes au cours des formes vénériennes à *Chlamydia*. Elles sont souvent l'indice de formes graves. Certaines de ces balanites sont aiguës, accompagnant le syndrome oculo-urétrosynovial initial, à localisation souvent périméatique, d'autres ont une évolution chronique et apparaissent plus tardivement. Elles peuvent être associées à des lésions des autres muqueuses (buccale, nasale, anale) et aussi à des lésions palmoplantaires pustuleuses ou kératosiques en « clou de tapissier » (*cf.* chapitre 11).

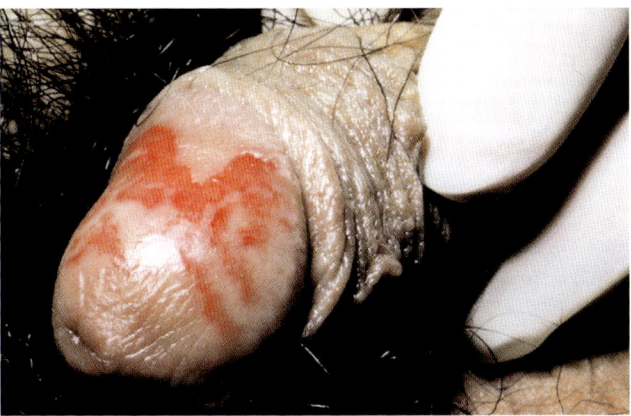

Fig. 16.31 Balanite circinée du syndrome oculo-urétrosynovial.

Lichen scléreux (fig. 16.32) (lichen scléroatrophique *cf.* chapitre 10-8). Le début se caractérise, souvent chez l'adulte jeune parfois chez l'enfant prépubère, où il est souvent révélé par un phimosis, par des taches blanches porcelainées, soit disséminées sur le gland, soit plus souvent périméatiques, provoquant un rétrécissement nécessitant des dilatations, soit encore prédominant à l'anneau préputial provoquant un phimosis serré, conduisant à une circoncision. Chez l'homme âgé, le lichen scléreux sténosant du prépuce doit être distingué de la *posthite scléreuse*, qui survient chez les hommes dysuriques ou ayant une petite incontinence urinaire entretenant une inflammation et une macération humide continues du prépuce. Sur les lésions débutantes, les corticoïdes locaux d'activité forte donnent de bons résultats. Ces malades doivent être surveillés en raison du risque de transformation carcinomateuse et, du moins chez l'enfant, en raison du retentissement sur la dynamique mictionnelle s'il y a une sténose méatique.

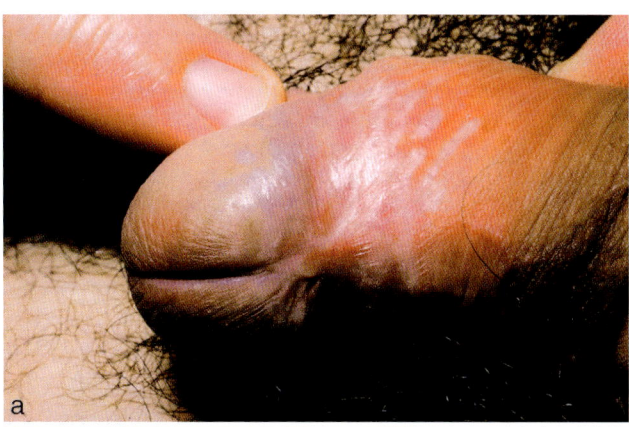

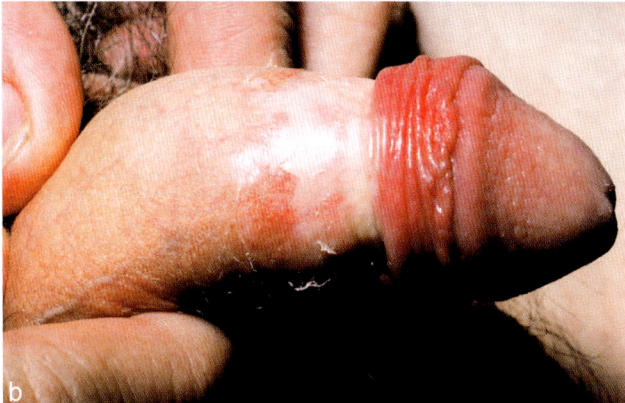

Fig. 16.32 Lichen scléreux (lichen sléroatrophique).
a. Forme de début. b. Forme scléreuse à type de *balanitis xerotica obliterans*.

Infections balanopréputiales

Elles sont dominées par les infections sexuellement transmissibles, d'origine bactérienne, virale ou parasitaire, décrites chapitres 2 et 3.

D'autres balanoposthites sont attribuées à un agent infectieux sans que le rôle et/ou la nature précise de celui-ci aient été clairement démontrés. Le rôle de facteurs *traumatiques et irritatifs* dans l'induction de ces balanites secondairement infectées doit toujours être envisagé : pathomimie, manœuvres sexuelles parfois perverses et inavouées, cathétérisme urétral, mauvaise hygiène, utilisation de topiques et savons irritants (les ammoniums quaternaires induisent des nécroses superficielles). Exceptionnellement, ces balanites peuvent se compliquer d'une *gangrène du pénis et du scrotum*, qui nécessite une antibiothérapie massive et l'excision chirurgicale.

BCGite du gland

Elle fait suite à l'instillation endovésicale de BCG. Les lésions se présentent comme des papules, des nodules parfois pustuleux et d'aspect jaunâtre. Le diagnostic repose sur le contexte clinique, la présence d'infiltrat tuberculoïde sur l'histologie et la culture qui permet d'isoler *Mycobacterium tuberculosis*. Le traitement repose sur une biantibiothérapie associant rifampicine et isoniazide éventuellement combinée à une courte corticothérapie.

Balanite candidosique

Elle est souvent favorisée par des facteurs généraux tels que l'obésité, la prise d'antibiotiques et surtout le diabète. La contamination peut être sexuelle. Les placards érythémateux prurigineux sont parfois érosifs, couverts d'un enduit blanchâtre ; à la périphérie, une collerette épithéliale semée de micropustules est un bon signe d'orientation vers cette cause, confirmée par l'examen mycologique (fig. 16.33). Le traitement, synchronisé avec celui de l'éventuel partenaire, repose sur l'utilisation de lotions ou de laits à base de dérivés imidazolés.

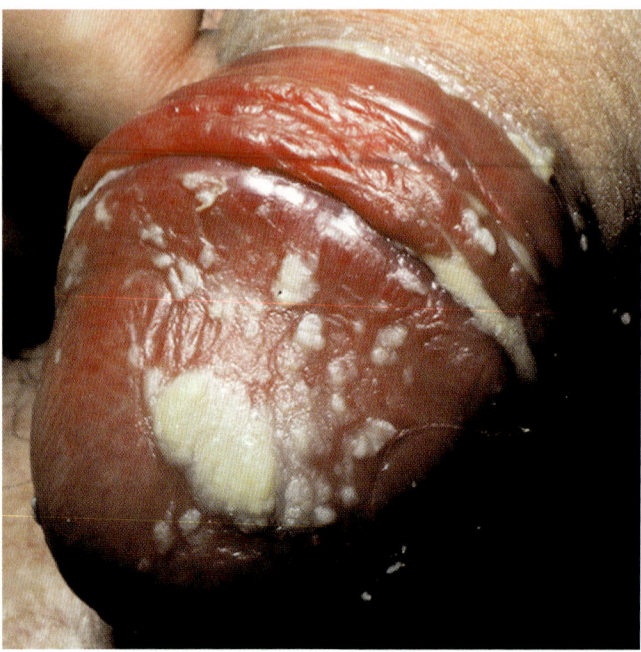

Fig. 16.33 Balanite candidosique.

Balanoposthite à *Trichomonas*

Elle entre dans le cadre des infections sexuellement transmissibles (IST) ; elle comporte des lésions qui sont surtout érosives sur le gland et le prépuce. Les prépuces longs semblent favoriser cette infection, qui peut se compliquer de phimosis. Elle est assez souvent associée à une urétrite à *Trichomonas* et à d'autres IST (syphilis, infections à certains papillomavirus humains – PVH). Le diagnostic repose sur la mise en évidence du parasite à l'examen direct. Le traitement au métronidazole (2 comprimés de 250 mg/j pendant 10 jours) ou par tinidazole (4 × 500 mg en une seule dose) assure la guérison.

Balanite érosive circinée de Berdal et Bataille

Elle survient quelques jours après un rapport, formant des érosions à contours arrondis, bien limités par une collerette, accompagnées de suppuration, d'œdème et d'adénopathies inflammatoires. Son origine est complexe, mais l'importance des facteurs infectieux est généralement admise ; le prélèvement montre une flore bactérienne polymorphe, de gros spirilles et souvent des streptocoques β-hémolytiques B. En l'absence de virus herpétique, une bonne hygiène et, parfois, une antibiothérapie générale adaptée aux germes identifiés assurent la guérison. L'aspect clinique de cette balanite est voisin, voire parfois identique de celui de la balanite du syndrome oculo-urétrosynovial.

Affections malignes et prémalignes

Érythroplasie de Queyrat

C'est la localisation muqueuse de la **maladie de Bowen**, c'est-à-dire un carcinome *in situ*. Elle se présente sous la forme d'une tache rouge vif, sèche, luisante, et qui inquiète par sa résistance aux traitements locaux (fig. 16.34) ; cette persistance conduit à pratiquer une biopsie qui montre une image de maladie de Bowen. Ultérieurement, au stade invasif, apparaissent des verrucosités, une induration et, parfois, des ulcérations.

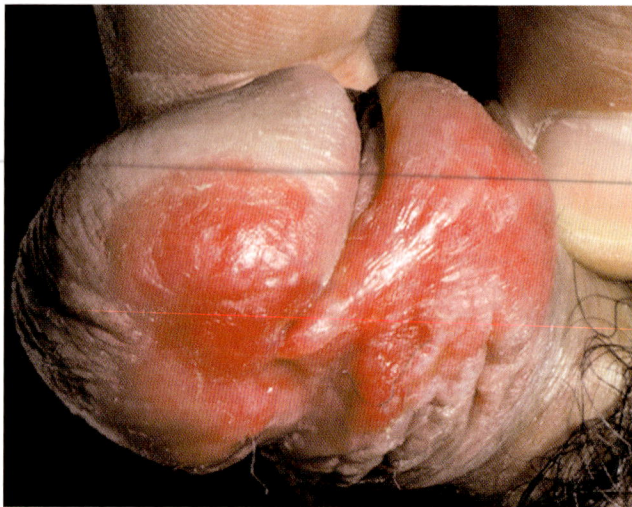

Fig. 16.34 Érythroplasie de Queyrat.

Le traitement de référence est l'exérèse chirurgicale car c'est le seul traitement qui permette un examen histologique complet avec un contrôle des berges. Les autres traitements ne doivent être proposés que si les patients peuvent être régulièrement surveillés et si la chirurgie est difficile ou si le patient y est réticent. Différentes options sont possibles pour les lésions limitées, comme l'électrocoagulation, la cryothérapie, les applications de pommade au 5-fluoro-uracile à 5 % ou d'imiquimod, ou encore le laser.

Le *diagnostic différentiel* est à faire avec les condylomes plans et la papulose bowénoïde de cause virale. Ces lésions sont souvent plus faciles à analyser après application d'acide acétique à 5 % et examen à la loupe (péniscopie). Chacune de ces lésions peut se présenter sous l'aspect d'une érythroplasie et l'indication d'une biopsie doit être facilement posée. Celle-ci ne permet toutefois pas toujours de distinguer une maladie de Bowen d'une papulose bowénoïde et les recherches virales peuvent montrer dans l'une et l'autre lésions des papillomavirus oncogènes PVH 16, 18 et autres (*cf.* chapitre 2).

Balanite pseudo-épithéliomateuse kératosique et micacée

Elle est décrite chez des sujets âgés, souvent circoncis, qui ont sur le gland et le sillon balanopréputial des lésions kératosiques, sèches, blanchâtres, micacées avec perte de l'élasticité du gland, gêne fonctionnelle et souvent évolution vers des synéchies balanopréputiales. L'examen histologique ne montre en principe aucun signe inquiétant, une hyperplasie malpighienne et une considérable hyperkératose orthokératosique, d'aspect pseudo-carcinomateux. Cette lésion est habituellement considérée comme entièrement bénigne, mais certains pensent qu'elle doit être considérée comme un *carcinome verruqueux* avec un faible potentiel de malignité. Une ablation chirurgicale conservatrice semble la thérapeutique la plus satisfaisante.

Carcinome spinocellulaire primitif

Il est rare et se présente le plus souvent sous une *forme ulcéro-végétante*, plus rarement sous une *forme infiltrée* ou *superficielle*. Il est favorisé par une mauvaise hygiène et la macération sous-préputiale et il est manifestement plus fréquent chez les hommes non circoncis ou circoncis tardivement. Toute lésion végétante ou indurée suspecte doit être biopsiée le plus rapidement possible. L'exploration de ces tumeurs par une IRM permet de juger de l'atteinte ou non des corps caverneux et de guider secondairement la prise en charge thérapeutique. Les métastases ganglionnaires sont fréquentes. Même en cas d'examen clinique normal, une atteinte ganglionnaire est retrouvée histologiquement dans 25 % des cas. Pour ce motif, chez les malades à risque (stade ≥ T1G2), il est recommandé de pratiquer systématiquement une biopsie du ganglion sentinelle [4]. Le traitement est en premier lieu chirurgical. Si la chirurgie n'est pas possible, on discutera une radiothérapie. À un stade plus avancé, une amputation de la verge avec, en cas d'atteinte ganglionnaire démontrée, un curage ganglionnaire suivi ou non de radiothérapie inguino-iliaque sera souvent nécessaire ; on discutera éventuellement dans ces cas l'intérêt d'une chimiothérapie complémentaire.

Les *lésions précancéreuses dénommées PIN (néoplasies intra-épithéliales péniennes)* font l'objet d'une classification se rapprochant de celles qui étaient utilisées pour les lésions précancéreuses du col, de la vulve ou de l'anus (*cf.* chapitre 16-2). En fonction de l'étendue et du degré de dysplasie, on distingue les néoplasies en PIN 1 à 3. Cependant, le caractère précurseur et donc la filiation entre ces lésions et le carcinome spinocellulaire invasif n'est pas clairement établi.

Autres tumeurs génitales

Le mélanome est rare dans cette localisation et habituellement de type lentigineux. Il représente environ 1 % des mélanomes de l'homme et 1 % des tumeurs malignes du pénis. Dans 98 % des cas, il siège sur le gland ou le prépuce [5]. Il devra être différencié des taches noires de la pigmentation mélanique essentielle (maladie de Laugier-Hunziker), dont c'est une localisation possible.

La maladie de Kaposi peut aussi se localiser sur la verge, en particulier celle associée au sida. La prescription ou l'autoprescription abusive de dermocorticoïdes peut être une cause à rechercher systématiquement par l'interrogatoire. L'aspect habituel est celui de nodules violacés qui peuvent confluer et être responsables d'une infiltration sclérosante entraînant un pseudo-phimosis. La localisation génitale est toutefois moins fréquente que celle de la muqueuse buccale. Les *métastases* de cancers, notamment prostatiques, peuvent se localiser au gland.

La maladie de Paget est exceptionnelle chez l'homme. Elle réalise des lésions bien limitées érythémateuses parfois parcourues d'érosions linéaires. Le diagnostic est histologique et correspond à un adénocarcinome *in situ* avec présence de cellules pagétiques et positivité de la cytokératine 7. Un bilan à la recherche d'une néoplasie sous-jacente est recommandé (en particulier prostate, vessie). Le traitement repose sur l'exérèse chirurgicale quand elle est possible. En fonction du contexte clinique, des traitements conservateurs (imiquimod, 5-fluoro-uracile à 5 %, vaporisation au laser CO_2, etc.) sont discutés. Ces derniers ne permettent néanmoins pas une vérification histologique. La surveillance doit être régulière car les récidives sont relativement fréquentes et le risque est également celui d'une transformation en adénocarcinome invasif.

Maladies cutanées spécifiques du pénis

Dynamique balanopréputiale et circoncision

Depuis des décennies, surtout en milieu pédiatrique, s'opposent les «décalotteurs» et les «non-décalotteurs». Les premiers pensent qu'il faut précocement libérer l'adhérence balanopréputiale, les autres laissent faire la nature. Il faut savoir que la séparation des feuillets épithéliaux du gland et du prépuce n'est pas terminée à la naissance et qu'il y a une adhérence physiologique entre le gland et le prépuce qui diminue progressivement avec l'âge [6].

À la naissance, seulement 5 % des garçons ont un prépuce complètement rétractable. Le décalottage du gland est possible :
– chez moins de 20 % des garçons à 6 mois ;
– chez moins de 50 % des garçons à 1 an ;
– chez 80 % des garçons à 2 ans ;
– chez 90 % des garçons à 3 ans.

Les manœuvres physiques de décalottage ne paraissent indiquées qu'entre 3 et 6 ans si les adhérences physiologiques ne se sont pas spontanément levées. En fait, l'évolution naturelle se fait vers la désunion complète des feuillets balanopréputiaux ; elle est aidée par les manœuvres de l'enfant mâle qui joue avec son pénis et par ses érections sans motivation sexuelle.

La persistance exceptionnelle d'adhérences ne justifie jamais une circoncision thérapeutique.

La circoncision en tant que geste thérapeutique n'est justifiée qu'en cas de :
– prépuce long avec anneau serré, facilement irrité par la macération urinaire et pouvant gêner l'apprentissage de l'autonomie mictionnelle ;
– phimosis serré secondaire à un lichen scléreux circonscrit à l'anneau préputial ;
– posthite scléreuse secondaire à une inflammation et une macération humide continues du prépuce chez l'homme âgé dysurique ;
– et, évidemment dans tous les processus tumoraux malins ou à potentialités malignes affectant le prépuce.

La réalisation des autres circoncisions est infiniment plus fréquente et obéit à d'autres motivations, prophylactiques, culturelles, rituelles, religieuses et même, exceptionnellement cosmétiques. À ce jour il ne subsiste aucune justification médicale ou hygiénique à la *circoncision néonatale de routine* telle qu'elle est pratiquée dans un but prétendument prophylactique dans les pays anglo-saxons. Aux États-Unis, 80 % des garçons sont circoncis à la naissance quelle que soit l'obédience religieuse des parents, en Australie 40 %, en Grande-Bretagne moins de 30 %. Dans de nombreux États nord-américains, la circoncision à la naissance est tellement systématique qu'elle est quasi culturelle, bien qu'il n'y ait plus aucune béquille sanitaire la justifiant, ni pour la prophylaxie des IST en général, ni pour celle de l'infection par le VIH ou par des virus à tropisme génital (PVH) en particulier, ni pour le cancer du pénis ni pour le cancer du col utérin des partenaires sexuelles. Chez les musulmans, la circoncision n'est pas une règle contraignante de l'Islam, reposant sur un texte sacré, mais une pratique identitaire courante, presque incontournable. Dans la religion juive, la circoncision du 8e jour correspond à l'application stricte d'un commandement biblique (Genèse 17,11).

Mélanose (lentiginose) du pénis

Clinique (fig. 16.35). Chez certains hommes, circoncis ou non, on voit apparaître des taches pigmentaires brunes, quelquefois très foncées, irrégulières de taille, de teinte inhomogène, sur le pourtour du gland et du sillon balanopréputial [7]. Ces taches apparaissent à l'âge adulte, sans signes inflammatoires préalables ou concomitants. Elles sont souvent l'objet d'une grande inquiétude, surtout en raison de la crainte d'un mélanome génital à début lentigineux.

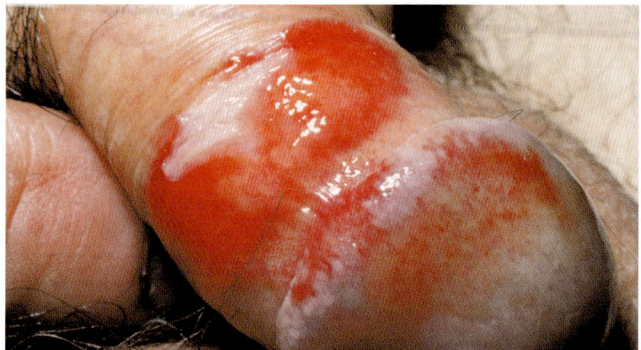

Fig. 16.36 Balanite (balanoposthite) à plasmocytes de Zoon.

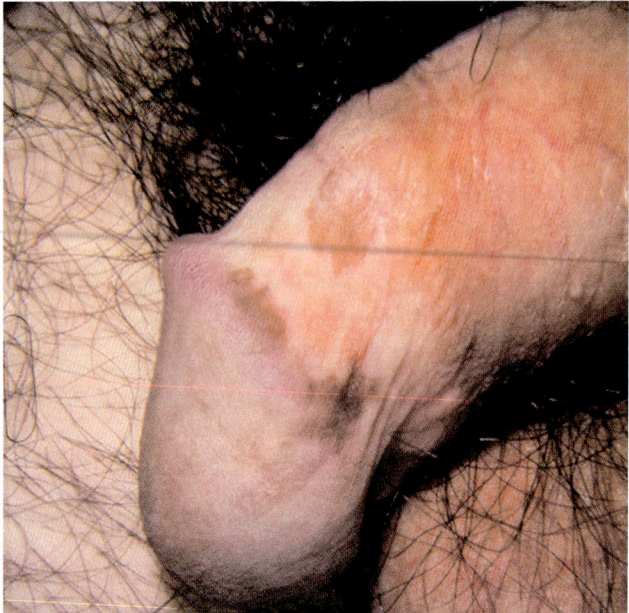

Fig. 16.35 Mélanose (lentiginose) balanopréputiale.

Histologie. Sous un épiderme aminci, on trouve un infiltrat dermique de lymphocytes et de plasmocytes, ces derniers souvent porteurs d'inclusions cytoplasmiques PAS+, avec des dilatations vasculaires et des dépôts d'hémosidérine à la coloration de Perls. En immunofluorescence directe, de nombreuses cellules lymphoplasmocytaires fixent le sérum anti-IgA, ce qui suggère une sécrétion d'IgA par ces cellules.

Traitement. Les corticoïdes topiques provoquent une amélioration passagère. La circoncision entraîne une guérison rapide.

Lymphangite sclérosante (plastique) de la verge

Clinique (fig. 16.37). Souvent consécutive (24 à 48 heures) à une activité sexuelle intense, elle peut se manifester sous deux aspects qui peuvent coexister : un œdème dur et indolore du prépuce qui entoure le sillon balanopréputial de façon circonférentielle, un cordon ferme et peu douloureux qui débute dans le sillon et remonte vers la base de la verge.

Histologie. La pigmentation n'est pas liée à une prolifération mélanocytaire ou nævocellulaire. Il y a une hyperpigmentation intense des cellules basales de l'épithélium balanique qui est souvent hyperplasique (mélanoacanthome génital) en regard de la zone pigmentée.

Pronostic. Il est excellent, sans aucun risque de complications, sinon d'ordre psychologique pour le malade auquel la signification de ces taches ne serait pas bien expliquée. Cette mélanose peut faire partie du tableau des pigmentations mélaniques multiples (labiales, unguéales, palmoplantaires) de la *maladie de Laugier* [7]. Des macules pigmentées semblables peuvent également se voir au cours du *syndrome de Bannayan-Zonana* (ou Bannayan-Riley-Ruvalcaba).

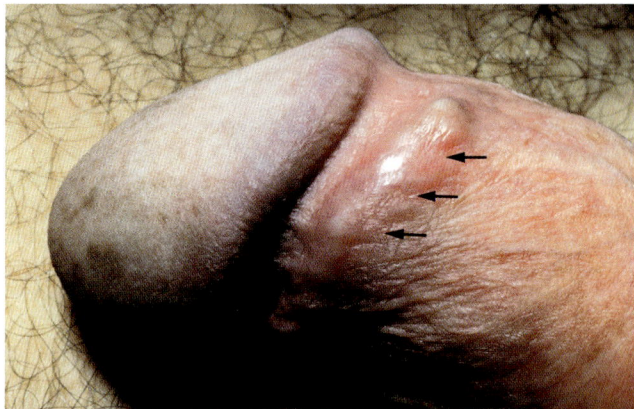

Fig. 16.37 Lymphangite sclérosante (plastique) de la verge.

Balanite (balanoposthite) à plasmocytes de Zoon

Clinique (fig. 16.36). Elle survient chez des sujets de 50 ans ou plus, mais parfois plus jeunes ; il s'agit d'une lésion inflammatoire, d'évolution bénigne. Elle réalise une plaque érythémateuse sombre, dont la surface est souvent brillante et humide et, parfois, érosive, voire bourgeonnante ou végétante de façon inquiétante à la face dorsale du gland avec souvent une image en décalque sur le feuillet interne du prépuce. Certains caractères peuvent être notés : l'irrégularité des contours, l'absence habituelle de saillie, la couleur particulière brun chocolat, l'évolution indéfinie parfois sur plusieurs dizaines d'années, mais toujours bénigne sans jamais de dégénérescence.

Aspect anatomique. La lésion est une lymphangiofibrose thrombotique oblitérante comme dans la maladie de Mondor [8]. La cause semble avant tout traumatique, mais certains cas sont postinfectieux (herpès, gonococcie, mycoplasme, etc.).

Évolution. La régression spontanée aboutit en plusieurs semaines sans traitement. Cette affection doit être distinguée de la *thrombose du pénis* qui se manifeste par un priapisme douloureux et résulte d'un traumatisme majeur et/ou d'une affection systémique (goutte, leucémies, etc.).

Maladie de La Peyronie

La maladie de La Peyronie ou *induration des corps caverneux* se voit surtout après 50 ans. Des nodules fibreux, médians ou latéraux, apparaissent progressivement, provoquant une déviation de l'axe de la verge lors de l'érection et une gêne fonctionnelle douloureuse. Parmi les facteurs étiologiques, on retient les traumatismes répétés, l'artériosclérose, le diabète, la prise de bêtabloquants et des facteurs immunogénétiques (HLA B27) et familiaux. Le traitement de référence est chirurgical mais des traitements non chirurgicaux peuvent être tentés dans les formes précoces. On peut utiliser la vitamine E *per os* (600 à 800 mg/j), les ultrasons, la radiothérapie, la prise de paraoxyaminobenzoate de potassium, les infiltrations de corticoïdes, très douloureuses, dans les nodules. Ces traitements ne reposent sur aucune donnée solide et aucun d'entre eux ne peut être préféré à un autre. Plus récemment, le traitement par *injections de collagénase* de *Clostridium histolyticum* a démontré une efficacité dans le traitement des formes précoces et a une autorisation de la FDA dans cette indication [9].

Canaux et kystes dysembryoplasiques du raphé

Ils sont sans doute plus fréquents qu'on ne le croit, car les lésions sont souvent latentes et parfaitement tolérées, et elles ne se révèlent qu'autour de la trentaine, parfois à l'occasion d'une surinfection à germes pyogènes, voire à gonocoques. Il s'agit de kystes dysembryoplasiques de structure histologique soit épidermoïde soit cylindrique sans connexion avec la peau ou l'urètre. Ils réalisent soit des lésions allongées le long du raphé si l'atteinte est étendue, soit un ou plusieurs kystes de quelques millimètres de diamètre (*cf.* chapitre 8). Le *traitement* est chirurgical : mise à plat à la période d'infection, puis excision suivie de suture.

Lymphœdème pénoscrotal

Il est rare en Europe, alors qu'il est fréquent et peut être isolé et monstrueux dans les pays d'endémie de filariose lymphatique. Il se présente sous la forme d'un œdème diffus, progressivement induré, du pénis et souvent aussi du scrotum. Cet œdème peut être associé à des ectasies lymphatiques qui peuvent se rompre et être à l'origine d'une lymphorrhée permanente. On distingue [8] :

– *le lymphœdème primitif*, dû à une malformation congénitale hypoplasique des collecteurs lymphatiques pelviens, mais pouvant être de révélation tardive ;

– *le lymphœdème secondaire* à des infections répétées ou chroniques des ganglions et des voies de drainage lymphatiques des organes génitaux externes, notamment l'érysipèle, la maladie de Nicolas-Favre, la maladie de Verneuil, à des interventions chirurgicales pelviennes, à la radiothérapie pour tumeurs vésicales ou prostatiques.

Le diagnostic différentiel est à faire avec l'œdème vénérien du pénis : c'est un œdème balonopréputial persistant, mais finalement réversible, secondaire à une activité sexuelle intense, mais pouvant éventuellement être le premier symptôme d'une insuffisance du drainage lymphatique du pénis.

Le traitement du lymphœdème pénoscrotal primitif est chirurgical [10] et consiste en une excision de tous les tissus mous situés entre le derme et les corps caverneux suivie d'une greffe. Contention élastique et physiothérapie décongestive avec drainage lymphatique manuel sont également utiles dans les formes primitives et secondaires.

RÉFÉRENCES

1. Janier M. et coll., *Genitourinary Med.* 1985, *61*, 212.
2. Dauendorffer J.N. et coll., *Ann Dermatol Venereol.* 2014, *141*, 466.
3. Petruzzi M. et coll., *J Periondotol.* 2005, *76*, 2293.
4. Heyns C.F. et coll., *Urology.* 2010, *76*, S43.
5. Delaunay M.M., éd., *Mélanome cutané et des muqueuses superficielles.* Masson, Paris, 1992, 61.
6. Revuz J. et coll., *J Am Acad Dermatol.* 1989, *20*, 567.
7. Dupré A. et coll., *Dermatologica.* 1990, *181*, 183.7
8. Babu A.K. et coll., *Dermatol Online J.* 2014, *20*, pii.
9. Yafi F.A. et coll., *Andrology.* 2015, *3*, 650.
10. Torion-Padron N. et coll., *J Plast Reconstr Aesthet Surg.* 2015, *68*, 262.

16-4 Yeux et paupières

P. Bernard

Le revêtement cutané et l'œil peuvent être touchés de façon simultanée par de nombreuses maladies.

Le globe oculaire comporte des structures nerveuses (rétine, nerf optique) et des structures dérivées du système pigmentaire (choroïde). C'est un milieu transparent permettant la visualisation directe des vaisseaux sanguins, d'où l'intérêt du fond d'œil dans les maladies vasculaires dégénératives (p. ex. diabète) ou inflammatoires (p. ex. vasculites systémiques). L'atteinte oculaire est également possible dans les phacomatoses et les désordres de la pigmentation.

Anatomiquement, les paupières sont caractérisées par leur grande laxité, l'absence d'hypoderme et l'existence de structures annexielles : des glandes sébacées (glandes de Zeiss annexées aux cils, glandes de Meibomius s'ouvrant sur le bord libre) et des glandes sudorales (glandes de Moll). Elles ont également une zone muqueuse en continuité avec la conjonctive oculaire (bulbaire) qui tapisse la sclère. La fonction principale des paupières est d'assurer la protection du globe oculaire. En dehors des exceptionnelles anomalies du développement, la pathologie des paupières comprend de très nombreuses dermatoses de cause inflammatoire ou infectieuse, de surcharge ou liées à une prolifération tumorale. Dans certains cas, elle constitue la manifestation révélatrice, voire unique, de la dermatose.

Pathologie des paupières

La paupière supérieure est limitée en haut par le sourcil, en bas par le bord libre palpébral et les canthus internes et externes. La paupière inférieure a des limites inférieures moins nettes au niveau du rebord orbitaire inférieur [1-4].

Ectropion

C'est une éversion de la paupière inférieure avec larmoiement permanent car l'orifice du canal lacrymal n'est plus capable de capter les larmes. L'ectropion peut s'observer au cours du vieillissement physiologique ; il est fréquent au cours des érythrodermies chez l'adulte, et des ichtyoses chez l'enfant, notamment au cours de l'érythrodermie ichtyosiforme et du fœtus arlequin ou du syndrome KID (*Keratitis Ichthyosis Deafness syndrome*) (*cf.* chapitre 7-4).

Hyperpigmentation mélanique palpébrale

Devant une hyperpigmentation palpébrale isolée ou prédominante, il faut rechercher une hyperthyroïdie (signe de Jellinek), un nævus de Ota, une ochronose (pigmentation conjonctivale associée), un lichen plan pigmentogène, l'application de cosmétiques contenant du mercure, de l'argent (argyrie), des psoralènes ou encore un traitement topique antiglaucomateux (latanoprost, bimatoprost, etc.). Mais la plus fréquente étiologie est génétique : il s'agit de l'hyperpigmentation mélanique palpébrale à transmission autosomique dominante des patients originaires des régions méditerranéennes et orientales.

Dépigmentation

La première cause de dépigmentation palpébrale isolée est le *vitiligo*. Parmi les autres causes, on citera le très rare syndrome de Vogt-Koyanagi-Harada, l'ophtalmie sympathique, la phénylcétonurie, et surtout l'application de topiques locaux (dermocorticoïdes, thiothépa, dérivés mercuriels).

Pathologies tumorales des annexes palpébrales [5]

Tumeurs bénignes et malignes. Les glandes de Moll sont responsables d'*adénomes* et d'*hidrocystomes*, de structure apocrine. Les glandes de Meibomius peuvent être le point de départ de *carcinomes sébacés* dont la localisation palpébrale est fréquente. La glande lacrymale principale, située à l'angle externe de la paupière supérieure, peut être le siège de tumeurs cutanées bénignes (*adénome pléiomorphe, oncocytome*) ou malignes (*adénocarcinome*). Elle peut également être infiltrée au cours de *lymphomes*.

Les syringomes des paupières sont des petites tumeurs bénignes très fréquentes [6]. Ils se développent aux dépens des canaux sudoraux eccrines et se présentent sous la forme de petites papules rosées ou couleur peau normale, situées la paupière inférieure (fig. 16.38). Ils surviennent par poussées et sont plus fréquents chez la femme que chez l'homme. Les malades trisomiques en sont très fréquemment atteints. Les syringomes sont à distinguer de petits *kystes de milium* de siège palpébral (*cf.* chapitre 12).

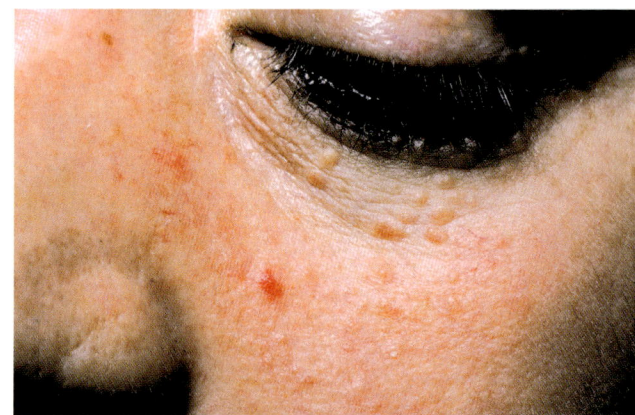

Fig. 16.38 Syringomes des paupières.

Le kyste dermoïde siège souvent au niveau de la queue du sourcil ; il existe à la naissance et peut avoir des prolongements intra-orbitaires. Le syndrome de Goldenhar résulte d'une malformation des 1er et 2e arcs branchiaux avec microphtalmie, colobome de la paupière supérieure et malformations kystiques du limbe ou des bords cornéens (*cf.* chapitre 17).

Autres. La glande lacrymale principale peut être infiltrée au cours de la sarcoïdose (syndrome de Mikulicz). L'hyperplasie nerveuse des nerfs palpébraux et conjonctivaux est un des marqueurs du syndrome de néoplasies endocriniennes multiples (NEM) type 2b.

Pathologies inflammatoires des annexes palpébrales et pathologie ciliaire

Orgelet. C'est un furoncle ciliaire (infection du bulbe) ; il peut se drainer spontanément ou nécessiter une incision de la collection, qui soulage immédiatement le patient.

Chalazion. C'est une inflammation des glandes de Meibomius d'origine rétentionnelle ; l'inflammation chronique, granulomateuse qui en résulte dépasse les limites du tarse en avant et en arrière. Il serait plus fréquent au cours de la dermatite séborrhéique et surtout de la rosacée. Le traitement repose sur le curetage ou l'injection de stéroïdes.

Blépharite. Elle désigne l'inflammation du rebord ciliaire. Les formes chroniques surviennent habituellement sur un terrain de *dermatite atopique*, de dermatite séborrhéique, et de *rosacée*, et sont favorisées par la dysfonction des glandes de Meibomius fréquente chez le sujet âgé. La *blépharite démodécique* se manifeste par une discrète rougeur périciliaire, la présence de nombreux *Demodex folliculorum* dans les ostiums folliculaires et par une inflammation périfolliculaire à la biopsie.

Beaucoup plus rarement, le *lupus érythémateux chronique* de type discoïde peut comporter une atteinte palpébrale (blépharite lupique), qui peut être soit isolée, soit associée aux autres lésions cutanées [7]. En revanche, l'atteinte palpébrale est exceptionnelle au cours du lupus érythémateux systémique de type aigu ou du lupus subaigu.

À l'exception de la blépharite lupique qui répond bien aux antipaludéens de synthèse, les blépharites chroniques sont de traitement difficile et entraînent souvent des séquelles définitives (madarose, voire symblépharon chronique). Leur traitement fait appel aux topiques imidazolés ou aux antibiotiques locaux (acide fusidique, mupirocine). Les blépharites atopiques se traitent soit par des inhibiteurs topiques de la calcineurine (tacrolimus, pimécrolimus), soit par des corticoïdes topiques de faible activité en respectant les précautions usuelles. L'ivermectine topique aujourd'hui disponible peut être utilisée dans la blépharite démodécique et la rosacée [2, 4].

Autres

La madarose est la perte des cils. Les causes les plus fréquentes sont la pelade, la trichotillomanie et les blépharites chroniques (*cf. infra*).

La trichomégalie est l'augmentation de la longueur et de la vitesse de pousse des cils. Elle peut s'observer au cours de l'infection par le virus de l'immunodéficience humaine (VIH), de traitement par ciclosporine, interférons ou inhibiteurs du récepteur à l'*epidermal growth factor* – EGF – (erlotinibib, géfitinib, cétuximab, etc.), du kala-azar, d'instillations locales d'analogues de prostaglandines (latanoprost, bimatoprost) pour glaucome, et en tant que génodermatose à transmission autosomique dominante.

La pédiculose des cils est une phtiriase due à *Phtirius inguinalis*. Elle se traite par application locale de préparation à base de perméthrine à 1 % ou de vaseline pure. L'ivermectine *per os* peut constituer une alternative thérapeutique en cas de résistance au traitement local.

Eczéma des paupières

Il peut s'agir d'un *eczéma de contact* directement dû à des cosmétiques des paupières ou à des collyres et pommades ophtalmologiques, d'un eczéma manuporté (vernis à ongles, etc.) ou d'une dermatite de contact aéroportée (fig. 16.39) (*cf.* chapitre 5-1). Une atteinte conjonctivale orientera vers un allergène contenu dans des topiques à usage oculaire : antiseptiques mercuriels et ammoniums quaternaires des collyres, antiseptiques des solutions pour désinfecter les lentilles de contact, bêtabloquants à usage antiglaucomateux (timolol, lévobunolol), mydriatiques tels que l'atropine et la phényléphrine, antibiotiques locaux (néomycine, bacitracine, etc.) [4, 8].

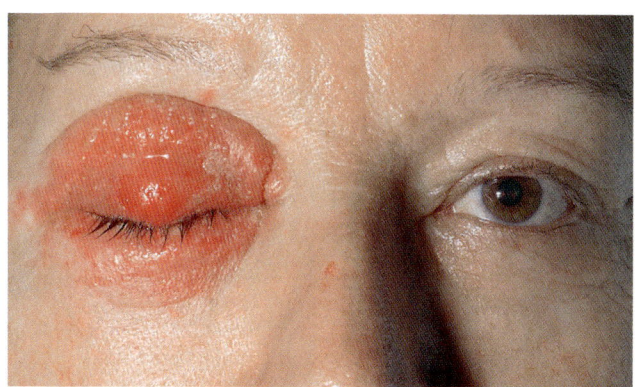

Fig. 16.39 Dermite de contact de la paupière.

On peut également observer un eczéma des paupières au cours de la *dermatite atopique*. Le signe de Dennie-Morgan est un double pli palpébral inférieur, fréquent au cours de la dermatite atopique. Il peut s'observer dans toutes les dermatites eczémateuses chroniques des paupières.

Maladies de surcharge

D'une façon générale, elles réalisent des lésions infiltrées, de couleur variable (jaune orangé, parfois incolore), asymptomatiques, souvent bilatérales et parfois associées à d'autres signes cutanéophanériens ou muqueux (*cf.* chapitre 13). Le *xanthélasma* est la plus fréquente des xanthomatoses. L'association à une dyslipidémie est inconstante (25 à 70 % des cas). La recherche d'une dyslipidémie et d'une *dysglobulinémie monoclonale* est recommandée chez un sujet jeune. L'*amylose systémique* de type AL, primitive ou associée à un myélome, touche souvent les paupières et se révèle par un *purpura en lunettes* « yeux en raton laveur » apparaissant après un effort. La *hyalinose cutanéomuqueuse* (maladie d'Urbach-Wiethe) est responsable d'une blépharite moniliforme avec présence de dépôts de substance hyaline caractérisant la maladie. Le *xanthogranulome nécrobiotique* et le *xanthogranulome juvénile* peuvent également se localiser aux paupières.

Œdème palpébral (fig. 16.40)

En raison de la finesse de la peau, de la laxité des tissus et de l'absence d'hypoderme, les *dermatoses des paupières sont très souvent œdémateuses* [9]. En fonction de leur association à des signes fonctionnels ou inflammatoires locaux ou à des signes généraux, quatre grandes situations cliniques d'œdèmes palpébraux sont à distinguer (tableau 16.5).

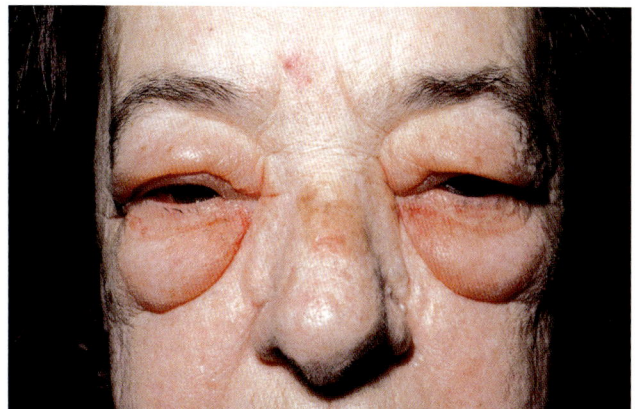

Fig. 16.40 Œdème des paupières révélateur d'un syndrome de compression de la veine cave supérieure.

Yeux et paupières

Tableau 16.5 Principales causes des œdèmes palpébraux

Unilatéraux	Causes infectieuses : herpès, zona, cellulite périorbitaire, charbon palpébral, tularémie, maladie de Chagas (signe de Romana), Chikungunya, staphylococcie maligne du visage, érysipèle du visage
	Orgelet, chalazion
	Inflammation de contiguïté (tumeurs orbitaires, ethmoïdite, thrombophlébite sinus caverneux etc.)
	Syndrome de Melkerson-Rosenthal*, blépharochalasis*
	TRAPS syndrome*
Bilatéraux	Œdèmes de cause rénale, cardiaque, hépatique
	Thrombose de la veine cave supérieure
	Urticaire, œdème de Quincke, vasculite urticarienne
	Eczémas aigus
	Lupus érythémateux
	Dermatomyosite
	Dysthyroïdie
	Signe de Hoagland (œdème au cours de la mononucléose infectieuse)
	Parasitoses (trichinose, loase)
	Médicaments psychotropes

* Peuvent être bilatéraux.

Les œdèmes palpébraux indolents et isolés relèvent de causes variées. *L'œdème angioneurotique héréditaire* est une affection génétique rare, autosomique dominante, liée à un déficit de l'inhibiteur de la C1-estérase [10]. Il apparaît dans l'enfance ou l'adolescence, s'aggrave progressivement chez l'adulte jeune. Il faut systématiquement y penser devant un œdème segmentaire, blanc, non inflammatoire, persistant plusieurs jours. Les *formes acquises d'œdème angioneurotique* sont associées à des affections auto-immunes (lupus érythémateux, thyroïdite auto-immune, sclérodermie, syndrome de Gougerot-Sjögren) et des lymphoproliférations (*cf.* chapitre 10-2). L'installation progressive d'un œdème orbitaire bilatéral doit faire rechercher une *cause médicamenteuse* (rifampicine, méthylprednisolone, mannitol, inhibiteurs calciques, psychotropes [11]) ou un syndrome de thrombose ou de compression de la veine cave supérieure. Dans la *maladie de Basedow*, l'infiltration œdémateuse palpébrale peut être inaugurale et précéder l'exophtalmie ainsi que les signes biologiques de dysfonctionnement thyroïdien. Le diagnostic des œdèmes palpébraux symptomatiques et/ou associés à des signes systémiques ou généraux repose sur une analyse sémiologique fine et sur le contexte de survenue (tableau 16.5).

Lésions vasculaires et lésions hémorragiques

Une tache saumonée (*salmon patch*) peut être située sur la paupière, avec souvent des localisations multiples (front, glabelle, nez, lèvre). Elle est présente dès la naissance, puis disparaît progressivement au cours de l'enfance. Un *angiome-plan* (*port-wine stain*) doit être évoqué devant un angiome-plan unilatéral de la paupière supérieure et du front. Dans les formes plus étendues (syndrome de Sturge-Weber), le diagnostic est plus facile. Le risque d'angiomatose cérébroméningée associée, surtout important en cas de syndrome de Sturge-Weber, impose la réalisation d'un bilan d'imagerie (scanner cérébral avec injection et surtout IRM cérébrale) [12]. Les autres associations possibles sont l'angiome choroïdien et surtout le glaucome (10-30 % des cas). *Un hémangiome palpébral* peut se compliquer, en cas d'occlusion prolongée, d'anomalies fonctionnelles définitives (amblyopie, cécité corticale, troubles de la vision binoculaire) et d'un astigmatisme secondaire par déformation mécanique du globe oculaire. Il nécessite un traitement d'urgence par propranolol *per os* (2-3 mg/kg/j) [13] ou timolol topique.

Des ecchymoses ou hématomes périoculaires en paire de lunettes (aspect d'« yeux de raton laveur ») doivent faire évoquer, outre une amylose systémique de type AL, la présence d'une fracture de la base du crâne, d'un hématome sous-galéal ou encore d'un neuroblastome.

Blépharochalazie

C'est une atrophie primitive ou post-inflammatoire des paupières. Dans le syndrome d'Ascher, elle s'associe à un œdème de la lèvre supérieure donnant l'image d'une double lèvre et, parfois, à une pathologie thyroïdienne [14].

Tumeurs des paupières

Les tumeurs cutanées palpébrales représentent un motif fréquent de consultation (fig. 16.41). Toutes les tumeurs développées sur des zones photo-exposées peuvent siéger sur les paupières sans que cela ait une quelconque spécificité. En revanche, certaines tumeurs peuvent siéger préférentiellement sur les paupières. Le diagnostic de certitude est histologique. Les tumeurs palpébrales malignes non annexielles sont surtout représentées par les *carcinomes basocellulaires*, loin devant les *mélanomes* (mélanome de Dubreuilh surtout), les *carcinomes neuroendocrines* et les *lymphomes cutanés* [3, 15]. Les plus fréquentes des tumeurs bénignes non annexielles des paupières sont les nævus pigmentaires. La localisation d'un nævus à la paupière est très banale, qu'il s'agisse d'un nævus en dôme ou d'un nævus plan. La paupière peut en revanche être le siège de certains aspects cliniques particuliers comme le nævus partagé ou nævus biparti (nævus congénital, le plus souvent pigmenté, atteignant la paupière inférieure et la paupière supérieure) [16] ou le nævus de Ota [17].

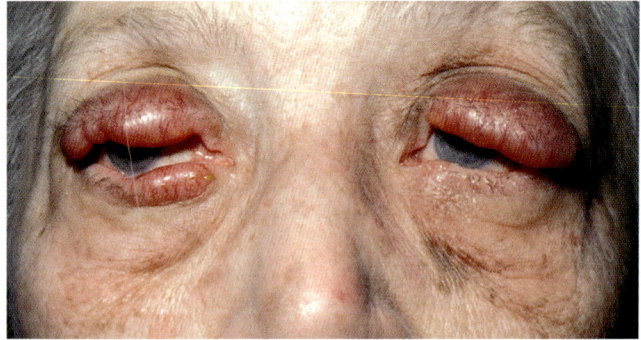

Fig. 16.41 Infiltration des paupières révélatrice d'une leucémie lymphoïde.

Pathologie de l'œil

Atteintes conjonctivales prédominantes

Maladies bulleuses génétiques ou acquises de la jonction dermo-épidermique

Elles s'accompagnent d'une fragilité de la cohésion entre l'épiderme et le derme ou entre le revêtement muqueux et le chorion sous-jacent [3].

Épidermolyses bulleuses héréditaires. Elles peuvent comporter une atteinte oculaire, conjonctivale ou cornéenne, et parfois palpébrale (*cf.* chapitre 7-2). Parmi celles-ci, on trouve les érosions cornéennes récidivantes de l'épidermolyse bulleuse simple sévère généralisée (anciennement appelé type Dowling-Meara), l'ectropion et l'atteinte cicatricielle palpébrale de l'épidermolyse bulleuse jonctionnelle sévère généralisée (anciennement type Herlitz), les cicatrices cornéennes, la destruction des cils et l'intégrité de la conjonctive dans la forme jonctionnelle généralisée de sévérité intermédiaire (anciennement forme généralisée atrophique bénigne). L'atteinte oculaire plus sévère s'observe au cours de l'épidermolyse bulleuse dystrophique récessive.

Pathologie des muqueuses

16-4
Yeux et paupières

Dermatoses bulleuses auto-immunes. Cette atteinte s'observe surtout dans la pemphigoïde des muqueuses (syn. pemphigoïde cicatricielle), l'épidermolyse bulleuse acquise, la dermatose à IgA linéaires et l'exceptionnel pemphigus paranéoplasique (*cf.* chapitre 10-11). Elle réalise un tableau de conjonctivite chronique mucosynéchiante, soit isolée, soit associée à d'autres atteintes cutanéomuqueuses. En cas de retard diagnostique, l'opacification de la cornée survient secondairement et aboutit à une cécité uni- ou bilatérale. L'atteinte palpébrale est toujours secondaire à l'atteinte conjonctivale. Elle réalise le plus souvent un symblépharon (synéchie entre la surface conjonctivale et le versant interne de la paupière). Dans les cas sévères, celui-ci peut aboutir à l'ankyloblépharon avec fusion des rebords ciliaires supérieurs et inférieurs. L'entropion est l'éversion interne du rebord palpébral et des cils (trichiasis). Le diagnostic repose sur les examens immunopathologiques (immunofluorescence directe, étude des autoanticorps sériques, etc.). Dans tous les cas, un suivi ophtalmologique est indispensable, notamment pour le traitement du trichiasis. Dans certaines formes de pemphigus superficiel, il existe une atteinte des glandes de Meibomius s'accompagnant d'yeux rouges et d'une sensation de corps étranger.

Érythème polymorphe, syndrome de Stevens-Johnson, syndrome de Lyell. La conjonctivite inaugurale bilatérale est extrêmement fréquente, mais la sévérité de l'atteinte oculaire est parallèle à celle de l'atteinte cutanée. On peut observer à la phase aiguë des tableaux de conjonctivite pseudo-membraneuse, des kératites avec érosions et ulcérations. Les séquelles, après guérison, sont fréquentes : sécheresse oculaire, conjonctivite cicatricielle, entropion, trichiasis, etc. et justifient un suivi prolongé de ces malades (*cf.* chapitres 6-2 et 6-3).

Conjonctivites aiguës purulentes

Elles se manifestent par une rougeur conjonctivale, des sécrétions purulentes et des signes fonctionnels à type de photophobie. Celles qui relèvent de causes dermatologiques sont rares. Citons le *syndrome oculo-urétrosynovial* (anciennement appelé syndrome de Fiessinger-Leroy-Reiter), les causes infectieuses, en particulier la *gonococcie* chez le nouveau-né, mais aussi chez l'adulte. La kératoconjonctivite staphylococcique du nourrisson peut être à l'origine d'un syndrome d'épidermolyse staphylococcique. Le trachome est devenu exceptionnel en Europe. Les atteintes conjonctivales des infections à *Chlamydia trachomatis* d'origine génitale sont le plus souvent subaiguës.

Rosacée

Les lésions oculaires de la rosacée peuvent précéder l'atteinte cutanée, lui succéder ou être concomitantes. Avant la rougeur et les télangiectasies conjonctivales, l'atteinte oculaire est souvent peu spécifique et se résume à une sensation de sécheresse. Il existe souvent une discrète blépharite marginale avec rougeurs, télangiectasies et enduit gras. La sécrétion des glandes de Meibomius serait qualitativement anormale avec fragilité secondaire du film lacrymal, la survenue de chalazions plus fréquente, et le rôle du *Demodex* probable. L'étiologie de la rosacée oculaire est inconnue. Elle est classiquement traitée par vitamine B2 par voie orale ou parentérale. On peut aussi citer la blépharoconjonctivite des *déficits en vitamine B2* (ariboflavinose, *cf.* chapitre 19) (fig. 16.42). La blépharite rosacée doit être distinguée de la rosacée stéroïdienne ou post-stéroïdienne secondaire à l'utilisation de collyres ou de pommades cortisonées.

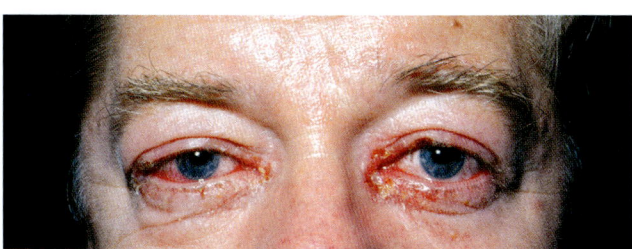

Fig. 16.42 Blépharite de carence en vitamine B2.

Kératoconjonctivites virales

L'*herpès* de primo-infection et l'herpès récurrent peuvent donner des conjonctivites ou des kératites. L'existence de lésions vésiculeuses ou érosives des paupières est un bon signe d'orientation. L'atteinte cornéenne avec des ulcères dendritiques aigus, des ulcérations trophiques métaherpétiques ou des kératites stromales, peut affecter le pronostic visuel. Le *zona* du trijumeau s'accompagne d'une localisation conjonctivale et cornéenne en cas d'atteinte de la branche nasale de la première branche du trijumeau. Celle-ci assure l'innervation sensitive de l'œil, des paupières, du nez et d'une partie interne de la conjonctive. L'association de vésicules sur l'aile du nez et d'une atteinte oculaire constitue le signe de Hutchinson.

Kératoconjonctivites atopiques

Elles sont l'équivalent oculaire de la rhinite allergique avec œdème conjonctival, hyperplasie papillaire de la conjonctive. L'atteinte cornéenne et une évolution cicatricielle conjonctivale sont possibles.

Atteinte cornéenne

La kératite verticellée est un marqueur de la *maladie de Fabry*; elle est également présente chez les femmes vectrices. Elle n'est pas retrouvée dans les autres angiokératoses avec déficit enzymatique. Les dépôts cornéens en « moustaches de chat » peuvent également être vus au décours d'un traitement par l'*amiodarone* [4].

La *tyrosinémie de type II* (syndrome de Richner-Hanhart) comporte une atteinte oculaire précoce avec larmoiement, photophobie, kératite dendritique bilatérale. L'association à une pulpite fissuraire douloureuse doit inciter à faire le dosage de la tyrosine plasmatique qui est augmentée [18]. Citons les opacités cornéennes tardives dans l'*ichtyose liée à l'X*. Elles se voient chez 30 à 50 % des garçons atteints, mais peuvent exister chez la femme vectrice (*cf.* chapitre 7-4) [19].

La kératite est également un des signes cardinaux du *syndrome KID* associant kératite, ichtyose et surdité. Elle est également présente dans l'exceptionnelle ichtyose spinulosique et décalvante de Siemens.

Atteinte du cristallin, cataractes syndermatotiques [12]

Il s'agit de cataractes survenant dans le cadre de syndromes cutanés variés. Les associations bien établies sont rassemblées dans l'encadré 16.2.

Encadré 16.2

Cataracte et affections dermatologiques
– Dermatite atopique
– Syndrome de Rothmund
– Syndrome de Werner
– *Incontinentia pigmenti*
– Syndrome de Conradi-Hünerman
– Syndrome de François-Hallermann-Streiff
– Trisomie 21
– Myotonie de Steinert

La cataracte de la dermatite atopique apparaît 8 à 10 ans après l'atteinte cutanée et se manifeste entre la 2e et la 3e décennie. Il s'agit d'une cataracte sous-capsulaire postérieure, souvent bilatérale. Elle constitue, avec le kératocône et les déchirures rétiniennes [20], l'atteinte oculaire la plus préoccupante au cours de l'atopie. Le rôle favorisant de la corticothérapie générale ou locale dans la survenue de ces cataractes est sujet à controverse ; il faut simplement mentionner que la cataracte de la dermatite atopique était connue avant l'usage thérapeutique des corticoïdes.

La cataracte stéroïdienne est induite par une corticothérapie générale ou locale ; elle survient en moyenne après 1 an de traitement. Il s'agit d'une cataracte initialement sous-capsulaire postérieure.

Les psoralènes nécessitent une bonne photoprotection oculaire ; le risque de développer une cataracte paraît identique à celui d'une population témoin. Certaines cataractes peuvent être partielles et toucher un segment de cristallin équivalent des lignes de Blaschko, c'est le cas au cours des maladies à épiphyses ponctuées (syndrome de Conradi-Hünermann) [21].

Des luxations du cristallin sont présentes au cours du syndrome de Marfan, du syndrome de Weill-Marchesani (caractérisé par des anomalies oculaires, petite taille, brachydactylie, et raideur articulaire) et du syndrome d'Ehlers-Danlos [4].

Sclère

Elle constitue l'enveloppe fibreuse externe du globe oculaire. Elle est visible par transparence à travers la conjonctive oculaire. On peut observer une atteinte pigmentaire mélanique sclérale au cours du *nævus de Ota* (fig. 16.43). L'*ochronose* peut également être visible sous la forme de taches bleu sombre ; l'atteinte est cependant rarement localisée et se retrouve en d'autres sites (cartilages des oreilles, etc.).

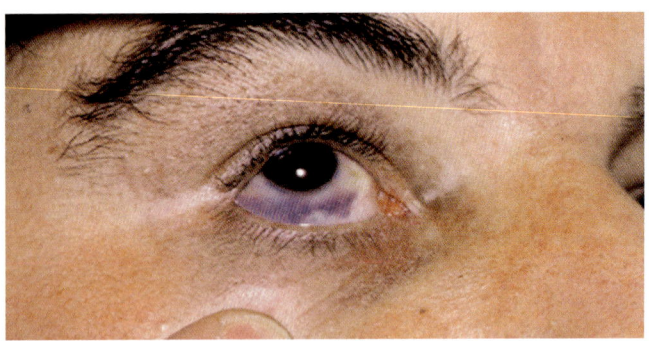

Fig. 16.43 Nævus de Ota.

Iris, choroïde et rétine

Les *nodules de Lisch* sont présents dans la neurofibromatose de type 1 dans plus de 95 % des cas et constituent un critère diagnostique majeur de la maladie. Ils apparaissent dans l'enfance et sont généralement constitués à partir de l'âge de 6 ans. Ils doivent être recherchés par un examen à la lampe à fente [1, 4].

L'*hétérochromie irienne* est l'un des signes du syndrome de Waardenburg. Une pigmentation brune irienne peut apparaître chez les patients recevant des instillations oculaires d'analogues de prostaglandines F2 pour glaucome.

Les *uvéites aiguës* peuvent être associées à de nombreuses maladies dermatologiques. Citons la sarcoïdose, la maladie de Behçet (uvéite à hypopion), le syndrome de Vogt-Koyanagi-Harada avec vitiligo et poliose ciliaire.

L'examen du fond d'œil permet de voir la rétine, la papille du nerf optique et la circulation artérielle et veineuse. Les phacomes rétiniens sont présents dans 50 % des scléroses tubéreuses de Bourneville ; ils sont le plus souvent asymptomatiques sous la forme d'une tache ou d'une plaque rétinienne blanchâtre ou sous la forme d'une lésion muriforme. Il s'agit d'hamartomes astrocytaires. Les stries angioïdes, enfin, sont un des signes cardinaux du pseudo-xanthome élastique.

Il existe une très rare *rétinopathie paranéoplasique* associée au mélanome cutané dont le diagnostic repose sur l'altération de l'électrorétinogramme [22]. La rétinite pigmentaire est l'un des éléments d'une ichtyose rare, le syndrome de Refsum. Enfin, des décollements séreux rétiniens maculaires, souvent spontanément résolutifs sans séquelles, sont observés au cours du traitement avec des inhibiteurs de MEK (cobimétinib et tramétinib).

Œil et médicaments dermatologiques

La *sécheresse oculaire* est une complication bien connue des traitements *rétinoïdes*, surtout isotrétinoïne, par voie générale, ainsi que d'une multitude d'autres médicaments systémiques (anticholinergiques, antidépresseurs, neuroleptiques, sédatifs, antiarythmiques) ou de topiques ophtalmiques. Devant toute suspicion d'un syndrome sec, une cause médicamenteuse doit être exclue.

L'*œdème papillaire* et une éventuelle hypertension intracrânienne sont beaucoup plus exceptionnels.

Les complications oculaires des antipaludéens de synthèse sont devenues plus rares en respectant les posologies quotidiennes recommandées (selon l'Académie américaine d'ophtalmologie : pour la chloroquine, dose maximale quotidienne recommandée de 2,3 mg/kg ; pour l'hydroxychloroquine, 5 mg/kg) [23].

Dans ces conditions, *un contrôle ophtalmologique* clinique complet (avec fond d'œil, champ visuel automatisé ainsi qu'au moins un de ces trois tests : examen en autofluorescence, tomographie en cohérence optique ou électrorétinogramme multifocal) est indiqué au début du traitement et refait uniquement après 5 ans. Dans ces conditions, le risque de toxicité rétinienne est inférieur à 1 % pendant les 5 premières années, de 2 % pendant les 10 premières années de traitement, mais augmente à environ 20 % après 20 ans [23].

En revanche, en présence de facteurs de risque oculaire (prise de doses d'antimalariques supérieures à celles recommandées, présence d'une maladie rétinienne ou maculopathie préexistante, maladies rénales, prise de tamoxifène), un contrôle ophtalmologique annuel s'impose.

Il est très probable que le dosage de la concentration sanguine de hydroxychloroquinémie, qui est de plus en plus utilisé en pratique courante, facilitera dans le futur l'adaptation individuelle des doses en modifiant également la surveillance clinique [24].

La rétinite en paillettes d'or liée au *bêtacarotène* et à la *canthaxanthine* est également devenue exceptionnelle.

RÉFÉRENCES

1. Mannis M.J. et coll., eds., *Eye and skin disease*. Lippincott, Raven, Philadelphia, 1996.
2. Burton J.L., in : Champion R.H. et coll., eds., *Rook's Textbook of Dermatologie*, 5th ed. Blackwell, Oxford, 1992.
3. Bernard P. et coll., *Ann Dermatol Vénéréol*. 2002, *129*, 1317.
4. Risse J.F. et coll., in : Flament J. et coll., eds., *Œil et pathologie générale*. Masson, Paris, 1997.
5. Brini A. et coll., eds., *Oncologie de l'œil et des annexes*. Kluwer Academic, Dordrecht, 1990.
6. Patrizi A. et coll., *Acta Derm Vénéréol*. 1998, *78*, 460.
7. Panse I. et coll., *Ann Dermatol Vénéréol*. 2004, *131*, 58.
8. Morris S. et coll., *Br J Ophtalmlol*. 2011, *95*, 903.
9. Scrivener Y. et coll., *Ann Dermatol Vénéréol*. 1999, *125*, 844.
10. Cicardi M. et coll., *Allergy*. 2014, *69*, 602.
11. Scrivener Y. et coll., *Ann Dermatol Vénéréol*. 1998, *125*, 251.
12. Nozaki T. et coll. *Radiographics*. 2013, *33*, 175.
13. Leauté-Labrèze C. et coll., *N Eng J Med*. 2015, *372*, 735.
14. Navas J. et coll., *Pediatr Dermatol*. 1991, *8*, 122.
15. Ni Z., *Chung Hua Yen Ko Tsa Chih*. 1996, *32*, 435.
16. Paik J.H. et coll., *Pediatr Dermatol*. 2001, *18*, 31.
17. Sinsa S. et coll., *Cutis*. 2008, *82*, 25.
18. Larregue M. et coll., *Ann Dermatol Vénéréol*. 1979, *106*, 53.
19. Grala R.E., *J Am Optom Assoc*. 1985, *56*, 315.
20. Bercovitch L. et coll., *Arch Dermatol*. 2011, *147*, 588.
21. Bolognia J.L. et coll., *J Am Acad Dermatol*. 1994, *31*, 158.
22. Rahimy E. et coll., *Surv Ophtalmol*. 2013, *58*, 430.
23. Marmor F. et coll., *Ophthalmology*. 2016, *23*, 1386.
24. Jallouli M. et coll., *Arthritis Rheumatol*. 2015, *67*, 2176.

17
Dermatologie topographique

Coordinateurs : L. Borradori et J.-M. Lachapelle

17-1	Intérêts et limites de l'approche topographique J.-H. Saurat, L. Borradori	929
17-2	Dermatoses faciales B. Cribier	930
17-3	Dermatoses de l'oreille externe J.-M. Lachapelle, J.-H. Saurat	939
17-4	Dermatoses des plis axillaires et inguinaux J.-M. Lachapelle	944
17-5	Pathologie cutanée des régions anorectale et interfessière J.-M. Lachapelle	948
17-6	Dermatoses de l'ombilic J.-M. Lachapelle	952
17-7	Dermatoses du scrotum J.-M. Lachapelle	955
17-8	Dermatoses des seins J.-M. Lachapelle, L. Borradori	958
17-9	Pathologie cutanée spécifique de la main et du pied J.-M. Lachapelle, L. Borradori	963
17-10	Dermatoses figurées J.-H. Saurat, J.-F. Cuny, E. Sprecher, F. Truchetet, D. Lipsker	974

17-1 Intérêts et limites de l'approche topographique

J.-H. Saurat, L. Borradori

« Un médecin étant placé devant une maladie cutanée qu'il ignore être la gale, on ne peut supposer comment il irait consulter dans les traités spéciaux l'article Gale plutôt qu'un autre. Au contraire, un médecin placé devant cette maladie cutanée constatera aisément ses localisations régionales ; voyant sa prédominance aux mains, aux poignets, il consultera dans ce volume l'article Poignet qui a six pages, ou l'article Mains qui en a vingt et il y reconnaîtra sans peine le paragraphe concernant la maladie qu'il observe. Il y trouvera consignés son nom, ses caractéristiques essentielles, ce qu'on sait de sa nature et un résumé de son traitement. Et, s'il veut sur ce sujet de plus amples détails, il se reportera aux traités didactiques, pour étudier la gale en toutes les formes qu'elle peut affecter. »

Ces lignes sont extraites de la préface du *Manuel élémentaire de Dermatologie topographique*, publié par R. Sabouraud en 1905 aux éditions Masson, un ouvrage que l'auteur considère comme « le premier de son espèce ». L'abord de la dermatologie sous l'angle topographique a, depuis lors, été délaissé et considéré comme artificiel. Cette attitude doit peut-être être révisée pour au moins deux raisons :

– en pratique, surtout pour le novice, mais aussi pour le dermatologiste confirmé, il est utile de disposer de « tables diagnostiques » adaptées à certaines zones du tégument ;
– la localisation préférentielle ou exclusive de certaines dermatoses résulte de facteurs anatomiques, physiologiques ou écologiques, parfois évidents mais souvent totalement mystérieux qui n'ont été soumis à aucune analyse systématique [1]. Pourquoi certaines pustuloses s'expriment-elles exclusivement sur les paumes et les plantes, et la nécrobiose lipoïdique se localise-t-elle avec prédilection sur la face antérieure des jambes, etc. ? La prise en compte du facteur topographique pourrait aider la compréhension de ces dermatoses mystérieuses.

Récemment, les études du microbiome cutané humain ont confirmé l'abondance de la flore commensale (surtout d'espèces bactériennes et fongiques) et sa répartition différente selon les « *régions humides* » (comme les plis, les paumes des mains et la plante des pieds), les « *régions sèches* » (face externe des membres), ou encore les « *régions sébacées* » (tête, visage et haut du tronc) [2]. Cette flore, qui est capable de réguler la croissance de micro-organismes pathogènes, est en équilibre dynamique avec la barrière physico-chimique cutanée, ainsi qu'avec l'immunité innée (peptides antimicrobiens, récepteurs de l'immunité innée, cellules phagocytaires). Des modifications locales de cet équilibre pourraient contribuer à la distribution des lésions de la dermatite atopique [3], d'infections régionales, de multiples dermatoses inflammatoires acquises dont l'acné, voire de génodermatoses comme la maladie de Hailey-Hailey [4-6].

Dans ce chapitre sont regroupés, d'une part, des dermatoses exclusivement exprimées sur certaines zones du tégument et alors décrites en détail (les muqueuses et les annexes sont traitées aux chapitres 15 et 16), d'autre part, des tables et guides récapitulatifs pour chaque zone.

RÉFÉRENCES
1. Jackson R., *Int J.* 1984, *23*, 370.
2. Grice E.A. et coll., *Science.* 2009, *324*, 1190.
3. Kong H.H. et coll., *Genome Res.* 2012, *22*, 850.
4. Christensen G.J. et coll., *Benef Microbes.* 2014, 5, 201.
5. Brüssow H., *Environ Microbiol.* 2015, Sep 16.
6. Bouslimani A. et coll., *Proc Natl Acad Sci U S A.* 2015, *112*, E2120.

17-2 Dermatoses faciales

B. Cribier

Généralités, anatomie et physiologie

Le visage constituant l'interface principale des rapports interhumains, toutes les maladies faciales ont un retentissement émotionnel majeur, expliquant une demande parfois pressante de prise en charge médicale. Elles altèrent nettement la qualité de vie et s'accompagnent parfois de troubles psychiques importants. Pour ces raisons, il y a parfois une discordance entre la souffrance ressentie et la gravité objective des lésions cutanées. De ce fait, il ne faut pas négliger les mesures à type de maquillage correcteur, indépendamment du traitement médico-chirurgical, qui peuvent nettement améliorer la qualité de vie [1].

La zone faciale a un certain nombre de particularités anatomiques et fonctionnelles, qui expliquent la localisation préférentielle ou exclusive de certaines affections dermatologiques ou leur présentation particulière. De plus, le cuir chevelu participe souvent aux maladies faciales.

L'exposition constante à la lumière et aux facteurs physiques climatiques (froid, vent) explique que les phénomènes de sénescence cutanée et les lésions qui s'y rattachent soient plus précoces ici qu'ailleurs et que les photodermatoses soient principalement localisées à la face (tableau 17.1).

L'abondance des follicules pilosébacés sécréteurs de sébum permet d'expliquer la prépondérance à la face de l'acné ou la survenue préférentielle au visage de lésions liées à la fertilité microbiologique du sébum (p. ex. dermatite séborrhéique).

La microvascularisation cutanée faciale est très différente de celle des autres territoires cutanés. Elle est sous double contrôle cholinergique et adrénergique, ce qui permet d'expliquer les accès d'érubescence et de pâleur faciale qui caractérisent certaines affections cutanées ou systémiques. Elle intervient, avec la mimique volontaire, dans l'expression visible et quelquefois incontrôlable des émotions (p. ex. érythème pudique). La circulation veineuse du visage a un écoulement antigravidique et intervient dans les mécanismes de thermorégulation cérébrale, le sang veineux facial étant plus froid que celui du reste du corps [2]. La vascularisation du nez et des oreilles est de type terminal. La basse température du nez y favorise la croissance de certains germes.

La proximité des orifices naturels supérieurs (bouche, nez, yeux, oreilles) a pour conséquence l'extension à la face d'affections liées à des anomalies de ces mêmes orifices et des cavités auxquelles ils donnent accès. Les *dermatoses périorificielles* ont un lien avec la pathologie dentaire, buccale ou ophtalmologique.

L'origine embryologique particulière permet d'expliquer la fréquente localisation faciale de nombreuses malformations et génodermatoses. En effet, à part les structures épithéliales, pigmentaires et nerveuses, les vaisseaux, les parties molles, les dents et les pièces squelettiques de la face proviennent aussi du tube neural céphalique et ceci permet de mieux comprendre que les angiomes systématisés ou les dysmorphies des maladies neuro-endocriniennes aient plus souvent une localisation faciale.

À part l'acné (*cf.* chapitre 15-4), deux affections cutanées surviennent fréquemment dans les régions faciales, **la rosacée et la dermatite séborrhéique**, ayant toutes les deux des localisations caractéristiques représentées figure 17.1.

Tableau 17.1 Dermatoses à localisation faciale fréquente, à l'exclusion de l'acné, de la dermatite séborrhéique et de la rosacée

Dermatoses infectieuses	Érysipèle Herpès Infections cutanées tropicales : – leishmaniose – lèpre – noma – rhinosclérome Staphylococcie maligne de la face Tuberculose (lupus tuberculeux) Verrues planes Zona trigéminé
Dermatoses inflammatoires endogènes	Granulome facial de Lever Jessner-Kanof (maladie de) Lichen actinique Lupus érythémateux cutané Melkersson-Rosenthal (syndrome de) Mucinose folliculaire ortiée Sarcoïdose Sweet (syndrome de) Xanthélasmas Xanthogranulome nécrobiotique
Dermatoses tumorales et dysembryoplasiques	Adénomes et hamartomes pilosébacés Angiofibromes Angiomes plans Carcinomes annexiels (sébacé, tricholemmal) Carcinomes baso- et spinocellulaires Kératoses actiniques Lipome sous-aponévrotique frontal Mélanome de Dubreuilh Nævus de Ota Papule fibreuse du nez Angiosarcome céphalique
Dermatoses inflammatoires exogènes	Granulome élastophagique d'O'Brien Acanthome fissuraire Dermatite aéroportée Eczémas de contact Lucites Pigmentations toxiques
Dermatoses diverses	Chloasma, *linea fusca*, mélasma *Granulosis rubra nasi* Télangiectasies aranéennes *Dermatitis artefacta*

RÉFÉRENCES
1. Peuvrel L. et coll., *Dermatology*. 2012, *224*, 374.
2. Cabanac M. et coll., *J Physiol*. 1989, *286*, 255.

Rosacée

Cette dermatose bénigne associe un érythème télangiectasique des régions centrofaciales, des papules et des pustules, un œdème et une éventuelle hyperplasie glandulaire sébacée. Une *atteinte oculaire* peut s'y associer.

Dermatologie topographique

17-2 Dermatoses faciales

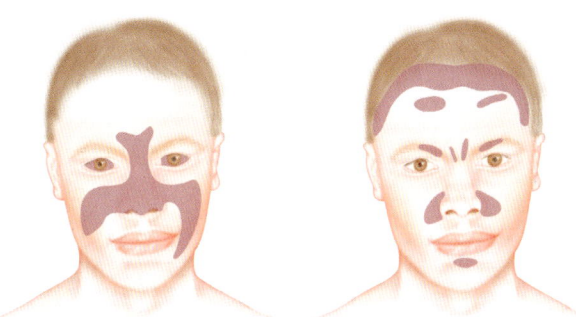

Fig. 17.1 Topographie de la rosacée (à gauche) et de la dermatite séborrhéique (à droite).

Contexte et épidémiologie

La rosacée est fréquente et motive 2 à 3 % des consultations en cabinet dermatologique. La demande de consultation est justifiée par le préjudice esthétique et l'inconfort psychologique et relationnel que la maladie entraîne, par la connotation péjorative que confèrent le visage rouge, les « yeux injectés de sang », le « faciès rubicond » ou la « trogne ». Le rouge est la couleur de l'émotion, de la colère à la honte, et on associe naturellement dans le grand public le visage rouge à l'alcoolisme. Les femmes souffrent tout particulièrement de la rougeur du nez et de la zone centrofaciale. Autrefois, les cuisinières devant leurs chaudrons et les souffleurs de verre étaient communément atteints de « couperose », terme désignant l'ensemble des signes de la rosacée au XIXe siècle.

L'exposition au froid, au vent et au soleil peut favoriser la survenue d'une rosacée, ce qui est constaté dans les populations d'ascendance irlandaise et appelé « malédiction des Celtes ». Plus généralement, la rosacée prédomine chez les sujets de phototype clair, aux yeux bleus, qui se plaignent d'une peau irritable ou hypersensible et craignent l'exposition au soleil ou aux températures élevées.

Sauf dans les formes hypertrophiques de l'homme, la rosacée prédomine nettement dans le sexe féminin (*sex-ratio* = 1:2) et son pic de fréquence se situe aux alentours de la ménopause [1]. On trouve des antécédents de rosacée chez les parents dans près d'un tiers des cas.

Clinique

On a longtemps décrit des « stades » de la rosacée, mais cette classification ne rend pas compte de la réalité de la maladie. De plus, le terme de stade sous-entend une évolution progressive dans le temps. Il y a aujourd'hui un consensus pour parler de « formes cliniques, ou sous-types » de la rosacée.

Forme érythémato-télangiectasique (fig. 17.2). Il faut distinguer ici les signes permanents et les signes paroxystiques.

Les épisodes d'érubescence aiguë ou bouffées vasomotrices (ou flushes) peuvent survenir de façon isolée avant le développement de signes caractéristiques de la rosacée. Dans ce cas, le diagnostic est impossible. Ce n'est que rétrospectivement que l'on peut identifier cette forme de début de la maladie. Les bouffées vasomotrices surviennent en période postprandiale ou sont déclenchées par des facteurs émotifs, des changements brutaux de température ambiante, des efforts physiques ou l'ingestion d'aliments épicés, de boissons chaudes et d'alcool. La rougeur paroxystique dure quelques minutes au plus et touche la région médiofaciale ; elle peut être associée à une hyperhémie conjonctivale avec larmoiement. Elle s'étend souvent au cuir chevelu et aux oreilles et s'accompagne d'une sensation de chaleur ou d'oppression. Elle dure moins de 30 minutes, sans signes généraux associés comme ceux que l'on trouve dans les syndromes carcinoïdes.

Les signes vasculaires permanents sont caractérisés par un *érythème centrofacial* (*érythrose*) touchant le nez, les joues, le milieu du front

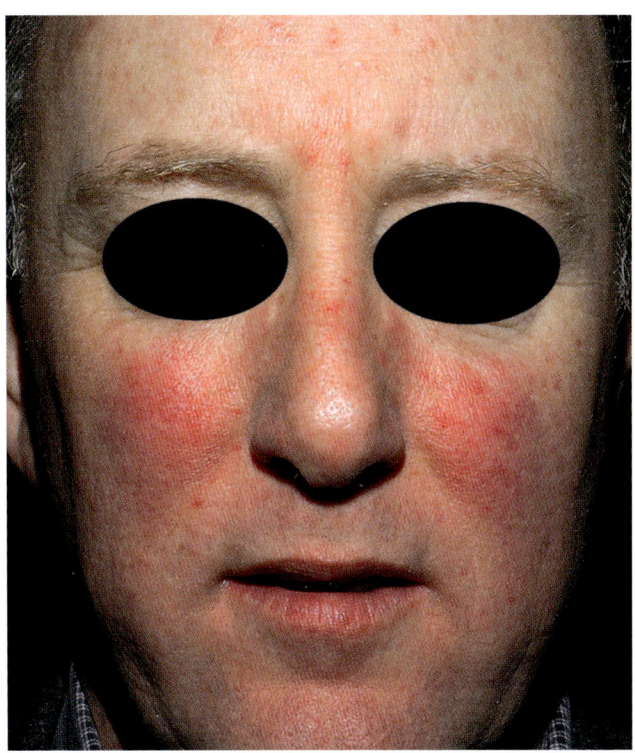

Fig. 17.2 Rosacée érythémato-télangectasique : forme « vasculaire ».

et le menton. Il épargne le pourtour de la bouche et des lèvres. Cet érythème permanent centrofacial est le signe le plus caractéristique de la rosacée. Il s'y associe des *télangiectasies* faciales (*couperose*), de diamètre plus large sur le nez. Plus rarement, on voit un œdème prédominant au front, mais aussi occasionnellement au nez et aux joues. On parle alors de *rosacée œdémateuse* (plutôt que lymphœdémateuse). Cet œdème peut être légèrement induré (ou « solide ») et la peau du visage devient difficile à pincer. L'affection décrite sous le nom de « maladie du Morbihan » ou *œdème érythémateux facial supérieur* [2] est probablement à rattacher à ces formes œdémateuses de la rosacée. Les formes vasculaires sont les plus fréquentes.

Forme papulopustuleuse (fig. 17.3). Sur un fond érythrocouperosique apparaissent des papules inflammatoires et/ou des pustules qui sont folliculaires ou non. On les voit aux joues ou au nez, en nombre très variable, de quelques micropapules à peine visibles jusqu'à des centaines de papules et de pustules confluentes dans les formes graves. Les papules peuvent prendre une couleur plus brunâtre et avoir un aspect granulomateux lupoïde à la vitropression simulant une sarcoïdose de la face ; cette évolution granulomateuse est peu fréquente. Les lésions peuvent alors atteindre le pourtour de

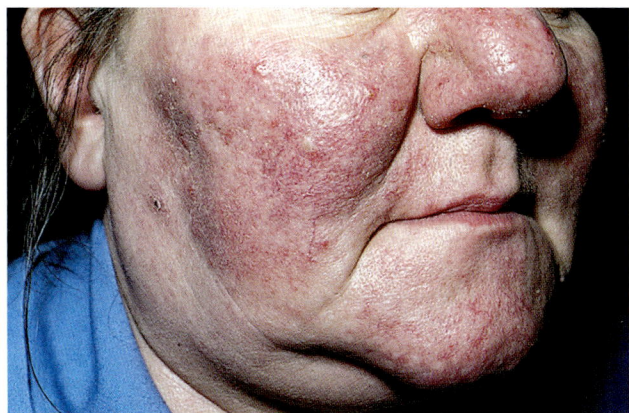

Fig. 17.3 Rosacée papulopustuleuse.

la bouche et les paupières habituellement épargnées. Dans la forme papulopustuleuse, il existe le plus souvent des signes vasculaires associés, permanents ou paroxystiques.

Forme hypertrophique (rhinophyma et autres phymas, éléphantiasis facial). Cette forme est presque exclusivement masculine. Il est rare qu'elle soit vraiment isolée, car il existe habituellement des signes vasculaires ou des lésions papulopustuleuses associées. L'aspect le plus caractéristique est celui du gros nez rouge et bosselé, ou rhinophyma (fig. 17.4). On y observe un épaississement de la peau, avec fibrose, dilatation des orifices folliculaires et parfois séborrhée. Certains rhinophymas sont plus violacés et d'autres franchement fibreux, la couleur de la peau étant normale. Les cas extrêmes forment des excroissances polypeuses multiples. Le processus peut toucher le menton, les paupières, le front et même les oreilles (mento-, blépharo-, métopo- et otophyma). Les cas rares touchant tout le visage sont appelés *éléphantiasis facial*.

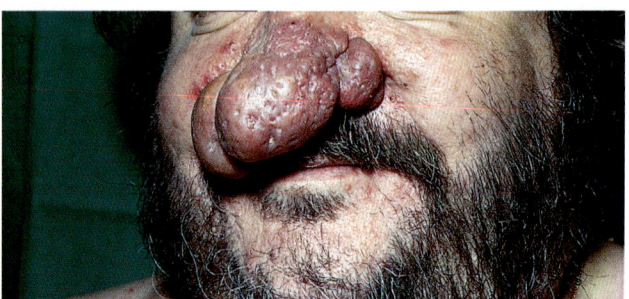

Fig. 17.4 Rhinophyma.

Formes cliniques particulières

Bouffées vasomotrices faciales récalcitrantes. Certains adultes ont des bouffées vasomotrices faciales récalcitrantes et invalidantes sans véritable signe de rosacée, mais avec des dysesthésies faciales [3]. Ce tableau clinique ne relève d'aucune autre cause de *flush*, telle qu'une mastocytose, une tumeur carcinoïde, des prises médicamenteuses (dérivés nicotiniques, inhibiteurs calciques, etc.) ou la ménopause (*cf.* chapitre 18-4).

Dermatose mixte de la face. Cette affection est à la frontière de la rosacée ; elle est peu décrite bien que fréquente [4]. Alors que la dermatite séborrhéique typique et la rosacée ne partagent presque aucun élément commun, on voit régulièrement des patients chez lesquels on hésite entre ces deux diagnostics. Il existe en réalité une dermatose mixte, associant érythrocouperose et quelques papules à un érythème desquamatif des sourcils, des plis nasogéniens et parfois de la lisière du cuir chevelu. Parfois il y a également une hyperséborrhée. Cette affection touche autant l'homme que la femme, à un âge plus jeune que celui de la rosacée, c'est-à-dire entre 25 et 50 ans. Plus encore que dans la rosacée, on observe une irritabilité de la peau du visage et une intolérance subjective à de nombreux topiques. Les bouffées vasomotrices n'y sont pas classiques.

Pyoderma facial ou rosacée fulminans (fig. 17.5). Cette forme exceptionnelle débute de façon soudaine chez des femmes de 30 à 40 ans, parfois pendant la grossesse, au cours de la maladie de Crohn ou lors d'un traitement par interféron alpha [5]. Des antécédents personnels d'acné sont souvent trouvés. Elle se développe sur un fond érythématotélangiectasique discret, mais pas dans la forme papulopustuleuse classique. Les pustules sont très nombreuses et douloureuses et les lésions peuvent être nodulaires et très défigurantes. Une hyperséborrhée associée est également possible. Contrairement aux formes fulminantes de l'acné, il n'y a pas de signes généraux majeurs, ni de syndrome inflammatoire important avec polynucléose.

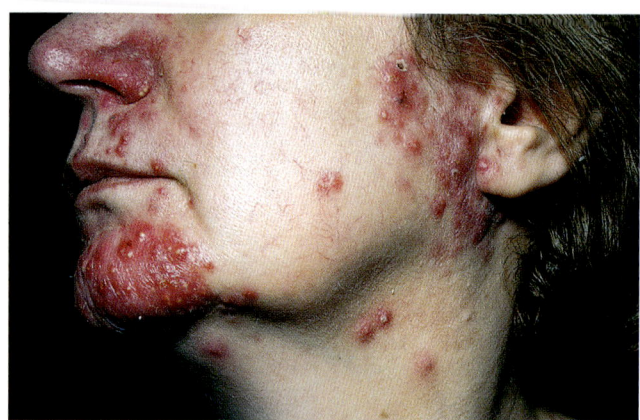

Fig. 17.5 Pyoderma facial.

Évolution et complications

Dans certains des cas, la régression peut être spontanée après des années. Habituellement, l'évolution se fait par poussées vers l'aggravation progressive, avec des poussées rythmées par des facteurs divers, le plus souvent non clairement identifiables. Une partie des patients sont *migraineux* et constatent une simultanéité des céphalées et des phases d'aggravation de la maladie. Cette association n'est toutefois significative que chez les femmes ménopausées. Les complications observées sont surtout oculaires et iatrogéniques. La rosacée peut survenir chez l'enfant [6].

Complications oculaires [7]. Des blépharites, des conjonctivites, un syndrome sec oculaire avec test de Schirmer positif, des ulcères sclérocornéens peuvent compliquer une rosacée en évolution ou même la précéder (dans 20 % des cas), surtout chez l'homme ; la pénétration vasculaire de la cornée peut entraîner des kératites graves quelquefois responsables de cécité (*cf.* chapitre 16-4).

Complications thérapeutiques. C'est une dermatose particulièrement irritable, devenant facilement corticodépendante. La corticothérapie a un effet net sur la rougeur, ce qui explique qu'elle puisse être poursuivie longtemps par des patients mal informés. L'application prolongée de corticoïdes entraîne une aggravation de l'érythème (« rubéose stéroïdienne ») et l'apparition de larges télangiectasies. Il existe aussi une véritable *rosacée stéroïdienne*, dans laquelle la totalité des signes sont induits par les corticoïdes, chez des patients n'ayant pas de signes de rosacée préalable. Des éruptions à type de rosacée papulopustuleuse ont été également décrites suite à l'utilisation d'inhibiteurs de la calcineurine. Dans ces cas, les deux classes thérapeutiques peuvent avoir contribué à la prolifération des demodex (*cf. infra*).

Diagnostic différentiel

Les érubescences paroxystiques de la rosacée sont à distinguer des autres causes de bouffées vasomotrices : tumeurs *carcinoïdes*, mastocytoses, prises de *médicaments* et tout simplement érythème pudique et bouffées de chaleur de la *ménopause*. L'érythrose permanente du faciès enluminé ou vultueux des *alcooliques* est plus diffuse, d'un rouge plus sombre ; la rubéose de la *polyglobulie* n'est pas toujours facile à différencier de celle de la rosacée.

Les télangiectasies faciales peuvent relever d'autres causes : télangiectasies aranéennes (angiome stellaire) de l'alcoolisme et de la grossesse, télangiectasies plus rectangulaires de la sclérodermie, ou celles plus précoces de la maladie de Rendu-Osler (*cf.* chapitre 14-6).

Pour de nombreux médecins, l'érythème centrofacial est synonyme de *lupus érythémateux* ; celui-ci ne comporte toutefois pas de manifestations paroxystiques ni les télangiectasies de la rosacée. En cas de doute, la biopsie peut être utile. Enfin, une rosacée à prédominance unilatérale au-delà de 60 ans doit toujours faire évoquer un *angiosarcome* céphalique.

Dans la forme classique papulopustuleuse, le diagnostic différentiel principal est l'acné, mais il existe un groupe d'entités à la frontière de la rosacée, qui sont à la limite du diagnostic différentiel.

Acné. Elle est plus polymorphe, survient à un âge plus jeune et comporte des éléments rétentionnels qui manquent dans la rosacée (comédons et kystes). Dans certains cas toutefois, il est difficile de distinguer une acné papulopustuleuse d'une rosacée débutante, d'autant plus qu'il est possible de débuter une rosacée assez tôt, à l'âge où l'acné s'éteint.

Dermatite périorale (fig. 17.6). Elle est caractérisée par des papules et des pustules récidivantes situées autour de la bouche et sur les régions mandibulaires. Parfois les lésions peuvent également toucher la région périorbitale, comme les paupières inférieures. Elle débute souvent dans les sillons nasogéniens et le facteur de risque le plus classique en est *l'utilisation de corticoïdes locaux*, même de faible puissance. Les pustules sont douloureuses et fréquemment manipulées. La prédominance féminine est de l'ordre de 90 %. Outre les corticoïdes, le facteur de risque le mieux identifié est l'utilisation, parfois abusive, de *cosmétiques*, crèmes hydratantes, poudres et fonds de teint [8]. Même si les papules et pustules ressemblent à celles de la rosacée, les signes vasculaires centrofaciaux sont ici absents.

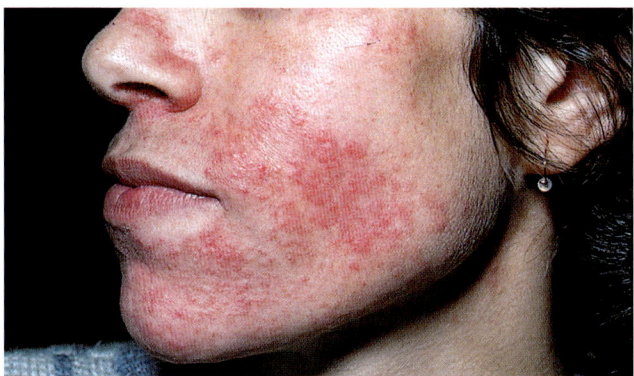

Fig. 17.6 Dermatite périorale.

Lupoïde miliaire ou lupus miliaire disséminé de la face. C'est une entité rare, quelquefois assimilée à une rosacée granulomateuse. Elle s'en distingue cependant nettement par l'aspect purement papuleux, quelquefois papulonécrotique des lésions, qui ont une tendance à l'ombilication centrale. Leur couleur est jaune brun et elles sont lupoïdes en vitropression. Il n'y a pas d'élément vasculaire dans cette maladie, dont le risque principal est celui de cicatrices déprimées, très caractéristiques par leur aspect à l'emporte-pièce. Les cicatrices résultent de l'existence d'une zone centrale de nécrose caséeuse, entourée d'un granulome, qui permet un diagnostic histologique de certitude. L'évolution est chronique et les lésions ne sont que peu ou pas sensibles aux traitements classiques de la rosacée. Une guérison spontanée finit par survenir après plusieurs années (*cf.* chapitres 2 et 11).

Démodécie pustuleuse (ou démodécidose). Elle comprend de multiples pustules folliculaires d'évolution souvent brutale, qui sont prurigineuses et peuvent dépasser les zones habituelles de la rosacée. On y observe de nombreux acariens du genre *Demodex*, qui pénètrent dans le derme où ils génèrent une inflammation prononcée. La démodécie – dont l'autonomie est parfois contestée – survient chez des malades immunodéprimés ou âgés. On peut ainsi la voir au cours du sida, dans les hémopathies, en cas de traitements immunosuppresseurs ou encore de traitements topiques avec des inhibiteurs de la calcineurine, mais il existe aussi des cas chez des patients sans facteur favorisant. Le prurit, l'extension des lésions et leur survenue assez brutale sont les principaux éléments du diagnostic.

Le rôle de ces acariens du genre *Demodex* dans la rosacée papulopustuleuse classique reste un sujet de controverse ; la possibilité d'utiliser l'ivermectine topique de façon prolongée est en passe d'apporter un argument de poids aux défenseurs de cette théorie (*cf. infra*).

Autres affections pustuleuses et papuleuses. Les *folliculites faciales à germes Gram–* compliquent les traitements antibiotiques prolongés de l'acné ou quelquefois de la rosacée ; les *pustulodermies toxiques* de la face sont secondaires à l'application de topiques mercuriels ou de produits irritants. La biopsie permet de distinguer la rosacée de la sarcoïdose à petits nodules, du lupus érythémateux ou des dermatophytoses faciales atypiques.

Syndrome de Haber. Cette génodermatose comprend des lésions faciales ressemblant à celles de la rosacée vasculaire, des papules folliculaires verruqueuses et des cicatrices déprimées ; c'est une affection familiale rare dont les rapports avec la rosacée sont très discutables. Les lésions faciales peuvent cependant être améliorées par les cyclines.

Physiopathologie

La rosacée est à la fois vasculaire et inflammatoire. De nombreux arguments plaident en faveur de la composante vasculaire :
– les signes cardinaux de la rosacée, les bouffées vasomotrices, l'érythrose et les télangiectasies sont à l'évidence vasculaires ;
– à l'examen histologique, on observe des vaisseaux superficiels dilatés et de forme anfractueuse, associés à un œdème en bande non mucineux du derme superficiel ou moyen [9] ;
– les migraines, autres manifestations vasculaires paroxystiques, sont significativement associées à la rosacée chez les femmes ménopausées ;
– le tabagisme paraît protéger de la rosacée : plusieurs études ont montré que les patients atteints de rosacée sont moins souvent fumeurs que des témoins appariés [10]. On décrit aussi des cas de rosacée déclenchée ou aggravée après arrêt du tabagisme. Les fumeurs ont d'ailleurs des vaisseaux faciaux superficiels de plus petit calibre que les non-fumeurs ;
– les localisations de la rosacée sont exactement superposables à *l'aire anatomique de drainage de la veine faciale* et de ses affluents. En hyperthermie même modérée, l'écoulement du sang veineux, refroidi au niveau de la face par la veine faciale, se fait de façon ascendante, en direction du cerveau dont il assure le refroidissement. En homéothermie en revanche, l'écoulement veineux facial se fait dans le sens de la pesanteur ; dans la rosacée, cette réversion du courant veineux facial ne s'effectue pas normalement et l'homéothermie cérébrale y est moins efficacement assurée [11].

Les lésions inflammatoires surviennent sur ce fond vasculaire. L'inflammation est toujours présente, même dans les formes vasculaires. Elle fait intervenir des anomalies de l'immunité innée, notamment la production anormale de certains peptides de clivage de cathélicidine [12]. Les papules et les pustules pourraient résulter de l'inflammation provoquée par *Demodex* lui-même ou par les bactéries qu'il héberge. La pénétration de *Demodex* dans le derme entraîne la formation de collection de neutrophiles et souvent de granulomes, mêmes infracliniques. Il existe des phénomènes immunitaires vis-à-vis de *Demodex* dont la densité et même le taux de colonisation sont plus élevés dans la rosacée que chez des témoins. On peut penser que l'œdème alimenté par la discontinuité du revêtement endothélial des vaisseaux anfractueux de la rosacée favorise la colonisation et la multiplication du *Demodex* ; il est désormais parfaitement établi que le taux de portage et la densité de *Demodex* sont plus élevés dans la rosacée que chez les témoins [13].

Traitement [14]

Médicaments topiques

La corticothérapie locale est formellement contre-indiquée dans cette affection ; du fait de ses effets vasoconstricteur et anti-inflammatoire, elle soulage remarquablement ces patients, qui sont rapidement tentés d'en faire un usage répété et d'entrer dans le cercle vicieux de la corticodépendance locale, très difficilement réversible.

Brimonidine. Agoniste des récepteurs alpha-2-adrénergiques, elle peut passagèrement atténuer l'érythème de la rosacée, en gel à 0,5 %. Elle est efficace 30 minutes après son application, l'action durant une douzaine d'heures environ. L'efficacité a été bien documentée dans de grands essais *versus* excipient [15]. L'érythème revient à son état basal le lendemain.

Antiparasitaires topiques. Le *métronidazole* à 0,75 % [14], dont il existe plusieurs spécialités et formes galéniques (émulsion, gel, crème), toutes de 0,75 à 1 %, voire à 2%), parfois associé à des écrans solaires, était classiquement indiqué dans la rosacée papulopustuleuse. On dispose désormais d'une crème d'***ivermectine*** à 1 %, indiquée dans la rosacée papulopustuleuse, qui a démontré sa supériorité sur le métronidazole avec une seule application par jour [16]. De ce fait, les autres antiparasitaires en topiques (crotamiton et perméthrine) sont souvent irritants, et ont également perdu leur intérêt dans cette indication.

Autres topiques. L'acide azélaïque en gel à 15 % est efficace dans la réduction des papules et des pustules et pourrait diminuer légèrement la rougeur. Les inhibiteurs de calcineurine ont été utilisés avec succès comme traitement de la rosacée stéroïdienne dans des séries ouvertes. Toutefois, un essai en double insu n'a pas permis de démontrer d'effet significatif du pimécrolimus dans la rosacée [17]. Le tacrolimus et le pimécrolimus peuvent à l'inverse déclencher des tableaux de rosacée.

Dermocosmétiques. Certains (rétinaldéhyde, vitamines B3-C, pentapeptide de lupin et génistéine, etc.) revendiquent une action de réduction modérée des signes vasculaires. D'autres sont utilisés pour apaiser l'érythème et les signes fonctionnels (lidochalcone A, polyuronides d'algues, ruscus, palmitoyl éthanolamide, etc.). Leur formulation est bien adaptée à la rosacée et ils peuvent constituer des mesures d'appoint utiles.

Traitements systémiques

Doxycycline. C'est le traitement de référence. Les cyclines ont l'avantage de pouvoir être prescrites sans incident pendant de très longues périodes. Les schémas posologiques recommandés sont les suivants : doxycycline 100 mg/j pendant 3 mois, le plus souvent associée à un traitement topique. Dans certains pays, il existe des gélules contenant 40 mg de doxycycline à libération retardée. Cette formulation, qui permet d'atteindre des taux plasmatiques anti-inflammatoires, inférieurs au seuil d'action antimicrobienne pour la plupart des germes, est indiquée spécifiquement pour la rosacée. Après 3 mois, la poursuite du traitement topique permet de réduire les récidives qui surviennent immanquablement après un délai variable si l'on stoppe tout traitement. L'alternative est la lymécycline 300 mg/j. Seule la doxycycline a en France l'AMM dans l'indication « rosacée ».

Métronidazole. Il peut être efficace dans les formes résistantes mais provoquer à la longue des leucopénies ou des neuropathies sensitives. À la dose de 2 × 250 mg/j, il ne peut être justifié que dans des formes résistantes aux traitements conventionnels (hors AMM).

Ces médicaments agissent surtout sur la composante papulopustuleuse, moins sur la composante érythématotélangiectasique. Dans tous les cas, il est important de prévenir les patients que le traitement est suspensif.

Autres. Les *macrolides* peuvent constituer une alternative aux cyclines, mais se prêtent moins aux traitements prolongés ; des schémas d'administration séquentielle d'azithromycine peuvent être efficaces [18].

Il est très difficile d'agir sur les bouffées vasomotrices : chez certains patients, le *propranolol*, le *carvédilol*, la *clonidine* (1 à 2 µg/kg/j) ou la *rilménidine* (1 mg/j) donnent des résultats, mais ils sont inconstants (hors AMM).

Dans les formes hyperplasiques, dans les formes papulopustuleuses très inflammatoires résistantes au traitement conventionnel, dans la dermatose mixte de la face, on peut utiliser avec succès l'isotrétinoïne à doses faibles, de 10 à 20 mg/j (hors AMM).

Dans le *pyoderma facial,* il faut associer une corticothérapie générale pendant parfois plusieurs semaines à l'isotrétinoïne (≤ 0,5 mg/kg/j) ou la donner quelques jours avant pour réduire l'inflammation. Le traitement de la blépharite rosacée est décrit au chapitre 16-4.

Traitements physiques

Il n'y a pas de traitement médical ayant une efficacité démontrée dans la réduction des télangiectasies, d'autant plus qu'elles sont de large calibre. L'électrocoagulation conserve des adeptes, mais a été largement supplantée par *les lasers (laser à colorant pulsé, laser KTP 532 nm, lasers dit long-pulsed Nd : Yag soit en millisecondes soit en microsecondes, ou lumière intense pulsée).* On a pu montrer que le laser diminue le nombre des télangiectasies, mais aussi la rougeur des zones atteintes et même l'irritabilité de la peau [19, 20]. Cet effet pourrait être expliqué par la réduction des fibres nerveuses superficielles épidermiques et sous-épidermiques après traitement. Il est probable que certains patients ayant eu une bonne réponse après laser développent moins de poussées papulopustuleuses par la suite, mais ceci n'a pas été formellement démontré. Il est néanmoins nécessaire de retraiter après des durées variables pour maintenir un effet au long cours.

Dans le rhinophyma, les traitements physiques majeurs, principalement la **chirurgie plastique,** la cryochirurgie et le laser ablatif, de préférence CO_2, sont les premiers choix thérapeutiques. Dans les formes débutantes, il peut être intéressant d'utiliser l'isotrétinoïne qui a un effet de réduction de volume des glandes sébacées, élément essentiel dans le rhinophyma. Les conseils hygiénodiététiques – éviter les variations thermiques, les situations provoquant les érubescences, etc. – sont plus faciles à donner qu'à faire suivre.

RÉFÉRENCES

1. Cribier B., *Ann Dermatol Venereol.* 2011, *138*, S179.
2. Messik R. et coll., *Ann Dermatol Venereol.* 2012, *139*, 559.
3. Fogelman J.P. et coll., *J Clin Aesthet Dermatol.* 2015, *8*, 36.
4. Springinsfeld G. et coll., *Ann Dermatol Venereol.* 2009, *136*, 543.
5. Fuentelsaz V. et coll., *Clin Exp Dermatol.* 2011, *36*, 674.
6. Chamaillard M. et coll., *Arch Dermatol.* 2008, *144*, 167.
7. Vieira A.C. et coll., *J Am Acad Dermatol.* 2013, *69*, S36.
8. Tempark T. et coll., *Am J Clin Dermatol.* 21013, *15*, 101.
9. Cribier B., *J Eur Acad Dermatol.* 2013, *27*, 1336.
10. Spoendlin J. et coll., *Br J Dermatol.* 2012, *167*, 598.
11. Brinnel H. et coll., *Arch. Dermatol. Res.* 1989, *281*, 66.
12. Yamasaki K. et coll., *J Dermatol Sci.* 2009, *55*, 77.
13. Zhao Y.E. et coll., *Arch Dermatol.* 2010, *146*, 896.
14. van Zuuren E.J. et coll., *Br J Dermatol.* 2015, *173*, 651.
15. Fowler J. Jr et coll., *J Drugs Dermatol.* 20123, *12*, 650.
16. Taieb A. et coll., *J Eur Acad Dermatol.* 2016, *30*, 829.
17. Weissenbacher S. et coll., *Br J Dermatol.* 2007, *156*, 728.
18. Arkhyani M. et coll., *Int J Dermatol.* 2008, *47*, 284.
19. Loenne-Rahme S. et coll., *Arch Dermatol.* 2004, *140*, 1345.
20. Butterwick K.J. et coll., *J Drugs Dermatol.* 2006, *5*, 35.

Dermatite séborrhéique

Cette affection banale et chronique touche environ 2 % de la population générale ; des prévalences nettement plus élevées ont été publiées, mais sont sans doute en rapport avec des biais de sélection [1]. Elle est aussi connue sous le nom d'«**eczéma séborrhéique**». Son aspect histologique la rapproche davantage du psoriasis et le psoriasis des régions séborrhéiques ou *sébopsoriasis* constitue d'ailleurs une des principales difficultés du diagnostic différentiel. Le sébum n'intervient que par son rôle permissif sur la prolifération des levures lipophiles de la peau, qui jouent un rôle dominant mais non exclusif dans la genèse des lésions. La dénomination idéale devrait être « dermatite des régions séborrhéiques ».

Clinique

Dermatite séborrhéique de la face

Forme clinique la plus typique, elle se présente sous la forme de plaques légèrement érythémateuses, recouvertes de petites squames non adhérentes, dans une distribution topographique caractéristique : les sillons nasolabiaux avec une extension asymétrique sur les joues (fig. 17.7), les têtes des sourcils et les sillons cutanés verticaux de la glabelle, la lisière antérieure de la chevelure, les parties concaves de l'oreille externe. Dans les formes étendues, il peut y avoir une atteinte du sillon transversal du menton et des bords ciliaires des paupières (blépharite séborrhéique).

L'affection touche le plus souvent les hommes adultes après l'adolescence. S'ils portent la barbe ou la moustache, les lésions se développent aussi dans ces régions poilues, et ne disparaissent que partiellement après rasage. Il existe le plus souvent un état pelliculaire du reste du cuir chevelu.

L'intensité des lésions varie beaucoup. Elles sont aggravées par le stress et les facteurs émotionnels et s'améliorent après exposition solaire. Elles sont modérément prurigineuses, quand elles sont en poussée ou quand elles sont exposées à la chaleur ou à l'humidité (lors de la transpiration liée aux efforts physiques, après une douche chaude ou l'application de crèmes occlusives, etc.).

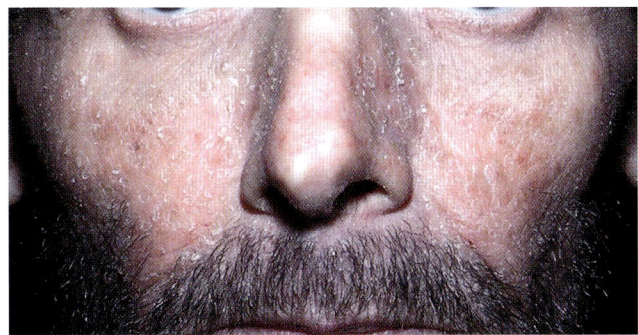

Fig. 17.7 Dermatite séborrhéique de l'adulte.

Pityriasis simplex (état pelliculaire du cuir chevelu)

C'est la forme la plus fréquente de la dermatite séborrhéique (fig. 17.8). Il n'est pas obligatoirement associé à une atteinte faciale. Sous sa forme la plus courante, le *pityriasis simplex* n'est pas inflammatoire : le cuir chevelu est recouvert de petites squames, facilement détachées lors du coiffage et par les sham-

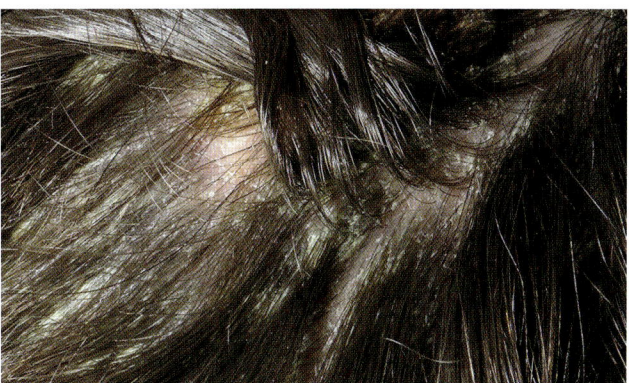

Fig. 17.8 Dermatite séborrhéique du cuir chevelu : « pityriasis capitis ».

pooings, saupoudrant le cou et les épaules. Quand le *pityriasis* est inflammatoire, les squames sont plus épaisses et collent au cuir chevelu ; elles débordent sur le front et la peau glabre des mastoïdes, aboutissant à la constitution de la *couronne séborrhéique*. Dans les formes graves, les squames forment un casque brillant et engainent des cheveux isolés ou des touffes de cheveux (*pityriasis amiantacé* ou « fausse teigne » amiantacée).

Dermatite séborrhéique du tronc

Au cou et sur le tronc, les lésions se présentent souvent sous la forme de plaques annulaires ou circinées à bordure squameuse. L'aspect héraldique peut simuler un pityriasis rosé persistant. Chez les hommes ayant une pilosité pectorale, une expression typique est celle de la dermatose figurée médiothoracique de Brocq qui peut persister ainsi pendant des années. Le dos peut être atteint. Une dépigmentation partielle est commune au centre des lésions figurées. Il existe des *localisations génitales* (pubis, périnée, vulve) pouvant entraîner un prurit.

La dermatite séborrhéique est significativement associée à d'autres lésions du tronc imputables aux levures du genre *Malassezia*, les folliculites pityrosporiques et le pityriasis versicolor.

Dermatite séborrhéique du nouveau-né et du nourrisson

Elle débute à partir de la 2e semaine de vie chez des bébés bien portants et se présente sous la forme de croûtes jaunes du cuir chevelu (*croûtes de lait*) et de la face (fig. 17.9) ; on peut voir simultanément une dermatite du siège et des squames grasses des plis axillaires. Si les lésions confluent, l'enfant peut devenir uniformément rouge sans altération de son état général. L'*érythrodermie exfoliatrice* de Leiner-Moussous est la forme généralisée de la dermatite séborrhéique de la première enfance. Cette forme du très jeune enfant est le plus souvent spontanément curable. Dans certains cas, cependant, l'affection évolue sans interruption vers une dermatite atopique ; les lésions persistent au-delà de la 6e semaine, deviennent prurigineuses et s'étendent aux autres zones cutanées habituellement touchées dans la dermatite atopique. Dans de rares cas apparaissent des signes d'un *psoriasis infantile*. Il semble en fait que la dermatite atopique et le psoriasis se présentent dans la première enfance, avant l'âge de 3 mois, sous l'aspect trompeur d'une dermatite séborrhéique et seule l'évolution ultérieure permet de faire le diagnostic différentiel (cf. chapitres 5 et 18-1).

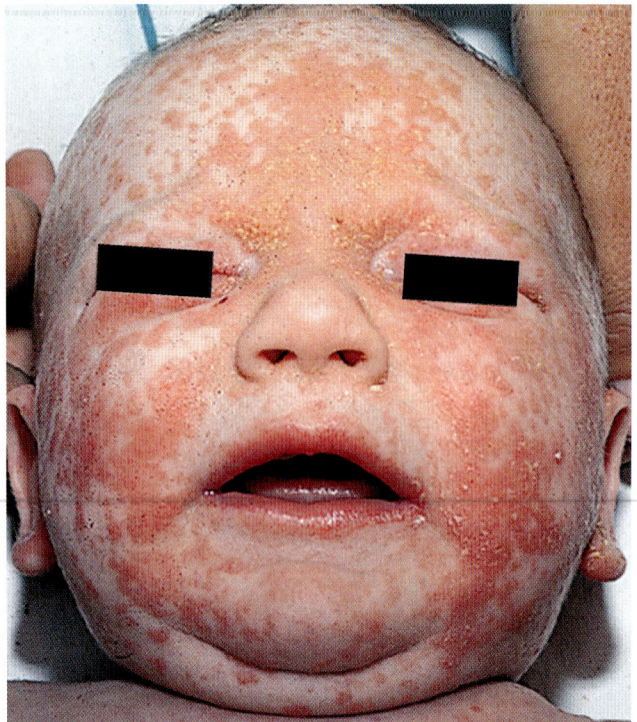

Fig. 17.9 Dermatite séborrhéique du nourrisson lors d'une infection par le VIH.

Formes cliniques particulières

Dermatite séborrhéique et syndromes extrapyramidaux. Des dermatites séborrhéiques graves et étendues de la face surviennent au cours de la maladie de Parkinson et des syndromes extrapyramidaux induits par des médicaments. L'état cutané s'améliore avec le traitement antiparkinsonien mais il peut être nécessaire d'associer un traitement local. Des formes faciales unilatérales ont été observées dans la syringomyélie et après traumatismes trigéminés.

Dermatite séborrhéique et cancer. La dermatite séborrhéique est plus fréquente chez les alcooliques chroniques et au cours des carcinomes des voies aérodigestives supérieures. Il existe aussi une association significative avec les troubles pancréatiques chroniques.

Dermatite séborrhéique et infection par le VIH (fig. 17.10). Des éruptions cutanées ressemblant à des dermatites séborrhéiques graves sont fréquemment observées au cours de l'infection VIH [2]. La nature de cette éruption est toutefois controversée et certains mettent en doute ses rapports avec la dermatite séborrhéique.

Les lésions faciales ont souvent une distribution en ailes de papillon et peuvent être prises pour un masque lupique. L'éruption peut toucher le cuir chevelu, la nuque, le dos et le reste du tronc sous la forme de macules rouges et de squames-croûtes jaunâtres. Elle peut comporter des lésions papuleuses et une alopécie non cicatricielle et elle est plus grave, plus résistante aux traitements usuels de la dermatite séborrhéique. Elle s'améliore sous traitement antirétroviral, mais rechute à l'arrêt.

L'aspect histologique comporte des nécroses kératinocytaires isolées et un infiltrat dermique superficiel avec des plasmocytes et des polynucléaires neutrophiles.

Diagnostic différentiel

Psoriasis des régions séborrhéiques

Le diagnostic différentiel avec le **sébopsoriasis** peut s'avérer impossible, même avec l'aide de biopsies cutanées. Les formes de passage sont fréquentes. Le sébopsoriasis est amélioré par les traitements qui sont habituellement efficaces dans la dermatite séborrhéique. Un sébopsoriasis peut être suspecté cliniquement quand les lésions sont très squameuses, permanentes, quand elles s'étendent à tout le cuir chevelu et débordent au-delà de la lisière des cheveux, dans les plis de l'oreille externe et dans les plis rétro-auriculaires.

Dermatite atopique de la tête et du cou

Chez des adultes, des lésions prurigineuses peuvent ne persister qu'à la tête et au cou, sous forme de lésions eczémateuses parfois croûteuses n'ayant pas la distribution typique limitée aux régions séborrhéiques. Elles s'aggravent en saison froide et le prurit est exacerbé par l'exposition à la chaleur et par la transpiration ; elles sont améliorées par le soleil.

Dermatose mixte de la face

Il existe des cas de dermatite séborrhéique associée à des lésions de rosacée papulopustuleuse. La composante « rosacée » est souvent irritée ou aggravée par les soins de la composante « dermatite séborrhéique ». Celle-ci n'est pas améliorée par les traitements plus spécifiques de la rosacée. Ces dermatoses mixtes représentent un créneau original pour l'isotrétinoïne, qui agit souvent favorablement sur les deux composantes.

Physiopathologie

Depuis les travaux de Sabouraud jusqu'aux succès des antifongiques modernes, on attribue un rôle clé aux levures lipophiles saprophytes de la peau humaine du genre *Malassezia,* et plus précisément de l'espèce *Malassezia restricta* [3].

Rôle permissif du sébum

Il n'y a le plus souvent pas d'altération des lipides de la surface cutanée dans la dermatite séborrhéique. Dans les formes graves, la réduction de l'excrétion sébacée sous l'effet de l'isotrétinoïne est suivie d'une amélioration durable. L'élément déterminant paraît être le sébum résiduel, qui pourrait expliquer les localisations : le cuir chevelu est en général le premier site atteint et les lavages améliorent l'état pelliculaire. L'accumulation de sébum dans les plis profonds pourrait expliquer la localisation autour du nez, dans les sillons rétro-auriculaires, dans les concavités de l'oreille externe, à la base du pénis et dans les régions poilues ou exposées aux frictions des lunettes.

Rôle de *Malassezia* sp. [4]

Arguments en faveur. Les aires cutanées préférentiellement atteintes sont celles où les levures de *Malassezia* atteignent leur plus forte densité, mais on doit envisager d'autres mécanismes que ceux classiques

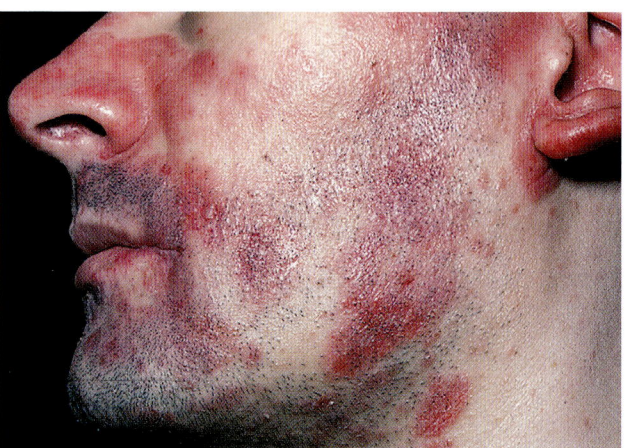

Fig. 17.10 Dermatite séborrhéique de la face lors d'une infection par le VIH.

des maladies infectieuses. La plupart des médicaments qui améliorent les signes cliniques réduisent aussi la flore de *Malassezia* de la surface cutanée, notamment les imidazolés et la ciclopiroxolamine.

Arguments contre. Les faits et constatations suivantes plaident contre mais n'excluent pas ce rôle :
– *Malassezia* est une levure ubiquiste, à la surface cutanée et dans les ostiums folliculaires mais moins de 10 % des personnes ont une dermatite séborrhéique ;
– il n'y a pas de relation quantitative entre la gravité de la maladie et la flore levurique, même au cours de l'infection VIH ;
– les médicaments antifongiques peuvent agir par une autre voie : inhibition de leucotriènes, inhibition de la prolifération de l'épiderme, interférence avec le métabolisme des rétinoïdes épidermiques, inhibition de l'excrétion sébacée, etc. ;
– la corticothérapie locale qui n'est pas antifongique est très efficace ; le succinate de lithium par voie topique, l'isotrétinoïne, la photothérapie ou l'héliothérapie sont dans le même cas.

Traitement

Les cibles thérapeutiques potentielles sont les suivantes :
– la réduction de la colonisation de la peau par les levures du genre *Malassezia* ;
– le nettoyage du sébum résiduel dans les sites préférentiels de la maladie ;
– le contrôle de la réaction inflammatoire de l'hôte.

Les moyens et choix thérapeutiques sont récapitulés dans le tableau 17.2.

Tableau 17.2 Recommandations thérapeutiques dans la dermatite séborrhéique

Cuir chevelu	Shampooing à la pyrithione de zinc, à la piroctone-olamine, à la ciclopiroxolamine, au sulfure de sélénium, au climbazole, au clotrimazole
Face et tronc	Toilette avec un savon ou un gel corporel à la pyrithione de zinc Topique imidazolé (kétoconazole, bifonazole), succinate de lithium, ciclopiroxolamine ou peroxyde de benzoyle Traitement d'entretien avec un produit en vente libre
Formes graves, formes associées aux folliculites pityrosporiques, formes associées au VIH, sébopsoriasis	Traitements systémiques – isotrétinoïne 0,2 à 0,5 mg/kg/j pendant quelques mois – photothérapie (UVB ou PUVA)
Dermatite séborrhéique infantile	Traitement local avec imidazolés ou ciclopiroxolamine dans les formes étendues

Pityriasis capitis

La dermatite séborrhéique qui se résume à un état pelliculaire du cuir chevelu ne doit pas être médicalisée. Il existe de très nombreux produits en vente libre, par exemple :
– le sulfure de sélénium (1 à 2,5 %) ;
– les shampooings à la pyrithione de zinc à 1,5-2 % ou à la pyrithione de magnésium, à raison de 2 à 3 lavages hebdomadaires ;
– les shampooings antifongiques contenant de la piroctone-olamine à 0,75 %, de la ciclopiroxolamine, de l'huile de cade ou des imidazolés (climbazole, clotrimazole).

Dermatite séborrhéique de la face et du tronc

Traitements locaux

Un traitement local est habituellement suffisant : toilette avec produits nettoyants doux sans savon, crème au kétoconazole, au bifonazole ou à la ciclopiroxolamine. Tous ces topiques ont démontré leur supériorité par rapport au placebo [5]. Au début du traitement, il existe parfois une aggravation transitoire des lésions cutanées. L'association à une corticothérapie locale est souvent proposée les premiers jours de traitement pour calmer ces phénomènes inflammatoires et obtenir un effet rapide.

Le succinate de lithium à 8 % a démontré son efficacité et sa non-infériorité au kétoconazole a aussi été documentée, sans différence d'effets indésirables.

Les autres topiques sont :
– le peroxyde de benzoyle, en crème ou lotion à 5 % ;
– le métronidazole, le calcipotriol et les inhibiteurs de la calcineurine, utilisés dans des études ouvertes ou de petits essais.

Les lésions disparaissent en 2 à 4 semaines ; elles récidivent dans les mêmes délais à l'arrêt du traitement. Dans la plupart des cas, il faut faire un traitement séquentiel d'entretien sur une période prolongée, souvent pendant des années.

Traitements systémiques

Dans les formes étendues, les traitements systémiques peuvent être recommandés : itraconazole (p. ex. 200 mg/j pendant une semaine, puis les 2 premiers jours du mois pendant 3 mois) [6], fluconazole ou terbinafine. Le *kétoconazole* oral n'est plus disponible.

Les formes profuses avec séborrhée réagissent à l'*isotrétinoïne* : à la dose de 5 à 20 mg/j (au maximum 0,5 mg/kg/j). Dans les formes figurées disséminées du tronc ou en cas de *sébopsoriasis* de la face et du cuir chevelu, une *photothérapie ultraviolette* améliore les lésions dès que l'effet bronzant apparaît. Les bains de soleil ont le même effet et sont moins coûteux.

Tous ces traitements systémiques peuvent être proposés dans les formes graves associées au VIH.

Dermatite séborrhéique de l'enfant

Chez le nouveau-né, un traitement n'est pas forcément nécessaire. Si les lésions squameuses gagnent toute la face ou s'étendent aux surfaces langées ou à la totalité du tronc (érythrodermie exfoliatrice de Leiner-Moussous), un traitement local au kétoconazole ou à la cipropiroxolamine améliore rapidement l'état cutané en attendant que l'enfant arrive à l'âge de la rémission spontanée.

RÉFÉRENCES
1. Dupuy A., *Ann Dermatol Vénéréol.* 2004, *131*, 17.
2. Cedeno-Laurent F. et coll., *J Int AIDS Soc.* 2011, *14*, 5
3. Schwartz J.R. et coll., *Acta Derm Venereol.* 2013, *93*, 131
4. Scrivener Y. et coll., *Ann Dermatol Vénéréol.* 2004, *131*, 119.
5. Quereux G. et coll., *Ann Dermatol Vénéréol.* 2004, *131*, 130.
6. Ghodsi S.Z. et coll., *Am J Clin Dermatol.* 2015, *16*, 431.

Autres dermatoses faciales

De nombreuses dermatoses courantes ont une localisation faciale préférentielle et ont été traitées dans les autres chapitres. Elles sont récapitulées dans le tableau 17.1.

Quelques affections rares ou exceptionnelles ont une localisation faciale quasi exclusive.

Granulome facial de Lever

Il se caractérise par une ou plusieurs plaques rouge bistre, légèrement surélevées, bien circonscrites avec un aspect en peau d'orange caractéristique de leur surface (fig. 17.11) ; ces lésions sont fixes, très lentement extensives et habituellement localisées sur le nez, les joues ou le front [1]. Des formes extrafaciales sont décrites. À l'examen histologique on observe une vasculite leucocytoclasique chronique des petits vaisseaux du derme réticulaire, un infiltrat polymorphe riche en éosinophiles et des dépôts d'hémosidérine responsables de la couleur brune des lésions. Il peut exister une atteinte endonasale associée, qualifiée de fibrose angiocentrique éosinophile [2] ; il s'agit en fait du même processus. Un examen spécialisé ORL est donc utile.

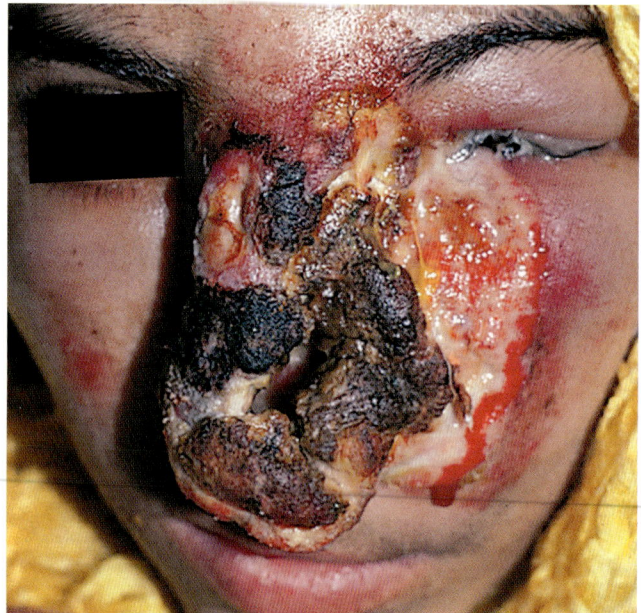

Fig. 17.12 Granulome malin centrofacial.

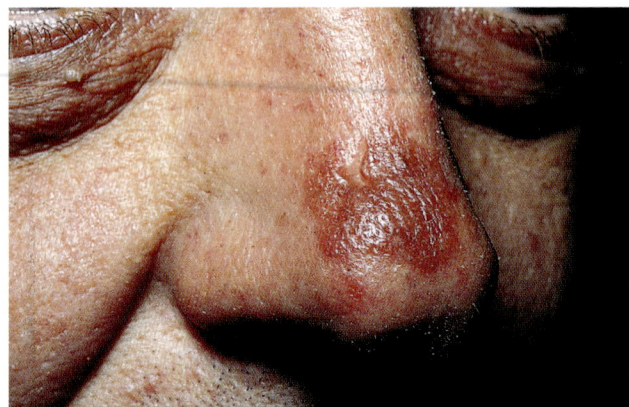

Fig. 17.11 Granulome facial de Lever.

Cette affection, qui peut, rarement, régresser spontanément, est difficile à traiter. Pour les lésions uniques, on a recours à des traitements destructeurs locaux qu'il est difficile de hiérarchiser (cryothérapie, excision, laser vasculaire et KTP, cryochirurgie et laser CO_2). L'efficacité des médicaments topiques est limitée (stéroïdes, rétinoïdes, tacrolimus 0,1 %). Pour les rares formes multiples, il n'y a aucun traitement validé : la dapsone et la colchicine ont une faible efficacité ; on a parfois proposé les antipaludéens et la clofazimine.

Granulome malin centrofacial – Lymphome NK/T cutané « type nasal »

C'est une granulomatose destructrice qui commence par des épistaxis et des ulcérations endonasales (fig. 17.12) et qui entraîne en quelques mois ou années une destruction mutilante de toute la région centrofaciale avec souvent une issue fatale par complications septiques et hémorragiques. Cette affection est actuellement classée comme un *lymphome T cytotoxique* associé au virus d'Epstein-Barr (*cf.* chapitre 11). Des granulomes progressifs et extrêmement destructeurs sont exceptionnellement associés au déficit en TAP, qui se traduit sur le plan biologique par une absence d'expression des antigènes HLA de classe I [3].

Ulcérations faciales neurotrophiques

Ce sont des pertes de substance torpides et définitives, pouvant simuler un carcinome basocellulaire de type *ulcus rodens* (fig. 17.13), apparaissant aux ailes du nez ou dans les régions paranasales à

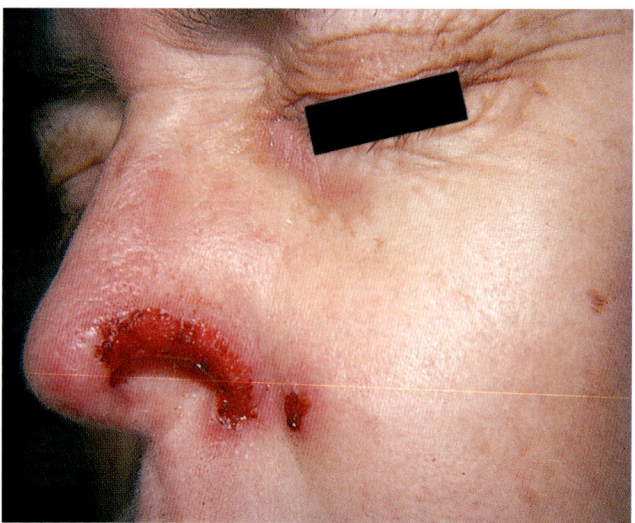

Fig. 17.13 Ulcérations faciales neurotrophiques de l'aile du nez après alcoolisation du ganglion de Gasser pour névralgie du trijumeau.

la suite d'une alcoolisation ou d'une neurotomie rétrogassérienne pour névralgie du nerf trijumeau, plus rarement dans le contexte d'un syndrome neurologique vasculaire (syndrome de Wallenberg) ou tumoral de l'angle pontocérébelleux entraînant une anesthésie trigéminée.

RÉFÉRENCES
1. Ortonne N. et coll., *J Am Acad Dermatol.* 2005, 53, 1002.
2. Holme S.A. et coll., *Br J Dermatol.* 2005, 151, 851.
3. De la Salle H. et coll., *J Clin Invest.* 1999, 103, R9.

17-3 Dermatoses de l'oreille externe

J.-M. Lachapelle, J.-H. Saurat

Au moins trois éléments anatomiques concourent à faire de l'oreille externe une zone particulière du tégument : un appareil cartilagineux situé très superficiellement, un orifice naturel – le conduit auditif –, un pli rétro-auriculaire parfois très profond. La pathologie qui s'y exprime est souvent en partie dépendante des traumatismes physiques et chimiques (pression, froid, rayons ultraviolets) volontiers aggravés par les contraintes de la mode (lunettes, percement d'oreille, coiffure).

Anatomie et physiologie

La figure 17.14 rappelle les principales zones anatomiques de l'oreille externe : hélix, anthélix, conque, tragus et lobule. Les éléments anatomophysiologiques d'importance pratique sont les suivants : au niveau de l'anthélix, de la conque et du conduit auditif externe (CAE), la peau adhère étroitement au cartilage. Le CAE contient de nombreuses glandes sébacées, qui s'abouchent dans des follicules à duvet, et des glandes apocrines (cérumineuses) ; le cérumen est un mélange de sébum et de la sécrétion de ces glandes apocrines ; il est doué d'un effet antibactérien et antifongique modeste. L'excrétion vers l'extérieur du cérumen et des cellules épidermiques exfoliées du CAE est en partie expliquée par les mouvements de la mastication.

La figure 17.14 indique les principaux diagnostics à discuter ; certaines affections sont spécifiques d'une localisation auriculaire, d'autres représentent la localisation possible d'affections potentiellement ubiquistes.

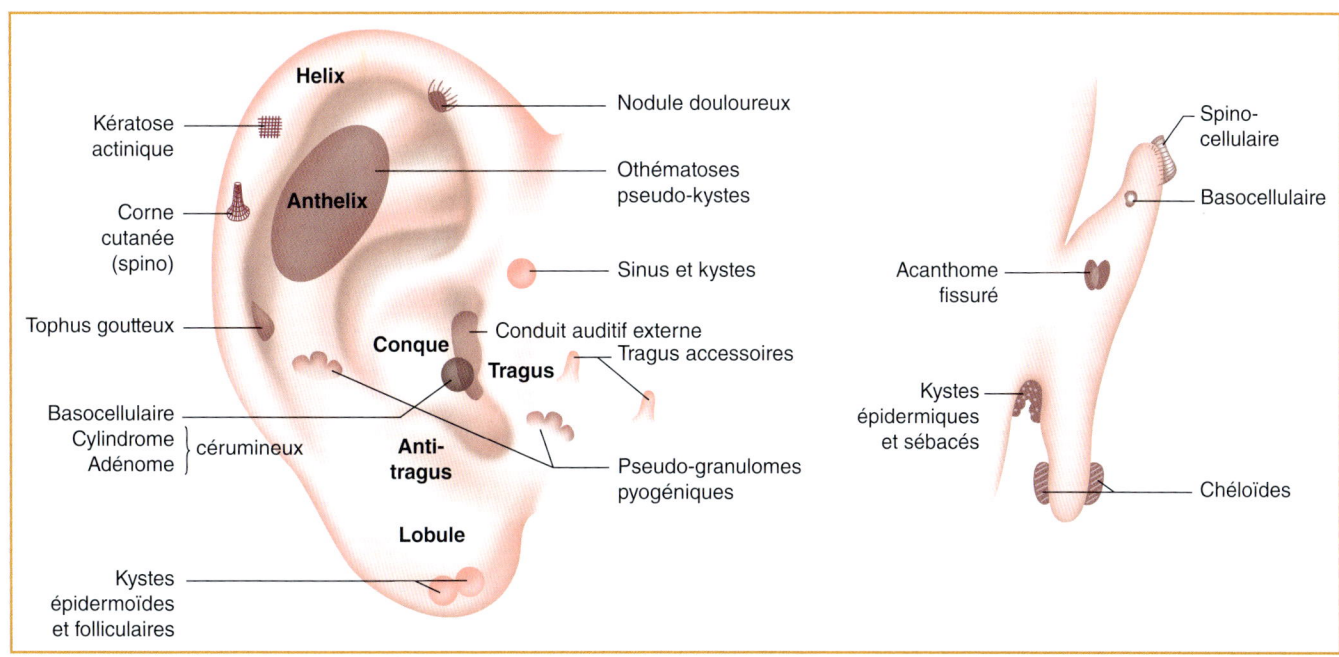

Fig. 17.14 Zones anatomiques de l'oreille externe et localisation des affections cutanées.

Lésions d'aspect tumoral

Lésions spécifiques de la région

Malformations branchiales

Elles sont décrites au chapitre 8-7. Les *sinus et kystes branchiaux* peuvent suppurer, donner naissance à des granulomes périfistuleux ; on ne doit pas les exciser simplement (car le trajet fistuleux peut être complexe) mais, si nécessaire, confier le malade à un chirurgien spécialisé. Les *tragus accessoires*, qui sont situés plus bas et sont constitués d'un axe fibrocartilagineux, peuvent être excisés simplement (fig. 17.15). Le syndrome de Goldenhar est décrit au chapitre 8-7.

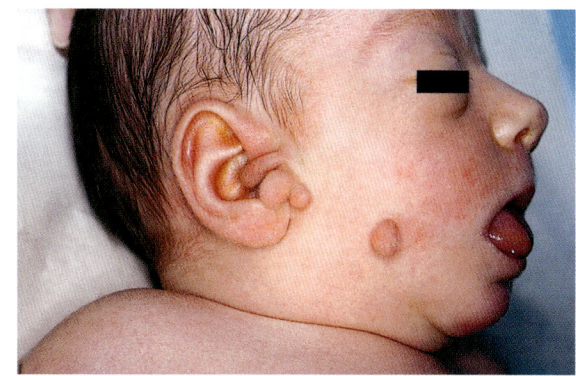

Fig. 17.15 Fibrochondromes branchiaux du syndrome de Goldenhar.

Othématome

Lorsqu'il est récent, il réalise une tuméfaction hématique molle, mal limitée qui comble les reliefs de l'anthélix. Chez l'adulte, il est souvent la conséquence d'un traumatisme, particulièrement en milieu sportif (boxe, lutte, rugby). Chez l'enfant, outre la possibilité d'un traumatisme accidentel, il importe toujours d'évoquer les sévices corporels [1]. L'hémorragie siège en général entre le périchondre et le cartilage. Le diagnostic différentiel comporte le pseudo-kyste séreux (non hématique), les chondrites et périchondrites (plus douloureuses et inflammatoires) [2]. Le traitement est chirurgical : c'est le drainage précoce de la collection hématique (qui est située entre cartilage et périchondre) suivi d'un pansement compressif. En l'absence de drainage, se produit une lente organisation fibreuse avec déformation de l'oreille en « chou-fleur ». Cette déformation scléreuse peut être aussi la conséquence de traumatismes à répétition.

Pseudo-kyste du pavillon

Le pseudo-kyste du pavillon (fig. 17.16) est d'apparition spontanée [2], survenant presque exclusivement chez l'homme, beaucoup plus rarement chez la femme. Unilatéral, il réalise une masse fluctuante non douloureuse et non inflammatoire de la partie supérieure de l'anthélix. Il s'agit d'une dégénérescence hyaline du cartilage (pseudo-kyste endochondral) aboutissant à sa liquéfaction, sans paroi kystique (similitude avec les pseudo-kystes mucoïdes des doigts). La cause est inconnue. Il est souhaitable de ponctionner le pseudo-kyste (liquide jaune clair huileux stérile), ce qui permet d'affirmer le diagnostic et peut constituer le traitement si l'on prend soin de réaliser un pansement compressif à l'aide de deux compresses, une antérieure et une rétro-auriculaire, maintenues en face par deux fils transfixiant le pavillon [3]. L'autre méthode est l'incision simple et le drainage, suivis d'une imprégnation de la cavité par de la povidone iodée ou du tétradécylsulfate de sodium [4] et d'un pansement compressif, mais les récidives sont possibles. Pour les éviter, la solution radicale consiste, après simple incision de la peau rétro-auriculaire, à exciser une rondelle de cartilage de la paroi postérieure du kyste et à resuturer l'incision sous pansement compressif [5].

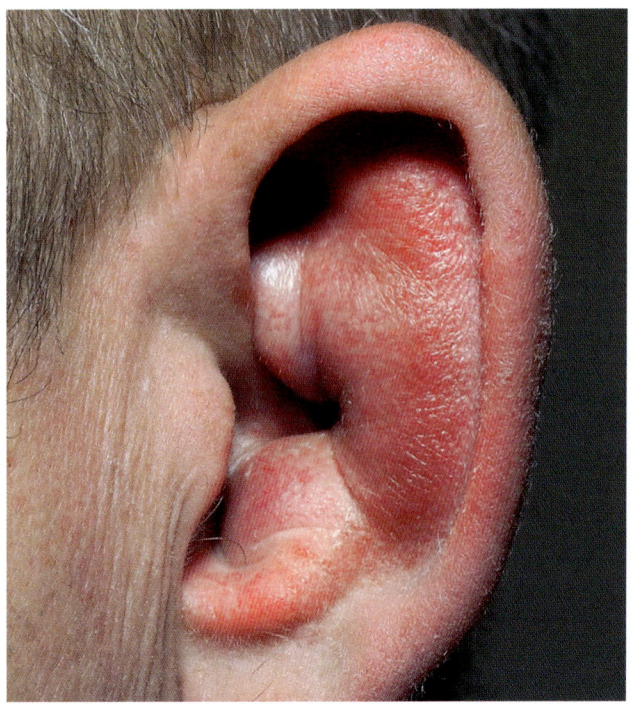

Fig. 17.16 Pseudo-kyste du pavillon.

Nodule douloureux de l'oreille (nodule de Winkler, *chondrodermatitis nodularis helicis*)

Il s'agit d'une lésion inflammatoire dégénérative [6]. C'est avant tout la douleur qui incite le sujet à consulter ; spontanée et aggravée par tout contact, la lésion se développe progressivement en quelques mois pour réaliser un nodule de 1 à 2 cm de diamètre, dur, adhérant au cartilage, bordé d'un érythème inflammatoire et centré d'une squame-croûte adhérente qui recouvre une dépression centrale. Dans 90 % des cas, la lésion est unique et siège au sommet du bord libre de l'hélix. Les atteintes du tragus et de l'anthélix sont possibles. Ce tableau est si caractéristique qu'il est inutile dans la majorité des cas de confirmer le diagnostic par un examen anatomopathologique. Celui-ci montrerait qu'il s'agit d'une dermatose perforante : ulcération épidermique à travers laquelle s'élimine le derme nécrotique ; autour de cette nécrose siège un tissu de granulation avec néogenèse capillaire et hyperplasie nerveuse. Le cartilage sous-jacent montre une fibrose du périchondre et un degré variable de chondrolyse. Il semble que la cause initiale du nodule douloureux soit une dégénérescence dermique et non cartilagineuse, d'origine actinique, thermique, traumatique et sénile, qui induit le granulome et l'élimination transépidermique. Les lésions initiales pourraient être folliculaires [6].

Le diagnostic différentiel inclut la kératose actinique, les calcifications du pavillon, les nodules élastotiques et les nodules dégénératifs [7, 8].

Plusieurs options thérapeutiques sont envisageables. On peut commencer par l'injection intralésionnelle de corticostéroïdes, puis tenter la cryothérapie par azote liquide, mais il faut admettre que plusieurs séances sont souvent nécessaires. Des articles récents font état de résultats très satisfaisants, suite à l'utilisation de nitroglycérine [9, 10], soit sous forme de patchs appliqués sur la lésion (les concentrations évoquées varient de 0,2 à 2 %), soit en injections intradermiques (concentration : 0,2 %) mais, ici encore, les récidives ne sont pas exclues. Dès lors, il apparaît que le traitement de choix est l'excision cunéiforme de la région, incluant le cartilage sous-jacent. Il existe néanmoins un certain taux de récidives, un nouveau nodule apparaissant en marge de la cicatrice d'excision [11]. À titre préventif, on peut recommander le port d'une petite orthèse pour éviter des compressions ultérieures du pavillon par l'oreiller (le sujet aurait tendance à toujours dormir du même côté). Ces compressions pourraient favoriser les récidives.

Nodule douloureux de l'anthélix (*chondrodermatitis nodularis anthelicis*)

Il est beaucoup plus rare que le nodule douloureux de l'hélix, surtout en cas de proéminence de l'anthélix. La compression de la région, répétée, en est la cause habituelle. On l'observait surtout chez les religieuses qui portaient le voile. L'évolution des habitudes vestimentaires l'a rendu beaucoup plus rare mais, à l'heure actuelle, l'utilisation répétitive et prolongée des téléphones portables est la source la plus fréquente de l'affection : autres temps, autres mœurs (fig. 17.17) [12].

Nodules dégénératifs de l'oreille [6, 7]

Ils sont à distinguer du nodule douloureux, auquel ils sont souvent associés. Il s'agit de nodules blanchâtres indolores, de consistance cartilagineuse, souvent multiples en chapelet, du bord libre de l'hélix ; l'histologie montre une dégénérescence du collagène avec métaplasie cartilagineuse. Ils ne nécessitent pas de traitement.

Acanthome fissuré rétro-auriculaire (*granuloma fissuratum, spectacle-frame acanthoma*)

Ce papulonodule rétro-auriculaire de 1 à 2 cm de diamètre est bien circonscrit, légèrement rosé, entouré d'un halo inflammatoire, parfois douloureux, le plus souvent unilatéral (fig. 17.18). Deux

Dermatologie topographique

17-3
Dermatoses de l'oreille externe

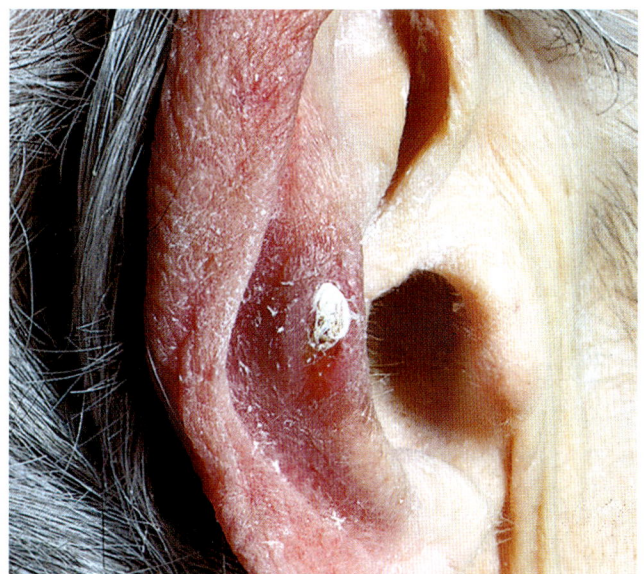

Fig. 17.17 Nodule douloureux de l'oreille *(chondrodermatitis nodularis anthelicis)*.

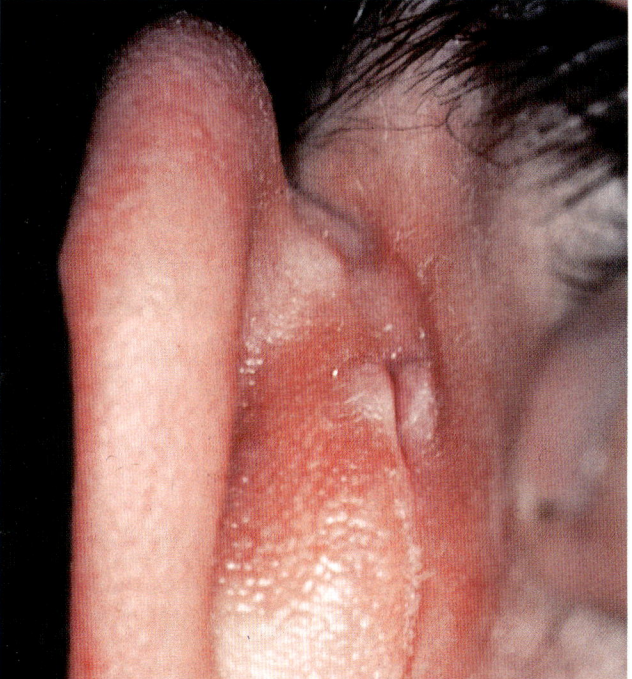

Fig. 17.18 Acanthome fissuré rétro-auriculaire.

qui consiste à porter des lunettes plus légères semble en avoir nettement diminué la fréquence.

Un tel acanthome peut aussi être consécutif au port d'une orthèse acoustique ou d'écouteurs pour téléphone.

Localisations auriculaires des tumeurs et pseudo-tumeurs cutanées

Toutes les tumeurs, épithéliales ou non, bénignes ou malignes, décrites dans le chapitre 12, peuvent survenir dans la région de l'oreille.

Les carcinomes de l'oreille (hélix-anthélix) sont surtout des carcinomes spinocellulaires volontiers développés sur une kératose actinique de l'hélix ; ils prennent souvent l'aspect d'une corne cutanée ; la localisation à l'oreille expose à des métastases précoces. Les carcinomes basocellulaires sont plus volontiers localisés dans la conque, le tiers externe du conduit auditif, la région rétro-auriculaire.

Les kystes épidermoïdes sont fréquents dans le sillon rétro-auriculaire et dans le lobule (*cf.* chapitre 12). Des kystes par inclusion intradermique peuvent se produire sur le trajet de percement de l'oreille. Une mauvaise adaptation de la lanière de contention de la CPAP (*Continuous Positive Airway Pressure*) peut être responsable de kystes épidermoïdes lobulaires ou sous-lobulaires.

Les lésions vasculaires pseudo-tumorales (*hyperplasie angiolymphoïde, botriomycome*, etc.) sont souvent localisées au pourtour de l'oreille mais peuvent aussi se localiser au niveau du pavillon (*cf.* chapitre 14). Le lobule de l'oreille est un siège fréquent et caractéristique du *lymphocytome* provoqué par la borréliose (*cf.* chapitre 11).

Le lymphome indolent CD8 + de « type oreille » est une entité récemment décrite [13, 14]. Il s'agit d'une lésion nodulaire érythémateuse et violacée indolore du pavillon qui se révèle à l'examen histopathologique être un lymphome T non épidermotrope infiltrant l'ensemble du derme et de l'hypoderme, en respectant une bande sous-épidermique. Les lymphocytes expriment les marqueurs CD8, CD3, CD5 et TIA-1. Une lésion similaire a été décrite au niveau du nez. Le traitement fait appel soit à la chirurgie, soit à la radiothérapie externe.

Les chéloïdes qui siègent sur le lobule sont une complication classique des percements d'oreille (*cf.* chapitre 12). Elles peuvent être assez volumineuses. Le traitement préconisé à l'heure actuelle consiste en une résection intrachéloïdienne suivie, à titre préventif, d'une implantation de fils d'iridium, associée ou non à une corticothérapie locale. Des chéloïdes du sillon rétro-auriculaire peuvent apparaître après une intervention de correction d'un décollement d'oreille. Elles peuvent être également volumineuses et font l'objet de la même stratégie thérapeutique.

Les tumeurs cérumineuses siègent au niveau du conduit auditif externe et sont exceptionnelles. Elles se manifestent par un syndrome obstructif et par des douleurs. Il peut s'agir de tumeurs bénignes (adénomes cérumineux), de cylindromes ou de tumeurs malignes. L'excision chirurgicale doit en être confiée au spécialiste ORL.

Les xanthogranulomes peuvent apparaître à l'âge adulte sous forme de lésions nodulaires rouges ou jaunâtres sur les lobules d'oreille. Ils présentent la même image histologique que les xanthogranulomes juvéniles [15].

éléments sont pathognomoniques : la lésion est séparée en deux parties par un sillon (pliure) ou une fissure ; elle survient dans les semaines ou mois qui suivent un changement de montures de lunettes. En effet, on pense que l'affection résulte du frottement de la branche des lunettes [8]. L'attitude consiste à faire adapter celles-ci, ce qui amène la disparition de la tumeur en 2 à 3 semaines s'il n'y a qu'une « pliure » ; lorsqu'existe une fissure (brèche épidermique), la guérison spontanée ne s'observe pas, et l'on doit conseiller l'excision. L'histologie n'est pas spécifique et montre quelques similitudes avec le nodule douloureux ; elle permet d'éliminer un carcinome basocellulaire. La mode actuelle

Les tophus goutteux, uniques ou multiples, uni- ou bilatéraux, se présentent comme de petits nodules blancs ou jaunâtres, le plus souvent localisés au sommet de l'hélix. Observées chez 50 % environ des sujets souffrant de goutte, ces néoformations se constituent par dépôts progressifs de cristaux d'urate monosodique dans le derme.

La découverte de tophus goutteux chez un individu, le plus souvent de sexe masculin, doit faire rechercher par principe une hyperuricémie, une réduction de la fonction rénale, une hypertension artérielle, une cardiopathie hypertensive/ischémique et, enfin, un diabète sucré.

Une chirurgie d'exérèse s'impose lorsque les tophus goutteux, par leur taille ou leur localisation, occasionnent une gêne, s'ulcèrent ou s'enflamment, ou lorsque leur nature uratique n'est pas certaine, des dépôts calciques ou de cholestérol, des foyers de chondrite ou encore des carcinomes pouvant mimer un tophus goutteux ou s'y associer.

Lésions d'aspect inflammatoire

Les lésions inflammatoires de l'oreille externe et du conduit auditif externe impliquent soit une infection, soit une inflammation aseptique, et il est souvent difficile de reconnaître l'élément initial. En pratique, on distinguera l'atteinte du pavillon et du lobule, du sillon rétro-auriculaire et du conduit auditif externe. Pour compléter cette analyse, il convient de rappeler que le pavillon a une composante cartilagineuse, alors que le lobule en est dépourvu.

Atteinte du pavillon et du lobule

Devant une inflammation du pavillon (grosse oreille rouge), il importe d'analyser trois éléments : le lobule est-il aussi atteint ? Le cartilage du pavillon est-il épaissi et douloureux ? L'épiderme est-il respecté (inflammation/infection profonde) ou est-il le siège d'un suintement, de vésicules, squames-croûtes etc. (inflammation/infection superficielle) ? On s'assure aussi de l'atteinte ou du respect du conduit et du sillon rétro-auriculaire.

Atteinte profonde

Dans ces cas, le pavillon est diffusément érythémateux, douloureux et recouvert d'un épiderme intact au moins au début. On discute essentiellement trois diagnostics : l'érysipèle, les chondrites et périchondrites, la polychondrite chronique atrophiante.

Érysipèle

Il réalise un gonflement érythémateux diffus qui atteint sans discrimination *le pavillon et le lobule* et déborde souvent sur la peau avoisinante (*cf.* chapitre 2-2). C'est une des localisations les plus classiques de l'érysipèle.

Chondrites et périchondrites infectieuses et aseptiques

Il s'agit le plus souvent d'une infection du cartilage et du périchondre. Elle peut compliquer une dermatose superficielle (impétigo, eczéma surinfecté), un traumatisme (brûlures, engelures, chirurgie, acupuncture) voire un othématome. Les germes le plus souvent en cause sont *Pseudomonas aeruginosa* et *Staphylococcus aureus*. Elle réalise une grosse oreille rouge et douloureuse, avec empâtement du cartilage, disparition des replis de l'anthélix, fièvre et syndrome général. Le lobule n'est pas atteint, ce qui permet de distinguer la chondrite de l'érysipèle. Le traitement comporte une antibiothérapie parentérale adaptée après identification du germe au besoin par ponction et des soins locaux pouvant aller jusqu'à l'incision et le drainage si une collection se développe, voire à l'excision d'une portion de cartilage. Les séquelles esthétiques sont fréquentes.

Un tableau identique peut être dû à une inflammation aseptique du cartilage de l'oreille. Il est possible que ces cas représentent des réactions inflammatoires diffuses développées sur des lésions traumatiques et/ou dégénératives du cartilage. Il est difficile en pratique de distinguer ces chondrites aseptiques d'un début de polychondrite (*cf. infra*).

Polychondrite chronique atrophiante (polychondrite récidivante, *relapsing polychondritis*)

Elle est décrite au chapitre 19 et se manifeste souvent au début par des poussées unilatérales de chondrite du pavillon (fig. 17.19). La symptomatologie de l'affection est très polymorphe ; celle-ci atteint de nombreux organes, mais la localisation initiale la plus fréquente est la chondrite de l'oreille externe, sous la forme d'une tuméfaction rouge, chaude et douloureuse, *respectant le lobe non cartilagineux* [16]. L'affection évolue par phases de rémissions et de récurrences, d'où l'appellation de «relapsing polychondritis».

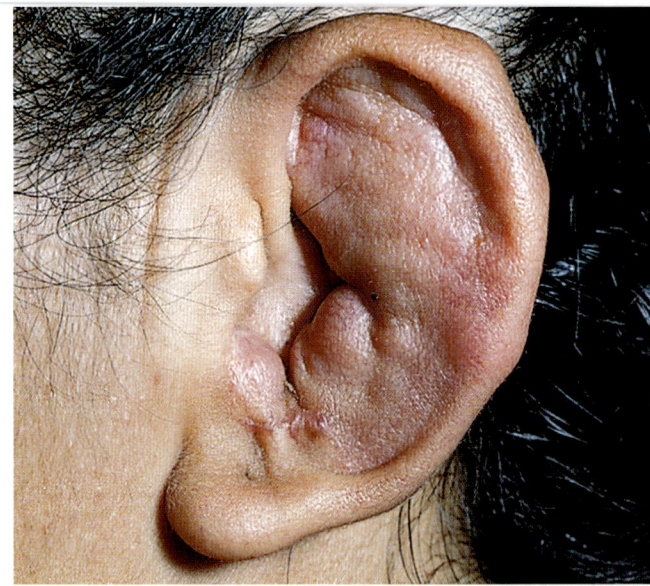

Fig. 17.19 Polychondrite chronique atrophiante.

Vasculite d'hypersensibilité induite par le propylthio-uracile

L'apparition de lésions purpuriques sur l'hélix d'une ou de deux oreilles, douloureuses, représente le symptôme le plus classique d'une vasculite d'hypersensibilité induite par le propylthio-uracile [17]. D'autres symptômes peuvent être associés : fièvre, arthralgies, myalgies. L'affection est la plus fréquente chez les jeunes femmes. L'image histopathologique est celle d'une vasculite leucocytoclasique avec extravasation de globules rouges. D'un point de vue étiopathogénique, l'hypothèse la plus plausible est une interaction entre le propylthio-uracile et la myéloperoxydase, l'antigène cible pour les anticorps périnucléaires cytoplasmiques antineutrophiliques (ANCA). L'arrêt du propylthio-uracile s'accompagne d'une guérison des lésions.

Atteinte superficielle

Dans ces situations, il existe des signes d'atteinte épidermique, squames, croûtes, vésicules, etc. On doit envisager les infections et les réactions eczémateuses.

Infections

L'*impétigo* de l'oreille est fréquent : strepto- ou staphylococcique, dont le point de départ est souvent dans le sillon rétro-auriculaire ou dans le conduit (zones de portage chronique) ; ailleurs, il diffuse à partir d'un percement d'oreille. Le *zona* du ganglion géniculé (syndrome de Ramsay-Hunt) s'extériorise dans la conque et le conduit (*cf.* chapitre 2-2).

Dermatoses de l'oreille externe

Dermatites d'allure eczémateuse

Au niveau de la conque, avec diffusion possible à tout le pavillon, elles compliquent le plus souvent une atteinte du conduit auditif externe; elles sont parfois le signe d'une dermatite séborrhéique, d'un psoriasis ou d'un «eczéma microbien» (*cf.* chapitre 5). *Au niveau du lobule,* elles relèvent soit de l'extension d'une atteinte du conduit, ou d'un intertrigo rétro-auriculaire, soit d'une complication de percement d'oreille ou du port de boucles d'oreilles en métal (allergie) (encadré 17.1). *Au niveau de l'hélix,* elles doivent faire rechercher une photosensibilisation, évoquer la photodermatose printanière juvénile (*cf.* chapitre 4-1) et éliminer un syndrome de Bazex (*cf.* chapitre 19-12).

Encadré 17.1

Complications des percements du lobule de l'oreille
- Infections
  - Bactéries (*Staphylococcus aureus*)
  - Mycobactéries
- Kystes épidermiques d'inclusion
- Chéloïdes
- Nodules sarcoïdosiques
- Eczéma de contact au nickel

Autres dermatoses

D'autres dermatoses peuvent être citées.

Les oreilles sont extrêmement susceptibles au froid, ce qui provoque des engelures et, en cas de froid extrême, de véritables gelures (*cf.* chapitre 4-3). Leur prévention consiste dans le port de vêtements protecteurs adéquats. Le lupus érythémateux discoïde et la maladie de Jessner et Kanof se localisent volontiers aux oreilles. Il en est de même de l'épidermolyse bulleuse dystrophique et de la porphyrie cutanée tardive.

Atteinte rétro-auriculaire

L'atteinte inflammatoire rétro-auriculaire réalise un intertrigo (*cf.* chapitre 17-4).

Les intertrigos rétro-auriculaires, dans leur relative monotonie symptomatique, peuvent relever de causes différentes, ou de la conjonction de celles-ci : présence d'une dermatite d'irritation provoquée par les lunettes et/ou les orthèses acoustiques; fréquence de dermatoses communes telles que : dermatite séborrhéique, dermatite atopique, psoriasis. Les lésions ont tendance à s'infecter secondairement (*Staphylococcus aureus*, streptocoques).

Atteinte du conduit auditif externe : otite externe

Définition, étiopathogénie

Elle se traduit par l'association à des degrés variables de : desquamation, érythème, œdème, suintement, écoulement et croûtes, prurit et douleur de l'orifice du conduit et de la conque avec atteinte plus ou moins profonde dans le conduit. On considère que l'otite externe est un *syndrome* dont les causes, multiples et le plus souvent intriquées, peuvent être schématiquement classées en quatre groupes.

Facteurs intrinsèques. Anomalies anatomiques du canal, anomalies de la sécrétion du cérumen, abondance des poils tragiens, mais surtout existence d'une dermatite séborrhéique ou atopique.

Facteurs physiques. Dominés, d'une part, par l'*humidité* qu'entretient dans le canal un climat tropical ou des baignades (ce qui favorise l'infection, *cf. infra*) et, d'autre part, par le *traumatisme* mécanique (grattage, usage compulsif de coton-tige, voire d'objets plus agressifs).

Infections bactériennes et fongiques. Favorisées par les deux facteurs précédents. L'humidité favorise le développement d'*Aspergillus*, de *Candida albicans* (aspect blanc grisâtre duveteux de l'otomycose), de *Pseudomonas aeruginosa*. Le portage chronique de *Staphylococcus aureus* au niveau du CAE est bien connu (parfois l'infection staphylococcique est franche et aiguë réalisant un furoncle, très douloureux, souvent récidivant, du conduit). Le grattage et autres manœuvres locales peuvent même apporter dans le CAE des germes fécaux.

Sensibilisation. Tous les facteurs sont donc réunis pour induire un «eczéma bactérien» (*cf.* chapitre 5), ou un eczéma de contact soit provoqué par l'application de divers topiques médicamenteux et/ou cosmétologiques, soit, plus rarement, lié à une intolérance à un appareil auditif dont la composition en matière plastique est difficile à obtenir de la part des fabricants. La série «colles et plastiques» peut servir d'orientation, en vue de remplacement du matériel utilisé.

Conduite à tenir

Diagnostic. Il importe d'analyser chacun des facteurs étiologiques cités ci-dessus; des prélèvements pour culture bactériologique et mycologique seront répétés. Une batterie de tests épicutanés standards et orientés permettra de dépister une sensibilisation occulte. Enfin, le contrôle du tympan et du conduit profond est toujours indispensable.

Traitement. Il est difficile et doit être conduit en accord avec le spécialiste ORL. Il convient d'éviter les topiques sensibilisants ou ototoxiques (aminoglycosides, chlorhexidine, polymyxine B et chloramphénicol). Il est impératif d'adapter le traitement antibiotique ou antimycosique à l'espèce individualisée par l'antibiogramme. Les stéroïdes topiques en gouttes sont trop souvent prescrits sans discernement. Une simple instillation de solution aqueuse de nitrate d'argent à 0,5 % permet parfois de rétablir la situation.

RÉFÉRENCES

1. Willner A. et coll., *Arch Otolaryngol Head Neck Surg.* 1992, *118*, 634.
2. Kopera D. et coll., *Eur J Dermatol.* 2000, *10*, 451.
3. Truchetet F. et coll., *Ann Dermatol Vénéréol.* 1988, *115*, 361.
4. Tennstedt D., *Dermatologie Actualité (Bruxelles).* 2005, *87*, 27.
5. Choi S. et coll., *Arch Otolaryngol Head Neck Surg.* 1984, *110*, 792.
6. Truchetet F. et coll., *Ann Dermatol Vénéréol.* 1988, *115*, 609.
7. Bassiouny A., *Laryngoscope.* 1981, *91*, 422.
8. Kavanagh G.M., *Br J Dermatol.* 1996, *135*, 550.
9. Garrido Colmenero C. et coll., *Dermatol Ther.* 2014, *27*, 278.
10. Sanz-Motilva V. et coll., *Actas Dermosifiliogr.* 2015, *106*, 555.
11. Kulendra K. et coll., *Clin Otolaryngol.* 2014, *39*, 121.
12. Ortiz A. et coll., *Actas Dermosifiliogr.* 2015, *106*, 675.
13. Petrella T. et coll., *Am J Surg Pathol.* 2007, *31*, 1887.
14. Valois A. et coll., *Ann Dermatol Venreol.* 2012, *139*, 818.
15. Sueki H. et coll., *J Am Acad Dermatol.* 1995, *32*, 372.
16. de Oliveira B. et coll., *JDDG.* 2014, *12*, 269.
17. Mahmood T. et coll., *JAMA Dermatology.* 2015, *151*, 551.

17-4 Dermatoses des plis axillaires et inguinaux

J.-M. Lachapelle

Intertrigos

Les plis anatomiques chez l'homme, qu'ils soient grands (axillaires, sous-mammaires, inguinaux, inter- et sous-fessiers) ou petits (face, ombilic, interdigitaux ou interorteils) possèdent une écologie caractéristique. En effet, le contact permanent ou intermittent des surfaces cutanées qui définissent ces régions, sans compter la présence éventuelle d'unités pilosébacées et/ou de glandes sudoripares pour certaines à sécrétion apocrine, entraîne une modification des paramètres physicochimiques, puis microbiologiques de ces zones tégumentaires.

Il convient de rappeler l'introduction en biologie et, dès lors, en dermatologie du terme *microbiome*, en fait synonyme de flore cutanée commensale, mais plus restreint du fait qu'il ne s'applique que si la flore en question a été analysée par séquençage des gènes microbiens [1]. Dans la diversité des régions cutanées, les plis axillaires et inguinaux représentent l'exemple type d'une zone dite « humide » (encadré 17.2). La diversité des germes est beaucoup plus grande que dans les régions dites « sèches », les corynebactéries l'emportant sur les staphylocoques, également présents. Les spécificités pathologiques des plis axillaires et inguinaux résultent en fait dans la dysbiose entre les deux composants d'un binôme : d'une part les caractéristiques métaboliques des micro-organismes (y compris les peptides antimicrobiens) qui, modifiées, entraînent une colonisation par des souches pathogènes multirésistantes, et d'autre part l'altération de la barrière cutanée et l'activation de l'immunité innée. Cet ensemble de dysfonctionnements locaux confère aux dermatoses siégeant aux aisselles ou aux aines une expression clinique particulière (psoriasis, dermatite séborrhéique). Il en est de même pour des génodermatoses (maladie de Hailey-Hailey).

Encadré 17.2
Particularités physicochimiques et microbiologiques des plis
− Augmentation de la température et du taux d'humidité, élévation du pH, obscurité
− Augmentation du niveau moyen de colonisation bactérienne, présence en grande concentration de :
  − staphylocoques dorés et staphylocoques coagulase négatifs (*S. epidermidis*)
  − microcoques, bactéries coryneformes aérobies
  − présence accessoire de bactéries Gram− (*Acinetobacter*)
− Présence de levures (*Candida albicans*, *Malassezia* sp.)

Ces spécificités locales intégrées et contrôlées chez l'individu sain n'en constituent pas moins un facteur de risque pour le développement d'une dermatose inflammatoire, dermatose alors désignée sous le nom générique d'intertrigo. Par définition, un intertrigo est une inflammation érythémateuse de la peau au niveau des plis cutanés, accompagnée d'un prurit et d'une exsudation plus ou moins abondante [2].

Étiologies

Elles sont nombreuses. Par commodité, on en distingue trois groupes : les eczémas, les infections et celles qui sont plus spécifiquement liées à cette localisation bien particulière, parfois exclusive, de certaines dermatoses (tableau 17.3). En pratique, cette distinction s'avère trop schématique car l'intertrigo est presque toujours multifactoriel. Ainsi, par exemple, la macération, l'irritation mécanique et la surinfection modifient l'aspect d'un psoriasis des plis ou d'un authentique eczéma de contact allergique. Le tableau clinique qui en résulte est intermédiaire et ne permet pas toujours un diagnostic différentiel.

Tableau 17.3 Causes des intertrigos

Eczémas	Allergique de contact Atopique Irritatif, caustique
Infections	Virales Bactériennes Dermatophytiques Levuriques
Autres dermatoses	(situées exclusivement ou non dans les plis) Dermatite séborrhéique Psoriasis Histiocytose langerhansienne *Xanthoma disseminatum* Maladie de Fox-Fordyce Maladie de Verneuil Dermatoses carentielles (zinc, riboflavine, biotine) Glucagonome Pemphigus végétant Maladie de Darier Dermatose acantholytique familiale (Hailey-Hailey) Pyodermites végétantes Syphilides végétantes Halogénides, réactions cutanées médicamenteuses

Chez un même patient, l'association de plusieurs causes d'intertrigos est fréquente. Est fréquente également la coïncidence d'une dermatite irritative chimique et/ou frictionnelle secondaire aux divers traitements appliqués.

Attitude pratique

Un certain nombre de démarches doivent être entreprises, que l'on peut résumer de la manière suivante :
− *s'informer* de la date et des circonstances d'apparition ainsi que de l'évolution de l'intertrigo ; recenser les topiques déjà utilisés ; s'interroger sur l'existence de causes générales favorisantes : atopie, diabète, infection à VIH, antibio- ou corticothérapie par exemple ;
− *réaliser un examen clinique de l'ensemble du tégument* avant d'analyser l'aspect du (ou des) pli(s) concerné(s). C'est souvent en périphérie de ces derniers que s'observent les lésions les plus caractéristiques : la présence de pustules oriente davantage vers

Dermatologie topographique

Dermatoses des plis axillaires et inguinaux

une candidose ou un psoriasis pustuleux que vers une infection bactérienne ; des vésicules suggèrent un eczéma lorsqu'elles sont en plaques, une dermatophytose lorsqu'elles délimitent de façon circulaire la périphérie de la zone lésée ;

– *pratiquer une inspection à la lumière de Wood*. L'obtention d'une coloration rouge saumoné est caractéristique des infections par *Corynebacterium minutissimum* (érythrasma) ;

– *effectuer un prélèvement mycologique* qui permettra la mise en évidence par examen direct et par culture des dermatophytes ou des levures ;

– *savoir décider de la nécessité d'une biopsie*, indispensable par exemple pour le diagnostic de dermatose acantholytique familiale (Hailey-Hailey), de pemphigus ou d'histiocytose langerhansienne, si possible après avoir atténué l'élément infectieux et/ou inflammatoire qui risque de gêner l'interprétation histologique (p. ex. en cas de psoriasis).

Principes de traitement

Le traitement spécifique d'un intertrigo dépend de la cause principale de celui-ci. Néanmoins, un certain nombre de principes sont applicables à tous les types d'intertrigos et peuvent être utilisés dans le cadre d'un traitement symptomatique avant que la preuve étiologique ne soit apportée.

Ce qu'il faut faire

– Supprimer ou réduire les causes favorisantes (diabète, macération, usage intempestif de topiques).
– Désinfecter avec une solution antiseptique (p. ex. chlorhexidine).

Ce qu'il ne faut pas faire

– Utiliser des corps gras hydrophobes (pommades diverses) qui accentuent la macération ou des solutions alcooliques mal tolérées sur un tégument enflammé.
– Prescrire à l'aveugle une de ces préparations « de paresse intellectuelle » qui, panacées trompeuses, contiennent un corticoïde, un antibiotique, un antimycosique, voire un anesthésique local, et dont le résultat initial souvent incontestable risque d'être grevé d'une pérennisation des lésions, d'une dépendance, voire d'une aggravation par sensibilisation allergique.

Dermatoses affectant classiquement les plis axillaires et/ou inguinaux

En plus des causes de dermatoses communes à tous les plis (tableau 17.3), chaque région, par ses caractéristiques anatomiques et physiologiques, peut être de surcroît le siège électif de certaines lésions.

Renonçant à toute tentative d'énumération exhaustive, nous ne décrivons que les affections dermatologiques dont la présence au niveau des plis, axillaires et inguinaux, ne relève pas du simple hasard (tableaux 17.4 et 17.5).

Certaines d'entre elles affectent indifféremment les plis axillaires et inguinaux, tandis que d'autres s'observent préférentiellement soit dans les plis axillaires, soit dans les plis inguinaux. Ces particularités topographiques sont signalées pour chacune des entités décrites. Ne sont reprises ici que les affections qui n'ont pas fait l'objet d'une description détaillée dans les autres chapitres du traité.

Hyperhidrose axillaire

L'hyperhidrose axillaire, d'origine eccrine, débute vers la puberté et a tendance à s'atténuer chez le sujet âgé. Elle peut être fluente, soit de manière constante, soit par poussées déclenchées par la chaleur et/ou le stress. Habituellement inodore, elle est mal vécue par les patients en raison de son retentissement cosmétique et vestimentaire (*cf.* chapitre 15-3) [3, 4].

Le traitement chirurgical (sympathectomie [5], axillectomie ciblée) a été largement abandonné au profit des injections locales

Tableau 17.4 Affections des creux axillaires à expression cutanée

Structures anatomiques concernées	Maladies
Paroi thoracique et face interne du membre supérieur	Lymphangiome, mamelon ou sein surnuméraires, pseudo-phlébite de Mondor*, digitations musculaires du grand dentelé
Paquet vasculonerveux du bras	Circulation collatérale secondaire à la thrombose des veines sous-clavière, axillaire ou brachiale
Tissu adipeux hypodermique	Hypertrophie du coussinet graisseux axillaire antérieur
Ganglion lymphatique	Adénopathies inflammatoires de drainage (BCGite, maladie des griffes de chat, pyodermites, tuberculose), adénopathies tumorales (métastases, lymphomes)
Téguments : – lésions inflammatoires	Folliculites, furoncles, érythrasma*
– lésions pigmentées	*Acanthosis nigricans*, Dowling-Degos*, éphélides (Recklinghausen, *xeroderma pigmentosum*), nævus de Becker, lentiginose partielle unilatérale,
– lésions tumorales	Syringomes éruptifs, adénocarcinome des glandes apocrines, Paget extra-mammaire
	Bromhidrose*, chromhidrose*
	Trichobactériose axillaire*, pédiculose
– autres	Pseudo-xanthome élastique, xanthomes disséminés (syndrome de Montgomery)

* *Cf.* texte.

Tableau 17.5 Affections des plis inguinaux à expression cutanée

Structures anatomiques concernées	Maladies
Paroi abdominale antérieure	Mamelon surnuméraire
Masses musculaires abdominales et de la loge antérieure de la cuisse	Hématome, tumeur sarcomateuse
Cordon spermatique, ligament rond	Drainage abcès le long du psoas, tumeur testiculaire ectopique
Ganglions lymphatiques : – adénopathies inflammatoires	Drainage chancre mou, herpès, lymphogranulome vénérien, maladie des griffes de chat, pyodermites, syphilis, tuberculose (attention au drainage des lésions de la marge anale)
– adénopathies tumorales	Métastases y compris à partir des tumeurs testiculaires préalablement opérées, lymphomes
Téguments : – lésions inflammatoires	Érythrasma*, glucagonome
– lésions pigmentées	*Acanthosis nigricans* *
– lésions tumorales	Adénocarcinome des glandes apocrines, Paget extra-mammaire

* *Cf.* texte.

de toxine botulique A, dont l'effet, souvent spectaculaire, peut être transitoire, nécessitant des séances complémentaires [6].

L'hyperhidrose des plis inguinaux est beaucoup plus rarement observée.

La bromhidrose et la chromhidrose axillaires, d'origine apocrine, sont détaillées dans le chapitre 15-3.

Érythrasma

Il est caractérisé par une vaste macule brunâtre ou jaune chamois, nettement délimitée, aux bords arrondis (fig. 17.20), la plupart du temps symétrique, touchant soit les plis inguinaux (le plus fréquemment), soit les plis axillaires (plus rarement). Le germe responsable est le *Corynebacterium minutissimum*. L'affection est plus fréquente chez les sportifs, sans doute favorisée par l'hyperhidrose et l'occlusion. L'examen en lumière de Wood permet de visualiser une fluorescence rouge saumoné. Le diagnostic peut être confirmé par une biopsie de surface, la lame étant colorée par le bleu de Giemsa. Le traitement fait appel le plus souvent à l'érythromycine ou à l'acide fusidique par voie topique. Dans les cas étendus, les macrolides par voie générale sont classiquement recommandés. Après contrôle de l'infection, l'hygiène des plis peut faire appel à la PVP-I (polyvinylpyrrolidone iodée) 4 %, savon antiseptique, pour éviter les récidives [7, 8].

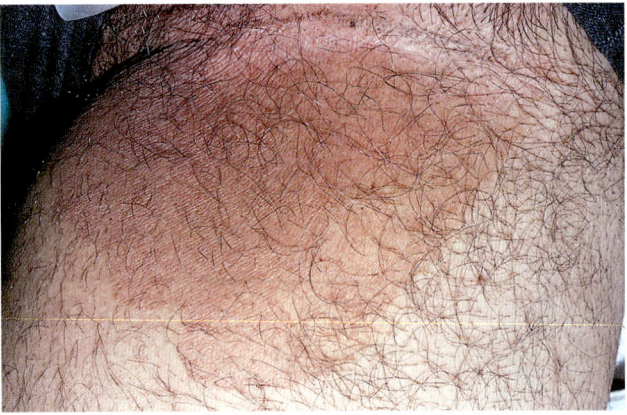

Fig. 17.20 Érythrasma.

Trichobactériose axillaire

Elle a été longtemps dénommée erronément trichomycose axillaire. Il s'agit en fait d'une corynébactériose ; *Corynebacterium tenuis* a été le plus souvent incriminé, mais d'autres corynébactéries peuvent être impliquées (*cf.* chapitre 15-3). Elle se présente sous la forme de petits nodules ou de gaines de moins de 1 mm de diamètre (qui correspondent à des agrégats de bactéries) appendus en grand nombre aux poils axillaires (ou pubiens) ; les nodules sont jaunes, plus rarement rouges ou noirs. Ces pelotons nodulaires sont mous ou durs à la palpation. Les poils sont souvent cassants [9]. La peau axillaire est normale. La sueur présente souvent une coloration jaunâtre, qui peut tacher les vêtements. L'examen en lumière de Wood révèle parfois une fluorescence rouge saumoné. L'examen microscopique (KOH + encre bleue Parker) met en évidence les corynébactéries. On ne confondra pas ces lésions avec les lentes d'une pédiculose (pubienne, mais aussi parfois axillaire) ou avec les lésions de piedra blanche qui est une infection mycosique cosmopolite (*Trichosporon beigelii*, *cf.* chapitre 2-3) des poils de la barbe, de la moustache et des cheveux, l'atteinte génitale ou axillaire étant plus rare. Le traitement comporte le rasage des poils suivi de badigeons avec une lotion antibiotique (érythromycine) [10]. À titre préventif, on recommande ultérieurement des savonnages antiseptiques à la PVP-I [7, 8].

Dermatite d'irritation et eczéma de contact : particularités axillaires

La région axillaire est susceptible aux irritations cutanées. Les dermatites d'irritation résultent souvent de plusieurs facteurs : hyperhidrose, frictions vestimentaires, application de produits irritants. Cette situation est aggravée dans les pays tropicaux. On a décrit par exemple une *hot spring dermatitis* localisée de préférence aux aisselles, après des bains soufrés répétitifs, dans un cadre culturel particulier [11].

L'eczéma de contact revêt souvent une image très particulière, dans la mesure où les placards eczémateux siègent le plus souvent dans la région périaxillaire, en épargnant le fond du pli [12]. Cette topographie assez stéréotypée n'a pas trouvé d'explication formelle : l'hypothèse avancée est que les allergènes sont dilués par la sueur et que leur concentration est inférieure au seuil de révélation clinique.

Dermatite séborrhéique et psoriasis : particularités axillaires

La dermatite séborrhéique (*cf.* chapitre 17-2) des plis axillaires et inguinaux mérite une mention spéciale. Les plis peuvent en effet représenter la localisation unique de l'affection. Celle-ci est caractérisée par de vastes placards érythémateux, nettement délimités, recouverts d'une squame grasse. Elle est volontiers le siège d'une infection secondaire. Le diagnostic différentiel se pose régulièrement en consultation avec un psoriasis des plis (« psoriasis intertrigineux », « sébopsoriasis », « psoriasis inversé ») et n'est pas toujours aisé. Un signe clinique observé dans les plis inguinaux est la présence, en cas de « psoriasis inversé », d'une crevasse douloureuse au fond des plis. Un prélèvement biopsique peut s'avérer probant dans l'élaboration de ce diagnostic différentiel.

Parakératose granulaire

C'est une entité bien particulière qui affecte avec prédilection les plis axillaires, mais peut aussi atteindre les plis inguinaux et sous-mammaires. Ses caractéristiques cliniques défient le clinicien : tantôt pouvant être intertrigineuses (intertrigo « vernissé »), tantôt se présentant sous forme de papules plus ou moins étendues.

Seule l'histopathologie permet d'affirmer le diagnostic : la couche cornée est épaisse, compacte et très basophile. Au fort grossissement, on voit d'innombrables granulations basophiles (grains de kératohyaline) dans les cellules cornées et persistance de leurs noyaux, ce qui explique l'expression de parakératose granulaire [13].

Dans les publications les plus récentes [14, 15], les auteurs s'accordent à dire qu'il ne s'agit pas d'une entité dermatologique spécifique, mais plutôt d'une image réactionnelle (viciation de la différenciation épidermique consécutive à une altération de la barrière cutanée). À cet égard, l'usage abusif de détergents, de topiques cosmétologiques et/ou médicamenteux est considéré comme le *primum movens* de la réaction. Une guérison rapide obtenue après l'éviction de ces facteurs environnementaux va dans le sens de cette vision étiopathogénique.

Dermatite granulomateuse interstitielle

Elle se traduit cliniquement, dans sa forme typique, par des lésions en cordons douloureux et tendus des régions axillothoraciques et plus rarement inguinales. D'autres lésions ont été décrites : placards érythémateux, papulonodules, urticaire, vasculite, lésions évoquant le granulome annulaire. C'est l'histologie qui permet le diagnostic (infiltrats histiocytaires palissadiques mêlés à des polynucléaires neutrophiles) [16]. Cette entité, issue de la confrontation anatomo-clinique, doit faire rechercher une affection systémique, en particulier une vasculite systémique, une arthrite rhumatoïde, une arthrite séronégative ou des polyarthralgies (*cf.* chapitre 11-6) [17, 18].

Maladies des vaisseaux

Manifestations cutanées des altérations vasculaires et neurologiques des membres inférieurs

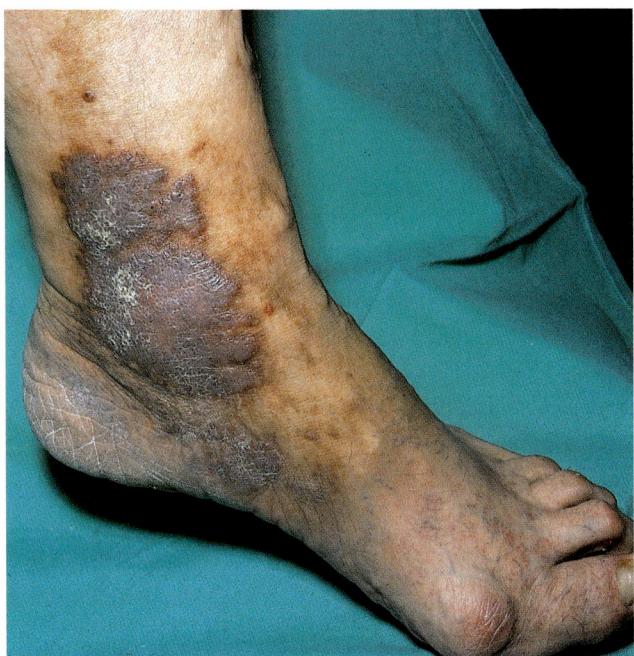

Fig. 14.46 Acroangiodermatite (ou pseudo-Kaposi).

Ulcère de jambe

Cette perte de substance chronique, d'importance variable, siège préférentiellement au tiers distal de la jambe (fig. 14.47). Les diverses étiologies d'une ulcération des membres inférieurs sont mentionnées dans le tableau 14.16 [5, 11]. La cause la plus fréquente des ulcères de jambe (80-90 %) est l'IVC, associée dans un quart des cas à une atteinte artérielle. L'ulcère veineux survient principalement chez la femme, souvent dans le cadre d'un syndrome postthrombotique. La fréquence d'un ulcère de jambe consécutif à une insuffisance veineuse superficielle ne doit pas être sous-estimée (jusqu'à 50 % selon les séries) [5, 10, 11]. L'ulcère de jambe peut survenir subitement (traumatisme, infection, rupture de varice) ou de manière insidieuse. Les régions malléolaire et sus-malléolaire médiales sont les plus fréquemment touchées. En l'absence de traitement étiologique, l'ulcère ne cicatrise que rarement spontanément et les rechutes sont fréquentes. Les troubles microcirculatoires s'accentuent et le socle de l'ulcère se fibrose. L'ulcère tend alors à «s'autonomiser» et devient de plus en plus résistant aux traitements.

En examinant un ulcère, on relèvera sa taille, sa forme (arrondie, polylobée, etc.), la nature de son fond (couenne fibrineuse, fond sanieux, tissu de granulation, etc.), l'état de ses berges (liséré d'épithélialisation d'un ulcère en voie de cicatrisation, bord calleux

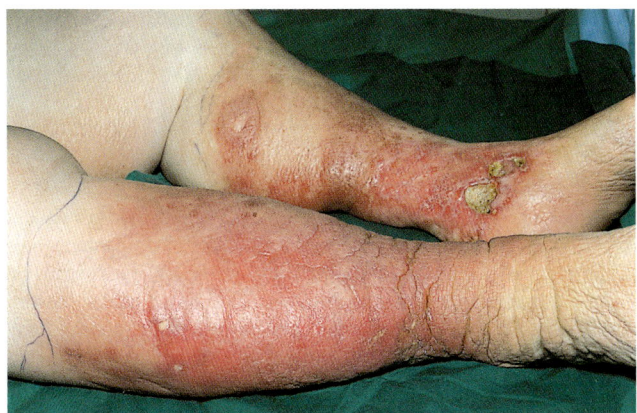

Fig. 14.47 Ulcère de jambe sur hyperpression veineuse chronique. Noter aussi les signes associés : guêtre scléreuse (lipodermatosclérose), papillomatose cutanée, dermo-hypodermite bactérienne (jambe controlatérale).

Tableau 14.16 Étiologie des ulcères de jambe

Insuffisance veineuse	Primaire, secondaire (postthrombotique), atrophie blanche ulcérée
Artériopathies	Hypertension artérielle (angiodermite nécrotique), artériopathies oblitérantes, embolies artérielles, embolies de cholestérol, vasculite livédoïde, fistules artérioveineuses
Vasculites	Primitives (PAN, etc.) et secondaires (connectivites, etc.)
Hémopathies	Troubles fibrinolytiques et états d'hypercoagulabilité (déficit en protéine C ou S, résistance à la protéine C activée), hémoglobinopathies (drépanocytose, thalassémie, sphérocytose), syndromes myéloprolifératifs (syndromes myélodysplasiques, thrombocytémie, polycythémie), syndromes lymphoprolifératifs (myélomes multiples, Waldenström)
Neuropathies	Amyloïdoses, paraplégie (atteinte distale à L1), poliomyélite, lésions nerveuses périphériques (diabète, lèpre, traumatismes)
Infections	Ostéomyélite, ecthyma, pyodermites à *Pseudomonas aeruginosa*, ulcères à *Pasteurella multocida*, ulcère tropical, mycobactérioses (tuberculose, lèpre, ulcère du Buruli), diphtérie, tularémie, maladie des griffes de chat, tréponématoses (endémiques, syphilis), angiomatose bacillaire, mycoses profondes, parasitoses (leishmanioses, ver de Guinée, filarioses, etc.)
Traumatismes	Morsures, piqûres d'insectes, traumatismes physiques, chimiques ou thermiques, pathomimie
Affections dermatologiques	*Pyoderma gangrenosum*, nécrobiose lipoïdique, maladies bulleuses auto-immunes, sclérodermie, érythème induré de Bazin, sarcoïdose, engelures, panniculite, halogénides, radiodermite, pathomimie
Tumeurs	Carcinomes (basocellulaire, spinocellulaire, verruqueux), mélanome, Kaposi, sarcomes, lymphomes, métastases, etc.
Divers	Anomalies chromosomiques (Klinefelter, Werner), déficit en prolidase, insuffisance rénale chronique, hyperparathyroïdie, calcinoses, calciphylaxie, goutte, prise de léflunomide ou nicorandil, chimiothérapie à l'hydroxyurée

d'un ulcère chronique), l'aspect des téguments périulcéreux (hypodermite scléreuse, dermite de stase, eczéma de contact, lymphangite, etc.), la présence d'une varice ou d'une perforante nourricière.

L'examen clinique sera complété par un bilan angiologique détaillé. La bactériologie ne présente qu'un intérêt limité dans l'évaluation et le traitement des ulcères de jambe. La flore ne se modifie guère au cours de l'évolution et n'entrave que rarement la cicatrisation. L'antibiothérapie n'est donc qu'exceptionnellement indiquée. En revanche, l'immunité antitétanique doit être contrôlée.

La transformation maligne de l'ulcère de jambe est rare, mais une histologie s'impose lors d'une évolution trop lente ou d'un bourgeonnement excessif.

Traitement de l'ulcère de jambe veineux

Le traitement local doit être adapté à l'aspect de l'ulcère ; les principes de base sont mentionnés dans le tableau 14.17.

La compression est essentielle. Elle assure à elle seule la cicatrisation de la plupart des ulcères et s'avère plus efficace que tous les traitements locaux [7, 11]. On distingue la *contention* (bandes à extension courte) de la *compression* (bandes à extension longue, bas).

La contention par bandes peu extensibles est la plus efficace, car bien tolérée au repos, même en présence d'une artériopathie modérée) et exerçant une pression intermittente à la marche, rythmée par les contractions des muscles jambiers.

L'intérêt de la compression par bandes élastiques est moindre, mais celles-ci sont plus faciles à poser.

Tableau 14.17 Principes de traitement local de l'ulcère de jambe

Tous les types	Compression toujours essentielle
Ulcère fibrineux ou couvert d'une escarre	Détersion chirurgicale, biochirurgicale (asticots) ou enzymatique Hydrocolloïdes
Ulcère exsudatif	Repos particulièrement important à ce stade Compresses humides, VAC Alginates, hydrofibres, hydrocellulaires Dextranomère (*Debrisan*)
Ulcère infecté	Compresses humides, VAC Antiseptiques locaux non agressifs Pansements au charbon et argentiques Rarement antibiothérapie
Ulcère atone	Dépistage et traitement d'une artériopathie associée Autohémothérapie, VAC Scarification de la plaie et de ses berges Pansements occlusifs (hydrocolloïdes, hydrogels) Greffes de kératinocytes de culture, pansement biologique
Ulcère propre en voie de cicatrisation	Pansements occlusifs (hydrocolloïdes, hydrocellulaires) Tulle gras (sans adjonction d'antibiotiques ni de baume du Pérou) Greffes de kératinocytes de culture, pansement biologique
Tissu de granulation hypertrophique	Attouchements de nitrate d'argent Corticoïdes topiques (à court terme)

Les bas spécialement conçus pour le traitement de l'ulcère sont efficaces, mais leur pose peut être difficile chez des patients handicapés.

Chirurgie de l'ulcère

Elle doit être placée au premier plan [5, 8, 10]. Certains gestes sont simples : détersion chirurgicale, greffes, suppression d'une varice nourricière (phlébectomie, sclérose). D'autres sont plus complexes : excision large de l'ulcère et de son socle fibreux, cure de varices (l'ulcère est très souvent nourri par le seul reflux de la grande ou/et de la petite saphène), destruction endoscopique des perforantes incontinentes (qui remplace les traditionnelles opérations de Linton, de Cockett ou de Felder), etc. Lorsque cela est possible, il faut envisager la correction d'une insuffisance ou d'une obstruction du réseau veineux profond [5].

Soins locaux

Ils gardent une place de choix : ablation de la fibrine et du matériel nécrotique lors des changements de pansement, nettoyage de la plaie simple et économique avec une douche tiède et douce, système VAC (*Vacuum-Assisted Closure*), qui exerce une pression négative locale (environ 125 mmHg) sur une éponge posée sur l'ulcère et recouverte d'un pansement hermétique. Ce système assure une détersion et une granulation rapide de l'ulcère.

Les nouveaux pansements ont révolutionné le traitement de l'ulcère (*cf.* aussi chapitre 22-3) [5, 8, 10]. Leur nombre déroute souvent le praticien qui les confond parfois. On distingue principalement les *hydrocolloïdes*, qui permettent une certaine détersion de la plaie, maintiennent un milieu humide propice à la cicatrisation et stimulent la granulation, les *alginates* et *hydrofibres*, très absorbants et indiqués lors d'ulcère exsudatif, et les *hydrogels*, non occlusifs, indiqués lors de plaies sèches, car ils créent un environnement humide. Les hydrocolloïdes peuvent être laissés en place plusieurs jours. Leur prix élevé est compensé par la diminution du nombre de séances de soin. Néanmoins, leur efficacité n'est pas établie selon les règles de la médecine factuelle [11, 12].

Les médicaments locaux ont perdu de leur importance. Les préparations enzymatiques sont volontiers prescrites sur les ulcères fibrineux mais sont moins efficaces que la détersion chirurgicale. Ces préparations peuvent être associées aux hydrocolloïdes. Les classiques compresses humides, fort économiques, sont très efficaces lors d'un ulcère sanieux ou suintant. Les antiseptiques (sodium hypochlorite) et de nombreux antibiotiques sont toxiques pour les fibroblastes et retardent la cicatrisation. Les onguents antibiotiques ou cicatrisants ne présentent guère d'avantages, étant souvent sensibilisants, comme de nombreuses préparations à base de tulles gras, de baume du Pérou. Les tulles gras neutres, ne contenant que de la vaseline, gardent leur intérêt.

L'autohémothérapie, décrite par l'école genevoise [13], s'avère très efficace pour stimuler des ulcères atones. La technique est simple : application tous les 2 jours de sang frais autologue hépariné sur l'ulcère, recouvert d'un pansement hydrocolloïde.

Les nouvelles greffes de kératinocytes de culture (tige pilaire du patient, allogreffes) ou d'équivalents dermo-épidermiques stimulent la cicatrisation (« pansement biologique ») et permettent la cicatrisation de certains ulcères rebelles. Ces techniques sont très coûteuses et ne doivent être envisagées qu'après échec d'un traitement bien conduit, établi après un bilan vasculaire détaillé.

Autres traitements

Le traitement de la douleur, longtemps sous-estimé, ne doit pas être négligé [5]. De nombreux traitements locaux complexes ont été proposés et ne présentent qu'un intérêt académique ou lors de situations exceptionnelles, vu leur coût et leur efficacité non formellement démontrée : application locale de facteurs de croissance, oxygène hyperbare. Le traitement général de l'ulcère de jambe ne doit pas être oublié (encadré 14.12). La correction des maladies sous-jacentes (insuffisance cardiaque, diabète, anémie, etc.) est essentielle, tout comme la mobilisation de l'articulation de la cheville en cas d'ankylose. Les carences alimentaires sont fréquentes. Elles doivent être cherchées et corrigées. L'œdème doit impérativement être éliminé. Les diurétiques ne sont pas indiqués, sauf en cas d'insuffisance cardiaque associée. Les indications à un traitement par voie générale (pentoxifylline) de l'ulcère se limitent à des cas exceptionnels [11].

> **Encadré 14.12**
>
> **Traitement général de l'ulcère de jambe**
> – Traitement de l'IVC : compression, correction de l'œdème, traitement des varices et perforantes nourricières, drainage lymphatique, pressothérapie intermittente, etc.
> – Traitement de l'insuffisance artérielle, le cas échéant
> – Traitement des affections concomitantes (diabète, anémie, carences alimentaires, insuffisance cardiaque, arthrose, etc.)
> – Mobilisation articulaire : correction de la « pompe musculaire »
> – Vaccination antitétanique

Prévention des récidives

Trop souvent, le but du médecin se limite à la cicatrisation de l'ulcère, sans se préoccuper de supprimer sa cause et de prévenir ainsi efficacement les récidives. Tant le praticien que le malade se résignent ainsi à des rechutes prétendument inéluctables alors que des mesures chirurgicales simples ou plus complexes permettent d'assurer d'excellents résultats à long terme [5, 8, 10, 11]. La compression élastique reste souvent indispensable après chirurgie [7], mais peut souvent être allégée lorsque l'hyperpression veineuse a pu être corrigée ou atténuée. Vu les coûts exorbitants du traitement des ulcères de jambe, sans compter les souffrances humaines qui en résultent (largement ignorées par les économistes…), il est indispensable que les dermatologues prennent sérieusement en charge les ulcères et surtout leur traitement étiologique.

Pseudo-phlébite de Mondor

Longtemps considérée comme une phlébite d'une veine thoraco-épigastrique, cette affection rare est, en fait, une lymphangiofibrose thrombotique oblitérante d'un collecteur lymphatique de la paroi thoracique latérosupérieure [19]. Plus fréquente chez les femmes, avec une prévalence maximale entre 30 et 60 ans, elle semble souvent déclenchée par un traumatisme ou un effort physique. Un cas récent a été rapporté suite à des injections de toxine botulique A pour hyperhidrose axillaire [20]. Quelques cas associés à des maladies locales (cancer du sein, adénopathies tumorales) ou générales (polyarthrite rhumatoïde, lupus érythémateux systémique) sont rapportés. La clinique est stéréotypée : le patient signale le développement soudain d'un cordon inflammatoire débutant dans le creux axillaire et s'étendant sur la face latérale du tronc. À l'examen, la lésion paraît solidaire du tégument, mais libre du fascia, d'un diamètre inférieur à 1 cm et d'une longueur de quelques dizaines de centimètres. La bilatéralité de l'affection, exceptionnelle, est possible. Sans traitement autre que le repos, la pseudo-phlébite se résout en 8 à 12 semaines.

Maladie de Dowling-Degos

C'est une affection héréditaire rare, autosomique dominante, par mutation du gène de la kératine 5 (*KRT5*), du gène *POFUT1* ou encore du gène *POGLUT1* [21]. Elle apparaît le plus fréquemment à l'âge adulte, autour de la quarantaine. Elle est caractérisée par de petites macules arrondies, pigmentées, qui évoquent des éphélides. Les plis axillaires et inguinaux sont préférentiellement atteints, mais d'autres localisations ne sont pas exclues. Le degré de pigmentation est variable ; la confluence des lésions en réseau s'observe dans les cas les plus florides.

L'image histopathologique est pathognomonique : les crêtes épidermiques, allongées, irrégulières, anastomotiques présentent une accumulation de pigment mélanique à leur base [22]. La maladie de Galli-Galli est une variante de la maladie de Dowling-Degos, caractérisée par la présence de zones acantholytiques et, dans ce cas, les lésions deviennent érythémateuses, prurigineuses et suintantes [23].

Acanthosis nigricans bénin acquis

L'*acanthosis nigricans*, comme exemple type de syndrome paranéoplasique, est décrit *in extenso* dans le chapitre 19-12. Il affecte volontiers les aisselles et les aines. Il importe de le distinguer de l'*acanthosis nigricans* bénin acquis (le terme de pseudo-*acanthosis nigricans*, communément utilisé, est obsolète). Celui-ci se caractérise par de petites plaques pigmentées, associées à un épaississement « velouté » des plis axillaires et/ou inguinaux et souvent à de nombreux fibromes pendulums [24]. Commun à l'enfance et à l'âge adulte, il est associé à l'obésité et à une résistance à l'insuline entraînant un hyperinsulinisme circulant et un diabète. Cette résistance à l'insuline peut être liée à une mutation du gène récepteur de l'insuline [25].

Le syndrome HAIR-AN associe une hyperandrogénie, une résistance à l'insuline et un *acanthosis nigricans* bénin acquis [23].

Transmission sexuelle des SARM communautaires

Les régions pubienne et périnéale constituent un réservoir potentiel de SARM communautaires ; les contacts intimes pourraient favoriser leur diffusion chez des partenaires sexuels.

Les sujets présentent souvent des signes mineurs d'infections de la région périnéale. Un travail récent semble suggérer la transmission sexuelle de SARM communautaires [26].

RÉFÉRENCES

1. Grice E.A. et coll., *Science*. 2009, *324*, 1190.
2. Quevauvilliers J., *Dictionnaire médical 5ᵉ éd.* Masson, Paris, 2007.
3. Strutton D.R. et coll., *J Am Acad Dermatol*. 2004, *51*, 241.
4. Karaca S. et coll., *Dermatology*. 2007, *214*, 240.
5. Doolabh N. et coll., *Ann Thorac Surg*. 2004, *77*, 410.
6. Carruthers A. et coll., *J Am Acad Dermatol*. 1996, *34*, 788.
7. Lachapelle J.M. et coll., *Clin Pract*. 2013, *10*, 579.
8. Lachapelle J.M. et coll., *Eur J Dermatol*. 2014, *24*, 3.
9. Bonifaz A. et coll., *Int J Trichology*. 2013, *5*, 12.
10. Blaise G. et coll., *Int J Dermlatol*. 2008, *47*, 884.
11. Sun C.C. et coll., *Contact Dermatitis*. 1995, *32*, 31.
12. Rietschel R.L. et coll., *Atlas of Contact Dermatitis*. Martin Dunitz, London, 1999.
13. Cribier B. et coll., *Dermatologie. De la Clinique à la Microscopie*. Elsevier Masson, Paris, 2015, 441.
14. Ding C.Y. et coll., *Am J Clin Dermatol*. 2015, *16*, 495.
15. Akkaya A.D. et coll., *Pediatr Dermatol*. 2015, *32*, 392.
16. Chu P. et coll., *Arch Dermatol*. 1994, *130*, 1278.
17. Sayah A. et coll., *J Am Acad Dermatol*. 2005, *53*, 191.
18. Turesson C. et coll., *Curr Opin Rheumatol*. 2009, *21*, 35.
19. Mayor M. et coll., *Int J Dermatol*. 2000, *39*, 922.
20. Pisani J.R. et coll., *Blood Coagul Fibrinolysis*. 2015, *26*, 685.
21. Betz R.C. et coll., *Am J Hum Genet*. 2006, *78*, 510.
22. Kim Y.C. et coll., *J Am Acad Dermatol*. 1999, *40*, 462.
23. Hanneken S. et coll., *Br J Dermatol*. 2010, *163*, 197.
24. Kutlubay S. et coll., *Clin Dermatol*. 2015, *33*, 466.
25. Ros P. et coll., *An Pediatr (Barc)*. 2015, *82*, 30.
26. Cook H.A. et coll., *Clin Infect Dis*. 2007, *44*, 410.

17-5 Pathologie cutanée des régions anorectale et interfessière

J.-M. Lachapelle

Partagées entre diverses spécialités médicales, les maladies de la région périanale et du pli interfessier, souvent tenues secrètes par les patients pour des raisons culturelles, font fréquemment l'objet d'une prise en charge hésitante. Que l'on songe seulement au nombre de topiques antihémorroïdaires prescrits pour des proctalgies comme traitement d'épreuve sans examen clinique préalable, donc sans diagnostic précis. Et cependant, avec des mesures simples, le praticien peut aborder nombre de maladies de cette région. Seules les affections anorectales et interfessières les plus fréquentes sont abordées dans ce chapitre. La figure 17.21 rappelle l'anatomie de la région.

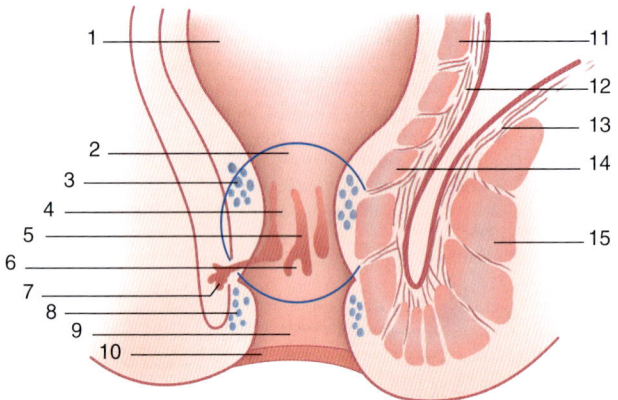

Fig. 17.21 Région anorectale : anatomie schématique.
1. Rectum. 2. Région pectinée. 3. Plexus veineux interne (supérieur). 4. Colonne de Morgagni. 5. Cryptes de Morgagni. 6. Papille rectale. 7. Glande périanale. 8. Plexus veineux externe (inférieur). 9. Canal anal. 10. Marge anale. 11. Fibres musculaires transversales. 12. Fibres musculaires longitudinales. 13. Muscle releveur de l'anus. 14. Sphincter interne. 15. Sphincter externe.

Examen proctologique

Il comporte quatre étapes.

Anamnèse. Les symptômes proctologiques les plus communs sont : suintement/écoulement de matières ou de sang, douleurs spontanées ou à la défécation, impression de corps étranger, tuméfaction permanente ou réductible, prurit. Un seul de ces symptômes oblige le médecin à parfaire l'anamnèse, puis à procéder à un examen clinique avec toucher rectal, suivi d'une anuscopie.

Examen clinique (protégé par des gants). L'inspection et la palpation doivent être réalisées en plaçant le patient en position genupectorale. Il faut examiner soigneusement les plis de la région périanale et demander au malade de réaliser une épreuve de Valsalva. Il est indispensable de disposer d'un éclairage direct par lumière froide et il peut être utile de compléter l'examen en lumière de Wood. Il faut veiller à ne jamais oublier de contrôler les régions inguinales.

Toucher rectal. Effectuée prudemment, cette manœuvre permet d'apprécier la tonicité sphinctérienne et de déceler la présence d'une masse éventuelle.

Anuscopie. Réalisé délicatement à l'aide d'un instrument en plastique transparent à usage unique, cet examen n'est pas dangereux. Il est indispensable pour visualiser le canal anal.

Affections anorectales et interfessières communes

Soumis en permanence à des stress physiques ou chimiques et à une importante charge bactérienne [1], le tégument régional dispose pour sa défense d'une organisation très élaborée. La diversité et l'intrication des structures anatomiques (épithéliums kératinisés ou non, muscles lisses et striés, glandes aux fonctions multiples, tissu lymphoïde) et l'abondance des suppléances vasculaires expliquent sans doute les qualités de résistance et le potentiel de régénération de cette région orificielle. La complexité de cette construction possède pourtant son revers : d'innombrables maladies peuvent en émerger. Plusieurs sont susceptibles d'intéresser le dermatologue, et certaines d'entre elles sont décrites dans d'autres chapitres, comme l'anite streptococcique (cf. chapitres 2 et 18).

Hémorroïdes

Grâce à une adaptation constante, les plexus hémorroïdaires interne et externe, lacis veineux plus ou moins congestifs, assurent la continence fine que le sphincter anal ne peut assumer seul. Le développement de dilatations plus ou moins marquées des plexus hémorroïdaires, dilatations dénommées *hémorroïdes*, est observé chez 70 % des adultes de plus de 30 ans, surtout s'ils sont obèses et/ou sédentaires. Elles résultent probablement de causes multifactorielles. Faiblesse individuelle souvent familiale ou processus naturels de vieillissement du tissu conjonctif, hyperpression du sphincter anal interne qui fait obstacle au drainage des veinules qui le traversent, pression intra-abdominale accrue (constipation) ont été impliquées. Si l'anomalie touche le réseau veineux supérieur, on parle d'*hémorroïdes internes*. La symptomatologie associe alors hématochézie, douleur, tuméfaction et/ou prolapsus permanent ou réductible. Si la dilatation veineuse affecte le réseau inférieur, on parle d'*hémorroïdes externes*. Ces dernières sont à l'origine d'une complication fréquente et de développement rapide : la *thrombose hémorroïdaire externe*. Trois personnes sur quatre en font l'expérience durant leur vie. La rupture d'un vaisseau sous-cutané qui survient lorsque la pression abdominale devient excessive (effort défécatoire, grossesse) provoque la formation d'une collection sanguine qui coagule précocement. Il s'ensuit une inflammation et, parfois, une extension thrombotique de voisinage. Cliniquement, on observe un nodule bleuté toujours situé en dessous (distalement) de la ligne pectinée. Après résorption naturelle ou incision chirurgicale sous anesthésie locale, il subsiste une induration locale et un petit repli cutané connu sous le nom de *marisque*.

Les hémorroïdes externes requièrent un traitement local et général. Non thrombosées, elles bénéficient de mesures simples : bains de siège et crèmes corticoïdes, en tant que soins locaux. Les mesures générales font appel à des laxatifs amollissant les selles, une adaptation de l'alimentation et une modification des habitudes de défécation. En cas de thrombose, l'incision et le drainage du caillot peuvent suffire, mais l'excision de l'hémorroïde thrombosée est préférable, car elle permet de réduire le réseau veineux et accélère la récupération.

En revanche, *les hémorroïdes internes* nécessitent le plus souvent un traitement chirurgical. Elles sont dues à la rupture des fibres de Parks et au glissement de la muqueuse de la partie supérieure du canal anal qui peut aboutir au prolapsus anal (et non rectal). Le traitement des hémorroïdes, à leurs différents stades d'évolution, est du domaine de la proctologie. Des avancées interventionnelles ont été réalisées dans ce domaine [2-4] et il semble difficile, tant elles sont nombreuses et différentes, de statuer sur la plus adéquate. Les diverses options feront sans doute l'objet d'une codification plus précise.

Prolapsus rectal

Trop souvent assimilé exclusivement à l'extériorisation d'hémorroïdes internes, le prolapsus anal peut relever de causes différentes : fibrome pectinéal, accroissement de taille d'une papille de la ligne pectinée, polype villeux et/ou adénomateux dérivant de la muqueuse suprapectinée, prolapsus muqueux rectal ou anorectal [5, 6].

Abcès anorectal et infections

L'abcès de la région anorectale est un objet de consultation fréquent en proctologie, surtout chez l'homme entre 30 et 50 ans, ayant présenté de petites infections périanales récurrentes. Il est plus fréquent chez les sujets atteints d'affections hématologiques ou coliques, les diabétiques, les sujets immunodéprimés (VIH en particulier). Douleurs périanales et fièvre sont les deux symptômes initiaux de l'abcès. Très rapidement apparaît une large masse fluctuante. Le traitement associe un drainage et une antibiothérapie systémique.

En fonction du contexte, toute inflammation s'accompagnant d'une ulcération périanale plus ou moins douloureuse doit faire rechercher et exclure la possibilité d'une *infection sexuellement transmissible* (syphilis, infections à herpès virus, chancre mou). Des épidémies de *proctite ulcérative aiguë* due à *Chlamydia trachomatis* (génotype L2b) s'accompagnant de sécrétions mucopurulentes, fièvre, constipation et saignements rectaux ont été observées dans plusieurs pays européens au cours de ces dernières années. Cette proctite touche typiquement des homosexuels, ayant fréquemment une sérologie VIH positive (50-90 % des cas). La fréquence de la *lymphogranulomateuse vénérienne avec atteinte rectale* est également en augmentation.

Plus rarement, les abcès sont d'origine inflammatoire, aseptique, dans le cadre d'une *maladie neutrophilique*. Dans ce cas, il s'agit d'un diagnostic d'exclusion et il existe souvent une constellation clinique suggestive (p. ex. maladies hématologiques ou inflammatoires chroniques ; *cf.* chapitre 11).

Fissure anale

Localisée presque exclusivement en position médiane et postérieure, la *fissure anale sèche chronique* se présente sous la forme d'une ulcération linéaire bordée d'un tissu inflammatoire. Son caractère particulièrement douloureux (la symptomatologie persiste parfois plusieurs heures après la défécation), le spasme du sphincter interne qui l'accompagne systématiquement, enfin, la présence à son extrémité inférieure d'une hémorroïde sentinelle constituent trois signes cliniques facilitant le diagnostic. Ce type de lésion, le plus souvent observé chez l'homme d'âge moyen, est induit par l'hypertonie du sphincter anal interne et aggravé par une constipation chronique ou par des traumatismes anaux, persiste indéfiniment s'il ne bénéficie pas d'une prise en charge adéquate.

En fonction du contexte, des mesures générales sont conseillées (alimentation riche en fibres, prise de laxatifs et/ou émollients fécaux, et antalgiques). Parmi les options médicamenteuses, les dérivés nitrés, en topique (nitroglycérine 0,2 %, 2 fois/j), les inhibiteurs calciques soit en application topique (p. ex. nifédipine 0,2 %, diltiazem) soit par voie systémique (nicardipine, diltiazem, nifédipine) permettent parfois d'améliorer rapidement la symptomatologie douloureuse avec cicatrisation de la fissure [7]. Toutes ces mesures conservatoires, en dépit de leur intérêt, n'ont qu'une efficacité limitée et/ou transitoire. À l'heure actuelle, l'approche thérapeutique consensuelle est la *fissurectomie* associée à des injections de hautes doses de *toxine botulique A* (20 à 100 U) et est considérée comme le traitement de 1er choix [8, 9] aboutissant à la guérison dans la plupart des cas. La sphinctérotomie chirurgicale tend dès lors à être abandonnée. Chez l'enfant, les fissures anales sont classiques dans l'épidermolyse bulleuse dystrophique.

Si l'ulcération anale constatée ne comporte pas les caractéristiques énoncées, notamment si elle est suintante et/ou localisée ailleurs que sur le raphé postérieur, d'autres hypothèses diagnostiques : traumatisme, maladie de Crohn, carcinome, chancre par exemple, doivent être envisagées et exclues.

Fistules anales et périanales

La présence de fistules périanales constitue un défi diagnostique fréquent et ardu. L'identification de l'affection fistulisante est essentielle pour le choix thérapeutique et l'évaluation pronostique. On distingue quatre types de lésions.

Les fistules périanales qui prennent origine en amont du canal anal (maladie de Crohn, carcinome rectocolique) représentent moins de 5 % de la cohorte. Toute modification du tégument de la marge anale et/ou de l'orifice de la fistule (unique ou multiple), le diamètre important du pertuis de la lésion, la présence de selles dans la fistule et enfin de troubles digestifs correspondent à des éléments cliniques d'orientation de grande valeur.

Les fistules périanales qui prennent origine dans le tissu sous-cutané locorégional, mais qui ne communiquent pas avec le tube digestif, représentent 10 à 25 % des cas. Les hidrosadénites et les abcès appartiennent à ce groupe. Les caractéristiques cliniques sont les suivantes : présence de cicatrices allongées prouvant la chronicité du processus, orifices étroits souvent multiples d'où sourd du pus, tendance à l'extension vers la région génitale.

Les fistules périanales provenant également du tissu sous-cutané voisin, mais d'un sinus ou d'un kyste pilonidal cette fois sont évoquées face à la localisation interfessière médiane au-dessus de l'anus, la présence d'une ou plusieurs petites dépressions renfermant des poils et enfin, le contexte général (hommes souvent obèses au système pileux développé et fréquemment assis).

La fistule anale classique établit une communication entre un abcès d'une glande de Hermann-Desfosses du canal anal et la surface cutanée (50 à 70 % des cas). La ramification du trajet fistuleux entre ou à travers les sphincters ou la confluence de plusieurs d'entre eux peut conduire à la formation d'un vaste réseau dont les embouchures se drainent à bonne distance de la marge anale. En position gynécologique, la fistule qui se situe dans la moitié postérieure de la région anale trouve son origine au niveau de la ligne pectinée à 6 h et celles de la partie antérieure à 7 et 11 h (test par injection de bleu de méthylène). La petite taille des orifices, la présence de résidus fécaux et le caractère souvent homolatéral des lésions constituent autant d'arguments en faveur d'une fistule anale vraie [10]. Plusieurs articles récents font le point sur les différentes techniques chirurgicales relatives au traitement des fistules anales et périanales [11-13].

Anomalies des papilles anales

Des anomalies dans le développement embryologique de l'anus peuvent conduire à des projections polypoïdes de l'anus. Habituellement asymptomatiques, elles peuvent parfois s'ulcérer [14].

Lésions périanales de la maladie de Crohn

Les lésions périanales de la maladie de Crohn chez le nourrisson ont été décrites de manière détaillée ailleurs (*cf.* chapitre 19-4). Elles peuvent aussi s'observer chez l'adulte (± 30 % des patients) et s'étendre sur le périnée adjacent les fesses ou l'abdomen. Elles sont considérées comme « contiguës » plutôt que « métastatiques ». Elles sont plus communément associées à la maladie de Crohn colorectale qu'à celle affectant l'intestin grêle [15]. À l'examen histopathologique, l'image est classique, granulomateuse. Le traitement est à la fois médical et chirurgical.

Prurit anal

Il s'agit du symptôme proctologique d'appel le plus fréquent pour le dermatologue. Il est décrit en détail (*cf.* chapitre 20).

Oxyurose

C'est une verminose intestinale, fréquente, strictement humaine, causée par *Enterobius (oxyuris) vermicularis* [16]. La contamination se fait par ingestion, voire par inhalation des œufs. Très classique chez l'enfant, elle entraîne un prurit discret, parfois plus intense, anal et périanal, avec éventuellement lésions de grattage et insomnie. L'oxyurose peut être responsable chez la petite fille d'une vulvovaginite. Elle peut aussi atteindre les adultes. Le diagnostic est confirmé par la recherche des oxyures dans les selles (petits vers blancs et mobiles de 2 mm) ou par la détection de leur présence à l'anus et/ou dans la région périanale en appliquant un sparadrap transparent (*scotch test*) qui est directement examiné sous le microscope. Le traitement consiste en la prise de flubendazole (100 mg en prise unique), mébendazole (100 mg en prise unique), ou albendazole (400 mg chez l'adulte et l'enfant de plus de 2 ans, 200 mg chez l'enfant de 1 à 2 ans). Afin d'éviter l'auto-infestation et la réinfestation en raison du cycle parasitaire (les œufs, situés à distance, sous les ongles en particulier, ne sont pas détruits), un deuxième traitement après le premier est indiqué à 2-3 semaines d'intervalle. Toutes les personnes proches vivant sous le même toit doivent être systématiquement traitées en même temps. Des mesures d'hygiène doivent accompagner ce traitement (laver mains et ongles, couper les ongles, laver à 60 °C les draps et le linge de nuit, nettoyer les objets personnels et partagés, le sol de la chambre, etc.).

Sévices sexuels chez l'enfant

Résultant d'activités sexuelles que l'enfant subit ou auxquelles il participe sans en comprendre la signification, les sévices sexuels ont des répercussions dont certaines concernent le dermatologue. On distingue schématiquement les situations suivantes [17] :
– existence de lésions cutanées extragénitales signant la maltraitance et devant faire évoquer une possibilité d'abus sexuel concomitant (un tiers des cas) ;
– présence de lésions cutanées anogénitales traumatiques ou évocatrices d'*infection sexuellement transmissible* (condylomes notamment). Si certaines anomalies (distension anale, déchirures irrégulières, hémorragies et thromboses radiaires) ne laissent guère de doute sur leur origine criminelle, d'autres en revanche, et c'est le cas notamment des condylomes acuminés, nécessitent une grande prudence dans l'interprétation et l'interrogatoire de l'entourage. On sait en effet que de telles lésions peuvent être transmises par voie non sexuelle (*cf.* chapitre 2).

En cas de suspicion d'abus sexuels, il semble que la meilleure approche, tant diagnostique que thérapeutique et préventive, repose sur la multidisciplinarité, pour rassembler toutes les compétences en la matière.

Les principes généraux de cette approche, y compris les implications d'ordre médicolégal, ont fait l'objet d'une vaste discussion d'ensemble [18].

Lésions proctologiques des malades immunodéprimés

L'examen systématique, même sans plainte, des régions anale et périanale, interfessière et inguinales, doit toujours faire partie du status d'un patient immunodéprimé. Le tableau 17.6 récapitule les principales lésions proctologiques. Chaque type d'altération du système de défense possède en effet son cortège de complications locorégionales : *ecthyma gangrenosum* ou pseudo-phlegmon des sujets en agranulocytose, carcinome spinocellulaire des greffés, par exemple. Les malades infectés par le VIH présentent eux aussi des lésions anorectales avec une fréquence accrue. La prévalence de l'*infection anale à HPV* chez les hommes VIH– ayant des relations sexuelles avec d'autres hommes s'élève à environ 50 % et est supérieure à 90 % chez les hommes homosexuels séropositifs au VIH. L'incidence du *carcinome anal* dans la population des hommes infectés par le VIH est environ 10 fois plus élevée que dans la population des hommes non infectés par le VIH.

Tableau 17.6 Principales lésions proctologiques des patients immunodéprimés

Anite	Bactérienne Virale Non spécifique	Salmonelles, shigelles, mycobactéries tuberculeuse et atypiques, *Clostridium difficile* CMV, herpes simplex type II
Ulcérations	Bactériennes Virales Parasitaires Mécaniques	Syphilis, mycobactéries tuberculeuse et atypiques, *Chlamydia trachomatis* CMV, *herpes simplex* types I et II, herpès zoster (dermatomes S1-S3) Amibes
Tumeurs	Virales Maladie de Bowen Néoplasie anale intra-épithéliale Carcinome spinocellulaire Maladie de Kaposi Lymphome non hodgkinien	Molluscums contagiosums, condylomes

L'identification d'une première cause n'écarte pas pour autant la coexistence avec d'autres.

Néoplasie anale intraépithéliale

La néoplasie anale intraépithéliale (NIA) est une dysplasie de l'épithélium malpighien ou transitionnel siégeant au niveau de la marge anale, de la peau périanale ou encore du canal anal, et est considérée comme une lésion précurseur du cancer de l'anus. Les anomalies histologiques sont variables, allant de lésions de bas grade au carcinome intra-épithélial (*cf.* chapitres 16-2 et 16-3). Sa fréquence est en augmentation, surtout chez les hommes homosexuels infectés par le VIH. Elle se présente sous forme de placards rouges, vernissés ou squameux (évoquant la maladie de Bowen), parfois verruqueux. Le patient est souvent asymptomatique ou présente uniquement un prurit avec un suintement ou des saignements. Plusieurs facteurs peuvent en favoriser l'apparition, notamment lors d'infection par certains HPV oncogènes, en cas de rapports anaux, de partenaires multiples, d'autres infections sexuellement transmises et/ou d'immunodépression, surtout dans le contexte de l'infection par le VIH [19]. Dans ce dernier cas, un dépistage systématique régulier est indiqué. Une évaluation précise de l'extension des NIA avec anuscopie de haute résolution et l'exclusion d'une atteinte d'autres régions (p. ex. région cervicale ou vulvovaginale chez la femme) s'imposent. Un avis proctologique est indiqué [20]. Le traitement n'exclut pas les récidives [21].

Carcinome anal

C'est un carcinome spinocellulaire dans la grande majorité des cas, plus fréquent chez la femme, mais considéré comme plus agressif chez l'homme. Dans 9 cas sur 10, le malade est porteur *d'un ou plusieurs HPV oncogènes*, HPV16 en particulier, responsable de la transformation néoplasique [22]. Leur transmission est favorisée par multiples facteurs de risque (*cf. supra* : multiples partenaires sexuels, rapports anaux, antécédents d'infections sexuellement transmissibles, infection VIH).

D'autres facteurs de risque incluent l'immunodépression (p. ex. greffe d'organes) et le tabagisme. Le diagnostic n'est pas toujours évident. Les symptômes cliniques sont les saignements, la douleur, la présence d'une masse palpable et des changements dans les habitudes de défécation. Un prélèvement biopsique assure le diagnostic [23]. Le traitement recommandé dépend du stade et de la localisation de la tumeur. La recherche des adénopathies est fondamentale, à explorer dans un contexte multidisciplinaire [24]. L'excision chirurgicale (en tenant compte du maintien de l'intégrité de la fonction sphinctérienne), une chimiothérapie et/ou la radiothérapie peuvent être utilisées seules ou en association [25].

Maladie de Paget extra-mammaire

Peut être exclusivement périanale, son diagnostic est souvent malheureusement retardé. Le traitement chirurgical quand il est possible est la meilleure solution ; toutefois les récidives sont fréquentes (*cf.* chapitre 12-8).

Mélanome du canal anal

Après l'épiderme et l'œil, le *canal anal représente la troisième localisation préférentielle du mélanome*. Ce dernier représente environ 0,5 % de tous les cancers anaux et colorectaux [26]. En ce site, cette tumeur se manifeste par une symptomatologie pouvant faire conclure, à tort, à des hémorroïdes, voire un polype ou un adénocarcinome s'accompagnant d'épreintes et de saignements. Le mélanome se présente morphologiquement comme des nodules pigmentés ou non (dans 30 % des cas), fréquemment ulcérés qui, implantés le plus souvent au niveau de la ligne pectinée, prolabent à travers l'orifice anal. Pouvant survenir à tout âge, les mélanomes du canal anal sont néanmoins observés en particulier dans les 5e et 6e décennies et sont plus fréquents chez la femme [27]. Dans 60 % des cas environ, des métastases sont déjà présentes au moment où le diagnostic est posé, le plus souvent tardivement. Avant l'introduction des nouvelles immunothérapies et thérapies ciblées, les mélanomes du canal anal avaient un très mauvais pronostic avec une survie à 5 ans inférieure à 20 % [26].

RÉFÉRENCES

1. Yu G. et coll., *AIDS*. 2014, *28*, 753.
2. Moult H.P. et coll., *J Visc Surg*. 2015, *152*, S3.
3. Elshazly W.G. et coll., *Techn Coloproctol*. 2015, *31*, 62.
4. Mathis K.L. et coll., *Curr Opin Gastroenterol*. 2015, *31*, 62.
5. Karulf R. et coll., *Curr Probl Surg*. 2001, *38*, 757.
6. Grundel T., *Hautarzt*. 2015, *66*, 423.
7. Yurko Y. et coll., *Am Surg*. 2014, 80, 241.
8. Barnes T.G. et coll., *Dis Colon Rectum*. 2015, *58*, 967.
9. Vershenya S. et coll., *Updates Surg*. 2015, *67*, 83.
10. Felz M.W. et coll., *South Med J*. 2001, *94*, 880.
11. Garcia-Olmo D. et coll., *World J Gastroenterol*. 2015, *21*, 3330.
12. Limura E. et coll., *World J Gastroenterol*. 2015, *21*, 12.
13. Phillips J. et coll., *Br J Hosp Med (Lond)*. 2015, *76*, 142.
14. Nichamin S.J. et coll., *J Pediatr*. 1951, *38*, 468.
15. Juncadella A.C. et coll., *Postgrad Med*. 2015, *127*, 266.
16. Association française des enseignants de parasitologie et mycologie (ANOFEL) : http://campus.cerimes.fr/parasitologie/enseignement/oxyurose/site/html/1.html
17. Ken-Ichi K. et coll., *Arch Dermatol*. 1996, *132*, 1481.
18. Larcher V., *in* : Harper J. et coll., *Textbook of Pediatric Dermatology*, 2nd ed. Blackwell, Oxford, 2006.
19. Guimaräes A.G. et coll., *J Acquir Immune Defic Syndr*. 2015, *68*, 112.
20. Martin F. et coll., *Sex Transm Infect*. 2001, *77*, 327.
21. Medford R.J. et coll., *CMAG*. 2015, *187*, 111.
22. Alemany L. et coll., *Int J Cancer*. 2015, *136*, 98.
23. Kreuter A. et coll., *J Am Acad Dermatol*. 2015, *72*, 367.
24. Esiashvili N. et coll., *Oncologist*. 2002, *7*, 188.
25. Shridhar R. et coll., *CA Cancer J Clin*. 2015, *65*, 139.
26. Khan N. et coll., *Case Rep Oncol*. 2014, *7*, 164.
27. Coté T.R. et coll., *Melanoma Res*. 2009, 19, 58.

17-6 Dermatoses de l'ombilic

J.-M. Lachapelle

Rappel anatomique et ses implications

L'ombilic, cicatrice qui se forme après la chute du cordon ombilical, se compose, de dehors en dedans, du *bourrelet,* du *sillon* et du *mamelon* ombilicaux [1]. Chacun de ces repères anatomiques est plus ou moins développé, ce qui confère à chaque ombilic sa physionomie propre ; l'épaisseur de la graisse abdominale fait saillir le bourrelet pour réaliser un pli horizontal plus ou moins profond qui suit les lignes de tension. C'est pourquoi, surtout chez l'adulte, la pathologie ombilicale est avant tout une «pathologie de pli» exprimant des dermatoses inflammatoires variées (omphalites).

La flore cutanée commensale est ici une des plus riche et dense, comportant entre autres des corynebactéries, des β-protéobactéries, et des staphylocoques [1]. D'autre part, l'ombilic est un «carrefour embryonnaire» où s'expriment les anomalies de développement (vestiges des canaux : ouraque ou canal omphalomésentérique) et s'extériorisent des métastases [1]. Par ailleurs, de nombreuses tumeurs de la peau, bénignes ou malignes, décrites dans d'autres chapitres, peuvent s'observer dans la région ombilicale, sans lui être directement spécifiques. Seules sont reprises dans le tableau 17.7 celles qui lui sont spécifiques.

Tumeurs et pseudo-tumeurs ombilicales spécifiques (tableau 17.7)

Anomalies de développement. Ces anomalies sont rares. Elles sont plus fréquentes chez l'homme et correspondent à un défaut d'oblitération de l'ouraque ou du canal omphalomésentérique.

La persistance du canal de l'ouraque se traduit par la présence d'un surplomb cutané ou d'une proéminence muqueuse, de laquelle peut s'échapper de l'urine chez les personnes âgées, dont les troubles mictionnels s'accentuent.

La persistance du canal omphalomésentérique entraîne l'apparition de plusieurs symptômes potentiels : omphalite, élimination de matières fécales, polypes, botriomycome ou, plus simplement, présence d'une sérosité ombilicale stérile. L'histopathologie se révèle utile, en dévoilant la présence d'une muqueuse intestinale.

*L'omphalocèl*e est une particularité topographique de la hernie ombilicale. Elle est plus fréquente chez les Africains [1].

Corps étrangers. Ils sont exceptionnels et s'observent surtout chez l'enfant. L'insertion d'une bille, d'une noisette ou d'un «gadget» en matière plastique est une réalité, mais à vrai dire rarissime. Elle conduit à la présence d'un gros ombilic inflammatoire. Il faut noter que les *granulomes talciques* sont devenus rares de nos jours vu l'évolution des soins appliqués à l'ombilic.

Omphalolithes. Parfois appelés omphalithes ou omphalokératolithes, ils sont l'apanage des ombilics profonds, au sein desquels s'accumulent des débris de kératine et de sébum. Ils constituent des concrétions crayeuses qui peuvent passer inaperçues pendant des années, ne se révélant qu'en cas d'inflammation, d'infection ou d'ulcération. Ils sont plus fréquents chez les sujets âgés, associés parfois à une *kératose séborrhéique.* Leur curetage, avec contrôle histologique, assure diagnostic et traitement [2, 3].

Polypes ombilicaux. Comme mentionné précédemment, l'apparition d'un polype ombilical doit évoquer en priorité une anomalie de développement, essentiellement la persistance de canaux (ouraque, canal omphalomésentérique). La fistule est masquée dans une masse polypoïde humide avec inflammation périlésionnelle [4].

Granulome pyogénique (botriomycome). C'est la première cause de tumeur ombilicale chez le nourrisson [5]. Elle complique la cicatrisation du cordon à la faveur d'une infection locale. Il se présente sous la forme d'une tumeur rouge foncée, arrondie, du fond de l'ombilic séparée par un sillon de peau saine et saignant facilement au contact. Il n'est pas exceptionnel chez l'adulte. Dans tous les cas, il peut constituer une complication d'une omphalite et répondre dès lors favorablement à une thérapeutique destructrice (électrocoagulation, exérèse, etc.) ; il est souvent récidivant et éveille l'attention du clinicien sur la cause réelle qui a engendré son apparition. En d'autres termes, le botriomycome n'est que la «sentinelle» d'une pathologie sous-jacente, essentiellement dans le cadre des anomalies de développement (*cf. supra*) En fait, la stratégie préconisée pour le botriomycome est similaire à celle recommandée pour le polype ombilical.

Endométriose ombilicale (fig. 17.22). L'endométriose se définit par la présence de tissu endométrial fonctionnel, donc hormono-dépendant, hors de la cavité utérine. L'atteinte cutanée est rare, survenant chez 0,5 à 1 % des patientes avec endométriose. L'endométriose peut être purement ombilicale ou associée à d'autres atteintes. Elle touche la femme en âge de procréation et se présente sous la forme d'une tumeur sensible ou indolore, ferme, non ulcérée, bleu noir, de taille variable *avec possible écoulement sanglant rythmé selon le cycle menstruel* [6]. L'histopathologie met en évidence un endomètre ectopique. Un examen gynécologique avec échographie ou IRM pelvienne est recommandable. Le traitement est avant tout chirurgical.

Tableau 17.7 Diagnostic différentiel des tumeurs et pseudo-tumeurs ombilicales

Tumeurs bénignes et pseudo-tumeurs	Tumeurs malignes
Corps étrangers, omphalolithes Nodules d'endométriose Botriomycomes, angiomes, angiokératomes (maladie de Fabry) Sinus pilonidal, hernie ombilicale, malformations du canal omphalomésentérique ou de l'ouraque	Adénocarcinomes du reliquat embryonnaire du canal omphalomésentérique ou de l'ouraque Maladie de Paget extra-mammaire Métastases ombilicales : nodule de Sœur Mary-Joseph

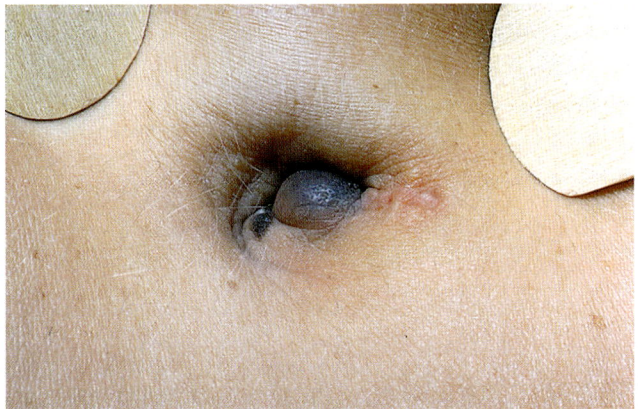

Fig. 17.22 Endométriose ombilicale.

Métastases ombilicales (fig. 17.23). Elles sont rares dans l'absolu et surviennent surtout chez la femme, entre 50 et 70 ans (cf. tableau 17.7). Elles représentent néanmoins une part importante de la pathologie ombilicale [7]. Elles réalisent le *nodule de Sœur Mary-Joseph* du nom de l'infirmière qui l'a reconnu. L'aspect clinique est celui d'une masse suintante plus ou moins ulcérée et l'aspect histologique, celui d'un adénocarcinome (exceptionnellement carcinoïde) qui oriente parfois vers la tumeur primitive : gastrique, rectale, colique, ovarienne, pancréatique ou encore génito-urinaire. Ces métastases ombilicales peuvent constituer la première manifestation de la maladie dans 15 à 50 % des cas et sont souvent de mauvais pronostic, car on retrouve fréquemment des métastases profondes, en particulier hépatiques Lorsqu'aucune tumeur n'est retrouvée, on évoque la *dégénérescence primitive de reliquats embryonnaires*.

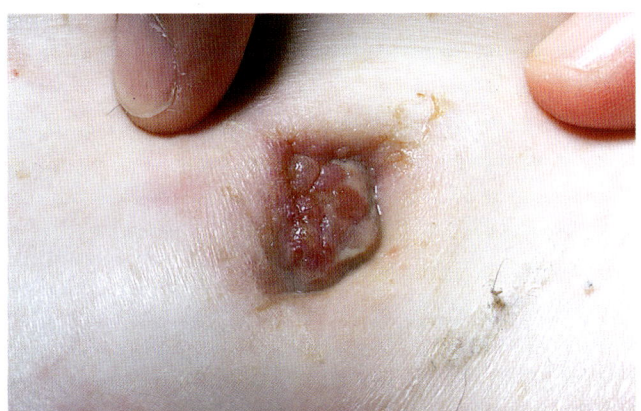

Fig. 17.23 Métastase ombilicale d'un cancer digestif : nodule de Sœur Mary-Joseph.

Tumeurs primitives. Elles sont plus rares que les métastases : adénocarcinome de l'ouraque, carcinome basocellulaire, spinocellulaire et mélanome, maladie de Paget extra-mammaire (cf. chapitre 12-7). Parmi les tumeurs bénignes, les plus fréquentes sont les *kératoses séborrhéiques* et les *kystes épidermoïdes* qui peuvent s'infecter. Il convient de mentionner les angiokératomes (maladie de Fabry) dont la localisation ombilicale est assez classique.

Omphalites primairement non infectieuses

L'omphalite est le nom générique de toute inflammation de l'ombilic. Il s'agit d'un intertrigo dont les causes sont celles des intertrigos en général. Psoriasis, dermatite séborrhéique et candidose en sont les principales étiologies au niveau de l'ombilic. L'ombilic est aussi la localisation privilégiée ou possible des affections suivantes qui peuvent y réaliser un aspect inflammatoire : pemphigus vulgaire, pemphigoïde gravidique (cf. chapitre 10-11), gale, maladie de Crohn, bilharziose.

La *choristia intestinale* [8] est un reliquat embryonnaire périombilical qui peut se manifester à l'âge adulte par des plaques érythématocroûteuses dont l'histologie est celle de cellules intestinales dans l'épiderme (diagnostic différentiel avec la maladie de Paget).

D'autres omphalites ont été récemment rapportées dans la littérature, caractérisées par un écoulement séreux ou séropurulent, elles peuvent survenir dans des circonstances très particulières :
– lors d'une *septicémie gravissime* due à un bacille Gram–, en particulier le *Bacteroides fragilis*, dont le gîte principal est la vésicule biliaire, affection mortelle dans un tiers des cas, en raison de la multirésistance du germe aux antibiotiques. Des bulles hémorragiques périombilicales ont été décrites [9] ;
– lors d'une *cholécystectomie gangréneuse* excisée par la technique des drainages, le chirurgien a précédemment injecté dans la paroi abdominale de l'air pour assurer une meilleure visualisation du champ opératoire. L'air avait l'inconvénient d'être rémanent pendant un certain temps et d'entraîner un ballonnement prolongé du ventre, bien handicapant. Il a été remplacé par du gaz carbonique qui a l'avantage de disparaître rapidement (± 1 heure) [10].

La pratique du piercing, très en vogue dans la région ombilicale, peut entraîner diverses complications. Même en cas de technique adéquate, des complications immédiates et tardives sont observées : infections, saignements, œdème de la partie endolorie, allergies, cicatrices inesthétiques et botriomycome pouvant évoluer vers un angiofibrome complètement épithélialisé. Cette dernière complication impose l'enlèvement de la boucle de piercing.

L'eczéma de contact allergique au nickel de la boucle est très rare aujourd'hui, suite à la directive de l'Union européenne limitant drastiquement le largage de nickel. Des réactions allergiques à des antiseptiques, utilisés lors du piercing, en particulier le décylglucoside, ont été rapportées [11].

Omphalites infectieuses

Les risques infectieux cutanés (*Staphylococcus aureus, Pseudomonas aeruginosa*) ou systémiques (tétanos, hépatites B, C, D, G, VIH, tuberculose) ne s'observent que lorsque les conditions d'hygiène sont déplorables ou inexistantes. Le piercing constitue une source relativement fréquente d'infection bactérienne et, bien plus rarement, de transmission virale (hépatite B ou C), en particulier lorsqu'il n'est pas réalisé dans des conditions d'hygiène satisfaisantes.

Autres lésions

L'ombilic est *déplissé* vers le haut lors de la grossesse et vers le bas par une ascite (syndrome de Tanyol).

La *teinte bleutée ou jaunâtre* (ecchymose) de l'ombilic et de la région périombilicale (signe de Cullen) s'observe en cas d'hémopéritoine (grossesse extra-utérine), de pancréatite aiguë et aussi après ponction-biopsie hépatique [12].

L'*absence d'ombilic* est un signe d'épidermolyse bulleuse congénitale dystrophique.

Pathologie ombilicale du nouveau-né

Les anomalies de développement décrites ci-dessus s'observent essentiellement mais non exclusivement chez le nouveau-né.

La décision d'excision chirurgicale est la règle, après mise au point par imagerie médicale [12] et répond idéalement à une démarche pluridisciplinaire.

En néonatologie, les soins relatifs à la chute du cordon ombilical (qui survient habituellement après 5 à 10 jours) ont fort évolué. On conseille actuellement soit des solutions topiques de chlorhexidine 4 %, soit des tamponnements à l'alcool éthylique, soit le simple séchage à l'air libre, avec des résultats comparables, mais le risque d'infection et les pratiques varient en fonction du pays et du continent.

RÉFÉRENCES

1. Kluger N., *Ann Dermatol Vénéréol.* 2014, *141*, 224.
2. Ichiki Y. et coll., *Clin Exp Dermatol.* 2009, *34*, 420.
3. Sheehan D. et coll., *J Radiol Case Rep.* 2011, *5*, 25.
4. You Y. et coll., *Int J Dermatol.* 2009, *48*, 630.
5. Snyder C.L., *Semin Pediatr Surg.* 2007, *16*, 41.
6. Bouffetal H. et coll., *Ann Dermatol Venereol.* 2009, *136*, 941.
7. Sina B. et coll., *J Cutan Pathol.* 2007, *34*, 581.
8. Bellone A.G. et coll., *Ann Dermatol Venereol.* 1978, *105*, 601.
9. Lin H.Y. et coll., *J Formos Med Assoc.* 2008, *107*, 659.
10. Ballal M., *Indian J Med Microbiolog.* 2008, *19*, 212.
11. Le Coz C.J. et coll., *Contact Dermatitis.* 2003, *48*, 279.
12. Dore S. et coll., *J Obstet Gynecol Neonatal.* 1998, *27*, 621.

17-7 Dermatoses du scrotum

J.-M. Lachapelle

La situation anatomique du scrotum au carrefour des plis inguinaux antérieurement et latéralement, sous-fessiers et interfessiers postérieurement, explique l'atteinte fréquente des bourses en cas d'intertrigo régional. S'ajoute à ces dermatoses par extension de voisinage une large variété de lésions scrotales primaires que le tableau 17.8 récapitule. Un certain nombre d'entre elles méritent une attention spéciale et sont reprises dans le texte qui fait suite. Elles sont décrites séparément les unes à la suite des autres dans l'ordre qui nous a paru le plus logique.

Tableau 17.8 Dermatoses scrotales

Anomalies vasculaires (*cf.* chapitre 14)	Angiokératomes (Fordyce) Hémangiomes (souvent ulcérés) Lymphœdème, lymphangiome, lymphorrhée scrotale* Varicocèle Maladie de Kaposi
Infections (*cf.* chapitre 2)	Condylomes acuminés, parfois géants (type Buschke-Löwenstein) Papulose bowénoïde Herpès Molluscum contagiosum Érythrasma Gangrène de Fournier* Syphilis (chancre, papules érosives de la syphilis secondaire, gommes) Tuberculose (fistule épididymaire) Donovanose Candidose Dermatophytose Pédiculose Gale
Inflammations	Eczémas lichénifiés* Dermatite séborrhéique Aphtes de la maladie de Behçet Maladie de Crohn Déficits nutritionnels* Glucagonome Halogénides Œdème scrotal aigu idiopathique de l'enfant* Pemphigus auto-immuns Maladie de Hailey-Hailey Dermatose à IgA linéaires Érythème polymorphe Érythème pigmenté fixe Pyoderma gangrenosum Vasculite à IgA, autres vasculites
Tumeurs bénignes	Angiokératome Xanthome verruciforme* Kératose séborrhéique Fibrome mou Kyste épidermoïde (à distinguer de la calcinose) Léiomyome Spermatocèle Nævus
Tumeurs malignes	Maladie de Bowen Carcinome spinocellulaire Maladie de Paget extramammaire* Sarcome Envahissement à partir d'une tumeur testiculaire
Anomalies pigmentaires	*Acanthosis nigricans* Vitiligo
Lésions calcifiées	Calcinose idiopathique du scrotum* Calcification post-inflammatoire (onchocercose)
Anomalies pileuses	Hypertrichose scrotale isolée*
Prurit chronique du scrotum	
Pathomimie	

Cf. texte.

Angiokératome du scrotum (Fordyce)

Le plus commun des angiokératomes, l'angiokératome du scrotum, devient plus fréquent avec l'âge. Il semble évident que l'hypertension veineuse locale joue un rôle dans son développement. Ses caractéristiques histopathologiques sont similaires à celles observées dans l'angiokératome de Mibelli (*cf.* chapitre 14).

Cliniquement, il se présente comme de petites papules (1-4 mm de diamètre) rouges, brillantes « en grains de caviar » et, avec l'âge, elles deviennent plus grandes, plus sombres et plus nombreuses. Elles sont parfois prurigineuses ou saignotantes.

La cryothérapie et le laser à colorant pulsé [1] sont les traitements le plus souvent recommandés (*cf.* chapitre 14).

Lymphorrhée scrotale

C'est la survenue par poussées, à la surface du scrotum, d'innombrables vésicules jaunâtres de 2 à 4 mm de diamètre chacune et de consistance ferme [2]. En se rompant, ces lésions laissent sourdre un liquide chyleux. Les troubles régressent après quelques jours de repos au lit. Cette chylorrhée scrotale est secondaire à un flux rétrograde de lymphe qui, bloquée à la hauteur des ganglions inguinaux, remonte jusqu'aux petits vaisseaux lymphatiques du derme des organes génitaux externes. Elle peut relever d'un lymphœdème primaire, d'une filariose, d'un envahissement tumoral ganglionnaire, d'une compression par un volumineux globe vésical de rétention.

Grosse bourse

L'augmentation du volume d'une bourse, dont les causes sont très diverses, est un motif relativement fréquent de consultation. Le contexte clinique (nouveau-nés, enfants, jeunes adultes, zone d'endémie filarienne), l'interrogatoire détaillé (début aigu, subaigu ou chronique des symptômes, présence ou pas de douleurs, de signes systémiques, de dysurie, d'écoulement, etc.), l'examen clinique complet (présence d'inflammation ou d'adénopathie, avec palpation du testicule, de l'épididyme, du cordon spermatique et des orifices herniaires) et la pratique d'examens complémentaires (transillumination, échographie scrotale) sont essentiels dans la démarche diagnostique. Celle-ci permettra de ne pas passer à côté entre autres d'une hydrocèle, d'une varicocèle, d'une infection tropicale (filariose), d'une tumeur testiculaire, d'une orchiépididymite, et surtout d'une urgence chirurgicale, telle qu'une hernie inguinale incarcérée ou d'une torsion testiculaire (*cf. infra*).

Lymphœdème scrotal

Le lymphœdème est une lésion classique qui peut affecter divers sites tégumentaires (*cf.* chapitre 14-1). Vu la laxité des structures anatomiques, le scrotum représente une topographie de prédilection du lymphœdème [2] et, partant, d'une grosse bourse (*cf. supra*). Les causes sont très variées et il importe dès lors de les rechercher avec minutie, en apportant une attention particulière à l'ensemble de la région pelvienne. Le lymphœdème scrotal peut être aigu ou chronique et s'étend souvent au pénis (lymphœdème pénoscrotal). Une origine classique est l'obésité chez les personnes âgées (avec présence éventuelle d'un syndrome métabolique). Il peut aussi faire suite à des traumatismes, à des cellules infectieuses, à une intervention chirurgicale et à l'hypothyroïdie. Plus récemment, l'attention s'est portée sur les lésions granulomateuses de la maladie de Crohn [3]. La recherche d'une tumeur maligne sous-jacente (testicule, prostate, etc.) est également impérieuse. Une telle diversité étiologique a été rappelée dans un article récent [4]. Le diagnostic différentiel avec la très rare lipomatose du scrotum mérite également d'être cité [5].

Devant cette panoplie étiologique, l'approche diagnostique et thérapeutique doit être multidisciplinaire. Le diagnostic repose sur l'anamnèse et fait appel à de nombreuses techniques, incluant par exemple l'ultrasonographie, la résonance nucléaire magnétique et l'examen anatomopathologique [6].

Après une mise au point exhaustive, le traitement comporte deux étapes : d'une part, le traitement de l'affection causale et d'autre part, dans certains cas en fonction de la cause, l'ablation chirurgicale du lymphœdème lui-même. De nombreuses techniques sont proposées et développées *in extenso* dans les traités de chirurgie [7].

Œdème scrotal aigu idiopathique de l'enfant

Un érythème ou un œdème scrotal douloureux, uni- ou bilatéral, qui se développe en quelques heures chez un jeune garçon [8], fait envisager d'emblée *plusieurs affections menaçantes* requérant pour certaines une prise en charge chirurgicale (torsion testiculaire, étranglement d'une hernie inguinale) ou médicale immédiate (orchiépididymite, vasculite cutanée à IgA, syndrome néphrotique).

Une fois ces éventualités écartées avec l'aide notamment de l'échographie couplée au Doppler couleur, d'autres diagnostics moins graves doivent à leur tour être considérés, au premier rang desquels *l'œdème aigu scrotal idiopathique de l'enfant* qui, à lui seul, semble responsable d'un tiers des tuméfactions inflammatoires génitales d'apparition soudaine. Survenant préférentiellement chez le garçon entre 2 et 10 ans, l'affection, dont l'origine demeure mystérieuse comme son nom l'indique, possède une évolution toujours bénigne, la résolution du problème s'opérant spontanément en 24 à 48 heures. Bien que l'œdème scrotal aigu idiopathique de l'enfant s'accompagne parfois d'un état subfébrile (< 38 °C) ou d'une éosinophilie périphérique (< 10 %), aucune association morbide, aucune complication, hormis l'inconfort local et de possibles récidives, ne sont signalées dans la littérature depuis la première description du syndrome par L. Nicholas en 1970.

Signe de Bryant, signe du « scrotum bleu »

Parmi les nombreux symptômes qui caractérisent une pancréatite aiguë, des empreintes bleutées peuvent apparaître sur le scrotum. C'est le signe de Bryant ou signe du « scrotum bleu ».

Gangrène de Fournier

Il s'agit d'une *fasciite nécrosante* (*cf.* chapitre 2-2) initialement localisée aux organes génitaux externes, qui s'étend en quelques heures aux structures anatomiques de voisinage, périnée, paroi abdominale, région périanale. Débutant de façon brutale par un œdème douloureux des organes génitaux externes, et notamment du scrotum, rapidement suivi d'un état hautement fébrile et d'une altération de l'état général, la gangrène de Fournier débute souvent sous la forme d'un grand placard violacé du scrotum et évolue rapidement vers la nécrose de toutes les zones tégumentaires atteintes. La bactériologie de ces infections fréquemment mixtes varie de cas en cas. Des bactéries anaérobies strictes (comme le *Bacteroides – groupe fragilis –, Clostridium*), des Gram– (*Escherichia, Klebsiella, Enterobacter, Proteus*) ainsi que des germes Gram + (streptocoques du groupe A, staphylocoques dorés, y compris staphylocoques dorés communautaires résistants à la méticilline) sont retrouvés [9-11].

Des facteurs favorisants locaux (intervention urologique, drainage d'abcès périanal, cure hémorroïdaire, injections de drogues dans la veine dorsale du pénis) et généraux (alcoolisme, diabète, état d'immunosuppression) semblent favoriser la survenue d'une gangrène de Fournier.

La *gravité* de cette fasciite tient à plusieurs éléments : sa localisation qui empêche toute délimitation naturelle de l'infection, la destruction totale des structures anatomiques touchées et la septicémie polybactérienne souvent compliquée d'une coagulation intravasculaire disséminée qui l'accompagne. D'autres symptômes sont classiquement observés : rétention urinaire, douleur périnéale intense, sensation d'inconfort abdominal [12].

Cette affection est associée à une mortalité élevée (de l'ordre de 10 à plus de 40 % selon les séries). Des mesures de réanimation, une antibiothérapie à large spectre dirigée contre les germes anaérobies et aérobies ainsi qu'un débridement chirurgical large sont indiqués sans délai. Des formes moins graves de *gangrène scrotale*, survenant parfois chez l'enfant, ont été rapportées ; elles ne sont pas toujours infectieuses et auraient une histologie de vasculite ; on les rapproche parfois des aphtes géants, tels qu'on les observe classiquement sur le scrotum dans la maladie de Behçet.

Déficits nutritionnels

Des lésions à type d'eczéma craquelé, d'érythème douloureux scrotal ou encore d'intertrigo des régions génitales peuvent constituer des signes discrets de *déficit en zinc*. Une atteinte scrotale similaire peut s'observer dans le glucagonome. Une dermatose d'allure eczémateuse souvent douloureuse touchant le scrotum constitue le signe clinique le plus fréquent du *syndrome oculo-bucco-génital* caractéristique des *déficits en riboflavine* (vitamine B2). Cette vitamine hydrosoluble, dont les sources alimentaires sont très larges, joue un rôle de coenzyme dans le métabolisme oxydatif, dans les chaînes respiratoires cellulaires, et dans le métabolisme d'autres vitamines (vitamine B6, acide folique) ; son déficit, exceptionnellement isolé, s'observe donc le plus souvent dans des états de déficit nutritionnel extrême comportant également des *carences en acides aminés* et en zinc (*cf.* chapitre 19-4) [13]. Le traitement comporte un rééquilibrage de l'alimentation, avec apport en zinc et en riboflavine.

Calcinose idiopathique du scrotum

Décrite initialement par Hutchinson en 1888, c'est une affection fréquente qui peut apparaître dès l'enfance, ou ne s'observer qu'à l'âge adulte. Sa nature même a fait l'objet de nombreux débats : certains la considèrent comme une calcification primitive, d'autres comme secondaire à l'évolution de kystes épidermoïdes ou de miliums issus des tubes sudorifères [14] par un processus d'apoptose kératinocytaire [15], peut-être secondairement à une infection ou à un traumatisme. Elle se manifeste par la constitution de dépôts amorphes phosphocalciques dans le derme et l'hypoderme des bourses.

La réaction inflammatoire granulomateuse qui s'ensuit explique l'aspect clinique caractérisé par des nodules fermes gris rosé disséminés à la surface du scrotum. Un matériel crayeux s'échappe parfois de ces lésions, spontanément ou à la suite de traumatismes [16]. À l'examen histopathologique, on constate la présence de dépôts de calcium entourés par une réaction gigantocellulaire. Il n'y a aucun trouble du métabolisme phosphocalcique. Le traitement est purement chirurgical : incision des lésions et extrusion du matériel calcique.

Xanthome verruciforme

Il siège le plus fréquemment dans la bouche. Son autre localisation préférentielle est le scrotum et d'autres sites de la région anogénitale [17]. Il se présente comme une petite tuméfaction papillomateuse, parfois verruqueuse, sessile, indolore, jaune brun ou rouge. À l'examen histopathologique, sous un épiderme papillomateux, s'observent des histiocytes xanthomisés qui auraient capté des lipides issus de kératinocytes en dégénérescence. Des virus HPV 6a, 18, 28 et d'autres sous-types ont été parfois identifiés [18, 19]. La survenue de xanthomes verruciformes au cours d'autres affections (épidermolyse bulleuse dystrophique, réaction du greffon contre l'hôte, syndrome CHILD [*Congenital Hemidysplasia, Ichthyosiform nevus, Limb Defects*]) a été rapportée. Des mutations somatiques dans le gène codant la 3-β-hydroxystéroïde-déshydrogénase ont été identifiées dans des cas sporadiques de xanthome verruciforme [13]. Le traitement consiste dans l'excision de la lésion [20].

Hypertrichose scrotale isolée

Peu après la naissance (en général entre 2 et 4 mois), on observe parfois le développement d'une touffe de poils à la surface du scrotum. Bénigne et sans relation avec une éventuelle anomalie endocrine, l'hypertrichose scrotale isolée disparaît spontanément vers l'âge de 15 mois. D'un point de vue étiopathogénique, on a spéculé sur une hypersensibilité à des taux transitoirement élevés d'androgènes [21].

Prurit chronique du scrotum

Motif fréquent de consultation, symptomatologie pouvant persister pendant des années et donc souvent à l'origine d'un usage anarchique de topiques, le prurit scrotal constitue, comme d'autres prurits localisés, anal ou vulvaire par exemple, un sérieux problème diagnostique et surtout thérapeutique. Pour parvenir à le résoudre, une démarche systématique s'impose (*cf.* chapitre 20-2), démarche que l'on peut résumer comme suit. Après avoir éliminé tous les facteurs d'irritations locales (vestimentaires, chimiques), on réalise un bilan clinique soigneux, éventuellement suivi de quelques examens complémentaires : lumière de Wood, prélèvements mycologiques, biopsie cutanée. Cette première étape doit permettre d'identifier une dermatose régionale (p. ex. phtiriase, dermatophytose, gale, maladie de Paget). Dans un deuxième temps, il est nécessaire de discuter et rechercher une cause neuropathique (p. ex. radiculopathie lombosacrée) ou systémique dont la première expression serait localisée au scrotum (p. ex. diabète, hémopathie, insuffisance rénale, infection VIH).

Si l'origine du prurit scrotal n'est toujours pas identifiée, mais s'il existe des zones circonscrites de lichénification, une cause psychogène peut être envisagée mais cette cause ne pourra être retenue qu'avec le temps, d'où l'importance d'une prise en charge régulière sur une longue période. Le dermatologue, s'il l'estime utile, peut demander un avis psychologique approprié, pour une prise en charge globale du patient. Dans l'intervalle, après une brève corticothérapie locale (qui ne peut se prolonger, vu les risques particuliers d'atrophie cutanée), le traitement local fera appel à des crèmes grasses, alternant avec des pulvérisations d'eau (ou des douches).

Une entité un peu différente est le *burning scrotum syndrome* (scrotodynie), à rapprocher de la vulvodynie ou de la glossodynie par exemple.

Eczéma lichénifié du scrotum

Une mention spéciale doit être accordée aux eczémas lichénifiés du scrotum, qui sont communément observés. Ils affectent parfois un aspect « géant, dit de Pautrier » qui évoque un ananas. Ils peuvent n'être que la conséquence d'un prurit chronique, suite à des frottements et à des excoriations par grattages répétés. Il importe dans chaque cas d'éliminer la présence d'un eczéma de contact, tenant compte du fait que les patients ont souvent appliqué de nombreux traitements topiques et que la peau scrotale, en raison de ses caractéristiques propres, permet une pénétration aisée des allergènes. Une mise au point ciblée par tests épicutanés s'avère donc indispensable.

Maladie de Paget extra-mammaire

Il est important de rappeler que la maladie de Paget extra-mammaire peut se localiser exclusivement au scrotum [22-24], où elle peut donner le change cliniquement à un placard d'eczéma, squameux, bien délimité, finement crevassé, et *seule la biopsie permet le diagnostic* (*cf.* chapitre 12-8).

Il est impérieux de rechercher l'association potentielle avec des tumeurs profondes malignes (prostate, vessie et urèthre en particulier). La maladie de Paget du scrotum doit être traitée séparément.

Après réalisation de biopsies multiples pour établir une cartographie de la lésion, la chirurgie reste le traitement de 1er choix s'il est réalisable, bien que les récidives soient fréquentes. La chirurgie micrographique de Mohs offre un taux de guérison plus élevé. En fonction du contexte clinique, de l'âge du malade et de l'extension de la maladie, la radiothérapie, la photothérapie dynamique, les lasers ablatifs, l'imiquimod, voire la chimiothérapie locale ou systémique sont également à discuter.

Carcinome spinocellulaire du scrotum

Son incidence est très faible. Il se présente sous forme de papule ou nodule papillomateux, verruqueux ou encore ulcéré, souvent asymptomatique, expliquant le long délai diagnostique. Pour cette raison, toute lésion chronique au niveau du scrotum, dont l'origine est incertaine, doit être biopsiée. Il est susceptible de métastaser. L'envahissement ganglionnaire constitue en effet un facteur de mauvais pronostic [25, 26].

RÉFÉRENCES

1. Lapidoth M. et coll., *Dermatol Surg.* 2006, *32*, 1147.
2. Lim S.T. et coll., *J Urol.* 1981, *125*, 889.
3. Garry de la Rivière C. et coll., *Rev Méd Interne.* 2015, *326*, 291.
4. Kurt K. et coll., *Mod Path.* 2015, *29*, 75.
5. Turkan S. et coll., *Case Report Urol.* 2015, *2015*, 695314.
6. Studniarek M. et coll., *J Ultrason.* 2015, *15*, 245.
7. Boscolo-Berto R. et coll., *Arch Ital Urol Androl.* 2011, *83*, 95.
8. Melekos M.D. et coll., *J Urol.* 1988, *139*, 1023.
9. Bouilland O. et coll., *Presse Med.* 2013, *42*, 245.
10. Ettalbi S. et coll., *Ann Chir Plasrt Ethet.* 2013, *58*, 310.
11. Garcia Marin A. et coll., *Cir Esp.* 2015, *93*, 12.
12. Anantha R.V. et coll., *BMC Infections Diseases.* 2013, *13*, 381.
13. Miller S.J., *J Am Acad Dermatol.* 1989, *21*, 1.
14. Song D.H. et coll., *J Am Acad Dermatol.* 1988, *19*, 1095.
15. Mohsin S.K. et coll., *Am J Surg Path.* 1998, *22*, 479.
16. Yuyucu Karabulut J. et coll., *G Itl Dermatol Venereol.* 2015, *150*, 495.
17. Fujimoto N. et coll., *JEADV.* 2014, *28*, 128.
18. Orchard G.E. et coll., *Br J Biomed Sci.* 1994, *51*, 28.
19. Gill B.J. et coll., *Dermatol Online J.* 2014, *20*, 21253.
20. Beutler B.D. et coll., *Dermatol Online J.* 2015, *15*, 13030.
21. Francis J.S. et coll., *Pediatr Dermatol.* 1993, *10*, 389.
22. Allan S.J. et coll., *Br J Dermatol.* 1998, *138*, 689.
23. Haydon N. et coll., *Eplasty.* 2015, *15*, ic16-e.
24. Li Z.G. et coll., *Medicine.* 2015, *94*, 137.
25. Matuso A. et coll., *Am J Surg Pathol.* 2014, *38*, 973.
26. Azike J.E., *Rare tumors.* 2009, *1*, e17.

17-8 Dermatoses des seins

J.-M. Lachapelle, L. Borradori

Rappel anatomique et ses implications

Si la peau du sein ne diffère en rien de celle recouvrant la paroi thoracique avoisinante, l'aréole et le mamelon constituent en revanche deux structures hautement spécialisées (fig. 17.24) [1].

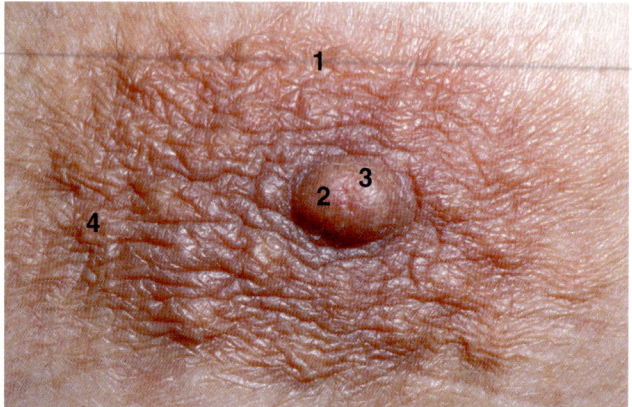

Fig. 17.24 Région aréolomamelonnaire : aspect normal.
1. Aréole, diamètre 15-60 mm. 2. Mamelon, diamètre 10-12 mm.
3. 12-20 orifices galactophores. 4. 10-15 tubercules de Montgomery.

L'aréole, située au dôme du sein, correspond à la zone hyperpigmentée entourant le mamelon. Sa surface est parsemée de quelques poils (il s'agit le plus souvent chez la femme de duvets, parfois de poils terminaux), de pores de glandes sudorales eccrines, ainsi que de tubercules de Montgomery. L'aspect histologique de la peau de l'aréole mammaire comporte quelques particularités. L'épiderme, outre son caractère hyperpigmenté, renferme des cellules claires arrondies, les *cellules de Toker* : ce sont des cellules glandulaires isolées, exprimant la cytokératine 7. Leur rôle physiologique n'est pas connu. On les retrouve aussi dans l'aréole des seins surnuméraires et en d'autres régions de la ligne lactifère. Elles paraissent dans certains cas être le point de départ de la maladie de Paget (*cf.* chapitre 12-8), dont l'origine exacte reste controversée [2]. Dans le derme, outre les structures épithéliales annexielles décrites plus haut, on trouve de nombreuses expansions des fibres musculaires lisses du *muscle dartos* intervenant dans l'érection du mamelon et la contracture de l'aréole. Les tubercules de Montgomery sont parfois désignés dans la littérature sous le nom de tubercules de Morgagni. [1]. Cliniquement, ces tubercules correspondent à de petites saillies (12 à 20 selon les cas) ou élevures disséminées sur l'aréole soit de façon irrégulière soit suivant une ligne circulaire dont le mamelon occupe le centre. À l'examen histologique, l'élevure est formée par la présence sous l'épiderme de glandes sébacées identiques à celles du corps humain, hormis l'absence de poils. Un canal lactifère provenant d'un lobule mammaire profond traverse le tissu sous-cutané, pénètre dans la région de l'appareil sébacé et soit se jette dans la lumière du canal excréteur de la glande sébacée, soit s'abouche à l'épiderme de surface adjacent au canal excréteur de la glande sébacée [1].

Le mamelon, structure centrale et glabre du sein où s'abouchent les canaux galactophores, possède une organisation histologique d'une extrême complexité. L'innervation particulièrement développée de l'aréole et du mamelon revêt une importance fonctionnelle capitale ; en effet, sa stimulation par le nourrisson déclenche une succession de réflexes neuroendocriniens qui aboutissent tout à la fois à l'émission de lait et au maintien par l'hypophyse d'une sécrétion de prolactine essentielle à la poursuite de l'allaitement.

Les schémas anatomiques statiques ne reflètent pas la notion pourtant fondamentale du remaniement structurel et fonctionnel qui intervient tout au long de la vie sous l'influence de multiples hormones, dont les hormones sexuelles. À titre d'exemple, citons la prolifération des canaux glandulaires à la puberté et le développement du système alvéololobulaire pendant la grossesse [1].

Malformations

Les hypoplasies (hypomasties ou amasties) ont un impact psychologique majeur. Elles induisent peu de retentissements dermatologiques (en dehors des complications liées à la pose d'implants siliconés qu'elles justifient souvent).

Les hypertrophies des seins (*macromasties*) sont du ressort de la chirurgie plastique (mammoplastie de réduction). Chez les sujets obèses, l'hypertrophie adipeuse des seins (*adipomastie*) est banale et s'accompagne très souvent d'un intertrigo sous-mammaire. Le diagnostic différentiel peut se poser chez l'homme avec la gynécomastie. On parle parfois de pseudo-gynécomastie. Une variante d'adipomastie a été plus récemment décrite chez les patients séropositifs dans le contexte du *syndrome de lipodystrophie* consécutif une thérapie antivirale chez les patients séropositifs [3]. Cette dernière est néanmoins également capable d'induire une vraie gynécomastie [4].

Les mamelons surnuméraires (polythélie) sont très fréquents dans la population (0,2 à 5 %), essentiellement mais non exclusivement féminine. Ils s'observent tout au long de la ligne lactifère qui s'étend du pli axillaire jusqu'à la face interne de la cuisse, mais principalement à la poitrine et à la partie haute de l'abdomen. Ce sont de petites papules saillantes, brunes ou rosées, parfois ombiliquées ; elles sont entourées d'une discrète aréole pigmentée. En clinique, les mamelons surnuméraires sont parfois confondus avec des nævus mélanocytaires, surtout en absence d'ombilication et/ou d'aréole. Ils sont parfois multiples et une incidence familiale a été rapportée. Leur association à des *malformations du tractus urinaire* est assez controversée. La coexistence d'un mamelon surnuméraire avec un nævus de Becker est classiquement observée. Ils peuvent être excisés par convenance et l'examen histologique confirme le diagnostic (présence de glandes sébacées, de canaux lactifères, de faisceaux musculaires), bien que l'image soit parfois fruste et incomplète [5].

Les seins surnuméraires (polymastie, fig. 17.25) sont beaucoup plus rares que les mamelons surnuméraires. Par définition, ils sont constitués de tous les composants du tissu mammaire. Ils augmentent de volume à la puberté ou durant la grossesse. Leur excision est recommandable, en raison d'un risque de transformation maligne [4].

Dermatologie topographique

Dermatoses des seins

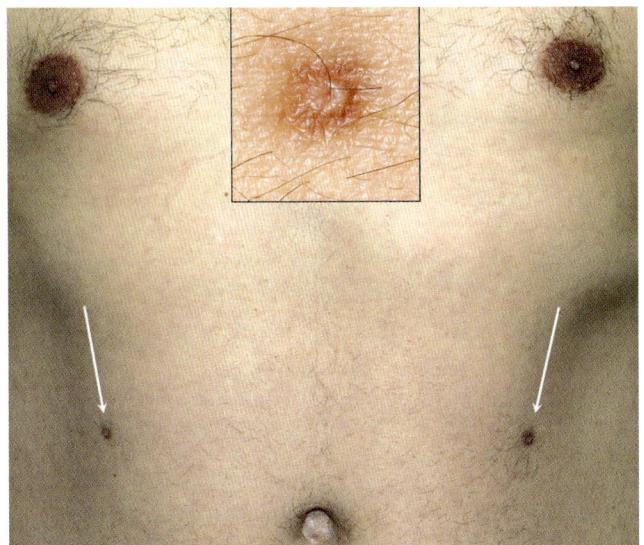

Fig. 17.25 Seins surnuméraires (gros plan en cartouche).

Les mamelons « inversés » se présentent comme des rétractions du mamelon qui affectent ± 10 % des femmes adultes et peuvent entraîner des problèmes de lactation. Cette particularité anatomique a trois causes principales : elle est le plus souvent congénitale, mais peut aussi être consécutive à une inflammation péricanaliculaire ou à un processus tumoral. La rétraction congénitale des mamelons est uni- ou bilatérale. Elle est *physiologique à la ménopause*. Son traitement est du domaine de la chirurgie plastique, mais est en général décevant. L'insertion d'une barrette métallique (à l'instar d'un piercing) à la base du mamelon offrirait des résultats prometteurs.

Affections dermatologiques des seins

On peut distinguer deux groupes d'affections dermatologiques des seins : celles qui traduisent une anomalie *localisée* de la glande mammaire et/ou de son revêtement cutané, et celles qui s'inscrivent dans le cadre d'un désordre *systémique* où l'impact mammaire est secondaire. La fréquence de l'atteinte du sein et la multiplicité des syndromes qui en sont à l'origine traduisent bien la complexité des influences, particulièrement hormonales, dont cette glande est la cible.

Eczémas

Les eczémas sont fréquemment observés au mamelon, débordant sur l'aréole et parfois sur la peau avoisinante. Ils sont uni- ou bilatéraux. En général très prurigineux, ils sont soit aigus, vésiculo-suintants, soit chroniques, érythématosquameux. Les limites sont habituellement effritées et le diagnostic est en principe obvie. Néanmoins, ils sont parfois limités de manière nette, sans extension périphérique et posent alors un problème de diagnostic différentiel avec la maladie de Paget, ce qui peut entraîner la réalisation d'une biopsie. Il est admis qu'ils représentent (facultativement) une manifestation d'une dermatite atopique. Dans ce contexte d'atopie, l'eczéma est plus fréquent chez la femme que chez l'homme. Il s'observe en particulier chez la jeune fille à la puberté, mais peut survenir à tout âge. Les frictions vestimentaires et le grattage jouent probablement un rôle favorisant. L'existence d'un eczéma de contact allergique surajouté ne doit pas être sous-estimée. Ainsi, avant toute décision thérapeutique, une mise au point dermato-allergologique s'avère indispensable [6].

Les effets secondaires liés à l'implantation d'un piercing sont analogues à ceux observés à l'ombilic (chapitre 17-6), mais leur survenue est plus rare au niveau des mamelons.

Une dermatite particulière, non eczémateuse, a été décrite chez les guitaristes. Elle est due à la pression et aux frictions répétées provoquées par la caisse de résonance de l'instrument contre la poitrine. Elle est caractérisée par une mastite unilatérale, érythémateuse, œdémateuse et douloureuse.

Fissures des mamelons et autres complications lors de l'allaitement

Les *fissures* des mamelons consécutives à l'allaitement sont très banales. Elles sont liées aux frictions mécaniques et à l'irritation par la salive lors de la tétée. Des lavages répétés de la région ainsi que l'application de crèmes émollientes se révèlent souvent efficaces. Des *mastites* et des *abcès profonds*, consécutifs à la pénétration de bactéries pyogènes (en particulier *Staphylococcus aureus*) constituent une complication rare, mais sévère.

Abcès mammaires

Ils ne sont pas fréquents de nos jours. Certains sont liés à la lactation et sont caractérisés par un gonflement diffus du sein, très rouge, accompagné de fièvre. Certains abcès sous-aréolaires ne sont pas liés à la lactation. Ces infections sont le plus souvent provoquées par *Staphylococcus aureus*.

Adénomatose érosive bénigne du mamelon
(fig. 17.26)

Dénommée également *papillomatose bénigne du mamelon* ou *adénomatose papillaire superficielle*, cette affection tumorale qui se développe à partir des canaux galactophores est fréquemment confondue avec un carcinome mammaire ou une maladie de Paget (*cf.* fig. 17.27). Elle survient dans la grande majorité des cas chez la femme, à des âges variables (avec un pic à la cinquantaine), mais toujours après la puberté. Son expression clinique, polymorphe, peut correspondre à un petit nodule charnu (0,5 à 1,5 cm de diamètre), à une lésion eczémateuse, érosive ou croûteuse, ou encore à un écoulement mamelonnaire parfois sanglant ou à simple gonflement localisé du mamelon. Les symptômes subjectifs, souvent présents, sont le prurit et des sensations de brûlure ou de douleur. Le diagnostic précis fourni par l'histologie (prolifération de structures glandulaires et canaliculaires voisine de celles des hidradénomes papillifères, avec fréquemment une infiltration plasmocytaire), est essentiel afin d'exclure une maladie de Paget voire un carcinome mammaire. Seule l'excision chirurgicale permet la guérison [7].

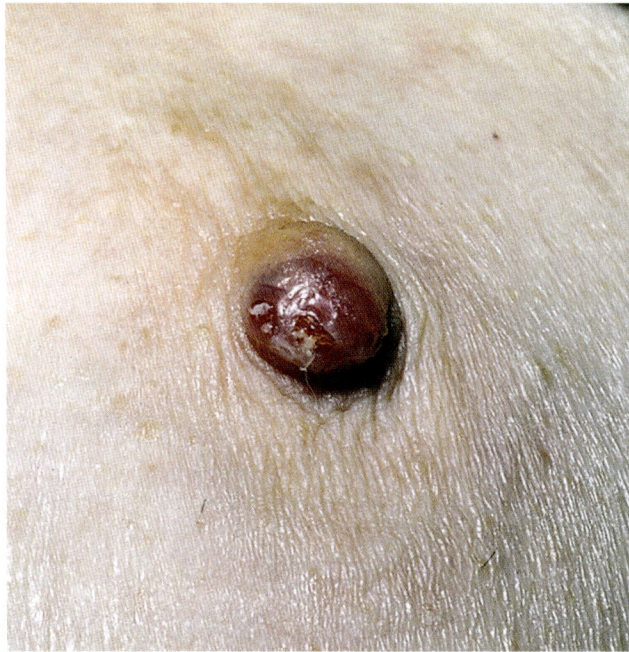

Fig. 17.26 Adénomatose érosive bénigne du mamelon.

Hyperkératose du mamelon et de l'aréole

L'hyperkératose idiopathique est une entité distincte caractérisée par un épaississement verruqueux et une pigmentation brunâtre des mamelons et des aréoles qui survient surtout chez les femmes de 20-30 ans [8]. Le plus souvent bilatérale, elle est parfois unilatérale. Elle s'observe rarement chez l'homme. L'examen histologique révèle une hyperkératose, une acanthose filiforme et une papillomatose.

D'autres variétés d'hyperkératose s'observent en association avec des ichtyoses, l'*acanthosis nigricans*, la maladie de Darier, le lymphome T cutané [9], ainsi que chez l'homme atteint d'un cancer de la prostate traité par œstrogènes.

L'hyperkératose du mamelon et de l'aréole survient spontanément, et n'est pas associée à une friction, contrairement au «mamelon du joggeur» dans lequel s'observe une hyperkératose secondaire au stimulus frictionnel.

Plusieurs traitements de l'hyperkératose idiopathique ont été proposés, avec des succès mitigés : topiques à base de trétinoïne ou de calcipotriol, cryothérapie, laser CO_2.

Mastite suppurative chronique rétro-aréolaire

Il s'agit d'une infection, le plus souvent par le staphylocoque doré, de canaux galactophores rétro-aréolaires préalablement dilatés par métaplasie épidermoïde des canaux collecteurs [10]. La clinique est dominée par une tuméfaction inflammatoire abcédante rétro-aréolaire qui peut se drainer spontanément par un orifice mamelonnaire ou alors fistuliser à la peau. La surface de l'aréole est parsemée de pustules, d'érosions et de croûtes. Cette affection, non exceptionnelle, touche la jeune femme et *s'associe parfois à de l'acné*. Les poussées succèdent aux poussées avec une morbidité et un impact psychologique importants. Une parenté de cette affection avec l'hidradénite suppurée (*cf.* chapitre 15-3) est possible. Le traitement est difficile et doit être chirurgical.

Ectasie galactophorique (mastite à plasmocytes)

Cette affection bénigne rencontrée chez la femme ménopausée se manifeste par une réaction inflammatoire plasmocytaire consécutive à l'irruption dans le tissu mammaire sous-aréolaire de matériel accumulé dans les canaux galactophores dilatés. L'inflammation nodulaire et scléreuse entraîne parfois une rétraction du tégument et en particulier du mamelon pouvant mimer une lésion carcinomateuse. La tendance désespérante aux récidives impose une attitude chirurgicale agressive avec résection de tout le tissu inflammatoire rétro-aréolaire.

Mastites granulomateuses

Elles ne représentent pas une entité autonome mais sont soit idiopathiques, soit symptomatiques d'affections diverses. Des masses sous-cutanées, distantes de l'aréole, uni- ou bilatérales, douloureuses ou non, fixes ou mobiles, survenant souvent vers la 4e ou 5e décennie peuvent faire craindre l'existence d'un carcinome mammaire. Elles surviennent parfois dans le contexte d'une sarcoïdose systémique, voire d'une connectivite, ou encore d'une granulomatose avec polyangéite. Dans certains cas, une mastite granulomateuse est l'expression d'une tuberculose occulte. Pour le diagnostic étiologique, un bilan clinique et biologique, complet avec une imagerie (mammographie, ultrasons, voire résonance magnétique), examens histologiques et microbiologiques est primordial et impérativement réalisé [11]. Dans d'autres cas, beaucoup plus exceptionnels et anecdotiques, les nodules sont consécutifs à l'implantation de corps étrangers, et en particulier de poils (coiffeuses, tondeuses de moutons, etc.) et peuvent être comparés aux kystes pilonidaux des doigts chez les coiffeurs (*cf.* chapitre 17-9).

Panniculite lupique des seins

Le lupus érythémateux profond et, en particulier, la panniculite lupique peut être responsable de nodules du sein qui peuvent faire suspecter un carcinome mammaire. Cette panniculite peut survenir isolée ou en association avec d'autres lésions de lupus érythémateux cutané, voire des signes de lupus érythémateux systémique (*cf.* chapitre 10-4). Les nodules ont une tendance à se fibroser, entraînant une rétraction du sein. Ils répondent en général favorablement aux antimalariques de synthèse, et éventuellement à la dapsone.

Morphées : particularités sénologiques

Les morphées (*cf.* chapitre 10-7) peuvent se localiser aux seins et y offrent quelques particularités. Elles sont habituellement de coloration ivoirine. Si elles se forment avant ou pendant le développement mammaire, elles peuvent entraîner une hypoplasie marquée des seins. En cas de morphées généralisées, il est par ailleurs classique d'observer qu'elles épargnent les mamelons et les aréoles.

Gynécomastie

Elle peut se définir comme une augmentation de volume du sein chez l'homme, consécutive à une *prolifération du tissu glandulaire*. Celle-ci résulte d'un trouble dans le rapport androgènes/œstrogènes avec augmentation relative des œstrogènes libres. Des mécanismes hormonaux complexes (sans doute différents selon le type de gynécomastie) engendrent ce déséquilibre. Cliniquement, la gynécomastie correspond soit à une masse palpable diffuse se confondant avec la graisse mammaire, soit à une plaque grenue, ou à un nodule rétro-aréolaire. Selon les cas, elle est uni- ou bilatérale. Les gynécomasties relèvent de causes diverses (tableau 17.9).

Tableau 17.9 Classification et diagnostic différentiel des gynécomasties

Gynécomasties physiologiques	Nouveau-nés, adolescents, sujets âgés
Gynécomasties pathologiques	D'origine hormonale : – tumeurs testiculaires – hypogonadisme (syndrome de Klinefelter) Médicamenteuses Autres : – cirrhose hépatique – hyperthyroïdie – dialyse rénale
Diagnostic différentiel	Pseudo-gynécomastie (adipomastie) Lipodystrophie par antirétroviraux Carcinome mammaire

La plupart des gynécomasties sont physiologiques et surviennent à trois pics d'âge : nouveau-nés et adolescents (elles sont alors réversibles), sujets âgés (elles sont habituellement stables et progressives). Néanmoins, un certain nombre d'entre elles sont pathologiques et de causes variées.

Les *gynécomasties hormonales* sont le plus souvent consécutives à une réduction primaire ou secondaire des androgènes d'origine testiculaire. Cette situation s'observe dans certaines tumeurs de testicule : séminomes, tumeurs à cellules de Leydig, tumeurs à cellules de Sertoli, tératomes mais aussi dans l'hypogonadisme (syndrome de Klinefelter).

Les *gynécomasties médicamenteuses* revêtent une importance grandissante. Les mécanismes inducteurs sont vraisemblablement différents selon les classes médicamenteuses. La liste des médicaments incriminés s'est amplifiée [12]. Litt en cite 167 dans la dernière édition de son livre [13], avec les réserves que l'on doit néanmoins accorder à des publications isolées. À titre d'exemples classiques, citons : spironolactone, finastéride, flutamide, captopril, amiodarone, cimétidine, ranitidine, oméprazole, kétoconazole, itraconazole, phyto-œstrogènes. Une gynécomastie uni- ou bilatérale est observée chez plus de 2,5 % des malades traités par une thérapie antivirale hautement active (comprenant par exemple le nelfinavir, l'indinavir ou le saquinavir) à long terme. Chez les séropositifs, une gynécomastie peut être néanmoins due également à un autre traitement (p. ex. antituberculeux) ou à un hypogonadisme.

Enfin, les *gynécomasties reliées à d'autres causes systémiques* semblent exceptionnelles et d'ailleurs controversées : cirrhose hépatique, hyperthyroïdie, dialyse rénale, troubles nutritionnels.

Le dermatologue, consulté pour la survenue d'une gynécomastie, doit faire preuve de vigilance, en particulier dans les circonstances suivantes : *importance de la masse palpable*, apparition récente avec *croissance rapide*, douleur spontanée accentuée par la palpation, *unilatéralité* en particulier *excentrée par rapport au mamelon*. S'il y a doute quant au caractère pathologique de la gynécomastie, il importe, après avoir exclu une origine médicamenteuse, de procéder, *via* une approche pluridisciplinaire, à un bilan hormonal et à une recherche d'un carcinome mammaire.

Dans les circonstances qui le requièrent, les chirurgiens plasticiens ont récemment développé différentes techniques d'exérèse adaptées à chaque cas en particulier [14, 15].

Infiltrations lymphocytaires et lymphomes

Le mamelon et l'aréole sont parfois le siège privilégié de pseudolymphomes ou hyperplasies lymphoïdes cutanées. Ces dernières peuvent être dues à une borréliose. Leur différenciation d'un lymphome B de la zone marginale ou encore d'un lymphome folliculaire pose souvent des problèmes. Bien plus exceptionnellement, de vrais lymphomes B ou T peuvent se manifester primairement dans cette région [16].

Manifestations cutanées du carcinome du sein (fig. 17.27)

Le carcinome du sein peut interpeller le dermatologue à différents stades de son évolution comme l'illustre le tableau 17.10. Il importe de rappeler que le cancer du sein existe chez l'homme (fig. 17.28) [17] et que le dermatologue est souvent consulté pour la masse mammaire ou l'écoulement qu'il détermine.

Des symptômes plus insidieux sont l'érythème, l'œdème et/ou la modification de contour du sein avec présence éventuelle d'une « peau d'orange », ainsi que la rétraction du mamelon.

Un point particulier mérite de retenir l'attention : après mastectomie (avec ou sans radiothérapie complémentaire), une récidive peut survenir sous forme de lymphangite carcinomateuse, caractérisée par une induration, érythémateuse ou non, de la zone cicatricielle. En cas de doute, l'examen histopathologique permet d'en confirmer (ou d'en infirmer) l'existence. Le diagnostic différentiel se pose avec une radiodermite progressive ou plus exceptionnellement avec une morphée.

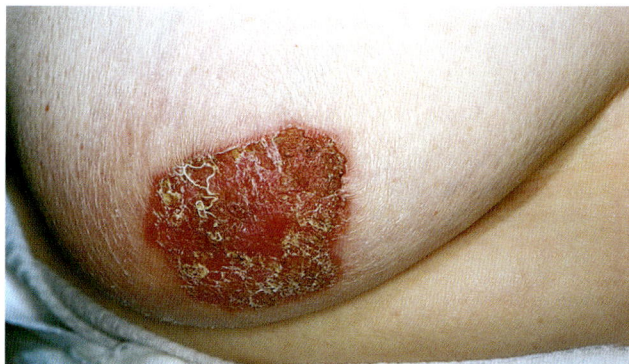

Fig. 17.27 Maladie de Paget.

Tableau 17.10 Principales manifestations cutanées du carcinome mammaire et de sa pathologie d'accompagnement

Manifestations cutanées locales	Rétraction, induration Placard inflammatoire, érysipèle carcinomateux Tégument capitonné en peau d'orange Ulcération Écoulement mammaire Nodule sous-cutané, masse bourgeonnante Maladie de Paget du sein (*cf.* chapitre 12-8) Après mastectomie, signes cutanés d'une lymphangite carcinomateuse
Manifestations à distance	Nodule métastatique (cuir chevelu, cou, membres supérieurs, abdomen, dos) Syndromes paranéoplasiques – acanthosis nigricans – dermatopolymyosite
Manifestations post-thérapeutiques	Syndrome de Stewart-Treves Radiodermite Alopécie, érythème acral, urticaire/angiœdème, pigmentation unguéale post-chimiothérapie

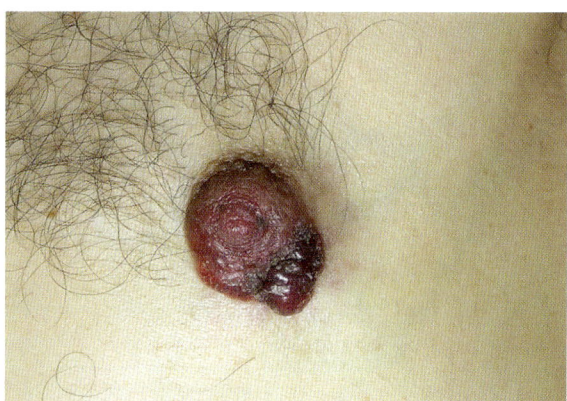

Fig. 17.28 Cancer du sein chez l'homme.

Écoulements mammaires

On en distingue deux types : lactés et non lactés. Un écoulement mammaire représente une cause fréquente de consultation. Selon les séries, il s'agit dans 5 à 12 % des cas d'un signe potentiellement révélateur d'un carcinome sous-jacent. Par conséquent, il doit impérativement être bien évalué afin de différencier les causes physiologiques et bénignes d'une pathologie maligne [18, 19]. Le tableau 17.11 recense les principales causes d'écoulements mammaires susceptibles d'intéresser le dermatologue.

Tableau 17.11 Étiologie des écoulements mammaires d'intérêt dermatologique

Sanguinolents, séreux ou sérosanguinolents	Adénomatose érosive bénigne du mamelon Carcinome intracanaliculaire Fistule mammaire sur corps étranger ou sur mastite granulomateuse
Purulents	Mastite aiguë, abcès mammaire Mastite suppurative chronique
Visqueux, de couleurs diverses	Ectasie galactophorique (mastite à plasmocytes)
Lactés	Brûlure ou zona thoracique Médicaments à effet antiandrogène (spironolactone) ou antidopaminergique (pimozide), écoulements parfois noirs si prise de minocycline (galactorrhée noire) Syndrome cutanéo-hypophysaire (syndrome d'Albright, histiocytose langerhansienne, sarcoïdose) Hypothyroïdie, acromégalie

Dermatoses des seins

RÉFÉRENCES

1. Stone K. et coll., *Ann Surg Oncol.* 2015, *22*, 3236.
2. Sek P. et coll., *Histopathology.* 2010, *57*, 564.
3. Galli-Tsinopoulou A. et coll., *Pediatr Endocrinol Rev.* 2014, *11*, 290.
4. Meerkotter D., *J Radiol Case Rep.* 2010, *4*, 34.
5. Schmidt H., *Eur J Pediat.* 1998, *157*, 821.
6. Topham E.J. et coll., *Br J Dermatol.* 2007, *147*, 27.
7. Montemarano A.D. et coll., *J Am Acad Dermatol.* 1995, *33*, 871.
8. Baykal C. et coll., *J Am Acad Dermatol.* 2002, *46*, 414.
9. Ahn S.K. et coll., *J Am Acad Dermatol.* 1995, *32*, 124.
10. Khoda J. et coll., *Surg Gynecol. Obstet.* 1992, *175*, 306.
11. Vinayagam R. et coll., *Breast Care.* 2009, *4*, 251.
12. Nuttall F.Q. et coll., *Eur J Clin Pharmacol.* 2015, *71*, 569.
13. Litt J.Z., *Litt's Drug Eruption and Reaction Manual, 21st ed.* CRC Press, Boca Raton, 2015.
14. Martin A.E et coll., *Plast Reconstr Surg.* 2015, *135*, 1392.
15. Wani S.A et coll., *Indian J Plast Surg.* 2015, *48*, 96.
16. Boudova L. et coll., *Am J Dermatopathol.* 2005, *27*, 375.
17. Ferzoco R.M. et coll., *Curr Oncol Rep.* 2016, *18*, 1.
18. Patel B.K. et coll., *Am J Med.* 2015, *128*, 353.
19. Sanders L.M. et coll., *Breast J.* 2016, *22*, 209.

17-9 Pathologie cutanée spécifique de la main et du pied

J.-M. Lachapelle, L. Borradori

Par leurs situations, leurs structures anatomiques et leurs fonctions, la main et le pied sont le siège d'une pathologie cutanée tout à la fois similaire au reste du tégument mais par ailleurs très originale. Les dermatoses communes peuvent s'exprimer isolément sur ces régions et y prendre un aspect atypique. L'atteinte cutanée des extrémités révèle parfois une affection systémique encore latente. Nombre de dermatoses des mains et des pieds sont décrites ailleurs dans cet ouvrage ; citons les *pustuloses* palmoplantaires (*cf.* chapitre 11), les *kératodermies* et *psoriasis* palmoplantaires (*cf.* chapitre 7), les *eczémas* palmoplantaires (*cf.* chapitre 5), le *pied diabétique* (*cf.* chapitre 19-1).

Quelques maladies dont la localisation aux mains et/ou aux pieds est particulière sont décrites ci-dessous. Leur positionnement dans ce chapitre est imparfait, puisque certaines d'entre elles affectent simultanément mains et pieds. Consulter l'index permet de pallier cette imperfection inévitable.

Pathologie de la main

Manifestations vasculaires

La plupart sont présentées avec les manifestations des cryopathies (*cf.* chapitre 4). Certaines, acrodynie et érythromélalgie, ne sont pas déclenchées par le froid.

Acrodynie

Il s'agit d'un tableau clinique qu'il convient de citer, mais qui appartient de plus en plus à l'histoire. Il est observé surtout chez l'enfant et est pathognomonique de l'*intoxication mercurielle* [1]. Deux à 4 semaines après l'absorption du toxique et le développement des premiers troubles, essentiellement neurologiques (état confusionnel, faiblesse des membres), apparaissent un œdème et un érythème des mains et des pieds. Paradoxalement, ces extrémités sont froides. L'enfant, très algique, a alors tendance à s'automutiler. Sur le plan pathogénique, il existe une vasodilatation des vaisseaux cutanés superficiels qui explique l'aspect des téguments alors que simultanément s'installe une vasoconstriction des troncs artériels profonds, vasoconstriction qui rend compte de la baisse de température acrale. La *maladie de Kawasaki* constitue le principal diagnostic différentiel à envisager, ce d'autant plus que de nos jours la fréquence de cette vasculite est très nettement supérieure à celle de l'intoxication mercurielle. Il est possible de doser l'excrétion urinaire du mercure, laquelle doit normalement se situer à une valeur inférieure à 10 µg/L. Des acroparesthésies et de véritables syndromes acrodyniques révélateurs, calmés par les hydantoïnes, peuvent être observés dans la *maladie de Fabry* et d'autres déficits enzymatiques responsables de tableaux voisins (*cf.* chapitre 14).

Érythermalgie (ou érythromélalgie)

Classée originalement parmi les syndromes vasomoteurs acraux, l'*érythromélalgie* (*erythros*, rouge ; *melos*, extrémités) ou, peut-être mieux, l'*érythermalgie* (*therme*, chaleur) est un syndrome regroupant différentes entités, qui est défini selon Thomson par les critères suivants :

– présence de crises paroxystiques douloureuses touchant symétriquement les mains et les pieds ;
– aggravation de la symptomatologie par la chaleur [2] ;
– soulagement par le froid ;
– présence d'un érythème au niveau des régions touchées ;
– et augmentation locale de la température.

Symptômes cliniques. Plus fréquente chez la femme que chez l'homme (3/1), elle peut se manifester dès l'enfance, mais affecte principalement les sujets au-delà de 50 ans. Les symptômes peuvent être décrits comme suit : une sensation de brûlure intense accompagnée d'un érythème diffus, œdémateux, dont la survenue s'intensifie le soir et se maintient souvent durant la nuit, entraînant de l'insomnie. Les manifestations sont souvent épisodiques, bien qu'elles puissent être continues. Les pieds sont atteints dans 90 % des cas, et les mains dans 25 %, unilatéralement ou bilatéralement ; les oreilles sont parfois atteintes, de même que parfois le visage. S'ensuivent des symptômes d'acrocyanose, de livedo réticulaire, de nécrose et d'ulcérations. La douleur est exacerbée par des élévations mineures de la température, la marche, la position debout, divers exercices [3, 4]. Entre les poussées, subsiste un inconfort, une décoloration des extrémités, évoquant l'acrocyanose ou un syndrome de Raynaud [4]. La caractéristique clinique cardinale de cette affection est son *caractère progressif* aussi bien sur le plan topographique (extension des zones cutanées touchées) que sur le plan chronologique (rapprochement et prolongation des crises) ou encore symptomatique (intensification des douleurs).

Histopathologie. Elle est de peu d'utilité, car non réellement spécifique.

Diagnostic. Il n'existe ni marqueur biologique ni image histologique spécifique de cette affection. Le bilan détaillé comportera un examen angiologique (avec vélocimétrie par échographie Doppler, mesure de la température, oxymétrie transcutanée) et neurologiques (conduction nerveuse, évaluation quantifiée de la sensibilité cutanée, test quantitatif de l'arc réflexe de sudation) avec si nécessaire l'exclusion d'une neuropathie des petites fibres nerveuses. Chez les malades ayant un début précoce de la symptomatologie et des antécédents familiaux, une analyse génétique s'impose.

Diagnostic différentiel. Quelques affections doivent être évoquées : l'algodystrophie (*syndrome douloureux régional complexe*), une oblitération artérielle et l'acrodynie. Il faut garder à l'esprit l'existence de désordres myéloprolifératifs dont l'érythromélalgie peut être le premier signe.

Étiopathogénie

Formes primaires

– L'érythromélalgie à transmission autosomique dominante est liée à des mutations dans le gène *SCN9A* qui code le canal sodique voltage-dépendant NAV1.7 [5]. Celui-ci se trouve sur les neurones sensitifs périphériques, surtout sur les nocicepteurs, et les neurones sympathiques, et la mutation entraîne une diminution du seuil d'activation du canal avec hyperexcitabilité, générant secondairement des douleurs inflammatoires.

– *Les cas en apparence non familiaux* et/ou ne comportant pas la mutation doivent faire l'objet, après la recherche approfondie des causes secondaires (*cf. infra*), d'une prise en charge pluridisciplinaire.

Formes secondaires : diabète, lupus érythémateux systémique, polyarthrite rhumatoïde, sclérose en plaques, syndromes myéloprolifératifs. Au cours de ces derniers et notamment dans la polycythémie vraie ou la thrombocythémie essentielle, ces anomalies vasomotrices tégumentaires peuvent constituer un signe d'appel isolé et précoce. Le mécanisme fait intervenir ici une agrégation plaquettaire avec occlusion des petites artérioles accompagnée d'une inflammation et d'une prolifération fibromusculaire de l'intima des artérioles.

Traitement. En dehors de l'identification et du traitement éventuel d'une maladie sous-jacente, l'acide acétylsalicylique, les anti-inflammatoires non stéroïdiens et les bêtabloquants permettent une amélioration significative de la symptomatologie et notamment des douleurs, dans environ 20 à 30 % des cas. Cette efficacité thérapeutique constitue un véritable *test diagnostique* dans certaines formes secondaires d'érythromélalgie (syndromes myéloprolifératifs) [2]. En présence de douleurs insupportables, une prise en charge par équipe pluridisciplinaire de la douleur s'impose. La lidocaïne par voie systémique ou locale (seule ou en association), et la mexilétine orale sont efficaces en raison de leurs effets bloquants du canal sodique. Les autres nombreux traitements essayés comportent la pentoxifylline, le dipyridamole, les anticonvulsivants (carbamazépine, phénytoïne, etc.) les antidépresseurs, les analgésiques pour les douleurs neuropathiques (gabapentine, prégabaline), les vasodilatateurs (nitroglycérine, inhibiteurs calciques) ou encore les antimigraineux (ergotamine, méthysergide).

Acrocyanose et polygangrène aiguë symétrique des extrémités

Les trois quarts des coagulations intravasculaires disséminées, quelle qu'en soit l'origine, comportent des manifestations tégumentaires [6] : purpura, acrocyanose, gangrène aiguë symétrique des extrémités. Fréquemment rencontrés chez des patients admis dans des centres de réanimation, s'inscrivant dans un contexte médical complexe (accident obstétrical, choc toxi-infectieux dû à des germes divers, hémolyse ou hémopathie aiguë), ces troubles s'installent de façon explosive. Ils touchent le plus souvent les quatre membres. Contrairement aux gangrènes de nature différente, les pouls sont palpables. Ayant pour origine une thrombose non inflammatoire et souvent aseptique des vaisseaux les plus périphériques, la gangrène aiguë symétrique des extrémités signe la coexistence d'un état hypercoagulable et d'une perturbation spontanée et/ou iatrogène de la microcirculation cutanée. Le pronostic immédiat, tant vital que local, est très réservé, surtout s'il s'agit d'un patient préalablement débilité (alcoolisme, diabète). En cas de survie, une chirurgie d'amputation ne doit être envisagée que tardivement.

Nécrose digitale isolée

Accident vasculaire non exceptionnel [7] dont le mode de développement (aigu ou lentement progressif) et l'extension (touchant tout ou partie d'un ou plusieurs rayons des mains) varient de cas en cas, la nécrose digitale s'accompagne de manifestations cliniques stéréotypées facilitant son diagnostic. Dans un premier temps, la zone ischémiée, cyanotique, devient noire au fur et à mesure que s'opèrent les processus de momification. Dans une seconde phase, une ulcération se constitue une fois obtenus la délimitation puis le détachement de la zone tégumentaire nécrosée sous l'action des enzymes protéolytiques leucocytaires. Les douleurs qui accompagnent presque toujours la nécrose digitale présentent souvent un caractère pulsatile et une forte intensité. De multiples causes de nécrose digitale sont connues (tableau 17.12).

Tableau 17.12 Principales causes de nécrose digitale isolée

Artériopathie diffuse	Artériosclérose, angéite de Buerger
Artériopathie locale	Syndrome de Raynaud, syndrome du défilé thoracique, maladie des vibrations, syndrome du marteau, injection intra-artérielle erronée
Cancer	Nécrose digitale paranéoplasique
Connectivites	Sclérodermie (anticorps anticentromères, antisynthétase), syndrome des anticorps antiphospholipides primare ou secondaire (LES)
Embolies	Cardiaques, cholestérol
Hyperviscosité sanguine, thrombi	Cryoglobulines, hémoglobinurie paroxystique *a frigore*, thrombocytémie, sepsis
Médicaments/toxiques	Bêtabloquants, bléomycine, ergot de seigle, vincristine, tétrahydrocannabinol, cocaïne, crack
Vasculites	Panartérite noueuse, vasculites associées aux ANCA, maladie de Horton, maladie de Takayasu

Syndrome d'Achenbach

Affection bénigne fréquente chez la femme d'âge moyen, ce syndrome (encore appelé hématome paroxystique des doigts) se caractérise par la survenue spontanée ou consécutive à des sollicitations mécaniques mineures (port d'un cabas) d'hématomes palmodigitaux [8]. Isolées, souvent indolores et sans répercussion fonctionnelle [9], ces suffusions hémorragiques se résolvent d'elles-mêmes après quelques semaines. Elles sont souvent récidivantes. Il n'y a ni vasculite ni dépôts d'amyloïde à l'examen histologique. Le diagnostic différentiel se pose avec les petites suffusions hémorragiques liées à une atrophie cortisonique [10]. Les lésions sont de bon pronostic. Elles ne nécessitent donc ni investigation ni traitement.

Infections

Chancres d'inoculation

Sur la main, de telles lésions relèvent d'infections diverses parmi lesquelles les mycobactérioses, la maladie des griffures de chat, l'érysipéloïde, la syphilis, l'herpès et la sporotrichose qui sont détaillées dans les autres chapitres (*cf.* chapitre 2).

Tularémie

C'est une maladie d'inoculation d'origine animale dont l'agent infectieux correspond à une bactérie gram-négative, *Francisella tularensis*.

Cette zoonose est très diversifiée dans ses manifestations cliniques systémiques. Rare dans nos pays européens, elle semble néanmoins en recrudescence [11]. Traditionnellement, on affirmait qu'elle était liée au contact avec des animaux des forêts, en particulier le lièvre, d'où sa survenue parmi les chasseurs. Mais récemment, la transmission de la maladie par des insectes et des tiques [12] infectées a été décrite en détail. Il importe de mentionner comme porte d'entrée la voie aéroportée : symptômes pharyngés et lymphadénopathie cervicale [13]. D'un point de vue dermatologique, le seul abordé ici, l'image clinique est la suivante : au site de pénétration de la bactérie, le plus souvent digital, se constitue, après une période d'incubation de 1 à 10 jours, une papule inflammatoire bientôt escarrotique à laquelle s'associe une volumineuse adénopathie inflammatoire satellite. Parallèlement, le malade peut développer plusieurs complications viscérales liées à des localisations bactériennes secondaires. Le diagnostic est aisé pour autant qu'une culture du chancre d'inoculation et éventuellement de sérosités ganglionnaires soit rapidement effectuée. La thérapeutique n'est pas clairement codifiée. La kanamycine et la gentamycine sont particulièrement recommandées [14].

Dactylite bulleuse distale

Elle se caractérise par le développement à l'extrémité distale palmaire d'un ou de plusieurs doigts d'une bulle ovalaire contenant un liquide séropurulent (fig. 17.29). Elle a été classiquement décrite chez les jeunes enfants et est provoquée par le streptocoque A bêtahémolytique ; l'identification du germe est confirmée par un test diagnostique rapide repérant l'antigène responsable [15]. Très souvent, on observe l'existence d'une infection du pharynx à partir duquel elle essaime en un second temps à l'extrémité d'un doigt. Plus récemment, l'affection a été également décrite chez l'adulte, tant chez des sujets immunocompétents qu'immunodéprimés (notamment VIH+), l'agent responsable étant le staphylocoque doré [16]. De plus, une origine virale herpétique a été incriminée. Les principaux diagnostics différentiels comprennent une brûlure, un panaris herpétique ou encore une épidermolyse bulleuse.

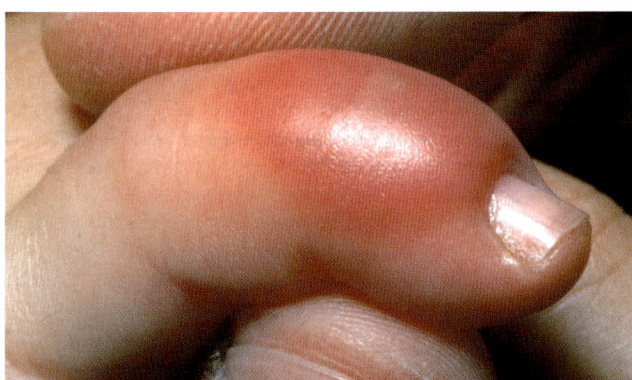

Fig. 17.29 Dactylite bulleuse streptococcique.

Le traitement fait appel à une antibiothérapie systémique, associée à une incision et à un drainage en cas de bulles tendues. En cas d'infection herpétique, le traitement antiviral classique (aciclovir) tant pour la primo-infection que pour les récidives sera instauré.

Troubles trophiques, malformations

Syndrome des brides amniotiques

Défini par une constellation malformative, le spectre clinique de ce syndrome est très variable, allant d'une simple constriction (ou amputation) digitale jusqu'à des anomalies craniofaciales du système nerveux central et viscérales [17]. Il se caractérise par des sillons congénitaux de striction préférentiellement situés sur les membres. Ces dépressions cicatricielles et irréversibles sont parfois suffisamment profondes pour toucher l'os et entraîner l'amputation du segment touché (doigt ou orteil).

On pense que ces lésions ont pour origine des brides constituées au sein du sac amniotique, le plus souvent à la faveur d'une rupture prématurée ou d'une infection de celui-ci, brides qui enserrent et étranglent les structures anatomiques situées sur leur trajet. Sur le plan pronostique, la croissance de l'enfant n'améliore en rien la symptomatologie de l'affection.

Polydactylie rudimentaire

À la base ou au centre de la phalange proximale de l'auriculaire, sur son bord externe, s'observe parfois une petite tumeur congénitale correspondant à un doigt surnuméraire rudimentaire ; dans certains cas, elle peut sembler acquise, post-traumatique (fig. 17.30). La présence de tout ou partie des structures normales d'un doigt, ongle, peau recouverte de dermatoglyphes, cartilage ou os, permet la distinction entre un doigt surnuméraire et une autre tumeur bénigne digitale (fibrokératome digital acquis ; cf. infra). L'excision par un spécialiste de la chirurgie de la main est indiquée.

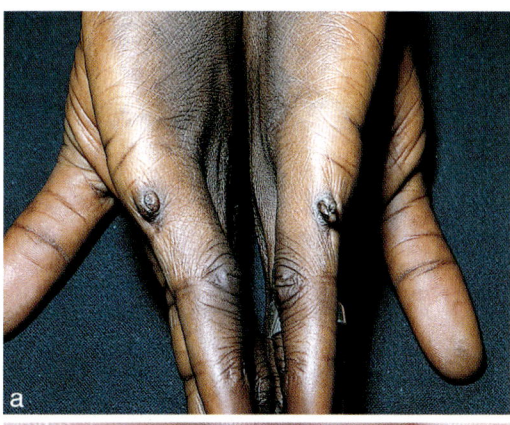

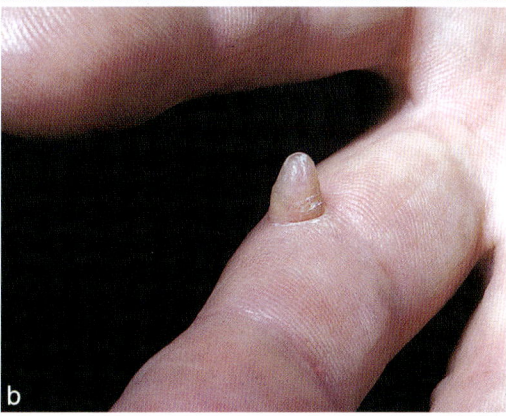

Fig. 17.30 Polydactylie rudimentaire (doigt surnuméraire) (a), à distinguer du fibrokératome digital acquis (b).

Acrosclérose précancéreuse des extrémités (syndrome de Huriez ou sclérotylose)

Cette affection héréditaire transmise en dominance se caractérise par une sclérose digitale en «pain de sucre» avec kératodermie palmaire modérée [18]. La peau est lisse, fine, tendue. Des lésions identiques sont retrouvées aux pieds où la kératose paraît plus marquée. La fragilité de cette peau soumise à des irritations constantes serait un facteur prédisposant à l'apparition de carcinomes spinocellulaires agressifs.

Ostéoarthropathie hypertrophique

Il en existe deux types. La *forme primaire*, rare, héréditaire (dominante ou récessive) et précoce, s'inscrit dans le cadre d'une maladie complexe et hétérogène sur le plan génétique tant que clinique, associant atteinte cutanée (pachydermie, *cutis verticis gyrata*, bombement unguéal) et atteinte ostéoarticulaire (périostose, acro-ostéolyse, arthrite). On parle aussi de *pachydermopériostose* (cf. chapitre 19). Des signes cutanés assez caractéristiques peuvent lui être associés : petites suffusions hémorragiques des doigts, hyperhidrose, paronychie avec épaississement du périonyx [19].

La *forme secondaire*, plus fréquente, sporadique et tardive, possède également un impact cutané et ostéoarticulaire, mais elle ne touche le plus souvent que les extrémités. Elle est associée à des affections pulmonaires (mucoviscidose, bronchectasies, carcinome bronchique), digestives (cancers œsophagiens et/ou gastriques, entéropathies inflammatoires), ou hépatobiliaires. L'association d'un hippocratisme digital à une gynécomastie (syndrome de Bariéty et Coury) est surtout révélatrice d'un carcinome microcellulaire bronchique. Les mêmes signes cutanés, décrits dans la forme primaire, s'observent également dans la forme secondaire [19].

Acro-ostéolyse

Cette appellation désigne un groupe hétérogène d'affections (soit familiales, sporadiques, ou acquises) possédant en commun une atteinte destructrice de la phalange distale avec lésion de l'ongle et de la pulpe.

Il existe une forme rare débutant tôt dans l'enfance évoluant ensuite par poussées, dont le mécanisme pathogénique semble correspondre à une dysplasie artérielle acrale. Elle est connue sous le nom de maladie de Gorham. Le début de l'affection peut être soudain, entraînant douleur et gonflement, ou plus lent avec une réduction des mouvements et une sensation de faiblesse. Divers types de malformations ont été associés, mais les malformations lymphatiques sont probablement les plus fréquentes [20]. Divers traitements ont été proposés, mais la résection chirurgicale des tissus osseux affectés suivis de greffe reste la thérapeutique la plus appropriée.

L'affection évolue ensuite par poussées, dont le mécanisme pathogénique semble correspondre à une dysplasie artérielle acrale. Les troubles s'observent symétriquement aux quatre membres. Ils se caractérisent, en l'absence de toute symptomatologie vasculitique rhumatismale générale et de toute anomalie neurologique locale hormis des douleurs, par une mortification progressive des pulpes des doigts et des orteils. L'acro-ostéolyse, qui finit par se stabiliser spontanément, entraîne durant sa période d'évolution une transformation des segments de membres touchés en moignons. L'acro-ostéolyse peut également s'intégrer dans la symptomatologie de divers syndromes : Papillon-Lefèvre, Haim-Munk, Hajdu-Cheney, Olmsted et Bureau-Barrière [21].

Chez l'adulte, les manifestations cliniques sont identiques mais imposent une recherche étiologique approfondie ; en effet, l'acro-ostéolyse peut être secondaire à des processus infectieux (lèpre, tabès), inflammatoires (sclérodermie, dermatomyosite, lupus érythémateux, rhumatisme psoriasique), métaboliques (diabète, hyperparathyroïdisme), néoplasiques, neurologiques (syringomyélie), toxiques (venins, chlorure de vinyle) et traumatiques.

Chéiroarthropathie diabétique (syndrome de Rosenbloom)

Elle se traduit par une limitation progressive de l'extension des articulations interphalangiennes des doigts, touchant plus rarement les articulations métacarpophalangiennes ou carpométacarpiennes. Elle débute de façon symétrique aux auriculaires et gagne ensuite les autres doigts jusqu'aux index. Elle est principalement exprimée chez les malades diabétiques jeunes insulinodépendants (jusqu'à 53 % des cas). Sa survenue paraît indépendante de l'ancienneté du diabète, mais significativement liée aux taux d'hémoglobine glyquée HbA1 et aux signes de microangiopathie (néphropathie protéinurique, microalbuminurie élevée, rétinopathie). Sur le plan pathogénique, cette complication résulte du stress oxydatif et de l'accumulation de produits de glycation avancée (AGE) liés à l'hyperglycémie, entraînant une altération des protéines, dont le collagène, par cross-linking. Plus qu'une complication tardive, la chéiropathie est une expression clinique de la gravité et du mauvais contrôle thérapeutique d'un diabète insulinodépendant [22].

Nécroses d'origine exogène

Un contact accidentel avec différents produits chimiques entraîne divers types d'ulcérations qui atteignent le dos des mains et les doigts.

Pigeonneau

C'est une ulcération douloureuse torpide induite par le chrome (*chrome hole*) sur les faces latérales des doigts ou le dos des mains. Ces lésions, qui témoignent de l'action caustique du chrome à forte concentration, s'observent chez les ouvriers de l'industrie métallurgique ou de la construction, les tanneurs et les teinturiers, enfin les fabricants de produits d'imprimerie. Débutant par une papule érythémateuse ferme, le pigeonneau s'ulcère spontanément et rapidement, entraînant la formation d'un cratère entouré d'un bourrelet périphérique inflammatoire dur. La présence d'ulcérations cutanées au chrome impose la recherche d'autres complications : perforation de la cloison nasale, asthme et fibrose pulmonaire, cancer des voies aériennes [23]. Des ulcérations du type pigeonneau peuvent s'observer avec d'autres produits chimiques : le nickel (« puisard »), le béryllium, le cadmium, le sélénium [23].

Brûlures par le ciment (*cement burns*)

L'utilisation croissante de ciments prémélangés et de ciments à prise rapide (plus alcalins) a entraîné l'apparition de brûlures qui se présentent comme des ulcérations douloureuses à l'emporte-pièce, localisées aux genoux, à la face antérieure des jambes, aux pieds, mais surtout aux mains et plus particulièrement aux faces latérales et à l'extrémité des doigts [24].

Brûlures par acide fluorhydrique

Les brûlures accidentelles par acide fluorhydrique, employé dans de nombreuses industries et en particulier dans la fabrication d'antirouilles, offrent certaines particularités. Elles s'observent presque exclusivement à l'extrémité des doigts. Il n'y a pas de sensation subjective au moment de la brûlure ; cette latence insidieuse peut durer plusieurs heures. La douleur « retardée » débute sous forme de picotements désagréables, puis de douleur franche, et finalement de douleur atroce, intolérable qui peut durer pendant plusieurs jours. À ce moment, le site de la brûlure est érythémateux, parfois violacé. Ultérieurement, la brûlure devient opalescente, puis vésiculobulleuse et nécrotique. Elle peut s'accompagner d'une ostéolyse de la phalangette, entraînant, dans les cas extrêmes, une destruction complète du doigt. Un traitement d'urgence s'impose, en milieu hospitalier. Il fait appel à des injections intralésionnelles de gluconate de calcium [25]. Un risque de toxicité systémique existe, même lorsque la surface cutanée atteinte est de taille réduite (1 % de la surface corporelle). Une surveillance répétée des paramètres biologiques s'impose (sang, foie, rein) avec traitement approprié éventuel (dialyse).

Dermatites des mains : aspects particuliers

La main, en raison d'une part de sa complexité anatomique et d'autre part de la fonction spécifique que lui confèrent les manipulations de la vie de tous les jours, peut être le siège d'une grande variété de dermatites dont certaines sont de nature eczémateuse. La plupart ont été décrites dans le chapitre 5. À titre de rappel, cette nomenclature classique, telle qu'elle, adoptée par de nombreux auteurs, comporte les affections suivantes : dermatite d'irritation, dermatite de contact aux protéines, dermatite atopique, dysidrose et eczémas dysidrosique, dermatite hyperkératosique palmaire, eczéma de contact, eczéma nummulaire et pulpites. On y inclut volontiers les diverses variétés de psoriasis [23]. Il convient de rappeler que cette classification n'est pas toujours utilisée dans la littérature anglo-saxonne, où le terme **chronic hand dermatitis** est couramment employé. Cette approche, différente, tient compte du fait qu'il y a parfois intrication entre plusieurs affections, comme la dermatite d'irritation et la dermatite atopique par exemple.

Deux entités méritent une mention spéciale : la dermatite hyperkératosique palmaire et les pulpites.

Dermatite hyperkératosique palmaire

Elle se caractérise par des placards érythématosquameux ou érythématokératosiques des paumes des mains, aux limites précises, parfois creusés de crevasses profondes dues au manque d'élasticité cutanée lors des tractions provoquées par les travaux manuels. Elle apparaît en général à la quarantaine ou à la cinquantaine. Il est intéressant de noter que, dans de nombreux cas, la dermatose ne s'amende pas lors de l'arrêt de toute activité manuelle. Elle est d'un classement nosologique difficile ; l'examen histologique est non spécifique dans la plupart des cas, avec parfois des caractères frustes d'eczéma ou de psoriasis, souvent intriqués. La thérapeutique, qui était considérée comme problématique, a favorablement évolué, en faisant appel de manière conjointe aux topiques utilisés en alternance : émollients, dermocorticoïdes puissants et inhibiteurs de la calcineurine (tacrolimus, pimécrolimus) et surtout aux rétinoïdes par voie systémique : l'alitrétinoïne : 30 mg/j (1er choix) [26, 27] ou l'acitrétine : 25-50 mg/j (2e choix) [28]. La réponse est souvent très satisfaisante, mais les récidives sont possibles à l'arrêt du traitement.

Pulpites

Sous le terme de pulpites, on regroupe toutes les dermatites localisées électivement aux pulpes digitales (*fingertip dermatitis*). Ce sont des lésions qui peuvent déjà apparaître dans l'enfance, mais qui sont particulièrement fréquentes chez les jeunes femmes adultes. Au début, elles sont desquamatives, avec exfoliation de fines lamelles cornées, donnant à la peau une sensation de rugosité et de sécheresse. Plus tardivement, elles deviennent érythématosquameuses avec formation de crevasses douloureuses. On peut les scinder en deux catégories :
– celles qui affectent préférentiellement le pouce, l'index et éventuellement le médius d'une seule main (parfois les deux) et que nous avons dénommées « *pulpites de préhension* » [29]. Elles suggèrent par priorité l'intervention de facteurs exogènes : frictionnels et/ou de nature chimique, créant soit une dermatite d'irritation, soit un eczéma de contact (p. ex. pulpite à l'ail). Elles guérissent en général lors de l'éviction de ces facteurs exogènes ;
– les autres pulpites, dites « *de topographie aberrante* ». Certains doigts sont atteints, alors que d'autres sont épargnés, sans logique topographique. Ces pulpites peuvent survenir dans un contexte de dermatite atopique ou de psoriasis. Leur traitement est souvent difficile : alternance de corticostéroïdes topiques et de crèmes émollientes, dont le succès est mitigé. Les immunomodulateurs topiques (tacrolimus, pimécrolimus) semblent constituer une approche beaucoup plus prometteuse, ainsi que l'alitrétinoïne par voie systémique (30 mg/j) [26].

Tumeurs et pseudo-tumeurs bénignes

Syndrome de Maffucci

Le syndrome de Maffucci (parfois appelé syndrome de Maffucci-Kast) est une angioendochondromatose débutant dès l'enfance, indifféremment dans les deux sexes. Il associe des angiomes capillaroveineux et des chrodromes multiples. La localisation aux extrémités, mains et doigts particulièrement, est fréquente. À l'examen anatomopathologique, ces angiomes offrent l'image d'une paroi à cellules fusiformes [30]. Une complication majeure de l'affection est la transformation maligne des chondromes en chondrosarcomes (*cf.* chapitre 14). Proche de la maladie d'Ollier, le syndrome de Maffucci s'en distingue sur le plan génétique par l'absence du gène *PTHRI*. Il est associé sur le plan génétique à des mutations dans *IDH1* ou *IDH2*.

Syndrome d'Ollier

C'est une endochondromatose caractérisée par des tumeurs bénignes des os se formant à partir du cartilage et se développant à proximité du cartilage de croissance. Elle est rare et commence en général à partir de 10 ans. Le diagnostic se fait sur la clinique et les examens radiologiques. Les enchondromes, particulièrement au niveau des doigts et des orteils, se présentent comme des nodules durs. Le risque de transformation maligne est la complication classique (fibrosarcomes et ostéosarcomes). Très proche du syndrome de Maffucci, elle s'en distingue par l'absence de malformations veineuses et et sur le plan génétique par la présence du gène *PTHRI* [31]. On retrouve également des mutations dans *PTHRI*, *IDH1* et *IDH2*.

Fibrokératome digital acquis

Ce nodule bénin survient préférentiellement chez l'homme entre 30 et 60 ans. Le plus souvent localisé sur l'index ou le majeur, le fibrokératome digital acquis est facilement confondu avec une verrue de laquelle il se distingue pourtant par la présence, à sa base, d'un sillon le séparant de la peau saine (*cf.* fig. 17.30b) [32]. Le préjudice n'étant qu'esthétique, l'excision simple est suffisante. Plus exceptionnellement, le fibrokératome acquis peut aussi atteindre les orteils.

Il existe une forme familiale de fibrokératomes digitaux multiples à stroma mucineux [33].

Pseudo-kystes mucoïdes

Ils correspondent à de petites tumeurs translucides siégeant électivement sur la face dorsale des dernières phalanges des doigts (fig. 17.31), rarement des orteils, souvent en position para-articulaire (arthrose de Heberden) ou périunguéale ; ils peuvent être considérés comme une variante kystique de la mucinose cutanée focale (*cf.* chapitre 13). Traduisant une dégénérescence mucoïde du derme vraisemblablement consécutive à des microtraumatismes locaux, ils semblent le plus souvent communiquer avec l'articulation [34]. Une ponction évacuatrice suivie d'un pansement compressif permet leur affaissement, mais ils récidivent souvent ; cryothérapie, aspiration et injection de corticostéroïdes ou de produits sclérosants ont été proposées, mais l'excision chirurgicale après leur visualisation par injection intra-articulaire d'un colorant comme le bleu de méthylène est souvent nécessaire pour une guérison définitive. Fréquemment rencontrés chez des femmes d'âge moyen, ces pseudo-kystes mucoïdes doivent être distingués des *kystes ténosynoviaux* (situés plus profondément, en regard de la face dorsale du carpe ou sur la face antérieure du poignet, et qui correspondent à de véritables hernies sous-cutanées ténoarthrosynoviales).

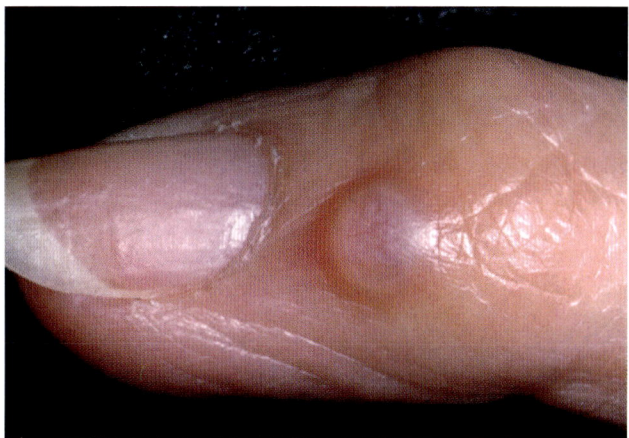

Fig. 17.31 Pseudo-kyste synovial (kyste mucoïde).

Pseudo-kyste pilonidal interdigital

Cette lésion est le plus fréquemment observée chez les coiffeurs et équivaut à une réaction granulomateuse déclenchée par l'inclusion dermique de débris de poils. L'évolution aboutit à la constitution d'un pseudo-kyste. Dans certains cas, une petite touffe de cheveux, aisément reconnaissable, s'échappe par le pertuis du pseudo-kyste. Une localisation plus rare concerne le sillon sous-unguéal.

Coussinets des phalanges, pachydermodactylie

Ce sont des épaississements fermes et circonscrits de la peau des faces dorsales des articulations interphalangiennes proximales de tous les doigts, à l'exception générale des pouces [35]. Ces « coussinets » apparaissent chez des sujets jeunes et ont longtemps été interprétés comme des lésions fibromucineuses à déterminisme génétique. En fait, ils sont souvent associés à un épaississement cutané fusiforme des faces latérales des deux premiers segments phalangiens des mêmes doigts, à l'exception de la face cubitale de l'auriculaire et de la face radiale de l'index. Cet épaississement ou pachydermodactylie est la conséquence d'un geste compulsif de frottement, de torsion, de croisement des doigts (dactylotillomanie). Les coussinets des phalanges isolés sont aussi la conséquence d'un tic semblable de torsion ou de mordillement (*chewing pads*) de la peau souple et distensible du dos des articulations interphalangiennes (*cf.* fig. 21.1). De très nombreuses publications ont été consacrées récemment à la pachydermodactylie et aux troubles associés et ont insisté sur la nature purement mécanogène de ces lésions [36]. Il existe néanmoins des formes s'intégrant très rarement dans le contexte de différentes génodermatoses (mutations dans les gènes *KRT9*, *CAST*, *GJB2* ou *GJB6*).

Troubles cutanéo-rhumatologiques

Syndrome RSSSPE

L'acronyme RSSSPE (*Remitting Seronegative Symmetrical Synovitis with Pitting Edema*) désigne une polyarthrite symétrique qui s'associe à un œdème mou des extrémités (mains en gants de boxe), souvent criblé d'érosions punctiformes [37, 38]. Elle survient avec prédilection chez les sujets âgés séronégatifs. Elle peut s'avérer isolée, mais des publications récentes ont fait état d'associations avec des dermatoses variées (psoriasis, sarcoïdose, lupus érythémateux, etc.) et/ou des infections virales (virus d'Epstein-Barr, parvovirus B19, etc.). L'association potentielle avec une tumeur maligne est évidemment d'une importance beaucoup plus grande (syndrome myélodysplasique, lymphome T, adénocarcinome prostatique, carcinome pulmonaire). L'affection peut alors être considérée comme un *syndrome paranéoplasique* et il importe donc, devant chaque observation, de rechercher une néoplasie potentielle [39]. Dans le cas contraire, lorsque le syndrome est isolé, les corticoïdes à faible dose (10 à 15 mg/j) possèdent un effet bénéfique rapide et permettent la disparition progressive de la symptomatologie [40].

Histiocytose multicentrique

L'histiocytose multicentrique est une affection très rare dont la pathogénie reste obscure. Elle est associée dans 20 % des cas à une tumeur maligne (*cf.* chapitre 11-2). Les carcinomes gastriques, ovariens, mammaires, utérins, le myélome et le mélanome ont été classiquement rapportés. Plus rarement, existe conjointement une affection auto-immune (arthrite rhumatoïde, lupus érythémateux). L'affection survient beaucoup plus fréquemment chez la femme, autour de la quarantaine, et a été exceptionnellement décrite dans l'enfance et l'adolescence.

La symptomatologie clinique comporte plusieurs types de lésions [41, 42] :
– une polyarthrite affectant typiquement les mains. Les lésions, symétriques, érythémateuses, déformantes atteignent les articulations interphalangiennes et entraînent un raccourcissement et une mutilation des doigts ;
– des papulonodules rouge brun, lisses et fermes, sur le dos des mains et des doigts, notamment dans les régions unguéales proximales (*cf.* fig. 11.23). Des lésions similaires peuvent apparaître en divers endroits du tégument ;
– des lésions muqueuses observées dans plus de 50 % des cas, surtout aux lèvres et à la langue (*cf.* chapitre 11-2).

Rhumatisme fibroblastique

C'est également une affection peu fréquente. Il peut apparaître à tout âge, et affecte indifféremment les deux sexes. Il se caractérise par une polyarthrite symétrique, associée à l'apparition relativement rapide de vastes nodules cutanés de 5 à 20 cm de diamètre, surtout localisés aux dos et aux paumes des mains, mais parfois en d'autres endroits du tégument. Ils sont de consistance ferme, et de couleur chair. S'y associent souvent un phénomène de Raynaud et une sclérodactylie. Les symptômes s'estompent en quelques mois ou en quelques années. L'examen histologique révèle une prolifération de cellules fusiformes et une fibrose du derme. Les études immunocytochimiques suggèrent une différenciation myofibroblastique.

Le traitement reste erratique : corticostéroïdes systémiques, colchicine, etc. L'appréciation de son efficacité est rendue aléatoire, en raison de l'évolution spontanément favorable de l'affection [43, 44].

Mechanic's hands

Dans le syndrome des anticorps antisynthétases, les lésions digitales évoquent à un tel point des lésions d'irritation et d'usure provoquées par des travaux manuels pénibles qu'on les a décrites sous la dénomination de *mechanic's hands* [45]. Il s'agit de lésions douloureuses, jaunâtres, kératosiques et fissuraires des pulpes et des régions périunguéales et latérodigitales, prédominant sur les doigts les plus exposés lors des travaux. Ces malades ont souvent simultanément une polymyosite et une pneumopathie interstitielle diffuse fibrosante, fréquemment une polyarthrite et un acrosyndrome à type de phénomène de Raynaud. L'anticorps anti-Jo-1 est le plus caractéristique des anticorps anti-aminoacyl-ARNt-synthétases présents chez ces malades. Les *mechanic's hands* peuvent aussi être observés dans les autres connectivites plus courantes (syndrome de Sharp, dermatomyosite, lupus systémique, sclérodermatomyosite avec anticorps anti-PM/Scl, syndrome de Gougerot-Sjögren). Les lésions cutanées acrales peuvent exceptionnellement se nécroser. Un diagnostic différentiel s'impose avec de simples dermatites d'irritation, soit d'usure, soit hyperkératosiques (*cf.* chapitre 5).

Nodules rhumatoïdes, tophus goutteux

Ces lésions, à localisation digitale fréquente, sont décrites respectivement dans les chapitres 11-6 et 13-4.

Dermatoses diverses

Caroténodermie palmodigitale

Si cette coloration jaune orangé de la peau des paumes et des plantes relève le plus souvent de l'apport excessif de carotène d'origine alimentaire (régime végétarien riche en carottes) ou médicamenteuse, elle doit par principe faire envisager d'autres éventualités plus rares : hyperlipidémie majeure (hypothyroïdie, syndrome néphrotique), hypogonadisme masculin, POEMS syndrome ou encore défaut congénital ou acquis de la conversion de carotène en vitamine A. Il semble important de signaler que la coloration orangée de la peau des paumes et des plantes est un signe cutané majeur de l'*anorexie mentale*. Il faut noter que dans l'anorexie mentale les conjonctives ne sont pas « ictériques », un signe qui permet un diagnostic différentiel aisé avec l'ictère dont la coloration jaune des sclérotiques est un de ses symptômes initiaux. La caroténodermie chez l'anorexique est liée à une consommation privilégiée en aliments hypocaloriques riches en caroténoïdes (carottes, brocolis, etc.).

Kératodermie palmoplantaire aquagénique

La kératodermie palmoplantaire aquagénique (synonyme de l'appellation acrokératodermie tubulaire sudorale aquagénique, moins usitée) est une affection rare, dont l'incidence n'est pas déterminée et qui a été décrite depuis une vingtaine d'années.

Sa symptomatologie est pathognomonique : elle s'observe principalement chez les jeunes femmes. Elle se caractérise par une sensation de brûlure et l'apparition de papules œdémateuses blanchâtres ou jaunâtres, discrètement vésiculeuses, de développement rapide sur les paumes (et plus rarement sur les plantes) après immersion dans l'eau, principalement aux endroits de pression [46, 47]. Elles disparaissent rapidement après assèchement du tégument, sans séquelle hormis une fine desquamation transitoire. Pour convaincre le dermatologue, les patients viennent en consultation, la main plongée dans un seau d'eau. Cette épreuve de provocation est parfois décrite sous une dénomination imagée : « le signe de la main plongée dans un récipient d'eau froide ». À l'examen histopathologique, on observe le plus souvent une dilatation des ostiums sudoraux. Les connaissances étiopathogéniques, en particulier d'ordre génétique, se sont affirmées récemment. Dans plusieurs observations, les sujets sont hétérozygotes pour une mutation des gènes *CFTR1* ou *2*, impliqués également dans la fibrose kystique (mucoviscidose) et l'association potentielle des deux affections ne peut être exclue [48, 49]. Très épisodiquement, il existe une association avec l'hyperhidrose et/ou la prise de médicaments anti-inflammatoires non stéroïdiens.

Il n'existe pas de traitement codifié ; la prévention est dès lors le seul recours efficace, c'est-à-dire une éviction de l'eau froide, difficilement réalisable.

Hypokératose palmaire circonscrite

Cette entité très rare, récemment décrite, est caractérisée par une zone bien circonscrite de peau érythémateuse, légèrement déprimée. Aucune cause traumatique ou autre n'a été rapportée. Histologiquement, les lésions révèlent une diminution abrupte, bien délimitée, dans l'épaisseur du stratum corneum accompagnée d'un amincissement du stratum granulosum [50].

Puffy hand syndrome (syndrome de la main bouffie)

Il s'observe chez les toxicomanes qui s'injectent des drogues diverses dans les veines du dos de la main. Un œdème du dos des deux mains (principalement de la main « non dominante ») est le symptôme le plus caractéristique de cette entité. Les lésions peuvent être impressionnantes et parfois très douloureuses. Il n'est pas rare que l'œdème soit associé à la présence de larges lésions squameuses, croûteuses et nécrotiques à disposition linéaire [51]. De ce fait, certains patients sont adressés en dermato-allergologie pour la réalisation de tests épicutanés. Cette entité résulte probablement de la destruction du réseau lymphatique avec fibrose secondaire du tissu sous-cutané.

Desquamation estivale en aires des mains

Cette affection très caractéristique s'observe principalement (mais non exclusivement) durant l'été. Elle n'est pas liée à une irritation d'origine mécanique ou chimique. Elle affecte la face palmaire des mains et des doigts et correspond cliniquement à un détachement extrêmement superficiel de l'épiderme. Initialement, la lésion a la taille d'une tête d'épingle. Elle s'élargit ultérieurement, présentant une bordure discrète, arrondie, mais incomplète. La desquamation s'étend de manière centrifuge et les différents cercles qui se constituent peuvent converger [52]. L'étiologie de la maladie est inconnue. On a spéculé sur le fait qu'elle pourrait correspondre au stade *desquamatif de la dysidrose*, mais sans preuve réelle. La distinction de cette affection de la *forme localisée palmoplantaire de l'érythème scarlatiniforme desquamatif* (maladie de Féréol-Besnier) s'accompagnant d'une desquamation scarlatiniforme en lambeau sur fond érythémateux et parfois par des prodromes n'est pas toujours facile.

Pathologie du pied

Le pied, comme la main, peut être le siège de dermatoses communes décrites dans divers autres chapitres, à titre d'exemple : le psoriasis, la dermatite atopique, les engelures, mais aussi bien d'autres. Néanmoins, certaines particularités anatomiques du pied ainsi que le port des chaussures, qui modifie les conditions physiologiques naturelles, peuvent créer des pathologies qui s'observent de manière exclusive ou privilégiée dans cette région. Leur classification est délicate, car elles relèvent parfois de processus multifactoriels. Leur énumération dans des sous-groupes définis comporte donc un caractère arbitraire.

Enfin, le pied paie un lourd tribut au diabète. Une pathologie variée, complexe entre dans le cadre de ce qu'il est convenu d'appeler « le pied diabétique », qui fait l'objet d'une rubrique particulière dans le chapitre 19-1.

Manifestations vasculaires

Ulcère aigu plantaire

Lésion nécrotique de développement rapide, l'ulcère aigu plantaire [53] siège le plus souvent sur la voûte longitudinale à distance de toute zone d'appui. Volontiers précédé par le développement d'une tache hémorragique douloureuse, il se constitue en quelques heures, se creuse, puis s'étend de façon centrifuge. L'absence de réaction inflammatoire locorégionale confère à cet ulcère un aspect caractéristique. L'ulcère aigu plantaire observé chez l'adulte jeune, notamment diabétique, le plus souvent consécutif à un traumatisme, se différencie du mal perforant plantaire par une évolution rapidement favorable.

Syndrome de l'orteil bleu (pourpre)

Se manifestant par l'apparition soudaine d'une coloration violacée d'un ou de plusieurs orteils associée parfois à un livedo, de lésions purpuriques et de vives douleurs, ce syndrome a pour origine des embolies artério-artérielles [54]. Plus exceptionnellement, le tableau clinique relève de microembolies à point de départ cardiaque (p. ex. endocardite, myxome, prothèse valvulaire) ou après des dilatations artérielles en percutané. La composition du matériel embolique varie de cas en cas, mais on retrouve le plus souvent des cristaux de cholestérol. La reconnaissance de cette entité permet parfois d'identifier précocement une artériopathie, encore latente et pourtant menaçante, non seulement pour les orteils et le pied, mais également pour l'ensemble du membre inférieur. Lors du bilan, la plus grande prudence s'impose ; l'artériographie fait en effet courir le risque d'une aggravation du tableau par détachement de nouveaux embols à partir d'une plaque athéromateuse ulcérée.

Manifestations neurologiques

Pied de Charcot

La neuroatrophie du pied a été initialement décrite en relation avec la syphilis. Le diabète sucré et la polyneuropathie qui lui est secondaire constituent actuellement les principaux pourvoyeurs de cet état. Bien que loin d'être exceptionnelle, cette affection conserve de nombreux mystères [55]. Seules sont actuellement identifiées les deux conditions indispensables à son développement : une neuropathie sensitive favorisant la survenue de microtraumatismes répétés, et la persistance d'une bonne vascularisation acrale, l'augmentation du débit sanguin participant de façon essentielle aux processus de résorption osseuse. Le pied de Charcot évolue en trois stades :

– au stade I s'observent une fragmentation des structures ostéoarticulaires, puis le développement d'une réponse inflammatoire locorégionale généralement importante ;
– au stade II surviennent une résorption osseuse, puis la coalescence des structures ostéoarticulaires, elle-même suivie par la formation de cals ;
– au stade III, ou stade final, ce sont les phénomènes de consolidation osseuse qui prédominent. Les désaxations et déformations résiduelles peuvent alors se compliquer par l'apparition d'ulcérations des tissus mous en regard des zones d'appui et de frottements pathologiques dont la conséquence ultime est le développement de foyers ostéomyélitiques.

Le traitement vise, par des mesures orthopédiques appropriées, à permettre au sujet présentant un pied de Charcot d'atteindre le stade III sans déformation majeure ou plaie menaçante [56].

Burning feet syndrome

Ce syndrome particulier [57, 58] peut être consécutif à de multiples causes différentes, comme la neuropathie diabétique ou alcoolique, une neuropathie due à des carences vitaminiques, ou encore un syndrome douloureux régional complexe. Il est caractérisé par une perte en petits filets nerveux sensoriels du pied. Les symptômes cliniques consistent en une sensation de brûlure du pied avec accentuation par la chaleur ou le froid. Son traitement n'est pas clairement défini. La gabapentine et la prégabaline sont susceptibles d'apporter aux patients un soulagement significatif.

Infections

Intertrigo interdigitoplantaire bactérien

L'intertrigo interdigitoplantaire bactérien est parfois dénommé intertrigo à germes Gram–. En effet, il est essentiellement provoqué par *Pseudomonas aeruginosa* (bacille pyocyanique), un germe ubiquitaire présent sur le sol, en particulier dans un environnement humide.

L'image clinique est très caractéristique [59]. Toute la région des espaces interorteils et de la peau avoisinante est le siège d'une vaste exulcération à bords décollés, blanchâtres, macérés. Cette affection peut être floride. Il existe de petites crevasses au fond des plis qui constituent la porte d'entrée au développement d'un éventuel érysipèle de jambe. La pratique de sports nautiques ainsi que le port de chaussures fermées favorisant la macération sont autant de facteurs à prendre en considération. Une coloration vert bleuâtre des sous-vêtements est un symptôme révélateur de l'infection (sécrétions de pyocyanine) [60].

Le traitement local fait appel à de larges badigeons de povidone iodée (solution aqueuse à 10° %), associés, en cas de lésions extensives, à une antibiothérapie systémique déterminée par les résultats de l'antibiogramme. Les fluoroquinolones (ciprofloxacine) représentent souvent une option adéquate.

Pied de Madura (ou mycétome du pied)

Le pied de Madura (du nom d'une île indonésienne) est une affection des régions tropicales ou subtropicales. Elle survient principalement en Afrique Noire, chez les sujets marchant pieds nus [61]. Encore appelé mycétome du pied, il résulte de l'envahissement tégumentaire local par divers micro-organismes eumycètes (p. ex. *Madurella mycetomatis, grisea*) ou actinomycètes (*Nocardia asteroïdes, brasiliensis*). L'effraction cutanée par des épineux est à l'origine de l'infection. Se développe ensuite une réaction granulomateuse torpide, d'évolution lente, mais gravement destructrice. L'incubation longue (mois ou même années) fait place à une tuméfaction diffuse plus ou moins inflammatoire des parties molles du pied. Des orifices de fistules d'où sourd un pus mélangé à des grains blancs, jaunes, rouges ou noirs se constituent ensuite à la surface du tégument. En profondeur, l'os est détruit sans que ne survienne de réaction périostée [62]. L'ensemble du processus, inéluctablement et désespérément progressif, répond parfois de façon satisfaisante aux traitements médicamenteux prolongés pendant 6 à 12 mois (pour l'eumycétome : itraconazole, terbinafine, 5-fluorocytosine ou encore posaconazole ; pour le mycétome actinomycosique : triméthoprime – sulfaméthoxazole, associé éventuellement à la dapsone et/ou l'amikacine). Surtout lorsqu'il s'agit d'un eumycétome, le traitement médicamenteux est combiné au traitement chirurgical avec excision du tissu infecté, mais parfois la chirurgie d'amputation est inévitable.

Kératolyse ponctuée plantaire

La kératolyse ponctuée (*pitted keratolysis*) se caractérise par des érosions punctiformes et serpigineuses de la couche cornée, principalement aux régions d'appui de la plante du pied et de la pulpe des orteils, ce qui leur donne un aspect criblé. À hauteur de ces « puits » creusés à l'emporte-pièce, les empreintes plantaires sont habituellement interrompues. Elle survient souvent mais pas systématiquement dans un contexte d'hyperhidrose. Elle a pour origine une pullulation bactérienne superficielle (*Corynebacterium species, Kytococcus sedentarius*) entraînant par action enzymatique une dissolution multifocale de la couche cornée [63]. Douloureuse ou non, malodorante ou non, la kératolyse ponctuée plantaire s'observe le plus souvent chez l'adolescent et le jeune adulte de sexe masculin dont la sudation est favorisée par le port de chaussures hermétiques et une hygiène parfois insuffisante. Plusieurs traitements topiques se sont révélés efficaces [64]. Le plus fréquemment cité est l'érythromycine. D'autres options comprennent la clindamycine, la mupirocine, l'acide fusidique et les antifongiques azolés. Si l'affection est sévère, l'érythromycine *per os* est indiquée.

En cas d'hyperhidrose majeure associée, des tamponnements avec une solution aqueuse de chlorure d'aluminium à 20 % ou des injections de toxine botulique peuvent être recommandés.

Eczémas de contact aux chaussures

Il importe d'évoquer ici la grande fréquence des eczémas de contact des pieds, en relation essentiellement avec le port des chaussures. Les allergènes présents dans les constituants des chaussures sont dissous par la transpiration : sels de chrome du cuir, allergènes des caoutchoucs et des colles, colorants, métaux. L'eczéma de contact peut compliquer une dermatite préexistante : dermatite atopique, eczéma nummulaire, dermatose plantaire juvénile (*cf.* chapitre 5). La prévention ultérieure de l'eczéma de contact pose aujourd'hui de sérieux problèmes. Le choix d'une chaussure adéquate, ne contenant pas les allergènes incriminés, s'avère complexe, en raison des incertitudes qui planent sur la nature précise des constituants des chaussures, tels qu'ils sont fournis (et parfois certifiés) par les fabricants. C'est un des challenges les plus complexes de la dermato-allergologie de contact.

Autres dermatoses

Syndrome du talon noir (hématomes intracornés, pseudo-chromhidrose plantaire)

Les hématomes intracornés, classiquement observés en médecine sportive, se caractérisent par un piqueté confluent de ponctuations noirâtres (fig. 17.32) [65], consécutives à de minuscules hémorragies survenant dans le derme papillaire (par rupture de capillaires) à l'occasion d'efforts sportifs. Le pigment, d'origine hématique, s'élimine par voie transépidermique. À la dermoscopie, l'hématome intracorné se distingue par son bord net, une pigmentation homogène, et par la présence de perles ou galets disposés sur les crêtes. La localisation la plus fréquente correspond aux parties postérieures ou postérolatérales des talons, juste au-dessus de la lisière plantaire de façon uni- ou bilatérale. Le découpage au scalpel des lamelles cornées superficielles permet de mieux individualiser les ponctuations noires. Certains sports exigeant des démarrages brusques (basket-ball, athlétisme, tennis, volley-ball) y prédisposeraient.

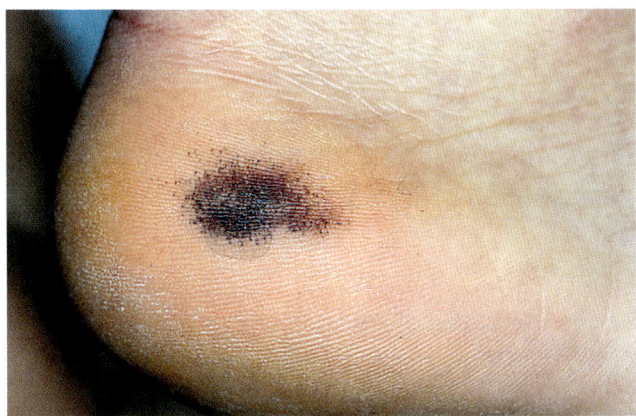

Fig. 17.32 Syndrome du talon noir : pseudo-chromhidrose plantaire.

Le terme « talon noir » est une expression imagée qui illustre parfaitement cette pathologie ; il est fréquemment utilisé. Le diagnostic différentiel s'impose avec une lésion mélanique, qui est facilement exclue par l'examen dermoscopique. L'affection guérit spontanément.

Papules ou hernies piézogéniques

Les papules piézogéniques sont des herniations de la graisse sous-cutanée dans le tissu dermique sur les faces latérales des talons (fig. 17.33) [66]. Leur prévalence atteindrait 10 à 20 % de la population, les femmes et les enfants étant particulièrement atteints. Elles se présentent comme des papules de la couleur de la peau, parfois légèrement jaunâtres, et ne sont visibles qu'en station debout. Elles sont en général asymptomatiques. Des lésions similaires peuvent être également observées sur la face latérale des mains en cas d'application de pression sur les paumes. Le terme de « papules piézogéniques douloureuses des pieds » ne s'applique qu'aux lésions créant un inconfort marqué, accompagné d'élancements chez les athlètes de compétition. Elles se retrouvent préférentiellement chez les patients atteints d'un syndrome d'Ehlers-Danlos [67].

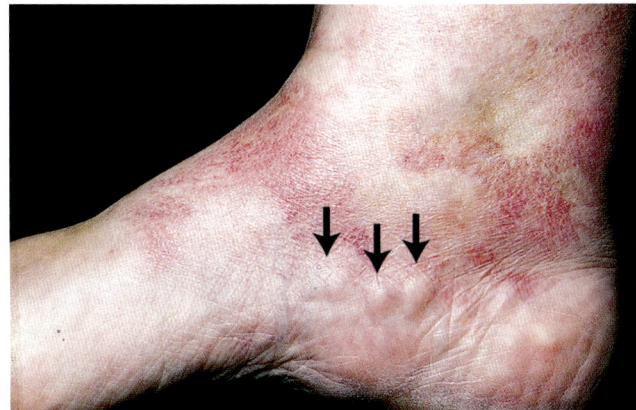

Fig. 17.33 Papules ou hernies piézogéniques.

Kératose talonnière fissuraire (kératodermie marginale fissuraire des talons, kératodermie climatérique, maladie de Haxthausen)

Très fréquente, notamment chez la femme ménopausée, cette affection, dont l'individualisation a au cours des dernières années été controversée, se présente comme un bourrelet kératosique, plus ou moins large et plus ou moins épais, parcouru de profondes fissures verticales, localisé sur les bords latéraux et postérieur du talon. Le plus souvent asymptomatique, cette anomalie peut, dans les cas les plus sévères et, surtout, lorsque les fissures sont nombreuses et profondes, devenir douloureuse et entraver la marche. Outre l'instauration de mesures spécifiques locales (ponçage hebdomadaire à la toile d'émeri, application vespérale d'une préparation magistrale à base d'acide salicylique 10 %). Dans les cas les plus sévères, un traitement systémique de courte durée par acitrétine peut s'avérer bénéfique.

Hyperkératose, callosité, cor

L'hyperpression et le frottement, comme toute autre sollicitation mécanique anormale de l'épiderme, stimulent sa prolifération. En résulte un épaississement de la couche cornée (hyperkératose). Le phénomène peut être diffus : c'est la callosité ou tylome. Il peut être au contraire focal : c'est le cor ou clavus ou encore hélome.

La callosité, surtout si elle est de grande taille, demeure le plus souvent asymptomatique. Se présentant comme une plaque kératosique homogène, plus ou moins épaisse, on la retrouve sur toutes les zones de frottement : partie médiane antérieure du pied (effondrement de la voûte transverse antérieure), base du 1er orteil face plantaire (os sésamoïde) ou bord interne (*hallux valgus*).

Le cor, plus petit, est au contraire douloureux. Il se présente comme une callosité de petite taille avec un cœur central corné. Trois types sont possibles : *le cor dur* (face dorsolatérale du 5e orteil, face dorsale du 2e orteil, pulpe du 3e orteil) ; *le cor mou ou œil-de-perdrix* presque exclusivement localisé au niveau du 4e espace interorteil ; les *cors milium*, ou groupement de petits cors disposés sur la plante. Le traitement de ces diverses hyperkératoses nécessite, en plus de soins dermatologiques, une prise en charge par un orthopédiste-bandagiste à même de réaliser des orthèses de décharge adaptées. En cas d'échec, une chirurgie orthopédique correctrice constitue la seule mesure susceptible de soulager définitivement le patient.

Maladie de Haglund

Cette affection de la jeune femme, observée essentiellement pendant la saison froide, a pour origine, d'une part des microtraumatismes répétés du talon qu'entraîne le port de chaussures trop serrées, d'autre part une hypertrophie, le plus souvent constitutionnelle, du calcanéum dans sa partie postérosupérieure. La patiente atteinte d'une maladie de Haglund consulte pour une tuméfaction douloureuse de la partie supérieure du talon, tuméfaction qui peut être ferme (*fibrose du tissu sous-cutané*) ou rénitente (*bursite rétroachilléenne*). La prise en charge de cette affection comprend deux étapes : dans un premier temps, le choix de chaussures larges, la confection et le port d'une orthèse mousse de protection, et dans un second temps, si le problème persiste, la résection chirurgicale de la saillie osseuse excessive du calcanéum qui frotte contre la chaussure.

Tumeurs et pseudo-tumeurs

Exostose isolée de la phalange distale du gros orteil

Cette formation pseudo-tumorale sous-unguéale ou para-unguéale se développe souvent après un traumatisme local ayant lésé la phalange distale [68]. La réaction périostée qui en résulte amène à la constitution d'un éperon osseux qui, à son tour, en blessant les parties molles, induit la constitution d'un tissu de granulation chronique réactionnel. En outre, une telle exostose est souvent également responsable d'une déformation de l'ongle. Cette lésion, qui pose un diagnostic différentiel parfois délicat avec une véritable tumeur, mélanome amélanique en particulier, trouve son explication lorsqu'une radiographie régionale est réalisée. Le traitement est chirurgical. Quelques cas, rares, ont été signalés associés à la maladie exostosante héréditaire.

Épine calcanéenne

La persistance de troubles de la statique du pied peut avoir pour conséquence une inflammation suivie d'une ossification de l'insertion sous-calcanéenne de l'aponévrose plantaire : c'est l'épine calcanéenne. Le malade qui développe un tel problème (le plus souvent une femme d'âge moyen présentant une surcharge pondérale, plus exceptionnellement un malade souffrant d'une spondylarthrite ankylosante ou d'un syndrome de Fiessinger-Leroy-Reiter) consulte pour des douleurs talonnières qui l'empêchent de marcher. Si le tégument régional paraît normal, l'examen du pied en flexion dorsale permet de localiser, par pression, un point douloureux sur la face plantaire du calcanéum. Soupçonné cliniquement, le diagnostic sera confirmé par un cliché radiographique conventionnel qui met en évidence l'épine calcanéenne. Le traitement comporte, outre la correction des troubles de la statique et la confection d'une semelle orthopédique, diverses mesures antalgiques : ultrasons, infiltrations locales de corticoïdes après anesthésie du nerf tibial postérieur.

Carcinome verruqueux (*carcinoma cuniculatum*)

Il s'agit d'une variété peu commune de carcinome spinocellulaire très bien différencié à localisation plantaire [69-71]. Cliniquement, la surface tumorale hyperkératosique peut faire confondre la lésion avec une verrue vulgaire. Un examen attentif permet cependant d'observer la présence de multiples orifices cryptiques d'où peut sourdre un matériel fait de kératine macérée malodorante, d'où l'appellation «*cuniculatum*». Divers facteurs étiologiques sont incriminés : microtraumatismes répétés, radiodermite, plaie chronique, infection par HPV. Le diagnostic histologique est difficile et nécessite souvent plusieurs biopsies profondes, car les anomalies histologiques sont peu marquées et l'hyperkératose en surface est épaisse. La croissance lente (plusieurs mois à plusieurs années) du carcinome verruqueux ne se complique guère de phénomènes métastatiques ; en revanche, sa capacité d'invasion et de destruction locale est considérable. La radiothérapie est contre-indiquée et le traitement, chirurgical, nécessite une exérèse large.

Mélanome plantaire acrolentigineux

Dans le monde des mélanomes, le mélanome plantaire acrolentigineux occupe une place à part. Son incidence est d'environ de 1,8 cas par million de personnes-années.

Il est proportionnellement plus fréquent dans les populations noire africaine, hispanique et asiatique. Ces dernières développent en effet moins fréquemment des mélanomes cutanés [72]. Sur le plan génétique, leur profil avec une moindre charge mutationnelle est différent de celui des mélanomes cutanés. On retrouve dans 20 % des cas des mutations de KIT ou, dans seulement 15 % des cas, des mutations de *BRAF*.

Les symptômes cliniques sont assez caractéristiques : une macule brune ou noire avec des nuances variées selon les endroits et des bords irréguliers. Ils se développent surtout sur les zones de pression ou sujettes aux traumatismes (talon, avant-pied, gros orteil et ongle). Le diagnostic est souvent tardif en raison de sa localisation particulière. Une ulcération de la lésion n'est pas rare et peut entraîner une confusion avec un ulcère traumatique.

La dermoscopie est d'un intérêt tout particulier : le patron de loin le plus fréquent est celui, en lignes parallèles, des crêtes épidermiques, considéré comme hautement caractéristique, mais d'autres patrons peuvent beaucoup plus rarement se rencontrer (en treillis, homogène, fibrillaire, etc.) [73].

L'examen histopathologique complète ces observations dermoscopiques et, comme dans tout autre mélanome, renseigne sur l'extension verticale ou non de la lésion dans le derme.

Le traitement est similaire à celui des autres mélanomes, adapté dans chaque cas au stade d'évolution de la lésion.

Le mélanome palmaire acrolentigineux offre des caractéristiques similaires, mais est beaucoup moins fréquent.

Le mélanome unguéal et périunguéal est décrit au chapitre 12.

Syndrome douloureux régional complexe (algodystrophie, maladie de Sudeck)

Le syndrome douloureux régional complexe est l'appellation actuelle d'une affection désignée pendant de nombreuses années sous les noms d'algodystrophie, de maladie de Sudeck et/ou de causalgie. Certains auteurs distinguent deux sous-types I et II, mais cette subdivision est un peu artificielle, car il y a chevauchement entre ces deux variantes [74, 75].

L'étiopathogénie est neurologique ; elle correspond à une dysfonction des fibres de petit calibre des nerfs périphériques qui protègent des stimulations douloureuses et thermiques *et/ou de grand calibre* qui détectent les stimulations tactiles.

Le syndrome s'observe plus fréquemment chez la femme que chez l'homme (4/1) à l'âge adulte et plus exceptionnellement durant l'enfance ou l'adolescence. L'évolution est lentement régressive et le plus souvent sans séquelle mais, dans certains cas, la douleur persiste pendant de nombreuses années.

Les symptômes cliniques sont les suivants :
– *douleurs souvent intenses* articulaires et périarticulaires continues siégeant au niveau d'une extrémité, essentiellement aux poignets et aux mains, survenant *après un traumatisme* important (le plus souvent fracture du radius) ou plus discret et parfois aussi après une intervention chirurgicale pour un syndrome du canal carpien [76] ;
– *troubles vasomoteurs* se caractérisant par un œdème érythémateux du dos des poignets et des mains, le plus souvent dur (signe du godet).

Le diagnostic n'est pas toujours simple, et repose sur la scintigraphie osseuse. La microneurographie, une technique permettant d'enregistrer et de mesurer directement l'activité neurale des fibres nerveuses par lesquelles se propagent les influx nociceptifs, est en cours d'évaluation, mais n'est pas encore d'application standardisée.

Le diagnostic différentiel se pose avec le syndrome de Secrétan [77] dont la symptomatologie est très proche et qui correspond à une *pathomimie* (traumatismes autoprovoqués répétitifs par constriction volontaire des avant-bras ou des bras par des bandes de gaze ou de caoutchouc) mais dans ce cas, il s'agirait plutôt d'un lymphœdème chronique.

Le traitement du syndrome douloureux régional complexe est multidisciplinaire, mais peut s'avérer décevant. Citons parmi les médicaments proposés : la calcitonine, les biphosphonates, la gabapentine, la prégabaline. La physiothérapie est considérée comme le traitement de 1er choix, incluant le blocage sympathique. En dernier recours, la chirurgie visant à enlever les stimuli nociceptifs aurait à son actif des résultats notables [78].

RÉFÉRENCES

1. Hirschman S.Z. et coll., *N Engl J Med.* 1963, *65*, 889.
2. Davis M.D.P. et coll., *Arch Dermatol.* 2000, *136*, 330.
3. Mork C. et coll., *J Invest Drmatol.* 2000, *114*, 643.
4. Davis M.D.P. et coll., *Arch Dermtol.* 2006, *142*, 1086.
5. Drenth J.P.H. et coll., *J Invest Dermatol.* 2005, *124*, 1333.
6. Lazareth I. et coll., *Ann Dermatol Vénéréol.* 1991, *118*, 567.
7. Petri M. et coll., *J Rheumatol.* 1985, *12*, 800.
8. Achenbach W., *Med Klin.* 1958, *53*, 2138.
9. Ramelet A.A., *Derm Actu (Bruxelles).* 2013, *137*, 17.
10. Parslew R. et coll., *Br J Dermatol.* 1995, *132*, 319.
11. Boisset S. et coll., *Front Cell Infect Microbiol.* 2014, *4*, 40.
12. Hestvik G. et coll., *Epidemiol Infect.* 2015, *143*, 2137.
13. Markoc F. et coll., *Acta Cytil.* 2014, *58*, 23.
14. Hay R.J. et coll., *In :* Burns T. et coll., eds., *Rook's Textbook of Dermatology*, 7th ed., Blackwell, Oxford, 2004.
15. Wollner A. et coll., *Arch Pediatr.* 2014, *21*, S84.

16. Fretzayas A. et coll., *Pediatr Dermatol.* 2011, *28*, 433.
17. Bahadoran P. et coll., *Ann Dermatol Vénéréol.* 1997, *124*, 416.
18. Kavanagh G.M. et coll., *Br J Dermatol.* 1997, *137*, 114.
19. Franks A.G. Jr. et coll., *in :* Freedberg I.M. et coll., eds. *Fitzpatrick's Dermatology in General Medicine, 6th ed.* Mc Graw Hill, New York, 2003.
20. Tosti A. et coll., *Dermatology.* 1994, *189*, 185.
21. van Steensel M.A.M. et coll., *Br J Dermatol.* 2002, *147*, 575.
22. Patel D.V. et coll., *Clin Med Res.* 2005, *3*, 65.
23. Lachapelle J.M. et coll., eds, *Dermatologie Professionnelle et de l'Environnement*, Masson, Paris, 1992.
24. Spoo J. et coll., *Contact Dermatitis.* 2001, *45*, 68.
25. Kirkpatrick J.J. et coll., *Burns.* 1995, *21*, 483.
26. Diepgen T.L. et coll., *Acta Derm Venereol.* 2012, *92*, 251.
27. Schmitt-Hoffmann A.M. et coll., *Clin Exp Dermatol.* 2011, *36*, 29.
28. Capella G.L. et coll., *J Dermatolog Treat.* 2004, *15*, 88.
29. Lachapelle J.M., *in :* Alikhan A. et coll., *Textbook of Hand Eczema.* Springer Verlag, 2014, *3*, 25.
30. Dupont A. et coll., *Arch Belg Dermatol Syphilgr.* 1964, *20*, 95.
31. Hopyan S. et coll., *Nature Genet.* 2002, *30*, 306.
32. Kint A. et coll., *J Am Acad Dermatol.* 1985, *12*, 516.,
33. Moulin G. et coll., *J Am Acad Dermatol.* 1998, *38*, 999.
34. de Berker D. et coll., *Arch Dermatol.* 2001, *137*, 607.
35. Itin P.H. et coll., *Dermatology.* 1995, *190*, 1.
36. Beltraminelli H. et coll., *Eur J Dermatol.* 2009, *19*, 5.
37. Li H. et coll., *Current Rheumatol Rep.* 2015, *17*, 49.
38. Varshney A.N. et coll., *J Postgrad Med.* 2015, *61*, 38.
39. Russel E.B., *J Rheumatol.* 2005, *32*, 1760.
40. Nygaard U. et coll., *Acta Derm Venereol.* 2013, *93*, 491.
41. Gorman J.D. et coll., *Arthritis Rheum.* 2000, *43*, 930.
42. Luz F.B. et coll., *JEADV.* 2001, *15*, 524.
43. Lacour J.P. et coll., *Br J Dermatol.* 1993, *128*, 194.
44. Kanzler M.H. et coll., *Arch Dermatol.* 1995, *131*, 710.
45. Garcia-Patos V. et coll., *Br J Dermatol.* 1996, *135*, 613.
46. Luo D.Q. et coll., *Clin Exp Dermatol.* 2009, *34*, 907.
47. Baldwin B.T. et coll., *J Am Acad Dermatol.* 2006, *54*, 899.
48. Bonhomme A. et coll., *Ann Dermatol Venereol.* 2015, *142*, 197.
49. Nadal M. et coll., *Ann Dermatol Venereol.* 2015, *142*, 201.
50. Tanioka M. et coll., *J Invest Dermatol.* 2009, *129*, 1045.
51. Del Guidice P. et coll., *Arch Dermatol.* 2006, *142*, 1084.
52. Emmerson R.W. et coll., *Trans St John's Hosp Dermatol Soc.* 1967, *53*, 165.
53. Wingo J.P. et coll., *J Vasc Surg.* 1986, *3*, 475.
54. Armstrong D.G. et coll., *Phys Ther.* 1998, *78*, 74.
55. Saltzman C.L. et coll., *Clin Orthop Relat Res.* 2005, *435*, 85.
56. Holland N.R. et coll., *Ann Neurol.* 1998, *44*, 47.
57. Novak V. et coll., *Neurology.* 2001, *56*, 861.
58. Aste N. et coll., *J Am Acad Derrmatol.* 2001, *45*, 537.
59. Kalkan G. et coll., *J Pax Med Amer.* 2013, *63*, 11.
60. Fadwa El Amrani F. et coll., *Pan Afr Med J.* 2013, *14*, 24.
61. Iniesta A. et coll., *Ann Clin Plast Esthet.* 2015, *60*, 164.
62. Longshaw C.M. et coll., *J Appl Microbiol.* 2002, *93*, 810.
63. Pharis D.B. et coll., *J Am Acad Dermatol.* 1997, *36*, 448.
64. Blaise G. et coll., *Int J Dermatol.* 2008, *47*, 884.
65. Laing V.B. et coll., *J Am Acad Dermatol.* 1991, *24*, 415.
66. Kahana M. et coll., *J Am Acad Dermatol.* 1987, *17*, 205.
67. Schmitt A.M. et coll., *Ann Dermatol Vénéréol.* 1997, *124*, 233.
68. Delahaye J.F. et coll., *J Chir (Paris)*, 1994, *131*, 73.
69. Zielonka E. et coll., *Eur J Surg Oncol.* 1997, *23*, 86.
70. Shenoy A.S. et coll., *Foot (Edinb).* 2011, *21*, 207.
71. Mahé A., ed., *Dermatologie sur peau noire.* Doin, Paris, 2000.
72. Frnandes J.D. et coll., *Am J Dermatopathol.* 2015, *37*, 892.
73. Elwan N.H. et coll., *Int J Dermatol.* 2016, *55*, 187.
74. Gay A.M. et coll., *Chir Main.* 2013, *32*, 269.
75. Bussa M. et coll., *Acta Annesthesiol Scand.* 2015, *59*, 685.
76. Roh Y.H. et coll., *Arch Orthop Trauma Surg.* 2014, *134*, 1775.
77. Collet S. et coll., *J Mal Vasc.* 2004, *39*, 67.
78. Drummond P.D. et coll., *Pain.* 2014, *155*, 2218.

17-10 Dermatoses figurées

Concept des dermatoses figurées

J.-H. Saurat

Le concept et ses limites

L'importance de l'analyse du groupement des lésions élémentaires cutanées dans la démarche diagnostique est décrite dans le chapitre 1. Ce groupement est souvent caractéristique d'une dermatose et contribue à l'établissement du diagnostic clinique ; l'arrangement habituel des lésions élémentaires a forcément un substrat physiopathologique mais celui-ci est, dans l'immense majorité des cas, inconnu ou à peine supposé. Pourquoi l'érythème polymorphe est-il en cocardes (en cibles), les lymphomes épidermotropes souvent en lésions arciformes, etc. ?

La plupart des dermatoses communes, eczéma, psoriasis, lichen par exemple, peuvent, à côté de leur groupement habituel, dessiner des figures assez inhabituelles pour retenir l'attention, par exemple, une ligne, un cercle. On parlera alors de psoriasis linéaire ou de lichen annulaire, plus comme *d'une curiosité* (même si le dessin réalisé a une explication physiopathologique) que d'un élément diagnostique déterminant.

Ailleurs, le dessin de la dermatose semble constituer *un critère de distinction diagnostique et nosologique* primordial ; c'est le cas, par exemple, du cadre des « érythèmes annulaires » ou de certaines dermatoses dites « linéaires ».

On pourrait, avec raison, considérer cette approche nosologique comme inappropriée puisqu'elle « court-circuite » l'analyse de la lésion élémentaire. Pourtant, en pratique, surtout lorsqu'on est en présence de dermatoses rares et de cause inconnue, il est utile de pouvoir s'aider de cet élément pour discuter le diagnostic différentiel, notamment devant des aspects annulaires ou linéaires.

Principaux aspects figurés

La configuration spatiale et la cinétique confèrent à certaines lésions un aspect particulier, que l'on retrouve habituellement dans la dénomination de l'affection.

Aspect en mailles. Il peut s'agir d'un livedo réticulé reproduisant le dessin anatomique des mailles du plexus veineux sous-papillaire ou nuque rhomboïdale dessinant des losanges reproduisant l'entrecroisement des plis de flexion et de rotation de la nuque ou aspect réticulé de certaines pigmentations (dermite des chaufferettes) et même de certaines dermatoses inflammatoires (REM syndrome, papillomatose confluente et réticulée de Gougerot-Carteaud).

Aspect sinueux. Ils reproduisent l'aspect de la reptation d'un serpent (aspect serpigineux) correspondant soit à la collision de lésions annulaires et à leur ouverture progressive, soit à une progression d'emblée serpigineuse, soit totalement mystérieuse (kératose folliculaire serpigineuse, par exemple), soit d'explication évidente (larva migrans cutanée, par exemple).

Aspects géométriques. Ils sont évocateurs des pathomimies (p. ex. plaies circonférencielles ou quadrangulaires), aspects étoilés (angiomes stellaires), aspects arborescents (livédo ramifié, kératose lichénoïde striée).

Aspect en halo. Des halos peuvent se développer autour de lésions tumorales ou inflammatoires, qui ne reproduisent pas l'aspect de la lésion centrale. Le plus fréquent est celui d'une dépigmentation autour d'une tumeur mélanocytaire bénigne ou maligne : c'est le « halo nævus » ou **phénomène de Sutton** qui correspond à une réaction immunitaire contre les mélanocytes de la tumeur atteignant également les mélanocytes périphériques à la lésion (*cf.* chapitre 12). Le **phénomène de Meyerson** correspond à un halo érythématopapulovésiculeux, donc un eczéma, autour d'une tumeur mélanocytaire ou non (histiocytofibrome, carcinome baso- ou spinocellulaire, kératose séborrhéique, chéloïde, maladie de Kaposi) ainsi que de lésions non tumorales (prurigo) ; le phénomène de Meyerson peut être observé lors d'un traitement par l'interféron alpha ; il est possible qu'il s'agisse d'une réaction immune dirigée contre des constituants de la lésion centrale.

Aspects linéaires et annulaires. Ils sont décrits ci-dessous.

Dermatoses linéaires

J.-F. Cuny, E. Sprecher, F. Truchetet

Les causes possibles de la linéarité d'une dermatose sont multiples, le plus souvent en rapport avec des facteurs exogènes (tableau 17.13). L'organisation anatomique de la peau, à l'échelle

Tableau 17.13 Substrats possibles de la linéarité d'une dermatose

Organisation anatomique Lignes de la peau	Exemple
À l'échelle pluricellulaire (structures anatomiques)	
Vaisseaux sanguins veineux et artériels	Phlébites, artérite (temporale)
Vaisseaux lymphatiques	Lymphangite
Lignes de Wallace	Limite palmoplantaire de dermatoses (*cf.* texte)
Innervation radiculaire	Zona
Lignes axiales (Sherrington)	Démarcation pigmentaire
Lignes de Voigt	Démarcation pigmentaire
Lignes de suture ou raphés	Ligne brune abdominale de la grossesse
Lignes de fente (lignes de Langer)	Vergetures
À l'échelle cellulaire, subcellulaire et génétique (*cf.* chapitre 8)	
Lignes de Blaschko : migration embryonnaire et différenciation anormale d'une lignée cellulaire avec mosaïcisme cutané	(tableau 17.14 ; *cf.* fig. 8.1 et 8.3)
Mécaniques	Dermographisme, phénomène de Koebner
Chimiques	Phytophotodermatose, brûlures caustiques
Infectieux	Larva migrans, sporotrichose
Dermatomyosite zébrée Pigmentation flagellée après bléomycine *Linea fusca*	

Dermatologie topographique

Dermatoses figurées

pluricellulaire ou même cellulaire, peut aussi être en cause. À cet égard, il est utile de récapituler les «lignes de la peau».

Lignes de la peau

Lignes de Sherrington (ou lignes axiales) [1]. Ce sont les lignes séparant deux zones cutanées correspondant à des segments médullaires différents : ainsi, les lignes séparant les territoires C3 et D2 à la face antérieure du thorax ou les territoires C6 et D1 à la face antérieure de l'avant-bras. L'exemple le plus caractéristique serait celui des lignes de démarcation pigmentaire des groupes A et B [1, 2] qui délimitent une zone hyperpigmentée externe d'une autre moins pigmentée interne ; la plus fréquente, ou type A, est située à la face antérieure du bras et dans la région pectorale ; le type B est situé à la face interne des cuisses [2] ; certains vitiligos pourraient suivre ces lignes.

Lignes de Voigt. Ce sont les lignes limitant les territoires d'innervation cutanée de nerfs périphériques ; elles sont donc distinctes des dermatomes ou métamères ou territoires radiculaires et souvent les chevauchent (p. ex. certaines lignes de démarcation pigmentaire).

Lignes de Langer. Elles sont aussi dénommées lignes de clivage (ou de fente) et correspondent à des lignes de traction mécanique. Lorsqu'on pratique une brèche épidermique et dermique arrondie (p. ex. avec un emporte-pièce ou *punch*), le «trou» ne conserve pas un dessin arrondi mais adopte une forme allongée dont le grand axe suit la «ligne de Langer» [3]. Ces lignes indiquent la direction que doit adopter une incision cutanée (p. ex. pour biopsie ou excision de tumeur) : elle doit être parallèle à ces lignes pour l'obtention d'une cicatrice optimale (*cf.* chapitre 22-7).

Lignes de Wallace. Ce sont des lignes de transition entre paume et dos de la main, plante et dos du pied. Elles sont soulignées par la délimitation linéaire aux bords des mains et des pieds dans des dermatoses inflammatoires acquises touchant les extrémités [4]. Elles correspondraient au fait que le drainage lymphatique est différent de part et d'autre de ces lignes qui séparent donc un système dorsal d'un système palmaire et plantaire. Elles sont observées dans la plupart des dermatoses inflammatoires palmoplantaires mais également dans certaines kératodermies héréditaires ou acquises (*cf.* chapitre 7-6), ce qui peut traduire la transition abrupte entre la kératinisation compacte tardivement desquamante des paumes et des plantes et la kératinisation des faces dorsales des extrémités ; la délimitation linéaire est souvent soulignée de rouge (p. ex. dans la maladie de Thost-Unna) et il y a probablement un facteur vasculaire surajouté notamment lymphatique.

Lignes de Blaschko [5]. Elles seraient la trace de la migration des cellules primordiales de l'ectoderme lors de l'embryogenèse, proliférant en direction antérolatérale à partir de la crête neurale ; la migration et la prolifération cellulaire interfèrent avec la croissance longitudinale et la flexion croissante de l'embryon, expliquant ainsi le trajet curieux en «jet d'eau» au dos. Elles sont le reflet d'un mosaïcisme génétique et sont décrites en détail au chapitre 8. Ces lignes, invisibles chez l'individu sain, ne deviennent visibles que si une dermatose, conséquence d'une anomalie d'un clone primordial ayant migré, marque leur emplacement. Les dermatoses disposées selon les lignes de Blaschko sont très nombreuses, héréditaires, congénitales, ou acquises (tableau 17.14).

Tableau 17.14 Dermatoses linéaires [5]

Hamartomes et nævus	
Épidermique	Maladie de Darier linéaire, maladie de Hailey-Hailey segmentaire, nævus épidermique simple et épidermolytique, NEVIL, nævus CHILD, nævus kérinokératosique, nævus corniculatus, porokératose de Mibelli linéaire, nævus verruqueux palmoplantaire
Annexiel	Nævus folliculaire basaloïde et syndrome de Happle-Tinschert, nævus comédonien, nævus sébacé, syringocystadénome papillifère linéaire, spiradénomes multiples, nævus eccrine porokératosique ostial
Vasculaire	Télangiectasies nævoïdes, syndrome de Klippel-Trenaunay, syndrome de Sturge-Weber, *cutis marmorata telangiectatica*, angiome serpigineux, angiokératome circonscrit
Musculaire	Léiomyomes linéaires
Pigmentaire	Hypomélanose blaschkolinéaire (nævus achromique, mosaïcisme pigmentaire type Ito), hypermélanose blaschkolinéaire, nævus nævocellulaire acquis et congénital [7], nævus spilus linéaire
Nerveux	Neurofibromatose segmentaire (type 5)
Conjonctif	Hamartomes conjonctifs ou lipomateux linéaires, fibromatose linéaire
Maladies génétiques liées à l'X avec lésions cutanées linéaires	
CHILD (*Congenital Hemidysplasia with Ichthyosiform nevus and Limb defect*) syndrome Chondrodysplasie ponctuée dominante liée à l'X (syndrome de Conradi-Hünermann-Happle) Hypoplasie dermique en aires (syndrome de Goltz) *Incontinentia pigmenti* Syndrome MIDAS (*MIcrophtalmia, Dermal Aplasia, Sclerocornea*) Syndrome orofaciodigital de type 1 Dysplasie ectodermique hypohidrotique liée à l'X Maladie de Partington (pigmentation réticulée liée à l'X avec manifestations systémiques) Dyskératose congénitale liée à l'X IFAP (*Ichthyosis Follicularis with Alopecia and Photophobia*) syndrome Syndrome de Menkès Hypertrichose congénitale généralisée liée à l'X	
Maladies génétiques avec lésions cutanées linéaires	
Carcinomes basocellulaires du syndrome de Gorlin Syndrome de Mc Cune-Albright Angiofibromes linéaires de la sclérose tubéreuse de Bourneville Syndrome du nævus sébacé Syndrome du nævus comédonien Lipomatose encéphalocraniocutanée Syndrome Protée	
Maladies linéaires acquises [8]	
Blaschkite de l'enfant et de l'adulte Sclérodermies linéaires, atrophodermie linéaire de Moulin [9] Formes linéaires de : dermatite atopique, érythème pigmenté fixe, lichen, lichen nitidus, lichen scléreux [10], lupus érythémateux cutané [11], mucinose folliculaire, mucinose, psoriasis, réaction linéaire du greffon contre l'hôte, vitiligo, xanthomes	

Ces entités cliniques reflètent un mosaïcisme génétique établi. Bien que cliniquement et histologiquement, elles impliquent des structures distinctes (épiderme, annexe, etc.), de multiples lignées cellulaires peuvent porter la mutation pathogène.

Dermatoses figurées

Récapitulatif des dermatoses linéaires

La linéarité peut donc être liée à une structure anatomique telle qu'un *trajet vasculaire ou nerveux* ou à la forme de l'*agent vulnérant* : plaie linéaire par objet coupant, coulée d'un produit chimique vésicant (dermatite en breloque), urticaires mécanogènes apparaissant sur le tracé linéaire du stimulus, trajectoire curvilinéaire d'un nématode migrant parallèlement à la surface cutanée (*cf.* tableau 17.14). Dans ces cas, les raisons de la linéarité sont aisées à comprendre. Il existe cependant des lésions linéaires de mécanisme inexpliqué : ainsi l'*aspect zébré*, strié de la peau du tronc dans certaines dermatomyosites aiguës, défie toute systématisation et pourrait être dû aux empreintes sur fond d'œdème des plis des vêtements ou de la literie ou à des traumatismes (par exemple, grattage) ; l'*aspect flagellé* des réactions à la bléomycine et à d'autres chimiothérapies (docétaxel, bendamustine, etc.) est également mal compris (grattage, traumatisme).

Dans les *dermatoses congénitales ou héréditaires d'aspect linéaire*, les lésions traduisent en général un *mosaïcisme* et sont orientées selon les lignes de Blaschko ou selon d'autres patrons décrits par Happle (*cf.* tableau 17.14 et fig. 17.35) [6]. La classification de ces lésions congénitales peut se faire selon différents critères :

- ▸ *cliniques* (tels qu'illustrés dans le tableau 17.14),
- ▸ *histologiques* (sur la base du type de cellules qui prolifèrent de façon prédominante) ;
- ▸ ou encore *génétiques* (p. ex. mutations du gène *FGFR3* dans le nævus épidermique, du gène *ATP2A2* dans la maladie de Darier linéaire, du gène *FGFR2* dans le nævus comédonien, mutations de gènes de la voie de signalisation PI3K/AKT/mTOR avec malformations vasculaires, épidermiques, ou hamartomes complexes avec croissance excessive de multiples tissus).

Ces nouvelles données génétiques permettront probablement dans le futur une nouvelle classification moléculaire de ces affections congénitales avec comme traitement des thérapies ciblées (utilisation d'inhibiteurs de MEK ou de PIK3).

Dermatoses inflammatoires acquises, exclusivement blaschkolinéaires

Parmi toutes les dermatoses inflammatoires acquises énumérées dans le tableau 17.14, une seule se présente *exclusivement sous* un aspect linéaire : la blaschkite avec ses deux formes cliniques, celle de l'enfant et celle de l'adulte. Pour toutes les autres, la présentation blaschkolinéaire est rare ou anecdotique.

Décrite chez l'enfant sous le terme de *lichen striatus* par Senear et Caro en 1941 [12], puis chez l'adulte en 1990 par Grosshans et Marot [13] sous le nom de *blaschkite*, ultérieurement sous l'acronyme BLAISE (*Blaschko Linear Acquired Inflammatory Skin Eruption*) [14] et plus récemment sous le terme de *maladie de Grosshans et Marot* [15], cette dermatose est acquise, linéaire, suit les lignes de Blaschko et guérit spontanément en quelques semaines à 2 ou 3 ans avec possibilité d'hypopigmentation post-inflammatoire et de rares récidives.

Le terme de *lichen striatus* est impropre car il ne s'agit pas d'un lichen, et le terme latin de striatus (strié) désigne une surface ayant des sillons peu profonds, ce qui n'est pas le cas de cette dermatose qui ne se manifeste pas par des dépressions ou une atrophie. Nous utiliserons le terme de **blaschkite** dans la suite de l'exposé en lieu et place de lichen striatus [15].

Clinique

Blaschkite de l'enfant

Elle survient surtout entre 3 et 10 ans [16], avec une légère prépondérance féminine. L'éruption, d'installation brutale, est faite de petites papules plus ou moins squameuses, isolées ou coalescentes, de couleur rosée voire rouge à la phase aiguë, ou au contraire pâle sur une peau noire ; parfois, il existe un aspect clinique d'eczéma vésiculeux ou psoriasiforme. Le prurit est absent ou modéré.

La distribution de la dermatose en bande linéaire selon les lignes de Blaschko, le plus souvent unique de 2 à 20 cm de long (fig. 17.34), permet d'en faire facilement le diagnostic.

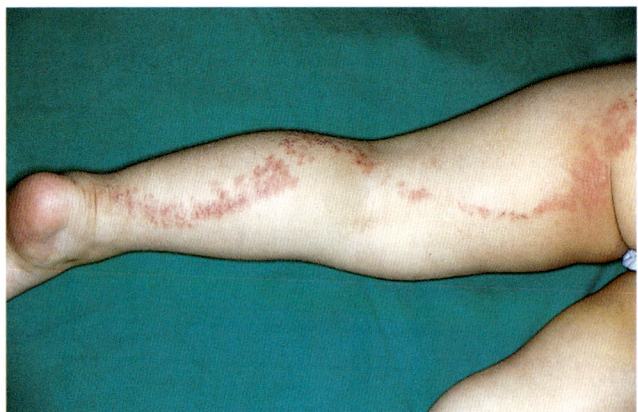

Fig. 17.34 Blaschkite (lichen striatus).

La localisation la plus fréquente est aux membres mais le tronc et la face peuvent être atteints de façon exclusive. La topographie est classiquement unilatérale, exceptionnellement bilatérale.

L'évolution se fait vers la *résolution spontanée, en moyenne en 9 mois* avec des variations de 4 semaines à 3 ans. Dans la moitié des cas, il existe une hypochromie résiduelle disparaissant spontanément en 1 à 2 ans. Les récidives sont possibles.

Des formes cliniques ont été décrites chez l'enfant :

– *modifications unguéales* [17], notamment sur le pouce, si la blaschkite s'étend jusqu'aux extrémités. L'onychodystrophie est segmentaire ou totale. Les anomalies observées sont très variables : striation longitudinale avec fissure unique ou multiple, koïlonychie, onycholyse distale, arrêt de croissance ou chute de l'ongle, plicature latérale avec incarnation, atrophie. Elles peuvent *précéder, parfois de plus d'un an*, l'apparition des lésions cutanées. Elles sont toujours résolutives mais persistent plus longtemps que celles de la peau ;

– *formes perforantes* avec une élimination transépidermique de foyers de kératinocytes nécrotiques ;

– *sur peau noire*, forme achromiante.

L'association à une atopie familiale ou personnelle ne semble pas confirmée [16].

Blaschkite de l'adulte (fig. 17.35)

Elle est plus rare, survenant chez des adultes d'âge moyen 40 ans et la dermatose papulovésiculeuse s'étend sur plusieurs lignes de Blaschko ; la disposition peut être uni ou bilatérale ; la guérison survient plus rapidement sans séquelle. Les récurrences sont fréquentes.

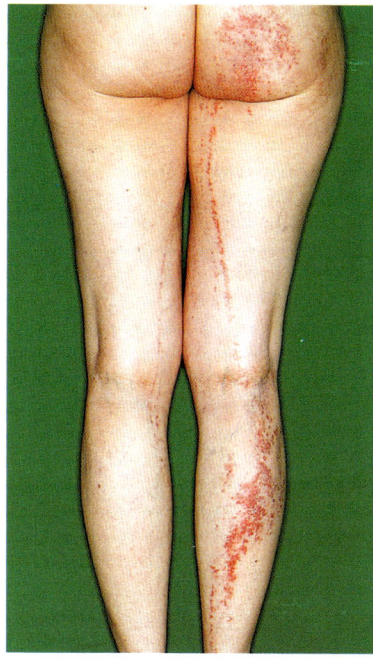

Fig. 17.35 Blaschkite aiguë de l'adulte.

Histopathologie

L'association de modifications spongiotiques de l'épiderme et d'un infiltrat papillaire lichénoïde paraît caractéristique. Il y a souvent des nécroses kératinocytaires isolées et l'infiltrat dermique de nature T-lymphocytaire cytotoxique CD8+ s'étend en profondeur vers les annexes sudorales et pilosébacées [18]. Les différences histopathologiques entre la forme de l'enfant et de l'adulte sont ténues et inconstantes.

Étiopathogénie

Elle n'est pas connue. La blaschkite de l'enfant survient plus souvent au printemps ou en été [9], faisant suspecter un facteur infectieux. La localisation selon les lignes de Blaschko peut faire évoquer une *mosaïque génétique* générant à son tour une *mosaïque antigénique* qui pourrait induire une *réaction T-lymphocytaire cytotoxique* responsable des signes cliniques. Cette mosaïque antigénique se révélerait sous l'influence d'un cofacteur, infectieux par exemple, justifiant sa classification parmi les éruptions paravirales [19].

La survenue tardive de la dermatose serait la conséquence d'une *rupture de tolérance* de l'organisme, déclenchée par exemple par une infection virale, envers un clone cellulaire anormal qui était jusqu'alors quiescent.

Il existe au moins une observation de blaschkite de l'adulte où un mosaïcisme chromosomique a pu être démontré, affectant plus particulièrement le chromosome 18 (délétion, chromosome annulaire, translocation 3 : 18) [20]. Des anticorps antinucléaires ont été observés dans cette affection, qui pourrait être une maladie auto-immune transitoire secondaire à un antigène apparaissant par mosaïcisme somatique [20] et disparaissant sous l'effet de cette réaction inflammatoire.

Diagnostic différentiel

Une proposition de classification des maladies inflammatoires distribuées selon les lignes de Blaschko permet de distinguer la blaschkite d'autres entités où la localisation blaschkolinéaire n'est qu'une forme clinique d'une dermatose réputée classiquement sans une telle disposition (lichen, psoriasis, etc.) [21].

Traitement

Le traitement est inutile [14]. Les dermocorticoïdes sont susceptibles de calmer le prurit et de raccourcir la durée de la phase inflammatoire. Le tacrolimus [22] et la photothérapie dynamique ont également été utilisés [23].

Chez l'adulte, si les récurrences sont trop fréquentes, une corticothérapie générale [24] voire la photothérapie UVB TL01 [25] peuvent être proposées sur une courte période.

RÉFÉRENCES

1. Dupré A. et coll., *Ann Dermatol Venereol.* 1977, *104*, 304.
2. Ortonne J.P. et coll., in : *Vitiligo and other hypomelanoses of hair and skin.* Plenum Med. Book, New York, 1983.
3. Namikawa A. et coll., in : *Bibliotheca A natomica*, Karger, Basel, 1986, 27.
4. Rowland-Payne C.M.E. et coll., *Br J Dermatol.* 1986, *114*, 513.
5. Molho-Pessach V., *Clin Dermatol.* 2011, *29*, 205.
6. Happle R., *Arch Dermatol.* 1993, *129*, 1460.
7. Hanayama H. et coll., *J Dermatol.* 2007, *34*, 159.
8. Grosshans E., *Am J Med Genet.* 1999, *85*, 334.
9. Moulin G. et coll., *Ann Dermatol Venereol.* 1992, *119*, 729.
10. Kim Y.J. et coll., *J Dermatol.* 2007, *34*, 201.
11. Engelman D.E. et coll., *Ped Dermatol.* 2007, *24*, 125.
12. Senear F.E. et coll., *Arch Dermatol Syph.* 1941, *43*, 116.
13. Grosshans E. et coll., *Ann Dermatol Venereol.* 1990, *117*, 9.
14. Taïeb A. et coll., *J Am Acad Dermatol.* 1991, *25*, 637.
15. Lipsker D. et coll., *Hautarzt.* 2000, *51*, 774.
16. Mazereew-Hautier J. et coll., *Ann Dermatol Venereol.* 2002, *129*, 943.
17. Baran R. et coll., *Ann Dermatol Venereol.* 1979, *106*, 885.
18. Hauber K. et coll., *Eur J Dermatol.* 2000, *10*, 536.
19. Lipsker D. et coll., *Dermatology.* 2005, *211*, 309.
20. Lipsker D. et coll., *Arch Dermatol.* 2000, *136*, 805.
21. Lenormand C. et coll., *Eur J Dermatol.* 2013, *23*, 671.
22. Sorgentini C. et coll., *Br J Dermatol.* 2004, *150*, 776.
23. Park J.Y. et coll., *Clin Exper Dermatol.* 2012, *37*, 570.
24. Lee H.J. et coll., *J Dermatol.* 1996, *23*, 639.
25. Han S.H. et coll., *Br J Dermatol.* 2008, *159*, 247.

Dermatoses annulaires

J.-H. Saurat, D. Lipsker

Concept d'érythème et de dermatoses annulaires

Définition. Lorsqu'une dermatose dessine des anneaux complets de plusieurs centimètres de diamètre ou des fragments de cercle dont la bordure est souvent mobile excentriquement avec guérison centrale, on parle d'érythème annulaire (synonyme *erythema gyratum*).

Limites. Le terme d'érythème annulaire est critiquable sur le *plan séméiologique* car il est exceptionnel que l'érythème soit le seul élément lésionnel (c'est-à-dire une macule érythémateuse) ; plus souvent, il s'agit de lésions érythémateuses et infiltrées (papules) et, parfois, existe une desquamation de bordure qui précède ou suit la frange érythémateuse. Cette dénomination est aussi critiquable sur le *plan nosologique* ; en effet, de nombreux cas qui auraient été considérés comme idiopathiques il y a quelques décennies sont, avec l'amélioration des techniques de diagnostic, maintenant rattachés à une cause (tableau 17.15) (p. ex. l'infection par *Borrelia* sp. pour l'*erythema chronicum migrans*). On sait aussi que les

Dermatoses figurées

dermatoses communes comme le lupus érythémateux subaigu, le psoriasis, les pemphigus auto-immuns, la pemphigoïde et d'autres maladies bulleuses auto-immunes sous-épidermiques peuvent, pour un temps de leur évolution, se présenter exclusivement sous la forme d'un érythème annulaire. Malgré ces progrès, il reste quelques cas rares pour lesquels aucun diagnostic nosologique ou étiologique ne peut être porté. Il s'agit d'un groupe d'attente (tableau 17.15).

Tableau 17.15 Dermatoses annulaires

	Diagnostic	Lésions élémentaires	Critères[1]
Dermatoses pouvant adopter une disposition annulaire	**Habituelle**		
	Dermatophytoses	Papulovésicules, pustules	Prélèvement mycologique
	Érythème nécrolytique migrateur	Vésicules, bulles	Histologie, glucagon
	Érythème polymorphe	Papules, bulles	Histologie
	Glossite exfoliatrice marginée	Exfoliation (pustules)	Clinique
	Granulome annulaire	Papules (nodules)	Histologie
	Lèpre (tuberculoïde)	Papules, achromie	Histologie, anesthésie
	Pityriasis rosé (médaillon)	Macules, papules, squames	Clinique
	Porokératose (actinique)	Papules, squames cornoïdes	Histologie
	Sarcoïdose	Papules (nodules)	Histologie
	Occasionnelle		
	Dermatite herpétiforme[2] et dermatose à IgA linéaires	Érythème, vésicules	Histologie, IFD, IFI, ELISA
	Lichen	Papules	Histologie
	Lupus érythémateux subaigu[2]	Papules, plaques, squames	Histologie, IFD, Ac anti-Ro
	Lymphomes et infiltrats lymphocytaires bénins	Papules, plaques, nodules	Histologie, immunomarquage, biol. moléculaire
	Pemphigoïde[2]	Érythème, vésicules, bulles	Histologie, IFD, IFI, ELISA
	Pemphigus (auto-immuns)[2]	Érythème, vésicules, bulles	Histologie, IFD, IFI, ELISA
	Psoriasis[2]	Papules, squames, pustules	Histologie
	Pustulose sous-cornée	Pustules, croûtes	Histologie, IFD
	Urticaire	Papules, plaques	Clinique
	Vasculites leucocytoclasiques	Papules, purpura	Histologie
	Syndrome hyper-IgD, TRAPS et CANDLE	Papules, plaques	Génétique
	Érythrokératodermie variable	Macules, papules, squames	Génétique
Dermatoses « définies » par une disposition annulaire	**Cause établie**		
	Érythème chronique migrateur	Macules, papules	*Borrelia* sp. (*cf.* texte)
	EAC du syndrome de Gougerot-Sjögren[2,3]	Papules, squames	Histologie, IFD, anticorps anti-Ro/SSA
	Erythema gyratum repens	Papules, squames	Cancer associé (*cf.* texte)
	Érythème marginé rhumatismal	Macules	RAA associé (*cf.* texte)
	Déficit en lactate-déshydrogénase	Papules, squames	Dosage des LDH isoenzymes
	Cause inconnue		
	Érythème annulaire centrifuge	Papules	Type Darier (*cf.* texte)
	Érythème annulaire persistant	Macules, squames	Type Colcott-Fox, type Wende (*cf.* texte)

La plupart des dermatoses annulaires sont citées. Certaines n'ont pas la guérison centrale « nécessaire » au diagnostic d'érythème annulaire (*cf.* texte).

1. Ces examens font partie du bilan de tout érythème annulaire.
2. Ces affections ont été très vraisemblablement considérées par le passé comme des érythèmes annulaires centrifuges EAC (type Darier).
3. L'érythème annulaire du syndrome de Gougerot-Sjögren ne pourrait être qu'une variété du lupus érythémateux dermique (*cf.* chapitre 10-4).

Dermatoses annulaires « en pratique »

Le tableau 17.15 regroupe les dermatoses à disposition annulaire ; elles sont classées en deux grands groupes d'un point de vue opérationnel plus que nosologique.

Dermatoses pouvant adopter un groupement annulaire

Habituel. Dans certains cas, le groupement annulaire est habituel et constitue d'ailleurs un critère séméiologique orientant le diagnostic. Ces maladies sont facilement reconnues dès l'examen clinique et sinon grâce à l'histologie. Ainsi, il est exceptionnel qu'elles représentent un diagnostic différentiel avec un érythème annulaire.

Occasionnel. Dans d'autres cas, le groupement annulaire est occasionnel car les lésions ne se groupent pas habituellement en anneaux mais plutôt en plaques, etc. Lorsque toute l'éruption est faite de lésions annulaires, le diagnostic de la maladie peut donc être difficile ; on admet actuellement que certaines de ces formes annulaires de psoriasis, de lupus érythémateux (fig. 17.36), de pemphigoïde, de vasculites leucocytoclasiques [1], de cellulite à éosinophiles de Wells (nommée érythème annulaire à éosinophiles qui serait sensible aux antipaludéens [2]), etc. (cf. tableau 17.15), ont été considérées à tort comme des érythèmes annulaires de type Darier par exemple. Ceci indique que devant tout érythème annulaire, il convient en priorité d'éliminer ces maladies en pratiquant les examens complémentaires spécifiques indiqués dans le tableau 17.15.

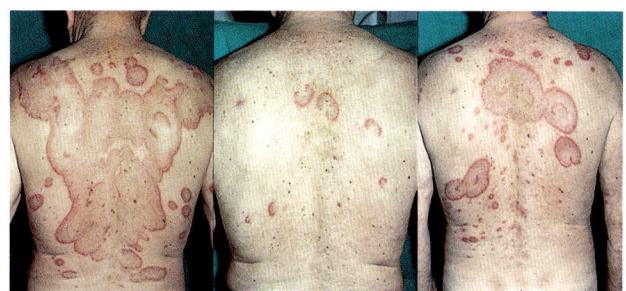

Fig. 17.36 Évolution chronologique sur 18 mois d'un érythème annulaire de lupus érythémateux subaigu.

Dermatoses « définies » par une disposition annulaire : érythèmes annulaires

Définition. Il s'agit d'un groupe assez confus que l'on peut actuellement définir par trois critères : clinique, histologique et étiologique.

L'aspect clinique est le principal critère. Il s'agit de lésions annulaires (c'est-à-dire anneaux avec guérison centrale) dont les bords sont constitués par un cordon érythémateux à progression lente et centrifuge ; le cordon peut être érythémateux dur et infiltré (en cordelette) (fig. 17.37) sans desquamation (on parle alors d'érythème annulaire de type Darier) ou être moins infiltré avec souvent desquamation sur le versant interne (la terminologie est ici controversée : type Wende, type Colcott-Fox) (cf. tableau 17.15). Il est sans doute préférable de distinguer une variété superficielle et une variété profonde [3]. La variété profonde correspond à un infiltrat lymphocytaire périvasculaire superficiel et profond (donc le type Darier). La variété superficielle est une dermatose spongiotique, avec parfois une dermite de l'interface, de la parakératose (donc le type avec squames). La dermatose annulaire lichénoïde (de l'enfance) en est probablement une variété particulière [4].

L'erythema gyratum repens mis à part (aspect de dentelles), il convient d'insister sur le fait que l'aspect clinique ne permet pas de distinguer les différents « types cliniques » décrits depuis le XIXe siècle. L'évolution est chronique, chaque anneau évoluant sur plusieurs semaines ou mois, avec une progression lente (1 à 2 mm par semaine), laissant une partie centrale « guérie ». Lorsque deux anneaux se rejoignent, ils ne se croisent pas (cf. infra « Mécanismes de l'annularité ») et il en résulte un aspect polycyclique. Il n'y a habituellement pas de prurit.

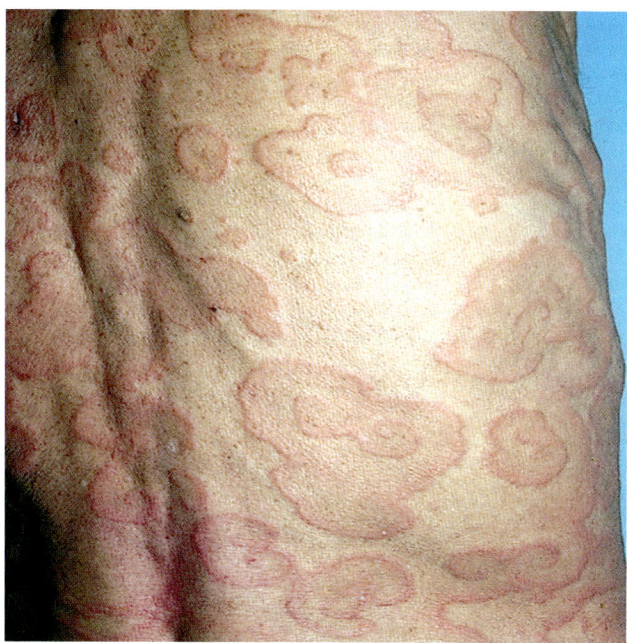

Fig. 17.37 Érythème annulaire de type Darier.

L'aspect histologique n'est pas spécifique, c'est-à-dire qu'il ne permet pas d'affirmer le diagnostic d'érythème annulaire et encore moins sa cause ; tout au plus permet-il d'établir sa variété superficielle ou profonde, lichénoïde et sa nature lymphocytaire, neutrophilique ou éosinophilique. L'immunofluorescence directe est toujours négative. On aura compris que ceci permet aussi d'éliminer les dermatoses avec disposition annulaire (cf. tableau 17.15). Mise à part cette non-spécificité, une grande confusion règne dans la description des aspects histologiques observés (discutée dans [3, 5]) ; elle traduit probablement l'hétérogénéité étiologique de ce cadre, les variations chronologiques de l'aspect histologique, etc.

L'étiologie n'est connue que dans quelques cas, ce qui permet de distinguer les érythèmes annulaires de cause établie et les formes idiopathiques.

Érythèmes annulaires de cause établie. Quatre types d'érythèmes annulaires, dont l'aspect clinique est d'ailleurs pour chacun assez distinctif, relèvent d'une étiologie reconnue.

L'érythème marginé rhumatismal [6] serait pathognomonique du rhumatisme articulaire aigu (RAA). En fait, les anneaux maculeux rapidement polycycliques (car la bordure progresse parfois de 10 mm en 12 heures) du tronc et beaucoup plus rarement des extrémités ressemblent à une urticaire marginée. Ainsi, seule l'existence des autres signes du RAA permet de rattacher cet érythème à sa cause. L'aspect histologique est peu caractéristique bien que l'on ait insisté sur la présence précoce de polynucléaires neutrophiles dans les papilles dermiques, sans vasculite associée [6]. L'érythème marginé qui peut précéder les poussées d'œdème angioneurotique semble cliniquement très proche, mais plus fugace.

L'érythème annulaire du syndrome de Gougerot-Sjögren est décrit au chapitre 16-1, et ses rapports avec les lupus érythémateux subaigus et dermiques au chapitre 10-4.

L'érythème migrant (fig. 17.38), signe de l'infection par *Borrelia* sp., se développe autour du point de piqûre de la tique. Il est décrit en détail au chapitre 2 ; on décrit maintenant des érythèmes annulaires transmis par des tiques mais qui ne sont pas dus à une infection borrélienne [7].

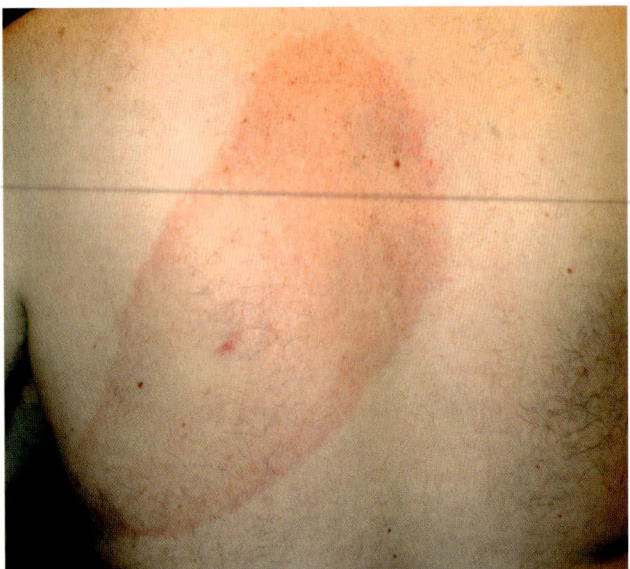

Fig. 17.38 Érythème chronique migrant de borréliose. Noter la trace de la morsure de tique au centre.

L'erythema gyratum repens est le plus spectaculaire des érythèmes annulaires ; il est décrit en détail au chapitre des dermatoses paranéoplasiques (*cf.* chapitre 19-12), car il s'agit d'une dermatose paranéoplasique « obligatoire » bien que l'on ait décrit des cas associés à une tuberculose pulmonaire [8], ou sans pathologie associée [9].

Érythème annulaire de cause variable ou inconnue. Lorsque toutes les dermatoses à disposition annulaire (*cf.* tableau 17.15) ont été éliminées ainsi que les érythèmes annulaires « de cause établie », on se trouve devant un érythème annulaire (souvent cliniquement de type Darier) dont il importe de rechercher la cause.

La littérature est parsemée de publications « À propos d'un cas » où les causes les plus diverses sont citées :
– *infections* : foyers infectieux [10], tuberculose [11], appendicite chronique [12], ascaridiase [13], viroses diverses [14] ;
– *maladies malignes* : Hodgkin [15], thrombocytémie, cancers viscéraux divers [10] ;
– *médicaments* [10] ;
– *maladies générales diverses* : hépatopathies [16], thyroïdite de Hashimoto [17], polychondrite atrophiante, thymome.

Ceci indique que l'érythème annulaire doit être considéré comme un syndrome relevant de facteurs très variés. L'étendue des investigations à visée étiologique doit être appréciée dans chaque cas [3, 10]. Sur le plan du traitement, ces formes idiopathiques ne répondent pas toujours aux stéroïdes ni aux immunosuppresseurs, dont l'indication est d'ailleurs discutable. Les antipaludéens et la dapsone sont des traitements parfois efficaces.

Érythèmes annulaires de l'enfant. La démarche étiologique proposée pour l'adulte peut être adoptée. Ceci permettra de ne pas se perdre dans la terminologie issue de la description d'aspects cliniques et évolutifs souvent à partir d'un cas. Quelques entités particulières ont été définies.

Le lupus érythémateux néonatal (*cf.* chapitre 10-4) nécessite de rechercher les anticorps anti-Ro/SSA chez l'enfant et chez la mère, en sachant qu'un grand nombre d'érythèmes annulaires infantiles décrits dans le passé relevaient très vraisemblablement de cette cause.

L'acroérythème annulaire récurrent du déficit en lactate-déshydrogénase (LDH) [18] débute dans l'enfance et atteint surtout les membres ; papuleux au début, il devient squameux ensuite et ressemble cliniquement au glucagonome ; l'aspect histologique est en revanche peu spécifique. Il récidive et s'aggrave au printemps et en été, régresse en automne. Le diagnostic repose sur le dosage des isoenzymes LDH dans les érythrocytes qui montre un déficit en sous-unité M ; ce déficit est héréditaire et souvent asymptomatique.

L'érythème annulaire épidermolytique s'intègre dans un phénotype d'érythrodermie ichtyosiforme bulleuse [19].

La forme épidermodysplasique d'érythème annulaire infantile (fig. 17.39) correspond à une seule observation avec histologie bowénoïde [20]. Il est probable que ce cas serait maintenant classé avec l'érythrokératodermie variable (EKV, MIM 133200) qui est due à une mutation de la connexine 31 [21]. Cependant, l'aspect histologique bowénoïde n'a pas été rapporté dans ce type d'EKV.

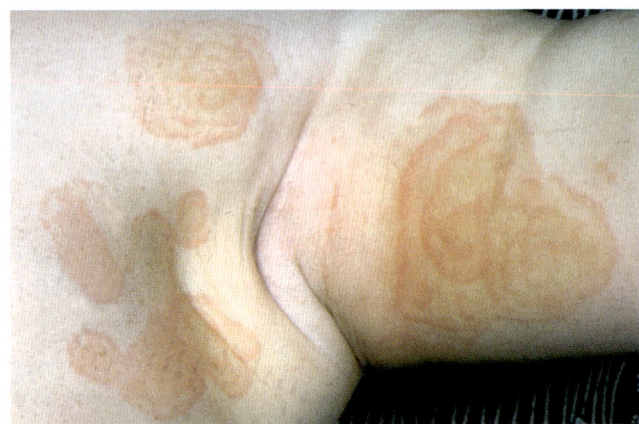

Fig. 17.39 Érythème annulaire infantile épidermodysplasique : cas princeps [20].

Les formes congénitales et/ou familiales idiopathiques, décrites par Colcott-Fox en 1891 [14], commencent peu après la naissance et comportent une bordure vésiculeuse puis squameuse. Parfois c'est un aspect de « type Darier » sans squames ; un cas persistant à l'adolescence a régressé après interféron α [22]. Il serait sans doute raisonnable de supprimer dorénavant le terme d'érythème de Colcott-Fox de la nosologie des érythèmes annulaires ; ceux que les respectables auteurs du XIXe siècle ont observés étaient probablement en partie des lupus érythémateux néonataux, des psoriasis, des maladies bulleuses auto-immunes, ou encore des érythrokératodermies variables.

Mécanismes de l'« annularité »

Ils sont inconnus [23]. Il n'existe pas, dans le derme ou dans l'épiderme, de structure anatomique ou de processus de développement embryonnaire qui soit susceptible d'expliquer l'annularité d'une lésion.

L'annularité comporte deux éléments : l'extinction spontanée (guérison centrale) et la progression centrifuge en peau saine [24].

– *L'extinction spontanée* serait due à la consommation et à l'épuisement des facteurs nécessaires à la réaction inflammatoire (ceci expliquerait que, lorsque deux cercles se rejoignent, ils ne se croisent pas).

– *La progression centrifuge* peut être expliquée par l'extension de proche en proche d'un facteur infectieux (borréliose). Le mécanisme est inconnu dans les cas non infectieux [24, 25]. La vitesse de progression est variable d'une affection à l'autre : 0,5 mm/j dans la glossite exfoliatrice marginée [26], 20 mm/j dans l'érythème marginé rhumatismal.

Un dessin en tout point analogue à celui de l'*erythema gyratum repens* se constitue lorsque des amibes sont cultivées sur un gel d'agar, se multiplient et se déplacent [27] ; ceci est attribué à un gradient de distribution de signaux chimiotactiques extracellulaires et libérés par les cellules migratrices elles-mêmes. L'application de ce concept à l'étude des érythèmes annulaires se fera peut-être un jour…

RÉFÉRENCES

1. Cribier B. et coll., *Br J Dermatol.* 1996, *135*, 972.
2. Dereure O. et coll, *Ann Dermatol Vénéréol.* 2002, *129*, 720.
3. Weyers W. et coll., *Am J Dermatopathol.* 2003, *25*, 451.
4. Annessi G. et coll., *J Am Acad Dermatol.* 2003, *49*, 1029.
5. Bressler G.S. et coll., *J Am Acad Dermatol.* 1981, *4*, 597.
6. Troyer C. et coll., *J Amer Acad Dermatol.* 1983, *8*, 724.
7. Kirkland K.B. et coll., *Arch Dermatol.* 1997, *157*, 2635.
8. Barber P.V. et coll., *Br J Dermatol.* 1978, *98*, 465.
9. Juhlin L., *Clin Exp Dermatol.* 1989, *14*, 223.
10. Mahood J.M., *Clin Exp Dermatol.* 1983, *8*, 383.
11. Burkhardt C.G., *Int J Dermatol.* 1982, *21*, 538.
12. Sack D.M. et coll., *Arch Int Med.* 1984, *1441*, 2090.
13. Hendricks A.A. et coll., *Arch Dermatol.* 1981, *117*, 582.
14. Peterson A.O. et coll., *Arch Dermatol.* 1981, *117*, 145.
15. Leimert J.T. et coll., *Arch Int Med.* 1979, *139*, 486.
16. Tsuji T. et coll., *Arch Dermatol.* 1986, *122*, 1239.
17. Thess F. et coll., *Ann Dermatol Vénéréol.* 1986, *113*, 1087.
18. Nazzari G. et coll., *J Amer Acad Dermatol.* 1992, *27*, 262.
19. Sahn E.E. et coll., *J Amer Acad Dermatol.* 1992, *27*, 348.
20. Saurat J.H. et coll., *Arch Dermatol.* 1984, *120*, 1601.
21. Landau M. et coll., *Ped Dermatol.* 2002, *19*, 285.
22. Guillet M.H. et coll., *Ann Dermatol Vénéréol.* 1995, *122*, 422.
23. Lipsker D., *Ann Dermatol Vénéréol.* 1997, *124*, 806.
24. Litoux P., *Ann Dermatol Vénéréol.* 1987, *114*, 709.
25. Sontheimer R.D., *Ann Int Med.* 1983, *98*, 557.
26. Grosshans E. et coll., *Ann Dermatol Vénéréol.* 1983, *110*, 1037.
27. Tomchic K.J. et coll., *Science.* 1981, *212*, 443.

18
Dermatoses des âges de la vie

Coordinateur : L. Borradori

18-1	**Dermatoses néonatales**.. 985 F. Boralevi, A. Taïeb, C. Léauté-Labrèze	
18-2	**Éruptions du siège chez le nourrisson (érythèmes fessiers)**......................... 994 A.-M. Calza, J.-F. Stalder	
18-3	**Dermatoses de la grossesse**.. 998 B. Soutou, S. Aractingi	
18-4	**Vieillissement cutané**... 1005 O. Sorg, G. Kaya, J.-H. Saurat	

18-1 Dermatoses néonatales

F. Boralevi, A. Taïeb, C. Léauté-Labrèze

Principes généraux de dermatologie néonatale

La période néonatale correspond aux 28 premiers jours de la vie. Les affections néonatales mentionnées dans ce chapitre vont être dominées par celles que l'on rencontre dès la maternité ou l'unité de néonatalogie, et complétées par celles susceptibles d'apparaître tout au long du 1er mois.

Les situations qui conduisent le pédiatre à solliciter un avis dermatologique sont dominées par les anomalies vasculaires et par la pathologie infectieuse urgente (herpès, candidoses, etc.) mais les motifs s'avèrent en pratique très variés (tableau 18.1).

Tableau 18.1 Motifs de consultation, maternité et unités de soins néonatals dans un service universitaire français (Bordeaux) sur une année

Motif	Répartition sur 94 consultations
Anomalies vasculaires	29
Nævus	10
Bulles et érosions	10
Érythèmes	8
Tumeurs	7
Pustules	7
Troubles de la kératinisation	6
Cytostéatonécrose	5
Dyschromies	3
Miliaire sudorale	2
Miliaire sébacée	2

L'interprétation des données d'examen doit tenir compte de l'état de *maturation de la peau*. La peau d'un nouveau-né à terme est morphologiquement très proche de celle d'un adulte, mais immature pour ses principales fonctions (immunitaire, sudorale, sébacée). L'immaturité de la fonction barrière est nette durant les premiers jours puis se normalise à la fin du 1er mois. Les anomalies ou simples variations de la peau à cet âge traduiront cette maturation progressive (encadré 18.1) [1].

> **Encadré 18.1**
>
> **Aspects maturatifs et dermatoses transitoires du nouveau-né***
>
> **Spécificités chez le prématuré**
> – Lanugo, duvet d'abondance variable
> – Peau fine et diaphane
> – Œdèmes
>
> **Aspects généraux**
> – *Vernix caseosa* : abondance très variable, jaunâtre chez le postmature, teinté par le méconium en cas de détresse néonatale. Après la naissance, il sèche et se détache en quelques heures.
> – Modifications de couleur :
>   – Rougeur, érythrose néonatale associée ou non à un érythème « toxique »
>   – Ictère
> – Hyperpigmentation scrotale et hyperpigmentation périunguéale, plus fréquentes si phototype foncé, pouvant être observées sur peau blanche [2, 3]
> – Anomalies du tonus vasculaire
>   – Phénomène arlequin : érythème par vasodilatation fugace d'un hémicorps, souvent déclenchée par des changements de position [4]
>   – *Cutis marmorata* ou livedo physiologique (6,7 %)
> – Desquamation physiologique [5]
> – Cavité buccale
>   – Perles épithéliales d'Epstein (56 % [1]) : inclusions kystiques épithéliales (palais), équivalents muqueux des grains de milium ; dénommées perles de Bohn aux gencives
>   – Bulle ou cal de succion des lèvres
> – Région anogénitale
>   – « Crise génitale » par sevrage hormonal maternel : œdème des organes génitaux externes, leucorrhée, hydrocèle
>   – Phimosis « physiologique »
>   – Dermatite périanale (7-19 % [6])
> – Région mammaire
>   – Hypertrophie mammaire/galactorrhée : symptômes associés à la « crise génitale ». L'hypertrophie mammaire peut être durable (mois)
>   – Polype annexiel périmamelonnaire (4,1 % [6]) : se détache spontanément dans les premiers jours ou mois
> – Lésions traumatiques anté-, pré- et postnatales
>   – Ecchymoses
>   – Bosse sérosanguine
>   – Céphalhématome
>   – Cytostéatonécrose localisée
>   – Purpura (après circulaire du cordon par exemple)
>   – Bulles de succion (9,8 % [1]), autogriffure par ongles longs
> – Pustuloses transitoires
>   – Érythème toxique (15-40 % [1, 7, 8])
>   – Pustulose mélanique transitoire (1,7 %)
> – Éruptions sudorales
>   – Miliaire cristalline (*sudamina*) (3-17 % [1, 7, 8])
>   – Miliaire rouge (4-6 % [6, 7])
> – Éruptions sébacées
>   – Grains de *milium* : rétention folliculosébacée formant des grains blanchâtres au visage : nez, menton et sur le thorax (19-48 % [1, 6, 7])
>   – Hyperplasie sébacée (32-48 % [1, 7])
>
> * Les chiffres correspondent aux données de prévalence en pourcentage des naissances selon les sources référencées.

L'entretien avec les parents ou avec l'obstétricien, suivi d'un examen dermatologique, permettra d'obtenir une anamnèse pertinente et de dresser un arbre généalogique dans le cas des génodermatoses.

Au cours de la période néonatale, les anomalies cutanées constatées pourront correspondre à des situations de gravité très variée. Il pourra s'agir d'un aspect physiologique spécifique de cet âge, d'un aspect maturatif de la peau (groupe des dermatoses bénignes transitoires du nouveau-né), d'une dermatose aiguë en particulier infectieuse, ou encore des premiers signes d'une affection susceptible d'évoluer, de durer voire de s'aggraver (génodermatoses). Il conviendra donc d'être particulièrement prudent dans l'analyse des situations, dans l'estimation de l'étendue d'une dermatose à cet âge, dans l'appréciation du pronostic. Cette période est pour les parents celle de la confrontation entre le bébé imaginé, attendu, et l'enfant nouveau-né. *Il convient de garder à l'esprit que c'est une période de vulnérabilité et de fatigue peu propice aux annonces diagnostiques trop abruptes.*

Situations courantes

Variantes physiologiques

L'érythrose néonatale correspond à un érythème diffus, lié à la fois au caractère diaphane de la peau et à la polyglobulie constatés au cours des premières semaines de vie. L'érythrose peut alors gêner le praticien dans l'appréciation des limites d'un angiome ou d'une autre anomalie précoce. Une coloration plus cuivrée sera la conséquence d'un *ictère physiologique* également fréquent au cours des 2 ou 3 premières semaines.

Le livedo dit physiologique correspond à une réticulation souvent discrète, régulière et symétrique, prédominant sur la partie inférieure du tronc et la racine des membres inférieurs. Son principal diagnostic différentiel à cet âge est la *cutis marmorata telangiectactica congenita*, malformation vasculaire (*cf.* chapitre 14) se présentant sous la forme d'un livedo unilatéral, moins régulier et plus franc.

La desquamation physiologique du nouveau-né est le témoin du processus de desquamation physiologique postnatal. Après s'être en partie compactée *in utero*, dans un environnement aqueux, la partie superficielle de la couche cornée sèche au contact de l'air et se détache dans les jours suivant la naissance. Elle apparaît alors sous la forme de squames fines sur le tronc et les membres, plus épaisses et retardées sur les paumes et les plantes. Cette desquamation est plus marquée chez le nouveau-né post-mature.

Le lanugo correspond à la pilosité corporelle qui se développe dès la 18e semaine de grossesse, et qui disparaît spontanément au cours du 3e trimestre. L'enfant né prématurément pourra présenter un lanugo d'abondance variable, dont la disparition sera progressive au cours des premières semaines de vie (*cf.* encadré 18.1).

Dermatoses bénignes transitoires

Érythème toxique

Terminologie désuète faisant référence au caractère supposé toxique des «humeurs maternelles» sur la peau du nouveau-né, il s'agit d'une situation commune, survenant dans 17 à 70 % des cas selon les séries [9]. Son incidence a été corrélée à des paramètres de maturation dont le poids de naissance et à la parité. Rarement observé dès la naissance, les signes cutanés *débutent à J2 et durent 2 à 3 jours*, rarement au-delà de la 1re semaine.

Il s'agit de *macules érythémateuses fugaces, souvent centrées par une pustule*. Les lésions prédominent sur le tronc, notamment le dos, sur les parties proximales des membres, voire la face, épargnant paumes et plantes. Des localisations atypiques sont possibles, en particulier l'atteinte isolée des régions génitales [10]. Les formes les plus pustuleuses sont plus prolongées. Les rechutes sont rares mais ont été notées jusqu'après la fin du 1er mois [6].

L'image pathologique est un *afflux d'éosinophiles* autour des follicules pileux et dans l'épiderme, correspondant probablement à un phénomène maturatif de la réponse inflammatoire tissulaire.

Plus précisément, l'étude des peptides antimicrobiens (LL-37 et HBD-1) permet de considérer l'érythème toxique comme l'expression de *l'activation de systèmes de défense antimicrobienne de la peau du nouveau-né* [11]. L'existence d'une corrélation entre survenue d'un érythème toxique et accouchement par voie basse d'une part, et sévérité de l'éruption et durée du travail d'autre part, va dans ce sens [12].

Le diagnostic différentiel se pose avec l'érythrose physiologique du nouveau-né, la mélanose pustuleuse, et les diagnostics rares listés dans le tableau 18.2. Aucun traitement n'est nécessaire.

Mélanose pustuleuse transitoire

C'est une pustulose amicrobienne généralisée, sans symptomatologie associée, qui a la particularité de laisser des séquelles transitoires à type de macules pigmentaires (*cf.* chapitre 11-4). Les lésions surviennent plus précocement que l'érythème toxique, présentes dès le 1er jour de vie, avec peu de lésions pustuleuses. Les pustules comprennent une majorité de polynucléaires neutrophiles et des éosinophiles. Les macules pigmentaires disparaissent en 1 à 2 mois. Cette entité est nettement plus fréquente sur peau foncée, son incidence est de l'ordre de 1 % des nouveau-nés noirs américains. La place de cette entité par rapport à l'érythème toxique reste à définir et certains proposent, sur la base du chevauchement clinique et histopathologique de ces entités, de les réunir sous le nom de *pustuloses stériles transitoires du nouveau-né* [13].

Pustulose néonatale céphalique à *Malassezia*

Les éruptions pustuleuses céphaliques apparaissant *dans les premières semaines* de vie, anciennement dénommées «acné néonatale», seraient liées à la primo-colonisation de la peau par les levures du genre *Malassezia* [14, 15]. Elles se caractérisent par une éruption pustuleuse monomorphe, non comédonienne, des convexités de la face, sans signes généraux, qui débutent autour de la 3e semaine de vie. Les espèces en cause sont par ordre décroissant *Malassezia sympodialis*, *M. globosa* et *M. furfur*, les formes les plus symptomatiques étant liées surtout à *M. sympodialis* [16]. Les lésions disparaissent spontanément dans les semaines ou mois suivant leur apparition, un traitement local par un imidazolé tel que le kétoconazole pendant une semaine permet de hâter leur disparition.

Principales situations à risque et urgences

Éruptions bulleuses néonatales

Elles sont dominées par les impétigos bulleux et épidermolyses staphylococciques dont le pronostic est excellent si la prise en charge est adaptée, ainsi que par les épidermolyses bulleuses congénitales qui peuvent être initialement peu symptomatiques et apparaître, à tort, comme peu sévères. La conduite à tenir devant des bulles néonatales est schématisée dans l'encadré 18.2.

Encadré 18.2

Bulles néonatales et conduite à tenir

Bulles localisées

– Évoquer une cause mécanique (électrode chauffante, succion anténatale).

– Éliminer et traiter une infection : impétigo bulleux staphylococcique (rechercher un foyer infectieux primitif tel qu'une omphalite).

– Rechercher une fragilité cutanéomuqueuse associée, arbre généalogique et biopsie si arguments pour un diagnostic d'épidermolyse bulleuse.

▶

Dermatoses des âges de la vie

Dermatoses néonatales

▸ **Bulles généralisées**
1. Éliminer et traiter une cause infectieuse :
   – postnatale : impétigo bulleux étendu, ou épidermolyse aiguë staphylococcique (bulles superficielles) ;
   – anténatale : évoquer une syphilis congénitale (bulles palmoplantaires, érosions du siège (fig. 18.1), gros foie, lyse osseuse, sérologie et microscopie à fond noir), une infection à herpès virus/varicelle (vésicules, signes associés, cytodiagnostic de Tzanck, PCR).
2. Éliminer une maladie auto-immune (pemphigus, pemphigoïde) à transmission maternelle : anamnèse, recherche d'anticorps sériques, biopsie avec immunofluorescence (situation rare).
3. Diagnostiquer, documenter et traiter une épidermolyse bulleuse (*cf.* texte).

Cas particuliers
– Fille, disposition blashkoïde : *incontinentia pigmenti* – cytodiagnostic, biopsie et bilan viscéral.
– Signe de Darier, infiltration cutanée : mastocytose ; biopsie.
– Érythrodermie macérée, hyperkératose, arbre généalogique compatible (transmission en dominance), érythrodermie ichtyosiforme bulleuse : biopsie, étude génétique des kératines suprabasales.
– Épidermolyse bulleuse transitoire (Hashimoto).

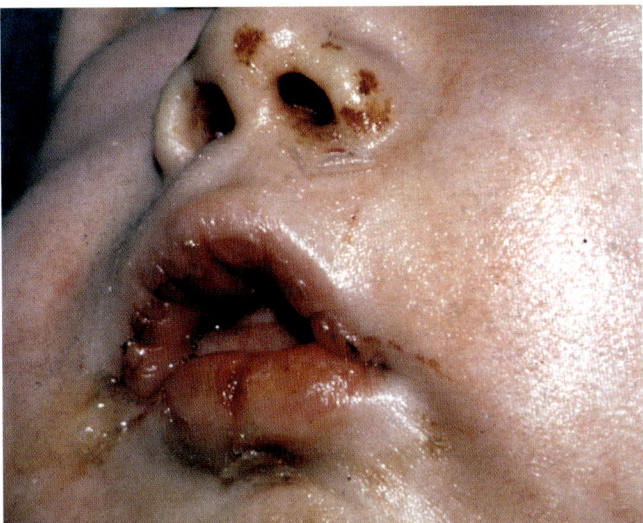
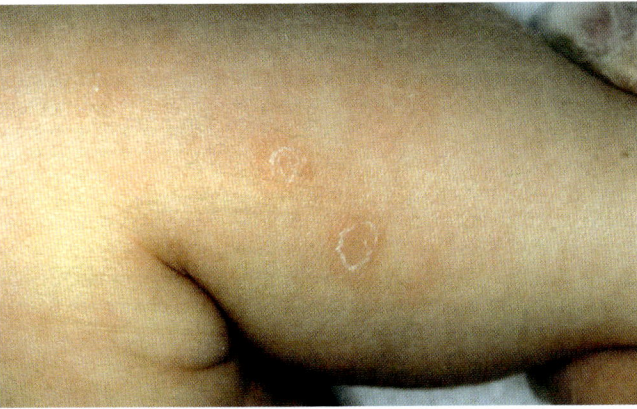

Fig. 18.1 Syphilis néonatale.

Épidermolyse aiguë staphylococcique

Devant une dermatose bulleuse généralisée, il faut d'abord évoquer la possibilité d'une épidermolyse aiguë staphylococcique, EAS (anciennement dénommée *Staphylococcal Scalded Skin Syndrome*, SSSS) (*cf.* chapitres 2 et 10-11). Les arguments en faveur de l'EAS sont l'intervalle libre sans fragilité cutanée notable, les bulles superficielles et l'aspect de la peau « en linge mouillé », l'absence d'atteinte muqueuse, la présence d'un foyer infectieux (omphalite, conjonctivite, abcès du sein chez la mère), la réponse rapide à l'antibiothérapie antistaphylococcique [17].

Épidermolyse bulleuse congénitale

Le diagnostic peut être facilité s'il existe d'autres cas dans la famille. L'examen clinique fournira des données d'orientation, par l'examen des bulles (souvent tendues, prédominant sur les zones de frottement, impliquant les muqueuses), la présence de zones d'aplasie, la recherche d'une atteinte unguéale, ou d'une atrésie digestive associée [18]. La biopsie cutanée, effectuée en peau saine à proximité d'une zone atteinte, après un léger frottement, permettra un diagnostic de certitude par des études de cartographie d'antigènes (*antigen mapping*) de la jonction dermo-épidermique ou et/ou de microscopie électronique (études réalisées dans un centre de référence) (*cf.* chapitre 7-2). Le diagnostic sera confirmé par les analyses génétiques, élément indispensable au diagnostic anténatal d'une grossesse ultérieure.

La connaissance des gènes impliqués dans la plupart des épidermolyses bulleuses congénitales permet de les classer en quatre groupes : simplex, jonctionnelles, dystrophiques et syndrome de Kindler (*cf.* chapitre 7-2) [19]. Toutes peuvent avoir une présentation initiale sévère ou au contraire limitée. *Des formes transitoires bénignes d'épidermolyse bulleuse*, limitées à la présence de quelques bulles ou uniquement de grains de miliums précoces voire congénitaux, sont possibles. Elles se caractérisent histologiquement par une rétention intraépidermique de collagène VII [20].

Les soins en unité de néonatologie auront plusieurs objectifs : lutter contre la douleur, compenser les troubles hydroélectrolytiques, adapter l'alimentation au développement staturopondéral (au besoin sonde gastrique voire gastrostomie), réaliser des soins cutanés, gérer le risque infectieux. La prise en charge sera au mieux multidisciplinaire. L'ensemble du personnel médical et paramédical intervenant auprès de l'enfant sera informé de la fragilité cutanée et des modalités de manipulation souhaitées, en particulier l'interposition d'un matelas de mousse ou gélifié lorsqu'il faudra porter l'enfant. Les examens sanguins seront réduits au strict minimum. Les soins cutanés seront simples (tulles siliconés tenus à l'aide de Jersey tubulaires), effectués de la façon la plus douce possible, s'aidant de la balnéation pour décoller les pansements de la veille. Une attention particulière sera portée aux doigts qui doivent être maintenus séparés pour limiter le risque de synéchies. Le toit des bulles sera percé à l'aiguille stérile. Une cartographie bactérienne régulière est souhaitable.

Aplasies, hypoplasies, érosions

Aplasies vraies

Constatée dès la naissance, l'aplasie cutanée congénitale correspond à une absence de formation de peau, localisée préférentiellement sur le cuir chevelu, parfois les membres, dont l'évolution naturelle est de prendre un aspect cicatriciel, alopécique. L'incidence est évaluée à 1 à 5 cas pour 10 000 naissances.

Il s'agit d'un chapitre complexe avec des formes très variées. La *classification de Frieden* en neuf groupes a le mérite d'une certaine exhaustivité mais est d'utilisation peu pratique [21]. Nous proposons une *version simplifiée* dans l'encadré 18.3.

En pratique, **la forme isolée**, médiane ou paramédiane, mesurant 1 à 2 cm de diamètre, est la plus fréquente, même si la taille, le nombre et la localisation peuvent varier. Certains cas vont être difficiles à distinguer d'un hamartome sébacé lors du premier examen ; l'examen dermoscopique peut alors s'avérer très utile [22].

> **Encadré 18.3**
>
> **Les différentes aplasies cutanées congénitales**
>
> **Formes isolées**
> – Aplasie cutanée du vertex, forme la plus commune, par défaut isolé de fermeture de la ligne médiane, parfois transmise en dominance autosomique
> – Aplasie(s) localisée(s) de membre ou du tronc : rare, association possible à un fœtus papyracé
> – Aplasie faciale focale isolée : une à plusieurs lésions aplasiques, uni ou bitemporales
>
> **Formes syndromiques**
> – Syndrome d'Adams-Oliver : aplasie médiane du vertex, parfois étendue avec hypoplasie osseuse en regard, *cutis marmorata telangiectatica congenita*, et hypoplasie des extrémités [23]
> – Formes associées à des états malformatifs divers, en particulier cérébroméningés et squelettiques contigus (dysraphisme)
> – Formes associées aux épidermolyses bulleuses
> – Aplasie et hamartome sébacé/épidermique : syndrome SCALP, associant hamartome sébacé, malformation du SNC, kyste dermoïde de cornée, nævus) [24]
> – Association à des affections génotypiques : trisomie 13, délétion du bras court du chromosome 4, translocation 12q-1q, tétrasomie 12p (syndrome de Pallister-Killian), syndrome de Johanson-Blizzard, syndrome de Rapp-Hodgkin, AEC syndrome, syndrome de Setleis (aplasies bitemporales syndromiques)
> – Formes liées à la prise de substances tératogènes, en particulier antithyroïdiens de synthèse (carbimazole, méthimazole) [25] et acide valproïque [26].

Parmi *les formes syndromiques*, le syndrome d'Adams-Oliver mérite d'être évoqué s'il existe une *cutis marmorata* associée, avec ou sans hypoplasie des extrémités [23]. L'hérédité peut être dominante ou récessive, impliquant un des gènes suivant : *EOGT, DOCK6, DLL4, ARHGAP31, RBPJ, NOTCH1*. Les aplasies associées aux *épidermolyses bulleuses* (anciennement dénommées *syndrome de Bart*) sont en fait les conséquences de frottements survenus *in utero*. Elles se localisent préférentiellement sur les avant-bras et les jambes, et peuvent se rencontrer dans toutes les formes d'EB (fig. 18.2). En cas d'aplasie cutanée, l'hypoplasie dermique en aires doit rester un diagnostic différentiel.

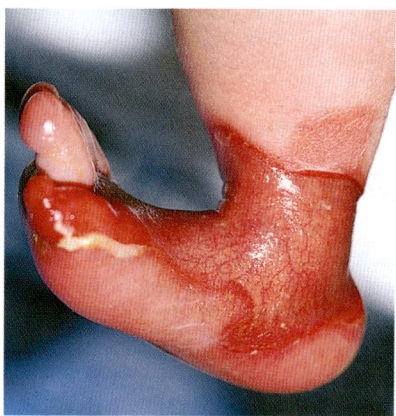

Fig. 18.2 Aplasie cutanée ; forme localisée d'épidermolyse bulleuse dystrophique.

Évolution. Les grandes aplasies cutanées congénitales sont à prendre en charge comme les épidermolyses bulleuses. Le pronostic est habituellement bon, si le risque infectieux est maîtrisé, et en l'absence de syndrome malformatif majeur. Il faut se méfier de lésions neurologiques dans le contexte de lésions vasculaires causées par une grossesse gémellaire avec décès tardif du jumeau. Le diagnostic différentiel, en cas d'atteinte de l'avant-bras, se pose avec une gangrène néonatale ou une paralysie de Volkmann d'origine ischémique.

Chez le grand prématuré, des lésions anétodermiques localisées du tronc et de la racine des membres ont été rapportées comme conséquence d'abrasions et de brûlures dues aux **électrodes et adhésifs utilisés en néonatalogie** [27]. Des formes plus étendues d'érosions cutanées survenant chez le prématuré sont décrites sous le nom de dermatose érosive et réticulée [28].

Hypoplasie dermique en aires (syndrome de Goltz)

Elle est causée par des mutations d'un régulateur de la voie Wnt, dans le gène *PORCN*, et survient dans 90 % des cas chez une fille (transmission dominante liée à l'X, avec expression létale dans le sexe masculin) (fig. 18.3) [29].

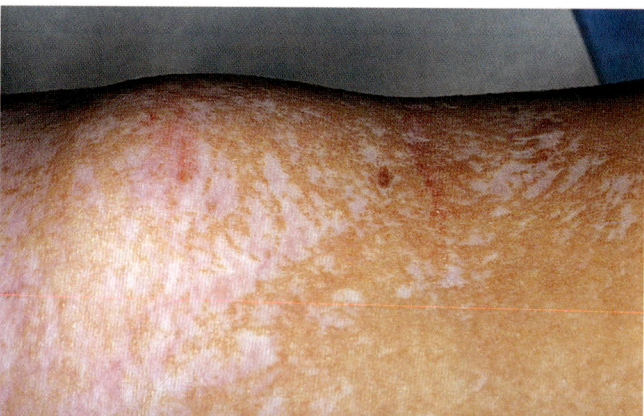

Fig. 18.3 Hypoplasie dermique en aires (syndrome de Goltz) chez une enfant.
Noter l'aspect leucodermique, déprimé, légèrement télangiectasique.

Elle se présente à la naissance par des zones *aplasiques* et *hypoplasiques, hyperpigmentées* ou *télangiectasiques,* linéaires à **disposition blashkoïde**. Le tissu graisseux sous-cutané forme des hernies, qui se manifestent sous forme de *nodules rosés* mollasses. Histologiquement, l'hypoderme jouxte l'épiderme, le derme étant très aminci.

D'autres lésions typiques peuvent être notées : syndactylies, alopécie, atteinte oculaire (strabisme, colobome) et **ostéopathie striée**, correspondant à de fines bandes de densification métaphysaire parallèles à l'axe osseux. Des *papillomes périorificiels* et les papules lichénoïdes se constituent secondairement. Par ailleurs, des érosions et, parfois, des aspects cicatriciels isolés peuvent être notés, même en l'absence d'une fœtopathie bien caractérisée.

Les diagnostics différentiels les plus difficiles sont avec des entités de description récente liées à l'X :
– le *syndrome de Delleman-Oorthuys* qui comporte, outre les lésions hypoplasiques cutanées blaschkolinéaires, des appendices cutanés et surtout des anomalies ophtalmologiques prédominantes (kystes orbitaires, micro- ou anophtalmie) ;
– le *syndrome MIDAS ou MLS* (*Microphtalmia with Linear Skin defects*) en rapport avec une microdélétion Xp qui comporte des lésions aplasiques faciales et s'associe à des anomalies cardiaques.

Dermopathie restrictive

Cette affection autosomique récessive survient dans un contexte de retard de croissance intra-utérin, d'une réduction des mouvements *in utero*. Elle est reconnaissable dès la naissance par l'aspect de la peau, tendue, rigide, adhérente avec fissures aux plis (comme une enveloppe trop étroite pour l'enfant) et la dysmorphie associant rétrognathie, nez pincé, bouche entrouverte, absence de cils et sourcils. Les fontanelles sont béantes, les articulations rétractées (arthrogrypose), les clavicules dysplasiques ; il existe une insuffisance respiratoire qui conduit au décès en quelques semaines. L'hypoplasie cutanée porte essentiellement sur le derme, dont le contingent élastique est hypoplasique [30]. Cette affection est due à une mutation du gène *ZMPSTE24* codant une métalloprotéase impliquée dans le *processing* de la laminine A. La dermopathie restrictive appartient ainsi au spectre des laminopathies, comme la progéria **d'Huchinson-Gilford** [31, 32].

Pustuloses

Ici, l'aide du dermatologue peut être des plus fructueuses pour le néonatologiste, notamment pour *rappeler que pustule ne signifie pas forcément infection,* mais qu'il faudra également se méfier de la présentation volontiers pustuleuse de certaines infections virales (herpès simplex, VZV) chez le nouveau-né. Les principales pustuloses sont rappelées dans le tableau 18.2.

Tableau 18.2 Principales causes des pustules néonatales

Infectieuses	Bactériennes, rarement primitives, mais plutôt secondaires (rétention sudorale surtout, parfois emboles septiques à Gram–, ou listériose)
	Mycosiques : candidose cutanée congénitale ou postnatale
	Virales : varicella zoster virus, herpès (*cf.* chapitre 2)
Non infectieuses	Très fréquent : érythème toxique, pustulose du visage à *Malassezia* (« acné » du nouveau-né)
	Rare :
	– acropustulose infantile (*cf.* chapitre 11)
	– pustulose éosinophilique [33]
	– mélanose pustuleuse scabieuse (après 3ᵉ semaine)
	– *incontinentia pigmenti* (*cf.* chapitre 10-8)
	Exceptionnel :
	– réticulo-endothéliose d'Ommen
	– syndrome de Job
	– histiocytose langerhansienne
	– pustulose sous-cornée (d'origine maternelle)

Candidoses cutanées (fig. 18.4)

On distingue la forme congénitale, rare et grave, correspondant à une atteinte fœtale par chorioamniotite ascendante, et la forme néonatale qui est acquise après la naissance par contact.

La candidose cutanée congénitale se présente à la naissance ou dans les 12 premières heures par un exanthème maculopapuleux devenant progressivement pustuleux [34]. L'atteinte pustuleuse palmoplantaire est évocatrice. Un traitement anticandidosique systémique (kétoconazole ou fluconazole) est nécessaire compte tenu de l'atteinte digestive associée et du risque de contamination bronchopulmonaire. Les atteintes unguéales qui peuvent être isolées et prolongées peuvent justifier d'un traitement [35]. Chez le grand prématuré, la présentation pourra être non pustuleuse, sous la forme d'une *érythrodermie* squameuse voire érosive.

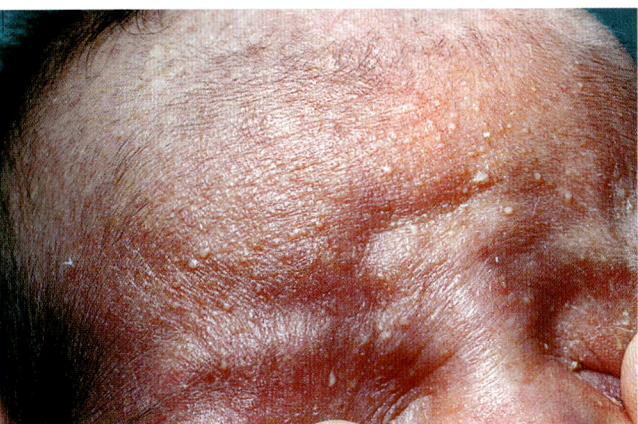

Fig. 18.4 Candidose cutanée congénitale.

La forme néonatale se manifeste par des pustules plus localisées, une atteinte muqueuse (muguet) ou du siège plus commune.

Érythrodermies et troubles de la kératinisation

Le nouveau-né érythrodermique présente une altération de la fonction barrière de la peau : aux risques infectieux, s'ajoutent donc les risques de déshydratation hypernatrémique et de passage transcutané des médicaments topiques (*cf.* chapitre 22-2). Si les ichtyoses dominent la question des érythrodermies néonatales, il conviendra de ne pas méconnaître un déficit immunitaire (dont le syndrome d'Omenn) [36].

Un *bilan de départ* soigneux est nécessaire dans les troubles de la kératinisation génotypiques à révélation néonatale, incluant :

– développement staturo-pondéral et bilan neurosensoriel ;
– hémogramme et sous-populations lymphocytaires (déficit immunitaire dont syndrome d'Omenn) ;
– biopsie cutanée (pour microscopie optique et immunomarquages) ;
– examen des cheveux spontanément cassés (meilleure rentabilité diagnostique) (*cf.* chapitre 15) ;
– recherche d'inclusions lipidiques dans les leucocytes ;
– études de l'expression épidermique de l'activité transglutaminase et de l'expression de LEKTI dans une biopsie de peau offrent une première orientation pour les études génétiques.

Syndrome du bébé collodion

Impressionnant et caractéristique dès la naissance, la peau collodionnée est érythémateuse, lisse et tendue, comparable à l'effet d'un film plastique qui aurait été étiré sur la peau (*cf.* chapitre 7-4). Le visage est marqué par une visibilité accrue des zones séborrhéiques médiofaciales et frontales, et surtout par la présence d'un éclabion et d'un ectropion dus à la tension exercée par la peau. Les mains ont un aspect ganté parfois isolé [37]. L'élimination de la peau collodionnée se produit en quelques jours à quelques semaines pendant lesquels les soins et la prise en charge en service de néonatologie sont indispensables (incubateur à haut taux d'humidité, bains quotidiens, applications de vaseline stérile, massages en cas d'apparition de brides, soins oculaires et de bouche). Le pronostic est très variable, fonction de l'étiologie en cause. L'importance de l'atteinte initiale et la durée de la disparition de la peau collodionnée sont des marqueurs pronostiques (bon pronostic au-dessous de 3 semaines).

La recherche étiologique (ichtyoses autosomiques récessives, syndrome de Sjögren-Larsson, trichothiodystrophie, etc.) sera menée en centre spécialisé et comprendra au minimum un examen des cheveux, une biopsie cutanée (optique et immunofluorescence) et des analyses moléculaires telles que la recherche de mutations de *TGM1*, *ALOX12B* et *ALOXE3* (*cf.* chapitre 7-4) [38].

Ichtyose arlequin (kératome malin)

L'ichtyose arlequin est la forme la plus grave des ichtyoses congénitales, causée par des mutations d'*ABCA12*, codant un transporteur de lipides. La présentation néonatale est celle d'un bébé collodion grave, hyperkératosique, avec un degré extrême d'ectropion et d'éclabion. La morbidité et la mortalité périnatale sont élevées, la survie nécessite la mise en route d'un traitement par rétinoïde [39]. Un diagnostic prénatal par échographie est possible en raison de la desquamation massive (*cf.* fig. 7.25).

Purpuras et gangrènes

Les causes classiques des purpuras gangreneux néonatals sont surtout iatrogéniques : cathéter artériel ombilical, injections intra-artérielles et compressions artérielles. D'autres facteurs favorisants sont rapportés : polycythémie, infections, déshydratation, diabète maternel mal équilibré, emboles cruoriques à partir de malformations des cavités gauches, voire syndrome de transfusion gémellaire [40].

Le *purpura fulminans* par déficit homozygote en protéine C est important à diagnostiquer : il répond aux injections de plasma frais congelé ou de concentré de protéine C [41]. Une forme de purpura néonatal avec lésions vasculaires cérébrales a été associée à une résistance à la protéine C activée, correspondant à la mutation R506Q du facteur V [42].

Le *syndrome des anticorps antiphospholipides* peut causer une gangrène néonatale des doigts.

Angiomes ou anomalies vasculaires

Diagnostic du type d'anomalie vasculaire

Il peut être difficile en période néonatale.

Les malformations capillaires, ou angiomes plans, sont présents dès la naissance et souvent de coloration intense en raison de l'érythrose néonatale physiologique. Il faut bien distinguer les malformations capillaires bénignes, comme la malformation capillaire médiane dite en flammèche du front ou de la nuque, et les malformations capillaires qui correspondent à des mosaïques cutanées ou des angiomatoses syndromiques (*cf.* chapitre 14-2). Les malformations capillaires médianes sont d'évolution bénigne, la régression spontanée est très fréquente, alors que les formes en mosaïque ou syndromiques vont persister et parfois s'associer à d'autres anomalies comme dans le syndrome de Sturge-Weber-Krabbe [43] ou le syndrome malformation capillaire médiane – macrocéphalie. Dans ces situations, un avis spécialisé est requis, un programme de surveillance spécifique doit être établi, et les possibilités d'une correction cosmétologique par laser doivent être considérées (*cf.* chapitre 14-2).

La *cutis marmorata telangiectatica congenita* (CMTC) se présente sous la forme d'un livedo intense, le plus souvent systématisé à un membre. Il peut exister une atrophie cutanée au centre des mailles. Le pronostic est habituellement bon avec un palissement progressif avec le temps, mais parfois certaines CMTC de coloration violacée très intense persistent et se compliquent (atrophie du membre atteint et/ou ulcérations cutanées) (*cf.* chapitre 14-2).

Les hémangiomes infantiles classiques (*cf.* chapitre 14-2) ne sont habituellement pas présents à la naissance, cependant, dans 50 % des cas on peut observer une anomalie cutanée, qui peut être soit une macule érythémateuse mimant une malformation capillaire, soit un halo anémique et/ou des télangiectasies de surface [44]. Rarement, l'hémangiome peut se présenter sous l'aspect d'une ulcération d'emblée, en particulier dans la région périnéale. Un contexte malformatif doit être recherché dans les hémangiomes de distribution segmentaire de la face et ceux de la région lombosacrée [44].

Les hémangiomes congénitaux sont eux présents à la naissance (*cf.* chapitre 14-2) [45].

Le RICH (*Rapidly Involuting Congenital Hemangioma*), tumeur ovoïde, rosée ou pourpre, télangiectasique au centre et cernée d'un halo pâle, est très souvent localisée sur les membres ou dans la région céphalique. Les formes atypiques doivent être biopsiées pour ne pas porter par excès ce diagnostic rassurant chez un nouveau-né qui serait en fait atteint d'une autre tumeur congénitale (myofibromatose infantile, fibrosarcome, etc.) [45]. Le RICH est facile à reconnaître et régresse spontanément assez bien, en laissant soit une aire d'atrophie, soit une nappe télangiectasique rosée plane. Exceptionnellement, le débit au sein d'un RICH volumineux est tel qu'une insuffisance cardiaque congestive peut nécessiter une prise en charge en période néonatale. En outre, certains RICH peuvent saigner sévèrement en début de vie, lorsque des nécroses noires et sèches, spontanées, s'y produisent. Ils peuvent également être le siège d'une séquestration plaquettaire transitoire qu'il faut bien distinguer du syndrome de Kasabach Merritt (*cf.* plus bas).

Le NICH (*Non-Involuting Congenital Hemangioma*) se présente dès la naissance comme une plaque ronde ou ovale, bien limitée, rosée ou violacée, télangiectasique, avec cerne blanc bleuté, et quelques veines de drainage équatoriales [45]. La lésion ne régresse jamais, elle persiste inchangée suivant la croissance corporelle, ou elle s'aggrave légèrement. Il semble exister des relations entre ces deux types, le NICH pouvant correspondre à une séquelle de RICH ayant régressé incomplètement *in utero* (*cf.* chapitre 14-2).

Risques immédiats à considérer chez un nouveau-né

Syndrome de Kasabach-Merritt ou menace de Kasabach-Merritt. Il est évoqué devant une tumeur vasculaire présentant une augmentation rapide de volume, une coloration bleu violacé, une induration chaude, associée à un taux de plaquettes à la limite inférieure de la normale néonatale (*cf.* chapitre 14). Ce type de complication s'observe sur des tumeurs vasculaires d'histologie particulière, notamment l'angiome en touffes et l'hémangioendothéliome kaposiforme [45]. Une biopsie est utile pour une classification plus précise qui aura une incidence pronostique et thérapeutique dans l'avenir.

Hémangiomatose diffuse néonatale ou miliaire. Elle correspond à l'efflorescence de nombreux petits «hémangiomes» cutanés et viscéraux, c'est une situation très rare, et qui doit surtout faire considérer d'autres diagnostics comme la lymphangioendothéliomatose multifocale qui s'accompagne d'une thrombopénie potentiellement fatale [46]. Une biopsie sur un élément est impérative pour conforter le diagnostic (*cf.* chapitre 14-2).

Hémangiome congénital de type RICH. De gros volume, il peut entraîner une insuffisance cardiaque par hyperdébit, ou un risque d'hémorragie en raison d'une ulcération. L'enfant doit être orienté vers un centre spécialisé.

Dermatoses des âges de la vie

18-1 Dermatoses néonatales

Angiome plan facial du territoire frontonasal à risque de syndrome de Sturge-Weber-Krabbe [43]. Une IRM cérébrale doit être demandée très rapidement pour rechercher un angiome pial qui peut se compliquer de crises comitiales dès la période néonatale.

Tumeurs et nodules

Il est de règle de considérer toute tumeur ou nodule cutané présent en période néonatale dont le diagnostic n'est pas évident (p. ex. angiome, cytostéatonécrose) comme une indication de biopsie, en dehors des lésions médianes, qui doivent être préalablement explorées par un examen d'imagerie en raison des risques de dysraphisme (tableau 18.3). Il faut savoir envisager la possibilité d'une tumeur maligne (sarcome embryonnaire, fibrosarcome, rhabdomyosarcome) devant une tumeur isolée, qui peut prendre le masque d'un banal bourgeon charnu ou d'un possible hémangiome inhabituellement ferme.

Hypodermites et panniculites néonatales

Tableau 18.3 Principales causes de nodules et tumeurs congénitaux

Kystes dermoïdes sous-galéaux et occipitaux	
Méningocèles et méningoencéphalocèles	
Lipomes (lipomatose encéphalocranio-cutanée)	
Tératomes et tératocarcinomes (surtout sacrococcygiens)	
Cavité buccale	Fibrome lingual Tumeur à cellules granuleuses
Autres localisations	Lésions non tumorales – cytostéatonécrose – abcès, séquelle d'injection – hématopoïèse extramédullaire [47] (*blueberry muffin syndrome*) et fœtopathie virale : rubéole, CMV, toxoplasmose, herpès congénital, coxsackie B2 – anémies hémolytiques : sphérocytose de Minkowski-Chauffard, incompatibilité Rh et ABO, syndrome de transfusion gémellaire – jumeau donneur – angiome sous-cutané thrombosé Tumeurs bénignes – hémangiopéricytome (groupe des tumeurs périvasculaires) – mastocytome – histiocytose langerhansienne auto-involutive, type Hashimoto-Pritzker (*cf.* chapitre 11) – histiocytose non langerhansienne auto-involutive – xanthogranulome juvénile (unique ou non) – fibromatose – pilomatricome – myofibromatose (lésion solitaire) Tumeurs malignes ou de pronostic incertain – métastases (tumeurs de blastème et neuroblastome, mélanome maternel) – leucémies et lymphomes – tumeurs primitives : rhabdomyosarcome, autres sarcomes, mélanome isolé ou sur nævus géant – histiocytose langerhansienne congénitale – myofibromatose, forme diffuse systémique [48]

Cytostéatonécrose du nouveau-né (fig. 18.5). Elle s'observe chez le nouveau-né à terme ou postmature. Une *souffrance néonatale* est généralement retrouvée dans les formes étendues. Les lésions sont souvent de découverte fortuite lors des soins de routine, quelques jours après la naissance. Il s'agit *d'indurations nodulaires* ou en

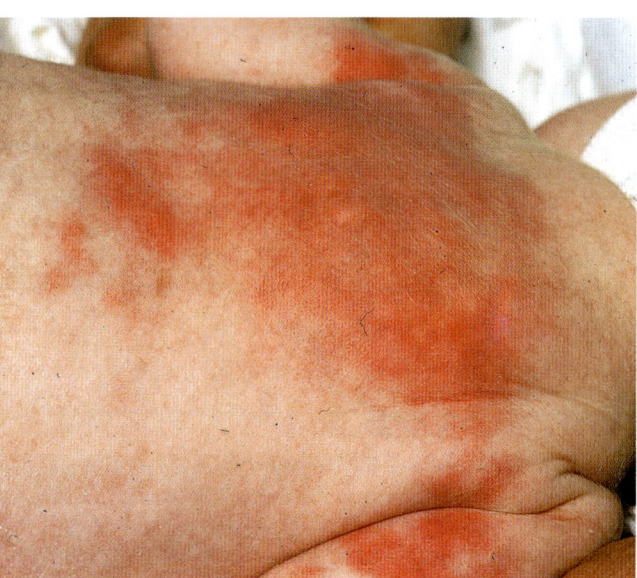

Fig. 18.5 Cytostéatonécrose.

placards, de taille et de forme variables. La palpation est caractéristique, montrant une induration difficile à mobiliser sur les plans profonds, la peau en regard est érythémateuse ou violacée, pâlissant à la pression, sans former réellement de godet. La topographie est essentiellement dorsale haute, *épaules, région interscapulaire*, plus rarement la face latéroexterne des fesses et des cuisses, la face postéroexterne des bras, voire la région malaire et du menton. Les lésions *régressent spontanément* en quelques semaines. Les complications comme l'hypercalcémie et la calcification secondaire surviennent dans moins de 10 % des cas, plutôt dans les formes étendues.

Il existe histologiquement une *cristallisation lipidique* intra-adipocytaire entourée d'un *granulome lipophagique*. L'hypercalcémie est due à la production dans les granulomes lipophagiques de 1,25 (OH) 2-vitamine D3 et répond, dans les formes sévères, à la corticothérapie générale combinée au furosémide et à l'hyperhydratation [49].

La prise en charge se limite à des mesures symptomatiques : réchauffement, le cas échéant correction des signes de souffrance viscérale. La présence d'une cytostéatonécrose implique de ne pas donner de vitamine D à l'enfant, jusqu'à disparition complète des lésions, généralement en 2 à 3 mois. La calcémie doit être surveillée dans les formes étendues.

Sclérème. À l'inverse de la cytostéatonécrose, le sclérème survient en cas de prématurité compliquée d'une affection sévère, telle qu'une cardiopathie congénitale ou une septicémie. Des formes tardives survenant plusieurs semaines après la naissance sont décrites. Il se caractérise par une induration qui débute aux *membres inférieurs* et s'étend rapidement à *tout le corps* à l'exception des paumes, plantes et organes génitaux. La peau est lisse et froide, d'un blanc cireux, dure, ne prenant pas le godet. L'aspect est celui d'une rigidité cadavérique, avec un masque figé caractéristique. C'est une affection extrêmement rare en raison des progrès en réanimation néonatale. La forme diffuse est le plus souvent fatale. Les formes localisées aux membres inférieurs sont réversibles. L'anomalie histologique la plus caractéristique est un épaississement fibreux des septums hypodermiques.

Panniculites œdémateuses au froid. Elles ont été décrites chez des nouveau-nés prématurés hypotrophiques qui présentent un état d'adynamie et de prostration accompagnant une hypothermie. Ces enfants présentent un œdème prenant le godet touchant la face et les extrémités. Ces lésions sont attribuées à de mauvaises conditions de confort en période hivernale au retour de la maternité.

Panniculites infectieuses. Les panniculites infectieuses néonatales sont devenues exceptionnelles [47]. Elles seront évoquées devant des lésions inflammatoires infiltrées dans un contexte septique, dues :
– soit à un ensemencement direct (brèche cutanée, extension d'une infection plus superficielle, injection, électrode de monitoring, traumatisme obstétrical) ; les germes le plus souvent en cause sont *Staphylococcus aureus* et *Haemophilus influenzae*.
– soit à une dissémination embolique au cours d'une septicémie. Les germes rencontrés sont *Staphylococcus aureus*, *Streptococcus pyogenes*, et des Gram tels que *Pseudomonas aeruginosa* (ecthyma gangreneux) (*cf.* chapitre 2).

Les *fasciites nécrosantes* de la période néonatale ont une mortalité de 50 % et sont souvent streptococciques [50].

Ombilic et cordon ombilical

Au cours de la chute du cordon, ce dernier, blanc bleuté, se momifie et devient escarrotique avant de tomber entre le 4e et le 6e jour, laissant en place un tissu de granulation qui va normalement se déprimer sous la traction des vaisseaux ombilicaux en cours d'oblitération.

Un retard à la chute du cordon peut être le premier signe d'un trouble congénital de l'adhésion leucocytaire (*cf.* chapitre 19).

La survenue d'un **nodule ombilical** dans les jours ou semaines suivant la chute du cordon peut être de nature diverse (*cf.* chapitre 17-6) :
– les *bourgeons charnus* ou *botriomycomes*, témoignent d'une cicatrisation hyperplasique. Il s'agit de petites lésions rouge violacé saignotant au contact ou parfois épidermisées. Ils peuvent être traités par application de nitrate d'argent ;
– des *lésions dysembryoplasiques* comme un kyste omphalomésentérique ou un diverticule de l'ouraque se présenteront sous la forme de botriomycomes atypiques, plus volumineux. Une échographie abdominale sera demandée en cas de doute ;
– les tumeurs, kystes et hématomes du cordon sont rares (*cf.* chapitre 17-6).

D'autres anomalies ombilicales peuvent survenir : une omphalite infectieuse, habituellement staphylococcique (érythème suintant) voire fongique (*cf.* chapitre 17-6).

Dermatoses iatrogènes

Les amniocentèses peuvent entraînent des séquelles cutanées à type de cicatrices ou de fossettes en cas de traumatisme fœtal (à différencier des sinus et fentes dysgénétiques).

Les électrodes de monitoring cardiaque implantées pendant le travail peuvent donner lieu à des lésions de lacération, et créer une porte d'entrée pour les pyogènes (abcès) et les virus (herpès type 2 le plus souvent, contracté dans la filière génitale). Des complications majeures ont été décrites à type de septicémie, cellulite, fasciite nécrosante, abcès sous-galéaux, ostéomyélite. Les abcès sont favorisés par l'infection du liquide amniotique (rupture prématurée des membranes) et la contamination fécale *perpartum*.

Les électrodes chauffantes (44 °C de monitoring de l'oxygène [PO2]) peuvent provoquer des brûlures, des vésicules et des séquelles cicatricielles ou pigmentaires.

Les divers adhésifs utilisés chez le grand prématuré sont des facteurs de risque infectieux et métabolique en raison d'une barrière précaire dans les 2 premières semaines de vie [51].

Les perfusions intraveineuses et les injections intramusculaires calciques hypertoniques peuvent induire des modifications inflammatoires passagères et à un degré de plus des nécroses suivies de **calcifications**. Le délai d'apparition de la calcinose aux points d'injection est de 1 à 3 semaines, et les lésions disparaissent en moins de 6 mois.

Les ponctions itératives des talons pour prélèvements sanguins peuvent donner lieu à des lésions séquellaires réversibles : dépressions punctiformes, nodules calcifiés, voire à des abcès.

Les électrodes d'électroencéphalographie favorisent les calcinoses du cuir chevelu secondaires à la pénétration de chlorure de calcium présent dans la pâte d'enregistrement EEG.

La photothérapie peut entraîner une *éruption purpurique photodistribuée* bénigne chez les enfants transfusés pour maladie hémolytique du nouveau-né [52]. Le *bronze baby syndrome* est une complication rarissime et potentiellement grave de la photothérapie pour ictère néonatal. Sa pathogénie et la nature du pigment causal sont mal comprises, mais il existe une synthèse excessive de porphyrines dans le foie, et la photothérapie pourrait libérer les pigments bruns dérivés des coproporphyrines. Son arrêt suffit habituellement à faire disparaître la pigmentation, mais des décès ont été rapportés [53].

Principes thérapeutiques

La peau du nouveau-né est physiologiquement immature, en particulier les fonctions sudorales et sébacées. La fonction de barrière épidermique se normalise dans les premières semaines de vie, le *stratum corneum* étant morphologiquement proche de celui d'un adulte dès la naissance [54]. La prématurité et toute altération épidermique congénitale ou même acquise compromettent cette fonction avec des conséquences qui peuvent être dramatiques pour les applications de topiques à toxicité systémique (*cf.* chapitre 22-2). Le rapport surface cutanée/poids est à son maximum à la naissance et contribue à augmenter le risque systémique des médications topiques. Il n'y a pas d'inconvénient à la balnéation précoce, même avant la chute du cordon. L'encadré 18.4 indique les principales règles d'hygiène et de traitement topique en dermatologie néonatale. L'application d'émollients stériles précoces permet de diminuer le risque d'infections systémiques chez le grand prématuré et permettrait également de réduire le risque de développer une dermatite atopique chez les enfants à risque [55, 56].

Encadré 18.4

Hygiène et traitement topiques chez le nouveau-né

Prévention des infections
Éviter points de rencontre entre nouveau-nés, chambre isolée mère-enfant ; lavage des mains ; risque des baisers (herpès).

Hygiène du nouveau-né
– « Débarbouillage » du *vernix caseosa* : intérêt surtout cosmétologique.
– Coupe des ongles trop longs : risque de griffure et d'ulcération cornéenne.
– Désinfection de la région ombilicale : chlorhexidine 0,1 % quelques jours seulement.
– Siège :
  – sain : changes fréquents (plus de 20 mictions/jour chez le nouveau-né). Changes jetables ultra-absorbants. Protection avec préparations lubrifiantes – vaseline – et absorbantes – oxyde de zinc – facultative. Éviter les nombreuses préparations contenant des toxiques (camphre) et des allergènes de contact ;
  – dermatite : toilette avec compresse et syndet. Bien rincer. Topique lubrifiant neutre (oxyde de zinc – vaseline). Changer plus souvent. Si surinfection candidosique, kétoconazole topique.

Soins cosmétiques
– Desquamation physiologique : topique gras.
– Grains de milium : abstention ou trétinoïne 0,05 % au coton-tige.
– Pustulose céphalique néonatale : kétoconazole topique 7 jours.

L'équilibre hydroélectrolytique est particulièrement important à surveiller dans les états érythrodermiques qui s'accompagnent d'hypothermie et de déshydratation hyponatrémique, le syndrome de Netherton particulièrement (apports hydriques pouvant être majorés jusqu'à 300 mL/kg). L'asepsie rigoureuse est de règle et les traitements antibiotiques ne seront administrés que sur des critères d'infection clinique ou bactériologique, par voie intraveineuse.

RÉFÉRENCES

1. Rivers J.K. et coll., *J Am Acad Dermatol.* 1990, *23*, 77.
2. Plantin P. et coll., *Ann Dermatol Vénéréol.* 1990, *117*, 181.
3. Iorizzo M. et coll., *Pediatr Dermatol.* 2008, *25*, 25.
4. Torres E. et coll., *BMJ Case Rep.* 2015, *18*, 2015.
5. Hoeger P.H. et coll., *Pediatr Dermatol.* 2002, *19*, 256
6. Hidano A. et coll., *Pediatr Dermatol.* 1986, *3*, 140.
7. Nanda A. et coll., *Pediatr Dermatol.* 1989, *6*, 139.
8. Hashimoto K. et coll., *J Am Acad Dermatol.* 1989, *21*, 708.
9. Monteagudo B. et coll., *Pediatr Dermatol.* 2012, *29*, 166.
10. Schoenlaub P. et coll., *Arch Dermatol.* 1999, *6*, 533.
11. Marchini G. et coll., *Br J Dermatol.* 2002, *147*, 1127.
12. Liu C. et coll., *Dermatology.* 2005, *210*, 257.
13. Ferrandiz C. et coll., *Dermatology.* 1992, *185*, 18.
14. Bernier V. et coll., *Arch Dermatol.* 2002, *138*, 215.
15. Ayhan M. et coll., *J Am Acad Dermatol.* 2007, *57*, 1012.
16. Niamba P. et coll., *Arch Dermatol.* 1998, *134*, 995.
17. Neylon O. et coll., *Eur J Pediatr.* 2010, *169*, 1503.
18. Chiaverini C. et coll., *Br J Dermatol.* 2014, *170*, 901.
19. Uitto J. et coll., *J Invest Dermatol Symposium Proceedings.* 2002, *7*, 6.
20. Jouary T. et coll., *Pediatr Dermatol.* 2003, *20*, 535.
21. Frieden I.J., *J Am Acad Dermatol.* 1986, *14*, 646.
22. Neri I. et coll., *Clin Exp Dermatol.* 2009, *34*, e50.
23. Whiting C.B. et coll., *Am J Med Genet.* 1991, *40*, 319.
24. Lam J. et coll., *J Am Acad Dermatol.* 2008, *58*, 884.
25. Mandel S.J. et coll., *Thyroid.* 1994, *4*, 129.
26. Hubert A. et coll., *Acta Paediatr.* 1994, *7*, 789.
27. Prizant T.L. et coll., *Arch Dermatol.* 1996, *132*, 671.
28. Védie A.L. et coll., *J Eur Acad Dermatol Venereol.* 2015, Nov 4.
29. Grzeschik K.H. et coll., *Nat Genet.* 2007, *39*, 833.
30. Sillevis Smitt J.H. et coll., *Arch Dermatol.* 1998, *134*, 577.
31. Navarro C.L. et coll., *Hum Molec Genet.* 2004, *13*, 2493.
32. McKenna T. et coll., *J Invest Dermatol.* 2015, *135*, 2577.
33. Taïeb A. et coll., *J Am Acad Dermatol.* 1992, *27*, 55.
34. Darmstadt G.L. et coll., *Pediatrics.* 2000, *105*, 438.
35. Raval D.S. et coll., *Pediatr Dermatol.* 1995, *12*, 355.
36. Mazereeuw-Hautier J. et coll., *Ann Dermatol Venereol.* 2009, *136*, 916.
37. Mazereeuw-Hautier J. et coll., *Br J Dermatol.* 2009, *161*, 456.
38. Mazereeuw-Hautier J. et coll., *Ann Dermatol Venereol.* 2016, *143*, 226.
39. Akiyama M. et coll., *J Clin Invest.* 2005, *115*, 1777.
40. Scott F. et coll., *Obstet Gynecol.* 1995, *86*, 677.
41. Baliga V. et coll., *Eur J Pediatr.* 1995, *154*, 534.
42. Pipe S.W. et coll., *J Pediatr.* 1996, *128*, 706.
43. Dutkiewicz A.S. et coll., *J Am Acad Dermatol.* 2015, *72*, 473.
44. Léauté-Labrèze C. et coll., *J Eur Acad Dermatol Venereol.* 2011, *25*, 1245.
45. Enjolras O., *Ann Chir Plast Esthet.* 2006, *51*, 339.
46. Glick Z.R. et coll., *J Am Acad Dermatol.* 2012, *67*, 898.
47. Hebert A.A. et coll., *Dermatol. Clinics.* 1986, *4*, 3.
48. Coffin C.M. et coll., *Pediatr Pathol Lab Med.* 1995, *15*, 571.
49. Shumer D.E. et coll., *Arch Dis Child Fetal Ed.* 2014, *99*, 419.
50. Epps C. et coll., *Neonatal Netw.* 1997, *16*, 19.
51. Rutter N., *Eur J Pediatr.* 1996, *155*, s18.
52. Paller A.S. et coll., *Pediatrics.* 1997, *100*, 360.
53. Rubaltelli F.F. et coll., *Acta Pediatr.* 1996, *85*, 381.
54. Visscher M.O. et coll., *Clin Dermatol.* 2015, *33*, 271.
55. Nopper A.J. et coll., *J Pediatr.* 1996, *128*, 660.
56. Simpson E.L. et coll., *J Allergy Clin Immunol.* 2014, *134*, 818.

18-2 Éruptions du siège chez le nourrisson (érythèmes fessiers)

A.-M. Calza, J.-F. Stalder

Les éruptions du siège chez le nourrisson sont des pathologies fréquentes et souvent transitoires [1]. Si ces éruptions sont souvent bénignes, il convient de ne pas oublier qu'elles peuvent être le signe d'appel de maladies systémiques.

Une telle situation nécessite un examen clinique précis incluant :
– la topographie lésionnelle de départ ;
– l'analyse de la lésion élémentaire ;
– les soins de toilette effectués ;
– les plaintes ou les symptômes associés ;
– l'examen clinique du reste du tégument y compris l'examen du cuir chevelu, des plis, des muqueuses orale et génitale.

On distinguera globalement deux situations cliniques (tableau 18.4) : l'atteinte primitive des convexités et l'atteinte primitive des plis.

Tableau 18.4 Dermatite des plis et dermatite des convexités

Dermatite des convexités	Dermatite d'irritation Dermatite en « W » Dermatite de Sevestre et Jacquet Ecthyma gangreneux Granulome glutéal Dermatite de contact
Dermatite des plis	Macération Dermatite séborrhéique *Candida albicans* Psoriasis des langes

Atteinte primitive des convexités

Dermatite d'irritation

Initialement située sur les zones de frottement des langes, à distance des plis, cette dermatite se caractérise par une peau vernissée, chagrinée, érythémateuse. Elle atteint les cuisses, les fesses, le scrotum ou les grandes lèvres, dessinant un « W ». Elle survient lorsque l'enfant est en âge de se tenir assis, entre 5 et 12 mois.

On admet communément que ce type de dermatite fessière est dû au frottement de la couche lésant l'épiderme, à la macération du *stratum corneum* altérant sa fonction barrière, au contact avec l'urine. L'ammoniac, longtemps soupçonné, serait inoffensif. En revanche, le temps de contact de l'urine avec la peau est directement lié à l'irritation du siège (effet macération ?), de même que le pH de l'urine.

La *surinfection candidosique* se caractérise cliniquement par un érythème rouge vif confluant à desquamation périphérique.

La *surinfection bactérienne* induit papules, pustules ou érosions, réalisant la *dermatite papuloérosive de Sevestre et Jacquet.*

Ecthyma gangreneux

Affection peu fréquente [2], ces lésions souvent périvulvaires ou périanales, érosives, profondes sont consécutives à la surinfection par un *Pseudomonas*. Celui-ci peut être originaire du système digestif après une antibiothérapie responsable d'une substitution de la flore bactérienne, mais il peut également être contenu dans des objets de toilette (éponges humides, loofah). D'autres germes peuvent être également impliqués à l'origine des lésions (*E. coli*, *Proteus* spp, *Aeromonas hydrophila*, etc.). L'ecthyma gangreneux chez un enfant doit faire suspecter un déficit immunitaire transitoire ou persistant, notamment des polymorphonucléaires (*cf*. chapitre 2).

Granulome glutéal infantile

Cette éruption papulonodulaire rouge bleuté du siège est classiquement associée à l'utilisation de corticostéroïdes topiques fluorés ou de talc [3]. Ces nodules sont totalement indolores, mesurant de 1 à 3 cm de diamètre (fig. 18.6). Ils disparaissent lentement mais spontanément à l'arrêt du topique impliqué.

Certains granulomes associés à une dermatite papuloérosive périanale ont été décrits après opération de **maladie de Hirschsprung** (fig. 18.7) [4] correspondant probablement à une réaction inflammatoire déclenchée par l'important nombre des selles en postopératoire immédiat et la grande quantité d'enzymes pancréatiques. Ces lésions se corrigent quelques mois après l'opération.

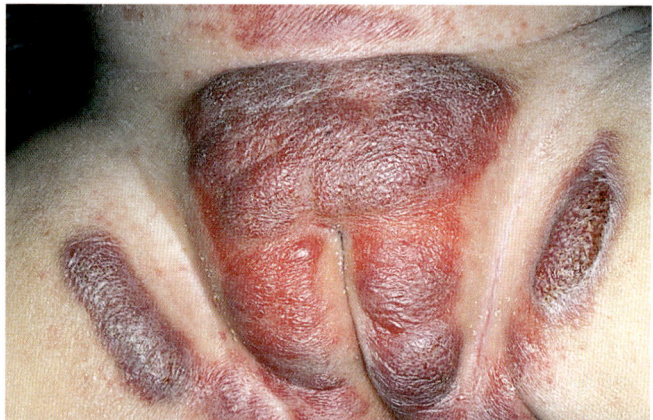

Fig. 18.6 Granulome glutéal infantile.

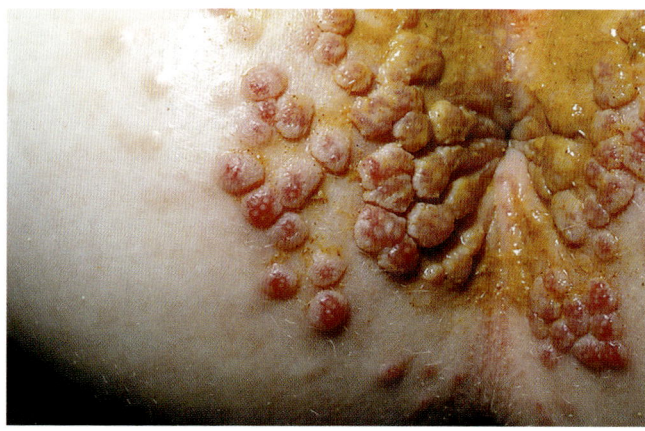

Fig. 18.7 Dermatite papuloérosive périanale sur maladie de Hirschsprung.

Des lésions papuloérosives en rapport avec l'utilisation de benzocaïne topique ont été rapportées [5].

Dermatite de contact allergique

Il s'agit de lésions aiguës érythémateuses, œdématomicrovésiculeuses commençant sur la *face latérale des hanches* et la partie extérieure des fesses. De rares cas de sensibilisation au latex chez des enfants handicapés préalablement sensibilisés ont été décrits dans le passé [6]. On note plus récemment une recrudescence de ce type de lésions avec une sensibilisation au composant caoutchouc des couches (mercaptobenzothiazole et résines des adhésifs en néoprène) [7]. Ces composants ont été introduits depuis peu dans l'industrie des *langes jetables*. D'autres sensibilisations sont à craindre, la fabrication des langes jetables devenant de plus en plus sophistiquée avec notamment l'introduction de lotions protectrices du siège à l'intérieur de la partie absorbante. Ainsi plusieurs cas de dermatite de contact ont été rapportés aux colorants intégrés dans les couches [8]. Plus récemment, des sensibilisations au polyuréthane utilisé dans la fabrication de *sièges de toilettes* ont été décrites avec des lésions eczématiformes bien dessinées en arc de cercle sous les cuisses [9]. Les *lingettes humides* ont également été mises en cause depuis que le méthylisothiazolinone est introduit comme conservateur [10].

Atteinte primitive des plis

Macération

La chaleur et la rétention sudorale sont responsables de la macération et de prolifération bactérienne et fongique. L'utilisation de produits cosmétiques gras ou irritants (serviettes humides, lait de toilette) en lieu et place d'un lavage simple à l'eau est souvent un facteur aggravant [11]. D'abord érythémateuse, la peau du fond des plis peut s'éroder, mais les lésions restent limitées à la zone des langes.

Dermatite séborrhéique

Le fond des plis de l'aine, cervical antérieur, nasogénien, rétroauriculaire, des aisselles et de l'ombilic est occupé par des plaques bien limitées érythémateuses recouvertes de squames grasses. Les lésions sont également présentes sur le cuir chevelu et les sourcils. Il existe des *formes érythrodermiques* (maladie de Leiner-Moussous) (*cf.* chapitre 17-4). Cette dermatose non prurigineuse apparaît entre 1 et 3 mois. Certains enfants développent par la suite une véritable dermatite atopique ou un psoriasis sans que l'on puisse affirmer qu'il existe un lien entre ces affections. La pathogénie n'est pas complètement éclaircie mais la colonisation de la peau par le *Malassezia* pourrait jouer un rôle. Les lésions disparaissent en quelques semaines sous traitement imidazolé topique [12].

Une érythrodermie de Leiner-Moussous persistante associée à une diminution de l'état général ou des diarrhées doit faire suspecter un *déficit immunitaire* (*cf.* chapitre 19-8).

Infection à *Candida albicans*

Si le *Candida* est souvent présent dans la surinfection des dermatites d'irritation, son rôle comme agent primitif est controversé [13]. On ne retiendra ce diagnostic qu'en présence d'un érythème périanal avec des micropustules satellites. Une candidose orale doit être recherchée systématiquement et traitée. Si malgré ces précautions les lésions récidivent, il convient de vérifier en cas d'allaitement que la mère n'est pas elle-même porteuse de *Candida* au niveau des aréoles mammaires. La nystatine topique et orale reste un traitement de choix dans ce type d'affection (*cf.* chapitre 2-3).

Psoriasis des langes

Ces lésions apparaissent souvent après 6 mois, lors de l'acquisition de la position assise sous forme de macarons érythématosquameux bien limités. Elles commencent dans les plis mais s'étendent sur toute la région périnéale et abdominale antérieure dessinant la couche. Il s'agit probablement d'un phénomène de Koebner déclenché par toute autre cause d'érythème fessier chez des enfants porteurs d'un trait psoriasique puisque 20 % des enfants atteints de ce psoriasis des langes présentent un véritable psoriasis avant l'âge de 15 ans (*cf.* chapitre 5) [14].

Traitement : un protocole de traitement commun

Les dermatites du siège comprenant toutes un facteur de surinfection, il est raisonnable de définir un *protocole de traitement commun* :
– *nettoyage fréquent à l'eau tiède* : l'idéal est une petite douche mais en cas de déplacement on peut remplacer cette douche par un brumisateur d'eau ;
– *application d'un lait* à base d'imidazolé ou d'une pâte à base de nystatine. Les soins doivent être répétés à chaque change soit un minimum de 4 à 6 fois/j. La nystatine orale ne se discute qu'en cas de candidose orale ;
– *maintien du siège à l'air*, souvent irréalisable chez les tout-petits. L'utilisation de *couches synthétiques avec un système absorbant* sauf dans le cas de dermatite de contact semble la mesure la plus adaptée [15] ;
– *convaincre la maman* que tous les cosmétiques (laits nettoyants, serviettes humides, crèmes parfumées) sont à abandonner en raison des dermatites caustiques qu'elles peuvent entraîner ;
– *interdiction des corticoïdes* en raison des risques d'aggravation locale et du risque systémique car l'occlusion augmente l'absorption.

Affections du siège témoins d'une maladie générale (tableau 18.5)

Tableau 18.5 Atteinte du siège dans des maladies systémiques ou nécessitant un traitement spécifique

Histiocytose langerhansienne	Micropapules ± érosives des plis
Acrodermatite entéropathique	Œdème, érythème et érosions périanales
Épidermolyse staphylococcique	Décollement en linge mouillé
Maladie de Kawasaki	Érythème diffus avec desquamation périphérique
Anite streptococcique	Érythème fissuré douloureux périanal
Maladie de Crohn	Fissures linéaires des plis, rhagades périanales, granulomes des plis, œdème vulvaire ou scrotale
Syphilis congénitale	Érythématopapules et bulles du siège
Gale	Pustules du siège
Dermatoses bulleuses	Vésiculobulles groupées en rosettes du siège et des organes génitaux externes
Herpès	Vésiculobulles groupées ± nécrotiques, œdème, douleur
Syndrome de Gianotti-Crosti	Papules chair sur les fesses

Histiocytose langerhansienne

Elle peut se présenter chez l'enfant sous forme d'un intertrigo récidivant, ne répondant pas aux traitements classiques. La lésion élémentaire est une micropapule parfois purpurique, recouverte d'une squame-croûte ou érodée (fig. 18.8). On trouve souvent d'autres lésions du même type aux plis rétro-auriculaires, au scalp, aux sillons des paumes des mains et des aisselles. Le diagnostic repose sur une biopsie cutanée avec entre autres, un immunomarquage CD1a et CD207 (*cf.* chapitre 11-2).

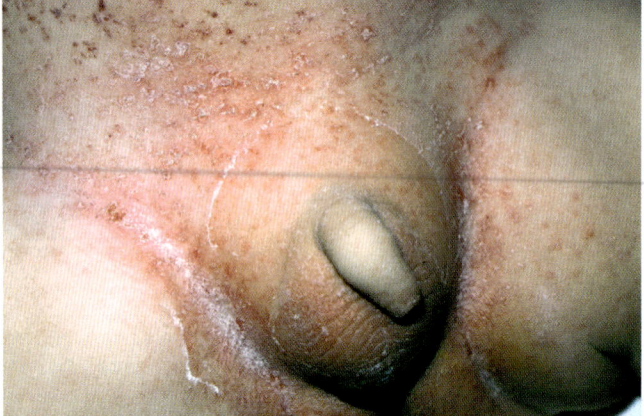

Fig. 18.8 Histiocytose langerhansienne.

Acrodermatite enteropathica congenita

Elle est secondaire à un déficit en zinc.

Les lésions se caractérisent par des lésions érythémateuses œdémateuses érosives périanales, des lésions vésiculobulleuses périorificielles (bouche, narine), sur le dos des phalanges et au niveau périunguéal. De rares cas de déficit en biotinidase, citrulline, isoleucine, ornithine ont été rapportés avec un tableau clinique proche (*cf.* chapitre 19-3).

Le déficit en zinc peut être primaire et deux types sont connus :
– par déficit en protéine transmembranaire responsable du transport dans l'absorption intestinale du zinc. Le gène codant cette protéine, *SLC39A4*, a été caractérisé [16]. Les problèmes cliniques démarrent à l'arrêt de l'allaitement maternel et le zinc doit être substitué à vie ;
– par déficit de la protéine responsable du transport du zinc entre le sang de la mère et son lait. Les manifestations surviennent alors pendant l'allaitement et cessent dès la mise sous alimentation artificielle.

Le déficit peut aussi être secondaire par manque de réserve comme chez les grands prématurés, par consommation excessive dans les colopathies ou la mucoviscidose.

De l'impétigo à l'épidermolyse staphylococcique

L'impétigo non bulleux est une infection cutanée superficielle fréquente due à un streptocoque pyogène et/ou un staphylocoque doré. Elle peut toucher la région fessière et anogénitale avec développement de vésicules et croûtes jaunâtres mélicériques. L'*impétigo bulleux* dû à des staphylocoques dorés sécrétant des exfoliatines A (ETA) ou B (ETB) se caractérise par des bulles flasques à contenu trouble de 1 à 2 cm. Le traitement local avec des antibiotiques topiques (acide fucidique, mupirocine) est suffisant pour traiter les formes localisées [17]. Si ces dernières ne sont pas traitées, elles vont laisser place à un décollement en linge mouillé autour de l'ombilic ou périanal accompagné d'un état fébrile. Cette affection doit rapidement être traitée par une antibiothérapie orale (*cf.* chapitre 2-2).

L'épidermolyse staphylococcique aiguë (appelée aussi syndrome 4S pour *Staphylococcal Scalded Skin Syndrome*), qui survient chez le nouveau-né et le jeune enfant, est causée par le passage systémique des ETA ou des ETB (toxines) à partir d'un foyer focal (impétigo facial, otite, conjonctivite, rhinopharyngite) avec un staphylocoque doré producteur. Ces toxines provoquent une dermatite exfoliative généralisée sans atteinte des muqueuses. Dans les formes moins sévères, l'érythème, le décollement et la desquamation se limitent souvent au niveau des zones de frottement, comme les plis et le siège.

Syndrome de Kawasaki

Cette maladie survient classiquement chez des enfants de plus de 2 ans et se caractérise par un érythème diffus du siège (fig. 18.9) avec une desquamation périphérique (aspect ébouillanté), un œdème des mains et des pieds, une langue framboisée, une chéilite, une conjonctivite, une fièvre élevée durant depuis plus de 5 jours et des adénopathies cervicales. Il n'existe pas de test de laboratoire spécifique mais la protéine C réactive est haute s'accompagnant d'une thrombocytose. Le traitement intrahospitalier est nécessaire comportant l'administration d'immunoglobulines à hautes doses et d'aspirine afin de prévenir les anévrismes coronariens (*cf.* chapitre 14).

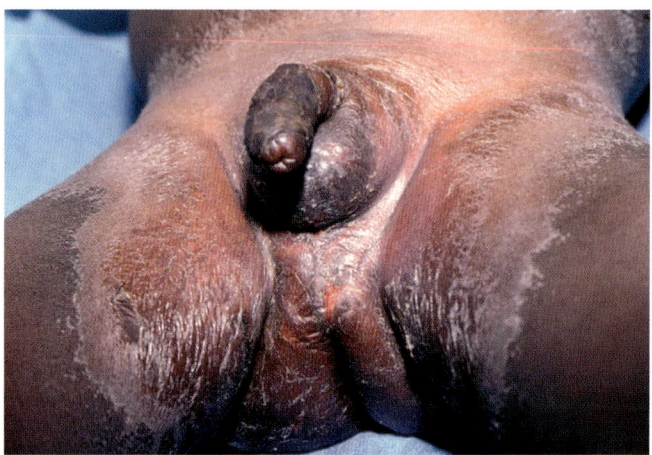

Fig. 18.9 Syndrome de Kawasaki.

Anite streptococcique

Classiquement décrite comme un érythème périanal douloureux accompagné de fièvre, il existe des cas moins bruyants [18]. Devant tout érythème périanal douloureux et fissuré chez un petit enfant, il faut faire le prélèvement bactériologique qui montre dans ce cas un streptocoque bêtahémolytique du groupe A et se traite par une antibiothérapie orale (*cf.* chapitre 3).

Érythème périnéal récidivant

Il s'agit d'un érythème périnéal bien limité avec une langue dépapillée et un érythème acral avec une desquamation périphérique secondaire. De redécouverte récente, ce tableau clinique semble lié à la sécrétion d'une toxine streptococcique ou staphylococcique (*cf.* chapitre 3) ; l'érythème scarlatiniforme de Besnier et Féréol correspondait en partie à cette entité.

Maladie de Crohn

Certaines lésions cutanées du siège peuvent être révélatrices d'une maladie de Crohn : des fissures linéaires en coups de couteau des plis, des rhagades périanales chroniques, des lésions papuleuses ou granulomateuses érosives des plis. La biopsie de ces lésions permet de montrer la présence des granulomes caractéristiques de l'affection (*cf.* chapitre 19-4).

Syphilis congénitale

Si elle est devenue rare en Europe ces dernières années, elle n'a toutefois pas complètement disparu. La forme précoce, floride, contractée en fin de grossesse s'accompagne d'un cortège de lésions cutanées : sur le siège, les lésions sont érythématopapuleuses mais aussi bulleuses (fig. 18.10). Le même type de lésions est visible sur le tronc, les paumes et les plantes avec des rhagades péribuccales, des lésions muqueuses et viscérales.

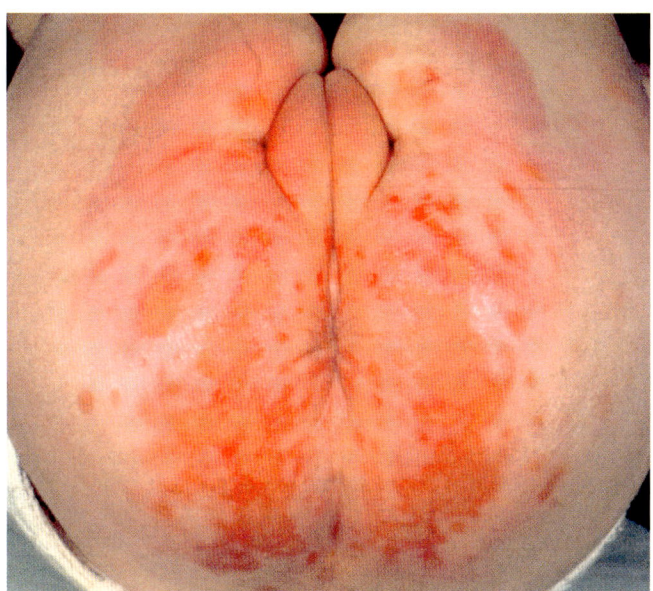

Fig. 18.10 Syphilis congénitale.

Gale

Chez le nourrisson, la gale prend un aspect pustuleux sur les paumes, les plantes mais aussi les fesses. Il n'a souvent pas encore de prurit, ce réflexe étant acquis tardivement. Il faut donc y penser, rechercher le sillon avec le test à l'encre ou faire un diagnostic dermoscopique. À cet âge, on préfère le traitement avec la perméthrine à 5 % (non disponible partout, *cf.* chapitres 2-4 et 22-1) qui n'est pas toxique, ou le crotamiton.

Eczéma coxsackium

Cette virose d'expression essentiellement cutanée par l'entérovirus coxsackie A6 [19] peut se localiser sur tout le siège avec un aspect eczématisé surmonté de vésicules de 3-4 mm. Ces lésions peuvent se distribuer également sur les membres, le tronc et parfois le pourtour de la bouche. L'éruption disparaît spontanément en une semaine. Le traitement avec des stéroïdes faibles et des antihistaminiques peuvent aider le grattage concomitant sans retarder la guérison.

Dermatoses bulleuses chroniques de l'enfant

Celles-ci surviennent en général chez l'enfant plus âgé (au-delà de 3 ans) mais une étude récente suggère qu'elles touchent aussi le nourrisson [20]. Les plus fréquentes sont la dermatose à IgA linéaires, la pemphigoïde bulleuse et dans les pays nordiques, la dermatite herpétiforme. Souvent prurigineuses, ces affections se caractérisent par des vésicules groupées en rosettes, sur le siège mais aussi sur les organes génitaux externes, les membres inférieurs et le tour de la bouche. Elles sont fréquemment confondues au début avec des affections infectieuses (herpès, impétigo). Leur diagnostic repose sur l'immunofluorescence directe et les examens immunosérologiques (*cf.* chapitres 10-10 et 10-11).

Dermatite caustique

Le plus souvent banale et due à des irritants locaux, il ne faut toutefois pas oublier que certains cas de dermatite caustique associée à des troubles neurologiques ont été causés dans le passé par l'application topique de talc à l'hexachlorophène [21].

Autres dermatoses

Elles peuvent se localiser sur le siège sans que cette atteinte soit spécifique : les prurigos, les mastocytoses, les miliaires sudorales, les brûlures avec le syndrome des enfants battus, le syndrome de Gianotti-Crosti, la dermatite atopique lorsque les enfants ne portent plus de couches, les angiomes, etc.

RÉFÉRENCES

1. Ward D.B. et coll., *Arch Pediatr Adolesc Med.* 2000, *154*, 943.
2. Boisseau A.M. et coll., *J Am Acad Dermatol.* 1992, *27*, 415.
3. Kokx M.O., *Pediatrics.* 1987, *80*, 659.
4. Rodriguez-Poblador J. et coll., *Ped Dermatol.* 1998, *15*, 46.
5. Robson K.J. et coll., *J Am Acad Dermatol.* 2006, *55*, S74.
6. Rye B. et coll., *Arch Dermatol.* 1997, *133*, 536.
7. Belhadjali H., *Contact Dermatitis.* 2001, *44*, 248.
8. Alberta L., *Pediatrics.* 2005, *116*, e450.
9. Lott J.P., *J Am Acad Dermatol.* 2013, *69*, 736.
10. Quenan S. et coll., *Ped Dermatol.* 2015, *10*, 12560.
11. Patrizi A. et coll., *Dermatology.* 1996, *193*, 36.
12. Lorette G., *Ann Dermatol Vénéréol.* 2004, *131*, 123.
13. Hoppe J.E., *Pediatr Infect Dis.* 1997, *16*, 885.
14. Rasmussen H.B. et coll., *Acta Derm Vénéréol.* 1986, *66*, 534.
15. Bael E.L., *Cochrane Database Syst Rev.*, 2006, *3*, CD004262.
16. Kury S. et coll., *Nat Genet.* 2002, *31*, 239.
17. Johnston G.A., *Expert Rev Anti Infect Ther.* 2004, *2*, 439.
18. Wright J.E. et coll., *Arch Dis Child.* 1994, *70*, 145.
19. Litvinov I. et coll., *Pediatrics.* 2010, *125*, e419.
20. Waisbourd-Zinman O. et coll., *J Am Acad Dermatol.* 2008, *58*, 41.
21. Larregue M. et coll., *Ann Dermatol Vénéréol.* 1984, *111*, 789.

18-3 Dermatoses de la grossesse

B. Soutou, S. Aractingi

Les manifestations cutanées au cours de la grossesse sont fréquentes et diverses. Il est important de les reconnaitre car, alors que certaines nécessitent une prise en charge particulière d'autres sont triviales et justifient simplement de rassurer. Elles sont habituellement réparties en cinq groupes :
– les modifications physiologiques de la peau ;
– les dermatoses spécifiques de la grossesse ;
– les infections cutanées intercurrentes pouvant compromettre le pronostic fœtal ;
– les différentes maladies cutanées pouvant s'aggraver au cours d'une grossesse ou affecter la santé du fœtus ;
– et les effets secondaires de certains traitements utilisés en dermatologie.

Modifications physiologiques de la peau

Il existe une grande diversité de manifestations cutanées pendant la gestation. Les mécanismes à l'origine des modifications physiologiques sont multiples et relèvent en grande partie de l'augmentation des hormones et médiateurs sécrétés par les ovaires et/ou le placenta tels que les œstrogènes, la progestérone, le *human Placental Lactogen* (hPL), le *Placental Growth Factor* (PlGF). Elles relèvent aussi de l'expansion du volume intravasculaire ainsi que la compression occasionnée par l'utérus gravidique sur les veines et lymphatiques du petit bassin.

La plupart des cellules cutanées, kératinocytes, mélanocytes, fibroblastes, cellules inflammatoires, cellules du follicule pilosébacé, glandes sudorales et cellules endothéliales expriment des récepteurs à certaines des molécules sus-citées. Il en résulte une augmentation de la prolifération kératinocytaire, de l'angiogenèse cutanée, de la mélanogenèse, de la synthèse du collagène et du nombre des lymphocytes T helper 2 et T régulateurs. De ce fait, les modifications cutanées peuvent être d'ordre pigmentaire, vasculaire, structural ou annexiel (détaillées dans le tableau 18.6). Ces aspects physiologiques sont fréquents, apparaissent tôt au cours de la grossesse, avec une intensité variable, et cèdent de manière variable après l'accouchement.

Modifications pigmentaires

L'hyperpigmentation est une des manifestations cutanées les plus fréquemment observées chez la femme enceinte. Les œstrogènes, la progestérone et la sécrétion hypophysaire accrue de *Melanocyte Stimulating Hormone* (MSH) stimulent la mélanogenèse de façon synergique. Récemment, le rôle de l'angiogenèse et notamment de la production d'endothéline par les cellules endothéliales stimulant le récepteur à l'endothéline B sur les mélanocytes a été mis en évidence. L'hyperpigmentation apparaît dès le 1er trimestre et atteint particulièrement les peaux mates ou foncées et les zones les plus pigmentées du corps, surtout les aréoles mammaires et les mamelons, mais aussi la peau périombilicale, les aisselles, le périnée et les faces internes des cuisses. Les nævus, les lentigos et les cicatrices récentes peuvent également foncer. La ligne blanche (*linea alba*), structure fibreuse aponévrotique entre le processus xiphoïde et la symphyse pubienne, devient plus pigmentée notamment en dessous de l'ombilic. Elle est alors renommée *linea nigra*, retrouvée dans presque 75 % des grossesses [1]. La régression post-partum est spontanée mais variable, voire parfois incomplète.

L'hyperpigmentation du visage, ou *mélasma*, consiste en plaques gris marron de topographie variable : front, des joues, (mandibules), de la lèvre supérieure ou menton. Les facteurs de risque sont un phototype foncé, une origine amérindienne, des stimuli hormonaux, une exposition chronique au soleil et des médicaments anxiolytiques ou antidépresseurs [2]. L'incidence est bien plus élevée chez les femmes de phototype foncé que chez celles à peau claire. Le mélasma apparaît après le 3e mois et souvent régresse en un an en post-partum. Toutefois, les rechutes sont possibles pendant des années lors d'une grossesse ultérieure ou surtout après une exposition solaire ou la prise de contraceptifs oraux. Les conséquences esthétiques sont souvent considérées comme très affichantes chez nombre de personnes affectées. Le traitement est reporté jusqu'après la fin de l'allaitement à cause des effets tératogènes de l'hydroquinone et de l'acide rétinoïque. L'éviction solaire et les crèmes antisolaires restent le moyen préventif le plus efficace [3]. Les molécules qui peuvent être proposées sont les rétinoïdes, seuls ou associés à l'hydroquinone et l'hydrocortisone (trio de Kligman).

Tableau 18.6 Modifications physiologiques de la grossesse

Modifications pigmentaires	– Visage : mélasma – Corps : hyperpigmentation des aréoles, mamelons, ombilic, *linea nigra*, aisselles, périnée, cuisses ; nævus, lentigos et cicatrices récentes
Modifications vasculaires	– Angiomes stellaires – Érythème palmaire – Signes d'hyperpression veineuse : varicosités des jambes, hémorroïdes, signes de Chadwick et de Jacquemier, œdème des chevilles, purpura de stase – Instabilité vasomotrice : épisodes de pâleur, *flushes*, *cutis marmorata* – Proliférations : hémangiomes, tumeurs glomiques, hémangioendothéliomes, granulomes pyogéniques oraux, hyperplasie gingivale
Modifications structurales	Vergetures, molluscum fibrosum gravidarum
Modifications des annexes	– Poils : augmentation du nombre et de la croissance pilaire – Ongles : croissance accrue des ongles, onycholyse distale, sillons transversaux, mélanonychie longitudinale, hyperkératose sous-unguéale – Glandes : hyperhidrose, miliaire, diminution de l'activité sudorale apocrine, hyperactivité des glandes sébacées et hypertrophie des tubercules de Montgomery

Les peelings superficiels sont également utiles. Des études récentes indiquent que l'acide tranexamique en préparation locale est efficace. Enfin, l'utilisation de lasers doit être en principe évitée, car ils sont souvent peu efficaces et causent des complications.

Modifications vasculaires

À côté des manifestations pigmentaires, il y a des modifications vasculaires dont les causes sont elles aussi intriquées. Il existe d'abord une diminution du tonus du muscle lisse périvasculaire et par la suite une diminution de la résistance vasculaire artérielle. Surtout, il y a une angiogenèse capillaire accrue qui est liée à la production de *Vascular Endothelial Growth Factor-a* (VEGFa), de PlGF et des œstrogènes dont le taux augmente tout au long de la croissance. Enfin, il y a une congestion veineuse due à l'expansion du volume intravasculaire et à la compression par l'utérus gravidique. Tout cela aboutit à des manifestations cliniques divisées comme suit.

Angiomes stellaires (*cf.* chapitre 14 ; fig. 18.11). Ce sont des dilatations punctiformes érythémateuses d'une artériole afférente entourées d'arborisations capillaires radiaires centrifuges. Ils apparaissent entre le 2e et le 5e mois de gestation, et prédominent sur les territoires drainés par la veine cave supérieure (visage, cou, bras et mains). Leur nombre croît au long de la grossesse notamment chez les femmes de phototype clair [4]. Toutefois, une augmentation anormale de leur nombre devrait susciter la vérification de la fonction hépatique ; en effet, le catabolisme des œstrogènes diminue dans les maladies du foie. Les angiomes stellaires régressent pour la plupart dans les 2 mois qui suivent l'accouchement. Ceux qui persistent peuvent être traités par électrocoagulation, laser à colorant pulsé, ou lampe pulsée.

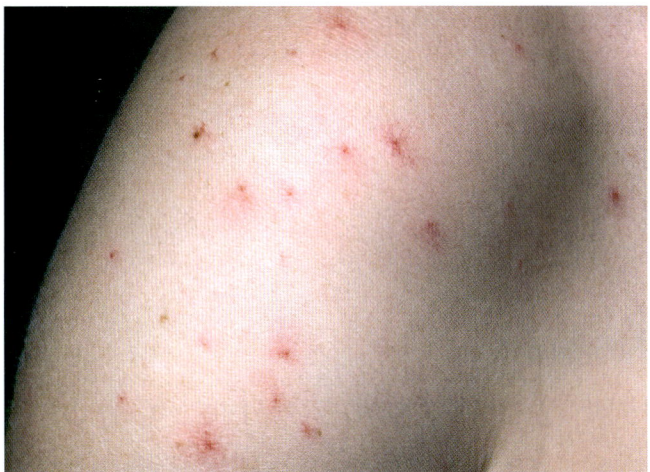

Fig. 18.11 Angiomes stellaires.

Érythème palmaire. Il apparaît au 1er trimestre et disparaît spontanément une semaine après l'accouchement. Il peut être d'aspect diffus moucheté sur toute la paume ou plus localisé prédominant aux éminences thénar et hypothénar et aux pulpes digitales. Il est secondaire à la congestion veineuse mais l'hyperthyroïdisme, la cirrhose, le lupus érythémateux cutané et la prise de salbutamol sont des diagnostics différentiels à garder en tête [5].

Instabilité vasomotrice. Fréquente, elle se manifeste sous forme d'épisodes de pâleur, de bouffées de chaleur ou de sensations alternées chaud-froid. Une réaction exagérée au froid peut occasionner un érythème bleuâtre réticulé des jambes appelé *cutis marmorata*.

Signes de congestion veineuse. Le signe de Jacquemier, varicosités du vagin, et le signe de Chadwick, teinte bleutée de la muqueuse génitale, sont deux manifestations précoces de la grossesse.

Les varicosités des membres inférieurs atteignent 40 % des femmes enceintes, à partir du 2e mois [4]. Elles sont en rapport avec l'hyperpression veineuse dans le réseau fémoral et pelvien et sont de plus favorisées par l'hérédité et un orthostatisme prolongé. La surélévation des jambes et la contention élastique sont de bons moyens de prévention. Les varicosités des jambes et du périnée peuvent avoir un faible risque de thrombophlébite [5]. D'habitude, elles disparaissent dans les 3 mois suivant l'accouchement. Sinon, en fonction de l'examen clinique, une sclérothérapie, des phlébectomies, un stripping ou un traitement au laser peuvent être envisagés.

Les hémorroïdes sont fréquentes au 3e trimestre et pendant le 1er mois post-partum, occasionnant douleurs et saignement [6]. Les facteurs de risque sont la constipation, le poids élevé du nouveau-né et l'effort de l'accouchement.

Un œdème des paupières et des jambes ne prenant pas le godet est fréquent en début de journée pendant les derniers mois de la grossesse. En revanche, il faut se souvenir qu'un œdème persistant du visage et des mains suggère une prééclampsie.

Un purpura par fragilité capillaire est également possible à la fin de la grossesse en raison de l'hypertension veineuse aux membres inférieurs. Toutefois, un dosage des plaquettes sanguines est recommandé, le purpura restant un signe inhabituel de la grossesse.

Signes de prolifération vasculaire. Des *hémangiomes superficiels* ou sous-cutanés se développent dans moins de 5 % des grossesses. Ils apparaissent au début du 3e mois sur les mains et le cou, croissent lentement et régressent habituellement après l'accouchement. Les lasers vasculaires sont efficaces sur les lésions persistantes. Parfois, ce sont des *hémangioendothéliomes* ou des *glomangiomes* qui apparaissent siégeant préférentiellement sur le pourtour des yeux, le thorax et l'ombilic [7]. Les *hémangiomes capillaires lobulaires*, improprement nommés granulomes pyogéniques, sont des nodules érythémateux, mous, fragiles. Ils peuvent siéger sur la gencive (appelés épulis gravidiques) et correspondent à une hyperplasie des fibroblastes et des capillaires de la muqueuse gingivale en réaction à des facteurs irritants (plaques, gingivite) ou traumatiques. Ils peuvent siéger sur la peau et peuvent être spontanés ou post-traumatiques. Ils surviennent au 2e trimestre de la grossesse et régressent habituellement quelques mois après l'accouchement. Un saignement important indique une excision chirurgicale.

Modifications structurales

Les vergetures sont fréquentes. Elles surviennent au 3e trimestre sous forme de bandes linéaires, érythémateuses, congestives et striées situées sur l'abdomen, les seins, les cuisses, les plis inguinaux et les bras. Elles s'atténuent progressivement avec les années pour se présenter sous forme de bandes atrophiques blanches. Les *facteurs de risque* chez la primipare sont l'âge jeune, un indice de masse corporelle élevé, un gain de poids excessif pendant la grossesse, une macrosomie et une histoire personnelle et familiale de vergetures. Les causes sont multiples, incluant l'étirement mécanique de la peau, la réduction des fibres élastiques sous l'effet des hormones stéroïdes, des œstrogènes et de la relaxine. Une étude récente d'association pangénomique suggère une association à des mutations de gènes codant des microfibrilles d'élastine [8]. Toutes les mesures préventives tentées ont à l'heure actuelle échoué [9, 10]. L'aspect violacé de vergetures récentes peut s'améliorer partiellement avec le laser à colorant pulsé ou la trétinoïne 0,1 % : cette dernière est strictement contre-indiquée pendant la grossesse et ne peut commencer qu'en post-partum [11, 12].

Les acrochordons (*molluscum pendulum*, ou *molluscum fibrosum gravidarum*) se développent pendant la 2e moitié de la grossesse. Ils correspondent à de petits polypes pédonculés légèrement pigmentés sur le cou, les aisselles, les plis sous-mammaires et inguinaux. Si l'involution tarde après l'accouchement, une excision simple ou une cryothérapie peut être proposée.

Modifications des annexes

Follicules pileux

Pilosité. Durant la grossesse, *moins de follicules pileux anagènes entrent en phase télogène*. Il en résulte que le nombre et l'épaisseur des cheveux et des poils corporels augmentent, notamment sur le visage, les bras et les jambes. La régression est habituelle dans les 6 mois qui suivent l'accouchement.

L'effluvium télogène du post-partum (*cf.* chapitre 15) correspond au passage en phase télogène des poils dont la croissance anagène avait été prolongée pendant la grossesse par les œstrogènes. Cette chute de cheveux de déprivation hormonale se produit 1 à 5 mois après l'accouchement ; elle est brutale, prédomine sur les tempes et les régions rétro-auriculaires et peut se prolonger jusqu'à 15 mois après l'accouchement [7]. La récupération presque complète s'observe dans la majorité des cas après 1 an [13]. La recherche et le traitement d'une anémie, d'une carence martiale ou d'une dysthyroïdie sont recommandés en cas de doute.

Ongles

La croissance des ongles est plus rapide et leur brillance est plus marquée. D'autres manifestations comme une onycholyse distale, des sillons transversaux, une mélanonychie longitudinale et une hyperkératose sous-unguéale sont moins fréquentes et réversibles [5].

Glandes sébacées

À partir de la 6e semaine de la grossesse, les glandes sébacées augmentent de taille sur les aréoles mammaires et prennent l'aspect de multiples papules brunes (glandes de Montgomery) qui disparaissent après l'accouchement [5, 14]. Une séborrhée faciale avec parfois une aggravation d'une acné préexistante est possible.

Glandes sudorales

L'activité des glandes sudorales eccrines augmente à travers la grossesse avec la possibilité d'une hyperhidrose et d'une miliaire secondaires [14]. L'activité apocrine semble diminuée.

Dermatoses spécifiques de la grossesse

Certaines dermatoses sont dites «spécifiques de la grossesse» parce qu'elles surviennent de façon presque exclusive au cours ou immédiatement après une grossesse, et que leur physiopathologie est, au moins en partie, liée au développement de l'état gravidique. D'une multitude d'entités décrites au cours des siècles on retient actuellement les cinq suivantes : l'éruption polymorphe de la grossesse (EPG), l'eczéma atopique de la grossesse (AEP), la pemphigoïde gestationnelle (PG), la cholestase intra-hépatique gravidique et «l'impétigo herpétiforme» qui est un psoriasis pustuleux généralisé déclenché lors de la grossesse.

Éruption polymorphe gravidique (EPG)

Encore nommée dermatose polymorphe gravidique DPG ou PEP, *Polymorphic Eruption of Pregnancy* (ancienne PUPPP : *Pruritic Urticarial Papules and Plaques of Pregnancy*), il s'agit d'une une dermatose prurigineuse survenant surtout au cours du 3e trimestre (dans 75-83 % des cas). Elle touche essentiellement des femmes primipares (57-70 %) [15-18]. Son incidence varie entre 0,4 et 0,8 % des grossesses [15, 16]. Il existe des cas qui ne commencent qu'en post partum. Une association significative est retrouvée avec une prévalence élevée de fœtus mâles, un risque accru de césariennes et une survenue de grossesses multiples [17, 19]. L'EPG n'altère le pronostic de la grossesse ni pour les mères ni pour les enfants.

Clinique. Elle se caractérise par des *plaques papuleuses urticariennes* prurigineuses apparaissant d'abord sur le bas abdomen, près des vergetures, épargnant une zone périombilicale, s'étendant ensuite sur le reste du corps en respectant habituellement les régions palmoplantaires (fig. 18.12). Toutefois, dans environ 50 % des cas, l'éruption peut aussi comporter des lésions *eczématiformes et dyshidrosiformes* y compris aux mains et aux pieds [20]. C'est cette diversité de lésions urticariennes ou eczématiformes qui est source du mot «polymorphe» de l'appellation de la maladie.

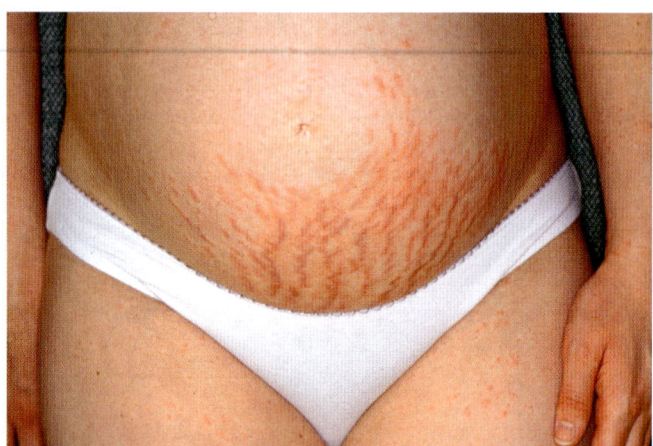

Fig. 18.12 Éruption polymorphe gravidique.
Noter les papules érythémateuses et l'inflammation des vergetures.

Diagnostic. Le principal diagnostic différentiel est la pemphigoïde gestationnelle. Or l'histologie de ces deux maladies peut être proche, mettant en évidence des éosinophiles au sein d'un infiltrat inflammatoire dermique avec divers degrés de spongiose, acanthose et parakératose dans l'épiderme. Il est donc indispensable devant toute éruption cutanée pendant la grossesse de s'assurer si l'on se retrouve face à une EPG ou à une forme non bulleuse de PG. Cette distinction peut être obtenue de deux manières : biopsie cutanée avec étude en immunofluorescence directe (qui sera négative dans les DPG) et recherche par ELISA des anticorps anti-BP180 NC16a (*cf.* chapitre 10-11) [21].

Traitements. Les dermocorticoïdes ont le meilleur rapport bénéfice/risque parmi les traitements symptomatiques. En raison de l'intensité du prurit, les antihistaminiques anti-H1 anciens (tels que diphénhydramine, chlorphéniramine, hydroxyzine, clémastine, dimétindène) sont souvent proposés en raison de leur action sédative mais leurs effets secondaires potentiels chez le nouveau-né en fin de grossesse devront être pris en compte. La rémission de l'EPG est spontanée quelques semaines après l'accouchement et le taux de récurrence reste minime lors des grossesses ultérieures.

Eczéma atopique de la grossesse (AEP)

Définition. C'est une entité individualisée récemment, qui pourrait être l'éruption la plus fréquente de la grossesse, constituant la moitié des dermatoses spécifiques de la grossesse. Les critères diagnostiques sont néanmoins peu spécifiques. En effet, les auteurs qui ont décrit cette entité ont appliqué comme critères diagnostiques toute éruption cutanée avec un contexte d'atopie personnelle ou familiale, et/ou un taux sérique élevé d'IgE [22].

L'éruption survient le plus souvent au 1er ou 2e trimestre [22]. L'activation de l'immunité humorale avec un milieu cytokinique T helper 2 est proposée pour expliquer les poussées d'eczéma et l'exacerbation d'une dermatite atopique ou d'un contexte atopique préalable [23, 24]. Les pronostics maternel et fœtal ne sont pas altérés [22].

Manifestations cutanées. Elles comportent une xérose, des lésions eczématiformes prurigineuses atteignent les mêmes sites que dans la dermatite atopique. Dans un tiers des cas, l'aspect clinique est celui d'un *prurigo* papuleux ou nodulaire

Diagnostic et traitement. L'histopathologie n'est pas spécifique et l'immunofluorescence directe est négative [25]. Les IgE sériques auraient un titre élevé dans 20 à 70 % des cas. La réponse est favorable aux dermocorticoïdes de puissance *modérée* et aux émollients. La photothérapie UVB aide à contrôler les poussées graves. Les récurrences sont fréquentes aux grossesses ultérieures.

Pemphigoïde gestationnelle (PG)

Définition. C'est une dermatose auto-immune *très rare*, spécifique de la grossesse ou de la période post-partum (*cf.* chapitre 10-11). L'incidence approximative est de 1 sur 7 000 à 60 000 grossesses [16, 22, 26] ; elle survient surtout chez des femmes multipares au cours du 2e ou 3e trimestre.

Manifestations cliniques. Elles sont précédées le plus souvent d'un prurit intense. Comme pour l'EPG, les lésions débutent à l'abdomen – notamment à l'ombilic (fig. 18.13). Il y a une diversité lésionnelle avec des papules urticariennes de disposition parfois annulaire, apparaissant d'abord sur la peau périombilicale puis s'étendant sur le tronc et les membres en respectant le visage et les muqueuses. Les bulles claires et tendues peuvent apparaître sur les plaques œdémateuses. Toutefois, l'aspect bulleux est peu fréquent et la majorité des pemphigoïdes gestationnelles sera non bulleuse, caractérisée par des lésions eczématiformes ou urticariennes prurigineuses cliniquement proches d'une EPG.

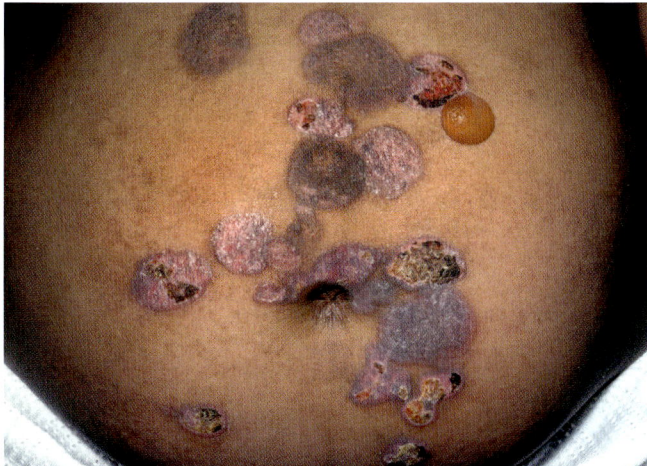

Fig. 18.13 Pemphigoïde gravidique.

Une poussée en période post-partum est rapportée dans 75 à 85 % des cas. Une évolution indépendante pendant des années après la grossesse est rarement observée. *Les récurrences* surviennent chez 20 à 50 % des femmes mises sous *contraceptifs oraux*, et dans 50 à 70 % des *grossesses ultérieures* avec un début plus précoce et une intensité plus grave (*cf.* chapitre 10-11) [26, 27].

Diagnostic. L'image histopathologique dans les phrases initiales de la maladie n'est pas spécifique et comprend un œdème dermique, un infiltrat monocytaire périvasculaire modéré, quelques éosinophiles, une vésicule sous-épidermique et une spongiose. L'immunofluorescence directe confirme le diagnostic en montrant un dépôt linéaire de C3 le long de la membrane basale. L'immunofluorescence indirecte détecte des autoanticorps IgG1 et IgG3 anti-hémidesmosomes (anciennement *herpes gestationis factor*) dans 60 à 90 % des cas. Comme dans la pemphigoïde bulleuse, les malades ont des anticorps anti-BP180 (BPAG2 ou collagène type XVII) et, plus rarement, contre BP230 (BPAG1-e). Les ELISA-BP180-NC16A commercialisés utilisant une protéine recombinante correspondant au domaine NC16A de BP180 s'avèrent très sensibles et spécifiques (± 95 %) pour la détection d'autoanticorps anti-BP180. Le titre d'anticorps anti-BP180 corrèle à l'activité de la maladie (*cf.* chapitre 10-11) [21].

Pronostic. Il est bon pour le fœtus malgré un risque de césarienne, de prématurité, de faible poids à la naissance et rarement d'une éruption vésiculeuse modérée et transitoire liée au passage d'anticorps maternels. Le médecin obstétricien doit être prévenu du risque de retard de croissance intra-utérin dans la PG. Ce risque est minime mais augmente si la maladie est apparue au 2e trimestre ou si les lésions bulleuses sont nombreuses [27]. Une surveillance échographique est donc recommandée.

Traitement. Dans les formes très graves de la maladie résistant aux dermocorticoïdes très puissants donnés comme dans les pemphigoïdes hors grossesse, la prednisolone orale à la posologie de 0,5-1 mg/kg/j est nécessaire pour contrôler la maladie. Les antihistaminiques anti-H1 anciens sédatifs sont souvent utilisés (*cf.* chapitre 10-11).

Cholestase intra-hépatique gravidique – Prurit gravidique

Son incidence est de 0,5 % en France [16]. Un prurit nocturne isolé sans lésions cutanées débute au 3e trimestre causant des excoriations de grattage. Les titres sériques élevés à jeun des sels biliaires et de l'alanine-aminotransférase (ALAT) confirment le diagnostic (*cf.* chapitre 20). Le prurit disparaît après l'accouchement mais récidive dans 60 à 70 % des grossesses ultérieures ou après prise de contraceptifs oraux. Une susceptibilité génétique et un effet cholestatique des hormones de la reproduction seraient en cause. La cirrhose et l'hépatite C sont plus fréquentes chez de telles patientes [28]. L'exposition prolongée du fœtus à des titres élevés de sels biliaires sériques augmente le risque accru de retard de croissance, de mort *in utero* ou de prématurité [29]. Dans les situations critiques, il est recommandé de déclencher l'accouchement à 38 semaines d'aménorrhée. Entre-temps, la cholestyramine et l'acide ursodésoxycholique atténuent le prurit.

Impétigo herpétiforme

L'appellation d'impétigo herpétiforme est inappropriée puisqu'il ne s'agit pas d'infections bactérienne ou herpétique. Il correspond à un **psoriasis pustuleux généralisé** (PPG) érythrodermique déclenché par la grossesse et peut être associé à des signes neuromusculaires (*cf.* chapitre 11-4) [15, 22]. Des plaques érythémateuses bordées de pustules stériles atteignent les grands plis de façon symétrique et centrifuge. Il s'agit le plus souvent de femmes primipares dans leur 3e trimestre. Une hypoalbuminémie avec hypocalcémie secondaire est à rechercher systématiquement. Les récurrences sous contraceptifs oraux ou au cours d'une grossesse ultérieure sont possibles. Un antécédent personnel de psoriasis est retrouvé chez un tiers des patientes seulement. Dans certains cas, les malades sont porteuses de mutations dans le gène *IL36RN*. Le traitement comprend les corticoïdes topiques ou systémiques et la ciclosporine [30]. Récemment, des cas traités par anti-TNF-α ou ustékinumab ont été également décrits. Le pronostic fœtal reste réservé (*cf.* chapitre 11-4).

Infections cutanées intercurrentes

Certaines de ces infections sont plus fréquentes ou exacerbées au cours de la grossesse, probablement en raison de l'action immunosuppressive du taux élevé d'œstrogène sérique [7]. Les *infections génitales candidosiques* et à *Trichomonas vaginalis* comptent parmi les plus fréquentes.

La croissance importante des *condylomes acuminés* est connue pendant la grossesse. Elle fait peser le risque de transmission à l'enfant et donc d'une *papillomatose laryngée du nouveau-né*.

Les *infections génitales à HSV* exposent le fœtus à une infection néonatale limitée à la peau et aux muqueuses mais aussi disséminées avec encéphalite à haut risque de mortalité [31]. Des recommandations ont été faites sur les modalités du traitement d'une infection herpétique à proximité de l'accouchement [32, 33].

La concomitance d'une grossesse et d'une infection au VIH pourrait altérer le pronostic materno-fœtal avec un risque accru d'avortement et de morbidité puerpérale. Toutefois, les données restent contradictoires. La précipitation, à l'occasion d'une grossesse, de l'évolution d'*un état de séropositivité* vers le *sida* a été évoquée mais reste également controversée [34].

Les lésions de *leishmaniose cutanée* sont plus volumineuses et exophytiques au cours de la grossesse. Le traitement par les sels d'antimoine doit être reporté jusqu'après l'accouchement [35].

Grossesse et dermatoses préexistantes

La grossesse peut modifier le cours d'une dermatose maternelle préexistante, le plus souvent en raison des modifications des hormones circulantes sus-citées et/ou des modifications du système immun. À l'inverse, certaines affections maternelles, essentiellement infectieuses, peuvent avoir des conséquences sur le pronostic fœtal.

Quelle que soit l'affection ou la pathologie dont la liste figure dans le tableau 18.7 [7, 36], trois questions pratiques doivent être clairement analysées : quel risque pour la mère, quel risque pour l'enfant, quel risque du traitement ?

Tableau 18.7 Dermatoses et pathologies influencées par la grossesse*

Aggravation	Acné (parfois améliorée)
	Infections : condylomes acuminés, candidose vaginale, infection à *Trichomonas*, varicelle, lèpre, leishmaniose cutanée
	Chéloïdes, dermatofibrome, dermatofibrosarcome, tumeur desmoïde
	Mycosis fongoïde
	Lupus érythémateux systémique, dermatomyosite
	Neurofibromatose, sclérose tubéreuse, maladie de Rendu-Osler, Ehlers-Danlos de type IV (type vasculaire) pseudo-xanthome élastique, porphyries dont cutanée tardive
	Urticaire
	Acrodermatite entéropathique
	Dermatite atopique
Amélioration	Psoriasis
	Acné
	Maladie de Verneuil, hidradénite, maladie de Fox-Fordyce
	Sarcoïdose
Imprévisible et variable	Sclérodermie
	Dermatite atopique
	Maladie de Behçet
À déterminer	Mélanome

* Le traitement de ces maladies ne doit pas utiliser les médicaments suivants pendant la grossesse (cf. aussi chapitre 22-6) : podophylline topique, méchloréthamine, cytostatiques/immunosuppresseurs, thalidomide, rétinoïdes, méthotrexate. L'aciclovir et le valaciclovir sont sans risque.

Tumeurs mélanocytaires et mélanome

Influence de la grossesse sur les nævus. Il a été montré que la taille des nævus ne se modifie pas pendant la grossesse. Les nævus préexistants peuvent en revanche développer des modifications réversibles comprenant une accentuation de la pigmentation, une augmentation de la vascularisation, l'apparition de structures dermoscopiques réticulées ou globuleuses et une réduction progressive de l'épaisseur [37, 38]. La règle à observer reste de considérer les lésions næviques pendant la grossesse comme on le ferait en dehors de celle-ci. À savoir toute modification ou aspect comportant un doute doit aboutir, comme en dehors de la grossesse, à l'exérèse de la lésion.

Influence de la grossesse sur le mélanome. Elle demeure controversée. Une étude montre que le risque de développer un mélanome est réduit chez les femmes enceintes jeunes ou multipares [39]. Une étude de cohorte effectuée sur une population danoise a vérifié que le risque relatif de survenue d'un mélanome cutané n'était significativement pas plus élevé chez les femmes que chez les hommes, 10 ans après la naissance de leur dernier enfant, ce qui souligne que c'est le mode de vie qui constitue un facteur de risque de mélanome et non les modifications hormonales de la grossesse [40].

Mélanomes survenant lors de la grossesse. Il avait été montré que l'épaisseur tumorale semble plus importante qu'en l'absence de grossesse [41], ce qui pouvait être expliqué soit par un diagnostic plus tardif (*cf.* chapitre 12-10), soit par une croissance accélérée au cours de la grossesse [7]. Plusieurs études ont comparé des patientes ayant un mélanome pendant la grossesse en les appariant à des femmes contrôles non enceintes de même âge et mêmes caractéristiques du mélanome. Les résultats de ces études étaient contradictoires, mais les mieux conduites indiquaient l'absence de modification de risque [42]. Néanmoins, une méta-analyse récente de toutes les études de mélanomes pendant la grossesse, avec sélection rigoureuse des données, montre qu'il y a un *sur-risque de 56 % de mortalité des patientes ayant un mélanome pendant la grossesse* [43]. Ce sur-risque peut être expliqué par les modifications du système immun pendant la grossesse. Il pourrait aussi être secondaire au fait que la grossesse augmente la lymphangiogenèse et l'angiogenèse [44, 45]. Or la lymphangiogenèse est un facteur pronostique du mélanome en lui-même. Il faut noter que la survenue d'un mélanome au cours d'une grossesse ne semble pas affecter son déroulement ou altérer le pronostic fœtal [46].

Grossesse en cas d'antécédents de mélanome. Lorsque la grossesse survient dans les 5 ans après le diagnostic de mélanome, il ne semble pas que cela aggrave le pronostic [47]. Il n'est donc pas justifié de déconseiller formellement la grossesse chez une femme ayant des antécédents de mélanome, à condition qu'elle soit suffisamment éloignée du traitement dans le but de s'assurer de la persistance et de la qualité de la rémission complète.

Maladies auto-immunes

L'évolution de certaines maladies auto-immunes est induite ou aggravée par certaines hormones, essentiellement les œstrogènes, aboutissant au développement ou à l'aggravation de celles-ci pendant la gestation. Il s'agit essentiellement du **lupus érythémateux** (LE). Néanmoins, l'évolution du *lupus érythémateux chronique* ne semble pas modifiée par la grossesse, de même que celle d'un *lupus érythémateux systémique*, sans atteinte rénale ou cardiaque, qui serait en rémission depuis plus de 3 mois [7]. La survenue d'une grossesse pendant la période d'activité d'un LE systémique est en revanche un facteur aggravant, Chez les femmes avec un LE systémique, la grossesse induit 8 à 30 % de poussées qui concernent surtout l'une atteinte rénale, essentiellement au 3e trimestre [48]. Cette situation justifierait pour certains une majoration préventive du traitement mais cette attitude n'est pas unanimement admise. Les autres manifestations de LE maternel pendant la grossesse sont l'HTA avec ou sans éclampsie, les accidents thromboemboliques maternels dont l'accident vasculaire cérébral. Mais une rémission *post-partum* est habituelle dans près de deux tiers des cas [7]. Il existe aussi pendant le LE systémique des risques fœtaux (fig. 18.14). Ceux-ci sont de plusieurs types, aggravés par la présence éventuelle d'antiphospholipides, et discutés au chapitre 10-4. Il s'agit d'avortements, d'accouchements prématurés ou d'hypotrophie fœtale. En pratique, il faut donc surveiller la mère et l'enfant. Pour les enfants, il faut surtout vérifier le risque de prématurité, et chez la mère le risque de poussée lupique (suivi clinique, dosage des anticorps antinucléaires et des facteurs du complément, recherche d'une protéinurie) et le risque d'éclampsie (mesure régulière de la pression artérielle, dosage de l'uricémie et des transaminases).

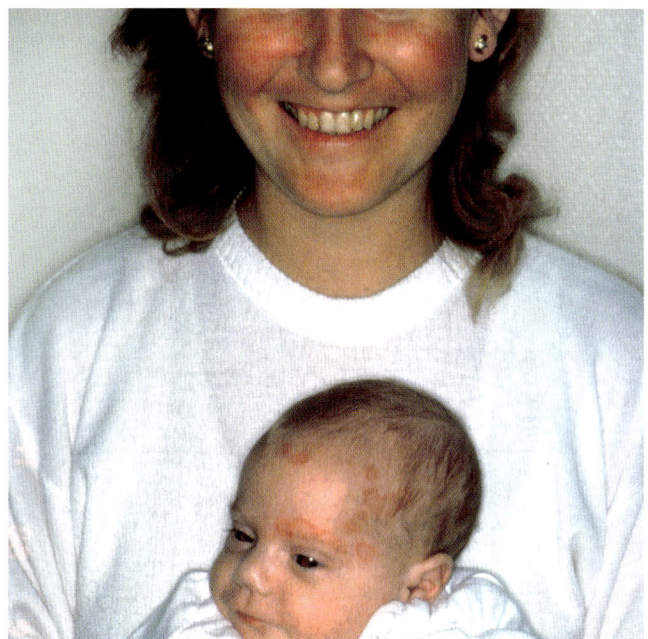

Fig. 18.14 Lupus néonatal annulaire chez l'enfant et rash malaire chez la mère.

L'association **sclérodermie-grossesse** est rare et sans incidence grave réciproque, hormis une plus grande fréquence de crises hypertensives survenant même lorsque la fonction rénale est par ailleurs conservée [49]. Une surveillance répétée, à la recherche plus particulièrement d'une altération de la fonction rénale, s'avère cependant nécessaire. La **dermatomyosite** est aggravée par la grossesse et les avortements, les morts *in utero* et la prématurité sont fréquents [50]. Le **pemphigus** profond et le *pemphigus superficiel*, tout comme les autres bulloses auto-immunes, peuvent débuter dans de rares cas en période de grossesse, celle-ci pouvant également exacerber un pemphigus préexistant [36, 51, 52]. Suite au passage transplacentaire des anticorps maternels, on observe très occasionnellement des lésions bulleuses d'évolution transitoire chez le nouveau-né. À noter des observations isolées de naissances prématurées voire de mort fœtale lorsque l'atteinte maternelle est sévère [7, 51].

Autres maladies cutanées rares

La **neurofibromatose** peut être aggravée par la grossesse [53, 54] : il peut y avoir apparition et/ou aggravation des lésions cutanées et viscérales avec parfois hémorragies, hypertension artérielle. Le **psoriasis** *vulgaris* s'améliore plus souvent (40 à 63 %) qu'il ne s'aggrave (14 %) au cours de la grossesse, ce qui a été rapporté à l'action favorable de l'IL-10, dont la sécrétion est augmentée au cours de la grossesse [7] ; en revanche, le *post-partum* est une occasion assez fréquente pour l'apparition ou l'aggravation d'une arthropathie psoriasique [55]. Les **chéloïdes** subissent souvent des poussées lors de la grossesse [7] ;

on a aussi décrit la survenue de **tumeurs desmoïdes bénignes** des aponévroses et la fréquence des **histiocytofibromes** [7]. Des cas isolés d'apparition et de croissance rapide d'un dermatofibrosarcome au cours de la grossesse ont été rapportés [56]. L'**acrodermatite entéropathique** est aggravée et, parfois même, révélée par la grossesse en raison de l'abaissement de la zincémie [57]. L'amélioration est habituelle en post-partum. Il n'existe pas de retentissement fœtal si une supplémentation suffisante en zinc est instituée. Les patientes atteintes de **syndrome d'Ehlers Danlos de type IV** sont exposées à des complications hémorragiques et obstétricales graves (rupture utérine) et nécessitent donc une surveillance rapprochée [58].

Dermatoses et risques pour l'enfant

L'existence d'une dermatose avant ou pendant la grossesse expose l'enfant à plusieurs types de risques (*cf.* tableau 18.8) [59].

La transmission d'une anomalie génétique est discutée aux chapitres de chacune de ces maladies, les problèmes les plus réalistes en pratique sont non pas le psoriasis ou l'atopie malgré leur contexte familial mais les ichtyoses, les épidermolyses bulleuses, les neurofibromatoses ; la maladie de Rendu-Osler. Cela nécessite un avis hautement spécialisé de conseil génétique (*cf.* chapitre 8-3).

La transmission *in utero* **d'un facteur pathogène** (tumeur, agent infectieux, autoanticorps) peut être responsable de souffrance ou de mort *in utero,* de prématurité ou de maladie néonatale. Il faut ici insister sur les *maladies infectieuses* à expression cutanée, responsables d'embryopathie ou de fœtopathie voire de risque d'avortement. Il s'agit souvent d'exanthèmes peu spécifiques obligeant le dermatologue à rechercher devant toute éruption disséminée de la femme enceinte, *a fortiori* fébrile avec ou sans autres signes d'accompagnement, la présence d'un micro-organisme à risque. Il faudra donc s'assurer de l'absence de syphilis, toxoplasmose, rubéole, CMV, EBV, VIH. Le parvovirus B19 est surtout responsable d'anasarque fœtoplacentaire avec risque d'avortement ou accouchement prématuré. La varicelle induit au 1er trimestre des risques très rares de malformations et au dernier trimestre de varicelle néonatale. Le traitement antiviral est indiqué puisque bien toléré.

Enfin, la contamination de l'enfant pendant l'accouchement par un facteur, le plus souvent infectieux, l'expose à un risque. Le tableau 18.8 regroupe les principales affections en cause. À ce titre, il est utile de savoir que des dermatoses aussi fréquentes que le zona et le pityriasis rosé de Gibert n'impliquent pas de risque pour l'enfant.

Tableau 18.8 Dermatoses impliquant un risque pour l'enfant[1]

Transmission transplacentaire	
Infections	Toxoplasmose, syphilis, rubéole, rougeole, virus d'Epstein-Barr, cytomégalovirus, *herpes simplex*, listériose, hépatite B, virus coxsackie A et B, varicelle, parvovirus B19, VIH
Affections néoplasiques	Mélanome
Affections immunitaires	Pemphigoïde gravidique Pemphigus profond et superficiel Lupus érythémateux systémique et subaigu Syndrome des antiphospholipides Dermatomyosite
Contamination lors de l'accouchement	
Candidoses *Herpes simplex*, VIH Virus du papillome[2] (PVH)	

1. À l'exception des maladies génétiques.
2. Risque de papillomatose laryngée.

18-3 Dermatoses des âges de la vie

Dermatoses de la grossesse

Risques des médicaments prescrits pendant la grossesse

Les médicaments **systémiques** utilisés pour le traitement des dermatoses peuvent induire des embryopathies ou fœtopathies, et exercer des effets pharmacodynamiques sur l'enfant.

Le risque existe *théoriquement* aussi avec les **topiques**, ce qui explique par exemple les interdictions d'utilisation de nombreux topiques contenant une molécule reconnue comme *tératogène*, les *rétinoïdes* étant les plus courants. Grâce à cette politique préventive, peu/pas de cas d'embryopathie induite par des topiques ont été rapportés ces dernières décennies, par exemple liée à l'utilisation accidentelle d'acide rétinoïque topique. Pour d'autres tératogènes, connus ou méconnus (produits topiques échappant au contrôle), si l'exposition survient, elle peut rester ignorée dans le cas d'une embryopathie, ou ne pas être pathogène *in fine* car les doses systémiques délivrées par voie transcutanée sont infimes, même pour les tératogènes puissants, et surtout en cas d'utilisation sur moins de 5 % de la surface corporelle. D'autres effets *pharmacodynamiques* peuvent aussi survenir, plus difficiles à dépister. Ainsi des recommandations sur l'utilisation des *dermocorticoïdes* sont disponibles [60, 61]. À noter qu'il n'existe pas de preuve que l'utilisation de dermocorticoïdes puissants puisse être responsable d'un risque accru de retard de la croissance pondérale des nourrissons [61], ce qui suggère la prescription de corticoïdes topiques de puissance modérée est raisonnable. Leur prescription médicamenteuse en général chez une femme enceinte doit donc toujours être reconsidérée pour chaque cas, car les attitudes évoluent fréquemment en fonction de la littérature.

Nous conseillons l'utilisation de sites web spécialisés (comme *www.lecrat.fr*), qui comportent toutes les données utiles aux cliniciens à ce sujet.

RÉFÉRENCES

1. Estève E. et coll., *Ann Dermatol Vénéréol.* 2004, *121*, 227.
2. Handel A.C. et coll., *Br J Dermatol.* 2014, *171*, 588.
3. Sheth V.M. et coll., *J Am Acad Dermatol.* 2011, *65*, 699.
4. Henry F. et coll., *Am J Clin Dermatol.* 2006, *7*, 65.
5. Elling S.V. et coll., *Clin Dermatol.* 1997, *15*, 35.
6. Poskus T. et coll., *BJOG.* 2014, *121*, 1666.
7. Kroumpouzos G. et coll., *J Am Acad Dermatol.* 2001, *45*, 1.
8. Tung J.Y. et coll., *J Invest Dermatol.* 2013, *133*, 2628.
9. Brennan M. et coll., *Cochrane Database Syst Rev.* 2012, *14*, 11.
10. García Hernández J.A. et coll., *Int J Cosmet Sci.* 2013, *35*, 233.
11. Rangel O. et coll., *Adv Ther.* 2001, *18*, 181.
12. Jiménez G.P. et coll., *Dermatol Surg.* 2003, *29*, 362.
13. Headington J.T., *JAMA Dermatol.* 1993, *129*, 356.
14. Roger D. et coll., *EMC (Dermatologie)*, Elsevier SAS, Paris, 2001.
15. Holmes R.C. et coll., *J Am Acad Dermatol.* 1983, *8*, 405.
16. Roger D. et coll., *JAMA Dermatol.* 1994, *30*, 734.
17. Vaughan-Jones S.A. et coll., *Br J Dermatol.* 1999, *141*, 71.
18. Borradori L. et coll., *JAMA Dermatol.* 1994, *130*, 778.
19. Regnier S. et coll., *J Am Acad Dermatol.* 2008, *58*, 63.
20. Rudolph C.M. et coll., *Br J Dermatol.* 2006, *154*, 54.
21. Powell M.B. et coll., *JAMA Dermatol.* 2005, *141*, 705.
22. Ambros-Rudolph C.M. et coll., *J Am Acad Dermatol.* 2006, *54*, 395.
23. García-González E. et coll., *Int. J. Dermatol.* 1999, *38*, 721.
24. Ambros-Rudolph C.M., *Ann Dermatol.* 2011, *23*, 265.
25. Massone C. et coll., *Am J Dermatopathol.* 2014, *36*, 812.
26. Jenkins R.E. et coll., *Clin Exp Dermatol.* 1999, *24*, 255.
27. Ingen-Housz-Oro S., *Ann Dermatol Venereol.* 2011, *138*, 209.
28. Ropponen A. et coll., *Hepatology.* 2006, *43*, 723.
29. Oztekin D. et coll., *Arch Gynecol Obstet.* 2009, *280*, 975.
30. Imai N. et coll., *JAMA Dermatol.* 2002, *138*, 128.
31. Corey L. et coll., *N Engl J Med.* 2009, *361*, 1376.
32. Conférence de consensus. *Ann Dermatol Vénéréol.* 2002, *129*, 667.
33. Madkan V. et coll., *Dermatology.* Mosby Elsevier, Philadelphia, 2008.
34. Hocke C. et coll., *Obstet Gynecol.* 1995, *86*, 886.
35. Morgan D.J. et coll., *Clin Infect Dis.* 2007, *45*, 478.
36. Winton G.B., *J Am Acad Dermatol.* 1989, *20*, 1.
37. Zampino M.R. et coll., *Dermatol Surg.* 2006, *32*, 1497.
38. Gündüz K. et coll., *J Eur Acad Dermatol Venereol.* 2003, *17*, 349.
39. Lambe M. et coll., *Melanoma Res.* 1996, *6*, 147.
40. Kaae J., *Am J Epidemiol.* 2007, *165*, 1265.
41. Travers R.L. et coll., *Br J Dermatol.* 1995, *132*, 876.
42. MacKie R.M. et coll., *Lancet* 1991, *337*, 653.
43. Byrom L. et coll., *J Eur Acad Dermatol Venereol.* 2015, *29*, 1457.
44. Nguyen H.S. et coll., *Am J Pathol.* 2009, *174*, 630.
45. Khosrotehrani K. et coll., *Am J Pathol.* 2011, *178*, 1870.
46. Langagergaard V. et coll., *Melanoma Res.* 2007, *1*, 31.
47. Reintgen D.S. et coll., *Cancer.* 1985, *55*, 1304.
48. Andreoli L. et coll., *J Autoimmun.* 2012, *38*, 197.
49. Steen V.D., *Rheum Dis Clin North Am.* 1997, *23*, 133.
50. Kitridou R.C., *Clin Exp Rheumatol.* 1988, *6*, 173.
51. Ruach M. et coll., *Obstet Gynecol Surv.* 1995, *50*, 755.
52. Goldberg N.S. et coll., *J Am Acad Dermatol.* 1993, *28*, 877.
53. Ansari A.H. et coll., *Obstet Gynecol* 1975, *47*, 25.
54. Meherzi F. et coll., *Rev Fr Gynecol Obstet.* 1991, *86*, 592.
55. McHugh N.U. et coll., *Br J Rheumatol.* 1989, *28*, 50.
56. Parlette L.E. et coll., *J Am Acad Dermatol.* 1999, *41*, 778.
57. Bronson D.M. et coll., *J Am Acad Dermatol.* 1983, *9*, 140.
58. Germain D.P., *Orphanet J Rare Dis.* 2007, *2*, 32.
59. Krusinski P.A. et coll., *Pediatr Dermatol.* 1988, *6*, 166.
60. Tyler K.H. et coll., *J Am Acad Dermatol.* 2013, *68*, 663.
61. Chi C.C. et coll., *Br J Dermatol.* 2011, *165*, 943.

18-4 Vieillissement cutané

O. Sorg, G. Kaya, J.-H. Saurat

Le concept de dermatoporose

Le vieillissement de la peau est l'un des signes les plus visibles du processus d'involution humaine. Il a reçu un regain d'intérêt depuis que des traitements susceptibles de le prévenir ou de l'atténuer ont été identifiés. Longtemps considéré comme un préjudice uniquement esthétique, le vieillissement de la peau est devenu une cause de préjudice fonctionnel parfois sévère avec l'émergence du « syndrome d'insuffisance cutanée chronique ».

Ce syndrome d'insuffisance cutanée chronique est en rapport avec la prolongation de la durée de la vie, la dose cumulée de rayonnement solaire, ainsi qu'avec une utilisation prolongée de corticostéroïdes topiques et/ou systémiques. Ceci entraîne une disparition progressive de la matrice extracellulaire, dont l'acide hyaluronique dermique, qui stabilise les structures intercellulaires en réalisant un réseau viscoélastique avec les fibres de collagène et d'élastine. Cela conduit à la perte des fonctions mécaniques protectrices de la peau, et donc à une extrême fragilité. La peau, fine, ecchymotique et siège de nombreuses cicatrices, présente de larges zones de lacérations, qui ne cicatrisent pas.

Cette dimension n'a plus rien à voir avec la cosmétique ou des problèmes d'apparence, il s'agit bien d'une défaillance fonctionnelle d'un organe, autrement dit d'une affection médicale.

Le terme de « dermatoporose » [1] recouvre l'ensemble des manifestations et implications de ce syndrome d'insuffisance cutanée chronique. Ainsi, de même que pour l'« ostéoporose », la « dermatoporose » devrait être prévenue et traitée afin d'éviter les complications qui en résultent [2]. Une étude transversale dans un service français de gériatrie a évalué la prévalence de la dermatoporose à environ 30 % des patients hospitalisés [3].

Physiopathologie

Types de vieillissement cutané

La peau étant exposée à de multiples facteurs susceptibles d'accélérer le processus naturel de vieillissement, on a coutume de distinguer deux types de vieillissement :
– le *vieillissement intrinsèque*, de nature principalement chronologique et génétique, et qui survient avant tout sur les régions non habituellement exposées au soleil ;
– et le *vieillissement extrinsèque*, en rapport avec l'environnement, tout principalement avec l'exposition aux rayons solaires (*i.e.* essentiellement les UV, *cf.* chapitre 4-1), qui prédomine donc sur les régions exposées (tableau 18.9) et chez les sujets de phototype clair.

Les progrès moléculaires les plus récents indiquent cependant que, même si des caractères phénotypiques nets distinguent les deux types de sénescence, les mécanismes du vieillissement intrinsèque ne diffèrent pas fondamentalement de ceux du vieillissement extrinsèque, qui apparaît donc comme une amplification du premier.

Tableau 18.9 Types de vieillissement cutané

Type	Facteur déterminant
Intrinsèque	
– Chronologique	Passage des ans
– Génétique	Facteurs génétiques dont phototype (*cf.* texte)
Extrinsèque	
– Photo-induit	Ultraviolets et infrarouges
– Comportemental	Régime alimentaire, tabac, alcool, drogues
– Catabolique	Maladies chroniques
– Endocrinien	Dysfonction ou vieillissement des fonctions endocrines
– Gravitationnel	Pesanteur
– Iatrogène	Corticothérapie chronique

D'après Piérard [4].

Mécanismes biologiques

Vieillissement intrinsèque

Pathologie

La différenciation terminale des kératinocytes en cornéocytes est altérée, entraînant une baisse de la production des lipides neutres contribuant à la fonction barrière de la couche cornée [5]. L'épiderme est atrophique, la jonction dermo-épidermique aplatie. L'épaisseur du derme est très diminuée ; il y a moins de vaisseaux [6] et d'annexes, ainsi que de fibroblastes dont la capacité biosynthétique et proliférative est diminuée, alors que l'expression des métalloprotéinases est augmentée. Les fibres élastiques, notamment du derme papillaire, s'altèrent puis disparaissent [7].

Mécanismes généraux

Les manifestations cliniques du vieillissement cutané reflètent les altérations de la matrice extracellulaire, lesquelles résultent de divers facteurs tels que l'instabilité génomique due au vieillissement chronologique (p. ex. le déséquilibre entre l'activation de métalloprotéinases matricielles et la répression de leurs inhibiteurs, *cf. supra*), l'accumulation de dommages photo-induits, les glycations non enzymatiques de protéines, de même que toute réponse inflammatoire induite par des agents environnementaux [8].

Concernant le vieillissement chronologique de la peau, les processus ne diffèrent pas de ceux du vieillissement en général. Deux groupes de théories générales expliquent le vieillissement intrinsèque : ce sont les théories génétiques et celles de l'accumulation de dommages cellulaires.

D'après les théories génétiques, le vieillissement est une continuation du développement, autrement dit une diminution de la prolifération des cellules au profit de leur différenciation ; il s'agit donc d'un processus naturel inéluctable codé dans les gènes. Par ailleurs, d'après le néodarwinisme, la sélection naturelle exerce une pression élevée afin de choisir les « bons gènes » jusqu'à l'âge de la reproduction, puis la pression diminue, car cela n'aura plus beaucoup d'influence sur la survie de l'espèce.

18-4 Dermatoses des âges de la vie

Vieillissement cutané

Les sujets âgés peuvent donc conserver des gènes défectueux ou qui le deviennent avec le temps sans que cela influence l'évolution. Chez des invertébrés, on a pu mettre en évidence des gènes dont les mutations influencent l'espérance de vie. L'un des principaux gènes agissant contre le vieillissement est celui codant la télomérase [9, 10]. Les terminaisons des chromosomes sont des structures spécialisées dénommées télomères qui sont essentielles à la stabilité du matériel génétique. À chaque division, en l'absence de télomérase, le chromosome perd une partie du télomère. Lorsque la perte est trop importante, la cellule meurt [11]. Les télomérases, qui réparent les pertes des télomères après réplication, ne sont pas exprimées dans la plupart des cellules somatiques, et les télomères constituent une sorte d'horloge biologique du vieillissement [12, 13]. Si les télomérases s'opposent au vieillissement, elles favorisent cependant le développement des cancers [10, 14].

Les théories de l'accumulation des dommages cellulaires expliquent le vieillissement par l'accumulation d'altérations des protéines, lipides, glucides, ADN et autres biomolécules que l'organisme ne parvient pas à réparer ou éliminer. Parmi les plus anciennes de ces théories, celle due aux radicaux libres a été introduite en 1956 déjà par Denham Harman [15]. Depuis, on étend les radicaux libres au stress oxydant en général, et bien des études sont venues étayer la thèse de Harman [16-19]. De manière analogue, d'autres processus aléatoires produisent avec le temps une accumulation d'altérations : les cross-links d'ADN durant les mitoses et autres dommages à l'ADN [20], les erreurs de synthèse des protéines, la glycation des protéines (addition des glucides réducteurs sur les groupes amine des protéines) [21], et les inévitables dommages membranaires aboutissant à des dysfonctionnements organiques [18]. L'organisme possède différents systèmes de maintenance et de réparation des molécules endommagées : les antioxydants préviennent et atténuent le stress oxydant (*cf. infra*), tandis que des enzymes telles que protéases, phospholipases et acétyltransférases éliminent les protéines et lipides oxydés. Des systèmes plus complexes impliquant de nombreuses protéines permettent la détection et la réparation de l'ADN endommagé [22]. Si des cellules sont trop endommagées, elles sont éliminées et remplacées par des nouvelles, grâce au renouvellement cellulaire. Enfin, l'activité métabolique naturelle engendre des déchets métaboliques que l'organisme ne gère pas parfaitement ; il s'accumule ainsi avec le temps dans l'organisme des catabolites indésirables dont la concentration finit par atteindre un seuil toxique. En effet, on a observé chez différentes espèces animales que l'espérance de vie augmente lorsque l'activité métabolique diminue.

D'une manière générale, l'organisme s'adapte à toutes les situations en prévenant les réactions indésirables et en réparant les tissus endommagés, mais avec un taux de succès qui n'atteint jamais 100 %. C'est pour cela que des réactions secondaires ou des dommages tissulaires, aussi modestes soient-ils, finissent irrémédiablement au cours du temps par prendre de l'importance, jusqu'à empêcher les organes de fonctionner correctement [23]. En particulier, certaines études suggèrent que la diminution de la capacité de réparation de l'ADN est associée à un vieillissement accéléré, et que l'accumulation de dommages de l'ADN jouerait un rôle majeur dans les processus de vieillissement. Par exemple, les personnes souffrant du syndrome de Cockayne ont des mutations dans leur ADN-hélicase, et l'ataxie-télangiectasie est causée par une mutation du gène *ATM* qui code une kinase qui repère les dommages causés à l'ADN. Un autre gène important récemment identifié, *Klotho*, code une protéine membranaire voisine des β-glucosidases qui agit en tant qu'hormone en inhibant la signalisation intracellulaire activée par le récepteur à l'IGF [24].

En résumé, les théories génétiques (accumulation de gènes défectueux) et les théories d'accumulation de dommages cellulaires convergent vers la théorie plus générale du stress oxydant, lequel est le dénominateur commun de toutes ces théories [25].

Stress oxydant

Toute activité biochimique conduit à des réactions d'oxydation et de réduction, autrement dit de transferts d'électrons entre molécules, certaines ayant perdu des électrons au profit des autres. Ce processus est tout à fait normal et fondamental en biologie, et c'est ainsi qu'ont lieu la plupart des réactions de biosynthèse et de catabolisme, à commencer par la respiration cellulaire. Le principal oxydant biologique, chez l'homme comme chez tous les animaux aérobies, est l'oxygène. C'est lui qui accepte les électrons produits dans les mitochondries, permettant le couplage de la phosphorylation de l'ADP (stockage de l'énergie) à la combustion des substrats énergétiques. L'oxygène accepte deux électrons puis forme de l'eau avec les protons. Ces deux électrons sont acceptés l'un après l'autre ; ainsi l'oxygène, avant de former de l'eau, est réduit en superoxyde. Il arrive qu'en lieu et place de former de l'eau, le superoxyde réagisse avec d'autres molécules et produise de nouveaux intermédiaires plus réactifs, dénommés formes réactives de l'oxygène (ROS) ; il en résulte des oxydations incontrôlées potentiellement délétères. L'organisme dispose de toutes sortes d'antioxydants, enzymatiques et autres, aptes à neutraliser les ROS et autres radicaux libres (tableau 18.10) [18, 26-28]. Il arrive cependant que l'organisme soit dépassé par l'ampleur de ces oxydations secondaires, lesquelles s'intensifient et finissent par induire des dommages tissulaires, de même qu'un dérèglement métabolique. L'organisme est alors soumis à ce que l'on appelle un stress oxydant.

La peau peut recevoir de l'oxygène par les vaisseaux dermiques, de même que par contact direct de l'oxygène avec l'épiderme. La peau est également exposée au rayonnement ultraviolet du soleil, lequel peut, au contact des lipides de la couche cornée, former des radicaux libres et des ROS [29]. La sueur contient des métaux de transition capables de catalyser la production de ROS, lesquelles peuvent être aussi des produits du métabolisme des bactéries de surface [30]. La peau est donc un organe particulièrement exposé au stress oxydant, et nombre de pathologies cutanées sont en relation avec un stress oxydant [29].

Ultraviolets. La peau est souvent exposée au rayonnement ultraviolet du soleil. À la surface de la terre, ce rayonnement est constitué d'environ 95 % d'UVA (320-400 nm) et 5 % d'UVB (290-320 nm). Au contact de la peau, les UV peuvent produire deux types de réactions délétères : des réactions directes, photochimiques, sur des chromophores tels que l'ADN des cellules épidermiques, ainsi que des réactions d'oxydation induites par un stress oxydant [31]. En effet, les UV peuvent produire du radical hydroxyle (•OH) par scission homolytique du peroxyde d'hydrogène (eau oxygénée, H_2O_2), ou produire des radicaux libres à partir de lipides polyinsaturés. Quant aux altérations de l'ADN, la cellule parvient à les réparer tant qu'elles restent à un niveau modeste. Si ces altérations s'accumulent, la cellule ne peut plus les réparer et enclenche un programme d'autodestruction, l'apoptose (vieillissement cutané). Si les gènes régissant l'apoptose, tels que le *p53*, sont également affectés par les UV, l'apoptose n'a pas lieu et la cellule conserve des mutations qui pourront avoir des conséquences néfastes pour l'ensemble du tissu (dysfonctionnements, cancers).

Inflammation. C'est un processus naturel d'autodéfense contre l'invasion par des agents pathogènes ou des débris cellulaires provenant de tissus endommagés. Ainsi, la peau peut recruter et activer des neutrophiles, lesquels combattent les micro-organismes

Tableau 18.10 Antioxydants endogènes

	Antioxydants	Action
Enzymatiques	Catalase	Dismutation du peroxyde d'hydrogène en eau et oxygène
	Glucose-6-phosphate-déshydrogénase	Régénération du NADPH, cofacteur de la glutathion-réductase
	Glutathion-peroxydase	Réduction des peroxydes organiques et du peroxyde d'hydrogène
	Glutathion-réductase	Régénération du glutathion, cofacteur de la glutathion-peroxydase
	Glutathion-S-transférases	Élimination des produits d'oxydation par conjugaison au glutathion
	Superoxyde-dismutase	Dismutation du superoxyde en oxygène et peroxyde d'hydrogène
	Peroxyrédoxine	Réduction des peroxydes organiques
	Thiorédoxine/thiorédoxine-réductase	Régénération de la peroxyrédoxine
Non enzymatiques	*Hydrophiles*	
	Acide ascorbique (vitamine C)	Réducteur de radicaux libres, recycle la vitamine E
	Glutathion	Réducteur, cofacteur de la glutathion-peroxydase
	Métallothionéines	Préviennent la formation des ROS catalysée par les métaux de transition
	Pyrroloquinoline quinone (méthoxatine)	Réduction des ROS, catalyse des réactions d'oxydoréduction
	Amphiphiles	
	Acide lipoïque	Réducteur de radicaux libres, synergie avec glutathion et vitamines C et E
	Mélatonine	Réducteur de radicaux libres
	Sélénium (sélénocystéine)	Site actif de la glutathion peroxydase et de la thiorédoxine-réductase
	N-acétylcystéine	Réduction des radicaux, précurseur du glutathion
	Lipophiles	
	Caroténoïdes (p. ex. β-carotène)	Réducteurs de radicaux libres, *quenchers* de l'oxygène singulet
	α-tocophérol (vitamine E)	Réducteur de radicaux libres
	Ubiquinol	Réducteur de radicaux libres

NADPH : nicotinamide adénine dinucléotide phosphate réduit.

en produisant des ROS telles que le peroxyde d'hydrogène, le superoxyde (•O_2^-), le radical hydroxyle ou l'hypochlorite (ClO⁻), voire l'oxyde nitrique (NO•) [32]. Si ces molécules s'avèrent efficaces pour combattre les agents pathogènes, elles peuvent aussi provoquer un stress oxydant néfaste pour la peau elle-même s'il est mal géré, ou induit dans des conditions ne requérant pas une défense contre des micro-organismes [32].

Conclusion. Le stress oxydant est dû à une rupture d'équilibre entre la production et la dégradation des intermédiaires réactifs oxydants du métabolisme. L'organisme possède des défenses contre ces réactions indésirables (prévention et réparation), et lorsqu'elles sont dépassées par l'ampleur du phénomène, des dommages tissulaires surviennent et produisent nombre des symptômes observés dans toutes sortes de pathologies. Il existe différentes théories sur le vieillissement en général, et toutes convergent vers une augmentation inéluctable du stress oxydant avec l'âge. De par sa position au contact de l'air ambiant, la peau est particulièrement soumise au stress oxydant et possède donc un important arsenal antioxydant (tableau 18.10), lequel diminue avec l'âge, laissant la place à un état oxydatif de plus en plus prononcé, conduisant aux altérations observées dans la peau des sujets âgés. Il faut noter que la seule présence de ROS à un moment donné n'implique pas un stress, et ce n'est que lorsque l'état « redox » de la cellule ou de l'un ou l'autre de ses organites est significativement perturbé que l'on parle de stress oxydant, avec ses implications sur le dysfonctionnement physiologique.

Cycle cellulaire

La régulation du cycle cellulaire est régie par un ensemble de mécanismes complexes permettant une modulation fine de la différenciation et de la promotion de la croissance cellulaire. Une induction excessive de l'une ou l'autre de ces deux voies antagonistes favorise la sénescence ou la carcinogenèse, respectivement. La **protéine p16^{Ink4A}** est un inhibiteur de kinases dépendantes des cyclines telles que CD4 et CD6. Sa production est fortement réprimée durant l'embryogenèse, et elle augmente progressivement durant le processus de vieillissement. Son action s'oppose à la carcinogenèse et favorise la sénescence. La régulation de son expression joue un rôle crucial dans l'orientation du cycle cellulaire et favorise le vieillissement, entre autres cutané [33].

Incidences sur la fonction cutanée

D'une manière générale, on observe une diminution du taux de renouvellement épidermique dans la peau âgée [34]. La fonction de barrière cutanée est peu affectée, tandis que des modifications subtiles telles qu'une diminution de la perte d'eau transépidermique, du contenu en eau, de la desquamation et de l'élasticité se développent progressivement. La cicatrisation des plaies, la réponse immunitaire, la sécrétion sudorale et sébacée, la capacité à produire la vitamine D sont diminuées ; il existe des anomalies de la thermorégulation, des perceptions sensorielles et de la réactivité vasculaire [35]. Les réactions allergiques et d'irritation sont également diminuées [34].

Vieillissement extrinsèque

Pathologie

L'épiderme est irrégulier, atrophique ou focalement hyperplasique, et présente des signes de désorganisation et de dysplasie. Les mélanocytes sont augmentés focalement et il existe une irrégularité de distribution de la mélanine dans l'épiderme par trouble du transfert des mélanosomes ; les cellules de Langerhans sont moins nombreuses. Les microvaisseaux sont d'abord dilatés et tortueux avec des parois épaissies, puis deviennent rares et atrophiques. La marque histopathologique du vieillissement photo-induit est l'élastose solaire ; c'est l'accumulation de matériel basophile dans le derme superficiel et moyen, séparée de l'épiderme par une bande de collagène compact. On la nomme élastose parce que le matériel basophile prend les colorations du tissu élastique (orcéine, Weigert) ; elle a donc longtemps été attribuée une « dégénérescence » de l'élastine, notamment du fait d'un processus inflammatoire chronique (héliodermatite chronique) qui se manifeste par un infiltrat lymphohistiocytaire avec des mastocytes dégranulés apposés contre les fibroblastes. En fait, l'expression du gène de l'élastine est très augmentée, et d'autres composants de la matrice extracellulaire sont trouvés dans l'élastose. On considère actuellement que le matériel élastosique correspond surtout à la production d'une matrice extracellulaire anormale par les fibroblastes.

Mécanismes

Effets photo-induits. Le mécanisme du vieillissement photo-induit (héliodermie) a été bien étudié. Comme on l'a vu plus haut, le stress oxydant peut être induit par les ultraviolets (UVA), et est impliqué dans les processus de vieillissement en général, et de la peau en particulier. Le stress oxydant se manifeste par la production de formes réactives de l'oxygène et de radicaux libres, lesquels provoquent entre autres des altérations de l'ADN nucléaire et mitochondrial et l'activation de diverses métalloprotéinases matricielles, avec les conséquences biologiques que cela implique. Ainsi les UV activent des récepteurs de facteurs de croissance situés à la surface des kératinocytes, et il en résulte un signal mettant en jeu l'activation de facteurs de transcription de la famille AP-1 dans le noyau [6, 36], ce qui interfère avec la production de collagène, en se liant et séquestrant des facteurs nécessaires à la transcription des procollagènes de types I et III (TGF-β) [37]. La signalisation dépendant de l'acide hyaluronique et du CD44 est également réprimée par les UV : chez la souris, les UVA et les UVB induisent une forte diminution de l'acide hyaluronique et du CD44 cutanés ; cet effet peut être prévenu par l'application topique de rétinoïdes [38]. D'une manière générale, les altérations photo-induites de la matrice extracellulaire expliquent bien l'élastose observée dans le derme superficiel, telle qu'elle est observée chez les personnes présentant une héliodermie.

Autres facteurs environnementaux. À côté des rayons solaires, le rôle des autres facteurs de vieillissement extrinsèques (*cf.* tableau 18.9) est probable. Par exemple, il existe une corrélation entre le tabagisme et l'induction de métalloprotéinase-1 [39] ; les fumeurs ont, à exposition solaire et phototypes égaux, davantage de signes de sénescence [40].

Altérations de la viscoélasticité cutanée. La matrice extracellulaire de la peau contient deux principaux glycosaminoglycanes, le dermatane-sulfate, étroitement lié aux fibres de collagène, et l'acide hyaluronique, qui occupe l'espace entre les fibres. Le collagène et les fibres élastiques sont responsables de l'élasticité de la peau, tandis que l'acide hyaluronique détermine sa viscosité. Ainsi la viscoélasticité de la peau permet d'absorber les contraintes mécaniques qu'elle subit en dissipant l'énergie absorbée tout en reprenant sa structure initiale. Les altérations de la matrice extracellulaire décrites ci-dessus provoquent des fractures des fibres de collagène et une diminution de l'acide hyaluronique, dont la principale conséquence est une perte progressive de cette propriété essentielle de la peau qu'est sa viscoélasticité.

Défauts de la signalisation acide hyaluronique/CD44. On a observé que l'acide hyaluronique, principal constituant de la matrice extracellulaire, diminue progressivement au cours du vieillissement. L'acide hyaluronique, en dehors de ses propriétés physiques participant à la viscoélasticité de la peau, est une molécule biologiquement active, induisant une signalisation intracellulaire suite à sa liaison avec un récepteur membranaire appelé CD44. Une étude chez la souris a montré que les deux principales réponses biologiques résultant de l'activation du CD44 sont la régulation de la prolifération kératinocytaire et le contrôle de l'homéostasie locale de l'acide hyaluronique [41]. Chez les patients atteints de dermatoporose, nous avons observé une diminution des concentrations cutanées d'acide hyaluronique, de CD44, ainsi que des récepteurs ErbB1 au facteur trophique épidermique (EGF), résultant en une diminution de la prolifération kératinocytaire. Les rétinoïdes topiques induisent une hyperplasie épidermique en activant la voie de signalisation dépendante de l'HB-EGF (*Heparin-Binding Epidermal Growth Factor*). Chez la souris, l'application topique de rétinaldéhyde augmente l'expression de CD44 et des enzymes synthétisant l'acide hyaluronique (acide hyaluronique-synthétases). Ces études indiquent que la voie de signalisation dépendant de l'acide hyaluronique et du CD44 est affectée dans la dermatoporose, et constitue une bonne cible pour des traitements [42, 43].

Vieillissement et inflammation : concept de l'*inflammageing*

Mécanismes généraux

La photosénescence peut être vue comme un vieillissement cutané précoce. Le rayonnement ultraviolet induit la génération de radicaux libres par toute cellule cible, la production de cytokines inflammatoires par les kératinocytes, ainsi que la production de lipides pro-inflammatoires par les mastocytes. Le stress oxydant induit la formation d'épitopes spécifiques d'oxydation (OSE) sur des macromolécules, ce qui génère une inflammation prolongée avec activation de complément et infiltration de macrophages, ce qui entretient le stress oxydant. Cette boucle entre le stress oxydant et l'inflammation favorise la persistance de dommages cellulaires, et accélère ainsi le vieillissement par la conversion de cellules physiologiques en cellules sénescentes et leur propagation à leur entourage : c'est l'*inflammageing* [44, 45].

Perspectives

La compréhension des mécanismes favorisant les interactions entre le rayonnement UV, l'inflammation, le stress oxydant et le vieillissement précoce devrait déboucher sur une meilleure approche thérapeutique du vieillissement cutané et de ses conséquences cliniques.

Dermatoses des âges de la vie

18-4 Vieillissement cutané

Une telle approche implique des interventions à différents niveaux : l'identification des cellules sénescentes, leur élimination sélective, la lutte contre l'inflammation chronique par l'introduction de nouveaux anti-inflammatoires agissant sur la terminaison de l'inflammation, l'introduction d'antioxydants ciblés, et une alimentation enrichie en nutriments favorisant la lutte contre le stress oxydant et l'inflammation [46].

Aspects cliniques du vieillissement cutané

Ils sont répertoriés dans le tableau 18.11 et décrits pour la plupart aux chapitres correspondants.

Aspects généraux

Sénescence intrinsèque. Les modifications de la peau protégée du soleil chez le sujet âgé sont relativement subtiles ; elles comportent surtout de fines rides, une xérose, une laxité, des proliférations bénignes épithéliales (kératoses séborrhéiques) et des angiomes séniles (*cf. infra*).

Sénescence extrinsèque. Les modifications de la peau exposée au soleil sont plus marquées, complexes et caractéristiques ; elles s'ajoutent aux précédentes.

L'élastose se traduit par une peau uniformément grossière, rugueuse, jaunâtre (peau citréine de Milian), aspect parfois accentué par plaques (élastome diffus de Dubreuilh) ; elle est laxe, affaissée et parcourue de rides et sillons profonds (fig. 18.15).

À l'élastose s'ajoute un aspect tacheté irrégulier fait de télangiectasies et d'irrégularités pigmentaires, hypo- et hyperpigmentation.

La nature exacte de ces lésions hyperpigmentées planes est souvent difficile à établir sur le plan clinique ; il peut s'agir d'un excès de mélanine (hypermélaninose, *cf.* chapitre 9) dans des kératinocytes comme dans les éphélides et lentigos séniles, les kératoses séborrhéiques ou actiniques planes pigmentées, ou d'une prolifération mélanocytaire (hypermélanocytose) comme les lentigines solaires et toutes les autres proliférations mélanocytaires dont le mélanome de Dubreuilh ; l'analyse de ces lésions en dermoscopie est souvent très utile pour aider à la distinction et éviter le recours à l'histologie.

Tableau 18.11 Signes cliniques du vieillissement cutané et approches thérapeutiques possibles

Signes cliniques	Traitement
Xérose	Émollients
Prurit (*cf.* chapitre 20)	Émollients
Rides (*cf.* texte)	Rétinoïdes, *peelings*, resurfaçage laser, *microneedling*, toxine botulinique, fillers
Signes de l'élastose (*cf.* texte)	
– Peau citréine	
– Élastome en nappe	Rétinoïdes, *peelings*, resurfaçage laser, *microneedling*
– Peau rhomboïdale de la nuque	Rétinoïdes, *peelings*, resurfaçage laser, *microneedling*
– Milium colloïde de l'adulte	Lasers fractionnés ablatifs ou non ablatifs
– Élastoïdose à kystes et comédons	Excision, curettage, resurfaçage laser
– *Erythrosis interfollicularis colli*	Lumière intense pulsée (IPL), lasers vasculaires, rétinoïdes, pas de traitement
Signes de la fibroélastolyse (*cf.* texte)	
– Papules blanches fibreuses de la nuque et du cou	Pas de traitement
– Élastolyse dermique à type de pseudo-xanthome élastique	Lasers ablatifs fractionnés, type CO_2
Signes de fragilité (*cf.* texte ci-dessus)	
Signes vasculaires (*cf.* texte)	Électrocoagulation, laser vasculaire
– Angiomes séniles	
– Télangiectasies	
– Lacs sanguins	
Proliférations épidermiques et annexielles	
– Kératoses actiniques (*cf.* chapitre 12)	Azote liquide, 5-FU, acide salicylique, mébutate d'ingénol, photothérapie dynamique
– Kératoses séborrhéiques (*cf.* chapitre 12)	Curetage, azote liquide
– Hyperplasies sébacées (*cf.* chapitre 12)	Électrocoagulation, lasers non ablatifs 1 550 nm
Signes pigmentaires	
– Éphélides (*cf.* chapitre 9)	Lasers pigmentaires (nanosecondes, picosecondes), IPL, azote liquide, photoprotection
– Lentigos séniles (*cf.* chapitre 12)	
– Kératoses actiniques pigmentées (*cf.* chapitre 12)	Azote liquide, 5-FU, acide salicylique, mébutate d'ingénol
– Kératoses séborrhéiques pigmentées (*cf.* chapitre 12)	Azote liquide, 5-FU, acide salicylique, curetage, azote liquide
– Dépigmentations focales (*cf.* chapitre 9)	Pas de traitement
– Hypomélanose en gouttes (*cf.* chapitre 9)	

18-4 Vieillissement cutané

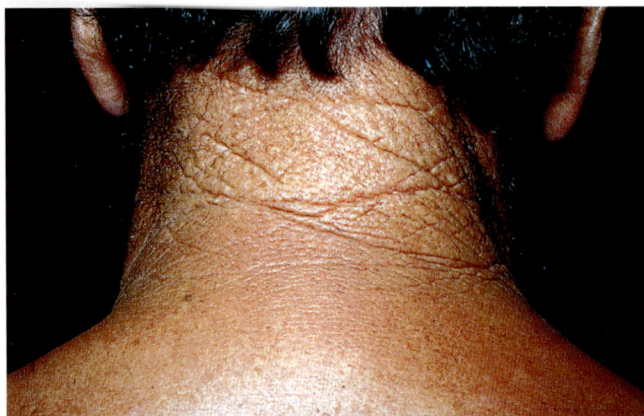

Fig. 18.15 Peau rhomboïdale de la nuque.

Kératoses actiniques puis carcinomes baso- et spinocellulaires complètent les signes de la sénescence. Cependant, la peau exposée peut exprimer des signes exagérés de sénescence intrinsèque (p. ex. kératoses séborrhéiques, angiomes séniles, hyperplasie sébacée sénile [fig. 18.16], élastolyse, *cf. infra*).

Aspects particuliers

Parfois, certains signes du vieillissement cutané sont prédominants et réalisent des tableaux cliniques qui ont reçu des dénominations particulières, d'où la nécessité de les décrire ici.

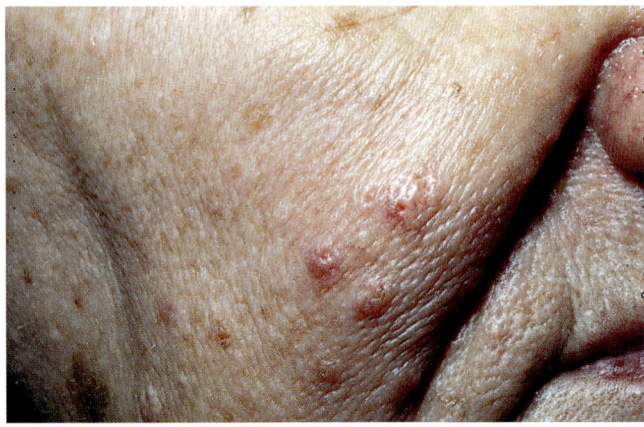

Fig. 18.16 Hyperplasie sébacée.

Rides. Marque des ans, irréparable (?) outrage, on en distingue plusieurs types, de mécanisme non univoque [4, 47]. On considère que les rides résultent avant tout de forces gravitationnelles en rapport avec une perte d'élasticité des structures dermo-hypodermiques. L'intensité et la topographie prédominante, superficielle ou profonde, de cette perte d'élasticité rendent compte du type de ride. Les rides profondes résulteraient de modifications dermo-hypodermiques alors que seules les ridules superficielles peuvent être expliquées par les modifications dermiques voire épidermiques du vieillissement extrinsèque [4, 47].

Peau rhomboïdale de la nuque (fig. 18.15). Épaissie, caractérisée par la formation de sillons profonds qui s'entrecroisent, dessinant des losanges de taille variable, de coloration jaunâtre, elle est surtout observée chez les sujets particulièrement exposés aux intempéries et au soleil (marins, cultivateurs), ainsi que chez les sujets de phototypes I et II.

Érythrosis interfollicularis colli. Elle atteint les faces latérales du cou ; de multiples sillons très finement entrecroisés forment de fines papules jaunâtres sur un fond rouge de télangiectasies planes et papuleuses (*red neck* des Anglo-Saxons).

Milium colloïde de l'adulte (pseudo-milium colloïde). Il est constitué par des plaques de papules ou micronodules cireux, jaunâtres et translucides, principalement sur le front. L'histologie montre une accumulation de substance colloïde homogène dans un derme superficiel élastosique, que l'on doit distinguer de dépôts amyloïdes par colorations spéciales ; on considère que la substance colloïde correspond à la dégradation du matériel élastosique. Le milium colloïde juvénile, très rare, dont l'aspect clinique est identique, survient avant la puberté dans un contexte familial, et l'origine de la substance colloïdale est épidermique comme dans le lichen amyloïde (*cf.* chapitre 13).

Élastoïdose nodulaire à kystes et comédons de Favre-Racouchot (fig. 18.17). Elle siège aux régions temporomalaires ; comme son nom l'indique elle comporte trois éléments : une élastose (peau grossière, rugueuse, jaunâtre, parcourue de rides et sillons profonds), de volumineux comédons ouverts dont l'orifice est noirâtre, et des kystes nodulaires fermes et saillants dont l'histologie est celle de comédons fermés (*cf.* chapitre 15). L'affection serait plus fréquente et plus précoce chez les fumeurs.

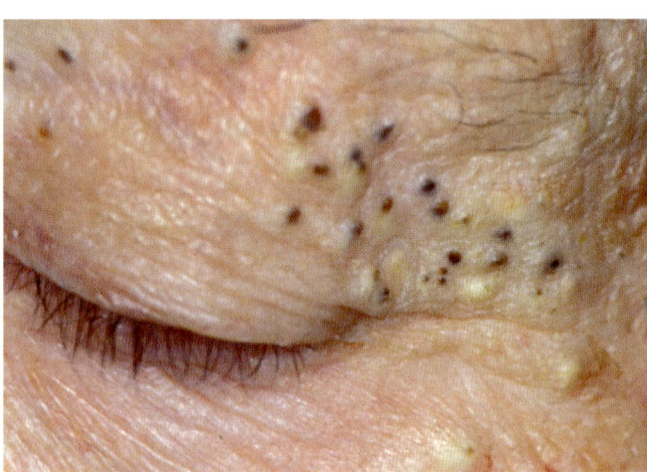

Fig. 18.17 Élastoïdose à kystes et comédons (maladie de Favre et Racouchot).

Papulose fibroélastolytique du cou. Ce terme générique recouvre deux présentations cliniques considérées comme des signes de vieillissement intrinsèque et non pas d'héliodermie, les papules blanches fibreuses de la nuque et du cou : il s'agit de papules en dôme, non folliculaires de 2 à 3 mm de diamètre séparées les unes des autres. L'histologie ne montre pas d'élastose massive ni de pseudo-colloïde mais un épaississement du collagène dans le derme papillaire et moyen et une élastolyse focale. L'élastolyse dermique à type de pseudo-xanthome élastique comporte des signes histologiques voisins et un aspect clinique en plaques jaunâtres proche du pseudo-xanthome élastique.

Angiomes séniles. Les angiomes séniles ou points rubis correspondent non pas à une prolifération de néovaisseaux, mais à la dilatation des capillaires de la papille dermique qui sont dilatés et tortueux (*cf.* chapitre 14). Il s'agit de lésions papulonodulaires fermes, rouge vif, ne s'effaçant pas à la pression ; épars sur le tronc. Ils sont parfois spontanément résolutifs.

Dermatoses des âges de la vie

Vieillissement cutané

Lacs sanguins séniles. Ce sont de petites néoformations pseudo-tumorales, de la taille d'un pois, arrondies ou ovales, bien limitées, de coloration violacée, parfois foncée, pseudo-mélanique. Nettement en relief, de consistance molle ou élastique, la pression les vide du sang qu'elles contiennent en faisant apparaître, dans la profondeur des téguments déprimés en cupule, quelques vaisseaux dilatés d'où va affluer, dès que la pression est relâchée, le sang qui remplira cette cavité qu'est le lac sanguin. C'est une ectasie vasculaire, à l'endothélium peu visible, en rapport avec un vaisseau nourricier profond situé dans un derme superficiel sénile. Ces lésions peuvent simuler un nævus bleu, un nævus cellulaire pigmenté et même parfois, lorsqu'elles sont multiples, les métastases d'un mélanome.

Manifestations cliniques de la dermatoporose

Les manifestations cliniques de la dermatoporose comprennent des marqueurs morphologiques de fragilité (atrophie cutanée, purpura sénile, pseudo-cicatrices stellaires; fig. 18.18), ainsi que l'expression fonctionnelle de la fragilité cutanée (lacérations cutanées, mauvaise cicatrisation, hémorragies sous-cutanées). Les premiers signes apparaissent vers 60 ans, alors que la maladie proprement dite, avec les complications qui lui sont liées, sont observées entre 70 et 90 ans [2, 7].

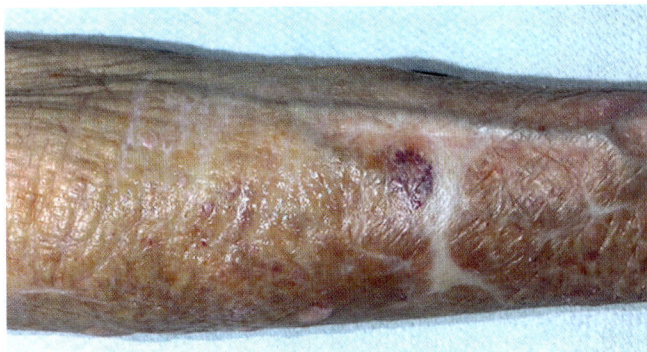

Fig. 18.18 Dermatoporose avec atrophie, pseudo-cicatrices stellaires et purpura sénile.

Atrophie cutanée. Elle est observée principalement dans les zones exposées au soleil, en particulier la partie postérieure des avant-bras et les zones prétibiales. La peau est très fine, translucide et ridée; on observe également une élastose dermique, du purpura sénile et des pseudo-cicatrices stellaires (*cf. infra*). L'examen ultrasonographique montre une diminution de l'épaisseur de la peau d'environ 1,45 mm pour un sujet normal à environ 0,75 mm. Les principaux constituants de la matrice extracellulaire (collagène, fibres élastiques, mucine) sont moins abondants que dans la peau normale.

Purpura sénile. Il est localisé aux extrémités et résulte de traumatismes associés à des petites hémorragies du derme en l'absence de troubles de coagulation. Il concerne environ 10 % de la population âgée de 70 à 90 ans avec une prédominance chez les femmes, et est associé dans 90 % des cas à des pseudo-cicatrices stellaires (*cf. infra*). Ces plaques purpuriques laissent ensuite la place à des taches pigmentées brunâtres dues à l'hémosidérine. Une carence en vitamine C peut conduire à l'apparition d'hématomes dermiques, justifiant un traitement de substitution. Histologiquement, le purpura sénile est caractérisé par l'issue de globules rouges hors des vaisseaux.

Pseudo-cicatrices stellaires de Colomb. C'est ainsi que l'on appelle des lacérations dermiques spontanées en forme d'étoiles. On les observe chez 20-40 % de la population âgée de 70 à 90 ans, avec une prédominance chez les femmes. Ces lésions siègent principalement sur le dos des mains et les avant-bras, et s'accompagnent de purpura sénile chez 30-50 % des patients. On distingue actuellement trois types de pseudo-cicatrices étoilées : linéaires et en plaques.

Hématome cutané disséquant (fig. 18.19). Cette complication grave constitue une urgence médicale, et résulte d'une fragilité mécanique de la peau âgée : au moindre choc, un saignement peut se produire, se loger entre le derme et l'hypoderme ou entre l'hypoderme et le fascia musculaire et, en disséquant ces deux plans, priver les zones concernées de leur vascularisation, provoquant une nécrose. Il faut alors évacuer immédiatement l'hématome et le tissu nécrotique afin d'éviter une extension des dommages cutanés. L'hématome disséquant cutané est localisé le plus souvent aux membres inférieurs des patients âgés (70-99 ans) souffrant de dermatoporose, avec une prédisposition féminine (rapport H/F : 1/5), ainsi que chez des patients sous anticoagulants ou corticothérapie, et implique généralement une hospitalisation de longue durée [48].

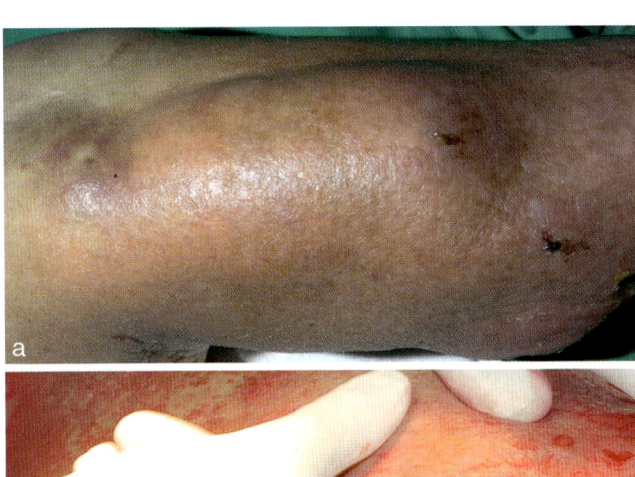
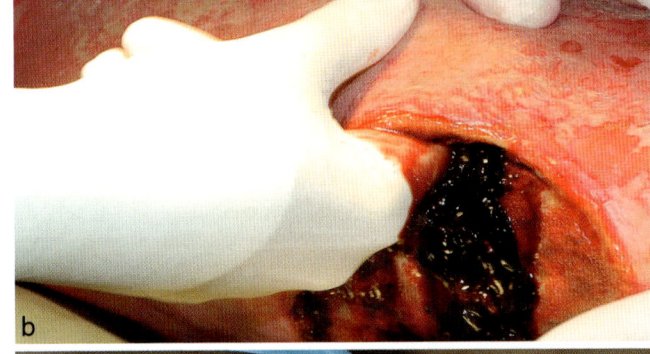
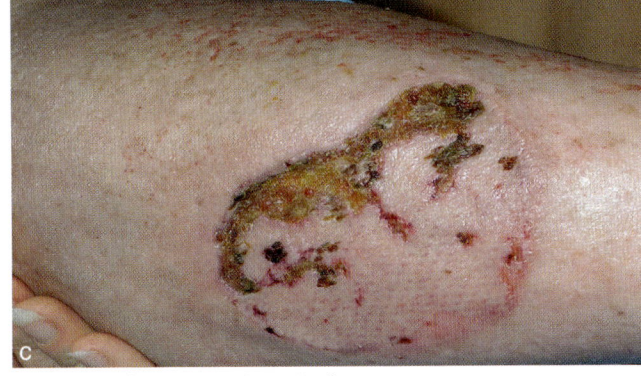

Fig. 18.19 Hématome profond disséquant.
Noter l'aspect pseudo-inflammatoire (a), le délabrement de l'acte de drainage trop tardif (b), et la nécessité d'une greffe (c).

Retard de cicatrisation. Les lésions chroniques post-traumatiques constituent un réel problème chez les personnes âgées, et les mécanismes de leur guérison lente et retardée ne sont pas bien connus. Une diminution de la capacité proliférative des kératinocytes et des fibroblastes, ainsi que la production de métalloprotéinases et de diverses cytokines sont clairement impliquées dans ce processus.

Classification des dermatoporoses

Dermatoporose primaire. C'est la forme la plus courante de dermatoporose ; elle résulte du vieillissement chronologique et d'une exposition chronique (et non protégée) au soleil. Par analogie avec l'ostéoporose, on imagine qu'une prédisposition génétique est souvent à l'origine de la dermatoporose primaire, et les gènes impliqués dans la régulation des constituants de la matrice extracellulaire sont de bons candidats.

Dermatoporose iatrogène secondaire. Cette forme est due au traitement à long terme de corticostéroïdes topiques et/ou systémiques, lesquels sont connus pour moduler l'expression des gènes des collagènes I, III, IV et V, de l'élastine, des métalloprotéinases 1, 2 et 3, de la ténascine, ainsi que des inhibiteurs de métalloprotéinases 1, 2 et 6 [49]. Il n'y a pas de différence clinique significative entre les deux types de dermatoporose, bien que l'examen ultrasonographique montre une peau plus fine (0,5-0,7 mm) dans la dermatoporose iatrogène secondaire. De plus, les patients susceptibles de développer une dermatoporose primaire développeront plus tôt et de manière plus aiguë une dermatoporose secondaire en cas de traitement chronique aux corticostéroïdes [2].

Les différents stades de dermatoporose. En raison de la fréquence de cette affection dans la population âgée, il paraît important de distinguer divers stades de son évolution, en fonction de la gravité des symptômes et de leurs implications en clinique. Dans notre pratique quotidienne, nous distinguons les quatre stades suivants [2] :
– stade I : fort amincissement de la peau avec purpura sénile et pseudo-cicatrices stellaires. L'évaluation clinique de la viscoélasticité de la peau est un bon paramètre de mesure ;
– stade II : stade I + petites lacérations cutanées localisées qui résultent d'un clivage entre le derme et l'épiderme ;
– stade III : lacérations plus importantes et nombreuses, pouvant impliquer une grande surface. Il existe un retard de cicatrisation net ;
– stade IV : progression de ces lésions conduisant à l'apparition d'hématomes cutanés disséquants, constituant une urgence médicale et nécessitant une hospitalisation.

Ménopause et peau

La ménopause est le moment où les menstruations disparaissent de façon définitive (ce qui est établi de façon formelle avec un recul d'un an) ; elle se situe actuellement en moyenne vers 52 ans. La périménopause définit les périodes qui précèdent et suivent cet événement. La période climatérique correspond à une définition plus large qui dépasse la périménopause, notamment dans son versant post-ménopausique [50]. Les ménopauses précoces surviennent avant 40 ans.

Les manifestations périménopausiques qui amènent le plus souvent à consulter sont : les troubles des règles, les bouffées vasomotrices, les signes d'atrophie génito-urinaire comportant notamment vulvite et infections urinaires, les signes psychologiques, anxiété et dépression.

Plusieurs facteurs contribuent aux modifications cutanées observées à la ménopause : le vieillissement intrinsèque, les facteurs du vieillissement extrinsèque (cf. tableau 18.9) parmi lesquels la diminution des hormones génitales. Les kératinocytes, les fibroblastes, les follicules pileux et les glandes sébacées ont des récepteurs aux œstrogènes (ER-α, ER-β) et aux androgènes. Au niveau cutané, la diminution des œstrogènes s'accompagne d'une diminution de l'activité mitotique de la couche basale de l'épiderme, d'une atrophie épidermique, d'une diminution de la production de collagène, d'élastine et de glycosaminoglycanes. La substitution œstrogénique topique ou systémique contrebalance ces effets [51-53].

Les dermatoses particulières à cette période sont les flushes et les kératodermies dites climatériques bien qu'un grand nombre de maladies de la peau des muqueuses et des phanères puissent débuter ou s'exacerber à la ménopause (psoriasis, lichen scléroatrophique, etc.).

Flushes

Associé à une sensation de chaleur intense, c'est un érythème vasomoteur du visage, du cou et de la partie antérieure du thorax qui dure quelques minutes ; rarement s'associent céphalées, nausées, palpitations. On les distinguera des poussées d'urticaire cholinergique et des *flushes* des tumeurs endocriniennes et d'autres étiologies (cf. chapitres 17 et 19). Ces phénomènes seraient associés à une sécrétion pulsatile de LH due à la diminution des œstrogènes qui résulte de la perte de l'activité ovarienne. Cependant, la LH n'est pas directement responsable de la bouffée vasomotrice et les mécanismes exacts sont en fait non établis [50]. Les *flushes*, outre l'inconfort qu'ils occasionnent, peuvent aggraver des dermatoses faciales dont la rosacée (cf. chapitre 17). Les traitements sont d'efficacité variable : œstrogènes (les plus efficaces avec une action qui ne se manifeste qu'après plusieurs semaines), médroxyprogestérone, clonidine [50, 53].

Kératodermie climatérique

Elle se traduit par une hyperkératose avec de profondes fissures douloureuses, prédominant au niveau du pourtour du talon (kératodermie marginale fissuraire des surfaces non portantes) pour ensuite s'étendre à toute la plante (cf. chapitre 7-6).

Syndromes de sénescence précoce

Les sénescences intrinsèque et extrinsèque peuvent survenir très précocement lors de syndromes rares qui sont dus à des troubles du métabolisme et des fonctions de l'ADN [54] ou à des anomalies de réponse à des facteurs de croissance.

Acrogeria (Gottron)

L'aspect sénile fixe, immuable, constaté dès la naissance ou peu après, est dû à un défaut de développement du derme (altération des fibroblastes, faisceaux collagènes atrophiés homogénéisés, abondants pelotons orcéinophiles) et de l'hypoderme. Les lésions siègent principalement sur le dos des mains et des pieds, d'aspect décharné avec koïlonychie, mais aussi au visage et au tronc où la peau fine, transparente, laisse voir le réseau vasculaire. Il existe différents sous-types :
– le type 1 est lié à un déficit en collagène III, et considéré comme une variante du syndrome d'Ehlers-Danlos de type IV ; une mutation sur le gène *COL3A1* conduisant à la substitution d'une glycine par une arginine a été détectée sur le collagène III d'un patient [55] ;
– le type 2 est caractérisé par une quantité de collagène III normale ;
– le type 3 est une forme qui associe des signes de metageria (acrometageria). L'espérance de vie de ces patients n'est pas diminuée.

Progeria de l'enfant (Hutchinson-Gilford)

Le syndrome de Hutchinson-Gilford est une maladie génétique très rare, affectant environ un enfant sur 6 millions. Elle est due à une mutation sur le mode autosomique dominant du gène *LMNA*, conduisant dans certaines cellules à la production d'une forme anormale de la lamine A, une protéine de la membrane nucléaire. Le nouveau-né a une apparence normale ou peut avoir des lésions blanches du tronc ressemblant à un lichen scléreux cutané. La sénilisation, qui commence vers l'âge de 1 à 2 ans avec une atrophie cutanée portant principalement sur l'hypoderme, est associée à un nanisme et à de multiples atteintes osseuses, articulaires, génitales, et à une athéromatose conduisant à une mort précoce vers l'âge de 13 ans en moyenne [56, 57].

Progeria de l'adulte (Werner)

Le vieillissement prématuré commence parfois à la puberté par une canitie avec alopécie ; l'atrophie sclérodermiforme de la peau, sèche, brillante, tendue, pigmentée, prédominant aux extrémités, est progressive. Le visage prend un aspect de bec d'oiseau ; des ulcérations malléolaires douloureuses surviennent. Une cataracte, d'importantes manifestations cardiovasculaires (athéromatose), osseuses, articulaires, endocriniennes (hypoplasie génitale, diabète) et un risque accru de néoplasies, caractérisent encore ce syndrome [58]. Cette génodermatose de transmission autosomique récessive est due dans environ 90 % des cas à des mutations dans le gène *WRN* codant une hélicase-ATP dépendante (RecQ-like type 3) impliquée dans la réponse aux dommages de l'ADN lors de la réplication. [54, 57, 59].

Autres syndromes

Peuvent également comporter des signes de vieillissement cutané précoce : les poïkilodermies congénitales (*cf.* chapitre 4), la trisomie 21, le *xeroderma pigmentosum*, l'ataxie-télangiectasies, la maladie de Fanconi et la dyskératose congénitale, les syndromes de Cockayne, de Hallermann-Streiff, Rothmund-Thompson, Bloom, Turner, l'épidermodysplasie verruciforme, l'hypoplasie dermique en aires et les lipodystrophies.

Traitement et prévention du vieillissement cutané

Prévention

Exposition solaire. La prévention du vieillissement cutané repose sur la diminution de l'exposition aux risques extrinsèques (*cf.* tableau 18.9) dont le plus important est le soleil. L'exposition chronique aux UVA et UVB entraîne une héliodermie, une immunosuppression et une photocarcinogenèse cutanée. Les sujets prédisposés à un vieillissement cutané précoce sont donc principalement (mais non exclusivement) ceux dont la protection naturelle contre les UV est faible (*cf.* chapitre 4-1) ; les mesures de prévention du vieillissement cutané devraient donc être d'autant plus strictes et précoces (dès l'enfance !). Ces sujets devraient diminuer au maximum l'exposition aux UV, en insistant sur le développement de stratégies de protection solaire (habits couvrants, chapeau). Depuis 1979, certaines études épidémiologiques ont signalé un risque accru de mélanome chez les sujets utilisant des crèmes solaires [60]. Plusieurs méta-analyses semblent toutefois innocenter les crèmes solaires [61]. On explique ce paradoxe apparent par le fait que les gens qui utilisent des crèmes solaires n'en appliquent pas suffisamment, et pas assez souvent (le facteur de protection solaire indiqué sur les tubes de crèmes est déterminé pour une application à raison de 2 mg/cm^2 [62]) ; de plus, en utilisant des crèmes solaires, on se croit protégé et on s'expose plus longtemps. En conséquence, il semble raisonnable de préconiser l'emploi d'une crème solaire le plus souvent possible, particulièrement dans les lieux d'ensoleillement maximum tout en insistant auprès des patients pour qu'ils l'utilisent de manière adéquate et ne prolongent pas le temps d'exposition. Actuellement, le rôle des UV dans la photocarcinogenèse cutanée ne fait plus de doute. Les études *in vitro* et *in vivo* ont souligné le bénéfice potentiel de la photoprotection. De telles mesures sont aussi susceptibles, à terme et si elles sont observées, de freiner l'augmentation inquiétante de l'incidence des cancers cutanés. Les découvertes récentes concernant le mode d'action des rétinoïdes topiques [63, 64] suggèrent que l'application précoce de ces produits pourrait avoir un effet préventif contre les signes de l'héliodermie (*cf. infra*).

Autres facteurs. La suppression du tabac est indiquée puisqu'il est établi qu'il aggrave le vieillissement intrinsèque [40] ; le traitement œstrogénique hormonal de la ménopause a un effet préventif sur les signes cutanés de vieillissement [65, 66].

Traitements

Traitements médicaux

Rétinoïdes (*cf.* chapitre 22). Les principales molécules ayant montré une activité sont l'acide rétinoïque tout-*trans*, le rétinaldéhyde et le tazarotène. L'acide rétinoïque tout-*trans* (trétinoïne) a été le plus étudié ; on a démontré que son application prolongée permettait une régression de la plupart des signes de l'héliodermie, à l'exception des rides profondes [67]. L'inconvénient de la trétinoïne est l'induction d'une irritation toxique, ce qui fait que d'autres rétinoïdes naturels moins irritants sont actuellement développés. Le plus actif est le rétinaldéhyde, qui permet une régression des signes de l'héliodermie, et dont les effets indésirables de type irritation sont rares [35, 68]. L'héliodermie est associée à une perte de collagène I, III, VII et de fibrilline dans le derme papillaire suite à l'activation de métalloprotéinases par les UVB *via* l'activation de facteurs de transcription (AP-1, NF-kB) [69]. Le mécanisme d'action des rétinoïdes réside en partie dans l'inhibition de l'activation des métalloprotéinases par les ultraviolets [63], ce qui indique qu'il s'agit d'une activité hautement spécifique au plan moléculaire, qui peut s'appliquer au traitement et à la prévention de l'héliodermie, ainsi que du vieillissement intrinsèque [35]. Plus récemment un effet clinique similaire a été obtenu avec le tazarotène [70, 71] ; le caractère irritant de cette molécule contre-indique son emploi systématique.

Fragments d'acide hyaluronique. Ils agissent comme des facteurs de croissance CD44-dépendants en augmentant le renouvellement épidermique en cas de dermatoporose et en stimulant les hyaluronate-synthétases et la production d'acide hyaluronique [42, 72].

α/β-hydroxyacides (AHA/BHA). Les acides de fruits, essentiellement de type AHA (acides glycolique, lactique, malique, tartrique, citrique) et les β-hydroxyacides (BHA), dont le plus connu est l'acide salicylique, sont largement utilisés en cosmétologie pour le traitement du vieillissement cutané. Les polyhydroxyacides (PHA) sont de masse moléculaire plus élevée, ils pénètrent moins dans l'épiderme et sont moins irritants [73, 74]. Toutes ces substances ont été initialement proposées comme agents exfoliants destinés à diminuer la cohésion de la couche cornée. On ne connaît pas bien leur mécanisme d'action au plan moléculaire, et rien ne permet de penser qu'ils pourraient agir comme les rétinoïdes. Ces acides agiraient (du moins en partie) comme chélateurs du calcium épidermique, provoquant une perte de l'adhésion cellulaire [75]. Leur effet sur les signes d'héliodermie est cependant modeste aux concentrations utilisées dans les produits cosmétiques [73]. Il est probable que leur succès commercial provient de l'effet exfoliant que l'on peut sans doute obtenir également avec l'acide salicylique. À forte concentration (exemple 70 %), les α-hydroxyacides induisent une brûlure chimique superficielle que l'on utilise pour les peelings.

18-4 Dermatoses des âges de la vie

Vieillissement cutané

Antioxydants. La peau, en tant qu'organe hautement métabolique, de grande surface (≈ 1,7 m²) et au contact de l'environnement, est particulièrement exposée au stress oxydant. Ce n'est donc pas par hasard si la peau possède un système de défenses antioxydantes très élaboré (*cf.* tableau 18.10). Chaque couche possède son propre arsenal antioxydant, adapté à sa fonction et à sa susceptibilité au stress oxydant [26, 76]. On y trouve en particulier de grandes quantités des enzymes : catalase, superoxyde-dismutase et glutathion-peroxydase, des antioxydants tels que les vitamines C et E, des chélateurs de métaux de transition (métallothionéines), et des quenchers d'oxygène singulet (caroténoïdes) et de radicaux libres (caroténoïdes, ubiquinol, acide lipoïque) [26, 28, 77]. Ces différentes molécules interagissent les unes avec les autres, et leur action concertée protège la peau contre le stress oxydant. D'une manière générale, les défenses antioxydantes de l'organisme diminuent avec l'âge, et les personnes âgées semblent être soumises à un état oxydatif plus élevé que les jeunes [78, 79]. La peau ne fait pas exception à cette règle, et les principales altérations morphologiques observées dans la peau des sujets âgés s'expliquent aisément par un stress oxydant en relation avec des défenses antioxydantes diminuées. En particulier, l'exposition solaire (principalement les UVA) et les substances pro-oxydantes de l'environnement induisent un choc oxydant dans la peau par la formation de formes réactives de l'oxygène. Ce stress oxydant est responsable d'une partie des effets délétères des UV à long terme et contribue au vieillissement extrinsèque [34, 80]. C'est pourquoi on a préconisé l'utilisation d'antioxydants par voie topique ou systémique pour la prévention du vieillissement cutané [77]. Il s'agit principalement de la vitamine C (acide ascorbique), de la vitamine E (α-tocophérol), du β-carotène, de l'ubiquinol, des polyphénols de thé, de la silymarine, du resvératrol, de la curcumine, de l'acide lipoïque et du sélénium [77, 81-84]. Bien que le stress oxydant soit clairement impliqué dans le vieillissement de la peau, et qu'il soit en partie dû à une diminution des défenses antioxydantes endogènes, l'effet protecteur des antioxydants sur le vieillissement cutané humain n'a jusqu'ici pas été démontré de manière univoque [84-86]. Ceci pourrait s'expliquer par la difficulté de délivrer au bon moment et au bon endroit le cocktail antioxydant le plus approprié. Le contrôle du microenvironnement est en effet fondamental dans la gestion du stress oxydant.

Hormones. Le traitement œstrogénique hormonal a un effet préventif sur les signes cutanés du vieillissement liés au déficit œstrogénique de la ménopause [52, 65, 66] ; en particulier, l'application topique de dérivés œstrogéniques pourrait avoir des effets positifs sur le vieillissement cutané [53, 87]. Toutefois, le risque carcinogène, en particulier sur le sein, rend l'usage de ce traitement très délicat. Les données actuelles sur le mode d'action de ces préparations et leur tolérance à long terme sont fragmentaires. La déshydroépiandrostérone (DHEA), stéroïde naturel sécrété par la corticosurrénale, a bénéficié d'un grand intérêt médiatique ces dernières années en traitement topique ou systémique. Les taux de DHEA endogène décroissent de manière physiologique progressivement avec l'âge. Les études cliniques de prise orale de DHEA ont montré des résultats mitigés avec quelques effets positifs (augmentation de la séborrhée et de l'hydratation cutanée) chez les femmes de plus de 70 ans [88]. Malgré la grande publicité qui entoure cette molécule, aucune étude n'a évalué sa tolérance ni son innocuité à long terme.

Traitements interventionnels

Toxine botulinique. Cette toxine a connu un regain d'intérêt ces dernières années. Elle est sécrétée par *Clostridium botulinum*, de nature protéique, et se compose d'une chaîne légère et une chaîne lourde séparées par un pont disulfure. Il en existe sept sérotypes ; la toxine A est la plus communément utilisée en clinique humaine. L'effet de la toxine botulinique est dû à l'inhibition de la libération d'acétylcholine par les terminaisons nerveuses cholinergiques. En injection intramusculaire, elle entraîne une paralysie localisée des muscles du visage. La conséquence est un effacement des rides ; cet effet est particulièrement marqué dans la zone fronto-orbitaire. Les résultats sont transitoires et les injections doivent être répétées à intervalle régulier (2 à 3 fois/an). Les effets indésirables possibles sont la diffusion de la toxine aux muscles releveurs de la paupière (ptose) ou oculomoteurs (diplopie). Ces effets sont réversibles [89]. D'après des études sur divers types d'eczémas, il semble que la toxine A soit également un inhibiteur d'autres neurotransmetteurs tels que la substance P et le glutamate. Par ces mécanismes, elle pourrait être antiprurigineuse, ce qui expliquerait son bénéfice dans le lichen simplex et l'eczéma dyshidrosique [90].

Resurfaçage. Cette approche consiste à faire une destruction physique de l'épiderme endommagé. *La dermabrasion* élimine l'épiderme par ponçage mécanique. Elle est fréquemment remplacée par le *laser* (CO_2 ultrapulsé, erbium : Yag). Le laser est également utilisé pour le traitement des anomalies vasculaires (colorant pulsé, Nd : Yag/KTP), pigmentaires (alexandrite, rubis, QS Nd : Yag) (*cf.* chapitre 22-5) [73]. D'autres techniques photothérapeutiques telles que les lampes intenses pulsées ou la photothérapie dynamique (PDT) offrent d'intéressantes alternatives non invasives pour le traitement du vieillissement cutané (*cf.* chapitre 22-4) [91].

Injections intradermiques/hypodermiques. Ces techniques consistent à combler les rides ou remodeler les tissus mous par l'injection de substances exogènes résorbables (*fillers*). Dans l'idéal, ces substances devraient être non sensibilisantes, ne pas migrer et avoir des effets prolongés. En pratique, un effet indésirable possible est le développement à long terme de lésions inflammatoires nodulaires par des phénomènes d'hypersensibilité. Les matériaux les plus fréquemment utilisés sont à base d'acide hyaluronique ou de collagène. D'autres techniques telles que la microliposuccion ou la microlipo-injection utilisent du matériel autologue [73].

Autres traitements. On peut mentionner les *peelings* chimiques (acide glycolique, acide trichloroacétique), le *microneedling*, l'application d'azote liquide et la chirurgie esthétique (*cf.* tableau 18.11 et chapitre 22).

RÉFÉRENCES

1. Saurat J.H., *Dermatology*. 2007, *215*, 271.
2. Kaya G. et coll., *Dermatology*. 2007, *215*, 284.
3. Mengeaud V. et coll., *Br J Dermatol*. 2012, *166*, 442.
4. Piérard G.E., *Dermatology*. 1996, *193*, 273.
5. Hashizume H., *J Dermatol*. 2004, *31*, 603.
6. Kelly R.I. et coll., *J Am Acad Dermatol*. 1995, *33*, 749.
7. Farage, M.A. et coll., *Adv. Wound Care (New Rochelle)*. 2013, *2*, 5.
8. Robert L. et coll., *Biogerontology*. 2000, *1*, 123.
9. Cong Y.S. et coll., *Microbiol Mol Biol Rev*. 2002, *66*, 407.
10. Neumann A.A. et coll., *Nat Rev Cancer*. 2002, *2*, 879.
11. Yaar M. et coll., *Arch Dermatol*. 2002, *138*, 1429.
12. Bodnar A.G. et coll., *Science*. 1998, *279*, 349.
13. Cawthon R.M. et coll., *Lancet*. 2003, *361*, 393.
14. Rothman D.J., *N Eng J Med*. 2000, *342*, 1282.
15. Harman D., *J Gerontol*. 1956, *11*, 298.
16. Biesalski H.K., *Curr Opin Clin Nutr Metab Care*. 2002, *5*, 5.
17. Fisher G.J. et coll., *Arch Dermatol*. 2002, *138*, 1462.
18. Halliwell B. et coll., in : Halliwell B. et coll., *Free Radicals in Biology and Medicine*, 4th ed., Oxford University Press, Oxford, 2007.
19. Harman D., *Ann N Y Acad Sci*. 2001, *928*, 1.
20. Hamilton M.L. et coll., *Proc Natl Acad Sci USA*. 2001, *98*, 10469.
21. Wautier J.L. et coll., *Circ Res*. 2004, *95*, 233.
22. Rouse J. et coll., *Science*. 2002, *297*, 547.
23. Benameur L. et coll., *Biomed Mater Eng*. 2015, *25*, 41.
24. Torres P.U. et coll., *Kidney Int*. 2007, *71*, 730.
25. Liochev S.I., *Antioxid Redox Signal*. 2015, *23*, 187.
26. Thiele J.J. et coll., *Curr Probl Dermatol*. 2001, *29*, 26.
27. Pinnell S.R., *J Am Acad Dermatol*. 2003, *48*, 1.
28. Sorg O. et coll., *Adv Gene Mol Cell Ther*. 2007, *1*, 56.
29. Bickers D.R. et coll., *J Invest Dermatol*. 2006, *126*, 2565.
30. Zulkowski, K., *Adv Skin Wound Care*. 2013, *26*, 231.
31. Trautinger F., *Clin Exp Dermatol*. 2001, *26*, 573.
32. Fuchs J. et coll., *Free Radic Biol Med*. 2001, *30*, 337.
33. Martin N. et coll., *Trends Mol Med*. 2014, *20*, 667.

34. Harvell J.D. et coll., *J Am Acad Dermatol.* 1994, *31*, 1015.
35. Gilchrest B.A., *Br J Dermatol.* 1996, *135*, 867.
36. Sorg O. et coll., *in :* Rigel D.S. et coll., *Photoaging,* Marcel Ddekker, New York, 2004, 89.
37. Yaar M. et coll., *Br J Dermatol.* 2007, *157*, 874.
38. Calikoglu E. et coll., *Photochem Photobiol.* 2006, *82*, 1342.
39. Lahmann C. et coll., *Lancet,* 2001, *357*, 935.
40. Kadunce D.P. et coll., *Ann Intern Med.* 1991, *114*, 840.
41. Kaya G. et coll., *Genes Dev.*, 1997, *11*, 996.
42. Kaya G. et coll., *PLoS Med.* 2006, *3*, e493
43. Barnes L. et coll., *PLoS One.* 2010, *5*, e14372
44. Castellani G.C. et coll., *Brief Bioinform.* 2015, Aug 24.
45. Childs B.G. et coll., *Nat Med.* 2015, *21*, 1424.
46. Ariel A. et coll., *Trends Immunol.* 2007, *28*, 176.
47. Piérard G.E. et coll., *Arch Dermatol.* 1989, *125*, 1090.
48. Kaya G. et coll., *Arch Dermatol.* 2008, *144,* 1303.
49. Schoepe S. et coll., *Exp Dermatol.* 2006, *15*, 406.
50. Carretti N. et coll., *Climacteric.* 2010, *13*, 141.
51. Bensaleh H. et coll., *Ann Endocrinol (Paris).* 2006, *67*, 575.
52. Brincat M.P., *Maturitas.* 2000, *35*, 107.
53. Verdier-Sevrain S., *Climacteric.* 2007, *10*, 289.
54. Yu C.E. et coll., *Science.* 1996, *272*, 258.
55. Jansen T. et coll., *Br J Dermatol.* 2000, *142*, 178.
56. Cao K. et coll., *Proc Natl Acad Sci USA.* 2007, *104*, 4949.
57. Kudlow B.A. et coll., *Nat Rev Mol Cell Biol.* 2007, *8*, 394.
58. Dominguez-Gerpe L., *Curr Aging Sci.* 2008, *1*, 202.
59. Oshima J., *Bioessays.* 2000, *22*, 894.
60. Bigby M., *Arch Dermatol.* 1999, *135*, 1526.
61. Dennis L.K., *Ann Intern Med.* 2003, *139*, 966.
62. Autier P. et coll., *Br J Dermatol.* 2001, *144*, 288.
63. Fisher G.J. et coll., *N Engl J Med.* 1997, *337*, 1419.
64. Sorg O. et coll., *Dermatology.* 2014, *228*, 314.
65. Archer D.F., *Gynecol Endocrinol.* 2012, *28*, 2.
66. Stevenson S. et coll., *Clin Interv Aging.* 2007, *2*, 283.
67. Kang S. et coll., *J Am Acad Dermatol.* 1998, *39*, S55.
68. Creidi P. et coll., *J Am Acad Dermatol.* 1998, *39*, 960.
69. Griffiths C.E., *Clin Exp Dermatol.* 2001, *26*, 613.
70. Phillips T.J. et coll., *Arch Dermatol.* 2002, *138*, 1486.
71. Roeder A. et coll., *Skin Pharmacol Physiol.* 2004, *17*, 111.
72. Bertucci V. et coll., *Plast Reconstr Surg.* 2015, *5*, 132S.
73. Lowe N.J., *Textbook of Facial Rejuvenation.* Martin Dunitz, Londres, 2002, 416.
74. Grimes P.E. et coll., *Cutis.* 2004, *73*, 3.
75. Wang X., *Med Hypotheses.* 1999, *53*, 380.
76. Packer L. et coll., *Skin Pharmacol Appl Skin Physiol.* 2002, *15*, 282.
77. Podda M. et coll., *Clin Exp Dermatol.* 2001, *26*, 578.
78. Berr C., *Biofactors.* 2000, *13*, 205.
79. Kedziora-Kornatowska K. et coll., *Cell Mol Biol Lett.* 2004, *9*, 635.
80. Kammeyer A. et coll., *Ageing Res Rev.* 2015, *21*, 16.
81. Nichols J.A. et coll., *Arch.Dermatol Res.* 2010, *302*, 71.
82. Hung L.M. et coll., *Free Radic Biol Med.* 2001, *30*, 877.
83. Kohen R. et coll., *Toxicology.* 2000, *148*, 149.
84. Krol E.S. et coll., *Drug Metab Rev.* 2000, *32*, 413.
85. McCullough J.L. et coll., *Ann N Y Acad Sci.* 2006, *1067*, 323.
86. Panjari M. et coll., *Hum Reprod Update.* 2007, *13*, 239.
87. Creidi P. et coll., *Maturitas.* 1994, *19*, 211.
88. Baulieu E.E. et coll., *Proc Natl Acad Sci USA.* 2000, *97*, 4279.
89. Degouy A. et coll., *Ann Dermatol Vénéréol.* 2000, *127*, 638.
90. Wollina U. et coll., *J Cosmet Dermatol.* 2005, *4*, 223.
91. Ruiz-Rodriguez R. et coll., *J Drugs Dermatol.* 2006, *5*, 756.

19

Manifestations cutanées des maladies internes

Coordinateur : D. Lipsker

19-1	Glandes endocrines..	1019
	C. Francès	
19-2	Maladies métaboliques..	1026
	M. Rybojad	
19-3	Maladies de la nutrition...	1032
	M. Rybojad	
19-4	Affections du tube digestif...	1036
	E. Delaporte	
19-5	Maladies hépatobiliaires et pancréatiques.....................	1041
	S. Barete	
19-6	Maladies ostéoarticulaires...	1044
	C. Francès	
19-7	Système hématopoïétique..	1048
	S. Aractingi, C. Bachmeyer	
19-8	Déficits immunitaires..	1053
	C. Bodemer	
19-9	Affections rénales..	1057
	C. Francès	
19-10	Maladies du système nerveux.....................................	1061
	C. Abasq-Thomas, L. Misery	
19-11	Affections cardiopulmonaires.....................................	1065
	C. Francès	
19-12	Principaux syndromes paranéoplasiques dermatologiques..	1068
	N. Poulalhon, L. Thomas	

19-1 Glandes endocrines

C. Francès

Les endocrinopathies ont presque toutes une expression cutanée qui peut être prédominante et orienter le malade vers un dermatologiste. Les lésions dermatologiques peuvent être secondaires à l'effet direct sur la peau, les muqueuses ou les phanères des hormones produites en excès ou en quantité insuffisante, ou à un effet indirect de ces hormones sur la peau par le biais des autres atteintes viscérales ou tissulaires. Dans certains cas, elles résultent du même processus pathogénique que l'endocrinopathie (p. ex. myxœdème prétibial et maladie de Basedow) ; ailleurs il s'agit d'effets indésirables des traitements. Le diagnostic de dysfonctionnement endocrinien, suspecté cliniquement, est généralement confirmé par des dosages hormonaux statiques ou dynamiques. Le diagnostic de l'affection étiologique est indispensable pour la décision thérapeutique.

Hypophyse

Acromégalie

C'est la conséquence d'une hypersécrétion d'hormone de croissance (GH), à l'origine d'une hypersécrétion d'IGF-1, responsable des effets de la GH sur la croissance cellulaire de nombreux tissus [1]. Un adénome de l'hypophyse en est responsable dans plus de 95 % des cas. L'âge moyen au diagnostic est de 40-45 ans ; chez quelqu'un de plus jeune, une atteinte syndromique sera recherchée (néoplasie endocrinienne multiple de type 1, mutation du gène *AIP*, syndrome de McCune-Albright, complexe de Carney).

L'atteinte cutanée est caractérisée par un épaississement du derme avec des dépôts de glycosaminoglycanes (acide hyaluronique mais aussi chondroïtine-4 et 6-sulfate, dermatane sulfate) ; une hyperplasie épidermique et des annexes est également volontiers présente [1].

Le début est généralement insidieux ; les malades pouvant se plaindre d'arthralgies, d'hyperhidrose, de paresthésies, de céphalées ou d'hypertension artérielle avant l'apparition du syndrome dysmorphique. Celui-ci, en rapport avec une hypertrophie osseuse et des parties molles, prédomine aux extrémités. Au visage existent un empâtement des traits, des arcades sourcilières saillantes, une infiltration et un œdème des paupières, un élargissement du nez, des oreilles, des lèvres épaisses, un prognathisme. La peau, épaissie, cartonnée, est creusée de rides avec parfois de profonds sillons sur le cuir chevelu donnant un aspect de *cutis verticis gyrata*, proche de celui de la pachydermopériostose. Les pieds et les mains sont élargis avec des doigts apparaissant courts et boudinés et fréquemment un syndrome du canal carpien, témoin de la compression des structures nerveuses. Les glandes sudorales eccrines et apocrines sont hyperactives ainsi que les glandes sébacées avec une hyperséborrhée et des pores souvent dilatés. Une hypertrichose est notée dans la moitié des cas. Les ongles sont épais et durs. Une mélanodermie diffuse, des molluscums pendulums et/ou un *acanthosis nigricans* sont inconstamment observés.

Sur le plan général existent une organomégalie (cœur, foie, côlon, rein, rate, thyroïde, langue, etc.), une hypertension artérielle et une intolérance au glucose.

Le syndrome acromégalique est confirmé par l'élévation plasmatique du taux d'IGF-1, plus stable que celui de la GH. Après une surcharge en glucose, le taux de GH ne peut diminuer au-dessous de 1 µg/L. L'adénome hypophysaire primitif peut retentir sur les fonctions oculaires (atteinte initiale du champ visuel) ; il est visualisé sur les radiographies et/ou l'examen tomodensitométrique de la selle turcique. Ailleurs l'acromégalie est secondaire à une sécrétion ectopique de GH, le plus souvent pancréatique, plus rarement bronchique (tumeurs carcinoïdes). L'hyperprolactinémie, présente dans un tiers des cas, est due soit à la sécrétion conjointe de GH et de PRL par l'adénome, soit à la compression du *PRL Inhibiting Factor* (PIF) hypothalamique par l'adénome somatotrope. Le traitement est le plus souvent chirurgical. Les analogues de la somatostatine peuvent avoir un intérêt du fait de leur effet freinateur de la sécrétion somatotrope et de leur effet antitumoral. *L'antagoniste du récepteur de la GH, le pegvisomant*, est réservé aux patients opérés, non contrôlés par les analogues de la somatostatine ; il induirait des *lipodystrophies aux sites d'injection*.

Après traitement, *les anomalies cutanées régressent en une à plusieurs semaines* alors que la dysmorphie osseuse est définitive.

Adénomes à prolactine

Ils induisent un syndrome aménorrhée-galactorrhée chez la femme avec inconstamment une obésité, un hirsutisme et/ou une accentuation de la séborrhée. Chez l'homme, les symptômes le plus souvent observés sont une gynécomastie avec galactorrhée et un hypogonadisme. Les taux sériques de prolactine sont volontiers supérieurs à 100 ng/mL.

Insuffisance hypophysaire

Elle est liée à un déficit de la sécrétion des stimulines (FSH, LH, ACTH) et des hormones (GH, prolactine) sécrétées par l'hypophyse [2]. Elle peut être globale ou partielle, isolée ou associée à un hypopituitarisme postérieur ou à une atteinte neurohypothalamique. Le tableau clinique est constitué progressivement. La pâleur cutanée est secondaire à l'anémie mais aussi à une dépigmentation de la peau, des muqueuses et des aréoles mamelonnaires avec photosensibilité. La peau est atrophique, douce, très finement ridée, hyposéborrhéique, ichtyosiforme avec dépilation initialement axillaire puis générale. Les cheveux sont fins et secs, les ongles fragiles et opaques, poussant lentement. L'association de ces signes cutanés à une asthénie, une frilosité, une baisse de la libido évoque le diagnostic d'insuffisance hypophysaire, confirmé par la mise en évidence de la diminution de la sécrétion endocrine des différentes glandes. Les causes en sont multiples, d'origine hypophysaire ou hypothalamique.

RÉFÉRENCES
1. Ben-Shlomo A. et coll., *Dermatol Clin.* 2006, 24, 256.
2. Davidovici B.B. et coll., *Dermatol Clin.* 2008, 26, 288.

Surrénales

Les glandes surrénales sont formées de deux tissus embryologiquement et fonctionnellement différents : la cortico- et la médullosurrénale. La corticosurrénale sécrète des glucocorticoïdes (cortisol), les minéralocorticoïdes (aldostérone) et des androgènes (testostérone) alors que la médullosurrénale produit les catécholamines (adrénaline et noradrénaline).

Manifestations cutanées des maladies internes

Glandes endocrines

Hypercorticisme ou Syndrome de Cushing (fig. 19.1)

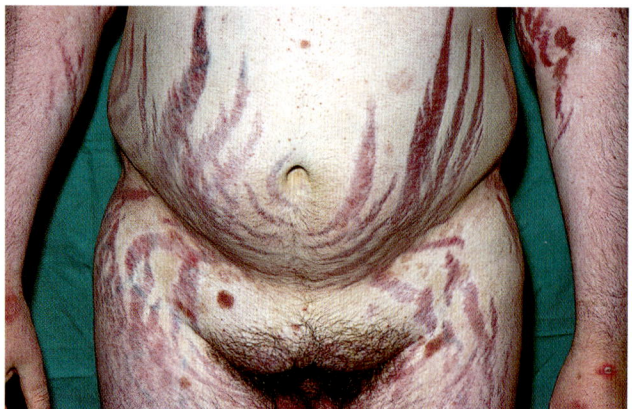

Fig. 19.1 Vergetures pourpres de la maladie de Cushing.

L'excès de glucocorticoïdes modifie à long terme considérablement l'apparence des sujets.

La *répartition anormale faciotronculaire des graisses* donne au visage un aspect bouffi, lunaire, associé à une bosse nuchale (*buffalo neck*), un comblement des creux sus-claviculaires et un abdomen proéminent contrastant avec une amyotrophie nette des membres [1]. L'*atrophie cutanée* touche aussi bien l'épiderme que le derme avec diminution de la synthèse des macromolécules du tissu conjonctif. Il en résulte une peau très fine, fragile, transparente, laissant voir le réseau vasculaire sous-jacent. Ces signes prédominent nettement sur les parties exposées, en particulier sur les avant-bras et les mains où existe un aspect typique de sénescence actinique avec purpura de Bateman, cicatrices blanches étoilées et élastose actinique en histologie, sans relation avec l'intensité de l'exposition solaire. Des *vergetures pourpres*, profondes et larges sont situées préférentiellement sur l'abdomen, les seins et la racine des membres. Une prolifération vasculaire et l'élévation habituelle du taux d'hémoglobine donnent un aspect érythrosique du visage avec télangiectasies. L'acné des corticoïdes est relativement monomorphe avec des papules et des pustules sans comédons, épargnant typiquement le visage, justifiant un traitement par rétinoïdes locaux. L'excès d'androgènes produits par la surrénale est à l'origine d'un hirsutisme chez la femme alors que les hommes se plaignent souvent d'impuissance ou de féminisation (excès d'œstrogènes produits par les surrénales ou provenant de la transformation des androgènes surrénaliens). Une mélanodermie ou un *acanthosis nigricans* peuvent être observés. L'effet immunosuppresseur des corticoïdes rend compte de la fréquence des infections cutanées notamment mycosiques (pityriasis versicolor et dermatophytoses).

L'association de ces manifestations cutanées avec une hypertension artérielle, des troubles psychiques, une ostéoporose (tassements vertébraux, pieds plats) fait immédiatement évoquer le diagnostic. Biologiquement peuvent exister une hypokaliémie et une intolérance au glucose. Le diagnostic repose sur l'élévation du cortisol libre urinaire de 24 heures et l'absence de freinage des glucocorticoïdes endogènes après freination standard par la dexaméthasone.

Les causes des hypercorticismes sont nombreuses : iatrogènes (corticothérapie au long cours), hypersécrétions d'ACTH par adénome ou exceptionnel carcinome hypophysaire, sources ectopiques d'ACTH (tumeurs bronchiques, carcinoïdes, thymiques ou pancréatiques, etc.) ou exceptionnellement de CRH (tumeurs thymiques ou duodénales), hyperplasie ou tumeur surrénalienne (adénome ou corticosurrénalome). L'existence d'une hyperpigmentation de type addisonien oriente vers une sécrétion ectopique d'ACTH ou de CRH, les taux plasmatiques d'ACTH et/ou de MSH étant alors très élevés. L'apparition d'un hypercorticisme après surrénalectomie bilatérale fait craindre l'apparition d'une tumeur hypophysaire corticolipotrope (syndrome de Nelson).

Le rétablissement d'un taux normal de glucocorticoïdes ne fait pas disparaître toutes les manifestations cutanées qui ne régressent que partiellement et lentement. Les vergetures blanchissent, l'érythrose s'atténue ; l'atrophie cutanée persiste longtemps.

Maladie d'Addison

Devant un tableau d'insuffisance surrénale, la présence d'une mélanodermie oriente immédiatement vers une insuffisance surrénale primitive ou maladie d'Addison [2]. Elle est secondaire à la stimulation de la fonction mélanocytaire du fait de taux plasmatique élevés d'ACTH et/ou de MSH, qui dérivent du clivage hypophysaire d'une glycoprotéine appelée propiomélanocortine (PM : 31 kDa). Trois peptides sont libérés : l'ACTH, la β-lipotropine et un glycopeptide de 78 acides aminés contenant chacun une MSH, l'α-MSH correspondant à une séquence de 18 acides aminés dans l'ACTH, la β-MSH à une séquence de 18 acides aminés dans la β-lipotropine et la γ-MSH à une séquence de 12 acides aminés dans le glycopeptide.

La mélanodermie est acquise, diffuse ou en taches, d'aspect brun bronzé. Elle débute et prédomine aux régions normalement découvertes, aux zones de frottements, aux plis de flexion, sur les cicatrices et les mamelons. L'aspect des mains est évocateur du fait d'une face dorsale pigmentée et d'une paume respectée en dehors des plis de flexion dont la pigmentation chez les sujets blancs est très évocatrice du diagnostic bien que n'étant pas spécifique. Des pigmentations muqueuses sont également présentes, notamment du dos de la langue. Les cheveux peuvent devenir plus foncés, comme les nævus préexistants. De nouveaux nævus peuvent apparaître ainsi que des bandes longitudinales unguéales.

Les autres manifestations sont une asthénie d'effort avec une fatigabilité croissante dans la journée, une hypotension orthostatique, la pression artérielle étant à la limite inférieure de la normale, une anorexie qui avec la déshydratation conduit à un amaigrissement. Plus rares et moins évocatrices sont les manifestations d'hypoglycémie à jeun et postprandiales, l'alimentation hypersalée, l'impuissance ou l'aménorrhée, la perte de la pilosité axillaire ou pubienne, l'irritabilité, l'instabilité, les arthralgies ou les myalgies.

Biologiquement existe une tendance à l'hyponatrémie, à l'hypochlorémie et à l'hyperkaliémie avec une réserve alcaline à la limite inférieure de la normale, une natriurèse des 24 heures élevée et une glycémie basse.

Le diagnostic est confirmé devant la présence des taux bas d'hormones gluco- et/ou minéralocorticoïdes contrastant avec des taux plasmatiques de base élevés d'ACTH.

Les causes de maladies d'Addison sont variées : auto-immunes, notamment par hémorragies bilatérales des surrénales au cours du syndrome des antiphospholipides, infectieuse (tuberculose), infiltrative (amylose, hémochromatose, etc.), granulomateuse (sarcoïdose, etc.), tumorale, médicamenteuse ou chirurgicale. La présence d'un vitiligo (15 % des cas) est en faveur d'une origine auto-immune. En cas d'insuffisance surrénalienne prolongée, une fibrose et une calcification des cartilages peuvent être observées.

La mélanodermie régresse généralement sous traitement substitutif.

Phéochromocytome

Une augmentation de la sécrétion sudorale avec pâleur brutale est observée dans plus de la moitié des observations, survenant par crises au cours des poussées hypertensives (triade classique : « céphalées, sueurs, palpitations »). Une mélanodermie et un livedo ont été occasionnellement signalés. Exceptionnellement apparaissent des manifestations d'ischémie périphérique, compliquée de nécroses cutanées distales. Le diagnostic est confirmé par le dosage des catécholamines urinaires. Environ 25 % des phéochromocytomes surviennent dans un contexte génétique : maladie de von Hippel-Lindau, neurofibromatose 1, néoplasie endocrinienne multiple 1 et 2, syndrome paragangliome/phéochromocytome (avec mutation de la sous-unité D de la succinate-déshydrogénase).

RÉFÉRENCES
1. Shibli-Rahhal A. et coll., *Dermatol Clin.* 2006, *24*, 260.
2. Nieman L.K. et coll., *Dermatol Clin.* 2006, *24*, 276.

Thyroïde

Hypothyroïdie

Les manifestations cutanées sont particulièrement nettes dans les formes primitives d'hypothyroïdie [1]. L'infiltration diffuse cutanéo-muqueuse, capitonnée, ferme, ne prenant pas le godet, réalise le myxœdème. Elle donne un aspect caractéristique au visage, pâle et jaunâtre, inexpressif, lunaire, avec des lèvres bleutées, des pommettes cyanosées, un front infiltré et ridé, des paupières infiltrées par l'œdème. Les creux sus-claviculaires peuvent être comblés. Les pieds et les mains sont épaissis, les doigts boudinés, les extrémités froides et parfois cyanotiques ; la coloration orangée des paumes et des plantes est en rapport avec une caroténodermie.

L'atteinte des muqueuses est à l'origine de bourdonnements d'oreilles, de surdité (trompe d'Eustache), d'une voix rauque et grave, de ronflements (voies aériennes supérieures) ainsi que d'une macroglossie.

Ce myxœdème est lié à l'accumulation dans le derme ou le chorion d'acide hyaluronique, très hydrophile, dont la dégradation est diminuée. L'extravasation protéique et la lenteur du drainage lymphatique participent également probablement à sa formation. La peau est par ailleurs froide ; de plus elle est sèche ou même ichtyosique du fait d'une hyperkératose de l'épiderme, souvent épaissi, et d'une baisse de la sécrétion sudorale et sébacée. Une fragilité cutanée avec hématomes faciles et retard de cicatrisation est notée. Les ongles striés et cassants poussent lentement. Le système pileux est raréfié avec des sourcils clairsemés à leur partie externe (signe de la queue des sourcils), des cheveux secs et cassants et une diminution de la pilosité axillaire et pubienne.

À ces manifestations cutanées s'associent des signes généraux (asthénie, ralentissement psychomoteur et intellectuel, frilosité, prise de poids contrastant avec une anorexie), des signes cardiovasculaires (bradycardie sinusale, augmentation du volume cardiaque, HTA diastolique), musculaires (crampes douloureuses, fatigabilité), digestifs (constipation) et éventuellement des anomalies gonadiques.

L'hypothyroïdie du nouveau-né est devenue exceptionnelle dans nos pays car elle est dépistée systématiquement à la naissance. À la symptomatologie de l'adulte s'ajoutent un nanisme dysharmonieux et des troubles psychomoteurs pouvant aller jusqu'au crétinisme.

Le diagnostic d'hypothyroïdie est confirmé par la baisse de la thyroxine libre (T4). L'élévation de la TSH, qui précède généralement la diminution de T4 permettant un diagnostic précoce, témoigne de la nature périphérique de cette hypothyroïdie. Les causes en sont multiples : hypothyroïdies post-thérapeutiques notamment après radiothérapie pour hémopathie, thyroïdite atrophique, hypothyroïdie secondaire à la thyroïdite chronique auto-immune avec présence d'anticorps antiperoxydase et/ou antithyroglobuline, hypothyroïdies médicamenteuses, hypothyroïdies avec goitre endémique ou par trouble de l'hormonosynthèse. Les hypothyroïdies d'origine hypophysaire n'ont pas de myxœdème, le tableau clinique est généralement celui d'une insuffisance hypophysaire.

Un traitement substitutif, prudemment progressif et indéfini, fait disparaître toutes les manifestations cutanées.

Hyperthyroïdie

Quelle qu'en soit la cause (maladie de Basedow, adénome toxique, goitre multinodulaire, intoxication iodée, etc.), l'hyperthyroïdie donne à la peau un aspect doux, velouté, chaud avec érythème généralisé et hypersudation à prédominance palmoplantaire, épisodes d'érythrose du visage, ongles brillants à pousse rapide, parfois bombés avec onycholyse distale et éventuellement pigmentation diffuse [1]. Une alopécie à cheveux fins et soyeux est parfois hâtée par la prise de carbimazole ou de dérivés thio-uraciles. Un prurit et/ou une urticaire peuvent révéler l'endocrinopathie.

Les principaux autres signes de thyrotoxicose sont : une thermophobie, une polydipsie, une polyphagie contrastant avec un amaigrissement, une asthénie, un tremblement des extrémités, une labilité psychoaffective avec insomnie, une tachycardie, une diarrhée motrice. L'hyperthyroïdie est confirmée par l'abaissement du taux de TSH ultrasensible, associée à l'élévation des taux des hormones thyroïdiennes.

La présence d'un goitre et d'anomalies oculaires, pouvant au début être limitées à un simple œdème palpébral supérieur et/ou inférieur ou à une pigmentation palpébrale, oriente immédiatement vers une maladie de Basedow. L'importance de cette ophtalmopathie basedowienne est au mieux appréciée par l'IRM des orbites qui n'est cependant pas prescrite systématiquement. Elle est surtout utile pour vérifier la texture des muscles en présence d'une diplopie à corriger chirurgicalement.

Le myxœdème prétibial est plus rare (1 % des maladies de Basedow), parfois au premier plan (*cf.* chapitre 13). Le mécanisme conduisant à l'accumulation d'acide hyaluronique est encore incomplètement élucidé. Il n'y a pas encore de preuve que les anticorps antirécepteurs de la TSH réagissent avec des composants dermiques. L'existence d'un facteur sérique stimulant les fibroblastes est controversée.

Il peut exister également un vitiligo, un épaississement des doigts, des orteils avec hippocratisme digital et chez l'homme une gynécomastie. Le syndrome de Diamond est l'association d'un myxœdème prétibial avec une exophtalmie et une acropathie thyroïdienne (hippocratisme digital avec ongles grésés).

Le diagnostic de maladie de Basedow est confirmé sur les résultats de la scintigraphie thyroïdienne avec fixation homogène, précoce et élevée de l'isotope et dosage des anticorps antirécepteurs de la TSH.

La production élevée de thyrocalcitonine en rapport avec une hyperplasie des cellules C thyroïdiennes peut être responsable d'érythrodermies plus ou moins prurigineuses et œdémateuses. Le diagnostic repose sur la mise en évidence de taux élevés de calcitonine avec un test positif à la pentagastrine. L'éruption disparaît après thyroïdectomie [2].

RÉFÉRENCES
1. Doshi D.N., *Dermatol Clin.* 2008, *26*, 283.
2. Scrivener Y. et coll., *Ann Dermatol Vénéréol.* 2002, *129*, 221.

Parathyroïdes

Hyperparathyroïdie

Un prurit est très fréquent. Des *calcifications cutanées* et sous-cutanées peuvent apparaître dès que le produit calcium × phosphate est élevé, dont les manifestations cliniques sont variées : plaques infiltrées, papules à disposition volontiers linéaire, nodules sous-cutanés, livedo. Parfois s'y associent une panniculite calcifiante à l'origine de larges plaques nécrotiques et/ou une sclérose cutanée plus ou moins étendue. Les dépôts calciques sont visibles en histologie avec la coloration de Von Kossa. L'association à une kératopathie en bandes est évocatrice du diagnostic.

Ces calcifications cutanées sont surtout observées dans les hyperparathyroïdismes secondaires de l'insuffisance rénale et de l'intoxication par la vitamine D [1]. Elles sont beaucoup plus rares dans l'hyperparathyroïdisme primitif ou paranéoplasique (sécrétion ectopique des hypernéphromes et des cancers bronchiques).

Hypoparathyroïdie

Divers signes cutanés ont été attribués au déficit hormonal parathyroïdien : peau sèche, squameuse, éruption eczématiforme, dyschromie addisonienne, état pellagroïde, cheveux fins et clairsemés, alopécie, altérations unguéales (ongles fragiles, striés, fissuraires, sillons de Beau, onycholyse distale). Des observations *d'érythrodermie exfoliative et de pustulose amicrobienne (psoriasis pustuleux ou impétigo herpétiforme)* guérissant après réparation de l'hypocalcémie ont également été rapportées (*cf.* chapitre 11). Une cataracte et des troubles dentaires variés complètent le tableau clinique rapidement rattaché à l'endocrinopathie du fait des résultats du bilan phosphocalcique avec dosage de la parathormone et de l'AMP cyclique urinaire.

L'hypoparathyroïdisme est le plus souvent secondaire à une intervention chirurgicale (thyroïdectomie surtout) ; ailleurs elle est primitive, pouvant s'intégrer dans des syndromes endocriniens complexes ou un syndrome de Fahr avec calcifications des noyaux gris centraux.

Des *candidoses chroniques cutanéomuqueuses* ont ainsi été décrites dans un syndrome de déficit glandulaire multiple de nature auto-immune (hypoparathyroïdie, insuffisance surrénalienne, thyroïdienne et gonadique, diabète, vitiligo, etc.), en rapport avec des anomalies de l'immunité cellulaire (syndrome APECED par mutation du gène *AIRE*, *cf.* ci-dessous). La correction des anomalies du métabolisme phosphocalcique n'a pas d'influence sur leur évolution.

Pseudo-hypoparathyroïdie

Aux anomalies de l'hypoparathyroïdie s'ajoutent des anomalies du morphotype, un retard mental, des calcifications et des ossifications sous-cutanées. Elle est parfois associée au syndrome du nævus basocellulaire. Les taux sériques élevés de parathormone rendent compte d'une anomalie génétique des récepteurs hormonaux.

RÉFÉRENCE
1. El-Hajj Fuleihan G. et coll., *Dermatol Clin.* 2006, 24, 281.

Hormones sexuelles

Hyperandrogénie

L'hirsutisme en est la manifestation la plus fréquente ; parfois se développent également des signes de virilisation extrapilaire, génitale et laryngée, une alopécie temporale, une séborrhée, une acné et surtout un morphotype androïde. Les causes sont iatrogènes, surrénaliennes ou ovariennes (*cf.* chapitre 15).

Hypoandrie

Les signes cutanés de déficit en testostérone varient en fonction de l'âge et du sexe du patient. Chez le jeune garçon, les signes d'eunuchoïdisme comportent une peau fine, pâle, sèche et l'absence de développement de la pilosité, des caractères sexuels secondaires associés à un morphotype juvénile avec croissance excessive. Chez l'adulte, les caractères sexuels secondaires ne disparaissent que lentement.

Hyperœstrogénie

Une puberté précoce est parfois observée chez la fillette ; chez la femme, les modifications cutanées sont proches de celles de la grossesse (*cf.* chapitre 18-3).

Atteintes multiples du système endocrine

Néoplasies endocriniennes multiples

Les néoplasies endocriniennes multiples sont des syndromes associant une atteinte tumorale simultanée ou successive d'au moins deux glandes endocrines [1]. Il s'agit de maladies héréditaires de transmission autosomique dominante. Les manifestations cutanéomuqueuses sont essentiellement observées dans le type IIb (*cf.* chapitre 8-6).

Polyendocrinopathies auto-immunes

Les polyendocrinopathies auto-immunes (PEAI) sont définies par la coexistence d'au moins deux affections endocriniennes dont l'origine auto-immune est prouvée ou fortement suspectée. Il peut s'y associer d'autres maladies auto-immunes, alors plus souvent spécifiques d'organes (non endocrines) que non spécifiques d'organes ainsi que de nombreuses autres manifestations. Quatre types ont été individualisés : les PEAI de types I et II, détaillées ci-dessous, la PEAI de type III correspondant à des maladies thyroïdiennes auto-immunes associées à d'autres maladies endocriniennes auto-immunes en dehors de la maladie d'Addison et/ou de l'hypoparathyroïdie, la PEAI de type IV correspondant à d'autres associations non incluses dans les groupes précédents.

La PEAI de type I ou polyendocrinopathie auto-immune, candidose, dystrophie ectodermique est rare, autosomique récessive, secondaire à des mutations du gène régulateur de l'auto-immunité (*AIRE*) situé en 21q22.3, qui code pour un facteur de transcription, exprimé par les cellules épithéliales médullaires thymiques [2]. Ce facteur a la capacité de réguler l'expression thymique de multiples antigènes tissulaires ectopiques. La présence d'anticorps anti-interférons serait un marqueur de l'affection [3]. La PEAI de type I se manifeste dès le plus jeune âge par une candidose cutanéomuqueuse sévère, et souvent plus tardivement une hypoparathyroïdie primaire et une maladie d'Addison. À cette triade, en fait souvent incomplète, peuvent s'associer une insuffisance gonadique, un diabète insulinodépendant, une thyroïdite, des atteintes digestives avec malabsorption, gastrite atrophique et hépatite chronique ainsi que des atteintes ectodermiques avec vitiligo extensif, alopécie totale, hypoplasie de l'émail dentaire, dystrophie unguéale et kératite. Une pelade et une éruption urticarienne fébrile récidivante de l'enfant sont également rapportées. D'autres syndromes auto-immuns néonataux comportent une attente endocrinienne : IPEX/XLAAD/XPID, hyperthyroïdisme néonatal, syndrome de Di George et syndrome de Kabuki.

Les PEAI de type II sont plus fréquentes, observées préférentiellement chez la femme (sex-ratio de 2 à 3) avec une transmission de type autosomique dominant à pénétrance variable dans les formes familiales (50 %). Le diabète, la maladie de Basedow, la maladie d'Addison et les thyroïdites sont les plus fréquentes endocrinopathies [4]. Il n'y a pas de candidose mais parfois un vitiligo (4,5 %) ou une alopécie (0,5-9 %). Les PEAI de type II seraient associées à certains allèles du CMH, en particulier DR3 (DQB*0201) et DR4 (DQB*0302), communs à de nombreuses maladies auto-immunes.

Syndrome POEMS

Cette affection multiviscérale correspond à l'acronyme : P : *Polyneuropathy*, O : *Organomegaly*, E : *Endocrinopathy*, M : *Monoclonal protein*, S : *Skin changes*.

Les manifestations cutanées (fig. 19.2), polymorphes et souvent nombreuses, seraient présentes dans 50 à 90 % des malades dans les séries de la littérature, pratiquement constantes dans notre expérience [5]. Un syndrome AESOP (*cf.* chapitre 19-7), où les manifestations dermatologiques sont au premier plan, peut précéder le syndrome POEMS et ainsi permettre un diagnostic précoce.

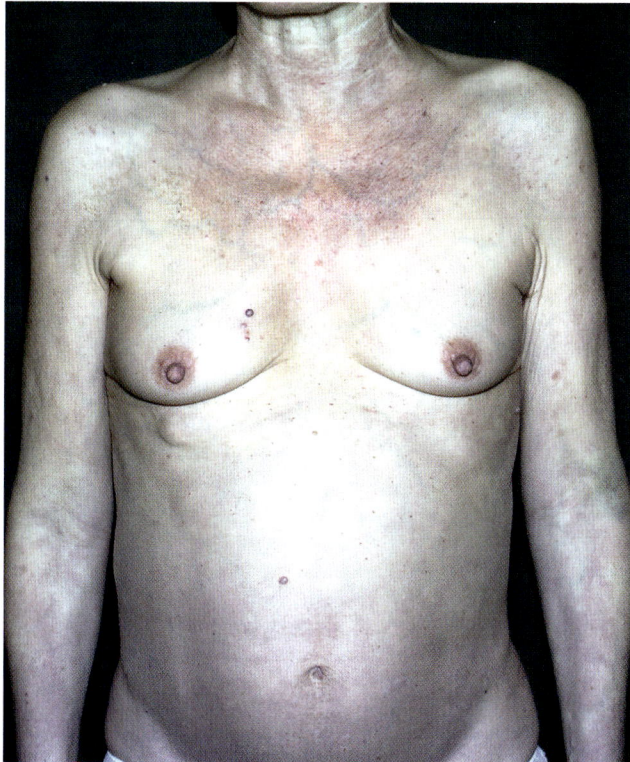

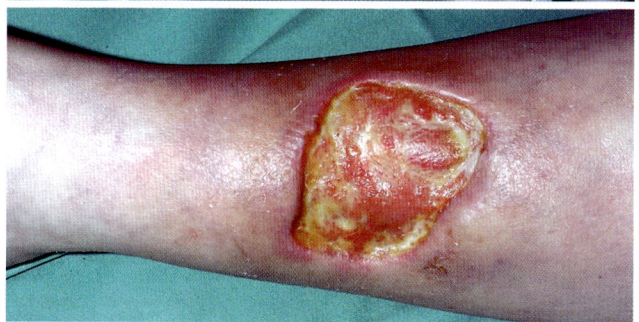

Fig. 19.2 Syndrome POEMS.
Noter un érythème télangiectasique diffus, les angiomes (gloméruloïdes en histologie) et chez cette patiente des ulcères de jambe.

L'hyperpigmentation (45-93 %) est diffuse ou localisée aux extrémités, sans prédominance sur les zones photodistribuées. Elle épargne les muqueuses et ne témoigne pas d'une insuffisance surrénalienne associée.

Un état sclérodermiforme est décrit dans 56 à 77 % des cas de POEMS, marqué par une infiltration et un épaississement cutané nets à l'examen clinique contrastant avec une sclérose dermique habituellement modérée.

L'hypertrichose (50-81 %) peut être généralisée ou localisée au tronc et au visage (sourcils, cils, cheveux).

La lipoatrophie faciale (près d'un cas sur deux) est marquée par une fonte des boules de Bichat.

Les angiomes cutanés (30 %) sont d'apparition brutale, le plus souvent de type tubéreux, de petite taille (<1 cm), localisés sur le tronc et les membres. Histologiquement, ils sont de type gloméruloïde dans près d'un tiers des cas, constitués par des ectasies vasculaires dermiques remplies d'agrégats capillaire évoquant une structure ressemblant au glomérule rénal. Ils sont généralement associés à des télangiectasies lenticulaires ou des angiomes «rubis» qui constituent probablement le stade initial de cette prolifération vasculaire réactionnelle.

Les leuconychies sont classiques.

Les autres manifestations cutanées sont plus anecdotiques : hyperhidrose, xérose cutanée ou aspect ichtyosiforme, kératoses séborrhéiques, hippocratisme digital, alopécie, livedo ou purpura nécrotique en rapport avec des microthromboses, acrocyanose.

Une sclérodermie est principalement évoquée dans les formes cutanées s'exprimant surtout par une sclérose et des télangiectasies. En fait la présence des autres manifestations systémiques permet de redresser le diagnostic. L'hypertension artérielle pulmonaire peut également être observée dans le POEMS ainsi que des artériopathies oblitérantes rapidement évolutives.

Le traitement est celui de la dyscrasie plasmocytaire : chirurgie et/ou radiothérapie localisée en cas de plasmocytome isolé, alkylants ou chimiothérapie intensive suivie d'autogreffe en cas de myélome ostéocondensant.

RÉFÉRENCES
1. Jabbour S.A. et coll., *Dermatol Clin.* 2006, *24*, 299.
2. Mathis D. et coll., *Nat Rev Immunol.* 2007, *7*, 645.
3. Owen C.J. et coll., *Endocrinol Metab Clin N Am.* 2009, *38*, 419.
4. Majeroni B.A. et coll., *Am Fam Physician.* 2007, *75*, 667.
5. Barete S. et coll., *Arch Dermatol.* 2010, *146*, 615.

Diabète

Le diabète est une maladie en constante progression selon les données de la Fédération internationale du diabète, surtout dans les pays pauvres, touchant aujourd'hui 382 millions de personnes dans le monde avec en 2035 probablement 592 millions de personnes atteintes. Il est la cause de 5,1 millions de décès chaque année. Le diabète de type 2 (DNID) est de loin le plus fréquent, représentant 90 à 95 % des cas, et le diabète de type 1, 5 à 10 % des cas. La prévalence de manifestations dermatologiques a été évaluée à 54-74 % chez les diabétiques selon les différentes séries de la littérature. Des infections seraient présentes chez 20 % des patients non insulinodépendants.

Effets du diabète sur la peau

Des progrès importants ont été réalisés sur la compréhension de la peau normale diabétique au niveau moléculaire, aidés par les modèles animaux de diabète insulinodépendant et d'insulinorésistance [1]. À long terme, la glycosylation non enzymatique des protéines conduit à la glycosylation du collagène, la raréfaction des fibres élastiques. *Le sorbitol tissulaire*, résultant d'un shunt métabolique du glucose, est augmenté avec un fort pouvoir osmotique et toxique, un stress oxydatif, une inflammation. La métalloprotéinase 9 a une activité accrue.

L'autofluorescence de la peau diabétique serait corrélée à la glycation des protéines du derme, aux complications cardiovasculaires, rénales et oculaires (rétinopathie). Il s'agit d'une émission de lumière par la peau entre 420 et 600 nm, mesurée par un spectrophotomètre après irradiation de la peau par une lumière entre 300 et 420 nm [2]. Si le diabète a un effet direct sur la peau, il agit également de manière indirecte par l'intermédiaire des anomalies vasculaires (microangiopathie et athérosclérose) et neurologiques (sensitives, motrices et neurovégétatives).

Complications dermatologiques du diabète

Complications aiguës

Ce sont essentiellement les infections, favorisées par un dysfonctionnement global des polynucléaires avec diminution du chimiotactisme et de la phagocytose lors de l'hyperglycémie. Les plus fréquentes sont mycosiques notamment à *Candida albicans* ; elles sont souvent également bactériennes (corynebactéries, cocci Gram-positifs, etc.), opportunistes (sporotrichose, mucormycose, etc.). Le risque relatif d'onychomycose et d'intertrigo interorteils a été évalué entre 1,5 et 2,8 selon les études chez les diabétiques par rapport à la population générale [3]. Les dermatophytes usuels (*Trichophyton rubrum* et *Trichophyton mentagrophytes*) sont les germes le plus souvent responsables comme chez les sujets non diabétiques mais les infections à *Candida albicans* semblent bien plus fréquentes que dans la population non diabétique, pouvant atteindre 30 % des onychomycoses.

Les xanthomes éruptifs sont une manifestation d'une hypertriglycéridémie majeure souvent associée à un diabète non contrôlé. La carence en insuline est responsable d'un déficit en lipoprotéine-lipase, et d'une élévation des triglycérides circulants. L'éruption est faite de multiples papules jaunâtres, fermes, entourées d'un halo érythémateux, quelquefois prurigineuses et parfois même douloureuses. Ils siègent sur la face d'extension des membres et des articulations. Les lésions disparaissent progressivement avec la normalisation des anomalies métaboliques associées (hyperlipidémie, hyperglycémie, acidocétose) après la mise sous insuline.

Complications chroniques

Ce sont essentiellement la dermopathie, la bullose diabétique, la capillarite purpurique et pigmentée, le sclérœdème de Buschke, la cheiroarthropathie, le prurit et les manifestations cutanées du pied diabétique.

La dermopathie diabétique est une des manifestations cutanées les plus fréquentes (20-25 %) chez les diabétiques, corrélée à la microangiopathie, bien qu'elle ne soit pas spécifique, présente dans plus de 10 % des cas de sujets non diabétiques. Il s'agit de lésions atrophiques, arrondies, hyperpigmentées, bilatérales siégeant sur la face antérieure des jambes. Les lésions sont asymptomatiques, probablement cicatricielles post-inflammatoires ou post-traumatiques. L'histologie est peu spécifique, retrouvant sur les lésions récentes un œdème dermique, une extravasation sanguine et un infiltrat lymphocytaire modéré. Aucun traitement n'est nécessaire en dehors d'une protection contre les traumatismes.

Des bulles tendues, souvent multiples, de taille variable, peuvent survenir chez les anciens diabétiques en dehors de toute pathologie auto-immune, infectieuse ou de stase et de traumatisme connu. L'apparition est spontanée, en peau saine, sur les faces d'extension des membres surtout inférieurs. Le liquide de bulle est stérile. L'histologie cutanée retrouve un clivage dermo-épidermique ou intra-épidermique avec un infiltrat périvasculaire de faible intensité. L'immunofluorescence directe est négative. Les lésions sont habituellement asymptomatiques ; l'évolution se fait vers la formation d'une croûte et une guérison spontanée en quelques semaines. Aucun traitement n'est nécessaire en dehors des soins locaux usuels. L'origine en est probablement traumatique sur peau fragile. La capillarite purpurique et pigmentée est également un témoin de la fragilité cutanée des diabétiques.

Le sclérœdème de Buschke touche environ 2 à 3 % des sujets diabétiques non insulinodépendants, volontiers obèses. Il se caractérise par un épaississement cutané important débutant au niveau de la nuque et du haut du dos, s'étendant progressivement en pèlerine sur le tronc et quelquefois les membres supérieurs. Les extrémités sont respectées, il n'y a pas d'atteinte viscérale. La peau est difficilement plissable, indurée, brillante. L'histologie cutanée retrouve un derme épaissi avec des dépôts de glycosaminoglycanes entre les faisceaux de collagène, une augmentation des mastocytes. L'évolution est chronique, sans tendance à la régression. Le traitement est décevant ; quelques cas dans la littérature ont régressé partiellement sous photothérapie ou immunoglobulines intraveineuses [4].

La chéiroarthopathie est observée au cours de diabètes prolongés, sévères, compliqués de rétinopathie et de neuropathie. Elle associe une sclérose cutanée des extrémités et un enraidissement articulaire avec un signe de la prière, caractérisé par l'impossibilité d'étendre complètement les doigts lors de l'accolement des deux mains. La sclérose des extrémités débute typiquement par le 5e doigt et s'étend progressivement touchant les articulations interphalangiennes, métacarpophalangiennes et le poignet. La peau est épaissie, de couleur cireuse, les lésions sont mal limitées sans Raynaud ni mégacapillaire à la capillaroscopie. Les lésions s'améliorent discrètement avec le contrôle au long cours du diabète.

Par ailleurs, 20 à 30 % des patients, diabétiques depuis plus de 10 ans, présentent un épaississement cutané du dos des mains mais également des pieds en comparaison avec des sujets contrôles non diabétiques.

Le prurit généralisé chronique a longtemps été considéré comme une complication chronique du diabète. En fait, il n'y a pas d'association significative entre diabète et prurit généralisé, d'où la nécessité de réaliser le même bilan que chez les sujets non diabétiques, notamment la recherche d'une insuffisance rénale, d'une sécheresse cutanée, elles-mêmes favorisées par le diabète. À l'inverse, les prurits localisés anaux ou génitaux sont fréquents chez les diabétiques et le plus souvent en rapport avec une candidose.

Le pied diabétique est un problème majeur de santé publique car fréquent (7 à 15 % des diabétiques), sévère avec un risque augmenté (× 2,4) d'amputation et de létalité, coûteux (571 k€/an en hospitalisation en France). Deux articles lui ont été consacrés détaillant la physiopathologie, la prévention et leur prise en charge [5, 6]. Brièvement, tout diabétique avec une neuropathie et/ou une artérite des membres inférieurs est exposé à un risque d'amputation des pieds, qu'il est possible de prévenir grâce à une surveillance étroite et une compréhension correcte des mécanismes impliqués. L'amyotrophie, la raideur articulaire et les troubles de la sensibilité profonde sont à l'origine de troubles statiques, responsables de cors et de durillons. Du fait de l'hyposensibilité à la douleur, les sujets perdent toute défense de l'intégrité de leurs pieds. Des bulles mécaniques se forment sous les durillons, se fissurant et se surinfectant secondairement. Le flux sanguin, du fait de l'artérite et de la microangiopathie, est alors incapable d'augmenter et de répondre aux besoins accrus en oxygène pour limiter l'infection, d'où la formation d'abcès s'ouvrant à la peau (mal perforant plantaire). La transformation en cellulite, favorisée par l'altération des fonctions des polynucléaires neutrophiles, menace tendons, articulations et os. Il est important d'apprécier les facteurs de risque du pied diabétique :
– risque modéré en cas de pieds normaux, d'âge supérieur à 40 ans, de durée de diabète supérieur à 10 ans ;
– risque élevé en cas de neuropathie ou d'artériopathie ;
– risque très élevé en présence d'une plaie, de déformation des pieds ou d'antécédent d'amputation.

La prévention fait intervenir le dermatologue qui doit traiter les mycoses interdigitales et unguéales, les durillons, les callosités en collaboration étroite avec les endocrinologues, infirmières, podologues, généralistes et angiologues. Les ongles des pieds chez le diabétique sont souvent glycosylés, hypovascularisés avec un aspect jaunâtre parfois épaissi en distalité, pouvant donner le change avec une mycose unguéale, d'où la nécessité de prélèvement mycologique unguéal positif avant tout traitement spécifique.

Dermatoses associées au diabète

Le psoriasis s'est ajouté récemment à la liste des dermatoses associées au diabète. Ainsi dans une étude nationale danoise, sur 4 614 807 sujets de plus de 10 ans suivis 2 à 3 ans, 52 613 avaient un psoriasis dont 6 784 un psoriasis sévère. L'incidence d'apparition d'un diabète était de 3,67 (IC : 3,65-3,69) pour la population non psoriasique, 6,93 (IC : 6,63-7,25) pour les psoriasis modérés et 9,65 (IC : 8,68-10,73) pour les psoriasis sévères. Après comparaison avec la population non psoriasique, le risque relatif de développer un diabète était de 1,49 (IC : 1,43-1,56) pour l'ensemble des psoriasis et de 2,13 (IC : 1,91-2,37) en cas de psoriasis modéré ou sévère [7].

La nécrobiose lipoïdique est une dermatose rare, survenant chez 0,3 % des diabétiques. Selon les études, 11 à 65 % des sujets avec nécrobiose lipoïdique seraient diabétiques [8]. Les lésions débutent par des papules ou des nodules rouge brun, confluant en plaques irrégulières, le plus souvent sur la face antérieure des jambes. Le centre devient jaune orangé en raison d'une surcharge graisseuse, atrophique, lisse, parfois télangiectasique. Les bords sont nettement infiltrés, polycycliques, à limites nettes, et restent rouge violacé. Les lésions sont indolentes, de progression lente. Après plusieurs années d'évolution, l'évolution vers une ulcération centrale peut survenir spontanément ou après un traumatisme minime. L'évolution est habituellement chronique mais une régression peut s'observer dans 1 cas sur 5. La dégénérescence en carcinome épidermoïde est exceptionnelle. L'aspect histologique, variable selon le stade évolutif de la lésion, confirme le diagnostic. Aucun traitement n'a démontré son efficacité de façon certaine. En 1re intention, les dermocorticoïdes de niveau I sous occlusion (film de polyuréthane, hydrocolloïde mince) sont utilisés sur les lésions récentes ou sur la bordure pour freiner l'extension des lésions. Le tacrolimus topique à 0,1 % 2 fois/j a été efficace dans certaines observations. D'autres traitements ont été proposés : ciclosporine, corticothérapie générale, anti-TNF, exérèse-greffe. Le rapport bénéfice/risque de ces traitements est indispensable à évaluer avant toute prescription.

L'acanthosis nigricans est un marqueur d'endocrinopathies caractérisées par une insulinorésistance dont font partie le diabète non insulinodépendant et/ou l'obésité. Il se traduit cliniquement par des zones cutanées symétriques épaisses de pigmentation brune, à surface veloutée ou verruqueuse, localisées préférentiellement dans les plis de flexion, particulièrement les plis axillaires, inguinaux et la nuque. Histologiquement, existent une hyperkératose marquée, une papillomatose et une acanthose épidermique. L'insulinorésistance au cours du diabète de type 2 ou de l'obésité serait secondaire à une diminution du nombre de récepteurs fonctionnels à l'insuline. La survenue d'un acanthosis nigricans au cours du DNID résulterait d'une fixation de l'insuline en excès sur les récepteurs à l'*Insulin-like Growth Factor* ou IGF situés sur les kératinocytes, stimulant leur prolifération. Des signes d'hyperandrogénisme sont souvent associés. Enfin, dans quelques rares cas, le syndrome d'insulinorésistance avec acanthosis nigricans et DNID s'associe à une *lipoatrophie*. Cette forme est congénitale dans 60 % des cas, autosomique récessive ou auto-immune, notamment associée à une dermatomyosite. Il n'existe pas de traitement satisfaisant de cette affection ; il est conseillé de réduire la surcharge pondérale en recommandant un régime hypocalorique et des exercices physiques pour diminuer l'insulinorésistance périphérique. Les rétinoïdes locaux et la vaseline salicylée combattent l'hyperkératose, le calcipotriol l'hyperprolifération épidermique.

L'épaississement granité des dos des mains en regard de la face dorsale des articulations des mains est connu sous le nom *de papules de Huntley*. La biopsie de ces lésions montre une acanthose, une papillomatose et une importante hyperkératose sans composante inflammatoire. Leur prévalence a été évaluée à 72 % chez 202 sujets diabétiques *versus* 12 % chez 48 sujets contrôles [9].

Le vitiligo est une manifestation rare du diabète surtout observée au cours du type 1 (10 %).

Les malades avec angiodermite nécrotique ont une hypertension artérielle dans 90 % des cas et un diabète dans 30 % des cas.

Dermatoses liées aux traitements du diabète

Les sulfamides hypoglycémiants sont responsables dans 2 à 5 % des cas d'une toxidermie survenant habituellement dans le 1er mois de traitement. L'éruption est le plus souvent un exanthème maculopapuleux bien que des réactions urticariennes soient également possibles. Les sulfamides hypoglycémiants peuvent rarement induire des réactions photoallergiques et phototoxiques.

Dans la famille des gliptines, nouvelle classe d'antidiabétiques oraux stimulant la sécrétion d'insuline et freinant celle du glucagon, action modulée en fonction de la glycémie, la vidagliptine a été incriminée à l'origine de *pemphigoïdes bulleuses* [10]. Les mécanismes impliqués sont encore inconnus (modification de l'immunité ou altération de la membrane basale devenant allergénique ?). Ces traitements ont aussi été incriminés dans certains angiœdèmes.

Les réactions aux insulines sont rares avec les insulines recombinantes ou purifiées. Des réactions locales retardées peuvent survenir aux sites d'injection dans 1 % des cas lors du 1er mois, disparaissant en quelques semaines alors que le traitement est maintenu. Il s'agit d'une papule ou d'un nodule prurigineux survenant dans les 24 à 48 heures après l'injection. Les réactions allergiques urticariennes ou systémiques existent ; elles doivent être explorées par prick-tests et intradermoréactions. La spécificité de ces tests varie suivant les équipes, valables uniquement en cas de négativité du fait de 15 % de faux positifs dans certaines équipes, plus spécifiques dans d'autres avec des techniques différentes. En cas d'allergie prouvée à l'insuline, le traitement fait appel aux antihistaminiques, aux dermocorticoïdes. Une induction de tolérance est envisageable en augmentant très progressivement les doses grâce aux pompes à insuline [11]. Les lipoatrophies liées à une synthèse d'anticorps anti-insuline ne surviennent plus avec les nouvelles insulines recombinantes ou purifiées. Les pompes à perfusion sous-cutanée peuvent favoriser les infections, donner des réactions locales à type d'induration. Les pansements utilisés pour les tenir peuvent eux-mêmes avoir un effet caustique ou allergique.

RÉFÉRENCES

1. Quondamatteo F., *Cell Tissue Res.* 2014, *355*, 1.
2. Yasuda M. et coll., *Current Eye Res.* 2015, *40*, 338.
3. Gupta A.K., *Eur J Dermatol.* 2000, *10*, 379.
4. Barde C. et coll., *Ann Dermatol Venereol.* 2009, *136*, 360.
5. Alavi A. et coll., *J Am Acad Dermatol.* 2014, *70*, 1e1-18.
6. Alavi A. et coll., *J Am Acad Dermatol.* 2014, *70*, 21.e1-24.
7. Khalid U. et coll., *Diabetes Care.* 2013, *36*, 2402.
8. Senet P. et coll., *EMC Dermatologie.* 2011, 98-866-A-10.
9. Cabo H.A., *J Eur Acad Dermatol Venereol.* 2000, *14*, 143.
10. Béné J. et coll., *Fundam Clin Pharmacol.* 2015, *29*, 112.
11. Hasselmann C. et coll., *Diabetes Metab.* 2013, *39*, 174.

19-2 Maladies métaboliques

M. Rybojad

Les maladies héréditaires du métabolisme (MHM) forment un groupe de maladies individuellement rares – il s'agit principalement de *maladies orphelines* – mais collectivement nombreuses (plus de 500). Leur spectre clinique est immense. Dans le chapitre en plein essor de ces maladies [1, 2], curables pour certaines, *le signe dermatologique peut être la voie d'un diagnostic très précoce*, d'un conseil génétique adapté et d'une prise en charge optimale (tableau 19.1). Ainsi certaines maladies peuvent bénéficier d'une enzymothérapie substitutive précoce, d'une greffe d'organes ou de moelle osseuse, voire de mesures préventives permettant de freiner leur évolution. Des progrès considérables ont en effet été effectués depuis 40 ans dans leur identification et leur traitement.

Tableau 19.1 Principaux signes cutanés au cours des maladies métaboliques congénitales

Alopécies	Maladie de Menkès Acrodermatite entéropathique [3] Déficit en zinc Déficit en acides gras essentiels Déficit en carboxylases multiples [4] Acidurie méthylmalonique Acidurie propionique Adrénoleucodystrophie [5] Porphyrie – hépatoérythropoïétique – érythropoïétique congénitale Ehlers-Danlos type IV Alopécie avec rachitisme vitaminorésistant
Anomalies pilaires	Syndrome de Netherton Acidurie argininosuccinique Argininémie Désordre de la chaîne respiratoire [6] (trichothiodystrophie, alopécie) Hypertrichose Syndrome de Menkès
Livedo	Homocystinurie
Dyschromie	Alcaptonurie (ochronose endogène) [7] Pigmentation en motte (désordre de la chaîne respiratoire) [6] Maladie de Hurler (taches mongoliques) [8] Gangliosidose type I Adrénoleucodystrophie (mélanodermie) [5]
Ichtyose	Syndrome de Conradi-Hünermann [5] Syndrome de Sjögren-Larsson Syndrome de Refsum (adulte) Syndrome de Netherton Déficit en stéroïde-sulfatase Maladie d'Austin (sulfatidose juvénile ou déficit en sulfatases multiples) [9] Adrénoleucodystrophie [5]
Kératodermie	Tyrosinémie type II [10]
Hyperlaxité	Maladie d'Ehlers-Danlos Syndrome de la corne occipitale Cutis laxa
Angiokératomes	Maladie de Fabry [11] Fucosidose type II [12] Galactosialidose [13] Aspartyl-glycosaminurie β-mannosidose [14] Maladie de Schindler (adulte), maladie de Kanzaki [15] (N-acétylgalactosaminidose) GM1 gangliosidose Sialidose II
Télangiectasies	Déficit en prolidase [16-18]
Éruptions + photosensibilité	Porphyries – congénitale érythropoïétique – érythrohépatique – protoporphyrie érythropoïétique – variegata – cutanée tardive – coproporphyrie héréditaire Maladie de Hartnup [19] Désordres de la chaîne respiratoire [6] *Xeroderma pigmentosum* Acidurie mévalonique
Œdème de Quincke	Déficit en inhibiteur de C1-estérase [13]
Vésiculobulles	Acrodermatite entéropathique [3] Déficit en zinc Déficit en holocarboxylase-synthétase Déficit en biotinidase [4] Acidémie : méthylmalonique et propionique [20, 21]
Ulcérations	Déficit en prolidase [16-18] Hyperoxalurie (gangrènes) [22]
Nodules, papules	Tophus Hyperoxalurie primaire [22] Lipogranulomatose de Farber Syndrome des glycoprotéines déficientes en sucres (glucides) type I (syndrome CDG1) [23] Maladie de Hunter [24] Maladie de Hurler Scheie [8]
Lipodystrophie	Syndrome CDG1 (*Carbohydrate Deficient Glycoprotein syndrome*) [23]
Panniculites	Déficit en α_1-antitrypsine [25]

D'après J. Fernandes et J.-M. Saudubray [1, 2].

La plupart de ces maladies sont symptomatiques chez l'enfant, parfois dès la naissance ou dans la 1re année de vie. D'autres s'accompagnent de manifestations plus tardives, débutant chez l'adulte. Plusieurs de ces affections héréditaires ou acquises sont étudiées dans d'autres chapitres : les porphyries (*cf.* chapitre 4-2), les maladies de surcharge telles les amyloïdoses, mucinoses, hyalinoses, lipidoses, xanthomatoses, mucopolysaccharidoses (*cf.* chapitre 13), les déficits immunitaires congénitaux (*cf.* chapitre 19-8). Dans ce chapitre, ne sont abordées que les maladies métaboliques ayant une expression cutanée et/ou muqueuse déterminante (tableau 19.1).

Manifestations cutanées des maladies internes

19-2
Maladies métaboliques

Classification

Les maladies métaboliques peuvent être classées [2] :
- sur un plan clinique en deux types :
  - monoatteinte anatomique ou fonctionnelle,
  - atteinte systématisée ;
- sur un plan physiopathologique :
  - groupe 1 : affectant la *synthèse ou le catabolisme de molécules complexes* (maladies des lysosomes, des peroxysomes, du transport) déterminant une pathologie permanente sans influence diététique,
  - groupe 2 : celui des *erreurs du métabolisme intermédiaire avec accumulation des produits toxiques* lié à un bloc enzymatique (anomalie du cycle de l'urée) d'expression clinique souvent tardive et intermittente, de diagnostic et de traitement souvent assez faciles,
  - groupe 3 : celui du *déficit du métabolisme énergétique* (de production ou d'utilisation) au niveau de nombreux organes (foie, muscle, cerveau, etc.), d'évolution précoce, souvent fatale.

Démarche diagnostique

Face à une suspicion de maladie métabolique héréditaire, il importe :
- de recueillir toutes les manifestations cliniques cutanées (*cf.* tableau 19.1) et extracutanées. La biopsie de peau, qu'elle soit lésée ou parfois même saine, peut contribuer au diagnostic ;
- de proposer un traitement adéquat : régime, traitement de substitution, greffe de foie, de rein ou de moelle, thérapie génique, et un éventuel dépistage familial et anté- ou néonatal.

Si le dépistage de certaines maladies métaboliques est du domaine du quotidien (p. ex. phénylcétonurie), beaucoup nécessitent la compétence d'équipes très spécialisées et peu nombreuses [1]. La connaissance de données nouvelles est facilitée pour le médecin comme pour les patients par l'accès à des *banques de données actualisées sur Internet* (Orphanet, OMIM).

Maladies du métabolisme lipidique [26, 27]

Hyperlipoprotéinémies. Bien qu'il existe de nombreuses xanthomatoses normolipidémiques (*cf.* chapitre 13-3), la survenue de xanthomes cutanés, tendineux, d'un arc cornéen, nécessite la recherche d'une hyperlipoprotéinémie primitive (parfois familiale) ou secondaire. Les manifestations cutanées des différentes formes de dyslipidémies, dont la génétique est complexe, sont abordées dans le chapitre 13-3. Il s'agit avant tout de deux affections très rares à transmission autosomique récessive qui sont mentionnées ici :
- la *xanthomatose cérébrotendineuse de van Bogaert* (ou cholestanolose) par déficit en stérol-27-hydroxylase mitochondriale associant diarrhée chronique, cataracte, xanthomes tendineux, troubles neurologiques et mentaux graves améliorés par l'acide chénodésoxycholique ;
- la *sitostérolémie* par anomalie de deux gènes (*ABCG5* et *ABCG8*) codant la stéroline 1 et 2 (situés sur le chromosome 2p21), associant xanthomes de tous types et un taux très élevé de β-sitostérol plasmatique ; des complications cardiovasculaires, des arthropathies et, parfois, une anémie hémolytique surviennent et nécessitent un traitement par la colestyramine et l'éviction des stérols végétaux.

Hypolipoprotéinémies. Elles comportent peu de signes cutanéomuqueux : la maladie de Tangier est caractérisée par un taux abaissé d'HDL, d'apoA1, de cholestérol total, une élévation du taux de triglycérides, une thrombopénie associés à des dépôts d'esters de cholestéryl dans les ganglions, la rate, le foie (hépatosplénomégalie), les nerfs (neuropathie périphérique), la cornée (opacités cornéennes) et les amygdales (qui sont hypertrophiées et orangées) ; l'affection est liée à une mutation du gène *ABCA1* [27].

Maladies du cholestérol endogène. Le cholestérol est impliqué dans de nombreuses fonctions cellulaires essentielles, notamment en tant que composants membranaires des cellules, précurseurs des acides biliaires et des hormones stéroïdiennes. Son rôle est essentiel dans le développement embryonnaire, notamment cérébral.

Certains déficits de leur fonction sont à l'origine de syndromes variés avec, pour beaucoup, des signes cutanés notamment une ichtyose (*cf.* chapitre 7-4) : la maladie de Refsum infantile, la maladie de Dorfman-Chanarin, le CHILD syndrome, la chondrodysplasie ponctuée, le syndrome de Zellweger.

Acidurie mévalonique (AMV) et syndrome d'hyperimmunoglobulinémie D (HIDS) ou déficit en mévalonate-kinase. Ils représentent les deux extrêmes du spectre clinique des maladies dues à un déficit en mévalonate-kinase (MVK), première enzyme impliquée dans la biosynthèse du cholestérol. L'AMV est caractérisée par un retard psychomoteur, un retard staturopondéral, une ataxie cérébelleuse progressive, des traits dysmorphiques, un déficit visuel progressif et des épisodes récurrents de fièvre. Les épisodes fébriles sont généralement accompagnés d'une hépatosplénomégalie, d'une lymphadénopathie, de symptômes abdominaux, d'arthralgies et d'une éruption cutanée. L'espérance de vie est souvent compromise. Dans le syndrome d'hyperimmunoglobulinémie D, seuls les épisodes de fièvre sont présents, mais il arrive qu'une partie des patients développe des anomalies neurologiques de degré variable, telles qu'un déficit intellectuel, une ataxie, des symptômes oculaires et une épilepsie. Il a été démontré que l'activité réduite de mévalonate-kinase et des mutations pathogéniques dans le gène *MVK* sont la base génétique commune à ces deux syndromes. Dans l'AMV, le diagnostic est établi par la détection d'un taux élevé d'acide mévalonique dans les urines. L'élément évocateur du HIDS est un niveau élevé d'immunoglobulines D et chez la plupart des patients, d'immunoglobulines A, combiné à une excrétion importante d'acide mévalonique, notamment au décours des accès fébriles. Le diagnostic est confirmé par la faible activité de la mévalonate-kinase ou par la mise en évidence des mutations responsables de la maladie. Un conseil génétique doit être proposé aux familles à risque. Il n'existe pas de traitement efficace pour l'AMV. La simvastatine, un inhibiteur de l'HMG-CoA réductase, et l'anakinra (anticorps antirécepteur à l'IL-1) ont montré des effets bénéfiques dans le traitement de l'HIDS.

Maladie des acides aminés et des peptides

Les principales aminoacidopathies comportant une expression cutanée sont résumées dans le tableau 19.2. Le diagnostic repose sur la chromatographie des acides aminés sanguins et urinaires montrant un trouble quantitatif et, parfois, qualitatif. Un ou plusieurs déficits enzymatiques entraînent soit l'accumulation d'un ou plusieurs métabolites en amont du blocage, soit une déviation métabolique avec apparition de métabolites anormaux. Un nombre important de ces pathologies est reconnu à la naissance ou dans la période néonatale, permettant un régime adapté (régime d'exclusion protéique) dont le déséquilibre est parfois à l'origine de carences sélectives secondaires (p. ex. tableau de pseudo-acrodermatite entéropathique [28]).

19-2 Maladies métaboliques

Tableau 19.2 Principales maladies héréditaires du métabolisme des acides aminés, acides organiques, du cycle de l'urée et des iminopeptides [1, 2]

Maladies génétiques, transmission génétique	Signes cutanés	Signes associés
Phénylcétonurie : AR	Cheveux blonds, hypochromie, xérose, sclérodermie localisée	Retard mental Troubles EEG
Tyrosinémie type II (Richner-Hanhart) : AR	Kératodermie palmoplantaire érosive et bulleuse en îlots pendant l'enfance puis en plaques épaisses dans les zones d'appui chez l'adulte	Retard mental, kératite Convulsions
Albinisme oculocutané : AR	Hypochromie cheveux et peau photosensibilité	Atteinte oculaire
Alcaptonurie : AR (ochronose)	Ochronose (peau, cartilage, sclère noirs) Chromidrose	Arthropathie, cardiopathie Néphropathie, calcul prostatique
Hyperlysinémie : AR	Cheveux fins et rares	Retard mental
Oast House Disease : AR (malabsorption de la méthionine)	Cheveux blancs Œdèmes récurrents	Hyperpnée Retard mental Convulsions
Déficit en carboxylases dépendantes de la biotine : AR	Alopécie diffuse Dermatite périorificielle	Ataxie Acidose Convulsions Infections récurrentes
Acidémie propionique : AR Acidémie méthylmalonique : AR	Dermatite périorificielle ou Dermatite exfoliative psoriasiforme Aspect « ébouillanté »	Convulsions Acidose Coma
Maladie de Hartnup : AR	Photosensibilité (pellagre) Alopécie Canitie précoce Ongles striés	Troubles psychiatriques Ataxie cérébelleuse Céphalées Myalgies
Hydroxykinuréninurie : AR	Photosensibilité	Hépatosplénomégalie Retard mental Infection à répétition
Homocystinurie : AR	Hypochromie (peau, cheveux) Cheveux rares Cicatrices atrophiques Télangiectasies Livedo	Aspect marfanoïde Retard mental (50 %), convulsions Subluxation du cristallin, myopie, glaucome Ostéoporose, anomalies osseuses Thromboses vasculaires
Acidurie argininosuccinique : AR (déficit en argininosuccinate lyase)	Dysplasie pilaire Trichorrhexie noueuse Monilethrix	Retard mental Convulsions, coma Hyperammoniémie Refus des protéines
Citrullinémie : AR (déficit en synthétase argininosuccinique)	Cheveux fragiles	Coma Hyperammoniémie
Oroturie liée à l'X (déficit en ornithine carbamyl-transférase)	Cheveux fragiles, rares	Coma Hyperammoniémie Retard mental
Déficit en prolidase : AR (iminopeptidurie)	Fragilité cutanée Ulcération de jambes	Splénomégalie Réticulocytose Sinusite Otite

AR : Autosomique récessif.

Compte tenu d'un chevauchement important de la présentation clinique de nombre de ces entités, sous le tableau d'une acrodermatite entéropathique (cf. chapitres 18-2 et 19-3), le terme d'acrodermatite dysmétabolique a été proposé. Le diagnostic anténatal de ces affections autosomiques récessives est encore actuellement limité notamment pour les plus rares d'entre elles.

Le syndrome de Richner-Hanart ou tyrosinémie oculocutanée ou tyrosinémie type II est lié à un déficit enzymatique en tyrosine-aminotransférase du cytosol hépatique. Sa transmission est autosomique récessive et le gène responsable est situé en 16q22.1-q22-3. Cette affection peut être reconnue par des signes cliniques évocateurs :
– une kératodermie palmoplantaire douloureuse, bilatérale, généralement focale en îlots, punctiforme, érosive et bulleuse chez l'enfant, puis confluant en plaques jaunes épaisses des zones d'appui chez l'adulte. Elle touche les pulpes des doigts et les zones d'appui plantaire. Elle est parfois linéaire. Elle empêche la station debout et la marche dès les premiers mois ;
– une photophobie, une ulcération cornéenne, un retard mental et des troubles neurologiques variés.

Le diagnostic est confirmé par la chromatographie des acides aminés. Le traitement repose sur un régime hypoprotidique restrictif en tyrosine et en phénylalanine, efficace essentiellement sur l'atteinte cutanée et les signes ophtalmologiques, lorsqu'il est institué précocement.

La maladie de l'odeur de poisson [29] ou *fish odor syndrome*, ou triméthylaminurie (TMA), est une maladie volontiers méconnue des cliniciens. Un grand nombre de patients est en effet considéré comme «psychiatrique». Les symptômes sont liés à l'excrétion anormale de triméthylamine dans les urines, la sueur, la salive, l'air expiré. Il existe un défaut de métabolisation hépatique de la triméthylamine issue de la dégradation d'aliments riches en choline et carnitine par les bactéries intestinales. Le gène *FMO3* est situé en 1q23-q25 et encode la flavine mono-oxygénase de type 3. La maladie se caractérise par une forte odeur corporelle de poisson pourri, plus marquée avec l'hypersudation et s'aggravant lors de la prise d'aliments riches en triméthylamine (poissons, œufs). Son retentissement psychologique peut être majeur, à l'origine de dépression voire de suicides. Le diagnostic repose sur la spectroscopie RMN qui permet de mesurer la triméthylamine N-oxydase et la triméthylamine dans les urines. Le traitement consiste en un régime adapté pauvre en choline et excluant l'œuf, les poissons et les crustacés, associé à de courtes cures de métronidazole ou de néomycine, et au lactulose (réduction de l'activité de microflore intestinale). L'efficacité de ces mesures est inconstante. La bromose délirante, une conviction délirante d'émettre une odeur corporelle désagréable, en est le diagnostic différentiel.

L'alcaptonurie fait partie des maladies du catabolisme de la tyrosine, l'un des acides aminés les moins solubles. C'est une maladie autosomique récessive rare (prévalence entre 1/250 000 et 1/1 000 000) caractérisée par un déficit de l'activité de l'homogentisate 1,2-dioxygénase dans le foie et les cellules tubulaires rénales proximales. Il s'ensuit une accumulation dans tous les tissus conjonctifs et une élimination urinaire accrue de l'acide homogentisique et de son métabolite oxydé. En se polymérisant, ce dernier se transforme en un pigment proche de la mélanine, d'où une coloration noirâtre des urines exposées à l'air et une pigmentation gris ocre des tissus cartilagineux (pavillon de l'oreille), de la sclérotique, puis de la peau du nez et des plis. Le diagnostic biochimique repose sur la chromatographie des acides organiques urinaires. Les symptômes de la maladie apparaissent à l'âge adulte. Le pronostic est dominé par l'atteinte ostéoarticulaire pouvant simuler un rhumatisme inflammatoire, l'atteinte cardiaque (calcifications coronariennes et valvulaires) et urogénitale avec lithiase urinaire constante.

L'homocystinurie classique par déficit en cystathionine-bêtasynthase (CbS) est transmise de manière autosomique récessive, il s'agit d'un défaut de métabolisme de la méthionine. La cystathionine-bêtasynthase est une enzyme qui convertit l'homocystéine en cystéine par trans-sulfuration lors du cycle de la méthionine. Les cofacteurs impliqués dans la voie de reméthylation de la méthionine sont, entre autres, la vitamine B12 et l'acide folique. L'incidence estimée est de 1/200 000 en Europe. L'homocystinurie classique se caractérise par une surcharge en homocystéine, acide aminé soufré, à propriétés thrombophile et athérogène. Les signes cliniques associent une ectopie cristallinienne précoce, un syndrome marfanoïde, des manifestations thromboemboliques précoces et un retard mental inconstant et de sévérité variable. Des phénotypes incomplets et des formes asymptomatiques sont désormais reconnus par le dosage de l'homocystéine plasmatique.

Les signes cutanés sont marqués des cheveux fins et blonds et des accès de rougeur vasomotrice des pommettes, parfois un livedo des membres inférieurs. Le but du traitement varie selon l'âge du diagnostic. Si le déficit en CbS est détecté chez le nouveau-né, le but alors est de prévenir les troubles squelettiques et thrombotiques. Quand le diagnostic est plus tardif, alors que certaines complications sont déjà apparues, le but du traitement est de prévenir les accidents de thrombose qui mettent en danger la vie du patient et de stopper la progression dans les organes déjà atteints.

Le traitement par la pyridoxine orale (25 à 500 mg/j) est efficace dans la moitié des cas. La bétaïne (4 à 6 g/j) serait également utile chez les patients résistants à la pyridoxine, en permettant la reméthylation de l'homocystéine en méthionine.

Le déficit en prolidase est une affection très rare, à transmission autosomique récessive, due à un déficit en exopeptidase-prolidase entraînant une imidopeptidurie massive. L'imidopeptidase déficitaire est codée par le gène *PEPD* localisé en 19p13.2. C'est une affection systémique marquée par des ulcérations cutanées siégeant sur les jambes et survenant avant la puberté [18]. Elles sont sévères, récidivantes et très douloureuses, localisées sur le tiers inférieur des jambes et le dos du pied. Volontiers surinfectées, elles ont une évolution chronique et guérissent lentement au prix d'importantes séquelles cicatricielles. Les autres signes cutanés sont : les télangiectasies, une photosensibilité, de discrètes anomalies du tissu élastique avec une peau fine translucide où le réseau vasculaire est anormalement visible. Le dysmorphisme facial est fréquent et s'associe volontiers à une petite taille : ensellure nasale, hypertélorisme, implantation basse des cheveux, palais creux. Le retard mental est fréquent et de gravité variable au sein d'une famille atteinte. Les traitements sont décevants : vitamine C, acides aminés essentiels. Un traitement par prolidase liposomale est à l'étude.

Autres maladies métaboliques

Métaux. Sont concernés les oligoéléments :
– cuivre : maladies de Wilson et de Menkès ;
– zinc : acrodermatite entéropathique ;
– fer : hémochromatose primitive familiale.

Désordre des purines. Il s'agit de l'hyperuricémie et de la goutte.

Le syndrome de Lesch-Nyhan associe à des degrés divers troubles neurologiques variés (spasticité, choréoathétose, dysarthrie, convulsions), retard mental et phénomènes d'automutilation, puis lithiase urique avec dépôts urinaires de cristaux orangés [30]. Le diagnostic repose sur une hyperuricosurie, une augmentation du rapport acide urique/créatinine (urines du matin) et le déficit des hématies en hypoxanthine-guanine phosphoribosyl-transférase (HGPRT). Aucun traitement n'est efficace actuellement.

Maladies peroxysomales

Adrénoleucodystrophie. Liée à l'X, elle comporte une mélanodermie addisonienne, une séborrhée, une desquamation ichtyosiforme, un pseudo-*acanthosis nigricans* des plis, parfois un aspect de trichorrhexie noueuse pilaire, avec alopécie pseudo androgénétique ou localisée chez l'homme atteint, et plus discrètement chez la femme porteuse.

Hyperoxalurie de type I. C'est une maladie autosomique récessive liée au déficit d'une enzyme peroxysomale hépatique, l'alanine-glyoxylate-aminotransférase (AGT). Les premiers symptômes apparaissent dans environ deux tiers des cas avant l'âge de 5 ans, secondaires à des lithiases responsables d'infections ou d'obstruction des voies urinaires avec néphrocalcinose. L'insuffisance rénale terminale survient avant l'âge de 15 ans dans près de la moitié des cas. Sur le plan dermatologique, on observe parfois un livedo avec des ulcérations en carte de géographie, une gangrène des extrémités mimant une calciphylaxie et des tophus [22]. La transplantation rénale seule ne corrige pas le trouble métabolique expliquant la récidive. La transplantation hépatique, souvent associée à une transplantation rénale, est la solution de choix, en particulier chez l'enfant. Dans tous les cas, la transplantation doit être effectuée avant ou rapidement après la mise en dialyse afin d'éviter les complications extrarénales [1].

Désordres mitochondriaux [6]

Les mitochondries, organites présents à une centaine d'exemplaires dans chaque cellule de l'organisme, ont pour fonction spécifique la production d'énergie chimique sous forme d'ATP, couplée à la consommation d'oxygène (phosphorylation oxydative).

Sous le terme de maladie mitochondriale, on désigne des maladies multisystémiques ou à expression tissu-spécifique dues à un déficit de la phosphorylation oxydative qui est assurée par le fonctionnement de cinq complexes protéiques enzymatiques correspondant à l'assemblage d'environ 80 sous-unités protéiques parmi lesquelles 13 sont codées par le génome mitochondrial, les autres par le génome nucléaire. Ce complexe recouvre donc en pratique des maladies génétiques par mutation de l'ADN mitochondrial (ADNmt) mais aussi des maladies génétiques à hérédité mendélienne classique.

C'est l'association insolite de manifestations viscérales qui doit attirer l'attention vers un désordre mitochondrial : manifestations neuromusculaires, surdité de perception, cardiomyopathie hypertrophique, dystrophie de la macula. Les maladies de la chaîne respiratoire comportent des lésions cutanées dans 10 % des cas : éruption peu spécifique, alopécie et/ou hypertrichose, dysplasies pilaires variées, acrocyanose, pigmentation en mottes, réticulées, surtout des zones photo-exposées.

Maladies lysosomales

Sphingolipidoses

La **maladie de Fabry** est une des maladies génétiques les plus rencontrées par le dermatologue. C'est une pathologie héréditaire du métabolisme des glycosphingolipides, de transmission récessive liée au chromosome X, due au déficit en une enzyme lysosomale : l'alphagalactosidase A (*cf.* chapitre 14). Le défaut enzymatique conduit à l'accumulation dans les tissus et le plasma du substrat non dégradé, principalement le globotriasylcéramide (Gb3). Dans sa forme classique, l'affection touche plus sévèrement les hommes hémizygotes, chez qui les signes cliniques débutent dans l'enfance par des douleurs des extrémités, puis des signes dermatologiques : angiokératomes présents dans 70 % des cas (racine des cuisses, ceinture, en caleçon) de valeur diagnostique majeure, hypohidrose, intolérance à la chaleur, télangiectasies rétro-auriculaires, plus rarement faciès acromégale, lymphœdème. Par la suite, se développe une maladie de surcharge multiviscérale, avec atteinte vasculaire secondaire à des dépôts de Gb3 dans les cellules endothéliales (angiopathie accélérée), hypertrophie ventriculaire gauche, signes neurologiques (accidents vasculaires cérébraux), ORL (hypoacousie) et rénaux (protéinurie, insuffisance rénale) pouvant conduire à une mort précoce. Des formes variantes dont les symptômes sont limités au cœur ou aux reins ont été plus récemment décrites. Les femmes hétérozygotes, conductrices de la maladie, sont souvent symptomatiques mais de façon plus variable et généralement moindre que les hommes. Le diagnostic est définitivement confirmé par le dosage de l'activité enzymatique pour les hommes et la recherche de la mutation du gène *GLA* pour les femmes. Le gène *GLA* a été localisé en Xq22, cloné, et plus de 300 mutations ont été caractérisées. Outre les mesures thérapeutiques symptomatiques classiques, plusieurs essais cliniques ont récemment démontré l'efficacité et la bonne tolérance de l'enzymothérapie recombinante substitutive (agalsidase alpha ou bêta). Ce traitement, institué précocement, pourrait retarder l'apparition des complications rénales, neurologiques et cardiaques [1, 11].

Mucopolysaccharidoses [1]

Elles sont liées à l'accumulation de mucopolysaccharides ou glycosaminoglycanes dans de nombreux tissus, avec une augmentation de leur élimination urinaire (*cf.* chapitre 13).

Les signes cutanés liés à la surcharge (infiltration cutanée marquée par des papules, un épaississement cutané, voire un syndrome sclérodermiforme) sont parfois révélateurs, permettant une prise en charge précoce. Ils sont constants au cours de l'évolution.

La mucopolysaccharidose de type I ou maladie de Hurler est caractérisée par trois variants, de phénotype différent : la maladie de Hurler, la maladie de Scheie la plus modérée, et la maladie de Hurler-Scheie. Ces trois affections sont transmises sur un mode autosomique récessif. Les différents phénotypes sont liés à des mutations alléliques du gène *IDUA* situé sur le chromosome 4p.16.3, codant pour l'α-L-iduronidase. Les signes d'appel dermatologiques les plus précoces sont dominés par les taches mongoliques très étendues, à topographie aberrante, sans tendance à la régression. Il peut s'y associer des modifications du visage avec des traits grossiers et un aplatissement de la racine du nez. Un traitement substitutif par enzymopathie substitutive est disponible (laronidase : Aldurazyme®). La greffe de moelle osseuse en cas d'atteinte sévère reste le plus souvent la seule thérapeutique possible.

La mucopolysaccharidose de type II ou maladie de Hunter est rare, liée à un déficit en iduronate 2-sulfatase, responsable de l'accumulation dans les lysosomes des tissus atteints de dermatane sulfate et d'héparanate sulfate. Le gène codant, *IDS*, est localisé en Xq28. En principe, seuls les garçons sont atteints. Il existe un polymorphisme phénotypique extrême.

Les signes cutanés sont observés dans 20 % des cas : papules de petite taille de couleur ivoire parfois coalescentes et à rechercher sur la partie supérieure du tronc, les faces externes des bras et les faces antérieures des cuisses. La possibilité de taches mongoliques étendues est également notée. Le tableau clinique des formes sévères est caricatural avec dysmorphisme majeur et atteinte neurosensorielle sévère. Le traitement substitutif par enzymopathie substitutive (idursulfase : *Elaprase*®) a obtenu l'autorisation de mise sur le marché pour le traitement à long terme des patients.

Maladies hématologiques

Hémoglobinopathies. Les manifestations cliniques de la drépanocytose sont très variables d'une personne à l'autre et d'un moment à l'autre. Outre les anémies et les infections bactériennes, les accidents ischémiques vaso-occlusifs (AVO) secondaires aux conflits entre les petits vaisseaux et les globules rouges trop peu déformables se manifestent par des ischémies focales (et parfois des infarctus) hyperalgiques lorsqu'elles se situent dans les muscles et les os. Sur le long terme, les AVO peuvent compromettre la fonctionnalité de tel ou tel tissu ou organe. La transmission est autosomique récessive, liée à l'existence d'une hémoglobine S anormale, très fréquente en Afrique noire. La drépanocytose entraîne dès l'adolescence des ulcères de jambes [31] torpides, indolents, surtout dans les formes homozygotes. Un acrosyndrome douloureux, fébrile, des œdèmes périorbitaires, des douleurs osseuses (liées à des infarctus) témoignent de crises hémolytiques aiguës.

La prise en charge doit intégrer, dès la naissance, la prévention des infections, de la douleur et des complications éventuelles, mais aussi la dimension sociale et psycho-éducationnelle, au sein de centres multidisciplinaires dotés de soins intensifs (accès sans délai à la transfusion sanguine). Dans les formes sévères, un médicament orphelin à base d'hydroxycarbamide (hydroxyurée) a obtenu une AMM européenne. La transfusion occasionnelle ou programmée reste une modalité thérapeutique essentielle. La principale indication pour la transplantation de moelle osseuse est la présence d'une vasculopathie cérébrale. Le pronostic est difficilement prévisible. Le décès peut être précipité par un AVO grave ou une défaillance organique.

La thalassémie et, parfois, la microsphérocytose (maladie de Minkowski-Chauffard) entraînent des ulcères de survenue parfois tardive, douloureux, rebelles, avec localisations atypiques et souvent situés à la face dorsale du pied. Des poussées érysipélatoïdes récidivantes des membres inférieurs sont également rapportées.

Un aspect évocateur de pseudo-xanthome élastique cutané, oculaire et vasculaire, a été retrouvé avec une grande fréquence dans ces hémoglobinopathies [32].

Déficits en inhibiteurs de protéases à transmission autosomique dominante [25] :
– inhibiteur de C1-estérase responsable d'œdème angioneurotique héréditaire ou acquis ;
– α_1-antitrypsine : associant emphysème pulmonaire, pancréatopathie, cirrhose hépatique, révélé parfois par des épisodes de panniculites fébriles, avec syndrome inflammatoire, souvent trompeurs.

Biopsie de peau et diagnostic

Le diagnostic des maladies métaboliques reconnues ou supposées, sans expression cutanée clinique, peut être étayé par la biopsie en peau lésée ou même apparemment saine [33] pour examen histopathologique, histochimique, voire immunohistochimique : elle peut mettre en évidence des signes très spécifiques (inclusions évocatrices, à topographie plus ou moins sélective : capillaires, glandes sudorales eccrines, filets nerveux, follicule pileux, etc.).

L'étude d'un déficit enzymatique peut également être effectuée sur cellules, directement ou en culture : fibroblastes cutanés, follicules pileux, cellules fœtales amniotiques.

C'est le cas de certains déficits enzymatiques connus, tels les glycogénoses (types 2, 3, 4), les mucolipidoses (types 2, 3, 4), la maladie de Nieman-Pick type A ou C [11, 34], la mannosidose [14], la GM1 gangliosidose, la galactosialidose [13], la maladie de Sandhoff infantile.

C'est plus encore celui des maladies neurométaboliques de surcharge, dont aucun dépistage biochimique n'est encore possible, telles que la céroïde-lipofuchsinose (maladie de Batten), l'épilepsie myoclonique de Lafora, la dystrophie neuroaxonale [35], etc.

RÉFÉRENCES

1. Fernandes J. et coll., eds., *Inborn metabolic diseases : diagnosis and treatment*, 4th ed. Springer-Verlag, Paris, 2006.
2. Scriver C.R. et coll., eds., *The metabolic and molecular basis of inherited diseases*, 8th ed. Mc Graw-Hill, New York, 2000.
3. Maverakis E. et coll., *J Am Acad Dermatol*. 2007, *56*, 116.
4. Borsatto T. et coll., *BMC Medical Genetics*. 2014, *15*, 96.
5. Saurat J.H. et coll., *Dermatology*. 1994, *188*, 1.
6. Bodemer C. et coll., *Pediatrics*. 1999, *103*, 428.
7. Vaillant L. et coll., *Ann Dermatol Vénéréol*. 1993, *120*, 753.
8. Schiro J.A. et coll., *J Am Acad Dermatol*. 1996, *35*, 868.
9. Blanco-Aguirre M.E. et coll., *Pediatr Dermatol*. 2001, *18*, 388.
10. Rabinowitz L.G. et coll., *J Pediatr*. 1995, *126*, 266.
11. Ellaway C., *Transl Pediatr*. 2016, *5*, 37.
12. Fleming C. et coll., *Br J Dermatol*. 1997, *136*, 594.
13. Kawachi Y. et coll., *Dermatology*. 1998, *197*, 52.
14. Rodriguez-Serna M. et coll., *Arch Dermatol*. 1996, *132*, 1219.
15. Kodama K. et coll., *Br J Dermatol*. 2001, *144*, 363.
16. Jemec G.B.E. et coll., *Pediatr Dermatol*. 1996, *13*, 158.
17. Kokturk A. et coll., *Int J Dermatol*. 2002, *41*, 46.
18. Adisen E. et coll., *Int J Low Exterm Wounds*. 2016, *15*, 86.
19. Oakley A. et coll., *Clin Exp Dermatol*. 1994, *19*, 407.
20. Bodemer C. et coll., *Br J Dermatol*. 1994, *131*, 93.
21. Howard R. et coll., *Arch Dermatol*. 1997, *133*, 1563.
22. Villada G. et coll., *Ann Dermatol Vénéréol*. 1990, *117*, 844.
23. Vabres P. et coll., *Ann Dermatol Vénéréol*. 1998, *125*, 715.
24. Thappa D.M. et coll., *Pediatr Dermatol*. 1998, *15*, 370.
25. Blanco L. et coll., *Br J Dermatol*. 2016, *174*, 753.
26. Chevrant-Breton J. et coll., *EMC Dermatologie*. 2002, 98-725-A10.
27. Ramasamy I., *Clin Chim Acta*. 2016, *454*, 143.
28. Bosch A.M. et coll., *Br J Dermatol*. 1998, *139*, 488.
29. Rehman H.U., *Postgrad Med.J*. 1999, *75*, 451.
30. Mallory S.B. et coll., *Pediatr Dermatol*. 1996, *13*, 169.
31. Delpuget N., *Ann Dermatol Vénéréol*. 1998, *125*, 735.
32. Aessopos A. et coll., *Blood*. 2002, *99*, 30.
33. Abramovich C.M. et coll., *Hum Path*. 2001, *32*, 649.
34. Venencie P.Y. et coll., *Ann Dermatol Vénéréol*. 1994, *121*, 53.
35. Kluger N. et coll., *Ann Dermatol Vénéréol*. 2014, *141*, 192.

19-3 Maladies de la nutrition

M. Rybojad

Les carences alimentaires représentent l'un des principaux problèmes sanitaires à l'échelle mondiale, qu'elles concernent les macronutriments (carence protéinoénergétique) ou les micronutriments (vitamines et éléments-traces minéraux). Ainsi, d'après l'OMS, elles seraient responsables de plus de 20 % de la mortalité des enfants avant l'âge de 5 ans. Ces carences s'observent essentiellement dans les pays pauvres, mais certaines dermatoses carentielles peuvent être décrites dans certaines circonstances, dans les pays riches.

L'expression cutanée des carences nutritionnelles [1-5] est d'analyse difficile : s'il existe de graves carences globales d'apport dans les pays du tiers-monde, il s'agit dans nos régions de *carences sélectives*. Celles-ci peuvent être liées à des déséquilibres alimentaires, à des affections *digestives*, à une *hépatopathie alcoolique*, beaucoup plus rarement à un *trouble métabolique* congénital ou héréditaire, voire à une anorexie mentale ou à un état boulimique avec vomissements forcés.

Leur étiologie varie selon l'âge. Elles peuvent révéler une maladie métabolique chez le sujet jeune (nourrisson, enfant), alors que chez le sujet plus âgé, les étiologies seront dominées par les carences d'apport et les maladies digestives. Les manifestations cutanées sont au premier plan de plusieurs maladies carentielles. Certaines particularités sémiologiques doivent faire évoquer une origine carentielle, surtout lorsqu'elles s'associent à des troubles de la croissance staturopondérale.

Carences globales et désordres alimentaires

Le marasme, surtout chronique, lié à une dénutrition globale et profonde par sous-alimentation, entraîne une peau mince, pâle, sans élasticité, froide, parfois cyanotique, une hyperkératose folliculaire, un aspect d'« eczéma craquelé », une mélanose péribuccale et orbitaire, parfois du tronc et des bras, des cheveux fins, secs, cassants, grisonnants, à croissance très lente, comme celle des ongles. La perte de poids porte surtout sur le tissu adipeux ; l'albuminémie et la cortisolémie sont augmentées alors que l'insulinémie est basse, contrairement aux autres types de malnutrition.

Le kwashiorkor (fig. 19.3), électivement infantile, est l'apanage des pays en voie de développement et résulte d'une malnutrition protéique prédominante, avec des œdèmes en rapport avec l'hypoalbuminémie profonde. L'aspect œdémateux peut masquer la fonte du tissu graisseux (visage lunaire). Les signes cutanés sont au premier plan et ont été reconnus comme nécessaires au diagnostic dès la description princeps du kwashiorkor au Ghana en 1935. Il s'agit d'une dermatose très particulière, érythémateuse, cyanique, vernissée, puis pigmentée, rapidement fissuraire, bulleuse, érosive, à contours très nets, qui se développe au périnée, aux plis et aux zones de pression. Les cheveux sont fins et clairsemés et leur tige est plus claire à sa base. L'alternance de zones claires et de zones plus sombres, consécutive à des périodes de dénutrition et d'alimentation normale, constitue « le signe du drapeau ». La trichomégalie des cils est un signe carentiel non spécifique qui s'observe dans d'autres affections (VIH, dermatomyosite, maladie de Still, etc.). Malgré l'amélioration de la prise en charge, en particulier des méthodes de réalimentation, la mortalité du Kwashiorkor demeure importante. Quelques cas liés à des régimes végétariens stricts ont été décrits aux États-Unis [6].

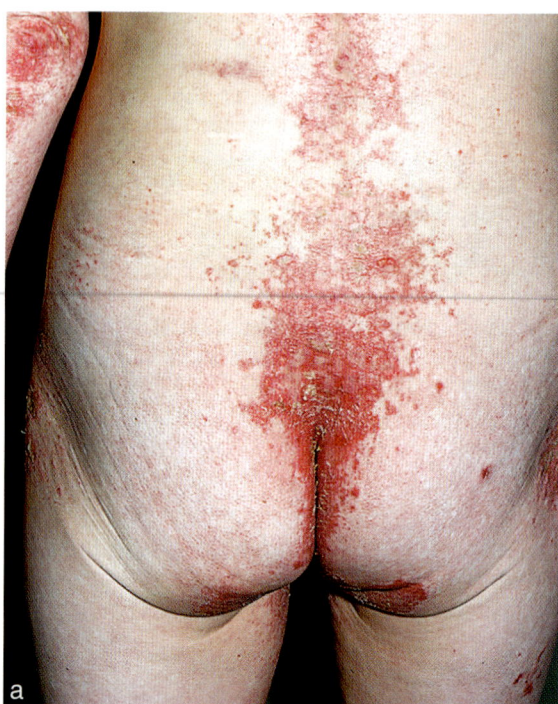

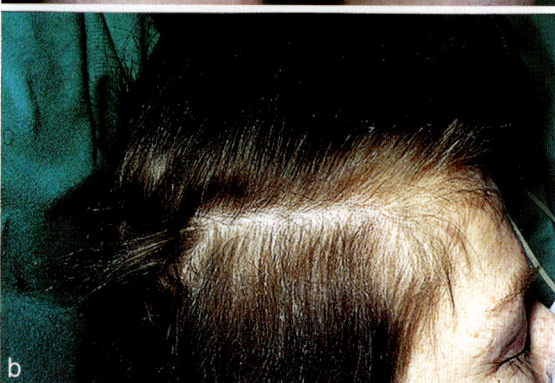

Fig. 19.3 Kwashiorkor.
a. Aspect d'eczéma craquelé et vernissé. b. Dépigmentation en bandes des cheveux, signe du drapeau.

Le noma (*Cancrum oris*), ou gangrène infectieuse buccale, conséquence (et aussi parfois cause) de la dénutrition, entraîne des ulcérations, destructrices, buccofaciales. Une renutrition et une antibiothérapie à large spectre peuvent éviter une évolution délabrante et souvent fatale.

L'ulcère dit « tropical », notamment des membres inférieurs, est aussi de cause complexe – infectieuse surtout – et présente une évolution lente, phagédénique, cicatrisant difficilement, aboutissant parfois à la cancérisation ou à l'amputation.

Manifestations cutanées des maladies internes

19-3 Maladies de la nutrition

L'anorexie mentale [2, 7] et/ou la boulimie, parfois en alternance, sont des troubles compulsifs très fréquents de l'adolescente, associés à une dysmorphophobie, de pronostic souvent grave. L'incidence de l'anorexie est de 2 à 8 pour 100 000. Il existe une nette prédominance féminine (95 %). Son pronostic est grave, car si la guérison peut être obtenue dans 25 % des cas, un passage à la chronicité s'observe dans 75 % des cas. La mortalité se situe entre 1 et 2 % selon les études (dénutrition extrême, troubles du rythme, suicide).

Elle est caractérisée par la triade clinique : «anorexie – amaigrissement – aménorrhée». Les signes cutanés sont la conséquence [3] :
– de *carences globales* ou *sélectives* dans l'anorexie mentale (voire dans la boulimie) ;
– de *troubles hormonaux* (dysthyroïdie, insuffisance ovarienne, hypophysaire).

Tout ceci entraîne une peau sèche, sans élasticité, fine, froide, une *alopécie diffuse*, souvent une *hypertrichose corporelle*, des plages d'*eczéma craquelé sur les chevilles* ou parfois une *paradoxale séborrhée fluente*. Une *acrocyanose* est fréquente. Volontiers associée à des engelures, elle peut dans ce contexte d'altération de l'état général orienter à tort vers l'hypothèse d'une connectivite, d'autant plus que l'anorexie mentale pourrait parfois être réactionnelle aux modifications corporelles induites par les stéroïdes chez les adolescentes lupiques. Les lésions muqueuses comportent des *lésions aphtoïdes*, une chéilite angulaire, parfois des caries dentaires.

L'obésité devient un problème de santé publique considérable dans les pays où l'évolution socio-économique a incité certaines couches de la population à une consommation accrue de nourriture, combinée à une diminution de l'activité physique. Ce problème touche non seulement les adultes, mais aussi, de plus en plus, les enfants. Parmi ses conséquences, diverses facettes de la physiologie cutanée sont altérées. Les plus typiques sont les intertrigos par macération et les modifications de la couche cornée. Les signes les plus fréquents sont l'*acanthosis nigricans* des grands plis, avec ou sans acrochordons, et les signes d'hyperandrogénie et d'hypercorticisme d'entraînement (lésions d'acné, hirsutisme, vergetures) [3]. Enfin, l'acroangiodermatite de stase, les ulcères veineux et l'hyperkératose plantaire sont volontiers source d'érysipèles à répétition et de lymphœdème acquis.

La cicatrisation des plaies est souvent moins facile chez les sujets obèses (troubles de la perfusion et phénomènes mécaniques).

Troubles vitaminiques [1, 8]

Bien que connus expérimentalement depuis longtemps, ils sont difficiles à démontrer car ils s'intriquent souvent ; leur diagnostic biologique est peu fiable ou parfois impossible. L'épreuve thérapeutique de charge reste la seule démonstrative. Certains ont une expression cutanée prédominante : il s'agit surtout de carences acquises ; plus exceptionnelles sont les anomalies congénitales héréditaires du métabolisme des vitamines (*cf.* chapitre 19-2) comme la biotine, les folates, la cobalamine.

Vitamine PP

Elle comprend deux substances : l'acide nicotinique (niacine) et l'amide nicotinique (nicotinamide) ; le tryptophane est le précurseur de ce dernier. Son métabolisme nécessite la présence de coenzymes vitaminiques B1, B2, B6 et son déficit entraîne une carence en zinc [8].

Les causes de carences sont multiples : régime exclusif de maïs ou sorgho, malabsorption digestive, déficit congénital de l'absorption et du transfert du tryptophane (maladie de Hartnup), alcoolisme, régime végétarien strict, médicaments (INH : isoniazide, sulfamides, anticonvulsivants, antidépresseurs, 6-mercaptopurine et 5-fluoro-uracile), tumeur carcinoïde (déviation métabolique du tryptophane vers la voie de la sérotonine).

La pellagre [9] (et les érythèmes pellagroïdes) réalise une triade clinique cutanée, digestive et parfois neurologique («DDD» : diarrhée, démence, dermatite). L'aspect dermatologique se traduit par un érythème œdémateux, rouge sombre, prédominant aux zones découvertes, à limites nettes, suivi de décollements bulleux sérohémorragiques, cicatrisant lentement et laissant une peau fine, pigmentée, craquelée. Il peut s'y associer, dans les formes graves, une diarrhée avec stomatite et glossite, une apathie, un syndrome dépressif, des troubles sensoriels [1].

Le diagnostic peut être obtenu par dosage de la vitamine PP (inconstamment abaissée).

Le traitement (500 mg/24 h IV d'amide nicotinique) entraîne une régression rapide des signes cutanés, puis neurologiques et digestifs.

Vitamine B6 (pyridoxine)

Sa carence est liée à une augmentation des besoins (excès alimentaires de conserves riches en protides), un défaut de stockage hépatique (alcoolisme), un médicament (INH) ; elle entraîne secondairement une carence en vitamine PP ; en quelques semaines apparaît une dermatite séborrhéique périorificielle proche de celle des carences en vitamine B2 ou en zinc. Le test de charge en tryptophane (mesure de l'acide xanthurénique urinaire) est fiable. La vitamine B6 *per os* ou IV (1 g/j) entraîne une guérison en quelques mois.

Vitamine B2 (riboflavine)

La carence est liée aux régimes hypoprotidiques, à l'alcoolisme, à la cirrhose hépatique ; elle entraîne une atteinte *oculo-orogénitale* avec chéilite fissuraire, perlèche, érythème périorificiel et blépharoconjonctivite (*cf.* fig. 16.42). Ceci rappelle la carence en zinc ; le dosage sanguin de la riboflavine étant peu fiable, seul le traitement d'épreuve (20 à 40 mg/j IV) confirme le diagnostic.

Vitamine B5 (acide pantothénique)

Elle possède des effets cicatrisants ; une alopécie avec canitie apparaît chez l'animal lors des carences prolongées [1, 8].

Vitamine B12 (cobalamine)

Absorbée dans l'iléon après fixation à pH acide dans au facteur intrinsèque sécrété par les cellules pariétales gastriques, elle est transportée dans le sang par trois protéines (transcobalamines I, II, III). Sa carence est liée à des troubles gastro-intestinaux, acquis, exceptionnellement congénitaux. La glossite de Hunter (présente dans toutes les anémies mégaloblastiques, dont l'anémie de Biermer), l'hyperpigmentation réticulée des pulpes digitales, nucale, axillaire, abdominale, unguéale, sont évocatrices, s'associant parfois à des signes neurologiques d'atteinte médullaire cordonale postérieure ; le dosage radio-immunologique de la vitamine B12 est nécessaire avant tout traitement (50 à 100 µg/j IM) [1, 8].

Acide folique (acide ptéroyl-glutamique)

Réduit dans l'organisme en acide tétrahydrofolique de façon stable grâce à la vitamine C, il est nécessaire à la synthèse de l'ADN. Les carences d'apport sont rares ; plus fréquents sont les troubles d'absorption et surtout l'augmentation des besoins (grossesse, syndrome myéloprolifératif, anémie hémolytique, dialyse, prématurité, etc.), ou des pertes (exfoliation cutanée) ; certains médicaments ont une activité antifolinique (méthotrexate, pyriméthamine, anticonvulsivants) ; la carence en vitamine B12 bloque la pénétration cellulaire de l'acide folique.

Les signes cutanés sont ceux de la carence en vitamine B12 ; les médicaments antifoliniques créent des ulcérations orales et gastro-intestinales. Le dosage des folates sériques est fiable ; le traitement par acide folique seul (10 à 30 mg/j IV ou IM) confirme la carence sélective [1, 8].

Maladies de la nutrition

Vitamine A

Absorbée sous forme de rétinol ou carotène, stockée dans le foie, elle est distribuée aux tissus par une protéine de transport sanguin, la RBP (*Retinol Binding Protein*).

La carence [1] est rarement d'apport mais d'absorption et de stockage hépatique (cirrhose alcoolique) ; elle entraîne une peau sèche rugueuse, squameuse, ridée, une atrophie sébacée et sudorale, une hyperkératose folliculaire (ou phrynodermie) peu spécifique, des membres, de la nuque, des épaules, du tronc ; des signes oculaires (baisse de vision nocturne, kératomalacie) sont évocateurs. Le dosage de la vitamine A ou l'hypervitaminémie A provoquée aide au diagnostic. Le traitement (50 000 U/j *per os*) amène la guérison en quelques mois.

L'hypervitaminose A décrite chez l'enfant, plus rare chez l'adulte, entraîne une peau sèche, desquamante avec prurit et surtout troubles neurologiques centraux (hypertension intracrânienne), parfois cirrhose hépatique, hypercalcémie en cas d'intoxication massive et surtout chronique médicamenteuse (*cf.* chapitre 22).

La vitamine A, et surtout ses dérivés rétinoïdes de synthèse, auraient un effet de prévention des cancers cutanés liés aux UV [10].

Une caroténodermie liée à un défaut de conversion du carotène en rétinol (vitamine A), par exemple au cours du diabète, de l'hypothyroïdie, de syndromes néphrotiques ou d'hépatopathie, ou à un excès de caroténoïdes alimentaires (carottes) ou médicamenteux (*cf.* chapitre 22) entraîne une coloration jaune orangé de certaines zones cutanées (périnasale, palmoplantaire) sans signe de toxicité [11].

Vitamine C (acide ascorbique, forme lévogyre)

Elle a de nombreux rôles dans le métabolisme du collagène, du fer, du soufre, de la tyrosine, de l'acide folique.

Des déficits s'observent au cours de dénutrition, d'alcoolisme, de brûlures étendues.

L'hypovitaminose ou *scorbut* [5] réapparue ces dernières années associe glossite, gingivite hypertrophique, hémorragique, déchaussement dentaire, troubles osseux (bande sombre à la métaphyse des os longs).

Les signes cutanés (fig. 19.4) parfois précoces sont la kératose folliculaire avec « poils en tire-bouchon » et *hémorragies périfolliculaires* (cuisse, face antérieure de l'abdomen et des avant-bras) puis un *purpura extensif polychrome*, ecchymotique, doublé d'un œdème sclérodermiforme, parfois des hypodermites hémorragiques. Le dosage de l'acide ascorbique intraleucocytaire peut être normal au début. Le traitement (1 à 2 g/j IV ou *per os* d'acide ascorbique) amène la guérison.

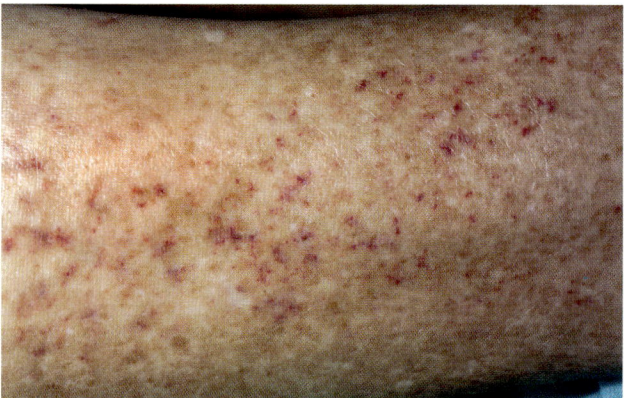

Fig. 19.4 Purpura folliculaire du déficit en vitamine C.

Le tableau est plus trompeur chez l'enfant. Il touche le nourrisson ou le jeune enfant, soit du fait d'un allaitement artificiel trop prolongé, et sans supplémentation, soit du fait d'un régime excluant les légumes et les fruits frais. Il se révèle initialement par une asthénie et des troubles de la marche, avec une boiterie douloureuse, s'aggravant progressivement pour aboutir à une impotence fonctionnelle, voire une pseudo-paralysie avec des membres inférieurs en flexum. Ici, le purpura infiltré et la tendance ecchymotique peuvent orienter à tort vers une vasculite, une leucémie ou un syndrome des enfants battus [1, 8].

Vitamine E

Son rôle antioxydant dans la stabilité des membranes cellulaires et dans la synthèse de l'hème lui fait attribuer des propriétés eutrophiantes et antivieillissement [1, 8], seule ou en association avec d'autres agents antioxydants (vitamine C [12], polyphénol carotène).

Vitamine K

Elle intervient dans la synthèse des facteurs II, VII, IX et X de la coagulation. Un syndrome hémorragique avec chute du taux de prothrombine est observé lors de carences d'apport (nouveau-né), d'absorption (ictère rétentionnel), d'utilisation (cirrhoses hépatiques, traitement par antivitamine K). Les déficits en protéines C et S, dépendantes de la vitamine K, sont discutés au chapitre 14.

L'injection intramusculaire de vitamine K chez le nouveau-né comme chez l'adulte est parfois suivie de réaction inflammatoire eczématiforme, pouvant exceptionnellement évoluer vers des hypodermites sclérodermiformes et des nécroses [13].

Biotine (vitamine H)

Coenzyme de nombreuses carboxylases, elle intervient dans le métabolisme des acides aminés et pyruvique. Un excès d'avidine (blanc d'œuf cru) peut inactiver la biotine. Chez l'adulte, la carence entraîne glossite, stomatite douloureuse fissuraire et peau sèche grisâtre. Chez l'enfant, un *déficit en carboxylases* (*cf.* chapitre 19-2) réalise soit un tableau précoce avec coma d'acidose lactique, dermite périorificielle et alopécie, soit une forme dégradée « pseudo-acrodermatite entéropathique » ; seul le traitement IV ou *per os* amène une guérison rapide spectaculaire [11, 14].

Carences en acides gras essentiels (AGE)

Elles sont parfois associées à un déficit en zinc et apparaissent lors de défaut d'apport (prématurité, hyperalimentation veineuse prolongée). Elles entraînent une xérose cutanée avec aspect d'ichtyose et d'eczéma craquelé associé à des troubles de croissance. Le diagnostic est porté sur le dosage des AGE sériques. Le traitement peut être local percutané, ou systémique, IV ou *per os* [11, 15].

Vitamines d'utilisation topique

L'utilisation des vitamines par voie topique apparaît séduisante à visée préventive ou curative, notamment dans le domaine esthétique.

La vitamine A est procicatrisante. Ses dérivés, l'acide rétinoïque, son isomère 13-*cis* et le rétinaldéhyde ont un rôle régulateur et de maturation épidermique, une action favorable sur la synthèse du collagène. Ces propriétés sont mises en avant dans le domaine du vieillissement cutané, de l'acné et du psoriasis.

La vitamine E a une activité antioxydante, antiradicaux libres et un effet photoprotecteur en association à la vitamine C.

La vitamine C, actuellement obtenue en préparation stable, est antioxydante comme la vitamine E, et est présente dans des associations sélénium + vitamine E, photoprotectrices et antivieillissement [16].

La vitamine D3 [17, 18] et ses analogues, le calcipotriol, mais aussi le calcitriol sont proposés dans les maladies prolifératives comme le psoriasis, les ichtyoses mais aussi les scléroses cutanées.

La vitamine K améliorerait la résorption des hémorragies cutanées [19].

Carences et excès en oligoéléments

Fer

La carence en fer [10] acquise est fréquente, notamment au cours des saignements occultes chroniques ou de déficit d'apport (alimentation végétarienne) ; une pâleur, une alopécie (*cf.* chapitre 15), une discrète atrophie, une sécheresse cutanée peuvent apparaître ainsi qu'une glossite atrophique, douloureuse, parfois érosive, voire lichénoïde ; la koïlonychie (fig. 19.5) est très fréquente. Tous ces signes s'amendent avec le traitement substitutif *per os*. Le syndrome de Plummer-Vinson, exceptionnel, associe une stomatite et une sténose œsophagienne haute, une anémie hypochrome sidéropénique.

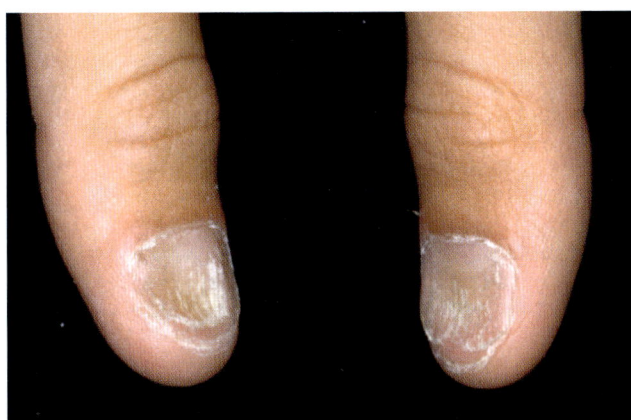

Fig. 19.5 Koïlonychie (ongle « en cuillère ») lors d'un déficit en fer.

L'hémochromatose héréditaire se transmet sur le mode autosomique récessif. La mise en évidence de la mutation du gène *HFE* a actuellement une place privilégiée dans le diagnostic. Elle est responsable d'une absorption intestinale excessive de fer, avec pour conséquence une véritable thésaurismose, prédominant au niveau cardiaque, hépatique et cutané. La précocité du dépistage est essentielle. L'hémochromatose est parfois secondaire à l'intoxication alcoolique, post-transfusionnelle ou même nutritionnelle et associe hépatomégalie d'évolution cirrhogène, diabète, hypoandrie, cardiomyopathie, arthropathie.

La peau acquiert un aspect « grisâtre », métallique, qui intéresse le visage, les grosses articulations et les organes génitaux. Une peau fine atrophique, douce, une hypopilosité, des cheveux fins, une leuconychie, une koïlonychie attirent l'attention vers l'hémochromatose familiale. Ce sont des signes tardifs, apparaissant après la 3e décennie chez l'homme et après la 4e décennie chez la femme, au cours de l'hémochromatose héréditaire. La survenue d'une ichtyose peut témoigner d'une cancérisation hépatique.

Une porphyrie cutanée tardive peut s'associer et disparaître après les saignées.

Zinc [11, 17]

Il peut s'agir de déficit héréditaire : l'acrodermatite entéropathique (AE). La transmission est autosomique récessive, liée à un déficit partiel de l'absorption intestinale du zinc, par anomalie d'un transporteur entérocytaire du zinc. Le gène est localisé sur le chromosome 8 (8q24.3) [20]. Il survient chez le nourrisson, lors du sevrage de l'allaitement maternel ; rarement c'est l'inverse, avec un tableau d'acrodermatite pendant l'allaitement maternel exclusif du fait d'un défaut d'apport par le lait maternel. *Plusieurs maladies métaboliques avec déficit enzymatique varié* s'accompagnent d'un tableau proche de l'AE (*cf.* tableau 19.1) notamment lors de régimes sélectifs drastiques.

Il peut être acquis au cours de la mucoviscidose, de maladies inflammatoires du tube digestif (MICI), d'alimentation veineuse exclusive prolongée, sans apport de zinc, de cirrhose et de pancréatite alcoolique, de régime végétarien.

Le tableau cutané est très évocateur en présence d'une dermatose périorificielle, bipolaire et acrale. L'aspect est celui d'une dermatose érosive, parfois bulleuse, hyperkératosique ou psoriasiforme à topographie narinaire, palpébrale, péribuccale et génitale. L'atteinte muqueuse est fréquente avec stomatite, balanite, vulvite et/ou anite.

L'alopécie progressive, associée à des troubles de l'humeur (irritabilité, dépression) et à une diarrhée oriente le diagnostic ; celui-ci est affirmé par l'hypozincémie et sa conséquence : la chute du taux des phosphatases alcalines sériques ; le traitement substitutif IV ou *per os* par des sels de zinc (gluconate, sulfate) amène une guérison spectaculaire en quelques jours. Le traitement doit être poursuivi à vie au cours de l'acrodermatite entéropathique.

Sélénium

La carence se manifeste par une dépigmentation cutanéophanérienne (pseudo-albinisme), une macrocytose et une augmentation des transaminases et créatine-kinase. Elle s'observe lors d'alimentations parentérales prolongées [21]. L'intoxication au sélénium, par excès de supplément alimentaire par exemple, peut entraîner une alopécie et des anomalies unguéales sous formes de leuconychies successives parallèles à la lunule (lignes de Mee) [22].

RÉFÉRENCES

1. Barthelemy H. et coll., *J Am Acad Dermatol.* 1986, *15*, 1263.
2. Schulze U.M. et coll., *Pediatr Dermatol.* 1999, *16*, 290.
3. Garcia Hidalgo L., *Am J Clin Dermatol.* 2002, *3*, 497.
4. Miller S.J., *J Am Acad Dermatol.* 1989, *21*, 1.
5. Safa G. et coll., *Ann Dermatol Vénéréol.* 2001, *128*, 1225.
6. Liu T. et coll., *Arch Dermatol.* 2001, *137*, 630.
7. Toulany A. et coll., *Pediatrics.* 2014, *133*, e447.
8. Chevrant-Breton J. et coll., *EMC.* 1996, 2-475-A-10.
9. Karthi-Keyan K. et coll., *Int J Derm.* 2002, *41*, 476.
10. Sato S., *Semin Dermatol.* 1991, *10*, 313.
11. Jen M. et coll., *Clin Dermatol.* 2010, *28*, 669.
12. Eberlein-König B. et coll., *J Am Acad Dermatol.* 1998, *38*, 45.
13. Bourrat E. et coll., *Ann Dermatol.* 1996, *23*, 634.
14. Mock D.M., *Semin Dermatol.* 1991, *10*, 296.
15. Montpoint S. et coll., *Ann Dermatol Vénéréol.* 1992, *119*, 233.
16. Dreno B. et coll., *Ann Dermatol Vénéréol.* 1988, *115*, 741.
17. Fogh K. et coll., *Clin Dermatol.* 1997, *15*, 705.
18. Kragballe K., *J Am Acad Dermatol.* 1997, *37*, S72.
19. Shah N.S. et coll., *J Am Acad Dermatol.* 2002, *47*, 241.
20. Wang, K., *Am J Hum Genet.* 2001, *68*, 1055.
21. Winton N.E. et coll., *J Pediatr.* 1987, *111*, 711.
22. Sutter ME et coll., *Ann Intern Med.* 2008, *148*, 970.

19-4 Affections du tube digestif

E. Delaporte

De nombreuses affections du tube digestif comportent des manifestations cutanées qui peuvent être révélatrices, ce qui place le dermatologue en première ligne pour orienter vers la consultation de gastro-entérologie. À l'inverse, le gastro-entérologue est souvent confronté à des lésions cutanéomuqueuses pour lesquelles se pose la question d'une éventuelle relation avec une maladie digestive déjà connue [1, 2].

Maladies inflammatoires cryptogénétiques de l'intestin (MICI)

Les manifestations cutanéomuqueuses sont plus nombreuses au cours de la maladie de Crohn (MC) que de la rectocolite hémorragique (RCH).

Dermatoses réactionnelles

Aphtose buccale (cf. chapitre 16-1)

Il s'agit le plus souvent d'aphtes communs, mais dans la MC, on peut observer une aphtose miliaire, des aphtes à tendance extensive, ou des aphtes bipolaires [3]. Une aphtose récidivante chez un sujet jeune doit faire chercher l'absence de tendance diarrhéique, de lésion périanale, de déficit en acide folique, fer ou vitamine B12 en rapport avec une malabsorption et pratiquer au moindre doute une exploration digestive, surtout s'il existe des antécédents familiaux de MICI. Les ulcérations aphtoïdes chroniques peuvent correspondre à des lésions granulomateuses spécifiques de MC.

Érythème noueux (EN) (cf. chapitre 10-3)

L'EN survient souvent pendant la 1re année d'évolution d'une MICI connue. L'existence de manifestations digestives au cours d'un EN doit amener à chercher systématiquement une MICI dès lors qu'une infection intestinale (cf. infra) aura été éliminée. Plus rarement, l'EN peut évoluer indépendamment des signes digestifs et même les précéder. Cependant, en l'absence de signes d'appel, l'exploration intestinale systématique n'est pas recommandée dans la mesure où les MICI ne représentent qu'un faible pourcentage des étiologies des EN. Lorsque la MICI est traitée par azathioprine, des lésions d'EN s'accompagnant d'une fièvre élevée et d'une importante neutrophilie peuvent révéler un syndrome d'hypersensibilité

Dermatoses neutrophiliques (cf. chapitre 11-4)

Le **pyoderma gangrenosum (PG)** ne complique que 1 à 3 % des MICI, plus volontiers en cas d'atteinte colique, de manifestations extra-digestives non cutanées associées et d'antécédent de chirurgie digestive spécifique [4], mais les *MICI représentent la première étiologie de PG* (20 à 30 % des cas). Le PG peut précéder le diagnostic de MC, ce qui justifie en l'absence d'étiologie hématologique ou rhumatologique *l'exploration endoscopique systématique*, car il existe fréquemment une *dissociation clinico-anatomique* avec retard des signes cliniques sur les signes endoscopiques et histologiques. Le PG ne répond pas toujours au traitement de la MICI et survient d'ailleurs, le plus souvent, alors que la MICI est déjà traitée. Les *anti-TNF* sont actuellement indiqués en 2e intention après échec des corticoïdes associés aux immunosuppresseurs [5]. Les soins locaux avec des produits iodés doivent être évités du fait d'un phénomène de pathergie (activation des polynucléaires neutrophiles). *Le sevrage tabagique* doit être présenté comme une mesure associée essentielle.

Le syndrome de Sweet (SS) associé à la MC se manifeste volontiers par des lésions à composante pustuleuse. La MICI n'est pas toujours connue mais elle est le plus souvent en poussées, incitant comme pour l'EN à réaliser une *exploration digestive systématique* dès lors qu'une cause infectieuse a été éliminée. Plusieurs observations de SS révélateurs de MICI ont ainsi été rapportées [6].

Le syndrome arthrocutané lié aux MICI est parfois révélateur et évolue parallèlement à l'affection digestive. L'éruption est faite de pustules non folliculaires reposant sur une base érythémateuse. Des nouures et des manifestations systémiques sont associées : fièvre, myalgies, polyarthralgies, arthrites périphériques, conjonctivite. L'histologie associe des signes de pustulose sous-cornée et de SS sans vasculite. Le diagnostic différentiel se pose avec les manifestations cutanées des septicémies, la maladie de Behçet ainsi que le SS et le PG vis-à-vis desquels le problème est surtout nosologique [6]. Le traitement de choix est la corticothérapie générale mais les antibiotiques (quinolones ou métronidazole) actifs sur la pullulation bactérienne intestinale sont souvent associés en début de traitement.

La pyostomatite-pyodermite végétante est un marqueur de haute spécificité des MICI [3] qui doit être connu malgré sa rareté. L'image caractéristique est celle de pustules qui, par coalescence, donnent *l'apparence de « traces d'escargots » disposées sur les gencives*, la face interne des joues, les lèvres et le palais. La langue et le plancher buccal sont respectés. Ces lésions indolores sont facilement rompues et font place à des érosions à tendance végétante. Les localisations génitales sont exceptionnelles. Dans la moitié des cas, il existe une atteinte cutanée pouvant retarder le diagnostic si elle précède les lésions muqueuses. Les pustules sont intra et/ou sous-épithéliales et contiennent des éosinophiles mais surtout des neutrophiles [7]. Le traitement de référence est la corticothérapie générale, mais en cas de résistance ou de dépendance, la dapsone et les anti-TNF sont indiqués.

Les abcès aseptiques sous-cutanés correspondent vraisemblablement à des formes profondes de SS ont été rapportés au cours des MICI [8]. Par ailleurs des abcès viscéraux peuvent également s'observer au cours de la MC qu'ils peuvent révéler voire précéder de plusieurs mois. Les anti-TNF ont été utilisés avec succès chez quelques malades corticorésistants ou dépendants.

Les autres dermatoses neutrophiliques : pustulose sous-cornée, *erythema elevatum diutinum* et pustulose à IgA intra-épidermique ont également été observées au cours des deux types de MICI, mais le parallélisme évolutif entre les deux affections n'est pas toujours constaté.

Lésions granulomateuses spécifiques de la maladie de Crohn

Elles sont définies par la présence du granulome gigantocellulaire, très évocateur en l'absence de nécrose caséeuse, mais qui n'est trouvé que dans un tiers des cas. La réalisation de coupes sériées est indispensable.

Les lésions anopérinéales s'observent dans 35 à 40 % des cas, surtout en cas d'atteinte colique [9]. Elles peuvent précéder les signes digestifs, généralement de quelques mois, parfois de quelques années. Les aspects cliniques sont très variés : fissures périanales, lésions végétantes pseudo-tumorales à type de marisques œdémateuses, ulcérations linéaires et profondes en coup de couteau, ulcérations creusantes pouvant entraîner une destruction du sphincter anal, abcès se compliquant de fistules anales, périnéales ou rectovaginales (fig. 19.6). L'évolution de ces lésions est marquée par des successions de poussées et de rémissions, généralement indépendantes de l'activité de la MC. Ces tableaux de suppuration périnéofessière peuvent correspondre et/ou s'associer de manière non fortuite à une maladie de Verneuil [10]. Les deux affections sont sévères lorsqu'elles sont associées, ce qui rend d'autant plus pertinent l'arrêt du tabac, facteur de risque commun.

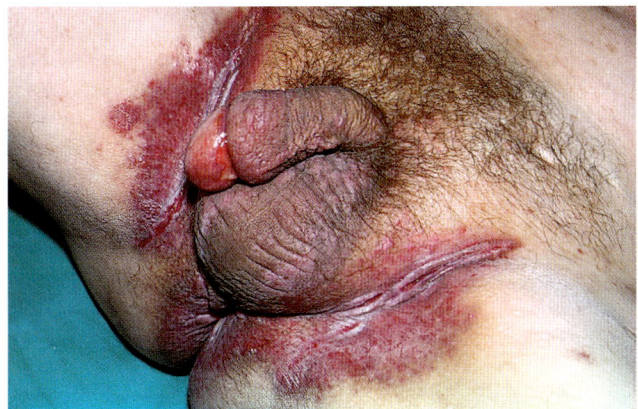

Fig. 19.6 Maladie de Crohn : atteinte cutanée spécifique, fissures périnéales profondes.

Les lésions génitales s'observent en général chez des patients dont la MC est connue depuis plusieurs années mais peuvent précéder les signes digestifs. Elles sont le plus fréquemment associées à des atteintes anopérinéales. Chez la femme, il s'agit d'ulcérations linéaires vulvaires en coup de couteau ou d'un œdème labial induré douloureux, souvent asymétrique. Des lésions identiques peuvent également s'observer chez l'enfant [10]. Les localisations masculines sont exceptionnelles et se présentent sous la forme d'œdème scrotal et/ou pénien, de phimosis serré acquis, d'ulcérations chancriformes ou linéaires caractéristiques (fig. 19.6) [11].

Les lésions orofaciales [3] peuvent être des ulcérations linéaires à bords hyperplasiques des sillons gingivojugaux, des ulcérations aphtoïdes, des lésions polypoïdes de la muqueuse buccale, une hyperplasie œdémateuse et fissurée de la face interne des joues ou des lèvres, réalisant un aspect « en pavé » (cobblestone), une chéilite granulomateuse qui se manifeste par un œdème induré d'une ou deux lèvres, épisodique au début puis permanent. L'atteinte labiale est habituellement asymétrique, fissuraire et s'accompagne d'une perlèche. En l'absence d'argument pour une sarcoïdose, il faut réaliser un bilan digestif au moindre signe d'appel car cette chéilite granulomateuse peut précéder de plusieurs années les manifestations intestinales [12]. L'observation de lésions de la muqueuse buccale impose l'examen de la muqueuse anale car ces deux sites sont souvent atteints de manière concomitante.

Les lésions cutanées sont rares et extrêmement trompeuses car d'un grand polymorphisme clinique, à type d'érythème facial, de nodules acnéiformes, de pseudo-érysipèle ou d'intertrigo. Des lésions nodulaires ou des plaques érythémateuses indurées parfois ulcérées sont plus évocatrices chez ces malades dont la MC est en règle connue depuis de nombreuses années mais habituellement quiescente. Les localisations inaugurales sont exceptionnelles. Il ne faut pas hésiter à biopsier systématiquement toute manifestation dermatologique inhabituelle au cours d'une MC de manière à ne pas méconnaître un carcinome épidermoïde chez ces patients traités par immunosuppresseurs/immunomodulateurs au long cours.

Le traitement des lésions spécifiques de MC est difficile et n'est pas codifié. Le rôle aggravant du tabac, bien identifié pour l'atteinte digestive, n'a pas été évalué pour les lésions cutanées. Il faut néanmoins essayer d'obtenir le sevrage s'agissant de lésions particulièrement résistantes aux traitements médicaux. Peuvent être proposés : excision chirurgicale en cas de lésion unique de petite taille, corticoïdes (intralésionnels, topiques ou *per os*), antibiotiques, sulfasalazine, immunosuppresseurs (azathioprine, 6-thioguanine, méthotrexate et ciclosporine), et anti-TNF. Les anti-TNF peuvent également être efficaces sur les lésions de maladie de Verneuil associées à la MC [10]. Enfin, le thalidomide (activité anti-TNF) et la photochimiothérapie extracorporelle peuvent constituer des alternatives thérapeutiques.

Manifestations carentielles

Elles sont la conséquence de la malabsorption, de la réduction des apports et de l'augmentation des pertes digestives. Les carences sont globales ou sélectives (vitamines, folates, fer, protides, surtout acides gras essentiels et zinc, etc.) et sont à l'origine de troubles pigmentaires, de pellagre, d'atteinte muqueuse, de troubles des phanères, d'hippocratisme digital, de xérodermie, de zones ecchymotiques en rapport avec un scorbut, d'état ichtyosiforme, de kératose pilaire, d'éruption eczématiforme, etc. La carence en zinc est notée dans 35 à 45 % des MC. Les signes cutanés ne sont cependant pas très fréquents et sont trompeurs quand ils surviennent en phase de quiescence de la MICI : intertrigo de la région génitale, vulvite œdémateuse et suintante, érythème douloureux scrotal, ou eczéma craquelé. Il ne faut pas hésiter à prescrire un traitement d'épreuve en doublant la dose usuelle du fait de la malabsorption.

Autres manifestations

Complications péristomiales. Elles comportent : pyoderma gangrenosum, fistule entérocutanée, lésions spécifiques de MC et dermites irritatives.

Maladies auto-immunes [13]. Elles évoluent indépendamment des poussées digestives.

Épidermolyse bulleuse acquise. Elle est dans 30 % des cas associée à une MICI, principalement une MC. Il s'agit toujours de formes non inflammatoires qui apparaissent chez des patients dont la MICI est déjà connue mais elles peuvent aussi la précéder, parfois de plusieurs années, ce qui justifie la réalisation d'un bilan digestif chez tout patient atteint d'EBA.

Autres maladies auto-immunes. Il s'agit de dermatose à IgA linéaires, vitiligo, pelade, lupus érythémateux, sclérodermie, lichen, polychondrite, syndrome de Gougerot-Sjögren, etc.

Psoriasis. Le psoriasis et les MICI sont des maladies inflammatoires à médiation immune qui partagent des mécanismes physiopathogéniques et une prédisposition génétique [14]. Ceci explique que le psoriasis soit plus souvent observé chez les malades atteints de MICI avec un risque multiplié par 2 tant pour la RCH que pour la MC. Il s'agit de psoriasis vulgaires qui n'évoluent pas de façon parallèle aux poussées digestives. Cette dermatose est aussi plus fréquente chez les apparentés au premier degré des patients atteints de MICI. Les *éruptions psoriasiformes paradoxales induites par les anti-TNF*, chez environ 5 % des patients traités, peuvent être sévères et entraîner l'arrêt du traitement dans un tiers des cas [15].

Affections du tube digestif

Infections bactériennes du tube digestif

Yersinioses et salmonelloses

L'érythème noueux est rarement rapporté en association avec les salmonelloses mais s'observe dans 10 à 30 % des yersinioses au cours desquelles il concerne principalement les femmes (3/1). Il s'observe plus rarement chez les enfants. Il survient brutalement, précédé dans plus de la moitié des cas par une symptomatologie digestive. Le tableau clinique est en règle typique mais quelques particularités sont parfois notées : nouures très inflammatoires, atteinte des quatre membres comme dans les MICI, association à des lésions d'érythème polymorphe.

Le syndrome de Sweet a rarement pour étiologie des infections du tube digestif mais quelques observations ont été rapportées avec *Y. enterocolitica* et *S. typhimurium*. La symptomatologie digestive précède ou accompagne les signes cutanés mais peut manquer. Dans les yersinioses, l'isolement de la bactérie dans les selles est inconstant mais le sérodiagnostic est toujours positif.

D'autres manifestations cutanées peuvent également s'observer :
– dermo-hypodermite des membres inférieurs mimant un érysipèle ou une vasculite type PAN cutanée dans les yersinioses ;
– taches rosées lenticulaires souvent profuses à type de roséole survenant après une antibiothérapie instituée d'emblée à dose totale dans les salmonelloses.

Maladie de Whipple (fig. 19.7)

C'est une maladie systémique d'étiologie infectieuse, à déterminisme intestinal et articulaire prédominant, due à *Tropheryma whippelii*. Le polymorphisme des formes extradigestives (pleuro-pulmonaires, cardiovasculaires, neuropsychiatriques, hépatiques, oculaires, etc. et cutanées) explique les retards diagnostiques fréquents [16]. Il faut l'évoquer devant une éruption lichénoïde récidivante, une vasculite éosinophilique, une ichtyose, un tableau d'érythrodermie dont l'histologie peut en imposer pour une sarcoïdose, des nodules sous-cutanés ou un érythème noueux, ou une hyperpigmentation brun grisâtre des zones exposées et des cicatrices chez un sujet avec une perte de poids et/ou une diarrhée inexpliquées.

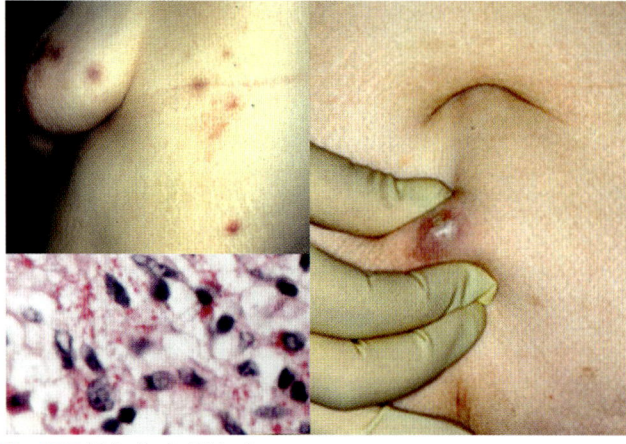

Fig. 19.7 Maladie de Whipple.

Infections à *Helicobacter pylori*

Cette bactérie a été incriminée dans la survenue de nombreuses dermatoses : rosacée, urticaire chronique, psoriasis, vitiligo, pemphigus profond, purpura rhumatoïde, phénomène de Raynaud et syndrome de Sweet, mais la relation de causalité est actuellement impossible à retenir au vu des données de la littérature.

Syndrome de malabsorption

Il associe une diarrhée et un syndrome carentiel plus ou moins complet (protides, vitamines, oligoéléments, etc.), responsable de nombreux signes peu spécifiques : xérose, pigmentation, atteinte de la muqueuse buccale (stomatite, glossite, chéilite, aphtes), koïlonychie, chute des cheveux, etc. (*cf.* chapitre 19-3). Des tableaux cliniques plus évocateurs peuvent être observés dans la carence en zinc et en acides gras essentiels et dans la dermatite herpétiforme.

Déficit en zinc. Outre les signes muqueux, on constate des lésions érythématosquameuses de siège péribuccal, palpébral, périnarinaire, génital et périanal où l'évolution est souvent érosive avec extension à la face interne des cuisses et à la région sacrofessière. Dans les formes sévères, on observe souvent des lésions bulleuses ou nécrotiques superficielles d'évolution centrifuge, réalisant des aspects serpigineux et circinés comparables à ceux observés dans l'érythème nécrolytique migrateur [17]. Le zinc plasmatique ne représentant que 1 % du pool zincique, la zincémie n'est indicative de carence que si elle est nettement abaissée. Le seul critère formel de diagnostic est la réponse spectaculaire au traitement spécifique administré *per os* dans les formes mineures (Rubozinc®) ou par voie IV (Zinc injectable Aguettant®) en cas de déficit sévère.

Carence en AGE. Elle est très souvent associée à d'autres carences dans un contexte de malnutrition (alcoolisme, cancer évolué), de malabsorption sévère (résection intestinale) ou au cours des alimentations parentérales déséquilibrées. Le tableau clinique évoque volontiers une dermite microbienne ou séborrhéique avec des lésions érythématosquameuses des grands plis, du visage, du cuir chevelu ou parfois généralisées. La peau est sèche, à tendance atrophique et des aspects ichtyosiformes ou d'eczéma craquelé, du purpura par fragilité capillaire peuvent être notés. Les atteintes périorificielles sont parfois constatées et soulèvent la question du diagnostic différentiel et/ou de l'association possible avec une carence en zinc. Le diagnostic repose sur le dosage des AGE.

Dermatite herpétiforme (DH) (*cf.* chapitre 10-11). Elle représente l'expression cutanée de l'entéropathie au gluten ou maladie cœliaque constamment associée mais le plus souvent infraclinique. À l'inverse, la DH ne s'observe que chez 20 à 25 % des patients au cours de l'évolution de leur maladie cœliaque. Des anticorps sériques anti-endomysium et anti-transglutaminase épidermique et/ou tissulaire sont souvent trouvés et sont, surtout pour les premiers, un bon reflet de la sévérité de l'atrophie villositaire.

Manifestations cutanées des polyposes digestives et des prédispositions génétiques aux cancers digestifs

À côté des *métastases cutanées* dont l'aspect le plus classique est le nodule ombilical de Sœur Mary-Joseph et des *dermatoses paranéoplasiques* (*cf.* chapitre 19-12), il faut individualiser plusieurs syndromes familiaux dont les signes cutanés sont des marqueurs de néoplasie digestive avec ou sans polypose précessive.

Syndrome de Gardner

De transmission autosomique dominante avec une pénétrance de plus de 90 % et une expressivité variable, le syndrome de Gardner est la forme la plus complète de la polypose familiale adénomateuse, liée à la présence d'une mutation sur le gène *APC* (*Adenomatous Polyposis Coli*) [18]. À la polypose rectocolique qui apparaît au moment de la puberté, sont associées des lésions osseuses, oculaires et cutanées : kystes épidermoïdes, en particulier s'ils possèdent des zones de différenciation pilomatricielle, du visage apparaissant dans l'enfance, lipomes, fibromes, et tumeurs desmoïdes localisées en général sur les cicatrices de laparotomie. Les pilomatricomes, lorsqu'ils sont multiples et familiaux, pourraient être un marqueur du syndrome, ainsi que de la polypose liée à une mutation du gène *MYH*. Ces lésions doivent faire chercher des ostéomes, principalement maxillaires, présents chez plus de 75 % des patients, parfois déjà à la puberté. Des malformations dentaires (dents incluses ou surnuméraires) peuvent être associées et l'hypertrophie de la couche pigmentaire de la rétine serait un marqueur très spécifique de l'affection.

La polypose digestive doit être dépistée précocement car elle évolue de façon quasi inéluctable vers la transformation maligne entre 20 et 50 ans. Il existe également un risque accru de survenue d'autres néoplasies, en particulier thyroïdiennes, pancréatiques ou surrénaliennes.

Syndrome de Peutz-Jeghers-Touraine

Transmis sur un mode autosomique dominant, avec une forte pénétrance et une expressivité variable, ce syndrome associe une polypose surtout jéjuno-iléale et une lentiginose périorificielle. Un des gènes responsable encode la sérine thréonine-kinase 11. Parfois déjà présente à la naissance mais apparaissant le plus souvent dans les premiers mois ou années de la vie, elle siège de façon quasi constante sur les lèvres et autour de la bouche, et dans 80 % des cas dans la bouche. Les lentigines peuvent également toucher les régions orbitaires et périnasale ainsi que les oreilles, les paumes, les plantes et la région anale, et régressent avec l'âge. Le potentiel dégénératif des polypes est d'environ 15 % et il existe également un risque élevé de cancers extradigestifs notamment pancréatiques, mammaires, utérins, testiculaires ou ovariens [19].

Syndrome de Cowden (*cf.* chapitre 12-2)

Il est caractérisé par l'association d'hamartomes viscéraux, principalement thyroïdiens et mammaires avec risque élevé de cancers, et de trichilemmomes qui apparaissent progressivement à partir de l'adolescence et sont constamment présents au cours de l'évolution. La polypose gastro-intestinale est fréquemment asymptomatique, et de faible potentiel dégénératif. Le pronostic de la maladie est lié à l'existence de tumeurs malignes associées : carcinomes mammaires surtout (25 à 50 %), thyroïdiens (3 à 10 %), utérins [20]. Ce syndrome, transmis en dominance avec pénétrance incomplète, est lié à des mutations du gène *PTEN*.

Syndrome de Cronkhite-Canada

Non héréditaire, ce syndrome exceptionnel d'étiologie inconnue qui apparaît chez des sujets d'âge moyen associe une polypose gastro-intestinale diffuse, une entéropathie exsudative et des manifestations cutanéophanériennes de nature carentielle : pigmentation diffuse plus accentuée sur le visage, le cou et les extrémités, alopécie initialement en aires et d'évolution rapide, dystrophie de tous les ongles, signe le plus constant de la maladie. Bien qu'inflammatoire et hamartomateuse, la polypose comporte un risque de dégénérescence estimé à 15 %.

Fibrofolliculomes et syndrome de Birt-Hogg-Dubé

(*cf.* chapitre 12-2)

De siège essentiellement cervicofacial, le fibrofolliculome est une tumeur pilosébacée rare. Il en existe des formes multiples qui, lorsqu'elles sont familiales, peuvent être associées au cancer du rein dans le cadre du syndrome de Birt-Hogg-Dubé. Le trichodiscome et le fibrome périfolliculaire, autres tumeurs caractéristiques de ce syndrome, ne sont probablement que des incidences de coupes particulières du fibrofolliculome. Cette génodermatose de transmission autosomique dominante et d'expression clinique souvent incomplète peut s'associer au cancer du rein, au pneumothorax récidivant, aux oncocytomes et à d'autres tumeurs bénignes et malignes, et dans certaines familles seulement, à une polypose colique. C'est une mutation du gène *FLCN* encodant la folliculine qui est responsable de ce syndrome.

Syndrome de Muir-Torre (*cf.* chapitre 12-2)

De transmission autosomique dominante, de pénétrance et d'expressivité variables, ce syndrome est le variant dermatologique du syndrome de Lynch [18]. Il associe des tumeurs cutanées de nature sébacée (adénomes sébacés, sébacéomes, carcinomes basocellulaires à différenciation sébacée et/ou carcinomes sébacés) et des kératoacanthomes à des cancers colorectaux sans polypose associée, mais aussi des cancers endométriaux, génito-urinaires, mammaires ou hématologiques. Ce sont des mutations de gènes (*MLH1, MSH2, MSH6, PMS2*, etc.) encodants des enzymes réparant les mauvais appariements de l'ADN qui expliquent ce syndrome.

Syndrome de Howel-Evans

Ce syndrome exceptionnel se caractérise par l'apparition dans l'enfance d'une kératodermie qui prédomine aux points d'appui plantaires, d'une hyperkératose buccale, et d'une kératose pilaire des plis de flexion. L'association à un cancer de l'œsophage peut atteindre 90 %. D'autres cancers (peau, estomac, larynx et bronches) ont également été rapportés. C'est une mutation du gène *RHBDF2* qui est à l'origine de ce syndrome.

Maladies à expression cutanée et digestive

La plupart de ces affections sont traitées dans divers chapitres de l'ouvrage.

Maladie de Degos ou papulose atrophiante maligne

C'est une affection systémique très rare de cause inconnue, touchant préférentiellement l'adulte jeune de manière principalement sporadique. Deux formes sont désormais individualisées : cutanée pure dite bénigne, la plus fréquente, et systémique dite maligne, de pronostic redoutable car il n'existe pas de traitement [21]. Elle est caractérisée par une vasculite thrombosante des petits vaisseaux, responsable de micro-infarctus de la peau, du tube digestif, du système nerveux central et plus rarement d'autres viscères. Les lésions cutanées, toujours présentes et souvent révélatrices, sont caractéristiques et siègent essentiellement sur le tronc et les membres supérieurs. Elles sont en nombre très variable et d'âge différent du fait de l'évolution par poussées. Il s'agit initialement de papules érythémateuses non prurigineuses qui deviennent rapidement nécrotiques puis scléroatrophiques, de teinte blanchâtre, porcelainée, cerclées par un fin liseré érythémateux (fig. 19.8). Les lésions digestives présentes dans près de 60 % des cas s'observent souvent secondairement. Elles se traduisent par des manifestations non spécifiques à type de diarrhée, vomissement, malabsorption, ou un tableau chirurgical qui peut être inaugural. Les micro-infarctus peuvent siéger sur tout le tractus digestif mais également sur les autres organes abdominaux. Il n'existe pas de traitement et le décès des malades intervient assez rapidement après l'apparition des

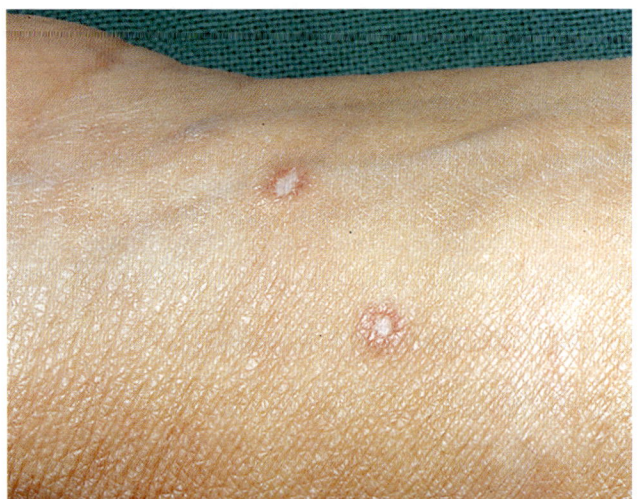

Fig. 19.8 Papulose atrophiante de Degos : lésion cutanée pathognomonique.

atteintes viscérales, notamment digestives et neurologiques. Des lésions similaires peuvent se voir au cours de différentes connectivites, notamment le lupus érythémateux/syndrome des antiphospholipides et la dermatomyosite.

Pseudo-xanthome élastique (cf. chapitre 13-6)

Le pseudo-xanthome élastique est une maladie métabolique autosomique récessive, rare (1/25 000 naissances), qui résulte de mutations du gène *ABCC6* codant un transporteur membranaire, avec atteinte secondaire du tissu élastique, atteignant principalement la peau, la rétine et les artères de moyen et petit calibres [2]. Le pronostic de cette affection est conditionné par les complications vasculaires ischémiques ou hémorragiques. Les hémorragies digestives, imprévisibles et récidivantes, surviennent dans l'adolescence et chez l'adulte jeune. Elles sont la conséquence de la rupture de micro-anévrismes et peuvent mettre en jeu le pronostic vital.

Maladie de Rendu-Osler (cf. chapitre 14-6)

Elle est transmise en dominance avec une expressivité variable. Sa prévalence comprise entre 1/5 000 et 1/8 000 impose d'y penser toujours chez l'enfant devant des épistaxis ou des gingivorragies répétitives. C'est plus tardivement, à partir de la trentaine, qu'apparaissent les télangiectasies qui prédominent sur le visage, les lèvres, la muqueuse buccale, la langue et les mains. Pour la plupart des malades, l'affection restera bénigne. D'autres, en revanche, développeront des complications liées aux fistules artérioveineuses viscérales (pulmonaires, hépatiques, neurologiques centrales et digestives) responsables de shunts et/ou de saignements, qui doivent donc être dépistées [22]. La plus fréquente des complications est l'anémie ferriprive présente chez plus d'un malade sur deux. Elle est liée aux épistaxis répétées mais également aux possibles saignements occultes provenant de lésions digestives présentes dans plus de la moitié des cas, localisées préférentiellement dans l'estomac ou le duodénum et pouvant se traduire par des hémorragies abondantes.

Syndrome du blue *rubber bleb naevus* (cf. chapitre 14-2)

Plus souvent sporadique que transmis en dominance autosomique, le syndrome de Bean est une angiomatose veineuse cutanéodigestive rare. Présentes dès la naissance ou apparaissant dans l'enfance, les lésions cutanéomuqueuses sont comparées à des tétines de caoutchouc. La gravité de ce syndrome tient aux localisations digestives quasi constantes qui peuvent siéger sur l'ensemble du tractus mais avec une nette prédominance pour l'intestin grêle. Souvent asymptomatiques et sans corrélation avec le nombre de lésions cutanées, elles peuvent être responsables d'invaginations intestinales mais surtout d'hémorragies aiguës ou occultes révélées par une anémie ferriprive.

RÉFÉRENCES

1. Shah K.R. et coll., *J Am Acad Dermatol.* 2013, *68*, 189.e1.
2. Trash B. et coll., *J Am Acad Dermatol.* 2013, *68*, 211.e1.
3. Katsanos K.H. et coll., *Aliment Pharmacol Ther.* 2015, *42*, 40.
4. Weizman A. et coll., *Inflamm Bowel Dis.* 2014, *20*, 525.
5. Arguelles-Arias F. et coll., *Dig Dis Sci.* 2013, *58*, 2949.
6. Prat L. et coll., *Clin Dermatol.* 2014, *32*, 376.
7. Nico M.M.S. et coll., *J Oral Pathol Med.* 2012, *41*, 584.
8. André M. et coll., *Re. Med Interne.* 2010, *32*, 678.
9. Kurtzman D.J.B. et coll., *J Am Acad Dermatol.* 2014, *71*, 804.
10. Kamal N. et coll., *Clin Gastroenterol Hepatol.* 2016, *14*, 71.
11. Dotson J.L. et coll., *J Pediatr Gastroenterol Nutr.* 2010, *51*, 140.
12. Campbell H. et coll., *Inflamm Bowel Dis.* 2011, *17*, 2109.
13. Vassileva S. et coll., *Clin Dermatol.* 2014, *32*, 364.
14. Delaporte E., *Ann Dermatol Venereol.* 2012, *139*, S46.
15. Rahier J.F. et coll., *Clin Gastroenterol Hepatol.* 2010, *8*, 1048.
16. Lagier J.C. et coll., *Rev Med Interne.* 2014, *35*, 801.
17. Delaporte E. et coll., *Br J Dermatol.* 1997, *137*, 1027.
18. Hegde M. et coll., *Genet Med.* 2014, *16*, 101.
19. Singhi A.D. et coll., *Pancreatology.* 2015, *15*, 387.
20. Agarwal R. et coll. *Discov Med.* 2015, *19*, 109.
21. Theodoridis A. et coll., *Br J Dermatol.* 2014, *170*, 110.
22. Duffau P. et coll., *Rev Med Interne.* 2014, *35*, 21.

# 19

19-5 Maladies hépatobiliaires et pancréatiques

S. Barete

De nombreuses maladies congénitales, héréditaires ou acquises peuvent avoir une expression commune hépatique et cutanée (tableau 19.3) [1].

Tableau 19.3 Principales maladies à expression cutanée et hépatique

Maladies infectieuses	Bactériennes – IST : syphilis, chlamydiae – Mycobactérioses, tuberculose, lèpre – Bartonelloses, rickettioses Virales – Rougeole, rubéole – Groupe Herpès virus, CMV, EBV, HHV6 – VIH, hépatites B et C – Parvovirus B19 – Enterovirus Mycosiques – Histoplasmose nord-américaine – Cryptococcose, candidose systémique Parasitaires – Bilharziose – Distomatose – Paludisme
Causes toxiques et médicamenteuses	Arsenic, trichloréthylène, tétrachlorure de carbone Syndromes de Lyell, de Stevens-Johnson, d'hypersensibilité médicamenteuse (DRESS syndrome)
Hémopathies	Lymphomes malin hodgkinien et non hodgkinien Histiocytoses langheransiennes Histiocytoses malignes Mastocytose systémique
Tumeurs	Mélanome cutané ou muqueux avec métastases hépatiques Maladie de Kaposi Phacomatoses (neurofibromatose, sclérose tubéreuse de Bourneville) Métastases cutanées de tumeur hépatique Syndrome carcinoïde avec métastases hépatiques
Syndrome paranéoplasique	Dermatomyosite
Maladies de surcharge	Amylose
Maladies systémiques	Sarcoïdose Maladie de Crohn Vasculites Périartérite noueuse Maladie de Horton
Maladies auto-immunes	Lupus érythémateux Sclérodermie (syndrome de Reynolds) Hépatite auto-immune Syndrome de Gougerot-Sjögren
Maladies congénitales	Hémangiomatose néonatale diffuse
Maladies héréditaires	Maladie de Rendu-Osler [2]
Maladies métaboliques	Porphyrie – érythropoïétique congénitale – variegata – protoporphyrie érythropoïétique – cutanée tardive Hémochromatose Déficit en α_1-antitrypsine Maladie de Wilson Anomalies du cycle de l'urée
Divers	Maladie du greffon contre l'hôte

Les manifestations cutanées de certaines maladies hépatiques, notamment hépatites et cirrhoses, qui sont relativement communes, sont parfois révélatrices du diagnostic de l'affection. Les explorations d'anomalies hépatiques des dermatoses étendues et/ou chroniques telles que l'érythrodermie exfoliatrice ou le psoriasis grave ou de leurs traitements, sont de plus en plus accessibles et évaluables grâce aux marqueurs non invasifs de fibrose.

Hépatites virales

Les signes cutanés des hépatites virales sont décrits dans le chapitre 2.

Cirrhose hépatique commune alcoolique

Les signes cutanés et phanériens sont fréquents au cours de la cirrhose hépatique alcoolique ; ils sont évocateurs mais non spécifiques [3]. Ils sont la conséquence des altérations fonctionnelles hépatiques par fibrose, mais aussi pour certains, comme les bouffées vasomotrices, directement liés à l'ingestion de l'alcool [4].

Les angiomes stellaires sont très fréquents (75 % des cas) et formés d'une artériole dilatée avec arborisation capillaire centrifuge réalisant l'aspect d'angiomes aranéens (*spider naevus* des Anglophones) superficiels. Ils sont généralement nombreux mais non spécifiques, présents sur le visage, au tronc, aux mains et aux avant-bras, souvent associés à des télangiectasies diffuses ou plus rarement unilatérales de type télangiectasie nævoïde unilatérale (*cf.* chapitre 14). Leur nombre serait corrélé avec l'existence de varices œsophagiennes et de syndrome hépato-pulmonaire [5].

L'érythème palmaire bilatéral, parfois isolé à l'éminence hypothénar ou plus diffus sur la paume, le dos des mains et les doigts, est la conséquence d'une hyperœstrogénie relative, fréquente chez l'alcoolique.

D'autres manifestations comme la peau fine douce et atrophique (visualisation du réseau veineux thoracique), souvent dépilée sur les zones axillaires et pubiennes, *la gynécomastie*, voire l'atrophie testiculaire sont liées à ce déréglement de la balance hormonale androgénique.

Une circulation collatérale veineuse sus-ombilicale pouvant aller à l'aspect de tête de méduse ombilicale apparaît au cours d'une hypertension portale ou bien sur les flancs au cours de thrombose porte avec ascite (syndrome Budd-Chiari). Des taches de Bier (macules blanches irrégulières disparaissant à la pression cutanée ou à la mobilisation du membre) sont présentes aux bras et jambes et traduisent une stase veineuse.

Une tuméfaction parotidienne bilatérale avec un visage en poire, un aspect parfois pseudo-cushingoïde associant érythrose faciale, obésité tronculaire et amyotrophie proximale ne sont pas exceptionnels. Ils sont réversibles à l'arrêt de l'intoxication alcoolique.

Les altérations unguéales, *leuconychie* totale apparente (*ongles blancs de Terry*), platonychie, voire koïlonychie, parfois au contraire hippocratisme, sont très fréquentes. Un ictère franc est le témoin d'une cholestase avec élévation de la bilirubine au-dessus de 2,5-3 mg/dL.

Dans certaines cirrhoses évoluées dites «pigmentées» se surajoute une *intense mélanodermie* sur les zones photoexposées par un mécanisme hormonal probable mais aussi avec dépôt d'hémosidérine lors d'une surcharge en fer viscérale secondaire (hémochromatose).

Un purpura lié à une thrombopénie ou une hypoprothrombinémie, voire une coagulation intravasculaire disséminée ou une fibrinolyse, indique toujours un pronostic péjoratif quand associé à une ascite et/ou un ictère.

Les carences nutritionnelles sont fréquentes, notamment en zinc, en acides gras essentiels mais aussi en vitamines du groupe B comme B6 et PP (vitamine B3) responsables d'un érythème pellagroïde (*cf.* chapitre 19-2) et de troubles des phanères.

La maladie de Dupuytren [6], l'adénolipomatose de Launois-Bensaude (lipomatose multiple et symétrique) semblent davantage liées à l'alcool qu'à la cirrhose elle-même. Des *flushes* sont possibles, notamment après prise de drogues à effet antabuse.

Des dépôts cutanés d'IgA sont quasi constants et spécifiques de l'hépatopathie alcoolique lorsqu'ils sont localisés à la membrane basale des glandes sudorales [7].

Un tableau de pseudo-glucagonome (*érythème nécrolytique migrateur*) sans mise en évidence de glucagonome est décrit chez des cirrhotiques [8].

Cirrhoses métaboliques [9]

Hémochromatose idiopathique. D'origine génétique, autosomique récessive, elle est habituellement liée à la mutation C282Y homozygote du gène *High Fe* (*HFE*), et parfois la mutation H63D. Plus rarement, d'autres mutations génétiques comme celle du récepteur de la transferrine (TFR-2), de l'hepcidine (HAMP) ou de l'hémojuvéline (HJV) peuvent être impliquées dans ces hémochromatoses. Dans tous les cas, le dépôt excessif de fer dans les tissus conditionne les manifestations cliniques.

La forme mutée pour *HFE* est fréquente (1/400 en Europe du Nord). Elle atteint notamment les populations celtiques, et elle est associée principalement aux groupes HLA A3 et B14 ; elle comporte des signes cutanés très évocateurs dans la forme homozygote, qui témoignent d'une surcharge en fer importante : *pigmentation cutanéomuqueuse gris brun*, diffuse, parfois métallique, ancienne, très progressive, ignorée ou négligée par le patient qui la connaît depuis l'enfance (*cf.* chapitre 9), considérée souvent comme un simple «bronzage» prolongé persistant.

Histologiquement, outre une hypermélaninose basale, des dépôts ferriques (hémosidérine vue en coloration de Perls) peu abondants sont sélectivement localisés autour des glandes sudorales et parfois autour des vaisseaux.

D'autres manifestations dont l'atrophie cutanée avec dépilation, peau souple élastique, «juvénile», état ichtyosiforme ou simple sécheresse cutanée, leuconychie apparente, partielle ou totale, avec surtout koïlonychie sont présentes.

Tous ces signes cutanés régressent lors des déplétions en fer obtenues par des saignées voire après transplantation hépatique. La survenue ou l'aggravation brutale d'une ichtyose peut faire soupçonner l'existence d'une cancérisation hépatique sous-jacente. La triade classique diabète, mélanodermie, cirrhose est devenue très rare au profit d'autres symptômes, asthénie, arthropathie de chondrocalcinose, cardiomyopathie.

L'association, non exceptionnelle, d'une *porphyrie cutanée tardive* (PCT) et d'une surcharge ferrique fait débattre du lien entre celle-ci et l'hémochromatose dont le gène *HFE* apparaît fréquemment muté au cours de la PCT familiale ou sporadique (*cf.* chapitre 4) [10] ; ces malades seraient donc à la fois porteurs du défaut enzymatique de la porphyrie (le déficit en uroporphyrinogène-décarboxylase) et de l'hémochromatose. Un dosage de ferritine s'impose donc devant un patient avec PCT. Dans ce cas, le traitement de la PCT par antipaludéens est habituellement peu efficace contrairement aux chélateurs de fer (déféroxamine).

Maladie de Wilson. Elle est liée à un défaut du métabolisme du cuivre qui s'accumule dans le foie et le cerveau du fait d'une mutation de la protéine porteuse ATP7B [9]. Elle entraîne une surcharge cuprique responsable d'une cirrhose hépatique progressive, des troubles neuropsychiatriques graves et, parfois, de nombreux autres symptômes : endocrinien, pancréatique, hématologique. Une pigmentation brun cuivré surtout des jambes, des *lunules unguéales bleutées couleur* azur sont des signes évocateurs lorsqu'ils s'associent à la découverte d'un anneau cornéen vert de Kayser-Fleischer et d'une cataracte en «fleur de tournesol» typique de la surcharge cuprique. La D-pénicillamine, chélateur du cuivre, stabilise la maladie ; elle est parfois responsable de complications cutanées : pemphigus, aspect de pseudo*xanthome élastique, élastose perforante serpigineuse. La transplantation hépatique est la voie d'avenir ; le diagnostic génétique de cette maladie à transmission autosomique récessive repose sur le dosage du cuivre urinaire, hépatique, la chute (inconstante) de la céruléoplasmine et la recherche de mutation du gène *ATP7B*.

Déficit en α_1-antitrypsine [11]. Il est héréditaire et à l'origine de cirrhose, d'un emphysème grave panlobulaire, parfois de *panniculites lobulaires neutrophiliques* récidivantes spontanées ou post-traumatiques (*cf.* chapitre 10-3). Le diagnostic qui est suspecté devant une disparition du pic électrophorétique des α_1-globulines est confirmé par la recherche du phénotype particulier. Un traitement substitutif peut être proposé.

Cirrhoses biliaires

Elles peuvent être primitives ou secondaires à un obstacle biliaire intra- ou extra-hépatique responsable d'une cholestase chronique. Un *prurit* intense avec lichénifications, une mélanodermie dans les formes chroniques, un ictère intense sont les principaux signes. Des *xanthomes* de tous types liés à la cholestase, suivis d'un syndrome de malabsorption peuvent apparaître. Un *purpura* ecchymotique peut se rencontrer ; il est différent du purpura des vasculites, parfois pustuleux, qui a été décrit. Le prurit cholestatique est invalidant et parfois rebelle aux traitements proposés par paliers successifs type colestyramine, inhibiteur de la recapture de la sérotonine (sertraline), rifampicine, acide ursodésoxycholique. La naltrexone orale, antagoniste opioïde, apparaît efficace [12], en dernier palier avant la transplantation hépatique.

Cirrhose biliaire primitive auto-immune [13]. Elle peut s'associer à d'autres maladies telles que la *sclérodermie* (syndrome de Reynolds), à une *sarcoïdose* (souvent localisée hépatoganglionnaire ou abdominale), à d'autres dermatoses auto-immunes (*vitiligo, lichen, dermatite herpétiforme, pemphigoïde bulleuse,* etc.). Elle concerne la femme de 40 à 50 ans. Son diagnostic repose sur la découverte d'anticorps antimitochondries à un taux élevé alors que la confirmation histologique de l'atteinte des canaux biliaires est le plus souvent inutile. D'autres anticorps, spécifiques et sensibles, comme anti-KLHL12 ou anti-HK1 augmentent encore les performances diagnostiques sérologiques. Les sujets porteurs d'anticorps anticentromères évoluent vers une hypertension portale alors que ceux qui ont des anticorps anti-gp210 évoluent vers l'insuffisance hépatocellulaire [14]. Le diagnostic doit être évoqué devant un prurit avec découverte des anticorps antimitochondries, avant même la cholestase biologique. Un lichen est parfois associé.

Syndrome d'Alagille [15]. Lié à l'hypoplasie des canalicules biliaires interlobulaires, ce syndrome héréditaire à transmission autosomique dominante (gène sur le chromosome 20) associe dès l'enfance un faciès évocateur (front bombé, menton pointu) et divers signes cutanés : prurit, lichénification, voire amylose papuleuse, xanthomes étendus (29 %), avec hypovitaminose A, hypozincémie qui s'amendent après transplantation hépatique. D'autres manifestations extracutanées : cardiaques (sténose pulmonaire), oculaires (rétinite pigmentaire), squelettiques (notamment vertébral) et dysplasie rénale complètent le tableau clinique.

Pancréas exocrine

Pancréatite aiguë hémorragique. Elle peut, dans un contexte de drame abdominal aigu, donner des ecchymoses des flancs (signe de Grey Turner) et/ou périombilicales (signe de Cullen) ou de la fosse lombaire gauche (témoin du saignement rétropéritonéal), le long des fascias, parfois d'un livedo réticulé abdominal et des flancs (signe de Walzel). Ces signes observés à plus de 3 jours du tableau abdominal constituent des marqueurs de gravité.

Affections chroniques du pancréas. Les faux kystes de pancréatite chronique volontiers calcifiante et, surtout, les cancers du pancréas ont des expressions cutanées variées et nombreuses, souvent peu spécifiques :
– l'*ictère* et le *prurit intense* sont témoins d'une obstruction biliaire avec urines foncées et selles décolorées ;
– des *xanthomes éruptifs* associés à une hypertriglycéridémie, plus rarement des xanthomes plans ou tubéreux, sont observés lors des poussées de pancréatite éthylique ;
– des *phlébites superficielles* récidivantes migratrices, parfois des membres supérieurs sont souvent résistantes aux traitements anticoagulants ;
– des *panniculites* à type de *cytostéatonécrose* disséminée cutanéoviscérale se manifestent par des nodules inflammatoires profonds et douloureux des jambes, fluctuants, contenant un liquide huileux stérile [16], et de plaques inflammatoires plus ou moins ulcérées. Ces lésions traduisent une *panniculite lobulaire* objectivée lors de la biopsie cutanée (*cf.* chapitre 10-3). S'y associent parfois des poussées fébriles, un état général altéré, des arthralgies ou arthrites, des lésions osseuses lytiques et condensantes, des épanchements séreux, des artériopathies thrombosantes, une éosinophilie surtout en cas de carcinome pancréatique métastatique avec des enzymes pancréatiques élevées. *Des formes plus atténuées d'érythème noueux avec panniculite septale* peuvent être observées [17]. Amylase et lipase sériques sont souvent normales. À prédominance masculine, cette panniculite témoigne d'une pancréatite (deux tiers des cas) ou d'un cancer (adénocarcinome pseudo-acineux à fort pouvoir métastatique). L'absence de pancréatopathie incite à rechercher un déficit héréditaire en α_1-antitrypsine à l'origine de ce syndrome [11] ;
– un tableau d'*érythème nécrolytique migrateur* évocateur de glucagonome est observé au cours de pathologies pancréatiques variées et, parfois, sans hyperglucagonémie [8].

Fibrose kystique du pancréas ou mucoviscidose [18]. De transmission autosomique récessive, elle peut être révélée chez le nourrisson ou l'enfant par des signes cutanés évoquant une acrodermatite entéropathique [19] ou, parfois, par un tableau de dénutrition plus grave (rash, œdème) avec retard de croissance. La *kératodermie aquagénique* [20], manifestation correspondant à l'apparition de papules avec rides palmaires précoces lors de l'immersion des mains [21], peut être révélatrice d'une mucoviscidose (*cf.* chapitre 15-3).

Pancréas endocrine

Diabète et glucagonome sont décrits aux chapitres 19-1 et 19-12.

RÉFÉRENCES

1. Sarkany I., *Clin Exp Dermatol.* 1988, *13*, 151.
2. Garcia-Tsao G. et coll., *N Engl J Med.* 2000, *343*, 931.
3. Dogra S. et coll., *J Clin Exp Hepatol.* 2011, *1*, 177.
4. Smith K.E. et coll., *J Am Acad Dermatol.* 2000, *43*, 1.
5. Foutch P.G. et coll., *Am J Gastroenterol.* 1988, *83*, 723.
6. Attali P. et coll., *Arch Intern Med.* 1987, *147*, 1065.
7. Saklayen M.G. et coll., *J Cutan Pathol.* 1996, *23*, 12.
8. Schwartz R.A., *Int J Dermatol.* 1997, *36*, 81.
9. Aaseth J. et coll., *Scand J Gastroenterol.* 2007, *42*, 673.
10. Schulenburg-Brand D. et coll., *Dermatol Clin.* 2014, *32*, 369.
11. Lyon M.J., *Dermatol Ther.* 2010, *23*, 368.
12. Terg R. et coll., *J Hepatol.* 2002, *37*, 717.
13. Purohit T. et coll., *World J Hepatol.* 2015, *7*, 926.
14. Nakamura M. et coll., *Hepatol Res.* 2007, *37*, S412.
15. Garcia M.A. et coll., *Pediatr Dermatol.* 2005, *22*, 11.
16. Garcia-Romero D. et coll., *Dermatol Clin.* 2008, *26*, 465.
17. Dahl P.R. et coll., *J Am Acad Dermatol.* 1995, *33*, 413.
18. O'Sullivan B.P. et coll., *Lancet.* 2009, *373*, 1891.
19. Crone J. et coll., *Eur J Pediatr.* 2002, *161*, 475.
20. Garcon-Michel N. et coll., *Br J Dermatol.* 2010, *163*, 162.
21. Gild R. et coll., *Br J Dermatol.* 2010, *163*, 1082.

19-6 Maladies ostéoarticulaires

C. Francès

Presque toutes les maladies rhumatologiques comportent des manifestations cutanées dont l'identification apporte une grande aide diagnostique. Nous n'en détaillerons ici que quelques-unes.

Rhumatismes inflammatoires

Polyarthrite rhumatoïde

Elle comporte une riche expression cutanée [1, 2]. Les déformations unguéales avec striations longitudinales des ongles seraient une des manifestations les plus fréquentes, souvent non reconnues, étant donné leur banalité.

Nodules rhumatoïdes. Ce sont des nodosités sous-cutanées siégeant préférentiellement sur les zones traumatisées notamment à la face postérieure de l'avant-bras sous l'olécrâne, sur la bourse séreuse rétro-olécrânienne ou aux doigts, proches des articulations. La biopsie met en évidence un granulome palissadique. Ils sont présents dans 25 % des cas environ et dans 75 % des formes associées à un syndrome de Felty. Ils seraient plus fréquents chez l'homme et les Caucasiens, compliquant surtout les polyarthrites séropositives, souvent déformantes et destructrices avec anticorps antinucléaires. L'apparition ou l'aggravation rapide de nodules rhumatoïdes a été rapportée dans 6 à 11 % des polyarthrites traitées par méthotrexate. D'autres manifestations cutanées peuvent avoir une histologie proche. Il s'agit *de bandes linéaires sous-cutanées de localisation surtout axillaire* (*dermatite granulomateuse interstitielle*) ou de lésions papuleuses parfois ulcérées des membres (*cf.* chapitre 11).

La *nodulite* (ou nodulose) *rhumatoïde* est une entité rare dont les limites nosologiques avec la polyarthrite rhumatoïde sont floues. Elle est caractérisée par la présence de nombreux nodules rhumatoïdes des mains avec de volumineuses images géodiques intraépiphysaires. La sérologie rhumatoïde est souvent positive. Certains malades n'ont *pas d'atteinte articulaire* ; d'autres ont de simples arthralgies, un rhumatisme palindromique ou une polyarthrite chronique des mains.

La nodulose rhumatoïde accélérée correspond à une efflorescence de nodules rhumatoïdes de petite taille, localisés sur le dos des mains en regard des articulations métacarpophalangiennes et interphalangiennes et proximales, les pieds les oreilles. Une atteinte viscérale, cardiaque, pulmonaire et méningée est possible.

Vasculites. Il existe fréquemment au cours de la polyarthrite rhumatoïde une vasculite uniquement cutanée, discrète, touchant les extrémités, sans signification pronostique majeure. Les *micro-infarctus digitaux*, considérés comme la manifestation la plus classique de cette vasculite rhumatoïde, ont en fait le plus souvent un aspect histologique d'endartérite fibreuse faisant planer un doute sur l'origine thrombotique ou inflammatoire de la lésion initiale. Le *purpura infiltré* correspond le plus fréquemment à une vasculite leucocytoclasique. La survenue d'une *nécrose distale* doit être considérée comme un signe de gravité au même titre qu'une atteinte viscérale le plus souvent neurologique (atteinte centrale ou polynévrite sensitivomotrice), intestinale ou rénale [2]. Ces vasculites systémiques, pouvant simuler une périartérite noueuse, sont de mauvais pronostic. Elles peuvent compliquer soit des polyarthrites très séropositives, graves d'emblée, soit compliquer brutalement une forme banale, notamment à l'occasion d'une diminution de la thérapeutique. Des traitements agressifs sont alors justifiés, comparables à ceux utilisés dans les autres vasculites systémiques avec corticoïdes, biothérapies ou immunosuppresseurs.

Ulcères de jambe. Ils seraient particulièrement fréquents, d'origine variée possiblement non univoque. Souvent une *vasculite* est en cause, mise en évidence par biopsie des berges de l'ulcération. Ailleurs l'immobilité au fauteuil est le principal facteur responsable avec *stase veineuse* secondaire. Plus rarement, il s'agit d'un *pyoderma gangrenosum*, d'une panniculite pustuleuse ou de *nécrobiose aseptique* en l'absence de diabète. Quels que soient les mécanismes des ulcérations, un facteur traumatique déclenchant est favorisé par une éventuelle neuropathie sensitive. La cicatrisation est souvent entravée par la fragilité cutanée induite par les déformations articulaires et par les traitements : atrophie cortisonique, toxicité cutanée du méthotrexate et/ou du léflunomide éventuellement majorée par la prise d'anti-inflammatoires non stéroïdiens. Les ulcères de jambes sont une des manifestations classiques du **syndrome de Felty**, défini par l'association polyarthrite rhumatoïde, leucopénie et splénomégalie ; les autres manifestations dermatologiques étant des infections récidivantes et une pigmentation brune des parties découvertes. Ils peuvent guérir dans ce cas après splénectomie.

Autres manifestations cutanées. Elles ont été décrites en association avec la polyarthrite rhumatoïde : peau pâle jaunâtre transparente, fine et pigmentée, *érythème palmaire* avec ou sans hyperhidrose, éruption urticarienne, *dermatite neutrophilique rhumatoïde* formée de papules ou de nodules localisés sur la face d'extension des articulations, d'évolution spontanément régressive en plusieurs semaines avec ou sans phase ulcérative et correspondant histologiquement à un infiltrat à polynucléaires sans vasculite (*cf.* chapitre 11). *L'histiocytose intravasculaire*, dont un érythème infiltré réticulé autour des coudes est caractéristique, est surtout décrite chez des sujets atteints de polyarthrite rhumatoïde. L'*erythema elevatum diutinum* est également plus fréquent chez les sujets atteints de polyarthrite rhumatoïde.

Les effets indésirables cutanés des traitements s'ajoutent à cette liste : infections cutanées, purpura de Bateman favorisé par les corticoïdes, pigmentation ou prurit aquagénique induits par l'hydroxychloroquine, *éruptions psoriasiformes ou eczématiformes des anti-TNF*, etc.

Maladie de Still

Elle touche principalement les enfants mais aussi les adultes. Une éruption cutanée est très fréquente, composée d'éléments maculopapuleux, roses, parfois ortiés ou discrètement purpuriques [3]. Cette éruption d'une grande valeur diagnostique est labile, apparaissant volontiers lors des pics fébriles vespéraux, disparaissant en quelques heures à 24 heures sans cicatrice. Elle peut être parfois prurigineuse et s'accompagner d'un dermographisme. Elle prédomine sur le tronc et la racine des membres. Ces lésions sont histologiquement peu spécifiques avec un infiltrat inflammatoire périvasculaire composé de lymphocytes, d'histiocytes, souvent riche en neutrophiles, d'où le terme de *dermatose neutrophilique urticarienne*. L'immunofluorescence cutanée directe est négative. Des atteintes cutanées atypiques ont été rapportées, notamment à type de plaques pigmentées rouge foncé ou marron, squameuses ou croûteuse, fixes, sur l'extrémité céphalique, le tronc et les surfaces d'extension des extrémités, surtout chez le sujet asiatique. Des urticaires avec angiœdème, des atteintes vésiculopustuleuses, des lésions purpuriques, une infiltration en peau d'orange par mucinoses sont également possibles.

Polychondrite atrophiante (PCA)

Également dénommée polychondrite récidivante par les Anglo-Saxons, c'est une connectivite rare caractérisée par l'inflammation récidivante des cartilages de l'oreille, du nez, du larynx et de l'arbre trachéobronchique. Elle peut survenir à tout âge, mais dans 60 % des cas, elle commence entre 30 et 60 ans, avec une légère prédominance féminine (ratio femmes/hommes de 1,21). Décrite pour la première fois en 1923, la polychondrite a longtemps été considérée comme une affection exceptionnelle. En fait sa fréquence paraît sous-estimée même si l'incidence annuelle est faible, évaluée à 3,5 cas par million d'habitants [4, 5].

Aspects cliniques

Les chondrites sont indispensables au diagnostic ; elles atteignent préférentiellement les oreilles, le nez et l'arbre trachéobronchique. N'étant pas toujours signalées par le malade, elles doivent être systématiquement cherchées par l'interrogatoire. La chondrite de l'oreille externe est la localisation initiale la plus fréquente ; au stade aigu, elle réalise une tuméfaction rouge, chaude et douloureuse respectant le lobule non cartilagineux (*cf.* fig. 17.19). La douleur s'exacerbe lors de la pression. La chondrite nasale se traduit par une tuméfaction inflammatoire et douloureuse de la racine du nez. Elle peut être insidieuse, passant inaperçue jusqu'à l'installation de la déformation. Les chondrites de l'appareil respiratoire sont moins fréquentes mais plus graves. L'atteinte laryngée est à l'origine de dysphonie, d'aphonie et/ou de douleur laryngée, l'atteinte trachéobronchique d'une dyspnée expiratoire parfois accompagnée de toux et d'infections bronchopulmonaires répétées. Les chondrites des cartilages costaux donnent des douleurs pariétales et parfois des tuméfactions des jonctions chondrocostales. Ces chondrites sont spontanément régressives en quelques jours ou semaines mais récidivent volontiers, aboutissant dans certains cas à une dégénérescence et à une déformation des cartilages responsables du caractère fripé, flasque du pavillon des oreilles, d'un effondrement de la cloison nasale donnant au nez un aspect en « selle » ou en « pied de marmite », d'une insuffisance respiratoire de type obstructif liée à l'existence de sténoses définitives des voies aériennes ou d'une chondromalacie [5].

Des manifestations dermatologiques sont présentes dans 35 % des cas des formes isolées et dans 91 % des cas associées à une myélodysplasie [4]. Elles ressemblent à celles observées au cours de la maladie de Behçet et des entérocolites inflammatoires. Les manifestations muqueuses sont dominées par l'aphtose buccale, plus rarement bipolaire. Les manifestations cutanées sont par ordre de fréquence des lésions nodulaires, un purpura infiltré ou nécrotique, un livedo, des ulcérations ou nécroses, des lésions urticariennes, une dermatose neutrophilique à type de syndrome de Sweet, d'*erythema elevatum diutinum* ou de *pyoderma gangrenosum*, des lésions de pseudo-folliculite, une hypodermite. Histologiquement existent fréquemment une thrombose ou une vasculite et surtout un infiltrat neutrophilique. Parfois, des plaques érythémateuses évoquant cliniquement un syndrome de Sweet mais correspondant histologiquement à un infiltrat lymphocytaire peuvent être prémonitoires d'une PCA. La similitude des manifestations dermatologiques de la PCA et de la maladie de Behçet a conduit à une tentative de rapprochement nosologique entre ces deux affections. Ainsi Firenstein et coll., à propos d'une étude de 5 patients, ont proposé de rassembler les formes de passage sous le nom de MAGIC syndrome (*Mouth And Genital ulcers with Inflamed Cartilage*). Ces deux affections ont des atteintes vasculaires voisines, avec notamment la possibilité d'une atteinte anévrismale des gros vaisseaux comme au cours de la maladie de Takayasu. En fait, ce rapprochement, excluant les entérocolites inflammatoires, est probablement artificiel, l'atteinte oculaire au cours de la PCA étant bien différente de celle du Behçet.

L'atteinte articulaire, parfois inaugurale, se manifeste par une polyarthrite aiguë intermittente, souvent asymétrique touchant petites et grosses articulations. Elle est en général non destructrice, éventuellement associée à des atteintes périarticulaires ou à des rachialgies inflammatoires.

L'atteinte oculaire, rarement inaugurale, est fréquente, pouvant intéresser toutes les tuniques ou annexes de l'œil. Dans la majorité des cas, il s'agit d'une épisclérite ou d'une sclérite, parfois compliquée de scléromalacie, d'une conjonctivite ou d'une uvéite.

Les manifestations audiovestibulaires sont dominées par la surdité de perception, d'importance variable, uni ou bilatérale, de survenue brutale et généralement non régressive, de mécanisme hypothétiquement vasculaire. Elle doit être distinguée d'une hypoacousie de transmission résultant d'une atteinte (obstruction, surinfection ou collapsus) du conduit auditif externe ou de l'oreille moyenne. Des syndromes vestibulaires périphériques peuvent être observés, généralement réversibles. La présence de telles manifestations, au cours d'une connectivite inclassée, suggère l'éventualité d'une PCA.

Les atteintes vasculaires sont dominées par les atteintes artérielles à l'origine d'anévrismes de l'aorte initiale mais également des gros troncs et de thromboses parfois multiples. Plus rarement, l'association avec des lésions sténosantes réalise un tableau voisin de celui de la maladie de Takayasu. Une vasculite nécrosante touchant les artères de moyen calibre, proche de la périartérite noueuse, n'est pas exceptionnelle. Les thromboses veineuses sont fréquentes, qu'elles soient superficielles ou profondes, parfois récidivantes.

L'atteinte cardiaque est dominée par les valvulopathies, l'insuffisance aortique étant la plus fréquemment observée. Des troubles du rythme et de la conduction auriculoventriculaire sont également rapportés.

Au cours des poussées de la maladie, l'état général peut s'altérer avec une asthénie, un amaigrissement et une fièvre parfois importante. D'autres atteintes sont possibles : atteinte rénale souvent associée à une vasculite, atteinte neurologique variée, hépatomégalie, splénomégalie, adénopathies, symptômes évocateurs d'un syndrome de Gougerot-Sjören.

Associations à d'autres maladies avec manifestations dermatologiques

La polyarthrite rhumatoïde et le lupus érythémateux systémique sont les deux connectivites le plus souvent intriquées avec la PCA, respectivement dans 7-11 et 5 % des cas selon les séries de la littérature. Cette association est surtout observée chez la femme jeune. D'autres connectivites ont également été rapportées en association avec une PCA, mais avec une fréquence nettement inférieure : syndrome des antiphospholipides, syndrome de Sharp, dermatomyosite, sclérodermie. La majorité de ces connectivites peut être à l'origine d'une vasculite cutanée ou moins fréquemment de phénomènes thrombotiques, ce qui empêche parfois de relier formellement les manifestations dermatologiques à l'une ou à l'autre des deux affections.

La prévalence des myélodysplasies au cours de la PCA est élevée, variant selon les séries de 5,4 à 28 % des cas. Les hommes sont plus souvent atteints, surtout après 60 ans. Dans cette population de malades avec PCA et myélodysplasie, des manifestations dermatologiques ont été mises en évidence dans plus de 80 % des cas alors que leur fréquence est inférieure à 10 % chez les malades avec myélodysplasie sans PCA ; il s'agit alors essentiellement de vasculites ou de dermatoses neutrophiliques, ces dernières étant considérées comme de mauvais pronostic. Sur le plan histopathologique, l'infiltrat neutrophilique est souvent constitué de polynucléaires neutrophiles hyposegmentés (pseudo-Pelger-Huët) caractéristiques. Aussi paraît-il nécessaire de surveiller l'hémogramme chez les patients dont la PCA s'accompagne de manifestations dermatologiques, particulièrement chez l'homme âgé.

Diagnostic

Les examens biologiques ont un intérêt diagnostique limité car aucune anomalie observée n'est spécifique : syndrome inflammatoire inconstant, augmentation polyclonale des IgA, sérologie rhumatoïde (15 % des cas), anticorps anticartilage décelés par immunofluorescence au cours des poussées peu sensibles, anticorps anticollagène de type II peu spécifiques, élévation des protéoglycanes urinaires, témoin de la destruction du cartilage. Une réponse anticorps anti-matriline-1 a été observée chez certains patients, de spécificité et de sensibilité encore inconnues. Les anticorps antiphospholipides sont surtout présents dans les formes associées au lupus érythémateux. La présence d'ANCA (*Anti-Neutrophil Cytoplasmic Antibodies*), donnant surtout une fluorescence périnucléaire, est parfois observée.

Les altérations histologiques du cartilage sont évocatrices du diagnostic lorsqu'existe une infiltration de la substance fondamentale du cartilage par des cellules lymphoplasmocytaires avec inconstamment mise en évidence de dépôts de C3 et d'immunoglobulines.

En fait le diagnostic repose sur l'association d'un tableau clinique évocateur (inflammation d'au moins deux sites cartilagineux) et d'une histologie compatible (chondrite neutrophilique). En l'absence de critère histologique, le recours à des critères diagnostiques cliniques définis peut être utile [6].

Évolution

Elle se fait généralement par poussées intermittentes sans facteur déclenchant connu sur de nombreuses années. Le décès est le plus souvent lié à l'atteinte trachéobronchique ou aux complications cardiovasculaires. L'activité et l'évolutivité de la polychondrite peuvent être appréciées par la clinique, les tests biologiques usuels (CRP, hémogramme) et une évaluation morphologique (TDM haute résolution, écho-Doppler cardiaque, voire IRM, etc.) ou fonctionnelle (EFR) séquentielle.

Traitement

Le traitement de la polychondrite, mal codifié en raison de la rareté de la maladie, repose sur la corticothérapie.

Dans les formes sévères (chondrite laryngée et/ou trachéobronchique, angéite systémique), il obéit aux mêmes règles que celui des connectivites graves : la corticothérapie est rapidement entreprise sous la forme de bolus de méthylprednisolone, puis relayée par la prednisone dont la posologie initiale (1 mg/kg/j) est progressivement réduite après 4 semaines. Une surdité brusque de perception est une urgence thérapeutique (bolus de méthylprednisolone).

Les limites de cette corticothérapie (échec, forte corticodépendance, mauvaise tolérance) ou l'existence d'une atteinte artérielle patente justifient le recours aux *immunosuppresseurs,* généralement azathioprine, mycophénolate mofétil ou cyclophosphamide. Le méthotrexate, à une dose hebdomadaire située entre 15 et 20 mg, peut également être utilisé. Le nombre de patients traités par ciclosporine, immunoglobulines polyvalentes par voie intraveineuse, anticorps monoclonaux (anti-CD4, anti-CD20) visant la déplétion cellulaire, médicaments anti-TNF (infliximab, adalimumab, étanercept), inhibiteurs de récepteurs de cytokines (d'IL-1 ou IL-6), de la costimulation T (abatacept) ou autogreffe de cellules-souches hématopoïétiques est trop faible pour évaluer l'intérêt de ces modes d'immunomodulation.

La dapsone, proposée en raison de son efficacité dans certains modèles de polychondrite expérimentale, n'a pas confirmé les espoirs qu'elle avait suscités. Elle est parfois employée en complément de la corticothérapie, à des posologies croissant progressivement jusqu'à 100 ou 200 mg/j, associée à une supplémentation en acide folique. Ses fréquents effets secondaires hématologiques (methémoglobinémie et anémie hémolytique dose-dépendantes) nécessitent une surveillance régulière.

Le traitement de 1re intention des formes mineures fait appel aux anti-inflammatoires non stéroïdiens, à la dapsone, parfois à la colchicine. Leur efficacité étant limitée, il est souvent nécessaire de leur associer une corticothérapie à faible dose, que l'on tentera par la suite de réduire et si possible d'arrêter.

Certaines atteintes justifient un geste local, souvent chirurgical : trachéotomie définitive, reconstruction laryngotrachéale, tube de Montgomery, « attelle » de maintien en Gore-Tex®, stents bronchiques métalliques auto-expansifs, chirurgie artérielle, voire plastie nasale dont les résultats sont bons si l'affection est durablement stabilisée. Le traitement des valvulopathies est parfois complexe, en particulier pour l'insuffisance aortique, associant à la prothèse valvulaire le remplacement de l'aorte ascendante de type Bentall avec réimplantation des coronaires. Les risques liés à l'anesthésie ne doivent pas être sous-estimés en présence de lésions de l'arbre respiratoire.

Enfin, l'existence d'une ectasie de l'aorte ascendante peut faire proposer un traitement bêtabloquant pour ralentir sa progression, par analogie avec la maladie de Marfan où l'intérêt d'un tel traitement a été démontré.

Autres rhumatismes inflammatoires

L'arthrose donne souvent aux doigts, en regard des articulations interphalangiennes distales, des nodules osseux fermes d'Heberden.

La goutte est accompagnée dans la crise aiguë d'un érythème inflammatoire violacé touchant préférentiellement le gros orteil. Dans les formes chroniques, des tophus goutteux sont visibles essentiellement sur les oreilles et les doigts (cf. chapitre 12).

Sous le nom de SAPHO, les rhumatologues réunissent les manifestations osseuses et articulaires des pustuloses palmoplantaires, de l'*acne conglobata* et de l'hyperostose sternocostoclaviculaire. Ce regroupement serait justifié par l'atteinte osseuse de la *paroi thoracique antérieure* commune à ces diverses affections, par la possibilité de manifestations ostéoarticulaires similaires en l'absence de manifestations dermatologiques, enfin par la possibilité de formes de passage entre ces affections. Dans le cadre de ce syndrome ont également été décrites des ostéites aseptiques des os longs ou des vertèbres, des atteintes des sacro-iliaques et des arthrites. Dans les séries françaises, un tiers des malades sont porteurs de l'antigène HLA B27. Certains cas sont associés à une entérocolopathie inflammatoire. Le pronostic à long terme serait favorable. Le rôle de *Propionibacterium acnes* a été suggéré sans être démontré. La plupart des dermatologues récusent l'utilisation de cet acronyme puisque les 5 lettres ne peuvent jamais être réunies : lorsque A (acné) est présent, P (pustulose) ne l'est pas ; ils préfèrent considérer au moins trois manifestations différentes : *arthropustulose (cf.* chapitre 11), *rhumatisme psoriasique (cf.* chapitre 10-13) et *manifestations rhumatismales de l'acné (cf.* chapitre 15).

La réticulohistiocytose multicentrique est accompagnée d'une polyarthropathie érosive distale très destructrice (*cf.* chapitre 11).

Le rhumatisme fibroblastique, exceptionnel, est caractérisé cliniquement par la présence de signes d'infiltration sclérodermiforme des extrémités, de nodules cutanés et d'une polyarthrite. L'acrosclérose s'accompagne souvent d'un syndrome de Raynaud. Les nodules sont localisés sur les faces palmaires ou dorsales des mains et des pieds, parfois sur les coudes, les genoux, les emmanchures, les oreilles, le cou. Ils correspondent histologiquement à une prolifération (myo)-fibroblastique tourbillonnante sans atypie cytonucléaire et avec dans 50 % des cas disparition du réseau élastique. La polyarthrite est à prédominance distale (mains et pieds) avec possibilité d'atteinte des coudes, des genoux et des épaules. Les radiographies sont le plus souvent normales ; ailleurs existent des signes de destruction. La biopsie synoviale met en évidence un aspect comparable à celui des nodules. Des manifestations systémiques pulmonaires (diminution de la capacité pulmonaire), digestives (cirrhose) ou hématologiques (thrombopénie) ont été rapportées sans que la relation avec le rhumatisme fibroblastique ait été formellement établie. L'évolution est souvent spontanément favorable avec cependant une réduction de la mobilité articulaire séquellaire. Aussi l'effet des différentes thérapeutiques utilisées est-il difficile à évaluer : anti-inflammatoires non stéroïdiens, prednisone, colchicine, interféron alpha, méthotrexate [7].

Rhumatismes infectieux

Rhumatisme articulaire aigu

Le rhumatisme articulaire aigu, secondaire à une infection à streptocoque bêtahémolytique du groupe A, touche surtout l'enfant des pays en voie de développement. Les manifestations cutanées sont principalement observées dans les formes sévères avec cardite. L'*érythème marginé rhumatismal* (*cf.* chapitre 17) de Besnier correspond à une éruption labile de plaques annulaires prédominant sur le tronc et les cuisses ; histologiquement existe un infiltrat périvasculaire de polynucléaires neutrophiles, parfois présent dans les papilles dermiques. Les *nodules de Meynet* sous-cutanés, durs, indolores, sont à rechercher près des tendons ou des saillies osseuses des articulations, en particulier aux coudes. Ils se traduisent histologiquement par une nécrose fibrinoïde entourée de vaisseaux à parois épaissies sans bordure palissadique nette. Chez l'adulte, des éruptions fugaces érythématopapuleuses ou vésiculeuses accompagnent exceptionnellement le rhumatisme streptococcique.

Septicémies

Devant un tableau de septicémie avec arthralgies, l'examen cutané permet parfois de préjuger du germe en cause avant le résultat des prélèvements bactériologiques.

Ainsi un purpura pétéchial oriente vers un *méningocoque*, des vésiculopustules hémorragiques vers un *gonocoque* ou *Streptobacillus moniliformis*, des taches rosées vers une *salmonelle*.

Dans la *méningococcémie chronique*, l'éruption est moins évocatrice car plus polymorphe, maculopapuleuse, pétéchiale ou nodulaire, accompagnant les poussées thermiques (*cf.* chapitre 2).

Autres rhumatismes infectieux

Des rhumatismes peuvent être observés dans de nombreuses autres maladies infectieuses bactériennes (syphilis, maladie de Hansen, arthrite de Lyme [*cf.* chapitre 2]), virales (hépatite, rubéole, rougeole, variole, parvovirus B19, infection à VIH, chikungunya, dengue, etc.), mycosiques (histoplasmoses, sporotrichose, mycétomes, coccidioïdomycoses, etc.), parasitaires (filarioses, toxoplasmose, lambliase, etc.).

RÉFÉRENCES

1. Colina M. et coll., *Exp J Rheumatol*. 2007, *25*, 457.
2. Prete M. et coll., *Autoimmun Rev*. 2011, *11*, 123.
3. Kadavath S. et coll., *Ann Med*. 2015, *47*, 6.
4. Frances C. et coll., *Medicine*. 2001, *80*, 173.
5. Puéchal X. et coll., *Joint Bone Spine*. 2014, *81*, 118.
6. Michet C.J. et coll., *Ann Intern Med*. 1986, *104*, 74.
7. Courties A. et coll., *Joint Bone Spine*. 2014, *81*, 178.

19-7 Système hématopoïétique

S. Aractingi, C. Bachmeyer

L'intérêt d'une bonne connaissance des manifestations cutanées associées aux affections du système hématopoïétique est multiple. Sur le plan clinique, ces manifestations peuvent *révéler* des hémopathies inconnues et en permettre un diagnostic précoce ou *signifier une modification de l'allure évolutive* d'une hémopathie connue et impliquer alors une modification du pronostic et des changements thérapeutiques.

Sur le plan physiopathologique, les situations liées à la migration élective de certains types de cellules myéloïdes vers la peau constituent un modèle d'interactions entre cellules circulantes et derme. Nous nous proposons ici de résumer la diversité et l'importance de ces manifestations, en excluant le cadre des lymphomes épidermotropes qui sont traités ailleurs (chapitre 11-1). Les manifestations cutanées seront classées en quatre catégories (encadré 19.1).

> **Encadré 19.1**
> **Lésions cutanées au cours des hémopathies malignes**
> 1. Lésions spécifiques
> 2. Lésions satellites
> 3. Accidents des traitements (chimiothérapie, facteurs de croissance)
> 4. Infections cutanées

Lésions cutanées spécifiques

Quel que soit le type de l'hémopathie maligne, les lésions cutanées spécifiques se définissent comme l'ensemble des lésions dans lesquelles il y a un infiltrat cutané de cellules hématopoïétiques tumorales.

Hémopathies myéloïdes

Formes typiques. Il est habituellement facile de les suspecter devant des *papules, des nodules et des plaques infiltrées*, de consistance ferme ou dure, sans altération de la surface, de coloration rose à violacée, parfois hémorragiques. Ces lésions sont en nombre variable et n'ont pas de site de prédilection.

Une *hyperplasie gingivale* diffuse est un signe important à reconnaître puisqu'il est constaté chez près de 80 % des sujets avec une LAM 4. Cependant, aucune de ces lésions n'est spécifique de leucémie, excepté le chlorome, ou sarcome granulocytique, observé au cours des LAM 1-3, dont la coloration verdâtre est liée à la présence de fortes concentrations de myéloperoxydase à l'intérieur des cellules blastiques. Cette entité est particulière car elle peut survenir en l'absence de leucémie identifiée dans le sang circulant ou même la moelle osseuse pendant une durée variable (*leukemia cutis*, *cf.* ci-dessous).

Si l'hémopathie était connue, la biopsie confirme le diagnostic en mettant en évidence un infiltrat dermique dense de cellules similaires à celles de l'hémopathie lymphoïde ou myéloïde déjà diagnostiquée. Si l'hémopathie n'était pas connue, la biopsie peut être difficile à interpréter, notamment pour les hémopathies myéloïdes. Il va en effet falloir reconnaître et affirmer la présence de cellules myéloïdes malignes chez un individu chez qui il n'y a pas encore de leucémie connue. Il est alors important de pratiquer des immunomarquages de ces cellules CD43, CD123, CD163, CD68, CD168, CD117, CD34, lys, MPO (les principaux marqueurs myéloïdes sont revus dans la référence [1]) et/ou une analyse moléculaire de clonalité s'il s'agit d'une hémopathie lymphoïde (*cf.* chapitre 11-1).

Formes atypiques. Les vraies difficultés cliniques sont dues aux possibilités de formes atypiques, surtout lors des hémopathies myéloïdes qui *n'ont pas un aspect tumoral mais plutôt inflammatoire de bulles* [2, 3], de *nécrose*, parfois de *nouures*, de *prurigo* ou *d'ecchymoses*. Le diagnostic peut alors longtemps errer, surtout si l'hémopathie était inconnue. La fréquence de ces formes trompeuses est particulièrement élevée dans les localisations cutanées des *syndromes myélodysplasiques* [3, 4].

Pourtant, la présence de lésions cutanées spécifiques dans une myélodysplasie est importante à reconnaître car elle est presque toujours annonciatrice de transformation en leucémie aiguë dans les 3 mois suivants [4]. Il peut s'agir d'une localisation cutanée de cellules blastiques, sous forme de nodules notamment, le pronostic est alors réservé. Il peut aussi s'agir d'une myélodysplasie cutanée de cellules non blastiques, n'exprimant généralement pas le CD34, le CD56 ni le CD117. Sur le plan cytologique, l'infiltrat est constitué de cellules myéloïdes immatures à cytoplasme immature avec un phénomène de pseudo-Pelger-Huet (noyau des polynucléaires neutrophiles hyposegmenté). Il s'agit alors de *plaques, souvent annulaires*, associées volontiers à des arthralgies et à de la fièvre ; le pronostic est dans ce cas nettement plus favorable [3]. Savoir répéter les biopsies et se méfier de lésions cutanées d'allure banale ou pseudo-infectieuse est donc une règle à garder à l'esprit chez des patients avec une myélodysplasie.

Des ulcérations buccales et anogénitales peuvent être observées au cours de leucémies aiguës ou de transformation aiguë de leucémies chroniques. Par ailleurs, dans une autre hémopathie myéloïde, le syndrome hyperéosinophilique (*cf.* chapitre 11), d'autres lésions trompeuses à type de *vasculite et d'ectodermose pluriorificielle* ont été décrites [5].

Enfin, une situation particulière est la présence de localisations cutanées spécifiques alors que le sang périphérique et la moelle ne sont pas envahis, définissant ce qui est décrit dans la littérature anglo-saxonne sous le terme d'*aleukemic leukemia cutis* (parfois rapporté sous le terme de sarcome granulocytique si de couleur verte). Elles seraient liées au tropisme électif cutané des cellules myéloïdes (théorie du *homing*). La néoplasie blastique à cellules plasmacytoïdes dendritiques (ex-leucémie CD4+ CD56+) a souvent une phase initale cutanée avec des macules, des papules, des plaques et des nodules à évolution ecchymotique, alors qu'il n'y a pas encore de cellules leucémiques circulantes.

Type d'hémopathie. Les localisations cutanées sont essentiellement rencontrées au cours des *myélodysplasies* (39 % d'une série de localisations cutanées d'hémopathies), des LAM 4 et 5 (10 à 50 % des malades ayant ces leucémies ont des localisations cutanées). La survenue de lésions cutanées spécifiques y est en outre associée à une aggravation majeure du pronostic (avec par exemple une survie 2 fois plus courte pour des LAM s'il y a une atteinte cutanée spécifique) [6, 7]. Cette gravité fait proposer à certains auteurs des traitements particuliers en cas de LAM lorsqu'il y a des lésions cutanées tumorales. Enfin, la localisation cutanée spécifique des LAM est souvent plus résistante à la chimiothérapie que la localisation médullaire, et peut être source d'échec thérapeutique et de rechutes.

Hémopathies lymphoïdes

Il y a moins de lésions spécifiques trompeuses au cours des hémopathies lymphoïdes, qui se présentent habituellement comme des tumeurs ou des nodules tels que décrits ci-dessus. Néanmoins, certains types cliniques méritent d'être décrits.

Le premier concerne l'atteinte cutanée des lymphomes T de type lymphadénopathie angio-immunoblastique (LAID, *cf.* chapitre 11-1). Des lésions cutanées spécifiques sont présentes dans 20 à 50 % des LAID et annonciatrices du diagnostic dans un tiers de tous les cas de LAID [8]. Or l'aspect n'est pas celui de tumeurs, mais d'un exanthème maculopapuleux morbiliforme infiltré, fréquemment fébrile. L'aspect est donc particulièrement trompeur. Les particularités de cet exanthème sont de se prolonger malgré l'arrêt de tous les médicaments reçus et qui avaient pu à tort être considérés comme imputables. De plus, les recherches virales habituelles devant un exanthème disséminé sont négatives. Il faut alors songer à ce diagnostic afin d'alerter l'anatomopathologiste qui lira la biopsie, car les aspects initiaux sont paucisymptomatiques, avec un infiltrat lymphoïde peu agressif et une hyperplasie vasculaire ; l'expression par les lymphocytes de la chimiokine CXCL13 est suggestive. Une population monoclonale est trouvée dans les lésions cutanées, identique à la population monoclonale nodale dans les LAID avec dysglobulinémie lors de l'étude du réarrangement génique du gène *TCGR*.

La seconde hémopathie à connaître pour ses lésions cutanées est le lymphome leucémique lié au virus HTLV-1. L'atteinte cutanée y est très fréquente, entre 43 et 72 % des cas avec des papulonodules diffus. Une érythrodermie est possible. Le diagnostic est apporté par le frottis sanguin qui montre des cellules typiques en trèfle à quatre feuilles.

Enfin, l'atteinte cutanée de la leucémie lymphoïde chronique B peut se caractériser outre les tumeurs par une infiltration violine des oreilles et du nez.

Les types d'hémopathies lymphoïdes se déclinent en formes à cellules T qui sont les plus fréquemment pourvoyeuses de lésions cutanées spécifiques, notamment les LLC T, les lymphomes leucémiques HTLV-1 et les lymphomes T de type LAID. Néanmoins, à l'inverse des formes myéloïdes, il n'y a pas d'aggravation du pronostic de la maladie lorsqu'il y a des lésions spécifiques.

Lésions cutanées satellites

Nous avons choisi d'utiliser cet adjectif inhabituel pour décrire des lésions cutanées qui peuvent se comporter comme des syndromes *paranéoplasiques* – c'est-à-dire évoluer parallèlement à l'hémopathie – mais aussi un vaste ensemble de lésions dont la survenue est significativement plus fréquente en cas d'hémopathie maligne, mais dont l'évolution n'est pas corrélée à l'hémopathie. Comme pour les lésions cutanées spécifiques, ces lésions peuvent révéler une hémopathie inconnue et pour certaines d'entre elles indiquer un tournant évolutif d'une hémopathie stable jusque-là. Les mécanismes de la très grande majorité de ces manifestations restent inconnus et sont donc difficiles à classer (encadré 19.2).

Dermatoses neutrophiliques

Ces maladies peuvent s'observer en dehors de toute hémopathie, mais leur prévalence est significativement accrue dans les hémopathies myéloïdes. Il s'agit du syndrome de Sweet, du *pyoderma gangrenosum*, de l'hidradénite eccrine neutrophilique, de l'*erythema elevatum diutinum* (EED) et du syndrome de Sneddon-Wilkinson (*cf.* chapitre 11-4). Toutes sont caractérisées par une infiltration stérile de polynucléaires neutrophiles matures dans le derme sans que le mécanisme soit connu.

Encadré 19.2

Dermatoses satellites des hémopathies malignes

Manifestations de mécanisme inconnu
– Dermatoses neutrophiliques : Sweet, hidradénite eccrine, *pyoderma gangrenosum*, *erythema elevatum diutinum*, syndrome de Sneddon-Wilkinson
– Manifestations « vasculaires » : vasculites, livedo, lividiose acrale, érythromélalgie, phlébite superficielle
– Prurit, prurigo, réaction majeure aux piqûres d'insectes
– Pemphigus paranéoplasique
– Érythème noueux, panniculite neutrophilique
– Nodules sarcoïdosiques
– Érythème annulaire centrifuge
– Xanthogranulome nécrobiotique
– POEMS syndrome, AESOP syndrome
– Mucinose papuleuse et sclérœdème de Buschke (myélome)
– Hyperpigmentation

Manifestations liées au dépôt d'une immunoglobuline monoclonale
– Dépôts d'immunoglobulines entières (macroglobulinose)
– Dépôts de chaînes légères :
  – amylose
  – dépôts non amyloïdes de chaînes légères (Randall, crystalloglobulinémie)
– Cryoglobulinémie
– Hyperkératose folliculaire des extrémités (myélome)

Manifestations liées aux activités anticorps d'une immunoglobuline monoclonale
– Bulloses auto-immunes
– Xanthomes normolipémiques
– Peut-être urticaire dans les macroglobulinémies (syndrome de Schnitzler)

Plusieurs groupes ont analysé l'ontogénie des neutrophiles qui s'accumulent dans la peau. La série la plus récente a analysé 11 patients ayant une dermatose neutrophilique associée à une hémopathie myéloïde. Il y avait dans 8 cas sur 11 la présence, au sein des polynucléaires neutrophiles, de la même signature moléculaire que celle du clone myéloïde malin [9]. Cela indique que dans la majorité des cas, les dermatoses neutrophiliques résultent de la *différenciation du clone malin myéloïde vers des neutrophiles qui ont un tropisme cutané*.

Syndrome de Sweet. Huit à 13 % de tous les syndromes de Sweet sont associés à une hémopathie, tout particulièrement au cours des LAM et des syndromes myéloprolifératifs. Leur séméiologie est la même que celle des SS classiques, sauf que les lésions y sont plus souvent bulleuses (75 % *versus* 17 % des SS isolés) et que les membres supérieurs sont concernés dans 94 % des cas [10]. Une anémie est présente dans 87 % des SS associés à une hémopathie. Une atteinte extracutanée est observée dans plus de 50 % des cas, avec des myalgies, des arthralgies et parfois des atteintes pulmonaires, hépatiques et osseuses. Onze pour cent des syndromes de Sweet associés aux hémopathies précèdent l'hémopathie, démontrant l'importance de la reconnaissance de cette affection et de son lien aux hémopathies. L'induction de SS par le G-CSF et l'acide tout-trans-rétinoïque chez des patients ayant des hémopathies myéloïdes suggère que la mobilisation et/ou le chimiotactisme des progéniteurs des granuleux par ces médicaments a abouti à l'accumulation des neutrophiles dans la peau. Au cours des syndromes myélodysplasiques, un travail récent montre que dans des lésions évocatrices de syndrome de Sweet « chronique », il existe dans une phase initiale un infiltrat à prédominance lymphocytaire, suivi dans un délai prolongé de neutrophiles [11]. À noter également qu'à ce stade d'invasion par des neutrophiles, la présence concomitante de cellules mononucléées CD68+, évocatrices d'une origine myéloïde, est trouvée.

Système hématopoïétique

Hidradénite eccrine neutrophilique. Elle ressemble au syndrome de Sweet, mais les polynucléaires neutrophiles prédominent autour des pelotons et des canaux sudoraux eccrines (d'où le terme d'hidradénite eccrine). Les HEN ne surviennent qu'exceptionnellement en dehors d'hémopathies myéloïdes et leur particularité est de se développer surtout en période d'aplasie postchimiothérapie (essentiellement après anthracycline et cytarabine) [12]. Beaucoup plus rarement, des HEN peuvent révéler des leucémies inconnues.

Erythema elevatum diutinum. Il est associé dans 46 % des cas aux hémopathies myéloïdes, mais aussi à certains myélomes à IgA.

Pyoderma gangrenosum. Il est observé en association avec des myélomes (surtout à IgA) et diverses hémopathies essentiellement myéloïdes telles que des LAM, mais aussi polyglobulie, thrombocytémie et myélofibrose. Il n'a pas de particularité clinique, mais peut être bulleux et fébrile.

Syndrome de Sneddon-Wilkinson, ou pustulose sous-cornée. Il est un peu différent des autres dermatoses neutrophiliques de par le fait qu'il ne s'associe qu'à des hémopathies lymphoïdes, essentiellement des gammapathies IgA, et pas à des hémopathies myéloïdes. Nous citerons aussi la survenue de pustules aseptiques, de panniculites neutrophiliques et d'érythème noueux au cours d'hémopathies myéloïdes. Des formes de chevauchement de ces dermatoses neutrophiliques sont possibles.

La survenue d'une dermatose neutrophilique chez un sujet ayant une myélodysplasie est prédictive d'une aggravation importante du pronostic et habituellement du décès dans les 7 mois alors que la survie moyenne de ces maladies sans dermatoses neutrophiliques est de 120 mois [13].

Manifestations « vasculaires »

Elles sont observées surtout dans les hémopathies myéloïdes. Il s'agit du *livedo* associé aux thrombocytémies et aux polyglobulies (*cf.* chapitre 14), de l'*érythromélalgie* (*cf.* chapitre 17) révélatrice des polyglobulies (27 % des polyglobulies), voire de nécroses digitales, des **phlébites superficielles** observées dans 6 % des polyglobulies, de certains ulcères de jambe dans la leucémie myéloïde chronique (LMC). La **lividiose acrale** (*acral cyanosis*) est une entité exceptionnelle consécutive à des thrombus de cellules myéloblastiques [14], parfois observée dans des LAM très hyperleucocytaires (> 100 000 blastes/mm^3), s'accompagnant d'une atteinte respiratoire et neurologique.

Les **vasculites** constituent une partie importante de ces manifestations bien que des interrogations sur la réalité de cette association soient encore posées. Dans une revue de la littérature faite en 1988, 41 cas de vasculite furent mis en évidence au sein d'un groupe de 75 000 hémopathies alors qu'il n'y en avait que 11 rapportés pour 889 000 tumeurs solides, montrant ainsi le lien entre vasculite et hémopathies malignes [15]. La présentation clinique est essentiellement de deux types : un purpura infiltré, nécrotique ou vésiculo-bulleux ou un tableau de type PAN avec des nodules sous-cutanés. Il peut s'agir également de maculopapules, de plaques urticariennes fixes et d'ulcérations cutanées.

Histologiquement, la vasculite est leucocytoclasique dans la majorité des cas et granulomateuse moins fréquemment. Les vasculites associées aux hémopathies précèdent le plus souvent le diagnostic hématologique. Les hémopathies le plus souvent inductrices de vasculites sont la leucémie à tricholeucocytes (18 % de ces leucémies) suivie des syndromes myélodysplasiques. Dans une série personnelle, nous avons également constaté une nette prédominance des hémopathies lymphoïdes B (62,5 % de 16 hémopathies avec vasculite) et de l'image de vasculite leucocytoclasique (13/16). De plus, des lésions de vasculite extracutanée étaient présentes dans un tiers des cas. Enfin, il faut signaler que dans 88 % des leucémies à tricholeucocytes avec une vasculite, une infection à mycobactéries est mise en évidence [16]. Dans une autre étude portant sur 28 patients leucémiques avec vasculite cutanée, une cause médicamenteuse était trouvée dans 60 % des cas, la vasculite était paranéoplasique dans les autres cas [17]. Ces résultats, lorsqu'ils sont mis en parallèle avec le fait que dans toutes les séries publiées, la vasculite n'évolue habituellement pas parallèlement à l'hémopathie, interrogent sur le mécanisme de ces vasculites. Sont-elles liées à l'hémopathie ou plutôt intriquées avec des facteurs infectieux ou médicamenteux chez ces individus immunodéprimés et recevant de nombreux médicaments ?

Divers

Les autres manifestations de mécanisme inconnu sont indiquées dans l'encadré 19.2. Il faut insister sur le **prurit-prurigo** et son lien aux lymphomes, en fait essentiellement à la maladie de Hodgkin. Cette association demeure l'obsession d'un clinicien face à un sujet jeune avec un prurit ou un prurigo récent (*cf.* chapitre 20). De plus, la réapparition d'un prurit chez un malade considéré comme étant en rémission complète d'un lymphome doit faire pratiquer des investigations complètes à la recherche d'une récidive débutante. Le prurit aquagénique, déclenché ou majoré par le contact avec l'eau, est fréquent au cours de la polyglobulie primitive dont il peut précéder de plusieurs années le diagnostic. Son intensité n'est pas corrélée à la sévérité de la maladie. L'acide acétylsalicylique est souvent efficace, probablement *via* son action sur les prostaglandines.

Le **pemphigus paranéoplasique** (*cf.* chapitre 10-10) est significativement associé aux hémopathies lymphoïdes B (LLC et lymphomes) [18]. Les autoanticorps responsables de la maladie sont polyclonaux et non restreints à l'isotype de la chaîne légère des lymphocytes clonaux (ou d'une Ig circulante), permettant de suggérer que ce n'est pas le clone qui produit l'anticorps antipeau. Au cours du **syndrome AESOP** (*Adenopathy and Extensive Skin patch Overlying Plasmacytoma*; fig. 19.9), une macule ou une plaque érythémateuse, d'extension centrifuge lente, avec une bonne visibilité du réseau vasculaire, est localisée au-dessus d'un plasmocytome osseux [19]. Cette lésion s'associe à une adénopathie régionale et elle est généralement prémonitoire d'un **syndrome POEMS**. Ce syndrome illustre parfaitement le concept de l'inflammation de contiguïté, probablement par diffusion de cytokines.

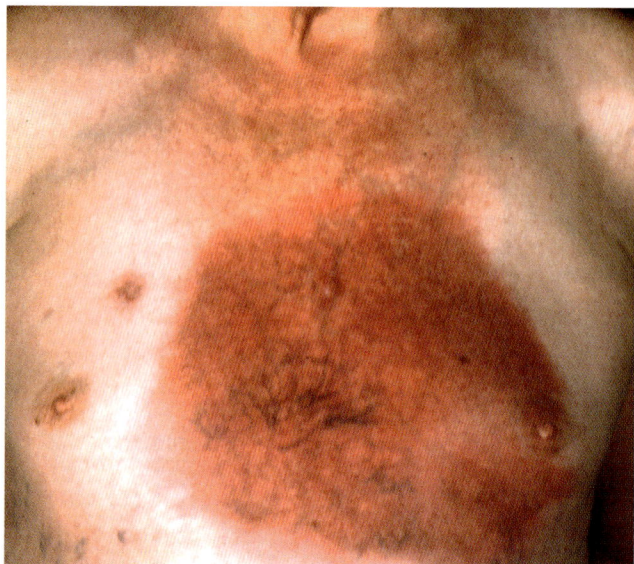

Fig. 19.9 Syndrome AESOP.

Manifestations liées au dépôt d'une immunoglobuline monoclonale

Elles sont essentielles à reconnaître dans les hémopathies lymphoïdes B.

La plus fréquente est de loin l'**amylose** où l'atteinte clinique cutanée est fréquente [20]. Les principaux signes cliniques sont le purpura présent aux plis (notamment les paupières) ou aux zones de friction, les papules cireuses et la macroglossie. De nombreux autres signes tels qu'une fragilité cutanée, des bulles, un aspect scléreux ou une alopécie sont plus rarement décrits (*cf.* chapitre 13). L'histologie cutanée montre les dépôts amyloïdes autour des vaisseaux et/ou dans le derme superficiel. Enfin, l'examen de *biopsies cutanées de peau saine ou de la graisse sous-cutanée en peau saine* permet le diagnostic d'amylose dans 40 et 90 % des cas respectivement, faisant de la peau un organe majeur d'évaluation des maladies de dépôts.

Le dépôt de l'immunoglobuline entière est possible dans la maladie de Waldenström. Il s'agit d'une manifestation très rare, la macroglobulinose ou macroglobulinodermie, qui se caractérise par l'apparition de petites papules rosées avec en immunofluorescence directe une réactivité dirigée contre la chaîne légère du clone.

Des dépôts d'IgG lors de myélomes (fig. 19.10) peuvent réaliser un aspect de spicules au niveau du nez [21].

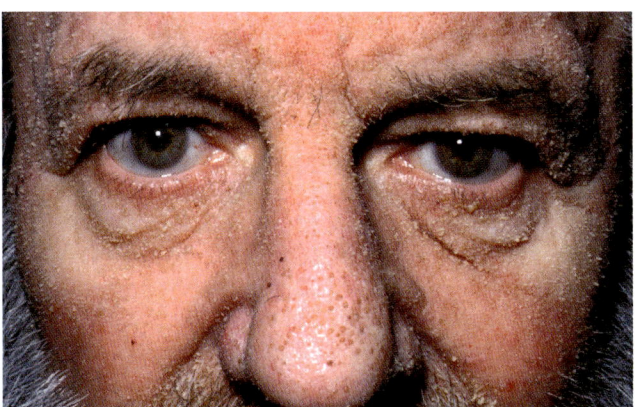

Fig. 19.10 Hyperkératose filiforme du visage chez un patient atteint de myélome.

Manifestations en rapport avec l'activité anticorps d'une immunoglobuline monoclonale

Il s'agit de manifestations très rares, qui sont là aussi l'apanage d'hémopathies lymphoïdes B.

Les principales sont les **xanthomes plans normolipémiques** associés au myélome, où l'Ig monoclonale est capable, par son site anticorps, de se lier aux lipoprotéines, aboutissant à des complexes Ig-lipoprotéines qui peuvent se déposer anormalement dans les tissus [22]. L'œdème angioneurotique acquis par activité anti-inhibiteur de la C1-estérase en est un autre exemple.

En outre, ont été décrites des *maladies bulleuses* mal étiquetées et des épidermolyses bulleuses acquises avec dépôts monotypiques le long de la jonction dermo-épidermique, du même isotype que celui du clone, dans des maladies de Waldenström, des lymphomes B et des LLC, démontrant que la population tumorale sécrétait un anticorps antipeau dans ces quelques cas.

Le **syndrome de Schnitzler** (fig. 19.11) est caractérisé par une urticaire et des douleurs osseuses chez des personnes présentant une IgM monoclonale sans critères pour une maladie de Waldenström pendant de nombreuses années [23]. En histologie, il existe une dermatose neutrophilique urticarienne, une vasculite est plus rare [24]. Des douleurs osseuses avec en scintigraphie une hyperfixation osseuse sont également associées. Le rôle d'anticorps anti-IL-1 circulants est probable et l'efficacité des agonistes de l'IL-1 a été rapportée (*cf.* chapitre 11-4) [24].

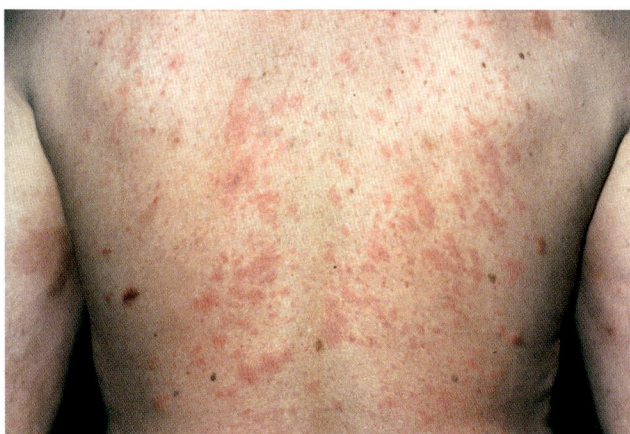

Fig. 19.11 Syndrome de Schnitzler.

Manifestations cutanées secondaires aux traitements des hémopathies

Ce sont des manifestations fréquentes et à connaître car il s'agit souvent des diagnostics différentiels discutés lors de l'examen clinique de patients ayant une hémopathie et des lésions cutanées. Les accidents les plus classiques après chimiothérapie sont détaillés dans l'encadré 19.3.

Encadré 19.3

Accidents cutanés induits par les traitements des hémopathies

Accidents liés à la cytotoxicité des traitements
- Mucite
- Décollements cutanés
- Onycholyse et lignes de Beau
- Alopécie

Accidents dits d'hypersensibilité
- Érythème polymorphe
- Exanthème maculopapuleux
- Urticaire

Accidents de mécanisme inconnu
- Érythème acral
- Hyperpigmentation diffuse ou serpigineuse

Accidents plus spécifiques de certaines molécules
- Bléomycine : nécroses digitales, toxidermie flagellée
- Hydroxyurée : ulcères de jambe, pseudo-dermatomyosite
- Taxanes : sclérose cutanée
- Interférons : nécroses au point d'injection, psoriasis induits, lichen plan
- G-CSF : syndrome de Sweet, vasculites
- GM-CSF : exanthèmes maculopapuleux
- Acide rétinoïque : érythèmes noueux, dermatoses neutrophiliques
- Imatinib mésylate : dermatose lichénoïde, syndrome de Sweet, syndrome de Stevens-Johnson
- Lénalidomide : éruptions cutanées parfois bulleuses, prurit, urticaire, hyperhidrose, sécheresse cutanée

---

Les mucites et les alopécies sont largement connues et sont la conséquence de la cytotoxicité directe des drogues sur la division des kératinocytes. Les lignes de Beau sont des bandes transversales, qui sont la conséquence de l'arrêt de la synthèse de la kératine de l'ongle lors des traitements par chimiothérapie. Il est donc fréquent de voir des sujets avec plusieurs lignes successives de Beau sur les ongles qui sont chacune le témoin d'un cycle thérapeutique.

L'**érythème acral** est une complication classique et fréquente de *toutes les chimiothérapies*, mais en particulier de l'aracytine, des anthracyclines, du fluoro-uracile et des taxanes [25]. Il se caractérise par la survenue habituellement dans la 1re semaine postchimiothérapie d'un érythème œdématié, cuisant, souvent accompagné de dysesthésies douloureuses des paumes et des plantes. Cette atteinte peut soit rester localisée aux extrémités, soit s'accompagner secondairement d'un exanthème disséminé. Cette éruption est de mécanisme inconnu et réapparaît de manière dose-dépendante aux cures ultérieures.

Enfin, il existe des éruptions maculopapuleuses disséminées et des réactions anaphylactiques particulièrement fréquentes après asparaginase, des érythèmes polymorphes, des hyperpigmentations diffuses et/ou unguéales qui peuvent s'observer avec différentes molécules.

L'hydroxyurée peut induire des éruptions ressemblant à une dermatomyosite cutanée pure, des ulcères de jambe douloureux qui imposent l'arrêt du traitement, et un risque accru de carcinomes cutanés lors des prises au long cours.

La bléomycine est responsable d'éruptions médicamenteuses très particulières, « en flagelles », dont l'aspect est pathognomonique de cette molécule et qui laissent des cicatrices hyperpigmentées très affichantes.

Infections cutanées chez les patients ayant une hémopathie maligne

Les malades ayant une hémopathie maligne ont une susceptibilité accrue aux infections. Soixante-huit pour cent des infections des malades ayant une hémopathie sont primitivement cutanées, alors que 26 % sont secondaires à une septicémie et 4 % surviennent par contiguïté [26, 27]. Les infections cutanées primitives sont fréquentes à cause de l'atrophie cutanée et du retard de cicatrisation induits par les corticoïdes et la chimiothérapie, de l'occlusion du dos et des fesses lors d'alitements prolongés, de la présence de voies veineuses et de modification de la flore saprophyte protectrice de la peau par les antibiothérapies à large spectre. Il n'y a pas lieu de décrire ici toutes les infections, leurs signes, leurs agents. Cependant, les infections fongiques doivent être mentionnées. Elles surviennent essentiellement en cas de neutropénie profonde, et sont liées surtout à *Candida*, *Aspergillus* et *Fusarium*. Deux paramètres particuliers aux infections sur ce terrain doivent être connus :
– tout d'abord en raison du déficit immunitaire, une très grande diversité de germes peut être responsable des infections sur ce terrain ;
– la leuconeutropénie (en particulier postchimiothérapie) modifie la réponse inflammatoire et les aspects cliniques de ces infections peuvent donc être trompeurs, et faussement rassurants.

La règle unique est donc que, devant toute suspicion d'infection cutanée, il faut biopsier les lésions et adresser un fragment en bactériologie, un autre en mycologie et un troisième en histologie avec colorations spéciales (Gram, Giemsa-Gomori-Grocott, Ziehl). Cette attitude est lourde, mais permet d'aborder ces situations très difficiles à gérer de manière probabiliste classique.

À l'inverse, l'*ecthyma gangrenosum* est un tableau particulier fait de lésions uniques ou multiples dont chacune est caractérisée par une plaque à bordure infiltrée érythémateuse et un centre nécrotique. Cette entité est habituellement consécutive à des infections à *P. aeruginosa* ou, plus rarement, à d'autres bacilles Gram (*cf.* chapitre 2).

Réaction du greffon contre l'hôte
D. Lipsker

La réaction du greffon contre l'hôte (GvH) est une complication de l'allogreffe de cellules-souches hématopoïétiques. Elle est due à une action cytotoxique des lymphocytes T du donneur sur les tissus du receveur. Ses manifestations **aiguës** (arbitrairement celles qui surviennent les 100 premiers jours après la greffe) touchent principalement la peau, le tube digestif et le foie. L'atteinte cutanée est érythémateuse ou érythématosquameuse, proche et parfois non distinguable d'une toxidermie, localisée ou diffuse (tableau NET-like dans les formes les plus graves). Le traitement, généralement assuré par les hématologues, repose sur une majoration de l'immunosuppression. Les formes cutanées **chroniques** peuvent être sclérodermiformes ou lichénoïdes. Les formes *sclérodermiformes*, en réalité proches d'une morphée (*cf.* chapitre 10-7), sont d'étendue très variable, localisées à pansclérotique et très difficile à traiter, la sclérose survenant parfois après une phase œdémateuse initiale ; si les immunosuppresseurs sont souvent décevants, la kinésithérapie est essentielle. Les formes *lichénoïdes* sont proches du lichen plan (*cf.* chapitre 10-9) et plus accessibles au traitement. L'atteinte peut prédominer sur l'une ou l'autre forme ou combiner les deux, notamment l'atteinte oculaire (syndrome sec avec blépharoconjonctivite parfois synéchiante), muqueuse buccale (microstomie, érosions), génitale (aspect de lichen scléreux érosif) et certaines formes cutanées (leucomélanodermie scléreuse, *cf.* fig. 10.24). La prise en charge est assurée avec l'hématologiste et fait appel, selon la gravité, aux immunosuppresseurs, aux inhibiteurs de JAK et de tyrosine-kinase, à la photophérèse, mais aussi aux dermocorticoïdes, aux émollients et à une kinésithérapie. Le suivi ophtalmologique et buccal ne doit pas être négligé. D'un point de vue conceptuel et pathogénique, il s'agit d'une situation quasi expérimentale reproduisant sur le plan anatomoclinique dermatologique le lichen et la morphée.

RÉFÉRENCES

1. Cho-Vega J.H. et coll., *Am J Clin Pathol*. 2008, *129*, 130.
2. Ochonisky S. et coll., *Arch Dermatol*. 1993, *129*, 512.
3. Osio A. et coll., *J Invest Dermatol*. 2015, *135*, 2321.
4. Aractingi S. et coll., *J Am Acad Dermatol.*, 1995, *33*, 187.
5. Aractingi S. et coll., *Arch Dermatol*. 1996, *132*, 535.
6. Su W.P.D. et coll., *J Am Acad Dermatol*. 1984, *11*, 121.
7. Shaikh B.S. et coll., *Cutis*. 1987, *39*, 57.
8. Balaraman B. et coll., *J Am Acad Dermatol*. 2011, *65*, 855.
9. Sujobert P. et coll., *J Invest Dermatol*. 2013, *133*, 1111.
10. Cohen P. et coll., *Am J Med*. 1987, *82*, 1220.
11. Vignon-Pennamen M.D. et coll., *Arch Dermatol*. 2006, *142*, 1170.
12. Bachmeyer C. et coll., *Clin Dermatol*. 2000, *18*, 319.
13. Aractingi S. et coll., *Br J Dermatol*. 1994, *131*, 112.
14. Frankel D.H. et coll., *Arch Dermatol*. 1987, *123*, 921.
15. Greer J.M. et coll., *Medicine*. 1988, *67*, 220.
16. Farcet J.P. et coll., *Arch Intern Med*. 1987, *147*, 660.
17. Paydas S. et coll., *Leuk Lymph*. 2000, *40*, 105.
18. Anhalt G. et coll., *N Engl J Med*. 1990, *323*, 1729.
19. Lipsker D. et coll. *Medicine*. 2003, *82*, 51.
20. Boeckler P. et coll., *Presse Med*. 2007, *36*, 1135.
21. Requena L. et coll., *J Am Acad Dermatol*. 1995, *32*, 834.
22. Szalat R., *Blood*. 2011, *118*, 3777.
23. Lipsker D. et coll., *Medicine*. 2001, *80*, 37.
24. Lipsker D. et coll., *Orphanet J Rare Dis*. 2010, *5*, 38.
25. Nagore E. et coll., *Am J Clin Dermatol*. 2000, *1*, 225.
26. Wolfson J.S. et coll., *Medicine*. 1985, *64*, 115.
27. Gorensek M.J., *Dermatol Clin*. 1989, *7*, 353.

19-8 Déficits immunitaires

C. Bodemer

Les déficits immunitaires (DI) peuvent être primitifs et s'inscrire dans le cadre de maladies héréditaires, ou secondaires à des maladies, traitements, infections (p. ex. VIH). Les DI primitifs seront plus volontiers diagnostiqués chez l'enfant et les DI secondaires observés chez l'adulte.

Déficits immunitaires primitifs

Les déficits immunitaires primitifs (DIP) (héréditaires) sont rares (environ 1 naissance sur 5000 dans la population générale). Plus de 200 sont actuellement décrits et *la grande majorité est caractérisée sur le plan moléculaire*. Ces DIP touchent l'immunité adaptative et innée. Ils sont souvent de révélation précoce dans la vie, mais peuvent aussi s'extérioriser à l'âge adulte. Il est probable qu'un grand nombre de cas soit sous-diagnostiqué dans l'enfance.

Classiquement, les DIP sont classés schématiquement en déficits de l'immunité cellulaire (lymphocytes T) et humorales (lymphocytes B) combinés, déficits de l'immunité humorale isolés, déficits du complément, déficits des cellules phagocytaires (polynucléaires, monocytes et macrophages) et autres déficits de l'immunité innée [1]. Une revue récente permet d'en retrouver une classification actualisée [2]. Les avancées des connaissances rendent cependant compte de la complexité des mécanismes impliqués et de celle des intrications fonctionnelles des cellules immunocompétentes. Les principaux mécanismes généraux des anomalies du développement immunitaire sont rapportés dans le tableau 19.4. Le démembrement de ces maladies et de leur défaut moléculaire, n'est pas achevé, il s'agit donc d'exemples.

Principales manifestations cliniques

Sont évoquées les principales manifestations cutanéomuqueuses que peut rencontrer le dermatologue et qui peuvent être révélatrices du déficit immunitaire.

Infections à répétitions et/ou sévères : maître symptôme

En fonction du type d'infections, de leur précocité d'apparition et de leur topographie, une orientation étiologique peut s'envisager (tableau 19.5).

Tableau 19.4 Principaux mécanismes de DIP avec exemples de maladies (liste non exhaustive)

Mécanismes de déficit immunitaire primitif	Exemples de maladies
Déficits immunitaires cellulaires et combinés	Déficit immunitaire combiné sévère (DICS) (AR, X-récessif), DIC
Déficits immunitaires cellulaires complexes et/ou syndromiques	– Syndrome de Wiskott-Aldrich (lié à l'X) : *eczéma, purpura, néoplasies, vasculite* – Ataxie télangiectasie (AR) : *ataxie cérébelleuse, télangiectasies*
Déficits humoraux	– Agammaglobulinémie (liée à l'X) – Syndrome hyper-IgM (lié à l'X et AR) – Syndrome lymphoprolifératif (lié à l'X) – Déficits immunitaires communs variables (DICV)
Déficits immunitaires du complément	– Déficits voie classiques (C1, C2, C3, C4) (AR) – Déficits voie alterne (AR, lié à l'X) – Complexe d'attaque membranaire (AR)
Déficits cellules phagocytaires *Polynucléaire, monocytes sanguins, macrophages tissulaires et cellules dendritiques*	– Neutropénie congénitale isolée ou cyclique (AR, AD) – Syndrome de Schwachman (AR) – Granulomatose septique chronique (défaut qualitatif) – WHIM (*Warts, Hypogammaglobulinemia, bacterial Infections, Myelokathexis*) syndrome
Susceptibilité mendélienne aux infections	Axe IL-12/interféron gamma (mycobactéries)
Déficit de l'homéostasie du système immunitaire	– IPEX (Fox P3) lié à X : eczéma, auto-immunité : entéropathie, diabète, thyroïdite, cytopénie – Syndrome APECED (AR) candidose cutanéomuqueuse, polyendocrinopathie auto-immune, vitiligo, alopécie, hypoplasie de l'émail.

Tableau 19.5 Principaux agents pathogènes en fonction du type de DIP (liste non exhaustive)

Types de déficit immunitaire primitif	Types d'infection/âge début	Types d'agent microbien prédominant
Immunité humorale	Pneumonies, otites et sinusites récurrentes Souvent après l'âge de 6 mois (anticorps maternels) Adultes (DICV)	Bactéries pyogènes, souvent encapsulées, à parasitisme extracellulaire : pneumocoques, *Haemophilus*, streptocoques, *Pseudomonas*, staphylocoques, méningocoques
Immunité cellulaire	Pneumopathies interstitielles, septicémies, candidoses orales rebelles Signes digestifs Fréquentes manifestations allergiques, auto-immunes Début précoce avant âge de 6 mois	Germes extra ET intracellulaires (virus, mycobactéries, salmonelles, *Pneumocystis jirovecii*, toxoplasme, candidoses)
Déficits complément Voies classiques C1, C2, C3 ou C4, et alternes, et voie terminale, C5, C6, C7, C8, C9	Voies aériennes supérieures, poumons, bactériémie et méningites Fréquemment associés : lupus érythémateux (C1, C2 et C4), glomérulonéphrite membranoproliférative (C3, voie alterne), syndrome hémolytique et urémique (SHU) (voie alterne)	Germes encapsulés : *Streptococcus pneumoniae*, *Haemophilus influenzae* type b et *Neisseria meningitidis*
Déficits de la phagocytose PN, monocytes macrophages et cellules dendritiques	Abcès, plaies (souvent buccales)	*Infections bactériennes pyogènes (staphylocoques et entérobactéries) et fongiques (aspergilloses)*

19-8 Manifestations cutanées des maladies internes
Déficits immunitaires

Des infections sévères, bactériennes, virales, fongiques et à germes opportunistes (avec un tropisme particulier respiratoire et digestif), de survenue précoce, évoquent un **DIP combiné sévère (DICS)**, de différents types en fonction de l'anomalie moléculaire, de même qu'une BCGite disséminée secondaire au BCG (vaccin vivant). La survenue plus tardive de ce type d'infections est en faveur d'un **DIC** associé à une anomalie cellulaire prédominante mais moins profonde. Des manifestations auto-immunes sont possibles.

Des infections pyogènes (souvent encapsulées) à parasitisme extracellulaire (pneumocoques, *Haemophilius*, streptocoques, *Pseudomonas*, staphylocoques, méningocoques), sévères (méningite, ostéomyélite, pneumonie) et/ou répétées (ORL, bronchiques, etc.) souvent d'apparition retardée depuis la naissance (anticorps maternels protecteurs) évoquent la possibilité d'un **déficit humoral** ou d'une rate non fonctionnelle.

Des infections récurrentes à *Neisseria* surviennent particulièrement au cours des déficits du complément.

Des infections à pyogènes et fongiques tissulaires (*Aspergillus*, *Candida*), associées, répétées, évoquent la possibilité de déficits des **fonctions phagocytaires**.

Des infections à *spectre étroit* peuvent s'observer au cours d'autres déficits de **l'immunité innée** [2].

Cas particuliers de verrues multiples (HPV) et molluscums contagiosums profus (Poxvirus). Leur profusion anormale, leur persistance avec aggravation et chronicité doivent faire rechercher un DI sous-jacent. Elles évoquent en premier lieu un déficit de l'immunité cellulaire. Deux maladies sont particulièrement caractérisées par des infections sévères à papillomavirus :
– l'*épidermodysplasie verruciforme* (mutation des gènes *EVER1*, *EVER2*) associant des lésions à HPV de type verrues planes, pityriasis versicolor-like et le risque de cancer cutané ;
– le *syndrome WHIM* (gène *CXCR4*) caractérisé par des verrues multiples, des infections bactériennes et potentiellement graves à EBV, une hypogammaglobulinémie variable et une neutropénie cyclique.

Il existe de nombreux autres DIP où des verrues profuses peuvent être présentes, dont notamment le syndrome hyper-IgE AR, le déficit en GATA-2 ou MST-1, le gain de fonction en STAT1.

Autres manifestations associées pouvant révéler un DIP

Si les infections restent le signe d'appel clinique le plus fréquent, d'autres manifestations peuvent être associées, voire révéler les DIP. Elles dépendent des caractéristiques du déficit immunitaire lui-même et du défaut moléculaire sous-jacent. Ce sont en particulier des manifestations à type de **dermatite inflammatoire**, de **granulomes tissulaires**, d'**auto-immunité** et de **tumeurs malignes**. Il peut s'agir également de **particularités morphologiques** du patient.

Dermatite inflammatoire

Sa sévérité est variable et dépend de la nature du DI.

Une érythrodermie néonatale peut s'observer dans le cadre des DICS témoignant alors généralement d'une GvH materno-fœtale liée au passage dans les dernières semaines de vie fœtale et à la naissance de lymphocytes maternels qui ne peuvent être éliminés par le nouveau-né atteint de DIP [3]. Cette GvH particulière peut combiner une atteinte cutanée, digestive (diarrhée) et hépatique. Cette présentation est en particulier celle des DICS/DIC dont l'origine moléculaire est variée, ou celle des **syndromes de Omenn**. Le syndrome de Omenn est secondaire à des mutations dans les gènes *RAG*. Il se caractérise par une érythrodermie associée à des adénopathies, hépatomégalie, une diarrhée fréquente et une hyperéosinophilie.

Des lésions eczématiformes précoces peuvent être moins sévères, révélatrices du DIP, rapidement associées à diarrhée, infections sévères et ou chroniques, traînantes, inhabituelles.

L'histologie, dans ces situations (lésions de type eczéma à érythrodermie), est particulièrement informative lorsqu'elle montre des signes de GvH et/ou des lésions eczématiformes associées à des cellules apoptotiques. L'intérêt de la biopsie cutanée dans ces érythrodermies et dermatite eczématiforme précoce et sévère a bien été démontré [4].

Au-delà de ces cas particuliers de DIC, des lésions d'eczéma peuvent être un signe clinique majeur de différents DIP, apparaissant plus ou moins tôt dans la vie, constamment associées à des infections et souvent à d'autres particularités qui orientent d'emblée vers un cadre étiologique plus précis. Pour exemple :
– le syndrome de Wiskott Aldrich (déficit immunitaire essentiellement cellulaire avec lymphopénie T CD8) associe chez un garçon (maladie liée à l'X : gène *WASP* = *Wiskott Aldrich Syndrome Protein*) un eczéma, une thrombopénie avec des plaquettes de petit volume (microplaquettes) et des infections bactériennes et/ou virales répétées. Ce syndrome hétérogène peut se compliquer de manifestations auto-immunes (cytopénies, vascularites, néphropathies, arthrites, entéropathie, myosite) et parfois d'affections malignes surtout lymphoproliférativces ;
– le syndrome de Buckley (syndrome d'hyper-IgE autosomique dominant, gène *STAT3*) qui associe :
  1. des manifestations liées au dérèglement immunitaire : éruption cutanée néonatale non spécifique, eczéma proche d'un eczéma atopique [5], abcès cutanés à répétition, sensibilité élective aux infections à *staphylocoques* et à *Candida albicans* (peau, muqueuse, poumon avec formation de pneumatocèle) et élévation des taux sériques d'IgE avec éosinophilie,
  2. des anomalies du développement : tissu conjonctif, squelette et développement dentaire, à des degrés de gravité variable.

Ce ne sont que des exemples. La liste de DIP associés à des manifestations de dermite inflammatoire de type eczéma ou dermatite séborrhéique est longue, et ne peut aujourd'hui être exhaustive ; on pourrait aussi citer le syndrome *de Di-George*, le syndrome de Netherton, le syndrome IPEX, l'ataxie-télangiectasie, le déficit en MST-1, etc.

> Le plus important est de savoir évoquer la possibilité de DIP, lorsqu'il est méconnu, devant une dermatose inflammatoire récidivante, sévère, difficile à traiter et ce d'autant si elle s'associe à des infections chroniques.

Des rashs érythémateux chroniques peuvent être une des manifestations de DIP. Ils ont, par exemple, été décrits au cours des *déficits en C3* et sont fréquents dès la période néonatale au cours du *syndrome de Buckley* [5].

Granulomes

Des granulomes cutanés dont le diagnostic doit être confirmé par l'histologie, peuvent être observés au cours de différents DIP.

Chez l'adulte. Une atteinte non seulement cutanée mais aussi systémique est décrite chez 5,4-10 % *des adultes* avec DIP [2], atteints de :
– *déficit immunitaire commun variable.* C'est le plus fréquent des DIP de l'adulte avec une prévalence estimée à 1 cas/30 000, carac-

térisé par des anomalies de maturation des lymphocytes B avec hypogammaglobulinémie et des infections bactériennes associées à des manifestations cliniques de lymphoprolifération : adénopathies, hépatomégalie, splénomégalie ;

– *granulomatose septique chronique* due à une anomalie des cellules phagocytaires qui ne peuvent produire les dérivés de l'oxygène nécessaires à détruire les agents pathogènes phagocytés, pouvant être confirmée par un test au nitrobleu de tétrazolium ou le test à la dihydrorhodamine (DHR) 123. Ce déficit immunitaire se traduit chez les patients par des infections tissulaires et cutanées bactériennes (*staphylocoques* et *entérobactéries*) ou fongiques (*aspergillose*) ;

– nombreux autres DIP, dont : le déficit en TAP, le déficit hypomorphe en RAG, le syndrome PLAID.

Chez l'enfant. Les granulomes cutanés sont plus rares, car le DICV ne se révèle qu'à l'âge adulte.

Cependant ces granulomes sont rapportés dans des cas cliniques ou de petites séries au cours de différents DIP avec généralement une atteinte de l'immunité cellulaire souvent associée à une hypogammaglobulinémie profonde. La survenue de ces granulomes pédiatriques dans un cadre syndromique non expliqué et/ou associé à des infections à répétitions doit conduire à suspecter un DIP. La première démarche est de rechercher une cause infectieuse classique mais qui est rarement retrouvée. Le rôle d'une *souche virale vaccinale (rubéole)* a été évoqué dans cette tranche d'âge [6]. Tous les types histologiques de granulome sont possibles.

Ulcérations

Des ulcérations sanieuses douloureuses s'observent au cours de DIP liés à des anomalies de la différenciation et de la maturation des granulocytes (p. ex. *neutropénies* et *agranulocytoses*).

Des lésions muqueuses aphtoïdes récidivantes sont observées au cours de différents DIP comme les granulomatoses chroniques, les déficits en molécules d'adhésion lymphocytaire, des syndromes hyper-IgM.

Manifestations d'auto-immunité

Des manifestations cutanées d'auto-immunité peuvent s'observer au cours de DIP.

Les plus fréquentes sont des lésions cutanées annulaires de lupus érythémateux alors souvent associées à des *déficits en complément* (C1q, C1s, C1r, C2, C4, C5, C8, C1-inhibiteur). Un lupus érythémateux peut également survenir dans d'autres déficits immunitaires primitifs de l'adulte (*déficit en IgA, femmes transmettrices de granulomatose chronique, DICV*).

Chez l'enfant, la survenue précoce de lésions cutanées de vasculite ou d'une auto-immunité dans un cadre syndromique doit faire évoquer la possibilité d'une dysimmunité et d'un DIP. Ces manifestations sont par exemple classiques au cours du *syndrome de Wiskott Aldrich*.

Le syndrome APECED (*Autoimmune Polyendocrinopathy with Candidiasis and Ectodermal Dystrophy*) ou *Autoimmune Polyendocrine Syndrome* de type 1 (APS-1) se caractérise par une candidose cutanéomuqueuse, une atteinte polyendocrinienne auto-immune (insuffisances surrénalienne, ovarienne, parathyroïdienne) et parfois d'autres manifestations cutanées d'auto-immunité (vitiligo, pelade). C'est une maladie autosomique récessive due à des mutations du gène *AIRE* (*Autoimmune Regulator*) à l'origine de nombreux lymphocytes T circulants auto-réactifs.

Lymphoprolifération et cancer

Certains déficits immunitaires primitifs prédisposent aux cancers. Il s'agit plus particulièrement de déficit impliquant une anomalie de l'immunité cellulaire (p. ex. au cours du *syndrome de Wiskott Aldrich* et de l'*ataxie-télangiectasie*), plus rarement de déficits humoraux.

Le syndrome lymphoprolifératif lié à l'X (*syndrome de Purtilo*) associe une vulnérabilité particulière et souvent fatale à la primo-infection par le virus d'Epstein-Barr (EBV), avec un syndrome d'activation macrophagique attribué à une hyperactivité des lymphocytes T CD8 spécifiques de l'EBV. Quand le patient survit à cette primo-infection, il développe fréquemment une hypogammaglobulinémie symptomatique, et parfois un lymphome à grandes cellules, en rapport avec l'EBV [2].

Anomalies morphologiques

Elles peuvent représenter des manifestations spécifiques de la maladie monogénique sous-jacente. Associées à des infections à répétitions ou des manifestations de dysimmunité, elles orientent d'emblée vers le DIP et souvent son diagnostic étiologique.

Une dilution pigmentaire et des cheveux argentés (*cf*. chapitre 9) orientent vers un syndrome de Chediak-Higashi (mutation du gène *Lyst*) ou un syndrome de Griscelli-Pruniéras (mutation du gène *RAB27A*) ou de Hermansky-Pudlak.

Des télangiectasies (*cf*. chapitre 14) orientent vers *une ataxie-télangiectasie* (gène *ATM* qui code pour une protéine impliquée dans la réparation d'ADN).

Des manifestations de dysplasies ectodermiques anhidrotique (DEA), parfois associées à un lymphœdème, orientent vers un cadre syndromique impliquant la voie NFKB/IKK [7].

Un faciès grossier avec anomalies dentaires et squelettiques s'observent au cours du syndrome de Buckley [5].

Quand le dermatologue doit-il penser à un DIP encore non connu ?

Schématiquement, il doit être alerté devant :
1. **des infections** mucocutanées et/ou viscérales (bactériennes, virales, parasitaires), sévères, récidivantes et/ou atypiques par leur extension (p. ex. *verrues, molluscums contagiosums*), avec un aspect ou un agent microbiologique inhabituels (p. ex. *Neisseria*, Gram–) et une mauvaise réponse aux traitements (récidives) ;
2. **et/ou la sévérité d'une dermatite inflammatoire** étendue, résistante aux traitements, souvent surinfectée ;
3. ce d'autant plus s'il existe des anomalies morphologiques associées et une histoire familiale particulière à systématiquement rechercher (antécédents, arbre généalogique) ;
4. une cassure de courbe staturo-pondérale associée à rechercher chez l'enfant ;
5. la survenue précoce (chez l'enfant) de **pathologies rares** plus particulièrement observées à l'âge adulte (p. ex. vasculite, connectivite, lymphoprolifération). Elle doit aussi conduire à évoquer systématiquement la possibilité d'une dysimmunité dans le cadre d'un déficit immunitaire, avec maladie génétique sous-jacente.

Lorsque les infections ne sont pas au premier plan du tableau clinique, l'association de plusieurs anomalies cliniques inexpliquées prend toute sa valeur et suggère fortement une maladie monogénique sous-jacente.

Déficits immunitaires

> **Quel bilan de première intention devant des manifestations potentiellement révélatrices d'un déficit immunitaire méconnu ?**
>
> Le bilan de débrouillage comporte au minimum les éléments suivants :
> - hémogramme,
> - dosage pondéral des immunoglobulines sériques,
> - sérologies vaccinales (anticorps anti-protidiques et anti-polysaccharidiques),
> - allohémagglutinines (sauf chez les sujets de groupe AB).
>
> L'interprétation de ces résultats devra tenir compte de l'âge du patient et de la mise à jour de ses vaccinations.
> Des explorations plus approfondies seront à réaliser secondairement en milieu spécialisé.
> Une normalité du bilan, alors que la clinique reste douteuse, devra également conduire à une évaluation en milieu spécialisé.

Déficits immunitaires acquis

Ils sont beaucoup plus fréquents que les formes primitives. Ils sont secondaires à toutes les causes classiques d'immunosuppression comme une maladie (hémopathie, cancer, infection par le VIH) ou un traitement immunosuppresseur. Les conséquences de cette immunosuppression sont les mêmes que celles observées au cours des DIP avec infections multiples et opportunistes, cancer et lymphoprolifération.

Le syndrome d'immunodéficience acquise (sida) est décrit au chapitre 3. L'infection par le virus HTLV-1 chez les enfants des Caraïbes est associée à une dermatose eczématiforme et infectée proche de la dermatite atopique [8].

La **lymphocytopénie CD4 idiopathique** est définie par une diminution durable des lymphocytes CD4 ($<300/mm^3$) à deux tests successifs (on élimine ainsi les diminutions transitoires dues aux infections surtout virales aiguës), en l'absence d'infection VIH ou d'autre cause [9]. Le diagnostic différentiel est le DICV qui peut ne se révéler qu'à l'âge adulte ; une lymphopénie CD4 n'est pas exceptionnelle chez le sujet âgé, sans signes patents d'infection.

Les déficits immunitaires secondaires doivent être recherchés systématiquement, chez l'adulte, avant de conclure à un déficit immunitaire primitif : notamment une recherche de leucémie lymphoïde chronique et de gammapathie monoclonale est à dépister devant toute hypogammaglobulinémie. Un déficit immunitaire secondaire est moins fréquent chez l'enfant, mais reste cependant possible.

RÉFÉRENCES

1. Fischer A., *Nature Immunol.* 2004, *5*, 23.
2. Picard C. et coll., *J Clin Immunol.* 2015, *35*, 696.
3. Saurat J.H. et coll., *Curr Probl Dermatol.* 1985, *13*, 50.
4. Leclerc-mercier S. et coll., *J Cutan Pathol.* 2009, *37*, 249.
5. Olaiwan A. et coll., *J Am Acad Dermatol.* 2011, *65*, 1167.
6. Bodemer C. et coll., *Clin Microbiol Infect.* 2014, *20*, 656.
7. Döffinger R. et coll., *Nat Genet.* 2001, *27*, 277.
8. La Grenade L. et coll., *Arch Dermatol.* 1998, *134*, 439.
9. Rodot S. et coll., *Ann Dermatol Vénéréol.* 1996, *123*, 852.

19-9 Affections rénales

C. Francès

De nombreuses maladies systémiques comportent une expression cutanée et rénale prédominante, les plus fréquemment observées étant le *lupus érythémateux systémique* et les *vasculites* (tableau 19.6). Seules seront envisagées dans ce chapitre quelques maladies rares non traitées ailleurs dans cet ouvrage ainsi que les principales manifestations cutanées des insuffisants rénaux.

Tableau 19.6 Principales maladies cutanéorénales

Vasculites	Périartérite noueuse et micropolyangéite Granulomatose éosinophilique avec polyangéite (syndrome de Churg et Strauss) Granulomatose avec polyangéite (maladie de Wegener) Vasculite à IgA (purpura rhumatoïde) Autres vasculites systémiques
Connectivites	Lupus érythémateux Sclérodermie Connectivites mixtes Polyarthrite rhumatoïde Polychondrite atrophiante Syndrome de Gougerot-Sjögren
Maladies hématologiques	Cryoglobulines Gammapathies monoclonales Purpura thrombotique thrombocytopénique Syndrome des antiphospholipides Drépanocytose
Maladies génétiques ou métaboliques	Maladie de von Recklinghausen Sclérose tubéreuse de Bourneville Maladie de Fabry Ostéo-onychodysplasie héréditaire Diabète Goutte
Autres maladies	Amyloses Sarcoïdose Lipodystrophie partielle Fibrose systémique néphrogénique

Maladies rares cutanéorénales

Lipodystrophie partielle acquise (syndrome de Barraquer-Simmons)

C'est une maladie acquise, touchant surtout les femmes, caractérisée par la perte symétrique de la *graisse sous-cutanée du visage, isolée ou associée à celle des bras et du tronc* avec conservation, voire hypertrophie de la graisse du bas du corps. Il s'y associe dans 22 % des cas une *glomérulonéphrite membranoproliférative* comportant très souvent des dépôts denses au sein des membranes basales glomérulaires avec des dépôts de C3 à la périphérie des anses capillaires en immunofluorescence. Cette glomérulopathie peut apparaître *de nombreuses années après la lipodystrophie* qui débute généralement dans l'enfance. Initialement elle se traduit uniquement par une protéinurie et une hématurie microscopique avec possibilité d'évolution vers l'insuffisance rénale terminale et récidive sur un éventuel greffon rénal. D'autres maladies auto-immunes, notamment un lupus érythémateux systémique, peuvent être associées. Une sensibilité aux infections bactériennes est classique.

Dans le sang existent inconstamment des *signes persistants d'activation du complément* sanguin avec baisse du C3 et présence d'un *facteur néphritique (C3NeF)*, gammaglobuline dont l'action principale est de prolonger la demi-vie de l'enzyme de conversion du C3 par la voie alterne [1]. Le C3NeF induirait aussi la lyse des adipocytes exprimant le facteur D (sérine-protéase), d'où la répartition particulière de la lipodystrophie [2]. Le traitement de la lipodystrophie est décevant du fait de récidive fréquente après comblement par la graisse autologue. *Une biothérapie ciblée sur la protéine du complément C5* a été efficace dans un cas néphrologique pédiatrique [3].

Cette lipodystrophie est parfois difficile à différencier des formes génétiques d'autant que des anomalies génétiques ont été rapportées dans certaines observations, notamment sur le gène *LMNB2*. Les malades avec le syndrome SHORT (*Short stature, Hyperextensibility of joints, Ocular depression, Reiger or ocular and dental anomaly, and Teething delay* ; OMIM [*Online Mendelian Inheritance in Man*] 269880) ont un aspect clinique voisin. Les autres formes génétiques de lipodystrophie partielle de type Dunnigan appartenant au groupe des laminopathies (OMIM 151660) ou associées à une mutation du gène du récepteur gamma de l'activateur du peroxysome (OMIM 604517) gardent un aspect normal du visage. Les syndromes néonataux à type de progeria (OMIM 264090) ou de dysplasie mandibulo-acrale (OMIM 248370) sont de diagnostic aisé en raison de l'âge précoce d'apparition des lésions et du contexte familial. Il en est de même de la lipodystrophie congénitale généralisée (OMIM 269700) associée à un diabète, un *acanthosis nigricans* et une insulinorésistance. Les autres formes acquises sont observées dans un contexte particulier : infection par le virus de l'immunodéficience acquise traitée par les antirétroviraux, panniculite lupique, POEMS.

Ostéo-onychodysplasie héréditaire (nail-patella syndrome)

Il s'agit d'une maladie génétique rare (OMIM 161200), autosomique dominante d'expressivité variable, secondaire à des anomalies du gène *LMX1B*, situé en 9q34, gène codant pour une protéine appartenant à la famille des protéines LIM-homéodomaine (LIM-A, LIM-B et homéodomaine), intervenant dans plusieurs mécanismes du développement notamment des membres, du rein et de l'œil, d'où la diversité des manifestations cliniques [4].

Les dystrophies unguéales sont pratiquement constantes, souvent présentes dès la naissance, bilatérales, symétriques et prédominantes aux pouces : absence de lunule ou lunules triangulaires à sommet distal, hypoplasie ou aplasie prédominant du côté cubital, dystrophies de la tablette unguéale (koïlonychie), ralentissement de la croissance, ongles fragiles, striations longitudinales. La disparition d'un ou de tous les plis de la face dorsale des interphalangiennes distales est habituelle [4].

Les anomalies squelettiques touchent avec prédilection les coudes (dysplasie de la tête radiale), les genoux (absence ou *hypoplasie des rotules*) et le pelvis (cornes iliaques). Une scoliose est fréquente.

19-9 Manifestations cutanées des maladies internes

Affections rénales

L'atteinte rénale, présente dans 20 à 55 % des cas suivant les familles, évolue vers l'insuffisance rénale terminale dans environ 10 % des cas. De type glomérulaire, elle se manifeste par une protéinurie modérée, le plus souvent isolée ou associée à une hématurie, voire à un syndrome néphrotique. En histologie existe un épaississement de la membrane basale glomérulaire avec en ultrastructure un épaississement irrégulier de la lamina densa, prenant un aspect mité en raison de l'alternance de zones denses et claires et dépôts de faisceaux de fibrilles de collagène dans les membranes basales glomérulaires et dans la matrice mésangiale. Des anomalies ultrastructurales voisines ont été décrites en peau saine au niveau de la membrane basale dermo-épidermique. L'association à diverses néphropathies est possible : syndrome de Goodpasture, néphropathie à IgA, ostéodystrophie rénale, glomérulonéphrite extramembraneuse, etc. L'atteinte oculaire, présente dans plus de 30 % des cas, est essentiellement à type de glaucome ou d'hypertension oculaire avec souvent une hyperpigmentation de la pupille en marge de l'iris. Une baisse de l'audition neurosensorielle est présente dans près de la moitié des cas lorsqu'elle est recherchée systématiquement [5]. Il n'existe pas de corrélation nette entre le génotype et le phénotype avec de grandes variations interindividuelles et intrafamiliales, soulevant l'hypothèse du rôle possible de gènes régulateurs dans la détermination du phénotype. Cependant les anomalies génétiques de l'homéodomaine sont plus souvent associées à l'atteinte rénale. La relation entre les anomalies génétiques et les dysfonctions de la LMX1B restent encore incomplètement élucidées ; cependant l'étude des souris déficitaires pour ce gène a permis de démontrer l'intervention de cette protéine sur la morphogenèse des membres, sur la maturation des podocytes rénaux avec synthèse accrue de collagène de type I ainsi que sur la morphogenèse des structures de la chambre antérieure de l'œil [5].

Cystinoses

La cystinose est une maladie autosomique récessive, liée à une anomalie du gène *CTNS* en 17p13, caractérisée par l'accumulation de cystine dans la plupart des cellules de l'organisme. L'atteinte rénale domine le pronostic, amélioré depuis la transplantation et le traitement par cystéamine [6]. *Un vieillissement cutané prématuré* observé dès la 2ᵉ décennie est possible, rapporté à une élastopathie progressive du derme associée à des dépôts intracellulaires (notamment fibroblastiques) de cristaux de cystine [7]. Le traitement par cystéamine peut induire lui-même une peau atrophique sur les zones de traumatisme avec des vergetures correspondant histologiquement à une angioendothéliomatose et des anomalies des fibres de collagène [6]. De nouveaux traitements sont en cours d'étude.

Manifestations cutanées de l'insuffisance rénale

Depuis le développement des techniques d'épuration extrarénale, le givre urémique et les autres éruptions *premortem* ont complètement disparu. D'autres manifestations dermatologiques sont observées dont la liaison avec l'insuffisance rénale chronique ou les techniques d'épuration est parfois difficile à établir avec certitude [8].

Troubles pigmentaires

Une mélanodermie diffuse est fréquente chez l'insuffisant rénal, en rapport avec l'augmentation de β-MSH dont l'élimination serait altérée. La pâleur anémique, souvent associée chez les dialysés, donne un teint terreux.

Xérose

La xérose cutanée est très fréquente, présente chez 61 à 93 % des insuffisants rénaux suivant les séries. Elle est généralisée, avec un aspect souvent vieilli de la peau. Histologiquement, s'associent une atrophie épidermique, une hyperkératose, des altérations du tissu conjonctif, une microangiopathie, une infiltration mastocytaire ainsi qu'une atrophie des glandes sudorales et sébacées [8]. Le rôle de l'hypervitaminose A a été évoqué sans être démontré.

Prurit

Il est une manifestation très fréquente de l'insuffisance rénale terminale, affectant la qualité de vie. Il est généralement associé à la xérose [8]. Sa pathogénie discutée et son traitement difficile sont détaillés au chapitre 20. La photothérapie n'est pas recommandée chez les sujets à peau claire, candidats éventuels à une greffe rénale.

Bulloses

Pseudo-porphyrie. Une dermatose bulleuse ressemblant à une porphyrie cutanée tardive a été décrite chez les dialysés, avec accentuation de la pigmentation, présence de bulles et fragilité cutanée en zone exposée. Elle diffère cependant de la PCT par l'absence de grain de milium, de sclérose et d'hypertrichose, par ses aspects ultrastructuraux et surtout par l'absence d'anomalie significative du taux des porphyrines plasmatiques, urinaires ou fécales. Seule est mise en évidence une augmentation discrète des taux sanguins de porphyrines avec parfois un déficit modéré en uroporphyrine-décarboxylase commun à la majorité des hémodialysés qu'ils aient ou pas des manifestations cutanées [8]. La pseudo-porphyrie est exceptionnelle en cas de dialyse péritonéale. Les mécanismes physiopathologiques de cette dermatose restent encore imprécis. Plusieurs hypothèses ont été envisagées successivement (techniques extrarénales d'épuration, photosensibilisation médicamenteuse, effet porphyrinogène de l'hydroxyde d'alumine, etc.) sans qu'aucune ne soit définitivement retenue (*cf.* chapitre 4). Le traitement avec la N-acétylcystéine, augmentant la production de glutathion, a été efficace dans diverses observations [8].

Porphyrie cutanée tardive. L'incidence dans la population des dialysés de véritables PCT est plus élevée que dans une population témoin, probablement en rapport avec la forte prévalence d'infection par le virus de l'hépatite C dans cette population. Un défaut d'élimination des porphyrines à travers les membranes de dialyse et la surcharge ferrique possible de ces malades pourraient également intervenir. Ces PCT posent un problème thérapeutique, la majorité des traitements usuels étant contre-indiqués chez les dialysés. Aussi a-t-on proposé la déféroxamine dont les effets thérapeutiques sont comparables à ceux des saignées. La transplantation rénale peut être suivie de la guérison de la PCT.

Ongle équisegmenté ou *half and half nail*

Il a été décrit chez des insuffisants rénaux chroniques, sans rapport avec le taux de créatinine. La partie proximale apparaît blanche du fait d'un œdème du lit de l'ongle alors que la partie distale est normale ou pigmentée (*cf.* chapitre 15-1).

Dermatoses perforantes acquises (fig. 19.12)

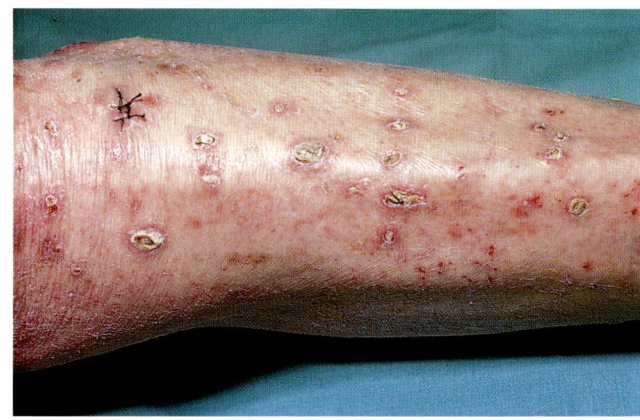

Fig. 19.12 Dermatose perforante acquise de l'insuffisant rénal (pseudo-Kyrle).

Des lésions papuleuses prurigineuses ont été décrites chez les malades insuffisants rénaux souvent hémodialysés et/ou diabétiques.

Cliniquement, il s'agit de papules kératosiques parfois ombiliquées, pouvant confluer en plaques, notamment en cas de prurit intense. De siège ubiquitaire, elles sont cependant localisées préférentiellement sur les faces d'extension des membres.

Histologiquement, l'épithélium est perforé avec élimination d'un matériel composé de follicules pileux, de kératine, de collagène ou de fibres élastiques ; il existe une inflammation aiguë suppurative au début puis chronique s'étendant dans le derme en regard. L'évolution est chronique.

Selon leur aspect anatomoclinique ces lésions ont été dénommées folliculites perforantes, maladie de Kyrle, collagénomes perforants ou élastomes perforants serpigineux. En fait il s'agit probablement de la même entité avec des aspects histologiques variables pouvant coexister ou se succéder dont le mécanisme physiopathologique est encore incertain (rôle des traumatismes liés au prurit ?) (cf. tableau 13.10).

Le traitement fait appel aux kératolytiques, aux rétinoïdes locaux, à la cryothérapie avec nécessité de traiter intensivement le prurit pour éviter les récidives.

Calcinoses

Des calcinoses métastatiques sont observées chez certains malades souffrant d'hyperparathyroïdie sans aucune relation entre l'intensité du dysfonctionnement endocrinien et l'étendue des calcifications. Elles se manifestent par des lésions papuleuses, des nodules profonds aux points d'injection et en dehors, des plaques ou des pseudo-tumeurs volontiers périarticulaires, des nécroses cutanées secondairement ulcérées avec panniculite calcifiante. Les lésions de calciphylaxie correspondent à des lésions nécrotiques distales ou proximales en rapport avec des dépôts calciques artériolaires, et extravasculaires avec thrombose. Elles sont favorisées par un traumatisme, le diabète associé, les antivitamines K, un produit phosphocalcique élevé. Le thiosulfate de sodium intraveineux 25 g 3 fois/semaine est souvent efficace, maintenu 2 mois après la guérison [8]. Certaines nécroses cutanées des dialysés ne sont pas dues à une panniculite calcifiante, mais à une *oxalose* après intoxication par la vitamine C, précurseur des oxalates et non dialysée.

Fibrose systémique néphrogénique

Décrite en 1997, cette entité a été individualisée en 2000 par Cowper et coll. sous le terme de dermopathie fibrosante néphrogénique et considérée initialement comme une forme particulière de scléromyxœdème survenant chez les patients hémodialysés. Depuis, de nombreuses observations ont été rapportées mettant en évidence la possibilité d'une atteinte systémique, le lien avec l'insuffisance rénale d'où le terme de fibrose systémique néphrogénique (FSN) aujourd'hui retenu et la **responsabilité des produits à base de gadolinium**, utilisés lors des imageries par résonance magnétique nucléaire [9].

Épidémiologie. Cette affection a été observée de manière non homogène dans de nombreux centres de néphrologie des États-Unis, d'Europe et d'Asie avec plusieurs cas dans certains centres alors que d'autres étaient épargnés. Le dénominateur commun de toutes les observations recueillies était l'existence d'une insuffisance rénale le plus souvent chronique, plus rarement aiguë avec fréquemment aggravation récente de la fonction rénale. Moins de la moitié des malades étaient transplantés alors que 90 % étaient dialysés. Le sexe, l'âge l'ethnie, la cause de l'insuffisance rénale, les conditions de la dialyse ne semblaient pas intervenir. Initialement, avaient été notées, avant l'apparition de la FSN, une fréquence élevée d'événements thrombotiques, d'interventions chirurgicales à composante vasculaire ou d'autres gestes vasculaires interventionnels, des prescriptions à doses élevées d'érythropoïétine.

Depuis janvier 2006, le rôle des produits de contraste utilisés en résonance magnétique nucléaire a été mis en exergue car presque tous les malades avec FSN ont été exposés au gadolinium en raison d'un examen par résonance magnétique nucléaire, réalisé entre 2 jours et 3 mois avant l'apparition de la symptomatologie (médiane : 11-25 jours). Les gadoliniums les plus à risque sont ceux linéaires avec faible stabilité, notamment le gadodiamide, mais aussi le gadopentétate et le gadoversétamide, qui dominaient le marché américain et d'Europe du Nord, où la majorité des cas ont été décrits. Des recommandations européennes et américaines déconseillent formellement l'utilisation de ces produits chez l'insuffisant rénal (débit de filtration < 30 mL/min/1,73 m^2), en donnant des conseils très précis sur le type de gadolinium à utiliser en fonction du débit de filtration glomérulaire, de l'âge, de l'allaitement [9]. *Le suivi de ces recommandations a considérablement diminué l'incidence de la maladie qui n'existe plus dans de nombreux pays* [10]. Il est indispensable de rappeler que le risque global des examens en résonance magnétique nucléaire chez l'insuffisant rénal reste nettement inférieur à celui des techniques nécessitant des injections de produits iodés.

Aspects cliniques cutanés. Les lésions débutent fréquemment aux membres inférieurs, par des tuméfactions œdémateuses, progressivement résolutives, laissant place à des plaques ou des papules confluentes et indurées, brunâtres, en « peau d'orange » et parcourues de sillons profonds. Une couleur jaunâtre a été signalée à la vitropression. Un prurit et une sensation de brûlure de la peau atteinte sont fréquents. Les lésions cutanées touchent constamment les membres inférieurs, puis s'étendent aux membres supérieurs (77 %) y compris le dos des mains et parfois au tronc (30 %) avec une évolution ascendante [11]. Le visage et le cou sont épargnés ; il n'y a pas de syndrome de Raynaud associé. La capillaroscopie est normale. L'extension des lésions peut être évaluée par une scintigraphie au technétium.

L'aspect clinique peut faire évoquer à la phase œdémateuse une cellulite ou une thrombose et plus tard un scléromyxœdème qui comporte cependant souvent une atteinte du visage ou un scléroedème de Buschke dont les lésions prédominent dans la moitié supérieure du corps.

Enfin, une entité appelée « plaques associées au gadolinium » a été récemment décrite chez l'insuffisant rénal et le sujet âgé massivement exposé à l'injection de gadodiamide. Il s'agit de papules et plaques érythémateuses mesurant 0,5 à 2,5 cm, sans altération de la surface cutanée, parfois annulaires, siégeant surtout aux membres, non associées à une atteinte extracutanée. Histologiquement, elles sont caractérisées par la présence de globules éosinophiliques dermiques, qui peuvent se calcifier [12].

Manifestations systémiques. Les atteintes systémiques sont de plus en plus souvent rapportées. La chronologie de l'atteinte systémique est difficile à préciser ; elle serait plus fréquente en cas d'atteinte cutanée étendue. L'atteinte musculaire se traduit par une induration des muscles des jambes, des cuisses et des avant-bras, sans déficit musculaire patent.

La limitation des mouvements articulaires voire la contracture en flexion des articulations peut être sévère, confinant le malade au fauteuil, liée à l'épaississement des tendons et des tissus périarticulaires, sans synovite ou arthrite mise en évidence. Une polyneuropathie sensitivomotrice peut être favorisée par l'insuffisance rénale terminale associée. Les atteintes fibrosantes myocardique, péricardique, pleurale, pulmonaire ou diaphragmatique sont notées dans des cas autopsiques ; quelques rares observations d'hypertension artérielle pulmonaire ont été rapportées dont la nature pré- ou post-capillaire n'était pas précisée.

Données biologiques. Au moment du diagnostic, un syndrome inflammatoire biologique non spécifique est inconstant. Il n'a pas été mis en évidence de lien avec une éventuelle anomalie du bilan phosphocalcique, du bilan thyroïdien ou du bilan martial. Il n'y a pas d'association avec la présence d'une immunoglobuline monoclonale ou d'autoanticorps.

Affections rénales

Anatomopathologie. Histologiquement, la FSN se caractérise par un épaississement de l'ensemble du derme composé de gros faisceaux de collagène disposés en tous sens, séparés par de larges fentes optiquement vides. La teneur en mucine est augmentée (coloration bleu alcian ou fer colloïdal). Il existe un nombre important de cellules fusiformes et dendritiques sécrétant du collagène de type I, CD34+, CD45RO similaires aux fibrocytes circulants d'origine leucocytaire ; des cellules multinucléées dispersées de petite taille, probablement dendritiques (CD68+ ou facteur XIIIa+) sont également présentes. Une prolifération capillaire est absente dans les stades précoces mais apparaît au bout de 2 semaines d'évolution, tout en restant modérée. Des dépôts calciques peuvent être présents mais sont inconstants. Une expression du TGF-β a été mise en évidence dans les tissus pathologiques. Enfin, une fibrose du périmysium et de l'endomysium est observée en cas d'atteinte musculaire, ainsi qu'une atrophie des muscles, sans infiltrat inflammatoire bien que quelques cellules CD68+ soient retrouvées dans les travées fibreuses.

Traitement et pronostic. Le pronostic repose sur l'extension et la gravité de l'atteinte cutanée et des atteintes viscérales. Il est sombre puisque près d'un tiers des patients décède et un tiers n'a aucune amélioration de la symptomatologie. Un faible pourcentage de rémission est observé après amélioration de la fonction rénale ou arrêt de la dialyse. Les autres traitements ont permis des améliorations dans des cas isolés (photophorèse extracorporelle, plasmaphérèses, photothérapie UVA, thiosulfate de sodium, aléfacept, mésylate d'imatinib) ou semblent inefficaces (corticostéroïdes, méthotrexate, ciclosporine).

Physiopathologie. Les mécanismes à l'origine du développement de la NSF sont encore imprécis. Les rôles respectifs du gadolinium, du chélateur et des ions Gd^{3+} ont été évoqués sur des modèles animaux. La libération des ions Gd^{3+} toxiques est expliquée par un mécanisme de transmétallation avec des ions endogènes (fer, calcium, zinc, cuivre), facilité par l'acidose locale. *Des dépôts de gadolinium* peuvent être mis en évidence et quantifiés par spectrophotométrie de masse dans la peau ou d'autres tissus de patients atteints de FSN. Le gadolinium peut stimuler les macrophages et les monocytes à travers leurs récepteurs de type Toll, avec activation de ces cellules, production de cytokines et chimiokines pro-inflammatoires et fibrosantes. Les fibrocytes circulants sont attirés, différenciés en myofibroblastes qui activent les fibroblastes dermiques. Ceux-ci peuvent être également activés directement par les différents composants du gadolinium.

RÉFÉRENCES

1. Misra A. et coll., *Medicine*. 2004, *83*, 18.
2. Nolis T., *J Hum Genet*. 2014, *59*, 16.
3. Ozkaya O. et coll., *Pediatr Nephrol*. 2014, *29*, 1283.
4. Ghoumid J. et coll., *Eur J Hum Genet*. 2016, 2016, *24*, 44.
5. Bongers E.M. et coll., *Eur J Hum Genet*. 2005, *13*, 935.
6. Besouw M.T.P. et coll., *Int J Nephrol Renovasc Dis*. 2014, *17*, 297.
7. Guillet G. et coll., *Lancet*. 1998, *352*, 1444.
8. Markova A. et coll., *Semin Dial*. 2012, *25*, 408.
9. Daftari Besheli L. et coll., *Clin Radiol*. 2014, *69*, 975.
10. Amet S. et coll., *Invest Radiol*. 2014, *49*, 109.
11. Frances C. et coll., *Rev Med Interne*. 2011, *32*, 358.
12. Gathings R.M. et coll., *Jama Dermatol*. 2015, *151*, 316.

19-10 Maladies du système nerveux

C. Abasq-Thomas, L. Misery

La peau et le système nerveux sont issus du même feuillet embryologique : l'ectoderme. C'est pourquoi un très grand nombre de maladies héréditaires, congénitales ou acquises ont une expression clinique cutanée et neurologique [1, 2]. Mais de nombreux autres liens unissent la peau, organe neurosensoriel, et le système nerveux que l'on peut rassembler dans le système neuro-immunocutané (SNIC), ce qui explique que le système nerveux puisse être à l'origine de l'aggravation et de l'entretien de dermatoses par l'inflammation neurogène [3]. La peau, même en l'absence de signes cutanés, sert parfois d'outil diagnostique dans des maladies neurologiques [4]. Nous n'envisageons ici que les maladies dont l'expression est à la fois neurologique et dermatologique ne faisant pas l'objet d'une étude dans les autres chapitres du livre. Les maladies métaboliques ne sont pas abordées. Au cours des génodermatoses, l'association de signes cutanés et de signes neurologiques (tableau 19.7) permet souvent de faire le diagnostic.

Tableau 19.7 Principaux signes cutanés au cours des génodermatoses à expression neurologique et cutanée

Troubles pigmentaires	
Hyperpigmentation	Hypopigmentation
Taches café au lait : – Neurofibromatose type 1 (*cf.* chapitre 8), syndrome de Legius [5] – Neurofibromatose type 2, schwannomatose, syndrome de Noonan	*Macules achromiques* : sclérose tubéreuse de Bourneville (*cf.* chapitre 8)
Lentiginoses syndromiques : complexe de Carney [6], LEOPARD, lentiginose centrofaciale de Touraine	
Selon les lignes de Blaschko : *incontinentia pigmenti* (stade III)	*Selon les lignes de Blaschko* : – *Incontinentia pigmenti* (stade IV) – Hypomélanose de Ito
Nævus congénital géant et/ou satellites Mélanose neurocutanée	*Hypopigmentations généralisées* : – Albinisme, – Syndrome de Griscelli de type I [7]
Anomalies vasculaires	
Malformations vasculaires héréditaires et/ou congénitales	*Capillaires et artérioveineuses* : – Maladie de Rendu-Osler (*Hereditary Hemorragic Telangiectasia*) [8] – Syndrome malformation capillaire – malformations artérioveineuses [9] – PHTS (PTEN *Hamartoma Tumor Syndrome* : Bannayan, Proteus like, SOLAMEN II) [10] – Syndrome mégalencéphalie – malformation capillaire [11], syndrome CLOVES [12] – *Au-dessus d'une ligne reliant canthus externe – partie supérieure de l'oreille* : syndrome Sturge-Weber [14] – *Métamérique tronc* : syndrome de Cobb [15] *Veineuses* : cavernomatose [13]
Tumeur vasculaire	*Hémangiome infantile segmentaire* : *céphalique* : syndrome PHACES [16] *périnéal* : syndrome SACRAL ou PELVIS [17]
Autres	Phacomatose pigmento-vasculaire [18] Ataxie-télangiectasie [19, 20] Syndrome de Bonnet-Dechaume-Blanc ou Wyburn-Mason [21]

Ichtyose
Ichtyose syndromique : – Ichtyose liée à l'X syndromique [22] – Syndrome de Sjögren Larsson [23, 24] – Syndrome de Refsum – Syndrome MEDNIK, CEDNIK [25] – Syndrome IFAP [26] – Trichothiodystrophie
Syndrome du nævus épidermique
Nævus sébacé étendu : syndrome de Schimmelpenning, phacomatose pigmento-kératosique [27] Nævus comédonien : syndrome du nævus comédonien Nævus verruqueux non épidermolytique : syndrome de Protée Nævus du syndrome CHILD
Anomalies du tissu conjonctif
Syndrome cardiofaciocutané et syndrome de Costello [28] Syndrome de Williams-Beuren [29] Maladie de Menkès Syndrome de la peau ridée Syndrome SCARF Syndrome de De Barsy Syndrome de Sotos [30] Ehlers Danlos type vasculaire [31]
Dysplasie pilaire
Syndrome de Menkès (*cf.* chapitre 19-2) Syndrome de Netherton (trichorrhexie invaginata) (*cf.* chapitre 7-4) Trichothiodystrophie Pili torti Syndrome des cheveux moniliformes (monilethrix) Neuropathie à axone géant
Photosensibilité/poïkilodermie
Syndrome Cockayne [32] Xeroderma pigmentosum [33]
Autres
Interféronopathies : syndrome d'Aicardi-Goutières, spondylenchondrodysplasie [34] Protéinose lipoïde [35] Syndrome de Rubinstein-Taby Cryopyrinopathies [36, 37]

Maladies du système nerveux

Tableau 19.7 (suite)

Anomalies du développement embryonnaire : toute lésion congénitale située sur la ligne médiane doit faire évoquer une anomalie malformative occulte cérébrale ou médullaire	
Fossette/hypertrichose lombosacrée Hémangiome lombosacré > 2,5 cm Appendice caudal Acrochordon Lipome	Dysraphie spinale
Nodule ou tuméfaction Orifice de fistule Aplasies cutanées Signe du collier de cheveux	Kyste dermoïde, gliome nasal, céphalocèle Fistules Dysraphie cranioencéphalique (MIDAS, syndrome de Goltz [38])

Des signes cutanés sont aussi souvent associés à des signes neurologiques au cours d'affections acquises (tableau 19.8).

Tableau 19.8 Principales maladies acquises à expression neurologique et cutanée

Maladies infectieuses	Bactéries : syphilis, méningococcémie [39], rickettsiose, Lyme, diphtérie, tétanos Mycobactéries : lèpre, tuberculose Mycoses Virus : sida, herpès, varicelle, zona, cytomégalovirus, coxsackie, rage, maladie de Creutzfeldt-Jakob
Intoxications médicamenteuses	Arsenic, mercure [40], thallium [41], acide borique
Maladies de système	Lupus érythémateux [42], syndrome de Sjögren, syndrome des antiphospholipides, syndrome de Sneddon, cryoglobulinémie, cryofibrinogénémie Maladie de Behçet Papulose atrophiante de Degos [3] Amyloïdose systématisée, POEMS syndrome, scléromyxœdème Syndrome de Vogt-Koyanagi-Harada
Tumeurs malignes	Syndrome paranéoplasique, métastases nerveuses de tumeurs cutanées
Neuropathies périphériques	Algodystrophies Neuropathies axonales géantes [43] Notalgies, cruralgie paresthésique Prurit brachioradial Syndrome de Frey Neuropathie traumatique, toxique, carentielle
Divers	Syndrome de Melkerson Rosenthal Atrophie hémifaciale de Romberg Syndrome de Ross [44]

Atteinte cérébrale

Des atteintes associées du système nerveux central et de la peau sont fréquentes au cours des syndromes polymalformatifs (tableau 19.7). Des maladies psychiques peuvent être à l'origine de lésions cutanées (cf. chapitre 21). Sinon, une atteinte cutanée associée à une atteinte cérébrale reste rare. Des anomalies des dermatoglyphes ont été décrites au cours de la schizophrénie mais ne sont pas repérables par les non-spécialistes [45].

Une *hyperséborrhée faciale* ou une *dermatite séborrhéique* sont présentes fréquemment chez les sujets ayant un déficit dopaminergique : maladie de Parkinson, prise de neuroleptiques, certaines formes de dépression [46].

Un *livedo ramifié* extensif des quatre membres associé à des accidents vasculaires cérébraux répétés et graves et à la présence d'anticorps antiphospholipides a été décrit notamment chez la femme jeune sous le nom de syndrome de Sneddon, la biopsie cutanée pouvant parfois aider au diagnostic (cf. chapitre 14) [18].

Un *prurit* souvent unilatéral [47] évoluant par accès peut révéler une tumeur cérébrale, un abcès, voire une maladie de Creutzfeldt-Jakob. *Une hyperhidrose* [48], *des accès de rougeur* [49], témoins d'une hypertension intracrânienne, ont également été signalés au cours de processus expansifs cérébraux. *Une hyperpigmentation généralisée* a été décrite au cours de lésions diencéphaliques.

Une *trichomégalie ciliaire* a pu être parfois notée en dehors des cas de sida au cours de tumeurs intracrâniennes cérébrales.

Des *onychopathies* diverses, trophiques ou mycosiques peuvent apparaître sur les territoires d'une hémiplégie quelle qu'en soit la cause [50].

Atteinte médullaire

Les atteintes cutanées sont rarement associées à des atteintes médullaires en dehors des syndromes polymalformatifs (tableau 19.7).

Au cours du syndrome de section médullaire, en général post-traumatique, il existe souvent une *dermatite séborrhéique faciale précoce chez le quadriplégique* avec une anhidrose et une peau sèche ichtyosique, des escarres aux points d'appui apparaissant dans les zones paralysées.

Au cours des paraplégies, d'autres signes cutanés sont notés : hyperhidrose dans le territoire du traumatisme médullaire [51], pachydermie plus fréquente dans les sections hautes que basses, pachyonychie des orteils [52].

Un prurit et/ou des paresthésies peuvent révéler une tumeur médullaire (en dessous du niveau de la lésion) ou une syringomyélie (au-dessus du niveau de la lésion). La syringomyélie cervicale entraîne des *ulcérations trophiques indolores* (panaris analgésique) liées à une anesthésie dissociée thermoalgésique et parfois œdème, cyanose, et bulles des mains : c'est le syndrome de Morvan.

Le tabès, témoin d'une neurosyphilis tertiaire, en résurgence depuis quelques années, touche les fibres cordonales postérieures et associe accès très douloureux des membres inférieurs, *maux perforants plantaires* et, parfois, ostéoarthropathie nerveuse indolore [1].

Neuropathies sensitives et sensitivomotrices

En général acquises et parfois congénitales ou héréditaires, elles entraînent presque toutes des troubles de la sensibilité (prurit, paresthésies, douleur et/ou anesthésie). Des *ulcérations neurotrophiques* atones, indolores, chroniques des extrémités, notamment plantaires, sont fréquentes. Elles peuvent aussi être à l'origine d'une hypertrophie tégumentaire, d'une hyperhidrose et surtout d'une acro-ostéolyse progressive définissant le cadre des *acropathies ulcéromutilantes*, dont la cicatrisation est très difficile (cf. chapitres 14-1 et 19-1).

Formes congénitales et héréditaires

Le syndrome de Thevenard héréditaire autosomique dominant, ou parfois sporadique, à début infantile, est associé à une surdité et souvent à une *spina bifida occulta* ; on en rapproche les neuropathies sensitivomotrices de Charcot-Marie-Tooth surajoutant une amyotrophie, des pieds creux, une hypertrophie nerveuse (gros nerfs palpables), le syndrome de Déjerine-Sottas et d'autres tableaux complexes d'hérédodégénérescence spinocérébelleuse. L'analgésie généralisée congénitale avec anidrose exceptionnelle (absence de récepteurs cutanés à la douleur) est à distinguer de l'indifférence congénitale à la douleur et de l'asymbolie à la douleur [1, 53].

Formes acquises

Elles sont de causes très variées, localisées, traumatiques, tumorales (neurinome de la queue-de-cheval) ou générales, métaboliques notamment (diabète, amylose), infectieuses (lèpre tuberculoïde), toxiques et/ou carentielles (surtout l'éthylisme) [54]. Aux membres inférieurs, elles créent des maux perforants plantaires ou de véritables acropathies ulcéromutilantes.

Au niveau facial, l'atteinte trigéminée (traumatique, après destruction du ganglion de Gasser ischémique, tumorale) peut créer également des *ulcérations neurotrophiques torpides de l'aile du nez* [33], parfois très tardives et révélatrices.

Aux membres supérieurs, un *syndrome du canal carpien*, une compression ou une section du nerf médian [55] peuvent entraîner des ulcérations digitales notamment des 2e et 3e doigts, des bulles, une hypohidrose, le déclenchement ou l'aggravation d'un syndrome de Raynaud, d'une dermite irritative, tous ces symptômes disparaissant après la décompression du canal carpien.

Notalgie paresthésique

Sporadique ou parfois familiale, elle se définit comme un prurit localisé dorsal, de l'omoplate au niveau du territoire des racines de C2 à C6 [56] ; elle fait discuter certaines amyloses maculeuses prurigineuses du dos, avec ou sans syndrome des néoplasies endocriniennes multiples (NEM2A) associé mais doit *surtout faire rechercher une arthrose vertébrale postérieure*. La notalgie semble liée à une irritation des nerfs dorsaux dont le traitement symptomatique (capsaïcine topique) amène la sédation (*cf.* chapitre 20-2). Il existe un équivalent crural (*cruralgie paresthésique*).

Prurit brachioradial

Il apparaît beaucoup plus lié à la compression de fibres nerveuses qu'à l'exposition aux ultraviolets, comme cela avait été dit initialement [57]. Il se caractérise par un prurit du membre supérieur et/ou de l'hémithorax adjacent (*cf.* chapitre 20-2). Il peut disparaître spontanément. Des médicaments neurotropes, tels que la gabapentine ou la prégabaline, peuvent être parfois nécessaires.

Neuropathies des petites fibres

De description récente, elles sont probablement non rares [58]. Classiquement, elles se manifestent surtout par des troubles sensitifs cutanés commençant aux extrémités puis s'étendant à l'ensemble du tégument. Elles sont liées à une altération des terminaisons nerveuses cutanées. Le diagnostic se fait en grande partie par la mesure de la densité intra-épidermique en fibres nerveuses par des équipes référentes sur *des biopsies cutanées* étagées après fixation dans du paraformaldéhyde à 4 %. Elles sont parfois associées à des maladies auto-immunes (*cf.* chapitre 20-2).

Atteintes du système nerveux autonome

Elles sont isolées ou associées à une atteinte sensitivomotrice [59].

Sympathectomie

Elle entraîne une vasodilatation cutanée avec anhidrose dans le territoire atteint ; d'autres symptômes peuvent apparaître progressivement : œdème et, parfois, bulles, cyanose, atrophie musculaire, ostéoporose et douleurs causalgiques avec sensation de cuisson, comme dans certains syndromes algodystrophiques post-traumatiques. Après les sympathectomies pour traiter une hyperhidrose, il est fréquent d'observer une hyperhidrose « compensatrice » dans d'autres territoires.

Syndrome de Claude Bernard-Horner

Il associe ptosis, myosis, énophtalmie, anhidrose et accès de rougeur hémifaciale : il résulte d'une paralysie sympathique faciale homolatérale souvent postchirurgicale.

Dysautonomies familiales

Le type principal de Riley-Day (à transmission autosomique récessive) combine des accès de troubles sensitifs et neurovégétatifs dès la naissance notamment avec hypotonie, hypothermie, hyporéflexie, hyperhidrose, érythème facial, défaut de larmoiement avec anesthésie cornéenne, troubles digestifs, poussées d'hypertension artérielle paroxystique.

Accès de rougeur vasomotrice du visage

Ils ont de nombreuses étiologies, endocriniennes, tumorales, médicamenteuses ; citons les atteintes neurologiques parfois en cause : outre les dysautonomies familiales, la neuralgie ciliaire, le syndrome d'hypertension diencéphalique ou le syndrome sphénopalatin. Le *syndrome auriculotemporal de Frey* [60] est plus fréquent chez l'adulte, lié à une altération surtout post-traumatique ou postchirurgicale des fibres parasympathiques destinées à la parotide ; une régénération aberrante vers le territoire cutané du nerf auriculotemporal est responsable d'une hypersudation avec rougeur dans le territoire correspondant à l'occasion de la salivation physiologique (*cf.* chapitre 15-3). Cette sudation gustative paradoxale est source d'erreurs diagnostiques notamment chez le nourrisson et l'enfant (allergies alimentaires, etc.) et d'étiologie mystérieuse (traumatisme néonatal ? chirurgie : amygdalectomie, etc.) (*cf.* fig. 15.32).

Érythermalgie

Le plus souvent acquise, elle est rarement héréditaire [61]. Ses manifestations cliniques sont représentées par une vive douleur et un érythème lors de l'exposition à la chaleur. Elle est liée à une atteinte des fibres nerveuses de type C et son traitement est très difficile (*cf.* chapitre 17-9).

Intérêt des biopsies cutanées

Les biopsies cutanées sont parfois utiles pour le diagnostic devant des lésions cutanées.

Elles le sont parfois *aussi en peau saine* [62] pour faire le diagnostic de maladies neurologiques.

Cela concerne : les neuropathies des petites fibres, le syndrome d'Alport, le CADASIL, la maladie de Lafora, les dystrophinopathies et les maladies de surcharge.

RÉFÉRENCES

1. Gomez M.R., ed., *Neurocutaneous diseases. A practical approach.* Butterworths, London, 1987.
2. Menkes J.H., *Textbook of child neurology, 5th ed.* Williams and Wilkins, London, 1995.
3. Misery L., *Br J Dermatol*. 1997, *137*, 843.
4. Ceuterick C. et coll., *J Neurol Sci*. 1992, *112*, 15.
5. Denayer E. et coll., *Hum Mutat*. 2011, *32*, 1985.
6. Briassoulis G. et coll., *J Stroke Cerebrovasc Dis*. 2012, *21*, 1.
7. Anikster Y. et coll., *Am J Hum Genet*. 2002, *71*, 407.
8. Maher C.O. et coll., *Stroke*. 2001, *32*, 877.
9. Yis U. et coll., *Pediatr Dermatol*. 2014, *31*, 744.
10. Vanderver A. et coll., *Am J Med Genet A*. 2014, *164A*, 627.
11. Martinez-Glez V. et coll., *Am J Med Genet A*. 2010, *152A*, 3101.
12. Gucev Z.S. et coll., *Am J Med Genet A*. 2008, *146A*, 2688.
13. Garcia-Moreno J.M. et coll., *Rev Neurol*. 1998, *27*, 484.
14. Aydin A. et coll., *Pediatr Neurol*. 2000, *22*, 400.
15. Wkabayashi Y. et coll., *J Neurosurg*. 2000, *93*, 133.
16. Metry D.W., *J Pediatr*. 2001, *139*, 117.
17. Girard C. et coll., *Arch Dermatol*. 2006, *142*, 884.
18. Tsuruta D. et coll., *Ped Dermatol*. 1999, *16*, 135.
19. Cohen L.E. et coll., *J Am Acad Dermatol*. 1984, *10*, 431.

20. Khumalo N.P. et coll., *Br J Dermatol.* 2001, *144*, 369.
21. Rizzo R. et coll., *J Child Neurol.* 2004, *19*, 908.
22. Carrascosa-Romero M.C., *Rev Neurol.* 2012, *54*, 241.
23. Taube B. et coll., *Dermatology.* 1999, *198*, 340.
24. Willemsen M. et coll., *Brain.* 2001, *124*, 1426.
25. Dereure O., *Ann Dermatol Venereol.* 2009, *136*, 850.
26. Keivani K., *Am J Hum Genet.* 1998, *78*, 371.
27. Happle R., *J Am Acad Dermatol.* 2010, *63*, 1.
28. Morice-Picard F. et coll., *Pediatr Dermatol.* 2013, *30*, 665.
29. Berk D.R. et coll, *J Am Acad Dermatol.* 2012, *66*, 1.
30. Robertson S.P. et coll., *J Med Genet.* 1999, *36*, 51.
31. Pepin M. et coll., *N Engl J Med.* 2000, *342*, 673.
32. Durand Mckinster C. et coll., *Arch Derm.* 1999, *135*, 182.
33. Ladurelle S. et coll., *Ann Dermatol Vénéréol.* 1992, *119*, 49.
34. Munoz J. et coll., *Ann Dermatol Vénéréol.* 2015, *142*, 653.
35. Meletti S., *Epileptic Disorder.* 2014, *16*, 518.
36. Prieur A.M. et coll., *Clin Exp Rheum.* 2001, *19*, 103.
37. Lieberman A. et coll., *J Am Acad Dermatol.* 1998, *39*, 290.
38. Mücke J. et coll., *Am J Med Genet.* 1995, *57*, 117.
39. Nguma P.N. et coll., *Cahiers d'Anesthésiologie Paris.* 2001, *49*, 353.
40. Chan M.M. et coll., *Br J Dermatol.* 2001, *144*, 192.
41. Tromme I. et coll., *Br J Dermatol.* 1998, *138*, 321.
42. Karassa F. et coll., *Am J Med.* 2000, *109*, 628.
43. Schepis C. et coll., *Int J Dermatol.* 1996, *35*, 317.
44. Douette S., Le syndrome de Ross ; à propos d'un cas – revue de la littérature. DES, Rennes, 2001.
45. Chok J.T. et coll., *Schizophr Res.* 2005, *72*, 205.
46. Maietta G. et coll., *Acta Derm. Vénéréol.* 1990, *70*, 432.
47. Canavero S. et coll., *Acta Neurol Belg.* 1997, *97*, 244.
48. Smith C.D., *Neurology.* 2001, *56*, 1394.
49. Hornig G.W. et coll., *J Neurosurg.* 2000, *92*, 1040.
50. Siragusa M. et coll., *Br J Dermatol.* 2001, *144*, 557.
51. Adams B.B. et coll., *J Am Acad Dermatol.* 2002, *46*, 444.
52. Benzekri L. et coll., *Ann Dermatol Vénéréol.* 1996, *123*, 378.
53. Schulman H. et coll., *Pediatr Radiol.* 2001, *31*, 701.
54. Barrière H. et coll., *Sem Hop Paris.* 1975, *51*, 595.
55. Granier F. et coll., *Ann Dermatol Vénéréol.* 1986, *115*, 687.
56. Misery L., *Dermatology.* 2002, *204*, 86.
57. Crevits L., *Clin Neurol Neurosurg,* 2006, *108*, 803.
58. Misery L. et coll., *Eur J Dermatol.* 2014, *24*, 147.
59. Stover S.L. et coll., *Arch Phys Med Rehabil.* 1994, *75*, 987.
60. Petit A. et coll., *Ann Dermatol Vénéréol.* 1994, *121*, 72.
61. Misery L., *Ann Dermatol Vénéréol.* 2007, *134*, 479.
62. Kluger N. et coll., *Ann Dermatol Vénéréol.* 2014, *141*, 192.

19-11 Affections cardiopulmonaires

C. Francès

Les principales affections comportant une atteinte cardiopulmonaire et cutanée sont résumées dans le tableau 19.9 ; la liste des infections est volontairement très réduite, étant donné leur grand nombre. Presque toutes ces affections sont décrites dans d'autres chapitres de cet ouvrage.

Tableau 19.9 Principales maladies à expression cardiopulmonaire et cutanée

Congénitales et/ou héréditaires	
Neurocristopathies – Sclérose tubéreuse de Bourneville – Neurofibromatoses – Ataxie-télangiectasie – Syndrome neurocardiofaciocutané, syndrome de Costello, syndrome de Noonan/LEOPARD Maladies héréditaires du tissu conjonctif – Syndrome d'Ehlers-Danlos – Pseudo-xanthome élastique – Cutis laxa – Syndrome de Marfan – Maladie d'Urbach-Wiethe Kératodermies et cheveux laineux – Syndrome de Naxos – Syndrome de Carjaval	Lentiginoses et taches café au lait (cf. chapitre 9) Syndromes (complexe de Carney) – LAMB – NAME Syndrome de Watson Autres – Maladie de Werner – Maladie de Fabry – Maladie de Rendu-Osler – Hyperlipidémies primitives – Hémochromatose primitive – Atopie – Déficit en α_1-antitrypsine

Acquises	
Maladies infectieuses – Tuberculose – Histoplasmose – *Chlamydia* – Endocardites – RAA – Varicelle – Syndrome de Loeffler – Larva migrans – Maladie de Chagas – Sida Maladies systémiques – Lupus érythémateux – Syndrome primaire des antiphospholipides – Dermatomyosite – Sclérodermie – Sarcoïdose – Amyloses – Arthrites réactionnelles – Polychondrite atrophiante – Maladie de Behçet – Vasculites systémiques – Granulomatose avec polyangéite – Granulomatose éosinophilique avec polyangéite – Maladie de Kawasaki – Syndrome hyperéosinophilique – Syndrome des ongles jaunes	Proliférations – Histiocytoses – T. carcinoïdes – Maladie de Kaposi – Lymphomes Endocrinopathies – Dysthyroïdies

Insuffisance cardiaque droite

Elle donne une cyanose et des œdèmes périphériques, blancs, mous, prenant le godet, déclives au début, avec possibilité d'évolution vers un aspect progressif de lymphœdème chronique.

Endocardites subaiguës

Elles ont comme principales manifestations cutanées les nodosités d'Osler, les taches de Janeway, les hémorragies conjonctivales ou sous-unguéales et le purpura déclive par vasculite. Ces manifestations sont observées dans 12 % des endocardites, la plus fréquente étant le *purpura déclive par vasculite* présent dans 8 % d'une série de 487 endocardites [1]. Les malades avec manifestations cutanées ont une plus grande fréquence de complications extra-cardiaques, en particulier d'embolies cérébrales, que les malades sans atteinte cutanée [1].

Les nodosités d'Osler (ou faux panaris) sont constituées de petits nodules érythémateux et douloureux de localisation périunguéale. *Les taches de Janeway* réalisent des lésions maculeuses ou papuleuses, parfois purpuriques de localisation volontiers palmoplantaire. *Les hémorragies conjonctivales* sont petites à type de pétéchies. Quant aux hémorragies en flammèches *sous-unguéales*, elles forment des stries longitudinales dans le grand axe de l'ongle au niveau du tiers distal et sont aujourd'hui plus souvent observées en association avec une pathologie thrombotique ou d'autres maladies emboliques. *Les lésions de vasculite cutanée* se manifestant essentiellement par un purpura infiltré plus ou moins nécrotique sont actuellement beaucoup plus fréquentes. Aussi est-il de règle de rechercher systématiquement une valvulopathie chez tout malade avec vasculite cutanée et de pratiquer au moindre doute des hémocultures et une échographie cardiaque transœsophagienne. Cette vasculite (endocardite) est fréquemment associée à une atteinte rénale et des arthrites.

Myxomes cardiaques

Ils peuvent être à l'origine de manifestations simulant une vasculite systémique qui régressent après exérèse de la tumeur.

Ils se manifestent alors par un *syndrome de Raynaud, un livedo*, souvent distal, une éruption papuleuse parfois serpigineuse, des papulonodules des extrémités, des lésions purpuriques et nécrotiques, des hémorragies en flammèches sous-unguéales. La biopsie cutanée objective inconstamment les embolies myxomateuses. Parfois ne sont observées qu'une vasculite ou des thromboses. Le contrôle de l'échographie cardiaque devant toute pathologie vasculaire périphérique inexpliquée devrait être systématique, et ce d'autant plus que les anomalies cutanées s'accompagnent d'accidents neurologiques transitoires ou constitués.

Ailleurs, les manifestations cutanées ne sont qu'un marqueur souvent associé au myxome, d'évolution non parallèle. Ainsi en est-il des *lentiginoses* disséminées, isolées ou s'intégrant dans des tableaux héréditaires ou sporadiques plus complexes (syndrome LEOPARD, LAMB ou NAME) (cf. chapitre 9).

Coronaropathies

L'association d'un *pli diagonal du lobule de l'oreille* (signe de Frank) et d'une athérosclérose coronaire ou périphérique a été évoquée sur des études cliniques, angiographiques et *post-mortem* [2, 3]. Il s'agit d'un pli cutané sur le trajet du tragus au lobule postérieur de l'oreille s'étendant sur au moins le tiers de la distance. Bien que ce pli puisse être physiologique chez un sujet âgé, les études plaident en faveur d'un risque accru d'athérosclérose en présence de ce pli lorsqu'il est bilatéral chez un sujet de moins de 60 ans. Le mécanisme de sa formation reste totalement incompris. Un risque statistiquement accru de maladies coronariennes serait également présent chez les hommes chauves avec une pilosité thoracique développée. Les radiodermites après coronaroplastie sont décrites au chapitre 4.

Hippocratisme digital et ostéoarthropathie hypertrophiante pneumique

L'hippocratisme digital correspond à une incurvation longitudinale et transversale des ongles associée à une hypertrophie des dernières phalanges. Il est fréquent dans les insuffisances respiratoires chroniques ou dans les cardiopathies cyanogènes [4]. *Les causes sont en fait nombreuses* : cardiopulmonaire mais aussi hépatiques, digestives, diverses ; dans les hippocratismes digitaux généralisés *congénitaux*, il existe des antécédents familiaux avec une transmission autosomique dominante ; l'installation est progressive à la puberté.

Dans l'ostéoarthropathie hypertrophiante pneumique de Pierre-Marie, l'hippocratisme digital est associé à une hypertrophie ostéopériostée des extrémités, parfois à des arthralgies ou des arthrites des membres [5]. Cette ostéoarthropathie est surtout observée dans les cardiopathies cyanogènes, plus rarement au cours de certains cancers bronchopulmonaires, d'autres affections pulmonaires avec hypoxémie, de maladies infectieuses (endocardites, infections sur greffes vasculaires, maladie de Whipple, infection à VIH, etc.). Pour de nombreux auteurs, l'hippocratisme digital et l'ostéoarthropathie hypertrophiante pneumique constituent des stades évolutifs d'une même maladie.

La physiopathologie est complexe, encore imparfaitement élucidée, l'hypoxémie n'étant pas le seul facteur en cause. Il existerait une activation des cellules endothéliales par des plaquettes anormales avec relargage secondaire de facteurs stimulant les fibroblastes (PDGF) ainsi qu'une augmentation sérique du facteur de croissance des cellules endothéliales (VEGF), intervention possible de l'HGF, production de vasodilatateurs (sérotonine, bradykinine, prostaglandine, etc.).

Le traitement de l'hippocratisme digital et de l'ostéoarthropathie hypertrophiante pneumique est celui de la cause. En cas de douleurs, les anti-inflammatoires non stéroïdiens ou la colchicine peuvent être essayés avec un succès mitigé ; elles peuvent être améliorées par l'octréotide [6] ou les biphosphonates [7].

Ailleurs l'ostéoarthropathie est primitive ou idiopathique, pouvant rentrer dans le cadre d'une *pachydermopériostose* [5] avec un épaississement de la peau du visage et du cuir chevelu, creusée de sillons, une hypersudation palmoplantaire et une hyperséborrhée (*cf.* chapitre 19-12).

Syndrome des ongles jaunes

Ce syndrome, très rare, associe typiquement des altérations unguéales, un lymphœdème primitif et des manifestations pleuropulmonaires (fig. 19.13). Les formes incomplètes sont plus fréquentes, l'atteinte unguéale étant indispensable au diagnostic. D'autres manifestations sont venues secondairement enrichir la symptomatologie clinique. Des associations variées ont été rapportées dans des cas isolés ou des petites séries. La maladie apparaît le plus souvent après 50 ans.

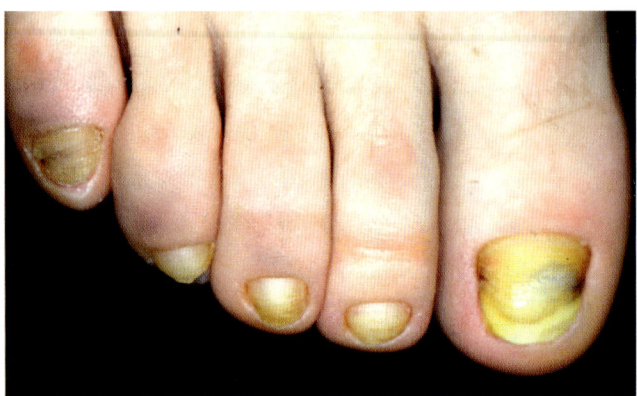

Fig. 19.13 Syndrome des ongles jaunes.

Les ongles sont jaunes dans leur totalité, bombés dans leurs deux diamètres, sans lunule ni cuticule avec un ralentissement important de leur croissance et un périonyxis fréquent (*cf.* chapitre 15-1 et fig. 15.7). Parfois une onycholyse est associée, pouvant aboutir à la chute de l'ongle [7]. La biopsie en zone matricielle met en évidence une sclérose du stroma avec ectasies vasculaires. L'évolution de l'atteinte unguéale est généralement chronique avec possibilité de régression spontanée. La xantonychie n'est pas spécifique du syndrome des ongles jaunes. Les autres causes doivent être éliminées : les causes externes (vernis à ongles, durcisseurs, henné, tabac), médicamenteuses (quinacrine, cyclines, D-pénicillamine, lithium, bêtacarotène), mycologiques ainsi que d'autres causes telles qu'un ictère, une hypothyroïdie ou une séropositivité VIH.

Des œdèmes lymphatiques d'importance variable prédominent aux membres inférieurs, pouvant également atteindre les mains, les bras et le visage. Ils évoluent par poussées parfois déclenchées par une infection ou un traumatisme. Le syndrome des ongles jaunes peut être diagnostiqué en excès car la présence d'un lymphœdème quelle qu'en soit la cause peut induire une modification de l'aspect des ongles avec teinte jaune discrète, épaississement de la tablette et ralentissement de la pousse.

Les manifestations bronchopulmonaires sont dominées par les épanchements pleuraux, à type d'exsudats, souvent bilatéraux et récidivants, habituellement tardifs. Il peut s'y associer une dilatation des bronches, une bronchite chronique ou un syndrome restrictif.

Les autres manifestations sont essentiellement ORL (sinusite, rhinite chroniques), ou digestives avec ascite chyleuse et entéropathie exsudative.

De nombreuses affections ont été signalées en association avec le syndrome des ongles jaunes : polyarthrite rhumatoïde notamment traitée par chrysothérapie ou des dérivés thiols, cancers solides avec possibilité d'évolution du syndrome de type paranéoplasique, hémopathies, déficits en IgM, IgA, macroglobulinémie (maladie de Waldenström), dysthyroïdies variées, atteintes rénales (glomérulonéphrite ou syndrome néphrotique).

L'étiopathogénie de ce syndrome reste encore obscure, possiblement non univoque. Des malformations lymphatiques primitives ont été incriminées du fait de la découverte fréquente d'anomalies des voies lymphatiques de type ectasique ou hypoplasique sur les lymphographies. Mais ces anomalies apparaissent plutôt secondaires et surtout fonctionnelles. Une origine génétique d'expressivité variable est possible dans un nombre limité de cas avec histoire familiale. L'association possible à des néoplasies a fait discuter dans d'autres cas un syndrome paranéoplasique [8, 9]. L'obstruction des petits vaisseaux lymphatiques par des microparticules de titane, relarguées par des implants dentaires ou squelettiques pourrait jouer un rôle pathogénique dans certains cas [10].

Le traitement n'est pas codifié. Le traitement des affections associées n'entraîne pas systématiquement la régression de la symptomatologie. Des traitements ont été proposés tels que la vitamine E (800 à 1 200 UI/j, 6 mois), le sulfate de zinc (300 mg/j, 8 mois), l'itraconazole (400 mg/j, 1 semaine/mois, 6 mois), les injections intramatricielles de corticoïdes en suspension avec des succès variables. Une amélioration des manifestations unguéales malheureusement sans correction des troubles respiratoires ou lymphatiques associés est régulièrement obtenue avec le traitement pulsé prolongé par le fluconazole [11].

RÉFÉRENCES

1. Servy F. et coll., *JAMA Dermatol.* 2014, *150*, 494.
2. Shmilovich H. et coll., *Am J Cardiol.* 2014, *114*, 1670.
3. Korkmaz L. et coll., *Angiology.* 2014, *65*, 303.
4. Spicknall K.E. et coll., *J Am Acad Dermatol.* 2005, *52*, 1020.
5. Jajic Z. et coll., *Arch Med Res.* 2001, *32*, 136.
6. Birch E. et coll., *BMJ Support Palliat Care.* 2011, *1*, 189.
7. Jayakar B.A. et coll., *Semin Arthritis Rheum.* 2011, *41*, 291.
8. Hoque S.R. et coll., *Br J Dermatol.* 2007, *156*, 1230.
9. Valdès L. et coll., *Respirology.* 2014, *19*, 985.
10. Berglunf F. et coll., *Biol Trace Elem Res.* 2011, *143*, 1.
11. Baran R. et coll., *J Drugs Dermatol.* 2009, *8*, 276.

19-12 Principaux syndromes paranéoplasiques dermatologiques

N. Poulalhon, L. Thomas

Une dermatose paranéoplasique survient au cours de 7 à 15 % des cancers [1], toutefois nous constatons une relative raréfaction de ces syndromes dans notre recrutement probablement du fait d'un dépistage plus précoce des cancers viscéraux et d'un meilleur état de santé globale dans notre population.

Définition

Il s'agit d'un groupe d'affections cutanées ou cutanéomuqueuses caractérisées par leur association à des néoplasies et par une évolution parallèle à celle de la tumeur, mais sans relation directe avec celle-ci. La preuve du parallélisme évolutif est cependant rarement apportée.

Sont exclus du cadre des dermatoses paranéoplasiques (DPN) :
– les métastases cutanées ;
– les signes en rapport avec des phénomènes compressifs [2] ;
– les génodermatoses prédisposant à des cancers profonds : les lésions cutanées sont alors un marqueur de la *prédisposition* des individus atteints au développement de néoplasies profondes ;
– certaines associations dermatose – cancer qui ne relèvent pas d'un mécanisme paranéoplasique mais de l'existence *d'une étiologie commune* aux deux conditions (porphyrie cutanée tardive et carcinome hépatocellulaire, dermatite herpétiforme et lymphome digestif, etc.) sont également exclues [3] ;
– les lésions secondaires à des dépôts dans la peau. C'est le cas de l'ictère d'origine compressive, de la mélanose diffuse au cours des mélanomes avancés, des maladies de surcharge associées à des hémopathies (xanthomatoses, mucinoses, amyloses).

Classification

Il est impossible de classer les différentes DPN selon leur physiopathologie, car celle-ci est inconnue dans beaucoup de cas. Aussi est-il plus habituel et plus commode en pratique de les regrouper selon *la spécificité et la fréquence de leur association avec un cancer* (tableaux 19.10 à 19.12) :
– **le premier groupe (DPN obligatoires)** correspond aux entités rentrant strictement dans la définition des syndromes paranéoplasiques par le caractère constant ou quasi constant de leur association avec un cancer, et parfois par leur lien quasi spécifique avec un type histopathologique de cancer (p. ex. érythème nécrolytique migrateur et glucagonome). Dans ces cas la recherche de la néoplasie sous-jacente sera la plus exhaustive possible et parfois même répétée en cas de recherche initiale négative ;
– **le second groupe (DPN facultatives)** inclut des syndromes variés dont l'association avec un cancer est plus inconstante mais suffisamment fréquente pour justifier la recherche systématique d'une néoplasie maligne ;
– **le troisième groupe (DPN exceptionnel)** correspond aux syndromes dont le caractère paranéoplasique est exceptionnel (p. ex. « vitiligo » au cours du mélanome, fig. 19.14) voire anecdotique ou controversé. Il conviendra toutefois de rester attentif et d'analyser les circonstances de survenue de ces dermatoses [3-5].

Le traitement des DPN est étiologique : il repose sur l'éradication de la tumeur sous-jacente.

Tableau 19.10 Dermatoses paranéoplasiques obligatoires

Dermatose	Néoplasies associées les plus fréquentes (*cf.* texte)
Acrokératose paranéoplasique de Bazex	Carcinomes des voies aérodigestives supérieures
Acanthosis nigricans malin	Adénocarcinome gastrique
Pachydermatoglyphie (tripe palms)	Adénocarcinome gastrique, carcinomes bronchiques
Papillomatose cutanée floride	Adénocarcinome gastrique
Ostéoarthropathie hypertrophiante	Carcinomes bronchiques
Érythème nécrolytique migrateur	Glucagonome
Erythema gyratum repens	Carcinomes bronchiques
Pemphigus paranéoplasique	Leucémie lymphoïde chronique, lymphomes, Castleman
Hypertrichose lanugineuse acquise	Carcinomes divers

Adapté d'après [3, 4].

Tableau 19.11 Dermatoses paranéoplasiques facultatives

Dermatose	Néoplasies le plus souvent associées
Hippocratisme digital acquis	Carcinomes bronchiques
Signe de Leser-Trélat	Carcinomes gastriques, mammaires, autres
Ichtyose acquise	Maladie de Hodgkin, hémopathies, autres
Pityriasis rotunda	Carcinomes hépatiques, gastriques
Hyperkératose palmaire filiforme acquise	Tumeurs solides variées
Dermatomyosite	Poumon, estomac, côlon, ovaire, sein
Syndrome carcinoïde	Tumeurs carcinoïdes
Thrombophlébites migrantes superficielles	Carcinomes du pancréas ou d'autres sites
Érythrodermies	Lymphomes, cancers divers
Syndrome de Sweet	Leucémie aiguë myéloïde
Pyoderma gangrenosum	Myélome, leucémies aiguës
Syndrome des ongles jaunes	Lymphomes, carcinomes mammaires
Érythermalgie	Syndromes myéloprolifératifs
Réticulohistiocytose multicentrique	Lymphomes, divers
Fasciite palmaire et polyarthralgies	Carcinomes ovariens ; cancers divers
Prurit diffus *sine materia*	Maladie de Hodgkin, lymphomes, Vaquez, autres

Adapté d'après [3, 4].

Manifestations cutanées des maladies internes

Principaux syndromes paranéoplasiques dermatologiques

Tableau 19.12 Dermatoses paranéoplasiques exceptionnelles

Dermatose	Néoplasies associées
Pemphigoïde bulleuse	Divers
Pemphigoïde gravidique	Choriocarcinome
Pemphigoïde cicatricielle à anticorps anti-épiligrine	Adénocarcinomes
Epidermolyse bulleuse acquise	Lymphomes ; myélome
Dermatose à IgA linéaires	Maladie de Hodgkin, autres lymphomes
Pustulose sous-cornée	Myélome à IgA
Syndrome de Raynaud	Lymphomes, cancers solides
Engelures	Hémopathies
États sclérodermiformes	Lymphomes
Lupus érythémateux systémique	Lymphomes, cancer du poumon
Autres collagénoses	Lymphomes
Urticaire chronique	Carcinome ovarien, lymphomes
Angiœdème par déficit acquis en inhibiteur de la C1-estérase	Syndromes myéloprolifératifs, lymphomes, gammapathies monoclonales, tumeurs solides
Vitiligo	Mélanome
Érythème annulaire centrifuge	Cancers bronchiques, génitaux, hémopathies
Eczéma craquelé	Adénocarcinome gastrique

Adapté d'après [3-5].

Acrokératose paranéoplasique de Bazex

Clinique. Il survient le plus souvent chez l'homme sur terrain alcoolotabagique. L'éruption est asymptomatique, faite de plages érythémateuses et violacées mal limitées, recouvertes de squames adhérentes (fig. 19.15). C'est la topographie initiale de l'éruption qui est évocatrice : atteinte symétrique des extrémités des doigts et des orteils (associée à des dystrophies unguéales), de l'arête nasale et des oreilles (hélix). En absence de traitement de la néoplasie sous-jacente, les lésions cutanées s'étendent vers la proximalité : dos des mains et des pieds, kératodermie palmoplantaire, atteinte des joues, des lèvres, des oreilles. Au stade tardif, une évolution quasi érythrodermique est possible.

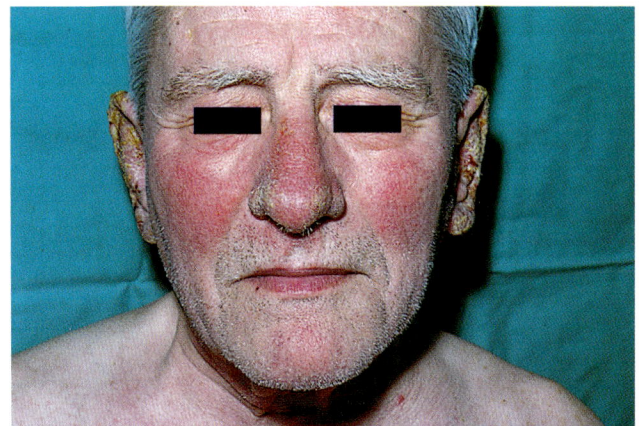
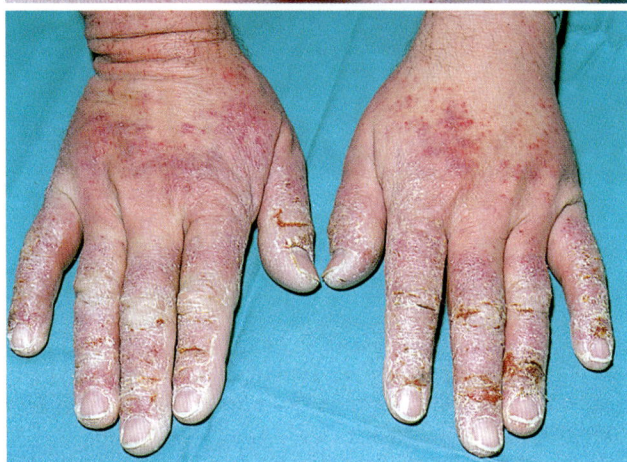

Fig. 19.15 Acrokératose paranéoplasique de Bazex : atteinte du nez, des oreilles et des mains.

Il a été décrit des associations avec d'autres manifestations cutanées : lichen plan pigmentaire, leucomélanodermie, pelade, vitiligo, prurit, ichtyose acquise ; ou avec des syndromes paranéoplasiques extra-cutanés (hypercalcémie, sécrétion inappropriée d'ADH).

Diagnostic. Il est clinique. Il se pose avec un psoriasis, un lupus érythémateux, une mycose superficielle. Des cas exceptionnels de toxicité médicamenteuse, mimant une acrokératose de Bazex, ont été décrits.

L'aspect histologique est non spécifique.

Néoplasies associées. L'association avec un cancer est constante. Il s'agit le plus souvent d'un carcinome épidermoïde des voies aérodigestives supérieures ou du poumon, dont la recherche opiniâtre

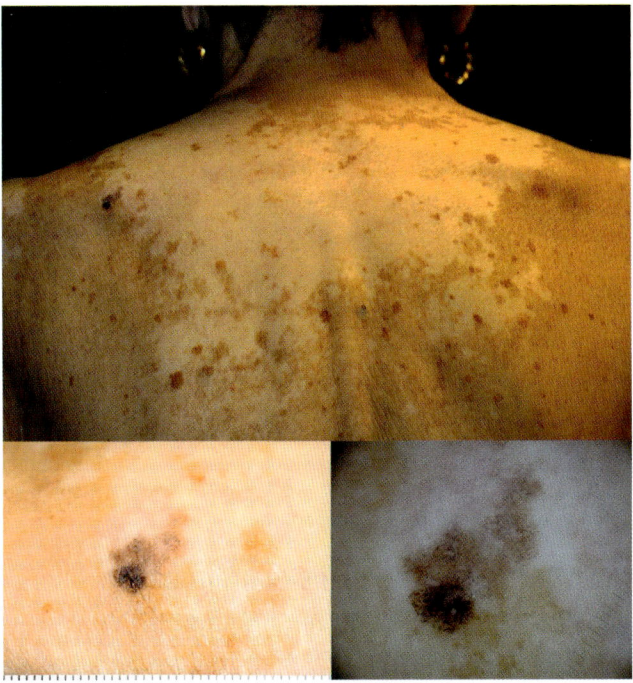

Fig. 19.14 « Vitiligo » paranéoplasique au cours d'un mélanome métastatique avec lésion primitive régressive visible sur l'épaule gauche puis en gros plan (en bas à gauche) et en dermoscopie (en bas à droite).

devra inclure une panendoscopique ORL-digestive haute sous anesthésie générale. Des associations plus exceptionnelles sont possibles (prostate, foie, thymus, utérus, vulve, myélome, lymphomes, etc.) et le primitif reste parfois indéterminé [6].

Physiopathologie. Elle pourrait faire intervenir la sécrétion par la tumeur de facteurs de croissance agissant sur la kératinisation (p. ex. EGF) et/ou un mécanisme auto-immun [7].

Acanthosis nigricans paranéoplasique

L'acanthosis nigricans (cf. chapitre 17-4) n'est pas systématiquement paranéoplasique et il est désormais *bien plus souvent rencontré dans le cadre des syndromes d'insulinorésistance.*

Clinique. Le tableau débute par un épaississement grisâtre des plis sans autre manifestation fonctionnelle. Les lésions vont s'étendre, se pigmenter puis être recouvertes par une surface verruqueuse (fig. 19.16), elles intéressent alors les grands plis (aisselles, cou, aines) mais aussi les aréoles mammaires et les plis des coudes et genoux, ainsi que la région ombilicale.

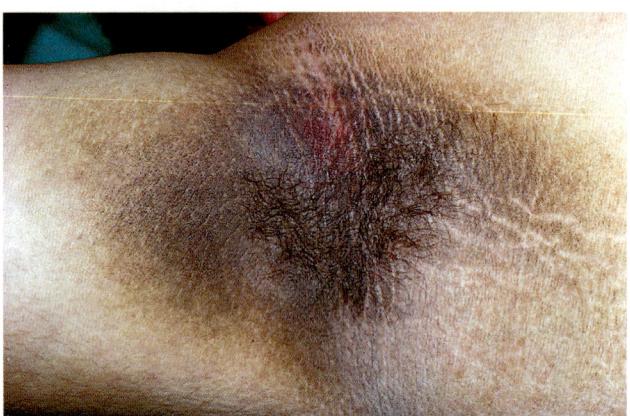

Fig. 19.16 Acanthosis nigricans.

Diagnostic. Il est clinique. L'histologie cutanée montre une hyperpigmentation, une papillomatose et une hyperkératose, aucun de ses signes ne permet d'orienter vers le caractère malin ou non de l'acanthosis nigricans (AN). Un AN isolé de l'adulte, d'apparition récente, doit faire rechercher une néoplasie maligne, en outre le développement rapide des lésions, l'existence d'une atteinte muqueuse (buccale, anogénitale) ou palpébrale sont autant d'arguments pour une étiologie maligne. Notons toutefois que l'AN est le plus souvent bénin : il peut être familial, idiopathique, médicamenteux (p. ex. acide nicotinique), ou surtout témoigner d'un hyperinsulinisme chronique comme au cours de l'obésité ou du diabète de type 2. D'autres dermatoses paranéoplasiques peuvent s'associer à l'AN malin : pachydermatoglyphie qui constitue en fait la forme clinique de l'AN sur les paumes et plantes, papillomatose cutanée floride voire signe de Leser-Trélat.

Néoplasies associées. Il s'agit surtout de néoplasies intra-abdominales (90 %), dont la plus habituelle est l'adénocarcinome gastrique (64 %), souvent à un stade avancé [8].

Physiopathologie. Elle ferait intervenir la sécrétion par la tumeur de facteurs de croissance épidermique. Il a ainsi été déjà rapporté une sécrétion tumorale de TGF-α, associée à une expression du récepteur de l'EGF (dont le TGF-α est un ligand) au sein des lésions cutanées d'AN [9].

Pachydermatoglyphie (*tripc palms*)

Clinique. On observe un épaississement jaunâtre et rugueux des paumes, plus rarement des plantes, avec une accentuation significative du relief des dermatoglyphes.

Diagnostic. Il est clinique. L'examen histologique, s'il était réalisé, montrerait une hyperkératose, une acanthose, une papillomatose et parfois des dépôts de mucine. *La pachydermatoglyphie peut accompagner un AN malin (77 % des cas)* (cf. supra).

Néoplasies associées. Le caractère paranéoplasique est quasi constant. Lorsque la pachydermatoglyphie est associée à l'AN malin, les tumeurs associées sont l'adénocarcinome gastrique (35 %) et les carcinomes pulmonaires (11 %). L'ordre est inverse lorsque la pachydermatoglyphie est isolée : carcinomes pulmonaires le plus souvent (53 %) puis gastriques (12 %) [10].

Physiopathologie. Elle semble être superposable à celle de l'AN malin [11].

Papillomatose cutanée floride

Clinique. Pathologie exceptionnelle, volontiers associée à l'AN paranéoplasique et à la papillomatose orale floride, elle se caractérise par l'efflorescence de très nombreuses lésions cliniquement *non distinguables de verrues vulgaires*, pouvant se développer en n'importe quelle zone cutanée [12].

Diagnostic. Il est clinique. L'histologie cutanée n'est pas spécifique mais écarte le diagnostic de verrue vulgaire par *l'absence d'effet cytopathogène viral* et, si elle était recherchée, la négativité de la détection de papillomavirus.

Néoplasies associées. La papillomatose cutanée floride est constamment paranéoplasique et son apparition semble tardive et donc rarement révélatrice dans l'histoire naturelle du cancer, le plus souvent gastrique, parfois pulmonaire, utérin ou ovarien.

Physiopathologie. Elle impliquerait également la sécrétion d'EGF par la tumeur.

Hyperkératose palmaire filiforme acquise

Clinique. Elle est caractérisée par l'efflorescence de multiples papules kératosiques de très petite taille, semblables à des épines, localisées à la face palmaire des mains et des doigts. Seules les zones d'appui sont atteintes.

Diagnostic. L'examen histologique montre une lamelle « cornoïde » parakératosique en colonne compacte avec une couche granuleuse peu développée.

Néoplasies associées. Au sein des formes acquises, l'association à un cancer n'est pas la plus fréquente mais doit être recherchée [13]. Plutôt qu'un véritable syndrome paranéoplasique, il pourrait s'agir d'un *marqueur cutané de prédisposition génétique* à la survenue de cancers. Les néoplasies associées sont variées : poumon, sein, œsophage, estomac, rectum, rein, mélanome.

Pachydermopériostose (ostéoarthropathie hypertrophiante, hippocratisme digital, *cutis verticis gyrata*)

La pachydermopériostose n'est pas systématiquement paranéoplasique (syndrome de Touraine, Solente et Golé). L'hippocratisme digital isolé, comme l'ostéoarthropathie hypertrophiante, peuvent être hérités sur un mode autosomique dominant. L'hippocratisme digital isolé acquis est décrit au cours de nombreuses maladies bronchopulmonaires chroniques, des cardiopathies cyanogènes et des cirrhoses.

Clinique. Le terme *pachydermopériostose* regroupe des tableaux anatomocliniques en rapport avec une hypertrophie des tissus composant la peau (épiderme, collagène) et ses annexes (glandes sudorales et sébacées) et les extrémités osseuses (périostite proliférative avec ossification périostée irrégulière). L'*hippocratisme digital* réalise une hypertrophie avec déformation convexe des tablettes unguéales en « verre de montre », associée à une hypertrophie des phalanges distales en « baguette de tambour » (*clubbing*), parfois associée à une cyanose distale. Il peut être isolé ou s'intégrer dans la forme complète, l'ostéoarthropathie hypertrophiante, qui associe une déformation acromégaliforme des extrémités des membres et des douleurs ostéoarticulaires d'horaire inflammatoire.

Le *cutis verticis gyrata* (ou pachydermie plicaturée du cuir chevelu) correspondrait à la localisation au scalp de la pachydermopériostose.

Diagnostic. Il est surtout clinique. Mais les signes radiologiques de l'ostéoarthropathie hypertrophiante sont typiques (la corticale épaissie et la réaction périostée sont séparées par une fine ligne radiotransparente). C'est l'apparition tardive d'un hippocratisme digital (souvent chez un homme) qui impose de rechercher une néoplasie profonde. Quant à la *cutis verticis gyrata*, son caractère paranéoplasique est exceptionnel.

Néoplasies associées. Il s'agit généralement d'un carcinome bronchique. D'autres associations sont décrites : plèvre, estomac, œsophage, thymus, leucémies [4].

Physiopathologie. Mal connue, elle serait liée à des anomalies de l'oxygénation tissulaire locale, peut-être liées à une atteinte primitive de la circulation pulmonaire [3].

Érythème nécrolytique migrateur (syndrome du glucagonome)

Clinique. Les lésions, constituées de macules et de papules érythémateuses, rouge sombre, qui confluent en plages squameuses à extension centrifuge et dont la bordure est formée d'une *collerette desquamative*, érosive voire vésiculeuse, débutent dans les grands plis, les zones périorificielles (visage, périnée) et les extrémités des membres (fig. 19.17). Elles s'étendent ensuite progressivement par poussées successives. On observe alors une ébauche de guérison centrale laissant la place à une zone hyperpigmentée. L'atteinte muqueuse est habituelle (stomatite et glossite douloureuses, chéilite, perlèche, vaginite, urétrite) comme celle des phanères (onycholyse, cheveux fins). Lorsque les signes cutanés apparaissent, le patient présente souvent déjà une altération de l'état général, un diabète, une anémie, une diarrhée ou une thrombophilie.

Diagnostic. L'histopathologie est caractéristique avec l'image classique de « tranche napolitaine » : de la superficie vers la profondeur, l'épiderme a trois caractéristiques tinctoriales différentes : une hyperkératose parakératosique pouvant évoluer vers une nécrose éosinophilique homogène, une couche de kératinocytes intermédiaires vacuolisées et pâles et un respect relatif des couches inférieures.

Néoplasies associées. *Ce tableau clinico-histologique est quasi pathognomonique du glucagonome*, le plus souvent déjà métastatique au moment de l'apparition des signes cutanéomuqueux. Il s'agit d'une tumeur maligne des cellules α des îlots de Langerhans du pancréas. Il peut survenir isolément ou s'intégrer dans une *néoplasie endocrinienne multiple*. La glucagonémie est augmentée et l'imagerie abdominale permet de localiser la tumeur, souvent dans la queue du pancréas [14].

À titre exceptionnel, des lésions cutanées similaires ont été décrites au cours d'hépatopathies chroniques, de syndromes de malabsorption, de chirurgie pancréatique pour une pathologie non tumorale et de tumeurs d'autres localisations [15].

Physiopathologie. L'hyperglucagonémie serait responsable des signes cutanés par le biais d'un hypercatabolisme avec hypoprotidémie, comme en témoigne la régression des lésions après perfusion d'acides aminés ou de somatostatine [4].

Traitement. L'efficacité de la somatostatine sur les signes cutanés est transitoire, en absence de traitement spécifique du glucagonome par chirurgie et/ou chimiothérapie. Des rémissions prolongées sont toutefois parfois obtenues, même au stade métastatique [14].

Erythema gyratum repens (syndrome de Gammel)

Clinique. Cette dermatose, totalement exceptionnelle, serait plus fréquente chez l'homme. Elle se traduit par une éruption spectaculaire prurigineuse du tronc et de la partie proximale des membres formée de bandes érythémateuses de 1 à 3 cm de large, volontiers parallèles, prenant un aspect ondulé, serpigineux évoquant des « nervures de bois » (fig. 19.18). Elles sont bordées par une fine collerette desquamative et sont en perpétuel déplacement (près de 1 cm/j).

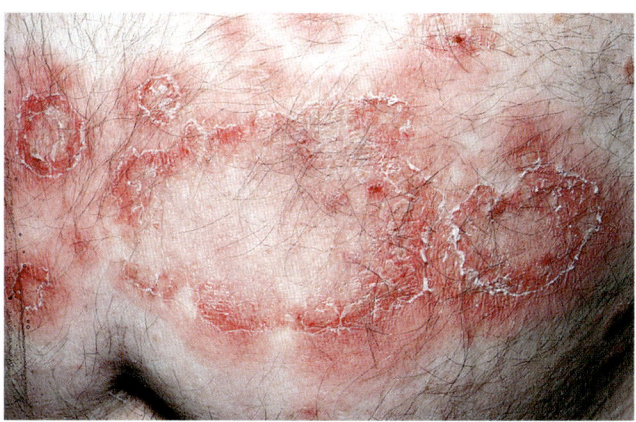

Fig. 19.17 Érythème nécrolytique migrateur du glucagonome.

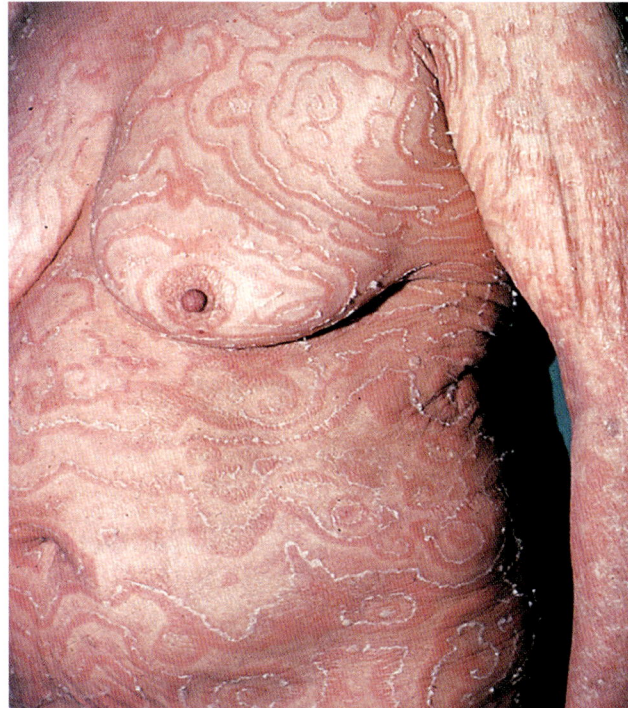

Fig. 19.18 *Erythema gyratum repens* (syndrome de Gammel). Cas du professeur J.-L. Verret, Angers.

Diagnostic. L'histologie n'est pas spécifique. Une hyperéosinophilie est fréquente.

Néoplasies associées. L'*erythema gyratum repens* est paranéoplasique dans 85 % des cas [16]. De multiples cancers lui sont associés : poumon, voies aérodigestives supérieures, mais aussi sein, tube digestif, ovaire.

Physiopathologie. Elle est inconnue. L'existence inconstante, en immunofluorescence directe, de dépôts d'immunoglobulines et de complément à la membrane basale en peau lésée, a fait suspecter un mécanisme immunologique. Il mettrait en jeu une réaction croisée entre des antigènes de la muqueuse bronchique altérée et des antigènes de la membrane basale cutanée [17].

Pemphigus paranéoplasique

Surtout associé aux hémopathies lymphoïdes, à la maladie de Castleman, au thymome, et beaucoup plus rarement aux tumeurs solides [18], il est décrit chapitre 10-10.

Hypertrichose lanugineuse acquise

Clinique. Ce syndrome exceptionnel, plus fréquent chez la femme, se traduit par le développement brutal d'un duvet fin et clair (lanugo) recouvrant la peau glabre du visage, du tronc et des extrémités, en absence de modification du reste de la pilosité et de tout autre signe de virilisation. Une atteinte associée de la muqueuse linguale est habituelle.

Diagnostic. Il est clinique. L'étude histologique, si elle est réalisée, montre une régression des follicules pileux existants vers le stade fœtal. Il est généralement aisé d'écarter les diagnostics différentiels, en particulier les hypertrichoses lanugineuses congénitales, qui sont associées à de multiples anomalies (squelette, dents, oreilles, retard mental) absentes dans la forme acquise.

Néoplasies associées. Constamment paranéoplasique, l'hypertrichose lanugineuse acquise s'associe à des cancers gynécologiques, biliaires, vésicaux, colorectaux, pulmonaires, et à des lymphomes. La néoplasie est parfois diagnostiquée après un assez long délai.

Physiopathologie. Le taux d'antigène carcinoembryonnaire est souvent augmenté, sans que sa responsabilité directe ne soit prouvée [3, 4]. On incrimine la sécrétion par la tumeur d'une substance proche de celle qui induit le lanugo physiologique de la période fœtale.

Signe de Leser-Trélat

Il s'agit d'une entité paranéoplasique dont la réalité est toujours discutée tant les kératoses séborrhéiques (KS) sont fréquentes à « l'âge du cancer » [19]. Toutefois quelques très rares cas de *coïncidence temporelle troublante* entre l'apparition d'un très grand nombre de KS et la découverte d'un cancer font maintenir cette entité dans le cadre des DPN.

Clinique. C'est l'efflorescence soudaine de multiples kératoses séborrhéiques (ou l'augmentation en nombre et en taille de lésions préexistantes). L'existence d'un prurit, inconstante, serait un élément en faveur d'une forme paranéoplasique.

Diagnostic. L'examen histopathologique des KS au cours du signe de Leser-Trélat n'est pas spécifique. Le caractère éruptif est en outre souvent difficile à affirmer par l'interrogatoire. En cas d'association à d'autres DPN telles qu'un acanthosis nigricans ou une papillomatose cutanée floride, le caractère paranéoplasique est plus facile à affirmer.

Néoplasies associées. Il peut s'agir d'adénocarcinomes gastriques, mammaires, ou d'autres néoplasies : carcinomes bronchiques, lymphomes.

Physiopathologie. Elle pourrait se rapprocher de celle de l'acanthosis nigricans.

Ichtyose acquise

Clinique. Il s'agit d'un tableau d'ichtyose vulgaire, toutefois étendue également aux plis de flexion, mais d'apparition tardive pendant l'âge adulte. Une kératodermie palmoplantaire elle-même acquise à l'âge adulte est fréquemment associée. Enfin, au contraire de l'ichtyose vulgaire, les lésions sont volontiers prurigineuses et inflammatoires.

Diagnostic. L'examen histologique montre une hyperkératose orthokératosique modérée se prolongeant dans les orifices folliculaires, une granuleuse amincie avec des grains de kératohyaline de petite taille, et un discret infiltrat dermique périvasculaire. C'est surtout l'anamnèse personnelle et familiale qui, ne trouvant pas de cas similaire dans la famille ni de début pendant l'enfance, en fera le diagnostic. D'autres DPN (acrokératose de Bazex [20], acanthosis nigricans) peuvent être associées.

Néoplasies associées. L'ichtyose acquise n'est pas constamment paranéoplasique (tableau 19.13). Chez le sujet jeune, *elle doit faire d'abord éliminer une infection par le VIH.* Les autres causes d'ichtyose acquise sont multiples : médicamenteuses (p. ex. hypolipémiants), carentielles (dénutrition), infectieuses (lèpre), inflammatoires (sarcoïdose, maladie de Crohn, collagénoses), endocriniennes (hypothyroïdie).

Tableau 19.13 Étiologie d'une ichtyose acquise

Maladies malignes et hématologiques	Autres causes
Lymphome non hodgkinien	Médicamenteuses : surtout hypolipémiants
Maladie de Hodgkin	
Mycosis fongoïde	Endocriniennes : hypothyroïdie
Leucémie	Métaboliques : carences
Polyglobulie	Dysimmunitaires :
Myélome	– Sarcoïdose
Aplasie médullaire	– Collagénose
Sarcome de Kaposi	– Sida
Cancers sein, col utérin, vulve, poumon	Autres :
Léiomyosarcome intestinal	– Lèpre
Carcinome épidermoïde	– Maladie de Crohn

C'est la *maladie de Hodgkin*, dont elle précède parfois le diagnostic d'un an ou plus, qui est la pathologie néoplasique la plus souvent associée [20]. Plus rarement, il s'agira de lymphomes non hodgkiniens, de myélomes, de leucémies, voire de tumeurs solides (poumon, côlon, sein).

Physiopathologie. Elle pourrait passer par la sécrétion tumorale de facteurs de croissance comme le TGF-α.

Pityriasis rotunda

Clinique. Cette pathologie atteint plutôt les hommes d'âge moyen, d'origine asiatique ou sud-américaine. Elle se caractérise par des plaques circulaires géométriques et à limites nettes, finement squameuses, non inflammatoires, pouvant mesurer jusqu'à 30 cm de diamètre.

Diagnostic. Le diagnostic clinique est caractéristique. L'histologie, non spécifique, est superposable à celle de l'ichtyose acquise.

Néoplasies associées. Les causes non paranéoplasiques sont nettement majoritaires. Le pityriasis rotunda est parfois associé à un adénocarcinome du foie ou de l'estomac [3, 4].

Dermatomyosite

Elle est décrite chapitre 10-5. Elle est associée à un cancer dans environ ¼ des cas chez l'adulte (y compris les formes amyopathiques) et la forme paranéoplasique est considérée comme exceptionnelle chez l'enfant [21-23].

Le risque de pathologie néoplasique sous-jacente serait plus élevé dans certaines situations : homme, âge supérieur à 45 ans, présence de lésions nécrotiques ou ulcérées, d'une nécrose musculaire, d'une fibrose pulmonaire, d'une vasculite leucocytoclasique à l'histologie cutanée, d'un syndrome inflammatoire majeur ou de taux élevés de créatine-phosphokinase sérique [3]. Le cancer peut toutefois être découvert de façon retardée par rapport à la dermatomyosite, avec un risque qui décroît après les 3 premières années. L'étude de certains sérotypes d'autoanticorps pourrait permettre à l'avenir de suspecter plus particulièrement une forme paranéoplasique. **Les néoplasies associées** sont par ordre de fréquence les cancers bronchiques et digestifs (estomac, côlon), les organes génitaux chez l'homme ; chez la femme, ce sont les cancers gynécologiques (ovaire, sein) qui prédominent.

Prurit *sine materia*

Clinique. Il s'agit d'un prurit généralisé sans lésions dermatologiques primitives (autres que les lésions de grattage) évidentes à l'examen clinique.

Néoplasies associées. Les causes non tumorales sont bien plus fréquentes (médicaments, insuffisance rénale chronique sévère, dysthyroïdie, cholestase, carence martiale, parasitoses, pemphigoïde bulleuse à un stade préclinique, etc. ; *cf.* chapitre 20-1). Un prurit féroce peut apparaître principalement au cours de la *maladie de Hodgkin*, ce serait un signe de mauvais pronostic. Le prurit peut aussi accompagner d'autres *hémopathies lymphoïdes* (lymphome angio-immunoblastique, syndrome de Sézary, gammapathies monoclonales) ou non (maladie de Vaquez), ou certaines tumeurs solides : poumon, estomac, côlon, foie.

Syndrome carcinoïde

Clinique. On observe des poussées répétées de bouffées vasomotrices (« *flushes* ») du visage et du décolleté accompagnées de sensation de brûlure et de malaise général (tachycardie, dyspnée, angoisse). Ces épisodes sont souvent accompagnés d'une *diarrhée motrice ou d'un bronchospasme*. La répétition des épisodes entraîne l'installation progressive d'un érythème télangiectasique permanent des zones concernées.

Diagnostic. Après avoir éliminé les autres causes fréquentes de bouffées vasomotrices et de malaises, le diagnostic biologique repose sur le dosage de la sérotonine circulante et de ses métabolites urinaires (acide 5-hydroxy-indol-acétique).

Néoplasies associées. Ce sont des tumeurs neuroendocrines, souvent diagnostiquées tardivement, au stade métastatique hépatique, dont la localisation primitive peut être le tube digestif, le poumon, les ovaires ou le pancréas.

Physiopathologie. Les cellules neuroendocrines du système *Amine Precursor Uptake and Decarboxylation* (APUD) sécrètent de grandes quantités de médiateurs vasoactifs : sérotonine, prostaglandines, *vasointestinal peptide*, bradykinines, etc.

Traitement. Il est étiologique, toutefois les perfusions d'octréotide ont un intérêt symptomatique [3].

Thrombophlébites migrantes superficielles (phlébites de Trousseau)

Clinique. Une phlébite superficielle se manifeste par un cordon induré et inflammatoire intéressant un segment superficiel du réseau veineux ou lymphatique. C'est la survenue d'épisodes répétés de thromboses veineuses mais aussi artérielles en dans des territoires inhabituels (membres supérieurs, tronc) qui sera évocatrice du caractère paranéoplasique.

Néoplasies associées. Il s'agit du cancer du pancréas surtout, mais aussi du poumon, de l'estomac, etc.

Syndromes paranéoplasiques cutanés au cours des hémopathies

Les entités suivantes sont des DPN facultatives associées plus spécifiquement à certaines hémopathies ; la plupart d'entre elles sont cependant aussi parfois décrites au cours de tumeurs solides [3, 4].

Érythermalgie. C'est un acrosyndrome paroxystique rare, qui s'oppose au phénomène de Raynaud : les crises (touchant plus souvent les pieds que les mains) sont déclenchées par la chaleur et l'effort et correspondent à un accès de vasodilatation. Les extrémités sont alors rouges, chaudes et douloureuses. Le diagnostic d'érythermalgie est clinique. L'érythermalgie est très rarement paranéoplasique (*cf.* chapitre 17-9), mais il convient d'éliminer un syndrome myéloprolifératif. Dans ces cas, elle s'explique par un syndrome d'hyperviscosité sanguine par agrégation et activation plaquettaire entraînant une obstruction artériolaire. Les antiagrégants plaquettaires sont alors souvent efficaces en association au traitement étiologique, contrairement aux formes primaires liées à une mutation d'un gène encodant un canal sodique.

Érythrodermie. Elle est décrite chapitre 5-3. Ce sont essentiellement des lymphomes T et plus rarement d'autres néoplasies qui lui sont associées.

Dermatoses neutrophiliques : syndrome de Sweet, *pyoderma gangrenosum.* Elles sont décrites en détail chapitre 11-4. Une dermatose neutrophilique doit toujours diligenter une enquête causale. Les hémopathies myéloïdes et lymphoïdes (avec gammapathie monoclonale IgA surtout) sont les pathologies néoplasiques qui leur sont le plus fréquemment associées.

Autres dermatoses paranéoplasiques facultatives

Réticulohistiocytose multicentrique. Il s'agit d'une histiocytose non langerhansienne, survenant le plus souvent chez la femme de plus de 50 ans (*cf.* chapitre 11-2). Elle associe cliniquement des papules et nodules rosés translucides, prurigineux, à prédominance acrale juxta-articulaire, en particulier sur le dos des mains, et une polyarthrite symétrique, progressive et destructrice sévère. Une atteinte muqueuse est fréquente. Le traitement symptomatique repose sur les immunosuppresseurs. L'association dans 28 % des cas à des lymphomes ou des tumeurs solides justifie une surveillance étroite de ces patients.

Syndrome des ongles jaunes. Ce syndrome rare, acquis, est défini par la présence d'ongles jaunes, bombés, à croissance nulle (*cf.* chapitres 15-1 et 19-11). Volontiers associé à un lymphœdème et à un épanchement pleural ou à des pathologies respiratoires ou sinusiennes chroniques, son caractère paranéoplasique n'a été que rarement rapporté (carcinomes mammaires, lymphomes) [24].

Fasciite palmaire et arthrite. Ce tableau survenant en règle chez une femme de plus de 55 ans associe des arthralgies d'horaire inflammatoire, symétriques, des mains, des doigts voire des plantes, à un œdème digital et palmaire qui évolue rapidement vers une rétraction irréductible des doigts. Sa nature paranéoplasique est incertaine, la plupart des cas décrits ont été associés à des carcinomes ovariens [25], de rares cas sont associés au mélanome.

RÉFÉRENCES

1. Abeloff M.D., *N Engl J Med.* 1987, 317, 1598.
2. Achten G. et coll., *Ann Intern Med.* 1984, 135, 646.
3. Monestier S. et coll., *EMC.* 2002, 98-665-A-10.
4. Bazex J., *in* : Saurat J.H. et coll., eds., *Dermatologie et maladies sexuellement transmissibles*, 4ᵉ éd. Masson, Paris, 2004, 974.
5. Egan C.A. et coll., *Medicine.* 2003, 82, 177.
6. Bolognia J.L. et coll., *Medicine.* 1991, 70, 269.
7. Valdivielso M. et coll., *JEADV.* 2005, 19, 340.
8. Curth H.O. et coll., *Cancer.* 1962, 15, 364.
9. Koyama S. et coll., *J Gastroenterol.* 1997, 32, 71.
10. Cohen P.R. et coll., *J Clin Oncol.* 1989, 7, 669.
11. Chosidow O. et coll., *Br J Dermatol.* 1998, 138, 698.
12. Schwartz R.A. et coll., *Arch Dermatol.* 1978, 114, 1803.
13. Kaddu S. et coll., *J Am Acad Dermatol.* 1995, 33, 337.
14. Wermers R.A. et coll., *Medicine (Baltimore).* 1996, 75, 53.
15. Mullans E.A. et coll., *J Am Acad Dermatol.* 1998, 38, 866.
16. Boyd A.S. et coll., *J Am Acad Dermatol.* 1992, 26, 757.
17. Holt P.J. et coll., *Br J Dermatol.* 1977, 96, 343.
18. Anhalt G.J. et coll., *N Engl J Med.* 1990, 323, 1729.
19. Grob J.J. et coll., *Acta Derm Venereol.* 1991, 71, 166.
20. Lucker G.P.H. et coll., *Br J Dermatol.* 1995, 133, 322.
21. Bohan A. et coll., *N Engl J Med.* 1975, 292, 344.
22. Cosnes A. et coll., *Arch Dermatol.* 1995, 131, 1381.
23. Callen J.P., *Lancet.* 2001, 357, 85.
24. Fayol J., *Ann Dermatol Venereol.* 2000, 127, 93.
25. Medsger T.A. et coll., *Ann Intern Med.* 1982, 96, 424.

20
Prurit et prurigos

Coordinateur : L. Borradori

20-1	**Prurit**．．． 1077 L. Misery		
20-2	**Prurit anogénital** ．．． 1083 L. Misery		
20-3	**Prurigos** ．． 1086 L. Misery		

20-1 Prurit

L. Misery

Le prurit se définit comme «une sensation désagréable conduisant au besoin de se gratter», que ceci soit accompagné du geste lui-même ou non (à l'inverse, le grattage ne signifie pas qu'il existe un prurit sous-jacent). Il peut être responsable d'une altération de la qualité de vie majeure.

Physiopathologie

Le prurit est une sensation limitée à la peau et aux semi-muqueuses. Son origine peut être aussi située à tous les niveaux du système nerveux. La perception de son intensité et de ses caractéristiques sémiologiques est variable, en relation avec divers facteurs, dont des facteurs psychiques. Le prurit se manifeste cliniquement à partir de l'âge de 3 mois mais préexiste probablement. Les mécanismes physiopathologiques commencent à être élucidés [1, 2].

Médiateurs du prurit : principales voies identifiées

La conception actuelle du prurit identifie au moins deux voies, assez indépendantes l'une de l'autre, depuis la peau jusqu'au cerveau.

Voie histaminergique. Connue depuis longtemps, cette voie n'est pas forcément la plus importante. Injectée dans le derme superficiel, l'histamine provoque un prurit, qui survient après 20 à 50 secondes au maximum, et s'accompagne d'une réaction locale comportant un érythème, une papule œdémateuse, une aréole rouge périphérique ; c'est la triade de Lewis. L'injection cutanée profonde d'histamine ne provoque pas de prurit. L'histamine cause le prurit par l'intermédiaire de récepteurs H1 et H4 (les récepteurs H3 l'inhibant). Les antihistaminiques anti-H1 inhibent les réactions créées par l'injection d'histamine.

Voie «PAR-ergique». Les récepteurs activés par des protéases (PAR-2 et dans une moindre mesure PAR-4) sont à l'origine d'un prurit lorsque des sérine-protéases (trypsine, chymotrypsine, kallicréine, papaïne, tryptase, etc.) viennent les cliver. Une voie histamine-indépendante est alors activée. Le *cowhage* ou *Mucuna pruriens* est un poil à gratter, qui est très utilisé expérimentalement pour étudier cette voie. Il produit la mucunaïne, une endopeptidase, présente sur ses minuscules épines.

Autres médiateurs

D'autres médiateurs sont impliqués dans le prurit, sans que le lien avec ces deux grandes voies soit toujours très clair.

Peptides opioïdes. Les morphiniques endogènes ou médicamenteux induisent le prurit en activant leurs récepteurs μ et δ, l'activation des récepteurs κ l'inhibant au contraire.

Neuropeptides. La substance P est un polypeptide présent dans les nerfs périphériques et dans la peau qui joue un rôle probablement important. La bombésine, ou plutôt le GRP (*Gastrin-Releasing Peptide*), son équivalent humain, est probablement le plus important de tous les neuropeptides dans le prurit, joue un rôle à tous les niveaux et est peut-être impliquée dans une voie autonome. D'autres neuropeptides, tels que la neurotensine, le VIP (*Vasoactive Intestinal Peptide*), le CGRP (*Calcitonin Gene-Related Peptide*) ou l'endothéline-1 provoquent du prurit s'ils sont injectés dans la peau [3].

Prostaglandines. Les PGE2 et PGH2, injectées par voie intradermique en même temps que de l'histamine, renforcent le prurit produit par celle-ci. Les PGE1 renforcent également le prurit produit par l'histamine. Une partie de l'action des prostaglandines est médiée par la libération d'histamine par les mastocytes ; ce n'est pas le cas pour les PGE1, qui agissent par action directe sur les terminaisons nerveuses. La PGE2 induit une vasodilatation et du prurit chez le sujet atopique [2].

Autres médiateurs. Il reste à évaluer le rôle des leucotriènes, de l'interleukine 2, de l'interleukine 31 (cytokine dont le rôle paraît important dans la dermatite atopique ou les lymphomes cutanés) ou des agonistes de Mrgpr [2].

Dans les situations pathologiques

En dehors du rôle de l'histamine dans l'urticaire, les données concernant les stimuli du prurit sont très incomplètes. Dans la *dermatite atopique*, de nombreux facteurs peuvent être responsables du prurit [4], parmi lesquels la libération de protéases par les staphylocoques dorés qui colonisent abondamment la peau. L'injection d'acétylcholine dans la peau des atopiques produit du prurit et chez les sujets non atopiques une sensation de brûlure. Le prurit de la *cholestase* n'est pas lié directement aux concentrations sérique ou cutanée d'acides biliaires, mais en revanche le drainage chirurgical de la rétention biliaire fait disparaître très rapidement le prurit. D'autres produits, comme l'acide lysophosphatidique et l'autotaxine, paraissent assez clairement impliqués dans la genèse du prurit cholestatique [5] ; ces produits, photolabiles, seraient fixés par la colestyramine. La cause exacte du prurit de l'*insuffisance rénale chronique* n'est pas connue ; l'hyperparathyroïdie, souvent associée, n'a aucun rôle [6] ; la dialyse rénale ne l'améliore pas, l'hémodialyse fait même souvent apparaître du prurit. La xérose des sujets hémodialysés ne joue pas un rôle direct majeur dans le prurit de ces malades.

Neurophysiologie

Terminaisons nerveuses cutanées

Il existe des pruricepteurs, terminaisons nerveuses libres autour de la jonction dermo-épidermique. Ces pruricepteurs sont spécifiques du prurit, ou au moins sélectifs de celui-ci. L'absence de terminaisons nerveuses libres dans la muqueuse buccale et d'autres muqueuses explique l'absence de prurit à ce niveau (p. ex. le lichen très prurigineux dans la peau ne l'est pas pour les lésions buccales). Il est à noter que les dermatoses les plus prurigineuses comportent souvent des altérations de la jonction dermo-épidermique, comme par exemple le lichen, la gale, la dermatite herpétiforme, la pemphigoïde ou le mycosis fongoïde.

Neurones afférents à la moelle

La sensation prurigineuse est surtout véhiculée par les fibres de conductions lentes, non myélinisées (fibres C) [7]. Un contingent de fibres de conduction à vitesse moyenne (fibres Aδ) a aussi été mis en évidence.

Ces fibres afférentes rejoignent le système nerveux central par les racines dorsales de la moelle ; les corps cellulaires des neurones sont dans les ganglions spinaux (le ganglion trigéminé pour le visage).

Transmission médullaire

Dans la corne postérieure de la moelle, un relais est ensuite fait des neurones portant les fibres C avec des neurones intercalaires, qui croisent la ligne médiane et vont former le faisceau spinothalamique controlatéral, jusqu'au thalamus.

Les influx transmis par les fibres Aδ utilisent le système lemniscal qui est la voie la plus rapide, directe, paucisynaptique dans le cordon médullaire postérieur homolatéral. Le relais se fait dans les noyaux bulbaires de Goll et Burdach. Les sensations sont ensuite véhiculées après décussation jusqu'au thalamus.

20-1 Prurit et prurigos

Prurit

Théorie du *gate control* ou contrôle des portes

La théorie du *gate control* a été proposée pour la douleur. Selon cette théorie, les influx apportés par les fibres de large diamètre dépolarisent les terminaisons centrales des fibres des racines dorsales et produisent donc une inhibition présynaptique.

À l'inverse, les influx des fibres Aδ et C augmentent la polarisation des terminaisons centrales des neurones afférents. Il y aurait donc une balance continuelle entre les impulsions des fibres A de large diamètre fermant la barrière synaptique et les impulsions des fibres de petite taille, Aδ et C, ouvrant cette barrière synaptique. Le système serait modulé par des impulsions descendant des neurones corticaux et sous-corticaux. Le prurit est concerné ; une douleur, ou le grattage, par stimulation des fibres de gros diamètre, pourrait avoir par ce mécanisme une action inhibitrice sur la transmission du prurit. Le grattage aurait donc un effet inhibiteur du prurit. À l'inverse, le grattage peut aussi renforcer le prurit en provoquant la libération d'histamine par les mastocytes ou, à plus long terme, en provoquant une lichénification.

Système nerveux central

Les sensations prurigineuses sont intégrées au niveau du système nerveux central ; les tractus spinaux rejoignent le thalamus puis le cortex. Des régions stimulées par la sensation de grattage induite par l'histamine sur la peau ont été visualisées au niveau du cerveau par tomographie d'émission de positrons ou imagerie par résonance magnétique nucléaire fonctionnelle. Elles se situent au niveau des aires frontale, pariétale, cingulaire [1, 2], ce qui signifie que l'aire somesthésique n'est pas la seule activée et qu'il existe une activation de l'aire motrice (c'est l'idée de se gratter) et des aires affectives.

La perception du prurit peut donc être modifiée par des influences psychologiques, l'anxiété, l'excitation ou la distraction [8]. Des antécédents de prurit peuvent modifier la perception de celui-ci : c'est la sensibilisation centrale au prurit. Les techniques d'imagerie cérébrale permettent aussi de mettre en évidence les voies histaminergique et «PAR-ergique» dans le cerveau et elles ne sont que très partiellement superposables [9].

Prurit et douleur

Si prurit et douleur sont intimement liés, il est clair que ce sont des sensations différentes et distinctes [10] :
– les antalgiques ne calment pas le prurit et les antiprurigineux à forte dose ne calment pas la douleur ;
– les opiacés calment la douleur mais renforcent le prurit ;
– la douleur n'est pas associée au grattage ;
– la stimulation douloureuse supprime la perception prurigineuse dans la zone douloureuse.

Si certains récepteurs peuvent être communs, il a été mis en évidence des fibres nerveuses C qui transmettent uniquement le prurit induit par l'histamine et ne sont pas du tout activées par des stimuli douloureux [11].

Clinique

Sémiologie

Le prurit est par définition une donnée d'interrogatoire. Les caractéristiques sémiologiques et le retentissement doivent être appréciés : intensité, gêne psychique et physique qui en résulte, heure de survenue (cependant, la plupart des prurits sont majorés le soir quand le sujet se dévêt), circonstances déclenchantes éventuelles (repas, douche, etc.), survenue par poussées (dont le rythme doit être précisé), association à d'autres sensations désagréables (picotements, brûlures), etc.

Examen cutané

Il peut montrer des lésions de grattage : excoriations, stries linéaires et, quand le prurit dure depuis longtemps, épaississement cutané, lichénification, pigmentation. Les ongles des mains peuvent être polis, brillants à la suite d'un frottement intense remplaçant le grattage. Les poils sont souvent usés et cassés ou ont disparu. L'examen cutané peut surtout montrer une maladie dermatologique à l'origine du prurit, ou parfois des éléments orientant le diagnostic étiologique en l'absence de telles lésions (ictère, œdème, signes d'endocrinopathie, etc.).

Stratégie diagnostique

Elle est destinée à trouver la cause du prurit ; elle est différente selon que le sujet est atteint d'un prurit localisé ou généralisé et qu'il existe ou non des signes cutanés que l'on ne peut pas expliquer par le grattage. Ceci est indiqué figure 20.1. Une approche systématique évite certains pièges. En dehors des cas où la cause apparaît d'emblée (gale, mastocytose, rétention biliaire avec ictère, insuffisance rénale dialysée), il est utile de suivre la liste de contrôle proposée dans l'encadré 20.1.

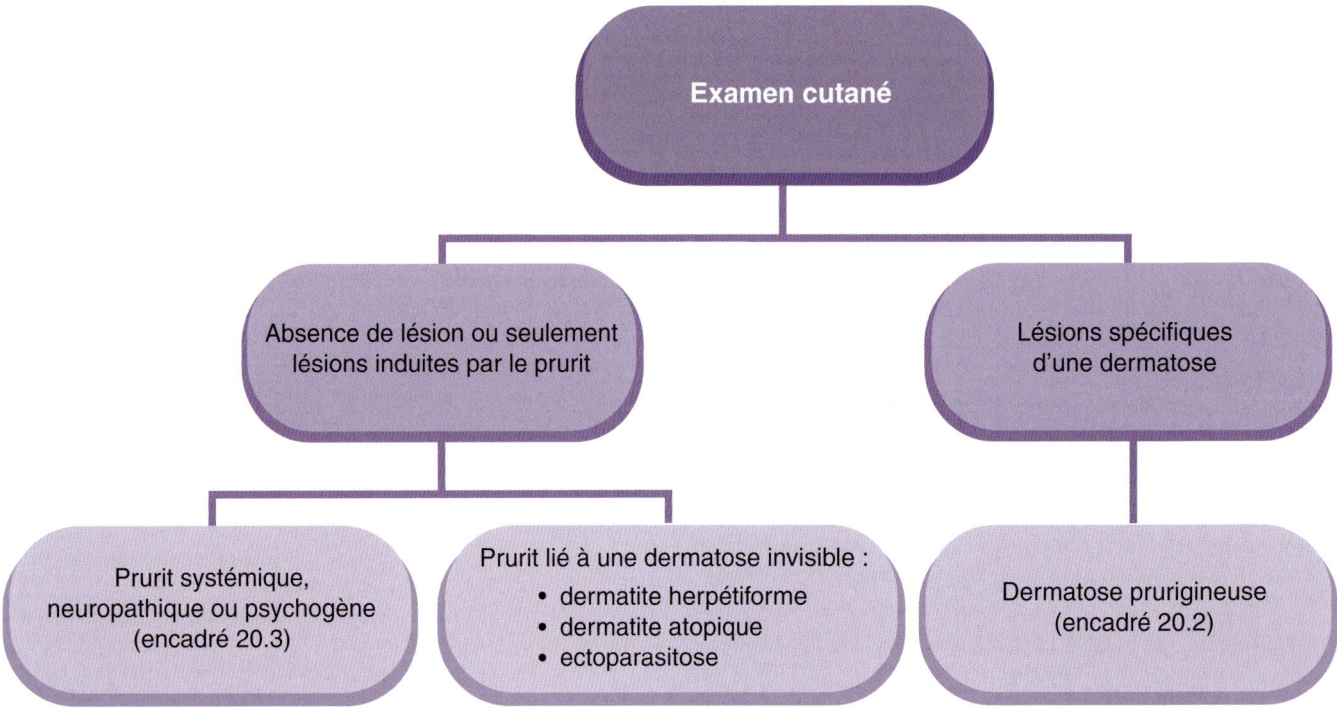

Fig. 20.1 Stratégie diagnostique en présence d'un prurit.

Prurit et prurigos

Encadré 20.1

Liste de contrôle : ce qui a dû être vérifié lors du premier examen

1. Une dermatose prurigineuse a été recherchée :
   – elle a été différenciée des lésions dues au grattage, à la surinfection ;
   – les examens complémentaires nécessaires ont été réalisés (biopsie cutanée, dosage d'anticorps circulants, etc.).
2. Le mode de vie a été précisé : conditions de travail, activités de loisir. Le rôle éventuellement bénéfique des arrêts de travail a été précisé. Si le prurit est apparu après un voyage, le lieu, les conditions de celui-ci ont été précisés.
3. La liste des médicaments d'usage local ou général a été établie. Les médicaments d'usage intermittent (somnifères, laxatifs) ou souvent non considérés comme des médicaments (aspirine) sont particulièrement recherchés.
4. Les circonstances déclenchant le prurit ont été notées : chaud, froid, contact avec l'eau. L'examen clinique a été complet : adénopathies, splénomégalie, hépatomégalie, dysthyroïdie, etc.
5. Des examens complémentaires simples et orientés par le contexte sont programmés.

Causes des prurits diffus

Ce sont les prurits généralisés ou touchant simultanément plusieurs territoires du tégument. La recherche d'une cause de prurit diffus est souvent une entreprise complexe. On distingue actuellement les prurits :
– dermatologiques (ou pruritoceptifs) liés à une atteinte cutanée ;
– non dermatologiques, sans lésions dermatologiques spécifiques pouvant expliquer le prurit (anciennement appelé prurit *sine materia*).

Prurits diffus dermatologiques

Dermatoses prurigineuses

Le prurit est le symptôme le plus fréquent au cours des affections cutanées (encadré 20.2). Son intensité diffère pour une même dermatose d'un sujet à l'autre. Les problèmes diagnostiques sont ici de deux types.

Savoir dépister une dermatose sur le simple prurit avant que les

Encadré 20.2

Prurits « dermatologiques »

– Principales dermatoses prurigineuses
  – Dermatite atopique
  – Eczéma de contact
  – Psoriasis
  – Lichen
  – Urticaire
  – Dermatoses bulleuses auto-immunes
  – Dermatoses prurigineuses de la grossesse
  – Dermatite auto-immune à la progestérone ou aux œstrogènes
  – Mastocytose
  – Ectoparasitose
  – Prurigo
  – Épidermolyse bulleuse
– Prurits par agents irritants externes
  – Détergents, savons
  – Éruptions prurigineuses des baigneurs en mer
– Prurits liés à l'environnement naturel
  – Peaux sensibles
– Prurits du sujet âgé
(Éliminer autres causes avant de retenir le diagnostic de prurit sénile isolé)
– Délire parasitaire

signes morphologiques caractéristiques ne soient évidents. Cette circonstance est rare mais un prurit isolé ou associé à un prurigo peut précéder de plusieurs mois l'apparition d'une pemphigoïde ; le diagnostic peut être suspecté précocement par la positivité de l'immunofluorescence directe. On a décrit des lichens invisibles (!). Dans la gale, lorsque les sujets ont une hygiène correcte et que l'infestation est récente, les lésions sont peu visibles voire inexistantes. Des petites lésions, un sillon doivent être cherchés attentivement.

Savoir analyser l'existence d'un prurit lors d'une dermatose réputée non prurigineuse. Le prurit est cause de grattage mais ce dernier peut survenir en l'absence de prurit pour des lésions réputées peu prurigineuses comme l'acné, l'impétigo ou les *molluscum contagiosum* ; dans ces cas, le grattage a pour conséquence une dissémination de l'infection, la formation de cicatrices, etc. L'intensité réelle du prurit est parfois difficile à évaluer ; l'aide de grilles d'évaluation peut être utile. S'il existe une eczématisation, une infection, il peut être difficile de connaître le caractère prurigineux ou non de l'affection initiale ; dans ce cas il faut mettre en œuvre un traitement symptomatique de l'infection ou de l'eczéma associés.

Agents irritants et « peaux sensibles »

S'ils sont appliqués sur la peau, certains agents irritants peuvent provoquer un prurit, isolé ou associé à des lésions cutanées : érythème, papules, bulles. Les agents végétaux peuvent intervenir par microtraumatismes par leurs épines, barbes, soies. D'autres agents utilisés dans l'industrie sont irritants, comme la laine de verre. Des mesures d'hygiène mal adaptées peuvent être la cause de prurit : un savon liquide non ou mal rincé, du lait de toilette utilisé sans rinçage chez le nourrisson produisent un érythème avec peau sèche tendue et, parfois, une réaction de type caustique. L'utilisation trop fréquente de savons détergents peut être une cause de prurit chez des sujets âgés, à peau sèche ou chez les atopiques. Souvent, des produits ne sont pas irritants par eux-mêmes mais induisent un prurit ou d'autres sensations désagréables : cela entre dans le cadre des *peaux sensibles*.

Environnement naturel

Chez certains sujets, des variations de température, d'humidité sont responsables de prurit. Il ne s'agit pas d'une réaction strictement physiologique et de telles réactions entrent aussi dans le cadre des *peaux sensibles*.

Le *prurit aquagénique* survient après un contact avec de l'eau quelle que soit la température de celle-ci. Le prurit apparaît quelques minutes après le contact sans que des manifestations cutanées particulières soient notées. Aucun médicament, aucune maladie particulière n'est habituellement incriminée. Le mécanisme physiopathologique en cause demeure méconnu ; une libération locale d'acétylcholine pourrait jouer un rôle.

Prurit du sujet âgé

Les caractéristiques de la peau « sénile » sont détaillées au chapitre 18-4. La diminution de la densité de l'innervation cutanée et la xérose semblent responsables de ces prurits parfois féroces. Le diagnostic de prurit sénile n'est retenu que lorsqu'on a éliminé une autre cause, dermatologique, systémique (encadré 20.3) ou médicamenteuse car les étiologies peuvent être très nombreuses avec le vieillissement. Parmi les causes dermatologiques, il faut particulièrement rechercher une pemphigoïde bulleuse, qui peut ne se manifester que par un prurit isolé avec uniquement quelques excoriations au début. Devant une éruption eczématiforme de la personne âgée, le premier réflexe doit être de rechercher la prise d'inhibiteurs calciques, qui peuvent être à l'origine de toxidermies de ce type même des semaines ou des mois après le début du traitement. Le deuxième doit être de rechercher un lymphome cutané débutant, en sachant qu'il faut souvent répéter les examens pour parvenir au diagnostic.

20-1 Prurit et prurigos

Prurit

> **Encadré 20.3**
>
> **Prurits non dermatologiques**
> – Insuffisance rénale chronique
> – Rétention biliaire
> – Hépatite virale
> – Prurits « hématologiques »
>   – Polyglobulie
>   – Déficit en fer
>   – Lymphomes (dont maladie de Hodgkin)
>   – Dysglobulinémies
> – Parasitoses
> – Prurits de la grossesse
> – Prurits endocriniens
>   – Diabète
>   – Hyper- et hypothyroïdie
>   – Dermatite auto-immune à la progestérone ou aux œstrogènes
>   – Syndrome carcinoïde
>   – Prurits paranéoplasiques
> – Réaction médicamenteuse
> – Infection à VIH
> – Prurit neuropathique
> – Prurit psychogène

Prurits diffus non dermatologiques

Les prurits systémiques sont plus rares que les prurits dermatologiques. Ils sont importants pour au moins deux raisons (encadré 20.3) :
– ils peuvent amener à découvrir une maladie interne grave ;
– ils offrent des modèles de réflexion pathogénique sur les multiples stimuli possibles du prurit. La fréquence de découverte d'une cause systémique lors d'un prurit généralisé est diversement appréciée selon les études et l'imputabilité doit être discutée avec prudence.

Insuffisance rénale

L'insuffisance rénale aiguë ne provoque pas de prurit ; celui-ci survient au cours de l'insuffisance rénale chronique chez un patient sur deux environ. Les patients qui ont des séances d'hémodialyse sont améliorés pour certains, aggravés pour d'autres ; parfois le prurit apparaît quand le sujet est hémodialysé. *Le mécanisme* exact est encore inconnu [12] ; chez les sujets dialysés, le prurit est généralement plus intense au moment des dialyses ou juste après.

Rétention biliaire

Le prurit existe dans les cholestases hépatiques, que celles-ci s'accompagnent ou non d'ictère : cirrhose biliaire primitive, hépatite virale, cholestase médicamenteuse, cholestase récidivante de la grossesse. Les ictères obstructifs par cancer des voies biliaires ou cancer du pancréas sont très prurigineux. L'hémochromatose est parfois cause de prurit. Du point de vue *physiopathologique*, il n'y a pas de lien entre le taux des acides biliaires sériques, cutanés et à la surface de la peau, et l'intensité du prurit. Cependant, la suppression de la rétention biliaire arrête le prurit. L'acide lysophosphatidique et l'autotaxine sont impliqués dans la genèse du prurit cholestatique [5]. Une forme moléculaire particulière d'acides biliaires pourrait également être en cause et liée à l'activation de TGR5.

Prurits endocriniens

Le prurit lié à l'hyperthyroïdie (et surtout à la maladie de Basedow) est peu fréquent. L'existence d'un prurit spécifique de l'hypothyroïdie est discutée. Le diabète ou le prédiabète sont à l'origine d'un prurit très impur, où prédominent les paresthésies. L'hyperuricémie n'est associée à un prurit généralisé que lorsque l'hyperuricémie est le témoin d'une affection prurigineuse comme la polyglobulie. Le prurit du syndrome carcinoïde serait expliqué par la libération d'histamine par la tumeur.

Prurits hématologiques

Le prurit est fréquent au cours de la *polyglobulie* ; il est généralement augmenté par le contact de l'eau, surtout en bains chauds. On peut aussi le rencontrer au cours d'autres syndromes myéloprolifératifs. L'acide acétylsalicylique, les inhibiteurs de recapture de la sérotonine, la cimétidine, l'interféron α peuvent parfois calmer les démangeaisons. Au cours de la *maladie de Hodgkin*, le prurit peut précéder les autres manifestations cliniques de la maladie et être révélateur. Un prurit intense fait aussi partie du tableau de mycosis fongoïde et de la maladie de Sézary, de la lymphadénopathie angio-immunoblastique. Le prurit peut exister dans les dysglobulinémies monoclonales malignes (myélome, maladie de Waldenström) ou bénignes. Les anémies ferriprives peuvent aussi être cause de prurit.

Parasitoses

Les principales causes parasitaires d'un prurit généralisé sont les *ectoparasitoses* par piqûres (moustiques, puces, sarcoptes, poux) ; celles-ci déterminent des manifestations cutanées.

La dermite des nageurs est provoquée par la pénétration de larves d'helminthes d'oiseaux, en particulier de canards, lors d'un bain en étang ; il existe aussi des tableaux comparables par piqûres par des larves pendant des bains en eau de mer. Il se produit, aussitôt après le bain, du prurit, un érythème, des papules érythémateuses disséminées.

Les parasitoses systémiques peuvent aussi être en cause. L'onchocercose est responsable de la « gale filarienne » : des papules, des vésicules, voire des pustules s'associent à un prurit intense. Les éléments diagnostiques sont l'hyperéosinophilie, la positivité des sérodiagnostics, la biopsie exsangue et surtout le test thérapeutique à l'ivermectine. Le prurit fait aussi partie du tableau de la trypanosomiase, des bilharzioses, de la distomatose. Sous nos latitudes, la toxocarose semble être une cause de prurit *sine materia* à ne pas négliger. La *ciguatera* liée à une toxine de certains poissons peut être une cause de prurit intense et prolongé (la « gratte » en Nouvelle-Calédonie).

Grossesse

Le *prurit gravidique* survient au 2e et surtout au 3e trimestre. Il est diffus, mais est plus important aux paumes et aux plantes. Il est accompagné variablement de lésions secondaires non spécifiques de grattage. Il est dû à une cholestase intrahépatique en général anictérique. La colestyramine, l'acide ursodésoxycholique peuvent diminuer le prurit. La *pemphigoïde gravidique* peut être eczématiforme, papuleuse ou vésiculobulleuse (*cf.* chapitre 10-11). D'autres éruptions prurigineuses peuvent survenir, papuleuses ou à type de prurigo ; elles ne sont pas exceptionnelles ; plusieurs dénominations ont été proposées (dermatose papuleuse gravidique, PUPPP, prurigo gravidique). Elles sont encore discutées, l'essentiel est d'éliminer ou de reconnaître une pemphigoïde gravidique (*cf.* chapitre 18-3).

Prurits neuropathiques

Il s'agit en général de prurits localisés. La *notalgie paresthésique* siège dans la zone de la pointe des omoplates, il peut y avoir un caractère familial. Le *prurit brachioradial* est lié à des troubles rachidiens comme une arthrose cervicale. Le prurit s'étend progressivement depuis les extrémités au cours des neuropathies des petites fibres [13].

Prurits psychogènes

Ils sont traités au chapitre 21. Il ne s'agit pas d'un diagnostic d'élimination et des arguments positifs doivent étayer le diagnostic. Il faut les différencier des excoriations psychogènes, plus fréquentes, où le grattage n'est pas associé à un prurit.

Causes diverses

Un cancer profond, particulièrement un cancer du côlon, de l'estomac, de la prostate, du poumon, peut générer un prurit paranéoplasique ; dans ce cas, le prurit disparaît avec le cancer si cela est possible (*cf.* chapitre 19-12).

L'**intolérance médicamenteuse,** sans lésion cutanée associée au prurit, peut parfois être mise en évidence (encadré 20.4) (*cf.* chapitre 6-1). Tout médicament peut être suspect mais la liste des médicaments réellement imputables est difficile à établir.

Encadré 20.4

Médicaments responsables de prurit (liste non exhaustive)
- Amiodarone
- Aspirine
- β-lactamines
- Captopril et autres inhibiteurs de l'enzyme de conversion
- Chloroquine
- Hydroxyéthylamidon
- Isotrétinoïne
- Morphiniques
- Phénothiazines
- Rifampicine
- Sartans
- Stéroïdes anabolisants
- Vancomycine

Dans l'infection par le VIH, le prurit peut être révélateur de l'infection (*cf.* chapitre 20-3). Il est isolé ou accompagné d'une éruption papuleuse [14]. La photothérapie UVB peut être utile de même que le thalidomide. Un traitement efficace de l'infection elle-même reste la meilleure thérapeutique du prurit.

Traitements symptomatiques

Le traitement étiologique adapté à chaque cause de prurit a été signalé plus haut. Les traitements du « symptôme prurit » sont décevants pour au moins deux raisons :
– ils ne sont pas spécifiques du point de vue pharmacologique puisque le ou les médiateurs en cause dans un cas particulier sont inconnus ;
– on les administre parfois alors que la cause précise et les mécanismes du prurit ne sont pas déterminés.

L'effet placebo peut être majeur [15] mais il s'estompe avec le temps.

Traitements locaux

Il est essentiel de supprimer tous les facteurs aggravant le prurit, tels que toilettes trop fréquentes avec savons détergents, etc.
– Les bains, surtout tièdes, peuvent avoir une action apaisante. La crénothérapie avec douches filiformes est utilisée en cures thermales ; elle est utile dans les prurits chroniques surtout s'il y a épaississement cutané ou prurigo.
– Certains prurits sont aggravés par les corps gras, peut-être par rétention sudorale, mais les émollients sont souvent utiles surtout en cas de sécheresse cutanée. De nombreux émollients contenant des antiprurigineux sont commercialisés.
– Les inhibiteurs topiques de la calcineurine ont un effet antiprurigineux propre, lié à une action directe sur les neurones [16]. Les ultraviolets peuvent être utilisés seuls (UVB) ou associés à un photosensibilisant (PUVA).
– Différents produits peuvent être utilisés dans des cas précis : pour blocage des médiateurs du prurit (capsaïcine, toxine botulique), antagonisme des récepteurs opiacés [17].
– En revanche, les antihistaminiques locaux et les anesthésiques topiques doivent être proscrits en raison de leur faible efficacité et du risque de sensibilisation. L'utilisation de corticoïdes topiques dans un prurit sans inflammation cutanée n'est pas utile.

Traitements généraux

– Les antihistaminiques bloquant les récepteurs H1 sont les plus régulièrement efficaces (hydroxyzine, desloratadine, lévocétirizine, etc.), parfois par leur action anticholinergique. La cimétidine ou la ranitidine qui bloquent les récepteurs H2 ont été essayées seules ou associées aux antihistaminiques H1 mais avec peu d'efficacité. Il est possible que l'effet antiprurigineux soit dû autant à l'effet sédatif des anti-H1 qu'à leur action antihistaminique périphérique. Ainsi, le choix d'un antihistaminique sans action centrale n'est utile que si le prurit est dû à l'histamine comme dans l'urticaire.
– Les médicaments antidépresseurs, notamment les inhibiteurs de la recapture de la sérotonine et les composés tricycliques, en particulier la doxépine (50 mg/24 heures), ont un effet antiprurigineux. La mirtazapine semble aussi avoir un effet spécifique [18].
– On peut utiliser des antagonistes des récepteurs opiacés : naloxone, particulièrement en cas de cholestase ou de prurigo nodulaire, naltrexone.
– La carbamazépine, la prégabaline et la gabapentine ont un effet de blocage des voies neurologiques afférentes [16]. Les sétrons sont souvent décevants.

Cas particuliers

Le traitement du *prurit urémique* est difficile. Les traitements validés par des études contrôlées [19] sont : la naltrexone, la nalfurafine, la photothérapie (par irradiation UVB ou association UVA et UVB), le charbon activé, la gabapentine, le thalidomide, l'acide gamma-linoléique topique, la capsaïcine topique et l'acupuncture. Le meilleur traitement reste la transplantation rénale quand elle est possible.

Le traitement du *prurit cholestatique* est tout aussi difficile. En plus du traitement étiologique, des études contrôlées ont montré l'intérêt de la colestyramine (4-16 g/j), l'acide ursodésoxycholique (13-15 mg/kg/j), la rifampicine (10 mg/kg/j), ou à défaut la naltrexone, la naloxone, le nalméfène, la sertraline ou le thalidomide [19].

RÉFÉRENCES

1. Misery L. et coll., *Pruritus*. Springer, London, 2010.
2. Akiyama T. et coll., *Neuroscience*. 2013, *250*, 697.
3. Wallengren J., *Dermatol Ther*. 2005, *18*, 292.
4. Darsow U. et coll., *Clinic Rev Allerg Immunol*. 2011, *41*, 237.
5. Kremer A. et coll., *Dig Dis*. 2014, *32*, 637.
6. Cho Y.L. et coll., *J Am Acad Dermatol*. 1997, *36*, 538.
7. Osawa M. et coll., *J Am Acad Dermatol*. 2006, *55*, 996.
8. Schut C. et coll. *Front Hum Neurosci*. 2015, *9*, 57.
9. Papoiu A.D.P. et coll., *NeuroImage*. 2012, *59*, 3611.
10. Liu T. et coll., *Pflugers Arch*. 2013, *465*, 1671.
11. Paus R. et coll., *J Clin Invest*. 2006, *116*, 1174.
12. Neff G.W. et coll., *Am. J. Gastroenterol*. 2002, *97*, 2117.
13. Misery L. et coll., *Nat Rev Neurol*. 2014, *10*, 408.
14. Schmelz M., *J Dermatol Sci*. 2002, *28*, 91.
15. van Laarhoven A., *J Invest Dermatol*. 2015, *135*, 1234.
16. Hercogova J., *Dermatol Ther*. 2005, *18*, 341.
17. Bigliardi P.L. et coll., *J Am Acad Dermatol*. 2007, *56*, 979.
18. Brett T. et coll., *Dermatol Ther*. 2005, *18*, 328.
19. Weisshaar E. et coll., *Acta Derm Venereol*. 2012, *92*, 563.

Prurits localisés

Certains prurits sont exclusivement localisés à une région du corps. On doit alors envisager trois possibilités étiologiques : localisation élective d'une dermatose, particularités écophysiologiques de la région, anomalies neurologiques.

Localisation élective d'une dermatose

Un grand nombre de dermatoses prurigineuses peuvent se localiser exclusivement sur une région du corps. Il arrive que, au moins au début, le prurit persiste isolé, surtout si l'examen clinique est trop superficiel… Les pièges classiques sont la pédiculose du cuir chevelu chez les gens « propres », le prurit du visage des p*eaux sensibles* aux cosmétiques. Un prurit peut être séquellaire d'un zona [1, 2].

20-1 Prurit

Écophysiologie régionale

Certaines régions du corps sont particulièrement exposées au prurit en raison d'une riche innervation en terminaisons nerveuses libres comme les semi-muqueuses ou de conditions locales favorisant la macération, la surinfection comme la région anogénitale (chapitre 20-2) ; le cuir chevelu, le visage, la partie supérieure du dos sont aussi des régions électivement atteintes (tableau 20.1).

Tableau 20.1 Principales causes des prurits localisés

Cuir chevelu		Pédiculose
		Folliculite
		Dermite séborrhéique
		Teigne
		Cuir chevelu sensible
Visage		Dermite séborrhéique
		Eczéma
		Photodermatoses
		Acné
Dos, épaules		Notalgie paresthésique
		Amyloïdose
		Folliculite pityrosporique
		Prurit séquellaire d'un zona
Anal		Parasitose (en particulier oxyurose)
		Diarrhée chronique
		Candidose digestive
Génital	Femme	Lichen scléreux
		Lichénification
		Tumeur maligne débutante
		Vulvite de contact
		Psoriasis vulvaire
		Vulvites infectieuses
	Homme	Lichen scléreux
		Dermite de contact
		Balanites infectieuses (en particulier à *Candida albicans*)
		Tumeur maligne débutante

Prurits localisés d'origine nerveuse

Prurit brachioradial. Le prurit brachioradial peut exister sur les membres supérieurs ou le haut du thorax, il est lié à des lésions du rachis cervical [3].

Notalgie paresthésique (fig. 20.2). Les personnes atteintes ont une zone prurigineuse cutanée limitée de quelques centimètres carrés de surface dans le haut du dos, souvent en dessous de la pointe des omoplates, avec parfois une discrète pigmentation, souvent le prurit reste modéré. Cette affection peut être familiale, elle est d'évolution chronique ; aucune cause déclenchante n'est habituellement trouvée ; dans certains cas une affection neurologique médullaire ou osseuse vertébrale peut être identifiée [4, 5]. Certains cas comportent des dépôts d'amyloïde à l'histologie (*cf.* chapitre 13-2) [6]. Le traitement par capsaïcine topique a été préconisé.

Prurit unilatéral. Dans certains cas, un accident vasculaire cérébral [7], un abcès du cerveau ou toute autre lésion cérébrale localisée ont été tenus comme responsables d'un prurit unilatéral ; ceci est un des arguments en faveur de la représentation cérébrale du prurit.

Lichénification ou névrodermite (fig. 20.3). C'est un épaississement de la peau, rouge sombre ou brun, de surface quadrillée. Cet état résulte du grattage, mais devient lui-même source de prurit. Certaines zones sont atteintes avec prédilection : nuque, faces latérales du cou, régions anogénitales. La lichénification peut être primitive ou secondaire à une dermatose comme l'eczéma.

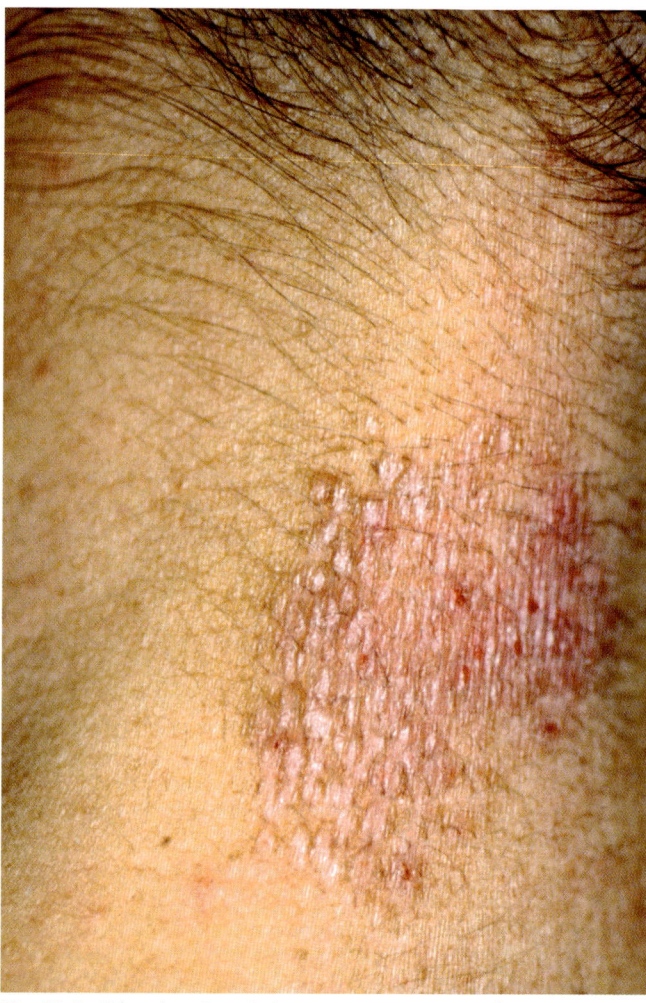

Fig. 20.3 « Névrodermite » de la nuque ; aspect de lichénification.

Sclérose en plaques. Elle peut s'accompagner d'un prurit localisé [8].

RÉFÉRENCES

1. Darsow N. et coll., *Acta Derm Vénéréol.* 1996, *76*, 45.
2. Oaklander A.L. et coll., *Pain.* 2002, *96*, 9.
3. Goodkin R., *J Am Acad Dermatol.* 2003, *48*, 521.
4. Savk O., *J Am Acad Dermatol.* 2005, *52*, 1085.
5. Eisenberg E. et coll., *J Am Acad Dermatol.* 1997, *37*, 998.
6. Goulden V. et coll., *Clin Exp Dermatol.* 1994, *19*, 346.
7. Shapiro P.E. et coll., *Arch Dermatol.* 1987, *123*, 1527.
8. Elsone L. et coll., *Mult Scler.* 2013, *19*, 475.

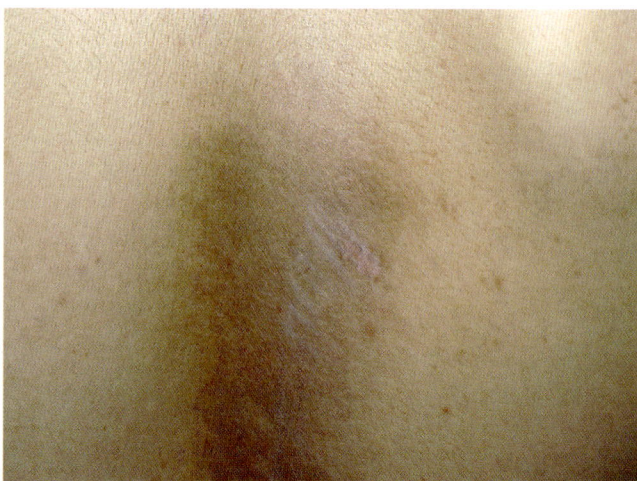

Fig. 20.2 Notalgie paresthésique parascapulaire.

20-2 Prurit anogénital

L. Misery

Le prurit des régions anogénitales est un symptôme fréquent, au cours duquel les causes sont souvent complexes et intriquées, avec des lésions dermatologiques ou sans lésions cutanées, et où il est important de ne pas confondre prurit idiopathique et prurit psychogène [1].

Prurit anal

C'est un symptôme survenant chez 1 à 5 % de la population [2], plus fréquemment chez l'homme que chez la femme (rapport M/F = 3,7), surtout entre 30 et 70 ans [3]. Dans la moitié des cas, aucune cause n'est identifiée, mais les soins symptomatiques permettent souvent de soulager ces patients. L'imputation du prurit à des facteurs psychogènes ne doit intervenir qu'en cas d'échec de toutes les recherches étiologiques et de tous les traitements sédatifs du prurit, mais aussi devant l'existence d'événements stressants ou de symptômes de dépression ou d'anxiété.

L'examen clinique du patient se plaignant de prurit anal doit avoir deux objectifs dès la première consultation :

Rechercher localement la cause du prurit qui, dans les formes secondaires, est généralement dû à une cause dermatologique immédiatement visible, plus rarement à une cause proctologique, très rarement à une cause intestinale [4]. L'exploration du tube digestif est, en général, sans objet en cas de prurit anal. S'il y a des lésions ou des troubles fonctionnels au niveau anal dans une maladie intestinale, il s'agit généralement de lésions spécifiques (maladie de Crohn), de sensations de brûlures ou de douleurs en rapport avec des diarrhées ou des suintements mucopurulents. Un prurit anal ne fait pas découvrir une maladie digestive et le bilan d'un tel prurit ne doit pas commencer par une colonoscopie.

Apprécier la réalité et l'intensité du prurit :

- excoriations de grattage dans et à la périphérie de l'anus ;
- degré de lichénification si le prurit est chronique (épaississement asymétrique des plis radiés de l'anus, pigmentation ou plus rarement leucodermie périanale) ;
- présence de souillures fécales en stries dans les sous-vêtements si le malade se gratte de façon importante à travers ses vêtements ;
- horaire éventuel des paroxysmes du prurit, le prurit anal étant plus souvent nocturne retentissant sur le sommeil, le besoin impérieux de se gratter étant plus facile à contrôler par la volonté pendant la journée ou plus délicat à satisfaire en public ;
- ancienneté du prurit, sachant que la probabilité pour qu'un prurit anal soit essentiel augmente avec sa chronicité et qu'au-delà d'un an d'évolution, il y a de fortes chances qu'aucune cause ne soit trouvée.

Causes dermatologiques

Dermatoses infectieuses

Il faut être très circonspect dans l'interprétation des résultats des examens microbiologiques faits à partir de prélèvements de la région anale. Il est en effet courant d'isoler à partir de tels prélèvements, faits à l'écouvillon, des staphylocoques dorés, des bacilles Gram négatif et des *Candida albicans*, sans que ces germes jouent un rôle dans la genèse du prurit. On ne peut leur imputer ce rôle que si des signes cliniques évocateurs d'une maladie infectieuse les accompagnent.

La candidose périanale est très prurigineuse ; elle survient généralement après une antibiothérapie et elle se traduit par un intertrigo rouge vif, s'étendant rapidement du canal anal vers les fesses et le sillon interfessier, le périnée et les organes génitaux. L'érythème est bordé d'une collerette, réclinable vers l'extérieur, et de pustules ; les prélèvements montrent une grande abondance de colonies de *C. albicans* dans les selles et dans les lésions cutanées. Le traitement antifongique oral et local guérit l'affection et le prurit en quelques jours.

La dermatite streptococcique périanale, due au streptocoque β-hémolytique A, est une cause de prurit, mais aussi de douleurs anales et de défécations douloureuses. Elle est plus fréquente chez l'enfant. Elle est décrite aux chapitres 2 et 17.

Une dermatophytose, un érythrasma, une phtiriase de la pilosité périanale peuvent être une cause de prurit localisé.

Dermatoses inflammatoires et tumorales

Le psoriasis inversé de la marge de l'anus et du sillon interfessier est une cause fréquente de prurit anal. Un intertrigo périanal persistant s'étendant au sillon interfessier, asymétrique et fissuraire, est le plus souvent reconnu comme un psoriasis soit par la biopsie, soit par la survenue d'autres localisations typiques, qui peuvent être absentes.

L'eczéma de contact est facilement identifié comme une cause de prurit. Mais la cause n'est pas toujours facile à mettre en évidence : topiques utilisés, produits d'hygiène, papier toilette, protection périodique féminine, colorants des sous-vêtements, etc. Si elles sont réalisées, les batteries de tests cutanés doivent être orientées par les arguments cliniques fournis par l'examen et l'interrogatoire.

L'intertrigo irritatif à la chaleur est une cause très fréquente de prurit aigu, survenant à la suite d'une activité physique prolongée, où le frottement mécanique des fesses, la sueur, le confinement dans des vêtements serrés, l'impossibilité momentanée de se laver ou de s'essuyer correctement, créent une dermite irritative de la région périanale avec un prurit subséquent, qui est rapidement calmé par le savonnage et le séchage de cette région. Il est plus fréquent en été mais peut se rencontrer en toute saison. Le prurit peut aussi être le signe de *dermites irritatives* d'autres causes, en particulier liées au frottement exagéré par les papiers toilette ou les savons.

Plus rarement, le prurit est le premier symptôme d'un *lichen scléreux* anogénital chez la femme, d'une *dermatose acantholytique* circonscrite à la région périanale, d'une *dermatite séborrhéique*, d'une *maladie de Paget*, d'une *maladie de Bowen* ou de papules bowénoïdes, de petits condylomes acuminés.

Prurit anal corticodépendant

Après traitement efficace d'un psoriasis ou d'un eczéma périanal par un dermocorticoïde, l'arrêt de ce traitement peut être suivi de la reprise du prurit alors que l'affection causale initiale a guéri. La reprise indéfinie de ce même traitement, à chaque rebond du prurit, finit par créer une corticomanie topique difficilement réversible. Il faut éviter de prescrire des dermocorticoïdes à l'aveugle car ils favorisent alors fréquemment ce genre de situation.

Causes proctologiques et intestinales

La seule cause intestinale de prurit anal est l'*oxyurose* chez les enfants, plus rarement chez les adultes. Les accès de prurit surviennent la nuit ; le réveil et les cris de l'enfant peuvent alerter les parents et fournir ainsi un précieux renseignement. Les vers descendent pendant la nuit de l'ampoule rectale sur la marge de l'anus, où l'on peut éventuellement les surprendre, sinon recueillir les œufs au papier scotch. Le traitement est radical.

Les lésions du canal anal sont responsables d'une irritation prurigineuse de la marge de l'anus, probablement par le suintement et les souillures fécales qu'elles provoquent. Leur identification et leur traitement relèvent du proctologue ou du gastro-entérologue : fistules, fissures, procidence hémorroïdaire, marisque, prolapsus muqueux, etc. compromettant l'étanchéité du canal anal (*cf.* chapitre 17). En l'absence d'explication dermatologique claire pour un prurit anal, l'avis du proctologue doit systématiquement être requis. Il peut aussi permettre la mise en évidence de troubles fonctionnels des sphincters anaux, susceptibles d'être à l'origine d'écoulements, parfois discrets, pouvant induire une irritation et donc parfois un prurit. Quelle que soit la cause, diarrhée et/ou constipation chronique favorisent le prurit anal [5]. Enfin, n'oublions pas des causes très simples telles qu'une hygiène insuffisante ou excessive [2, 6, 7] !

Prurit anal essentiel et prurit psychogène

La fréquence du prurit anal essentiel est estimée de 30 % [6] à 45 % [3]. Essentiel ne veut pas dire psychogène. Il ne faut pas systématiquement penser que le prurit est le symptôme d'un problème psychogène ou encore d'une névrose (incluant par exemple des troubles obsessionnels compulsifs axés sur l'hygiène), d'une hypocondrie, d'un état de stress ou d'une dépression. Plusieurs études ont montré qu'il n'y avait pas de différence de personnalité entre les sujets ayant un prurit anal secondaire et ceux ayant un prurit anal sans cause organique ou fonctionnelle identifiée [6]. En cas de troubles psychiques préalables, ceux-ci peuvent contribuer à la pérennisation du prurit (*cf.* chapitre 21). Ils peuvent rarement l'expliquer à eux seuls.

Traitement

Si la cause est connue et traitée, le traitement symptomatique du prurit anal à recommander est le suivant [5] :
– laver matin et soir avec un syndet ;
– ne pas essayer un autre traitement sans avis médical.

Le traitement étiologique est bien entendu nécessaire autant que possible.

Prurit génital masculin

Il est moins fréquent que le prurit vulvaire et se voit essentiellement chez l'adulte. Ses localisations orientent vers une cause éventuelle [8].

Le prurit du méat reconnaît deux causes principales : la lithiase urinaire et les urétrites. Dans cette seconde éventualité, le gonflement des lèvres du méat, l'écoulement visqueux et la mise en évidence de la cause infectieuse responsable chez le ou la partenaire permettent le diagnostic (*cf.* chapitre 3).

Le prurit du gland peut s'accompagner d'un aspect inflammatoire, avec des érosions mouvantes, récidivantes, sur un fond érythémateux ; ce sont des balanites par irritation (dont la balanite de Zoon), dont l'existence est favorisée par la rétention et la macération du smegma, ou de l'urine, sous des prépuces longs et recouvrants. Il faut souligner que ces balanites sont souvent entretenues et aggravées par des excès ou des défauts d'hygiène et de soin. Devant un aspect érythémateux, rouge vif, diffus, avec une muqueuse vernissée et l'existence d'une collerette pustuleuse, une candidose (bien plus rare chez l'homme que chez la femme) doit être fortement suspectée. Il faut systématiquement rechercher une contamination sexuelle et dépister éventuellement un diabète. Parfois, le gland a un aspect blanchâtre, scléroatrophique, en une ou plusieurs plaques, avec un prurit habituellement modéré ou inconstant : c'est le lichen scléreux. Devant une plaque pigmentée persistante, passant par des stades inflammatoires, avec prurit ou douleurs, il faut évoquer une éruption médicamenteuse, dont cette localisation génitale est classique (en particulier l'érythème pigmenté fixe).

Le prurit du fourreau de la verge associé à de petites érosions croûtelleuses linéaires fait évoquer le diagnostic de gale.

Le prurit du scrotum doit d'abord faire rechercher les lésions de voisinage (phtiriase pubienne, dermatophytose des plis génitocruraux, psoriasis, dermatite séborrhéique) avant de faire envisager un prurit essentiel, pouvant entraîner une lichénification (névrodermite) susceptible de devenir particulièrement importante (lichénification géante de Pautrier).

Le prurit diffus doit faire évoquer une origine psychogène si sa description est imprécise, ou neurogène s'il est associé à des douleurs, des sensations de brûlures ou des troubles sexuels ou urinaires.

Prurit vulvaire

Les causes sont plus nombreuses et complexes et il faut bien faire préciser la symptomatologie :
– lésions visibles ou non ;
– prurit associé ou non à des sensations de brûlure, des dysesthésies, des strictions douloureuses, des douleurs radiantes, siégeant ou prenant leur départ dans le vestibule vulvaire, une dyspareunie, etc.

Causes de prurit vulvaire

Elles sont récapitulées dans l'encadré 20.5. Leurs aspects cliniques, diagnostiques et thérapeutiques sont décrits en détail ailleurs, notamment dans le chapitre 16-2.

Vaginose à germes anaérobies (*Gardnerella vaginalis, Mobiluncus* sp.). On l'appelle parfois vaginose bactérienne. Celle-ci peut s'exprimer cliniquement par des pertes, une mauvaise odeur génitale, un test à la potasse sur les sécrétions vaginales positif, une augmentation du pH supérieur à 4,7 et la présence de *clue cells* au frottis des leucorrhées ; la guérison est obtenue avec le métronidazole, mais les rechutes sont fréquentes. Certains auteurs pensent que l'augmentation du pH et le portage de germes anaérobies peuvent suffire à expliquer le prurit… ou les brûlures vulvaires alors qu'il n'y a ni leucorrhées ni mauvaise odeur, et proposent de faire en tout cas une épreuve thérapeutique au métronidazole [9].

Allergie de contact [10]. Il existe incontestablement des eczémas vulvaires secondaires à des topiques médicamenteux ou des produits d'hygiène, mais comme pour le prurit anal des situations anecdotiques ont été généralisées. Néanmoins, l'utilisation toujours plus fréquente de lingettes humides contenant des conservateurs potentiellement allergisants doit être systématiquement recherchée [11]. En revanche, les allergies aux produits lessiviels, aux protège-slips, aux tampons périodiques, aux dispositifs intra-utérins (stérilets), aux préservatifs, au sperme du partenaire, aux parfums ou déodorants, aux jouets sexuels, comme cause de prurit vulvaire sont plus rares et ne sont pas à rechercher en priorité.

> **Encadré 20.5**
>
> **Causes de prurit vulvaire**
> - Lésions vulvaires, inflammatoires rouges et œdémateuses, récentes
>   - Candidose : vulvovaginite, extensive aux cuisses et à l'anus, leucorrhées crémeuses
>   - Trichomonase : vulvovaginite, leucorrhées claires, cuisantes, malodorantes
>   - Eczéma de contact : vulvite, lésions étendues à la peau
>   - Oxyurose : enfant, prurit anal associé
> - Lésions vulvaires d'aspect blanchâtre, persistantes
>   - Lichen scléreux : coloration nacrée, atrophie, sténose
>   - Leucokératose : plaque blanche isolée, unique, multiple
> - Lésions érosives persistantes
>   - Lichen érosif, syndrome vulvovaginogingival
>   - Maladies bulleuses auto-immunes (pemphigoïde, pemphigus)
>   - Maladie de Paget, maladie de Bowen (forme érythroplasique)
>   - Maladie de Hailey-Hailey
> - Lésions papuleuses, bourgeonnantes et/ou ulcéreuses
>   - Maladie de Bowen leucokératosique, carcinome vulvaire
>   - Papillomes viraux : condylomes, papulose bowénoïde
>   - Vulvites granulomateuses (maladie de Crohn, bilharziose)
> - Lésions de grattage non spécifiques
>   - Vaginose bactérienne à germes anaérobies
>   - Atrophie vulvovaginale post-ménopausique
>   - Prurit psychogène
>   - Vulvodynie
>   - Névralgie pudendale
>   - Prurit vulvaire essentiel

Dermites irritatives. Elles sont bien plus fréquentes (cf. chapitre 16-2).

Prurit psychogène. Fréquent dans cette localisation, il doit être évoqué, mais ne sera confirmé qu'en présence de critères positifs et pas uniquement négatifs [1].

Vulvodynie. Les troubles sensoriels sont souvent complexes et il peut y avoir une part de prurit. Ils sont décrits en détail au chapitre 16-2.

Prurit vulvaire essentiel. Si aucune des lésions récapitulées dans le tableau 20.1 n'est identifiable, on est autorisé à porter le diagnostic de prurit vulvaire essentiel se traduisant seulement par des stigmates de grattage : excoriations de la muqueuse vulvaire (surtout fourchette et faces internes des petites lèvres, rarement dans le vestibule ou à l'introït vaginal), lichénification souvent asymétrique des grandes lèvres avec usure des poils et épaississement de la peau, pouvant aller jusqu'à la lichénification géante de Pautrier. Ce prurit essentiel est plus fréquent chez la femme ménopausée et mis sur le compte de l'atrophie de l'épithélium vulvovaginal, de la diminution des sécrétions muqueuses, de l'augmentation du pH (normalement de 3,8 à 4,2 en période d'activité génitale) [12]. Il faut cependant noter qu'il est plus souvent cutané, périvulvaire, limité aux régions pileuses, et non pas muqueux.

Vestibulite vulvaire. Il y a autour du pourtour latéral et postérieur de l'orifice vaginal des foyers inflammatoires dont la palpation est « exquisément douloureuse » ; la localisation correspond aux orifices excréteurs des glandes de Bartholin et de Skène et explique la dyspareunie liée à cet état inflammatoire douloureux [13]. Le traitement de cette vestibulite est particulièrement difficile. Si l'on part du point de vue qu'il s'agit d'une adénite vestibulaire aseptique, ceci peut justifier une corticothérapie locale forte (propionate de clobétasol, dipropionate de bétaméthasone) comme dans un lichen scléreux pendant plusieurs semaines [14] ou, à la limite, faire discuter une excision chirurgicale du vestibule contenant ces glandes, en dehors de l'anneau hyménéal [13]. Il existe cependant peu d'études thérapeutiques vraiment concluantes pour cette affection.

Névralgie pudendale [15]. Il s'agit d'une atteinte du nerf pudendal (ex-nerf honteux interne), souvent par compression dans le canal d'Alcock. Un signe caractéristique est le déclenchement préférentiel par la position assise. Mais une allodynie peut être déclenchée par un simple effleurement ; les douleurs irradient dans les territoires sensitifs S2 à S4. D'authentiques troubles de la sensibilité extéroceptive peuvent être objectivés à l'examen neurologique. Exploration neurophysiologique et IRM sont souvent utiles pour confirmer le diagnostic mais il faut souvent envisager un traitement d'épreuve. Le traitement comporte la prescription d'anti-inflammatoires non stéroïdiens, éventuellement de gabapentine ou de prégabaline, ou le recours à des infiltrations ou à des traitements physiques dits de contre-stimulation (acupuncture, stimulation électrique transcutanée, etc.).

Traitement

Il s'inspire de celui du prurit anal essentiel :
- faire la toilette avec un syndet (pH 5,5 à 6) ; la toilette avec un gel ou un savon alcalin (pH 8) ne doit être que momentanément recommandée s'il y a une candidose ou un risque accru de surinfection levurique (corticothérapie locale) ;
- appliquer des antiprurigineux, bien qu'aucune étude clinique ne montre clairement leur efficacité, au moment des paroxysmes.

Là aussi, tout autre traitement ne sera pris que sur avis médical et, si possible, étiologique (cf. chapitre 16-2).

RÉFÉRENCES

1. Misery L., *Acta Derm Vénéréol.* 2007, *87*, 341.
2. Beani J.C. et coll., *Ann Dermatol Vénéréol.* 1989, *116*, 51.
3. Verbov J., *Clin Exp Dermatol.* 1984, *9*, 46.
4. Grosshans E. et coll., *Ann Dermatol Vénéréol.* 1979, *106*, 25.
5. Zuccati G. et coll., *Dermatol Ther.* 2005, *18*, 355.
6. Laurent A. et coll., *Bull Fr Colo-Proctol.* 1995, *2*, 18.
7. Kocsard E., *Cutis.* 1981, *27*, 518.
8. Eichmann A.R., *Dermatology.* 2005, *210*, 150.
9. Bourrel M. et coll., *Nouv Dermatol.* 1996, *15*, 455.
10. Bauer A. et coll., *Dermatology.* 2005, *210*, 143.
11. Gardner K.H. et coll., *Arch Dermatol.* 2010, *146*, 890.
12. Forleo R. et coll., *J Appl Cosmetol.* 1990, *8*, 65.
13. McKay M., *Arch Dermatol.* 1989, *125*, 256.
14. Leibowitch M. et coll., *Atlas des maladies de la vulve.* Flammarion Médecine-Sciences, Paris, 1995.
15. Labat J.J. et coll., *Prog Urol.* 2010, *20*, 922.

20-3 Prurigos

L. Misery

Signification du terme « prurigo »

Le terme de *prurigo* est souvent utilisé de manière imprécise. Il s'agit en fait d'une dermatose prurigineuse excoriée, où le prurit est intense et où il est souvent difficile d'affirmer, lorsqu'on examine le malade, si une lésion (lésion élémentaire, *cf.* chapitre 1) préexistait au grattage ou si c'est celui-ci qui a entièrement provoqué les lésions excoriées.

Plusieurs « prurigos » nous ont été légués par les dermatologistes des siècles précédents ; ils sont maintenant souvent rattachés à une cause précise (tableau 20.2).

Néanmoins, il est souvent nécessaire de faire un bilan étiologique devant ce syndrome (tableau 20.3). Les examens proposés dans le tableau 20.3 ne sont cependant pas tous à effectuer systématiquement mais doivent reposer sur l'anamnèse du patient et la problématique rejoint un peu celle du bilan d'un prurit.

Tableau 20.2 Liste historique des « prurigos » et étiologie et/ou nosologie selon les concepts actuels

Prurigos	Étiologie, nosologie
Bulleux	Hypersensibilité à des arthropodes (forme de simplex aigu) (*cf.* chapitre 2)
Simplex aigu	Réaction à des arthropodes (*cf.* chapitre 2)
Strophulus	Synonyme de simplex aigus (*cf.* chapitre 2)
Chronique de l'adulte	*Cf.* texte
Nodulaire de Hyde	*Cf.* texte
De Besnier	Dermatite atopique (*cf.* chapitre 5)
De Hebra	Dermatite atopique + ectoparasitose
Gravidique	Inconnue (*cf.* chapitre 18)
Actinique	Photodermatose (*cf.* chapitre 4)
Pigmentosa	Réaction lichénoïde (*cf.* chapitre 10)

Types de prurigos

La classification en prurigos aigus, subaigus et chroniques [1] doit être envisagée uniquement comme une première évaluation clinique sans valeur étiologique établie et définitive mais elle est commode.

Prurigos aigus

La lésion élémentaire est une séropapule parfois très inflammatoire pouvant aller jusqu'à la formation de bulles. Il s'agit d'une réaction d'hypersensibilité à des arthropodes de l'environnement, véhiculés notamment par des animaux domestiques. Ces prurigos surviennent surtout chez l'enfant et sont décrits avec les parasitoses au chapitre 2. Les Anglophones emploient le terme de *papular urticaria*. Les principaux diagnostics différentiels sont la gale, la pédiculose, la dermatite herpétiforme ou l'urticaire. Certains prurigos d'allure aiguë peuvent correspondre à des réactions cutanées aux médicaments (*cf.* chapitre 4) ou être contemporains d'un lymphome hodgkinien (*cf.* chapitre 19) ou d'un sida (*cf.* chapitre 3).

Tableau 20.3 Explorations à envisager devant un prurigo

Étiologie	Bilan à effectuer
Maladie bulleuse – Pemphigoïde bulleuse – Dermatite herpétiforme – Dermatose à IgA linéaire – Épidermolyse bulleuse	Biopsie, IFD, Ac antitransglutaminase, Ac antigliadines déamidées
Insuffisance rénale	Urée, créatinine
Cholestase hépatique	Sels biliaires, imagerie
Causes digestives – Maladie cœliaque – Déficit nutritionnel, malabsorption, anorexie	Ac antitransglutaminase, Ac antigliadines déamidées Albumines, vitamines
Hémopathies – Anémie – Maladie de Hodgkin – Maladie de Vaquez – Lymphome leucémie à cellules T de l'adulte – Lymphopénie CD4 idiopathique	Fer, transferrine, ferritine Recherche d'adénopathies Hémogramme Recherche d'adénopathies Sous-populations lymphocytaires
Endocrinopathies – Dysthyroïdie – Diabète	TSH, anticorps antithyroïdiens Glycémie, test de charge en glucose
Maladies infectieuses – Parasites (strongyl. stercoralis, toxocarose) – Virus (VIH, hépatite C) – *Helicobacter pylori* – Mycobactéries – Ectoparasites (gale)	Sérologies parasitaires Dépistage VIH, sérologie hépatite C Sérologie *H. pylori* PCR, culture Dermoscopie, test à l'encre
Cancers solides Digestifs, rein, thyroïde, pulmonaire, foie, etc.	Endoscopies, examens radiologiques
Causes médicamenteuses Interférons, rétinoïdes, bêtabloquants, IEC	Imputabilité extrinsèque et intrinsèque
Prurit neuropathique Neuropathies des petites fibres	ENMG Mesure de la densité intra-épidermique en fibres nerveuses sur biopsies cutanées étagées
Prurit psychogène	*Cf.* chapitre 21

Prurigos subaigus (fig. 20.4)

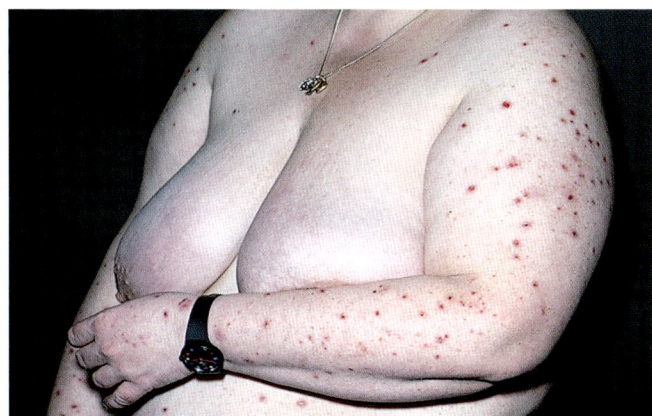

Fig. 20.4 Prurigo subaigu de l'adulte.

Ils se caractérisent par des lésions si rapidement excoriées qu'il est impossible d'identifier la lésion élémentaire (si elle existe). Il est important d'interroger sur la présence réelle d'un prurit car celui-ci n'est pas (ou peu) présent au cours des excoriations névrotiques, psychogènes. Les lésions excoriées se situent sur le haut du dos, le visage, le cuir chevelu, le cou, les lombes et les fesses, régions facilement accessibles au grattage. Elles donnent lieu à des cicatrices dépigmentées. Les paumes et les plantes sont toujours épargnées. L'affection touche classiquement les femmes d'âge moyen «gérant mal un stress ou une difficulté émotionnelle» et on discute donc un prurit psychogène, une psychodermatose (*cf.* chapitre 21). Dans une série de 46 biopsies, une spongiose du follicule pilaire (suggérant donc un «eczéma localisé» à cet endroit) a pu être objectivée dans 28 cas [2]. Ceci pourrait expliquer le respect des paumes et des plantes et être un argument pour ceux qui pensent que le prurigo subaigu n'est pas *purement* une psychodermatose. En réalité, le prurigo subaigu peut constituer également l'expression d'affections dermatologiques spécifiques ou de maladies internes ou surtout neurologiques, justifiant un bilan orienté par la clinique (tableau 20.3).

Prurigos chroniques (fig. 20.5)

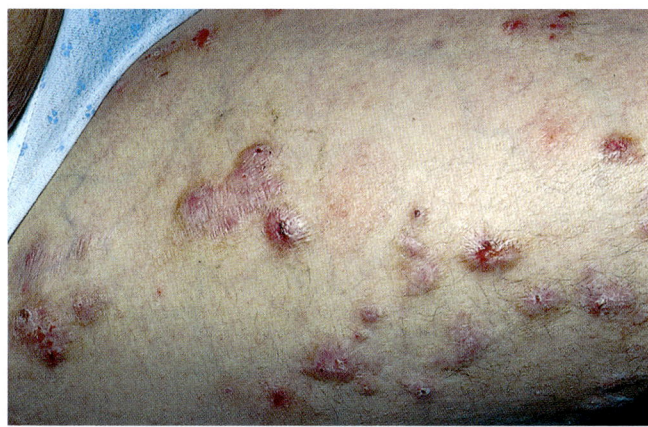

Fig. 20.5 Prurigo chronique de l'adulte.

Ils se caractérisent comme la forme subaiguë (avec laquelle les limites sont floues) par des papules excoriées qui siègent cependant de préférence sur la face d'extension des membres, le haut du tronc et les fesses. Là encore, paumes et plantes sont épargnées. L'affection est plus fréquente chez les femmes plus âgées entre 40 et 60 ans et dure des années. Un bilan est nécessaire (tableau 20.3).

Prurigo nodulaire de Hyde

Mis à part l'aspect nodulaire des lésions et, peut-être, certains aspects histologiques tels que l'hypertrophie nerveuse, le prurigo nodulaire est très proche du prurigo chronique habituel avec un chevauchement clinique clair dans un nombre de publications utilisant l'un ou l'autre des qualificatifs, les deux présentations sont en effet mélangées.

Le prurit chronique, féroce, s'accompagne (ou induit) des nodules de 1 à 3 cm de diamètre, bombés, comme posés sur la peau, à surface lisse ou verruqueuse souvent centrés par une excoriation croûteuse. Ils siègent préférentiellement sur les faces postérieures des avant-bras, les cuisses et les jambes mais peuvent être diffus. Les lésions récentes sont érythémateuses et inflammatoires; les lésions anciennes sont pigmentées. La peau entre les nodules semble normale (fig. 20.6) [3].

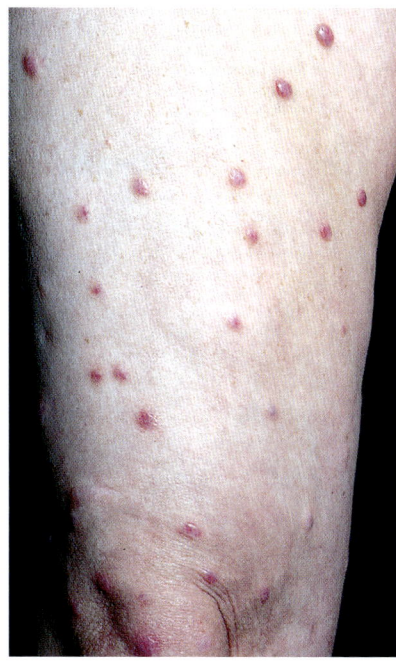

Fig. 20.6 Prurigo nodulaire de Hyde avec hyperplasie nerveuse.

L'aspect histologique n'est pas spécifique et l'intensité des changements épidermiques et dermiques observés semble refléter l'intensité du prurit et la chronicité de la maladie. On trouve des excoriations, bordées d'une hyperkératose et d'une parakératose, qui surmontent une papillomatose ou acanthose irrégulière avec hypergranuleuse d'aspect parfois pseudo-carcinomateux rappelant les lichénifications et certains considèrent le prurigo nodulaire comme une lichénification nodulaire (*cf.* chapitre 3). Le derme superficiel et profond est le siège d'une fibrose et d'un infiltrat cellulaire dermique composé de lymphocytes, d'éosinophiles et de mastocytes. Les cellules de Merkel sont nombreuses et on note parfois une hypertrophie nerveuse. La densité intra-épidermique en fibres nerveuses est modifiée [4].

Pathogénie

Bien que les mécanismes pathogéniques du prurigo ne soient pas élucidés, il semblerait qu'il y ait des interactions complexes entre structures nerveuses, neurotrophines, neuropeptides, cellules inflammatoires et vasculaires de la peau.

L'hypertrophie des nerfs cutanés par hyperplasie des cellules de Schwann et des fibres nerveuses amyéliniques décrite par Pautrier en 1934 (hyperplasie colossale du tissu nerveux) n'est pas un élément constant [5]. Le mécanisme de cette hyperplasie nerveuse et sa signification étiopathogénique, peut-être déterminants, sont incertains mais la présence dans le derme lésionnel d'une surexpression par les cellules de l'infiltrat inflammatoire de neurotrophine (NGF), de son récepteur (trkA-NGFr) sur les cellules de Schwann et des contacts étroits observés entre cellules inflammatoires et fibres nerveuses, sont autant d'arguments en faveur d'une induction de l'hyperplasie nerveuse par le couple NGF-NGFr [6]. À la notion d'hyperplasie nerveuse et de neurotrophines s'ajoute celle des neuropeptides. Les neuropeptides tels que la substance P et le *Calcitonine Gene-Related Peptide* (CGRP) sont augmentés dans les axones hyperplasiques du prurigo nodulaire mais ne le sont pas dans d'autres dermatoses prurigineuses [7]. Les fibres nerveuses des lésions de prurigo sont également plus réactives à ces neuropeptides. On leur attribue l'abaissement du seuil de sensibilité tactile rétabli par l'application de capsaïcine [8]. Il est probable que ces neuropeptides soient responsables du prurit intense qui caractérise le prurigo.

Le rôle des éosinophiles a aussi été évoqué [9]. De même, de nombreux mastocytes de grande taille contenant de l'histamine, certains avec des prolongements dendritiques, sont à proximité des structures nerveuses. Ces observations parlent en faveur d'une participation de ces cellules à la pathogenèse du prurigo [10].

Une colocalisation des récepteurs μ aux opiacés (MOR isoforme 1A) et du CGRP sur les mêmes fibres nerveuses sensitives a été mise en évidence. Le déclenchement d'un prurit par stimulation des récepteurs MOR 1A par les opioïdes dans une peau déplétée en histamine a été réalisé impliquant les opiacés directement dans la genèse du prurit. [11].

Inflammation. Il est intéressant de constater que les cellules endothéliales du derme mais pas les kératinocytes ou les mélanocytes dans les lésions de prurigo contiennent de l'α-MSH qui aurait une action anti-inflammatoire [12].

La peau lésionnelle contient des quantités considérables d'ARNm d'IL-4, 5, et 10, ce qui suggère l'intervention de lymphocytes Th2 [13].

Le nombre augmenté des cellules de Merkel est un argument supplémentaire en faveur d'un élément neurocutané dans cette affection [14].

L'IL-31, responsable d'un prurit féroce et d'une dermatite chez des souris transgéniques [15], est surexprimée dans la dermatite atopique. L'IL-31 est sécrétée par des cellules T activées. Son récepteur (IL-31RA) est exprimé par les kératinocytes et les ganglions des racines dorsales où se trouvent les corps cellulaires des nerfs sensitifs. Le rôle de ce système dans les prurigos n'a pas encore été étudié mais il est probable [16].

Prise en charge

Devant un tel tableau d'éruption prurigineuse excoriée subaiguë-chronique ou nodulaire, les explorations regroupées dans le tableau 20.3 sont indiquées. Ceci permet d'éliminer « ce qui n'est pas un prurigo » et, parfois, de trouver une maladie susceptible d'expliquer le prurigo subaigu et chronique. On voit que toutes ces causes sont aussi celles des prurits généralisés.

Diagnostic différentiel

La clinique, la biopsie et l'examen en immunofluorescence directe permettent d'éliminer entre autre un lichen plan, une maladie bulleuse auto-immune (comme la pemphigoïde bulleuse ou encore de dermatite herpétiforme) (*cf. supra*), une dermatose acantholytique transitoire, une vasculite, un parapsoriasis en gouttes varioliforme, voire une folliculite pityrosporique.

Sous le terme de *prurigo pigmentosa*, des auteurs japonais ont décrit une dermatose prurigineuse récidivante faite de lésions papuleuses, parfois vésiculeuse du tronc (dos) évoluant avec les poussées vers une pigmentation réticulée ; la nosologie de cette affection rare en Europe n'est pas établie ; elle est décrite avec les lichens plans au chapitre 10. Le diagnostic différentiel principal du prurigo nodulaire est le lichen verruqueux hypertrophique dont le diagnostic repose sur l'examen histologique et la présence de lésions de lichen typique sur le reste du tégument (*cf.* chapitre 10).

Les patients infectés par le VIH fortement immunodéprimés développent parfois une *éruption papuleuse prurigineuse* (EPP) à type de prurigo subaigu touchant de façon prédominante les membres supérieurs et inférieurs, avec un taux élevé d'IgE et une hyperéosinophilie sanguine (*cf.* chapitre 20-1). Cette affection se chevauche cliniquement et histologiquement avec la *folliculite à éosinophiles d'Ofuji* liée au VIH. Dans cette dernière, les lésions surviennent surtout sur le tronc et la racine des membres avec des éléments papuleux-pustuleux. Le développement des deux conditions est en général indicateur d'un nombre de CD4 bas (<200 cellules/mm^3) [17, 18]. L'introduction d'un traitement antiviral efficace (HAART) est la meilleure thérapie pour ce prurigo. Dans cette population, le prurigo peut également être dû au CMV.

Traitement

Le traitement de la maladie sous-jacente, quand celle-ci est identifiée, doit être entrepris (y compris la prise en charge psychologique, *cf.* chapitre 21). Le prurit peut ne pas disparaître entièrement après le traitement visant à éliminer la cause. En effet, une sensibilisation au prurit peut s'instaurer, c'est-à-dire que les sensations prurigineuses continuent à être déclenchées, quel que soit le stimulus [19]. Dans tous les cas, un traitement symptomatique du prurit (*cf.* chapitre 20-1) doit être instauré.

Lorsqu'une cause de prurit neuropathique est identifiée, un traitement par gabapentine [20] ou prégabaline [21] est souvent efficace.

Les mesures générales comportent : l'application d'émollients car la xérose cutanée aggrave le prurit, l'adjonction d'antihistaminiques (effet placebo probable) et le fait de garder les ongles courts. Un entraînement au changement des habitudes (*Habit reversal training*) est préconisé par certains avec un bon effet sur la qualité de vie des patients [22].

Plusieurs niveaux de traitement sont à disposition en fonction de la sévérité du prurit et de l'impact que le prurigo peut avoir sur la qualité de vie du patient. Par analogie avec la douleur, il existe des questionnaires qui explorent le prurit pour l'évaluation et le suivi des patients et un traitement par paliers peut être proposé [23]. Une hospitalisation peut parfois débloquer une situation si le prurigo résiste à tout traitement énuméré ci-dessous.

Niveau 1. Les traitements topiques courants comportent :
– occlusion des lésions soit seule soit conjointement avec un stéroïde de classe III ou IV ;
– capsaïcine crème 0,025 à 0,3 % 2 à 6 fois/j pendant des semaines voire mois ou application contrôlée d'acide trichloroacétique à 33 % ;
– applications de calcipotriol crème ou pommade seule ou en association avec un stéroïde topique (calcipotriol/bétaméthasone dipropionate).

La vitamine D3 (tacalcitol) a été utilisée avec succès lors de prurigo résistant aux stéroïdes topiques. Le tacrolimus et le pimécrolimus sont efficaces. Ils agissent sur le prurit en inhibant des cytokines anti-inflammatoires et en agissant sur la dégranulation des neuropeptides des terminaisons nerveuses et de l'histamine des mastocytes [24, 25].

Pour des prurigos localisés, des injections intralésionnelles de triamcinolone peuvent être faites. De même l'excision chirurgicale, le laser à colorant pulsé et la cryothérapie donnent des résultats esthétiques très acceptables. Certains bons résultats ont été obtenus avec une combinaison de corticoïdes intralésionnels et cryothérapie. La crénothérapie peut être proposée.

Niveau 2. Si les lésions sont localisées, des patchs de capsaïcine à 8 % peuvent être utilisés. La photothérapie a été largement utilisée avec des résultats corrects : UVB ou TL01, PUVA thérapie et balnéo-PUVA. La PUVAthérapie et les UVA1 semblent supérieurs au TL01 [26].

Niveau 3. L'acitrétine et d'autres rétinoïdes (*cf.* chapitre 22) auraient permis de contrôler plusieurs cas de prurigo [27]. Le thalidomide est efficace chez certains patients notamment chez des personnes atteintes du sida [28]. Ce médicament pourrait agir par sa neurotoxicité sur l'hyperplasie des petites fibres amyéliniques caractérisant le prurigo nodulaire ; néanmoins les effets indésirables neurologiques, *a fortiori* tératogènes, en limitent l'emploi et il faut y associer un traitement par héparine. Le traitement séquentiel de thalidomide suivi par des séances de photothérapie UVB/TL01 a été proposé [29]. Des traitements plus anecdotiques ont été tentés avec succès comme le bénoxaprofène [30] et la clofazimine 300 mg/j pendant 6 mois, cette dernière ayant cependant entraîné des complications digestives sévères tardives [31]. La naltrexone, dont l'efficacité peut s'expliquer par la présence de récepteurs µ aux opiacés sur les nerfs périphériques, a fait l'objet d'une étude sur le prurit dans diverses dermatoses prurigineuses et s'est avérée la plus efficace dans le prurigo nodulaire [32]. Prégabaline et gabapentine ont aussi souvent des effets intéressants [20, 21, 23], tout comme les antidépresseurs (mirtazapine, paroxétine) [21, 23, 33]. Les anticonvulsivants (comme la gabapentine) associés en 2e intention avec un antidépresseur (comme la mirtazapine) seraient selon certains experts le traitement de choix dans plusieurs formes de prurit sévère réfractaire à toute autre approche [34].

Niveau 4. Si le prurigo est invalidant, les immunosuppresseurs comme les stéroïdes seuls ou en association avec azathioprine, méthotrexate ou mycophénolate mofétil peuvent être employés. La ciclosporine (3 mg/kg/j) a été introduite avec un effet rapide. Son effet rejoint celui des effets des inhibiteurs topiques de la calcineurine : immunomodulateurs mais aussi neuromodulateurs [25]. L'aprépitant, antagoniste des récepteurs de la substance P, peut avoir une efficacité remarquable [35].

Complications

Des kératoacanthomes se sont produits sur des lésions traitées par cryothérapie mais aussi spontanément sur des lésions de prurigo subaigu [36]. Notons également l'apparition de cornes cutanées, de carcinome spinocellulaire sur les nodules de prurigo, d'où l'importance de faire une biopsie devant toute lésion ne répondant pas au traitement. Les surinfections sont fréquentes et peuvent parfois se compliquer d'infections systémiques.

RÉFÉRENCES

1. Jorizzo J.L. et coll., *J Am Acad Dermatol.* 1981, *4*, 723.
2. Uehara M. et coll., *Dermatologica.* 1976, *153*, 45.
3. Accioly-Filho L.W. et coll., *J Eur Acad Dermatol Vénéréol.* 2000, *14*, 75.
4. Schuhknecht B. et coll., *Br J Dermatol*, 2011, *165*, 85.
5. Lindley R.P. et coll., *J Cutan Pathol.* 1989, *16*, 14.
6. Liang Y. et coll., *Arch Dermatol Res.* 1999, *291*, 14.
7. Abadia M.F. et coll., *Br J Dermatol.* 1992, *127*, 344.
8. Gronroos M. et coll., *Neurosci Lett.* 1997, *228*, 199.
9. Johansson O. et coll., *Arch Dermatol Res.* 2000, *292*, 371.
10. Liang Y et coll., *J Clin Pathol.* 1998, *25*, 189.
11. Ständer S. et coll., *Regul Pept.* 2002, *110*, 75.
12. Liang Y., *Br J Dermatol.* 2001, *144*, 1278.
13. Tokura Y et coll., *Acta Derm Vénéréol.* 1997, *77*, 233.
14. Nahass G.T. et coll., *J Am Acad Dermatol.* 1994, *31*, 86.
15. Dillon S.R. et coll., *Nat Immunol.* 2004, *5*, 752.
16. Sonkoly E. et coll., *J. Allergy Clin Immunol.* 2006, *117*, 411.
17. Josephine M., et coll., *Int J Dermatol.* 2006, *45*, 280.
18. Afonso J.P.M.G., *J Am Acad Dermatol.* 2012, *67*, 269.
19. Misery L., *Med Sci.* 2014, *30*, 1123.
20. Bharati A., *Clin Exp Dermatol.* 2007, *32*, 67.
21. Misery L. et coll., *Nat Rev Neurol.* 2014, *10*, 408.
22. Grillo M., *Dermatol Nurs.* 2007, *19*, 243.
23. Zeidler C. et coll., *Hautartzt.* 2014, *65*, 709.
24. Ständer S. et coll., *Hautartzt.* 2003, *54*, 413.
25. Pereira U. et coll., *Br J Dermatol.* 2010, *163*, 70.
26. Gamichler T. et coll., *Clin Exp Dermatol.* 2006, *31*, 48.
27. Fuji K. et coll., *J Dermatol.* 2002, *29*, 146.
28. Maurer T. et coll. *Arch Dermatol* 2004, *140*, 845.
29. Ferrandiz C. et coll. *Dermatology.* 1997, *195*, 359.
30. Hindson C. et coll., *Br J Dermatol.* 1982, *107*, 369.
31. Belaube P. et coll., *Int J Lep.* 1983, *51*, 328.
32. Brune A. et coll., *Hautartzt.* 2004, *55*, 1130.
33. Ständer S. et coll., *Acta Derm Venereol.* 2009, *89*, 45.
34. Yosipovitch G. et coll., *N Engl J Med.* 2013, *368*, 1625.
35. Ständer S. et coll., *PlosOne.* 2010, *4*, 5.
36. Okuyama R. et coll., *Dermatology.* 1997, *194*, 290.

21
Peau et psyché

Coordinateur : L. Thomas

21-1	**Manifestations psychocutanées**... 1093 P. Young	
21-2	**Psychotropes**... 1099 L. Misery	

21

21-1 Manifestations psychocutanées

P. Young

Dans sa pratique quotidienne, le dermatologue rencontre fréquemment des patients dont la pathologie cutanée est influencée par des facteurs psychiques.

Ces facteurs psychiques peuvent être à l'origine de l'apparition, de l'entretien ou parfois de l'aggravation de la pathologie amenant à consulter. Ils peuvent également constituer un facteur de mauvaise observance des traitements prescrits.

Il est extrêmement important de conserver une démarche médicale rigoureuse et de ne pas céder à la facilité de qualifier de psychogène une affection dont la présentation est inhabituelle ou bien est inconnue de l'examinateur. Le risque est alors grand d'une altération de la relation médecin – patient. Ceci est d'autant plus regrettable que les patients sont le plus souvent tout à fait prêts à accepter une participation de leur psychisme dans le cours ou le déclenchement de leur affection. En revanche, nombre d'entre eux trouvent très culpabilisant d'entendre seulement le brutal « c'est le stress », ou « c'est d'origine psychologique », énoncé par le médecin.

De plus, les patients atteints d'une maladie psychiatrique, parfois sévère, souffrent aussi de maladies dermatologiques communes. Malheureusement, il est démontré que les patients atteints de maladies psychiatriques ont une prise en charge souvent médiocre de leurs affections somatiques, et ce pour au moins trois raisons souvent intriquées entre elles : difficulté par le patient à se prendre en charge, difficulté de l'observance des traitements en général et enfin représentation des pathologies et des patients psychiatriques que peuvent avoir les médecins somaticiens conduisant à des prescriptions sous-optimales.

Enfin, nombre de maladies dermatologiques ont une évolution chronique ou sont parfois très affichantes ou douloureuses et source de rejet social, ou responsables d'un recul social (p. ex. psoriasis étendu) ou de conduites d'évitement (herpès génital, acné sévère). Et, comme dans toutes les maladies chroniques, les patients deviennent moins observants de leurs traitements et/ou présentent des symptômes dépressifs [1] qu'il faudra rechercher pour à la fois maintenir une approche bienveillante de leurs interruptions thérapeutiques et éventuellement donner lieu à une prise en charge psychiatrique spécifique (p. ex. traitement antidépresseur).

Classification

Les classifications ont un intérêt essentiellement didactique. Elles sont bien entendu discutables et souvent réductrices.

La classification la plus utilisée est celle qui sépare les maladies psychiatriques avec expression cutanée des dermatoses dont l'évolution est influencée par des facteurs psychiques. Cette classification est régulièrement mise en défaut. Ainsi, une acné excoriée peut être le premier signe d'une dermatillomanie qui s'intègre dans les troubles obsessionnels compulsifs de prise en charge beaucoup plus difficile et spécialisée.

Dermatoses dont le déclenchement et/ou l'évolution impliquent des facteurs émotionnels *(liste non exhaustive)*

- Acné
- Psoriasis
- Dermatite séborrhéique
- Pelade
- Lichen plan oral
- Urticaire chronique
- Herpès récurrent
- Hyperhidrose
- Érythèmes vasomoteurs
- Rosacée
- Œdème de Quincke
- Prurit généralisé
- Prurigo
- Prurit anogénital
- Prurit des cocaïnomanes

Il est impossible de dresser une liste exhaustive des affections dermatologiques qui voient leur cours influencé par des facteurs psychiques ou qui sont à la source de pathologies psychiatriques, apparition d'un syndrome dépressif le plus souvent.

Dans ce groupe, le dermatologue est habitué à la participation du psychisme dans l'évolution de l'affection amenant à consulter. La prise en charge de ces affections est souvent exclusive par le dermatologue. Une prise en charge optimale de la maladie dermatologique est indispensable afin de limiter les conséquences sur la vie affective du patient. Cette prise en charge nécessite parfois de faire appel à des confrères spécialisés dans ces pathologies.

Il est à noter que le lien entre dermatose et psychisme est actuellement souvent démontré par des études de cohortes.

Expression cutanée de désordres psychiatriques

Dans cette classification, la dernière édition du Manuel diagnostique et statistique des troubles mentaux (DSM-5) sera largement utilisée [2].

Cependant, certaines pathologies prises en charge par les dermatologues et reconnues comme en lien avec une maladie psychiatrique ne figurent pas dans le DSM-5 (encadré 21.1).

21-1 Manifestations psychocutanées

> **Encadré 21.1**
>
> **Classification inspirée du DSM-5 :
> expression cutanée de désordres psychiatriques**
>
> **Troubles obsessionnels-compulsifs et apparentés**
> – Obsession d'une dysmorphie corporelle ou dysmorphophobie
> – Trichotillomanie
> – Dermatillomanie ou excoriations psychogènes
>
> **Troubles à symptomatologie somatique et apparentés**
> – Crainte excessive d'avoir une maladie (parasitophobie, vénéréophobie, illusion olfactive)
> – Troubles factices (pathomimie, syndrome de Lasthénie de Ferjol, pathomimicrie)
>
> **Syndromes cutanéomuqueux douloureux chroniques**
> – Paresthésies buccales psychogènes ou stomatodynies
> – Douleurs génitales et anales (vulvodynies, pénodynies, anodynies)
> – Syndrome des ecchymoses douloureuses

C'est la raison pour laquelle la Société européenne de dermatologie et de psychiatrie (ESDaP) a proposé récemment une classification spécifique (tableau 21.1) concernant les lésions auto-infligées [3].

Tableau 21.1 Classification de l'ESDaP des lésions auto-infligées

Comportement caché ou nié		Comportement ni caché ni nié		
Motivations externes	Pas de motivations externes	Excoriations cutanées et syndromes associés		Modifications corporelles recherchées (non pathologiques)
		Spectre compulsif	Spectre impulsif	
Simulations Pathomimicrie	Dermatoses factices Pathomimicrie Syndrome de Münchhausen	Acné excoriée Trichotillomanie Onychophagie	Coupures Brûlures Hématomes Scarifications	Tatouages Piercing Complications de la chirurgie esthétique

Reproduit avec l'accord des auteurs [3].

Le dermatologue représente souvent le premier spécialiste consulté par ces patients présentant des symptômes cutanés au premier plan. Il est alors parfois celui qui va évoquer la possibilité d'une affection psychiatrique quelquefois sévère.

La difficulté à laquelle il va alors se trouver confronté est celle de l'adressage à un psychiatre ou un psychothérapeute, et ce d'autant qu'il faut des thérapeutes formés à ces affections. La mise en place de consultations multidisciplinaires de psychodermatologie dans plusieurs hôpitaux est d'une grande aide dans ces cas.

Une bonne connaissance de ses pathologies est également importante pour les dermatologues. Cette connaissance doit lui permettre de ne pas entreprendre des explorations aussi nombreuses qu'inutiles.

De plus, dans la mesure où la composante esthétique dans notre discipline devient de plus en plus présente, la méconnaissance de ces pathologies peut entraîner le médecin dans des soins ou des prises en charge inadaptées source d'insatisfaction ou au pire de procédures contentieuses ou de violence à l'encontre du praticien.

Troubles obsessionnels-compulsifs (TOC) et apparentés

Le TOC est caractérisé par la présence d'obsessions et/ou de compulsions. Les obsessions sont des pensées, pulsions ou images récurrentes ressenties comme intrusives. Les compulsions sont des comportements répétitifs (non nécessairement moteurs) ou des actes mentaux que le sujet se sent obligé à accomplir en réponse à une obsession ou selon des règles devant être appliquées de manière inflexible.

Ces obsessions ou compulsions occupent souvent un temps considérable dans la journée [2].

Dysmorphophobie

Les patients souffrant d'une dysmorphophobie sont préoccupés par une ou plusieurs anomalies ou imperfections de leur apparence corporelle perçues comme mineures par l'entourage. Les défauts peuvent être totalement imaginaires. Les patients se sentent alors de « sans attrait à laids, voire hideux » [2].

Les zones le plus souvent concernées sont l'extrémité céphalique, les seins et les organes génitaux. Mais n'importe quelle partie du corps peut être un sujet de préoccupation.

Les préoccupations sont intrusives, très chronophages (p. ex. soins de maquillage répétés), pouvant être présentes plusieurs heures par jour.

L'âge de début habituel est l'adolescence vers 16-17 ans, mais souvent les tout premiers symptômes apparaissent souvent vers 12-13 ans. Rarement la dysmorphophobie est d'apparition tardive, après la ménopause.

Ces patients représentent jusqu'à 10 % de la patientèle des dermatologues, chirurgiens plasticiens ou orthodontistes.

Il convient d'être particulièrement vigilant à ne pas se laisser entraîner dans des traitements répétés, inadaptés ou dangereux. Les traitements « irréversibles » tels la chirurgie, les lasers sont à éviter. La « correction » du trouble perçu répond très mal aux traitements agressifs.

Une s'agit d'une affection parfois grave conduisant à des syndromes dépressifs caractérisés ou à des tentatives de suicide.

Dans certains cas, la dysmorphophobie constitue le premier symptôme d'une schizophrénie.

La prise en charge fait appel à la psychothérapie et/ou aux psychotropes (antidépresseurs de type inhibiteurs sélectifs de la recapture de la sérotonine [ISRS]).

Trichotillomanie

Elle a été décrite en 1889 par le dermatologue français F.-H. Hallopeau.

La caractéristique de la trichotillomanie est l'arrachage compulsif, répété de ses propres cheveux ou poils. Le plus souvent ce sont les cheveux, sourcils ou cils qui sont arrachés. La trichotillomanie aboutit à une diminution des cheveux ou des poils [2, 3].

Chez l'adulte, l'affection atteint principalement les femmes (*sex-ratio* 10/1) alors que chez l'enfant, la répartition est équivalente dans les deux sexes.

Deux caractéristiques cliniques sont quasi constantes : l'isolement au moment du geste et la prédominance et l'intensification vespérale de cette conduite.

La plupart des patients admettent s'arracher les cheveux ou poils.

La dermoscopie est une aide non invasive au diagnostic : court duvet, cheveux cassés de différentes longueurs, ostiums folliculaires sains.

La tricotillomanie est rarement isolée. La plupart des patients ont également un autre ou plusieurs autres comportements compulsifs sur leur corps : soit une dermatillomanie, soit une onychophagie, soit un tic de léchage des lèvres.

La survenue tardive et une évolution prolongée supérieure à 6 mois avant une prise en charge seraient des facteurs de mauvais pronostic. La forme de l'enfant serait de bon pronostic avec une régression des symptômes en moins de 6 mois le plus souvent.

Peau et psyché

Manifestations psychocutanées

Le traitement fait plutôt appel aux psychothérapies comportementales et éventuellement aux antidépresseurs tricycliques de type clomipramine.

Excoriations psychogènes (dermatillomanie)

Les caractéristiques essentielles de la dermatillomanie sont l'excoriation de sa propre peau et *l'absence de dissimulation du caractère provoqué* des excoriations, contrairement à la pathomimie [3]. Évoquer ce diagnostic implique que l'excoriation aboutisse à une lésion cutanée.

Les excoriations siègent sur toutes les zones accessibles du tégument, mais principalement au visage, aux bras, au décolleté et en haut du dos. Elles peuvent survenir sur des lésions préexistantes mais aussi sur peau saine. Le plus souvent les excoriations sont réalisées avec les ongles mais parfois des instruments sont utilisés (pince à épiler, aiguille à tricoter, etc.).

Ces excoriations sont à l'origine d'une détresse et/ou d'une altération des relations sociales en partie du fait des conduites d'évitement.

On estime la prévalence sur la vie chez les adultes à 1,4 % [2]. Les trois quarts des sujets atteints sont des femmes, et l'âge de début correspond généralement avec la puberté.

Une maladie dermatologique est le plus souvent le facteur déclenchant de l'affection, l'acné en particulier (« acné excoriée »). La dermatillomanie est souvent associée à d'autres troubles tels que trichotillomanie, tics de léchage des lèvres.

On rapproche de ces compulsions la pachydermatodactylie ou fibromatose superficielle des doigts ou dactylotillomanie (fig. 21.1) (*cf.* chapitre 17-9).

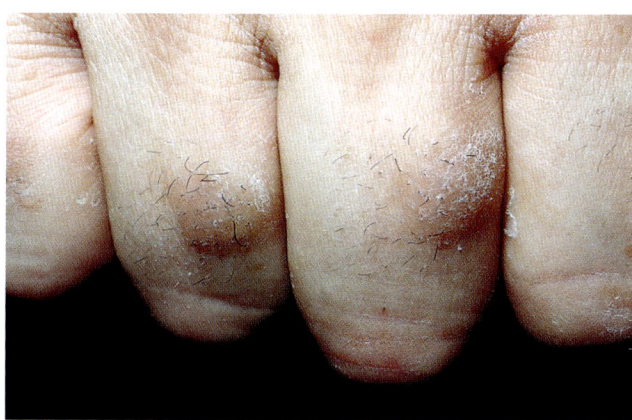

Fig. 21.1 Pachydermodactylie ou fibromatose superficielle des doigts.

En l'absence de traitement, l'évolution est chronique avec parfois des rémissions spontanées prolongées.

Le traitement fait appel à la psychothérapie associée parfois aux inhibiteurs sélectifs de la recapture de la sérotonine (ISRS).

Troubles à symptomatologie somatique

Crainte excessive d'avoir une maladie

Délire d'infestation cutanée

Le délire d'infestation cutanée par un parasite, également appelé syndrome d'Ekbom, est caractérisé par la conviction, au-delà de toute logique persuasive, d'être infesté par des parasites. Le terme de « parasitophobie » doit être abandonné puisqu'il s'agit d'un *délire monothématique et non d'une phobie*. C'est une affection rare, touchant principalement la femme de plus de 60 ans, souvent seule.

Le diagnostic clinique est relativement facile. Il doit éliminer une gale, mais aussi d'autres causes de prurit comme un lymphome ou une insuffisance rénale.

Le délire est *parfois déclenché par une véritable gale* ou à la suite d'un deuil (le délire survenant alors à la place d'une décompensation dépressive grave).

Les patients apportent généralement en consultation des « spécimens des parasites », qui sont le plus souvent des fragments cutanés arrachés par le grattage (fig. 21.2).

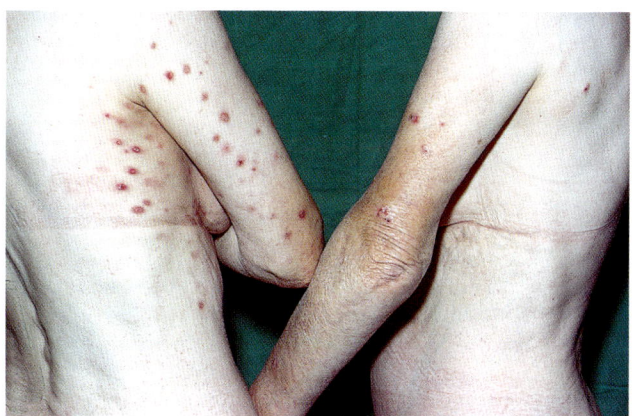

Fig. 21.2 Illusion d'ectoparasitose, dans ce cas « folie à deux » chez deux sœurs célibataires.

La symptomatologie cutanée est riche : sensations de picotements, de brûlure, parfois de prurit. La peau est volontiers irritée par de multiples produits topiques largement utilisés pour se débarrasser du « parasite » : détergents ménagers, polyvidone iodée, eau de javel, etc. Il peut y avoir des plaies par grattage.

Le délire survient rarement chez des sujets jeunes et doit alors faire rechercher une toxicomanie (*prurit des cocaïnomanes* : sensation que des fourmis marchent sous la peau) ou une schizophrénie débutante.

Il s'agit d'une pathologie psychiatrique grave, pouvant conduire au suicide.

La prise en charge dermatologique reste essentielle avec des soins locaux visant à limiter les irritants et la prescription d'un émollient si possible facile à appliquer (préférer les crèmes aux baumes : les soins dermatologiques sont difficiles à faire pour des personnes souvent âgées et seules).

La prise en charge par le psychiatre est difficile à obtenir. Les consultations multidisciplinaires de dermato-psychiatrie trouvent là une de leurs excellentes indications.

Pour lutter contre ce délire, les neuroleptiques dits atypiques (rispéridone, olanzapine) sont souvent utilisés en premier du fait de leurs faibles effets extrapyramidaux. Les neuroleptiques antidélirants classiques restent cependant utilisés. Dans ce cadre, ce sont le *pimozide, parfois appelé le « neuroleptique des dermatologues »*, et l'halopéridol qui sont le plus souvent prescrits.

Un ECG est nécessaire avant de débuter et en cours de traitement (risques de troubles de la conduction). Une poursuite du traitement pendant plusieurs mois, à faibles doses, est souvent utile après l'effacement du délire.

Une psychothérapie de soutien peut également être proposée.

Illusion olfactive

L'excrétion d'une sueur odorante peut parfois être responsable d'un handicap social. Cependant, la perception désagréable ou agréable de l'odeur de la sueur est culturelle mais également médiée par un polymorphisme génétique. La même odeur peut être appréciée différemment selon nos origines.

En revanche, chez certaines personnes, une odeur peu gênante pour l'entourage peut être vécue par le sujet comme extrêmement désagréable. Le retentissement psychologique peut être considérable, démesuré. À l'extrême, il n'y a aucune odeur particulière et le patient se plaint de répandre toutes sortes d'effluves nauséabonds et on parle alors de pseudo-bromhidrose délirante.

Troubles factices

Pathomimie

La pathomimie cutanée est une des affections les plus difficiles à prendre en charge que peut rencontrer le dermatologue. Elle est définie comme un trouble factice cutané, provoqué par le patient dans un état de conscience claire. Il peut être provoqué sur lui-même ou à autrui, en particulier dans le cas de la mère à son enfant (*syndrome de Polle* ou *Münchhausen par procuration*) [4].

Il s'agit d'une affection de prévalence inconnue. On estime que 1 % des patients hospitalisés en psychiatrie répondent aux critères de troubles factices.

Le diagnostic est clinique :
– il est fait de l'association d'*éléments négatifs* : les lésions ne s'intègrent dans aucune dermatose connue et en dehors d'une infection des lésions les examens complémentaires sont négatifs ;
– mais il existe également des *éléments positifs* évocateurs : la survenue des lésions uniquement dans des zones accessibles au patient, l'origine externe des lésions est fortement suggérée par un aspect géométrique ou linéaire avec de nets intervalles de peau saine entre les lésions et enfin la guérison des lésions est presque toujours assurée par un pansement occlusif.

L'aspect clinique des lésions est extrêmement variable et fonction des moyens utilisés par le patient (érythèmes variés, vésiculobulles, ulcérations, excoriations, abcès, alopécies, dystrophies unguéales, œdèmes, etc.) (fig. 21.3 à 21.5) [3].

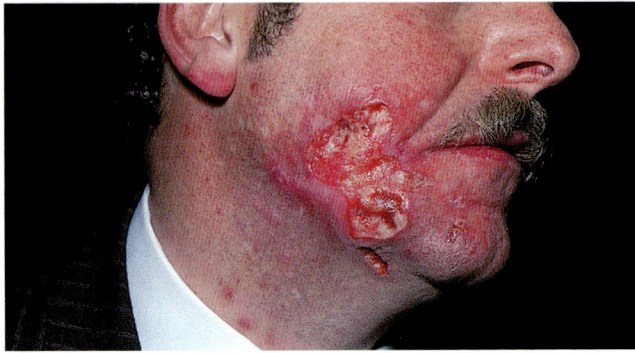

Fig. 21.3 Pathomimie : ulcérations factices du visage chez un industriel de 50 ans.

La chronologie d'apparition des lésions est également particulièrement floue à l'interrogatoire.

> Un point très important est à souligner : le diagnostic de certitude est très difficile à obtenir et ne doit pas être recherché de façon policière.
> L'aveu, preuve diagnostique irréfutable, peut se révéler catastrophique sur le plan thérapeutique.
> Il s'agit d'une pathologie psychiatrique grave qui peut survenir chez des patients atteints d'une pathologie psychiatrique déjà connue ou cela peut constituer la première extériorisation de la maladie psychique.
> Les patients pathomimes cachent leur responsabilité dans l'apparition des lésions contrairement aux patients qui présentent des excoriations dans le cadre de TOC (*cf. supra*), et contrairement aux simulateurs, il n'y a pas de rationnel précis à l'origine de la conduite.

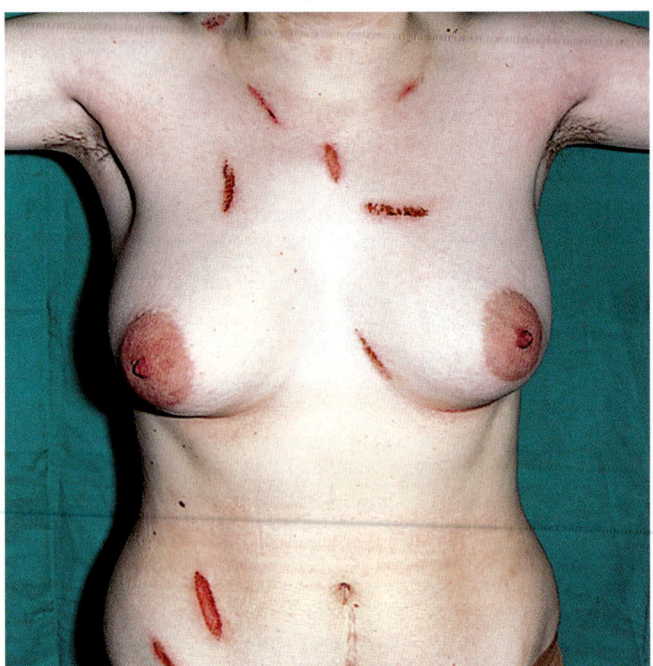

Fig. 21.4 Pathomimie, ulcérations factices chez une jeune femme.

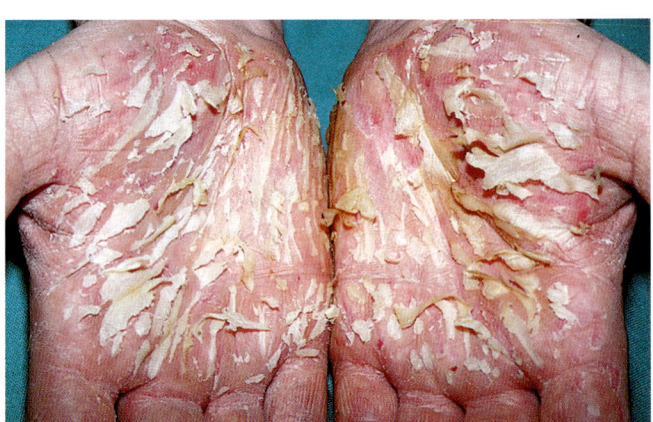

Fig. 21.5 Pathomimie : dermite caustique et mécanique des mains.

Il convient toujours d'éliminer une maladie pouvant se présenter avec la même symptomatologie, ce d'autant que certains patients reproduisent parfois assez fidèlement des maladies connues (multiples brûlures de cigarettes mimant une varicelle, éruption bulleuse pouvant évoquer une toxidermie bulleuse chez un patient polymédicamenté).

La prise en charge de ces patients est très difficile. Bien que les lésions cutanées soient secondaires à la pathologie psychiatrique, la souffrance psychique, qui est primitive, est indicible. Aussi la prise en charge dermatologique est aussi essentielle que la prise en charge psychologique. Cette prise en charge dermatologique, bienveillante, souvent débutée au cours d'une hospitalisation, doit permettre de nouer une bonne relation thérapeutique et d'aboutir progressivement à une prise en charge psychiatrique qui parfois est débutée dans le service de dermatologie. Un état dépressif sévère est très souvent présent au cours des pathomimies, son dépistage et sa prise en charge peuvent permettre d'amorcer une prise en charge spécifique par le psychiatre.

Syndrome de Lasthénie de Ferjol

C'est Barbey d'Aurevilly qui en 1882 publie pour la première fois dans *L'histoire sans Nom* l'histoire d'une femme qui a une anémie due à des hémorragies volontairement provoquées. Cent ans plus tard en 1967, Jean Bernard publie une série de 12 cas *d'anémies hypochromes dues à des hémorragies volontairement provoquées* [5]. Il nomme cette affection et les manifestations qui y sont associées « syndrome de Lasthénie de Ferjol » nom de l'héroïne de *L'histoire sans Nom*.

Tous les patients de l'article de Jean Bernard sont des femmes exerçant des professions paramédicales. Nombre de ces patientes ont des *antécédents d'anorexie grave*.

Le diagnostic positif et la prise en charge sont particulièrement difficiles. Le pronostic est grave (persistance de l'anémie sur des longues périodes, décès de 2 des 12 malades décrits par Jean Bernard).

Pathomimicrie

Il s'agit de l'induction d'une maladie connue (eczéma de contact, asthme allergique, dermatite herpétiforme, allergie médicamenteuse, etc.) par exposition volontaire à l'agent responsable (fig. 21.6) [3].

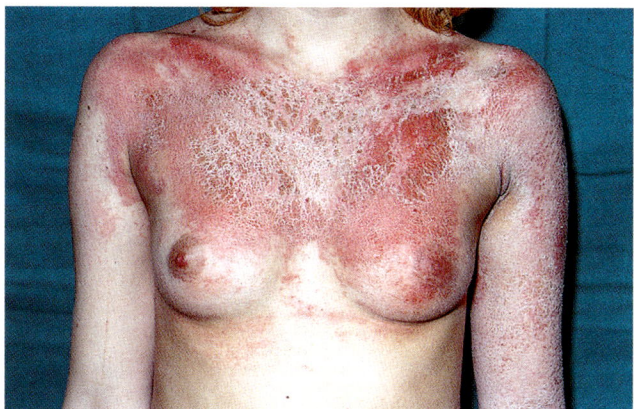

Fig. 21.6 Pathomimicrie : reproduction d'une dermite allergique de contact.

Syndromes cutanéomuqueux douloureux chroniques

Paresthésies buccales (ou orales) psychogènes ou stomatodynies

Les stomatodynies, appelées également paresthésies orales psychogènes, sont des sensations gênantes ou douloureuses de la cavité buccale sans étiologie organique retrouvée. La glossodynie correspond à la forme localisée à la langue de cette affection. Les sensations anormales ou les douleurs siègent alors aux bords et à la pointe de la langue. La douleur est quelquefois perçue comme intolérable par les patients.

Les stomatodynies surviennent essentiellement chez les femmes ménopausées [6]. Elles sont très rares avant 40 ans et représentent environ 1/3 des patients pris en charge dans une consultation spécialisée de la muqueuse buccale.

L'examen clinique de la cavité buccale est normal.

Les paresthésies sont fluctuantes et habituellement maximales le soir. Elles cèdent ou s'atténuent volontiers avec l'alimentation, un verre d'eau pour réapparaître ensuite progressivement.

Il n'y a pas d'examen complémentaire pouvant affirmer ce diagnostic. Doivent donc être éliminés : une candidose (sédation rapide des douleurs avec le traitement spécifique), un lichen plan, une xérostomie, une carence en vitamine B12 ou martiale, un reflux gastro-œsophagien, une allergie, etc.

Les stomatodynies sont considérées actuellement comme des *dépressions masquées*. Les troubles anxieux et/ou dépressifs doivent être cherchés avec prudence. Une cancérophobie est souvent associée.

Une prise en charge par des antidépresseurs associés à une psychothérapie est préconisée.

Douleurs génitales

Le diagnostic et la prise en charge des douleurs génitales sont difficiles et complexes. Il est particulièrement important en ce domaine de ne pas avoir de raisonnement binaire. Une approche seulement psychologique ou une approche uniquement somatique sont vouées le plus souvent à une prise en charge inadaptée.

Les douleurs vulvaires sont assez fréquentes puisqu'une étude aux États-Unis a retrouvé jusqu'à 16 % de femmes ayant eu des douleurs pendant une période de plus de 3 mois consécutifs [7].

Les douleurs péniennes ou pénodynies ont été décrites en 2002 seulement. Il n'y a aucune étude de prévalence actuellement publiée.

Vulvodynies

La vulvodynie est décrite comme une sensation d'inconfort vulvaire le plus souvent décrit à type de brûlure, sans anomalies cliniquement décelables.

Il convient d'éliminer les douleurs relevant d'une étiologie spécifique (infectieuse, inflammatoire, tumorale ou neurologique) (*cf.* chapitre 16-2) [7].

Classiquement, les vulvodynies étaient considérées comme secondaires à des violences sexuelles ou favorisées par une pratique religieuse orthodoxe. La littérature actuelle est controversée concernant ces étiologies et ne semble pas conforter ces notions.

La physiopathologie reste mal connue. Il pourrait s'agir d'une manifestation de sensibilisation centrale au cours de laquelle la perception douloureuse est amplifiée.

Comme toutes les douleurs chroniques, les vulvodynies ont des retentissements psychologiques qui peuvent être sévères et qu'il convient de rechercher (anxiété, dépression, retentissement sur la vie sociale et personnelle).

La prise en charge est difficile. Elle est souvent multidisciplinaire. Elle fait appel à des spécialistes de la pathologie vulvaire. La psychothérapie cognitivo-comportementale est fréquemment préconisée.

Pénodynies

Elle fait partie des douleurs péniennes chroniques. Le terme de pénodynie a été proposé en analogie aux vulvodynies par Markos en 2002. La pénodynie est définie comme une sensation de douleur ou de brûlure située sur le pénis et/ou le scrotum, sans pathologie urétrale, sans infection prouvée, avec un examen cutané et neurologique normal (*cf.* chapitre 16-3) [8].

Les douleurs peuvent atteindre le pénis seul, le pénis et le scrotum (pénoscrotodynie), ou le gland seul (glandodynie). Ces douleurs peuvent survenir uniquement au cours des rapports sexuels et sont alors nommées *dyspareunies masculines*.

La méconnaissance de cette pathologie par les médecins laisse supposer un sous-diagnostic important.

La biopsie n'est pas recommandée, elle est toujours normale dans tous les cas publiés. Il convient également d'éliminer une pathologie spécifique : infectieuse, tumorale, inflammatoire, post-traumatique et surtout neurologique (névralgie pudendale).

La prise en charge est difficile et doit être faite conjointement avec l'urologue.

Syndrome des ecchymoses douloureuses

Il est caractérisé par l'apparition d'hématomes de survenue spontanée, le plus souvent sur les membres, chez des femmes jeunes [3, 9]. Ces hématomes sont parfois précédés de prodromes à type de brûlures, de picotements voire d'œdème inflammatoire, les ecchymoses survenant dans les 24 heures suivantes (fig. 21.7).

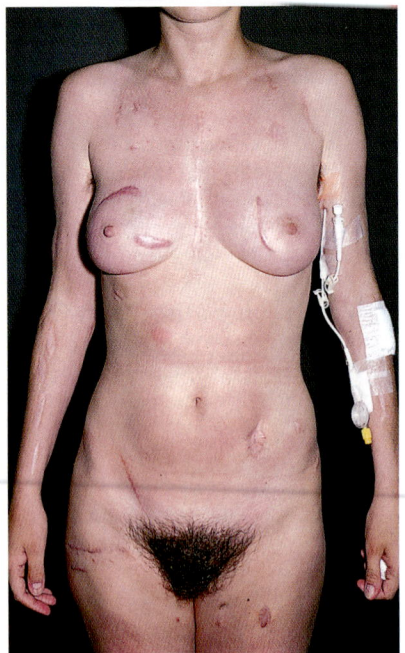

Fig. 21.7 Syndrome des ecchymoses douloureuses avec syndrome de Münchhausen.
Les nombreuses cicatrices correspondent à l'incision de lésions ecchymotiques inflammatoires.

Le test d'injection intracutanée des propres hématies de la patiente proposé par Gardner et Diamond n'est pas toujours positif.

La physiopathologie n'est pas claire : autosensibilisation au stroma des globules rouges ? Événement psychoaffectif sévère ?

Le diagnostic doit être porté après avoir éliminé des causes fréquentes d'hématomes spontanés : traitement corticoïde inhalé, traitement par ISRS (paroxétine en particulier), maladie de Willebrand dans une forme mineure, anomalies des fonctions plaquettaires.

Il est possible que ces lésions relèvent également d'une pathomimie.

Conclusion

Dans la plupart des pathologies présentées, c'est le dermatologue qui est le premier spécialiste consulté par des patients dont les symptômes cutanés sont au premier plan. La prise en charge de ces patients nécessite donc une réponse dermatologique à une souffrance corporelle. *Elle fait appel à des traitements symptomatiques doux et à une écoute bienveillante.* Ainsi, peut se nouer une bonne alliance thérapeutique avec le patient. L'approche psychologique (psychothérapie, relaxation) et/ou psychiatrique (traitement antidépresseur le plus souvent) ne vient que dans un second temps. C'est cette double prise en charge qui permet les meilleurs résultats et les plus durables.

RÉFÉRENCES

1. Picardi A. et coll., *J Am Acad Dermatol.* 2006, *54*, 420.
2. DSM-5 – Manuel diagnostique et statistique des troubles mentaux, 5ᵉ éd. Elsevier Masson, Paris, 2015.
3. Gieler U. et coll., *Acta Derm Venereol.* 2013, *93*, 4.
4. Limosin F. et coll., *Ann Med Interne.* 2002, *153*, 499.
5. Bernard J. et coll., *Presse Med.* 1967, *75*, 2087.
6. Davies S.J. et coll., *Acta Odontol Scand.* 2015, *23*, 1.
7. Moyal-Barracco M. et coll., *Prog Urol.* 2010, *20*, 1019.
8. Dauendorffer J.N. et coll., *Ann Dermatol Venereol.* 2014, *141*, 383.
9. Boussault P. et coll., *Rev Med Interne.* 2005, *26*, 744.

21-2 Psychotropes

L. Misery

Les médicaments actifs sur le psychisme peuvent être répartis en huit classes (encadré 21.2) [1]. Si leur prescription doit être faite avant tout en fonction d'un diagnostic psychiatrique précis, les psychotropes ont aussi des indications spécifiques en dermatologie pour des motifs très variés (psychodermatologie, prurit, stomatodynie, vulvodynie, traitement des douleurs néoplasiques, etc.), en particulier l'hydroxyzine et les antidépresseurs [2-4]. Ces médicaments peuvent aussi être à l'origine de multiples effets secondaires cutanés [4, 5].

> **Encadré 21.2**
>
> **Classement des drogues psychotropes**
> – Neuroleptiques
> – Antidépresseurs
> – Anxiolytiques
> – Normothymiques
> – Hypnotiques
> – Autres sédatifs
> – Psychostimulants
> – Traitement des états de dépendance

Anxiolytiques

Plusieurs classes d'anxiolytiques sont utilisables (tableau 21.2). Les benzodiazépines se fixent sur des récepteurs spécifiques BZD1 et BZD2. Elles sont anxiolytiques, sédatives, myorelaxantes, anticonvulsivantes et amnésiantes. La demi-vie est variable selon la molécule (de 10 à 70 heures), ce qui influence le rythme d'administration et l'accumulation les premiers jours. Leur prescription doit être limitée car elles peuvent induire une dépendance et une accoutumance. Le traitement doit être débuté aux posologies les plus faibles et augmenté ensuite si besoin ; sa durée ne doit pas dépasser 8 à 12 semaines. L'arrêt du médicament doit être progressif. Le méprobamate n'est pas conseillé en première intention. L'hydroxyzine n'induit pas de dépendance et est souvent utilisée par les dermatologues lorsqu'un effet sédatif ou anticholinergique est nécessaire : prurit, urticaire, dermatite atopique ou en prémédication avant un geste de dermatologie chirurgicale [5].

Tableau 21.2 Anxiolytiques

Benzodiazépines	Diazépam, alprazolam, oxazépam, lorazépam, clonazépam, prazépam, bromazépam, etc.
Carbamates	Méprobamate
Antihistaminiques	Hydroxyzine
Agonistes des récepteurs sérotoninergiques de type 5HT1A	Buspirone
Autres anxiolytiques	Étifoxine, prégabaline
Antidépresseurs	Venlafaxine et ISRS
Bêtabloquants	Propranolol

Antidépresseurs [6]

Ils appartiennent à plusieurs classes (tableau 21.3). Ils ont une action favorable sur l'humeur ou la thymie dépressive et sont indiqués dans la mélancolie, les autres dépressions (réactionnelles, masquées par un symptôme somatique, au cours d'affections organiques, etc.), et certains troubles sensoriels. Certains d'entre eux ont une action anxiolytique (tableau 21.2). Leur prescription par les dermatologues est bien plus facile que celle des anxiolytiques mais doit rester prudente et surtout avec une indication précise. Le délai d'action d'un antidépresseur est d'au moins 10 à 20 jours. Leur prescription doit durer en général 6 mois pour éviter les rechutes. Ils ne sont pas à l'origine de dépendance.

Tableau 21.3 Antidépresseurs

Imipraminiques	Clomipramine, doxépine, trimipramine, maprotiline, etc.
Inhibiteurs sélectifs de la recapture de la sérotonine (ISRS)	Fluoxétine, citalopram, fluvoxamine, paroxétine, sertraline, escitalopram
ISRS et de la noradrénaline	Venlafaxine, duloxétine, milnacipran
Inhibiteur de la monoamine-oxydase (IMAO)	Moclobémide
Autres	Miansérine, tianeptine, mirtazapine, agomélatine, millepertuis

Du fait de leurs effets secondaires, les imipraminiques (« anciens » tricycliques et tétracycliques) sont de moins en moins utilisés. La doxépine et dans une moindre mesure la trimipramine et la miansérine ont aussi des effets anticholinergiques et antihistaminiques qui les font utiliser dans certains prurits chroniques, les excoriations psychogènes ou certaines urticaires [4]. Les inhibiteurs sélectifs de la recapture de la sérotonine (et éventuellement de la noradrénaline) sont les plus utilisés car leurs effets secondaires sont plus limités et leur maniement est bien plus facile. Ils sont aussi utilisés dans les troubles anxieux, les phobies sociales et les troubles obsessionnels-compulsifs. La duloxétine est utilisée pour le traitement de certaines douleurs.

Neuroleptiques (tableau 21.4)

Les neuroleptiques sont utilisés dans les troubles délirants. Leurs indications et leurs prescriptions doivent se faire après avoir pris l'avis d'un psychiatre et rester très limitées. Toutefois, les dermatologues doivent prescrire eux-mêmes ces médicaments dans des cas où il est impossible que les patients puissent rencontrer un psychiatre, alors ces traitements sont les seuls possibles. C'est en particulier le cas de syndromes délirants comme les délires d'infestation (syndrome d'Ekbom ou autres) ou certaines hypocondries [4, 7]. Les nouveaux antipsychotiques, tels que la rispéridone ou l'olanzapine, sont efficaces et bien tolérés et sont d'utilisation plus facile [2, 4, 7, 8]. Il faut toutefois surveiller la survenue de troubles du métabolisme glucidique ou lipidique.

Psychotropes

Tableau 21.4 Classement des neuroleptiques

Phénothiazines	Chlorpromazine, cyamémazine, lévomépromazine, propériciazine
Butyrophénones	Halopéridol, pipampérone
Diazépines et oxazépines	Clozapine, loxapine, olanzapine
Benzamides	Amisulpride, sulpiride, tiapride
Thioxanthènes	Zuclopenthixol, flupentixol
Autres neuroleptiques	Rispéridone, pimozide, aripiprazole, palipéridone

Normothymiques

Régulateurs de l'humeur, il s'agit de la carbamazépine, du divalproate de sodium, de la lamotrigine, du lithium et du valpromide. Leur prescription relève donc des psychiatres dans ces indications. La carbamazépine est parfois utilisée dans les algies post-zostériennes.

Prescription

Plus encore que pour d'autres médicaments et du fait de leur impact sur le comportement, la prescription des psychotropes ne doit se faire qu'après une discussion avec le malade. Cette prise en charge médicamenteuse doit être associée à d'autres abords thérapeutiques, en particulier psychothérapiques, et à la prise en compte des facteurs sociaux. Le tableau 21.5 schématise les choix selon les pathologies détaillées dans le chapitre 21-1.

Tableau 21.5 Pharmacothérapie des psychodermatoses

Délires d'infestation	Délire d'infestation cutanée Syndrome d'Ekbom Illusion olfactive Pseudo-bromidrose Etc.	Neuroleptiques
Troubles de l'image corporelle et syndromes douloureux	Dysmorphophobie Glossodynie, orodynie, vulvodynie, etc. Prurit psychogène	Antidépresseurs (ISRS) Hydroxyzine, doxépine
Troubles psychiatriques à l'origine de lésions cutanées	Pathomimie Pathomimicrie Excoriations psychogènes Trichotillomanie Etc.	Antidépresseurs (ISRS)
Phobies	Vénéréophobie, éreuthophobie, etc.	ISRS

RÉFÉRENCES

1. Agence du médicament. *Fiches de transparence : anxiolytiques, antidépresseurs, neuroleptiques.* Comité français d'éducation pour la santé, éd., 1999, 189, 199, 217 (agmed.sante.gouv.fr).
2. Elmer K.B. et coll., *J Am Acad Dermatol.* 2000, 45, 683.
3. Prosperi A. et coll., *Ann Dermatol Vénéréol.* 2002, 129, 446.
4. Consoli S.G. et coll., *Encycl Med Chir.* 2010, 98-874-A-10.
5. Mitkov M.V. et coll., *Psychosomatics.* 2014, 55, 1.
6. Gupta M.A. et coll., *J Eur Acad Derm Venereol.* 2001, 15, 512.
7. Freudenmann R.W. et coll., *Clin Microbiol Rev.* 2009, 22, 690.
8. Meehan W.J. et coll., *Arch Dermatol.* 2006, 142, 352.

22
Principes thérapeutiques

Coordinateurs : D. Lipsker et L. Thomas

22-1	**Médicaments topiques**	1103
	C. Lenormand, D. Lipsker	
22-2	**Effets systémiques des médicaments topiques**	1116
	C. Lenormand, D. Lipsker, J.-H. Saurat	
22-3	**Biologie de la cicatrisation et traitement des plaies cutanées**	1119
	D. Salomon	
22-4	**Traitements physiques**	1124
	A. d'Hombres, L. Thomas, J.-C. Beani, C. Bédane, D. Salomon, B. Cribier, R. Triller	
22-5	**Lasers en dermatologie**	1138
	D. Perruchoud, M. Adatto	
22-6	**Médicaments systémiques des dermatoses**	1143
	P. Berbis, J.-H. Saurat, G. Quéreux, R. Herbrecht, M. Mokni, C. Francès, O. Chosidow, E. Caumes, H. Bachelez, C. Bezombes, V. Sibaud, S. Dalle, L. Thomas, C. Bolac, C. Derancourt, N. Meyer, C. Paul, P. Cougoul, O. Sorg, M.-P. Konstantinou, S. Debarbieux, P.-A. Piletta, N. Poulalhon, D. Lipsker, B. Cribier, E. Laffitte	
22-7	**Principes de dermatologie chirurgicale**	1203
	A.M. Skaria, D. Salomon, J.-M. Amici, L. Thomas	

22-1 Médicaments topiques

C. Lenormand, D. Lipsker

Principes généraux

La peau est un organe très remarquable par l'accès direct qu'elle offre à l'observation, à la palpation mais aussi au traitement de ses diverses formes d'expression pathologique. L'administration locale (ou topique) des médicaments, directement sur les lésions cutanées, constitue un avantage indéniable dans bien des cas. Elle permet en effet de privilégier la concentration lésionnelle en minimisant les risques d'effets indésirables non seulement pour les autres organes mais aussi pour le reste de la peau non atteinte.

Voie topique impossible. Cette voie ne peut pas toujours être utilisée ; certaines molécules pharmacologiquement actives par voie systémique se révéleront sans effet lors de leur administration topique. Ceci peut avoir différentes causes :
– une absence de pénétration liée aux caractères physicochimiques de la molécule ;
– une métabolisation rapide *in situ* en dérivés inactifs, ou au contraire l'absence d'une étape de métabolisation existant sur la voie systémique et nécessaire à l'expression de l'activité ;
– une activité systémique qui passe par la libération ou l'activation d'effecteurs internes absents de la peau, etc.

Effet pharmacologique d'un médicament topique sur la peau. Il résulte d'un ensemble de phénomènes qui vont se succéder voire s'intriquer :
– la libération du principe actif à partir de son excipient et sa pénétration jusqu'à son site d'action ;
– son activité intrinsèque *in situ* ;
– sa métabolisation éventuelle ;
– la clairance par voie sanguine (et également par l'intermédiaire du phénomène d'exfoliation en surface) du principe actif ou de ses métabolites.

Barrière cutanée. À l'exception du cas particulier des infections externes (gale, mycoses superficielles), où la cible est située dans les couches supérieures de l'épiderme, le médicament doit généralement traverser la barrière cutanée. Le lieu anatomique principal de cette barrière physiologique est constitué par la couche cornée ou *stratum corneum*. La destruction pathologique ou artificielle (par appositions et arrachages répétés d'adhésif ou *stripping*) de celle-ci augmente de façon considérable la résorption locale.

Principes de pénétration transcutanée. Physiquement, le passage d'une substance à travers la peau a pu être assimilé approximativement à un processus de diffusion passive régi par la loi de Fick, bien qu'un passage privilégié à travers les follicules pilosébacés et les glandes eccrines puisse exister [1]. Ce phénomène va être modulé par différents facteurs.

Certains sont propres à la formulation comme les caractères physicochimiques de la molécule, la nature de l'excipient et le coefficient de partage entre celui-ci et le *stratum corneum*, la présence d'un adjuvant de pénétration (DMSO, propylène-glycol, urée) [2].

D'autres dépendent des caractéristiques du **stratum corneum** et tout d'abord de son intégrité. Si le *stratum corneum* est normal, la zone d'application [3] et l'hydratation seront les principaux facteurs de variations. Dans certains cas (corticoïdes, fusidate de sodium), il pourra alors exister un effet réservoir (persistance du médicament dans le *stratum corneum* pendant plusieurs jours). Si le *stratum corneum* est modifié, la pénétration sera majorée – ceci en dépit d'une augmentation possible de l'épaisseur épidermique –, le facteur « zone » existera toujours mais sera moins important que la nature de la dermatose elle-même.

Dans les deux cas, une occlusion artificielle ou naturelle (plis) sera susceptible de multiplier par 10 la pénétration. Des études de dermatochronobiologie suggèrent que la perméabilité cutanée varie au cours du nycthémère. Elle est plus élevée l'après-midi et la nuit que le matin [4].

Choix de l'excipient. Pour franchir la barrière cutanée, une molécule a besoin d'être provisoirement accueillie par un support liquide ou semi-solide, exceptionnellement solide, qui va la véhiculer. Ce support ou excipient a une importance considérable en thérapeutique dermatologique topique. Constitué de substances extraordinairement variées, il est conçu, le plus souvent, pour optimiser la pénétration de la molécule active mais possède toujours par lui-même une *activité propre* [2]. Il n'est pas réellement dans ce domaine d'équivalent placebo. Parmi l'extraordinaire diversité des formulations développées par les galénistes, la classification la plus simple, pour le clinicien, reste la classification macroscopique (tableau 22.1). Pour un même principe actif, le choix d'une forme galénique va reposer à la fois sur la nature de la dermatose, l'état du tégument et sur la localisation de la zone à traiter.

Tableau 22.1 Classification macroscopique et utilisation des excipients dermatologiques

Aspect	Topographie des lésions	Nature des lésions
Liquides		
Lotions Laits Mousses	Régions pileuses Semi-muqueuses	Lésions suintantes, sans croûtes ni kératose importante Lésions irritées
Semi-solides		
Crèmes Pommades Gels Pâtes	Ubiquistes Pas dans les plis Visage Lésions suintantes, muqueuses	Intérêt cosmétique Lésions sèches, kératosiques
Solides		
Poudres Talcs Emplâtres	Plis	

Ainsi, les lotions, gels et mousses (liquides) sont particulièrement bien adaptés au traitement des régions pileuses. Toutefois, ces préparations sont souvent hydroalcooliques et peuvent être mal tolérées en cas d'excoriations.

Les pommades (corps gras en grande proportion), volontiers utilisées pour des dermatoses sèches, squameuses ou kératosiques, risquent d'entraîner des macérations dans le cas de lésions suintantes des plis.

22-1 Principes thérapeutiques
Médicaments topiques

Les crèmes sont moins grasses que les pommades ; ce sont des émulsions huile dans eau (H/E), c'est-à-dire lavables à l'eau, ou plus rarement eau dans huile (E/H), c'est-à-dire non lavables à l'eau [2]. Ce sont les formulations les plus faciles à manier en raison de leurs larges indications et de leur bonne acceptabilité cosmétique.

Les différents composants de ces excipients (tensioactifs, conservateurs, antioxydants, etc.) sont cependant susceptibles d'être allergisants.

Les emplâtres correspondent à une formulation sur support solide adhésif pouvant trouver un intérêt dans le traitement de lésions de taille limitée.

Fréquence des applications et quantité de produit à appliquer. La fréquence optimale d'application d'un topique n'a été que rarement évaluée. La plupart des préparations sont appliquées 1 à 2 fois/j. Pour les dermocorticoïdes, en raison de l'effet réservoir, 1 application tous les 2 jours, voire moins pourrait être suffisante [5]. Il faut au minimum 10 à 12 g de crème ou de pommade pour couvrir toute la surface corporelle. L'expérience montre que 15 à 30 g par application sont nécessaires pour couvrir aisément toute la surface cutanée. Cela signifie que si un adulte atopique applique correctement le traitement émollient, il a besoin de 250 à 500 g de crème par semaine. Une couche épaisse de crème ou de pommade a en général une épaisseur de 0,05 à 0,1 mm et une couche mince de 0,005 à 0,01 mm.

Effets systémiques. Lorsqu'un principe actif aura atteint le derme, il (ou ses métabolites) sera en partie éliminé par voie systémique. Si ce phénomène peut dans certains cas constituer un moyen d'introduction contrôlé de ce principe actif dans la circulation générale, comme avec les systèmes thérapeutiques transdermiques adhésifs (trinitrine, œstrogènes), la plupart du temps cela est loin d'être le but souhaité et peut être source d'intoxication surtout chez l'enfant (*cf.* chapitre 22-2).

Préparations magistrales. Il existe actuellement des préparations commerciales pour toutes les situations où le dermatologiste souhaite prescrire un médicament topique. Ces préparations sont fabriquées de manière industrielle, conditionnées de manière stérile, contiennent des constituants standardisés, en quantité exacte, dont on connaît de manière précise la durée de péremption. Voilà autant d'avantages par rapport aux préparations magistrales dont la prescription, sauf exception, n'est plus justifiée aujourd'hui.

Classification des traitements topiques. L'attitude logique concernant l'élaboration d'une classification thérapeutique consiste à regrouper les médicaments soit en termes d'activité pharmacologique soit en termes d'*indication*. Dans l'un et l'autre cas, on se trouve confronté à certaines difficultés : un même médicament – surtout si son activité est symptomatique – peut s'adresser à des maladies diverses mais la plupart des médicaments ont des activités pharmacologiques multiples.

Dans un but pratique, la majorité des médicaments seront décrits ci-dessous au chapitre concernant leur activité pharmacologique principale. En revanche, lorsque ces traitements s'adressent de façon quasi élective à une indication précise, ils seront rattachés à celle-ci sans tenir compte de leurs mécanismes d'action (antiacnéiques, antisudoraux, dépigmentants, antichute de cheveux).

RÉFÉRENCES
1. Schaefer H. et coll., *Skin Pharmacol Appl Skin Physiol*. 2001, 14, 23.
2. Daniels R. et coll., *JDDG*. 2007, 5, 367.
3. Feldmann R.J. et coll., *J Invest Dermatol*. 1967, 48, 181.
4. Yosipovitch G. et coll., *J Invest Dermatol*. 1998, 110, 20.
5. Smith C.H., *Clin Exp Dermatol*. 2000, 25, 567.

Corticoïdes locaux

Propriétés pharmacologiques

Dénommés aussi dermocorticoïdes, ou corticoïdes topiques, les corticoïdes locaux exercent une activité anti-inflammatoire non spécifique qui se manifeste quelle que soit l'origine du processus inflammatoire (physique, chimique ou biologique). Cette action se traduit par :
- une vasoconstriction superficielle du derme avec diminution de la perméabilité capillaire ;
- une diminution de la margination et de la diapédèse des leucocytes ;
- une diminution de la phagocytose et de la libération des enzymes lysosomiales.

Ces actions résultent de l'effet des corticoïdes sur leurs cellules cibles [1]. La présence de récepteurs spécifiques pour les glucocorticoïdes a été trouvée à la fois dans les kératinocytes, les fibroblastes, les cellules endothéliales et les lymphocytes.

Activité anti-inflammatoire. Le complexe corticoïde-récepteur aux corticoïdes migre dans le noyau et, une fois en situation intranucléaire, va pouvoir exercer soit une activation, soit une inhibition du gène cible. Cette action s'exerce sur des sites accepteurs du promoteur des gènes dénommés *Glucocorticoids-Responsive Elements (ou GRE)*. En réalité, le complexe corticoïde-récepteur aux corticoïdes peut aussi induire une transrépression directe sur de nombreux site de liaison de l'ADN correspondant à des GRE «négatifs» (nGRE), car réprimant la transcription, *via* l'induction de complexes répresseurs (GR-SMRT/NCoR) [2]. *Les séquences nGRE sont exprimées dans plus de 1 000 gènes humains, expliquant comment un seul ligand, le corticoïde, peut activer ou inhiber autant de gènes.* Les corticoïdes, entre autres, induisent la synthèse d'une protéine, IkBα, qui inhibe la translocation nucléaire de l'un des principaux facteurs de transcription de nombreuses cytokines, NF-kB. Les glucocorticoïdes inhibent ainsi fortement la transcription des ARNm de l'IL-1, du TNF-α, de l'interféron γ, du GM-CSF, des IL-3, 4, 5, 6 et 8. Ils inhibent également l'expression des molécules d'adhésion, notamment de l'ICAM-1 dont la présence est indispensable pour les migrations cellulaires au cours des phénomènes inflammatoires. Ils induisent la synthèse de lipocortine par les leucocytes. Cette molécule est capable d'inhiber la phospholipase A2 et donc la libération d'acide arachidonique à partir des phospholipides membranaires.

Activité antiproliférative et antisynthétique. Les corticoïdes ont aussi une activité antiproliférative et antisynthétique. Cette action passe par l'inhibition de la synthèse de l'ADN. Au niveau épidermique, elle porte principalement sur les kératinocytes et explique en partie l'effet observé sur le psoriasis. Au niveau dermique, elle s'exprime avant tout sur les fibroblastes avec diminution de la synthèse du collagène et des protéoglycanes. Par ailleurs, sans que les mécanismes aient pu en être précisés, lors de traitements prolongés, on observe une diminution du nombre des cellules de Langerhans et des mastocytes dermiques.

Principes actifs et formulations disponibles

À partir de la molécule naturelle d'hydrocortisone, ont été synthétisés des dérivés de plus en plus puissants formulés dans des excipients de plus en plus optimisés. L'activité intrinsèque de ces molécules est en partie corrélée à leur degré d'affinité pour les récepteurs spécifiques situés dans les cellules cibles. Actuellement, le clinicien a à sa disposition un vaste éventail de principes actifs et de formulations devant lequel il doit faire un choix. Afin de le guider dans sa prescription, des classifications en différents niveaux d'activité ont été proposées, et la classification internationale a récemment été adoptée en France (tableau 22.2). Ces classifications

Principes thérapeutiques

22-1
Médicaments topiques

Tableau 22.2 Classification et galénique des dermocorticoïdes disponibles en France

Activité	Concentration (%)
Faible (classe 1)	
Hydrocortisone acétate (crème)	0,5 et 1
Modérée (classe 2)	
Désonide (crème)	0,05
Fluocortolone (pommade)	0,025
Bétaméthasone valérate (crème)	0,05
Triamcinolone acétonide (lotion, avec acide salicylique 0,1 %)	0,02
Flumétasone pivalate (pommade, avec acide salicylique 3 %)	0,02
Forte (classe 3)	
Hydrocortisone butyrate (crème, crème épaisse, pommade, lotion, émulsion fluide)	0,1
Hydrocortisone acéponate (crème lipophile, crème hydrophile)	0,127
Bétaméthasone valérate (crème, pommade, lotion, emplâtre)	0,1
Bétaméthasone dipropionate (crème, pommade, lotion)	0,05
Diflucortolone valérate (crème, pommade, pommade anhydre)	0,1
Difluprednate (crème)	0,05
Désonide (crème)	0,1
Fluticasone propionate (crème, pommade)	0,005 et 0,05
Fluocinolone acétonide (solution pour instillation auriculaire, avec néomycine et polymyxine B)	0,025
Très forte (classe 4)	
Clobétasol propionate (crème, gel, mousse)	0,05
Bétaméthasone dipropionate (avec du propylène glycol) (crème, pommade)	0,05

reposent sur les performances obtenues, par une molécule donnée, dans le test de vasoconstriction en peau saine ou test de McKenzie [3], test pharmacologique à haut pouvoir prédictif, ainsi que sur les résultats des études cliniques contrôlées. Ce type de guide ne doit pas être interprété de façon trop formelle en raison des très nombreux paramètres susceptibles d'influencer les activités respectives de chaque formulation.

Aucune galénique satisfaisante n'est disponible pour traiter les lésions inflammatoires des muqueuses. Il existe en effet des mousses rectales cortisoniques (p. ex. Colofoam®) qui, bien que n'ayant pas l'AMM pour cette utilisation, peuvent être appliquées sur les muqueuses génitales et il existe des tablettes à usage buccal (Buccobet®). La meilleure solution pour un usage buccal localisé réside dans une *préparation magistrale* associant une pâte adhésive (Orabase®) au dipropionate de bétaméthasone en pommade, appliqué sur les lésions 2 fois/j après les repas.

Indications et contre-indications

Les corticoïdes locaux sont un traitement symptomatique des inflammations cutanées dites primitives. Les meilleures indications sont les eczémas (atopique et de contact), le lichen scléreux et les lichénifications. En France, le traitement de 1re intention des pemphigoïdes repose actuellement sur une corticothérapie locale de classe 4 [4]. Le psoriasis, autrefois indication majeure des corticoïdes locaux, a bénéficié des progrès plus récents en matière de possibilités thérapeutiques plus avantageuses pour le malade. La corticothérapie locale reste indiquée pour le traitement du psoriasis du cuir chevelu, des atteintes paucilésionnelles et des kératodermies palmoplantaires (sous occlusion), lorsqu'il existe une contre-indication aux rétinoïdes systémiques.

Les dermocorticoïdes ont de nombreuses autres indications où ils représentent souvent le traitement symptomatique de choix : l'urticaire pigmentaire, le prurigo consécutif aux piqûres d'insectes, le lichen, la mucinose prétibiale, le lupus érythémateux chronique, etc.

Les seules contre-indications formelles sont les dermatoses infectieuses et en particulier les dermatoses virales (*Herpesviridae*) évolutives en raison du risque d'extension et de nécrose. Dans l'acné et la rosacée, il existe un risque d'aggravation de la dermatose et de corticodépendance.

Effets indésirables

Les effets indésirables locaux des corticoïdes topiques sont nombreux [5] et la liste rapportée ici (tableau 22.3) n'est pas exhaustive. Des *allergies de contact* aux stéroïdes eux-mêmes, et non seulement à leur excipient, ont été décrites de manière non exceptionnelle ces dernières années [6]. Il faut y penser devant un échec de la corticothérapie locale dans une dermatose habituellement corticosensible. Les dermocorticoïdes peuvent être classés en quatre groupes, A, B, C et D, au sein desquels existent des allergies croisées. Le pivalate de tixocortol est un bon marqueur pour tester les allergies aux dermocorticoïdes du groupe A, le budésonide détecte les allergies aux dermocorticoïdes des groupes B et D. Des réactions anaphylactiques ont été rapportées après administration de la même molécule par voie systémique.

Tableau 22.3 Principaux effets indésirables des corticoïdes topiques en dermatologie

Effets locaux	Atrophie cutanée, télangiectasies, ralentissement de la cicatrisation, vergetures, purpura et ecchymoses, dermatoporose Hypertrichose, acné, dermatite périorale, rosacée, hypopigmentation (peau pigmentée) Granulome glutéal infantile (fluorés) Glaucome, cataracte (utilisation sur les paupières) Rôle pro-infectieux bactérien, viral, mycosique et parasitaire Allergie au corticoïde lui-même Dépendance, tachyphylaxie, rebonds
Effets systémiques	Syndrome cushingoïde par hypercorticisme iatrogène, hyperglycémie, diabète Freinage de l'axe hypothalamo-hypophyso-surrénalien Retard de croissance et hypertension intracrânienne bénigne chez l'enfant

Les effets indésirables généraux (*cf.* chapitre 19-1) liés à leur passage dans la circulation générale sont surtout le fait de l'enfant en raison de son rapport surface/poids plus élevé mais peuvent également s'observer chez l'adulte, surtout au cours du traitement des pemphigoïdes.

Modalités de prescription

Elles reposent sur les concepts suivants.

Tachyphylaxie. Ce phénomène a été démontré en peau saine ; il consiste en une diminution de l'intensité de l'effet pharmacologique observé (ici l'effet vasoconstricteur) malgré la poursuite du traitement toujours à la même posologie.

Effet réservoir. C'est l'accumulation des dermocorticoïdes dans le *stratum corneum* sain pour être relargué ensuite progressivement vers les couches plus profondes ; il explique qu'une seule application/j soit largement suffisante dans la plupart des dermatoses. L'augmentation du nombre d'applications peut se justifier lorsque l'effet réservoir n'existe plus (couche cornée lésée).

Effet rebond. Il peut s'observer comme lors d'une corticothérapie générale, à l'arrêt trop brutal du traitement.

Implications. Cela doit amener à :
– bien expliquer les modalités de la corticothérapie locale au malade ;
– choisir la molécule et sa formulation en fonction de la dermatose mais aussi de la surface lésionnelle, de la région à traiter et de l'âge du patient ;
– bien contrôler son traitement afin d'éviter la surconsommation et l'arrêt brutal intempestif ;
– réaliser un sevrage progressif soit en espaçant le rythme des applications, soit en utilisant des formulations d'intensité progressivement décroissante si le traitement a été appliqué sur une grande surface et de façon prolongée. Dans les autres cas, l'arrêt peut le plus souvent être brutal.

Autres anti-inflammatoires

Les anti-inflammatoires non stéroïdiens et les antihistaminiques locaux sont largement prescrits en rhumatologie et en médecine générale. En raison de leurs nombreux effets indésirables par rapport à leur efficacité modeste en comparaison aux dermocorticoïdes, ces produits n'ont actuellement *pas d'indication en dermatologie* (exception faite du diclofénac sodique à 3 % dans le traitement des kératoses actiniques). Le dermatologiste sera surtout confronté aux effets indésirables de ces produits : eczéma de contact (buféxamac, dérivés pyrazolés), photoallergie (kétoprofène) avec parfois réaction persistante à la lumière (kétoprofène, prométhazine), érythème polymorphe de contact (buféxamac), etc.

Le gluconate de lithium formulé en gel à 0,8 % (Lithioderm®) est indiqué dans le traitement topique de la dermatite séborrhéique de l'adulte immunocompétent, à raison de 2 applications/j pendant 2 mois [7]. Le lithium posséderait une activité anti-inflammatoire et antifongique en diminuant la production des leucotriènes et des prostaglandines par blocage des acides gras libres. Ce produit est déconseillé pendant le 1er trimestre de la grossesse et ne doit pas être associé à un traitement systémique par lithium.

RÉFÉRENCES
1. Wechsler B. et coll., eds., *Corticoïdes et corticothérapie*. John Libbey Eurotext, Paris, 1997.
2. Surjit M. et coll., *Cell*. 2011, *145*, 224.
3. McKenzie A.W. et coll., *Arch Dermatol*. 1962, *86*, 608.
4. Joly P. et coll., *N Engl J Med*. 2002, *346*, 321.
5. Hengge U. et coll., *J Am Acad Dermatol*. 2006, *54*, 1.
6. Lepoittevin J.P. et coll., *Arch Dermatol*. 1995, *131*, 31.
7. Dreno B. et coll., *Ann Dermatol Vénéréol*. 2007, *134*, 347.

Immunosuppresseurs

Deux immunosuppresseurs topiques, le tacrolimus (Protopic®) et le pimécrolimus (Elidel®), sont aujourd'hui disponibles dans plusieurs pays. Le pimécrolimus n'est cependant pas disponible en France. L'utilisation des immunosuppresseurs par voie topique offre de nombreux avantages par rapport aux formes systémiques, en limitant notamment l'immunosuppression et la toxicité générale. Ces produits ont un intérêt démontré dans la dermatite atopique, mais ils pourraient avoir un intérêt dans la plupart des dermatoses inflammatoires. Par rapport aux dermocorticoïdes, l'utilisation prolongée de ces molécules n'entraîne pas d'atrophie cutanée et elles semblent avoir un meilleur profil de tolérance. Cependant, elles pénètrent moins bien à travers un épiderme non lésé, ce qui en limitera l'efficacité. Ces produits se sont vus affliger une *black box* aux États-Unis, correspondant à une mise en garde affichée d'un risque potentiel sur l'emballage du médicament, en raison de l'apparition de cancers, parfois au site d'application du produit (lymphomes, carcinomes épidermoïdes, sarcomes, mélanomes, etc.) [1] mais leur imputabilité reste controversée [2] et une méta-analyse récente reste rassurante à ce sujet [3].

Mécanisme d'action

Ces deux molécules agissent en inhibant la synthèse de cytokines pro-inflammatoires par les lymphocytes T, en empêchant la déphosphorylation du facteur de transcription NF-ATp. En effet, l'activation des lymphocytes T est la conséquence de la déphosphorylation calcium-dépendante de NF-ATp par la calcineurine. Le facteur de transcription NF-ATp déphosphorylé migre alors dans le noyau où il induit la transcription de nombreuses cytokines comme les IL-2, 3, 4, 5, le GM-CSF, l'INF-γ et le TNF-α. Or, le *tacrolimus* et le *pimécrolimus* inhibent ce processus en se liant à la macrophiline 12, car le complexe ainsi formé bloque la calcineurine. Par ailleurs, le *tacrolimus* pourrait également directement agir sur les cellules dendritiques [4]. Il a été montré que le *pimécrolimus* inhibait la production de cytokines type Th1 (IL-2, INF-γ) et de type Th2 (IL-4, IL-10) ainsi que la libération d'autres médiateurs pro-inflammatoires comme l'histamine, l'hexosaminidase et la tryptase par les mastocytes.

Effets indésirables

Le *tacrolimus* topique entraîne une sensation de brûlure ou de prurit sur la zone traitée chez plus de 40 à 50 % des malades [5, 6]. Ces effets indésirables s'amendent cependant avec le temps et, après 3 semaines de traitement, ils sont présents chez moins de 10 % des sujets traités. Des folliculites et un érythème maculopapuleux sur les zones traitées surviennent également chez 3 à 8 % des malades, probablement du fait de la nature occlusive de l'excipient. Toutefois, moins de 5 % des malades arrêtent le traitement en raison de ces effets indésirables. L'utilisation de *tacrolimus* sur le visage peut entraîner l'apparition d'une rosacée [7]. Il existe une augmentation modérée du nombre d'infections à herpès virus chez les sujets traités par ces produits. Une sensation de brûlure ou de chaleur aux zones traitées est également l'effet indésirable le plus courant avec le *pimécrolimus*, survenant cependant moins fréquemment, chez seulement 8 à 26 % des malades traités [8]. Une étude a montré que, comparés aux enfants de 2 à 17 ans traités par placebo, les enfants traités par *pimécrolimus* avaient plus souvent des épisodes de toux [8]. Le *tacrolimus* topique n'entraîne pas d'immunosuppression cellulaire majeure puisque le score au multitest Mérieux, qui évalue la possibilité d'indure une hypersensibilité retardée, n'est pas diminué par ce traitement, même après utilisation pendant 1 an. Cela est aussi la conséquence des concentrations sériques très faibles (généralement < 1 ng/mL) en *tacrolimus* et en *pimécrolimus* dans les conditions habituelles d'utilisation. On peut souligner qu'à la différence des dermocorticoïdes, ces traitements n'entraînent pas d'atrophie cutanée [9].

Indications et contre-indications

La dermatite atopique est pour le moment la seule dermatose qui a fait l'objet de grandes études randomisées et pour laquelle ces produits ont l'AMM. Le *tacrolimus* et le *pimécrolimus* sont significativement plus efficaces que le placebo et le *tacrolimus* a une efficacité comparable aux dermocorticoïdes de classe 3 dans cette affection. L'utilisation du *tacrolimus* dans la dermatite atopique a été validée par des études cliniques chez l'adulte et chez l'enfant de plus de

2 ans [10] et sa prescription est autorisée chez le sujet de plus de 2 ans. Le *pimécrolimus* a démontré son efficacité dans la dermatite atopique de l'adulte, de l'enfant et du nourrisson à partir de 3 mois [8, 11], mais ce produit, non disponible en France, est autorisé dans la plupart des pays chez les sujets de plus de 2 ans.

Les indications officielles du *tacrolimus* en France ont été réévaluées en 2014. Le produit n'est remboursable (à 15 %) que pour le traitement des poussées de la dermatite atopique sévère de l'adulte et de l'adolescent (16 ans et plus), en cas de réponse inadéquate ou d'intolérance aux traitements conventionnels, tels que les dermocorticoïdes. Le produit n'est ainsi plus pris en charge pour le traitement de la dermatite atopique de l'enfant, ni pour le traitement d'entretien de la dermatite atopique. Ces produits sont également efficaces dans de multiples autres dermatoses comme le lichen, le lichen scléreux, le vitiligo, la rosacée et la dermite périorale, la dermatite séborrhéique ou le *pyoderma gangrenosum* [12, 13]. Ils ne doivent pas être utilisés en cas de virose cutanée évolutive (notamment herpès, zona et varicelle) ni en cas d'hypersensibilité à l'un des constituants. Il n'existe pas suffisamment de données concernant l'utilisation de ces produits pendant la grossesse et l'allaitement. Leur utilisation est donc déconseillée pendant la grossesse, où le ratio bénéfice/risque devra être soigneusement évalué. L'absorption systémique très faible laisse supposer que la potentielle excrétion dans le lait maternel est négligeable. Toutefois, il n'existe pas de données sur la sécurité de ce produit pendant l'allaitement. D'après le CRAT (Centre de référence sur les agents tératogènes), leur utilisation paraît cependant possible aussi bien pendant la grossesse que pendant l'allaitement si l'état de la mère l'exige. L'application sur les seins doit certainement être évitée chez la femme qui allaite.

Mode d'utilisation

Le *tacrolimus* topique est disponible à deux concentrations :
– d'une part, en pommade à une concentration de 0,1 %, réservée à l'adulte, utilisée en 2 applications/j sur les lésions ;
– d'autre part, en pommade à 0,03 %, possible pour l'adulte et l'enfant de plus de 2 ans.

Chez l'enfant, le rythme d'application est de 2 fois/j pendant 3 semaines au maximum puis 1 fois/j jusqu'à guérison des lésions. Le *pimécrolimus* est utilisé en crème à une concentration de 1 % en 2 applications/j. Les produits sont appliqués en couche mince. Le *tacrolimus* et le *pimécrolimus* sont utilisés dès l'apparition des premiers signes, en général le prurit et/ou l'érythème. Ils peuvent être appliqués partout (sauf en théorie sur les muqueuses, bien que leur utilisation sur ces zones ait été rapportée comme sûre et efficace dans des cas de lichen érosif buccal réfractaire [14]), y compris le visage, les paupières et les plis, en évitant l'occlusion. Dans les études, les applications de *tacrolimus* étaient maintenues jusqu'à 1 semaine après arrêt du prurit. Le *pimécrolimus* est appliqué jusqu'à disparition des signes. L'amélioration clinique est rapide sous *tacrolimus*, souvent spectaculaire pendant la 1re semaine. Elle est maximale après 3 mois d'utilisation et l'effet du produit se maintient même après ce délai. Une amélioration clinique importante survient également dans le mois chez plus de 60 % des atopiques traités par le *pimécrolimus* [15]. Ces produits s'utilisent volontiers en monothérapie, permettant ainsi une épargne en dermocorticoïdes. Il n'existe pas de restriction en termes de surface cutanée qui peut être traitée en raison de la faible absorption systémique. Il est actuellement recommandé d'utiliser ces traitements en cures courtes ou en traitement au long cours, mais intermittent.

RÉFÉRENCES
1. Callen J. et coll., *Br J Dermatol.* 2007, *156*, 203.
2. Margolis D. et coll., *Dermatolgy.* 2007, *214*, 289.
3. Cury Martins J. et coll., *Cochrane Database Syst Rev.* 2015, *7*, CD009864.
4. Wollenberg A. et coll., *J Allergy Clin Immunol.* 2001, *107*, 519.
5. Reitamo S. et coll., *Arch Dermatol.* 2000, *136*, 999.
6. Reitamo S. et coll., *J Allergy Clin Immunol.* 2002, *109*, 547.
7. Antille C. et coll., *Arch Dermatol.* 2004, *140*, 457.
8. Wellington K. et coll., *Drugs.* 2002, *62*, 817.
9. Queille-Roussel C. et coll., *Br J Dermatol.* 2001, *144*, 507.
10. Kang S. et coll., *J Am Acad Dermatol.* 2001, *44*, S58.
11. Wahn U. et coll., *Pediatrics.* 2002, *110*, e2.
12. Passeron T. et coll., *Arch Dermatol.* 2007, *143*, 472.
13. Wollina U., *Am J Clin Dermatol.* 2007, *8*, 157.
14. Arduino P.G. et coll., *J Eur Acad Dermatol Venereol.* 2014, *28*, 475.
15. Eichenfield L.F. et coll., *J Am Acad Dermatol.* 2002, *46*, 495.

Facteurs de croissance et cytokines

Le PDGF, la bécaplermine en gel à 0,01 % (Regranex®), avait une AMM dans le traitement topique des ulcérations des diabétiques [1]. Le produit était appliqué en couche mince 1 fois/j sur des ulcères neuropathiques de moins de 5 cm² de surface, sous une compresse imprégnée de sérum physiologique, jusqu'à 20 semaines au maximum. Il s'agissait du seul facteur de croissance commercialement disponible en France sous forme de traitement topique, mais il n'est plus commercialisé depuis 2011 en raison d'un volume de prescription insuffisant.

D'autres molécules sont toujours en cours d'évaluation : l'utilisation topique du facteur de croissance épidermique humain (h-EGF) n'accélère pas la guérison des ulcères veineux. L'utilisation topique du facteur de croissance basique des fibroblastes (bFGF) a donné des résultats encourageants dans le traitement des escarres. L'utilisation topique ou en injection périlésionnelle de GM-CSF semble accélérer la guérison des ulcères de jambe, des escarres et des brûlures du 2e degré profondes [2].

Dans le même ordre d'idées, l'utilisation de plasma autologue enrichi en plaquettes a été essayée au cours des dernières années dans de multiples pathologies avec défaut de réparation tissulaire, dont l'ulcère chronique veineux ou l'ulcère diabétique, sans avoir pour l'instant démontré d'efficacité dans ces indications dermatologiques [3]. Dans l'expérience personnelle des auteurs, ce type de démarche pourrait cependant représenter une alternative simple et moins invasive aux autogreffes de peau mince dans la prise en charge de l'angiodermite nécrotique, avec un effet parfois remarquable sur la douleur des patients, obtenu comme avec la greffe en moins de 48 heures. Après centrifugation des tubes de sang veineux du patient, un concentré de fibrine riche en plaquettes est récupéré puis étalé sur la plaie après détersion sous anesthésie locale, et laissé en place sous un pansement de type tulle gras 48 à 72 heures.

RÉFÉRENCES
1. Steed D.L., *Plast Reconst Surg.* 2006, *117*, 143.
2. Barrientos S. et coll., *Wound Repair Regen.* 2014, *22*, 569.
3. Martinez-Zapata M.J. et coll., *Cochrane Database Syst Rev.* 2012, *10*, CD006899.

Vasodilatateurs et vasoconstricteurs

Dérivés nitrés. *L'application topique de dérivés nitrés* est un traitement local efficace des fissures anales et des douleurs après chirurgie des hémorroïdes. C'est également un traitement d'appoint utile au cours du phénomène de Raynaud.

Anticalciques en topiques. Bien qu'ils ne soient pas commercialement disponibles en France, les anticalciques en topiques (diltiazem 2 % et nifédipine 0,3 %) sont efficaces dans le traitement des fissures anales et des thromboses hémorroïdaires externes. Le minoxidil (solution à 2 et 5 %, mousse à 5 %) est un vasodilatateur utilisé dans le traitement de l'alopécie androgénogénétique masculine et féminine. Son utilisation peut se compliquer d'hirsutisme chez la femme.

22-1 Principes thérapeutiques

Médicaments topiques

Tartrate de brimonidine. C'est un agoniste des récepteurs alpha-2 adrénergiques qui permet une vasoconstriction cutanée directe et rapide, utile dans le traitement de *l'érythème facial de la rosacée* (gel à 3 mg/g). Son utilisation peut s'accompagner de céphalées ou de flush, et il ne doit pas être employé en association aux inhibiteurs de la monoamine-oxydase ainsi qu'aux antidépresseurs tricycliques ou tétracycliques affectant la transmission noradrénergique.

Propranolol. C'est un bêtabloquant non sélectif aux effets vasoconstricteurs, anti-angiogénique et inducteur d'apoptose sur les cellules endothéliales utilisé avec succès par voie générale dans la prise en charge des hémangiomes infantiles prolifératifs (*cf.* chapitre 14-2) nécessitant un traitement systémique, au prix d'effets indésirables parfois lourds (hypoglycémie, bronchospasme). Son développement sous *forme topique* est en cours, et pourrait conduire à un traitement plus large des hémangiomes non compliqués si sa sécurité est établie.

« Kératolytiques » (ou exfoliants)

Propriétés pharmacologiques

Les « kératolytiques » sont définis comme des agents qui ont pour effet de réduire l'épaisseur de la couche cornée anormalement épaissie par un processus pathologique, ceci sans réellement préjuger de leurs mécanismes d'action. L'épaississement de la couche cornée résulte de deux processus souvent associés : augmentation de production de cornéocytes (prolifération) et déficit de la desquamation normale (rétention). Les agents « kératolytiques » n'ont pas d'action sur la prolifération et agissent uniquement sur l'élimination des cellules de la couche cornée. En général, ils diminuent la cohésion intercornéocytaire, en partie par action sur les lipides intercellulaires. Ces agents en dehors de leur activité thérapeutique sont également utilisés comme adjuvants de pénétration en particulier avec les corticoïdes. Certains, comme l'urée ou l'acide lactique, sont des produits du métabolisme humain et sont des constituants normaux intervenant dans la physiologie de l'épiderme (*natural moisturing factors*).

Acide salicylique

Il agit en inhibant la cholestérol-sulfotransférase et modifie ainsi l'équilibre des lipides de la couche cornée (*cf.* chapitre 7). Il est également bactériostatique, fongicide et photoprotecteur. Il n'existe pas en France de formulations commerciales contenant uniquement de l'acide salicylique. Il existe dans le commerce des formulations destinées principalement au traitement des verrues et qui associent l'acide salicylique à 10-20 % à de l'acide lactique dans un collodion.

Aux concentrations faibles, la tolérance est bonne, hormis quelques cas d'irritation ou d'allergie chez des sujets sensibilisés aux salicylates. Chez le petit enfant, *le risque d'intoxication salicylée* secondaire à la résorption systémique existe. Il faut rester très prudent dans ce cas car, même si les concentrations prescrites sont faibles, on ne peut savoir quel usage en feront les parents (*cf.* chapitre 22-2).

Acides α-hydroxycarboxyliques (acides lactique, glycolique, mandélique, benzylique, etc.)

Ils agiraient préférentiellement au niveau des couches profondes du *stratum corneum* en interférant avec les fonctions des enzymes qui forment les ponts soufrés entre les cellules. En Europe, nous disposons essentiellement de l'acide lactique formulé à 5 % pour le traitement des xéroses, ichtyoses, kératoses pilaires ou plus fortement concentré (entre 10 et 20 %) associé à l'acide salicylique pour le traitement des verrues (*cf. supra*) ou des callosités. Les acides α-hydroxycarboxyliques sont également utilisés pour le traitement des acnés rétentionnelles mineures. Leur utilisation cosmétique est discutée au chapitre 18-4 avec la photosénescence.

Urée

L'urée à forte concentration est capable de dénaturer et de solubiliser les protéines, d'où son effet réellement kératolytique. Elle est également hydratante (à des concentrations plus faibles), antiprurigineuse et antibactérienne. Des préparations commerciales à visée kératolytique sont disponibles à des concentrations de 10 à 50 %. Les préparations contenant de l'urée à forte concentration (> 40 %) permettent une avulsion chimique de l'ongle. Par voie topique, l'urée n'est pas toxique ni allergisante. Sur une peau irritée ou excoriée, elle peut être responsable de sensations de brûlure ou de picotements lors de l'application.

Rétinoïdes topiques

Ils auraient leur place ici car ils sont en partie des exfoliants ; ils sont traités ci-dessous.

Rétinoïdes topiques

Les rétinoïdes par voie orale ont transformé le pronostic de certaines dermatoses inflammatoires graves comme les acnés nodulaires et le psoriasis pustuleux. Par voie topique, ils ont également démontré leur efficacité dans plusieurs dermatoses ainsi que dans la prévention du vieillissement cutané. Initialement restreintes au traitement de l'acné, les indications des rétinoïdes topiques en dermatologie ont tendance à s'élargir de plus en plus (*cf.* chapitre 22-6).

Principes actifs et formulations disponibles

Plusieurs rétinoïdes sont disponibles en France.

Rétinoïdes naturels : trétinoïne (acide tout-*trans* rétinoïque ou vitamine A acide), isotrétinoïne (acide 13-*cis* rétinoïque), alitrétinoïne (acide 9-cis-rétinoïque), rétinol, rétinaldéhyde, ces deux dernières molécules étant du domaine de la « cosméceutique » (*cf.* chapitre 18). La trétinoïne est disponible à plusieurs concentrations (de 0,025 à 0,2 %) dans différents excipients et l'isotrétinoïne en gel à 0,05 %.

Rétinoïdes synthétiques : adapalène (acide naphtoïque à activité rétinoïde) et tazarotène (*cf.* tableau 22.26). L'adapalène existe en gel et en crème à 0,1 %.

Propriétés pharmacologiques

Elles sont décrites en détail plus loin.

Indications, modalités de traitement

La *trétinoïne*, l'*isotrétinoïne* et l'*adapalène* s'adressent surtout aux *acnés* comédoniennes. Le traitement sera toujours prescrit le soir ; le rythme des applications s'adaptera à la tolérance. Six semaines de traitement minimum sont nécessaires pour obtenir une amélioration nette. La sensibilité de la peau vis-à-vis des rétinoïdes varie chez un même sujet en fonction des régions. Les solutions voire les tampons imbibés seront plutôt réservés au traitement du dos qu'à celui du visage pour lequel on préférera les formes gels ou crèmes. Ils peuvent être associés au traitement oral par cyclines ou le relayer [1]. Il existe également des formulations associant d'emblée érythromycine et trétinoïne.

Isotrétinoïne, *trétinoïne* et *rétinaldéhyde* ont montré chez l'homme une efficacité sur les principaux signes cliniques *d'héliodermie* [2]. L'efficacité des rétinoïdes dans l'héliodermie pourrait s'expliquer par le fait qu'ils s'opposent à l'induction des métalloprotéases matricielles par les UV (*cf.* chapitre 18) [3].

Le *tazarotène* est proposé dans le p*soriasis en plaques*. Il est modérément efficace en une application quotidienne à 0,05 ou 0,1 % [4] et peut être associé à une corticothérapie locale ou une photothérapie UVB. Il diminue l'atrophie induite par les dermocorticoïdes. Il est fréquemment irritant. Il a été crédité de quelques succès dans le psoriasis unguéal, l'acanthosis nigricans, les ichtyoses, etc. [5].

L'*alitrétinoïne* (gel à 0,1 %) a obtenu une AMM dans les lésions de Kaposi cutané associé au sida lorsque ces lésions ne régressent pas sous trithérapie, que la radiothérapie ou la chimiothérapie n'est pas appropriée, que les lésions ne sont pas ulcérées ou lymphœdémateuses et que le traitement de la maladie de Kaposi viscéral n'est pas nécessaire [6]. Le produit a une efficacité modeste aux dépens d'une réaction importante au site d'application. Il ne semble pas efficace pour traiter la maladie de Kaposi méditerranéenne.

Les rétinoïdes sont efficaces dans d'*autres indications*, situées en dehors de leurs indications légales (en France) : le lichen cutané et buccal (et les leucoplasies orales en général), les kératoses actiniques, les troubles de la pigmentation (mélasma), la langue noire villeuse, les verrues planes, les verrues des sujets greffés sous immunosuppresseurs, etc.

Effets indésirables

Ils sont fréquents surtout en début de traitement, à type de sécheresse cutanée, irritation, desquamation fine. Ils seraient indissociables de l'activité, bien que ceci n'ait pas été démontré. L'espacement des applications suffit en général à faire disparaître ces effets indésirables. Une poussée papulopustuleuse peut s'observer vers la fin de la 3e semaine, ce dont le malade doit être prévenu. L'adapalène 0,1 % semble mieux toléré pour le traitement de l'acné que la trétinoïne, tout en ayant une efficacité comparable (modeste) à ce dernier.

Outre l'irritation, les rétinoïdes peuvent exceptionnellement être allergisants. Ils sont potentiellement photosensibilisants. La résorption systémique des rétinoïdes est très faible (de l'ordre de 0,1 %), ce qui rend le risque de malformations fœtales très improbable en cas d'utilisation par la femme enceinte. Néanmoins, en raison du caractère tératogène des rétinoïdes, l'utilisation des rétinoïdes topiques est déconseillée pendant la grossesse ; ceci est discuté en détail avec le traitement de l'acné au chapitre 15.

RÉFÉRENCES
1. Alirezai M. et coll., *Eur J Dermatol.* 2007, *17*, 45.
2. Yaar M. et coll., *Br J Dermatol.* 2007, *157*, 874.
3. Fisher G.J. et coll., *N Engl J Med.* 1997, *337*, 1419.
4. Weinstein G.D. et coll., *J Am Acad Dermatol.* 1997, *37*, 85.
5. Kundu R.V. et coll., *J Am Acad Dermatol.* 2006, *55*, S94.
6. Bodsworth N.J. et coll., *Am J Clin Dermatol.* 2001, *2*, 77.

Vitamine D3 et ses dérivés

Biosynthèse et propriétés pharmacologiques

La vitamine D3 naturelle ou cholécalciférol est produite essentiellement par photo-isomérisation du 7-déhydrocholestérol dans l'épiderme sous l'effet des rayons UVB. Le cholécalciférol subit ensuite deux hydroxylations successives dans le foie (en -25) et dans le rein (en -1) pour aboutir à la forme biologiquement active de vitamine D3 : le 1,25-dihydrocholécalciférol ou calcitriol. Le *calcipotriol* et le *tacalcitol* sont des analogues de synthèse de la vitamine D3. La vitamine D3 agit en se liant à un récepteur nucléaire, le VDR (*Vitamine D3 Receptor*) ; les analogues de synthèse ont la même affinité pour le récepteur. Le récepteur se trouve dans de nombreux types cellulaires dont les kératinocytes, les cellules endothéliales, les granulocytes et les lymphocytes T [1]. Le complexe vitamine D3/VDR interagit avec la région promotrice de plusieurs gènes et en module la transcription. Sur une peau normale, la vitamine D3 favorise la différenciation de l'épiderme. Elle possède un effet immunomodulateur *in vitro* en augmentant la proportion de lymphocytes T CD8 suppresseurs et de lymphocytes NK. Sur la peau d'un sujet psoriasique, elle diminue l'hyperprolifération et induit une différenciation normale.

Principes actifs et formulations disponibles

Trois molécules ont été utilisées dans le traitement du psoriasis : le *calcipotriol*, le 1,24-dihydrocholécalciférol (*tacalcitol*) et le 1,25-dihydrocholécalciférol (*calcitriol*). Le calcipotriol (Daivonex®) est commercialisé en France, sous forme de crème et de lotion à 0,005 % (soit 50 µg de calcipotriol/g). Il est également disponible en pommade ou gel, associé à la bétaméthasone (50 µg de calcipotriol/g et 0,5 mg de bétaméthasone/g) (Daivobet®). Le tacalcitol est commercialisé en France sous forme d'émulsion ou pommade contenant 4 µg de tacalcitol par gramme. Le calcitriol (Silkis®) est commercialisé sous forme de pommade contenant 3 µg de calcitriol/g.

Indications et effets indésirables

Bien que quelques observations indiquent une efficacité des dérivés de la vitamine D3 dans plusieurs dermatoses, qui comportent une hyperprolifération épidermique et/ou des troubles de la kératinisation [2], seul le psoriasis en plaques et le psoriasis du cuir chevelu (pour le calcipotriol en lotion) sont des indications validées de ces produits. Le calcipotriol s'utilise à raison de 2 applications/j. L'efficacité est comparable à celle d'une corticothérapie locale de classe 3 et probablement supérieure à celle du tacalcitol [3]. Le produit est irritant et, de ce fait, il ne faut pas l'appliquer sur le visage et dans les plis. L'association à un corticostéroïde topique augmente considérablement l'effet thérapeutique. Ainsi l'association commerciale calcipotriol/bétaméthasone peut être appliquée 1 fois/j chez l'adulte sans dépasser 15 g/j et 100 g/semaine et si l'étendue du psoriasis reste inférieure à 30 % de la surface corporelle [4]. Il est possible également d'associer le calcipotriol à l'acitrétine et à la photothérapie. Le tacalcitol s'utilise en une seule application/j et il peut être appliqué sur tout le corps, sans dépasser 50 g/semaine. Le produit est moins irritant que le calcipotriol et son utilisation prolongée au cours du psoriasis semble sûre et efficace [5]. Le calcitriol s'utilise à raison de 2 applications/j (*cf.* « Traitement » au chapitre 10-13 « Psoriasis ») et peut être appliqué dans les plis.

Par ailleurs, et bien qu'il ait un effet hypercalcémiant 100 fois moindre que la vitamine D3, il ne faut pas appliquer le calcipotriol sur plus de 40 % de surface corporelle, sous occlusion (ou dans les plis) et utiliser moins de 5 mg de calcipotriol (soit un tube de 100 g) par semaine en raison du risque d'hypercalcémie. De même, il ne faut pas utiliser plus de 0,2 mg de tacalcitol (soit 50 g de pommade) par semaine. Pour le calcitriol, il ne faut pas utiliser plus de 30 g (1 tube)/j et il ne faut pas appliquer le produit sur plus de 35 % de la surface corporelle. Les produits sont contre-indiqués en cas d'hypercalcémie et ne doivent pas être utilisés pendant la grossesse et l'allaitement. Le calcitriol est contre-indiqué chez les insuffisants rénaux et hépatiques, en cas de traitement systémique d'une carence calcique et chez les sujets hypercalcémiques ou souffrant d'un trouble du métabolisme calcique.

RÉFÉRENCES
1. Feldman D. et coll., *J Clin Endocrinol Metabol.* 1980, *51*, 1463.
2. Holm E.A. et coll., *Int J Dermatol.* 2002, *41*, 38.
3. Ashcroft D.M. et coll., *BMJ.* 2000, *320*, 963.
4. Kragballe K. et coll., *Dermatology.* 2006, *213*, 319.
5. Van de Kerkhof P.C.M. et coll., *Br J Dermatol.* 2002, *146*, 414.

Cytostatiques et antinéoplasiques

Les cytostatiques agissent en diminuant l'hyperprolifération cellulaire. On distingue les produits dénommés autrefois «réducteurs», destinés au traitement des dermatoses inflammatoires (dioxyanthranol et goudrons), des autres cytostastiques utilisés pour le traitement des dermatoses tumorales bénignes, précancéreuses et lymphomateuses.

Dioxyanthranol (anthraline ou dithranol ou cignoline)

Il réduit l'activité mitotique des cellules épidermiques psoriasiques. Il a été longtemps utilisé dans cette indication pour laquelle il représente l'une des formes efficaces de traitement topique. Les mécanismes cellulaires de son activité sont encore mal précisés, toutefois une action inhibitrice sur les mitochondries, une inhibition de l'activité glycolytique *in vitro* et l'induction d'une augmentation de l'expression du récepteur de l'IL-10 à la surface des kératinocytes ont été mises en évidence. Ses effets indésirables locaux sont directement liés à son oxydation par l'air (toutes les formulations de dioxyanthranol contiennent de l'acide salicylique à faible concentration comme antioxydant). Il induit une coloration brunâtre périlésionnelle, tache le linge et est doué d'un potentiel irritant indéniable en particulier pour la peau saine. La méthode des applications de courte durée (*short contact therapy*), très astucieusement basée sur la différence de cinétique de pénétration qui existe entre la peau saine et la peau lésée, permet de minimiser ces inconvénients sans affecter l'efficacité de ce produit. Plus lente à apparaître qu'avec les corticoïdes, l'amélioration obtenue est plus durable. Métabolisé *in situ* en composé inactif, le dioxyanthranol n'induit pas d'effet indésirable systémique et ne comporte pas d'inconvénient à long terme. La prescription de formulations de dioxyanthranol (de 0,1 à 0,3 % pour le cuir chevelu, de 1 à 3 % dans le psoriasis en plaques du corps) doit s'accompagner d'indications pratiques extrêmement précises concernant la durée et le mode d'application ; l'utilisation d'une solution de lavage acide de même que l'application ultérieure d'un émollient est souhaitable. Le produit s'applique exclusivement sur les plaques, d'abord à faible concentration pendant 10 minutes. Puis, en l'absence d'irritation, la durée d'application (maximum 30 minutes) et la concentration (maximum 3 %) en dioxyanthranol sont progressivement augmentées. Ce traitement ne doit en aucun cas être appliqué dans les plis ni sous occlusion, ni sur une peau excoriée, sur les muqueuses ou en cas d'allergie. L'association à un dermocorticoïde diminue l'irritation sans diminuer l'efficacité [1]. La seule préparation commerciale disponible en France (Anaxéryl®, dosée à 0,35 %) a été retirée du marché en 2013, le traitement ne pouvant plus être réalisé que sous forme de préparation magistrale. Il peut également être utilisé en traitement d'appoint des pelades.

Goudrons

Les goudrons utilisables en dermatologie sont de trois types : goudrons de houille (coaltar), goudrons de roche bitumeuse (ichtyol) et goudron de bois (huile de cade). Seules des préparations à base d'huile de cade (Caditar®) et d'ichtyol sont encore commercialisées en France. Ces agents très anciens et dont l'activité est beaucoup plus modeste que celle du dioxyanthranol peuvent être utiles au traitement des lésions lichénifiées, des eczémas nummulaires et des dermatites séborrhéiques. L'huile de cade est souvent utilisée en shampooing pour traiter le cuir chevelu en cas de psoriasis. Les propriétés phototoxiques (à bien connaître) du coaltar ont été mises à profit par certains auteurs au cours du traitement du psoriasis par les UVB (méthode de Goeckerman). Le risque carcinogène systémique de l'utilisation des goudrons topiques, notamment dans les shampooings, a fait l'objet de controverses dans plusieurs pays européens. *La plupart des cancers cutanés imputés aux goudrons siégeaient aux régions génitales et dans l'aine ; il est donc préférable de ne pas utiliser de goudrons dans ces sites anatomiques.*

5-fluoro-uracile

C'est un antimétabolite qui exerce une inhibition compétitive avec l'uracile, précurseur de la thymidine dans la synthèse de l'ADN et composant de l'ARN. L'application locale de 5-fluoro-uracile en crème à 5 % (Efudix®) est un très bon traitement des kératoses actiniques mais il nécessite une bonne compréhension et collaboration du malade, sinon le risque d'arrêt des applications dès les premières réactions irritatives est élevé. Il est appliqué 1 fois/j pendant 2 à 4 semaines ; on observera successivement un érythème, une érosion, une nécrose suivie d'une réépithélialisation à l'arrêt du traitement [2]. La surface à traiter ne doit pas dépasser 500 cm^2. Les autres indications sont le psoriasis, notamment unguéal (formulé à 1 % dans du propylène-glycol, *cf.* chapitre 15), les condylomes ; pour les carcinomes basocellulaires superficiels et les maladies de Bowen, il est impératif de s'assurer histologiquement au préalable de la nature exacte de la lésion (*cf.* chapitre 12), car le 5-fluoro-uracile n'agit que sur les lésions très superficielles.

Chlorméthine

La chlorméthine (Caryolysine®, Valchlor®) est une moutarde azotée utilisable en solution aqueuse à 0,02 %, voire sous forme de préparations magistrales. L'indication est le mycosis fongoïde [3] (*cf.* chapitre 11). Bien qu'il existe différentes modalités d'utilisation de la chlorméthine, une manière simple consiste à appliquer le produit sur le corps entier, à l'exception des zones saines du visage, des plis et du cuir chevelu. Le produit est laissé appliqué pendant 3 heures avant d'être rincé. En phase d'induction, ce traitement est réalisé pendant 15 jours successifs. Puis, en phase d'entretien, le traitement est appliqué 2 jours/mois pendant 6 mois au moins [4].

La survenue d'un eczéma de contact est la principale complication : elle se produit à plus ou moins long terme dans près de la moitié des cas et impose l'arrêt définitif de cette thérapeutique. Le risque est diminué au décours d'une PUVAthérapie. L'application concomitante de dermocorticoïdes améliore la tolérance du produit [5]. Des urticaires de contact et des érythèmes polymorphes ont également été rapportés. Il existe un risque d'apparition de cancers cutanés après utilisation prolongée [3]. Ce traitement est contre-indiqué pendant la grossesse et l'allaitement.

La Caryolysine® fait l'objet d'une rupture de stock prolongée depuis plusieurs années, et pouvait être jusqu'ici remplacée par le chlorhydrate de méchloréthamine (Mustargen®) importé des États-Unis. Depuis fin 2014, une nouvelle spécialité disponible sous forme de gel à 0,02 % appelée Valchlor® est disponible en ATU nominative, d'emploi plus pratique (pas de reconstitution nécessitant un professionnel de santé), sous réserve de certaines précautions (conservation à 4 °C, utilisation de gants en nitrile pour l'application, conteneur spécifique pour la récupération des déchets).

Carmustine

Nitroso-urée, elle est utilisée chez les patients atteints de mycosis fongoïde sensibilisés à la chlorméthine, ou lorsque ce produit n'est pas disponible. On prépare une solution alcoolique en diluant 100 mg de BCNU dans 50 mL d'alcool à 95 %. Cette solution est stable à 4 °C pendant 3 mois. Avant chaque utilisation, 5 mL de cette solution sont dilués dans 60 mL d'eau et appliqués sur la peau. La carmustine est souvent irritante (érythème, bulles, érosions suivies de télangiectasies durables). Ce traitement est efficace en 10 à 12 semaines. Il est contre-indiqué pendant la grossesse et l'allaitement. Des difficultés d'approvisionnement grèvent l'utilisation de cette molécule depuis fin 2014, comme pour la Caryolysine®.

Principes thérapeutiques

22-1
Médicaments topiques

Podophyllotoxine

Elle est commercialisée (Condyline®) en solution alcoolique à 0,5 % pour les condylomes de petite taille (<4 cm^2). Le malade réalise 2 applications/j, 3 jours consécutifs toutes les semaines pendant un maximum de 5 semaines. Après l'application, la zone traitée doit être séchée pour éviter une dispersion sur la muqueuse adjacente, car le produit est irritant. La peau périlésionnelle peut être protégée par une pâte à l'eau. Dans ces conditions, le traitement a démontré son efficacité dans le traitement des verrues anogénitales [6]. Il est contre-indiqué pendant la grossesse et l'allaitement ainsi que chez l'enfant et sur les lésions hémorragiques.

Miltéfosine

Il s'agit d'un antimitotique de la classe des étherlipides, peu résorbé par voie locale, utilisé dans le traitement des métastases cutanées des cancers du sein, mais il a été retiré de la vente en France depuis 2013. Le produit (Miltex®) était utilisé seul et/ou associé aux traitements systémiques en fonction du stade de la maladie. Dans certains cas, il avait permis l'obtention de réponse partielle voire complète. Son utilisation par voie systémique a permis de traiter des leishmanioses et son utilisation par voie topique dans cette indication est en cours d'évaluation [7].

Acide azélaïque

Il peut être considéré comme agent cytostatique, car il possède une activité cytotoxique sur plusieurs types cellulaires, notamment le mélanocyte, ce qui explique pourquoi il a été utilisé dans le traitement du mélanome de Dubreuilh. Des préparations contenant 20 % (Skinoren®) ou 15 % (Finacea®) d'acide azélaïque sont commercialisées en France, pour le traitement de l'acné ou de l'acné et de la rosacée, respectivement (*cf.* chapitre 15-4). Ce type de préparation est aussi utilisé comme agent dépigmentant dans le mélasma et dans les hyperpigmentations post-inflammatoires (*cf.* chapitre 9).

Ingénol mébutate

C'est une substance capable d'induire la mort cellulaire ainsi qu'une réaction inflammatoire importante lorsqu'appliquée localement. Isolée à partir de la plante *Euphorbia peplus*, elle est utilisée sous forme de gel à deux concentrations (150 et 500 μg/g), avec pour indication les kératoses actiniques non hyperkératosiques et non hypertrophiques du visage ou du corps, respectivement. Le taux de réponse au traitement et les effets indésirables semblent comparables à ceux obtenus avec les autres topiques (imiquimod, 5-fluoro-uracile) déjà utilisés dans cette indication, avec l'avantage d'une application courte (1 application quotidienne du produit concentré à 150 μg/g 3 jours consécutifs sur les lésions du visage, et 2 jours sur les lésions du corps du produit concentré à 500 μg/g) qui pourrait faciliter son observance et son acceptabilité [8].

Méthyle aminolévulinate et acide 5-aminolévulinique

Il s'agit de substances disponibles sous forme de crème ou d'emplâtre qui, appliquées localement, vont entraîner *l'accumulation intracellulaire de porphyrines de manière sélective dans les cellules néoplasiques*. Ces porphyrines permettront, lors d'une exposition subséquente à une lampe émettant une lumière rouge (630 nm), le déclenchement d'une cytotoxicité par production d'oxygène singulet : c'est la *photothérapie dynamique*, indiquée dans la prise en charge des kératoses actiniques non hypertrophiques non hyperpigmentées, du carcinome basocellulaire superficiel et de la maladie de Bowen lorsque la chirurgie est impossible. L'efficacité de ces produits dans le traitement des kératoses actiniques semble intéressante en utilisation combinée à la lumière du jour, sans lampe spécifique, avec une meilleure tolérance, un consensus européen ayant récemment validé cette pratique [9].

Inhibiteurs de mTOR : sirolimus et évérolimus

La voie de signalisation mTOR joue un rôle important dans de multiples étapes de la tumorigenèse, et des inhibiteurs spécifiques de mTOR (sirolimus, évérolimus) sont utilisés depuis plusieurs années par voie systémique pour leurs propriétés immunomodulatrices en prévention du rejet de greffe, mais aussi comme molécules anticancéreuses, avec des effets indésirables parfois importants. Lors de leur utilisation dans la prise en charge des tumeurs viscérales de la sclérose tubéreuse de Bourneville, une régression parfois spectaculaire des angiofibromes faciaux multiples caractéristiques de cette génodermatose a été observée, qui a pu être reproduite en utilisant la molécule par voie topique.

En l'absence de préparation commercialisée, des *préparations magistrales de sirolimus* (comprimés pulvérisés dans un véhicule de type crème ou pommade, 0,1 à 1 %) peuvent être utilisées avec succès dans cette indication (avec pour limite un coût extrêmement élevé), sans effets systémiques. De multiples autres indications potentielles font à l'heure actuelle l'objet d'études (lichen érosif buccal, pemphigus profond, kératodermie plantaire de la pachyonychie congénitale, etc.) [10].

RÉFÉRENCES

1. Swinkels O.Q. et coll., *Br J Dermatol.* 2002, *146*, 621.
2. Gross K. et coll., *Dermatol Surg.* 2007, *33*, 433.
3. Kim Y.H. et coll., *Arch Dermatol.* 2003, *139*, 165.
4. Zachariae H. et coll., *Acta Derm Venereol (Stockh).* 1985, *65*, 53.
5. De Quatrebarbes J. et coll., *Arch Dermatol.* 2005, *141*, 1117.
6. Yan J. et coll., *Dermatology.* 2006, *213*, 218.
7. Mohebali M. et coll., *Acta Trop.* 2007, *103*, 33.
8. Micali G. et coll., *J Am Acad Dermatol.* 2014, *70*, 979.
9. Morton C.A. et coll., *J Eur Acad Dermatol Venereol.* 2015, *29*, 1718.
10. Fogel A.L. et coll., *J Am Acad Dermatol.* 2015, *72*, 879.

Anti-infectieux

Ce groupe de médicaments est particulier dans le sens où il constitue un traitement non plus seulement symptomatique mais réellement étiologique des dermatoses infectieuses primitives.

Antiseptiques

Définition, indications

Les antiseptiques sont des substances capables d'entraîner la destruction (action bactéricide) ou l'inhibition (action bactériostatique) des micro-organismes présents à la surface du revêtement cutané. Leur action est le plus souvent *rapide mais brève et peu spécifique*. Certains doublent leur activité antibactérienne d'une activité antifongique (solution de Milian, solutions iodées, acide undécylénique). Bien que leur utilisation soit inconsciemment admise par la plupart des médecins, leur intérêt n'a pas été prouvé par des études cliniques bien menées dans la plupart des indications où ces produits sont habituellement prescrits [1]. En particulier, leur intérêt sur peau lésée est très discuté. Quoi qu'il en soit, leur utilisation en dermatologie peut se justifier, malgré l'absence d'études contrôlées, dans les situations suivantes [1] :

– la *désinfection* de la peau saine avant la réalisation d'un geste de petite chirurgie ;
– le traitement des *brûlures* et des *dermatoses bulleuses* étendues ;
– les situations à *risque de complications* infectieuses (p. ex. plaie sur un membre lymphœdémateux).

Produits disponibles

Les antiseptiques topiques sont extrêmement nombreux et point n'est besoin de les connaître tous. Le clinicien en sélectionnera quelques-uns répondant à son usage. Parmi les plus classiques, on peut citer ceux du tableau 22.4.

1111

Tableau 22.4 Antiseptiques topiques les plus courants

Colorants	La dermatologie leur doit anciennement ses couleurs : éosine aqueuse (en unidose à 2 ou 5 mL) ou alcoolique (alcool à 60°) à 2 %, fluorescéine à 0,1 ou 0,2 %, solution de Milian ; ils sont doués d'un certain pouvoir asséchant, mais peuvent masquer l'apparition d'un érythème.
Composés halogénés	Alcool iodé à 1 ou 2 %, polyvinylpyrrolidone iodée, soluté de Dakin (hypochlorite de sodium), amukine (solution aqueuse isotonique à 0,06 % de chlore actif).
Biguanides	Chlorhexidine (s'utilise diluée de 0,02 à 0,05 %), antiseptique de choix pour la désinfection de la peau saine, ainsi que pour le nouveau-né et le nourrisson.
Oxydants	Eau oxygénée, permanganate de potassium en solution de 1/5 000 à 1/20 000, peroxyde de zinc.
Dérivés des métaux	Nitrate d'argent en solution aqueuse de 1 à 2 % (assèchement des lésions suintantes), sulfate de cuivre et de zinc.
Alcools	Alcool éthylique à 70 %.
Carbanilides	Triclocarban.
Tensioactifs	Anioniques, comme le poloxamère ou cationiques dont les ammoniums quaternaires comme le chlorure de benzalkonium, le cétrimide.
Amidines	Hexamidine.
Phénols	Acide parahydroxybenzoïque, hexachlorophène, triclosan.

Effets indésirables

Locaux. Il s'agit essentiellement d'irritation, incidents caustiques (ammoniums quaternaires), eczéma de contact (hexamidine), photosensibilisation (éosine, fluorescéine), ralentissement de la cicatrisation (oxydants), modification de la flore microbienne résidente normale.

Systémiques. Ils ont été observés à la suite d'applications répétées et étendues en particulier chez le nourrisson, des accidents neurologiques et digestifs graves avec l'hexachlorophène, des convulsions et des paralysies diaphragmatiques avec les ammoniums quaternaires, des méthémoglobinémies avec les carbanilides après dégradation par chauffage, des acidoses métaboliques et insuffisance rénale avec l'iode, des chocs anaphylactiques avec la chlorhexidine, l'argyrie après utilisation prolongée des dérivés argentiques (cf. chapitre 22-2).

Modalités de prescription

Il convient :
– en raison de leur brève durée d'action de prescrire des applications pluriquotidiennes ;
– de ne jamais les associer (risque d'inactivation ou de production de composé toxique) ;
– de faire rincer, après un temps de contact suffisant, les antiseptiques potentiellement irritants et en particulier chez l'enfant chez qui l'on doit éviter dans la mesure du possible les excipients alcooliques ;
– d'éviter, en général, l'usage des colorants sur les zones découvertes.

Antibiotiques locaux

En dehors de l'acné, le recours aux antibiotiques locaux doit rester exceptionnel. En effet, il existe un risque de sensibilisation non négligeable avec les antibiotiques en topique et il faut se souvenir du *dogme* suivant : ne pas utiliser par voie topique des substances médicamenteuses si ces mêmes substances existent sous formes à prise orale ou à administration parentérale et si ces dernières voies d'administration sont considérées comme primordiales en thérapeutique (p. ex. aminosides, macrolides).

Par ailleurs, la plupart des situations cliniques justifient soit un antiseptique local, soit une antibiothérapie par voie générale. L'antibiothérapie locale pourra se discuter dans le cas d'un impétigo primitif ou secondaire localisé, et *surtout pour l'éradication du portage nasal* de Staphylococcus aureus dans les furonculoses récidivantes et chez les malades hémodialysés [2].

Parmi les antibiotiques locaux actuellement commercialisés pour une autre indication que l'acné, seules la mupirocine (Bactroban®, pommade à usage nasal et Mupiderm®, pommade à usage cutané), le fusidate de sodium (Fucidine® crème ou pommade) et la chlortétracycline (Auréomycine®) sont disponibles sur le marché français. Comme pour toute antibiothérapie, le risque de sélection de germes résistants existe [3]. Une durée minimale de traitement est à respecter (5 à 10 jours), ainsi qu'un nombre minimal d'applications (2 à 3 fois/j).

Il existe deux topiques antibiotiques dont l'indication est l'acné : l'érythromycine, en gel alcoolique à 4 % et en solution alcoolique à 2 et 4 %, et la clindamycine en solution alcoolique à 1 %. Ces antibiotiques sont actifs sur *Propionibacterium acnes* et agissent surtout sur les formes inflammatoires, papulopustuleuses, d'acné. Ils sont habituellement utilisés en association aux autres traitements de l'acné. Ils peuvent être responsables d'irritation ou de sécheresse cutanée, très rarement de réactions allergiques. Il existe un risque non exclu de colite pseudomembraneuse avec la clindamycine, même par voie topique.

Le métronidazole en gel ou crème à 0,75 % est utilisé dans le traitement local de la rosacée.

La sulfadiazine argentique n'a pas d'indications validées en dermatologie ; en France, elle est uniquement utilisée dans la prévention et le traitement des surinfections en chirurgie et dans les centres de brûlés.

Antifongiques

Aux antifongiques anciens à spectre étroit électivement actifs sur les candidoses ou les dermatophytoses ou l'agent du pityriasis versicolor, sont venues se substituer de nouvelles molécules à spectre large (encadré 22.1).

Propriétés thérapeutiques

Les dérivés imidazolés, les allylamines et l'amorolfine agissent sur l'ergostérol, stérol absent des cellules eucaryotes de mammifères. Leur action modifie les propriétés de la membrane cellulaire fongique, en particulier sa perméabilité et l'activité des enzymes membranaires. Les imidazolés sont également doués de propriétés antibactériennes (en particulier, ils sont actifs sur l'agent de l'érythrasma, *Corynebacterium minutissimum*) et de propriétés anti-inflammatoires.

La ciclopiroxolamine appartient à la famille des pyridones et possède également un large spectre d'activité. Elle inhibe le captage et l'incorporation de substrats nécessaires à la croissance et au métabolisme du champignon et chélate le fer nécessaire à de nombreux systèmes enzymatiques. Elle a obtenu l'AMM dans la dermatite séborrhéique.

Effets indésirables

La tolérance locale des antifongiques à large spectre est en général bonne (possibilité rare d'irritation ou d'allergie). Leur résorption systémique est négligeable. Une exacerbation des signes est possible en tout début de traitement, qui ne doit pas faire interrompre la thérapeutique.

Modalités de prescription

Ils sont habituellement prescrits à raison d'une ou deux applications selon le produit. Selon la localisation (peau, muqueuse, ongle, etc.) et le contexte clinique (lésions sèches ou suintantes),

Principes thérapeutiques

Médicaments topiques

différentes formes galéniques sont disponibles (crème, pommade, gel, gel moussant, lotion, lait, poudre, solution filmogène, etc.). La durée du traitement est fonction du type de mycose et de sa localisation (de 1 jour à plusieurs semaines). Les préparations associant antifongiques, corticoïdes et antibiotiques n'ont aucun intérêt et sont sensibilisantes par l'antibiotique qu'elles contiennent. L'association dans une pommade de bifonazole à 1 % et d'urée à 40 % a un intérêt dans le traitement des onychomycoses distolatérales sous-unguéales en permettant l'élimination assez rapide (1 à 3 semaines) de l'ongle pathologique. Dans certains cas, un traitement systémique pourra s'avérer nécessaire (teigne, onychomycose avec atteinte matricielle, etc.). En l'absence d'études chez l'homme ou en raison d'un pouvoir tératogène chez l'animal, l'utilisation de la terbinafine, des pyridones et de l'amorolfine est déconseillée pendant la grossesse. De même, il ne faut pas utiliser le kétoconazole, le bifonazole, le tioconazole et l'omoconazole pendant le 1er trimestre de la grossesse.

Encadré 22.1

Antifongiques locaux

Antifongiques locaux à spectre étroit
- Actifs sur les *Candida*
  - Amphotéricine B (suspension buvable, lotion)
  - Nystatine (pommade, suspension buvable, comprimés gynécologiques)
- Actif sur les dermatophytes
  - Acide undécylénique (poudre, crème)
- Actif sur les dermatophytes et *Malassezia*
  - Tolnaftate (lotion)
- Actif sur *Malassezia*
  - Sulfure de sélénium

Antifongiques locaux à spectre large (*Candida* et dermatophytes)
- Imidazolés
  - Bifonazole (crème, spray-solution, poudre)
  - Clotrimazole (crème, comprimés gynécologiques)
  - Éconazole (crème, émulsion, spray-solution, poudre, lotion)
  - Fenticonazole (crème, comprimés gynécologiques)
  - Isoconazole (crème, émulsion, poudre, comprimés gynécologiques)
  - Kétoconazole (crème, gel moussant)
  - Miconazole (gel buccal, poudre, comprimés gynécologiques, comprimés buccogingivaux muco-adhérents)
  - Omoconazole (crème, poudre, spray-solution)
  - Oxiconazole (crème, spray-solution, poudre)
  - Sertaconazole (crème, comprimés gynécologiques)
  - Tioconazole (crème, comprimés gynécologiques)
- Amorolfine (solution filmogène)
- Pyrines
  - Ciclopirox (solution filmogène)
  - Ciclopiroxolamine (crème, poudre, solution alcoolisée, shampooing)
- Allylamines
  - Terbinafine (crème, solution spray, gel, solution pour application cutanée monodose)

Antiviraux topiques

Topiques antiherpétiques

Contrairement aux topiques antiviraux utilisés en ophtalmologie, les substances antivirales topiques utilisées en dermatologie sont peu nombreuses et leur efficacité n'est pas démontrée. Il s'agit de l'aciclovir en crème, de l'ibacitabine en gel et du docosanol en crème. Toutes ces substances sont préconisées pour le traitement des herpès cutanéomuqueux. En raison de leur efficacité clinique modeste voire inexistante, leur utilisation paraît le plus souvent non justifiée. Pour les infections cutanéomuqueuses à *Herpes simplex* ou au virus de la varicelle et du zona, il faut avoir recours soit aux traitements antiviraux systémiques, soit préconiser l'abstention, en fonction du terrain et de la gravité de l'affection (*cf.* chapitre 2-1).

Imiquimod

L'imiquimod en crème à 5 % (Aldara®) est efficace dans le traitement des verrues anogénitales [4]. La substance n'est pas un antiviral direct mais elle agit en induisant une activation de l'immunité innée *via* TLR7 et donc de différentes cytokines, notamment l'interféron α [5]. Lorsque le produit est appliqué 3 nuits/semaine, il entraîne comme effets indésirables une irritation locale avec érythème et prurit ne compromettant en général pas la poursuite du traitement. L'imiquimod possède également une AMM dans les carcinomes basocellulaires superficiels [6], appliqué 5 soirs consécutifs pendant 6 semaines (remboursement possible seulement en cas de contre-indication à la chirurgie), et dans le traitement des kératoses actiniques non hypertrophiques et non hyperkératosiques du visage et du cuir chevelu chez l'adulte immunocompétent [7], appliqué 3 fois/semaine pendant 4 semaines. Ce produit donne également des résultats satisfaisants dans le traitement des maladies de Bowen [8] lorsqu'il est appliqué tous les soirs, sans que cette indication soit pour le moment validée. Des succès thérapeutiques (hors AMM) ont été rapportés dans la maladie de Paget extra-mammaire, les métastases cutanées de mélanome, le mélanome de Dubreuilh, le mycosis fongoïde ou encore les cicatrices chéloïdes.

Cidofovir

Cet autre traitement antiviral peut être formulé en crème à des concentrations de 1 à 3 % [9]. Cet analogue nucléotidique est efficace dans le traitement des molluscums contagiosums profus des sujets immunodéprimés (au cours de l'infection évoluée par le VIH, chez les greffés d'organes sous immunosuppresseurs, etc.), qui posent actuellement des problèmes thérapeutiques importants. Le cidofovir semble également efficace dans le traitement des infections à papillomavirus (condylomes et papulose bowénoïde), notamment en injection intralésionnelle [10]. Ce traitement n'est pas commercialement disponible sous forme topique, et la molécule n'est plus disponible actuellement que dans le cadre d'une ATU nominative en France, en compliquant donc fortement l'accès.

Antiparasitaires

Les substances antiparasitaires topiques sont destinées à traiter les ectoparasitoses humaines telles que la gale et les pédiculoses en éliminant les parasites. Certains de ces produits ont un potentiel toxique lors de leur résorption systémique (*cf.* chapitre 2-4).

Benzoate de benzyle

Il est utilisé à 10 %, associé au sulfirame à 2 % pour le traitement de la gale. Chez le nourrisson et la femme enceinte, on conseille une application laissée en place 12 heures, chez le grand enfant et l'adulte un à deux badigeons à 10 minutes d'intervalle laissés en place 24 heures. Il faut appliquer le produit sur tout le corps à l'exception du visage, y compris sur le cuir chevelu et sous les ongles. Localement, le benzoate de benzyle peut être irritant, responsable d'une sensation douloureuse à l'application ou d'une dermatite de contact. Des convulsions ont été rapportées en cas de d'ingestion accidentelle ou de résorption transcutanée favorisée par l'application en peau lésée, notamment chez l'enfant très jeune, à qui il convient de bander les mains (pour éviter qu'il les mette en bouche ou qu'il se frotte les yeux). Il est préférable de ne pas appliquer le produit juste après le bain chaud afin d'éviter un passage systémique trop important. La spécialité commerciale disponible en France fait l'objet d'une rupture de stock prolongée depuis 2012, et il n'est donc actuellement possible que de prescrire des préparations magistrales (non remboursées), ou d'avoir recours à une spécialité équivalente importée d'Allemagne (délivrée en pharmacie hospitalière uniquement) (cf. chapitre 2-4).

Pyréthrinoïdes

Ils sont dépourvus de toxicité neurologique. Ils apparaissent peu irritants et non allergisants. L'esdépalléthrine associée au butoxyde de pipéronyle est disponible en spray pour la gale (une pulvérisation à garder 12 heures). Il ne faut pas utiliser d'aérosols chez les sujets asthmatiques ; le malade et le soignant doivent porter un masque pendant la pulvérisation. Son efficacité serait légèrement inférieure à celle du benzoate de benzyle.

La perméthrine en crème à 5 %, appliquée sur l'ensemble du corps pour un temps de 8 heures avec renouvellement 7 à 14 jours plus tard, est disponible depuis juillet 2015 sous le nom de Topiscab® dans le traitement de la gale, et peut être utilisée à partir de 2 mois ainsi que chez la femme enceinte. Il faut utiliser un flacon (30 g) chez l'adulte par traitement, 15 g chez l'enfant de 6 à 12 ans, 7,5 g (équivalent de 2 noisettes) chez l'enfant de 1 à 5 ans et 3,75 g (équivalent d'une noisette) chez l'enfant âgé de 2 mois à 1 an. Les pyréthrinoïdes utilisés seuls en shampooing ou lotion dans le traitement des pédiculoses se heurtent à un risque très élevé de résistance des poux (gène *krd*) (*cf.* chapitre 2-4) [11].

Malathion

C'est un insecticide organophosphoré particulièrement indiqué dans les pédiculoses. Contrairement à la plupart des autres produits disponibles qui ne sont qu'imparfaitement lenticides, le malathion est pédiculicide et lenticide. Les poux sont plus rarement résistants au malathion qu'aux autres antipédiculeux disponibles en France [11]. Le produit existe en lotion et solution en aérosol et doit être appliqué sur un cuir chevelu sec. Le produit est très inflammable et doit être manipulé loin de toute source de chaleur (sèche-cheveux notamment). En cas d'ingestion accidentelle ou de résorption cutanée, ce produit peut entraîner larmoiements, salivation, vomissements, diarrhée, dyspnée, convulsion et coma. Il faut le rincer après 12 heures. Il ne faut pas utiliser l'aérosol chez l'asthmatique et chez l'enfant de moins de 30 mois (6 mois pour la lotion). Il existe un aérosol associant le malathion et les pyréthrines qu'il suffit de laisser agir 30 minutes avant de rincer.

Crotamiton

Disponible en crème à 10 % (Eurax®), c'est un antiparasitaire mineur, antiprurigineux, utile au cours du traitement du prurigo strophulus. Il permet aussi de traiter les démodécies. En cas de résorption systémique importante, il peut être responsable de méthémoglobinémie.

Ivermectine

L'ivermectine *per os* est efficace dans le traitement de la gale ainsi que des pédiculoses. Sous forme de lotion ou de crème, elle a démontré son efficacité dans la prise en charge des pédiculoses [12] ou de la gale, ou encore des lésions inflammatoires de la rosacée ainsi que de la démodécidose faciale. Elle bénéficie d'une relative innocuité. Une préparation topique de crème contenant 1 % d'ivermectine a obtenu l'AMM en France dans le traitement de la rosacée papulopustuleuse de l'adulte à raison de 1 application/j.

Diméthicone

Disponible sous forme de lotion à 4 %, cette molécule (huile de silicone) agit de manière physique en *bloquant les pores permettant l'excrétion d'eau par le pou*. Elle n'expose pas au risque de résistance, n'est que très peu irritante, et peut être utilisée à partir de 6 mois. Elle a démontré son efficacité [13], et est considérée par certains comme un traitement de choix.

Métronidazole

Cf. supra « Antifongiques ».

RÉFÉRENCES
1. Wolkenstein P. et coll., *Ann Dermatol Vénéréol.* 1996, *123*, 243.
2. Del Rosso J.Q. et coll., *Cutis.* 2007, *79*, 52.
3. Jones J.C. et coll., *Clin Infect Dis.* 2007, *45*, 541.
4. Vexiau D. et coll., *Ann Dermatol Vénéréol.* 2005, *132*, 845.
5. Gibson S.J. et coll., *Interferon Cytokine Res.* 1995, *15*, 537.
6. Schulze H.J. et coll., *Br J Dermatol.* 2005, *152*, 939.
7. Jorizzo J. et coll., *J Am Acad Dermatol.* 2007, *57*, 265.
8. Rosen T. et coll., *Dermatol Surg.* 2007, *33*, 427.
9. Padilla Espana L. et coll., *J Eur Acad Dermatol Venereol.* 2016, *30*, 1218.
10. Broganelli P. et coll., *Dermatol Ther.* 2012, *25*, 468.
11. Bouvresse S. et coll., *J Am Acad Dermatol.* 2012, *67*, 1143.
12. Pariser D.M., *N Engl J Med.* 2012, *367*, 1687.
13. Burgess I.F. et coll., *PLoS One.* 2007, *2*, e1127.

Anesthésiques locaux

Association lidocaïne-prilocaïne

L'association lidocaïne-prilocaïne en crème (EMLA®), après pansement occlusif pendant 1 à 2 heures, permet une anesthésie superficielle pendant au moins une demi-heure. Elle peut s'utiliser avec un temps d'application plus court, 10 minutes, sur les muqueuses. Les applications de cette crème en dermatologie sont multiples, certaines ayant fait l'objet d'études contrôlées [1-3] : anesthésie locale avant biopsie ou curetage-électrocoagulation chez l'adulte, avant cryothérapie chez l'adulte, avant traitement laser chez l'adulte, avant biopsie muqueuse chez l'enfant et l'adulte, avant ponction veineuse chez l'enfant et l'adulte, avant prélèvements de greffons cutanés et avant ablation de *molluscum contagiosum* chez l'enfant. Les autres applications possibles sont nombreuses : anesthésie avant les soins d'ulcères, avant cautérisation de cicatrices d'acné, traitement des névralgies postherpétiques, etc.

La combinaison lidocaïne-prilocaïne est bien tolérée, parfois responsable de pâleur, d'érythème ou d'irritation. Les allergies de contact sont exceptionnelles. Il existe un risque de méthémoglobinémie et de convulsions en cas d'utilisation sur une surface cutanée étendue chez le nourrisson. Le risque de méthémoglobinémie est majoré par la prise concomitante de paracétamol.

Lidocaïne

Elle est utilisée par voie topique sous forme de gel visqueux pour le traitement antalgique des aphtes et des ulcérations douloureuses de la cavité buccale.

RÉFÉRENCES
1. Taddio A. et coll., *CMAJ.* 2005, *172*, 1691.
2. Taddio A. et coll., *N Engl J Med.* 1997, *336*, 1197.
3. Schecter A.K. et coll., *Dermatol Surg.* 2005, *31*, 287.

Médicaments préventifs

Les répulsifs (*repellents*) appliqués localement protègent l'homme contre les piqûres d'insectes, en particulier de moustiques ou d'aoûtats et contre les piqûres de tiques [1]. Les applications doivent être répétées pour que le produit soit efficace (éloignement des insectes par irritation de leur sens olfactif lors de l'évaporation à partir de la surface cutanée). Les principales substances utilisées sont le diéthyltoluamide (DEET), l'IR3535, l'icaridine, la perméthrine et les dérivés de plantes (*E. citriodora*, etc.), et leur efficacité varie selon les insectes visés. L'utilisation de vêtements ou moustiquaires imprégnées permet d'augmenter la protection.

Les gels et les crèmes-barrières sont destinés à assurer une certaine protection contre les dermatites orthoergiques lors des manipulations professionnelles d'huiles, de solvants, de composés acétoniques, etc., ainsi qu'à prévenir certaines récidives d'eczéma de contact. Leur efficacité est contestée [2] (*cf.* chapitre 5).

Les photoprotecteurs externes sont constitués de deux types de substances différentes : les écrans et les filtres. Les écrans, agents réfléchissants, empêchent le rayonnement de pénétrer dans l'épiderme. Ce sont des poudres blanches à fort pouvoir couvrant : oxyde de zinc, dioxyde de titane. Les filtres assurent une protection par absorption sélective du rayonnement. Ils sont détaillés au chapitre 4 avec la photoprotection. Bien qu'il existe peu de preuves montrant l'efficacité des photoprotecteurs en dehors de la prévention du coup de soleil, une étude au moins a démontré leur intérêt en prévention des kératoses actiniques et carcinomes cutanés chez le transplanté d'organe (*cf.* chapitre 4) [3].

La prévention du vieillissement actinique est détaillée chapitre 18.

RÉFÉRENCES
1. Boulanger N. et coll., *Ann Dermatol Venereol.* 2015, *142*, 245.
2. Treffel P. et coll., *Acta Derm Vénéréol.* 1994, *74*, 7.
3. Ulrich C. et coll., *Br J Dermatol.* 2009, *161*, 78.

Émollients

Bien que n'étant pas à proprement parler des médicaments, les émollients occupent une place irréfutable dans le traitement de nombreuses dermatoses. Bien souvent, ils améliorent le confort du patient en diminuant la sensation de sécheresse et, à un moindre degré, le prurit. L'utilisation d'émollients chez le prématuré est controversée car si certaines études ont montré une réduction significative des septicémies et des méningites [1], d'autres ont montré un impact négatif sur la maturation cutanée et un sur-risque d'infections nosocomiales [2].

RÉFÉRENCES
1. Nopper A.J. et coll., *J Pediatr.* 1996, *128*, 660.
2. Edwards W. et coll., *Pediatrics.* 2004, *113*, 1195.

Injections intralésionnelles

À la frontière des traitements topiques, les injections intralésionnelles constituent une voie d'administration locale qui court-circuite l'étape de pénétration transépidermique. Plusieurs types de médicaments peuvent ainsi être introduits directement *in situ* à l'aide d'une seringue ou d'un système automatisé type Dermo-Jet®. Sans être exhaustif, voici quelques exemples de traitements par injections intralésionnelles.

Corticoïdes. Certaines dermatoses à composante hypertrophique importante, ne répondant pas aux topiques, peuvent bénéficier d'injections intralésionnelles de corticoïdes : ce sont essentiellement les cicatrices hypertrophiques et les chéloïdes. D'autres indications ont été proposées : pelade en aires, lichen plan pilaire, lichen plan unguéal, etc. Cette voie d'administration majore considérablement le risque d'atrophie secondaire, et peut rarement se compliquer de syndrome de Hoigné (manifestations psycho-organiques aiguës dans les minutes suivant l'injection).

Bléomycine. Elle a été proposée en injections intralésionnelles pour le traitement des verrues et des chéloïdes. L'intérêt réel de cette thérapeutique est encore discuté. Des complications à type de phénomène de Raynaud et de lymphangite ont été rapportées après traitement de verrues par injection intralésionnelle de bléomycine.

Interférons. Les injections intralésionnelles d'interféron α recombiné et β fibroblastique ont été essayées pour traiter des verrues résistantes, des condylomes génitaux et des carcinomes basocellulaires. Aucune complication locale n'a été rapportée hormis une légère douleur lors de l'injection. En revanche, un syndrome pseudo-grippal a été observé chez la plupart des patients.

5-fluoro-uracile et méthotrexate. Ils ont été proposés en injections intralésionnelles dans le traitement des kératoacanthomes.

Antimoniate de N-méthyl-glucamine et iséthionate de pentamidine. Ce sont, en injections intralésionnelles, des traitements de la leishmaniose cutanée.

Cisplatyl et rituximab. Ils ont été proposés en injections intralésionnelles dans le traitement des lymphomes B primitivement cutanés, le rituximab intralésionnel ayant aussi été proposé tout récemment en traitement de lésions réfractaires de pemphigus vulgaire [1].

Toxine botulinique. Ses injections ont transformé la prise en charge de l'hyperhidrose axillaire notamment (*cf.* chapitre 15-3). Une méthode alternative d'administration par le biais de séances de ionophérèse a été proposée, mais avec une efficacité moindre que par injections.

Anti-TNF alpha. L'infliximab et l'étanercept en injections intralésionnelles ont été rapportés ponctuellement comme efficaces dans des cas de nécrobiose lipoïdique réfractaires, tandis que l'adalimumab intralésionnel a été utilisé chez quelques patients de sexe masculin atteints de lichen scléreux génital grave avec succès [2].

RÉFÉRENCES
1. Vinay K. et coll. *JAMA Dermatol.* 2015, *151*, 878.
2. Loewenstein E.G. et coll. *JAMA Dermatol.* 2013, *149*, 23.

22-2 Effets systémiques des médicaments topiques

C. Lenormand, D. Lipsker, J.-H. Saurat

En pénétrant à travers l'épiderme, les médicaments déposés sur la peau peuvent provoquer deux types d'effets systémiques : allergiques et pharmacologiques ou toxiques. Ces effets peuvent être liés au principe actif lui-même ou à son excipient [1].

Absorption transcutanée et toxicité systémique

L'une des fonctions de la peau humaine est de servir de barrière à la pénétration des produits extérieurs. En fait, cette barrière est souvent incomplètement efficace et de nombreux produits la traversent en proportion variable. L'utilisation de la voie « transépidermique » pour les dérivés nitrés dans le traitement de l'angor illustre parfaitement le fait qu'une quantité pharmacologiquement non négligeable de médicament peut rapidement traverser la peau. Les principes d'absorption transcutanée sont exposés chapitre 22-1 ; seuls les éléments d'importance pour l'effet toxique systémique sont repris ici en insistant sur l'aspect pédiatrique du problème.

Il est souvent péremptoirement affirmé que la peau du nourrisson est « plus perméable que celle de l'adulte ». En fait, prématuré exclu, on ne peut pas démontrer que la peau de l'enfant et du nourrisson est intrinsèquement plus perméable à la pénétration des produits topiques que celle de l'adulte. D'où vient, dès lors, que les accidents par absorption transcutanée soient plus redoutés en pédiatrie ? D'un facteur quantitatif plutôt que qualitatif : le rapport surface/poids. Une étude a démontré que, lors d'un traitement topique avec l'acide salicylique, à surface traitée et à dose absorbée proportionnellement identiques, la quantité de produit délivrée dans la circulation était de 3 mg/kg chez un nourrisson alors qu'elle restait à 1 mg/kg chez l'adulte [2]. Le danger des traitements topiques chez le nourrisson réside dans cette évidence, d'autant plus qu'à cet âge la moindre application topique recouvre rapidement 20 à 30 % de la surface corporelle, voire plus, et que la susceptibilité aux toxiques est plus grande.

Pour un même produit délivré dans le même excipient, le pourcentage de passage transépidermique varie avec le siège de l'application. Le tableau 22.5 fournit des données établies chez l'adulte. L'absorption d'un topique par une muqueuse (buccale, génitale) est très supérieure à son absorption percutanée. L'incidence pédiatrique de ces données est cependant évidente et la région périnéale, lieu d'élection de l'application de nombreux topiques chez le nourrisson, est l'une des plus perméables. Enfin, la quantité de produit qui traverse la barrière cutanée augmente, bien que non proportionnellement, avec la concentration de ce produit.

Ces données théoriques s'appliquent à une peau normale dont le *stratum corneum* est indemne. En pratique, deux facteurs viennent encore augmenter le pourcentage d'absorption transcutanée et ainsi accentuer les risques d'effets systémiques : l'humidité et la maladie.

Humidité. À l'état normal, l'eau qui a finalement traversé la couche cornée (perte transépidermique) et la sécrétion sudorale s'évaporent en respectant une hydratation adéquate du *stratum corneum*, et lui assurant une intégrité fonctionnelle parfaite. Toute modification de l'hydratation du *stratum corneum* a pour corollaire la perturbation de la fonction de barrière ; ceci est bien démontré pour l'hyperhydratation : ainsi un vêtement occlusif en plastique empêche l'évaporation et multiplie par un facteur 5 à 10 la pénétration transcutanée d'un produit appliqué sur la peau. Lors de l'utilisation de pansements occlusifs, la chaleur et l'augmentation de la perfusion sanguine augmentent encore la quantité de produit qui passe dans la circulation.

Maladie. La plupart des dermatoses qui comportent une participation épidermique (c'est le cas de toutes les dermatoses érythématosquameuses) altèrent la qualité du *stratum corneum* ; grattage et frottement répétés aboutissent parfois à une véritable suppression du *stratum corneum*. La pénétration des produits déposés sur l'épiderme est ainsi souvent très accrue, par un facteur multiplicateur qui peut atteindre 10.

Effets systémiques de nature allergique

Ils sont rares. Il s'agit d'accidents à type de *choc anaphylactique* plus ou moins complet survenant chez des sujets précédemment sensibilisés. Souvent, le choc anaphylactique comporte une composante d'urticaire de contact. Les produits répertoriés à ce jour sont les suivants : acide fusidique, ampicilline, aminophénazone, bacitracine, benzocaïne, benzophénone, carboxyméthylcellulose d'un pansement hydrocolloïde, chloramphénicol, chlorhexidine, diéthyltoluamide, hydrolysats de protéines de blé, huile de Carvi, macrogols, méchloréthamine, néomycine, persulfate d'ammonium, phénoxyéthanol, polyhexanide, polyvinylpyrrolidone, solution de Milian, etc.

On peut également citer ici les *eczémas de contact disséminés* par voie hématogène et surtout les *érythèmes polymorphes de contact* entraînant parfois une altération grave et fébrile de l'état général. Le buféxamac en particulier était assez fréquemment responsable de dermite de contact grave [3], mais des érythèmes polymorphes de contact ont été décrits avec des topiques aussi variés que les dermocorticoïdes (triamcinolone acétonide, budésonide), d'autres AINS (phénylbutazone), le filtre solaire oxybenzone, le polyhexaméthylènebiguanide hydrochloride contenu dans certains produits d'entretien ou un patch de trinitrine. *Une éruption maculopapuleuse généralisée* après utilisation d'acétarsone en tablettes vaginales, avec

Tableau 22.5 Variation du coefficient d'absorption cutané en fonction du site

Site d'application	Absorption
Avant-bras (face antérieure)	1*
Avant-bras (face postérieure)	1,1
Voûte plantaire	0,14
Cheville	0,42
Paume	0,83
Dos	1,7
Cuir chevelu	3,5
Creux axillaire	3,6
Front	6
Angle de la mâchoire	13
Scrotum	42

* Pris comme référence.

Principes thérapeutiques

22-2
Effets systémiques des médicaments topiques

un test positif, a également été rapportée [4]. Enfin, chez un individu sensibilisé par voie cutanée, l'administration systémique de l'allergène peut provoquer un eczéma endogène, une pustulose exanthématique aiguë généralisée, une photosensibilisation, une vasculite allergique, une érythrodermie, une urticaire, un choc anaphylactique ou un syndrome de Lyell [4]. D'où le dogme de ne pas utiliser par voie topique des substances médicamenteuses, si ces mêmes substances existent sous formes à prise orale ou à administration parentérale et si ces dernières voies d'administration sont considérées comme primordiales en thérapeutique (p. ex. aminosides).

Effets systémiques de nature pharmacologique et toxique

Ils sont particulièrement à redouter chez le nourrisson et l'enfant pour les raisons exposées plus haut mais ont également été observés chez l'adulte. Les produits potentiellement dangereux sont regroupés dans le tableau 22.6. Parmi ces produits, il est indispensable de distinguer :
– ceux dont l'utilisation doit être dorénavant proscrite, car ils n'offrent aucun bénéfice thérapeutique qui ne soit accessible avec un autre produit moins ou non dangereux (p. ex. acide borique, camphre, hexachlorophène, mercure, phénol) ;
– les produits utiles voire indispensables, mais dont l'usage doit être prudent pour éviter la survenue de ces effets toxiques systémiques.

Tableau 22.6 Médicaments susceptibles de provoquer un effet toxique systémique après application topique

Médicament	Effet toxique
Acide borique[1]	Système nerveux central, peau, intestin
Alcool éthylique	Intoxication alcoolique
Androgènes	Virilisation (femme)
Anti-inflammatoires non stéroïdiens	Insuffisance rénale
Argent (nitrate d'argent, sulfadiazine argentique)	Méthémoglobinémie, argyrie
BCNU	Toxicité hématologique, carcinogenèse[3]
Benzocaïne	Méthémoglobinémie
Calcipotriol	Hypercalcémie
Camphre[1]	Système nerveux central
Castellani (solution de)[1]	Méthémoglobinémie
Chloramphénicol[1]	Aplasie médullaire
Clindamycine[2]	Colite pseudo-membraneuse
Coaltar	Méthémoglobinémie, carcinogenèse[3]
Corticostéroïdes	Hypercorticisme, freination surrénalienne
Diméthylsulfoxyde	Nausées, douleurs abdominales
5-fluoro-uracile	Ischémie myocardique, troubles digestifs, dysgueusie, alopécie, cytopénies (utilisation sous occlusion)
Gentamycine[1]	Ototoxicité
Hexachlorophène[1]	Système nerveux central, décès
Iode[2]	Hypothyroïdie, insuffisance rénale, acidose métabolique
Lindane	Système nerveux central, tube digestif
Malathion	Système nerveux central, hyperglycémie
Méchloréthamine	Carcinogenèse
Mercure[1]	Système nerveux central, tube digestif, rein, acrodynie
Minoxidil	Décès
β-naphtol[1]	Tube digestif, décès
Néomycine[2]	Ototoxicité, néphrotoxicité
Œstrogènes	Gynécomastie, hypogonadisme (homme)
Phénol	Méthémoglobinémie, décès
Plomb[1]	Saturnisme
Podophylline	Polyneuropathie, coma, aplasie médullaire
Prilocaïne-lidocaïne (EMLA®)	Méthémoglobinémie, système nerveux central
Quinine (analogues de la)[2]	Système nerveux central[3]
Résorcinol[1]	Méthémoglobinémie
Acide salicylique	Système nerveux central, tube digestif, coma, décès
Trichlocarban	Méthémoglobinémie[3]

1. Le produit doit être proscrit.
2. Le produit ne doit être utilisé qu'en l'absence d'autre choix thérapeutique. Les autres produits (non suivis de signes) peuvent être utilisés avec précaution, tout particulièrement chez l'enfant.
3. Effet indésirable non établi formellement.

Le risque des applications topiques de crèmes à base de vitamine A (ester de rétinol) chez le nourrisson est controversé. Certains effets systémiques peuvent intéresser plus particulièrement le dermatologiste : insuffisance rénale après utilisation d'anti-inflammatoires non stéroïdiens topiques [5], hypercalcémie après usage de calcipotriol [6], méthémoglobinémie et toxicité pour le système nerveux central après application de prilocaïne-lidocaïne (crème EMLA®) chez le nourrisson et exceptionnellement chez l'adulte [7], palpitations après application de minoxidil [8]. L'imiquimod, par son effet pro-inflammatoire, est susceptible d'entraîner rarement un syndrome pseudo-grippal (fièvre, céphalées, arthromyalgies, nausées) [9], et de manière exceptionnnelle des adénopathies [10] ou une éruption psoriasiforme [11] ; un cas d'insuffisance rénale aiguë a même été rapporté chez un patient greffé rénal [12].

Cas particulier de la femme enceinte

Les risques de tératogénicité des médicaments topiques sont mal connus. La plupart des informations proviennent de la tératogenèse expérimentale. Toutefois, en l'absence d'études supplémentaires, l'emploi des topiques suivants (liste non exhaustive) doit être évité pendant la grossesse : trétinoïne, isotrétinoïne, antiseptiques iodés, hexachlorophène, kétoconazole, dérivés des goudrons, antimitotiques (podophyllotoxine, 5-FU, méchloréthamine, etc.), lindane, minoxidil, clindamycine, idoxuridine. De toute manière, il faut garder à l'esprit le caractère souvent mineur des indications de la plupart des topiques pendant la grossesse et éviter leur prescription (cf. chapitre 18-3).

Le retrait transitoire du marché français d'un topique jugé sûr, en raison du risque lié à l'absorption percutanée quasi totale de son solvant remplacé depuis, l'éther de glycol, potentiellement toxique sur l'embryogenèse, renforce cette idée [1].

On trouve dans les revues [2, 13] des détails sur les effets toxiques de ces produits ainsi que les conditions d'utilisation parfois extrêmes dans lesquelles ils ont été observés (cf. chapitre 18-3) et il est préférable de toujours vérifier l'innocuité d'un topique dans le Dictionnaire Vidal, et surtout sur le site du CRAT (Centre de référence sur les agents tératogènes, www.lecrat.org), avant de le prescrire à une femme enceinte.

RÉFÉRENCES

1. Roujeau J.C., *Ann Dermatol Vénéréol.* 1996, *123*, 624.
2. Saurat J.H., *Ann Ped.* 1982, *29*, 8.
3. Gehanno J.F. et coll., *Int J Occup Med Environ Health.* 2006, *19*, 81.
4. Tomb R. et coll., *Sem Hôp Paris.* 1991, *67*, 1245.
5. Krummel T. et coll., *BMJ.* 2000, *329*, 93.
6. Kawahara C. et coll., *J Bone Miner Metab.* 2004, *22*, 159.
7. Hahn I.H. et coll., *J Emerg Med.* 2004, *26*, 85.
8. Georgala S. et coll., *Dermatology.* 2007, *214*, 101.
9. Harrisson L.I. et coll., *Arch Dermatol Res.* 2004, *296*, 6.
10. Anadkat M.J. et coll., *J Am Acad Dermatol.* 2011, *16*, 670.
11. Patel U. et coll., *Br J Dermatol.* 2011, *16*, 670.
12. Santos-Juanes J. et coll., *Dermatology.* 2011, *222*, 109.
13. Rincon E. et coll., *Pediatr Emerg Care.* 2000, *16*, 252.

22-3 Biologie de la cicatrisation et traitement des plaies cutanées

D. Salomon

La cicatrisation est l'ensemble des événements biologiques aboutissant à la réparation d'une plaie cutanée [1]. Hormis la plaie chirurgicale, la durée et le résultat de ce processus dépendent de la taille et de la profondeur de la lésion, mais surtout de son origine. Ainsi, de grandes variations sont observées dans les temps de cicatrisation, selon qu'il s'agit d'une plaie traumatique plus ou moins contuse, souillée, électrique, thermique ou chimique. Le dermatologue sera le plus souvent confronté à des plaies chroniques trouvant leur origine dans une déficience du système vasculaire veineux et/ou artériel, d'une pathologie du système nerveux périphérique, voire d'un état carentiel.

Une connaissance synthétique des mécanismes de cicatrisation permet de mieux apprécier la diversité de ces situations et de comprendre les règles thérapeutiques dont la simplicité est souvent synonyme d'efficacité.

Biologie de la cicatrisation cutanée

Les très nombreuses études à partir de modèles *in vitro* ou animaux de ces dernières années ont confirmé la grande complexité du processus de cicatrisation cutanée. Les interactions entre kératinocytes, fibroblastes, cellules endothéliales et cellules immunocompétentes requièrent des systèmes de communications indirectes (facteurs de croissance, cytokines) et directes (molécules d'adhésion, jonctions gap) [1-3]. Chacune des étapes de la cicatrisation est aussi dépendante des liens entre cellules et matrice extracellulaire. La cicatrisation dermique et épidermique résultera de l'équilibre existant entre des facteurs stimulant ou inhibant les diverses étapes de la cicatrisation (tableau 22.7) [1-3].

Tableau 22.7 Facteurs de croissance impliqués dans la cicatrisation (liste non exhaustive)

Famille	Facteur de croissance	Principales cellules productrices	Principales cellules cibles	Effets biologiques
EGF	EGF TGF-α, β	Plaquette Macrophage	Kératinocyte C. endothéliale Fibroblaste	Épidermisation Angiogenèse Remodelage
PDGF	PDGF VEGF	Plaquette Macrophage	Macrophage Fibroblaste C. endothéliale	Chimioattraction Prolifération Angiogenèse
FGF	FGF-1 FGF-2 FGF-7 = KGF	Fibroblaste Fibroblaste Fibroblaste	Fibroblaste C. endothéliale Kératinocyte	Remodelage Angiogenèse Épidermisation
TGF-β	TGF-β 1,2 TGF-β 3	Plaquette Macrophage Macrophage	C. endothéliale Kératinocyte Fibroblaste	Inhibition activité Remodelage
TNF-α	TNF-α	Macrophage	Macrophage Neutrophile	Amplification de la réaction inflammatoire
Interleukines	IL-1β, IL-6, IL-8, IL-10	Neutrophile	Macrophage Fibroblaste Kératinocyte	Chimioattraction

On peut schématiquement séparer la cicatrisation d'une plaie aiguë en quatre phases :
– la phase hémorragique et inflammatoire ;
– la formation du tissu de granulation équivalant à une cicatrisation dermique ;
– la réépidermisation ou cicatrisation épidermique ;
– et – *in fine* – le « remodelage » de la cicatrice.

Phase hémorragique et inflammatoire

Le traumatisme induit des lésions vasculaires responsables de l'afflux de *plaquettes*. C'est principalement le contact des plaquettes avec les collagènes dermiques I et III qui déclenche le processus d'agrégation plaquettaire et la formation du caillot de fibrine. Les plaquettes libèrent des médiateurs nécessaires à la formation du caillot, mais également des molécules telles que le *Tumor Growth Factor* α, le *Tumor Growth Factor* β et, surtout, le PDGF qui attirent les monocytes et les fibroblastes tout en stimulant leur prolifération et leur activité de synthèse [1-3].

Les *polynucléaires neutrophiles et éosinophiles*, rapidement présents au foyer lésionnel, grâce aux propriétés chimiotactiques des fractions du complément, participent à la détersion de la plaie par leurs enzymes lysosomiales et leur pouvoir de phagocytose. En l'absence de contamination bactérienne, ces cellules disparaissent en quelques jours. Les *polynucléaires éosinophiles* sont aussi présents dans la plaie. Outre leur activité collagénolytique et de détersion, ils participent aussi au recrutement des cellules qui vont former le tissu de granulation. Les monocytes, sous l'action du PDGF, se transforment en *macrophages* et vont jouer un rôle majeur dans le passage de la phase inflammatoire à celle du tissu de granulation. Les macrophages sont en quelque sorte les coordinateurs du processus de cicatrisation. Ils sécrètent de nombreux facteurs de croissance et médiateurs chimiotactiques qui vont stimuler l'angiogenèse, l'activité fibroblastique et le remodelage dermique.

Phase de cicatrisation dermique

Après la phase hémorragique et inflammatoire contemporaine de la formation du caillot, se développe le tissu de granulation, qui est composé d'une matrice extracellulaire fraîchement synthétisée par les fibroblastes et d'un réseau de néovaisseaux qui se forment à partir des capillaires existants par migration et prolifération des cellules endothéliales. Cette néoformation du derme est provisoire et sera progressivement remaniée À tous les stades de la formation du tissu de granulation, de nombreux facteurs de croissance produits par les macrophages, les fibroblastes, les cellules endothéliales mais aussi par les kératinocytes vont gouverner l'activité des fibroblastes et des cellules endothéliales. Les facteurs les plus importants semblent être : le bFGF, le TGF-β, le VEGF (tableau 22.7).

Synthèse de néocollagène. Dans un premier temps, la matrice extracellulaire du tissu de granulation est essentiellement constituée de fibronectine, d'abord d'origine plasmatique, puis synthétisée par les fibroblastes. Cette protéine a un rôle essentiel dans l'adhérence et la migration cellulaire. Elle joue probablement aussi le rôle de réseau matriciel sur lequel va s'organiser le collagène nouvellement synthétisé par les fibroblastes, qui sont stimulés avant tout par le TGF-β. À ce stade, le collagène de type III est largement prédominant contrairement au derme adulte normal qui contient 90 % de collagène de type I pour 10 % de collagène de type III. Ce ratio retourne progressivement à la normale durant le remodelage de la cicatrice.

Néovascularisation. Le bFGF et le VEGF sont les principaux facteurs responsables de la migration et de la division des cellules endothéliales, qui vont former de nouvelles anses capillaires à partir des vaisseaux préexistants Le processus d'angiogenèse comprend aussi l'organisation spatiale de ces néovaisseaux (formation de tubes et d'un arbre vasculaire), l'apposition d'une membrane basale, de péricytes et de cellules musculaires lisses. Ces néovaisseaux sont garants de l'apport d'oxygène et de nutriments pour les fibroblastes.

Contraction de la plaie. Le processus de contraction contribue à rapprocher les berges de la plaie. Il se produit simultanément avec les autres processus de réparation dermique. Cette contraction est le résultat de la transformation des fibroblastes en *myofibroblastes* sous l'action du bFGF. Les myofibroblastes acquièrent une protéine contractile, l'α-actine « muscle lisse », qui leur permet de se mouvoir et de transmettre leur activité contractile au tissu entier par interaction entre leur cytosquelette et les composants matriciels de la plaie [4].

Phase de cicatrisation épidermique

La réépidermisation, ou cicatrisation épidermique, se déroule en trois phases interdépendantes de migration, prolifération et différenciation des kératinocytes. L'activation des kératinocytes semble dépendre de la perte de contact avec la membrane basale et avec les kératinocytes environnants. Un changement d'expression de certaines intégrines entraîne une perte de l'inhibition de contact intercellulaire et la liaison de ces kératinocytes à la fibronectine, ce qui leur permet de migrer sur le fond de la plaie

Migration des kératinocytes. Elle débute dès la 12e heure à partir de l'épiderme des bords de la plaie, mais aussi des canaux des glandes sudoripares ou des follicules pileux s'ils ont été respectés par la blessure. Pour permettre leur migration, les kératinocytes dégradent la matrice extracellulaire en libérant des enzymes (plasmine, collagénase, métalloprotéase) et phagocytent ce matériel fibrinonécrotique. Ce processus complexe s'accompagne d'une diminution du nombre de desmosomes, de l'apparition d'un appareil microfilamenteux contractile fait d'un réseau de filaments d'actine, d'une raréfaction des tonofilaments et de l'expression des kératines 6 et 16. Il est par exemple frappant que des kératinocytes déficients en l'antigène 230 kDa de la pemphigoïde bulleuse – une protéine qui permet, entre autres, l'ancrage des filaments de kératines sur les hémidesmosomes – soient incapables de réépithélialiser une plaie.

Prolifération des kératinocytes. Elle se traduit par une vague mitotique précoce (2e heure) dont le pic se situe à la 48e heure. Elle intéresse plusieurs rangées cellulaires en arrière des berges de la plaie. Différents facteurs sont responsables du stimulus de prolifération (*cf.* tableau 22.7), mais les deux principaux bien caractérisés sont l'EGF synthétisé par les kératinocytes et le KGF synthétisé par les fibroblastes et les kératinocytes. L'arrêt de la phase de prolifération pourrait être lié à une inhibition de contact.

Maturation des kératinocytes. Elle vise à rétablir les aspects morphologiques et fonctionnels de l'épiderme, avec réapparition de la fonction de kératinisation. Les mécanismes régulateurs de cette dernière phase sont inconnus, mais il est possible que l'échange de molécules par des canaux intercellulaires, nommés *gap junctions*, participe au retour de l'homéostasie épidermique. Ces jonctions gap participent aussi à la régulation de la migration et de la prolifération des kératinocytes [5]. Alors que l'épiderme peut se reformer en présence d'un tissu de granulation, les annexes qui ont été détruites ne pourront pas se reformer, d'où la perte de pilosité sur les cicatrices de plaies profondes.

Réparation de la jonction dermo-épidermique. Lorsque la plaie est suffisamment importante pour altérer la membrane basale, la migration des kératinocytes se fait d'abord sur un support de fibrine et de fibronectine. La reformation de la jonction dermo-épidermique débute dès l'arrêt de la migration des kératinocytes. Malgré des études en microscopie électronique et optique avec immunomarquage, la chronologie de réapparition des différents constituants de la jonction dermo-épidermique reste imprécise. Il semble que les laminines 1 et 5, le collagène IV et VII (fibre d'ancrage) apparaissent presque simultanément, et ces éléments, en particulier le collagène IV et la laminine 5, vont servir de « bornes » pour la formation des hémidesmosomes. La densité de ces différents éléments variera suivant le stade de l'épidermisation

Réapparition des autres cellules résidentes de l'épiderme. Les mélanocytes recolonisent l'épiderme après un délai parfois prolongé par rapport à la migration kératinocytaire, expliquant que la pigmentation des cicatrices soit souvent tardive. Les mélanocytes migrent à partir des berges de la plaie et de la gaine épithéliale externe des follicules pileux épargnés. Les cellules de Langerhans accompagnent avec un peu de retard la migration kératinocytaire, tout en restant absentes de la languette de réépithélialisation. La densité normale des cellules de Langerhans est restaurée en quelques semaines. Les cellules de Merkel, dont l'origine reste incertaine, réapparaissent tardivement dans l'épiderme.

Remodelage

Ce processus débute avec la formation du tissu de granulation et va se poursuivre durant plusieurs mois. Au fur et à mesure que de nouvelles fibres de collagène III sont déposées, d'autres sont détruites sous l'action de collagénases et progressivement remplacées par du collagène I, dont la résistance mécanique est supérieure. La direction des forces de tension au sein de la plaie en voie de cicatrisation joue certainement un rôle essentiel dans l'orientation future des fibres. Celles qui sont sélectionnées par le remodelage s'orientent parallèlement aux lignes de tension cutanée. D'autres constituants du tissu de granulation qui sont transitoirement augmentés, comme l'acide hyaluronique, les protéoglycanes ou la fibronectine, sont aussi progressivement remplacés.

Le remodelage de la matrice extracellulaire s'accompagne d'une diminution de la densité en capillaires et l'apparition de vaisseaux de plus gros calibre. L'arrêt de l'angiogenèse semble être lié à la présence de produits de dégradation du collagène mais surtout à l'interféron α qui induit une apoptose des cellules endothéliales.

Enfin, la densité en fibroblastes et myofibroblastes diminue progressivement peut-être sous l'action de TGF-β1 et TGF-β2. La présence de ces deux molécules semble directement impliquée dans le processus de fibrose qui caractérise une cicatrice. En utilisant des anticorps dirigés contre TGF-β1 et TGF-β2, la fibrose serait considérablement réduite. Enfin, l'apoptose des myofibroblastes qui survient lorsque la plaie est cicatrisée pourrait être due à un effet de relaxation mécanique suite au comblement du défect cutané.

La régénération *ad integrum* d'une plaie cutanée fait l'objet de recherches intenses dont le but final est une cicatrisation sans cicatrice, telle qu'observée sur des embryons et même certains mammifères. Toutefois les espoirs placés dans la découverte d'une *action antifibrosante de certaines molécules* n'ont pas pour l'instant été confirmés par des études cliniques à large échelle [6].

Cicatrisation cutanée pathologique

Retard de cicatrisation

Les interactions cellulaires qui initient et régulent la phase initiale de l'inflammation peuvent, si elles persistent, inhiber les phases finales de la cicatrisation ou induire une fibrose cicatricielle excessive, un état observé dans les cicatrices hypertrophiques et les

Principes thérapeutiques

Biologie de la cicatrisation et traitement des plaies cutanées

chéloïdes De nombreuses pathologies peuvent perturber le processus de cicatrisation. Il peut s'agir de problèmes généraux ou locorégionaux résumés dans le tableau 22.8.

Tableau 22.8 Causes de retard de cicatrisation

Causes générales	Vieillissement Dénutrition, déficits protéiques, vitaminiques et en zinc Causes endocriniennes : diabète (micro- et macroangiopathie, risques infectieux), hypercorticisme Causes médicamenteuses : corticothérapie générale, chimiothérapie anticancéreuse, anticoagulants et de façon plus théorique : D-pénicillamine, colchicine, phénytoïne Maladies du tissu conjonctif : syndrome d'Ehlers-Danlos, élastopathies, déficit en prolidase Anomalies cardiovasculaires ou respiratoires chroniques diminuant l'oxygénation tissulaire Troubles de la coagulation : thrombopénies, déficit en facteur VIII, en facteur XIII
Causes locorégionales	Insuffisance artérielle et/ou veineuse des membres inférieurs Microangiopathies (angiodermite nécrotique) Pression : escarres de décubitus Surinfection de plaies Dermatites de contact Neuropathies périphériques

Cicatrices hypertrophiques et chéloïdes

La formation de cicatrices chéloïdiennes est favorisée par le siège de la lésion (région présternale, dos, lignes de tension, visage) et est plus fréquente chez les noirs. Les chéloïdes croissent et s'étendent progressivement au-delà de la région de la plaie, ce qui cliniquement les distingue des cicatrices hypertrophiques qui après une phase de croissance limitée à la zone de la plaie se stabilisent. Bien que la biologie de la chéloïde reste inexpliquée, on peut penser que les signaux d'arrêt d'apposition de la matrice extracellulaire et d'induction du remodelage font défaut, alors que les cicatrices hypertrophiques peuvent se remanier et régresser en plusieurs mois ou années (*cf.* chapitre 12-11) [1, 6].

Principes des traitements des plaies

Certaines règles thérapeutiques simples permettent de cicatriser la plupart des plaies cutanées dans un délai de quelques semaines à quelques mois. Trois étapes doivent être réalisées dans un ordre qui respecte les séquences de la cicatrisation : une détersion et une décontamination de la plaie, suivies de la formation du tissu de granulation, pour enfin obtenir une épidermisation [7].

Dans une plaie chronique, l'origine du défaut de cicatrisation peut être une pathologie vasculaire, neurologique, métabolique ou infectieuse. Souvent, plusieurs facteurs étiologiques sont impliqués et le traitement de la plaie devra logiquement tendre vers la correction de ces facteurs parallèlement aux soins de plaie.

Détersion et décontamination de la plaie

Les plaies chroniques sont colonisées, et les découvertes récentes par biologie moléculaire du microbiote cutané démontrent la présence d'une flore très diverse dont le rôle défavorable ou favorable selon le type de flore est encore à évaluer. Ces données récentes conduisent à reconsidérer les liens entre plaie cutanée et flore bactérienne [8].

On peut tout de même penser que ces germes font perdurer une réaction inflammatoire responsable de l'accumulation de matériel fibrinonécrotique dans la plaie. Ainsi le premier geste de décontamination doit donc être le nettoyage de la plaie que l'on peut réaliser avec une solution de NaCl 0,9 % ou simplement en douchant abondamment la plaie, ce qui a pour effet de réduire la colonisation bactérienne et d'éliminer en partie le matériel fibrinonécrotique. L'application d'antiseptiques est discutée voire décriée [9]. Le pouvoir désinfectant de ces produits est testé sur la couche cornée et non dans une plaie où les protéines peuvent inhiber leur action antimicrobienne. La toxicité de ces produits sur les cellules participant à la cicatrisation n'est pas clairement établie ; toutefois force est de constater qu'un produit iodé peut permettre de réduire la contamination d'une plaie et permettre au processus de cicatrisation de suivre son cours.

Dans la phase initiale du traitement et en association avec une détersion, on peut envisager une désinfection de la plaie et de la peau en périphérie avec des produits ayant une bonne rémanence. Il faut bien sûr éviter les produits irritants (solutions alcoolisées) et envisager un eczéma de contact à un désinfectant face à une évolution inappropriée de la plaie. On peut utiliser, selon le contexte, une solution aqueuse de chlorhexidine, diluée au $5/10\,000^e$, de nitrate d'argent dilué à 0,5 ou 1 %, qui possède de plus des propriétés astringentes, ou une solution de povidone iodée ou de permanganate de potassium dilué au $1/10\,000^e$.

Éliminer les débris fibrinonécrotiques de la plaie reste le geste essentiel pour tenter d'induire la formation du tissu de granulation. La détersion peut être mécanique (ciseaux, scalpels, curettes tranchantes), elle nécessite alors une expérience et souvent l'emploi d'anesthésiques locaux (solution de *lidocaïne* ou association lidocaïne-prilocaïne). Les pansements « modernes » peuvent faciliter la détersion par le maintien d'un environnement humide dans la plaie (*cf. infra*). En revanche, l'utilisation de préparations à base d'enzymes protéolytiques est plus délicate et coûteuse et leur emploi devrait être limité.

Formation du tissu de granulation

Elle est favorisée par des pansements respectant l'environnement de la plaie et la physiologie de la cicatrisation. Ce pansement devrait donc maintenir :

– *une humidité relative* qui crée un environnement plus physiologique pour l'ensemble des interactions entre cellules. Ceci favorise la détersion du matériel fibrinonécrotique par les polymorphonucléaires et les macrophages, l'angiogenèse et la formation du tissu de granulation ;

– *une température stable* et proche de 37 °C qui permet une activité métabolique et enzymatique adéquate.

Le rôle de l'oxygène ambiant sur la cicatrisation d'une plaie est controversé, il est difficile d'affirmer que les pansements occlusifs et semi-occlusifs favorisent la granulation par le biais d'une pression en oxygène basse dans la plaie.

Le rôle du pH dans le processus de cicatrisation est encore moins connu. Il semble toutefois qu'un pH bas, de 6 à 7, inhibe la croissance de certaines bactéries, en particulier de ps*eudomonas aeruginosa.*

Épidermisation

Elle est obtenue spontanément ou par greffe autologue. Dans le cas de brûlures ou de plaies chirurgicales étendues, il est possible de réaliser dans certains centres des greffes d'épiderme obtenu par culture de kératinocytes autologues, voire plus récemment des équivalents cutanés non autologues obtenus par reconstitution du derme et de l'épiderme [10]. Ces derniers sont des « pansements biologiques » produisant un grand nombre de facteurs de croissance qui vont activer le processus de cicatrisation. Ces produits issus de la biotechnologie ont été testés *versus* des greffes de peau mince, pour l'épiderme reconstitué *in vitro*, ou *versus* un traitement conservateur pour les équivalents cutanés. Dans les deux cas, ces traitements se sont avérés efficaces mais la complexité et le coût en limitent l'emploi.

Quel pansement pour quelle plaie ?

Il existe aujourd'hui une profusion de produits composés de différents matériaux. Ces pansements doivent être choisis en fonction de l'état de la plaie pour créer un environnement « équilibré » favorisant la cicatrisation [7, 11].

On distingue quatre principaux groupes de pansements (tableau 22.9) :
– ceux qui vont « garder l'eau » : les films polyuréthane ;
– ceux qui vont « garder l'eau » tout en absorbant une partie de l'exsudat : les hydrocolloïdes, dont les propriétés d'absorption vont varier selon leur composition, et certains hydrocellulaires ;
– ceux qui vont « apporter de l'eau » : les hydrogels ;
– ceux qui vont « absorber l'eau » : les alginates de calcium, les hydrofibres et les pansements hydrocellulaires.

Tableau 22.9 Types de pansements et indications

Propriétés	Garder H_2O	Garder et absorber H_2O	Apporter H_2O	Absorber H_2O
Type	Film polyuréthane	Hydrocolloïde Certains hydrocellulaires	Hydrogel	1) Alginate de Ca^{++} 2) Hydrofibre 3) Mousse ou hydrocellulaire 4) Polyester
Indications	Plaie superficielle Dermabrasion Suture chirurgie Site donneur de greffe Escarre stade I et prévention	Ulcère membre inférieur Escarre Site donneur de greffe Plaies post-traumatiques Brûlure I-II sup.	Plaie « sèche »	Plaie exsudative non infectée

En fonction du type de plaie, sèche, faiblement ou fortement exsudative, on choisira l'un ou l'autre de ces pansements. Le choix initial devra être réévalué en fonction de l'évolution, afin d'assurer l'adéquation du pansement à l'état de la plaie [7].

Ces pansements doivent assurer une protection mécanique, ne pas adhérer à la plaie et empêcher sa dessiccation, ce qui diminue fortement les douleurs. Ils sont changés 2 à 3 fois/semaine et leur emploi est facile. Enfin, ils permettent la mise en place d'une contention élastique quand elle est nécessaire. Bien que l'occlusion favorise la croissance bactérienne, les cellulites infectieuses ne sont qu'exceptionnellement observées. Il est en revanche déconseillé d'employer ces pansements lorsqu'il existe des signes cliniques patents d'infections locales, tels qu'une lymphangite, une dermohypodermite ou une plaie purulente.

De nombreux pansements combinent une action absorbante et hydratante afin d'assurer au mieux leur fonction de maintien d'une humidité contrôlée dans la plaie. Ces dernières années, les sels d'argent ont été ajoutés à de nombreux pansements et fibres afin de réduire la colonisation bactérienne.

Pansements de recouvrement

Ils permettent de protéger et de maintenir une humidité relative dans la plaie.

Interfaces

Ce sont des pansements formés de fibres de coton ou de viscose imprégnées de paraffine. Ils conviennent à tous types de plaies ; ils permettent de diminuer la dessiccation.

Films polyuréthanes

Ces pansements sont de fines feuilles de polyuréthane, enduits d'une substance adhésive. Ils sont souples et transparents et s'adaptent aisément aux formes anatomiques. Ils sont imperméables aux bactéries mais permettent les échanges gazeux. Ils sont légèrement perméables à la vapeur d'eau.

Indications. Ils sont utilisés en général pour couvrir des cicatrices chirurgicales, des sites donneurs de greffes cutanées, des plaies superficielles. Ces pansements sont peu utilisés pour le traitement des ulcères car ils ne présentent aucune propriété d'absorption. Ils sont en revanche très utiles dans la prévention des escarres, car ils protègent de la macération et des phénomènes de friction et de cisaillement.

Contre-indications. Ce sont les plaies nécrotiques sèches ou au contraire très exsudatives.

Pansements hydratants

Leur principe est de garder ou d'apporter de l'eau dans la plaie. Dans ce groupe, on trouve les « anciens » pansements hydrocolloïdes, les hydrogels et certains pansements hydrocellulaires.

Hydrocolloïdes

Ces pansements imperméables à l'oxygène et à l'eau, non transparents, ont une épaisseur variant de 0,5 à 2-3 mm suivant leur type. Ils adhèrent à la peau, mais pas à la plaie et sont plus ou moins souples. Ils sont constitués d'une matrice hydrophobe contenant des particules hydrophiles qui vont absorber l'eau et se « liquéfier » à son contact pour former un gel qui va tapisser le fond de la plaie. Le tout est recouvert d'une membrane polyuréthane. Ces pansements ont la double propriété de « garder l'eau » tout en absorbant partiellement l'exsudat. En général, si l'exsudat n'est pas trop important, ces pansements peuvent être changés une fois par semaine. L'odeur désagréable voire nauséabonde lors du changement de pansements est due aux produits de la colonisation bactérienne. Durant les premiers jours de traitement avec les pansements hydrocolloïdes, l'exsudat est parfois important et des fuites peuvent s'observer. Cette situation impose des changements plus fréquents, et il est alors utile d'utiliser un pansement (alginate ou hydrofibre) pouvant absorber ce surplus d'exsudat.

Indications. Ces pansements sont surtout utilisés dans le traitement des ulcères des membres inférieurs secondaires à une insuffisance veineuse et les escarres de décubitus. Les autres indications sont les plaies post-traumatiques, les brûlures du 2e degré superficielles. Dans la prévention des escarres de décubitus, ces pansements ont le défaut de ne pas être transparents et de glisser moins facilement que les films polyuréthanes. Les hydrocolloïdes sont aussi utilisés comme pansement de stomies.

Contre-indications. Elles sont limitées surtout aux plaies infectées et aux nécroses sèches.

Hydrogels

Ces produits sont des « additifs hydratants ». Ils sont formés d'une matrice (polyéthylène, polymère d'agarose, polyacrylamide, acide hyaluronique) et d'une très forte proportion d'eau. Ils nécessitent un pansement de recouvrement pour leur maintien. Ils existent sous forme de gel amorphe ou de plaque.

Indications. Ils sont aussi employés pour créer un milieu humide dans une plaie sèche et permettre ainsi une meilleure détersion. La plaie sera couverte par un pansement hydrocolloïde ou polyuréthane. Ils seront utilisés pendant une courte période (1 à 2 semaines), puis dès que la détersion aura été suffisante et que le tissu de granulation commencera à se former, on préférera utiliser un pansement hydrocellulaire ou hydrocolloïde.

Contre-indications. Les plaies fortement exsudatives ou suppurées sont les principales contre-indications.

Pansements absorbants

Ils sont utilisés lorsque la plaie est exsudative, car ils ont une forte capacité d'absorption. Les alginates et les hydrofibres doivent être recouverts d'un pansement de recouvrement. Ils peuvent aussi être imprégnés de sérum physiologique ou de solution de Ringer dans le but non plus d'absorber des sérosités mais de créer un milieu humide dans une plaie sèche. Cet emploi se rapproche de celui des hydrogels. Ces pansements sont disponibles sous forme de plaque ou de tampon et peuvent s'appliquer aussi bien dans des plaies superficielles que profondes. S'ils sont bien humidifiés, ils n'adhèrent pas à la plaie. Lors des changements, l'odeur peut être incommodante.

Alginates et hydrofibres

Les alginates sont formés d'extraits d'algues brunes (alginates de calcium-sodium). Ils se présentent en fine plaque de fibres sèches entrecroisées, qui va former un gel au contact de l'humidité. Les hydrofibres sont des fibres non tissées de carboxyméthylcellulose de sodium, qui ont la propriété d'être très absorbantes.

Indications. Ils sont utilisés dans les plaies exsudatives et en cas de colonisation bactérienne en association avec une solution de povidone iodée et un pansement de recouvrement.

Contre-indications. Ils sont non indiqués dans les plaies sèches.

Pansements hydrocellulaires

Les hydrocellulaires dont le nombre et la diversité ont augmenté ces dernières années ont une capacité d'absorption plus faible que les alginates et les hydrofibres mais supérieure aux hydrocolloïdes. Ils sont constitués d'une base de mousse polyuréthane parfois imprégnée de sels d'argent ou d'acide hyaluronique. Contrairement à ces derniers, ils ne se gélifient pas au contact de l'exsudat, et ne laissent pas de résidus dans la plaie lors de leur changement. Ainsi, pour éviter une macération de la plaie parfois observée avec les pansements hydrocolloïdes, on peut utiliser des pansements hydrocellulaires.

Les hydrocellulaires sont aujourd'hui les pansements ayant la plage thérapeutique la plus large pour les soins de plaies, que ce soit les ulcères des membres inférieurs ou les escarres.

Pansement occlusif : mode d'emploi

Ces pansements sont adhésifs sur le pourtour de la plaie, il faut donc soigneusement nettoyer la peau en périphérie de la plaie et surtout bien la rincer avec de l'eau ou une solution de sérum physiologique. Quel que soit le pansement, il faut le retirer avec précaution en contrôlant la traction exercée sur la peau. Chaque changement de pansements enlève une partie de la couche cornée, et ces brèches peuvent, surtout en cas de macération, entraîner des lésions de l'épiderme en périphérie de l'ulcère. Le pansement doit largement dépasser les bords de la plaie. La fréquence des changements sera dépendante du volume qui se collectera sous le pansement. En cas de forte chaleur et dans les régions riches en glandes sudoripares (paumes et plantes), il existe un risque de macération.

Autres techniques de soins de plaies

Le charbon est utilisé pour ses propriétés d'adsorption des bactéries Gram négatives et de neutralisation des odeurs. Il peut être intégré dans un pansement absorbant, associé à des ions argent. Le charbon est indiqué dans les plaies infectées, malodorantes, et dans les tumeurs ulcérées et les métastases cutanées en voie de nécrose.

Le VAC est une technique basée sur l'aspiration des sécrétions de la plaie de manière continue ou discontinue. Cette technique développée il y a quelques années s'est avérée très efficace dans les soins d'escarre de décubitus, en favorisant la détersion et la formation d'un tissu de granulation. Le VAC est aussi utilisé pour les soins de fistules, les éventrations, les larges plaies traumatiques et parfois pour les ulcères des membres inférieurs [11].

Le miel à usage médicinal est utilisé depuis l'Égypte ancienne. D'un emploi artisanal, on est passé à la commercialisation de produits à base de miel contrôlés quant à leur sécurité et leurs effets. Le miel par son action antibactérienne est devenu un traitement adapté de la phase de détersion d'une plaie [12].

On peut conclure que le maintien d'une humidité contrôlée dans une plaie à l'aide des pansements actuels est dans la très grande majorité des cas favorable. Leurs effets sont particulièrement marqués sur la détersion d'une plaie et la formation d'un tissu de granulation. Ils ont permis une certaine systématique dans la prise en charge des plaies chroniques et une réduction dans la fréquence des pansements [7].

RÉFÉRENCES

1. Martin P. et coll., *Br J Dermatol.* 2015, *173*, 370.
2. Eming S. et coll., *Science Trans Med.* 2014, *6*, 1.
3. Blanpain C. et coll., *Nat Rev Mol Cell Biol.* 2009, *10*, 207.
4. Hinz B., *J Biomech.* 2010, *43*, 146.
5. Martin P. et coll., *Febs Lett.* 2014, *588*, 1304.
6. Ud-Din S. et coll., *Experimental Dermatology.* 2014, *23*, 615.
7. Powers J. et coll., *J Am Acad Dermatol.* 2016, *74*, 607.
8. Misic M. et coll., *Adv Wound Care.* 2014, *3*, 502.
9. O'Meara S. et coll., *Cochrane Database Syst Rev.* 2013, *12*, CD003557.
10. Bryan K. et coll., *Science.* 2014, *346*, 941.
11. Dumville J. et coll, *Cochrane Database Syst Rev.* 2015, *7*, CD011354.
12. Jull A.B. et coll., *Cochrane Database Syst Rev.* 2015, *3*, CD005083.

22-4 Traitements physiques

Radiothérapie

A. d'Hombres, L. Thomas

Les indications de la radiothérapie en dermatologie ont diminué au cours des 30 dernières années, mais cette méthode reste intéressante à condition d'être pratiquée par des experts. La radiothérapie des tumeurs malignes de la peau garde encore une place et c'est pour cette raison qu'elle ne doit pas être complètement abandonnée. En dermatologie, la radiothérapie est le plus souvent réalisée en utilisant photons X « Bucky » (6 à 15 kV), « rayons mous » (20 à 50 kV), contact-thérapie (50 kV), photons X (100 à 250 kV), électrons (5 à 20 MeV) ou curiethérapie interstitielle (iridium 192).

Principes généraux

Indications

Théoriquement, tous les cancers de la peau, quelle qu'en soit la localisation, pourraient être traités par radiothérapie (tableau 22.10), pourtant les oncologues-radiothérapeutes font un choix dans l'indication selon les tumeurs et les localisations. Tout d'abord, le diagnostic doit être confirmé par un examen histologique. Ceci permet d'avoir une idée de la radiosensibilité de la tumeur. Les carcinomes basocellulaires ont une plus grande radiosensibilité que les mélanomes. Rappelons que le but de la radiothérapie des tumeurs malignes doit être la guérison complète (traitement curatif) et tout en gardant un résultat cosmétique acceptable.

Tableau 22.10 Indications de la radiothérapie en dermatologie

Indications indiscutables ou irremplaçables	Maladie de Kaposi Mycosis fongoïde Autres lymphomes cutanés
Indications fréquentes comme alternative thérapeutique	Carcinomes basocellulaire ou épidermoïde de la face, du tronc, du périnée Kératoacanthome Maladie de Bowen Angiosarcome Mélanome Carcinome neuroendocrine Métastases de cancers cutanés
Indications rares	Fibrosarcome Carcinomes basocellulaires ou épidermoïdes du scrotum, des paumes et plantes

La radiothérapie est également utilisée de manière palliative dans les métastases de cancers cutanés singulièrement osseuses (photons) et cérébrales (radiothérapie stéréotaxique et *gamma-knife*).

Avantages

En premier lieu, c'est la conservation des tissus environnant la lésion à traiter, c'est-à-dire que certaines structures comme le nez, la paupière, l'oreille, etc. ne sont pas détruites. De plus, les tumeurs mal délimitées peuvent être englobées dans une zone d'irradiation supérieure de 5 à 20 mm au diamètre de la tumeur. La radiothérapie est parfois un traitement psychologiquement moins traumatisant, surtout pour les personnes âgées qui craignent souvent une intervention chirurgicale. Le traitement par rayons X ou par les électrons n'est pas douloureux, se pratique en ambulatoire et peut être effectué indépendamment de l'état général du patient (grand âge, polypathologie, contre-indication à l'anesthésie, etc.) et de son traitement médicamenteux (anticoagulants, etc.).

Au cours de la maladie métastatique du mélanome, de certains carcinomes spinocellulaires et du carcinome neuroendocrine, la radiothérapie est volontiers proposée, en réunion de concertation pluridisciplinaire, à titre symptomatique (douleurs des métastases osseuses), palliatif (localisations cérébrales multiples) voire curatif (irradiation stéréotaxique d'une métastase cérébrale).

Inconvénients

Elle est appliquée en plusieurs séances, ce qui oblige le patient à revenir plusieurs fois. En cas de récidive d'un carcinome basocellulaire ou épidermoïde déjà irradié, une seconde radiothérapie curative au même endroit est généralement impossible à réaliser. En effet, la dose maximale par champ d'irradiation ne peut dépasser 70-75 Gy. Les effets indésirables précoces, aux doses utilisées dans les tumeurs cutanées, sont l'érythème, la desquamation et l'exsudation, les nécroses sont rares. À plus long terme, on peut voir apparaître une atrophie, des troubles pigmentaires, une dépilation voire une atteinte des structures anatomiques sous-jacentes (cartilage, cristallin). Ces complications sont le plus souvent dose-dépendantes et surface-dépendantes (0,9 % pour 1 cm de diamètre, 6,5 % entre 1 et 5 cm, 13 % au-delà de 5 cm).

Localisations favorables

Les paupières, les canthus, le nez, les lèvres et le pavillon de l'oreille sont considérés comme des régions plus favorables à la radiothérapie. De bons résultats sont également obtenus dans le pli nasolabial et la région préauriculaire. Sur la peau du tronc et des extrémités, il y a davantage de risque de voir se développer des radiodermites inesthétiques. Il y a toutefois deux exceptions qui sont des indications pour une radiothérapie au tronc et aux extrémités :
– un carcinome localisé à un endroit où se développent facilement des chéloïdes ;
– et les carcinomes étendus et superficiels.

Technique

Variables

La pénétration des rayons X est déterminée par trois variables : le voltage (kV), le filtre (le plus souvent en aluminium) et la distance foyer-peau. Pour caractériser l'absorption des rayons X, on préconise, pour des raisons pratiques – en radiothérapie dermatologique –, l'expression de « profondeur de demi-absorption tissulaire » (ou d50 %). La d50 % correspond à la profondeur où 50 % de la dose de surface est absorbée. Pour le traitement des cancers de la peau, il existe une règle simple :

Principes thérapeutiques

Traitements physiques — 22-4

d50 % = épaisseur de la tumeur

Cette règle permet aussi de diminuer les effets indésirables des rayons X délivrés au tissu sain. L'épaisseur d'une tumeur peut être soit estimée, soit déterminée par un examen histologique ou par un examen échographique (sonde à 20 MHz).

Doses

Pour les cancers de la peau, la dose totale habituelle devrait être de 40 à 70 Gy. Si l'on appliquait une telle dose en une seule fois, les résultats cosmétiques seraient très mauvais. Pour cette raison, il faut fractionner la dose totale, c'est-à-dire la diviser en plusieurs doses unitaires, délivrées de 1 à 6 fois/semaine pendant plusieurs semaines. Il existe plusieurs propositions de schéma thérapeutique et un schéma général n'existe pas. En principe, les petites tumeurs peuvent être irradiées avec de plus hautes doses par séance que les tumeurs étendues.

Radioprotection

Il est important de protéger les tissus extrêmement sensibles aux rayons X, comme les yeux, la glande thyroïde, le système hématopoïétique et les gonades. On protège ces organes en utilisant des tubes et des couvertures de plomb. Celles-ci ont une épaisseur de 0,5 mm de plomb ou une équivalence en caoutchouc plombé. La peau autour du champ d'irradiation est protégée par une matrice de plomb. Des techniques spéciales sont nécessaires dans la région des paupières, des pavillons d'oreille, du nez et des lèvres.

Radioréaction de la peau

Pendant le traitement, on distingue trois phases de radioréaction : une réaction précoce (érythème discret) dans les 24 heures après l'irradiation, une réaction principale (érythème, desquamation, exsudation) après environ 15 jours et une réaction tardive (pigmentation, réépithélialisation) après 1 à 2 mois. Pendant ces phases de radioréaction, il est indispensable de protéger la peau irradiée contre les irritants externes (soleil, froid et irritants mécaniques). Ces réactions sont dose-dépendantes et inconstantes [1].

Principales applications

États précancéreux cutanés

Les kératoses actiniques ne sont désormais quasi plus jamais traitées par radiothérapie [2].

Carcinomes basocellulaires

Dans cette indication, une étude randomisée est disponible [3], elle compare les résultats de la radiothérapie à ceux de la chirurgie dans les carcinomes de taille inférieure à 4 cm de diamètre. Le résultat carcinologique mais également cosmétique est significativement meilleur dans le groupe traité par chirurgie, ce qui place la radiothérapie en option thérapeutique.

Malgré tout, la radiothérapie peut être utilisée, en particulier en cas de contre-indication à la chirurgie (anomalies importantes de l'hémostase) ou dans certaines topographies plus favorables à la radiothérapie comme les paupières. Certains carcinomes basocellulaires ne sont pas favorables à la radiothérapie comme le carcinome térébrant (cartilage ou os), le carcinome sclérodermiforme et les tumeurs du syndrome des hamartomes basocellulaires.

Le taux de récidive après radiothérapie est évalué à 5 à 7,5 % selon les études. Les récidives sont plus fréquentes quand l'aspect histologique est en partie ou totalement sclérodermiforme (squirrheux).

Carcinomes spinocellulaires

La maladie de Bowen, cutanée ou muqueuse, répond bien à la radiothérapie qui peut être utilisée en contact-thérapie [4].

Dans les carcinomes spinocellulaires invasifs, il n'existe pas, dans la littérature, d'étude randomisée permettant de comparer la radiothérapie à la chirurgie. Les indications les plus favorables sont certaines lésions des muqueuses (contact ou curiethérapie) de la lèvre et des paupières [5]. Le taux de contrôle tumoral est de 98 % pour les tumeurs inférieures à 1 cm, et de 93 % pour les tumeurs comprises entre 1 et 5 cm.

Lymphomes cutanés

Les bains d'électrons sont un traitement efficace dans les stades érythrodermiques des lymphomes T avec prurit intense. Dans les formes tumorales, les lésions sont irradiées une à une et disparaissent avec des doses totales de 6 à 20 Gy. Dans la plupart des cas, il s'agit d'un traitement palliatif sans impact sur la survie globale. On est parfois obligé de répéter le traitement au même endroit [6].

Les lymphomes cutanés B primitifs sont volontiers traités par radiothérapie, de même que les localisations cutanées des maladies hématologiques.

Mélanomes

Le mélanome de Dubreuilh (LMM) au stade *in situ* peut être traité par radiothérapie même s'il s'agit ici encore d'une option thérapeutique plutôt que d'un traitement de 1re ligne [7]. Au stade invasif du LMM, certains auteurs ont proposé également le recours à la radiothérapie mais il ne peut s'agir d'un traitement standard. Un traitement adjuvant par radiothérapie est volontiers proposé dans les formes nasosinusiennes du mélanome [8].

Dans le mélanome au stade métastatique, la radiothérapie conformationnelle ou le *gamma-knife* peuvent être utilisés dans les métastases cérébrales. La radiothérapie a également un effet symptomatique favorable dans certaines métastases cutanées de mélanome. La radiothérapie est enfin un traitement symptomatique de choix dans les métastases osseuses du mélanome [7].

Maladie de Kaposi

La réponse à la radiothérapie des deux formes (classique et celle associée au sida) est bonne et une dose totale de 20 à 40 Gy est le plus souvent suffisante [9].

Carcinome neuroendocrine (tumeur à cellules de Merkel)

Il n'existe pas de consensus sur la prise en charge du carcinome neuroendocrine ; cependant, sur la base d'études non contrôlées, certains auteurs conseillent une radiothérapie de la zone traitée chirurgicalement et, parfois même, de l'aire ganglionnaire de drainage [10]. La radiothérapie est également volontiers proposée dans les formes non extirpables du carcinome neuroendocrine (récidives, formes délabrantes, métastases superficielles).

RÉFÉRENCES

1. Chan R.J. et coll., *BMC Cancer*. 2014, *14*, 53.
2. Haque T. et coll., *Eur J Pharm Sci*. 2015, *77*, 279.
3. Avril M.F. et coll., *Br J Cancer*. 1997, *76*, 100.
4. Rong Y. et coll., *Expert Rev Anticancer Ther*. 2015, *15*, 765.
5. Stratigos A. et coll., *Eur J Cancer*. 2015, *pii*, S0959.
6. Moraes F.Y. et coll., *Rep Pract Oncol Radiother*. 2013, *19*, 92.
7. Shi W., *Surg Oncol Clin N Am*. 2015, *24*, 323.
8. Wushou A. et coll., *J Craniomaxillofac Surg*. 2015, *43*, 553.
9. Régnier-Rosencher E. et coll., *J Am Acad Dermatol*. 2013, *68*, 313.
10. Hasan S. et coll., *Front Oncol*. 2013, *3*, 276.

Traitements par rayons ultraviolets

J.-C. Beani

L'effet thérapeutique des ultraviolets (UV) a été consacré par l'attribution du Prix Nobel de Médecine en 1903 à Niels Finsen pour le traitement du lupus vulgaire par une lampe à arc de carbone. La photothérapie va ensuite se développer au fil de la mise à disposition de sources d'UV, l'apparition des lampes à vapeur de mercure est à l'origine de la photothérapie *UVB à large spectre* (UVBLS), utilisées seules ou associées aux goudrons (Goeckerman, 1925 et Ingram, 1953) pour traiter le psoriasis. Une étape déterminante est la publication par Parrish et Fritzpatrick en 1974 des résultats spectaculaires dans le psoriasis de la *prise orale de psoralènes suivie de l'exposition à de nouveaux tubes fluorescents émettant une haute énergie d'UVA* [1], méthode qualifiée par l'acronyme **P**(soralène)**U**(ltra)**V**(iolet)**A**.

La mise à disposition, au début des années 1990, de nouveaux tubes UVB à émission spectrale très étroite autour de 311 nm conduit à une nouvelle photothérapie *UVB dite à spectre étroit* (UVBSE).

Toujours au début des années 1990, des équipes allemandes proposent, dans la dermatite atopique, l'utilisation de source UVA à très haute énergie et émettant majoritairement dans les *UVA longs dits UVA1 (340-400 nm)* sans association de psoralène, faisant naître la photothérapie UVA1.

Enfin, plus récemment encore l'utilisation de *sources excimères* (contraction de *excited dimers*) émettant une *longueur d'onde unique à 308 nm*, laser et non laser, a été proposée à l'origine de ce qu'il est convenu d'appeler les photothérapies ciblées.

Une multitude de dermatoses bénéficient de la photothérapie UV et les essais cliniques comparatifs permettent aujourd'hui de discerner la place de la photothérapie dans l'arsenal thérapeutique du dermatologue et de préciser les indications relatives de chacune de ses modalités.

La photothérapie dynamique, la photothérapie de l'acné et la photothérapie de l'ictère néonatal qui utilisent des radiations visibles et non des UV et la photochimiothérapie extracorporelle (PCE) (véritable PUVAthérapie ex vivo) sont traitées plus loin dans ce chapitre.

La prise en charge de la photothérapie nécessite une entente préalable. La CCAM (Classification commune des actes médicaux) ne fait plus de distinction entre les méthodes de photothérapie et les indications ; elle différencie simplement irradiation localisée et corporelle et PUVA orale ou balnéo-PUVA.

Matériel

Sources lumineuses et unités d'irradiation

Tubes fluorescents. Ils restent la source la plus utilisée. On dispose ainsi :
– de tubes UVA : l'émission s'étend de 320 à 450 nm avec un pic à 365 nm ou bien prédomine dans l'UVA1 ; la puissance d'émission maximale est de 20 mW/cm^2 ;
– de tubes UVBLS dont l'émission comporte environ 60 % d'UVB, 40 % d'UVA et une petite quantité d'UVC ; la puissance d'émission maximale est de 3,5 mW/cm^2 ;
– de tubes UVBSE émettant quasi exclusivement entre 311 et 313 nm ; la puissance d'émission maximale est de 5 mW/cm^2 ;
– de tubes Wolf Helarium à émission UVA et B à l'origine de la *Selective UV Phototherapy* (SUP), mais non développée en France.

Ces tubes sont disposés soit dans des unités d'irradiation, sous forme de cabines circulaires ou hexagonales équipées aujourd'hui le plus souvent à la fois des tubes UVA et UVB (cabines mixtes UVA-UVB), soit, de plus petite taille, dans des modules adaptés à des irradiations localisées (mains, pieds, avant-bras, jambes, visage ou crâne).

Lampes UVA1 haute pression. Il s'agit de lampe à vapeur métallique associée à un système de filtre complexe émettant de manière très sélective dans l'UVA1 avec une très forte puissance (60 à 70 mW/cm^2).

Ces lampes sont soit utilisées individuellement pour des traitements localisés, soit montées en batterie dans une unité sous forme de lit pour des traitements complets. Il s'agit alors d'un équipement très lourd, nécessitant des systèmes de ventilation sophistiqués particulièrement onéreux et seuls quelques centres français en sont équipés, d'autant que la valorisation CCAM est la même que celle des autres méthodes.

Photothérapies ciblées. Elles font appel à la *technologie excimère* soit sous forme de *laser*, très coûteux, soit de *lampes* à émission non cohérente connue sous le nom de *Monochromatic Excimer Light ou MEL*, financièrement plus abordables. Dans les deux cas, l'émission est monochromatique et la longueur d'onde la plus utilisée est 308 nm. La transmission pour les lasers se fait par fibre optique avec une pièce à main permettant de diriger faisceau sur la cible ; pour les lampes, les dispositifs sont variés : soit une émission large avec des caches ciblant la zone à traiter, soit aussi une fibre optique et une pièce à main.

Dosimétrie

La mesure de la dose lumineuse reçue par le patient est un élément fondamental. La dose reçue par la peau est le produit de l'éclairement énergétique de la source par le temps d'exposition ; par commodité d'écriture, la coutume est d'exprimer les doses en joules par cm^2 (J/cm^2) pour la photothérapie UVA et en millijoules par cm^2 (mJ/cm^2) pour la photothérapie UVB.

Les unités d'irradiation sont équipées de photomètres spécifiques de l'émission UV et d'un programmateur électronique définissant la dose que recevra le patient.

Méthodes

Photothérapies conventionnelles

PUVAthérapie

Son principe général repose sur l'interaction entre une molécule photosensibilisante, le psoralène, et la lumière activatrice, l'ultraviolet A.

Les psoralènes et leur photochimie. Ceux-ci sont des isomères de la famille des furocoumarines. On distingue deux classes de psoralènes : ceux de structure linéaire, 8-méthoxypsoralène (8-MOP) et 5-méthoxypsoralène (5-MOP) et ceux de structure angulaire (isopsoralène ou angélicine). Actuellement en France, seul le 8-MOP est disponible sous forme de comprimés à 10 mg ou de solution faible à 0,10 g/100 mL et forte à 0,75 g/100 mL.

Deux grands types de réactions photochimiques sont déclenchés par l'activation photonique des psoralènes :
– *les photo-additions* avec l'ADN qui conduisent avec le 8-MOP à la formation d'un bi-adduit qui ponte les deux brins d'ADN (pontage interbrins) inhibant la synthèse d'ADN ;
– *les réactions photodynamiques* qui génèrent dans les cellules la production d'espèces réactives de l'oxygène créant un fort stress oxydant.

Ces deux types de réactions de photosensibilisation induites simultanément dans les cellules cutanées sont à l'origine des effets biologiques de la PUVA.

Méthodes de traitement

Administration du psoralène. Dans le protocole le plus utilisé, le 8-MOP est administré par voie orale (*PUVA orale*) à une dose de

Principes thérapeutiques

Traitements physiques

0,6 mg/kg de poids corporel suivie 2 heures plus tard de l'exposition aux UVA ; il est cependant à noter que l'absorption d'un psoralène donné subissait de grandes variations interindividuelles, qui peuvent influer sur l'efficacité de la PUVA [2].

La PUVAthérapie topique consiste en l'application au pinceau sur des lésions localisées de solution de psoralène, suivie d'une irradiation 30 à 60 minutes plus tard. Les crèmes et gels à base de 8-MOP ne sont pas disponibles en France.

La balnéo-PUVAthérapie consiste en l'immersion d'un segment de membre ou du corps entier dans une solution aqueuse de psoralène, suivie d'une exposition aux UVA. L'irradiation doit être immédiate après la fin du bain (au maximum 10 minutes après) pour la balnéo-PUVA générale, retardée de 30 à 120 minutes pour la balnéo-PUVA localisée palmoplantaire. En fin de traitement, la peau est lavée pour éliminer le 8-MOP.

Les avantages sont nombreux : plus de problème de cinétiques d'absorption du 8-MOP, élimination des troubles digestifs, utilisable en cas de contre-indication à la prise orale de 8-MOP (p. ex. insuffisance hépatique). Les inconvénients quasi rédhibitoires sont la consommation de temps pour le patient et le personnel soignant et une valorisation CCAM ridicule par rapport à la méthode classique.

Doses d'UVA. La dose d'attaque d'UVA et la progression des doses sont le plus communément déterminées en fonction du phototype ; ainsi la dose départ sera de 1,5 J/cm^2 pour un phototype II avec augmentation de 0,5 J/cm^2 2 fois/semaine jusqu'à une dose maximale de 6 J/cm^2 et de 3 J/cm^2 avec une augmentation de 0,5 à 1 J/cm^2 2 fois/semaine jusqu'à une dose maximale de 8 J/cm^2 pour un phototype IV. La dose d'attaque en balnéo-PUVAthérapie générale est très inférieure, de l'ordre de 10 à 20 % de celle de la PUVA orale.

Le rythme de séances le plus utilisé est le traitement alterné 3 fois/semaine ; les doses d'UVA sont augmentées la 1re et la 3e séance de la semaine.

Photothérapies UVB et UVAB

Le traitement consiste ici en une exposition directe de la peau au rayonnement sans ajout de photosensibilisant.

La photothérapie UVBLS est aujourd'hui quasi remplacée par la photothérapie UVBSE. En termes de dose, les protocoles de photothérapie UVBLS tiennent habituellement compte de la dose érythémale minimale (DEM) avec une dose initiale est de 70 % de la DEM, augmentée de 20 % à chaque séance en l'absence d'érythème.

La photothérapie UVBSE a l'avantage d'exclure les longueurs d'onde les plus érythémogènes. La dose initiale et l'augmentation des doses sont fournies par une table préétablie définie selon le phototype et varient selon l'indication [3, 4]. Le rythme des séances doit être impérativement de 3/semaine.

La photothérapie UVAB consiste en une irradiation simultanée UVBSE et UVA, dans les cabines d'irradiation mixte.

Photothérapie UVA1

Trois protocoles sont utilisés : doses faibles à 10 J/cm^2, moyennes à 50 J/cm^2 et fortes à 130 J/cm^2. Les séances sont réalisées 3 à 5 fois/semaine. Les UVA1 ont été proposés dans quasiment toutes les dermatoses où la photothérapie a pu être essayée ; nous ne détaillerons que les indications correctement évaluées.

Photothérapies ciblées

Le principe est de traiter uniquement les zones malades avec une très forte dose en respectant la peau saine.

Les doses administrées sont établies à partir du calcul de la DEM et augmentées en multiple de celle-ci.

Le laser excimer 308 nm a été essayé dans une foule de dermatoses (vitiligo, psoriasis, dermatite atopique, pelade, folliculite, granulome annulaire, lichen plan, mycosis fongoïdes, pustulose palmoplantaire, prurigo nodulaire, morphée, LSA, etc.) [5] ; les résultats restent trop segmentaires pour le placer en termes d'efficacité et de risque par rapport aux autres photothérapies et aux possibilités alternatives à la photothérapie.

Seules deux indications retiennent à ce jour l'attention : le psoriasis et le vitiligo ; le laser et la lampe excimer à 308 nm ont été comparés dans ces deux indications, leur efficacité est équivalente.

Mécanismes d'action

Il relève des effets biologiques des UV sur la peau [6] :
– *l'effet antiprolifératif* (conséquence sur le cycle cellulaire des lésions directes à l'ADN et du stress oxydant induits par les UV, majorée pour la PUVA par les liaisons du psoralène à l'ADN) intervient certainement dans l'efficacité des photothérapies dans le psoriasis ;
– *l'effet apoptotique* participe à la photo-immunomodulation et explique l'action des photothérapies dans les lymphomes cutanés ou les mastocytoses cutanées ;
– *l'effet immunomodulateur* a une place centrale dans le mécanisme d'action des photothérapies. Les UV induisent en effet une stimulation de l'immunité innée et une inhibition de l'immunité adaptative avec une inhibition fonctionnelle des cellules dendritiques présentatrices d'antigène, des lymphocytes Th1, des lymphocytes Th17, des lymphocytes T régulateurs (IL-10+) et une inhibition de la production des cytokines inflammatoires. Il explique l'efficacité dans la dermatite atopique, le vitiligo, les photodermatoses, la pelade, le lichen plan, la GvH mais aussi le psoriasis où plusieurs études ont montré l'effet de la photothérapie sur la voie IL-23/Th17 dont le rôle paraît crucial dans la pathogénie de l'affection [7] ;
– *l'effet sur les activités enzymatiques* : la production de collagénases par les fibroblastes explique par exemple l'action dans la sclérodermie ;
– *l'effet pigmentogène* peut participer à l'action thérapeutique dans le vitiligo ou les photodermatoses (augmentation de la photoprotection naturelle) ;
– *les effets érythématogène et mutagènes* représentent bien sur des effets indésirables.

Effets secondaires, recommandations et mesures de protection individuelles

Effets secondaires précoces [4, 8, 9]

– *Les nausées* sont quasi constantes après l'ingestion du 8-MOP.
– *La sécheresse cutanée*, le prurit, l'hypertrichose sont fréquents.
– *Les douleurs cutanées profondes*, exceptionnelles, décrites avec la PUVA, très invalidantes, imposent l'arrêt définitif du traitement.
– *Les réactions phototoxiques* représentent le principal effet secondaire immédiat de toute photothérapie sauf pour les UVA1 qui n'induisent pas d'érythème significatif. Les réactions intenses sont le fait d'un surdosage en UV, en psoralène, d'une mauvaise appréciation du phototype, d'une augmentation trop rapide des doses, d'erreurs humaines de programmation, d'une défaillance technique des cabines ou bien encore de la prise concomitante d'un médicament photosensibilisant.
– *Les dermites (photo)-allergiques de contact* au psoralène topique ont été rarement rapportées.
– *L'induction d'une dermatose* peut être observée : poussées d'acné, de rosacée ou d'herpès, déclenchement d'une dermite séborrhéique chez les psoriasiques, exceptionnellement dermatoses bulleuses auto-immunes.
– *D'éventuels effets secondaires hépatiques, rénaux ou hématologiques* ont été éliminés par de nombreuses études.

– *Concernant le risque pour la grossesse* : il ne semble pas exister de différence significative sur l'évolution des grossesses, la fréquence des malformations congénitales et des prématurités entre la population générale et les couples exposés à la PUVA avant ou pendant la grossesse [10]. L'attitude consensuelle est de ne pas imposer de contraception préventive mais d'arrêter la PUVAthérapie en cas de grossesse déclarée. Il n'y a bien sûr aucune restriction à utiliser les photothérapies UVB au cours de la grossesse.

Effets secondaires tardifs

Risque oculaire

Il n'existe pas de risque prouvé de cataracte associé à la photothérapie si les mesures de protection oculaire sont respectées [11]. En l'absence de symptomatologie ou d'affection oculaire connue, il ne paraît pas licite de recommander d'effectuer un contrôle ophtalmologique avant de débuter une PUVA ou une photothérapie UVBSE [4].

Vieillissement cutané précoce

Il apparaît plus marqué avec la PUVA et l'apparition de signes avérés d'héliodermie impose son arrêt ; pour limiter ce risque, il est recommandé de protéger le visage pendant les séances [12].

(PUVA)-lentigines

Elles sont liées au nombre élevé de séance ; il paraît prudent d'interrompre toute photothérapie quand elles se multiplient [4] mais cette attitude n'est pas consensuelle.

Risque de cancers cutanés

Il est au centre des préoccupations. Ce risque n'est clairement évalué aujourd'hui que dans le psoriasis et avec la PUVA.

Risque de la PUVA. La cohorte de Stern régulièrement réévaluée a clairement montré un risque augmenté pour le carcinome épidermoïde (CE), moindre pour le carcinome basocellulaire (CBC) faible, tardif et limité pour le mélanome [13]. Le risque de CE dépend du phototype, de l'âge de début de la photothérapie, du nombre total de séances reçues (risque relatif de 42 par rapport à la population générale après 260 séances) avec un risque particulier pour les organes génitaux externes masculins. Une cohorte retrouve les mêmes caractéristiques du risque pour le CE dans la population française [14] ; le risque devenait significatif après un nombre total de 200 à 250 séances.

Risque des photothérapies UVBSE, UVA1 et ciblées. Cinq études de suivi de patients traités pour psoriasis par photothérapie UVBSE concluent à l'absence de surrisque [4, 15]. Cette conclusion doit être considérée avec prudence car toutes ces études sont rétrospectives, les durées de suivi sont courtes (5 ans au mieux) et le nombre total de séances faible.

Le risque de la photothérapie UVA1 et des photothérapies ciblées n'a pas été étudié.

Risque global de cancers cutanés chez un patient psoriasique et recommandations. Le risque de cancers cutanés induits par la PUVA est démontré et celui des UVBSE reste potentiel [4, 14]. L'augmentation du risque carcinogène par les UVBSE pour les patients qui ont reçu antérieurement de la PUVA n'est pas clairement évaluée.

Il paraît raisonnable d'appliquer à la PUVA et à la UVBSE le même nombre maximal de séances, soit 250 séances, et de rester à cette limite en additionnant le nombre séances pour chacune des méthodes quand elles ont été alternativement utilisées chez le même patient [4, 12].

Se pose aussi le problème d'une potentialisation du risque par les autres traitements applicables au psoriasis. Aucune donnée n'est aujourd'hui disponible pour les UVBSE. Pour la PUVA, il a été très clairement démontré que l'utilisation de la ciclosporine chez des patients ayant reçu de hautes doses d'UV faisait « flamber » la survenue de CE ; avec le méthotrexate, le risque est également augmenté mais de manière bien inférieure.

L'évaluation directe du risque pour les patients traités par biothérapies du psoriasis qui auraient antérieurement reçu de la PUVA n'est pas réalisée mais une étude comparant psoriasis et polyarthrite montre qu'il est probable qu'au moins les anti-TNF potentialisent le risque cancérigène de la PUVA [16].

À l'inverse, la prise de rétinoïdes réduit significativement l'incidence des CE (mais pas des CBC) chez les patients ayant reçu de hautes doses de PUVA [17].

Pour limiter le risque de cancers, il est proposé [4, 18] de sélectionner strictement des patients (respect des contre-indications [encadré 22.2]) et de ne retenir que les indications formelles par rapport aux autres traitements de l'affection, d'utiliser tous les moyens visant à réduire le nombre de séances, de suspendre définitivement le traitement lorsque le nombre limite de séances est atteint. Un examen cutané régulier à la recherche d'éventuelles lésions suspectes est également impératif.

Encadré 22.2

Contre-indications de la PUVA

Contre-indications absolues
– Syndrome des hamartomes basocellulaires
– Syndrome des nævus dysplasiques héréditaires
– Antécédent personnel de mélanome
– Lupus érythémateux systémique
– Dermatomyosite
– Maladies avec troubles de la réparation de l'ADN (XP, trichothiodystrophie, syndrome de Bloom, syndrome de Cockayne)

Contre-indications relatives majeures
– Âge inférieur à 10 ans
– Grossesse, allaitement
– Antécédents de carcinome cutané
– Exposition antérieure aux radiations ionisantes ou à l'arsenic
– Présence de kératoses actiniques
– Traitement immunosuppresseur concomitant
– Porphyries

Contre-indications relatives mineures
– Âge inférieur à 16 ans
– Cataracte
– Pemphigoïde, pemphigus
– Traitement antérieur ou concomitant par le méthotrexate ou la ciclosporine
– Altérations hépatiques biologiques
– Insuffisance rénale
– Photosensibilité cutanée, liée ou non à des médicaments photosensibilisants
– Sujet de phototype I (roux)

Chez les sujets ayant reçu plus de 150 séances, il est indispensable de surveiller leur tégument une fois par an, tout en les éduquant au dépistage des cancers cutanés.

Risque de cancers non cutanés

La cohorte de Stern ne montre pas d'augmentation du risque des cancers non cutanés.

Mesures de protection individuelle

Protection oculaire

Pendant la séance, la protection doit être complète par des coquilles bien ajustées sur la paupière. La seule « dérogation » autorisée est l'extension palpébrale de la dermatose, essentiellement le mycosis fongoïde.

Principes thérapeutiques

Traitements physiques

Cette protection doit être prolongée dans les 12 heures suivant la prise de psoralène, en cas d'exposition au soleil (direct ou travers une vitre) ou à un éclairage fluorescent, par le port de lunettes opaques aux UVA centrés à 330 nm.

Peau

Les organes génitaux masculins doivent être protégés pendant la séance par un tissu épais opaque aux UV de couleur foncée, les masques chirurgicaux en papier teintés sont en particulier insuffisants.

Il est également conseillé de protéger le visage si celui-ci n'est pas atteint.

Les 8 heures suivant la prise de psoralène, l'exposition solaire doit être interdite, et les zones exposées naturellement au soleil doivent être protégées par des vêtements ou par des produits solaires anti-UVA, en particulier chez les travailleurs extérieurs.

Indications de la PUVAthérapie et des photothérapies UVB et UVA1

Psoriasis [4, 17, 18]

Le psoriasis en plaque ou en goutte reste la première indication de la photothérapie, alors que les psoriasis pustuleux généralisé et érythrodermique en sont une contre-indication. L'indication en est la poussée étendue.

Place et efficacité des photothérapies

La place de la photothérapie se situe au sein des traitements systémiques du psoriasis. Son indication est portée sur la sévérité et l'étendue de la poussée de psoriasis (intéressant au moins 40 % de surface corporelle pour une photothérapie en cabine), les conséquences psychologiques de la dermatose, la comparaison du rapport bénéfice/risque avec les autres possibilités de traitement, la disponibilité du patient (facteur essentiel de l'observance thérapeutique), les doses d'UV cumulées lors des cures précédentes et l'absence de contre-indications absolues et relatives.

La grande efficacité de la photothérapie conventionnelle est une évidence pour tous depuis longtemps et la PUVA avait révolutionnée la prise en charge du psoriasis. Les UVBSE ont également démontré une grande efficacité et aujourd'hui remplacent les UVBLS car plus efficaces et bien mieux tolérés.

Une revue récente de la littérature [19] fait état d'une réponse qualifiée en termes de PASI 75 ou plus de 75 % pour la PUVA après une vingtaine de séances et 70 % pour les UVB SE après 25 à 30 séances.

Une méta-analyse des essais randomisés [20] regroupant 2 416 patients traités par UV pour psoriasis conclut à l'obtention d'un PASI 75 dans 73 % des cas avec la PUVA, 73 % avec les UVBLS et 62 % avec les UVBSE mais un taux de blanchiment de 79 % avec la PUVA, de 68 % avec les UVBSE et de 59 % avec les UVBLS.

La balnéo-PUVAthérapie permet un blanchiment plus rapide et paraît particulièrement intéressante chez les sujets à phototype foncé.

Les coudes et genoux, les faces antérieures des jambes et les ongles réagissent mal, le cuir chevelu et les zones pubiennes non rasés et le sillon interfessier sont inaccessibles.

À noter que les UVA1 sont inopérants dans le psoriasis.

Un rythme de 2 fois/semaine paraît aussi efficace pour la PUVA alors que pour les UVBSE, un rythme de 3 séances/semaine est impératif.

Des traitements associés augmentent encore l'efficacité. Le décapage par les *kératolytiques* doit être obtenu avant le début des séances ; les *dermocorticoïdes,* les *dérivés de la vitamine D3* et le tazarotène ont un effet synergique.

L'association à l'acitrétine-PUVAthérapie (RE ou RETI-PUVAthérapie ou UVBSE) est la plus intéressante. Elle permet d'augmenter le nombre de malades blanchis et de diminuer le nombre des séances [19] ; à l'arrêt de la photothérapie, l'acitrétine peut être maintenue à faible dose pour entretenir le résultat ; rappelons enfin son effet préventif sur la survenue des CE. Les contre-indications, les effets secondaires et les mesures de précaution bien connus de l'acitrétine sont à prendre en compte avant de proposer cette association.

L'association *goudron de houille et UVBLS* (technique de Goeckerman) tombée en désuétude semble retrouver les faveurs de certains [21].

Plusieurs études ont montré l'efficacité *des photothérapies ciblées* sur des plaques rebelles mais la méta-analyse de Almutawa et coll. [22] montre une efficacité inférieure à la PUVA topique. La place pourrait être en complément de la photothérapie conventionnelle sur des plaques particulièrement résistantes.

Le résultat acquis, la photothérapie est arrêtée sans passage à un traitement d'entretien. Aucune étude n'ayant confirmé son intérêt et ces séances d'entretien faisant accumuler des doses d'UV, le consensus actuel n'est de ne pas faire de traitement d'entretien [23].

Efficacité relative de la PUVA et des UVBSE : laquelle choisir ?

Lorsque l'indication de photothérapie devant une poussée de psoriasis est retenue, reste à choisir entre UVBSE et PUVAthérapie.

La synthèse de multiples études et plus particulièrement la méta-analyse sus-citée [20] paraît en faveur d'une plus grande efficacité de la PUVA si l'on prend le meilleur critère recherché des patients, le blanchiment. Par ailleurs, l'efficacité de la photothérapie UVBSE semble varier selon la taille des plaques, ses résultats sont nettement meilleurs pour les psoriasis en gouttes et nummulaires que pour les psoriasis en plaques supérieures à 3 cm et cette efficacité pourrait s'épuiser avec la multiplication des cures (3 séquences ou plus sont associées de manière indépendante à une diminution de la période de rémission) [24].

La PUVA paraît ainsi supérieure dans les formes sévères, permet un blanchiment plus rapide et probablement induit une phase de rémission plus longue.

À l'inverse, la TL01 est intéressante par l'absence de prise de psoralène (permettant de s'affranchir des intolérances digestives, des problèmes de compliance dans la prise médicamenteuse et de cinétique d'absorption), par un faible taux d'érythème par rapport à la PUVA et probablement une réduction du risque de photosensibilisation médicamenteuse intercurrente, par l'absence de précautions de protection oculaire après la séance, par son utilisation possible lorsqu'il existe une contre-indication à prescrire un psoralène (p. ex. grossesse).

Au total, dans le cas général, les photothérapeutes français [4, 18] préconisent les UVBSE en 1re intention chez la femme enceinte ou allaitante, chez l'enfant et l'adolescent, dans les psoriasis étendus modérés en petites plaques superficielles (type psoriasis en gouttes), en cas d'insuffisance rénale et ou d'insuffisance hépatique. À l'inverse, la PUVA est préférable en 1re intention dans les psoriasis étendus sévères en grandes plaques épaisses et chez les adultes de phototype IV à VI. La PUVA pourra aussi être proposée pour les psoriasis résistants aux UVBSE.

La balnéo-PUVA peut être utilisée en cas de contre-indication à la prise orale de psoralènes ou d'intolérance digestive sévère, et pourrait être efficace dans les cas rebelles à la PUVA orale et ainsi proposée en 2e intention.

Chez le sujet infecté par le VIH, tant la PUVA que les UVBSE en l'absence de maladie de Kaposi peuvent être utilisés sans risque sur l'évolutivité de la maladie ; la préférence nous semble cependant devoir aller vers la photothérapie UVBSE sur ce terrain à cause des risques de photosensibilisation par les multiples médicaments pris.

Chez les patients atteints d'Hépatite C, la préférence va aux UVBSE en 1re intention en gardant la PUVA en 2e ligne.

La photothérapie face aux autres traitements systémiques

Il peut être affirmé que la photothérapie a un service médical rendu supérieur au méthotrexate et la ciclosporine... mais face à la floraison des traitements biologiques du psoriasis, sa place est mise en cause par certains.

Tout d'abord, rappelons qu'à ce jour l'AMM place les biologiques disponibles en France (anti-TNF et ustékinumab) en 2e ligne : « traitement du psoriasis en cas d'échec ou de contre-indication aux autres traitements dont la ciclosporine, le méthotrexate ou la puvathérapie ». Deux nouveaux produits ont obtenu une AMM européenne (sécukinumab : anti-Il-17, et aprémilast : inhibiteur de la phosphodiestérase 4) dont l'un en 1re ligne ; à ce jour la transposition en France n'est pas acquise.

Les biologiques ont du mal à revendiquer une efficacité au moins égale à la PUVA. Une analyse rétrospective [25] des résultats obtenus avec PUVA, adalimumab, aléfacept, éfalizumab, étanercept, infliximab et ustékinumab montre que seul l'infliximab a une efficacité voisine de la PUVA, les autres molécules sont significativement moins efficaces.

De nombreuses autres études ont analysé l'association des biologiques (étanercept, adalimumab, ustékinumab, aléfacept) aux UVBSE, les résultats sont discordants [26].

L'adjonction d'UVB après perte de l'efficacité des biologiques (adalimumab, uskinumab, éfalizumab, infliximab) peut permettre à ceux-ci de retrouver leur réponse initiale [27] ou de parfaire leur efficience [28].

En termes de coût pour la société, Le Moigne et coll. ont estimé que le coût moyen pour l'assurance-maladie est 5 fois plus grand pour les patients traités par un biologique (8 107 €) que pour ceux traités par un autre traitement systémique (méthotrexate, ciclosporine, acitrétine ou photothérapie) (1 678 €) [29] ; Cameron et coll. retrouvent la même différence pour les coûts annuels [30]. La photothérapie reste ainsi un traitement parmi les plus efficaces et les moins coûteux du psoriasis.

Mycosis fongoïde (MF)

La PUVA est largement reconnue comme traitement de 1re intention des stades précoces du MF [31] avec une rémission complète dans 85 % au stade IA et 60 % au stade IB. Les échecs concernent surtout les zones non irradiées comme les zones pileuses, les organes génitaux externes et les paupières (possibilité de traitement sans lunette, paupières fermées). La chlorméthine topique est un traitement alternatif au stade IA et est souvent utile pour les zones mal irradiées ou les récidives.

La photothérapie UVBSE a également été proposée et certains lui confèrent une efficacité voisine de celle de la PUVA ; cependant les résultats histologiques (biopsie des plaques fantômes) apparaissent comme beaucoup moins probants que les résultats évalués cliniquement [32].

Une analyse des pratiques à partir d'un interrogatoire les membres de l'*International society of cutaneous lymphomas* et d'une revue de la littérature montre que la préférence va généralement à la PUVA, électivement dans les cas où la maladie est plus étendue ; du fait de leur moindre pénétration, les UVBSE sont le plus souvent réservés au stade IA [33].

Chez l'enfant, les deux photothérapies ont montré une efficacité mais les durées de rémission restent en faveur de la PUVA [34].

Les formes tumorales et érythrodermiques (syndrome de Sézary) relèvent d'autres traitements ; dans les formes viscérales, la PUVA ne peut être qu'un appoint pour traiter l'atteinte cutanée invalidante.

En termes de protocole, le consensus s'est fait pour 3 séances/semaine jusqu'au blanchiment pour les deux méthodes ; en revanche les modalités du traitement d'entretien restent discutées.

Les rechutes étant très fréquentes pendant les 2 premières années, nous proposons pour la PUVA un entretien à 1 fois/semaine pendant 2 mois puis 1 fois/quinzaine pendant 3 mois, enfin 1 fois/mois pendant 6 à 12 mois. Les rechutes imposent une intensification du traitement qui reste longtemps efficace.

L'interféron permet d'augmenter le taux de réponse à la PUVA ; l'association photothérapie et *rétinoïdes* (acitrétine et bexarotène) est synergique [35].

Dermatite atopique

C'est la deuxième grande indication après le psoriasis.

Méthodes

La PUVA a régulièrement confirmé son efficacité chez l'adulte comme chez l'enfant ; il en est de même pour *la photothérapie UVBSE* mais *l'association UVB et UVA* s'est révélée plus efficace et mieux tolérée [36]. La rechute est souvent rapide à la diminution du rythme des séances. Le protocole est celui du psoriasis mais, le plus souvent, avec une ascension plus lente des doses du fait d'une moins bonne tolérance.

La photothérapie UVA1 à haute dose a montré une efficacité spectaculaire avec un blanchiment de formes très sévères en 15 séances [37] ; les doses moyennes sont aussi performantes, permettant une économie de doses. Là encore, la rechute est rapide, le plus souvent en moins de 3 mois.

Il n'existe pas d'étude comparative directe d'efficacité de la PUVA *versus* la photothérapie UVA1 ; dans les formes plus chroniques, les UVBSE se sont avérés supérieurs à la photothérapie UVA1.

Choix d'une photothérapie dans la dermatite atopique

Sa place dans la stratégie thérapeutique de la dermatite atopique se situe dans les formes étendues mal contrôlées par topiques imposant une surconsommation de corticoïdes ou entraînant un retentissement staturo-pondéral chez l'enfant et ce probablement pour « passer un cap ».

Ainsi les recommandations de l'Académie américaine de dermatologie en 2014 indiquent : « Phototherapy is a second-line treatment, after failure of first-line treatment (emollients, topical steroids, and topical calcineurin inhibitors) » et rajoute « Phototherapy can be used as maintenance therapy in patients with chronic disease. » [38]

L'AMM française qualifie clairement la place de la ciclosporine (seul immunomodulateur ayant à ce jour une AMM dans cette affection) par rapport aux photothérapies : « formes sévères de dermatite atopique de l'adulte en cas d'inefficacité, d'intolérance ou de contre-indication des traitements classiques (photothérapies et/ou photochimiothérapie) ».

En termes de méthode, le choix premier se portera pour la plupart des photothérapeutes français, tant chez l'adulte que l'enfant, sur les UVBSE associés ou non aux UVA ; les centres équipés choisiront les UVA1 dans les poussées aiguës. La PUVA peut être proposée en cas d'échec ou en alternative thérapeutique chez l'adulte ; en revanche, chez l'enfant, seules les formes très graves pourraient la justifier.

Photodermatoses idiopathiques [39]

Elles représentent une autre indication de choix des photothérapies.

Dans *la lucite estivale bénigne/lucite polymorphe,* la photothérapie est le traitement préventif le plus efficace, peu de séances sont nécessaires, les UVBSE sont aussi efficaces que la PUVA et représentent le choix premier.

Dans *l'urticaire solaire* après échec des anti-H1, la photothérapie est le traitement le plus souvent proposé avec une préférence pour la PUVA.

Dans *la dermatite actinique chronique,* la PUVA associée à une corticothérapie générale lors de l'induction du traitement est le traitement le plus prôné.

Dans la *forme classique de l'hydroa vacciniforme*, le meilleur traitement, en permettant d'éviter la constitution de cicatrices indélébiles, est la photothérapie UVBSE.

Vitiligo

Les recommandations pour la prise en charge du vitiligo émises par un consensus d'experts européens [40] montrent, là encore, la place de choix de la photothérapie ; un algorithme de prise en charge proposé en 2015 va dans le même sens [41].

La photothérapie UVBSE est supérieure à la PUVA tant chez l'adulte que chez l'enfant, et quel que soit le phototype [42] ; le protocole le plus utilisé est de 3 séances/semaine.

L'efficacité est augmentée par l'association de topiques, calcipropriol, dermocorticoïdes et surtout inhibiteurs de la calcineurine qui permettraient de plus de maintenir le résultat par des applications prolongées 2 fois/semaine [43]. Rappelons cependant que ces dérivés n'ont pas l'AMM en France dans cette indication.

Les zones le plus accessibles à la repigmentation sont le visage alors que les mains sont une zone de résistance quasi constante.

Il s'agit aussi d'une des indications *pour les photothérapies ciblées* ; une revue systématique des études contrôlées randomisées [44] montre qu'il n'y a pas de différence significative entre le laser excimer 308 nm, la lampe excimer 308 nm et les UVBSE pour le taux de repigmentation à 75 %, en revanche plus de patients atteignent 50 % de repigmentation avec le laser *versus* les UVBSE.

La place des traitements ciblés pourrait être en complément de la photothérapie UVBSE. Ezzedrine les situe dans son algorithme du traitement du vitiligo dans le vitiligo non segmentaire limité [41].

Lichen plan

Les bons résultats connus avec la PUVA ont été retrouvés avec les UVBSE [45], la photothérapie représente donc une alternative à la corticothérapie générale.

L'association à la photothérapie d'acitrétine est logique mais elle n'a pas été évaluée.

Le protocole est celui du psoriasis.

Mastocytoses

La PUVA et les UVBSE ont un effet favorable, uniquement suspensif, sur le prurit et le signe de Darier, et un effet cosmétique en masquant temporairement les lésions.

La photothérapie UVA1 a montré des résultats spectaculaires en termes de réduction des lésions cutanées mais aussi des symptômes généraux (diarrhée, migraine) [46] mais sur un nombre de patients très restreint.

La place de la photothérapie reste à confirmer par de nouvelles études convaincantes.

Pelade

La PUVA montre des résultats qui divergent largement selon les séries ; l'impression générale est qu'une repousse est souvent obtenue mais que la rechute à l'arrêt est très fréquente... comme avec les autres traitements, par exemple la corticothérapie générale !

L'association d'une corticothérapie générale lors de l'induction de la PUVA pourrait améliorer le résultat immédiat et à long terme dans une étude [47].

Vu l'efficacité aléatoire des nombreux traitements proposés dans la pelade, il paraît raisonnable d'essayer la PUVA pour une trentaine de séances avec un protocole de prise orale de méthoxsalène avec irradiation localisée pour les pelades en plaques, irradiation corporelle pour les pelades universelles ou décalvantes.

À noter qu'aucune étude n'a montré l'intérêt des UVB.

États cutanés scléreux – Sclérodermie

La balnéo-PUVA et la PUVA orale ont montré une efficacité certaine dans les morphées et les sclérodermies en bandes et en coup de sabre, même de stade avancé ou pour des lésions rapidement évolutives ainsi que dans le scléroedème de Buscke ou dans la GvH chronique ; à l'inverse, *les UVB* (peu générateurs de collagénase) sont peu performants.

Les UVA1 trouvent dans les morphées l'une de leur meilleure indication, ils sont également efficaces dans le scléroedème, la GvH et la fibrose systémique néphrogénique [48]. En revanche, ils ne sont pas intéressants dans l'acrosclérose de la sclérodermie systémique et moins efficaces que le clobétasol propionate dans le lichen scléreux vulvaire (LSA).

Dermatoses chroniques (ou récalcitrantes) palmoplantaires

On trouve regrouper sous cette entité dans la littérature des dysidroses palmoplantaires, des psoriasis palmoplantaires, kératosiques ou pustuleux, des eczémas chroniques des mains et/ou des pieds liés à un allergène non identifié ou qui ne peut être éliminé.

L'irradiation est faite avec les modules localisés équipés de tubes PUVA et UVB ou bien avec une lampe haute pression (UVA1) ; le psoralène est administré *per os* ou en bains dans une cuvette.

Si toutes les photothérapies ont une certaine efficacité, la PUVA paraît la mieux évaluée et la plus performante y compris *versus* photothérapie ciblée UVB par lampe [49].

Les récidives sont habituelles dans ces affections chroniques.

La photothérapie apparaît une alternative aux échecs des traitements locaux et aux dérivés rétinoïdes : acitrétine ou alitrétinoïne.

Prurits

Les prurits de *l'insuffisance rénale chronique*, de *la polyglobulie* ou *le prurit aquagénique* sont favorablement améliorés par les UVBSE.

L'obscur *prurigo nodulaire* est accessible aux UVB et à la PUVA.

Autres dermatoses

La photothérapie a été essayée dans de très nombreuses autres dermatoses, nous citerons celles où elle nous paraît avoir un réel intérêt dans des affections de traitement difficile et non standardisé

Dans la réaction du greffon contre l'hôte (GvH), PUVA, UVBSE et UVA1 ont montré une bonne efficacité dans les manifestations scléreuses et lichénoïdes de la GvH.

Le granulome annulaire disséminé, le pityriasis lichénoïdes peuvent bénéficier tant de la PUVA que des UVBSE.

Le pityriasis rosé de Gibert dont le prurit souvent intense réagit bien aux UVBSE.

Le parapsoriasis digitiforme réagit bien à la PUVA.

Conclusion

La photothérapie garde une place de choix dans l'arsenal thérapeutique du dermatologue malgré le développement d'armes nouvelles dérivés de la biologie en particulier dans le psoriasis. La photothérapie UVBSE prend une place croissante par sa simplicité d'utilisation et ses effets secondaires limités, son efficacité ne paraît cependant pas toujours atteindre celle de la PUVAthérapie. Le développement de la photothérapie UVA1 est certainement entravé par le coût très élevé du matériel mais aussi parce que son apport par rapport à la PUVA n'est pas criant.

La photothérapie a aussi un rapport coût/efficacité extrêmement favorable que peu d'autres traitements peuvent revendiquer.

Son principal écueil est le risque cancérigène.

Force est de reconnaître que son utilisation est en déclin.

RÉFÉRENCES

1. Parrish J.A., *N Engl J Med.* 1974, *291*, 1207.
2. Bonnot D. et coll., *Photodermatol Photoimmunol Photomed.* 1994, *10*, 33.
3. Parlak N. et coll., *Photodermatol Photoimmunol Photomed.* 2015, *31*, 90.
4. Beani J.C. et coll., *Ann Dermatol Venereol.* 2010, *137*, 21.
5. Mehraban S. et coll., *Lasers Med Sci.* 2014, *5*, 8.
6. Beani J.C., *EMC-Dermatologie.* 2015, *10*, 1.
7. Furuhashi T. et coll., *PLoS One.* 2013, *8*, e54895.
8. Martin J.A., *Photodermatol Photoimmunol Photomed.* 2007, *23*, 68.
9. Menter A. et coll., *J Am Acad Dermatol.* 2010, *62*, 114.
10. Stern R.S. et coll., *Arch Dermatol.* 1991, *127*, 347.
11. Archier E. et coll., *J Eur Acad Dermatol Venereol.* 2012, *26*, 32.
12. Paul C. et coll., *J Eur Acad Dermatol Venereol.* 2012, *26*, 1.
13. Stern R.S., *J Am Acad Dermatol.* 2012, *66*, 553.
14. Raiss M. et coll., *Ann Dermatol Venereol.* 2004, *131*, 437.
15. Jo S.J., *Acta Derm Venereol.* 2011, *91*, 40.
16. van Lümig P.P. et coll., *J Eur Acad Dermatol Venereol.* 2015, *29*, 752.
17. Nijsten T.E.C. et coll., *J Am Acad Dermatol.* 2003, *49*, 644.
18. Beani J.C. et coll., *Ann Dermatol Venereol.* 2011, *138*, 826.
19. Archier E. et coll., *J Eur Acad Dermatol Venereol.* 2012, *26*, 11.
20. Almutawa F., *Am J Clin Dermatol.* 2013, *14*, 87.
21. Fitzmaurice S., *J Am Acad Dermatol.* 2013, *69*, 648.
22. Almutawa F. et coll., *Photodermatol Photoimmunol Photomed.* 2015, *31*, 5.
23. Lapolla W. et coll., *J Am Acad Dermatol.* 2011, *64*, 936.
24. Ryu H.H. et coll., *J Dermatol.* 2014, *41*, 622.
25. Inzinger M. et coll., *Br J Dermatol.* 2011, *165*, 640.
26. Cather J.C., *Am J Clin Dermatol.* 2014, *15*, 467.
27. Belinchón I., *Photodermatol Photoimmunol Photomed.* 2014, *30*, 316.
28. Lynde C.W. et coll., *J Dermatolog Treat.* 2012, *23*, 261.
29. Le Moigne M. et coll., *J Eur Acad Dermatol Venereol.* 2014, *28*, 1235.
30. Cameron H., *Public Health.* 2014, *128*, 317.
31. Trautinger F., *Photodermatol Photoimmunol Photomed.* 2011, *27*, 68.
32. Dereure O. et coll., *Dermatology.* 2009, *218*, 1.
33. Carter J. et coll., *J Am Acad Dermatol.* 2009, *60*, 39.
34. Laws P.M. et coll., *Pediatr Dermatol.* 2014, *31*, 459.
35. Humme D. et coll., *Cancer Treat Rev.* 2014, *40*, 927.
36. Jekler J. et coll., *Photodermatol Photoimmunol Photomed.* 1991, *8*, 151.
37. Krutmann et coll., *J Am Acad Dermatol.* 1998, *38*, 589.
38. Sidbury R. et coll., *J Am Acad Dermatol.* 2014, *71*, 327.
39. Beani J.C., *EMC-Dermatologie.* 2015, *10*, 1.
40. Taieb A. et coll., *Br J Dermatol.* 2013, *168*, 5.
41. Ezzedine K. et coll., *Lancet.* 2015, *386*, 74.
42. Whitton M.E. et coll., *Cochrane Database Syst Rev.* 2015, *24*, CD003263.
43. Cavalie M. et coll., *J Invest Dermatol.* 2015, *135*, 970.
44. Sun Y. et coll., *J Dermatolog Treat.* 2015, *26*, 347.
45. Wackernagel A. et coll., *Photodermatol Photoimmunol Photomed.* 2007, *23*, 15.
46. Gobelle T. et coll., *J Am Acad Dermatol.* 2003, *49*, 679.
47. Ito T. et coll., *Arch Dermatol Res.* 2009, *301*, 373.
48. Connolly K.L., *Photodermatol Photoimmunol Photomed.* 2015, *31*, 28.
49. Almutawa F., *Photodermatol Photoimmunol Photomed.* 2015, *31*, 5.

Photothérapie dynamique

C. Bédane, D. Salomon

Principe

La photothérapie dynamique a pour but la *destruction sélective* par la lumière de cellules ayant accumulé une substance photosensibilisante. La sélectivité de la destruction repose sur la captation préférentielle de cette substance par des cellules distinctes des cellules normales de par leur état métabolique et prolifératif [1].

Source lumineuse. La lumière, dont la longueur d'onde sera adaptée au spectre d'absorption de la substance photosensibilisante, va induire la production de radicaux hydroxyle et d'oxygène singulet. Il est probable que ces deux types de réactions photochimiques coexistent et entraînent des altérations des échanges membranaires intra- et extra-cellulaires qui aboutissent à la mort cellulaire. Cette réaction photochimique peut être induite avec une source de lumière polychromatique dont le spectre sera centré sur un pic d'absorption de la substance photosensibilisante. Ces spectres d'excitation sont compris entre l'ultraviolet long (380-420 nm) et l'infrarouge (600-800 nm) [1]. Il est parfois préférable d'utiliser une source laser capable de délivrer une lumière monochromatique, avec une forte puissance, dont l'émission activera sélectivement l'agent photosensibilisant [1]. De plus, les sources lasers offrent la possibilité d'irradier des organes internes au moyen de fibres endoscopiques couplées à des diffuseurs de lumière. Dans certaines indications l'utilisation de la lumière naturelle (PDT «lumière du jour») peut remplacer l'illumination par une source artificielle.

Substances photosensibilisantes. De nombreuses substances sont potentiellement intéressantes ; cependant, l'utilisation de certaines molécules reste limitée en raison de leur toxicité intrinsèque, d'une moindre biodisponibilité, d'une faible sélectivité pour les tissus pathologiques, d'une forte rémanence avec des risques de photosensibilisation prolongée, et d'une longueur d'onde d'excitation n'offrant pas une pénétration adéquate dans certains tissus [2]. Actuellement, plusieurs molécules photosensibilisantes sont utilisées en clinique ; ce sont des dérivés de l'hématoporphyrine, des phthalocyanines (mTHPC), des chlorines (BPD-MA) et l'acide δ-aminolévulinique (ALA) ainsi que son dérivé estérifié le méthyl-ALA (mALA) [1-5].

L'ALA est un acide aminé utilisé dans la phase initiale de la synthèse de l'hème dont la dernière étape est l'incorporation, sous le contrôle de l'enzyme ferrochélatase, d'un ion fer dans l'anneau porphyrinique de la protoporphyrine IX (PPIX). Cette étape transforme la PPIX, une molécule fortement photosensibilisante, en hématoporphyrine qui, elle, n'est pas photosensibilisante. L'administration d'ALA exogène «force» la cellule à produire un excès de PPIX. Les cellules transformées ayant un déficit relatif en ferrochélatase accumulent des molécules de PPIX, qui deviennent alors fortement photosensibles. Ces propriétés particulières font de l'ALA la molécule la plus utilisée en photothérapie dynamique dans le domaine de la dermatologie [1-4]. Afin d'augmenter la pénétration de l'ALA, une forme estérifiée, le méthyl-ALA, a été développée et est utilisée en dermatologie depuis plus de 10 ans dans différents pays européens.

Indications

La photothérapie dynamique est née au début du xxe siècle en étudiant un produit photosensibilisant, l'hématoporphyrine, mais ce n'est qu'en 1975 que cette technique devient une thérapie palliative dans le traitement des carcinomes métastatiques du sein puis, plus récemment, dans le traitement de carcinomes de l'œsophage, de l'utérus, de la vessie et en complément de la chirurgie dans certains cancers du système nerveux central ou des ovaires [2-5].

L'ALA ou le méthyl-ALA (mALA) sont les molécules les plus utilisées en dermatologie sous forme d'*application locale*. Les indications validées de la photothérapie dynamique topique sont les lésions précancéreuses et les cancers cutanés superficiels [4]. Ce traitement est particulièrement adapté lorsque les lésions sont multiples, étendues, dans les cas d'hamartomatose basocellulaire (syndrome de Gorlin-Goltz) ou dans des régions où la cicatrisation peut être délicate comme sur les membres inférieurs.

Le traitement s'effectue en trois phases, la préparation de la ou des lésions par un décapage superficiel à la curette, l'application du produit qui est ensuite laissé en place 3 heures durant lesquelles s'effectuent l'incorporation et la métabolisation de l'ALA en PPIX au sein de la lésion, puis l'exposition à la lumière. Dans les jours qui suivent l'exposition, la lésion se nécrose pour guérir assez rapidement avec une «rançon» cicatricielle minime du fait de l'épargne de la matrice extracellulaire et de la composante vasculaire du derme.

Principes thérapeutiques

22-4
Traitements physiques

Indications validées. Les indications sont le traitement des kératoses actiniques multiples et récidivantes, les carcinomes épidermoïdes *in situ* ou maladie de Bowen, les carcinomes basocellulaires superficiels [6]. Dans ces indications, la photothérapie dynamique est efficace dans 50 à 100 % des cas mais avec un taux de récidive à long terme (3 ans ou plus) relativement important [3-5] comparé à la chirurgie. En revanche, les cicatrices sont de bien meilleure qualité, aussi il faut savoir peser les indications et ne traiter par photothérapie dynamique que des lésions dont la récidive éventuelle n'aura pas de conséquences importantes.

La photothérapie dynamique en lumière naturelle du jour se développe actuellement pour la prise en charge des kératoses actiniques fines à modérées de l'extrémité céphalique. Cette technique qui nécessite un temps de pose moins long du photosensibilisateur mais une illumination prolongée (2 heures) a montré des résultats équivalents à la PDT conventionnelle en termes d'efficacité à 3 mois mais surtout une diminution considérable des phénomènes douloureux qui rend le traitement beaucoup plus acceptable [7].

Les carcinomes basocellulaires sclérodermiformes, les carcinomes récidivant après chirurgie ou radiothérapie et les carcinomes épidermoïdes de faible différenciation ne doivent pas être traités par photothérapie dynamique.

Enfin, une approche intéressante réside dans la capacité de *photodétecter des zones de transformation épithéliales*. Cette approche est particulièrement efficace dans la détection de carcinome transitionnel de l'urothélium de la vessie ou la maladie de Paget vulvaire. En dermatologie, une visualisation des limites de carcinomes basocellulaires ou spinocellulaires avant exérèse serait d'une aide évidente pour le dermatochirurgien. Cette approche n'est pour l'instant pas suffisamment fiable sur le plan de la sélectivité et de la spécificité pour être validée.

Autres indications. Les plus étudiées sont : l'acné [5], les infections à virus HPV avec une étude contrôlée démontrant l'efficacité de la photothérapie dynamique pour traiter des verrues vulgaires [8], le psoriasis [3, 5] et la photoréjuvénation [5]. De nombreuses autres indications ont été rapportées sur des cas uniques ou limités à quelques observations. On retiendra : la maladie de Paget extra-mammaire, le lymphome T cutané, le sarcome de Kaposi, la chéilite actinique, l'alopécie en aire, l'hirsutisme [3, 5].

Effets indésirables

En dermatologie, les effets indésirables sont aigus et relativement mineurs. Durant l'irradiation, une sensation de brûlure est assez fréquemment ressentie, mais dans certains cas surviennent *des douleurs d'une intensité telle* qu'il faut interrompre durant quelques minutes ou définitivement le traitement. Après l'irradiation, les effets indésirables sont avant tout liés à des effets phototoxiques. On observe souvent un érythème et exceptionnellement des bulles phototoxiques, voire une nécrose du tissu sain autour de la lésion. Les principales séquelles sont des hypo- ou des hyperpigmentations, qui régressent le plus souvent en quelques mois. La photothérapie dynamique n'a pas d'effet mutagène et on peut considérer avec un recul de plus 40 ans que cette technique ne présente pas de risque carcinologique démontré [2].

En conclusion, la photothérapie dynamique est un traitement non invasif, pratiqué en ambulatoire, sans anesthésie ni geste chirurgical dont l'efficacité est établie pour certaines pathologies cutanées [4].

RÉFÉRENCES
1. Calzavara-Pinton P.G. et coll., *J Eur Acad Dermatol Venereol.* 2007, *21*, 293.
2. Juziene A. et coll., *Photochem Photobiol Sci.* 2007, *6*, 1234.
3. Kalka K. et coll., *J Am Acad Dermatol.* 2000, *42*, 389.
4. Braathen L.R. et coll., *J Am Acad Dermatol.* 2007, *56*, 125.
5. Gold M. et coll., *Dermatol Surg.* 2004, *30*, 1077.
6. Fritsch C. et coll., *Arch Dermatol.* 1998, *134*, 207.
7. Lacour J.P. et coll., *J Eur Acad Dermatol.* 2015, *29*, 2342.
8. Stender M.R. et coll., *Lancet.* 2000, *355*, 963.

Photochimiothérapie extracorporelle

B. Cribier

La photochimiothérapie extracorporelle (PCE) ou photophérèse est une technique développée depuis 1981 aux États-Unis et introduite en Europe depuis les années quatre-vingt-dix [1]. Elle combine les principes de la leucaphérèse et de la PUVAthérapie. Il s'agit d'irradier *ex vivo* des leucocytes par des UVA après sensibilisation par du 8-méthoxypsoralène et de les réinfuser.

Description de la technique et modalités

Toutes les opérations de cette technique sont réalisées par le même appareil après pose d'une voie veineuse périphérique : prélèvement du sang, centrifugation, réalisation d'une suspension de leucocytes, exposition au photosensibilisant et irradiation UVA [1]. Une leucaphérèse en flux discontinu permet de séparer les leucocytes des hématies et d'obtenir une suspension riche en leucocytes, qui est irradiée par les UVA. La «photochimiothérapie» était initialement réalisée grâce à l'administration préalable de 8-méthoxypsoralène en comprimés *per os* avant la séance mais se fait désormais de façon beaucoup plus commode par injection directe dans le circuit d'une forme liquide de 8-métoxypsoralène avant irradiation du concentré par les UVA, ce qui a l'avantage d'éviter les problèmes de biodisponibilité du psoralène et ses effets indésirables. Le concentré de leucocytes circule entre deux plaques transparentes pour obtenir l'irradiation la plus homogène possible à 2 J/cm². À la fin de la séance de 3 à 4 heures, le concentré de leucocytes irradié est réadministré au patient. Tout le matériel en contact avec le sang (tubulures, bol de centrifugation, plaques pour irradiation) est à usage unique, expliquant – très partiellement seulement – le coût élevé de cette technique.

On réalise 2 séances en 2 jours consécutifs toutes les 2 à 4 semaines ; 2 séances consécutives constituent un cycle de traitement.

Mode d'action. Le mode d'action de ce traitement est complexe [2]. La PCE a globalement de **multiples effets immunomodulateurs** se traduisant par une modification des cellules dendritiques, une modification du profil cytokinique et l'induction de population de lymphocytes T spécifiques. L'irradiation UV après fixation du psoralène entraîne un arrêt de prolifération des lymphocytes et une apoptose des cellules T et NK surtout, mais sur une minorité des lymphocytes totaux. L'apoptose n'explique donc pas à elle seule l'effet antitumoral. Les cellules apoptotiques sont phagocytées par des cellules dendritiques immatures. Il existe de plus une induction de cellules T suppressives clone-spécifiques, ainsi que des phénomènes immunomodulateurs, augmentant ainsi la réponse antitumorale. La PCE entraîne une libération de TNF-α et d'IL-6 et modifie la production de cytokines par les lymphocytes traités et réinfusés, laquelle passe alors d'un profil Th1 à Th2 dans le syndrome de Sézary. Cette production de cytokines active aussi les macrophages CD36 +.

Les études faites dans la maladie du greffon contre l'hôte (GvH) montrent une augmentation de production d'IL-10, et un effet majeur sur les monocytes macrophages et les cellules présentatrices d'antigène. La PCE facilite l'ingestion des cellules apoptotiques, ce qui induit un processus d'activation des cellules présentatrices d'antigène et leur production de cytokines. Ces cellules deviennent alors tolérogènes et modifient la réponse T lymphocytaire, notamment en stimulant la production de lymphocytes Treg IL-10-dépendants. L'induction de Treg explique sans doute les effets dans la GvH et les maladies auto-immunes, sans qu'il n'y ait d'effet immunosuppresseur. La population de Treg CD4 + – CD25+ FoxP3+ semble cruciale dans le contrôle de la GvH et dans l'effet de la PCE observé dans les greffes d'organe.

Surveillance. Un contrôle de la formule sanguine et des paramètres de la coagulation est indiqué après la séance. Les effets indésirables sont principalement des hypotensions passagères lors des séances et surtout des problèmes liés à la voie d'abord veineuse. Dans l'ensemble, la tolérance est excellente. On observe parfois une anémie ou une thrombocytémie modérées.

Indications

Syndrome de Sézary et lymphomes T épidermotropes érythrodermiques. De bons résultats ont été initialement obtenus dans les syndromes de Sézary, même résistants aux traitements classiques [3]. On a pu observer des rémissions complètes, avec allongement de la durée de survie et surtout d'importantes améliorations fonctionnelles, ainsi qu'une augmentation de la qualité de vie [4]. Les résultats sont discutés pour les autres formes de lymphomes T cutanés, en particulier le mycosis fongoïde au stade de plaques où un essai contrôlé a montré la supériorité de la PUVA sur la PCE. Le niveau d'efficacité est faible pour l'ensemble des formes non érythrodermiques de lymphomes T, dans lesquelles la PCE n'est plus recommandée [1]. En raison d'une potentialisation des mécanismes antitumoraux, la PCE a été associée à l'administration d'interféron α dans les mêmes indications, mais le bénéfice en est contesté aujourd'hui. Les résultats semblent bons dans les tableaux d'« homme rouge » [5] qui peuvent évoluer vers des lymphomes vrais, mais on manque de grandes études.

Si le taux de réponse partielle dans le syndrome de Sézary peut aller jusqu'à 70 %, les réponses complètes sont au maximum de 25 à 30 %. Les éléments de meilleur pronostic sont le traitement précoce [1], le taux normal de lymphocytes CD8 et la persistance d'une bonne immunité.

Sclérodermie systémique. Elle pourrait bénéficier de la PCE, quand il s'agit de patients jeunes, ayant des formes rapidement évolutives mais sans complications viscérales majeures, traitées précocement. Un seul essai comparatif a été réalisé [6], montrant une efficacité supérieure de la PCE par rapport à la D-pénicillamine sur les signes cutanés à 6 mois, mais plus à 10 mois. Alors que d'autres équipes n'ont pas obtenu de résultat probant [7], un grand essai contrôlé multicentrique versus PCE « fantôme » n'a pas permis de démontrer la supériorité de la PCE, même si les comparaisons « avant-après » montraient une amélioration de certains paramètres [8]. La place de la PCE dans la prise en charge de la sclérodermie est donc réduite.

Par ailleurs, la PCE a amélioré certains patients atteints de fibrose néphrogénique systémique (ou dermopathie sclérosante néphrogénique), liée à l'utilisation de dérivés du gadolinium comme produit de contraste chez des insuffisants rénaux [9, 10]. Des succès ont été obtenus aussi dans les morphées généralisées [11].

Maladies auto-immunes et inflammatoires. Des lupus érythémateux systémiques graves non améliorés par les traitements conventionnels, de même que des pemphigus résistants, des cas de morphée linéaire ou même de dermatite atopique grave ont été améliorés grâce à la PCE. Il s'agit toutefois de cas isolés ou de petites séries. L'efficacité semble toutefois notable dans les manifestations cutanées du lupus érythémateux réfractaires aux traitements conventionnels [12]. Il existe des rapports anecdotiques d'utilisation dans la polyarthrite rhumatoïde, le psoriasis arthropathique ou le sida.

L'utilisation dans le lichen plan érosif buccal résistant aux traitements conventionnels et aux immunosuppresseurs a montré en revanche des résultats bons ou très bons, avec amélioration des signes fonctionnels et des signes objectifs dans plusieurs séries ouvertes [13, 14]. On a ainsi pu observer des rémissions complètes de lichens érosifs intraitables ; l'effet est toutefois suspensif chez de nombreux patients.

Indications extradermatologiques. Elles sont de plus en plus nombreuses puisque de grands essais en transplantation et en onco-hématologie ont montré l'efficacité de la technique dans la prévention du rejet de greffe cardiaque, ainsi que le traitement des rejets aigus et dans la prise en charge de GvH chronique et aiguë avec atteinte cutanée ou muqueuse [1, 15]. On observe un taux de réponse de près de 50 % avec 25 % de réponses complètes environ, et une amélioration de la qualité de vie [16]. La réponse est bonne aussi sur les signes oculaires et hépatiques de la GvH, mais moins sur les symptômes pulmonaires et gastro-intestinaux [15]. Il existe notamment une efficacité dans les formes sclérodermiformes de GvH chronique.

RÉFÉRENCES

1. Knobler R. et coll., *J Eur Acad Dermatol Venereol*. 2014, *28*, 1.
2. Hannani D., *Front Immunol*. 2015, *6*, 349.
3. Wilcox R.A., *Am J Hematol*. 2014, *89*, 837.
4. Knobler R. et coll., *Photoimmunol Photomed*. 2012, *28*, 250.
5. Zachariae H. et coll., *Dermatology*. 1995, *190*, 132.
6. Rook A.H. et coll., *Arch Dermatol*. 1992, *128*, 337.
7. Cribier B. et coll., *Dermatology*. 1995, *191*, 25.
8. Knobler R.M. et coll., *J Am Acad Dermatol*. 2006, *54*, 793.
9. Kintossou R. et coll., *Ann Dermatol Venereol*. 2007, *134*, 667.
10. Richmond H. et coll., *Arch Dermatol*. 2007, *143*, 1025.
11. Neustadter J.H. et coll., *Arch Dermatol*. 2009, *145*, 127.
12. Morruzzi C. et coll., *Ann Dermatol Venereol*. 2009, *136*, 861.
13. Guyot A.D. et coll., *Br J Dermatol*. 2007, *156*, 3098.
14. Marchesseau-Merlin A.S. et coll., *Ann Dermatol Venereol*. 2008, *135*, 209.
15. Malik M.I. et coll., *Blood Res*. 2014, *49*, 100.
16. Dignan F.L. et coll., *Bone Marrow Transplant*. 2014, *49*, 704.

Cryothérapie – Cryochirurgie

R. Triller

Selon les modalités d'application, la congélation d'un tissu conduit soit à sa préservation, soit à sa destruction. La cryodestruction est applicable au traitement de certaines tumeurs cutanées.

Mécanismes d'action

Le froid entraîne une destruction par cristallisation de l'eau tissulaire complétée de thromboses vasculaires.

La cristallisation de l'eau extracellulaire provoque une déshydratation létale par hyperosmolarité. Cette formation de microcristaux ne se cantonne pas au secteur extracellulaire, elle se propage à l'intérieur de la cellule, entraînant une altération des protéines en particulier enzymatiques et membranaires. Toutefois, la *cryosensibilité varie d'une cellule à l'autre* : les mélanocytes, fragiles, sont détruits dès – 10 °C, expliquant la dépigmentation des cicatrices, les cellules des annexes à – 10 °C, les kératinocytes normaux à – 30 °C, les cellules tumorales entre – 30 et – 50 °C. En revanche, les fibroblastes et le conjonctif sont cryorésistants, ce qui pourrait expliquer la qualité de certaines cicatrices.

Les thromboses vasculaires induisent un infarcissement ischémique qui aboutit à une nécrose sèche. Ces cryothromboses se produisent essentiellement pour les congélations profondes, complétant l'action des cristallisations. Les dommages tissulaires s'opèrent tout au long de la phase de réfrigération et se prolongent également pendant le réchauffement tissulaire : des phénomènes d'apoptose ont été mis en évidence en périphérie de la zone de congélation efficace plusieurs heures après la congélation.

La connaissance de ces bases physiologiques et biophysiques de la cryodestruction [1, 2] est utile pour une utilisation juste de cette technique médicale.

Technique

Les agents cryogéniques d'usage courant sont l'azote liquide et le protoxyde d'azote.

Principes thérapeutiques

Traitements physiques

Azote liquide (−196 °C). C'est le cryogène de référence. Il est conservé dans un container autopressurisé. Sa détente brutale permettant une congélation rapide est utilisée soit en spray à l'air libre, soit en circuit semi-fermé par l'intermédiaire de cryoapplicateurs calibrés. Le choix de la technique dépend à la fois de la nature même de la lésion et de la préférence personnelle de l'opérateur [3]. L'amélioration des performances des unités cryochirurgicales portables les rend utilisables pour la pratique de la cryochirurgie sous réserve de leur couplage avec un appareillage de contrôle.

Protoxyde d'azote (−89,5 °C). Il s'applique par l'intermédiaire de sondes fonctionnant sur le principe de Joule-Thomson. La détente brutale du gaz qui pénètre de surcroît rapidement les tissus provoque une lésion similaire à celle de l'azote liquide.

Contrôles

L'utilisation de la cryodestruction pour traiter des tumeurs malignes impose le contrôle de la congélation. La mesure de la chute thermique (thermocouple) est peu utilisée. L'impédancemétrie lui est préférée [4] : le principe repose sur le calcul de la résistance électrique tissulaire lors de l'exposition froid [1, 2]. L'impédance est quasiment proportionnelle à la résistance électrique du milieu extracellulaire, elle-même fonction de sa richesse en ions ; elle va donc être un bon reflet de la cristallisation et partant de la destruction tissulaire. La destruction est totale, c'est-à-dire que la cristallisation est obtenue, quand on atteint une impédance de 750 kΩ [1, 3]. La mesure s'opère par une mesure de surface entre une électrode incorporée dans la cryode et une plaque de référence. Le temps de congélation lors d'une cryochirurgie à l'azote liquide, mesurée au chronomètre, doit être de 45 à 60 s par impact, il permet d'obtenir la congélation eutectique et ainsi la destruction complète de toutes les cellules de la cible déterminée. La décongélation est ensuite spontanée.

Indications

Selon l'indication choisie, on opposera la *cryochirurgie*, c'est-à-dire la destruction contrôlée d'un volume cible donné, à la *cryothérapie* qui se pratique à l'aveugle et qui n'implique pas obligatoirement une destruction complète de la cible.

Cryothérapie. Elle s'adressera donc à de nombreuses lésions bénignes ou prémalignes (tableau 22.11).

Tableau 22.11 Indications de cryothérapie de lésions bénignes et prémalignes

Tumeurs épithéliales bénignes	Kératoses séborrhéiques Papillomes viraux Nævus verruqueux Adénomes sébacés
Lésions mélanocytaires	Lentigos actiniques
Tumeurs vasculaires	Angiomes séniles Angiokératomes Lymphangiomes
Tumeurs mésenchymateuses	Dermatofibrome Chéloïde Pseudo-kyste mucoïde
Pseudo-tumeurs inflammatoires	Prurigo nodulaire Granulome facial
Lésions précancéreuses	Kératoses actiniques Leucoplasie Maladie de Bowen

Cryochirurgie. Elle s'adressera aux tumeurs malignes épidermiques [5]. Les indications dépendent des éléments suivants.

Nature de la tumeur. La cryochirurgie est un traitement adapté aux tumeurs peu profondes et n'est applicable qu'à des tumeurs de diagnostic connu dont la destruction ne nécessite pas impérativement l'étude histologique complète de la zone détruite. Le carcinome basocellulaire en est la principale indication à quelques réserves près selon les règles de l'Anaes, c'est un traitement de 2e ligne des tumeurs de type nodulaire de moins de 2 cm de diamètre en dehors des zones à haut risque ou de moins de 1 cm des zones à haut risque centrofaciales. Pour les carcinomes spinocellulaires, l'indication se limite aux lésions bien différenciées de moins de 1 cm de diamètre à distance des zones à haut risque.

Contexte. La rareté des contre-indications, la pratique en ambulatoire sous anesthésie locale limitée, *la compatibilité avec tous les traitements (y compris les anticoagulants)*, la simplicité et la rapidité du geste, la simplicité des suites (en dépit de l'œdème et du suintement dans les jours suivant l'acte) en font une méthode appropriée à la population fragile et âgée concernée par cette pathologie tumorale.

Siège de la tumeur. La cryochirurgie est particulièrement indiquée pour les localisations où l'exérèse suture n'est pas réalisable de façon simple. Les difficultés se posent surtout dans la région centrofaciale [6] où les problèmes de réparation sont maximums du fait du peu d'étoffe en réserve, même chez le sujet âgé. *Les contraintes chirurgicales sont majeures au niveau de la pointe du nez et des ailes du nez, qui représentent une indication de choix de la cryochirurgie* [7] ; *la cryorésistance du cartilage sain* permet d'y appliquer cette technique, la réparation s'opérant en règle sans déformation du rebord narinaire. Seules les tumeurs situées en regard des sillons méritent une discussion. L'angle interne de l'œil est aussi une bonne indication [7]. La cryochirurgie peut être une possibilité thérapeutique intéressante évitant une anesthésie générale et respectant la perméabilité des structures lacrymales. Il s'agit d'une excellente technique pour les oreilles dont l'anatomie est en règle préservée.

Il n'y a en vérité aucune contre-indication absolue de siège ; il faut tenir compte toutefois de l'alopécie définitive dans les zones pileuses, de la dépigmentation, de l'aspect de la cicatrice qui sera lisse et sans couperose ni rides.

Nombre de tumeurs. Le caractère économe en capital cutané de cette technique est particulièrement intéressant pour les sujets ayant des carcinomes multiples.

Par la surface traitable sans limites et sans mobilisation des tissus adjacents, la cryochirurgie trouve sa justification dans le traitement des tumeurs cutanées superficielles, surtout lorsqu'elles sont très étendues et qu'elles posent des problèmes de réparation. Parmi ses nombreux atouts, la cryochirurgie possède celui d'une efficacité similaire à celle des autres thérapeutiques classiques, y compris dans le domaine de la cancérologie cutanée mais elle est limitée par l'absence de contrôle histologiques des marges d'exérèse [8-10]. Elle se singularise toutefois par la qualité de sa réparation, constituée d'un tissu non fibreux, très proche du tissu normal totalement réutilisable. Cette dernière propriété est vraiment spécifique de l'action du froid.

RÉFÉRENCES

1. Le Pivert P., *in* : Albin R.J., ed., *Handbook of cryosurgery*, Marcel Dekker, New York, 1980, 15.
2. Gage A.A. et coll., *Cryo Letters*. 2002, *23*, 69.
3. Graham G.F., *Clin Dermatol*. 2001, *19*, 321.
4. Kuflik E.G., *J Am Acad Dermatol*. 1994, *31*, 925.
5. Bernardeau K. et coll., *Ann Dermatol Vénéréol*. 2000, *127*, 175.
6. Biro L. et coll., *J Am Acad Dermatol*. 1982, *6*, 1042.
7. Boullié M.C. et coll., *Ann Dermatol Vénéréol*. 1987, *114*, 761.
8. Kuflik E.G. et coll., *J Am Acad Dermatol*. 1991, *24*, 1002.
9. Zouboulis C.C. et coll., *Skin Cancer*. 1994, *9*, 7.
10. Zouboulis C.C., *Hautartz*. 2015, *66*, 834.

Courants électriques

L. Thomas

Courant alternatif (bistouri électrique)

Le courant alternatif est d'usage quotidien avec des appareils générateurs de courants de hautes fréquences. Le courant, transmis par une électrode de faible résistance électrique entraîne, du fait de l'impédance des tissus cutanés, un effet thermique utilisé soit pour sectionner (électrosection), soit pour coaguler (électrocoagulation) ou carboniser les tissus. En dermatologie chirurgicale, le bistouri électrique est principalement utilisé au cours du temps d'hémostase de l'intervention.

L'usage du bistouri électrique n'est pas contre-indiqué au cours de la grossesse même s'il est prudent de n'entreprendre que des gestes indispensables dans ce contexte.

L'usage du bistouri électrique monopolaire doit être proscrit en cas de présence d'un appareil d'électrostimulation cardiaque quel qu'en soit le type (*pacemaker* permanent ou « sentinelle » ou encore défibrillateur implanté). Dans ces cas, il faut non seulement recourir à une électrocoagulation à la pince bipolaire, mais aussi utiliser, pendant toute l'intervention, une surveillance continue du tracé électrocardiographique par un moniteur dont le fonctionnement n'est pas perturbé par les impulsions électromagnétiques. Il est également souhaitable que l'appareillage d'électrostimulation cardiaque soit contrôlé dans les 24 heures qui suivent un geste ayant nécessité l'usage d'un bistouri électrique. Il est donc prudent d'avoir prévu ce contrôle au moment de la programmation du geste chirurgical. En France, la Haute autorité de santé considère que la prise en charge en hospitalisation de jour des chirurgies cutanées des patients porteurs d'implants fonctionnels cardiaques sensibles aux impulsions électriques est licite pour mieux assurer la surveillance de ces patients.

Électrosection

Son principal intérêt est de réaliser dans le même temps la section et une partie de l'hémostase, ce qui peut s'avérer avantageux lors de certaines interventions ou de certaines phases d'une intervention de dermatologie chirurgicale (section musculaire en particulier). L'incision au bistouri électrique rend parfois difficile l'interprétation histologique des berges de la pièce d'exérèse du fait de l'étendue de la nécrose qu'elle provoque.

Électrocoagulation

Elle est principalement utilisée pour le **temps d'hémostase en dermatologie chirurgicale**. Ce temps est considérablement important car les études cliniques le montrent bien : ce sont les accidents hémorragiques qui sont les principaux responsables de complications postopératoires de chirurgie cutanée [1]. Ce temps d'hémostase de fait par contact de l'électrode monopolaire sur les structures vasculaires peu hémorragiques. En cas de structures présentant un saignement important, on utilise le contact de cette électrode avec la pince métallique ayant saisi (pincette) ou clampé (pince « mosquito ») la structure vasculaire hémorragique.

L'usage du bistouri électrique bipolaire, à déclenchement automatique ou non, n'est pas réservé à la chirurgie des patients porteurs d'implants fonctionnels cardiaques, elle est également très utilement employée pour le temps d'hémostase des régions cutanées volontiers hémorragiques (face et cuir chevelu).

C'est une méthode simple et très utile pour traiter de nombreuses lésions cutanées bénignes sans contrôle histologique :
– des tumeurs bénignes pour lesquelles un contrôle histologique est inutile peuvent être traitées par électrocoagulation. Lorsque la perte de substance engendrée par l'électrocoagulation est petite, la cicatrice est en règle générale de bonne qualité. Pour des lésions superficielles, telles que des kératoses séborrhéiques, l'utilisation d'une boule permet une électrocoagulation large et superficielle (électrodessication) n'entraînant ni saignement, ni cicatrice ;
– l'hypertrichose localisée est de moins en moins souvent traitée par électrocoagulation supplantée par les techniques laser ou lumière pulsée. Pour réaliser l'épilation électrique, on cathétérise la gaine pilaire jusqu'au bulbe, qui est détruit par thermolyse, le poil est alors extirpé à la pince. L'épilation électrique peut laisser des cicatrices punctiformes ;
– les télangiectasies, les angiomes stellaires et les points rubis étaient aussi traités par électrocoagulation mais les lasers permettent fréquemment d'obtenir des résultats supérieurs avec un risque cicatriciel moindre (*cf.* chapitre 22-5).

Courant continu, ou galvanique : ionophorèse

La principale indication est le traitement de l'hyperhidrose palmoplantaire [2, 3]. L'hyperhidrose axillaire peut également être traitée, des fabricants proposant des électrodes pour les aisselles. L'efficacité et l'innocuité de l'ionophorèse en font un traitement de choix dans ces indications. Son mode d'action demeure incertain bien qu'il soit probable qu'elle provoque un blocage temporaire des échanges ioniques des cellules des glomérules sudoripares.

En pratique, l'ionophorèse consiste à faire passer un courant continu de faible intensité entre les extrémités de deux membres, disposées dans des bacs remplis d'eau au fond desquels se trouvent des plaques-électrodes recouvertes d'une grille en plastique évitant le contact direct avec l'électrode. Le courant est progressivement augmenté jusqu'à une intensité moyenne de 20 mA pour les pieds, 15 mA pour les mains. Cette intensité est soit maintenue jusqu'à la fin de la séance, soit pendant 10 minutes puis lentement abaissée et le courant est inversé pendant 10 autres minutes. Maintenir une intensité continue les premières séances semble donner de meilleurs résultats, l'efficacité étant maximale du côté de l'anode. Les séances sont quotidiennes les 10 premiers jours puis répétées tous les 2 jours pendant plusieurs semaines (1 à 3 mois), puis un traitement d'entretien est réalisé à un rythme variable selon les malades (intervalles de 5 jours à 2 semaines). La tolérance est généralement bonne. Contrairement à d'autres méthodes, il n'a pas été décrit d'hyperhidrose compensatrice. À l'inverse, une amélioration de l'hyperhidrose plantaire a été rapportée chez des patients traités exclusivement aux mains. Les effets indésirables, rares, se limitent le plus souvent à des sensations de fourmillement et à un érythème à la limite d'immersion des membres. Ce dernier, presque toujours présent à la fin des séances, est en général spontanément résolutif assez rapidement, mais peut nécessiter l'application d'un dermocorticoïde s'il dure ou s'accompagne d'une sensation d'échauffement. Des vésicules ou une légère desquamation sont parfois observées, surtout lorsque l'intensité du courant est forte et que les séances sont rapprochées ; des bulles, une urticaire, une hyperkératose réactionnelle ou des nécroses cutanées ont exceptionnellement été signalées. Avec les appareils récents, les effets indésirables et les incidents sont rares, si l'on respecte un minimum de précautions : enlever les bijoux, recouvrir de vaseline les excoriations, ne pas sortir les mains de l'eau avant l'interruption du courant (risque de décharge électrique).

L'efficacité du traitement est généralement excellente pour ce qui concerne l'hyperhidrose palmoplantaire (plus de 80 % de succès [4]), un peu moindre pour l'hyperhidrose axillaire (de l'ordre de 60 % selon notre expérience). Le résultat n'est cependant que transitoire et un traitement d'entretien est indispensable. Ce traitement peut être poursuivi pendant des années sans inconvénient.

Les seules contre-indications formelles sont le port d'un pacemaker ou d'un dispositif intra-utérin métallique ; une prothèse métallique constitue une contre-indication relative. Il est d'usage de ne pas traiter les femmes enceintes.

Principes thérapeutiques

22-4 Traitements physiques

Deux types d'appareils sont disponibles, soit reliés au courant de secteur, soit alimentés par une batterie que l'on recharge entre les séances. Leur coût abordable permet les traitements à domicile.

La méthode peut être employée pour augmenter la pénétration cutanée de molécules très variées. Son utilisation a été proposée pour faire pénétrer dans la peau des anesthésiques locaux, des corticoïdes ou des antimitotiques. Certains résultats semblent intéressants pour l'anesthésie en chirurgie cutanée et dans le traitement de carcinomes basocellulaires.

L'ionophorèse a également été utilisée pour le traitement des verrues plantaires et des eczémas dysidrosiques palmaires ; toutefois il serait souhaitable que les résultats préliminaires soient confirmés par des études plus vastes.

RÉFÉRENCES

1. Amici J.M. et coll., *Br J Dermatol.* 2005, *153*, 967.
2. Lazareth I. et coll., *Ann Dermatol Vénéréol.* 1988, *115*, 1063.
3. Tögel B. et coll., *Eur J Dermatol.* 2002, *12*, 219.
4. Karakoç Y. et coll., *Int J Dermatol.* 2002, *41*, 602.

22-5 Lasers en dermatologie

D. Perruchoud, M. Adatto

Le premier laser opérationnel en dermatologie est un laser rubis fabriqué en 1960 par Théodore Maiman, basé sur l'émission stimulée prédite par Albert Einstein en 1917. Léon Goldman est le premier dermatologiste à traiter un patient avec cette technologie, en 1962. Les applications initiales des lasers en dermatologie se limitent pendant longtemps aux *lasers argon* pour les indications vasculaires et CO_2 *continu* pour les indications chirurgicales. La publication en 1983 de la *théorie de la photothermolyse sélective* par Anderson et Parrish amorce le développement de nouvelles sources lasers avec un élargissement des indications grâce à une meilleure compréhension de la physique de base [1].

Aspects physiques et biologiques

Caractéristiques des lasers

Les lasers sont des sources de radiation électromagnétique (photons) capables de couper, coaguler, détruire ou représenter des tissus.

L'acronyme de l'anglais *Light Amplification by Stimulated Emission of Radiation* implique une *longueur d'onde unique* qualifiée de *monochromatique*, le principe de *cohérence* basé sur la synchronisation temporelle et spatiale du rayon, et la *collimation* indiquant l'orientation parallèle du faisceau.

Les chromophores sont les cibles de la lumière laser, atteintes à l'aide de *l'ajustement des paramètres suivants :*
- la longueur d'onde ;
- la durée d'impulsion ;
- la taille du spot ;
- et la fluence correspondant à l'énergie par surface.

Concernant les modes opératoires, les lasers peuvent fonctionner en régime continu ou impulsionnel (lasers pulsés).

Interactions avec les tissus

Les cibles principales selon les longueurs d'onde sont :
- l'oxyhémoglobine ;
- la mélanine ;
- l'eau.

Des pigments artificiels comme ceux utilisés dans les tatouages peuvent aussi constituer une cible.

L'absorption de la lumière par les tissus permet quatre types d'action.

L'action dite photothermique repose sur la conversion de la lumière en chaleur avec diffusion par phénomène de conduction. Il s'agit de l'action principalement recherchée dans les applications dermatologiques telles que vasculaires ou épilatoires. Les effets thermiques sont dus à la dénaturation des protéines, la nécrose de coagulation (50–90 °C pendant une durée de l'ordre de la seconde) et la vaporisation (> 100 °C de quelques microsecondes à quelques dixièmes de seconde) et dépendent du *temps de relaxation thermique de la cible*. Celui-ci est défini comme le temps nécessaire à la diminution de 50 % de la température maximale atteinte au centre de la cible. *Si la durée d'émission est inférieure au temps de relaxation thermique, on parle de photothermolyse sélective.* On obtient une photocoagulation sélective lors d'une durée d'émission égale au temps de relaxation thermique. Ce concept est surtout utilisé pour les lasers dits ablatifs dont la cible principale est l'eau. Divers systèmes de refroidissement épidermique, par contact direct, par air froid pulsé ou par spray de cryogène, permettent d'augmenter la sélectivité d'action et d'améliorer la tolérance.

L'effet photomécanique repose sur une variation brutale du volume cible à l'origine d'ondes thermoélastiques avec phénomène de rupture mécanique consécutif. Il est induit par des impulsions si brèves que la chaleur générée au niveau de la cible n'a pas le temps de diffuser. Les lasers déclenchés ou *Q-switched* permettent de travailler avec des durées d'impulsion de l'ordre de grandeur de la nanoseconde (10^{-9} s). Quant à la nouvelle génération de lasers appelés picosecondes (10^{-12} s), ils émettent des impulsions encore plus brèves, d'une durée de 350 à 550 picosecondes, d'où un effet photomécanique encore plus prononcé.

L'effet photoablatif repose sur la désintégration mécanique par vaporisation des tissus à forte teneur en eau (épiderme, derme).

L'action photochimique est utilisée dans la photothérapie dynamique avec administration d'un photosensibilisateur s'accumulant dans la cible puis absorbant la lumière, déclenchant notamment la production de radicaux oxygénés.

Principaux lasers utilisés en dermatologie

Ils sont présentés tableau 22.12.

Tableau 22.12 Principaux lasers utilisés en dermatologie

Indication	Type	Longueur d'onde (nm)	Durée d'impulsion
Lésions vasculaires	Pulsés à colorant		
	1re génération	585	0,45 ms
	2e génération	585, 590, 595, 600	1,5-40 ms
	3e génération	595	0,45-40 ms
	Nd : Yag doublé en fréquence (KTP)	532	2-50 ms
Lésions pigmentaires, tatouages	Nd : Yag *Q-switched*	532, 1 064	6-20 ns
	Rubis *Q-switched*	694	10-100 ns
	Alexandrite *Q-switched*	755	50-200 ns
	Picoseconde	532, 755, 1 064	350-750 ps

Principes thérapeutiques

Lasers en dermatologie

Tableau 22.12 (suite)

Indication	Type	Longueur d'onde (nm)	Durée d'impulsion
Ablation (en bloc ou fractionnée)	CO_2	10 600	0,1-1 s
	Erbium-Yag	2940	350 µs - 60 ms
	Erbium-YSGG	2970	250 µs - 30 ms
Épilation	Nd : Yag		
	Q-switched	1064	6-20 ns
	Long-pulse		5-300 ms
	Rubis Q-switched	694	20-100 ns
	Alexandrite long-pulse	755	5-300 ms
	Diode long-pulse	800, 980	5-300 ms
Psoriasis, vitiligo	Excimère	308	

Nd : néodyme ; Yag : yttrium aluminium garnet ; KTP : *Kalium Titanyl Phosphate* ; Q-switched : *Quality-switched* ; CO_2 dioxyde de carbone ; ms : milliseconde ; ns : nanoseconde ; ps : picoseconde ; µs : microsonde.

Lampes pulsées (IPL et OPL)

On rapproche des lasers les lampes pulsées filtrées IPL (*Intense Pulsed Light*) et leur évolution plus récente : les *Optimized Pulsed Light* (OPL). À la différence des lasers, ces lampes émettent une lumière qui n'est ni cohérente ni monochromatique. Leur spectre est au contraire très étendu et des filtres doivent être utilisés pour rendre son action plus spécifique sur l'hémoglobine, la mélanine ou l'eau. Enfin, elles s'utilisent au contact de la peau par l'intermédiaire d'un système optique.

Lasers vasculaires

Définition, types de lasers

Le *spectre d'absorption de l'***oxyhémoglobine** est compris entre 490 et 600 nm, avec trois pics à 418, 542 et 577 nm. Les lasers vasculaires utilisent exclusivement les deux derniers en raison de la pénétration en profondeur indispensable à l'efficacité de la longueur d'onde. De plus il existe une relative absorption entre 750 et 1 100 nm qui peut être thérapeutiquement intéressante. On répertorie les lasers principalement selon leur longueur d'onde.

Les lasers à colorant pulsés, *Pulsed Dye Lasers* (PDL), émettent dans le spectre jaune orange entre 585 et 600 nm. Ils sont représentés par trois générations successives qui diffèrent essentiellement par leur durée d'impulsion s'échelonnant de 0,45 à 40 ms. Les durées d'impulsion très brèves d'environ 0,45 ms – soit bien en dessous du temps de relaxation thermique de vaisseaux superficiels de petit calibre (1 à 10 ms) – conduisent à un dommage thermique rapide avec rupture du vaisseau et purpura consécutif (photothermolyse sélective). Une durée d'impulsion supérieure ou égale à 1,5 ms permet d'éviter le purpura post-interventionnel grâce à un échauffement plus progressif de la cible (photocoagulation sélective). Des durées d'impulsion plus longues permettent également de traiter des vaisseaux plus larges.

Le laser Nd : Yag doublé en fréquence également appelé laser KTP émet à 532 nm. Les durées d'impulsion de 2 à 50 ms permettent de diminuer le risque de purpura. En revanche, la profondeur de pénétration est réduite en raison de la longueur d'onde plus courte que celles utilisées avec les lasers à colorant pulsés. Cet inconvénient peut être aujourd'hui compensé par des tailles de spot beaucoup plus grandes qu'auparavant (jusqu'à 12 mm). Néanmoins, il existe un risque accru de troubles pigmentaires en raison de l'absorption par la mélanine, surtout chez les phototypes foncés.

Les lasers à argon, krypton et vapeur de cuivre ont été en majorité supplantés par d'autres lasers et ne seront pas développés ici.

Les lasers du proche infrarouge émettent de 755 à 1 200 nm. Ils sont représentés par le laser alexandrite (755 nm), le laser Nd : Yag *long pulse* (1 064 nm) et surtout les diodes lasers (800 à 980 nm). Ces longueurs d'onde supérieures aux pics d'absorption sélective par l'oxyhémoglobine sont plus pénétrantes et permettent de traiter des vaisseaux de plus grand calibre. Les durées d'impulsion utilisées sont de l'ordre de 10 à 100 ms. Des fluences plus élevées sont nécessaires en raison de la relative faible absorption de la lumière des lasers proches infrarouge par l'oxyhémoglobine, augmentant de ce fait le risque cicatriciel. La bonne absorption de ces longueurs d'onde par la désoxyhémoglobine permet de traiter efficacement des lésions vasculaires à caractère essentiellement veineux.

Le laser double longueur d'onde, dit Multiplex, permet l'émission séquentielle de deux longueurs d'onde différentes (595 nm suivie de 1 064 nm). Cette approche duale présente l'avantage d'un effet thermique synergique avec une action plus ciblée épargnant les structures alentour et ce, grâce à la conversion de l'oxyhémoglobine en méthémoglobine, laquelle présente une bien meilleure absorption dans l'infrarouge proche.

Les lampes pulsées filtrées (IPL ou OPL) peuvent être utilisées pour des indications vasculaires avec une bande passante entre 515 et 1 200 nm.

Indications

Les indications principales des lasers vasculaires sont l'angiome plan, les télangiectasies et l'érythrose.

Angiome plan. Le laser à colorant pulsé est le traitement le mieux établi dans cette indication [2]. Les données actuelles suggèrent un bénéfice à initier le traitement le plus précocement possible [3]. Ainsi, les surfaces à traiter sont plus restreintes, la peau plus fine rend les vaisseaux plus superficiels et ces derniers sont également de plus petit calibre. De plus, le traitement réalisé avant l'âge scolaire limitera le retentissement psychologique. L'anesthésie générale sera requise dans la majorité des cas, ce qui peut constituer un obstacle important aux yeux des parents. Les lésions du tronc, des extrémités, de la zone centrofaciale et impliquant le dermatome V2 répondent en moyenne moins bien au traitement [4]. Une protection solaire conséquente durant les 4 semaines suivant le traitement est recommandée. La fréquence des traitements reportée dans la littérature est variable, dépendante de l'âge du patient, avec des intervalles de 2 à 6 semaines [5]. Le nombre de séances nécessaire est difficilement prévisible, plus important chez l'adulte que chez l'enfant, pouvant s'échelonner de 3 à 15.

Chez des phototypes clairs, un traitement par Nd : Yag doublé en fréquence 532 nm peut être entrepris [6]. Les lasers du proche infrarouge permettent de traiter des angiomes plans foncés, hypertrophiques voire nodulaires, réfractaires au laser à colorant pulsé, toutefois sous réserve d'un risque cicatriciel majoré dû aux fluences plus élevées utilisées. Les IPL et OPL, ainsi que le laser Multiplex sont également efficaces dans les angiomes plans [7, 8].

Télangiectasies. Elles constituent de bonnes indications à un traitement par laser vasculaire. On citera de manière non exhaustive celles survenant sous les formes ou dans les contextes suivants : rosacée, angiome stellaire, ectasie veineuse labiale, point rubis, photovieillissement, post-stéroïdienne, radiodermite, stase veineuse chronique, télangiectasies essentielles, sclérodermie (CREST),

POEMS syndrome, maladie de Rendu-Osler et hépatopathies. Les lasers à colorant pulsés ou le Nd : Yag doublé en fréquence 532 nm permettent des résultats très satisfaisants après 2 à 3 séances, sous réserve d'une tendance variable à la récidive. Selon le calibre, la profondeur et la localisation des télangiectasies ou veines réticulées sur stase veineuse chronique, une sclérothérapie moins douloureuse peut être préférée à un traitement laser. Les IPL et OPL sont également efficaces dans le traitement des télangiectasies, essentiellement faciales. Quant aux lasers du proche infrarouge, ils présentent un avantage particulièrement intéressant dans le traitement des télangiectasies des membres inférieurs, habituellement plus profondes et de plus gros calibre.

Érythrose. L'*erythrosis interfollicularis colli* du vieillissement cutané et l'érythrose survenant dans le cadre d'une rosacée peuvent être traitées par laser vasculaire. Il est à noter que les *flushes* isolés (rosacée de stade I) ne sont pas une indication au laser.

Autres indications. Les *angiokératomes* répondent de façon variable au traitement par laser vasculaire. Concernant le *granulome pyogénique*, l'efficacité des lasers vasculaires est controversée, et de plus une histologie est souhaitable. Les recommandations sont faibles pour les lasers à colorant pulsés dans les maladies inflammatoires de type *granulome annulaire*. Des indications plus rares comme la *kératose pilaire* faciale semblent prometteuses quant à l'amélioration de la composante érythrosique. Les données de la littérature foisonnent sur le thème de la prévention et du *traitement des cicatrices* érythémateuses, hypertrophiques ou chéloïdiennes. Elles offrent un espoir quant à la prévention du développement de cicatrices hypertrophiques notamment post-chirurgie [9].

Lasers « pigmentaires »

Définition, types de lasers

Ces lasers ont pour cible élective soit la *mélanine* contenue dans les mélanosomes, soit les *pigments minéraux ou organiques* qui rentrent dans la composition des *tatouages*. Trois types de lasers sont utilisés pour traiter les tatouages et les lésions mélaniques bénignes : les lasers rubis (694 nm), alexandrite (755 nm) et Nd : Yag (1 064 et 532 nm).

Ces lasers fonctionnent en mode impulsionnel déclenché (dit *Q-Switched*) avec des durées d'impulsion extrêmement brèves, de l'ordre de la nanoseconde à la dizaine de nanosecondes. Ces durées avoisinent le temps de relaxation thermique des mélanosomes et en permettent une élimination plus rapide et complète qu'avec des lasers fonctionnant en *milliseconde*, qui éliminent le pigment par effet essentiellement thermique. Concernant les tatouages, le laser *Q-Switched* aboutit à une photothermolyse quasi sélective essentiellement mécanique des pigments, avec fragmentation de ceux-ci et élimination secondaire par phagocytose puis transport et stockage dans les ganglions lymphatiques. Les lasers picoseconde permettent quant à eux un effet photomécanique plus performant sur ces pigments de tatouage (*cf.* chapitre 9-4).

Indications

Lésions mélaniques bénignes

Les indications possibles sont multiples, en théorie. Mais pour beaucoup d'entre elles, dont notamment les taches café au lait et les hamartomes de Becker, *des récidives plus ou moins précoces ou des échecs complets sont observés*.

Les meilleures indications sont représentées par les hypermélanoses épidermiques de type lentigos solaires et éphélides [10]. Par prudence, il est préférable d'exclure les nævus nævocellulaires, exception faite du nævus de Ota, car le traitement par laser ne permet pas de contrôle histologique. Cela souligne l'absolue nécessité d'une *certitude diagnostique* avant de traiter par laser toute lésion pigmentée et pose donc le problème de la compétence clinique de l'opérateur.

Les *nævus de Ota et de Ito* sont améliorés de façon progressive après plusieurs séances, généralement espacées d'au moins 2 à 3 mois [11].

Les résultats sur les cernes périorbitaires, hyperpigmentations post-inflammatoires, mélasma et dermite ocre s'avèrent aléatoires.

Il existe un risque cicatriciel en cas de surdosage ou de séances trop rapprochées. Des dyschromies ne sont pas rares, notamment chez les patients de phototype foncé.

Bien évidemment, de grands espoirs sont mis dans la meilleure efficacité des **lasers picoseconde** pour le traitement de toutes ces lésions pigmentaires bénignes.

Tatouages

Les lasers Q-Switched ont constitué le traitement de référence pour l'élimination des tatouages durant ces 20 dernières années [12]. Toutefois de nombreuses restrictions subsistaient telles que : résistance au traitement de nombreuses couleurs (jaune, bleu océan, vert), nécessité d'un grand nombre de séances (de 10 à parfois 25 pour les motifs professionnels récents), contrainte d'un intervalle d'au minimum 2 mois entre les séances, résistance au traitement des pigments localisés en profondeur et hypopigmentation résiduelle permanente, fréquemment observée au-delà de 15 séances. Ces inconvénients sont dus au fait que *l'impulsion en nanoseconde provoque trop d'effet thermique* et pas assez d'effet photomécanique pour fragmenter les plus petites particules de pigment.

Une nouvelle génération de lasers, dits picoseconde, a été développée depuis 2012. Les longueurs d'onde sont celle de l'alexandrite et du Nd : Yag, doublé ou non. Les temps d'impulsion s'échelonnent entre 350 et 750 ps. Ceci permet une bien meilleure fragmentation mécanique des pigments (choc photoacoustique) qu'avec les lasers nanoseconde, quasiment sans effet thermique. Des publications récentes démontrent que cette nouvelle technologie permet d'effacer les motifs tatoués *en moitié moins de séances* et de temps, d'éliminer avec succès la plupart des couleurs qui étaient résistantes aux lasers Q-Switched et provoque infiniment moins d'hypopigmentation résiduelle en raison de la quasi-absence d'effet thermique [13, 14]. D'autres hyperpigmentations cutanées peuvent être traitées par laser par analogie aux tatouages. Il s'agit essentiellement des *hyperpigmentations médicamenteuses*, que ce soit dans le cadre de traitements systémiques (minocycline, imipramine, hydroquinone, amiodarone) ou d'extravasations ferriques.

Lasers ablatifs

On réserve en général ce qualificatif aux lasers dont la longueur d'onde est *absorbée principalement par l'eau*, à savoir les lasers CO_2 (10 600 nm), *erbium-Yag* (2 940 nm) et *erbium-YSGG* (2 790 nm). Leurs effets principaux reposent sur la *vaporisation* des tissus épidermique et dermique et une coagulation plus ou moins marquée selon les longueurs d'onde utilisées. Les indications principales sont le traitement des *rides*, des *cicatrices* et des *lésions cutanées bénignes* en relief (verrues, kératoses séborrhéiques, xanthelasma, syringomes, etc.). Nous décrirons d'abord le classique laser CO_2 continu, toujours très largement utilisé dans de nombreuses spécialités, et ce depuis plus de 40 ans. Puis viendront les lasers pulsés CO_2 et erbium-Yag. Enfin, le dernier développement technologique, à savoir le fractionnement de l'émission de ces lasers ablatifs, sera développé.

Laser CO_2 continu

Mode d'action. Son rayonnement est absorbé par l'eau intra- et extracellulaire et provoque par effet thermique une volatilisation non sélective des tissus. Sa longue durée d'impulsion entraîne une perte de substance avec nécrose de coagulation des berges. Cette volatilisation entraîne une émission de fumées potentiellement toxiques et infectantes (virus des papillomes humains). L'utilisation d'un aspirateur de fumées doit être systématique, de même qu'une protection de l'opérateur par masque, lunettes, gants et blouse [15]. Ces traitements doivent s'effectuer sous anesthésie locale injectable, régionale ou générale ; une anesthésie locale topique est insuffisante. Le mode *focalisé* permet d'inciser presque sans occasionner de saignement, grâce à son effet hémostatique sur les petits vaisseaux des berges. Le faisceau plus large du mode *défocalisé,* de loin le plus utilisé en dermatologie, permet la volatilisation des tissus sur une surface plus importante.

Indications potentielles. Elles sont très vastes, recouvrant l'ensemble des lésions tumorales dermo-épidermiques ne nécessitant pas de contrôle histologique. On mentionnera les indications particulièrement intéressantes suivantes : *les verrues extensives et rebelles,* après échec des autres procédés thérapeutiques, avec une mention spéciale pour les verrues périunguéales, et *les condylomes anogénitaux* et états voisins (papulose bowénoïde), notamment lorsqu'ils sont volumineux, extensifs et multicentriques. La matricectomie par laser est aussi une bonne alternative à la chirurgie conventionnelle ou à la phénolisation dans le traitement des ongles incarnés. *Les résultats de volatilisation au laser CO_2 sont très opérateur-dépendants et l'expérience joue donc un rôle prépondérant.*

Lasers CO_2 pulsés et lasers erbium-Yag

Mode d'action. Des durées *d'impulsion brèves de l'ordre de 0,5 à 1 ms* permettent aux lasers CO_2 pulsés ou ultra-pulsés de diminuer nettement les dommages thermiques collatéraux. La durée d'impulsion des lasers erbium-Yag s'échelonne quant à elle de 0,2 à 0,8 ms. Lorsque la durée d'impulsion est brève, l'effet ablatif est purement mécanique, sans coagulation résiduelle. Pen revanche, en augmentant ce temps d'impulsion, un effet thermique vient s'ajouter, permettant au laser erbium d'imiter un laser CO_2. Ces deux lasers provoquent une perte de substance épidermique avec une atteinte modérée du derme superficiel. Il s'ensuit une synthèse secondaire de collagène avec effet relissant.

Indications. Elles sont représentées par *les rides peu profondes* notamment péribuccales et périoculaires, l'héliodermie, certaines cicatrices atrophiques peu profondes et certaines lésions hypertrophiques peu épaisses (nævus verruqueux, kératoses séborrhéiques, angiofibromes du visage, rhinophyma etc.). Les traitements s'effectuent sous anesthésie locale, régionale ou générale. On notera que le risque cicatriciel n'est pas négligeable, notamment dans les phototypes foncés. Les résultats sont opérateur-dépendants. Il est impératif que les informations concernant la procédure soient communiquées clairement aux patients. Un soin particulier doit être apporté au suivi péri-interventionnel (prophylaxie virostatique antiherpétique, pansements postopératoires) [16]. Comparé au laser CO_2 pulsé, le laser erbium-Yag a l'inconvénient d'entraîner durant le traitement un saignement capillaire gênant ainsi que des projections dont il convient de se protéger. Ces deux inconvénients sont liés à son action essentiellement mécanique et non thermique. L'érythème postopératoire est en revanche de plus courte durée. Le laser erbium-Yag aurait moins d'action sur la régénération collagénique et donc sur la remise en tension cutanée. Cependant, entre des mains expérimentées, les résultats sont très satisfaisants, sa plus grande finesse d'emploi étant un atout appréciable.

Fractionnement de l'émission laser

C'est en 2004 que la *notion de fractionnement du rayon laser* est publiée pour la première fois [17]. Initialement elle s'appliquait à des longueurs d'onde non ablatives (1 550 nm), puis plus récemment aussi à des longueurs d'onde ablatives (2 940 ou 10 600 nm) [18]. Actuellement, toutes les longueurs d'onde peuvent être fractionnées. *Il s'agit de délivrer l'énergie laser sous forme de pointillés. Il s'ensuit soit une coagulation, soit une ablation de puits entourés de tissu intact.* Le processus de cicatrisation a lieu uniquement dans les microzones traitées, provenant des multiples berges intactes adjacentes. Cette technique présente donc l'avantage d'une durée de cicatrisation moindre à celle d'un traitement non fractionné. Au surplus, les effets secondaires potentiels sont ainsi réduits. L'efficacité du traitement est améliorée grâce à la possibilité d'atteindre des niveaux de profondeur plus importants. Les indications principales sont le *rajeunissement cutané,* mais surtout le traitement des *cicatrices hypo ou hypertrophiques* ainsi que des *vergetures.*

Lasers épilatoires

Définition, types de lasers

L'épilation par laser est une technique actuellement bien codifiée, publiée dès la fin des années 1990. L'action principale recherchée est *d'obtenir un effet épilatoire permanent par effet thermique.* Les principales longueurs d'onde utilisées sont celles ayant une absorption substantielle par la *mélanine*, à savoir alexandrite (755 nm), diode (810 nm) et Nd : Yag (1 064 nm), ainsi que les IPL [19]. À noter que l'utilisation des *lasers Q-switched* (Nd : Yag ou rubis), qui agissent par effet mécanique, est très populaire en Asie ; toutefois ils ne permettant qu'un effet épilatoire temporaire de 3 à 4 mois.

Le chromophore disponible est donc la mélanine présente dans la tige mais aussi et surtout dans le bulbe pilaire. Il est ainsi possible de définir une fenêtre thérapeutique entre 600 et 1 200 nm, qui correspond à un compromis convenable entre une absorption sélective correcte par le chromophore et une pénétration suffisante pour atteindre le bulbe. Le recours à des systèmes de refroidissement permet d'améliorer la sélectivité thermique en réduisant l'action du laser sur la mélanine épidermique.

Indications

Ce sont *l'hirsutisme, l'hypertrichose,* les pathologies aggravées par les poils, mais aussi les épilations « esthétiques » ou de confort, notamment lorsque la surface à traiter est importante et que les autres méthodes d'épilation ne sont pas tolérées. *Les poils blancs, blonds ou roux ainsi que les peaux bronzées sont des contre-indications classiques.*

La durée d'un traitement est celle du cycle pilaire afin d'atteindre tous les poils en phase anagène. Cette durée varie de 12 à 18 mois en fonction des zones à traiter. Les séances se font au rythme d'une toutes les 4 semaines à 3 mois.

Il est possible d'obtenir une réduction de 80 % du nombre de poils avec un recul de 2 ans, alors que les poils qui repoussent ont généralement un diamètre réduit. L'efficacité des différentes longueurs d'onde est comparable pour autant qu'une technologie et un protocole adéquats soient utilisés [20].

Les effets indésirables sont essentiellement représentés par des troubles dyschromiques traduisant un effet du laser sur la mélanine présente au niveau de l'épiderme.

Perspectives, indications nouvelles

Chaque mois, de nouveaux systèmes sont proposés en dermatologie, mais les études reposant sur une bonne méthodologie sont rares et le recul souvent insuffisant. Il convient donc de rester prudent.

Biodistribution de diverses substances, dont médicamenteuses (*drug delivery*)

C'est la biodistribution de diverses substances, médicamenteuses ou non, à travers de mini-puits épidermo-dermiques créés par un *laser fractionné ablatif* (CO_2 ou erbium) [21]. Ainsi de grosses molécules qui ne passent habituellement pas la barrière épidermique peuvent pénétrer dans le derme où leur action locale va être potentialisée. On peut également obtenir un effet systémique selon la taille moléculaire de la substance utilisée.

Acné

L'acné inflammatoire est également une cible potentielle pour la lumière.
- Les longueurs d'onde du spectre visible en mode pulsé ou non (lumière bleue 407-420 nm, verte 532 nm, rouge 630 nm ou en les mélangeant) vont agir essentiellement sur *Propionibacterium acnes*.
- Les longueurs d'onde de l'infrarouge moyen (1 450 nm) vont cibler les glandes sébacées et les faire se rétracter sous l'effet thermique.

La thérapie photodynamique avec application de 5-ALA et utilisation de la lumière visible ou plus récemment l'application de *particules d'or absorbant spécifiquement un laser à 800 nm* permettent de détruire thermiquement les glandes sébacées [22].

Lasers excimères 308 nm (et lampes excimères)

Le laser excimère (contraction de *excited dimers*) émet une *longueur d'onde unique à 308 nm*. En raison de son prix élevé, ce laser est actuellement remplacé par des *lampes excimères* (lumière non cohérente mais également à spectre UVB étroit). Par rapport à la photothérapie UVB conventionnelle à spectre étroit, ce laser *permet de délivrer des doses élevées de façon très ciblée*. Il a d'abord été indiqué dans le psoriasis où il agit par un effet immunomodulateur [23]. La seconde grande indication est représentée par le *vitiligo* et certaines cicatrices hypochromiques; le laser agirait ici par stimulation des réserves mélanocytaires [24].

Radiofréquences

Les radiofréquences, qui ne sont à proprement parler pas des lasers, puisqu'elles émettent un courant électrique de fréquence variable et non de la lumière, jouent également un rôle important car leur effet *thermique au niveau du derme* peut être similaire à celui des lasers ablatifs ou non. On peut ainsi traiter principalement les cicatrices d'acné et les rides [25]. Les radiofréquences ont également utilisées en radiologie interventionnelle pour le traitement destructeur des métastases hépatiques ou pulmonaires de mélanome.

RÉFÉRENCES

1. Anderson R.R. et coll., *Science*. 1983, *220*, 524.
2. Brightman L.A. et coll., *Clin Cosmet Investig Dermatol*. 2015, *8*, 27.
3. Chapas A.M. et coll., *Lasers Surg. Med*. 2007, *39*, 563.
4. Renfro L. et coll., *Arch Dermatol*. 1993, *129*, 182.
5. Anolik R. et coll., *J Am Acad Dermatol*. 2012, *67*, 985.
6. Reddy K.K. et coll., *J Drugs Dermatol*. 2013, *12*, 66.
7. Adatto M.A. et coll., *J Cosmet Laser Ther*. 2010, *12*, 54.
8. Borges da Costa J. et coll., *Photomed Laser Surg*. 2009, *27*, 599.
9. Nouri K. et coll., *Lasers Med Sci*. 2010, *25*, 121.
10. Polder K.D. et coll., *Dermatol Surg*. 2011, *37*, 572.
11. Kono T. et coll., *Lasers Surg Med*. 2003, *32*, 391.
12. Adatto M.A. et coll., *Curr Probl Dermatol*. 2011, *42*, 97.
13. Saedi N. et coll., *Arch Dermatol*. 2012, *148*, 1360.
14. Brauer J.A. et coll., *Arch Dermatol*. 2012, *148*, 820.
15. Rotteleur G. et coll., *Ann Dermatol Vénéréol*. 1998, *125*, 341.
16. Metelitsa A.I. et coll., *Dermatol Surg*. 2010, *36*, 299.
17. Manstein D. et coll., *Lasers Surg Med*. 2004, *34*, 426.
18. Bogdan Allemann I. et coll., *Lasers Med Sci*. 2010, *25*, 137.
19. Haedersal M. et coll., *J Eur Acad Dermatol Venereol*. 2006, *20*, 9.
20. Amin S.P. et coll., *J Cosmet Laser Ther*. 2006, *8*, 65.
21. Haedersdal M. et coll., *Lasers Surg Med*. 2010, *42*, 113.
22. Paithankar D.Y. et coll., *J Invest Dermtol*. 2015, *135*, 1727.
23. Asawanonda P. et coll., *Arch Dermatol*. 2000, *136*, 619.
24. Baltas E. et coll., *Br J Dermatol*. 2001, 144, 1266.
25. Gold M.H. et coll., *J Cosmet Laser Ther*. 2012, *14*, 172.

22-6 Médicaments systémiques des dermatoses

Pharmacocinétique et biodisponibilité cutanée des médicaments administrés par voie générale

P. Berbis, J.-H. Saurat

L'abondante littérature relative à l'absorption percutanée des *topiques* contraste avec le très petit nombre de travaux consacrés à l'étude de la biodisponibilité et de la pharmacocinétique cutanée des médicaments administrés par *voie générale* [1]. Cette relative pauvreté est liée principalement aux grandes difficultés de réalisation de telles études chez l'homme, difficultés imputables à l'hétérogénéité de structure de la peau, aux très petites quantités de médicament présentes, et à l'impossibilité d'utiliser chez l'homme des molécules marquées. Les études chez l'animal sont également peu nombreuses et difficilement transposables à l'espèce humaine.

Importance du problème

La peau représente environ 10 % du poids du corps et constitue l'une des plus grandes aires de *distribution* de l'organisme. Le flux sanguin cutané est estimé à 473 mL/min chez un adulte de 70 kg. Le derme et l'épiderme possèdent un équipement enzymatique (encore imparfaitement défini) adapté à la métabolisation de certaines molécules, notamment par l'intermédiaire du système des mono-oxygénases [2]. La métabolisation de certaines molécules, telles que l'étrétinate [3], a été démontrée au sein des kératinocytes en culture, et de nombreux xénobiotiques sont métabolisés dans la peau et ses annexes. La peau ne saurait donc être considérée comme un simple compartiment de diffusion passif, mais constitue un compartiment périphérique de *métabolisation,* d'*élimination* ou d'*accumulation* pour certains médicaments administrés par voie générale.

L'étude de la biodisponibilité et de la pharmacocinétique cutanée d'un médicament administré par voie générale présente des intérêts variés.

Par comparaison avec les données pharmacocinétiques obtenues après application topique de la molécule, une telle étude peut permettre d'optimiser le mode d'administration d'un médicament en fonction de la cible choisie. Ainsi chez le rat, la concentration cutanée maximale d'un antiandrogène se situe au niveau du derme profond après administration par voie générale de la molécule, mais au niveau du *stratum corneum* après administration topique, ce qui exclut la voie topique lors d'un usage thérapeutique de la molécule [4].

L'étude de la distribution d'un médicament et de ses métabolites, au niveau de la peau et de ses composantes (p. ex. glandes sébacées, sudorales, poils), pourrait apporter des informations sur des effets pharmacologiques ou toxique. De même, l'étude des taux cutanés de certaines molécules fréquemment responsables de réactions d'intolérance cutanée telles que syndrome de Stevens-Johnson ou syndrome de Lyell pourrait être intéressante. Ainsi, les concentrations sudorales en amidopyrine sont deux fois supérieures à celles mesurées au niveau plasmatique [5], des xénobiotiques comme la dioxine se concentrent dans la peau et notamment des glandes sébacées.

Accès aux structures cutanées

Derme et couches profondes de l'épiderme. L'accès est probablement identique à celui de la plupart des autres organes dont la biophase (compartiment dans lequel se trouvent les sites récepteurs du médicament) est dans le compartiment central ou superficiel. Ainsi, lorsqu'on réalise une bulle de succion, *la bulle sous-épidermique contient environ autant de médicament que la lymphe*. Le facteur le plus important qui régit le passage du médicament du plasma dans la bulle de succion semble être la perméabilité des capillaires.

Couches les plus superficielles de l'épiderme. L'accès peut se faire selon plusieurs mécanismes en partie démontrés. On distingue ainsi :
– *des voies lentes* que sont l'incorporation de la molécule aux cellules basales (et migration vers la surface en 3 à 4 semaines) et l'excrétion sébacée (3 à 4 semaines sont nécessaires entre la production de sébum et son élimination à la surface épidermique) ;
– *des voies plus rapides* que sont la diffusion passive à travers la jonction dermo-épidermique, les espaces intercellulaires épidermiques (EIC), et l'excrétion sudorale. La perméabilité de la JDE et des EIC à des macromolécules injectées au niveau dermique a été clairement démontrée [6]. L'excrétion sudorale d'une molécule est d'autant plus abondante que cette molécule possède un coefficient de partage élevé ainsi qu'un pH proche du pH sudoral acide, de telle manière que son ionisation soit maximale dans la sueur et minimale dans le plasma [5]. La perméabilité de l'épithélium sudoral est semblable à celle des autres membranes de l'organisme. La liposolubilité serait également l'un des facteurs déterminant le passage de certaines molécules, telles que la griséofulvine.

Méthodes d'études

In vitro. Les kératinocytes en culture ont pu servir de substrat à certaines études visant à préciser la métabolisation intraépidermique de médicaments administrés par voie générale, tels que l'étrétinate [3]. Le modèle de pénétration inverse, au sein duquel la molécule est appliquée au niveau du versant dermique du prélèvement cutané, permet de suivre de manière quantitative la migration de cette molécule du derme vers l'épiderme [7].

In vivo. Les échantillons tissulaires destinés au dosage des taux cutanés d'un médicament peuvent être prélevés chez l'homme au dermatome (épiderme), à l'emporte-pièce (derme) ou au bistouri (derme profond et hypoderme). Les dosages peuvent également être effectués au sein du liquide de bulles de succion. Le modèle de collection transcutanée [8] permet d'étudier de manière non invasive la migration transcutanée d'un médicament administré par voie générale (migration vers l'extérieur), grâce à une cellule de diffusion et de recueil appliquée à la surface de l'épiderme. Ce système a permis de démontrer que des molécules solides peuvent, après avoir été transportées dans le sang et après avoir franchi la barrière capillaire, traverser l'épiderme, atteindre le *stratum corneum* et être recueillies dans un réservoir de collection extracutané (théophylline et méthotrexate ont été étudiés chez l'animal, cimétidine chez l'homme). Ce système pourrait être applicable à l'étude de molécules indiquées plus spécifiquement en dermatologie.

Microdialyse. Elle est particulièrement intéressante pour l'étude de la pharmacocinétique cutanée des substances endogènes et des xénobiotiques [9]. La sonde de microdialyse est une membrane semi-perméable connectée à des tubes afférents et efférents. Cette sonde est introduite dans le tissu à analyser (derme, tissu sous-cutané) et perfusée. Les substances à doser diffusent passivement de l'espace extracellulaire du tissu à travers les pores de la membrane vers le dialysat qui sera analysé par des méthodes classiques. Les substances lipidiques et les molécules fortement liées aux protéines (p. ex. l'acide fusidique) diffusent plus difficilement que les molécules hydrophiles (glucose) ou peu liées [10]. Chez l'homme, la période d'équilibre permettant l'analyse du dialysat est d'environ 90 minutes. L'augmentation du flux cutané sanguin est corrélée avec l'amplitude de la clairance [11]. La microdialyse augmente par elle-même le flux cutané sanguin.

L'intérêt principal réside en la simplicité de cette technique qui permet d'effectuer des prélèvements répétés et d'établir des pharmacocinétiques. La microdialyse se prête particulièrement bien aux études de type PK-PD (corrélation pharmacocinétique-pharmacodynamie). Des études comparatives ont montré l'absence de discordance entre des concentrations interstitielles mesurées par la technique des bulles de succion et la microdialyse [12]. La microdialyse est peu invasive, bien tolérée, et n'induit qu'une réaction inflammatoire minime [13]. La profondeur du cathéter peut être mesurée par échographie cutanée.

Plusieurs travaux ont établi la faisabilité et l'intérêt de cette technique dans l'étude *in vivo* de la pharmacocinétique cutanée de molécules utilisées par voie générale en dermatologie.

Ainsi, les ratios des aires sous la courbe des concentrations tissus sous-cutanés/sérum varient de 0,12 à 0,35 pour le céfodizime, de 0,34 à 0,38 pour la fléroxacine et de 0,42 à 0,49 pour la dirithromycine [14]. Après administration orale en dose unique de 750 mg de lévofloxacine, les concentrations cutanées sont sur les 24 heures supérieures aux concentrations plasmatiques (ratios : 1,97 ± 0,35) [15]. Il a été montré qu'après administration orale de famciclovir, les concentrations cutanées de penciclovir (molécule active) mesurées sont suffisantes pour inhiber la réplication d'herpèsvirus [16]. Les concentrations tissulaires cutanées de 8-méthoxypsoralène apparaissent enfin significativement supérieures après application topique qu'après application orale et présentent surtout une moindre variabilité [17]. La faisabilité de la microdialyse optimise les protocoles de pharmacocinétique cutanée.

Applications pratiques

Sont indiquées ici à titre d'exemple les données concernant des médicaments qui sont (ou ont été) utilisés pour le traitement systémique de dermatoses.

Griséofulvine. Après administration par voie orale, la griséofulvine apparaît rapidement au sein du *stratum corneum* (concentrations de l'ordre de 3 µg/g après 4 à 8 heures). L'état d'équilibre dépend des conditions climatiques, obtenu après 24 heures en été (45 µg/g), après une semaine en hiver (22 µg/g). Les concentrations au niveau du *stratum corneum* sont très nettement supérieures aux concentrations plasmatiques. Il existe un gradient croissant de concentration à mesure que l'on se rapproche des couches les plus superficielles du *stratum corneum*. Ce gradient plaide contre l'hypothèse d'une diffusion passive à travers l'épiderme. L'effet *wick* pourrait expliquer ce phénomène de concentration superficielle : la griséofulvine dissoute dans la sueur ainsi que dans les fluides extracellulaires se concentre vers la surface à mesure que ces milieux de dilution s'évaporent. De nombreux arguments indiquent clairement que l'excrétion sudorale est le principal vecteur d'administration de la griséofulvine au *stratum corneum*. Les concentrations sudorales de griséofulvine sont comparables à celles mesurées au niveau plasmatique [18] et restent relativement constantes (200 à 300 ng/mL), quel que soit le volume de la sudation. Une hyperhydratation du *stratum corneum* (port de gants) aura le même effet, abolissant de plus le gradient de concentration [18]. La décroissance des taux épidermiques de griséofulvine est rapide après arrêt du traitement (48 à 72 heures), plus rapide qu'au niveau plasmatique [18].

Kétoconazole. L'accès du kétoconazole aux couches épidermiques superficielles se fait également principalement par voie sudorale. Des concentrations sudorales significatives peuvent être détectées une heure après administration orale de 400 mg de la molécule, le pic de concentration sudorale étant atteint 3 à 5 heures après [19]. Après centrifugation, ces concentrations apparaissent 10 à 30 fois plus élevées au sein du sédiment (kératinocytes desquamés) qu'au sein du surnageant sudoral. Le kétoconazole se concentre donc au sein des cornéocytes. Quatorze jours après l'administration quotidienne de 400 mg de kétoconazole, les concentrations au sein du *stratum corneum* sont en moyenne de 5 µg/g. La part de l'élimination d'eau transépidermique reste à déterminer, de même que la part de l'excrétion sébacée (présence de taux significatifs au sein du sébum après 9 mois de traitement). Dix jours après arrêt du traitement, des taux mesurables peuvent encore être observés au sein du *stratum corneum*.

Itraconazole [20]. L'excrétion sébacée constitue la voie principale d'administration de l'itraconazole au *stratum corneum* (concentrations nettement supérieures au sein des zones séborrhéiques par rapport à celles mesurées aux paumes et aux plantes, concentrations sébacées 10 fois supérieures aux concentrations plasmatiques). La part de l'excrétion sudorale est plus faible que pour le kétoconazole. L'incorporation de la molécule au sein des cellules basales constituerait en outre un mode d'administration non négligeable, des taux significatifs étant retrouvés au sein du *stratum corneum* 3 semaines après arrêt du traitement.

Voriconazole (modèle animal). Une dose orale de 20 mg/kg/j pendant 12 jours entraîne des concentrations au sein du liquide de microdialyse de 0,9 à 2 µg/mL et des concentrations sur peau totale de 9,1 à 35,9 µg/g. Ces concentrations sont supérieures aux concentrations minimales inhibitrices (CMI) pour *Microsporum* [21].

Isotrétinoïne [23]. Après un mois de traitement à la dose de 0,5 à 0,75 mg/kg/j, l'isotrétinoïne et son métabolite (4-oxo-isotrétinoïne) sont présents en quantité mesurable au sein de l'épiderme. Les concentrations de 4-oxo-isotrétinoïne sont supérieures à celles de l'isotrétinoïne (respectivement 105 ± 18,6 et 68,9 ± 14,6 ng/g). Ces concentrations varient peu après 3 et 6 mois de traitement. Un mois après arrêt du traitement, les taux cutanés et sériques d'isotrétinoïne et de 4-oxo-isotrétinoïne sont inférieurs au seuil de détection, traduisant ainsi l'élimination quasi totale de ces molécules, à la différence de ce que l'on observe pour l'étrétinate.

Psoralènes. Les concentrations en 8-méthoxypsoralène mesurées au sein du liquide de bulle de succion (LBS) sont nettement inférieures aux concentrations plasmatiques (ratio : 0,4). La faible concentration protéique au sein du LBS pourrait expliquer cette différence. Plusieurs études ont cependant montré l'existence d'une étroite corrélation entre les paramètres pharmacocinétiques cutanés et plasmatiques du 8-MOP, la mesure des taux plasmatiques pouvant ainsi servir de guide à la PUVA [24].

Cyclines. La bonne biodisponibilité cutanée des *cyclines* est, en partie, à la base de l'intérêt suscité par ces molécules dans le traitement de l'acné. Les concentrations dans la peau avoisinent pour ces molécules 80 % de celles mesurées au niveau plasmatique [25]. La diffusion des cyclines au sein de la glande sébacée ainsi que leur présence au sein du sébum sont cependant encore controversées, même si elles paraissent probables. Chez le volontaire sain, 4 à 8 jours après le début d'un traitement oral à une dose variant de 13,4 à 19,1 mg/kg/j, des taux de *tétracycline* sont mesurables au sein du film cutané de surface, les concentrations variant de 4 à 19 µg/g [26] ; des taux mesurables y sont encore présents 4 à 6 jours après arrêt du traitement. Chez des malades acnéiques recevant de faibles doses de tétracycline au long cours (250 mg/j pendant plusieurs semaines ou mois), ces mêmes taux varient entre 4 et 15 µg/g. Chez certains sujets, aucune trace de cycline n'a cependant pu être mise en évidence au sein du film cutané de surface. Aucune trace de *minocycline* n'a été retrouvée au sein du film lipidique de surface prélevé au niveau du front de 10 volontaires ayant reçu une dose quotidienne orale de 200 mg [27].

Ciprofloxacine. L'élévation de la chaleur cutanée, probablement par l'augmentation du flux sanguin, optimise la biodisponibilité cutanée de certaines molécules, telle que la ciprofloxacine [28].

RÉFÉRENCES

1. Artis W.M., in : Meinhof W. ed., *Oral therapy in Dermalogy cases : A step forward*. The Medicine Publishing Foundation, Oxford, 1985, 61.
2. Finnen M.J., in : Shroot B. et coll., eds., *Pharmacology and the skin*, vol. 1. Karger, Bâle, 1987, 163.
3. Kitano Y. et coll., *Arch Dermatol Res*. 1982, 273, 327.
4. Tauber U., in : Brandau R. et coll., eds., *Dermal and transdermal absorption*, Wissenschaftliche Verlagsgesellschaft, Stuttgart, 1982, 132.
5. Johnson H.L. et coll., *J Invest Dermatol*. 1971, 56, 182.
6. Darmon M. et coll., in : Shroot B. et coll., eds., *Pharmacology and the skin*, vol. 1. Karger, Bâle, 1987, 10.
7. Schaefer H. et coll., eds., *Skin permeability*. Springer, New York, 1982.
8. Peck C.C. et coll., *J Pharmacokinet Biopharm*. 1981, 9, 41.
9. Groth L., *Acta Derm Vénéréol*. 1996, S197, 1.
10. Benfeldt E. et coll., *Acta Derm Vénéréol*, 1998, 78, 274.
11. Clough G.F. et coll., *J Pharmacol Exp Ther*. 2002, 302, 681.
12. Benfeldt E. et coll., *Acta Derm Venereol*. 1999, 79, 338.
13. Patel P. et coll., *J Invest Dermatol*. 2016, 136, e43.
14. Muller M. et coll., *Antimicrob Agents Chemother*. 1996, 40, 2703.
15. Chow A.T. et coll., *J Clin Pharm Ther*. 2002, 27, 143.
16. Borg N. et coll., *Acta Derm Venereol*. 1999, 79, 274.
17. Tegeder I. et coll., *Clin Pharmacol Ther*. 2002, 71, 153.
18. Shah V.P. et coll., *J Clin Invest*. 1974, 53, 1673.
19. Harris R. et coll., *Antimicrob Agents Chemother*. 1983, 24, 876.
20. Cauwenbergh G. et coll., *J Am Acad Dermatol*. 1988, 18, 263.
21. Saunte D.M. et coll., *Antimicrob Agents Chemother*. 2007, 51, 3317.
22. Rollman O. et coll., *Br J Dermatol*. 1983, 109, 439.
23. Rollman O. et coll., *J Invest Dermatol*. 1986, 86, 384.
24. Herfst M.J. et coll., *Clinical Chem*. 1980, 26, 1825.
25. Gould J.C. et coll., *Br J Plast Surg*. 1962, 5, 208.
26. Rasleigh P.L. et coll., *J Invest Dermatol*. 1967, 49, 611.
27. Aubin F. et coll., *Ann Dermatol Vénéréol*. 1988, 115, 979.
28. Joukhadar C. et coll., *Antimicrob Agents Chemother*. 2005, 49, 4149.

Antiandrogènes

G. Quéreux

Il existe trois possibilités pour réduire l'activité de la testostérone (fig. 22.1) :
– bloquer sa production (analogues de la *Gonadotropin-Releasing Hormone* – GnRH) ;
– inhiber sa transformation en dihydrotestostérone (inhibiteurs de la 5α-réductase de type 1 et/ou 2) ;
– inhiber sa fixation au récepteur (progestatifs de synthèse antiandrogéniques, antiandrogènes non stéroïdiens).

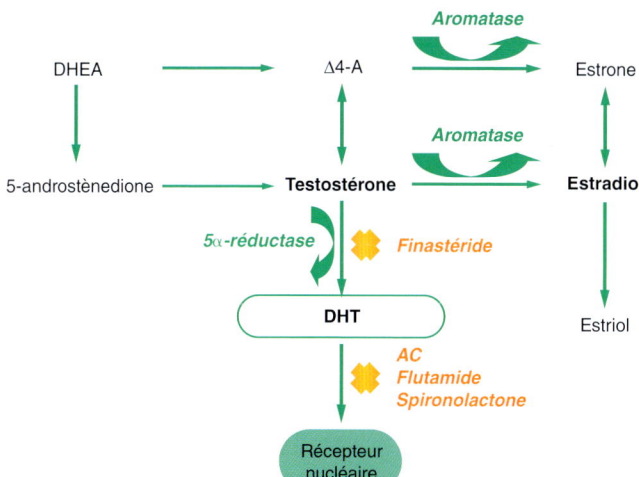

Fig. 22.1 Synthèse des androgènes et cibles des antiandrogènes. DHEA : déhydroépiandrostérone ; Δ4-A : Δ4-androstènedione ; DHT : dihydrotestostérone ; AC : acétate de cyprotérone.

En dermatologie, deux antiandrogènes (AA) ont une indication reconnue : l'acétate de cyprotérone (AC) pour le traitement de l'acné et de l'hirsutisme pilaire idiopathique des femmes, et le finastéride pour le traitement de l'alopécie androgénogénétique des hommes.

Certaines molécules présentent des propriétés antiandrogènes, mais n'ont pas d'indication dermatologique reconnue en rapport en France : spironolactone, flutamide, cimétidine, kétoconazole, bromocriptine.

Acétate de cyprotérone

Données pharmacologiques. L'AC est un progestatif de synthèse, qui a l'avantage de *posséder plusieurs mécanismes d'action antidrogène qui se potentialisent* (effet antigonadotrope, blocage du récepteur à la 5-DHT, inhibition du complexe 5-DHT/récepteur à la protéine nucléaire de liaison des androgènes). Son métabolisme est hépatique, et il est fortement lipophile. Les effets AA sont obtenus pour des doses supérieures à 50 mg/j.

Ses principaux effets indésirables sont ceux des progestatifs (dysménorrhée, prise de poids, insuffisance veineuse des membres inférieurs, céphalées, dysthymie, cytolyse hépatique, troubles de la libido).

Il est commercialisé soit seul (50 ou 100 mg), soit en association à l'éthinylestradiol (EE) (AC 2 mg + EE 35 µg). Cette association est *également un contraceptif hormonal* et ne doit donc pas être utilisée avec d'autres contraceptifs hormonaux.

Indications.

Dans l'hirsutisme, une revue récente de la littérature recensant 157 études sur les différents traitements dans l'hirsutisme a objectivé une éfficacité de AC (seul ou en association) [1]. Cette revue montrait aussi une efficacité de la spironolactone et du flutamide avec un niveau de preuve plus faible [1, 2].

Le traitement peut se faire selon différents schémas (encadré 22.3).

Dans l'acné, en raison du risque thromboembolique connu, l'indication de l'association AC + EE a été restreinte au traitement de 2e intention de l'acné modérée à sévère dans un contexte d'hyperandrogénie et/ou d'hirsutisme chez les femmes en âge de procréer, après échec d'un traitement topique ou d'un traitement antibiotique systémique.

Contre-indications. Ce sont les hépatopathies graves, les antécédents thromboemboliques, les infections cachectisantes, notamment la tuberculose, le diabète et la dépression grave. Il est déconseillé de prendre l'AC pendant la grossesse et l'allaitement. L'encadré 22.4 résume les contre-indications de l'association AC 2 mg – EE 35 µg.

> **Encadré 22.3**
>
> **Les 3 principaux schémas thérapeutiques de l'hirsutisme par l'acétate de cyprotérone**
>
> **1er schéma thérapeutique**
> – Du 1er au 10e jour du cycle : AC 2 × 50 mg + 50 µg d'EE/j.
> – Du 11e au 21e jour du cycle : 50 µg d'EE/j.
> – Du 22e au 28e jour du cycle : aucun traitement pendant 7 jours.
> Puis reprendre le traitement selon la même séquence.
>
> **2e schéma thérapeutique**
> – Du 1er au 20e jour du cycle : AC 50 mg + 1 comprimé de l'association galénique AC 2 mg – EE 35 µg.
> – 21e jour du cycle : le dernier comprimé de l'association galénique AC 2 mg – EE 35 µg.
> – Du 22e au 28e jour du cycle : aucun traitement pendant 7 jours.
> Puis reprendre le traitement selon la même séquence.
> *Ces 2 schémas thérapeutiques sont contraceptifs dès le 1er cycle de traitement.*
>
> **3e schéma thérapeutique**
> En cas de contre-indication à un estrogène de synthèse :
> – du 1er au 20e jour du cycle : AC 50 mg associé à un estrogène naturel par voie orale ou par voie percutanée ;
> – du 21e au 28e jour du cycle : AC 50 mg.
> Puis reprendre le traitement selon la même séquence.
> *Attention, dans ce cas, il est nécessaire de prendre des mesures contraceptives locales pendant les 2 premiers cycles de traitement, ce schéma n'ayant pas été démontré contraceptif avant le 3e cycle.*

> **Encadré 22.4**
>
> **Contre indications de l'association acétate de cyprotérone 2 mg – éthinylestradiol 35 µg**
> – Utilisation concomitante d'un autre contraceptif hormonal
> – Association avec le millepertuis
> – Risque thrombotique
>   – Présence ou antécédents de thrombose veineuse (thrombose veineuse profonde, embolie pulmonaire)
>   – Présence ou antécédents de thrombose artérielle (p. ex. infarctus du myocarde) ou de prodromes (p. ex. angor et accident ischémique transitoire)
>   – Présence ou antécédents d'accident vasculaire cérébral (AVC)
>   – Présence d'un facteur de risque sévère ou de facteurs de risque multiples de thrombose veineuse ou artérielle tels que : diabète avec symptômes vasculaires, hypertension artérielle sévère, dyslipoprotéinémie sévère
>   – Prédisposition héréditaire ou acquise à la thrombose veineuse ou artérielle, telle qu'une résistance à la protéine C activée (PCa), un déficit en antithrombine III, un déficit en protéine C, un déficit en protéine S, une hyperhomocystéinémie ou la présence d'anticorps antiphospholipides (anticorps anticardiolipine, anticoagulant lupique)
> – Pancréatite ou antécédent de pancréatite associée à une hypertriglycéridémie sévère
> – Risque hépatique
>   – Affection hépatique sévère ou antécédent d'affection hépatique sévère, en l'absence de normalisation des tests fonctionnels hépatiques
>   – Tumeur hépatique (bénigne ou maligne) évolutive ou ancienne
> – Tumeur maligne hormonodépendante connue ou suspectée (p. ex. organes génitaux ou seins)
> – Autres
>   – Saignements vaginaux d'origine inconnue
>   – Antécédent de migraine avec signes neurologiques focalisés
>   – Hypersensibilité à l'un des composants actifs ou à l'un des excipients

Finastéride

Données pharmacologiques. Le finastéride est un inhibiteur de *l'isoenzyme 2 de la 5α-réductase*, qui transforme la testostérone en DHT ; elle est présente au niveau du tractus urogénital masculin (prostate), dans les gaines épithéliales internes du follicule pileux, mais pas dans les glandes sébacées. Le finastéride n'a pas d'effet sur la testostérone, et donc théoriquement ne possède pas d'impact sur la force musculaire ou sur la libido.

La prescription du finastéride peut exposer au risque de survenue de gynécomasties, de douleurs testiculaires, ou de réaction d'hypersensibilité. Les études d'AMM ont mis en évidence *une incidence des troubles érectiles, de l'éjaculation ou de la libido de 4,2 % dans le groupe traité contre 2,2 % dans le groupe placebo (p < 0,05)* [3]. Ces troubles sont généralement réversibles à l'arrêt du traitement mais leur persistance a été rapportée (*post-finasteride syndrome*).

Indications. Le finastéride est indiqué, à la dose de 1 mg/j, dans le traitement de *l'alopécie androgénogénétique du sujet masculin* de 18 à 41 ans. Dans cette indication, son efficacité a été établie par plusieurs essais contrôlés sur de grands effectifs, dont deux études randomisées contre placebo ayant porté sur 1 553 sujets au total ; la taille nécessaire de ces effectifs laisse suspecter un effet modeste. Ces études montraient une augmentation significative moyenne du nombre de cheveux par rapport au placebo [3], et une augmentation du diamètre et du poids capillaires, avec un effet thérapeutique qui se manifeste après 6 mois de traitement et qui se maintient après 4 ans [4]. L'effet thérapeutique sur l'alopécie est suspensif, et disparaît au plus tard 1 an après l'interruption [5]. *Ce traitement n'a pas d'effet sur l'alopécie androgénogénétique de la femme, chez qui il est contre-indiqué*. À la dose de 5 mg/j, le finastéride est indiqué dans le traitement de *l'hypertrophie bénigne de la prostate*.

Autres molécules antiandrogènes

Spironolactone. Elle n'a pas l'AMM en France pour le traitement de l'hirsutisme mais est très utilisée aux États-Unis à des doses de 100 à 200 mg/j, pour ses effets antiandrogènes. C'est un dérivé de la 17OH-progestérone qui agit par blocage du récepteur aux androgènes et inhibe la synthèse de testostérone. Une revue des études de son efficacité, parue en 2009, trouvait une efficacité supérieure à celle du placebo mais avec un bénéfice modéré [6].

Flutamide. Antagoniste peptidique des récepteurs aux androgènes indiqué dans le traitement du cancer de la prostate, il a fait l'objet de plusieurs études dans le traitement des manifestations de l'hyperandrogénisme. Il a été comparé dans des études contrôlées au finastéride 5 mg/j (n = 70), et à la spironolactone 100 mg/j (n = 80) [7], à l'association spironolactone + AC/EE (n = 29) [8] avec des résultats similaires aux autres traitements. Il n'est pas recommandé de le prescrire dans cette indication au vu du faible niveau de preuve de son efficacité et de son risque d'hépatotoxicité conséquent.

RÉFÉRENCES

1. Van Zuuren E.J et coll., *Cochrane Database Syst Rev.* 2015, 4, CD010334
2. Schmidt T.H. et coll., *J Am Acad Dermatol.* 2015, 73, 672.
3. Kaufman K.D. et coll., *J Am Acad Dermatol.* 1998, 39, 578.
4. Price V.H. et coll., *J Am Acad Dermatol.* 2006, 55, 71.
5. Finasteride male pattern hair loss study group, *Eur J Dermatol.* 2002, 12, 38.
6. Brown J. et coll., *Cochrane Database Syst Rev.* 2009, 2, CD000194.
7. Inal M.M. et coll., *Fertil Steril.* 2005, 84, 1693.
8. Karakurt F. et coll., *Adv Ther.* 2008, 25, 321.

Principes thérapeutiques

Médicaments systémiques des dermatoses

Antifongiques systémiques

R. Herbrecht, M. Mokni

Bien que le nombre de molécules actives disponibles indiquées dans le tableau 22.13 soit remarquablement faible comparativement au nombre d'antibiotiques antibactériens, la dernière décennie a été marquée par une explosion de l'utilisation des nouveaux antifongiques. Les traitements antifongiques généraux, classés en trois grandes familles, ont des indications larges en perpétuelle extension (*cf.* chapitre 2).

Polyènes

Amphotéricine B, nystatine et natamycine sont les membres encore utilisés de cette famille.

La natamycine (ou pimaricine) a un spectre couvrant les levures et les champignons filamenteux (dont *Aspergillus* et *Fusarium*). Elle n'est utilisée qu'en *collyre* pour les blépharites, conjonctivites et kératites fungiques. La natamycine sert par ailleurs de conservateur alimentaire (E235) [1].

La nystatine n'a pas d'action systémique puisque le produit, faiblement résorbé, assure uniquement une action dans le tube digestif lorsqu'il est administré *per os*. Une formulation liposomale de la nystatine avait été développée mais les études cliniques ont été interrompues en raison de sa mauvaise tolérance et d'une efficacité insuffisante dans les aspergilloses invasives.

L'amphotéricine B est l'antifongique au spectre d'action le plus large et elle reste donc la référence pour le traitement des mycoses systémiques [2, 3]. L'amphotéricine B se fixe sur l'ergostérol membranaire résultant en la formation de pores avec fuite de cations. Les résistances constitutionnelles et acquises sont rares. Les mécanismes de résistance font appel à la diminution de l'ergostérol membranaire, au remplacement de l'ergostérol par d'autres stérols ou à la limitation de l'accès à l'ergostérol. Les principales indications théoriques de l'amphotéricine B sont les candidoses et aspergilloses invasives, les cryptococcoses (en association avec la 5-fluorocytosine), les mucormycoses, les mycoses endémiques à champignons dimorphiques dans leurs formes les plus graves (histoplasmoses, blastomycoses, coccidioïdomycoses, paracoccidioïdomycoses, sporotrichoses).

L'amphotéricine B désoxycholate est très néphrotoxique et de surcroît associée à d'importantes réactions immédiates de type fièvre, frissons, hypotension voire choc qui imposent une perfusion sur plusieurs heures et une surveillance étroite. La néphrotoxicité (insuffisance rénale et hypokaliémie) peut être réduite par une charge hydrosodée précédant la perfusion et des apports potassiques. Son seul avantage est un *coût considérablement plus bas* que pour les autres formulations. La posologie standard est de 0,5 à 1 mg/kg/j. Malgré le nombre d'indications potentielles, l'amphotéricine B désoxycholate n'est plus guère utilisée en raison de sa tolérance médiocre.

Des formulations lipidiques de l'amphotéricine B, au nombre de trois, ont été développées afin de réduire la toxicité et en espérant une meilleure efficacité du fait de posologies plus élevées [3]. Elles remplacent l'amphotéricine B désoxycholate dans toutes ses indications.

L'amphotéricine B liposomale est la mieux tolérée de ces trois formulations. Elle est aussi la plus chère et son coût en limite l'utilisation. L'administration se fait par perfusion courte (30 à 60 minutes).

Tableau 22.13 Médicaments antifongiques utilisés pour les traitements systémiques

Famille, DCI	Genres régulièrement sensibles représentant de possibles indications	Mode d'action, voie d'administration / Principaux effets secondaires, commentaires
Polyènes		
Amphotéricine B désoxycholate	Levures : *Candida* (sauf *C. lusitaniae*), *Cryptococcus*, autres levures (sauf *Trichosporon*, *Malassezia*) Champignons filamenteux : *Aspergillus* (sauf *A. terreus*), autres Hyalohyphomycetes (sauf *Scedosporium* et variable pour *Fusarium*), Phaeohyphomycetes, Mucorales Champignons dimorphiques (variable pour *Sporothrix*)	Fongicide Voie IV Fièvre, frissons, hypotension, néphrotoxicité sévère limitant très fortement l'utilisation Perfusion lente, hydratation et charge sodée, pas de corticoïdes en prémédication À n'utiliser qu'en l'absence d'accès aux formulations lipidiques
Amphotéricine B liposomale	Même spectre que l'amphotéricine B désoxycholate	Fongicide Voie IV Meilleure tolérance générale et rénale que l'amphotéricine B désoxycholate Surveiller créatinine et K^+ Également indiquée dans les leishmanioses viscérales
Amphotéricine B en complexe lipidique	Même spectre que l'amphotéricine B désoxycholate	Fongicide Voie IV Meilleure tolérance générale et rénale que l'amphotéricine B désoxycholate Surveiller créatinine et K^+
Amphotéricine B en dispersion colloïdale	Même spectre que l'amphotéricine B désoxycholate	Fongicide Voie IV Meilleure tolérance rénale que l'amphotéricine B désoxycholate Surveiller créatinine et K^+ Commercialisation restreinte à certains pays
Azolés		
Kétoconazole	Levures : *Candida*, *Malassezia*, *Trichosporon* Champignons filamenteux : quelques Phaeohyphomycetes Champignons dimorphiques (variable pour *Sporothrix*) Dermatophytes	Fongistatique Voie orale Hépatotoxicité réduisant les indications, effet antiandrogène et anti-glucocorticoïde, interactions médicamenteuses

Tableau 22.13 (suite)

Famille, DCI	Genres régulièrement sensibles représentant de possibles indications	Mode d'action, voie d'administration. Principaux effets secondaires, commentaires
Fluconazole	Levures : *Candida* (sauf *C. krusei* et *C. glabrata*), variable pour les autres *C.* non *albicans*, *Cryptococcus*, certaines autres levures Champignons filamenteux : rares Phaeohyphomycetes Champignons dimorphiques Dermatophytes : moins actif que d'autres azolés	Fongistatique Voie IV et orale Bonne tolérance Interactions médicamenteuses Risque de résistance si préexposition au fluconazole
Itraconazole	Levures : *Candida* (sauf *C. krusei* et *C. glabrata*), *Cryptococcus*, *Trichosporon*, certaines autres levures Champignons filamenteux : *Aspergillus*, autres Hyalohypomycetes (variable pour *Scedosporium* et *Fusarium*), Phaeohyphomycetes Champignons dimorphiques Dermatophytes	Fongistatique (*Candida*)/fongicide (*Aspergillus*) Voie IV (certains pays) et orale Rares cas de cardiotoxicité, neuropathie périphérique, interactions médicamenteuses Biodisponibilité variable pour la forme orale Suivi des taux sériques indispensable Résistance de certains *A. fumigatus*
Voriconazole	Levures : *Candida* (sauf *C. glabrata*), *Cryptococcus*, *Trichosporon*, autres levures Champignons filamenteux : *Aspergillus*, autres Hyalohypomycetes (variable pour *Scedosporium* et *Fusarium*), Phaeohyphomycetes Champignons dimorphiques Dermatophytes	Fongistatique (*Candida*)/fongicide (*Aspergillus*) Voie IV et orale Troubles visuels transitoires, hallucinations, rash, phototoxicité, carcinome épidermoïde cutané si traitement prolongé Interactions médicamenteuses Suivi des taux sériques souhaitable
Posaconazole	Levures : *Candida* (sauf *C. glabrata*), *Cryptococcus*, *Trichosporon*, autres levures Champignons filamenteux : *Aspergillus*, autres Hyalohypomycetes (variable pour *Scedosporium* et *Fusarium*), Phaeohyphomycetes, Mucorales Champignons dimorphiques Dermatophytes	Fongistatique (*Candida*)/fongicide (*Aspergillus*) Voie orale (liquide et comprimés), voie IV (disponible sous peu) Interactions médicamenteuses Biodisponibilité variable pour la suspension buvable, bonne pour les comprimés Suivi des taux sériques indispensable pour la suspension buvable et souhaitable pour les autres formes
Isavuconazole	Levures : *Candida* (sauf *C. glabrata*) Champignons filamenteux : *Aspergillus*, autres Hyalohypomycetes (variable pour *Scedosporium* et *Fusarium*), Mucorales Données insuffisantes pour les autres champignons	Fongistatique (*Candida*)/fongicide (*Aspergillus*) Voie IV et orale Interactions médicamenteuses Aussi efficace et mieux toléré que le voriconazole dans les aspergilloses invasives
Échinocandines		
Caspofungine Micafungine Anidulafungine	Levures : *Candida*, certaines autres levures (sauf *Cryptococcus* et *Trichosporon*) Champignons filamenteux : *Aspergillus*, données insuffisantes pour les autres Hyalohyphomycetes et pour les Phaeohyphomycetes	Fongicide (*Candida*)/fongistatique (*Aspergillus*) Voie IV Excellente tolérance Plus efficaces que les azolés et l'amphotéricine B dans les candidémies Données limitées dans les aspergilloses Spectre, efficacité et tolérance comparables pour les 3 échinocandines
Autres		
5-fluorocytosine	Levures : *Candida*, *Cryptococcus* Champignons filamenteux : certains Phaeohyphomycetes	Fongistatique Voie IV et orale Hématotoxique À n'utiliser qu'en association (risque de résistance)
Terbinafine	Levures : *Candida*, données insuffisantes pour les autres levures Champignons filamenteux : *Aspergillus*, *Fusarium*, Phaeohyphomycetes Champignons dimorphiques (variable pour *Sporothrix*) Dermatophytes	Fongicide Voie orale Hépatotoxicité Antifongique de choix pour les dermatophytoses
Griséofulvine	Dermatophytes	Fongicide Voie orale

De façon générale, il est souhaitable d'avoir une étude *in vitro* de la sensibilité aux différents antifongiques dans les infections invasives et d'adapter le traitement aux résultats. Les Phaeohyphomycetes encore appelés champignons dématiés incluent entre autres les agents des chromomycoses et des mycétomes à grains noirs.

La posologie est de 3 mg/kg/j sauf pour les mucormycoses pour lesquelles des doses plus élevées (au moins 5 mg/kg/j) sont recommandées. Outre les indications générales de l'amphotéricine B listées ci-dessus, l'amphotéricine B liposomale est également utilisée dans le traitement empirique des *neutropénies fébriles persistantes* sous antibactériens et dans le traitement des *leishmanioses viscérales* avec

Principes thérapeutiques

22-6
Médicaments systémiques des dermatoses

un schéma thérapeutique spécifique pour cette dernière infection. Une atteinte rénale significative mais habituellement transitoire est observée chez 10 à 30 % des patients. Les hypokaliémies peuvent être sévères et durables à l'arrêt du traitement.

L'amphotéricine B en complexe lipidique peut être utilisée à une posologie de 5 mg/kg/j dans les candidoses et aspergilloses invasives en cas de contre-indication aux autres antifongiques et dans les mucormycoses. Trop peu d'études prospectives ont été menées et les principales données viennent d'un registre. La comparaison directe avec l'amphotéricine B liposomale a montré une tolérance immédiate et rénale moins bonne pour l'amphotéricine B en complex lipidique.

L'amphotéricine B en dispersion colloïdale n'est disponible que dans certains pays. Ses effets indésirables immédiats sont identiques en nature et en fréquence à l'amphotéricine B désoxycholate avec cependant une néphrotoxicité moindre. Les indications sont également les candidoses et aspergilloses invasives en cas de contre-indication aux autres antifongiques et les mucormycoses.

Azolés

Ils sont largement utilisés en thérapeutique humaine et vétérinaire ainsi que dans le monde agricole. Les *imidazolés* sont essentiellement à usage local cutané ou muqueux (*cf.* chapitre 2-3) alors que les *triazolés* (fluconazole, itraconazole, voriconazole, posaconazole, isavuconazole) sont plus souvent à usage systémique.

Les antifongiques azolés agissent par inhibition de la synthèse de l'ergostérol membranaire en se couplant à la stérol-14α-déméthylase (CYP51). La surexpression de l'enzyme et les mutations de son gène sont les principales causes de résistance aux azolés.

De façon générale, **les interactions médicamenteuses** *sont fréquentes avec tous les azolés systémiques*. Ils sont à des degrés variables inhibiteurs de plusieurs cytochromes dont en particulier **CYP3A4**. Les interactions les plus graves qui en découlent surviennent avec les antivitamines K (augmentation de leur effet), les substances allongeant l'espace QT, les immunosuppresseurs de la famille des anticalcineurines et des inhibiteurs de mTOR (augmentation de leur taux sériques et donc de leur toxicité). *Ces interactions entraînent des contre-indications absolues et des précautions d'emploi qu'il est prudent de vérifier* dans le résumé des caractéristiques du produit de chacun de ces azolés.

Le kétoconazole est le chef de file des antifongiques imidazolés. Son spectre d'action est large incluant les dermatophytes, des levures, certains Hyalohyphomycetes (à l'exclusion notable d'*Aspergillus*), et certains champignons dimorphiques. En fait les recommandations actuelles sont **d'éviter l'usage systémique** du kétoconazole en raison de son hépatotoxicité et de la possibilité d'alternatives thérapeutiques dont l'itraconazole et la terbinafine.

Le fluconazole est un antifongique triazolé dont les indications sont restreintes ; elles se limitent aux candidoses superficielles ou profondes, aux cryptococcoses et à certaines autres infections à levures. Malgré une activité dans les mycoses endémiques à champignons dimorphiques et dans quelques phæohyphomycoses, le fluconazole n'est plus utilisé dans ces indications car d'autres triazolés sont plus efficaces. *Candida krusei* est intrinsèquement résistant au fluconazole et *Candida glabrata* est, comme certaines autres espèces de *Candida* non *albicans*, souvent peu sensibles. L'usage prolongé favorise l'apparition de résistances. Malgré une excellente tolérance générale, la surveillance des fonctions hépatiques est souhaitable.

L'itraconazole a un spectre d'action plus large que le fluconazole. Il est surtout utilisé pour traiter les aspergillomes, aspergilloses nécrosantes chroniques, chromomycoses, et les mycoses endémiques à champignons dimorphiques. Il peut aussi être utilisé pour traiter les dermatophytoses, les onychomycoses et le pityriasis versicolor, lorsque ces affections sont étendues et/ou résistantes aux traitements antifongiques habituels. Le produit est contre-indiqué en cas d'insuffisance cardiaque congestive. La dose quotidienne va de 100 à 400 mg en traitement continu. La biodisponibilité par voie orale est très variable et il est donc prudent, lors de traitement de mycoses systémiques, de s'assurer que les taux sériques sont satisfaisants.

Le voriconazole est le premier des nouveaux triazolés disponibles sur le marché. Utilisable par voie parentérale ou orale, avec une forme à usage pédiatrique, son spectre d'action *in vitro* est très large concernant levures, champignons filamenteux (à l'exception constante des Mucorales, agents responsables des mucormycoses), dermatophytes, *et les* agents des mycoses endémiques [4, 5]. Les indications retenues sont les aspergilloses invasives, candidoses invasives, fusarioses, scédosporioses et mycoses endémiques.

Les effets indésirables plus spécifiques à cet azolé sont des troubles visuels transitoires (photophobie, modifications de la perception des couleurs), des hallucinations, une hépatotoxicité et des effets cutanés. Les lésions cutanées peuvent être un rash, une phototoxicité et surtout des *carcinomes épidermoïdes* lors d'utilisations dépassant 6 mois. Ces carcinomes siègent sur les zones exposées et font habituellement suite à une *phototoxicité*. Ils se développent chez les patients les plus sévèrement immunodéprimés. La survenue d'une phototoxicité doit faire interrompre le traitement par voriconazole. Un relais par posaconazole ou isavuconazole est possible.

Le posaconazole a le spectre du voriconazole auquel s'ajoute une action contre les Mucorales confirmée par de bons résultats cliniques en traitement de relais oral de l'amphotéricine B ou de 2e ligne. Son intérêt en prophylaxie chez les patients à très haut risque (allogreffés de cellules-souches hématopoïétiques, leucémies aiguës traitées par chimiothérapie d'induction) a été bien démontré. Les recommandations actuelles se limitent à la prophylaxie et au traitement des mucormycoses mais l'arrivée récente d'une formulation solide à meilleure biodisponibilité que la suspension buvable et d'une formulation IV va rapidement étendre son utilisation aux aspergilloses invasives, à d'autres hyalohyphomycoses, aux phæohyphomycoses et aux mycoses endémiques à champignons dimorphiques.

Le posaconazole a été comparé à la terbinafine dans le *traitement des onychomycoses* avec un taux de guérison plus faible de 20 % à 12 semaines de traitement contre 37,1 % pour la terbinafine [6]. La tolérance est globalement bonne avec un risque d'interaction médicamenteuse moindre mais non nul.

L'isavuconazole est caractérisé par un spectre large (celui du voriconazole plus les Mucorales) et l'existence d'une forme orale ayant une bonne biodisponibilité et d'une forme IV. La tolérance est excellente mais l'isavuconazole n'échappe pas aux risques d'interactions médicamenteuses. Les premières études cliniques ont démontré l'efficacité dans les aspergilloses (identique au voriconazole et une meilleure tolérance), les mucormycoses et les candidémies.

Échinocandines

Les échinocandines, qui pour l'instant *n'existent qu'en forme IV*, interagissent avec la biosynthèse du β-D-glucane des parois cellulaires par inhibition non compétitive d'une enzyme, la 1,3-β-D-glucane-synthétase, absente dans les cellules des mammifères [7]. Trois molécules sont venues enrichir l'arsenal thérapeutique contre les candidoses et aspergilloses invasives : la *caspofungine*, la *micafungine* et l'*anidulafungine*. Leur action anti-*Candida* est très puissante, supérieure à celle des polyènes et des azolés, faisant de ce fait de ces molécules le traitement de 1re ligne des candidoses invasives. La caspofungine est également indiquée dans le traitement empirique des neutropénies fébriles persistantes sous antibactérien. Notons que les échinocandines sont totalement inactives contre *Cryptococcus*, *Trichosporon* et les Mucorales.

Les échinocandines ont pour particularité un métabolisme ne faisant pas intervenir le CYP450, diminuant les risques d'interactions médicamenteuses. Leur mode d'action spécifique rend leur utilisation complémentaire voire synergique avec les triazolés ou avec l'amphotéricine B dans les aspergilloses invasives graves. Les indications de telles associations restent cependant très limitées. À ce jour, rien ne permet de différencier les trois échinocandines en termes d'efficacité et de tolérance.

Autres antifongiques

La 5-fluorocytosine n'est plus guère utilisée ; son activité est fongistatique avec un spectre d'action incluant les candidoses, les cryptococcoses et les chromomycoses. L'usage isolé entraîne très rapidement des résistances, la monothérapie est donc déconseillée et l'association à l'amphotéricine B est souvent synergique. Les voies d'administration sont orales ou intraveineuses ; la posologie varie de 100 à 200 mg/kg/j. La toxicité est surtout hématologique.

La terbinafine est un dérivé des allylamines bloquant la chaîne de synthèse des stérols membranaires [8]. Son activité sur les dermatophytes est fongicide. Le spectre d'action est cependant large, incluant les dermatophytes, les levures du genre *Candida*, certaines Hyalohyphomycetes (dont *Aspergillus* avec un risque d'antagonisme en cas d'association à l'amphotéricine B, *Fusarium* et *Scedosporium*) et certains champignons dimorphiques (*Blastomyces* et *Histoplasma*).

L'usage thérapeutique à l'heure actuelle se limite aux dermatophytoses étendues et aux onychomycoses à dermatophytes ou à germes sensibles. La posologie recommandée est de 250 mg/j.

Les effets indésirables cutanés sont des pustuloses exanthématiques et surtout quelques cas de syndromes de Lyell et de Stevens-Johnson. Les agueusies en cours de traitement sont réversibles. Des tuméfactions parotidiennes ont également été signalées [9] ainsi que l'induction ou l'aggravation de lupus érythémateux [10] ; la recherche d'anticorps anti-Ro(SSA) avant toute prescription de terbinafine est recommandée par certains. Leur présence contre-indique le recours à cette molécule. Une surveillance biologique hépatique est préconisée. L'usage chez les enfants est autorisé dans la plupart des pays européens mais pas encore en France (125 mg/j pour les poids entre 20 et 40 kg, 62,5 mg/j pour un poids inférieur à 20 kg).

La griséofulvine a un spectre d'action restreint limité aux dermatophytes. Son usage est moins courant en raison du remplacement par des molécules plus récentes. Les *teignes du cuir chevelu* restent une bonne indication.

RÉFÉRENCES

1. Dalhoff A.A. et coll., *Int J Antimicrob Agents.* 2015, 45, 564.
2. Johansen H.K. et coll., *Cochrane Database Syst Rev.* 2014, 9, CD000239.
3. Johansen H.K. et coll., *Cochrane Database Syst Rev.* 2014, 9, CD000969.
4. Boucher H.W. et coll., *Drug.* 2004, 64, 1997.
5. Paugam A., *Med Mal Inf.* 2007, 37, 71.
6. Elewski B. et coll., *Br J Dermatol.* 2012, 166, 389.
7. Bills G. et coll., *Nat Prod Rep.* 2014, 31, 1348.
8. de Sa D.C. et coll., *Am J Clin Dermatol.* 2014, 17, 17.
9. Schmutz J.L., *Ann Dermatol Vénéréol.* 1999, 126, 887.
10. Grönhagen C.M., *Br J Dermatol.* 2012, 167, 296.

Antipaludéens de synthèse

C. Francès, J.-H. Saurat

Structure

Ces différents dérivés de la quinine se distinguent par leur efficacité thérapeutique et le spectre de leurs effets indésirables. La mépacrine (ou quinacrine) fut le premier dérivé synthétique de la quinine. Les suivants sont des amino-4-quinoléines substituées : la chloroquine, l'hydroxychloroquine et l'amodiaquine.

Mode d'action

Le mécanisme par lequel les antimalariques exercent leur action en dermatologie est partiellement connu. Leurs rôles anti-inflammatoire et immunomodulateur tiennent entre autres à une modification du chimiotactisme, de la phagocytose, de la présentation antigénique des cellules dendritiques, des macrophages et des monocytes, à une action inhibitrice sur la phospholipase A2 et sur la synthèse des prostaglandines, la production de cytokines telles que TNF-α, IL-6, IL-1 et IFN-γ, l'activation des récepteurs TLR (*Toll Like Receptors*) -9 mais aussi -7, -8 et -3. En dehors de ses effets immunomodulateurs, l'hydroxychloroquine aurait aussi un effet photoprotecteur, antiagrégant, hypolipémiant et hypoglycémique [1, 2].

Métabolisme

Il est similaire pour la chloroquine et l'hydroxychloroquine. Absorbés par le tube digestif, ils passent dans le plasma entre 2 et 4 heures avec un pic entre 3 et 12 heures, sont stockés dans le foie, la rate, le muscle cardiaque, les poumons et surtout les surrénales où la concentration atteint 6 000 à 8 000 fois celle du plasma ; *la concentration épidermique est 100 fois plus élevée que dans le plasma*. Ils sont également stockés dans les autres parties du corps qui contiennent de la mélanine (choroïde, rétine). La demi-vie plasmatique de ces molécules est longue (de l'ordre de 40 jours) et il faut 4 à 6 semaines de traitement pour atteindre une concentration plasmatique stable [3]. Chez les malades traités par hydroxychloroquine, le dosage sanguin peut être utile pour surveiller la compliance et adapter les doses (*cf. infra*).

Indications

Plusieurs études contrôlées ont démontré le bénéfice des antimalariques dans le lupus érythémateux systémique [4, 5] et dans la polyarthrite rhumatoïde. Leur utilité est également unanimement reconnue dans le lupus érythémateux chronique et subaigu (*cf.* chapitre 10-4), la porphyrie cutanée tardive (faibles doses, *cf.* chapitre 4), la sarcoïdose et certaines lucites (*cf.* chapitre 4), le syndrome REM (*cf.* chapitre 13) [3]. Ils ont de nombreuses autres indications en dermatologie, qui reposent souvent sur des succès thérapeutiques anecdotiques : érythème polymorphe récurrent, granulome annulaire, panniculite neutrophilique, lésions cutanées de dermatomyosite etc.

Effets indésirables

Oculaires. Il s'agit de difficultés d'accommodation (initiales et réversibles). Les dépôts cornéens, dépendants de la dose, réversibles, ne contre-indiquent pas la poursuite du traitement. La rétinopathie, complication principale, risque d'être irréversible. Elle est due à la chloroquine mais aussi à l'hydroxychloroquine alors que la mépacrine a été rarement impliquée [1, 2].

Les facteurs de risque potentialisant la toxicité oculaire des antimalariques sont :
- une dose quotidienne (> 5 mg/kg en poids réel) ;
- un poids corporel faible ;
- la durée du traitement (2 % dans les 10 premières années, 20 % après 20 ans) ;
- l'existence d'une insuffisance rénale ;
- la prise concomitante d'acétate de tamoxifène [6, 7].

Principes thérapeutiques

Médicaments systémiques des dermatoses

La rétinopathie aux antimalariques peut être facilement prévenue ou du moins reconnue à un stade précoce et réversible en associant trois mesures :
- ▸ **un examen ophtalmologique préthérapeutique** ou dans la 1re année de traitement :
  - il est nécessaire pour ne pas imputer à tort la survenue d'une maculopathie aux APS,
  - il doit comprendre un examen ophtalmologique classique avec examen à la lampe à fente, un champ visuel automatisé, et au moins un des examens suivants : électrorétinogramme multifocal, tomographie par cohérence optique haute définition, examen en autofluorescence du fond d'œil [4]. Les autres examens tels que la vision des couleurs ne sont plus recommandés,
  - l'existence d'une rétinopathie préalable incite à la prudence quant à l'utilisation des antipaludéens de synthèse avec évaluation du rapport bénéfice/risque ;
- ▸ **l'administration de doses quotidiennes adéquates** (*cf. infra*) : le risque de rétinopathie est faible aux doses usuelles, pendant les 5 premières années de traitement ou lorsque la dose cumulative est inférieure à 1 000 g d'hydroxychloroquine ou 460 g de chloroquine ;
- ▸ **une surveillance ophtalmologique** :
  - en l'absence de facteurs de risque, cités plus haut, le bilan ophtalmologique est indispensable annuellement qu'à partir de 5 ans de traitement [4, 7],
  - toutefois, il est habituellement encore pratiqué une fois par an du fait de la possibilité rare de survenue d'une rétinopathie plus précoce,
  - en cas d'anomalie, il faut refaire un contrôle à un mois et en cas d'aggravation, adapter la dose, faire une fenêtre thérapeutique ou arrêter le traitement.

Autres effets indésirables

Cutanés. Il s'agit de coloration jaune de la peau, des muqueuses et des ongles due à la mépacrine, pigmentation bleue ou brune, d'aspect ecchymotique, faciale, palatine et prétibiale (surtout avec la chloroquine mais aussi avec l'hydroxychloroquine), blanchiment des cheveux et des sourcils (« achromotrichie »), urticaire aquagénique, exacerbation de psoriasis. Différents types d'éruptions médicamenteuses, notamment photo-induites (chloroquine, hydroxychloroquine) [5] et lichénoïdes (mépacrine) ont été rapportés ainsi que des exanthèmes maculopapuleux et des pustuloses exanthématiques. Les antimalariques sont contre-indiqués à forte dose dans la porphyrie cutanée tardive (*cf.* chapitre 4), car il existe un risque de nécrose centrolobulaire du foie ; ils peuvent aggraver un psoriasis.

Digestifs. Crampes, nausées, vomissements, diarrhées, douleurs abdominales peuvent être observés aussi bien avec la chloroquine que l'hydroxychloroquine surtout en début de traitement, habituellement régressifs avec une simple diminution des posologies quotidiennes, *un fractionnement des doses pendant les repas* ou une prise le soir avant le coucher.

Hématologiques. Neutropénie dans les 3 premiers mois de traitement, hémolyse et agranulocytose dues surtout à la mépacrine peuvent être observées chez des sujets déficients en glucose-6-phosphate-déshydrogénase.

Neuromusculaires et cardiaques. Il peut s'agir de neuromyopathie au long cours (réversible), vertiges, psychose (réversibles), cardiomyopathie avec troubles du rythme, anomalies de la conduction cardiaque justifiant de faire *un électrocardiogramme initial* puis annuellement après 5 ans de traitement.

Grossesse. Les antimalariques ne sont plus contre-indiqués chez la femme enceinte. Ils n'induisent pas de malformation, ni d'altération rétinienne chez les enfants dont les mères ont été traitées pendant la grossesse. Le maintien de l'hydroxychloroquine est actuellement recommandé chez les femmes lupiques enceintes du fait d'une diminution du risque de poussée systémique et d'un effet protecteur du risque de lupus cardiaque néonatal (*cf.* chapitre 10-4) [8]. L'hydroxychloroquine passe dans le lait maternel à dose faible ne justifiant pas la contre-indication de ce traitement pendant la lactation [2].

Associations dangereuses. Élévation de la digoxinémie.

> L'hydroxychloroquine semble la plus sûre, mais, comme la chloroquine, elle a des effets sur l'œil. La mépacrine n'aurait pas de rétinotoxicité, mais une toxicité cutanée et hématologique.

Précautions avant traitement

Elles varient suivant le type d'antipaludéens. Le bilan sanguin comportant : numération-formule sanguine, fonction hépatique et rénale, uro- et coproporphyrines urinaires est réalisé initialement et à répéter en fonction des facteurs de risque. Pour l'examen ophtalmologique, *cf. supra*. La recherche d'un déficit en glucose-6-phosphate-déshydrogénase est surtout faite avant prescription de mépacrine.

Formes commercialisées et posologie

Sont disponibles dans le commerce des comprimés à 100 mg de chloroquine, des comprimés à 200 mg d'hydroxychloroquine. Les comprimés à 60 mg de chloroquine, 30 mg de mépacrine et pyridoxine ont été retirés de la vente ; la formule peut être préparée par certaines pharmacies [9] pour traiter certains cas de lupus érythémateux cutanés résistants. Dans les pays anglo-saxons, l'association hydroxychloroquine-mépacrine est préconisée avant la chloroquine dans les lupus érythémateux cutanés résistants à l'hydroxychloroquine (*cf.* chapitre 10-4).

Le calcul de la posologie en fonction du poids idéal est actuellement remis en cause [6, 7]. La dose prescrite varie selon les affections (*cf.* chapitres correspondants). Le maximum conseillé est de 3,5-4 mg/kg/j de chloroquine, et 6-6,5 mg/kg/j d'hydroxychloroquine, ce qui correspond en pratique à une dose réellement prise plus faible du fait des problèmes fréquents d'observance [6]. Le dosage sanguin de l'hydroxychloroquine permet de dépister l'inobservance et de moduler la dose en fonction des taux sanguins (valeurs supérieures à 1 000 ng/mL souhaitables pour le lupus érythémateux systémique) [2].

RÉFÉRENCES

1. Costedoat-Chalumeau N. et coll., *Presse Med.* 2014, *43*, e167.
2. Costedoat-Chalumeau N. et coll., in : *Systemic Lupus Erythematosus*, 5th ed. Elsevier. 2010, 1061.
3. Leccia M.T., *EMC-Dermatologie*. 2013, 8 , 98-910-A-10.
4. Marmor M.F. et coll., *Ophtalmology*. 2011, *118*, 415.
5. Métayer I. et coll., *Ann Dermatol Vénéréol*. 2001, *128*, 729.
6. Melles R.B. et coll., *JAMA Ophthalmol*. 2014, *132*, 1453.
7. Costedoat-Chalumeau N. et coll., *Clinic Rev Allergy Immunol*. 2015, *49*, 317.
8. Izmirly P.M. et coll., *Circulation*. 2012, *126*, 76.
9. Feldmann R., *Dermatology*. 1994, *189*, 425.

Antiviraux

O. Chosidow, E. Caumes

Les antiviraux sont une classe thérapeutique qui reste en expansion. Les molécules disponibles contre les virus à ADN (HPV, HSV, VZV, etc.) sont en général virostatiques, incapables d'éradiquer les virus latents. Les traitements anti-HPV se sont élargis avec les modificateurs de la réponse immune. Les molécules disponibles contre les virus à ARN (VHC, etc.) permettent, en dehors des antirétroviraux, l'éradication du virus. L'utilisation des trithérapies, rendues possible par l'apparition de nouveaux antirétroviraux, a transformé le pronostic de l'infection VIH.

La mise à disposition de vaccins dans les infections à HPV et VZV devrait modifier prévalence/morbidité des maladies virales couvertes, sous réserve d'une couverture vaccinale correcte.

Antiherpétiques

Aciclovir

L'aciclovir (acicloguanosine) est la molécule de référence, pour la forme injectable. Ce nucléoside acyclique dérivé de la guanosine est surtout phosphorylé par la thymidine-kinase virale des cellules infectées ; il en résulte une inhibition sélective de l'ADN-polymérase des *HSV* de types 1 et 2 et, à un moindre degré, du VZV. L'aciclovir est aussi utilisable par voie locale, ou *per os*.

Le jury de la conférence de consensus de 1998 avait considéré à juste titre que la crème dermique à 5 % n'avait pas fait la preuve de son utilité dans les récurrences buccales et génitales [1]. Le traitement antiviral en général (*cf.* aussi chapitre 2-1) sous forme orale (IV si nécessaire : *cf. infra*) est indiqué notamment dans la primo-infection herpétique (suspension disponible pour l'enfant) ou les récurrences génitales invalidantes (200 mg × 5/j pendant 5 à 10 jours). Une forme muco-adhésive d'aciclovir dosée à 50 mg a pu être récemment développée dans l'herpès buccal [2]. L'aciclovir en continu (800 mg/j en 1, 2 ou 4 prises) est efficace dans la prophylaxie des récurrences d'herpès génital graves ou fréquentes (à partir de 6 récurrences/an). L'excrétion virale asymptomatique est aussi réduite par un traitement prolongé. Coût, efficacité incomplète et caractère uniquement suspensif de la prophylaxie doivent être pris en compte pour la décision thérapeutique ; il faut également savoir que chez le sujet immunocompétent, le risque de sélection de mutants résistants est très rare.

Enfin, la prévention des infections néonatales en cas de mère présentant un herpès est désormais mieux standardisée et il n'a pas été montré de toxicité particulière de l'aciclovir pendant la grossesse.

La mauvaise biodisponibilité de l'aciclovir oral (15-20 %) explique son manque d'intérêt dans l'infection à VZV à l'exception peut-être de la prévention des complications oculaires du zona ophtalmique en administration précoce (800 mg × 5/j pendant 7-10 jours).

Malgré l'intérêt économique des génériques de l'aciclovir, la mise sur le marché du valaciclovir et à un moindre degré du famciclovir a considérablement réduit les utilisations de l'aciclovir oral, y compris dans l'herpès (*cf. infra*).

La voie IV (perfusion d'une heure dans du sérum physiologique toujours associée à une hydratation suffisante pour éviter le dépôt de cristaux dans les tubules rénaux) est réservée aux formes graves d'herpès (5-10 mg/kg/8 heures) ou de varicelle-zona (10-15 mg/kg/8 heures), tout particulièrement chez le sujet immunodéprimé. La posologie doit être adaptée chez l'insuffisant rénal.

Valaciclovir et famciclovir

Ces molécules antiherpétiques ont une pharmacocinétique plus favorable (meilleure biodisponibilité orale, demi-vie intracellulaire allongée), permettant une meilleure observance par la diminution du nombre de prises quotidiennes, voire dans les infections à VZV une meilleure efficacité, que l'aciclovir oral.

Leur mode d'action au niveau de la cellule infectée n'est cependant pas différent car il s'agit soit d'un *précurseur* de l'aciclovir, le valaciclovir (L-valine ester de l'aciclovir), soit d'un *analogue* de l'aciclovir, le penciclovir, dont le famciclovir est la prodrogue [2, 3].

Dans l'herpès génital, chez le patient immunocompétent, la posologie de valaciclovir est de 500 mg × 2/j pendant 10 jours dans la primo-infection, 1 000 mg/j en 1 ou 2 prises pendant 5 jours dans le traitement des récurrences, 500 mg/j pendant 12-24 mois dans la prévention des récurrences. Dans la prévention des récurrences d'herpès génital, une méta-analyse en réseau n'a pas montré de supériorité d'un antiviral par rapport à l'autre (mais avec un faible niveau de preuve) [3].

Des études démontrant l'efficacité de traitements courts dans la récurrence d'herpès génital ont été publiées (aciclovir 800 mg × 3/j pendant 2 jours, valaciclovir 500 mg × 2/j pendant 3 jours, famciclovir 1 000 mg × 2/j, un seul jour) ; ces nouveaux schémas d'administration n'ont pas fait l'objet d'une AMM européenne.

Dans tous les cas, l'antiviral doit être pris dès les prodromes pour être le plus efficace possible.

Des traitements courts oraux ont également été proposés dans l'herpès buccal (comme rappelé *supra*, il n'y a pas d'intérêt des traitements locaux hormis sur la dessiccation des croûtes).

Ces antiviraux sont également utilisés au cours du zona du sujet de plus de 50 ans (quelle que soit la localisation) dans les premières 72 heures (valaciclovir 1 000 mg × 3/j ou famciclovir 500 mg × 3/j pendant 7 jours). Le jury de la conférence de consensus a considéré qu'un traitement pouvait également être proposé pour le sujet de moins de 50 ans s'il existait des facteurs prédictifs d'évolution vers des algies post-zostériennes (sévérité de la douleur, gravité et intensité de l'éruption) [4]. La même posologie de valaciclovir est utilisée dans le zona ophtalmique en prévention des complications oculaires.

Ganciclovir

C'est un analogue acyclique de la thymidine, encore dénommé DHPG. Il est actif *in vitro* sur tous les herpèsvirus humains mais, surtout, est 100 fois plus actif que l'aciclovir sur le *cytomégalovirus*. Il emprunte le même mécanisme d'action que l'aciclovir, expliquant l'absence habituelle d'activité sur les souches d'HSV résistantes à l'aciclovir.

Chez les malades prenant une dose de 5 mg/kg × 2/j, la neutropénie est l'effet indésirable le plus fréquent. En cas d'insuffisance rénale, la posologie doit être adaptée à la clairance de la créatinine. L'indication préférentielle est constituée par les infections à CMV survenant chez les malades immunodéprimés.

Le valganciclovir est une prodrogue du ganciclovir disponible par voie orale.

Foscarnet

C'est un analogue de pyrophosphate se liant à l'ADN-polymérase, ce qui explique son activité sur les souches résistantes à l'aciclovir (y compris de VZV) par déficit en thymidine-kinase. La posologie est de 150 à 200 mg/kg/j pendant 10-15 jours. Les souches d'HSV également résistantes au foscarnet sont exceptionnelles. La toxicité du foscarnet est essentiellement rénale. Des ulcérations muqueuses, surtout génitales chez les hommes non circoncis, ont été décrites.

Cidofovir

Le cidofovir est un analogue nucléotidique de la déoxycitidine monophosphate. La forme active du cidofovir est le cidofovir diphosphate. Il agit comme un inhibiteur de l'ADN-polymérase du CMV et HSV et réduit la synthèse de l'ADN viral. À l'inverse de l'aciclovir et du ganciclovir, les thymidine-kinases virales ne jouent pas de rôle dans la phosphorylation du cidofovir. Ainsi, les souches d'*herpesvirus* résistantes à ces antiviraux restent sensibles au cidofovir. Le cidofovir est également actif sur les papillomavirus et les poxvirus. Comme pour l'herpès, le cidofovir local à 1 ou 3 % a pu être utilisé de façon anecdotique dans des infections à HPV ou des molluscums contagiosums.

Les effets indésirables observés après l'administration intraveineuse sont une néphrotoxicité, une neutropénie et une acidose métabolique. Les effets indésirables observés après application locale (dermite de contact) ont conduit à ne plus l'utiliser sous forme topique en France.

Divers

Le jury de la conférence de consensus a recommandé l'usage des photoprotecteurs en prévention de la récurrence labiale de l'herpès induit par le soleil [1].

Traitements des infections à papillomavirus humains

Condylomes anogénitaux

Le traitement peut faire appel à des molécules utilisables par voie topique mais *sans activité antivirale propre*.

Jusqu'à présent, les propriétés cytotoxiques des produits étaient privilégiées. La *podophyllotoxine* remplace depuis plusieurs années la podophylline. L'acide trichloracétique à 50 % et le 5-fluoro-uracile topique ou des dérivés locaux du thé vert peuvent être également utilisés.

L'*imiquimod* (imidazoquinoline) est un modificateur de la réponse immune innée (*via* les toll-like récepteurs). Il agit après application locale en stimulant la sécrétion de cytokines par les monocytes-macrophages situés au site de l'infection (interféron α essentiellement). La production de ces cytokines entraîne en cascade une stimulation de l'immunité locale. Les lymphocytes cytotoxiques ainsi activés ont une action cytolytique spécifique sur les cellules infectées par les virus.

L'imiquimod est indiqué dans le traitement des condylomes acuminés externes de l'adulte (application 3 fois/semaine). Le produit ne doit pas être appliqué sur les lésions internes (vaginales, anales). La crème est appliquée au coucher (l'application dure 6 à 10 heures) puis éliminée par une toilette soigneuse. Le traitement est poursuivi jusqu'à disparition des lésions et un maximum de 16 semaines. Le taux de guérison complète était de 50 à 60 % avec un taux faible de récidive de 13 % dans l'essai pivot chez des patients immunocompétents [5]. Dans cet essai, l'efficacité était supérieure chez les femmes comparativement aux hommes. Des études réalisées ensuite ont montré une efficacité comparable chez des patients non circoncis. Des effets indésirables locaux peuvent être observés au site d'application du traitement (érythème, érosions, excoriations).

Verrues

La vaseline salicylée ou l'abstention restent le traitement de référence [6]. Parmi les traitements topiques disponibles, aucun essai publié n'a comparé l'intérêt des méthodes destructrices (vaseline salicylée, azote liquide, 5-FU) à l'imiquimod. L'occlusion simple ne paraît pas une méthode thérapeutique intéressante. Les méthodes plus agressives (laser, exérèse chirurgicale, photothérapie dynamique, etc.) ont un plus mauvais rapport bénéfices/risques et un coût plus élevé.

Antirétroviraux [7]

Cinq classes d'antirétroviraux sont actuellement disponibles :
– **les inhibiteurs de la transcriptase inverse**, nucléosidiques (abacavir, AZT, ddi, D4T, 3TC, emtricitabine), ou nucléotidiques (ténofovir) ;
– **les analogues non nucléosidiques** (névirapine, éfavirenz, rilpivirine, étravirine) ;

– les inhibiteurs de la protéase du VIH ou antiprotéases (saquinavir, ritonavir, indinavir, nelfinavir, amprénavir, fosamprénavir, lopinavir, atazanavir, tipranavir, darunavir) ;
– les anti-intégrases (raltégravir, elvitégravir, dolutégravir) ;
– **les inhibiteurs d'entrée**, soit inhibiteurs de fusion (enfuvirtide), soit antagonistes du récepteur CCR5 (maraviroc).

L'efficacité des combinaisons thérapeutiques est telle que la vie de ces patients a été transformée.

L'impact de ces nouvelles thérapeutiques est double pour le dermatologue :
– d'une part, il existe une diminution incontestable de la plupart des dermatoses associées à l'infection par le VIH, la maladie de Kaposi en étant un excellent exemple ;
– d'autre part, elles induisent trois sortes d'effets indésirables, les éruptions médicamenteuses (*cf. infra*), les lipodystrophies (quasiment plus observées avec les nouveaux traitements) et les effets cutanés de la reconstitution immunitaire (folliculite, acné, herpès, papillomavirus, réaction lépreuse, etc.).

Deux situations sont importantes à connaître :
– *dans la primo-infection symptomatique, un traitement par trithérapie est indispensable* ;
– en cas d'accident d'exposition au sang chez un professionnel de santé, ou sexuel chez un individu, l'instauration d'un traitement doit se discuter. L'association choisie doit être administrée, au mieux dans les 24 heures sinon 48 heures qui suivent l'accident et poursuivie pendant 1 mois. Un sérodiagnostic VIH doit être réalisé dans les suites immédiates de l'accident, puis régulièrement pendant 3 mois.

Les éruptions médicamenteuses sont principalement observées avec la névirapine, l'éfavirenz et l'abacavir. Les exanthèmes maculopapuleux sont les plus fréquents (10 % environ avec la névirapine comme l'abacavir). Les syndromes de Lyell et de Stevens-Johnson sont relativement fréquents avec la névirapine (0,3 %) et exceptionnellement décrits avec l'abacavir. Le syndrome d'hypersensibilité médicamenteuse (DRESS) est plus fréquent avec l'abacavir (1 % environ) qu'avec la névirapine ou l'éfavirenz. À noter que les DRESS à l'abacavir surviennent chez les sujets porteurs de l'haplotype HLA B*5701. Sa présence, recherchée systématiquement, contre-indique l'administration de ce médicament. Parmi les effets indésirables cutanés des antiprotéases, il faut citer xérose, périonyxis, chéilite fissuraire et alopécie.

La complexité de la prise en charge de l'infection par le VIH est croissante (multiplications des traitements et des interactions médicamenteuses), mais la tolérance de ces traitements s'est considérablement améliorée avec l'abandon des molécules les plus anciennes. Les problèmes actuels sont d'une part la résurgence des IST chez ces patients, d'autre part la place croissante des cancers notamment viro-induits.

Antihépatites virales

Hépatite C [8]

Les interférons possèdent une activité antivirale utile dans la prise en charge des hépatites B, C et delta où ils sont plutôt utilisés sous forme pégylée, à raison d'une injection par semaine. Ils ne sont pas dénués d'effets indésirables notamment dermatologiques (prurit). Ils étaient associés à la ribavirine. Leur usage est de plus en plus délaissé au profit de nouvelles molécules anti-VHC :
– inhibiteurs de protéase (siméprévir, etc.) ;
– inhibiteurs de ns5A (daclatasvir, etc.), inhibiteurs de ns5B (sofosbuvir, dasabuvir) qui sont utilisés soit en co-association, soit en association avec la ribavirine selon le génotype principalement.

Hépatite B

Il existe des inhibiteurs nucléosidiques et nucléotidiques de la partie transcriptase inverse de l'ADN-polymérase du virus de l'hépatite B (lamivudine, emtricitabine, entécavir, telbivudine, édéfovir et ténofovir). Ils sont bien tolérés mais nécessitent une prise à vie quand ils n'entraînent pas de séroconversion anti-HBS.

Perspectives : vaccinations prophylactiques

Herpès. Les essais de vaccination anti-herpès sont décevants.

Zona. Un essai randomisé récent a montré la réduction du risque de zona chez les sujets vaccinés (vaccin vivant atténué) de plus de 50 ans *versus* placebo. Le vaccin est disponible et remboursé en France depuis juin 2015 chez les patients âgés de 65 à 79 ans [9]. En revanche, l'usage large de la vaccination antivaricelle n'est pour l'instant pas recommandé en France chez l'enfant ni chez l'adulte.

HPV. Les vaccins anti-HPV bi- (16, 18) et quadrivalent (6, 11, 16, 18) ont démontré un intérêt dans la prévention à court terme des dysplasies chez la jeune fille indemne de toute infection HPV préalable. En outre, le vaccin quadrivalent a également permis une diminution d'incidence des condylomes anogénitaux (et des dysplasies vulvaires et vaginales) [10].

RÉFÉRENCES
1. Conférence de consensus (texte long), *Med Mal Infect*. 1998, *28*, 692.
2. Bieber T. et coll., *J Drugs Dermatol*. 2014, *13*, 791.
3. Le Cleach L. et coll., *Cochrane Database Syst Rev*. 2014, *8*, CD009036.
4. Peyramond D. et coll., *Eur J Dermatol*. 1998, *8*, 397.
5. Edwards L. et coll., *Arch Dermatol*. 1998, *134*, 25.
6. Kwok C.S. et coll., *Cochrane Database Syst Rev*. 2012, *9*, CD001781.
7. Hoen B. et coll., *J Int AIDS Soc*. 2014, *17*, 19034.
8. AFEF, *Recommandations sur la prise en charge des hépatites virales C*. Juin 2015.
9. HAS, *ZOSTAVAX, vaccin zona vivant atténué*. Octobre 2014.
10. Baandrup L. et coll., *Sex Transm Dis*. 2013, *40*, 130.

Biothérapies

Définitions et contexte

J.-H. Saurat

Le terme de « biothérapie » est utilisé pour regrouper des produits thérapeutiques « *créés grâce à la biologie* »[1]. Les biothérapies ne correspondent donc pas à une classe pharmacologique homogène (encadré 22.5). Elles sont, chacune, l'aboutissement d'une même « aventure scientifico-industrielle » qui mène d'une découverte de biologie fondamentale à son application parfois triomphante en clinique humaine, donc « du laboratoire au lit du malade ».

Encadré 22.5

Biothérapies

Domaines des biothérapies
- Immunothérapie et vaccins
- Thérapie moléculaire (anticorps, cytokines, molécule de synthèse)
- Thérapie cellulaire et greffes
- Thérapie génique *ex vivo* et *in vivo*

Champs d'application des biothérapies
- Cancer
- Maladies inflammatoires
- Maladies génétiques
- Transplantation (cellules et organes)
- Maladies infectieuses
- Régénération et réparation tissulaire

On peut ainsi cultiver des cellules et leur faire synthétiser un anticorps dirigé spécifiquement contre une cible suspectée de déclencher ou entretenir une maladie (p. ex. anticorps monoclonaux). On peut synthétiser une petite molécule destinée à interférer avec des mécanismes complexes de signalisation intracellulaire dont on suspecte qu'ils participent à la maladie (p. ex. inhibiteurs de kinases).

L'ultime preuve de la validité du processus, c'est l'efficacité clinique dans une maladie[2].

Et ces preuves se sont accumulées ces dernières années avec de nombreuses biothérapies, pour de nombreuses maladies (en dermatologie le mélanome, le psoriasis, quelques autres), aidées en cela par la puissance financière des multinationales, investissant dans de grandes études randomisées, comme on n'en avait jamais conduit dans ces maladies auparavant.

Et ces effets ont dépassé ceux des thérapeutiques antérieures pour les rendre souvent obsolètes.

Cette aventure des biothérapies a parfois étayé, parfois révolutionné les concepts pathogéniques sur plusieurs maladies de la peau. À ce titre les biothérapies sont devenues un véritable moteur de l'évolution de la nosologie en dermatologie.

Ce modèle de *thérapie moléculaire* qui s'est imposé depuis deux décennies a donc transformé la prise en charge de certaines maladies de la peau, notamment le mélanome et le psoriasis. Il redistribue aussi les cartes des nosologies et des traitements dans de nombreuses autres dermatoses.

Toute aventure a ses revers. Les biothérapies ont pour la plupart un coût très supérieur aux traitements antérieurs, ce qui est, pour certains, justifié par les coûts de leur développement. Elles sont donc sévèrement contrôlées dans leur prescription. Elles font apparaître le spectre d'une restriction à l'égalité des soins.

Cytokines et anticytokines

H. Bachelez

Cytokines

Interférons

Les interférons sont des glycoprotéines produites naturellement par les cellules en réponse à une infection virale ou d'autre origine. En thérapeutique, on utilise essentiellement des interférons de type I d'origine recombinante : les interférons alpha et bêta. Outre leur action antivirale, les IFN de type I possèdent des propriétés antiprolifératives et immunomodulatrices qui ont été mises à profit en thérapeutique, principalement en pathologie tumorale. Ainsi, deux types d'interféron α d'origine recombinante sont actuellement commercialisés : interféron α_{2b} et interféron α_{2a}.

Indications

Mélanome. Les effets indésirables sont souvent importants et fréquents alors que le bénéfice est faible voire inexistant.

Au stade de tumeur primitive, l'interféron α_{2a} a toujours une AMM comme traitement adjuvant du mélanome « à mauvais pronostic initial ». Après exérèse large de la tumeur, l'interféron est utilisé à des doses faibles de 3 MUI, 3 fois/semaine, en sous-cutané sur une période de 18 mois. Cette indication a été obtenue à partir des données de deux études multicentriques, conduites avant l'aire du *staging*

---

[1]. Ou plus précisément « créés par le démembrement des mécanismes biologiques réels ou supposés des maladies ou de leur évolution ».

[2]. Il faut se garder du risque d'expliquer les maladies exclusivement par les mécanismes inhibés ou modifiés par ces traitements biologiques (ainsi le mélanome n'est certainement pas uniquement lié à un excès de régulation des mécanismes de défense immunitaire malgré l'efficacité des inhibiteurs de checkpoints immunitaires et la physiopathologie du psoriasis reste encore en grande partie inconnue et ne peut probablement pas se limiter à des phénomènes exclusivement inflammatoires malgré l'efficacité des anticytokines).

par la biopsie du ganglion sentinelle, comparant l'interféron α_{2a} avec l'abstention chez des malades ayant été opérés d'un mélanome d'indice de Breslow supérieur à 1,5 mm. Ces deux études ont montré une différence significative sur la survie sans rechute (p < 0,002) entre les malades traités et le bras contrôle avec une réduction du risque relatif de rechute de 25 % dans le groupe traité, alors que seule une tendance à un bénéfice était notée pour la survie globale [1, 2]. L'utilisation d'interféron retard à libération prolongée pourrait permettre un gain en termes de qualité de vie des patients. La pratique plus étendue d'un *staging* ganglionnaire précoce rend désormais finalement assez rares les indications de cette thérapeutique car les patients pN0 peuvent difficilement, avec un taux de survie proche de 90 % à 10 ans, être considérés comme étant de « mauvais pronostic initial ».

Au stade d'envahissement ganglionnaire locorégional, les données de la littérature, discutables sur le plan méthodologique, ont longtemps fait l'objet de débats. Il est désormais clair que le bénéfice de ces traitements, volontiers faits avec des doses très importantes et donc avec un impact très négatif sur la qualité de vie des patients est marginal sinon nul, et que ces traitements doivent être abandonnés. À l'heure actuelle, avec l'avènement des thérapies ciblées et de l'immunothérapie bloquant les checkpoints immunitaires, ces traitements ne sont plus utilisés (*cf.* chapitre 12-10).

Maladie de Kaposi. Dans la forme associée au VIH, de nombreux essais thérapeutiques ont été réalisés avec des résultats très variables. La dose requise est élevée, supérieure à 20 MUI/m^2/j. Le bénéfice obtenu est fonction de l'extension des lésions (présence de lésions viscérales) et du statut immunitaire. Les facteurs qui influencent de manière négative l'efficacité du traitement sont l'existence d'infections opportunistes, d'atteintes viscérales, d'un chiffre de lymphocytes CD4 inférieur à 400/mm^3. L'interféron α peut être associé efficacement aux molécules antirétrovirales [3]. Dans la forme non associée au VIH, il est utilisé hors AMM à doses moyennes (5 à 10 MUI/j) dans les formes profuses, seul ou en association avec une chimiothérapie, mais les rechutes sont fréquentes à l'arrêt du traitement.

Carcinomes cutanés. L'injection péritumorale (1,5 à 3 MUI 3 fois/semaine pendant 3 semaines, hors AMM) pourrait avoir un relatif intérêt dans le traitement des carcinomes basocellulaires échappant aux autres modalités du fait de leur taille ou du terrain sur lequel ils évoluent ; toutefois les alternatives ciblées avec les inhibiteurs de Smo rendent ces indications exceptionnelles désormais.

Lymphomes cutanés T. Les résultats obtenus dans plusieurs séries de malades montrent que l'interféron α a une place dans le traitement des lymphomes cutanés. La dose moyenne d'utilisation est de 5 à 10 MUI/j par voie sous-cutanée. L'interféron α est plus efficace dans les stades précoces (stades Ib, II) que dans les stades avancés. Les rétinoïdes, notamment le bexarotène et la PUVAthérapie peuvent être associés à l'interféron α. L'association PUVA-interféron α (9 MUI) a été démontrée supérieure à l'association interféron-acitrétine (50 mg/j) du point de vue de l'efficacité, avec toutefois un risque de photosensibilité qui doit amener à débuter la PUVAthérapie à faibles doses avec une lente progression des doses [4]. L'association interféron α avec la photochimiothérapie extracorporelle a aussi été proposée avec mise en évidence d'une disparition du clone lymphocytaire [5].

Infections virales. Dans les papillomes viraux génitaux, l'interféron α ne doit être envisagé (hors AMM) qu'après échec des traitements classiques. Utilisé en injections intralésionnelles, voire couplé avec un traitement classique, il peut représenter une alternative thérapeutique, mais qui est encore controversée. Le traitement manque encore de standardisation, mais le plus souvent de faibles doses sont utilisées (1 à 1,5 MUI).

Indications diverses. Des réponses ont été rapportées dans le syndrome hyperéosinophilique, dans les formes essentiellement viscérales de mastocytose. Elles ont été observées sur des séries limitées de patients, et ne permettent pas de conclusion définitive sur l'efficacité du traitement.

Effets indésirables/surveillance. La tolérance de l'interféron dépend surtout de la dose utilisée, mais aussi de l'âge et de facteurs de susceptibilité individuels.

Le syndrome pseudo-grippal, d'apparition précoce, est prévenu par la prise de paracétamol. Il peut également s'installer une asthénie et une anorexie qui peuvent conduire à la diminution des doses ou à l'arrêt du traitement.

Le syndrome dépressif est fréquent, surtout chez les personnes âgées ou ayant un terrain prédisposé. Il peut s'installer à bas bruit et doit être dépisté par le médecin précocement. Une pathologie psychiatrique constitue une contre-indication au traitement.

L'apparition de pathologies inflammatoires ou auto-immunes a également été rapportée sous traitement : dysthyroïdie, lupus érythémateux, vitiligo, lichen, sarcoïdose, maladie bulleuse auto-immune (pemphigus).

Des réactions cutanées sont très fréquemment observées avec l'interféron α. Elles sont en général légères ou modérées et ne nécessitent pas l'arrêt du traitement. Elles sont le plus souvent d'origine auto-immune.

La présence d'un érythème, d'une induration ou d'une réaction eczématiforme est relativement fréquente *sur le site d'injection*. Le risque de nécrose cutanée est beaucoup plus faible mais établi. Le patient doit donc être éduqué en cas d'auto-injections. Plus exceptionnellement, des réactions lupiques ou psoriasiques localisées ont été décrites. L'interféron peut *induire ou exacerber un psoriasis* connu. Toutes les formes ont été décrites, incluant les formes rhumatologiques, mais les lésions de psoriasis vulgaire sont les plus fréquentes. L'arrêt ou la diminution du traitement peut être nécessaire et les récidives sont possibles. Une *alopécie* est très fréquente après plusieurs mois de traitement, mais reste le plus souvent modérée. Elle régresse progressivement à l'arrêt. Une dépigmentation des cheveux est parfois notée, tout comme une *réaction vitiligoïde* sur le tégument. Trichomégalie, pelade ou modifications de l'axe de pousse des cheveux ont été décrits. L'apparition d'un *syndrome de Raynaud* ou d'un *livedo reticularis* est possible. Une toxicité vasculaire directe de l'interféron a été évoquée. Des lésions télangiectasiques ont également été décrites lors de son utilisation à fortes doses. Une *xérostomie* et/ou une *dysgueusie* participent à l'anorexie ainsi que des *lésions lichénoïdes* de la muqueuse buccale. Des lésions *eczématiformes ou lichénoïdes*, diffuses ou à *point de départ du site d'injection*, sont décrites. Un prurit est fréquemment rapporté, tout comme une xérose. Une réaction d'hypersensibilité de type urticaire ou angiœdème peut aussi survenir.

Si la surveillance du traitement par interféron α est essentiellement clinique, il convient également de surveiller la numération-formule sanguine, une leuconeutropénie ou une thrombopénie étant possibles. Une discrète cytolyse hépatique et une hypertriglycéridémie sont également possibles. Ces effets indésirables sont dose-dépendants et réversibles.

Forme conjuguée (PEG) de l'interféron α. Augmentant ainsi la demi-vie du produit, elle est utilisée en 1re intention dans le traitement de certaines hépatites B ou C (2a, 2b). Dans le mélanome, il est uniquement enregistré aux États-Unis (interféron α_{2b}). *Le profil des effets indésirables est tout à fait similaire à celui de l'interféron α*. La toxicité semble cependant plus fréquente en comparaison avec l'interféron α utilisé à faibles doses (3 MUI 3 fois/semaine). En revanche, l'injection uniquement hebdomadaire permet un meilleur confort pour les patients traités [20]. Les manifestations dermatologiques sont également fréquentes. Il ne semble pas y avoir d'allergie croisée avec la forme standard de l'interféron.

Autres cytokines

L'interleukine 2 est une glycoprotéine naturellement produite par les lymphocytes T activés, et qui stimule les cellules T cytotoxiques, l'activité des macrophages et des cellules *Natural Killer*.

En dermatologie, l'IL-2 a surtout été étudiée dans le traitement du mélanome métastatique. Utilisée seule, elle a été abandonnée en raison du faible taux de réponse. Son association avec une chimiothérapie et l'interféron a permis des réponses complètes et prolongées chez une très faible proportion de malades (5 à 6 %), mais au prix d'une toxicité considérable qui n'est plus acceptable à l'heure des thérapies ciblées et de l'immunothérapie moderne. L'administration d'IL-2 s'accompagne d'effets indésirables souvent sévères, en particulier de syndrome de fuite capillaire. L'IL-2 fait l'objet de difficultés d'approvisionnement et elle n'est actuellement plus utilisée dans le traitement du mélanome.

La protéine de fusion dénileukine-diftitox correspond à la fusion de l'IL-2 avec une portion de la toxine diphtérique. Cette molécule a été conçue pour se lier préférentiellement avec les cellules de lymphomes exprimant le récepteur de l'IL-2, expliquant son affinité préférentielle pour les lymphomes exprimant la chaîne α (CD25) du récepteur à l'IL-2. Les réponses observées au cours des lymphomes T cutanés réfractaires restent souvent partielles et de courte durée, et la toxicité de la molécule importante (syndrome de fuite capillaire) [6].

Parmi les facteurs de croissance des cellules hématopoïétiques, il existe plusieurs molécules stimulant la granulopoïèse (lénograstim G-CSF ; filgrastim G-CSF, GM-CSF) et l'érythropoïèse (érythropoïétine). Ces facteurs de croissance permettent de raccourcir la période d'aplasie et de diminuer en conséquence le risque infectieux. Des réactions cutanées ont été rapportées avec ces facteurs de croissance à type de syndrome de Sweet, de *pyoderma gangrenosum*, de vasculite, de folliculite. Des réactions au site d'injection et l'aggravation de dermatoses préexistantes comme le psoriasis ont été aussi rapportées. Ces effets indésirables sont plus fréquents avec le GM-CSF qu'avec le G-CSF. Des virus recombinants atténués exprimant le GM-CSF, comme le talimogène laherparepvec, injectés directement dans les métastases de mélanome accessibles (clinique ou radiologie interventionnelle), donnent des résultats encourageants et pourraient être disponibles [7].

L'IL-15 est à l'étude dans le traitement du mélanome métastatique, mais dans une phase trop précoce pour pouvoir en tirer des concluions [8].

RÉFÉRENCES
1. Pectasides D. et coll., *J Clin Oncol.* 2009, *27*, 939.
2. Payne M.J. et coll., *J Clin Oncol.* 2014, *32*, 185.
3. Krown S.E. et coll., *J Interferon Cytokine Res.* 2002, *22*, 295.
4. Stadler R. et coll., *Blood.* 1998, *92*, 3578.
5. Wollina U. et coll., *J Am Acad Dermatol.* 2001, *44*, 253.
6. Foss F. et coll., *Blood.* 2005, *106*, 454.
7. Andtbacka R. et coll., *J Clin Oncol.* 2015, *33*, 2780.
8. Conlon K.C. et coll., *J Clin Oncol.* 2015, 33, 74.

Inhibiteurs de cytokines

H. Bachelez

Inhibiteurs du TNF-α

Les progrès dans la compréhension des mécanismes cellulaires et moléculaires des réponses inflammatoires du psoriasis, et notamment la contribution du système immunitaire et de cytokines favorisant l'inflammation comme le TNF, ont mené à la mise au point d'agents visant à inhiber ces mêmes cytokines. Plusieurs molécules issues des biotechnologies ont ainsi été approuvées dans l'indication des formes réfractaires, sévères de psoriasis.

Avant cela, ces molécules avaient été évaluées et de nombreux essais contrôlés ont démontré leur efficacité au cours du traitement de rhumatismes inflammatoires, notamment la polyarthrite rhumatoïde, et le rhumatisme psoriasique. Il s'agit de l'étanercept, de l'infliximab et ses deux biosimilaires, et de l'adalimumab.

L'étanercept est une protéine de fusion composée de deux domaines extracellulaire du récepteur p75 au TNF-α, associés au fragment Fc d'une IgG1 humaine. Cette molécule inhibe de manière compétitive la liaison du TNF-α avec ses récepteurs, empêchant ainsi ses effets inflammatoires. Elle présente un faible pouvoir immunogène, les anticorps anti-étanercept étant rarement détectés chez les malades traités, et ces anticorps n'ont pas d'effet neutralisant. La demi-vie de l'étanercept est d'environ 3 jours.

Données cliniques. Les résultats des études randomisées en double insu contre placebo et les données en vie réelle ont démontré l'efficacité de l'étanercept, environ la moitié des malades présentant une amélioration d'au moins 75 % du score de sévérité PASI (PASI 75) [1]. Ces résultats sont confirmés à la 24ᵉ semaine, avec même une amélioration supplémentaire pour le groupe traité à la posologie faible. Le traitement doit être interrompu au terme de 6 mois chez les malades ayant un PASI amélioré de plus de 50 %. Si la médiane du délai de rechute est de 3 mois, aucun effet rebond n'a été constaté. Enfin, la reprise du traitement lors des rechutes, à la posologie de 25 mg 2 fois/semaine, permet d'obtenir habituellement une réponse comparable au traitement initial.

Tolérance. Les données de tolérance provenant des premières données issues de registres en vraie vie pour les malades atteints de psoriasis sont très rassurantes, la première cause de l'arrêt d'un anti-TNF ou d'un autre biologique restant la perte d'efficacité [2]. Les effets indésirables les plus fréquemment signalés sont les infections des voies aériennes, et les réactions au site de l'injection (érythème, œdème, douleur). Comme pour les autres inhibiteurs du TNF, la formation d'autoanticorps antinucléaires n'est qu'exceptionnellement accompagnée de lupus érythémateux induits cliniques, et ce paramètre biologique n'a donc pas lieu d'être surveillé en cours de traitement. Pour tous les immunosuppresseurs tels que les biologiques, une *vaccination antipneumococcique* est recommandée avant de débuter le traitement ou au cours de son initiation.

Indications. La prescription est réservée aux malades présentant un psoriasis en plaques sévère, c'est-à-dire avec une atteinte cutanée supérieure à 30 % de la surface corporelle ou un retentissement psychologique important, et pour lesquels deux parmi les trois traitements que sont la photothérapie, la ciclosporine et le méthotrexate sont soit en échec, soit contre-indiqués, soit à l'origine d'une intolérance.

Posologie. La *posologie initiale* est soit de 25 mg 2 fois/semaine, soit de 50 mg 2 fois/semaine pendant les 3 premiers mois uniquement, puis poursuivie au-delà à 25 mg 2 fois/semaine ; l'étanercept peut être utilisé chez l'enfant à partir de 6 ans à la posologie de 0,8 mg/kg (sans dépasser 50 mg/injection). Dans l'état actuel des recommandations, le traitement doit être poursuivi au maximum pendant 24 semaines. Il peut être interrompu avant ce terme en cas de rémission complète, et doit l'être en absence de réponse après 3 mois de traitement. Si une reprise du traitement est imposée par la survenue d'une rechute après arrêt du traitement, celui-ci doit être repris exclusivement à la posologie de 25 mg 2 fois/semaine. La *prescription* initiale est hospitalière pour une durée d'un an en France, mais le renouvellement peut être prescrit en ville. Cette prescription est réservée aux titulaires d'un diplôme de spécialité en dermatologie, rhumatologie, médecine interne ou pédiatrie. La prescription est effectuée exclusivement sur ordonnance pour médicaments d'exception. À noter que l'efficacité des anti-TNF est beaucoup plus inconstante au cours des formes pustuleuses de psoriasis.

Bilan. Réalisé avant traitement, il vise avant tout à dépister une éventuelle contre-indication : examen clinique à la recherche de tout signe d'infection, d'antécédent de tuberculose, de tout signe ou d'antécédent de pathologie démyélinisante (sclérose en plaques), et les antécédents de cancer doivent également être systématiquement recherchés. Un dépistage du risque infectieux avant tout bactérien et tuberculeux, d'une infection par le virus de l'immunodéficience humaine, d'une infection réplicative par le virus de l'hépatite B ou C qui constituent des contre-indications, est justifié. La grossesse et l'allaitement sont également des contre-indications, même si cette situation peut être exceptionnellement remise en question en cas de psoriasis très sévère résistant à tous les traitements conventionnels autorisés au cours de la grossesse. En ce qui concerne les néoplasies, tout antécédent de cancer datant de moins de 5 ans est une contre-indication, à l'exception des carcinomes cutanés (le mélanome et les carcinomes épidermoïdes de pronostic défavorable restent des contre-indications). Au-delà de ce délai, la décision doit faire l'objet d'une discussion pluridisciplinaire, en étroite collaboration avec les oncologues, en particulier pour les cancers à rechute tardive possible, comme le cancer du sein ou le mélanome.

Surveillance. Elle doit être expliquée au malade, en particulier la nécessité d'arrêter les injections en cas de fièvre, de tout signe d'infection, notamment cutanée ou pulmonaire. Le malade doit alors prendre contact avec son spécialiste traitant, et la nécessité de cette surveillance est sans nul doute l'occasion d'optimiser les moyens de communication entre les spécialistes des secteurs libéral et hospitalier. Enfin, au cours du traitement sont contre-indiquées toutes les vaccinations à l'aide de vaccin vivant (fièvre jaune, BCG, varicelle, ROR, poliomyélite orale).

L'infliximab est un anticorps chimérique qui neutralise l'action du TNF. La présence de parties d'origine murine aux sites de reconnaissance explique le développement possible chez le malade traité d'anticorps anti-infliximab qui sont susceptibles d'inhiber son action thérapeutique. À la différence de l'étanercept, il est également susceptible d'entraîner une apoptose de cellules (lymphocytes T, macrophages) exprimant à leur surface la forme membranaire du TNF, mais il n'entraîne pas de lymphopénie.

Données des études cliniques. L'infliximab, administré par voie intraveineuse à la posologie de 5 mg/kg aux semaines 0, 2 et 6, puis toutes les 8 semaines, permet d'obtenir une amélioration d'au moins 75 % du score de sévérité PASI à la 10e semaine chez 80 % des patients. Ces résultats sont confirmés à la 24e semaine, avec 82 % de malades atteignant le PASI 75 [3]. Au terme de l'étude à S50, cette proportion est moins élevée avec 61 % de PASI 75 et 45 % de PASI 90. Enfin, sur un échantillon de 264 malades, la proportion de ceux chez qui étaient détectés des anticorps anti-infliximab était de l'ordre de 20 %. La présence de ces anticorps a une influence sur le maintien à long terme de la réponse sous traitement, puisque seuls 39 % des malades développant ces anticorps ont une réponse confirmée entre S10 et S50, alors que cette proportion est d'environ 80 % chez les malades indemnes d'anticorps.

Tolérance. En termes de tolérance, même si les données des études cliniques sont rassurantes, la même prudence doit prévaloir pour l'ensemble des agents inhibant l'action du TNF, particulièrement en ce qui concerne le risque infectieux et celui de néoplasie. Les réactions immunoallergiques doivent également être surveillées et justifier parfois des corticoïdes injectables, voir l'arrêt du traitement en cas de réaction sévère. Des cas de lupus érythémateux induit ont été signalés.

En pratique. L'indication de l'infliximab concerne les malades atteints de formes cutanées modérées à sévères de psoriasis en plaques réfractaires aux traitements systémiques, définies par un score PASI supérieur à 10 et une l'altération de la qualité de vie définie par un score DLQI supérieur à 10. Le produit dispose aussi d'une AMM pour les atteintes articulaires du psoriasis. Pour les atteintes cutanées, la posologie recommandée est de 5 mg/kg en perfusion intraveineuse courte, à répéter aux semaines 2, 6 puis toutes les 8 semaines. Les administrations régulières ont démontré leur avantage, en termes d'efficacité et de tolérance, sur les administrations intermittentes « à la demande », ce dernier schéma favorisant le développement d'anticorps anti-infliximab et les réactions d'intolérance. Deux biosimilaires sont commercialisés dans les mêmes indications que la molécule de référence. La décision d'interchangeabilité avec la molécule originelle appartient à chaque État.

L'adalimumab est un anticorps d'origine totalement humaine dont les résultats chez les malades atteints de psoriasis montrent des effets comparables à ceux de *l'infliximab* du point de vue de l'efficacité, avec l'avantage d'un très faible pouvoir immunogène et d'une administration sous-cutanée toutes les 2 semaines après une dose initiale de charge [4]. Aux indications similaires à celles de l'étanercept et de l'infliximab pour le psoriasis en plaques modéré à sévère et le rhumatisme psoriasique résistant aux traitements conventionnels, s'ajoute une AMM européenne obtenue en 2015 pour l'adalimumab exclusivement dans **l'hidradénite suppurée** modérée à sévère résistant aux traitements conventionnels (antibiothérapie) [5]. À la posologie de 0,8 mg/kg (et sans dépasser 40 mg/injection), l'adalimumab peut être utilisé chez l'enfant psoriasique à partir de 4 ans.

Inhibiteurs des cytokines IL-12/IL-23

Parmi les deux anticorps monoclonaux humains dirigés contre la protéine p40 commune à l'IL-12 et à l'IL-23, deux cytokines inflammatoires qui sont impliquées dans l'inflammation du psoriasis, une seule, l'**ustékinumab**, est indiquée dans le psoriasis modéré à sévère et le rhumatisme psoriasique avec les mêmes contraintes d'emploi que les anti-TNF. La deuxième (briakinumab) a vu son développement stoppé en raison d'un excès d'effets indésirables graves, notamment de nature cardiovasculaire ischémique.

Les résultats en termes d'efficacité et de tolérance sont très satisfaisants pour l'ustékinumab, et en particulier *la stabilité de l'efficacité semble très favorable sur le long terme*. Un ajustement de la dose administrée par voie sous cutanée toutes les 12 semaines, après 2 doses initiales à 4 semaines d'intervalle, est possible en fonction d'un seuil de 100 kg de poids corporel (45 ou 90 mg) [6].

Trois inhibiteurs exclusifs de l'IL-23, qui sont des anticorps reconnaissant l'unité p19 de cette cytokine, sont entrés en développement de phase III dans le psoriasis modéré à sévère, avec des résultats extrêmement prometteurs en termes d'efficacité dans les phases précoces.

> Les choix thérapeutiques, dans chaque cas de psoriasis, entre les nombreuses molécules disponibles (anti-TNF/anti-IL-12-23/anti-IL-23/anti-IL-17 ; *cf.* ci-dessous) dépendent de nombreux facteurs, principalement la balance bénéfice/risque dans un contexte de comorbidités qui varie d'un malade à l'autre [7].

Inhibiteurs de l'IL-17

L'axe IL-12/IL-23/IL-17 est privilégié dans le psoriasis sévère, puisque trois inhibiteurs de l'IL-17 ont été développés dans cette indication. Parmi ceux-ci, le **ustékinumab**, est a une AMM européenne dans le psoriasis modéré à sévère relevant d'un traitement systémique (les critères de remboursement peuvent varier d'un pays à l'autre) et dans le rhumatisme psoriasique [8]. La posologie recommandée est de 300 mg en injection sous-cutanée aux semaines 0, 1, 2 et 3 puis tous les mois. L'**ixékizumab** est un anticorps anti-IL-17A humanisé qui devrait être également très prochainement approuvé dans le psoriasis en plaques modéré à sévère, alors que la poursuite du développement du **brodalumab**, qui est un anticorps humain antirécepteur pour l'ensemble des cytokines de la famille de l'IL-17 (A/F, IL-25), est plus incertaine en raison d'un signal de tolérance concernant le risque suicidaire. Une surveillance du risque de *candidose muqueuse*, et du risque de maladie *inflammatoire intestinale* (maladie de Crohn et rectocolite hémorragique) est plus particulière à cette classe de molécules.

Inhibiteur de l'IL-1

L'**anakinra** est un antagoniste du récepteur de l'IL-1 (alpha et bêta) humaine d'origine recombinante. Il a une AMM pour le traitement de la polyarthrite rhumatoïde en association avec le méthotrexate et pour le traitement des *syndromes périodiques associés à la cryopyrine*, mais pas encore en dermatologie, bien que des améliorations cliniques aient été rapportées dans des séries de cas de psoriasis pustuleux sévère, localisé ou généralisé [9]. Son administration sous-cutanée doit être quotidienne. C'est le traitement de choix du syndrome de Schnitzler (hors AMM, mais consensus d'expert) (*cf.* chapitre 11-4) [10].

L'ensemble de ces résultats témoigne de la place croissante prise par les molécules issues du génie génétique par rapport à la pharmacologie traditionnelle, et de la diversification de l'arsenal thérapeutique, ciblant de manière de plus en plus spécifique les mécanismes physiopathologiques des pathologies cutanées chroniques.

RÉFÉRENCES

1. Leonardi C.L. et coll., *N Engl J Med.* 2003, *349*, 2014.
2. Gniadecki R. et coll., *Br J Dermatol.* 2015, *172*, 244.
3. Reich K. et coll., *Lancet.* 2005, *366*, 1367.
4. Saurat J.H. et coll., *Br J Dermatol.* 2008, *158*, 558
5. Zouboulis C.C. et coll., *J Eur Acad Dermatol Venereol.* 2015, *29*, 619.
6. Griffiths C.E. et coll., *N Engl J Med.* 2010, *362*, 118.
7. Nast A. et coll., *J Eur Acad Dermatol Venereol.* 2015, *29*, 2277.
8. Thaçi D. et coll., *J Am Acad Dermatol.* 2015, *73*, 400.
9. Lutz V. et coll., *Arch Dermatol.* 2012, *148*, 297.
10. Simon A. et coll., *Allergy.* 2013, *68*, 562.

Anticorps monoclonaux

C. Bezombes, V. Sibaud

Les anticorps monoclonaux représentent, aujourd'hui, un socle thérapeutique majeur dans la prise en charge de nombreuses pathologies, notamment tumorales (tableau 22.14). Plusieurs anticorps monoclonaux sont également disponibles pour le traitement de certaines maladies dermatologiques, notamment le psoriasis (tableau 22.15) (*cf.* aussi *supra* « Inhibiteurs de cytokines »).

Données générales

Anticorps [1]

Les anticorps sont des protéines produites par les *plasmocytes* et représentent un des éléments essentiels du système immunitaire. Ils sont regroupés en cinq classes, basées sur la séquence de leur chaîne lourde de leur région constante : IgM, IgD, IgG, IgE, IgA. Les IgG sont les anticorps les plus sollicités par le système immunitaire.

Les anticorps se composent de deux fragments :
- *le fragment Fab*, formé de la chaîne légère en entier et d'une partie de la chaîne lourde, qui reconnaît l'antigène ;
- et *le fragment constant*, cristallisable, constitué des fragments constants des chaînes lourdes au-delà de la région charnière. Il ne reconnaît pas l'antigène. Il active la voie du complément (surtout pour les sous-classes IgG1 et IgG3) ou promeut leur fonction immunogénique par liaison directe aux *récepteurs spécifiques (RFc)* exprimés à la surface de certaines cellules immunitaires (NK ou *Natural Killer*, lymphocytes T gamma/delta, monocytes/macrophages) ou au RFc néonatal.

Tableau 22.14 Principaux anticorps monoclonaux utilisés en oncologie et hématologie

	Anticorps monoclonaux	Type d'anticorps	Cible	Indications[1]	Indications dermatologiques[2]	Nom commercial
Anti-HER (erbB)	Cétuximab	Anticorps chimérique murin/humain (classe IgG1)	HER1[3]	– Cancer colorectal métastatique – Carcinome épidermoïde ORL avancé	Carcinome épidermoïde cutané avancé[4]	Erbitux®
	Panitumumab	Anticorps entièrement humain (classe IgG2)	HER1[3]	Cancer colorectal métastatique	NA	Vectibix®
	Trastuzumab	Anticorps humanisé (classe IgG1)	HER2	– Cancer du sein (métastatique ou adjuvant) HER2+ – Cancer gastrique métastatique HER2+	NA	Herceptin®
	Trastuzumab emtansine	Anticorps glycoconjugué associant le trastuzumab et l'agent cytotoxique emtansine	HER2	Cancer du sein métastatique HER2+	NA	Kadcyla®
	Pertuzumab	Anticorps humanisé (classe IgG1)	Hétérodimérisation de HER2 avec HER1/3	Cancer du sein avancé HER2+	NA	Perjeta®
Antiangiogéniques	Bévacizumab	Anticorps humanisé (classe IgG1)	VEGF	– Cancer colorectal avancé – Cancer du sein métastatique – Cancer bronchique non à petites cellules – Cancer du rein avancé – Cancers de l'ovaire et du col de l'utérus avancés	Maladie de Kaposi patient VIH+	Avastin®
	Ramucirumab	Anticorps humain (classe IgG1)	Récepteur VEGF-2	Cancer gastrique avancé	NA	Cyramza®

Principes thérapeutiques

22-6
Médicaments systémiques des dermatoses

Tableau 22.14 (suite)

	Anticorps monoclonaux	Type d'anticorps	Cible	Indications[1]	Indications dermatologiques[2]	Nom commercial
Inhibiteurs de checkpoints immunologiques	Ipilimumab	Anticorps entièrement humain (classe IgG1 kappa)	CTLA-4	Mélanome avancé	Mélanome avancé	Yervoy®
	Nivolumab	Anticorps entièrement humain (classe IgG4)	PD-1	– Mélanome avancé – Cancer bronchique non à petites cellules	Mélanome avancé	Opdivo®
	Pembrolizumab	Anticorps humanisé (classe IgG4 kappa)	PD-1	Mélanome avancé	Mélanome avancé	Keytruda®
	Atézolizumab	Anticorps humanisé (classe IgG1)	PD-L1	En cours de développement	En cours de développement	En cours de développement
Hématologie	Rituximab	Anticorps chimérique murin/humain (classe IgG1 humaine pour région constante)	CD20	– LLC – Lymphomes non hodgkiniens (forme folliculaire et à grandes cellules CD20+) – Polyarthrite rhumatoïde – Granulomatose avec polyangéite et polyangéite microscopique	– Lymphome B cutané – Pemphigus (vulgaire, paranéoplasique, foliacé) – Maladies bulleuses auto-immunes réfractaires (pemphigoïde bulleuse, épidermolyse bulleuse acquise) – Réaction du greffon contre l'hôte – Certaines formes de connectivites (dermatomyosite, lupus, etc.) [5]	Mabthera®
	Obinutuzumab	Anticorps humanisé (classe IgG1)	CD20 (liaison de type II)	Leucémie lymphoïde chronique	NA	Gazyvaro®
	Ibrutumomab tiuxetan	Anticorps murin radioconjugué (classe IgG1 kappa, marqué à l'yttrium-90)	CD20	Lymphome non hodgkinien B CD20+, folliculaire	NA	Zevalin®
	Brentuximab	Anticorps glycoconjugué associant le brentuximab (anticorps chimérique, classe IgG1) et l'agent cytotoxique védotine	CD30	– Lymphome de Hodgkin CD30+ – Lymphome anaplasique à grandes cellules CD30+	Lymphome cutané CD30+, papulose lymphomatoïde, mycosis fongoïde, syndrome de Sézary [30, 31]	Adcetris®
	Alemtuzumab	Anticorps humanisé (classe IgG1 kappa)	CD52	Leucémie lymphoïde chronique	Mycosis fongoïde avancé, Sezary	Campath®
	Gemtuzumab	Anticorps glycoconjugué associant le gemtuzumab (anticorps humanisé, classe IgG4 kappa) et l'agent cytotoxique calichéamicine	CD33	Leucémie aiguë myéloïde	NA	Mylotarg®
	Inolimomab	Anticorps murin (classe IgG1)	CD25 (récepteur IL-2 sur lymphocytes T)	Réaction aiguë du greffon contre l'hôte	Réaction aiguë du greffon contre l'hôte	Lleukotac®
	Blinatumomab	Anticorps bispécifique	CD3/CD19	Leucémie aiguë lymphoblastique	NA	Blincyto®

NA : non applicable.
1. Les indications (AMM ou ATU) sont restreintes à certaines formes spécifiques de chaque maladie.
2. Indications dermatologiques hors AMM ou indications en cours d'évaluation (hors inhibiteurs de checkpoints immunologiques).
3. HER1 = récepteur EGF.
4. En monothérapie ou associé à une chimiothérapie (cisplatine, taxanes, fluoro-uracile) et/ou radiothérapie [13, 14].

22-6 Principes thérapeutiques

Médicaments systémiques des dermatoses

Tableau 22.15 Principaux anticorps monoclonaux utilisés en dermatologie

Anticorps monoclonaux	Type d'anticorps	Cible	Indications dermatologiques	Autres indications		Nom commercial
Anti-TNF-α[1]	Infliximab	Anticorps chimérique murin/humain *(classe IgG1 kappa)*	TNF-α *(formes soluble et membranaire)*	– Psoriasis en plaques[2] *(adulte)* – Rhumatisme psoriasique *(adulte)*	– Polyarthrite rhumatoïde – Spondylarthrite ankylosante – Maladie de Crohn et rectocolite hémorragique	Remicade® Inflectra® Remsima®
	Adalimumab	Anticorps entièrement humain *(classe IgG1 kappa)*	TNF-α *(formes soluble et membranaire ; bloque interaction avec récepteurs TNF p55 et p75)*	– Psoriasis en plaques[2] (enfant à partir de 4 ans et adulte) – Rhumatisme psoriasique *(adulte)* – Hidrosadénite suppurée	– Polyarthrite rhumatoïde – Spondylarthrite axiale – Maladie de Crohn et rectocolite hémorragique – Arthrite juvénile idiopathique	Humira®
	Étanercept[3]	Protéine de fusion recombinante humaine dimérique	TNF-α *(reproduit le récepteur soluble du TNF)*	– Psoriasis en plaques[2] (enfant à partir de 6 ans et adulte) – Rhumatisme psoriasique *(adulte)*	– Polyarthrite rhumatoïde -spondylarthrite axiale – Arthrite juvénile idiopathique	Enbrel®
Anti IL-12 – IL-23	Ustékinumab	Anticorps entièrement humain *(classe IgG1 kappa)*	IL-12/23 *(sous-unité protéique commune p40)*	– Psoriasis en plaques[2] (enfant à partir de 12 ans et adulte) – Rhumatisme psoriasique *(adulte)*	NA	Stelara®
Anti-IL-17	Sécukinumab	Anticorps entièrement humain *(classe IgG1 kappa)*	IL-17A *(et interaction avec récepteur IL-17A)*	– Psoriasis en plaques[2] *(adulte)* – Rhumatisme psoriasique *(adulte)*	Spondylarthrite ankylosante	Cosentyx®
	Ixekizumab	Anticorps humanisé *(classe IgG4)*	IL17A	Psoriasis en plaques[2] *(adulte)*	NA	Taltz®
Anti-IgE	Omalizumab	Anticorps humanisé *(classe IgG1 kappa)*	IgE	Urticaire chronique spontanée[4] (à partir de 12 ans)	Asthme allergique (à partir de 6 ans)	Xolair®
Anti-BLyS	*Bélimumab*	Anticorps entièrement humain *(classe IgG1 lambda)*	Protéine soluble BLyS	Lupus érythémateux systémique *(en association au traitement habituel)*	NA	Benlysta®

NA : non applicable.
1. L'intérêt des anti-TNF-α a été aussi évalué (ou est en cours d'évaluation) dans d'autres indications dermatologiques, hors AMM, notamment l'hidrosadénite suppurée, la maladie de Behçet, certaines connectivites (dermatomyosite, sclérodermie, lupus), les dermatoses neutrophiliques (Sweet, *pyoderma gangrenosum*, Sneddon-Wilkinson, etc.), le pityriasis rubra pilaire, certaines granulomatoses (granulome annulaire généralisé, nécrobiose lipoïdique, sarcoïdose), la nécrolyse épidermique toxique ou encore certaines formes de réaction du greffon contre l'hôte [5, 15, 16]
2. Traitement du psoriasis en plaques modéré ou sévère de l'adulte, en cas d'échec, d'intolérance ou de contre-indication des autres traitements systémiques comme le méthotrexate, la ciclosporine ou la photothérapie.
3. L'étanercept n'est pas à proprement parler un anticorps monoclonal mais un récepteur soluble (protéine de fusion).
4. En cas de réponse insuffisante aux antihistaminiques H1. L'omalizumab est également en cours d'évaluation dans la dermatite atopique.

Anticorps monoclonaux

Les anticorps sont dits monoclonaux (ACM) lorsqu'ils sont produits par *un seul clone de plasmocytes*.

Hybridomes. C'est en 1975 que Milstein et Köhler ont élaboré *la technique des hybridomes*, permettant d'obtenir les ACM en plus grande quantité. Cette mise au point est encore considérée aujourd'hui comme une des découvertes majeures de ces 30 dernières années et a été récompensée par le prix Nobel de Médecine en 1984.

La technique des hybridomes [2] consiste à injecter *l'antigène cible* chez une souris puis de prélever, après quelques semaines, les plasmocytes spléniques qui sécrètent des anticorps dirigés spécifiquement contre l'antigène d'intérêt. Ces plasmocytes sont alors fusionnés avec des cellules tumorales myélomateuses (cellules immortelles), grâce à l'addition de *polyéthylène glycol* (PEG) qui induit la fusion membranaire. Ceci permet d'obtenir ainsi des *hybridomes*, qui ont la capacité fondamentale de se multiplier plus rapidement que les cellules normales et de développer indéfiniment des anticorps spécifiques. Les plasmocytes et les cellules myélomateuses non fusionnées sont éliminés et seules ces cellules hybrides sont conservées dans un milieu de culture sélectif (*hypoxanthine/ aminoptérine/thymidine*, HAT). Après une dizaine de jours, la

Principes thérapeutiques

Médicaments systémiques des dermatoses

présence d'anticorps dirigés contre l'antigène est détectée, les cellules productrices sont repiquées et les quelques clones cellulaires producteurs sont alors conservés.

Du fait de *leur origine murine*, ces anticorps monoclonaux apparaissaient initialement très immunogéniques chez l'Homme, avec de faibles capacités à induire des réponses effectrices, limitant ainsi leur application en clinique. Au cours des années 1980, les progrès de la biologie moléculaire ont permis la production d'ACM d'abord *chimériques* (Fab murin et fragment constant humain), puis *humanisés* et enfin *totalement humains*. À chacune de ces étapes, la diminution de l'immunogénicité de ces biothérapies a augmenté leur durée d'action et leur efficacité *in vivo*. Cependant, le développement d'une *réaction immunitaire spécifique* à l'administration répétée d'un ACM reste toujours possible, avec *apparition d'anticorps neutralisants ou de liaison*. La présence et la proportion d'une telle réponse immunologique sont variables et dépendent de plusieurs facteurs : le patient lui-même, les produits utilisés, le mode (en continu ou non, traitements courts ou prolongés) et la voie d'administration (notamment la voie sous-cutanée). Cependant, il faut souligner que la signification d'une telle réaction immunitaire secondaire reste à déterminer et, souvent, ne semble pas influencer directement la réponse au traitement [3].

Dénomination commune internationale. La dénomination commune internationale utilisée permet de préciser l'origine de l'anticorps monoclonal, et parfois son indication. Il faut savoir individualiser :

– le suffixe -mab pour *monoclonal antibody* ;
– les 4 suffixes précisant leur nature : -momab : murins, -ximab : chimériques, -zumab : 90 % humanisés, -mumab : entièrement humains ;
– les préfixes -tu (action antitumorale, p. ex. panitumumab, pertuzumab ou rituximab), -li ou -lu (action immunologique, p. ex. omalizumab, bélimumab ou nivolumab)

Mécanismes d'action [4]

Les principales caractéristiques faisant d'un antigène *une cible d'intérêt* pour un ACM sont sa densité à la surface cellulaire, sa spécificité d'expression par les cellules d'intérêt (p. ex. tumorales) avec une faible expression sur les autres cellules et le taux limité de cible soluble. Les mécanismes d'action des anticorps monoclonaux peuvent être *directs* ou *indirects* (fig. 22.2 et 22.3). Un même anticorps monoclonal peut engendrer plusieurs effets.

Effets directs

Ils sont liés à la fixation du fragment Fab de l'anticorps monoclonal sur l'antigène (fig. 22.2). Les différents types d'ACM disponibles se distinguent selon la localisation de l'antigène ciblé. Si la cible est soluble (toxine, cytokine, virus, etc.), l'ACM est dit *neutralisant* (p. ex. le *sécukinumab* ciblant l'IL-17A circulante ou le *bévacizumab* ciblant le VEGF soluble). Si la cible est membranaire, l'ACM est dit *neutralisant/antagoniste ou cytotoxique* (p. ex. le *nivolumab* ciblant PD-1, le *rituximab* ou le *trastuzumab* inhibant respectivement les

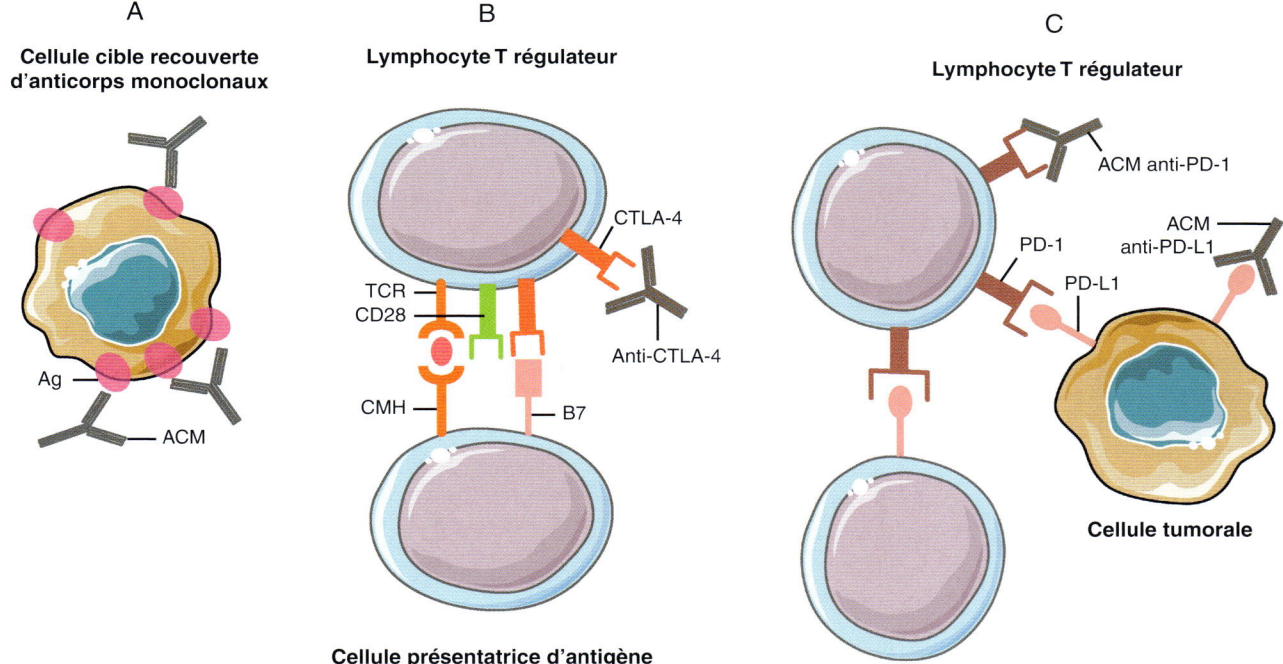

Fig. 22.2 Effets directs des anticorps monoclonaux.
Reconnaissance spécifique d'antigènes solubles ou exprimés à la surface des cellules cibles, conduisant à une cascade de signalisation entraînant la mort des cellules cibles (en général par apoptose) (a) ou une neutralisation de l'antigène (b et c).
b. Ciblage de molécules « checkpoints » de type CTLA-4 exprimées à la surface des lymphocytes T. CTLA-4 se lie au récepteur B7 exprimé à la surface des cellules présentatrices d'antigène. Il interfère ainsi avec le complexe CD28-B7 (signal costimulateur nécessaire à la présentation de l'antigène par le complexe TCR-CMH), inhibant l'activation des lymphocytes T. L'anticorps monoclonal (ACM) anti-CTLA-4 (ipilimumab) bloque la liaison CTLA-4 – B7, restaurant alors l'activation des lymphocytes T. Cet anticorps peut également se fixer, *via* son fragment constant, au récepteur spécifique (RFc) exprimé sur des cellules effectrices. Cela entraîne alors une cytotoxicité cellulaire dépendante de l'anticorps (ADCC) des cellules T régulatrices exprimant CTLA-4.
c. Ciblage de molécules « checkpoints » de type PD-1/PD-L1. PD-1 est exprimé à la surface des lymphocytes T et, *via* sa liaison à son ligand PD-L1 lui-même exprimé à la surface de cellules tumorales ou de certaines cellules immunitaires, induit une « tolérance immunologique à la tumeur » par ces lymphocytes. Ainsi, le complexe PD-1 – PD-L1 joue un rôle clé dans l'échappement immunitaire tumoral ; le ciblage de ce complexe par des anticorps monoclonaux spécifiques anti-PD-1 (nivolumab, pembrolizumab) ou PD-L1 (atézolizumab) conduit à une réorientation cytotoxique de la réponse T lymphocytaire contre les cellules tumorales.

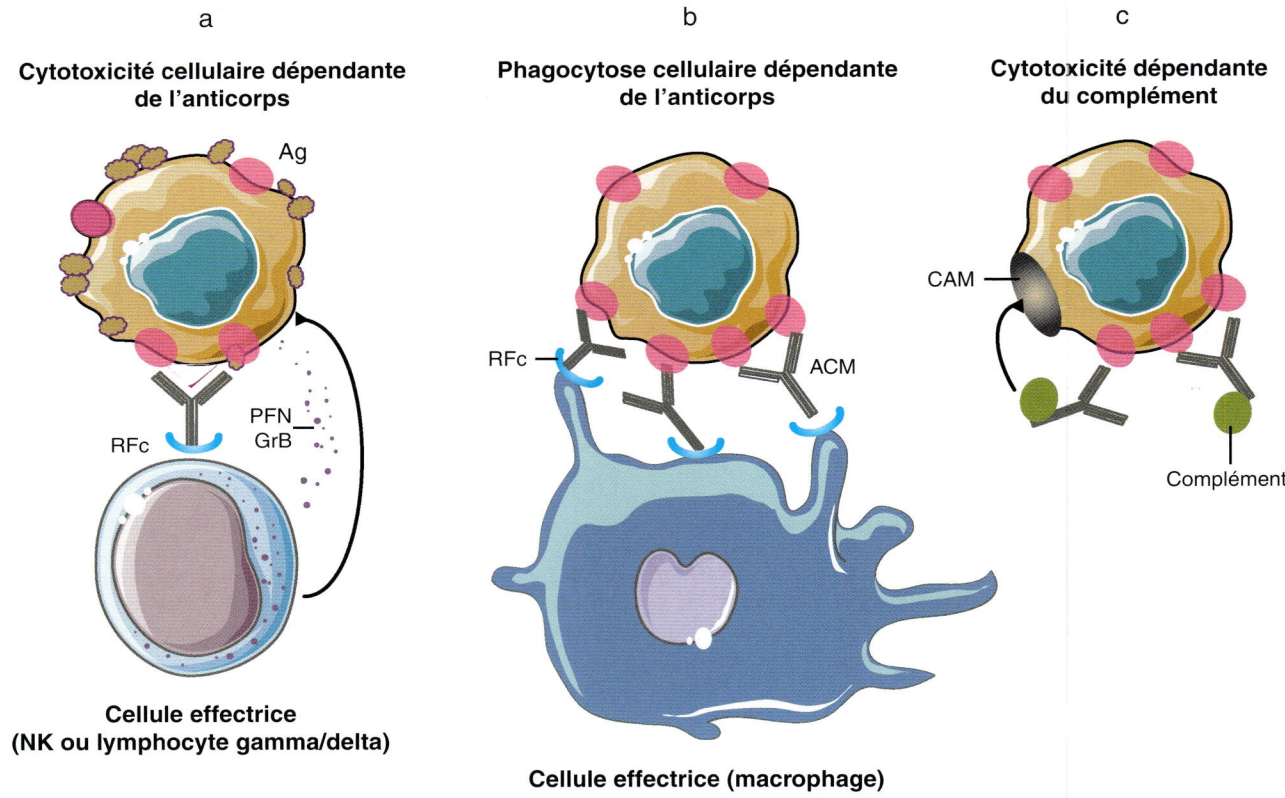

Fig. 22.3 Effets indirects des anticorps monoclonaux.
a. Cytotoxicité cellulaire dépendante de l'anticorps (ADCC) induite par la liaison du fragment constant de l'anticorps monoclonal au récepteur spécifique (RFc) exprimé à la surface de certaines cellules immunitaires telles que les lymphocytes T de type gamma/delta ou les cellules NK. Ce mécanisme conduit à l'activation des cellules immunitaires puis à la lyse de la cellule cible par libération de granules cytotoxiques contenant perforine (PFN) et granzyme B (GrB).
b. Phagocytose cellulaire dépendante de l'anticorps (ADCP) induite par la liaison du fragment constant de l'anticorps monoclonal au récepteur spécifique (RFc) exprimé à la surface de cellules phagocytaires de type macrophage.
c. Cytotoxicité dépendante du complément (CDC) : lyse de la cellule cible par liaison du complément au fragment constant de l'ACM, conduisant à la formation du complexe d'attaque membranaire (CAM).

récepteurs CD20 et HER2). L'ACM se lie à la cible *via* son fragment *Fab*, pouvant conduire alors à :
– une cascade de signalisation intracellulaire engendrant la mort cellulaire par apoptose (p. ex. le *rituximab*, anti-CD20) ;
– un blocage du ligand (p. ex. le *pembrolizumab*, anti-PD-1) ;
– une inhibition de la dimérisation du récepteur (p. ex. le *cétuximab*, anti-EGFR, ou le *trastuzumab*, anti-HER2) ou une neutralisation de l'antigène soluble (p. ex. l'*omalizumab*, anti-IgE ou le *sécukinumab* ciblant IL-17A).

Effets indirects

Ils sont induits par le fragment constant de l'anticorps monoclonal (fig. 22.3). Ils peuvent être de plusieurs types :
– une action cytolytique, lorsque le fragment constant de l'ACM se lie au complément et active le complexe d'attaque membranaire. On parle ici de *cytotoxicité dépendante du complément* (CDC) ;
– une action cytotoxique lorsque le fragment constant se lie au récepteur spécifique (RFc) exprimé à la surface de cellules immunitaires telles que les cellules NK et les lymphocytes T gamma/delta. On parle alors de *cytotoxicité cellulaire dépendante de l'anticorps* (ADCC) ;
– une action phagocytaire, lorsque le fragment constant se lie au RFc exprimé à la surface de cellules phagocytaires de type monocytes/macrophages. On parle alors de *phagocytose cellulaire dépendante de l'anticorps* (ADCP).

Par exemple, si les effets cytolytiques sont prioritairement recherchés, le choix d'une IgG1 est à privilégier étant donnée sa liaison optimisée au C1q (activation de la voie classique du complément) et aux RFc. Si les effets cytolytiques ne sont pas souhaités, il vaut mieux s'orienter vers une IgG2 ou IgG4.

Les différents types d'anticorps monoclonaux

Les anticorps monoclonaux peuvent également être considérés comme *nus* ou *armés* (ou anticorps conjugués). La grande majorité des anticorps monoclonaux utilisés en dermatologie ou en oncologie sont nus.

Anticorps monoclonaux nus : quelques exemples

Anticorps nus en oncodermatologie (*cf.* tableau 22.14)

Rituximab. Le *rituximab* est un anticorps monoclonal chimérique anti-CD20, de type IgG1, principalement indiqué dans le traitement des lymphomes non hodgkiniens de type B mais également dans certaines formes de lymphomes B cutanés ou de maladies bulleuses auto-immunes sévères [5]. Cet anticorps monoclonal peut agir de façon directe ou indirecte [6]. Tout d'abord, le *rituximab* – via sa liaison directe au récepteur CD20 exprimé à la surface des lymphocytes B – est capable d'activer certaines voies de signalisation pro-apoptotiques et/ou d'inhiber des voies de signalisation pro-survie, conduisant *in fine* à un effet direct cytotoxique [7, 8]. De plus, trois types d'effets indirects ont été aussi rapportés :
– une *cytotoxicité dépendante du complément,* due à la liaison du complément au fragment constant de l'ACM ;
– une *cytotoxicité cellulaire dépendante de l'anticorps,* due à la liaison du fragment constant aux récepteurs spécifiques exprimés à la surface de cellules immunitaires cytotoxiques de type NK [9] ;

– et *une phagocytose cellulaire dépendante de l'anticorps*, secondaire à la liaison du fragment constant aux récepteurs spécifiques exprimés à la surface de macrophages [10].

Enfin, le rituximab peut induire un phénomène rare appelé *trogocytose*, correspondant à des échanges de membranes entre cellules cibles et cellules effectrices [11].

Cétuximab. Le cétuximab est un anticorps chimérique IgG1 antagoniste de l'*Epidermal Growth Factor* (EGF), empêchant ainsi sa liaison à son récepteur (EGFR). Il inhibe par conséquent la dimérisation et l'activation de ce récepteur à activité *tyrosine-kinase*. Il peut également favoriser l'internalisation de l'EGFR, diminuant ainsi son expression à la surface cellulaire. Quel que soit le mécanisme d'action, le cétuximab induit une inhibition de la signalisation en aval du récepteur EGF (voies de signalisation *ERK, MAPK, PI3K/AKT, JAK/STAT*), conduisant à un arrêt de la prolifération cellulaire, une activation de voies pro-apoptotiques, une diminution de l'angiogenèse (synthèse de VEGF) et de l'expression des métalloprotéases, limitant ainsi la diffusion des cellules tumorales. Il a aussi démontré une activité indirecte du cétuximab, par *cytotoxicité cellulaire dépendante de l'anticorps* (ADCC) *via* le recrutement de cellules NK mais aussi par trogocytose [11, 12]. Le cétuximab est actuellement enregistré dans différentes indications oncologiques (cancer colorectal et carcinome épidermoïde ORL avancés) et est parfois utilisé dans certaines formes de *carcinomes épidermoïdes cutanés* avancés [13, 14].

Inhibiteurs de checkpoints immunologiques. L'*ipilimumab*, ciblant CTLA-4, est enregistré dans le mélanome localement avancé ou métastatique. Il en est de même des anticorps monoclonaux inhibant PD-1 (*pembrolizumab, nivolumab*). Le *nivolumab* est aussi indiqué dans certaines formes de cancers bronchiques. Les anti-PD-1 sont également en cours d'évaluation dans de nombreuses autres indications oncologiques, tout comme les anti-PD-L1. Le mécanisme d'action de ces molécules est détaillé figure 22.2.

Anticorps nus en dermatologie (*cf.* tableau 22.15)

Infliximab. L'infliximab est un anticorps monoclonal chimérique de type IgG1, qui cible *le TNF-α soluble et membranaire*. Il peut avoir une action antagoniste directe de neutralisation *via* la liaison de son fragment *Fab* à l'antigène ou une action indirecte cytolytique, *via* la liaison de son fragment constant au complément (*cytotoxicité dépendante du complément*). L'infliximab est enregistré dans le traitement du psoriasis en plaques, du rhumatisme psoriasique, de la spondylarthrite ankylosante/polyarthrite rhumatoïde et des maladies inflammatoires du tube digestif. Il est également utilisé dans un certain nombre de maladies dermatologiques sévères [5, 15, 16].

Sécukinumab. Le sécukinumab est un anticorps entièrement humain de type IgG1, neutralisant, qui cible l'IL-17A circulante et empêche sa fixation à son récepteur. Cette cytokine, sécrétée principalement par les lymphocytes T helper 17 (Th17), joue un rôle clé dans la cascade inflammatoire du psoriasis (axe IL-23-Th17), notamment en favorisant le chimiotactisme des polynucléaires, l'expression de différents médiateurs inflammatoires et l'hyperprolifération kératinocytaire [17, 18]. Le sécukinumab est aujourd'hui enregistré dans le psoriasis en plaques. Sa place dans le traitement du rhumatisme psoriasique ou d'autres maladies inflammatoires comme la spondylarthrite ankylosante n'est pas encore déterminée.

L'*ixékizumab*, anticorps monoclonal Ig4 humanisé, présente un mécanisme d'action similaire. Le *brodalimumab*, dont le développement a été récemment interrompu, inhibe quant à lui directement le récepteur de l'IL-17A.

Omalizumab. L'omalizumab est un anticorps monoclonal IgG1 humanisé, neutralisant, qui reconnaît spécifiquement les IgE circulantes. Il agit en se fixant sur le domaine de liaison au récepteur (Cε3) localisé sur la partie constante de l'IgE soluble. Il bloque ainsi son interaction avec son récepteur spécifique de haute affinité (FcεRI I) exprimé à la surface des mastocytes et des basophiles [19]. Il en résulte une diminution de la dégranulation de ces cellules pro-inflammatoires et du relargage secondaire des différents médiateurs impliqués dans la réponse allergique (leucotriènes, histamine, cytokines, etc.). Il apparaît également capable d'induire une diminution de l'expression de *FcεRI* [20] et de la production d'IgE par fixation à la surface des lymphocytes B [21]. L'omalizumab est actuellement enregistré dans certaines formes d'asthme sévère et d'urticaire chronique spontanée [22]. Son intérêt dans d'autres maladies dermatologiques chroniques comme la mastocytose ou la dermatite atopique est toujours en cours d'évaluation [5, 19].

Dupilumab. Le dupilumab est un anticorps monoconal contre le récepteur de l'interleukine 4 (IL-4R) qui inhibe la voie de signalisation IL-4 et IL-13 impliquée dans la dermatite atopique (*cf.* chapitre 5-2). Il est actuellement en phase III de développement dans la dermatite atopique.

Anticorps monoclonaux bispécifiques.
Outre les anticorps monospécifiques précédemment décrits, il existe aussi des *anticorps monoclonaux bispécifiques* (encore appelés bifonctionnels), composés de fragments de deux ACM différents reconnaissant deux antigènes différents. En cancérologie, en général, un ACM bispécifique reconnaît avec un bras un épitope spécifique de la cellule tumorale, et de l'autre un récepteur activateur de cellules immunitaires. Un « ciblage » du système immunitaire contre la cellule tumorale est ainsi favorisé. À tire d'exemple, citons le *blinatumomab*, un anticorps monoclonal anti-CD3 (lymphocytes T)/CD19 (cellules de la lignée B). Il est utilisé dans le traitement de certaines formes de leucémies aiguës lymphoblastiques [23].

Ces ACM bispécifiques, bien qu'ayant des demi-vies réduites et devant être administrés en continu, présentent l'immense avantage d'être beaucoup moins activateurs d'une réponse immune non spécifique. Pour le moment, aucun anticorps monoclonal de ce type n'a été rapporté dans le traitement de pathologies dermatologiques.

Anticorps monoclonaux armés

Plusieurs couplages peuvent être envisagés selon le type d'action recherché, le plus souvent avec des molécules radioactives ou cytotoxiques.

Anticorps monoclonaux radioconjugués.
L'objectif est ici d'épargner les cellules saines voisines de l'action radiotoxique du radio-isotope [24]. L'optimisation d'une fenêtre thérapeutique très étroite pour l'utilisation de *radio-immunoconjugués* requiert un choix judicieux de l'anticorps monoclonal, du radio-isotope et du procédé chimique permettant de lier les deux. L'expérience montre que les radio-immunoconjugués dirigés contre les tumeurs solides (rein, foie) peuvent être de bons agents diagnostiques mais ont un effet thérapeutique limité du fait de la radiorésistance des tumeurs [25]. Le lymphome est cependant adapté à l'utilisation de la radio-immunothérapie, du fait de la grande disponibilité et de la spécificité de la cible (CD20) ainsi que de sa radiosensibilité. Un anticorps monoclonal de ce type est disponible pour le traitement de certaines formes de lymphomes folliculaires CD20+ (*ibritumomab tiuxetan*) [26]. Malgré une efficacité clinique intéressante et une toxicité limitée, l'utilisation des radio-immunoconjugués reste cependant modeste du fait de la complexité logistique à mettre en place ces traitements et de l'émergence d'un grand nombre de nouvelles thérapies plus faciles d'utilisation.

Anticorps monoclonaux glycoconjugués.
Il existe également des anticorps monoclonaux conjugués à des *chimiothérapies cytotoxiques*. Pour être actifs, ils doivent se lier à l'antigène de surface, entrer dans la cellule par endocytose, et migrer jusqu'à l'endroit où ils détruiront la cellule [27]. Le choix de la cible et de l'ACM idéal répond à des critères différents de ceux des ACM nus. Les antigènes

de surface doivent être exprimés à de faibles concentrations et la molécule liée à l'ACM doit posséder des propriétés d'internalisation importantes, contrairement aux ACM nus qui doivent rester en surface afin d'être reconnu par le système immunitaire [28]. De plus, le type de lien entre l'ACM et la molécule cytotoxique apparaît également capital, dans la mesure où la spécificité de l'ACM ne doit pas être altérée et où la molécule associée doit rester non toxique et stable dans la circulation tant qu'elle reste liée à l'ACM. La molécule ainsi « transportée » doit être uniquement libérée dans le compartiment subcellulaire approprié, lorsque l'ACM conjugué est internalisé dans la cellule cible [29]. Quelques anticorps glycoconjugués sont aujourd'hui disponibles (cf. tableau 22.14), par exemple :
– le *brentuximab*, anticorps monoclonal anti-CD30 couplé à la *vedotin*, un poison des microtubules qui, une fois libéré dans les cellules exprimant l'antigène CD30, induit l'arrêt du cycle cellulaire et la mort par apoptose. Il est aujourd'hui enregistré dans certaines formes de lymphomes CD30+ et en cours d'évaluation dans les lymphoproliférations cutanées CD30+ [30, 31] ;
– le *TDM-1*, qui associe le trastuzumab ciblant HER2 et l'agent cytotoxique *emtansine*. Il est enregistré dans certaines formes avancées de cancer du sein HER2+.

RÉFÉRENCES
1. Weiner L.M. et coll., *Nat Rev Immunol.* 2010, *10*, 317.
2. Köhler G. et coll., *Nature.* 1975, *256*, 495.
3. Gomez-Mantilla J.D. et coll., *J Pharmacokinet Pharmacodyn.* 2014, *41*, 523.
4. Weiner G.J., *Nat Rev Cancer.* 2015, *15*, 361.
5. Graves J.E. et coll., *J Am Acad Dermatol.* 2007, *56*, e55.
6. Cartron G. et coll., *Blood.* 2004, *104*, 2635.
7. Maloney D.G. et coll., *Semin Oncol.* 2002, *29*, 2.
8. Bezombes C. et coll., *Mol Cancer Res.* 2011, *9*, 1435.
9. Reff M.E. et coll., *Blood.* 1994, *83*, 435.
10. Leidi M. et coll., *J Immunol.* 2009, *182*, 4415.
11. Beum P.V. et coll., *J Immunol.* 2008, *181*, 8120.
12. Martinelli E. et coll., *Clin Exp Immunol.* 2009, *158*, 1.
13. Wollina U., *Expert Opin Biol Ther.* 2014, *14*, 271.
14. Reigneau M. et coll., *Br J Dermatol.* 2015, *173*, 527.
15. Bellodi-Schmidt F. et coll., *Pediatr Dermatol.* 2016, *33*, 18.
16. Sehgal V.N. et coll., *Indian J Dermatol.* 2014, *59*, 425.
17. Rothstein B. et coll., *Expert Opin Biol Ther.* 2016, *16*, 119.
18. Ritchlin C.T. et coll., *Curr Opin Rheumatol.* 2016, *28*, 119.
19. Babu K.S. et coll., *Expert Opin Biol Ther.* 2013, *13*, 765.
20. MacGlashan D.W. Jr et coll., *J Immunol.* 1997, *158*, 1438.
21. Chan T.W., *Nat Biotech.* 2000, *18*, 157.
22. Urgert M.C. et coll., *Br J Dermatol.* 2015, *173*, 404.
23. Topp M. et coll., *J Clin Oncol.* 2011, *29*, 2493.
24. Pouget J.P. et coll., *Nat Rev Clin Oncol.* 2011, *8*, 720.
25. Jain M. et coll., *Clin Cancer Res.* 2007, *13*, 1374.
26. Casadei B. et coll., *Cancer Med.*, 2016, *5*, 1093.
27. Ghetie V. et coll., *Pharmacol Ther.* 1994, *63*, 209.
28. Mathur R. et coll., *Am Soc Clin Oncol Educ Book*, 2013, EdBook_AM.2013.33.e103.
29. Shen B.Q. et coll., *Nat Biotechnol.* 2012, *30*, 184.
30. Kim Y.H. et coll., *J Clin Oncol.* 2015, *33*, 3750.
31. Duvic M. et coll., *J Clin Oncol.* 2015, *33*, 3759.

Inhibiteurs de kinases

S. Dalle, L. Thomas

Du fait de leur rôle crucial dans les voies de signalisations liées à la cancérogenèse, les kinases sont devenues des cibles thérapeutiques de choix. De multiples petites molécules inhibitrices (inhibiteurs de kinases) visent à rajouter un phosphate sur l'acide aminé *inhibant ainsi la phosphorylation de cet acide aminé et la transmission des signaux de prolifération cellulaire à l'intérieur de la cellule cancéreuse*. Depuis la mise sur le marché en 2001 de l'imatinib inhibant la protéine chimérique BCR-Abl dans le traitement de la leucémie myéloïde chronique, de l'ordre d'une trentaine d'inhibiteurs de kinases ont été développés dans de multiples indications [1]. Seules les molécules qui ont intérêt particulier pour le dermatologue soit de par leur indication thérapeutique, soit de par les effets secondaires induits sont décrites dans ce chapitre.

Inhibiteurs de sérine/thréonine-kinases

Inhibiteurs de BRAF

Environ 50 % des patients atteints d'un mélanome cutané métastatique présentent une mutation activatrice de la protéine BRAF. Il en découle une activation importante de la voie des MAP-kinases conduisant à une augmentation de la survie cellulaire et de la prolifération (fig. 22.4). La substitution V600E (remplacement d'une valine par une glutamine en position 600) dans le domaine kinase de la protéine BRAF représente 90 % de ces mutations. Le **vémurafénib** et le **dabrafénib** sont les molécules inhibitrices de BRAF ayant obtenu une AMM pour le traitement des patients atteints de mélanome métastatique et mutés pour BRAF. Il s'agit des premières thérapies ciblées visant une voie de signalisation intracellulaire ayant permis d'obtenir une prolongation de la survie dans cette indication. Lorsque le vémurafénib a été comparé dans le cadre d'un essai clinique randomisé à la dacarbazine, les survies globales étaient estimées respectivement à 13,6 et 9,7 mois [2]. Environ la moitié des patients répondent initialement aux inhibiteurs de BRAF, néanmoins la reprise évolutive de la maladie survient généralement dans les 5 à 6 mois suivant l'instauration du traitement. De multiples effets secondaires, dont une majorité sont d'expression cutanée, sont associés à la prise d'inhibiteurs sélectifs de BRAF (*cf. infra* « Effets secondaires des biothérapies »). La présence d'une forte hétérogénéité tumorale d'emblée ainsi que l'induction de multiples mécanismes d'échappement à l'inhibition sélective de BRAF expliquent les *phénomènes de résistance primaire et acquise à ce traitement en monothérapie*.

Si les mutations de BRAF sont fréquentes au cours du mélanome cutané, elles sont aussi régulièrement retrouvées et font l'objet d'évaluation chez les patients atteints de leucémies à tricholeucocytes, carcinome papillaire de la thyroïde et certaines histiocytoses dont *l'histiocytose langerhansienne* et la maladie d'Erdheim-Chester [3].

Inhibiteurs de MEK

MEK est une enzyme de la voie des MAP-kinases située en aval de BRAF (fig. 22.4). Il s'agit donc d'une cible intéressante à considérer pour inhiber cette voie de signalisation. Parmi les molécules développées pour inhiber spécifiquement MEK, le **tramétinib** et le **cobimétinib** ont obtenu leur AMM. Les inhibiteurs de MEK ont d'abord fait l'objet d'évaluations en monothérapie pour le traitement du mélanome métastatique avec des résultats plutôt inférieurs aux inhibiteurs de BRAF utilisés seuls. En raison des phénomènes de résistance survenant sous la seule inhibition de BRAF, ils ont rapidement été testés en combinaison avec les inhibiteurs de MEK. De fait, *l'association d'un inhibiteur de MEK à un inhibiteur de BRAF* permet d'obtenir à la fois un taux et une durée de réponse supérieurs à ceux observés lors de l'utilisation des inhibiteurs de BRAF en monothérapie. Ainsi à titre d'exemple, l'association dabrafénib (inhibiteur de BRAF) et tramétinib (inhibiteur de MEK) permet d'obtenir un taux de survie à 2 ans de 51 % *versus* 42 % dans le groupe tramétinib en monothérapie [4]. Si l'association permet dans une certaine mesure d'apporter une réponse aux phénomènes de résistance induits lors d'utilisation d'inhibiteurs de BRAF, nous assistons après quelques mois d'évolution favorable (un an environ) le plus souvent à une reprise évolutive du mélanome chez les patients traités.

Inhibiteurs de tyrosine-kinase

Les récepteurs aux tyrosines-kinases (RTK) sont des cibles potentiellement intéressantes car s'ils sont peu exprimés dans les tissus normaux, ils sont régulièrement surexprimés dans diverses maladies cancéreuses et participent à la prolifération tumorale. Parmi les différentes approches pour neutraliser ces récepteurs, les anticorps monoclonaux s'adressent d'ordinaire à leur compartiment externe alors que les petites molécules inhibitrices (TKI) s'intéressent à *leur domaine intracellulaire*. Si certains de ces TKI sont spécifiques

Principes thérapeutiques

Médicaments systémiques des dermatoses

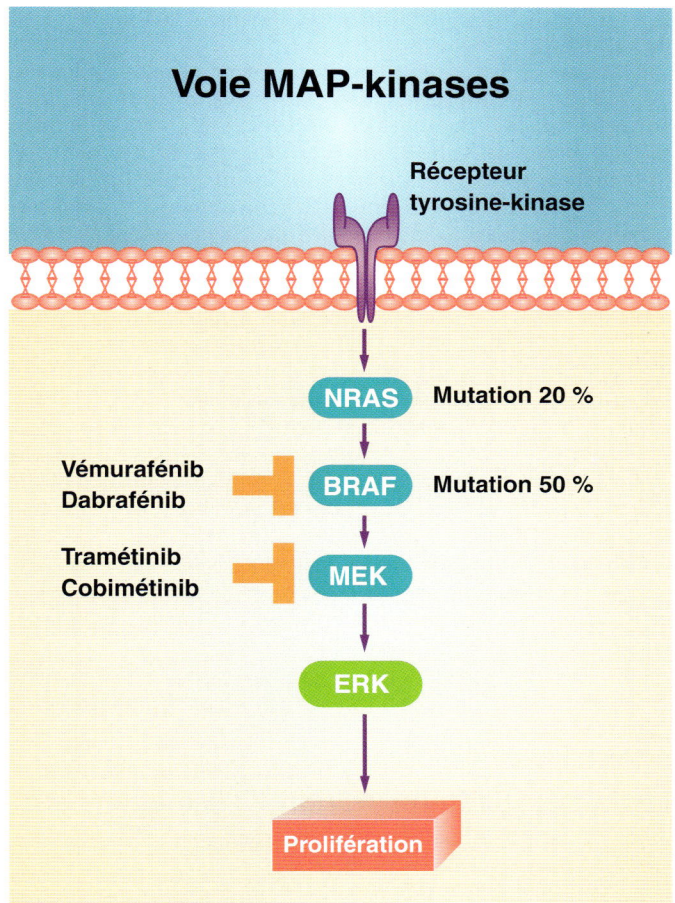

Fig. 22.4 Voie des MAP-kinases.

d'une cible, la majorité sont dits multicibles et vont pouvoir inhiber plusieurs RTK. Plusieurs de ces composés sont utiles à connaître du fait de leurs indications dermatologiques ou de leurs effets secondaires cutanés notables.

Inhibiteurs des tyrosines-kinases d'activité réversible

L'*imatinib* ciblant la protéine chimérique BCR-Abl impliquée dans la survenue de la leucémie myéloïde chronique a été le premier inhibiteur de kinases à obtenir une AMM. Outre BCR-Abl, l'imatinib agit aussi sur le *récepteur KIT* et les *récepteurs au PDGF*. Il est ainsi utilisé pour traiter la leucémie myéloïde chronique, les tumeurs stromales gastro-intestinales (GIST). Il a aussi fait l'objet d'essais thérapeutiques pour le traitement du *dermatofibrosarcome protubérant de Darier-Ferrand* (DFSP) qui exprime une protéine de fusion appelée COL1A1-PDGFB pouvant être ciblée par l'imatinib. Au cours de ces essais réalisés soit avant chirurgie, soit en cas de formes inopérables, environ un tiers des patients traités sont répondeurs à cette thérapeutique ciblée. L'utilisation de l'imatinib dans cette indication reste hors AMM.

La famille des **kinases JAK** (JAK1, JAK2, JAK3, TYK2) est impliquée dans de multiples voies de signalisation initiées par des cytokines ou récepteurs aux facteurs de croissance. Le *ruxolitinib* (inhibiteur de JAK1 et JAK2) a obtenu AMM pour le traitement des syndromes myéloprolifératifs, alors que le *tofacitinib* autorisé aux États-Unis pour le traitement de la polyarthrite rhumatoïde n'a pas été approuvé en Europe du fait d'effets secondaires hématologiques importants. Il est important de signaler que plusieurs patients atteints de *pelade* et traités par des inhibiteurs de JAK ont constaté une repousse très spectaculaire de leurs cheveux, ouvrant ainsi la voie à de nouvelles hypothèses physiopathologiques et perspectives thérapeutiques [5]

Les petites molécules inhibitrices du récepteur à l'EGF (EGFR) partagent avec les anticorps monoclonaux ciblant l'EGFR de multiples toxicités cutanées incluant une éruption papulo-pustuleuse du visage pouvant compromettre significativement la qualité de vie des patients traités.

Inhibiteurs des tyrosines-kinases d'activité irréversible

L'action irréversible d'inhibiteurs sur les fonctions tyrosines-kinases des cellules cibles laisse espérer une efficacité plus importante. Un nouvel inhibiteur de l'EGFR, l'*afatinib* était le premier membre de cette nouvelle famille de TKI rapidement suivi par l'*ibrutinib*. L'ibrutinib cible la tyrosine-kinase de Bruton, cette protéine est l'un des composants du récepteur des lymphocytes B (BCR). Le ciblage par l'ibrutinib de cette protéine a montré des résultats très intéressants dans le cadre de la leucémie lymphoïde chronique, de la maladie de Waldenström et du lymphome du manteau [6]. Son intérêt dans les lymphomes indolents notamment cutanés reste à démonter plus précisément.

RÉFÉRENCES

1. Wu P.T.E. et coll., *Trends Pharmacol Sci.* 2015, *36*, 422.
2. McArthur G.A. et coll., *Lancet Oncol.* 2014, *15*, 323.
3. Haroche J. et coll., *J Am Acad Dermatol.* 2015, *73*, e29.
4. Robert C. et coll., *N Engl J Med.* 2015, *372*, 30.
5. Xing L. et coll., *Nat Med.* 2014, *20*, 1043.
6. Wang M.L. et coll., *Blood.* 2015, 6, *126*, 739.

Immunoglobulines humaines polyvalentes

C. Bolac, C. Derancourt

Les immunoglobulines humaines polyvalentes intraveineuses (IgIV) sont dérivées du plasma, fractionnées à partir de «pools» issus de dons de sang. Initialement utilisées en immunothérapie substitutive pour les patients atteints d'immunodéficience primaire, leurs indications se sont désormais élargies à de nombreuses maladies dysimmunitaires et inflammatoires. En dermatologie, seules quelques indications sont formellement admises : purpura thrombopénique idiopathique, dermatomyosite, maladie de Kawasaki. Néanmoins, leur utilisation semble également intéressante dans plusieurs autres affections dermatologiques en cas d'échec des traitements conventionnels (notamment les dermatoses bulleuses). Elles ne sont habituellement pas prescrites en monothérapie en dermatologie, mais plutôt en combinaison avec des traitements immunosuppresseurs.

Mode d'action

Il n'existe pas de mécanisme univoque permettant à lui seul d'expliquer l'efficacité thérapeutique des IgIV. Il est vraisemblable que plusieurs mécanismes pourraient être impliqués.

Interaction avec les récepteurs pour les Fc. Le FcRn («n» pour néonatal) est exprimé par différentes cellules, dont les macrophages. La saturation des FcRn à la surface des macrophages par de fortes doses d'IgIV pourrait empêcher leur combinaison avec des auto-anticorps et donc favoriser leur catabolisme. Ce mécanisme pourrait expliquer l'efficacité des IgIV dans le purpura thrombopénique auto-immun.

Par ailleurs, les IgIV augmentent l'expression des FcRIIb à la surface des macrophages. Sous l'action de ce récepteur immunosuppresseur, les macrophages seraient moins actifs dans leur rôle de cellules présentatrices d'antigènes, ce qui permettrait de réguler négativement la réponse immune.

Interaction avec la voie d'activation du complément. L'activation du complément est dépendante de la présence de complexes anticorps-antigène et aboutit à la formation du complexe d'attaque membranaire visant la destruction de la cellule cible. Les IgIV atténuent les dommages cellulaires en fixant par leur fragment Fc les fragments C3b et C4b du complément en inhibant ainsi la formation du complexe d'attaque membranaire.

Neutralisation des anticorps pathogènes. Les IgIV pourraient neutraliser les autoanticorps pathogènes en entrant en compétition avec leurs antigènes cibles.

Effets cellulaires non liés aux FcR. on a rapporté la présence d'une activité anti-Fas dans les IgIV (CD95). La stimulation de ce récepteur induit l'apoptose des cellules T, *via* Fas, ce qui pourrait permettre l'élimination de lymphocytes autoréactifs [1].

Modulation de la production des cytokines. les Ig IV inhibent la production par les cellules dendritiques de cytokines de type Th1, notamment l'IL-12. En revanche, la sécrétion d'IL-10 est augmentée. Par ce biais, les Ig IV peuvent donc moduler la balance Th1-Th2.

Indications

Indications validées par des essais randomisés en double aveugle

Syndrome de Kawasaki [2]. L'association des Ig IV à raison de 2 g/kg en une fois à de l'aspirine à dose forte pendant la phase aiguë, puis à doses plus faibles ensuite diminue la fréquence de survenue des anévrismes coronariens.

Purpura thrombopénique idiopathique [3, 4]. Les indications sont plus larges chez l'enfant que chez l'adulte, ainsi que le purpura thrombopénique lié au VIH.

Dermatomyosite corticorésistante de l'adulte [5, 6]. L'efficacité des IgIV à raison de 2 g/kg/mois pendant 3 mois avec maintien d'une corticothérapie a été démontrée dans un essai contrôlé. Dans cette affection, les IgIV peuvent être utilisées pour induire une rémission, mais également pour permettre une épargne de corticostéroïdes ou d'autres immunosuppresseurs. Plusieurs études ouvertes indiquent l'intérêt des IgIV dans les dermatomyosites juvéniles.

Pemphigus vulgaire. Une étude randomisée [7] a prouvé l'efficacité de l'administration d'IgIV à la dose de 400 mg/kg/j pendant 5 jours en tant que thérapeutique adjuvante aux corticostéroïdes ou à d'autres immunosuppresseurs, en cas de réponse insuffisante à ces derniers. Néanmoins la place des IgIV reste à définir du fait de l'avènement d'autres thérapeutiques intéressantes comme le rituximab.

Autres utilisations en dermatologie

Il s'agit d'affections dans lesquelles aucune étude randomisée n'a été menée, mais pour lesquelles plusieurs observations ou quelques séries courtes semblent plaider en faveur de ce traitement dans les formes réfractaires aux thérapeutiques usuelles.

Sont concernées les *dermatoses bulleuses auto-immunes* (hors pemphigus vulgaire) : pemphigus foliacé, pemphigoïde cicatricielle, pemphigoïde bulleuse, l'épidermolyse bulleuse acquise, et à un degré moindre la dermatose à IgA linéaires et le pemphigus paranéoplasique (publications plus rares).

L'efficacité dans la *nécrolyse épidermique toxique (syndrome de Lyell)* reste controversée. Une première étude clinique ouverte chez 10 patients atteints de NET et recevant une dose de 2 g/kg d'Ig IV avait montré une évolution inhabituellement brève et favorable. Bien que pour certains experts, l'administration *précoce* d'IgIV *(à une dose totale de 3 g/kg répartie sur 3 ou 4 jours)* semble pouvoir bloquer le processus à son début, pour autres leur utilisation n'est pas validée [8, 9] ; le problème de la pratique d'études contrôlées dans ce contexte reste ouvert.

À l'instar de leur utilisation dans le syndrome de Kawasaki, les IgIV ont été utilisées dans *d'autres vasculites systémiques*, en particulier les syndromes de Wegener et de Churg et Strauss, mais le niveau de preuve de leur efficacité en est moindre. Notamment une revue systématique montre que l'adjonction d'IgIV à la combinaison corticothérapie-immunosuppresseurs n'apporte pas de bénéfice démontré dans la granulomatose avec polyangéite [10].

L'efficacité dans la *fasciite nécrosante* est également discutée, basée sur des cas cliniques et revues de la littérature ; en 2016, il n'y a pas de niveau de preuve suffisant pour les recommander dans cette affection [11].

Quelques publications anecdotiques concernent la dermatite atopique, l'urticaire chronique, la sclérodermie systémique, le lupus systémique, le *pyoderma gangrenosum*, le scléromyxœdème, le sclérœdème, le myxœdème prétibial, le prurigo nodulaire mais le niveau de preuve est trop faible pour pouvoir recommander le traitement par IgIV dans ces pathologies.

La *vasculite livédoïde* mérite peut-être d'être individualisée, puisqu'il existe quelques séries de cas avec une efficacité des IgIV et qu'il s'agit d'une affection assez réfractaire aux traitements conventionnels [11-13].

Dans les *autres vasculites* (vasculite à IgA, vasculite auto-immune secondaire, PAN), le niveau de preuve concernant leur efficacité est également faible.

Modalités d'administration – Posologie

Plusieurs spécialités sont actuellement disponibles en France (*cf.* tableau 22.22), il convient normalement de limiter l'utilisation la forme déplétée en IgA, aux patients ayant des anticorps anti-IgA, puisque cette spécialité est la seule à présenter un taux faible d'IgA. Il s'agit la plupart du temps de préparations liquides prêtes à l'emploi, administrées à l'aide d'un simple matériel de perfusion, muni d'un filtre le plus souvent fourni avec les IgIV.

De façon préalable au traitement, il convient de vérifier les fonctions rénales et hépatiques, la numération, les sérologies virales hépatiques et surtout de rechercher un déficit en IgA pouvant prédisposer à une réaction anaphylactique lors de l'administration des IgIV polyvalentes. La posologie est variable selon l'indication, allant 400 mg/kg/j pendant 5 jours jusqu'à 2 g/kg/j pendant 1 à 2 jours consécutifs tous les mois pour la plupart des dermatoses inflammatoires.

Généralement, la perfusion est débutée à une vitesse de 0,5 mg/kg/min pendant le 1er quart d'heure, puis peut être doublée chaque quart d'heure en l'absence de complication pour atteindre une vitesse maximale de perfusion de 9 g/h. Pendant la perfusion, des contrôles réguliers du pouls et de la pression artérielle sont nécessaires.

Effets secondaires

Ils sont détaillés dans le chapitre plus loin. La fréquence des effets secondaires dus au traitement est en diminution, grâce à l'amélioration de la qualité de ces produits et à une optimisation des modalités d'utilisation.

La plupart des effets secondaires surviennent pendant la 1re heure de perfusion et sont mineurs et transitoires. Ont ainsi été rapportés myalgies, céphalées, dorsalgies, bouffées de chaleur, troubles digestifs ou respiratoires et modifications des paramètres hémodynamiques. Selon leur importance, on peut les prendre en charge par diminution de la vitesse de perfusion, et si besoin par l'administration de corticoïdes, d'antihistaminiques, de paracétamol, voire d'adrénaline.

Rarement, des effets secondaires plus sévères peuvent survenir. Des réactions anaphylactiques ont été décrites en particulier chez des patients présentant un déficit en IgA sériques. Des cas de méningite aseptique, réversible, ont été rapportés. Des cas d'insuffisance rénale aiguë ou des aggravations de glomérulonéphrite ont été décrits, il convient donc d'adapter la posologie chez les insuffisants rénaux. Les complications hématologiques sont rares, à type d'anémie hémolytique à test de Coombs positif et de neutropénie transitoire, ainsi que les complications thromboemboliques (incluant AVC, thrombose veineuse profonde, embolie pulmonaire et infarctus du myocarde).

Sur le plan cutané, des réactions eczématiformes régressives notamment palmoplantaires ont été rapportées ainsi qu'un cas de syndrome Babouin.

Enfin, le risque de transmission d'agents infectieux est bien contrôlé depuis 1994 pour les hépatites et le VIH, mais ne peut être complètement exclu pour d'autres virus non enveloppés (comme le Parvovirus B19).

RÉFÉRENCES

1. Viard I. et coll., *Science*. 1998, *16*, 490.
2. Oates-Whitehead R.M. et coll., *Cochrane Database Syst Rev*. 2003, *4*, CD004000.
3. Dash C.H. et coll., *PLoS One*. 2014, *9*, e96600.
4. Parodi E. et coll., *Blood Transfus*. 2014, *12*, 340.
5. Dalakas M.C. et coll., *N Engl J Med*. 1993, *329*, 1993.
6. Wang D.X. et coll., *Clin Rheumatol*. 2012, *31*, 801.
7. Miyagawa S. et coll., *J Am Acad Dermatol*. 2009, *60*, 595.
8. Barron S.J. et coll., *Int J Dermatol*. 2015, *54*, 108.
9. Huang Y.C. et coll., *Br J Dermatol*. 2012, *167*, 424.
10. Fortin P.M. et coll., *Cochrane Database Syst Rev*. 2013, *1*, CD007057.
11. Wang J. et coll., *J Crit Care*. 2015, *30*, e9.
12. Kreuter A. et coll., *J Am Acad Dermatol*. 2004, *51*, 574.
13. Monshi B. et coll., *J Am Acad Dermatol*. 2014, *71*, 738.

Effets indésirables des biothérapies

V. Sibaud

Toxicités dermatologiques des thérapies ciblées antinéoplasiques

Données générales

Aujourd'hui, les thérapies ciblées représentent un des socles de la prise en charge de nombreux cancers, au même titre que la chimiothérapie ou la radiothérapie. C'est notamment le cas en oncodermatologie, avec le développement récent des inhibiteurs de BRAF, des anti-MEK, des inhibiteurs de checkpoints immunologiques ou de la voie Hedgehog.

Fréquence et spécificité. Si leur profil de tolérance peut être considéré comme favorable, ces nouveaux traitements peuvent induire des *toxicités relativement spécifiques*. Notamment, la toxicité dermatologique des thérapies ciblées est à la fois très fréquente et souvent très caractéristique et peut représenter le principal fardeau de la maladie oncologique. Cela concerne à la fois les anticorps monoclonaux (suffixe -*mab* ; voie parentérale) et les petites molécules inhibitrices de kinases, à activité intracellulaire (suffixe -*nib* ; voie orale). De par leur incidence élevée, certaines de ces manifestations dermatologiques doivent plutôt être considérées comme des effets attendus au traitement que comme de véritables effets indésirables.

Mécanismes. Si de réelles réactions immunoallergiques sévères sont rares mais toujours possibles, ces symptômes cutanés apparaissent surtout *classe- et dose-dépendants* et régressent le plus souvent à l'arrêt du traitement. Cette toxicité dermatologique est avant tout la *conséquence directe de l'inhibition, au niveau des cellules de l'épiderme (ou du derme et de ses annexes), des récepteurs et/ou voies de signalisation ciblées par ces molécules*. Par exemple, le récepteur à l'EGF (*Epidermal Growth Factor*), qui est exprimé physiologiquement au niveau des kératinocytes basaux et suprabasaux, joue un rôle pivot dans la croissance et la maturation des kératinocytes. Son inhibition à visée thérapeutique s'associe à une dérégulation significative de l'homéostasie cutanée et au développement de nombreux symptômes cutanés [1].

Principes de la prise en charge dermatologique. Ils reposent sur des traitements symptomatiques et, lorsque cela est nécessaire, sur une concession posologique ou un arrêt de la thérapie ciblée. Cependant, l'objectif principal dans ce contexte métastatique reste le maintien du traitement ciblé à doses efficaces malgré la toxicité, ce que permet en général une prise en charge dermatologique adaptée et proactive, associée à une éducation du patient. Comme pour toute toxicité induite par les traitements anticancéreux, ces effets indésirables dermatologiques doivent être systématiquement évalués selon la classification de la *National Cancer Institute* (NCI CTC adverse events Version 4, grades 1 à 5) (tableau 22.16) [2]. Cependant, d'autres critères doivent également être pris en compte avant toute prise de décision : l'intensité mais aussi la durée du symptôme, le pronostic global de la maladie, l'impact sur la qualité de vie ou la durée de traitement envisagé. Une communication étroite et régulière doit être établie entre le dermatologue et les équipes soignantes oncologiques afin d'optimiser la conduite à tenir. Le dermatologue joue un rôle majeur dans l'accompagnement de ces patients et le concept de soins de support oncodermatologique prend ici toute sa dimension [3].

Principales toxicités dermatologiques (tableau 22.17)

Éruption acnéiforme [4-7]. Elle s'observe surtout avec les *inhibiteurs du récepteur à l'EGF* ou apparentés (inhibiteurs mixtes HER ou erbB), les *inhibiteurs MEK* et plus rarement avec les *inhibiteurs mTOR*. Elle peut concerner 50 à 80 % des patients traités, selon les molécules. Elle se développe dans les premiers jours ou semaines de traitement, puis s'atténue progressivement et spontanément. Elle se présente sous la forme de *lésions folliculaires papulopustuleuses* monomorphes, qui se localisent préférentiellement sur les zones riches en glandes sébacées comme le visage, le cuir chevelu le torse (*cf.* fig. 15.42) ou le dos. Contrairement à l'acné, on n'individualise *pas de lésions rétentionnelles*. Au-delà de l'impact esthétique parfois majeur, les lésions s'accompagnent de signes fonctionnels souvent gênants (prurit, brûlure). Si les lésions sont initialement stériles, une surinfection à *staphylocoque aureus* n'est pas rare et doit être systématiquement prise en compte en cas de formes résistantes, sévères ou tardives [8].

La prise en charge repose sur une antibiothérapie locale (érythromycine) ou générale (doxycycline, lymécycline), en fonction de l'intensité. L'antibiothérapie peut être prescrite de façon préemptive (dès le début de la thérapie ciblée) ou réactive (dès l'apparition des lésions). Ce point n'est pas consensuel et l'attitude thérapeutique dépend de l'expérience de chaque équipe et du profil du patient traité. Une corticothérapie locale associée est souvent utile, permettant de limiter à la fois l'impact psychologique des lésions, souvent situées sur des zones cosmétiquement sensibles, et les signes fonctionnels. L'éducation du patient est également importante, incluant des mesures photoprotectrices (limitant les pigmentations résiduelles), l'application quotidienne d'émollients et éventuellement du maquillage médical.

Paronychies et granulomes pyogéniques [9]. Les inhibiteurs du récepteur à l'EGF ou apparentés (dans 25 % des cas), les inhibiteurs MEK et plus rarement les inhibiteurs mTOR sont là encore les principales molécules inductrices. Ils peuvent également s'observer avec le *vandétanib*, inhibiteur mixte de MET. Les lésions débutent de façon retardée par rapport à l'éruption acnéiforme,

Tableau 22.16 Exemples de toxicités dermatologiques selon la classification NCI-ctcae, version 4

Grades cliniques	Éruption acnéiforme	Syndrome mains-pieds	Alopécie
1	Papules et/ou pustules recouvrant < 10 % de la surface corporelle, associées ou non à du prurit ou une sensibilité cutanée	Modifications cutanées minimes (œdème, hyperkératose, érythème) sans douleurs	Perte de cheveux < 50 % et visible uniquement à l'examen attentif ; nécessité de changer de coiffure pour camoufler la chute de cheveux (sans perruque)
2	Papules et/ou pustules recouvrant 10 à 30 % de la surface corporelle, associées ou non à du prurit ou une sensibilité cutanée ; impact psychologique ; impact sur les activités instrumentales de la vie quotidienne	Modifications cutanées (p. ex. desquamation, saignements, bulles, œdème, ou hyperkératose) avec douleurs ; impact sur les activités instrumentales de la vie quotidienne	Perte de cheveux > 50 % ; perruque ou turban nécessaire pour camoufler la chute de cheveux ; impact psychologique
3	Papules et/ou pustules recouvrant > 30 % de la surface corporelle, associées ou non à du prurit ou une sensibilité cutanée ; impact sur les activités indispensables de la vie quotidienne ; associées à une surinfection bactérienne localisée nécessitant une antibiothérapie orale adaptée	Modifications cutanées sévères (p. ex. desquamation, saignements, bulles, œdème ou hyperkératose) avec douleurs ; impact sur les activités indispensables de la vie quotidienne	
4	Papules et/ou pustules quelle que soit la surface corporelle atteinte, associées ou non à du prurit ou une sensibilité cutanée, avec infection étendue nécessitant une antibiothérapie IV ; mettant en jeu le pronostic vital		

Le point-virgule signifie ou.

souvent plusieurs semaines après l'introduction. Initialement, il s'agit d'une inflammation des tissus périunguéaux (*paronychie*), qui prédomine aux doigts. Des bourgeons charnus se développent secondairement sur les bords latéraux après incarnation progressive de la tablette, donnant naissance aux *granulomes pyogéniques*. Ces derniers se localisent surtout sur les zones de contact, comme les pouces et les gros orteils, mais tous les doigts et orteils peuvent être potentiellement concernés. Ces lésions ne régressent pas spontanément et le fardeau est parfois très important pour le patient.

Le traitement peut être chirurgical avec matricectomie et *phénolisation*. L'attitude thérapeutique doit cependant être adaptée à la situation oncologique, au pronostic du patient et au nombre de lésions présentes. Des mesures intermédiaires peuvent être proposées, comme du *taping* ou la pose *d'orthèses podologiques* (en plot ou en résine), permettant de lever l'incarnation de la tablette unguéale. L'application locale de dermocorticoïdes, d'azote liquide ou de nitrate d'argent sur le bourgeon charnu est aussi utile.

Xérose, fissures et prurit. Une *xérose* progressive peut se développer avec de nombreuses thérapies ciblées [10]. Les formes les plus sévères concernent les patients traités pendant de nombreux mois, notamment avec les inhibiteurs EGFR (et apparentés) et les anti-MEK. Avec ces molécules, la xérose induite peut se compliquer *d'eczéma astéatosique* et surtout de *fissures douloureuses* qui prédominent en région talonnière et sur la pulpe des doigts. Un prurit est très fréquemment associé. Dès l'introduction du traitement, les patients doivent être éduqués à appliquer un émollient quotidiennement et à suivre des mesures hygiéniques adaptées.

Le traitement des fissures est souvent difficile et les lésions récidivent très fréquemment. L'application locale de *cyanoacrylate liquide* est sans doute la méthode la plus efficace pour soulager rapidement les patients.

Syndrome mains-pieds [5, 11, 12]. Il est associé aux thérapies ciblées multikinases à activité antiangiogénique (inhibition mixte des récepteurs PDGF et VEGF ; *sunitinib, sorafénib, régorafenib*) et aux inhibiteurs BRAF (*dabrafénib, vémurafénib*) ou c-MET (*vandétanib, cabozantinib*). Il concerne 10 à 60 % des patients traités, en fonction des molécules. Sa présentation clinique est assez caractéristique avec une atteinte bilatérale palmaire et/ou plantaire, débutant de façon précoce dans les premiers jours du traitement. Les lésions sont localisées préférentiellement sur les points d'appui et de contact, sous la forme *d'hyperkératoses douloureuses et inflammatoires*. Les régions les plus fréquemment concernées sont les talons, les bords latéraux des orteils, la palette métatarsienne et les zones palmaires de préhension. *Il diffère clairement du syndrome mains-pieds lié aux agents* cytotoxiques (capécitabine, doxorubicine liposomale, cytarabine, taxanes, etc.) qui est classiquement plus diffus et sans hyperkératose. L'impact fonctionnel varie, mais il est en général plus modéré avec les inhibiteurs BRAF alors que plus de 20 % des patients traités par régorafenib développent un grade 3 (*cf.* tableau 22.16).

La prise en charge est avant tout symptomatique, avec antalgiques, dermocorticoïdes puissants, kératolytiques topiques (urée ou acide salicylique) et lidocaïne 5 % en patch. *Une prise en charge podologique* est par ailleurs utile en dehors des poussées inflammatoires, permettant de traiter préventivement les points de contact plantaire et la mise en place de semelles de décharge. Une concession posologique ou un arrêt temporaire du traitement oncologique peut être nécessaire.

Lésions hyperkératosiques induites [7, 11]. Elles s'observent surtout avec les inhibiteurs BRAF (*dabrafénib, vémurafénib*) et dans une moindre mesure avec les inhibiteurs pan RAF (*sorafénib, régorafénib*). Ces lésions hyperkératosiques incluent principalement des papillomes verruqueux, des lésions kystiques, des hyperkératoses de contact mais aussi des *tumeurs épithéliales malignes* (kératoacanthomes et carcinomes épidermoïdes). Des lésions de *kératose pilaire* sont également possibles, parfois diffuses et associées à un prurit gênant. Les inhibiteurs c-KIT de 2e génération (*dasatinib, nilotinib*) peuvent également induire une kératose pilaire.

Modifications pigmentaires [13]. Cela concerne surtout les molécules ayant une activité inhibitrice sur *c-KIT* : inhibiteurs BCR-ABL (surtout de 1re génération, *imatinib*) et certaines molécules multikinases antiangiogéniques (*pazopanib, sunitinib, régorafenib*). On observe principalement une *dépigmentation induite*, qui peut concerner les phanères ou le tégument. Une *hypopigmentation*

Principes thérapeutiques 22-6
Médicaments systémiques des dermatoses

Tableau 22.17 Principales toxicités dermatologiques des thérapies ciblées antinéoplasiques

Familles thérapeutiques	Éruption acnéiforme	Syndrome mains-pieds	Paronychies et granulomes pyogéniques	Tumeurs épithéliales induites	Kératose pilaire	Alopécie	Photosensibilité	Fissures	Nævus induits	Œdèmes périphériques	Dépigmentation	Toxicités endobuccales
Anti-EGFR et apparentés												
Cétuximab, erlotinib, afatinib, gefitinib, lapatinib, panitumumab	+++		++			++[1]		++				Mucites limitées
Anti-MEK												
Cobimétinib, sélumétinib, tramétinib, pimasertib	++		++			++		++		++		Mucites limitées
Inhibiteurs mTOR												
Évérolimus, temsirolimus	+		+							+		Ulcérations aphtoïdes fréquentes
Antiangiogéniques multicibles												
Sunitinib		++				±				++	++	Langues géographiques, ulcérations aphtoïdes, hypersensibilité buccale
Sorafénib		++		+	++	+			++			
Pazopanib		±			++	++					++	
Régorafénib		+++		+	++	+			+		+	
Axitinib		++				±						
Inhibiteurs BCR-ABL												
Imatinib mésylate							+			++	++	Réactions lichénoïdes, pigmentation palatine
Nilotinib										+	±	
Dasatinib										+	±	
Inhibiteurs BRAF												
Vémurafénib		++		++	++	++	+++[3]		++[2]			Lésions hyperkératosiques
Dabrafénib		++		++	++	++			++[2]			
Inhibiteurs C-MET												
Vandétanib	+	+								+		Ulcérations aphtoïdes, hypersensibilité buccale
Cabozantinib		++									++	
Inhibiteurs Hedgehog												
Vismodégib, sonidégib						+++[4]						Dysgueusie, agueusie

1. Il s'y associe fréquemment une trichomégalie et une hypertrichose.
2. Également mélanomes induits.
3. Développement possible de *blue dots*.
4. Alopécie parfois permanente.

caractéristique des cheveux et des poils est notée par exemple chez la majorité des patients traités par pazopanib ou sunitinib. Elle doit être considérée comme un signe d'imprégnation à la molécule. Une hypopigmentation cutanée, parfois diffuse, est également possible avec le pazopanib ou l'imatinib (40 % des cas). Cette dernière diffère cliniquement des *réactions vitiligoïdes* induites par les inhibiteurs de checkpoints immunologiques (*ipilimumab, pembrolizumab, nivolumab*) (*cf. infra*). Le cabozantinib induit également des dépigmentations mixtes.

Alopécie et modifications des poils [6, 7]. Une alopécie progressive, non totale (grade 1), peut surtout se voir avec les inhibiteurs BCR-ABL de 2e génération (dasatinib, nilotinib), les inhibiteurs pan- et BRAF (*cf. infra*), les inhibiteurs MEK et les inhibiteurs de l'EGFR (et apparentés). Avec ces deux dernières familles thérapeutiques, il s'associe une modification marquée des cheveux qui deviennent plus frisés et plus cassants. Une *hypertrichose faciale* et une *trichomégalie ciliaire* sont également classiques.

Réactions immunoallergiques. Bien que rares, elles doivent être systématiquement considérées dans ce contexte. Il peut s'agir de réactions immédiates lors de l'injection d'anticorps monoclonaux ou de réactions retardées potentiellement graves (*syndrome de Stevens-Johnson ou de Lyell*, pustulose exanthématique aiguë généralisée) qui ont été sporadiquement rapportées avec plusieurs inhibiteurs de kinases [14], notamment les inhibiteurs BRAF [15]. Il peut se discuter au cas par cas de réintroduire la molécule, uniquement en milieu spécialisé et en cas d'absence d'alternative thérapeutique (protocoles de *désensibilisation rapide*).

Autres toxicités dermatologiques. De nombreux autres symptômes peuvent également s'observer, notamment : une *inflammation génitale* avec le sunitinib ou le cabozantinib, le développement de *blue dots* avec le vandétanib, des *hémorragies sous-unguéales filiformes* avec les antiangiogéniques multikinases, des œdèmes périorbitaires ou périphériques (imatinib, sunitinib, inhibiteurs MEK et mTOR), un érythème facial (sorafénib), une photosensibilité (vandétanib, vémurafénib), des nævus induits avec les inhibiteurs pan ou BRAF [16] et des *lésions muqueuses* particulières. Des éruptions cutanées polymorphes (psoriasiformes, eczématiformes, pityriasis rosé-like, lichénoïdes) sont possibles avec certaines de ces molécules, notamment l'imatinib ou les inhibiteurs mTOR.

Thérapies ciblées dans le mélanome métastatique

Les progrès considérables accomplis dans l'individualisation des différents mécanismes moléculaires impliqués dans le mélanome ont permis la mise à disposition de nouvelles molécules ciblées qui améliorent significativement la survie sans récidive ou globale des patients atteints. Ces traitements, de par leurs mécanismes d'action particuliers, s'associent toutefois à un nouveau profil d'effets indésirables qui sont à la fois fréquents et souvent spécifiques. Il s'agit le plus souvent d'un effet-classe, propre à chaque famille de molécules. Il faut cependant noter qu'il n'y a actuellement pas d'études cliniques disponibles comparant deux molécules d'une même famille (comparant par exemple les inhibiteurs BRAF vémurafénib et dabrafénib, les anti-PD-1 nivolumab et pembrolizumab ou les combinaisons d'anti-MEK et anti-BRAF). L'analyse de la toxicité de ces nouvelles thérapies ciblées utilisées dans le mélanome métastatique provient avant tout de comparaisons indirectes.

Inhibiteurs BRAF

Les inhibiteurs de *sérine-thréonine kinase* ciblant BRAF (vémurafénib, comprimés à 240, 960 mg 2 fois/j ; dabrafénib, gélules à 75 mg, 150 mg 2 fois/j) représentent le traitement de 1re intention chez les patients porteurs de la mutation BRAF V^{600} (40 à 60 % des cas). Ils possèdent un profil de toxicité tout à fait particulier, dominé par les manifestations dermatologiques qui s'observent chez la très grande majorité des patients traités.

Toxicités systémiques [17-25]

Symptômes généraux. Une asthénie est notée dans plus de 30 % des cas. Une diarrhée est également souvent présente (14-38 %), tout comme des céphalées, nausées ou vomissements.

Symptômes rhumatologiques. Des *arthralgies inflammatoires* sont associées dans 25 à 50 % des cas. Volontiers invalidantes, elles peuvent représenter la principale plainte du patient. Il peut s'y associer parfois une capsulite rétractile de l'épaule ou un aspect de pseudo-Dupuytren. Leur incidence est plus élevée avec le vémurafénib [25].

Symptômes ophtalmologiques. Une atteinte inflammatoire de la chambre antérieure est possible et des signes cliniques évocateurs d'*uvéite* doivent être systématiquement recherchés. Des atteintes plus sévères de type occlusion de la veine centrale de la rétine ont été sporadiquement rapportées.

Symptômes cardiologiques. Les inhibiteurs BRAF peuvent *allonger l'espace QT* (5 % des cas), de façon asymptomatique. Un électrocardiogramme doit être réalisé avant l'introduction du traitement, après 1 mois et en cas de modification du dosage. Le traitement doit être arrêté en cas d'allongement supérieur à 500 ms.

Pyrexie. Elle est plus fréquente avec le dabrafénib (> 25 %). Elle peut nécessiter une concession posologique et des mesures symptomatiques.

Autres. Une élévation asymptomatique des transaminases est fréquente avec le vémurafénib, prédominant sur les ALAT. Une toxicité rénale ou pancréatique est rare mais peut être très sévère. Une hypophosphatémie peut être observée avec le dabrafénib.

Toxicités dermatologiques [7, 15, 26-30]

Si les manifestations dermatologiques des inhibiteurs BRAF correspondent avant tout à *un effet-classe*, elles semblent un peu moins fréquentes avec le dabrafénib [24, 30], notamment les lésions tumorales ou hyperkératosiques induites et la photosensibilité. La mise en place d'un *suivi dermatologique mensuel* est nécessaire avec les deux molécules.

Papillomes verruqueux, kérato-acanthomes et carcinomes épidermoïdes. Ils représentent la toxicité la plus caractéristique des inhibiteurs BRAF. Selon les séries, 9 à 30 % des patients traités développent des tumeurs malignes, en général dans les 8 à 12 premières semaines. Les lésions bénignes de type *papillomes* sont encore plus fréquentes. Ces lésions sont secondaires à une activation paradoxale de la voie intracellulaire *MAP-kinase* dans les kératinocytes non porteurs de la mutation BRAF V^{600}, avec dimérisation des isomères RAF (BRAF-CRAF, CRAF-CRAF). Les lésions sont plus fréquentes chez les patients plus âgés, notamment sur les zones photo-exposées et en cas de mutations RAS associées [31]. Il est parfois difficile de différencier lésions bénignes et malignes et une analyse histologique est alors indispensable. La prise en charge est chirurgicale pour les *kératoacanthomes* et *carcinomes épidermoïdes*, sans modification du traitement ciblé. Une surveillance clinique rigoureuse est nécessaire.

Autres lésions hyperkératosiques induites. Elles dérivent du même mécanisme physiopathologique. Les manifestations sont très variées et communes, incluant principalement des lésions diffuses de *kératose pilaire* dans au moins un tiers des cas (parfois prurigineuses), des *hyperkératoses de contact* (notamment aréolaires), des kystes épidermiques ou miliaires (prédominant au visage) et des clous kératosiques palmaires. Une dyskératose acantholytique de type Grover peut se développer. *Une atteinte muqueuse hyperkératosique* est également possible, prédominant sur la lamina alba et la gencive marginale [32].

Syndrome mains-pieds. Également fréquent (25 % des cas), il est souvent plus caractéristique que symptomatique. Il présente le même aspect clinique que le syndrome mains-pieds observé avec les inhibiteurs de kinases à activité antiangiogénique (*cf. supra*) mais il est moins sévère, avec 1 % de grade 3.

Proliférations mélanocytaires. Elles sont également liées à une prolifération paradoxale des mélanocytes non porteurs de la mutation BRAF V^{600} [33]. Le développement précoce de *nævus éruptifs* est classique, fait d'éléments multiples monomorphes et le plus souvent de petite taille. Ils nécessitent une surveillance clinique et dermoscopique très régulière, de véritables *mélanomes induits* étant également possibles. L'incidence de ces derniers reste à préciser (1 à 21 % des patients traités en fonction des séries) [23, 24, 34]. À l'inverse, une régression de nævus préexistants et porteurs de la mutation V^{600} peut également s'observer.

Photosensibilité. Elle ne concerne quasi exclusivement que le vémurafénib (20 à 50 % des cas, 3 % de grade 3). Elle est précoce, dès les premiers jours de traitement. Elle peut être très invalidante et nécessiter un arrêt transitoire ou une concession posologique. Elle est avant tout induite par les UVA et les patients doivent être strictement éduqués avant le traitement, notamment aux *expositions indirectes* (pare-brise, parasol, etc.).

Radiosensibilisation aiguë. Les inhibiteurs BRAF peuvent accentuer la toxicité de la radiothérapie et des mesures de précaution doivent être instaurées lorsque ces deux modalités thérapeutiques sont associées. Elle apparaît plus fréquente avec le vémurafénib [35]. Des phénomènes de *radiation recall* sont également possibles tout comme une prolifération kystique post-radiothérapie.

Réactions immunoallergiques. Elles sont plus rares mais doivent être systématiquement évoquées en cas d'éruption diffuse. Il est parfois difficile de différencier dans ce contexte un véritable *exanthème maculopapuleux* d'une éruption diffuse et inflammatoire à point de départ périfolliculaire (« kératose pilaire-like ») [27]. Elles peuvent parfois nécessiter l'arrêt définitif du traitement ou une réintroduction prudente avec désensibilisation rapide, à décider au cas par cas. Un syndrome de Stevens-Johnson, une nécrolyse épidermique toxique ou un DRESS ont été également rapportés [15].

Autres. Une *alopécie* modérée (grade 1) est assez fréquente, associée à une modification de la tige pilaire qui devient plus ondulée ou frisée ; elle est souvent réversible malgré la poursuite du traitement. Le développement d'une *panniculite* n'est pas non plus exceptionnel. Un syndrome de Sweet a été rapporté.

Association inhibiteurs BRAF et anti-MEK

Les inhibiteurs BRAF sont aujourd'hui le plus souvent associés d'emblée avec un inhibiteur de sérine thréonine-kinase ciblant MEK 1/2 (*tramétinib*, *cobimétinib*), ce qui modifie le spectre des effets indésirables décrits précédemment. Les deux combinaisons thérapeutiques utilisées sont le tramétinib avec le dabrafénib et le cobimétinib avec le vémurafénib.

Selon les séries, l'incidence globale d'effets indésirables de grade supérieur ou égal à 3 avec ces combinaisons thérapeutiques est de l'ordre de 35 à 60 %. Un arrêt définitif du traitement est nécessaire dans plus de 10 % des cas (tableau 22.18). Ce chiffre est comparable pour les deux associations thérapeutiques et similaire à celui constaté avec le vémurafénib en monothérapie. Il est en revanche supérieur à celui observé avec le dabrafénib en monothérapie [19-21].

Tableau 22.18 Données globales de tolérance des inhibiteurs BRAF, MEK et de checkpoints immunologiques dans le mélanome métastatique [19-21, 41, 42, 44-48]

Molécules	Effets indésirables liés aux traitements (%)	Effets indésirables de grade ¾ (%)	Arrêt transitoire/ diminution liés à la toxicité (%)	Arrêt définitif lié à la toxicité (%)
Dabrafénib	96	37	33/13	5
Vémurafénib	96-98	58-63	39/56	12
Dabrafénib + tramétinib	91-95	35-52	49-55/25-33	9-13
Vémurafénib + cobimétinib	95	62	Non disponible	13
Pembrolizumab	79-80	10-13	Non applicable	4-7
Nivolumab	74-82	12-16	Non applicable	5-7
Ipilimumab	73-93	15-24	Non applicable	9-15
Ipilimumab + nivolumab	91-95	53-55	Non applicable	36-45

Toxicités systémiques [19-22, 36]

À la toxicité systémique des inhibiteurs BRAF précédemment décrite, se surajoute celle induite par les inhibiteurs MEK.

Rétinopathie séreuse [37]. C'est une complication classique des inhibiteurs MEK, plus fréquente avec le cobimétinib avec lequel elle est notée chez 20 % des patients traités (*choriorétinopathie* et/ou *décollement de rétine*) [19]. Son délai médian de survenue est d'un mois. Elle est le plus souvent d'intensité légère mais justifie un suivi ophtalmologique avant et pendant le traitement. Des atteintes ophtalmologiques graves sont possibles dans moins de 3 % des cas. Un décollement de rétine nécessite l'arrêt du traitement puis une concession posologique. *Une occlusion de la veine centrale de la rétine* contre-indique la reprise.

Altération de la fraction d'éjection ventriculaire. Elle apparaît chez 4 à 8 % des patients. Là aussi, les formes sévères sont rares mais une évaluation de la fraction d'éjection ventriculaire doit être systématiquement réalisée avant l'introduction d'un inhibiteur de MEK.

Pyrexie. La fréquence et la sévérité de la pyrexie apparaissent plus élevées en comparaison avec les inhibiteurs BRAF en monothérapie, notamment avec la combinaison dabrafénib/tramétinib où plus de 50 % des patients sont concernés (dont 5 % de grade 3) [20]. Le délai médian d'apparition est de 4 semaines. Les épisodes durent 2 à 3 jours et sont pris en charge de façon symptomatique. Elle peut représenter la principale cause de concession posologique ou d'arrêt du traitement [21].

Autres. Certaines toxicités sont significativement plus fréquentes ou ne se développent qu'en cas d'association avec les anti-MEK : diarrhée et vomissements, hypertension artérielle, *élévation des CPK*

(30 % avec l'association cobimétinib et vémurafénib), pneumopathie interstitielle, *œdèmes périphériques*, neutropénie ou augmentation des phosphatases alcalines et transaminases.

Toxicités dermatologiques

Les inhibiteurs MEK induisent également des symptômes dermatologiques particuliers, qui peuvent se surajouter à ceux précédemment décrits avec les inhibiteurs BRAF. Cependant, en bloquant en aval la voie MAP-kinase intracellulaire, les inhibiteurs MEK bloquent l'activation paradoxale intracellulaire observée avec les inhibiteurs BRAF en monothérapie (*cf. supra*). Les lésions hyperkératosiques et mélanocytaires induites ainsi que le syndrome mains-pieds [19-21] sont donc beaucoup moins fréquents mais également plus tardifs [30] lorsque l'inhibiteur BRAF est associé à un inhibiteur MEK.

La toxicité dermatologique des inhibiteurs MEK est globalement *comparable à celle décrites avec les inhibiteurs du récepteur à l'EGF ou apparentés* (*cf. supra*) [7, 22] : éruption acnéiforme, paronychies et granulomes pyogéniques, xérose cutanée et fissures talonnières ou digitales, modifications des cheveux et des poils (hypertrichose, trichomégalie, alopécie). Des œdèmes périphériques sont également possibles tout comme des exanthèmes morbilliformes. Cette toxicité dermatologique, notamment l'éruption acnéiforme, apparaît cependant moins fréquente et souvent moins sévère avec le cobimétinib ou le tramétinib utilisés en combinaison avec un inhibiteur BRAF en comparaison à celle classiquement observée avec les inhibiteurs MEK utilisés dans d'autres indications oncologiques [30].

Suivi pendant le traitement

Un traitement associant inhibiteurs BRAF et anti-MEK ne peut être débuté qu'après confirmation de la présence d'une mutation BRAF V[600] dans le tissu tumoral et réalisation d'un bilan préthérapeutique comprenant une évaluation cardiologique (avec électrocardiogramme et fraction d'éjection ventriculaire), une consultation ophtalmologique (acuité visuelle, tonométrie, fond d'œil), un bilan biologique (NFS-plaquettes, ionogramme sanguin avec magnésium, fonction rénale, albumine, bilan hépatique, CPK, cholestérol total/triglycérides, glycémie). Un examen dermatologique doit également être pratiqué, comprenant aussi théoriquement un examen endobuccal, pelvien et anal. On doit s'assurer d'une contraception efficace avec deux moyens contraceptifs, qui sera maintenue 4 (dabraféník) à 24 semaines (vémurafénib) après l'arrêt. Enfin, ces molécules peuvent interférer avec certains cytochromes (notamment CYP1A2, CYP 3A4, CYP2C8 et/ou CYP2D6) et des mesures de précaution sont nécessaires avec certains médicaments.

Les patients[3] doivent être suivis mensuellement avec examen dermatologique systématique, et de façon plus précoce en cas de toxicité. Le bilan cardiologique doit être renouvelé après 1 mois, puis tous les 3 mois en l'absence d'anomalies. Les dosages électrolytiques et les enzymes hépatiques doivent être également contrôlés tous les mois.

La gestion des toxicités dépend avant tout du grade clinique. En cas de toxicité de grade 1 ou 2 considérée comme tolérable, les traitements sont maintenus à la même dose. En cas de grade 2 jugé intolérable ou pour les grades 3/4, le médicament suspecté est en général arrêté jusqu'au retour à un grade 0 ou 1. Il peut ensuite être réintroduit à un palier inférieur, avec surveillance. Certains effets indésirables nécessitent parfois l'arrêt définitif en cas de récidives trop fréquentes (malgré la concession posologique) ou de critères de gravité. Il n'y a en revanche pas nécessité d'arrêter ou de diminuer à la fois l'inhibiteur BRAF et l'inhibiteur MEK si le symptôme est clairement attribuable à l'une ou l'autre des molécules de la combinaison (p. ex. épisode de photosensibilité avec le vémurafénib).

Inhibiteurs de checkpoints immunologiques
Données globales

Un grand nombre de tumeurs solides s'associe à un état de tolérance immunologique qui favorise la croissance et l'expansion tumorale.

L'inhibition de certains points de contrôle (*checkpoints*) immunologiques représente aujourd'hui une approche thérapeutique très innovante, permettant de réorienter le système immunitaire vers une *activité antitumorale cytotoxique* T-médiée. C'est notamment le cas dans le mélanome, où les inhibiteurs de checkpoints immunologiques ciblant CTLA-4 (*cytotoxic T-Lymphocyte-associated Antigen 4*; *ipilimumab* 3 mg/kg, 4 injections espacées de 3 semaines) ou PD-1 (*Programmed Death 1*; *pembrolizumab* 2 mg/kg toutes les 3 semaines, *nivolumab* 3 mg/kg toutes les 2 semaines) peuvent représenter aujourd'hui le traitement de 1re intention pour les formes avancées métastatiques (ou non résécables) non mutées BRAF. Même si ces nouveaux anticorps monoclonaux n'inhibent pas les mêmes cibles immunologiques, leur profil de toxicité est très comparable, avant tout lié à leur mécanisme d'action spécifique, et ils induisent surtout des effets indésirables de type *auto-immun* (*immune-related adverse events*) [38-40]. Toute partie de l'organisme peut être potentiellement concernée par cette «attaque immunologique» mais la peau, le tube digestif, le foie, les poumons et le système endocrinien sont les organes le plus souvent atteints. Malgré un temps de traitement plus court, ces effets indésirables immunologiques sont plus fréquents avec les anti-CTLA-4, notamment la diarrhée, l'asthénie, le *prurit*, l'atteinte hypophysaire et les *éruptions cutanées*. Ils ne présentent pas non plus la même *cinétique d'apparition*, les symptômes cutanés et digestifs se développant de façon plus précoce (< 2 mois) que ceux d'origine endocrinienne ou hépatique (> 2 mois) [39]. Cette toxicité particulière peut aussi apparaître de façon retardée, c'est-à-dire à distance de l'arrêt du traitement.

La tolérance des inhibiteurs de checkpoints immunologiques est globalement bonne. Le clinicien doit toutefois évoquer une toxicité d'origine immunologique devant tout symptôme se développant avec ces nouvelles molécules. La gestion de cette toxicité particulière repose sur *une prise en charge multidisciplinaire* organisée en réseau de soins, impliquant différents spécialistes (dermatologues, oncologues, endocrinologues, ophtalmologues, pneumologues, infirmières spécialisées) formés à ces effets indésirables potentiellement graves qui peuvent nécessiter l'arrêt temporaire ou définitif du traitement (tableau 22.18) [39, 40]. Le traitement des formes sévères (grades ≥ 2) inclut en général la suspension de l'immunothérapie (et non une diminution des doses), des mesures symptomatiques et l'introduction précoce d'immunosuppresseurs, en particulier une *corticothérapie* orale ou intraveineuse (0,5 à 2 mg/kg). Celle-ci est en général maintenue à fortes doses tant que les symptômes ne s'améliorent pas et est ensuite progressivement diminuée sur au moins un mois de traitement. L'immunothérapie peut alors être réintroduite (sans concession posologique) si les symptômes se sont amendés avec retour à l'état initial (*cf.* tableau 22.19). Un arrêt définitif du traitement est cependant nécessaire dans plus de 5 % des cas environ avec les anti-PD-1, plus fréquemment avec l'ipilimumab (tableau 22.18).

Notons enfin que cette toxicité apparaît classe-dépendante et ne dépend pas directement de la tumeur sous-jacente traitée. Très récemment, l'intérêt d'associer les anti CTLA-4 avec les anti-PD-1 a été évalué dans le mélanome métastatique [41, 42]. Une majoration significative de la toxicité a été observée, nécessitant l'arrêt du traitement dans plus d'un tiers des cas (tableau 22.18). De même, la place de ces traitements reste à déterminer dans le traitement adjuvant du mélanome. L'utilisation de l'ipilimumab (10 mg/kg en 4 injections puis tous les 3 mois) dans cette indication a été également associée à une toxicité plus importante, notamment sur les systèmes digestif et endocrinien (hypophysite, colite) [43]. Enfin, les anticorps monoclonaux ciblant le ligand de PD-1 (*anti-PDL-1*) sont également en cours d'évaluation dans différentes indications oncologiques, dont le mélanome. Ils présentent le même profil de toxicité.

Symptômes généraux

Quelle que soit la molécule, les patients traités rapportent fréquemment une *asthénie* (20 à 40 %), une anorexie, des céphalées, des nausées ou des arthralgies. Ces symptômes peuvent rester limités mais ils représentent parfois les signes précurseurs d'une atteinte

---

3. Sur les bases de l'ATU de cohorte de l'association cobimétinib + vémurafénib.

Principes thérapeutiques

Médicaments systémiques des dermatoses

immunologique plus sévère nécessitant une prise en charge spécifique. Par exemple, une fatigue progressive peut s'associer à une hypothyroïdie ou un hypopituitarisme d'origine immunologique.

Principales toxicités immunologiques [38-48]

Diarrhée/colite. La *diarrhée* (15 à 40 % des cas) représente une des principales toxicités des inhibiteurs de checkpoints immunologiques. Elle est cependant beaucoup plus fréquente avec l'ipilimumab [38]. Elle apparaît en général après 6 à 8 semaines de traitement. Dans ce contexte, toute symptomatologie diarrhéique doit systématiquement faire évoquer de principe une *colite* inflammatoire auto-immune, surtout si elle s'associe à des douleurs abdominales ou des saignements. Cette dernière est rapportée dans 8 à 12 % des cas avec l'ipilimumab (7 % grade ≥ 3) et 2 % avec les anti-PD-1. La colite peut être sévère avec risque de perforation (1 %), nécessitant alors l'arrêt du traitement, une réhydratation parentérale, la mise en place d'une corticothérapie à fortes doses et d'anti-TNF-α pour les formes résistantes (tableau 22.19). Une étiologie infectieuse doit être également éliminée, notamment une infection à *Clostridium difficile*.

Tableau 22.19 Exemple d'algorithme de prise en charge d'un effet indésirable immuno-induit par le nivolumab (diarrhée/colite inflammatoire)

Grade clinique diarrhée/colite inflammatoire	Prise en charge	Suivi
Grade 1		
Diarrhée : moins de 4 épisodes/j *Colite* : asymptomatique	– Continuer l'immunothérapie – Traitement symptomatique	– Surveillance rapprochée – Éduquer le patient à déclarer immédiatement une aggravation – Si aggravation : traiter comme un grade plus élevé
Grade 2		
Diarrhée : 4 à 6 épisodes/j, réhydratation parentérale nécessaire (< 24 h) *Colite* : douleurs abdominales ; sang dans les selles	– Décaler l'immunothérapie – Traitement symptomatique	– Si retour à grade 1 : reprendre l'immunothérapie – Si persistance plus de 5-7 jours ou récidive : corticothérapie IV à 0,5-1 mg/kg/j (ou voie orale) puis décroissance sur au moins un mois dès retour à grade 1. Antibiothérapie prophylactique à considérer. Puis reprendre l'immunothérapie – Si aggravation ou persistance > 3-5 jours malgré corticothérapie : traiter comme un grade 3/4
Grades 3-4		
Diarrhée : ≥ 7 épisodes/j ; incontinence fécale ; réhydratation parentérale ≥ 24 h ; interférant avec les activités instrumentales de la vie quotidienne *Colite* : douleurs abdominales sévères, intervention médicale nécessaire, signes péritonéaux (Grade 4 : perforation ; mise en jeu du pronostic vital)	– Arrêter le traitement par immunothérapie – Corticothérapie IV à 1 à 2 mg/kg/j – Antibiothérapie prophylactique contre les infections opportunistes – Envisager endoscopie basse	– Si amélioration : continuer les corticoïdes jusque grade 1 puis diminution des corticoïdes sur au moins 1 mois – Si persistance plus de 3-5 jours ou récidive après amélioration : traitement complémentaire par infliximab (5 mg/kg) en l'absence de perforation ou de sepsis

Thyroïdite. Il s'agit de l'atteinte immunologique la plus fréquente, une hypothyroïdie se développant entre 5 à 9 % selon les séries avec les anti-PD-1. Elle apparaît un peu moins fréquente avec les anti-CTLA-4. Elle est avant tout primitive, après agression immunologique de la glande thyroïde par les lymphocytes cytotoxiques. Elle peut être parfois secondaire à une hypophysite et le dosage de l'ACTH et de la TSH permet d'orienter le diagnostic. Une hyperthyroïdie est également possible mais elle apparaît moins fréquente.

Hypophysite. Elle est plus rare (< 1 % avec les anti-PD-1, 3 à 7 % avec l'ipilimumab) mais potentiellement plus sévère. Elle doit être recherchée de façon systématique devant tout symptôme évocateur, en complétant notamment l'examen clinique par une IRM. Une supplémentation hormonale est souvent nécessaire longtemps après l'arrêt du traitement.

Pneumopathie interstitielle. Elle s'observe dans 1 à 4 % avec les anti-PD-1. Elle nécessite une exploration pneumologique devant toute symptomatologie sévère ou persistante, avec scanner thoracique et lavage bronchoalvéolaire. Le traitement repose la aussi sur l'arrêt du traitement et une corticothérapie systémique à fortes doses.

Hépatite. Une élévation des transaminases est notée dans 1,5 à 5 % des cas.

Autres atteintes. Tous les organes peuvent être potentiellement concernés, comme les surrénales, le pancréas, le système neurologique (démyélinisation, syndrome de Guillain-Barré), les yeux (épisclérite, uvéite) ou les reins.

Toxicités dermatologiques [38-40, 49-51]

Ce sont les toxicités les plus fréquemment rapportées dans les études pivotales, même si elles restent le plus souvent d'intensité modérée (grades 1 et 2). Elles sont notées dans plus de 40 % des cas et sont là aussi avant tout d'origine immunologique [49]. Elles pourraient également représenter un marqueur indirect de réponse au traitement [51].

L'incidence globale de l'exanthème maculopapuleux est estimée à 24,3 % avec l'ipilimumab (2,4 % de grade ≥ 3) [50] ; il est un peu moins fréquent avec le pembrolizumab ou le nivolumab (15 à 20 %). Il apparaît cliniquement comparable avec l'ipilimumab et les anti-PD-1. Il se développe relativement rapidement (3-4 semaines) et prédomine sur le tronc et les extrémités. Sa présentation clinique est volontiers non spécifique mais le tableau est souvent dominé par le prurit qui peut être invalidant (10 à 20 %). Histologiquement, on individualise principalement un infiltrat lymphocytaire périvasculaire CD4+, avec éosinophiles et spongiose épidermique. *Une réaction lichénoïde* ainsi que le déclenchement ou l'aggravation d'un psoriasis peuvent également survenir [49]. Il apparaît donc nécessaire de réaliser une biopsie cutanée de façon systématique en cas d'éruption atypique, persistante et/ou sévère. Le traitement repose avant tout sur une corticothérapie locale mais une corticothérapie orale doit être associée pour les formes plus sévères (grade 3) ou résistantes (grade 2 non tolérable). L'arrêt du traitement est cependant rarement nécessaire.

Un vitiligo est fréquent [51], surtout avec les anti-PD-1 ou il peut se développer chez près de 10 % des patients traités pour un mélanome. Une dépigmentation des cils et des cheveux est également possible.

Une alopécie modérée est rarement notée mais des pelades, parfois très sévères, ont été décrites. Enfin, des dermatoses auto-immunes induites ont été aussi rapportées, principalement sou la forme d'une pemphigoïde bulleuse.

La muqueuse buccale peut également être concernée. Une xérostomie (« Sjögren-like ») ou une atteinte lichénoïde sont possibles [49].

Des réactions liées à la perfusion peuvent enfin s'observer. Il s'agit surtout de réactions d'hypersensibilité immédiate au moment de la perfusion de l'anticorps monoclonal.

Plus exceptionnellement, un syndrome de Stevens-Johnson ou de Lyell a été rapporté avec l'ipilimumab [39].

Thérapies ciblées dans le carcinome basocellulaire avancé

À ce jour, le *vismodégib* (gélules à 150 mg, 1 fois/j) est le seul *inhibiteur de la voie Hedgehog* à avoir obtenu son enregistrement en oncologie. Ses indications – strictes – sont le traitement du carcinome basocellulaire métastatique ou localement avancé ne pouvant être traité par chirurgie ou radiothérapie. Il cible le récepteur transmembranaire SMO (*smoothened*) afin de contrebalancer l'activation aberrante de la voie Hedgehog dans le carcinome basocellulaire, secondaire à la perte de la fonction inhibitrice de PTCH1 (*patched 1*) situé en amont.

Le vismodégib est associé à une toxicité non négligeable [52-56], directement liée à l'inhibition de la voie Hedgehog et donc à un effet-classe. Le *sonidégib*, en cours de développement, présente ainsi le même profil de tolérance. Quarante-trois à 52 % des patients sont concernés par des effets indésirables de grade 3 ou plus, avec une interruption du traitement nécessaire dans 12 à 36 % des cas selon la durée d'exposition [52-54]. Les toxicités les mieux individualisées sont les *spasmes musculaires*, l'*alopécie* (plus de 10 % de grade 2) et la *dysgueusie* dans plus de 60 % des cas ; une perte de poids, une asthénie, des nausées et une diarrhée sont notées dans 20 % à 50 % des cas. Les données intermédiaires de l'étude STEVIE (*SafeTy Events in Vismodegib*), réalisée sur une large population de patients traités et suivis au moins 12 mois, ont permis de mieux préciser le profil de toxicité du vismodégib [54] (tableau 22.20).

Tableau 22.20 Données de toxicité de l'étude STEVIE (population de 499 patients traités par vismodégib) [54]

Symptômes	Tous grades (%)	Grades ≥ 3 (%)	Temps médian d'apparition (mois)
Douleurs musculaires	64	8	2,8
Alopécie	62	–	5,6
Dysgueusie	54	2	6,5
Asthénie	28	<4	
Perte d'appétit	25	2	
Amaigrissement	33	<4	
Diarrhée	17	<1	
Nausées	17	<1	
Agueusie	22	<3	
Fatigue	16	<3	

Une aménorrhée persistante est également fréquente chez les femmes en âge de procréer [54, 55]. Il a été récemment suggéré que la toxicité hépatique du vismodégib était sous-estimée [57]. Une surveillance régulière du bilan hépatique est donc nécessaire, ainsi que de la natrémie. Quelques cas de carcinomes épidermoïdes cutanés ont été aussi rapportés.

Les symptômes apparaissent en général dans les 6 premiers mois [53, 54] et régressent le plus souvent en quelques semaines ou mois après l'arrêt du traitement. Il faut cependant souligner le risque avéré d'*alopécie persistante ou permanente* [58], dont l'incidence reste à préciser.

Enfin, étant donné le rôle primordial joué par la voie Hedgehog au cours de l'embryogenèse, l'utilisation du vismodégib est associée à un risque particulièrement élevé de *malformations néonatales* ou de mort embryofœtale. Le traitement doit donc être prescrit avec des précautions drastiques, en respectant le programme spécifique de *prévention de grossesse* qui doit être poursuivi 2 (chez l'homme) à 24 mois (chez la femme) après l'arrêt du traitement.

Thérapies ciblées dans le lymphome cutané

Ces anticorps monoclonaux, ciblant certains clusters de différenciation (CD) spécifiques des lymphocytes B ou T, présentent un profil de tolérance relativement similaire. Ils induisent cependant chacun des toxicités particulières (tableau 22.21).

Anticorps anti-CD20

Le *rituximab* est un anticorps monoclonal chimérique (humain/murin) ayant une très haute spécificité pour l'antigène transmembranaire CD20, exprimé par les lymphocytes pré-B et B [59]. La place de cette molécule dans ce chapitre est un peu artificielle puisque son utilisation dermatologique (hors AMM) dépasse clairement le lymphome B cutané : pemphigus vulgaris, autres dermatoses bulleuses auto-immunes, certaines formes résistantes de sclérodermie systémique, de lupus, de dermatomyosite ou de vasculites [60]. Les anticorps anti-CD20 de 2e génération (obitumumab, tositumomab, ofatumumab) n'ont en revanche pas été évalués en dermatologie.

Avec plus d'un million de patients traités dans le monde, la toxicité du rituximab est bien caractérisée et peut être considérée comme faible à modérée. Citons tout de même le risque infectieux qui apparaît augmenté, du fait du rôle des lymphocytes B dans la réponse immunitaire physiologique [59]. Si les principales données proviennent de son utilisation en hématologie (leucémie lymphoïde chronique, lymphomes non hodgkiniens folliculaires et diffus à grandes cellules B) ou rhumatologique (polyarthrite rhumatoïde, maladie de Wegener), on peut aujourd'hui considérer que sa tolérance est également bonne dans ses « indications » dermatologiques [60], avec moins de 5 % d'effets indésirables graves rapportés dans le pemphigus vulgaris [61]. Si la toxicité du rituximab dans cette dernière indication ne semble pas directement liée à la dose utilisée (p. ex. protocole lymphome *versus* protocole polyarthrite rhumatoïde), son association avec d'autres traitements immunosuppresseurs majore cependant l'incidence des effets indésirables sévères [62].

Réactions liées à la perfusion. Elles sont fréquentes, concernant plus de 50 % des patients dans les études pivotales hématologiques [63]. Une meilleure connaissance des modalités de perfusion et une prémédication systématique ont permis d'en réduire significativement l'incidence. Elles sont surtout présentes lors des premières injections et régressent ensuite [59]. Elles peuvent s'observer aussi lors des injections sous-cutanées. Il s'agit de réactions de type hypersensibilité immédiate (*hypotension*, malaise, frissons, dyspnée, fièvre, céphalées, angiœdème) mais il faut savoir évoquer un *syndrome de relargage cytokinique* (après 1 ou 2 heures) voire un *syndrome de lyse tumorale* qui sont possibles avec le rituximab [64]. Des atteintes cardiaques ont été également décrites (infarctus, troubles du rythme, AVC), notamment au moment de la perfusion. Une surveillance stricte est donc nécessaire.

Infections. Le risque infectieux doit être systématiquement pris en compte chez les patients traités par rituximab, notamment en cas d'association avec d'autres immunosuppresseurs. S'il s'agit le plus souvent d'infections peu sévères, l'incidence rapportée dans les populations hématologiques dépasse 30 %. Ce taux reste à déterminer dans les maladies auto-immunes, mais les infections sévères représentent tout de même la principale cause de décès sous traitement (<1 %) [61, 65]. Ces infections sont surtout d'origine bactérienne ou virale et concernent prioritairement les tractus

Principes thérapeutiques

Médicaments systémiques des dermatoses

Tableau 22.21 Anticorps monoclonaux anti-CD utilisés dans différentes formes de lymphomes cutanés

Molécules	Cibles	Voies d'administration	Indications dermatologiques (hors AMM)	Contre-indications	Principaux effets indésirables
Rituximab	CD20	Intraveineux Sous-cutané	Lymphome B cutané Pemphigus vulgaire Formes réfractaires de maladies bulleuses auto-immunes, réaction du greffon, dermatomyosite, sclérodermie, etc.	Hypersensibilité connue Infections sévères et évolutives Déficit immunitaire sévère Insuffisance cardiaque sévère ou maladie cardiaque non contrôlée	Réactions liées à la perfusion Syndrome de relargage cytokinique Infections Lymphopénies B, neutropénies tardives Maladies sériques Pneumopathies interstitielles
Brentuximab védotine	CD30	Intraveineux	Papulose lymphomatoïde Lymphome CD30+ Mycosis fongoïde et syndrome de Sézary	Hypersensibilité connue Utilisation concomitante de bléomycine	Neuropathies périphériques (60 %) Neutropénies (25 %) Infections Asthénie, arthralgies, fièvre Pneumopathies (SDRA), pancréatites
Alemtuzumab	CD52	Intraveineux	Mycosis fongoïde avancé Sezary	Hypersensibilité connue VIH+	Réactions liées à la perfusion Infections (> 60 %) Lymphopénies mixtes Maladies auto-immunes (thyroïde, purpura thrombopénique idiopathique)

pulmonaire ou urinaire ainsi que la peau et les tissus mous [66]. Des réactivations virales sont également possibles ainsi que des infections opportunistes. Par exemple, la survenue d'une *pneumocystose* n'est pas exceptionnelle, notamment en cas d'association à une corticothérapie, et fait poser la question d'une prophylaxie systématique [67]. De même, le risque de *leucoencéphalopathie multifocale progressive*, par réactivation du virus JC (virus ADN), est également établi [68]. Un dépistage des hépatites B/C, de la tuberculose, du VIH ou de foyers infectieux est également recommandé avant de débuter le traitement. Ce dépistage systématique est également applicable pour le traitement des maladies bulleuses auto-immunes [69]. Enfin, la mise à jour des vaccinations est nécessaire, sachant que les vaccins vivants sont contre-indiqués pendant le traitement. La surveillance de l'hémogramme et des taux d'immunoglobulines doit être régulière.

Lymphopénies. De par son mécanisme d'action, le rituximab induit une déplétion durable de la sous-population lymphocytaire B, sans impact sur la lignée plasmocytaire. Une hypogammaglobulinémie associée est rare mais le taux d'IgG peut être abaissé. Le taux de lymphocytes B se corrige progressivement en 6 à 12 mois après la fin du traitement [59, 60].

Neutropénies tardives. Il s'agit d'une complication bien identifiée du rituximab, définie par la survenue d'une neutropénie (grade 3/4) 4 semaines au moins après le dernier cycle. Il peut aussi s'agir d'une neutropénie persistante. Elles concernent jusqu'à 25 % des patients hématologiques et semblent moins fréquentes au cours des traitements des maladies auto-immunes. Elles peuvent parfois nécessiter la prescription de facteurs de croissance, même si le risque infectieux associé ne semble pas majeur [70]. Une numération formule sanguine doit être réalisée régulièrement pendant les 6 mois suivant l'arrêt du rituximab et en cas de signes d'infection.

Cancers associés. Une augmentation du nombre de cancers secondaires n'est pas démontrée. En revanche, un risque majeur de développer un mélanome sous rituximab a été récemment suggéré [71]. Le risque et les antécédents néoplasiques doivent toujours être évalués avant de débuter le traitement.

Maladies sériques [72]. Elles s'observent principalement en cas de maladies auto-immunes. Les symptômes apparaissent quelques jours après les premiers cycles. La triade caractéristique (fièvre, éruption cutanée, arthralgies) n'est pas constante.

Toxicités dermatologiques. La tolérance cutanée du rituximab est globalement bonne. Des *réactions urticariennes*, qui peuvent être localisées, sont classiques. L'induction de psoriasis (ou de rhumatisme psoriasique) est rare mais possible. Des cas de syndromes de Lyell ou de Stevens-Johnson ont été exceptionnellement rapportés.

Autres. Des atteintes pulmonaires graves ont été décrites pendant (relargage cytokinique) et à distance de la perfusion (pneumopathie interstitielle, bronchiolite oblitérante) [73]. Thrombopénies et anémies hémolytiques sont rares [63]. Des encéphalopathies postérieures réversibles ont été exceptionnellement notées.

Anticorps anti-CD30

Le *brentuximab védotine* est un anticorps conjugué associant, par linker, un anticorps monoclonal ciblant le récepteur membranaire CD30 et un anti-microtubule (MMAE, *Monomethyl Auristatin E*) à libération intracellulaire après clivage protéolytique [74]. Il est actuellement enregistré dans les lymphomes hodgkiniens ou anaplasiques à grandes cellules CD30+ réfractaires ou récidivants. Il est également en cours d'évaluation dans certains lymphomes cutanés ou papuloses lymphomatoïdes avec positivité CD30 variable. Les résultats apparaissent prometteurs et la tolérance est jugée acceptable dans ces indications [75, 76].

Les toxicités observées regroupent celles induites par l'anticorps monoclonal et par la chimiothérapie (MMAE, assez comparable aux taxanes). Les effets indésirables les mieux individualisés sont [74] :
– *les neuropathies périphériques*. Elles peuvent concerner jusqu'à 65 % des patients traités et représentent la principale cause d'arrêt ou de concession posologique [75-77]. Elles sont surtout de type sensitif mais des formes mixtes ou motrices sont possibles. Il s'agit d'une toxicité dose-dépendante et cumulative [78]. Ces neuropathies se développent en moyenne après 12 semaines et régressent lentement, en plusieurs mois ;
– *les neutropénies*. Elles sont fréquentes (15 à 35 %) et souvent de grade 3 [75, 77]. Les autres lignées peuvent être aussi concernées ;
– *les infections*. Elles comprennent des infections bactériennes (notamment cutanées), virales ou opportunistes (pneumocystose, candidoses). Des cas de leucoencéphalopathies multifocales progressives ont été rapportés [78] ;
– *les réactions liées à la perfusion*. Comme avec de nombreux autres anticorps monoclonaux, elles apparaissent liées au développement d'anticorps dirigés contre la molécule ;

– *les manifestations dermatologiques*. Elles restent à préciser mais ne sont pas rares, notamment sous la forme de réactions d'hypersensibilité avec prurit [76]. Une alopécie est notée dans 11 à 20 % des cas [75, 76, 79] et est très probablement induite par le MMAE. Un syndrome de Stevens-Johnson a été rapporté ;

– *d'autres effets*. Un syndrome de lyse tumorale a été décrit dans le cadre du traitement d'hémopathies. Asthénie, vomissements, arthralgies, fièvre et diarrhées sont fréquents (> 15 %) [79]. Une toxicité pulmonaire est possible et parfois fatale (syndrome de détresse respiratoire aiguë) [77]. Des pancréatites ont été plus récemment décrites [78].

Anticorps anti-CD52

L'*alemtuzumab* est un anticorps monoclonal humanisé qui cible la glycoprotéine CD52 à la surface des lymphocytes B et T, et dans une moindre mesure des cellules NK ou des monocytes/macrophages. Initialement développé dans certaines sous-populations de leucémies lymphoïdes chroniques, il est aujourd'hui autorisé dans la sclérose en plaques où il est utilisé à plus faibles doses [80]. En dermatologie, l'alemtuzumab a été évalué dans des formes sévères de lymphomes T cutanés, incluant mycosis fongoïde avancé et syndrome de Sézary [81].

Cette molécule induit une *lymphopénie* qui peut être profonde et surtout durable, persistant souvent plus d'un an après le traitement et ne se corrigeant parfois que partiellement pour les lymphocytes T [82]. Les *infections* sont très fréquentes (> 60 % : bactériennes, virales, opportunistes), parfois graves (leucoencéphalopathie multifocale progressive), et des mesures de précaution sont nécessaires : mise à jour du calendrier vaccinal (incluant la varicelle), traitements prophylactiques (herpes, pneumocystose), dépistage HPV/hépatites B-C, recherche d'une tuberculose, surveillance clinique étroite. Ce traitement est contre-indiqué chez le patient séropositif pour le VIH.

L'induction de *maladies auto-immunes* est également fréquente, concernant principalement la thyroïde (30 % des patients). Des purpuras thrombopéniques idiopathiques, des néphropathies ou des cytopénies sont également possibles dans ce cadre. Elles surviennent surtout dans les deux ans suivant le traitement [83].

Les réactions liées à la perfusion sont également classiques et parfois graves (3 %). Une prémédication est systématique.

Plus récemment, un risque de transformation à grandes cellules a été suggéré dans les lymphomes cutanés [81].

Un suivi biologique régulier après traitement est obligatoire, et ceci pendant 4 ans : NFS-plaquettes, bilan thyroïdien, fonction rénale, hématurie.

RÉFÉRENCES

1. Lacouture M.E., *Nat Rev Cancer*. 2006, *6*, 803.
2. Chen A.P. et coll., *J Am Acad Dermatol.*, 2012, *67*, 1025.
3. Balagula Y. et coll., *J Am Acad Dermatol*. 2011, *65*, 624.
4. Agero A.L. et coll., *J Am Acad Dermatol*. 2006, *55*, 657.
5. Robert C. et coll., *Lancet Oncol*. 2005, *6*, 491.
6. Macdonald J.B. et coll., *J Am Acad Dermatol*. 2015, *72*, 203.
7. Macdonald J.B. et coll., *J Am Acad Dermatol*. 2015, *72*, 221.
8. Sibaud V. et coll., *Clin Exp Dermatol*. 2016, *41*, 34.
9. Sibaud V. et coll., *Lancet Oncol*. 2015, *16*, e188.
10. Valentine J. et coll., *J Am Acad Dermatol*. 2015, *72*, 656.
11. Robert C. et coll., *J Am Acad Dermatol*. 2009, *60*, 299.
12. Lacouture M. et coll., *Oncologist*. 2008, *13*, 1001.
13. Sibaud V. et coll., *Ann Dermatol Venereol*. 2013, *140*, 266.
14. Rosen A.C. et coll., *Anticancer Drugs*. 2014, *25*, 225.
15. Lacouture M.E. et coll., *Oncologist*. 2013, *18*, 314.
16. Perier-Muzet M. et coll., *J Invest Dermatol*. 2014, *134*, 1351.
17. Chapman P.B. et coll., *N Engl J Med*. 2011, *364*, 2507.
18. Sosman J.A. et coll., *N Engl J Med*. 2012, *366*, 707.
19. Larkin J. et coll., *N Engl J Med*. 2014, *371*, 1867.
20. Long G.V. et coll., *N Engl J Med*. 2014, *371*, 1877.
21. Robert C. et coll., *N Engl J Med*. 2015, *372*, 30.
22. Flaherty K.T., *N Engl J Med*. 2012, *367*, 1694.
23. Larkin J., *Lancet Oncol*. 2014, *15*, 436.
24. Dalle S. et coll., *N Engl J Med*. 2011, *365*, 1348.
25. Welsh S.J. et coll., *Ther Adv Med Oncol*. 2015, *7*, 122.
26. Anforth R.M. et coll., *Br J Dermatol*. 2012, *167*, 1153.
27. Sinha R. et coll., *Br J Dermatol*. 2012, *167*, 987.
28. Sibaud V. et coll., *Ann Dermatol Venereol*. 2013, *140*, 510.
29. Boussemart L., *Ann Oncol*. 2013, *24*, 1691.
30. Perier-Muzet M. et coll., *JAMA Dermatol*. 2016 Jul 27.
31. Su F. et coll., *N Engl J Med*. 2012, *366*, 207.
32. Vigarios E. et coll., *Br J Dermatol*. 2015, *172*, 1680.
33. Zimmer L. et coll., *J Clin Oncol*. 2012, *30*, 2375.
34. Perier-Muzet M. et coll., *J Clin Oncol*. 2014, *32*, 3202.
35. Hecht M. et coll., *Ann Oncol*. 2015, *26*, 1238.
36. Flaherty K.T. et coll., *N Engl J Med*. 2012, *367*, 107.
37. Duncan K.E. et coll., *Eye (Lond)*. 2015, *29*, 1003.
38. Postow M.A., *ASCO*. 2015, *Educational Book*, 76.
39. Weber J.S. et coll., *J Clin Oncol*. 2012, *30*, 2691.
40. Naidoo J. et coll., *Ann Oncol*. 2015, *26*, 2375.
41. Postow M.A. et coll., *N Engl J Med*. 2015, *372*, 2006.
42. Larkin J. et coll., *N Engl J Med*. 2015, *373*, 23.
43. Eggermont A.M. et coll., *Lancet Oncol*. 2015, *16*, 522.
44. Robert C. et coll., *N Engl J Med*. 2015, *372*, 320.
45. Robert C. et coll., *N Engl J Med*. 2015, *372*, 2521.
46. Topalian S.L. et coll., *N Engl J Med*. 2012, *366*, 2443.
47. Hamid O. et coll., *N Engl J Med*. 2013, *369*, 134.
48. Hodi F.S. et coll., *N Engl J Med*. 2010, *363*, 711.
49. Sibaud V. et coll., *Curr Opin Oncol*. 2016, *28*, 254.
50. Minkis K. et coll., *J Am Acad Dermatol*. 2013, *69*, e121.
51. Hua C. et coll., *JAMA Dermatol*. 2016, *52*, 45.
52. Sekulic A. et coll., *N Engl J Med*. 2012, *366*, 2171.
53. Sekulic A., *J Am Acad Dermatol*. 2015, *72*, 1021.
54. Basset-Seguin N. et coll., *Lancet Oncol*. 2015, *16*, 729.
55. Chang A.L. et coll., *J Am Acad Dermatol*. 2014, *70*, 60.
56. Von Hoff D.D. et coll., *N Engl J Med*. 2009, *361*, 1164.
57. Ventarola D.J. et coll., *J Am Acad Dermatol*. 2014, *71*, 397.
58. Alkeraye S., *Br J Dermatol*. 2015, *172*, 1671.
59. Feugier P., *Future Oncol*. 2015, *11*, 1327.
60. Graves J.E. et coll., *J Am Acad Dermatol*. 2007, *56*, e55.
61. Ahmed A.R. et coll., *Autoimmun Rev*. 2015, *14*, 223.
62. Wang H.H. et coll., *Acta Derm Venereol*. 2015, *95*, 928.
63. Baldo B.A., *Oncoimmunology*. 2013, *1*, e26333.
64. Kulkani H. et coll., *Case Rep Oncol*. 2012, *5*, 134.
65. Tony H.P. et coll., *Arthritis Res Ther*. 2011, *13*, R75.
66. Lanini S. et coll., *BMC Infect Dis*. 2013, *13*, 317.
67. Martin-Garrido I. et coll., *Chest*. 2013, *144*, 258.
68. Tavazzi E. et coll., *Clin Microbiol Infect*. 2011, *17*, 1776.
69. Keith P.J. et coll., *Br J Dermatol*. 2014, *171*, 1307.
70. Breuer G.S. et coll., *Clin Rheumatol*. 2014, *33*, 1337.
71. Velter C. et coll., *Melanoma Res*. 2014, *24*, 401.
72. Karmacharya P. et coll., *Semin Arthritis Rheum*. 2015, *45*, 334.
73. Hadjinicolaou A.V. et coll., *Rheumatology*. 2011, *51*, 653.
74. Newland A.M. et coll., *Pharmacotherapy*. 2013, *33*, 93.
75. Kim Y.H. et coll., *J Clin Oncol*. 2015, *33*, 3750.
76. Duvic M. et coll., *J Clin Oncol*. 2015, *33*, 3759.
77. Moskowitz C.H. et coll., *Lancet*. 2015, *385*, 1853.
78. Ansell S.M., *Blood*. 2014, *124*, 3197.
79. Younes A. et coll., *N Engl J Med*. 2010, *363*, 1812.
80. Coen J.A. et coll., *Lancet*. 2012, *380*, 1819.
81. De Masson A. et coll., *Br J Dermatol*. 2014, *170*, 720.
82. Hill-Cawthorne G.A. et coll., *J Neurol Neurosurg Psychiatry*. 2012, *83*, 298.
83. Tuohy O. et coll., *J Neurol Neurosurg Psychiatry*. 2015, *86*, 208.

Toxicité des cytokines[4]

L'*interféron α recombinant* est le principal agent cytokinique utilisé à visée thérapeutique en dermatologie. Ses deux principales indications sont le traitement adjuvant du mélanome après résection complète [1, 2] et certaines formes de lymphomes T cutanés [3].

Interféron alpha

Les indications, devenues rares dans le mélanome, sont envisagées plus haut (1re classe décrite dans « Biothérapies »).

L'interféron $α_{2a}$ est également enregistré dans le traitement de certaines formes de lymphomes T cutanés, à des posologies et durées de traitement variables.

---

4. Avec la collaboration de N. Meyer.

Toxicités systémiques

Syndrome pseudo-grippal. Il s'agit de la toxicité la plus fréquente [4-7] et la plus caractéristique de l'interféron α. Il prédomine surtout au début du traitement pour s'atténuer souvent ensuite. Il se traduit par la survenue de fièvre, frissons, arthralgies, céphalées et myalgies, 6 à 12 heures après l'administration. Une prémédication par paracétamol est systématique et l'injection vespérale doit être privilégiée [4].

Asthénie. Elle est également très fréquente et se majore progressivement au cours du traitement [4]. Elle peut être le signe précurseur d'un *syndrome dépressif* qui s'installe et qui peut être sévère, avec idées suicidaires [7]. L'entourage du patient rapporte également souvent une *irritabilité* voire une modification progressive du comportement. Une *diminution de la libido* peut être associée, devant faire rechercher une origine endocrinienne. Un traitement par interféron α ne doit pas être instauré en cas d'antécédents psychiatriques significatifs.

Dysthyroïdies. Elles sont secondaires à une réaction auto-immune dirigée contre la thyroïde. Une hyperthyroïdie initiale transitoire, faisant place ensuite à une *hypothyroïdie*, est classique [5]. Une atteinte pancréatique de même origine est plus rare mais peut induire l'apparition d'un diabète [4].

Cytolyse hépatique. Elle est fréquente, le plus souvent modérée et asymptomatique, mais des formes graves sont possibles justifiant une surveillance régulière.

Sarcoïdoses induites. Elles ont le plus souvent une évolution limitée et régressent à l'arrêt. L'atteinte cutanée est souvent inaugurale [8].

Lupus érythémateux induits. Il peut s'agir d'une exacerbation ou d'un déclenchement de maladie lupique. Les formes systémiques sont très rares mais possibles, tout comme les localisations cutanées (*lupus subaigus*) [9].

Autres maladies auto-immunes. Des thrombopénies et des anémies hémolytiques auto-immunes ont été rapportées avec l'interféron α. De même, des polyarthrites rhumatoïdes ou des vasculites induites ont été décrites.

Autres symptômes cliniques. Des troubles digestifs sont souvent présents, tout comme une *anorexie* avec parfois amaigrissement. Des troubles du rythme peuvent apparaître, en général sur un terrain prédisposant ; le traitement ne doit donc pas être entrepris en cas de pathologie cardiaque sévère. Des symptômes ophtalmologiques, comme une vision trouble, sont possibles mais la survenue d'une rétinopathie sévère est très rare. Enfin, des pneumopathies interstitielles ont été exceptionnellement constatées chez quelques patients.

Autres modifications biologiques. Une *neutropénie* modérée est souvent notée, les autres lignées hématologiques étant plus rarement concernées. Les triglycérides doivent également être surveillés, tout comme le glucose.

Toxicités dermatologiques

Des réactions cutanées sont très fréquemment observées avec l'interféron α [10]. Elles sont en général légères ou modérées et ne nécessitent pas l'arrêt du traitement [11]. Elles sont le plus souvent d'origine auto-immune.

Réactions au site d'injection. La présence d'un érythème, d'une induration ou d'une réaction eczématiforme est relativement fréquente sur le site d'injection. Le risque de nécrose cutanée est beaucoup plus faible mais établi [12]. Le patient doit donc être éduqué en cas d'auto-injections. Plus exceptionnellement, des réactions lupiques ou psoriasiques localisées ont été décrites [13].

Psoriasis induits [14]. L'interféron peut induire ou exacerber un psoriasis connu. Toutes les formes ont été décrites, incluant les formes rhumatologiques, mais les lésions de psoriasis vulgaire sont les plus fréquentes. L'arrêt ou la diminution du traitement peut être nécessaire et les récidives sont possibles.

Alopécie. Elle est très fréquente après plusieurs mois de traitement, mais reste le plus souvent modérée. Elle régresse progressivement à l'arrêt [11]. Une dépigmentation des cheveux est parfois notée, tout comme une *réaction vitiligoïde* [15] sur le tégument. Trichomégalie, pelade ou modifications de l'axe de pousse des cheveux ont été décrites.

Lupus érythémateux et sarcoïdoses cutanées (*cf. supra* « Toxicités systémiques »).

Lésions vasculaires. L'apparition d'un *syndrome de Raynaud* ou d'un livedo reticularis est possible. Une toxicité vasculaire directe de l'interféron a été évoquée. Des lésions télangiectasiques ont également été décrites lors de son utilisation à fortes doses.

Lésions muqueuses. Les patients rapportent volontiers une xérostomie et/ou une dysgueusie, qui participent à l'anorexie. L'interféron α peut aussi induire des *lésions lichénoïdes* de la muqueuse buccale [16].

Autres. Une réaction eczématiforme ou lichénoïde, plus ou moins diffuse ou à point de départ du site d'injection, n'est pas rare. Un prurit est fréquemment rapporté, tout comme une xérose. Une réaction d'hypersensibilité de type urticaire ou angiœdème peut aussi survenir. Exceptionnellement, l'interféron peut provoquer la survenue d'une maladie bulleuse auto-immune (pemphigus) [10].

Surveillance du traitement[5]

Le traitement doit être débuté après avoir évalué les contre-indications ou comorbidités associées : hypersensibilité, affection cardiaque sévère, épilepsie et antécédents psychiatriques, insuffisances rénale, hépatique ou médullaire sévères, autres facteurs d'hépatotoxicité, maladies auto-immunes sous-jacentes, dysthyroïdies non contrôlées, etc.

Une évaluation du bilan hépatique doit être réalisée avant de débuter l'interféron, puis tous les mois pendant 3 mois et enfin tous les 3 mois.

La numération formule sanguine est également contrôlée selon le même schéma.

Un bilan thyroïdien est demandé initialement puis tous les 3 mois.

Une surveillance régulière de la courbe pondérale et des apports alimentaires est nécessaire, ainsi que du bilan lipidique, de la glycémie, des électrolytes et de la fonction rénale. Une bonne hydratation (> 1,5 L/j) doit également être assurée tout au long du traitement.

PEG interféron alpha

Mise à disposition de façon plus récente, la forme conjuguée (PEG) de l'interféron α est aujourd'hui utilisée en 1re intention dans le traitement de certaines hépatites B ou C (2a, 2b). Dans le mélanome, il est uniquement enregistré aux États-Unis (interféron α2b : 6 µg/kg/semaine pendant 8 semaines puis 3 µg/kg/semaine par voie sous-cutanée). Son indication est le traitement adjuvant du mélanome avec atteinte ganglionnaire microscopique ou cliniquement palpable (grade 3), à débuter dans les 84 jours après prise en charge chirurgicale curative [17].

L'interféron α recombinant est lié de façon covalente avec le monométhoxy-polyéthylène glycol (PEG). Ce dernier protège la molécule de la dégradation protéolytique, augmentant ainsi la demi-vie du produit [17].

Le profil des effets indésirables est tout à fait similaire à celui de l'interféron α [6, 17-19]. La toxicité semble cependant plus fréquente en comparaison avec l'interféron α utilisé à faibles doses (3 MUI

---
5. Schéma à 3 MU 3 fois/semaine en sous-cutané. Le protocole à fortes doses nécessite d'autres mesures de surveillance, notamment pendant la phase d'induction.

3 fois/semaine) [19, 20]. Le taux global d'effets indésirables sévères (grades 3/4) est proche de 45 %, incluant notamment l'asthénie (> 15 %) et les syndromes dépressifs (7 %) [18, 19]. L'incidence des interruptions de traitement pour toxicité est également relativement élevée et supérieure à 30 % [18], ceci même si le produit est utilisé à doses plus faibles (100 µg/semaine) [19, 20]. En revanche, l'injection uniquement hebdomadaire permet un meilleur confort pour les patients traités [20].

Les manifestations dermatologiques sont également fréquentes [20]. Il ne semble pas y avoir d'allergie croisée avec la forme standard de l'interféron [21].

RÉFÉRENCES

1. Eggermont A.M.M. et coll., *Eur J Cancer*. 2012, *48*, 218.
2. Garbe C. et coll., *Eur J Cancer*. 2010, *46*, 270.
3. Whittaker S. et coll., *Blood*. 2016, *127*, 3142.
4. Hauschild A. et coll., *Cancer*. 2008, *112*, 982.
5. Rubin K.M. et coll., *Support Care Cancer*. 2012, *20*, 1601.
6. Daud A. et coll., *Exp Opin Biol Ther*. 2012, *12*, 1087.
7. Chelsea M.A. et coll., *J Dermatol Treat*. 2014, *25*, 401.
8. Fantini F. et coll., *Dermatol Ther*. 2009, *22*, S1.
9. Chang C. et coll., *Drug Saf*. 2011, *34*, 357.
10. Asnis L.A. et coll., *J Am Acad Dermatol*. 1995, *33*, 393.
11. Guillot B. et coll., *Dermatology*. 2004, *208*, 49.
12. Sparsa A. et coll., *Rev Med Interne*. 2000, *21*, 756.
13. Arrue I. et coll., *J Cutan Pathol*. 2007, *34*, 18.
14. Afshar M. et coll., *J Eur Acad Dermatol Venereol*. 2013, *27*, 771.
15. Hamada I. et coll., *Int J Dermatol*. 2009, *49*, 829.
16. Rebora A., *Clinics Dermatol*. 2010, *28*, 489.
17. Hernson T.M. et coll., *Oncologist*. 2012, *17*, 1323.
18. Eggermont A.M. et coll., *Lancet*. 2008, *372*, 117.
19. Grob J.J. et coll., *Eur J Cancer*. 2013, *49*, 166.
20. Rozatti S. et coll., *J Immunother*. 2013, *36*, 52.
21. Meller S. et coll., *Allergy*. 2015, *70*, 775.

Toxicité des anticytokines[6]

Anti-TNF-alpha

Données générales

La tolérance globale des anti-TNF-α (*infliximab* et *adalimumab*, anticorps monoclonaux ; *étanercept*, protéine de fusion composée de deux récepteurs solubles de TNF-α) peut être considérée comme bonne, avec un rapport bénéfice/risque qui permet leur utilisation à long terme dans le psoriasis [1-3]. Elle est probablement meilleure dans le psoriasis et/ou le rhumatisme psoriasique en comparaison à certaines indications rhumatologiques ou digestives (polyarthrite rhumatoïde, spondylarthrite ankylosante, maladie de Crohn) [4] où ces molécules sont le plus souvent associées à d'autres immunosuppresseurs, notamment à une corticothérapie générale.

Même si les données de tolérance proviennent surtout des populations rhumatologiques et gastroentérologiques, l'utilisation des anti-TNF-α depuis plus de 10 ans dans le psoriasis a permis de mieux caractériser leurs effets indésirables, notamment avec les études observationnelles instaurées en post-commercialisation. Les anti-TNF-α peuvent être parfois associés à des effets indésirables graves [5], qu'il faut apprendre à reconnaître et le cas échéant à prévenir. Plus globalement, les toxicités induites représentent la deuxième cause d'arrêt du traitement à long terme (10 % des cas), après la perte d'efficacité clinique [6-8]. La fréquence de ces effets indésirables est plus élevée avec l'infliximab et chez les personnes âgées [5, 9].

Du fait de leurs propriétés immunosuppressives, et même si le risque relatif reste probablement faible [10] et sans doute moins élevé que dans la polyarthrite rhumatoïde [4, 11], la possibilité de développer *infections sévères* et *tumeurs malignes secondaires* doit être prise en compte et représenter un point de vigilance constant dans le suivi des patients [9, 12, 13]. Il faut également toujours évaluer les comorbidités et les traitements précédemment reçus par les malades (photothérapie, méthotrexate, ciclosporine), qui peuvent majorer ce risque. De nombreuses autres manifestations peuvent s'associer à l'utilisation des anti-TNF-α, qui correspondent le plus souvent à un *effet-classe*. Il est cependant parfois difficile de rattacher l'imputabilité à la molécule ou à la maladie sous-jacente et aux traitements associés. Il est donc important de poursuivre le suivi longitudinal des patients traités afin de mieux préciser cette toxicité, même si celle-ci ne semble pas directement corrélée à la dose ou à la durée d'exposition [3, 4, 6].

Les effets indésirables des anti-TNF-α régressent en général à l'arrêt du traitement mais une prise en charge associée est parfois nécessaire. La réintroduction de la molécule (ou un changement de molécule, p. ex. anticorps monoclonal par le récepteur soluble ou *vice versa*) doit se discuter au cas par cas en fonction du bénéfice attendu et de la sévérité de la toxicité initiale, ceci de façon collégiale et multidisciplinaire. Une sélection rigoureuse des patients est également nécessaire et un bilan préthérapeutique est indispensable, guidé avant tout par le bon sens clinique, le contexte et les antécédents du patient (encadré 22.6). De même, un suivi régulier doit être mis en place, pendant mais aussi après le traitement. Enfin, le patient doit être bien informé et éduqué, afin de lui permettre de reconnaître les toxicités éventuelles ainsi que les situations à éviter.

Encadré 22.6

Bilan préthérapeutique avant prescription d'un anti-TNF-α [12, 13, 18, 24, 33]

– Évaluation des antécédents (notamment carcinologiques et infectieux)
– Évaluation des comorbidités et des contre-indications au traitement
– Examen clinique complet (avec recherche d'adénopathies, examens dermatologique et cardiologique[1])
– Dépistage de la tuberculose[2]
– Sérologies hépatite B, C
– Sérologie VIH
– Bilan biologique standard (NFS-plaquettes, bilan électrolytique, glycémie, fonction rénale, CRP, VS, électrophorèse des protides ± dosage pondéral des IG) ± anticorps antinucléaires
– Bandelette urinaire
– Bilan hépatique (transaminases, phosphatases alcalines, GGT, bilirubine)
– Bilan lipidique (cholestérol total, HDL, triglycérides)
– Radiographie de thorax
– Vérification du calendrier vaccinal[3]
– Dépistage gynécologique[4], vérification de la contraception orale ± test de grossesse
– Autres examens en fonction du contexte et des antécédents (contage infectieux, zones d'endémie, maladies et traitements associés, etc.)

1. Échographie cardiaque si nécessaire.
2. Privilégier dosage interféron gamma (Quantiferon®-Gold, T-Spot.TB®).
3. Les vaccinations contre le pneumocoque, l'hépatite B, la varicelle et la grippe sont recommandées. Les vaccins vivants sont contre-indiqués pendant le traitement (interrompre le traitement 4 à 8 semaines avant la vaccination et reprendre 3 semaines après).
4. Dépistage habituel pour une femme de même âge (mammographie, frottis cervicovaginal).

Toxicités systémiques

Infections. Le risque infectieux est majoré par les anti-TNF-α [13], particulièrement avec les anticorps monoclonaux (infliximab et adalimumab) qui bloquent aussi l'interaction TNF-récepteurs membranaires [6, 9, 14, 15]. Ce risque doit être pris en compte dès l'évaluation préthérapeutique (encadré 22.6) et tout au long du traitement. Si elles sont le plus souvent non graves [4], les infections représentent la principale cause d'arrêt pour toxicité [6, 7]. Leur

---

6. Avec la collaboration de C. Paul.

incidence est majorée en cas d'association avec d'autres immunosuppresseurs [15] ou dans la polyarthrite rhumatoïde [4].

Cela concerne avant tout les micro-organismes intracellulaires et le risque de tuberculose ou d'infections graves à *Legionella pneumophila*, *Streptococcus pneumoniae* et *Listeria monocytogenes* est bien individualisé [15, 16]. Une réactivation virale est également possible, notamment avec le virus de *l'hépatite B* ou le *cytomégalovirus*, et à un degré moindre avec le *VIH* ou le virus de *l'hépatite C*. Les sérologies VIH, de l'hépatite B (antigène HBs, anticorps anti-HBc et HBs) et de l'hépatite C doivent être réalisées initialement [12, 17, 18]. En cas d'infection chronique, la surveillance hépatique et virologique sous traitement se fait en concertation étroite avec l'hépatologue. Il est recommandé d'éviter l'infliximab dans ce contexte. Les *atteintes cutanées bactériennes* (*streptocoques, staphylocoques*), parfois sévères avec cellulite ou fasciite nécrosante [4, 9, 16, 19], apparaissent comme la deuxième localisation infectieuse après le tractus respiratoire supérieur [20].

Si la tuberculose représente plus de la moitié des cas rapportés, d'autres *infections (ou réactivations) opportunistes* ont été décrites en association avec ces molécules, qu'elles soient d'origine parasitaire/fongique (coccidioïdomycose, histoplasmose, aspergillose, candidose, toxoplasmose, cryptococcose, leishmaniose, pneumocystose, blastomycose, *strongyloides stercoralis*, etc.), bactérienne (salmonellose, nocardiose, etc.), virale (HSV, VZV, varicelle) ou à mycobactéries atypiques (*M. marinum* notamment) [14, 16, 21]. Concernant la *tuberculose*, le risque apparaît là encore plus élevé avec les anticorps monoclonaux qu'avec l'étanercept [22]. De plus, elle est très souvent disséminée, extra-pulmonaire et potentiellement grave. Une suspicion clinique forte doit être suffisante pour instaurer un traitement d'épreuve, en attendant la positivité des examens bactériologiques. Une recherche systématique d'infection latente doit être réalisée avant le traitement (par dosage de l'interféron gamma en présence de *M. tuberculosis* : Quantiferon®-Gold, T-Spot.TB®). D'autres infections latentes peuvent être également recherchées préventivement, en fonction du contexte (migrants, voyages, antécédents).

Enfin, la vérification et la mise à jour des vaccinations nécessaires doivent être réalisées avant de débuter la thérapie [21]. Par exemple, les patients séronégatifs pour l'hépatite B et à risque doivent être vaccinés préventivement (encadré 22.6).

Cancers secondaires. Étant donné le manque de puissance des études pivotales, le risque réel de développer un cancer secondaire sous anti-TNF-α n'est pas connu [10, 11]. De plus, la maladie psoriasique en elle-même s'associe à une incidence plus élevée de lymphomes non hodgkiniens, de carcinomes cutanés et de certains cancers solides [23]. Enfin, il faut prendre en compte les nombreux facteurs de confusion : comorbidités, exposition préalable à d'autres traitements du psoriasis qui peuvent augmenter le risque carcinologique, etc. [23]. Ce risque pourrait être inférieur à celui observé dans d'autres pathologies, comme la polyarthrite rhumatoïde (hors carcinomes cutanés) [4]. Une évaluation systématique du rapport bénéfice/risque doit être réalisée pour chaque patient ayant des antécédents de cancer, devant prendre en compte le type de cancer, le délai de survenue et son profil évolutif. En pratique, le traitement par anti-TNF-α est à considérer avec grande prudence en cas d'antécédents de cancers solides de moins de 5 ans ou d'hémopathie maligne, notamment un lymphome [24]. Toute décision doit se prendre en concertation avec l'oncologue ou l'hématologue, au cas par cas, en évaluant systématiquement toutes les alternatives thérapeutiques envisageables. De même, les anti-TNF-α doivent être arrêtés en cas de découverte d'un cancer (hors carcinomes cutanés) pendant le traitement [12].

Maladies cardiovasculaires. Si la maladie psoriasique en elle-même est associée à une morbidité cardiovasculaire plus élevée, l'utilisation des anti-TNF-α dans ce contexte ne semble pas majorer significativement le risque de maladies cardiovasculaires ou de syndrome métabolique [25]. Une surveillance reste cependant nécessaire et une insuffisance cardiaque modérée à sévère représente une contre-indication à l'infliximab et à l'adalimumab.

Réactions paradoxales. Elles correspondent au développement de pathologies théoriquement améliorées par les anti-TNF-α. Elles s'observent avec tous les anti-TNF-α. Il s'agit surtout de réactions psoriasiformes mais des sarcoïdoses systémiques (parfois avec atteinte cutanée [19]), des maladies inflammatoires chroniques de l'intestin (surtout dans les maladies rhumatismales) ou des uvéites sont également possibles.

Lupus érythémateux induits [26]. Une positivité des anticorps antinucléaires (50 à 70 % des cas) et anti-ADN (10 à 20 % des cas, surtout de sous-classe IgM) est classique pendant le traitement [13], notamment avec l'infliximab (anticorps chimérique) en comparaison à l'adalimumab (anticorps entièrement humanisé). De véritables maladies systémiques lupiques (<0,5 %) sont très rares mais possibles, le plus souvent avec symptômes dermatologiques [27]. Des lupus subaigus ou chroniques ont aussi été rapportés [19]. Ces lupus induits apparaissent plus fréquents chez la femme. En fonction de la sévérité, un arrêt ou une modification de l'agent biologique doit être envisagé.

Autres maladies auto-immunes induites. D'autres maladies auto-immunes ont été plus rarement rapportées, incluant des vasculites, des pneumopathies interstitielles qui peuvent être sévères ou plus exceptionnellement une myopathie [27].

Atteintes neurologiques. Différents tableaux de *démyélinisation* périphériques ou centrales [13, 14], mimant parfois une sclérose en plaques, ont été rapportés.

Autres. Des céphalées, des douleurs articulaires, des diarrhées ou une asthénie sont possibles pendant le traitement. Une élévation des transaminases est rare (principalement avec l'infliximab), tout comme les cytopénies.

Toxicités dermatologiques

Psoriasis induits. Il s'agit également d'une réaction paradoxale, peu fréquente (<1 %), comprenant à la fois induction ou réactivation d'un psoriasis. Il s'agit avant tout d'un effet-classe [19, 28]. Les lésions débutent souvent dans les premiers mois du traitement. Le risque de développer un psoriasis inaugural serait plus important avec les anticorps monoclonaux, alors qu'une exacerbation d'un psoriasis ancien serait plus fréquente avec l'étanercept [29]. Ces psoriasis induits pourraient être secondaires à une modification de la balance cytokinique, avec surexpression d'interféron α dans la peau. Toutes les formes cliniques sont possibles [19, 28] mais l'atteinte des *plis* ou les *lésions pustuleuses palmoplantaires* sont assez caractéristiques. Ces lésions psoriasiformes induites prennent volontiers un aspect différent du psoriasis initialement traité. Les atteintes des plis peuvent être associées à une colonisation bactérienne à *Staphylococcus aureus*, qui doit être traitée. La prise en charge thérapeutique peut faire appel à un traitement local ou systémique. L'arrêt du traitement est parfois nécessaire. La récidive des lésions après remplacement de l'agent causal par un autre anti-TNF-α est possible.

Cancers cutanés. Les carcinomes cutanés (*carcinomes épidermoïdes* et dans une moindre mesure *carcinomes basocellulaires* [30]) sont les cancers les plus fréquemment rapportés avec les anti-TNF-α (70% des cas) [4]. Si l'incidence n'apparaissait initialement pas différente de celle notée chez les patients non exposés (tolérance court terme), on peut aujourd'hui considérer cette association comme non fortuite. Dans la polyarthrite rhumatoïde, une récente méta-analyse a mis en évidence une augmentation du risque de 45 % chez les patients exposés (1,45, IC 95 % 1,15-1,76) [10]. Ce risque semble plus élevé chez les patients psoriasiques que chez les patients rhumatologiques [30]. Les traitements préalablement reçus, notamment la photothérapie, apparaissent comme un facteur de risque avéré [1, 30]. Un suivi dermatologique régulier est donc nécessaire et les lésions précancéreuses doivent être préalablement dépistées et traitées. Un antécédent de carcinome cutané ne représente cependant pas une contre-indication au traitement.

L'imputabilité des anti-TNF-α dans le développement de *mélanomes induits* (et de lymphomes T cutanés) reste un sujet encore débattu [31]. La prudence est de rigueur chez les patients à risque. En cas d'antécédent personnel de mélanome, l'introduction du traitement ne doit se faire qu'après concertation multidisciplinaire oncodermatologique [24] et en l'absence d'alternative thérapeutique.

Réactions aux points d'injection. Elles représentent la toxicité la plus fréquente [13] et concernent plus de 10 % des patients traités par voie sous-cutanée, surtout avec l'étanercept. Des formes hémorragiques sont possibles. Elles correspondent parfois à des réactions de type « recall » [19].

Réactions d'hypersensibilité immédiate [32]. Elles sont relativement rares et concernent surtout l'infliximab (injection intraveineuse), avec une fréquence récemment estimée à 1,5 % avec cette molécule. Leur intensité est variable, allant de quelques palpitations ou de l'urticaire à une réaction anaphylactoïde qui reste exceptionnelle. Elles surviennent surtout pendant la 1re heure de perfusion et lors des premières injections. Ces réactions immédiates semblent corrélées au développement d'anticorps dirigés contre l'infliximab, ces derniers pouvant également modifier la réponse thérapeutique [13, 28]. En cas de réactions légères ou modérées, il faut ralentir ou stopper le débit de perfusion. Les traitements ultérieurs devront alors être précédés par une prémédication (paracétamol, antihistaminiques, et/ou corticoïdes) [24]. La surveillance post-injection (2 heures) peut être raccourcie en cas de bonne tolérance. Des réactions d'hypersensibilité retardée (> 24 heures) sont également possibles [28].

Vasculites. Elles sont surtout cutanées mais une atteinte systémique est notée dans 25 % des cas (neurologique, rénale) [27]. Elles régressent le plus souvent à l'arrêt du traitement [29].

Infections cutanées, sarcoïdoses et lupus induits (cf. supra « Toxicités systémiques »).

Autres. Des réactions lichénoïdes ou eczématiformes (parfois avec une distribution atopique) sont possibles, tout comme un vitiligo, une alopécie (de type pelade) ou une urticaire [19, 28]. Des dermatoses neutrophiliques (syndrome de Sweet, hidradénite eccrine neutrophilique) ou granulomateuses (*granulome annulaire*, dermite interstitielle granulomateuse) ont été sporadiquement rapportées [19, 28].

Anti-IL-12 et IL-23

Sa commercialisation ne datant que de 2009 et ses indications étant restreintes au psoriasis et au rhumatisme psoriasique, les données de tolérance disponibles pour l'*ustékinumab* (anticorps entièrement humain ciblant la sous-unité p40 de l'IL-12 et l'IL-23) restent plus limitées par rapport aux anti-TNF-α. Lors des études contrôlées, les taux observés d'infections, de cancers solides ou de carcinomes cutanés étaient comparables à ceux des groupes placebo (tolérance court terme). Les études post-commercialisation n'ont pas mis en évidence de signal nouveau [34]. Le taux d'effets indésirables nécessitant l'arrêt du traitement apparaît moins élevé que celui rapporté avec les anti-TNF-α [6, 7, 35]. Il n'y a pas non plus d'augmentation significative de leur incidence au cours du temps, ni de relation directe avec la dose administrée [34, 36, 37].

Les données de suivi long terme (à 3 puis 5 ans) sont aujourd'hui disponibles et permettent de mieux préciser la toxicité de l'ustékinumab.

Cancers. À 5 ans, le taux de cancers rapportés (hors carcinomes cutanés) apparaît comparable à celui attendu dans la population générale (SEER, *Surveillance, Epidemiology and End Results database*) [34, 38, 39].

Cancers cutanés. L'incidence rapportée des carcinomes épithéliaux sous ustékinumab est similaire à celle observée avec les autres agents biologiques utilisés dans le psoriasis [34, 38]. Le ratio carcinome basocellulaire/carcinome épidermoïde est très proche de celui de la population générale (4/1) et n'est pas en faveur d'une immunosuppression induite sévère.

Infections sévères. Le taux d'infections sévères observé est également comparable à celui habituellement constaté dans une population psoriasique traitée long terme par voie systémique [34, 38]. Elles apparaissent cependant moins fréquentes qu'avec l'infliximab ou l'adalimumab [9]. Les infections représentent néanmoins la principale toxicité nécessitant l'arrêt du traitement [6, 7].

Morbidités cardiovasculaires. La toxicité cardiovasculaire de l'ustékinumab reste controversée, notamment sur la survenue d'accidents ischémiques (rares) pendant les premières semaines de traitement, particulièrement chez des sujets à risque [24, 25]. L'insuffisance cardiaque n'est pas une contre-indication au traitement.

Autres. Les réactions aux points d'injection sont moins fréquentes qu'avec l'étanercept [37]. Les réactions d'hypersensibilité immédiate sont très rares.

Anti-IL-17

Le *sécukinumab* (anticorps entièrement humain, ciblant l'interleukine 17A) est la première molécule de cette classe thérapeutique à avoir obtenu, en 2015, une AMM européenne dans le psoriasis. L'*ixékizumab* (anticorps anti-IL-17) est en cours d'évaluation. En revanche, le processus d'enregistrement du *brodalumab* a été stoppé après un signal sur une majoration potentielle du risque suicidaire.

Les données de toxicité disponibles pour le sécukinumab ne reposent encore que sur les études de phase III (tolérance court terme). À un an, le rapport efficacité clinique/sécurité d'utilisation du sécukinumab apparaît favorable. Le profil de tolérance est comparable à celui de l'étanercept ou de l'ustékinumab et le taux d'arrêt du traitement pour toxicité est inférieur à 5 % [40-44]. Les *infections* semblent cependant plus fréquentes comparativement aux groupes placebos [42]. Les céphalées, les diarrhées, les infections respiratoires et surtout les *rhinopharyngites* (> 15 %) sont les effets indésirables le plus souvent rapportés [44]. Le risque de *candidoses cutanéomuqueuses* apparaît aussi augmenté et semble corrélé à la dose reçue ; ceci est très probablement la conséquence directe du rôle central joué par l'IL-17A dans l'immunité contre *Candida albicans* [41, 42]. La survenue de *neutropénie* est également un point de vigilance [40, 42]. Les réactions aux points d'injection sous-cutanée sont moins fréquentes qu'avec l'étanercept [42]. Une aggravation du psoriasis apparaît aussi possible [45] et de rares cas d'apparition (ou de poussées évolutives) de maladies inflammatoires de l'intestin ont été rapportés.

Synthèse

Dans le psoriasis, le profil de tolérance de ces agents biologiques apparaît favorable. Les données d'utilisation sur le long terme, aujourd'hui disponibles pour certaines de ces molécules, sont également rassurantes. Le suivi observationnel longitudinal des patients exposés doit cependant être impérativement poursuivi, afin de préciser le risque infectieux ou néoplasique associé à ces molécules, notamment dans certaines populations à risque qui n'ont pas été initialement incluses dans les études cliniques. Enfin, le rapport bénéfice/risque doit être systématiquement évalué de façon individuelle pour chaque patient.

RÉFÉRENCES

1. Pariser D.M. et coll., *J Acad Dermatol.* 2012, *67*, 245.
2. Menter A. et coll., *J Acad Dermatol.* 2015, *73*, 410.
3. Rustin M.H.A., *Br J Dermatol.* 2012, *167*, 3.

4. Dommasch E.D. et coll., *J Acad Dermatol.* 2011, *64*, 1035.
5. Garcia-Doval I. et coll., *JAMA Dermatol.* 2012, *148*, 463.
6. Warren R.B. et coll., *J Invest Dermatol.* 2015, *135*, 2632.
7. Gniadecki R. et coll., *Br J Dermatol.* 2015, *172*, 244.
8. Escande H. et coll., *J Eur Acad Dermatol Venereol.* 2013, *27*, 1323.
9. Kalb R.E. et coll., *JAMA Dermatol.* 2015, *151*, 961.
10. Mariette X. et coll., *Ann Rheum Dis.* 2011, *70*, 1895.
11. Patel R.V. et coll., *J Acad Dermatol.* 2009, *60*, 1001.
12. Goëb V. et coll., *Rev Rhum.* 2013, *80*, 459.
13. Pathirana D. et coll. *J Eur Acad Dermatol Venereol.* 2009, *23*, 1.
14. Menter A. et coll., *J Acad Dermatol.* 2008, *58*, 826.
15. Salmon-Ceron D. et coll., *Ann Rheum Dis.* 2011, *70*, 616.
16. Chirch L.M. et coll., *J Am Acad Dermatol.* 2014, *71*, 1.
17. Motaparthi K. et coll., *J Am Acad Dermatol.* 2014, *70*, 178.
18. Richard M.A., *Ann Dermatol Venereol.* 2011, *138*, 813.
19. Lecluse L.L. et coll., *Arch Dermatol.* 2011, *147*, 79.
20. Régnier-Rosencher E. et coll., *Dermatology.* 2012, *224*, 72.
21. Chirch L.M. et coll., *J Am Acad Dermatol.* 2014, *71*, 11.
22. Tubach F. et coll., *Athritis Rheum.* 2009, *60*, 1884.
23. Pouplard C. et coll., *J Eur Acad Dermatol Venereol.* 2013, *27*, 36.
24. Nast A. et coll., *J Eur Acad Dermatol Venereol.* 2015, *29*, 2277.
25. Hugh J. et coll., *J Am Acad Dermatol.* 2014, *70*, 168.
26. Williams V.L. et coll., *Int J Dermatol.* 2011, *50*, 619.
27. Ramos-Casals M. et coll., *Medicine.* 2007, *86*, 242.
28. Moustou A.E. et coll., *J Am Acad Dermatol.* 2009, *61*, 486.
29. Viguier M. et coll., *Ann Dermatol Venereol.* 2010, *137*, 64.
30. Van Lümig P.P.M. et coll., *J Eur Acad Dermatol Venereol.* 2015, *29*, 752.
31. Nardone B. et coll., *J Am Acad Dermatol.* 2014, *170*, 1171.
32. Wee J.S. et coll., *Br J Dermatol.* 2012, *167*, 411.
33. Ahn C.S. et coll., *J Am Acad Dermatol.* 2015, *73*, 420.
34. Papp K.A. et coll., *Br J Dermatol.* 2013, *168*, 844.
35. McInnes I.B. et coll., *Lancet.* 2013, *382*, 780.
36. Langley R.G. et coll., *Br J Dermatol.* 2015, *172*, 1383.
37. Lebwohl M. et coll., *J Am Acad Dermatol.* 2012, *66*, 731.
38. Gordon K.B. et coll., *J Am Acad Dermatol.* 2012, *66*, 742.
39. Kumar N. et coll., *Exp Opin Drug Saf.* 2013, *12*, 757.
40. Mrowietz U. et coll., *J Am Acad Dermatol.* 2015, *73*, 27.
41. McInnes I.B. et coll., *Lancet.* 2015, *386*, 1137.
42. Langley R.G. et coll., *N Engl J Med.* 2014, *371*, 326.
43. Thaçi D. et coll., *J Am Acad Dermatol.* 2015, *73*, 400.
44. Paul C. et coll., *J Eur Acad Dermatol Venereol.* 2015, *29*, 1082.
45. Papp K.A. et coll., *Br J Dermatol.* 2013, *168*, 412.

Toxicité des immunoglobulines polyvalentes[7]

Mesures de précaution

Les immunoglobulines polyvalentes appartiennent à la catégorie des *produits dérivés du sang*. Elles sont obtenues à partir du plasma d'au moins 1 000 donneurs sains. À ce titre, la transmission d'agents infectieux ne peut pas être totalement exclue malgré une sélection rigoureuse des donneurs. On peut actuellement considérer que les procédés d'extraction/purification avec élimination ou inactivation des virus assurent la sécurité d'emploi vis-à-vis des virus enveloppés des hépatites B/C ou du VIH. C'est également très probablement le cas pour les virus non enveloppés de l'hépatite A ou du parvovirus B19, avec à ce jour aucun cas déclaré d'infection post-transfusionnelle. En revanche, la sécurité d'utilisation ne peut pas être totalement établie pour les prions. De même, la transmission *d'agents infectieux émergents* reste théoriquement possible.

Dans les études cliniques, l'incidence des effets indésirables induits par les Ig varie significativement en fonction des produits, des indications et de la posologie utilisée. Ils sont cependant assez fréquents en pratique (25-40 %) mais dans la grande majorité des cas transitoires et d'intensité légère ou modérée [1, 2]. Si le profil de ces effets indésirables reste comparable, *la composition des préparations disponibles n'est pas strictement similaire*, ce qui peut modifier la tolérance globale [3] : osmolarité, pH, excipients notoires (notamment teneur en sucres ou en sodium), taux d'IgA (tableau 22.22). Ceci doit être pris en compte, pour certaines situations cliniques, dans le choix du produit délivré. La majorité de ces effets indésirables apparaît liée à la dose administrée et surtout au *débit de perfusion*

---
7. Avec la collaboration de P. Cougoul.

utilisée. L'injection doit être débutée à un seuil minimal variable (0,3 à 1 mL/kg/h) pendant la 1re demi-heure puis augmentation progressive par paliers successifs jusqu'à la dose maximale tolérée (entre 4 et 8 mL/kg/h en fonction des patients et des produits). La vitesse de perfusion doit être particulièrement contrôlée lors de la 1re injection. Le patient doit être strictement surveillé pendant toute la durée du traitement et 1 heure après lors de la 1re administration, en cas de changement de produit ou d'injection après une longue période. En parallèle, une bonne hydratation doit être assurée pendant toute la perfusion, avec surveillance de la diurèse.

Tableau 22.22 Principales caractéristiques des préparations d'immunoglobulines polyvalentes disponibles en France

Produits commercialisés	Forme injectable	Teneur en IgA (μg/mL)	Excipients notoires
Octagam® 50 et 100 mg/mL	Intraveineux	≤ 400	Maltose
Gammagard® 50 mg/mL	Intraveineux	≤ 2,2	Sodium, glucose, macrogol
Kiovig® 100 mg/mL	Intraveineux	≤ 140	–
Clairyg® 50 mg/mL	Intraveineux	≤ 22	Mannitol
Tegeline® 50 mg/mL	Intraveineux	≤ 850	Sodium, saccharose
Privigen® 100 mg/mL	Intraveineux	≤ 25	L-proline
Gammanorm® 165 mg/mL	Sous-cutané et intramusculaire	≤ 82,5	Sodium
Hizentra® 200 mg/mL	Sous-cutané	≤ 50	L-proline

Certaines comorbidités doivent également être prises en compte avant l'utilisation des Ig, afin de limiter la toxicité rénale et le risque, faible mais bien établi, de thromboses artérioveineuses : insuffisance rénale, médicaments néphrotoxiques et diurétiques de l'anse, hypovolémie, HTA, surcharge pondérale, diabète, dyslipidémie, paraprotéine, antécédents de thromboses, alitement prolongé, personnes âgées. Chez ces patients à risque, les Ig doivent être administrées *au minimum de la dose et du débit de perfusion possibles*.

De véritables réactions allergiques (voire un choc anaphylactique) sont rares mais toujours possibles, même après plusieurs cycles de traitement. Ce risque apparaît plus important chez les patients avec *déficit pondéral en IgA*, ce qui de principe doit être recherché avant le traitement et complété si nécessaire par la recherche d'anticorps anti-IgA. Les produits déplétés en IgA doivent alors être privilégiés. Notons enfin que la transmission passive d'anticorps antiérythrocytaires (A, B, D) peut faussement positiver certains tests sérologiques (comme le test de Coombs). De même, les Ig peuvent diminuer l'efficacité des vaccins vivants atténués (rougeole, varicelle, oreillons, rubéole).

Plus récemment, des produits injectables par voie sous-cutanée ont été commercialisés (tableau 22.22). La tolérance semble améliorée et ils peuvent permettre l'administration à domicile. Le risque de toxicité systémique n'est cependant pas nul [4] et les *réactions aux points d'injection* sont plus fréquentes [3].

Principaux effets indésirables

Pendant la perfusion. De nombreux symptômes peuvent être observés, notamment au début de la perfusion [1, 4, 5] : *céphalées* (le plus fréquent), frissons, myalgies, fièvre, palpitations, vertiges, tremblements, modification du profil tensionnel, asthénie, diarrhée, atteinte rhinopharyngée, douleurs lombaires ou abdominales. Ils sont potentiellement liés à une activation du complément et/ou des agrégats d'IgG. Ces symptômes s'atténuent le plus souvent en diminuant le débit de perfusion. Il faut cependant systématiquement évoquer une réaction plus grave de type *anaphylactique*, qui nécessite l'arrêt de la perfusion et des mesures de réanimation. Ces manifestations aiguës peuvent être partiellement prévenues par une vitesse de perfusion plus lente, une prémédication associant anti-H1 et/ou corticoïdes ou un changement de produit [3, 6]. Certains symptômes peuvent persister ou seulement apparaître quelques heures ou jours après la perfusion, notamment les céphalées et l'asthénie.

Insuffisance rénale aiguë. Il s'agit d'une complication rare, notamment si les mesures de précaution sont respectées. Elle apparaît toutefois plus fréquente en association avec les produits contenant des sucres (tubulopathie), principalement du *saccharose*. Elle survient quelques jours après le traitement [1]. L'atteinte régresse le plus souvent spontanément mais des formes oligoanuriques avec nécessité d'une hémodialyse ont été rapportées.

Thromboses artérioveineuses. Leur incidence est là aussi faible mais elles doivent être systématiquement évoquées en cas de complications vasculaires (infarctus du myocarde, dyspnée, AVC). Elles apparaissent directement liées à une augmentation de la viscosité chez les patients à risque.

Méningites aseptiques. Il s'agit d'une complication classique des Ig, bien que rarement observée [7]. Elle survient classiquement dans les premières heures ou dans les 2 jours après la perfusion. Elles doivent être différenciées des simples céphalées post-injection. Elles régressent en général spontanément.

Anémies hémolytiques. Elles sont modérées et réversibles. Elles surviennent surtout chez les patients de groupe sanguin différent de O, de façon retardée. Une neutropénie transitoire est également possible ainsi qu'une pseudo-hyponatrémie.

Manifestations dermatologiques. Elles sont notées chez 0,4 à 6 % des patients traités. Il s'agit surtout de *lésions eczématiformes* et/ou de *réactions dyshidrosiques palmoplantaires* bien individualisées [8]. Elles surviennent souvent après le 1er cycle et les récidives sont fréquentes. Les atteintes sévères sont en revanche rares. Une urticaire aiguë et transitoire n'est pas rare. Des réactions lichénoïdes ont également été rapportées, tout comme un syndrome Babouin.

RÉFÉRENCES
1. Orbach H. et coll., *Clin Rev Allergy Immunol.* 2005, 29, 173.
2. Prins C. et coll., *Acta Derm Venereol.* 2007, 87, 206.
3. Saeedian M. et coll., *Int Arch Allergy Immunol.* 2014, 164, 151.
4. Berger M. et coll., *J Allergy Clin Immunol Pract.* 2013, 1, 558.
5. Gürcan H. et coll., *Ann Pharmacol.* 2007, 41, 1604.
6. Feldmeyer L. et coll., *Acta Derm Venereol.* 2010, 90, 494.
7. Bharath V. et coll., *Transfusion.* 2015, 55, 2597.
8. Gerstenblith M.R. et coll., *J Am Acad Dermatol.* 2012, 66, 312.

Caroténoïdes, canthaxanthine, bêtacarotène

O. Sorg, J.-H. Saurat

Les caroténoïdes utilisés en dermatologie sont le bêtacarotène et la canthaxanthine.

Mode d'action

Les caroténoïdes sont des composés poly-isoprénoïdes synthétisés par les végétaux. Les principaux caroténoïdes endogènes sont l'α-carotène, le β-carotène, le γ-carotène et la β-cryptoxanthine, également précurseurs de la vitamine A (tout *trans*-rétinol), ainsi que le lycopène, la lutéine, la zéaxanthine, la cantaxanthine et l'astaxanthine, lesquels ne peuvent pas être convertis en vitamine A dans l'organisme [1, 2]. En raison de leurs nombreuses doubles liaisons conjuguées, ils absorbent fortement la lumière visible et agissent comme antioxydants en réduisant les espèces réactives d'oxygène produites lors d'un stress oxydant [3]. Il est possible que l'effet photoprotecteur résulte de ces propriétés. Ils n'ont pas d'effet écran et très peu d'effet filtre pour les UV. En ingestion orale, ils augmentent le seuil érythémal aux UVB et aux UVA [4], mais ne préviennent pas les lésions de l'ADN [5].

Métabolisme

La peau humaine contient des caroténoïdes dont la forme principale est le bêtacarotène ; celui-ci se concentre principalement dans l'épiderme et l'hypoderme [6]. Le lycopène se concentre essentiellement dans le plasma, la peau et le tissu adipeux. Les caroténoïdes ne sont pas synthétisés par l'organisme. L'unique source est alimentaire (fruits et légumes) et leur biodisponibilité est supérieure dans les formes galéniques. *Le clivage enzymatique du bêtacarotène par la 15,15'-dioxygénase* produit dans la muqueuse intestinale *deux molécules de rétinaldéhyde* qui peuvent être transformées en rétinol (vitamine A) puis stockées en esters de rétinol. La régulation de ce métabolisme explique que la prise orale de doses importantes de bêtacarotène n'induise pas d'hypervitaminose A, car une grande partie de bêtacarotène ingéré n'est pas métabolisée en vitamine A.

On a longtemps pensé que le clivage du bêtacarotène se faisait seulement dans les entérocytes. Des expériences récentes ont montré que des *kératinocytes humains en culture transformaient le bêtacarotène en rétinol* [7] et que l'épiderme humain métabolisait le bêtacarotène en esters de rétinol, qui sont la forme de stockage de la vitamine A [8].

Le bêtacarotène en utilisation orale ou topique est donc un précurseur de la vitamine A dans la peau humaine, contrairement au lycopène et aux xanthophylles (lutéine, zéaxanthine, cantaxanthine, astaxanthine).

Cependant, la lutéine et la zéaxanthine ont amélioré des paramètres du stress oxydatif cutané en administration orale et topique dans une étude clinique sur 12 semaines incluant 40 femmes de 25 à 50 ans présentant un vieillissement cutané précoce [9].

Indications

La seule vraie indication à l'utilisation orale de bêtacarotène est le traitement de la protoporphyrie érythropoïétique (*cf.* chapitre 4) dans le but de diminuer la photosensibilité des sujets. Le bêtacarotène est peu actif dans les autres photodermatoses. La concentration de bêtacarotène est diminuée dans les kératoses actiniques et les carcinomes basocellulaires comparativement à la peau saine [10].

Théoriquement, l'astaxanthine et la canthaxanthine, qui ont un pouvoir de *quenching* des radicaux libres et de l'oxygène singulet supérieur à celui du bêtacarotène, pourraient être efficaces dans le traitement des porphyries et autres photodermatoses impliquant un stress oxydatif, mais il reste à réaliser de bonnes études cliniques pour le démontrer.

Si la supplémentation en caroténoïdes dans les programmes de *chimioprophylaxie des cancers cutanés*, de prévention/traitement de la sénescence, voire de traitement des précancéroses n'a pas apporté de résultats probants [11-13], un taux plasmatique élevé d'α- et β-carotène et de lutéine améliore la survie de patients porteurs de carcinomes spinocellulaires sous radiothérapie [14].

Certains utilisent les caroténoïdes pour leur effet colorant de la peau dans un but de camouflage des dépigmentations (vitiligo), ou seulement cosmétique.

En conclusion, les observations actuelles ne permettent pas de recommander la supplémentation orale en bêtacarotène du point de vue de la photoprotection ou de la chimioprophylaxie des cancers cutanés, bien qu'une consommation régulière de caroténoïdes précurseurs ou non de la vitamine A soit favorable.

Effets indésirables

Le bêtacarotène, la canthaxanthine et le lycopène se déposent dans de nombreux organes dont la peau qu'ils colorent en orange s'ils sont ingérés en grandes quantités provoquant une caroténodermie, ou une lycopénémie [15].

La *coloration cutanée* est surtout marquée aux paumes et aux plantes ; les sclères ne sont pas colorées, contrairement à l'ictère.

Le risque *d'hypervitaminose A*, théoriquement possible avec le bêtacarotène, n'est pas observé en pratique. Ceci est dû au fait que le taux de conversion du bêtacarotène en vitamine A dans l'intestin est saturable [16].

Des *dépôts rétiniens* asymptomatiques ont été observés après utilisation de canthaxanthine seule dans un but cosmétique, et également à un degré moindre, de l'association canthaxanthine-bêtacarotène ; ils altèrent peu ou pas la fonction visuelle et régressent lentement en plusieurs mois ou années [17]. La dose totale de canthaxanthine à ne pas dépasser est de 15 g. Les dépôts seraient plus fréquents en cas d'hypertension intraoculaire et son utilisation est donc contre-indiquée en cas de glaucome. Le bêtacarotène pur n'induit pas de dépôts rétiniens [18].

Il est conseillé de ne pas administrer les caroténoïdes pendant la *grossesse* ou l'*allaitement*. L'association bêtacarotène/canthaxanthine et *antipaludéens de synthèse* est contre-indiquée car elle augmenterait le risque ophtalmologique.

Formes commercialisées, posologie

Carotaben®, Bioorganic Beta-Carotene®, Burgerstein Bêta-carotène® (Suisse) contiennent 6, 15 ou 25 mg de bêtacarotène. Betaselen® (France) contient 9 mg de bêtacarotène associé à d'autres antioxydants (vitamines C, E, sélénium). Pour la protoporphyrie érythropoïétique, la dose conseillée est de 200 à 300 mg/j pour les adultes, 75 à 125 mg/j pour les enfants de plus de 4 ans et 50-75 mg/j pour les enfants de moins de 4 ans ; le recours à une préparation magistrale est nécessaire. Pour les troubles pigmentaires, la posologie conseillée est de 75 mg/j avec une dose d'entretien de 25 mg une fois la coloration souhaitée obtenue.

RÉFÉRENCES

1. Hammond B.R. Jr. et coll., *Adv Nutr.* 2013, *4*, 474.
2. Fiedor J. et coll., *Nutrients.* 2014, *6*, 466.
3. Stahl W. et coll., *Mol Nutr Food Res.* 2012, *56*, 287.
4. Stahl W. et coll., *Biochim Biophys Acta.* 2005, *1740*, 101.
5. Stahl W. et coll., *Hautarzt.* 2006, *57*, 281.
6. Vahlquist A. et coll., *J Invest Dermatol.* 1982, *79*, 94.
7. Andersson E. et coll., *Nutr Cancer.* 2001, *39*, 300.
8. Antille C. et coll., *Exp Dermatol.* 2004, *13*, 558.
9. Palombo P. et coll., *Skin Pharmacol Physiol.* 2007, *20*, 199.
10. Hata T.R. et coll., *J Invest Dermatol.* 2000, *115*, 441.
11. Greenberg E.R. et coll., *N Engl J Med.* 1990, *323*, 789.
12. Mayne S.T. et coll., *Cancer Epidemiol. Biomarkers Prev.* 2006, *15*, 2033.
13. Schaumberg D.A. et coll., *Cancer Epidemiol Biomarkers Prev.* 2004, *13*, 1079.
14. Sakhi A.K. et coll., *Nutr Cancer.* 2010, *62*, 322.
15. La Placa M. et coll., *J Eur Acad Dermatol Vénéréol.* 2000, *14*, 311.
16. Redmond T.M. et coll., *J Biol Chem.* 2001, *276*, 6560.
17. Harnois C. et coll., *Arch Ophthalmol.* 1989, *107*, 538.
18. Poh-Fitzpatrick M.B. et coll., *J Am Acad Dermatol.* 1984, *11*, 111.

Ciclosporine et analogues

C. Paul, M.-P. Konstantinou

Pharmacologie

La ciclosporine est un composé isolé à partir d'extraits de champignons telluriques des hauts plateaux de Norvège (*Tolypocladium inflatum gams*). Ses propriétés immunosuppressives ont été mises à profit dans la prévention du rejet de greffe rénale dès 1978 [1].

D'autres immunosuppresseurs dérivés des macrolides et possédant un mécanisme d'action proche de celui de la ciclosporine ont été développés en transplantation : le *tacrolimus* (*FK506*), le *sirolimus* et l'évérolimus. Ces molécules n'ont pas été développées pour le traitement des maladies inflammatoires cutanées sous forme systémique du fait d'un rapport bénéfice/risque non supérieur à la ciclosporine. Le sirolimus et l'évérolimus inhibent le cycle cellulaire et *réduisent l'incidence des cancers cutanés chez les patients transplantés sous immunosuppresseurs* [2].

Structure et pharmacocinétique [1]. La ciclosporine est un peptide cyclique lipophile de 11 acides aminés. Elle est disponible sous forme de capsules à 10, 25, 50 et 100 mg ainsi que sous forme de solution buvable à 100 mg/mL. La demi-vie sanguine de la ciclosporine est variable et estimée à 8,4 heures. L'élimination est principalement biliaire après métabolisation hépatique par l'isoenzyme 3A4 du cytochrome P450. La ciclosporine est un substrat de la glycoprotéine P intestinale, une pompe d'efflux ATP-dépendante. L'insuffisance hépatique prolonge la demi-vie de la ciclosporine. La part de ciclosporine éliminée par le rein n'est que de 6 %.

Mode d'action

L'action principale de la ciclosporine en thérapeutique s'exerce sur les lymphocytes T. La ciclosporine induit une immunosuppression rapidement réversible en inhibant la phase initiale de l'activation des lymphocytes T CD4+ par l'antigène [3]. *Cette immunosuppression provient d'un blocage de la transcription des gènes de cytokines pro-inflammatoires : IL-2, TNF-α, IL-1.* Le mécanisme moléculaire d'action comporte la liaison spécifique à une protéine intracellulaire de la famille des immunophilines, la cyclophiline. *Le complexe cyclophiline-ciclosporine ainsi formé inhibe la calcineurine*, une enzyme impliquée dans la translocation nucléaire du composant cytoplasmique de NF-AT, facteur de transcription essentiel du gène de l'IL-2. L'absence de synthèse d'IL-2 empêche l'activation et la prolifération des cellules T ainsi que la synthèse secondaire d'autres cytokines (IL-4, interféron γ, GM-CSF).

Le tacrolimus (FK506) se lie également à une protéine de la famille des immunophilines, la macrophiline 12 et possède un mécanisme d'action proche de celui de la ciclosporine. Le tacrolimus exerce une action inhibitrice de la transcription des cytokines pro-inflammatoires à des doses 100 fois plus faibles *in vitro*.

Le sirolimus et l'évérolimus se lient également à la macrophiline 12. Le complexe sirolimus – macrophiline 12 n'affecte pas la calcineurine mais la protéine-kinase mTOR (*mammalian Target Of Rapamycin*) et bloque la progression du cycle cellulaire à la transition G1/S. Le sirolimus et l'évérolimus bloquent la prolifération et l'activation des lymphocytes T en amont de l'IL-2 [2]. Ils possèdent des propriétés antiprolifératives intéressantes en cancérologie et des dérivés du sirolimus sont utilisés pour le traitement de certains cancers.

Indications thérapeutiques en dermatologie

Psoriasis

Efficacité clinique. L'efficacité clinique de la ciclosporine dans le traitement du psoriasis en plaques a été démontrée par de nombreuses études contrôlées. Le bénéfice clinique est habituellement objectivable après 1 mois de traitement et il est maximum après 3 mois. L'efficacité de la ciclosporine est dose-dépendante mais la dose utile varie d'un malade à l'autre et doit être adaptée individuellement. Dans une métanalyse, Schmitt et coll. ont démontré la supériorité de la ciclosporine comparée au placebo (différence de risque de 25 %, IC 95 % 10-40 %) [4]. Le taux de rémission, définie comme une amélioration d'au moins 75 % du PASI (PASI 75), est plus élevé avec des doses de 5 mg/kg/j [4, 5]. On estime que 20 %

des malades obtiennent un PASI 75 avec des doses de 1,25 mg/kg/j, 50 % avec des doses de 2,5 mg/kg/j et 90 % avec des doses de 5 mg/kg/j [5]. D'autres formes cliniques de psoriasis peuvent être traitées avec succès par la ciclosporine bien que les résultats aient été documentés de façon moins rigoureuse que dans le psoriasis en plaques : psoriasis pustuleux, palmoplantaire et psoriasis des ongles. Il existe peu de données pour le psoriasis pustuleux généralisé et l'érythrodermie psoriasique. L'efficacité de la ciclosporine dans le rhumatisme psoriasique est inférieure à celle du méthotrexate ou des biothérapies.

Stratégie thérapeutique. La ciclosporine doit être réservée aux psoriasis modérés à sévères retentissant de façon importante sur la qualité de la vie. Le profil de tolérance est meilleur chez les sujets de moins de 50 ans, ayant des résistances vasculaires basses et sans surpoids. Le but du traitement est d'obtenir une réduction d'au moins 75 % du PASI avec une réduction de l'altération de la qualité de vie [6, 7]. La dose recommandée pour débuter le traitement dans le psoriasis en plaques varie de 2,5 à 4 mg/kg/j. Elle sera ensuite adaptée individuellement après 1 à 2 mois en fonction de la réponse clinique en augmentant ou en réduisant les doses tous les mois de 0,5 à 1 mg/kg/j, sans dépasser 5 mg/kg/j. Dans le psoriasis pustuleux palmoplantaire, des doses très faibles de 1 à 2 mg/kg/j sont parfois suffisantes. Dans l'érythrodermie psoriasique, des doses de 3 à 5 mg/kg/j ont été utilisées [5]. Concernant la durée du traitement, plusieurs stratégies thérapeutiques sont possibles : chez certains malades dont le psoriasis évolue par poussées, il est possible d'envisager des traitements de courte durée de 3 à 4 mois, périodes entre lesquelles la rémission est maintenue par des traitements locaux. La modalité de traitement intermittent en cures courtes permet de réduire la durée totale d'exposition à la ciclosporine et 30 % des patients peuvent avoir des rémissions maintenues pendant 6 mois ou plus par un simple traitement topique ou par un autre traitement systémique après une cure unique de 12 semaines [8, 9]. L'avantage de ce schéma est le raccourcissement de la durée d'exposition au médicament améliorant ainsi son profil de tolérance [10]. Dans les formes de psoriasis à évolution continue, un traitement d'entretien au long cours par la ciclosporine est parfois envisageable à la plus petite dose efficace, soit entre 2,5 et 3 mg/kg/j [11]. Cependant, l'incidence des effets indésirables augmente avec le temps et les traitements continus pendant des durées supérieures à 2 ans doivent être autant que possible évités. L'association à la ciclosporine d'un traitement local peut permettre d'améliorer l'efficacité et de réduire la dose de ciclosporine nécessaire pour induire une rémission [8]. À l'arrêt du traitement qui peut être brutal, la rechute du psoriasis survient en moyenne en 3 à 4 mois [10].

Dermatite atopique

Efficacité clinique. L'efficacité clinique de la ciclosporine dans le traitement des formes graves de dermatite atopique de l'adulte a été rapportée dans plusieurs études contrôlées contre placebo [9]. Le traitement réduit l'intensité des lésions ainsi que les symptômes tels que le prurit et l'insomnie. L'effet clinique est objectivable rapidement dès la 2ᵉ semaine du traitement et il est maximum au bout de 8 semaines avec une réduction des scores de sévérité de 55 % en moyenne [9]. L'amélioration concerne aussi bien les lésions aiguës, érythème et lésions suintantes, que les lésions chroniques lichénifiées. Le traitement ne modifie pas le taux des IgE sériques et les *prick tests* aux acariens qui restent positifs.

Stratégie thérapeutique. La ciclosporine possède une AMM pour les formes graves de dermatite atopique de l'adulte après échec des traitements conventionnels. *La dose nécessaire pour obtenir un résultat clinique satisfaisant est souvent plus élevée que dans le psoriasis* et se situe entre 3 et 5 mg/kg/j. Comme dans le psoriasis, deux stratégies thérapeutiques sont possibles : traitement de courte durée (3 à 4 mois) pour juguler une situation de crise, ou traitement d'entretien pendant des durées de 1 à 2 ans à la plus petite dose efficace. Les traitements intermittents en cure courte sont peu satisfaisants dans la dermatite atopique du fait d'une rechute habituellement rapide dans les 2 à 4 semaines suivant l'arrêt de la ciclosporine. En traitement plus prolongé, on peut observer une modification du cours évolutif de la maladie. Chez plus de la moitié des patients en pratique, la dermatite atopique peut de nouveau être contrôlée par les traitements topiques à l'arrêt de la ciclosporine. Avec la multiplication des traitements efficaces pour la dermatite atopique sévère, les problèmes de dépendance psychologique à la ciclosporine observés autrefois sont moins fréquents aujourd'hui. Chez l'enfant, la ciclosporine peut être utilisée hors AMM dans les formes graves de DA résistantes aux traitements locaux.

Autres indications

La ciclosporine est un traitement efficace des manifestations oculaires et cutanéomuqueuses de la **maladie de Behçet** (mais il faut se méfier de l'interaction médicamenteuse avec la colchicine). Son efficacité a été démontrée dans les formes réfractaires d'urticaire chronique. Elle est aussi efficace que les corticoïdes oraux pour le traitement du **pyoderma gangrenosum** [12]. L'intérêt de la ciclosporine a été également suggéré dans un très grand nombre de dermatoses par des observations isolées ou de petites séries ouvertes [13]. Le tableau 22.23 fournit une liste non exhaustive de ces dermatoses. En pratique clinique, les indications qui paraissent les plus intéressantes sont les urticaires chroniques invalidantes, les eczémas chroniques des mains et le *pyoderma gangrenosum*. Pour les autres pathologies, le faible niveau de preuve des publications ne permet pas de recommander l'usage de la ciclosporine.

Tableau 22.23 Utilisation de la ciclosporine en dermatologie en dehors du psoriasis et de la dermatite atopique (liste non exhaustive)

Indication	Type de publication
Maladie de Behçet	A
Dermatite actinique chronique	C
Dermatomyosite	C
Eczéma de contact	C
Épidermolyse bulleuse acquise	C
Lichen érosif muqueux	B
Lichen	C
Lupus érythémateux systémique	C
Pemphigus	C
Pemphigoïde	C
Pyoderma gangrenosum	A
Urticaire chronique	B

A : grands essais comparatifs randomisés ; B : petits essais comparatifs randomisés ; C : essais non randomisés, séries de patients.

Effets indésirables

Néphrotoxicité

La ciclosporine est responsable d'une vasoconstriction artériolaire rénale entraînant une diminution du flux sanguin rénal et du débit de filtration glomérulaire. On distingue une toxicité rénale aiguë, rapidement réversible à l'arrêt du traitement, secondaire aux modifications de l'hémodynamique intrarénale et une toxicité chronique apparaissant lors des traitements prolongés et associée à des lésions irréversibles du parenchyme rénal. Ces lésions histologiques à type de fibrose interstitielle et d'atrophie tubulaire, conséquences de l'ischémie chronique, sont observées chez 75 % des patients après 5 ans de traitement [5]. Elles ne sont pas toujours corrélées à une atteinte fonctionnelle rénale. Les facteurs prédictifs d'atteinte rénale au cours du traitement par la ciclosporine sont : l'âge élevé (> 65 ans), les fortes doses (> 5 mg/kg/j), les traitements de longue durée (> 2-3 ans), l'obésité (IMC > 30 kg/m²), la prise de médicaments néphrotoxiques, l'élévation de la créatinine au-dessus de 130 % de sa valeur de base et l'existence d'une hypertension artérielle [14, 15].

La tolérance rénale est bien appréciée par la mesure de la créatinine plasmatique et le suivi du débit de filtration glomérulaire. C'est l'élévation de la créatinine au-dessus de sa valeur de base, mesurée avant traitement pour chaque malade, qu'il est important de rechercher. En effet, certains malades à masse musculaire faible pourront développer une atteinte rénale sans élévation de la créatinine au-dessus de la valeur dite normale (p. ex. passage de 60 à 105 µmol/L). Le risque d'atteinte histologique rénale est faible si la créatinine sous traitement n'augmente pas au-dessus de 130 % de sa valeur de base. Il est important de déterminer la réserve fonctionnelle rénale avant traitement par l'estimation de la clairance de la créatinine par une formule type MDRD (*Modification of Diet in Renal Disease*) ou CKD-EPI (*Chronic Kidney Disease – Epidemiology Collaboration*). Une clairance de la créatinine supérieure à 90 mL/min témoigne d'une fonction rénale normale.

Autres effets indésirables

Hypertension artérielle. Secondaire à la vasoconstriction artériolaire rénale, il s'agit en général d'une hypertension artérielle modérée surtout diastolique. Elle est observée chez 10 à 20 % des patients en moyenne.

Symptômes généraux. Des symptômes subjectifs à type d'asthénie, trémulations, paresthésies des extrémités, céphalées sont observés chez 10 à 20 % des patients en début de traitement. Ils ne sont que rarement la cause d'un abandon du traitement et disparaissent habituellement en quelques semaines.

Effets cutanéomuqueux. L'hypertrophie gingivale et l'hypertrichose sont réversibles à l'arrêt du traitement. Les infections cutanées bénignes à type de folliculite et de récurrences herpétiques semblent un peu plus fréquentes sous ciclosporine, particulièrement lors du traitement de la dermatite atopique.

Effets gastro-intestinaux. Anorexie, nausées et diarrhées sont fréquentes en début de traitement. Un fractionnement et/ou une diminution des doses peuvent être nécessaires.

Effets sur les lipides sanguins et effet diabétogène. La ciclosporine peut provoquer une hyperlipidémie avec hypertriglycéridémie et hypercholestérolémie. La plupart des hypolipémiants sont contre-indiqués du fait des interactions médicamenteuses potentielles (risque de myopathies en cas d'association aux statines). Les mesures diététiques sont importantes à envisager. La ciclosporine peut avoir un effet diabétogène.

Excès d'immunosuppression. Lors du traitement des maladies auto-immunes, il n'a pas été rapporté d'augmentation significative de l'*incidence* des infections opportunistes ni des lymphomes contrairement à ce qui a été observé lors des transplantations d'organes. Cette différence peut être expliquée par le fait que les doses de ciclosporine utilisées en dermatologie sont inférieures à celles utilisées en transplantation. Par ailleurs, la ciclosporine est utilisée de façon intermittente et n'est jamais associée à d'autres immunosuppresseurs dans les maladies dermatologiques contrairement aux transplantations d'organes. Cependant, la prudence est de règle car la survenue rare de syndromes lymphoprolifératifs ne peut être totalement exclue et la prescription de ciclosporine impose une surveillance médicale régulière. Il a été démontré qu'un traitement par ciclosporine était associé à une augmentation de l'incidence des carcinomes spinocellulaires cutanés chez les psoriasiques ayant précédemment été traités par photochimiothérapie (PUVAthérapie) [16]. Dans une cohorte de 1 252 patients avec psoriasis, le risque de carcinome spinocellulaire cutané était multiplié par 3 chez les patients ayant reçu un traitement par ciclosporine de durée supérieure à 2 ans par rapport à ceux traités pendant moins de 2 ans [16]. L'augmentation du risque de carcinomes cutanés était restreinte aux patients préalablement exposés à la PUVAthérapie. Il convient d'être prudent lors de la prescription de la ciclosporine chez des patients aux antécédents de cancer de la peau ou ayant reçu des doses cumulées importantes de PUVAthérapie (> 200 séances, > 1 000 J/cm^2) [8]. De même, sa prescription doit être évitée juste avant ou après la PUVAthérapie [8]. Une surveillance dermatologique rigoureuse au moins annuelle est indiquée chez les psoriasiques ayant été exposés à la ciclosporine et à la PUVAthérapie.

Modalités pratiques d'utilisation

Posologie et bilan préthérapeutique

La dose de ciclosporine utilisée pour débuter le traitement doit être calculée en fonction du poids idéal du sujet. Elle se situe habituellement entre 2 et 3 mg/kg/j. Une dose de 5 mg/kg/j peut être utilisée en cas de nécessité d'action rapide. L'administration doit être fractionnée en *deux prises quotidiennes* au moment des repas. Les doses seront ensuite ajustées en fonction de la réponse clinique mais le seuil de 5 mg/kg/j ne doit pas être dépassé [8]. Le bilan avant traitement doit comporter un examen clinique complet avec mesure du poids et de la pression artérielle. Un examen gynécologique récent avec frottis cervicovaginal est important chez la femme afin d'éliminer une infection à papillomavirus oncogènes. En général, les patients doivent être à jour pour le dépistage des cancers (cervical, sein, prostate) selon les recommandations de leur pays. Le bilan biologique de départ comporte un dosage des électrolytes sanguins, de la créatinine sérique, de l'urée, un hémogramme, un bilan hépatique, un dosage du cholestérol et des triglycérides, un dosage de magnésium et un test de grossesse pour les femmes en âge de procréer. Il est recommandé de vérifier l'absence d'infection virale chronique hépatique. Si un traitement prolongé au-delà de 2 ans est envisagé, il peut être utile en cas de doute de réaliser des explorations fonctionnelles rénales avec mesure du débit de filtration glomérulaire.

Contre-indications

La ciclosporine est contre-indiquée en cas d'insuffisance rénale, d'affection maligne et d'infection évolutive. L'association au millepertuis, au bosentan, au stiripentol ou à la rosuvastatine est contre-indiquée. L'hypertension artérielle et les antécédents d'exposition à des doses élevées de PUVAthérapie constituent des contre-indications relatives.

La ciclosporine ne possède pas d'action tératogène. Cependant des effets embryotoxiques et fœtotoxiques ont été décrits chez l'animal avec des doses élevées de ciclosporine. Selon une méta-analyse de 2001, portant sur des patientes traitées dans le cadre d'une transplantation d'organe ou de maladies auto-immunes, la ciclosporine pourrait être associée à un risque élevé de prématurité [17]. En règle générale, la prescription d'une contraception efficace est nécessaire pour toute femme en âge de procréer durant le traitement par ciclosporine, en évitant les contraceptifs progestatifs dont l'efficacité est diminuée par la ciclosporine. Cependant, la ciclosporine peut être envisagée pour traiter la femme enceinte si la dermatose a un retentissement important sur la qualité de vie.

Précautions et surveillance

Une surveillance clinique et paraclinique bimensuelle les 3 premiers mois, puis mensuelle ensuite, est indiquée avec mesure de la pression artérielle, examen clinique complet, dosage de la créatinine sanguine, de la numération formule sanguine, du ionogramme et du bilan hépatique. Le cholestérol, les triglycérides sanguins et le magnésium pourront être surveillés tous les 3 mois. Pendant toute la durée du traitement, les patients doivent suivre rigoureusement les règles de photoprotection. Un suivi dentaire annuel est également préconisé du fait du risque d'hyperplasie gingivale [7]. En cas d'augmentation de la créatinine de plus de 130 % de la valeur de base sous traitement, il faut diminuer les doses de ciclosporine de 1 mg/kg/j et obtenir un retour de la créatinine au-dessous de 130 % de sa valeur de base au contrôle à 4 semaines. En cas de persistance des perturbations, elle doit être arrêtée définitivement [7, 8]. Chez les patients psoriasiques obèses, un régime hypocalorique associé améliore l'efficacité de la ciclosporine [18].

La détermination des taux sanguins de ciclosporine n'est pas réalisée systématiquement. Elle est indiquée lorsqu'on souhaite vérifier une absorption adéquate du produit ou une bonne observance du traitement ou pour préserver la fonction rénale lors de traitement au long cours [19]. Les dosages sanguins doivent alors être réalisés 2 heures après l'administration (concentration C2). La concentration C2 est le reflet de l'exposition systémique et permet de savoir si le produit est bien absorbé. Les concentrations C2 cibles en transplantation rénale varient de 600 à 900 ng/mL. Des concentrations C2 supérieures à 900 ng/mL en traitement au long cours sont associées à un risque accru d'atteinte rénale.

En cas d'hypertension artérielle (pression artérielle diastolique > 90 mmHg ou pression artérielle systolique > 160 mmHg à deux reprises), une réduction de la dose de ciclosporine de 30 % ainsi que les mesures diététiques habituelles sont indiquées [7].

En cas de nécessité de traitement médicamenteux, on préférera les inhibiteurs calciques comme isradipine ou amlodipine ou les inhibiteurs de l'enzyme de conversion qui ont un effet bénéfique sur l'hémodynamique rénale et s'opposent à la vasoconstriction provoquée par la ciclosporine [7]. Les diurétiques doivent être évités car ils majorent le risque de néphrotoxicité.

Interactions médicamenteuses

La ciclosporine est un médicament possédant de nombreuses interactions médicamenteuses du fait de son métabolisme hépatique par l'isoenzyme 3A4 du cytochrome P450 (CYP3A4) [8] et de son transport par la glycoprotéine P (encadré 22.7). Les médicaments inhibiteurs enzymatiques du CYP3A4 diminuent le métabolisme hépatique de la ciclosporine, augmentent ses taux sanguins et génèrent des effets toxiques. À l'inverse, les inducteurs du CYP3A4 augmentent la métabolisation hépatique de la ciclosporine et diminuent ses taux sanguins. Avant de prescrire un traitement médicamenteux à un malade sous ciclosporine, il est nécessaire de vérifier l'absence d'interactions médicamenteuses.

Encadré 22.7

Interactions médicamenteuses de la ciclosporine (liste non limitative)

Médicaments augmentant les taux sanguins de ciclosporine
– Érythromycine, josamycine, roxithromycine, clarithromycine, pristinamycine
– Doxycycline
– Fluconazole, kétoconazole, itraconazole
– Simvastatine, lovastatine, atorvastatine, pravastatine
– Prednisolone, méthylprednisolone IV
– Œstroprogestatifs, androgènes
– Cimétidine, bromocriptine
– Diltiazem, vérapamil, nicardipine
– Diurétiques thiazidiques et furosémide
– Stiripentol
– Amiodarone

Médicaments diminuant les taux sanguins de ciclosporine
– Carbamazépine, phénytoïne, acide valproïque, phénobarbital, primidone
– Rifampicine, rifabutine
– Triméthoprime
– Octréotide
– Millepertuis
– Bosentan
– Orlistat
– Modafinil

Médicaments augmentant la néphrotoxicité de la ciclosporine
– Aminoglycosides
– Amphotéricine B
– Vancomycine
– Diurétiques
– Melphalan
– Anti-inflammatoires non stéroïdiens
– Triméthoprime
– Melphalan, méthotrexate

Interactions médicamenteuses diverses
– Lovastatine, rosuvastatine (rhabdomyolyse)
– Colchicine (myopathie)
– Digoxine (augmentation des taux de digoxine)
– Vaccins vivants atténués (infections graves)
– Immunosuppresseurs (infections graves, lymphomes)

RÉFÉRENCES

1. Kauvar A.B. et coll., *Int J Dermatol.* 1994, *33*, 86.
2. Stallone G. et coll., *N Engl J Med.* 2005, *352*, 1317.
3. Ho S. et coll., *Clin Immunol Immunopathol.* 1996, *80*, S40.
4. Schmitt J et coll., *Br J Dermatol.* 2014, *170*, 274.
5. Maza A. et coll., *J Eur Acad Dermatol.* 2011, *25*, 19.
6. Mrowietz U. et coll., *Arch Dermatol Res.* 2011, *303*, 1.
7. Nast A. et coll., *J Eur Acad Dermatol Venereol.* 2015, *29*, 2277.
8. Griffiths C.E. et coll., *Br J Dermatol.* 2004, *150*, 11.
9. Schmitt J. et coll., *J Eur Acad Dermatol.* 2007, *21*, 606.
10. Ho V.C. et coll., *Br J Dermatol.* 1999, *141*, 238.
11. Shupack J. et coll., *J Am Acad Dermatol.* 1997, *36*, 423.
12. Ormerod A.D. et coll., *BMJ.* 2015, *350*, h2958.
13. Stutz J.A. et coll., *Clin Drug Invest.* 1995, *10*, 22.
14. Feutren G. et coll., *N Engl J Med.* 1992, *326*, 1654.
15. Grossman R.M. et coll., *Arch Dermatol.* 1996, *132*, 623.
16. Paul C.F. et coll., *J Invest Dermatol.* 2003, *120*, 211.
17. Bar Oz B. et coll., *Transplantation.* 2001, *71*, 1051.
18. Gisondi P. et coll., *Am J Clin Nutr.* 2008, *88*, 1242.
19. Chew A.L. et coll., *J Dermatolog Treat.* 2011, *22*, 79.

Colchicine

S. Debarbieux, P.-A. Piletta, J.-H. Saurat

Modes d'action

Ils sont multiples et complexes.

– La colchicine agit sur l'appareil filamenteux des cellules en *inhibant la polymérisation de la tubuline, protéine constituant les microtubules*; ceci explique son effet antimitotique, et aussi l'inhibition du chimiotactisme des polynucléaires et des monocytes, la modulation de la présentation antigénique. En raison de l'importance des microtubules dans la biologie de la cellule, de nombreuses fonctions cellulaires sont modifiées par la colchicine. Ainsi, s'expliquent en partie l'effet anti-inflammatoire, l'inhibition de la synthèse de collagène, etc.

– Elle possède cependant de nombreuses autres propriétés *indépendantes de son impact sur les microtubules* :

– inhibition du stress oxydatif au sein des polynucléaires neutrophiles, action sur l'immunité innée (inhibition de l'activation de

la voie NLRP3 de l'inflammasome donc diminution de la production d'IL-1β et IL-18, inhibition de l'activation de NF-kB) ;
- inhibition de la synthèse d'ADN et diminution de l'agrégation plaquettaire par modification des flux calciques ;
- propriétés immunorégulatrices par restauration du déficit de la fonction T suppressive dans la maladie périodique ainsi que de la cirrhose biliaire primitive ;
- propriétés antifibrosantes sur des modèles murins d'insuffisance rénale hypertensive, de fibrose hépatique ;
- probables effets protecteurs sur les fonctions endothéliales, qui pourraient expliquer une moindre expression des marqueurs de dysfonction endothéliale chez les patients traités par colchicine pour une fièvre méditerranéenne familiale.

Pharmacologie

Après prise orale, elle subit un cycle entérohépatique puis une élimination rénale et fécale. Le taux thérapeutique est difficilement quantifiable car faible et difficile à mesurer en routine. Les points importants à connaître sont les suivants :
- le pic sérique après prise orale se situe entre 30 et 90 minutes ;
- les variations interindividuelles sont marquées et inexpliquées ;
- la fixation dans les globules blancs est 8 fois supérieure à celle du plasma ;
- le métabolisme est en majorité hépatique (déméthylation oxydative) ; les molécules inhibant les isoenzymes du cytochrome P450 (macrolides, imidazoles, ciclosporine, certains inhibiteurs de protéases, etc.) vont donc interférer ; il en est de même des molécules inhibant le fonctionnement de la P-glycoprotéine 1 (P-gp) (ciclosporine), qui est une pompe d'efflux ATP-dépendante (responsable de l'expulsion hors de la cellule de nombreuses molécules potentiellement toxiques) dont la colchicine est un substrat ;
- l'excrétion est principalement hépatobiliaire, l'élimination urinaire ne représentant que 10 à 20 % chez un sujet à fonction rénale normale ;
- la colchicine peut persister 10 jours dans les leucocytes après l'arrêt du traitement. La colchicine franchit la barrière placentaire et passe dans le lait maternel.

Indications

En dermatologie, la colchicine a été essayée dans de nombreuses dermatoses inflammatoires comportant une infiltration de polynucléaires (*cf.* chapitre 11) et/ou associées à une anomalie du chimiotactisme des polynucléaires. La liste de ces maladies recoupe celle des dermatoses sensibles aux sulfones. De nombreuses études ont suggéré une efficacité dans la maladie de Behçet, la maladie périodique, le syndrome de Sweet, les maladies bulleuses (dermatite herpétiforme, épidermolyse bulleuse acquise), la polychondrite atrophiante, la sarcoïdose, les porphyries (variegata), l'érythème noueux, la pustulose palmoplantaire, la vasculite leucocytoclasique, les aphtes, les fibromatoses, la sclérodermie et les chéloïdes (en raison de l'effet sur la synthèse du collagène). Cette efficacité n'a cependant été confirmée par des études en double aveugle que dans un nombre restreint de situations telles que la maladie de Behçet (*cf.* chapitre 10-12) et l'érythème noueux lépreux.

Effets indésirables, contre-indications et interactions médicamenteuses

La fenêtre thérapeutique est étroite. *Les effets indésirables les plus fréquents sont digestifs* : nausées, vomissements, diarrhées, douleurs abdominales, chez jusqu'à 20 % des patients traités au long cours pour fièvre méditerranéenne familiale. Ces effets sont habituellement modérés, transitoires et réversibles à la diminution de dose. Des neuropathies périphériques, des myopathies, des agranulocytoses peuvent survenir, habituellement après de fortes doses, mais des *cytopénies* (anémie, leucopénie, agranulocytose, thrombocytopénie ou pancytopénie) ont pu être rapportées à des doses thérapeutiques, justifiant un suivi de la NFS en cas de traitement au long cours. Les réactions allergiques de type urticarien (le plus souvent) sont estimées à 3/1000 patients. *L'alopécie réversible*, classique après une intoxication, n'intervient qu'exceptionnellement lors d'un traitement au long cours. Oligospermie, aménorrhée peuvent être observées ; chez la femme enceinte le traitement peut être poursuivi jusqu'à la fin de la grossesse si la pathologie le justifie. La posologie doit être réduite en cas d'affections hépatiques ou rénales ainsi que chez le sujet âgé, et la clairance de la créatinine régulièrement réévaluée dans ces situations ; la colchicine est contre-indiquée en cas d'insuffisance hépatique et/ou rénale grave. Compte tenu de la fenêtre thérapeutique étroite, il faut être particulièrement attentif aux interactions médicamenteuses qui peuvent être à l'origine de surdosages aux conséquences potentiellement fatales. *L'association aux macrolides (sauf spiramycine) et à la pristinamycine est contre-indiquée*. Plusieurs inhibiteurs de protéases peuvent majorer les concentrations plasmatiques de colchicine ; il en est de même de la ciclosporine et du vérapamil. L'association à la ciclosporine ou aux statines augmente les effets indésirables neuromusculaires. Enfin, la colchicine augmente l'effet anticoagulant des AVK.

Formes commercialisées, posologie

La colchicine existe en comprimés à 1 mg. La posologie de 1 mg/j est souvent insuffisante dans les indications dermatologiques mais les doses de 1,5 à 2 mg/j sont souvent mal supportées. Le recours à la spécialité qui associe à la colchicine un antispasmodique (méthylsulfate de tiémonium) et de l'opium, peut permettre d'améliorer la tolérance digestive. Il est toutefois nécessaire de prendre en compte les effets atropiniques du méthylsulfate de tiémonium.

BIBLIOGRAPHIE
Le Hello C., *Ann Méd Interne.* 1996, *147*, 185.
Leung Y.Y., *Semin Arthritis Rheum.* 2015, *45*, 341.
Sullivan T.P., *J Am Acad Dermatol.* 1998, *39*, 993.

Cyclines

G. Quéreux

Mode d'action et pharmacologie

Les tétracyclines ou cyclines sont des antibiotiques bactériostatiques à large spectre, inhibant la synthèse des protéines bactériennes par action antiribosomale. Les tétracyclines possèdent également une activité antiapoptotique et anti-inflammatoire faisant intervenir divers mécanismes : inhibition des métalloprotéinases tissulaires, inhibition de la formation des granulomes, inhibition de la migration des polynucléaires, et diminution des cytokines pro-inflammatoires [1]. Les tétracyclines sont des *molécules lipophiles* qui ont une bonne absorption intestinale, partiellement inhibée par les produits lactés.

Indications et posologie

Les indications dermatologiques reconnues sont l'acné et la rosacée.

Les cyclines sont indiquées dans les *acnés à prédominance inflammatoire* (papulopustuleuse) dans les formes étendues et/ou d'évolution prolongée. Les cyclines (*doxycycline* 100 mg/j ou *lymécycline* 300 mg/j) peuvent être utilisées en 1re intention. Du fait de l'utilisation massive et prolongée d'antibiotiques dans l'acné depuis 30 ans, on observe une augmentation de souches de *P. acnes* résistantes aux antibiotiques et plus pathogènes ; la pertinence clinique de cette donnée microbiologique n'est cependant pas établie. Pour limiter ce phénomène, il est *recommandé de ne pas traiter plus de 3 mois en continu par cyclines* [2]. Par ailleurs, en raison du risque d'effets indésirables rares mais graves (syndrome d'hypersensibilité, hépatite, auto-immunité), il n'est pas recommandé d'utiliser la *minocycline* en 1re intention, mais seulement de manière exceptionnelle en cas d'échec des autres cyclines et d'impossibilité d'utilisation de l'isotrétinoïne orale. *Chez le sujet noir, ce risque (notamment de syndrome d'hypersensibilité) est encore nettement plus élevé et la minocycline ne doit jamais être utilisée.*

Dans la rosacée, le traitement est souvent plus long et une fois le résultat clinique obtenu, il est habituel de réduire la dose quotidienne de 50 % pour le traitement d'entretien.

De manière à réduire l'effet des cyclines sur la flore cutanée et connaissant leur effet anti-inflammatoire *via* l'inhibition des métalloprotéinases, des essais ont été menés sur les cyclines et en particulier la *doxycycline à dose subantimicrobienne* (40 mg/j). Une efficacité de cette stratégie a été démontrée dans l'acné inflammatoire et les rosacées cutanée et oculaire mais ces formulations faibles doses et à libération prolongée ne sont pas disponibles en France.

Les cyclines ont par ailleurs une place reconnue dans la prise en charge des *pustuloses induites par les anti-EGFR* (*Epidermal Growth Factor Receptor*). En effet ces molécules, qu'elles soient des anticorps comme le cétuximab ou le panitumumab ou des inhibiteurs de tyrosine-kinase comme l'erlotinib, engendrent des pustuloses dans 80 % des cas. Les cyclines (doxycycline 100 mg/j ou lymécycline 300 mg/j) peuvent être utilisées en curatif ou prescrites en préventif dès l'introduction du traitement par anti-EGFR et ce pour une durée de 4 à 8 semaines [3].

Quelques courtes séries ou observations isolées [4] font état de l'efficacité des cyclines dans des *maladies granulomateuses* telles que la sarcoïdose ou la chéilite granulomateuse, et dans les dermatoses bulleuses en particulier la pemphigoïde bulleuse et l'épidermolyse bulleuse simplex. Le niveau de preuve d'efficacité des cyclines dans ces indications est faible [4].

Les maladies infectieuses pour lesquelles les cyclines sont indiquées en 1re intention sont les infections à *Borrelia*, *Chlamydia*, *Mycoplasma* et *Rickettsia*. Les cyclines sont également recommandées pour le traitement de la *syphilis* du sujet immunocompétent en cas d'allergie à la pénicilline. Elles sont indiquées pour le traitement de la brucellose en association avec la rifampicine et pour la prophylaxie du paludisme à *Plasmodium falciparum*. La minocycline est proposée en association avec la clarithromycine pour les infections à *Mycobacterium marinum*. Dans les maladies infectieuses, les posologies sont de :
– 200 mg/j de doxycycline pendant 14 à 21 jours dans la borréliose de Lyme et dans la syphilis du sujet immunocompétent allergique à la pénicilline ;
– 200 mg/j de doxycycline pendant 7 jours dans les infections à *Chlamydia* et à *Mycoplasma* ;
– 200 mg/j de doxycycline pendant 21 jours dans le lymphogranulome vénérien.

La tigécycline est indiquée chez l'adulte dans le traitement des infections compliquées de la peau, des tissus mous et intra-abdominales. Elle ne doit être utilisée qu'en l'absence d'alternative thérapeutique appropriée. En effet, au cours des études cliniques, il a été observé un taux de mortalité plus élevé chez les patients traités par tygécycline par rapport à ceux traités avec les comparateurs.

Contre-indications et effets indésirables

Les cyclines sont contre-indiquées chez la femme enceinte et chez l'enfant de moins de 8 ans en raison du risque de coloration brun jaune définitive des dents.

Les effets indésirables les plus fréquents sont les douleurs abdominales et les nausées, la survenue de candidoses génitales, un érythème phototoxique dose-dépendant avec parfois une photo-onycholyse.

Les effets indésirables rares et graves concernent principalement la minocycline : elle peut être responsable de dépôts pigmentaires bleuâtres de la peau des ongles ou de la muqueuse buccale, d'hypertension intracrânienne, de syndrome d'hypersensibilité (type DRESS) avec lésions d'organes en rapport avec l'hyperéosinophilie importante, de maladies auto-immunes : lupus érythémateux induits, hépatites auto-immunes, périartérite noueuse [5]. La minocycline peut également causer des troubles vestibulaires à type d'ataxie et de vertiges particulièrement dans les premiers jours du traitement. Compte tenu de ces tous ces potentiels effets indésirables, il est recommandé de ne pas utiliser la minocycline en 1re intention [6].

Modalités pratiques d'utilisation

La demi-vie des cyclines autorise une prise/j. Il est recommandé de les absorber *au milieu d'un repas*, avec un verre d'eau et au moins une heure avant le coucher (pour limiter le risque d'œsophagite et d'ulcération œsophagienne). Des conseils de *photoprotection* sont à associer systématiquement.

RÉFÉRENCES
1. Sapadin A.N. et coll., *J Am Acad Dermatol*. 2006, *54*, 258.
2. Thiboutot D. et coll., *J Am Acad Dermatol*. 2009, *60*, S1.
3. Bachet J.B. et coll., *Oncologist*. 2012, *17*, 555.
4. Monk E. et coll., *Pharmacol Res*. 2011, *63*, 130.
5. Grasset L. et coll., *Rev Med Int*. 2003, *24*, 305.
6. McManus P. et coll., *Br Med J*. 2007, *334*, 154.

Cytostatiques anticancéreux

Chimiothérapies cytostatiques

S. Debarbieux, L. Thomas

C'est dans les années cinquante que les médicaments antimitotiques ont fait leur apparition dans la pharmacopée anticancéreuse, initialement dans le traitement de leucémies et lymphomes, avant que leur utilisation soit étendue à la cancérologie des organes solides.

Ils sont utilisés à visée curative dans un certain nombre d'hémopathies et néoplasies solides au stade métastatique ; ils sont parfois utilisés comme traitements néoadjuvants (pour préparer la chirurgie) ou adjuvants (pour prévenir une récidive) ; dans d'autres situations, ces médicaments améliorent le pronostic et la qualité de vie.

Leur liste est longue, ces produits étant séparés en plusieurs familles et sous-familles regroupant des molécules proches structurellement et/ou fonctionnellement. Celle que nous présentons ici n'est pas exhaustive, notre objectif étant de citer les produits qui ont un intérêt en dermatologie du fait de leurs indications et/ou toxicité.

Les progrès thérapeutiques récents dans le mélanome métastatique, avec l'avènement des thérapeutiques ciblées et de l'immunothérapie, font progressivement sortir les chimiothérapies classiques de l'arsenal thérapeutique dans cette indication ; par contraste, dans les autres domaines de l'oncodermatologie, les cytostatiques restent utilisés aux stades avancés avec des bénéfices modestes, faute d'arme thérapeutique plus efficace.

Familles et principaux médicaments [1]

Alkylants

C'est la plus ancienne famille, issue historiquement de la recherche militaire sur les armes chimiques.

Son mécanisme d'action passe par la liaison forte et irréversible (liaison alkyle) de ses molécules à l'un des brins ou aux deux brins de l'ADN, formant le plus souvent des ponts intra- ou intercaténaires avec pour conséquence une réduction de la plasticité de l'ADN, des défauts de transcription ou des mutations lors de la réplication, létaux pour la cellule.

Principes thérapeutiques

22-6 Médicaments systémiques des dermatoses

Par conséquent, c'est dans cette famille que l'on retrouve les produits les plus mutagènes, présentant un risque accru de développement ultérieur de seconds cancers et hémopathies, et les produits ayant la plus forte toxicité médullaire (notamment les « moutardes à l'azote »).

Oxazophosphorines ou moutardes à l'azote. Le *cyclophosphamide* est utilisé en combinaison avec d'autres cytotoxiques dans de nombreux cancers et comme immunosuppresseur dans certaines pathologies inflammatoires (toxicité médullaire et urothéliale) ; le *chlorambucil* est utilisé par voie orale dans des syndromes lymphoprolifératifs chroniques. L'*ifosfamide* a une indication en cancérologie cutanée dans le traitement des sarcomes des parties molles non résécables ou métastatiques. La *méchloréthamine* est essentiellement utilisée par voie topique dans les lymphomes T épidermotropes ; à noter la possibilité récente d'utilisation en ATU nominative d'une formulation en gel pour application cutanée (*cf.* chapitre 22-1).

Sels de platine. Le chef de file de ce groupe est le *cisplatine*, qui agit par alkylation, intercalation et création de radicaux libres. Il a historiquement radicalement transformé le pronostic des cancers du testicule ou de l'ovaire, puis a ensuite été utilisé dans de nombreux autres types de néoplasies dont le mélanome dans le cadre du protocole de Darmouth. Sa toxicité est essentiellement rénale et neurologique. Le *carboplatine* est utilisé dans des indications équivalentes, avec une bien meilleure tolérance rénale, mais une toxicité hématologique plus importante. Plus récemment, l'*oxaliplatine* a été utilisé dans des indications plus restreintes (côlon, ORL) avec une toxicité neurologique périphérique aiguë.

Nitroso-urées. Plusieurs molécules présentent des analogies structurales et induisant une alkylation spécifique sont incluses dans ce groupe. Leur liposolubilité leur permet de passer la barrière hématoencéphalique. *BCNU*, *CCNU* et *méthyl-CCNU* ont eu des indications hématologiques et en oncologie solide (cancer du poumon, mélanome, tumeurs cérébrales) ; le BCNU est parfois utilisé par voie topique dans les lymphomes T épidermotropes avec atteinte exclusivement cutanée. Ils induisent des thrombopénies profondes et retardées. La FTMU ou *fotémustine* est la plus récente de cette classe avec des indications dans le mélanome métastatique et les tumeurs cérébrales primitives.

Divers. Le *melphalan* est d'utilisation essentiellement hématologique, dans le traitement du myélome ; dans le mélanome, son indication occasionnelle était réduite au traitement de métastases en transit des membres par thermochimiothérapie sur membre isolé perfusé ; il a parfois été utilisé dans le scléromyxœdème mais son rôle inducteur de néoplasies secondaires limite son emploi. La *dacarbazine* (*DTIC*) est longtemps restée le traitement de référence du mélanome métastatique en monochimiothérapie. Le *témozolomide* est un métabolite actif de la dacarbazine, dont les caractéristiques pharmacodynamiques permettent une administration orale et un passage de la barrière hématoencéphalique, à l'inverse de la dacarbazine.

Antimétabolites

Le mécanisme d'action de ces produits passe par l'inhibition de la synthèse et de l'incorporation dans l'ADN des bases nucléiques. Ils ont une toxicité muqueuse (buccale et digestive) toute particulière.

Méthotrexate. Il inhibe le système dihydrofolate-réductase intervenant dans la synthèse des bases pyrimidiques. Il est utilisé en cancérologie à faibles doses dans des indications variées, avec une faible toxicité, et à forte dose dans des indications plus spécifiques avec une potentielle toxicité multiviscérale (neurologique centrale, mucite grave, hépatite cytolytique), imposant des précautions d'emploi très strictes (alcalinisation prélabable, recharge en acide folinique, monitorage des taux résiduels).

En dermatologie, il est utilisé de façon courante à des posologies moindres que les posologies oncologiques, dans des pathologies inflammatoires et quelques pathologies prolifératives telles que lymphomes T épidermotropes et papulose lymphomatoïde.

5-fluoro-uracile. Il est utilisé dans un certain nombre de tumeurs solides avec des protocoles d'administration très variés. Son indication préférentielle est toutefois le traitement de tumeurs digestives.

En dermatologie, la **forme topique** est utilisée pour le traitement des carcinomes épidermoïdes *in situ* et kératoses pré-épithéliomateuses, avec une tolérance locale limitée par des phénomènes irritatifs et des érosions locales. Il est parfois inclus dans les protocoles de polychimiothérapie des carcinomes épidermoïdes cutanés au stade métastatique, tout comme une molécule apparentée, la *capécitabine*.

Cladribine. C'est un antipurique utilisé dans le traitement des leucémies à tricholeucocytes ; son utilisation a été rapportée dans le traitement d'histiocytoses langerhansiennes avec atteintes viscérales et de mastocytoses systémiques. L'*aracytine* est utilisée dans le traitement de leucémies aiguës ; l'*hydroxyurée* est indiquée dans le traitement des syndromes myéloprolifératifs. La *gemcitabine*, avec une toxicité modeste, améliore la qualité de vie dans certains cancers de mauvais pronostic tels que cancer du pancréas et cancer du poumon métastatique. Elle est également utilisée dans la prise en charge de lymphomes T épidermotropes évolués.

Agents intercalants ou antibiotiques antitumoraux

Ils agissent en s'intercalant par des liaisons covalentes entre deux paires de bases de l'ADN ; l'accumulation de ces intercalations fragilise l'ADN et crée des cassures monobrins ; des produits de cette classe peuvent par ailleurs créer des radicaux libres (responsables entre autres d'une toxicité cardiaque), interagir avec les membranes cellulaires ou avec la topo-isomérase II, enzyme clef de la réplication cellulaire. Ces produits sont issus de la recherche en molécules anti-infectieuses.

L'*adriamycine* (ou *doxorubicine*), son chef de file, a constitué un progrès thérapeutique important dans le cancer du sein, certains sarcomes et hémopathies. Elle entraîne une alopécie, des nécroses cutanées en cas d'extravasation, est très émétisante, et a une toxicité cardiaque retardée liée à la dose totale cumulée.

Les formes liposomale (incorporation dans des liposomes : *daunorubicine*) et liposomale pégylée (incorporation de propylène-glycol à la forme liposomale) ont une toxicité atténuée et une meilleure pénétration intratumorale.

La *bléomycine* a des indications variées telles que cancer du testicule, divers carcinomes épidermoïdes, mésothéliome, ostéosarcome, lymphomes, etc. Elle fait partie de l'arsenal thérapeutique de la maladie de Kaposi. Elle a une faible myélotoxicité mais comporte un risque de fibrose pulmonaire retardée à partir de 300 mg de dose cumulée. Elle est par ailleurs pourvoyeuse d'une toxicité cutanée diverse [2] : érythème flagellé, syndrome de Raynaud (y compris lors de l'utilisation en injections intralésionnelles pour le traitement de verrues récalcitrantes) parfois compliqué de nécrose des extrémités, sclérodermie, hidradénite eccrine neutrophilique, PEAG, alopécie, pigmentation unguéale.

Poisons du fuseau

Ils génèrent des perturbations du fonctionnement du cytosquelette, inhibant ainsi la séparation du matériel chromosomique lors de la mitose, la transduction de certains signaux biochimiques intracellulaires et la mobilité cellulaire. Leur toxicité est médullaire et neurologique périphérique, et parfois végétative (iléus réflexe).

Dérivés de la pervenche (ou vinca-alcaloïdes). Ils empêchent la constitution du cytosquelette en inhibant la polymérisation de la tubuline. La *vincristine* fait partie de plusieurs protocoles de polychimiothérapies de lymphomes (CVP, CHOP) ; la *vinblastine* est utilisée dans les lymphomes, dans la maladie de Kaposi et dans certaines histiocytoses. La *vinorelbine*, produit le plus récent, a une indication dans le cancer du poumon inopérable ; sa toxicité neurologique est moindre que celle des autres produits du groupe, mais sa myélotoxicité est plus marquée.

Taxanes. Au contraire du groupe précédent, ils bloquent le fuseau déjà constitué en empêchant la dépolymérisation-repolymérisation. Dérivés de différents ifs, ils comprennent le *paclitaxel* et le *docétaxel*. Ils ont une toxicité hématologique marquée ; le paclitaxel a une toxicité neurologique retardée plus marquée que le docétaxel ; le docétaxel induit des œdèmes périphériques retardés d'étiologie inconnue. Ces produits peuvent induire des scléroses cutanées, souvent après une phase œdémateuse.

Inhibiteurs de la topo-isomérase

Le produit le plus utilisé est le *VP16* (*étoposide*), qui a un spectre d'action large (testicule, poumon, sein, carcinome neuroendocrine, primitif inconnu) avec une toxicité essentiellement hématologique.

Principales indications en cancérologie cutanée

Mélanome

Les indications de la chimiothérapie cytostatique dans la prise en charge du mélanome métastatique deviennent progressivement anecdotiques compte tenu de la révolution thérapeutique en cours avec les thérapeutiques ciblées et l'immunothérapie.

Carcinome épidermoïde irrésécable

L'utilisation du 5-FU dans sa forme topique dans le cadre des kératoses pré-épithéliomateuses et carcinomes épidermoïdes *in situ* est abordée chapitre 12-6.

Concernant les formes infiltrantes, la chirurgie et la radiothérapie permettent un traitement curatif des lésions dans la plupart des cas, y compris en cas d'atteinte ganglionnaire locorégionale.

Dans le cas de lésions localisées non résécables chirurgicalement, une radiochimiothérapie à base de cisplatine peut être réalisée, avec des résultats intéressants.

Il n'existe pas de protocole consensuel pour les carcinomes épidermoïdes métastatiques ; des protocoles à bases de sels de platine en association à une autre molécule (5-FU, méthotrexate, bléomycine, doxorubicine) sont habituellement utilisés, avec des rémissions complètes toutefois rares et transitoires.

Porocarcinome

Des rémissions habituellement de courte durée ont été rapportées sous des protocoles de polychimiothérapies associant une ou plusieurs molécules parmi cyclophosphamide, bléomycine, 5-FU, cisplatine ; des articles anecdotiques ont rapporté des rémissions sous taxanes ; il n'existe pas de protocole validé.

Carcinome neuroendocrine (« merkelome »)

Une chimiothérapie peut être envisagée en situation néoadjuvante dans les tumeurs localement évoluées, ou en situation palliative dans les formes inopérables ou avec localisations secondaires ; les taux de réponse rapportés, de 50 à 70 %, témoignent d'une relative chimiosensibilité de cette tumeur, mais les récidives sont le plus souvent rapides. Les protocoles utilisés sont habituellement à base de sels de platine, étoposide, cyclophosphamide (ou ifosfamide), doxorubicine, vincristine.

Sarcomes des tissus mous

Ils représentent un groupe très hétérogène (muscles, tendons, tissu adipeux, tissu conjonctif, tissu synovial, vaisseaux, nerfs) ; le pronostic des lésions non opérables ou métastatiques est habituellement sombre, le plus souvent lié au développement de métastases pulmonaires. La doxorubicine et l'ifosfamide sont les produits les plus actifs en monothérapie. Des essais de protocoles de polychimiothérapies variées n'ont pas permis de démontrer une meilleure efficacité en termes de réponse, avec surtout des différences non significatives en termes de survie globale. Des protocoles de chimiothérapie haute dose sont à l'étude.

Maladie de Kaposi

Les formes localisées sont accessibles aux traitements locaux : chirurgie, cryochirurgie, radiothérapie, alitrétinoïne. Dans la maladie de Kaposi associée au sida, la mise en place d'un traitement antirétroviral (HAART) s'accompagne habituellement d'une régression des lésions. Une atteinte cutanée et/ou muqueuse buccale étendue, une atteinte viscérale, des œdèmes symptomatiques, une poussée dans le cadre d'un syndrome de restauration immunitaire peuvent nécessiter un traitement systémique. Plusieurs molécules de chimiothérapie sont actives sur les lésions de Kaposi : bléomycine, vinblastine, vincristine, doxorubicine, étoposide, paclitaxel. La doxorubicine liposomiale pégylée ou la daunorubicine liposomiale ont théoriquement une meilleure pénétration tumorale et une toxicité moins marquée : moins d'alopécie, moins de neuropathies et habituellement pas de cardiomyopathies malgré des doses élevées [3].

Lymphomes cutanés

Dans les formes exclusivement cutanées des lymphomes T épidermotropes, la *méchloréthamine* topique est la chimiothérapie locale la plus utilisée (*cf.* chapitre 22-1). Son mécanisme d'action n'est qu'incomplètement connu, et probablement pas uniquement relié à ses propriétés alkylantes ; il est possible que l'activité du produit passe partiellement par des mécanismes immunitaires. Le BCNU est également parfois utilisé par voie topique, en alternative à la méchloréthamine. Aux stades tumoraux et/ou extracutanés, peuvent se discuter des monochimiothérapies par doxorubicine liposomale, méthotrexate, chlorambucil, gemcitabine, etc. dont les niveaux de preuve d'efficacité sont faibles. L'utilisation de protocoles de polychimiothérapie (CHOP, CVP, CAVOP) n'est pas non plus étayée par des études méthodologiquement pertinentes et est réservée aux formes avancées après échec des monochimiothérapies.

Dans les lymphomes cutanés non épidermotropes, les monochimiothérapies sont habituellement à base de cyclophosphamide ou méthotrexate, les protocoles de polychimiothérapies associant de façon variée cyclophosphamide, adriamycine, vincristine, vindésine, bléomycine. À souligner la place particulière du rituximab, en monothérapie ou en association aux chimiothérapies, dans la prise en charge des lymphomes B (*cf.* chapitre 11).

Histiocytoses langerhansiennes

La prise en charge des formes systémiques peut passer par l'association de corticothérapie générale à des protocoles de mono- ou polychimiothérapie utilisant étoposide, vinblastine, mercaptopurine, cladribine. Le thalidomide a pu être utilisé avec succès sur les formes cutanées pures [4].

BIBLIOGRAPHIE

1. Coeffic D. et coll., *EMC, AKOS, Encyclopédie Pratique de médecine.* 1998, 2-0140.
2. Yamamoto T., *Br J Dermatol.* 2006, *155*, 869.
3. Di Lorenzo G. et coll., *Lancet Oncol.*, 2007, *8*, 167.
4. Thomas L. et coll., *Arch Dermatol.* 1993, *129*, 1261.

Toxicité cutanéomuqueuse des chimiothérapies cytostatiques [1-3]

L. Thomas, S. Debarbieux

La principale toxicité des cytostatiques est hématologique (médullaire). Certains produits ont des cibles particulières de toxicité (toxicité cardiaque des anthracyclines, pulmonaire de la bléomycine, neurologique des vinca-alcaloïdes et sels de platine, etc.). L'épiderme et ses annexes ainsi que les épithéliums des muqueuses sont également souvent, par des phénomènes le plus souvent pharmacologiques liés à l'activité antimitotique des cytostatiques, concernés par cette toxicité très polymorphe. Le dermatologiste est donc souvent au premier plan pour la prise en charge de cette toxicité qui est rarement réellement menaçante mais qui joue un rôle très défavorable sur la qualité de vie. Notons que dans ces situations c'est bien souvent l'indication qui prime sur la contre-indication éventuelle liée à la toxicité et que des traitements symptomatiques, d'ailleurs bien souvent insuffisants, doivent être mis en place pour ne pas interrompre une thérapeutique par ailleurs inconcontournable eu égard au pronostic de la maladie traitée.

Alopécie

C'est la complication la plus connue au point de constituer dans le public la marque du cancer, ce qui aggrave encore son retentissement psychologique. Réversible à l'arrêt du traitement, elle débute 7 à 21 jours après la 1re administration et devient manifeste après 1 ou 2 mois. Cette alopécie est dose-dépendante mais plus encore plus drogue-dépendante : quasi constante avec l'adriamycine, elle est souvent mineure voire complètement absente avec la dacarbazine. Les mesures «préventives» telles que le casque refroidissant ou la pose d'une compression vasculaire n'ont qu'un effet inconstant. Il est donc indispensable de conseiller l'achat d'une prothèse capillaire (partiellement prise en charge par l'assurance-maladie) avant même la chute.

Érythème acral et érythème toxique

Le syndrome «mains-pieds» de la chimiothérapie cytostatique est surtout observé avec le 5-fluoro-uracile, la doxorubicine, la cytarabine, la capécitabine, l'hydroxyurée, la doxorubicine liposomale et les taxanes. Il associe un érythème, un œdème et des dysesthésies des paumes des plantes et des pulpes. Une atteinte unguéale est souvent associée, une évolution bulleuse ou nécrotique est parfois observée dans les formes les plus sévères.

Le syndrome «mains-pieds» peut être considéré comme une *présentation clinique particulière d'érythème toxique lié à la chimiothérapie*, qui regroupe différentes formes d'érythèmes douloureux bilatéraux touchant les zones acrales (syndrome mains-pieds), *les grands plis* (érythèmes axillaires sous docétaxel, érythèmes inguinaux sous doxorubicine liposomale pégylée), *les oreilles* (érythème douloureux des oreilles sous aracytine), ou moins fréquemment le *cou, les coudes ou les genoux* [4]. Ces réactions sont en rapport avec un mécanisme toxique, dose-dépendant, caractérisé histologiquement par un certain degré de vacuolisation de la basale et de nécroses kératinocytaires.

Lupus induits

Certaines chimiothérapies (notamment taxanes) peuvent être inductrices d'éruptions cutanées de type lupus subaigu, qui peuvent correspondre à une réactivation d'un lupus préexistant ou à une induction *de novo*, le plus souvent cutanée pure, même si une atteinte systémique peut survenir [5].

Troubles de la pigmentation

Les hyperpigmentations sont très fréquentes et beaucoup plus marquées chez les sujets de phototype foncé et leur réversibilité à l'arrêt n'est pas toujours observée. Parmi les médicaments inducteurs, notons les pigmentations acrales des taxanes, la pigmentation dite «flagellée» à la bléomycine, les hyperpigmentations diffuses au busulfan, les bandes pigmentées unguéales de l'hydroxyurée et la pigmentation en zone photo-exposée du 5-fluoro-uracile. De nombreuses autres manifestations pigmentaires sont observées avec de nombreuses autres molécules souvent localisées aux extrémités, après un érythème acral. Des dépigmentations vitiligoïdes ont été associées à certaines immunothérapies du mélanome (il ne s'agit toutefois pas à proprement parler de cytostatiques).

Syndromes sclérodermiformes

Il s'agit de lésions sclérodermiformes, survenant principalement sur les membres inférieurs, parfois précédées d'une phase œdémateuse et pouvant survenir de façon retardée après l'arrêt de la chimiothérapie. Les taxanes, la bléomycine, la gemcitabine sont volontiers en cause, bien que ce tableau puisse survenir avec d'autres molécules.

Mucites

La stomatite est à la fois la plus fréquente et, souvent, la plus handicapante des manifestations muqueuses. Divers grades, souvent dose-dépendants, sont observés de la simple glossodynie à la stomatite érosive en passant par la glossite érythémateuse. Les surinfections sont fréquentes et aggravent encore le pronostic fonctionnel, ce qui peut avoir d'importantes conséquences en termes de perte de poids. Les médicaments responsables sont nombreux, au premier rang viennent le méthotrexate, le 5-fluoro-uracile, les anthracyclines et l'actinomycine D.

Interaction avec les radiations

Des phénomènes d'activation (adriamycine et actinomycine D), de réactivation (action différée) ou de sensibilisation peuvent se produire entre les médicaments chimiothérapiques et les radiations. Les phénomènes de réactivation sont très curieux puisqu'ils voient se produire un érythème dans un champ d'irradiation parfois ancien, voire très ancien à l'occasion d'une chimiothérapie systémique. Des phénomènes de photosensibilisation sont parfois observés avec le DTIC, le 5-fluoro-uracile, la vinblastine et la mitomycine.

Hidradénite eccrine neutrophilique

Observée le plus souvent lors des chimiothérapies antileucémiques (cytarabine, bléomycine, doxorubicine et daunomycine, mitoxantrone), elle se manifeste par de multiples papules ou nodules violacés avec parfois un centre nécrotique. L'hyperthermie est quasi constante. Histologiquement, on observe un infiltrat neutrophilique autour des canaux et des glandes sudorales eccrines. La physiopathologie est peu claire car la topographie des lésions ne reflète pas la distribution anatomique des glandes eccrines (*cf.* chapitre 15-3).

Hypersensibilité immédiate et toxidermies sévères

De survenue rapide après le début de la perfusion et pouvant associer aux signes cutanés tels qu'urticaire, angiœdème ou rash, des signes généraux d'anaphylaxie, les réactions d'hypersensibilité immédiate IgE-dépendantes peuvent être provoqués en particulier par les sels de platine, l'étoposide, les taxanes, la procarbazine, la doxorubicine, la daunorubicine, le melphalan. La conduite à tenir par rapport à la chimiothérapie est à discuter au cas par cas en fonction de la sévérité de la réaction, des alternatives thérapeutiques possibles et de la possibilité éventuelle d'une désensibilisation rapide en milieu spécialisé.

Les réactions cutanées médicamenteuses retardées «habituelles», y compris dans leurs formes graves, peuvent également être observées : nécrolyse épidermique toxique, DRESS, érythrodermie, PEAG [6, 7].

Lésions aux zones d'injection

Les phlébites chimiques et les nécroses tissulaires (adriamycine) en cas d'extravasation sont prévenues par la mise en place très habituelle des chambres de perfusion sous-cutanées implantables. Malheureusement lorsque ces accidents se produisent, les séquelles sont souvent très importantes. Comme tout progrès a ses revers, les dermatologistes sont souvent consultés pour les complications dermatologiques liées aux chambres implantables elles-mêmes (nécrose cutanée, surinfection, douleurs, inflammation).

Altérations unguéales

Les ongles sont souvent concernés par les effets indésirables de la chimiothérapie et spécialement par les hyperpigmentations qui peuvent prendre ici tous les types : bandes longitudinales (hydroxyurée), bandes transversales, noircissement complet (bléomycine). D'autres modifications sont possibles : leuconychie, réduction de croissance, dépression horizontale, disparition de la lunule, paronychie, sillon de Beau, etc. (*cf.* chapitre 15-1).

Manifestations diverses

Un grand nombre d'autres manifestations rares ou inhabituelles échappent à toute classification :
– phénomène de Raynaud observé après administration de bléomycine ;
– nodules et plaques infiltrés des mains après bléomycine également ;
– éruption lichénoïde, ulcérations cutanées et pseudo-dermatomyosite après hydroxyurée [8] ;
– éruption acnéiforme après actinomycine D ;
– flush après mithramycine ;
– acroparesthésies régressives et hypersensibilité au froid qui accompagnent les traitements par sels de platine.

Les effets cutanés indésirables des thérapeutiques ciblées sont abordés plus en amont dans le chapitre 22-6.

Il n'est pas possible de faire la liste dans le cadre de ce chapitre de tous les effets indésirables cutanés attribués aux cytostatiques et il est vraisemblable que de nouvelles manifestations seront observées à l'avenir du fait des développements thérapeutiques en cours. Le dermatologue doit donc rester en éveil et ne pas hésiter à signaler aux organismes de pharmacovigilance les manifestations inhabituelles ou particulièrement sévères observées.

RÉFÉRENCES

1. Delaunay M.M., *Ann Dermatol Vénéréol.* 1989, *116*, 347.
2. De Spain J., *Semin Oncol.* 1992, *19*, 501.
3. Branzan A.L., *Hautartz.* 2005, *56*, 591.
4. Bolognia J.L. et coll., *J Am Acad Dermatol.* 2008, *59*, 524.
5. Lowe G.C. et coll., *Br J Dermatol.* 2011, *164*, 465.
6. Rosen A.C. et coll., *Anticancer Drugs.* 2014, *25*, 225.
7. Sibaud V. et coll., *Dermatologie des traitements anticancéreux : guide pratique.* Privat, Toulouse, 2014.
8. Thomas L., *Eur J Dermatol.* 1992, *2*, 492.

Dapsone (sulfones)

S. Debarbieux

La dapsone (4,4'-diaminodiphénylsulfone ou DDS) est une sulfone (sa structure chimique contient un atome de soufre lié à 2 atomes d'oxygène par une double liaison et à 2 atomes de carbone) de synthèse (DDS + 200 mg d'oxalate de fer). Synthétisée pour la première fois en 1908, ce n'est qu'en 1937 que ses propriétés thérapeutiques ont commencé à faire l'objet d'investigations.

Modes d'action

Cette molécule présente l'originalité d'associer des propriétés antimicrobiennes et anti-inflammatoires. Une partie de ses propriétés thérapeutiques (ainsi que de ses effets indésirables potentiels) est médiée par ses métabolites.

La dapsone exerce en effet une *action bactériostatique* en inhibant la synthèse de l'acide dihydrofolique, permettant d'empêcher la multiplication notamment de streptocoques, staphylocoques, pneumocoques et mycobactéries.

Les propriétés *anti-inflammatoires* ont été surtout étudiées dans les années 1970 ; bien que les travaux qui ont évalué ces propriétés puissent faire l'objet d'un certain nombre de critiques portant sur la comparabilité des résultats entre les études, sur les modèles d'inflammation utilisés, sur les conditions d'utilisation de la dapsone dans ces modèles, il est admis que cette molécule possède des propriétés anti-inflammatoires qui passent par de nombreuses voies d'action : production de métabolites actifs par les polynucléaires neutrophiles activés, inhibition du chimiotactisme et de l'adhérence des polynucléaires neutrophiles activés, inhibition de la peroxydase éosinophile, impact sur le métabolisme de phospholipides membranaires, de certaines prostaglandines et de certains leucotriènes, inhibition dose-dépendante de la sécrétion de certaines cytokines (TNF-α, IL-8) [1].

Pharmacologie

Après administration orale, la dapsone est pratiquement complètement absorbée par le tractus gastro-intestinal, avec une biodisponibilité de l'ordre de 85 %. Après absorption, elle subit un cycle entérohépatique. Elle est donc en partie métabolisée par le foie, mais aussi par les polynucléaires neutrophiles activés et certaines cellules mononucléées. Dans le foie, la dapsone est métabolisée en monoacétyldapsone (MADDS) par la N-acétyltransférase, et en hydroxylamine de dapsone (DDS-NOH) par le système du cytochrome P450. La DDS-NOH est en partie responsable de l'effet thérapeutique, mais aussi des effets indésirables. La dapsone est liée à 50-90 % aux protéines plasmatiques ; son métabolite DDS-NOH est pratiquement complètement lié aux protéines plasmatiques.

Elle est sécrétée dans la sueur, la salive, les larmes, la bile. Elle traverse la barrière hémoméningée et le placenta, et est détectée dans le lait maternel (cas rapportés d'hémolyse/méthémoglobinémies néonatales).

L'excrétion est essentiellement urinaire, principalement sous formes de métabolites solubles, pour une petite partie sous forme native (DDS). Une petite fraction est éliminée dans les selles.

Des études chez l'animal ont montré une toxicité sur l'embryon à des taux très largement suprathérapeutiques. Il n'y a toutefois pas d'effet nocif documenté en cas d'utilisation pendant la grossesse, et l'expérience dans le traitement de la lèpre plaide en faveur de la possibilité d'utiliser ce médicament en cours de grossesse, même si bien évidemment, la discussion doit se faire au cas par cas, en évaluant le bien-fondé du maintien du traitement maternel en cours de grossesse. Il est préférable d'éviter l'allaitement en cas de traitement par dapsone, du fait d'un passage important dans le lait qui expose le nourrisson allaité à des doses non négligeables.

Indications

Les indications infectieuses se résument au traitement de la lèpre et à quelques indications de prophylaxie de pneumocystose en cas d'intolérance au cotrimoxazole (efficacité moindre) de la toxoplasmose.

Les indications dermatologiques faisant l'objet d'une AMM dans le résumé des caractéristiques du produit du *Vidal* sont : le traitement de la lèpre, de «certaines dermatoses à médiation neutrophilique», de la polychondrite chronique atrophiante, de la dermatite herpétiforme, de la dermatose à IgA linéaires, de la pemphigoïde des muqueuses et du lupus bulleux.

En pratique clinique, Begon et coll. proposent une classification en fonction du niveau de consensus concernant leur utilisation [2] :
– fort consensus professionnel pour une indication de 1re intention indiscutable : dermatite herpétiforme, lèpre (en association) ;
– large consensus professionnel pour une utilisation possible en 1re intention : pemphigoïde cicatricielle, dermatose à IgA linéaires, pemphigus à IgA, pustulose sous-cornée de Sneddon Wilkinson, *erythema elevatum diutinum* ;
– faible consensus professionnel – utilisation possible en 2e ou 3e intention, dans des formes particulières de l'affection, en association aux traitements de référence : lupus érythémateux bulleux, pemphigoïde bulleuse, pemphigus, épidermolyse bulleuse acquise, *pyoderma gangrenosum*, vasculites leucocytoclasiques, acropustulose infantile ;
– indications anecdotiques, ne faisant pas l'objet d'un consensus professionnel.

Cependant, d'après l'avis des coordinateurs de cet ouvrage, la dapsone peut être envisagée comme traitement de 1re intention du lupus érythémateux bulleux, des manifestations cutanées des vasculites leucocytoclasiques, de l'érythème noueux et, conformément à l'AMM, de façon générale des différentes dermatoses neutrophiliques.

Une forme topique dosée à 7,5 % en gel est commercialisée au Canada aux États-Unis avec comme indication l'*acné*.

Effets indésirables, contre-indications et interactions médicamenteuses

La prise de dapsone est constamment associée à une hémolyse qui entraîne une baisse du chiffre d'hémoglobine, et à la survenue d'une méthémoglobinémie. Sur le plan hématologique, elle peut également parfois être à l'origine de neutropénie, voire agranulocytose, survenant essentiellement au cours des 3 premiers mois de traitement. Ces effets indésirables hématologiques sont principalement liés à la DDS-NOH. L'hémolyse survient chez tous les patients, *mais son intensité est favorisée par un déficit sous-jacent en G6PD* (lequel est plutôt un facteur protecteur par rapport à la survenue de méthémoglobinémie), qui doit être recherché avant traitement et qui constitue une contre-indication relative à son instauration. Le risque d'anémie justifie une précaution d'emploi chez les patients ayant une pathologie cardiaque ou respiratoire préexistante risquant d'être déstabilisée par la survenue d'une anémie. Il est nécessaire de surveiller l'hémogramme et le chiffre des réticulocytes chaque semaine le 1er mois, puis chaque mois pour les 5 mois suivants, puis tous les 3 mois.

La génération de la méthémoglobinémie (à l'origine en premier lieu d'une cyanose, puis éventuellement d'une dyspnée et d'une anémie) est maximale dans les 6 heures qui suivent la prise et atteint un niveau d'équilibre après 2 semaines de traitement [1]. La méthémoglobinémie doit être contrôlée 1 fois/semaine le 1er mois, et/ou en cas de majoration de posologie. Il est à noter que la méthémoglobine est instable et peut se dégrader rapidement dans le tube après prélèvement ; la mesure doit donc être réalisée rapidement après prélèvement, au risque de sous-estimer la valeur réelle de méthémoglobinémie [3]. Le résumé des caractéristiques du produit du *Vidal* stipule de diminuer la posologie si la méthémoglobinémie dépasse 7 % ou en cas de cyanose. Des méthémoglobinémies importantes, potentiellement fatales, peuvent survenir en cas de surdosage aigu [4].

Il a été proposé d'améliorer la tolérance hématologique par la co-administration de cimétidine, qui est un inhibiteur du cytochrome P450, permettant ainsi de limiter le métabolisme vers la DDS-NOH, responsable des effets indésirables hématologiques. Néanmoins, la DDS-NOH participant également à l'activité thérapeutique, il est possible que cette stratégie limite le bénéfice thérapeutique [1]. Par ailleurs, par un mécanisme de compensation, l'effet « protecteur » de la cimétidine s'estompe après 3 mois, et le risque semble donc simplement décalé dans le temps.

Sur le plan cutané, diverses éruptions ont été rapportées sous dapsone (rashs variés, érythème polymorphe, nécrolyses épidermiques, rares cas de photosensibilité), mais les manifestations cutanées les plus classiques s'inscrivent dans le cadre d'un syndrome d'hypersensibilité (« dapsone syndrome »). Celui-ci a fait l'objet d'une revue récente [5] : le tableau survient dans 60 % des cas dans le mois qui suit l'introduction de la dapsone, et au maximum dans les 20 semaines. Pratiquement tous les patients présentent de la fièvre et une éruption cutanée, associées diversement aux autres éléments du syndrome d'hypersensibilité (adénopathies, atteinte hépatique, éosinophilie, etc.). La précocité de l'arrêt de la dapsone est un élément clé du pronostic.

De rares neuropathies motrices ont été rapportées, dont la régression est lente et incertaine.

Des anomalies du bilan biologique hépatique peuvent survenir, justifiant une diminution de posologie. Une hépatite cytolytique ou cholestatique peut également survenir dans le cadre d'un syndrome d'hypersensibilité, dont elle est la principale cause de mortalité.

Des effets indésirables digestifs tels qu'anorexie, douleurs abdominales, nausées, vomissement peuvent se produire.

Outre les paramètres hématologiques cités plus haut, la surveillance biologique doit également porter sur les fonctions hépatiques et rénales, après 1 mois de traitement puis tous les 3 mois.

Les contre-indications sont représentées par les allergies à l'un des constituants (allergie aux sulfonamides, allergie au blé [autre que maladie cœliaque]), anémie inférieure à 9 g/dL ou méthémoglobinémie préexistante, porphyrie, pathologie sous-jacente à risque d'être déstabilisée par la survenue d'une anémie (affections cardio-pulmonaires hypoxémiantes, coronaropathie instable, infarctus récent, accident ischémique cérébral récent, etc.). Une insuffisance hépatique ou rénale, ou un déficit en G6PD constituent des contre-indications relatives.

Sur le plan des interactions médicamenteuses, la didanosine diminue l'absorption digestive de la dapsone, la zidovudine et la pyriméthamine augmentent le risque de toxicité hématologique. Les anesthésiques locaux peuvent majorer les effets méthémoglobinisants, tout comme le triméthoprime. La dapsone diminue l'efficacité de la vaccination par le BCG et des contraceptifs oraux.

Formes commercialisées, posologie

La dapsone est commercialisée en France sous forme d'association de 100 mg de dapsone avec 200 mg d'oxalate de fer, pour limiter le risque de carence martiale induite par l'hémolyse (à noter la présence d'amidon de blé dans les excipients). Les comprimés sont quadrisécables, permettant d'adapter la posologie à 25 mg près. Les posologies le plus couramment utilisées en dermatologie chez l'adulte sont comprises entre 50 et 200 mg/j, au terme d'une augmentation progressive si la dose dépasse 50 à 100 mg/j.

RÉFÉRENCES
1. Wozel G. et coll., *Arch Dermatol Res*. 2014, *306*, 103.
2. Begon E. et coll., *Ann Dermatol Venereol*. 2004, *131*, 1062.
3. Burgat-Sacaze V. et coll., *Ann Rech Vet*. 1981, *12*, 93.
4. Canning J. et coll., *J Med Toxicol*. 2011, *7*, 139.
5. Lorenz M. et coll., *Acta Derm Venereol*. 2012, *92*, 194.

Méthotrexate

N. Poulalhon, D. Lipsker, J.-H. Saurat

Mode d'action

Cet antimétabolite agit comme antagoniste de l'acide folique et inhibe notamment la synthèse de l'acide folinique. Le méthotrexate réduit l'épidermopoïèse, et exerce à faibles doses une action anti-inflammatoire et immunomodulatrice.

Indications dermatologiques

La seule indication dermatologique bénéficiant de l'AMM en France est le psoriasis de l'adulte, dans les situations suivantes : psoriasis en grandes plaques, étendu et résistant aux thérapeutiques usuelles, érythrodermie psoriasique, psoriasis pustuleux généralisé, et par ailleurs rhumatisme psoriasique [1].

L'unique essai randomisé comparant l'efficacité dans le psoriasis vulgaire du méthotrexate par voie orale au placebo trouvait, après 16 semaines de traitement à la dose maximale de 25 mg/semaine, une amélioration d'au moins 75 % du score *Psoriasis Area and Severity Index* chez 35,5 % des patients sous méthotrexate, contre 18,9 % dans le groupe placebo [2].

À titre dérogatoire, ce médicament est également remboursable dans certaines vasculites nécrosantes systémiques (périartérite noueuse, polyangéite microscopique, granulomatose avec polyangéite et granulomatose éosinophilique avec polyangéite [ex-syndrome de Churg et Strauss]).

Hors-AMM, le méthotrexate peut être proposé dans les pathologies suivantes (non exhaustif) : autres vasculites cutanées (polyarthrite rhumatoïde [3], maladie de Behçet), pityriasis rubra pilaire [4], pityriasis lichénoïde [5], sarcoïdose cutanée [6], arthrite réactionnelle [7] voire lupus érythémateux chronique [8].

C'est un agent d'épargne cortisonique dans la dermatomyosite [9], la pemphigoïde bulleuse, le pemphigus [10]. Son intérêt potentiel a été rapporté au cours de la dermatite atopique grave [11] et des sclérodermies localisées de l'enfant [12].

Le méthotrexate est aussi utilisé dans les lymphomes et états prélymphomateux cutanés, tels que la papulose lymphomatoïde, les lymphomes cutanés CD30+ [13] et les lymphomes cutanés T érythrodermiques et/ou avancés [14].

Posologie et modalités pratiques

Le bilan préthérapeutique recherche les *contre-indications absolues* (grossesse, allaitement, cirrhose, insuffisance rénale sévère), les *prises médicamenteuses* et les *antécédents à prendre en compte* : immunosuppression (p. ex. VIH), pathologie infectieuse évolutive, consommation d'alcool, diabète, et maladies respiratoire, hépatique ou rénale préexistantes. *Le bilan paraclinique* initial comprend : hémogramme, bilan hépatique, albuminémie, créatininémie, clairance de la créatinine, sérologies des hépatites B et C et du VIH, dosage de β-HCG (femme en âge de procréer), et si nécessaire explorations fonctionnelles respiratoires [1].

La posologie varie généralement de 7,5 à 25 mg/semaine, par voie orale, en une seule prise. Il faut insister auprès du patient sur cette fréquence hebdomadaire, et lui spécifier par écrit le jour de prise, de façon à réduire le risque de surdosage. En cas de mauvaise tolérance digestive, on proposera un fractionnement de la dose en trois prises espacées de 12 heures. *L'administration sous-cutanée* (aux mêmes doses) est de plus en plus utilisée d'emblée car elle permet une meilleure surveillance (seringues auto injectables monodoses), donc une meilleure observance, une meilleure tolérance digestive et probablement une meilleure activité.

L'administration d'une dose test initiale de 5 mg est discutée mais semble indispensable *en cas de facteurs de risque* de toxicité hématologique (*cf. infra*). La dose cible peut être atteinte soit d'emblée, soit par paliers (p. ex. +5 mg/semaine) [15]. Après obtention de la réponse thérapeutique souhaitée, on recherchera la dose minimale efficace [1].

La coprescription d'acide folique est recommandée car elle réduirait la toxicité gastro-intestinale, hépatique et hématologique du méthotrexate, sans en compromettre l'efficacité [16]. La dose minimale est de 5 mg, une ou plusieurs fois par semaine, sauf le jour du méthotrexate [1].

Les modalités de la surveillance biologique diffèrent selon les sociétés savantes (tableau 22.24) [1, 15, 17]. Le suivi minimal inclura un hémogramme hebdomadaire le 1er mois puis mensuel, un bilan hépatique, une albuminémie et une créatininémie mensuels. Des perturbations « artefactuelles » du bilan hépatique étant observées dans les jours suivant la prise du méthotrexate, la prise de sang sera au mieux réalisée la veille de son administration [15].

Dans les protocoles de polychimiothérapie antitumorale, les doses de méthotrexate sont beaucoup plus élevées (60 à 120 mg/m^2) et nécessitent l'usage secondaire d'acide folinique. La *voie intralésionnelle* est parfois utilisée dans le traitement des kératoacanthomes si la chirurgie n'est pas envisageable [18].

Tableau 22.24 Recommandations actuelles sur la surveillance paraclinique du traitement par méthotrexate au cours du psoriasis [1, 15] et de la polyarthrite rhumatoïde [1, 18]

	ANSM [1]	AAD [15]	ACR [18]
Bilan initial	– NFS, plaquettes – Créatininémie – ALAT, PAL, bilirubine, albuminémie – Sérologies VHB, VHC – ± β-HCG – ± EFR si affection respiratoire ou tabagisme – ± PBH si facteur(s) de risque*	– NFS, plaquettes – Créatininémie, urée – ASAT, ALAT, PAL, bilirubine, albuminémie – ± Sérologies VHB, VHC, VIH – ± β-HCG – ± Recherche tuberculose latente – ± PBH dans les 2 à 6 premiers mois si facteur(s) de risque*	– NFS, plaquettes – Créatininémie – ASAT, ALAT, PAL, bilirubine, albuminémie – Sérologies VHB, VHC – Radiographie de thorax – ± PBH si excès d'alcool et/ou hépatite B ou C chronique et/ou élévation ASAT persistante

Bilan de suivi	– NFS, plaquettes
	  - hebdomadaire* 3 mois
	  - puis mensuelle
	– Créatininémie, ALAT, bilirubine, albuminémie/mois
	– ± PBH : à évaluer en tenant compte des facteurs de risque*
		– NFS, plaquettes à J7-J14 puis 2/mois puis 1-3 mois
		– Créatininémie, urée/2-3 mois
		– ASAT, ALAT, PAL, albumine/1-3 mois
		– ± PBH au cas par cas :
		  - aucun facteur de risque* : *soit* pas de PBH sauf critère ACR, *soit* PBH après dose cumulée de 3,5-4 g puis suivre critères ACR
		  - facteur(s) de risque* : PBH après dose cumulée de 1,0-1,5 g puis tous les 1,0-1,5 g
			– NFS, plaquettes, créatininémie (surveillance non précisée)
			– ASAT, ALAT, albumine toutes les 4 à 8 semaines
			– Pas de PBH en routine
			– PBH en cas d'anomalies persistantes du bilan hépatique (5 mesures/9 ou 6 mesures/12) *ou* apparition hypoalbuminémie inexpliquée

ANSM : Agence nationale de sécurité du médicament et des produits de santé ; AAD : *American Academy of Dermatology* ; ACR : *American College of Rheumatology* ; ALAT : alanine-aminotransférase ; ASAT : aspartate-aminotransférase ; EFR : explorations fonctionnelles respiratoires ; NFS : numération formule sanguine ; PAL : phosphatases alcalines ; PBH : ponction-biopsie hépatique ; VHB : virus de l'hépatite B ; VHC : virus de l'hépatite C.

* Facteurs de risque (ANSM, AAD) : consommation excessive d'alcool, élévation persistante des enzymes hépatiques, hépatite chronique B ou C, diabète, obésité, exposition à des substances hépatotoxiques, antécédents personnels/familiaux de maladie hépatique, élévation persistante des enzymes hépatiques, et (selon l'AAD) absence de supplémentation en folates.

Effets indésirables

La toxicité aiguë (en particulier hématologique) du méthotrexate dépend de la dose mais aussi de déterminants individuels : insuffisance rénale, âge avancé, hypoalbuminémie, consommation excessive d'alcool, erreurs de dosage, absence de supplémentation en folates, polymédication et/ou de coprescription d'un médicament inhibant l'élimination rénale du méthotrexate (p. ex. anti-inflammatoires non stéroïdiens) ou interférant avec son mécanisme d'action (p. ex. sulfaméthoxazole-triméthoprime). Le tableau 22.25 résume les principales interactions médicamenteuses et la conduite à tenir vis-à-vis des coprescriptions [1].

Tableau 22.25 Interactions médicamenteuses impliquant le méthotrexate [1]

Médicament	Mécanismes	Conduite à tenir
Vaccins vivants atténués	Risque de maladie vaccinale généralisée	– Vaccin antiamaril contre-indiqué – Autres : association déconseillée
Immunosuppresseurs – Ciclosporine	↑ immunodépression ↑ réciproque de la néphrotoxicité	Risque accru de syndrome lymphoprolifératif Surveillance rénale rapprochée ; taux sériques de ciclosporine, MTX
Aspirine	↓ clairance rénale du MTX	Doses antalgiques contre-indiquées si MTX > 20 mg/semaine
Anti-inflammatoires non stéroïdiens	↓ clairance rénale du MTX	– MTX > 20 mg/semaine : association déconseillée – MTX < 20 mg/semaine : hémogrammes rapprochés
Triméthoprime	↓ clairance rénale du MTX ↑ effet pharmacologique MTX	Triméthoprime ± sulfaméthoxazole : association contre-indiquée
Sulfamides antibactériens	↑ hématotoxicité du MTX	Adaptation posologique du MTX aux taux sériques
Pénicillines	↓ clairance rénale du MTX	Association déconseillée
Ciprofloxacine	↓ clairance rénale du MTX	Association déconseillée
Phénytoïne	↓ efficacité anticomitiale ↑ toxicité ou ↓ efficacité MTX	Association déconseillée
Inhibiteurs de la pompe à protons	↓ élimination du MTX	Association déconseillée si MTX > 20 mg/semaine
Acitrétine	↑ toxicité hépatique du MTX	Association déconseillée

Ce tableau ne cite pas tous les médicaments *néphrotoxiques*, dont la coprescription impose une surveillance rénale

Effets indésirables mineurs

Ils sont dominés par les troubles digestifs (nausées, douleurs abdominales, diarrhée). Ceux-ci répondent en général favorablement à la supplémentation en acide folique (également efficace en cas de macrocytose induite) et au fractionnement de la dose hebdomadaire. Les céphalées sont moins fréquentes.

Effets indésirables potentiellement sévères

La toxicité aiguë hématologique et cutanéomuqueuse se traduit par des cytopénies, des érosions buccales, ou plus rarement des érosions douloureuses sur des plaques de psoriasis [19]. La survenue de ces signes justifie une interruption transitoire du traitement et/ou une adaptation posologique. En cas de leucopénie ou de thrombopénie sévère, l'arrêt immédiat du méthotrexate et l'administration d'acide folinique s'imposent [1].

La toxicité hépatique est de deux types :
– *la toxicité aiguë, fréquente*, se manifeste par une élévation des transaminases nécessitant une adaptation posologique [20] ;
– *la toxicité hépatique chronique est inhabituelle* et son incidence a été longtemps surévaluée (fibrose hépatique, voire cirrhose). Elle semble plus fréquente chez les patients psoriasiques (comparativement à l'indication «polyarthrite rhumatoïde»). Ceci pourrait s'expliquer par la prévalence plus élevée dans cette population de la consommation d'alcool et du syndrome métabolique : obésité, diabète, dyslipidémie. Outre ces comorbidités, les autres **facteurs de risque de toxicité hépatique** sous méthotrexate incluent : élévation persistante des enzymes hépatiques, hépatopathie sous-jacente (p. ex. hépatite chronique B ou C), antécédent familial de maladie héréditaire du foie, âge avancé, dyslipidémie, insuffisance rénale, et exposition à des médicaments ou substances hépatotoxiques.

La présence de ces facteurs de risque fait discuter la réalisation d'une ponction-biopsie hépatique (PBH) en début de traitement [1, 15]. Au cours du suivi, des anomalies répétées des transaminases (ou l'apparition d'une hypoalbuminémie) font également considérer la PBH [17]. Cependant, ces paramètres hépatiques peuvent rester normaux malgré le développement d'une cirrhose. *Chez les patients psoriasiques sans facteurs de risque*, les recommandations américaines actualisées en 2009 laissent le choix entre deux attitudes :
– PBH systématique après 3,5-4 g de dose cumulée de méthotrexate ;
– ou PBH seulement en cas d'anomalies répétées des tests hépatiques.

À l'inverse, la présence de facteur(s) de risque incite toujours à pratiquer une PBH tous les 1-1,5 g de dose cumulée (tableau 22.24) [15, 20]. Toutefois, le *rendement diagnostique de la PBH reste faible*, au vu du coût et du risque non nul de morbidité et de mortalité associé à cette technique.

Des outils non invasifs de dépistage de la fibrose hépatique ont été proposés. Le mieux documenté est le dosage du peptide aminoterminal du procollagène III (PNPIII). De par sa bonne valeur prédictive négative, il permettrait de restreindre les indications de la PBH aux seuls cas d'élévations importantes et/ou répétées du PNPIII [21]. Cependant, la fiabilité de ce test est imparfaite, varie selon les kits utilisés [15, 22] et il n'est pas remboursable en ville. La place du Fibrotest® (score biologique composite) et du Fibroscan® (élastographie impulsionnelle par ultrasons) reste à préciser dans le psoriasis. Une combinaison de ces différents marqueurs pourrait être plus pertinente (p. ex. PNPIII initial puis tous les 3 à 6 mois ; Fibrotest® et/ou Fibroscan® annuel) [22, 23].

La toxicité pulmonaire est rare, imprévisible, parfois fatale. La survenue d'une toux, d'une dyspnée et/ou d'une fièvre impose l'arrêt du traitement et doit également faire rechercher une infection respiratoire opportuniste [1].

Le risque tératogène du méthotrexate justifie l'obligation d'une contraception efficace pendant toute la durée du traitement et après son arrêt pendant 3 mois chez la femme, et 5 mois chez l'homme [1].

Le risque infectieux existe en lien avec l'effet **immunosuppresseur** de ce traitement : des réactivations d'hépatite virale B ou de tuberculose latente ont été rapportées, ainsi que des lymphomes liés à l'EBV, principalement chez des patients atteints de polyarthrite rhumatoïde. Dans cette indication, la prise prolongée de méthotrexate serait associée à une augmentation de 50 % du risque de développer une tumeur maligne (lymphomes mais aussi cancers solides dont le mélanome) [24].

Utilisation en dermatologie pédiatrique

Les données actuelles de tolérance sont rassurantes, et autorisent d'envisager l'option méthotrexate dans certaines situations [25].

Formes commerciales

Le méthotrexate est disponible en comprimés à 2,5 mg et à 10 mg, ou en seringues auto-injectables monodose à 7,5, 10, 15, 20 et 25 mg.

RÉFÉRENCES

1. ANSM, Méthotrexate Bellon comprimé. Résumé des Caractéristiques du Produit, AMM révisée le 13.01.2012.
2. Saurat J.H. et coll., *Br J Dermatol*. 2008, *158*, 558.
3. Sayah A. et coll., *J Am Acad Dermatol*. 2005, *53*, 191.
4. Clayton B.D. et coll., *J Am Acad Dermatol*. 1997, *36*, 959.
5. Bowers S. et coll., *J Am Acad Dermatol*. 2006, *55*, 557.
6. Badgwell C. et coll., *J Am Acad Dermatol*. 2007, *56*, 69.
7. Palazzi C. et coll., *Expert Opin Pharmacother*. 2004, *5*, 61.
8. Goldstein E. et coll., *Arch Dermatol*. 1994, *130*, 938.
9. Kasteler J.S. et coll., *J Am Acad Dermatol*. 1997, *36*, 67.
10. Mimouni D. et coll., *J Am Acad Dermatol*. 2003, *49*, 1059.
11. Weatherhead S.C. et coll., *Br J Dermatol*. 2007, *156*, 346.
12. Weibel L. et coll., *Br J Dermatol*. 2006, *155*, 1013.
13. Vonderheid E.C. et coll., *J Am Acad Dermatol*. 1996, *34*, 470.
14. Zackheim H.S., *Dermatology*. 1999, *199*, 102.
15. Kalb R.E. et coll., *J Am Acad Dermatol*. 2009, *60*, 824.
16. Strober B.E. et coll., *J Am Acad Dermatol*. 2005, *53*, 652.
17. Kremer J.M. et coll., *Arthritis Rheum*. 1994, *37*, 316.
18. Annest N.M. et coll., *J Am Acad Dermatol*. 2007, *56*, 989.
19. Pearce H.P. et coll., *J Am Acad Dermatol*. 1996, *35*, 835.
20. Roenigk H.H. et coll., *J Am Acad Dermatol*. 1998, *38*, 478.
21. Chalmers R.J. et coll., *Br J Dermatol*. 2005, *152*, 444.
22. Maybury C.M. et coll., *Br J Dermatol*. 2014, *170*, 1237.
23. Montaudié H. et coll., *J Eur Acad Dermatol Venereol*. 2011, *25*, 12.
24. Buchinder R. et coll., *Arthritis Rheum*. 2008, *59*, 794.
25. Mazereeuw-Hautier J. et coll., *Ann Derm Vénéréol*. 2016, *143*, 154.

Métronidazole

B. Cribier

Mode d'action

C'est un dérivé **imidazolé anti infectieux** initialement réservé au traitement de certaines parasitoses (trichomonase, lambliase, amibiase) et à la prévention ou au traitement des infections à germes anaérobies [1]. Il reste le traitement de choix pour les infections vaginales à *Trichomonas* ou *Gardnerella* [2] dont le traitement a un effet préventif sur la transmission des IST.

Il agit aussi comme **anti-inflammatoire non spécifique** et est utilisé à ce titre par voie topique en dermatologie. L'efficacité du métronidazole dans l'acné et surtout dans la *rosacée* pourrait être liée à une inhibition de la production d'espèces réactives de l'oxygène par les polynucléaires neutrophiles [3], par un effet synergique avec l'acide palmitoléique présent dans la peau. C'est par cet effet antioxydant que l'on explique la diminution des papulopustules.

La concentration des topiques au métronidazole ne permet pas une action antiparasitaire sur *Demodex folliculorum*.

La pénétration du produit dans la peau dépend de la forme galénique et serait plus élevée quand l'excipient est une crème.

Indications et posologie

L'indication dermatologique essentielle est la *rosacée*, surtout la forme papulopustuleuse de l'adulte :

– **per os,** on l'utilise de moins en moins souvent. Il faut réserver cette prescription hors AMM à des situations inhabituelles de résistance au traitement classique. La posologie habituelle de 2 × 250 mg/j pendant 1 mois doit être diminuée ensuite. L'administration est limitée par les effets indésirables ;

– **en topique** à 0,75 %, il est beaucoup plus utilisé dans cette indication. La forme topique est appliquée 2 fois/j sur les lésions pendant 3 mois en traitement d'attaque. L'association à une cycline *per os* est souvent réalisée ; il a été montré que le bénéfice obtenu après 3 mois d'association peut être maintenu en utilisant ensuite le métronidazole topique seul au long cours [4].

L'indication peut être étendue aux *dermatites rosacéiformes postcortisoniques*, ainsi qu'à la *dermatite périorale* de l'adulte et même de l'enfant, en utilisation topique [5].

Au cours de la **rosacée de l'enfant**, il est utilisé à la posologie de 20 à 30 mg/kg ; comme chez l'adulte, il convient de ne pas dépasser 4 à 6 semaines de traitement en raison de sa neurotoxicité centrale (encéphalopathie, syndrome cérébelleux, méningite aseptique, tableaux psychiatriques) et périphérique (neuropathie sensitive, névrite optique).

Le métronidazole topique est proposé dans le traitement des **plaies malodorantes** notamment des ulcères de jambe, des escarres ou des lésions cancéreuses [6].

Dans la **trichomonase**, il est souvent remplacé par d'autres imidazolés (tinidazole, nimorazole) administrés en dose unique. Il peut être utilisé, à doses plus élevées (1 à 1,5 g/j), pour le traitement des manifestations cutanées de la *maladie de Crohn*.

Le métronidazole reste indiqué dans le traitement de la **vaginose bactérienne**, à la posologie de 2 × 500 mg/j pendant 7 jours, mais la forme topique en gel à 0,75 % a aussi été proposée. Les trichomonases vaginales et les vaginites à *Gardnerella* peuvent être traitées localement par un ovule quotidien pendant 7 à 10 jours, en association ou non avec un traitement systémique. Il est parfois utilisé, en combinaison avec d'autres antibiotiques, au cours de la maladie de Verneuil.

Effets indésirables

Lors des traitements prolongés, surtout à doses élevées, on peut craindre la survenue de *neutropénies* et de *neuropathies* périphériques, justifiant une surveillance hématologique et électroneurologique de ces patients. La tolérance digestive n'est pas toujours excellente (gastralgies, nausées). Le métronidazole a un **important effet antabuse** et il est incompatible avec la prise de boissons alcoolisées. Les eczémas de contact au métronidazole sont possibles mais rares [7].

Formes commercialisées

Il est commercialisé sous forme de comprimés à 250 ou 500 mg, suspension buvable dosée à 125 mg/cuillerée à café et ovules à usage gynécologique.

Pour le traitement local de la rosacée par le métronidazole, en France plusieurs gels sont disponibles, tous à la concentration de 0,75 %. On dispose désormais aussi de crèmes et d'émulsions à la même concentration. Il existe aux États-Unis des formes à 1 %, dont la supériorité par rapport à celles à 0,75 % n'est pas démontrée.

RÉFÉRENCES

1. Brook I., *Expert Opin Pharmacother*. 2011, *12*, 1691.
2. Sobel R. et coll., *Expert Opin Pharmacother*. 2015, *16*, 1109.
3. Narayanan S. et coll., *J Pharm Pharmacol*. 2007, *59*, 1125.
4. Dahl M.V. et coll., *Arch Dermatol*. 1998, *134*, 679.
5. Tempark T et coll. *Am J Clin Dermatol*. 2014, *15*, 101.
6. Lyvers E et coll. *Consult Pharm*. 2015, *30*, 526.
7. Madsen J.T. et coll., *Contact Dermatitis*. 2007, *56*, 364.

Rétinoïdes

O. Sorg, J.-H. Saurat

Le terme de « rétinoïdes » désigne un groupe de dérivés de la vitamine A naturelle ainsi que des analogues synthétiques qui

Principes thérapeutiques

Médicaments systémiques des dermatoses

ont les mêmes effets pharmacologiques ou des analogies structurales avec la vitamine A [1].

Mécanismes d'action

Les rétinoïdes jouent un rôle fondamental dans l'embryogenèse, la reproduction (rétinol), la vision (rétinaldéhyde), le contrôle de la croissance et de la différenciation de plusieurs tissus adultes; ces deux dernières activités expliquent leur usage thérapeutique en dermatologie, particulièrement pour le traitement du psoriasis, des désordres héréditaires de la kératinisation, de l'acné et du vieillissement de la peau.

Récepteurs nucléaires des rétinoïdes [2]

La plupart, sinon toutes les activités des rétinoïdes résultent de leur liaison à des *récepteurs nucléaires* qui appartiennent à la grande famille des récepteurs des hormones stéroïdiennes, thyroïdiennes et de la vitamine D. Deux groupes de récepteurs (dont il existe pour chacun trois isoformes : α, β et γ) sont impliqués dans la régulation des gènes induite par les rétinoïdes : les récepteurs de l'acide rétinoïque (RAR), dont le ligand naturel est l'acide tout-*trans* rétinoïque (RA ; trétinoïne) et les récepteurs du rétinoïde « X » (RXR), dont le ligand est l'acide 9-*cis* rétinoïque (9-*cis*-RA ; alitrétinoïne) ; à noter que le 9-*cis*-RA se lie aussi sur les RAR. Ces récepteurs sont exprimés dans la peau (épiderme, glandes sébacées, derme) avec une certaine sélectivité, les isoformes RAR-γ et α et l'isoforme RXR-α étant prédominantes. On n'a pas démontré d'activité spécifique pour chacune de ces isoformes, mais de manière générale, les RAR agissent sur la différenciation cellulaire, alors que les RXR agissent sur l'apoptose. Les *gènes modulés* par les rétinoïdes sont nombreux : protéines de structure épidermique (kératines, loricrine, involucrine, filaggrine, *cf.* chapitre 7), métalloprotéinases et leurs inhibiteurs (*cf.* chapitre 18), cytokines, etc. ; ce qui explique la variété de leurs effets pharmacologiques et la difficulté d'identifier celle de ces modulations qui est déterminante dans l'effet thérapeutique observé. Plus récemment, il a été montré que les rétinoïdes régulaient l'expression, chez la souris, du *Thymic Stromal Lymphopoietin* (TSLP), une cytokine dont la surexpression induit un phénotype similaire à la dermatite atopique.

Les protéines cytoplasmiques, *Cellular Retinol Binding Proteins* (CRBP), qui lient le rétinol (vitamine A), et *Cellular Retinoic Acid Binding Proteins* (CRABP-1 et -2), qui lient l'acide rétinoïque, modulent la transduction des effets pharmacologiques des rétinoïdes ainsi que leur métabolisme. CRABP-1 pourrait moduler l'activité des enzymes impliquées dans le métabolisme de l'acide rétinoïque (acide rétinoïque 4-hydroxylase [CYP26]), alors que CRABP-2 augmenterait l'activité transcriptionnelle médiée par le complexe acide rétinoïque-RAR *via* des interactions protéine-protéine. Le CYP26 est une nouvelle cible thérapeutique dont les inhibiteurs sont appelés RAMBA (*Retinoic Acid Metabolism Blocking Agents*). L'un de ces agents, le talarozole, a pour effet d'augmenter la concentration intracellulaire d'acide rétinoïque ; il fait l'objet d'études prometteuses dans l'acné et le psoriasis [3].

Concept intracrine

Ce concept implique que le ligand biologiquement actif (l'acide tout-*trans* rétinoïque) est formé dans la cellule cible à partir de précurseurs. Les observations expérimentales indiquent que les précurseurs comme le rétinol et le rétinaldéhyde, qui ne se lient pas aux récepteurs, exercent une partie, sinon tous leurs effets par transformation intracrine en acide rétinoïde dans la cellule cible. Ainsi, l'application épicutanée de rétinaldéhyde, et à un moindre degré de rétinol, augmente la concentration épidermique en acide rétinoïque.

Sébosuppression

Le plus spectaculaire des effets pharmacologiques des rétinoïdes est la suppression de la production de sébum. Il est très spécifique de l'*isomère naturel de l'acide rétinoïque, la forme 13-cis*, lorsqu'elle est administrée par voie orale, tandis que l'acide 13-*cis* rétinoïque topique n'a pas cet effet. Aucun autre rétinoïde (naturel ou synthétique) n'exerce cet effet sébosuppresseur. La sébospécificité de l'acide rétinoïque 13-*cis* oral ne peut pas être expliquée par la voie des récepteurs nucléaires des rétinoïdes, puisqu'il n'a d'affinité particulière pour aucun des récepteurs connus. Il est probable que ce sont les propriétés pharmacocinétiques de l'acide 13-*cis* rétinoïque qui expliquent cette sébospécificité, en permettant une concentration supraoptimale d'isomères actifs dans les glandes sébacées ; ainsi, il a été démontré que l'absorption orale du *métabolite principal* de l'acide 13-*cis* rétinoïque, à savoir l'acide 4-oxo-13-*cis* rétinoïque (qui est la forme métabolisée par le cytochrome P450 CYP26), induisait une sébosuppression.

Molécules utilisées en dermatologie

Naturelles ou synthétiques

Les rétinoïdes naturels sont ceux que l'on trouve dans l'alimentation (rétinol, rétinaldéhyde et rétinylesters) et qui sont transformés dans l'organisme en molécules actives comme l'acide rétinoïque et ses isomères. Ce groupe peut aussi être utilisé à des fins thérapeutiques.

Les rétinoïdes synthétiques sont des analogues qui ont été synthétisés à des fins thérapeutiques pour diminuer les effets indésirables et améliorer l'efficacité. Il s'agit actuellement de l'acitrétine (métabolite actif de l'étrétinate, lequel est remplacé par l'acitrétine en raison de sa trop longue demi-vie biologique), l'adapalène, le tazarotène et le bexarotène pour ne citer que ceux qui sont actuellement accessibles pour un traitement en dermatologie (tableau 22.26).

Topique ou systémique

Voie topique. Les rétinoïdes topiques disponibles sont le rétinol, le rétinaldéhyde, la trétinoïne, l'alitrétinoïne, l'isotrétinoïne, l'adapalène et le tazarotène. L'isotrétinoïne, l'alitrétinoïne et le bexarotène sont utilisés par voie orale et topique (tableau 22.26).

Voie orale. Les rétinoïdes peuvent être administrés par voie orale pour le traitement des maladies de la peau couvrant une grande surface et/ou ne répondant pas à un traitement de rétinoïdes topiques ; quatre d'entre eux sont couramment utilisés par voie orale : l'isotrétinoïne pour le traitement des formes sévères d'acné, l'acitrétine (son ester, l'étrétinate, n'est actuellement plus disponible) pour le traitement du psoriasis et des troubles héréditaires de la kératinisation, l'alitrétinoïne pour le traitement de l'eczéma chronique sévère des mains, et le bexarotène pour le traitement du lymphome T cutané.

Indications et molécules disponibles

Rétinoïdes topiques

Indications principales : acné et vieillissement cutané

Acné (*cf.* chapitre 15-4). Les rétinoïdes topiques sont utilisés pour le traitement des acnés modérées, habituellement en association avec des antibactériens puisqu'ils agissent seulement sur la composante comédonienne (hyperkératinisation de l'infundibulum de l'appareil pilosébacé), sans aucune activité sébosuppressive ni antibactérienne, à l'exception du rétinaldéhyde qui, par sa fonction aldéhyde, exerce un effet antibactérien anti-*P. acnes* [4]. Ils exercent toutefois une activité anti-inflammatoire *via* l'inhibition des *TLR-2*. La plupart des études cliniques rapportent une diminution du

Médicaments systémiques des dermatoses

Tableau 22.26 Rétinoïdes utilisés en dermatologie

Rétinoïdes	Type	Route	Présentations	Indications principales	Remarques
Rétinol	Naturel	Topique	Divers (0,15 ; 0,3 %)	Vieillissement cutané/autres (cf. texte)	
Rétinaldéhyde	Naturel	Topique	Divers (0,05 ; 0,1 %)	Vieillissement cutané/autres (cf. texte)	
Trétinoïne (ac. tout-trans rétinoïque)	Naturel	Topique	Gel, crème, lotion (0,025 ; 0,05 ; 0,1 ; 0,2 %)	Acné modérée Vieillissement cutané	Affinité pour RAR
Tazarotène	Synthétique	Topique	Crème, gel (0,05 % ; 0,1 %)	Psoriasis Acné modérée	RAR-$\beta/\gamma \gg \alpha$
Adapalène	Synthétique	Topique	Crème, gel, lotion (0,1 %)	Acné modérée	RAR-$\beta/\gamma \gg \alpha$
Isotrétinoïne (ac. 13-cis rétinoïque)	Naturel	Topique	Gel (0,05 %)	Acné modérée	Pas d'affinité pour RAR ni RXR
		Systémique	10, 20, 40 mg	Acné sévère	
Acitrétine	Synthétique	Systémique	10, 25 mg	Psoriasis, ichtyoses et troubles de la kératinisation	Pas d'affinité pour RAR ni RXR Demi-vie : 2 jours
Étrétinate			Plus disponible		Demi-vie : 120 jours
Bexarotène	Synthétique	Topique	Gel (0,1 %)	Lymphome T cutané	Affinité pour RXR (rexinoïde)
		Systémique	75 mg		
Alitrétinoïne (ac. 9-cis rétinoïque)	Naturel	Topique	Gel (0,1 %)	Sarcome de Kaposi	Affinité pour RAR et RXR (pan-récepteur ligand)
		Systémique	10, 30 mg	Eczéma sévère chronique des mains	

nombre de lésions de 50 % à 12 semaines. La tolérance de la trétinoïne est mauvaise en raison de son effet irritant, ce qui a stimulé la recherche d'analogues moins irritants. L'isotrétinoïne topique, contrairement à son administration orale, n'atrophie pas les glandes sébacées ; elle est toutefois moins irritante que la trétinoïne topique, et probablement aussi un peu moins efficace.

Vieillissement cutané. Plusieurs études attestent de l'efficacité des rétinoïdes topiques dans l'amélioration clinique, histologique et moléculaire des signes du vieillissement cutané, en particulier de la photosénescence (cf. chapitre 18-4). D'un point de vue moléculaire, les rétinoïdes bloquent l'*Activator Protein*-1 (AP-1), ce qui diminue la synthèse des métalloprotéinases, par conséquent la dégradation du collagène. Ils agissent également en favorisant l'hyperplasie épidermique, la synthèse de la matrice extracellulaire par l'induction d'acide hyaluronique via le récepteur CD44, la dispersion des granules de mélanine et la réduction des kératinocytes atypiques.

Autres indications

Elles sont nombreuses et moins bien établies à partir d'études contrôlées :
– kératoses actiniques : l'association (en particulier trétinoïne) avec le 5-fluoro-uracile permet d'obtenir les meilleures réponses (cf. chapitre 12) ;
– chloasma/mélasma ; hyperpigmentation post-inflammatoire (en sachant que les rétinoïdes topiques peuvent être responsables paradoxalement du même effet indésirable) ;
– lentigos : les rétinoïdes topiques seuls entraînent un éclaircissement partiel des lésions pigmentées, mais l'association avec l'hydroquinone, le méquinol ou la monobenzone est utile (cf. chapitre 9) ;
– psoriasis ; le tazarotène topique (0,1 %) peut améliorer le psoriasis léger à modéré n'excédant pas 20 % de la surface corporelle, avec cependant une irritation qui diminue l'observance des patients.

Les autres usages comprennent une grande variété de troubles de la kératinisation (lichen buccal leucokératosique, leucoplasie, ichtyoses vulgaire et lamellaire, kératose pilaire, maladie de Favre et Racouchot, etc.), la rosacée (cf. chapitre 17), les atrophies induites par les stéroïdes topiques, les verrues planes, les vergetures et la cicatrisation.

Produits disponibles

Rétinol (vitamine A) [5]. Il est habituellement disponible à la concentration de 0,3 % pour le traitement du vieillissement de la peau. Il n'y a pas eu d'étude contrôlée pour comparer son activité, qui apparaît comme inférieure à celle de l'acide rétinoïque. Il semble qu'une concentration plus élevée devrait avoir une meilleure activité.

Rétinaldéhyde [6]. Il est disponible à la concentration de 0,05 et 0,1 % ; une étude contrôlée en double aveugle contre placebo et acide rétinoïque a démontré une efficacité similaire à celle de l'acide rétinoïque 0,05 % avec une meilleure tolérance [7]. Les autres utilisations comprennent le traitement adjuvant de l'acné en raison de l'effet anti-*P. acnes* [4], la rosacée, la prévention des atrophies induites par les stéroïdes topiques et la dermatite séborrhéique, pour lesquelles il n'existe pas d'études contrôlées.

Acide tout-*trans* rétinoïque (trétinoïne). Il est disponible aux concentrations de 0,025 et 0,05 % pour le traitement de l'acné et du vieillissement cutané (0,05 %). Les autres usages incluent un grand nombre de maladies citées plus haut.

Acide 13-*cis* rétinoïque (isotrétinoïne). Il est disponible à la concentration de 0,05 % pour le traitement de l'acné. Des études contrôlées ont démontré une efficacité identique voire légèrement inférieure à celle de l'acide rétinoïque mais avec une irritation moindre. Une isomérisation de l'acide *13-cis* rétinoïque en acide tout-*trans* rétinoïque et *vice versa* se produit sur la peau, ce qui rend la distinction entre les deux composants assez aléatoire.

Adapalène [8]. Il s'agit d'un analogue synthétique de l'acide rétinoïque qui appartient à la nouvelle famille de dérivés naphtoïques, qui possèdent une grande stabilité à la lumière et à l'oxygène. Il se lie préférentiellement aux RAR-β et γ et s'accumule rapidement dans l'unité pilosébacée grâce à sa grande lipophilie. Il est disponible à la concentration de 0,1 % sous forme de gel et de crème. Il possède une activité similaire à celle de faibles concentrations d'acide rétinoïque (0,025 %) dans le traitement de l'acné modérée avec une irritation moindre. Il est associé au benzoyle peroxyde à 2,5 % dans des préparations à 0,1 et 0,30 % d'adapalène.

Tazarotène [9]. Cet analogue synthétique de l'acide rétinoïque appartient à la nouvelle famille des rétinoïdes acétyléniques. Le tazarotène (prodrogue) est rapidement métabolisé en acide tazaroténique (métabolite actif) et se lie préférentiellement aux RAR-β et γ. Il est disponible à la concentration de 0,05 et 0,1 % sous forme de gel pour le traitement des psoriasis modérés (et de l'acné aux États-Unis). Des études ont montré un effet dans le traitement des carcinomes basocellulaires superficiels et de la photosénescence.

Acide 9-cis rétinoïque (alitrétinoïne). L'alitrétinoïne est un agoniste des RAR et RXR (pan-récepteur) qui est disponible sous forme de gel à 0,1 % dans le traitement de la maladie de Kaposi associée au sida.

Bexarotène. Il s'agit d'un rétinoïde synthétique se liant sélectivement aux RXR (rexinoïde). Il existe sous forme de gel à 1 % et n'est reconnu pour l'instant que par la FDA pour les stades précoces de lymphome cutané (IA et IB). Il aurait également un intérêt dans la papulose lymphomatoïde, l'eczéma des mains, le psoriasis et la pelade.

Rétinoïdes oraux

Isotrétinoïne [10]

Acné. Depuis son approbation par la FDA en 1982, c'est encore le seul composé qui agisse réellement sur l'acné, parce qu'il est le seul qui touche, quoique pas au même degré, tous les facteurs étiologiques impliqués : la production de sébum, les comédons et la colonisation par *Propionibacterium acnes* (*cf.* chapitre 15-4). Au début des années quatre-vingt, l'usage de l'isotrétinoïne était strictement réservé aux patients souffrant d'une acné sévère. L'expérience a démontré que son emploi pouvait être étendu à des patients souffrant de formes moins graves, ce qui pose des problèmes économiques et de prévention de la tératogenèse (*cf. infra* et chapitre 15-4).

On pensait initialement que le meilleur résultat était obtenu avec une forte dose journalière, environ 1 mg/kg/j ; ceci induit trop d'effets indésirables sans améliorer les résultats. Des doses égales ou inférieures à 0,5 mg/kg/j sont préférables ; cette approche implique que le traitement soit maintenu pendant une plus longue période pour atteindre le *seuil de la dose cumulative*. Ce concept a été introduit en 1989 : la dose cumulative (mg/kg) est la somme totale d'isotrétinoïne orale prise durant tout le traitement divisée par le poids. Un patient pesant 50 kg et recevant 25 mg/j d'isotrétinoïne pendant 100 jours recevra une dose cumulative de 25 mg × 100 jours = 2500/50 kg = 50 mg/kg. La dose optimale semble être de 120 mg/kg sans avantage au-delà d'environ 150 mg/kg [10, 11] toutes cures confondues [12]. Ces questions complexes sont détaillées avec le traitement de l'acné chapitre 15-4.

Autres utilisations. L'isotrétinoïne peut être utilisée dans la rosacée ; une faible dose journalière (10 mg) est souvent suffisante ; à notre avis, la meilleure indication est celle des patients présentant une rosacée et une importante séborrhée ainsi que ceux ayant une dermatose mixte du visage. Les pustuloses du cuir chevelu, la cellulite disséquante du cuir chevelu, les pustuloses aux inhibiteurs de tyrosine-kinase ne répondant pas bien aux cyclines, la papillomatose confluente et réticulée, le granulome annulaire généralisé, le granulome actinique d'O'Brien sont d'autres indications potentielles.

On peut utiliser l'isotrétinoïne chez des patientes de sexe féminin qui présentent un psoriasis nécessitant des rétinoïdes systémiques afin d'éviter la longue période de contraception post-acitrétine. Les folliculites associées à l'infection par le VIH répondent parfois ; le médicament est bien toléré et peut être utilisé chez des patients infectés par le VIH et atteints d'une acné sévère.

Acitrétine et étrétinate [10, 13]

Ces deux médicaments ont le même profil d'activité, l'étrétinate (ester éthylique de l'acitrétine) étant la prodrogue de l'acitrétine. L'étrétinate, en raison de sa longue demi-vie due à son accumulation dans le tissu adipeux, n'est plus disponible.

Psoriasis. L'efficacité de l'étrétinate et de l'acitrétine a été démontrée dans plusieurs types de psoriasis. Les meilleurs résultats sont obtenus dans les psoriasis palmoplantaires et les psoriasis pustuleux pour lesquels ils sont considérés comme des traitements de 1er choix. Le psoriasis érythrodermique est une autre forme sévère de 1re indication. L'acitrétine est un médicament de 1er choix chez les patients infectés par le VIH lors des poussées de psoriasis. Le psoriasis en plaques répond irrégulièrement à ces deux médicaments ; le blanchiment complet ne survient que chez moins de 30 % des patients, une amélioration significative est obtenue chez plus de 50 % des patients traités. La réponse maximale n'est, en général, pas obtenue avant 3 mois avec l'utilisation unique de rétinoïdes. Une rémission complète requiert un traitement combiné : corticostéroïdes topiques, anthraline, calcipotriol topique, photochimiothérapie UVA (PUVA) ou photothérapie UVB (spectre large et étroit) et les agents biologiques.

Troubles de la kératinisation. Les meilleurs résultats sont obtenus dans les érythrodermies ichtyosiformes congénitales non bulleuses (ichtyoses lamellaires) ; jusqu'ici aucune différence n'a été rapportée dans la réponse des patients avec ou sans mutation du gène de la transglutaminase. Le traitement des érythrodermies ichtyosiformes bulleuses est beaucoup plus difficile ; une trop forte dose risque de favoriser la survenue de bulles. De bons résultats ont été observés lors des ichtyoses liées à l'X mais les lésions cutanées sont modérées et ne nécessitent pas de traitement systémique. Les ichtyoses autosomales dominantes ne sont pas une bonne indication contrairement aux formes sévères de la maladie de Darier : le traitement est débuté avec de très petites doses, telles que 10 mg/j d'acitrétine, afin de prévenir une exacerbation initiale de la maladie ; normalement 20 mg/j sont suffisants pour une amélioration significative.

Lésions prémalignes. L'étrétinate et l'acitrétine sont utiles dans le traitement des lésions prémalignes liées aux virus du papillome humain, les kératoses actiniques, le syndrome des hamartomes basocellulaires et le *xeroderma pigmentosum*, et dans la **prévention des lésions prémalignes et malignes de la peau chez les transplantés**.

Lymphomes T cutanés. Une amélioration clinique dans les lymphomes T cutanés (mycosis fongoïde ou syndrome de Sézary) est possible ; les meilleurs résultats sont obtenus en combinaison avec une PUVA ou l'interféron α.

Bexarotène [14, 15]

Le bexarotène est un ligand spécifique pour RXR (rexinoïde) reconnu par la FDA et disposant d'une AMM en France pour le traitement topique et systémique des lymphomes T cutanés. Il se distingue des autres rétinoïdes oraux par le profil et la fréquence de ses effets indésirables dose-dépendants : à la dose optimale de 300 mg/m²/j, 70 % des patients présentent une hyperlipidémie, 30 % une hypothyroïdie centrale (inhibition de la sécrétion de β-TSH) et 20 % une leucopénie. Son mécanisme d'action demeure inconnu, il pourrait induire l'apoptose des lymphocytes T.

Alitrétinoïne [16, 17]

L'indication reconnue de l'alitrétinoïne orale est l'eczéma sévère chronique des mains. Le traitement de base est de 30 mg/j pendant 12 à 24 semaines, que l'on peut réduire à 10 mg/j en cas d'effets indésirables importants. Les principaux effets indésirables sont ceux des autres isomères *cis/trans* de la trétinoïne, c'est-à-dire des céphalées, une sécheresse des lèvres, de la peau et des muqueuses, une anémie, un érythème ou un « flush ». De nombreuses autres indications sont à l'étude, et font l'objet de courtes séries non contrôlées. Pour la plupart, la supériorité ou l'équivalence avec l'acitrétine (qui est bien connue et disponible) pour chaque indication reste à établir.

Effets indésirables, contre-indications et interactions [18]

Risques tératogènes

Les femmes en âge de procréer ne peuvent recevoir un rétinoïde systémique que sous stricte surveillance : test de grossesse négatif avant de débuter le traitement, contraception efficace un mois avant l'initiation du traitement, durant le traitement et devant être poursuivie un mois après l'arrêt du traitement pour l'isotrétinoïne et le bexarotène. La durée de contraception est plus longue après traitement à l'acitrétine qui peut être convertie en étrétinate en cas d'absorption d'alcool ; en effet, l'étrétinate est stocké dans le tissu adipeux d'où il est libéré pendant plusieurs mois. Le temps de contraception après acitrétine a été fixé à 3 ans aux États-Unis et 2 ans en Europe. En dépit de la contre-indication chez la femme enceinte et des mises en garde chez la femme en âge de procréer, l'incidence des expositions à l'isotrétinoïne pendant la grossesse reste stable. Ces grossesses exposées ont conduit à une intensification des contraintes de prescription (iPLEDGE™ pour les États-Unis et Programme de prévention de la grossesse en France).

Les risques tératogènes n'ont pas été établis pour les rétinoïdes topiques [19] ; néanmoins, leur utilisation pendant la grossesse n'est pas recommandée (*cf.* chapitre 18-3).

Effets indésirables mucocutanés

Ces effets indésirables sont toujours observés lors des traitements par voie orale ; leur intensité varie avec la dose journalière qui varie elle-même de patient en patient, car l'absorption digestive est très variable (tableau 22.27).

Les rétinoïdes topiques induisent brûlures, érythème et desquamations qui illustrent les propriétés irritatives de ces composants. Le mécanisme de ces effets (dermite aux rétinoïdes) n'est pas clairement établi. La desquamation refléterait l'hyperprolifération épidermique induite par les rétinoïdes *via* les RAR, alors que l'érythème semble être RAR-indépendant. Cette dermite irritative est fréquente au début du traitement, elle s'estompe en général au bout d'un mois ; l'espacement des applications peut être utile. La sûreté à long terme des rétinoïdes topiques est reconnue et l'augmentation de la photocarcinogenèse rapportée chez certaines souches de souris ne semble pas se produire dans l'espèce humaine.

Autres effets indésirables

Les rétinoïdes systémiques sont responsables d'effets indésirables aigus : effets mucocutanés constants et, plus rarement, perturbations des paramètres biologiques (dyslipidémie, augmentation des transaminases) ; à long terme ils peuvent rarement être responsables de modifications ostéoligamentaires (tableau 22.27). Le bexarotène est plus fréquemment responsable de perturbations biologiques : dyslipidémie, hypothyroïdie centrale, leucopénie et agranulocytose. Il est même recommandé de débuter un traitement hypolipémiant (le gemfibrozil est contre-indiqué) et une substitution thyroïdienne

Tableau 22.27 Effets indésirables observés avec les rétinoïdes oraux [13]

Type	Caractéristiques	Organes ou systèmes concernés
Type I Effets indésirables pharmacologiques (même mécanisme d'action que les effets thérapeutiques)	Prévisible Constant chez tous les patients Action rapide (quelques jours) Dose-dépendants Régression rapide à l'arrêt (sans séquelles)	Peau : xérose, desquamation palmoplantaire, prurit Muqueuses : chéilite, xérostomie, sécheresse nasale, xérophtalmie, blépharoconjonctivite Phanères : effluvium télogène, fragilité unguéale, paronychies
Type II Effets toxiques (incluant les organes ou systèmes où les effets indésirables ne sont pas prévus)	Imprévisible Rare sensibilité individuelle Apparition tardive (mois ou semaines) Dose-indépendants Lentement éliminés à l'arrêt (séquelles possibles)	Foie : augmentation des transaminases, hépatite toxique Os : douleurs, hyperostose Muscles et ligaments : myalgies, élévation des CPK, calcifications Système nerveux central : céphalées, hypertension intracrânienne, dépression Vision : vision crépusculaire diminuée Métabolisme des lipides : augmentation des triglycérides et du cholestérol VLDL et LDL, diminution du HDL

dès l'introduction du bexarotène. Les rétinoïdes oraux ne doivent pas être prescrits, ou avec prudence, aux patients recevant des substances hépatotoxiques (alcool, méthotrexate) ; les cyclines en raison du risque cumulé d'hypertension intracrânienne ne doivent pas être associées aux rétinoïdes oraux. Les médicaments qui inhibent (macrolides, azolés, gemfibrozil), qui induisent (rifampicine, phénytoïne, phénobarbital, carbamazépine) ou qui rentrent en compétition (ciclosporine) pour le CYP3A4 peuvent influer sur le taux plasmatique des rétinoïdes systémiques. Concernant le risque de dépression et de suicide lié à la prise d'isotrétinoïne, aucune étude n'a pu à ce jour montrer une différence par rapport au risque relatif attendu et encore moins un lien de causalité [20-22]. On ne peut cependant exclure actuellement une réaction de type idiosyncrasique chez un très petit nombre (environ 4 %) de sujets sans trait ou antécédent dépressif [23].

RÉFÉRENCES

1. Holdener E.E. et coll., *Curr Opin Oncol.* 1993, *5*, 1059.
2. Mark M. et coll., *Annu Rev Pharmacol Toxicol.* 2006, *46*, 451.
3. Verfaille C.J. et coll., *J Eur Acad Dermatol Venereol.* 2007, *21*, 1038.
4. Pechère M. et coll., *Dermatology.* 2002, *205*, 153.
5. Kang S. et coll., *J Invest Dermatol.* 1995, *105*, 549.
6. Saurat J.H. et coll., *J Invest Dermatol.* 1994, *103*, 770.
7. Creidi P., *J Am Acad Dermatol.* 1998, *39*, 960.
8. Brogden R.N. et coll., *Drugs.* 1997, *53*, 511.
9. Weinstein G.D. et coll., *J Am Acad Dermatol.* 1997, *37*, 85.
10. Saurat J.H., *Dermatol Clin.* 1998, *16*, 331.
11. Cunliffe W.J. et coll., *Dermatology.* 1997, *194*, 351.
12. Lehucher-Ceyrac D. et coll., *Dermatology.* 1993, *186*, 123.
13. Geiger J.M. et coll., *Dermatol Clin.* 1993, *11*, 117.
14. Duvic M., *Arch Dermatol.* 2001, *137*, 581.
15. Pileri A. et coll., *Immunotherapy.* 2013, *5*, 427.
16. Kane M.A., *Biochim Biophys Acta.* 2012, *1821*, 10.
17. Schmitt-Hoffmann A.H. et coll., *Expert Rev Clin Pharmacol.* 2012, *5*, 373.
18. Saurat J.H., *J Am Acad Dermatol.* 1993, *27*, S23.
19. Panchaud A. et coll., *J Clin Pharmacol.* 2012, *52*, 1844.
20. Jick S.S. et coll., *J Am Acad Dermatol.* 2000, *136*, 1231.
21. Wysowski D.K., *N Engl J Med.* 2001, *344*, 460.
22. Nevoralova Z. et coll., *Int J Dermatol.* 2013, *52*, 163.
23. Bremner J.D. et coll., *J Clin Psychiatry.* 2012, *73*, 37.

Thalidomide et dérivés

E. Laffitte

Le thalidomide est utilisé essentiellement par les dermatologues, mais est peu à peu redécouvert par d'autres spécialistes, en particulier les onco-hématologues ; des analogues sont en développement et le *lénalidomide* est déjà commercialisé depuis plusieurs années.

Thalidomide

Mode d'action

Le thalidomide a plusieurs effets : hypnosédatif, immunomodulateur (inhibition de la production du TNF-α et modulation de l'équilibre entre les populations lymphocytaires), et antiangiogène [1].

Métabolisme

L'absorption orale est rapide, avec une élimination par voie urinaire avec une demi-vie plasmatique de 9 heures. L'excrétion se fait aussi par le sperme, avec une corrélation aux taux plasmatiques. Il n'existe pas de forme à usage parentéral, l'absorption cutanée est très faible, rendant cette molécule inadaptée à l'usage topique. Le thalidomide augmente l'action des barbituriques et de l'alcool, mais n'affecte pas le métabolisme des contraceptifs oraux.

Indications dermatologiques

Le thalidomide est employé dans des pathologies cutanées inflammatoires.

Certaines indications ont fait l'objet d'études permettant d'affirmer son efficacité (tableau 22.28) : érythème noueux lépreux, lupus érythémateux cutané et infiltrat lymphocytaire de Jessner-Kanof, aphtose sévère isolée, ou associée à la maladie de Behçet ou l'infection à VIH, réaction chronique du greffon contre l'hôte.

D'autres indications, moins étudiées, sont potentiellement intéressantes : prurigo, érythème polymorphe chronique ou récidivant, sarcoïdose cutanée, histiocytose langerhansienne, scléromyxœdème.

Dans ces pathologies chroniques, le thalidomide n'a qu'une action suspensive et les lésions récidivent généralement à l'arrêt. Le thalidomide n'est pas contre-indiqué chez l'enfant chez qui il est utilisé pour des indications similaires à celles de l'adulte.

> En France, le thalidomide dispose d'une RTU (recommandation temporaire d'utilisation) dans les indications dermatologiques suivantes : lupus érythémateux cutané, y compris maladie de Jessner et Kanof, réfractaire aux antipaludéens, aphtose grave réfractaire à la colchicine et érythème noueux lépreux. Malheureusement l'indication prurigo nodulaire, où le thalidomide est souvent le seul traitement efficace, n'a pas été retenue.

Le thalidomide est également utilisé en oncologie comme agent anticancéreux dans différentes polychimiothérapies de tumeurs solides mais surtout en monothérapie dans la prise en charge du *myélome* résistant ou récidivant.

Effets indésirables

Certains effets indésirables du thalidomide sont majeurs, avec des conséquences graves, d'autres sont mineurs, apparaissant au début et disparaissant après diminution des doses :
- effets indésirables majeurs :
  - *effet tératogène*, pouvant théoriquement s'exprimer également chez l'homme traité, le thalidomide étant excrété dans le sperme ; il n'y a pas d'effet mutagène,
  - *neuropathie axonale, sensitive bilatérale* et symétrique à début distal. Le risque semble maximal la 1re année de traitement, pour des doses supérieures à 25 mg/j [2],
  - *thromboses veineuses profondes et artérielles* ; pour des doses supérieures à 100 mg/j, et chez des patients présentant des facteurs de risques de thrombose [3] ;
- effets indésirables mineurs :
  - fréquents : somnolence et douleurs abdominales,
  - rares : toxidermies dont le syndrome de Lyell, perturbations endocriniennes (aménorrhée, hypothyroïdie, prise de poids).

Prescription et surveillance

La prescription du thalidomide est strictement régulée dans la plupart des pays occidentaux, avec une surveillance neurologique, et un strict programme de contrôle des naissances :
- avant le traitement : délivrance d'une information concernant le risque tératogène et signature d'un accord de soins et de contraception, qui doit comporter :

Tableau 22.28 Posologies recommandées du thalidomide dans les indications dermatologiques habituelles

Indication	Dose d'attaque	Dose d'entretien	Remarques
Érythème noueux lépreux (ENL)	100-400 mg/j en 2 prises jusqu'à sédation des signes, 7 jours en moyenne	Diminution progressive jusqu'à 50 mg 2 fois/semaine	Pas de contre-indication en cas de neuropathie lépreuse dans le cadre d'un ENL : le thalidomide traite le processus inflammatoire périnerveux et améliore les symptômes neurologiques
Aphtoses et ulcérations muqueuses sévères (dont VIH et Behçet)	100-200 mg/j pendant 1 mois	Diminution progressive jusqu'à 50 mg 2 fois/semaine	Après échec de la colchicine. Pas d'action sur les manifestations systémiques dans la maladie de Behçet
Lupus érythémateux cutané	100-200 mg/j pendant 1 mois	50 mg/j à 50 mg 2 fois/semaine	En 2e intention si contre-indication ou inefficacité de 3 mois d'antipaludéens de synthèse. Pas d'action sur les manifestations systémiques du lupus
Infiltrat lymphocytaire cutané de Jessner-Kanof	100-200 mg/j pendant 1 mois	50 mg/j à 50 mg 2 fois/semaine	Efficacité purement suspensive, une récidive survenant 2 à 3 semaines après l'arrêt du traitement
Réaction du greffon contre l'hôte (GvH) après greffe de moelle allogénique	600-800 mg/j chez l'adulte 12 mg/kg/j chez l'enfant		Dans les formes chroniques à prédominance cutanée résistantes aux traitements immunosuppresseurs. Pas d'effet dans la prévention de la GvH chronique ou dans la GvH aiguë

– chez la femme en âge de procréer : une méthode efficace (pilule œstroprogestative, stérilet ou ligature des trompes) plus une méthode additionnelle (diaphragme, préservatif), un test de grossesse devant être négatif 3 jours avant le début du traitement,
– chez l'homme : l'usage de préservatifs.

Un EMG et un dosage de TSH de référence doivent être réalisés ;
– pendant le traitement : contre-indication aux dons de sang ou de sperme. Chez la femme pouvant procréer : vérification tous les mois de l'absence de troubles du cycle et test de grossesse négatif datant de moins de 3 jours avant le renouvellement de l'ordonnance. Un EMG doit être pratiqué tous les 6 mois ou en cas d'anomalie clinique (paresthésies). La survenue d'une neuropathie doit faire diminuer les doses voire interrompre le traitement ;
– en fin de traitement, chez la femme, une grossesse est possible dès le 1er cycle suivant l'arrêt du traitement ; chez l'homme, la recommandation est d'attendre 3 mois après arrêt du traitement (un cycle de spermatogenèse) avant de tenter d'induire une grossesse.

Dérivés du thalidomide

Plusieurs analogues du thalidomide ont été développés, avec les mêmes propriétés immunomodulatrices et un risque plus faible d'effets secondaires. Dans cette perspective, le lénalidomide semble être particulièrement intéressant.

Lénalidomide. Cette molécule est utilisée dans le myélome réfractaire. *Il existe quelques rapports d'utilisation en dermatologie* : aphtose buccale, lupus érythémateux cutané résistant, prurigo nodulaire. *Le prix extrêmement élevé* de ce médicament ne favorise pas sa prescription pour les maladies non hématologiques. *Des effets indésirables cutanés* ont été décrits chez des patients traités par lénalidomide pour une hémopathie maligne : éruption morbilliforme légère à modérée et/ou urticaire atteignant jusqu'à 30 % des cas, ne nécessitent pas l'arrêt du médicament, mais aussi des toxidermies sévères [4].

Pomalidomide. Il s'agit d'un autre dérivé actuellement à l'étude, en particulier dans les maladies fibrosantes, avec un intérêt potentiel pour la sclérodermie systémique avec atteinte pulmonaire interstitielle.

RÉFÉRENCES

1. Laffitte E. et coll., *Expert Opin Drug Saf.* 2004, *3*, 47.
2. Bastuji-Garin S. et coll., *J Invest Dermatol.* 2002, *119*, 1020.
3. Piette J.C. et coll., *Lupus.* 2002, *11*, 67.
4. Castaneda C. et coll., *J Clin Oncol.* 2009, *27*, 156.

22-7 Principes de dermatologie chirurgicale

A.M. Skaria, D. Salomon, J.-M. Amici, L. Thomas

L'incidence des cancers cutanés double tous les 10 ans proportionnellement au vieillissement de la population [1]. Les carcinomes sont majoritairement localisés au niveau de la face et plus particulièrement autour de ses orifices. Leur traitement de référence indiqué en 1re ligne est chirurgical.

Les dermatologues, de par leur connaissance clinique et histopathologique, sont les mieux formés pour établir un diagnostic et poser l'indication d'un acte chirurgical.

Ils peuvent effectuer des interventions chirurgicales simples sous anesthésie locale et avoir recours à des interventions plus lourdes en hospitalisation notamment en cas de lésions étendues, de comorbidités importantes ou de traitements anticoagulants.

Ce chapitre présente les principes et les techniques de base de chirurgie qui doivent être maîtrisées par le dermatologue. Les reconstructions plus complexes (greffes de peau et lambeaux cutanés) et la chirurgie micrographique sont également abordées mais elles nécessitent une formation particulière et une pratique chirurgicale approfondie.

Si les exigences fonctionnelles et esthétiques sont au premier plan lors de l'exérèse d'une tumeur bénigne, le défi à relever est triple lors de l'exérèse d'une lésion maligne mais clairement dominé par l'exigence carcinologique. Toutes les étapes de cette approche dermato-chirurgicale vont être abordées.

Équipement et organisation des soins en chirurgie dermatologique

Conditions de réalisation des actes d'exérèse

Elles ont été clairement définies en termes d'environnement et de formation des professionnels en 2007 dans un document publié par la Haute autorité de santé, tant pour les soins externes en activité libérale qu'en établissement de santé en précisant les conditions qui relèvent d'une hospitalisation de jour [2]. Environ 85 % des exérèses de lésions cutanées en France sont effectuées en dehors d'un établissement de santé par des dermatologues sous anesthésie locale [3].

Cependant, le rapport HAS précise qu'une prise en charge en hospitalisation de jour voire plus prolongée peut être nécessaire dans les cas suivants : âges extrêmes, comorbidités avec risques cardiovasculaires (anticoagulants et dispositifs électriques implantés), grande anxiété, agitation, démence, comitialité instable, terrain débilité, antécédents de complications sous anesthésie locale, grossesse en cours ou conditions sociales particulières comme l'éloignement de structures médicalisées.

Le parcours du patient en trois temps

Quel que soit le lieu de réalisation de l'acte d'exérèse, le parcours du patient doit être identique et organisé en trois étapes distinctes.

Consultation préopératoire

Elle est incontournable pour des raisons médicales et médico-légales (obligation de consentement éclairé) et permet d'expliquer au patient la nécessité et les modalités du traitement chirurgical ainsi que les suites opératoires attendues, et de fixer ensemble un contrat de soin chirurgical. Cette consultation préopératoire comprend aussi l'information du patient sur l'anesthésie locale, sur la chirurgie cutanée et ses complications potentielles, avec remise d'une fiche d'informations et l'envoi d'un courrier au médecin traitant.

L'anamnèse préopératoire doit renseigner les points suivants : degré de vigilance, de collaboration et d'anxiété du patient, antécédents d'allergie, éventuelles sérologies VIH ou hépatite, comorbidités (diabète, immunosuppression, trouble de l'hémostase, valvulopathie cardiaque, présence d'un stimulateur cardiaque) et traitements anticoagulant ou antiagrégant plaquettaire. Toutes les recommandations actuelles vont dans le sens d'une poursuite de ces traitements lors d'une chirurgie cutanée habituelle [4]. Pour les patients sous traitement antivitamine K, un dosage de l'INR est recommandé la veille de l'intervention en vérifiant que son taux est inférieur à 3. C'est aussi le temps de la prescription d'une douche préopératoire et d'une préparation spécifique éventuelle des sites opératoires. Les conséquences fonctionnelles de l'intervention (impotence, arrêt de travail, des activités de loisir) devront aussi être abordées, de même que les alternatives éventuelles à la chirurgie et les conséquences d'un éventuel refus de traitement.

Intervention

Elle doit être programmée de façon distincte sur un second rendez-vous, la venue du patient à ce rendez-vous décalé valant consentement au contrat de soin établi entre le patient et son opérateur lors de la consultation préopératoire. Un aide opératoire est le plus souvent souhaitable pour la réalisation des techniques complexes et sa présence participe à la diminution du risque infectieux [5].

L'intervention se termine par la mise en place d'un pansement et la délivrance d'une prescription ainsi que de conseils postopératoires et d'une conduite à tenir en cas de complications. L'intervention terminée, l'opérateur procède à la rédaction d'un compte rendu opératoire, d'un bordereau de demande d'examen anatomopathologique et d'une lettre au médecin traitant.

Consultation postopératoire

Le patient est revu pour l'ablation des fils et surtout l'information sur le résultat histologique dans un délai variant de 5 à 21 jours, selon le type d'intervention. C'est le temps d'annonce du diagnostic (dispositif d'annonce), du rythme et de la durée du suivi. Les consultations de surveillance sont planifiées à un rythme variable selon la nature histologique de la lésion retirée. Éventuellement, en cas de lésion maligne, le dossier sera préparé pour une déclaration ou une discussion en Réunion de concertation pluridisciplinaire (RCP).

Équipements et matériels

Équipement du local

Il comprend un éclairage adapté (scialytique), un bistouri électrique fonctionnant en section et en coagulation mono et bipolaire, et du matériel de réanimation pour les premiers soins d'urgence. Doivent être disponibles à proximité : stéthoscope, tensiomètre, matériel nécessaire pour une réanimation (oxygène) et ampoules de corticoïde injectable puissant, atropine (0,25, 0,5, 1 mg), calcium, diazépam, salbutamol et adrénaline (0,25 et 0,5 mg), téléphone avec le numéro du service d'urgence et du SAMU bien visible.

Les instruments les plus couramment utilisés sont un bistouri à manche plat ou rond, des lames n° 15 ou n° 11 pour des petites lésions, parfois n° 10 pour des excisions du scalp ou du dos, des punchs de diamètres de 3 à 6 mm, des curettes tranchantes, des pinces avec et sans griffes de 12 cm, une paire de ciseaux courbes à bouts pointus et mousses de 12 cm, un porte-aiguille fin de 13 cm, des petits crochets à peau, deux pinces à hémostase. Il est indsipensable de disposer d'un crayon-feutre stérile à usage unique, d'une réglette graduée, de produit permettant une hémostase (solution de chlorure de fer ou d'aluminium 20 %) et de tampons hémostatiques en réserve.

Opérateur

Vêtu d'une blouse à manches courtes ou d'une casaque chirurgicale, il doit effectuer une double friction des mains utilisant un produit hydroalcoolique pour l'hygiène des mains [6]. Dès qu'un acte nécessite une suture, il convient de porter des gants stériles à usage unique, un masque et un calot.

Préparation du site opératoire

Le rasage « à l'avance » doit être proscrit car c'est un facteur de risque d'infection postopératoire établi ; en revanche il peut être effectué immédiatement avant le geste dans les localisations pileuses pour mieux déterminer les marges opératoires de la lésion. La désinfection s'effectue avec une solution alcoolique ou aqueuse de 0,5 ou 0,1 % de chlorexidine, une solution aqueuse ou alcoolique de povidone iodée [7]. Une plaie souillée sera lavée avant la désinfection avec un savon désinfectant. Plus le temps de contact du désinfectant à la surface de la peau est prolongé, plus la désinfection est effective. Ce temps de contact devra être d'au moins 30 secondes pour être efficace. La désinfection de la région à opérer se fait du centre vers la périphérie. Si la lésion à opérer risque d'être contaminée (plaie souillée, croûtes), il faut préalablement nettoyer la plaie puis la désinfecter de la périphérie vers la zone opératoire pour revenir vers le centre en couvrant la plaie d'une compresse.

Le protocole de préparation du champ opératoire pour les actes de chirurgie dermatologique consiste en une antisepsie en cinq temps :
– nettoyage avec une solution moussante de la même gamme que l'antiseptique ;
– rinçage à l'eau stérile ;
– séchage avec une compresse ;
– application de l'antiseptique (2 applications) ;
– attente du séchage spontané avant l'incision.

La mise en place d'un champ opératoire stérile et l'utilisation de consommables stériles complètent les mesures d'asepsie.

Anesthésie

L'anesthésie locale ou régionale se fait le plus souvent avec des aiguilles de 27 ou 31 G, et des seringues de 2 à 5 mL. Les anesthésiants sont la lidocaïne associée ou non à l'adrénaline ou à un analogue de la vasopressine. Les volumes maximums recommandés sont de 50 mL pour la lidocaïne (1 %) associée à l'adrénaline et de 20 mL pour la lidocaïne (1 %) seule. La lidocaïne associée à l'adrénaline doit être utilisée avec prudence chez des patients connus pour un problème d'artériosclérose périphérique ou des consommateurs de cocaïne dans les régions avec une vascularisation artérielle terminale (doigt, orteil, verge, région clitoridienne). Avant toute injection, il faut s'assurer d'éventuels antécédents d'allergie, d'épilepsie ou de malaises lors de précédentes anesthésies. L'anesthésie s'obtient par injections intradermiques. La solution d'anesthésie peut provoquer une sensation de douleur/brûlure lors de la diffusion dans les tissus. Pour diminuer cette sensation, il faut d'abord injecter profondément et lentement et ensuite plus superficiellement. Une alcalinisation de l'anesthésiant par une solution de bicarbonate de potassium 8,4 % (4 mL pour 10 mL d'anesthésiant) en injection lente dans le derme profond diminuera la douleur. Pour les plans plus profonds, il convient d'effectuer les injections dans l'hypoderme ou le muscle en se gardant de ne pas dépasser les volumes maximaux conseillés. Les risques d'injections intravasculaires n'étant pas négligeables, il est conseillé d'injecter l'anesthésiant avec peu de pression et en avançant progressivement l'aiguille. On peut aussi s'assurer de l'absence de proximité vasculaire en aspirant légèrement avant d'injecter l'anesthésique. Pour des patients ayant un traitement anticoagulant ou antiagrégant, il est conseillé d'infiltrer suffisamment d'anesthésiant et d'attendre que l'adrénaline induise une vasoconstriction (environ 15 minutes), avant de débuter l'acte chirurgical mais surtout de surveiller le patient pendant au moins 4 heures après le geste pour faire face à un saignement retardé dû au relâchement de la vasoconstriction chimique.

Dans certaines régions du visage ou les extrémités, une anesthésie régionale peut être obtenue en injectant l'anesthésiant à proximité de la racine du nerf sensitif ou sensitivomoteur innervant le territoire à opérer. Une anesthésie dite « tumescente » peut être utilisée pour de grandes surfaces (prise de greffe, excisions de grandes tailles, parage d'ulcère). Cette forme d'anesthésie est fondée sur l'injection d'un grand volume d'anesthésiant, préparé selon la dilution suivante : 50 mL de lidocaïne avec adrénaline diluée dans 0,5 à 1 L de lactate de Ringer ou de NaCl 0,9 % et auquel on peut ajouter 12 mL de bicarbonate de potassium. Pour l'injection, on utilise une aiguille particulière, dite « en arrosoir », et une seringue de 10 ou 20 mL. Cette technique diminue fortement les saignements, mais ceci seulement 15 à 30 minutes après injection. L'anesthésie par réfrigération ou par application de crème anesthésiante permet des gestes simples tels que le curetage ou une biopsie par punch chez les enfants.

Fils et sutures

Pour obtenir un bon affrontement et éviter une tension sur les berges d'excisions, il faut placer un fil sous-cutané résorbable inversant intradermique en points simples pour des pertes de substance de 1 à 2 cm, ou en suture continue au-delà de 2 cm. Si les sutures sont placées dans le tissu adipeux, il faut utiliser des fils tressés qui ne cisaillent pas le tissu et dont le nœud ne se relâche pas. Pour des sutures continues dermiques, un monofil est parfois préférable en raison d'une résorption prolongée et d'une plus grande résistance à la traction. Pour ajuster l'affrontement des berges en surface, on peut utiliser un fil non résorbable monofil synthétique (polypropylène) ou des Steri-Strip®. L'ablation des fils non résorbables se fait après 4-10 jours selon la localisation (tableaux 22.29 et 22.30). Au niveau des paumes et des plantes, il est conseillé d'utiliser des fils non résorbables tressés (soie) pour éviter un cisaillement de l'épiderme.

Il existe différents types de points et de sutures dont le choix est déterminé par la localisation de l'incision, la tension sur les bords d'incision, l'expérience et les habitudes de l'opérateur [3].

Points sous-cutanés résorbables (fig. 22.5 à 22.7). Les points sous-cutanés résorbables sont utiles pour rapprocher les berges et absorber les tensions en profondeur et diminuer ainsi la tension superficielle et les marques cicatricielles. Ces points sont utiles pour les fermetures par simple rapprochement mais aussi pour positionner des lambeaux.

Le point simple inversant intradermique débute dans le derme profond pour sortir dans le derme superficiel (fig. 22.5a). Pour une excision profonde, une suture sur deux plans, hypodermique et dermique, est nécessaire.

Principes thérapeutiques

Principes de dermatologie chirurgicale

Tableau 22.29 Fils de suture : caractéristiques et indications

Fils	Structure	Résorption (semaines)	Résistance	Indications
Dexon® résorbable	Tressé	2-3	++	Point séparé
Vicryl® résorbable	Tressé	3-4	++	Point séparé
PDS® résorbable	Monofil	6-8	+++	Surjet intraderm.
Polypropylène non résorbable	Monofil		+++	Point séparé, surjet épiderm.
Soie non résorbable	Tressé		+	Paume, plante Point séparé

Tableau 22.30 Fils de suture non résorbables : emploi

Localisation	Épaisseur	Aiguille	Ablation (jours)
Visage	5-0, 6-0	FS3 12 mm	4
Tronc	3-0, 4-0, 5-0	FS3 16 mm	7-10
Membres/extrémités	4-0, 5-0	FS3 16 mm	10-12

Le point simple profond débute dans l'hypoderme pour sortir en dessous du derme (fig. 22.5b). Il est important de noter que le nœud se place toujours en profondeur pour garantir une meilleure résorption et limiter la formation d'un granulome (fig. 22.5c, d).

Le point dit « Donati modifié » (fig. 22.6) est utilisé pour créer une bonne éversion des berges, particulièrement dans les incisions de petite taille nécessitant néanmoins un point sous-cutané ou dans les plis du visage, tels que le pli nasogénien. Ce point débute dans le derme profond pour sortir en surface et réentrer dans l'épiderme au même endroit mais en sortant dans le plan sous-épidermique. Le fil est positionné de la même façon sur l'autre bord d'exérèse.

Le surjet intradermique (fig. 22.7) est une suture continue qui peut être utilisée pour les pertes de substance de plus de 2 cm de long. Il s'effectue avec un fil lentement résorbable ayant une bonne résistance ou par un fil non résorbable. Pour assurer un bon affrontement des bords d'excision, il faut rester dans le même plan. Le surjet est mis en place plus rapidement que des points simples et garantit une bonne éversion des berges et une bonne répartition des forces de traction. Il existe un risque que le nœud terminal se relâche avec une déhiscence de la cicatrice. Ce dernier peut être évité par un nœud de traction sur la boucle terminale (fig. 22.7c, d, e). Le fil terminal peut être rabattu sur la ligne de suture et fixé avec des strip.

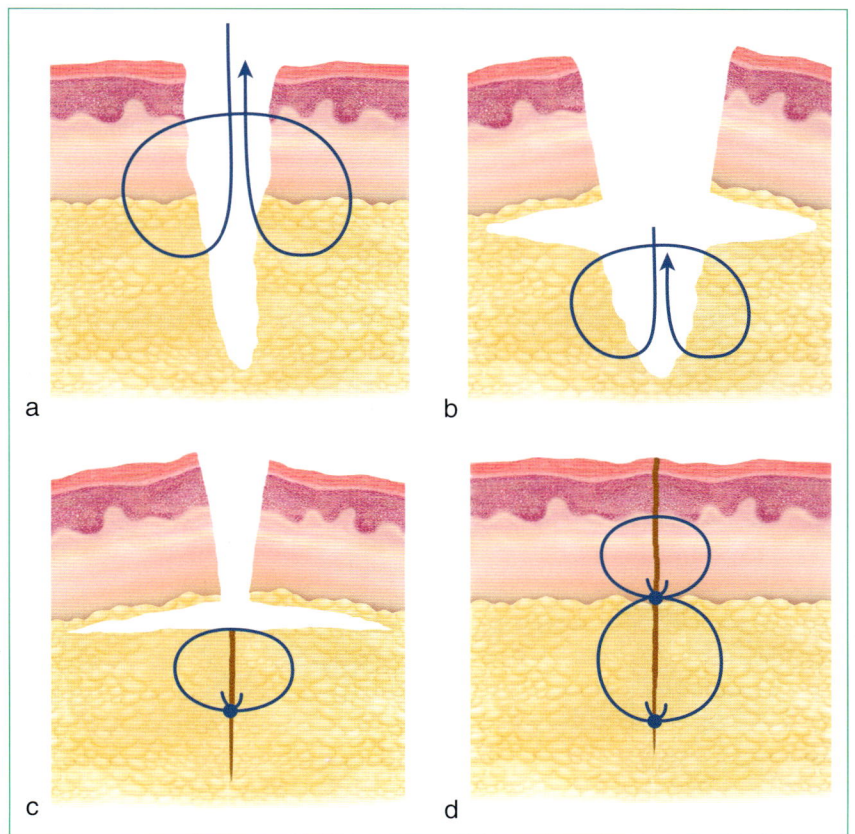

Fig. 22.5 Points sous-cutanés résorbables dermiques et hypodermiques.
a. Points sous-cutanés résorbables. b. Points hypodermiques. c. Fermeture hypodermique. d. Fermeture des plans dermique et hypodermique.

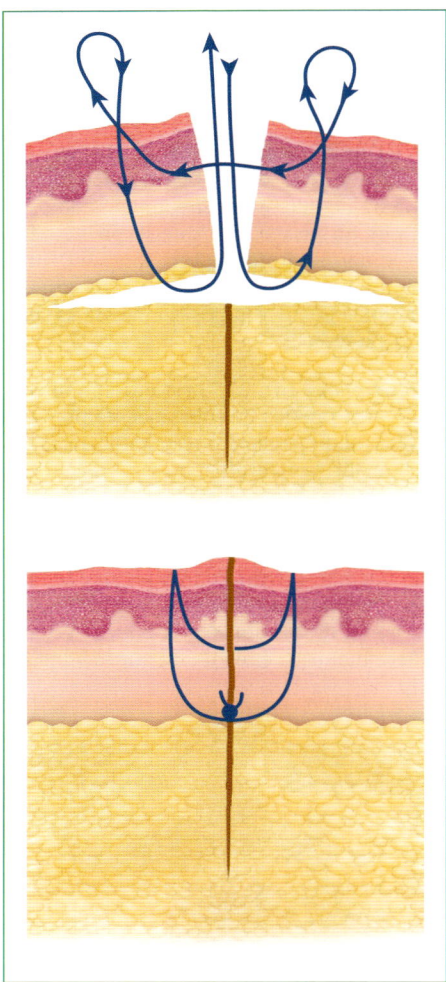

Fig. 22.6 Points sous-cutanés résorbables de « Donati modifié ».

Points cutanés non résorbables (fig. 22.8). Pour suturer la surface cutanée, il existe, hormis le *point simple* et le *point de Blair-Donati*, et *trois variantes de surjets continus* :
– « dessus-dessus » permettant de bien répartir la traction sur les bords d'exérèse ;
– en « frise grecque » pour une meilleure éversion des bords, à utiliser dans les régions avec une peau fine (paupières, dos des mains) ;
– « dessus-dessous » pour garantir une bonne hémostase.

Conduite d'une intervention chirurgicale

Lecture carcinologique

La pertinence de la « lecture carcinologique » des tumeurs cutanées fait de l'examen dermatologique le temps préalable essentiel au diagnostic de la tumeur et au repérage de ses limites [8]. Cette lecture carcinologique, couplée à la parfaite connaissance des marges de sécurité à appliquer selon les recommandations de bonne pratique, permet de garantir une exérèse complète dans la très grande majorité des cas et conditionne le succès du traitement chirurgical [9].

La dermoscopie constitue une aide au repérage tumoral validée [10] pour les carcinomes mais elle est moins performante pour les lésions mélanocytaires, en particulier le mélanome lentigineux, dans ce dernier cas la microscopie confocale *in vivo* peut s'avérer très précieuse.

Une biopsie préalable s'impose le plus souvent au visage, à visée diagnostique, pronostique, et médico-légale surtout lorsqu'une plastie est nécessaire pour reconstruire la perte de substance engendrée par l'exérèse tumorale [11]. Pour les cas de carcinomes à très haut risque, le traitement doit faire appel aux techniques de chirurgies micrographiques ou d'histologie 3D permettant un contrôle exhaustif de la radicalité de l'exérèse. Enfin, les cas encore plus problématiques sont discutés en réunion de concertation multidisciplinaire.

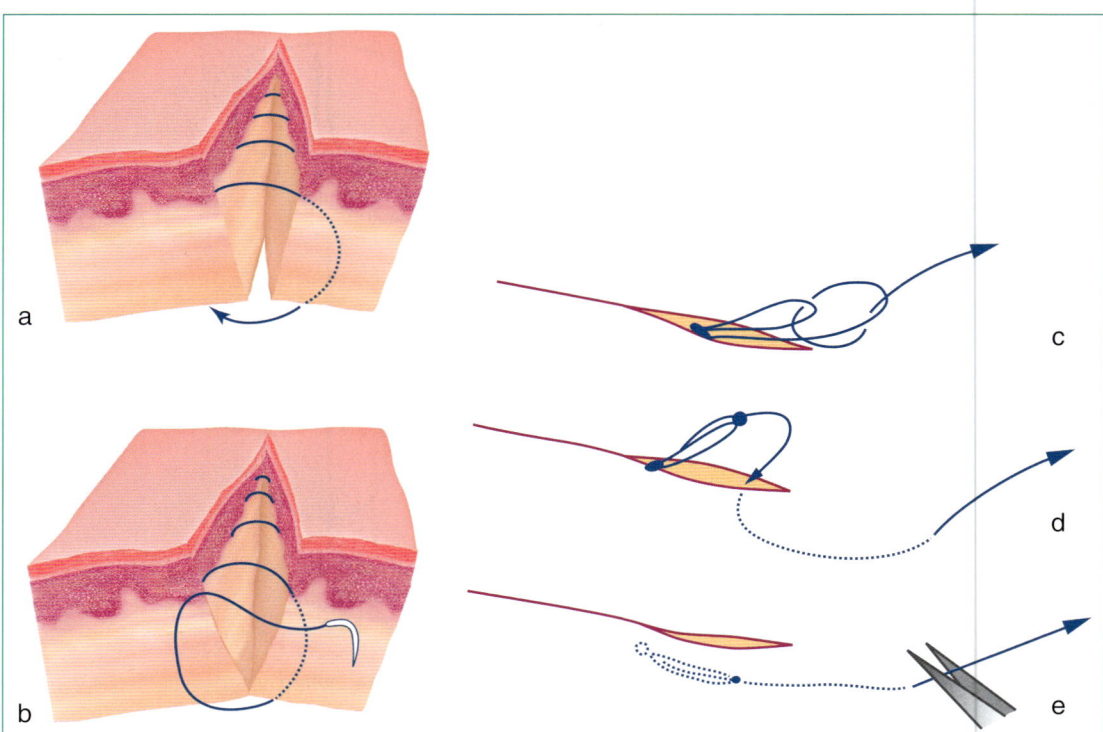

Fig. 22.7 Surjets intradermiques résorbables.
a et b. Surjets intradermiques résorbables. c, d, et e. Technique d'insertion en profondeur du nœud terminal.

Principes thérapeutiques

Principes de dermatologie chirurgicale

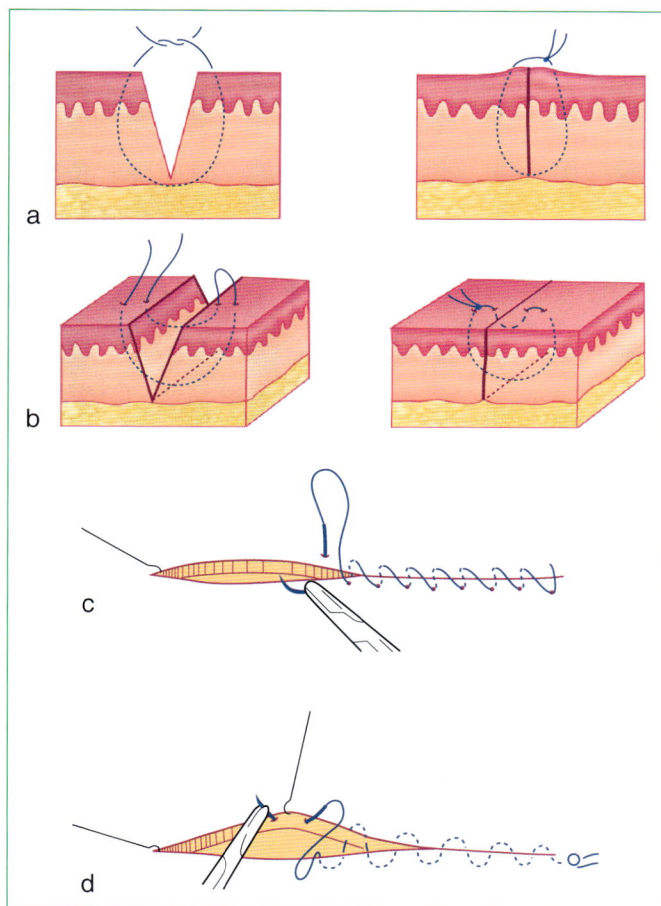

Fig. 22.8 Point et surjets cutanés non résorbables.
a. Point simple cutané. b. Point de « Blair-Donati ». c. Surjet dessus-dessus. d. Surjet intradermique.

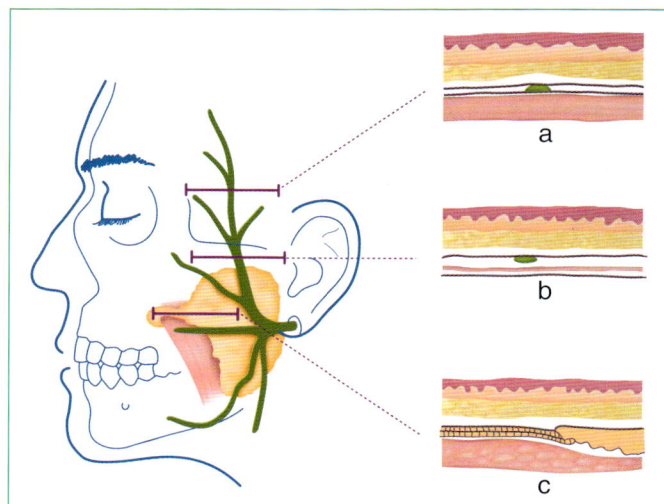

Fig. 22.9 Anatomie de la face : zones à risque.
a, b. Dans la région frontotemporale, les branches frontale (a) et orbitopalpébrale (b) du nerf facial se trouvent au-dessus de l'aponévrose du muscle temporal. Dans ces deux zones, le nerf facial est superficiel sous l'hypoderme. c. Le canal excréteur de la glande parotide est superficiel dans cette région. Il se trouve au-dessus du muscle masséter. Il est conseillé de la cathétériser avec une sonde lacrymale, en cas d'insertion profonde.

Lecture chirurgicale

La connaissance de l'anatomie de la face, des zones à risque et des pièges à éviter constitue un préalable indispensable au traitement chirurgical [12].

La vascularisation artérielle cervicofaciale est sous la dépendance de l'artère carotide externe et de ses branches terminales, des artères faciale et temporale superficielle. La vascularisation veineuse est assurée par le système jugulaire externe et l'innervation par les branches du nerf facial.

Zones dangereuses et les pièges anatomiques

Front et tempe

Il faut connaître le trajet et la localisation de l'artère temporale superficielle et surtout du rameau fronto-palpébral de la branche temporofaciale du nerf facial (fig. 22.9).

– L'artère temporale superficielle chemine sous le fascia prétemporal et pour ne pas la léser, il faut s'astreindre à disséquer dans l'hypoderme au-dessus de ce fascia prétemporal. En cas d'effraction de cette artère, il est nécessaire de réaliser une ligature vasculaire plutôt que tenter une électrocoagulation qui peut certes stopper le saignement mais expose à un risque important d'hémorragie retardée.

– La branche fronto-palpébrale du nerf facial traverse la région temporale, obliquement en haut et en dedans et se termine deux centimètres au dessus et en dehors de la queue du sourcil. Elle chemine entre l'hypoderme et le fascia prétemporal au-dessus et l'aponévrose temporale au-dessous. Une zone dangereuse dite « rouge » de 6 cm^2 environ se situe au-dessus et en dehors de la queue du sourcil (fig. 22.10). La dissection et l'électrocoagulation, même sus-aponévrotique, doivent ici être réalisées avec prudence pour éviter une lésion nerveuse.

Région paramédiane jugo-massétérine

Le canal de Sténon y chemine de façon horizontale, selon un axe allant du tragus au bord inférieur de l'aile narinaire, dans un dédoublement de l'aponévrose massétérine, au-dessus puis en avant du muscle masséter dans le même plan que les branches du nerf temporofacial. Il est donc assez superficiel. Une plaie non réparée du canal de Sténon entraînerait une fistule salivaire avec écoulement de salive par la suture cutanée empêchant sa cicatrisation. Aussi avant d'enlever une lésion profonde de la région jugo-massétérine, il est préférable de repérer le canal de Sténon à l'aide d'une sonde lacrymale introduite dans l'orifice buccal de ce canal par voie endobuccale en regard de la première molaire supérieure.

Région médiane nasogénienne

Dans cette région passe l'artère faciale, branche collatérale de la carotide externe. Elle suit un trajet sinueux, oblique en haut et en avant. Elle est située sous le SMAS (système musculo-aponévrotique superficiel). Devant tout nodule médiojugal dans cette zone, il faut évoquer une boucle de l'artère faciale et rechercher sa pulsatilité. Au niveau de la commissure labiale, elle donne les artères coronaires labiales inférieures et supérieures. Puis elle prend une direction en haut et en dedans sous le sillon labiogénien, monte verticalement dans le sillon nasogénien jusqu'au canthus interne et se termine en artère angulaire.

Région paramandibulaire

La branche cervicofaciale est située sous le platysma, peaucier du cou, grêle et discontinu, et est protégée par un dédoublement de l'aponévrose cervicale superficielle. Pour éviter un traumatisme de ce nerf, il faut disséquer prudemment et rester au-dessus du muscle peaucier. Son atteinte entraînerait une ptose de la commissure labiale et une asymétrie labiale lors du sourire.

Région cervicale

La branche externe du nerf spinal innerve le sterno-cléïdo mastoïdien (SCM) et le trapèze. Dans le creux sus-claviculaire, à 4 cm sous la mastoïde, sur un trajet de quelques centimètres, le nerf spinal

Principes thérapeutiques

Principes de dermatologie chirurgicale

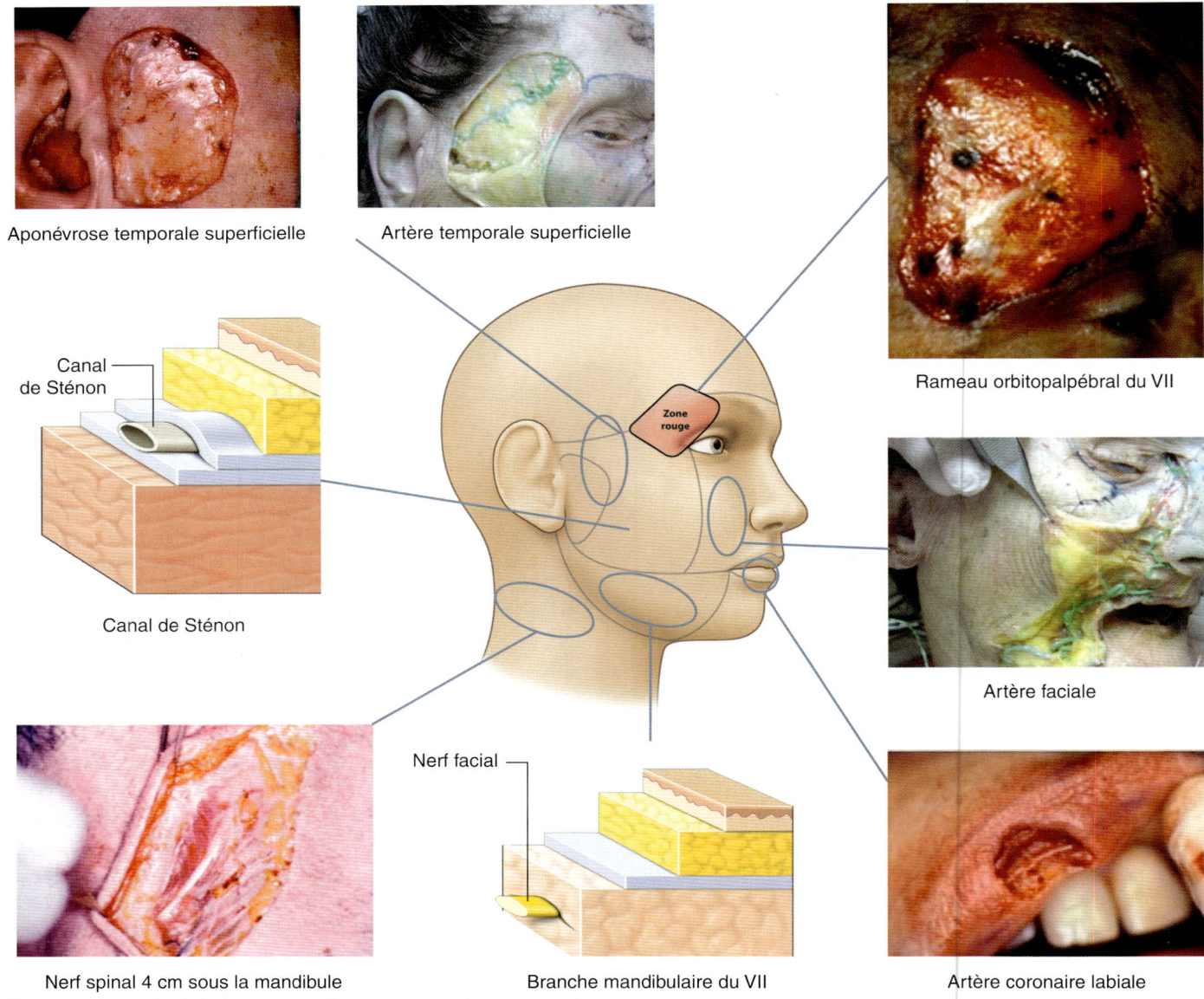

Fig. 22.10 Anatomie de la face : zones dangereuses et pièges anatomiques.
D'après Amici J.M. et coll., *Chirurgie dermatologique*. Elsevier, Paris, 2012.

à la sortie du SCM et avant de pénétrer le trapèze, n'est protégé que par : la peau, l'hypoderme, le feuillet superficiel de l'aponévrose cervicale superficielle et les lymphatiques de la chaîne du nerf spinal.

Lèvres

La vascularisation est assurée par les artères coronaires labiales supérieures et inférieures, situées à l'aplomb de la ligne cutanéomuqueuse, à la jonction lèvre rouge sèche/lèvre rouge humide, sous le versant muqueux au contact des fibres musculaire de l'orbiculaire. Leur lésion entraîne un saignement gênant en peropératoire, sans gravité, contrôlé par une simple électrocoagulation.

Particularités anatomiques statiques et fonctionnelles

Orifices. Le grand axe des orifices médiofaciaux et de leurs bords libres est horizontal. Ils présentent une particularité anatomique : l'absence d'hypoderme. Il existe donc à ce niveau un bloc musculocutané difficilement dissociable qui impose de mobiliser en masse la peau et le muscle afin de réparer les pertes de substance périorificielles. Les muscles peauciers sont responsables de la mobilité fonctionnelle de l'orifice et les instruments de la mimique et de l'expression. Deux types de déformations orificielles peuvent être induits par traction lors de sutures chirurgicales : des déformations horizontales réversibles et d'autres obliques ou verticales irréversibles, les plus dommageables. C'est pourquoi les complications les plus redoutées sont l'abaissement du bord libre palpébral inférieur induisant un ectropion, l'élévation de l'aile narinaire et le déplacement vertical de la commissure labiale vers le haut ou vers le bas.

Lignes horizontales dans le cadre médiofacial. L'équilibre et l'esthétique d'un visage dépendent essentiellement du respect de symétries horizontales. L'analyse morphologique permet d'identifier 5 lignes de transition anatomique dans le cadre médiofacial avec de haut en bas : la lisière du cuir chevelu, l'alignement des sourcils, la ligne palpébrale inférieure, la ligne narinaire et la ligne des commissures labiales (fig. 22.11). Parmi celles-ci, les trois dernières sont majeures car leur déformation a des conséquences esthétiques et fonctionnelles immédiates et durables sur les trois orifices concernés. Deux lignes verticales virtuelles à l'aplomb des sourcils délimitent le cadre médiofacial [13].

Principes thérapeutiques

Principes de dermatologie chirurgicale

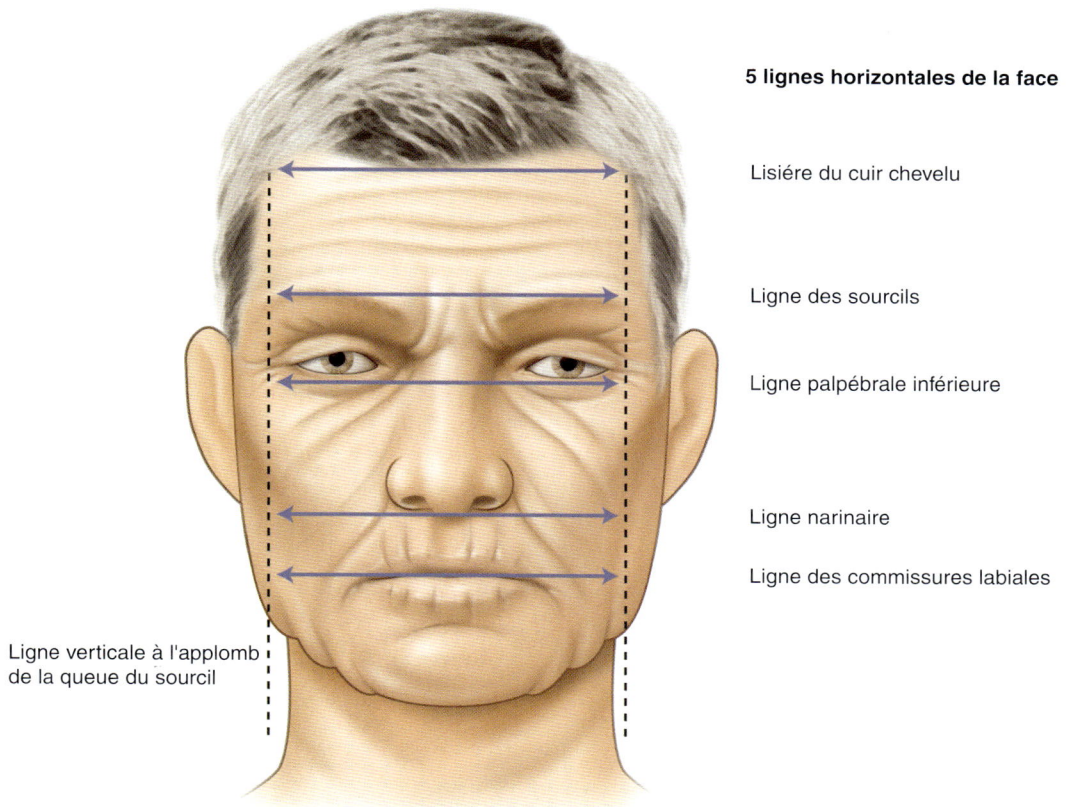

Fig. 22.11 Lignes horizontales à ne pas déformer dans le cadre médiofacial.
© Amici J.M. et coll., *Chirurgie dermatologique*. Elsevier, Paris, 2012.

Joue. Elle jouxte les orifices et constitue en fait la principale réserve cutanée réparatrice grâce à la plasticité de son épais pannicule adipeux. Elle subit la mobilité des orifices lors de la mimique et recouvre nombre de muscles peauciers qui déterminent les lignes de moindres tensions, matérialisées par les rides.

Lignes de moindre tension. Ce sont les lignes d'incision cutanée à privilégier car les tensions intracicatricielles y sont moindres, soulagées par la contraction des muscles peauciers sous-jacents. Elles sont donc perpendiculaires au jeu musculaire, et matérialisées par les rides d'expression. Leur axe prépondérant au niveau des joues est oblique.

Approche chirurgicale

Les techniques chirurgicales doivent être adaptées au type de lésion, sa localisation, la recherche esthétique ou carcinologique en allant du plus simple vers le plus élaboré.

Curetage

À l'aide d'une curette tranchante, c'est le plus simple des procédés chirurgicaux. Il permet de traiter de nombreuses tumeurs cutanées superficielles bénignes telles que les kératoses séborrhéiques, verrues vulgaires, molluscums contagiosums, condylomes anogénitaux. *Ce geste peut être précédé d'une cryothérapie (5-10 secondes) pour permettre un curetage indolore et aider au clivage de la lésion.* Le curetage est indiqué lorsqu'il existe un plan de clivage « naturel » de la tumeur avec le tissu sain avoisinant et un tissu sous-jacent ferme. Si le derme est trop mince et mobile (p. ex. paupières, lèvres), le clivage est difficile et permet rarement l'ablation complète de la lésion. Une cicatrisation spontanée de qualité s'effectue en 2 à 3 semaines, avec parfois une hypopigmentation. Une hémostase peut être faite par l'application de chlorure de fer ou d'aluminium.

Le curetage associé ou non à l'électrocoagulation est contre-indiqué dans les carcinomes basocellulaires. En revanche, il est parfois utile de les cureter pour rechercher les limites de la lésion avant son excision.

Excision tangentielle

Cette technique implique une connaissance précise de la clinique et de l'histologie de la lésion que l'on désire exciser en *shaving*. Elle est réalisée avec une lame n° 11 ou 15 tenue tangentiellement à la peau ou une demi-lame de rasoir (Gillette®) tenue entre le pouce et l'index repliée pour former un demi-cercle. Le plan de section doit se situer entre le derme papillaire et réticulaire, la cicatrisation spontanée est alors pratiquement invisible chez un patient de phototype I ou II. Une hyperpigmentation ou hypopigmentation peut s'observer chez les phototypes III et plus.

L'excision tangentielle est intéressante pour des lésions épidermiques non infiltrantes. Cette technique rapide traumatise moins la pièce d'exérèse que le curetage et permet une meilleure observation histopathologique. Les excisions tangentielles sont déconseillées chez les personnes de phototypes V et VI en raison du risque de dyschromie (hyper- ou hypopigmentation) de la zone excisée.

Règles de bases de l'exérèse suture simple

Exérèse fusiforme. Elle constitue le geste de base en chirurgie dermatologique. C'est la méthode la plus utilisée pour l'excision de petites tumeurs cutanées ou sous-cutanées et la fermeture par simple rapprochement des berges. *Afin d'obtenir des cicatrices optimales, il convient d'observer les règles suivantes :*
– repérer les lignes de moindre tension cutanée et y placer les traits d'incision. Ce sont les plis cutanés qui sont perpendiculaires aux lignes de traction de la peau (fig. 22.12). Les traits d'incision au visage devront être placés dans les rides, perpendiculaires à l'axe de contraction des muscles de la face (fig. 22.13) ; dans le scalp, il est indiqué de suivre l'orientation des cheveux ;

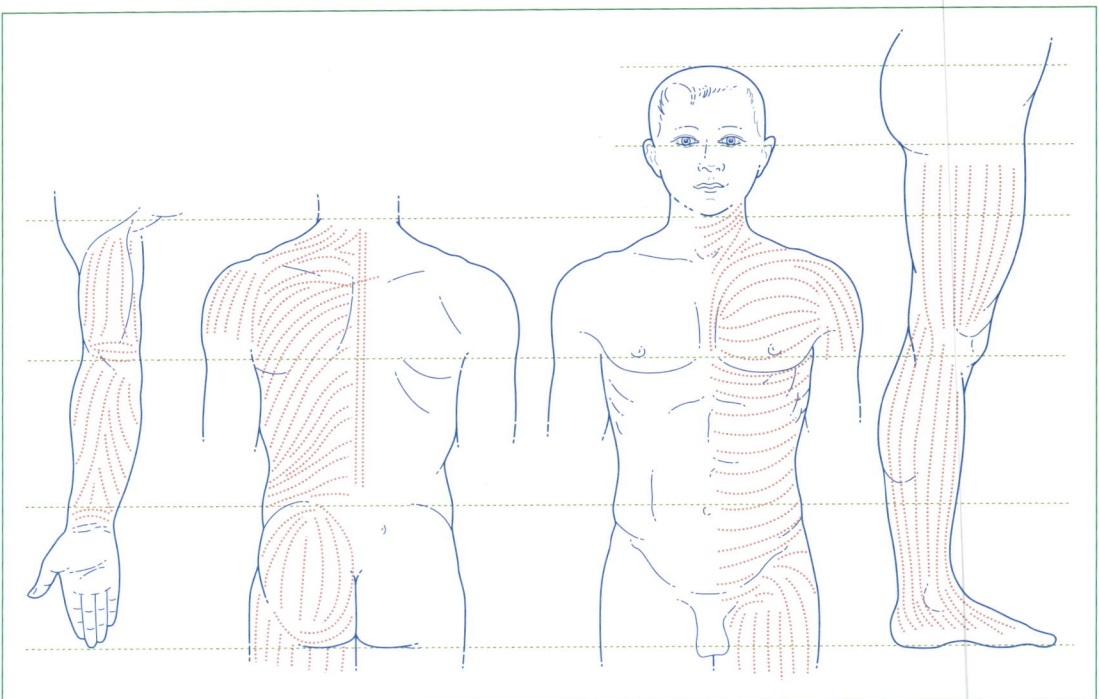

Fig. 22.12 Lignes d'incision conseillées sur le corps et les membres.

- inciser perpendiculairement à la surface cutanée en maintenant la peau sous tension. *L'incision doit être franche et de profondeur égale, puis à l'aide d'un crochet ou d'une pince à griffe, la pièce d'exérèse sera disséquée aux ciseaux courbes* ;
- assurer un décollement des berges d'environ 3-5 mm de la plaie pour diminuer la tension et obtenir un affrontement précis des deux bords. Selon les régions, il peut être nécessaire de décoller plus largement la peau avant de suturer ;
- éviter les fuseaux perpendiculaires aux plis de flexion ou aux billots osseux ;
- respecter les orifices naturels et ne pas déformer les bords libres ;
- essayer de rester dans l'unité anatomique ;
- pratiquer une hémostase soigneuse.

Les dessins possibles sont (fig. 22.14) :
– *le fuseau simple* dont la longueur doit approximativement être de trois fois sa largeur (fig. 22.14a). Plus l'élasticité de la peau est grande, plus on peut se permettre de diminuer le ratio longueur/largeur. Cette attitude est souvent appropriée, pour l'excision de nævus du thorax sans correction des « oreilles » En effet, lorsque le ratio longueur/largeur du fuseau est insuffisant, il arrive qu'un excès de peau soit présent aux extrémités du fuseau lors la mise sous tension de la peau après suture. Si une correction est néanmoins nécessaire, les techniques possibles sont détaillées dans la référence [14] ;
– *le fuseau en « S »* est indiqué dans les régions convexes, car la cicatrice épouse mieux les formes anatomiques, et les forces de traction se répartissent sur plusieurs axes avec une meilleure mobilisation de peau (fig. 22.14b).

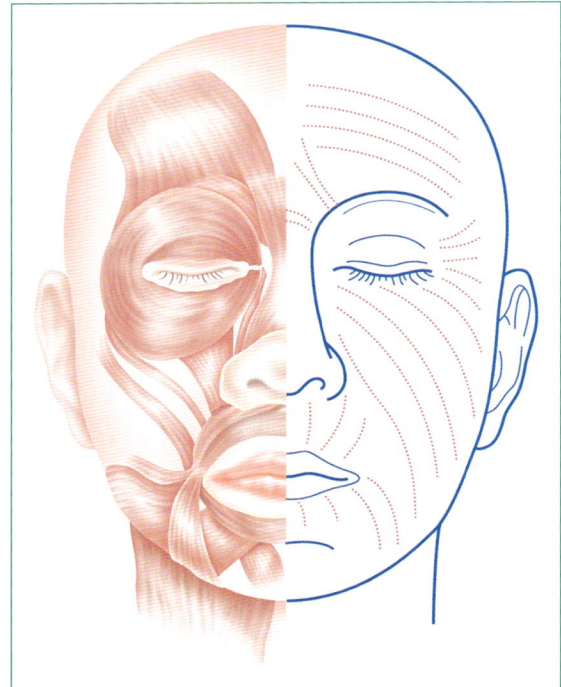

Fig. 22.13 Lignes d'incision du visage.
Ces lignes suivent les plis cutanés qui sont perpendiculaires à l'axe de contraction des muscles du visage.

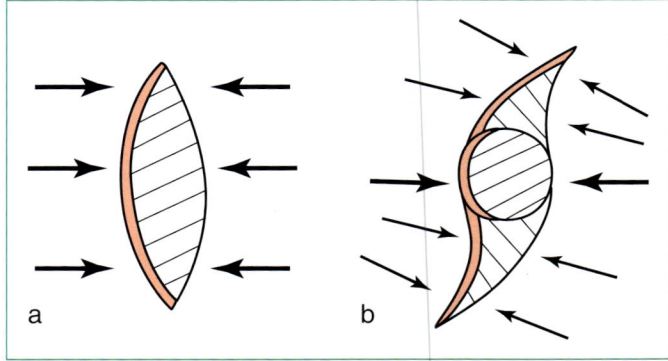

Fig. 22.14 Types de fuseaux.
a. Fuseau simple, tension selon un axe. b. Fuseau en S, tension selon plusieurs axes.

Principes thérapeutiques

Principe de l'horizontalisation des sutures et des tensions. Lors d'une exérèse tumorale autour des orifices dans le cadre médiofacial, la fermeture d'une perte de substance primitive ou secondaire à ce niveau en suturant les berges de façon symétrique perpendiculaire à l'axe d'incision selon la règle du milieu des milieux va induire des déformations des bords libres des orifices. Le choix de l'axe de fermeture est donc déterminant. En conséquence, l'axe de fermeture d'une perte de substance autour des orifices médiofaciaux doit être délibérément horizontal en réalisant les sutures profondes dans un axe horizontal, parallèle au grand axe de cet orifice [13]. Ceci évitera toute déformation durable du bord libre et tout retentissement fonctionnel ou esthétique.

Excision avec réparation par greffe

Il s'agit ici d'autogreffes. L'épaisseur de la greffe va dépendre de la profondeur et de la localisation de la perte de substance que l'on doit couvrir, mais aussi de la nécessité de conserver ou non les poils dans la greffe.

Selon l'épaisseur de la greffe, on définit la greffe de peau mince ou de peau totale (fig. 22.15).

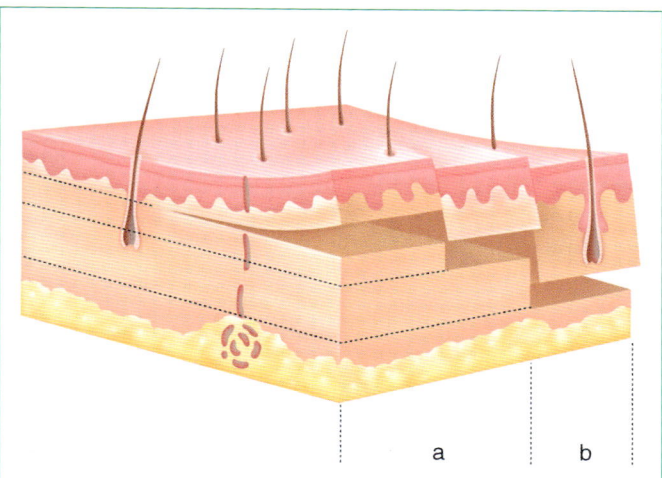

Fig. 22.15 Types de greffes cutanées.
a. Greffe de peau mince (0,2-0,4 mm). b. Greffe de peau totale.

Greffe de peau totale. Les greffes dites «de peau totale» (GPT) ont une épaisseur de 1-1,5 mm et sont constituées de l'épiderme et de *l'ensemble du derme*. Ces greffes sont surtout utilisées pour fermer des pertes de substance qui sont bien vascularisées. La pigmentation, la texture, la densité en annexes et l'épaisseur de la peau de la zone donneuse doivent ressembler le plus possible à la région à greffer et laisser une cicatrice la moins visible possible. Les régions de prélèvements sont multiples (fig. 22.16), cependant certaines d'entre elles, comme le front, les plis jugaux, les paupières supérieures, la région intersourcilière sont réservées à des chirurgiens expérimentés. La zone donneuse est refermée par suture directe. La peau totale est dégraissée aux ciseaux avant d'être mise en place. Le lit de greffe doit être bien vascularisé. L'hypoderme, le périchondre ou le périoste sont des sites receveurs favorables. Lorsque le lit de greffe est formé par du tissu adipeux, un plan osseux, un cartilage à nu ou une plaie atone, la greffe reste une technique envisageable. Il faut alors recréer un lit de greffe correctement vascularisé, par exemple avec un lambeau de galéa ou en pratiquant un volet osseux. Pour le cartilage, des puits de granulation peuvent être réalisés avant une GPT différée. Il est aussi possible de laisser un tissu de granulation se former afin de pratiquer une greffe dans un deuxième temps. La dimension de la greffe doit être ajustée

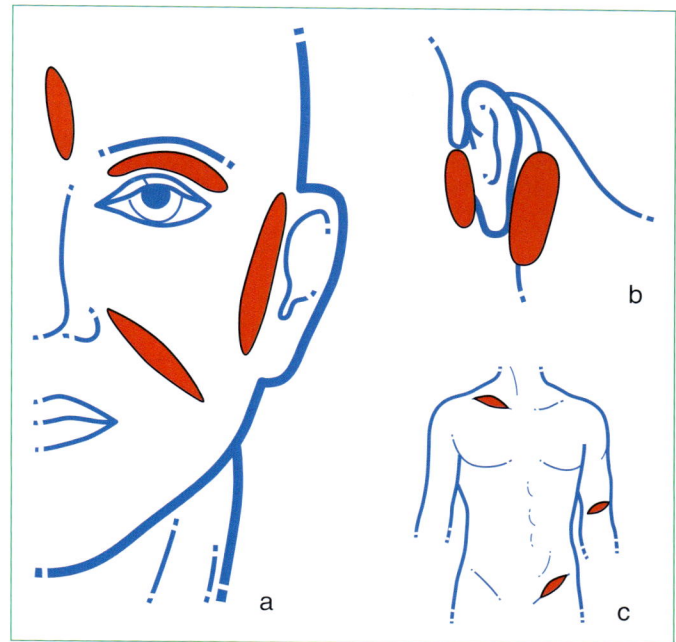

Fig. 22.16 Zones de prise de greffe de peau totale.
a. Visage : pli nasogénien, glabella, paupière supérieure. b. Oreille : zone antérieure et postérieure. c. Région claviculaire, pli inguinal, pli du coude.

pour permettre une mise en place sans tension après suture. Il est important que la greffe reste en contact avec le lit de greffe afin de permettre sa néovascularisation. Pour ce faire, on peut placer un bourdonnet cousu ou un pansement qui assurera une bonne compression. Ce pansement doit être ouvert entre le 3e et le 8e jour postopératoire.

Greffe de peau mince. Les greffes de peau mince d'une épaisseur de 0,3-0,5 mm sont utilisées pour couvrir des plaies chroniques d'assez grande taille (ulcère des membres inférieurs, rarement escarres) ou aiguës (plaie traumatique, brûlures). Pour éviter de prolonger le temps de cicatrisation et un risque de cicatrice hypertrophique de la zone donneuse, il convient de ne pas prélever une peau trop épaisse. La cicatrisation de cette zone se fera à partir des annexes cutanées. Un pansement gras, un hydrocolloïde mince ou un film polyuréthane est laissé en place jusqu'à l'épithélialisation complète (8-12 jours). Bien que la texture de la peau soit préservée, les cicatrices en zones donneuses de forme rectangulaire restent longtemps, voire définitivement visibles, en raison d'une hypopigmentation. En conséquence on préférera, même si cela est techniquement un peu plus délicat, prélever sur les fesses avant de choisir les deux autres sites classiques, qui sont les faces antérieures et latérales des cuisses.

Le prélèvement se fait au dermatome manuel, électrique ou pneumatique. La surface du greffon peut être agrandie d'environ 30 % par la technique de la greffe en résille. Pour obtenir cette expansion, le greffon subit de multiples perforations disposées régulièrement sur toute sa surface. La greffe peut être cousue, ou collée avec des colles chirurgicales acryliques ou avec une préparation de fibrine que l'on vaporise sur la greffe.

Greffe en pastille. Pour des lésions de petite taille, des prélèvements «en pastille» d'environ 1 cm de diamètre par excision tangentielle, selon la technique dite de Reverdin, offrent une alternative simple et efficace à la technique conventionnelle. Cette technique peut se pratiquer en ambulatoire.

Excision avec réparation par lambeaux ou « plastie » (fig. 22.17)

Les reconstructions par lambeaux sont techniquement plus délicates à réaliser que les sutures simples [14]. Ces techniques s'adressent au dermato-chirurgien ayant reçu une formation complémentaire comme le Diplôme interuniversitaire de dermatologie chirurgicale et sont seulement brièvement présentées dans ce chapitre.

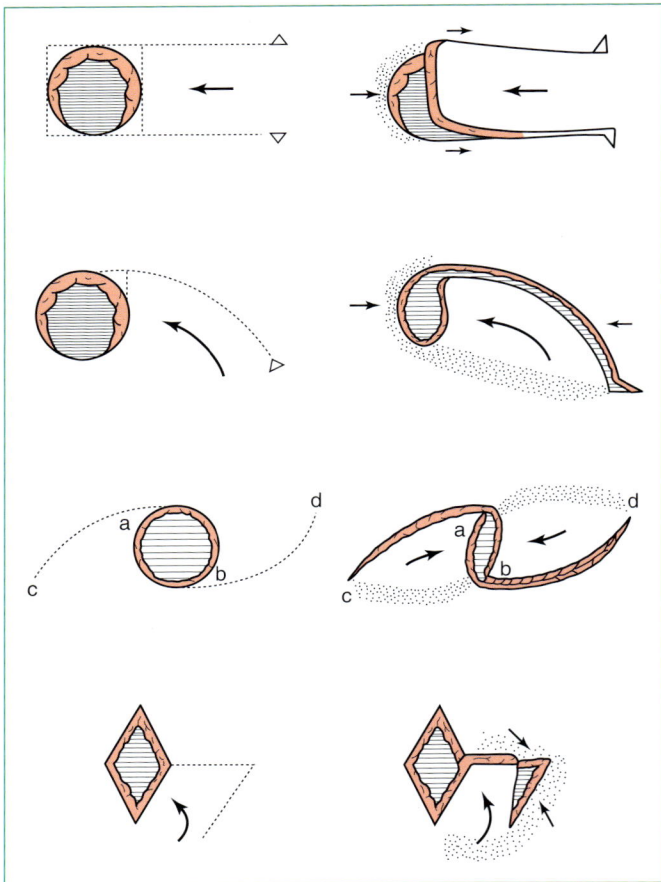

Fig. 22.17 Types de lambeaux cutanés.
a. Avancement. b. Rotation. c. Double rotation. d. Transposition.

Indication à faire un lambeau. Les lambeaux sont utilisés lorsqu'il n'est pas possible de suffisamment mobiliser la peau pour effectuer une suture simple sans entraîner des altérations esthétiques ou fonctionnelles. Selon les régions et la dimension de la perte de substance chirurgicale, un lambeau offre un meilleur résultat esthétique que la greffe.

Il faut alors systématiquement avoir une approche tissulaire dynamique en *conceptualisant la meilleure technique chirurgicale à mettre en œuvre pour un résultat cicatriciel optimal*. Il faut pour cela se poser systématiquement un certain nombre de questions, dont les réponses conditionnent le choix final.
- où se situe la réserve cutanée réparatrice ?
- par quel mouvement tissulaire la mobiliser ?
- dans quel axe de traction ?
- la réparation peut-elle s'effectuer au sein de l'unité esthétique ?
- avec quel retentissement fonctionnel et cicatriciel ?

Cette analyse doit s'aider de tests dynamiques en demandant au patient de contracter les muscles de la mimique et en procédant à un test d'étirement cutané.

Choix du type lambeau et de la zone donneuse. Il dépend de la localisation de la perte de substance cutanée et de la mobilité de la peau avoisinante. On divise les lambeaux en trois groupes : les lambeaux d'avancement, de rotation et de transposition (fig. 22.17). Un dessin précis du lambeau choisi est capital. Le lambeau sera mobilisé dans la zone de plus grande laxité cutanée au sein de la région opérée. La longueur du lambeau sera proportionnelle à sa largeur afin d'assurer une bonne vascularisation. Le lambeau est mobilisé délicatement dans le plan hypodermique et, selon son dessin, subit un avancement, une rotation ou une transposition. Le lambeau et la peau environnante doivent être suffisamment mobiles pour ne pas être sous tension après mise en place dans la perte de substance primaire. La perte de substance secondaire est suturée en premier dans un axe non déformant, sans impact sur les bords libres des orifices. Dans des régions de faible mobilité cutanée telle que le scalp, le lambeau dit en « O/Z », qui va répartir les tensions sur une plus grande surface, est particulièrement indiqué (fig. 22.17).

Cicatrisation dirigée

Dans certaines régions du visage (fig. 22.18), une cicatrisation dirigée, ou *granulation per secundum*, permet de limiter le geste chirurgical et offre de bons résultats cosmétiques [15]. Le temps de cicatrisation varie de 2 à 4 semaines, en fonction de la taille et de la profondeur de la lésion. Les pansements hydrocolloïdes créent un environnement favorable à la cicatrisation et permettent d'effectuer des soins que 1 à 2 fois/semaine. Cette approche est particulièrement adaptée pour les personnes très âgées car, hormis une suture simple, les reconstructions par greffe ou lambeau prolongent le temps opératoire, ce qui est parfois mal toléré par le patient. La cicatrisation dirigée sera également utilisée en cas de prise partielle d'une greffe ou en cas de nécrose partielle d'un lambeau.

Chirurgie micrographique

Cette technique a été mise au point dans les années 1930 par F. Mohs à l'université de Wisconsin, raison pour laquelle on parle aussi de chirurgie de Mohs. La chirurgie micrographique a été baptisée ainsi car elle associe l'analyse microscopique de la pièce d'excision à une cartographie permettant de repérer la position de la tumeur sur les coupes histologiques [16]. Ces repères sont obtenus en colorant les bords de la pièce d'excision extemporanément (fig. 22.19). La pièce est alors immédiatement congelée et coupée tangentiellement à la surface de la peau en partant de la profondeur. Une coupe de 4 à 6 µm d'épaisseur est prélevée tous les 100 à 300 µm, puis fixée et colorée. Au total, une à quelques dizaines de coupes par pièce, selon son épaisseur, sont observées au microscope. Cette approche fondée sur l'observation de coupes horizontales et en série permet de visualiser les bords d'excision sur la totalité de la tumeur, et d'apprécier son aspect tridimensionnel. Si la tumeur a été excisée incomplètement, on peut localiser les boyaux tumoraux grâce au code de couleurs, et définir la ou les zones devant être réexcisée(s). Ce deuxième fragment sera analysé de la même façon. Les reprises s'effectuent jusqu'à obtenir du tissu sain tant en profondeur que sur les bords, pour terminer par une reconstruction adaptée à la perte de substance finale. L'ensemble de l'intervention se déroule sous anesthésie locale et dure quelques heures, au maximum une journée. Le plus difficile pour le patient est la possible succession d'excisions, suivie d'une reconstruction.

Une variante différée, encore appelée « slow Mohs », consiste à prélever de la même manière 100 % des marges pour qu'elles soient examinées avec la même sécurité mais la lecture anatomopathologique *se fait en différé sur coupes incluses en paraffine*. Cette variante est particulièrement utile lorsque les lésions nécessitent des immunomarquages pour être identifiées (DFSP de Darier-Ferrand) ou lorsque les lésions sont de très grande taille. La reconstruction ou les gestes dirigés de reprise élargie sont alors retardés de 3 à 7 jours.

Principes thérapeutiques

Principes de dermatologie chirurgicale

22-7

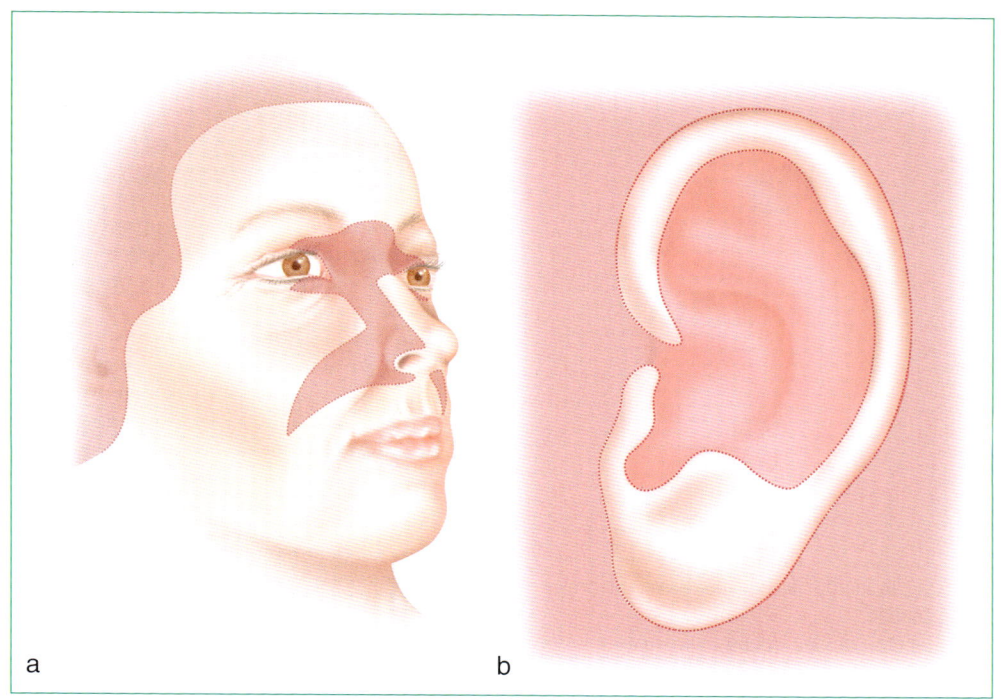

Fig. 22.18 Localisations favorables pour la granulation *per secundum*.

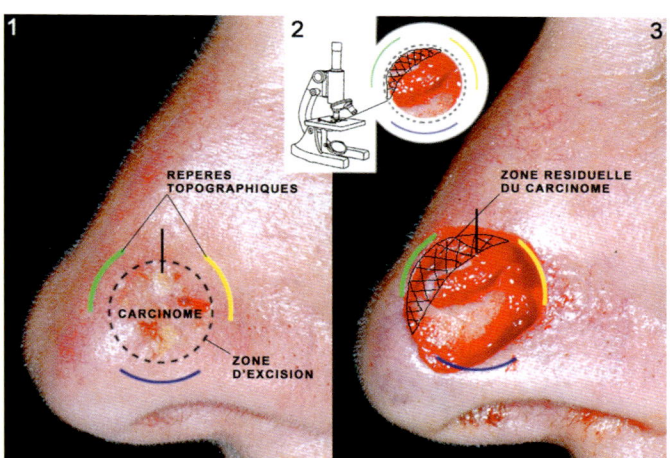

Fig. 22.19 Technique de chirurgie micrographique (*cf.* fig. 22.20 et 22.21).
1. Excision avec des marges minimales. 2. Analyse microscopique selon les repères de couleur. 3. Reprise de la zone résiduelle de carcinome. Les reprises sont répétées jusqu'à excision en tissu sain.

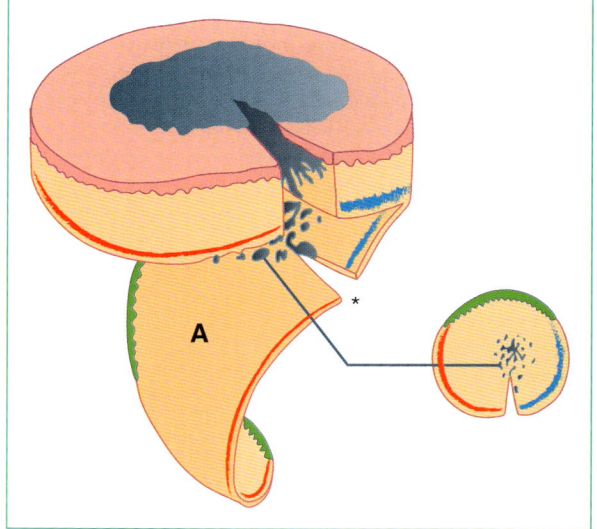

Fig. 22.20 Coupe horizontale en profondeur (A) d'un carcinome basocellulaire selon la technique de chirurgie micrographique.
Les repères topographiques sont l'incision (*) et les couleurs.

Dans tous les cas de chirurgie micrographique, qu'elle soit extemporanée ou différée, la réparation de la perte de substance produite peut faire l'objet d'une reconstruction soit par le dermatologue-chirurgien, soit en pluridisciplinarité par le chirurgien maxillo-facial.

La chirurgie micrographique permet d'obtenir un taux de récidive à 5 ans 5 à 10 fois inférieur à toutes les autres techniques chirurgicales ou non chirurgicales des carcinomes cutanés. Elle est particulièrement indiquée (encadré 22.8) pour traiter des carcinomes basocellulaires infiltrants ou mal délimités siégeant dans des régions comme le nez, les paupières, la région péribuccale, parfois les mains, les pieds ou les organes génitaux. Dans ces régions, il est important de préserver au maximum le tissu sain tout en s'assurant d'avoir excisé l'ensemble de la tumeur [17, 18].

Accompagnement cicatriciel et gestion des complications

Pansement

La mise en place du pansement vient conclure l'acte chirurgical dont il fait partie intégrante. Son intérêt doit être expliqué au patient lors de la consultation préopératoire afin qu'il adhère à cette étape

1213

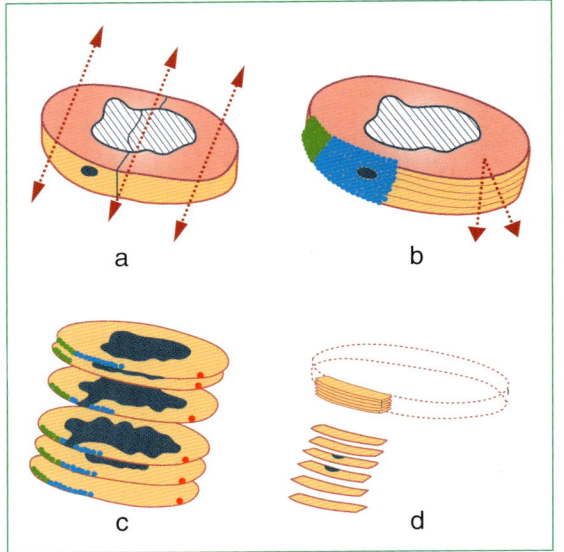

Fig. 22.21 Pièce exérèse d'un carcinome basocellulaire avec un prolongement tumoral en bord de section.
a. Cette zone n'est pas détectée par des coupes verticales (histologie conventionnelle). b. et c. En coupes sériées horizontales, la zone est identifiée et localisée par des repères topographiques de couleur. d. Cette région est réexcisée et traitée en coupes sériées horizontales jusqu'à l'exérèse complète du carcinome.

Encadré 22.8

Indications de la chirurgie micrographique

– Carcinomes basocellulaires ou spinocellulaires récidivants ou incomplètement excisés des régions périorificielles du visage
– Carcinomes basocellulaires de type sclérodermiforme
– Carcinomes basocellulaires chez un sujet de moins de 40 ans
– Nécessité de préserver au maximum les tissus sains
– Tumeurs de plus de 2 cm de diamètre (visage)
– Antécédents de traitement par radiothérapie
– Patients immunosupprimés dans le cadre d'une transplantation d'organes
– Carcinomes du syndrome des hamartomes basocellulaires
– Carcinomes basocellulaires ou spinocellulaires avec infiltrations périnerveuses
– Dermatofibrosarcome (DFSP) de Darier et Ferrand

---

dont dépend une partie du résultat de l'intervention, en sachant que l'idée reçue selon laquelle une plaie doit être laissée « à l'air » est très répandue. Le pansement est indispensable pour contrôler le saignement postopératoire et limiter le risque d'hématome postchirurgical et l'œdème grâce à la compression douce qu'il assure. Il permet également d'absorber les exsudats. Il assure la protection mécanique de la plaie contre les frottements et les mouvements inadaptés ainsi que la protection contre la colonisation exogène par des micro-organismes pouvant être à l'origine d'une infection. Les pansements modernes permettent en outre d'améliorer le résultat cicatriciel final en maintenant un milieu chaud et semi-humide favorable à une bonne cicatrisation (pansements perméables aux échanges gazeux mais imperméables aux fluides) et en diminuant les tensions sur les berges de la plaie.

Complications

Les complications de la dermatologie chirurgicale sont rares, une étude prospective multicentrique française menée sur 3 788 procédures ne retient que 6 % de complications quasiment toutes mineures [19]. Le saignement est la complication la plus fréquente (50 % des complications observées). Au cours de l'anesthésie locale (1,4 %), l'accident le plus fréquent était le malaise vagal (94 %). Les complications infectieuses, observées dans 2 % des procédures, étaient pour la plupart des suppurations locales (92 % des infections). Un seul cas de complication infectieuse systémique a été observé.

La nécessité de réintervenir ou d'initier un traitement antibiotique n'a été notée que dans 1 % des cas.

Statistiquement, les principaux facteurs de risques hémorragiques sont la durée de l'intervention, la taille de la perte de substance et la prise d'un traitement anticoagulant.

Conclusion

Au total, on peut retenir que la dermatologie chirurgicale fait désormais partie intégrante de la spécialité. Un module spécifique de base a été intégré à la formation des internes dans la plupart des pays. Elle permet au dermatologue une autonomie médico-chirurgicale dans sa démarche diagnostique et thérapeutique. Pratiquée par des opérateurs entraînés, c'est une chirurgie sûre à condition de bien choisir ses indications, de respecter les règles d'asepsie et de pratiquer une hémostase soigneuse. Ceci permet au dermatologue d'être en première ligne dans la prise en charge des tumeurs cutanées maligne. En effet, l'approche avec « l'œil dermatologique » de cette chirurgie est optimale, tout d'abord par la lecture carcinologique des tumeurs cutanées, par la parfaite connaissance et le respect des marges de sécurité à appliquer et par la pratique des techniques micrographiques lorsque c'est nécessaire. Cette démarche est d'autant plus légitime qu'elle connaît ses limites et sait confier les cas plus agressifs ou compliqués au chirurgien reconstructeur en unité spécialisée, après discussion en réunion de concertation multidisciplinaire.

RÉFÉRENCES

1. De Vries E., *Br J Dermatol*. 2005, 152, 481.
2. HAS, *Conditions de réalisation des actes d'exérèse de lésion superficielle de la peau*. Juillet 2007.
3. Amici J.M. et coll., *La dermatologie chirurgicale oncologique en France* Livre blanc du CEDEF, 2010.
4. Palamaras I. et coll., *Br J Dermatol*. 2015, 172, 597.
5. Rogues A.M. et coll., *J Hosp Infection* 2007, 65, 258.
6. Société française d'hygiène hospitalière, *Recommandations pour l'hygiène des mains*. 2009.
7. DGS, *Infections liées aux soins réalisés en dehors des établissements de santé. Guide de prévention*. Paris, 2006.
8. Ahnlide I. et coll., *Acta Derm Venereol*. 2013, 93, 305.
9. Bassas P., *Actas Dermosifiliogr*. 2013, 104, 133.
10. Carducci M. et coll., *J Dermatol*. 2012, 39, 326.
11. Alam M. et coll., *JAMA Dermatol*. 2014, 150, 550.
12. Habib F. et coll., in : Amici J.M. et coll., *Chirurgie dermatologique*. Elsevier Masson, Paris, 2012, 9.
13. Amici J.M. et coll., *JEADV*. 2010, 24, 308.
14. Tromovitch T. et coll., *Flaps and graft in dermatologic surgery*. Year Book Medical, Chicago, 1989.
15. Zitelli J.A., *J Am Acad Dermatol*. 1983, 9, 407.
16. Buker J.L. et coll., *Clin Dermatol*. 1992, 10, 309.
17. McGovern T.W. et coll., *Arch Dermatol*. 1999, 135, 1255.
18. Sei J.F. et coll., *Ann Dermatol Venereol*. 2004, 131, 173.
19. Amici J.M. et coll., *Br J Dermatol*. 2005, 153, 967.

Index

Les folios en gras désignent l'entrée principale d'un sujet.

α-galactosidase, 728, 791
α-*Melanocyte Stimulating Hormone* (α-MSH), 407
5α-réductase, 501, 859, 875, 1146
ß-défensine, 95, 538

A

Abacavir, 1153
ABCA12, 341, 990
ABCD (syndrome), 415
Abcès
– anorectal, 949
– aseptique, 591, 1036
– – profond, 604
– mammaire, 959
Abdomen aigu, 211
ABNOM, 428
Abrikosoff (tumeur d'), 706, 901
Absence congénitale localisée de peau (syndrome de Bart), 323
Absorption transcutanée, 1116
Abus sexuels. *Voir* Sévices sexuels
Acantholyse, 27, 314, 330
– pemphigus, 510, 517
Acanthome
– acantholytique ou épidermolytique, 630
– à cellules claires, 630
– à grandes cellules, 630
– des gaines pilaires, 631
– fissuré, 227, 940
Acanthose, 25, 538
Acanthosis nigricans, 429, 947, 960, 1019, 1020, **1025**, 1033
– Cushing, 1020
– paranéoplasique, **1070**
Acarien, 273
– du pigeon, 153
Accident lié à la pratique de la médecine esthétique, 613
Acétate de cyprotèrone, 1145
– alopécie androgénétique, 859, 866
Achenbach (syndrome d'), 794, 964
Achromotrichie, 1151
Aciclovir, 1152
– Herpes simplex, 68
Acide
– α-hydroxycarboxylique, 1108
– ascorbique, 1034
– azélaïque, 95, 934, 1111
– – acné, 884
– δ-aminolévulinique, 211, 1111, 1132
– fluorhydrique, 231
– folique, 1033
– fumarique, 542
– gras, 204, 1038
– – essentiel, 1034
– homogentisique, 1029
– hyaluronique, 715, 1008
– pantothénique, 1033
– para-aminobenzoïque, 206
– polylactique, 614
– rétinoïque, 334
– salicylique, 1108
– tranexamique, 454

Acidurie mévalonique, 1027
Acitrétine, 832, **1198–1199**
– maladie de Darier, 348
– psoriasis, 542
– psoriasis pustuleux, 594
Ackerman (pseudo-mélanome d'), 693
Acné, 95, 868, **875**
– aux cosmétiques, 880
– complications, 881
– *conglobata*, 878
– cortisonée, 1020
– de la femme adulte, 879
– des fumeurs, 880
– diagnostic différentiel, 880
– et VIH, 880
– excoriée des jeunes filles, 880
– exogène, 879
– féminine tardive, 878
– fulminans, 878
– infantile, 878
– inflammatoire, 877
– *inversa. Voir* Hidrosadénite suppurée, 868
– isotrétinoïne, 1199
– juvénile, 876
– médicamenteuse, 879
– *naevus*, 400, 880
– nécrotique, 880
– néonatale, 878, 986
– nodulaire, 878
– papulopustuleuse, 878
– physiopathologie, 881
– polymorphe, 933
– prépubertaire, 876
– rétentionnelle, 876, 878
– rétinoïde topique, 1108
– topiques antibiotiques, 1112
– traitement, 884
Acral
– *cyanosis. Voir* Lividiose acrale
– *peeling skin syndrome*, 320
Acroangiodermatite, 812
Acrochordon, 700
Acrocyanose, **219**, 964, 1033
Acrodermatite, 87
– chronique atrophiante, **111**, 493, 500, 568
– dysmétabolique, 1028
– entéropathique, 996, 1028, **1035**, 1043
– papuleuse infantile. *Voir* Syndrome de Gianotti-Crosti
Acrodynie, 963
– Fabry, 791
Acroérythème annulaire récurrent du déficit en lactate-déshydrogénase, 980
Acrogeria, 1012
Acrokératoélastoïdose, 354
Acrokératose verruciforme de Hopf, 366
Acromégalie, 1019
Acro-ostéolyse, 490, 966
Acropathie, 966
– thyroïdienne, 1021
– ulcéromutilante, 817, 966, 1062
Acropustulose, 598
– infantile, 148, 600

Acrosclérose, 488, 1047
– précancéreuse, 965
Acrosyndrome, 487
ACTH, 1020
Actinomycose cervicofaciale, 895
ADA2, 445, 807
Adalimumab, 1157
– psoriasis, 544
Adams-Oliver (syndrome d'), 371, 762
Adapalène, 1108, 1198
Addison (maladie d'), 410, 1020
Adénocarcinome, 712
– apocrine, 672
– papillaire digital agressif, 672
Adénomatose érosive du mamelon, 674, 959
Adénome
– à prolactine, 1019
– hypophysaire, 1019
– sébacé, 636
Adénopathie (tatouage), 439
Adhérence dermo-épidermique, 311
Adhésif, complications chez le nouveau-né, 992
Adhésion focale
– kindline, 312
– sous-unité α3, 312
Adipokine, 457
Adipomastie, 958
Adipose douloureuse, 704
ADN
– fœtal, 385–386
– – circulant, 387
– réparation, 640
Adrénaline, 455
Adrénogénital (syndrome), 866
Adrénoleucodystrophie, 1029
Adriamycine, 1189
ADULT syndrome, 371
AEC syndrome, 370
Aedes, 85
Aéroallergène, 273
AESOP (syndrome), 785, 788, 1023, **1050**
Affection maligne (tumeur), 918
African tick bite fever, 116
Agalsidase, 792
Agammaglobulinémie, 618
Agglutinines froides, 222, 225
Agranulose, 25
AHA. *Voir* Acide α-hydroxycarboxylique
Aicardi-Goutières (syndrome d'), 219, 221, **446**, 477
AKT, 642
ALA. *Voir* Acide δ-aminolévulinique, 211
Alagille (syndrome d'), 1043
Albendazole, 154
Albinisme, 337
– oculocutané, 406, **413**
– tyrosinase-positif, 414
Alcaptonurie, 433, 1029
Alcock (syndrome du canal d'), 914
Alcoolisme, 704, 1041
– porphyrie cutanée tardive, 212
Alemtuzumab, effets secondaires, 1176
Alfamélanotide, 214
Algies post-zostériennes, 72

Index

Alginates, 605, 1123
Algodystrophie, 972
Algorithme pour le diagnostic clinique, 11–22
Alibert et Bazin (mycosis fongoïde), 557
Alimentation. *Voir* Maladie de la nutrition, 1032
Alitrétinoïne, 356, 1109, 1198, **1200**
ALK, 563
Alkylants, 1188
Allen (manœuvre d'), 487
Allergène
– alimentaire, 278
– de contact, 253
Allergie
– à la pénicilline, 297
– cicatricielle
– croisée, 246, 451
– de groupe, 247
ALM (*Acral Lentiginous Melanoma*). *Voir aussi* Mélanome, 687–688
Alopecia neoplastica, 711
Alopécie, 282, **852**
– acquise, 855–856, 860
– androgénique, 858, 1146
– chimiothérapie, 1191
– cicatricielle, 116, 468, **860**
– – ichtyose vulgaire (*alopecia ichthyotica*), 337
– – pemphigoïde des muqueuses, 523
– de la queue du sourcil (prurigo actinique), 200
– de traction, 436
– effet secondaire des biothérapies, 1170
– en clairière, 168, 858
– frontale fibrosante, 500, 504, 863
– lupus érythémateux, 473
– métastase, 711
– mucineuse, 863
– occipitale du nouveau-né, 853
– par traction, 858
– pustuleuse (diagnostic différentiel), 16
– transitoire du nouveau-né, 853
– triangulaire de la tempe, 853
Alphagalactosidase A, 1030
Alpha 2-macroglobuline-like protéine 1, 516
Alport (syndrome d'), 741
Altération unguéale, chimiothérapie, 841, 1192
Alternariose, 143
Amastie, 958
Aminoacidopathie, 871, 1027
Amiodarone, hyperpigmentation, 432
Amniocentèse, complications chez le nouveau-né, 992
Amodiaquine, 1150
Amorolfine, onychomycose, 839
Amoxicilline, borréliose, 113
Amphotéricine B, 1147
Amylose, **721**, 904, 1051
– AA, 444, 722
– AL, 722, 725
– cryopyrinopathie, 723
– cutanée primitive, 431
– des hémodialysés, 721, 723
– des maladies auto-inflammatoires, 723
– diffuse, 722
– – héréditaire, 723
– exclusivement cutanée, 724
– histologie, 722
– localisée cutanée secondaire, 725
– maculeuse, 724
– nodulaire, 724
– papuleuse, 396, 724
Anakinra, 1157
– panniculite, 462
– syndrome de Schnitzler, 453
Analgésie généralisée congénitale, 1062

Anaphylatoxine, 447
Anaphylaxie, 153, 449
– alimentaire à l'effort, 450
– cétuximab, 450
– retardée aux viandes rouges, 450
Anaplastic Lymphoma Kinase, 563
Anasarque fœtoplacentaire, parvovirus B19, 78
Anatomie de la face, 1207
ANCA, 795
Andrews (bactérides pustuleuses d'), 599
Androgène, 865
Anémie
– ferriprive, 1080
– hémolytique, 107
– mégaloblastique, 1033
Anergie tuberculinique, 616
Anesthésie
– locale, 1204
– régionale, 1204
Anesthésiques locaux, 1114
Anétodermie, 10, **746**
– borréliose, 112
– primitive, 746
– secondaire, 746
– syndrome de Blegvad-Haxthausen, 746
– syndrome de dysplasie osseuse terminale, 746
– systémique, 746
– traitement, 746
Anévrisme
– Kawasaki, 802
– Marfan, 744
– polychondrite atrophiante, 1045
Angéite, 800
– d'hypersensibilité, 797
– granulomateuse. *Voir* Vasculite granulomateuse
Angelman/Prader-Willi (syndrome d'), 414
Angine, 74
– bulleuse hémorragique, 900
Angioblastome, 758, 769, 990
Angiœdème
– bradykinique, 454
– cyclique, 609
– histaminique, 449
Angiodermite nécrotique, 810
Angiodysplasie complexe, 762
Angioendothéliomatose réactionnelle, 568, **768**
Angioendothéliome papillaire intravasculaire ou intralymphatique, 772
Angiofibrome
– NEM1, 396
– sclérose tubéreuse, 393
Angiogenèse, 1120
– cutanée, 754
– inhibiteurs, 755
Angiohistiocytome à cellules multinucléées, 701
Angiokératome, 784, **790**, 952, 953
– circonscrit næviforme, 791
– corporel diffus, 791
– de Mibelli, 790
– du scrotum, 955
– pseudo-lymphomateux linéaire acral de l'enfant, 571
Angioléiomyome, 705
Angiomatose bacillaire, 107, 108, 177, 768
– VIH, 181
– neurocutanée, 763
Angiome, **756**, 952
– classification, 756
– en cible, 769
– en touffe, 758, 769, 990
– gloméruloïde, 786, 1023
– hémosidérotique en cible, 769

– période néonatale, 990
– plan, 760
– rubis, 785, 786
– sénile, 769, 1010
– serpigineux, 769, 785
– sous-glottique, 758
– stellaire, 784, 999, 1041
– verruqueux, 790
Angiomyolipomes rénaux, 394
Angiopoïétines, 755
Angiosarcome
– cutané, 772
– du sein, 773
– épithélioïde, 773
– idiopathique de la tête, du cou et du cuir chevelu, 772
– post-radiothérapie, 773
Angry back. Voir Syndrome de la peau irritable, 269
Anguillulose, 154, 450
Anhidrose, 869
Anidulafungine, 1149
Anisakiase, 449
Anite streptococcique ou staphylococcique, 99, 996
Ankyloblépharon, 370, 925
Ankylostomiase, 450
Annularité. *Voir* Dermatose annulaire
Anomalies
– des papilles anales, 949
– vasculaires, 756, 990
Anorexie mentale, 968, 1033
Anthraline. *Voir* Dioxyanthranol
Anthrax, 98
Antiandrogène, 1145
Antibiotiques
– acné, 886
– antitumoraux, 1189
– locaux, 1112
– – acné, 884
– pityriasis lichénoïde, 575
Anticalciques. *Voir* Inhibiteurs calciques, 221
Anti-CCR5, 183
Anticoagulant
– circulant, 477, 806
– lupique, 477, 806
Anticoagulation, 532
Anticorps, 795, 1040
– anti-ARNt-synthétase, 481
– anticardiolipides. *Voir* Syndrome des anticorps antiphospholipides
– anti-CD20, 1162, 1163, 1174
– anti-CD30, 1175
– anti-CD52, 1176
– anticentromère, 486
– anti-C1-inh, 454
– anti-C1q, 452
– anticytoplasme des polynucléaires neutrophiles. *Voir* ANCA
– antidesmocolline, 511
– antidesmogléine, 511
– anti-envoplakine, 517
– anti-histidine-ARN, 480
– anti-IgE, 447, 456, 1163
– anti-infliximab, 1157
– anti-interférons, 1022
– anti-Jo-1, 968
– anti-MDA5, 480–481
– anti-mitochondries, 1043
– antinucléaire, 472, 481
– anti-NXP-2, 482
– anti-p40, 1157
– anti-PDFGR, 486

– antiphospholipides. *Voir* Syndrome des anticorps antiphospholipides, 794
– anti-PM1, 481
– anti-Pm/Scl, 481, 486
– antirécepteur des IgE, 447
– anti-Ro, 470, 476–477
– anti-Scl70, 486
– anti-ß2-glycoprotéine, 806
– anti-SRP, 479, 482
– antisubstance intercellulaire, 31
– anti-Th/To, 486
– anti-TIF1-γ, 481
– antitopo-isomérase I, 486
– anti-transglutaminase, 525
– anti-U1 RNP, 486
– anti-U3 RNP, 486
– anti-VIH, 182
– ARN-polymmérase III, 486
– Mi2, 481
– monoclonaux, 1158
Anti-CTLA4. *Voir aussi* Inhibiteurs de checkpoints immunologiques, 697–698
Anticytokines, maladie de Behçet, 532
Antidépresseurs, 1099
Antifongiques
– locaux, 1113
– systémiques, 1147
Antigen mapping, 317
Antigène, 273
– carcinoembryonnaire, 33
– cartographie, 317
– CD34, 703
– de différenciation, 32
– de la pemphigoïde bulleuse
– – BPGA1-e (BP 230), 313
– – BPGA2 (BP 180, collagène type XVII), 313
Antigénémie p24, 182
Antihépatites virales, 1153
Antihistaminiques, 222, 1077
– anti-H1 et éruption médicamenteuse, 297
– dermatite atopique, 278
– mastocytoses, 589
– prurit, 1081
– urticaire, 207
– – aiguë, 455
– – chronique, 455
Anti-IL-17, 1180
Anti-IL-12 et IL-23, 1180
Anti-intégrases, 183
Antileucotriènes, 456
Antimétabolites, 1189
Antimitotiques. *Voir* Chimiothérapie, 1188
Antimoine (leishmaniose), 158
Antioxydant, 204, 1014
Antipaludéens de synthèse, 430, 621, **1150**
– complications oculaires, 926
– hyperpigmentation, 432
– lupus érythémateux, 469
– photodermatoses, 206
– porphyrie cutanée tardive, 213
– posologie, 926
– surveillance ophtalmologique, 469
Antiparasitaires topiques, 1113
Anti-PD1. *Voir aussi* Inhibiteurs de checkpoints immunologiques, 698
Antiperspirants, 871
Antiprotéases, 458, 768
Antirétroviraux, 183, 1153
Anti-séborrhéiques, 1197
Antiseptiques, 1111
Antisolaire, risque de mélanome, 205
Antistreptolysine O, 103
Antisynthétases (syndrome des), 480

Anti-TNF-alpha. *Voir aussi* Inhibiteurs du TNF, **1156**, 1178
Antiviraux, 1152
– topiques, 1113
Anxiolytiques, 1099
Août at, 153
APACHE (syndrome), 571, 790
APECED (syndrome), 1022, 1055
Apert (syndrome d'), 360
Aphte, **898**, 906, 917, 1036
– maladie de Behçet, 530
– polychondrite atrophiante, 1045
– thalidomide, 1201
APLAID (syndrome), 446
Aplasie, 371, 987
– cutanée, 399, 853
Apnées obstructives du sommeil, 234
Apoptose, 189, 290, 305, 474
– mycosis fongoïde, 561
– *p53*, 641
– vieillissement cutané, 1006
Appareil unguéal. *Voir aussi* Ongle, 829
Aprémilast, 547
– psoriasis, 543
APRIL, 487
Apron dermatitis, 263
Aquaporines, 330
Arachnodactylie, 396, 744
Aracytine, 1189
Araignée, 153
Arbovirus, 84
Aréole, 958
Argas reflexus, 450
Argyll-Robertson (signe d'), 169
Argyrie, 196, 291, 433
Arrangement, 11
Arsenic, 221, 357, 649
Arsénicisme, kératodermie, 357
Artère, 753
– faciale, 1207
– temporale, 1207
Artériogenèse, 754
Artériolopathie calcique, **733**, 734, 807
Artériopathie, 809
Artérite, 809
– lymphocytaire, 802
– maculeuse, 464, 802
– temporale juvénile avec éosinophile, 802
Arthrite borrélienne, 112
Arthropode, 106, **147**, 1086
– venimeux, 151
Arthrose, 1046
Articulations (peau), 1044–1047
Ascaridiose, 450
Ascher (syndrome d'), 893, 924
ASLO, 103
Aspergillose, 145
– traitement systémique, 1147
Aspirine
– gelure, 218
– intolérance, 450
Association inhibiteurs BRAF et anti-MEK, 1171
Astrocytome pilocytique, 390
Ataxie-télangiectasie (syndrome), 785, 1006
Athéroembolisme. *Voir* Embolie de cholestérol
Atopène, 273
Atopie. *Voir aussi* Dermatite atopique, 270, 281
Atrophie, 9, 19, 111
– blanche, 472, **799**, 812
– cupuliforme, 462
– Cushing, 1020

– diagnostic différentiel, 20
– du derme, histologie, 28
– histologie, 25
– semi-circulaire des cuisses, 457
– vieillissement cutané, 1011
Atrophodermie
– folliculaire, 657
– – chondrodysplasie ponctuée, 368
– – syndromes associés, 368
– – – Bazex, Dupré et Christol, 368
– – – Rombo, 368
– idiopathique, 497
– périfolliculaire, 657
– vermiculée, 861
Atteinte vitiligoïde, effet secondaire des biothérapies, 1173
Auspitz (signe d'), 534
Autoanticorps, 35
Autofluorescence de la peau, 1023
Autohémothérapie, 814
Auto-inflammation, 453
Autosurveillance, mélanome, 696
Avortements répétés, 477
Avulsion unguéale, 840
Azathioprine, 1036
– dermatite, 207
– photodermatoses, 206
Azote liquide, 1135

B

Bactériose à grains, 100
BAFF, 487
Bafverstedt (maladie de), 569
Balanite
– candidosique, 140, 165, 918
– circinée, 599, 917, 918
– prurit, 1084
– pseudo-épithéliomateuse kératosique et micacée, 918
Balanoposthite. *Voir aussi* Balanite
– à *Trichomonas*, 918
– candidose, 140
Ballonnisation, 58
Balnéo-PUVAthérapie, 265, 1127
Bande, 691, 836
– fibreuse, 112
– lupique, 32, 468, 474
– pigmentaire unguéale. *Voir* Mélanonychie longitudinale
Bannayan-Riley-Ruvalcaba (syndrome de), 704
Bannayan-Zonana (syndrome de), 920
BAPome, 423
Bariéty et Coury (syndrome de), 965
Barraquer-Simmons (syndrome de), 458, 705, 1057
Barrière cutanée, 1103
Bart (syndrome de), 323
Bartonella, 181
– *henselae*, 107
Bartonellose, 106, 181
Bart-Pumphrey (syndrome de), 353
Basedow (maladie de), 417, 924, 1021
Basidiobolomycose, 145
Bateman (purpura de), 1020
Batterie standard européenne d'épidermotests, 255
Bazex (acrokératose paranéoplasique de), 357, **1069**
Bazex, Dupré et Christol (syndrome de), 368, 853
Bazex et Dupré II (syndrome de), 657
Bazin (érythème induré de). *Voir* Vasculite nodulaire, 121, 461

Index

BCGite
- disséminée, 1054
- du gland, 917

Bcl-2, 567
Bcl-6, 567
BCNU, 1189
Bean (syndrome de), 762, 771, 1040
Beau (ligne ou sillon de), 842, 847, 1051
Bébé
- collodion, 285, 339–340, 342, 989
- Michelin, 704, 706

Bécaplermine, 1107
Becker
- hamartome de. Voir Becker (nævus de)
- nævus de, **360**, 399, 422, 428, 958
- syndrome du nævus de, 399

Bednar (tumeur de), 703
Behçet (maladie de), 464, **532**, 1187
- ciclosporine, 1184
- critères diagnostiques internationaux, 531
- manifestations articulaires, 531
- manifestations neurologiques, 531
- manifestations oculaires, 531
- manifestations vasculaires, 531

Bejel, 132
Bélimumab, lupus érythémateux, 470
Benzathine benzyl pénicilline, 171
Benzoate de benzyle, 1113
- gale, 149

Benzodiazépines, 1099
BerEP4, 33
Bérylliose, 613
Besnier (prurigo de), 276
Besnier-Boeck-Schaumann (maladie de). Voir Sarcoïdose, 615
Besnier et Féréol (érythème scarlatiniforme de), 104
Bêtabloquants, 221, 759
Bêtacarotène, 214, 1182
Bexarotène, 1198–1199
BIDS. Voir Trichothiodystrophie
Bier (taches de), 805
Biermer (anémie de), 427, 904, 1033
Biett (collerette de), 168
Bifonazole, 937
Bilharziose, 155, 450
Biochips, 36
Biodisponibilité cutanée, 1143
Biologie moléculaire, diagnostic de maladie cutanée, 37
Biomédicament. Voir Biothérapies
Biopsie
- de trophoblaste, 386
- du ganglion sentinelle, 694
- extemporanée, 25
- graisse abdominale, amylose, 722
- large en fuseau, 24
- musculaire, 481
- unguéale, 844

Biopsie-exérèse, 24
Biosimilaire, 1156
Bioterrorisme, variole, 81
Biothérapies, 543, 833, **1154**
- effets indésirables, 1167
- *pyoderma gangrenosum*, 605

Biotine (vitamine H) (carence en), 1034
Birbeck (granules de), 576
- microscopie électronique, 35

Birt-Hogg-Dubé (syndrome de), 631, 700, 701, **1039**
Bistouri électrique, 1136
Blaschkite, 976

Blaschko (lignes de), 341, **380**, 497, 500, 975
- *incontinentia pigmenti*, 372
- nævus épidermique, 358
- porokératose, 364
- syndrome de Goltz, 988

Blastomycose, 143
- traitement systémique, 1147

Blau (syndrome de), 446
Blegvad-Haxthausen (syndrome de), 746
Blennorragie. Voir aussi Urétrite ; Gonococcie, 163
Bléomycine, 221, 1115, 1189
- dermatose flagellée, 433, 1191
- Kaposi, 778
- verrues, 60

Blépharite, 925
- atopique, 923
- démodécique, 923
- lupique, 923
- rosacée, 932
- séborrhéique, 935

Blépharochalasis, 893, 924
Blépharoconjonctivite, 235
Bloc auriculoventriculaire
- borréliose, 112
- lupus érythémateux, 476

Bloch-Sulzberger (maladie de). Voir Incontinentia pigmenti
Bloom (syndrome de), 191
Blueberry muffin syndrome, 991
Blue rubber bleb naevus, 762, 771, 1040
Bordet Wassermann (réaction de), 170
Borrelia burgdorferi, 109, 568
Borréliose
- critères diagnostiques, 113
- de Lyme, **109**
- européenne, 109
- lichen scléreux, 501
- manifestations extradermatologiques, 112
- prévention et traitement, 112

Borst (phénomène de), 630
Borst-Jadassohn (phénomène de), 630
Bosentan, 493
- phénomène de Raynaud, 221

Botriomycome, **767**, 941, 952
Botriomycose, 100
Bouche. Voir Muqueuse buccale, 889–904
Bouffée vasomotrice. Voir Flush, 585, 931, 1063, 1073
Boulimie, 1033
Bourbillon, 97
Bourbouille, 873
Bourneville (sclérose tubéreuse de). Voir sclérose tubéreuse
Bouton d'Orient, 157
Bowen (maladie de), 651, 662, 845, 907, 918
- périunguéale, papillomavirus, 55

BP180, 527
BP230, 516
Brachyonychie, 847
Braden (échelle de), 229
Bradykinine, 454
Brentuximab védotine, 1175
Breslow (indice micrométrique de), 693
Briakinumab, 1157
Brides amniotiques, 399
Brill-Zinsser (maladie de), 117
Brimonidine, 934, 1108
Brocq-Pautrier (angiolupoïde de), 615
Brodalumab, 544, 1157
Bromhidrose
- apocrine, 867
- délirante, 1096
- eccrine, 871
- traitement, 871

Bromose délirante, 1029
Bronchiolite oblitérante, 517
Bronzage, 189, 203–204
Bronze baby syndrome, 992
Brooke-Spiegler (syndrome de), 638, 672
Brucellose, 101
Brûlure, **230**, 439
- par acide fluorhydrique, 966
- par le ciment, 966
- séquelles, 231

Brunsting-Perry (pemphigoïde cicatricielle de), 523
Bryant (signe de), 956
Buckley (syndrome de), 1054–1055
Buerger (maladie de), 219, 221, 464, 821
Buffalo neck, 1020
Bulle, 7, 8, 15
- acantholytique, 314
- classification, 314
- cytolytique, 315
- de friction, 228
- démarche diagnostique, 315
- dystrophique, 315
- étiologie, 314
- intrabasale, 315
- intraépidermique, 314
- jonctionnelle, 315
- mécanismes de formation, 307–317
- néonatale, 986
- pathogénie, 313
- plan de clivage, 313–314
- sous-épidermique, 315
- spongiotique, 315
- type, 314

Bullose diabétique, 1024
Bureau et Barrière (acropathie de), 817, 966, 1062
Burkitt (lymphome de), 74
Burning feet syndrome, 970
Burns-Schnyder (érythrokératodermie de), 342
Bursite rétroachilléenne, 971
Burton (liséré de), 903
Buruli (ulcère de), 123
Buschke (sclérœdème de), 493, 1024
Buschke-Löwenstein (tumeur de), 56, 906
Buschke-Ollendorff (syndrome de), 703, 744
Buscke-Fischer-Brauer (syndrome de), 354

C

CADASIL, 1063
- microscopie électronique, 35

Cadhérine. Voir aussi Desmosome, 511
Calabar (œdème de), 155
Calcification, 732, 1021
- insuffisance veineuse, 812

Calcineurine, 1106, 1183
Calcinose, 480, **732**, 1059
- altération tissulaire locale, 732
- anomalies métaboliques phosphocalciques, 732
- classification, 732
- cutanée, 489
- dermatomyosite, 732
- exogène, 732–733
- hypercalcémie, 732
- hyperphosphorémie, 732
- idiopathique, 734
- maladie systémique, 732
- sclérodermie, 732
- scrotale, 734, 956
- secondaire, 733
- tumorale, 732
- – familiale, 733

Calciphylaxie, **733**, 734, 807

Index

Calcipotriol, 1109
- psoriasis, 541
Calcitonine, 1021
Calcitriol, 1109
- psoriasis, 541
Calcium, 334, 732
Calcul biliaire, 213
Caldesmon, 33
Callosité, 227, 971
Camisa (hyperkératose palmoplantaire mutilante de), 331
Canal
- allantoïdien, 400
- de l'ouraque, 952
- omphalomésentérique, 952
- TRP, 330
Cancer
- colorectal, 424
- cutané. *Voir* Carcinome
- - VIH, 182
- dermatite séborrhéique, 936
- du col de l'utérus, 56
- - VIH, 181
- du côlon, Muir et Torre, 636
- du sein, 674
- en cuirasse, 711
- prédisposition génétique, 640
- professionnel, 650
- secondaire, effet indésirable des biothérapies, 1179
Cancérisation par champs, 642, 662
Cancérogenèse cutanée, 640–643
Candida albicans, 165
- otite externe, 943
Candidose, 139, 165, 177, 943
- balanite, 918
- buccale, 896
- congénitale, 989
- érythrodermique, 284
- génitale, 165
- mucocutanée chronique, 140, 841, 1022
- périanale, 1083
- traitement systémique, 1147
CANDLE (syndrome), 446
Canitie, 851, 1013
Canthaxanthine, 1182–1183
CAP (syndrome), 364
Capécitabine, 1189
Capillaire dermique, 753
Capillarite purpurique, 753, 794
Capillaroscopie, 221, 487, 491, 830
- périunguéale, 481
CAPK (syndrome), 352
Capnocytophagoïdose, 101
CARADERM, 671
Carbamazépine, 1100
Carboplatine, 1189
Carcinogenèse virale, 57
Carcinoïde (syndrome), 712, 788, **1073**
Carcinoma cuniculatum. *Voir aussi* Carcinome verruqueux, 972
Carcinome
- acantholytique, 663
- adénoïde kystique primitif, 672
- anal, 951
- anaplasique, 712
- annexiel, 671
- - microkystique, 671
- basocellulaire, 42, 436, 640, 641, 654
- - aspects cliniques, 655
- - cryochirurgie, 1135
- - diagnostic différentiel, 658
- - épidémiologie, 654
- - formes métastatiques, 658

- - histologie, 657
- - localement avancé, 656
- - microscopie confocale, 46
- - nodulaire, 655
- - photothérapie, 1128
- - pronostic, 658
- - sclérodermiforme, 656
- - superficiel, 655
- - traitement, 658
- cutané, photocarcinogenèse, 190
- de la cavité buccale, 900
- de la vulve, 908
- de l'oreille, 941
- des glandes cérumineuses, 672
- des glandes de Moll, 672
- des muqueuses, 664, 900, 908
- ductal squamoïde, 671
- du pénis, 919
- du sein (manifestations cutanées), 961
- eccrine mucipare, 672
- épidermoïde cutané. *Voir* Carcinome spinocellulaire
- malpighien, 712
- médullaire de la thyroïde, NEM2B, 396
- métatypique, 663
- mixte, 663
- muco-épidermoïde, 663
- neuroendocrine cutané, **708**
- - chimiothérapie, 1190
- - cutané primitif, 708
- - - bilan initial, 709
- - - classification, 709
- - - clinique, 708
- - - épidémiologie, 708
- - - histologie, 708
- - - pronostic, 709
- - - traitement, 709
- neurotrope, 663
- sébacé, 673, 922
- spinocellulaire, 231, 640, 641, **661**, 845, 1185
- - à faible risque, 666
- - à risque significatif, 666
- - chimiothérapie, 1190
- - classification, 665
- - desmoplastique, 663
- - du scrotum, 957
- - exérèse chirurgicale, 666
- - histopathologie, 664
- - incidence, 661
- - photothérapie, 1128
- - prévention, 667
- - pronostic, 665
- - sarcomatoïde, 663
- - surveillance, 667
- - sudoral, 667
- - syringomateux, 671
- - trichoblastique, 672
- - tricholemmal, 672
- - verruqueux, 56, **663**, 901, 906, 918, 972
- *xeroderma pigmentosum*, 191
CARD14, 533
Cardiomyopathie, kératodermie, 352
Carence
- alimentaire. *Voir* Maladie de la nutrition, 1032
- en acides gras essentiels (AGE), 1034
- en folates, 427
- en vitamine B12, 427
- martiale, 1080
- multiple, 427
Carmustine, 1110, 1189

Carney (complexe de), **396**, 423, 1065
Caroli (triade de), 79, 450
Carotène, 1034
Caroténodermie, 1021, **1034**, 1183
- palmodigitale, 968
Caroténoïdes, 1182
- photodermatoses, 206
Carrion (maladie de), 106
Cartographie antigénique, 32
Carvajal (syndrome de), 352
Caryolysine, 1110
CASPAR, 537
Caspofungine, 1149
Castleman (maladie de), 516, 775
- HHV8, 77
- VIH, 179
Cataracte, 277, 360, **925**
Cathélicidine, 93, 95, 538
Cave supérieur (syndrome), 785, 788
Cayor (ver de), 155
CD (*Cluster of Differentiation*), 34
- 1a, 33, 576
- 10, 567
- 15, 568
- 20, 567
- 31, 33
- 34, 33, 576
- 43, 568
- 44, 1008
- 45RO, 568
- 68, 33
- 117, 33
- 163, 33
- 207, 33
- lymphocytes, 552
CEDNIK (syndrome), 342
Cellule
- géante, 612
- momifiée, 633
- souche sébacée, 883
Cellulite, 705
- à éosinophiles, 607
- disséquante du cuir chevelu, 862
Cement burns, 966
Centre germinatif, 569
Certolizumab, psoriasis, 544
Céruléodermie, 422
Cérumen, 939
Cervicovaginite
- *Chlamydia trachomatis*, 165
- gonococcique, 163
- mycoplasme, 165
Cétirizine, urticaire familiale au froid, 222
Cétuximab, 1163
- anaphylaxie, 450
CGH, 38, 692
Chadwick (signe de), 999
Chagas (maladie de), 153
Chalazion, 923
Chalazodermie, 559, 743
Chambre implantable, 1192
Champ de cancérisation, 642, 662
Champ opératoire, 1204
Chancre
- d'inoculation, 964
- mou, 173
- scabieux, 148
- syphilitique, 167
- tuberculeux, 119
Charbon, 99
Charcot (pied de), 969
Charge virale, 182
Chédiak-Higashi (syndrome de), 406, **414**, 1055

Index

Chéilite, **893**
- actinique, 664, 646, 893
- allergique, 250, 893
- candidose, 139
- chronique actinique, 646, 664
- factice, 894
- glandulaire, 894
- granulomateuse, 1037
- prurigo actinique, 200

Chéiroarthopathie, 966, 1024
Cheiropompholyx, 263
Chéloïde, 436, 439, **701**, 941, 1115, 1121
Chenilles processionnaires (dermite des), 153
Cheveux, **850**
- anagènes caducs, 854
- anomalies de la couleur, 851
- argentés, 1055
- bambous, 855
- biologie et examen clinique, 850–866
- crépus acquis, 852
- dysplasies, 851
- incoiffables, 852
- laineux, 852
- tigrés, 855
- verts, 851

Cheyletiella, 148
Chikungunya, 85, 284
CHILD (syndrome), 361, 399, 628
Chimérisme. *Voir* Microchimérisme, 384
Chimiokine, 552
- CXCL13, 1049
- éosinophile, 606

Chimiothérapie, **1188**
- carcinome spinocellulaire, 667
- hidradénite eccrine neutrophilique, 874
- mélanome, 698
- toxicité cutanéomuqueuse, 1191

Chirurgie, **1203**
- carcinome, 659, 667
- détatouage, 440
- hyperhidrose, 872
- insuffisance veineuse, 825
- mélanome, 698
- micrographique, 25, 659, 671, **1212**

Chlamydia
- méthodes diagnostiques, 31
- trachomatis
- – co-infection, 164
- *– trachomatis*, 164, 173

Chlamydiases urogénitales, épidémiologie, 162
Chloasma. *Voir* Mélasma, 427
Chloracné, 879
Chlorambucil, 1189
Chlorméthine, 1110
Chlorome, 1048
Chloroquine, 213, 469, **1150**
Choc, 222
- anaphylactique, 294, 455, 1116
- toxique, 103–104

Cholestanolose, 1027
Cholestase
- intra-hépatique gravidique, 1001
- prurit, 1080

Chondrite, 1045
- aseptique, 942

Chondrodermatitis nodularis
- *anthelicis*, 940
- *helicis*, 940

Chondrodysplasie ponctuée, 342, 368
Chondromalacie, 1045
Chondromes, 735
Choristia, 400
- intestinale, 953

Choristome, 361
Christ-Siemens-Touraine (syndrome de), **369**, 853
Chromatographie des acides aminés, 1027
Chrome, 966
Chromidrose
- apocrine, 434, 867
- eccrine, 871

Chromogranine, 33
Chromomycose, 142
Chromonychie, 835
Chromophore, 187
Chrysocyanose, 433, 612
Churg-Strauss (granulome de), 622
Cicatrice, 9, 429, 881, **1119**
- augmentation de volume, 143
- biologie, 1119
- cribriforme, 604
- hypertrophique, 701, 1121
- stellaire, 794
- transformation maligne, 231
- varioliforme, 201, 213

Cicatrisation, 1119–1123
- biologie, 1119
- dirigée, 1212

Ciclopirox, onychomycose, 839
Ciclosporine, **1183**
- dermatite atopique, 279
- impétigo herpétiforme, 1001
- nécrolyse épidermique toxique, 305
- photodermatoses, 206
- psoriasis, 542
- *pyoderma gangrenosum*, 605

Cidofovir, 1113, 1152
- verrues, 60

Cignoline. *Voir* Dioxyanthranol
Ciguaterra, 1080
CINCA syndrome, 222, 453, 723
C1 inhibiteur, 454
Circonsision, 919
Circulation collatérale, 1041
Cirrhose, 212–213
- biliaire, 490, 1042
- hépatique alcoolique, 1041

Cisplatine, 1189
Civatte (poïkilodermie de), 431
CIVD. *Voir* Coagulation intravasculaire disséminée
c-KIT, 415, 585, 689
CLA (*Cutaneous Lymphocyte-associated Antigen*), 552
Cladribine, 1189
Clark (nævus de), 681
Clark et Mihm (niveau de), 693
Classes de différenciation. *Voir* CD
Classification
- dermoscopique des nævus pigmentaires, 680
- OMS/EORTC des lymphomes cutanés, 553
- pronostique de l'AJCC, 694
- TNMB, 555–557

Claude Bernard-Horner (syndrome de), 1063
Claudication intermittente, 809
Claudines, 330
Clitorodynie, 914
Clofazimine
- hyperpigmentation, 433
- lèpre, 124, 129

Clonalité, 552
Clonidine, rosacée, 934
Clouston (syndrome de), 331, 353, 370, 854
CLOVES (syndrome), 361, 399, 763, 782
CMV. *Voir* Cytomégalovirus
Coagulation intravasculaire
- disséminée, 793–794, 964

- localisée (malformations veineuses), 761

Cobalamine, 1033
Cobb (syndrome de), 791
Cobimétinib, 698, 1164, 1171
Cocarde, 299
Coccidioïdomycose, 143, 177
Cockayne (syndrome de), 191, 1006
Cockayne-Touraine (épidermolyse bulleuse de type), 322
Coefficient de protection, 204–205
Cohésion (systèmes de), 307–317
Colchicine, **1186**
- aphtes, 899
- maladie de Behçet, 532
- syndrome de Sweet, 603
- vasculite pustuleuse, 597

Cole (maladie de), 416
Collagène, 473
- de type IV, 32, 313
- de type VII, 32, 313, 528
- de type XVII, 313
- d'origine bovine, 614
- maladies, 738

Collagénome, 396, **703**
- perforant, 366, 745, 1059

Collagénose, 221
Colobome, 361
Coloration, histopathologie cutanée, 24
Coma, 874
Comblement, 613
Comédon, 876
Commensalisme, 95
Complexe immun, 795
Compression élastique, 816, 824
Concentré de C1-inh, 454
Concept
- de nævus, 625–628, 676
- d'hamartome, 625–628, 676
- du « vilain petit canard », 690

Condylome, **55**
- épidémiologie, 162
- muqueuse génitale féminine, 906
- traitement, 1153

Conjonctivite
- actinique, 646
- aiguë purulente, 925
- *Chlamydia trachomatis*, 925
- chronique synéchiante, 505
- gonococcie, 925
- pseudo-membraneuse, 516
- rosacée, 932
- staphylococcique, 925

Connectivite mixte, 475
Connexine, 330, 370
Connexon, 330
Conradi-Hünermann (syndrome de), 341, 854
Conseil génétique, 385
Consentement éclairé, 1203
Constante solaire, 203
Contention élastique, 816, 824
Contraception, 476
Coproporphyrie
- érythropoïétique, 214
- héréditaire, 215

COPS (syndrome), 735
Cor, 227, 971
- sous-unguéal, 843

Cordon, 7
- ombilical
- – botriomycome, 992
- – lésions dysembryoplasiques, 992
- – omphalite infectieuse, 992
- – retard à la chute, 992

1220

– – tumeur, 992
Corne, 9
– cutanée, 646
Cornée verticellée, 791
Cornelia-de-Lange (syndrome de), 368
Cornéodesmosine, *peeling skin syndrome*, 330
Cornéodesmosomes, 330
Cornification, 326, 327
Cornuline, 331
Coronaroplastie, radiodermite, 233
Corps
– étranger, 952
– – aspects histopathologiques, 612
– fumagoïdes, 142
– lamellaire, 331–332
Corrélation anatomoclinique, 23
Corticoïdes *Voir* Corticothérapie
Cortico-PUVAthérapie, 206–207
Corticothérapie
– générale, 435, 455, 464, 759
– – maladie de Behçet, 532
– – *pyoderma gangrenosum*, 605
– – injections intralésionnelles, 832
– locale, 435, 501, 521, 937, **1104**
– – dermatite atopique, 277
– – dysidrose, 265
– – eczéma de contact à la, 253
– – lichen scléroatrophique, 501
– – pityriasis lichénoïde, 575
– – psoriasis, 541
– – vergetures, 748
Corynébactérie, 95, 970
– flore cutanée, 94
Corynéformes, 94
Cosensibilisations, 247
Costello (syndrome de), 360, 368
Couche
– basale, 326
– cornée, 94, 326, 1103
– épineuse, 326
– granuleuse, 326
Couleur de la peau
– différences ethniques, 405
– mélanine, 408
– mélanocytogenèse, 405
– mélanogenèse, 406
– mélanosome, 406
– normale, 405
Coup
– de chaleur, 189
– de soleil, 189
Coussinet des phalanges, 968
Cowden (syndrome de), 361, **632**, 640, 1039
Coxsackie A16, 82
CRAT (Centre de référence sur les agents tératogènes), 1117
Crème, 1104
CREST. *Voir* Sclérodermie, 490
Crête neurale, 405
Crise rénale, sclérodermie, 490
Critères
– ABCDE, 689
– diagnostiques
– – de mastocytose systémique, 588
– – du lupus érythémateux systémique, 470, 473
– – EULAR/ACR de la sclérodermie, 491
– – SLICC, 473
Crohn (maladie de), 461, 537, 605, 618, 868, 906, 912, 997, **1036**
– métronidazole, 1196
– rosacée, 932
Cromoglycate disodique, 589

Cronkhite-Canada (syndrome de), 426, 1039
Cropyrinopathie, 222
Cross (syndrome de), 414
Crotamiton, 149, 1114
Croûte, 8, 9
– de lait, 935
Crowe (signe de), 389
Cryochirurgie, 659, 1135
Cryofibrinogène, 222, 225
Cryofibrinogénémie, 794
Cryoglobulinémie, 219, 222, **224**, 794, 798
– hépatite B, 79
– mixte, hépatite C, 79
Cryopanniculite, 463
Cryopathie, 217–226
– perturbations biologiques, 223
– réactions anormales au froid, 218
– réactions normales au froid, 217
Cryopyrine, 222, 453, 723
Cryopyrinopathie, 222, 453, 723
Cryosensibilité, 1134
Cryothérapie, 647, **1134**
– verrues, 60
Cryptococcose, 142, 177
– traitement systémique, 1147
– VIH, 179
Cryptococcus neoformans, 142
Cryptosporidiose, 177
CTGF, 487
Cuir chevelu, 850, 863
Cuivre, 1042
Cullen (signe de), 953, 1043
Curetage, 1209
Curiethérapie, 667
Cushing (syndrome de), 410, 423, 705, **1020**
– vergetures, 748
Cuticule (refoulement maniaque de la), 842
Cutis
– *laxa*, 743
– – amylose, 723
– *marmorata*, 220
– – *telangiectatica congenita*, 762, 990
– tricolor, 383
– *verticis gyrata*, 864, 1070
CXCL4, 487
Cyanose, 6, 224, 1193
Cycle cellulaire, 1007
Cyclines, 430, **1187**
– acné, 886
– biodisponibilité cutanée, 1144
– borréliose, 113
– rosacée, 934
Cyclophiline, 1183
Cyclophosphamide, 1189
– dermatomyosite, 484
– lupus érythémateux, 474
– pemphigoïde des muqueuses, 523
Cylindrome, 638
Cyprotérone acétate, acné, 886
Cystadénome apocrine, 639
Cystatine, 332
Cystéamine, 1058
Cystinose, 1058
Cytochrome P450, 1186
Cytogénétique, 37
Cytokératine, 320, 338
– cytosquelette, 327
– filaments intermédiaires, 327
– kératine 5, 312
– kératine 7, 958
– kératine 14, 312
Cytokines, **1154**
– angiogenèse, 754
– cicatrisation, 1119

– différenciation épidermique, 334
– effets secondaires, 1176
– éosinophile, 606
– inhibition par anti-calcineurines, 1106
– inhibition par les corticoïdes, 1104
– migration lymphocytaire, 552
– urticaire, 448
Cytolyse musculaire, 481
Cytomégalovirus (CMV), 75, **177**
– traitement, 1152
– VIH, 180
Cytosquelette
– cytokératine, 327
– kératinopathie, 327
– microfilaments d'actine, 327
– microtubules, 327
Cytostatiques. *Voir* Chimothérapie, 1191
Cytostéatonécrose, 29
– du nouveau-né, 223, 463, 991
– pancréas, 461, 1043

D

D2-40, 33
Dabrafénib, **698**, 1164
– mélanome métastatique, 1170
Dabska (tumeur de), 772
Dacarbazine, 698, 1189
Daclatasvir, 1153
Dactylite
– bulleuse, 965
– streptococcique, 100
Dactylotillomanie, 968
DADA2, 446, 807
DAMP, 95
Danazol, angiœdème, 454
Dapsone, 605, **1192**
– dermatite herpétiforme, 526
– dermatose à IgA linéaires, 528
– lèpre, 129
– maladie de Behçet, 532
– pemphigoïde des muqueuses, 523
– pemphigus érythémateux, 514
– pustulose sous-cornée, 597
Darier (maladie de), **346**, 835, 960
Darier (signe de), 586
Darier-Ferrand (dermatofibrosarcome protubérant de), 703
Darier-Roussy (sarcoïde hypodermique de), 615
Dasabuvir, 1153
DASI, 265
Daunorubicine, Kaposi, 778
D-dimères, urticaire, 448
DEET, 1114
Déficit
– en α$_1$-antitrypsine, 462, 1042
– en ADA2, 446, 807
– en adénosine-désaminase 2, 445, 804, 807
– en CARD9, 138
– en complément, 476, 798
– en FasL, 477
– en GATA2, 55
– en IgA, 1055
– – et immunoglobulines intraveineuses, 1166
– en IL-10/IL-10R, 446
– en inhibiteurs de protéases, 1031
– en mévalonate-kinase, 444, 453, 1027
– en prolidase, 740, 1028–1029
– en protéine-kinase Cδ, 477
– en riboflavine, 956
– en zinc, 956
– et septicémie à *Candida*, 141
– immunitaire, 63, 81, 124, 285, 369, 374, 477, 618, 670, 950, 994, 1022, **1053**

Index

– – commun variable, 1054
– – infection à papillomavirus, 55
Défilé costoclaviculaire, 221
Dégénérescence
– ballonnisante, 26
– vacuolaire, 27
Degos (maladie de), 472, 754, **1039**
Dégranulation mastocytaire, 587
Délétion en ADAM17, 446
Délire d'infestation cutanée, 1095, 1100
Delleman-Oorthuys (syndrome de), 988
DEM, 192, 203
– dermatite actinique chronique, 197, 202
– lucite polymorphe, 200
Démarche diagnostique, 11
Démodécie, 96, 933
– faciale, 880
Demodex, 96, 933
Dendrocyte, 700, 736
Dengue, 85
Dénileukine-diftitox, 1156
Dennie-Morgan (signe de), 275, 923
Dénomination commune
internationale, 1161
Dents, anomalies
– dysplasie ectodermique, 369
– *incontinentia pigmenti*, 373
– kératodermies, 353
Déodorants, 871
Dépigmentants, 435
Dépôts poussiéreux, 470
Dépression, 7, 1099
Dercum (lipomatose de), 704
Dermabrasion, 648
Dermacentor, 116
Dermal duct tumor, 637
Dermatillomanie, 1095
Dermatite, 239
– actinique chronique, 197, **202**, 207, 252, 295, 571
– – photothérapie, 1130
– atopique, 95, 201, 260, **270**, 925, 1106
– – chez l'adolescent et l'adulte, 276
– – ciclosporine, 1184
– – de la tête, 936
– – de l'enfant, 274
– – du cou, 936
– – du nourrisson, 274
– – filaggrine, 272
– – génétique, 272
– – *Natural Moisturizing Factor* (NMF), 272
– – photothérapie, 1130
– – physiopathologie, 271
– – pronostic, 271
– – thérapeutique, 277
– de contact aux protéines, 260
– des mains, 259, 966
– des toboggans, 228
– des violonistes, 228
– d'irritation, 235, 243, **258**, 911, 946
– du siège, 994–997
– granulomateuse, 112, 946
– – interstitielle, 622
– – périorale juvénile, 618, 881
– herpétiforme, 31, **525**, 1038
– hyperkératosique palmaire, 966
– lichénoïde, 248
– – de friction, 228
– neutrophilique rhumatoïde, 1044
– palmaire juvénile des piscines, 228
– périorale, 880, 933
– pigmentaire en breloque, 196
– séborrhéique, 96, 142, 181, 235, **935**, 946, 995
– streptococcique périanale, 1083

Dermatofibrome, 700, 703
Dermatoglyphe, 1062
Dermatologie chirurgicale, 659, 666, 697, 1099, 1136, **1203**
Dermatome, 382
Dermatomyofibrome, 701
Dermatomyosite, **479**, 1040
– amyopathique, 480, 482
– cancer, 482
– critères diagnostiques, 481
– grossesse, 1003
– hydroxyurée, 1052
– immunofluorescence directe, 32
– immunoglobulines, 1166
– médicaments, 483
– virus coxsackies, 83
Dermatopathie, 492, 1134
– fibrosante néphrogénique. *Voir* Fibrose néphrogénique, 1059
Dermatopathologie, 23–29
Dermatophagoides pteronyssinus, 273
Dermatophyte, 134
– examen direct, 30
Dermatophytose, 135
– circinée, 137
– des grands plis, 137
– des mains et des pieds, 137
– unguéale, 138
– VIH, 181
Dermatoporose, 1005
– classification, 1012
– manifestations cliniques, 1011
– stades, 1012
Dermatoscopie. *Voir* Dermoscopie, 39
Dermatose, 601
– acantholytique, 348–349
– à IgA linéaires, 32, **527**, 528, 997
– – immunoglobulines, 1166
– à IgM linéaires, 528
– aiguë fébrile neutrophilique. *Voir* Sweet (syndrome de)
– annulaire, 977–978
– – lichénoïde, 979
– blaschkolinéaire, 976
– bulleuse, 916
– cendrée, 429, 508
– commune, 916
– de l'ombilic, 952
– de l'oreille externe, 939
– des plis, 944
– des seins, 958
– éosinophilique, 606
– érosive pustuleuse du cuir chevelu, 862
– faciale, 930–938
– flagellée sous bléomycine, 433
– invisible, 23
– linéaire, 974
– mécanique, 227
– mixte de la face, 932, 936
– néonatale, 985
– neutrophilique, **591**, 1049
– – dapsone, 1192
– – du dos des mains, 600
– – urticarienne, 452, 473, 1051
– paranéoplasique, 349
– perforante, 940, 1058
– plantaire juvénile, 251
– polymorphe gravidique, 1000
– professionnelle, 243
– rampante, 154
– serpigineuse supraveineuse liée au 5-FU, 433
– vésiculopustuleuse à IgA, 596–597
Derme
– adventiciel, 736
– réticulaire, 736

Dermite
– aux rétinoïdes, 1200
– de contact lichénoïde, 507
– des chaufferettes, 231, 431, 648
– des ménagères, 259
– des nageurs, 1080
– des parfums, 431
– des prés, 196
– de stase, 811
– ocre, 794, 811
Dermocorticoïde. *Voir* Corticothérapie locale, 265
Dermographisme, 452
– blanc, dermatite atopique, 275
Dermo-hypodermite bactérienne, 100
Dermopathie
– basedowienne, 717
– diabétique, 1024
– restrictive, 989
Dermoscopie, **39**, 662, 700, 1206
– analyse des patrons, 43
– architecture vasculaire, 41
– carcinome basocellulaire, 655, 656
– CASH, 43
– couleurs, 40
– diagnostic différentiel de lésion pigmentée, 42
– globules, 40
– granulome pyogénique, 768
– kératose
– – actinique, 645
– – lichénoïde actinique, 646
– maladie de Bowen, 651
– mélanome, 689, 690
– nævus, 680
– numérique, 681
– – nævus, 690
– procédure en deux étapes, 42
– règle ABCD, 43
– réseau pigmenté, 40
– structure dermatoscopique, 40
– unguéale, 837
Désaxation unguéale congénitale du gros orteil, 846
Désensibilisation, 258
– éruption médicamenteuse, 297
Desmocolline, 309, 329, 512
Desmogléine, 309, 329, 511
– exfoliatine, 104
Desmoplakine, 309, 516
Desmosome, 326, 329
– cadhérine desmosomale, 309
– desmocolline, 309
– desmogléine, 309
– desmoplakine, 309
– envoplakine, 310
– périplakine, 310
– plakoglobine, 309
– plakophiline, 309
Desquamation
– en lambeaux, 103
– estivale en aires des mains, 969
Détatouage, 439
Détersion, 1121
Devergie (puits de), 240
DHEA, 1014
Diabète, 605, **1023**
– granulome annulaire, 620
– nécrobiose lipoïdique, 620
– syndrome de Rosenbloom, 966
Diagnostic
– anténatal, 385–388
– – non invasif, 387
– différentiel, 11
– préimplantatoire, 387
Diamond (syndrome de), 1021

Index

Diapneusie, 902
Diclofénac, 648
Didymose, 383, 397
Différenciation épidermique
– contrôle de la, 333
– stades morphologiques, 326
Dilution pigmentaire, déficit immunitaire, 1055
Diméthicone, 1114
Dioxine, 880
Dioxyanthranol, 1110
Diphencyprone, 857
Diphénylcyclopropénone, 857
Diphtérie, 101
DIRA syndrome, 446
Dirofilariose, 155
Disomie uniparentale, 386
Dispositif d'annonce, 1203
Dissémination sporotrichoïde, 123, 157
Distichiasis, 782
Distomatose, 450
Distribution, 5, 11
DITRA syndrome, 446
Divalproate de sodium, 1100
DLQI, 537
Docétaxel, 1190
– Kaposi, 778
Doigt
– en saucisse, 475
– surnuméraire, 706, 965
Donovanose, 174
Doppler, 823
Dorfman-Chanarin (syndrome de), 340, 342
Dose érythémale minimale. *Voir* DEM
Douleur
– post-zostérienne, 72
– tumeur cutanée, 638, **705**
– vulvaire, 213
Dowling-Degos (maladie de), 425, 947
Dowling-Meara (épidermolyse bulleuse de), 319, 328
Doxantrazole, déficit en antitrypsine, 222
Doxépine, 1099
– prurit, 1081
– urticaire familiale au froid, 222
Doxorubicine, 1189
Doxycycline. *Voir aussi* Cyclines, 934
D-pénicillamine, 1042
Dracunculose, 156
Drainage lymphatique, 816
DRESS, **296**, 570
– érythrodermie, 284
– HHV6, 76
DSM-5, 1093
Dubreuilh (mélanome de), dermoscopie, 45
Dupuytren (maladie de), 702, 1042
Durillon, 227
Dysautonomie familiale, 1063
Dysbiose, 95
Dyschromie, 489, 499
– créole, 436
– phototoxicité, 196
Dyscrasies lymphocytaires, 551
Dysidrose, **263**
– génétique, 264
– pemphigoïde, 519
Dyskératome verruqueux, 347, 631
Dyskératose, 26
– acantholytique, 347–349
– congénitale, 371, 374, 424
Dysmorphie
– acromégalie, 1019
– Christ-Siemens-Touraine, 853
– faciès de souris Mickey, 191
– mucopolysaccharidoses, 730

– Noonan, 392
– syndrome d'Alagille, 1043
Dysmorphophobie, 1033, 1094
Dysphagie, 480
Dysplasie
– ectodermique, 331, **369**, 384, 853
– – anhidrotique, 374, 869
– – avec aplasie cutanée congénitale, 371
– – avec déficit immunitaire, 1055
– – avec microphtalmie, 371
– – avec polyendocrinopathie auto-immune, 371
– – dyskératose congénitale, 371
– – fragilité cutanée, 371
– – hidrotique, 331, 353, 370, 854
– – hypoplasie dermique en aires, 371
– – odonto-onychodermique, 369
– fibreuse des os, 424
– mandibulo-acrale, 1057
– oculo-dento-digitale, 331
– osseuse, NF1, 390
– pilaire, 851, 854
Dysraphie, 398, 704, 864
– spinale basse, 399
Dystrophie
– angiomes, 758
– cornéenne, 338
– myotonique, 633

E

Ebola (virus), 85
EBV. *Voir* Epstein Barr virus
Échinocandines, 1149
Écho-Doppler, 46, 823
Échographie, 387
– cutanée, 45
Échosclérose, 824
Echovirus, 83
Éclabion, 989
ECM-1, 312
Écoulement mammaire, 961
Écran
– minéral, 205
– solaire, 668
Ectasie galactophorique, 960
Ecthyma gangréneux, 99, 106, 994, 1052
Ectodermose pluriorificielle, 300, 900
Ectodysplasine, 333
Ectrodactylie, 370
Ectropion, 282, 339–340, 922, 989
Eczéma. *Voir aussi* Dematite, **239**
– aéroporté, 192
– aigu, 239, 241
– aspects cliniques, 239
– astéatotique, 268
– autre, 261
– chronique, 240–241
– classification, 240
– connubial, 248
– *coxsackium*, 64, 83, 997
– craquelé
– – généralisé, 268
– – localisé, 268
– de contact, 235, **242**, 911, 923, 946
– – aéroporté, 251
– – allergènes, 253
– – aspects cliniques, 248
– – bases moléculaires, 246
– – chez l'enfant, 252
– – diagnostic, 254
– – épidémiologie, 247
– – éruptions secondaires, 248
– – facteurs génétiques, 247
– – immunologie, 243
– – lichénoïde, 248

– – lymphomatoïde, 248
– – photoallergique, 252
– – physiopathologie, 244
– – pigmenté, 248
– – prévention, 258
– – purpurique, 248
– – tests épicutanés, 254
– – traitement, 257
– définition, 239
– de stase, 267
– discoïde de la paume de la main, 263
– dissémination secondaire, 269
– dit « microbien », 266
– dysidrosique. *Voir* Dysidrose, 263
– endogène, 241
– exogène, 241
– *herpeticum*, 63
– histopathologie, 240
– infecté, 240
– lichénifié, 240, 957
– manuporté, 248
– nummulaire, 262
– nutritionnel (métabolique), 268
– périorificiel, 266
– périulcéreux, 266
– photoaggravé, 197
– sein, 959
– selon la localisation, 249
– systémique, 259
– traitement (principes de), 241
– variqueux, 811
Eczématide, 262
– -like purpura, 794
– sèche achromiante, 275
Éducation thérapeutique, 277
EEC (syndrome), 370
Éfavirenz, 1153
Effet
– cytopathogène, 26, 58
– réservoir, 1106
Effluvium
– anagène, 860
– diffus (approche diagnostique), 860
– télogène, 860, 1000
EGF, 333, 1008
Ehlers-Danlos (syndrome d'), 227, 704, **738**
– classification, 738
– grossesse, 1003
Ekbom (syndrome d'), 1095, 1099
Élafine, 332
Élastine, 737
Élastoïdose nodulaire à kystes et comédons.
Voir Favre et Racouchot (maladie de)
Élastolyse, 28
– acquise du derme papillaire, 743
– du derme, 1010
Élastome
– diffus, 1009
– perforant, 1059
– – serpigineux, 744
Élastorrhexie, 28, 742
Élastose, 1008
– amyloïde, 722
– perforante serpigineuse, 366
Élaunine, 736
Électrochimiothérapie, 667
Électromyogramme, 481
Elejalde (syndrome de), 415
Éléphantiasis, 156, 775, 815
– facial, 932
ELISPOT, 246
EMA, 33
Emberger (syndrome d'), 55
Embolies de cristaux de cholestérol, 219, 464,

Index

801, 806, 810, **969**
Embryogenèse cutanée, 380
Émiettement, 5
Émollients, 218, 1115
– dermatite atoptique, 278
Emplâtre, 1104
Encéphalocèle, 398
Endocardite, 106–107, 1065
– bartonellose, 108
Endocrinologie (manifestations cutanées), 1017
Endocrinopathie auto-immune, 1022
Endogline, 755
Endométriose
– cutanée, 400
– ombilicale, 952
Endosalpingiose cutanée, 400
Énergie solaire, 203
Engelure, **218**, 224, 472, 1033
Entéropathie inflammatoire, 965, 1036
Entérovirus 71, 82
Enthésite, 830, 881
Entropion, 925
Enveloppe cornée, 331
Envoplakine, 310, 329, 516–517
Enzyme de conversion de l'angiotensine, 454
Enzyme-Linked Immunosorbent Assay (ELISA), 37
Éosinophilie, 497, 520, **606**, 800
– eczéma, 240
Éosinophilique (dermatose), 606–611
Épaisseur tumorale, 693
Éphélide, 422, 427, 676
Epidermal Growth Factor, 334, 1008
Épiderme
– différenciation, 326
– régulation de la prolifération, 333
Épidermisation, 1121
Épidermodysplasie verruciforme, 54, 1054
Épidermolyse
– bulleuse, 32, 36, 318, 328, 528, 740, 900, 924, 943, 987, 1037, 1051
– – acquise (EBA), 521, **528**
– – héréditaire, **318**
– – – conseil génétique, 385
– – staphylococcique aiguë, 30, 104, 284, 987, 996
– – transitoire du nouveau-né, 322
Epidermophyton, 135
Épidermotest, 255
Épidermotropisme, 27, 559
– porocarcinome, 671
Épilepsie, sclérose tubéreuse, 394
EPILOIA. *Voir* Sclérose tubéreuse
Épine calcanéenne, 972
Épisclérite, 1045
Épisome, 52
Épistaxis, 1040
Époprosténol, 494
Epstein (perle d'), 892
Epstein Barr virus (EBV), 73, 180, 568
Épulis, 768, 901, 999
ERAP1, 533
Erasmus (syndrome d'), 487
Erdheim-Chester (maladie d'), **583**, 727
Ergotisme, 221
Érosion, 8, 16
– diagnostic différentiel, 20
Éruption, 1037
– acnéiforme (effet secondaire des biothérapies), 1167
– de type « ide », 248
– du siège, 994–997
– médicamenteuse. *Voir* Réaction cutanée aux médicaments, 181, 289, 622
– paradoxale, 546, 600, 862, 1037, 1179

– paravirale, 76, **86**
– polymorphe gravidique, 1000
– printanière des oreilles, 201
Érysipèle, 100, 942
Érysipéloïde, 101
Erythema
– *ab igne*, 431
– elevatum diutinum, 799
– *dyschromicum perstans*. *Voir* Dermatose cendrée, 429, 508
– *elevatum diutinum*, **799**, 1036, 1044
– *gyratum repens*, 980, 1071
Érythème, 5, 13, 189, 282
– acral, chimiothérapie, 1052, 1191
– actinique. *Voir* Coup de soleil
– annulaire, 470, 476, 979–980
– centrofacial, rosacée, 931
– en vespertilio, 471
– fessier, 994–997
– héliotrope, 475, 479
– induré de Bazin. *Voir* Vasculite nodulaire
– margine, 979, 1047
– mercuriel, 294, 597
– migrant, **110**, 980
– nécrolytique acral, 80
– nécrolytique migrateur, 956, 1038, 1042–1043, **1071**
– noueux, 128, **460**, 531, 616, 1036, 1038
– – lépreux, 1187
– palmaire, 999, 1041
– pellagroïde, 198
– périnéal récidivant, 103, 996
– phototoxique, 1133
– pigmenté, 295, 900, 1084
– – fixe, 430, 916
– polymorphe, 65, 249, **299**, 900, 925, 1116
– – atypique, 302
– – infection, 301
– – majeur, 299
– – médicaments, 302
– – mineur, 299
– – *Mycoplasma pneumoniae*, 301–302
– – récidive, 301
– – traitement, 302
– réticulé avec mucine. *Voir* REM syndrome
– scarlatiniforme de Besnier et Féréol, 104
– toxique, 285, 986
– – chimiothérapie, 1191
Érythermalgie, **963**, 1073
Érythrasma, 100, 946
Érythrocouperose, 785–786
Érythrocyanose, 5, 220, 804
Érythrodermie, 6, **282**, 296, 556, 562
– causes, 283
– CD8, 179
– congénitale, 336, 382, 980
– – ichtyosiforme
– – – bulleuse, 285, 359
– – – non bulleuse, 285, 340
– – traitement, 285
– déficit immunitaire, 1054
– dermatite
– – atopique, 283
– – séborrhéique, 283, 285
– dermatite actinique chronique, 284
– eczéma, 283
– hémopathies, 284
– idiopathique, 285
– leucémie, 284
– lichen plan, 284
– lymphocytopénie T CD4+, 284
– lymphome T, 284
– maladie de Hodgkin, 284
– mycosis fongoïde, 284

– nourrisson, 285
– nouveau-né, 285, 989
– paranéoplasique, 284
– pemphigus, 284
– pityriasis rubra pilaire, 284
– pseudo-lymphome actinique, 284
– psoriasis, 283, 536
– syndrome de Sézary, 284, 561
– VIH, 284
Érythrodontie, 214
Érythrokératodermie, 341
– avec ataxie, 342
– progressive, 342
– variable, 342, 980
Érythromélalgie. *Voir* Érythermalgie
Érythromélie, 111
Érythroplasie, 901
Érythropoïétine, 1156
Érythrose
– néonatale, 986
– rosacée, 931
Érythrosis interfollicularis colli, 1010
Escarre, 9
– d'inoculation, 116
– de décubitus, 228
Espèces réactives de l'oxygène, 187, 1006, 1182
Esthétique (accident lié à la pratique de la médecine), 613
Étanercept, 1156
– psoriasis, 544
État pelliculaire. *Voir* Pellicules
Étoile vasculaire, 784
Étrétinate, 1198–1199
Étude de clonalité, 283
Eumélanine, 189, 408
Eumycétome, 143, 970
Évérolimus, 1111, 1183
– sclérose tubéreuse de Bourneville, 395
Examen
– clinique, 3
– complémentaire, 3, 30
Exanthème, 5
– EBV, 74
– fièvre, 114, 116
– maculopapuleux, 292, 1049
– – diagnostic différentiel, 13
– périflexural asymétrique de l'enfant, 76
– scarlatiniforme, 104
– subit, 76
– thoracique unilatéral, 76
Excimère, 1126
Excipient, 1103
Excision-réparation de l'ADN, 190
Excoriation, 8–9
Exéma, 239
Exérèse
– élargie, 697
– suture simple, 1209
Exfoliant. *Voir* Kératolytiques
Exfoliatine, 98
Exocytose, 26
Exome, 37
Exostose, 893, 971
– sous-unguéale, 844
Exotoxine, 103
Exploration photobiologique, 192
– dermatite actinique chronique, 202
– hydroa vacciniforme, 202
– lucite
– – estivale bénigne, 199
– – polymorphe, 200
– photosensibilisation exogène, 197
– urticaire solaire, 203
Exposition solaire, 651

Index

F

Fabry (maladie de), **791**, 952, 953, 1030
– microscopie électronique, 35
FACE. *Voir* Dermatite granulomateuse périorale juvénile, 618, 881
Face. *Voir* Dermatose faciale, 930
Faciès
– de souris Mickey, 191
– léonin, 282, 581
Facteurs
– de croissance, 1156
– – différenciation épidermique, 334
– de transcription, 334
Fahr (syndrome de), 1022
Famciclovir, **1152**
– Herpes simplex, 68
– VZV, 73
FAMM (*Familial Atypical Mole and Melanoma*), 684
Farber (lipogranulomatose de), 35
Fasciite
– à éosinophiles de Shulman, 497
– microbienne ou nécrosante, 102
– nécrosante
– – gangrène de Fournier, 956
– – immunoglobulines, 1166
– – nodulaire, 702
– – palmaire, 1074
Fas-ligand, 305, 474
Fausse teigne amiantacée, 535, 864, 935
Faux panaris, 1065
Favre et Racouchot (maladie de), 190, 881, 1010
Favus, 136
Felty (syndrome de), 1044
Fente embryonnaire (carcinomes), 658
Fer, 1035
Ferguson-Smith (syndrome de), 670
Fernand Widal (syndrome de), 450
Ferrochélatase, 213
FGF, 754
FGFR3, 628
Fibrille, 721
Fibrilles d'ancrage, 528
Fibrilline, 744
Fibroblaste, 736
– papillaire, 700
– sclérodermie, 486
Fibroblastome à cellules géantes, 703
Fibrochondrome, 398
Fibrocyte, 700, 736
Fibrofolliculome, **631**, 701, 1039
Fibrokératome
– acquis unguéal, 845
– digital acquis, 399, 965, 967
Fibromatose
– digitale infantile, 702
– gingivale héréditaire, 901
Fibrome, 700
– aponévrotique juvénile, 702
– digital, 701
– périfolliculaire, 631, 701
– périoculaire, 650
– unguéal, 393
Fibro(myx)ome digital, 701
Fibrose
– angiocentrique éosinophile, 938
– néphrogénique systémique, 1059
– – photophérèse, 1134
Fibroxanthome atypique, 702
Fiessinger-Leroy (syndrome de), 181, 598, 599, 917

Fièvre
– boutonneuse méditerranéenne, 116
– des tranchées, 107, 150
– familiale méditerranéenne. *Voir* Maladie périodique
– par morsure de rat, 101
– Q, 117
– récurrente, 113, 150
FIGURE (syndrome), 618
Figure en flammèche, 607
Filaggrine, 331, 337
Filaire
– de Médine, 156
– lymphatique, 156
Filariose, 450, 921
Filgrastim, 1156
Film polyuréthane, 1122
Filovirus, 85
Filtres
– antisolaires, 204
– organiques, 204
Finastéride, 859, 1146
FISH, 38, 692
Fish odour syndrome, 871, 1029
Fissure, 8
– anale, 949
– chronique des lèvres, 894
– des mamelons, 959
Fistule, 119
– anale, 949
– branchiales, 398
– congénitale du nez, 398
– dentaire, 895
– maladie de Crohn, 949
– ombilicale, 400
– périanale, 949
– pilonidale, 399
– urinaire, 400
Fitz-Hugh-Curtis (syndrome de), 165
Fitzpartick (phototypes de peau de), 204
Fixateurs, 24
Flammèche, 607
Flegel (maladie de). *Voir* Hyperkératose lenticulaire persistante, 365
Fluconazole, onychomycose, 138, 839
5-fluorocytosine, 1150
5-fluoro-uracile, 647, 653, **1110**, 1189
– dermatose serpigineuse supraveineuse, 433
– verrues, 60
Flush, 585, 931, 932, 1073
– ménopause, 1012
Flutamide, 1146
FMF. *Voir* Maladie périodique
Fogo selvagem, 514
Foie (maladie du), 1041
Folliculite, **97**
– à germes Gram–, 885
– à *Pseudomonas aeruginosa*, 97, 603
– candidosique, 140
– diagnostic différentiel, 16, 97
– en touffes, 862
– herpétique, 64
– intranævique, 676
– nécrosante lymphocytaire, 880
– perforante, 366, 1059
– pityrosporique, 141, 881, 935
– pseudo-lymphomateuse, 571
– pustuleuse à éosinophiles, 608
– sous-nævique, 676
– spinulosique décalvante, 368
– VIH, 181
Fond noir, microscopie, 31
Fordyce (grains de), 635, 892, 916

Forschheimer (tache de), 84
Foscarnet, 1152
Fotémustine, 1189
Fœtus arlequin, 341, 990
Fournier (gangrène de), 956
Fowler (liqueur de), 649
Fox-Fordyce (maladie de), 867
Frank (signe de), 1065
Frey (syndrome de), 870, 1063
Froid. *Voir* Cryopathie, 217
FTA, 171
Furoncle, 97
Furonculose, 98
– mycobactériose, 123
– topiques antibiotiques, 1112
Fusariose, 145
Fusion embryonnaire (plan de), 658

G

Gaine coulissante péripilaire, 150, 864
Galactorrhée, 1019
Gale, **147**, 152–153, 284
– animale, 153
– antiparasitaire topique, 1113
– bilharzienne, 155
– diagnostic, 31
– du nourrisson, 997
– en institution, 149
– filarienne, 155
– VIH, 181
Gammapathie monoclonale, 453, 492, 581, 605, 1050
– pustulose sous-cornée, 597
– télangiectasies, 788
Gammel (syndrome de), 1071
Ganciclovir, 1152
Ganglioneuromatose, 396
Ganglion sentinelle, 667, 694, 697, 709
Gangrène, 8, 9, 472
– nouveau-né, 990
Gap junction (jonction lacunaire), 370
– dysplasie
– – ectodermique hidrotique. *Voir* Dysplasie ectodermique, 311
– – oculo-dento-digitale, 311
– – *erythrokeratoderma variabilis*, 311
– syndrome
– – de Clouston, 311
– – de Vohwinkel, 311
– – *keratitis-ichthyosis-deafness*, 311
García-Hafner-Happle (syndrome de), 361
Gardner (syndrome de), 639, 702, 704, **1038**
Gardnerella vaginalis, 166, 912, 1084
Gardner et Diamond (test de), 1098
Gaucher (maladie de), 342
G-CSF, 1156
Gel, 1103
Gelure, 217
Gemcitabine, 1189
Gène
– *ABCC11*, 867
– *AKT1*, 361
– *AP1*, 642
– *AP3B1*, 414
– *AP3D1*, 414
– *ATP2A2*, 346, 347
– *ATP7A*, 414
– *ATP2C1*, 348
– *BAP1*, 423, 686
– *BLOC1S3*, 414
– *B-RAF*, 689
– *CDK4*, 686
– *CDKN2A*, 686
– *CYLD1*, 638

1225

Index

– de la barrière épidermique, 272
– de la fumarate-hydratase, 705
– de la gamma-sécrétase, 868
– de prédisposition au cancer, 640
– *DTNBP1*, 414
– *EDN3*, 415
– *EDNRB*, 415
– *ENPP1*, 416
– *FBLN4*, 743
– *FBLN5*, 743
– *FGFR2*, 360
– *FGFR3*, 358–359, 361
– *FLCN*, 631
– *GJB2*, 360
– *HPS1*, 414
– *HPS3*, 414
– *HPS4*, 414
– *HPS5*, 414
– *HPS6*, 414
– *HRAS*, 359, 360
– *KIT*, 415, 585, 689
– *KRAS*, 359–360
– *LYST*, 414
– *MC*, 686
– *MITF*, 405, 415, 686
– *MLPH*, 415
– *MSH2*, 636
– *MSH6*, 636
– *MYO5A*, 415
– *NF-kB*, 642
– *Notch1*, 642
– *NRLC4*, 446
– *NSDHL*, 361
– *OCA2*, 414
– *p53*, 640–641, 644
– *Patched*, 634, 640
– *PAX3*, 415
– *PDLN*, 414
– *PIK3CA*, 359, 361
– *PTEN*, 361, 632
– *RAB27A*, 415
– *RAS*, 641
– *RET*, 396
– *SLC45A2*, 414
– *SNA12*, 415
– *SOX10*, 415
– *SPRED1*, 424
– *STK11*, 424
– suppresseur de tumeurs, 640
– *TNFAIP3*, 446
– *TTC37*, 414
– *TYRP1*, 414
Génétique, modèles de pigmentation, 382
Génodermatoses
– diagnostic anténatal, 385
– manifestations segmentaires de type 2, 383
– mosaïcisme fonctionnel cutané, 384
– paradominance, 383
GERDA, 253
Gianotti-Crosti (syndrome de), 87
– EBV, 74
Gingivite
– desquamative. *Voir* Gingivite érosive, 900
– érosive, 522, 900
– tartrique, 895
Gingivostomatite herpétique aiguë, 62
Glande
– endocrine (manifestations cutanées), 1017
– sébacée, 875
– sudorale, 867
– – apocrine, 867
– – eccrine, 869
Gleich (syndrome de), 453, 609
Gli, facteur de transcription, 642

Gliome
– des voies optiques, NF1, 390
– nasal, 398
Globotriasylcéramide, 1030
Glomangiome, 771
Glomangiosarcome, 773
Glomérulonéphrite
– aiguë post-streptococcique, 103
– membrano-proliférative, 224
Glossite, 1033, 1035
– atrophique, 904
– exfoliatrice marginée, 892
– losangique médiane, 893
– médiane herpétique, 65
Glucagonome. *Voir aussi* Érythème nécrolytique migrateur, 956, 1071
Glucocorticoïdes, 334
GLUT-1, 756, 759
Glutaraldéhyde, 60
Gluten, 525
GM-CSF, 1156
Gnathostomose, 155
Goeckerman (cure de), 650
Goldenhar (syndrome de), 398, 922, 939
Goltz (syndrome de), 331, 371, 988
Gomme, 7, 168, 464
Gonococcie, **163**, 597
– disséminée, 106
– épidémiologie, 161
– féminine, 163
– masculine, 163
Good (syndrome de), 506
Gorham-Stout (maladie de), 782
Gorlin (syndrome de). *Voir* Néoplasie endocrinienne multiple, 396
Gorlin-Golz (syndrome de). *Voir* Nævomatose basocellulaire
Gottron
– acrogeria de, 1012
– papules de, 479
Goudrons, 1110
Gougerot (trisymptôme de), 797
Gougerot et Carteaud (papillomatose confluente et réticulée de), 366, 429
Gougerot-Sjögren (syndrome de), **476**, 489, **903**, 932, 980
Goutte, 464, 614, 942, 1046
– miliaire, 731
Gowers (lipoatrophie de), 458
G6PD (déficit en), 1193
Gradient de maturation, 680
Graham-Little-Lassueur (syndrome de), 861
Grains
– bactériens, 100, 895
– de milium, 211, 523, 529
Gram (coloration de), 30
Grande saphène, 819
Granuloma fissuratum, 277, 940
Granulomatose. *Voir aussi* Granulome, 568
– avec polyangéite, 604, 800
– – immunoglobulines, 1166
– des déficits immunitaires, 618
– disciforme de Miescher, 621
– éosinophilique avec polyangéite, 800
– lupus érythémateux, 477
– lymphomatoïde de Liebow. *Voir* Liebow (maladie de)
– orofaciale, 618
– septique, 618
– – chronique, 1055
Granulomatous slack skin syndrome, **559**, 618
Granulome
– à corps étrangers, **612**
– acrylique, 613

– à éosinophiles, 577
– annulaire, 619
– cutané, 612–624
– déficit immunitaire, 618, 1054
– des piscines, 123
– facial, 938
– – aseptique, 100
– glutéal infantile, 994
– inguinal. *Voir* Donovanose, 174
– lipophagique, 462
– malin centrofacial, 938
– MICI, 1036
– palissadique, 581, 612, 619
– pyogénique, effet secondaire des biothérapies, 1167
– silicotique, 612
– sur cicatrice, 613
– talcique, 952
– xénique, 612
Granulosis rubra nasi, 870
Gray (Gy), 232
Greffe
– cellulaire de mélanocytes, 419
– de cellules-souches hématopoïétiques de donneurs non apparentés, 215
– de moelle osseuse, 215
– de peau mince, 1211
– de peau totale, 1211
– d'organe, photophérèse, 1134
– ulcère de jambe, 814
Greffon contre l'hôte, 493, 507, **1052**, 1054, 1201
– photophérèse, 1133
greffon contre l'hôte, 1201
Greither (kératodermie palmoplantaire de), 351
Grey Turner (signe de), 1043
Griffes du chat (maladie des), 107
Griscelli-Prunieras (syndrome de), 407, 415, 618, 1055
Griséofulvine, 136, 1150
– biodisponibilité cutanée, 1144
Grosse bourse, 955
Grossesse, 768, **998**
– CMV, 75
– dermatoses impliquant un risque pour l'enfant, 1003
– dermatoses préexistantes, 1002
– eczéma atopique, 1000
– éruption polymorphe, 1000
– HHV6, 76
– infections cutanées, 1002
– lupus érythémateux, 476
– médicaments, 1004
– – topiques, 1117
– mélanome, 696
– modifications physiologiques, 998
– parvovirus B19, 78
– prurit, 1080
– rubéole, 84
– sclérodermie, 491
– télangiectasies, 785, 789
– varicelle, 69
– varices, 822
– vergetures, 748
Grosshans et Marot (maladie de), 976
Groupement, 4
Grover (dermatose acantholytique transitoire de), 349
Guêtre scléreuse. *Voir* Hypodermite scléreuse, 812
Günther
– maladie, 214
– triade, 211
Guselkumab, 544
Gynécomastie, 283, **960**, 1019, 1146

1226

H

Haber (syndrome de), 933
Haemophilus ducreyi, 173
Haglund (maladie de), 971
Hailey-Hailey (dermatose acantholytique familiale de), 348
Haim-Munk (syndrome de), 353, 966
Half and half nail. Voir Ongle équisegmenté, 1058
Hallermann-Streiff-François (syndrome de), 854
Hallopeau (acrodermatite continue de), 598
Hallopeau-Siemens, 322
Halogénide, 296
Halo-nævus, 676, 681
Hamartine, 393
Hamartome, **627**
– achromique, 628
– alopécique, 853
– anémique, 628
– angio-eccrine, 628
– apocrine, 628, 639
– aplasique, 853
– aréolaire, 628
– basocellulaire, 628, 634, 656
– blanc spongieux, 628
– comédonien, 628
– concept de, 627, 676
– conjonctif, 703
– – fibromateux/collagénome/élastique, 628
– définition, 625–628
– dendrocytaire en médaillon, 703
– élastique, 703
– épidermique, 347, 428, 628
– épidermolytique, 628
– folliculaire basaloïde, 628, 635
– hypochromique, 417
– lipomateux, 628
– – superficiel, 704
– mucineux. *Voir* Nævus mucineux
– muqueux spongieux, 358, 896
– musculaire lisse, 628, 706
– pilaire, 628, 630
– sébacé, 628, **636**, 657
Hand-Schuller-Christian (maladie de), 577
Hansen (bacille de), 124
Hapalonychie, 847
Haptène, 246
Hartnup (maladie de), 198, 1028, 1033
Hashimoto (thyroïdite de), 453
Hashimoto-Pritzker (maladie de), 577
Haxthausen (maladie de), 971
Head and neck dermatitis, 276
Heberden (nodules d'), 1046
Hebra (eczéma marginé de), 137
Heck (maladie de), 58
Hedgehog (inhibiteur spécifique de la voie), 635
Heerfordt (syndrome de), 616
Helicobacter pylori, 450, 1038
Héliodermie, 189, 1008
Héliothérapie, 541
Heller (dystrophie canaliforme de), 842
Hémangioendothéliome
– épithélioïde cutané, 771
– kaposiforme, 758, 771, 990
– rétiforme, 772
Hémangiomatose, 758
– diffuse néonatale, 990
Hémangiome
– à cellules fusiformes, 770
– artérioveineux acral, 769
– caverneux, 769
– congénital, 757, 990
– du nourrisson, 756

– élastosique acquis, 770
– en touffes, 769
– gloméruloïde, 770
– infantile, 785, 990
– microveinulaire, 770
– NICH, 990
– paupières, 924
– RICH, 990
– sinusoïdal, 770
– verruqueux, 791
Hématome, 991
– cutané disséquant, 1011
– intracorné, 970
– sous-unguéal, 843
Hématopoïèse cutanée, 991
Hématoxyline-éosine, 24
Hémidesmosome, 326, 329, 519
– antigène de la pemphigoïde bulleuse
– – 180 (BP180, BPGA2, collagène type XVII), 313
– – 230 (BP230, BPGA1-e), 313
– intégrine α6β4, 313
– LAD-1, 312
– plectine, 313
Hémochromatose, 212, 426, 434, 1035, 1042
– porphyries, 80
Hémoglobinopathie, 1030
Hémolyse, 1193
Hémolysine, 225
Hémopathie, 1048
– complications des traitements, 1051
– infections, 1052
– lésions cutanées, 1048, 1049
Hémophagocytose. *Voir* Syndrome d'activation macrophagique
Hémorragie en flammèche, 106, 1065
Hémorroïde, 948
Hémostase, 1136
Henné, 248
Hépatite, 162, 605
– A, 78
– B, **79**, 439, 450, 798
– – traitement, 1153
– C, **79**, 211, 225, 439, 450, 788, 798
– – chronique, 213
– – traitement, 1153
– E, 78
Hérédité paradominante, 383
Herlitz (épidermolyse bulleuse de type), 320
Hermansky-Pudlak (syndrome de), 406, 414, 1055
Hernie
– ombilicale, 952
– piézogénique, 971
Herpangine, 83
Herpès, 61
– cutanéomuqueux chronique, 179
– et infection VIH, 177
– génital, 62, 162, 906
– gladiatorum, 63
– maladie acantholytique, 512
– néonatal, 62
– œil, 925
– simplex, 61, 68
– – chronique, 64
– – et infection VIH, 67, 177
– – immunodéprimés, 63
– – primo-infection, 62
– – récurrence, 63
– – traitement, 1152
– virus
– – de type 6, 76
– – de type 7, 76, 89

– – de type 8, 77, 774
– – groupe, 61
Herpes gestationis. *Voir* Pemphigoïde gravidique, 523
– *factor*, 524
Herxheimer (réaction d'), 171
Hétérochromie irienne, 926
Hétérogénie, 382
Hétérotopie, 398–402
Hexachlorobenzène, 215
HHV6. *Voir* Herpès-virus de type 6
HHV7. *Voir* Herpès-virus de type 7
– pityriasis rosé de Gibert, 89
HHV8. *Voir* Herpès-virus de type 8
Hibernome, 704
Hidradénite
– eccrine
– – infectieuse, 873
– – neutrophilique, 602, 874, 1050
– – – chimiothérapie, 1191
– plantaire et palmoplantaire idiopathique, 602, 873
Hidradenititis suppurativa. Voir Hidrosadénite suppurée
Hidradénocarcinome
– apocrine, 672
– papillifère, 672
– poroïde, 671
Hidradénome
– nodulaire, 638
– – poroïde, 637
– papillifère, 639
Hidroacanthome malin, 671
Hidrocystome, 637
– apocrine, 639
Hidrosadénite
– aiguë, 867
– suppurée, **868**, 881, 960, 1031
HIDS, 444, 453, 1027
Hippocratisme digital, 847, **1066**, 1070
Hirsutisme, **865**, 1019, 1022
– balanique, 916
– Cushing, 1020
Histamine, 448, 1077
– mastocytose, 586
Histaminolibération, 449
Histiocyte Society Classification, 576
Histiocytome progressif nodulaire, 580
Histiocytose, 576
– à cellules indéterminées, 583
– céphalique bénigne, 580
– classification, 576
– éruptive généralisée, 580
– formes cliniques, 577
– histopathologie, 579
– intralymphatique, 768
– intravasculaire, 1044
– langerhansienne, 285, **576**, 996
– – chimiothérapie, 1190
– maligne, 583
– mucineuse héréditaire progressive, 581
– multicentrique. *Voir* Réticulohistiocytose multicentrique
– non langerhansienne, 579, 1073
– physiopathologie, 577
– sinusale, 582
– traitements, 579
Histiofibrome, 700, 703
Histoplasmose, 144, 177
– traitement systémique, 1147
– VIH, 180
HLA, réaction cutanée aux médicaments, 290

1227

Index

HLA-B27
- Fiessinger-Leroy, 599
- SAPHO, 1046

HLA-B51, 531
HLA-Cw*0602, 533
HMB45, 33, 692
Hoagland (signe de), 924
Hobnail hemangioma, 769
Hodgkin (maladie de), 284
- prurit, 1080

Hoffmann-Zurhelle (hamartome lipomateux superficiel de), 704
Hoigné (syndrome de), 1115
Homéostasie, 217
Homocystinurie, 744, 1028–1029
Hopf (acrokératose verruciforme de), 346, **366**
Hormone, 1019
- de croissance, 1019
- sexuelle, 1022

Hormonothérapie, acné, 886
Hornérine, 331
Horton (maladie de), 615, 802
Howel-Evans (syndrome de), 354, 1039
Hper-IgD (syndrome). *Voir* HIDS
HPV. *Voir* Papillomavirus
HTLV-1, 86, 565, 1049
Hunter
- glossite, 904, 1033
- maladie, 730, 1030

Huntley (papules de), 1025
Huriez (syndrome de), 352, 965
Hurler (maladie de), 730, 1030
Hutchinson
- angiome serpigineux de, 769, 785
- dents de, 169
- signe de, 691

Hutchinson-Gilford (syndrome de), 1012
Hyalinose cutanéo-muqueuse, **729**, 903, 923
Hyaluronans, 614
Hybridation
- génomique comparative, 37–38
- *in situ*, 38
- moléculaire en phase liquide, 58

Hyde (prurigo nodulaire de), 1087
Hydrargyrie, 433
Hydroa vacciniforme, 74, 201
- traitement, 207

Hydrocellulaire, 1123
Hydrocéphalie, 75
Hydrocolloïde, 814, 1122
Hydrofibre, 814, 1123
Hydrogel, 814, 1122
Hydroquinone, mélasma, 432
Hydroxychloroquine, 469, **1150**
Hydroxyméthacrylate/éthylméthacrylate, 614
Hydroxyurée, 1052, 1189
Hydroxyzine, 1099
Hygrome kystique, 781
Hyménoptères (piqûres d'), 153
Hyperandrogénie, 879, 1022
Hypercalcémie, 223, 463, 732
Hypercaroténémie, 433
Hypercorticisme, 1020
Hypercroissance (syndrome d'), 361
Hyperélastose, 28
Hyperéosinophilie, 240, 497, 520, **606**, 800
Hypergammaglobulinémie, sarcoïdose, 616
Hypergranulose, 25
Hyperhidrose, 211, 265, 351, **869**, 1019, 1020
- axillaire, 945
- gustative, 870
- palmoplantaire, 1136
- traitement, 871

Hyper-IgD (syndrome d'). *Voir* HIDS

Hyper-IgE (syndrome d'), 55, 1054
Hyperkératose, 25, 971
- de l'aréole, 960
- épidermolytique, 338, 359
- lenticulaire persistante, 365
- palmaire filiforme acquise, 1070
- sous-unguéale, 843

Hyperkératosique (gale), 148
Hypermélaninose, 411, 425
Hypermélanocytose, 411, 425
Hypermélanose. *Voir* Hyperpigmentation
- mélanique génétique, 422

Hyperœstrogénie, 1022
Hyperoxalurie, 1030
Hyperparathyroïdie, 464, 807, 1021
Hyperphosphorémie, 732
Hyperpigmentation, **432–434**
- Addison, 1020
- cavité buccale, 902
- Cushing, 1020
- d'origine hématique, 434
- endogène, 433
- exogène
- – médicaments, 432
- – métaux, 433
- flagellée à la bléomycine, 430
- hémochromatose, 1042
- paranéoplasique, 427
- paupière, 922
- post-inflammatoire, 429
- réticulée, 433

Hyperpilosité. *Voir* Hypertrichose ; Hirsutisme
- mucopolysaccharidoses, 730

Hyperplasie, 866
- angiolymphoïde, **766**, 941
- congénitale des surrénales. *Voir* Adrénogénital (syndrome)
- endothéliale papillaire, 768
- épithéliale focale, 58
- gingivale, 901, 1048, 1185
- lymphocytaire bénigne, 569
- pseudo-carcinomateuse, 663
- sébacée, 635
- vasculaire, 765–773

Hyperséborrhée, 1019, 1062
Hypersensibilité, 289
- aux colorants, 438
- immédiate, 447
- médicamenteuse. *Voir* DRESS

Hypersudation. *Voir* Hyperhidrose
Hypertension artérielle, NF1, 391
Hyperthyroïdie. *Voir aussi* Basedow (maladie de), 1021
Hypertrichose, **864**, 1185
- ciliaire acquise, 181
- congénitale des oreilles, 864
- constitutionnelle, 864
- généralisée iatrogène, 865
- lanugineuse acquise, 865, 1072
- localisée iatrogène, 865
- malaire, 212
- nævoïde, 864
- scrotale, 957

Hypertriglycéridémie, 726
Hypertrophie *Voir aussi* Hypercroissance (symdrome d')
- gingivale, 901, 1185
- nerveuse, 127

Hyperviscosité, 224, 807
Hypervitaminose A, 1034
Hypoandrie, 1022
Hypocalcémie
- psoriasis pustuleux, 594
- pustuloses amicrobiennes, 595

Hypocomplémentémie, 224
Hypocondrie, 1099
Hypoderme, **457**, 736
Hypodermite, **460**
- classification, 458
- nouveau-né, 991
- physiopathologie et nosologie, 457
- scléreuse, 812
- sclérodermiforme, 499

Hypogammaglobulinémie, 55
- congénitale, 618

Hypohidrose, 353, 657, 869
Hypokératose, 25
- palmaire circonscrite, 969

Hypolipoprotéinémie, 1027
Hypomastie, 958
Hypomélanose
- acquise, 419
- en gouttes idiopathique, 420
- éruptive, 421
- phylloïde, 380

Hypomélanose., 413. *Voir aussi* Hypopigmentation
Hyponychium, 847
Hypoparathyroïdie, 1022
Hypophyse (manifestations cutanées), 1019
Hypopigmentation, **413–421**
- cavité buccale, 902
- pilaire, 851
- pityriasis lichénoïde, 573

Hypopion, 596
- pemphigus foliacé, 515

Hypoplasie
- dermique en aires, 399, 705, 854, 988
- mammaire, 360

Hypothermie, 218
Hypothyroïdie, 1021
Hypotrichose
- congénitale héréditaire généralisée, 854
- simple, 853

I

IBIDS. *Voir* Trichothiodystrophie
Ibrutinib, 1165
Ichtyose, **336**, 960
- acquise, 345
- – paranéoplasique, 1072
- avec hypotrichose, 342
- congénitale non bulleuse, 338
- diagnostic, 341
- – prénatal, 344
- épidermolytique, 359
- – superficielle, 338
- hystrix
- – type Curth-Macklin, 342
- – type Lambert, 342
- – type Rheydt, 342
- – type type Bäfverstedt, 342
- lamellaire, 336, 339
- liée à l'X, 925
- linéaire circonflexe, 275, 342, 855
- maladie de Whipple, 1038
- rare, 341
- récessive, 336
- – liée à l'X, 344
- – liée au sexe, 337
- syndrome KLICK, 342
- syndromes complexes, 341, 342
- traitement, 344
- VIH, 181
- vulgaire, 336

IFAP (syndrome), 368
Ifosfamide, 1189

IgA, antimembrane cytoplasmique kératinocytaire, 515
IgE, 273, 447, 1054
– spécifiques, 451
IGF-1, 1019
IkkaB-kinase alpha, 642
IKK-γ, 374
Ilomédine, 494
– phénomène de Raynaud, 221
– gelure, 218
IL36-RN, 533
Imagerie cutanée, 39
Imatinib, 590, 1165
– dermatofibrosarcome protubérant de Darier-Ferrand, 703
Imiquimod, 647, 653, 659, **1113**, 1153
– effets systémiques, 1117
– papillomavirus, 60
Immunoblot. *Voir* Immuno-empreinte, 36
Immunocytome, 568
Immunodépression. *Voir* Déficit immunitaire
Immuno-empreinte, 36
Immunofluorescence
– directe, 24, 31, 317
– – dermatite herpétiforme, 525
– – dermatose à IgA linéaires, 527
– – dermatose vésiculopustuleuse à IgA, 596
– – épidermolyse bulleuse acquise, 529
– – lupus érythémateux, 468
– – pemphigoïde
– – – bulleuse, 520
– – – des muqueuses, 523
– – pemphigus, 510
– – – à IgA, 596
– – – paranéoplasique, 517
– – vasculite, 796
– indirecte, 36
– – dermatose à IgA linéaires, 527
– – pemphigoïde
– – – bulleuse, 520
– – – des muqueuses, 523
– – pemphigus, 511
– – – paranéoplasique, 517
– sur peau séparée, 36
Immunoglobulines, 1050
– humaines polyvalentes intraveineuses, 1165
– – effets secondaires, 1181
– – maladie de Kawasaki, 802
– – nécrolyse épidermique toxique, 305
– monoclonales. *Voir* Gammathie monoclonale
– spécifiques anti-VZV, 70
Immunohistologie
– connectivite, 32
– dermatose, 31, 34
– maladie métabolique, 34
– tumeur cutanée, 32
Immunosérologie, 35
Immunosuppresseurs, 644
– dermatomyosite, 484
– maladie de Behçet, 532
– psoriasis, 544
– topiques, 1106
Immunothérapie, mélanome. *Voir aussi* Inhibiteurs de checkpoints immunologiques, 698
Impédancemétrie, 1135
Impétiginisation, 99, 276
– eczéma infecté, 240
Impétigo, **98**, 147, 942, 996
– herpétiforme, 594, 1001
Implant de collagène, granulomatose, 614
Inactivation du chromosome X, 384
Incontinence pigmentaire, 27
Incontinentia pigmenti, 315, **372**, 854

Index
– de pression systolique, 810
– mitotique, 694
– UV, 203
Infection
– à *Human Papilloma Virus*, 661
– à mycoplasmes, 165
– à répétitions, 1053
– à streptocoques ß-hémolytiques, érythème noueux, 461
– à VIH, 176
– bactérienne, 96, 437
– balanopréputiale, 917
– sexuellement transmissible, 52
– – épidémiologie, 161
– unguéale, 838
Infiltrat lymphocytaire, 475, 571
– de signification pronostique indéterminée, 551
Inflammageing, 1008
Inflammasome, 95
Inflammation
– de contiguïté, 1050
– nosologie des maladies inflammatoires, **443**
– principalement papillaire, 89
– vieillissement cutané, 1006
Infliximab, **1157**, 1163
– psoriasis, 544
– *pyoderma gangrenosum*, 605
Infundibulome, 631
Ingénol mébutate, 648, 1111
Inhibiteurs
– calciques, phénomène de Raynaud, 221
– de BRAF, 662, 670
– – histiocytoses, 577, 583
– – mélanome, **698**, 1164, 1170
– de calcineurine, rosacée, 934
– de checkpoints immunologiques, 697, **698**, 1163, 1172
– de cytokines, 1156
– de kinases, 1164
– de la calcineurine, 641
– – topique, 1106
– – – dermatite atopique, 278
– de l'angiogenèse, 755
– de la phosphodiestérase 4, psoriasis, 543
– de l'EGFR, 768
– de l'IL-1, 222, 1157
– de l'IL-12/IL-23, 1157
– de l'IL-17, 544, 1157
– de l'IL-23, 544, 1157
– de MEK, 698, 1164
– de mTOR, 1111
– de SMO, 635, 659, 1174
– de tyrosine-kinase, 1164
– – pelade, 1165
– des points de contrôles immunologiques. *Voir* Inhibiteurs de checkpoints immunologiques
– du TNF, **1156**, 1178, 1115
– – intralésionnel, 1115
– – pityriasis lichénoïde, 575
– – psoriasis, 544, 1156, 1178
– non nucléosidiques de la transcriptase réverse, 183
– nucléosidiques ou nucléotidiques de la transcriptase réverse, 183
– sélectifs de la recapture de la sérotonine, 1099
Injection
– intralésionnelle, 1115
– intramusculaire, complications chez le nouveau-né, 992
Inoculation (maladie d'), 91, 964

Instabilité des microsatellites, 38
Insuffisance
– cutanée chronique. *Voir aussi* Dermatoporose, 1005
– hépatocellulaire, 785, 789
– hypophysaire, 1019
– rénale, 426, 733, 734, 1058, 1080
– – photothérapie, 1131
– surrénalienne, 426
– veineuse, 267, 811, **819–820**, 822, 824
Insulinorésistance, 866
Intégrine
– α₆ß₄, 32, 313, 523
– sous-unité α3, 312
Intercalants, 1189
Interféron, 1153–1154
– effets secondaires cutanés, 80
– Kaposi, 778
– maladie de Behçet, 532
– mélanome, 697
– α recombinant, 1176
– rosacée, 932
Interféronopathie, 482
Interleukine 1, 334
Interleukine 2, 1155
Intertrigo, **944**
– à pyocyanique, 100
– bactérien, 100
– candidosique, 139
– irritatif estival, 1083
– rétro-auriculaire, 943
Intolérance
– à la chaleur, 369
– à l'aspirine, 450
Intoxication mercurielle, 963
Involucrine, 332
Iodure de potassium (syndrome de Sweet), 603
Ionophorèse, 871, 1136
IPEX, 1022
Ipilimumab. *Voir aussi* Inhibiteurs de checkpoints immunologiques, 698, 1163, 1172
IRF5, 487
IRM, 46
– musculaire, 481
Irradiation ultraviolette et Kératoses actiniques. *Voir aussi* Ultraviolets, 644
Isavuconazole, 1149
Ischémie
– aiguë, 809
– chronique, 809
– critique, 809
Isocoproporphyrine, 212
Isosporose, 177
Isotrétinoïne, 937, 1108, **1198, 1199**
– acné, 885
– biodisponibilité cutanée, 1144
– dermatite séborrhéique, 937
– histiocytose, 579
– rosacée, 934
IST. *Voir* Infection sexuellement transmissible
Ito
– hypomélanose de, 372
– nævus acromiodeltoïdien de, 422, 428, 680
Itraconazole, 1149
– biodisponibilité cutanée, 1144
– chromomycose, 142
– onychomycose, 138, 839
Ivermectine, 151, 153–154, 1114
– gale, 149
– rosacée, 934
Ixékizumab, 544, 1157
Ixodes ricinus, 109

Index

J

Jacquemier (signe de), 999
Jacquet (mnémodermie de), 4
Jadassohn
– hamartome verrucosébacé. *Voir* Hamartome sébacé
– phénomène, 630
Janeway (tache de), 1065
Jarish-Herxheimer (phénomène de), 171
Jemek (signe de), 426
Jessner-Kanof (maladie de), 475, **571**, 943
– thalidomide, 1201
Johanson Blizzard (syndrome de), 371
Jonction
– adhérente, 328
– – cadhérines classiques, 309
– – nectine-1, 311
– – nectine-2, 311
– communicante (*gap junction*), 328, 330
– dermo-épidermique, 27, 329
– – adhésion focale, 312
– – constituants biochimiques, 312
– – hémidesmosome, 312
– – lame basale, 311
– – morphologie, 311
– desmosome, 329
– *gap*, 330
– hémidesmosome, 329
– intercellulaire, 329
– lacunaire. *Voir Gap junction* (jonction lacunaire), 311
– pathologies associées, 330-333
– serrée (*tight junction*), 328, 330
– – claudine-1, 311
– – NISCH (syndrome), 311
Jones (syndrome de), 276

K

Kamouraska (érythrokératodermie de type), 342
Kang cancer, 648
Kangri basket syndrome, 648
Kaposi (maladie de), **774**, 1189
– aspects cliniques et paracliniques, 775
– buccale, 902
– chimiothérapie, 1190
– classification, 777
– et HHV8, 77
– interféron, 1155
– physiopathologie, 774
– traitement, 777
– VIH, 177, 179
Kaposi-Juliusberg (pustulose de), 63, 347
– dermatite atopique, 276
Kasabach-Merritt (syndrome de), **758**, 770-771, 990
Kawasaki (maladie de), **802**, 963, 996
– immunoglobulines, 1166
Kayser-Fleischer (anneau de), 1042
Kéraoconjonctivite
– atopique, 925
– staphylococcique, 925
Kératine. *Voir* Cytokératine
– altérée, 721
Kératinisation, 326
– abrupte, 630
Kératinocyte, 326
Keratinocyte growth factor, 334
Kératinopathie, 327-328, 379
Kératite verticellée, 925
Kératoacanthome, 664, **669**, 844, 1115
– clinique, 669
– étiopathogénie, 670
– forme
– – clinique, 670
– – multiple éruptive, 670
– – unguéale, 670
– histologie, 669
– prurigo, 1089
– régression spontanée, 669
– traitement, 670
Kératocône, 277
Kératoconjonctivite virale, 925
Kératodermie, **351**
– arbre décisionnel, 351
– aquagénique, 356, 872, 968, 1043
– blennorragique, 599
– classification clinique, 351
– climactérique, 356, 971, 1012
– diffuse, 351
– eczéma chronique, 356
– focale, 351, 353
– forme syndromique, 351, 354
– idiopathique, 357
– marginale fissuraire des talons, 356, 971
– mécanique, 356
– médicamenteuse, 356
– néoplasique, 355
– pachyonychie congénitale, 353
– pityriasis rubra pilaire, 545
– ponctuée, 351, 354
– syndrome de Howel-Evans, 1039
– toxique, 357
– traitement, 355
– transgrédient/progrédient, 351
Kératohyaline, 326, 331
Kératolyse ponctuée plantaire, 870, 970
Kératolytiques, 1108
– psoriasis, 541
– verrues, 59
Kératome, 341, 843, 990
– malin. *Voir* Fœtus arlequin
Kératose, 6, 9, 363-368
– actinique, **644**, 662, 1110
– – photodétection, 1133
– – pigmentée, 646
– – traitement, 647
– arsenicale, 649
– candidosique, 896
– cireuse, 359
– des goudrons et des hydrocarbures aromatiques polycycliques, 650
– diagnostic différentiel, 17
– folliculaire, 631
– – décalvante, 861
– – spinulosique décalvante, 368
– iatrogène, 651
– lichénoïde
– – actinique, 646
– – solitaire, 508
– – striée, 508
– – lymphomatoïde, 571
– pilaire. *Voir aussi* kératose folliculaire
– – atrophiante, 368
– – diagnostic différentiel, 367
– – ichtyose vulgaire, 337
– – *lichen spinulosus*, 368
– – RASopathie, 368
– – rouge atrophiante de la face, 368
– – simple, 367
– – radio-induite, 648
– séborrhéique, 42, **629**, 1072
– – clonale, 630
– – dermoscopie, 629
– – sur ulcérations et cicatrices, 650
– – talonnière fissuraire, 971
– – thermique, 648
Kérion, 136

Kétoconazole, 1149
– biodisponibilité cutanée, 1144
Ketron-Goodman (syndrome de), 558
Ki67, 33
KID (syndrome), 331, 353, 360, 370
Kikuchi-Fujimoto (syndrome de), 74
Kimura (maladie de), 767
Kindler (syndrome de), 312, 323
KIT, 415, 585, 689
Kit d'adrénaline auto-injectable, 455
KLICK (syndrome), 342, 352
Klinefelter (syndrome de), 960
Klippel-Trénaunay (syndrome de), 763, 770, 782
Klotho, 1006
Koebner
– épidermolyse bulleuse de type, 319
– phénomène, 4-5, 417, 534
Koenen (tumeur de), 393, 701, 845
Kogoj-Lapière (pustules spongiformes de), 538
Koïlocyte, 52
Koïlonychie, 848, 1035
Koplik (signe de), 83
KVSCOR, 417
Kwashiorkor, 1032
Kyrle (maladie de), 365, 1059
– collagénose perforante, 366
– élastose perforante, 366
– folliculite perforante, 366
– pseudo-maladie de Kyrle, 366
Kyste
– acné, 877
– branchial, 398-399, 939
– bronchogénique, 399
– cutané, 400, 639
– dermoïde, 398, 639
– d'inclusion traumatique, 639
– du raphé médian du pénis, 400, 921
– dysraphique, 398
– épidermique, 877
– épidermoïde, 54, **631**, 632, 1039
– éruptif à duvet, 632
– infundibulaire, 631
– maxillaire, névomatose basocellulaire, 634
– mucineux de la vulve, 400
– ouraquien, 400
– pilonidal, 399, 960
– sacro-coccygien, 868
– scrotal ou vulvaire, 632
– sébacé, 631, 636, 877
– synovial, 967
– ténosynovial, 967
– thyréoglosse, 399
– tricholemmal prolifèrant, 633

L

Lac sanguin sénile, 1011
Lafora (maladie de), 1063
Lame basale, 313
Lamelle cornoïde, 25, 364
Laminine
– 5, 321
– 311, 313
– 332, 32, 313, 523
Laminopathie, 989, 1057
Lange (dermatite de contact), 995
Langer (lignes de), 975
Langerhans (cellules de), 576
Langerine, 33, 35, 576
Langhans (cellule de), 464, 612
Langue
– framboisée, 103
– géographique, 892
– plicaturée, 892, 894

– scrotale, 892
– villeuse noire, 892
Lanugo, 864
La Peyronie (maladie de), 702, 921
Larva
– *currens*, 154
– *migrans*, 154
Laser, 1132, **1138**
– abrasif, 1140
– à colorant pulsé, 1139
– angiomes, 760
– CO_2, 648
– – continu, 1140
– – pulsé, 1141
– – verrues, 60
– détatouage, 440
– épilatoire, 1141
– erbium-Yag, 1141
– excimère, 1142
– – psoriasis, 542
– hémangiomes, 759
– KTP, 1139
– phlébologie, 824
– pigmentaire, 1140
– pulsé, verrues, 60
– rosacée, 934
– vasculaire, 1139
Lassueur-Graham-Little (syndrome de), 504
Lasthénie de Ferjol (syndrome de), 1096
Latex (allergie au), 451
Laugier (maladie de), 428
Launois-Bensaude (lipomatose symétrique de), 704
LDH, 694
Legius (syndrome de), 389, 424
Leiner-Moussous (maladie de), 285, 935, 995
Léiomyomatose familiale cutanée et utérine, 705
Léiomyome, 705
Léiomyosarcome, 706
Leishmaniose, 156, 464
– grossesse, 1002
– traitement systémique, 1148
LEMP. *Voir* Leucoencéphalite multifocale progressive
Lénograstim, 1156
Lente, 150
Lentigine, 389, 396, 422, 428
Lentiginose, 919, 1039
– blanche, 500
– du pénis. *Voir* Mélanose du pénis
Lentigo, 676
– actinique, 45
– muqueux, 902
LEOPARD (syndrome), 1065
Lèpre, **124**, 345, 420, 435, 438
– classification, 125
– clinique, 126
– diagnostic différentiel, 129
– épidémiologie, 124
– états réactionnels, 128
– examens paracliniques, 128
– traitement, 129
Leptine, 457
Leptospirose, 101
Lesch-Nyhan (syndrome de), 1029
Leser-Trélat (signe de), 1072
Lésion
– aux zones d'injection, chimiothérapie, 1192
– élémentaire, 4, 25
– érythématosquameuse (diagnostic différentiel), 22
– hyperkératosique induite (effet secondaire des biothérapies), 1168

– intriquée, 10
– palpable
– – couleur de peau (diagnostic différentiel), 17
– – solide, 6, 17–18
– squameuse intraépithéliale, 907
– vasculaire atypique cutanée post-radiothérapie, 770
Letterer-Siwe (maladie de), 285, **577**
Leucémie
– aiguë, 1048
– à mastocytes, 588
– à tricholeucocytes, 798, 1050
– CD4+ CD56+, 1048
– lymphoïde chronique, 225, 1049
– lymphome à cellules T de l'adulte (HTLV-1+), 565
– myélomonocytaire, 219, 391, 579
Leucocidine, 98
Leucocytoclasie, 754, 796
Leucœdème, 896
Leucodermie. *Voir* Hypopigmentation, 411
Leucoencéphalite multifocale progressive, 85, 177
Leucomélanodermie, 150
– du vagabond, 431
Leuconychie, 848, 1042
Leucoplasie, 897
– orale chevelue, 74, 177, **180**, 898
Leucorrhée, 905
Leukokératose, 896
Lèvre. *Voir aussi* Cheilite
– carcinome, 664
– double, 893
Levure, 134
Lewis
– phénomène de, 217
– triade de, 448, 1077
Liarozole, 345
Lichen
– actinique, 429, 504
– aureus, 794
– hépatite C, 80
– immunofluorescence directe, 34
– myxœdémateux
– – généralisé. *Voir aussi* Scléromyxœdème, 715
– – localisé, 715–716
– nitidus, 507
– plan, **503**
– – buccal, 897
– – cuir chevelu, 861
– – érosif, 834, 897, 910
– – pemphigoïde, 505
– – photophérèse, 1134
– – photothérapie, 1131
– – unguéal, 833
– scléreux. *Voir* Lichen scléroatrophique
– scléroatrophique, **500**, 908, 917
– scrofulosorum, 121
– striatus, 359, 976
– vulve, 910
Lichénification, 4, 7, 239, 282, 909, 1082
Lidocaïne, 1204
– + prilocaïne, 1114
Liebow (maladie de), 568
Ligne
– de Blaschko. *Voir* Blaschko (lignes de), 380
– de la peau, 975
Lindane, gale, 149
Linea fusca, 427
Linéarité. *Voir* Ligne
Lipase, 459, 461

Lipoatrophie, 457, 1025
– des traitements anti-VIH, 458
– frontale, 234
– semi-circulaire, 463
Lipoblastomatose, 704
Lipodermatosclérose. *Voir* Hypodermite scléreuse, 812
Lipodystrophie, **457**, 705, 958
– de l'infection par VIH, 181, 705
– familiale, 705
– membranokystique, 463
– partielle, 1057
– stéroïdienne, 705
Lipœdème, 815
Lipomatose, 704
Lipome, 703
– mobile encapsulé, 463
– périsudoral, 704
– sous-aponévrotique frontal, 234
Lipophagie, 29
Lipoprotéinose. *Voir aussi* Hyalinose cutanéomuqueuse, 214
Liposarcome, 705
Lipoxygénase, 340
Lipschütz
– érythème de, 110, 980
– ulcère de, 74
Lisch (nodule de), 390, 926
Listériose, 106
Lithiase urinaire, 1084
Lithium, 937, 1100
Livedo, 5, 13, 477, 768, **804**
– ramifié, 220, 472, 804
– réticulé, 220, 224, 804
Lividiose acrale, 1050
LL37, 539
LM (*Lentigo Maligna*), 687–688
Loase, 155
Lobomycose, 146
Löfgren (syndrome de), 616
Longueur d'onde critique, 205
Loricrine, 332
Lotion, 1103
Lucio (phénomène de), 128
Lucite, 192
– critères cliniques, 199
– estivale bénigne, 199, 207
– – photothérapie, 1130
– hivernale bénigne, 199, 223
– idiopathique, 198
– polymorphe, 200, 207
– – photothérapie, 1130
LUMBAR (syndrome), 758
Lumière polarisée, 613
Lunule
– bleue, maladie de Wilson, 1042
– triangulaire, 1057
Lupoïde, 615, 618
– miliaire, 933
Lupome, 120
Lupus
– bulleux, 473
– engelures, 219
– érythémateux, 219, 345, 463, **466**, 571, 806, 861, 904, 943, 980, 1040, 1201
– – aigu, 471
– – chronique, 467
– – classification des signes cutanés, 467
– – dermique, 475
– – et médicaments, 477
– – grossesse, 476, 1002
– – indéterminé, 475
– – monogénique, 476
– – néonatal, 476

Index

– – neutrophilique, 473
– – profond, 475
– – subaigu, 470
– – tumidus, 475
– – vasculopathie thrombosante, 472
– induit, chimiothérapie, 1191
– lichen, 505
– miliaire disséminé de la face, 618, 933
– *pernio*, 615
– tuberculeux, 120
Lutz-Lewandowski (maladie de). *Voir* Épidermodysplasie verruciforme
Luxation du cristallin, 926
Lycopène, 1182
Lycopénémie, 1183
Lyell (syndrome de). *Voir* Nécrolyse épidermique toxique
Lyell staphylococcique. *Voir* Épidermolyse staphylococcique aiguë
Lymécycline, 1187
– rosacée, 934
Lymphadénite histiocytique nécrosante, 74
Lymphadénopathie
– angio-immunoblastique, 1049
– dermatopathique, 283, 559
Lymphadenosis benigna cutis, 569
Lymphangiectasie, 782
Lymphangiogenèse, 754
Lymphangiome, 781–783
– buccal, 902
Lymphangiomyomatose, 394
Lymphangiosarcome, 772, 815
Lymphangite
– carcinomateuse, 711
– piqûre d'insecte, 153
– sclérosante de la verge, 920
Lymphatique, 753
Lymphocyte
– biologie, 552
– CD4/CD8 (numération), 182
– T auxiliaire, 552
– Th1, 552
– Th2, 552
Lymphocytoma cutis, 569
Lymphocytome
– borrélien, 111
– cutané bénin, 110, 569
Lymphocytopénie CD4 idiopathique, 1056
Lymphœdème, 102, 755, 781, **815**
– filariose, 156
– ongles jaunes, 1066
– pénoscrotal, 921, 956
Lymphogranulomatose vénérienne, 162, 173
Lymphome, **552–569**
– B cutané
– – à grandes cellules (type jambe), 567
– – centofolliculaire, 567
– – de la zone marginale, 568
– – granulomatose de Liebow, 569
– – intravasculaire, 568
– chalazodermie granulomateuse, 559
– classification des lymphomes cutanés, 553
– concepts des infiltrats lymphocytaires, 551
– définition et nosologie, 552
– diagnostic et *staging*, 552–556
– diffus des séreuses, 775
– et infection par le VIH, 179
– hypodermique, 463, 565–566
– intravasculaire. *Voir* Lymphome B cutané intravasculaire
– leucémie/lymphome à cellules T de l'adulte (HTLV1), 565, 1049
– lymphoproliférations T CD30 + , 563, 564
– mycosis fongoïde. *Voir aussi* Mycosis fongoïde, 557–561, 1190
– – annexotrope, 558
– – pilotrope, 558–559
– – syringotrope, 558
– NK/T cutané, de type nasal, 565, 938
– pagétoïde, 558–559
– papulose lympomatoïde, 564
– parapsoriasis en plaque, 560, 573
– Sézary (syndrome de), 561–563, 1134
– T
– – cutané δ/β, 463, 566
– – cutané épidermotrope agressif CD8, 565
– – épidermotrope. *Voir* Mycosis fongoïde
– – érythrodermique, 561–563, 1134
– – indolent CD8 «oreille», 566
– – pléomorphe à petites et moyennes cellules, 566
– – sous-cutané α/ß, 463, 565
– tumeurs à cellules dendritiques plamacytoïdes blastiques, 566
Lymphopénie, 616
– CD4 idiopathique, 55, 1056
Lymphoprolifération
– acrale CD8, 553–554
– B de potentiel malin incertain, 568
– cutanée CD30+, 563–564
Lymphorrhée, 782
– scrotale, 955
Lymphoscintigraphie, 816
Lynch (syndrome de), 39, 636, 1039

M

Macrochéilite, 894
Macrodactylie, 399
Macroglobulinodermie, 1051
Macroglobulinose, 1051
Macroglossie, 1021
– amylose, 723
Macrolactames, dermatite atopique, 277
Macrolides, lèpre, 129
Macrolipodystrophie, 705
Macromastie, 958
Macromélanosome, 389
Macronychie, 848
Macrophiline 12, 1183
Macule, 5, 13
– blanche (diagnostic différentiel), 14
– bleue ou grise (diagnostic différentiel), 15
– brune ou noire (diagnostic différentiel), 14
– érythémateuse (diagnostic différentiel), 14
– jaune (diagnostic différentiel), 14
– mélanique, 902
Madarose, 923
MADISH, 879
Madura (pied de), 143, 970
Maffucci (syndrome de), 763, 770, 772, 967
MAGIC syndrome, 1045
Main
– de mécanicien, 259, 968
– pathologie, 963
Mains-pieds-bouche (syndrome de), 82
Majocchi
– granulome de, 137
– purpura annulaire et télangiectasique de, 794
Malabsorption (syndrome de), 1038
Maladie
– auto-inflammatoire, 445, 723
– – fièvres récurrentes, 444
– bulleuse, 307–325, 509–529
– – classification
– – – en fonction du niveau de clivage, 314
– – – nosologique, 315
– – démarche diagnostique, 316
– – survenue selon l'âge, 317
– – type de bulles, 314
– cœliaque, 525, 1038
– de la nutrition, 1032–1035
– dermatophytique, 138
– des aquariums, 123
– des griffes du chat, 107
– des hamartomes multiples, 632
– des inclusions cytomégaliques, 75
– de surcharge, 728
– d'inoculation, 101
– du sommeil, 156
– inflammatoire chronique de l'intestin, 912, 1036
– inflammatoire cryptogénétique de l'intestin, 912, 1036
– lysosomiale, 728, 1030
– métabolique, 1026–1031
– mitochondriale, 1030
– neutrophilique, **591–605**
– périodique, 444, 723, 1187
– peroxysomale, 1029
– professionnelle, 257, 650
– sérique, 452
– veineuse chronique. *Voir* Insuffisance veineuse, 821
Malassezia, 94, 96, 935
– *globosa*, 141
– nouveau-né, 986
Malathion, 151, 1114
Malformation, **398**
– artérioveineuse, 761
– branchiale, 398, 939
– capillaire, 760, 785
– – mégalencéphalie (syndrome), 361
– capillaroveineuse, 760
– des membres, 399
– dysraphique, 398
– fonctionnelle, 400
– lèvres, 893
– lymphatique, 781–783
– vasculaire, 759
– – classification, 765
– veineuse, 760
Mali (angiodermatose de), 769, 812
Malnutrition, 345, 851
Mal perforant plantaire, 817
Mamelon
– inversé, 959
– joggeur, 228
– surnuméraire, 382, 958
Manifestation segmentaire
– de type 2, 382
– superposée des dermatoses polygéniques, 384
Marasme, 1032
Marburg (virus), 85
Marfan (syndrome de), 744
– NEM2B, 396
– vergetures, 748
Marisque, 948
Marjolin (ulcères chroniques de), 650
Maroteaux-Lamy (maladie de), 731
MART1/Melan-A, 33
Masson (tumeur de), 768
Mastite
– à plasmocytes, 960
– granulomateuse, 960
– herpétique, 64
– suppurative chronique rétro-aréolaire, 960
Mastocyte, 447, 585
Mastocytome, 587

Index

Mastocytose, 430, **585**, 788
– bulleuse, 587
– classification, 585
– cutanée diffuse, 587
– diagnostic et pronostic, 588
– en plaque, 587
– maculeuse éruptive, 586
– manifestations cliniques, 586
– nodulaire, 587
– osseuse, 588
– photothérapie, 1131
– systémique, 588
– traitement, 589
– xanthelasmoïde, 587
Mauserung, 338
McCune-Albright (syndrome de), 424, 428
McDuffie (syndrome de), 452, 799
MC1R, 407
Mébutate d'ingénol, 648, 1111
Mechanic's hands, 259, 968
Méchloréthamine, 1189–1190
Médecine
– de précision, 379
– personnalisée, 280
Médicaments
– photosensibilisants, 194
– topiques. *Voir* Topiques
MEDNIK (syndrome), 342
Mégacapillaire, 479, 488
Mégalérythème épidémique, 77–78
Meibomius (glande de), 922
Meirowsky (phénomène de), 189
Melan-A, 692
Mélanoacanthome, 920
Mélanocyte, 405
Mélanodermie, 422
– VIH, 181
Mélanogenèse
– étapes de la, 413
– régulation, 409
Mélanome, 422–423, 427, 438, 617, **686**, 711
– ABCD de dermoscopie, 43
– associé à un nævus, 683
– canal anal, 951
– chimiothérapie, 1190
– cisplatine, 1189
– de l'enfant, 695
– dépistage, 689
– – précoce, 696
– desmoplastique, 693
– des muqueuses, 695
– diagnostic et aspects histologiques, 692
– épidémiologie et génétique, 686
– évaluation pratique du risque, 687
– facteurs génétiques, 686
– formes anatomocliniques, 687
– grossesse, 696, 1002
– histogenèse, 687
– induit, thérapies ciblées, 1171
– inhibiteurs de checkpoints immunologiques, 687, **698**, 1163, 1172
– *in situ*, 693
– marges d'exérèse, 697
– métastatique, thérapies ciblées. *Voir aussi* Inhibiteurs de BRAF ; Inhibiteurs de MEK, 1170
– microscopie confocale, 46
– photothérapie, 1128
– plantaire, 972
– prévention, 696
– prise en charge, 697
– pronostic, 693
– surveillance, 695
– traitements adjuvants, 697
– unguéal, 837
Mélanonychie, 44, 691, **836**, 1191
Mélanose
– de friction, 228, 431
– diffuse, 427
– du pénis, 919
– neurocutanée, 676, 680, 684
– pustuleuse néonatale, 429
– pustuleuse transitoire, 986
– tabagique, 903
Mélanosome, 406
Mélasma, 410, **427**, 435
Meleda (mal de), 351
Mélioïdose, 101
Melkersson-Rosenthal (syndrome de), 618, 894
Mélorhéostose, 497
Melphalan, 1189
MELTUMP (tumeurs mélaniques ambiguës), 692
Membrane basale, 27
Mémoire immunologique, 290
Méningocèle, 398
Méningococcémie, 106, 597, 1047
Méningoencéphalite, 117
Méningoradiculite, 112
Menkès (maladie de), 414, 855
Ménopause, 865, 1012
Méprobamate, 1099
Mercure, 294, 963
Merkel
– cellule de, 1088
– carcinome à cellules de. *Voir* Carcinome neuroendocrine cutané primitif
Merkel Cell Poliomavirus, 709
Mesure transcutanée de la PO_2, 810
Métabolisme lipidique, 1027
Métagénomique, 92
Métalloprotéases matricielles, 737
Métastagène, 640
Métastase
– à distance, 697
– cérébrale, 699
– cutanée, **711**
– de mélanome, 711
– en transit, 697
– ombilicale, 952–953
– risque, 647
– scléreuse, 711
Méthémoglobinémie, 1193
Méthotrexate, 832, 1189, **1193**
– histiocytose, 579
– nodules rhumatoïdes, 622, 1044
– pityriasis lichénoïde, 575
– psoriasis, 542
– – pustuleux, 594
5-méthoxypsoralène, 1126
8-méthoxypsoralène, 1126, 1133, 1144
Méthyle aminolévulinate, 1111, 1132
Méthylisothiazolinone, 254
Métronidazole, 1196
– rosacée, 934
– vaginose à anaérobie, 1084
Mévalonate-kinase, 453
Meyerson (phénomène de), 262
Meynet (nodule de), 1047
Mibelli (porokératose de), 363
Micafungine, 1149
Michel (milieu de), 24
MICI, 912, 1036
Microabcès
– Munro et Sabouraud, 538
– Pautrier, 572
Microbiome, 92, 273
Microbiote, 92
Microchimérisme, 384
Micrococcus, 93
Microdialyse, 1144
Microfilarémie, 156
Microkyste, 877
Microlobule, 457
Micronychie, 848
Microsatellite, 38
Microscope à fond noir, syphilis, 169
Microscopie
– confocale, 32, 645, 675
– – carcinome basocellulaire, 655
– – de fluorescence, 46
– – par réflectance, 46
– de surface, 39
– électronique, 34
– – maladies bulleuses, 317
– par épiluminescence, 39
Microsphérocytose, 1031
Microsporidiose, 177
Microsporum, 88
MIDAS (syndrome), 371, 988
Miescher
– granulomatose disciforme chronique et progressive, 621
– macrochéilite granulomateuse, 618, 894
Migraine, rosacée, 933
Miliaire
– apocrine, 867
– cristalline, 873
– profonde, 873
– rouge, 873
Milium, 631
– colloïde, 1010
Milroy (maladie de), 755, 815
Miltéfosine, 1111
Minocycline
– hyperpigmentation, 415
Minocycline, hyperpigmentation, 433
Minor (test de), 872
Minoxidil, 1107
MITF, 405
MITF *(Microphthalmia-Associated Transcription Factor)*, 405, 415, 686
Mitochondriopathie, 1030
Mitsuda (réaction de), 126
MLM *(Mucosal Lentiginous Melanoma)*, 687–688
MLS (syndrome). *Voir* MIDAS (syndrome)
MMP, 737
Mohs (chirurgie de). *Voir* Chirurgie micrographique, 1212
Moignon d'amputation, 227
Moisissure, 134
– Dématiées, 142
– *Scytalidium*, 138
Moll (glande de), 867, 922
Molluscum
– contagiosum, **81**, 177, 276, 1054
– – VIH, 181
– pendulum, 700
Mondor (phlébite de), 947
Monilethrix, 854
Monitoring cardiaque, complications chez le nouveau-né, 992
Monkeypox, 82
Mononucléose
– à CMV, 75
– infectieuse, 73
Montélukast, 456
Montgomery (tubercule de), 958
Morbihan (maladie du), 235, 931
Morgagni (tubercule de), 958

1233

Index

Morphée, 429, **496**, 960
– borréliose, 112
– diagnostic différentiel, 499
– en coup de sabre, 497
– en gouttes, 497
– en plaques, 496
– généralisée, 498
– linéaire, 497
Morphine, 1077
Morquio (maladie de), 730
Morvan (syndrome de), 1062
Morve, 101
Mosaïcisme
– différentes formes, 382
– génétique, 338, 347, 382, 389, 627
– germinal, 386
– pigmentaire, 372, 425
Moulin (atrophodermie de), 498
Moustique, 152
Moya-Moya (maladie de), 807
MSH, 1020
MST. Voir Infection sexuellement transmissible
mTOR, 806
Mucine, 559, 715
Mucinose, **715**
– dysthyroïdienne, 717
– érythémateuse réticulée (REM), 716
– focale, 718
– folliculaire, 863
– – de Pinkus, 719
– – ortiée, 720
– infantile, 716
– juvénile spontanément régressive, 718
– nodulaire, 716
– papuleuse, 715
– – acrale, 716
– – lichen myxœdémateux, 716
– papulonodulaire associée aux connectivites, 475, 718
– prétibiale, 717
– primaire, 715
– secondaire, 715
Mucite, 1051
– chimiothérapie, 1191
Muckle-Wells (syndrome de), 222, 444, 453, 723
Mucocèle, 718, 893
Mucopolysaccharidose, 730, 1030
Mucormycose, 145
Mucoviscidose, 872, 1043
– kératodermie aquagénique, 356
Muguet, 896
– candidose, 139
– VIH, 180
Muir-Torre (syndrome de), 39, **636**, 640, 657, 670, 673, 1039
MUM1, 567
Münchhausen par procuration (syndrome de), 1096
Munro et Sabouraud (microabcès de), 538
Mupirocine, 1112
Muqueuse, **889**
– buccale, **891**
– – affections bulleuses, 899
– – anatomie, 891
– – aphtes, 898
– – carcinome épidermoïde, 899
– – carence nutritionnelle, 904
– – érythème polymorphe, 900
– – hyperpigmentation, 902
– – hypopigmentation, 902
– – maladie
– – – de Kaposi, 902
– – – de système, 903

– – nécrolyse épidermique toxique, 900
– – papillome humain, 901
– – particularités anatomiques, 892
– – pseudo-tumeur, 901
– – scorbut, 904
– – syndrome de Stevens-Johnson, 900
– – tumeur bénigne, 901
– – ulcération, 898
– génitale
– – féminine, 905
– – masculine, 916
– – prurit, 1084
Mutation. Voir aussi Gène
– de GNAQ/GNAQ11, 689
– de NF1, 689
– du gène CFTR, 872
– postzygotique, 382-383
– réverse, 384
– V600E de BRAF, 577, 583, 689
Mutualisme, 95
Myalgies, 483
Myasthénie, 635
Mycétome, 143
– du pied, 970
Mycide, 264
Mycobactériose, 798, 1050
– atypique, 122-123, 438, 464
– disséminée, 177
– tuberculose, 117
Mycobacterium leprae, 124
Mycophénolate mofétil
– lupus érythémateux, 474
– pemphigoïde des muqueuses, 523
Mycoplasma
– genitalium, 165
– hominis, 165
– pneumoniae, 302
Mycose, 264
– généralités, 134-146
– onyxis, 838
Mycosis fongoïde, **557-561**
– achromiant, 420
– caryolysine, 1110
– chalazodermie granulomateuse, 559
– classification TNMB, 556
– évolution et pronostic, 561
– formes annexotropes, 558
– génotypage, 560
– granulomateux, 559
– histopathologie, 559
– lymphome pagétoïde, 558
– parapsoriasis, 560
– pathogénie, 561
– photothérapie, 1130
– transformé, 559, 561
Myélodysplasie, 1045, 1048-1049
Myélokathéxis, 55
Myélome, 722, 1051
Myiase
– furonculeuse, 155
– rampante, 155
Myofibroblaste, 700
Myofibromatose infantile, 702
Myopathie inflammatoire, 479
Myopéricytome, 771
Myosite ossifiante, 734
Myosphérulose, 463, 614
Myrmécie, 53
Myxœdème prétibial, 717, 1021
Myxome, 423
– cardiaque, 1065
– complexe de Carney, 396
– de l'oreillette, 785, 789, 806
– des gaines nerveuses, 707

N

Naegeli-Franceschetti-Jadassohn (syndrome de), 353, 375, 425
– corniculatus, 359
– marginatus, 360
Nævomatose basocellulaire, 371, **634**, 642, 656
Nævus, 676-685
– à cellules ballonnisantes, 681
– à cheveux laineux, 360
– acnéiforme, 360
– acromiodeltoïdien de Ito, 680
– agminé, 422
– anémique, 400
– à poils angora, 360
– biparti, 382, 924
– bleu, 676
– cérébriforme, 679
– combiné, 681
– comédonien, 360
– concept de, 627, 676
– congénital, 676, 684, 687
– – histoire naturelle, 682
– de Hori, 428
– définition, 627, 676
– de la matrice de l'ongle, 676
– dermoscopie, 680
– des extrémités, 681
– desmoplastique, 681
– dysplasique, 677, 681
– eccrine porokératosique, 360, 364
– en rayon de soleil de type Spitz/Reed, 681
– épidermique, 358
– – épidermolytique, 359
– – syndromique, 361
– – verruqueux inflammatoire, 359
– éruptif, 683
– étoilé, 681
– kératinocytaire, 359
– – simple, 358
– kératinocytique, 628
– kérinokératosique, 359
– marginatus, 360
– mélanocytaire, 676
– mélanome, diagnostic différentiel, 690
– mucineux, 744
– oligemicus, 400
– pigmentaire, 676
– réticulé, 681
– roseus, 397
– SASKIA, 359
– sébacé. Voir aussi Hamartome sébacé, 360, 361
– spilus, 422, 428, 677
– trichilemmokystique, 360
– trigéminé de Ota, 680
– tubéreux, 676
Nagashima (kératodermie plamoplantaire de), 351
Nail-patella syndrome, 1057
Nakajo-Nishimura syndrome, 445
Nanisme, 191
Nanta (ostéonævus de), 681, 734
Napkin psoriasis. Voir Psoriasis des langes, 534
Naxos (syndrome de), 352
Nécrobiose lipoïdique, **620**, 1025
Nécrolyse épidermique toxique, 303
– atteintes
– – oculaires, 304, 925
– – viscérales, 303
– diagnostic extemporané, 30
– étiologie, 304
– immunoglobulines, 1166
– manifestations buccales, 900
– pronostic, 304

– SCORTEN, 304
– traitement, 305
Nécrose, 8–9, 19, 224
– artérite, 810
– aux AVK, 296
– diagnostic différentiel, 21
– digitale, diagnostic différentiel, 964
– graisseuse nodulokystique, 463
– hémorragique, 296
– histologie, 314
– sudorale, 874
– tissulaire, 1192
Nelson
– syndrome de, 426, 1020
– test de, 171
NEM. *Voir* Néoplasie endocrinienne multiple
NEMO, 369
Néoplasie
– blastique à cellules plasmacytoïdes dendritiques, 566, 1048
– endocrinienne multiple, 393, **396**, 706, 1022
– – 1, 703
– – 2A, 724
– intraépithéliale
– – anale (AIN), 950
– – du pénis (PIN), 57
– – vulvaire (VIN), 57, 907
Nerf
– facial, branche fronto-palpébrale, 1207
– spinal, 1207
Netherton (syndrome de), 55, 274, 341–342, **855**, 993
Neurilemmome. *Voir* Schwannome
Neuroblastome, 706, 712
Neurochirurgie, 699
Neurofibromatose, **389**, 427, 579, 772
– 1, 389, 424, 706
– 2, 391
– classification, 389
– formes rares, 392
– grossesse, 1003
– segmentaire, ou NF5, 391
Neurofibrome, NF1, 389
Neurofibromine, 389, 424
Neurofibrosarcome, 707
Neuroleptiques, 1095, 1099
Neurome
– encapsulé (palissadique) solitaire, 706
– muqueux multiple, NEM2B, 396
– post-traumatique, 706
Neuropathie, 1062
– des petites fibres, 1063
– périphérique, 224, 817
Neuropeptide, prurigo, 1088
Neurosyphilis, 169, 171
Neurothécome cellulaire, 707
Neutropénie, 55
NEVADA (syndrome), 360
NEVIL, 359
Névirapine, 1153
Névomatose basocellulaire. *Voir* Nævomatose basocellulaire
Névralgie honteuse, 1085
Névrodermite, 909, 1082
Névrome post-traumatique, 706
Next Generation Sequencing, 38
NF-κB, 372
NGF, prurigo, 1088
Niacine, 1033
NICH, 758, 990
Nicolas-Favre (maladie de). *Voir aussi* Lymphogranulomatose vénérienne, 162, 164, 173, 184

Nicotinamide, 1033
– photodermatoses, 206
Nikolsky (signe de), 4, 516
– nécrolyse épidermique toxique, 303
– pemphigus, 510
NISCH (syndrome), 311, 342
Nitroglycérine, phénomène de Raynaud, 221
Nivolumab. *Voir aussi* Inhibiteurs de checkpoints immunologique, 698, 1163, 1172
NM *(Nodular Melanoma)*, 687–688
Nodosité d'Osler, endocardite, 105, 1065
Nodule, 6–7
– acné, 877
– alopécique et aseptique du scalp, 858
– dégénératif de l'oreille, 940
– d'endométriose, 952
– des prieurs, 227
– des trayeurs, 82
– diagnostic différentiel, 17–19
– douloureux de l'oreille, 940
– épithélioïde angiomateux cutané, 768
– érythémateux, diagnostic différentiel, 19
– et tumeur congénitaux, diagnostic différentiel, 991
– rhumatismal, 622
– rhumatoïde, 1044
– scabieux, 570
Nodulite (ou nodulose) rhumatoïde, 622, 1044
Noma, 1032
NOMID, 453
Noonan (syndrome de), 368, 392
– avec lentigines, 423
Normothymiques, 1100
Northern blot, 38
Notalgie paresthésique, 431, 1063, 1082
Nourrisson (érythème fessier), 994–997
Nouure, 7, 460
Nouveau-né. *Voir aussi* Dermatose néonatale
– anomalies vasculaires, 990
– cordon ombilical, 992
– dermatoses iatrogènes, 992
– desquamation physiologique, 986
– érythrodermie, 989
– érythrose, 986
– gangrène, 990
– hygiène, 992
– livedo physiologique, 986
– malformation capillaire, 990
– nodules, 991
– ombilic, 992
– principes thérapeutiques, 992
– purpura, 990
– troubles de la kératinisation, 989
– tumeurs, 991
– urgences, 986
Nuque rhomboïdale, 190

O

Obésité, 1033
O'Brien (granulome actinique d'), 620
Obsessionnels-compulsifs (troubles), 1094
Occludines, 330
Ochronose, 434, 1028
Oculo-orogénital (syndrome), 1033
Odeur corporelle normale et pathologique. *Voir* Bromhidrose eccrine, 871
Odeur de poisson (syndrome de l'), 871, 1029
Œdème, 282
– aigu hémorragique du nourrisson, 799
– angioneurotique, 924
– des paupières, 1021
– palpébral, 923
– scrotal aigu idiopathique de l'enfant, 956

Œil, **922**
– de perdrix, 227
Ofuji (maladie d'), 608
OK-432 (sclérothérapie), 783
Oléome, 613
Oligoéléments (carence et excès), 1035
Ollier (syndrome de), 967
Olmsted (syndrome de), 351, 966
Omalizumab, 456, 1163
Ombilic, 952–954
– nouveau-né, 992
– tumeurs malformatives, 400
Omenn (syndrome de), 1054
Omphalite infectieuse, 992
Omphalocèle, 952
Omphalolithe, 952
Onchocercose, 155, 1080
Oncogène *ras*, 640
Ongle, **829**
– anomalies
– – d'origine traumatique, 842
– – mineures, 830
– candidose, 140
– chromonychies, 835
– colorations pathologiques, 835
– définition séméiologique, 847
– eczémas, 835
– en cornet, 848
– en dé à coudre, 831, 848
– en pince, 843, 846
– en tuiles de Provence, 848
– en volute, 848
– équisegmenté, 1058
– grésé, 848, 856
– incarné, 845
– infections mycosiques et bactériennes, 838
– jaune (syndrome), 836, 1066, 1073
– lichen plan, 833
– maladie de Darier, 346, 835
– mélanocytaire, 837
– normal, 829
– pelade, 834
– poli, 1078
– psoriasis, 535
– toxicité des traitements systémiques anticancéreux, 841, 1192
– tumeur, 844
Onychalgie, 848
Onychauxis, 848
Onychine, 848
Onychocryptose, 847–848
Onychogryphose, 843
Onycholyse, 848
Onychomadèse, 83, 833, 848
Onychomalacie, 848
Onychomatricome, 845
Onychomycose, 138, 838
– traitement, 1149
Onychophagie, 842
Onychophosis, 843
Onychorrhexie, 848
Onychoschizie, 830, 848
Onychotillomanie, 842
Onyxis. *Voir* Ongle, 829
Onyxis et périonyxis candidosiques, 140
Opacification cornéenne, 522
Ophtalmie gonococcique, 163
Oppenheim-Urbach (maladie d'). *Voir* Nécrobiose lipoïdique
Orchi-épididymite, 163, 531
Oreille. *Voir aussi* Dermatose de l'oreille externe
– éruption printanière, 201
Orf, 82

Index

Oroya (fièvre de), 107
Orteil pourpre, 969
Orthonyxie, 843
Os (peau), 1044-1047
Osler (nodosités d'), 106, 1065
Ossification cutanée
- exostose sous-unguéale, 735
- fibrodysplasie ossifiante progressive, 735
- myosite ossifiante progressive, 735
- ostéome primitif, 735
- primaire diffuse, 734
- secondaire, 734
- séquestre osseux, 735
- syndrome d'Albright, 734
Ostéite aseptique, pustulose palmoplantaire, 599
Ostéoarthropathie hypertrophiante, 965, 1070-1071
- pneumique, 1066
Ostéogenèse imparfaite, 740
Ostéome, 734
- cutané primitif, syndrome COPS, 735
Ostéo-onychodysplasie héréditaire, 1057
Ostéopathie striée, 988
Ostéopoecilie. *Voir* Buschke-Ollendorff (syndrome de)
Ota (nævus trigéminé de), 422, 428, 680
Othématome, 940
Otite externe, 943
Ouranite médiane postérieure, 893
Outils vibrants, 221
Ovaire polykystique (syndrome de), 865
Oxaliplatine, 1189
Oxalose, 807, 1059
Oxybutinine, 872
Oxytalan, 736
Oxyurose, 950, 1084

P

Pachydermatoglyphie, 1070
Pachydermie, 213, 282, 1019
- plicaturée du cuir chevelu, 1071
Pachydermodactylie, 968, 1095
Pachydermopériostose, 965, 1019, 1066, **1070**
Pachyonychie congénitale, 353, 897
Pachyonychogryphose, 848
Paclitaxel, 1190
- Kaposi, 778
PAF, 448
Paget (maladie de), 652, **674**, 711, 919
- extramammaire, 674, 952, 957
- mammaire, 674
- photodétection, 1133
- vulve, 911
PAMP, 95
PAN. *Voir* Périartérite noueuse
Panaris herpétique, 63
Pancréas, panniculite, 461
Pancréatite aiguë, 1043
Panniculite, 461-465
- a frigore, 219
- au froid, 223, 991
- calcifiante, 464, 733, 1021
- de maladie systémique, 463
- des cavaliers, 463
- enzymatique, 461
- goutteuse, 731
- histiocytaire cytophagique, 463
- lupique, 463, 475, 960
- nodulaire aiguë, 462
- nouveau-né, 991
- physique, 463
- septique, 464
- traumatique, 463

Pansement, 1122, 1213
PAPASH syndrome, 605
PAPA syndrome, 446, 605
Papille
- anale, 949
- linguale, 892
Papillomatose, 25
- cutanée floride, 1070
- laryngée, 57
Papillomavirus, **51-60**, 651, 663-664
- humains, 51
- VIH, 181
Papillomes viraux, 51
Papillon-Léage et Psaume (maladie de), 371
Papillon-Lefèvre (syndrome de), 353, 966
Papule, 6-7
- acné, 877
- amyloïde des conques auriculaires, 724
- blanche
- - diagnostic différentiel, 17
- - du cou, 1010
- érythémateuse (diagnostic différentiel), 18
- fibreuse du visage, 701
- folliculaire, 545
- jaune (diagnostic différentiel), 18
- nécrotique, 20, 573
- perlée du gland, 916
- piézogénique, 227, 704, 971
- pigmentée (diagnostic différentiel), 18
- rhumatoïde, 622
Papulose
- à cellules claires, 500, 675
- atrophiante maligne, 472, 754, 1039
- bowénoïde, 57, 907
- fibreuse blanche du cou, 703
- fibroélastolytique, 1010
- lymphomatoïde, 555, 564, 574
Paracoccidioïdomycose, 144
Paradominance, 383
Paraffinome, 613
Parakératose, 538
- granulaire, 25, 348, 946
Paralysie
- faciale, 112
- générale, 168
- oculomotrice, 112
- respiratoire, 211
- spastique, 342
Paramyxovirus, 83
Paranéoplasie. *Voir* Paranéoplasiques (syndromes)
Paranéoplasiques (syndromes), 268, 865, 1049, **1068**
Parapoxvirus, 81
Parapsoriasis, 573
- digitiforme, 560
- en gouttes. *Voir* Pityriasis lichénoïde
- en plaques, 560
Parasitisme, 95
Parasitoses cutanées, 154
Parathyroïde, 1021
Paréchovirus de type 3, 83
Parinaud (syndrome oculoglandulaire de), 108
Parkes-Weber
- carcinome télangiectasique de, 711
- syndrome de, 763
Paronychie, 182, 848
- à fusariose, 841
- chronique, 261, 838, 841
- effet secondaire des biothérapies, 1167
Parry-Romberg (atrophie hémifaciale de), 498
Parvovirus B19, 77
- syndrome papulopurpirique en gants et chaussettes, 88

PASH syndrome, 605
PASI, 537
Pasteurellose, 101
Pastia (signe de), 103
Patched, 334, 642
Patch-test. *Voir* Test épicutané, 254
Pathergie, 531, 604
Pathologie
- de la main, 963
- du pied, 969
Pathomimicrie, 1097
Pathomimie, 463, 894, 906, **1096**
Patron
- dermoscopique multicomposé et asymétrique, 681
- étoilé, 41
- lentigineux, 692
- pagétoïde, 692
- parallèle des sillons, en lattice, fibrillaire, 681
Paupière, 922-926
Pautrier (thèques de). *Voir aussi* Microabcès, 554, 559
PBG. *Voir* Porphobilinogène, 211
PCR, 37
- syphilis, 169
PDGF, 754
Peau
- citréine, 743, 1009
- de léopard, 155
- d'orange, 815, 961
- hyperpigmentée, 435
- rhomboïdale, 1010
- splittée, 32
Pédiculose, 150
- antiparasitaire topique, 1113
- des cils, 923
Peeling skin syndrome, 330
Pegvisomant, 1019
Pelade, 853
- ophiasique, 856
- photothérapie, 1131
- unguéale, 834
Péliose bacillaire, 108
Pellagre, 198, 426, **1033**, 1037
Pellicule, 863, 935
- traitement, 937
PELVIS (syndrome), 758
Pembrolizumab. *Voir aussi* Inhibiteurs de checkpoints immunologiques, 698, 1163, 1172
Pemphigoïde, 1025
- anti-p-200, 521
- bulleuse, 265, **518**, 899
- - immunoglobulines, 1166
- - radiothérapie, 233
- cicatricielle. *Voir* Pemphigoïde des muqueuses, 522
- - immunoglobulines, 1166
- des muqueuses, 522, 899
- et gliptimes, 1025
- gestationnelle, 1001
- gravidique, 523
Pemphigus, **509**
- à IgA, 515, 597
- érythémateux, 513
- foliacé, 514
- grossesse, 1003
- herpétiforme, 515, 521
- immunofluorescence directe, 31
- induits par des médicaments, 516
- manifestations buccales, 899
- nord-africain, 515
- paranéoplasique, 516, 1072
- - immunoglobulines, 1166
- photophérèse, 1134

– végétant, 513
– vulgaire, 509
– – immunoglobulines, 1166
Pénétration transcutanée. *Voir* Absorption transcutanée
Pénicilline G, 171
Pénicilliose, 144
Pénis. *Voir* Muqueuse génitale masculine
Pénodynie, 1097
PENS (syndrome), 17, 359
Pentamidine (leishmaniose), 158
Pentoxyfylline, 130
– photodermatoses, 206
Pepper (syndrome de), 712
Peptide antimicrobien, 95
Percement du lobule de l'oreille, 953
– complications, 943
Perfusion intraveineuse, complications chez le nouveau-né, 992
Périartérite noueuse, 79–80, 464, 753 **800**
Périchondrite, 942
Péricytes, 754
Périoste, 1071
Périplakine, 310, 329, 516–517
Perlèche, 896, 1037
– candidose, 139
– syphilitique, 168
Perméthrine, 149, 1114
Peroxyde de benzoyle, 937
– acné, 884
Perte de l'hétérozygotie, 38, 382
Perthes-Jüngling (ostéite polykystique de), 616
Peste, 101
Peutz-Jeghers (syndrome de), 424, 1039
PFAPA (syndrome), 899
PHACE (syndrome), 758
Phacomatose
– cesioflammea, 397
– cesiomarmorata, 397
– pigmentokératosique, 397
– pigmentovasculaire, 397, 763
– *spilorosea*, 397
– *spilovascularis*, 397
Phacome rétinien, 394, 926
Phaeohyphomycoses, 142
Phaéomélanine, 189
Pharmacocinétique cutanée, 1143
Pharmacogénomique, 38
Pharmacovigilance, 292
Phénylcétonurie, 492
Phéochromocytome, 391, 870, 1020
– NEM2B, 396
Phéomélanine, 408
Phimosis, 664, 1037
Phlébectomie ambulatoire, 825
Phlébite bleue, 821
Phlébologie, 819–826
Phlébotome
– leishmaniose, 157
– maladie de Carrion, 106
Phlébotrope, 824
Phlegmasia coerulea dolens, 821
Phlyctènes, 7, 228
Photoallergie, 188, 193, 195–196
Photobiologie, 185–208
Photocarcinogenèse, 189–190
Photochimiothérapie extracorporelle, 507, 1133
Photodermatose, **190**
– classification, 190
– diagnostic, 192
– printanière juvénile, 943
– traitement, 206
Photodistribution, 192
Photoépidermotest, 197

Photographie, 39
Photographie corporelle totale, 39
Photo-immunosuppression, 189
Photo-onycholyse, 196, 836
Photopatch-test, 193, 256
Photophérèse. *Voir* Photochimiothérapie extracorporelle
Photophobie, 369
– *xeroderma pigmentosum*, 191
Photoprotecteurs, 1115
Photoprotection, 648, 1115
– externe, 204, 206
– mélasma, 432
– naturelle, 187, 203
Photoréactivation, 196
Photoréjuvénation, 1133
Photosensibilisant, 193
– médicamenteux, 194
– non médicamenteux, 195
Photosensibilisation, 188, **193**
– agents photosensibilisants, 193
– allergique, 251
– chimiothérapie, 1191
– diagnostic, 197
– endogène, 198
– exogène, 193
– rémanente, 198
Photosensibilité, 197, 202, 438, 571
– éruption médicamenteuse, 295
– lupus érythémateux, 477
– pellagre, 1033
– persistante. *Voir* Dermatite actinique chronique
– protoporphyrie érythropoïétique, 213
– réactions
– – photoallergiques, 295
– – phototoxiques, 295
– rémanente. *Voir* Dermatite actinique chronique
Phototest, 192, 477
– itératif, 200
– systémique, 193
Photothérapie, **1126–1132**
– ciblée, 1126
– dermatite atopique, 278
– du nouveauné, 922
– dynamique, 188, 648, 653, **1132–1133**
– – acné, 1133
– – carcinome basocellulaire, 1133
– – infections à virus HPV, 1133
– – kératose actinique, 1133
– – lumière du jour, 1132
– – maladie de Bowen, 1133
– – psoriasis, 1133
– lichen scléroatrophique, 502
– photodermatoses, 206
– pityriasis lichénoïde, 575
– UVA1, 1127
– UVB
– – photodermatoses, 206
– – psoriasis, 542
– UVBSE, 1127
Phototoxicité, 188, 195
Photo-trichogramme, 851
Phototype, 204, 643
Phrynodermie, 427, 1034
Phtiriase, 150
Phymas, 932
Phytophotodermatose, 196
Pian, 132
PIBIDS. *Voir* Trichothiodystrophie
PICH, 758
Pick-Herxheimer (maladie de). *Voir* Acrodermatite chronique atrophiante

Piébaldisme, 405, 415
Pied
– cubique, 817
– d'athlète, 137
– de Madura, 143
– des tranchées, 218
– diabétique, 1024
– d'immersion, 218
– pathologie du, 969
Piedra noire, 143
Pieds-mains-bouche (syndrome de). *Voir* Mains-pieds-bouche (syndrome), 82
Piège anatomique, 1207
Piercing. *Voir* Percement du lobule de l'oreille, complications, 943
Pierini-Pasini (atrophodermie de), 497
Pigeonneau, 966
Pigmentation
– bismuthique, 433
– dite flagellée à la bléomycine, 1191
– immédiate, 189
– maculeuse éruptive idiopathique, 429
– mélanique lenticulaire essentielle, 428
– modification (effet secondaire des biothérapies), 1168
– palpébrale, 1021
– réticulée, 353
– VIH, 181
Pili
– annulati, 851
– pseudo-annulati, 852
– torti, 414, 854, 855
Piloléiomyome, 705
Pilomatricome, 633, 1039
– malin, 672
Pimécrolimus, 1106
– dermatite atopique, 277, 278
Pinguecula, 646
Pinkus
– mucinose folliculaire de, 719
– tumeur fibroépithéliale de, 657
Pinta, 132
Piqûre d'insecte, 151, 450, 570
Pits, 346, 366, 634
Pitted keratolysis, 970
Pityriasis
– alba, 275, 420
– amiantacé, 864, 935
– capitis, traitement, 937
– lichénoïde, 573–575
– – chronique, 573
– – et varioliforme aigu, 573
– – – ulcéronécrotique fébrile, 574
– rosé de Gibert, 76, 88
– rotunda, 429, 1072
– rubra pilaire, 545–548
– simplex. *Voir* Pellicules, 935
– stéatoïde, 863
– versicolor, **141**, 419, 430, 935
Pityrosporoses, 141
PLACK (syndrome), 355
PLAID syndrome, 222, 446
Plaie. *Voir aussi* Cicatrisation
– pansement, 1122
– traitement, 1121
Plakine, 516
Plakoglobine, 309, 329
Plakophiline, 309, 371
– 2, 329
Plan de fusion embryonnaire, 658
Plaque, 6–7
– associée au gadolinium, 1059
– diagnostic différentiel, 17
– érythémateuse (diagnostic différentiel), 19

Index

– fauchée, 168
– fibreuse, 393
– « peau de chagrin », 394
Plasmacytose cutanée, 571
Plasmocytome, 1050
– cutané, 725
Plastie, 1212
Plectine, 32, 313, 516
Pléiotropie, 382
Plexus
– dermique profond, 753
– sous-papillaire, 753
Pli diagonal du lobule de l'oreille, 1065
Plummer-Vinson (syndrome de), 904
Pneumatocèle, 1054
Pneumocystose, 177
Pneumopathie intersitielle, 480
Pneumothorax, Birt, Hogg et Dubé, 631
Podophylline, 60
Podophyllotoxine, 60, 1111
Podopompholyx, 263
POEMS (syndrome), 770, 788, **1022**, 1057
Poids idéal, 469
Poïkilodermie, 6, 9, 13, 479
– amylose, 724
– congénitale, 191, 785–786
– diagnostic différentiel, 15
Poil incarné, 864, 866
Point rubis, 769
Poisons du fuseau, 1189
Poliose, 851
Polle (syndrome de), 1096
Polyangéite microscopique, 800
Polyarthrite, 968
– rhumatoïde, 605, 622, 798, 1044
Polychondrite
– atrophiante, 942, 1045
– récidivante, 942
Polydactylie, 399
– rudimentaire, 965
Polydiméthylsiloxane, 614
Polyendocrinopathie auto-immune, 1022
Polygangrène aiguë symétrique des extrémités, 964
Polyglobulie, 1080
Polymastie, 958
Polyméthylméthacrylate, 614
Polynévrite, 211
Polynucléaire
– éosinophile. *Voir aussi* Éosinophilie, 606
– neutrophile, 604
Polyomavirus, 85, 94
Polype
– ombilical, 952
– omphalo-mésentérique, 400
Polypose
– digestive, 1038
– familiale adénomateuse, 1039
Polythélie, 958
Pommade, 1103
Pompes SERCA, 334
Pompholyx, 263
Porcupine, 334
Porocarcinome
– chimiothérapie, 1190
– eccrine, 671
– superficiel, 671
– trabéculaire, 671
Porokératose, **363–365**
– actinique disséminée superficielle, 363
– CAP syndrome, 364
– formes atypiques, 364

– linéaire, 364
– palmoplantaire disséminée, 364
– ponctuée palmoplantaire, 364
– superficielle disséminée, 364
Porome
– eccrine, 630, **637**, 671
– folliculaire, 631
Porphobilinogène, 211
Porphyrie, **209**, 426
– aiguë intermittente, 211
– atypique, 215
– biologie, 210
– classification, 210
– cutanée, 79, 80, 943, 1042, 1058
– – tardive, 211
– – – IFD, 34
– des hémodialysés, 215
– duale, 216
– érythropoïétique, 210, 214
– – congénitale. *Voir* Günther (maladie de), 214
– hépatique, 210
– hépato-érythropoïétique, 216
– mixte, 212, 215
– par déficit en ALA-déhydratase, 211
– par hépatome, 215
– physiopathologie, 209
– toxique, 215
– variegata, 215
Porphyrine, 1132
Posaconazole, 1149
Posthite scléreuse, 917
Pou, 107, 115, 150
– maladies transmises par le, 150
– typhus, 117
Poxvirus, 81
PPAR-γ, 457
Prazosine, phénomène de Raynaud, 221
Précancérose épithéliale, 644–653
Prédisposition au cancer, 1038
Pressothérapie, 816
Prick-tests, 261
Prilocaïne + lidocaïne, 1114
Probiotiques, 279
Proctologie, 948
Produit de comblement (réaction au), 614
Profilaggrine, 331, 336
Progeria, 851, 1057
– de l'adulte (syndrome de Werner), 1013
– de l'enfant (syndrome de Hutchinson-Gilford), 1012
Prolactine, 1019
Prolapsus rectal, 949
Prolifération épidermique (contrôle de la), 333
Prolifération lymphoïde cutanée CD30+, 553
Propiomélanocortine, 1020
Propionibacterium
– *acnes*, 95, 883
– spp., 93, 94
Propranolol, 1108
Prostaglandine, 448, 585, 1077
Protéase, 1077
Protéasomopathie, 444
Protée (syndrome de), 361, 392, 399, 704, 763, 782
Protéine
– E6 des papillomavirus, 52, 640, 641
– porteuse, 246
– riche en proline (SPR), 332
– S100, 33, 692
– SERCA 2, 346–347
Prothèse métallique, 267
Protocole Lever faible, 512
Protoporphyrie érythropoïétique, 203, 213, 1182
Protoxyde d'azote, 1135

Protrusion pyramidale périanale infantile, 909
Prurigo, 276, **1086**
– actinique, 200, 208
– lymphomes, 1050
– parasitaire tropical, 155
– pigmentosa, 508
– strophulus, 151
– VIH, 181
Prurit, **1075**
– anal, 950, 1083
– aquagénique, 1079
– brachio-radial, 1063
– causes, 1079
– clinique, 1078
– dermatologique, 1079
– du méat, 1084
– du scrotum, 957
– effet secondaire des biothérapies, 1168
– érythrodermie, 282
– génital masculin, 1084
– gravidique, 1080
– hyperparathyroïdie, 1021
– localisé, 1081
– lymphomes, 1050
– médicaments responsables, 1081
– non dermatologique, 1080
– paranéoplasique, 1073
– photothérapie, 1131
– sénile, 1079
– traitement, 1081
– VIH, 181
– vulvaire, 1084
Pseudarthrose, NF1, 391
Pseudo-angiomatose éruptive, 788
Pseudo-chromidrose, 228, 867
– plantaire, 434, 970
Pseudo-cicatrices stellaires, 1011
Pseudo-dermatomyosite, 1192
Pseudo-folliculite, 530, 597
– de la barbe, 866
Pseudo-granulome pyogénique, 841
Pseudo-gynécomastie, 958
Pseudo-hypoparathyroïdie, 1022
Pseudo-Kaposi, 769, 812
Pseudo-kératodermie aquagénique acquise, 356
Pseudo-kyste
– corné, 630
– du pavillon, 940
– mucoïde, 844, 967
– – de la cavité buccale, 718
– – digital, 718
– pilonidal interdigital, 967
Pseudo-lymphome, 197, 296, 297, 551, 553, 555, 567, **569–572**
– actinique. *Voir* Dermatite actinique chronique
– borrélien, 570
– cutané, 569
– médicamenteux, 570
– par contact, 570
Pseudo-mélanome, 693
Pseudo-membrane, 896
Pseudo-milium colloïde, 1010
Pseudomonas, 994
– otite externe, 943
Pseudo-pelade, 468
– de Brocq, 863
Pseudo-Pelger-Huet, 1048
Pseudo-pili torti, 854
Pseudo-porphyrie, 196, 212, 297, 1058
– des hémodialysés, 34
Pseudo-teigne amiantacée, 535
Pseudo-xanthome élastique, **741**, 1040
– cutané, 1031
– diagnostic différentiel, 742

– exogène, 743
– variant, 742
Psoralènes, 188, 1126
– biodisponibilité cutanée, 1144
Psoriasis, 96, 436, **533**, 905, 916, 946
– acitrétine, 1199
– biothérapies, 543
– ciclosporine, 1183
– des langes, 995
– dioxyanthranol, 1110
– en gouttes, 536
– en plaques, 534
– érythrodermique, 536
– induit, effet indésirable des biothérapies, 1179
– inversé, 534, 1083
– méthotrexate, 1194
– muqueuse génitale féminine, 910
– palmoplantaire, 535
– paradoxal, 546, 600, 862, 1037, 1179
– photothérapie, 541, 1129
– pustuleux, 536, 595
– – généralisé, 283, 594, 1001
– pustulisé « régional », 595
– pustulose palmoplantaire, 599
– régions séborrhéiques, 936
– rhumatisme, 537
– séborrhéique, 534
– thérapeutique, 540
– unguéal, 535, 830
– VIH, 181
PSORS1, 533
Psychothérapie, 279
Psychotropes, 1099
– classification, 1099
– hyperpigmentation, 432
Ptérygion dorsal, 833
Pterygium, 392, 488, 848
Puberté précoce, 424, 1022
– NF1, 390
Puce, 115, 153
– à ADN, 37–38
– chique, 155
Puisard, 966
Puits palmaires. *Voir* Pits
Pulpite, 967
– allergique, 250
– causes, 250
Punaise, 153
PUPP, 1000
Purpura, 13, 295, 435, 578, **793**
– de Bateman, 1020
– d'effort, 811
– diagnostic différentiel, 15
– eczéma de contact, 248
– en lunettes, 923
– fulminans, 70, 106
– – déficit homozygote en protéine C, 990
– nécrotique, étiologie, 794
– nouveau-né, 990
– palpable (diagnostic différentiel), 18
– rétiforme, 105, 224, 793, 805
– rhumatoïde, 798
– sénile, 1011
– thrombopénique
– – idiopathique, immunoglobulines, 1166
– – lié au VIH, immunoglobulines, 1166
Purtilo (syndrome de), 1055
Pustule. *Voir aussi* Pustulose, 8, 15
– acné, 877
– aseptique, histopathologie, 593
– diagnostic différentiel, 16
– en clous de tapissier, 598
– histologie, 27
– néonatale, diagnostic différentiel, 989

Pustulodermie toxique, 933
Pustulose
– à éosinophiles, 862
– à IgA intra-épidermique, 1036
– aiguë généralisée, 595
– amicrobienne, 473, 593, 597
– – des plis, 601
– – généralisée, 594
– aux anti-TNF, 599
– éosinophilique stérile, 608
– érosive, 601, 862
– – des jambes, 601
– – du cuir chevelu, 601, 862
– exanthématique aiguë généralisée, 294, 595
– inhibiteurs de tyrosine-kinase, 1188
– néonatale, 989
– – céphalique, 986
– palmoplantaire, 264, 598
– – ciclosporine, 1184
– – traitement, 600
– sous-cornée, 515, 596, 597, 1036
– varioliforme, 276
PUVAthérapie, 649, 1126
– eczéma de contact, 258
– histiocytose, 579
– lentigines, 1128
– photodermatoses, 206
– psoriasis, 541
– topique, 1127
PVH. *Voir* Papillomavirus
Pyemotes ventricosus, 153
Pyoderma
– facial, 932
– des maladies auto-inflammatoires, 605
– *gangrenosum*, **603**, 1036
– – ciclosporine, 1184
– – diagnostic différentiel, 604
– – formes étiologique, 605
– – histologie, 604
– – traitement, 605
– malin, 604
Pyodermite, 97
– froide, 100
– traitement, 100
– végétante, 100, 1036
Pyostomatite végétante, 899, 1036
Pyréthrinoïde, 1114
Pyridoxine, 1033

Q

Qualité de vie, 1184
Queyrat (érythroplasie de), 651, 901, 918
Quinacrine, 1150
Quinolones
– lèpre, 129
– phototoxicité, 196
Quinquaud (folliculite décalvante de), 862

R

Radcliffe-Crocker (*dermatitis repens* de), 598
Radiation
– ionisante, 648, 651
– solaire. *Voir* Rayonnement solaire
Radiochirurgie stéréotaxique, 699
Radiodermite
– aiguë, 232
– chronique, 232
– radiologie interventionnelle, 233
Radiodystrophie, 233
Radiofréquence, 1142
Radionécrose, 232
Radiosensibilité, 232

Radiothérapie, 667, 699, **1124**
– carcinome
– – basocellulaire, 659
– – neuroendocrine cutané primitif, 709
– mélanome, 698
RAMBA, 1197
Ramsay-Hunt (syndrome de), 942
Randall (syndrome de), 723
Rapamycine, sclérose tubéreuse de Bourneville, 395
Rapp-Hodgkin (syndrome de), 370
Rapport
– CD4/CD8, 556, 559, 561
– surface/poids, 1116
Rash
– à l'ampicilline, 74
– malaire
RASopathie, 360, 368, 379, 782
Raucité de la voix, hyalinose cutanéomuqueuse, 729
RAVEN, 358
Raynaud
– phénomène, 220, 224
– sclérodermie, 487
– – causes, 221
– – critères diagnostiques, 220
– – traitement, 493
Rayonnement
– ionisant, 232, 661
– solaire. *Voir aussi* Ultraviolets, 189
    Voir aussi Ultraviolets
R-CHOP, 567
Réaction, 1037, 1133
– cutanée aux médicaments, 287–298
– – anaphylactique, 290
– – anaphylactoïde, 290
– – classification, 289
– – critères
– – – chronologiques, 292
– – – d'imputabilité, 291
– – – séméiologiques, 292
– – désensibilisation, 297
– – diagnostic, 291
– – lichénoïde, 507
– – mécanismes, 289
– – photosensibilité, 295
– – tests, 291
– du greffon contre l'hôte. *Voir* Greffon contre l'hôte
– isotopique, 4
– paradoxale, effet indésirable des biothérapies, 546, 600, 862, 1037, 1179
– photoallergique, 196, 249
– photochimique
– – primaire, 187
– – secondaire, 187
– phototoxique, 195, 1127
Réactivation
– phénomène de, 1191
– systémique d'un eczéma de contact, 260
Réarrangement, 552
– du gène du récepteur T (TCR), 560
Récepteur
– MCR1, 643
– NOD, 95
– T, 552, 563
– toll, 95
Reconstitution immunitaire. *Voir* Syndrome de la restauration immunitaire
Rectocolite ulcéro-hémorragique, 537, 605, 1036
Réducteurs, 1110
Reed
– nævus, 41, 676, 681
– syndrome, 705

Index

Refsum (syndrome de), 342
Régression tumorale, 692
Régulation thermique, 217
REM syndrome. *Voir aussi* Mucinose érythémateuse réticulée, 475
RenbeoK (signe de), 4
Rendu-Osler (maladie de), 492, 755, 785, **787**, 1040
Repellent, 1114
– borréliose, 112
Répétine, 331
Répulsifs. *Voir* Repellents, 1114
Réseau veineux, 819
Résonance magnétique. *Voir* IRM
Retard de cicatrisation, vieillissement cutané, 1011
Réticulohistiocytose
– auto-involutive, 577
– multicentrique, 581, 968, 1046, 1073
Réticulose actinique, 571
Rétinaldéhyde, 1013, 1108, 1182, 1198
Rétinite
– en paillettes d'or, 926
– pigmentaire, 342
Rétinoïdes, 334, 648, **1196**
– contre-indications, 1200
– effets indésirables, 1200
– indications, 1197
– interactions, 1200
– mécanismes d'action, 1197
– topiques, 1108
– – acné, 884
– vieillissement cutané, 1013
Rétinol, 1034, 1182, 1198
Rétinopathie
– aux antipaludéens, 1150
– paranéoplasique, 926
– séreuse, effet secondaire des biothérapies, 1171
Rétronychie, 846
Rétrotransposon, 384
Réunion de concertation pluridisciplinaire (RCP), 666, 675, 697, 1203
Rexinoïde, 1199
Reye (syndrome de), 70
Reynolds (syndrome de), 490, 1042
Rhabdomyome, 706
– cardiaque, 394
Rhabdomyosarcome, 706
Rhagades sous-auriculaires, 275
Rhinophyma, 932
Rhinosporidiose, 146
Rhipicephalus sanguineus, 116
Rhumatisme
– acnéique SAPHO, 881
– articulaire aigu, 103, 622, 1047
– fibroblastique, 493, 968, 1046
– inflammatoire, 1044
– psoriasique, 537
Rhumatologie (peau), 1044
Rhupus, 475
Riboflavine, 1033
RICH, 757, 990
Richner-Hanhart (syndrome de), 354, 925, 1029
Rickettsia, 115
– *coronii*, 116
– *prowazekii*, 117
– *slovaca*, 116
Rickettsialpox, 116
Rickettsioses, 115
Ride, 190, 1010
Riehl (mélanose de), 429
Rifampicine, lèpre, 129

Rilménidine, rosacée, 934
Rituximab, 1162, 1174
– cryoglobulinémie, 225
– effets secondaires, 1174
– pemphigoïde
– – bulleuse, 522
– – des muqueuses, 523
– pemphigus, 512
– – paranéoplasique, 517
ROAT test, 256
Rodnan (score de), 488
Romana (signe de), 153
Rombo (syndrome), 368
Rosacée, 96, 235, 880, **930**, 1187
– enfant (métronidazole), 1196
– fulminans, 932
– œdémateuse, 931
– œil, 925, 932
– papulopustuleuse, 931
– stéroïdienne, 932
– traitement, 934
Rosai-Dorfman (maladie de), 582
Rosée sanglante, 534
Rosenbloom (syndrome de), 966
Roséole
– infantile, 76
– salmonellose, 1038
– syphilitique, 168
Ross (syndrome de), 869
Rothman-Makaï (lipogranulomatose sous-cutanée de), 462
Rothmund-Thomson (syndrome de), **191**, 785, 786, 854
Rougeole, 83
Rowell (syndrome de), 473
RSSSPE (syndrome), 968
RT-PCR, 38, 560
Rubéole, 84
Rubéose stéroïdienne, 932
Rubinstein-Taybi (syndrome de), 368
Rud (syndrome de), 342
Ruxolitinib, 1165

S

SACRAL (syndrome), 758
Saidman (test de), 192, 197
Saignée, porphyrie cutanée tardive, 212
Salmonellose, 177, 1038
Salpingite, 165
– *Chlamydia trachomatis*, 164
– gonococcique, 163
San Philippo (maladie de), 730
Saphène interne, 819
SAPHO, 600, 880, 1046
SAPL. *Voir* Syndrome des anticorps antiphospholipides
– catastrophique, 807
– critères diagnostiques, 806
Sarcoïde sur cicatrices, 612, 615
Sarcoïdose, 219, 345, 439, 461, 612, **615–618**, 903
– aspects cliniques, 615
– diagnostic, 617
– étiopathogénie, 617
– évolution, pronostic et traitement, 618, 958
– histopathologie, 617
Sarcome
– à cellules claires, 696
– chimiothérapie, 1190
– cutané, 702
– granulocytique, 1048
SARM, 98
– communautaires, 947
Saturnisme, 903
SAVI, 446

SCALP (syndrome), 361
Scarlatine, 103
– staphylococcique, 104
Scar sarcoidosis. *Voir* Sarcoïde sur cicatrices
Schamberg (maladie de), 794
Schimmelpenning-Feuerstein-Mims (syndrome de), 361, 636
Schirmer (test de), 932
Schizophrénie, 1094
Schnitzler (syndrome de), 453, 1051
Schoepf-Schulz-Passarge (syndrome de), 637
Schönlein-Henoch (syndrome de). *Voir* Purpura rhumatoïde
Schwannomatose, 389, 391
Schwannome, 706
– malin, 707
– vestibulaire, NF2, 391
Scintigraphie osseuse (gelure), 218
Sclérème
– néonatal, 223
– nouveau-né, 991
Sclérite, 1045
Sclérodactylie, 488
Sclérœdème, 718
Sclérodermie, 219, 220, **486**, 787
– critères diagnostiques, 491
– enfant, 491
– épidémiologie, 486
– grossesse, 491
– immunofluorescence directe, 32
– lésions buccales, 904
– localisée. *Voir* Morphée
– pathogénie, 486
– photophérèse, 1134
– photothérapie, 1131
– porphyrie cutanée tardive, 212
– systémique, **486**
Sclérœdème, 718
Scléromyosite, 475, 490
Scléromyxœdème, 493, 715
Sclérose, 9, 10, 19
– cutanée, 488, 492
– porphyrie cutanée tardive, 212
– tubéreuse, **393**, 703, 845, 926
Sclerosing hemangioma, 700
Sclérothérapie, 824
Sclérotique bleutée, 740
SCORAD (*SCORing of Atopic Dermatitis*), 278
Scorbut, 794, 904, **1034**, 1037
Scores (tests épicutanés), 255
Scorpion, 153
SCORTEN, 304
Scrofuloderme, 119
Scrotodynie, 957
Scrotum, 955–957
Scrub typhus, 117
SDRIFE, 260
Sébocystomatose, 636, 877
Sébopsoriasis, 534, 936
Séborégulateurs, 1197
Séborrhée, 864, 876, 881
Sébosuppression, 1197
Sécukinumab, 544, 1157, 1163
Sein, 958
– surnuméraire, 958
Sélénium, 937, 1035
Sélumétinib, 698
Sénescence
– cutanée, 1005
– précoce, 1012, 1058
Septicémie, 1047
– *Candida*, 141
– gonococcique, 164
– manifestations cutanées, 105

Index

– vasculite pustuleuse, 597
Séquençage, 38
Sevestre et Jacquet
(dermite papuloéosive de), 994
Sévices sexuels, 56, 501, 950
Sézary, **561–563**
– cellule, 552, 561–562
– lymphome, 562
– photophérèse, 1134
– syndrome, 553, 555
Shampooing antifongique, 937
Sharp (syndrome de), 475
Shaving, 1209
Sherrington (lignes de), 975
Shistosomiase, 155
SHORT (syndrome), 1057
Shulman (fasciite à éosinophiles de), 497
Sida. *Voir* VIH
Siège (érythème fessier
du nourrisson), 994–997
Signature interféron, 501
Signe
– de la collerette de cheveux, 852
– de la comète, 153
– de la manucure, 479
– de la pince, 900
– de la prière, 1024
– de la queue des sourcils, 1021
– de la tache de bougie, 534
– du copeau, 141
– du drapeau, 1032
– du tabouret, 480
Signification pronostique incertaine (infiltrat lymphocytaire), 551
Sildénafil, 494
– phénomène de Raynaud, 221
Silice, 487
Sillon, 7
– scabieux, 147
Siméprévir, 1153
Sinus
– branchial, 939
– pilonidal, 399, 868, 952
Sipple (syndrome de), 396
Sirolimus, 1111, 1183
– malformation lymphatique, 783
– sclérose tubéreuse de Bourneville, 395
Sitostérolémie, 1027
Sjögren (syndrome de). *Voir* Gougerot-Sjögren (syndrome de)
Sjögren-Larsson (syndrome de), 341–342
Skin-associated lymphoid tissue, 552
Slow Mohs (chirurgie micrographique de), 703, 1212
Sly (maladie de), 731
Smoothened, 334, 642
Sneddon (syndrome de), 754, 807
Sneddon-Wilkinson
(maladie de), 596–597
Sodoku, 101
Sœur Mary-Joseph (nodule de), 711, 952, 953, 1038
Sofosbuvir, 1153
– cryoglobulinémie, 225
Solomon (syndrome de), 361
Sonic Hedgehog, 334
Sorbitol, 1023
Soret (bande de), 209
Spectacle-frame acanthoma, 940
Sphingolipidoses, 1030
Spicules, 1051
Spiegler-Fendt (sarcoïdes de), 569
Spiradénome eccrine, 638
Spironolactone, 1146

Spitz (nævus de), 422, 676
Spondylenchondrodysplasie, 477
Spongiose, 26, 239, 240, 270, 314
– à éosinophiles, 374, 515, 521
Sporotrichoïde. *Voir* Dissémination sporotrichoïde
Sporotrichose, 144, 464
Squame, 8, 9
– en pain à cacheter, 573
SSM (*Superficial Spreading Melanoma*), 687, 688
SSSS. *Voir* Épidermolyse staphylococcique aiguë
Standard Erythemal Dose, 203
Stanozolol
– cryofibrinogène, 225
– déficit en antitrypsine, 222
Staphylococcie maligne de la face, 97, 104
Staphylococcus lugdunensis, 93
Staphylocoque
– coagulase, 93
– doré, 273
– résistant à la méticilline, 98, 960
STAT4, 487
Stein-Leventhal (syndrome de). *Voir* Ovaire polykystique (syndrome de)
Stemmer (signe de), 782, 815
Sténon (canal de), 1207
Sténose
– laryngée, 522
– œsophagienne, 522
Stérilité tubaire, 165
Stéroïde-sulfatase, 332, 337
Stevens-Johnson (syndrome de), **299**, 925
– manifestations buccales, 900
Stewart-Bluefarb (syndrome de), 769, 812
Stewart-Treves (syndrome de), **773**, 815
Still (maladie de), 453, 622, **1044**
Stomatite, 301
– allergique, 250
– bulleuse hémorragique, 900
– candidose, 139
– chimiothérapie, 1191
– sous-prothétique, 895
Stomatodynie, 1097
Stress oxydant, 1006
Striations longitudinales des ongles, 1044
Strie angioïde, 926
Stuccokératose, 365
Sturge-Weber (syndrome de), 760, 924, 991
Substance
– amyloïde, 721
– P, 1088
Sucralfate, 233
Sudeck (maladie de), 972
Sulfapyridine, dermatose à IgA linéaires, 528
Sulfones, 1192
Sunburn cells, 189
Superantigène, 103
Suppuration chronique, 100
Surcharge lipidique, 728
Surdité, kératodermie, 353
Surface cutanée (altération de la), 8
Surrénale, 1019
Sutton
– maladie de, 898
– nævus de, 420, 676
Suture, 1204
Sweet (syndrome de), **601**, 1036, 1038
– hémopathies, 1049
– paranéoplasique, 603
Sycosis, 97, 136
– herpétique, 64
Symblépharon, 522, 925

Sympathectomie, 1063
– thoracique, 872
Syndrome
– algoneurodystrophique, 221
– arthrocutané, 1036
– auto-inflammatoire, 453
– avec résistance à l'insuline, 880
– babouin, 259
– BAP1, 423
– carcinoïde. *Voir* Carcinoïde (syndrome)
– cardiofaciocutané, 368
– catastrophique des antiphospholipides, 807
– cave supérieur, 785, 788, 924
– CLOVES, 782
– d'activation macrophagique, 463
– DEA, 374
– de chevauchement, 475
– de dégénérescence folliculaire, 861
– de dysplasie osseuse terminale, 746
– de la main bouffie, 969
– de l'anagène court, 853
– de la peau cartonnée
(*stiff skin syndrome*), 492
– de la peau irritable, 269
– de la restauration
immunitaire, **124**, 182, 1153
– de l'auriculotemporal. *Voir*
Fey (syndrome de), 870
– de l'odeur de poisson, 871, 1029
– dépressif saisonnier, 189
– des anticorps antiphospholipides, 219, 794, **806**, 1040
– des antisynthétases, 480
– des brides amniotiques, 399, 965
– des callosités douloureuses, 354
– des cornes occipitales, 743
– des doigts rouges, 181
– des ecchymoses douloureuses, 1097
– des hamartomes, 627
– – basocellulaires, 634, 656
– des nævus dysplasiques, 684
– des ongles jaunes. *Voir*
Ongle jaune (syndrome)
– d'hyperactivation FGFR2, 880
– d'hyperandrogénie, 880
– d'hypersensibilité. *Voir* DRESS
– d'immunodéficience acquise (sida). *Voir*
VIH
– douloureux régional complexe, 972
– du bébé rouge, 78
– du canal carpien, 221
– du cheveu laineux, 368
– du nævus épidermique, 361
– dysplasie ectodermique – fragilité
cutanée, 320
– eczéma, 239
– éosinophilie-myalgie, 493, 497
– érythrodermique, 282
– hyperéosinophilique, 610
– lymphadénopathique du VIH, 178
– main-pied, 356
– – effet secondaire des biothérapies, 1168
– malformation capillaire-mégalencéphalie, 361
– métabolique, 538
– myalgies-éosinophilie, 493
– myélodysplasique. *Voir* Myélodysplasie
424, 605
– myéloprolifératif, 219
– néphrotique, cryoglobulinémie, 224
– oculo-bucco-génital, 956
– oculo-urétrosynovial, 598, 599, 892, 899, 917, 925
– oral, 449
– orofaciodigital de type 1, 371

Index

– papulopurpurique
  « en gants et chaussettes », 76, 88
– paranéoplasique. *Voir* Paranéoplasiques
  (syndromes), 268
– pénogingival, 910, 916
– PFAPA, 899
– polymalformatif complexe, 368
– post-phlébitique, 812, 820
– post-streptococcique, 595
– pré-Sézary, 562
– sclérodermiforme, 1191
– sec. *Voir* Gougerot-Sjögren
  (syndrome de), 903, 932
– trichodento-osseux, 371
– tricho-hépato-entérique, 414
– trichorhinophalangien, 371
– vulvovaginogingival, 910
– xanthonychique. *Voir* Ongle jaune
  (syndrome), 836
Syphilides papuleuses, 168
Syphilis, 131, **167**, 225, 438
– alopécie, 858
– congénitale, 169, 997
– diagnostic biologique, 169
– endémique, 132
– épidémiologie, 161
– histoire naturelle et clinique, 167
– modes de contamination, 167
– primaire, 167
– prise en charge et traitement, 171
– récente, 167
– secondaire, 168
– tardive, 167
– tertiaire, 168
– vasculaire cérébrale, 169
– VIH, 172, 181
Syringocystadénocarcinome, 672
Syringocystadénome, 636
– papillifère, 360, 639
Syringofibroadénome eccrine, 637
Syringome, 637, 922
– chondroïde, 639, 735
Syringométaplasie eccrine épidermoïde, 874
Système photoprotecteur, 408

T

Tabagisme, 869, 1008
– acné, 876
– lupus érythémateux, 470
– pustulose palmoplantaire, 599
– rosacée, 933
Tabès, 168
– dorsal, 1062
Tacalcitol, **1109**
– prurigo, 1088
– psoriasis, 541
Tache
– achromique, sclérose tubéreuse, 394
– ardoisée, 150
– café au lait, 191, 389, 422
– de rousseur, 422, 427, 676
– mongolique, 428, 679, 1030
– noire, 116
– rosée lenticulaire, 106, 1038
– rubis, 1010
– saumonée, 924
Tachyphylaxie, 1105
Tacrolimus, 1106, 1183
– dermatite atopique, 277-278
Tadalafil phénomène de Raynaud, 221
Takayasu (maladie de), 802, 1045
Talarozole, 1197
Talimogène laherparepvec, 1156
Talon noir, 970

Tangier (maladie de), 1027
Tatouage, 612
– adénopathie, 439
– décoratif, 436
– détatouage, 439
– laser, 1140
Taxanes, 492, 1190
– Kaposi, 778
Tay (syndrome de), 342
Tazarotène, 1013, 1109, 1198, 1199
– psoriasis, 541
Techniques de comblement, 613
Teigne
– du cuir chevelu, 135
– traitement, 1150
Telangiectasia macularis eruptiva perstans, 587
Télangiectasie, 6, 13, **784**
– essentielle
– – en plaques, 785, 786
– – progressive généralisée, 785, 787
– étiologie, 785
– grossesse, 785, 789
– hémorragique héréditaire. *Voir* Rendu-Osler
  (maladie de)
– héréditaire bénigne, 785, 787
– laser, 1139
– mastocytose, 587
– nævoïde unilatérale, 785, 787
– périunguéale, 472, 475
– rosacée, 931
– sclérodermie, 489
– vasculopathie collagénique, 787
Télaprévir, 80
Télomère, 1006
Témozolomide, 1189
TEMPI (syndrome), 788
TEP-scanner, 695-696
Terbinafine, 1150
– chromomycose, 142
– onychomycose, 138, 839
– teignes, 136
Terry (ongle blanc de), 1042
Test
– à l'encre, 31
– au glaçon, 222
– au sérum autologue, 447, 453
– de dégranulation des basophiles, 291
– de transformation lymphoblastique, 291
– d'usage, 244
– épicutané, 244, 254
– – batterie standard européenne, 255
– – batteries additionnelles, 255
– – lecture, 255
– – matériel et méthodes, 255
– – ouvert, 256
– – pertinence, 255
– – photopatch test, 256
– – ROAT test, 256
– – semi-ouvert, 256
– – True Test®, 255
– ouvert de provocation itérative, 256
Tétanos, 101, 438
Tétracyclines, lèpre, 129
Tétrade acnéique, 399, 862
Teutschländer
(lipocalcinogranulomatose de), 733
TGF, 334, 486, 755, 787, 1008, 1119
Thalassémie, 1031
Thalidomide, 130, **1201**
– aphtes, 899
– histiocytose, 579
– lupus érythémateux, 470
– maladie de Behçet, 532

– photodermatoses, 206
– prurit du VIH, 1081
Thérapie
– ciblée. *Voir* Inhibiteurs de BRAF ;
  Inhibiteurs de MEK
– – immunohistologie, 32
– dite alternative, 279
– photodynamique, 659
Thermochimiothérapie, 1189
Thermorégulation, exposition au froid, 217
Thésaurismose, 612
Thevenard (syndrome de), 817, 1062
Thiopurine-méthyltransférase, 512
Thiosulfate de sodium, 1059
Thrombophlébite
– nodulaire, 464
– superficielle, 531, 820, 1073
Thrombose, 477
– de la veine cave supérieure, 924
– hémorroïdaire, 948
– veineuse, 531, 820-821
Thymic Stromal Lymphopoietin, 1197
Thymome, 516
Thyroïdite, 417, 1021
– auto-immune, 455
TIBOLA, 116
Tie-2, 755
Tietz (syndrome de), 415
Tildrakizumab, 544
Tinea
– *imbricata*, 137
– *incognita*, 137
– *nigra*, 142, 430
Tique, 115, 153
– agent transmissible, 109
– TIBOLA, 116
Tissu
– conjonctif
– – acide hyaluronique, 737
– – biologie, 736
– – collagène, 736
– – enzymes, 737
– – fibres élastiques, 737
– – intégrines, 737
– – maladies, 737
– – métalloprotéases matricielles, 737
– sous-cutané, 29
TOC, 1094
Tofacitinib, 1165
– psoriasis, 543
Tokelau, 137
Toker (cellules de), 675
Toll récepteurs, 95
Toll-Like Receptor, 1197
Tomographie en cohérence optique, 46
Tophus goutteux, 731, 942, 1046
Topiques, 1101-1115
– effets systémiques, 1116-1118
– principes généraux, 1103
Topographie, 5
Torus, 893
Total dermoscopy score, 43
Touraine, Solente et Golé (syndrome de), 1070
Touton (cellule de), 613, 726
– géante, 580
Toxic shock syndrome, 284
Toxine
– botulinique, 872, 915, 946
– érythrogène, 103
Toxocarose, 450
Toxoplasmose, 177, 482
TPHA, 169-170
Trachyonychie, 831, 848
Tragus accessoires, 398, 939

1242

Index

Traitement topique. *Voir* Topiques
Tramétinib. *Voir aussi* Inhibiteurs de MEK, 698, 1164, 1171
Tranche napolitaine, 1071
Transcriptase réverse, 176
Transcriptome, 37
Transformation maligne, 640
Transforming Growth Factor. *Voir* TGF
Transglutaminase, 32, 331
Translocation
– réciproque t(17q22 ; 22q13), 703
– t(14 ; 18), 567
Transplantation d'organe, 74, 661, 774, 1199
Transthyrétine, 721
TRAPS, 444
Treponema pallidum, 167
Tréponématose endémique non vénérienne, **131**, 170
Trétinoïne, 1013, 1108, 1198
Trichiasis, 925
Trichinose, 450, 482
Trichobactériose axillaire, 867, 946
Trichoblastome, 360, 633, 636
Trichoclasie, 855
Trichodiscome, 631
Trichodynie, 864
Trichodysplasie spinulosique, 86
Trichoépithéliome, 634
Trichofolliculome, 630
Trichogramme, 850
Trichohyaline, 331
Tricholéiomyome, 705
Tricholemmome, syndrome de Cowden, 632, 1039
Trichomégalie, 865, 923, 1032, 1062
Trichomonas vaginalis, 165
Trichomonase, 165, 912
Trichophagie, 858
Trichophyton, 135
Trichoptilose, 855
Trichorrhexie
– invaginée, 344, 855
– noueuse, 855
Trichoschisie, 855
Trichoscopie, 850
Trichosporonose, 142
Trichoteiromanie, 858
Trichotemnomanie, 858
Trichothiodystrophie, 191, 343, 851, **855**
Trichotillomanie, 857, 1094
Triméthylaminurie, 1029
Tripe palms, 1070
Trisomie 21, 638
– calcinose, 734
Trolamine, 233
Trophallergène, 273
Trouble
– délirant, 1099
– obsessionnel-compulsif, 1094
– pigmentaire
– – approche diagnostique, 411
– – pathogénie, 411
Trousseau (signe de), 1073
Trypanosomiase, 153
– africaine, 156
Tryptase, 448, 589
– mastocytose, 585
Tryptophane, photosensibilisation, 198
Tubercule, 6
Tuberculide papulonécrotique, 121
Tuberculose, **117–122**, 177, 438, 465
– congénitale, 120
– cutanée, 117–118, 121
– gommeuse, 119
– miliaire, 120
– orificielle, 119
– verruqueuse, 119
– VIH, 181
Tubérine, 393
Tularémie, 101, 116
Tumeur
– à cellules dendritiques plamocytoïdes blastiques, 566
– à cellules granuleuses. *Voir* Abrikosoff (tumeur d')
– adipeuse, 703
– apocrine bénigne, 639
– cérumineuse, 941
– cutanée douloureuse, 638, 705
– de l'infundibulum folliculaire, 631
– desmoïde, 702
– douloureuse, 638, 705
– génitale, 919
– glomique, 753
– lymphoépithéliale cutanée, 634
– mélanique ambiguë, 692–693
– mixte, 639
– musculaire, 705
– nerveuse, 706
– pilaire et sébacée bénigne, 630
– royale, 390
– sudorale bénigne, 637
– unguéale, 844
– vasculaire, 765–773
– – classification, 765
– virilisante, 865
Tungose, 155
Twin naevus, 383
Tygécycline, 1188
Typhus
– épidémique, 117
– murin, 117
Tyrosinase, 406, 414
Tyrosinémie de type II. *Voir* Richner-Hanhart (syndrome de)
Tzanck (cytodiagnostic de), **30**
– herpès-virus, 68
– *incontientia pigmenti*, 372

U

Ulcération, 8, 9, 16
– cutanée de l'ensellure nasale, 234
– déficit immunitaire, 1055
– diagnostic différentiel, 20
– digitale, 488
– faciale neurotrophique, 938
– muqueuse buccale
– – aphte, 898
– – carcinome épidermoïde, 899
– – chancre syphilitique, 899
– – maladie systémique, 899
– – médicamenteuse, 899
– – ostéoradionécrose, 899
– – radiomucite, 899
– – traumatique, 899
– neurotrophique, 938, 1062
– périorificielle, 75
– phagédénique, 603
Ulcère
– aigu plantaire, 969
– de jambe, 251, 740, **809–818**, 1044
– de Martorell. *Voir* Angiodermite nécrotique, 810
– dit «tropical», 1032
– neurotrophique, 817
Ulcus rodens, 656
Ulérythème ophryogène, 368, 861
Ultraviolets *Voir aussi* Rayonnement solaire, 189, **409**, 661
– effet cellulaire, 187
– lupus érythémateux, 477
– traitement par, 1126
– vieillissement cutané, 1006
Unité
– épidermique de mélanisation, 406
– microvasculaire dermique, 754
Unna-Thost (kératodermie plamoplantaire de), 351
Urbach-Wiethe (maladie d'). *Voir* Hyalinose cutanéomuqueuse
Ureaplasma urealyticum, 913
Urée, 1108
Urétrite
– à *Trichomomas*, 1084
– *Chlamydia trachomatis*, 164
– gonococcique, 163
– masculine, 165
– – complications, 163
– mycoplasme, 165
Urgence néonatale, 986
Uroporphyrine, 212
Uroporphyrinogène-décarboxylase, 211
Urticaire, 197, 261, **447**, 609
– à la chaleur, 452
– aiguë, 454
– anaphylaxie, 290, 294
– aquagénique, 452
– aspects cliniques, 448
– au froid, 221, 224, 452
– auto-immune, 453
– cholinergique, 452
– chronique, 455
– – spontanée, 447, 453
– commune, 449
– de contact, 450, 1116
– diagnostic et traitement, 454, 459
– et angiœdème, éruption médicamenteuse, 294
– étiologie, 449
– familiale au froid, 222, 444, 453
– génétique, 453
– physiopathologie, 447
– physique, 451
– pigmentaire, 586
– réaction
– – immunoallergique, 294
– – pharmacologique, 294
– retardée à la pression, 452
– solaire, 202, 207, 452
– – photothérapie, 1130
– systémique, 449, 451
– vibratoire, 452
Ustékinumab, 544, 1157
UVA1, 187
UVA2, 187
UVB, 187
– histiocytose, 579
UVC, 187
Uvéite, 531
– aiguë, 926
– sarcoïdose, 616

V

Vaccin
– anti-hépatite B, 79
– anti-HPV, 907, 1154
– anti-papilloma, 59
– antivaricelle, 71
– antizona, 1154
– ROR, 84
Vaccination. *Voir* Vaccin
Vaccine, 81
Vacuum-Assisted Closure, 1123

Index

Vaginite desquamative, 910
Vaginose
– à germes anaérobies, 1084
– bactérienne, 166, 912
Vaisseau cutané
– anatomie et histologie, 753
– angiogenèse, 754
Valaciclovir, 1152
– Herpes simplex, 68
– VZV, 73
Valganciclovir, 1152
van Bogaert (xanthomatose cérébrotendineuse de), 727, 1027
Varice, 811, 821
– grossesse, 999
Varicelle, 177
– congénitale, 69
– néonatale, 69
– VIH, 179
Variole, 81
– du singe, 82
Vascularite. *Voir* Vasculite
Vasculite, **795-803**
– allergique cutanée, 797
– anatomopathologie, 796
– bilan, 797
– classification, 797
– d'effort, 811
– d'hypersensibilité, 942
– des gros vaisseaux, 802
– des moyens vaisseaux, 800
– des petits vaisseaux, 797
– endocardite, 1065
– éruption médicamenteuse, 295
– granulomateuse, 800
– hémopathies, 1050
– hépatite B, 79
– immunofluorescence directe, 34
– leucocytoclasique, 224, 472, 595, **797**
– livédoïde. *Voir* Vasculopathie livédoïde, 799
– – immunoglobulines, 1166
– lymphocytaire, 464
– nécrosante à éosinophiles, 609
– nodulaire, 121, 459, **464**, 753
– parvovirus B19, 78
– physiopathologie, 795
– polyarthrite rhumatoïde, 1044
– pustuleuse, 597
– – du dos des mains, 600
– syndrome clinique commun, 796
– systémique, 464
– urticarienne, **451**, 472, 799
Vasculogenèse, 754
Vasculopathie
– collagénique cutanée, 785, 787
– livédoïde, 472, **799**, 812
Vasoconstricteurs, 1107
Vasodilatateurs, 1107
VDRL, 169, 170
Végétation, 6, 7, 513
VEGF, 754, 1119
– Orf, 82
VEGFR-3, 755
Veinule postcapillaire, 753
Vémurafénib. *Voir aussi* Inhibiteurs de BRAF, 698, 1164
– histiocytose, 579
– mélanome métastatique, 1170
Verge. *Voir* Muqueuse génitale masculine
Vergeture, **748**
– anorexie mentale, 748
– corticothérapie, 748
– facteurs de risques, 748
– grossesse, 748, 999

– obésité, 748
– pourpre, Cushing, 1020
– syndrome de Marfan, 744, 748
Verneuil (maladie de). *Voir aussi* Hidrosadénite suppurée, 868, 881, 960, 1037
Verrucosité, 7, 17
Verrue, **51**, 843
– anogénitale, 55
– déficit immunitaire, 1054
– des bouchers, 53
– diagnostic virologique, 58
– en mosaïque, 53
– examen histologique, 58
– filiforme, 53
– intermédiaire, 53
– muqueuse buccale, 901
– plane, 53
– plantaire, 53
– traitement, 59, 1153
– vulgaire, 53
Verruga peruana, 107
Verticis gyrata, 864, 1070
Vésicule, 7, 15, 239
– diagnostic différentiel, 16
– histologie, 27
– perlée, 147
Vestibulite vulvaire, 1085
Vestibulodynie, 905, 914
VHC. *Voir* Hépatite C
– télangiectasies, 788
Vibrio vulnificus, 101
Vici (syndrome de), 414
Vieillissement cutané, **1005**
– et inflammation, 1008
– extrinsèque, 1008
– intrinsèque, 1005
– mécanismes, 1005
– photo-induit, 189, 1008, 1128
– précoce, 743, 1008
– prévention, 1013
– signes cliniques, 1009
– stress oxydant, 1006
– traitement, 1013
VIH, **176**, 345, 439, 482, 605, 705, 771, 798, 1199
– classification internationale, 178
– dermatite séborrhéique, 936
– épidémiologie, 176
– éruptions médicamenteuses, 290
– érythrodermies, 284
– examens complémentaires, 182
– folliculite à éosinophiles, 609
– histoire naturelle, 177
– historique, 176
– infection à papillomavirus, 58
– manifestations cutanées, 179
– physiopathologie, 176
– pityriasis rubra pilaire, 546
– primo-infection, 177
– prurigo, 1088
– prurit, 1081
– sérologie, 182
– sida, définition du CDC (1993), 178
– télangiectasies, 788
– traitement, 183
« Vilain petit canard » (concept du), 690
Villosités choriales, 385
VIN. *Voir* Néoplasie intraépithéliale vulvaire
Vinblastine, 1190
– Kaposi, 778
Vincristine, 1189
Vinorelbine, 1190
Virilisation, 865
Virus, **51-91**

– coxsackie, 82
– de l'immunodéficience humaine. *Voir* VIH
– des hépatites, 78
– Ebola, 85
– EBV, 180, 568
– VIH, 609
– Zika, 85
– zona-varicelle, 69
Viscoélasticité, 1008
Vismodégib, 635, 659, 1174
Vitamine, **1033-1035**
– A, 1034, 1197
– B2, 1033
– B5, 1033
– B6, 1033
– B12, 1033
– C, 1034
– carence et excès, 1033
– D, 189, 334
– D3 topique, 1109
– E, 1034
– H, 1034
– K, 1034
– PP, 206, 1033
Vitiligo, **416-419**, 435, 1020
– biothérapies, 1170
– fiche *Vitiligo European Task Force*, 417
– forme commune, 416
– hypochromique/mineur, 416
– mixte, 416
– photothérapie, 1131
– radiothérapie, 233
– segmentaire, 416
Vitropression, 4, 793
Vogt-Koyanagi-Harada (syndrome de), 417, 421, 922
Vohwinkel (syndrome de), 353
Voie
– de signalisation *sonic hedghog*, 654
– des MAP-kinases, 423, 577, 689
Voigt (lignes de), 975
von Hippel-Lindau (syndrome de), 396
von Recklinghausen (maladie de). *Voir aussi* Neurofibromatose, 389, 706
Voriconazole, 1144, 1149
Vörner (kératodermie palmoplantaire de), 351
VP16, 1190
Vulvite, 501
Vulvodynie, 914, 1097
Vulvovaginite, 912
– candidose, 140

W

Waardenburg (syndrome de), 405, 415
Waldenström
– (maladie de), 225, 1051
– purpura hyperglobulinémique de, 798
Wallace
– règle des neuf de, 230
– lignes de, 44, 975
Wallenberg (syndrome de), 938
Waterloo (échelle de), 229
Watson (syndrome de), 392
Weber-Christian (maladie de), 462
Weber-Cockayne (épidermolyse bulleuse de type), 319, 328
Wegener (maladie de). *Voir aussi* Granulomatose avec polyangéite, 604, 800
Wells (syndrome de), 607
Wermer (syndrome de), 396
Werner (syndrome de), 851, 1013
West (syndrome de), 394
Western blot. Voir Immuno-empreinte
West Nile (virus), 85

Index

WHIM (syndrome), 55, 1054
Whipple (maladie de), 426, 1038
WILD (syndrome), 55
Wilson (maladie de), 426, 434, 1042
Winer (calcinome nodulaire de), 633
Winer (pore dilaté de), 631
Winkler (nodule de), 940
Wiskott-Aldrich (syndrome de), 274, 1054
Wood (lumière de), 4, 214, **411**
– érythrasma, 100
– hypomélanoses, 419
– pityriasis versicolor, 141
– teignes, 136
– vitiligo, 416
Woringer-Kolopp (syndrome de), 558

X

Xanthélasma, 726, 923
Xanthochromie striée palmaire, 726
Xanthogranulome, 941
– juvénile, 391, 579
– nécrobiotique, 581, 785, 788
Xanthoma disseminatum
(de Montgomery), 582
Xanthomatose
cérébrotendineuse, 727, 1027
Xanthome, **726–728**
– éruptif, 726, 1024
– hyperlipoprotéinémique, 727
– intertrigineux, 727
– normolipidémique, 727
– papuleux, 580
– plan, 726, 1051
– tendineux, 727
– tubéreux, 726
– verruciforme, 727, 957
Xanthomisation, 29, 728
Xanthonychie. *Voir* Ongle
jaune (syndrome)
Xénobiotiques, 289, 880
Xeroderma pigmentosum, **190**, 232, 640, 644, 670
Xérose, 275
– effet secondaire des biothérapies, 1168
– insuffisance rénale, 1058
Xérostomie, 235, 903

Y

Yersiniose, 461, 1038

Z

Zeiss (glande de), 922
Zika (virus), 85
Zinc, 1035
– carence en, 1037–1038
– déficit en, 996
– pyrithione, 937
Zinsser-Engman-Cole
(syndrome de). *Voir* Dyskératose
congénitale
Zona, **70**, 177
– œil, 925
– ophtalmique, 72
– sine herpete, 72
– traitement, 1152
– VIH, 179–180
Zoon
– balanite de, 920, 1084
– vulvite de, 911
Zygomycose, 145

Elsevier Masson S.A.S - 62, rue Camille-Desmoulins
92442 Issy-les-Moulineaux Cedex
Dépôt Légal : décembre 2016

Composition : SPI

Imprimé en Italie par Printer Trento